中华眼科学

本书荣获

第八届全国优秀科技图书奖
二等奖 (1997)

卫生部医药卫生杰出科技著作科学技术进步奖
一等奖 (1998)

"十二五"国家重点图书出版规划项目

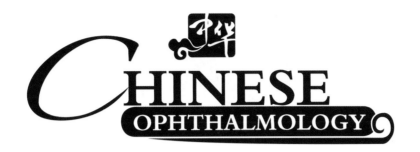

中华眼科学

原《眼科全书》

第3版

中册

主　编　李凤鸣　谢立信

副主编　朱秀安　赵家良　黎晓新

　　　　赵堪兴　王宁利

人民卫生出版社

图书在版编目（CIP）数据

中华眼科学：全3册/李凤鸣，谢立信主编. —3版. —北京：
人民卫生出版社，2014

ISBN 978-7-117-18948-4

Ⅰ. ①中⋯　Ⅱ. ①李⋯②谢⋯　Ⅲ. ①眼科学　Ⅳ. ①R77

中国版本图书馆 CIP 数据核字（2014）第 129777 号

| 人卫社官网 | www.pmph.com | 出版物查询，在线购书 |
| 人卫医学网 | www.ipmph.com | 医学考试辅导，医学数据库服务，医学教育资源，大众健康资讯 |

ISBN 978-7-117-18948-4

9 787117 189484 >

中华眼科学

（上、中、下册）

第 3 版

主　　编：李凤鸣　谢立信
出版发行：人民卫生出版社（中继线 010-59780011）
地　　址：北京市朝阳区潘家园南里 19 号
邮　　编：100021
E - mail：pmph @ pmph.com
购书热线：010-59787592　010-59787584　010-65264830
印　　刷：北京华联印刷有限公司
经　　销：新华书店
开　　本：889×1194　1/16　总印张：250　总插页：80
总 字 数：7920 千字
版　　次：1996 年 6 月第 1 版　2014 年 9 月第 3 版
　　　　　2024 年 6 月第 3 版第 3 次印刷（总第 10 次印刷）
标准书号：ISBN 978-7-117-18948-4/R·18949
定价（上、中、下）：668.00 元

打击盗版举报电话：**010-59787491**　　**E-mail：WQ @ pmph.com**
（凡属印装质量问题请与本社市场营销中心联系退换）

主 编 简 介

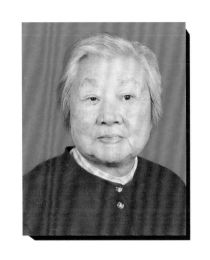

　　李凤鸣，出生于 1915 年 8 月 15 日，四川省成都市人，是我国著名的眼科学家、眼科病理学家及医学教育家。1941 年毕业于华西协和大学医学院，获医学博士学位。毕业后留校任眼科住院医师、总住院医师、主治医师、讲师。1947 年赴英国伦敦大学皇家眼科研究所留学，并获伦敦眼内科、外科专科学位（D.O.M.S.London）。1950 年初回国，历任北京医学院第一附属医院眼科副教授、北京医学院第三医院眼科教授、科主任，北京医科大学学术委员会委员、校务委员会委员。兼任国家职业病诊断标准委员会委员，《中华眼科杂志》副主编，中华眼科学会副主席、主席、名誉主席，《美国医学会眼科杂志》中文版主编，美国伊利诺伊大学客座教授。半个世纪以来，从事眼科临床、眼科病理、胚胎的科学研究及教学工作。20 世纪五六十年代，致力于农村防盲治盲工作，为北京郊区 40 万农民防治沙眼做出了贡献。六七十年代，随着国家工业化的发展，职业性眼病成为主要课题，她对我国 13 个省、市有关厂矿的化学、物理因素所致职业性眼病进行了流行病学、临床医学及毒理学研究，对 TNT 中毒性白内障、放射性白内障、微波对眼部损伤及眼部化学烧伤、二硫化碳中毒等的发病机理及防治措施发表了有创见性的学术论文，研制了眼职业病诊断及防治标准，被国家标准局审定为国家标准并颁布实施。她协助创建了中华眼科学会职业眼病与眼外伤学术委员会及《眼外伤职业眼病杂志》。"TNT 中毒白内障的研究"获卫生部科技进步优秀奖。八十年代，她培养了硕士研究生 10 余名，在中国科学院基金、国家自然科学基金和国家教委博士点基金资助下，对"视网膜色素上皮进行基础理论研究"，3 次获得卫生部科技成果奖，1 次获国家教委科技成果奖，并获日本、马来西亚、新加坡的国际学术奖。专著有《眼的胚胎学》《眼的先天畸形》。九十年代初，李凤鸣教授 70 多岁高龄，她已办退休手续，但实际上她的思想与行动没有退休，她一如既往地参加国内外及科室的眼科学术活动，专注于我国及科室的眼科学发展和中青年干部的培养，使其跟上眼科国际先进水平的发展。为此，近十年来她不辞辛苦

地为眼科做了两项大的工程：其一，她用八年时间组织全国130多名眼科专家编纂了我国第一部《眼科全书》。这部500余万字的巨著，荟萃了新中国成立以来，特别是改革开放以来，包括李凤鸣教授在内的我国著名眼科专家在眼科基础理论及临床技能领域所获得的成就和国外眼科学的最新进展。李凤鸣教授主编的《眼科全书》于1996年出版，1998年获卫生部医药卫生杰出科技著作科技进步一等奖。李凤鸣教授于2002年亲自主持召开了《眼科全书》第2版修订编委会，组织全国眼科专家用了2年时间完成了修订工作，并将《眼科全书》更名为《中华眼科学》。她为之奋斗的第二项工程为兴建北京医科大学眼科中心。为兴建眼科中心，近几年来她在国内、国外及香港四处奔走，拜访与会晤领导、同事、同学及她的学生，寻求支持与赞助。在她的努力下，眼科中心大楼落成开业。眼科中心为跨世纪的光明工程，将为我国防盲治盲及培训干部作出新的贡献。李凤鸣教授曾获全国先进工作者、北京市劳动模范、北京市"三八"红旗手等荣誉称号，1990年获北京医科大学"桃李奖"，1992年获美国中美眼科学会金苹果奖，1993年获英国剑桥世界名人传记中心世界名人称号，是中华医学会资深会员并获表彰奖，为我国眼科学的发展作出了卓越的贡献。1991年开始享受国务院颁发的政府特殊津贴待遇。

主 编 简 介

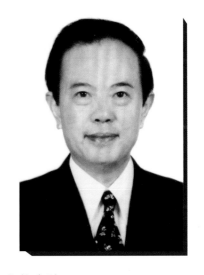

谢立信，男，1942年12月出生，1965年毕业于山东医学院医疗系，同年分配到潍坊医学院，历任助教、讲师、副教授和教授，1987～1988年获防盲基金会（RPB）资助在美国路易斯安那州立大学眼科中心从事角膜病研究，1991年在青岛创建山东省眼科研究所，发展至今，成为拥有青岛眼科医院、山东省眼科医院（济南）、省部共建国家眼科学重点实验室培育基地和山东省眼科验光配镜中心，集科研、医疗、教学为一体的眼科专业机构。2001年当选中国工程院院士。现任山东省医学科学院名誉院长、山东省眼科研究所所长。

谢立信教授主要从事眼科角膜病、白内障的应用基础研究和临床诊治，特别在角膜内皮细胞应用理论、感染性角膜病、白内障手术和眼内植入缓释药物等方面作出了突出贡献，是目前我国角膜病专业的领军者、我国白内障超声乳化手术的开拓者、我国眼库建设的主要创始人之一。谢立信教授是中央保健委员会专家，始终坚持在医疗一线，现每年仍主刀完成约1500例复明手术，为提高人民健康水平做出了积极贡献。谢立信教授为首获国家和省级科学技术进步奖17项，学术原创著作4部，主编、主译和参编书籍28部。发表学术论文500余篇，其中第一或通讯作者发表SCI收录论文104篇。现为北京大学、浙江大学、武汉大学、华中科技大学和青岛大学博士生导师，培养的研究生、进修医师遍布全国各地，为我国眼科学教育事业做出了重要贡献。

谢立信教授先后被授予全国"五•一"劳动奖章、全国劳动模范、卫生部优秀留学回国人员称号，是第八、九届全国人大代表、中国共产党十六大代表。1998年获中华眼科学会奖，1999年获美国路易斯安那州立大学眼科中心国际杰出成就奖，2004年获中美眼科学会"金钥匙奖"，2005年获青岛市科学技术功勋奖，2006年被评为"山东省十大自主创新人物"，2006年获中华眼科杰出成就奖，2008年获得山东省科学技术最高奖，2008年获得美国眼科学会成就奖，2009年获得亚太地区眼科学会Arthur Lim奖，2012年获得何梁何利基金科学与技术进步奖。

AUTHORS

编写委员会

主　　编　李凤鸣　谢立信

副 主 编　朱秀安　赵家良　黎晓新　赵堪兴　王宁利

主编助理　朱秀安

编　　委（以姓氏拼音为序）

陈　松　陈家祺　陈晓明　陈友信　陈跃国　褚仁远　范先群

葛　坚　郝燕生　何守志　黄时洲　惠延年　瞿　佳　黎晓新

李凤鸣　李美玉　廖菊生　刘奕志　刘祖国　马志中　潘志强

史伟云　宋国祥　孙为荣　孙兴怀　孙旭光　唐仕波　童　绎

王乐今　王丽娅　王宁利　王勤美　王文吉　王智崇　魏世辉

吴　晓　吴乐正　肖利华　谢立信　徐　亮　徐格致　晏晓明

杨培增　姚　克　袁援生　张方华　张劲松　张明昌　张效房

张作明　赵家良　赵堪兴　周安寿　朱　豫　朱秀安

分 卷 主 编

第 一 卷	眼科学基础	吴乐正　黄时洲
第 二 卷	眼科学总论	赵家良　杨培增
第 三 卷	眼睑、泪器和眼眶疾病	宋国祥　肖利华　范先群
第 四 卷	结膜、角膜和巩膜疾病	陈家祺　谢立信　刘祖国
第 五 卷	晶状体病	何守志　姚　克　郝燕生
第 六 卷	青光眼	李美玉　葛　坚　徐　亮　孙兴怀
第 七 卷	葡萄膜、视网膜和玻璃体病	王文吉　黎晓新　杨培增
第 八 卷	眼屈光学	瞿　佳　陈跃国　褚仁远
第 九 卷	斜视与弱视	赵堪兴　张方华
第 十 卷	神经眼科学	童　绎
第十一卷	眼外伤与职业性眼病	李凤鸣　朱秀安　马志中
第十二卷	眼与全身病	王宁利

编 者 名 单

（以姓氏拼音为序）

才 瑜　北京大学第一医院眼科

蔡用舒　第四军医大学

曹 凯　江苏省人民医院眼科

曹安民（Mark O.M. Tso）　美国 Johns Hopkins 大学 Wilmer 眼科研究所

常 青　复旦大学附属眼耳鼻喉科医院眼科

陈 浩　温州医科大学

陈 洁　浙江省眼科医院

陈 玲　复旦大学附属眼耳鼻喉科医院

陈 松　天津眼科医院

陈家祺　中山大学中山眼科中心

陈建苏　暨南大学医学院眼科研究所

陈钦元　复旦大学附属眼耳鼻喉科医院眼科

陈 霞　天津眼科医院

陈晓明　四川大学华西医院眼科

陈有信　北京协和医院眼科

陈又昭　中山大学中山眼科中心

陈跃国　北京大学第三医院眼科，北京大学眼科中心

陈之昭　美国国立眼科研究所

陈祖基　河南省眼科研究所

褚仁远　复旦大学附属眼耳鼻喉科医院眼科

戴 虹　卫生部北京医院眼科

戴锦晖　复旦大学附属眼耳鼻喉科医院眼科

丁小燕　中山大学中山眼科中心

范先群　上海交通大学医学院附属第九人民医院眼科

傅守静　首都医科大学附属北京同仁医院眼科

葛 坚　中山大学中山眼科中心

古洵清　深圳市眼科医院眼科

顾瑞华　天津眼科医院麻醉科

顾欣祖　中山大学中山眼科中心

关征实　中山大学中山眼科中心

管怀进　江苏南通大学附属医院眼科

郭静秋　北京大学第一医院眼科

郭守一　第四军医大学

郭希让　郑州普瑞眼科医院

郭向明　中山大学中山眼科中心

韩德民　首都医科大学附属北京同仁医院眼科

郝燕生　北京大学第三医院眼科，北京大学眼科中心

何守志　解放军总医院眼科

何彦津　天津医科大学眼科中心

何玉兰　华中科技大学同济医学院协和医院眼科

贺 燚　河南省人民医院眼科

侯 川　四川大学华西医院眼科

胡春枝　华中科技大学　同济医学院

胡诞宁　New York Eye and Ear Infirmary, New York Medical College

胡燕华　华中科技大学同济医学院协和医院眼科

黄 挺　中山大学中山眼科中心

黄菊天　暨南大学医学院第二附属医院眼科

黄厚斌　中国人军解放军总医院眼科

黄丽娜　深圳市眼科医院

黄时洲　中山大学中山眼科中心

黄天荫（Tien Yin Wong）　新加坡国立大学

惠延年　西安第四军医大学西京医院眼科

稽训传　复旦大学附属眼耳鼻喉科医院眼科

江 睿　复旦大学附属眼耳鼻喉科医院眼科

姜发纲　华中科技大学　同济医学院

姜燕荣　北京大学人民医院眼科

蒋 华　济南军区总医院

蒋幼琴　中南大学湘雅二医院眼科

焦永红　首都医科大学附属北京同仁医院眼科

金秀英　首都医科大学附属北京同仁医院眼科

瞿 佳　温州医科大学

亢晓丽　上海交通大学附属新华医院

劳远琇　北京协和医院眼科

雷 博　重庆医科大学附属第一医院眼科

雷嘉启　北京大学第三医院，北京大学眼科中心

李 鸿　重庆医科大学附属第一医院

李冬梅　首都医科大学附属北京同仁医院眼科

李凤鸣　北京大学第三医院，北京大学眼科中心

李季华　河南省人民医院眼科

李丽华　天津眼科医院

李美玉　北京大学第一医院眼科

李宁东　天津眼科医院

李筱荣　天津医科大学眼科中心

李永平　中山大学中山眼科中心

李子良　北京大学第三医院，北京大学眼科中心

李宗仪　北京大学第三医院，北京大学眼科中心

厉以宇　新境界视光科技有限公司

陆 方　四川大学华西医院

梁建宏	北京大学附属人民医院眼科	邱孝芝	复旦大学附属眼耳鼻喉科医院眼科
梁庆丰	首都医科大学附属北京同仁医院眼科	任泽钦	北京大学人民医院眼科
梁小玲	广州中山大学中山眼科中心	施明光	温州医科大学附属第二医院眼科
廖菊生	河北医科大学第二医院眼科	石珍荣	青岛大学医学院眼科
林 明	上海交通大学医学院附属第九人民医院眼科	史季桐	首都医科大学附属北京同仁医院眼科
刘 虎	南京医科大学江苏省人民医院眼科	史伟云	山东省眼科研究所，山东省眼科医院
刘 杏	中山大学中山眼科中心	宋 琛	中国人民解放军总医院
刘党会	Lasersight Technologies，Inc.	宋广瑶	四川大学华西医院眼科
刘家琦	北京大学第一医院眼科	宋国祥	天津医科大学第二医院眼科
刘陇黔	四川大学华西医院眼科	宋振英	济南军区总医院
刘明铎	广州军区广州总医院神经外科	睢瑞芳	北京协和医院眼科
刘宁朴	首都医科大学附属北京同仁医院眼科	孙葆忱	首都医科大学附属北京同仁医院眼科
刘旭阳	暨南大学附属深圳眼科医院	孙秉基	河南省人民医院眼科
刘奕志	中山大学中山眼科中心	孙丰源	天津市第一中心医院眼科
刘瑜玲	四川大学华西医院	孙世珉	北京大学第一医院眼科
刘正中	青海卫校附属医院	孙为荣	青岛大学医学院附属医院
刘祖国	厦门大学医学院，厦门眼科中心	孙兴怀	复旦大学附属眼耳鼻喉科医院眼科
龙时先	中山大学中山眼科中心	孙旭光	首都医科大学附属北京同仁医院眼科
楼苏生	杭州浙江医院眼科	唐东润	天津市第一中心医院眼科
卢信义	济南市立二院眼科	唐国藩	浙江省人民医院眼科
吕 帆	温州医科大学	唐仕波	中南大学爱尔医院 / 爱尔眼科医院集团
吕 岚	首都医科大学附属北京同仁医院眼科	章 绎	福建医科大学附属第一医院眼科
吕 林	广州中山大学中山眼科中心	万光明	郑州大学第一医院眼科
罗成仁	华西医科大学附一院眼科	汪芳润	上海市眼病防治中心
罗光伟	中山大学中山眼科中心	王 红	首都医科大学附属北京同仁医院眼科
罗清礼	四川大学华西医院眼科中心	王 剑	首都医科大学天坛医院
罗时运	首都医科大学附属北京同仁医院眼科	王 青	青海大学附属医院
罗文彬	四川省人民医院眼科	王光霁	美国新英格兰视光学院
罗忠悃	浙江省杭州市闲林区精神卫生所	王光璐	首都医科大学附属北京同仁医院眼科
马 辛	首都医科大学附属北京安定医院	王剑勇	浙江大学附属第一医院
马巧云	广州中山大学中山眼科中心	王景昭	首都医科大学附属北京同仁医院眼科
马志中	北京大学第三医院，北京大学眼科中心	王开力	中山大学中山眼科中心
麦才铿	华中科技大学同济医学院协和医院眼科	王乐今	北京大学第三医院，北京大学眼科中心
麦光焕	中山大学中山眼科中心	王丽娅	河南省人民医院眼科，河南省眼科研究所
满凤媛	首都医科大学附属北京同仁医院	王利华	山东大学山东省立医院眼科
毛欣杰	温州医科大学附属眼视光医院	王宁利	首都医科大学附属北京同仁医院眼科
孟祥成	哈尔滨医科大学第一医院眼科	王勤美	温州医科大学附属眼视光医院
闵 燕	北京大学第三医院，北京大学眼科中心	王文吉	复旦大学附属眼耳鼻喉科医院眼科
闵寒毅	北京协和医院	王晓然	中山大学中山眼科中心
聂爱光	中南大学湘雅二医院眼科	王延华	天津医科大学第一附属医院
牛兰俊	北京大学人民医院眼科	王艳玲	首都医科大学附属北京友谊医院
潘苏华	中山大学中山眼科中心	王永龄	上海交通大学附属仁济医院眼科
潘英姿	北京大学第一医院眼科	王雨生	西安第四军医大学西京医院眼科
潘志强	首都医科大学附属北京同仁医院眼科	王振常	首都医科大学附属北京同仁医院
庞国祥	北京协和医院眼科	王智崇	中山大学中山眼科中心
彭晓燕	首都医科大学附属北京同仁医院眼科	魏锐利	上海第二军医大学长征医院眼科
钱 江	上海复旦大学眼耳鼻喉院眼科	魏世辉	中国人民解放军总医院眼科
秦 波	深圳市眼科医院	魏文斌	首都医科大学附属北京同仁医院眼科

文　峰	中山大学中山眼科中心
吴　晓	首都医科大学附属北京同仁医院眼科
吴德正	中山大学中山眼科中心
吴静安	北京大学第一医院眼科中心
吴开力	中山大学中山眼科中心
吴乐正	中山大学中山眼科中心
吴欣怡	山东大学齐鲁医院眼科
项　楠	华中科技大学同济医院眼科
肖利华	北京市武警总医院眼眶病研究所
谢立信	山东省眼科研究所
谢培英	北京北医眼视光学研究中心
徐　丹	浙江省眼科医院
徐　亮	首都医科大学附属北京同仁医院眼科
徐格致	复旦大学附属眼耳鼻喉科医院眼科
徐建江	复旦大学附属眼耳鼻喉科医院眼科
徐碣敏	中国军事医学科学院
徐锦堂	暨南大学医学院眼科研究所
许　迅	上海交通大学附属第一人民医院眼科
严　宏	第四军医大学唐都医院眼科
严　密	四川大学华西医院眼科
阎洪禄	青岛市市立医院眼科
阎晓然	青岛市市立医院眼科
颜　华	天津医科大学总医院眼科
颜建华	中山大学中山眼科中心
晏晓明	北京大学第一医院眼科中心
杨　钧	中国中医研究院广安门医院眼科
杨　柳	北京大学第一医院眼科
杨　薇	中国医学科学院眼科医院
杨国华	河南省眼科研究所
杨华胜	中山大学中山眼科中心
杨乃华	沈阳军区总医院
杨培增	重庆医科大学附属第一医院
杨少梅	中山大学中山眼科中心
杨正林	四川省人民医院眼科
杨智宽	爱尔眼科医院集团
姚　克	浙江大学附属二院眼科
叶　娟	浙江大学第二附属医院眼科
叶俊杰	北京协和医院眼科
叶天才	中山大学中山眼科中心
易玉珍	中山大学中山眼科中心
阴正勤	第三军医大学西南医院眼科
尹素云	中国人民解放军总医院眼科
俞自萍	南京医科大学眼科学教研组
袁　进	中山大学中山眼科中心
袁佳琴	天津医科大学总医院眼科
袁援生	昆明医科大学第一附属医院眼科
臧英芬	北京大学第一医院
曾丽芳	四川大学华西医院眼科
曾凌华	广州中山大学中山眼科中心
张　风	首都医科大学附属北京同仁医院眼科
张　虹	天津医科大学第二医院眼科
张　梅	广州中山大学中山眼科中心
张　明	四川大学华西医院
张　平	中山大学中山眼科中心
张　伟	天津市眼科医院
张方华	首都医科大学附属北京同仁医院眼科
张惠蓉	北京大学第三医院眼科，北京大学眼科中心
张劲松	中国医大附属四院眼科
张敬娥	首都医科大学附属北京同仁医院眼科
张军军	四川大学华西医院眼科
张开伯	天津眼科医院
张美芬	北京协和医院眼科
张美霞	四川大学华西医院眼科
张明昌	华中科技大学同济医学院协和医院眼科
张士元	首都医科大学附属北京同仁医院眼科
张顺华	北京协和医院
张文华	首都医科大学附属北京同仁医院眼科
张晓君	首都医科大学附属北京同仁医院眼科
张效房	郑州大学第一医院眼科
张学东	重庆医科大学第一附属医院眼科
张艳蕾（Carol Yim-lui Cheung）	新加坡国立大学
张作明	第四军医大学
章应华	第四军医大学唐都医院眼科
赵　晨	南京医科大学江苏省人民医院眼科
赵光喜	北京大学第三医院，北京大学眼科中心
赵桂秋	青岛大学医学院附属医院眼科
赵家良	北京协和医院眼科
赵堪兴	天津医科大学　天津眼科医院
赵明威	北京大学人民医院眼科
赵培泉	上海交通大学医学院附属新华医院眼科
赵少贞	天津医科大学眼科中心
郑邦和	首都医科大学附属北京同仁医院眼科
郑一仁	同济大学第十人民医院眼科
郑远远	首都医科大学附属北京同仁医院眼科
郑曰忠	天津市眼科医院
郑中立	北京大学第一医院
周安寿	中国疾病预防中心　职业卫生与中毒控制所
周世有	中山大学中山眼科中心
周翔天	卫生部视光学研究中心
朱　豫	郑州大学第一医院，北京大学眼科中心
朱鹏汉	沈阳军区总医院
朱秀安	北京大学第三医院，北京大学眼科中心
朱益华	福建医科大学附属第一医院
朱志忠	复旦大学附属中山医院眼科
庄依兰	沈阳军区总医院
邹留河	首都医科大学附属北京同仁医院眼科

第 3 版 前 言

《眼科全书》1996 年出版，2004 年第 2 版时更名为《中华眼科学》，使其成为中华系列大型学术专著之一，内容系统全面，代表了当时我国眼科学专业领域的最高学术水平。

近年来，我国的临床医学发展迅速，其中眼科学从基本概念、理论创新到临床诊疗方法，都有了深刻的变化，大量新知识、新技术转化为临床应用，迅速提升了我国眼科的诊疗水平。第 3 版《中华眼科学》就是在我国科学技术快速发展，实施创新驱动战略，科技创新促发展，实现国人"健康梦"的背景下，由人民卫生出版社组织再版编写工作的。该书的作者既有参加过第二版编写的老专家，也有这些年在学术上涌现出来的优秀中青年学者，他们既有多年从事眼科临床诊疗的丰富经验，很多人又有在国外工作或者学习经历，所以，在学术上能充分体现中国特色和当代国际学术水平。

《中华眼科学》第 3 版修订的内容为第 2 版内容的 30%，主要增加了新理论和新技术，使其具有与时俱进的学术内容，同时在整体上查缺补漏，修订第 2 版中的交叉重复和文字表述存在的问题。修订后的文字由原来 600 余万字扩展到 700 余万字，本书编委会成员由原来的 41 位增补为 55 位，作者由原来的 190 位，调整增补为 270 余位。第 3 版的修订保持了原著风格，注重基础理论和实践的联系，突出临床指导性，以紧跟学科的发展，其内容的深度和广度超过了一般的综合性眼科参考书，即一般参考书中查不到的内容能在此书中查到，但又有别于专著中对每个学术细节的深入表述，充分体现该书在学术上的深度和广度，力争使其成为眼科医师的"百科全书"。

在《中华眼科学》再版之际，要特别感谢我国老一辈专家对眼科学发展的贡献，也特别对已辞世的副主编杨钧教授、李子良教授和其他编写专家表示深切的怀念，虽然有的专家年事已高，没有直接参加第 3 版的组稿，但我们在书中全部都保留了他们的名分，表示感谢。《中华眼科学》第 3 版的出版，也特别对人民卫生出版社表示衷心的感谢，真诚希望能为我国眼科事业的发展做出新的贡献。

李凤鸣　谢立信

二零一四年三月于北京

《中华眼科学》第3版编委会 2011年11月20日·北京

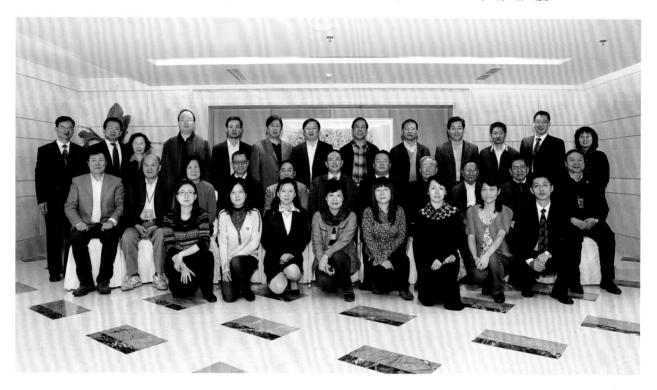

第 2 版 前 言

《眼科全书》自1996年出版以来，发行量逾万套，深受全国眼科界的关注和喜爱，推动了我国眼科学的发展，并因此而荣获新闻出版署颁发的"第八届全国优秀科技图书二等奖（1997）"，"卫生部医药卫生杰出科技著作科技进步一等奖（1998）"。如果说现代自然科学的发展5年为一周期，那么《眼科全书》问世8年来，国内外眼科基础理论、基本知识及眼科临床技能发展已进入新的里程碑，特别是眼科临床学的进展尤为突出，主要表现在眼科现代化的医疗设备不断更新换代，并有新的医疗设备推出，随着现代化新的医疗设备应用于临床，推动了眼科临床在诊断、治疗及手术等方面快速发展，眼科医疗水平提高到新的阶段。与此同时，随着细胞生物学、分子生物学、免疫组织化学的发展，眼科基础理论研究亦有新的突破，对诸多眼病的发病机制有了新的认识。

20世纪末及21世纪初，随着我国经济建设高速的发展，我国科学技术、文化教育及卫生事业的发展达到新的高度。我国眼科学，特别是眼科临床学已和国际接轨，跻身于国际先进行列。时值21世纪初期，8年前出版的《眼科全书》，有些篇章内容已落后于时代，2002年在西安举行的《眼科全书》编委会议，一致决定着手修订《眼科全书》，其指导思想为：把国内外眼科公认的新理论、新知识、新技能撰写增补，把过时的压缩、删除。可喜的是，21世纪新时代到来之际，我国涌现出一批眼科中青年后起之秀，他（她）们在我国老一代眼科学家的指引下，掌握国内外眼科新的临床技能及基础理论，这次眼科全书的修订，在老一代眼科专家的带领下，新兴的中青年眼科专家共同担负起修订、编写工作。新修订出版的《眼科全书》为我国老、中、青眼科专家三结合共同完成的一部眼科巨著，代表我国最高水平的眼科经典著作，这部巨著将为我国眼科学的发展做出新的贡献。

这次《眼科全书》修订的内容为全部内容的35%～40%，修订后的文字由原来的560万字扩展到600余万字；《眼科全书》第一版的卷、篇、章、节的框架结构保持原貌未变。第一版《眼科全书》分卷主编、编委及作者成员略有调整，新增补的分卷主编、编委及作者为我国眼科学界有影响的新生代眼科专家，本书作者由原来的130余位专家，调整增补到190余位。

深感遗憾的是《眼科全书》再版之际，副主编胡铮教授、分卷主编蔡用舒教授先后辞世，在此向他们表示深切的怀念。

《眼科全书》主编、副主编及编委接纳人民卫生出版社的建议，把第二版修订的《眼科全书》更名为《中华眼科学》，使其列为中华系列大型学术专著之一，以志我国21世纪初期眼科学的最高学术水平。

李凤鸣

二零零四年十二月于北京

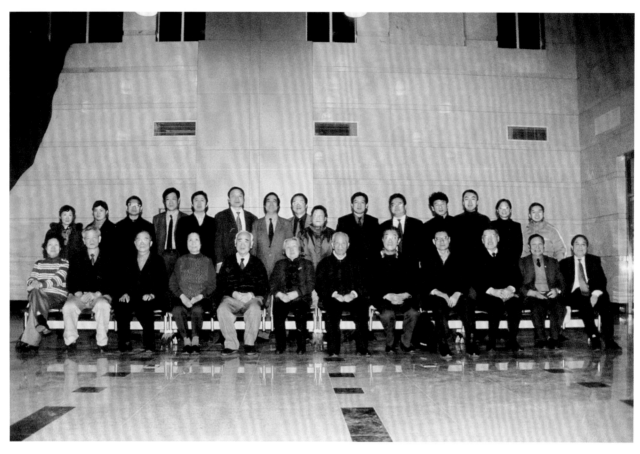

《中华眼科学》第 2 版部分编委及人民卫生出版社编辑合影（2003 年）

第 1 版 前 言

随着社会的进步和科学技术的发展，我国眼科事业在基础理论、临床医疗、仪器设备等方面都有了迅速的发展和提高，近年来在有些领域已接近或达到国际先进水平。为全面反映我国眼科学的现状，为了给担负着十多亿人口眼科保健和眼病防治的我国眼科工作者提供权威性的眼科专业参考著作，在眼科各专业领域有造诣的我国眼科 130 余位专家经过长期努力，共同编写出了这部《眼科全书》。

编写我国的《眼科全书》是眼科老前辈和我国眼科界的夙愿。20 世纪 60 年代初，当时的中华医学会眼科学会主任委员、中华眼科杂志主编、原北京医学院眼科教研室主任毕华德教授代表一代眼科同仁的心愿，曾组织过《眼科全书》的编写，并于 1965 年出版了第一卷。时隔 30 年之后，当我们再次编写《眼科全书》时，其总体构思、体例设计和编写格局及内容均难与原版本相衔接。但为了尊重历史，缅怀前辈，我们仍以《眼科全书》为书名，所以今天编写与出版的《眼科全书》实际上是我国眼科界几代人的共同心愿和心血的结晶。并且这本书的出版，是为了我国眼科事业发展的需要，这些都是我们对以毕华德教授为代表的老一辈眼科专家宏伟事业的继承和对他们的最好怀念。

《眼科全书》荟萃了我国眼科医疗和科研的新成就，吸收了国际眼科学的新进展，反映了当代眼科学的概貌；对眼科基本理论、基础知识和基本技能有较为详尽的论述；在对眼科常见病和多发病详细论述的同时，对罕见病种也有详简不同的介绍。与眼部有关的综合征及某些全身病的眼部表现也有系统的综合介绍。全书在编写过程中文字表述，图表设计，统计数据，病例资料都尽可能引用了我国眼科工作者在实践中所积累的资料。全书共为 12 卷，分上、中、下三册，约 560 万字。每章后列有主要的参考文献，书末附有中英文索引。本书将成为我国眼科专业工作者和其他相关学科医师参阅的大型眼科专著。

在《眼科全书》的编写过程中，得到了北京医科大学和全体作者所在单位的全力支持，在此一并表示衷心的感谢！

李凤鸣

一九九五年冬于北京

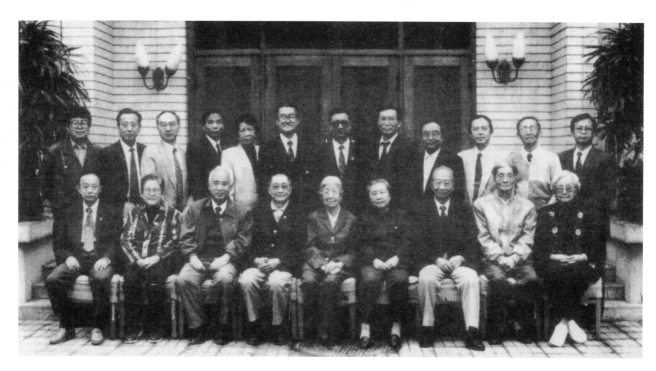

《眼科全书》部分编委及责任编辑合影

总 目 录

上 册

中 册

CATALOG

下　册

第四卷　结膜、角膜和巩膜疾病

第五卷 晶状体病

第六卷 青 光 眼

第七卷 葡萄膜、视网膜和玻璃体病

第四卷

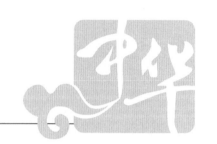

结膜、角膜和巩膜疾病

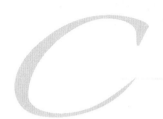

第一篇　结　膜　病

第一章
结膜的临床应用解剖和生理

结膜（conjunctiva）是一层薄而透明的黏膜，覆盖在眼睑后表面及眼球前表面，从而连接眼睑与眼球。结膜在眼睑与角膜及巩膜之间形成一层平滑的接触面，在生理功能上可以减轻彼此之间的摩擦力。穹隆结膜是结膜囊中最松弛的部位，有丰富的水平皱襞，便于眼球活动。结膜分泌腺不断地分泌黏液，可保持结膜和角膜处于持续湿润状态。结膜不仅具有眼球表面解剖性屏障功能，并含有结膜相关的淋巴组织，包括大、小淋巴细胞以及处于分裂象的淋巴细胞、Langerhans 细胞等。所以，结膜不仅是眼球表面免疫防御系统的重要组成部分，而且也与其他黏膜组织一样，在免疫反应中属于一种 T 细胞依赖性免疫调节组织。

第一节　结膜的临床应用解剖

一、结膜的解剖

按结膜所覆盖的解剖部位不同，在临床上可将其分为三部分，睑结膜、球结膜和穹隆结膜。各部分结膜又可分作几个解剖区：①睑结膜分为睑缘部、睑板部及眶部；②球结膜分为巩膜部及角膜缘部；③穹隆

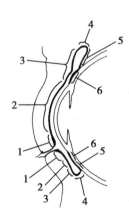

图 4-1　结膜的分区

1. 睑缘部　2. 睑板部　3. 眶部　4. 穹隆部　5. 巩膜部
6. 角膜缘部

结膜分为上穹隆、下穹隆、外穹隆及内穹隆（图 4-1）。

在眼睑的游离缘，眼睑皮肤向后侧移行与结膜相交界；睑结膜被覆在上睑和下睑的后表面，在穹隆部反折于眼球前部的巩膜表面，终止于角膜缘周围；在角膜缘，球结膜上皮与角膜上皮相连接，形成一个以角膜为底、睑裂为外口，与外界相沟通的囊状空隙，称结膜囊。从睑缘至穹隆部深处，结膜囊的深度在上方为 20mm 左右，下方为 10mm 左右（图 4-2）。

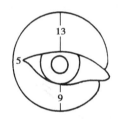

图 4-2　开睑时结膜囊的大小（mm）

（一）睑结膜

睑结膜（palpebral conjunctiva）是一层被覆在上睑及下睑后表面的结膜。

1. 睑缘部结膜　睑缘为眼睑皮肤移行于结膜黏膜交界面，分为前缘、后缘及缘间部三个部分。后缘有多数小孔排列成一行，这些小孔是睑板腺导管的开口。眼睑皮肤和结膜黏膜交界线就在睑板腺导管开口的后 1/3 平面。睑板腺分泌的脂状物在交界线表面上形成一条脂膜。由于脂膜是疏水性的，它将泪液阻挡在导管开口的后面，使泪液在其后积聚成一新月形泪条（泪河）。因此，在脂膜的前部为干燥的有角化的皮肤表皮，后部为湿润的无角化的黏膜上皮。睑缘部结膜起自睑后缘后方，在睑后方行径 2mm，终止于睑板下沟。睑板下沟是一条浅沟，其处有穿通血管通过。

睑缘部结膜的内眦端有一个泪点。泪点是泪小管的入口处，结膜黏膜通过泪点，而连续于泪道与鼻黏膜相连接。故而结膜与鼻腔的某些感染性疾病，可以通过泪道相互传播及蔓延。正常情况下，泪点浸没在

泪湖中，泪湖中的泪液来自泪河的注入，并经过泪点排入泪道，然后随管道经鼻腔而排出。故此临床上进行内眦部手术时要注意这条通道，避免误伤泪点或过分切除泪点附近的皮肤，以免引起泪点闭塞或移位，导致溢泪。

2. 睑板部结膜　此部分结黏膜起自睑板下沟，向睑板后表面伸展，并与睑板紧密连接，不能移动，两者之间难以分离。上睑比下睑的连接更加紧密，下睑仅1/2与睑板连接，而上睑几乎全部连接于睑板上。

睑板部结膜透明而光滑，富有血管，肉眼能透见结膜下的血管及埋在睑板内的睑板腺。睑板腺呈黄色线条状，垂直于睑缘并彼此平行排列。

3. 眶部结膜　自睑板边缘至穹隆部的一段结膜为眶部结膜。此部结膜和眼肌的关系甚为密切，尤其是上睑，如果手术或创伤涉及此处，损伤了提上睑肌，常可以引起上睑不同程度的下垂。

眶部结膜组织结构薄而疏松，易于伸展。在眼睑运动时，眶部结膜可以形成水平方向的皱襞，当其睁眼时皱襞最深，而闭眼时皱襞可以完全消失。眶部结膜含有副泪腺（Wolfring腺或Ciaccio腺），也可以分泌泪液（图4-3）。

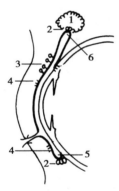

图4-3　结膜的腺体

1. 泪腺　2. Krause腺　3. Wolfring腺　4. Henle腺　5. 下穹隆　6. 上穹隆

（二）穹隆部结膜

穹隆部结膜（fornical conjunctiva）介于睑结膜和球结膜之间。上穹隆、下穹隆及外穹隆呈一接连的环状盲袋。在内侧的穹隆部结膜则因有半月皱襞及泪阜间断。穹隆部结膜组织结构最厚，也最松弛，皱襞极多；结膜中富含弹力纤维，故其伸缩性很大，致使眼球能够在眶内自由转动，不受限制。各部位穹隆的形成，与各部位组织内所含肌纤维之间的相互联系有密切关系。

1. 上穹隆　上穹隆较深，向上达眶缘水平，约距眶缘5mm，距角膜缘8～10mm（图4-4）。上穹隆内及

其深部有肌肉纤维存在，从提上睑肌下面经过的一束平滑肌，其肌纤维与提上睑肌相连接；并终止于此处结膜。这一束平滑肌收缩时可以加深上穹隆的形成和深度。此外，提上睑肌肌腱和上直肌肌腱也均与上穹隆的形成有一定关系。

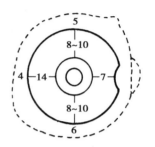

图4-4　穹隆结膜至角膜缘及眶缘（虚线）的距离（mm）

2. 下穹隆　下穹隆部结膜距眶下缘约6mm，距角膜缘8～10mm。此部分的结膜与下直肌肌腱之间也有一束平滑肌纤维相连接，当其收缩时亦关系着下穹隆的形成。下睑的Müller肌起自下直肌肌腱及下直肌向下斜肌扩展而融合的部分，然后Müller肌向上而达下穹隆。所以，下穹隆部结膜和下直肌肌腱及下斜肌肌腱也有密切联系。

鉴于上穹隆和下穹隆结膜与眼肌的关系密切，因而在该部位做手术时，务必注意避免损伤这些肌肉，尤其是上睑手术，由于误伤而导致不同程度上睑下垂者，也有所见。

3. 外穹隆　外穹隆部结膜向外方超过外眦，在角膜缘后14mm，达眼球赤道部附近。由于外穹隆甚为宽大，在眼部整形术中，常选择外穹隆部位进行结膜移植或结膜瓣转位手术。外穹隆部结膜亦含有纤细的肌纤维与外直肌肌腱相连接，从而支持穹隆的构成。

4. 内穹隆　内侧并无真正的穹隆，它的穹隆作用是由半月皱襞所替代。在半月皱襞及泪阜的深部也有平滑肌纤维连接于内直肌肌腱。内穹隆部位的平滑肌所起的作用，亦同其他几个穹隆部所含的平滑肌一样。但由于内侧所形成的穹隆最为窄小，距角膜缘约7mm；因而在此处做手术时，特别要求保留结膜的完整性，以避免因结膜缺失而导致眼位异常。

穹隆部含有的血管极多，特别是下穹隆部的血管更多；含有丰富的静脉网，也含有一些副泪腺（Krause腺），副泪腺的分布如图4-3所示。

（三）球结膜

球结膜（bulbar conjunctiva）为覆盖在眼球前1/3部巩膜外面的部分，自穹隆部到角膜缘。球结膜所包括的范围，即各部分穹隆结膜至角膜缘的距离。

1. 巩膜部结膜　此部为覆盖巩膜部位的结膜。由

于球结膜是一菲薄而透明的膜,肉眼可见膜下面的血管及白色巩膜。球结膜下方为遮盖外眼肌肌腱的眼球筋膜,眼球筋膜下为巩膜。球结膜与眼球筋膜间填充着疏松的结缔组织,其中有结膜下血管通过。眼球筋膜与巩膜间有疏松的巩膜上组织,其中有前睫状血管通过。因此,球结膜与球结膜下的组织连接极为疏松,能随结膜的移动而移动。

2. 角膜缘部结膜 此部为结膜上皮向角膜上皮移行的部分。在此区域,结膜、眼球筋膜及巩膜三者连接紧密,手术时常于此处固定眼球。

角膜缘部结膜的光滑表面有时呈不规则的扁平凸起外观,这是由于结膜上皮下乳头的形成所致。在有些结膜病症中可显得特别明显,如春季卡他性结膜炎、沙眼等,角膜缘部结膜可呈堤嵴状隆起。

在角膜缘外 2/3 球结膜区域,常可见到从角膜向外呈放射状排列的白色指状突起,每条突起相距约 1.5～2mm,称角膜缘栅栏带(Vogt 栅栏)。用裂隙灯显微镜观察,这种指状突起纹是在结膜上皮的下面,呈透明、细小、管状线条,线条的两端有小分支相互吻合。在栅栏部位,若有色素细胞群聚,则表现为棕色线条。角膜缘栅栏带在上、下角膜缘更比两侧角膜缘易于见到。

二、结膜的显微解剖

(一)结膜的组织学

由于结膜所覆盖的解剖部位不同,各部分结膜的组织结构及生理功能也不完全一样。结膜的组织结构可分为上皮层和固有层两层,其内含有血管、神经和淋巴管。

1. 结膜上皮层(conjunctival epithelium) 各部分结膜的上皮层是互相连续的,但其厚薄并不一致。薄的部分仅含两层细胞所组成,厚的部分可达 10 层细胞左右。细胞形态有扁平形、锥形、多边形、立方形及圆柱形等。

在正常情况下,大多数的上皮层为复层柱状上皮,其中可分为三层细胞:表层为扁平、立方或圆柱状上皮细胞;中层为多边形上皮细胞;基底层则为立方形上皮细胞。成人结膜上皮层在睑缘部为非角化复层鳞状上皮,睑板部由睑板下沟开始其上皮细胞多由立方形细胞逐渐移行为圆柱形细胞,到穹隆部则成为复层柱状上皮;从球结膜向角膜方向分布的细胞又向扁平上皮细胞转变,直到角膜缘部位则完全形成复层鳞状上皮。

(1)睑缘部结膜:睑缘部皮肤表皮为有角化的复层鳞状上皮。由皮肤移行来的结膜上皮亦为复层鳞状上皮,但无角化。睑缘部结膜的上皮细胞一般分为五层,表层含有几层鳞状上皮细胞,中层为棘细胞,基底层细胞多为圆柱状细胞。由睑缘部结膜向睑板部结膜移行的过程中,细胞层次逐渐减少,各层细胞的形态也在发生变化。

(2)睑板部结膜:从睑板下沟起始,上皮表层细胞渐向圆柱细胞转变。

1)上睑结膜:上皮细胞有两层,表层为圆柱状上皮细胞,核与表面垂直,呈椭圆形;深层为立方形细胞,有卵圆形的核,其长轴与结膜表面平行。在上皮逐渐向眶部过渡中,也可见到多边形上皮细胞呈岛屿状,插在表层及深层细胞之间,但它并不取代圆柱状上皮细胞。

2)下睑结膜:上皮细胞常有 3～5 层,表层多为圆柱状(或锥状)上皮细胞,中间可有数层楔形细胞及多边形细胞,基底层为立方形细胞。

(3)眶部结膜:上皮细胞有 3 层,表层为圆柱状细胞,中层为多边形细胞,基底层为立方形细胞。细胞核均为圆形,多位于细胞中央。

(4)穹隆部结膜:此部位的结膜上皮为复层柱状上皮,其表层为圆柱状细胞,中层为多边形细胞,深层为立方形细胞。

结膜上皮的结构可随年龄的增长而发生一定的改变。胎儿穹隆部的上皮仅有两层扁平细胞,出生后细胞层次逐渐增加,并逐渐由扁平细胞变成立方形细胞。到 2 岁左右则演变成柱状细胞;至老年时又变为扁平细胞。上穹隆部和下穹隆部结膜上皮细胞的圆柱化可有早晚不同,下穹隆部的圆柱化较早,而上穹隆则在成年之后才完全圆柱化。

(5)球结膜:球结膜的细胞形态稍有不同。

1)巩膜部结膜:由穹隆部结膜上皮渐次移行为巩膜部结膜,是由 3～4 层细胞所构成。表层为扁平细胞或锥形细胞,中层为多边形细胞,基底层为立方形或圆柱状细胞。

2)角膜缘部结膜:此部结膜上皮为复层鳞状上皮,细胞层次明显增多,厚的部位可以多达 10 层左右。最表层为扁平细胞,深层为圆柱状细胞;基底层则为一层小圆柱形细胞,这种细胞的核大深染,胞质较少,且常含有色素颗粒。

结膜上皮下乳头及角膜缘栅栏带是角膜缘部结膜的一种特殊类型的组织结构。上皮下乳头及结膜上皮下的纤维结缔组织呈间隔的状态,后者如手指状向上皮细胞内突入,构成不平的乳头状突起(图 4-5),内含血管及淋巴管。角膜缘栅栏带即为每个上皮下乳头所突起的嵴,呈管状线条;栅栏带的一端连接于巩膜

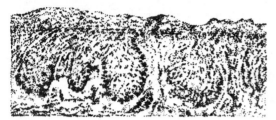

图 4-5　结膜上皮下乳头

浅层，另一端消失于透明角膜部位（彩图 4-6，见书末彩插）。

在上皮下乳头之间的上皮凹陷处，则由上皮细胞所填满充实，因而使乳头所在的结膜上皮表面仍然表现为平整、光滑或呈轻度凸起状。

在结膜上皮层，上皮细胞间还分布有分泌黏液的杯状细胞。此外，在上皮基底细胞中常含有黑色素颗粒的细胞；这种含色素的细胞最多见于角膜缘部，其他如穹隆部、半月皱襞及睫状前血管的穿出部亦常见到。

2. 结膜的固有层　结膜固有层为上皮下层的结缔组织，含有浅层的腺样层及深层的纤维层。

（1）腺样层：腺样层在上皮层下，由纤细而疏松的结缔组织网所构成，在网眼中间含有淋巴细胞。腺样层厚度约 50～70μm。在穹隆部的腺样层较厚，而其他部位则甚薄。

腺样层组织在胚胎期并不存在，于出生后 8～12 周才逐渐发展，首先在穹隆部结膜中形成。由于腺样层的形成及发育结膜表面一般均有增厚，于出生后第 5 个月时，睑结膜的上部即发生皱襞；到成年期腺样层的范围由穹隆部结膜向外扩张，直达睑板下沟为止。球结膜的腺样层很薄，而睑缘部结膜则缺如。

在正常情况下，结膜下存有多数淋巴细胞，但不存在生发中心，也不形成真正的滤泡。腺样层形成的速度与结膜受刺激的程度有密切关系，但也有记载：人类穹隆部结膜中有淋巴结存在。因此，在临床上，腺样层高度增殖可成为许多结膜炎的主要病症。结膜的滤泡生成在穹隆部最为明显，而在睑缘附近则比较平滑。

（2）纤维层（fibrous layer）：在腺样层下面，由胶原纤维及弹力纤维交织成厚网状，其间有血管和神经穿过。

纤维层较腺样层稍厚。在睑板部，纤维层移行为睑板组织，并不单独存在。纤维层从睑板上缘开始伸展至眶部。在上穹隆部，由于提上睑肌和上直肌鞘膜的扩展而增强。在下穹隆部由 Lookwood 悬韧带所加强。在巩膜部则和眼球筋膜相混合，实际上此部之纤维层是由眼球筋膜所组成。

由于纤维层内含有疏松的结缔组织及丰富的弹力纤维，使结膜富有弹性及韧性。结膜的弹性和韧性随年龄的增长而改变，老年人弹力纤维成分逐渐减少、变性，结膜的弹性和韧性随之降低，组织也因此变薄。

3. 结膜的腺组织　结膜的腺体包括黏液分泌腺及副泪腺。

（1）杯状细胞（goblet cell）：人眼结膜杯状细胞来源于结膜上皮细胞底层的圆柱状细胞。杯状细胞是分泌黏液的，黏液是黏蛋白的主要来源。黏蛋白可以增加泪膜的稳定性，湿润眼表，对维持正常的眼表功能具有重要作用。所以，杯状细胞的数量和形态反映了眼表的健康状况，是眼表异常的一个敏感指标。

1）杯状细胞的分布和数量：在全部结膜上皮中，杯状细胞的总数约为 150 万个，占基底细胞数的 5%～10%，所分布面积的密度约为 1000～56 000/mm² 结膜面积。据柯碧莲等采用结膜铺片及切片结合，联合计算机图像处理系统的方法，完整地观察了杯状细胞在结膜各个方位的分布、形态和数量。从上、下、鼻、颞侧四个象限的铺片显示杯状细胞略浮于结膜上皮细胞表面，呈散在的、片状的，也有簇团状的分布。在鼻侧结膜及半月皱襞部位分布最多，近穹隆部远较近角膜缘部的结膜中更为密集，上方球结膜分布最少，而睑缘部及角膜缘部结膜中缺如杯状细胞（图 4-7）。Kessing 等通过对胚胎和不同年龄组的结膜杯状细胞的研究，发现杯状细胞在胚胎期已出现，出生后第一年的杯状细胞平均密度最大，其后逐渐减少，在 30～75 岁之间保持在一个较稳定的水平，在 76～90 岁后而又略有增加。Nodel-Khelek 等的研究表明，79 岁以前杯状细胞的数量和形态未见明显改变，在 80 岁以后年龄组有杯状细胞数量明显减少并有变性的改变。柯碧莲等的研究表明在 80～90 岁组杯状细胞的数量较

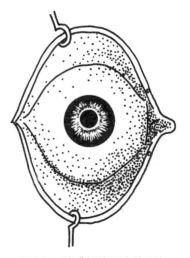

图 4-7　结膜杯状细胞的分布

50～60 岁组和 30～40 岁组明显减少。据以上作者的观察，在 80 岁以后杯状细胞的总数明显下降。Nelson 等的研究报道不同程度退化性变的上皮细胞中杯状细胞的密度降低，上皮细胞退化性变的程度越重，杯状细胞的密度越低，而且也如上皮细胞一样出现退化、萎缩甚至消失。Kessing 报道，眼睑部球结膜杯状细胞的密度若 <350/mm² 时，可以表明眼表患有疾病，下部球结膜杯状细胞的密度若 <500/mm² 时，表明有内在的或原发性眼表疾病。Connor 等发现杯状细胞的数量因性别也有不同。女性的杯状细胞数量少，并且在排卵期数量更少，服用避孕药可使其增加，提示性激素对结膜杯状细胞的密度有影响。

2）杯状细胞的形态：正常杯状细胞类似脂肪细胞，形体较大。杯状细胞极为大小不一，其外形与所处的解剖位置密切相关。小的杯状细胞为不成熟的细胞，位于上皮较深部，但不与基底膜相接触。小的细胞多为圆形或微椭圆。核偏位，染色较深。小杯状细胞随其内分泌泡的不断成熟，从结膜深部移行至结膜表浅，当抵达表层时，胞体膨大，变为长椭圆形或圆形，核扁平被压至底部，胞质饱满，含有大黏液泡，PAS 染色强阳性。成熟的大杯状细胞可比小的细胞大 2～3 倍，比结膜上皮细胞可大 3～4 倍（图 4-8）。杯状细胞通过顶浆分泌的方式排出分泌泡，分泌出的黏液在结膜表面形成黏液网。部分杯状细胞可以通过胞膜表面的许多"微孔"进行分泌，表现为局浆分泌的方式。这种单个分泌的杯状细胞称单细胞黏液腺。

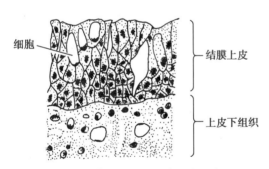

细胞

结膜上皮

上皮下组织

图 4-8　结膜上皮杯状细胞形态示意图

在睑结膜上皮细胞间的杯状细胞，亦可随上皮细胞一道向上皮下伸入，由杯状细胞排列成内表面，形成黏液腺窝，称为 Henle 腺或隐窝。每一腺窝有直径 15～30μm 的小管开口于结膜表面。Henle 隐窝内杯状细胞密集聚积，分泌出的黏液进入隐窝管口，而达结膜表面，形成大的黏液斑块、结或枝网。这种 Henle 腺称单泡黏液腺。有些腺窝在上皮下形成隐沟，并彼此互相连接成网状隧道，也有小孔通向结膜表面（图 4-9）。这种上皮以及上皮下的嵴、沟和隧道系统，可将结膜

表面分成大约 100μm 直径大小的、不规则乳头状突起。在眶部结膜，这种隧道的数量更多，直径更大，有的不规则乳头状突起可达到 300μm 直径，并可一直连续扩展到穹隆部。在穹隆部的乳头状突起，称 Stieda 裂或称 Plateaux 系统。以上结构在上睑结膜较下睑结膜更为明显（图 4-9）。大量相邻的 Henle 隐窝在上睑睑板部结膜上缘附近排列成 Stieda 裂。Henle 隐窝及 Stieda 裂对保持足量的黏液分泌有着重要作用，其解剖学意义一是可以聚积大量的杯状细胞，二是由于隐窝的保护作用使杯状细胞较少受到挤压或摩擦，从而得以充分的发育。从组织学上看，隐窝内聚积的杯状细胞显得更加饱满，外观更加圆大。隐窝内的杯状细胞的分泌是排入隐窝的腔隙内，再排出到结膜表面。杯状细胞的分泌相结束时，细胞自身又复组成，关闭腺口，排空了的细胞在开始它的分泌循环之前，有一段静息时间，再次合成黏液。有一部分细胞在分泌后变为扁平状，并有脱屑，从而破坏、死亡，为其他细胞所取代。

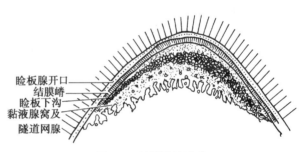

睑板腺开口
结膜嵴
睑板下沟
黏液腺窝及
隧道网腺

图 4-9　结膜黏液腺窝

3）杯状细胞的功能：是分泌黏液。黏液对保护非角化的黏膜与角膜表面非常重要，如果黏液不足，结膜与角膜就不能保持润滑。黏液通过眼睑的活动而扩散，形成具有高度亲水性的黏液层作为泪膜的内层。Adam 等利用黑墨染色，观察了活体状态黏液膜的形成与演变，结果认为瞬目运动时对泪膜的形成和更新起到了重要的作用，随瞬目运动首先在黏液膜周边出现破裂，继而形成条状或团块状向内眦部运动，经内眦或随揩眼的动作排出，同时将进入结膜囊的异物和病原体粘牢并清除，从而减少眼表的损伤和感染的机会。如此，黏液膜在起到润滑和减小泪膜张力的同时，还有很重要的清洁和保护功能。

许多外界因素可以引起杯状细胞和黏液的改变，如：在各种原因的干眼症中，发现杯状细胞数量明显减少，角膜接触镜的佩戴可引起杯状细胞数量或黏液分泌量的增加；长期暴露于空气污染中可引起杯状细胞数量的增加；长期局部应用抗青光眼药物可引起杯状细胞数量的显著减少，局部应用肾上腺皮质激素可

有效防止碱烧伤后杯状细胞数量的减少等等。目前，已经十分成功的印痕细胞学为临床观察杯状细胞数量和密度的变化提供了便利的条件，而在基因水平对杯状细胞的研究将使我们对杯状细胞的分化和其分泌物的合成或可获得更本质的了解。总之，对杯状细胞及黏液膜的深入研究必将促进我们对眼表疾病的进一步认识，从而更好地指导我们的临床工作。

（2）副泪腺：结膜含有副泪腺。副泪腺的组织结构与主泪腺的结构相同，亦为分泌泪液的腺体，常见于人眼结膜者有两种腺体。

1）Krause 腺：此乃一种浆液性泡管状腺，大小约为 0.1～1.0mm，位于上穹隆部及下穹隆部结膜固有层的深部，包裹于纤维组织之中，也见于泪阜部。Krause 腺的数量在上睑约有 20～40 个以上，在下睑约有 6～8 个，其排泄管汇合成一个大导管，开口于穹隆部结膜。在泪阜也有相似的腺体。

2）Wolfring 腺：此腺体较大于 Krause 腺，其数量在上睑约有 2～5 个，在下睑约有 2 个，位于睑结膜的眶部，排泄管粗而短，直接开口于结膜。

3）Henle 腺：在睑结膜内，腺的上皮与四周结膜上皮一样，或者它不是真正的腺只是黏膜皱褶的横切面。

（二）结膜的超微结构

1. 结膜上皮细胞 扫描电镜观察结膜上皮细胞，在细胞表面可见到许多复杂排列的微绒毛及微皱襞。微绒毛直径约 0.5μm、高 0.5～1.0μm；微皱襞大小比较一致，宽 0.5μm、长 1.0～3.0μm、高 0.5μm。这种外折叠系统存在于全部结膜表面，即使在杯状细胞开口的部位，仍有连续不断的皱襞。由于每个上皮细胞表面的微绒毛及微皱襞的稀稠、长短并不一致，因此在电镜下可表现为亮细胞及暗细胞两种电子密度不同的细胞。亮细胞表面的微绒毛密度为 $13/\mu m^2$，长约为 0.6μm；暗细胞的微绒毛密度为 $26/\mu m^2$，长约为 0.25μm（图 4-10）。

结膜上皮细胞彼此间的连接依赖于其间的桥粒，但这种连接缺乏细胞间连接桥，也无张力原纤维的类似结构，实际上只是一种接触相附。毗连的细胞质膜并不完全相互交错，其间往往有较大的间隙。这种间隙允许抗体、血浆成分及炎性细胞等可以从结膜下毛细血管通透到结膜表面；反之，结膜表面的某些物质，如局部用药的成分也能渗透入结膜毛细血管腔内。

透射电镜观察，结膜上皮细胞内含物较多，如线粒体、高尔基（Golgi）体及内质网等细胞器；其他还有色素颗粒、类脂粒、角蛋白、黏蛋白及吞噬的细胞残片等也可存在于不同部位、不同形态的细胞中，如色素颗粒多见于球结膜基底细胞中，特别在角膜缘部更为

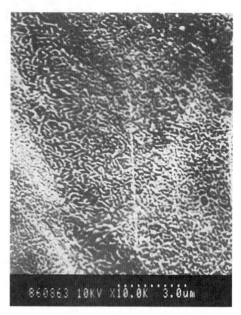

图 4-10 角膜缘部结膜上皮细胞表面的微绒毛及微皱襞（扫描电镜）

多见；而黏蛋白则出现于杯状细胞中。在临床上，应特别注意将这些正常的细胞内含物与病理性异常包涵物相鉴别。

在角膜缘部，结膜上皮细胞逐渐向角膜上皮细胞移行，角膜上皮细胞的层次显然减少，但在光学显微镜下，两者细胞形态有很多相似之处。据电子显微镜观察的超微结构，有下列几点可作鉴别：①角膜上皮细胞表面的微绒毛及微皱襞的数量较结膜上皮细胞表面者为多；②角膜表浅上皮细胞含有丰富的张力原纤维，而结膜上皮细胞中则无；③角膜表浅上皮细胞彼此毗连的细胞质膜呈指样突出，并互相交错，有桥粒及闭合小带使之紧密连接。闭合小带与角膜上皮对水溶性物质及药物等的不渗透程度密切相关。而结膜表浅上皮细胞间仅有桥粒使之接触，浆膜突起相插不甚完全，其间有较大的空隙，具有相当程度的通透性（图 4-11）；④角膜上皮细胞含有糖原，结膜上皮细胞则含黏蛋白，用组织化学技术可以识别这两种细胞；一般可采用过碘酸-品红亚硫酸盐染色，糖原和黏蛋白均可产生亮红色反应，若染色前先用唾液温育，使糖原分解，再作上述染色观察，则角膜上皮细胞不发生染色反应，而结膜上皮细胞呈现丰富的亮红色反应。

在角膜缘内侧的旁周及近泪阜的部位，在电镜检查下可见结膜上皮细胞表现有下列几点特征：①暗基底细胞含有许多微丝；②亮基底细胞含有许多线粒体；③翼状细胞含许多微丝；④表浅细胞扁平而电子密度深暗。此外，近泪阜部的结膜上皮细胞中有杯状细胞及亮翼状细胞。亮翼状细胞中，有一部分细胞含许多

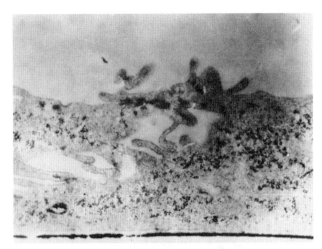

图 4-11　毗连的上皮细胞质膜突起间有较大间隙（扫描电镜）

染性物质，少部分细胞含扩张的粗面内质网，也有极少数细胞含许多微管。

2. 结膜杯状细胞　扫描电镜观察结膜杯状细胞表面有大量的微绒毛存在。散在分布在结膜面的非成熟的杯状细胞与结膜上皮细胞很难区分，随着它的逐渐成熟，其表面明显隆起，表面的微绒毛增多，但当分泌物堆积使其内部压力增加到一定程度后表面的微绒毛又明显减少。在分泌期，杯状细胞周边塌陷，中央为隆起的黏液团。完成分泌后的杯状细胞呈大小不同的"火山口"样，口缘可见数量不多的微绒毛。在穹隆部可见到密集分布的杯状细胞，外观呈饱满的圆形，表面微绒毛很多，直径大多在 8～10μm，已完成分泌的杯状细胞常见其形态也未见明显缩小，但表面的微绒毛却明显减少。在 Henle 隐窝内的杯状细胞大多聚积成群，胞体很大，在成熟分泌期其表面的微绒毛很多，高而密集。仔细观察发现这些"微绒毛"与胞膜形成的微绒毛有着很大的不同，其外观更像是黏液本身。隐窝内杯状细胞分泌的黏液并不是单个独立的，而是数个相邻的杯状细胞先将其分泌物分泌到隐窝的腔隙，然后再排出到结膜的表面，黏液呈网状、片状或线条状分布，与结膜上皮细胞的微绒毛结合在一起形成黏液膜。从扫描电镜的观察提示，杯状细胞的成熟期细胞表面有大量微绒毛存在，而在结束分泌后，微绒毛明显减少，表明微绒毛的丰富存在显示旺盛代谢功能的结构基础，正是为了适应代谢旺盛和分泌功能的需要，以此来增加物质转运的面积。

在透射电镜下，杯状细胞可有下列特点：①丰富的粗面内质网，有的扩大成池；②有大量的线粒体；③有一个大的高尔基体；④大量由膜包围的黏液（黏蛋白）小滴，可聚合成为巨大的顶端团块；⑤细胞顶端仅有少许微绒毛。

用标记的己糖和氨基酸作示踪研究证明，黏液的形成出现于高尔基器内，其过程为：在粗面内质网内合成的蛋白质，通过运载小泡到 Golgi 池，蛋白质与碳水化合物结合成糖蛋白，形成一种丝状的膜结合颗粒，这些颗粒融合成一单体大微滴。用放射自显影研究发现，当杯状细胞利用标记的葡萄糖时，糖在几分钟内即进入 Golgi 体。

三、结膜的血管

（一）结膜的动脉

可分为眼睑动脉弓及睫状前动脉两部分。

1. 眼睑动脉弓（arterial arcades of lids）　由鼻背动脉和泪腺动脉的分支共同组成。泪腺动脉在越过泪腺后分成两条支动脉，即上睑外侧动脉和下睑外侧动脉。鼻背动脉在滑车下也分出两条支动脉，即上睑内侧动脉和下睑内侧动脉，此两条动脉进入眼睑后，每一条睑内侧动脉又分成两条支动脉，即睑缘支动脉和周围支动脉，后二者沿睑板的上下缘行走，与泪腺动脉的睑外侧上下动脉的相应分支相会合，结果形成两个动脉弓，即睑缘动脉弓及周围动脉弓（图 4-12）。

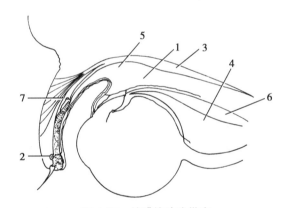

图 4-12　结膜的动脉供应
1. 睫状动脉　2. 睑缘动脉弓　3. 上睑提肌　4. 睫状后长动脉　5. 结膜后动脉　6. 上直肌　7. 周围动脉弓

（1）睑缘动脉弓（marginal arterial arcades）：又称睑板下弓。睑缘动脉弓较大，距眼睑游离缘约 3mm，位于睑板及眼轮匝肌之间。由睑缘动脉弓发出的穿支，在睑板下沟处穿过睑板，抵达睑结膜的探面。

上睑睑缘动脉弓又分出两条小分支，即睑缘小支动脉和睑板小支动脉。睑缘小支动脉垂直进行至睑缘部位，形成丰富的血管区。睑部结膜的动脉末端毛细血管常膨大呈球形，而在睑缘部这种毛细血管球特别膨大。所以在临床上于此部进行手术，如果误伤此区的血管，常常容易引起局部大出血。睑板小支动脉也垂直向睑板部结膜行走，与周围动脉弓所分出的结下行血管支相吻合，分布于上睑板部结膜。下睑睑缘动脉弓在睑缘下方由前向后穿过睑板，分布在下睑结膜（彩图4-13，见书末彩插）。

（2）周围动脉弓（peripheral arterial arcades）：又称睑板上弓，位于睑板上缘提上睑肌和眼轮匝肌之间，由此发出周围穿支，穿过 Müller 肌，越过睑板上行达结膜，在结膜下发出一些上行支动脉和下行支动脉。下行支动脉呈垂直进行达睑缘，与睑缘动脉弓的睑板小支动脉相吻合。上行支动脉向上行至穹隆部，供给穹隆部结膜；然后屈行，绕过穹隆部抵达球结膜，称结膜后动脉。结膜后动脉向角膜的方向向下进行，分布于距角膜缘4mm之外的全部球结膜，并在距角膜缘4mm处与睫状前动脉所分出的结膜前动脉相吻合。结膜后动脉位于结膜的表浅层。它可以随球结膜的移动而移动。

一般而言，下睑无周围动脉弓，故下睑穹隆部结膜以及球结膜下部，则由睑缘动脉弓或来自下直肌的肌动脉供应血液。

2. 睫状前动脉（anterior ciliary arteries） 睫状前动脉来自眼动脉肌支，沿四直肌前行，分支到巩膜。睫状前动脉在角膜缘附近穿过巩膜进入眼内。该动脉在穿入巩膜前又分成前支及后支动脉。睫状前动脉的前支在巩膜表面组织内分出细小分支，环绕角膜，构成巩膜表面角膜周围血管网。睫状前动脉的后支为结膜前动脉。

结膜前动脉向前发出小支达角膜缘附近，且有许多小血管支彼此互相吻合形成一簇与角膜缘平行的动脉弓。并由此动脉弓再发出分支走向角膜缘的浅表，在角膜周围形成血管丛，供给角膜周围的球结膜，构成结膜角膜周围血管网。

因此，正常者角膜缘血管网可分深浅两层。浅层即结膜角膜周围血管网，其特征是由结膜血管构成，位置浅表，呈树枝网状。推动结膜血管可随之移动。深层角膜缘血管网即巩膜表面角膜周围血管网，其特征是由睫状血管构成，位于巩膜表层组织内，血管的走向较直，在角膜缘呈放射状排列。在角膜缘外2/3区域有深、浅两层血管网分布，在角膜缘内1/3区域则只有一层纤细的浅层血管网，其末端有2～3层血管环套，最末一层环套基底的位置恰在浅层巩膜突起部位（彩图4-14，见书末彩插）。

在角膜缘附近，结膜前动脉和结膜后动脉互相有分支吻合，结膜动脉系统和睫状动脉系统也有交通支连接。

结膜前动脉向后行发出小支动脉与结膜后动脉相吻合，由于它的位置较结膜后动脉深，故不随结膜的

移动而移动。所以，球结膜的血管也有两层：浅层动脉来自结膜后动脉，血管色泽鲜明，可随结膜的移动而移动。深层动脉来自结膜前动脉，血管分支较少，血管色泽较暗，血管不随结膜的移动而移动。

在正常状态下，球结膜及角膜缘的小血管虽然暴露表浅，但用肉眼也不易看见。临床上，若发生病态的充血，各部分血管的充血表现极具有鉴别诊断意义。一般在结膜炎时，结膜后动脉的浅层小血管充血，使球结膜呈鲜红色，愈近穹隆部愈显著，愈靠近角膜愈轻微，血管可随结膜移动。若患角膜浅层疾病，则表现为浅层角膜周围充血；若患角膜深层疾病或虹膜睫状体疾病，则表现为深层角膜周围充血。

（二）结膜的静脉

结膜的静脉伴随相应的动脉行走，但静脉的数量显著多于动脉。上、下穹隆形成明显的静脉丛，临床上可以察见。

在上眼睑，有一个眼睑睑板后静脉丛，此静脉丛接受大部分睑结膜和球结膜的静脉回流。另有一部分睑结膜静脉直接回流入眼上睑静脉和眼下睑静脉。提上睑肌的静脉回流入上睑的静脉。

由睫状前动脉供应的角膜周围区的上巩膜深层静脉丛参加眼外肌静脉。外直肌有三条静脉，其余各肌各有两条静脉。此处静脉形成一个5～6mm宽的静脉网，但不如相应的动脉网那样显著；在充血的状态下，才显得比较明显。

（三）结膜的毛细血管

在结膜的小动脉与小静脉间有很多网状分支的毛细血管。毛细血管动脉端与毛细血管静脉端之间为动静脉的交接部分，为真正的毛细血管。毛细血管分布广泛，交织成网状，构成毛细血管网。毛细血管前之小动脉，最粗者不超过睫状前动脉管径的1/5，即≤20μm。结膜的毛细血管呈一种似无止端的重叠而交叉的血管网，很少形成环绕或盘缠现象。在裂隙灯观察下，结膜浅层的毛细血管床容易分辨。局部用1/5000肾上腺素可以使前毛细血管括约肌收缩，毛细血管床因而关闭或排空，变成难以辨认的细丝状外观。风、热、冷以及内分泌改变等可使毛细血管床的静脉侧扩张。上巩膜毛细血管壁的脆性较体内其他各处的毛细血管壁的脆性更大，故容易发生球结膜下出血。

（四）结膜血管的特点

结膜血管中，静脉的数量显著多于动脉的数量。而且可以见到动脉和静脉的交通，静脉和静脉的吻合以及动脉和动脉的吻合。由于不同血管的吻合，在结膜循环中常可以见到血流改变方向。

动静脉间有交通血管相连，交通血管较毛细血管

粗，管径粗细不均而且行径弯曲。每一支交通血管在近端可分出毛细血管支，在远端又可接受另一支毛细血管。但这种动静脉吻合并非真正的动静脉吻合，因为它缺乏对收缩剂（如肾上腺素）有收缩反应的肌壁。

（五）房水静脉（aqueous veins）

在裂隙灯显微镜观察下，常在距角膜缘 2mm 处的球结膜下，于颞鼻两侧穿出巩膜表面的房水静脉。

房水静脉所含的是房水，但当房水静脉与含血的上巩膜静脉相连时，可以见到分层的血液和房水，以后这种血液和房水混合成为稀释的血水，通过逐渐汇合更多的结膜静脉之后，才逐渐看不出房水的成分而成一般的结膜静脉。

（六）结膜的微循环

近十余年来，国内外对结膜微循环的研究日益增多。由于球结膜血管表浅，平面分布，影像清晰，可以观察到微循环的全部流程，获得较多的信息，故此受到临床各科的重视。特别是球结膜的血管供应大部分来源于颈内动脉的分支，它的变化在一定程度上可以反应颅内血管的状态，因而观察球结膜微循环的改变，可为研究脑血管、心血管、血液病、肾病及糖尿病等疾病的发病机制、病情进展以及判断治疗效果等提供重要依据。

早在 1983 年徐锦堂等曾报道国内外对球结膜微循环的研究动态，有人应用荧光血管造影研究结膜和眼底的微循环，发现结膜微循环的改变早于眼底视网膜血管的改变。1996 年田牛等对心、脑血管血栓病和糖尿病患者眼底和球结膜微循环的观察，发现各疾病中都是球结膜微循环改变较眼底血管改变出现早，认为结膜微循环的检查极有助于早期诊断。自 1987 年我国有关球结膜微循环综合定量评价方法规范化，在国内推广应用后，对球结膜微循环的研究得到更有科学价值的推进。

1. 球结膜血液供应来源 球结膜的血液供应主要来自颈内动脉的分支 - 眼动脉，但有 4% 的人眼动脉来自颈外动脉。颈外动脉的分支颞浅动脉、面动脉、眶下动脉都与结膜后动脉有吻合支。

球结膜不同区域微血管供血来源：颞侧睑裂部分的球结膜，血管为结膜外侧动脉系统，血液来自眼动脉的分支动脉；鼻侧睑裂部分的球结膜，血管为结膜内侧动脉系统，供血来源主要为眼动脉，同时又有颈外动脉的分支 - 颞浅动脉，面动脉的血液供应。颞下方球结膜血管为结膜下穹隆外侧动脉系统，其血液供应主要来自颈外动脉的分支 - 眶下动脉。了解结膜血管血液供应来源，对球结膜微循环的观察十分重要。从临床意义上讲，选择颞侧睑裂部位观察球结膜微循

环可更多提供有关颅内血管的情况。

2. 球结膜的血管分布 球结膜的血管来源于颈内动脉，按深、浅层次的不同，可分成三组。

（1）睫状前动、静脉：由上、下、内、外眼直肌动脉分支，沿巩膜表面，球结膜深层向角膜方向走行。血管可被看到，但不如浅层血管清楚。睫状前动、静脉不随球结膜移动。

在距离角膜边缘 4mm 处，睫状浅动脉又分两支，一支贯通巩膜和虹膜动脉环相通，一支为结膜前细动脉。

（2）结膜后动、静脉：来自外睑动脉和内睑动脉的分支。紧贴球结膜，分布在浅层，血管随球结膜移动。角膜周缘约 4mm 以外的球结膜浅层微血管，基本都属于结膜后动、静脉及其分支。

（3）结膜前细动、静脉：结膜前细动、静脉是睫状前动、静脉的分支，在距角膜缘约 4mm 处和结膜后动脉和后静脉的分支吻合。结膜前细动、静脉及其所属毛细血管，分布在角膜周围，不随球结膜移动。

球结膜微循环的检测主要是观察浅在微血管的形态和血液动态，同时也要注意深在的睫状前动、静脉的分布和形态。浅层血管比深层血管细，浅层血管中静脉系统明显多于动脉系统。

3. 球结膜微循环的检测方法 检测球结膜微循环主要采取端坐位，一般只在危重患者才采取卧位，卧位的缺点是"心冲击"可引起头部振动，以致影响观察。端坐位下，以眼科裂隙灯显微镜固定头部，再进行观测。一般放大倍数为 ×35 以上，也可以取 ×20、×40、×60、×80、×100 时观察。由于眼球在强光作用下可能发生不自主的运动，又由于球结膜呈丘形，放大倍数过大，视野狭小，以致影像不清。局部照明的温度不能过热，光点尽可能缩小，避免光线直接射入瞳孔。先在低倍镜下检查球结膜整个情况，再用高倍镜逐项检查。力求从血管的形态、流态，微血管周围有关现象进行检测，以获得较多的信息。还可进行显微照相，在显微镜下连接照相机，可拍摄照片，亦可连接摄像机、录像机和监视器，观察图像和记录资料。

（1）微血管的分布与形态：正常人球结膜在上、下、左、右各分布有 1~2 根小动脉、小静脉，肉眼可见。小动、静脉走行中分支形成并行的动、静脉，其数量不多，分布比较均匀。细动脉走行较直，细静脉走行稍弯曲。毛细血管呈树枝网状，网眼大小比较相近，数量则个人差别较大。一般从细动脉、分支毛细血管、网状毛细血管及汇合入集合毛细血管、细静脉的分支连接，注意区分小动脉与细动脉，小静脉与细静脉。小动、静脉有时不易区分，则可从毛细血管开始反向

追溯,比较容易确定。

（2）球结膜微循环障碍的体征及变化范围：

1）在裂隙灯显微镜下,正常者血管径及血流清楚可见,若模糊就是病变。

2）在 20～40 倍镜下观察细动脉、细静脉和毛细血管条数,记录×条/mm。

3）缺血区：球结膜局部微血管数量明显减少,毛细血管闭合,呈现离断、消失状态。由于缺乏血液供应,颜色苍白。在 15～40 倍镜下,大于 3 个毛细血管网格区域内无血管者称为缺血区。

4）管径：从目镜中测微尺进行测定。先测出小静脉和细静脉的管径,再测小动、静脉,细动、静脉之比例,换算出小动脉和细动脉的管径。可照相后在底片上测量,亦可在电视荧光屏上直接测量,或用微循环多参数仪进行测量。

5）动、静脉之比：正常人动、静脉之比为 1:1.5～1:2.5。疾病的比例可增大或缩小。如老年人、高血压、动脉硬化,小动脉变细,则比率改变。

6）微血管粗细不均：正常球结膜微血管外形比较规整,管径比较均一,没有局部膨大或缩小现象。异常时可出现管径粗细不均。

7）微血管边缘不齐：管壁边缘不齐,不光滑呈锯齿状都是病态。

8）微血管走行异常：正常球结膜微血管小动、静脉,细动、静脉并行排列,走行较直。毛细血管可出现轻度弯曲。如果出现较多的弯曲,盘绕,或呈螺旋状甚至丝球状,则为异常。

9）网格结构：正常结膜微血管呈树枝状分布。若出现网格结构,可能是在微血管中,部分原来闭锁的毛细血管重新开通或血管增生,相互连接形成网格结构。网格与原毛细血管网眼即微血管分布的间隔相近时为稀网格。如网格小于毛细血管网眼时为密网格结构。

10）囊状扩张：血管局部出现囊状扩张,明显见到与血管相连,扩张的血管内仍见血细胞的流动。多发生在集合毛细血管。

11）微血管瘤：微血管局部膨隆形成瘤状,几乎见不到与血管的连接,微血管内看不到血液的流动。微血管瘤的出现,一般都标志微血管壁存在病理改变。

12）白微栓：体积大,直径 >30μm 或比白细胞大三倍以上的白色团块,形状不规则,栓体不透明,呈絮状、团块或颗粒球状,通过管袢时比较滞涩,挤压管袢飘浮而过。在通过乳头下静脉丛或明显舒张的管袢仍能见到较大的白色团块时可确定；出现部位较局限,数量比白细胞少。

13）血管的运动性：管袢自发地出现管径增宽或变细,血流速度时快时慢的现象。

14）血液流速：正常情况下,大多数管袢内的血液流速较稳定,血流较快；可有个别管袢血流较慢。不同管袢流速不一时,将多数管袢（占 60% 以上）血流状态作为观察时的流速。

15）红细胞聚积：红细胞互相附着、粘连的现象,血流成粒流或粒缓流,有明显的颗粒感。

16）白细胞数：可见到正常白细胞,白细胞连续、多量出现时为增多；若长时间观察,多视野仍见不到白细胞为全无,白细胞颗粒小,不透明,不挤压管袢,流过迅速。

17）微血管的血色：可为淡红色、红色、暗红色或紫红色。

18）动 - 静脉短路支：正常时动、静脉不直接相连,异常时动 - 静脉间形成短路支。

19）渗出或水肿：微血管通透性亢进,液体向周围渗出,使微血管形态模糊,严重时形成广泛水肿。若为透亮小泡样,则为淋巴回流障碍所致。

20）出血：一般为局限性,严重时亦可扩散到整个球结膜。

21）含铁血黄素沉着：一般为陈旧性出血的改变,多见于睑裂斑的部位,为黄褐点或呈片状褐斑块沉着于球结膜表面。

（3）正常人球结膜微循环评价标准：见表 4-1。

表 4-1　正常人球结膜微循环评价标准

指标	检查所见	指标	检查所见
清晰度	清晰	红细胞聚积	无
动、静脉之比	1:1.5～2.5	白细胞	可见
粗细不均	无	白微栓	无
边缘不齐	无	血管运动性	偶见,不见
走行异常	柔和	动、静脉短路支	无
网状结构	无	渗出或水肿	无
囊状扩张	无,偶见	出血	无
微血管瘤	无	含铁血黄素沉着	无,少量
血色	红		
缺血区	无		
流速	线流（细动、静脉）		
	线粒流（细静脉）		
	粒线流（集合毛细血管）		

（摘自文献 14）

田牛等还将球结膜微循环的异常改变指标按轻重程度分等记分,然后综合积分值予以定量评价。在1987年提出了球结膜微循环综合定量评价方法,在国内推广应用,已逐步成为球结膜微循环观测规范和统一的基础。

四、结膜的淋巴管

结膜的淋巴管网十分丰富。在结膜上皮下分成深浅两个淋巴网。

(一)浅层淋巴网

浅层淋巴网是由一大群小而不规则的淋巴管所组成的。它分布于结膜上皮下小血管的深部。主要是输送角膜缘部结膜的淋巴。

(二)深层淋巴网

含有较大的淋巴管,位于结膜的纤维层。也引流浅层淋巴丛来的淋巴。

浅层淋巴网及深层淋巴网的淋巴一般都汇流入内、外眦部。但在这些淋巴网中还可见到大的淋巴集合管及淋巴输出干:①在角膜的上方及下方距角膜缘后7～8mm处,各有一个集合管呈半圆形围绕角膜,形成一个不完整的角膜周淋巴管环。上、下集合管在眦部会合。外侧部的淋巴注入一个膨大的淋巴管,内侧部者则形成淋巴管网。从下穹隆到外眦之间也有一个集合管。②在结膜的淋巴网内有两组主要的淋巴输出干,输送淋巴至内眦部。

以上所有的淋巴管,凡由外侧来的淋巴,最终汇流入耳前淋巴结;凡由内侧来的淋巴,最终汇流入颌下淋巴结。

球结膜的淋巴发育良好,位于结膜下组织内有深浅两个系统。当淋巴回流障碍时,可见到结膜下出现透明的小水泡样隆起物。

睑结膜的淋巴管极为细小,位于睑板上下缘。下睑结膜内2/3部及泪阜的淋巴汇流入眼睑内侧组淋巴管中的深层淋巴干,至面静脉后方的一个淋巴结。全部上睑结膜和下睑外1/3结膜的淋巴,汇流入眼睑外侧组淋巴管,经深层淋巴干,乃至深部腮腺淋巴结。

五、结膜的神经

结膜的神经支配有感觉神经和交感神经两种类型。

(一)感觉神经

感觉神经来源于三叉神经的第1支(眼神经)和第2支(上颌神经)。

1. 睑结膜的神经支配

(1)滑车下神经的睑支:由鼻睫状神经分支而来,支配上睑结膜的内侧部、泪阜及半月皱襞。

(2)泪腺神经:支配睑结膜的外侧。

(3)眶上神经及额神经的睑支:支配睑结膜的中央部。

(4)眶下神经:支配下睑结膜。

(5)睑结膜与球结膜的神经丛以及睑支的分支,支配穹隆部结膜。

2. 球结膜的神经支配 分布于球结膜的神经为睫状长神经、睫状短神经及睫状前神经的分支。这些神经在眼球后部穿入巩膜后,行走在脉络膜上腔,前行到睫状体,组成神经丛。这些神经丛又发出一部分分支进入巩膜内角膜缘部神经丛,在此处和分布于角膜的神经干分离,直达眼球表面,在结膜下及巩膜表面组织内,形成结膜神经丛。此神经丛中有部分纤维向前延长,在角膜缘部形成角膜周围神经丛,支配角膜缘部结膜。

3. 结膜感觉神经纤维的周围终末支 有的与结构特异的周围感觉器官相连,共同组成具有一定特异性生理功能的感受器。如 Meissner 小体司触觉,Pacini 小体司深压觉,Ruffini 司热感觉,Krause 末梢球可能与冷觉有关,通过刺激可引起触、痛、温凉等感觉。也有一部分周围终末支在结膜组织内只形成游离神经末梢。

(1)周围感觉器官:此乃致密的神经纤维形成的不同形态的小体,以 Krause 末梢球为最常见的一种。其结构是由一条或几条神经纤维末梢弯曲缠扭成圆形的小体,大小为 0.02～0.1mm。每一小体有结缔组织囊包裹,内有内皮细胞衬里。神经纤维进入小体后,即脱去髓鞘。末梢球可以单个分布,但也有的形成一种集合体,形似一串带蒂的樱桃。此外,也有无结缔组织囊膜包裹的致密神经末梢:有的组合成顶端如球的棒状体,或者呈弯曲的神经纤维末梢缠在一起而不形成球体等等。

Krause 末梢球分布在泪腺神经支配区,以球结膜的上部及外部特别丰富,角膜缘部结膜中亦很多,球结膜下部及睑缘部也可以见到。Meissner 小体沿睑缘分布较多。Pacini 小体则限制于眼睑、缘及泪阜表面。

(2)游离神经末梢:游离神经末梢是感觉神经终末自由呈重叠的树枝状分布系统。此种神经已脱去髓鞘,在结膜固有层的浅层,形成上皮下神经丛,并由此丛分出神经纤维形成上皮内神经丛,围绕上皮细胞的基底,在细胞间发出自由神经纤维。在固有层,神经的终末端与血管有关联。痛觉发生于暴露的神经末梢,它存在于大部分的结膜组织内。

(二)交感神经

交感神经来源于颈上神经节(superior cervical ganglion），此神经是无髓鞘纤维，主要分布于血管周围，Müller肌也有小支分散在半月皱襞的平滑肌。Ruskell（1985年）报道，结膜血管也可能具有交感及副交感双重自主神经支配。副交感神经径路来自于面神经。

六、半月皱襞及泪阜的解剖

（一）半月皱襞（plica semilunaris）

半月皱襞是结膜在内眦部的一个状似三角形的皱襞，其外侧游离缘呈垂直方向的半月形，弯面朝向角膜，宽约2mm，由上内侧稍向下外侧斜行，故其下角向外侧伸展的距离较上角更远些，可达下穹隆的中部。

结膜半月皱襞的外侧游离缘走向后，向内褶皱，在皱襞下方形成一潜行间隙区，成为深约2mm的盲端凹陷。当眼球向内侧转动时，此凹陷的深度约可达2～3mm；反之，当眼球向外侧转动时，凹陷即可变浅，甚至消失。半月皱襞的内侧部则与泪阜相连。

半月皱襞的比较解剖学相当于低等动物的瞬膜或第三眼睑，在人类则是一种已呈退化趋向的组织结构。

半月皱襞的上皮层组织结构与球结膜的组织结构基本相同。但其上皮层显然比球结膜增厚，可有8～10层上皮细胞，最深层的细胞为圆柱形细胞。半月皱襞上皮的基底细胞中经常可见到色素颗粒。半月皱襞的上皮浅层分布有丰富的杯状细胞，其中也有形成黏液隐窝的结构。半月皱襞固有层的结缔组织较为疏松，其中含有脂肪组织及平滑肌，偶有软骨组织及副泪腺的残迹。其平滑肌相当于内睑肌（Müller肌），且与内直肌相联系，受交感神经的支配。

（二）泪阜（caruncula lacrimalis）

泪阜位于睑裂的内角，在泪湖及半月皱襞的内侧。泪阜本身是下睑缘的一部分；在胚胎期，由于下泪小管的发育，从而将下睑缘切断一部分，被切断的部位即形成泪阜。

泪阜外观上是一片呈红肉样的隆起体，高约5mm，宽约3mm。它在半月皱襞内侧缘的内侧部与之相连。其深部有平滑肌纤维与内直肌肌腱相连接；故当眼球向外转动时，因有结膜半月皱襞的牵引，使泪阜向前隆起最为明显，但当眼球向内侧转动时，因为内直肌向后牵引，则使泪阜的隆起部位变为不甚明显。

泪阜为一种变性皮肤，其组织结构与睑缘皮肤相似。它的上皮层为复层鳞状上皮，但无角化。泪阜的固有层中含有较多的脂肪组织及少许平滑肌纤维。平滑肌纤维与内直肌肌腱相联系。泪阜深部结缔组织较为丰富，并与眶隔及内侧制止韧带联系。

泪阜含有纤细而无色的短毛，数量约15～20根，长度约0.2～0.7mm，向鼻侧生长。泪阜还含有皮脂

腺、汗腺、黏液腺及副泪腺等。泪阜所含的皮脂腺较大，类似Zeiss腺及睑板腺；汗腺类似Moll变性汗腺。一般而言，这种汗腺多出现于胚胎期，很少存留到成人期。此外，杯状细胞群体及副泪腺样的腺体组织在泪阜中也能见到。

泪阜富含血管，由上睑内侧动脉的分支供应。这些血管分支进入泪阜后，穿插入泪阜的致密结缔组织内，因而在泪阜部手术或创伤时，这些血管容易随裂断的结缔组织而裂开，导致局部大出血。泪阜的淋巴注入到睑内侧深层淋巴系，汇入深层颌下淋巴结。泪阜的神经系由滑车下神经所支配。

第二节 结膜的生理

结膜是眼附属器的一部分；眼附属器的主要作用是辅助和保护眼球的生理功能，使眼球在视觉功能方面发挥更好的效率。

结膜位于眼球的浅表部位。在眼前部，它介于眼睑内表面及眼球前表面，其组织结构疏松、柔软、润泽而且光滑；以它的解剖部位及组织构造的特点，不仅对眼睑及眼球各自的自由活动创造了良好条件；在保护眼球方面，也具有特殊的防护和屏障作用。结膜含有的黏液腺分泌黏液，它在维持结膜及角膜的生理湿度，保持角膜的透明性及其光学生理功能方面，具有极其重要的生理意义。

一、结膜的保护及屏障作用

（一）防止病原微生物的侵袭

结膜是眼球与外界环境直接频繁接触的部位。在一般情况下，空气的尘埃中含有各种各样的微生物，包括非致病的、条件致病的以及致病的微生物在内，都有可能侵入并存在于结膜囊内。据世界各地的调查报道，正常结膜囊内均可发现微生物；微生物寄生的现象基本上相近似。

正常结膜囊内的带菌者并不少见，大部分的报道细菌培养阳性率约在半数左右，说明有时虽然外观上认为是正常健康的结膜囊，但其中多数存在不同类型的细菌。综合我国所报道的文献资料，900例健康人结膜囊内细菌检出情况，其中致病菌占57.4%，白色葡萄球菌阳性率最高（39.6%），其次顺序为甲型链球菌、金黄色葡萄球菌、莫阿双杆菌等，这与国外文献上报告的细菌检出情况大致相同。

葡萄球菌及链球菌在自然界分布极广，如空气、灰尘、衣服及器具等都有这些细菌存在，其生长繁殖最适宜的温度为35℃～36℃，因此在人体皮肤及暴露

的各种器官等处，均是较为合适的生长场所，所以结膜囊也是其最容易寄生的所在。

据周祖嬚（1988年）及Ando（1982年）报道正常结膜囊内真菌检出情况，其检出率各为4%及6.7%，表明真菌在正常结膜囊内较为少见。但在20世纪90年代后，可能由于抗生素和肾上腺皮质激素的局部应用普遍而广泛，结膜囊内真菌的检出率逐年增高，真菌性感染的眼表疾病也明显增多。从检出的菌种来看，属于致病性者仍十分普遍。

根据各有关的报道，正常人两眼结膜囊内寄生的菌种一般是相同的。Allen smith（1969年）报道认为，如果一个人某一侧眼中的菌种发生改变时，而另一侧眼中的菌种也会很快地发生同样的改变。Kaivonen早年曾研究过新生儿结膜囊内寄生的菌种，发现新生儿刚出生时，除产道的污染之外，结膜囊内一般并不存在细菌，但从出生后第5天开始，便可发现细菌丛，可能与空气尘埃中及皮肤中所含的微生物污染结膜囊有关。

虽然结膜囊内可出现各种致病微生物，包括普通细菌、厌氧菌及真菌等，但并不一定就对宿主致病，这是由于宿主组织的耐受力及寄生物的侵犯力之间存在着一种较为复杂的平衡状态有关。目前认为结膜囊带菌者是否发生致病，可能与免疫平衡状态的关系较为密切，维持这种平衡的因素甚多，其中包括宿主眼睑频繁活动，泪液不停的冲洗，泪膜中溶菌酶性和非溶菌酶性抗微生物成分，经常移行于结膜上皮间的游走细胞、体内有关的抗体、眼部较低的温度等，都可影响致病菌在结膜囊内的生长。另外结膜和角膜完整的组织结构及其上皮的屏障作用，对控制和对抗致病微生物的侵入，都具有决定性意义。但若上述原因一旦被破坏或者一旦遭受损伤，结膜的屏障功能降低，平时看起来无关紧要的结膜囊寄生者，可以迅速繁殖，导致宿主感染成病。

（二）清除及处理结膜囊内异物的作用

结膜囊与外界相沟通，受外来异物袭击的机会较多。角膜是眼球最前面的一层透明窗户，也是最重要的屈光成分；况且角膜富含感觉神经末梢，对异物的感觉极为灵敏，不能耐受极微小异物的骚扰。所以，结膜对于撞进眼球表面的异物负担有重要的清除功能，可将异物作适当的暂时存留、隐蔽、包裹、中和、软化以及排除的作用。

位于睑缘部结膜终端的睑板下沟，其深度虽然不及1mm的浅凹，但其面积横贯睑板的全长，这一浅沟常常就是结膜异物存留的场所。眶部结膜及穹隆部结膜都含有丰富的黏液腺窝以及腺窝在上皮下形成的隧道网，加上极为疏松的结膜组织所形成的横形皱襞，这些无数的棘突及陷窝使结膜形成凸凹不平的表面，凹沟之处有利于隔离和隐蔽异物。此外，在角膜栅栏部位，结膜表面不平的棘突常可阻挡结膜囊中游来的异物，而将其网罗在栅栏的棘突间，使之不至于随眼睑的活动及泪液的冲流而滑进角膜部位。

由于眼睑及眼球的频繁活动，存在于结膜表面的异物常可进一步引起结膜及角膜的擦伤。因而，使异物能够暂时栖身、隔离及隐蔽在结膜的沟凹中，对于保护结膜及角膜免受异物更重的损伤，具有十分重要的生理意义。

结膜囊内的异物、细菌及细胞碎屑等，逐渐地可被黏液包裹及中和。有的异物可随眼睑瞬目运动及泪液的循环流动，渐渐地被泪阜部的细纤毛所移动，并搜罗到泪阜部位，再由泪阜中的皮脂腺所分泌的脂质所包裹、润湿、软化、消化以致清除。

二、结膜腺体分泌物对结膜及角膜的润湿及保护作用

正常结膜囊除了由泪腺和副泪腺所分泌的泪液外，尚有脂质分泌腺（睑板腺和Zeiss腺）所分泌出来的脂质分泌物。这些脂质分泌物可附着在睑缘部，且可防止结膜囊内的泪液向外溢出，从而使泪液能在结膜囊内按照自身的生理功能，适应结膜及角膜的需要而更新及排出。

（一）泪膜对结膜及角膜的润湿和保护作用

结膜本身的分泌产物是结膜杯状细胞所产生的黏液。黏液参与睑板腺分泌的脂质物和泪腺分泌的泪液，共同构成一种黏液样分泌物，在结膜和角膜表面形成一层泪膜。泪膜包括三层，由外向内依次为脂质层、水样层及黏液层。泪膜覆盖在睑结膜、球结膜及角膜的前表面。根据解剖部位可将泪膜分作四个部分：即边缘泪膜、睑结膜前泪膜、球结膜前泪膜及角膜前泪膜。

1. 边缘泪膜　边缘泪膜是覆盖在睑缘部结膜的表面部分。边缘泪膜最薄。因睑缘部结膜与眼球前表面接触最为紧密，两者之间的摩擦最频繁，摩擦力也最大；当眼睑活动时，极薄的边缘泪膜即能随着睑缘的活动而同方向移动，从而可将眼睑对眼球的摩擦力降到最低的程度；故而每当人们启闭眼睑的时候，根本不会察觉到有摩擦的不适感觉。

2. 睑结膜前泪膜　睑结膜前泪膜是覆盖在睑结膜前表面的部分。

3. 球结膜前泪膜　球结膜前泪膜是覆盖在球结膜前表面的部分。

以上三部分泪膜,统称为眼前泪膜。眼前泪膜覆盖于结膜表面的稳定性完全依赖于结膜杯状细胞对黏液的持续供应。眼前泪膜的主要功能是维持结膜表面的潮湿和润滑,从而降低眼睑及眼球活动时两者之间的摩擦力,使眼球表面不会因之而遭到摩擦刺激。

4.角膜前泪膜 角膜前泪膜是覆盖在角膜前表面的部分,其稳定性亦与黏液的质和量密切相关;黏液使泪液能够在角膜上皮表面均匀地扩散成泪膜。角膜前泪膜的主要功能除维持角膜表面的润泽之外,还由于它在角膜表面形成一层透明而平滑的薄膜,可以填补及铺平角膜上皮在显微镜下才能看见的不平整的表面,从而减少散光,提高角膜的光学性能。角膜上皮层氧的供给也主要是通过泪膜与周围空气取得交换的。

在正常情况下,结膜及角膜表面的泪膜具有一定的黏度和湿度,随着眼睑的启闭运动,泪膜也在不断的更换,而保持它的湿润及透明性。泪膜理化性质的改变,可以导致角膜上皮层的损伤,引起病理性改变。临床上常见的角、结膜干燥症,实际上就是泪腺和(或)结膜的腺体发生退化性变,使泪液的质和量发生变化后引起的结果。

(二)杯状细胞分泌功能在结膜生理中的作用

根据结膜杯状细胞分泌功能的研究,整个结膜所含杯状细胞(约150万个)的分泌总量可达 $2.2\mu l/24h$。由于杯状细胞不断地产生和分泌黏液,使结膜囊保持一定程度的润滑,减少眼睑与眼球间活动的摩擦力,并能促进泪膜的更新和稳定,维持结膜和角膜的生理性潮湿和润泽。

1.黏液构成结膜囊的光滑摩擦 结膜上皮杯状细胞产生的黏液,分泌出细胞外即可形成薄胶样的黏液丝,当这种黏液丝长达一定长度时,即可在眼睑瞬目运动的作用下,从杯状细胞口使黏液丝从基底部裂断,而游离至结膜表面。由于结膜黏膜的表面无纤毛,因而游离的黏液丝则随眼睑的启闭运动而活动,从而使眼睑与眼球彼此间活动的摩擦面始终保持一定的润滑程度。当在睡眠时,因为没有瞬眼运动,黏液丝的活动也因而减少。黏液丝多存于上、下穹隆部,有时可形成较长的丝条,长的可达 3～5mm。黏液丝在结膜表面活动中,也可被泪阜的纤细短毛所推移,并以1mm/min的速度向泪阜部移行。移行的速度不受外围空气温度及眼表泪液的减少所影响,但眼睑瞬目运动频率加快时以及睑缘与眼球在运动时两者之间的对合压力增大时,均可促进黏液丝的移行速度。存在于结膜囊内的异物,细菌以及脱落细胞等,可被黏液丝包裹成光滑而湿润的表面,使结膜及角膜免于受到异物等的刺激。这种黏液丝包裹体亦可被泪阜的细毛推移

至泪阜部。移行于泪阜部的黏液丝包裹体可受到泪阜中皮脂腺分泌的脂质物中和及软化,最后被消化或自行干燥而排出体外。

2.黏液促进泪膜的稳定性 正常泪膜在结膜及角膜表面能够形成一连续性的润湿薄膜,黏液在稳定泪膜方面起决定性作用。

黏液参与前泪膜的组成,也是直接构成泪膜稳定性的重要因素,而且还加强泪膜与结膜上皮表面的黏附性。但对角膜前泪膜则不然,角膜上皮细胞表面有密集的微绒毛,微绒毛上黏附有脂质物;这些脂质物是睑板腺所分泌的,是一种以磷脂为主要成分,加上少量游离脂肪酸及胆固醇等所组成的混合体,通过眼睑瞬目运动而被携带到角膜表面,经过眼睑反复的按摩而沾缠到微绒毛上,从而使角膜上皮成为疏水性脂质表面。结膜杯状细胞所分泌的黏液是一种含有许多水溶性极性基团及许多脂溶性非极性基团具有表面活性的糖蛋白,这些糖蛋白扩散到角膜表面覆盖在疏水性脂质的表面,形成角膜前泪膜的内层,对促进泪膜在角膜上皮表面均匀扩散以及稳定泪膜的形成具有重要的生理意义。

三、有利于眼球转动的穹隆部结膜

眼球在眼眶内频繁运动可以使人们的眼球能在一定的位置上更广泛地扩大视觉范围。但由于眼球表面组织,特别是角膜的光学性能需要特别的保护,所以在一定的生理条件下提供眼球自如运动的环境,穹隆部结膜的特殊结构在眼球运动中起十分重要的作用。

穹隆部结膜为结膜囊中最松弛的部分,由润滑的睑结膜从上方、下方、颞侧和鼻侧四个方面弯折至眼球前表面。在转折的部位形成丰富的皱襞而构成穹隆部。因而眼球在眼眶内活动的四壁都非常松弛而富有弹性,眼球的自由活动因而不会受到牵制,也不会受到粗糙面的摩擦。上穹隆部在解剖上最为宽广,它的形成和支持是依赖提上睑肌下方的一条平滑肌,这条平滑肌纤维连接提上睑肌而终止于结膜。当眼球向上方转动时,这条平滑肌跟随提上睑肌的上缩而向上方收缩,则上方结膜亦随之向上穹隆内退缩。这样的解剖结构就避免了由于眼球向上转动,视轴随之上移,而导致上方松弛的结膜下垂到角膜表面上,造成视线受到阻挡的现象。同样的机制,颞侧及下方穹隆部结膜内亦有平滑肌纤维,分别随着外直肌肌腱及下直肌肌腱,当眼球向这些方向转动时,也如上穹隆部的平滑肌纤维一样,通过收缩而牵制松弛的结膜,使之不会遮盖到角膜的表面,影响视线。鼻侧结膜并无真正的穹隆,它是利用半月皱襞在鼻侧构成类似的穹隆,

以利于眼球的活动。半月皱襞间质内所含的平滑肌纤维,终止于内直肌肌腱,当眼球向内转动时,内直肌收缩,拉紧平滑肌纤维,内侧结膜就随之向皱襞后面的盲端间隙潜行。因此,这条平滑肌纤维的作用也如上穹隆、下穹隆和外穹隆部的平滑肌纤维一样,可以避免结膜遮盖角膜,影响视线。

四、结膜的免疫生理

结膜具有较强的免疫防御功能,其防御机制有二:非特异性的和特异性的。

(一)结膜的非特异性免疫防御反应

结构完整的结膜囊,对病原微生物的侵袭有一定的屏障作用。正常结膜囊内可有许多致病菌,但对宿主并不致病;当结膜完整性遭受某种因素破坏时,或一旦机体抵抗力低下,这些寄生的微生物就可能感染宿主。

1. 结膜上皮层的增生能力十分活跃,结膜的血管供应非常丰富,故结膜的损伤很快可以修复愈合,也很少发生感染。

2. 结膜具有较强的解剖屏障功能,正常完整的结膜上皮细胞和基底膜能有效地阻止致病菌的入侵及扩散。若解剖屏障遭到破坏,便可能发生感染。

3. 结膜黏膜表面经常有正常菌丛(非致病菌丛)寄生,这些菌丛能减少其他微生物(包括致病微生物)的寄生机会。若长期应用广谱抗生素治疗,就有可能导致正常菌丛失调,引起真菌感染。

4. 结膜上皮含有较多的杯状细胞,其所分泌的黏液有多种免疫防御功能:①包裹结膜囊内的异物、脱落细胞及细菌等;②黏液内含有免疫球蛋白A,可防止细菌侵入眼内;③参与泪膜的形成,维持结膜及角膜润湿及保护角膜的光学性能。

结膜中杯状细胞的数量一般比较恒定,但在结膜炎症时,杯状细胞数量增加,因而产生和形成黏性分泌物而成为结膜炎的特点。若结膜发生严重疾病,上皮破坏,杯状细胞亦会大量丧失;如果杯状细胞丧失过多,尽管炎症时泪膜完好,眼球表面亦有泪液浸湿,有时也可因得不到黏液的保护,而导致难以治愈的干眼症、结膜及角膜上皮皮样化和相随伴生的视力障碍。

5. 结膜组织中的副泪腺分泌的泪液是构成泪膜的主要成分。泪液中主要含有溶菌酶、乳铁蛋白、补体成分和天然抗生素等,这些物质相应地可以起着溶菌、杀菌、免疫扩大和免疫杀伤作用。

6. 结膜上皮细胞具有吞噬功能,能吞噬衣原体包涵体及某些细菌。上皮细胞中还含有溶酶体酶及蛋白水解酶,均具有较强的杀菌作用。

(二)结膜的特异性免疫防御反应

1. 正常情况下结膜上皮细胞内很少有免疫球蛋白,一方面由于结膜上皮细胞间隙不能使免疫球蛋白通过,另一方面由于上皮基底膜可阻止免疫球蛋白向结膜上皮扩散。但在有些病态情况下,在结膜组织内和泪液内可检出多种免疫球蛋白如IgA、IgM、IgD及IgG等。

2. 应用单克隆抗体检测正常人结膜内淋巴细胞亚群,发现结膜上皮层有T细胞,其中以细胞毒细胞/抑制性T细胞(按抗体命名OKT8;按分化群命名:CD8)的浓度最高。在睑结膜、球结膜及穹隆部结膜的上皮层均可见到Langerhans细胞(OKT6;HLA-Dr)。

3. 在结膜下腺样层中有弥漫分布的淋巴细胞、肥大细胞及浆细胞等。用单克隆抗体检测正常人结膜腺样层中的淋巴细胞亚群,发现同时存在T细胞和B细胞,其中T细胞的数量往往超过B细胞约20倍左右。

腺样层中的淋巴细胞有时聚积成类似"滤泡"的腺样组织。腺样层在胚胎期并不存在,约在出生后8～12周开始逐渐发展和形成。腺样层的形成速度则与结膜受到刺激的程度有密切关系。但结膜囊内正常寄生的细菌和真菌丛,对腺样层的影响及滤泡形成的机制尚不明了。由于在正常情况下,腺样层不存在具有生发中心的滤泡,仅在感染或刺激过程才能激发滤泡的形成。临床上曾见腺样层的高度繁殖可成为许多结膜炎的主要征象。

实验证实正常结膜中存在多种具有免疫功能的细胞,这些细胞在结膜病理过程中必然起着非特异性及特异性免疫应答反应。正常结膜组织中所含免疫球蛋白及浆细胞成分较少,而Langerhans细胞的分布则较广泛,淋巴细胞极为丰富,并以细胞毒细胞/抑制性T细胞为主要结构,所以虽然结膜的免疫防御系统是多方面的,但主要的是一种T细胞依赖性免疫调节组织。

(张明昌　何玉兰　胡燕华)

第三节　结膜刮片及印痕细胞学检查

细胞学检查方法应用于医学方面,始于19世纪中叶,Schwann首先以此作为一独立的检查方法。以后逐渐扩大应用范围于各科。在眼科学方面,1903年Herbert首先注意到,在春季性眼炎的结膜分泌物中,有嗜酸性粒细胞出现,对于诊断有很大的意义。1904年Prowazek及他的学生Halberstaedter以沙眼患者结膜刮片的上皮细胞中,发现包涵体,不仅对沙眼病因学的研究方面提供了有价值的资料,而且对于一般病毒学及衣原体的研究,也开辟了广阔途径。

一、结膜刮片细胞学检查

鉴于结膜刮片细胞学检查，方法简单，不需复杂设备，对患者无损害，可很快获得检查报告，有利于辅助早期诊断。

（一）标本采取

受检眼以 0.5% 丁卡因溶液等点眼作表面麻醉后，刮片材料均采自上睑结膜的睑板上缘，以消毒的 15 号刀片的刀刃面，从一眦至另一眦在结膜表面上轻轻擦过，以不致出血为度，立即将所取材料涂于清洁玻片上，力求均匀。

（二）标本染色

主要采用瑞氏（Wright）法染色、在特殊的情况下，亦可选用姬氏（Giemsa）或革兰氏（gram）染色法。

1. 瑞氏染色液的配制　瑞氏染色粉 1g，加甲醇（分析纯）600ml，溶解过滤后即成。配制时将瑞氏染料置入研钵内，加少量甲醇研磨，使染料溶解。溶解后倒入清洁玻璃瓶内，再加入甲醇研磨剩下染料，反复研磨，直到染料及甲醇全部溶解完。过滤后，置入棕色玻璃瓶内，放冰箱内备用。存放愈久，染色效果愈好。但从冰箱内取出的染料，因温度低，容易使细胞溶解，不能即时染色。新鲜配制的染液，因染料未充分溶解，影响染色效果，最好不要在当日使用。

2. 标本染色技术　一般在标本采集涂片后，最好待其自然干燥，再用甲醇或 95% 乙醇加以固定，而不宜用火焰干燥，以免细胞变形。固定好的标本在两小时内染色，细胞结构清晰。

在标本染色的过程中，染料未充分冲洗干净或冲洗过度，都会影响标本制作的质量。未充分冲洗，染液蒸发干燥沉积在玻片上，使细胞的表面附着许多染料残渣，往往与吞噬物、色素、包涵体和细菌相混淆。冲洗过度，刮片上的细胞可被水冲掉。

涂片染色加缓冲液时要与染料等量，加后，轻轻摇动染色架，使之均匀混合。少加或多加缓冲液，都会影响细胞着色的酸碱度。天热染色时，染料内甲醇易挥发，可在染色架下面放冰块，染色时间稍短。天冷时，可稍延长时间 1～2 分钟，一般染 10～12 分钟。

在染色前注意，如结膜囊内分泌物多时，先作冲洗，再取标本。

结膜的刮片细胞像，很大程度上与采取标本时所用压力有关：①不加压力或仅轻压，则取得分泌物；②加中等压力则取下表层上皮；③加重压力则有上皮下组织混入，血管受损则出血，标本不可用。一般只需加中等压力取下表层上皮即可。所以，采用锐利的刀片，在上皮表面轻轻刮过，这样取得的材料，可达一

致的深度。刮片材料一定要强调在睑板上缘部从一眦到另一眦，不能只刮取一段，因为全部刮到，才不致有遗漏。

（三）结膜刮片常见的细胞及其他成分

结膜刮片常见的细胞有完整的上皮细胞、不完整的上皮细胞、游走细胞以及细胞内包涵体等四类。

1. 完整的上皮细胞　多指外形完整，细胞膜及核膜基本无缺损的上皮细胞。分正常的和病态的两类：

（1）完整的正常上皮细胞：在正常的结膜刮片中，因细胞间的联系比较紧密，常成大片刮下，数个、数十个，甚至数百个连成一片，单独散在者较少。完整的正常上皮细胞有几种不同的形态：①圆柱形细胞：细胞纵径大于横径，细胞核椭圆形，核的长轴与细胞的长轴一致。在正常结膜上皮细胞中圆柱形上皮细胞所占比重最大。②杯状细胞：杯状细胞为分泌黏液的细胞。浮在上皮表面的杯状细胞都为成熟充分的细胞，膨胀扩大的胞体，呈杯状，细胞质内充满黏液，细胞核被挤压至底部一侧。③圆形细胞：细胞体及核均为圆形。④菱形细胞：两端尖锐。⑤不规则形细胞：胞质形不规则，胞核仍为圆形。

（2）病态的完整上皮细胞：细胞膜及细胞核尚完整，保持完整的形状，但细胞质或细胞核内有病态的变化。有下列几种情况：①巨核上皮细胞：在正常结膜的刮片中，上皮细胞核的大小形状，几乎完全一致，即使有差别也不大。在有些炎症中，上皮细胞核大小常不一致，其核特别大，比正常者直径可大一倍以上，同时整个细胞亦胀大。此现象在活动性沙眼中常见。②多核上皮细胞：在一个上皮细胞内，有三个以上的核，最多者可达 14 个核。核本身在结构及染色方面没有改变。因互相挤压，常排列成一团或一长形，整个细胞亦相应的变形及扩大。此种细胞在沙眼浸润期及晚期亦为多见，在滤泡性结膜炎中亦可见。Thygeson（1955 年）认为多核上皮细胞为病毒感染性疾病的特征，并非沙眼所特有。本文作者从角膜上皮刮片中，发现此种细胞特别常出现在单纯疱疹角膜炎的刮片中。一般认为多核巨细胞是多个细胞融合而成的合浆体，或称合胞体。多核巨细胞的发生和增长可能与肿瘤及病毒有关，其中也包括单纯疱疹病毒群。冈田善雄应用一种从小白鼠分离出的新单纯疱疹病毒进行研究，肯定了病毒可以引起细胞融合。作者还指出疱疹病毒群能够激发细胞融合，具有形成多核巨细胞的性质。因此认为多核巨细胞的出现是病毒在宿主细胞内增殖，而引起细胞方面副作用之一。能够诱发这种融合的病毒多属于 DNA 病毒。疱疹病毒是一种大型 DNA 病毒，在其 20 面体的核衣壳的周围包裹着脂蛋

白的外壳,在体外已证实可以对单层培养细胞,诱发其发生融合。③细胞核变性:依病理学分类,核的变性变化可分为核固缩、核碎裂及核溶解。在结膜刮片中,除此三者均可见外,还可见到核膜不整齐、凹凸不平,染色质浓缩,成粗细不等的弯曲条索,条索间有大小不等的空隙,也有核着色不均匀的现象。待核膜破裂后则发生核破裂以致溶解。④松核细胞:此种上皮细胞外形完整,仅核内的染色质比正常者浓密,呈粗柱状,排列疏松,但分布尚均匀,着色亦正常,不似变性核的染色质分布不均及着色不一。此种细胞大量出现于春季性眼炎及流行性结膜角膜炎的刮片中。⑤细胞质内空泡的形成:在细胞质内出现个别大的或许多圆形细小的空泡,在正常的及病态的上皮细胞内常见。多出现在活动性沙眼的刮片中。⑥核的有丝分裂象:在刮片中偶见之,对于结膜炎症无诊断意义。⑦脱落的角膜表层细胞:在结膜刮片中,有时可见脱落的角膜表层上皮细胞,呈方形或多角形,直径比正常结膜上皮细胞大,菲薄,有时呈折叠状,细胞核小、坚实、圆形、位于细胞中心。细胞质呈弱嗜酸性,作淡红色,无颗粒。脱落的角膜上皮细胞常呈核变性变化。

2. 不完整的上皮细胞　结膜上皮细胞经过病变,或者制作标本的过程中人为的损伤,细胞可以发生部分或全部破坏,甚至细胞质脱落或细胞核消失等。常见各种不完整的上皮细胞有下列诸种变化:①裸核:细胞质完全脱落,仅剩裸露的细胞核,细胞核本身在结构及着色性方面,尚保持正常,核膜亦完整。此种不见细胞质的裸核可出现在各种结膜炎的刮片中,似无诊断意义。过去有文献记载,上皮细胞的退行性病变常起始于细胞质,结果留下裸露之核。本文作者认为在制作标本过程中的挤压或机械性的损害也是极大的可能。②篮子细胞及 Humbrecht 氏阴影:在上皮细胞强烈破坏后,除细胞核变性,固缩变小外,细胞质亦遭破坏,整个细胞呈筛孔状,细胞质仅剩支架,筛网境界清楚,着色淡,核仅存残迹,成着色深的不规则形小团块,境界模糊。因细胞质仅剩支架,如编结的篮子,故称"篮子细胞"。如再进一步发展,则进一步失去细胞的轮廓,仅呈淡着色的网状物,细胞核的残迹不见,称为 Humbrecht 氏阴影。篮子细胞及 Humbrecht 阴影即来源于完整的上皮细胞逐渐退化演变而成。Taborisky 认为细胞的变性为沙眼所特有,其他类似结膜炎者的刮片中从未见到。但据吉民生的观察变性核细胞、篮子细胞及 Humbrecht 氏阴影是上皮细胞崩溃的不同阶段,并非沙眼所特有,在各种结膜炎疾病刮片中均可见到,但为数可能比沙眼者少,这可能由于沙眼病程较长,细胞变性拖延时间较久之故。

3. 游走细胞　结膜内游走细胞的游走性最强者为嗜中性白细胞,淋巴细胞次之,大单核细胞及组织细胞更次之,游走最弱者为浆细胞。因此浆细胞虽为沙眼上皮下组织内浸润的主要成分,但在表层刮片中很少出现。

(1)嗜中性白细胞:为圆形细胞,核成2~3叶,染色质粗大,无核仁,细胞质丰富,颗粒多、细小、淡红色粉末状。此种细胞为结膜刮片中最常见的游走细胞。为一种小吞噬细胞,吞噬细菌及坏死细胞碎片等。最常多见于各种结膜炎的急性期。

(2)淋巴细胞:细胞质少,常偏于核的一侧,有核,染色质粗大,细胞质嗜碱性,蓝色,偶有天青色的颗粒。依其大小,可分为大、中、小三型。大淋巴细胞的细胞质比较丰富。一般在结膜炎症的急性期较少出现,转入慢性期后,则出现较多。

(3)淋巴母细胞:核圆形,有核仁1~2个,细胞质,围绕核的周围,不似淋巴细胞偏于一侧。细胞深蓝色,无颗粒。此细胞为结膜颗粒胚芽中心的主要组成细胞,主要是在颗粒压出物中出现。此细胞虽在各种结膜颗粒中存在,但在其他炎症中的颗粒不易破坏,很少在刮片中见到。仅于沙眼刮片中常见,因沙眼的颗粒易于破坏。在沙眼刮片中见到的淋巴母细胞可有变性变化,从核着色变淡、苍白,直到核死亡。其他结膜病变,即使偶见有淋巴母细胞出现,亦不见有变性变化,核着染始终正常。有作者早有报道,淋巴母细胞的坏死及自溶为沙眼刮片中的典型现象,认为此可能由于一种破坏性毒素引起的坏死作用。

(4)大单核细胞及组织细胞:大单核细胞的细胞核大,圆形或肾形,偏向细胞一侧,染色质中等,无核仁,细胞质中等,淡蓝染色。单核细胞分三种:即淋巴细胞,血液单核细胞及组织细胞。大单核细胞及大吞噬细胞发源于血液的单核细胞及从结缔组织中来的大吞噬细胞(属网状内皮系统)。在急性炎症时,其等出现比嗜中性白细胞晚;慢性期,则继续出现。

大单核细胞有吞噬功能。制造吞噬素,如吞噬太多的细胞碎片及其他成分,则细胞逐渐增大,变成阿米巴形,形成巨噬细胞。

(5)巨噬细胞:细胞质丰富,随所吞噬的物质的种类,在细胞质内含有各种碎片、血色素及类脂质等,甚至白细胞的核及红细胞等。所以在细胞质内有各种色彩,各种形状的吞噬物。在吞噬物的周围有光亮的环围。核椭圆形,常被挤至一侧,染色淡,泡状。此细胞有时比上皮细胞大几倍,呈阿米巴形,有时细胞膜消失。发展到高潮,有的细胞含有许多的核,胞体更大称多核巨噬细胞。

（6）浆细胞：圆形或椭圆形，与淋巴细胞等大，核圆形，偏于细胞的一侧，核染色质粗大，排列很规则，呈车轮状。细胞质丰富，嗜碱性、深蓝色。在核的周围，有苍白色之晕，在周边部有空泡，无颗粒。在结膜激烈炎症时，有时有双核，甚至多核。在一般情况下，浆细胞透通性弱，不能通过上皮细胞的隔障，故不论在哪种结膜炎刮片中，均不出现浆细胞。仅于颗粒破裂时，始在刮片中出现。因仅沙眼颗粒易于破裂，因此其出现有一定的诊断价值。

（7）嗜酸性白细胞：核呈 2～3 叶，无核仁，染色质粗大，细胞质丰富，含密集的嗜酸性颗粒，颗粒粗大、密集、红色，多充满细胞质。此细胞最多见于春季性眼炎的结膜刮片中。

（8）嗜碱性白细胞：核成 2～3 叶，无核仁，染色质粗大，细胞质丰富，含有大量嗜碱性颗粒。其功能尚不明确。其碱性物质，可能为肝素。在各种结膜炎的刮片中此种细胞非常少见。

4．上皮细胞内包涵物　在上皮细胞内的包涵物中，对沙眼的理论及临床研究有很大意义的是 1907 年 Prowezek 及 Halberstaedter 二人发现的包涵小体（称 Prowezek-Halberstaedter 小体，简写 P.H.K.）。

5．包涵小体　在用姬（Giemsa）氏染色的标本中，在上皮细胞内，在细胞核旁，可在淡蓝的细胞内见不均匀、不规则的深蓝色包涵体。此先为小而圆或椭圆物，逐渐增大，而成桑葚状，由其中央部分逐渐稀松，作小帽状被覆细胞核。以后则逐渐在此包涵小体内出现红色甚细小的小体，增殖甚速，而蓝色逐渐消失。最后包涵体占细胞的大部分地位。蓝色物仅作小岛屿状，散在其中。在细胞体外，亦有游离的小体。有如此变化的上皮细胞具有传染性。

其后，相继有许多作者的研究，发现 P.H.K. 的许多成分如：原素小体、原始小体、游离原始小体等。P.H.K. 的组成及形成如此复杂，一般用姬氏染色法，常不能完全区分其组成的颗粒种类。为了便于研究及记载起见，常将 P.H.K. 在细胞内的大小及位置，将其分为四型：①A 型：小帽状，被覆细胞核。②B 型：远离细胞核，由许多圆、椭圆或不定型的成分组成的聚落。③C 型：整个细胞为 P.H.K. 所充满。④D 型：散在不规则的 P.H.K.。

在结膜上皮刮片中，在上皮细胞的细胞质内常有各种正常的、病态的和人为的产物，还有一些附着在上皮细胞表面的颗粒等易与 P.H.K. 相混。应注意其形状及染色性，则可以鉴别（彩图 4-15，彩图 4-16，见书末彩插）加入眼科全书中册（彩图 P1）。

何玉兰由 300 余例，4000 余结膜刮片细胞学的检查，对刮片中细胞成分，除区别其种类外，还作了数量的比较分析。认为沙眼及其他种类的结膜炎症，在结膜刮片细胞学方面，各有其特点，可供各种结膜炎病因学的诊断和鉴别诊断现概括如下：

（一）正常结膜

圆柱形上皮细胞不少于完整上皮细胞的 40%，上皮细胞排列整齐，互相间联系紧密。在标本中常呈大片。细胞大小一致，游走细胞很少，偶尔可见，无变性变化的上皮细胞。

（二）滤泡性结膜炎

圆柱形上皮细胞不减少，嗜中性白细胞及淋巴细胞比正常者稍增多，偶见有变性变化的上皮细胞。

（三）急性卡他性结膜炎

圆柱形上皮细胞不减少，嗜中性白细胞大量增多，常为上皮细胞数的几倍。

（四）流行性结膜角膜炎

圆柱形上皮细胞大幅度减少，有多数松核上皮细胞及大量的大单核细胞。嗜中性的细胞虽增多，但比急性卡他性结膜炎者少。

（五）慢性卡他性结膜炎

除嗜中性白细胞及淋巴细胞稍增多外，其他与正常结膜相仿。

（六）春季性眼炎

圆柱形上皮细胞减少，出现松核细胞及杯状细胞增多，有多数嗜酸性粒细胞或其碎片。

（七）急性沙眼

圆柱形上皮细胞大幅度减少，上皮细胞排列不整齐，常散在。上皮细胞核大小不等。有多数巨核上皮细胞。上皮细胞有各种程度的变性变化（变性核细胞、篮子细胞及 Humbrecht 氏阴影）。每例均可找到包涵小体，偶有浆细胞、淋巴母细胞及巨噬细胞。

（八）沙Ⅰ

圆柱形上皮细胞亦减少。其他变化亦与急性沙眼相近似，凡急性沙眼所有的变化，沙Ⅰ均有，但程度较轻，数量较少。约 40% 可找到包涵小体。

（九）沙Ⅱ

圆柱形上皮细胞比沙Ⅰ增多，但仍少于正常结膜。所有变化均与沙Ⅰ相同，但数量减少。约 17% 可找到包涵小体。

（十）沙Ⅲ

圆柱形上皮细胞接近正常结膜，除偶见有变性变化的成分外，其他均同正常结膜相似。

在沙眼治疗过程中，刮片细胞学的变化也很明显。随着临床现象的消退，细胞学的成分亦逐渐趋于正常。只有在临床症状消退，同时刮片细胞学的变化也恢复正常时,病变才不致复发,才能称痊愈。如临床症状虽经治疗达到消退,而细胞学变化未恢复正常(沙Ⅲ)者,以后多趋于复发。所以沙眼的治疗,一定要持续到刮片细胞学检查达到正常,才能停止。刮片细胞学的检查,也可以作为沙眼痊愈的标准之一。

二、结膜印迹细胞学

印迹细胞学(Impression Cytology, IC)检查是由Egbret 于 1977 年提出,用醋酸纤维素滤纸印取眼表上皮表层细胞的一种方法。经过 20 多年的改进和完善,这种简单、微创的眼表细胞形态学检查取得了较为满意的结果。

与结膜活检及刮片相比较,印迹细胞学最大的优势是其能够准确地反映出细胞之间的相互关系,保持细胞的完整性和连续性。该检查操作简便,可反复进行,不会对结膜造成损伤。一些眼表的角化可被临床检查所观察到,但角化之前的鳞状化生,杯状细胞密度及上皮的改变只有通过印迹细胞学来获得。

1. 材料　目前临床上所采用的滤纸类型较多,滤纸类型的选择和细胞收集的方法取决于采集样本的目的。滤纸孔径的大小将影响到上皮细胞的连续性和对细胞细节的分辨程度。孔径越大收集到的细胞越好,但是细胞的细节保存效果稍差。表面活性剂处理过的滤纸同样会影响到细胞的采集。临床上较多采用孔径在 0.22μm 和 0.44μm 孔径的无表面活性剂滤纸。将所用滤纸剪成所需大小,并做好定位标记备用。

2. 取材　取 0.5% 丁卡因溶液等点眼麻醉后,置开睑器开睑,用滤纸将穹隆部泪液吸干,保持结膜表面干燥,嘱患者朝所需取材部位相反的方向注视,用眼科无齿镊夹取备用滤纸,将滤纸粗糙面向下接触结膜,用食指和拇指捏住 Goldmann 眼压计探头压力保留 5～10 秒钟,然后取出。在接触的期间最重要的是眼睑不能接触到滤纸以免导致刺激性流泪,使得泪液浸湿滤纸。如果滤纸过度潮湿,取到的细胞会较少。

3. 染色　巴氏或苏木素和 PAS 染色是印迹细胞学常用的常规组织染色。在固定和染色期间用 24 孔板或 24 孔聚乙烯样品架来装样品。将带有标本细胞的滤纸置于冰醋酸、甲醛、乙醇体积比为 1:1:20 的固定液中固定大约 10 分钟,而后置于 70% 的乙醇水化,然后依次放于 Schiff 试剂,偏亚硫酸钠,苏木素,Scott's自来水替代各 2 分钟,每两步之间均用自来水冲洗滤纸。两次 95% 乙醇脱水后用改良后橙黄色 G 染料染色 2 分钟,95% 乙醇冲洗 3 分钟,改良后伊红 Y 染液染色 2 分钟,再用 95% 乙醇冲洗 5～10 分钟,然后再无水乙醇脱水 5 分钟。整个染色过程滤纸的细胞面必

需被染色液完全浸泡。经最终染色步骤后,用二甲苯透明滤纸。放入时滤纸有上皮细胞的一面朝上,完成后片子放于光镜下观察。

4. 结果判断及分级标准　NELSON's 鳞状上皮化生分级标准:

(1) 0 级:结膜上皮细胞形态正常,层状、大小一致,胞质蓝绿色,N/C 为 1:2,杯状细胞密集分布。低倍镜下观察 5 个视野分别计杯状细胞数,取其均值,则平均 1 个低倍视野下见 12.1 个杯状细胞。

(2) 1 级:结膜上皮细胞轻度扩大,胞质蓝绿色,N/C 为 1:3,无角化,杯状细胞开始减少,密度下降,平均 1 个低倍视野下见 7.4 个杯状细胞。

(3) 2 级:所有结膜上皮细胞均扩大,变扁平,胞质蓝绿色或粉红色,N/C 为 1:4～1:5,轻度角化,杯状细胞明显减少,平均 1 个低倍视野下见 2.7 个杯状细胞。

(4) 3 级:结膜上皮细胞胞质内出现颗粒状物,核固缩崩解,上皮细胞胞质粉红色,N/C 为 1:6～1:8,出现不同程度的角化,杯状细胞完全丧失,视野下不见杯状细胞。

印迹细胞学所采集的细胞标本主要是通过苏木素或者 PAS 染色在光镜下观察细胞的形态和染色的情况。应用该方法所采集到的细胞样本还可以通过联合免疫细胞化学,流式细胞学,电镜等相关技术观察部分眼表病变的发生、发展、转归及观察治疗后的疗效。例如用于诊断干燥性角结膜炎,维生素 A 缺乏症,瘢痕性类天疱疮,浅表角巩缘角结膜炎和糖胺聚糖疾病,春季卡他性角结膜炎等疾病,判断长期使用抗青光眼药物对眼表的损伤程度,评价眼表损伤后羊膜移植的疗效等。

有学者曾报道干燥性角结膜炎患者的杯状细胞数较正常人低。儿童维生素 A 缺乏者中结膜印迹细胞学分级属 3～4 级。结膜印迹细胞学检查是诊断 SS 的特异敏感的方法。对结膜接触镜佩戴者结膜印迹细胞学检查研究显示:杯状细胞数降低,尤其有不适主诉者杯状细胞数降低更为明显,同时在细胞学形态、杯状细胞密度、核蛇样变等方面有显著改变。结膜接触镜机械性刺激所引起的眼表细胞学变化,可通过 CIC 进行结膜接触镜佩戴者的随诊和评估。

有学者采用间接免疫荧光法在印片细胞标本上发现Ⅱ类组织相容性抗原 HLA DR 和 IgE(CD$_{23}$)两种炎性标志,此法与 CIC 的结合对研究结膜的炎症和过敏提供了有用的方法,对眼表异常的诊断、治疗均有帮助。Krenzer KL 等把 CIC 与免疫细胞化学、电泳相结合明确了正常结膜角蛋白的表现类型,为观察变化提

供了依据。Baudouin C 等在 CIC 标本上进行荧光免疫流式细胞仪计数证实慢性眼表疾病患者的结膜上皮细胞可表达异常的炎性标志，它是除免疫染色技术之外的又一了解细胞形态的敏感、客观的工具，但标准的免疫染色技术仍是了解细胞形态、观察杯状细胞、病原体、炎性浸润的一种方法。Knop E 等研究角膜接触镜佩戴者、眼表疾病患者中核蛇样变的发生机制证实：核蛇样变是由于机械刺激改变了核／浆（N/C）比值而产生的，指出核蛇样变是受压力的指征。Thiel MA 等采用改良的印迹细胞学技术，即生物孔膜联合免疫抗原检测，为眼表单纯疱疹病毒（HSV）、腺病毒、水痘带状疱疹病毒（VZV）的感染提供了一种简单、快速、可靠的方法。

（张明昌　何玉兰　胡燕华）

主要参考文献

1. 李凤鸣. 中华眼科学. 第 2 版. 北京：人民卫生出版社，2005.

2. 齐正平. 43 例正常人结膜杯状细胞密度的测定. 中华眼科杂志，1989，25：161.

3. 柯碧莲. 人眼结膜杯状细胞的定量研究. 解剖学杂志，2001，24：240.

4. 杨虹. 正常人结膜杯状细胞的体外培养及扫描电镜观察. 同济医科大学学报，1998，27：230.

5. 崔红平. 人结膜杯状细胞和黏液的形态——扫描电镜研究. 眼外伤职业病杂志，1999，21：533.

6. 周祖嬚. 正常人结膜囊细菌和霉菌培养调查. 眼科研究杂志，1988，6：235.

7. 宋振英. 动脉硬化的结膜循环. 中华眼科杂志，1982，18：159.

8. 徐锦堂，石美华. 球结膜的微循环. 眼科研究杂志，1983，1：175.

9. 曾祖萌. 冠心病病人球结膜微循环与病情关系的观察. 中华医学杂志，1995，75：266.

10. 田牛. 微循环方法学. 北京：原子能出版社，增订版，1993，102.

11. 刘家琦，李凤鸣. 实用眼科学. 第 2 版. 北京：人民卫生出版社，2005.

12. 吉民生. 沙眼结膜刮片细胞学. 湖北：人民出版社，1980.

13. 刘祖国. 眼表疾病学. 北京：人民卫生出版社，2003.

14. Kessing SV. Mucous gland system of confunctiva, A quantitative normal anatomic study. Acta Ophthalmol，1968，46（Suppl）.

15. R Singh, A Joseph, T Umapathy, N L Tint, H S Dua. Impression cytology of the ocular surface. Br J Ophthalmol 2005；89：1655-1659.

16. Connor CG, Flockencier LL, Hall CW. The influence of gender on the ocular surface. J Am Optom Assoc, 1999, 70：182-6.

17. Greuber JV. Goblet cells of the human conjunctival epithelium, ArchOphthalmol, 1989, 99：2190.

18. Sacks EH. Lymphocytic subpopulations in the normal human conjunctiva: A monoclonal antibody study. Ophthalmology，1986，93：1276.

19. Adams AD. The morphology of human conjunctival mucus. Arch Ophthalmol，1979，97：730

20. Goller T, Wayrauch KD. Das konjunktivalepithel des Hundes. Licht-und elect-ronenmikroskopische untersuchungen. Anat-Anz，1993，175：127.

21. Lopin E, Deveney T, Asbell PA. Impression cytology：recent advances and applications in dry eye disease. 2009；7（2）：93-110.

22. Krachmer JH, Mannis MJ, Holland EJ, eds. Cornea. 2nd ed. Vol 1. Philadelphia: Elsevier/Mosby; 2005：37-43.

23. Flavio Mantelli. Functions of ocular surface mucins in health and disease. Curr Opin Allergy Clin Immunol. 2008，8（5）：477.

24. Priscila Novaes. Ambient Levels of Air Pollution Induce Goblet-Cell Hyperplasia in Human Conjunctival Epithelium. Environ Health Perspect. 2007，115（12）：1753.

25. Nelson JD. Impression cytology. Cornea 1988；7：71-81.

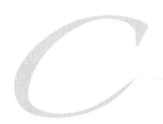

第一节 结膜炎概述

结膜炎占结膜病首位，是眼科的常见病和多发病。结膜与外界直接接触，易受外界理化因素的刺激，也容易受到感染和外伤，但结膜本身也存在着特异性和非特异性等诸多的天然防御功能，对感染有相当的抵抗能力，对预防和抑制感染的发生起着重要作用。结膜组织中弥漫分布着各种免疫细胞，如 T 细胞、B 细胞和吞噬细胞等，是重要的免疫屏障；正常泪液中也含有多种抗菌物质，如溶菌酶、乳铁蛋白、分泌型 IgA 和补体等，这些物质可清除致病菌，阻止细菌黏附到结膜表面，可限制细菌的繁殖，阻断感染过程。

正常情况下结膜囊内可存有细菌，大约 90% 的人结膜囊内可分离出细菌，其中 35% 的人更可分离出一种以上的细菌，这些正常菌群主要是表皮葡萄球菌（>60%），类白喉杆菌（35%）和厌氧的痤疮丙酸杆菌，这些细菌可通过释放抗生素样物质和代谢产物，减少其他致病菌的侵袭。当致病菌的侵害强于宿主的防御功能或宿主的防御功能受到破坏的情况下，如干眼、长期使用肾上腺皮质激素等，即可发生感染。

【病因】 结膜炎的病因可根据其不同性质分为感染性和非感染性两大类。

1. 感染性 由于病原微生物感染所致的结膜炎症。

2. 非感染性 以局部或全身的变态反应引起的过敏性炎症最常见，外界的理化因素，如光、各种化学物质也可成为致病因素。

【分类】 根据结膜炎的病情及病程，可分为急性、亚急性和慢性三类；根据病因又可分为细菌性、病毒性、衣原体性、真菌性和变态反应性等；根据结膜的病变特点，可分为急性滤泡性结膜炎、慢性滤泡性结膜炎、膜性及假膜性结膜炎等。

【临床表现】 结膜充血和分泌物增多是各种结膜炎的共同特点，炎症可为单眼或双眼同时／先后发病。

1. 症状 患眼异物感、烧灼感、眼睑沉重、分泌物增多，当病变累及角膜时，可出现畏光、流泪及不同程度的视力下降。

2. 体征 结膜炎的体征是正确诊断各种不同结膜炎的重要依据。

（1）结膜充血：结膜血管充血的特点是愈近穹窿部充血愈明显，而愈靠近角膜缘充血愈轻，血管呈网状分布，色鲜红，可伸入角膜周边形成角膜血管翳，滴用肾上腺素之后充血很快消失。

（2）分泌物：分泌物的性质可因结膜炎的病因不同而有所不同。脓性分泌物多见于淋球菌性结膜炎；黏液脓性或卡他性分泌物多见于细菌性或衣原体性结膜炎，常可坚固地黏于睫毛，使晨起眼睑睁开困难；水样分泌物通常见于病毒性结膜炎。

（3）结膜水肿：结膜炎症致使结膜血管扩张、渗出导致组织水肿，因球结膜及穹窿结膜组织松弛，水肿时隆起明显；而睑结膜与睑板紧密相连，水肿表现不显著。

（4）结膜下出血：多为点状或小片状，病毒所致的流行性出血性结膜炎常可伴结膜下出血。

（5）乳头：是结膜炎症的非特异性体征，可位于睑结膜或角膜缘，表现为隆起的多角形马赛克样外观，充血区域被苍白的沟隙所分离。裂隙灯下可见每一乳头内部都有一中央血管，并在乳头表面呈轮辐样散开。乳头实际上是来源于中央血管的渗出和炎症细胞，主要是多形核白细胞的浸润所导致的结膜肿胀。组织学上，将结膜上皮与其下组织锚固的细小结缔组织隔在乳头的形成中起着重要作用，这些结缔组织隔使乳头的大小限制在 1mm 以内。这种锚状隔越到睑板上缘越少，因此翻转上睑时，睑板上缘处的结膜可呈波浪状，貌似巨型乳头或滤泡，但实际上这可能是一种正常现象，所以不宜用睑板上缘区域来分析乳头或滤泡的临床征象。沙眼常伴有明显的乳头增生。

巨乳头的形成是由于起锚固作用的细小结缔组织隔崩解断裂所致，巨乳头的直径 >1mm，多发生于上睑结膜,常见春季卡他性结膜炎、接触镜性巨乳头性结膜炎。

(6)滤泡:滤泡呈黄白色、光滑的圆形隆起,直径约0.5~2.0mm,但在有些情况下如衣原体性结膜炎,也可出现更大的滤泡;滤泡的中心是淋巴样的生发中心和纤维组织,没有血管,但表面有血管分布。在儿童和年轻人中,正常情况下结膜尤其是颞下穹窿结膜也可见到的生理性滤泡。病毒性结膜炎和衣原体性结膜炎常因伴有明显的滤泡形成,被称为急性滤泡性结膜炎或慢性滤泡性结膜炎。

(7)膜与伪膜:膜是附着在结膜表面的纤维素渗出,伪膜易于剥离,而真膜不易分离,强行剥离后创面出血,二者本质的不同在于炎症反应程度的差异,真膜的炎症反应更为剧烈,白喉杆菌引起严重的膜性结膜炎;β- 溶血性链球菌、肺炎杆菌、淋球菌、腺病毒、包涵体等均可引起膜性或伪膜性结膜炎。

(8)瘢痕:结膜上皮的损伤不会导致瘢痕的形成,基质组织的损伤是结膜瘢痕形成的组织学基础。早期的结膜瘢痕化表现有结膜穹窿部缩窄和结膜上皮下纤维化,这种结膜下瘢痕可进一步引起一系列远期并发症,如瘢痕性睑内翻和倒睫。如果瘢痕化过程持续发展,结膜穹窿进一步缩窄,即可出现睑球粘连;在眼部类天疱疮等慢性瘢痕化疾病的晚期,穹窿部完全消失,上皮角化,睑缘粘连。沙眼通常伴有明显的结膜瘢痕,出现在上睑睑板上缘的线状上皮下纤维瘢痕,称为Arlt线,是沙眼的一个重要体征。

(9)耳前淋巴结肿大:病毒性结膜炎常伴有耳前淋巴结肿大。

(10)假性上睑下垂:由于细胞浸润或瘢痕形成使上睑组织肥厚,引起轻度上睑下垂,多见于沙眼晚期。

(11)结膜肉芽肿:较少见,可见于结核、麻风、梅毒及立克次体等引起的慢性炎症。

【诊断】 结膜炎的临床特征明显,诊断并不困难,但由于结膜炎病因的多样性,相互之间的鉴别诊断尤为重要,以下三个环节不容忽视。

1.临床检查是最基本、也是最重要的,首先根据患者的发病过程和临床表现可有一初步判断,如感染性结膜炎通常是双眼发病,并可累及家人;大多数急性病毒性结膜炎最先是一眼发病,而后另眼发病;沙眼的病变以上睑为主;而病毒所致的急性滤泡性结膜炎则是以下睑为主;细菌性结膜炎的卡他症状更为显著;淋球菌所致的炎症则出现大量的脓性分泌物;这些病变特点皆有助于诊断。

2.结膜刮片的革兰氏染色和吉姆萨染色初步确定病原菌的种类和结膜的炎症反应特点,如果以多形核白细胞的浸润为主,常提示细菌或衣原体感染;如单核细胞增多或出现多核巨细胞,可能是病毒性感染;如上皮细胞胞质内有包涵体,并有淋巴细胞、浆细胞,则提示衣原体感染。

3.结膜的细菌学检查、结膜刮片和分泌物的细菌培养和药敏试验,有助于病原学的诊断和指导治疗,如考虑是衣原体或病毒感染,可做实验室病原体分离或应用PCR技术帮助诊断。

【预防和治疗原则】

1.预防 结膜炎多是接触传染,故应提倡勤洗手,避免随意揉眼。提倡流水洗脸,毛巾、手帕等物品要与他人分开,并经常清洗消毒。对传染性结膜炎患者应采取一定的隔离措施,更不允许到公共游泳区游泳,医务人员在接触患者之后也必须洗手消毒,预防交叉感染。如果一眼患结膜炎,必须告诉患者保护健眼不受感染。

凡工作环境多风、尘烟等刺激者,应改善环境和戴保护眼镜,以防引起结膜炎。对公共场所如浴室、餐厅、游泳池要进行卫生宣传,定期检查和加强管理。

2.治疗

(1)局部治疗

1)冲洗结膜囊:结膜囊内有分泌物时,应进行冲洗,其作用主要是清洁,所用清洗剂应为无刺激性,常用者为生理盐水、2%~3% 硼酸溶液或1:5000~1:10 000升汞(或高锰酸钾)溶液,用洗眼壶冲洗。冲洗液须有适宜的温度。冲洗时,翻转眼睑,冲洗结膜面,同时用手指推动上下睑,使穹窿的分泌物也被冲出,同时头转向同侧,避免冲洗液流入对侧眼。

2)不要遮盖患眼:因结膜炎时分泌物很多,如果把患眼遮盖,分泌物不易排出,而集存于结膜囊内;且遮盖后会使结膜囊温度升高,更有利于细菌的繁殖,使结膜炎加剧。如果患者畏光,可戴遮光眼镜。

3)局部用药:①抗菌药物或抗病毒滴眼剂:根据病原学诊断,选择相应的治疗药物。②眼膏:眼膏的药物浓度高,作用时间长,适用于睡前涂。③腐蚀剂:腐蚀剂有很强的杀菌力,同时也腐蚀结膜表层组织引起坏死,如硝酸银,应用时直接涂抹患处,切不可触及角膜,涂后应立即用生理眼水冲洗。常用0.5~1% 硝酸银,滴眼时要翻转眼睑,将眼液滴于睑结膜上,滴眼后稍停片刻,即用生理盐水冲洗,或用棉签蘸少量药液,涂于睑结膜表面,随即用生理盐水冲洗。对于急性期分泌物多者,效果很好,但不可长期应用。

(2)全身治疗:对于严重的结膜炎,如淋球菌性结膜炎、沙眼等,需结合全身用药治疗。

第二节 细菌性结膜炎

一、急性卡他性结膜炎

急性卡他性结膜炎是由细菌感染引起的常见的急性流行性眼病，其主要特征为结膜明显充血，有脓性或黏液脓性分泌物，通常为自限性疾病。

【病因】 最常见的致病菌有表皮葡萄球菌和金黄色葡萄球菌，其他常见的革兰阳性球菌还有肺炎球菌、链球菌和革兰阴性球菌、流感嗜血杆菌和莫拉菌。流感嗜血杆菌是儿童急性结膜炎中最常见的致病菌，正常情况下可存在于成年人的上呼吸道。细菌可通过多种媒介造成接触传染，如手、毛巾、水等，在公共场所，集体单位如学校、幼儿园及家庭中迅速蔓延，导致流行，尤以春季为甚。在各种呼吸道疾病流行时，致病菌也可通过呼吸道分泌物飞沫传播。

【临床表现】 起病急，自觉异物感、灼热感、疼痛，严重时有眼睑沉重，畏光流泪。有时因分泌物附着在角膜表面，造成暂时性视物不清，祛除分泌物后即可恢复视力。由于炎症刺激产生大量黏液脓性分泌物，患者晨起时上下睑可被分泌物粘在一起，难以睁开，当病变侵及角膜时，畏光、疼痛等症状明显加重，依角膜病变的情况可出现轻度的视力减退，有些细菌的感染可伴发上呼吸道炎症。

眼部检查可见眼睑肿胀、结膜充血，以睑部及穹隆部结膜最为显著。同时可伴乳头增生，结膜表面有脓性或黏液脓性分泌物，严重时可形成伪膜，所以又称伪膜性结膜炎。球结膜充血、水肿，有时甚至可突出于睑裂外。病情严重者可累及角膜，出现点状角膜上皮病变或周边部角膜浸润或溃疡。

本病常双眼同时或相隔 1～2 日发病，一般来说，发病 3～4 日，病情达到高峰，随后逐渐减轻，约 10～14 天即可痊愈。

【诊断】 根据典型的临床表现即可明确诊断，发病早期可取结膜囊分泌物涂片或睑结膜刮片检查及细菌培养，可确定致病菌和敏感药物，指导治疗，对于一般的细菌性结膜炎，细菌学检查并非常规。

【治疗】 根据不同的病原菌选用敏感的抗菌药物点眼，在未作细菌培养的情况下，原则上应选用广谱抗菌药物，选择兼顾革兰阳性菌和阴性菌的两种抗菌药物联合用药，效果更佳。对分泌物多的患者，给药前应清除分泌物，可用 4% 硼酸溶液或生理盐水冲洗结膜囊或蘸取上述溶液的消毒棉棒清洁眼部，有伪膜者，可用生理盐水棉棒将其除去，然后再滴眼药水。

早期治疗应频繁点眼，每 15 分钟一次，连续 2 小时，然后改为每小时 1 次，连续 24～48 小时，随后酌情减量，睡前涂抗菌药物眼膏，直至分泌物消失。对并发角膜炎者，应按角膜炎处理。目前临床较常用的抗菌药物包括：

（一）喹诺酮类药物

根据发明时间先后及其抗菌性能的不同，分为一、二、三、四代。第一、二代喹诺酮药物现已较少应用。第三代喹诺酮药物的主要特点是在母核 6 位碳上引入氟原子，称为氟喹诺酮类药物。包括诺氟沙星、氧氟沙星、环丙沙星、洛美沙星以及左氧氟沙星等，是广谱抗菌药物，对绝大多数革兰阴性菌包括铜绿假单胞菌有很强的抗菌作用，对革兰阳性菌也有效。第四代喹诺酮药物如加替沙星和莫西沙星既保留了前三代抗革兰氏阴性菌的活性，又明显增强了抗革兰氏阳性菌的活性，特别是增强了对厌氧菌的活性。

（二）氨基糖苷类抗菌药物

目前最常用的是 0.3% 妥布霉素。抗菌谱广，抗菌活性强，对各种需氧的革兰氏阴性杆菌的抗菌作用突出，对革兰氏阳性菌也有良好的抗菌作用。由于耐药菌株的增加，庆大霉素已不作为首选用药。大量用药应注意药物毒性。

（三）多肽类抗菌药物

包括糖肽类和多粘菌素类。糖肽类主要有万古霉素、去甲万古霉素，仅对革兰氏阳性菌，特别是革兰氏阳性球菌有强大杀菌作用。多粘菌素类常用药物为杆菌肽和多粘菌素 B，杆菌肽主要用于革兰阳性菌及耐药金黄色葡萄球菌引起的炎症，滴眼浓度为 100～500U/ml。多粘菌素 B 主要用于治疗铜绿假单胞菌感染，滴眼浓度 1～2.5mg/ml。

（四）夫西地酸

主要对革兰氏阳性菌如金黄色葡萄球菌、表皮葡萄球菌有高度抗菌作用，对耐药金黄色葡萄球菌亦敏感。

（五）抗菌药物混合制剂

由两种或多种抗菌药物混合，兼顾革兰阳性菌和阴性菌，如 Meospotin（新霉素 + 短杆菌肽 + 杆菌肽）、Polyfax（多粘菌素 + 杆菌肽）、Polytrim（多粘菌素 + 三甲氧苄氨嘧啶）。

（六）抗菌药物眼膏

与眼药水相比，眼膏中的药物浓度高，作用时间长，由于涂抹后可能引起视物模糊，因而白天应用受到限制。睡前应用眼膏，可使药物在结膜囊内保留较长时间，以提供较长的药物作用时间。常用的眼膏有：0.5% 四环素、0.5% 红霉素、0.3% 妥布霉素和 0.3% 氧氟沙星。

【预防】　本病虽然预后良好，但传染性很强，易造成广泛流行，所以预防工作十分重要，一旦发现患者，应严加消毒隔离，切断各种可能的传播途径。医务人员为患者检查及治疗后，应注意防止交叉感染。

二、慢性卡他性结膜炎

慢性卡他性结膜炎是多种原因引起的结膜慢性炎症，病程长而顽固，是常见的眼病，多双侧发病。

【病因】

（一）感染因素

最常见的细菌是金黄色葡萄球菌和莫拉菌（Moraxella），由于这两种细菌均有引起眼睑炎症的潜能，所以他们引起的急性结膜炎也可迁延不愈而转为慢性炎症；另外，表皮葡萄球菌、大肠埃希菌、克雷白肺炎杆菌、沙雷氏菌也是较为常见的致病菌；肺炎球菌、链球菌也可能引起慢性结膜炎，尤其是合并慢性泪囊炎者。

（二）非感染因素

不良环境因素对眼部的长期刺激，如风沙、烟尘、有害气体；长期应用某些刺激性药物或化妆品等均可引起结膜的慢性炎症。

【发病机制】　金黄色葡萄球菌所致的炎症可缘于细菌的直接感染或菌体释放的毒素，外毒素可产生非特异性结膜炎或表层点状角膜炎；皮肤坏死素是产生外眦皮肤、睑缘溃疡的原因。莫拉菌可产生蛋白水解酶，造成眼睑和眦部皮肤的病变。

【临床表现】　根据病因的不同，自觉症状和眼部表现各不相同。患者自觉异物感、干涩感、痒、刺痛及视力疲劳等。眼部检查时，轻者仅表现为睑结膜轻度充血，表面光滑，结膜囊内可有少许黏性分泌物；而慢性炎症长期刺激者，则表现为睑结膜充血、肥厚、乳头增生，呈天鹅绒样，有黏液或黏液脓性分泌物。如果患眼睑缘同时受累，出现睫毛脱落、倒睫、眼睑皮肤红斑、毛细血管扩张、眼睑炎症等表现，则提示金黄色葡萄球菌感染。金黄色葡萄球菌的外毒素可产生非特异性结膜炎或表层点状角膜炎，其特点是角膜上皮病变通常发生在下方，患者晨起时症状加重，异物感，有黏脓性分泌物，这是因为睡眠时眼睑闭合不但为细菌提供了一个良好的环境，也使细菌的毒素不被泪液稀释和冲走而充分作用于角膜和结膜表面，而白天由于毒素受到泪液的稀释和冲洗作用，症状自然减轻。莫拉菌引起的慢性结膜炎常有明显的结膜滤泡，可伴耳前淋巴结肿大，因此可被误诊为流行性角结膜炎或单疱病毒性角膜炎。莫拉菌产生的蛋白水解酶可造成眼睑和眦部皮肤的炎性损害，甚至可以成为该病的主要临床表现。对于一些非感染因素引起的慢性结膜炎，其临床表现往往缺乏特异性。

角膜并发症：慢性结膜炎一般不发生角膜并发症，但金黄色葡萄球菌引起的角膜并发症也并非少见，细菌的外毒素常引起下方角膜上皮的点状角膜炎，严重者点状上皮病变可遍布全角膜。边缘性角膜炎也时有发生，通常在4点和8点方位的角膜缘出现浸润和溃疡，相应角膜缘充血；边缘性角膜炎的发生是由金黄色葡萄球菌细胞壁的代谢产物和细菌外毒素引起超敏反应；对细胞壁抗原的超敏反应，亦偶可引起泡性角膜炎。莫拉菌感染也可并发点状角膜炎，上皮下浸润，邻近外眦部的结节性巩膜炎。

【诊断】　主要依靠病史和临床表现，对于顽固不愈的患者，应做睑缘和结膜细菌培养。

【治疗】　治疗原则和急性结膜炎相同，由于金黄色葡萄球菌的感染常合并眼睑的炎症，所以单纯的短期局部治疗常常无效，需长期治疗，治疗应同时包括眼睑的清洁，可用稀释的比较温和的浴液清洗睑缘，晚上用杆菌肽等抗革兰阳性菌的眼膏；对病情顽固不愈或伴有酒渣鼻的患者，辅以全身用药，可口服多西环素100mg，每日1～2次，需持续用药数月之久，由于患者缺乏治疗依从性，常常导致治疗失败。常用的局部抗菌药物包括多粘菌素B、妥布霉素、环丙沙星、氧氟沙星，对于耐药金黄色葡萄球菌的感染可用1%甲氧西林滴眼液。对于非感染因素引起慢性结膜炎，首先要祛除病因，改善工作和生活环境，谨慎应用抗菌药物，以免造成局部菌群失调，加重病情。

三、淋球菌性结膜炎

淋球菌性结膜炎是一种极为剧烈的急性化脓性结膜炎，传染性强，可严重危害视力。临床特点是眼睑和结膜高度充血水肿，大量脓性分泌物，如不及时治疗，可在短时间内发生角膜溃疡及穿孔。新中国成立后，随着性病的控制，此病在我国已很少见，但是近年来，淋菌性泌尿生殖系感染有逐渐增多的趋势，眼部感染相对少见，但淋球菌性结膜炎也时有发生。

【病因】　淋球菌，革兰氏染色阴性。成人淋球菌性结膜炎多因接触自身或他人的淋球菌性尿道炎分泌物或淋菌性结膜炎患者的眼部分泌物而传染所致；偶有经血行感染者，即所谓内因性淋菌性结膜炎。常双眼发病，良性经过，可伴体温升高。新生儿淋球菌性结膜炎则多因出生时为母体淋菌性阴道炎分泌物或被其污染的物品所感染。

【发病机制】　淋球菌主要侵犯泌尿生殖道黏膜和结膜，并可由结膜扩展至角膜。细菌可寄生于感染的细胞内，菌体表面的纤毛或包膜可将细菌有力地黏附于宿主细胞,有利于淋球菌侵入结膜上皮细胞并能抵抗细胞的吞噬作用。淋球菌可产生氧化酶和自溶酶等多种酶破坏细胞组织,细菌释放的内毒素可导致黏膜出血。淋球菌的感染也可引起结膜杯状细胞分泌增多和多形核白细胞的反应。

【临床表现】 临床上将本病分为成人淋球菌性结膜炎和新生儿淋球菌性结膜炎。

成人淋球菌性结膜炎潜伏期短,为数小时至3天,通常从一侧开始,但大多累及双眼,起病急骤,病情呈进行性发展,眼痛、畏光、流泪等症状明显,眼睑高度肿胀、疼痛,伴睑结膜高度充血,伴小出血点及伪膜形成,球结膜水肿,重者突出于睑裂外,耳前淋巴结肿痛,重症患者甚至可出现耳前淋巴结的化脓。本病特点是有大量的分泌物,早期分泌物为浆液性或血性,结膜刮片上皮细胞胞质内可见双球菌存在;约3~5日后,眼睑肿胀有所减轻,并出现大量脓性分泌物,不断从结膜囊流出,形成典型的脓漏现象,此时分泌物中有大量淋球菌;大约经过2~3周,脓性分泌物逐渐减少,结膜水肿消退,睑结膜高度肥厚,乳头增生,可持续数月之久,最终炎症消退,睑结膜上可留有较深的瘢痕。多数患者有角膜并发症,细菌在角膜上皮细胞内繁殖,并可穿透角膜上皮浸润到角膜基质。轻者角膜出现点状上皮病变,周边角膜实质浅层发生部分或环形浸润,浸润数日后可吸收并留有云翳。重者可发生角膜周边的环形溃疡或中央部溃疡,角膜弥漫混浊,局部变薄,可迅速穿孔,甚至可在发病后24小时内穿孔,形成粘连性角膜白斑、角膜葡萄肿、继发青光眼或眼内炎。

新生儿淋球菌性结膜炎是新生儿眼炎的主要原因,大多经母亲产道感染,发病率约为0.04%,潜伏期约2~4天,双眼多同时受累。临床表现与成人相似,为严重的急性化脓性结膜炎,但临床过程较成人稍缓和,角膜并发症较成人少且发生晚而轻,但如果治疗不及时也会发生角膜溃疡和穿孔,且多因发生在角膜中央而严重影响视力。

【诊断】 根据淋病病史、典型的临床表现及结膜囊分泌物涂片或睑结膜刮片的细菌学检查即可确诊。

【治疗】 由于淋球菌性结膜炎病情凶险,发展迅速,后果严重,所以应采取积极有效的治疗方法,在一般结膜炎局部抗菌药物治疗的同时,强调全身用药,以更加快速、有效地抑制病原菌。

(一)全身治疗

1. 青霉素 淋球菌原对青霉素G敏感,但近年来耐药菌明显增多,有研究对新生儿淋球菌性结膜炎药敏结果表明对青霉素敏感性仅为13%,因此需根据敏感试验结果决定是否用青霉素G。成人应用水剂青霉素G 600~1000万单位静脉滴注,每日一次,连续5天;新生儿的用量为每日5万单位/千克体重,分两次静脉滴注,连续7日。

2. 头孢曲松(ceftriaxone) 对淋球菌敏感性可达90%以上,每日1g,静脉滴注,是目前较为推崇的抗淋球菌药物。

3. 头孢噻肟(cefotaxime) 500mg静脉滴注,每日4次。

4. 大观霉素(spectinomycin) 2g,肌肉注射,存在耐药性,适用于敏感菌株的淋球菌感染。

5. 诺氟沙星(norfloxacin) 对淋球菌也有一定效果,200mg,每日2~3次,儿童不宜应用。

(二)局部治疗

1. 清洁结膜囊 用生理盐水冲洗结膜囊非常重要,以清除结膜囊内的致病菌。开始每5~10分钟1次,逐渐减为15、30分钟1次,1日后每小时1次,数日后每2小时1次,持续2周,直至分泌物消失。冲洗时,头偏向鼻侧,以免流入对侧眼。

2. 抗菌药物点眼 水剂青霉素G滴眼,10万~30万U/ml,或0.3%诺氟沙星滴眼液,开始时每分钟点眼1次,半小时后每5分钟点眼1次,1小时后每30分钟点眼1次,病情缓解后,可适当延长点药间隔时间,每1~2小时点药1次,直至炎症消退为止,不可间断。也可应用氧氟沙星、环丙沙星眼药水、左氧氟沙星及妥布霉素或红霉素或杆菌肽眼膏。

3. 如果发生角膜并发症,应按角膜溃疡治疗。

【预防】 本病为接触传染。对于患淋球菌性尿道炎的患者,应使其了解该病的传染性及后果,注意清洁,便后一定要洗手并消毒,严禁到游泳池游泳和公共浴池洗澡,积极治疗尿道炎。眼部患病后,应立即进行隔离治疗,如果一眼患病,睡觉时向患侧卧,医务人员检查和处理患者后应认真消毒,被患眼污染的敷料应妥善处理,患者的毛巾、脸盆等生活用品均应消毒。对于新生儿淋球菌结膜炎的预防,首先要作好产前检查,对患有淋病的孕妇,必须给予治疗。婴儿出生后,必须严格执行Grede滴眼预防法,即清洁眼睑上的污物后,立即在结膜囊内滴用0.5%~1%硝酸银眼药水或0.3%氧氟沙星眼药水。

四、膜性(白喉性)及伪膜性结膜炎

(一)白喉性结膜炎(diphtheritic conjunctivitis)

即膜性结膜炎(membranous conjunctivitis),为白喉杆菌引起的急性化脓性结膜炎,多见于儿童和青少年。特点是睑结膜表面有一层不易剥脱的灰白色膜样渗出物，多同时伴有鼻咽部白喉、发热及其他全身中毒症状。由于白喉疫苗的广泛接种，目前本病在我国已极为少见。

【病因与发病机制】 白喉杆菌为革兰阳性细菌，因细菌侵袭力弱，一般不侵入深部组织和引起菌血症。白喉杆菌的致病物质主要是白喉外毒素，毒性强烈，可破坏细胞的蛋白合成，使局部黏膜上皮细胞发生坏死、血管扩张，引起大量纤维蛋白渗出，并与坏死细胞、白细胞、细菌等凝固成纤维蛋白膜。外毒素同时引起全身中毒症状。

【临床表现】 多双眼发病，起病急骤，眼睑肿胀，结膜高度充血，有大量脓性分泌物，同时伴有鼻咽部白喉、发热及其他全身中毒症状。

根据白喉杆菌的毒力和局部炎症反应的程度，结膜炎的严重程度轻重不一。轻者病变仅侵及浅层黏膜组织，睑结膜表面附有灰白色膜，除去此膜，其下结膜组织无明显损伤及出血，炎症消退后可不留瘢痕，很少引起角膜的严重并发症；重者病变侵及深层组织，坏死反应严重，表面形成一层较厚的膜性渗出物，强行剥离时，其下结膜出现溃疡、出血，眼睑高度肿胀坚硬不易翻转，由于粗糙的睑结膜的机械性损伤、坚硬的眼睑组织压迫以及细菌和毒素对角膜的直接损伤，可出现角膜并发症，形成角膜溃疡乃至穿孔。最终溃疡面愈合形成瘢痕，导致睑球粘连、眼睑缩短、睑裂闭合不全、内翻倒睫、结膜干燥等并发症，并可引起进一步的角膜损害。

【诊断】 有咽白喉、喉白喉或鼻白喉病史及全身症状，典型的膜性结膜炎表现，结膜分泌物涂片及膜边缘区域结膜刮片或培养有助诊断。

【治疗】 首先要采取严格的消毒隔离措施，若单眼发病，应戴透明眼罩避免感染健眼。

1. 全身治疗 主要包括抗毒素治疗和抗生素治疗。白喉抗毒素可以中和局部病灶和血液中的游离毒素，已和组织细胞结合的毒素不能中和，故应及早应用，根据病情的严重程度选择适当的剂量。青霉素G可抑制白喉杆菌生长，和抗毒素合用，可缩短病程，剂量为40万～80万单位，每日2次，对青霉素过敏者，可用红霉素和阿奇霉素，同时对症治疗各种全身中毒症状。

2. 局部治疗 冲洗结膜囊，除去分泌物，局部频繁滴用10万U/ml青霉素，青霉素过敏者可选用其他广谱抗菌药物滴眼液，同时给予大量抗生素眼膏，以保护角膜，预防睑球粘连，并发角膜溃疡时应按角膜溃疡治疗。

（二）伪膜性结膜炎

有些病原体导致的严重的急性结膜炎，在结膜表面可形成一层膜性渗出，是由从血管中渗出的蛋白和纤维素在结膜表面凝结而成，故称伪膜性结膜炎，实际上，伪膜的形成是炎症反应的表现，并不具特异性。

【病因】 多种结膜炎均可出现伪膜，主要有β溶血性链球菌性结膜炎、淋球菌性结膜炎、腺病毒性角结膜炎、原发性单疱病毒性结膜炎、包涵体性结膜炎、念珠菌性结膜炎、严重的春季卡他性结膜炎、Steven Johnson综合征等。

【临床表现】 除急性结膜炎的一般症状外，结膜囊分泌物明显增多，睑结膜及穹隆结膜表面出现灰白色膜性渗出，渗出膜一般易于剥离，剥离后其下方结膜可有少许出血，无明显溃疡，随即可再形成新的伪膜，个别严重病例渗出膜不易剥离，剥离后创面呈溃疡状，出血较多；一般经1～3周，伪膜可逐渐消失。

【诊断】 由于多种炎症的急性结膜炎均可伴有伪膜，故还应根据其他的临床特点、全身情况及病原学检查作出病因学诊断。

【治疗】 完成病因学诊断，进行相应治疗。

五、结膜结核病

结膜结核（tuberculosis of the conjunctiva）是由结核杆菌感染所致的结膜炎症，临床上比较少见。

【病因】 结核杆菌革兰氏染色一般不易着色，抗酸染色呈红色，结膜结核有两种类型，原发感染和继发感染。原发感染是指结核杆菌从外界直接进入无结核病者的结膜囊引起结核性损害，好发于上睑板下沟，并多伴有耳前和颌下淋巴结的干酪样坏死。继发感染是结核病患者，经手或用具将结核杆菌带至结膜，或邻近组织的结核蔓延至结膜，也可经血行播散至眼，而导致结膜感染。

【临床表现】 本病常为单眼发病，多见于年轻人，病情发展缓慢。患眼可有眼睑肿胀，脓性分泌物，常无疼痛，因此患者经常不能及时就诊。

根据患者对结核杆菌的免疫力不同，病变可表现为以下几种类型：

（1）溃疡型：多发生于睑结膜，也有时发生在球结膜，表现为单个或几个散在的粟粒形溃疡，溃疡表面为增生的肉芽组织，溃疡为慢性过程，经久不愈，可逐渐向四周扩展，严重者可累及角膜、巩膜，甚至侵犯眼睑全层。从溃疡底部的刮片中可找到结核杆菌。

（2）结节型：结膜下出现灰黄色小结节，逐渐增大，呈颗粒状隆起，表面无破溃，周围有滤泡或肉芽组织环绕，病程进展缓慢，最终发展成为菜花状，其中心有坏死区。

（3）乳头增生型：多发生于穹隆部结膜，也可见于睑结膜,病变为增生的肉芽组织,发生在穿隆部者呈胶样增生隆起,类似鸡冠花样赘生物,表面有浅溃疡。

(4)息肉型:多发生于睑结膜,形如带蒂的纤维瘤。

(5)结核瘤型:可能为转移型结核,在球结膜下有单个、质硬、黄色或黄红色、黄豆大小的无痛性结节,表面上皮完整,不形成溃疡,基底部常与巩膜黏着,不能移动。

(6)结膜结核疹:组织病变与粟粒性结核相同,在球结膜上出现疹状小结节,约 1mm,周围不充血,有自发消失趋势。

【诊断】 根据典型结膜病变,结合病史,取结膜刮片或活组织切片检查,结合结核杆菌的特殊染色及病理学检查即可确诊。

【治疗】

1. 全身抗结核治疗可给予异烟肼、乙胺丁醇、吡嗪酰胺等。

2. 局部治疗可用 50～100mg 链霉素结膜下注射,局部滴用 1% 链霉素,0.1% 利福平及 0.3% 氧氟沙星滴眼液。

（吕　岚　张文华）

第三节　衣原体性结膜炎

衣原体是介于细菌与病毒之间的微生物,归于立克次纲,衣原体目。具有细胞壁和细胞膜,以二分裂方式繁殖,可寄生于细胞内形成包涵体。衣原体目分为二属。属Ⅰ为沙眼衣原体,可引起沙眼、包涵体性结膜炎和性病淋巴肉芽肿性结膜炎;属Ⅱ为鹦鹉热衣原体,可引起鹦鹉热性结膜炎。衣原体对四环素或红霉素最敏感,其次是磺胺嘧啶、利福平等。

一、沙　　眼

沙眼(trochoma)是由沙眼衣原体(chlamydia)感染所致的一种慢性传染性结膜角膜炎,是导致盲目的主要疾病之一。全世界有 3 亿～6 亿人感染沙眼,感染率和严重程度同当地居住条件以及个人卫生习惯密切相关。20 世纪 50 年代以前该病曾在我国广泛流行,是当时致盲的首要病因,20 世纪 70 年代后随着生活水平的提高、卫生常识的普及和医疗条件的改善,其发病率极大地降低,但仍然是常见的结膜病之一。

【病因】 沙眼衣原体由我国汤飞凡、张晓楼等人于 1956 年用鸡胚培养的方法在世界上首次分离出来。从抗株性上可分为 A、B、Ba、C、D、E、F、J、H、I、K 等12 个免疫型,地方性流行性沙眼多由 A、B、C 或 Ba 抗原性所致,D～K 型主要引起生殖泌尿系统感染以及

包涵体性结膜炎。张力、张小楼等(1990 年)对中国华北地区沙眼衣原体免疫型进行检测,结果表明华北地区沙眼以 B 型为主,C 型次之,我国其他地区的发病情况缺乏流行病学资料。沙眼为双眼发病,通过直接接触或污染物间接传播,节肢昆虫也是传播媒介。易感危险因素包括不良的卫生条件、营养不良、酷热或沙尘气候。热带、亚热带区或干旱季节容易传播。

【临床表现】 急性沙眼感染主要发生在学前和低年学龄儿童,但在 20 岁左右时,早期的瘢痕并发症才开始变得明显。成年后的各个时期均可以出现严重的眼睑和角膜并发症。男女的急性沙眼的发生率和严重程度相似,但女性沙眼的严重瘢痕比男性高出 2～3倍,推测这种差别与母亲和急性感染的儿童密切接触有关。

沙眼一般起病缓慢,多为双眼发病,但轻重程度可有不等。沙眼衣原体感染后潜伏期 5～14 天。幼儿患沙眼后,症状隐匿,可自行缓解,不留后遗症。成人沙眼为亚急性或急性发病过程,早期即出现并发症。沙眼初期表现为滤泡性慢性结膜炎,以后逐渐进展到结膜瘢痕形成。

急性期症状包括畏光、流泪、异物感,较多黏液或黏液脓性分泌物。可出现眼睑红肿,结膜明显充血,乳头增生,上下穿隆部结膜满布滤泡,可合并弥漫性角膜上皮炎及耳前淋巴结肿大。

慢性期无明显不适,仅眼痒、异物感、干燥和烧灼感。结膜充血减轻,结膜污秽肥厚,同时有乳头及滤泡增生,病变以上穿隆及睑板上缘结膜显著,并可出现垂帘状的角膜血管翳。病变过程中,结膜的病变逐渐为结缔组织所取代,形成瘢痕。最早在上睑结膜的睑板下沟处,称之为 Arlt 线,渐成网状,以后全部变成白色平滑的瘢痕。角膜缘滤泡发生瘢痕化改变临床上称为 Herbert' 小凹。沙眼性角膜血管翳及睑结膜瘢痕为沙眼的特有体征。

重复感染时,并发细菌感染时,刺激症状可更重,且可出现视力减退。晚期发生睑内翻与倒睫、上睑下垂、睑球粘连、角膜混浊、实质性结膜干燥症、慢性泪囊炎等并发症。导致症状更明显,可严重影响视力,甚至失明。

【诊断】 多数沙眼根据乳头、滤泡、上皮及上皮下角膜炎,角膜血管翳(起自角膜缘的纤维血管膜进入透明角膜形成)、角膜缘滤泡、Herbert' 小凹等特异性体征,可以作出诊断。由于睑结膜的乳头增生和滤泡形成并非为沙眼所特有,因此早期沙眼的诊断在临床病变尚不完全具备时较困难,有时只能诊断"疑似沙眼",要确诊须辅以实验室检查。WHO 要求诊断沙

眼时至少符合下述标准中的 2 条：

1．上睑结膜 5 个以上滤泡。

2．典型的睑结膜瘢痕。

3．角膜缘滤泡或 Herbert' 小凹。

4．广泛的角膜血管翳。

除了临床表现，实验室检查可以确定诊断。沙眼细胞学的典型特点是可检出淋巴细胞、浆细胞和多形核白细胞，但细胞学检查的假阳性率高。结膜刮片后行 Giemsa 染色可显示位于核周围的蓝色或红色细胞质内的包涵体。改良的 Diff-Quik 染色将检测包涵体的时间缩短为几分钟。荧光标记的单克隆抗体试剂盒检测细胞刮片衣原体抗原、酶联免疫测定、聚合酶链反应都有高度敏感和高特异性，但要求操作者较熟练的掌握操作技术，费用也昂贵。沙眼衣原体培养需要放射线照射或细胞稳定剂（如放线菌酮）预处理，通常在生长 48～72 小时后用碘染色单层细胞，或通过特殊的抗衣原体单克隆抗体检测，是重要的实验室检查，但技术要求高，不能广泛应用。

为了统一进行流行病学调查和指导治疗，国际上对沙眼的表征进行了分期。常用 MacCallan 分期法：

Ⅰ期：早期沙眼。上睑结膜出现未成熟滤泡，轻微上皮下角膜混浊、弥漫点状角膜炎和上方细小角膜血管翳。

Ⅱ期：明确的沙眼。

Ⅱa 期：滤泡增生。角膜混浊、上皮下浸润和明显的上方浅层角膜血管翳。

Ⅱb 期：乳头增生。滤泡模糊。可以见到滤泡坏死和出现上方表浅角膜血管翳和上皮下浸润。瘢痕不明显。

Ⅲ期：瘢痕形成。同我国Ⅱ期。

Ⅳ期：非活动性沙眼。同我国Ⅲ期。

我国在 1979 年也制定了适合我国国情的分期方法。即：

Ⅰ期（进行活动期）：上睑结膜乳头与滤泡并存，上穹隆结膜模糊不清，有角膜血管翳。

Ⅱ期（退行期）：上睑结膜自瘢痕开始出现至大部分变为瘢痕。仅留少许活动病变。

Ⅲ期（完全瘢痕期）：上睑结膜活动性病变完全消失，代之以瘢痕，无传染性。

1987 年世界卫生组织（WHO）介绍了一种新的简单分期法来评价沙眼的严重程度。标准如下：

TF：上睑结膜 5 个以上滤泡。

TI：弥漫性浸润、乳头增生、血管模糊区 >50%。

TS：典型的睑结膜瘢痕。

TT：倒睫或睑内翻。

CO：角膜混浊。

其中 TF、TI 是活动期沙眼，要给予治疗，TS 是患过沙眼的依据，TT 有潜在致盲危险需行眼睑矫正手术。CO 是终末期沙眼。

【鉴别诊断】　需和其他滤泡性结膜炎相鉴别。

1．慢性滤泡性结膜炎（chronic follicular conjunctivitis）　原因不明。常见于儿童及青少年，皆为双侧。下穹隆及下睑结膜见大小均匀，排列整齐的滤泡，无融合倾向。结膜充血并有分泌物，但不肥厚，数年后不留痕迹而自愈，无角膜血管翳。无分泌物和结膜充血等炎症症状者谓之结膜滤泡症（conjunctival folliculosis）。一般不需治疗，只在有自觉症状时才按慢性结膜炎治疗。

2．春季结膜炎（vernal conjunctivitis）　本病睑结膜增生的乳头大而扁平，上穹隆部无病变，也无角膜血管翳。结膜分泌物涂片中可见大量嗜酸性细胞。

3．包涵体性结膜炎（inclusion conjunctivitis）　本病与沙眼的主要不同之处在于，滤泡以下穹隆部和下睑结膜显著，没有角膜血管翳。实验室可通过针对不同衣原体抗原的单克隆抗体进行免疫荧光检测来鉴别其抗原血清型，从而与之鉴别。

4．巨乳头性结膜炎（giant papillary conjunctivitis）本病所致的结膜乳头可与沙眼性滤泡相混淆，但有明确的角膜接触镜佩戴史。

【治疗】　包括全身和眼局部药物治疗及对并发症的治疗。

局部用 0.1% 利福平眼药水、0.1% 酞丁胺眼药水或 0.5% 新霉素眼药水等点眼，4 次／日。夜间使用红霉素类、四环素类眼膏，疗程最少 10～12 周，经过一段时间治疗后，在上睑结膜仍可能存在滤泡，但这并不是治疗失败的依据。

急性期或严重的沙眼应全身应用抗生素治疗，一般疗程为 3～4 周。可口服四环素 1～1.5g/d 分为四次服用；或者多西环素 100mg，2 次／日；或红霉素 1g/d 分四次口服。7 岁以下儿童和孕期妇女忌用四环素，避免产生牙齿和骨骼损害。

手术矫正倒睫及睑内翻，是防止晚期沙眼瘢痕形成致盲的关键措施。

【预防及预后】　沙眼是一种持续时间长的慢性疾病，现在已有 6 百万～9 百万人因沙眼致盲。相应治疗和改善卫生环境后，沙眼可缓解或症状减轻，避免严重并发症。在流行地区，再度感染常见，需要重复治疗。预防措施和重复治疗应结合进行。应培养良好的卫生习惯，避免接触传染，改善环境，加强对旅店业及理发业等服务行业的卫生管理。

二、包涵体性结膜炎

包涵体性结膜炎（inclusion conjunctivitis）是 D～K 型沙眼衣原体引起的一种通过性接触或产道传播的急性或亚急性滤泡性结膜炎。包涵体结膜炎好发于性生活混乱的年轻人，多为双侧。衣原体感染男性尿道和女性子宫颈后，通过性接触或手 - 眼接触传播到结膜，游泳池可间接传播疾病。新生儿经产道分娩也可能感染。

由于表现有所不同，临床上又分为新生儿和成人包涵体性结膜炎。

【临床表现】

（一）成人包涵体性结膜炎

接触病原体后 1～2 周，单眼或双眼发病。表现为轻、中度眼红、刺激和黏脓性分泌物。部分患者可无症状。眼睑肿胀，结膜充血显著，睑结膜和穹隆部结膜滤泡形成，并伴有不同程度的乳头增生反应，多位于下方。耳前淋巴结肿大。3～4 个月后急性炎症逐渐减轻消退，但结膜肥厚和滤泡持续存在 3～6 个月之久方可恢复正常。有时可见周边部角膜上皮或上皮下浸润，或细小表浅的血管翳（<1～2mm），无前房炎症反应。成人包涵体性结膜炎可有结膜瘢痕但无角膜瘢痕。从不引起虹膜睫状体炎。可能同时存在其他部位如生殖器、咽部的衣原体感染征象。

（二）新生儿包涵体性结膜炎

潜伏期为出生后 5～14 天，有胎膜早破时可生后第 1 天即出现体征。感染多为双侧，新生儿开始有水样或少许黏液样分泌物，随着病程进展，分泌物明显增多并呈脓性。结膜炎持续 2～3 个月后，出现乳白色光泽滤泡，较病毒性结膜炎的滤泡更大。严重病例伪膜形成、结膜瘢痕化。大多数新生儿衣原体结膜炎是轻微自限的，但可能有角膜瘢痕和新生血管出现。衣原体还可引起新生儿其他部位的感染威胁其生命，如衣原体性中耳炎、呼吸道感染、肺炎等。

【诊断】　根据临床表现诊断不难。实验室检测手段同沙眼。新生儿包涵体性结膜炎上皮细胞的胞质内容易检出嗜碱性包涵体。血清学的检测对眼部感染的诊断无多大价值，但是检测 IgM 抗体水平对于诊断婴幼儿衣原体肺炎有很大帮助。新生儿包涵体性结膜炎需要和沙眼衣原体、淋球菌引起的感染鉴别。

【治疗】　衣原体感染可波及呼吸道、胃肠道，因此口服药物很有必要。婴幼儿可口服红霉素 40mg/（kg·d）分四次服下，至少用药 14 天。如果有复发，需要再次全程给药。成人口服四环素（1～1.5g/d）或多西环素（100mg，2 次 /d）或红霉素（1g/d），治疗 3 周。局部使用抗生素眼药水及眼膏如 15% 磺胺醋酸钠、0.1% 利福平等。

【预后及预防】　未治疗的包涵体结膜炎持续 3～9 个月，平均 5 个月。采用标准方案治疗后病程缩短，复发率较低。

应加强对年轻人的卫生知识特别是性知识的教育。高质量的产前护理包括生殖道衣原体感染的检测和治疗是成功预防新生儿感染的关键。有效的预防药物包括 1% 硝酸银、0.5% 红霉素和 2.5% 聚维酮碘。其中 2.5% 的聚维酮碘点眼效果最好、毒性最小。

三、性病淋巴肉芽肿性结膜炎

性病淋巴肉芽肿性结膜炎（venereal lymphogranulomal conjunctivitis）是一种由衣原体 L1、L2、L3 免疫型性传播的结膜炎症。常由实验等意外感染所致，亦见于生殖器或淋巴腺炎急性感染期经手传播。

起病前多有发热等全身症状。局部淋巴结（耳前淋巴结、颌下淋巴结等）肿大、触痛。眼部典型症状为急性滤泡性结膜炎以及结膜肉芽肿性炎症，睑结膜充血水肿，滤泡形成，伴有上方浅层角膜上皮炎症，偶见实质性角膜炎，晚期累及全角膜，形成致密角膜血管翳。重症者伴有巩膜炎、葡萄膜炎、视神经炎。淋巴管闭塞时，发生眼睑象皮病。

实验室诊断可用 Frei 实验，皮内注射抗原 0.1ml，48 小时后局部出现丘疹、浸润、水疱甚至坏死。结膜刮片可见细胞内包涵体，并可作衣原体分离。治疗方案参见包涵体性结膜炎。

四、鹦鹉热性结膜炎

鹦鹉热性结膜炎（psittacosis conjunctivitis）非常少见，鸟类是鹦鹉热衣原体的传染源，人类偶然感染。最常见的感染人群是鸟类爱好者、宠物店店主和店员、家禽行业的工人。感染者最早出现肺部症状，表现为干咳和放射线影像肺部呈斑片状阴影，患者还有严重的头痛、咽炎、肌肉痛和脾肿大。眼部表现为上睑结膜慢性乳头增生浸润、伴上皮角膜炎。结膜上皮细胞内未见包涵体，衣原体组织培养阳性，治疗同上。

（陈家祺　金秀英）

第四节　病毒性结膜炎

一、流行性出血性结膜炎

流行性出血性结膜炎（epidemic hemorrhagic conjunctivitis）又称急性出血性结膜炎，是一种高度传染性疾病，曾在世界许多国家和地区引起暴发流行，本病多发生于夏秋季；其临床特点是起病急剧，刺激症状重，可伴有结膜下出血、角膜上皮损害及耳前淋巴结肿大。

【病因】　最常见的是微小 RNA 病毒中的肠道病毒 70 型和柯萨奇病毒 A24 的变异株，也有腺病毒 11 型的报道。本病为接触传染，以手 - 眼接触为最主要的传播途径。

【临床表现】　本病潜伏期短，起病急，常双眼同时或先后发病，潜伏期最短约 2～3 小时，一般为 12～24 小时。自觉症状重，眼部疼痛、异物感、畏光及水样分泌物，最典型的体征是球结膜下点、片状出血，同时结膜高度充血水肿，部分患者可并发角膜病变，表现为浅层点状角膜病变，或上皮下浸润，多位于下方角膜；个别严重者可出现轻度前色素膜炎。此外，患者耳前淋巴结肿大，可伴有发热、周身不适及上呼吸道感染症状。本病的自然病程约 7～10 天。极个别患者可发生神经性并发症，如 Bell 面瘫、脊神经根炎等。

【诊断】　根据流行性发病、临床上起病急、症状重、结膜下出血等特点可诊断本病。病毒分离或 PCR 检测、血清学检查可协助病原学诊断。

【治疗】　目前无特异性治疗药物，局部可用广谱抗病毒药，如 4% 吗啉胍、0.5% 利巴韦林或羟苄唑点眼，每 1～2 小时一次，或干扰素滴眼剂。有报道阿昔洛韦和更昔洛韦滴眼液对某些病例也有一定疗效。

【预防】　本病为高度传染性疾病，一经发现患者应立即采取严格的消毒隔离措施，切断传播途径。

二、流行性角结膜炎

流行性角结膜炎（epidemic keratoconjunctivitis）是一种传染性很强的眼病，曾在世界各地引起流行，但小范围流行更加常见，经常可在眼科诊所、学校和家庭中引起流行，散发病例也很常见，成人发病较儿童多见，其临床特点为急性滤泡性结膜炎，可同时伴有角膜上皮下圆形浸润。

【病因】　由腺病毒 8、19 和 37 血清型感染所致，其他血清型也可引起。本病为接触传染，夏季更易流行。

【临床表现】　本病潜伏期 5～12 天，常为双眼先后发病，患眼疼痛、异物感、流泪等症状明显。典型体征是结膜大量滤泡，并以下睑结膜最为显著，结膜高度充血、水肿，结膜下可有小出血点，严重者睑结膜尤其是下睑结膜可有伪膜形成，极少数严重者可形成睑球粘连；患者耳前淋巴结肿大，通常合并角膜炎，发病数日后，可出现浅层点状角膜病变，此后点状病变可进一步加重，形成中央局灶性上皮病变；大约发病两周后，急性结膜炎症状逐渐减退，角膜出现典型的

上皮下浸润，呈圆形斑点状，散在分布，直径约 0.4～0.7mm，此系炎症细胞，主要是淋巴细胞在前弹力层和前基质层的浸润，是机体对病毒抗原的免疫反应。这种上皮下浸润可持续数月甚至数年之久，逐渐吸收，极个别情况下，浸润最终形成瘢痕，造成永久性视力损害。

【诊断】　急性滤泡性结膜炎和炎症晚期出现的角膜上皮下浸润是本病的典型特征，病毒分离或 PCR 检测、血清学检查可协助病原学诊断。

【治疗】　目前无特异性治疗药物，局部可用广谱抗病毒药，如干扰素滴眼剂、4% 吗啉胍、0.5% 利巴韦林点眼，每 1～2 小时一次；有报道阿昔洛韦和更昔洛韦滴眼液对某些病例也有一定疗效。局部应用低浓度肾上腺皮质激素对于上皮下浸润的吸收非常有效，如 0.1% 的可的松，应用中要注意逐渐减药，不要突然停药，以免复发；另外还要注意肾上腺皮质激素的副作用。

【预防】　本病传染性很强，一经发现患者应立即采取严格的消毒隔离措施，切断传播途径。

三、咽 结 膜 热

咽结膜热（pharyngeal conjunctival fever）是由腺病毒引起的急性感染性结膜炎，儿童发病较成人多见。

【病因】　由腺病毒 3 和 7 血清型感染所致，为接触传染或呼吸道飞沫传染。

【临床表现】　患者出现急性滤泡性结膜炎、咽炎和发热等综合表现，眼部表现与流行性角结膜炎相似，但一般较轻，结膜充血，大量滤泡，结膜下可有小出血点；耳前淋巴结肿大，也可并发浅层点状角膜病变，但角膜上皮下浸润少见。

【治疗】　目前无特异性治疗药物，局部可用广谱抗病毒药，如干扰素滴眼剂、4% 吗啉胍、0.5% 利巴韦林或羟苄唑点眼，每 1～2 小时一次。

四、牛痘苗性结膜炎

牛痘苗性结膜炎（vaccinal conjunctivitis）是因牛痘疫苗进入眼内引起的结膜炎症。20 世纪 80 年代以来，全世界已消灭了天花，故目前已不再接种牛痘疫苗，今后本病有望绝迹。

【病因】　为减毒牛痘疫苗所引起。在接种牛痘苗过程中，不慎使痘苗直接接触眼部或经污染痘苗的手带入眼部而发病，接种过牛痘苗者对本病无明显保护力。

【临床表现】　本病潜伏期大约 3 日，眼睑红肿且逐渐加重，以至不能睁开。眼睑、睑缘部可伴有牛痘

疱疹；结膜高度充血，睑结膜表面多发溃疡，也可波及球结膜。溃疡表面有一层灰白色的伪膜，边缘有增生性肉芽组织包围，经 7～10 日，溃疡愈合，一般预后良好，仅少数患者出现睑球粘连、瘢痕性睑内翻等。部分患者可合并角膜损害，轻者出现浅层点状角膜病变，少数进展呈地图样、树枝状或盘状角膜炎，重者出现坏死性角膜基质炎，甚至发生穿孔，预后不良。此病多伴有耳前和耳后淋巴结肿大并有压痛。

【诊断】 有种痘史或痘苗接种史，睑、球结膜多个溃疡并有伪膜，同时存在牛痘性睑缘炎等典型临床表现即可诊断。

【预防】 医务人员在接种操作时应严格防止痘苗进入眼内，事后仔细洗手，防止儿童接种痘苗后用手搔抓接种部位再揉眼睛。

【治疗】 万一接种时痘苗进入眼内，应立即用大量生理盐水冲洗，局部滴用抗病毒药物及牛痘免疫血清。抗病毒药可选用 0.1% 的碘苷和 4% 吗啉胍等，并配合抗菌药物点眼防止继发感染。此外局部和全身应尽早给予高效价牛痘免疫血清。其他免疫制剂如干扰素、丙种球蛋白也有一定疗效。出现角膜并发症者应进行相关治疗。

五、几种病毒性热性传染病引起的结膜炎

1. 麻疹是由麻疹病毒引起的急性呼吸道传染病，患者多为小儿，除发热、咳嗽、皮疹等全身症状外，出疹前期即可出现眼部症状，表现为畏光、流泪、眼睑痉挛、结膜充血，泪阜处偶见麻疹斑；结膜炎多合并细菌感染，所以分泌物最初为浆液性水样，后呈黏液或黏液脓性，严重者还可形成伪膜；角膜损害轻者可出现浅层点状角膜炎，合并细菌感染可形成角膜溃疡，严重者可发生角膜穿孔，最后形成角膜葡萄肿或眼球萎缩。另外在营养不良的患儿常伴发维生素 A 缺乏症，可出现角结膜干燥，甚至角膜软化等一系列眼部症状。除全身治疗外，眼局部可滴用抗病毒滴眼剂，如干扰素等，同时使用抗菌药物滴眼剂预防继发细菌感染。

2. 流行性腮腺炎是由腮腺炎病毒引起的急性呼吸道传染病，部分患者可合并单纯性结膜炎，特点是结膜和浅层巩膜充血，球结膜水肿和结膜下出血，分泌物不多，极少数患者可发生急性滤泡性结膜炎。角膜并发症少见，典型表现为实质性角膜炎，多为单侧发病，全角膜迅速发生浓密而广泛的实质层混浊，呈灰白色，上皮通常完整或偶有点状损害或溃疡，病变在三周左右可完全吸收而不留瘢痕，视力恢复，其发生机制是免疫反应所为，而非病毒的直接侵犯。除原发病的全身治疗外，局部可滴用干扰素和肾上腺皮质激素。

3. 单纯疱疹多为单纯疱疹病毒 I 型所致，新生儿可由 II 型病毒引起，大多为单纯疱疹病毒的原发感染，患者多为小儿。眼睑皮肤、睑缘出现疱疹，结膜充血，发生急性滤泡性结膜炎，严重者可有伪膜形成，伴耳前淋巴结肿大。病程大约 2～3 周。部分患者合并角膜病变，可出现上皮点状浸润，树枝状角膜炎甚至盘状角膜炎。以局部治疗为主，可应用阿昔洛韦、安西他滨和干扰素等抗病毒药，同时可口服阿昔洛韦治疗。

4. 流行性感冒是流感病毒引起的急性呼吸道传染病，常合并急性卡他性结膜炎，结膜充血、水肿，有水样分泌物；有时出现急性滤泡性结膜炎、浅层点状角膜炎及浅层巩膜炎等。也可继发细菌感染；对于发生树枝状角膜炎、盘状角膜炎者应考虑伴发潜在的疱疹病毒感染。治疗可局部应用抗病毒药物如干扰素、吗啉胍和抗菌药物预防继发感染，对于合并单纯疱疹病毒感染者，按单疱病毒性结膜炎治疗。

（吕　岚　张文华）

第五节　变态反应性结膜炎

一、过敏性结膜炎概论

【定义】 变态反应性结膜炎（allergic conjunctivitis）为结膜（也包括角膜）对外界变应原产生的超敏反应，主要由 I 型变态反应和 IV 型变态反应介导。I 型变态反应参与了各种类型的过敏性结膜炎，包括季节性过敏性结膜炎、常年性过敏性结膜炎、巨乳头性结膜炎、春季角结膜炎、特异性角结膜炎。IV 型变态反应参与了巨乳头性结膜炎、春季角结膜炎、特异性角结膜炎。变态反应性结膜炎通常累及双眼，具有自限性，并反复发病，多见于特应性体质的患者，如湿疹、哮喘、过敏性鼻炎等。该病于世界范围内都有较高的发病率，西方国家 >10%，而我国为 5%～10%。

【概论】 过敏性结膜炎（anaphylactic conjunctivitis）是最常见的过敏性眼病，世界范围内约 10%～20% 的人口患有不同程度的过敏性结膜炎。

【分类】 根据临床表现、病程及预后的差异，过敏性结膜炎可以分为五种不同的亚型：

季节性过敏性结膜炎；

常年性过敏性结膜炎；

巨乳头性结膜炎；

春季角结膜炎；

特应性角结膜炎；

前三种类型一般预后良好，后两种类型则通常合并角膜改变而威胁视力。临床上各种类型的过敏性结

膜炎并非全无关联的,部分患者可同时或先后患有不同类型的过敏性结膜炎。

【发病机制】　过敏性结膜炎主要由 IgE 介导的 I 型变态反应所致。当变应原与机体接触时,刺激机体产生抗体(主要为 IgE)。当变应原再次与机体接触时,变应原与先前已致敏的肥大细胞及嗜酸性粒细胞表面 IgE 结合,引起肥大细胞脱颗粒,诱导已合成介质和新合成介质的释放。

已合成介质:主要有组胺及激肽酶原等,释放后可立即引起超敏反应,此为超敏反应早期相。通常在接触抗原数秒钟后即可发生,持续数十分钟至数小时不等。

新合成介质:在超敏反应发生时开始合成,主要有白三烯(通过脂氧合酶途径)、前列腺素 D2(通过环氧合酶途径)及血小板活化因子等,其释放大约需要 8～24 小时。

除肥大细胞外,致敏的嗜酸性粒细胞也可释放组胺、血小板活化因子等介质,从而导致晚期相超敏反应发生。通常在抗原刺激 6～12 小时发作,48～72 小时达到高峰,可持续数天。在过敏性鼻炎及过敏性皮炎,早期相反应与晚期相反应往往有一个明显的时间间隔,而过敏性结膜炎则通常表现为连续的过程。在整个超敏反应过程中,组胺起着非常重要的作用,组胺与之受体结合,可引起彼此区别而又互相联系的临床表现,贯穿疾病始终。对于一些严重的春季角结膜炎及特应性角结膜炎,通常还有 T 淋巴细胞介导的 IV 型变态反应的参与。最新的研究表明,Th17 也与过敏性结膜炎的发病有关。

【临床表现】　过敏性结膜炎最常见的症状是眼痒,几乎所有的过敏性结膜炎患者均可出现,但眼痒并非其特有的症状。不同亚型的过敏性结膜炎眼痒程度不同,其中春季角结膜炎通常表现最为明显。其他较常见的症状有流泪、灼热感、畏光及分泌物增加等,分泌物多为黏液性,呈黏稠的丝状。严重的过敏性结膜炎,如春季角结膜炎及特应性角结膜炎有时可以出现视力下降。

过敏性结膜炎最常见的体征为结膜充血,充血的程度跟病情严重程度及病程长短有关。结膜乳头增生是另一个常见的体征,乳头多出现于上睑结膜,巨乳头性结膜炎及春季角结膜炎增生的乳头有其特异的形态特征。特应性角结膜炎常出现结膜纤维化(瘢痕)改变。季节性过敏性结膜炎发作时还可出现结膜水肿,在小孩尤为多见。角膜损害在不同的亚型过敏性结膜炎发生的几率不同,以春季角结膜炎及特应性角结膜炎最常见,而季节性过敏性结膜炎、常年性过敏性结

膜炎及巨乳头性结膜炎则较少发生。最常见的角膜损害为弥散性浅点状角膜炎,一些患者可以出现角膜溃疡及角膜白斑。

【实验室检查】　结膜分泌物涂片及结膜刮片检查:在季节性过敏性结膜炎、常年性过敏性结膜炎及春季角结膜炎约半数患者可发现变性的上皮细胞及嗜酸性粒细胞,巨乳头性结膜炎及特应性角结膜炎阳性率则很低。

泪液中 IgE 定量分析:通过醋酸硝酸纤维膜滤纸从下穹隆中吸取泪液进行 IgE 定量分析是一种半定量方法。该方法操作简单,但其敏感性及特异性均不高。泪液中 IgE 的存在在一定程度上支持过敏性结膜炎的诊断,但是 IgE 缺乏也不能排除诊断。

皮肤试验及结膜变应原激发试验:可用于过敏性疾病的诊断、变应原的寻找、观察变应原引起的临床表现以及评价抗过敏治疗的效果,在进行脱敏治疗之前常采用此试验明确变应原。此试验多用于季节性及常年性过敏性结膜炎,但阳性率不高,且应注意假阳性的发生。

印迹细胞检查:这是一种无创伤性检查,它是在表面麻醉后,用一种醋酸纤维膜或硝酸纤维膜贴于球结膜表面获得细胞,然后进行细胞形态学检查及一些细胞因子或炎症相关因子的检测。过敏性结膜炎患者常可发现变性的上皮细胞及嗜酸性粒细胞增加。

结膜活检:结膜活检仅在其他方法不能确诊的情况下才采用,主要用于怀疑特异性角结膜炎患者的诊断。

【诊断】　许多过敏性结膜炎缺乏特征性的症状与体征。诊断时需要仔细询问病史,如家族及个人过敏史、用药史、接触镜佩戴史、发病的季节、发病的时间与快慢,病程的长短等,同时密切结合其临床表现,必要时需辅以实验室检查。

【治疗】　治疗的目的是为了减轻临床症状、改善生活质量及避免后遗症发生,同时应注意避免医源性并发症。

一般治疗:脱离变应原是最为理想有效的治疗手段,但通常难以确定。应尽量避免与可能的变应原接触,如清除房间的破布及毛毯,注意床上用品卫生,使用杀虫剂消灭房间虫螨,花粉传播季节佩戴口罩,尽量避免接触草地及鲜花,停戴或更换优质角膜接触镜与护理液等。

眼睑冷敷可以暂时缓解症状。用生理盐水冲洗结膜囊可以中和泪液的 pH 值,稀释泪液中的抗原。佩戴深色眼镜,减少阳光刺激;炎热季节住空调冷房及呆在凉爽、干燥气候的地区对于春季角结膜炎及特应性角结膜炎的治疗有一定帮助。避免揉眼,防止肥大

细胞降解及角膜上皮损害。

药物治疗：①抗组胺药：该类药物竞争性结合组胺受体（主要为 H1 受体）而发挥止痒、抑制血管舒张的作用，在过敏性结膜炎发作期效果优于肥大细胞稳定剂。抗组胺药通常局部使用，常用的滴眼液有依美斯汀、左卡巴斯汀等。如果有眼外症状，也可口服用药，常用的有氯雷他定、苯海拉明、马来酸氯苯那敏、异丙嗪等。但需注意可能产生的副作用。例如，部分患者可出现镇静、嗜睡及心律失常等。因此，对于从事驾驶、高空作业等特殊工种的患者应特别予以注意。口服抗组胺药尽量考虑夜间睡前使用；②肥大细胞稳定剂：肥大细胞稳定剂通过抑制细胞膜表面钙通道而减少细胞脱颗粒，从而阻止炎症介质释放。常用的滴眼剂有色甘酸钠、洛度沙胺、吡嘧司特钾及奈多罗米等。肥大细胞稳定剂的总体治疗效果虽不及抗组胺药，且发挥作用相对缓慢，对于症状明显的患者效果不明显，但由于其稳定肥大细胞的作用，因此在接触变应原之前使用，可长效的预防及减轻发作时症状。肥大细胞稳定剂通常没有明显的毒副作用，如病情需要可以较长时间使用；③双效作用药物：对于痒感和结膜充血严重的患者，能在抗组胺的同时稳定肥大细胞是更好的选择。常用的双效作用药物包括奥洛他定、酮替芬等；④非甾体类抗炎药：非甾体类抗炎药是环氧化酶的抑制剂，它可以抑制前列腺素的产生及嗜酸性粒细胞的趋化等，在过敏性疾病发作的急性阶段及间歇阶段均可使用。它对缓解眼痒、结膜充血、流泪等眼部症状及体征均显示出一定的治疗效果，并与肾上腺皮质激素产生协同作用。在变态反应性结膜炎中，多为局部用药，常用的滴眼剂有普拉洛芬、米索前列醇双氯芬酸等。少数重症患者可考虑口服给药，但应注意其毒副作用（胃溃疡及出血时间延长等）；⑤血管收缩剂：局部使用血管收缩剂（如肾上腺素、萘甲唑啉、羟甲唑啉、四氢唑啉等）可以抑制肥大细胞及嗜酸性粒细胞脱颗粒，从而缓解眼部不适，减轻结膜充血，但不宜长期使用。血管收缩剂与抗组胺药联合使用时效果更佳。目前临床上常用的复合制剂有盐酸萘甲唑啉/马来酸非尼拉敏滴眼液等；⑥肾上腺皮质激素：局部使用肾上腺皮质激素具有抑制肥大细胞炎症介质释放，阻断炎症细胞趋化性，减少结膜中肥大细胞及嗜酸性粒细胞的数量，抑制磷脂酶 A2，阻止花生四烯酸及其代谢产物的产生等多种功能。同时对迟发型超敏反应亦有良好的抑制作用。肾上腺皮质激素通常在严重的过敏性结膜炎、其他药物治疗无效时才使用。需注意用药时间不宜太长，以免引起白内障、青光眼、单疱病毒性角膜炎、真菌感染及角膜上皮愈合延迟等

并发症。常用的滴眼剂有地塞米松、倍他米松、氟米龙、氯替泼诺等；⑦免疫抑制剂：主要有环孢素 A 及 FK506。临床应用较少，对严重的需要使用肾上腺皮质激素的变态反应性结膜炎病例，环孢素 A 滴眼液具有协同治疗作用，但在停药后 2～4 个月后炎症往往复发。FK506 可通过抑制 IL-2 基因转录及 IgE 合成的信号通路从而抑制变态反应。有研究发现，在过敏性结膜炎发作前局部应用 FK506，可以减轻过敏性结膜炎的发生及抑制肥大细胞脱颗粒。

脱敏治疗：又称减敏治疗，将不能避免的并经皮肤试验或其他方法证实或怀疑的主要抗原性物质，制成一定浓度的浸出液，以逐渐递增剂量及浓度的方法进行舌下含服或肌肉注射。通过反复接触特异性抗原，促使体内产生相应的抗体，从而减少或减轻变态反应。此法主要用于季节性过敏性结膜炎，对于其他亚型的过敏性结膜炎，脱敏治疗的效果通常并不理想。加之变应原难以确认，故很少采用。

冷冻疗法：冷冻疗法的原理是利用制冷物质造成局部低温，引起肥大细胞降解，减轻变态反应。制冷物质温度通常为 −80℃～−30℃，作用于上睑结膜，持续 30 秒钟，重复 2～3 次，对春季结膜炎有一定疗效。

心理治疗：眼过敏性疾病是一种急性或慢性的反复发作性疾病，彻底根治常常非常困难。在影响患者生活质量的同时，往往造成较大的心理压力。尤其是春季角结膜炎的患儿，可能会出现一定的心理障碍，应加以注意，必要时应就诊心理医师。

并发症的治疗：严重的变态反应性结膜炎可引起结膜纤维化及睑球粘连，影响正常眼表结构，导致视力损害。对于此类患者，可通过黏膜移植及穹隆部再造恢复眼表结构。因角膜并发症而危害视力者，必要时可考虑角膜移植。

二、季节性过敏性结膜炎

季节性过敏性结膜炎又名枯草热性结膜炎（hay fever conjunctivitis），是眼部过敏性疾病最常见的类型，约占所有变态反应性结膜炎的 1/3，其主要致敏原为花粉。

【临床表现】 该病主要特征是季节性发作（通常在春季），通常双眼发病，起病迅速，在接触致敏原时发作，脱离致敏原后症状很快缓解或消失。最常见的症状为眼痒，几乎所有的患者均可出现，轻重程度不一。也可有异物感、烧灼感、流泪、畏光及黏液性分泌物等表现，高温环境下症状加重。主要体征为结膜充血及非特异性睑结膜乳头增生，有时合并有结膜水肿或眼睑水肿，小孩更易出现。很少影响角膜，偶有轻

微的点状上皮性角膜炎的表现。多数患者有过敏性鼻炎及支气管哮喘病史。

【治疗】 ①一般治疗：脱离变应原、眼睑冷敷、生理盐水冲洗结膜囊等手段；②药物治疗：常用的有抗组胺药、肥大细胞稳定剂、非甾体类抗炎药及血管收缩剂。对于病情严重，使用其他药物治疗无效的患者可以考虑短期使用肾上腺皮质激素。多采用局部用药，对于合并有眼外症状者可全身使用抗组胺药、非甾体类抗炎药及肾上腺皮质激素；③脱敏治疗：如果致敏原已经明确，可以考虑使用脱敏治疗。尤其对于因花粉及杂草引起的过敏性结膜炎，脱敏治疗效果相对较好。但对于其他变应原所致的过敏性结膜炎患者，其治疗效果往往并不理想。

【预后】 预后良好，多无视力损害，很少出现并发症。

三、常年性过敏性结膜炎

常年性过敏性结膜炎（perennial allergic conjunctivitis）发病率比季节性过敏性结膜炎略低，约占所有变态反应性结膜炎的 30%。致敏原通常为粉尘、虫螨、动物的皮毛、棉麻及羽毛等。

【临床表现】 临床表现与季节性过敏性结膜炎相似，症状通常略轻。由于致敏原常年存在，故其症状也持续存在，多数患者有季节性加重的现象。眼部检查常可见结膜充血、乳头增生及散在滤泡，有时有一过性眼睑水肿。部分患者以症状为主，无明显阳性体征。

【治疗】 治疗手段基本同季节性过敏性结膜炎。由于致敏原常年存在，因此通常需要长期用药。常用的药物为抗组胺药物及肥大细胞稳定剂，肾上腺皮质激素仅在炎症恶化其他治疗无效时才使用，应注意监测是否发生并发症。脱敏治疗效果往往很不理想，故很少采用。

【预后】 预后良好，多无视力损害，很少出现并发症。

四、巨乳头性结膜炎

巨乳头性结膜炎（giant papillary conjunctivitis）只占变态反应性结膜炎的 5%，目前由于角膜接触镜材料的改善及手术缝线的进步，其发生率明显下降。此病的发生与抗原沉积及微创伤有密切关系，为机械性刺激与超敏反应共同作用的结果。

【临床表现】 该病多见于佩戴角膜接触镜（尤其是接触镜质量较差者）、义眼、角膜手术史（未埋线）、视网膜脱离外路手术史（填充物暴露）的患者。患者通常首先表现为接触镜不耐受及眼痒，也可出现视物模

糊（因接触镜沉积物所致）、异物感及分泌物增多等临床表现。眼部检查最先表现为上睑结膜乳头增生，之后逐渐变大，最终形成巨乳头（> 1mm）。巨乳头性结膜炎很少累及角膜，少数患者可以出现浅点状角膜病变及 Trantas 斑。

【治疗】 ①一般治疗：角膜接触镜佩戴患者应选择高透气性的接触镜或直径小的硬性接触镜，缩短佩戴时间，加强接触镜护理，避免使用含有防腐剂及汞等具有潜在抗原活性的护理液，炎症恶化期间，停戴接触镜。义眼患者需每日用洗洁精清洗眼片，于清水中浸泡，置于干燥处备用。对因有手术史存在缝线及硅胶摩擦者，如情况允许应取出刺激物；②药物治疗：常用的药物有肥大细胞稳定剂、肾上腺皮质激素及非甾体类抗炎药。

【预后】 尽管治疗过程中症状及体征消退缓慢，但一般预后良好，很少出现永久视力损害。

五、特应性角结膜炎

特应性角结膜炎（atopic kerato conjunctivitis）是一种相对少见、慢性、严重的过敏性疾病，约占变态反应性结膜炎的 5%。致敏原通常不明确，与遗传关系密切。

【临床表现】 常见于 30～50 岁的中年男性。双眼发病，症状常年存在，于炎热季节加重。主要表现为流泪、灼热感、眼痒等。分泌物量多，呈浆液性或黏稠状。

眼部检查可见不同程度的结膜充血、乳头增生，通常见于下睑穹隆部结膜。病程较长的患者常常发生结膜纤维化、瘢痕形成、穹隆变浅和睑球粘连。

75% 的病例累及角膜。角膜受损最先表现为浅层角膜炎，之后发展为上皮溃疡、角膜混浊、角膜变薄，有时甚至导致角膜穿孔，2/3 患者发生角膜新生血管。

许多患者合并有眼睑皮肤受损，表现为眼睑湿疹样损害，并由此导致眼睑苔藓样改变、眼睑皮肤硬化、眼睑增厚及睫毛脱落。眼睑皮肤损害与睑板腺炎常同时存在，使眼部症状及角膜受损更为严重。25%～40% 的患者合并有异位性皮炎。

【治疗】 ①一般治疗：尽量避免接触潜在致敏原、毒性物质及刺激物。局部冷敷及生理盐水冲洗结膜囊有助于减轻症状；②药物治疗：多采用局部给药。常用的药物为肥大细胞稳定剂、抗组胺药物或双效作用剂，病情恶化时可以酌情短期使用肾上腺皮质激素。近年来报道环孢素 A 对特应性角结膜炎有较好的治疗效果。对于合并有全身症状者，需要全身使用抗组胺药物、肾上腺皮质激素或免疫抑制剂（如环孢素 A、

FK506）等。对于发生角膜损害的患者，可酌情使用抗生素预防感染，同时应积极处理睑缘炎及干眼，避免恶性循环。

【预后与并发症】 病情顽固，危害视力。常见的并发症有因角膜上皮缺损所致的细菌（通常为金黄色葡萄球菌）感染及单纯疱疹病毒感染。此外，还可引起圆锥角膜、并发性白内障等严重并发症。医源性并发症应引起高度重视。由于长期频繁使用肾上腺皮质激素，可引起肾上腺皮质激素继发性青光眼及白内障，还可增加角膜真菌细菌感染的风险。

（刘祖国）

第六节 其他种类结膜炎

一、立克次体性结膜炎

立克次体性结膜炎（rickettsial conjunctivitis）较为少见。所有能导致人类疾病的立克次体均有可能侵犯结膜，结膜也可以是这些病原微生物进入人体的门户。常见的立克次体引起的疾病有流行性斑疹伤寒、羔虫病和Q热。

1. 流行性斑疹伤寒（epidemic typhus） 由普氏立克次体通过体虱为媒介所致的急性传染病，也可通过呼吸或结膜途径而受染。结膜充血伴结膜下出血是该病早期的主要体征（面红、眼红、脾肿大）之一。同时伴有发热、皮疹等全身症状。

2. 羔虫病（scrub typhus） 是由羔虫病立克次体引起的一种急性疫源性传染病，结膜充血为常见体征之一，少数患者伴结膜下出血，同时伴有发热、皮疹等全身症状。

3. Q热（Q fever） 是贝氏立克次体所致的自然疫源性急性传染病，多由吸入被污染的尘土所致，也可经结膜途径受染。Q热常引起严重的结膜充血，偶有发生眼睑坏疽，随后出现严重的结膜炎症。同时伴有发热、肺炎等全身症状。

立克次体对四环素和氯霉素敏感，药物治疗效果好。

二、真菌性结膜炎

真菌性结膜炎（fungal conjunctivitis）比较少见，主要发生在热带和农村地区，土壤、空气、正常结膜囊中都存在真菌，致病真菌如念珠菌、球孢子菌、鼻孢子菌、孢子真菌，可通过被污染的植物外伤后引起结膜炎症，而抗菌药物和肾上腺皮质激素的广泛应用也增加了真菌感染的机会。

1. 念珠菌性结膜炎（candidal conjunctivitis） 在欧美念珠菌是引起眼部真菌感染的主要致病菌。念珠菌性结膜炎多发生于免疫功能不良者，如器官移植术后长期应用免疫抑制剂者，表现为溃疡性、肉芽肿性结膜炎或单纯卡他性结膜炎，多同时伴有睑缘炎，少数病例可出现结膜瘢痕。新生儿念珠菌性结膜炎时，偶可见到结膜上的白色斑，类似鹅口疮样改变，易与伪膜相混淆。

结膜刮片显示多形核粒细胞炎症反应，病原体在血琼脂或塞保罗（Sabouraud）培养基中迅速生长，出现圆形无菌丝的酵母，容易鉴定，偶可见假菌丝。

2. 其他真菌感染 孢子丝菌病、鼻孢子菌病和球孢子菌病等均可导致结膜炎症，但临床极为少见，且发病有一定的地域性分布的特点，我国并非好发区域，故不在此评述。

由于真菌性结膜炎比较少见，早期诊断时往往被忽视，对于抗菌药物治疗无效或合并有植物性外伤史者，应注意观察临床特征，及时进行结膜刮片或培养来确诊。

以局部抗真菌治疗为主，如两性霉素B、咪康唑、氟康唑、伊曲康唑、特比萘芬、那他霉素等滴眼剂均有良好疗效，必要时可结合全身用药。

三、支原体性结膜炎

支原体性结膜炎（mycoplasma conjunctivitis）主要见于新生儿，某些种类的支原体可通过性传播途径导致成人生殖泌尿道感染。1975年，WHO将生殖道支原体感染列为一种新的性传播疾病。新生儿支原体性结膜炎多经产道感染。主要表现为急性卡他性结膜炎，结膜充血、水肿、有黏液脓性分泌物。一般双眼发病，生后即可发生。

治疗以局部应用红霉素类抗生素点眼，疗效显著。

四、寄生虫性结膜炎

多种寄生虫如盘尾丝虫、加利福尼亚吸吮线虫、尼罗河虫、人蛔虫、旋毛虫、血吸虫、绦虫等都可引起寄生虫性结膜炎，但国内罕见。

五、酒渣鼻性结膜炎

酒渣鼻（rosacea）是一种面部皮肤的慢性充血性疾病，主要特征是鼻、额、面颊皮肤潮红、红斑、毛细血管扩张、丘疹、脓疱和皮脂腺肥大，晚期形成鼻赘。约60%的酒渣鼻患者伴有眼部病变，称眼酒渣鼻（ocular rosacea）。眼酒渣鼻最常累及睑缘，并伴有葡萄球菌性睑缘炎，常见的症状是眼部刺激感、眼干、烧灼感和异物感。可合并睑缘炎、复发性睑腺炎或睑板腺囊肿、持续性眼部充血、浅层巩膜炎等，有时也可引起角膜炎、角膜新生血管，偶可发生角膜溃疡。

酒渣鼻性结膜炎（rosacea conjunctivitis）比较少见，表现为慢性或亚急性炎症，弥漫性睑结膜及球结膜充血，睑板腺开口处常被皮脂阻塞，常反复发生睑板腺囊肿或睑腺炎，因泪膜脂质层的异常，泪液蒸发过多，泪膜破裂时间缩短，引起眼干症状；有时结膜上出现灰白色的小结节，好发于睑裂区近角膜缘处，局部明显充血，也可多个小结节相互融合并破溃形成溃疡，又可自行消失。

酒渣鼻的病因目前还不十分清楚，但口服四环素类药物可改善皮肤和眼部病情，可口服多西环素 100mg，每日 2 次，眼局部用药可适当给予四环素、红霉素等，对伴有角膜炎或巩膜炎者可适当给予肾上腺皮质激素，但必须严密观察以防角膜溶解；另外对于睑缘炎明显者眼局部清洁护理也很重要，眼睑局部温水湿敷（避免用热水，局部温度增高可加重病情），同时按摩睑板，有益于病情改善。

（吕　岚　张文华）

主要参考文献

1. Vaughan D. General Ophthalmology. Stamford: Appleton and Lange. 1999.

2. Krachmer JH. Cornea and External Disease: Clinical Diagnosis and Management. London: Mosby. 1997.

3. Rapoza PA, Quinn TC, Kiessling LA, et al. Epidemiology of neonatal conjunctivitis. Ophthalmology, 1986, 93: 456.

4. Thylefors B, Dawson CR, Jones BR, et al. A simple system for the assessment of trachoma and its complications. Bull World Health Organ, 1987, 65: 477.

5. Tomida I, Brauning J, Schlote T, et al. Topical cyclosporine A（2%）eyedrops in the therapy of atopic kerato conjunctivitis and kerato conjunctivitis vernalis. AdvExp Med Biol, 2002, 506: 805.

6. Leonardi A, SecchiAG. Vernalkerato conjunctivitis. IntOphthalmolClin, 2003, 43: 41.

7. Schmid KL, SchmidLM. Ocular allergy: causes and therapeutic options. ClinExpOptom, 2000, 83: 257.

8. Sethi HS, Wangh VB, RaiHK. Supratarsal injection of corticosteroids in the treatment of refractory vernal keratoconjunctivitis. Indian J Ophthalmol, 2002, 50: 160.

9. Strauss EC, Foster CS. Atopic ocular disease. OphthalmolClin North Am, 2002, 15: 1.

10. Jesus RG M, Olmo T A, Maria H, Allergic conjunctivitis: clinical types and therapy. MedClin, 2001, 116: 350.

11. Totan Y, Hepsen IF, Cekic O, et al. Incidence of keratoconus in subjects with vernal kerato conjunctivitis: a videokeratographic study. Ophthalmology, 2001, 108: 824.

12. Dinowitz M, Rescigno R, BieloryL. Ocular allergic diseases: differential diagnosis, examination techniques, and testing. Clin Allergy Immunol, 2000, 15: 127-50

13. Katelaris CH. Giant papillary conjunctivitis-areview. ActaOphthalmol Scand Suppl, 1999, 228: 17.

14. Calonge M. Classification of ocular atopic/allergic disorders and conditions: an unsolved problem. ActaOphthalmolScandSuppl, 1999, 228: 10.

15. Berdy GJ. Atopickerato conjunctivitis（AKC）. ActaOphthalmolScandSuppl, 1999, 228: 7.

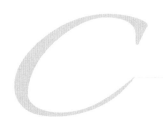

第三章
药物毒性结膜病变

目前临床上各种眼局部用药种类繁多，长期使用眼药水会引起药物毒性结膜炎和角膜炎，常见使用抗生素、抗病毒以及抗青光眼之类的药物一个月以上的患者，药物直接引起的化学反应或其分解产物或其中的防腐剂均可引起上皮细胞结构和功能的损伤，导致或加重角结膜炎，轻者表现为眼部不适，结膜乳头和滤泡增生，伴有少量分泌物，角膜上皮粗糙，糜烂，浅层点状浸润，重者甚至可出现角膜溃疡，前房积脓以及结膜瘢痕等，所以充分认识眼局部用药可能造成的角结膜病变对于合理用药是非常重要的。

一、常引起药物毒性角结膜病变的药物

（一）抗病毒药

最常引起药物毒性角结膜病变的抗病毒药是碘苷（IDU）、阿糖腺苷、三氟胸苷，阿昔洛韦以及更昔洛韦等。其中 IDU 的眼部刺激最为明显，在治疗过程中引起点状角膜病变、角膜上皮水肿、角膜上皮糜烂和假树枝状角膜病变者的情况也并非少见，过度使用 IDU 可引起持续的上皮缺损或溃疡，致使病情持续不愈或恶化。阿糖腺苷和三氟胸苷也可引起点状角膜炎或角膜上皮糜烂，但较 IDU 为轻。此外，IDU 还可导致滤泡性结膜炎，偶尔还可引起结膜瘢痕和泪小点闭锁，形成假性沙眼综合征。

（二）抗青光眼药物

1．缩瞳剂毛果芸香碱是临床上最常用的抗青光眼药物之一，常引起眼部刺激感，可能与药物的毒性分解产物有关；毛果芸香碱还可引起滤泡性结膜炎，也是导致药物性瘢痕性类天疱疮的药物之一。

2．拟肾上腺素药物目前应用最广的是 α_2 受体激动药，如溴莫尼定滴眼液，眼部充血，烧灼感及刺痛感，异物感，结膜滤泡，眼部过敏反应以及眼部瘙痒。

地匹福林是肾上腺素的衍生物，由于其药物浓度较肾上腺素低，因而眼部不良反应发生率比肾上腺素低，也可发生眼部刺激感，滤泡性结膜炎。

3．β肾上腺素能受体拮抗剂噻吗洛尔是最常用的

药物，最常见的不良反应是眼部刺激感，还可引起点状角膜炎、角膜上皮糜烂，甚至假树枝状角膜炎，此外噻吗洛尔还可导致角膜知觉减退和泪液分泌量减少；严重者可发生瘢痕性类天疱疮。

（三）抗细菌药物和抗真菌药

1．氨基糖苷类抗生素药物中以妥布霉素最为常用且眼部刺激性最小，但应用后仍可能出现结膜充血、水肿；应用此类药物应注意全身毒副作用，尤其是耳毒性和肾毒性。

2．磺胺药易产生过敏反应，严重者可引起 Stevens-Johnson 综合征，导致眼表广泛损害、上皮角化、睑球粘连。

3．喹诺酮类药物是目前临床上较常用的抗菌药物之一，其毒性反应比较少，这类药物中以氧氟沙星和诺氟沙星对角膜上皮毒性最大，长期应用可有眼部刺激感及结膜充血水肿等。

4．两性霉素 B 虽然没有商品化的两性霉素 B 滴眼剂，但临床中也经常以静脉制剂自行配制 0.1%～0.5% 的滴眼剂，两性霉素 B 对角膜上皮有一定毒性，导致角膜上皮病变；用药后也可出现轻度刺激感，结膜下注射可导致结膜组织永久性变黄和结膜结节。

5．那他霉素是广谱抗真菌抗生素，局部用药毒性较低，偶有眼部刺激感，结膜充血等。

（四）表面麻醉药

表面麻醉药多有明显的刺激性，点药时有眼部刺痛，且由于点药后感觉减退、瞬目减少，角膜上皮出现干燥的混浊斑；反复使用或滥用局部麻醉药可产生一系列严重的角膜损伤，角膜上皮缺损多呈圆形，缺损区边缘的上皮比较隆起；基质也可出现水肿和浸润，浸润可呈环形，可因此被误诊为棘阿米巴性角膜炎；严重者可出现角膜溶解。除角膜病变外，患者眼睑肿胀、结膜充血、畏光，甚至出现虹膜睫状体炎，前房积脓等。

（五）防腐剂

几乎所有的滴眼剂中均有被视为安全浓度的防腐

剂,有些药物中可能还含有抗氧化剂,它们一般都有较好的耐受性,不产生明显的眼部刺激。防腐剂对眼的损害主要是由防腐剂失效或不合格造成滴眼液污染而对眼表造成的损害以及防腐剂成分的过敏和其对眼表的毒害。但长期频繁的使用可导致结膜允血、点状角膜上皮病变、滤泡性结膜炎,有些防腐剂还可出现局部过敏反应,导致过敏性结膜炎等。防腐剂的作用机制包括:使病原微生物蛋白质变性、沉淀和凝固;与病原微生物的酶系统结合并干扰其代谢过程;降低表面张力,增加菌体胞质膜的通透性,导致菌体成分外溢。

(六)其他因素

包括给药途径,药物的联合使用,用药时间等。正确的选择药物、剂量和给药途径非常重要。同类药物的联合疗效不一定好,有时会出现拮抗而且增加药物的毒性。

二、药物毒性角结膜病变常见的临床表现

(一)滤泡性结膜炎

许多药物均可引起滤泡性结膜炎,其发生被认为是药物的毒性反应所致,患者不伴有痒、结膜嗜酸细胞增多和眼睑皮炎,故不支持过敏因素。滤泡多发生在睑结膜,且下睑较上睑更为明显;有时球结膜也有滤泡,球结膜出现滤泡通常提示病情更为严重,滤泡多位于角膜缘或半月皱襞。常引起滤泡性结膜炎的药物有 IDU、阿糖腺苷、三氟胸苷、阿昔洛韦、地匹福林、毛果芸香碱、庆大霉素、两性霉素 B、磺胺药、毒扁豆碱、东莨菪碱等;临床停药后,滤泡性结膜炎可逐渐消失。

(二)假性沙眼综合征

引起滤泡性结膜炎的药物也可引起假性沙眼综合征,表现为结膜瘢痕、角膜炎和角膜血管翳、泪小点甚至泪小管阻塞,但角膜缘没有沙眼特征性的 Herbert'小凹。

(三)点状角膜病变

点状角膜病变是最常见的药物毒性角膜病变,根据用药的种类和时间病变程度不一,抗菌药物、睫状肌麻痹剂、抗青光眼药物、局部麻醉药以及防腐剂均可导致角膜上皮的点状病变,严重者还可出现角膜飓风样上皮病变,角膜上皮呈弥漫粗点状点染,可伴有上皮缺损等。

(四)药物性瘢痕性类天疱疮

有许多眼部用药引起的临床综合征类似于眼部特发性瘢痕性类天疱疮。特发性瘢痕性类天疱疮是一种自身免疫性疾病,临床表现是以慢性结膜炎,结膜缩窄、睑球粘连、倒睫、角膜病变、角膜瘢痕和眼表上皮

角化为特征的一系列角结膜病变,有些药物可引起与之极为相似的临床征象,组织病理学上,二者均可发现与结膜上皮基底膜相结合的免疫球蛋白,常见的致病药物包括 IDU、三氟胸苷、毛果芸香碱、碘依可酯、地匹福林、肾上腺素和噻吗洛尔。对于药物导致瘢痕性类天疱疮的原因可能是多方面的:①药物刺激引起的慢性炎症使结膜下发生纤维化,这些非进行性的结膜瘢痕有些类似于瘢痕性类天疱疮的改变,但后者是进行性的;②两种因素结合在一起;③药物触发了特发性瘢痕性类天疱疮易感个体的瘢痕化反应,加剧了已有的类天疱疮的发展;④是药物改变了上皮基底膜的抗原性,发生自身免疫反应,导致类天疱疮病变的发生;⑤对于抗青光眼药物引起的药物性类天疱疮,其实首先是特发性瘢痕性类天疱疮导致了房水外流途径瘢痕而发生了青光眼,继而用抗青光眼药物,并非抗青光眼药物导致的类天疱疮病变,治疗首先是停用可能与之相关的所有药物,观察病情发展,如病情持续发展,可使用免疫抑制剂,如肾上腺皮质激素、环孢素 A;如病情稳定,可继续观察随访。

三、药物毒性角结膜病变与药物过敏

药物毒性角结膜病变通常是指由药物的毒性反应所引起的病变,而过敏性结膜炎实际上是一种变态反应性结膜炎,两者的发生机制是完全不同的,有时临床上也可能是两种机制程度地存在,掌握毒性反应和过敏反应的各自特点,有助于临床正确的判定,二者的临床特征既有相似的地方,又有不同点。

(一)毒性反应

从发病过程上看,毒性反应可以是反复用药以后出现,但首次应用某一药物后也可发生,最常见的表现有结膜充血、滤泡性结膜炎。结膜滤泡是提示毒性反应的关键体征,有些药物还可出现瘢痕性类天疱疮改变。角膜病变以点状上皮损害最多见,还可发生上皮糜烂、假树枝状角膜炎甚至角膜上皮缺损,这种角膜上皮缺损多开始于鼻下象限,同时伴有下方或鼻下方的睫状充血。较重病例可出现角膜知觉减退、上皮缺损及基质水肿浸润,角膜溃疡形成、前房积脓及内皮细胞损伤等。

(二)过敏反应

过敏往往见于少数特殊体质的患者,眼表对于药物的过敏主要表现为迟发型过敏反应,与过敏性结膜炎的机制完全不同,后者是 I 型超敏反应,大多数药物导致的过敏反应是 IV 型迟发型细胞介导的超敏反应,发病机制是 T 淋巴细胞释放的多种淋巴因子介导的炎症反应。主要发生在眼睑水平,引起变态反应性睑缘

炎，睑皮炎。眼部痒是最显著的症状，同时伴有结膜充血、球结膜水肿较毒性反应更为明显，结膜多无滤泡反应，一般不伴有角膜病变或仅有轻度上皮点染，常引起过敏反应性结膜炎的药物有 IDU、庆大霉素和阿托品。

四、药物毒性角结膜病变的治疗

正确的诊断是治疗的关键，临床上由于对该病缺乏足够的认识，将已出现的药物毒性角结膜病变误认为是原有角结膜疾病的延续或加重，而继续用药或再加用其他药物，致使临床症状逐渐加重，因此，对于治疗后无改善甚至加重的眼部刺激感和结膜炎症，要考虑到药物毒性作用的可能，要停用该药，通常停药后2～6 周症状和体征改善。如确实不能停药者，可酌情换用无防腐剂成分的同类药物，消除可能的防腐剂的致病因素，或改为全身用药，局部停药后可应用无防腐剂的润滑剂，部分患者可加用肾上腺皮质激素或者环孢素 A 改善症状，对于发生上皮缺损的患者，可包扎眼部，必要时可行睑缘缝合术，对于上皮缺损、角膜变薄者，可进行结膜瓣遮盖，濒于穿孔者可行角膜移植术。

（吕　岚　张文华）

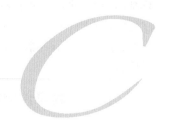

第四章
干　眼

干眼（dry eye）为由于泪液的量或质或流体动力学异常引起的泪膜不稳定和（或）眼表损害，从而导致眼不适症状的一类疾病。目前已成为危害我国人们公共卫生健康、影响人群生活质量的一类常见的重要眼表疾病。

近年来在对干眼疾病的认识发展过程中，出现了跟干眼相关的多种名称。干眼的常用英文名词有两个：keratoconjunctivitis sicca（KCS）及 dry eye。1995 年美国国立眼科研究所干眼研究组将 dry eye 与 keratoconjunctivitis sicca 合并为同一概念，统称为干眼（dry eye），并定义为"干眼是由于泪液分泌减少或蒸发过强引起的眼表上皮损害且伴有眼部不适症状的一类眼表疾病"。2007 年国际干眼工作组（the International Dry Eye Workshop，DEWS）对干眼的定义是"干眼是泪液和眼表的多因素疾病，可引起眼部不适、视觉障碍、泪膜不稳定及眼表损害，并伴有泪液渗透压升高和眼表炎症"。2012 年角膜病学组经讨论提出我国干眼定义为"干眼为由于泪液的量或质或流体动力学异常引起的泪膜不稳定和（或）眼表损害，从而导致眼不适症状的一类疾病"。

在我国关于干眼的名词包括：干眼、干眼症、干眼病、角结膜干燥症等。由于干眼是一连续的过程，病情由轻到重持续发展，且轻中重度之间无明显的分界线。一般来说，任何有症状或有合并体征者均应诊断为干眼，因此在进行此病的诊断时可采用与我国具体情况相适应的诊断标准，可在名词上进行区别。我国目前可采用的干眼相关名词及其相应概念为：

干眼症：指患者具有干眼的症状但无干眼的各种体征的情况，尤其是无眼表的损害，无引起干眼的局部及全身性原因。这些症状可能为一过性，如偶尔看书或用电脑引起的眼不适，但只要经过休息或短暂应用人工泪液则恢复正常。

干眼病：指患者有自觉症状、泪膜异常以及广泛眼表上皮损害体征者。

角结膜干燥症：为由于 Sjögren 综合征引起的眼表改变，为干眼病中的一种，此类诊断应放在干眼病中。

干眼：是干眼症、干眼病及干眼综合征等一大类疾病的总称。

第一节　干眼的流行病学及危险因素

目前世界范围内干眼发病率在 5.5%～33.7% 左右，其中女性高于男性，老年人高于青年人，亚洲人高于其他人种。如在美国的调查显示，在 65～84 岁的人群中，有 14.6%，即 430 万的人口患干眼，日本为 17.0%，澳大利亚为 10.3%，中国为 21%，但基于我国的卫生条件和环境状态，其发病率在某些地区可能更高。与欧美国家及日本相比，我国的干眼流行病学资料不多，现有的流行病学研究显示，干眼在我国的发病率与亚洲其他国家类似，较美国及欧洲高，其发生率在 21%～30%。且随着地理位置由东到西，干眼的发病率具有升高的趋势。我国干眼发病率高的原因较多，可能与遗传背景、环境状态、空气污染等有关，并与老龄、女性、城市居民及屈光不正相关。

干眼的危险因素，是指增加干眼发生可能性的因素。国际干眼工作组（DEWS）2007 年工作报告将干眼的危险因素划分为基本确定因素、疑似危险因素及不明因素。其中已证实干眼确切的危险因素包括：老龄、女性、绝经、ω-3 必需脂肪酸缺乏或 ω-6/ω-3 脂肪酸摄入比例较高、屈光手术、肿瘤放射治疗和骨髓移植、丙型病毒性肝炎、维生素 A 缺乏以及某些全身或眼科局部用药。

现有研究结果提示我国的干眼危险因素主要有：老龄、女性、都市居民、高海拔、糖尿病、翼状胬肉、空气污染、眼药水滥用、使用视频终端、角膜屈光手术、过敏性眼病和全身性疾病等。

第二节　泪膜的结构及动力学

正常的眼表覆盖一层泪膜，稳定的泪膜是维持眼表健康的基础,任何原因引起眼表泪膜的异常均将引起干眼。正常眼表稳定的泪膜依赖于组成泪膜各层(从外到内分别为脂质层、水液层和黏蛋白层)的量和质的正常及泪液动力学的正常。简单来说,泪液动力学包括以下四个过程:

1. 泪液的生成 泪膜的成分由睑板腺分泌的脂质、泪腺及副泪腺分泌的水样液和眼表上皮细胞(包括杯状细胞及非杯状细胞)分泌的黏蛋白所构成。泪液组成任一成分(主要为水样液)的不足将导致泪液缺乏型干眼,而生成泪液的质的异常也导致泪膜不稳定,引起干眼。

2. 泪液的分布 泪液通过瞬目动作被均匀地涂布至整个眼表,而瞬目动作依赖于完整的神经反射弧,包括正常的角膜知觉、眼睑解剖结构和第 V、Ⅶ 脑神经的支配。只有正常的瞬目动作和神经反射才能完成泪液在眼表的正常分布。

3. 泪液的蒸发 部分泪液从眼表蒸发,脂质层在调节泪液正常的蒸发过程中具有重要作用,脂质层质或量的异常可引起蒸发过强型干眼。

4. 泪液的清除 大部分泪液最终通过泪小点引流,经由泪道系统排入鼻腔。泪液动力学异常包括瞬目异常、泪液排出延缓及结膜松弛等导致泪液清除障碍,可引起泪液动力学异常型干眼。

泪液动力学的过程决定了形成稳定的泪膜需要泪器、眼表上皮及眼睑的结构及功能正常,同时由于泪液生成、分布及排出均是在神经系统的支配下完成的,因此神经系统的解剖及功能正常也是维持眼表泪液正常功能的基础。以上四个环节是维持眼表正常泪膜的基础,其中任何环节发生异常均可导致患者眼表的改变,从而引起干眼。

第三节 干眼的发病机制与分类

干眼发生机制是非常复杂的,目前认为,干眼发病的核心机制为泪液渗透压增高以及泪膜稳定性下降。正常情况下,角膜、结膜、主副泪腺、睑板腺以及它们之间的神经连接组成了泪液功能单位,共同发挥着调控泪膜的作用。各种原因导致的泪液分泌量减少或泪液蒸发过强,均可导致泪液渗透压升高,而泪液渗透压升高可刺激眼表上皮细胞炎症反应,包括 MAPK 途径及 NF-κB 途径,产生相关的炎症细胞和炎症因子并释放至泪液中,持续损伤角结膜上皮细胞及结膜杯状细胞,造成黏蛋白表达障碍,导致泪膜稳定性下降。这种不稳定性进一步加重泪液渗透压升高,成为恶性循环,不断促进干眼病情发展。各型干眼引

起眼表共同的病理生理改变为眼表上皮细胞的非感染性炎症反应。眼表炎症反应与干眼患者症状的严重程度呈正相关。这种基于免疫功能紊乱的炎性反应为非感染性的,由细胞因子介导,发生原因可能与性激素水平降低、淋巴细胞凋亡减少及眼表轻微摩擦所致的慢性损伤愈合反应有关。引起干眼的诱因在尚未引起眼表炎症改变时祛除,则泪膜可以恢复正常,阻止干眼进展;如果这些因素不能消失,则可进一步引起眼表的病理改变,比如眼表或泪腺的炎症,上皮细胞的凋亡,相关神经调节的异常等。这些病理改变反过来也能诱导或加重干眼。抗炎和免疫抑制治疗适用于已经发现有眼表炎症的干眼患者。常用药物为肾上腺皮质激素、非甾体类抗炎药及免疫抑制剂。可根据不同的干眼类型和疾病发展情况单独或者联合使用。

国际上尚无统一的干眼分类标准,目前存在多种分类方法。2005 年欧洲眼科学会基于干眼发病机制、疾病严重程度及靶向腺体和组织提出了干眼的三重分类标准,Delphi 共识小组提出了基于干眼严重程度的分级标准。2007 年国际干眼工作组(DEWS)将干眼分为水液缺乏型和蒸发过强型干眼,前者主要指泪液生成不足,包括 Sjögren 综合征与非 Sjögren 综合征;后者除了包括脂质层异常(如睑板腺功能障碍,meibomian gland dysfunction, MGD)外,也包括瞬目不全引起的泪液蒸发增加等情况,又分为内源性和外源性。2004 年我国学者根据维持稳定泪膜的要素提出将干眼划分为五大类。这些分类方法各有优点,但又不甚完善。干眼发病机制的复杂性是目前分类尚不完善的重要原因。目前我国临床常用的仍为干眼的五型分类方法,基于 Delphi 小组报告的干眼的严重程度分类标准在临床诊疗也有应用。

1. 干眼的分类

(1)水液缺乏型干眼(aqueous tear deficiency, ATD):水液性泪液生成不足和(或)质的异常而引起,如 Sjögren 综合征和许多全身性因素引起的干眼;

(2)蒸发过强型干眼:由于脂质层质或量的异常而引起,如睑板腺功能障碍、睑缘炎、视屏终端综合征、眼睑缺损或异常引起蒸发增加等;

(3)黏蛋白缺乏型干眼:为眼表上皮细胞受损而引起,包括眼表的药物毒性、化学伤、热烧伤及角膜缘功能障碍等;

(4)泪液动力学异常型干眼:由泪液的动力学异常引起,包括瞬目异常、泪液排出延缓、结膜松弛引起的眼表炎症而导致的动力学异常等;

(5)混合型干眼:是临床上最常见的干眼类型,为以上两种或两种以上原因所引起的干眼。

混合型干眼是临床上的主要类型，即使患者是由单一因素引起的单一类型干眼，如治疗不及时或治疗效果不佳也将最后发展为混合型干眼。

2. 干眼严重程度分类标准

轻度：轻度主观症状而无裂隙灯下可见的眼表损害体征；

中度：中重度主观症状同时有裂隙灯下的眼表损害体征，但经过治疗后体征可消失；

重度：中重度主观症状及裂隙灯下的眼表损害体征，治疗后体征不能完全消失。

第四节 干眼的临床表现

1. 病史询问 应询问患者的全身与眼部疾病史、手术史、全身及眼部药物治疗史、角膜接触镜佩戴情况和患者的生活工作情况、加重诱因等，对于干眼的诊断有极大的帮助。对于较严重的干眼询问口干、关节痛可提示 SS 的可能性。

2. 症状询问 干眼常见症状有眼部干涩感、烧灼感、异物感、针刺感、眼痒、畏光、眼红、视物模糊、视力波动等。需要询问患者有何种症状及症状的严重程度、症状出现的时间及持续时间，还要同时询问起病过程、症状发生或加重的诱因和缓解条件以及全身与局部伴随症状等。此外，Toda 等的调查发现 71.3% 的干眼患者有视疲劳的症状，提示视疲劳也是干眼常见的症状之一。客观检查的阳性率则明显低于干眼症状的发生率，如在美国上述调查中仅有 2.2% 既有症状同时 ST（Schirmer test）低下（≤5mm/5min），2.0% 既有症状同时眼表虎红染色评分高（≥5）。因此，为了减少干眼的漏诊，应重视症状的询问。

3. 临床检查

（1）裂隙灯检查：常规的裂隙灯检查可发现引起干眼的原因，如上方角膜缘部角结膜炎、角膜缘炎、角膜缘处手术瘢痕等。对重度及一些中度的干眼可立即诊断。裂隙灯检查的主要内容包括：①泪河线宽度：在睑缘与眼表交界处的泪液高度，正常≥0.3mm，此指标可以在临床较快帮助诊断干眼，但必须具备较多的临床经验；②角膜改变：角化、水疱、变性、溃疡、白斑、血管翳等，要特别注意角膜缘的改变，如角膜缘处是否有新生血管等；③角膜表面及下穹隆部的碎屑；④睑球粘连；⑤结膜：充血、乳头增生，是否存在结膜囊结膜皱褶，结膜皱褶者在瞬目时，结膜之间发生摩擦产生眼表炎症；⑥眼睑检查，十分强调对睑缘的检查，这样可以发现睑板腺功能异常者（MGD），临床调查显示，MGD 是干眼的最主要原因，也是临床最常

见的疾病。因而在临床检查应十分重视对患者睑缘的检查，注意患者是否有：睑缘充血、不规整、增厚、变钝、外翻，腺口为黄色黏稠分泌物阻塞，模糊不清等。压迫腺体可发现无脂质分泌物排出，或者排出过量的形态异常的脂质。同时还应注意睑板腺内的脂质是否正常，如脂质分泌不足，将导致脂质缺乏性干眼。

（2）泪河高度：泪河高度是初步判断泪液分泌量的指标。在角膜荧光素染色后，裂隙灯下投射在角结膜表面的光带和下睑睑缘光带的交界处的泪液液平。正常泪河切面为凸形，高度为 0.3～0.5mm。

（3）泪膜破裂时间（tear breakup time，BUT）：反映泪膜的稳定性。下睑结膜滴入 5～10μl 荧光素钠或使用商品化荧光素试纸条，嘱患者眨眼 3～4 次，自最后 1 次瞬目后睁眼至角膜出现第 1 个黑斑的时间计算，一般认为正常 BUT > 10 秒；非侵犯性泪膜破裂时间（non-invasive tear break-up time，NIBUT）则是应用泪膜镜直接观察泪膜的破裂时间。

（4）眼表活体细胞染色：

1）荧光素染色（Fluorescein Staining Test，FL）：观察患者角膜上皮是否染色，染色阳性提示角膜上皮细胞的完整性破坏。下睑结膜滴入 5～10μl 1%～2% 荧光素钠或使用商品化荧光素试纸条，钴蓝滤光片下观察。荧光素染色评分采用 12 分法：将角膜分为 4 个象限，每个象限为 0～3 分；无染色或染色≤1 个点为 0 分，1～30 个点状着色为 1 分，>30 个点状着色但染色未融合为 2 分，3 分为角膜点状着色融合、出现丝状物及溃疡等；

2）虎红染色（Rose Bengal Staining Test，RB）：染色阳性反映死亡或退化的角结膜上皮细胞，或没有被正常黏蛋白层覆盖的健康上皮细胞。使用方法同荧光素试纸条。虎红染色评分采用 9 分法：将眼表分为鼻侧睑裂部球结膜、颞侧睑裂部球结膜及角膜 3 个区域，每一区域的染色程度分 0～3 级，0 分为无染色或染色≤1 个点，1 分 100 个点以下，2 分介于 1 分与 3 分之间，3 分为出现片状染色；

3）丽丝胺绿染色（Lissamine Green Staining Test）：染色阳性同虎红染色，染色评分与虎红染色相同。

（5）泪液分泌试验（Schirmer's Test）：分为反映基础泪液分泌的 Schirmer Ⅰ 和反映反射性泪液分泌的 Schirmer Ⅱ 试验。由于试纸可以破坏泪膜的稳定性，故应在 BUT 及眼表活体染色之后进行。检查方法为：取一 5mm×35mm 的滤纸（Whatman 41 号滤纸），一端反折 5mm，试纸应置入被测眼下结膜囊的中外 1/3 交界处，另一端自然下垂，嘱患者向下看或轻轻闭眼，5 分钟后取出滤纸，测量湿长，此为 Schirmer Ⅰ 试验。当

不使用表面麻醉时进行 Schirmer Ⅰ试验检测的是主泪腺的分泌功能，使用表面麻醉时检测的是副泪腺的分泌功能。Schirmer Ⅱ试验用棉棒刺激鼻黏膜检查泪液的反射性分泌情况，检查方法为：先行 Schirmer Ⅰ试验，再用一棉棒（长 8mm，顶端宽 3.5mm）沿鼻腔颞侧壁平行向上轻轻插入鼻腔，刺激鼻黏膜，然后放置滤纸（方法同 SⅠt 试验），5 分钟后取出滤纸记录湿长。Schirmer 试验应在安静和暗光环境下进行以避免对结果造成影响。正常 >10mm/5min。

4．辅助检查 包括泪膜镜、角膜地形图检查、共焦显微镜检查、泪液乳铁蛋白含量测定、泪液渗透压测定、印迹细胞学检查、泪液清除率试验、泪液蕨样变试验及血清学检查等。

（1）泪膜镜（Tearscope）或泪膜干涉成像仪（tear film interferometry）：利用干涉测定法应用于泪膜检测，观察泪膜干涉图像，可对连续眨眼过程中泪膜厚度、泪膜分布情况进行动态记录，并对泪膜的稳定性进行分级评价，还可了解泪膜的脂质层分布；

（2）角膜地形图检查：了解泪膜分布的规则性。干眼患者角膜地形图角膜表面规则性指数（surface regularity index，SRI）和表面不对称指数（surface asymmetrical index，SAI）增高。泪膜像差分析可帮助分析泪膜动力学特性和解释泪膜稳定性与像差及视觉质量的关系；

（3）共焦显微镜检查：利用无创和高分辨率的特点可对干眼患者的角结膜组织在细胞水平进行活体形态学的观察和研究，连续观察包括角结膜上皮、基质层和内皮层等，揭示干眼的病理变化，对于干眼有一定诊断意义；

（4）泪液乳铁蛋白含量测定：泪液中乳铁蛋白值随病程进展而持续下降，可反映泪液分泌功能，69 岁以下者 <1.04mg/ml，70 岁以上者 <0.85mg/ml 提示有干眼的可能；

（5）泪液渗透压测定：利用渗透压测量仪可检测泪液的渗透压，渗透压≥320mOsm/L 提示有干眼的可能；

（6）印迹细胞学检查：干眼患者可出现眼表损害的征象，如结膜杯状细胞密度降低，核浆比增大，鳞状上皮化生，角膜上皮结膜化等；

（7）其他：包括泪液清除率试验，泪液蕨样变（羊齿状物）试验，泪腺或口唇黏膜活检，泪液溶菌酶测定、泪液蕨类试验、睑板腺成像检查，血清学检查等。

第五节 干眼的诊断

1．干眼诊断标准 干眼的诊断目前尚无统一的标准，且各个地区及国家的诊断标准不同。一般来说，

干眼的诊断主要根据以下四个方面：①症状；②泪膜不稳定；③眼表损害；④泪液的渗透压增加。在临床工作中综合这四个方面基本可以对绝大多数患者做出诊断。症状是诊断干眼所必须的，也是最重要的指标之一。泪膜稳定的指标主要为 BUT，还有泪膜镜检查、干眼检查仪及角膜地形图等，最简单及常用者为 BUT。眼表损害的检查指标为眼表染色。Schirmer 试验主要检查泪液分泌的量。各个检查指标的正常值在各个国家及地区有所不同，以下为一些国家及地区这些检查指标的诊断标准值（表4-2），可提供临床参考。

表 4-2 各个国家及地区干眼检查指标的诊断标准值

地区及国家	SⅠt(mm)	BUT(s)	虎红染色	荧光素染色	棉丝试验(mm)
哥本哈根	≤10	≤10	≥4	–	–
希腊及欧洲	≤5	–	≥4	–	–
加利福尼亚	<9	–	≥4	≥1	–
日本	≤5	≤5	≥3	≥1	≤10

注：表中"–"示无数据

一些国家也制定了干眼的诊断标准，如美国及日本，日本在种族上与我国较接近，它的诊断标准也可供我国参考（表 4-3）。我国刘祖国在 2008 年提出的干眼诊断标准为：①主观症状（必须）：有干燥感、异物感、疲劳感、不适感之一或以上。②泪膜不稳定（必须）：通过检测泪膜破裂时间确定。③泪液分泌减少：通过检测泪河高度、Schirmer 试验确定。④眼表损害（加强诊断）：通过荧光素染色、虎红染色、丽丝胺绿染色确定。⑤泪液渗透压增加或乳铁蛋白减少（加强诊断）。在上述几项中，排除其他原因后有 1+2（≤5 秒）或 1+2（≤10 秒）+3 或 4 可作出干眼的诊断，如有 4 及 5 则加强诊断。目前此标准已在我国被广泛应用，在新的标准出来以前，我国可参考此诊断标准。

表 4-3 日本干眼诊断标准

日本干眼诊断标准（同时具备以下三项阳性）
（1）慢性症状（有 1 项以上阳性）：①视疲劳；②分泌物；③异物感；④眼皮重；⑤干涩；⑥不适；⑦疼痛；⑧流泪；⑨视物模糊；⑩痒；⑪畏光；⑫眼红。
（2）活体染色 rb 染色评分≥3 或荧光素染色评分≥1。
（3）泪液功能试验 BUT≤5s；表面麻醉 SⅠt≤5mm；棉丝试验≤10mm 或泪液稀释试验≤×4。

2．特殊类型干眼的诊断
（1）Sjögren 综合征的诊断：参考 2011 年我国干燥综合征诊断和治疗指南和 2002 年美欧共识小组提出的欧洲标准修订版（表4-4，表4-5）。

表 4-4　干燥综合征分类标准的项目

Ⅰ. 口腔症状：3 项中有 1 项或 1 项以上
1. 每日感口干持续 3 个月以上；
2. 成年后腮腺反复或持续肿大；
3. 吞咽干性食物时需用水帮助。

Ⅱ. 眼部症状：3 项中有 1 项或 1 项以上
1. 每日感到不能忍受的眼干持续 3 个月以上；
2. 有反复的砂子进眼或砂磨感觉；
3. 每日需用人工泪液 3 次或 3 次以上。

Ⅲ. 眼部体征：下述检查任 1 项或 1 项以上阳性
1. Schirmer Ⅰ 试验（+）（≤5mm/min）；
2. 角膜染色（+）（≥4 分，van Bijsterveld 计分法）

Ⅳ. 组织学检查：
下唇腺病理活检示淋巴细胞灶 >1（指 4mm² 组织内至少有 50 个淋巴细胞聚积唇腺间质者为 1 个灶）

Ⅴ. 涎腺受损：下述检查任 1 项或 1 项以上阳性：
1. 唾液流率（+）（≤1.5ml/15min）；
2. 腮腺造影（+）；
3. 涎腺同位素检查（+）

Ⅵ. 自身抗体：
抗 SSA 或抗 SSB（+）（双扩散法）

表 4-5　干燥综合征分类标准项目的具体分类和诊断

原发性 Sjögren 综合征：无任何潜在的疾病下，符合有下述任一条即可诊断
a. 符合表 4-4 中 4 条或 4 条以上，但必须含有条目Ⅳ（组织学检查）和（或）条目Ⅵ（自身抗体）；
b. 条目Ⅲ、Ⅳ、Ⅴ、Ⅵ 4 条中任 3 条阳性。

继发性干燥综合征：患者有潜在的疾病（如任一结缔组织病），而符合表 4-4 中的Ⅰ和Ⅱ中任 1 条，同时符合条目Ⅲ、Ⅳ、Ⅴ中任 2 条。

必须除外：颈头面部放疗史，丙肝病毒感染，AIDS，淋巴瘤，结节病，GVH 病，抗乙酰胆碱药的应用（如阿托品、莨菪碱、溴丙胺太林、颠茄等）。

（2）睑板腺功能障碍的诊断（参见本章第七节）

3. 干眼的诊断步骤　干眼的完整诊断应包括以下内容：①是否干眼；②干眼的类型；③干眼的程度；④干眼的病因；⑤并发症的诊断。

临床上对主诉有干眼症状的患者可按照以下步骤进行诊断：第一步行 BUT 检查：BUT 正常，则排除与泪膜相关的疾病；BUT 缩短，则考虑为泪膜不稳定，即可考虑干眼。对泪膜不稳定的患者进行第二步检查：水液性泪液的生成及泪液分泌检查包括泪河线高度、Schirmer 试验、棉丝试验、荧光素清除试验、泪液功能指数及荧光素分光光度计检测。如上述检查结果证实泪液减少，即为水液性泪液不足。第三步检查：Schirmer Ⅱ 试验、血清自身抗体检查、虎红染色（>3 分

为阳性）及睑裂暴露区荧光素染色（中至重度染色为阳性），如上述检查阳性，则为 SS；如阴性，则为非水液性泪液不足 SS。如水液性泪液生成及泪液分布的检查结果正常，则行睑板腺功能的检查，如发现腺体开口变形、阻塞，压迫睑板腺后无脂质分泌物排出或较多异常分泌物排出，则为睑板腺功能障碍，可初步诊断其为脂质性泪液不足或蒸发过强型干眼。结合裂隙灯检查可诊断泪液动力学异常型以及混合型干眼。还可对患者进行印迹细胞学、干眼仪及角膜地形图等检查（图 4-17、图 4-18）。

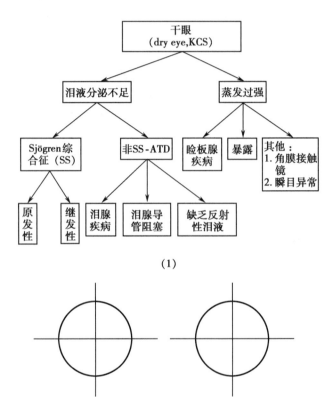

（1）

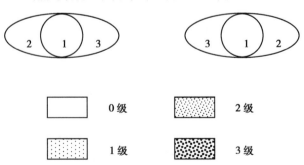

角膜荧光素染色评分标准：

角膜被分为 4 个象限，每一象限 0~3 级，共 0~12 分

□ 0 级　　▨ 2 级
▨ 1 级　　▨ 3 级

眼表面虎红染色评分标准：

眼表面分为 3 个部分，每一部分 0~3 分，共 0~9 分

（2）

图 4-17　干眼的分类及评分标准

（1）干眼的分类　（2）眼表虎红染色评分标准

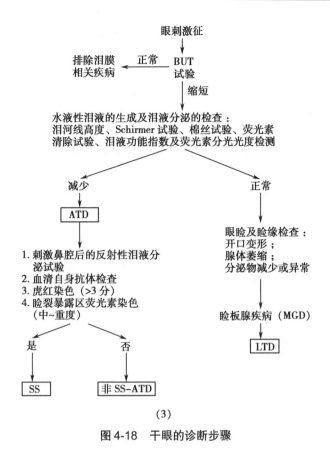

（3）

图 4-18 干眼的诊断步骤

第六节 干眼的治疗

一、治 疗 目 标

干眼治疗的总目标为缓解眼不适症状和保护患者的视功能。轻度干眼患者主要是缓解眼部症状，而严重干眼患者则主要是保护患者的视功能。

二、治 疗 方 法

1. 祛除病因，治疗原发病 引起干眼的病因十分复杂，如全身性疾病、药物、环境污染、眼局部的炎症、眼睑位置异常及年龄等，可由单一原因或者多种原因引起。寻找原因，针对病因进行治疗是提高干眼治疗效果的关键。如由全身性疾病引起者，应同相应专科共同对原发病进行治疗；与生活和工作环境有关，如长期在空调环境内工作、经常使用电脑或夜间驾车等，应积极改善工作和生活环境；应及时停用长期全身应用的可引起干眼的药物如镇静剂、解痉药、减充血剂等；由眼部化妆品引起者，则应停止在睑缘附近使用化妆品。

2. 非药物治疗

（1）患者指导：介绍本病的基本医药常识及如何用药，告知治疗的目标，讲解如何正确使用眼药水和眼膏，对严重患者告知干眼的自然病程和慢性经过；

（2）湿房镜及硅胶眼罩：通过提供密闭环境，减少眼表的空气流动及泪液的蒸发，达到保存泪液的目的；湿房镜适用于各种类型干眼，硅胶眼罩适用于有角膜暴露的干眼患者；

（3）治疗性隐形眼镜：适用于干眼伴角膜损伤者，尤其是角膜表面有丝状物时。使用时需要保持接触镜的湿润状态；

（4）泪道栓塞：对于单纯使用人工泪液难以缓解症状或者使用次数过频（每天 4 次以上）的干眼患者可考虑泪道栓塞，其通过阻塞泪道保存自身泪液，延长泪液在眼表停留的时间。对轻、中度干眼患者疗效较好，对重症患者搭配其他治疗药物也有一定改善。应先应用临时性泪小管栓子再使用永久性栓子。如有眼表炎症，泪道栓塞治疗应在炎症控制后再进行；

（5）物理疗法：对于睑板腺功能障碍患者应进行眼睑清洁、热敷及睑板腺按摩；

（6）心理干预：对出现心理问题的干眼患者进行积极沟通疏导，必要时与心理专科协助进行心理干预治疗。

3. 药物治疗

（1）人工泪液：人工泪液为治疗干眼的一线用药，润滑眼表是人工泪液的最主要功能，同时它可以补充缺少的泪液，稀释眼表的可溶性炎症介质，降低泪液渗透压并减少高渗透压引起的眼表反应，一些人工泪液中含有的特殊添加成分可有其相应疗效。对于干眼的疑似病例，可以试验性应用以辅助诊断。

人工泪液的种类：目前可供我国临床医师选择的人工泪液有近二十种，有效成分包括右旋糖酐、聚乙二醇、羧甲基纤维素钠、维生素 A 棕榈酸酯、卡波姆山梨酸、透明质酸钠、聚乙烯醇等。大多数产品的主要成分是各类润滑剂。在选择人工泪液时应考虑的主要因素主要包括：①黏稠度：较高的黏稠度有利于延长泪液在眼表的停留时间并保护眼表，且增加使用时的舒适度；②电解质和渗透压：人工泪液一般为低渗或等渗溶液，离子成分较均衡，近似正常泪液；③防腐剂：常用的防腐剂包括苯扎氯铵、氧化剂类防腐剂及新型的低毒或无毒的防腐剂等。

人工泪液的选择：临床医师应根据干眼患者的类型、程度及经济条件等特点进行个体化选择。轻症干眼宜选择黏稠度低的人工泪液（如透明质酸、聚丙烯酸、丙二醇类和硫酸软骨素等）；对中重度干眼，伴蒸发过强者宜选择黏稠度高的润滑剂成分（如卡波姆或甲基纤维素类）；对于眼表炎症较重、泪液动力学异常或脂质层异常患者优先选用不含防腐剂的人工泪液；

此外有些人工泪液中的某些特殊成分能促进角膜上皮修复，或可逆转上皮细胞的鳞状化生，在选择时应综合考虑；含防腐剂的人工泪液每日应用不应多于4至6次，若需长期或高频率使用时，首选不含防腐剂或防腐剂毒性较少的人工泪液。

（2）润滑膏剂（眼用凝胶、膏剂）：在眼表保持时间较长，但可使视力模糊，主要应用于重度干眼患者或在夜间应用。

（3）局部抗炎及免疫抑制剂：干眼对眼表的共同影响是引起眼表上皮细胞的非感染性炎症反应。眼表炎症反应与干眼患者症状的严重程度呈正相关。这种基于免疫功能紊乱的炎性反应为非感染性的，由细胞因子介导，发生原因可能与性激素水平降低、淋巴细胞凋亡减少及眼表轻微摩擦所致的损伤愈合反应有关。抗炎和免疫抑制治疗适用于有眼表炎性反应的干眼患者。常用药物为肾上腺皮质激素、非甾体类抗炎药及免疫抑制剂。可根据不同的干眼类型和疾病发展情况单独或者联合使用。

肾上腺皮质激素：抑制眼表免疫有关的炎症反应，缓解眼部刺激症状。用于中重度干眼伴有眼部炎症的患者。使用原则为低剂量、短时间，一旦炎症控制即停止使用，可间断使用，但应注意肾上腺皮质激素并发症。常用0.1%甲基泼尼松龙和可的松滴眼液，重症者可用0.5%浓度，点用次数及用药时间视干眼眼表炎症的严重程度，每天1～4次，炎症减轻应及时减少用药次数及时间。

环孢素A（Cyclosporine A，CsA）：其作用机制为抑制泪腺腺泡细胞和结膜杯状细胞的凋亡，促进淋巴细胞凋亡，抑制眼表炎性反应。用于中重度干眼伴有眼部炎症的患者。常用浓度为0.05%和0.1%。

FK506：抑制眼表炎症的机制与环孢素A基本相同，但其抑制作用更强，副作用较小，适用于CsA治疗无效的严重干眼患者。

非甾体类抗炎药：是除肾上腺皮质激素、免疫抑制剂以外，广泛应用于眼部的抗炎药物之一，通过抑制环氧化酶，减少前列腺素的合成而抑制炎症。是治疗轻中度干眼的有效抗炎药。适应证同肾上腺皮质激素，可用于肾上腺皮质激素并发症高危干眼患者。常用0.1%米索前列醇双氯芬酸、普拉洛芬滴眼液，每天1～4次。

（4）自体血清：用于重度干眼合并角膜并发症及常规人工泪液无效的重症干眼患者。可以改善Sjögren综合征患者的眼部刺激症状和角结膜染色。

（5）其他：包括雄激素、促泪液分泌药物可用于SS的治疗，但由于疗效不确定且副作用多，在临床上

未广泛应用；重组人表皮生长因子（rhEGF）和维生素A棕榈酸酯等可促进干眼患者眼表上皮细胞修复，四环素或多西环素等用于有感染的MGD患者。

4. 手术治疗　对于泪液分泌明显减少，常规治疗方法效果不佳且有可能导致视力严重受损的严重干眼患者可以考虑手术治疗。但应由有经验的眼表医师施行。包括睑缘缝合术、颌下腺及唇腺移植术等。20世纪50年代Filatov提出移植腮腺管至结膜囊内治疗干眼，但由于腮腺分泌液的成分与泪液相差较大，目前基本已很少开展。近年的研究表明，颌下腺成分更接近生理泪液，且含表皮生长因子，亦无进餐时溢泪现象，因而对重症干眼病患者可进行自体游离颌下腺移植。Geerling对移植2年后的病例进行研究，发现自体游离颌下腺移植的远期效果十分理想。Wenkel对严重眼表疾病（化学伤、热烧伤或全身黏膜性疾病）所导致的严重黏蛋白缺乏患者实施自体鼻黏膜移植，术后的跟踪观察发现，10年后眼表仍存在功能性杯状细胞。此外有学者尝试母体结膜移植治疗较严重的结膜干燥症，有一定疗效。

三、不同类型干眼的治疗方案

临床诊断明确的不同类型干眼可按下述方案进行治疗，应当注意单一类型的干眼如未得到及时有效的治疗，均可能发展为混合型干眼。各类型干眼又可分为轻、中、重度，按照干眼严重程度分级进行治疗。

1. 水液缺乏型干眼：

（1）补充人工泪液：根据患者的需要选择人工泪液；

（2）泪道栓塞：对于需要长期滴人工泪液且每天滴用次数较多（4次以上）的患者应选择泪道栓塞治疗；

（3）抗炎药及免疫抑制剂：对于有眼表炎症患者应根据眼表炎症的严重程度应用抗炎药或免疫抑制剂，一旦炎症控制后应及时停用；

（4）刺激泪液分泌：对于局部人工泪液及泪道栓塞治疗效果不佳的患者可使用刺激泪液分泌的药物；

（5）自体血清的应用：对于常规药物治疗无效而角膜上皮愈合不佳的患者应选用自体血清治疗；

（6）相关全身疾病的治疗：如患者同时伴有全身性疾病，应根据患者全身性疾病与相应的专科联合治疗；

（7）手术治疗：对于保守治疗无效的严重ATD患者可行睑缘缝合或颌下腺移植治疗。

2. 蒸发过强型干眼

（1）物理治疗：包括热敷、按摩和清洁。可采用毛巾热敷眼睑或特殊的红外线进行照射，然后进行眼睑按摩，促进腺体内分泌物的排出。物理治疗早晚各一次，疗程三个月，同时应配合全身及局部的药物治疗；

对于炎症严重患者应在医院内进行睑板腺按摩治疗。

（2）口服抗生素：四环素 250mg 口服，1 天 4 次；或多西环素 50mg 口服，1 天 2 次。连续服用数周到数月；

（3）局部药物的应用：包括抗生素、抗炎药、人工泪液及治疗脂溢性皮炎的药物；

（4）脂质替代治疗：应用含脂类的人工泪液；

（5）减少蒸发：佩戴湿房镜或干眼眼镜可降低蒸发率。

3. 黏蛋白缺乏型干眼

（1）人工泪液：无防腐剂或防腐剂毒性低的人工泪液；

（2）泪道栓塞治疗；

（3）促进黏蛋白分泌及杯状细胞生长药物；

（4）抗炎及免疫抑制剂；

（5）手术治疗：严重者则需要用手术方法恢复眼表的正常解剖结构和功能，手术包括角膜缘干细胞移植，羊膜移植及眼表重建等。

4. 泪液动力学异常型干眼

（1）人工泪液：无防腐剂或防腐剂毒性低的人工泪液；

（2）抗炎药及免疫抑制剂：一旦炎症控制后应及时停用；

（3）治疗性角膜接触镜；

（4）手术治疗：药物治疗无效可手术。

5. 混合型干眼

（1）补充人工泪液；

（2）泪道栓塞：对于需要长期滴人工泪液且每天滴用次数较多（4 次以上）的患者应选择泪道栓塞治疗；

（3）抗炎药及免疫抑制剂：一旦炎症控制后应及时停用；

（4）刺激泪液分泌；

（5）自体血清的应用；

（6）相关全身疾病的治疗；

（7）手术治疗：对严重 ATD 患者可行睑缘缝合或颌下腺移植。

6. 与 Sjögren 综合征相关疾病的治疗　Sjögren 综合征常伴有一些自身免疫性疾病，如发现患者有相关症状应建议患者联合内外科或皮肤科等进行治疗。与 Sjögren 综合征相关的自身免疫性疾病包括：类风湿性关节炎、系统性红斑狼疮、硬皮病、多发性肌炎、多发性结节性动脉炎、甲状腺炎、慢性肝胆管硬化、血小板减少性紫癜、高丙种球蛋白血症、巨球蛋白血症、雷诺氏现象、进行性系统性硬化、皮肌炎、间质性肾炎等。

四、不同类型及不同严重程度干眼的治疗建议（表 4-6～表 4-8）

表 4-6　不同类型干眼的治疗建议

水液缺乏型干眼
　补充人工泪液
　泪道栓塞或湿房镜
　局部非甾体类抗炎药或肾上腺皮质激素或免疫抑制剂
　刺激泪液分泌药物
　自体血清的应用
　相关全身性疾病的治疗
　手术治疗

蒸发过强型干眼
　眼睑物理治疗
　湿房镜
　局部抗生素 / 肾上腺皮质激素眼液及眼膏
　局部人工泪液及治疗脂溢性皮炎的药物
　口服多西环素或四环素

黏蛋白缺乏型干眼
　不含防腐剂或防腐剂毒性较少的人工泪液
　泪道栓塞
　促进黏蛋白分泌及杯状细胞生长药物
　局部非甾体类抗炎药或肾上腺皮质激素或免疫抑制剂
　手术治疗

泪液动力学异常型干眼
　不含防腐剂或防腐剂毒性较少的人工泪液
　局部非甾体类抗炎药或肾上腺皮质激素或免疫抑制剂
　治疗性角膜接触镜
　手术治疗

混合型干眼
　人工泪液
　湿房镜或泪道栓塞
　局部非甾体类抗炎药或肾上腺皮质激素或免疫抑制剂
　刺激泪液分泌药物
　自体血清
　相关全身性疾病的治疗
　手术治疗

表 4-7　Sjögren 综合征的治疗建议

本病目前没有根治的办法，治疗目标为改善症状、控制和延缓因免疫反应而引起的组织器官损害的进展以及继发性感染。

1. 减轻口干：停止吸烟、饮酒及避免服用引起口干的药物如阿托品等。有报道服用副交感乙酰胆碱刺激剂来促进唾液腺分泌，有一定疗效但不良反应也较多；

2. 干燥性角膜炎：可予人工泪液滴眼，局部抗炎及自体血清治疗；

3. 肌肉关节痛：非甾体类抗炎药；

4. 低血钾症：口服钾盐片；

5. 系统损害：应根据受损器官及严重程度进行治疗，可使用肾上腺皮质激素及免疫抑制剂等。

表 4-8　不同严重程度干眼的治疗建议

轻度干眼：
　　教育及环境饮食改善
　　减少或停用有不良作用的全身或局部药物
　　眼睑物理治疗
　　人工泪液
中度干眼：
　　在轻度干眼的基础上增加：
　　　　湿房镜
　　　　局部抗炎治疗
　　　　泪道栓塞治疗
重度干眼：
　　在中度干眼的基础上增加：
　　　　全身性抗炎药
　　　　口服刺激泪液分泌药物
　　　　自体血清
　　　　治疗性角膜接触镜
　　　　永久性泪道栓塞
　　　　手术（睑缘缝合术、眼睑手术、颌下腺移植手术等）

第七节　睑板腺功能障碍

睑板腺功能障碍（meibomian gland dysfunction，MGD）是一组慢性、弥散性的睑板腺异常，常见有末端导管阻塞，脂质的质或数量改变等，最终引起泪膜稳定性改变，导致眼部炎症、眼表细胞损伤及刺激不适感。

一、睑板腺的解剖及功能

睑板腺是一组具有皮脂腺性质而又缺少毛发的腺体，上睑约 30 个，下睑约 25 个，腺体间相互平行，由穹隆部走行至睑缘，单一睑板腺具有三个主要结构：腺泡、连接导管以及中央导管。睑板腺腺泡壁上的基底细胞不断的分裂增殖，并最终成熟破裂，以全分泌的方式形成脂质，储存于中央导管中。并由腺体周围肌群在眨眼过程中的协同作用，使脂质由中央导管分泌至睑缘处，并随眨眼过程涂布于眼表泪液中。脂质成分丰富，其中以胆固醇和蜡质居多，混合于泪液中的脂质通常位于最外层，形成一层薄薄的脂质层，一方面能够形成清晰的屈光平面，另一方面能够降低泪液的蒸发速率，保持眼表湿润，以维持眼表各个组织的正常生理功能。

二、睑板腺功能障碍的分类及临床表现

目前临床上对 MGD 的分类尚未统一，国际上按照脂质动力学将 MGD 分为低动力型和高动力型，前者包括睑板腺分泌能力下降（如睑板腺萎缩，睑板腺

数量下降等）、睑板腺开口阻塞（如沙眼、瘢痕性类天疱疮等引起的睑缘瘢痕化），后者则由脂溢性皮炎、酒渣鼻等疾病引起。我国则有学者按照睑缘部是否有炎症，将 MGD 分为炎症型 MGD 及非炎症型 MGD。

非炎症型 MGD 的主要表现为睑板腺腺泡数量减少、导管增粗、睑缘开口瘢痕化或消失不见，脂质缺乏会加速泪液蒸发速率，降低泪河高度，使眼表趋于干燥状态；泪膜层由于缺乏脂质而稳定性下降，最终导致患者不适，损伤眼表上皮细胞及杯状细胞。

炎症型 MGD 的主要表现为睑缘处的炎症及睑板腺的炎症，前者又称为睑缘炎，在睑缘处可见充血、水肿，以及慢性炎症刺激导致的新生血管，根据致病菌及临床表现不同可分为"鳞屑性"、"溃疡性"及"眦部"睑缘炎。鳞屑性睑缘炎患者的脂质被"卵圆皮屑芽孢菌"分解为有刺激性的脂肪酸，造成患者屈光不正、视力波动及眼部刺激症状。变质的脂质在干燥后容易形成鳞屑和皮痂附着于睑缘及睫毛；溃疡性睑缘炎为金黄色葡萄球菌感染，引起睫毛毛囊及其附属腺体的化脓性炎症，临床症状较鳞屑性睑缘炎重，容易形成秃睫、倒睫及睑缘瘢痕；眦部睑缘炎与莫 - 阿双杆菌感染有关，多于双眼外眦部同时发病，临床表现为眦部睑缘和皮肤充血水肿伴浸渍糜烂。睑板腺的炎症多由睑板腺囊肿（霰粒肿）继发感染形成，称为睑腺炎。患者疼痛明显，眼部刺激症状重，多数炎症感染局限在睑板腺内而形成硬结，在睑结膜面形成黄色脓点，脓点破溃可引起周围组织继发感染。

三、睑板腺功能障碍的临床检查

目前临床尚无统一方法对睑板腺功能障碍进行明确诊断及严重程度的分级，而只有对其不同的临床表现分别进行检查和评估：

1. 睑板腺照相　通过睑板腺照相可以对上下睑板腺进行直观且清晰的观察，包括数量、长度、走行、充盈程度等。在 MGD 患者，可出现不同程度的腺体缺失、长度缩短、走行异常等等，在非炎症型 MGD 患者的临床评价中意义较大。

2. 睑板腺开口相对位置　睑缘皮肤与黏膜交界带称为"灰线"，能被眼表染色剂或试纸条（荧光素钠、虎红或丽丝胺绿）染色，临床根据睑板腺开口与"灰线"的位置，将其分为以下不同等级：（正常）灰线位置在所有睑板腺孔口的"结膜侧"（内侧）；（1 级）部分灰线接触睑板腺孔口；（2 级）灰线穿过孔口（线孔相串）；（3 级）灰线在所有睑板腺孔口的"皮肤侧"（外侧）。

3. 睑板腺分泌物性质　用棉签或玻璃棒平行于睑缘由轻至重进行按压，观察被挤压出脂质的性状：（正

常）脂质呈清亮透明；（1级）脂质轻度浑浊呈云雾状；（2级）；脂质浑浊、黏稠，有颗粒；（3级）脂质呈牙膏状、或挤压出现空泡。

睑板腺功能障碍（meibomian gland dysfunction，MGD）的诊断及分度（表4-9）。

表4-9 MGD的诊断及分度

诊断标准：
　1. 症状
　2. 睑缘部形态的变化
　3. 睑板腺脂质性状及排出难易度的改变
　4. 睑板腺缺失
　5. 泪膜的变化
　6. 眼表及角膜的变化

临床分型：（根据有无症状和有无伴随眼表、泪膜的改变分型）
　无症状 MGD
　有症状 MGD
　a. 伴蒸发过强性干眼
　b. 伴眼表损伤的 MGD

诊断依据：
　MGD 的诊断基础为2～4项；
　症状加上2～4项中任何一项异常可诊断为 MGD；
　如无症状，2～4项中任何一项异常，则诊断为无症状 MGD；
　MGD 诊断基础上加上5异常，诊断为 MGD 伴蒸发过强性干眼；
　MGD 诊断基础上加上6异常，诊断为 MGD 伴眼表损伤性干眼。

四、睑板腺功能障碍的治疗

对于尚不需药物及睑板腺按摩治疗的轻症 MGD 患者，可采取睑板腺热敷治疗，对睑缘等40℃、10分钟以上的热敷，可使睑缘皮肤温度持续高于脂质融点，使积存变性的脂质融化，易于排出，同时可软化睑缘皮肤、帮助睑板腺开口扩张，降低脂质排出阻力。用干净的湿热毛巾每日敷眼2～4次，长期坚持、定期随访即可有效改善脂质质量。

对脂质凝固变性严重、睑板腺开口堵塞的患者或伴有炎症的 MGD 患者，首次医院内行热敷按摩治疗十分关键：用40℃灭菌湿毛巾对上下眼睑及周围皮肤热敷15分钟。热敷后用眼表面麻醉药滴眼1次。2分钟后行睑板腺按摩，按摩下方睑板腺时，嘱患者向上注视，将无菌睑板腺按摩衬垫放入患者下方结膜囊中撑起眼睑，保护眼球壁。使用睑板腺按摩棒，平行于睑缘，自睑板腺远端处皮肤向睑板腺开口处滚动按压腺体，按摩力度以挤出睑板腺分泌物为适宜。进行上

方睑板腺按摩时嘱患者向下注视，按摩方法同上。待上下方睑板腺按摩完成后，再次清洁眼部。医院内行睑板腺热敷按摩，能够一次性排出大量堆积于睑板腺导管内的变性脂质，解除管内高压，帮助腺泡重新生成健康脂质。

对于炎症性 MGD 患者，在热敷按摩的基础上辅以抗生素及肾上腺皮质激素治疗，能够有效抑制潜伏于睑缘及眼表的常见细菌，减轻因睑缘处充血水肿导致的开口堵塞，同时由于 MGD 导致患者泪液蒸发过强，泪液稳定性下降，因此对 MGD 患者除睑板腺相应的治疗外，还应对其泪液功能及眼表组织进行评估，并加用人工泪液。普通人工泪液能够在一定程度上补充泪液、稳定泪膜、缓解 MGD 患者眼部症状，目前临床还有一类含有脂质的人工泪液，理论上更加适合 MGD 患者使用。

（刘祖国）

主要参考文献

1. 张汗承，周祖廉，赵成荣，等. 干眼病记分分级和人工泪液疗效评价的研究. 眼科研究，1994，12：25.

2. 刘祖国，罗丽辉，张振平，等. 超声乳化白内障吸出术后泪膜的变化. 中华眼科杂志，2002，38：274.

3. 张梅，陈家祺，刘祖国，等. 干眼患者115例的临床特点分析. 中华眼科杂志，2003，23：5.

4. 刘祖国. 干眼的诊断. 中华眼科杂志，2002，38：318.

5. Shein OD, Munoz B, Tielsh JM, et al. Prevalence of dry eye among the elderly. Am J Ophthalmol, 1997, 124: 723.

6. Tsubota K. Tear dynamic and dry eye. Prog Retin Eye Res, 1998, 17: 565.

7. Lemp MA, New strategies in the treatment of dry-eye states. Cornea, 1999, 18: 625.

8. Afonso AA, Monroy D, Stern ME, et al. Correlation of tear fluorescein clearance and Schirmer test scores with ocular irritation symptoms. Ophthalmology, 1999, 106: 803.

9. Yokoi N, Takehisa Y, Kinoshita S. Correlation of tear lipid layer interference patterns with the diagnosis and severity of dry eye. Am J Ophthalmol, 1996, 122: 818.

10. Liu Z, Pflugfelder SC. Corneal surface regularity and effect of artificial tears in aqueous tear deficiency. Ophthalmology, 1999, 106: 939.

11. Nguyen PH, Beuerman RW, Thompson HW, et al. Growth factor and neurotrophic factor in mRNA in human lacrimal gland. Cornea, 1997, 16: 192.

12. Shine W, McCulley JP. Keratoconjunctivitis sicca associated with meibomain secretion polar lipid abnormality. Arch

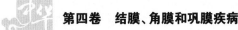

Ophthalmol，1998，116：849.

13. Tsubota K，Goto E，Fujita H，et al. Treatment of dry eye by autologous serum application in Sjogren's syndrome. Br J Ophthalmol，1999，83：390.

14. Geerling G，Sieg P，Meyer C，et al. Transplantation of autologous gland in very sever keratoconjunctivitis sicca. 2 year outcome. Ophthalmologica，1998，95：257.

15. Wenkel H，Rummelt V，Naumann GOH. Long term results after autologous nasal mucosal transplantation in sever mucus deficiency syndromes. Br J ophthalmol，2000，84：279.

16. Jumblatt JE，Jumblatt MM. Regulation of mucin secretion by P2Y2 receptors in conjunctival globlet cells. Invest Opthalmol Vis Sci，1998，38：S803.

17. Stern ME，Beuerman RW，Fox RI，et al. The pathology of dry eye: the interaction between the ocular surface and lacrimal glands. Cornea，1998，17：584.

18. Miller D，Tseng SCG. Conjunctivochalasis: literature review and possible pathophysiology. Surv Ophthalmol，1998，43：225.

结膜组织由于长期受到物理、化学因素的刺激或由于代谢异常而致组织变性或出现色素沉着，有一些不需处理，但有一些仍需进行治疗。应根据不同病因进行预防性措施以减少本病的发生或发展。

第一节 结膜变性疾病

一、睑裂斑

睑裂斑（pinguecula）通常发生于睑部之角膜两侧，呈黄白色微微隆起，无固定形状，四周有小血管分支包围，一般鼻侧较为明显，结膜上皮与病变组织相粘合，不能移动，少数发生钙质沉着。

本病多见于中年以上的患者，其发生与长期受到烟尘、阳光紫外线照射、电焊等刺激有关，以长期室外劳动者更为多见。组织病理学研究表明睑裂斑是由于角膜上皮分化异常，其特征是鳞状上皮的增殖与化生，导致泪膜不稳定和基础泪液分泌的变化，也有研究认为泪液中黏液层的变化是导致睑裂斑形成的主要原因。

有人认为睑裂斑是翼状胬肉的前驱，也有人认为本病发展成为翼状胬肉的并不多，睑裂斑进展缓慢，患者可无任何自觉不适，对视力亦无影响，无须治疗。少数患者有明显的眼表刺激症状和反复发作的眼表炎症，润滑治疗是减轻眼表刺激症状的主要治疗。严重者需要手术切除，此外部分患者影响了角膜接触镜的佩戴，有美容要求，可考虑手术切除。

二、结膜结石

结膜结石（conjunctival concretion）多见于中青年人，慢性眼表炎症的患者更为多见。表现为睑结膜面上的黄白色小点，质硬、可单发或密集成群。结石是结膜腺管内或结膜上皮陷凹（Henle 腺）脱落的上皮细胞和变性的白血球凝固而成，极少有钙质沉着，故并非真正的结石。一般无自觉症状，初起位置较深，以

后渐露于结膜表面，可单个或多个，散在或密集，只有在硬结突出于结膜表面时才有异物感，甚至引起角膜擦伤，在此情况下可在表面麻醉下用尖刀或注射针头剔出，如无刺激症状可不必处理。有研究认为结膜结石影响泪膜稳定性，与干眼症的发生有关。

三、结膜淀粉样变性和玻璃样变性

淀粉样变性（amyloid degeneration）与玻璃样变性（hyaline degeneration）在病理上是不一样的，淀粉样变性是指组织中淀粉样物质的沉着，用碘染色时染成黑色，用苯胺类染料如甲基紫则染成粉红色。而玻璃样变性是指组织中胶原纤维的透明样化。在临床上这两种变性常同时存在，难以分清，故一并叙述。

本病多见于青年，双眼发病，是一个原因不明的疾病。Ashton 分为 3 型：

1. 原发性淀粉样变性——临床极为少见。

2. 继发性淀粉样变性——多出现于晚期沙眼或春季卡他性结膜炎。

3. 以"肿瘤"样出现——如浆细胞瘤。

本病多开始于穹隆部，逐渐扩展到睑、球结膜，可向眼睑及角膜扩展，结膜呈黄蜡色弥漫增厚，组织脆弱，表面粗糙，其上无血管，如上睑板受累则眼睑变厚而硬，由于重力作用患者难以睁眼，如强行翻转时，病变组织可破裂、出血。

发病初期结膜下有以浆细胞为主的大量细胞浸润，小动脉闭塞。继而在小血管附近出现淀粉样或玻璃样变性，晚期还可能出现脂肪变性或钙化。

本病无特殊治疗，如影响功能可行手术治疗，如切除范围过大可考虑羊膜移植或自体结膜瓣移植。但难以切除干净。

四、老年性结膜变性

结膜上皮暴露区域有角化倾向，使睑、球结膜透明度降低，结膜血管迂曲扩张，还有毛细血管囊状扩张致使深层血管难以辨认。上皮下组织弹力纤维萎缩

并逐步消失，使球结膜变薄和比较脆弱，此外出现老年性色素沉着，使结膜色泽变黄，有时带棕色。

（张明昌　麦才铿）

第二节　结膜异常色素沉着

（一）异物性色素沉着

1. 银沉着症（argyrosis）　全身或局部使用银制剂或长期与银粉尘接触的工作都可导致银沉着症。球结膜被染成暗灰蓝色，以穹隆部为多，尤其是下穹隆部更为明显。裂隙灯显微镜下在角膜基质深层、后弹力层可见棕黄色点状银质沉着。

2. 铁沉着症（siderosis）　铁屑长期存留结膜，导致铁质沉着症。氯化铁小粒可沉积于结膜深层。

（二）色素性色素沉着

1. 血源性色素沉着　在结膜下出血吸收阶段，在结膜上皮下可出现成团的黄棕色结晶的含铁血黄素，也可见部分含铁血黄素析出的一些小而黑的颗粒。

有些溶血性疾病如痢疾、黑热病、急性败血症及许多热性病，由于含铁血黄素的析出造成结膜黄染。

2. 胆汁性色素沉着　阻塞性黄疸时胆汁色素经血行至结膜使之黄染；新生儿黄疸时结膜分泌物亦呈黄色。

3. 黑色素沉着　先天异常时结膜有色素沉着，呈棕色或黑色颗粒，如发生在角膜缘处，应与 Caucher 及 Schuller Christian 综合征的脂肪沉积症中胆红素型的黄色胆色素区别，后者构成楔状增厚的结膜黄斑，全身皮肤亦有棕黄色色素斑。此外，全身患白癜风病者，球结膜也可出现棕色斑块，成分为黑色素。

4. Addison 病　这是全身色素紊乱所致，色素颗粒在角膜缘的结膜上形成一深色同心圆弧，在结膜上皮及上皮下有小粒状色素沉着。

（三）代谢性色素沉着

褐黄病（ochronosis）本病是一种少见的代谢异常，可以在结膜、巩膜、关节囊处以及筋膜组织上看到褐色或黑色色素。某些药物使用时间较长时可出现球结膜色素沉着，如肾上腺素滴眼或氨苯二硝基酚、酪氨酸等苯的衍生物的长期吸入，可在微酸的体液中聚合成黑色素，沉淀于球结膜巩膜、晶状体、软骨等组织。

（张明昌　麦才铿）

第三节　结膜松弛症

Elschnig 在 1908 年首先报道了一种非水肿性的松弛结膜病变，随后 Braunschweig 和 Wollenberg 先后在 1921 年和 1922 年也报道了这种疾病，由 Hughes 在 1942 年将其正式命名为结膜松弛症。它表现为眼球与下睑之间存在冗余的结膜，常为双眼发病，多无症状，所以常常被忽视，或者认为是一种随年龄增长的正常改变。Rieger 等在 1990 年首先阐述了结膜松弛症与角结膜干燥症的发病高度相关。

（一）病因与病理学

结膜松弛症是最常见的年龄相关性疾病之一，其发病率没有性别差异。虽然有很多研究表明细胞外基质成分的改变可能参与其发病过程，到目前为止，结膜松弛症的具体病因尚未明确。许多临床病理研究发现结膜松弛症的患者存在不同程度的慢性非肉芽肿性炎症与胶原降解。培养的结膜松弛症患者的结膜成纤维细胞的基质金属蛋白酶（MMPs）表达显著升高，而金属蛋白酶组织抑制剂（TIMPs）与正常结膜成纤维细胞相比，其表达没有显著变化，MMPs 与 TIMPs 的比例变化可能是细胞外基质降解的原因之一，最终导致临床可见的结膜松弛。

（二）临床表现

虽然临床表现各异，但是大部分患者无任何症状，轻症患者仅有眼部不适感，泪膜不稳定可能是此类症状出现的原因，部分患者出现阅读视物模糊；滴用人工泪液能改善症状，未经治疗的患者出现流泪加重与持续的异物感；在中度患者中，鼻侧松弛的结膜阻塞泪小点，阻碍泪液的排出，出现显著的溢泪症状。

重度患者除了以上的症状外，松弛突出的结膜导致眼表暴露，从而产生严重的刺激感及疼痛，这些症状往往伴随着视力下降，持续的流泪。大多数患者视力预后良好，当合并有严重的眼表疾病以及眼睑疾病时，视力恢复受限。

（三）诊断

当患者出现流泪与刺激感时，需要排除睑内翻、睑外翻、倒睫、泪小点闭锁以及鼻泪管阻塞。同时，其他原因导致的流泪，包括过敏、甲状腺相关性眼病以及干眼症也需要排除。大部分病例中，冗余的结膜在裂隙灯下容易观察到。在轻症患者中，有时很难诊断是干眼症还是松弛的结膜导致的刺激感、流泪与充血症状。此时，试验性的药物治疗有助于诊断，滴用肾上腺皮质激素和抗组胺药物可以区分患者的症状主要是由眼表炎症还是继发于松弛的结膜引起的。结膜松弛症患者对这些药物的治疗不敏感。

（四）治疗

无症状的患者勿需治疗。在轻症患者中，肾上腺皮质激素、抗组胺药物以及人工泪液能够暂时减轻症状。当出现夜间眼表暴露或者溃疡时，睡前涂眼膏，必要时施予眼罩或者睑裂缝合术治疗。当这些治疗无效时,手术切除多余的结膜通常可以达到满意的效果。

(张明昌)

主要参考文献

1. 李凤鸣. 中华眼科学. 第2版. 北京:人民卫生出版社,2005.

2. 刘家琦,李凤鸣. 实用眼科学. 北京:人民卫生出版社,2005.

3. Oguz H. Tear functions in patients with pinguecula. Acta Ophthalmol Scand. 2001 Jun; 79(3): 262-5.

4. Pau Hams. Differential Diagnosis of Eye Disease. New york: Stuttagart Thiem, 1988.

5. Haicl P. Dry eye syndrome in patients with conjunctival concretions. Cesk Slov Oftalmol. 2006 Nov; 62(6): 415-22.

6. Hughes WL. Conjunctivochalasis. Am J Ophthalmol. 1942; 25: 48-51.

7. Murube J. Characteristics and etiology of conjunctivochalasis: historical perspective. Ocul Surf. 2005; 3: 7-14.

8. Liu D. Conjunctivochalasis: a cause of tearing and its management. Ophthal Plast Reconstr Surg. 1986; 2: 25-28.

9. Mimura T, Yamagami S, Usui T, et al. Changes of conjunctivochalasis with age in a hospital-based study. Am J Ophthalmol. 2009; 147: 171-177.

10. Chan DG, Francis IC, Filipic M, Coroneo MT, Yong J. Clinicopathologic study of conjunctivochalasis. Cornea. 2005; 24: 634.

11. Li DQ, Meller D, Liu Y, Tseng SC. Overexpression of MMP-1 and MMP-3 by cultured conjunctivochalasis fibroblasts. Invest Ophthalmol Vis Sci. 2000; 41: 404-410.

12. Erdogan-Poyraz C, Mocan MC, Irkec M, Orhan M. Delayed tear clearance in patients with conjunctivochalasis is associated with punctal occlusion. Cornea. 2007; 26: 290-293.

13. Wang Y, Dogru M, Matsumoto Y, et al. The impact of nasal conjunctivochalasis on tear functions and ocular surface findings. Am J Ophthalmol. 2007; 144: 930-937.

14. Meller D, Tseng SC. Conjunctivochalasis: literature review and possible pathophysiology. Surv Ophthalmol. 1998; 43: 225-232.

15. Di Pascuale MA, Espana EM, Kawakita T, Tseng SC. Clinical characteristics of conjunctivochalasis with or without aqueous tear deficiency. Br J Ophthalmol. 2004; 88: 388-392.

16. Serrano F, Mora LM. Conjunctivochalasis: a surgical technique. Ophthalmic Surg. 1989; 20: 883-884.

17. Meller D, Maskin SL, Pires RT, Tseng SC. Amniotic membrane transplantation for symptomatic conjunctivochalasis refractory to medical treatments. Cornea. 2000; 19: 796-803.

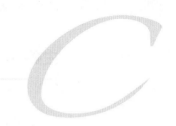

第六章
翼状胬肉

【定义】 翼状胬肉是局部球结膜纤维血管组织增生侵犯角膜的一种良性增生性病变，因其形状酷似昆虫的翅膀而得名，是临床上最常见的眼表疾病之一，也是最为古老的眼病之一（图4-19）。它不仅可引起眼局部刺激症状，影响美观，还可不同程度地损害视力。中医对翼状胬肉的最早记载见于《神农本草经》，公元前一世纪将其解为"目生肤入眸"，唐宋时期称之为"胬肉侵睛"，其后称"胬肉攀睛"，英文中关于此病的记载最早见于1875年。从文字来看，翼状胬肉是以其明显的形态学改变命名的。如拉丁文中pterygoideus意为翅膀样的，而pterygium在日文中译为翼状片。人们认识翼状胬肉已有数千年的历史，对其诊断和治疗方式也有了准确的把握，但到目前为止，关于此病发病机制的了解仍十分有限。

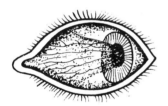

图4-19 翼状胬肉

【流行病学】 目前世界各地有许多关于翼状胬肉流行病学调查的资料。各地的流行病学资料表明翼状胬肉的患病率十分高。我国的流行病学资料显示，我国不同地区的翼状胬肉发病率不同（表4-10）。有许多因素影响此病的发生，大量的流行病学调查结果显示影响翼状胬肉发生的因素主要有以下特点：①生活在低纬度的居民其翼状胬肉的患病率高于生活在高纬度的居民；②在同一纬度上，海拔高的高原地区的居民翼状胬肉患病率高于海拔低的平原地区居民；③户外工作者翼状胬肉的患病率高于户内工作者。如农民、渔民等为此病的高发人群；④翼状胬肉的患病率随年龄的增长而增加，与性别无明显关系；⑤某些翼状胬肉患者有明显的家族史，生活在同一地区的不同人种翼状胬肉的患病率可能不同。

表4-10 我国各地区翼状胬肉的患病率

地区		发表年份	调查人数	患病率
广东	大亚湾	2012	2987	16.54%
海南	2个县	2001	5303	8.28%
云南	怒江	2011	3070	4.4%
宁夏	银川	2011	3001	6.16%
浙江	高塘岛	2008	8154	21.40%
西藏	拉萨、林芝	2007	680	22.79%
新疆	于田	2007	353	13.88%

在所有的影响因素中，紫外线是已明确的与翼状胬肉相关的环境因素及发病的危险因素。

【病因与发病机制】 尽管人们对翼状胬肉的认识已有上千年，但迄今为止关于翼状胬肉的确切病因及具体发病机制仍未完全解释清楚。目前认为翼状胬肉是内因（遗传）和外因（环境）共同作用的结果。

1. 紫外线发病学说 在临床上，翼状胬肉的特征是局部球结膜增生肥厚形成三角翼状的纤维血管膜状物，并侵入角膜，多见于鼻侧睑裂区。眼表与紫外线辐射暴露的关系已有几百年的研究历史。过度暴露于紫外线下会对眼睛产生急性和慢性的损伤，具体表现为眼睑、角膜、结膜、晶状体和视网膜的急性或慢性代谢紊乱。大量的流行病学调查研究表明翼状胬肉的发生与强烈的日光照射，特别是紫外线的照射密切相关。

在紫外线光谱中，与翼状胬肉的发生关系密切的光谱可能是波长在280～315nm的太阳光谱，即紫外线-B（UV-B）。角膜受到上眼睑和眶缘的保护，来自上方的太阳光线可以被有效的阻挡，因此角膜具有较低的紫外线暴露率。紫外线的暴露量由两方面因素决定：地表的反射和直接照射。紫外线-B的环境暴露与光线的仰角有显著的关系，正午时分太阳位于天空的正上方，阳光垂直穿过大气层上方的平流层，其对紫外线的吸收量达到最小，此时紫外线-B在地面的辐照量达到最大；当时间变换后，太阳的位置降低，光线仰角变小，阳光倾斜穿过平流层，其对紫外线的吸收增加，紫外线 -B 的辐照量随之减少。有学者研究表明，正午时分紫外线的辐照度，是其 3 小时前和（或）后辐照度的 10 倍。不同的地面情况对紫外线的反射量不同，例如雪地对紫外线的反射量最大，而草地的反射量最小，两者相差可达 100 倍。海面或湖面的反射量也较大，除了视野开阔、暴露率大以外，太阳的倒影（镜面成像）以及镜面反射的因素也增加了紫外线的暴露量。因此，在开阔、无遮挡物的地区翼状胬肉的发病率增加。而在多云、多雾的天气，紫外线在穿过云层时发生散射，较阳光直射时具有更高的眼表紫外线暴露率。

来自颞侧的紫外光线，经颞侧角膜折射，穿过前房并聚焦于鼻侧角膜缘，紫外光线的聚焦使其能量集中，该处具有高增殖能力的角膜缘干细胞受到损伤，这一现象称为"Coroneo 效应"，同时也解释了翼状胬肉多发于鼻侧的原因。紫外线的生物学效应是一种光生物反应，靶分子为 DNA。当 DNA 受到易吸收波长（260nm 左右）的紫外线大量照射后，形成环丁烷嘧啶二聚体，此二聚体妨碍 DNA 双螺旋形成，使 DNA 复制受到影响。紫外线辐射可使组织产生大量的活性氧自由基，即氧化应激。氧自由基可以损伤细胞的 DNA、蛋白及脂质等，用于评价 DNA 氧化损伤的敏感生物学指标 8- 羟基脱氧鸟苷（8-OHdG），在胬肉组织中较正常结膜组织过度表达。此外，氧自由基可激活核因子 -kB（NF-kB）信号通路产生环氧化酶 2（COX2），以及与 DNA 氧化损伤有关的 survivin 蛋白，在胬肉组织中均可检测到阳性表达，表明翼状胬肉与紫外线氧化应激有关，并可能通过抑制细胞凋亡的机制发生。

2. 角膜缘干细胞缺乏学说　角膜缘干细胞（limbal stem cells）散在分布于角膜缘上皮基底层，是一种处于慢周期，低增殖、低分化状态的细胞，在激活的状态下可以大量增殖，并有向角膜或结膜上皮方向分化的能力。角膜缘干细胞的增殖与分化是角膜上皮细胞再生的来源，同时角膜缘的高增殖压力可抑制结膜上皮长入。完整的角膜缘是阻止结膜向角膜生长的屏障，一旦此屏障破坏，增生活跃的结膜成纤维细胞易于向角膜方向生长。

角膜缘干细胞缺乏（limbal stem cells deficiency，LSCD）可导致角膜结膜化、角膜新生血管、持续性角膜溃疡和慢性眼表炎症。以角膜缘干细胞缺乏为特征的眼表疾病可分为两大类。第一类，角膜缘干细胞群的损伤，例如，化学伤或热烧伤、Stevens-Johnson 综合征或上皮毒性坏死、角膜缘多次手术或冷冻治疗（医源性）、抗代谢药物毒性、接触镜相关的角膜病变、严重感染性病变。当角膜缘干细胞全部或部分损伤后，可

以见到大量的新生血管及纤维组织增生，发生角膜表面结膜化。特别是在部分性角膜缘干细胞缺乏的情况下，相应象限会出现假性翼状胬肉的生长，这些现象表明角膜缘干细胞的损失在翼状胬肉发生过程中具有重要的作用。第二类，角膜缘干细胞基质微环境失调，例如：无虹膜、多重内分泌失调相关的角膜炎、神经营养性角膜病变、辐射相关性角膜病变、周边性角膜炎与角膜溃疡、原发性角膜病变等。这些病变中角膜缘干细胞并没有显著的损伤，但仍然逐渐地表现出角膜缘干细胞功能丧失的特点。这些现象表明角膜缘基质微环境的改变可能影响翼状胬肉的发生发展。

角膜缘在维持眼表角膜正常上皮表型中具有极其重要的作用，而"Coroneo 效应"解释了紫外线辐射下角膜缘干细胞受到损伤，角膜缘干细胞屏障破坏，两者在翼状胬肉的发病中有重要的作用。

3. 细胞的增生及凋亡异常学说　目前认为翼状胬肉是一种增生性疾病。翼状胬肉中含有大量增生的血管和弹性纤维、胶原纤维，以及球结膜上皮细胞。翼状胬肉中的弹性纤维与胶原纤维，多认为来源于成纤维细胞，从胬肉组织中分离的成纤维细胞，其表型发生转化，与正常结膜成纤维细胞相比，翼状胬肉的成纤维细胞对营养的需求下降，在软琼脂上克隆形成率提高。据部分学者研究，翼状胬肉头部的成纤维细胞表型发生改变，而体部的成纤维细胞呈正常表型生长，但易于纤维化。这种成纤维细胞的改变，可能来源于紫外线照射后细胞性状发生的变化。细胞生长的稳态有赖于增殖与凋亡的平衡，表型发生转化的成纤维细胞异常增生，使这种平衡破坏。

有学者研究发现翼状胬肉组织和正常结膜组织的细胞增殖率基本一致，提示细胞凋亡方面发生了变化。与翼状胬肉增生及凋亡有关的分子基因变化中，*p53* 基因突变得到多数学者的认可。野生型 *p53* 基因是肿瘤抑制基因，诱导细胞凋亡，抑制肿瘤生长，当 *p53* 基因突变或丢失时即转变为突变型 *p53*，引起细胞生长失控。*p53* 基因突变可使 *p53* 蛋白失活并在组织中堆积，通过免疫组织化学法可检测到在胬肉组织中高表达，并推测紫外线辐射可能是引起 *P53* 蛋白异常表达的主要原因。其他相关基因的变化，如 *bcl-2* 与 *bax* 基因表达失调，增殖细胞核抗原（proliferating cell nuclear antigen，PCNA）、*p63*、*p16* 基因高表达，Menin 蛋白异常表达，角蛋白 K16、Ki67 表达增加，端粒酶阳性表达等也有报道，但有待证实。

4. 炎性因子、生长因子及生长因子受体异常学说　据报道，翼状胬肉组织中含有大量的炎性因子、血管生成和纤维生长因子及其受体，其中多数是因紫

外线 -B（UVB）的暴露而产生，这一观点同样支持紫外线暴露损伤在翼状胬肉发病机制中的重要地位。

（1）白细胞介素：①白细胞介素 -1（IL-1）：在紫外线诱导的细胞因子中，IL-1 系统在早期就被激活，并可调节大量细胞因子、趋化因子和蛋白酶的产生，增加角膜中其他炎性因子如 IL-6、IL-8、中性粒细胞趋化因子等的表达。IL-1 可能在翼状胬肉发展中具有潜在的重要作用；②白细胞介素 -6（IL-6）：IL-6 在翼状胬肉上皮浅表层过量表达，UVB 诱导产生，可以通过诱导整合素受体家族（integrin receptors）促进上皮细胞的迁移；③白细胞介素 -8（IL-8）：IL-8 同 IL-6 由 UVB 诱导产生，表达与翼状胬肉上皮浅表层。它具有很强的有丝分裂原及成血管活性，诱导炎症反应、过敏反应及免疫抑制的发生。

（2）肿瘤坏死因子 -α（TNF-α）：TNF-α 在翼状胬肉上皮和基质中表达，可能由 UVB 或 IL-1 介导。上调整合素受体家族的表达，介导大量炎性因子和趋化因子的释放。此外，TNF-α 可能通过间接诱导 VEGF，b-FGF 的产生介导血管生成。

（3）表皮生长因子受体（EGFR）：表皮生长因子受体家族包括 EGFR、ErbB2、ErbB3 及 ErbB4 四个成员，是一类与细胞分裂、移行及增殖明显相关的受体，当该受体家族在某些细胞表达增加时，说明这些细胞处于增殖的活跃期。翼状胬肉上皮中的 EGFR、ErbB-2 和 ErbB-3 蛋白阳性表达率较正常结膜高，更支持翼状胬肉是一种增殖性疾病。

（4）肝素结合表皮生长因子（HB-EGF）：肝素结合表皮生长因子是一种膜结合生长因子，与 EGF 具有同源性并与受体 EGFR、ErbB4 结合。HB-EGF 具有较强的丝裂原活性及血管生成活性，并可促进内皮细胞迁移。研究证明 HB-EGF 在翼状胬肉上皮中大量表达，并与 UVB 辐射有关。

（5）血管内皮生长因子（VEGF）：VEGF 是一种肝素结合糖蛋白，可以增加血管通透性，促进内皮细胞分裂，及细胞的增殖和迁移。低氧及某些细胞因子（如 TNF-α）的刺激可导致 VEGF 的产生。在翼状胬肉组织中发现具有高含量的 VEGF 表达，可能参与翼状胬肉的增殖及新生血管形成。

（6）碱性成纤维细胞生长因子（b-FGF）：b-FGF 具有强烈的血管生成作用，是一种细胞促分裂原。对成纤维细胞和血管内皮细胞的分化、增生、迁移和趋化有重要作用。在翼状胬肉上皮细胞、基质成纤维细胞、血管内皮细胞中均有 b-FGF 的表达，且在复发性翼状胬肉成纤维细胞培养中的表达则更高，表明 b-FGF 参与胬肉的形成和发展。

此外，在翼状胬肉中检测到的生长因子还包括：血小板源性生长因子（PDGF）、转化生长因子 β（TGF-β）、胰岛素样生长因子结合蛋白（IGF-BP）等。这些生长因子中多数在正常的角膜创伤修复中发挥作用，然而它们的激活可能成为了翼状胬肉的发病机制。

5. 细胞外基质重塑学说　细胞外基质的重塑包括弹性组织变性和角膜前弹力层的破坏，这是翼状胬肉的一个特点。基质金属蛋白酶（matrix metalloproteinases，MMPs）是一组依赖活性金属锌离子并以细胞外基质成分为水解底物的复杂蛋白酶家族，参与如细胞外基质的破坏和重塑等。MMPs 有其抑制因子——金属蛋白酶组织抑制剂（tissue inhibitor of matrix metalloproteinases，TIMPs），体内细胞外基质合成与降解的调节有赖于两者之间的动态平衡。目前认可的在翼状胬肉形成中发挥重要作用的 MMPs 有：MMP-1、MMP-2、MMP-3 和 MMP-9。MMP-1 和 MMP -3 降解角膜胶原，MMP-2 降解前弹力层，在翼状胬肉头部的成纤维细胞中，MMP-1 和 MMP-3 的含量比胬肉体部和结膜高。MMP-7 在血管生成中可能有一定的作用。细胞外基质的重塑可能是翼状胬肉生长并具有侵袭性的原因。

6. 其他因素　除上述可能存在的主要关于发病机制的学说以外，还有研究表明其他因素也参与了翼状胬肉的形成和发展，包括遗传因素、小随体 DNA 不稳定、杂合现象的缺失、胆固醇代谢改变、人类乳头瘤病毒感染以及免疫失调等，但尚未得到证实。

【临床表现】　翼状胬肉可引起各种不适，这些不适的症状与病情的严重程度有十分重要的关系，同时也是进行手术的重要依据。翼状胬肉患者的主要症状包括：视力下降、畏光、异物感、眼红、眼球运动受限等。当翼状胬肉侵入角膜一定程度可引起散光，且两者成正比。

【翼状胬肉的分级】　病变充血或纤维血管成分增厚可导致病变透明性下降。依据病灶的透明性，Tan 等将翼状胬肉分为三级：T1 级（轻度），胬肉呈萎缩状，可透见巩膜上血管；T2 级（中度），巩膜上血管部分被遮盖而欠清晰；T3 级（重度），巩膜上血管完全看不清。

【翼状胬肉的分期】　翼状胬肉可分为进展期和静止期，进展期的特点包括病灶增生较快，充血肥厚，头部浸润，患者主诉不适。静止期的翼状胬肉生长慢甚至静止，病灶变薄，透明如蝉翼。有学者主张对进展期患者进行手术切除，而静止期则不必手术；但另一些学者则持相反意见，认为进展期手术复发率高而不宜手术。

【翼状胬肉的分类】　按照患者以往有无翼状胬肉的手术史可将翼状胬肉分为原发性和复发性。复发性的翼状胬肉，既往可有一次或多次翼状胬肉手术史，纤维血管组织更为肥厚，体部与巩膜组织粘连紧密，形状不规则，血管粗大、充血明显，可有睑球粘连及眼球活动受限，复发的翼状胬肉，当其再次侵入角膜时，则称为真性复发（ture recurrence）。如按照翼状胬肉的生长部位不同，可将其分为鼻侧、颞侧和双头胬肉，一般单侧翼状胬肉常见于睑裂区的鼻侧，双头胬肉鼻侧多先于颞侧发病。临床上需针对胬肉的分类制订不同的治疗方案。

【诊断】 尽管翼状胬肉的改变非常直观，但也常有误诊的发生。翼状胬肉的诊断可采用如下标准：成熟的翼状胬肉是在角膜上隆起的、三角形的病灶，其基底位于角膜缘旁的结膜，而尖端指向角膜中央。如将翼状胬肉人为地分为头、颈和体三部分，头部是位于角膜的部分，颈部是角膜缘上的部分，而体部则位于巩膜表面。成熟的翼状胬肉在其头部前方边缘的角膜上皮常有特征性改变，表现为角膜上皮及上皮下的脂质性改变，此改变通常与头部之间有一透明区。绝大多数翼状胬肉位于睑裂区，如初发性病变起源于睑裂区以外，则诊断原发性翼状胬肉应慎重。此外，翼状胬肉在角膜缘处与角膜缘粘连，而假性胬肉则是睑、球结膜的粘连，通常在角膜缘处跨过而不粘连，可容探针通过。

【鉴别诊断】

1. 假性胬肉 是一继发性病变，常见的原因包括眼化学伤、手术、机械性眼外伤、瘢痕性结膜炎、周边角膜溃疡或严重感染性炎症等。假性胬肉可发生于角膜的任何位置，而不像翼状胬肉仅发生在3点或9点的水平方位。假性胬肉的结构不像真性胬肉那样有清晰的头、颈、体三部分，而且其不与角膜缘粘连，这一点与真性胬肉明显不同。

2. 睑裂斑 睑裂斑位于睑裂区靠近角膜缘的球结膜，为一呈水平带状、三角形或椭圆形，隆起的灰黄色病灶。翼状胬肉以侵入角膜为其特征，而睑裂斑则不侵犯角膜。但偶尔特别大的睑裂斑可能侵犯角膜而与翼状胬肉混淆。

3. 角膜缘的良性肿瘤 结膜乳头状瘤为半透明、表面有光泽的红色圆丘状病灶，可位于鼻侧或颞侧靠近角膜缘处而与翼状胬肉混淆，但结膜乳头状瘤绝少侵犯角膜，组织病理学检查可区分两者。角巩膜皮样肿常发生于颞下方，为一白色表面光滑的半球形隆起，可轻度充血，表面可见毛发。发生于颞侧时应与翼状胬肉鉴别。

4. 角膜缘恶性肿瘤 结膜上皮内肿瘤（conjunctival intraepithelial neoplasia）和鳞癌的早期易被误诊为翼状胬肉，但这些恶性肿瘤为上皮细胞的异常增生，因而其不规则的上皮表面呈现出充血的透明状或凝胶状外观，其血管纤细呈松针状，而翼状胬肉的血管则较粗大呈被牵拉状，组织切除活检可明确诊断。

【治疗】

1. 非手术治疗

（1）抗炎药：翼状胬肉的发病与免疫学有关，肾上腺皮质激素对免疫过程的多个环节都有明显的抑制作用，国内学者报道采用局部滴眼，非甾体抗炎药物可缓解翼状胬肉引起的眼红，流泪，疼痛，异物感等不适，如吲哚美辛、米索前列醇双氯芬酸、普拉洛芬等。对一些不愿手术的患者，局部滴用非甾体抗炎药可以起到抗炎，缓解眼部不适，但非甾体类抗炎药不能阻止翼状胬肉的发展，长期应用非甾体抗炎药物有引起多种并发症的危险。

（2）抗代谢药物：抗代谢药物主要包括丝裂霉素C（MMC），5-氟尿嘧啶（5-Fu），平阳霉素，博来霉素等，多采用直接注射，抗代谢药物注射后治疗翼状胬肉，可使胬肉体部变白，萎缩，可减弱胬肉的增殖过程，但是不能改变胬肉的形态，所以在发病的早期使用更有价值。但抗代谢药物具有一定的毒性，因此一定要严格掌握其应用的药物浓度、注射方法等。

（3）抑肽酶：研究表明，TNF-α对翼状胬肉的形成和复发起着重要作用，而抑肽酶能够明显地抑制由过氧化氢诱导的翼状胬肉成纤维细胞分泌TNF-α，因此抑肽酶有望成为预防和治疗翼状胬肉的新型药物。

（4）冷冻和激光治疗：较小和较薄的胬肉可采用冷冻治疗，用-40℃的冷冻头接触胬肉头部及颈部，破坏其新生血管并使之萎缩。该方法操作简单易行，不良反应较少。对于较小的胬肉也可以考虑行YAG激光切除术，通过激光的热效应闭塞血管，中断翼状胬肉血供，还能利用其烧灼效应，封闭胬肉组织内的血管，使其处于"贫血"状态，生长缓慢或停止生长以至于萎缩变小。但周围的组织也可能受到热烧伤。此外尚有532nm激光、CO_2激光、准分子激光等治疗方式，也取得了良好的治疗效果。

2. 手术治疗

（1）手术指征：由于翼状胬肉手术切除后的复发问题一直未能得到满意的解决，而复发性胬肉的处理十分棘手，因此在决定手术治疗时应持谨慎态度。虽然如此，如果因翼状胬肉引起眼部不适、视力下降或影响美观均可考虑手术治疗。出现以下指征是进行手术的绝对适应证：①侵犯视轴而影响视力；②引起散光：翼状胬肉侵入角膜3.5mm可引起1.0D或以上的散光。一般来说，胬肉侵入角膜的长度小于角膜半径的45%（约3.2mm）时，引起的散光较小，而超过45%则可引起明显的散光。因此这可作为手术提高视力的一个指征；③发生复视：此多见于粘连严重的复发性胬肉；④炎症反复发作：一些患者尽管翼状胬肉并不大，但局部可发生炎症而出现充血、异物感、畏光、流泪等刺激症状。如果局部药物治疗下上述症状仍反复发作则可考虑手术；⑤形态异常：尽管关于翼状胬肉恶性变的可能性仍不清楚，但如出现囊样改变或呈恶性改变，则宜手术切除，通过病理检查以明确诊断；⑥美容要求：小的翼状胬肉也可引起美容缺陷，如患者要求则可考虑手术，但术前要向患者解释清楚术后复发的可能性。

（2）手术方法：手术切除仍是目前翼状胬肉最为有效的治疗手段之一。翼状胬肉手术要达到两个目的：第一，清除眼表增生的组织并防止切除过多组织和瘢痕的形成；第二，尽可能减少术后复发。因此，在进行翼状胬肉切除时需遵循以下几个原则：①需在角膜Bowmen's平面及巩膜表面彻底切除胬肉组织；②尽量减少角膜的瘢痕及日后的散光；③尽量减少对巩膜的损伤；④避免直肌的损伤。翼状胬肉手术的方式较多，但目前的主流手术方式主要是翼状胬肉切除加自体结膜瓣移植，或加羊膜移植，或加自体角膜缘干细胞移植。

1）常见的手术方法有：①单纯切除和巩膜暴露：翼状胬肉单纯切除几乎是所有改良术式和辅助治疗的基础；②自体结膜瓣移植：完成翼状胬肉切除后，制作游离结膜瓣。对于大部分位于鼻侧的翼状胬肉，结膜瓣常取自颞上方，因为下方球结膜较少，术后可能发生睑球粘连，正上方最好不取，以防日后可能行抗青光眼滤过手术；③羊膜移植：羊膜是一种透明、有一定韧性，且无神经、血管和淋巴管的组织，具有减轻炎症反应，减轻血管化，抑制纤维生成，减少瘢痕形成的临床效果，羊膜的基底膜作用可增强上皮细胞的黏附，促进上皮细胞的增殖与分化作用及阻止上皮细胞的凋亡，因而有利于眼表上皮的重建，避免翼状胬肉复发。羊膜组织不表达组织相容性抗原 HLA-A，HLA-B，及HLA-DR，一般不引起移植后排斥反应。对于初发病例行羊膜移植较好，特别是对于那些进展期病例、多发性病例（一眼颞侧及鼻侧均有胬肉生长）和日后需要行抗青光眼手术的病例，羊膜移植尤其适合；④角膜缘干细胞移植：自体角膜缘干细胞移植：角膜缘移植片多为取自手术同侧眼颞上方、上方或颞侧角膜缘。对于那些巨大胬肉及复发胬肉，当侵犯的角膜缘范围超过 1/3 时，自体角膜缘的来源不足，则难以施行此手术。对于这些患者可进行异体角膜缘干细胞移植。术

后戴绷带角膜接触镜或结膜囊涂抗生素眼膏，包眼；⑤双头胬肉的手术治疗：对于双头胬肉患者来说，胬肉切除手术后鼻侧和颞侧均形成巩膜暴露区，自体结膜移植的来源就成了问题。一般认为下方结膜组织不适宜取结膜瓣进行移植，因为下方结膜比较厚，下方球结膜范围较小，取结膜瓣后容易形成睑球粘连。一侧结膜自体转位移植联合一侧自体结膜移植是治疗双头翼状胬肉安全有效的方法（图4-20～图4-22）。

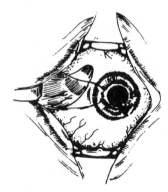

图4-20　翼状胬肉头部转移法

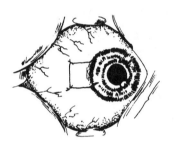

图4-21　巩膜暴露法

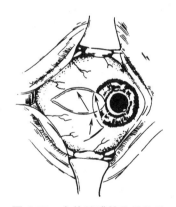

图4-22　自体结膜转位移植法

2）手术中并发症：①出血：因术中损伤血管所致；②麻醉意外：多因患者对麻醉药物过敏或药物进入血液循环所致，如发生需立即抢救；③眼心反射：如发生需抢救，有生命危险；④术中损伤角膜、巩膜、肌肉、神经等周围组织，造成术后角巩膜溶解、眼球运动障碍、角膜知觉减退等并发症。

3）手术后并发症：①感染：切口感染可导致角膜或巩膜发生溃疡或溶解，是翼状胬肉手术较为严重的并发症，与手术中无菌操作不严格或患者身体条件有关，分为早期和晚期感染。因此术前应提前2～3天滴用抗生素预防，术中应严格遵循无菌操作；②结膜肉芽肿或上皮植入性囊肿：需手术处理；③角膜变薄：可导致散光；④睑球粘连：可引起眼球运动障碍、复视；⑤角巩膜自溶：与眼表覆盖不完整，患者身体特殊原因或术中烧灼止血过度有关；⑥角膜瘢痕形成：与手术中切除角膜过深有关；⑦无菌性角膜溃疡及边缘性角膜炎：常为免疫性，需要抗炎治疗；⑧翼状胬肉复发：引起的原因较多，部分患者需再次手术。

（刘祖国）

第二篇　角　膜　病

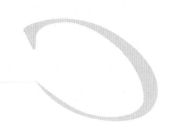

第一章
角膜的应用解剖和生理

角膜是一扇透明的视窗，对眼球内容的维护必不可少，也是屈光系统的主要组成部分。角膜由上皮、基质和内皮三种不同细胞成分和前弹力膜、后弹力膜两层特别的基底膜构成。其组织解剖结构的完整性对规则的屈光和健全的视觉功能至关重要。位于角膜缘基底层的角膜上皮干细胞，肩负着整个上皮层更新换代的重任。

第一节　角膜的大体解剖

按眼球壁的周长估计，角膜约占眼球外壁的六分之一。在移行区与不透明的巩膜相连接，组成角膜缘。角膜水平径 11.5～12mm，垂直径 10.5～11mm；女性较男性平均小 0.1mm。角膜的表面积约为 1.3cm²，约占眼球总面积的 1/14。3 岁以上的儿童，其角膜直径已经接近成人。角膜的前表面呈横椭圆形，从后面观，呈圆形；这是因为在上、下两方，角膜被交叉在其表面的巩膜组织遮盖得更多的缘故。角膜有两个主要功能：保护眼内容物和起屈光作用。角膜的前表面曲率并非均匀一致。中央 1/3（约 4mm 直径）称为光学区，接近球形，前表面中央部的平均曲率半径为 7.8mm，为眼球最主要的屈光表面，屈光力为 48.8D，后表面曲率 6.6mm，屈光力 −5.8D，前后表面屈光力的代数和为 +43D，约占整个眼球屈光力的 70%。其周边部较中央略显扁平，鼻侧比颞侧更明显。与前表面相比，角膜的后表面更像球形，因而中央部角膜较薄，平均 520μm，而周边部角膜较厚，平均 650μm 以上。

第二节　角膜的显微解剖

由前向后，角膜可分为五层：上皮（epithelium）、前弹力层（Bowman 膜）、基质（stroma）、后弹力层（Descemet 膜）和内皮（endothelium）。在解剖上虽然泪膜不属于角膜，但却与角膜的解剖和功能关系密切，因而一并叙述如下。

一、角膜前泪膜

正常眼表被泪膜覆盖，是为角膜前泪膜。稳定而健全的泪膜对于维持正常的眼表功能至关重要。泪液为角膜上皮细胞提供一个湿润的环境；通过稀释和清除有害刺激物润滑眼表；泪膜为角膜提供重要的营养物质和氧气；白细胞经由泪膜进入角膜；泪膜中含有的溶质包括：乳铁蛋白、免疫球蛋白、溶菌酶、β 溶素（具有杀菌作用）。当泪液缺乏时，由于这些生理润滑剂的缺乏，易致细菌感染。

正常泪膜由三层成分构成：最表层的脂质层，睁眼时厚度约为 0.06～0.18μm，中间为水层，厚约 8μm，水 - 黏蛋白层被两层脂质覆盖；最内层为黏蛋白层，厚约 0.8μm。实际上，除脂质层位于最外层，中间的水层和最里面的黏蛋白层并非截然分开，而是相互融合，只不过，黏蛋白的浓度梯度由里向外逐渐稀释（彩图 4-23，见书末彩插）正常人泪膜渗透压为 318mOsm，比房水高 10～15mOsm。

二、上皮及其基底膜

1. 角膜上皮　角膜上皮是一种非角化鳞状上皮，有 4～6 层细胞，是机体所有鳞状上皮中排列最规整者。在形态上可分三型细胞：表层的鳞状细胞，中层的翼状细胞和基底层的柱状细胞。基底层细胞是角膜上皮细胞中唯一具有分裂功能的细胞，是上皮的生发层。它比其他浅表的上皮细胞具有更多的胞质细胞器。胞质内含有大量糖原颗粒，是创伤后上皮修复的代谢能源。基底细胞的后表面扁平，依赖半桥粒与基底膜附着。基底细胞的子细胞向浅表移行，形成 2～3 层翼状细胞。最表浅的上皮细胞呈六角形，在共焦显微镜（confocal microscope）下可见六角形规则排列。这些细胞表面的微绒毛和网状微皱襞，具有支撑和稳定泪膜的功能（彩图 4-23，见书末彩插）。在扫描电镜下,表层上皮细胞有明暗两种,"明"细胞有较多的网状皱襞,是较年轻的细胞,而"暗"细胞表面皱襞较少,支撑泪膜能力差,为即将脱落的表层细胞。上皮细胞之间依靠桥粒互相连接保持其稳定性。在脱屑过程中,桥粒裂解,可能会导致干斑或浅凹。表层细胞固有的连接复合体构成细胞之间的带状紧密连接,既能阻止物质从泪膜进入上皮细胞间隙,也能抵抗水分穿越上皮层,故当内皮损伤或因眼压升高时,会造成上皮水肿或上皮大泡。

2. 上皮基底膜 上皮基底膜(basement membrane)由基底上皮细胞分泌产生,在电镜下可呈现透明的前层和较浓密的后层。基底膜在胎儿时期即已形成,但基底细胞的分泌力贯穿一生,唯后天时分泌率很低。文献报告,从胚胎期至幼童期基底膜增厚40%,厚度可达128nm,每年约增厚3nm。45岁以上成人,基底膜可见多层者,可能提示为细胞外伤的一种反应。一般而言,其生化结构与皮肤的基底层相似,主要为Ⅳ型胶原。纤维连接蛋白(fibronectin)和纤维蛋白,是正常基底膜的组成成分。圆锥角膜在染色时显示纤维蛋白很少,是基底膜受破坏的一种表现。基底膜增厚者与其深层的基质附着不够紧密,容易造成上皮脱落。基底膜缺乏时会造成上皮内生进入浅基质。在光学显微镜下,能分清前弹力膜和上皮基底膜。在角膜缘区,上皮基底膜还能起到如下作用:①基底膜在干细胞的下方,可能起隔绝作用;②调节生长因子和细胞活素类,有助于干细胞的调节和功能。

三、前 弹 力 膜

前弹力膜又称Bowman膜(Bowman's membrane),是一层无细胞的无定向排列的胶原纤维和氨基葡聚糖介质构成的薄膜,厚度10～16μm。位于上皮基底膜的下方,是角膜基质的一个特殊层次。构成它的胶原纤维在胎儿时期合成,出生后如受损伤,不可能再合成同样的胶原,缺损部位被上皮细胞或瘢痕组织所填充。Bowman膜通过许多成对的直径30nm的原纤维与浅基质附着。有许多纤细的小管横贯前弹力层和上皮基底膜,无髓鞘的神经轴突经过这些纤细小管到达上皮表面,成为上皮细胞间的神经末梢。由于前弹力膜在角膜缘锚着形成的穹隆样结构,要想通过在基质内插入镜片来改变角膜前表面的曲率是相当困难的。

四、角 膜 基 质

角膜基质(stroma)占角膜全厚的90%,由300～500平行排列的纤维小板构成。不同的研究揭示,胶原纤维的平均直径22～32nm。板层间的糖胺聚糖主要由硫酸角质素和硫酸软骨素组成,两者比例为3:1。基质固有细胞(keratocyte)位于小板之间。共焦显微镜研究表明,离Bowman膜最近的浅基质层细胞密度最高,而离Descemet膜最近的深基质层细胞密度最低,总体上从前到后,基质细胞密度呈逐渐减少趋势。基质细胞具有分泌胶原和基质介质的能力,在静止状态下,处于低水平的分泌状态,但在发育和修复状态,分泌和合成胶原与介质的能力大增,进入一种与成纤维细胞相似的状态。它具有典型的蛋白质分泌细胞的细胞器:游离的核糖体、粗面内质网小池、Golgi体、溶酶体、空泡和线粒体。除了参与创伤修复以外,角膜固有细胞也和病理过程的脂类、糖胺聚糖及蛋白在细胞内的聚积和药物代谢有关。在基质中,胶原约占角膜干重的71%。Ⅰ型胶原占绝对优势,此外,还含有Ⅲ型和Ⅴ型胶原。

五、后 弹 力 膜

Descemet膜(Descemet's membrane)在妊娠第4个月时,内皮细胞开始分泌,至出生时,厚度已达3μm。出生以后,其厚度随年龄增长而增加,这种增厚是由内皮细胞不断地分泌新的后弹力层物质连续沉积的结果。电镜检查能够区分开胎生层和后天形成的后弹力层,后天分泌的后弹力层呈现出更加无定形颗粒状。到成人阶段,后弹力层的厚度达到10～15μm。整个后弹力层位于角膜基质层与内皮层之间,起内皮层基底膜的作用。其周边部终止于Schwalbe线。在Schwalbe线的后面便是小梁区。

后弹力层的原纤维包埋在与基质层介质完全一致的介质中,原纤维直径10nm,这种结构使后弹力层均匀一致且富于弹性。对细菌和白细胞具有很强的抵抗力,也比角膜基质层对胶原酶和胰酶有更强的抵抗力,连病理性新生血管也不能穿过后弹力膜。在角膜的周边部分,后弹力层稍薄。内皮层有时也能合成具有胎生层特性的后弹力层物质,这种物质常常在角膜周边部不规则地沉积,呈现疣状突起,称为Hassell-Henl小体,这种小体或小疣常因年岁增长而增多,被看做是一种生理性衰老征象。

六、内 皮 层

角膜内表面面积约为100mm²,由大约400 000个细胞构成单层内皮细胞层。与上皮及基质细胞不同的是,出生以后角膜内皮细胞不再有分裂增殖能力,但它能通过细胞增大来保持与相邻细胞的紧密对合,阻止房水过多的渗入基质。出生时的内皮细胞密度约为3500～4000个/mm²,到了成人时期,降至1400～

2500/mm²，而在角膜移植术后，大多只保持在 1000/mm² 左右仍维持角膜透明。年幼的个体，内皮细胞的细胞核居中，顶部的内皮细胞形成规则的六角形镶嵌结构，状似蜂巢，细胞大小大致均等；随着年龄的增长，细胞核逐渐偏位至一侧，细胞构型亦失去规则的六角形布局，并显出形状上的多形性（pleomorphism）和大小不均（polymegethism）。一般认为，当内皮细胞密度降至 400～700 个 /mm² 以下，由于其物理性屏障功能失调，角膜将出现水肿。

在角膜内皮细胞的胞质内，含有线粒体、光面和粗面内质网、Golgi 体、若干饮液泡（pinocytotic vesicles）和胞吐空泡（exocytic vesicles）。广泛的胞质内质网，提示内皮细胞具有合成蛋白的能力，这对于新的后弹力层的持续合成是必不可少的。内皮细胞与后弹力层之间的依附关系并非通过半桥粒，而是依靠内皮细胞本身持久地产生新的后弹力层纤维。由于两者之间没有半桥粒，内皮细胞便很容易从后弹力层脱离，特别在眼压变动幅度很大的情况。

七、共焦显微镜下的角膜图像

共焦显微镜（confocal microscope）是一类能够从细胞水平上对离体和活体组织进行无创伤性水平切面检查的显微镜。它可以对组织的任一层面进行实时的光学切面成像检查，并且可以把每个切面的间隔缩小到 0.5μm，这样就可以最大限度地获得有关信息。这种检查方式类似于计算机断层扫描（computer tomography，CT），被称为光学病理切片检查（optical section pathology）。由于它兼具电子显微镜和光学显微镜的特点和功能，又具有传统显微镜和检查仪器不具有的无创伤、重复、快速、动态等优点，能够满足临床上对患者进行跟踪随访，了解患者角膜的动态变化，为临床诊疗提供快捷数据。

八、角膜的神经支配

眼前段的神经轴突至少来自三个神经节：三叉神经节（半月神经节）、睫状神经节和颈上神经节。角膜有两个主要神经支配，感觉神经纤维来自三叉神经的眼支，其细胞体位于三叉神经节；交感神经纤维的细胞体位于颈上神经节内。从数量而言，感觉神经轴突多于交感神经轴突。

起源于三叉神经节的鼻睫状神经，在神经节的中上缘离开，经眶上裂进入眶内，在该处向下偏颞侧，相当于视神经的顶端，抵达上直肌。在进入巩膜以前，鼻睫神经分出 1～3 根长睫状神经，在距视神经几毫米处穿入巩膜，沿巩膜内面行进，在脉络膜上腔经数次

分叉，形成一疏松网络。长睫状神经和短睫状神经的轴突在脉络膜上腔可能交错，当这些眼内支抵达角巩膜缘时，已多达 12～16 根神经分支，其中含有肾上腺素能神经纤维（交感神经纤维）与感觉神经纤维，它们呈环形分布，支配角膜缘周围的结膜及该处的角膜上皮。在角膜缘进入角膜以后，神经干呈放射状穿过角膜基质的中 1/3，向前继续分叉，形成密集的上皮下神经丛，继而穿过前弹力膜，其终末部分到达角膜上皮。

关于角膜内的交感神经轴突的议题曾引起争议。早期研究指出，在妊娠的头 3 个月时，三叉神经眼支的感觉神经纤维即进入角膜；至妊娠后 6 个月左右，角膜内发现了肾上腺素能神经纤维，亦即交感神经纤维。研究者们对上皮内是否有肾上腺素能神经末梢极感兴趣，但发现为数极少。更多的终末支围绕角膜缘，形成神经丛。最近有文献报告：在成人角膜基质内，确有少许肾上腺素能神经轴突。采用比较先进的神经解剖定位图技术对兔角膜的研究表明，经典的组织化学技术低估了角膜内的肾上腺素能神经纤维。

在裂隙灯检查时，由于 Schwann 细胞的伴行，因而能看清神经穿过前弹力层，当神经进入上皮后，由于失去 Schwann 细胞的包裹，神经被上皮细胞的细胞突紧紧包裹，以往教科书上所谓的"游离的神经末梢"一词似嫌古旧，它是基于 19 世纪末叶显微镜的观察作出的描述。事实上在上皮内神经应称之为轴突终端，它们代表若干感觉受体。发自一个轴突的神经纤维呈束状排列，分别穿入许多细胞突，在与上皮面平行的水平，延伸穿过基底细胞层。在正常角膜内，一束由 3～7 根轴突组成的神经末梢可蔓延数百微米。

除了经典的神经传递介质乙酰胆碱和去甲肾上腺素以外，角膜神经可能含有一种或数种多肽，对角膜的保养和调节起某些作用。但在人角膜内只找到一种叫 P 的介质，推测来源于三叉神经轴突。遭受创伤的角膜感觉灵敏度降低，对正常的眨眼机制有不良影响。角膜敏感度的病理改变是某些疾病的指征，例如角膜感觉减退对眼单纯疱疹病毒感染具有诊断意义。

在裂隙灯下，从切线方向投射光带，可能看到角膜神经，其结构与周围神经相似。神经内的胶原纤维与神经束的纵行走向一致，直径则与角膜基质的胶原纤维有别。在某些疾病，例如麻风时，角膜神经增粗。虽然神经的增粗常归咎于髓鞘的增加，而实际上其原因与轴突和 Schwann 细胞的变性有关。共焦显微镜的问世，使人们能直接观察到上皮内的神经末梢。知觉减退并伴有非典型的病灶每每提示单纯疱疹病毒感染。此外，麻风、糖尿病及角膜溃疡周围区域，知觉均有不同程度的减退。三叉神经眼支的手术创伤也可导

致神经营养性角膜病变，因知觉减退上皮失代偿而致长期慢性溃疡。穿透角膜移植手术后，角膜植片神经支配只能有限地恢复，其原因是再生的神经无法穿越穿透性切口瘢痕。但角膜表层镜片术等有限的创伤能允许供体神经向植片生长。因此在这种情况下，角膜知觉可以得到较好的康复。

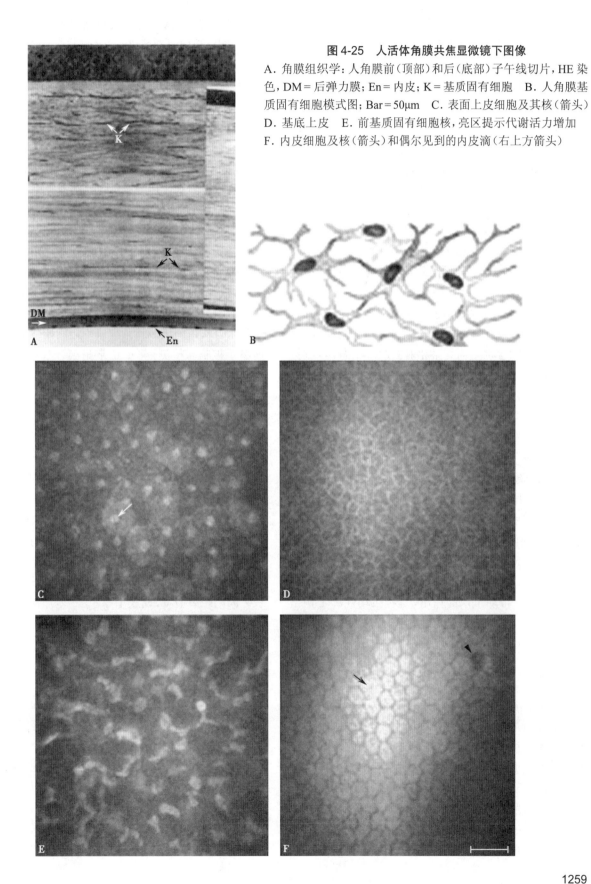

图4-25　人活体角膜共焦显微镜下图像
A．角膜组织学：人角膜前（顶部）和后（底部）子午线切片，HE染色，DM=后弹力膜；En=内皮；K=基质固有细胞　B．人角膜基质固有细胞模式图；Bar=50μm　C．表面上皮细胞及其核（箭头）
D．基底上皮　E．前基质固有细胞核，亮区提示代谢活力增加
F．内皮细胞及核（箭头）和偶尔见到的内皮滴（右上方箭头）

第三节 角膜的透明性与渗透性

一、透 明 性

角膜的透明性与以下几个因素密切相关：①解剖结构，具备与体内任何组织不同的特殊结构，是维持其透明性的组织学基础。②泪膜的存在与上皮细胞的紧密连接，使之不透水。③基质层离子与水动力学维持平衡，主要依赖内皮细胞的泵功能维持。角膜始终处于相对的脱水状态。角膜解剖结构的特殊性表现在：本身无血管和色素；上皮与内皮细胞排列整齐而规则，上皮无角化；各层细胞折光指数相同，交界面无反光；小板排列平行，纤维之间的网络距离接近相等，胶原纤维直径一致，且小于光波的一个波长。基质胶原纤维的折光指数为 1.047，而周围的氨基葡聚糖基质折光指数为 1.340，这种微小差别所致的光线散射，使角膜略带半透明。

基质层的相对脱水状态对透明性来说是必要的，基质板层含水量约占 78%。角膜水化作用的控制，保证角膜恒定的含水量而处于相对的脱水状态，以维持其透明性。过去认为上皮、内皮能够阻止水和离子的渗透以及正常的眼压，是维持角膜正常水化作用的三要素，其根据是，睡眠时角膜厚度比醒时增加 5%，提示泪膜的蒸发对角膜水化起主要作用。然而，把角膜游离并沐浴于适当的保存液中，上皮与内皮均与液体接触，角膜仍能保持正常厚度达 30 小时之久，证明泪膜的蒸发作用对角膜水化无足轻重。眼压的影响也不是主要的，因为在角膜游离时，即在并无眼压作用的情况下，角膜仍维持正常厚度 10 小时。至今广泛被接受的解释是 Maurice 提出的泵 - 漏假说。现已证明，角膜内皮分泌碳酸氢根（HCO_3^-）离子和钠离子至房水，离子的输送，带动了水的输出，这种主动性离子输出使角膜基质与房水两者间产生渗透压的梯度，维持住角膜基质不致肿胀。

二、渗 透 性

角膜的渗透性与局部用药的疗效关系密切。角膜上皮是非脂溶性物质透入角膜的主要屏障，因为上皮细胞膜由一种脂蛋白组成，细胞之间紧密连接也阻止水溶性物质通透，脂溶性物质比较容易透过上皮细胞膜，所以局部用眼药水如能水溶和脂溶双相溶解，则较容易透入角膜及眼内。最近的进展已可将脂溶性眼药水制成胶态分子团大小，使之在泪膜中可充分混悬并与上皮细胞膜接触，使药物易于透入眼内，既可减

少用量又能降低全身的不良作用。

增加药物通透性的另一途径是用某些制剂例如丁卡因等，破坏上皮细胞间连接复合体，让药物从上皮屏障的破裂处透入角膜。此种方法的主要缺点是，在上皮紧密连接恢复以前，致病微生物亦可能从裂隙中进入眼内，造成眼部感染。

第四节 角 膜 水 肿

角膜上皮、基质或两者中蓄积了过多的水分称为角膜水肿（corneal edema）。角膜水合作用（corneal hydration）的调节受很多病理生理因素影响，这些异常的病理生理因素便是造成角膜水肿的原因。

一、基质水合作用的调节

基质水合作用 H 的含义，是指每克角膜基质干重组织含有的水重（g），即 $H=H_2O(g)/$ 干重组织（g）。在正常含水量时，人和兔角膜的 H 约为 3.5。以 H 表示，角膜的水合作用比通常的百分含水量更好，用 H 的优点是水合作用的增减和角膜厚度之间始终成线性关系而易于被临床检测，例如正常角膜含水量为 78%，而当角膜水肿，厚度增至 2 倍时，角膜的含水量为 87%；而用 H 表达，则由正常的 3.4 增至 6.8，正好是原来的 2 倍。

角膜含水量受多种因素制约，其中影响最大的是角膜基质肿胀压、上皮和内皮的屏障功能以及内皮层泵漏机制。角膜表面的蒸发作用和眼压的变动对角膜水肿的影响较小。

1. 基质肿胀压（stromal imbibition pressure） 角膜胶原纤维之间的氨基葡聚糖具有很强的亲水性，是基质肿胀压的物质基础。内皮和上皮的损伤，基质胶原纤维之间的亲水性糖胺聚糖便会吸收水分，使基质小板之间的距离增宽、角膜增厚，这种基质增厚肿胀的倾向被称之为基质肿胀压。业已测出人在正常厚度角膜情况下，基质肿胀压约为 6.67～8kPa（50～60mmHg）。当角膜肿胀时，其肿胀压降低；基质肿胀 50%，其肿胀压下降至大约 2kPa（15mmHg），相当于正常值的 1/3。显然，在活体角膜，基质肿胀压和脱水机制始终保持平衡，如果因为创伤或疾病脱水机制受到影响，基质势必发生肿胀，直至达到新的平衡。

2. 上皮和内皮屏障（epithelial barrier and endothelial barrier） 上皮、基质和内皮的相对厚度比为 0.1∶10∶0.1，而对于离子扩散的相对阻力为 2000∶1.0∶10.0。因此离子的运动受限于两层组织间的基质，形成的渗透压使基质保持恒定的水分。虽然上皮具有相对的非渗透

膜性质，但对于创伤，炎症产物、药物毒性和接触镜的长时间佩戴抵抗力相当脆弱。单层细胞的内皮虽较上皮易于渗透，而对于离子的阻力相当于基质层的10倍。在相邻的内皮细胞之间有连接复合体或缝隙连接，构成对溶质渗透的主要屏障。以无钙离子的培养基灌注，可导致这些连接复合体变性而致角膜水肿。

3. 内皮泵（endothelial"fluid pump"）　关于内皮的泵漏假说已如前述。正常内皮的泵率约为 $6.7\mu l/(cm^2 \cdot h)$。最近揭示在碳酸氢盐的输送和钠、钾的输送之间有一个联动装置（linkage）。钠钾三磷酸腺苷酶泵的部位坐落在内皮细胞壁的侧膜上，内皮泵的功能可随年龄的增长而降低，据称至 65 岁时降低10%。

4. 角膜表面的蒸发作用在两次眨眼动作之间，角膜表面有水分被蒸发，其蒸发率约为 $2.5\mu l/(cm^2 \cdot h)$。戴软接触镜时，这种水分的蒸发作用降低 80%，是为长期戴接触镜者缺氧和基质水肿的原因所在。内皮功能在临界状态的患者，这种表面的水分蒸发作用的影响很显著，通常表现为睡醒时角膜显得比较混浊水肿，下午或黄昏时肿胀减轻，这显然是由于眼睑闭合情况下泪膜因缺少蒸发而变得低渗，继而影响水分的排出。事实上，在正常眼，水分的蒸发作用对角膜的相对脱水状态的维持无足轻重。况且健全的角膜有完好的神经支配，睁眼以后形成的泪膜相对高渗，可作为一种刺激，引发下一次眨眼动作重新使泪膜恢复至等渗状态。

5. 眼压　在考虑角膜的液体动力学时不应忽视眼压的作用，然而正常眼，眼压波动对角膜基质的厚度几乎没有影响，也不致产生上皮水肿。而当内皮功能低下时，眼压则成为角膜上皮发生水肿的重要原因。临床上初发的青光眼睫状体炎综合征的患者眼压多在 $4 \sim 6.67kPa$（$30 \sim 50mmHg$）之间，由于上皮和基质仍然透明，视力常在正常范围便是一例。

二、角膜水肿的类型

由于上皮和基质水肿的病理生理和对视力的影响不尽相同，有必要予以分别叙述。在多数情况下，基质水肿先于上皮水肿，但基质水肿在发展到上皮水肿以前，常常症状是不明显的。了解水肿的原因和发展规律，对于疾病的诊断和处理非常重要。

1. 基质水肿表现为角膜增厚，透明度降低。基质层含水量增加，其液体蓄积在纤维间间隙。从裂隙灯下检查，角膜增厚，但其前表面曲率半径不变，所以实际上肿胀只是向后部扩展，后弹力层皱褶及纹线状角膜混浊。慢性水肿的后期，基质层有不同程度的瘢痕形成。从机制上说，基质水肿总是由于上皮或内皮的功能不全引起，如果上皮损伤或缺损，泪液即被基质汲入，所引起的水肿往往是中等度的，或只局限在上皮损伤处相对应的基质部位，而内皮损伤或功能不全，基质水肿的范围比较广泛，持续时间很长，损伤或疾病给内皮带来两方面的后果，物理性屏障功能和内皮泵功能降低，两者的联合作用导致基质含水量增加和组织增厚。

2. 上皮水肿　上皮水肿可分为细胞间和细胞内两种类型。细胞间水肿开始时水分蓄积在细胞之间，特别在基底细胞之间，水肿的程度和临床表现轻重悬殊，进展期病例有典型上皮水泡，即所谓大泡性角膜病变（bullous keratopathy）。而细胞内水肿首先在上皮细胞本身发生肿胀变形，导致阳离子泵的异常，例如不适当佩戴的接触镜，由于缺氧引起阳离子泵衰败和细胞肿胀，细胞间并无积液也没有大泡形成。

多数角膜上皮水肿的发生与内皮功能不全有关。降低的内皮泵总会引起不同程度的基质增厚，但不一定都引起上皮水肿。由于上皮水肿的病理生理机制有别于基质水肿，上皮水肿不但和内皮的功能有关，而且和眼压关联。实际上，只有在眼压超过内皮泵的情况下，液体才会在上皮内蓄积。鉴于上皮前部对水的向前移动有较大的阻力，致使液体主要堆积在上皮的后部和中部而造成上皮水肿的临床体征。这就能够解释有时候上皮水肿也能发生于内皮功能正常而眼压升高的情况，如急性闭角型青光眼；也可以出现在内皮功能很差而眼压正常的情况，如 Fuchs 内皮营养不良，或者两种原因并存。在任何情况下，眼压是驱动力。比如在眼球痨时，眼压接近零，尽管内皮严重受损，仍然不会发生上皮水肿。

三、角膜水肿对视力的影响

从光学领域的知识获知，屈光间质的屈光指数差异少于半个光波波长即 $2 \times 10^{-7}m$，间质仍维持正常的透明度。角膜基质中的胶原纤维相互紧靠一起，少于半个光波波长，所以角膜胶原的排列符合光学的透明标准。从理论上讲，原纤维之间异常堆积的液体将增加光线的散射而使透明度降低。当液体的聚积超过一个光波波长时，角膜上皮和基质就能看到水肿，基质层角膜固有细胞四周的不规则排列显而易见。

上皮和基质的水肿对视力的影响颇有差别，基质层中等度的水肿但无上皮水肿时，对视力的影响很小，有人用牛的角膜基质作离体试验，即使基质已相当水合达到厚度增加 60% 的程度，而其透明度仍维持在相当于视力 20/30 的透明水平。但是慢性水肿的情况是个例外，主要是基质层有瘢痕形成，加上后弹力膜皱褶引起的不规则散光,而致视力明显降低。相比之下,上皮水肿影响视力较早,患者会陈述有虹视现象或视力降低,客观检查时只能在裂隙灯下见有上皮水肿,这种早期影响视力的根源来自两个方面:上皮细胞之间的光散射增加和上皮表面的显微性不规则。上皮表面由原来的光学光滑上皮转变为有许多细小的不规则镶嵌构型表面,由于光线向不同方向发生折射,致使视网膜成像模糊,加上棱镜作用产生的彩色光线,患者的视力受损明显。

第五节 临床上评估角膜内皮的方法

从前临床上评估角膜内皮的方法仅限于裂隙灯检查。角膜后层的小滴、KP 和后弹力层皱褶等改变。然而这种粗略的检查方法无法精确评估内皮功能,更不可能检测内皮功能储备、预测疾病转归和被检查眼能否承受某些手术的能力。单靠裂隙灯检查难以比较不同手术带给内皮的损伤程度,也无法诊断药物对内皮细胞层的毒性。一些活体检测技术,如角膜内皮显微镜检查、共焦显微镜检查、角膜厚度测定、荧光光度计检查、内皮形态学、泵功能和渗透性定量检测等使内皮评估成为可能。

1. 角膜内皮显微镜检查(specular microscopy) 角膜内皮显微镜检查使活体的内皮细胞形态检查成为可能的非接触型内皮显微镜和广角型设备,使每一个观察野大于 $1mm^2$,内皮的病变和创伤能通过内皮镜检查得到精确的追踪资料,如早期的 Fuchs 营养不良,在裂隙灯未能发现阳性体征以前,用内皮镜检查即可看到内皮异常和后弹力膜疣状突起而做出诊断。内皮小滴表现为不规则黑区,该处的内皮细胞轮廓不能分辨。细小的 KP 也能被清晰地显现。临床上,还能通过内皮镜检查追踪不同手术对内皮层造成的创伤程度,了解各种手术造成的内皮细胞丢失率;这种技术也已常规地用于眼库的角膜质量评估。凭借内皮镜检查得到的细胞密度和形态学,了解内皮功能储备,借以决定某种手术的设计和取舍,也可以预测治疗后果。

2. 角膜厚度测定(pachymetry) 900 型裂隙灯上附设的光学角膜测厚仪测出的角膜厚度误差大约 ±2%。现在最简便准确的设备是超声角膜测厚仪(ultrasonic pachymeter),普遍应用于各种屈光手术的术前评估。角膜厚度的改变,是内皮功能低下的有意义的指征,特别在角膜出现亚临床水肿时,更有鉴别价值。正常角膜中央部厚度大约 510～520μm,角膜明显增厚意味着内皮功能失调。如前所述,轻微的基质水肿尚不致引起上皮水肿,直到角膜厚度超过 650～750μm 时,才

可能显现上皮水肿。角膜厚度测定对了解内皮功能储备有一定意义:厚度接近正常,意味内皮至少有一定的功能储备,预后较为乐观,而接近 700μm 即表明内皮功能失调在即,短期内可能发生上皮水肿。

3. 荧光光度计测定(fluorophotometry) 通过测定角膜和房水之间荧光素的交换,测出内皮对荧光素的渗透性。经静脉注射或电离子透入的方法使荧光素进入角膜基质,追踪经内皮扩散的情况。内皮有小滴或角膜厚度增加的患者,荧光素经内皮的渗透性明显增加。对于早期 Fuchs 营养不良的角膜检查提示,早期的角膜肿胀主要由于内皮的物理性屏障功能出现不同程度的障碍,而不是内皮泵失调。利用此项技术,能测出早期糖尿病患者角膜内皮渗透性增高。

4. 共焦显微镜检查(confocal microscopy) 共焦显微镜检查能提供活体角膜内皮细胞质与量的许多信息,并能利用电脑自动快速地计算出内皮细胞的密度和面积,即使在角膜水肿的情况下,仍能获得有关内皮的各种资料。

第六节 角膜的创伤修复

一、上皮和基底膜的创伤修复

上皮受伤以后,邻近伤口的损伤细胞丧失其表面微绒毛,1 小时之内相应部位的上皮基底细胞开始变扁,表面细胞的桥粒连接和糖原储存减少,表明它即将运动。受损区角膜表面有纤维素、纤维蛋白及纤维蛋白原沉积;多形核白细胞经角膜缘血管网到达创伤区,开始清除细胞碎屑。伤后 6 小时左右,上皮细胞开始以 0.75μm/min 的速度移动来填补受损区的缺损,基底细胞开始有丝分裂。在最初 15 小时内,上皮细胞的移动十分活跃,当缺损区被填充以后,细胞则停止运动,其形态亦重新恢复至鳞状,基底细胞也变为柱状,并开始了 DNA 的合成。伤后 24～48 小时之间,上皮细胞增殖达到顶峰,在该处形成一上皮栓,多形核白细胞消失。伤后 3～4 日,上皮栓退行,创伤区出现细胞分裂象。如果基底膜未受损伤,新修复的上皮与基质附着紧密;若基底膜已受损伤,其破损或断裂部分有望在 5～7 日修复;如若基底膜损伤严重,则需 6～8 周方能形成新的比较坚固的基底膜,也只有到此时,新形成的上皮才能与其下方的基质比较牢固地附着(图 4-26)。

上皮栓退行消失以后,创伤区基底出现有丝分裂象。再生的上皮对其下方的基质固有细胞有明显的激活作用,在伤口未被新生或移行的上皮覆盖以前,角

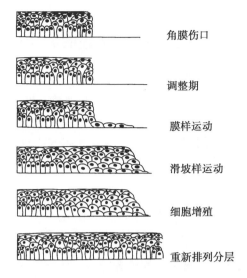

角膜伤口

调整期

膜样运动

滑坡样运动

细胞增殖

重新排列分层

✿ 细胞重组蛋白合成　✿ 增殖细胞

图 4-26　角膜擦伤后的上皮修复过程；经过最初的调整期之后，出现两种形式的上皮细胞运动：先是个别上皮细胞的膜样运动，随后是成片上皮细胞的滑坡样运动，从而覆盖上皮缺损区，细胞继续增殖和分化，重新排列分层，最终完成创面伤口修复

膜基质固有细胞不可能转化为成纤维细胞。此外，上皮的修复也受创伤区多形核白细胞的影响，多形核白细胞和单核细胞能延缓上皮受损区的修复，持续的炎症可导致上皮缺损。

上皮的愈合受多种因素的影响，肾上腺素、肾上腺皮质激素及表面麻醉药均在不同程度上抑制上皮细胞的分裂，而上皮细胞生长因子（EGF）刺激上皮增生，促进伤口修复。

二、基质的愈合

穿通伤后，伤口邻近的基质固有细胞完全变性。缺损区由纤维蛋白栓填充。创伤区水肿，创口邻近的固有细胞转化为成纤维细胞形状的细胞，这种转化发生于受伤后 12～24 小时，成纤维细胞在伤后 2～3 日到达缺损区，分泌胶原和氨基葡聚糖。胶原主要为 Ⅱ 型，以硫酸软骨素为多，至后期才被典型的硫酸角质素取代。固有细胞离开伤口以后，则恢复为原来的形态。蛋白合成的高峰在伤后第 5～14 日，此后，增生和蛋白合成逐渐减缓，伤口张力强度也与日俱增。新合成的胶原排列很不规则，均为大直径的细胞外纤维胶原。至第 8 周末，炎症细胞基本消退，唯遗留众多成纤维细胞。

伤后 3～6 个月，伤口张力强度持续增强。家兔实验表明，创伤后成年兔角膜产生结构性巨分子，胶原

的交叉排列与自然发育形成的角膜相近，但瘢痕组织更紧密，永远不可能恢复到正常角膜那样的有规则排列状态，呈现不同程度的混浊。

三、内皮和后弹力层的修复

后层角膜受伤后，后弹力层的断裂边缘立即收缩，并向基质层一侧卷曲。邻近内皮细胞丧失。创伤区纤维蛋白栓形成。毗连的角膜内皮细胞在伤后 5～7 小时内，开始形成伪足，凭借阿米巴式的运动向创伤区移行。在此期间，细胞面积增大，细胞变扁，此时的内皮细胞形态类似成纤维细胞。兔的内皮伤口修复过程在 2～9 日，修复期的长短取决于伤口的大小。移行的内皮细胞突可能交叉，随着细胞体的聚合靠拢，细胞突逐渐变短。当伤口再次被移行的内皮细胞覆盖时，内皮细胞便丧失了其在移行时那种成纤维细胞样的形态。当细胞体足以相互靠拢形成一个新的内皮面时，新的细胞连接再次形成。兔和猫的研究表明，内皮创伤后 5 日，桥粒和紧密连接再度形成，而缝隙连接的恢复较晚。

在人类而言，整个后表面的愈合过程实际上是通过内皮细胞的扩大、移行和再排列，从而组成一个新的完整的单层内皮细胞区。修复区的内皮细胞比远离创口的细胞面积明显增大。一旦内皮面完全恢复，其屏障功能与泵功能亦恢复到正常。基质透明度与角膜厚度相随恢复正常。只有当后层创面过大，无法形成完整的内皮层，亦即残留内皮细胞密度过低，不足以覆盖创面，则角膜基质将会发生肿胀，严重者上皮发生大泡。

作为创伤愈合应答的一部分，任何形式的内皮创伤都能造成一种非特异性应答，即重新形成的内皮都会沉积或分泌一层新的后弹力层。最常见的为圆锥角膜的急性后弹力层破裂，临床上表现为相应区角膜全层水肿和上皮巨型大水泡。随着内皮的移行，在基质后方移行的内皮细胞相互接触，连成一层完整的新的内皮面，该层内皮会分泌出新的后弹力层。但是伤口对合很差，常可看到多层内皮细胞，和由原纤维带状胶原、基底膜物质和细丝组成的后胶原层。

第七节　泪膜对角膜的防护作用

泪膜在组织学上虽非角膜的一部分，但就其生理功能而言与角膜正常的生理功能生死攸关。整个角膜上皮均在相对稳定的泪膜覆盖之下，即角膜前泪膜。泪膜的大体分层结构已如前述。

1. 泪液正常的分泌量在 0.9～2.2μl/min，而结膜

囊的容量约 30μl，在通常情况下经泪道排出，只有当分泌量超过 100μl/min 时，会出现流泪现象。在通常条件下，睁眼时泪膜表层的油脂层完整，故蒸发量极微，最多不超过 0.85μl/min，其余均经泪道流入鼻腔。蒸发使泪膜略显高渗，故有极少量的水自房水方向往泪膜流动，而在闭眼时，泪膜与房水等渗，从理论上讲，角膜应比睁眼时略厚。

2. 泪液的成分受蒸发或稀释的影响最表层的脂层反应了睑板腺分泌的成分：蜡脂占 35%；胆固醇酯 30%；磷脂 16%；三酰甘油 4%；游离脂肪酸 2%；游离胆固醇 2%。水层中，水占 98%，固体物质仅占 2%。钠和碳酸氢离子的水平与血浆相仿，而钾和氯则远远高于血浆。尿素、氨基酸和其他小分子含量与血浆平行，葡萄糖含量低于血浆。

3. 泪液中含有大量蛋白，平均量 7mg/ml，蛋白量随年龄增长降低，蛋白中包括作为泪液缓冲系统的特殊泪液蛋白、免疫球蛋白和其他蛋白性抗炎因子。

免疫球蛋白 A（IgA）和分泌性 IgA 是泪液中主要的免疫球蛋白。分泌性 IgA 是由主泪腺和副泪腺中浆细胞合成了两个 IgA 分子构成，泪腺的上皮细胞产生一种分泌性片段，将两分子 IgA 结合一起形成。IgA 中和病毒，抑制细菌与结膜表面黏附。免疫球蛋白 A（IgA）是第 2 种主要的泪液免疫球蛋白，可能经结膜血管扩散而来。它促进吞噬和补体介导性细胞溶解作用。在结膜炎症时，IgA 和分泌性 IgA 均增加；而在过敏性炎症时，免疫球蛋白 E（IgE）增加。

周期性瞬目动作和泪液的流动起冲刷眼球表面的作用，可防止致病微生物的附着。此外，泪液中还含有若干抗菌因子，包括免疫球蛋白、淋巴细胞、补体和一些非特异性因子，如吞噬细胞、乳铁蛋白、溶菌酶、非溶菌酶性抗菌因子、抗补体因子和干扰素等。

泪液中的乳铁蛋白能螯合微生物中的铁，具有杀菌作用。它能杀灭枯草杆菌、金黄色葡萄球菌和表皮葡萄球菌及铜绿假单胞菌；对那些不敏感的细菌，有增强溶菌酶的抗菌作用。此外，它尚能激活特殊抗体并使其抗菌效能增加。在体外，它能调节补体的活性。

溶菌酶是一种具有抗菌作用的酶，能使一些非致病性革兰阳性细菌的蛋白外壳溶解，当补体存在时，增强 IgA 的溶菌作用。

泪液的基础分泌看起来不受特殊的神经支配，反射分泌则受精神因素和三叉神经眼支的影响。口腔和舌的热刺激以及强光对角膜的刺激性均能引起反射性泪液分泌。角膜表面的正常湿润完全靠基础分泌的泪液维持。50 岁以后泪液分泌量减少。

第八节　生理解剖常识的临床应用

应用性生理解剖与眼科临床有着千丝万缕的联系，这些基本理论不但有助于我们对疾病发生、发展的病理生理的加深理解和记忆，还能对药物治疗、处理措施、手术技巧，乃至设计新的手术方式，都能起到启发或推波助澜的作用。以下是作者个人在临床应用中经常遇到和应用的若干例证。

一、各种滴眼剂和常用防腐剂对眼表上皮细胞的不良作用

长期应用滴眼剂的患者，如干眼和青光眼，泪膜的黏蛋白层和角膜上皮细胞长期受防腐剂的损害，是造成医源性眼表疾病的重要原因。滴眼液中的防腐剂造成上皮屏障破裂，直接造成角膜上皮损伤，需要长期用药的干眼和开角性青光眼患者，会因此削弱自身的免疫防护屏障。如果无法停止治疗，则务必注意选择用药，尽可能减少用药频率，能用单一药物的就不要联合用药，以尽可能减少防腐剂对上皮的毒副作用。

二、运用角膜组织结构和病理生理特性，提高深板层角膜移植术成功率

1. 角膜基质层小板之间充满亲水性作用的糖胺聚糖，其吸水膨胀的理化特性，促使角膜小板之间的距离增宽，使小板与小板之间的黏附变得比原先疏松。多年来，作者就是利用这一组织特性，在板层剖切过程中，不断反复在移植床滴注生理盐水，使植床表面裸露的糖胺聚糖吸水膨胀，极大地方便了板层的剖切，既加快了剖切速度，也能明显提高剖切到后弹力膜水平、减少移植床穿破的风险。对于圆锥角膜而言，成功案例术后视力较为满意。

2. 凭借病理性基质新生血管难以穿透后弹力膜的组织学特性，在治疗性板层角膜移植术剖切过程中，作为判断残留植床深度的组织解剖学标志。也就是说，如果在手术显微镜下仍能看到移植床新生血管，则可以断定，移植床还残留一定厚度，至少能够肯定剖切深度还没有达到后弹力膜水平。此时术者可凭借自身的手术技巧来决定，是否继续剖切达到完美境界。

3. 实验性单疱病毒性角膜基质炎的免疫组织化学研究证实，基质固有细胞上的病毒抗原比内皮细胞更多见，炎症细胞围绕病毒抗原集结，呈局灶性分布，该所在没有深层新生血管，在接近后弹力膜水平的深基质，常常有较多病毒抗原沉积，使之成为免疫效应细胞的攻击目标。因此，对复发性单疱病毒性角膜基质

炎实施治疗性深板层移植，要彻底清除基质新生血管，力求剖切深度达到后弹力膜水平，能够最大限度地清除接近后弹力层水平的基质层中的病毒抗原，术后 5 年复发率有望降至 5% 左右，与治疗性穿透角膜移植的复发率相同。

三、从内皮细胞密度计数规避内眼手术风险

角膜内皮层的物理性屏障功能是确保角膜透明属性的组织学基础。鉴于内皮细胞密度降至 $700/mm^2$ 以下，基质乃至上皮将难以避免不同程度的水肿。因此，临床上一般主张对那些曾经做过内眼手术、现在又准备实施白内障摘除人工晶状体植入手术的患者，最好事先作一次内皮细胞密度检测，如果术前的内皮细胞密度计数低于 $1000/mm^2$，手术创伤将会使这一临界值的细胞密度进一步下降，术后的角膜水肿甚至大泡性角膜病变的风险极大。

（朱志忠）

主要参考文献

1. 朱志忠. 实用眼表病学. 北京：北京科学技术出版社，2004，1-19，572.

2. Kaufman HE, Barron BA, Mcdonald MB.（eds）. The Cornea. 2nded. Butterworth-Heinemann, Boston, 1997, 3-45.

3. DelMonte DW, Kim T. Anatomy and physiology of the cornea. J Cataract Refract Surg. 2011, 37（3）：588-598.

4. Jalbert I, Stapleton F, Papas E, et al. In vivo confocal microscopy of the human cornea. British Journal of Ophthalmology 2003, 87：225-236.

5. Chiou AG-Y, Kaufman SC, Kaufman HE, et al. Clinical corneal confocal microscopy. Surv Ophthalmol 2006, 51：482-500.

6. 朱志忠. 角膜的应用解剖和生理. 李凤鸣. 中华眼科学. 北京：人民卫生出版社，2005，1172-1180.

7. Jia Yin. Molecular Regulation of Corneal Epithelial Wound Healing. Wayne State University, 2008, 178 pages; AAT 3296880.

8. Rocha G, Brunette I, Francois ML. Severe toxic keratopathy secondary to topical anaesthetic abuse. Can J Ophthalmol 1995; 30: 198-202.

9. Broadway DC, Grierson I, O'Brien C, et al. Adverse effects of topical antiglaucoma medication. I. The conjunctival cell profile. Arch Ophthamol 1994; 112: 1437-1445.

10. 朱志忠，李季华，王印其，等. 板层角膜移植治疗单疱角膜基质炎. 眼科研究，1995；13：181-184.

11. 朱志忠，Abghari S，Stulting RD，et al. 实验性单纯疱疹性角膜炎的免疫组织化学研究. 眼科研究，1999；17（5）：325-328.

12. 朱志忠. 与光学性全厚板层角膜移植术等三文作者商榷. 中华眼科杂志，2000；36（6）：473-474.

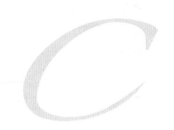

第二章
角膜缘干细胞和眼表疾病

第一节　眼表及眼表疾病的概念

眼表及眼表疾病的概念：解剖学上，眼表包括上下睑缘灰线之间的全部黏膜上皮部分（主要为角膜及结膜上皮）。功能学上，眼表除了包括上述的角结膜上皮外，还包括其表面覆盖的泪膜，以及角膜基质、结膜下组织、泪腺、眼睑、泪器及泪道，以及相关的神经组织等。在生理状态下，眼表组织、泪腺、眼睑和相关的中枢神经等作为一个功能整体，具备一定的反馈机制维持眼表的湿润：角结膜湿润程度的感觉经过三叉神经眼支传递至大脑，经过一系列神经回路，刺激泪腺、副泪腺及眼表面上皮细胞分泌泪液的各成分，并通过瞬目动作使泪膜均匀涂布，完成一个反馈回路；而泪腺分泌的水样液，连同睑板腺分泌的脂质、眼表杯状细胞和非杯状细胞分泌的黏蛋白一起组成了完整的泪膜，瞬目运动使泪膜扩散并分布至整个眼表面。一部分泪液被蒸发，大部分泪液经泪道系统从鼻腔排出。以上任一环节的异常均可引起一系列的反应，因此，眼表是一个整体概念。

眼表疾病（ocular surface disease，OSD）的概念由Nelson 于 1980 年提出的，概指损害眼表正常结构与功能的疾病，它是临床最为常见的眼科疾病，如角膜炎、结膜炎等。实际上，眼表疾病的发生与转归和泪膜及泪液系统关系非常密切。例如，正常的泪膜是维持眼表上皮正常结构及功能的基础，泪膜缺乏或不稳定将导致眼表上皮的损害；而正常的眼表上皮细胞（包括杯状细胞及非杯状细胞）既可锚定泪膜，又可分泌黏蛋白成分参与泪膜构成，眼表上皮的损伤也将导致泪膜的不稳定。另外，角膜基质、结膜下组织的炎症等可通过升高泪液渗透压，并阻碍泪液分泌的神经反馈等途径影响泪膜；泪腺、眼睑、泪器及泪道的损伤也可以多种形式导致泪膜的损害。眼表与泪膜互相依赖，互相影响，因而常将眼表疾病与泪液疾病综合起来，概括为"眼表泪液疾病"（ocular surface & tear disease）。

目前"眼表泪液疾病"的概念已被广泛接受并采用，它既包括所有的浅层角膜病、结膜病及外眼疾病，又包括影响泪膜的泪腺及泪道系统疾病。程度轻者仅引起眼的轻度刺激征及不适感，重者则引起视功能严重障碍甚至失明。

临床医师应从整个眼表功能系统的角度，仔细分析各种相关症状或体征，明确发病的主要因素及具有潜在影响的环节，才能使眼表泪液疾病的诊断更加细化，治疗效果更加理想。例如，物理及化学性损伤、微生物感染在临床上相当常见，可引起眼表显著的结构与功能损害；一些累及眼部的自身免疫性疾病、药物的毒性及医源性损害等也可造成眼表上皮的异常。这些疾病对眼表组织的损害是显著而直接的，但同时也可引起泪液的继发性损害。首先，这些损害相伴随的眼表炎症极大地降低了角膜的神经敏感度，感觉功能的减退使泪液反馈机制受损，导致泪腺分泌反射性减少以及瞬目频率的下降，进而引起或加重干眼。其次，炎症还直接引起了眼表上皮细胞的凋亡，感染性者甚至可引起组织细胞的坏死，而许多炎症因子本身即具有促细胞凋亡的特性，使得能将泪膜锚定在眼表的上皮细胞微绒毛的数量明显下降，泪液流失加快；同时分泌黏蛋白的杯状细胞数量也下降，进一步加剧了泪液流失。再者，长期的炎症会引起结膜上皮内的副泪腺功能发生障碍，引起泪液基础分泌量的下降。可见，眼表的炎症可通过许多途径诱导并加重泪膜的异常。而泪膜的异常又进一步加重眼表的损害，引起恶性循环。在这种情况下，除了要处理创伤、控制感染、减少药物毒性等针对原发因素的处理外，还需要针对已经出现的泪膜异常进行相应治疗。

角膜缘上皮干细胞是角膜上皮细胞再生的来源，在维持正常眼表健康中起着重要作用。角膜缘干细胞定向分化产生一定数量的前体细胞，前体细胞在沿上皮基底膜向角膜中央移行的过程中同时不断分裂产生终末分化的角膜上皮细胞，形成复层化角膜上皮，处于最表层的上皮细胞则逐渐凋亡脱落。此种三维的上皮更新方式是维持角膜透明性及正常视功能的基础。任何损伤角膜缘干细胞或其赖以生存的基质微环境的疾病均将引起上皮更新障碍,从而造成眼表面结构异常并损害视功能,这是临床上常见的又一大类眼表疾病。对任何原因引起的眼表面结构破坏导致功能明显受损,应采用药物及手术方法以恢复眼表面正常结构。严重损伤眼表如化学伤及热烧伤常引起眼表结构异常,这些异常包括睑球粘连,眼睑缺损、畸形,角膜血管化及混浊、溃疡等,往往严重损害视功能。角膜移植手术是这类疾病复明的唯一措施,而角膜移植手术由于眼表结构及功能的异常(包括眼睑闭合不全、睑球粘连、干眼、眼表鳞状上皮化生、角膜缘干细胞功能障碍等)而往往失败。因此恢复眼表正常的结构与功能是保证此类患者角膜移植手术成功及复明的基础。但对这类患者的治疗需要采取综合性的措施才能恢复眼表面正常的结构与功能。这些措施包括:眼睑成形术——恢复眼睑正常的闭合功能;角膜缘干细胞移植术——恢复正常的角膜缘干细胞的功能;结膜囊成形术(包括羊膜移植、羊膜移植加结膜移植及异体结膜移植)——形成正常的结膜囊;干眼治疗——改善泪膜功能;抗炎治疗——减轻炎症并稳定眼表。通过这些综合性措施恢复眼表的正常结构及功能以后,角膜移植手术的成功率将大为提高。其他各种原因引起的眼表结构不同程度的损害,应根据病变的程度、部位采取相应的措施以恢复眼表的正常结构。综合治疗措施从整体的角度考虑了眼表及泪液系统相关的各个环节,其治疗效果相对从前的单一治疗有了明显改善。

(刘祖国)

第二节 角膜缘干细胞缺乏性疾病

一、角膜缘干细胞缺乏性疾病的病理基础

1. 角膜缘上皮干细胞(LESC,简称SC)的固有特性

1)比角膜中央或旁中央基底上皮细胞具有更高的增殖能力。这些细胞更原始,体积比分化的短暂扩增细胞或终末分化细胞更小。

2)在动态平衡中是一种慢周期细胞,长期保留DNA标记,但一经损伤,就会成为高增殖力细胞。在它们被激活和增殖以前,都会保持这种干细胞特性和安静状态。

3)具有特殊的调节能力:在平稳状态下,SC是长寿命的,并能平衡两个相互冲突的需求——既增加SC的损耗数,又增加损耗SC的分化率。第一种需求是自我更新,而第二种需求是使组织在较低的等级保持

对细胞丧失的代偿。

2. SC主宰角膜上皮的动态平衡,是角膜上皮自我更新的生发中心 SC及其子细胞在维持上皮动态平衡中的分裂、增殖、分化和迁移过程,可作如下归纳:

1)上皮干细胞居于上皮细胞的基底层;

2)在角膜缘呈波浪形,子细胞短暂扩增细胞(TACs)分裂向中央迁移更新上皮。

3)终末分化细胞(TDC),在眨眼过程中随泪液蒸发从眼表脱落,刺激细胞分裂周期,迁移和分化;

4)"角膜上皮维持的X,Y,Z学说":X(增殖基底细胞)+Y(向心迁移细胞)=Z(表面丧失细胞)。在细胞增殖、分化、迁移和凋亡之间,有一个精确的动态平衡。

5)正常成人的角膜缘和角膜上皮基底层,存在两种有分裂增殖能力但分化程度不同的基底上皮细胞:干细胞(SC)和短暂扩增细胞(TAC)。SC只存在于角膜缘上皮基底层,占该部位基底细胞总数的3%~5%;而TAC则分布在整个角膜上皮基底层。

6)干细胞分裂增殖后的迁移走向(彩图4-27,见书末彩插)。

SC最初产生非对称细胞分裂,产生一个子细胞SC,重新回到干细胞龛(stem cell niche)保持干细胞总数,而另一个子细胞TAC移出干细胞龛继续分裂增殖、分化;TAC的向心性迁移组成角膜上皮基底层,有些细胞离开上皮基底膜,进一步分化为翼状细胞,继续向浅表移行,最终分化成为鳞状细胞随泪液脱落。TAC的半衰期平均数周,但有时个别细胞可长达数月。

3. 角膜缘干细胞缺乏导致功能障碍和角膜血管化 诚如上述,角膜缘干细胞是确保眼表上皮正常解剖和生理功能的基础,Huang等对11只兔眼的角膜缘上皮作了环形切除,缺损区很快愈合,未发生上皮糜烂。但观察6个月,36%的术眼发生周边部角膜血管新生。其后,为了验证角膜缘上皮增生能力对上皮愈合功能的影响,Huang将第1次实验兔眼(上皮已愈合)与正常对照的11只兔眼造成角膜中央7.5mm上皮缺损,结果发现,实验组中,伤口延迟愈合和中度角膜血管新生者占45%和64%。而对照组11眼无1例发生上述情况。3周后,将此两组动物作第2次7.5mm的角膜中央上皮清除,结果实验组延迟愈合和上皮糜烂占90%,角膜血管新生占64%,而对照组无1例发生上述情况。此外,还发现实验组角膜有杯状细胞向心性运动,而对照组角膜上皮中未发现杯状细胞。以上实验充分证明角膜缘上皮具有很高的增生能力。此外,角膜缘上皮还有一种在正常环境中对抗结膜侵入角膜区的抑制生长作用。角膜缘干细胞的缺如导致早

期的结膜转分化（transdifferentiation）或角膜的结膜上皮化。

由于角膜缘干细胞功能失调（limbal stem cell dysfunction），无法完成角膜上皮正常的更新换代，无法保持角膜表面的光洁和固有的生理功能，角膜缘失去阻挡结膜内生的天然屏障，结膜的转分化作用造成结膜内生和角膜血管化。随着病情的逐步进展，患眼视功能每况愈下，最终因整个角膜表面完全血管化而丧失有用视力。

二、角膜缘干细胞缺乏性疾病的分类

对角膜缘干细胞疾病进行分类和分期的目的，是为了替干细胞缺乏性疾病铺设一条改善诊断和治疗的通道，以便在临床上根据其类别和严重程度，采取针对性措施。角膜健康的维持，必须以本身和相关组织正常的结构和功能为基础：能够分泌足够黏蛋白（mucin）和水性泪液的结膜和使角膜维持透明属性的角膜缘干细胞。因此，关于角膜缘干细胞疾病分类取决于两个要素：干细胞缺乏的程度和结膜的状态。基于上述两要素，Schwartz 将角膜缘干细胞功能缺乏性患者分为两期：

1．Ⅰ期疾病指干细胞总量丧失＜50%，通常由医源性干预引发，包括接触镜相关性角膜病变（contact lens keratopathy）、轻度碱烧伤、翼状胬肉和轻症 Stevens-Johnson 综合征等，以具有明确的致病原因为特征，有明确的既往病史、角膜缘部位多次手术创伤史、长期佩戴接触镜、严重的眼表感染、局部长期接受抗代谢药物或抗青光眼药物治疗等。

2．Ⅱ期疾病指干细胞总量丧失＞50%，主要疾病包括：先天性无虹膜（congenital aniridia）、重度 Stevens-Johnson 综合征、严重碱烧伤、眼部瘢痕性类天疱疮（ocular cicatricial pemphigoid）、特应性角结膜炎（atopic keratoconjunctivitis）等。

3．正常眼角膜上皮擦伤后的修复过程，无须角膜中央区域的细胞参与，而是先由角膜缘干细胞分裂产生短暂扩增细胞（transient amplifying cells，TAC），后者再分裂增殖为分裂后细胞（PMC）和终末分化细胞（TDC）来完成缺损区域的上皮更新。

4．角膜缘干细胞异常可见于先天性无虹膜、角结膜上皮内上皮细胞癌和接触镜相关性角膜病变等多种情况。引起干细胞减少的主要两大病因是创伤和炎症，前者主要由热烧伤或化学伤和医源性创伤（多次手术性创伤、小梁切除、局部长期用药）；造成干细胞减少的急性和慢性炎症有：Stevens-Johnson 综合征、瘢痕性类天疱疮、特应性角结膜炎和眼表烧伤等。

三、角膜缘干细胞缺乏性疾病的临床表现

1．角膜缘组织损害和功能衰竭可能是外眼及泪器损害的一个部分，如眼前段烧伤或化学伤后，睑板腺、结膜均广泛受损，由于泪液成分和角膜缘干细胞严重破坏，可能表现为眼睑和结膜畸形、结膜囊萎缩、角结膜干燥及角膜结膜化。

2．不仅角膜缘组织结构破坏，如角结膜肿瘤局部广泛切除术后，临床表现为 Vogt 栅栏结构标志缺失，角膜中央上皮糜烂或慢性缺损或血管化。

3．严重上皮损害，长期得不到合理有效的处理，势必累及角膜基质，引发角膜基质炎症、瘢痕，有时也可能引发基质溃疡、组织自溶甚至角膜穿孔。

总之，由于角膜缘干细胞缺乏，角膜将永远不可能获得结构和功能健全的上皮屏障，使角膜不但不能履行其固有的生理功能，还可能随时诱发一系列病理生理反应，严重者有可能导致眼球器官的破坏。

四、角膜缘干细胞缺乏性疾病的诊断

1．角膜缘干细胞缺乏的临床表现
1）周边或全角膜纤维血管翳、慢性炎症和瘢痕；
2）反复出现角膜上皮糜烂、持续性上皮缺损。
2．实验室检查阳性发现
1）印迹细胞学发现角膜表面含有结膜杯状细胞；
2）免疫组化检测角膜表面 K3 不表达，而存在有结膜杯状细胞分泌的黏蛋白证据（彩图 4-28，见书末彩插）。

总之，由于角膜缘干细胞缺乏，角膜将永远不可能获得结构和功能健全的上皮屏障，使角膜不能履行其固有的生理功能，表面失去正常的湿润和光泽，依据角膜缘干细胞缺乏的严重程度，眼表组织呈现程度不同的病理状态。

表 4-11　角膜缘干细胞疾病的分类和分期

分期	干细胞减少	结膜正常/基本正常	结膜异常但相对静止	结膜炎症状态
Ⅰ	＜50%	医源性创伤 接触镜、胬肉	轻度眼表烧伤后遗症	急性眼表烧伤 轻症 SJS
Ⅱ	＞50%	先天性无虹膜	严重眼表烧伤后遗症	严重 SJS、急性眼表烧伤 眼部瘢痕性类天疱疮

五、治疗角膜缘干细胞缺乏的多种手术

角膜缘干细胞衰竭的康复，原则上以手术处理为主，辅以适当的药物治疗。由于上皮处于不稳定状况，随时都可能发生角膜上皮缺损、复发性糜烂乃至溃疡；如果深层基质或内皮结构或功能受损需要更换全层角膜组织，在这种情况下，千万别忘记了，结构和功能健全的上皮组织是维持角膜透明属性必不可少的先决条件，如果手术者忽略了这一点，则其后果必然是事倍而功半甚至完全劳而无功。临床医师必须牢记：经久不愈的上皮病变必将导致角膜基质病变，所不同者仅仅是发病时间的早晚问题，如果我们能对角膜缘干细胞缺乏做及时有效的治疗，将可能避免发生角膜基质病变。根据笔者有限的临床经验，可按病变的严重程度采取不同的治疗措施：

1. 部分干细胞缺乏（LSCD）

1）羊膜贴敷术：理论上残存两个钟点方位以上的正常角膜缘上皮和周边透明角膜者，通过羊膜贴敷，有可能使 LSCD 获得修复，作者的经验是 LSCD 范围＜1/2 全周者治愈机遇更大。治疗目标和原理，是促使正常 LESC 受刺激后加速分裂增殖，新增殖的细胞向创面迁移，同时向心性扩展，完成全角膜面的上皮修复。具体手术步骤：角膜缘后 1mm 球结膜环形切开，先切除结膜化角膜表面纤维血管膜，实施全角膜面羊膜贴敷术，有望在术后 3～6 周内血管退行萎缩、正常部位的 LESC 分裂增殖、迁移，促使创面修复。Tseng 及其同事曾对 15 例 17 眼部分 LSCD 患者实施羊膜移植，术后随访 25.8 个月，术后没有人发生上皮糜烂或持久性角膜上皮缺损，大部分患眼视力进步。

羊膜贴敷术对急性眼表烧伤引起的角膜缘干细胞伤亡具有神奇疗效，尤其是那些基底层尚有残存 LESC 和 TAC 的患眼，如果不能及时紧急手术处理，烧伤的病理生理过程，会加速这些受伤细胞的死亡；而羊膜贴敷的抗炎作用，将促使濒临灭绝风险的残存 LESC 和 TAC 复苏，让这种潜在性 LSCD 逆转（彩图 4-29，彩图 4-30，见书末彩插）。

2）自体角膜缘移植：如果羊膜贴敷没能使角膜缘干细胞修复，则表明原有的干细胞和 TAC 尚不足以代偿性修复损伤部位的上皮，而必须对干细胞缺损的局部作自体角膜缘移植（limbal autograft）：从对侧健眼角膜缘取材总面积应小于 4 个钟点范围，术后供眼发生 LSCD 的风险很小。取材部位通常首选 12 点和 6 点钟部位，各取两个钟点的角膜缘组织，这是因为上下方 LESC 密度相对为高（彩图 4-31，见书末彩插）（植片厚度约 150μm/50μm 上皮＋100μm 基质），宽度 4mm（2mm 周边部透明角膜＋1mm 角膜缘、1mm 表层巩膜及被覆在角膜缘表面的球结膜）。供体眼被取材处创面用羊膜贴敷，能加速创面上皮修复。

3）异体角膜缘移植（limbal allograft）：供体来源有两种，即亲属活体眼或尸体眼。从亲属活体眼取角膜缘组织，范围也必须小于 4 个钟点范围，以防止对供体眼造成永久性损害。手术方法与自体角膜缘移植相同。术后可能会出现某种程度的移植排斥，有必要实施全身和局部免疫抑制剂治疗。文献报告 23 例 25 眼接受过角膜缘上下方 1/3 取材者，供眼术后 2 周上皮修复，视力无下降。手术并发症包括结膜下出血（4 眼），角膜中央区保持正常。平均随访 41 个月。未发现严重并发症。如角膜缘移植材料来自尸体眼，则术后必须常规实施免疫抑制治疗，具体用药方案下文将详细论述。

2. 弥漫性角膜缘干细胞缺乏（diffuse limbal stem cell deficiency），但角膜中央 7mm 以上范围仍保持透明。是环形角膜缘移植（annular limbal allograft）联合全角膜羊膜贴敷（amniotic membrane patching, AMP）的适应证。

这种病例实际上全周已经 LSCD，只不过中央区角膜仍保持透明，只能说明角膜中央基底上皮细胞，即 TAC 尚存分裂增殖潜能，还能在一段时间内保持角膜中央的上皮更新，如果我们不能抓紧这有限的剩余时间，则数月以后将会导致全角膜面的血管化。在此期间，应不失时机地实施指环形角膜缘移植（图 4-32）联合全角膜羊膜贴敷。既能逆转残存 TAC 自身的生

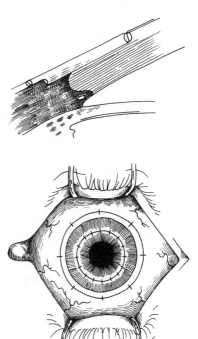

图 4-32 指环形角膜缘移植示意

理功能，维持角膜中央的透明属性，又从源头上消除了干细胞缺乏的隐患，补充角膜缘干细胞的不足。由于供体材料系 360° 指环状带基底层上皮之薄板层组织，故必须从尸体眼取材。

3. 角膜缘干细胞严重缺乏或衰竭 这些患者表现为全角膜血管化。如果眼睑和结膜状态基本良好，又无明显角结膜干燥，则可先实施全角膜上皮移植（total keratoepithelioplasty），先恢复眼表的结构和功能，然后再根据 12 个月后的临床结果和疗效，决定下一步增视手术的取舍和选择。国际上普遍采取全角膜上皮移植，作者在上海和平眼科医院角膜组的临床体会是，除实施全角膜上皮移植手术以外，推陈出新，创造了一种重新组合的改良新术式：全角膜蕈状瓣角膜移植术。

（1）全角膜上皮移植（图 4-33）：先沿角膜缘作环形球结膜切开（peritomy）联合全角膜表面纤维血管膜切除，深度约 100～150μm，在此基础上对患眼行全角膜上皮移植联合羊膜贴敷术。这里所说的全角膜上皮移植，既包括 360° 全周角膜缘干细胞，也包括整个角膜上皮基底细胞。植片包括角膜缘开外 1mm 范围表层巩膜，故整个移植片直径通常达 14mm，厚度约 150μm（50μm 上皮＋100μm 基质）。术中缝合时从植片环形表层巩膜进针，与受体巩膜表层 10-0 尼龙线间断缝合 16～20 针，线结埋藏于巩膜组织。术中无须对受体眼巩膜制作创面，只需直接间断缝合。植片缝合完毕，并在其表面贴敷一层羊膜覆盖全角膜植片。羊膜贴敷技术一如前述。

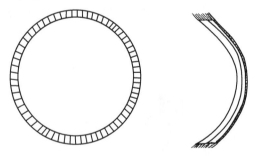

图 4-33 全角膜上皮移植示意

对于这些患者，如果发现其角膜基质仍基本透明，而晶状体完好，则通过一次手术有望达到增视效果（彩图 4-34，见书末彩插）；若角膜深层组织混浊，即便全角膜上皮移植成功恢复上皮更新能力，视力仍然难以提升，增视效果只能寄希望于一年后移植的上皮结构和功能状态稳定时，再作穿透角膜移植（penetrating keratoplasty，PKP）。

（2）全角膜蕈状瓣异体移植术（mushroom pankeratolimbal allograft，m-pKLAL）

1）术式设计：全角膜蕈状瓣异体移植术（m-pKLAL）

是我们在临床实践中改良的一种新术式。缘于那些角膜深层浑浊的干细胞衰竭患者，虽经全角膜上皮移植获得成功使患眼重获 LESC 更新角膜上皮的功能，但要恢复视力，还必须再作一次增视性穿透角膜移植。我们在经历了多个这样的成功案例后悟到，即使第二次手术顺利，两次移植手术累加，给患者在移植排斥风险、漫长的残盲痛苦、高昂的治疗费用等多方面的煎熬和负担，都使患者难以承受。鉴此，我们将古老的蕈状瓣穿透移植与全角膜上皮移植术两种术式重组，设计出一种改良的新术式：全角膜蕈状瓣异体移植术。利用 14mm 直径的大植片，将其周边部分制作成只含板层角膜缘 - 角膜组织，目的是起到角膜缘干细胞移植作用，而植片正中 7～8mm 直径为全厚角膜，意在起到增视性穿透移植的功能。植片最周边部分由 1mm 宽度环形巩膜表层组织构成，中周边为具有一定厚度的板层角膜，只有正中 7～8mm 是包括后弹力膜与内皮的全层角膜（图 4-35）。供体植片与受体植床周边部板层对应吻合。通常在完成角膜植片缝合以后，水密状态出奇的好，前房立即形成。常规联合羊膜贴敷术覆盖全角膜蕈状瓣，有利于上皮的保护和免疫抑制。

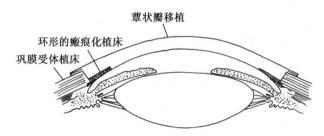

图 4-35 全角膜蕈状瓣异体移植术示意

2）本术式的可取之处：根据作者有限的经验和体会，觉得包含角膜缘组织在内的全角膜蕈状瓣异体移植术只需一次手术，既重建了眼表，恢复了角膜上皮的更新能力，同时又达到了患眼的增视目的；恢复盲眼视力所花费的时间比全角膜上皮移植术缩短一半以上；从理论和临床实践结果均已提示，移植排斥风险因只经历一次移植，植片抗原量远比两次手术减少，故患者发生术后总的排斥风险相对减少；患者花费减轻；蕈状瓣设计术后伤口密闭，前房在术毕立即形成，避免了因植片与虹膜前粘连诱发术后继发青光眼的潜在风险。从作者团队所作 20 多例两种术式的对比来看，全角膜蕈状瓣异体移植术总体疗效远远高于全角膜上皮移植术。从医患双方考虑，虽手术难度较高，但性价比高于同类手术，在 LESC 培养物广泛临床应用以前，对本术式前景看好。

彩图 4-36、彩图 4-37（见书末彩插）均为全角膜蕈状瓣异体移植术案例之手术前后角膜外观。

六、影响 LESC 移植手术成败的因素

1. LESC 移植物来源　原则上，LESC 移植物来源于自体对侧眼或自体健康角膜缘组织培养物，在克服术后短期手术创伤性炎症以外，后续无移植免疫排斥之虞，手术成功率高；其次是取材于直系亲属活体眼或直系亲属活体眼角膜缘组织培养物，术后有一定排斥风险，需要一定量免疫抑制治疗；最差的是从尸体眼取材，术后排斥反应几乎不可避免，需要常规免疫抑制治疗（表 4-12）。

表 4-12　LESC 移植物来源分类

活体 / 尸体眼球	培养的 LESC 移植物	术后免疫抑制治疗
自体对侧眼	自体健康角膜缘组织培养物	无须免疫抑制治疗
直系亲属活体眼	直系亲属活体眼角膜缘组织培养物	需要一定量免疫抑制治疗
尸体眼取材		常规免疫抑制治疗

2. 免疫抑制治疗方案　在这方面，我们早期经验欠缺，加之收治的绝大部分系眼表烧伤致残的自费患者，负担不起长期昂贵的药品费用，在应用免疫抑制剂上"好心办坏事"，初期试图使用全身免疫抑制剂 8～12 个月，有些患者因术眼半年内状况良好而未能遵医嘱来门诊定期复查，免疫抑制剂维持量应用不到位，直至患者排斥反应发生发展到相当严重程度时才赶来医院复诊，其时只能作些亡羊补牢的治疗，往往为时已晚，严重影响其预后。2003～2008 年期间，上海和平眼科医院角膜组实施全角膜上皮移植 20 例，按上述方案投放免疫抑制剂，大体疗效：6～12 个月（60%～70%）～24 月（40%～50%）～36 月（<30%）直线下降；失败眼绝大多数发生在 12 个月以后；由此可见，免疫抑制剂用药时间长短举足轻重。自身实践的教益同时借鉴国际文献，如今我们应用免疫抑制剂的总体方案是，系统与局部联合用药：主要应用环孢素口服 24 个月，定期随访，先用足量 6～8 个月，再根据随访病情改用维持量，维持剂量因人而异，病情状况是主要检验标准。总疗程不得少于 24 个月；局部用药：术后一周，术眼包扎，每日更换敷料时加点妥布霉素地塞米松（典必殊）眼膏与 1% 环孢素滴眼液，第 2 周开放滴眼，改为妥布霉素地塞米松滴眼液每日三次，夜间妥布霉素地塞米松眼膏联合 1% 环孢素滴眼液各一次。

术后 12 天以 1% 泼尼松龙（百力特）取代妥布霉素地塞米松，联合每晚 1 次 1% 环孢素滴眼液。防范真菌感染和眼压升高。出院后每月 1 次随访，3～6 个月，视病情动态变化增减随访周期。

3. 其他影响因素

1）眼表条件太差，除角膜血管化外，结膜瘢痕、睑球粘连、眼睑畸形、泪膜异常等都会降低 LESC 移植成功率。因此，在 LESC 移植以前至少 3 个月，先行矫正睑球粘连与睑畸形；泪液不足者加滴不含防腐剂的人工泪液。

2）患者未完全遵从医嘱及时随访；或经济不堪负荷，未能遵医嘱使用免疫抑制剂。

3）供体质量无保证；供体提供者越年轻、取材越及时，成功率越高。

七、培养的角膜缘和口腔黏膜上皮移植

培养的角膜缘上皮移植（cultivated limbal epithelial transplantation，CLET）和培养的口腔黏膜上皮移植（cultivated oral mucosal epithelial transplantation，COMET）。培养的上皮移植片通常以羊膜为载体。文献报道该手术过程能够有效地稳定眼表。体外培养扩增移植物的优点是，只需要采取很小一片角膜缘或口腔黏膜，对供体眼或口腔黏膜损害和危险性很小，由于活检标本取自患者本人，术后几无移植排斥风险。此手术方式可用于单眼或双眼角膜缘干细胞缺乏。单眼缺乏案例 CLET 标本取自对侧健眼，而双眼角膜缘干细胞缺乏患者，CLET 标本只能从活体亲属或尸体眼取材。后者术后存在移植排斥风险，术后需要使用免疫抑制剂治疗。口腔黏膜培养物没有角膜缘干细胞，但它们似乎具备角膜缘干细胞相似的根源，在适当的培养条件下，能够产生角膜样上皮细胞。后者最大的可取之处在于，双眼 LSCD 患者能够从自体口腔黏膜细胞取材。其长远结果有待进一步阐明。

1. 羊膜支架培养的角膜上皮移植临床结果

1）Tsai 氏的临床结果：100%（6/6）角膜 2～4 天开始上皮化，1 月后角膜透明度改善；83%（5/6）视力由 20/112 进步到 20/45，1 例全角膜混浊眼视力由指数 /40cm 改善至 20/200；随访 15 个月，上皮化眼未再发生新生血管和炎症。

2）Schwab 氏的临床结果：培养 3～4 周，细胞 3～5 层，直径 15～25mm；平均随访 13（6～19）个月；14 眼（10 眼供体来源于自体，4 眼来源于亲属）；自体 6/10 成功，视力改善；供体来源于亲属的 4 眼上皮化，但有并发症。

2. 培养颊黏膜上皮移植临床应用　台湾长庚医院

借鉴日本 Nakamura 的方法,用培养的口腔黏膜上皮移植(COMET)治疗严重角膜烧伤:COMET 治疗两眼急性碱烧伤和 1 眼慢性碱烧伤;为 2 眼慢性热烧伤重建眼表。培养标本取材于自体口腔黏膜,以羊膜为支架。应用免疫共焦显微镜检测培养的上皮薄片上的角蛋白和祖细胞标记。移植术后平均随访 29.6±3.6 个月。结果发现,培养的口腔黏膜上皮薄片 keratin 3、13 和祖细胞标记物 p63、p75 和 ABCG2 表达阳性。COMET 后,所有术眼角膜炎症很轻,除 1 例患者外,其余术眼角膜表面在术后 6.0±3.2 天(平均 3～10 天)完全上皮化。这例上皮未修复的患者出现角膜微穿孔和小片持续性上皮缺损,但最终均无大碍。所有术眼都留有角膜浅层血管。为进一步改善视力,有 3 例实施了自体结膜 - 角膜缘移植;另 3 例做了穿透角膜移植。这些经过后续附加手术的患眼,视力均达到实质改善。他们的结论是,COMET 能够促进急性角膜烧伤眼的上皮化,并能减轻炎症;对慢性角膜烧伤案例有助于眼表重建,是严重角膜烧伤可选择的治疗方案。

Nakamura 等报告 12 例 15 眼平均随访 20 个月,最长 34 个月,10 眼(67%)完全成功,无任何并发症,视力增加两行;5 眼(33%)出现小片上皮缺损,其中 3 眼自行愈合,2 眼(13%)需再次手术。所有术眼均有某些周边部角膜新生血管。

3. 目前 LSCD 培养物移植概况简介

1)LESC 培养物移植的优越性:培养标本取自本人健眼或亲属活检组织,面积仅 1～2mm²,对供眼结构功能无严重损害;理论上术后无须使用或适量应用免疫抑制剂;一旦研究完善从实验室走向临床,则 LSCD 患者将比较容易获得质高而量足的移植材料,无疑是医学界的一大进步。

2)临床验证概况:欧、美、日和我国台湾均有临床应用报道,但病例数有限,5 年以上成功案例很少,其中只有意大利的 Pellegrini G 教授的研究团队临床案例最多,在 1998～2006 年间共做了 112 例患者,绝大多数患眼系化学伤或热烧伤造成的单眼或双眼干细胞缺乏,此前接受过常规角膜移植均告失败。术后平均随访时间(2.91±1.99 年,中位数 1.93 年,最长 10 年)随访时间最长,处领先水平;是目前比较成熟的临床验证医疗机构。国内多家研究中心还处于实验室探索阶段,尚无临床应用和随访的成功报道。建议眼表学组牵头,成立一个多中心实验室与临床联合研发课题,按国际公认的标准和规格进行实验室和临床验证,尽快赶上国际先进水平。Pellegrini 等的成功经验:①用 p63 标记物鉴定祖细胞百分率,p63 阳性细胞数 >3%

者,长期成功率高达 78%,随访最长的案例已达 10 年;<3% 者,成功率仅为 11%,失败案例均发生在术后 1 年以内。②小牛血清联合 3T3-J2 克隆饲养细胞层。培养过程允许干细胞在安全环境中保持其完善的全克隆状态。他们在培养基中的小牛血清在眼科临床已应用 12 年,皮肤移植已超过 20 年均没有发现污染问题。

3)COMET 术中被移植的仅仅是培养的口腔黏膜上皮细胞,尽管标记物 p63,p75 和 ABCG2 表达阳性,也只能说明它们只是祖细胞而非干细胞,几乎所有被移植患眼角膜都出现浅层血管,其确切机制及远期效果和应用前景有待深入研究认定。

八、解决 LSCD 难题中的困惑和展望

由于医学伦理学的限制以及临床病例的复杂性,前瞻性双盲、随机、对照临床试验的实施存在极大困难,以至于目前无法令人信服地、准确地比较多种 LSCD 治疗方法。

但是,角膜缘异体移植(limbal allograft transplantation,LAT)术后,来源于供体的植片细胞比常规性 PKP 能存活更长的时间以及单独的 PKP 移植效果较差的公认事实,还是能说明角膜缘干细胞无法被取代的组织和生理学功能。理论上讲,角膜缘干细胞体外扩增后移植有诸多角膜缘自体或异体移植无可比拟的优点,但是,目前这种移植方法多限于临床试验研究,基础研究方面的主要瓶颈有:

1. 由于至今没有角膜缘干细胞的特异性标记物,对于体外扩增的细胞很难准确区分干细胞和 TAC 细胞,尤其是早期 TAC,因此,难以保证移植的细胞里有足够数量的干细胞,而不是 TAC。如果我们真正找到了干细胞标记物,就能知道被移植的材料中含有多少比例的干细胞,更能把握手术的远期疗效。而未能使用这项技术者,对手术的成败带有很大的盲目性。我们现在知道角膜缘基底细胞增殖分化超过周围的角膜上皮细胞,因为它们缺乏间隙连接蛋白 Cx43。它们表达转录因子 p63 和几种生长因子受体,包括 EGF 受体和 TGF-β 受体的水平提高。最后,角膜缘部位的这些细胞和其下面的底物相互作用,对几种整联蛋白(integrin)有不同表达。尽管对角膜上皮干细胞标记物的研究缺乏进展,识别和确认角膜上皮干细胞潜在标记物将使人们更好地了解角膜缘。寻找标记物对发现有效的角膜缘干细胞缺乏症的治疗非常重要。显而易见,一旦彻底了解正常角膜缘上皮干细胞的调节和干细胞龛的作用,将会极大地改善角膜缘干细胞衰竭的临床疗效。今后的重点是,继续寻找角膜缘干细胞特

异性标记物；筛选高成功率的干细胞培养方法，准备出良好的移植材料，能使患者获得一个再生的正常角膜上皮，是眼科基础和临床工作者共同期盼的目标。

2．获取培养期较长且具有稳定遗传特性的角膜缘干细胞的体外培养技术有待改进和突破。

3．怎样在体外培养环境下提供干细胞生长的微环境是个非常棘手但必须要解决的难题，只有提供了干细胞生存的微环境，干细胞的干性才能得以维持。培养的自体角膜缘干细胞植片被移植到 LSCD 患眼上，其生存的微环境与实验室相比存在巨大差异，是否也是难以确保手术远期疗效的原因之一？临床应用以后的跟踪研究，文献报道有"报喜不报忧"之嫌，实际上，失败的报道有助于人们从反面总结教训。

4．我们至今不清楚角膜缘移植治疗的机制到底是什么？是移植的干细胞整合进了宿主的角膜缘部位行使了干细胞功能？亦或健康的角膜缘植片刺激了原本存在的不正常的干细胞，使其重新有了再生的能力？

5．毕竟体外培养条件与体内环境不同，移植的干细胞是怎样适应体内环境并且"安家落户"的？此外，干细胞应用的安全性也是需要密切关注、慎重对待的问题，但是，对体外培养中添加的一些动物源性营养刺激物以及角膜缘干细胞移植的致畸、致癌问题的研究却很少。

角膜缘干细胞移植的美好前景引发前一段的临床应用研究过热，而在应用过程中遇到的上述难题给临床研究者梦想一蹴而就的初衷泼了一盆冷水，可能是近期研究变冷的原因。实际上，现在更需要对角膜缘干细胞进行深入研究，上述基础研究的重大进展或突破会极大地改观 LSCD 患者的临床治疗。

在重新编程细胞技术和重新编程"定制"细胞系技术的带动下，其他细胞系可塑成角膜缘干细胞的研究可能会有突飞猛进的发展。角膜缘干细胞体外培养技术的长足进步以及影像技术、标记技术、非创伤性实验手段的进展，以及对移植干细胞的长期追踪研究将有助于给出角膜缘干细胞移植的一系列问题的答案，使角膜缘干细胞移植真正地从实验室走向临床。

（朱志忠）

主要参考文献

1. Davies SB and Girolamo ND. Corneal stem cells and their origins significance in developmental biology. Stem Cells and Development. 2010，19（11）：1651-1662.

2. Li W，Hayashida Y，Chen YT，et al. Niche regulation of corneal epithelial stem cells at the limbus. Cell Research 2007，17：26-36.

3. Huang AJW，Tseng SCG. Corneal epithelial wound healing in the absence of limbus. Invest Ophthalmol Vis Sci 1991，32：96-105.

4. Hidalgo-Simon A. New classification system to assist in diagnosis and treatment of limbal stem cell disease. Eurotimes，2003，8：22.

5. Singh R，Joseph A，Umapathy T，et al. Impression cytology of the ocular surface. Br J Ophthalmol 2005，89：1655-1659.

6. Schermer A，Galvin S，Sun TT. Differentiation-related expression of a major 64K corneal keratin in vivo and in culture suggests limbal location of corneal epithelial stem cells. J Cell Biol. 1986，103（1）：49-62.

7. 朱志忠. 角膜缘干细胞缺乏的临床诊疗. 国外医学眼科学分册，2004，28（3）：145-150.

8. Anderson DF，Ellies P，Pires RTF，et al. Amniotic membrane transplantation for partial limbal stem cell deficiency. Br J Ophthalmol 2001；85：567-575.

9. Harminder S Dua，Augusto Azuara-Blanco. Autologous limbal transplantation in patients with unilateral corneal stem cell deficiency. Br J Ophthalmol 2000；84：273-278.

10. Eslani M，Baradaran-Rafii A，Ahmad S. Cultivated limbal and oral mucosal epithelial transplantation. Semin Ophthalmol. 2012，27（3-4）：80-93.

11. Inatomi T，Nakamura T，Koizumi N，et al. Midterm results on ocular surface reconstruction using cultivated autologous oral mucosal epithelial transplantation. Am J Ophthalmol 2006；141：267-275.

12. Sanghamitra Burman and Virender Sangwan. Cultivated limbal stem cell transplantation for ocular surface reconstruction. Clin Ophthalmol. 2008，2（3）：489-502.

13. RJF Tsai，LM Li，JK Chen. Reconstruction of Damaged Corneas by Transplantation of Autologous Limbal Epithelial Cells. N Engl J Med 2000；343：86-93.

14. Schwab IR，Reyes Merle，Isseroff RR. Successful Transplantation of Bioengineered Tissue Replacements in Patients with Ocular Surface Disease. Cornea 2000，19（4）：421-426.

15. Ma D H-K，Kuo M-T，Tsai Y-J，et al. Transplantation of cultivated oral mucosal epithelial cells for severe corneal burn. Eye 2009.23：1442-1450.

16. Nakamura T，Inatomi T，Stozono C，et al. Transplantation of cultivated autologous oral mucosal epithelial cells in patients with severe ocular surface disorders. Br J Ophthalmol 2004；88：1280-1284.

17. Rama P，Matuska S，Paganoni G，Spinelli A，De Luca M，

Pellegrini G. Limbal stem-cell therapy and long-term corneal regeneration. N Engl J Med. 2010；363（2）：147-155.

18. 张红敏，王丽娅，朱志忠. 角膜缘干细胞理论的近期进展及其临床意义. 国际眼科纵览，2009，33（5）：310-314.

19. Shortt AJ，Tuft SJ，Daniels J T. Corneal stem cells in the eye clinic. British Medical Bulletin 2011，100：209-225.

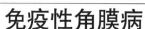

第三章
免疫性角膜病

第一节　角膜的免疫学概述

角膜的解剖学位置及其特殊的生理功能，决定了它在临床疾病中的重要性，除了众所周知的角膜移植术后的免疫排斥反应之外，目前已知许多角膜疾病都与免疫有密切关系。角膜除了自身的免疫学特征外，它还与全身及其相邻组织的免疫学变化相关。

一、角膜的免疫学特点

正常的角膜没有血管和淋巴管，所以单纯角膜自身造成的免疫性疾病很少，但角膜又处于前表面为泪液膜，边缘为角巩膜缘，后表面为房水这一个特定环境中，因此要了解角膜的自身免疫学特点，必须弄清所在环境的免疫学特征。

（一）泪液膜

角膜表面的泪液膜分为三层：表层为睑板腺分泌的脂性液体，中层为泪腺分泌的水样液体，内层为结膜杯状细胞分泌的黏液层。正常泪膜对保持角膜上皮组织完整性和免疫屏障的功能有十分重要的意义。泪液中含有多种免疫物质，其中主要免疫球蛋白是 IgA，可以结合质粒、蛋白水解酶、毒素和微生物表面抗原，发挥其抗体的功能；另外，IgA 还可通过与补体 Fc 片段与多形粒白细胞、巨噬细胞、自然杀伤细胞之间的关联，作为一种免疫屏障。分泌型的 IgA 具有针对细胞抗原、病毒和生物大分子的抗体特异性，通过对病原体与黏膜表面的黏附而发挥作用。如在眼局部长期使用免疫抑制剂后，泪液中 IgA 的分泌水平下降，可增加角结膜炎的易感性。

补体在正常眼的泪液中含量很低，检测不到 C_4、C_3 或 C_1。但当眼前段发生炎症，如角膜溃疡后，泪液中可测到 C_4、C_3、C_1 和 C_5 等。

（二）角膜

1. 免疫球蛋白　透明角膜组织中不含有浆细胞，没有产生免疫球蛋白的功能，但角膜的基质中存在一定量的免疫球蛋白，主要成分是 IgG，其次是 IgA，还可在角膜周边测出少量的 IgM，这些免疫球蛋白主要是从角巩膜缘血管网渗入的。角膜中免疫球蛋白的浓度与角膜本身的代谢及炎症有关。

角膜周边部的 IgM 在临床上有一定的免疫学意义。在角膜接触抗原初期，会出现早期的 IgM 反应。IgM 可以结合补体，是最有效的凝聚原和细胞毒免疫球蛋白，所以在角膜周边部的浓度分布将对病原体入侵角膜时起到最初的直接保护作用。

2. 免疫活性细胞和细胞因子　正常角膜中央无 Langerhans 细胞（LC），只有在接近角巩膜缘的周边部可发现少量的 LC。当角膜中央受到感染或炎症刺激时，如 HSV 感染、烧灼伤时，可诱发角膜周边部的 LC 向中央迁移，角膜 LC 的分布模式和动态变化与角膜病毒感染和免疫排斥反应等存在密切联系。

正常角膜细胞可合成和释放 IL-1，并可检测到 IL-6、IL-10。当角膜上皮受刺激后，IL-1 可大量产生。IL-1 也可诱导大量的 LC 向角膜中央迁徙，并在 TNF 的作用下合成 IL-8。当角膜中 IL-2 和 IL-8 浓度增高时，可诱发角膜新生血管的产生。

3. Toll 样受体　天然免疫系统 Toll 样受体（Toll-like receptor，TLR）是一种跨膜受体，它如同天然免疫的"眼睛"，监视与识别各种不同的病原体相关分子，作为联系天然免疫与获得性免疫系统的桥梁，在识别和抵御各种病原体及其产物的过程中发挥重要作用。角膜是一个多层次多功能的防御组织，角膜上皮层中含有丰富的 Langerhans 细胞，基质层中的游走细胞起着吞噬细胞的作用，角膜缘的淋巴细胞样组织起着淋巴结的作用。天然免疫作为免疫应答的始动环节，通过抗原呈递细胞如单核巨噬细胞等吞噬真菌抗体，同时通过合成炎性介质和细胞因子引发炎症反应。单核巨噬细胞表面表达有多种 TLR，可以识别并结合病原体 PAMP 及其产物，从而促进自身的聚积、活化、增强杀伤功能，延长生存时间，表达多种相关免疫分子，构成抗感染的重要防线。

4．补体　角膜基质的补体主要来源于角巩膜缘血管网的渗透，而不是角膜自身产生的。血清中补体的变化直接影响角膜中补体的变化。补体在角膜防御严重的感染中起着重要作用。实验发现，小鼠的血清补体被祛除后，发生角膜感染和溃疡的几率及严重程度均增加。

（三）角巩膜缘

角巩膜缘有丰富的血管和淋巴管，角巩膜缘的上皮内含有大量的树突状细胞和LC，同时也发现角巩膜缘疏松的结缔组织中同样也存有这些细胞，且大多位于血管周围。这些细胞有的为永久居留在角巩膜缘，有的为正在向角巩膜缘上皮迁移的过路细胞，而位于角巩膜缘上皮下结缔组织中的树突状细胞，在眼球上方象限较多，这些免疫活性细胞的区域差别与某些结膜病和角膜病有关。

在人眼角巩膜缘周围的结缔组织内巨噬细胞的含量很少，许多研究发现血管周围的巨噬细胞表达MHCⅡ类抗原。在某些自身免疫性疾病患者，如类风湿关节炎和结节性多动脉炎患者的角巩缘血管周围沉积有免疫复合物，而这些免疫复合物的沉积可以诱发炎症。临床上常见角膜的免疫性疾病如Mooren溃疡，均首先在角巩膜缘发病。而位于血管周围的巨噬细胞对于免疫复合物的清除或对前房内抗原的摄取起到一定的作用。

人角巩膜缘存在两种类型的肥大细胞。一是黏膜型，数量较小；二是结缔组织型，占大多数。有时二型肥大细胞的数量在巨乳头结膜炎、过敏性结膜炎或软性接触镜佩戴者之间并无显著差异，而春季结膜炎患者细胞数量增加，黏膜型的比例增大。

在角巩膜缘处的肥大细胞、巨噬细胞及树突状细胞之间可能有互相作用的关系。大量的肥大细胞可能通过分泌某些细胞因子（如IL-3和TNF-α）加速树突状细胞或巨噬细胞成熟化。

（四）房水

由于前房水和角膜内皮细胞直接接触，故房水中的免疫效应活动直接与角膜有关。在生理状态下，由非色素性睫状上皮闭锁小带，非膜孔性内皮细胞和虹膜基质血管胶原鞘构成了血-房水屏障（blood-aqueous barrier，BAB），因此，房水中各种物质的含量与血液内是不相同的。正常情况下，大分子量蛋白质不能通过，但在角膜及角膜缘出现新生血管时，房水中免疫细胞及抗体的成分和量也会发生改变。房水中含有的免疫球蛋白，以IgG最高，依次为IgA、IgM，当出现眼内炎及行前房穿刺术后，房水中IgG的含量几乎与血清中相同。

正常房水中主要的补体为C_4，也能测出微量的C_1、C_3和C_5。但这些成分的浓度均比血浆中的补体浓度低。房水中补体浓度的高低并不是以其分子量大小来定的。但眼内有炎症或行内眼手术后，房水中的补体浓度会明显增高，这可能与局部血管通透性增加有关。

（五）角膜组织的移植相关抗原

角膜组织中除存有与其他组织抗原结构相似的抗原外，还可能存在角膜组织特有的抗原。

1．ABO血型抗原　角膜的上皮和内皮细胞层存有ABO抗原，但基质中没有发现。目前认为角膜移植术后免疫排斥反应与ABO抗原的关系不大。

2．人白细胞抗原（human leukocyte antigen，HLA）是由主要组织相容性复合体（major histocompatibility complex，MHC）基因区编码的。

MHC分子是肽的受体，它的基本功能是结合来自细胞内外的肽，并形成MHC-肽复合物。在免疫排斥的过程中，抗原递呈细胞将此复合物递呈给T细胞处理，从而引起连锁免疫反应。这些反应包括对移植物的排斥作用，对病毒感染细胞的溶解，以及激活其他免疫活性细胞等。MHC在免疫系统扮演了一个重要的角色。

MHC抗原是在研究免疫排斥反应中发现的，其真正的生物分子功能是将外来抗原的肽段呈递给相应的T细胞。MHC抗原呈高度的多态性。目前认为这种多态性是在进化中逐渐形成的，有利于MHC抗原呈递各种各样的外来抗原肽，从而使机体免疫系统能抵御数量十分庞大的外来抗原的侵袭。正是这种高度多态性，在人类组织器官移植中，却成为移植物成活的最大障碍。现研究表明，MHC的每一个位点都存在大量等位基因，而每个至少有6个MHC位点（HLA-A、B、C、DR、DQ、DP）和12个MHC等位基因，这些位点通过排列组合，MHC抗原表型的数量大得惊人。尽管MHC等位基因之间存在连锁不平衡，但要在无关人群中找到两个MHC完全相同的个体是十分困难的，MHC各位点的抗原在排斥反应中的作用不尽相同，一般认为Ⅱ类抗原配合比Ⅰ类抗原配合更为重要。

（1）Ⅰ类抗原：此抗原分布广泛，几乎存在于所有的有核体细胞上。角膜的三层细胞上均有Ⅰ类抗原表达，与年龄无关。但角膜上皮层的Ⅰ类抗原的密度从周边到中央逐渐下降。

（2）Ⅱ类抗原：正常角膜的上皮细胞和在基质内的树突状细胞上有Ⅱ类抗原表达，而正常角膜基质细胞和内皮细胞上未发现Ⅱ类抗原表达。但当角膜发生免疫排斥反应时，内皮细胞可表达Ⅱ类抗原，其机制仍不清楚。

3．次要组织相容性抗原（minor histocompatibility antigen，mHA）　次要组织相容抗原首先在小鼠组织中被发现，它们能造成比较"弱"的排斥反应。这些抗原分布在几乎所有的染色体上和线粒体基因组上。在MHC全相同的同胞间进行的肾或骨骼移植，仍然存在免疫排斥反应，这证实人类也有mHA抗原存在。大量的实验和临床验证发现即使MHC完全配合时，接受同种异体器官移植术后仍存在免疫排斥反应，提示个体间还另外存在着一些抗原参与了排斥反应，这类抗原称为次要组织相容性抗原。

二、角膜移植免疫学

（一）移植的一般概念

移植是指除血液以外的其他细胞、组织或器官的转移，被转移的细胞、组织或器官称为移植物。接受移植物的个体称为受体。根据供受体关系，将移植分为4种类型：①自体移植（autograft）指将移植物从同一个体的一个部位移出到别的部位，如自体角膜移植。②同系或同基因移植（isograft或syngraft）指遗传背景完全相同的个体之间的移植，如临床上同卵双生子之间的移植。③同种移植（allograft）指同一种属中遗传背景不同的个体之间的移植，目前开展的人同种异体角膜移植术，绝大部分为此范畴。④异种移植（xenograft）指不同种属之间的移植，如动物的角膜移植给人类。

了解同种异体移植排斥反应发生的机制，寻找控制排斥反应的方法，一直是移植免疫学研究的主要议题。

移植的障碍主要来自移植物上的同种抗原或异种抗原，现已证明角膜的不同组织层内分别有MHC-Ⅰ和Ⅱ存在，人类角膜中是否有mHA，目前仍不清楚。

（二）移植术后免疫排斥反应的本质和机制

同种移植术后，免疫排斥反应是受体识别移植物上同种抗原引起的免疫反应。主要与MHC抗原呈递有直接关系，MHC抗原呈递分为直接呈递和间接呈递，移植物的同种MHC抗原需经受体抗原呈递细胞（antigen presenting cell，APC）加工处理，可直接刺激受体T细胞，引起细胞介导的免疫反应，称直接呈递。直接呈递引起的免疫反应不仅反应速度快，而且反应强度大。在角膜移植术后常见为受体曾经接受其他组织或器官移植，或是多次角膜移植术后发生。受体T细胞通过直接途径识别移植物上同种MHC抗原，是移植物早期急性排斥的主要原因。间接呈递是指供体MHC抗原被受体APC摄取，经加工处理，呈递给受体T细胞，引发免疫排斥反应（表4-13）。

表4-13　13同种移植术后免疫排斥反应中Th细胞

靶抗原	直接呈递		间接呈递	
	CD4+	CD8+	CD4+	CD8+
MHC-Ⅰ类	−	++	−	±
MHC-Ⅱ类	++++	−	+++	−

（三）角膜移植术后的免疫排斥特性

角膜移植术后的免疫排斥反应是一个多因素参与，极其复杂的过程。角膜虽然处于一个相对免疫赦免的位置，但无新生血管的角膜移植术后仍有＞10%的免疫排斥反应发生率。目前的研究显示，眼局部免疫赦免机制，是维持角膜植片长期存活的特异性稳定条件。角膜新生血管化和眼前段急性炎症，均会破坏眼局部免疫赦免环境，增加角膜移植术后免疫排斥反应发生率，如眼部化学伤的角膜移植术后免疫排斥反应发生率高达60%以上。

角膜移植术后，在角膜移植片上不同细胞内表达的Ⅰ类和Ⅱ类抗原及许多次要组织相容性抗原，通过受体角膜缘的APC处理，把抗原的信息传递到局部及全身的免疫系统，使相关的免疫细胞致敏，并发生增殖。大量的实验表明，角膜移植术后是以T细胞介导，特别是CD4+和CD8+T细胞介导的迟发型免疫反应。

辅助性T细胞（helper T cell，Th）能分泌多种细胞因子，参与免疫反应。Th细胞通过3种途径被激活，①CD4+T细胞直接识别移植物上同种MHC-Ⅱ抗原；②CD4+T细胞识别受体自身MHC-Ⅱ类呈递的同种抗原；③CD8+T细胞直接识别移植物上同种MHC-Ⅰ类抗原。现已证明，T淋巴细胞只有同时接受来自APC两组刺激信号后，才能增殖、活化和参与免疫反应的过程。在体外环境下，缺乏协同刺激信号的T淋巴细胞的抗原刺激不能使其增殖。当APC细胞表面的MHC受体和特异性抗原结合后产生第一信号刺激T淋巴细胞，而第二个信号是非特异性的，主要是通过APC上的CD28与T细胞膜上的B7配体结合实现的。正常情况下，T细胞表面存在CTLA4受体，当与CD28结合后产生免疫下调功能。CD28和CTLA4都可与B7分子结合，是一对竞争抑制配体。CTLA4对B7的亲和力明显高于CD28的亲和力。但通常情况下，CTLA4受体数量明显少于CD28配体数量，因此，当外源性CTLA4应用后，它可以迅速与APC膜上的B7结合，从而阻断B7/CD28激活途径，致最终异体抗原植入后，不能诱发T淋巴细胞活化，造成对异体抗原的不应答状态，从而阻断了免疫排斥反应的发生。

当免疫排斥反应发生时，大量的细胞因子和黏附分子参与排斥反应过程，如活化的Th细胞释放IL-2、

γ-干扰素、肿瘤坏死因子及其他的淋巴因子，其中目前研究比较明确的为IL-2可刺激T和B细胞的活化和增殖，而IFN-γ可诱导供体组织表达Ⅱ类抗原。细胞毒T细胞主要攻击表达Ⅰ类抗原的角膜细胞。

经典的角膜移植术后免疫排斥有上皮型、上皮下型、基质型和内皮型，其中以内皮型排斥反应最多，其产生的破坏性最大。内皮型免疫排斥反应发生率高的原因可能有两个，一是角膜的有核细胞高度集中在角膜内皮层；二是眼内的虹膜和睫状体可能为另一条输送活化T淋巴细胞攻击角膜移植片的途径。

三、角膜免疫性疾病的一般规律

（一）自身免疫性

自身免疫性是机体对其自身组织或已改变了抗原性的自身组织产生的一种免疫应答。正常情况下机体对其自身抗原具有"自我识别"的功能，一般不会产生免疫应答，或只产生极微弱的免疫应答，这种状态称为自身耐受（self tolerance）。当自身耐受因某些原因遭到破坏，免疫系统对其自身成分抗原或自身抗原产生免疫应答，在体内产生自身抗体或自身反应性免疫活性细胞。这种自身异常的免疫应答的发生导致组织和器官的损害，称为自身免疫性疾病。

（二）自身免疫性的发生

自身耐受性是指机体的免疫系统对自身抗原不起反应，这种功能是机体内环境自我稳定的一种表现，是机体在个体发育过程中逐步建立起来的，只有机体内自身耐受性遭到破坏时，才会出现自身免疫性疾病。

1. 自身耐受性的形成和维持　机体对于抗原的刺激随着个体发育阶段不同，而有不同的反应方式（表4-14）。

表4-14　机体对抗原刺激的3级反应

反应等级	出现时间	反应方式	反应结果
0级	胚胎期	自身反应细胞分化	自我识别
	初生期	免疫细胞部分被破坏	自身耐受形成
Ⅰ级	出生后（较早）	淋巴细胞转化增生	细胞免疫
Ⅱ级	出生后（较晚）	抗体形成	体液免疫

在正常人的血液循环中存有少量可溶性自身抗原，如由细胞膜脱落下来的糖蛋白或激素蛋白等，它们的含量能够使自身发生反应性T细胞产生免疫耐受性，但对B细胞则不能。自身反应性B细胞若有适量的T辅助细胞时，才能产生免疫应答，形成自身抗体。

当体内的自身耐受性因多种原因而遭到破坏，造成体内自我稳定机制发生紊乱。

2. 自身免疫性疾病的原因

（1）自身抗原分子的改变：如某些支原体感染时会产生抗红细胞抗体。

（2）交叉反应：如不同的细菌与机体组织抗原之间存在分子模拟，当受到此类细菌感染后，机体内产生的抗感染抗体与自身抗原发生交叉反应。

（3）病毒感染：病毒感染后常产生对宿主组织抗原的自身抗体。

（4）佐剂的作用：如将组织抗原和弗氏完全佐剂混合后，注射给动物，可产生自身抗体。

（5）同种异体细胞的作用：如移入同种异体的T细胞时，因供受体MHC的差异，可激发受体T细胞的增殖。

（三）临床自身免疫性疾病

1. 原因　常与遗传因素、某些病毒的感染和自身免疫调节功能异常有关。

2. 发病机制　自身免疫性疾病的确切机制并不十分清楚，有以下的理论：①隐蔽抗原的释放：隐蔽抗原是指体内某些与免疫系统在解剖位置上处于隔离部位的抗原，如精子，眼晶状体蛋白等，这些抗原被释放进入血液循环和免疫系统中，导致自身免疫应答，而发生自身免疫性疾病，如晶状体过敏性葡萄膜炎。②隐蔽自身：某些蛋白存在隐蔽的自身决定簇。病毒可促进隐蔽决定簇与潜在性自身反应性T细胞的相互作用，以达到逃避身体免疫系统的识别。另外还与自身反应，抗原自身修饰的因素有关。

（四）自身和非自身免疫性角膜炎

典型的角膜自身因素造成的免疫性角膜炎还未见报道。非角膜自身因素与免疫系统间造成的疾病也并不多见，与临床上常见的4型变态反应之间存在一定的关系。

变态反应（allergy）又称超敏反应（hypersensitivity），是机体受同一抗原再次刺激后发生的一种表现为组织损伤或生理功能紊乱的特异性免疫反应。引起变态反应的抗原物质称变应原（allergen）或过敏原（anaphylactogen）。根据机体反应出现的速度、抗体的有无，分为速发型和迟发型两种。又根据角膜病变发生的免疫病理学机制，将前者分为Ⅰ、Ⅱ、Ⅲ型，后者称为Ⅳ型变态反应。

1. Ⅰ型变态反应发生机制　为抗原与附着于肥大细胞或嗜碱性细胞表面的IgE结合后，细胞释放一系列中间介质，如组胺、缓慢反应物质等，引起机体急性过敏性反应。眼睑和结膜是Ⅰ型变态反应的好发部位，常累及角膜上皮。由于角膜自身缺乏肥大细胞，血液中的嗜碱性细胞又不易进入，故角膜自身很少发生Ⅰ型变态反应。春季卡他性结膜炎并发的角膜上皮糜烂和剥脱即属于此型。

2. Ⅱ型变态反应　角膜是否会发生此型变态反应，迄今尚无定论。如边缘性角膜溃疡可能属于此型。

3. Ⅲ型变态反应　又称免疫复合物变态反应（immune complex hypersensitivity），参与该型反应的抗体主要为 IgG，也有 IgM 和 IgA。表现为两种形式：①Arthus 反应，是一种急性Ⅲ型反应，多见于角膜炎和晶状体过敏性葡萄膜炎。②炎症呈反复发作的慢性经过，这种形式在临床上多见，如蚕食性角膜溃疡、巩膜炎和硬化性角膜炎、某些葡萄膜炎等。眼部的Ⅲ型变态反应疾病往往为角膜的自身免疫性疾病。

4. Ⅳ型变态反应　又称迟发型超敏反应（delayed hypersensitivity），是由致敏 T 淋巴细胞与相应抗原结合引起，反应发生较迟缓，一般需要经过 24～72 小时。发生机制为 T 淋巴细胞直接破坏靶细胞或通过释放淋巴因子而导致的变态反应性炎症。如角膜移植的免疫排斥反应，抗原抗体反应作先导或参与一定的病理活动，细胞免疫型的葡萄膜炎也有抗原抗体反应参加，表现为混合型。

第二节　角膜周边部溃疡

【病因与发病机制】　角膜周边部溃疡（peripheral corneal ulcer）也称为边缘性角膜炎（marginal keratitis），本病可能与金黄色葡萄球菌感染角膜，使其对菌体膜抗原的免疫反应有关。从免疫病理的观点，是细菌性抗原引起的体液免疫反应，在角膜缘血管止端以内 1～2mm 处的角膜发生的炎性浸润和溃疡形成。

【临床表现】

1. 患者的症状有疼痛、流泪、畏光及异物感。

2. 溃疡常位于角膜的周边部，在角膜缘内有 1～2 个小圆形、椭圆形或新月形的浸润，与角膜缘间有 1～2mm 透明区间隔，好发的部位是 2、4、8 及 10 点位处，这可能与此处常受葡萄球菌感染的睑缘接触有关，也可见角膜缘全周粟粒状黄色浸润点。溃疡持续 2～4 周左右，有自愈性倾向。有血管自角膜缘伸向溃疡，愈合后留有血管性薄翳。溃疡易复发，可融合为半环形。

3. 反复发作，可造成角膜基质混浊和边缘角膜变薄。

【诊断】

1. 好发于成年人，儿童罹患此病罕见。

2. 有眼部刺激症状，但较细菌性或真菌性角膜溃疡为轻。

3. 有较典型的角膜浸润或溃疡，与角膜缘之间有 1～2mm 透明带间隔。

4. 常伴有溃疡型睑缘炎，睑缘细菌培养为凝固酶阳性的金黄色葡萄球菌。

5. 应与靠角膜周边的单疱病毒性角膜炎和泡性角膜炎相鉴别，本病的角膜溃疡一开始即为荧光素染色明显阳性、浅溃疡形成和角膜感觉正常。而单疱病毒性角膜炎常在上皮缺损基础上才形成溃疡，且病灶较大，偏角膜中央，角膜知觉减退，角膜印迹细胞学抗 HSV 染色常为阳性；泡性角膜炎与角膜缘之间无透明带间隔，病灶和血管与角膜缘直接相连，角膜病灶区刮片可见多形核细胞，而检菌常为阴性。

【治疗】

1. 首先应治疗睑缘炎。全身可口服阿奇霉素，局部使用红霉素或氧氟沙星眼膏按摩和涂擦睑缘，辅以抗生素滴眼液滴眼。

2. 浅层角膜溃疡，在使用有效抗生素滴眼液的同时，滴用低浓度的肾上腺皮质激素滴眼液如 0.02% 氟米龙滴眼液，有利于溃疡的愈合。

3. 如边缘角膜溃疡反复发作，局部可滴用 1% 环孢素滴眼液和非甾体类抗炎药物。溃疡延迟不愈时，在角膜刮片和细菌培养阴性时可行羊膜覆盖，以促进溃疡愈合。

4. 全身适当辅以钙剂及维生素类药物。

第三节　角膜基质炎

角膜基质炎（non-ulcerative keratitis）也称为非溃疡性角膜炎，是角膜基质层的非溃疡性和非化脓性炎症。

【病因与发病机制】　本病与全身性疾病密切相关，常常是全身疾病的局部表现。病程较迁延，病因多而复杂，做出病因学诊断有一定的困难，病因可能与细菌、病毒、寄生虫感染有关。梅毒螺旋体、麻风杆菌、结核杆菌和单纯疱疹病毒感染是常见的病因，虽然致病微生物可以直接侵犯角膜基质，但大多数角膜病变是由于感染原所致的免疫反应性炎症。

发病机制是宿主对感染原的免疫反应，而不仅是病原活动感染的直接结果，该病属于Ⅳ型（迟发型）超敏反应。当机体第 1 次接触致敏病原后，T 淋巴细胞致敏，当第 2 次感染致病原时，T 淋巴细胞迅速活化增殖并产生淋巴毒素，使角膜基质层发生炎症浸润。检查显示在水肿的基质层内有局限性或弥漫性的淋巴细胞浸润。并在一些炎症因子及血管生成因素的作用下,角膜基质出现新生血管长入。

【临床表现】 眼部有疼痛、畏光及流泪等症状,伴有水样分泌物和眼睑痉挛。视力下降程度与角膜炎症的部位及炎症的程度有关。眼部体征有睫状充血或混合充血,早期上皮完整,可有弥漫性、扇形或周边程度较低的基质浸润,角膜后伴有灰白色 KP。随着基质内炎症反应的加重,基质层和上皮层水肿加剧,角膜常呈毛玻璃样外观,新生血管从角膜缘深层呈毛刷状侵入基质层内。前房反应加重,患者的症状加剧,有的还可出现前房积脓,反复发作,角膜病灶区炎性混浊、脂质样变性,伴有深层血管,呈黄白色外观。根据严重程度,整个病变可能局限于角膜周边部,也可能向中央发展波及整个角膜。经治疗炎症消退,血管逐渐闭塞,角膜永久性瘢痕形成。有时角膜基质的炎症来自于相邻的角膜缘和巩膜,某些深层巩膜炎累及相邻角膜基质时,称为硬化型角膜基质炎,反复发作可以向角膜中央进展。

由于角膜基质炎发生的病因不同,可见各种各样全身性疾病的临床表现:

1. 梅毒性角膜基质炎 急性梅毒性角膜基质炎是先天性梅毒的晚期表现之一,大多数发生于 5~20 岁之间。父母既往有性病史,母亲有流产及死产史,梅毒血清学检查阳性。眼部征象包括"胡椒盐"状的脉络膜视网膜炎或视神经萎缩,患者常有一些其他的晚期梅毒表现,包括 Hutchinson 牙齿和骨骼的畸形、第Ⅷ对脑神经受累导致耳聋、精神发育迟缓及行为异常等。梅毒血清学检查常用的有补体结合试验(如 Wassermann 试验)和沉淀试验(如 Kahn 试验)等,这些试验对于各期梅毒的诊断,治疗效果的判断以及发现隐性梅毒均有重要意义。

2. 结核性角膜基质炎 病因为全身结核杆菌感染,结核菌素试验阳性以及全身结核感染的病史等。

3. 麻风性角膜基质炎 面部有典型的"狮样面容",眼睑皮肤增厚,秃睫,面神经麻痹是常见的晚期征象,可形成兔眼和睑外翻。角膜神经可发生节段性的增粗,形成"串珠"状。虹膜表面可以出现小砂石状的乳白色结节,在睑裂处角巩膜缘的巩膜侧有黄色胶样结节以及角膜颞侧浅层血管翳等。

4. 单疱病毒性角膜炎深基质型 有反复发作的病史,典型的临床表现为角膜基质内炎性水肿,由于基质组织混浊和炎性浸润,久之有脂质样变性,新生血管长入及角膜知觉减退等。

【诊断和鉴别诊断】 角膜基质炎的病因诊断主要依靠病史、眼部及全身检查,需要相关专业医师的协助,如梅毒、结核病和麻风病的确诊。

【治疗】

1. 梅毒性角膜基质炎,是全身梅毒的局部表现,应全身进行抗梅毒治疗;局部应用肾上腺皮质激素滴眼液频繁点眼,炎症消退后减量,维持数周后逐渐停药,以防止复发;可加用 0.5% 环孢素滴眼液;为预防葡萄膜炎及其并发症的发生,可使用硫酸阿托品眼膏散瞳;对于角膜炎症消退后遗留的瘢痕,视力低下者,可考虑行穿透性角膜移植术。

2. 结核性角膜基质炎,首先应全身抗结核治疗,眼部治疗基本同梅毒性角膜基质炎。

3. 麻风性角膜基质炎,WHO 已制定了治疗麻风的标准,患者可能需要长时间的、甚至是终生的治疗,眼部的治疗基本同梅毒性角膜基质炎,但对于严重的眼睑畸形,面神经麻痹或干眼症的患者,穿透性角膜移植术应慎重考虑。

4. 单疱病毒性角膜炎深基质型的治疗与单疱病毒性角膜炎治疗是相同的。

第四节 Thygeson 浅层点状角膜炎

Thygeson 浅层点状角膜炎(Thygeson's superficial punctate keratitis)被用于描述各种角膜上皮、角膜前弹力层和浅基质层的各种各样小的、散在的病变。1950 年 Phillips Thygeson 首先描述了该病的特征。

【病因和发病机制】 本病的病因不明,多为单眼发病,目前没有证据表明该病是由病毒感染引起,多数学者认为是属于免疫性角膜病。所有年龄的患者均可发病,没有性别倾向。本病可以多次发生,劳累、睡眠不足、全身抵抗力低下以及屈光不正未得到矫正,都是临床相关的诱发因素,发作会导致患者痛苦,但不会给患者带来严重的视力下降和其他并发症。

【临床表现】 患者有畏光、流泪、异物感,其他症状包括视物模糊、眼红和疲劳等。检查时在角膜上皮层可发现散在的、轻度隆起的细小颗粒状白色或灰色点状浸润,病变通常好发于角膜中央区和视轴区,角膜缘附近较少见。宽裂隙光束照明是观察病灶很好的方法,可见病灶轻度隆起,被荧光素钠染色或孟加拉红染色着色。单独的病灶很小,但可集合成肉眼可见的簇状和片状病灶,伴有上皮或上皮下水肿,角膜新生血管很少见,偶尔在疾病加重期会有轻度的角膜缘血管充血。如果不用肾上腺皮质激素治疗,病情是缓解和复发交替存在,通常缓解期为 4~6 周,缓解期角膜上皮缺损完全消失,残余的病灶变平,角膜表面光滑,覆盖的上皮层染色时不再着色。

【诊断和鉴别诊断】 诊断主要依靠病史、裂隙灯显微镜检查所见的角膜上皮及上皮下簇状和片状浸润，另外本病对肾上腺皮质激素治疗敏感。本病应与单疱病毒性角膜炎（HSK）上皮型以及流行性角结膜炎相鉴别。可以通过印迹细胞学检查，HSK上皮型呈阳性反应，流行性角结膜炎有明显的结膜充血，多双眼发病，并且有耳前淋巴结压痛等。

【治疗】 局部使用肾上腺皮质激素治疗，已经成为很多医师治疗本病的主要手段，可以快速缓解临床症状，但应低浓度、短时间应用；也可以佩戴角膜接触镜缓解症状。恢复期应加用不含防腐剂的人工泪液和非甾体类抗炎药。

第五节 丝状角膜炎

丝状角膜炎（filamentary keratitis）是由角膜上皮卷成丝状物，一端附着在角膜表面，另一端呈游离状态，似树根与角膜上皮相连。

【病因和发病机制】 角膜丝状物主要由坏死脱落的角膜上皮细胞包裹黏液形成。多见于Sjögren综合征、角膜移植术后长期滴药和长期包眼的患者。丝状角膜炎致病机制不明，可能与下列因素有关：

1. 上皮基底膜与前弹力层结合处异常，部分角膜卷成一上皮卷状，而松脱的上皮部分很快被新的上皮修复；

2. 类黏液形成过多。多见于干眼病和病毒感染（腺病毒、HSV）等；

3. 也可见于神经麻痹性角膜炎，瘢痕性角膜结膜炎（沙眼、类天疱疮等）；

4. 用眼时间过久或内眼手术后包扎或闭眼时间过久等可引起该病变。

【临床表现】 患者自觉有异物感及眼痛。裂隙灯显微镜检查，可见角膜表面有数个长1～10mm的上皮细丝，有的为上皮的螺旋状索条，有黏液附着，使丝状索条成小纺锤状挂在角膜表面，严重者整个角膜表面均挂满丝状分泌物。角膜的任何部位均可发生，但以上方较多见，丝状物可被虎红染成红色。

【诊断和鉴别诊断】

1. 依靠病史；

2. 裂隙灯检查可见角膜上的卷丝；

3. 虎红染色，卷丝可被染成红色。

【治疗】 丝状角膜炎的治疗首先应该祛除致病原因，局部滴用人工泪液和乙酰半胱氨酸滴眼液，1%环孢素滴眼液治疗有效。可在手术显微镜下，表面麻醉后用棉签蘸生理盐水或用镊子祛除丝状物，并联合应用上述滴眼液治疗。

第六节 Stevens-Johnson 综合征眼部表现

Stevens-Johnson综合征（Stevens-Johnson's syndrome）在1922年首次被描述，常发生在儿童和青年患者。

【病因和发病机制】 发病与某些潜在的原因有关，如局部或全身使用磺胺类及青霉素类药物，这主要是个体的特异性差异，与药物本身关系不大。另外还与某些细菌及病毒，如溶血性链球菌、腺病毒、单纯疱疹病毒等感染有关。

主要病理损害表现在皮肤和黏膜的炎症并出现水泡样病理改变。急性期，特异性单核细胞在皮肤、黏膜和结膜下浸润，结膜出现新生血管，在新生血管壁上可见辅助T细胞增加，在皮肤及黏膜上均会发生瘢痕，包括在泪腺暴露的内皮细胞也会发生瘢痕，结膜的杯状细胞明显减少。另外在一些严重患者的黏膜及结膜内还可发现循环抗体。

【临床表现】

1. 约1/2患者在发病的1～14天内有发热及上呼吸道感染症状；表现为突然出现皮肤及黏膜的损害，红斑、丘疹或水泡等对称性的散在出现。有些严重病例，水泡内可出血。皮肤损害很少发生在眼睑，一般皮肤损害在数日或数周内自愈，留下皮肤的瘢痕。黏膜的损害包括眼结膜、口腔、生殖器黏膜，口腔黏膜是最常见的受损害部位，特征是黏膜因水泡、假膜，最终导致瘢痕的形成。

2. 眼部急性期，常双眼结膜有卡他性炎症、伴脓性分泌物、出血、假膜，最终导致结膜瘢痕。眼部的慢性期，由于结膜瘢痕导致睑球粘连、睑内翻、倒睫，泪液量分泌不足，泪膜异常，角膜上皮结膜化及角膜新生血管翳。泪液的异常是因为泪腺导管内皮瘢痕形成，致大量泪腺导管阻塞，同时因为结膜大量杯状细胞遭到破坏所致。角膜因倒睫或睑裂闭合不全导致继发感染，致角膜混浊。

【诊断和鉴别诊断】

1. 有局部或全身药物过敏史，细菌或病毒感染发热等病史；

2. 典型的临床表现即发热，伴有皮肤黏膜损害，眼部干燥和角结膜病损；

3. 泪液分泌减少，Schirmer试验<5mm，甚至为0。

【治疗】

1. 早期应祛除病因和对症治疗，肾上腺皮质激素早期应用可以减轻炎症，阻止新生血管的增生，局部可以行羊膜覆盖术。羊膜既可以减轻炎症，保护结角膜组织，又可以减轻结膜囊因瘢痕形成的粘连。

2. 慢性期主要处理眼部并发症，治疗干眼症，如泪道塞、人工泪液的应用，免疫抑制剂如 1% 环孢素滴眼液有一定疗效；对无泪液分泌的干眼症，可采用颌下腺导管移植或唇腺移植术；睑球粘连和角膜新生血管膜，可以使用羊膜为载体的角膜缘干细胞或口腔黏膜培养膜片，行结膜囊成形联合角膜新生血管切除联合培养上皮细胞移植术；晚期的复明手术还可以考虑行人工角膜术。但手术的远期疗效较差，因此手术治疗的选择应很慎重。

第七节 Sjögren 综合征眼部表现

Sjögren 综合征（Sjögren syndrome, SS）是多因素的自身免疫性疾病，主要累及唾液腺和泪腺。1933 年由瑞典的眼科学家 Henrik Sjögren 首先描述了一组综合征，其中包括：①角结膜干燥；②口腔、鼻及生殖器黏膜干燥；③结缔组织病。Sjögren 综合征多发生于绝经期妇女，平均年龄约 45 岁，是导致干眼症的主要疾病之一。

【病因和发病机制】 目前的病因与发病机制尚不能完全清楚，但多数学者认为是自身免疫性疾病。本病可分为原发性和继发性两种类型。原发性 Sjögren 综合征仅包括口腔和眼部干燥，不伴有其他结缔组织病，大都发生于女性。可在患者的唾液腺内检测到免疫球蛋白。T 淋巴细胞的浸润数量增加，主要为 CD4 和 CD8 淋巴细胞。另外本病还与人类白细胞抗原 HLA 基因型别有关。如 *HLA-β8* 和 *DR3* 的患者发生 Sjögren 综合征的比例显著增高。继发性常合并其他结缔组织病，如类风湿关节炎、硬皮病、系统性红斑狼疮等。如同其他自身免疫性疾病一样，该综合征也表现为多种免疫机制，类风湿因子的阳性率在 68%～98% 之间。许多患者在其血清中可发现抗核抗体，亦有检出抗DNA 抗体、抗横纹肌抗体、抗胃壁细胞抗体的报告。血清中 IgA、IgG 和 IgM 也均有增加倾向。

【临床表现】

1. 角结膜干燥症的临床特征，眼部刺激感、发红或眼部难以描述的不适感，夜间或清晨醒来时眼部干燥感严重，影响到正常的生活质量。裂隙灯检查，最早期的特征之一是泪河变窄或消失，结膜或角膜表面常有黏液丝状分泌物。

2. 原发性皮肤损害导致的干眼症是十分罕见的，但伴发皮肤损害的很多综合征常有干眼症的阳性病史。在采取病史中，还应询问泪液分泌不足的一些相关性疾病，如类风湿、银屑病、干皮病、滤泡增殖性角

化病（keratosis follicularis）等，均可以伴发角膜上皮的点状损害，临床上应予以重视。

【诊断和鉴别诊断】 目前仍没有统一的诊断标准。

1. 主要依靠最常见的临床特征 皮肤干燥和瘙痒、关节疼痛、口腔干燥、吞咽困难等，以及眼部干燥。通常把干燥性角结膜炎、口腔黏膜干燥、类风湿及其他结缔组织病种有两项阳性者作为 Sjögren 综合征的诊断依据。

2. 临床检查 Schirmer 试验和虎红染色是诊断干眼症有价值的方法，上皮层的任何损伤，均可以引起虎红着色；泪膜破裂时间（break-up time of tear film, BUT）是检查黏蛋白是否分泌有异常的指标，正常人 BUT 为 10 秒钟或更长。在干眼症的患者，BUT 可以有不同程度的缩短，这也是对诊断该病一项很有价值的检查方法。

3. 血清学检测 类风湿因子阳性率高达 68%～98%，狼疮细胞阳性率 61.5%～63%，抗核抗体阳性率 65%～70%，亦可以检出其他上述的抗体。IgA、IgG 和 IgM 的增高及血沉增快均可作为诊断的参考。

4. 泪腺和唇腮腺组织活检，进行组织病理学诊断是很有价值的，但应重视其活检的安全性。

本病应与 Stevens-Johnson 综合征和其他结角膜干燥症相鉴别，Stevens-Johnson 综合征有明显发热和皮肤疱性损害，有过明显的急性炎症过程，单纯角结膜干燥症患者，不伴有全身结缔组织病。

【治疗】

1. 建议患者有一些简单的保湿措施，如每日足够饮水，避免过度饮酒，可以应用保湿眼罩，避免过度使用空调和加热系统，使用皮肤保湿剂等。

2. 按照干眼症进行对症治疗，补充泪液是 Sjögren 综合征的主要治疗手段之一，因长期应用人工泪液，故使用不含防腐剂的人工泪液很重要。局部应用 1% 环孢素滴眼液，有一定疗效。

3. 部分病例采取暂时或永久性泪道塞治疗，减少泪液的流失，但应注意当泪小点被栓塞时，有害物质在眼表停留时间延长，应充分治疗局部炎症。

4. 积极治疗全身性疾病，如类风湿或其他结缔组织病，全身可应用免疫抑制剂，有的患者可以使病情缓解；注意口腔的保护也很重要。

5. 手术治疗对某些重度干眼症患者，有利于症状的改善，如睑裂缝合术、颌下腺移植术以及唇和颊黏膜腺体移植术等方法。但这些方法的长期疗效和安全性还需要循证医学的进一步研究。

第八节　泡性角膜炎

泡性角膜炎（phlyctenular keratitis）是包括结膜、角膜缘及角膜同时发生炎症的免疫性眼病，双眼均可发生，儿童较多见。

【病因和发病机制】　泡性角膜炎是眼表组织对某些细菌抗原诱发的自身免疫性疾病，与细胞介导的IV型变态反应有关。

【临床表现】　早期的症状可有畏光、异物感，当病变累及角膜时，常伴有视力下降，此病可反复发作。最初体征在角膜缘或角膜内出现一处或多处圆形浸润，形成无菌性浸润和溃疡，溃疡愈合后常留下角膜瘢痕和基质新生血管。如果病损在角膜上呈束状，有一束状血管从角巩膜缘伸入角膜病灶中心，称为束状角膜炎。角膜的病灶在基质层，但很少发生角膜溶解或穿孔。角膜病灶随着疾病复发而扩大和加深，有的角膜基质呈舌状或盘状混浊，但特点是仍可见一束状血管从角膜缘伸入病灶中央，反复发作，角膜可有多发瘢痕，角膜基质变薄，严重影响视力。本病有自愈性病程，也可以继发感染，形成感染性角膜炎。

【诊断和鉴别诊断】

1. 儿童或青年人反复发作的病史。

2. 典型的泡样或束状角膜损害，伴有新生血管长入。

3. 对肾上腺皮质激素治疗反应特别敏感可诊断该病。

4. 结膜囊刮片可以查见淋巴细胞和嗜中性粒细胞。

5. 角膜 RT-OCT 检查，可以清楚查见角膜病损的深度和范围。

【治疗】

1. 增加机体抵抗力，补充营养及维生素。

2. 局部应用肾上腺皮质激素滴眼液滴眼，睡前加用眼膏，可有效控制炎症。

3. 怀疑混合感染时，局部加用抗生素滴眼液。

4. 儿童病程随年龄增加有自愈性趋势，但在视力发育未成熟年龄，弱视仍然是很大的威胁。

第九节　蚕食性角膜溃疡

蚕食性角膜溃疡是一种慢性、进行性、疼痛性角膜溃疡。1867 年 Mooren 详细描述了该病特征，并建立了临床诊断标准，故该病又称为 Mooren 溃疡，也称为慢性匐行性角膜溃疡。

【病因和发病机制】　本病的确切病因至今不明，是针对角膜基质中某个特殊的靶抗原的自身免疫性疾病，可能由个体易感基因所激发，既有细胞免疫介导，也有体液免疫参与。病变角膜组织的病理学检查可见浆细胞、多形核白细胞、嗜酸性粒细胞、肥大细胞、免疫球蛋白和补体等；病变区角膜、结膜上皮细胞以及角膜基质细胞异常表达 HLA-DR 抗原，辅助性 T 细胞/抑制性 T 细胞（T_H/T_S）比值较正常组织明显增高；溃疡周围的结膜组织胶原酶和蛋白水解酶活性增高。

蚕食性角膜溃疡的病理机制可能是感染、外伤或其他生物学因素改变角膜的抗原性，或使隐蔽的角膜抗原释放，激活机体体液和细胞免疫反应。抗原抗体形成复合物沉积于角膜缘，使局部浆细胞增多，补体活化，趋化嗜中性粒细胞，释放胶原酶和基质金属蛋白酶引起角膜溶解，并使角膜抗原进一步变化暴露，这一循环不断进行，直至整个角膜被溶解。

【临床表现】　Mooren 溃疡是一种伴有疼痛较重的角膜慢性溃疡，随着病情的发展，患者由一般的角膜刺激症状发展为不可缓解的痛感。体征表现为溃疡总是从角膜缘发生，开始为角膜缘充血和灰色浸润，几周内逐渐向纵深发展为局限性溃疡，角膜溃疡可在角膜缘的任何位置发生，逐渐向周围沿角膜缘发展并且相互融合。病变有时也向巩膜发展，溃疡周围的结膜和巩膜有炎性水肿、破坏。严重病例，部分睫状体被新生的上皮和血管膜样组织覆盖。还有些溃疡的发展与假性胬肉及角膜血管膜同时生长，如果进行性的溃疡有继发细菌或真菌感染，有报道 36% 患者可以导致前房积脓或穿孔，并发症可有青光眼和白内障。

【临床分型】　临床上根据病情分为二型：

1. 良性型　表现为溃疡逐渐向角膜中央区至角膜另一侧扩展，溃疡深度可侵蚀到角膜厚度的 1/3～1/2。一般不向更深层角膜侵蚀，角膜溃疡面常有新生上皮覆盖和新生血管长入，很少引起后弹力层膨出或穿孔。Mooren 溃疡双眼发病的良性型中占 25%；恶性型中占 75%，老龄患者双眼发病较年轻者多见。

2. 恶性型　表现为病程进展快，溃疡进行缘有灰白色浸润线，溃疡深达后弹力层易造成穿孔，未被累及的角膜仍保持透明。

【诊断和鉴别诊断】

1. 根据临床的角膜炎刺激症状和较严重的眼部疼痛。

2. 角膜缘部位典型的慢性进行性溃疡病变。

3. 广泛筛查有无潜在或隐蔽的全身性疾病，包括血细胞计数、血沉、类风湿因子、C 反应蛋白及其他免疫学检查，以及肝功能、血尿分析或 X 线胸片等。

该病主要应与 Wegener 肉芽肿鉴别，Wegener 肉芽肿的主要病变是肉芽肿性损害，可累及全身各组织和器官，易引起鼻窦炎、动脉炎、肺炎、关节炎、肾和眼的病变，故又名动脉炎 - 肺肾病综合征。此病可发生于任何年龄，但以 20～40 岁多见。主要临床表现：眼部表现为眼睑水肿、球结膜充血水肿、表层巩膜炎、巩膜炎、角巩膜缘溃疡，眼的局部表现酷似 Mooren 溃疡，但常发生角膜溃疡穿孔；呼吸道的急性坏死性病变，可引起鼻炎、鼻梁下陷和鞍状鼻、鼻窦炎、肺炎样病变；全身各组织器官的坏死性血管炎，表现为皮肤红斑及出血斑、关节炎、神经炎、心肌炎等。肝脏病变表现为肝功能异常，肾脏病变主要引起蛋白尿、血尿、弥漫性肾小球肾炎及尿毒症等。因此，对本病，尤其是恶性型患者，必须做上述全身检查，早期发现和予以鉴别诊断。

【治疗】 Mooren 溃疡目前尚缺乏特效治疗方法，总的原则是对轻症者首先采取积极的药物治疗，对疗效欠佳或重症患者采取手术和药物治疗相结合。

1. 药物治疗　主要是全身和局部的免疫治疗。①对 Mooren 溃疡患者几乎均采用肾上腺皮质激素药物，全身口服或静脉滴注，局部应用肾上腺皮质激素和抗生素滴眼液，因为肾上腺皮质激素类药物可激活胶原酶，使组织自溶的速度加快，故在应用肾上腺皮质激素滴眼液的同时，应加用胶原酶抑制剂，如 5% 半胱氨酸滴眼液。②可使用环磷酰胺，每日 3mg/kg 或者硫唑嘌呤 3mg/kg·d，静脉注射，可根据临床经验调整剂量，应注意白细胞计数必须 >3500 个 /dl 为安全，必要时应请内科医师协助，副作用有贫血、脱发、呕吐、肝肾功能异常等。③环孢素（cyclosporine A，CsA）可以选择性抑制 T 淋巴细胞亚群的分化增殖，1% 环孢素滴眼液可以有效减轻炎症反应，对恶性型患者可以口服环孢素胶囊，每日 10mg/kg。④临床上也常用自家血清滴眼，因为血清中含有 α_2 球蛋白，具有抑制胶原酶活性的作用，并且可刺激角膜上皮再生和促进组织修复。⑤其他可应用非甾体类抗炎药，如吲哚美辛、米索前列醇双氯芬酸等；合并有葡萄膜炎时，应使用散瞳剂。

2. 手术治疗　①结膜切除术：药物治疗无效的轻症患者，可采用结膜切除术。②对病变区的角巩膜组织，可以联合切除、灼烙、冷冻治疗，可能会收到比单纯球结膜切除更好的效果，裸露的巩膜表面可以覆盖羊膜组织。③板层角膜移植术：临床常采用半月形或环状移植，根据溃疡灶切除的范围与形状，确定植片的大小和形状。对角膜病变范围较广，或病变已侵犯瞳孔区者，应作全板层角膜移植术。④穿透角膜移植术：病变活动期一般不宜行穿透角膜移植术，可以在病变结痂稳定以后，考虑增视效果时再行穿透角膜移植术。手术的关键是彻底清除病变组织，否则，复发很难避免。复发是本病治疗失败的主要危险因素，除手术经验外，术后还应长时间合理应用免疫抑制剂，是保证手术成功的重要措施。

第十节　与免疫相关的角膜内皮病

【病因】 本病主要是角膜内皮炎症导致的功能障碍，临床表现为角膜水肿，角膜后沉着物（KP）和前房内炎性反应等。临床上也有许多不同的名称，但多数是与病毒感染有关，也有一些与全身免疫性疾病相关。

【临床表现】 常见有以下几种类型：

1. 病毒性角膜炎内皮型　是一种常见的感染性疾病，单纯疱疹病毒（HSV-1）、巨细胞病毒（CMV）、带状疱疹病毒（VZV）和人类疱疹病毒（HHV）均可以引起该病。除病毒直接感染角膜内皮细胞外，同时有病毒抗原诱发的局部免疫反应参与，如病情反复发作，可导致角膜内皮细胞功能严重损害，出现大泡性角膜病变，有时角膜还会表现为神经损害。

2. 眼前节毒性反应综合征（TASS）　为炎性反应的一种，1992 年 Monson 等首次提出，由非感染性的毒性物质引起的术后眼前节的急性无菌性炎症反应。临床表现为视力下降、眼部红痛不适或无明显症状，裂隙灯显微镜检查可见弥漫性的角膜水肿、前房纤维渗出明显，甚至可见前房积脓。本病真正的病因不明，可能与眼内接触的药物或液体的成分、浓度等的变化，以及进入眼内操作的可重复利用的器械消毒后清洗不彻底等引起的毒性反应有关，长时间损伤角膜内皮细胞致角膜内皮细胞功能失代偿，损伤房角使眼压升高，导致继发性青光眼等。本病的治疗主要是局部应用肾上腺皮质激素，密切临床观察，进行眼压监测，严重角膜内皮细胞功能失代偿者需行穿透性角膜移植术治疗。

3. 角膜移植术后内皮型免疫排斥反应　免疫排斥反应是穿透角膜移植术后植片混浊失败的主要原因。临床常有眼部红、痛、视力下降的症状，检查时可发现睫状充血、植片水肿、房闪、KP 等体征。KP 常为弥漫或链状排列，后者形成内皮排斥线，此线从边缘向中央延伸，植床附近常有粗大的新生血管，植片基质水肿，内皮皱褶，常在排斥线一边。排斥线以上的部分角膜植片仍保持透明。如免疫排斥反应没有得到及时有效地控制，可出现全角膜水肿、混浊。

4. 葡萄膜炎引起的角膜内皮变性和角膜水肿　严重的葡萄膜炎可引起角膜内皮细胞的损害，致角膜水肿，患者可有眼红、畏光、流泪等症状，眼部检查可见角膜缘血管扩张,角膜后 KP 等。

5. 移植物抗宿主病(graft versus host disease, GVHD) 移植物抗宿主病是骨髓移植后出现的多系统损害(皮肤、食管、胃肠、肝脏等)的全身性疾病。是一种特异的免疫现象,是由于移植物组织中的免疫活性细胞与免疫受抑制的、组织不相容性抗原受体的组织之间的反应。由于供受体之间存在着免疫遗传学差异,移植骨髓中的免疫活性细胞(主要是 T 淋巴细胞)识别了受体的不同组织相容性抗原而增生分化,在受体内增生到一定程度后把受体的某些组织或器官作为靶目标进行免疫攻击而产生损害。全身有原发性疾病的表现,类似于多系统的自身免疫性疾病,如:Sjögren 综合征、系统性红斑狼疮、硬皮病等。累及眼部时,临床上可表现为角膜、结膜干燥,无泪,无菌性结膜炎,持续性角膜上皮损害,角膜溃疡溶解。

【诊断和鉴别诊断】

1. 主要依靠临床特征。

2. 角膜内皮显微镜和临床共聚焦显微镜检查有重要意义,可见内皮细胞肿胀、边界欠清和不同程度的反光小体和疣状物,有时可发现内皮"黑区"。

3. 房水 PCR 检查对于检测房水中的致病因子有特殊意义。

鉴别诊断主要是区分病毒性感染所致还是与全身免疫性疾病相关,应根据病史和临床表现加以区分。

【治疗】

1. 祛除病因和对症治疗。

2. 全身和局部应用抗病毒药物。抗炎治疗,除应用肾上腺皮质激素治疗外,适当应用非甾体类抗炎药和散瞳药。

(谢立信 史伟云)

主要参考文献

1. 李凤鸣. 中华眼科学. 北京:人民卫生出版社,2005.

2. 谢立信,史伟云. 角膜病学. 北京:人民卫生出版社,2007.

3. 李莹,谢立信. 角膜理论基础与临床实践. 天津:天津科技翻译出版社,2007.

4. De Rojas MV, Dart JK, Saw VP. The natural history of Stevens Johnson syndrome: patterns of chronic ocular disease and the role of systemic immunosuppressive therapy. Br J Ophthalmol, 2007, 91: 1048-1053.

5. Mantelli F, Santos MS, Petitti T, et al. Systematic review and meta-analysis of randomised clinical trials on topical treatments for vernal keratoconjunctivitis. Br J Opthalmol, 2007, 97: 1656-1661.

6. Dogru M, Kato N, Matsumoto Y, et al. Immunohistochemistry and electron microscopy of retrocorneal scrolls in syphilitic interstitial keratitis. Curr Eye Res, 2007, 32: 863-870.

7. Yip LW, Thong BY, Lim J, et al. Ocular manifestations and complications of Stevens-Johnson syndrome and toxic epidermal necrolysis: an Asian series. Allergy, 2007, 62: 527-531.

8. Diebold Y, Chen LL, Tepavcevic V, Lymphocytic infiltration and goblet cell marker alteration in the conjunctiva of the MRL/MpJ-Fas(lpr)mouse model of Sjögren syndrome. Exp Eye Res, 2007, 84: 500-512.

9. Hyon JY, Lee YJ, Yun PY. Management of ocular surface inflammation in Sjögren syndrome. Cornea, 2007, 26: S13-15.

10. Shen YC, Wang CY, Chen YC, et al. Progressive herpetic linear endotheliitis. Cornea, 2007, 26: 365-367.

11. Kocabeyoglu S, Bozkurt B, Bilen O, et al. Serum allergen specific immunoglobulin E levels in patients with allergic conjunctivitis. Eur J Opthalmoll, 2008, 18: 675-679.

12. Tandon R, Chawla B, Verma K, et al. Outcome of treatment of mooren ulcer with topical cyclosporine a 2%. Cornea, 2008, 27(8): 859-861.

13. Koizumi N, Suzuki T, Uno T, et al. Cytomegalovirus as an etiologic factor in corneal endotheliitis. Ophthalmology, 2008, 115: 292-297.

14. Ueta M, Tokunaga K, Sotozono C, et al. HLA class I and II gene polymorphisms in Stevens-Johnson syndrome with ocular complications in Japanese. Mol Vis, 2008, 17: 550-555.

15. Liu C, Okera S, Tandon R, et al. Visual rehabilitation in end-stage inflammatory ocular surface disease with the osteo-odonto-keratoprosthesis: results from the UK. Br J Ophthalmol, 2008, 92: 1211-1217.

16. Kawamoto K, Chikama T, Takahashi N, et al. In vivo observation of Langerhans cells by laser confocal microscopy in Thygeson's superficial punctate keratitis. Mol Vis, 2009, 15: 1456-1462.

17. Fukuda K, Ohbayashi M, Morohoshi K, et al. Critical role of IgE-dependent mast cell activation in a murine model of allergic conjunctivitis. J Allergy Clin Immun, 2009, 124: 827-833.

18. Burmy S, Patel H, Rutner D. Adolescent interstitial keratitis secondary to intrauterine TB exposure. Optometry, 2009, 80: 307.

19. Gueudry J, Roujeau JC, Binaghi M, et al. Risk factors for the development of ocular complications of Stevens-

Johnson syndrome and toxic epidermal necrolysis. Arch Dermatol，2009，145：157-162.

20. Hwang YS，Hsiao CH，Tan HY，et al. Corneal endotheliitis. Ophthalmology，2009，116：164-164.

21. Sotozono C，Ueta M，Koizumi N，et al. Diagnosis and treatment of Stevens-Johns -on syndrome and toxic epidermal necrolysis with ocular complications. Ophthalmology，2009，116：685-690.

22. Araki Y，Sotozono C，Inatomi T，et al. Successful treatment of Stevens-Johnson syndrome with steroid pulse therapy at disease onset. Am J Ophthalmol，2009，147：1004-1011.

23. Phillips EJ，Mallal SA. HLA and drug-induced toxicity. Curr Opin Mol Ther. 2009，11：231-242.

24. Sacchetti M，Lambiase A，Mantelli F，et al. Tailored Approach to the Treatment of Vernal Keratoconjunctivitis. Opthalmology，2010，117：1294-1299.

25. Akpek EK，Klimava A，Thorne JE，et al. Evaluation of patients with dry eye for presence of underlying Sjögren syndrome. Cornea，2009，28：493-497.

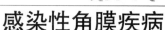

第一节　细菌性角膜炎

细菌性角膜炎（bacterial keratitis）在20世纪50～60年代是我国发病率及致盲率占首位的感染性角膜疾病，20世纪70～80年代，病毒性角膜炎上居首位，现在真菌性角膜炎已成为我国发病率和致盲率最高的感染性角膜炎，棘阿米巴性角膜炎也迅速增多。细菌性角膜炎随着医疗水平的提高和新的抗菌药物的应用，发病率和致盲率有所下降，但仍是当前最重要的感染性角膜病之一。细菌性角膜炎的发展趋势是机会感染、混合感染及耐药菌感染不断增多，给该病的诊断和治疗带来一定困难，眼科医师必须给予高度警惕和重视。

一、概　述

【危险因素】　随着时代的变迁，环境的改变，细菌性角膜炎的发病危险因素发生了很大变化。过去是以慢性泪囊炎、污染的滴眼液及挑角膜异物为最主要的发病危险因素，现在是佩戴任何类型的接触镜、角膜屈光手术、长期局部应用肾上腺皮质激素等为最重要。此外，外伤、干眼、局部药物毒性、眼科手术及免疫功能低下、营养不良、糖尿病等均是不可忽视的危险因素。

【致病细菌】　细菌过去是以链球菌和铜绿假单胞菌为主，近年来，由于条件致病菌（机会）感染；耐药菌感染（如 MRSA、MRSE、VRE）；混合感染（如多种细菌、混合真菌、棘阿米巴感染）；新兴感染（如非结核性分支杆菌角膜炎）；再兴感染（如淋球菌性角膜炎、衣原体性角膜炎）；生物膜（biofilm）感染（如角膜接触镜、缝线等）不断增多，致病细菌发生了很大变化。在我国铜绿假单胞菌从20世纪第一位41.7%下降到现在的20.79%，表皮葡萄球菌比例逐年递增9.1%～27.5%。

综合近二十几年来的国内外文献，SSPM占细菌性角膜炎的70%～90%，即革兰阳性球菌两种：链球菌（肺炎、草绿色）（Streptococcus.S）、葡萄球菌（表葡菌、金葡菌）（Staphylococcus.S）；革兰阴性杆菌两种：铜绿假单胞菌（Pseudomonas aeruginosa.P）、莫拉菌（Moraxella.M）。较常见的致病细菌有粘质沙雷菌、嗜血流感杆菌、变形杆菌等。增多倾向的有非典型分支杆菌、丙酸杆菌、厌氧菌等。

【发病机制】　①细菌的黏附：细菌可通过其表面的黏附素与宿主细胞表面的受体结合而侵入宿主细胞。宿主细胞表面有一定的受体部位才能和细菌黏附，而细菌只有到达特定部位并具黏附力才能在体内特定部位定植或启动感染。金黄色葡萄球菌、肺炎链球菌和铜绿假单胞菌对角膜上皮的黏附力明显高于其他细菌，可能是较常引起角膜感染的原因之一；②角膜基质溶解：一旦致病菌黏附于角膜上皮表面，即发生多形核白细胞趋化，释放蛋白溶酶导致基质坏死，如在铜绿假单胞菌感染时，菌体释放大量内毒素和外毒素，对角膜组织产生严重破坏，导致组织坏死和穿孔。

【临床特征】　疼痛是细菌性角膜炎最常见的症状，患眼视力下降、异物感、畏光、流泪、分泌物增多。检查时可见患眼睫状充血或混合充血，眼睑肿胀，角膜浸润、溃疡，甚至出现后弹力层膨出、穿孔及虹膜脱出，角膜水肿，角膜后壁可出现细小或脓性斑块状沉着物，有时可出现前房积脓。典型角膜体征有两种：①革兰阳性球菌的典型体征：限局性溃疡，肺炎链球菌的荚膜和金黄色葡萄球菌的纤维蛋白膜具有抗吞噬和抗药作用，角膜中央浸润，吸引多形核白细胞 PMNs 聚积在病灶周围，形成限局性溃疡，如肺炎链球菌引起的中央匐行性溃疡；②革兰阴性杆菌的典型体征：环形溃疡，革兰阴性杆菌的内毒素细胞壁脂多糖吸引 PMNs 向感染聚积，弹性蛋白酶抑制其聚积，因此在感染附近形成环形溃疡，很快角膜基质液化样坏死、溶解。铜绿假单胞菌的碱性蛋白酶、磷酸脂酶 C、两种外毒素加速了该病变的形成。

【自然病史】　细菌性角膜炎病情发展速度取决于致病细菌的毒力和宿主的抵抗力，毒力很强的细菌如铜绿假单胞菌和淋球菌可很快导致组织破坏，而非结核性分支杆菌、草绿色链球菌通常病程较缓慢，而一些细菌如棒状杆菌常被认为是结膜囊正常菌丛，但在眼部免疫力下降时成为条件致病菌。

尽管轻度的细菌性角膜炎不会导致角膜瘢痕形成和视力损害，但中、重度的细菌性角膜炎可伴有角膜瘢痕形成或组织改变，最终导致视力损害。

【诊断】

1．病史　眼部症状（疼痛、充血、分泌物、视物模糊、畏光程度、症状持续时间、发作时的环境因素）；既往眼病史（危险因素、眼病史、眼部手术史、外伤和干眼等）；目前的诊断、用药情况；药物过敏史等。

2．检查　包括视力、外眼检查及裂隙灯检查。

3．实验室检查

（1）病灶刮片检查：可对本病进行快速诊断，用小铲刮取溃疡底部或边缘做涂片，甲醇或 95% 乙醇固定 5～10 分钟，然后做革兰氏染色，紫染细菌为革兰阳性菌，红染为革兰阴性菌，并根据对细菌形态学的观察，初步认定致病细菌种类。对于分支杆菌和诺卡菌属还可做抗酸染色。

（2）细菌培养：将细菌分别接种到血琼脂培养基、巧克力培养基和麦康凯培养基进行分离培养，无论革兰阳性菌或阴性菌，在血琼脂培养基均可生长，巧克力培养基适合于厌氧菌（如嗜血杆菌属）的生长，而麦康凯培养基中生长的主要是革兰阴性菌，根据细菌的生长状况进一步的生化实验，最终采用全自动微生物分析仪选择相对的细菌鉴定卡鉴定细菌（如革兰阳性菌 CPI 卡、非发酵菌用 NFC 卡）。

4．鉴别诊断　包括感染性和非感染角膜炎。前者包括真菌（丝状菌、酵母菌）、寄生虫（包括原虫如棘阿米巴）、线虫（如盘尾丝虫）、病毒（包括单纯疱疹病毒、带状疱疹病毒、腺病毒、EB 病毒）等；后者包括胶原血管系统异常（类风湿和系统性红斑狼疮）、血管异常（结节性动脉周围炎、Wegener 肉芽肿）等。

【治疗】　治疗目标是快速消灭感染细菌，减轻炎症反应、阻止角膜的结构破坏和促进上皮表面的愈合。

1．首次治疗　致病菌不明或多种细菌感染的首次治疗，应采用广谱抗菌的强化治疗（提高药物的浓度和增加点眼次数，可以获得很高的组织浓度）和联合用药（协同增效、减少耐药菌株产生的作用）。

美国眼科临床指南（2004 年）的治疗方案：轻、中度可采用氨基糖苷类（妥布霉素、庆大霉素、阿米卡星）或氟喹诺酮类（氧氟沙星、莫西沙星）其中一类抗菌药滴眼；重度则采用氨基糖苷类 + 头孢菌素类抗菌药（如 0.9%～1.4% 妥布霉素 + 5% 头孢唑林）或氟喹诺酮 + 头孢菌素类抗菌药（如 0.5% 莫西沙星 + 5% 头孢唑林）。

2．治疗方案调整　患者经首次治疗，病情明显缓解，不一定必须根据细菌培养及药敏试验结果调整用药；如果治疗无明显效果，应根据细菌培养及药敏试验结果及时调整方案。

3．肾上腺皮质激素应用　对于角膜病灶累及视轴的患者，应用局部抗菌药治疗，病情持续好转 2～3 天后，可以加用肾上腺皮质激素（控制炎症反应、减少瘢痕形成、减少视力损害）。原则是以最小量的肾上腺皮质激素来获得较好的治疗效果。但必须把握用药的时机、用量一定要谨慎，并同时应用足量抗菌药和密切随访，检测眼压。

4．复杂病例治疗　当角膜表面变薄、即将穿孔或已穿孔、或病情进展迅速，治疗无效或出现眼内炎时，需要增加其他治疗。必要时采用板层角膜移植或穿透性角膜移植等。

二、肺炎链球菌性角膜炎

肺炎链球菌性角膜炎（pneumococcus keratitis）是常见的革兰阳性球菌所引起的急性化脓性角膜炎，具有典型革兰阳性球菌所特有的角膜体征，局限性椭圆形溃疡和前房积脓，故又称匐行性角膜溃疡（serpiginous ulcer）或前房积脓性角膜溃疡（hypopyon ulcer）。值得注意的是近年来氨基糖苷类和氟喹诺酮类抗菌药的广泛应用，对于这些药物不敏感的肺炎链球菌性角膜炎有眼部感染增多的趋势，尤其在儿童及老年人。

【病因】

1．致病菌　常存在于呼吸道黏膜，易引起眼部感染。肺炎链球菌（streptococcus pneumoniae），是革兰阳性双球菌，大小约 0.5～1.2μm，以第 4 血清型最多见，菌体呈弹头或卵圆状、宽端相对、尖端向外成双排列，周围有多糖荚膜（具有抗原性和抗嗜中性粒细胞的吞噬作用），故容易侵入角膜组织并迅速扩散。该菌还能产生溶白细胞素、溶血素及神经氨酸酶，造成组织破坏。

2．危险因素　发病以夏、秋农忙季节为多见，农村患者多于城市。多发生于老年人，婴幼儿或儿童少见。主要发病危险因素有：①有角膜上皮外伤史，如树状、谷穗、指甲、睫毛等擦伤，或有灰尘、泥土等异物病史。②长期应用肾上腺皮质激素。③慢性泪囊炎和佩戴角膜接触镜也是引起本病的主要因素。

【临床表现】

1．症状　起病急，表现为突然发生眼痛及刺激症状。角膜缘混合充血，球结膜水肿。

2．体征

（1）角膜损伤处（多位于中央）出现粟粒大小灰白

色微隆起浸润灶，周围角膜混浊水肿。1～2天后，病灶扩大至数毫米，表面溃烂形成溃疡，向周围及深部发展。其进行缘（溃疡的浸润越过溃疡边缘）多潜行于基质中，呈穿凿状，向中央匐行性进展，另一侧比较整齐，炎症浸润较静止。

（2）有时浸润灶表面不发生溃疡，而向基质内形成致密的黄白色脓疡病灶。伴有放射状后弹力膜皱褶形成。

（3）当溃疡继续向深部发展，坏死组织不断脱落，可导致后弹力膜膨出或穿孔。一经穿孔，前房积脓将失去原先的无菌性，造成眼内感染，最终导致眼球萎缩。

（4）严重的虹膜睫状体炎反应也是本病特征之一，由于细菌毒素不断渗入前房，刺激虹膜睫状体，可出现瞳孔缩小、角膜后沉着物、房水混浊及前房积脓（占前房1/3～1/2容积）。

【诊断】

1. 相关危险因素的存在，发病前有角膜外伤、慢性泪囊炎或长期应用肾上腺皮质激素病史。

2. 起病急，大多从角膜中央部出现浸润病灶。

3. 灰白色局限性溃疡呈椭圆形匐行性进展，很快向混浊、水肿的基质层发展，形成深部脓疡，甚至穿孔。

4. 常伴有前房积脓、角膜后纤维蛋白沉着及放射状后弹力层皱褶。

5. 病灶刮片发现有革兰氏染色阳性双球菌，结合溃疡的典型体征，大体作出初步诊断。真正的细菌学诊断仍需细菌培养证实有肺炎球菌感染。

【治疗】

1. 肺炎链球菌对氨基糖苷类抗菌药不敏感，对某些氟喹诺酮类药中度敏感，一般首选青霉素类抗生素（1%磺苄西林）、头孢菌素类（0.5%头孢噻肟）等滴眼液频繁滴眼。对青霉素耐药或过敏者，可选用红霉素、四环素等。重症病例可加上结膜下注射或全身给药。

2. 如存在慢性泪囊炎，应及时给予清洁处置或摘除。

3. 药物治疗不能控制病情发展或角膜穿孔者，应施行治疗性角膜移植术。

三、葡萄球菌性角膜炎

葡萄球菌性角膜炎（staphylococcus keratitis）是最常见的革兰阳性细菌性角膜炎，金黄色葡萄球菌、表皮葡萄球菌、耐甲氧西林金黄色葡萄球菌、耐甲氧西林表皮葡萄球菌均可引起角膜炎。

【病因】

1. 致病菌　葡萄球菌广泛分布于自然界、空气、

水、土壤以及人和动物的皮肤与外界相通的腔道中。菌体呈球形，直径约为0.8～1μm，细菌排列呈葡萄串状，革兰氏染色阳性。细菌无鞭毛，缺乏运动能力，不形成芽胞。根据色素、生化反应等不同，分为金黄色葡萄球菌（staphylococcus aureus）和以表皮葡萄球菌（staphylococcus epidermidis）为代表的凝固酶阴性葡萄球菌（coagulase negative staphylococcus）。前者可产生毒素及血浆凝固酶，故其毒力最强；后者毒性较少、不产生血浆凝固酶，一般不致病，但近年来已成为眼科感染的重要条件致病菌之一。

近年来，随着抗菌药的广泛使用，金黄色葡萄球菌、表皮葡萄球菌的耐药性问题变得日益严重，细菌通过诱导产生青霉素结合蛋白、β-内酰胺酶等机制产生对多种抗菌药物的耐药性。前者称为耐甲氧西林金黄色葡萄球菌（methicillin resistant staphylococcus aureus，MRSA），后者称为耐甲氧西林表皮葡萄球菌（methicillin resistant staphylococcus epidermidis，MRSE）。

此外，位于前部睑缘的葡萄球菌常伴有超敏反应（Ⅲ型），可引起边缘性角膜炎的发生。

2. 危险因素　同肺炎链球菌性角膜炎，一般有外伤或其他眼表病变史（如干眼症、病毒性角膜炎等）。MRSA和MRSE引起的角膜炎多见于糖尿病、特发性皮炎及免疫功能不全的患者，也是术后眼内炎的致病菌之一。

【临床特征】

1. 金黄色葡萄球菌性角膜炎（staphylococcus aureus keratitis）

（1）是一种急性化脓性角膜溃疡，临床上与肺炎链球菌所引起的匐行性角膜溃疡非常相似。

（2）具有革兰阳性球菌典型的局限性圆形灰白色溃疡，边缘清楚，偶尔周围有小的卫星病灶形成，一般溃疡比较表浅，很少波及全角膜及伴有前房积脓。进展较肺炎球菌性角膜炎缓慢。

2. 表皮葡萄球菌性角膜炎（staphylococcus epidermidis keratitis）又称凝固酶阴性葡萄球菌性角膜炎

（1）是一种医源性角膜感染病，多发生于眼局部免疫功能障碍的个体，如糖尿病、变应性皮肤炎、长期滴用肾上腺皮质激素及眼科手术后的患者。

（2）发病缓慢，临床表现轻微，病变一般较局限，溃疡范围小而表浅，与金黄色葡萄球菌性角膜炎相比，前房反应较轻。很少引起严重角膜溃疡及穿孔。

3. 耐甲氧西林金黄色葡萄球菌性角膜炎（MRSA角膜炎）和耐甲氧西林表皮葡萄球菌性角膜炎（MRSE角膜炎）

（1）近年来由于广泛使用抗生素，耐甲氧西林金

黄色葡萄球菌逐年增多,80%～90%的金黄色葡萄球菌可产生青霉素酶,使青霉素 G 水解失活。几乎对每一种抗生素均可产生耐药性,对磺胺类及氨苄青霉素耐药者占 95%～100%;对氯霉素 64%～71.4%;对四环素占 36%～40%。资料表明(日本国立新潟大学,1991 年)1982 年以前 MRSA 在金黄色葡萄球菌中所致的眼部感染中为 0%,1986 年占 17.9%,而 1990 年上升到 22.2% 以上,有逐年增多的趋势,因此给治疗带来很大困难。

(2)MRSA 或 MRSE 角膜炎其临床表现与金黄色葡萄球菌所致的角膜炎相同,多为机会感染,常发生于免疫功能低下的患者,如早产儿或全身应用化疗后发生;眼部免疫功能低下者,如眼内手术(角膜移植术、白内障术等)后、眼外伤、干眼症、佩戴角膜接触镜等。

4. 葡萄球菌边缘性角膜炎(staphylococcal marginal keratitis)又叫葡萄球菌边缘性角膜浸润(marginal corneal infiltrate)

(1)多发生于葡萄球菌性眼睑结膜炎患者,是葡萄球菌外毒素引起的一种Ⅲ型变态反应(免疫复合物型)。

(2)中年女性较多见,时轻时重,反复发作,常伴有结膜充血及异物感。

(3)浸润病灶多位于边缘部 2、4、8、10 点处(即眼睑与角膜交叉处,该处免疫复合体容易沉积)、呈灰白色孤立的圆形、串珠形或弧形浸润,位于上皮下及浅基质层。病灶与角膜缘之间有一透明区(lucid interval)。反复发作后,周边部可有浅层血管翳长入浸润灶。很少引起角膜溃疡发生。

【治疗】

1. 葡萄球菌性角膜炎 一般采用头孢菌素类(0.5% 头孢甲肟,cefmenoxime),青霉素类(1% 磺苄西林,sulbenicillin,SBPC),或氟喹诺酮类(0.3% 氧氟沙星,ofloxacin)滴眼液频繁滴眼。特别注意表皮葡萄球菌性角膜炎,对于氨基糖苷类药物治疗效果较差。

2. MRSA 角膜炎或 MRSE 角膜炎 可采用米诺环素(minocycline)和头孢美唑(cefmetazole)进行治疗。近年来文献推荐的方法采用 5% 万古霉素(vancomycin)溶于磷酸盐作缓冲的人工泪液中频繁滴眼,或 25mg 结膜下注射,每日一次。同时每日两次口服,每次 1g,对早期病例有较好疗效。

3. 葡萄球菌性边缘角膜炎 主要采用肾上腺皮质激素 0.1% 氟米龙(fluorometholone)和 1% 磺苄西林或 0.3% 氧氟沙星眼液交替滴眼,一般 1 周左右即可明显好转;重度患者除清洁眼睑缘外,还应联合结膜下注射或口服肾上腺皮质激素。

4. 药物治疗不能控制病情发展或病变迁延不愈,有穿孔倾向者,应早期施行治疗性角膜移植术。

四、铜绿假单胞菌性角膜炎

铜绿假单胞菌性角膜炎(pseudomonas keratitis)是一种极为严重的急性化脓性角膜炎,具有典型革兰阴性杆菌所引起的环形脓疡的体征,常在极短时间内席卷整个角膜而导致毁灭性的破坏,后果十分严重。一经发生,必须立即抢救。

【病因】

1. 致病菌

(1)铜绿假单胞菌属假单胞菌属,革兰阴性杆菌,大小为 0.5～1.0μm × 1.5～3.0μm 的直或微弯杆菌,有产生色素的性能,引起蓝绿色脓性分泌物。该菌广泛存在于自然界土壤和水中,亦可寄生于正常人皮肤和结膜囊,有时还可存在于污染的滴眼液中,如荧光素、丁卡因、阿托品、毛果芸香碱等。有时甚至可在一般抗生素滴眼液(如磺胺类)中存活。

(2)铜绿假单胞菌具有很强的致病性,主要致病物质是内毒素(菌细胞壁脂多糖)和外毒素(弹力性蛋白酶、碱性蛋白酶及外毒素 A)。实验证明,动物实验接种后,迅速在角膜繁殖,放出毒素和酶,并同时引起以嗜中性粒细胞为主的浸润,导致角膜组织溶解及坏死。

2. 危险因素 铜绿假单胞菌毒性很强,但侵袭力很弱,只有在角膜上皮损伤时才能侵犯角膜组织引起感染,最常见的发病危险因素有:

(1)角膜异物剔除后,或各种原因引起的角膜损伤(如角膜炎、角膜软化、角膜化学烧伤及热烧伤、暴露性角膜炎等)。

(2)佩戴角膜接触镜时间过长,或使用被铜绿假单胞菌污染的清洁液或消毒液。

(3)使用被污染的眼药水和手术器械。

【临床表现】

1. 症状 发病急,病情发展快。潜伏期短(6～24 小时)。患者感觉眼部剧烈疼痛、畏光流泪,视力急剧减退,检查可见眼睑红肿,球结膜混合充血、水肿。

2. 体征 病变初起时,在角膜外伤处出现灰白色浸润,并迅速向外扩大形成环形或半环形灰黄色浸润(脓疡),病灶面和结膜囊有黄绿色脓性分泌物,且有特殊臭味。前房可出现黄白色积脓,有时充满前房。由于环形脓疡区使角膜中央与角膜周围血管隔绝,阻断营养供给,加上铜绿假单胞菌和炎症反应使上皮细胞释放胶原酶,溃疡迅速扩大和加深,约 1 天左右即可波及全角膜,形成全角膜脓疡,甚至波及巩膜。

3．预后 如未能得到及时和有效地治疗，大部分角膜将坏死，脱落，导致穿孔，进一步引起眼内炎，甚至全眼球炎。即使溃疡治愈，也可形成粘连性角膜白斑或角膜葡萄肿而导致失明。部分病例经积极抢救而保存眼球，以后通过角膜移植术，可保存部分视力。

【诊断】

1．发病前有相关危险因素的存在，角膜外伤、佩戴角膜接触镜或角膜异物剔除史。

2．起病急、来势猛，溃疡发生快。

3．典型的环形浸润或环形溃疡形态及前房积脓。

4．大量的黄绿色脓性分泌物。

5．涂片检查发现有革兰阴性杆菌，培养证实为铜绿假单胞菌。

【治疗】

1．局部首选氨基糖苷类抗生素（庆大霉素、妥布霉素、阿米卡星）或氟喹诺酮类抗菌药（氧氟沙星、环丙沙星）频繁滴眼，也可采用第三代头孢菌类抗生素（头孢甲肟、头孢磺啶、头孢哌酮）频繁或交替滴眼。白天每30～60分钟1次滴眼。晚上改用氧氟沙星眼膏或磺苄西林眼膏每3～4小时1次涂眼。

2．重症患者可采用结膜下注射或全身用药。待获得药敏试验的结果后，应及时修正使用敏感的抗生素或抗菌药进行治疗。

3．在大量有效抗生素控制炎症的情况下，适当应用肾上腺皮质激素可以减轻炎症反应和瘢痕形成。口服泼尼松10mg，每日3次或地塞米松15mg加入抗生素及葡萄糖中静脉点滴。但溃疡未愈合，荧光素染色阳性时局部忌用肾上腺皮质激素治疗。

4．其他治疗 用1%阿托品散瞳，用胶原酶抑制剂，大量维生素和对症治疗。病情重者在药物治疗24～48小时后，有条件则彻底清除病灶进行板层角膜移植。术后每天结膜下注射敏感抗生素可缩短疗程，挽救眼球。后遗角膜白斑者，则作穿透性角膜移植。

五、莫拉菌性角膜炎

莫拉菌性角膜炎（Moraxella keratitis）是常见的革兰阴性细菌性角膜炎之一，因其临床症状轻微，预后较好，常被眼科医师所忽视。

【病因】

1．致病菌 结膜炎莫拉菌（Moraxella Lacunata）是一种大型的革兰阴性双杆菌，长约2.0～3.0μm，宽约1.0～1.5μm，菌体端相连，成双排列，常存在于人的呼吸道，是眼部特有的细菌，一般致病力不强。

2．危险因素 多发生于抵抗力低的老年人和嗜酒者。

【临床表现】

1．自觉症状较轻，多合并眦部睑缘结膜炎（angular blepharoconjunctivitis）发生，可见到内外眦部皮肤溃烂。

2．体征 卵圆形灰白色浅层溃疡，多发生于中央偏下方，较小，边界较清楚，发展缓慢，很少发生穿孔。但也有迅速形成角膜深部溃疡，前房积脓，甚至穿孔的病例发生。

【治疗】

1．过去多采用0.5%硫酸锌或磺胺类滴眼液滴眼。

2．莫拉菌对大多数抗菌物都比较敏感，药物选择比较容易，首选药物是氨基糖苷类，也可采用氟喹诺酮类、青霉素类、β-内酰胺类抗菌药滴眼液滴眼治疗。

六、链球菌性角膜炎

链球菌性角膜炎（streptococcus keratitis）曾经是20世纪50～60年代最常见的急性化脓性角膜炎，现已逐渐减少。过去临床上多表现为匐行性角膜溃疡，现在还可表现为感染性结晶样角膜病变。

【病因】 链球菌为圆或卵圆形的革兰阳性球菌，直径约为0.6～1.0μm，在液态培养基内呈链状排列。链球菌按其在血琼脂培养基上菌落产生溶血现象的不同，分为甲型、乙型、丙型溶血性链球菌。其中甲型溶血性链球菌（α-hemolytic streptococcus）又称为草绿色链球菌（streptococcus viridans）可引起以下两种角膜感染。

【临床表现】

1．匐行性角膜溃疡（serpiginous ulcer） 临床表现与肺炎链球菌所引起的匐行性角膜溃疡相似，但其边缘无向一个方向性进展的特征。最近报道常与单疱病毒性角膜炎（HSK）和流行性角膜结膜炎（EKC）混合感染。

2．感染性结晶性角膜病变（infective crystalline keratopathy）

（1）临床特征：单眼发病；既往有外伤、佩戴软性角膜接触镜及局部使用肾上腺皮质激素史；裂隙灯检查所见：角膜浅基质层有颗粒状，针状结晶物沉着，角膜上皮完整，荧光素染色阴性，病灶区常伴有基质浸润；角膜刮片和细菌培养可见革兰阳性链球菌。

（2）危险因素：正常结膜囊存在草绿色链球菌，是一种条件致病菌，当局部组织外伤时，或局部长期使用肾上腺皮质激素，降低机体及局部组织的抵抗力而引起无痛性炎症反应。其结晶性角膜病变是由细菌在角膜基质内形成慢性菌落所致。

【治疗】 对氨基糖苷类抗菌药不敏感，对氟喹诺酮类中度敏感，当细菌性角膜炎应用上述两类药物治疗无效或效果不明显时，应考虑到链球菌感染的可能。

本病应首选青霉素G，次选红霉素、林可霉素或万古霉素；全身和局部应用。对于药物治疗无效的严重角膜溃疡或结晶性病变浸润较深者，考虑穿透性角膜移植或在角膜板层切除的同时行部分或全板层角膜移植术。

七、非典型分支杆菌性角膜炎

非典型分支杆菌性角膜炎（atypical mycobacteria keratitis）为革兰阴性杆菌性角膜炎，是一种典型的机会感染，近年来有逐渐增多的倾向。

【病因】

致病菌：非典型分支杆菌又称非结核性分支杆菌（nontuberculosis mycobacteria），是指人型、牛型结核杆菌与麻风杆菌以外的分支杆菌，该类细菌因抗酸性染色阳性，故又称抗酸杆菌（acid-fast bacilli）。引起角膜感染的非典型分支杆菌有偶发分支杆菌（M. fortuitum）及龟分支杆菌（M. chelonei）两种。

龟分支杆菌感染90%是眼部手术后（如准分子激光角膜屈光术、角膜移植、放射状角膜切开术等）引起。近来还有 AIDS、重症免疫功能低下引起本病的报告。

【临床表现】

1. 临床感染多发生于角膜外伤后2～8周，但也有2年后发生迟发性感染病例。本病的特点是病程长，临床症状变异性很大，有的病例不痛（无痛性角膜炎，indolent keratitis）。有的很痛，有的很快自愈，有的治疗非常困难。

2. 典型临床特征是相对较少出现化脓，但可形成灰白色基质脓疡，很少发生角膜穿孔。就诊时常见到多灶性及卫星病灶。合并上皮溃烂时可表现为放射状或假树枝状病灶。常常可以合并病毒、真菌和其他细菌感染。

【诊断】 确定诊断须行刮片 Ziehl-Neelsen 抗酸染色和 Lowenstein-Jensen 琼脂培养。

【治疗】

1. 偶发分支杆菌性角膜炎应首选 1% 阿米卡星滴眼液频繁滴眼，口服多西环素 100mg，每日2次，或口服磺胺类药物。

2. 龟分支杆菌性角膜炎首选头孢西丁、红霉素及妥布霉素进行治疗。

3. 特别注意的是肾上腺皮质激素局部应用可加重病情，要慎用。此外，还应警惕长期使用肾上腺皮质激素滴眼，有发生本病的可能性。

4. 重症病例可采用手术清创术，晚期大多需要进行角膜移植。

八、变形杆菌性角膜炎

变形杆菌性角膜炎（proteus keratitis）是一种急性化脓性角膜感染，临床表现酷似铜绿假单胞菌性角膜炎，发病迅猛，预后差。

【病因】

1. 致病菌 变形杆菌为革兰阴性杆菌，两端钝圆，有明显多形性，呈球状或丝状，自然界分布很广，人和动物肠道也存在，是医源性感染的重要条件致病菌。引起角膜炎的致病菌有奇异变形杆菌（P. mirabilis）、莫根变形杆菌（P. morganii）和普通变形杆菌（P. vulgaris）。

2. 危险因素 变形杆菌不能穿通正常的角膜上皮，故角膜在细菌感染之前一般均有角膜外伤或异物剔除的病史。

【临床表现】 角膜损伤后，48 小时内有灰白色隆起的小浸润灶，迅速扩大加深并形成环形角膜浸润，与铜绿假单胞菌性角膜炎极为相似，2～3 天后病灶波及全角膜，大量前房积脓，角膜穿孔，发生全眼球炎甚至眶蜂窝组织炎。

【诊断】 本病仅根据临床症状、体征很难与铜绿假单胞菌或粘质沙雷菌引起的急性化脓性角膜炎相鉴别，必须通过细菌培养才能确定诊断。

【治疗】 首选氨基糖苷类（妥布霉素、阿米卡星、庆大霉素）或氟喹诺酮类（氧氟沙星、诺氟沙星）抗菌药滴眼。

【预防】 对本病的预防关键要牢记无菌观念，对一切眼科检查及治疗用药及器械，尤其是用于剔除角膜异物的用具，必须实行严格消毒，注意保存，定期更换，防止污染。

九、粘质沙雷菌性角膜炎

粘质沙雷菌性角膜炎（serratia marcescens keratitis）为革兰阴性小杆菌所引起的机会感染，近年来逐渐增多，严重者临床表现与铜绿假单胞菌性角膜炎酷似，需加以警惕。

【病因】

1. 致病菌 粘质沙雷菌为革兰阴性小杆菌，0.9～2.0μm，宽约 0.5～0.8μm，有周鞭毛，无芽胞。存在于土壤、水、空气和食物中，曾被认为是一种非致病菌，现已明确为条件致病菌。根据是否产生红色色素又分为产生色素菌株和不产生色素菌株。后者近年来增多，该菌株菌体外可产生多种溶蛋白酶（如 56KP 蛋白酶），可致角膜溶解、坏死、后弹力膜膨出及角膜穿孔。

2. 危险因素

（1）佩戴角膜接触镜、角膜外伤及长期用肾上腺皮质激素滴眼。

（2）老年人和糖尿病患者。

（3）通过污染的医疗器械或物品造成院内医源性感染。

【临床表现】 不同菌株所引起的角膜炎，临床上有较大差别，轻症者表现为角膜上皮糜烂，或局限性灰白色浅层浸润，溃疡小，病程短，一般预后较好；重症者可致环形角膜脓疡和前房积脓（有些菌株可产生红色或粉红色色素沉着，使前房积脓呈红色或粉红色），病程发展迅速，预后差。

【诊断】 通过实验室检查确定致病菌，角膜刮片可见革兰阴性小杆菌，利用糖酵解实验或明胶酶及DNA酶分解试验进行细菌鉴定。

【治疗】

1. 与铜绿假单胞菌性角膜炎相同，采用氟喹诺酮类抗菌药物（0.3%氧氟沙星）或氨基糖苷类（0.3%妥布霉素）、单独或联合第三代头孢菌素（0.5%头孢甲肟）交替频繁滴眼。待获得药敏试验的结果后，应及时修正使用敏感抗生素治疗。

2. 重症者应联合使用胶原酶抑制剂（2%乙酰半胱氨酸）或自家血清滴眼。对于药物治疗无效的严重患者，应及时行治疗性角膜移植术。

十、厌氧菌性角膜炎

厌氧菌性角膜炎（anaerobic keratitis）是一种机会感染性角膜炎，以往报道较少见，近年来有增多趋势，常与需氧菌和兼性厌氧菌混合感染致病。

【病因】

1. 厌氧菌（anaerobes）普遍存在于眼结膜囊穹隆皱襞处，其感染为内源性。氧化作用减少和黏膜表面破损（创伤、手术）可导致感染。

2. 该菌种类繁多，可引起多种眼病，以往报告较多的是产气荚膜杆菌所引起的气性坏疽性全眼球炎、泪囊炎及眼眶感染等。

3. 近年来引起厌氧菌性角膜炎的报道逐渐增多，分离出的致病性厌氧菌有消化链球菌（peptostreptococcus）、痤疮丙酸杆菌（propionibacterium acnes）、梭杆菌（fusobacterium）、类杆菌（bacteroides）等。

【临床表现】 多为角膜局灶性浸润，不易与一般细菌性角膜炎相区别。如果与需氧菌同时感染，则表现为典型的化脓性角膜炎及前房积脓。目前，尚未见有厌氧菌性角膜炎的典型角膜体征性改变的报道，仅有产气荚膜杆菌所致的角膜炎，常在眼外伤后发生，初起为角膜浅层小溃疡，以后急速发展、扩大，数小时后，基质浅层出现小气泡，有破裂倾向。

【治疗】 各种厌氧菌对氨基糖苷类抗生素均有抗药性。作为首选治疗药物有林可霉素和克林达霉素。克林达霉素是林可霉素的脱氧衍生物，有更大的抗菌活性，但易形成耐药株，使用中必须注意。次选药物有第2、3代头孢菌素及氟喹诺酮类抗菌药。

十一、不发酵革兰阴性杆菌性角膜炎

不发酵革兰阴性杆菌性角膜炎（non-fermentative gram negative rods keratitis）多发生于医院内的年老体弱患者，是典型的机会感染，近年来有增多趋势，须加以重视。

【病因】

1. 不发酵革兰阴性杆菌（non-fermentative gram negative rods）为革兰阴性无芽胞需氧菌，不分解葡萄糖，依靠呼吸进行代谢和发育，自然界分布极广，以医院内检出率为最高。角膜接触镜保存液更易受其污染。

2. 引起角膜炎报告较多的有葱头假单胞菌（P. cepacia）、嗜麦芽假单胞菌（P. maltophilia）、施氏假单胞菌（P. stutzeri）及食酸假单胞菌（P. acidovorans）等。

【临床表现】

1. 症状 局部刺激症状重，睁不开眼睛，高度睫状充血及球结膜水肿。

2. 体征 病情较缓慢，角膜中央有浓密的黄白色浸润灶，伴有前房积脓及虹膜红变等。典型体征有待进一步观察。

【治疗】 铜绿假单胞菌以外的非发酵革兰阴性杆菌对合成青霉素、头孢菌素类、氨基糖苷类及林可霉素等多种抗菌药物均不敏感，给治疗带来一定困难。治疗时可选用米诺环素（minocycline，MINO）和多西环素（doxycycline，DOXY）或氯霉素（chloramphenicol，CP）。一般采用0.5% MINO溶液及0.5% CP溶液滴眼，重症者可联合MINO和DOXY全身应用，口服每日200mg，静脉滴注每日100mg，或结膜下注射。

【预防】 该菌对医院常用的消毒药氯己定（双氯苯双胍己烷）具有较强的抗药性，实验证明在0.02%氯己定液中仍能增殖。因此必须注意院内交叉感染。

十二、放线菌性角膜炎

放线菌性角膜炎（actinomycetes keratitis）又称角膜放线菌病（kerato actinomycosis），是由放线菌所引起的一种非常罕见的感染性角膜病。其发病诱因及临床特征与真菌性角膜炎相似，常被误诊，需引起足够的警惕。

【病因】

1. 致病菌 放线菌与真菌相似，广泛分布于土壤、草木、水、谷物等自然界，可发育出细长的菌丝，断裂后成短杆状或球状，革兰氏染色阳性。过去曾认为它是介于真菌和细菌之间的一种微生物，现已证实它是原核生物，属于真性细菌。最常引起放线菌性角膜炎的是放线菌属和奴卡菌属。

2. 危险因素 与真菌性角膜炎的危险因素非常相似，与植物性外伤，佩戴角膜接触镜及长期使用肾上腺皮质激素、免疫抑制剂使宿主免疫功能下降有关。此外放线菌还可导致泪小管炎、结膜炎、眼内炎的发生。

【临床特征】 放线菌性角膜炎典型表现是慢性临床过程，发病相对缓慢，病程迁延，类似真菌性角膜炎。具有菌丝、卫星病灶和隆起的角膜溃疡病灶。表现为溃疡微隆起，表面粗糙，边缘不规则，伴有石灰样钙化和卫星病灶；严重时可形成前房积脓，后弹力层膨出或角膜穿孔。

【诊断】

1. 仅依靠临床特征很难与真菌相鉴别，最后必须依靠角膜刮片及细菌培养才能确诊。

2. 放线菌丝革兰氏染色阳性，直径≤1μm，比真菌丝还要细，此点可与真菌相区别。

【治疗】

1. 一般可采用青霉素类、四环素类、氨基糖苷类、抗生素进行治疗。

2. 近年来有人采用10%～30%磺胺类药物滴眼或磺胺甲噁唑 - 甲氧苄啶(sulfamethoxazole-trimethoprim, ST)合剂(按1:5比例混合)滴眼或口服治疗本病，获得较好效果。

(孙秉基 贺 燚)

第二节 结核、麻风、梅毒性角膜病变

一、结核性角膜病变

结核虽是一种古老的慢性传染病，至今仍是一种严重危害人民健康的慢性传染病。目前我国结核病发病人数为130万，因结核病死亡人数每年达13万，超过其他传染病死亡人数的总和。我国结核病患病人数居世界第二位，仅次于印度。结核病是我国重点控制的重大疾病之一。

结核病可累及全身多器官系统，最常见的患病部位是肺脏(80%～90%)。也可以累及肝、肾、脑、淋巴结等器官。眼睑、眼眶、泪器、结膜、角膜、巩膜、葡萄膜、视网膜以及视神经等眼部组织也可直接或间接受到感染。结核性角膜病变临床表现多种多样，眼科医师需引起高度重视。

【病因】

1. 病原菌 结核分支杆菌复合群(Mycobacteriumtuberculosis complex)包括结核分支杆菌、牛分支杆菌、非洲分支杆菌和田鼠分支杆菌，引起人类疾病的主要是结核分支杆菌。结核分支杆菌大小为0.3～0.6μm×1～4μm，细长微弯，两端稍钝。抗酸染色阳性是其重要特性，临床上一旦在标本中发现抗酸染色阳性的细菌绝大多数代表结核分支杆菌，但仍需要培养及进一步的菌种鉴定。

2. 发病机制 结核性角膜病变是在周围其他部位结核病灶基础上发生的，因此多为继发性，可发生于以下情况：①由周围的结膜或巩膜的结核病变蔓延而来；②由结核性葡萄膜炎扩展，沿着房角或角膜的后面延伸，直接侵犯角膜的后部所致；③睫状体的结核结节突破巩膜静脉窦，引起结核杆菌散播于角膜后部。

【临床表现】

1. 结核性巩膜角膜炎和硬化性角膜炎(tubercular sclerokeratitis and sclerosing keratitis) 由邻近巩膜结核蔓延而来。开始角膜缘出现睫状充血，接着在相应的角膜周边部出现基质层浸润(边缘性角膜炎)，然后融合成三角形或舌形深层浸润，严重时呈瓷白色，以致不能与巩膜区分，因而称为硬化性角膜炎。病程进展迟缓，时好时坏，刺激症状比角膜体征轻。每次发作都有新生血管形成并遗留瘢痕，最后形成广泛角膜瘢痕或角膜葡萄膜炎而导致失明。

2. 结核性角膜基质炎(tubercular parenchymatous keratitis) 多发生于年轻女性，单眼受累。眼部刺激症状和睫状充血较轻。浸润可侵犯角膜基质的不同层次。初期靠近角膜缘，后渐向角膜中央发展。浸润性混浊多呈结节状或团块状。其数目不定，多局限于一定区域，以下方最常见，不像梅毒性角膜基质炎的全面蔓延。在炎症浸润的同时，出现新生血管，其分布也呈区域性，由少增多，并在结节状混浊的周围呈丝球状盘绕。病程缓慢，时愈时发，新旧病灶交替或混合出现，可延续数年之久。预后留下较厚的、浓淡不一的瘢痕(或钙化)混浊，视力可严重受损。

3. 结核性中央性角膜炎(tubercular central keratitis) 临床表现与单疱病毒性盘状角膜基质炎极为近似，但无浅层角膜炎病史，角膜感觉正常，睫状充血轻或无。新生血管先出现于深部，仅在晚期才有表层新生血管出现。痊愈后遗留中央区白斑，并呈钙化样变性。

4. 结核性角膜溃疡(tubercular corneal keratohelcosis) 原发性结核性角膜溃疡临床极少见，常发生于与球结膜相邻近的角膜周边部，也可由于角膜基质炎侵犯上皮而形成溃疡。角膜浅、深基质层均有新生血管侵入，病情顽固，久治不愈，严重时可引起混合感染和角膜穿孔。可从病变中找到结核杆菌。

5. 泡性角膜炎（phlyctenular keratitis）　多数是对结核菌蛋白过敏所致，青少年较多见。患者身体他处常有活动性结核灶存在（胸部 X 线检查有活动性结核病变）、结核菌素试验阳性率高。角膜内有 1mm 直径圆形或卵圆形灰黄色浸润灶，常伴有血管伸入，称为束状角膜炎。反复发作，病灶此起彼消，左右眼交替发生迁延多年。预后遗留角膜混浊，影响视力。

【诊断】　根据患者多有结核病史，结合 MTB 检出、结核菌素试验、血清学诊断、X 线片、CT 等检查，单眼患病及角膜特征性体征诊断并不困难。

【鉴别诊断】　主要与梅毒性角膜基质炎相鉴别：

（1）结核性多为单眼发病，梅毒性则是双眼居多。

（2）结核性好发于角膜的下方；梅毒性多侵犯全角膜。

（3）结核性混浊为深浅不一，浓淡不均；梅毒性则为弥漫性均一的灰白色混浊。

（4）结核性病程分期不明确；梅毒性分期明显。

（5）结核性病程较长，反复发作，时好时坏；梅毒性极少有复发。

（6）结核菌素试验对结核性的诊断有一定价值；而康-华氏反应对梅毒性的诊断有一定价值。

【治疗】

1. 全身抗结核治疗　不宜单独使用，一般至少联合使用两种或两种以上药物，常用的抗结核药物有异烟肼、利福平、链霉素、卡那霉素、双氨柳酸等。

2. 局部治疗　局部滴链霉素、利福平眼水。角膜基质炎可采用肾上腺皮质激素滴眼。

【预防】

1. 控制结核病的流行，从控制传染源、切断传播途径和增强免疫力、降低易感性几个方面入手。

2. 增强体质，加强营养　包括小儿卡介苗的接种，接受充分阳光照射及新鲜空气，增加营养及休息等，应用结核菌素进行脱敏治疗等。

二、麻风病性角膜病变

麻风病是由麻风杆菌引起的一种慢性接触性传染病。麻风病的流行历史悠久，分布广泛。主要流行于热带和亚热带。亚洲麻风病患者最多，目前发病已大幅度下降。据中国麻风协会最近统计我国剩余病例已不足 7 万。除在西部及边远山区尚有少数遗留的现症患者外，全国已基本未出现新的感染病例。由于我国政府对麻风防治工作的高度重视，在 20 世纪末已基本实现了消灭麻风的计划目标。

麻风除侵及皮肤及外周神经，引起麻风结节病变外，还可侵及体内各脏器及组织，眼也是最常受累的器官，25% 可引起麻风性角膜炎（leprotic keratitis），患者不仅失去角膜知觉，还丧失视力，给流行区的患者及其家属带来了深重的灾难。

【病因】

1. 病原菌　麻风杆菌（mycobacterium leprae）属分支杆菌，菌体呈短小棒状或稍弯曲，长约 $2\sim6\mu m$，宽约 $0.2\sim0.6\mu m$，抗酸染色呈红色，革兰氏染色阳性。麻风杆菌在 0℃可活 $3\sim4$ 周，强阳光照射 $2\sim3$ 小时便丧失繁殖能力，煮沸 8 分钟可灭活。麻风杆菌是一种典型的胞内菌，患者渗出物标本中可见大量麻风杆菌存在于细胞内，故称麻风细胞。

2. 发病机制

（1）原发性角膜病变：麻风杆菌直接通过角膜上皮或角膜血管侵入角膜，局部繁殖致病或通过抗原-抗体变态反应致病，主要表现为角膜基质炎。

（2）继发性角膜病变：麻风杆菌通过血液感染眼和面部，造成面神经的颞颧支和三叉神经的表面支受损，使眼睑位置异常，正常瞬目反应消失，导致暴露性角膜炎、麻痹性角膜炎及干眼症发生。

【临床表现】　临床表现为多种类型，实际为疾病发展的不同阶段，各类型互相移行而无明显界限。

1. 眼部病变　主要侵犯眼前部，眼后部的结构很少发生病变。表现为秃眉、秃毛、倒睫、兔眼、角膜炎、上巩膜浅层巩膜炎、巩膜炎、虹膜睫状体炎及葡萄膜炎。

2. 角膜病变

（1）念珠状角膜神经病变：是早期重要的与神经有关的角膜病变，神经有局限性肿胀、混浊，呈念珠状（beading），病变的神经中有成堆的麻风细胞及少量的淋巴细胞及浆细胞浸润。裂隙灯下，呈突起的珍珠状上皮层病变，该病变可自行消退，也可因钙化而持续存在数年之久。

（2）浅层无血管性点状角膜炎：是麻风病发病头十年中最常见的一种角膜病变。自觉症状轻微，开始时病变常出现在颞上象限的近角膜缘处，上皮下基质内有小而分散的灰白色点状混浊。因病变细微，常被漏诊。随病情发展，点状混浊可扩展到其他象限，并互相融合向深层侵犯。瞳孔区受累时则影响视力。

（3）角膜缘麻风节结：发病早期，结节性病变少见。如发生，偶尔见于外侧角膜缘附近的上巩膜浅层巩膜。这种病变多发生于晚期患者（20 年或 20 年以上）。结节可多发，甚至环角膜缘发生，但最常见、最大的结节多在外侧部角膜缘发生。结节若侵及全层角膜时，可发生硬化性角膜炎，角膜变性或各种慢性角膜病变。

（4）血管翳性角膜混浊：麻风病发病后20年内，随着角膜炎的发展，血管向角膜中央生长，引起血管翳性角膜混浊。通过血行使更多的麻风菌进入角膜，产生新的浸润性病变，有时在新生血管网眼中形成"珍珠"样小麻风瘤。严重时可扩展到邻近的结膜。

（5）麻风性角膜基质炎：为角膜表层病变向深层蔓延或睫状体病变侵犯之结果。

【诊断】 结合明确的发病史（典型皮损伴神经症状）和角膜典型的病变（角膜知觉减退或消失、角膜缘麻风结节）诊断较为容易。当早期症状不典型和较轻时，常易误诊或漏诊。麻风诊断主要以皮肤中查见麻风杆菌为最可靠的依据。

【治疗】

1. 全身抗麻风药物治疗 目前已有安全有效的药物和方法治疗麻风病。所用的药物有DDS（4,4-二氨基二苯砜，4,4-diamine diphenyl sulfone），氯法齐明及利福平等对麻风病患者进行联合化疗，或采用免疫疗法对患者进行治疗，可使病情得到控制，角膜浸润消退。

2. 眼局部曾应用抗麻风药物治疗，但无效。主要是对症治疗，如角膜有炎性浸润或合并有上巩膜浅层巩膜炎、巩膜炎或色素膜炎时采用肾上腺皮质激素治疗；有结节者或行单纯切除术，或联合角膜上皮成形术或自体角膜缘移植术；晚期患者，视角膜病灶范围大小、深浅可行板层或穿透性角膜移植术。如有倒睫、睑外翻或兔眼、干眼除采用人工泪液滴眼外，还应采用相应的手术治疗。

三、梅毒性角膜病变

梅毒（syphilis）是由梅毒螺旋体感染人体而发生常见性传播疾病（STD），已经问世数百年了，目前在世界范围均有分布，梅毒可侵犯人体很多器官、组织，如皮肤、黏膜、心血管系统、神经系统等，危害极大。眼部可引起多种损害，如结膜炎、角膜炎、巩膜炎、葡萄膜炎、脉络膜视网膜炎、视神经炎、斜视、上睑下垂、瞳孔异常等，偶见角膜缘硬性下疳、近角膜缘球结膜树胶肿、眶骨骨膜炎。角膜主要表现为梅毒性角膜基质炎（syphilitic parenchymatous keratitis）。

【病因】

1. 病原菌 梅毒螺旋体（treponema pal）又称苍白螺旋体。0.18～0.2μm×5～15μm。有6～20个螺旋，螺距1μm。是引起人类梅毒的病原体，自然感染仅限于人类。梅毒可分为先天性和获得性两种，前者从母体通过胎盘传给胎儿，后者通过性接触传染。

2. 发病机制 可能是感染的TP通过上皮或角膜缘血管引起；更可能是胚胎期或后天感染的TP，随血行播散到角膜，致敏角膜组织，当稳存体内其他部位的TP抗原或毒素再次随血流到达已致敏的角膜时，因局部抗原-抗体变态反应或抗原-抗体-补体反应而发病。

【临床表现】

1. 先天性梅毒性角膜基质炎（congenital syhilitic parenchymatous keratitis） 先天性梅毒是胎儿在母体内感染的梅毒。先天性梅毒性角膜基质炎是先天性梅毒最常见的迟发表现，发病率达10%～30%，发病年龄多为5～20岁，小于5岁或大于40岁者极少见，女性与男性之比为3∶1。可双眼同时发病，或单眼先发病，数周至数月内另一眼发病。双眼临床病程相同，治疗一眼不能防止另一眼发病，对另一眼发病的间隔时间和病情严重程度也无影响。本病的临床表现可分为四期：

（1）初期：症状不明显。角膜周围轻度充血。裂隙灯检查可见角膜周边部（尤其是上方周边部），角膜基质呈雾状混浊，轻度水肿，内皮水肿，少量细微角膜后沉着物，经1～2周发展为进行期。

（2）进行期：刺激症状明显，眼痛、流泪、重度畏光、睑肌痉挛、睫状充血，50%以上患眼角膜上部周边限局部位出现扇形翳状炎性浸润。初为分散的边缘不清的淡灰色斑，或片状毛玻璃样浸润。少数患眼始于中央部实质，呈浓密灰色斑点，浸润主要位于实质后半部，角膜轻度增厚，表层上皮水肿，可见小水泡，失去光泽。随浸润向中心和周边部进展融合，角膜呈毛玻璃样模糊。病变开始处角膜缘有结膜的血管弓，主要为巩膜前睫状动脉的新生血管，在角膜板层间呈暗红色毛刷样，向中央进行并延及全周。此时伴有虹膜睫状体炎，但因角膜浑浊而不能看清，数周后进入高峰期。

（3）高峰期（绚丽期）：重度急性炎症，视力严重减退。全角膜实质浸润模糊，浅层实质密布新生血管，表层血管呈肩章样越过角膜缘，分布于角膜表层，深层血管呈毛刷样、扫帚样进入板层。新生血管管腔充盈，角膜呈暗红色，看不清眼内情况，持续2～4个月。

（4）退行期：炎症缓慢退行。从角膜周边部开始，浸润逐渐吸收。上皮层、实质浅层渐趋清亮，中、深层角膜仍然混浊。胶原板层破坏，角膜变薄。血管翳变稀，血柱逐渐消失，仅遗皮细胞影子。角膜浸润吸收，表面恢复光泽，但实质弥漫云翳和血管影子终身存在，病变边缘常见淡灰色锯齿样条纹。历时数月至1～2年。青少年角膜透明度恢复较好，但常致重度散光。

角膜后可见管状、嵴状、网状或膜状玻璃样条纹。

先天性梅毒除角膜基质炎外，常合并马鞍鼻、Hutchinson 齿、软腭裂、口角皲裂、前额膨隆、马刀状胫骨、神经性耳聋等其他先天性梅毒体征。目前，本病在国内已极罕见。

2. 获得性梅毒性角膜基质炎（acquired syphilitic parenchymatous keratitis） 由后天梅毒所致的角膜基质炎，临床极为少见，多为单眼受累，也可双眼同时或先后患病。临床上分为：潜伏期（1 期）、泛发期（2 期）和晚期（3 期）。获得性角膜基质炎多见于泛发期，也可见于晚期，但少见。炎症反应比先天性梅毒性角膜基质炎轻，常侵犯某一象限，良性趋势，伴有前部葡萄膜炎。患者年龄较大，有梅毒病史，血清康-华氏反应阳性。

【诊断】

1. 父母既往有性病史，母亲有流产及死产史，梅毒血清学检查（补体结合试验如 Wasserman 试验和沉淀试验如 Kahn 试验等）阳性。

2. 眼部体征除角膜基质炎外，还常有"胡椒盐"状脉络膜视网膜炎或视神经萎缩，或其他先天性梅毒晚期症状和体征的出现，均提示本病存在。

【治疗】

1. 全身驱梅治疗成人后天性梅毒常用青霉素 G 肌注或静注，同时口服丙磺舒。治疗需持续 10～15 天。先天性梅毒的常用药物是苄星青霉素，青霉素 G，连续 10 天。肾上腺皮质激素治疗，口服泼尼松。

2. 局部应用肾上腺皮质激素滴眼，2 小时 1 次，炎症消退后减量，继续维持滴眼数周后逐渐减量停药，以防复发，还可采用 0.5% 环孢素 CsA 滴眼，多数患者可明显抑制炎症，缩短病程，恢复视力。

3. 对于角膜炎症消退后遗留斑翳，视力低于 0.1 者，可考虑行穿透性角膜移植术，大多数患者术后可获得较好的有用视力。

（贺　燚　孙秉基）

四、非结核分支杆菌性角膜病变

非结核分支杆菌性角膜病变是由非结核分支杆菌（non-tuberculous mycobacteria，NTM）引起的以角膜基质多灶性浸润为主的慢性炎症病变。1965 年 Turner 和 Stinson 报道了第一例 NTM 角膜炎，随后，有关 NTM 角膜炎的报道不断增多。近年来由于角膜屈光手术的普及和眼部肾上腺皮质激素的广泛使用，该感染有集中发生的趋势。

【病因】 非结核分支杆菌（non-tuberculous mycobacteria，NTM）属于需氧杆菌，广泛分布于自然环境中，由于具有抗酸染色阳性的特性，故又称抗酸菌。NTM 可以引起人类很多疾病，包括颈淋巴结炎、角膜感染、肺部疾病及皮肤溃疡等，近年来由该菌所致的感染呈上升趋势。根据 NTM 的生物学特性（主要是菌落色素及生长速度）Runyon 将其分为四组，引起角膜感染的 NTM 均属于第 Ⅳ 组（快速生长 NTM），其中以偶发分支杆菌及龟分支杆菌最常见。由于非结核分支杆菌可污染医院中的试剂和冲洗液，已成为院内感染中常见的细菌之一。大多数 NTM 角膜炎都与角膜手术、外伤及佩戴角膜接触镜有关。

NTM 细胞壁上的脂肪酸和糖脂可使其逃避吞噬细胞清除而在组织内长期生存，角膜基质的相对缺氧状态又使 NTM 处于休眠状态而不致病，但是当机体抵抗力下降或局部使用肾上腺皮质激素时，休眠状态的 NTM 可随时转入增殖期，研究发现 NTM 的增殖周期长，生长缓慢，一般约 20 小时左右，所以临床上 NTM 性角膜炎潜伏期长，发病过程缓慢，并可呈持续带菌状态。现代免疫学的观点认为：NTM 性角膜炎是一种免疫紊乱状态下发生的疾病，细菌使角膜的免疫平衡失调，向病理性免疫反应方向发展。

【临床表现】 NTM 性角膜炎起病缓慢、病灶往往迁延不愈。早期症状为畏光、流泪、眼红，部分患者有眼痛，但不明显；随病情发展会出现视力下降。典型的临床体征包括角膜基质多灶性点状浸润、无痛性角膜溃疡及基质脓疡；少数患者可发生角膜穿孔；进展期出现卫星病灶及前房积脓。有些患者在感染早期可表现为角膜基质内细小线样混浊（"毛玻璃样"外观），逐渐发展成为基质环形浸润、钱币形角膜炎以及感染性结晶样角膜病变等。当角膜病变呈线状或树枝状，并伴有上皮性角膜溃疡时应注意与单纯疱疹性角膜炎相鉴别；对于无痛性角膜溃疡以及角膜脓疡应与厌氧菌性以及真菌性角膜溃疡相鉴别。

根据临床表现可作出 NTM 性角膜炎的临床诊断，病因诊断须依靠实验室检查。实验室常用的检查方法包括涂片染色镜检、培养及动物实验。涂片抗酸染色镜检可给临床提供一个初步的实验室诊断，其优点为简便、快捷，但敏感性较低。用金胺-若丹明（auramine-rhodamine）对涂片进行荧光染色后镜检，敏感性明显提高。对于角膜溃疡可直接刮取溃疡处组织进行抗酸染色镜检及培养；而 LASIK 术后瓣下浸润的患者则应掀开角膜瓣取材进行涂片和培养。NTM 培养时间比普通细菌长，判定结果一般需 7～60 天，常用培养基有罗氏培养基、Middlebrook7H9、10、11 培养基或吐温卵蛋白液体培养基。另外，分子生物学技术（主要是 PCR 技术）可快速、敏感、特异地对 NTM 作出诊断。

【治疗】　NTM 性角膜炎的治疗原则为：局部治疗与全身治疗相结合，药物治疗与手术治疗相结合，急性期禁用肾上腺皮质激素。

对于早期 NTM 性角膜炎，首选 1%～2% 阿米卡星（amikacin）滴眼液，每 30～60 分钟一次，连续使用 48 小时，之后酌情减量；对于中、重度患者可同时给予结膜下注射 4% 阿米卡星 0.5ml。阿米卡星对角结膜上皮有明显的毒性作用，且易产生耐药菌株，故最近有学者提出局部使用新的大环内酯类药物如克拉霉素（clarithromycin，CAM）、罗红霉素（roxithromycin，RTM）或阿奇霉素（azithromycin，ATM）来作为治疗的首选药物。对于重度患者应同时口服克拉霉素片或阿奇霉素片，均为 500mg/ 次，一日两次。

氟喹诺酮类抗生素对 NTM 有较强的抗菌活性，以新一代氟喹诺酮类中的加替沙星（gatifloxacin）效果最好，其滴眼液浓度为 0.3%，且对角膜的毒性较氨基糖苷类抗生素低。

对于药物治疗无效病情继续发展的患者应考虑手术治疗，手术包括角膜病灶清除术、板层角膜移植术或穿透性角膜移植术，术后局部使用阿米卡星或加替沙星滴眼液可防止病情复发。

（孙旭光　梁庆丰）

第三节　真菌性角膜炎

真菌性角膜炎（fungal keratitis）是真菌直接感染角膜引起的一种严重的致盲性角膜炎。

【病因和发病机制】　发病与外伤有关，由于我国是农业大国，所以真菌性角膜炎是我国和印度等发展中国家主要的致盲眼病之一。近年来，由于抗生素和肾上腺皮质激素的广泛应用，其患病率有明显增高的趋势。对全国具有地理代表性的 10 省市抽取的城乡样本人群进行调查，感染性角膜病的患病率为 0.192%，真菌性角膜炎患病率为 0.007%。

引起角膜感染的主要真菌菌种在不同地区差别较大。在发达国家及气候较寒冷地区最常见致病菌为念珠菌属，在我国主要以镰刀菌属（占 70%～80%）和曲霉菌属（占 10%）为主。本病有明显的危险因素：发病前多有植物性眼外伤史、戴角膜接触镜或既往眼部手术史、机体免疫功能失调如全身长期应用免疫抑制剂史、患有单疱病毒性角膜炎、干燥性角结膜炎、暴露性角膜炎等慢性眼表疾病及长期局部应用肾上腺皮质激素或抗生素等病史。

真菌感染的发生取决于真菌毒力和宿主防御因素之间的相互作用。真菌毒力因素包括黏附力、侵袭力、形态改变、毒素和水解酶等；宿主防御因素包括解剖屏障和免疫防御机制。角膜上皮损伤后，真菌的孢子通过黏附进入角膜基质，在毒素和水解酶的作用下向角膜基质内侵袭。不同真菌菌种感染所致角膜炎的临床表现差异很大，这与不同菌种的菌丝在角膜内有不同的生长方式及机体免疫状况有关。我国眼科学者谢立信等研究发现，镰刀菌属的菌丝在角膜内呈水平生长方式，曲霉菌属和念珠菌属的菌丝在角膜内呈垂直生长方式，并根据这一发现，提出板层角膜移植术应是治疗真菌性角膜炎的最佳手术方式。

【临床表现】　感染早期眼部刺激症状一般较轻，病变发展相对细菌性角膜炎缓慢，但合并有细菌感染或滥用肾上腺皮质激素会使病情迅速加重。眼部可有异物感或刺痛、视物模糊等症状，有少量分泌物。真菌性角膜炎典型的角膜病变体征有菌丝苔被、伪足、免疫环、内皮斑、卫星病灶和前房积脓等。

1. 菌丝苔被　表现为角膜感染处有灰白色轻度隆起，外观干燥，无光泽，有的为羊脂状，与下方炎症组织粘连紧密，多见于丝状菌感染，常见的为镰刀菌属感染，病程迁延者多见。

2. 伪足　在角膜感染病灶周围似树枝状浸润，称为伪足。

3. 卫星病灶　位于角膜主要感染灶周围，与病灶之间看似没有直接联系的、小的圆形感染灶。

4. 免疫环　在角膜感染灶周围，有一混浊环形浸润，与感染灶之间有一模糊的透明带，此环的出现被认为是真菌抗原与宿主之间的免疫反应。

5. 内皮斑　角膜内皮面有圆形块状斑，比角膜后沉着物（KP）大，常见于病灶下方或周围。

6. 前房积脓　是判断角膜感染程度的一个重要指标，有前房积脓时说明感染已达角膜深基质层，甚至是部分菌丝已穿透后弹力层进入前房，但不是所有的积脓均有菌生长，研究结果显示，50% 的患者前房积脓培养是阴性的，另外一半主要是无菌性前房炎症反应。前房积脓较细菌性角膜炎黏稠，不易随头位移动。

【诊断和鉴别诊断】

1. 病史　角膜是否有植物性、泥土等外伤异物史、眼部手术史或长期局部全身应用肾上腺皮质激素及抗生素史等。

2. 体征　角膜病灶表面较干燥，常合并菌丝苔被、伪足、卫星病灶、内皮斑、黏稠的前房积脓等典型的真菌性角膜炎的特征。

3. 实验室检查　角膜病灶刮片检查，包括涂片染色检查和微生物培养加药敏试验，是早期快速诊断真菌感染的有效方法。

（1）角膜病灶刮片，手术显微镜下刮取病变明显处角膜组织，放在清洁的载玻片上，滴 10% 氢氧化钾溶液于标本上，覆以盖玻片，显微镜下观察，找到真菌菌丝或者真菌孢子，即可诊断，阳性率高达 95%；

（2）真菌培养和菌种鉴定，病灶刮片标本培养阳性结果不仅是诊断真菌感染的最可靠证据，而且可进行真菌菌种鉴定，但需要 3～7 天时间；

（3）角膜移植术中获取的病变角膜片行病理检查可用于角膜移植术后的确诊和预后的评价。

4. 临床共聚焦显微镜检查是一种快速、有效、可重复进行的活体检查方法，能观察到角膜组织中的菌丝和孢子的情况，并用于动态观察治疗效果，目前临床共聚焦显微镜检查尚不能用于真菌菌属、菌种的鉴别。

【治疗】 真菌性角膜炎强调多元化治疗，即早期依靠抗真菌的药物，当病变累及角膜浅基质层时，在手术显微镜下清创，刮除病变组织后再用抗真菌药物，或联合结膜瓣遮盖术；病变累及深基质层时，且药物疗效欠佳，要及早采取板层或穿透性角膜移植术治疗。

1. 局部用药 ①在真菌菌种鉴定结果前，采取经验治疗，首选 5% 那他霉素（natamycin）滴眼液，或两性霉素 B 滴眼液频繁滴眼，可联合 0.3% 氟康唑滴眼液，好转后适当减少用药频率。②获得药敏结果后，选择其敏感药物治疗，一般联合应用 2 种或 2 种以上药物。③在临床治愈后，应维持用药 2～4 周，以防复发。前房炎症反应重，合并虹膜后粘连者，可给予 1% 硫酸阿托品眼膏散瞳，联合应用非甾体类抗炎药滴眼液。因肾上腺皮质激素局部或全身应用可促使真菌感染扩散，一般急性感染期忌用。

2. 全身用药 对严重真菌感染（合并内皮斑、前房积脓、可疑眼内炎）者，可在局部用药同时，给予伊曲康唑 200mg，每日一次口服，或者伏立康唑注射液静脉滴注。

（谢立信 史伟云）

第四节 单疱病毒性角膜炎

单纯疱疹病毒（herpes simplex virus，HSV）感染引起的角膜炎症称为单疱病毒性角膜炎（herpes simplex keratitis，HSK）。它是由病毒感染引起、免疫与炎症反应参与、损伤角膜及眼表组织结构的复杂性眼病，也是当今世界上危害最严重的感染性眼病之一，发病率占角膜病的首位，美国约有 50 万患者。此病的特点是多类型、易复发、发病与被感染的 HSV 株类型以及机体的免疫状态有关，由于抗生素和肾上腺皮质激素的广泛应用，其发病率有逐年上升趋势，而且往往因反复发作而严重危害视功能，目前临床尚无有效控制其复发的药物，因而成为一种世界性的重要致盲原因。

【病原学】 HSV 为双链 DNA 病毒，属于 α- 疱疹病毒亚科，在自然界广泛存在，可引起多种人类疾病，包括唇疱疹、龈口炎、疱疹性甲沟炎、生殖器疱疹、上皮或基质型角膜炎以及疱疹性脑炎。疱疹性眼部疾病最初可表现为睑缘炎，结膜炎或角膜上皮炎。HSV 分为两个血清型——Ⅰ型和Ⅱ型。Ⅰ型的感染部位是头颈部，大多数眼部疱疹感染是由此型病毒引起；Ⅱ型的感染部位是生殖器，偶或也引起眼部感染。近年的研究发现 HSV-Ⅰ型也可感染腰部以下部位，而 HSV-Ⅱ型也可感染腰部以上部位。人是 HSV 唯一的自然宿主。单纯疱疹病毒对人的传染性很强，人群中的绝大多数均感染过该病毒，血清抗体阳性率为 90%，用分子生物学方法证实在 55%～94% 的人三叉神经节可发现病毒的潜伏。大部分人群为无症状性的潜伏感染，但是使用 PCR 等方法，可在结膜囊、泪液等组织检测到病毒 DNA，成为病毒传播的源头，Ⅰ型的常见传播途径是带毒成人亲吻子女或与子女密切接触，青少年或成人间的接吻，偶可因性交而致生殖器感染。Ⅱ型则以性接触为主，同样也可因性交而致眼部感染，新生儿可经产道感染。新生儿的Ⅱ型感染除累及眼部，也可波及皮肤、血液、内脏和中枢神经系统，并可致命。两型病毒感染的潜伏期相似，为 2～12 日，通常为 3～9 日。

【发病机制】 原发感染是指病毒第 1 次侵犯人体，仅见于对本病无免疫力的儿童，多为 6 个月至 5 岁的小儿。在此之后，病毒终生潜伏在三叉神经节（trigeminal ganglion，TG）的感觉神经元内，一些非特异性刺激（如：感冒、发热、疟疾、感情刺激、月经、日晒、应用肾上腺皮质激素、退翳治疗及外伤等）可诱发其复发。

近年的研究发现，角膜是 HSV 的另一潜伏地，即当角膜病变静止后，单纯疱疹病毒既可潜伏在三叉神经节的感觉神经元内，也可潜伏在角膜内。HSK 复发的详细机制尚不清楚，复发时，HSV 可能来源于潜伏在三叉神经节细胞内的病毒再活化，通过轴浆运输到达角膜，或潜伏在角膜内的病毒再活化。

HSK 的发生、复发以及疾病在临床的表现类型主要与感染机体的 HSV 株类型有关，同时与机体的免疫状态也有一定的关系。

浅层型的发病是 HSV 直接感染角膜上皮细胞，在细胞内增殖导致细胞变性坏死，脱落形成上皮缺损，形成典型的树枝状角膜炎（dendritic keratitis），如进一步扩大加深，则可形成地图状角膜炎（geographic keratitis）。

深层型的发病并非病毒的持续增殖，而主要是一种宿主对单纯疱疹病毒抗原的免疫反应，是以细胞免疫为主的迟发型超敏反应。HSV 由上皮或内皮进入角膜基质后，炎症细胞、抗原抗体复合物、或角膜基质内不断复制的病毒，致胶原板层溶解，产生不同类型的深层炎症，主要有免疫型和基质坏死性角膜炎。

【分类】 单疱病毒性角膜炎目前仍无统一的分类方法，在不同的专著及文献其分类的方法不同，而且对同一病变的名称也不同。根据角膜的解剖及发病的病理生理分类对疾病的诊断及治疗均有较大的帮助，这种分类方法将 HSK 分为：①感染上皮性角膜炎，此型包括点状泡状角膜病变、树枝状角膜炎、地图状角膜炎及边缘性角膜炎。②神经营养性角膜炎，此型包括点状上皮糜烂及神经营养性溃疡。③角膜基质炎，此型包括坏死性或免疫性角膜基质炎。④角膜内皮炎，此型包括盘状、弥散或线状角膜内皮炎。根据机体的免疫状态及病毒的毒力，我们将 HSK 可分为：角膜上皮型、溃疡型、免疫反应型及变应型。

【临床表现】

1. 原发感染 HSK 的原发感染主要表现为角膜上皮型，常有全身发热和耳前淋巴结肿痛，眼部主要表现为滤泡性或假膜性结膜炎，眼睑皮肤的水泡或脓疱，点状或树枝状角膜炎，其特点为树枝短、出现晚、存在时间短（1～3 日），偶也可导致盘状角膜炎。

2. 复发感染 根据炎症的部位可分为浅层型和深层型。浅层型包括点状、树枝状、地图状及边缘性角膜炎；深层型包括角膜基质炎及角膜内皮炎。复发感染的特点是不侵犯全身，一般无全身症状。

（1）点状、树枝状和地图状角膜炎：在诱因之后的数日内，眼部出现刺激症状，根据病变的部位可影响视力或对视力影响较少。角膜上皮层出现灰白色、近乎透明、稍隆起的针尖样小疱，可表现为点状或排列成行或聚积成簇，是为角膜疱疹。此期持续时间甚短，一般仅数小时至十数小时，因此常被忽略，有些患者在就诊时已改变，有时会误诊为"结膜炎"。如及时发现和处理，痊愈后几乎不留痕迹。排列成行的疱疹，不久即扩大融合，中央上皮脱落，形成条状溃疡，并纵向伸展，伸出分支，末端每有分叉，形成典型的树枝状溃疡。在溃疡的边缘，水肿的角膜上皮细胞有活的病毒存在。炎症继续发展，亦可形成边缘蜿蜒迂曲的地图样或星芒状溃疡。有时溃疡可有多个，排列成岛屿状。但不论形态如何，一般只作面的扩展，位于浅层。荧光素染色下，可清楚看到角膜溃疡上皮缺损处染成深绿色，而周围则被淡绿色渗透边缘所包围，说明溃疡边缘的上皮存在水肿、疏松现象，是为本病的特征。

角膜知觉减退是疱疹性角膜炎的一个典型体征，知觉减退的分布取决于角膜病损的范围、病程和严重程度。病变部位的角膜知觉常减低或消失，但其周围角膜的敏感性却相对增加，故主觉上有显著疼痛、摩擦感和流泪等刺激症状。多数浅层溃疡病例经积极治疗后，可在 1～2 周内愈合，但浅层实质的浸润需历时数周乃至数月才能吸收，留下极薄的云翳，一般对视力的影响较小。

树枝状或地图状溃疡愈合后，有时可见不透明的上皮细胞呈线条样或分支嵴状堆积，这种假树枝是在愈合过程中，更多的愈合上皮被先后从不同方向向病损区延伸并最终汇合的结果，此处的角膜上皮轻度隆起，但荧光素染色一般为阴性。随着时间推移，假树枝可变光滑并消失，不要误认为感染而继续应用抗病毒药物，因为药物的毒性可使之加重。事实上，长期抗病毒药物的应用本身就可产生假树枝和角膜炎。

少数未经控制的病例，病变可继续向深部发展，导致角膜基质层发生混浊。混浊主要是角膜基质的水肿和浸润，一般从溃疡底部开始，逐渐向深部蔓延，直至后弹力层。其色灰白，半透明，有时略带灰黄色调。由于水肿和细胞浸润，角膜可明显增厚。后弹力层及内皮层亦出现肿胀粗糙或条状皱纹。常伴有虹膜炎反应，由于角膜混浊、房水混浊和 KP，虹膜炎常不能满意观察到，少数病例尚伴有前房积脓，此时瞳孔必须充分散大，防止后粘连。溃疡波及深部的病例，虽经积极治疗，溃疡愈合约需 2～4 周时间，至于基质水肿及浸润的吸收，可长达数月。角膜长期处于炎症状态，可逐渐变薄，甚至溃疡穿孔。在溃疡阶段，极少数病例尚可继发细菌或真菌感染，应该引起注意。

由 HSV 感染引起的边缘上皮性角膜炎（marginal epithelial keratitis）的溃疡灶与树枝状角膜溃疡相似，只是病灶位于角膜边缘，表现为相应处角膜缘充血，角膜基质浸润，并可有新生血管形成，患者的症状较重且对治疗的反应不理想。

（2）神经营养性角膜炎：神经营养性角膜炎可能由感染病毒或免疫反应引起，此种类型患者常伴有角膜的神经功能障碍和（或）泪膜不正常，一般不是病毒感染的活动期，有些患者表现为无菌性溃疡（indolent ulcer）。病灶可局限于角膜上皮表面及基质浅层，也可向基质深层发展，溃疡一般呈圆形、光滑的卷边，长时间变化不大，处理不正确可能会引起角膜穿孔。它的形成是多因素的，包括角膜上皮基底膜损伤，基质内活动性炎症，泪液功能紊乱及神经营养的影响，抗病毒药物的毒性作用常是此种溃疡持续存在的原因。无菌性溃疡难以愈合，它的治疗首先是保护角膜上皮，最简单的方法是包扎患眼（或用治疗性软镜），停用所有药物，包括含有毒性防腐剂的各种人工泪液，必要时需要手术治疗。

（3）角膜基质炎：角膜基质炎虽然只占 HSK 初发病例的 2%，但占复发病例的 20%～48%。角膜基质可被多种因素影响，角膜上皮及内皮的病毒感染均会影响到角膜基质，引起角膜基质的水肿，对由于角膜上皮及内皮引起的角膜基质改变，其治疗主要是针对角膜上皮及内皮。角膜基质炎在临床的表现主要有两种类型，一种是由于病毒的直接感染引起的基质坏死性角膜炎（necrotizing interstitial keratitis），另一种主要为基质内的免疫反应（有些患者可能合并病毒的作用）引起的免疫性角膜基质炎（immune stromal keratitis）。

基质坏死性角膜炎常见于那些先前多次复发的树枝状角膜炎，正在局部应用肾上腺皮质激素治疗的盘状角膜炎，角膜表现为严重的基质炎症，伴有炎性细胞浸润、坏死、新生血管、瘢痕、偶尔变薄和穿孔，同时发生虹睫炎，偶尔有继发性青光眼。它的自然病程是 2～12 个月，病情重，目前尚无有效治疗方案，预后极差。

免疫性角膜基质炎的临床表现多种多样，主要表现为角膜基质的浸润及水肿，一般角膜上皮完整，可伴有免疫环，免疫环是抗原抗体复合物的沉积，反复发作病例会出现新生血管，由于一些病例的角膜基质病变表现为圆盘形，所以许多作者将此型称为盘状角膜炎（disciform keratitis）。根据其病理生理机制，盘状角膜炎主要是由于角膜内皮的病变导致的角膜基质水肿，因此我们现将其放在角膜内皮炎中叙述。

（4）角膜内皮炎：角膜内皮炎（corneal endothelitis）主要表现为视力下降、畏光、疼痛，检查可见结膜充血、角膜后 KP、角膜基质及上皮水肿及虹膜炎，角膜内皮炎患者一般不伴有角膜基质的浸润，此是与角膜基质炎相鉴别的重要体征，同时此类患者也很少有角膜新生血管形成，只有病程长，反复发作的患者才会出现角膜新生血管。根据角膜后 KP 的分布及角膜基质、上皮水肿的形态可将角膜内皮炎分为盘状、弥散形及线形三种类型。

盘状角膜炎：盘状角膜炎绝大多数是由 HSV 的直接侵犯和局部的免疫反应所引起，也可见于带状疱疹、水痘、牛痘、流行性腮腺炎或化学损伤性角膜炎，患者大多以往有过复发的病史，初次发作者较少，充血及刺激一般较溃疡型为轻，甚至可以毫无症状，患者就诊时常主诉视力模糊，眼部略有发胀感。

盘状角膜炎是位于角膜中央或近中央处的圆形水肿，直径约为 5～8mm，通常以 6～7mm 者居多。灰白色，略带半透明，中央部位较淡，而边缘处较浓密，犹如"钱币"状。偶尔也可见到免疫环（immune or Wessely ring），是由嗜中性粒细胞环绕盘状水肿的边缘形成。裂隙灯下检查，水肿在角膜基质深层为主，角膜增厚可达角膜厚度的 1/4 乃至一倍以上，伴有后弹力层皱褶及内皮粗糙增厚现象。大小不等的 KP 黏附于角膜内皮，少数病例尚有房水混浊或前房积脓。角膜上皮一般正常，荧光素染色阴性。但有些炎症严重的病例，角膜上皮呈现毛玻璃样水肿，滴荧光素后，在裂隙灯下检查，呈现细点状着色。除盘状混浊外，也可表面为肾图形、弥漫性、局限性、环形、马蹄形等，形状虽有不同，但病理改变基本一致。

盘状角膜炎病程较长，通常为 2～6 个月。在炎症阶段，视力高度减退，但通过合理使用抗病毒类药物与肾上腺皮质激素类药物，水肿大部分可以吸收，留下较淡的瘢痕，多数病例仍能保持有效视力。另一种情况是，在盘状角膜混浊的基础上，角膜表面可以出现树枝状或地图状溃疡，与深部炎症同时存在。有时，尚可并发单疱病毒性角膜葡萄膜炎，出现继发性青光眼，而长期炎症的存在，又可促使新生血管长入。

弥散形及线形角膜炎的临床表现与盘状角膜炎基本相同，只是角膜后 KP 呈弥散分布或呈线形分布。

（5）眼部手术后诱发单疱病毒性角膜炎：近年来，由于角膜移植手术，白内障晶状体超声乳化手术的不断开展且术后常规使用免疫抑制剂，眼部手术后诱发疱疹性角膜炎的病例逐渐增多，推测是由于手术破坏了眼局部的免疫防御系统，引起潜伏在三叉神经节或角膜局部的病毒活化。

总之，HSK 的危害性在于炎症的反复发作和长期不愈，造成角膜细胞的严重破坏，最后为瘢痕组织所替代，大量的新生血管也是影响视力的主要因素，不恰当的使用肾上腺皮质激素，亦是促使病情恶化的另一原因。至于葡萄膜炎、继发性青光眼，和继发细菌或真菌感染等情况，它们的严重性更是不言而喻的。

【诊断】 目前 HSK 的诊断多依靠病史和角膜病变的形态做临床诊断，反复发作史是重要的诊断依据。实验室诊断不是必须的临床诊断条件，常用的实验室诊断技术有：

1. 血清学检查常用中和试验、补体结合试验。对原发感染可作肯定诊断，但不适用于复发感染。

2. 免疫组织化学检查使用 HSV-1 的单克隆抗体诊断药盒，进行包括免疫荧光染色和酶免疫测定，能在少于 4 小时内对上皮刮片作病原学快速诊断，结果极为可靠。

3. 病毒分离是本病最可靠的病因诊断，常用方法有泪液拭子或角膜病变组织刮片,进行兔肾细胞(RK)培养,进行病毒分离。

4. 电镜技术寻找病毒颗粒。

5. 核酸杂交技术如 PCR 技术,敏感度较高,但有假阳性结果。

6. 其他尚有免疫功能状态和荧光素通透系数等检查。

【治疗】　不同的病变阶段,采用不同的治疗方法。在角膜疱疹或浅层炎症早期阶段,应迅速控制炎症,防止病变扩展到基质深层,深层炎症可用抗病毒药物联合肾上腺皮质激素。对单纯依靠药物和保守疗法难以奏效者,可据病情选用不同的手术治疗方法。

1. 药物

(1) 抗病毒药物:目前对 HSK 的治疗主要还是以抗病毒药物为主,常用的有:

1) 碘苷:又名疱疹净(idoxuridine, IDU)。仅抑制 DNA 病毒,对 RNA 病毒无作用。1962 年首先应用于临床,只对浅层病变有效。该药毒性大、渗透性差,易产生耐药性,主要适用于初次发作病例。近年来新的抗病毒药物出现,使此药的应用减小。对多次复发病例,选用效果更好的药物为宜。眼药水为 0.1%,眼膏 0.5%。

2) 三氟胸苷:又名三氟胸腺嘧啶核苷(trifluridine, F3T),抗病毒作用比阿糖胞苷及碘苷强,可用于治疗浅层及深层 HSK,眼内通透性好,全身应用毒性较大,仅局部应用,1% 三氟胸苷局部应用可引起角膜上皮病变。

3) 阿糖胞苷(cytosine arabinoside):主要抑制 DNA 病毒,对 RNA 病毒作用不大。治疗 HSK 有一定效果,但对正常细胞毒性大,故常用它的衍生物安西他滨(cyclocytidine, CC),眼水为 0.1% 及 0.05%,眼膏 0.1%。

4) 阿昔洛韦:又名无环鸟苷(acyclovir, ACV),为比较有效的选择性抗病毒药物,特别是对于疱疹病毒,有明显的抑制作用。1979 年起应用于临床,国内外文献报道它不但疗效好,且副作用小。常用剂型为 3% 眼膏和 0.1% 眼药水。口服 ACV 是近年来研究较多的一种治疗方法,有研究证实此方法不仅具有治疗 HSK 的作用,同时具有预防 HSK 复发的作用,并且可减少病毒颗粒的脱落,有助于减少病毒的传播,一些作者主张 HSK 患者在行角膜移植手术后采用口服 ACV 一年以预防 HSK 的复发。但是,也有一些结果认为,口服 ACV 对最终视力及预防复发都没有明显的改善,或许长期使用(6 个月)可能有一定的效果,目前对口服 ACV 的周期并没有统一的认识,对其疗效也有一定的疑虑。

5) 更昔洛韦:又名丙氧鸟苷(ganciclovir, GCV),对 HSV 的抑制作用与 ACV 相当,对于 HSK 具有较好的疗效,且对多种抗 HSV 药物产生耐药性病例也有治疗效果,眼药水的浓度是 0.1%~3%。

6) 伐昔洛韦(valacyclovir, VCV, VAL, VACV):鸟嘌呤类似物类抗病毒药物,为阿昔洛韦的前体药物,在体内通过首过效应被酯酶转化为阿昔洛韦,从而起到抗病毒作用。口服生物利用度(55%)显著高于阿昔洛韦(10%~20%)。

7) 利巴韦林:又名病毒唑(virazole, ribavirin),为广谱抗病毒药,疗效较好,且对正常细胞毒性颇低。眼水为 0.1% 及 0.5%,眼膏 0.5%。

8) 其他抗病毒药物:如阿糖腺苷(vidarabine, Ara-A)等,对治疗 HSK 也有一定效果,但临床尚需要观察。至于吗啉胍(moroxydine, ABOB),多数眼科医师认为疗效不佳。

9) 全身使用抗病毒药物:初次感染 HSV 的婴幼儿,口服阿昔洛韦可缩短病程,减轻症状,减少疾病的复发;免疫缺陷的患者对局部抗病毒药物反应不佳,有虹膜睫状体炎表现的单纯疱疹病毒感染,局部抗病毒药物不能有效渗透进入前房,需要全身使用抗病毒药物尽快控制病情。成人口服常用量一次 0.2g,一日 5 次,共 10 日;或一次 0.4g,一日 3 次,共 5 日。

频繁复发的 HSK,有 HSK 病史的 PK 术后患者,可以预防性长期口服阿昔洛韦,一次 400mg,一天 2 次,使用 6 个月到 1 年以上,有效防止疾病的复发。

(2) 肾上腺皮质激素:因它有抑制角膜免疫反应和抗炎作用,常用于 HSK 的治疗,但应掌握如下原则。

1) 感染上皮性角膜炎(此型包括点状泡状角膜病变、树枝状角膜炎、地图状角膜炎及边缘性角膜炎)及神经营养性角膜炎禁用肾上腺皮质激素,因其能激活病毒和胶原酶活性,促进病毒繁殖,使病变向深层发展。它还能抑制上皮再生,甚至造成溃疡穿孔。

2) 角膜基质炎包括坏死性或免疫性角膜基质炎,对于坏死性角膜基质炎应根据情况选择是否应用肾上腺皮质激素,如伴有免疫反应患者可应用肾上腺皮质激素,但以病毒感染引起者不应使用肾上腺皮质激素,如对此类患者使用肾上腺皮质激素可能会引起病情恶化。对于因免疫反应而导致的免疫性角膜基质炎患者,局部应用肾上腺皮质激素有治疗的意义。角膜内皮炎包括盘状、弥散或线状角膜内皮炎,此种类型 HSK 与免疫功能异常明确相关,可应用肾上腺皮质激素。但应用肾上腺皮质激素时应同时应用抗病毒药物。应用肾上腺皮质激素次数应根据病情的严重程度而确定,在发病的早期,抗病毒药及肾上腺皮质激素局部应用为每天4～5次,当病情控制后,通常7～10天,再将抗病毒药及肾上腺皮质激素用药的次数改为每天3次,用一周后改为2次,再一周后改为1～2次维持约3个月。应用肾上腺皮质激素期间,最好1～2日用荧光素着色一次,如有溃疡出现,立即停用,按溃疡处理。当炎症完全消退后,抗病毒药物和肾上腺皮质激素的次数需逐步减少,最后完全停用。过量的使用抗病毒药,不但无助于预防炎症的复发,而且会产生耐药性,影响复发时用药的疗效,同时抗病毒药物还会对眼表产生毒性;过量的使用肾上腺皮质激素也会导致眼表上皮细胞的毒性,有时会出现浅层HSK。

局部应用的肾上腺皮质激素有:1%地塞米松眼药水、眼膏,均可每日2～4次。

3)全身使用肾上腺皮质激素:持续性上皮不愈合,严重的免疫反应参与的角膜基质炎、盘状角膜内皮炎、弥散型角膜内皮炎和虹膜炎等,可以全身使用肾上腺皮质激素以尽快控制炎症。也有研究认为,全身使用肾上腺皮质激素只能减轻患者的症状,对长期预后视力没有影响。

(3)免疫调节剂:利用它调节机体的免疫功能或增强抵抗力,可用于治疗HSK。常用药物有左旋咪唑、干扰素、转移因子等。

2.手术　对于HSK的手术治疗主要分为两种情况,一是药物治疗效果不明显、长时间不愈合或患者出现角膜明显变薄或穿孔,要进行治疗性角膜移植手术或用相应的手术方法促进愈合;二是角膜炎症已完全愈合,遗留角膜瘢痕影响视力,应进行光学性角膜移植手术恢复视力。

在第一种情况下,可根据患者的病情及当地的医疗条件选择:①病灶清创术:其原理是通过物理或化学的方法来清除感染细胞和病毒。目前常采用的是机械清创,但注意尽量不要损伤Bowman膜,以减少瘢痕形成。化学清创目前已不提倡应用,因为它会损伤角膜基质,增加瘢痕组织,以及延缓上皮愈合和导致内皮变性。清创后,一般对患眼行加压包扎,有利促进上皮愈合和减轻症状;此外包扎升高了眼球表面温度还能抑制病毒繁殖。②结膜瓣遮盖术:主要适用于患者长时间不愈合且溃疡灶位于光学区以外的患者,可很快使病情稳定。③羊膜覆盖手术:适用于病灶位于角膜中央及旁中央的长时间不愈合患者,羊膜覆盖手术能促进此类患者尽快愈合,但对于伴有细菌或真菌感染者不能用此方法。④治疗性角膜移植手术:当角膜已穿孔或将要穿孔时,应选用治疗性角膜移植手术,一般采用穿透性角膜移植,板层角膜移植只适合于周边极小穿孔患者。

对于第二种情况,采用光学性角膜移植手术恢复患者的视力,一般采用穿透性角膜移植,因为板层角膜移植不能完全清除角膜中的病毒。手术的时机一般在HSK病情稳定后进行,以炎症消退后3个月或以上较为稳妥。

不论是第一种情况还是第二种情况下进行手术,在手术前后均应全身应用抗病毒药物,如口服阿昔洛韦,以减少炎症及预防HSK复发。

(刘祖国)

第五节　其他病毒性角膜炎

一、带状疱疹病毒性角膜炎

眼部带状疱疹(herpes zoster ophthalmicus)可合并眼睑炎、结膜炎、角膜炎、巩膜炎、葡萄膜炎、视网膜病变(急性网膜坏死)、视神经炎、眼肌麻痹等。其中60%可发生带状疱疹性角膜炎(herpes zoster keratitis),造成角膜瘢痕,严重影响视力。近年来有逐渐增多的倾向,应引起眼科医师的警惕。

【病因】　本病是由水痘-带状疱疹病毒(varicella-zoster virus, VZV)感染所致。水痘病毒与带状疱疹病毒是同一种病,抗原性相同,血清学不能区分。因机体免疫状态不同,临床表现水痘或带状疱疹两种疾病。在儿童初次感染引起水痘,恢复后病毒潜伏在体内,少数患者(多见于成年人和老年人)受到某些刺激后复发引起带状疱疹,故称水痘-带状疱疹病毒(VZV)。即原发感染水痘(varicella)和复发感染带状疱疹(zoster)。

VZV属疱疹病毒属,其生物学性状与单纯疱疹病毒(HSV)相似,但只有一个血清型。VZV只感染人类,一般实验动物、鸡胚不敏感。培养VZV常用人成纤维细胞以及猴的多种细胞,3～14天左右出现典型的细胞病变,如多核巨细胞(CPE)的形成及受感染细胞核内产生嗜酸性包涵体。

【发病机制】　是下列某一种因素或共同作用的结果:

(1)病毒对角膜的直接侵犯;

(2)宿主对完整病毒或病毒抗原在角膜内发生炎性反应;

(3)机体对改变了的自身组织发生自体免疫反应;

(4)由于角膜知觉减退,眼睑异常及角膜表面泪液膜改变,发生继发性改变。

和HSV性角膜病变不同的是,VZV性角膜炎未能做出满意的动物模型、妨碍了对其进行进一步的深入研究。

【传播途径】

1. 水痘　好发于2～6岁的儿童，传染源主要是患者。急性期水痘内容物及呼吸道分泌物内的病毒经呼吸道黏膜或结膜进入机体，经2次病毒血症，病毒大量复制，扩散至全身，特别是皮肤、黏膜组织。约经2周左右的潜伏期，全身皮肤出现丘疹、水泡，有的因感染发展成脓疱疹。皮疹呈向心性分布，躯干比面部和四肢多。有免疫缺陷的儿童和无免疫力的新生儿感染水痘，病情凶险，可能是一种致死性感染。

2. 带状疱疹　多发生于成人、老年人或有免疫缺陷和免疫抑制的患者。曾患过水痘的患者，病毒可潜伏于脊髓后根神经节或脑神经的感觉神经节中。外伤、发热等因素能激活潜伏在神经节内的病毒，活化的病毒经感觉神经纤维轴突下行至所支配的皮肤区，增殖后引起带状疱疹。初期局部皮肤有异常感、瘙痒、疼痛，进而出现红疹、疱疹，串连成带状，以躯干和面额部多见，呈单侧分布，病程约3周左右，少数可达数月之久。

【临床表现】

1. 全身表现　带状疱疹之前驱症状包括不适、发热、寒战、及沿神经皮肤分布区疼痛，皮肤潮红及烧灼感。神经痛从麻刺感到极度持续疼痛。皮疹延续数月，神经痛可延续数年。三叉神经分布区域的皮肤上，出现串珠状疱疹，侵占额部、上睑和鼻部的一部分皮肤，不超过中线。VZV与HSV不同，侵犯真皮，水泡治愈后残留永久性瘢痕。

2. 角膜表现　眼带状疱疹大多数可引起角膜病变，VZV对三叉神经第一支极易侵犯，角膜炎多在皮疹出现以后发生，尤其是鼻尖或鼻翼出现带状疱疹，提示鼻睫支神经受侵犯（眼睑、结膜、眼球），随后必发生角膜炎与虹膜炎（Hutchinson征）。其角膜炎的表现多种多样，主要有以下几种类型：

（1）表层粗点状角膜炎：是带状疱疹性角膜炎的最早期表现，皮疹出现后数日内发生。角膜表面呈现粗大的、略高出角膜表面的混浊点，多发生于角膜周边部，表面常附有黏性分泌物，对荧光素呈现不规则着色，虎红染色更为明显，脱落后不形成溃疡。这些不规则的混浊点是混浊的上皮细胞聚积而成，可能是病毒侵犯的结果，也可能是病毒在上皮细胞内繁殖的结果。有的病例可在其细胞核内查到病毒包涵体。

（2）上皮下浸润及钱币状角膜炎：表层点状角膜炎可在几天之内自行消退，有的很快互相结合形成上皮下浸润，并进一步形成钱币状角膜炎（nummular keratitis）。后者被认为是带状疱疹性角膜炎的典型病变。

（3）假树枝状角膜炎：伴随于眼带状疱疹出现的树枝状角膜炎，因其形态和HSV性树枝状角膜炎极为相似，其主要区别是：其角膜病变轻微，略高起于角膜表面，轻、中度荧光素染色，而不像HSK呈沟状凹陷，染色明显；其树枝状病变的末端不像HSK那样有球形膨大（terminnal bulb）。故称为假树枝状角膜炎（pseudodendritic keratitis）而加以区别。

（4）粘斑性角膜炎（mucous plaque keratitis）：是一种慢性角膜炎的特殊类型，大约5%的带状疱疹患者会出现此种角膜病变。其发病时间差异很大，从出疹后7天至3年均可出现，但多数在2～7个月之间出现。其典型改变为角膜表面由微隆起的黏液物质构成的斑点状病灶，有时可出现线状或树枝状病变，边缘清楚，通常是多发性的，可出现于角膜表面的任何部位，其大小和形状每天都可改变。乙酰半胱氨酸可将其溶解。荧光素呈中等着色，虎红染色鲜艳。发病机制不很清楚，可能与泪液膜异常、角膜感觉神经麻痹及眼睑闭合不全等因素有关。

（5）神经麻痹性角膜炎（neuroparalytic keratitis）：在剧烈的三叉神经痛的同时，角膜感觉全部消失，病愈后可延续数月至一年之久，甚至长期不恢复。长期感觉障碍有9%的患者可引起神经麻痹性角膜炎的发生。严重者可导致角膜溃疡、继发细菌感染，出现角膜脓疡或前房积脓。

（6）角膜基质炎或盘状角膜基质炎：数月后上皮下浸润可向基质深部发展，形成富于新生血管的角膜基质炎或盘状角膜基质炎。裂隙灯显微镜检查角膜后弹力膜皱褶，光切面浸润水肿增厚，混浊区角膜后壁常留有类脂质沉积物，经久不吸收，可能是基质层角膜细胞（keratocyte）的异常代谢产物，此点可与HSK及牛痘病毒所引起的盘状角膜基质炎相鉴别。有时还可出现角膜葡萄膜炎或角膜内皮炎（用镜面反射法检查，可以发现角膜内皮有滴状角膜）的改变。

角膜感染的同时常伴有色素膜炎、脉络膜炎、眼压升高、并发性白内障等。还有报道有急性坏死性视网膜炎的发生。

【诊断】

1. 临床诊断　出现皮肤、眼部疱疹和伴随出现的角膜特有体征，如假树枝状角膜炎（51%）、基质炎（41%）及神经麻痹性角膜炎（25%），一般不难诊断。体征不典型、皮疹较少的病例，常误诊为HSK。作者认为当出现角膜炎或其他眼部体征，同时具备下列各特征时，应怀疑VZV所致。

（1）既往有单侧颜面部皮疹病史；

（2）该区皮肤残留瘢痕或茶褐色沉淀物；

（3）虹膜萎缩；

(4)前房角色素沉着(较其他葡萄膜炎色素浓厚)。

2.实验室诊断

(1)急性期取结膜及角膜上皮刮片查巨噬细胞及核内嗜酸性包涵体,但不能和HSV相区别。

(2)必要时从结膜囊内和取水泡内液体作病毒分离。兔角膜接种不致病,此点可与HSV相鉴别。

(3)血清中和抗体的测定:发病后4天可测出,2周达高峰,一年后降至不能检测的水平。

(4)荧光抗体染色技术:取病变角膜上皮刮片,直接用荧光抗体染色检查,可证明被感染的细胞内有病毒感染。由于标记荧光抗体有特异性,故可与HSV相区别。

【治疗】

1.表层点状角膜炎和假树枝状角膜炎　抗病毒药物阿昔洛韦(ACV)0.1%眼药水和3%眼膏、更昔洛韦(GCV)0.1%~3%眼药水频繁滴眼,疗效尚不能肯定。对伴有较重结膜炎的患者,可并用肾上腺皮质激素滴眼。此外,还应滴抗菌药眼膏,以防混合感染。

2.盘状角膜基质炎　主要应用肾上腺皮质激素(0.1%地塞米松、0.1%氟米龙)滴眼,或结膜下注射。滴眼以能控制症状的最低浓度、最少滴眼次数为原则。

3.角膜葡萄膜炎或虹膜睫状体炎　除阿托品散瞳及肾上腺皮质激素外,还应口服吲哚美辛等非甾体类抗炎药,长期局部和全身应用肾上腺皮质激素,可抑制免疫反应,促使病情恶化或病毒扩散,故必须慎用。

4.神经麻痹性角膜溃疡　停止使用抗病毒药物和肾上腺皮质激素眼液,各种抗菌药眼液中因含有防腐剂也应禁止使用。局部滴用不含防腐剂的人工泪液或上皮生长因子(EGF、bFGF)等,纱布绷带包扎、佩戴软性角膜接触镜或暂时睑缘缝合均有一定效果。

5.粘斑性角膜炎　局部应用肾上腺皮质激素药物可控制其进一步引起虹膜炎及角膜基质炎,同时应用胶原酶抑制剂滴眼(10%乙酰胱氨酸)可溶解粘斑,必要时局部滴用人工泪液或行睑缘临时缝合术。

二、水痘性角膜炎

水痘是由水痘-带状疱疹病毒(VZV)引起的小儿急性传染病,其特征是在皮肤和黏膜上分批出现丘疹,迅速变成疱疹并结痂。发疹期或发疹后期部分患儿可出现不同程度的角膜损害,称为水痘性角膜炎(varicella keratitis)。

【病因】　水痘-带状疱疹病毒(varicella-zoster virus,VZV)是一种DNA病毒,属疱疹病毒科,水痘和带状疱疹是同一种病毒引起的两种疾病。水痘患者多为儿童,为初发感染,带状疱疹患者则多为机体免疫力低下的成人,为潜伏感染,病毒的基本结构与疱疹病毒科其他病毒结构相同,本病毒只有一个血清型。

【临床表现】　水痘引起的角膜病变一般比较轻微,预后较好,主要表现为弥漫性角膜基质水肿、盘状角膜基质炎和树枝状角膜炎。

(1)弥漫性角膜基质水肿:多于水痘发病后4~5日出现,表现为角膜基质弥漫性轻度或中度水肿,伴有后弹力膜皱褶及少量房水细胞,可引起暂时性视力下降,本症为一过性体征,大约1周左右自然消失,不遗留角膜混浊和新生血管生长。

(2)盘状角膜基质炎:多发生在感染水痘之后1~3个月,单眼发病,因早期角膜体征轻微,且全身表现较突出,故往往为家长所忽略。较年长儿童可主诉眼疼,视物模糊。检查可见角膜中央呈盘状混浊,混浊区角膜增厚,伴后弹力膜皱褶。角膜后壁KP及房水细胞也较常见。其表现与HSV性盘状角膜炎极为相似,二者仅从临床表现很难加以鉴别。水痘性盘状角膜炎往往合并有树枝状角膜炎,且常常是先有盘状角膜炎后有树枝状角膜炎。而HSV性盘状角膜炎,往往先有树枝状角膜炎,后才发生盘状角膜炎。因此考虑前者是VZV感染角膜后,引起的角膜基质的免疫反应。

(3)假树枝状角膜炎:水痘性树枝状角膜炎为水痘晚期并发症,多发生于儿童或婴幼儿,常在水痘感染后3~4个月发生,往往是先有盘状角膜炎后有树枝状角膜炎。

临床上此种水痘感染史往往为家长忽略。水痘性树枝状角膜炎的临床表现和单疱病毒性角膜炎(HSK)相似,其主要鉴别点如下:①水痘性树枝状角膜炎多发生于儿童或婴幼儿,发病前3~4个月多有水痘感染史。而HSV性树枝状角膜炎可发生于任何年龄,多有感冒发热史;②病变呈灰白色,高起于角膜表面,有黏性分泌物附着,而不像HSV性角膜炎呈凹沟状;③病变形态粗糙,有时呈节段性外观,而不像HSV性树枝状角膜炎那样末端呈球形膨大(terminnal bulb);④病变轻微或中度荧光素着色,不像HSV性树枝状角膜炎着色那么明显。

【诊断】

1.病史　发病前1~3个月有感染水痘的病史,尤其是儿童患者。

2.角膜病变　水痘发病后4~5天出现的一过性角膜水肿,发病1~3个月出现的盘状角膜基质炎以及晚期所出现的假性树枝状角膜炎等所呈现的特征性角膜病变。

3.电镜检查　取树枝状角膜病变刮片,放于电镜下,可发现类似 VZV 的病毒颗粒。

4. 实验室检查

(1) 免疫荧光技术:可应用直接免疫荧光法或间接免疫荧光法,发现 VZV 抗原。

(2) 补体结合试验:水痘患者血清抗 VZV 抗体滴度升高,在其恢复期逐渐下降,至 6~12 个月,降到仅能检出的水平。用补体结合试验查到高滴度 VZV 抗体,抗 HSV 抗体则为阴性,因此可判断为 VZV 感染所致。

【治疗】

1. 本病有自愈倾向,对于弥漫性角膜水肿及盘状角膜基质炎,局部滴肾上腺皮质激素眼液可加速消退。

2. 对树枝状角膜炎,用机械刮除病灶的方法,可使病变很快痊愈。抗病毒药物,如碘苷(IDU)、阿糖腺苷(Ara-A)、三氟胸苷(F\-3TdR)等,局部应用也有一定疗效。

三、EB 病毒性角膜病变

EB 病毒(epstein-barr Virus,EBV)属疱疹病毒科,具有典型的疱疹病毒结构和形成过程。EBV 在人群中广泛存在,成人抗体阳性率为 90%。已知与 EBV 密切有关的疾病有传染性单核细胞增多症(IM)、伯基特(Burkitt)淋巴瘤(BL)和鼻咽癌(NPC)。近来国外文献报告 EBV 可以引起眼前段、后段、眼神经的多处病变,如结膜炎、角膜炎、上巩膜炎、泪腺炎、泪囊炎及葡萄膜炎。如果是侵犯中枢神经可引起斜视、眼球震颤、上睑下垂及半盲。目前已知可能与 EBV 有关的角膜疾病有:

1. Sjögren 综合征(SJS) SJS 是以口、眼干燥为特征的淋巴细胞浸润,唾液腺、泪腺等外分泌腺体的慢性系统性自身免疫病,病因不明。该病 1933 年首先由瑞典的眼科学家 Henrik Sjögren 描述。1986 年 Fox 首次从 SJS 患者的唇腺上皮细胞中找到 EBV 的相关抗原,引起人们对 EBV 与 SJS 病原学之间关系的注意。1990 年山岗等对 SJS 患者的血清学检查表明,EBV 核壳抗原抗体(VCA-IgA 抗体)阳性率较正常人明显增高。近年来有人采用 PCR 法从 SJS 患者的唾液腺、泪腺中证明有 EBV 存在。1991 年中国医学科学院北京协和医院等在 80 例 SJS 患者的血清中检出了 EBV 的相关抗体(包括抗 VCA 和抗 EBNA 抗体)。上述结果均证明 SJS 患者体内有 EBV 的慢性感染存在,推测 SJS 患者可能是在遗传或其他因素的促使下,对表达 EBV 抗原自身唾液腺和泪腺等组织产生了自身免疫反应,最终导致 SJS。因此 EBV 很可能是其发病的起始原因之一。

2. 干燥性角膜炎(keratoconjunctivitis sicca,KCS)龟井等(1990 年)检查了一例与 Stevens-Johnson 综合征有关联的 KCS 患者的血清,发现 EBV 核壳抗原抗体(VCA-IgA 抗体)为 2560 倍,证明为 EBV 感染所致。后来又有作者采用 PCR 法从 KCS 患者的泪液、唾液及血液中证明有 EBV 存在。

3. 钱币状角膜炎(nummular keratitis,NK) NK 是本病的特有角膜体征,单眼或双眼发生,常与急性传染性单核细胞增多症(IM)伴随发生。上皮下浸润大小约为 0.12mm,散布角膜各处,呈圆形或环形混浊。病变之间基质未累及,可保持良好视力。角膜上皮完整,荧光素染色阴性。Pinnoilis(1980 年)描述 1 例 16 岁男性传染性单核细胞增多症(IM)患者,其特异性 EBV 抗体阳性,急性期后 3 个月后,眼科检查发现其双眼周边出现了钱币状上皮下及浅基质层浸润病灶(表面稍凹陷形成小面,大小在 1~2.0mm 之间),因此,认为 EBV 可能是 NK 的发病原因之一。井尾(1998 年)报道 3 例 NK,EBV 的 IgG 抗体均为阳性,也提示可能与 EBV 感染有关。

4. 表层点状或星芒状角膜炎 传染性单核细胞增多症(IM)急性期可合并有表层点状或星芒状角膜炎发生,并伴有滤泡性结膜炎,从其泪液及结膜囊内均培养出 EBV,血清抗衣壳 IgM 抗体升高。

5. 虹膜角膜内皮综合征(iridocorneal endothelial syndrome,ICE) Tsai(1990 年)对 13 例 ICE 患者进行了 IgG VCA(viral capsid antigen)抗体价的测定,明显高于对照患者,因此认为该病可能与 EBV 的再活化所引起的细胞免疫功能异常有关。

【诊断】 除典型的临床表现(包括传染性单核细胞增多症和典型的角膜表现)外,EBV 的病原学检测有利于诊断。EBV 分离培养困难,一般用血清学方法辅助诊断。用免疫酶染色法或免疫荧光技术检出血清中 EBV IgG 抗体,可诊断为近期 EBV 感染。急性期抗早期抗原 IgA 抗体、抗衣壳 IgM 抗体升高,证明已感染过 EBV;抗衣壳抗原抗体、抗早期抗原抗体持续高滴度,表明为慢性活动性感染。

【治疗】

1. 阿昔洛韦(AC)和更昔洛韦(DHPG)可抑 EBV 复制,均有一定疗效。但 EBV 引起的上皮性角膜病变有自限性,故不需采用抗病毒治疗,必要时可应用不含防腐剂的人工泪液和非甾体类抗炎药滴眼。

2. 人工泪液有助于干眼,钱币状角膜炎、角膜基质炎可能与免疫反应有关,局部肾上腺皮质激素可减轻眼前部炎症,全身抗病毒药物或免疫抑制剂治疗全身性疾病。个别病例尚需考虑脾脏切除治疗。

四、腺病毒性角膜结膜炎

腺病毒性角膜结膜炎包括流行性角膜结膜炎（epidemic keratoconjunctivitis, EKC）、咽-结膜热（pharyngoconjunctival fever, PCF）和非特异性滤泡性结膜炎（NFC）其中 EKC 是一种传染性强，世界性广泛流行的眼部传染病。

【病因】

1. 腺病毒（adenovirus, Ad）是一群十分广泛的 DNA 病毒，高度嗜上皮，主要在细胞核内繁殖，除了感染结膜、角膜上皮及咽、淋巴组织外，还可引起呼吸道和肠道感染、肝炎和膀胱炎。迄今总共已发现 100 个血清型，至少 47 种血清型可以感染人类，其中 19 种血清型可引起 EKC、PCF 和 NFC 的病原体。其中 EKC 通常是由 Ad8、19、37 型引起，但 Ad2～4、7～11、14、16、29 等型也有报道。PCF 是通常是由 Ad3、4、7 型引起，也与 Ad1、5、6 和 14 型有关；非特异性滤泡性结膜炎（NFC）是由 Ad1、2、4、5、6 型引起。

2. EKC 通常发生在 20～40 岁的成年人，可长年发生，但以夏秋季节为主，主要是通过人与人直接接触和与感染源（如唾液、污染毛巾）接触或在污染的游泳池中游泳而传播。PCF 和 NFC 通常与儿童呼吸道和胃肠疾病有关。

3. EKC、PCF 的结膜炎和表层点状角膜炎是 Ad 感染的直接结果；上皮下浸润则由免疫反应所引起。

【临床表现】

1. 流行性角膜结膜炎（EKC） 潜伏期 5～12 天，以 8 天最多。常双眼发病，开始为单眼，2～7 天后另眼受累，患者有异物感、烧灼感、畏光、流泪、轻度视力障碍。

（1）全身表现：有发热、咽痛、腹泻、上呼吸道感染、肺炎等。此种情况多见于儿童，成年人则较少有全身症状。多见有耳前、颌下淋巴结肿大并压痛。

（2）结膜病变：有大量滤泡形成，以上下穹隆部最多。结膜充血、水肿明显，下睑结膜有假膜形成。水样分泌物。上睑结膜有点状出血。有时睑结膜可出现扁平瘢痕或睑球粘连。

（3）角膜病变：临床上角膜炎发展分为四期。

1）表层细点状角膜炎：结膜炎发病后 1 天，出现周边部弥漫性、细微的表层点状角膜炎，由活病毒直接感染所致。部分患者角膜缘出现局限性充血；

2）表层粗点状角膜炎：大约 1 周后发展至第 2 阶段，角膜中央部也出现表层点状角膜炎，点状病变融合成微隆起灰白色局灶性病变，数量多少不等，有的呈散在分布、有的呈簇状排列。荧光素染色阳性，角

膜知觉减退。

3）上皮下浸润（subepithelial infiltration）：发病 2～3 周后，结膜炎及表层点状角膜炎的体征逐渐消失；另一种角膜病变上皮下浸润同时或相继出现，位于前弹力层和基质浅层之间的灰白色圆形或半圆形浸润病灶，直径为 0.2～0.5mm（很少超过 1mm 以上）数目不等，可数个到百余个，荧光素染色阴性，无新生血管生长。常历数月、数年才吸收、不形成溃疡。若发生于瞳孔区，可造成一定程度的视力损害。

4）上皮下云翳（subepithelial nebula）：以散在、钱串状，直径为 1～2mm 灰白色云为特征，第 3 周或 4 周最明显。一般是先受累眼较重，后受累者较轻，可能与角膜感染较轻，抗原沉积较少有关。上皮下云翳可持续数月，引起眩光和视力下降，最后可逐渐吸收。部分患者在该期可发生弥漫性上皮糜烂或丝状角膜病变。发病机制不清楚，可能与 EKC 的泪液分泌减少有关。此外 Ad8、19 型尚可引起轻度的前部葡萄膜炎。

2. 咽-结膜热（PCF） 潜伏期 5～6 天，常为双眼发病，可先后或同时发病。典型的表现发热、咽炎、急性滤泡性结膜炎三联征和耳前淋巴结肿大并有压痛。

（1）结膜、角膜：急性滤泡性结膜炎是最突出的也是病程最长的临床表现，可见眼睑及结膜水肿，滤泡形成，下睑结膜较上睑结膜多。部分患儿症状出现几天到 1 周，角膜可出现细点状上皮浸润，荧光素染色阳性。逐渐发展成上皮和上皮下灰白色浸润夹杂出现，荧光素染色阳性或阴性，最终变为不能染色的上皮下浸润。病程急而短促，数天到 3 周内可吸收，不遗留云翳，不影响视力。

（2）发热：一般表现为骤起性高热，持续 4～7 天。发热程度与年龄有关，儿童体温升高较明显，常伴有畏寒，头痛，肌肉酸痛，腹泻等症状。

（3）咽炎：表现为咽痛及咽部充血，出现率不如结膜炎和发热高。

3. 非特异性滤泡性结膜炎（NFC） 任何一种 Ad 都可引起 NFC，通常临床症状和体征很轻，就诊时很难发现。眼科门诊很少被发现，患者常在儿科医院进行诊治。它的重要性在于它是 Ad 血清型的传染源，可导致在人群中广泛而严重的传播流行。

【诊断】

1. 本病在流行期间不难诊断。该期内凡发现有球结膜充血及上眼睑肿胀的患者，都应首先考虑本病。但在流行初期或散发病例，容易和其他急性结膜炎相混淆。其最终诊断还取决于病毒分离和血清学检查的结果。

2. 实验室诊断

（1）病毒分离：从患者结膜囊内分离病毒，以患病

8 天阳性率最高（80%），6～10 天次之（67%），11 天后为阴性。

（2）血清学检查：以恢复期中和抗体滴度高于急性期 4 倍以上作为诊断依据。

（3）免疫荧光技术：在日常诊疗中，上述两种方法未必都能做到，更快速简便的方法是免疫荧光抗体检测法，即在患病高峰（一周左右）取结膜上皮刮片或分泌物涂片，加荧光抗体标记，几乎全部病例均可发现感染的上皮细胞内有病毒抗原存在。

（4）电子显微镜技术：对患者的泪液或结膜刮片，在电镜下观察，可直接发现病毒颗粒或病毒抗原，但由于价格昂贵，限制了临床应用。

【治疗】　本病属自限性疾病，在其病程过程中，随着免疫机制的建立，很快自愈。因此治疗的重点在于减轻症状，防止角膜并发症的发生。虽然三氟胸苷在体外对 Ad 敏感，但本病对市场上已出售的该类药物和其他抗病毒药物均无明显治疗效果。

西多福韦（cidofovir）对多种疱疹性病毒有效，包括 HSV1、SHV2、VZV、EBV，巨细胞病毒（CMV），对多种 Ad 有很高的治疗价值。目前体外及临床均证实 0.5%～1% 的西多福韦滴眼对本病的预防和治疗均有较好效果，可阻止病毒的复制。因此，西多福韦有可能成为抗 Ad 的一线药物。

根据最近国内外文献，腺病毒性角膜结膜炎的治疗方法可归纳为以下几点。

1. 抗病毒药治疗无效，西多福韦可能是例外。

2. 局部使用非甾体类抗炎药（双氯芬酸或酮咯酸）每天 4 次滴眼和口服布洛芬 400mg、每天 2～3 次，可减轻症状。对病毒复制和角膜浸润无治疗作用。

3. 合并虹膜炎（少见）时，局部应使用睫状肌麻痹剂散瞳。

4. 局部抗菌药滴眼对本病无治疗作用，主要是预防混合细菌感染，常用的药物有妥布霉素、左氧氟沙星溶液或眼膏滴眼，应尽量不用混悬液，以减少局部刺激。

5. 肾上腺皮质激素的应用，目前尚存在争议。一般认为严重结膜反应的患者如有明显炎症、水肿，伴有假膜形成，或有早期睑球粘连形成，局部应用肾上腺皮质激素可减轻症状，预防或减轻角膜病变的发生。常用的药物有 0.1% 氟米龙（FML）和 0.02% 地塞米松溶液每日 4～6 次滴眼，晚上用可的松眼膏涂眼一次。最近的文献报道，肾上腺皮质激素虽然可以缓解症状，减轻炎症反应，但可延迟病毒的清除，促进病毒传播。作者推荐在急性结膜炎期最好不用或少用肾上腺皮质激素类药物，而改用局部非甾体类抗炎药既提高了安全性，又缓解了患者的症状和体征。

对于少量角膜上皮下浸润，不影响视力者，最好不要使用肾上腺皮质激素。影响视力者可采用 0.05% 氟米龙或 0.02% 地塞米松每日 4～6 次滴眼；严重者可用 0.1% 氟米龙或 0.05%～0.1% 地塞米松每日 6～8 次滴眼，必要时联合结膜下注射地塞米松 2mg，每日或隔日一次；待上皮下浸润病灶迅速减少、变淡或症状明显好转后，逐渐减少滴眼的浓度或滴眼次数进行维持治疗，切勿立即停药或不规范的使用，以防复发。

6. 其他药物　为了保护眼表、稳定泪膜，减轻角膜混浊和并发症发生，可采用不含防腐剂的人工泪液滴眼；上皮糜烂较广泛者，尽可能采用刺激症状较轻的眼药水和眼膏点眼。若能采用生长因子（EGF、bFGF）或自家血清滴眼，会取得更好地效果。

【预防】

1. 现已证实含碘消毒液对腺病毒有明显的抑制作用，采用稀释 1100 倍的碘化聚维酮（PVPV-I2）液或 200 倍的碘化聚乙烯醇（PVA-I2）液洗手 30 秒，浸泡诊疗器具 5 分钟，或用浸泡的纱布擦拭诊断桌及门窗等，可防止医院内感染。

2. 流行期间，必须积极宣传防治知识，抓好学校、托儿所、工厂、企业、机关以及服务业（理发室、浴室）等的防治工作，制定有效的卫生管理和消毒隔离制度。

3. 疫苗在预防腺病毒感染上有一定价值，Ad8、3、11 型的灭活或减毒活疫苗已在日本使用，并取得了一定的预防效果。

五、微小 RNA 病毒性角膜炎

微小 RNA（核糖核酸）病毒所引起的急性出血性结膜角膜炎又称流行性出血性结膜角膜炎（acute homorrhagic or epidemic keratoconjunctivitis，AHC 或 EHC）和阿波罗 11 号病，是一种传染性极强，在世界许多国家和地区均引起过暴发流行的急性结膜角膜炎。具有发病快、传染性强并可伴有结膜下出血和角膜上皮损害等特点。

【病因】

1. 本病是由微小 RNA 病毒属中的肠道病毒 70 型（enterovirus Type70，EV70）或柯萨奇 A24 变种（coxsackievirus A type24，CA24v）所引起。

2. 多发生于夏秋季节，主要通过水和直接接触传染。人类对本病普遍易感，无性别差异。各年龄都可发病，10 岁以下儿童虽然感染率高，但发病率较低，可能为隐性感染。成人特别是 20～40 岁者，发病率占 80% 以上。本病愈后可留下一定的免疫力，但仍可发生重复感染。

【临床表现】

1. 潜伏期短，一般为 24 小时左右，最长不超过 3 天。

2. 自觉症状　起病急，开始时可为单眼，但迅速累及双眼。发病后即出现剧烈的异物感、眼痛及怕光、流泪等症状。分泌物初为浆液性，以后变为黏液纤维素性。一般病情于 1～2 天发展到顶点，3～4 天后逐渐减轻，7 天左右恢复正常。不遗留明显的眼部病变和上皮下浸润，从而可以区分于其他病毒尤其是 Ad 感染。全身表现可有可无，有时可出现全身不适、头痛、发热、鼻塞、喉痛等症状。极少出现神经系统（脊髓神经根）受损的表现。

3. 眼部表现

（1）眼睑肿胀：轻重不同，所有患者都可发生。其肿胀为浮肿性，不伴红痛，数日即可消退。

（2）球结膜下出血：发生率高达 70% 以上，好发部位在颞上方，出血多为斑点或片状，色鲜红，严重时可波及整个结膜下都有出血，与外伤性结膜下出血相似。出血多在 1～2 天之内发生，轻者 1 周左右自行吸收，重者需 1 个月后才能吸收。临床上根据结膜下是否出血分为两型：出血型多见于年轻患者；浮肿型则见于高龄患者。

（3）滤泡形成：早期因睑结膜高度充血，而不明显，3～4 天后待充血消退，才发现下穹隆部有较多细小滤泡形成，较 EKC 少而轻。

（4）角膜病变：①多发性角膜上皮糜烂：发生率高。发病 3 小时后角膜上皮即可出现针尖大小之多发性上皮糜烂，呈散在或排列成条状、片状分布，是引起眼痛、异物感的主要原因。3～4 日后可自行消失，少数持续 2 周以上。②表层点状角膜上皮病变（SPK）：30% 左右的患者结膜炎消退后出现 SPK。通常只有数个浸润点，多在角膜的中心部，必须通过裂隙灯显微镜才可发现。多数在 1～4 周后自行消失，很少引起 EKC 所致的上皮下浸润。一般不造成视力损害。

（5）其他症状：多数病例在发病时，可有耳前或颌下淋巴结肿大，并有压痛。该症状随结膜炎的消退而消失。极少数病例尚可出现虹膜炎的改变。

（6）神经系统并发症：临床极少见。综合文献报告该并发症具有如下特点：①多发生于成年男性；②常在结膜炎后 2～3 周发生；③前驱症状有发热、倦怠、头痛及感冒样症状；④初期表现为神经根刺激症状和急剧的肌力低下，数日后表现为运动麻痹；⑤瘫痪呈弛缓性，主要累及下肢；⑥重症者可造成肌肉萎缩，轻度或中度者可恢复正常。虽然上述神经系统并发症发生率很低，但较为严重，并可遗留永久性瘫痪，因此值得警惕。

4. 本病可由 EV70 和 CA24v 两种病毒引起，其临床表现很难加以区别，根据文献资料统计，CA24v 结膜下出血率（84%）比 EV70 低（98%）（$p = 0.01$），出血程度也是前者低于后者。然而全身症状确是前者比后者重。

【诊断】

1. 临床诊断　本病流行期不难诊断，但在流行初期或散发病例，如不注意可与其他病毒引起的结膜炎（如腺病毒 3、4、11 型所引起的流行性结膜角膜炎）相混淆，故需加以鉴别。

2. 实验室诊断

（1）病毒分离：从患者结膜囊内分离病毒，以患病后第一天阳性率最高，3 天后开始下降，5 天后为阴性。

（2）血清学检查：结膜囊内病毒分离阴性者还可采用血清学检查。恢复期（2 周左右）中和抗体滴度高于急性期 4 倍以上即可确定诊断。

（3）免疫荧光快速诊断：间接免疫荧光试验（IFA）。

【治疗】

1. 目前尚无有效药物，抗生素和磺胺药对于本病基本无效，肾上腺皮质激素减轻炎症反应。国内有采用冷盐水洗眼，基因工程干扰素滴眼液治疗取得一定疗效的报告。

2. 羟苄基苯并咪唑（2-hydroxybenzyl benzimida-zole，HBB）在组织培养系统中，10μg/ml 能有效的抑制 EV70 和 CA24v，为今后开展防治本病，提供了实验依据。

【预防】　在流行期间，其主要措施为：

1. 注意个人卫生，不用脏手揉眼，实行分巾、分盆。

2. 公共卫生严格消毒，加强管理，对游泳池、浴室、理发店以及集体单位应加强卫生宣传和管理。

3. 隔离传染源　对患者应采取隔离措施，防止传播。在本病流行期间，对于车站、码头，应加强检疫工作，严禁患者外流。

4. 在没有肯定的有效抗病毒药前，不要乱用"预防性眼药液"，以免交叉感染。

5. 加强消毒工作：常用的消毒剂如乙醇（50% 30 秒、70% 10 秒、90% 10 秒）、碘剂（0.2% PA 碘 1 分钟）、苯酚（1% 5 分钟）及甲酚（3% 15 分钟）都有较好的灭活作用。建议临床上采用 70% 乙醇（90% 的刺激性太强）洗手等待干燥，以作为消毒措施。

6. 临床实验证明采用干扰素点眼，可预防本病的发生，由于费用较高，在大流行期间尚无实际应用价值。

7. 对于神经系统并发症的预防，目前尚无有效方法。AHC 患病期间，避免疲劳和禁止肌肉注射，对于减轻症状和减少该并发症的发生可能起到一定的作用。

六、麻疹性角膜炎

麻疹是小儿时期最常见的一种急性病毒性传染病，常伴发角膜炎，称为麻疹性角膜炎（measles keratitis），主要表现为表层点状角膜病变。在发展中国家由于营养不良和维生素 A 缺乏，麻疹感染可导致严重溃疡发生，甚至合并混合感染、角膜软化或穿孔，是发展中国家儿童致盲的重要原因。

【病因】 麻疹病毒（measles virus, MV）是单股 RNA 病毒，150～300nm 大小，有被膜，呈螺旋对称。主要侵犯儿童，通过飞沫传播。一次感染可终身免疫。

【临床表现】 麻疹的潜伏期大约两周，开始时出现发热、滤泡性结膜炎，数天后皮肤出现丘疹。角膜的主要表现有：

1. 表层点状上皮病变 多发生于出疹前潜伏期，双眼发病。粗大的点状角膜上皮病变从周边向中央发展，伴有轻度结膜充血及口腔黏膜 Koplik 斑的出现（后者为出疹前诊断麻疹的重要依据）。患儿常有畏光流泪症状，一般持续数周或数月而自愈。点状角膜上皮病变可能是 MV 直接损害的结果。

2. 上皮剥脱和上皮糜烂 多于出疹后 2 周内出现，双眼发病，此时原来的点状角膜上皮病变多已愈合，伴随而来的是角膜上皮剥脱和上皮糜烂。发生原因：①由于 MV 感染，细胞间粘合力减弱；②新生的上皮细胞要能充分黏合在基底膜上，需要一定时间，容易受到其他因素影响而脱落；③麻疹患儿常伴有瞬目、闭眼障碍，使角膜处于暴露状态。

3. 角膜溃疡 发生于麻疹晚期，常伴有结膜出血及黏液脓性分泌物。在患儿极度衰弱和营养不良的情况下发生维生素 A 缺乏症，轻者表现为角结膜干燥，重者可诱发单疱病毒性角膜炎，角膜软化，甚至混合细菌感染，造成角膜溃疡、穿孔、眼内炎、角膜白斑、粘连性角膜白斑、继发青光眼等而导致失明。

【诊断】 麻疹的常规诊断包括临床症状，体征，病毒分离、培养及检测，血清学抗体检测确诊。

【治疗】

1. 全身治疗 主动免疫预防及被动免疫治疗，在一定的情况下是行之有效的方法。患儿在得病期间必须卧床休息，加强护理，避免细菌感染。饮食上给予易消化、富有营养的食物和足量的水分和维生素。预防角膜软化症的发生。

2. 局部治疗 目前局部尚无有效的抗病毒药物使用，常规应用抗菌药物滴眼，预防继发细菌感染，出现角结膜干燥或角膜上皮病变者，应用不含防腐剂的人工泪液和非甾体类抗炎药交替滴眼。

七、风疹性角膜炎

风疹是一种儿童常见的轻型急性病毒性传染病。一般预后良好。在临床上受到重视的乃是妊娠妇女在怀孕期前 6 个月发生风疹，所产婴儿有各种眼部和全身先天缺陷（先天性风疹综合征）。而后天风疹所引起的风疹性角膜炎（rubella keratitis），却常被人们所忽视。

【病因】 风疹病毒（rubella virus, RV）是一种有包膜，相对较小（50～70nm）的二十面体病毒。像麻疹病毒一样，只有一个血清型，故有"德国麻疹"之称。经感染患者的呼吸道飞沫传播。表现为亚临床性或症状较轻。

【临床表现】

1. 先天性风疹综合征（CRS）是由于怀孕 1～6 个月期间感染 RV 引起。可引起全身和眼部的严重后果。眼部表现为小眼球、角膜混浊、小角膜、圆锥角膜、虹膜发育不良、白内障、青光眼、视网膜病变和视网膜下新生血管及耳聋、智力发育不良，心脏畸形等。

2. 后天性风疹性角膜炎 其眼部病变十分轻微，仅有 2% 的患者在皮疹出现一周后发生点状上皮性角膜炎，双眼角膜中央有 20～70 个散在灰白色针尖大小（多在 0.05～0.1mm 之间）点状浸润，不伴有角膜基质混浊，荧光素着色。伴有较强的异物感、眼痛及畏光等症状。一般 1 周后不遗留瘢痕而自愈。长期的眼部病变未见报道。

【诊断】 先天性风疹综合征的确定，取决于先天性风疹的确诊；而后天性风疹的诊断有赖于病毒学及血清学检查。

【治疗】 尚无特异性的治疗方法。先天性风疹综合征所引起的眼部和角膜病变目前尚无有效治疗方法，手术风险较高。后天性风疹急性角膜炎为自限性，抗病毒药物治疗一般无效，除对症处理外，无须特殊治疗。

八、腮腺炎性角膜炎

腮腺炎（epidemic parotitis, mumps）是由腮腺炎病毒侵犯腮腺引起的急性呼吸道传染病，是儿童和青少年中常见的呼吸道传染病，成人中也有发病，由腮腺炎病毒所引起角膜炎称为腮腺炎性角膜炎（mumps keratitis），临床上虽不多见，但少数患者可病程迁延，发生角膜溃疡、遗留白斑，造成一定的视力损害，故应积极进行防治。

【病因】 腮腺炎病毒（mumps virus）是一种与麻疹病毒类似的大副黏液病毒，为单股 RNA 病毒，球形、直径 100～300nm，核壳体为螺旋对称性，有囊膜。

对乙醚敏感,对磺胺类及抗生素不敏感。约 7～8 年有一次流行。感染后终身免疫。

【临床表现】

1. 全身及眼部表现　流行性腮腺炎多在冬春季发生,常见于 5～15 岁的儿童。从感染到临床症状出现,一般为 16～18 天。眼部感染一般和发热、全身不适及腮腺炎(90%)合并出现。急性期男性常并发睾丸炎(25%)、女性常并发乳腺炎(15%)。20% 并发眼部损害。包括上睑下垂、复视、泪腺炎、结膜炎、巩膜炎、角膜炎、虹膜炎、视网膜炎、视神经炎及眼肌麻痹等。

2. 角膜炎　发病率虽然不高,但具有较为典型的临床特征。

(1)角膜炎发生来势较猛,常与腮腺炎同时或腮腺炎发病后 5～7 天发生,多为单眼性。

(2)视力急剧减退,伴有畏光、流泪,但眼痛不剧烈。

(3)角膜基质炎广泛、呈灰白色混浊、水肿(可能与角膜内皮细胞直接感染病毒而引起的一过性反应有关),但上皮完整,有时荧光素也可着色。

(4)恢复快,平均发病后 20 天恢复,角膜无新生血管生长,常恢复到原来视力。

(5)伴发虹膜炎者少见。若出现,后弹力层可见灰白色网织交错的皱褶。

(6)少数可出现表层点状角膜炎及角膜溃疡,预后遗留角膜瘢痕,影响视力。

【诊断】　根据病史及全身与角膜临床表现进行诊断,实验室病毒分离可确诊。结膜刮片荧光抗体染色可协助诊断。

【治疗】

1. 全身治疗　恢复期血清与丙种球蛋白能预防或减轻本病。患儿应当卧床休息和隔离。对并发症可分别采取对症治疗。

2. 眼部治疗　局部热敷、散瞳,应用抗菌药滴眼,防止继发感染。对于角膜上皮完好的基质炎或虹膜炎患儿,适当采用低浓度肾上腺皮质激素局部滴眼及全身应用,可减轻炎症,缩短病程。但有溃疡者慎用。

九、传染性软疣性角膜炎

传染性软疣是一种由软疣病毒感染引起的皮肤良性、自限性疾病。近年来发病率明显增高,本病多见于小儿和青少年,通过接触传染。其中部分患者可并发传染性软疣性角膜炎(molluscum contagiosum keratitis)。

【病因】　传染性软疣病毒(molluscum contagiosum virus)是痘病毒的一种,基本结构与牛痘病毒、天花病毒相似。属痘类、DAN 病毒,呈"砖型",大小为 300nm×310nm,在普通显微镜下可看到。其结构类似天花、牛痘病毒,衣壳完全对称,外包以囊膜。

传染途径主要是直接接触传染,也可自体接种。往往在公共浴池、宾馆饭店、游泳池、幼儿园的公用毛巾、浴具等传染。成人多通过性传播。

【临床表现】

1. 全身表现　皮疹多发生 15 岁以下儿童(90%),躯干、四肢、眼睑和睑缘是好发部位。免疫功能低下的患者(如 AIDS)容易感染本病。

2. 眼部表现　传染性软疣发生在眼睑或睑缘的患儿可引起慢性滤泡性结膜炎、点状角膜炎或上方血管翳性角膜炎发生,临床表现与沙眼相似。少数可发生泡性角膜炎,一般发展缓慢。

【治疗】

1. 本病系病毒毒性作用的结果。治好皮肤原发病变,角膜病变即可缓解。皮疹可采用液体苯酚点涂患处,每 3 日 1 次,一般 1～3 次可脱落痊愈。或者用尖刀切开疣体,刮去内容物,再用碘酊,乙醇或三氯醋酸涂布疣腔,或电烙术均能取得彻底治愈。

2. 西多福韦是治疗疱疹病毒的广谱抗病毒药物,同样对传染性软疣有效。目前该药已被制成凝胶或软膏或口服药治疗本病。

十、流行性感冒病毒性角膜炎

流行性感冒(influenza,简称流感),是由流感病毒(influenza virus)引起的一种急性呼吸道传染病,传染性强,发病率高,容易引起暴发流行或大流行。流感急性期可合并角膜炎发生,称为流行性感冒性角膜炎(influenza keratitis),常被人们所忽视,应引起眼科医师的重视。

【病因】

1. 流感病毒,属正黏液病毒科,分甲、乙、丙三型,呈球形或丝状,直径 80～120nm,三型病毒具有相似的生化和生物学特征。是一种造成人类及动物患流行性感冒的 RNA 病毒。

2. 主要通过含有病毒的飞沫进行传播,人与人之间的接触或与被污染物品的接触也可以传播。流行性感冒病毒在免疫力较弱的老人与小孩及一些免疫失调的患者会引起较严重的症状,如肺炎或是心肺衰竭等。

【临床表现】

1. 全身症状　起病急、高热、乏力、全身肌肉酸痛,而鼻塞、流涕和喷嚏等上呼吸道卡他症状相对较轻。秋冬季节高发。本病具有自限性,但在婴幼儿、老年人和存在心肺基础疾病的患者容易并发肺炎等严重并发症而导致死亡。

2. 角膜表现　流感急性期表现为：急性卡他性结膜炎、角膜上皮糜烂、复发性角膜上皮剥脱、泡性角膜炎，部分患者可发展成角膜基质炎。儿童如伴有全身营养不良，可合并细菌感染，发生角膜软化，严重者可导致角膜穿孔，角膜葡萄肿或眼球萎缩。

【治疗】

1. 全身治疗　休息，加强营养，防止继发感染。继发细菌感染，可给抗菌药治疗。

2. 眼部治疗　根据角膜病情，给予对症处理。

（贺　燚　孙秉基）

第六节　致病性自由生活阿米巴性角膜炎

【病因学】　致病性自由生活阿米巴包括棘阿米巴科（Family Acanthamoebidae）的棘阿米巴属（Acanthamoeba.Spp）和双鞭毛阿米巴科（Family Dimastiamebidae）的耐格里属（Naegleria.Spp）。

致病性自由生活阿米巴为单细胞结构，广泛存在于自然环境，如淡水、海水、泥土、污物、腐败植物、空气及人畜粪便中，并可在温血宿主体内发育增殖，故又称为两栖型生物，属兼性寄生虫。

棘阿米巴属多见于受粪便污染的土壤或水源中，有滋养体期和包囊期。滋养体是棘阿米巴的活动与感染形式，为长椭圆形，直径为 15～45μm。在适宜环境下表面伸出许多棘状突起，称为棘状伪足。棘阿米巴以伪足缓慢移动。通常依靠细菌等微生物为食物，以二分裂方式进行繁殖，繁殖周期平均约为 10 小时（6～24 小时）。当环境条件不适宜时，滋养体变小，分泌生成厚的双层囊壁，形成包囊。包囊类圆形，直径为 10～25μm，内壁光滑为多边形，外壁常呈皱缩状，内外相接处形成棘孔，是包囊代谢的通道。在病变组织内可查见包囊，但不易查到滋养体。包囊对外界环境的抵抗力极强，对一般抗菌药物、氯化物、化学消毒剂等均不敏感，在自然环境下甚至可以生存数年。棘阿米巴属没有鞭毛型。

目前已经发现的棘阿米巴属有 22 个种，其中至少有 8 个种（A.castellanii，A.culbertsoni，A.hatchetti，A.lugdunensis，A.polyphaga，A.quina，A.rhysodes，A.griffini）可导致人类的角膜炎，推测与其组织黏附性、繁殖速率及特异性酶活性有关。血清学调查发现，在一部分正常人血清中有抗棘阿米巴原虫的抗体存在。

耐格里属中福氏耐格里原虫多滋生于淡水中，也可引起人类角膜感染。活动的滋养体为长阿米巴形，7μm×20μm 大小，一端有较大的伪足。该原虫与棘阿米巴不同，其滋养体表面无棘状伪足。在不适宜的环境中滋养体可变为有两根，甚至两根以上鞭毛的鞭毛型，也可变成包囊。鞭毛型不分裂，也不形成包囊。福氏耐格里原虫的包囊较小，直径为 9μm，囊壁光滑有孔。在适宜的条件下，鞭毛型和包囊均可转变为滋养体。

这两属阿米巴的胞核均为泡状核形，染色后可见明显的核仁，并且居中，与核膜间有明显的空隙区带，是病理诊断的形态特征。

【流行病学】　虽然致病性自由生活阿米巴性角膜炎在感染性角膜炎中所占的比例不足百分之一，但是它已经成为严重的致盲性角膜病。第一例棘阿米巴性角膜炎报道于 1973 年，患者为美国南得克萨斯洲的一位 59 岁牧民，由于角膜外伤，并接触污染的水源而发病。在我国，金秀英等于 1991 年首次确诊并之后报道了首例棘阿米巴性角膜炎（图 4-38），之后国内病例报道逐渐增多。Dua HS 于 1998 年报道了福氏耐格里原虫性角膜炎。

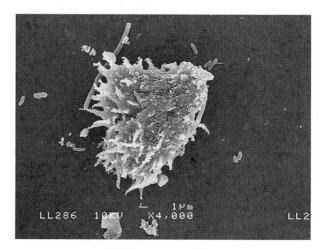

图 4-38　扫描电镜下观察到的棘阿米巴滋养体

致病性自由生活阿米巴性角膜炎的发生与一定的危险因素有关，主要包括：佩戴角膜接触镜，污染的水源和角膜外伤等。在发达国家，71%～85% 的患者与佩戴角膜接触镜有关，并且研究发现各种角膜接触镜均可成为棘阿米巴原虫潜在的携带体。北京市眼科研究所十年的统计结果显示，我国棘阿米巴性角膜炎有 33% 左右与角膜接触镜的佩戴有关。角膜外伤是另一重要危险因素，尽管有观点认为阿米巴原虫可以直接侵入正常角膜上皮细胞，导致角膜感染，但是实验证实，角膜上皮的破损是建立棘阿米巴角膜炎动物模型的必备条件。另外宿主对感染的敏感性，黏膜免疫功能的异常，以及眼局部防御功能的低下均与角膜阿米巴感染的发生有一定关系（图 4-39）。

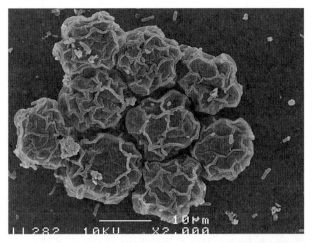

图 4-39 扫描电镜下观察到的棘阿米巴包囊

【病理机制】 致病性自由生活阿米巴原虫可不需要寄生在于宿主体内,在自然界即可存活,它以细菌、真菌及其他原虫为食物,有 25% 的滋养体内携带有细菌。在正常人的咽喉部,肠道也曾分离出棘阿米巴。致病性自由生活阿米巴原虫造成人类感染,为偶然接触感染或机会性感染。

1. 阿米巴原虫的黏附与侵入 阿米巴原虫首先与角膜上皮细胞膜的脂多糖结合,黏附在角膜上皮表面,之后释放活性酶类,如神经氨酸酶,使角膜上皮细胞变薄,并且发生坏死,造成上皮屏障的破坏,原虫即可侵入角膜基质。最近研究发现,阿米巴原虫可以通过三种方式损伤角膜上皮细胞:①胞吞作用:类似吞噬细胞,直接吞噬部分细胞膜成分;②自发性胞泌作用:在没有激活过程存在的条件下,阿米巴原虫自发性释放溶解酶,导致上皮细胞膜损伤;③膜激活的胞泌作用:阿米巴原虫与角膜上皮接触后,其细胞膜表面的结合体与上皮细胞膜表面受体或配体相结合,激活酶释放过程,造成上皮细胞的损伤。

阿米巴原虫对角膜的侵及有两种类型,一种是局限在角膜上皮层及浅基质,不侵犯角膜深层基质,一般临床预后较好;另一种是很快便侵入角膜基质层,释放多种胶原酶,造成基质胶原的坏死,水肿和多形核白细胞的浸润,临床表现重,预后差。这种差别主要与原虫种株及宿主的免疫功能状态有关。

2. 炎症与免疫反应 阿米巴原虫感染早期,组织内以巨噬细胞浸润为主,随着病情的发展,多形核白细胞成为主要的浸润细胞。在体外,相应的抗体与补体具有导致棘阿米巴原虫溶解的作用,当有巨噬细胞存在时,抗体的作用明显加强。研究发现巨噬细胞在免疫血清作用或受阿米巴原虫抗原刺激下,6 小时内可将 43% 原虫溶解,当有 γ 干扰素存在时,溶解作用会增加一倍。

【临床表现】 致病性自由生活阿米巴性角膜炎患者多为年轻的健康人,男女比例均等,多数有角膜接触镜佩戴史或眼外伤史。绝大多数为单眼受累,个别患者也可双眼发病。起病一般比较缓慢。炎症早期主要表现为角膜上皮的不规则,上皮粗糙或反复上皮糜烂,有时可表现为假树枝状改变。患者常有明显的眼痛,其程度往往超出体征,形成"症状与体征分离"现象。

随着病情发展,炎症逐渐侵及基质层,逐渐形成角膜前基质层的斑状、半环状或环状浸润,有些病变类似于盘状角膜炎的改变。部分患者可有放射状角膜神经炎。如未得到及时诊断与治疗,角膜浸润很快发展成角膜溃疡,基质脓疡,并有卫星病灶形成,前房积脓,严重者发生角膜坏死穿孔。如果角膜溃疡累及到角膜缘,常导致角膜缘炎,甚至巩膜炎。

阿米巴导致的巩膜炎分为前巩膜炎和后巩膜炎两种,前者为严重的角膜病变累及巩膜所致,可为结节性或弥漫性巩膜炎,严重的可形成前巩膜葡萄肿;后者可伴发视神经炎。以往认为棘阿米巴性角膜炎极少发生角膜新生血管,并将其作为病变特征,但随着对病变观察例数的增多,临床上逐渐发现在溃疡接近角膜周边区,或严重角膜溃疡的患者亦可有角膜新生血管生成。

严重的病例中,有 20% 以上发生白内障,尤其在病情迁延、角膜移植术后、以及以往长期使用过肾上腺皮质激素的病例。部分严重的病例可发生难治性青光眼。眼后节极少受累,视盘水肿、视神经病变、视神经萎缩、视网膜脱离、脉络膜炎症及黄斑部瘢痕形成,甚至对侧眼的视网膜脉络膜炎均偶有报道,但未从组织学上证实是由阿米巴原虫直接感染所致。

棘阿米巴原虫可以与细菌、真菌、及病毒混合感染。混合感染的细菌主要有表皮葡萄球菌,金黄色葡萄球菌,链球菌属及丙酸杆菌属。

【鉴别诊断】 致病性自由生活阿米巴性角膜炎,早期须与单疱病毒性角膜炎的上皮病变型相鉴别,此时误诊率较高,对初次发病的上皮性病变、有迁延不愈倾向、同时有外伤或角膜接触镜佩戴史的患者要高度怀疑,并及时行角膜刮片细胞学检查,有利于鉴别诊断。当角膜基质浸润及溃疡形成时,要与单疱病毒性盘状角膜炎,细菌及真菌性角膜炎相鉴别,眼部剧烈的疼痛史或放射状角膜神经炎的出现都有助于鉴别诊断。近年来角膜共焦显微镜的应用,为棘阿米巴性角膜炎的快速诊断提供了新的手段。通过角膜共焦显微镜,可在活体角膜中观察到棘阿米巴包囊,有助于临床诊断,但共焦显微镜检查阴性,并不能否定临床诊断(彩图 4-40,见书末彩插)。

【实验室检查】

角膜刮片细胞学检查:从角膜溃疡区刮取的组织,可以直接进行涂片,95% 甲醇固定,自然风干后,进行染色,在显微镜卜观察包囊及滋养体。常用的染色方法有革兰氏染色,姬母萨染色,乳酚棉兰染色。角膜刮片可以用生理盐水,或氢氧化钾溶液作成湿片,观察包囊形态及滋养体的活动(彩图 4-41,见书末彩插)。

(1)阿米巴原虫培养:从角膜溃疡区刮取的组织,可以直接进行阿米巴培养。常用无营养培养基,并在培养基中加入有活性或灭活的大肠杆菌,37 摄氏度条件下,至少培养 7 天。要使包囊转化成滋养体将需要更长的培养时间。

(2)角膜组织活检:当角膜溃疡达深基质层时,角膜组织的活检或微活检有助于临床诊断,尤其在多次刮片阴性,临床又高度怀疑阿米巴感染的患者。活检组织可以用于阿米巴培养、组织病理检查、免疫学检查以及超微结构的检查。常用的组织染色方法有环六亚甲基四胺银染色、碘酸希夫染色、铁苏木素染色及三染色法等。

(3)化学及免疫学方法:对角膜刮片及角膜活检等组织,可以利用化学荧光染料染色如钙白染色或免疫荧光染色,在荧光显微镜观察。

(4)分子生物学方法:阿米巴原虫的同功酶测定,多聚酶链反应及限制性内切酶方法,不仅有助于临床诊断而且可以帮助对阿米巴种株的分型(彩图 4-42,见书末彩插)。

【治疗】

1. 药物治疗

(1)抗阿米巴药物:致病性自由生活阿米巴对多种治疗药物均有较高的耐药性。目前常用药物有:联脒类如丙脒、二溴丙脒、六脒;唑类如咪康唑、酮康唑、氟康唑、伊曲康唑;氨基糖苷类如新霉素和巴龙霉素;消毒杀菌剂类如氯己定、聚亚己基双胍。国内最常用的药物有 0.02% 氯己定滴眼液、0.5% 新霉素滴眼液、0.4% 甲硝唑滴眼液或 0.4% 替硝唑滴眼液、1% 咪康唑滴眼液以及 1% 酮康唑滴眼液。全身用药有 0.5% 甲硝唑注射液、甲硝唑、酮康唑及伊曲康唑。

(2)抗炎药物:对于严重的眼部疼痛的患者,可给予非甾体类抗炎药,如吲哚美辛等。局部或全身正在应用肾上腺皮质激素的患者应尽快停用,虽然肾上腺皮质激素可以减轻炎症反应,但是它同时抑制机体免疫功能,有碍病原虫的清除,会促使病变加重。对于是否可以联合应用肾上腺皮质激素治疗阿米巴性角膜炎尚无定论。

角膜上皮病变阶段的患者应用 0.02% 氯己定滴眼液、0.5% 新霉素滴眼液及 0.4% 甲硝唑滴眼液联合治疗,每小时滴眼一次,连续用 48 小时。之后次数逐渐减少,总疗程不应少于 6 个月。同时口服伊曲康唑 100mg,每日两次,连续 7~10 天,或口服甲硝唑 200mg,每日三次,连续 7~10 天。应用药物的同时,进行角膜病变上皮的刮除,既可以清除病变组织和病原虫,又有利于药物的渗透。

进展期的患者,除局部滴眼药外,需增加结膜下注射 0.5% 甲硝唑 0.5~1.0ml,每日一次,连续 3~7 天,但应注意少数患者可发生结膜局灶性坏死,如发现应立即停用。角膜溃疡局部用 5% 碘酊或 1% 甲紫烧灼,每日一次。全身应用 0.5% 甲硝唑 100ml 静脉输液,每日一次,连续 3~7 天。

2. 手术治疗 如果局部与全身治疗后,炎症不能有效控制、或角膜脓疡面积较大、或角膜溃疡已达到深基质层,并前房反应重,应在药物治疗的基础上,考虑手术治疗。

(1)局部冷冻治疗:-50℃~-130℃ 的低温可使滋养体灭活,但包囊仍可存活。冷冻治疗会加重炎症反应,导致组织的坏死,现已经很少应用。

(2)角膜移植:根据病变的程度可选择板层角膜移植或穿透性角膜移植。手术后局部仍应给予抗阿米巴药物治疗半年以上,防止复发。

【预防】 针对致病性自由生活阿米巴性角膜炎的危险因素,应采取相应预防措施,尤其应加强对隐形眼镜佩戴者镜片护理知识的教育,严格避免睡眠时佩戴隐形眼镜,严格避免用自来水或自备液体清洗镜片尤为重要。

(孙旭光 吕 岚)

主要参考文献

1. 贺燚,孙秉基,穆雅林. 角膜放线菌二例. 中华眼科杂志,2002,38:209.
2. 徐锦堂,孙秉基,方海洲. 眼表病的基础理论与临床. 天津:科技出版社,2002,409-428.
3. 谢立信,史伟云. 角膜病学. 北京:人民卫生出版社,2007.
4. 朱志忠. 实用眼表病学. 北京:科学技术术出版社,2004,267-272.
5. 刘祖国,陈家琪. 眼表疾病. 北京:人民卫生出版社,2003,369-375.
6. 美国眼科学会,中华医学会眼科学会编译. 眼科临床指南. 北京:人民卫生出版社,2006,332-344.
7. 阎洪禄,于秀敏. 病毒性眼病. 北京:人民卫生出版社,1994. 46-1706.

8. C.Stephen Foster，Dimitri T，Azar，Claes H. Dohlman，李莹，谢立信. 角膜理论基础与临床实践. 第四版. 天津：科技翻译出版公司，2007，341-394.

9. Tabbara F. Infection of the eye. Litte Brown，Boston/Toront. 1986.

10. Wilhelmus K R. Bacterial keratitis. Ocular Infection & Immunity（ed by peposeJS）. Mosby，St Louis. 1996，103-970.

11. O'Brien TP. Bacterial keratitis. Cornea（Vol.II）.（ed by krachmer J H et al），p1139-1187，Mosby，St Louis，1997.

12. Koidou-Tsiligianni A. Ulcerative keratitis associated with contact lens wear. Am J Ophthalmol，1989，108：64-67.

13. Dena D，Powers VC. Persistent Chlamydia trachomatis infections resist apoptotic stimuli Infect Immun，2001；69（4）：24，427.

14. Chang C. Epidemic Keratoconjunctivitis caused by a new genotype of adenovirus type（Ad8）-a chronological review of Ad8 in Southern Taiwan. Jpn J Ophthalmol 2001；45：160-166.

15. Schleiger F，Oconnor GR. Tuberculosis and syphilis. Arch Ophthalmol 1981，99：2206-2207.

16. Tamesis RR，Foster S. Oculor syphilis. Ophthalmology，1990，9710：1281

17. Courtright p，Johnson GF. Prevention of blinaness in Leprosy. England：Henry Ling Ltd. 1988.

18. Kenyon KR，Tseng SCG. Limbal autograft transplantation for ocular surface disorders. ophthalmology. 1989，96：709-723.

19. Thomas DD. Clinical Ophthalmology. New York：Harper & Row，1978.

20. Xie L，Dong X，Shi W. Treatment of fungal keratitis by penetrating keratoplasty. Br J Ophthalmol，2001，85：1070-1074.

21. Xie L，Zhong W，Shi W，et al. Spectrum of fungal keratitis in north China. Ophthalmology，2006，113：1943-1948.

22. Xie L，Zhai H，Shi W. Penetrating keratoplasty for corneal perforations in fungal keratitis. Cornea，2007，26：158-162.

23. Xie L，Hu J，Shi W. Treatment failure after lamellar kerato- plasty for fungal keratitis. Ophthalmology，2008，115：33-36.

24. Das S，Samant M，Garg P，et al. Role of confocal microscopy in deep fungal keratitis. Cornea，2009，28：11-13.

25. Shi W，Wang T，Xie L，et al. Risk factors，clinical features，and outcomes of recurrent fungal keratitis after corneal transplantation. Ophthalmology，2010，117：890-896.

26. Kaufman HE，Rayfield MA，Gebhardt BM. Herpes simplex viral infection. The cornea，2nd ed，1〔ed by kaufman HE et al〕Butterworth-Heinemann，Boston，1998，247-277.

27. Barron B A. Herpetic eye disease study. A Controlled trial of oral acyclovir for herpes simplex stromal keratitis. Ophthalmology 1994，101：1371-1882.

28. Uchio E，Takeuchi S，Itoh N. Clinical features of acute follicular conjunctivitis by herpes simplex virus type1. Br J Ophthalmol. 2000，84：968-972.

29. Dean D，Powers VC. Persistent Chlamydia trachomatis infections resist apoptotic stimuli. Infect Immun，2001，69：2442-2447.

30. Daibata M，Komatsu T，Taguchi H. Human herpesviruses in primary ocular lymphoma. Leuk Lymphoma，2000，37：361-365.

31. 内田幸男. 角膜ヘルペスの治療. 内田幸男编，角膜ヘルペスとその関連疾患，東京メデイカル葵出版，1992.

32. 橋裕一. 角膜ヘルペス. 新しい病型分類の提案. 眼科，1995，37；759-764.

33. 田幸男，原二 郎，中川裕子. 病毒性角膜炎，眼科学大系（2）（増田寛次郎他编），中山书店，1999，183-202.

34. 秦野寛. 细菌性角膜炎. 増田寛治郎. 眼科学体系（2）. 東京：中山書店，1999.

35. 東堤 稔. 眼感染症起炎菌—最近の動向. あたりしい眼科，2000，17：181-190.

36. 宇野敏彦. 抗菌薬の新しい展開. あたらしい眼科，2000；17：207-211.

37. 松光本希. 细菌性角膜炎. 眼科诊疗プラクティス21. 眼感染症治疗战略（大桥裕一编），文光堂，1996，124-135.

38. 井上慎三，冲坂重邦. 眼科，ハンセニ病（大谷藤郎编）东海大学出版社，1997，251-264.

第五章
其他类型的角膜病变

第一节　神经源性角膜炎

神经源性角膜炎是由多种原因引起角膜感觉减退或丧失后造成的角膜上皮细胞层的退行性病变。由于角膜上皮细胞的更新机制受到阻碍，可出现持续性的角膜上皮缺损，角膜溃疡甚至角膜穿孔。

【病因】　正常的角膜神经支配对于维持角膜上皮层的完整性及角膜的正常生理功能是至关重要的。角膜上皮细胞的代谢和有丝分裂速率在一定程度上依靠三叉神经的正常支配，正常的泪液分泌也需要健全的神经支配和神经反射。

角膜、结膜和眼附属器的感觉神经支配来自于第V对脑神经——三叉神经。三叉神经起自半月神经节，又分为眼支、上颌支和下颌支。三叉神经的眼支再分为三支，即泪腺神经、额神经和鼻睫状神经，经眶上裂进入眼眶。泪腺神经支配泪腺，额神经通过眶上神经和滑车上神经支配上部的结膜、上眼睑和前额。鼻睫状神经进入总腱环，它其中的一个分支——睫状长神经作为感觉神经分布于睫状体、虹膜和角膜。这种感觉的神经分布作为两个反射弧的传入支分别操纵着泪液的反射性分泌（经过第Ⅶ对脑神经的副交感神经支）和眼睑的瞬目和关闭（经过第Ⅶ对脑神经的运动支），这种协调反射弧参与了眼表防御的基础神经解剖学完整性的建立。

三叉神经眼支的病变可造成角膜感觉的传入神经异常或中断，其特征是角膜感觉减退或消失，角膜上皮更新受阻，从而出现一系列角膜的病变，统称为神经源性角膜炎。

正常的神经支配对于角膜上皮的新陈代谢是非常重要的。Wright的实验表明，角膜去神经支配后，角膜上皮细胞的有丝分裂减少了20%，其机制是由于调节上皮细胞增生的神经介质乙酰胆碱在细胞内的水平降低所致。同时，由于感觉性去神经支配，角膜内具有刺激角膜上皮细胞生长作用的神经肽P物质也减少。

三叉神经的功能对于维持角膜上皮基底膜在前弹力层上的附着也有重要作用。有实验表明，三叉神经可影响角膜上皮细胞Ⅶ型胶质的合成。上皮基底膜在前弹力层上的附着依靠锚样纤维状结构，这种结构是由Ⅶ型胶质构成的。

多种原因可造成神经源性角膜炎，常见的病因有：

1. 角膜的局部病变　如带状疱疹病毒感染、单纯疱疹病毒感染、角膜的化学性烧伤等。带状疱疹病毒的眼部感染最易引起角膜的感觉减退或丧失，至少25%以上的患者遗留有永久性的角膜感觉丧失。

2. 三叉神经麻痹　下列原因可造成三叉神经麻痹，如肿瘤（听神经瘤、动脉瘤、脑脊膜病、神经纤维瘤病）、颅内手术、头部外伤、先天性疾病（如家族性自主神经功能异常症、家族性角膜感觉迟钝等）。

3. 全身性疾病　如糖尿病、维生素A缺乏、麻风病、二氧化碳中毒、硫化氢中毒等。

4. 医源性因素　长期局部滴用抗青光眼药（噻吗洛尔、倍他洛尔）、磺胺类药、双氯酚酸钠等。值得重视的是，三叉神经的射频消融术所导致的神经源性角膜炎和严重角膜溃疡近年来时有发生。

5. 其他　如角膜变性、Adie's综合征等或长期戴用角膜接触镜。

以上多种原因可引起神经源性角膜炎，确切的病理生理学机制尚不清楚，但推测不外乎两个方面，其一是引起眼表干燥，再者为神经营养性的丧失。

研究表明，神经源性角膜炎患者的泪液分泌量明显减少。当眼局部使用表面麻醉剂使眼表麻醉后，泪液分泌量可减少60%～75%。角膜去神经支配后，伴随着泪液分泌的减少，泪液的渗透压明显升高，结膜的杯状细胞密度减少，角膜上皮细胞的糖原减少，角膜上皮细胞的通透性增加，泪液中黏蛋白的含量发生变化，角膜上皮细胞的形态学改变类似于角结膜干燥症。研究也表明，当双侧角膜感觉缺失时，瞬目的频率明显减少，可使角膜表面角化。

【临床表现】　角膜感觉减退或消失是诊断神经源

性角膜炎的必备条件。在病史的询问中应仔细全面，以便寻找出致病原因。应注意局部用药史、角膜手术史、头颅外伤及头面部手术史、糖尿病史、疱疹病毒感染等，检查中应注意眼睑情况、瞬目频率、瞳孔及脑神经、泪液分泌量等。

神经源性角膜炎的最早期表现是角膜缘周的充血和水肿，随后出现角膜上皮的水肿，由于上皮细胞死亡脱落出现点状上皮缺损，以睑裂部位最常见。点状上皮缺损逐渐融合，形成大面积的角膜上皮缺失和溃疡，溃疡常位于角膜中央或下半部，多呈横向的椭圆形，溃疡边缘的上皮光滑略隆起，溃疡周边无明显基质浸润，其溃疡具有相对的特征性，不同于感染性的溃疡等，被称之为"营养性溃疡"，又称为"惰性溃疡"。当继发感染或局部使用肾上腺皮质激素等不适当的治疗时，可出现基质溶解，溃疡进展，严重的可造成角膜穿孔。

当上皮缺损持续存在时，可出现无菌性的前房积脓，并可伴有后弹力层皱褶。

【治疗】 神经源性角膜炎的治疗应针对保持角膜的完整性，治疗方法依疾病的严重程度而有所不同。

1. 药物治疗

(1) 人工泪液：角膜感觉缺失后泪液分泌量减少，泪液渗透压改变可引起上皮的一系列病变类似于角结膜干燥症，因此人工泪液的局部应用显得格外重要，人工泪液的足量使用也是促进神经麻痹性角膜溃疡愈合的基本条件。

(2) 神经生长因子：Lambiase 等的研究表明，局部滴用神经生长因子后可有效愈合角膜溃疡，部分患者的角膜感觉亦得到改善。

(3) 自家血清点眼：研究表明，对持续性溃疡者自家血清点眼可有助于溃疡愈合。

(4) 胶原酶抑制剂：当出现角膜基质溶解时，可使用胶原酶抑制剂，如乙酰半胱氨酸、四环素等。

(5) 睫状肌麻痹剂：存在前房积脓时可使用睫状肌麻痹剂。

(6) 抗生素：感觉丧失的角膜更易遭受感染。因此，为预防继发性感染可局部使用抗生素药物，但使用频率不宜太多。

2. 手术治疗

(1) 睑缘缝合术：通常进行睑缘的部分缝合，即仅缝合颞侧睑缘或中央 1/3 部分的睑缘。睑缘缝合可有效地关闭眼睑，阻止眼表泪液的蒸发，降低继发感染的机会，促进溃疡的愈合，同时部分睑缘缝合并不影响局部用药和对眼表情况的观察，因此，睑缘缝合术是神经源性角膜炎对症治疗的一个有效的手段。

(2) 结膜瓣遮盖术：对于持续性上皮缺损、无菌性溃疡长期存在的患者，可实行结膜瓣遮盖术。Lugo 等对 7 位神经源性角膜炎的患者进行了结膜瓣遮盖术，这几位患者先后经过了多种治疗，包括局部人工泪液、软性接触镜、睑缘缝合等，但均归于失败。在接受结膜瓣遮盖术后，所有患者的角膜溃疡均获得愈合。

(3) 羊膜移植术：羊膜移植术近年来被用于治疗神经源性角膜溃疡，获得了确切的疗效。该手术因不破坏患者的结膜，在促进溃疡愈合的同时，羊膜还具备有减轻眼表炎症的作用，因此明显优于结膜瓣遮盖术。Chen 等使用羊膜移植术治疗了严重的神经源性角膜炎患者 15 人 16 眼，在 16.6 天（平均 10 天）有 12 眼（占 76.4%）的角膜溃疡得到愈合。

(4) 穿透性角膜移植术：神经源性角膜炎由于眼表干燥等常导致眼表的慢性炎症和角膜血管化，这些因素都增加了角膜移植排斥反应的发生几率。因此，穿透性角膜移植术并不适宜于这类患者。但如果溃疡进展导致角膜穿孔时，则必须采取角膜移植术。围手术期足量使用人工泪液，术后必要时的睑缘缝合术对减少角膜移植术后的并发症十分必要。对于疱疹病毒感染导致的神经源性角膜溃疡患者，术后还要考虑抗病毒药物的治疗。

（王丽娅）

第二节　暴露性角膜炎

暴露性角膜炎（exposure keratitis）是指角膜失去眼睑保护而暴露在空气中，引起干燥、上皮脱落进而形成无菌性角膜基质溃疡。角膜暴露的常见原因：眼睑缺损、眼球突出、睑外翻、手术源性上睑滞留或闭合不全。此外面神经麻痹、深麻醉或昏迷也可导致此病的发生。

【临床表现】 病变多位于中下 1/3 的角膜。初期角膜、结膜上皮干燥、粗糙，暴露部位的结膜充血、肥厚，角膜上皮逐渐由点状糜烂融合成大片的上皮缺损，在此基础上角膜形成溃疡，多累及浅层角膜基质，边界较清晰，溃疡面较洁净，若致病因素未能及时解除，角膜溃疡可向深层基质发展，甚至导致角膜穿孔。继发感染时则出现化脓性角膜溃疡症状及体征。

【治疗】 治疗目的是祛除暴露因素，保护和维持角膜的湿润状态，促进角膜溃疡的修复。具体措施有：上睑下垂矫正术所造成的严重眼睑闭合不全，应立即手术处理恢复闭睑功能。根据角膜暴露原因作眼睑缺损修补术、眼睑植皮术等，如尚未达到手术时机，可佩戴湿房镜或形成人工湿房保护角膜。反复发生或持续时间较长有穿孔风险患者可考虑睑缘缝合或睑裂缩窄。针对已经形成的角膜溃疡，可白天使用人工泪液、生长因子等促进角膜溃疡的修复，抗生素滴眼液预防感染，夜间使用眼膏封闭睑裂，减少角结膜暴露。严重者可考虑羊膜手术或佩戴治疗性角膜接触镜。角膜溃疡愈合后形成的瘢痕如对视力影响较大，在解除了角膜暴露的危险因素之后，可进行角膜移植手术恢复角膜的光学透明。

（陈家祺）

第三节　大泡性角膜病变

大泡性角膜病变（bullous keratitis）是角膜内皮细胞因遗传、机械、物理、化学、生物等各种原因引起的细胞数量下降，以至不能维持角膜正常的生理功能，出现角膜基质水肿、上皮下大泡、眼部刺痛及视力下降等，也称为角膜内皮细胞功能失代偿，临床上多伴有角膜炎症，因此也称为大泡状角膜炎。

【病因和发病机制】　以往的研究主要集中在角膜内皮细胞丢失和内皮细胞的病理变化，但近年的研究表明，大泡性角膜病变的患者不仅角膜内皮发生病变，同时在眼表、上皮层及基质层内均可发生组织化学和分子水平的变化。

1. 机械性损伤　常发生于内眼手术时，如白内障超声乳化摘除或联合抗青光眼手术时，因操作不当，导致角膜内皮细胞损伤；眼球的钝挫伤、震荡伤，在眼内形成冲击波或直接挤压内皮细胞，造成角膜内皮细胞的损伤。

2. 眼部疾病　长期高眼压导致角膜内皮细胞功能失代偿，如青光眼绝对期，除持续高眼压外，往往伴有角膜大泡；虹膜植入性囊肿，随着囊肿的增大，囊肿直接压迫角膜内皮细胞，造成局限性内皮细胞功能失代偿；单疱病毒性角膜炎（内皮型），未及时控制感染，造成内皮细胞大量破坏；慢性葡萄膜炎，因炎症及反复发作，内皮细胞功能下降和数量均明显减少。某些遗传或先天性疾病相关的眼病，如虹膜角膜内皮综合征、Fuchs 角膜内皮细胞营养不良、先天性角膜内皮细胞营养不良等。

3. 化学因素　眼部化学伤，如酸、碱灼伤，前房内注射或结膜囊滴用对角膜内皮细胞有毒性的药物或液体，可造成角膜内皮细胞的损伤。

【临床表现】

1. 患者早期自诉晨间视物模糊，眼部有异物感，到下午视力明显提高，眼部症状消失，这是因为夜间睡眠时，眼睑闭合，角膜上皮面的水分蒸发减少，内皮

细胞功能已处于失代偿的临界状态，内皮细胞没有足够储备能力把滞留在角膜基质内的液体泵出，致角膜基质水肿，随着睁眼时间延长，基质的液体因蒸发而减少，角膜水肿消失，故视力恢复正常。如患者出现晨间视力下降，而下午视力正常，是早期诊断大泡性角膜病变的一个重要提示。

2. 随着角膜内皮细胞数量的进一步减少，患者可出现持续性视力下降，晚期因角膜大泡，患者异物感加剧、疼痛，当大泡破裂，角膜上皮下神经丛裸露，患者瞬目时出现剧烈疼痛，如继发眼部感染，极易出现角膜溃疡。

3. 裂隙灯显微镜检查，可见角膜上皮下水泡或基质水肿，其程度取决于病程早晚。

4. 角膜 RT-OCT 检查，可见角膜基质水肿或者角膜瘢痕形成。

【诊断和鉴别诊断】

1. 根据相关病史。

2. 典型的临床症状和体征。

3. 角膜内皮显微镜检查，内皮细胞密度<500 个/mm² 或图像不清。

4. 角膜厚度测量时，可见角膜明显水肿增厚，中央厚度>620μm。

5. 临床共聚焦显微镜检查，内皮细胞密度很低或图像不清，病程在 6 个月以上者，角膜基质瘢痕开始形成。

【治疗】　目前没有一种药物对大泡性角膜病变能起到真正的治疗作用。

1. 早期可使用高渗葡萄糖溶液滴眼，可暂时减轻角膜水肿，延缓大泡破裂时间。

2. 软性角膜接触镜可减少角膜大泡与眼睑的摩擦，以缓解疼痛症状，长期佩戴有感染的风险。

3. 早期在 6 个月以内，角膜内皮移植术有良好的效果，最近研究表明，大泡性角膜病变病程大于一年，角膜深基质层瘢痕和新生血管显著，因此推断这类患者可能不适宜做角膜内皮移植手术，病程在半年至一年的大泡性角膜病变的患者，有中等程度的基质瘢痕形成，内皮移植的疗效对增加视力可能不乐观，因此，大泡性角膜病变病程少于半年可能是选择内皮移植治疗的较好时机。

4. 晚期可选择穿透角膜移植术，不仅可以消除症状，而且可以增加视力；治疗性手术不能增加视力，只能缓解部分患者的症状，如板层角膜移植术、角膜层间生物膜植入术等。

（谢立信）

主要参考文献

1. 谢立信,史伟云. 角膜病学. 北京:人民卫生出版社,2007. 390-393.

2. Muller LJ, Marfurt CF, Kruse F, Tervo TM. Corneal nerves: structure, contents and function. Exp Eye Res 2003, 76: 521-542.

3. Lambiase A, Sacchetti M, Bonini S. Nerve growth factor therapy for corneal disease. Curr Opin Ophthalmol 2012, 23: 296-302.

4. Bonini1 S, Rama P, Olzi D, Lambiase A. Neurotrophic keratitis. Eye 2003, 17: 989-995.

5. Jeng BH, Dupps WJ. Autologous serum 50% eyedrops in the treatment of persistent corneal epithelial defects. Cornea 2009, 28: 1104-1108.

6. Nagano T, Nakamura M, Nakata K, et al. Effects of substance P and IGF-1 in corneal epithelial barrier function and wound healing in a rat model of neurotrophic keratopathy. Invest Ophthalmol Vis Sci 2003, 44: 3810-3815.

7. Gilbard JP, Rossi SR. Tear film and ocular surface changes in a rabbit model of neurotrophic keratitis. Ophthalmology 1990, 97: 308-312.

8. Khokhar S, Natung T, Sony P, Sharma N, Agarwal N, Vajpayee RB. Amniotic membrane transplantation in refractory neurotrophic corneal ulcers: a randomized, controlled clinical trial. Cornea. 2005, 24: 654-660.

9. Chen HJ, Pires RTF, Tseng SCG. Amniotic membrane transplantation for severe neurotrophic corneal ulcers. Br J Ophthalmol 2000, 84: 826-833.

10. Lambiase A, Rama P, Bonini S, et al. Topical treatment with nerve growth factor for corneal neurotrophic ulcers. N Engl J Med 1998, 338: 1174-1180.

11. Bonini S, Lambiase A, Rama P, Caprioglio G, Aloe L. Topical treatment with nerve growth factor for neurotrophic keratitis. Ophthalmology 2000, 107: 1347-1352.

12. Lugo M, Arentsen JJ. Treatment of neurotrophic ulcers with conjunctival flaps. Am J Ophthalmol 1987, 103: 711-712.

13. Foster CS, Azar DT, Dohlman CH. The Cornea. Lippincott Williams Wilkins. The Fourth Edition. 2005.

14. Kaufman HE. The Cornea . 2th ed. Boston. Butterworth-Heinemann. 1998.

15. Krachmer JH. Cornea and External Disease: Clinical Diagnosis and Management. London. Mosby. 1997.

16. Ting Liu, Yuanyuan Xu, Dapeng Sun, Lixin Xie. Histological Evaluation of Corneal Scar Formation in Pseudophakic Bullous Keratopathy. PLoS One. 2012; 7(6): e39201.

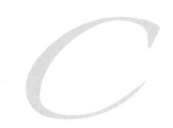

第六章
角膜变性与营养不良

第一节 角膜变性

角膜变性（corneal degeneration）是一种较常见的角膜病，以往常将其与角膜营养不良（corneal dystrophy）混为一起，其实在临床上是两种性质不同的角膜病。前者是继发于炎症、外伤、代谢或老年性退化等一系列复杂的病理变化而造成的，而病因又不十分清楚的角膜病变，多为后天获得性疾病，无家族遗传性。单眼或双眼均可发病，有时可伴有角膜新生血管。而角膜营养不良是一系列与家族遗传有关的原发性角膜病变，一般不伴有其他眼部或全身性疾病。目前认为是基因异常致角膜各层组织中的某种细胞受到进行性损害。其发病年龄较早，大多数在20岁以前，病情进展缓慢。其大多数为双眼对称性，好发于角膜中央，少有炎症现象和发生新生血管。

有些角膜变性的临床意义多数不甚重要，如角膜老年环，是正常的老年变化过程，因而在临床上常被疏忽。角膜变性在临床上相当常见，据Sugar（1988年）报告，在门诊100例眼前节病患者中，有296种次角膜变性，平均每人患近3种角膜变性，最高者可同时兼患7种。其中最常见者为角膜老年环（67.0%），其次为角膜上皮铁质沉着（57%）。角膜变性虽多种多样，对视力无大影响，故一般无须治疗，严重视力障碍者方可考虑手术。

角膜变性的确切病因大多数不甚了解，故无法行病因分类，目前多数学者按其形态特征或病变处于角膜的解剖层次由浅至深进行分类或叙述。

一、继发于慢性眼病或全身性疾病类

（一）带状角膜病变

带状角膜病变（band keratopathy），又称为钙沉着性角膜病变（calcific band keratopathy），通常为钙盐沉积在角膜上皮下及前弹力层造成的病变，由Dixon于1848年最先报告。

【病因】　带状角膜病变常发生于眼部慢性疾病（通常为慢性炎症），如慢性葡萄膜炎，尤其多见为儿童的慢性葡萄膜炎、角膜基质炎、反复发作的浅层角膜炎、青光眼及眼球萎缩等，尤其伴有青年性类风湿关节炎的葡萄膜炎患者。有钙、磷代谢紊乱的全身性疾病，如甲状旁腺功能亢进使血钙增高，慢性肾功能衰竭等可引起血清钙、磷代谢障碍使钙盐沉着于角膜，易引起本病。此外，遗传性因素（如原发遗传性带状角膜病变）等也可发生此病。钙盐于碱性环境中更易沉着，对干眼症或暴露性角膜炎患者，其泪液中二氧化碳减少趋于碱性，若出现带状角膜病变，其病情进展比一般患者迅速。有报告在视网膜脱离复位及玻璃体手术注入眼内硅油后（silicon oil）可引起本病，可能由房水循环障碍所致。

【临床表现】　本病可发生于各种年龄，多为单眼，亦可双眼发病。病变缓慢发展，可长达10年以上。初期的角膜混浊极轻微，肉眼不易发现。混浊明显时可见其位于睑裂部暴露区角膜，相当于前弹力膜水平，分别在鼻、颞侧近周边处，陆续出现钙质性灰白色或白色混浊斑，混浊区与角膜缘之间有一条1mm的狭窄透明带将其隔开。混浊区的中央侧较模糊，可向中央缓慢地扩展。经多年变化后两端混浊才能相接，融合成3～5mm宽的带状病变。裂隙灯检查可见混浊钙斑内有透明小孔，是三叉神经穿过前弹力膜的通道。混浊区由上皮下、前弹力膜及基质浅层的沉着物所构成。混浊斑可逐渐致密、增厚，使其上方的上皮隆起，粗糙不平，甚至发生上皮糜烂，乃引起畏光、流泪及眼磨痛等刺激症状。如为尿酸盐沉积常为棕灰色。晚期患者的视力可明显减退。视力下降的程度除角膜病变的范围及位置外，往往与葡萄膜炎和并发性白内障有关（彩图4-43，见书末彩插）。

【病理】　早期在前弹力膜周边部有局灶性嗜碱性点状钙质沉着，上皮细胞基底膜亦呈嗜碱性着色。随病情向中央发展，前弹力膜进一步钙化并出现断裂，浅基质亦可有类似改变。而代之以无血管的纤维组

织，透明质样物进入。前弹力膜钙质沉着及钙化断片可伸入上皮细胞层使之变成厚度不均，且常有上皮下纤维增生的组织。电镜下前弹力膜内有大小不一的高电子密度的钙化小球及斑点。

【治疗】　轻症患者无须治疗。当发生上皮糜烂引起刺激症状时，可佩戴软性角膜接触镜。传统对病变较严重影响视力及美容时的治疗方法，为应用 0.37%依地酸二钠（乙二胺四乙酸二钠，EDTA-Na$_2$）点眼，每日 4～6 次。亦可在表面麻醉下先刮除角膜上皮，再在病变处敷以浸有 EDTA-Na$_2$（0.01～0.05M）的纤维海绵片，数分钟后再刮除钙质，可重复多次直至刮净钙质为止，这种方法目前已很少在临床应用。

目前在临床上对带状混浊范围较大的患者常应用羊膜覆盖术，方法是在表面麻醉下，刮去变性区角膜上皮及前弹力层，角膜创面行羊膜覆盖术，此方法不仅修复快，且不留瘢痕，但原发病未治愈，术后仍可能复发。有些病例可重复上述治疗。另外用准分子激光切削病变区（PTK）也可取得较满意的疗效。对混浊严重、范围大的患者，以往行光学性虹膜切除，目前也已很少应用，而行板层角膜移植术，可达到增加视力和美容的效果。对眼球萎缩无光感者，为美容或解除痛苦可作眼球摘除。对继发于全身病者，还必须重视治疗原发病，以减少复发。

（二）Salzmann 结节状角膜变性

是 Salzmann 于 1925 年最先报告，当时误认为是角膜营养不良，后被多数学者否定，认为是一种继发性角膜变性。本病是发生于角膜表层之结节性病变。此病国外报告较多，国内报告极少。

【病因】　Salzmann 结节状变性确切病因不明，从其缓慢发展的过程来看，似与先前眼部的炎症有关。很多患者有慢性或陈旧性角膜炎、泡性眼炎的病史，其他一些人则在患沙眼、春季角结膜炎、麻疹、干燥性角结膜炎、暴露性角膜病变、角膜基质炎、Thygeson 浅层点状角膜炎和其他类型的慢性角膜炎后发病。但也有一些患者并无眼部慢性病史。在这些角膜病变消退后逐渐形成一种类似"瘢痕疙瘩"的增殖性病变，认为是纤维过度增殖的结果，代表一种非特异性反应过程。

【临床表现】　本病可单眼或双眼发病，但以双眼居多。有关单眼发病或双眼发病的频率则文献报道不一：有称 80% 双眼患病，但 Katz 早年的报道认为 80% 单眼患病。发病年龄从青少年到老年都有，以中年或老年多见，不过老年人更多见。在其多年患角膜慢性炎症且病变减轻或消失之后，可连续出现多个散在隆起的灰白色或灰蓝色纤维性小结。这些小结往往在角膜中央或旁中央呈弓形或环形排列，位于角膜原有瘢

痕附近或角膜血管翳的末端。裂隙灯检查可见这些结节位于上皮下。其本身无新生血管，但其下的基质层可以因原有的慢性炎症存在深层新生血管。结节的基底可有角膜上皮铁质线沉着。该结节可由小变大，由少变多，由低隆起变高隆起（彩图 4-44，见书末彩插）。结节数目可能随病程延长而增多，但无自动消失趋向。患者一般无症状，除非结节位于瞳孔区，否则对视力影响不大。

多数患者无症状，偶有因角膜上皮糜烂而出现眼部充血、畏光流泪等刺激症状，少数患者会因结节区高出角膜面而有异物感。

【病理】　上皮细胞层厚薄不一，排列不甚规则，其大多数呈萎缩状。上皮细胞基底膜可明显增殖和增厚。有的部位出现不规则棘细胞增生。前弹力膜被破坏，并与基质浅层为血管纤维组织所取代。此结节由透明样变的胶原纤维组成，呈梭形微隆起。附近组织有慢性或陈旧性炎症表现，伴有瘢痕及新生血管。电镜下见结节内含有过度分泌的基底膜样物质、透明样变性胶原及细胞残渣，还可见电子致密的玻璃样沉淀物及少许纤维细胞。

【治疗】　一般情况下因无症状及视力受损无须治疗。若视力严重下降可作单纯结节切除；如位于瞳孔区引起视力下降者，可予浅层角膜切除联合羊膜移植术提高视力。亦可行准分子激光行角膜浅层切割术。若病变波及角膜中央可考虑施行深板层角膜移植术。文献报告穿透性角膜移植后 10 年仍有移植片原发病复发。

（三）脂质性角膜病变（继发性）

又称为角膜脂肪变性（lipid corneal degeneration）是一种角膜内脂质沉着症。

【病因】　角膜脂肪变性的发病原因不明，本病常发生于继发性陈旧眼部外伤、角膜溃疡、烧伤、炎症和角膜外伤后或慢性角膜基质炎时，尤其是单疱病毒性角膜基质炎或带状疱疹病毒性角膜基质炎者更为多见。角膜深层常有新生血管。当患者全身性脂质代谢紊乱血脂过高时，脂质可从角膜基质层内的纤维血管中溢出，而沉着于角膜内。

【临床表现】　常见的继发性患者为单眼发病，表现为角膜基质内形态各异的黄色脂质样沉着、混浊，伴有大量角膜新生血管。随病情发展可发生全角膜黄白色混浊。在患有慢性角膜基质炎的角膜，位于已形成很久的新生血管四周，出现圆形盘状、黄白色的致密脂质浸润块（彩图 4-45，见书末彩插）。该浸润块位于基质层内，有时具有扇形羽毛状边缘，有时含点状胆固醇结晶。在血管退缩或消失后，此脂质浸润块可

逐渐变小或完全被吸收。

【病理】 用冰冻切片并以苏丹Ⅲ染色可见脂质浸润块含有胆固醇、中性脂肪、磷脂和糖蛋白等。角膜基质脂肪变性区用刚果红染色，可见基质层内聚积许多大小不一但密度一致的球形或椭圆形红色的变性物质，而用 Van Gieson 染色可见变性区为黄色的脂肪球样改变。

【治疗】 本病无特殊疗法。局部滴用肾上腺皮质激素，可减轻炎症反应及消除水肿，并可抑制角膜新生血管的形成和进展，甚至可使血管退缩，以利于脂质消退。病变浓密且位于角膜中央严重影响视力者可施行板层或穿透性角膜移植术。

二、环境诱发的角膜变性类

类角质性角膜变性（keratinoid corneal degeneration），亦称为气候性小滴状角膜病变（climatic droplet keratopathy）。本病好发于日照时间较长的地区，据报道我国内蒙古地区的农、牧民发病率较高。

【病因】 气候性小滴状角膜变性确切病因不明，某些因素如日光辐射、低湿度、风沙和灰尘引起的微创伤、温度极端变化，以及原先存在的角膜炎症等与本病的进展有关。根据美国南部的调查，43% 的患者年逾 50 岁，多与暴露于日光紫外线有关。本病多见于户外工作的中年男性，为获得性角膜退行性疾病。病变主要位于睑裂部角膜缘附近的结膜和角膜上皮下。认为太阳光的紫外线会激活氧自由基，使暴露于外界的角膜、结膜的浅层细胞膜与其相互作用，产生脂质过氧化物，干扰了正常角膜、结膜组织的代谢，使细胞受到损伤，导致其发生退行性变。因此多数人认为光毒性化学作用是本病的主要致病原因。另外本病尚与恶劣的气候因素有关，如低温和低湿度以及经常性风沙刺激引起角膜外伤等。

【临床表现】 本病在青年时期开始，多为双眼发病，早期出现在睑裂部角膜及附近的结膜，即在鼻、颞侧角膜周边部出现成簇的细小黄棕色小油滴状透明质样物。在裂隙灯下可见此油状堆积物位于上皮下。亦可位于前弹力膜和基质浅层，可自发荧光，用钴蓝光检查尤为清楚。经过 5～10 年，灰黄色油滴状沉积物向角膜中央扩展，侵及瞳孔区，形成非钙质性带状角膜病变，导致视力明显减退。亦可向基质浅层发展，使组织混浊变厚。此病可同时伴有睑裂斑。患病 10 年以上者，这些油滴状物融合成片，呈大片黄色或灰白色结节状隆起，高出正常角膜上皮面（彩图 4-46，见书末彩插），视力可降到 0.1 以下。其一般无自觉症状，晚期侵犯瞳孔区时可有视力减退。

Freedman 及 Johnson 把本病分为 3 级：①Ⅰ级病变仅限于睑裂部鼻、颞侧角膜周边部，视力正常；②Ⅱ级病变向角膜中央发展，视力降至 0.1 左右；③Ⅲ级病变呈结节状增大，且互相融合，上皮隆起，视力在 0.1 以下。

【病理】 病变处角膜的上皮细胞层变薄，在光镜下可见前弹力膜与浅基质层有异常物质堆积，为嗜酸性无定形物。球滴是由细小的细胞外蛋白样物质组成，这些蛋白质的多少与弹性组织、纤维蛋白、淀粉样蛋白和免疫球蛋白有关。电镜下此变性物质为一种非胶原蛋白。细小球状颗粒散于细胞外，位于上皮后及前基质层，有时可达深基质层，此物质与睑裂斑所显示的结膜弹性纤维退变的病理改变相同。病变处基底细胞及基质浅层角膜细胞变性，变性颗粒随病变加重而增多甚至汇集成条纹状。细胞核固缩，细胞器消失，整个细胞电子密度增高。

【治疗】 一般情况下不影响视力时可无须治疗。对高寒、低湿度户外工作者，佩戴风镜，对高紫外线照射地区户外人员佩戴遮紫外光眼镜有助于预防本病发生及减轻病变发展。早期浅层病灶，可行角膜切除联合羊膜移植术提高视力；若病变较深并影响瞳孔区，致视力严重损害时，可施行板层或穿透性角膜移植术。

三、老年性退变类

（一）角膜环

角膜环（arcus corneae）发生频率与年龄密切相关。是角膜周边老年性退行性变及脂肪性变。临床上多见于老年人，据统计，60～69 岁人群中 80% 有此环，70～79 岁者占 90%，而 80 岁以上者几乎皆具此环。在 30 岁以下者亦可发病，称为"青年环"。

【病因】 过去认为高脂蛋白血症引起的脂质代谢紊乱是本病的原因，但近年来的研究报告表明老年环与高脂蛋白血症并非绝对平行。可见其病因较为复杂，角膜组织结构及代谢方面的老年变化可能是其发病的基础。角膜缘毛细血管的退行性变，血清溶脂能力降低，脂质代谢紊乱等因素，均为形成老年环的条件。

【临床表现】 为双眼对称发病，若出现单眼发病时，在未出现病变侧，可能有颈动脉阻塞性疾患。

该环为角膜周边出现宽 1.5～2.0mm 的灰白色混浊区，其形成是先下、上，而后内、外，最后联合成环形。其外界与角膜缘之间有一条狭窄透明带（0.3～1mm）相隔，内界则较模糊。裂隙灯下见混浊位于后弹力膜前的深基质层内。

【病理】 冰冻切片用苏丹Ⅲ染色时，可见角膜环是由油滴状脂质构成。光镜下显示前弹力膜、基质浅层有类脂颗粒沉着，但均局限于变性的区域内。对于变性时间较长者，类脂颗粒可向基质深层的纤维板层扩散，内皮层偶尔可见此类颗粒。脂质主要沉着于周边角膜，以前弹力膜为最多，其次为后弹力膜，而在基质板层间则相对较少。细胞内未见脂质。组织化学与免疫荧光法证明沉积于角膜环的脂质是低密度 β 脂蛋白。

【治疗】　因其无自觉症状，对视力不受影响，故无须治疗。

（二）Hassall-Henle 疣

是 Hassall 于 1846 年最先描述，1866 年 Henle 又对其作详细的补充叙述。后来遂将此病以其两人名字命名。此疣在老年人周边部角膜几乎均可见到，主要表现为局限于周边部后弹力膜的圆形赘疣状隆起。

【病因】　尚未完全了解。近年来有人经实验证实，动物角膜周边部内皮细胞的再生能力较中央部位强。因而推测角膜周边部内皮细胞因与房角小梁网相连，在睫状肌不断收缩松弛的作用下，可能被经常性刺激而具有一些再生能力，从而使后弹力膜出现结节状增厚隆起。

【临床表现】　在裂隙灯下许多正常成人角膜的周边部后弹力膜有散在的局灶性增殖赘疣，其向后突入前房，呈微小圆形拱顶状。随着年龄增长，赘疣逐渐增多变大，其往下压内皮细胞使其变扁、后突。如用角膜内皮显微镜检查，可在角膜周边部见到六角形镶嵌构形的内皮细胞层出现许多小圆形黑区。

【病理】　光镜下可见到后弹力膜周边部有局灶性增厚成疣状突起，其下的内皮细胞受压变扁，并伸出胞质突至疣内，使赘疣产生疣裂。电镜下赘疣是由一些直径 100μm 梭形纤丝组成。

【治疗】　本病无须特殊治疗。

四、组织缺失类

（一）Terrien 角膜边缘性变性

Terrien 角膜边缘性变性（Terrain's marginal corneal degeneration）是一种发生于角膜边缘进展较慢的非炎症性角膜变薄病变。亦称为角膜周边部沟状变性或扩张性角膜边缘营养不良。此病由 Terrien 于 1900 年最先报告。迄今国内外文献已有相当多的报告。

主要表现为慢性、单或双侧性角膜边缘部沟状变薄，角膜基质层萎缩，同时伴有角膜新生血管翳，晚期可形成局限性角膜葡萄肿，而最终致角膜穿孔为特征的慢性眼病。流行病学调查，男性发病率高于女性，中、老年较多，但也有在儿童时发病的报道，笔者遇到

最小年龄的患者仅 14 岁。因为发病缓慢，有时在长达 20 年后，才出现明显的视力降低，是一种严重危害视力的角膜病。

【病因】　目前对 Terrien 角膜边缘变性的病因仍不十分清楚，与以下因素有关：

1. 自身免疫性眼病　有些 Terrien 角膜边缘变性的患者伴有全身的结缔组织疾病，如类风湿关节炎、系统性红斑狼疮等，对病变的角膜组织学检查，可找出巨噬细胞、淋巴细胞等。局部应用肾上腺皮质激素眼药水时，可减轻部分的充血和浸润。但目前没有确切的证据证实本病与自身免疫相关。

2. 变性疾病　本病为双侧进行性，有些患者没有任何炎症过程，组织病理学检查，仅显示角膜板层胶原纤维变性，且有脂质沉着。

3. 炎症因素　Iwamoto 对本病的在电镜下存在不同的表现，建议分为二型，炎症型和非炎症型。炎症型以病灶区有淋巴、中性粒细胞浸润，纤维素样坏死，新生血管内有血栓形成。而非炎症型仅为角膜板层胶原变性样改变。

4. 其他　有研究本病与继发泪液成分的异常和某些金属量异常有关。

【临床表现】　Terrien 角膜边缘变性较多发生在上方角巩膜缘，但可以在任何部分的角巩缘发病，早期形似老年环，在周边出现细小点状基质层混浊，此混浊与角膜缘平行且与之存在一定间隔，有血管自角膜缘通过此间隔伸入混浊区。在血管翳末端有黄白色条状脂质沉着。基质内的点状或弓弧形混浊、浸润，进而出现沟状变薄，靠角膜中央一侧边缘陡峭成白线状，病变为环形发展，靠角巩缘一侧边缘较平坦。有的患者为边缘进行性基质变薄，并无沟状改变。角膜上皮通常保持完整。早期因缺少自觉症状，常被忽略。病变区可见大量新生血管伸入。新生血管上端附近有黄白色点状、片状、线状脂质沉着，脂质沉着区域为变性的进展部分。随着病情的逐渐发展可出现轻度刺激症状，如畏光、流泪及异物感等。随着病程进展、变薄的角膜不能抵抗正常眼压时，出现病变处角膜膨隆前凸，严重者只有一层变性的角膜上皮和后弹层（彩图 4-47，见书末彩插），当有外界压力及腹压增高时，膨隆处角膜可自行破裂、穿孔，虹膜嵌顿，据报道本病的自行穿孔率为 10% 左右。

通常 Terrien 角膜边缘变性的患者没有明显的自觉症状，只有出现角膜明显变薄、膨隆形成后，造成明显的角膜散光、视力下降且难以矫正时才来就诊。有些患者由于伴有表层巩膜炎、春季角结膜炎（角膜缘型）时，出现眼部炎症性症状而就诊。

随着病情发展，Francois 将其分为四期：

（1）浸润期：上方角膜周边部出现与角膜缘平行的 2～3mm 宽灰白色混浊带，伴有新生血管长入。周围的球结膜轻度充血扩张。

（2）变性期：病变渐波及基质层，组织发生变性而变薄，形成一条弧形血管性沟状凹陷带。浅层组织渐被溶解吸收，沟槽内有脂质沉着。

（3）膨隆期：病变区角膜继续变薄，出现单个或多个 1.5～3.0mm 或更宽的菲薄囊泡样膨隆区，呈小囊肿样外观。此时可有显著的逆规性散光。

（4）圆锥角膜期：在眼压作用下，因病变区组织张力显著下降，使角膜膨隆呈圆锥状，病变可波及中央或旁中央，呈现圆锥角膜样外观。此时当咳嗽或轻微外伤，有时甚至自发性发生菲薄处角膜破裂，致房水外流，虹膜脱出，继之发生粘连性角膜白斑。严重者有报告角膜破裂后发生虹膜、晶状体及玻璃体脱出。若不及时处理可毁坏眼球。

【诊断】　裂隙灯检查典型临床表现，并结合超声角膜测厚，角膜曲率及角膜地形图就可以诊断。目前，应用前段 OCT 对角膜边缘变性的检查有了更加直观的诊断图像，且对指导手术有重要价值。但 Terrien 角膜边缘变性需要与 Mooren 溃疡，Wegener 肉芽肿，角膜老年环，圆锥角膜等鉴别。

【治疗】　目前尚缺乏有效药物治疗。早期可用框架眼镜或硬性角膜接触镜（RGP）矫正散光。反复发作的炎症病变可考虑应用低浓度的肾上腺皮质激素治疗。应用板层角膜移植，可获较好的疗效。据作者经验，应尽早施行部分板层角膜移植，选用较厚包括少许巩膜的角膜移植片，作较病变范围稍大的移植，不但能降低角膜散光，提高视力，而且能较有效地控制病情发展，预防角膜穿孔发生。对于发生角膜穿孔的患者一般也不行穿透性角膜移植，可应用双板层角膜移植术。

（二）透明性边缘性角膜变性

透明性边缘性角膜变性（pellucid marginal corneal degeneration）是一种少见的病情进展缓慢的角膜变性病，病变可持续数十年。

【病因】　目前其病因尚不清楚。属于角膜基质变性引发的角膜扩张，有人认为是一种变异型圆锥角膜。虽然家族成员中可能有角膜中度到高度散光者，但本病无遗传倾向。可能与角膜缘毛细血管闭塞，导致局部缺血有关。

【临床表现】　透明边缘变性在西半球是一种罕见的角膜变性，偶有临床个案报道；但在日本和中国，它是一种不常见但也并不罕见的角膜病变。本病多发于

20～40 岁中青年，无性别差异。往往双眼同时发病。早期一般无症状，患者常因视力下降而就医。它在形态上与圆锥角膜的区别是，变薄扩张的部位局限于下方邻近角膜缘的周边部角膜，最常发生在 4 点到 8 点钟距离角膜缘 1～2mm 的部位。带状变薄区宽度 1～2mm，与角膜缘呈同心圆分布。由于上方和中央厚度正常，角膜扩张的部位总是局限在变薄区，使整个角膜的形状像一个"啤酒肚"（彩图 4-48，见书末彩插）。文献曾有发生在角膜上方的病例报道。不管发生部位是在常见的下方还是偶见于上方，它都具备自身的形态学特征：带状变薄区与角膜缘平行，病变区始终上皮化良好而无上皮缺损，也没有新生血管和脂质沉着，借此可与蚕食性角膜溃疡和 Terrien 边缘变性相鉴别。除非扩张变薄区因后弹力层穿破发生急性角膜水肿，瘢痕愈合以后可能遗留局部混浊和新生血管，否则变薄扩张区总是透明的。随着病变区基质变薄扩张，角膜散光日趋加剧，病变区角膜基质厚度进行性变薄达到正常厚度的 1/2～1/3，有时，轻微外伤可致局部后弹力层穿破引发急性角膜局部水肿。裸眼视力因日趋加剧的角膜不规则散光而每况愈下甚至低于 0.1。

【治疗】　早期无须特殊治疗，框架眼镜尚能改善视力，但因角膜不规则散光矫正视力不满意；当病情发展到轻度角膜扩张时，只能靠佩戴透气性硬接触镜部分矫正视力；发展到后期，变薄区局部板层移植可修复角膜厚度，纠正因角膜扩张引发的不规则散光。安全和理想的术式有超越角膜缘的新月形板层角膜移植术，植片覆盖范围必须超越变薄区 1mm 以上，植片大体范围在下方角膜呈新月形布局，周边抵达或超过角膜缘 1mm，两侧接近 3 点和 9 点，向心端接近瞳孔缘；如角膜变性的范围大，也可行全板层角膜移植术。

（三）Fuchs 小凹

【病因】　Fuchs 小凹（Fuchs' dimples/Dellen）是由于泪膜的脂质层局限性破裂后，未能及时修复，而发生角膜局部脱水和变薄。

【临床表现】　当邻近角膜缘有组织局限性隆起时，与该隆起邻近的角膜周边部会出现一个卵圆形（约 1.5mm×2mm）的小凹。该局限性隆起在临床上常见于抗青光眼术后滤过泡、斜视矫正的直肌手术后结膜反应性水肿、隆起的睑裂斑或翼状胬肉、浅层巩膜炎、球结膜肿物以及结膜下出血等。该小凹边界较清晰，荧光素可着色。其存在时间较短暂。主要因为角膜的泪膜在此小凹处中断、破裂，泪膜中的脂质层局部缺如，使其下面的水分蒸发增加，导致相应处角膜局限性脱水、变薄，乃出现此小凹。若小凹持续日久，则可能在角膜上形成瘢痕及新生血管。

【病理】　光镜下可见小凹处上皮细胞缺失。前弹力膜及基质浅层均变薄，胶原纤维板层排列较紧密。

【治疗】　针对病因进行治疗，应尽可能恢复泪膜完整性，恢复角膜水化，小凹可在 48 小时内消失。如果病因不能很快祛除，则应频频以人工泪液或消炎眼药水滴眼，以减少角膜继续脱水及发生继发感染。

五、异常物质沉着

（一）角膜上皮铁质线沉着

角膜上皮铁质线沉着（corneal epithelium iron deposition），由 Fleischer 于 1906 年最先描述。其报告圆锥角膜的锥底部的上皮细胞层内有一圈淡棕色环，现称为 Fleischer 环。当时其用普鲁士蓝染色证实为铁质。Hudson 与 Stahli 分别于 1911 年及 1918 年相继在正常角膜相当于睑裂处观察到一横条状铁质线（即 Hudson-Stahli 线）。Hanssen 与 Moncreiff 分别于 1923 年及 1932 年又报告角膜外伤后结痂的上皮层内亦可见铁质线。Stocker 于 1939 年报告围绕翼状胬肉头部的角膜上皮内可见铁质沉着（即 Stocker 线）。Gass 在 1964 年对 62 个角膜标本作组织学及组织化学检查时，发现所有标本的上皮细胞层内均有铁质沉着。Ferry 于 1968 年报告在较大滤过泡附近的角膜处亦出现上皮层内铁质线沉着（即 Ferry 线）。近 20 年来对角膜上皮铁质线的观察更加细致，如 Reinach 等于 1981 年观察到在 Salzmann 结节状角膜变性的结节四周亦可见到铁质线。Forstot 与 Mammis 分别于 1981 年及 1983 年相继报告在穿透性角膜移植术后，于缝线靠中央侧有上皮铁质线沉着。1992 年我国北京友谊医院及深圳市人民医院报告放射状角膜切开术治疗近视的术后并发症中，亦有一定比例的上皮铁质线沉着。可见诸学者报告中，铁质线沉着于角膜的部位、形态及出现频度均与角膜的局部形态有关。

【病因】　Barraquer-Somers 等人研究认为角膜表面弯曲度不规则时，可使泪液分布和流动受影响，会促使泪液中铁含量较正常增高。使铁质沉着于角膜表面较低的"泪池"中。因不同角膜病变的表面，"泪池"形态不同，便形成形态各异的上皮铁质线沉着。此外任何因素损伤角膜上皮细胞时，细胞中的细胞色素酶被破坏，泪液中铁含量亦会增高。还有在眼睑频繁闭合瞬目时，亦有助于铁质线沉着。

【临床表现】　该铁质线若不在瞳孔区则对视力影响不大。应在裂隙灯下采用后照明法，或以瞳孔及虹膜为暗背景才能观察到该铁质线。下面介绍几种不同铁质线沉着的形态。

1. Fleischer 环在圆锥角膜锥底部的上皮层内，有一环形淡棕色铁质沉着线（彩图 4-49，见书末彩插）。

2. Hudson-Stahli 线在角膜上 2/3 与下 1/3 交界处（相当于眼睑闭合处）的上皮层内，可见一条大致为水平走向的细条状棕色铁质沉着。

3. 在角膜瘢痕处，常出现分布不规则的上皮铁质线，呈淡棕色，不连续。

4. Stocker 线在翼状胬肉头部附着的角膜上，可见一淡棕色竖条，围绕头部，沉着于其前端的上皮内。

5. Ferry 线在抗青光眼术后大滤过泡下方邻近的角膜上皮内有一横行、淡黄色铁质线沉着。

6. Salzmann 结节周围隆起的结节基底部有淡黄棕色、分支状细线条围绕。

7. 角膜移植缝线内侧穿透性角膜移植术后缝线未拆除时，在近缝线的中央侧，有分支状淡棕色细条铁质线，沉着于移植片上。

8. 角膜屈光手术后隆起的角膜周边部邻近切口的上皮内有黄棕色、细条状铁质沉着，该铁质线略呈环形。

9. 放射状角膜切开术后在角膜前表面已变扁平的光学区及各切口之间相对较低处，有淡黄色混浊点排列成星状沉着于上皮内。沉着物于中央部较致密，伸向各切口之间者，其范围并不相同。

【病理】　经染色可清楚见到铁质沉着部位在上皮细胞层，且主要在基底细胞的胞质内。前弹力膜及基质层均未见铁质沉着。

【治疗】　铁质线沉着不影响视力时可无须特殊处理。改善角膜表面弯曲度，避免角膜表面产生局部低凹处，有利于该上皮铁质线消退。

（二）Kayser-Fleischer 铜环

Kayser-Fleischer 环是 Kayser 于 1902 年最先报告，Fleischer 于 1903 年加以补充描述，故称为 Kayser-Fleischer 环，简称 K-F 环。这是一种特征性诊断疾病的体征。主要见于 Wilson 病（肝 - 豆状核变性）及其他肝病引起的铜代谢障碍患者。

【病因】　当发生铜代谢障碍时，血清中铜含量减少。组织中能与铜结合并起运载作用的一种含硫蛋白质反而增加与铜的亲和力，使铜在组织中聚积增多。实验证明角膜组织中近角膜缘的硫含量较丰富，而中央部则几乎无含硫物质，因此周边部铜的聚积较多。

【临床表现】　为双眼发病，但缺少眼部症状，视力一般不减退。必须在裂隙灯下才能发现在角膜周边部相当于后弹力膜水平有一圈约 1～3mm 宽的金黄色或黄绿色的铜粒沉着环。环的形成先从上半部开始，继而下半部，最后上下两半部融合为一。环的上下方较鼻侧和颞侧为宽，边缘的色泽较深，越向中央色越淡。与角膜缘之间有一透明带隔开。早期用前房角镜检查有助于发现此环，因为铜在后弹力膜的沉积是从其止端开始。该环一般呈金黄色，但采用不同照明法时，在光的散射与反射作用下可使环呈红、蓝色，或外侧呈红宝石色，内侧为蓝绿色。在全身性疾病好转时，此环可逐渐消退。

Wilson病是一种常染色体隐性遗传病，常发生于青少年，是由肝脏产生的血浆铜蓝蛋白减少所致。铜先沉积在肝脏内，继而在肾脏，最后在脑内。故全身表现为：①神经系统：最先出现肌肉强直性震颤并逐渐加重。有类似Parkinson病的波动性不自主运动。②肝脏损害：可出现黄疸、肝肿大和腹水，严重者出现肝功能衰竭。③其他组织：有些患者出现骨质疏松，易发生骨折。④眼部尚可出现向日葵形白内障，是由于铜沉着于晶状体前囊或后囊所致。眼外肌和眼内肌可发生麻痹，眼球呈不规则痉挛运动，亦可发生眼球震颤和夜盲等。

【病理】　电镜显示有高电子密度颗粒沉着于角膜周边部的后弹力膜上。其呈梯度分布，越靠近内皮侧颗粒越大而越密集，而靠近基质层侧则较小而稀疏。偶尔在基质深层的角膜细胞与内皮细胞的胞质内出现较小的颗粒。

【治疗】　尚无根治疗法。①限制铜的摄入量，少食含铜高的食物如肝、贝螺类、瘦猪、羊肉等；②促进铜盐排泄如肌肉注射D-青霉胺、二巯丙醇或二巯丙磺钠等。这对缓解症状和防止病变发展有帮助。经治疗后，随着铜盐被排出，Keyser-Fleischer环会逐渐减轻或消失，此点可用于监测治疗效果。

（三）Coats角膜白环

Coats角膜白环（Coats' white ring）是Coats于1912年首次报告，当时他怀疑此病是先天性疾病，但后来多数学者认为是一种变性病。此病在临床上不易被发现。

【病因】　Miller于1966年认为此环可能是钙质沉着所致。而Nevins于1968年采用不同试剂分别作组织化学检测最终证实此环为铁质沉着。因而目前多认为是金属异物外伤后的残余物在角膜中沉积。

【临床表现】　多为单眼发病。在睑裂部或下半部角膜出现一个或数个直径1mm左右白色卵圆形小环状混浊。裂隙灯下此环由上皮下细小点状白色颗粒组成，有时环内或环外亦可见一些散在的、大小不等的白色颗粒。

【病理】　在前弹力膜或其下的基质浅层可见一些颗粒样物质堆积。其他角膜组织未见异常。

【治疗】　本病无须治疗。

（史伟云　黄菊天）

第二节　角膜营养不良

角膜营养不良（corneal dystrophy）是一组原发性、遗传性疾病，是由于正常角膜组织中的细胞在某种基因异常的作用下，使其结构或功能受到进行性损害所致。常染色体显性遗传是角膜营养不良的主要遗传方式，外显率和表达度各不相同。角膜营养不良一般不伴全身性疾病，是原发于角膜的病变。发病年龄一般较早，但病情进展极为缓慢。角膜营养不良为双眼对称性疾病，病变好发于角膜中央部，不伴炎症亦无新生血管，但具有某些特征性形态。一般结合病史及眼部表现可初步做出临床诊断。由于病因不明，以往分类主要根据病变最早出现于角膜的层次，即角膜的解剖位置划分，对这组疾病的认识也仅局限于临床观察和组织病理检查水平。

近年来由于分子遗传学的进展，2008年角膜营养不良分类国际委员会（the international committee for classification of corneal dystrophies，IC3D）发布了对角膜营养不良的新分类，根据IC3D分类将角膜营养不良总结为以下类型（表4-15）。

一、上皮及上皮下角膜营养不良

（一）上皮基底膜营养不良

上皮基底膜营养不良（epithelial basement membrane dystrophy，EBMD），MIM编号121820，又名Cogan微囊性角膜营养不良（Cogan's microcystic dystrophy），或地图状-点状-指纹状角膜营养不良（Map-dot-fingerprint dystrophy）、前基底膜营养不良（anterior basement membrane dystrophy），是上皮及上皮下角膜营养不良中最常见的一种角膜病。

【病因】　多数患者无遗传证据，可能与变性或外伤有关，有家族性的病例报道，少数患者为TGFBI基因突变所致，基因位点为5q31。本病主要由于上皮细胞基底膜异常，引起上皮细胞与基底膜黏附不良并发生退变所致。

【临床表现】　本病在儿童罕见，主要见于成人，40岁至70岁多见，女性稍多。本病为双眼病（也可为单眼），但双眼出现的角膜病变形态各异且不对称。在整个病程中，病变有时隐时现的多变性。其大小、形状、部位时有变化，或为点状，或为地图状，也可出现指纹状或泡状多种形态。现分别加以描述：本病须在裂隙灯下检查，有时尚需辅以荧光素，用钴蓝光观查泪膜以显示病变。

1. 点状　采用聚焦照明法较易查出。病变为数个

表 4-15　角膜营养不良汇总

名称	IC3D 缩写	MIM 编号	IC3D 类型*	遗传方式	基因位点	基因
上皮基底膜营养不良	EBMD	121820	1	无证据	5q31	少数为 TGFBI
复发性上皮糜烂营养不良	ERED	122400	3, 4	AD	未知	未知
上皮下黏蛋白性角膜营养不良	SMCD	无	4	AD	未知	未知
Meesmann 角膜营养不良	MECD	122100	1	AD	12q13	KRT3
				AD	17q12	KRT12
Lisch 上皮性角膜营养不良	LECD	无	2	XR	Xp22.3	未知
胶滴状角膜营养不良	GDLD	204870	1	AR	1p32	TACSTD2（MISI）
Reis-Bücklers 角膜营养不良	RBCD	608470	1	AD	5q31	TGFBI
Thiel-Behnke 角膜营养不良	TBCD	602082	1	AD	5q31	TGFBI
			2	AD	10q24	未知
Grayson-Wilbrandt 角膜营养不良	GWCD	无	4	AD	未知	未知
经典格子状角膜营养不良	LCD1	122000	1	AD	5q31	TGFBI
格子状角膜营养不良, Meretoja 型	LCD2	105120	1	AD	9q34	GSN
颗粒状角膜营养不良 1 型	GCD1	121900	1	AD	5q31	TGFBI
颗粒状角膜营养不良 2 型	GCD2	607541	1	AD	5q31	TGFBI
斑状角膜营养不良	MCD	217800	1	AR	16q22	CHST6
Schnyder 角膜营养不良	SCD	121800	1	AD	1p36	UBIADI
先天性角膜基质营养不良	CSCD	610048	1	AD	12q21.33	DCN
微粒状角膜营养不良	FCD	121850	1	AD	2q35	PIP5K3
后部无定形角膜营养不良	PACD	无	3	AD	未知	未知
Francois 中央云雾状角膜营养不良	CCDF	217600	4	有报道 AD	未知	未知
狄氏膜前角膜营养不良	PDCD	无	4	未知	未知	未知
Fuchs 角膜内皮营养不良	FECD	136800	1	AD	1p34.3-p32	COL8A2
			2	AD	13pTel-13q12.13	未知
			2	AD	18q21.2-q21.32	未知
后部多形性营养不良	PPCD	122000	2	AD	20p11.2-q11.2	未知
			1	AD	1p34.3-p32.3	COL8A2
			1	AD	10p11.2	ZEBI
先天性遗传性角膜内皮营养不良 1 型	CHED1	121700	2	AD	20p11.2-q11.2	未知
先天性遗传性角膜内皮营养不良 2 型	CHED2	217700	1	AR	20p13	SLC4A11
X- 连锁角膜内皮营养不良	XECD	无	2	XR	Xq25	未知

*IC3D 类型 1：已知基因定位和确定的基因突变的一类角膜营养不良

IC3D 类型 2：已定位于一个或多个特定染色体位点，但具体基因仍不确定的一类角膜营养不良

IC3D 类型 3：染色体位点尚未确定的一类临床角膜营养不良

IC3D 类型 4：一类可疑的或过去确定的角膜营养不良，但缺乏证据

MIM No（Mendelian inheritance in Man number）：人类孟德尔遗传编码

AD：常染色体显性遗传；AR：常染色体隐性遗传；XR：性连锁隐性遗传

较集中的灰白色混浊点，位于上皮细胞层内，约为 0.1～0.5mm 大小，形状可为圆点、长点或逗点状。

2. 地图状　采用宽光带斜照法可见到有大小、形状不一的地图形浅淡混浊区，有的边界发灰白色，使地图形状衬托得更加明显。有的边界不清，逐渐隐入正常角膜中。

3. 指纹状　最好散大瞳孔，以红色眼底反光为背景，采用后部照明法则可见角膜上皮层有一串同心性弯曲的细折光条纹，约 0.25～4.0mm 长，有些条纹可分支或有螺旋状终端，形似指纹状。

4. 泡状　用后部照明法可见很多小的透明圆泡，约 0.05～0.2mm 直径大小，位于上皮内。

这几种形态可单独存在，但多数患者同时存在两种以上病变形态。每种形态都可自发地时隐时现，并可变换病变位置、大小与形状。本病症状轻微，如发作角膜上皮糜烂可出现磨疼、畏光与流泪症状，亦可因角膜前表面不平而使视力变模糊。患者如无家族史，可自发改善症状，预后较好（图 4-50）。

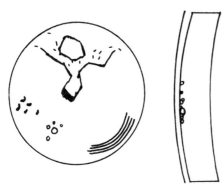

图 4-50　地图状角膜营养不良

【病理】　病变处的上皮细胞基底膜明显异常，增厚并呈多板状，且迷离至上皮细胞层之间，使上皮细胞层分成前后两部分。前部分上皮细胞近异常基底膜者，不与基底膜形成半桥粒体连合，因而易于脱落。后部分上皮细胞靠近异常基底膜者退变、液化、空泡化而形成囊肿样物。因其含有退化变形的细胞核、细胞质与脂质等碎屑，故为"假囊肿"，是临床上所见到的点状病变。异常上皮细胞基底膜内，含有微细的纤丝颗粒物质，形成多个突起。

临床上见到的地图状病变即为此异常上皮基底膜与其前部分上皮细胞组成的片状结构。

临床上的指纹状病变则为异常上皮基底膜的多个突起与其前部上皮细胞组成的弯曲条状排列所致。

临床上的泡状则为在正常上皮细胞基底膜与 Bowman 层间有一块纤维颗粒蛋白样物质堆集，将其上的上皮细胞层抬高所致。

角膜共焦镜检查可见上皮基底膜与正常基底细胞分离，上皮内小滴样改变，基底膜环形结构。

【治疗】　局部应用润滑剂或高渗药物，可减轻部分症状。复发角膜糜烂时，应予以遮盖，佩戴绷带式角膜接触镜，虽可改善症状和提高视力，但有继发感染的潜在危险。

当药物治疗无效时，可行机械式或 PTK 准分子激光治疗性角膜切削术，祛除病变的角膜上皮及其异常的基底膜。

（二）复发性上皮糜烂性营养不良

复发性上皮糜烂性营养不良（epithelial recurrent erosion dystrophy，ERED），也称复发性遗传性角膜糜烂（recurrent hereditary corneal erosion），Helsinglandica 营养不良，Smolandiensis 变异型 ERED，MIM 编号 122400。

【病因】　目前仍不清楚，ERCD 的基因位点及基因均未明确。

【临床表现】　本病 4～6 岁发病，最早 6 个月时即可出现临床表现，表现为发作性眼红痛、畏光、流泪、异物感，其特征为无明显相关疾病的复发性角膜上皮糜烂。角膜糜烂可自发开始或由微小创伤、灰尘或吸烟引起。角膜糜烂的严重性和频率可随时间而减少，通常在 50 岁时停止。糜烂处可有上皮下雾状混浊或气泡和上皮下混浊，主要是由于纤维性或瘢痕疙瘩样结节产生。在 Smolandiensis 变异型，角膜中央上皮下混浊进展，约 1/4 患者在平均 44 岁时行角膜移植治疗，术后 15 个月植片周边混浊，但中央区角膜保持透明。

【病理】　无特定的形态学异常。

【治疗】　局部抗生素、睫状肌麻痹剂和加压包扎是有效的治疗方法。同时辅以润滑剂、高渗性盐水和绷带式角膜接触镜。

（三）上皮下黏蛋白性角膜营养不良

上皮下黏蛋白性角膜营养不良（subepithelial mucinous corneal dystrophy，SMCD）。

【病因】　有关 SMCD 的基因位点及基因尚不清楚。

【临床表现】　本病 10 岁前发病，因复发性角膜糜烂出现发作性眼痛，青春期发作减少，双侧上皮下混浊及雾状混浊，中央致密，累及全角膜。

【病理】　组织病理特点为 Bowman 层前透明质酸酶敏感性物质沉积，可见嗜伊红带，PAS 染色阳性，阿辛蓝染色阳性。电镜：上皮下细纤维样物质沉积。

【治疗】　治疗同 ERED（见上文）。

（四）Meesmann 角膜营养不良

Meesmann 角膜营养不良（Meesmann's corneal dystrophy，MECD），又名青少年遗传性角膜上皮营养不良（Juvenile hereditary epithelial dystrophy），Stocker-Holt 角膜营养不良为其变异型，MIM 编号 122100。

【病因】　1997 年先后由 Irvine 等和 Nishida 等发现，Meesmann 角膜营养不良是由于角膜特异的角蛋白 K3（64KD，碱性）和 K12（55KD，酸性）基因的错义突变所引致。本病是一种遗传异质性疾病（即由多基因中任一基因的单一突变引起）。角蛋白是上皮细胞的中级丝状骨架蛋白 K3 与 K12 形成必需的异二聚体，在角膜上皮细胞层有明显的特异性表达。

当位于 12 号染色体长臂 12q13 上的 K3 或位于 17 号染色体长臂 17q12-21 上的 K12 基因发生突变（Stocker-Holt 变异型）时，角膜上皮细胞的角蛋白不能正常形成，细胞骨架不稳定，导致角膜上皮细胞受到损害。目前已发现的 K12 基因突变位点有：R135T，V143L，Y429D，R135G，R135I，L140R，I426V，Q130P，M129T，K3 的基因突变位点有 E509K。

【临床表现】　本病为少见的常染色体显性遗传病，各种年龄皆可见到，起病于婴儿期，双眼对称性发病，病情进展极缓慢，病程可达数十年。早期无明显症状，常常是在做常规检查时偶然被发现。本病必须在裂隙灯下，采用后部照明法检查时方可见到在角膜上皮层内散在无数细小圆形透明囊泡，排列成漩涡状或楔形，角膜轻度变薄。如用间接聚焦照明法时，病变显示为弥漫灰白色混浊，边界清楚、形态各异。病变虽为弥漫分布，但睑裂部较为明显，这些上皮性囊泡的数量与密度，终生不断增长，其大小、形状均匀一致。患者成年以后，部分囊泡可在角膜表面破裂，引起畏光、流泪与眼部疼痛等症状。本病一般视力无明显减退，但晚期由于反复发生角膜上皮糜烂，形成角膜瘢痕，角膜前表面变得不规则，可使视力中度下降，角膜知觉亦可降低。本病眼压正常（图 4-51）。

Stocker-Holt 变异型表现为整个角膜细小灰白色点状上皮混浊，荧光素染色阳性，细线状混浊有时排列成旋涡状。

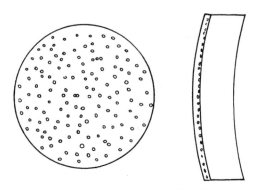

图 4-51　Meesmann 角膜营养不良

【病理】　光镜下，可见病变主要在上皮细胞层：上皮层不规则增厚，细胞胞质空泡化（主要在浅层），全上皮细胞层内（前 1/3 较明显）有较多圆形微囊肿（10～15μm 大）。囊肿内为退变细胞碎屑及 PAS 染色阳性，胶样铁染色亦为阳性反应的均质性物质。上皮细胞基底膜异常增厚且呈多板状、纤维状，并有指状突起伸入基底细胞层。电镜下，可见最具特征性的超微结构，是有些角膜上皮细胞（主要在基底层）的胞质内聚积"特异物质"（peculiar substance）。此"特异物质"

是一团纤维颗粒物质（异常的角蛋白丝束），被一些杂乱的胞质丝围绕着，有时位于桥粒体旁。基质细胞内还可见一种类似溶酶体酶的高电子密度小体。存在于前 1/3 上皮细胞内的众多微囊肿，被邻近的上皮细胞膜围起，形成波状微绒毛壁。上皮细胞层以外的组织保持正常。角膜共焦镜：上皮基底细胞层可见直径 40～150μm 大小的低反射区，其内可见反光点。

【治疗】　大多数病例症状较轻，无须治疗。晚期病例，若上皮混浊影响视力，可采用机械式或 PTK 准分子激光切削法祛除病变上皮，但再生的上皮，仍有囊泡样变性复发之可能。有人行板层角膜移植术获良好效果，但亦有复发可能。

（五）Lisch 上皮性角膜营养不良

Lisch 上皮性角膜营养不良（lisch epithelial corneal dystrophy，LECD），也称带状和涡旋状微囊性角膜上皮营养不良（band-shaped and whorled microcystic dystrophy of the corneal epithelium），无 MIM 编号。

【病因】　本病为 X 染色体显性遗传，LECD 基因被定位于 X 染色体的短臂（Xp22.3），其突变基因尚未确定。

【临床表现】　本病通常儿童期发病，一般无症状，病情进展缓慢，当瞳孔区受累时视物模糊。裂隙灯直接照明法可见 LECD 以羽毛状混浊和角膜上皮内带状或涡旋状排列的微囊为特征；间接照明法可见多发性、致密排列的透明囊泡，周围角膜上皮透明。

【病理】　临床上角膜明显涡旋状混浊处上皮细胞有囊泡样空泡形成。电镜观察空泡内含少量非特异性嗜铷性物质，但具体性质尚不清楚。免疫组织化学可见散在 Ki67 染色，表明无细胞分裂增加。角膜共焦镜：可见多个独立、暗色、边界清楚、大小 50～100μm 的圆形或椭圆性结构。

【治疗】　LECD 的上皮混浊进展缓慢，并可能引起视力下降。角膜上皮细胞清除术曾作为此病的治疗方式，但治疗后 LECD 仍会复发。

（六）胶滴状营养不良

胶滴状营养不良（gelatinous drop-like corneal dystrophy，GDLD），也被称之为上皮下角膜淀粉样沉着病（subepithelial amyloidosis），原发性家族性淀粉样沉着病（primary familial amyloidosis），MIM 编号 204870。最早由 Nakaizumi（1914 年）在日本报告，是一种罕见病。除日本较多见外，目前已有欧美裔，爱沙尼亚裔，印度，突尼斯，越南等族裔发病的报道。国内叶丽南等于 1978 年亦曾报告一家族。本病是一种严重影响视力的少见的前部角膜营养不良。为常染色体隐性遗传病，常有亲代近亲通婚史，可有同胞数人发病。

【病因】 本病为遗传异质性疾病，染色体 1p32 上的基因 TACSTD2（又名 M1S1）突变导致 GDLD 的发生。当 TACSTD2 基因发生突变时，形成有缺欠的蛋白质，可能使复层角膜上皮的通透性增加，淀粉样物质沉着于上皮下。

【临床表现】 多数病例为 10～20 岁起病，双眼进行性视力下降（可先后发病），幼年便出现明显视力障碍，严重者其视力在 0.1 以下。有轻或中度眼刺激症状如畏光、流泪等，常伴结膜充血体征，易误诊为角膜炎。裂隙灯显微镜下可见双眼对称性病变：早期上皮下病变类似带状角膜变性样改变或成簇样多发小结节，呈桑葚样外观，迟发荧光素染色，浅层可见血管。晚期基质层混浊或结节变大，状如金橘（图 4-52）。

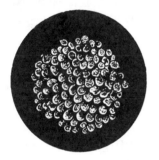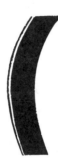

图 4-52 胶滴状营养不良

【病理】 光学显微镜下，前弹力膜受到严重破坏，甚至完全消失。上皮细胞变性萎缩，上皮下和基质淀粉样物质沉积。电镜：浅层上皮细胞的紧密连接破坏，上皮基底细胞层可见淀粉样物质。

【治疗】 早期有上皮剥脱出现眼刺激症状时，可用高渗药物及加压包扎治疗。角膜中央混浊明显，视力受损严重者可行准分子激光 PTK 角膜切削术。也可行板层或穿透角膜移植。术后可恢复一定视力，但几乎所有患者数年后复发。

二、Bowman 层角膜营养不良

（一）Reis-Bücklers 角膜营养不良

Reis-Bücklers 角膜营养不良（Reis-Bücklers corneal dystrophy，RBCD），也称 I 型 Bowman 层角膜营养不良（corneal dystrophy of Bowman layer，type I，CDB I）、地图状角膜营养不良（geographic corneal dystrophy/Weidle）、浅层颗粒状角膜营养不良（superficial granular corneal dystrophy）、非典型颗粒状角膜营养不良 III 型（atypical granular corneal dystrophy type 3）、I 型前界膜角膜营养不良（anterior limiting membrane dystrophy type I，ALMD I），MIM 编号 608470。本病首次由 Reis 于 1917 年报告，1949 年 Bückler 更加详尽地描述

了此病，是一种较严重的浅层角膜营养不良。

【病因】 本病为外显率很强的常染色体显性遗传病。分子遗传学证明：本病是位于 5 号染色体长臂 5q31 上的转化生长因子 β- 诱导基因（TGFBI，旧名 BIGH3）的产物，命名角膜上皮素（kerato-epithelin，KE）者，发生错义突变（R124L）所致，其他报道的突变基因尚有 G623D、ΔF540，但未经组织病理学证实。

【临床表现】 本病为双眼对称性疾患，男女发病率所差无几，发病早，进展快，5 岁前即可发病。早期症状为反复发作性角膜上皮糜烂所致的畏光、流泪及磨疼等刺激症状，每次发作约历时数周后症状始缓解，开始时每年约发作 3～4 次。20 岁后发作频率逐渐减少，但视力开始下降，角膜知觉亦减退。病程可长达数十年。

早期从裂隙灯下可见，角膜上皮下，中央部分相当于 Bowman 层水平，有灰白色、不规则、斑片状、地图形混浊。病变进行性向中周边扩展、增多，并有融合，且较前更加致密，使角膜表面不规则，从而影响视力。此时角膜知觉显著减退。本病无新生血管伸入角膜，在粗糙不平的角膜前表面上有时可见 Hudson-Stahli 线。后期采用后部照明法时，可见实质浅层有颗粒状、折光性的混浊点。有时亦有毛玻璃状的实质混浊（图 4-53）。

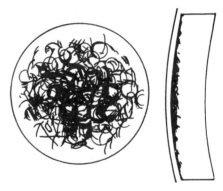

图 4-53 Reis-Bücklers 角膜营养不良

【病理】 RBCD 患者的浅层角膜基质含有突变的转化生长因子 -β 诱导的蛋白质产物沉着，通过此特点可将其与 GCD 的其他类型区分开，因而称为 GCDIII 型。晚期病例的上皮细胞层厚薄不一，上皮细胞有退行性改变。上皮下多处出现片状沉着物，几乎代替了 Bowman 层。用 Masson 三重染色，沉着物呈亮红色。电镜显示，沉着物为不规则、杆状、高电子密度小体。实质深层、Descemet 膜与内皮细胞层始终保持完好无损。角膜共焦镜：上皮及 Bowman 层明显沉积物，上皮基底细胞可见极高反光的细小颗粒样物质沉积，Bowman 层反光物质不规则，其反光比 TBCD（5q31）

强,前基质层可见细小、弥漫沉积物。免疫组织化学:可见 TGF-β 诱导蛋白阳性的杆状体。

【治疗】 早期可针对复发性上皮糜烂予以对症治疗,如晚上可用高渗眼膏包眼,白天滴高渗盐水,佩戴绷带式角膜接触镜,并滴以消炎眼药水。晚期为改善视力,可施行机械式或准分子激光 PTK 浅层角膜切除术或板层角膜移植术。

(二)Thiel-Behnke 角膜营养不良

Thiel-Behnke 角膜营养不良(Thiel-Behnke corneal dystrophy,TBCD),也称Ⅱ型 Bowman 层角膜营养不良(corneal dystrophy of Bowman layer typeⅡ,CDB2)、蜂窝形角膜营养不良(honeycomb-shaped corneal dystrophy)、Ⅱ型前界膜角膜营养不良(anterior limiting membrane dystrophy,typeⅡ)、卷曲纤维性角膜营养不良(curly fibers corneal dystrophy)、Waardenburg-Jonker 角膜营养不良(Waardenburg-Jonkers corneal dystrophy),MIM 编号 602082。因其临床表现与 Reis-Bücklers 角膜营养不良相似,多年来两者常混淆。

【病因】 本病与 Reis-Bücklers 角膜营养不良相似亦为常染色体显性遗传,也由 5q31 上的 *TGFBI* 基因的错义突变引致,但其突变为 R555Q。另一个被发现与此型相关的突变位于第 10 号染色体长臂 10q23-q24,但其突变基因尚不确定。

【临床表现】 与 Reis-Bücklers 角膜营养不良相似,但病变进展较慢,10～20 岁时开始出现角膜糜烂,引起眼部不适和疼痛。角膜糜烂反复发作并逐渐损害视力。裂隙灯下上皮下的混浊呈蜂窝形,角膜缘内常留有 2mm 透明带。

【病理】 光镜下,角膜上皮层厚度不一,上皮基底膜和 Bowman 层有不同程度变性,同时有异常的上皮下胶原组织。晚期病例 Bowman 层被纤维细胞结缔组织所代替,呈起伏锯齿状。电镜显示,此纤维细胞结缔组织的超微结构是由一些特殊的纤丝与退变细胞组成。这些特殊的纤丝直径为 9～15nm,短而卷曲。细胞内胞质空泡化,线粒体肿胀,胞核皱缩。角膜共焦镜:上皮及 Bowman 层明显沉积物,上皮基底细胞沉积物表现为均匀、有暗影的圆形反光,Bowman 层反光物质不规则,其反比比 RBCD(5q31)弱。免疫组织化学:在 TBCD(5q31)可见 TGF-β 诱导蛋白阳性的卷曲纤维。

【治疗】 基本与 Reis-Bücklers 角膜营养不良相同。

(三)Grayson-Wilbrandt 角膜营养不良

【病因】 Grayson-Wilbrandt 角膜营养不良(Grayson-Wilbrandt corneal dystrophy,GWCD)为常染色体显性遗传,其基因位点及致病基因尚未确定。

【临床表现】 通常 10～20 岁发病,随病变进展可表现为视力下降,角膜糜烂比 RBCD 和 TBCD 轻,裂隙灯下可见 Bowman 层弥漫点状、灰白色混浊,并向角膜上皮层延伸,病变之间角膜透明,基质内可见折光性物质。

【病理】 光镜可见 Bowman 层与上皮层间 PAS 染色阳性物质,无电镜及角膜共焦镜检查的相关报道。

三、基质层角膜营养不良

(一)经典型格子状角膜营养不良

经典型格子状角膜营养不良(classic lattice corneal dystrophy,Classic LCD),也称 LCD1、Biber-Haab-Dimmer 角膜营养不良,MIM 编号 122000,为一种双眼对称性角膜基质出现网格状混浊、视力损害较重的遗传性角膜病变。最早由 Biber(1890 年)首次描述,Haab(1899 年)与 Dimmer(1899 年)又相继报告一些具遗传性病例,Fuchs(1902 年)进一步证实有家族遗传倾向,Bücklers(1938 年)报告了典型的传代家系,1967 年 Kiintworth 证实本病是淀粉样变性病(amyloidosis)中只限于角膜发病的一种遗传变异。本病为常染色体显性遗传,外显率达 100%。男女均有。偶尔亦见散发病例。国内已陆续有一些报告。胡诞宁综合国内已报告的 5 个家系,有 31 例发病。患者代 46 人中有 25 人发病,发病率为 52.9%。李伏炎等(1991 年)报告 4 个家系 5 例患者,代代发病。

【病因】 1997 年 Munier 等测出本病是由 5 号染色体长臂 5q31 上的 *TGFBI* 基因产物,角膜上皮素(KE)发生错义突变,R124C 所致。这种有缺陷的角膜上皮素使上皮细胞排出一种糖蛋白于上皮下,可能借助角膜细胞的活性,在实质内形成淀粉样沉积物。淀粉样物是一种含 2%～5% 碳水化合物的非胶原性纤维蛋白。格子状角膜营养不良的沉积物中有 AP 蛋白,据推测,此沉积物可能是由异常角膜细胞直接产生;但亦可能是异常角膜细胞释放溶酶体酶,促使实质中胶原或氨基葡聚糖变性,变性产物演变成淀粉样纤维细丝沉积于基质层。

【临床表现】 本病发病早,10 岁前(多于 2～7 岁)即已发病,而出现复发性角膜上皮糜烂症状及逐渐加剧的视力减退症状,则常在 10 岁后。不少患者在 30～40 岁时即需角膜移植手术治疗。本病多数为对称性双眼病,但亦有报告为单眼者。早期在裂隙灯下可见角膜中轴部呈轻度弥漫性混浊,在旁中心角膜实质浅层与 Bowman 层内有不规则的分支状细条和点状结节,逐渐扩展增粗增大,交织成网或带有结节的格子状。用裂隙灯后照法可见此格子线条及结节为折光性双轮廓,其内有一光学透明核心。这种折光性半透明的格子形线条为本病的特征性病变。在角膜上皮下尚可见另一种非折光性圆形或卵圆形、大小不一的局限性混浊斑点,以上各种病变可向周边(一般不达角膜缘部)及实质深层扩展;亦可向上皮层伸展,使角膜上皮表面不规则。加上浅层角膜形成的瘢痕,更加重了角膜的混浊程度,以致有时外观上与斑状及颗粒状角膜营养不良的晚期很相似,需仔细找寻折光性分支状格子条方能区分。晚期因瘢痕形成,知觉减退,上皮糜烂症状逐渐消失(图4-54)。

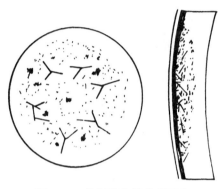

图4-54 格子状角膜营养不良

【病理】 光镜下,上皮细胞层厚薄不一,排列不规则,Bowman 层有断裂,角膜实质板层形态扭曲,有多条嗜伊红性梭形混浊物沉积于上皮细胞层与 Bowman 层之间。实质层内亦有此沉积物散在,但主要位于实质浅层。而 Descemet 膜与内皮细胞层则保持正常。组织化学法显示此沉积物为淀粉样物质:用刚果红、甲紫和硫代吖啶黄三种方法染色时,三项皆呈阳性反应。在偏振显微镜下观察,病变呈现双色性与双折光性。采用免疫组化方法亦证实沉积物为淀粉样物质。电镜下:上皮基底细胞退变,胞质内有空泡形成。上皮基底膜变厚且不连续,半桥粒消失。Bowman 层厚薄不一,且有断裂。实质层内的角膜细胞数目减少,胞质内空泡形成,细胞质内内质网及高尔基器扩大。上皮下和实质层内的沉积物,经透射电镜观察是由很多细胞外微细的高电子密度的纤丝组成。此纤丝不分支,直径为80～100A,多数聚积成行(可解释临床上显示的双折光与双色现象),少数聚积成块。角膜共焦镜可见:角膜基质层线状、分支样反光结构,边界不清,需与真菌鉴别。

【治疗】 早期若有反复上皮脱落,可用高渗药物和包扎患眼治疗,或戴绷带式角膜接触镜。晚期视力显著下降者,可行穿透或板层角膜移植。术后多数效果良好,少数在日久后移植片有病变复发。

【附注】 格子状角膜营养不良的临床表型和遗传

变异决定了其格子形态的多样性,有超过24个不同的杂合淀粉样突变发生在 *TGFBI* 的第4FAS1区。LCD变异型(ⅢA,I/ⅢA,Ⅳ和多样性淀粉样变性)发病较LCD1晚,LCDⅢA型,格子条浅、粗大,几达角膜缘,近中央消失;LCD I/ⅢA型格子细小;LCDⅣ型格子粗,病变达实质深层,而多形性淀粉样变性通常无格子样改变。角膜糜烂是 LCDⅢA 和 LCD I/ⅢA 的典型表现,但 LCDIV 和多形性淀粉样变性并不发生角膜糜烂。

(二)Meretoja 型格子状角膜营养不良

Meretoja 型格子状角膜营养不良(lattice corneal dystrophy, Meretoja type),亦称格子状角膜营养不良2型(lattice corneal dystrophy, type2, LCD2)、Gelsolin 型LCD、家族性淀粉样沉着多发神经病变Ⅳ型(familial amyloidotic polyneuropathy Ⅳ, FAP-Ⅳ)、Finnish 型家族性淀粉样变性(familial amyloidosis, Finnish, FAF)、淀粉样变性Ⅴ型(amyloidosis Ⅴ)或 Meretoja 综合征;MIM 编号105120。

【病因】 LCD2 型亦为常染色体显性遗传,其致病基因在9号染色体长臂 *9q34* 上,为凝溶胶蛋白(gelsolin, GSN)基因的 *D187N* 突变所致。

【临床表现】 本病是伴发于家族性淀粉样变性的一种角膜营养不良,全身表现为进行性脑神经和周围神经麻痹,皮肤干痒,睑皮松弛,"假面具样"表情,撅嘴,耷拉耳朵等。其发病较 LCD1 型稍晚(30～40岁),主要影响周边角膜,角膜实质内的格子条从周边向中央呈放射状分叉,角膜中央相对正常,格子条细短而稀少。角膜知觉减退,干眼,晚期可出现角膜上皮糜烂,65岁前患者视力尚无明显受损。

【病理】 LCD2 型的淀粉样蛋白由变异的71个氨基酸长度的钙结合微丝蛋白组成,其聚积在角膜基质内和上皮与 Bowman 层之间。在 LCD2 中,淀粉样蛋白除沉积在角膜内,也可在巩膜、脉络膜和附件的血管中以及泪器和睫状神经的神经束膜内。淀粉样蛋白也可在心脏、肾脏、皮肤、神经、动脉壁和其他组织内发现。角膜共焦镜下:淀粉样蛋白沉积于上皮基底细胞及基质神经,严重者,角膜神经减少或消失。前基质纤维化和异常细胞外基质,基质纤维相互交织呈线状、网状,甚至密集呈团块状,正常基质细胞不可见。

备注:LCD2 并非真正的角膜营养不良,但由于LCD2 易与格子状角膜营养不良混淆,因而将其列入IC3D 分类。

(三)颗粒状角膜营养不良

颗粒状角膜营养不良(granular corneal dystrophy, GCD)I 型,也称经典型 GCD、I 型 Groenouw 角膜营

养不良，MIM 编号 121900。

【病因】　本病为常染色体显性遗传，外显率为 97%。经遗传连锁分析，已知本病是位于第 5 号染色体长臂 5q31 上的转化生长因子 β- 诱导基因（TGFBI）（BIGH3）的产物，命名角膜上皮素（kerato-epithelin，KE）者，发生错义突变（R555W）所致。可能因此使角膜上皮细胞不能正常合成或加工其生物细胞膜，以致上皮细胞基底膜功能缺欠，使异常形成的沉着物在基质浅层沉着。

【临床表现】　童年开始发病，但一般无症状，不引起注意，往往到中年才被发现，男女均可罹病。本病为双眼对称性角膜病变。在裂隙灯下可见中央部角膜实质浅层有多个散发的、灰白色小点组成的面包渣样混浊。病变缓慢进展，混浊逐渐加多，融合变大。混浊之间角膜透明，形成局限的雪片状、星状、圈状、链状等不同形状的边界清楚而不规则的混浊，其大小、数目个体间有差异。随着年龄的增长，病变可向四周及深部扩展，但周边部 2～3mm 始终保持透明。50 岁后混浊病变之间原为透明之处，亦开始轻度混浊，略呈毛玻璃状，视力开始减退。角膜表面一般较光滑，少数患者角膜表面轻微不平，偶可引起角膜上皮糜烂（图 4-55）。

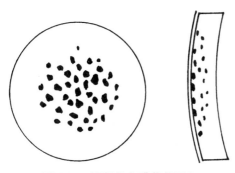

图 4-55　颗粒状角膜营养不良

【病理】　光镜下可见角膜实质浅层或上皮下，出现一种着色深、嗜酸性杆状或梯形透明质沉着物。用 Masson 三重染色，沉着物呈亮红色；上皮细胞层、Descemet 膜与内皮细胞层未受侵犯。电镜下，可见出现在实质浅层或上皮下的沉着物，为不规则的杆状（100～150μm 宽）的高电子密度结构。其四周绕以管状微丝（8～10nm 直径）。组织化学证明此沉着物可能是一种非胶原性纤丝蛋白，含有酪氨酸、色氨酸、精氨酸及含硫氨基酸。此外，沉着物中还有磷脂存在。免疫组织学染色证明对微丝蛋白抗体呈阳性反应。角膜共焦镜检查：浅基质层内可见边界清晰的高反光斑片样或团块状沉积物，周围基质及基质细胞正常，不

伴炎症细胞浸润。

【治疗】　早期无症状，视力好无须治疗。晚期当病灶融合出现较大面积混浊影响视力时，可行穿透或板层角膜移植，术后一般效果较好。但有报告板层移植后半年至 1 年，层间有病灶复发，且复发后预后更差。

（四）颗粒状角膜营养不良Ⅱ型

颗粒状角膜营养不良Ⅱ型（granular corneal dystrophy，Type 2，GCD2）亦称之为颗粒状 - 格子状结合型角膜营养不良（combined granular-lattice corneal dystrophy）、Avellino 角膜营养不良，MIM 编号 607541。1988 年 Folberg 等报道四例患有联合颗粒状及格子状角膜营养不良患者，他们虽非亲属，却可追踪其祖辈均来自意大利的 Avellino 省，因而称之为 Avellino 角膜营养不良。

【病因】　本病亦为常染色体显性遗传，也由 5q31 的 TGFBI 基因的错义突变引致，但其突变为 R124H。

【临床表现】　纯合子患者约 3 岁发病，杂合子患者约 8 岁发病，大多数患者在青少年或成年初期确诊。随病情发展，当病变累及视轴时视力下降。裂隙灯下，早期可见浅基质层细小点状白色混浊；中期在浅、中基质层散在雪片状、星状、圈状等灰白色混浊，部分患者后基质层可散在线形格子样条纹；后期在角膜浅层可见半透明面包屑样混浊，可与前基质混浊融合。部分患者仅表现多个白色点状混浊。GCD2 患者的混浊病灶比 GCD1 少。纯合子患者在儿童期发病初期可能仅可见浅基质多个白色点状混浊，成年后可形成大的、非常致密的上皮下不规则形混浊，病变随年龄增加向深层发展。本病进展缓慢，但纯合子患者进展较快。

【病理】　前 1/3 实质内的沉着物与颗粒状角膜营养不良的透明质沉着物相同；但用刚果红染色时，其中一些位于较深处者则为淀粉样沉着物，电镜亦证实与格子样角膜营养不良的淀粉样物相同。角膜共焦镜下：可表现为 GCD1 和 LCD 的双重特点。纯合子患者病理改变更重。

【治疗】　同颗粒状角膜营养不良。对中央角膜的损伤可加速 GCD2 的发展，因而 LASIK、LASEK 及 RK 等角膜屈光手术是 GCD2 的禁忌证。

（五）斑状角膜营养不良

斑状角膜营养不良（macular corneal dystrophy，MCD），也称Ⅱ型 Groenouw 角膜营养不良（Groenouw corneal dystrophy type Ⅱ）、Fehr 点状角膜营养不良（Fehr spotted dystrophy），MIM 编号 217800，为一种最严重的角膜基质层营养不良，视力严重受损，预后不良。本病为常染色体隐性遗传，较颗粒状及格子状显性遗传要少见得多。Bücklers（1938 年）首先报告典型

的家系，以后屡有报告。胡诞宁（1980 年）报告 3 个家系，亲代多有近亲通婚史。经免疫组化分析，本病分成 I、I A 及 II 三个亚型。I 型最多，其角膜及血清中均没有正常硫酸角质素；I A 型的角膜基质与血清亦无硫酸角质素免疫活性，但角膜细胞内的沉积物与抗硫酸角质素抗体免疫反应呈阳性；II 型是角膜与血清均有正常水平的硫酸角质素。

【病因】　本病的连锁分析，已将致病基因定位于 16q22。大部分 MCD 是由一个特殊的碳水化合物磺基转移酶（carbohydrate sulfotransferase, CHST6）基因突变所引起，但不是所有 MCD 病例都可以用 CHST6 基因编码区的突变来解释，这些变异包括上游区的主要丢失和插入，剪接位点突变造成或破坏外显子 - 内含子剪接信号。异常基因不能合成含有正常硫酸角质素的葡萄糖氨基葡聚糖（即酸性糖胺聚糖，glycosaminoglycans, GAGs），而将异常的 GAGs 沉着于角膜组织（细胞内、外）中，因而影响角膜的水化，基质变薄，胶原排列失序，角膜透明性受到损害。

【临床表现】　本病发病较早，常于 5～9 岁时发病。此病为双眼对称性角膜病，病情缓慢进展，视力进行性减退，20～30 岁时视力已受到严重损害。间或发生角膜上皮糜烂、畏光、异物感、角膜知觉减退。裂隙灯下，初期表现为角膜基质层弥漫性雾状混浊，病变可达角膜缘，角膜较薄；后期可见角膜浅层、中央、不规则形斑块状混浊，与 GCD 不同，角膜混浊病灶间无透明区。病变进展，角膜内皮受损，Descemet 膜出现滴状赘疣（Cornea guttata），基质层增厚（图 4-56）。

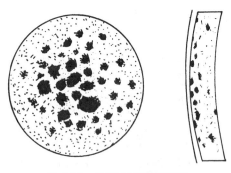

图 4-56　斑状角膜营养不良

【病理】　光镜显示，全角膜包括上皮下、Bowman 层、实质板层间、Descemet 膜、内皮细胞及实质层中的角膜细胞内，都沉积有经组织化学方法证实的 GAGs，胶性铁和阿辛蓝染色阳性。沉积物上面的上皮细胞层部分或全部被毁、变薄或缺失，基底细胞退变。角膜小滴常见于狄氏膜。电镜显示，角膜基质细胞和内皮细胞 GAGs 染色阳性，含有空泡及膜板状物，细胞外基质含有 GAGs 阳性的纤维颗粒物质。角膜共焦显微镜显示，前部角膜基质可见边界不清的反光物质沉积。

【治疗】　穿透性角膜移植术是治疗本病的最佳选择。虽有在植片上复发的可能，但亦需数年之后方出现。

（六）Schnyder 角膜营养不良

Schnyder 角膜营养不良（Schnyder corneal dystrophy, SCD），也称 Schnyder 结晶状角膜营养不良（Schnyder crystalline corneal dystrophy, SCCD）、结晶状基质性角膜营养不良（crystalline stromal dystrophy）、无结晶体的 Schnyder 结晶状角膜营养不良（Schnyder crystalline dystrophy sine crystals）、Schnyder 遗传性结晶状基质性角膜营养不良（hereditary crystalline stromal dystrophy of Schnyder）、中央实质层结晶状角膜营养不良（central stromal crystalline corneal dystrophy），MIM 编号 121800。

【病因】　本病为常染色体显性遗传病，基因定位于 1p36，致病基因为 UBIAD1。本病多同时患有高脂血症，因而大多数学者认为本病的病因可能是脂质代谢异常在角膜部位的局部表现。

【临床表现】　一般在童年期发病，多双眼对称性受累（亦可单眼发病）。早期因症状轻，视力影响不大，常不引起家长重视，多数患者 20～30 岁时被确诊，无结晶病变者确诊时间更晚。病程进展缓慢，根据年龄可预测角膜的变化：年龄小于 23 岁者，角膜中央雾状混浊和（或）上皮下结晶，23 岁～38 岁出现弧形脂质沉积，超过 38 岁，出现中周边部全角膜雾状混浊。在聚焦法和间接照明法时，结晶呈多彩性。结晶可仅见于单眼，一般不进展，也可出现于病变晚期。大约 50% 病例临床上未发现结晶（无结晶的 Schnyder 角膜营养不良）。早期角膜知觉大多正常，角膜表面光滑。混浊之间的实质层内除散在一些细小白点外，基本上是透明的。晚期多数病例出现中央部角膜弥漫性混浊，常伴有角膜知觉减退，视力明显下降（图 4-57）。

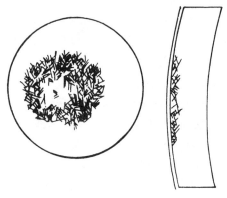

图 4-57　中央实质层结晶状角膜营养不良

【病理】　采用冰冻切片、组织化学染色法，可证实在角膜上皮基底细胞、Bowman 层及角膜实质浅层中有胆固醇结晶、非结晶性胆固醇、胆固醇酯（三酰甘油）及中性脂肪沉积。免疫组化显示病变角膜内的脂质为高密度脂蛋白，Bowman 层于病变处被破坏，实质浅层亦因脂质的沉着，而使胶原纤维的排列紊乱。双折射性胆固醇结晶和相关中性脂质在角膜细胞内和细胞外聚积，从而引起临床上看到的结晶体。角膜共焦镜下可见细胞内外的高反射沉积物使基底上皮或上皮下神经丛紊乱。

【治疗】　本病一般无须治疗，仅在视力减退明显时，方可考虑进行角膜移植手术（板层或穿透性），但术后仍可复发。临床亦有采用准分子 PTK 消融上皮下结晶，以改善眩光及视力的报告。血脂高者应作内科治疗。

（七）先天性角膜基质营养不良

先天性角膜基质营养不良（congenital stromal corneal dystrophy，CSCD），又名先天性遗传性角膜基质营养不良（congenital hereditary stromal dystrophy），MIM 编号 610048。

【病因】　本病为常染色体显性遗传，基因定位于 12q21.33，其致病基因为 DCN，临床较罕见。

【临床表现】　出生时便有双眼对称性病变，多无自觉症状，病变进展极为缓慢，早期即有中至重度视力损害。常合并眼球震颤及交替性内斜视。检查时发现全角膜基质层弥漫性薄片状云雾混浊，无角膜新生血管和角膜荧光素染色，角膜厚度增加（图 4-58）。

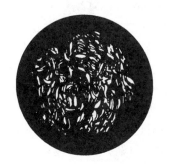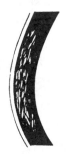

图 4-58　先天性遗传性角膜基质营养不良

【病理】　角膜基质有两种胶原板层，异常的胶原板层含有 15nm 直径（正常的为 30nm）的小胶原纤维，并与正常的胶原纤维交替排列成网格状结构。胶原纤维排列紊乱，呈致密与疏松相间交错。在纤维板层间有无定形物质积聚。以上病理变化在基质深层尤甚。角膜其他各层（上皮细胞层，Bowman 层，Descemet 膜及内皮细胞层）均属正常。角膜共焦镜检查：上皮细胞正常，前基质反光增强使其他结构无法看清。

【治疗】　由于出生后便双眼发病，视力极差，故应尽早作穿透角膜移植。否则，弱视存在，就算移植片透明成功，亦难恢复较好的视力，只能在 0.1 左右。

（八）微粒状角膜营养不良

微粒状角膜营养不良（fleck corneal dystrophy，FCD），也称 Francois-Neetens 斑点状角膜营养不良（Francois-Neetens speckled corneal dystrophy），MIM 编号 121850，是一种发病于婴幼儿，视力不受影响的遗传性角膜营养不良。本病发现较晚。1957 年由 Francois 和 Neetens 第 1 次报告，临床上颇少见。

【病因】　本病为常染色体显性遗传，2003 年 Jiao 等报告本病基因定位于 2q35 上，致病基因 PIP5K3。有人认为可能与角膜基质内酸性糖胺聚糖及脂质代谢紊乱有关。

【临床表现】　本病先天发病，一般为双眼性，亦可单眼受累。视力一般不受影响，多无主觉症状，往往在体检时才被发现。病变可累及基质全层，不波及上皮层、Bowman 层、Descemet 膜及内皮细胞层。既可侵犯角膜中央部，亦可累及周边部，因此临床上根据病变部位而分为中央与周边两型。裂隙灯显微镜检查，在基质层散在细小白色斑点状混浊。有些人只有数个混浊点，另一些人可呈弥漫性点状混浊。在直接焦点光线照明下，可清晰见到混浊点呈半圆形、椭圆形、花环状、逗点状、星状及曲线状。病灶间的角膜透明。中央型者病变位于角膜中央区域，而周边型则分布于角膜边缘部。多数患者无角膜知觉减退。部分病例伴有圆锥角膜、纤维瘤及角膜边缘皮样囊肿（图 4-59）。

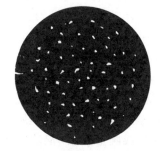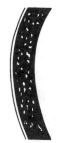

图 4-59　微粒状角膜营养不良

【病理】　主要病理变化为基质层内出现异常角膜细胞，胞质内有空泡形成，空泡内含有纤维颗粒物质，经组织化学染色证实是酸性糖胺聚糖物质，另一些是类脂质。这些物质便形成了临床上见到的基质层灰白色斑点。角膜共焦镜检查：病理性物质在基质细胞堆积和夹杂在上皮基底神经纤维间。

【治疗】　一般无主觉症状，视力未受影响，无须治疗。个别视力受损较严重者，可行穿透性角膜移植术。

（九）后部无定形角膜营养不良

后部无定形角膜营养不良（posterior amorphous corneal dystrophy，PACD），又称后部无定形角膜基质营养不良（posterior amorphous stromal dystrophy）。

【病因】　本病为常染色体显性遗传，但基因定位及致病基因尚不清楚。通常在 10 岁前发病，最早发病年龄为 4 个月，提示本病为先天性疾病。

【临床表现】　视力轻度下降，通常超过 0.5。裂隙灯下可见角膜基质深层弥漫性灰白色片状混浊，混浊位于角膜中周部或周边部，角膜变薄（<380μm）、变平（<41D），远视多见于中周边型，混浊区狄氏膜和内皮凹陷，局部内皮异常。中周边型者尚可见 Schwalbe 线明显、细小虹膜突起、瞳孔膜残余、虹膜角膜粘连、瞳孔异位、假性多瞳、前基质赘生等，无青光眼相关特征。

【病理】　光镜下可见狄氏膜前基质结构不规律，局部内皮细胞减少。电镜：胶原纤维定向异常，异常角膜基质细胞伴后基质板层排列紊乱，类似基质胶原纤维的纤维层使狄氏膜断开，这些表现并非本病特征，也可见于其他疾病。部分病情重者可见上皮下沉积物和近狄氏膜的胶原板层增厚。角膜共焦镜：后基质层可见微皱折和高反光。

【治疗】　本病进展缓慢或不进展，通常无须治疗，少数患者视力下降明显时需角膜移植治疗。

备注：本病先天发病、不进展以及相关虹膜异常的特性提示本病可能不是角膜营养不良，而是中胚叶发育异常。

（十）Francois 中央云雾状角膜营养不良

Francois 中央云雾状角膜营养不良（central cloudy dystrophy of Francois，CCDF），MIM 编号 217600。

【病因】　本病的基因位点及致病基因尚未明确，有几篇报道认为本病为常染色体显性遗传，其表型与后部鳄鱼皮角膜变性无法鉴别。

【临床表现】　通常 10 岁发病，文献报道最低发病年龄为 8 岁。通常无症状，病变静止，偶然发现角膜中央基质云雾状多角形或圆形混浊，混浊向浅层及周边变淡，周边角膜透明，其变化与 Vogt 鳄鱼皮变性类似。

【病理】　尚无家族性病例报告。光镜：深基质层极轻微波浪状，糖胺聚糖（GAGs）染色阳性。电镜：细胞外空泡，部分含有纤维颗粒和电子致密沉积物，内皮细胞空泡及纤维颗粒样物，可见锯齿样板层结构。角膜共焦镜：前基质可见细小、高折射颗粒和沉积物，近角膜内皮的后基质可见细胞外基质多个暗纹。

备注：已发表的有关本病的文献无家族性证据，可能这些 CCDF 实际上是后部鳄鱼皮变性。

（十一）狄氏膜前角膜营养不良

【病因】　目前狄氏膜前角膜营养不良（pre-descemet corneal dystrophy，PDCD）的致病基因和遗传方式都未明确，有报道一家系表现为点状和多彩样狄氏膜前角膜营养不良者为常染色体显性遗传。

【临床表现】　通常 30 岁后发病，发病最低年龄为 3 岁，一般没有症状，无视力下降。裂隙灯下可见角膜深基质近狄氏膜层局限性、细小、灰白色混浊，形态各异，可分为中心、环状或弥漫型。类似的表现可见于其他眼病和全身病，如假性弹性黄色瘤、X- 连锁隐性鱼鳞病、圆锥角膜、PPCD、EBMD 和 CCDF。

【病理】　光镜：近狄氏膜角膜基质细胞扩大、空泡形成，胞质内含脂类物质。电镜可见电子致密的膜结合细胞内空泡及含脂褐素样脂蛋白的包涵体，无细胞外沉积物。角膜共焦镜：可见狄氏膜前高反光点状改变。

【治疗】　本病多不进展（点状和多彩样狄氏膜前营养不良除外），也不影响视力，所以通常无须治疗。

备注：相似的临床表现也见于鱼鳞病和 X 连锁鱼鳞病携带者（MIM 编号 308100）。尚不能确定本病是遗传病还是变性性疾病。

四、Descemet 膜和角膜内皮细胞层的营养不良

（一）Fuchs 角膜内皮营养不良

Fuchs 角膜内皮营养不良（Fuchs endothelial corneal dystrophy，FECD），亦称角膜内皮上皮营养不良（endoepithelial corneal dystrophy），MIM 编号 136800。1910 年 Fuchs 首次报告 13 例患者，称之为"角膜上皮营养不良"，但他推测其内皮细胞有病理改变，而且是疾病的起因。本病的特点是在角膜内皮细胞与 Descemet 膜之间，缓慢地由中央向周边，进行性地形成滴状赘疣（guttata）。当其增大并向前房突出时，角膜内皮细胞被挤长并脱落，由邻近内皮细胞扩展覆盖缺损区。由于角膜内皮细胞数目日渐减少，密度降低，六角形百分比下降，细胞形态变异，而导致原发性角膜失代偿，产生大泡性角膜病变。

【病因】　本病大多遗传方式不明确，部分患者为常染色体显性遗传病。根据基因分析可将 FECD 分为三类：

1. 早发变异型 FECD（early-onset variant Fuchs endothelial corneal dystrophy），其基因位点（1p34.3-p32）和致病基因（Ⅷ型胶原 Alpha2-COL8A2）均确定；

2. 基因位点为 13pTel-13q12.13、15q 及 18q21.2-q21.32，但致病基因未确定；

3. 遗传方式不确定。

【临床表现】 本病发病时间取决于遗传类型，早发变异型 FECD 通常发病早，大约 10 岁起病，其他类型起病较晚，40 岁或 40 岁以后发病，女性较男性多。本病为双眼病，但双侧常不对称。病情进展极为缓慢。本病分为三期，先后可达 20 年或更长的时间。

1. 第一期 角膜滴状赘疣，又名"滴状角膜"(cornea guttata)期。此期患者无自觉症状，采用裂隙灯直接照明法检查时，可见角膜中央部的后表面有多个细小、向后突起的滴状赘疣(guttata)，略带青铜色；用后照明法时，显示在内皮表面，有散在的、圆形、折光性金色小凹；用与角膜相切的宽光带照明法时，可见 Descemet 膜呈现金箔状变厚，并有一些不规则的灰色混浊斑点于其上。采用内皮镜检查时，可见在内皮细胞正常镶嵌形态下出现一些黑区。角膜滴状赘疣的出现并不意味着它具有本病的诊断体征，因为多数情况下，它并不发展成 Fuchs 角膜营养不良，而只是老年性角膜内皮细胞退变所产生的产物。角膜滴状赘疣也可以是本病的早期表现，随着病情的进展，滴状赘疣的数量可逐渐加多，互相融合并向周边部扩展，侵及全角膜的后面。内皮细胞生物泵的功能一旦丢失，则进入本病的第二期。

2. 第二期 实质性与上皮性水肿期亦即原发性角膜失代偿期。此期患者视力下降，出现疼痛并进行性加剧。当角膜内皮细胞密度下降，角膜内皮生物泵功能失常后，裂隙灯下可见角膜水肿从 Descemet 膜前的实质层开始，Descemet 膜出现皱折，角膜厚度增加，实质层如毛玻璃样轻度混浊。继而角膜上皮呈微囊状水肿，角膜表面不平，患者常在清晨时视力恶化，日间由于角膜前表面的水分被蒸发，上皮水肿有所好转，视力因而改善。当眼压增高时，上皮水肿加剧。角膜上皮与上皮下水肿可融合成水泡及大泡，泡破后眼部剧疼。

3. 第三期 结疤期，角膜长期水肿可导致角膜血管新生，而在上皮下弥漫地形成结缔组织层。多次反复发作大泡破裂者，更易形成瘢痕。角膜结疤后知觉减退，上皮水肿减轻，疼痛有所缓解，但视力更趋下降（图 4-60）。

【病理】 角膜内皮细胞数目减少，Descemet 膜增厚且有滴状赘疣位于其后，此赘疣可突向前房，亦可埋于 Descemet 膜后部。实质层水肿，板层间隙加宽，胶原排列紊乱，角膜细胞增多。Bowman 层基本完整，部分区域有局灶性断裂，断裂处有结缔组织侵入，并可伸展至上皮细胞层。上皮基底细胞水肿，细胞间隙扩大，上皮基底膜与 Bowman 层间有一结缔组织层。扫描电

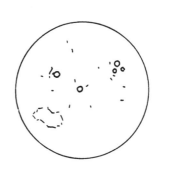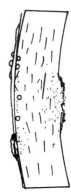

图 4-60 Fuchs 角膜营养不良

镜显示内皮细胞变大，失去正常六角镶嵌形态，变成多形性。有些滴状赘疣表面无内皮细胞覆盖。透射电镜显示内皮细胞有的胞质出现空泡，核皱缩等退变现象；有些含黑色素颗粒；还有的内皮细胞出现成纤维细胞的形态特征（内质网增多，胞质充满微丝和核糖体）；另一些则出现类似上皮细胞的特征（表面微绒毛，胞间桥粒体）。最突出的变化是 Descemet 膜的弥漫性增厚。其特点是前部带状层无明显变化，后部非带状层变薄或缺失，而在其后面又多出一胶原基底膜物质组成的带状层。部分地区局限性致密增厚且向后突出为滴赘。滴赘与内皮细胞间有时出现纤丝与无定形物。角膜共聚焦：角膜内皮细胞均一性及六角形细胞下降，早发变异型 FECD 的滴赘较其他类型 FECD 小。

【治疗】 第一期无须治疗。角膜失代偿的早期可局部应用高渗药物（如 5% 氯化钠盐水或眼膏，20% 葡萄糖软膏等）辅以消炎抗感染局部用药。清晨时亦可用吹风机助其角膜前表面的水分蒸发。佩戴绷带式角膜接触镜可减轻磨痛并可增加视力，但须警惕感染。后期视力严重受损时可施行穿透性角膜移植术或角膜内皮移植术。如合并患有白内障者，可同时施行三联术（角膜移植 + 白内障摘除 + 人工晶状体植入）。对于已无视功能的疼痛性大泡性角膜病变，可采用角膜层间灼烙术，羊膜移植或结膜瓣遮盖以减轻症状。

（二）后部多形性角膜营养不良

后部多形性营养不良(posterior polymorphous corneal dystrophy, PPCD)，又名后部多形性营养不良(posterior polymorphous dystrophy, PPMD)、Schlichting 营养不良(Schlichting's dystrophy)。MIM 编号 PPCD1: 122000, PPCD2: 609140, PPCD3: 609141。

【病因】 本病为常染色体显性遗传。基因位点 PPCD 1 为 20p11.2-q11.2、PPCD 2 为 1p34.3-p32.3、PPCD 3 为 10p11.2；PPCD 1 的致病基因不清楚，PPCD 2 为胶原Ⅷ型(collagen type Ⅷ) alpha 2, COL8A2, PPCD

3 为双手锌-指同源异型域转录因子 8（two-handed zinc-finger homeodomain transcription factor 8）——ZEB1。据推测本病可能是由于角膜内皮细胞在胚胎发育时发生障碍所致。

【临床表现】　本病可以是先天的亦可以在幼年发病。双眼受累，但常不对称，病程进展缓慢。早期一般无刺激症状，角膜感觉正常，视力损害较轻。晚期可有视力减退。25% 病例可并发广泛性虹膜周边前粘连，15% 可因此致眼压升高。裂隙灯下采用后照明法时，可在深部角膜见到多种形态的角膜病变，如结节状、囊泡状（单个、成簇或融合）混浊，有时在角膜后部还可见到多条弯曲蜿蜒的宽带或扁平灰白斑状或地图状混浊。有时还可见到垂直排列或水平排列的透明带（铁轨征），有时易与 Descemet 膜撕裂相混淆。如用角膜内皮镜检查时可见一些有隔的黑区，而内皮细胞则呈多形性且边缘不清。角膜上皮和基质水肿罕见，当角膜内皮失代偿时，角膜呈毛玻璃或牛奶样外观。本病可伴有虹膜与房角的异常，可见部分虹膜有萎缩或瞳孔异位，色素膜外翻。亦可见到虹膜与角膜粘连（图 4-61）。

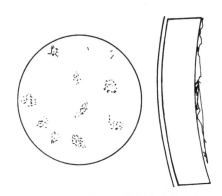

图 4-61　后部多形性角膜营养不良

【病理】　光镜下可见狄氏膜后表面多层胶原形成局灶梭形或结节状赘疣。PPCD 1：抗 CK7 抗体阳性。电镜下狄氏膜的非带状后层极度变薄或消失，狄氏膜后的两层胶原组织厚 25nm，在正常六角镶嵌的内皮细胞层内可发现异常类上皮样细胞，有微绒毛和桥粒。角膜共焦镜：囊泡损害：中心有细胞绕以圆形暗区的类似圈饼样改变，复层细胞巢。铁轨征：边界不清楚的带状暗区伴小而亮的类上皮细胞，内皮细胞大小不均。

【治疗】　多数病例不需治疗，但当角膜水肿影响视力时可行穿透性角膜移植术。术后可能在植片上复发。尤其房角异常引起继发性青光眼者，移植手术大多失败。

（三）先天性遗传性内皮细胞营养不良

先天性遗传性内皮细胞营养不良（congenital hereditary endothelial dystrophy，CHED）是一种原发于角膜内皮细胞，最终累及全层角膜，视力严重受损的角膜营养不良。

【病因】　根据遗传方式不同，本病分 CHED1（MIM 编号 121700）和 CHED2（MIM 编号 217700），CHED2 又名 Maumenee 角膜营养不良。CHED1 为常染色体显性遗传，基因位点 20p11.2-q11.2（中心区周围），致病基因未确定；CHED2 为常染色体隐性遗传，基因位点 20p13（telomeric portion），致病基因为溶质运载蛋白家族 4 的硼酸钠转运 11（solute carrier family 4，sodium borate transporter，member 11，SLC4A11）。

【临床表现】　CHED2 出生时即已发病，故称为先天性，常伴有眼球震颤。CHED1 较少见，一般在出生时角膜尚透明，1～2 岁左右发病，常有畏光、流泪。两型均因双侧全角膜呈现程度不同的弥漫混浊，尤以中央部更为明显，因而视力普遍较差。患者角膜横径不扩大，眼压也属正常。裂隙灯下所见双侧病变不等，CHED2 较 CHED1 严重，全角膜不同程度混浊，表现为弥漫性雾状混浊、毛玻璃样混浊或牛奶样混浊，偶有局限灰白色斑点；角膜厚度增加，可达正常角膜厚度的 2～3 倍；未能看到角膜滴赘。罕见上皮下带状角膜病变和眼压升高。上皮层有时表现为微小囊状水肿，很少有大泡形成。角膜知觉一般不减退（图 4-62）。

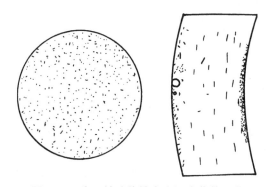

图 4-62　先天性遗传性内皮细胞营养不良

【病理】　两型无明显差别。光镜下，Descemet 膜成板状明显增厚；内皮细胞数目减少，萎缩，甚至缺失。电镜显示，基质层增厚，板层结构破坏、排列紊乱。Descemet 膜弥漫性增厚，前部带状层正常，后部可见复层基底膜样物质。内皮细胞变性、数目减少，胞质内出现空泡。按常规方法进行角膜内皮细胞培养时，无细胞生长。免疫组化可见 CHED2 狄氏膜后胶原层内有胶原纤维 I、III-V 及层粘连蛋白、SLC4A11 编码的 BTR1。

【治疗】 早期局部可试用高渗药物（如 5% 氯化钠眼药水或眼膏及 20% 葡萄糖软膏等）。混浊较致密者应行穿透性角膜移植术，以期恢复部分视力，有人综合文献上报告的 49 例手术，仅 8 例疗效较好。

（四）X- 连锁角膜内皮营养不良

【病因】 X- 连锁角膜内皮营养不良（X-linked endothelial corneal dystrophy，XECD）为 X 染色体隐性遗传，基因定位于 Xq25，致病基因尚未明确。

【临床表现】 本病先天发病，女性患儿通常无症状，病变静止；男性患儿视物模糊，病变进展。裂隙灯下女性患儿仅有角膜内皮新月形火山口样变化。男性患儿角膜混浊呈弥漫雾状、毛玻璃状或牛奶样，可有眼球震颤；也可仅表现角膜内皮新月形火山口样变化，或继发上皮下带状角膜病变伴角膜内皮新月形火山口样变化。

【病理】 光镜：角膜内皮新月形火山口样变化及上皮下带状角膜病变。上皮和 Bowman 层板层结构不规律变薄，前基质胶原排列紊乱，狄氏膜不规则增厚伴滴赘和小凹，内皮细胞减少或呈现非典型外观。电镜：角膜内皮新月形火山口样变化及上皮下带状角膜病变。上皮下无定形颗粒样物质堆积，Bowman 层不规律变薄（最薄达 0.5μm）、断裂和缝隙形成。增厚的狄氏膜（20～35μm）由异常的前后带状区组成，后带状区缺如，内皮细胞不连续，无细胞间桥粒连接或无胞质内张力丝。

【治疗】 一般不需治疗，当视力受损严重者可行角膜移植术。

（吴静安 晏晓明）

第三节 圆 锥 角 膜

圆锥角膜（keratoconus）是一种以角膜扩张为特征，致角膜中央部向前凸出呈圆锥形，及产生高度不规则近视散光和不同视力损害的原发性角膜变性疾病。其可以是一种独立的疾病，也可以是多种综合征的组成部分。其多发于青春期前后，不伴有炎症。在有外力等作用下部分患者可发生急性角膜水肿；晚期会出现形成瘢痕，视力严重受损。本病最早由 Mauchart（1748 年）报告，Nottingham（1854 年）又对其作了较详细地描述。罗宗贤（1933 年）首先在国内报告，此后又有许多学者对本病进行了较系统的研究。

本病在临床上较常见，所有种族均可罹病。欧美统计其发病率为 0.1‰～0.5‰，日本为 0.7‰～0.8‰。国内虽未有确切的统计资料，笔者对 1993 年 1 月～2007 年 12 月在山东省眼科研究所（青岛眼科医院和山东省眼科医院）接受角膜移植的 4869 例中有圆锥角膜患者的 816 例（1596 眼），说明本病在我国发生率并不低。

【病因】 目前确切病因尚不清楚，可能为多种因素所致，有下述几种学说和诱因。

1. 胶原学和发育障碍学说 Collins 等（1925 年）认为本病是角膜中央部胶原纤维坚韧性降低所致。Mihalyhegy（1954 年）指出，本病不仅角膜中央变薄弯曲度增加，巩膜亦有相似改变。认为其病因与间质发育不全有关。有些病例除圆锥角膜外，尚发生晶状体脱位或视网膜脱离，亦提示与胶原组织脆弱相关。

生化分析结果显示圆锥角膜中每毫克组织干重所含的总蛋白量比正常角膜低，但培养的圆锥角膜基质细胞蛋白合成量与正常角膜细胞相比无明显差异，因此推测胶原蛋白的降解异常可能是圆锥角膜的发病机制。为了进一步阐明胶原量的变化与酶的关系，学者们做了大量的研究，发现胶原的降解增多可能与酶有关，酶的量增多与酶的抑制剂减少均可引起上述变化。与正常角膜相比圆锥角膜上皮中 α2 巨球蛋白含量明显降低，基质中的含量也降低。

2. 遗传学说超微结构的变 遗传学说较多学者认为本病为常染色体隐性遗传。如 Ammon（1830 年）报告 6 个家系均有不规律的病例。高桥报告一家同胞 3 人均患此病。还发现这些病例的亲代往往有近亲通婚史。但有些病例可连续两或三代出现，有时发生中断现象，提示为外显不全，这些应考虑为规律或不规律的显性遗传。常染色体显性遗传的圆锥角膜致病基因位于染色体 16Q22，3-Q23，1。迄今为止，已有了八对孪生子中均发生圆锥角膜的报道。这些基因与环境等因素均相同的患者无疑为研究遗传在圆锥角膜发病中的作用提供了有利的依据。

3. 上皮学说 Bechare 等认为蛋白水解性胶原的降解是圆锥角膜基质变薄的溶解机制，但酶的来源不明，胶原降解属表浅性。此外，Takeo 通过对圆锥角膜结膜上皮结构的观察，发现一圆锥角膜患者角膜上皮内溶酶体酶水平增加，表明这一层组织在本病中起作用。

4. 代谢与发育障碍学说 Myuhnk（1959 年）发现本病患者的基础代谢率明显降低。Yukobckaa 等（1979 年）报告，在本病患者的血液和房水中，6- 磷酸葡萄糖脱氢酶的活性明显下降致谷胱甘肽氧化作用不全，使过氧化物过多堆积，这些过氧化物就可能是促使角膜发病的重要因子。

5. 内分泌紊乱学说 Siegrist（1912 年）、Knapp（1929 年）和 Stitcherska（1932 年）均认为甲状腺功能

减退与本病发生有重要关系。Hippel(1913年)强调胸腺在发病中的重要作用。

6. 变态反应学说及其他 曾有报道35%的圆锥角膜患者常与春季角结膜炎、湿疹、枯草热等变态反应性疾病相伴随,而对照组仅为12%。研究发现圆锥角膜患者的IgA反应降低,IgG反应增高。细胞免疫也存在缺陷,Ruedeman报告86%的本病患者有过敏反应病史。最近的一项研究表明,经常擦眼的人群与对照组相比圆锥角膜的发病率明显增高。

7. PRK、Lasik等准分子激光角膜切除术后继发圆锥角膜

【病理】 圆锥角膜的组织病理学特征,最明显的病理改变为中央部角膜基质变薄,锥顶部仅为正常角膜厚度的1/5~1/2。浅层基质板层排列紊乱,基质细胞呈淀粉样变性,后弹力层及其附近的基质有大量皱褶。约12%的患者在病变后期可出现后弹力层破裂,形成急性圆锥。1~2个月后,后弹力层增生修复形成瘢痕,将严重影响视力。根据穿透性角膜移植时切除的圆锥角膜组织标本,光镜下最显著的病理改变为中央部角膜基质层比周边部明显变薄,以圆锥顶为最薄。早期便有上皮细胞受损,表现为细胞水肿、核固缩,胞质内细胞器受到不同程度破坏。晚期时基底细胞消失,只剩下1~2层扁平细胞。在圆锥底部周边,可见铁质聚积在上皮细胞各层及前弹力膜中。基质层可发生胶原纤维变性,最后可广泛遭到破坏,由新生的排列不规则的结缔组织所代替。晚期的基质显著变薄。以往认为是一些胶原板层从其他板层及前弹力膜上分离、滑脱使角膜变薄,并非真正的胶原溶解。据报道,有12.3%病例发生后弹力膜破裂,不久便有破口缘向基质前卷曲。然后邻近的内皮细胞通过本身的面积扩大和滑行移动覆盖破口区。基质层水肿逐渐消退,形成瘢痕结缔组织。病变早期的内皮细胞尚属正常,晚期可变扁平并发生核分离。

【临床表现】 本病起病于青少年期,常见于16~25岁。以往认为女性较多见,但最近有人报告男性发病占60%,Amsler报告男性占71.1%。常双眼发病,中安清失(1981年)统计591例,双眼发病占72.3%。不少病例先累及单眼,继而另眼发病。先发病眼一般病情较重,后发病眼的预后较好。本病在青春期有较快进展倾向,当其充分发育后即趋于静止,但任何年龄都可能有缓慢进展。

笔者对1993年1月~2007年12月在山东省眼科研究所(青岛眼科医院和山东省眼科医院)接受角膜移植的4869例中的816例(1596眼)收入院的圆锥角膜患者的病历资料进行回顾性分析,详细记录以下情况:

①患者的一般情况:包括每年就诊人数、年龄范围、平均年龄、男女性别比例;②患者发病及屈光改变的情况:包括就诊原因、出现近视的年龄及时间、框架眼镜无法矫正的时间、有无视力突然下降的情况;③临床分期及各期的特点:包括角膜变薄前突、Fleischer环、Vogt线、Munson征、眼轴长度;④其他相关情况:包括误诊情况、单双眼发病情况、家族遗传史(包括父母以及兄妹发病情况)、全身并发症。结果为男673例,女143例,男女性别比例为4.7:1;年龄范围10~70岁,平均19.05岁,其中以11~25岁年龄组居多,占总数的84.7%;出现近视的年龄范围4~40岁,91.1%的患者发生在11~25岁,时间范围3月~30年,91.7%的患者近视时间发生在10年内。

1. 框架眼镜无法矫正时间范围1月~17年,96.8%的患者发生在4年内;

2. 其中111例患者发生了急性圆锥,在这些患者中109例患者(109/111)为单眼发病,2例患者(2/111)为双眼发病,有3例发生急性圆锥穿孔;

3. 临床分期及各期的特点

(1)来院就诊收入院的圆锥角膜患眼完成期占60.3%,其中角膜变薄前突占91.1%,费氏环占73.3%,Vogt线占46.4%,Muson征占14.7%;

(2)在1596只患眼中,眼轴长度范围20.5~32.6mm,平均25.4mm,其中>24mm有1297只眼,占81.3%;>26mm有418只眼,占26.2%。

4. 其他相关情况 ①15例患者被误诊;②5例患者单眼发病,其余均双眼发病,单眼发病率为0.61%,双眼发病率为99.3%;③仅有1例(0.12%)患者有家族遗传史;④过敏性疾病8例(0.95%),先天智障5例(0.63%);先天性脑瘫1例(0.12%)。

5. 分类按Duke-Elder(1946年)和Eapbenb(1960年)的分类为 ①前部型圆锥角膜;②后部型圆锥角膜;又分为完全型和局限型。

【症状和体征】

1. 前部型圆锥角膜 临床上较常见,按临床过程分为四期。

(1)潜伏期:此期可无任何症状,圆锥角膜不明显,角膜屈率<48D,临床上很难诊断。常为一眼已确诊为圆锥角膜,另一眼出现屈光不正时,用视网膜检影镜检查出检影异常(出现剪动性红光反射),考虑为此期。

(2)初期:以屈光不正为主,角膜屈率一般48D~50D之间,开始为近视,逐渐发展成为散光或不规则散光,一般可用框架眼镜矫正。散光大的还可用硬性角膜接触镜矫正。本期的临床表现主要为屈光不正。裸眼视力下降,但可用眼镜或角膜接触镜矫正视力。初

起时可能只出现单纯近视，以后逐渐向规则或不规则散光发展，故总是表现出近视散光。角膜逐渐向前凸起，其形态可用多种方法检查出来。用角膜曲率计检查时可发现有规则散光，角膜屈光力增加，曲率半径变小，此仪器不适于对不规则散光的检测。有人总结出早期圆锥角膜用角膜地形图检查时的三个特征是：①颞下方角膜变陡，屈光力增加，曲率半径变小。②角膜中央区屈光力呈不均匀对称分布。③角膜中央与周边的屈光力差异显著增大，由正常的 2D～3D 增加到 10D 以上。通常是角膜颞下象限最先变陡，随着病情进展，角膜变陡扩展到鼻下象限，然后是颞上象限了，但很少累及鼻上象限。此期作视网膜检影时，瞳孔光带呈"张口状"开合，即剪动影。作裂隙灯检查时可见角膜上皮和前弹力膜的反射增加，基质层的反射较弱。目前还可采用 Orbscan 角膜地形图对圆锥角膜进行早期诊断。

（3）完成期：出现典型的圆锥角膜症状，视力下降明显，角膜屈率＞50D，框架眼镜不能矫正视力，主要是中央角膜明显变薄，往往只有正常角膜的 1/3 厚，随着病情的发展，由初期的角膜中央感觉变敏感，致此期变得迟钝，称为 Axenfeld 征。视力极差的主要原因是角膜明显前凸造成的不规则散光，在裂隙灯下可见光学切面呈特殊的圆形或椭圆形圆锥，锥顶往往位于角膜中央偏颞下侧，愈向锥顶角膜愈薄，有时仅为正常角膜厚度的 1/5～1/2。有四个临床特征① Munson 征：嘱患者眼往下看时，下眼睑缘的弯度同前凸角膜的异常支撑而变畸形（彩图 4-63，见书末彩插）。② Fleischer 环，在前凸的角膜锥底部的角膜上皮及基底内有铁质沉着，为一棕褐色环，在裂隙灯的枯蓝色光下更易发现（彩图 4-64，见书末彩插），有些患者只能看到部分 F 氏环。③ Vogt 线，在圆锥角膜的中央，见基质深板层皱褶增多而引起的数条混浊或半透明的白色细线，有的为垂直状，还有的为水平状（彩图 4-65，见书末彩插），在对眼球加压后，此线可消失。④急性圆锥角膜（acute hydrops）是圆锥角膜的一种特殊情况，有些患者在初期可突然出现急性圆锥角膜，并不一定要在完成期出现，造成突然的视力下降，眼不适，角膜为中央明显水肿、混浊、上皮下大量出水泡，水肿明显者表现为中央角膜为水滴状前凸，有些患者往往有揉眼等对眼球加压或加腹压史（彩图 4-66，见书末彩插）。此时患者主诉疼痛、畏光、流泪等严重刺激症状及视力骤降。检查时发现球结膜充血，角膜基质和上皮层急性水肿、混浊。水肿混浊的范围常提示后弹力膜破裂的大小，裂口愈大，水肿混浊的范围愈广。裂口的形状常呈梭状或新月形。数周后，裂口附近的内皮细胞逐渐变大、

移行并覆盖在再生的后弹力膜上。角膜水肿逐渐消退，形成薄雾状瘢痕，使病变角膜呈半透明外观。瘢痕若累及视区，则视力显著受损。若不在视区内，则基质层瘢痕愈使角膜变扁平，近视及散光度反而减轻，视力有所提高，还适合佩戴接触镜矫正视力。后弹力膜急性破裂口大时，可发生此处的角膜基质出现空洞，如此时前弹力层破裂，则发生角膜穿孔。对于急性圆锥角膜的诊断，要注意询问病史，角膜曲率及地形图检查也十分重要。临床上把急性圆锥角膜误诊为单疱病毒性角膜炎或其他感染性角膜疾病者并不少见。笔者遇到一例年龄为 30 岁男性，曾有 HSK 病史。突然视力下降，角膜白色浸润，被当地误诊为 HSK，行抗病毒治疗无效转入山东省眼科研究所（青岛眼科医院和山东省眼科医院），后确诊为急性圆锥角膜。急性圆锥角膜一般在 6～10 周后角膜水肿自行消退，出现角膜基质瘢痕，以往认为急性期不是穿透性角膜移植的适应证。但随着现代显微手术器械的更新和手术方法的改进，急性期行穿透性角膜移植术同样能获得成功。

（4）变性期：在病变中央角膜的上皮下出现玻璃样变性。圆锥处可有瘢痕形成（彩图 4-67，见书末彩插）。一般在圆锥顶部形成丝网状及片状混浊，白色瘢痕，视力下降明显，各种眼镜均不能矫正。

2. 角膜后圆锥　表现为中央后角膜基质明显变薄，视力差，但角膜前表面曲率可正常，仅表现后表面曲率异常。后部型圆锥角膜：临床上较少见，多数人认为属先天性异常。女性多见，常单眼发病。主要表现为角膜后表面锥状突起。因为前表面的弯曲度正常，视力比前部型圆锥角膜损害小。其视力降低程度取决于出现后部圆锥的部位和大小。后部圆锥突起处可见到后弹力层及内皮缺损，并伴有基质层变薄及瘢痕性混浊。根据角膜后表面圆锥的范围又分为二型：

（1）第一型为完全型：亦称为静止型。表现出整个角膜后表面有不同程度的弯曲度增加，甚至中央部呈半球状凹陷，凹陷区内基质层明显变薄。但角膜前表面弯曲度始终保持正常。其病因可能系先天性发育异常，因其常伴有眼部其他先天异常，例如前锥形晶状体、先天性无虹膜或虹膜萎缩、瞳孔异位和先天性房角异常等。

（2）第二型为局限型：在角膜后表面表现出局限性变薄和凹陷，前表面完全正常。此型比完全型常见。多数人认为可能是局限性后弹力层和内皮受损所致。该型仅女性发病，常单眼受累。检查时见角膜后表面局限性弯曲度增大甚至呈圆锥状，其顶端常偏离中心。而前表面的弯曲度始终正常。在病变发展过程中常发生后弹力膜破裂，并出现急性角膜水肿。其通常不出

现 Fleischer 环。视网膜检影时常出现剪刀状影动。

后部型圆锥角膜的早期诊断常需要作 Orbscan 检查，本设备是一种可以同时检测角膜前、后弯曲度、角膜厚度及前房深度的新型光干涉测量仪器。

【诊断】　早期诊断除根据症状外，主要靠客观体征。除上述临床表现外，应用裂隙灯显微镜，角膜地形图和前段 OCT 在诊断早期圆锥角膜方面具有重要的参考价值。

早期圆锥角膜的地形图表现为角膜下方，尤其是颞下方角膜变陡，曲率增加，角膜中央的屈光度也较正常增大，中央角膜屈力一般 >47D，为不均匀对称分布，同一个体双眼角膜中央曲率的差值较大，角膜表面非对称指数（surface asymmetry index，SAI）及角膜表面规则性指数（surface regularity index，SRI）增大，角膜中央下方 3mm 处，屈光力与中心上方 3mm 屈光力的差值 >3D，大部分患者 >10D。随着病情的发展，这些特点愈发明显。

对圆锥角膜如已有明显的临床特征、角膜 OCT 和地形图表现，诊断并不困难。但非常重要的一点是，对亚临床型圆锥角膜的诊断，或有意识考虑这个问题是十分重要的。因为圆锥角膜是一种渐进发展的角膜病变，有的患者在 3～5 年之间并没有明显发展，通常的矫正视力可正常。

目前的问题是，准分子激光（PRK，Lasik 术）治疗近视，已非常普及。在接受 PRK 或 Lasik 术后的患者，发生了圆锥角膜，对这些患者的诊断，常要考虑的问题是手术造成的继发性圆锥角膜，还是原为亚临床型圆锥角膜，在术后病情发展，使症状表现出来，术前诊断不明确或没有考虑这方面的可能因素，往往酿成医疗纠纷。所以，认真分析每个 PRK、Lasik 术前患者的角膜地形图十分重要，角膜地形图已成为角膜屈光手术前必不可少的检查手段。另外因长期佩戴角膜接触镜患者的泪液膜及角膜上皮变薄等变化，也会发生角膜曲率的改变。角膜地形图的变化有时与早期圆锥角膜相近，除了需要注意鉴别外，应嘱患者停戴角膜接触镜一个月后，再复查角膜地形图。

与圆锥角膜相关的疾病常见有以下几种：

（1）Down 综合征，又称为先天性愚型（即三体染色体 21 综合征）。是与本病有关的最常见染色体异常病。其发病率约为 7%，成年后发病率增高。较常出现急性圆锥角膜水肿。

（2）变态反应病：圆锥角膜常合并春季角结膜炎，常与枯草热、哮喘病等变态反应性疾病有关。

（3）全身结缔组织病：多种疾病都与间质发育不良、胶原脆弱有关。如 Ehlers-Danlos 综合征，是因赖氨酰羟化酶缺陷所致。另外还有 Marfan 综合征、Liffle 病和 Noonan 综合征等，除伴有圆锥角膜外，还可能有晶状体脱位或视网膜脱离等。

（4）全身性疾病：目前已发现甲状腺功能减退和心脏二尖瓣脱垂与圆锥角膜的发病有关。

（5）眼部疾病：与圆锥角膜相关的眼部疾病有蓝色巩膜、小角膜、无虹膜、视网膜色素变性、眼睑松垂综合征和 Leber 先天性黑矇视网膜色素变性等。

【治疗】　本病的治疗方法较多，但目前无特殊药物应用，在病变不同阶段采用不同的措施。

1. 光学矫正

（1）框架眼镜，对早期的规则散光或低度不规则散光可用框架眼镜矫正。

（2）角膜接触镜，适用于无角膜瘢痕的中期患者，对散光较大的可选用硬性角膜接触镜（RGP），目前临床上已有专用于圆锥角膜的 RGP。已有大量临床报道，RGP 可以延缓圆锥角膜的发展。

2. 手术治疗　只有以下因素者可考虑手术治疗：①不能很好佩戴接触镜；②虽可佩戴接触镜，但不能长时间耐受者；③接触镜不能矫正视力者；④角膜中央已出现瘢痕者；⑤急性圆锥角膜。

（1）角膜表层镜片术（epikeratophakia）：手术适应证：①圆锥角膜早期；②无角膜混浊或角膜瘢痕很小且预计通过表面镜片加压瘢痕能离开视轴者；③角膜曲率≤55D；④戴角膜接触镜的最佳矫正视力低于 0.5 者；⑤一眼因圆锥角膜行穿透性角膜移植术后发生免疫排斥致手术失败者；⑥一眼行穿透性角膜移植术后因使用肾上腺皮质激素出现并发性白内障或眼压升高者。因 EP 术后几乎不存在排斥反应，而且对角膜供体材料的活性要求比较低，在我国仍不失为一种治疗早期、中期圆锥角膜的手术方法，但该手术的缺点是有的患者术后的增视效果在短期内不明显，有的在术后还需行 PRK 矫正散光和近视。

（2）深板层角膜移植术（deep lamellar keratoplasty）：过去几十年发达国家之所以将板层角膜移植术舍弃用于治疗圆锥角膜，第一是因为对圆锥角膜施行常规性板层角膜移植术技术难度太高，剖切过程中有植床穿孔的危险；第二是手术适应证狭窄，光学区有瘢痕的病例无实用价值；第三是增视效果远远低于穿透性角膜移植术。近年来利用可控角膜切割深度的环钻和显微板层角膜刀在屈光性角膜手术中完成可控深度的角膜移植床的制作，利用同样的技术完成板层移植片的制备，植床和植片两者的交界面同样光洁，术后散光小。同时应用逐渐加压的缝合技术，使视轴区的角膜植床和植片对合良好，并使大部分圆锥角膜完成期也可行此手术。这一新设备和技术的应用，赋予深板层角膜移植术既有很好的增视效果，又同时具备常规板层角膜移植术的低风险高透明率，适合对那些尚无瘢痕的早期病例使用。

（3）穿透性角膜移植术（penetrating keratoplasty）：手术适应证：①角膜中央有全层明显瘢痕；②圆锥角膜（急性期）近穿孔者。

手术原则：环钻直径的选择，一般≥7.5mm，切除应包括 Fleischer 环在内的范围，供体角膜应选择高内皮细胞活性密度者，供受体可选用同等大直径的环钻，或大于植床 0.25mm 的供体，目前多采用 7.5～8.0mm 直径的植床和植片。在制作植片时，最好从内皮面压切出植片，可以获得边缘垂直、完整、光滑的正圆形植片，而且使该植片的环钻界附近的内皮细胞损伤较小，内皮面积相对较大，细胞数目较多。这样便有利于植片透明愈合，降低术后近视和散光。因此术中操作包括：植床位置、植片制作、创口缝合和前房形成等均应细致、谨慎，尽量使手术作得理想和完美，最后还必须应用手术 Placido 盘监测，使手术性散光降至最低限度。可采用单纯间断缝合 16 针，也可用间断加连续缝合或采用双连续缝合。手术半年以后可根据角膜地形图及验光结果通过拆除部分缝线来调整散光。术后排斥反应发生率约为 10%，多发生于手术后半年。术后及时应用 1% 环孢素 A 眼液及联合少量肾上腺皮质激素及 FK506 等眼液可降低排斥反应发生率或防止发生。

术后圆锥角膜复发者少见，但文献上偶尔有复发的报告，其主要原因是圆锥较大，手术切除不够彻底。如文献上有报告一位 74 岁女性穿透性角膜移植后 40 年出现圆锥角膜复发。

拆线时间一般在术后一年以上，如患者术后为近视状态，可在 1 年半左右拆除间断缝合的尼龙线，如为间断加连续缝合，而连续缝合用的是 11-0 聚丙烯缝线，此缝线可长期在角膜上不必拆除。

关于圆锥角膜急性期行穿透角膜移植问题，以往教科书上均认为圆锥角膜急性期不是穿透性角膜移植术的适应证，而这部分患者应用绑带加压包扎，或佩戴特制的角膜接触镜，等待角膜水肿消退，瘢痕形成后（一般为 3～4 个月）再考虑行穿透角膜移植术。但随着眼科显微手术器械的改进及手术技巧的提高。圆锥角膜急性期已不再是手术的绝对禁忌证，但必须采取适当的有效措施。在急性圆锥时期手术有两个不利条件：角膜中央混浊水肿区面积较大，由于上皮下和基质层积水，圆锥凸度较后弹性层急性穿破前更大，在这种情况下应用常规钻切技术制作移植床，术后会

造成明显的近视和散光；基质层弥漫水肿也使术者难以精确合理地选择环钻的口径。比较明智的做法是，等到急性圆锥水肿区由弥漫转为局限状态时（发生急性后弹性层破孔 1 个月左右）才开始手术。其时水肿区与正常厚度角膜区已经界限分明，圆锥凸度亦相对减低。在使用环钻制作植床以前，先对圆锥角膜变薄区行角膜热成形术。具体步骤是，先热凝最薄的锥顶，热凝头以螺旋方式由中央逐渐向周围扩展，直至圆锥部位的角膜胶原因受热皱缩，角膜前表面曲率恢复到正常外形时，再用环钻按常规技术制作植孔。制作植孔前对圆锥热成形术的目的，是为了能够得到一个比较正常的受床，减少手术后的近视和散光，避免术后产生中央平周边陡峭的桌面状角膜地形图，而无法在术后必要时佩戴角膜接触镜。如能注意并克服上述弊端，则对急性圆锥角膜行穿透角膜移植术同样能获得与稳定期手术相同的效果，并使患者提前获得增视效果。但多数医师认为急性期圆锥角膜只在近穿孔者行穿透性角膜移植。

（4）角膜热成形术：自 Gasset（1937 年）报告以来，已被许多人用于临床，并取得较好效果。本手术的原理是角膜表面受热后，胶原纤维发生收缩，使圆锥变扁平，会降低近视和散光。其优点是操作简单，并发症较少，不成功的病例尚可再作穿透性角膜移植术。其缺点是光学效果较差。角膜热成形术只适用于圆锥顶很少甚至无瘢痕，厚度≥1/2 正常角膜厚度者。因角膜后弹力膜破裂，角膜基质大面积水肿，无法及时行穿透性角膜移植，可先作热成形术，等破口闭合，水肿消退后再作角膜移植术。

（5）角膜基质环植入术：最近有人对 Lasik 或 PRK 术后形成的圆锥角膜及角膜扩张病例，在角膜层间植入由 PMMA 制成的环形嵌体，使角膜的形状和曲率得到明显改善，裸眼及矫正视力均有所提高。其对控制病变发展，延迟或避免作穿透性角膜移植术治疗本病有一定的帮助。手术适应证是不能耐受接触镜矫正及中央无瘢痕的圆锥角膜。其远期效果是否良好还不能定论，因此本法尚不能为大多数临床医师所接受，在我国也没有得到 SFDA 的批准。

（6）cross-linking：最近几年来，国外研究者发现通过紫外光核黄素诱导交联的方法，可以增加角膜基质的机械强度，阻止圆锥角膜的病理进程，有希望成为圆锥角膜的非手术治疗方法。在圆锥角膜的研究中发现，在角膜老化过程中出现胶原纤维变粗和变硬的现象，被证明是与随年龄增大而出现的胶原分子糖基化有关，受这一现象启发，自 20 世纪 90 年代开始，研究人员开始试图利用光或热处理角膜，通过羟基自由

基介导的氧化反应以增强基质胶原纤维的强度。另外一个有意义的临床现象是：年轻的糖尿病患者从来不会发生圆锥角膜，即使在少数情况下，圆锥角膜出现在糖尿病发病之前，也会因为糖尿病的出现而病情不再进展，这正是由于糖尿病引起角膜基质内的自发糖基化反应，增强了角膜的强度。基于这些临床发现，进一步认识到角膜的生物力学属性取决于胶原纤维、胶原纤维束和它们的空间结构组成。圆锥角膜患者角膜的机械强度通常是正常值的一半。交联疗法的基本原理是光敏剂核黄素（即维生素 B_2）在370nm波长紫外光作用下，被激发到三线态，产生以单线态氧为主的活性氧族。活性氧族可以与各种分子发生反应诱导胶原纤维的氨基（团）之间发生化学交联反应（Ⅱ型光化学反应），从而增加了胶原纤维的机械强度和抵抗角膜扩张的能力，370nm 正是核黄素的吸收峰波长。依据德国进行的一项临床研究，对一些中、重度圆锥角膜进行了交联治疗，治疗后随访3个月至4年，发现所有的圆锥角膜都停止了发展。但这种治疗首先需要检测剩余的角膜厚度，只有在>400μm 时才考虑此疗法，因为有足够的角膜基质厚度才可以保证角膜内皮细胞在治疗过程中不受损伤。到目前为止，交联治疗在我国还没有得到正式批准，有些医院正在进行临床试验。但是在交联治疗之后也并不意味能使圆锥角膜停止发展，还需要结合 RGP 治疗，并且进行长期的追踪观察。希望这种技术能对更多的圆锥角膜患者带来希望和光明。

（史伟云　黄菊天）

主要参考文献

1. 申尊茂，李子良，谢立信. 眼科新编. 北京：人民卫生出版社，1991，229-230.

2. 孙秉基，徐锦堂. 角膜病的理论基础与临床. 北京：科学技术文献出版社，1994，291-294.

3. 黄菊天，杜念祖，陈家祺. 穿透性角膜移植后的角膜屈光变化. 中华眼科杂志，1988，24：65-68.

4. 朱志忠，周道伐，黎勉勤. 角膜病学. 北京：人民卫生出版社，1986，152-173.

5. 藤原 宪治. 用 EDTA-Na$_2$ 局部治疗带状角膜变性的疗效分析. 国外医学. 眼科分册，1995，19（5）：313.

6. 冯斌. 圆锥状角膜. 国外医学. 眼科学分册，1994，18（1）：33.

7. 叶秀荣，赵红地. 610 例老年人角膜类脂环调查分析. 中国实用眼科杂志，2000，18（3）：188.

8. 辛萌，史伟云. 地区性圆锥角膜调查分析. 中国实用眼科杂志，2009，27：387.

9. Ruckhofer J. Clinical and histological studies on the intrastromal corneal ring segments（Intacs）. Klin Monatsble Augenheilkd，2002，219：557.

10. Lovisolo CF，Fleming，JF. Intracorneal ring segments for introgenic keratectasia after Laser in situ keratomileusis or photorefractive keratectomy. J Refract Surg，2002，18（5）：535.

11. Ilari L，Daya SM. Corneal wedge resection to treat progressive keratoconus in the host cornea after penetrating keratoplasty. J Cataract Refract Surg，2003，29（2）：395.

12. De Paiva CS，Harris L D，Pflugfelder S C. Keratoconus-like topographic changes in keratoconjunctivitis sicca. Cornea，2003，22（1）22.

13. Pflugfelder SC，Liu Z，Feuer W，et al. Corneal thickness indices discriminate between keratoconus and contact lens-induced corneal thinning. Ophthalmology，2002，109（12）：2336.

14. Siganos D，Ferrara P，Chatzinikolas K，et al. Ferrara intrastromal corneal ring for the correction of keratoconus. J Cataract Refract Surg，2002，28（11）：1947.

15. Tyynismaa H，Sistonen P，Tuupanen S，et al. A locus for autosomal dominant keratoconus：Linkage to 16Q 22，3-Q 23，1 in Finnish families. Invest Ophthalmol Vis Sci，2002，43（10）：3160.

16. Weiss JS，Møller HU，Lisch W，et al. The IC3D Classification of the Corneal Dystrophies.（Cornea 2008；27（Suppl. 2）：S1-S42）.

17. Aldave AJ. The Genetics of the Corneal Dystrophies. Lisch W，Seitz B（eds）：Corneal Dystrophies. Dev Ophthalmol. Basel，Karger，2011，vol 48，pp 51-66.

18. Moller HU，Weiss JS. IC3D Classification of Corneal Dystrophies. Lisch W，Seitz B（eds）：Corneal Dystrophies. Dev Ophthalmol. Basel，Karger，2011，vol 48，pp 1-8.

19. Vemugantia GK，Rathib VM，Murthyb SI. Histological Landmarks in Corneal Dystrophy：Pathology of Corneal Dystrophies. Lisch W，Seitz B（eds）：Corneal Dystrophies. Dev Ophthalmol. Basel，Karger，2011，vol 48，pp 24-50.

20. Gordon K Klintworth Corneal dystrophies. Orphanet Journal of Rare Diseases 2009，4：7.

21. Doyle SJ，Harper C，Marcyniuk B，et al. Prediction of refractive outcome in penetrating keratoplasty for keratoconus. Cornea，1996，15：441.

22. Thalasselis A，Etchepareborda J. Recurrent keratoconus 40 years after keratoplasty. Ophthalmic Phsiol，2002，22：330.

23. Ruckhofer J. Clinical and histological studies on the

intrastromal corneal ring segments（Intacs）. Klin Monatsble Augenheilkd, 2002, 219: 557.

24. Lovisolo CF, Fleming, JF. Intracorneal ring segments for introgenic keratectasia after Laser in situ keratomileusis or photorefractive keratectomy. J Refract Surg, 2002, 18: 535.

25. Ilari L, Daya SM. Corneal wedge resection to treat progressive keratoconus in the host cornea after penetrating keratoplasty. J Cataract Refract Surg, 2003, 29: 395.

26. De Paiva CS, Harris L D, Pflugfelder S C. Keratoconus-like topographic changes in keratoconjunctivitis sicca. Cornea, 2003, 22: 22.

27. Pflugfelder SC, Liu Z, Feuer W, et al. Corneal thickness indices discriminate between keratoconus and contact lens-induced corneal thinning. Ophthalmology, 2002, 109: 2336.

28. Siganos D, Ferrara P, Chatzinikolas K, et al. Ferrara intrastromal corneal ring for the correction of keratoconus. J Cataract Refract Surg, 2002, 28: 1947.

29. Yynismaa H, Sistonen P, Tuupanen S, et al. A locus for autosomal dominant keratoconus: Linkage to 16Q 22, 3-Q 23, 1 in Finnish families. Invest Ophthalmol Vis Sci, 2002, 43: 3160.

30. Xie L, Gao H, Shi W. Long-term outcomes of photorefractive keratectomy in eyes with previous epikeratophakia for keratoconus. Cornea. 2007; 26: 1200.

31. Shi W, Li S, Gao H, et al: Modified deep lamellar keratoplasty for the treatment of advanced-stage keratoconus with steep curvature. Ophthalmology. 2010; 117: 226.

32. Gao H, Shi W, Liu M, et al: Advanced Topography-Guided（OcuLink）Treatment of Irregular Astigmatism After Epikeratophakia in Keratoconus With the WaveLight Excimer Laser. Cornea. 2012; 31: 140.

第七章
角膜的先天畸形与系统性疾病

第一节　先　天　畸　形

一、无　角　膜

无角膜（corneal absence）孤立的无角膜或角膜完全发育异常极为罕见，大多与累及整个眼前节或全眼球的严重先天性异常而伴发。主要由于胚胎早期眼杯发育时，外胚叶呈异常不下陷而造成先天性无角膜、无前房、无晶状体，有时伴发先天性视网膜脱离。临床上较为多见的先天性无角膜是 Fraser 综合征（又称隐眼综合征），属常染色体隐性遗传，突变位点位于 FRAS1 基因，表现为眼睑发育不良、角膜皮肤样化生、眼前段发育不良或者缺失；患者同时还伴有头面部和泌尿生殖系统发育异常以及并指（趾）畸形。

二、大　角　膜

大角膜（megalocornea）是一种角膜直径大于正常，而眼压、眼底和视功能均在正常范围的先天性角膜发育异常，属 X-染色体连锁隐性遗传，主要由于 LTBP2 基因突变导致视杯发育迟滞，使包括角膜在内的整个眼前节获得了更大的发育空间所致。临床表现为角膜横径＞13mm，垂直径＞12mm，多为双侧性，角膜透明，边界清楚；同时，眼前段的其他结构如晶状体、睫状环等也出现不成比例的扩大；患者眼压正常，前房较深。该疾病为静止性，出生后病变无进展。部分患者伴发神经、皮肤或骨骼系统发育异常，如 Marfan 综合征。

约 20% 大角膜患者的视力基本正常，但大多数患者因伴发高度屈光不正、白内障或青光眼而影响视功能；另有部分患者可同时合并虹膜及瞳孔异常，如虹膜震颤、虹膜基质萎缩、瞳孔扩大肌薄弱导致瞳孔缩小等。另外，此类患者多伴有晶状体异常，如晶状体脱位、半脱位和并发性白内障。因晶状体脱位或半脱位还可造成继发性青光眼。

大角膜必须与先天性青光眼所造成的"牛眼"（buphthalmos）进行鉴别（表 4-16）。

大角膜没有特殊治疗方法。大角膜造成的屈光不正可通过戴镜矫正，但并发性白内障的手术效果差，并发症多，必须非常慎重。

表 4-16　大角膜与牛眼的鉴别要点

	大角膜	牛眼
眼压	正常	升高
角膜大小	出生后大小不变	出生后直径继续增大
症状	无	畏光、流泪
角膜凸度	中央透明，无后弹力层断裂	角膜混浊，多伴有后弹力层断裂
房角	无明显异常	异常（中胚叶组织覆盖于房角）
杯盘比	＜0.4	＞0.4
对称性	双侧对称	35% 为单眼受累，双眼受累者两眼扩张程度不同
遗传性	X-连锁隐性遗传（92% 为男性）	常染色体隐性遗传（60% 为男性）
视功能	无明显视功能障碍（屈光不正除外）	视功能预后差

三、小　角　膜

小角膜（microcornea），直径＜10mm 的角膜称为小角膜，常合并虹膜缺损、脉络膜缺损、先天性白内障等。该疾病多为常染色体显性遗传，现有研究表明，CRYAA、CRYBB1、CRYBA4、PAX6、GJA1、GJA8 等基因突变均与该疾病的发生有关，可能是基因突变导致在胚胎发育期角膜乃至整个眼前段结构生长发育迟缓，而角膜弧度发育未受影响。

小角膜患者大多整个眼前段均较小，眼球直肌附着点异常前移，角膜弧度增加，造成角膜屈光率增加而呈近视状态；但由于整个眼球小、眼轴短，导致整体屈光度为正视甚至有可能为远视。约 20% 病例因眼前段结构拥挤可发展为青光眼。

单纯性小角膜需与小眼球进行鉴别，可通过超声波测定眼轴辨别。小角膜如无其他并发症的话无须治疗。如合并青光眼，传统的滤过性手术效果不佳。

四、扁平角膜

扁平角膜（cornea plana）是一种临床上非常罕见的病症，病因与胚胎发育期角膜发育终止有关。胚胎期第 4 个月角膜与巩膜呈同一弧度，4～5 个月间角膜弧度开始增大，如在此时发育过程受到干扰，虽然角膜继续发育但是弧度发展缓慢就导致扁平角膜。常染色显性遗传与常染色体隐性遗传均有报道，病因可能是前房和房角的中胚叶组织重吸收障碍，虹膜与角膜胚胎组织长期接触。KERA、DCN、DSPG3、FOXC1、LUM、PITX2 等基因突变均与该疾病的发生有关。

临床上扁平角膜表现为角膜弧度小于正常，角膜呈扁平状态，角膜基质呈弥漫性混浊。由于巩膜组织侵入，角膜边缘尤其是上下边缘边界模糊，临床上呈现水平性椭圆形角膜。由于上眼睑失去支持，扁平角膜常常造成上睑下垂；并大多同时伴有浅前房和前胚胎环。除此之外可以合并先天性白内障、原发性开角型青光眼、巩膜化角膜、虹膜缺损和睫状体发育不良、视网膜脉络膜缺损、小眼球、视网膜发育不良、蓝巩膜等。

尽管扁平角膜的角膜曲率明显下降，但是由于眼轴长度正常或者延长，可使眼球总屈光力处于 +7D～−9D 之间。由于角膜透明度下降、黄斑发育不良以及各种并发症，患者视功能预后大多较差。

五、球 形 角 膜

球形角膜（keratoglobus，corneaglobosa）临床极为罕见，属常染色体隐性遗传。现有研究表明，参与结缔组织合成酶如 Col8a1、Col8a2 基因突变导致Ⅷ型胶原 α2 链结构异常，或者与结缔组织代谢有关的酶如基质金属蛋白酶（matrix metalloproteinases，MMP）1、2、3 和 α1 蛋白酶抑制剂 Sp1 表达异常增高，致使胚胎发育期后弹力层的结构异常，造成角膜基质发育不良，或者是在角膜发育过程中，由于发育停滞造成间质不能移行至角膜，而导致角膜变薄前突。其病理学表现与其他以细胞外基质降解为主要特征的疾病基本一致。

球形角膜多为双眼发病，主征表现为整个角膜变薄，角膜弯曲度特别大，呈半球形扩张前突，角膜曲率可达 50D。大多数患者虽然角膜透明，直径正常，但角膜基质层均一性变薄，厚度仅约为正常角膜的 1/3。少

数患者偶尔因发生类似急性圆锥角膜的后弹力层破裂而出现突发性角膜水肿；这种急性水肿经过数周至数月会逐渐自行消退，无须治疗。也有患者因合并后部多形性营养不良导致角膜内皮失代偿而出现慢性角膜水肿。患者大多合并巩膜变薄而形成蓝色巩膜。有时可合并关节延伸过长、听力减退等结缔组织疾病。

前节 OCT 上球形角膜表现为角膜均一性变薄，周边和中央角膜厚度均明显下降，同时整个角膜均匀前凸，前房深度增加（图 4-68）。球形角膜患者的角膜和巩膜组织异常薄弱，即使是轻微的顿挫伤也造成眼球破裂，因此必须注意保护眼球防止外伤。

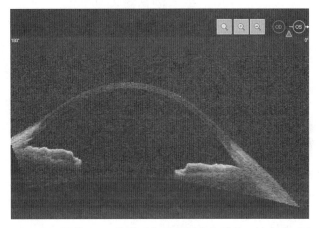

图 4-68 前节 OCT 上球形角膜表现为角膜均一性变薄，周边和中央角膜厚度均明显下降，同时整个角膜均匀前凸，前房深度增加

六、规则性角膜散光

规则性角膜散光（regular corneal astigmatism）由于角膜经线弧度差异所致的散光普遍存在，所以一般视之为正常情况。但如果角膜曲率半径 <6.75mm 和 >9.25mm 则可视为异常，称之为规则性角膜散光。角膜曲率半径明显差异的大部分病例为常染色体显性遗传，常染色体隐性遗传较为罕见。

七、后部型圆锥角膜

后部型圆锥角膜（posterior keratoconus）分为原发性和继发性。原发性后部型圆锥角膜是一种罕见的角膜后表面异常，可能与胚胎期不明原因的角膜间质发育不良、前房劈裂异常有关，迄今为止报道的病例均见于女性，无遗传倾向；亦有报道铁异物外伤或顿挫伤后造成继发性后部型圆锥角膜的罕见病例。患者的角膜后表面弧度增加致使角膜中央区变薄，而角膜前表面保持正常。角膜上皮下可见 Fleischer 环，角膜基质可能透明也可能混浊。根据角膜后表面变薄的范围

大小又可分为局限性后部型圆锥角膜和弥漫性后部型圆锥角膜。

通过裂隙灯的光学切面和眼前节 OCT,诊断后部型圆锥角膜并不困难。角膜地形图表现为中央区平坦而旁中心区域陡峭。病理检查显示,病变角膜中央区域的内皮层完整、后弹力层未见赘疣等异常增殖、角膜基质内可见卵圆形淀粉样变性颗粒沉积、同时伴有 Bowman 膜缺失。

大多数后部型圆锥角膜患者因角膜畸形所导致的不规则散光而视功能欠佳。对于后部型圆锥角膜造成的角膜基质混浊,可通过穿透性角膜移植治疗。

八、先天性角膜混浊

先天性角膜混浊(congenital corneal opacity)常伴发其他异常,如虹膜或脉络膜缺损、畸胎瘤、小眼球、白内障、瞳孔残膜、虹膜与晶状体前粘于角膜后壁,亦可伴发整个眼前部病变而形成角膜葡萄肿。

(一)先天性角膜混浊的病因有两种学说,发育障碍学说和宫内感染学说

1. 由发育障碍引起的角膜混浊包括 ①晶状体泡从外胚叶表面分离延迟或不能分离的发育异常;②中胚叶组织的正常发育受阻,以致角膜后弹力层或角膜内皮形成障碍。

2. 由宫内感染造成的角膜混浊 病原体如风疹病毒、梅毒衣原体,通过羊水或胎盘直接感染角膜基质造成角膜基质病变。

(二)根据病变组织来源可分为来源于外胚叶、中胚叶与炎症的角膜白斑

1. 来源于外胚叶的角膜白斑 角膜呈散在性混浊,发生在胚胎早期晶状体泡从外胚叶表面分离时,由于分离延迟或分离障碍所致。这种情况比较少见。角膜基质混浊的后表面有压迹存在,并伴相应部位的晶状体囊下混浊或局限性白内障。在角膜组织内常可见来源于晶状体上皮包涵物。

2. 来源于中胚叶的角膜白斑 角膜中央深层基质内呈一厚圆盘状白斑,伴虹膜前粘连,偶尔见虹膜前粘于透明角膜,提示有内皮损害。后弹力层与内皮缺损为本病之特征,有遗传倾向。

3. 炎症性角膜白斑 通过胎盘或羊水直接感染,如梅毒性角膜基质炎、天花等。角膜呈深层混浊,偶伴虹膜前粘连或前极性白内障,提示有过穿孔或炎症发生在前房仍浅的胚胎时期。

(三)其他先天性角膜混浊

1. 角膜前胚胎环(anterior embryotoxon) 在近角膜缘约 1mm 宽的混浊环,与角膜缘之间存在一透明带状区。混浊位于基质浅层及中层,临床表现与病理学特征均与老年环类似。角膜前胚胎环在出生时或出生后不久即存在,一般不波及角膜缘,有时可呈向心性混浊,其三角形尖端可达角膜中部,混浊区域由大量细小点状混浊组成,主要是细胞内类脂质物小滴。

2. 角膜后胚胎环(posterior embryotoxon) 多为单眼发病,表现为 Schwalbe 线的边缘增殖混浊并形成部分或完整的环样结构,多个梳状结构从周边虹膜表面发出越过房角,附着于此环在角膜内面突起的嵴上。房角镜检查可见在角膜边缘深层有一道半透明的呈条纹或网状的环带样结构从角膜的后表面突出于前房中,与角膜缘之间无透明区,中胚叶组织覆盖于前房角;有时还可发现虹膜表面有中胚叶组织结构残留。因房水引流不畅,大多数患者可并发青光眼。组织学检查表明,此环由胶原纤维和弹力纤维构成,其染色特征与小梁一致。通过裂隙灯和房角镜检查检出后胚胎环的几率为 10%～30%,但极明显的病例甚少。此病多为常染色体遗传,与 FOXC1 和 PITX2 基因缺陷关系密切。

九、巩膜化角膜

巩膜化角膜(sclerocornea),常染色体显性遗传、隐性遗传和 X-性染色体连锁遗传均有报道,常染色体遗传患者多与 FOXE3 基因突变有关,也有报道与 HCCS 基因突变有关;性染色体遗传者与 SHOX、SOX2 和 SOX3 基因缺陷有关。患者可单眼发病也可双眼发病,大多合并小眼球、晶状体发育不良或者晶状体缺如、脉络膜和(或)视盘缺损,以及中枢神经系统发育不良。

(徐建江　邱孝芝)

第二节　与系统疾病有关的角膜病变

一、代谢和内分泌性疾病

(一)糖尿病

糖尿病(diabetes)为一组常见的代谢内分泌性疾病,其基本病理改变是绝对或相对胰岛素分泌不足所引起的代谢紊乱,可累及全身各系统和器官。既往对糖尿病性视网膜病变和白内障已有广泛和深入的研究,但对其和角膜病变的关系了解甚少,Pyke(1976年)认为角膜不存在糖尿病性特异性损害。近几年来,国外学者对糖尿病的眼部病变进行了广泛深入的研究,对其所致角膜病有所了解。

【临床表现与发病机制】

1. 角膜知觉减退 主要表现为角膜感觉的阈值升

高。Rogell（1980 年）认为角膜知觉减退一般是双侧性，与病程、血糖控制情况及视网膜病变程度有关。由于人体的神经生化过程主要依靠葡萄糖氧化供给能量，而角膜又含有丰富的感觉神经末梢，故糖代谢的障碍必然会导致角膜的感觉受累。应用活体激光共焦显微镜检查糖尿病患者的角膜，发现角膜上皮下神经纤维密度和神经分支密度均明显降低，而神经纤维扭曲度无明显变化；与之相对应的是，角膜的触觉、温度觉均明显减退。

2. 角膜上皮再生迟缓　主要表现为角膜上皮或基质水肿，伤口愈合缓慢，上皮反复缺损。有人认为在于基底膜联合结构改变使上皮黏附异常，或由于上皮修复时滑动及有丝分裂减慢；此外，角膜上皮下神经代谢异常致使由神经末梢合成释放的一些神经性内源肽和促上皮修复因子分泌不足，影响上皮的修复和愈合。

3. 大泡性角膜内皮病变　有研究者认为大泡性角膜内皮病变也属于糖尿病性角膜病变的一种，因为大多数血糖控制不佳的患者都会因为糖尿病性视网膜病变接受玻璃体视网膜手术，而此类患者手术后发生大泡性角膜内皮病变的几率较高。有学者认为，长期血糖升高可能导致在内眼手术前内皮的"泵"功能已经受到损伤。

【治疗】

1. 全身治疗原发病为主。

2. 给予维生素类药物支持疗法。

3. 局部应用角膜保护剂，如核苷酸及谷胱甘肽制剂点眼，也可涂以 Solcogeryl gel 以促进上皮再生。必要时局部使用抗生素眼液以防角膜感染。

（二）高脂蛋白血症（类脂环）

血浆脂质中一种或多种成分的浓度超过正常高限时称高脂血症。由于血浆脂质为脂溶性，必须与蛋白质结合为水溶性复合物而运转全身，故高脂血症常表现为高脂蛋白血症（hyperlipoproteinemia）。血脂的成分十分复杂，主要有胆固醇、甘油酯和磷脂，此外还有少量游离脂肪酸、脂溶性维生素以及固醇类激素等。

【临床表现与发病机制】　在角膜缘内呈现一灰色环，称之谓类脂环。多数人由上方开始成半圈，逐渐与下方的半圈会合形成全圈。色淡灰至灰白，外周色浓，内缘渐淡。宽约 1mm 左右。多数为双侧性，且混浊程度相近，与角膜缘间隔一条狭窄的透明区，一般不影响视力。

Walton 等（1974 年）经尸检观察，认为类脂环的形成和血胆固醇与动脉粥样硬化的总进程有伴随关系。

【治疗】

1. 全身应用降低血脂的药物和治疗原发病。

2. 适当调整饮食。

（三）痛风（gout）

痛风是一组嘌呤代谢紊乱所致的疾病，其临床特点为高尿酸血症。

【临床表现与发病机制】　患者多为中年男性，肥胖及饮食条件优良者发病率高。多数患者突然发生关节剧痛，大关节受累时，可出现关节腔积液，伴高热头痛。血液中白细胞增高，血沉加快，尿酸浓度超过 5mg/dl，约半数患者在身体各处发生痛风石。尿酸在肾脏中可以形成肾结石。角膜病变主要表现为角膜基质反复发生炎症，有时在角膜后壁出现尿酸结晶沉积。

人体嘌呤基来源于饮食和体内合成，嘌呤基代谢后形成尿酸，从肾脏排出。当体内嘌呤基产生过多，超过肾脏清除能力时，尿酸即在体液和组织内积聚，最后结晶析出，形成结石。其角膜病变也是由尿酸积聚刺激所致。

【治疗】

1. 全身治疗急性发作时应卧床休息。尽早应用秋水仙碱、肾上腺皮质激素和吲哚美辛，发作间歇期应用排尿酸药物丙磺舒等。此外，还可并用别嘌呤，它能阻抑黄嘌呤氧化酶，使次黄嘌呤及黄嘌呤不能转化为尿酸。

2. 当角膜深层基质发生无菌性炎症时，可用肾上腺皮质激素眼药水频繁点眼，并散瞳、热敷。

（四）甲状腺功能亢进

甲状腺功能亢进（hyperthyroidism, hyperthyreosis）又称为突眼性甲状腺肿或 Graves 病；主要由于甲状腺素的分泌增多所致。

【临床表现与发病机制】　临床上表现为精神紧张、激动易怒、多汗、食欲亢进而身体消瘦无力、心悸、脉速和手颤等。基础代谢率升高，131I 吸收率和血清蛋白结合碘高于正常。T3（三碘甲状腺原氨酸测定）与T4（甲状腺素测定）呈异常增高。

眼球突出是常见症状之一，可先单眼突出，大多为双眼球突出。严重者可发生眼睑闭合不全，甚至不能闭合。患者容易发生暴露性角膜炎或顽固性角膜溃疡，甚至角膜穿孔进而失明。

甲状腺的功能受到脑垂体及自主神经的控制与调节；甲状腺素的合成与分泌受脑垂体的促甲状腺素的调节，促甲状腺素也受血液中甲状腺素浓度的影响。正常情况下这种反馈性调节处于相对的动态平衡。当精神刺激、全身感染或创伤时，这种平衡失调就产生甲状腺功能亢进，由于甲状腺素的分泌增多，机体各组织氧化速度加快和基础新陈代谢率增高，因而出现一系列的内分泌系统症状。眼球后软组织发生水肿和细胞浸润,同时眼外肌发生中毒性变性。此外,由于交感神经兴奋性增高,Müller 平滑肌收缩使眼睑退缩,这些因素联合致使眼球突出、角膜暴露。

【治疗】

1. 全身由内科药物或同位素 131I 治疗。

2. 眼部治疗主要是保护角膜,预防角膜感染。临睡前涂抗生素眼膏。一旦发生角膜溃疡,则按角膜溃疡处理。

3. 对严重眼球突出患者或已有暴露性角膜溃疡威胁者,应尽早作上下眼睑部分缝合术,以保护角膜。必要时可采用眼眶减压术,将眼眶外侧壁或下壁祛除,以缓解眼眶压力,减轻角膜暴露。

(五)甲状旁腺功能亢进

【临床表现与发病机制】 开始有骨痛及压痛。X线示骨质疏松和囊肿样变。角膜常发生钙质沉着,在角膜缘部位出现钙质沉积斑点,或在睑裂部位的角膜呈现带状混浊,其中夹杂瓷白色小点。

原发性甲状旁腺功能亢进(hyperparathyroidism)是由于甲状旁腺增生、肥大或腺瘤所致;继发性乃由于机体内血钙过低或血磷过高刺激甲状旁腺而引起,多见于严重肾病、佝偻病和妊娠期以及哺乳期妇女。当甲状旁腺素过多时,发生无机磷钙盐自肾脏排出量增加,使血磷浓度降低,尿磷增多,钙自骨脱失到血循环,引起血钙过高,尿钙排泄量增加,发生骨质疏松,因而产生尿路结石和体内钙质异常沉积现象。

【治疗】

1. 将增生肥大的甲状旁腺或腺瘤切除或 X 线放射治疗。

2. 少食富于钙和磷的食物,多饮水。

3. 眼局部可用 0.5% 依地酸二钠(EDTA-Na$_2$)溶液滴眼,每日 4 次。

二、营养缺乏性疾病

(一)角膜软化症

角膜软化症(keratomalacia)多源于维生素 A 缺乏,好发于 4 岁以下儿童,常累及双眼。目前在发展中国家,维生素 A 缺乏引起的角膜软化症仍是致盲的原因之一。新中国成立后,由于人民生活提高,此病现已少见。在发达国家,此病多见于慢性肝脏疾病患者、肠道手术后患者、孕期营养不均衡的孕产妇或过度节食者。

【临床表现】 患儿重度营养不良,体质消瘦虚弱,精神萎靡,声音嘶哑,皮肤干燥和毛囊角化。其眼部表现分为三期:

1. 夜盲期 在夜间或暗光下不能见物,约持续 3～5 日,但因患儿年幼有时不被发现。

2. 结膜干燥期 球结膜失去光泽和弹性,眼球转动时呈现向心性皱纹。下睑结膜与半月皱襞色素沉着。由于角结膜上皮干燥和大量干燥杆菌在结膜囊内繁殖,在睑裂部近角膜缘的球结膜上出现三角形干燥斑,称为 Bitot 斑,此斑呈银白色泡沫状,不被泪液所润湿;与此同时,角膜也失去光泽,上皮干燥,继而增厚变性,并有上皮脱落。

3. 角膜软化期 角膜呈灰白或灰黄色混浊,进而自溶坏死形成溃疡,此时极易发生感染,造成溃疡穿孔。最终形成粘连性角膜白斑,或角膜葡萄肿或眼球萎缩而致失明。

【发病机制】 维生素 A 缺乏可因饮食中含量不足,胃肠疾病所致吸收不良,或肝脏转化功能不良所致。婴幼儿维生素 A 缺乏,最常见于腹泻、慢性消化道疾病以及人工喂养的婴儿。近期的研究表明,低收入家庭、母体孕期时营养不良和因缺乏母乳喂养知识导致婴儿未接受充足母乳哺育,是低龄婴幼儿发生角膜软化症的主要高危因素。此外,由于患麻疹、肺炎等发热消耗性疾病,家长又缺乏卫生常识,进行不适当的忌口,也容易导致营养不良和维生素 A 严重缺乏,进而引起本病。

维生素 A 缺乏病的临床表现与其对机体生理功能的影响密切相关。

1. 维生素 A 是构成视觉细胞内感光物质的成分,人视网膜的杆细胞对弱光敏感,与暗适应有关。杆细胞内含有感光物质视紫红质(rhodopsin),是由视白质(leukopsin)与视黄质(xanthopsin)结合而成。当维生素 A 缺乏时,视黄质得不到足够补充,杆细胞合成视紫红质便减少,因而对弱光的敏感度便降低,表现为暗适应能力减退,即为夜盲症,祖国医学称为"雀目"。

2. 维持上皮组织结构的完整与健全。维生素 A 是维持一切上皮组织健全所必须的物质。缺乏时,上皮干燥、增生及角化。其中以眼、呼吸道、消化道、尿道及生殖系统等上皮受影响最显著。

【治疗】

1. 全身治疗 改善营养状况,多食含维生素 A 和蛋白质丰富的食物。口服鱼肝油或肌肉注射维生素 AD,同时补充大量其他维生素。

2. 眼部治疗 用抗生素眼液或眼膏预防和治疗角膜感染。

【预防】 本病完全可以预防。首先要普及卫生知识和正确的母乳喂养方法,使婴幼儿得到合理喂养。当婴幼儿患慢性腹泻或消耗性疾病时,除及时治疗外,要适当补充营养丰富的食品,防止无原则的忌口。

（二）脚气病

脚气病（beriberi）即维生素 B_1 缺乏病，多见于患有长期慢性消耗性疾病、肠胃疾病的患者，或长期食用精细的大米白面为主的地区。

【临床表现】　维生素 B_1 缺乏，除了全身表现为神经和心血管系统的异常外，角膜可以发生弥漫性浅层点状角膜炎，有时给以大量的维生素 B_1 配合病因治疗，可取得明显疗效。另外，角膜可以表现为知觉减退。但在人眼，维生素 B_1 缺乏累及角膜者并不常见。

【发病机制】　脚气病患者有角膜上皮改变，可能是角膜神经功能障碍所致。角膜组织正常情况下主要利用葡萄糖氧化供能，角膜的上皮细胞和内皮细胞进行有氧代谢为主，而角膜基质层进行微弱的无氧代谢，所产生的乳酸，最终转递给上皮细胞进行有氧代谢。故维生素 B_1 缺乏时，由于糖代谢的障碍，角膜神经组织的 ATP 供应受到影响，使角膜上皮和内皮细胞的代谢活性降低，严重时可以发生角膜上皮脱落和角膜组织水肿。

【治疗】

1. 全身治疗　口服或注射大量的维生素 B_1，多食富有维生素 B_1 的食物。

2. 局部治疗　如发生角膜炎，应按角膜炎处理。

（三）核黄素缺乏症

核黄素缺乏症（ariboflavinosis）又称维生素 B_2 缺乏病，主要是由于饮食中缺乏核黄素所致。

【临床表现】　维生素 B_2 缺乏时，除了全身的皮肤和黏膜的炎症和糜烂外，角膜常呈现典型的酒糟鼻性角膜炎。角膜周围有新生血管形成，随着病变的进行，新生血管迅速长入角膜上皮下，形成血管环，从环的顶端，又分出新生血管支。如此往复，终于在角膜上形成广泛的新生血管网，角膜失去光泽，呈现云翳状混浊。深部角膜基质内也可发生新生血管侵入现象。在慢性屡发性核黄素缺乏情况下，整个角膜可以被浅层和深层的新生血管所侵袭，而变为混浊。因此患者出现畏光、异物感、烧灼感和视力减退等症状。

【发病机制】　食物中的维生素 B_2 进入机体后，很少发生代谢变化，几乎原样排出，维生素 B_2 缺乏常与其他维生素 B 复合物缺乏同时出现。缺乏的常见原因为摄入量的不足，如营养缺乏或偏食习惯等。有人曾注意到，当核黄素缺乏时，角膜上皮的氧纳入量减少。

【治疗】

1. 全身治疗　口服和注射核黄素和其他复合维生素 B 和维生素 C。

2. 眼部处理　可用 0.01%～0.05% 核黄素溶液滴眼。发生角膜炎时，应按角膜炎处理。

（四）坏血病

坏血病（scurvy）又称维生素 C 缺乏病，主要由于饮食中缺乏维生素 C 所致。

【临床表现】　起病缓慢。初期食欲减退，精神不振。皮肤常有瘀斑，牙龈易出血。严重病例可发生鼻衄。止血带试验阳性。角膜常见弥漫性点状浸润，有时反复发生角膜上皮脱落。角膜外伤时，创口愈合迟缓。碱性灼伤时，角膜常呈自溶，易发生溃疡和穿孔。患者出现程度不同的角膜刺激症状和视力下降。

【发病机制】　维生素 C 与胶原蛋白合成中的羟化过程有密切关系。因而在维生素 C 缺乏时，胶原合成受到影响。角膜组织主要是由胶原纤维组织构成的，因此角膜组织的生长和修复与维生素 C 有密切关系。尤其对快速增长的胶原组织，如角膜伤口或溃疡的愈合，角膜对化学灼伤的抵抗力等都需要补充大量的维生素 C。Pfister 等通过动物实验证明，如果每日经消化道外补充维生素 C 1.5g，能使兔眼房水中维生素 C 的浓度维持在 15mg/100ml 的水平，可以避免实验性兔眼碱性灼伤后的角膜溃疡发生，同时显示了促进溃疡修复的作用。

【治疗】

1. 全身治疗　大剂量维生素 C 肌肉注射或静脉滴注。每日可用维生素 C 2～3g，加入 10% 葡萄糖溶液 500ml 中静脉滴注，7～10 日为 1 疗程。

2. 眼部治疗　结膜下注射，每日 100mg，连续 5～7 日。如发生角膜炎，则作相应的处理。

三、皮肤黏膜疾病

（一）Behçet 病

Behçet 病是一种慢性反复发作的全身性疾病，主要表现为口腔黏膜溃疡，生殖器或外阴部溃疡，伴发前房积脓的虹膜睫状体炎，故又称为眼、口、生殖器综合征；也可反复伴发无其他病因可寻的角膜炎症或溃疡。

【临床表现】

1. 眼部表现　复发性前房积脓性虹膜睫状体炎、视网膜脉络膜炎。角膜可表现为复发性浅层点状角膜炎，角膜溃疡和局限性角膜基质混浊等，因而出现角膜刺激症状和视力减退。

2. 皮肤、黏膜表现　皮肤呈现结节性红斑、皮下血栓性静脉炎。皮肤针刺反应阳性。口腔黏膜出现复发性溃疡。生殖器或外阴部也呈反复发生溃疡。

【发病机制】　Behçet 病的确切病因至今不明。近来有不少作者认为其各部位病变可能是免疫复合物在血管壁沉着所致。它是一种自身免疫性疾病。

【治疗】

1. 全身治疗　肾上腺皮质激素能缓解症状和促使皮肤或黏膜溃疡愈合，对严重活动性葡萄膜炎则不易控制。必要时也可酌情选用免疫抑制剂。

2. 眼部治疗　可用肾上腺皮质激素滴眼或结膜下注射，并用抗生素眼液滴眼以防继发感染。角膜炎症时，则按角膜炎治疗。

（二）眼带状疱疹

【临床表现】　患者以中、老年人居多，也有累及青少年。起病急，患侧可有剧烈头痛，全身可有发热，继而沿三叉神经支配区出现水泡及形成脓疱，病变仅限于单侧，始终不超越皮肤中线，患侧皮肤感觉迟钝或消失，疱疹痂皮脱落后留有瘢痕，疼痛常随皮疹消退而消失。眼带状疱疹（ophthalmic zoster）最常感染三叉神经第1支，第2支较少，偶尔第1、2支同时感染。病毒血症发生率约20%，局限疱疹性脑炎引起广泛的第Ⅲ、Ⅴ、Ⅵ脑神经损害也很少。

眼部带状疱疹有50%可见眼部病变，其中以角膜炎最常见。轻者仅上皮浅层受累，重者角膜全层均出现炎症反应甚至形成溃疡。溃疡病灶可表现为树枝状、地图状或盘状角膜炎，可发生在神经痛或皮肤病损之前。角膜发病后，角膜感觉减退。很少并发虹膜睫状体炎。

【发病机制】　由于三叉神经节受水痘-带状疱疹病毒感染所致。Hayashi（1975年）用荧光抗体法证明带状疱疹角膜炎的角膜上皮细胞中有水痘带状疱疹病毒。

大多数儿童在6～8岁感染过水痘带状疱疹病毒，表现为水痘，终身免疫。但病毒继续在脊神经节及颅内感觉神经节内，受低水平循环抗体的作用保持抑制状态，可长达数年或数十年。当人眼和机体某部患病（肿瘤，结核）或受外伤，或全身应用免疫抑制剂致抵抗力低下时，神经节细胞内病毒开始复制，沿神经纤维播散到皮肤，出现特征性皮疹。因此，带状疱疹多在20岁以后发病，文献记载以50～80岁年龄组最多，但Duke-Elder报告有出生后15个月发病者，可能为母亲在孕期感染过水痘所致。

【治疗】

1. 全身治疗　早期用肾上腺皮质激素可减轻症状及缩短病程。但也有人不主张全身应用肾上腺皮质激素，以免病毒扩散，发生脑炎。有人报告应用球蛋白或转移因子肌肉注射，可获得一定疗效。急性期可给予对症治疗，并补充大量维生素B₁和维生素C。

2，眼部治疗　局部可使用更昔洛韦滴眼液或眼膏，配合口服更昔洛韦胶囊治疗累及角膜全层的炎症或溃疡；当表现为盘状基质炎或伴发虹膜睫状体炎时，

可加用地塞米松眼药水并扩瞳。额面部与眼睑的皮疹或水泡则涂以2%甲紫使之收敛并预防继发感染。

（三）酒渣鼻性角膜炎和睑板腺功能障碍

酒渣鼻（rosacea）是一种慢性充血性皮肤病。侵犯鼻上方前额中央部、鼻部及颊部。

【临床表现】　好发于成年人的鼻尖，也可发生于双颊、前额及下颌，皮疹为毛细血管扩张性红斑或丘疹，洗脸摩擦时可以出血，久之皮肤肥厚，可形成鼻赘。本病常因月经不调，消化不良而加重，常合并脂溢性皮炎或粉刺。

酒渣鼻在眼部的表现包括睑缘炎、睑板腺炎、睑板腺囊肿和睑腺炎。但最严重的并发症是酒渣鼻性角膜炎，能导致严重的视力损害。

酒渣鼻性角膜炎（rosacea keratitis）可能与长期的睑缘炎有一定关系，多为双眼发病，且易复发，间隔时间数周或数日，主觉症状较重，为眼痛、怕光和流泪。首先球结膜血管扩张，蔓延至角膜缘部，使角膜缘出现浅层新生血管，并且出现灰白色浅层角膜浸润，继而角膜浸润渐向上皮下进展，达到前部角膜基质层，在角膜边缘或中央形成溃疡。这种溃疡呈树枝状或伪树枝状，溃疡底面常呈粉红色，伴束状新生血管长入。溃疡顽固易复发，严重损害视力，最终使角膜大部分形成瘢痕组织。角膜上的瘢痕常呈马蹄形、舌形或三角形，尖端向角膜中央。也有由于酒渣鼻性角膜炎长期使用肾上腺皮质激素治疗后继发真菌感染的报道。

酒渣鼻患者的睑板腺炎发生率极高，长期的慢性睑板腺炎症会导致睑板腺腺体上皮角化，脂质分泌受阻，甚至睑板腺萎缩，进而影响泪液脂质层，造成严重的睑板腺功能障碍和脂质缺乏型干眼。

【病因及发病机制】　蠕形螨寄生在皮肤毛囊内，对其发展有密切关系，此外可能与过敏、胃酸分泌不足及饮食中维生素B₂缺乏等因素有关。

【治疗】

1. 禁酒和忌食刺激性食物。

2. 治疗原发病。

3. 氯喹250mg，每日2次口服，10日为1疗程。并用维生素B₂、烟酰胺等。

4. 肾上腺皮质激素点眼治疗酒渣鼻所致的无菌性角膜上皮和基质病变。近来有报道认为，对于酒渣鼻所致的角膜上皮病变，免疫抑制剂如0.05%环孢素A比肾上腺皮质激素的治疗效果更好。

5. 角膜有继发感染者，全身或局部给予抗生素注射或点眼。

6. 治疗皮肤损害，可用10%硫磺乙醇或2%氯霉素乙醇溶液外涂。

四、角膜色素沉着

（一）角膜 Kayser-Fleischer 环

角膜 Kayser-Fleischer 是肝豆状核变性（Wilson 病）中的一个特征性病征，可出现于其他神经症状之前。每一个肝豆状核变性患者，不一定均有此色素环，然一旦发现此环，便可确诊。Kayser（1902 年）首先发现此环，Fleischer 又相继报告，故以他们二位命名。

【临床表现】　急性型不及时治疗，往往数月或数年内死亡。慢性型表现为进行性加剧的肢体震颤、肌强直、发声困难、精神改变、肝硬化及角膜色素环征象。

Kayser-Fleischer 环由细微而密集的色素颗粒聚积而成，角膜周围的色素颗粒大而稠密，愈向中央色素颗粒小而稀疏，角膜中央不受影响，该环位于角膜周围基质深层，宽约 1～3mm，上下侧略宽，一般呈黄绿色，也可呈棕绿色、玉红色或青蓝色等。

【发病机制】　肝豆状核变性是一种常染色体隐性遗传的铜代谢障碍引起的家族性疾病，最常侵犯儿童和青年人。有急性型和慢性型之分。主要病理改变为豆状核变性和肝硬化。

肝豆状核变性的患者，肠道对铜的吸收超过正常，但肝脏仅能合成远较正常为少的铜蓝蛋白，血清中呈直接反应的铜相对增加，后者与白蛋白的结合十分疏松而有过多的铜沉积于组织和经小便排出。大量铜盐的慢性沉积可引起肝、脑、肾等组织的损害，在角膜周边部基质近后弹力层形成色素环。

【治疗】

1. 全身治疗，该病治疗属神经科范畴。

2. 眼部治疗，眼局部无特殊治疗。

（二）角膜铁、金、银等金属物质及碘的沉着

1. 角膜铁质沉着症（siderosis）　眼内存留铁质异物可产生眼球铁质沉着症，致使角膜、晶状体、视网膜等眼部多处组织受累，角膜基质主要表现为铁锈色色素沉着。

角膜环形铁质沉着是一种极少见的情况。患者无急性溶血发作病史，未用过吩噻嗪、氯喹或同类药物治疗，也没有外伤及金属沉着的来源。这种征象可能是血红蛋白沉着、铁质负荷过重、或由于局部因素产生局灶性铁质沉着。临床表现为双眼角膜前 1/3 基质层混浊，裂隙灯检查呈现大量小的反光点，组织学检查揭示这些颗粒包含着非晶形物质，含有核酸及含铁血黄素。

2. 角膜金质沉着症（chrysiasis）　金制剂治疗类风湿关节炎已有数 10 年历史。常用的金制剂有两种：硫代苹果酸金钠和硫代葡萄糖金。由于金盐的蓄积作用，角膜金沉着症仍有相当的发病率。

角膜金沉着的典型病例，在整个基质层呈现弥漫性褐色颗粒沉着，少数患者在瞳孔区附近的角膜表层可以见到闪辉样针孔大小的颗粒沉着。角膜金质沉着的途径，可能是与白蛋白相结合的金颗粒，从角膜缘的血管扩散到角膜内的，但也可能来自房水。

3. 角膜银质沉着症（argyrosis）　该症既往常见于全身及局部应用银制剂，但现代临床已少用，故临床上此症发生也少见。主要表现为角膜上出现蓝色颗粒沉积，多位于角膜基质深层及后弹力层。

4. 角膜铜质沉着症（chalcosis）　如果纯铜异物滞留在眼内，通常引起急剧的化脓性炎症；如果铜含量低于 85% 的合金异物，则造成铜质沉着，呈现微小的金属颗粒沉积在后弹力膜上，在角膜周边部形成一典型的环，在晶状体囊膜上也发生类似的沉着，进而形成向日葵样白内障。许多学者曾发现长期用铜制剂治疗，角膜可以呈绿色与红棕色改变。在从事制铜的工人中，可见到上皮与前弹力膜呈带状铜质浸渍。

5. 角膜碘沉着（iodinosis）　本病多见于全身长期应用高含碘量药物的患者。国内外均有报告应用抗心律失常的药物胺碘酮（amiodarone, cordarone）引起角膜碘沉着的报道，且可使皮肤变为特殊的暗灰或蓝色，停药后数月才消失。

裂隙灯下可见患者角膜内呈现特殊的黄棕色颗粒色素沉着。电镜检查在角膜基底细胞和间质细胞的胞质中，有大量可能为脂褐质的溶酶体包含物。一般不影响视力。有报告用 1% 甲基纤维素溶液或钠碘肝素溶液点眼，能预防和减少沉着物的发生。但有人认为角膜碘沉着是暂时的，停药后会逐渐自行消失。

（徐建江　邱孝芝）

第三节　与眼病综合征有关的角膜病变

（一）Axenfeld 综合征

本征属于眼前部中胚叶发育不良的范畴。表现为 Schwalbe 线特别醒目，房角内的虹膜突异常增粗，角膜周边部有一环状的深部混浊，故又名角膜后胚胎环。周边部虹膜粘连于 Schwalbe 线及周边部分角膜，导致虹膜前层萎缩及瞳孔异位，多瞳症。常并发青光眼。

（二）Barre-Lieou 综合征

本征表现为眼球内陷，上睑轻度下垂，泪液分泌过多，瞳孔缩小，用可卡因不能扩大，虹膜异色，伴同侧面部汗闭，皮肤温度上升的 Horner 综合征基础上，尚有视力下降、调节障碍、闪辉暗点、球后疼痛、角膜知觉障碍及溃疡形成、视网膜中央动脉压降低等眼部

症状以及头痛、眩晕、耳鸣、嘶哑、血管神经不稳定、血压下降、步态不稳等全身症状。此症为颈部病变所造成。

（三）Chandler 综合征

本征是虹膜角膜内皮综合征（ICE 综合征）的亚型之一，主要表现为虹膜基质萎缩，瞳孔变形，但常无虹膜小孔形成，虹膜色素上皮完整，无色素游离，前房角有桥状粘连，伴眼压升高。常因虹视而就诊，因角膜内皮萎缩，角膜水肿常较严重，甚至引起大泡性角膜病变。

（四）Charlin 综合征

此征又称鼻睫状神经综合征。由三叉神经鼻睫状神经炎症或睫状神经节受刺激所引起。有明显的眼球与眼眶疼痛、角膜炎、角膜溃疡以及前葡萄膜炎。同时有流涕、鼻翼剧痛等症状。

（五）Cogan 综合征

此征又称角膜实质炎耳聋综合征。为一种非梅毒性角膜实质炎。发作时为角膜实质炎表现，晚期有角膜新生血管形成及胆固醇结晶沉着。急性发作 1～2 个月后出现恶心、呕吐、眩晕及双侧耳鸣和重听，很快发展为耳聋。全身方面可有白细胞总数与嗜伊红细胞数增高，淋巴结及肝脾肿大，偶有发热、腹泻等。

（六）Ehlers-Danlos 综合征

此征又称弹性过强性纤维发育不良。属于一种先天性营养不良尤其弹力纤维结构不良的异常病变，有遗传倾向。眼部呈现上睑下垂、内眦赘皮、斜视、晶状体半脱位、青光眼、圆锥角膜、小角膜、蓝巩膜、玻璃体液化、脉络膜出血、增殖性视网膜炎及继发性视网膜脱离。全身方面表现皮肤薄嫩、皮下组织萎缩、关节韧带极度松弛、易脱位及血管脆性强等病症。

（七）Fabry 综合征

此征表现为眼睑皮肤毛细血管瘤状扩张及脂质沉着，结膜、虹膜、视网膜血管扩张，角膜环状（旋涡状）混浊与色素沉着，后囊和核性白内障。全身有毛细血管扩张症，且可有高血压和心脏扩大、蛋白尿、汗腺分泌紊乱及四肢疼痛等症。为 X- 性连锁非完全性的显性遗传，由于糖原蓄积病变，致脂糖沉积于不同的组织中。

（八）Fanconi 综合征

本征表现为小角膜、小眼球、上睑下垂、内眦赘皮、斜视、眼球震颤及视网膜出血。全身方面呈现小头、尖头畸形、拇指缺损、桡骨缺损、心脏畸形、发育不良、性功能不全、皮肤色素斑及白斑。本病男性多于女性，广泛的先天畸形和先天性全血细胞减少症。

（九）Francois 综合征（鸟样头白内障综合征）

此征表现为小眼球、小角膜、高度远视、先天性白内障、上睑下垂、斜视、眼球震颤，虹膜、脉络膜萎缩以及视神经萎缩。全身方面可有鸟样头，侏儒、缺牙、牙排列稀疏倾斜、毛发稀、皮肤萎缩、性功能发育障碍及肌肉骨骼发育不良等症。

（十）Hand-Schüller-Christian 综合征

此征又名突眼尿崩、骨发育不良综合征。属于网状内皮系统增生性疾病，因骨中类脂质沉积、血中胆固醇增多、网状细胞间散在黄色细胞，局部可呈黄色增生肿块，故又名黄色瘤病。本症有三主征，即：①双侧或单侧眼球突出；②颅骨地图样缺损；③尿崩症。三主征同时存在者，临床上并不多见。此病多发生于小儿，成人也有。眼部症状除眼球突出外，尚可由于黄色瘤的压迫而发生视神经乳头水肿、视神经萎缩、睑裂闭合不全及暴露性角膜炎。也有呈现眼睑及结膜黄色瘤、角膜脂肪变性以及眼肌麻痹。尿崩症可能与黄色瘤压迫脑垂体部有关，生长与发育不良，还可发生指端肥大症。全身方面还可发生肝脾及淋巴结肿大。

（十一）Hunter 综合征

此征为第Ⅱ型全身性糖胺聚糖沉着症。表现为视力下降、夜盲。在角膜内皮、虹膜和睫状体的上皮、巩膜等处有异常的糖胺聚糖沉积，虹膜色素上皮增厚、周边部前弹力膜分离和缺如、角膜基质混浊、视网膜色素沉着、视网膜血管变细和中央部脉络膜血管硬化、视乳头苍白。全身方面呈现侏儒、壶嘴状脸型、耳聋、关节僵硬及肝脾肿大等症。

（十二）Hurler 综合征

此征又名多发性骨发育不良综合征，为第Ⅰ型全身性糖胺聚糖沉着症：表现为怪面容，头大、凸额、低鼻梁、短鼻、大鼻孔、张口伸舌、凸牙、多眉及多睫等，眼部呈现双眼眶距远，瞳距大，角膜进行性混浊示弥漫性沉积点，无新生血管，内斜、青光眼、黄斑水肿及视神经萎缩。此外全身方面还可能有侏儒体形、锁骨宽、脊柱裂、肝脾肿大及腹膨隆等症。为常染色体隐性遗传病。

（十三）Hutchison 综合征

本征又名先天性梅毒角膜炎综合征，表现为角膜实质炎、听力障碍、牙齿异常和鞍鼻。多发生在 10～20 岁的年轻人。眼部呈现发病急剧的角膜实质炎，多发展为全角膜混浊，血管新生，恢复期先自角膜周边吸收透明。牙齿排列不齐、稀疏、呈木钉状、楔子形、门齿凹切、色污灰无光泽，听力迟钝、重听甚至耳聋，为神经性。患者血康 - 华氏反应均为阳性，其双亲有梅毒病史。

（十四）Kartagener 综合征

此征表现为高度近视、视网膜色素变性、白内障、葡萄膜缺损、角膜白斑及小眼球。全身方面有鼻窦发育不良、支气管扩张、内脏全转位、唇裂、多指（趾）、兔唇、先天性心脏病及脑积水等症。为常染色体隐性遗传性疾病。

（十五）Maroteaux-Lamy 综合征

此征为糖胺聚糖代谢病Ⅵ型，有角膜混浊和视神经乳头水肿、视神经萎缩、全身可有骨骼畸形。

（十六）Peter 综合征

本征属于眼前部中胚叶发育不良的范畴。表现为角膜中央部混浊伴有相应处角膜后部缺损。其缺损的边缘和中央部虹膜相粘连，有时晶状体也可和角膜后部粘连。多为双侧性，半数以上病例伴有青光眼。Peter 综合征可与 Rieger 综合征并存。

（十七）Rieger 综合征

此征又名虹膜骨骼发育异常综合征。主要为眼前部中胚叶组织发育不良及骨骼发育障碍。眼部表现为原发性虹膜实质发育不良、虹膜萎缩、虹膜缺损、瞳孔移位及变形、色素上皮外翻、前房角畸形、有灰白色组织充填、角膜混浊、角膜缘轮廓不清及继发性青光眼。全身方面可有牙齿及上颌骨发育不全、先天性髋关节脱白、并指（趾）或多指（趾）畸形。为常染色体显性遗传病。

（十八）Sjögren 综合征

此征又名眼黏膜皮肤干燥综合征，是一种自身免疫性疾病，主要表现为泪腺、唾液腺、汗腺、黏膜腺以及其他有外排管腺的分泌障碍。临床症状为眼部干燥、缺乏泪液，黏膜干燥及皮肤干燥。分为原发性和继发性，继发性 Sjögren 综合征多由于类风湿关节炎、红斑狼疮、强制性脊柱炎等自身免疫性疾病造成。一般多发病于妇女，有遗传或家族性。

裂隙灯下表现为结膜干燥充血、角膜干燥，上皮呈点状、线状甚至片状混浊；泪液分泌量减少、泪液渗透压明显增高。全身方面可有鼻腔、口腔、咽部及阴道黏膜干燥，皮肤干燥脆弱、毛发脱落、多发性关节炎，各有管腺体组织萎缩或呈外观肿大（如腮腺肿大）。病理学检查表明，泪腺内大量淋巴细胞浸润、腺体上皮被透明结缔组织所代替，造成腺管阻塞。蛋白质组学研究结果表明，患者泪液中的促炎因子如 IL-17、IL-6、TNF-α 的含量明显升高。该疾病治疗主要以免疫抑制剂结合无防腐剂的人工泪液为主，在眼表炎症得到控制后可辅以泪小点栓塞治疗。

（十九）Stevens-Johnson 综合征

此征又名多形大疱性恶性红斑病。也常称皮肤 - 黏膜 - 眼综合征。为一种急性严重病症，主要表现为重度的多形皮肤红斑、水泡、溃烂、结痂、遗留色素斑块。口腔与外阴部也呈现水泡溃疡，眼部呈现急性化脓性结膜炎同时有假膜形成、角膜炎乃至溃疡，也可穿孔，还可发生虹膜睫状体炎或眼内炎，前房积脓，预后常留下后遗症，如干眼病、睑球粘连等，严重病例可致死亡。病因不明，可能与免疫功能紊乱有关。

（二十）Van der Hoeve（Lobstein）综合征

此征又名蓝巩膜脆骨耳聋综合征，眼部表现为蓝巩膜，圆锥角膜或大角膜，上睑下垂、脉络膜缺损、白内障、青光眼等症。全身方面可有骨发育不全、脆骨、肌肉韧带松弛以及传导性耳聋等。为常染色体显性遗传性疾病。

（徐建江　邱孝芝）

主要参考文献

1. 瀨金之助. 眼の先天异常. 东京：金原出版，1974.

2. Davson H. The Physiology of the Eye. 4th ed. London：Churchill Livingstone，1980，89.

3. Kiernan JP. Stevens-Johnson Syndrome associated with adenovirus conjunctivitis. Am J Ophthalmol，1981，92：543.

4. Leibowitz HM. Corneal Disorders. Congenital and Neonatal corneal abnormalities. W B Saunders company，1984，29.

5. Bikbova G，Oshitari T，Tawada A，Yamamoto S. Corneal changes in diabetes mellitus. Curr Diabetes Rev. 2012；8（4）：294-302.

6. Gupta N，Tandon R. Sociodemographic features and risk factor profile of keratomalacia in early infancy. Cornea. 2012；31（8）：864-866.

7. Schechter BA，Katz RS，Friedman LS. Efficacy of topical cyclosporine for the treatment of ocular rosacea. Adv Ther. 2009；26（6）：651-659.

8. Jain V，Shome D，Sajnani M，Natarajan S. Fungal keratitis associated with ocular rosacea. Int Ophthalmol. 2010；30（3）：239-244.

9. Szalai E，Berta A，Szekanecz Z，Szücs G，Módis L Jr. Evaluation of tear osmolarity in non-Sjögren and Sjögren syndrome dry eye patients with the TearLab system. Cornea. 2012；31（8）：867-871.

10. Liew MS，Zhang M，Kim E，Akpek EK. Prevalence and predictors of Sjogren's syndrome in a prospective cohort of patients with aqueous-deficient dry eye. Br J Ophthalmol. 2012；96（12）：1498-1503.

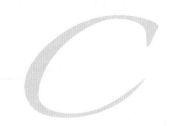

第八章

眼表肿瘤

第一节 概　论

眼表肿瘤指的是一大批生长在眼球表面的各种新生物，不一定都是真正意义上的良性或恶性肿瘤。实际上原发于角膜上的肿瘤极少见，一般来说，角膜肿瘤的发生与其相邻的结膜影响甚为密切。这是因为，从局部解剖上讲，角膜上皮与结膜上皮相延续，只是角膜上皮由非角化鳞状细胞组成；而结膜上皮则由大量非鳞状细胞及杯状细胞（goblet cells）组成。角膜上皮位于前弹力层的表面，后者是一层无血管无细胞的胶原纤维膜；而结膜上皮位于其固有层的表面，后者含有淋巴细胞、血管、淋巴管和分散的神经末梢。结膜上皮下较为丰富的结缔组织基底，决定了它发生与间质和结缔组织有关肿瘤的机会比角膜要多得多。

最常见的眼球表面肿瘤位于角膜缘（limbus），该处是球结膜与角膜两者的移行区，上皮细胞多达 10 层以上。鳞状细胞（squamous cells）的损害和上皮内树突状色素细胞的增生可能是该处肿瘤多发的原因。

按戴京等对北京市眼科研究所 1961～1997 年期间局部切除的 12 000 例病理标本统计，其中含眼表肿瘤 1876 例，占总数的 21.63%。Shields，CL 等复习文献发现，众多儿童结膜肿瘤中，97% 为良性肿瘤，恶性肿瘤只有 3%。最常见的恶性肿瘤包括结膜淋巴瘤和黑色素瘤。结膜肿瘤的频率包括：痣（64%）、皮脂瘤（5%）、淋巴瘤（3%）、毛细血管瘤（3%）。结膜痣中，包括深色素（65%），浅色素（19%）和完全无色素者（16%）。绝大多数结膜痣位于角膜缘鼻侧或颞侧，不累及角膜。偶尔位于泪阜但在穹隆和睑结膜面十分罕见。组织学上有 65% 可见到痣内囊肿。此外还发现，5% 的痣颜色、7% 的痣大小会随时间而变化。结膜痣恶变的几率低于 1%。Shields JA 从一家眼科医院收集到的 20 年间 15 岁以下儿童的眼表肿瘤 282 例，其中最常见的眼表肿瘤是痣、迷芽瘤、上皮包涵体性囊肿和乳头状瘤。

眼表的这些新生物主要来源于先天性和获得性两大增生性病变。获得性病变按照其来源又可细分为眼表上皮性、色素性、血管性、纤维性、神经性、组织细胞性、黏液样的、肌（原）性的、脂肪瘤的、淋巴样、白血病性、转移性和继发性肿瘤；色素性肿瘤包括：痣、种族性黑色素沉着、原发性获得性色素沉着、黑色素瘤和其他眼表新生物如黑色素沉着症和继发性色素沉着，最常见的非色素性肿瘤包括鳞状细胞癌和淋巴瘤；两者都有较为典型的临床特征；与结膜他处肿瘤比较，泪阜呈现不同的排列；痣和乳头状瘤最为常见，但大嗜酸粒细胞瘤和皮脂腺增生、腺瘤和癌也可发生。

这些肿瘤的临床鉴别是基于患者的病史和某些肿瘤典型的临床特征。对眼表肿瘤的认识和处理首先需要对结膜和角膜的解剖、肿瘤处理的一般原则有所了解。某些肿瘤特别的临床和组织学特征，还有，对每一种肿瘤的处理还基于作者数十年间处理数以百千计案例的临床经验。

一、解　剖

结膜与角膜一起，构成眼球表面。它从上下睑缘起始覆盖眼睑后表面（睑结膜）转而进入穹隆部，反折到达眼球表面（球结膜部分），最后在角巩膜缘区与角膜相连续。泪阜位于上下泪点之间的内眦部分，它含有结膜和皮肤结构，诸如非角化复层鳞状上皮，覆盖在成纤维细胞、色素细胞、皮脂腺、毛囊和肌纤维上面。

结膜可以从上皮和基质结构两个方面引发新生物，在临床与组织学上和身体其他部分的黏膜组织发生的肿瘤相类似。角膜能发生上皮肿瘤，而基质肿瘤十分罕见；泪阜的组成比较特殊，即有黏膜和皮肤结构，所以有可能发生黏膜和皮肤肿瘤。

结膜成分包含上皮和基质。上皮由复层鳞状上皮和柱状上皮组成。角膜缘区为鳞状上皮区，而靠近穹隆部则为柱状上皮。基质由纤维血管结缔组织组成，穹隆部较厚，角膜缘区较薄。结膜特别的部分包括半月皱襞和泪阜。半月皱襞是一个垂直走向的结膜皱襞,位于球结膜的内侧,相当于某些动物的第三眼睑。

二、诊　断

不像身体其他部位的黏膜,结膜大部分暴露于体表,所以一旦发生肿瘤能够被早期发现,加之许多肿瘤有典型的临床特征,在裂隙灯和外眼检查中,常常为临床医师提供其特有的症状和体征,对那些有临床经验的医师来说,大多在做活组织检查以前,就能根据其理学特征作出印象诊断。如果肿瘤很小,为了明确诊断,大多采取一次性肿物切除送病理组织学检查,无须单独做活检;这就是所谓切除性活检,对小的肿瘤具有确立诊断的价值。最近就有人发现一种少见的良性组织细胞病 Rosai-Dorfman 病,表现为角膜缘周边孤立性结节,后经切除送病理组织学检查确诊。除非新生物波及范围很大,否则可先做活检明确诊断,然后再决定切除范围。

此外,在评估结膜病变时,对那些怀疑结膜肿瘤的患者,应仔细地用裂隙灯检查角膜非常重要。侵入性鳞形细胞癌和黑色素瘤进入周边角膜,最初看起来就像细微的灰色表面浑浊。在手术以前,完全勾勒出这种角膜病变累及范围极其重要,因为在手术显微镜下不如在裂隙灯下看得清楚,往往会因此将部分实际上已受肿瘤细胞浸润的角膜组织残留下来,成为复发的隐患。

三、处 理 原 则

基于临床经验作出的结膜肿瘤诊断,术者会根据个人的经验按病灶的大小、受侵范围来决定事先计划好处理的程序和步骤。大体上包括以下几个方面:连续观察、切开性活检、切除性活检、冷冻治疗、化疗、放射治疗、改良性眼球摘除、眼眶内容摘除或以上几种治疗的联合。如果切除结膜的范围太大,则必须考虑予以对侧眼结膜或口腔黏膜修复创面,必要时也可以考虑羊膜移植。

1. 观察　对于那些绝大多数怀疑为良性的肿瘤,观察总是列为首位的处理步骤。通常在首诊后对病灶的大小、颜色、侵犯范围画图或摄像记录,要求患者定期来门诊复查时追踪对比病情动态变化。诸如怀疑为皮样瘤、皮脂瘤、色素痣等病变,在手术切除以前,通常都会经历这么一个过程,实际上也是给患者考虑下一步处理的思想准备。绝大多数患者经过 6~12 个月的追踪观察,基本上能够确定肿瘤生长的趋向、有无恶变危险以及对周围组织受累的风险来决定手术与否。

2. 切开性活检　对那些可疑的有症状的病变、或怀疑有可能恶变受侵范围相对广泛的新生物,例如鳞状细胞癌、原发性黑色素沉着症、黑色素瘤、皮脂腺癌侵犯结膜等可疑案例,因为诊断拿不准,一时无法决定最终处理方案,通常采取切开性活检,即切除一小部分病灶与正常组织过渡相邻的组织进行组织学检查,以确定其病理改变。进一步的处理方案取决于活检的结果。切开性活检对于那些不再打算彻底手术切除的案例,也是一种合适的措施,在确诊以后,或冷冻、或化疗、或放疗或其他局部药物治疗。这些病变包括淋巴样肿瘤、转移性肿瘤、范围广泛的乳头状瘤和某些已有大范围受累的鳞状细胞癌。

3. 切除性活检　切除性活检最合适的案例是那些小到中等大小的肿瘤,不管是否有临床症状或恶变危险,只要术者能够确认,通过一次手术切除,就能彻底清除肿物,消除隐患。在此情况下,术者应该劝说患者下定决心实施手术切除,以切除性活检代替切开性活检,既节省时间和花费,更能避免因为切开性活检可能带来的肿瘤播散的潜在风险。例如有症状的皮样瘤、眼表骨性迷芽瘤、抗肾上腺皮质激素的化脓性肉芽肿、鳞状细胞癌和黑色素瘤。当这些病灶局限在结膜穹隆部以内,肿瘤通常都能被彻底切除,同时用结膜或口腔黏膜或羊膜实施结膜囊重建,缝线以可吸收缝线为好,如果考虑到有睑球粘连风险,则可同时加缝穹隆缝线或安置睑球粘连环防止术后粘连。

绝大多数结膜恶性肿瘤,诸如鳞状细胞癌和黑色素瘤,来自接近角膜缘的睑裂区。对于这种病灶,切除的技术有别于穹隆部肿瘤。角膜缘肿瘤有通过角膜上皮和巩膜进入前房或眼眶软组织的倾向。为此,在术中务必记住要同时切除一层角膜板层或薄层巩膜组织,以达到切除组织的边缘没有肿瘤组织的目的,确保手术野干净没有肿瘤组织残留。因为来自这些脆而易碎的肿瘤的细胞有可能在术中播散到邻近组织,所以术中动作轻盈。确保手术器械不触及肿瘤组织(不接触技术)至关重要。此外手术务必在手术显微镜下进行,在肿瘤被完整切除以前,要确保手术野干燥,使肿瘤细胞只和被切除组织在一起。这是一个既简单而又聪明的方法,避免用生理盐水冲洗或润湿手术野,直到肿物被完整切除,以减少肿瘤细胞在术中播散的风险。

为确保完整、干净利落地切除肿瘤组织,务必讲究手术中每一个动作的先后次序:在手术显微镜的观察下,先从肿瘤组织开外的角膜一侧入手,而非先从结膜切口入手,结膜创口通常总是在最后触及,这样才能确保切下一个完整的肿瘤组织,绝对避免对肿瘤组织分段或分次切除。如果肿瘤组织浅表,或仅仅局限在上皮层内，为了不侵害下面的前弹力膜和基质，可以用饱含无水乙醇的棉签先在准备切除的角膜区域接触40～45秒钟，然后用锐利刀片轻轻剥离，可以将角膜上皮连同其基底膜完整地从前弹力膜剥落。角膜切口要在肿瘤组织开外2mm，由中央向角膜缘区剥离扩展，结膜切除范围通常要在离开肿瘤边缘4～6mm；切开深度务必达到筋膜囊，直至巩膜暴露，然后电灼止血。下一步切口是巩膜，一般要求巩膜切口深度达到0.2mm范围达到与角膜缘衔接（图4-69）。采取如此切除技术，就能保证将肿瘤组织完整而干净利落地切除，术后手术床不会残留肿瘤组织。整个手术过程，手术器械未曾触及肿瘤组织本身。切除的标本立即平铺在一片消毒过的滤纸上，不要让肿瘤组织皱褶，旋即固定在甲醛溶液中送检。这个步骤能防止肿瘤组织在术中被折叠，更能评估切缘是否残留肿瘤细胞，对术后治疗乃至预后评估都很重要。在完成上述程序以后，术者务必记住，立刻更换所有手术器械，再完成伤口修复，以避免健康组织可能被肿瘤细胞污染。

肿瘤标本被切除以后，冷冻头开始冷冻保留的球结膜边缘。当冰球到达4～5mm大小时，立即用盐水冲洗消融，如是再重复一次，撤离冷冻头，移到附近结膜冷冻，直至肿瘤所有边缘结膜被冷冻一遍。角膜边缘没必要进行冷冻。肿瘤基底以无水乙醇和双极电灼一次，避免直接对巩膜实施冷冻。用更换的干净器械关闭结膜伤口，以间断7-0可吸收缝线为佳。尽量不要裸露巩膜，以免肉芽生长。术后局部抗生素、肾上腺皮质激素滴眼两周，然后随访3～6个月。

4. 冷冻治疗 在处理结膜肿瘤时，冷冻可以作为活检性切除的补充治疗。对于这些病例，能够杜绝显微镜下肿瘤细胞残留，防止恶性肿瘤诸如鳞癌和黑色素瘤的复发；对那些原发性黑色素沉着症和侵入性皮脂腺癌，也可以用冷冻作为首选治疗；因为如果冷冻能达到杀灭癌细胞的终极目的，就没有必要再实施眶内容摘除。

5. 化疗 最近的临床观察称局部丝裂霉素C、5-氟尿嘧啶或干扰素滴眼剂能够有效治愈诸如鳞癌、原发性获得性黑色素沉着症和侵入性皮脂腺癌等恶性肿瘤。据称，丝裂霉素C、5-氟尿嘧啶对鳞癌最为有效，特别是术后复发病例更加值得一试。用药方法是第一周每日4次滴眼，然后停药1周允许眼表恢复（表4-17）。这个周期重复一次，大多数患者接受两周化疗。局部丝裂霉素C、5-氟尿嘧啶对原发性黑色素沉着症和侵入性皮脂腺癌等恶性肿瘤的疗效不如鳞癌。药物治疗毒性包括干眼、浅层点状角膜病变和泪点狭窄、角膜自溶、巩膜自溶，也可能引发白内障；局部干扰素能治愈

表4-17 丝裂霉素C滴眼治疗结膜鳞癌和原发性获得性黑色素沉着症

周次	治疗方案
1	裂隙灯仔细检查
	暂时封闭上下泪点
	周期1：C 0.04%丝裂霉素每日4次滴患眼
2	停药，让眼表恢复
3	周期2：C 0.04%丝裂霉素每日4次滴患眼
4	停药，让眼表恢复
	裂隙灯仔细检查
	如果发现残余病灶，可重复上述用药方案
	停药后撤除泪点栓

鳞状上皮细胞癌，对眼表上皮毒性较小，但治疗时间长达数月之久才能显效。

6. 放射治疗 有两种方式的放疗用来治疗结膜恶性肿瘤，即外照射放疗（external beam radiotherapy）和定制的敷贴放疗（custom-designed plaque radiotherapy）。外照射放疗总剂量为3000～4000厘戈瑞（cGy）用于治疗结膜淋巴瘤和面积太大难以局部切除的转移性癌。副作用包括干眼、点状角膜上皮病变和可能发生的白内障。定制的敷贴照射剂量为3000～4000cGy，用于治疗结膜淋巴瘤或转移癌；而对放疗欠敏感的黑色素瘤和鳞癌，剂量需增大到6000～8000cGy。一般而言，敷贴照射用来治疗弥漫性肿瘤无法切除又有多处复发灶的患者。有两种设计可以选择：一种是构象异构体贴敷技术，对门诊者分6次照射，或者将其固定在表层巩膜上住院治疗，个别的案例可用低剂量2000cGy治疗诸如对肾上腺皮质激素抗药的化脓性肉芽肿，这些患者手术后往往复发。最佳方案最好由对放疗有经验的肿瘤科医师和眼科医师会诊后确定。

7. 改良性眼球摘除 改良性眼球摘除是一种选择性的治疗方案，适用于结膜恶性肿瘤侵及角膜缘进入眼球发生继发性青光眼的病例。一般不多见，但偶尔见于鳞癌或黑色素瘤。罕见的结膜鳞癌黏膜表皮样变异的案例倾向于发生这种侵入性病变。在眼球摘除时，有必要切除受累的结膜以避免肿瘤细胞扩散。也就是说，结膜切口不是常规眼球摘除术中的角膜缘，而是要后退到受侵犯的角膜缘后至少3～4mm，确保肿瘤在角膜缘区与眼球保持粘连状态不被手术中的操作移位。摘除眼球以后，立即对切缘附近结膜实施两次冷冻治疗。此手术过程常常会影响术后结膜伤口的正常愈合，故必要时需要补做口腔黏膜或羊膜移植才能修

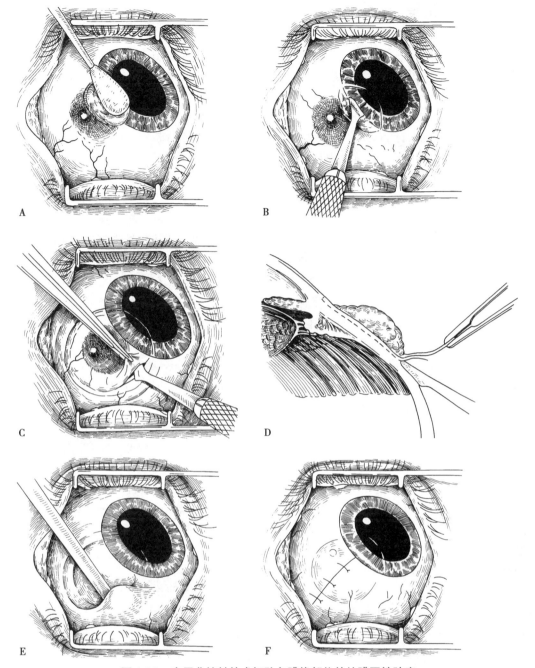

图 4-69　应用非接触技术切除角膜缘部位的结膜恶性肿瘤

A. 用饱含无水乙醇的棉拭子浸湿角膜上皮 40～45 秒钟，以控制完整的角膜上皮连同基底膜与其下的前弹力膜剥离　B. 用锐性器械完整剥离角膜上皮　C. 从肿瘤边缘开外 4mm 处切开结膜，找到游离的巩膜面，切除厚度达 0.2mm 的表层巩膜，潜行向角膜缘锐性剥离，确保创面绝对不留有肿瘤组织　D. 沿没有肿瘤的边缘，作向心性锐性切割，连同一薄层表层巩膜和板层角膜，直达角膜缘　E. 切除肿瘤以后在原位实施冷冻　F. 可吸收缝线缝合结膜创面

复结膜囊放置义眼。

8. 眼眶内容摘除　原发性结膜恶性肿瘤侵犯眼眶或结膜广泛受累者可能需要选择实施眼眶内容摘除。是否保留眼睑要看病变侵犯的程度。鉴于保留眼睑对术后美容影响很大，如果肿瘤没有侵犯眼睑前半层，则可以实施保留眼睑皮肤部分的眶内容摘除术。

9. 黏膜移植　对于那些结膜广泛受累的恶性肿瘤，黏膜移植偶尔需要取代活体结膜。最好的供体材料包括对侧眼的结膜、口腔黏膜。需要在术中临时取材，用 7-0 可吸收缝线固定后连续缝合；也可以用羊膜铺垫在缺损区，四周用结膜覆盖羊膜片边缘再作间断固定，羊膜上皮面朝上。缝线以可吸收缝线为好。需要强调的是,肿瘤摘除中,动作越少越好;完成肿瘤切除后,立即更换干净手术器械再做黏膜移植手术。

第二节 先天性眼表肿瘤

临床病史特点是与生俱来或出生后短期呈现。大部分肿瘤考虑为迷芽瘤,肿瘤组织成分在该处正常部位不存在。尽管发病在幼年时期,但所有结膜迷芽瘤均系散发,并无遗传倾向。对婴幼儿的角膜缘迷芽瘤切除以后实施羊膜贴敷具有良好的美容效果。

一、皮样肿瘤和皮脂瘤

典型的迷芽瘤是一种皮样肿瘤(dermoid)或皮脂瘤(dermolipoma)。始于胚胎第 4 个月尚未被眼睑覆盖的发育阶段。多发于球表颞下方角膜缘(彩图 4-70,见书末彩插)。单眼或双眼患病,常伴发附耳、耳前瘘管、眼睑缺损等其他先天异常。幼时瘤体小而局限,呈灰黄或粉红色隆起,表面状似皮肤。如表面有毛发生长,可出现眼部刺激症状。肿物随年龄增长,进入学龄期以后,增长加速,常侵犯瞳孔区而影响视力。在某些罕见病例,肿瘤可侵及双侧角膜基质,而表现为双侧先天性角膜白色混浊。组织学上,肿瘤由皮肤样结缔组织构成,含有汗腺、毛发、皮脂腺或脂肪,被覆着复层鳞状细胞,表层有角化。侵犯整个角膜的病例,基质层小板排列混乱,且可见附件腺体。皮脂瘤是一种以脂肪组织为主要成分的皮样肿瘤,常缺乏皮肤附件。眼表皮样瘤的处理,小的肿瘤可予局部切除;较大较深的肿瘤切除后需予板层角膜移植,或至少在切除后予以羊膜贴敷,加速创面上皮修复,以避免结膜长入或形成假性翳肉影响美容。罕见案例侵及角膜中央者,则必须早期实施增视性板层角膜移植,否则易造成弱视。

二、异位泪腺

异位泪腺(ectopic lacrimal gland)是其次常见到的迷芽瘤。如果肿物仅为泪腺间质,称之为单纯迷芽瘤,若瘤体包含软骨、平滑肌、汗腺、毛发或皮脂腺等,则称为复合性迷芽瘤。与皮样肿瘤和皮脂瘤的瓷白色外观相比,异位泪腺因富于血管而呈肉色隆起的半透明结节。肿瘤可能在青春期增长迅速。由于腺体组织可累及角膜深层基质,切除后必须作板层角膜移植。角膜缘的这种迷芽瘤恶变的机会极少见。Green 曾报告 35 例异位泪腺中,有 18 例表现为眼表迷芽瘤,其中 10 例累及结膜和角膜。少数异位泪腺可能进入眼内或眶内,造成单侧突眼。

三、骨性和神经胶质迷芽瘤

骨性迷芽瘤(osseous choristoma)境界清晰,常不侵犯角膜,而眼表神经胶质迷芽瘤(neuroglial choristoma)可能是异位视泡或视杯的前唇。骨性迷芽瘤表现为结膜下的坚实肿块。此两种肿瘤均为静止性病变,手术目的只为明确诊断和改善外观。

四、畸 胎 瘤

真正的畸胎瘤(teratoma)是一种与胚胎发育异常有关的先天性眶内肿瘤,肿瘤向前扩展可侵及结膜,临床上极少见。临床比较常见的多为畸胎样瘤(teratoid tumor),此肿瘤多见于球表颞上象限,瘤体境界清晰,呈圆形或卵圆形隆起。国内张一雷报告一例 30 岁患者,肿瘤长于眼表外眦部,就诊时已突出于睑裂外,质软无痛,肿瘤表面有角化,并有毛发生长。畸胎瘤有恶变趋向。在病理上,真性畸胎瘤由外胚层、内胚层和中胚层组织共同组成,而畸胎样瘤则往往包含一种以上胚胎组织,如皮肤及其附件、牙齿、骨骼、软骨等。表面为复层鳞状上皮及少量角化组织。

第三节 与炎症和创伤有关的肿瘤

从病理组织学而言,这一类肿物不属于肿瘤范围,但在临床上有时又很难与肿瘤相鉴别,从临床实际出发,仍简要叙述。

一、化脓性肉芽肿

化脓性肉芽肿(pyogenic granuloma)常发生于斜视术后球结膜创口表面,极少发生于角膜表面,除非先前在角膜表面有创伤或手术史。生长速度快和新生物富于血管是其与真正的肿瘤主要的鉴别点。另一个常见原因是原先的手术后形成的肉样血管翳、眼球痨和眼表烧伤。严格地说,化脓性肉芽肿这一医学名词是不存在的,因为构成肉芽肿的主要是丰富的毛细血管及散在其中的淋巴细胞、浆细胞、偶尔可见多形核白细胞。随着艾滋病的增多,有必要与侵犯角膜的 Kaposi 肉瘤(Kaposi's sarcoma)相鉴别,但后者更多侵犯球结膜、皱襞和睑结膜。简单切除加局部烧灼并送活检可明确诊断。

二、浆 细 胞 瘤

浆细胞瘤(plasmomas)是一种外观像肿瘤样的结膜和结膜下肿块,好发于穹隆部结膜。确切病因不清,但似与沙眼引发的长期慢性炎症有密切关系,证据是本病在 20 世纪 60 年代以前在我国沙眼流行区十分常见，随着重度沙眼在我国的消失，近二十多年来浆细胞瘤亦几近绝迹。实际上，它不是真正的肿瘤组织，而是一种由浆细胞浸润的炎性肿块。外表像一段腊肠，呈淡红或橙红色，表面紧张而光亮，质地坚硬而固定。肿块表面的结膜与瘤体粘连融为一体，根本无法推动，严重者可影响眼球运动和眼睑闭合。肿瘤呈缓慢生长，无自愈或消退趋势，但其表面不形成溃疡。

组织病理上属一种结膜透明变性，瘤体被一层鳞状上皮所覆盖，上皮细胞之间有少量白细胞与淋巴细胞，上皮下是密集的成熟的浆细胞浸润，这些浆细胞不含有多发性骨髓瘤细胞独特的核仁。浆细胞被包裹在一个很精细的结缔组织网内，围绕着大量血管。在透明变性部分，也可看到细胞群与细胞带沉淀于结膜组织带上，被玻璃样物质挤压。

治疗措施：结膜下或瘤体内磺胺嘧啶注射；另一种比较有效的方法是局部肿块切除联合羊膜和结膜移植，术后局部持续利福平与环孢素滴眼。

三、纤维性组织细胞瘤

纤维性组织细胞瘤（fibrous histiocytoma）多发于角膜缘并可侵及周边部角膜，但绝无可能孤立于角膜中央而不侵犯表层巩膜或结膜。肿物黄白色调，源于成纤维细胞和脂类组织细胞（lipide histiocytes）混合一起之故。肿物可广泛浸润角膜基质。

组织病理学上，肿物含两种细胞成分：梭形的成纤维细胞和圆形的脂类组织细胞构成钱币状的细胞束为本病的病理组织学特征。电镜检查示：成纤维细胞含丰富的粗面内质网，而组织细胞含有光滑内质网和溶菌酶。有时光滑内质网可变为不常见的曲线性包涵体。以上两种细胞均包含许多脂质空泡。

治疗：局部切除。

四、肉芽肿性病变

角膜基质可被三类肉芽肿性病变（granulomatous lesions）侵犯：青年性黄肉芽肿（juvenile xanthogranuloma）、肉样瘤病（sarcoidosis）和麻风（leprosy）。典型的青年性黄肉芽肿侵犯色素膜，但也可侵犯结膜和角膜基质。病理诊断特点：有 Touton 巨细胞存在，该细胞是一种含类脂质的多核巨细胞，细胞中央为环形的细胞核和较为浓密的嗜伊红胞质，其外围被空泡状胞质所包绕。

肉样结节通常侵犯结膜，如虹膜受侵，又经角膜切口活检，则角膜基质可因手术接种入组织细胞，并在角膜内增生产生基质内结节。

麻风最易与纤维性组织细胞瘤相混淆。其病理特征是在麻风病灶中含有高度空泡性组织细胞，若以抗酸染色，可发现抗酸杆菌。

临床上曾经有人把翼状胬肉术后因异物造成的肉芽肿误诊为眼表肿瘤。此外，全身性血管炎和肠道疾病，如局限性肠炎也可产生表层巩膜结节，角膜变薄，偶可产生炎性肿块或结节。

五、角膜基质内囊肿

角膜基质内囊肿（intrastromal cyst）不可能自然发生。所有病例均发病于外伤或局部手术创伤以后，由于角膜上皮植入基质层间，其后在角膜小板层间增生，构成以脱屑的角膜鳞状细胞为衬里的基质层间或角结膜缘上皮下囊肿。

临床上该病多见于年轻人。近年来随着 LASIK 的普遍开展，不时会遇到这类病例。作者曾见多例，其中一例因石灰烧伤，曾作过两次板层角膜移植。术后植片逐渐混浊水肿，角膜创缘对合不良，层间混浊。另一例因蒸汽阀爆炸伤及患眼，初时角结膜表面发现有白点，随着时日而逐渐饱满形成乳白色肿物。

组织病理学：角结膜缘上皮下或角膜基质层间形成囊肿，囊壁内衬复层扁平或鳞状上皮细胞，表层向内，囊腔内有脱落的变性上皮细胞，囊壁为角膜基质或角结膜缘上皮下基质组织（彩图 4-71，彩图 4-72，见书末彩插）。

治疗：手术切除。LASIK 术后并发的基质内囊肿，如经多次局部切除复发者，则必须行治疗性板层角膜移植术（therapeutic lamellar keratoplasty）。

第四节　上皮性肿瘤

一、上皮性良性肿瘤

虽然眼表地形上角膜上皮与结膜上皮相连续，且两者都是非角化上皮，但在电镜下仍有差别。处在角膜和结膜移行区的角膜缘是细胞分裂的活跃区。如果角膜上皮受创伤或经手术刮除，创伤区周围的角膜上皮细胞便会滑动移行到上皮缺损区，但新的角膜上皮细胞分裂增殖的部位在角膜缘。这也许就是大多数角膜上皮增生和化生总是在角膜缘最先开始的原因所在。这些增殖的上皮细胞，或向心性朝角膜一侧扩展，或向周边部朝结膜一侧扩展。

1. 鳞状细胞乳头状瘤　鳞状细胞乳头状瘤（squamous cell papilloma）是一种良性肿瘤，源于结膜的人乳头状瘤病毒感染。此瘤可见于儿童或成人，推测传播途径系在分娩时婴儿结膜接触母亲阴道而被感染。

可发生在结膜的任何部位,也可发生于角膜缘。儿童时期肿瘤常常很小、多发于下穹隆。而在成人,多为孤立或广泛的,甚至可以覆盖整个角膜表面,临床上有时甚至会误诊为鳞癌。单个的乳头状瘤,基底宽阔且位于角膜缘者,多属肿瘤性质;而多发性乳头状瘤,分散在于结膜的多处,多见于儿童。肿物呈乳头状或草莓状,富于血管,易出血。如肿瘤的结缔组织叶发源于正中的一根主干,形似蕈状,则被称为有柄型或有蒂型,基底较小,推之可动,极易从基底部根除肿瘤。另一种为基底很宽,大面积侵犯角膜,肿瘤弥漫,或为菜花状,或为肥厚的血管翳状,肿瘤略带粉红色调,有时表面还可见到许多玫瑰红斑点,实为乳头状瘤的多个毛细血管,起肿瘤的滋养血管作用。肿瘤表面有多个毛细血管,使瘤体带粉红色调。由于眼睑的长期摩擦,肿瘤表面可出现角化。乳头状瘤的表面一般被表层角化的鳞状上皮细胞覆盖,上皮呈乳头状,或为棘皮症样,较正常角结膜明显增厚。生长在结膜者,可能有散在性杯状细胞(goblet cells)。肉眼所见之红色毛细血管即为结缔组织中心所在,可有炎症细胞浸润。侵犯角膜的乳头状瘤,一般在上皮和前弹力层之间扩展蔓延,偶可破坏前弹力膜,但角膜基质不受侵犯。实际上形态典型的乳头状瘤并无恶变倾向;恶变为鳞状细胞癌者,多为乳头状鳞状细胞发育不良(papillary squamous dysplasia),这些病变在显微镜下可见明显的细胞极性紊乱。

儿童时期小的无蒂的乳头状瘤试用肾上腺皮质激素滴眼有可能吸收;比较大的带蒂的乳头状瘤多伴有症状,异物感、慢性黏性分泌物或血性泪水,眼睑闭合不全而影响美容。这种案例对肾上腺皮质激素治疗反应较差,一般主张手术切除。手术时务必采取非接触技术,绝对不要触及肿瘤,以避免肿瘤相关病毒扩散。切除后两次冷冻邻近结膜有助于防止肿瘤复发。有时对有蒂的乳头状瘤直接冷冻,过一段时间也许肿瘤会从结膜表面脱落。对那些大而不易移动的带蒂肿瘤可冷冻肿块及其主茎,待到完全冷冻状态将肿瘤从蒂的根部切除,全过程要绝对避免对瘤体牵拉。结膜伤口用可吸收缝线关闭。儿童的多发性乳头状瘤手术后常有复发,很可能复发处是乳头状瘤病毒的亚临床感染所在。为杜绝复发,术后口服西咪替丁3个月,通过增强患者的免疫系统刺激肿块消退(彩图4-73,见书末彩插)。

2. 良性遗传性角化不良　良性遗传性角化不良(benign hereditary dyskeratosis)在我国眼科未见系统报道。但与以往散在报告的角化棘皮瘤在形态与病理上很相似。但角化棘皮瘤发病年龄多在40～60岁之间,而此病常在10岁以前发生。现略述如下,供今后临床参考。患者双亲常有亲族联姻史,常双眼患病。

临床上典型的病灶为颞侧角膜缘的球结膜出现增生性鳞状病灶,可波及相邻的周边部角膜。增生的肿物色白,半透明,表面呈角化状。附近的结膜充血,并有新生血管。病灶无向角膜中央发展趋向,故不影响视力。患者口腔黏膜有时可出现相关病灶。

组织病理学:病灶由增生和棘化的上皮组成,某些细胞过早角化(成熟前角化)。在棘化的上皮下,有轻微单核细胞浸润。在 HE 染色中,角化不良的细胞其胞质明显嗜伊红着染,而与周围的细胞有显著不同,由于胞质的浓缩,使角化不全细胞排成环形晕圈状。无恶变趋向。通常采取手术切除。病灶有可能复发。

3. 假性上皮瘤性增生　假性上皮瘤性增生(pseudoepitheliomatous hyperplasia)是一种外观类似癌样的良性炎症反应病灶,属结膜或角结膜上皮反应性增生。典型的病变发展较快,新生物在数周至数月内长成白色、隆起的半球形肿物,外观呈胶样或黏膜白斑样,表面高度角化,中央呈火山口状,内有干燥的角化物,但一般不发生溃疡,有人称之为角化棘皮瘤(keratoacanthoma)。尽管外观上与结膜鳞癌相像,但不同的是本病发展较快,通常在数月内形成棘皮样肿块。角化棘皮瘤一般位于远离角膜缘的结膜,且生长迅速,与生长缓慢且好发于角膜缘的鳞癌或鳞形上皮发育不良不难鉴别,也缺乏乳头状瘤和鳞形上皮发育不良病变具备的毛细血管形成的小红点。肿瘤基底可推动,无深部浸润。

组织病理学上肿瘤由鳞形上皮的角质团块堆积而成,细胞胞质丰富而粉染,细胞极少异型性,虽然有时可见分裂象,但无极性紊乱,基底膜完整。从病变区到正常结膜区有一个过渡移行区,不像原位癌那样两者之间界限分明。病变区上皮下常有淋巴细胞浸润。

治疗:局部切除,即使复发亦非癌变先兆,可重复手术。

4. 上皮包涵体性囊肿　上皮包涵体性囊肿(Epithelial inclusion cyst)是一种结膜囊肿,自发产生或在炎症、手术和非手术创伤后发生。组织学上可见角结膜上皮其间充满透明液体,常常含有角化细胞碎屑,眼表包涵体性囊肿,有来自结膜腺体的浓稠黏液。可予观察或局部完全切除缝合结膜。

5. 泪腺瘤　泪腺瘤(dacryoadenoma)是一种罕见的结膜肿瘤,偶见于儿童或青少年。多见于下方球结膜或睑结膜。目前还不能确定是否为先天或后天获得性,但此良性肿瘤看似来源于表面上皮增殖进入基质形成类似于泪腺的腺体分叶。

6. 角化斑　角化斑(keratotic plaque)是一种白色

角膜缘或球结膜肿块,常位于睑裂区。由棘层肥厚、角化不全和角化上皮组成,看起来有点像鳞癌和黏膜白斑。

7. 光线性角化病 光线性角化病(actinic keratosis)是一种多泡的白色病灶,常位于慢性炎症的结膜睑裂斑或胬肉之上。组织病理学上肿物包含有增殖和角化的鳞状上皮。临床上有点像结膜鳞癌。

二、上皮性恶性病变

鳞状细胞癌能作为一种局限性病灶发生在眼表上皮(结膜上皮内上皮癌)或以更侵入性的鳞状细胞癌的形式突破上皮基底膜侵入基质。前者没有潜在性转移风险,而后者则能够继续侵入结膜淋巴管,偶可转移到区域淋巴结。绝大多数鳞状细胞癌与人的乳头状瘤病毒感染结膜上皮相关;最典型的案例是那些同时双侧罹患鳞状细胞癌而又被免疫抑制的患者患上此病。时下接受称之为局限性鳞状细胞癌变的是结膜上皮内上皮癌。当异常的细胞增殖仅仅累及部分厚度上皮,通常归入轻型结膜上皮内上皮癌,当它侵犯到全层上皮,则归类为严重型结膜上皮内上皮癌,也称原位癌(carcinoma in situ)。这些都属于病理组织学上的名称,仅仅表示轻型和严重型之间的区别,而在临床上是难以鉴别的,统统称之为上皮内上皮癌或原位癌。

1. 结膜上皮内上皮癌 结膜上皮内上皮癌(conjunctival intraepithelial neoplasia, CIN)又称原位癌(carcinoma in situ)。起源于角膜缘个别细胞的癌变。鳞状上皮的肿瘤性增殖好发于角膜缘,因为角膜缘分裂增殖最为活跃。超过95%的眼表发育不良病灶与角膜缘相连接。其他的5%发生于黏膜与皮肤交接的睑缘或泪阜。因此,任何与角膜缘连接的上皮增生性病变都应考虑到是否为发育不良。由于鳞状上皮发育不良起源于这个部位个别细胞的癌变,肿瘤的增生和扩展是一个缓慢的过程,不像角化棘皮瘤那样在数月内迅速增长,致使有些患者在健康检查时才被细心的眼科医师发现。有些患者虽经发现,但并未意识到是肿瘤组织,按胬肉予以切除,但每次术后复发且愈演愈烈,后经专科医师怀疑为本病,通过活检才明确诊断。本病在临床上具有以下特征:绝大部分肿瘤起源于睑裂区角膜缘,男性更多见。缓慢增长的角膜缘半透明或胶冻状新生物,微微隆起,呈粉红色或霜白色,新生物表面布满"松针"或"发夹"样新生血管。少数病例可呈乳头状,是一种癌瘤血管翳。霜染状色调则系由上皮的不完全角化所致。肿瘤侵犯的面积取决于就诊的早晚和是否经过切割。早期发现者往往仅局限于角结膜交界处,而迁延岁月者肿瘤可呈弥漫生长,波及大片

球结膜或侵犯大片角膜。在裂隙灯下,肿瘤与正常组织界限分明。根据作者的经验,大凡被松针样血管翳累及或如霜染的上皮处,在组织切片上均可找到癌变细胞,是已经癌变的上皮组织。病变虽迁延多年,而在裂隙灯下仍只侵犯角膜表浅部位,基质切面清晰具体,临床上并无明显的炎症征象。

病理组织学上肿瘤部位上皮细胞呈一致性增生,棘细胞为圆形或卵圆形,大小不一,有明显的极性紊乱和细胞核分裂象。增生的上皮与正常上皮之间境界分明。肿瘤细胞局限于上皮内而不突破基底膜。完整而清晰的基底膜是本病与鳞状上皮细胞癌主要的鉴别点。另一重要特征是有奇异核的肿瘤细胞,核大而浓密,与正常细胞相比,癌细胞的胞核占据整个细胞的极大比例,胞质较少。也可呈现为几个核凝集在一起的多核瘤巨细胞,这种多形性巨核或多核细胞,可出现在上皮的各个水平(彩图4-74~彩图4-76,见书末彩插)。

肿瘤所在的上皮下有淋巴细胞浸润和新生血管。有些增生的肿瘤细胞有明显核仁,胞质呈嗜伊红染色。新生血管多。肿瘤的表层有角化不全细胞,但可见完整的前弹力膜。

治疗原则上对肿瘤作局部切除加邻近眼表组织的冷冻。结膜被广泛切除者需联合羊膜贴敷(amniotic membrane patching, AMP)。手术前要详尽做裂隙灯检查,精确标志有松针样血管翳或霜染样上皮的范围;用荧光素或虎红作角结膜上皮染色,癌变和角化不全的角结膜上皮区有弥漫或极细微的着色,而正常的上皮不会被染色。手术切除范围可在上述边界以外2.0mm,足以囊括肿瘤组织而又可最大限度地保留正常的角结膜,使视功能损害尽可能减少。范围不大的病例,在肿瘤切除同时联合羊膜贴敷一期完成手术,只要瞳孔区未受侵犯,术后视力可接近于术前。角膜受累范围广泛者,需同时作板层角膜移植联合羊膜贴敷。有人主张用4%可卡因或纯乙醇软化霜染样上皮,使其从前弹力膜表面完全剥离,然后以冷冻头反复2~3次冻融手术区,以清除残余癌上皮。但作者以为此法切除的标本难以完整,无法从切除标本的病理检查中确认切缘是否残留肿瘤细胞,为预后的判断留下疑问。术后定期随访应列为常规。作者曾先后为5例患者按上法处理,随访5~10年,未见肿瘤复发。

2. 侵入性鳞状细胞癌 侵入性鳞状细胞癌(invasive squamous cell carcinoma)是一种眼球表面的原发性恶性上皮肿瘤,也可由上皮内上皮癌突破上皮基底膜发展而来。患者以中老年男性居多,50~70岁为发病高峰。睑裂区之角膜缘为多发部位,尤以颞侧更常见。

初时肿瘤呈胶样隆起，基底宽且富有血管。由于角膜的前弹力膜是一道有抵抗力的组织屏障，促使肿瘤细胞向球结膜一侧或角膜表面蔓延，呈扁平生长。肿瘤在球表形成乳头状或菜花状。邻近的球结膜充血，并有充盈的肿瘤滋养血管伸向瘤体。当有继发感染时，可出现浆液脓性分泌物，在此期间，引流的耳前和颌下淋巴结因继发感染性炎症而肿大压痛，并非真正的肿瘤转移。以上扩展蔓延方式均为外生型，为肿瘤受到前弹力层的阻力才向表面或扁平方向扩展。肿瘤细胞也可沿角膜缘血管网侵入巩膜静脉窦进入眼内，向眼内扩展蔓延。极少数病例甚至穿破眼球侵犯眼眶组织。与其他部位的鳞状上皮癌相比，球表的上皮癌恶性程度较低，相当长时间在局部缓慢生长，转移到邻近淋巴结的发生率也较低。发生远处转移致死者偶见。

人体免疫缺陷病毒（human immunodeficiency virus，HIV）感染者可伴发快速增长的结膜鳞状细胞癌，多发于年轻人，免疫抑制可能为其发病机制。

组织病理学上鳞状细胞呈乳头状增生，基底细胞大小不一，排列紊乱，角化或不全角化。核分裂象易见。癌细胞巢突破上皮基底膜，可浸润前弹力层或角膜基质层（彩图4-77，彩图4-78，见书末彩插）。

从预后和治疗的转归上说，角结膜鳞癌有两个特点：极少远处转移和治疗不彻底时易于复发。由于肿瘤早期只侵犯角膜上皮，前弹力膜未被浸润，沿肿瘤实体以外2.0mm切除结膜和角膜，经病理标本检查，切缘干净无肿瘤细胞浸润者，复发率低于5%。文献称肿瘤切除辅以冷冻治疗可使术后复发率从40%降到10%。切缘疑有残留肿瘤细胞者，术后要追加冷冻治疗。眼球摘除和眶内容摘除极少用于角结膜鳞癌，因为眼球摘除不足以根绝穹隆部已被癌细胞累及的结膜，而眶内容摘除只对那些眶内组织已被肿瘤侵犯的病例才予以考虑，而这种病例极为罕见。原发于角膜而不涉及角膜缘和结膜的鳞状细胞癌很少见，但其肿瘤特性与波及结膜及角膜缘者相似，局部切除加冷冻治疗有望治愈而无复发。总的来说，鳞癌的处理因病灶侵犯程度而异。一般的角膜缘相对孤立的肿瘤可按前述方法施行，即用无水乙醇凝固角膜上皮，用不接触技术切除结膜、薄层表层巩膜和角膜板层，完整清除肿瘤后，对肿瘤相邻结膜冻融两次，然后缝合结膜伤口。穹隆部肿瘤处理较为棘手，需予广泛切除加冷冻。对那些结膜被广泛切除的案例，务必行黏膜或羊膜移植重建结膜囊。结膜切除过程同样采取不接触肿瘤技术，而且要连同筋膜一并切除。有一种较为少见的鳞癌变异型，是黏膜表皮样癌（mucoepidermoid carcinoma），肿瘤含黄色分叶状囊肿样成分。

瘤体内除了肿瘤上皮细胞外，还含有恶性的黏液分泌（杯状）细胞，后者可通过黏蛋白染色法如黏蛋白卡红（mucicarmine）、Alcian蓝或胶体铁（colloidal iron）染色予以证实。黏膜表皮样癌通常发生于60岁以上的患者。该肿瘤较其他类型的鳞癌更具侵袭性，癌细胞可侵入血管、淋巴管，比标准类型鳞癌更具远处转移倾向，易于侵犯眼球和眼眶；比一般的角结膜鳞癌更具复发性。因而处理时应予广泛切除并加强术后随访。

器官移植后长期应用免疫抑制剂治疗者和艾滋病患者，一旦罹患鳞癌，比正常人具有更高的远处转移和死亡风险。

3. 梭形细胞癌　梭形细胞癌（spindle cell carcinoma）是另一种侵犯角膜缘和角膜的球表恶性肿瘤。临床上梭形细胞癌好发于口腔、喉头和食管等处，常呈息肉样向表面生长。国内倪逴等报告8例，分别起源于角膜、球结膜和角膜缘，主要向眼球表面生长，犹如赘肉或息肉；起源于角膜缘者，还可呈结节状或疱疹样。仅两例晚期患者，广泛侵及眼球表面组织，并部分侵入眼内。

组织病理学所见相似，均为弥漫排列之梭形瘤细胞构成，其细胞形态及排列方式更像肉瘤而不像癌。但在此8例中，瘤细胞的大小、异形程度及瘤细胞与间质的关系又不尽相同，其中有3例最初被误诊为纤维肉瘤（fibrosarcoma），2例误诊为横纹肌肉瘤（rhabdomyosarcoma）。复片过程中，经多张切片检查，找到了肿瘤组织与癌变的上皮过渡，才纠正了以往的错误诊断。20世纪80年代以后的2例，系通过电镜，找到瘤细胞间桥粒和张力原纤维，采用免疫组织化学酶标记法明确诊断。应用单克隆抗体（monoclone antibody）确认细胞角质蛋白（keratoprotein）亦有助于确诊。

治疗：局部切除，根据病变范围决定是否作羊膜贴敷和治疗性角膜移植（therapeutic keratoplasty）。

第五节　色素细胞性肿瘤

在所有人种的结膜上皮中，均播散有黑色素细胞，只是黑人和其他有色人种结膜中的黑色素细胞更多更活跃。上皮内的黑色素细胞可以扩展到角膜缘处的角膜上皮。角膜基质和中央的上皮均无黑色素细胞。周边部角膜因炎症、外伤或其他原因导致变性的血管翳形成时，结膜上皮连同其中的黑色素细胞可被带入角膜表层。我国许多患慢性结膜炎，特别是患春季卡他性角结膜炎的患者中，几乎毫无例外地有不同程度的棕褐色色素沉积在周边部角膜上皮内，便是结膜上皮中的黑色素细胞随同炎症性血管翳扩展至角膜上皮的佐证。此外，出血以后遗留的含铁血黄素和长期用肾上腺素滴眼液点眼，也可在结膜和周边部角膜上皮沉着色素，是需要详尽的病史询问和裂隙灯检查加以鉴别的。

一、良性上皮黑色素沉着症

良性上皮黑色素沉着症（benign epithelial melanosis）最多见于角膜缘和睑裂区球结膜，色素条纹可扩展到周边部角膜上皮。穹隆部结膜因不暴露或缺乏刺激而少有色素。这种种族性黑色素沉着是一种扁平的非炎症改变，双侧对称，无恶变倾向。

1. 种族性黑色素沉着症　种族性黑色素沉着症（racial melanosis）是一种在深肤色人种中很常见的双侧扁平结膜色素沉着症。这种色素一般见于角膜缘，常呈 360° 分布，但色素量可能不均累及角膜缘和结膜。罕有色素累及睑结膜。种族性黑色素沉着症恶变为黑色素瘤者十分罕见。组织学上，色素细胞为良性色素细胞，位于角膜缘区上皮基底层（彩图 4-79，见书末彩插）。处理主张周期性观察随访。

2. 眼部黑色素细胞增多症　眼部黑色素细胞增多症（ocular melanocytosis）是一种先天性色素病变，表现为眼周皮肤、巩膜、眼眶、脑膜、软腭色素增多。典型者结膜无色素，但因为它在外观上与原发性获得性黑色素沉着症相像，很容易混淆。眼部黑色素细胞增多症的扁平灰棕色素散在分布于角膜缘后方的巩膜，透过结膜能够看到（彩图 4-80，见书末彩插），整个葡萄膜总体受影响，色素增加，这种情况赋予 1/400 的发展为葡萄膜黑瘤的危险。因此这种患者至少应该每两年随访一次，跟踪排除它发展为葡萄膜、眼眶或脑膜黑瘤的风险。

3. 原发性获得性黑色素沉着症　原发性获得性黑色素沉着症（primary acquired melanosis）是一种成人上皮内结膜黑色素细胞增生病变，它可能恶变为结膜黑瘤。多为单侧结膜患病，表现为弥漫性扁平的棕褐色色素沉着。与结膜痣相比，它在中年发病，外表斑驳扁平、没有囊肿（彩图 4-81，见书末彩插）。而与眼部黑色素增多症相比，色素是后天获得，位于结膜内，可随结膜移动。外观棕色而非灰色，且色素有随时间变化出现盈亏圆缺现象。与种族性色素沉着症比较，原发性获得性黑色素沉着症一般发生在浅肤色个体，单侧患病，色素斑驳。临床过程漫长而多变：长期静止甚或偶发性自行消退，或多年甚至十多年保持良性过程，但向各方慢慢扩展，如侵及角膜缘，则周边部角膜上皮就会有黑色素沉着。文献统计有 17% 的原发

性获得性黑色素沉着症在 5～10 年间变为恶性黑色素瘤。有 60%～70% 的结膜恶性黑色素瘤来源于原发性获得性黑色素沉着症（彩图 4-81，见书末彩插）。

组织病理：在大片黑色素沉着的病灶中，对不同区域可疑的结节作活体组织检查，通过光镜和电镜检查来评估上皮内黑色素细胞增生严重性和个别细胞异型性的程度，是探明原发性获得性黑色素沉着症的有效途径。如果黑色素细胞仍局限于上皮的基底膜区，且保持树突状的形态，其色素仅播散至基底膜周围的鳞状上皮细胞，则表明病灶尚无恶变征象；如果全层的上皮内出现局灶性变性的骨炎样痣细胞群，或见细胞核分裂象，则病灶恶变为恶性黑色素瘤的危险高达 90%。有学者认为，其组织病理学上的特征是，在靠近上皮基底层有异常的色素细胞，病理学家基于细胞核的特征，试图将其分为有不典型或无不典型色素细胞两种；有不典型细胞核者接近 50% 会恶变为恶性黑瘤，而没有不典型细胞核者几乎全都不会发生恶变（表 4-18）。

表 4-18　原发性获得性结膜黑色素沉着症（PAM）的临床特征及其恶变为结膜黑瘤的风险

一般分类	发展为结膜恶性黑瘤的风险
无不典型细胞核的 PAM	0%
有不典型细胞核的 PAM	46%
如果上皮内不典型色素细胞坐落在上皮基底细胞以外	90%
如果上皮内不典型色素细胞显示上皮样细胞特征（丰富的胞质）	75%

PAM 的处理取决于受累的程度和是否有恶变为黑瘤的风险。如果病灶占据范围小于 3 个钟点结膜，则实施完全切除性活检联合冷冻，并行周期性随访观察是最佳治疗选择。如果病灶占据范围大于 3 个钟点结膜，则应作 360° 全周结膜环切，并对受累区边缘结膜联合两次冻融。如若患者病史中曾经有过结膜或皮肤黑瘤，或在原先 PAM 范围内有一些区域出现结节或血管，则首先应怀疑为黑瘤。为了消除后患，应对怀疑区域实施不接触性技术彻底切除性活检联合冻融。此外，也可以对扁平的 PAM 甚至没有累及象限区球结膜实施小片切除性活检，以确认有否不典型的色素细胞核病变，并对所有相邻区域结膜边缘冻融治疗。总之，对那些 PAM 相关的黑瘤患者的处理，要比对单纯 PAM 患者更积极。如果在随访中发现 PAM 复发，则应立即实施切除性活检联合冻融，并在门诊作丝裂霉素 C 滴眼，事实证明如此处理特别对角膜 PAM 复发者更为有效。

治疗：根据病变范围的大小采取局部切除（病灶较小）和大面积冷冻（病灶范围广泛）。冷冻治疗须待活检区愈合以后才能进行。为防止冷冻过程损伤眼内组织，可作结膜下浸润麻醉，继以冷凝头冻融2~3次，范围可扩大到色素侵袭区以远2.0mm。如果角膜上皮已部分受累，也可用无水乙醇棉片或纸片浸渍受累区角膜40~60秒，然后用刀片刮去含色素上皮。操作得当，可获得完整的包括基底膜在内的全厚角膜上皮，平铺于滤纸上，供病理标本制作和检验之用。

二、良性黑色素细胞痣

圆形的痣（nevus）是一种最常见的结膜色素细胞肿瘤。常常在10~20岁之间在临床显现。肿瘤分离、色素多少不等、轻微隆起、无柄，在裂隙灯下常能看到含细小透明囊肿（彩图4-82，见书末彩插）。典型的位于睑裂之间靠近角膜缘的球结膜上，也可出现于皱襞、泪阜或睑缘，罕有发生于睑结膜或穹隆部。因此凡发现睑结膜或穹隆部黑色新生物，应立即予以切除活检，直到证实它不是恶性黑色素瘤。结膜黑色素痣可动，因其上皮下成分不会超越结膜固有层。有20%~30%的结膜黑色素痣可能无色素。良性黑色素细胞痣终生保持相对静止，只有少于1%的案例恶变为恶性黑瘤。

结膜痣表现为异常的增生。这些非恶性黑色素细胞缩进其树枝状轴突，在上皮下固有层内，被基底膜分隔成许多痣细胞群，称之为交界巢（junction nests）或痣细胞团（theque）。随后，这些细胞下移至结缔组织，形成结膜固有层的痣细胞巢，即为复合痣（compound nevi）。在20~40岁期间，交界痣消失，绝大部分痣细胞进入上皮下固有层（上皮下痣）。结膜痣（conjunctival nevi）常含具有诊断价值的上皮包涵体性囊肿（epithelial inclusion cysts）。至成年期，任何交界痣都应被考虑为原发性获得性黑色素沉着症（acquired melanosis），有一定的恶变倾向。发生于角膜缘的结膜色素痣，随时间进行性增厚而有可能损害角膜前泪膜，导致周边部角膜的脂质沉着。静止状态的痣细胞小，核浓染，胞质少，含有或多或少的色素。增生的痣细胞，特别在浅表的上皮下组织中，痣细胞大，有时可见核仁。儿童的交界痣细胞往往活跃，有时可见核分裂象，但极少恶变。上皮下的痣细胞呈梭形，细胞较小，染色深，复合痣的痣细胞与上皮相连，紧靠上皮的痣细胞比深部的细胞大而丰满，圆形或椭圆形，染色较淡（彩图4-83，见书末彩插）。

约有接近20%的恶性结膜黑色素瘤起源于原先存在的结膜色素痣。在青少年时代，要警惕结膜的不典型性和交界痣组织学特性。Croxatto等曾报告一例11岁患者原来的先天性结膜色素痣，活检显示交界痣具有上皮内痣细胞巢、梭状细胞和异型性细胞核的上皮样细胞。切除以后，患者转化为多灶结膜恶性黑色素细胞瘤而发生广泛转移。虽然这是一个罕见病例，但却提醒我们要警惕儿童时期结膜色素痣可能恶变的性质。

最明智的处理方法是，周期性观察拍照随访，看肿瘤是否生长，也可以考虑局部切除。某些病例是为美容而切除。在切除时，也要采取不接触技术彻底切除整个肿物，如果发现与眼球有粘连，则必须将其下方的表层巩膜一并切除，并对相邻结膜边缘实施标准的两次冻融。这个过程的目的是为了防止痣复发，也为了防范黑色素瘤。

有几种来源于色素细胞的结膜和巩膜肿瘤（表4-19）。其中最重要的包括痣、种族性色素沉着症、原发性获得性眼色素沉着症和恶性黑瘤。由于巩膜色素沉着症常被认为是结膜色素沉着，故在此一并讨论。

表4-19　色素性眼表新生物的鉴别诊断

病变	解剖部位	颜色	深度	边缘	侧面	其他特征	进展
痣	多见于睑裂区角膜缘	棕/黄色	基质	轮廓分明	单侧	有囊肿	<1%发展为结膜黑色素瘤
种族性黑色素沉着症	角膜缘、球结膜、睑结膜	棕色	上皮	病变轮廓分明	双侧	扁平，无囊肿	罕有发展为结膜黑瘤
眼部黑色素沉着症	球结膜	灰色	表层巩膜	病灶清晰	单侧多于双侧	结膜：常离角膜缘2mm；常有眼周皮肤色素沉着	<1%发展为葡萄膜黑瘤
原发性获得性色素沉着症	任何部位均可出现，但最常见于球结膜	棕色	上皮	病灶清晰	单侧	扁平无囊肿	50%发展为结膜黑瘤显示细胞非典型
恶性黑瘤	任何部位	棕色或粉红色	基质	境界分明	单侧	血管性结节；有粗大滋养血管；可能无色素	15年内有32%转移

三、恶性黑色素瘤

角结膜恶性黑色素瘤（malignant melanoma）是一种发生于成年人的色素性或非色素性肿瘤。20 岁以前罕见。最常发病年龄在 40～60 岁之间。据 Yanoff 统计，有 35%～40% 起源于交界痣或复合痣，20%～30% 源于原发性获得性色素沉着症，25%～33% 新发。而 Jakobiec 则认为，20% 源于以前存在的色素痣，60%～70% 起源于原发性获得性黑色素沉着症，仅 10% 新发。成人期的黑色素痣和原发性获得性黑色素沉着症，病灶增厚、扩大、色素和血管增多或黑色素痣与巩膜黏着（除在角膜缘区因无结膜固有层而显得可动性很小的情况以外），都应怀疑为恶性黑色素瘤而予以切除并送病理检查。结膜恶性黑色素瘤常侵犯角膜缘并波及周边部角膜，有些则沿角膜缘环行方向扩展，位于角膜中央者极少见。在球表的黑色素瘤，可在一年左右长至豌豆大小，肿瘤隆起，分叶或结节状，有时可出现血性泪水。根据肿瘤色素的多少，恶性黑色素瘤可呈黑色、棕色或淡红色。总的说来，色素性黑瘤为无色素性的 5 倍。

球表黑色素瘤早期侵及角膜，肿瘤细胞在上皮和前弹力膜之间或沿角膜神经通道蔓延，一旦突破前弹力膜，基质层很快被肿瘤细胞浸润。穿破眼球者少见，然可经 Schlemm 管到达睫状体与虹膜。在转移至肺和其他远处器官以前，大多数结膜黑色素瘤先迁徙到耳前、颌下或颈淋巴结。如未得到及时治疗，肿瘤将经血管和淋巴管转移到肝、脑、脊髓或其他远处器官而致死。

就预后而言，眼球表面的黑色素瘤比皮肤黑色素瘤要好，而由原发性获得性黑色素沉着症恶变的病例，又比原发的结膜黑色素瘤要差。10 年存活率达 70%～80%。肿瘤的部位和大小与预后也有一定关系：位于角膜缘和眼球表面者，预后较泪阜、穹隆部和睑结膜所在的肿瘤要好；肿瘤厚度 1.5mm 以内者常无转移趋向，而厚度 >2.0mm 者局部和远处转移的可能性增加（彩图 4-84，见书末彩插）。

组织病理学上有几种细胞类型：①上皮样细胞型：此型最多见，为大的多边形细胞，核圆形，核仁明显，胞质丰富，常含有细小的黑色素颗粒，偶可形成多核巨细胞。②纺锤细胞型：核椭圆，细胞两端拉长形成纤维，形如纺锤，但在横切面的切片上，看起来为圆形或椭圆形。③痣样细胞型：大小介于良性痣细胞和上皮样细胞之间，核圆形，染色质深。三者中，上皮样细胞型最多见，但许多肿瘤为混合型。Jay（1965 年）所报告的 97 例恶性黑色素瘤中，44 例为上皮样细胞型，7 例为纺锤细胞型，1 例为痣样细胞型，32 例为各种细胞均有的混合型，其余 13 例为上皮样细胞和纺锤细胞的混合型。有 22 例瘤体中有许多巨细胞。97 例中 16 例无色素，6 例有浓厚色素。肿瘤的有无色素与预后关系不大，而细胞类型有明确的预后意义：上皮样细胞型预后最差，纺锤细胞型预后最好。病理检查对无色素性恶性黑色素瘤有鉴别诊断意义，经 Fontana 染色或二羟苯丙氨酸（dopa）反应，证实有黑色素的存在有助于病理诊断。

处理：首先是对怀疑为恶性黑色素瘤的病灶作活体组织检查，如病灶局限，则可将肿瘤作整体切除，明确诊断。确诊者按下述原则处理：切缘干净无肿瘤细胞者，不再作补充治疗，但需定期随访；切缘有可疑瘤细胞者，应对可疑范围作广泛冷冻治疗，冻融两次。原发性获得性黑色素沉着症恶变的病例，应对可疑范围结膜和角巩膜作浅层切除，继以冷冻治疗。结膜广泛受侵犯的病例，眼球摘除是没有治疗意义的，因为整个球结膜都有进一步发生肿瘤的危险。眶内容摘除术只用于那些眼内和眶内已被肿瘤波及或手术与放疗后复发的病例。在眶内容摘除术前，应对患者进行常规的体检、脑部 CT、血化验和肝功能（乳酸脱氢酶）检查，以排除肿瘤远处转移的可能性。对于那些范围广泛或复发性肿瘤，多半角膜广泛受累，建议采用局部丝裂霉素 C、5- 氟尿嘧啶或干扰素治疗。局部丝裂霉素 C 治疗两周期并密切观察（见表 4-20）。

表 4-20 结膜黑瘤随访中局部肿瘤复发、眶内容摘除、远处转移和死亡的风险

结果	5 年，%	10 年，%	15 年，%
复发	26	51	65
眶内容摘除	8	16	32
远处转移	16	26	32
死亡	7	13	NA

第六节 眼表其他肿瘤

一、神 经 鞘 瘤

眼表神经鞘瘤（schwannoma）是一种很少见的眼表新生物，裂隙灯下，表现为一种有光泽、无色素的圆形结膜下结节。组织学上显示，肿瘤由纺锤形细胞构成，胞质稀薄，有雪茄状的核。患者不一定有全身神经纤维瘤病体征。免疫组织化学检查 S100 蛋白阳性。局部切除联合周围结膜冷冻可予治愈。

二、血管瘤和淋巴管瘤

1.结膜毛细血管瘤 结膜毛细血管瘤（capillary hemangioma）通常见于婴儿，每在出生后几周内发现，有时伴发皮肤和眼眶毛细血管瘤（彩图4-85，见书末彩插）。数月后结膜肿块可能增大，但其后又可能恢复原状甚或消失。处理要点包括观察其动态变化，手术切除或局部试用肾上腺皮质激素点眼。

2.海绵状血管瘤 结膜海绵状血管瘤（cavernous hemangioma）很少见，呈紫蓝色位于结膜深层基质（彩图4-86，见书末彩插）。可予局部切除。

3.结膜淋巴管瘤 结膜淋巴管瘤（conjunctival lymphangioma）可见于结膜的孤立病变，也可表现为浅层或深层的弥漫性眼眶淋巴管瘤。临床上大多在10岁以前显现，看起来像一串大小不等的囊性通道，多数情况在囊性间隙中可见血液（彩图4-87，见书末彩插），状似"巧克力囊肿"。鉴于手术反应极大和放射治疗都难以彻底根除肿块，致使处理非常困难。

三、淋巴样肿瘤

淋巴样肿瘤可见于结膜孤立病变，也可表现为全身淋巴瘤病灶位于结膜深层基质或筋膜囊，微隆，看起来像弥漫的淡红色肿块，最常发生在穹隆部，外观有点像熏鲑鱼。鉴于临床很难鉴别其良恶性，故必须经活检确诊，同时有必要排除全身是否患淋巴瘤。最常见的是B细胞淋巴瘤（非Hodgkin's型），T细胞淋巴瘤罕见。结膜病变的处理包括：如果患者患全身淋巴瘤，则给予化疗；如病灶仅仅局限于结膜，则予外照射（2000～4000cGy）。其他选择包括切除性活检、冷冻、局部干扰素注射。

1.白血病 白血病（leukemia）通常表现在眼部为与贫血和血小板减少相关的出血而非浸润，然而白血病性浸润也可见于慢性淋巴性白血病，表现为结膜深基质内、角膜缘或穹隆部的光滑肿块，外观与淋巴样肿瘤相似。活检能够揭示成片白血病性细胞。处理主要针对全身白血病治疗。

2.转移性肿瘤

（1）结膜转移性肿瘤：很少见到转移性肿瘤，但乳腺癌、皮肤黑瘤和其他原发性肿瘤有时会转移到结膜，外表像一种淡红色血管性结膜基质肿瘤，转移性黑瘤常常带有色素（彩图4-88，见书末彩插）。

（2）结膜Kaposi肉瘤：结膜Kaposi's肉瘤（Kaposi's sarcoma）多见于艾滋病患者，肿瘤常侵及黏膜，常最先出现于结膜上。表现为红色或紫色的血管性结节，有时很像出血性结膜炎（彩图4-89，见书末彩插），患者常伴发疱疹病毒感染。除治疗艾滋病外，局部可按结膜血管瘤治疗方案处理。化疗和低度放射有效。

（朱志忠　李季华）

主要参考文献

1. 李季华，朱志忠.眼球表面肿瘤.朱志忠.实用眼表病学，北京：北京科学技术出版社，2004，303-314.

2. 戴京，孙宪丽，李彬，等.8873例眼附属器增生性病变及肿瘤组织的病理分析.中华眼科杂志，1999，35：258-261.

3. Shields，CL；Shields，JA. Conjunctival tumors in children. Current Opinion in Ophthalmology 2007，18：351-360.

4. Shields JA Epibulbar tumors in children：a survey of 282 biopsies. Journal of Pediatric Ophthalmology and Strabismus 1987，24（5）：249-254.

5. de Oliveira RC，Rigueiro M，Vieira AC，et al. Rosai-Dorfman disease manifesting as an epibulbar ocular tumour. Clin Experiment Ophthalmol. 2011，39（2）：175-177.

6. Shields C L，Shields J A. Tumors of the conjunctiva and cornea. Survey of Ophthalmology 2004，49：3-24.

7. Gunduz K，Shields CL，Shields JA，et al. Plaque radiotherapy for recurrent conjunctival pyogenic granuloma. Arch Ophthalmol 1998，116：538-541.

8. Shields JA，Shields CL，Suvarnamani C，et al. Orbital exenteration with eyelid sparing：indications，technique and results. Ophthalmic Surg 1991，22：292-298.

9. Shields JA，Shields CL（eds）. Tumors and pseudotumors of the conjunctiva. In：Atlas of Eyelid and Conjunctival Tumors，pp 199-334. Philadelphia，Lippincott Williams & Wilkins，1999.

10. Nitin N，Kuldeep S，Amit V. Complex Limbal Choristoma in Nevus Sebaceous Syndrome Pediatric Dermatology. 2012，29（2）：227-229.

11. Scott JA，Tan DT. Therapeutic lamellar keratoplasty for limbal dermoids. Ophthalmology 2001，108：1858-1867.

12. Green WR.，Zimmerman LE. Ectopic Lacrimal Gland Tissue. Arch Ophthalmol. 1967；78（3）：318-327.

13. 张一雷.眼球表面畸胎瘤一例报告.中华眼科杂志，1982，18：73.

14. Marback PM，Marback EF，Marback RL. Foreign body after pterygium surgery simulating an epibulbar tumor. Ophthal Plast Reconstr Surg. 2009，25（2）：150-152.

15. Sjo NC，Heegaard S，Prause JU，et al. Human papillomavirus in conjunctival papilloma. Br J Ophthalmol 2001，85：785-787.

16. Shields CL，Lally MR，Singh AD，et al. Oral cimetidine（Tagamet）for recalcitrant，diffuse conjunctival papillomatosis.

Am J Ophthalmol 1999，128：362-364.

17. Munro S，Brownstein S，Liddy B. Conjunctival keratoacan-thoma. Am J Ophthalmol 1993，116：654-655.

18. Jakobiec FA，Perry HD，Harrison W，et al. Dacryoadenoma. A unique tumor of the conjunctival epithelium. Ophthalmology 1989，96：1014-1020.

19. Shields JA，Shields CL（eds）. Tumors and pseudotumors of the conjunctiva. In：Atlas of Eyelid and Conjunctival Tumors，pp 199-334. Philadelphia，Lippincott Williams & Wilkins，1999.

20. Shields JA，Shields CL（eds）. Management of conjunctival tumors. In：Atlas of Eyelid and Conjunctival Tumors，pp 332-334. Philadelphia，Lippincott Williams & Wilkins，1999.

21. Gunduz K，Shields CL，Shields JA，et al. Intraocular neoplastic cyst from mucoepidermoid carcinoma of the conjunctiva. Arch Ophthalmol 1998，116：1521-1523.

22. Shelil AE，Shields CL，Shields JA，et al. Aggressive conjunctival squamous cell carcinoma in a patient following liver transplantation. Arch Ophthalmol 2003，121：280-282.

23. 倪逴，郭秉寛. 眼球表面肿瘤 1471 例病理分析. 中华眼科杂志，1988，24：196-198.

24. Singh AD，DePotter P，Fijal BA，et al. Lifetime prevalence of uveal melanoma in white patients with oculo（dermal）

melanocytosis. Ophthalmology 1998，105：195-198.

25. Folberg R. McLean IW，Zimmerman LE. Primary acquired melanosis of the conjunctiva. Hum Pathol 1985，16：129-135.

26. Croxatto J，Guillermo I，Ugrin C，et al. Malignant melanoma of the conjunctiva：report of a case. Ophthalmology 1987，94：1281-1285.

27. Shields CL，Shields JA，Gunduz K. et al. Conjunctival melanoma：risk factors for recurrence，exenteration，metastasis，and death in 150 consecutive patients. Arch Opthalmol 2000，118：1497-1507.

28. Demirci H，Shields CL，Eagle RC Jr，et al. Epibulbar schwannoma in a 17-year-old boy and review of the literature. Ophthal Plast Reconstr Surg. 2010，26（1）：48-50.

29. Yazici B，Ucan G，Adim SB. Cavernous Hemangioma of the Conjunctiva：Case Report. Ophthalmic Plastic & Reconstructive Surgery 2011，27（2）：e27-e28.

30. Shields CL，Shields JA，Carvalho C，et al. Conjunctival lymphoid tumors：Clinical analysis of 117 cases and relationship to systemic lymphoma. Ophthalmology. 2001，108：979-984.

31. Kiratli H，Shields CL，Shields JA，et al. Metastatic tumours to the conjunctiva：Report of 10 cases. Br J Ophthalmol 1996，80：5-8.

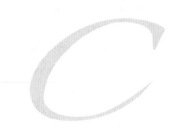

第九章
手术源性角膜及眼表损伤

眼科学是近二十年来发展最快的学科之一，新技术、新设备的不断普及使眼科医师的诊治水平上了新台阶，同时患者健康观念的提高对医疗质量也有了更高的要求，在医疗活动中，由于种种原因产生的医源性损伤，给患者带来额外的痛苦，对其有清醒的认识，将有助于提高治疗安全性。角膜位于眼球的最前端，不仅是重要的光学通路，同时也是眼表结构的重要组成部分。角膜作为各种手术操作的必经通道，角膜和眼表微环境的损伤是常见的治疗并发症，临床医师有必要对其充分的了解，并进行有效的预防与治疗，使患者具有稳定而持久的手术治疗效果、视觉质量和生活质量。

第一节　手术源性干眼

近年来一些研究发现，在接受眼部手术后，部分患者会出现不同程度的干眼，这种特殊类型的干眼往往会被临床医师忽视，或者误认为是其他手术并发症，未能得到正确、及时的治疗，影响患者的生活质量，甚至造成不必要的眼表损伤。

一、手术源性干眼的发生机制

干眼病因繁多，病理过程复杂，眼表面的病理性改变、基于免疫的炎症反应、细胞凋亡、性激素水平的降低以及外界环境的影响是干眼发生、发展的主要因素。近年来发现临床上有部分患者在接受眼科手术后出现干眼的症状和体征，且发生干眼的原因与传统意义上干眼的发病机制存在不同之处。手术源性干眼的发生多与手术设计损伤角膜神经，导致角膜神经敏感性下降，或者改变了角膜及眼表正常结构，导致泪液流体动力学障碍有关。

除了手术过程中损伤维持泪膜稳定的正常结构外，术后的炎症反应导致角膜上皮微绒毛的损伤，影响泪膜的稳定附着也是引起手术源性干眼的重要原因。此外术后不恰当的使用具有角结膜上皮毒性的药物可加重干眼的症状和体征。

除眼科手术外，还有一种特殊类型的手术源性干眼需临床医师格外重视，部分接受了造血干细胞移植的患者，由于输入骨髓中混有供体的 T 淋巴细胞，与自体的同种异型抗原发生应答，发生干细胞移植后慢性移植物抗宿主病，不仅在皮肤、肝、肠道上皮，结膜、泪腺管和睫状体亦有大量 T 细胞浸润，造成水样泪液分泌障碍。不同眼科手术引起手术源性干眼的原因各有侧重，详见表 4-21。

表 4-21　不同眼科手术引起的手术源性干眼的原因

LASIK 手术
　　制作角膜瓣切断神经，减弱对上皮的营养作用，主动瞬目减少

角膜移植手术
　　植片结扎边缘高起，影响泪膜涂布
　　缺少神经支配，主动瞬目减少
　　局部炎症反应损伤上皮微绒毛，影响泪膜稳定性

眼睑手术
　　切断正常睑板搭桥修复缺损睑板，损伤睑板腺导管
　　睑缘切开位置错误，损伤睑板腺导管开口
　　上睑下垂过矫，造成眼睑闭合不全，泪液蒸发过强

结膜手术
　　大范围的结膜切除，造成杯状细胞缺乏，黏蛋白分泌减少
　　分离睑球粘连，损伤泪腺导管开口

白内障手术
　　术前存在年龄相关性干眼
　　角膜切口，破坏角膜神经丛的完整性，导致瞬目异常
　　表面麻醉药伤了上皮微绒毛，泪膜难以附着在角膜表面

青光眼手术
　　巨大隆起滤泡影响泪膜涂布
　　角膜表面不能覆盖泪膜
　　抗代谢药物损伤角膜上皮微绒毛，如丝裂霉素和 5-氟尿嘧啶等等

眼后节手术
　　结膜创口高出角膜，局部泪液涂布障碍
　　术中刮除了角膜上皮，影响泪液附着

眼肌手术
　　直肌止端前移，致使结膜局限性隆起
　　泪液涂布障碍，形成角膜干燥斑

二、手术源性干眼的临床特点

手术源性干眼与传统意义上的干眼有相似之处，同时也有其自身的特点。患者手术后出现眼干、眼红、异物感等干眼状或原有轻度不适症状加重。体征多表现为泪膜稳定性下降，角膜上皮点状缺损，此外手术源性干眼多为轻、中度，部分具有自限性，如 LASIK 手术后的干眼可随着角膜神经支配的重新建立而逐渐减轻以至痊愈。目前关于手术源性干眼尚没有准确的定义，结合其发生机制和临床特点，一般认为接受眼部或者是全身手术后出现干眼状，伴有泪液分泌的异常或者泪膜稳定性下降的眼表疾病，可列为手术源性干眼的范畴。

三、手术源性干眼的预防

手术前进行相应的干眼检查，排查术前已有干眼或边缘性干眼患者对于预防手术源性干眼非常重要，如拟接受角膜屈光手术或角膜移植手术时，术前如果泪液分泌偏低或稳定性不好，则手术需慎重，应建议患者暂缓手术，进行相应的治疗，具有稳定的泪膜后方考虑手术。立足于学科进展的基础上，对于部分传统的手术方式需要重新审视，各种原因导致眼睑缺损的修复重建中，经典的手术方式是将对侧正常睑板切断，搭桥缝合在缺损部位。以此来部分修复缺损的睑板，这种手术方法的重要缺陷在于为了修复损伤的睑板，破坏了正常睑板的睑板腺，可造成脂质分泌障碍，引起脂质缺乏性干眼，患者术后有严重的干眼症状和体征。因此建议此类手术需谨慎开展，近年来利用脱细胞真皮作为睑板替代物进行损伤睑板原位修复的眼睑原位重建手术，在重建睑板外形的同时，又避免了对正常睑板的损伤，因此可作为睑板缺损修复的首选手术方式。此外其他可造成睑板腺导管损伤的手术如五针一线联合睑板切断、睑板部分切除矫正眼睑内翻等，也应用睑板深部固定等手术方式所代替。

手术过程中，要注意规范操作，避免人为操作原因导致不必要的损伤。颞上象限的睑球粘连分离，需注意不要过度向上分离，以免造成泪腺导管开口损伤，致使水样泪液分泌障碍。眼睑内翻矫正加做睑缘切开时，剖切的位置需定位在灰线处，不要损伤睑板腺导管开口。此外一些手术当中的细节需要重视，如青光眼滤过手术中如需使用抗代谢丝裂霉素，应放置在结膜瓣和巩膜瓣下，不要接触角膜，处理后要冲洗干净，防止药液残留造成角膜上皮的损害。眼科手术完毕后，缝合结膜切口对合整齐，不要有过高的隆起，消除对泪液涂布的影响。手术后使用肾上腺皮质激素和

非甾体类抗炎药控制术后炎症时，注意使用的时间和浓度，出现泪膜稳定性下降或角膜上皮缺损时，要减少药物使用次数，加用优质人工泪液、生长因子等进行保护性治疗。

四、手术源性干眼的治疗

手术后干眼的发生，不仅会给患者带来生活质量的下降，严重者还可引起一系列的并发症，影响手术效果，甚至造成手术失败。角膜移植手术后植片表面缺少泪膜的保护，可出现上皮点状脱失、上皮缺损，甚至发展为植片无菌性溃疡，溶解穿破，造成手术失败，因此手术源性干眼需给予积极有效的治疗。

手术源性干眼的基本方案可参见干眼章节。临床医师可参照以上标准，结合自身用药习惯选择人工泪液，对于手术源性干眼而言，最重要的一项是尽量使用不含防腐剂的剂型。防腐剂对眼表损害机制可包括下列方面：破坏泪膜的脂质层，缩短泪膜的破裂时间；损伤上皮的微绒毛，影响泪膜在眼表的稳定性；延迟上皮的愈合；溶解细胞之间的糖蛋白，增加上皮细胞通透性。防腐剂的这些副作用在一般干眼患者的治疗过程中可能表现的并不突出，但是手术源性干眼由于手术自身的损伤因素、术后炎症的存在，角膜/结膜-泪膜生态系统已经十分脆弱，频繁、长期的用药而防腐剂的副作用，对上皮的损伤修复和泪膜的稳定，产生负面影响。

手术源性干眼作为干眼的特殊类型，在一定程度上是可以避免的，这要求临床眼科医师应具备眼部整体观念，在手术过程中注意保护维持泪膜稳定的相关组织和结构。发生手术源性干眼后，要给予足够的重视，选择合理的治疗方案，减轻眼表的损害，促进泪膜的重建，使患者获得更好的手术效果和生活质量。

第二节 角膜移植和翼状胬肉手术源性角膜损伤

角膜缘干细胞在维持眼表结构的稳定中起着重要作用，围绕角膜开展的一些手术操作有可能损伤正常的角膜缘干细胞，带来不必要的损失。翼状胬肉手术中使用抗代谢药物可减少复发率，但同时也会损伤角膜缘干细胞和上皮细胞。有报道指出，翼状胬肉手术中使用丝裂霉素后，部分患者角膜上皮缺损区持续不愈或愈合延迟，甚至形成角膜溃疡。手术区相邻的角膜上皮也出现浅层点状角膜病变以及角膜结晶样改变。此外，手术中过分烧灼角膜缘区止血以及刮除，都可损害角膜缘干细胞的功能。

角膜化学伤或热烧伤所致的角膜病变，如果角膜缘受损小于 1/2 周以下，角膜未形成溃疡，此时切忌行角膜缘清创，损害残存的角膜缘细胞，使病程恶化。应该使用不含防腐剂的人工泪液、自体血清、上皮生长因子等药物促进创伤修复。必要时上药后，双眼绷带包扎。经上述处理，角膜仍不能上皮化，可考虑做羊膜遮盖术。

角膜移植手术中切断了角膜神经，使植片在一段时间内处于无神经支配状态，角膜敏感性下降，角膜神经再生的速度是 0.029mm/ 月，因此中央角膜片敏感性最早要在 18 个月方能恢复，最长恢复时间有报道为 32 年，某些病例一直不能恢复。角膜敏感性下降，会导致手术源性干眼的发生，其预防与治疗参见上节。

第三节　白内障手术源性角膜损伤

一、角膜上皮的损伤

白内障手术中角膜上皮的损伤较小，但有少数患者术后出现顽固性的角膜上皮脱落，经久不愈，病因不明，可能与术中烧灼角膜缘部止血致使角膜缘干细胞损伤有关，也可能是患者自身的免疫性疾患所致。表现为患眼畏光、流泪等刺激症状，眼部混合充血，角膜上皮大片脱落，角膜实质层轻度水肿，上皮缺损区愈合速度较慢，而且修复后的上皮易脱落。手术后出现上述症状，可使用促进角膜上皮生长的药物和抗炎治疗，严重者佩戴角膜接触镜或行羊膜遮盖术。

二、角膜内皮损伤及失代偿

角膜内皮细胞特有的液体屏障和活跃的离子泵功能对于维持角膜的半脱水状态、正常厚度及透明性起着关键作用。手术损伤导致角膜内皮细胞大量非正常死亡和丢失，将引起不同程度的角膜水肿，当角膜内皮的损失超过了其极限扩展移行能力时，就导致角膜不可逆的水肿和混浊即大泡性角膜病变。引起术后角膜水肿以及角膜内皮失代偿的原因有：

（一）机械性损伤

手术器械在前房内进行撕囊、转核、吸除皮质及植入人工晶状体等操作时，和内皮接触造成损伤。此外高速、长时间的前房灌注液对内皮的机械冲刷作用也是重要的损伤因素。

（二）超声损伤及热损伤

白内障超声乳化手术中超声乳化能量过高、时间过长，超声乳化头离角膜太近，高速振动的超声探针所产生的震荡波及热量，都可直接引起角膜内皮的超声损伤和热损伤。

（三）后弹力层撕脱

透明角膜切口过于靠前，超声乳化头、I/A 头、手术器械和人工晶状体多次粗暴进入切口且角度偏上，容易造成后弹力层撕脱，如复位欠佳，导致持续性角膜水肿。

（四）灌注液的渗透性损伤

采用某些灌注液进行手术时经常会出现角膜雾朦，目前认为灌注液的 pH 值和渗透压与房水存在差异是引起角膜雾朦的主要原因。生理盐水的角膜内皮损伤作用最大，使用后内皮细胞间隙扩大、变性，角膜以 $60 \sim 90 \mu m/h$ 速度水肿，乳酸林格钠液灌注 3 小时后，内皮细胞发生慢性变性，角膜以 $37 \sim 40 \mu m/h$ 速度水肿，平衡盐液进行灌注内皮细胞密度无改变，但一小时后角膜出现水肿，速度为 $24 \sim 31 \mu m/h$，添加了谷胱甘肽、腺苷的平衡盐液对角膜内皮密度和厚度的影响最小。

（五）化学性损伤

进入眼内的药物和器械残留的消毒剂可造成角膜内皮的损伤。缩瞳剂可加重内皮损伤，实验证实白内障术后使用乙酰胆碱类缩瞳剂患者，内皮多形性为 37.2%，而对照组为 7.08%。另一项研究，通过体外内皮细胞培养模型，发现 1% 的乙酰胆碱和 0.01% 的卡巴胆碱相比有明显的细胞毒性。眼内使用高浓度的肾上腺素 1:1000 也会造成内皮细胞损伤，引起不可逆的角膜水肿，因而现在灌注液中推荐使用浓度为 1:5000。灌注液导管中去污剂的残留会导致术后角膜水肿，称之为毒性内皮损害综合征。

（六）人工晶状体植入有关的角膜水肿

人工晶状体的使用过程中，前房型人工晶状体比后房型人工晶状体造成的损伤要大，前房型人工晶状体和虹膜平面型人工晶状体植入眼的角膜内皮细胞丢失率为 46%，而后房型人工晶状体仅为 8%，此外人工晶状体的材质也有影响，PMMA 晶状体植入过程中接触内皮，会造成接触区大量的内皮丢失，解决办法是在晶状体表面覆盖化学结合亲水多聚物。

术后出现角膜水肿以及角膜内皮失代偿直接影响视功能的恢复，因此防止其发生显得尤为重要，术中要选择合适的灌注液和使用黏弹剂加以保护，进行前房操作时动作轻柔，器械要清洗干净，避免意外损伤，控制超声乳化的能量和时间，减少超声损伤和热损伤，前房内尽量不要使用高浓度药物和含防腐剂的药物。一旦出现角膜水肿，除加强局部抗炎外，可以使用 5% 氯化钠眼药水点眼，如进展为大泡性角膜病变，可以佩戴角膜接触镜减轻疼痛，手术治疗包括晶状体囊膜层间植入，穿透性角膜移植和后板层角膜内皮移植手术。

三、角膜神经损伤及敏感性下降

白内障手术切口制作过程中,损伤了部分角膜神经,使角膜敏感性下降。Kvohlhasa 对 48 名患者施行了巩膜隧道的超声乳化手术,术后 4 个月发现 12 点的角膜敏感性下降,一年后测量值仍然低于正常,令人费解的是远离隧道切口的 6 点角膜敏感性也下降,目前对此现象无明确解释。推测可能是术中剪开球结膜、烧灼止血、制作隧道切口切断损伤了部分神经,破坏了角膜缘神经丛的完整性,从而对整个角膜的敏感性产生了影响,确切依据有待于研究深入。

第四节 屈光性手术源性角膜损伤

一、角膜上皮的损伤

放射状角膜切开手术(RK)、准分子激光角膜切削术(PRK)容易损伤角膜上皮基底膜复合体,术后可能发生上皮基底膜营养不良,表现为点状、地图状和指纹状上皮混浊,以及角膜上皮愈合延迟等并发症。给予包扎双眼、戴角膜接触镜,使用上皮生长因子类药物后多能在数天内恢复。近年在 LASIK 手术基础上发展起来的 LASEK 手术,使用乙醇软化上皮来制作角膜上皮瓣,然后在瓣下进行激光切削,需要指出的是乙醇对角膜上皮具有毒害作用,造成上皮凋亡,这种失活的角膜上皮对术后愈合的影响以及是否诱发炎症反应等方面尚需更多的实验研究和临床观察证实。

角膜基质内环植入术(ICRI)通过改变角膜前曲率来矫正近视和治疗早期圆锥角膜,但由于曲率的改变,角膜表面不平,泪液在相对凹陷处容易蓄积,泪液中的铁离子沉积于角膜基底细胞处形成角膜铁线,多在角膜下方水平线附近,取环后可以自行消失,多无须特殊处理。

二、角膜基质的损伤

PRK 手术中切削角膜基质时,可能激活潜伏的单纯疱疹病毒,导致单疱病毒性角膜炎复发,因此单疱病毒性角膜炎是准分子激光手术的禁忌证。LASIK 手术后角膜瓣下残留的棉丝、滑石粉、刀片上的金属碎屑、血液、消毒液等可能引起层间弥漫性角膜炎,多位于周边部的角膜瓣,对肾上腺皮质激素治疗敏感。

ICRI 手术后在植入环边缘的基质隧道内或环连接处,有结晶状或细小的白色或滴状物沉积,不伴有炎症反应,推测与未分解的硬性渗出大分子有关,也

可能是角膜环状混浊的消散过程。

角膜热塑成型术是近年来发展的一种新型屈光手术,通过激光的光热效应,使角膜周边部的胶原纤维收缩,中心曲率变陡峭,矫正远视。其短期并发症非常少,长期并发症还有待于进一步观察,有报道热凝斑太接近角膜缘有可能导致新生血管长入角膜基质。

三、角膜内皮的损伤

准分子激光角膜切削术(PRK)和准分子激光原位角膜磨镶术(LASIK)对角膜内皮密度的影响各家报道不一,Amano 等对 1.00D～13.5D 近视眼行 PRK 手术,术后追踪 6～55 个月角膜中央内皮的密度无明显变化,Pallikaris 采用 PRK 治疗 8.80D～17.60D,术后 6 个月中央角膜内皮密度降低 5.69%,术后一年降低 10.56%。Stulting 在对 1.60D～6.00D 的 142 眼施行 PRK 手术后,未发现中央角膜内皮密度变化,但是 3 个月时周边角膜内皮的密度减少了 4.1%,术后一年减少了 6.2%,因此认为周边内皮密度减少的原因是发生了修复性的内皮细胞迁移,所以以中央的角膜内皮密度不变。Pallikaris 对 8.00D～16.00D 的近视患者行 LASIK 手术,术后 6 个月内皮细胞丢失率为 4.1%,术后 12 个月丢失率 8.67%,而且内皮丢失率和切削深度成正比。准分子激光手术后角膜内皮的形态也发生一定改变,失去规则的六边形,细胞间连接紊乱,部分细胞内空泡增多。

PRK 手术损伤角膜内皮的可能机制为:术后房水成分改变,过氧化氢、氧化型谷胱甘肽含量增加,这些自由基产物导致角膜内皮损伤;术后的炎症反应也能够导致内皮的丢失,还有学者认为激光切削时局部温度增高不仅导致角膜内皮损害,而且与术后疼痛及上皮下混浊形成有关。

LASIK 和 PRK 手术相比,对角膜内皮损伤的风险更大,这是因为 LASIK 在 150μm 的角膜瓣下进行操作,切削面离角膜内皮更近。切割分解产物以高于声速 2～10 倍速度逸出,同时产生约 130 个大气压,形成的声学撞击波对角膜内皮产生机械损伤;激光直接辐射角膜内皮的可能性不大,因为其穿透范围小于一个细胞直径,但是 Bern 报道激光能量 315J/cm,切削深度达到 80% 角膜厚度时,可见角膜内皮的急性损伤。

因此在行准分子激光手术时建议采用低能量、脉冲式切削,并且注意切削的深度,目前认为保留切削后基质 250μm 是防止发生医源性圆锥角膜的最大切削深度,这也可以看作角膜内皮不受损害的安全厚度。对于术前佩戴过角膜接触镜和二次激光切削手术者,其内皮细胞损伤的危险性加大,要格外慎重。

四、角膜神经损伤及敏感性下降

PRK 根据术前设计程序需要切削部角膜上皮和前弹力层，这一过程中神经纤维被切断，使角膜敏感性受到影响，失去神经支配的切削区上皮增厚到 12 层，基底细胞不规则，和基底膜之间没有形成稳定联系。目前的研究证实 PRK 手术后角膜神经的恢复分为三个阶段：急性损伤期（0～4 周）、修复期（4 周～6 个月）、修复后期（6 个月以上），神经纤维再生在急性损伤期就已经开始，此时损伤区内有较多的成纤维细胞聚积，阻碍了神经的再生速度，修复后期随着角膜组织重新构建，神经的修复也逐渐完成，但是这一过程中切削深度和范围、术后的屈光状态、角膜敏感性之间的关系尚不清楚。

LASIK 手术对角膜敏感性的影响比 PRK 手术小，Kanellopoulos 使用 Cochet-Bonnet 角膜敏感度计测量术后 6～12 年的角膜敏感性，LASIK 组平均为 33.6mm（40～60mm），PRK 组为 39.2mm（30～55mm），这种差异和两种手术方式不同有关，LASIK 手术中制作角膜瓣进行切削，角膜蒂处的神经丛得以保留，而且被切断的神经纤维断面整齐，在角膜瓣完全复位后，容易迅速愈合，一般认为术后 6～9 个月切断的角膜神经可重新长入角膜基质，建立角膜神经网络。近年来研究发现角膜屈光手术后患者容易出现以角膜神经敏感性下降为发病机制的手术源性干眼，严重者不仅影响患者主觉症状甚至导致角膜上皮脱失，乃至角膜瓣溶解，因此屈光手术医师应对术后患者给予足够的人工泪液替代治疗，详见第一节手术源性干眼相关内容。

第五节 青光眼手术源性角膜损伤

青光眼手术中抗代谢类药物的使用抑制了术后的瘢痕化反应，极大地提高了手术的成功率，但是抗代谢药物同时对角膜的上皮细胞也有毒性。局部使用 5-氟尿嘧啶后 64% 的患者发生点状角膜炎以及角膜上皮缺损，丝裂霉素 C 的上皮毒性更大，可以造成浅层点状角膜病变，甚至角膜溃疡。体外的细胞培养实验进一步表明 0.0016%～0.2% 的丝裂霉素 C 对角膜上皮生长有抑制作用，并且呈剂量依赖曲线，上皮半数致死的浓度为 0.06%，5% 的 5-氟尿嘧啶上皮毒性相当于 0.04% 的丝裂霉素 C。

青光眼患者在接受手术前，往往较长时间的使用了多种药物，复杂的药物成分对角膜上皮产生了不良影响，使创伤愈合能力下降，这种情况下抗代谢药物的使用可能加重术后的角膜反应，因此使用过程中要避免和角膜上皮接触，采取短时间、低浓度的使用方案，此外抗代谢药物对角膜内皮有较大的毒性，所以绝对不能进入前房，应在切通前房前使用，并且大量盐水冲洗，防止药液残留。

第六节 玻璃体手术源性角膜损伤

一、角膜上皮损伤

闭合式玻璃体切割手术当中，常常发生角膜水肿，妨碍对内眼的观察，这和术中频繁滴表面麻醉剂或扩瞳剂导致上皮受损有关，此外接触镜金属环固定太紧，影响角膜缘血液循环也有一定影响，此种情况下，为使手术得以进行，术者通常刮除水肿的角膜上皮。一般术后数天内上皮可以愈合，但糖尿病患者由于上皮基底部与前弹力层之间黏着非常疏松，容易形成持续性上皮缺损。因此，若非必要，不要刮除角膜上皮或者至少要保留周边部的上皮，术中使用黏弹剂保护上皮，可以减少损伤。术后的上皮缺损可以使用促进上皮修复的药物，佩戴角膜接触镜可以减轻刺激症状。

二、角膜内皮损伤

玻璃体手术时间较长、眼内操作较多，有可能损伤角膜内皮，引起角膜水肿。手术中有时为获得较大的吸力或提高眼压，需要加大灌注流量，如灌注液直接射向内皮会导致内皮损伤，灌注液的成分也要适合角膜内皮的代谢。术中为了维持瞳孔的散大，灌注液中加入的肾上腺素，若浓度高于 1:5000，会对角膜内皮造成毒性损害，在上皮缺损的情况下局部滴用 2.5%～10% 的去氧肾上腺素，该药的穿透性增加，容易在角膜内蓄积，造成内皮毒性。术后玻璃体腔的填充物惰性气体、硅油等，不能提供内皮代谢所需的营养物质，若长期和角膜内皮接触，会造成内皮失代偿。因此玻璃体手术中要保持前房，不要使用过大吸引，使用的散瞳剂要控制浓度，术后敦促患者保持正确的体位，促进前房的恢复。角膜内皮损伤的治疗包括使用高渗剂减轻水肿，生长因子促进内皮修复，角膜接触镜减轻症状，保守治疗无效，考虑手术置换受损角膜内皮，恢复角膜透明性。

（袁 进 陈家祺）

主要参考文献

1. 陈家祺，袁进. 重视手术源性干眼及其治疗. 眼科. 2008, 17（5）：151-154.

2. 刘祖国，罗丽辉，张振平，等. 超声乳化白内障吸除术后泪膜的变化. 中华眼科杂志, 2002, 38: 274-277.

3. 费文雷, 陈家祺, 杜欣, 等. 慢性移植物抗宿主病的重度干眼症和 FK506 治疗. 中国实用眼科杂志, 2003, 21: 606-608.

4. Moss SE, Klein R, Klein BE, et al. Incidence of dry eye in an older population. Arch Ophthalmol, 2004, 122: 369-373.

5. Toda I. LASIK and dry eye. Compr Ophthalmol Update. 2007, 8: 79-85.

6. Sridhar MS, Gopinathan U, Garg P, et al. Ocular nocardia infections with special emphasis on the cornea. Surv Ophthalmol, 2001, 45: 361-378.

7. Pflugfelder SC, Solomon A, Stern ME, et al. The diagnosis and management of dry eye: a twenty-five-year review. Cornea, 2000, 19: 644-649.

8. Kohlhaas M. J Corneal sensation after cataract and refractive surgery. Cataract Refract Surg 1998, 24 (10): 1399.

9. Minkovitz JB, Stark WJ Corneal complications of intraocular surgery Curr Opin Ophthalmol 1995, 6 (4): 79.

10. Glasser DB, Schultz RO, Hyndiuk RA. The role of viscoelastics, cannulas, and irrigating solution additives in post-cataract surgery corneal edema. Lens Eye Toxic Res 1992; 9 (3-4): 351.

11. Schwartz GS, Holland EJ. Iatrogenic limbal stem cell deficiency. Cornea 1998, 17 (1): 31.

12. Nakamura K, Bissen-Miyajima H, Arai H, et al. Iatrogenic cataract after laser-assisted in situ keratomileusis. Am J Ophthalmol. 1999, 128 (4): 507.

13. Gaynes BI, Oshinskie LJ. Pseudophakic bullous keratopathy. J Am Optom Assoc. 1985, 56 (10): 794.

14. Volker-Dieben HJ, Kok-van Alphen CC, Barthen ER. Iatrogenic endothelial damage during cataract extraction. Doc Ophthalmol. 1979, 15; 46 (2): 207.

第十章
眼 库 技 术

角膜病是当今世界上主要的致盲眼病之一。在许多角膜病盲人中，最终使其复明和有效的治疗手段是角膜移植术。自 1931 年 Filatov 首创用尸眼角膜作为供体进行角膜移植手术后，供体角膜的需求量逐年增加，这就需要有良好的保存方法，来保存供体角膜以满足临床需求。因此，眼库（eye bank）应运而生。眼库的建立和发展又推动了角膜移植手术的前进。目前，世界上很多国家都建立了眼库，我国眼库虽然起步较晚，但也有了新的发展。为了更好地开展这项工作，现将眼库技术和管理概要如下。

第一节　眼库的简要历史和发展

（一）国外眼库的发展

1944 年在美国纽约建立了第一个眼库（eye bank for sight restoration），1961 年成立了美国眼库协会（eye bank association of american）。到目前为止，美国已建立了近 100 个眼库，每年收集的尸体眼球 10 万余个，用于角膜移植手术量为 4 万人次，其余的眼球还用于教学和科学研究工作。1984 年美国正式成立国际眼库联合会（international federation of eye bank，IFEB），在全世界很多国家推动眼库的发展。世界上著名的斯里兰卡眼库为第三世界国家树立了榜样，每年向世界上很多国家提供眼球，其中也曾多次向我国赠送供体眼球。法国也是较早建立眼库的国家，世界上许多国家拥有自己的眼库，如日本、希腊、埃及、印度、澳大利亚、加拿大等国家。总之，眼库的发展为角膜复明术的开展提供了一个良好的条件和安全的保障。

（二）我国眼库及眼库协会的发展

我国目前在广州、郑州、青岛、北京、上海、西安、济南和沈阳等开展角膜移植手术较多的城市也建立了眼库，1997 年国际眼库联合会所公布的资料中表明，我国上海第一医科大学眼耳鼻喉医院（现在的复旦大学眼耳鼻喉医院）、北京同仁医院、山东眼科研究所眼库已被接纳为正式会员单位。但由于我国有死后保尸的旧习惯，使供体眼球来源很困难，使这些眼库目前仅能供给本单位医院的部分患者需要，尚不能满足我国广大角膜病患者的复明手术所需。

1985 年在我国第三届角膜病学术会议上，正式成立了中华眼库协会。但我国目前没有摘除尸眼的立法保障，因此也没有制定我国眼库的统一医学标准。在进行眼库的一些技术性工作时，都是参考美国、澳大利亚和欧洲眼库的方法和结合我们眼库自己工作多年的经验进行工作，并且制定了相关的一些管理措施和医学标准。1991 年在我国第四届角膜病学术会议上通过中华眼库协会章程，制定了眼库协会总纲及协会的权利与义务，成立了相应的组织机构。国家卫生和计划生育委员会于 2010 年 8 月颁布了眼库管理的行业标准，并于 2011 年组织实施。中华眼库协会是中华医学会眼科学分会角膜病学组直接领导下的非营利和非政府性的社会团体组织。担负组织领导向全国人民宣传眼科学知识，破除封建礼教，培养和宣传救死扶伤的革命人道主义精神，为恢复盲人的光明而志愿身后献出眼球，并为履行这一崇高义务而奋斗。目前各地的眼库在当地红十字会的大力帮助下开展捐献眼角膜的活动，使我国部分眼库有了固定的角膜来源，部分缓解了供体角膜的短缺。

第二节　眼库的任务和职责

眼库是为角膜移植手术、教学和科研提供有效尸眼的非营利性机构。眼库协会是一个自愿献身于防盲事业的非政府性的群众卫生团体组织，由多个眼库及其会员组成，它的目的是促进眼库工作任务的实施，负责制定眼库的医学标准和促进眼库的立法等工作。

眼库在医学管理上基本技术性问题的范围应当包括以下几个方面：

1. 供体生前所患疾病是否有向受体转移的可能性。

2. 供体组织有否污染，术后有否发生术眼眼内炎的危险。

3. 中期保存液的应用和组织培养技术本身的安全性问题，即眼库的技术人员在处理供体组织时有否污染和机械性损伤角膜内皮细胞的可能性。

4. 眼库对眼球的保存方法、保存时间与内皮细胞活性的关系，即是否眼库操作技术使角膜内皮细胞活性密度降低到可能发生术后原发性供体衰竭的可能性。

5. 眼库的工作人员采取的安全措施是否符合卫生保健方面的要求。

第三节　眼库的管理机构

1. 眼库主任（director）可以由眼科研究所或眼科医院的所（院）长兼任。综合医院眼科应建议由医院院长担任。

2. 执行主任（executive director）负责组织管理眼库的日常工作。

3. 医学顾问（medical director）可以由眼科副主任医师以上的2~3人组成，对临床应用的效果做出医学监督和信息反馈到眼库。

4. 秘书可以根据工作量设定，也可以由技术员兼任，负责眼库的日常工作记录、会议记录和财务报表以及对外组织宣传等工作。

5. 眼库技术人员由医科大学毕业生担任，主要负责对供体材料来源的收集、取材、内皮活性鉴定、保存和输送等。每个眼库必须由2人以上分工担任，保证对外联系的畅通，既要按时取材和保存，又要及时与临床医师取得联系，他们是在眼库执行主任直接领导下从事眼库技术和管理工作最主要的部分之一。

第四节　眼库的基本设备要求

眼库的设施：根据我国的实际情况，眼库的设施应能有效地开展基本保存和输送眼球工作为目的，同时根据不同的情况，在有条件的眼库开展研究工作。

1. 通讯设施，应有专线电话，24小时轮流值班，保证有效地通讯联系，以保证取材和保存的时间性。

2. 交通工具，应备有小型车辆，保证在得到信息后能立即派出车辆到现场取材和输送眼球。

3. 手术设备和储运设备，常备无菌眼球摘除包、冰桶和冰块，能及时将摘除的眼球置于冰桶中运输。

4. 保存设施，应备有湿房，中期保存液以及无水丙三醇、无水氯化钙和分子筛等干燥保存剂，并备有无菌干燥器。有条件的研究单位可设深低温冷冻保存的设备。

5. 无菌设施，除备有常规空气消毒设备外，应备有净化工作站及小型高压消毒装置。有效器械消毒液应常备。

6. 用血库用恒温冰箱保存角膜，贮藏药品。因为该种冰箱温度保持稳定，如超出设定范围有报警装置，并且可以锁闭。

7. 供体角膜检查和评价设施，裂隙灯显微镜、光学显微镜、角膜内皮显微镜，对内皮细胞进行活性染色的台盼蓝和茜素红染料，以作为检测供体角膜内皮细胞活性情况。

8. 对供体角膜进行基因配型、细菌学检查以及血清检查的必备设施。

9. 登记，备有微机管理系统及各种登记表格，作为资料记录和登记供体应用信息记录。

第五节　供　体　选　择

（一）供体的年龄

目前对供体的年龄选择没有一个完全统一的标准，只能根据当时当地的实际情况，结合供体的生理特点进行选择。从供体角膜的应用基础理论上看，婴幼儿的供体角膜内皮细胞密度高，作为供体时有较大的愈合储备能力，但角膜组织在3岁前较成人的柔软，术后容易发生植片的前突而形成高度近视眼。角膜内皮细胞的密度随着年龄的增加而逐渐减少，内皮细胞对手术后的愈合储备能力下降，并且在老年人内皮细胞容易出现赘疣和多形性增加，术后容易发生原发性供体衰竭或功能失代偿。因此，美国眼库协会规定供体年龄的下限为足月出生的新生儿，3岁以下的婴幼儿供体角膜主要用于矫治屈光不正的手术，如无晶状体眼的穿透性移植，借助术后角膜植片的前突矫治无晶状体眼所致的高度远视。供体年龄的上限最佳选择为50岁以内的供体角膜，因此目前公认最佳的选择应为3~50岁的供体，且应考虑临床供、受体年龄的相互配对应用。但在实际的临床应用中，国外也是灵活地根据实际情况决定的。

我国由于供体的匮乏，在供体年龄的选择上做不到那么严格，但基本原则是用于角膜严重感染或外伤的治疗性角膜移植时，为了挽救眼球和恢复部分视功能，年龄的下限应用到足月新生儿角膜，年龄的上限应用到80岁以上，临床证明是可行的。对于增视性角膜移植，如圆锥角膜和各种原因导致的角膜白斑，仍然严格选择供体年龄，一般是3~55岁者为宜，力争供、受体眼在年龄上相互配对。

对于角膜板层移植，供体年龄没有严格的选择，但一般不应用异种角膜作为供体，以提高手术的成功率。

（二）供体眼球采集的医学参考标准

为了保证供体眼球的质量和保护受体的安全性，眼库技术人员在对供体眼球采集时，必须遵循一个相对的医学标准。在国外，眼库技术人员在供体选择上已成为至关重要的环节。技术人员在采集前必须仔细阅读供体生前的许多相关健康资料，与医师谈话、询问家庭成员等，以获得供体的真正死因。但在我国这些情况尚难以完全做到，尤其对于猝死者就更加困难。因此，我们对供体眼球的采集首先提出一个医学参考标准。如果供体具体存在下列已知情况，眼库不应该提供角膜用于手术。

穿透角膜移植、板层移植及其他眼组织移植的禁忌证：凡具有下列情况的供体眼球不能用于临床移植。

1. 死亡原因不明。

2. 死于未明确诊断的神经疾病。

3. Creutzfeldt-Jacob（C-J）病。

4. 亚急性硬化性全脑炎（SSPE）。

5. 进行性多灶性白质脑病（PMLE）。

6. 先天性风疹。

7. Reyes 综合征。

8. 活动性病毒性脑炎、原因不明性脑炎和进行性脑病。

9. 败血症（细菌血症、真菌血症及病毒血症）。

10. 活动性细菌性或真菌性心内膜炎。

11. 活动性病毒性肝炎。

12. 狂犬病。

13. 眼部疾病

（1）视网膜母细胞瘤。

（2）眼前节恶性肿瘤和原发性或继发性眼内腺癌。

（3）活动性内眼炎症、结膜炎、巩膜炎、虹膜炎、葡萄膜炎、玻璃体炎、脉络膜炎和视网膜炎。

（4）影响手术结果的先天性或获得性眼部疾病。

（5）翼状胬肉或结膜、角膜表面的疾患。

14. 既往眼内或眼前节手术史

（1）角膜屈光手术，如 RK 手术、角膜散光手术。

（2）角膜激光切除手术，如 PRK 和 LASIK 术。

（3）眼前节手术史：如白内障手术、眼内植入人工晶状体及青光眼滤过手术等。

15. 白血病。

16. 活动性播散性淋巴瘤。

17. HBsAg 阳性的供体。

18. 接受过尸体冻干硬脑膜移植的受体。

19. 嗜人 T 淋巴细胞病毒Ⅰ型、Ⅱ型感染的供体。

20. 抗 -HCV 阳性的供体。

21. 抗 -HIV-Ⅰ或抗 -HIV-Ⅱ阳性的供体。

22. AIDS 病或 HIV 感染的高危人群

（1）在过去五年之内有同性恋史的男性。

（2）在过去五年之内非医疗性的静脉、肌肉及皮下注射毒品者。

（3）血友病患者或患有栓塞性疾病的供体。

（4）在过去五年内有嫖娼、卖淫或吸毒史的供体。

（5）在过去一年内与 HIV 感染者或可疑者发生性关系或与上述（1）～（4）范围内的人发生性关系的供体。

（6）通过周围皮肤注射与 HIV 感染者或可疑者接触或与开放伤口、破损的人发生性关系的供体。

（7）群居的同性恋者。

（8）上述标准适用于各年龄、性别的人。

（9）母亲有 HIV 感染或 HIV 感染危险的年龄不超过 18 个月的儿童；或在过去一年之内，有 HIV 感染或 HIV 感染危险的母亲忽略抗 -HIV 试验结果而哺乳的儿童。

（10）未进行 HIV 感染检测的供体。

（11）具有抗 -HIV-Ⅰ或抗 -HIV-Ⅱ过筛试验结果而无补体试验结果的供体。

（12）既往史、体格检查、病历或尸检报告表明有过 HIV 感染或 HIV 感染高危迹象的供体，如诊断为 AIDS、不明原因的体重减轻、夜间盗汗、典型的卡波济肉瘤的皮肤或黏膜蓝斑或紫斑，不明原因的淋巴病持续 1 个月以上、不明原因的体温超过 38.6℃持续 10 天以上、不明原因的持续性腹泻、男性同性恋、性传播疾病、肠道外有滥用毒品的针迹等。

（13）母亲有 HIV 感染或上述（9）～（12）范围内孩子。

23. 活动性梅毒。

24. 活动性巨细胞病毒感染。

25. 相对禁忌　活动性巨细胞病毒感染、活动性病毒性肝炎。视网膜母细胞瘤、眼前节恶性肿瘤和原发性或继发性眼内腺癌、活动性内眼炎症、结膜炎、巩膜炎、虹膜炎、葡萄膜炎、玻璃体炎、脉络膜炎和视网膜炎。既往眼内或眼前节手术史：①角膜屈光手术，如 RK 手术、角膜散光手术。②角膜激光切除手术，如 PRK 和 LASIK 术。③眼前节手术史：如：白内障手术、眼内植入人工晶状体及青光眼滤过手术等。

（三）供体眼球采集与保存间隔时间

人体死亡之后，房水也停止了循环，角膜内皮细胞较长时间的缺氧和代谢障碍，会导致变性及细胞溶解死亡，但对导致这些不可逆性病理性改变的确切时间尚不清楚。因此，从死亡到眼球摘除或存放的最长时限还没有共同的结论，但大多数学者同意死亡后 12 小时（夏季和无冷藏措施者应为 8 小时）作为角膜取材的临界值。如果死亡在 6 小时以内取材，则可以获得最佳的供体组织质量，即角膜内皮细胞可以得到最佳的活性状态。死亡后到取材间隔的时间愈长，内皮细胞的活性愈差，手术后植片的透明率就愈低。

（四）供体眼球或角膜的采集原则

供体眼球的采集原则应当是常规的无菌眼球摘除手术或直接手术获取带巩膜缘的全角膜，然后为尸眼戴义眼或软性接触镜，以保持美容。

一般说来，按照我国的国情，应当力争做到生理盐水和妥布霉素液反复冲洗结膜囊，无冲洗条件者应用 0.25% 聚维酮碘滴入结膜囊内，然后用 75% 的乙醇或 2% 聚维酮碘液消毒眼睑及周围皮肤 2～3 次，再用眼库备用的灭菌眼球摘除专用手术包摘除眼球或获取带巩膜的角膜。无菌手术包是眼库平时已准备好的，其中包括洞巾一条，无菌手套 1 副以及常规眼球摘除器械，手术包应在灭菌后一周内使用，否则应重新消毒备用。眼球摘除时注意视神经要适当在眼球上保留长一点。手术步骤，同临床的眼球摘除术，但手术时注意视神经要适当在眼球上保留长一点。眼球摘除后应用干棉球适当填充眼眶后戴上义眼或获取角膜片者带义眼，这样基本上不会破坏遗容。

原位带巩膜的角膜片取出术原位上直接取角膜片的方法仅适用于国内在医院内相对周围环境较好的条件下，尤其对角膜捐献者合适，但必须注意更高的无菌要求和手术不损伤应用区域内角膜内皮细胞。但在保存和应用中，取角膜片的方法污染风险较取眼球的方法大。

1. 角膜原位取材所需器械及物品　无菌手术包内含洞巾一条，开睑器 2 个，眼科剪，纤维齿镊，角巩膜剪，纱布，另外需配备 15° 刀，Healon，角膜中期保存液，无菌小瓶，无菌手套，手术贴膜，10ml 空针，生理盐水（4℃，2～3 瓶），乙醇棉球，冰桶，冰块，聚维酮碘，接触镜，棉棒。

2. 角膜原位取材操作步骤

（1）湿纱布擦净眼睑及面部泥土和污物，预冷生理盐水冲洗结膜囊内污物。

（2）75% 乙醇棉球消毒眼睑及周围皮肤 2～3 次，0.25% 聚维酮碘滴入结膜囊内，1 分钟后氯霉素眼药水冲洗。

（3）铺无菌洞巾，贴手术贴膜，开睑器开睑。

（4）15° 刀沿角膜缘外 2～3mm 穿入前房内，注入 Healon 形成前房，角巩膜剪沿角膜缘外侧 2～3mm 剪下角膜片，注意勿伤及角膜内皮和虹膜及晶状体。内皮面向上置入角膜中期保存液，放入冰桶。

（5）角膜取材后，观察无污染迹象，角膜内皮面朝

上放入角膜中期保存液，4℃ 保存（图 4-90）。

（6）尸眼上戴角膜接触镜，并关闭好眼睑，这样能达到不会破坏遗容的目的。

关于在供体眼上直接取角膜片的方法仅适用于国内某些医院内特殊的条件，不是眼库常规的做法。但在我国可以参考应用。

摘除的眼球必须将眼球表面的结膜和筋膜囊组织剪除干净，分别放于两个小无菌杯中的固定架上或用无菌湿盐水纱布塞紧，放到事先准备好的冰桶中立即转运到眼库处理。眼库对采集的眼球处理应当在净化工作台上进行。眼球及角膜片制备操作：

眼球取材包括眼球摘除以及后期的角膜处理两个步骤，分别于取材现场和眼库两个地点进行。

1. 眼球取材包其中包括洞巾一条，视神经剪，粗有齿镊，眼科剪，纱布等，另备无菌手套，广口瓶，4℃ 生理盐水，妥布霉素注射液。

2. 眼球处理包其中包括无菌巾，弯盘，50ml 药杯 2 个，止血钳，组织剪，粗有齿镊，显微齿镊，角巩膜

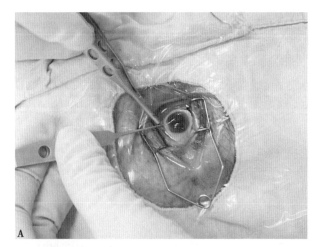

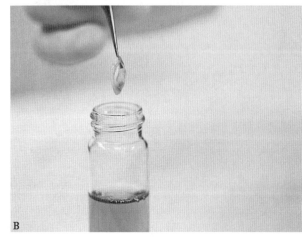

图 4-90　A 图为角巩膜剪沿角膜缘外侧 2～3mm 剪下角膜片，B 图是把角膜片内皮面朝上放置于提前配制好的无菌保存液中

剪,刀柄,15°刀片,纱布等,另备无菌手套,4℃生理盐水,角膜中期保存液,无菌小瓶,10ml空针等。

3. 摘除的眼球必须将眼球表面的结膜和筋膜囊组织剪除干净(图4-91),分别放于两个小无菌杯中的固定架上或用无菌湿盐水纱布塞紧,放到事先准备好的冰桶中立即转运到眼库处理。

4. 眼库对采集的眼球处理应当在净化工作台上进行。首先从冰桶中取出眼球,放1000μg/ml的妥布霉素和50μg/ml两性霉素B生理盐水中浸泡,以防细菌和真菌污染。在配制该溶液时应当使用4℃冰箱内保存的生理盐水,使角膜内皮细胞所处的环境温度没有大的波动,这对保护内皮细胞活性很重要。20分钟后取出眼球,用棉拭子在眼球表面常规作无菌试验送检。眼球再根据需要选择不同的眼库保存法,贴好保存瓶的标签及填写眼库供体角膜材料的登记并通知临床或实验室应用。

5. 制备角膜片保存的方法,是将无菌处理过的眼球,在净化工作台上用无菌纱布包裹眼球,暴露供体

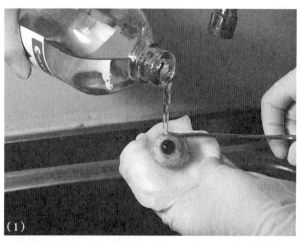

（1）

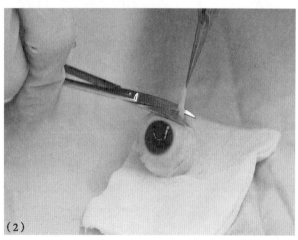

（2）

图4-91 图(1)为眼球取材后首先应用生理盐水500ml冲洗表面污物,图(2)为放置于无菌巾上,粗有齿镊组织剪修剪多余Tenon囊及球结膜组织

1380

角膜和部分巩膜,然后用圆刀片在距角膜缘2～3mm处沿巩膜一周做切痕,15°刀沿巩膜切痕穿入前房,前房内注入少许黏弹剂,角巩膜剪沿巩膜切痕剪下角膜片,注意勿伤及角膜内皮,有齿镊夹住巩膜轻轻提起角膜片将其内皮面朝上放置于提前配制好的无菌保存液中。

如制备角膜内皮移植所需角膜片,角膜片直径应当足够大,通常在角巩膜缘外4～5mm做切痕前房穿刺,其余方法同前。剪取含巩膜角膜片时注意尽可能不剪破色素膜。

第六节　供体血液和眼部组织 DNA 的检测

所有供体的血液均进行检测。如果眼库在收集供体材料,能提供供体血液标本,将血液标本送到中心血站或血液学实验室进行血清学等检测,以筛选符合眼库标准的供体眼球。鉴于国内实际情况,大多数情况下,供体血液标本是很难采集到的。因此,必须收集供体眼部组织,以供检测。

（一）供体血液的检测

1. 血液标本的采集

（1）处理盛血的试管时,应戴手套。

（2）检查试管上的姓名及其他鉴别标记是否与红十字会中心血站的要求一致。

（3）若血液被污染,应重新取血。

（4）用70%乙醇擦净试管外的血迹,用封口膜封口,用松软物品包裹,放入标有"有毒生物制品"的塑料袋内。

（5）附入申请表和"血液采集:摘除报告"复印件。

（6）将包装好的血液标本放入带标签的信封,写明地址送生物化学检验科电冰箱内保存。

2. 血液检测的内容

（1）病毒性肝炎的检测,乙型病毒性肝炎病毒、丙型病毒性肝炎病毒等。

（2）性传播疾病:梅毒、淋病等性病。

（3）艾滋病(获得性免疫缺陷综合征,AIDS病)。

（4）狂犬病。

（1）和（3）是必须要检测的项目,（2）、（4）可以根据供体信息选择检测。

3. 血液检测结果应尽快通过传真通知眼库工作人员,随后将检测结果送至眼库。红十字血站不应就不确定的检测结果与临床联络,除非"急症"病例。

一旦得到血液检测结果,眼库工作人员应将相关内容填入供体情况细目表,通知协作人员。

（二）供体组织的检测

1．供体眼部组织的收集

（1）取供体组织应戴手套，以防交叉污染。

（2）取新鲜供体眼球的结膜、角巩膜缘、眼外肌、视神经等眼部组织。

（3）将组织块放入离心管中，按供体材料编号登记，然后置于-20℃冰柜中冷冻保存备用。

2．供体组织 DNA 的提取及检测

（1）将供体组织剪碎加入裂解液。

（2）常规苯酚、氯仿抽提 DNA，TE 液溶解 DNA，待检测。

（3）提取的 DNA，应用分子生物学的聚合酶链反应（PCR）进行 DNA 扩增，电泳，观察结果。

3．检测内容

（1）活动性病毒性肝炎，乙型病毒性肝炎和丙型病毒性肝炎病毒；

（2）艾滋病；

（3）HLA 基因配型。

第七节　供、受体眼球（角膜）资料的记录

眼库应准备冰盒（桶）供运输眼球或要检测血液标本用。记录供体眼球号并核查有关资料。

1．当眼库接到供体眼球时，每对眼球应分别编号记录，并与湿房上的编号一致，放置眼球的湿房应在冰箱内保存。

2．供体的姓名、年龄、死亡日期和时间、眼球摘取时间和地点以及死亡原因等均应在供体记录本上详细记录。

3．眼库工作人员应仔细检查眼球摘除记录单是否填写正确，若有误或缺少有关资料应与送眼球者联系。

4．检查供体有无禁忌证、相关病史以及死亡原因。

5．编写供体眼球号时，应写在供体记录本的编号位置和湿房的标签上。

第八节　供体角膜的评价方法

（一）角膜大体观察和裂隙灯显微镜检查

这是眼库技术人员必须和首先使用的方法，目测供体角膜透明，虹膜纹理清楚，提示内皮细胞的活性良好。检查供体眼球应由受过医学和眼科培训的或有经验的眼库技术人员进行。若对供体角膜难以作出评价，应请教指定的眼库医学顾问人员。工作时应着防护装，如口罩、眼镜、手套、长袖工作服等。裂隙灯显

微镜下，可见上皮基本完整，基质轻度水肿增厚，后弹力层有轻度皱褶，可视清虹膜的纹理，表明内皮细胞的质量是可供应用的（图 4-92）。如果临床上能和眼球摘除时间和保存时间相结合，基本上可作为估计内皮细胞活性的常用方法。

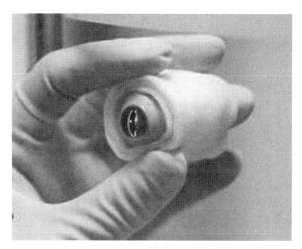

图 4-92　应用裂隙灯显微镜检查供体角膜

（二）角膜内皮显微镜检查

角膜内皮显微镜主要用于检查角膜内皮，其光源通过一系列棱镜或平面镜直接照射角膜内皮，使角膜内皮显现出来，结果的内容及图像处理资料由显微镜的电脑软件系统进行处理，结果可以打印出来供分析和存档（图 4-93）。

目前内皮显微镜可分为接触式和非接触式两种，但大多都是在临床上对活体眼球进行检查，很少应用于眼库检查。HAI EB-3000XYZ 型眼库内皮显微镜是一种专为眼库设计的非接触式显微镜，它能够清晰地显示内皮细胞并对其进行较为精确的分析，可以分析出内皮细胞的密度、面积和六边形比例等重要数据。

有学者用不同类型的内皮显微镜对活体角膜内皮进行了检测并做了比较，认为不同内皮显微镜之间的检测存在着差异。但是它们的共同缺点是对活体角膜进行检查，因而没有一个标准的对照，不能很好地说明内皮显微镜检测的准确性。台盼蓝-茜素红联合染色可以较为直观、客观地观察内皮细胞。既往的研究表明周边角膜内皮细胞密度与中央部无明显差别，因此对 PKP 术后所剩余的角巩膜环进行染色后计数所得的内皮细胞密度可以作为一个较为标准的对照值。

笔者选用了 8～10 个月间 50 岁以下的供体进行研究分析，排除了年龄和外界温度等影响，可以看出死亡超过 12 小时的供体角膜内皮细胞密度和活性率也比较高。但是，对这些供体一定要进行严格的术前

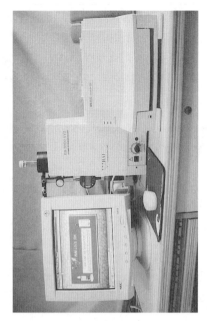

图4-93　眼库专用角膜内皮分析系统

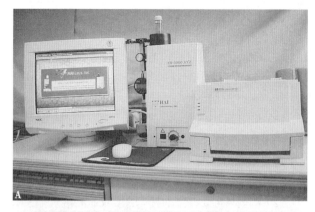

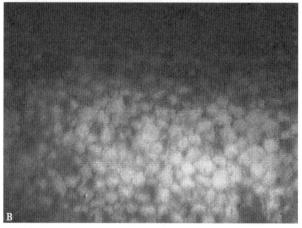

图4-94　A图为HAI EB-3000XYZ型眼库内皮显微镜及内皮分析系统,B图为内皮镜所摄区的角膜内皮细胞像

检查。用HAI EB-3000XYZ型眼库内皮显微镜对死亡时间在12小时以内的供体角膜内皮细胞都可以做出较为准确的检测。而对死亡超过12小时的供体材料的检测结果与真实值存在着一定的差别。分析其原因可能是由于供体死亡时间太长,内皮细胞及角膜基质水肿,通过角膜的光线发生了较多的散射,内皮显微镜不能清楚地辨别内皮细胞形态所致。但是仍有一些供体的内皮细胞成像较为清晰,内皮显微镜检查结果与染色结果并没有明显的差别。所以,如果单纯从供体死亡时间上来取舍供体角膜,就可能会浪费有用的角膜材料。因此对死亡时间超过12小时的供体材料要进行严格的内皮显微镜检查之后谨慎地应用于临床,然而,内皮显微镜并不能确定供体角膜内皮细胞的活性。而内皮细胞的六边形比例是表示内皮细胞结构和功能的一个重要参数,当内皮细胞死亡或活性降低时,势必不能保持正常的形态,六边形比例随之降低。多数学者认为,用于PKP的供体角膜内皮细胞六边形比例应在60%以上,最低不得低于50%。用HAI EB-3000XYZ型眼库内皮显微镜检查的内皮细胞六边形比例相对较低,在50%～67%之间,但活性率都在80%以上。因此根据HAI EB-3000XYZ型眼库内皮显微镜所测得的内皮细胞六边形比例可以适当放宽其用于临床的低限值(图4-94)。

　　眼库内皮显微镜对供体角膜内皮的检测和评价是比较可靠的,值得我国眼库的推广和应用。在我国,由于角膜材料的来源有限,因此取材标准并不十分严格,这就要求我们要对每一个供体都进行严格的内皮显微

镜检查,尽量选取死亡时间在12小时以内、内皮细胞密度和六边形比例都比较高的供体材料用于PKP、尤其是增视性PKP术如圆锥角膜、单纯性角膜白斑和大泡性角膜病变等手术。

　　1. 在室温下带巩膜环的角膜被取下后,应立即置于特制的带有保存液的水房内行内皮显微镜检查。

　　2. 要确保放置角膜的小房在显微镜的容纳孔内,降低物镜使角膜几乎能被全面观察。

　　3. 慢慢升高物镜使内皮面细胞聚焦,用强反射光扫视观察角膜。

　　4. 电脑软件图像分析系统判断每立方毫米的内皮细胞数、形态等资料。

　　5. 以下检查结果不符合临床应用标准

　　(1) 内皮细胞数<1200个/mm²。

　　(2) 出现大量的非六边形细胞,非六边形细胞数40%应慎用;50%应禁用。

　　(3) 细胞大小不等。

　　(4) 大面积高度水肿、脱落。

　　(5) 内皮细胞中可见炎性细胞。

　　(6) Fuchs角膜内皮营养不良。

（三）台盼蓝（trypan blue）、茜素红（alizarin red）染色检查

一般临床应用在眼库做出裂隙灯显微镜和内皮显微镜检查之后合格者即可提供临床应用。在一些特殊情况下应做此项检查。

1. 台盼蓝染色法　这是一项重要的眼库技术，是检查离体角膜内皮细胞活性的方法之一。Stocker（1970年）应用 0.25% 台盼蓝溶液，在供体角膜内皮面上滴 1～2 滴，染色 1 分钟后，用生理盐水漂洗，如果内皮细胞具有活性者即不被染色，细胞核被染成蓝色者即为损伤或死亡的细胞。染色后在光学显微镜下（10×12.5）如同临床上计数白细胞的分类方法一样，计数 100 个内皮细胞中的核着色的细胞个数，即可得到内皮细胞的活性率，连续观察计数 5 个视野，取其活性内皮细胞的平均百分率，作为供体角膜植片的内皮细胞活性率。活性率达到 70% 以上者作为可供临床应用的参考标准。由于考虑到台盼蓝染色液的毒性及容易使植片污染的缺点，同时又根据角膜内皮细胞的中央和周边部在密度上没有统计学差异的原理，谢立信等（1981 年）对该染色方法进行了改进，创造了采用手术时钻取植片后剩余的供体角膜环进行染色计数，同时在显微镜上加用目镜测微尺，根据计数结果，做出快速鉴定内皮细胞活性的方法。谢立信等（1985 年）在长期临床应用中，发现应用活性率作为供体植片的评价方法常有错误的判断发生，他又将该种染色方法改进为用活性密度作为供体内皮细胞的评价标准。该方法是在光学显微镜上加用目镜测微尺，测微尺上 5 个长方格带的总面积已经被标定为 0.0198mm²（10×12.5）。手术中将供体植片钻取后剩余的角膜环进行常规台盼蓝染色后，直接在显微镜下计数出 5 个小方格带中未被染色的活细胞个数（此时显微镜光度应稍暗），便可看到计算在 5 个小格带中内皮细胞平均个数和核着色细胞平均个数（即死亡个数），即可算出内皮细胞活性率（染色细胞的镶嵌结构）。从而迅速计算出每平方毫米内的活着的内皮细胞个数。同样连续观察计数 5 个视野，取其平均值，即为植片内皮细胞的活性密度。活性密度与活性率有本质上的区别。从理论上讲，活性率仅为单位面积内的内皮细胞总数和经保存后仍然存活的内皮细胞数（活性密度）的比率，它仅是一个相对值，不能反映两个比率基数的绝对值；不同年龄组的供体和同年龄组内不同密度差异的供体，其活性率可以相同，但活性密度又可不同。如果单纯依据活性率决定植片的取舍，就可能使部分植片被无辜舍弃，而另有部分应放弃的植片却被误用。因此，用活性密度作为供体角膜内皮细胞评价标准，是反映手术时供体植片单位面积内正常存活的内皮细胞个数的绝对值，不受其他任何因素的影响，就可以清楚地表示出供体角膜内皮细胞从死亡后取材，经眼库处理保存，直到手术时植片健康存活的内皮细胞密度。

2. 茜素红染色法　该法是应用于离体角膜活组织检查，以生理盐水配制的 1% 茜素红溶液 1～2 滴，滴于角膜的内皮面，染 5 分钟后在生理盐水中漂洗，随即在显微镜下观察或照相。该方法可以使内皮细胞间的间质被染成红色，使内皮细胞的镶嵌形态清楚醒目，便于内皮细胞的形态学观察和摄像记录。

3. 台盼蓝和茜素红联合染色法　在供体角膜内皮面上滴 1～2 滴 0.25% 台盼蓝溶液，1 分钟后，用 0.1% PBS 溶液漂洗，再用 1% 茜素红溶液 1～2 滴染色，5 分钟后用 0.1% PBS 溶液漂洗，在显微镜下加用目镜测微尺观察计数，测微尺上 5 个长方格带的总面积 0.0198mm²（10×12.5）。观察时应注意内皮细胞的形态有无异常，有无黑区、脱落等改变，同时计数在 5 个小格带中内皮细胞平均个数（T）和核着色细胞平均个数（即死亡个数 D），即可算出内皮细胞密度、活性率及活性密度。用同样方法，取不同的三个视野，取其平均值。

细胞密度（个 /mm²）=T/0.0198

活性率（%）=（T−D）T×100%

活性密度（个 /mm²）=（T−D）0.0198

第九节　角膜的保存技术

角膜的保存技术是一项重要的眼库技术。20 世纪 70 年代湿房保存供体眼球，曾是美国眼库保存角膜的标准方法。在眼球摘除后 48 小时临床应用是安全的。但由于保存时间短暂，在 1974 年 McCarey 和 Kaufman 又发明了一种新的中期保存液，这种中期保存液称为 M-K 液。20 世纪 80 年代初国际上的多数眼库提倡用 M-K 液保存供体角膜，公认该保存方法在 96 小时内应用是安全的。1984 年 Kaufman 又发展了该种保存液，即在 M-K 液的基础上改进为 K 溶液（K-sol），使保存时间进一步延长。1986 年 Lindstrom 等研制出一种角膜活性保存液：硫酸软骨素保存液（CSM 液），是一种可与 K 溶液相媲美的保存液，具有潜在的应用价值。1988 年 Skelnik 等又介绍了一种新的中期保存液 Dexsol，它能有效地保存角膜达 10 天。1991 年 Kaufman 等报告 Optisol 角膜保存液，使角膜的保存时间延长到 2 周，目前在美国已商品化生产供临床和实验室应用。长期保存角膜的方法是 1972 年 Capella 和 Kaufman 报告的深低温冷冻保存技术。该

种方法可使角膜内皮细胞的活性保持有效活性密度的时间在一年以上。器官培养的方法是另一种长期保存的方法，Doughman 等 1974 年开始应用于临床，保存时间可以延迟到 1 个月以上应用。在供体角膜的保存工作中，国内外学者都进行了各种不同方法的改进，但以上的方法是最基本的，主要划分为活性保存和非活性保存两大类。因此，只将有代表性的保存方法作重点介绍。

1. 短期保存法—湿房保存　有些手术者喜欢应用人体死亡后在湿房内保存 24 小时的供体眼球，许多学者通过电镜、光镜、组织化学和酶学的研究方法对湿房保存不同时间的角膜内皮细胞进行了观察，尽管从保存 24～96 小时应用到临床的结果不同，但结果公认人角膜组织在湿房内保存的最大临界值是 48 小时，时间再长角膜内皮细胞即出现不同程度的不可逆性损害，细胞器自溶，酶活性下降，内皮细胞活性密度急剧下降，术后发生原发性供体衰竭的危险性较大。

保存的方法是将眼库采集和经过灭菌处理后的眼球置于带有磨口瓶塞的广口瓶中，角膜朝上，瓶底以浸渍饱和 1000μg/ml 硫酸庆大霉素或硫酸妥布霉素生理盐水的纱布衬垫，盖紧瓶塞，使瓶内保持饱和湿度，贴好瓶签，置 4℃冰箱保存备用（图 4-95）。如果向外转运输送，可以将眼球固定在特制的不锈钢片眼球固定架上，再在瓶内存放转运。

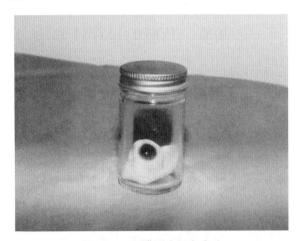

图 4-95　角膜湿房保存方法

该方法的优点是简便可行，特别适合于我国的基层医院开展手术时应用；缺点是保存时间短暂，限于交通和其他原因，有时患者不能及时住院手术，造成供体弃用。

2. 中期保存法

（1）M-K 和 K-Sol 液保存：M-K 液的主要成分是 TC-199 液中加入 5% 右旋糖酐，在保存角膜时加入青霉素、链霉素（浓度为 100μg/ml），保存液的渗透压为 290mOsm，pH 为 7.4。保存一个角膜片只需要 20ml，角膜片处理完毕后 4℃冰箱保存备用。该产品在美国的商品，每支 20ml，在冰箱内保存有效期为一年。组织培养液 199 含有多种氨基酸和生物素，可以充分供给角膜内皮细胞营养而无任何毒性。保存液依靠重碳酸盐缓冲系统来维持保存液的 pH 在 7.4。但有时重碳酸盐的分解难以使 pH 很稳定，而且释放的 CO_2 对内皮细胞有害。在 M-K 液中保存的角膜片在 4 天以内应用，已得到公认的安全效果。

（2）Dexsol 和 Optisol 保存液：1988 年 Skelnik 等介绍了一种中期保存液 Dexsol，它是在 Lindstrom 等研究的硫酸软骨素角膜保存液（CSM）的基础上研制而成的，其主要成分是在 MEM 中含有 1.35% 的硫酸软骨素，1% 右旋糖酐，硫酸庆大霉素 100μg/ml，0.025mol/L HEPES，非必需氨基酸和抗氧化剂等。加入 1% 右旋糖酐以增加胶体渗透压，同时加入非必需氨基酸和抗氧化剂，它能有效地保存角膜达 10 天，在美国已商品化生产并应用于临床。

（3）国内学者根据国外中期保存的经验，设计配制了适合国情的中期保存液。自 1972 年起，河南省眼科研究所在国内首创营养液保存角膜，以 Hank 液和水解乳蛋白为主要成分的人工营养液保存眼球和角膜，其后又有 5% 的低分子右旋糖酐代替 10% 的小牛血清，用来保存眼球。1997 年山东省眼科研究所研制出一种适合国情、成分简单、配制方便的角膜中期活性保存液。经实验研究和临床应用观察，保存效果明显，时间达 1 周以上。

1）临床资料和方法：角膜中期保存液的配制：以细胞培养基 MEM 作为基础液，加入 0.05mol/L 地塞米松、2.5% 硫酸软骨素、1% 葡聚糖、妥布霉素 105U/L、0.03% L- 谷氨酰胺，用 HEPES 缓冲液调节，pH 为 7.2～7.4，渗透压浓度为 350～410mmol/L。每 20ml 分装，4℃冰箱保存，备用 6 个月。

2）临床应用观察：由眼库提供因各种原因死后 6 小时内取下的人眼健康角膜 67 只，分为两组，一组 37 只保存于角膜中期保存液中，另一组 30 只保存于 Optisol 液中，保存不同时间后，均用于临床穿透性角膜移植手术中。在手术时用联合染色方法观察钻取植片后剩余周边的角膜内皮细胞的活性率和活性密度，并在术后 1 周内用内皮显微镜观察植片内皮细胞的形态和密度，进行内皮细胞图像分析。

3）临床应用结果：在角膜中期保存液中的 37 只人角膜，分别保存 2～11 天，平均 5.54 天，在 Opitsol 液中的 30 只人眼角膜，分别保存 2～13 天，平均 6.63 天，两种保存时间比较，差异无显著性（$t=1.78$，$P>0.05$）。

角膜片供、受体平均年龄角膜中期保存液和 Opitsol 液分别为：供体 29.05 岁和 24.16 岁（$t=1.97$）；受体 41.76 岁和 39.28 岁（$t=0.86$），两组供、受体平均年龄比较，差异无显著性（$P>0.05$）。术前两种保存液角膜内皮细胞活性率均值分别为（90.00 ± 9.25）% 和（91.88 ± 3.70）%，差异无显著性（$t=0.14$，$P>0.05$）。术后 1 周内 67 只植片全部透明。角膜中期保存液和 Opitsol 液保存的角膜植片内皮细胞图像处理结果：平均密度分别为（2204.56 ± 689.56）个 /mm^2 和（2392.41 ± 807.72）个 /mm^2，两组差异无显著性（$t=0.69$，$P>0.05$）；内皮细胞平均面积分别为 $551.18\mu m^2$ 和 $505.84\mu m^2$，两组差异无显著性（$t=0.00$，$P>0.05$）；内皮细胞最大面积分别为 $1318.87\mu m^2$ 和 $984.89\mu m^2$，两组差异无显著性（$t=1.50$，$P>0.05$）；内皮细胞最小面积分别为 $153.24\mu m^2$ 和 $184.91\mu m^2$，差异无显著性（$t=0.60$，$P>0.05$）；六边形细胞所占比例分别为 54.0% 和 48.0%，差异无显著性（$t=1.06$，$P>0.05$）。

角膜中期保存液与 Opitsol 液成分的不同之处在于角膜中期保存液含有地塞米松，并去除了 TC-199 和多种维生素、上皮细胞生长因子等繁杂的成分。中期保存液均以细胞培养基作为基础液，为保存的角膜提供所需的营养物质。4℃状态下，内皮细胞的代谢处于明显的低下状态，亦不产生增殖，细胞只需要最基本的营养物质。目前我们尚不能生产一种满足细胞全部生理代谢所需物质的基础液。MEM 是目前最常用和最基本的细胞培养基，它含有所有的必需氨基酸、谷氨酰胺、葡萄糖和主要维生素等物质，为了简化配制过程，选用了细胞培养基 MEM 作为角膜中期保存液的基础液。

肾上腺皮质激素可以稳定细胞的溶酶体膜及其他生物膜，增强细胞对毒素和损害的抵御能力，防止内皮细胞的自溶及稳定细胞内环境，从而更好地保持内皮细胞的形态和功能，因此，在角膜中期保存液中加入 0.05mmol/L 的地塞米松。人角膜植片平均保存时间 5.5 天，最长时间 11 天，其中 16 只角膜保存时间均在 1 周以上，术后临床观察和角膜内皮细胞显微镜检查，结果均基本正常，说明人角膜植片保存于角膜中期保存液中约 1 周，完全可以满足临床需要。

评价保存的供体角膜内皮细胞的活性，既往主要是依靠观察手术后 1 或 2 周内植片的厚度，在角膜内皮细胞显微镜问世以后，直接观察角膜内皮细胞的方法得到广泛应用。手术后角膜植片如有水肿，内皮细胞成像将很困难，计算机图像处理系统亦无法工作，因此检查时间宜在术后 1 或 2 周进行。如果在眼库保存技术上存在问题，术后早期角膜植片即可出现异常；在 2 周以后出现的角膜植片混浊多因免疫排斥反应引起，与眼库保存角膜的技术无关。因此选择在术后 1 周内对保存在角膜中期保存液中的人角膜植片内皮细胞进行检查，结果显示细胞清晰可见，形态和密度均与 Opitsol 液保存结果无差异，证明了角膜中期保存液保存人角膜植片的可靠性。

这些国内营养液的研制成功和应用，对推动我国眼库技术的发展都起了积极的作用。

3. 角膜长期保存法

（1）器官培养：湿房保存或人工营养液保存角膜，眼库只能在一周内提供可靠的临床应用供体角膜，更长期的保存需要采用器官培养的方法，可使供体角膜内皮细胞在一个月内保持有效的活性密度供术者做穿透性角膜移植术。

器官培养必须在设备条件优良的组织培养室内进行，眼库技术员将获得的角膜组织置于含有细胞培养液的培养器皿内，严格按照组织细胞的培养程序进行培养、换液和在倒置显微镜下进行观察内皮细胞的变化。每个眼库在研究工作中使用的培养液不完全相同，基质液用 Eagle 液，加入 L- 谷氨酰胺、小牛血清以及硫酸软骨素或低分子右旋糖酐，加入双抗液和常规调 pH。培养的温度有用 37℃和 35℃者，但结果无明显差异性。既往临床上都有手术成功的病例报告。

由于器官培养方法保存角膜组织要求的设备条件和技术水平较高，且有被真菌污染的风险。目前该方法即使在发达国家的眼库也不是常规采用的方法，仅是作为实验研究和一种保存方法在少数设备精良的眼库或实验室内进行。在我国目前条件下尚不能采用该方法作为提供临床应用的常规保存手段，在少数有条件的单位仅能作为一项研究工作开展。山东省眼科研究所近年开展了器官保存角膜材料的实验和临床研究，并对保存方法进行了部分改良。

1）材料和方法：角膜材料，应用 113 只猪眼均符合国家卫生检疫标准，死后 1 小时内眼球摘除，放入 4℃湿房内运回眼库，眼球摘除后 3 小时内保存角膜。其中 50 对角膜行器官培养保存，其余 13 只角膜作为对照。

2）器官培养保存方法：器官培养液含有低限量 Eagle 培养基（minimum eagle medium，MEM）、羟乙基哌嗪乙磺酸（HEPES）缓冲液、硫酸软骨素、抗氧化剂、抗生素、抗真菌药物及血清等成分。培养液Ⅰ：含 10% 胎牛血清；培养液Ⅱ：含 10% 人脐带血清。除血清不同外，两种培养液其他成分相同。器官培养液渗透压 320～360mOsm/kg H_2O，pH 7.20～7.40。

器官培养脱水液含 5% 葡聚糖 T500，其余成分同培养液，每只角膜 20ml，渗透压 320～360mOsm/kg H_2O，pH 7.20～7.40。脱水液用于逆转器官培养期间发生的明显基质水肿，使角膜在评估前变薄。

目前欧洲眼库的器官培养液一般是由基础培养基和2%～10%的胎牛血清组成。能够支持长期细胞生长和增殖的角膜培养基还没有设计出来。胎牛血清有传播"疯牛病"的危险，同时可能会携带异种蛋白，所以本研究提出用人脐带血清替代胎牛血清。欧洲一些眼库器官培养每7～14天换液一次，但某些眼库保存期间不换液。器官培养液量大，角膜内皮在这个环境下可以保持活性达数周，本研究采取不换液。

器官培养期间角膜水肿，临床应用前需要脱水。猪角膜保存后水肿严重，可能是因为猪角膜与人角膜基质细胞和胶原纤维结构和活性不同，具体原因尚不清楚，但无论角膜水肿程度如何，内皮细胞单层仍然存在。内皮细胞发生多形性改变，分析是因为内皮细胞丢失后细胞延伸形成。两组角膜保存4周内皮细胞活性良好，形态学参数差异无显著意义。电镜显示内皮细胞层完整，细胞表面纤毛存在。同时酶组织化学显示内皮细胞酶活性良好，证明人脐带血清保存的角膜完全可以达到常规胎牛血清保存的效果。

穿透性角膜移植眼内炎的发生率是0.1%～0.4%。角膜移植术后角巩膜环的污染率：低温保存为12%～39%，31℃器官培养是0.53%和0.7%，说明带有大量细菌的角膜在经历器官培养期间即发生了可以检测到的培养基污染而被丢弃。这也是器官培养角膜可以减少术后发生眼内炎的原因。

总之，本研究从几个方面综合评价了传统的胎牛血清培养液和新型人脐带血清培养液的保存效果，结果显示两种培养液保存的角膜内皮细胞活性、组织学、超微结构以及酶活性均没有明显区别，代谢活动良好。证明能够应用人脐带血清替代胎牛血清配制器官培养液。

近两年山东省眼库应用器官保存角膜的方法对临床10个供体进行保存。保存时间为3～4周后行穿透性角膜移植术。术后观察植片的变化，并随诊患者近1年以上，所有植片均获透明。保存角膜内皮细胞活性率近80%以上。

（2）深低温冷冻保存角膜：深低温冷冻保存角膜是Kaufman和Capella在1972年首先报告应用的，随后在国内外均有采用该法长期保存人角膜用于临床移植成功的报告，保存时间可以长达一年以上，角膜内皮细胞在复温后仍保持有效的活性密度。

该法的三个关键步骤是：冷冻前对角膜片的预处理、严格的冷冻操作和复温过程。成功需操作技术和实践经验密切结合。

冷冻前的预处理是将无菌采集的角膜片，在4℃水浴条件下分别在含有不同浓度的4瓶人体白蛋白、蔗糖和冷冻保护剂二甲基亚砜（DMSO）混合液中存放10分钟，操作时要严格控制恒温，否则保护剂的温度升高后会发生白蛋白沉淀和内皮细胞死亡。

冷冻过程是严格控制的降温过程，因此要有自动温度控制仪，严格控制温度逐步下降的过程。温度降至-80℃时，才能将角膜片直接转移到液氮中，使温度下降到-196℃保存。

复温过程也较复杂。融化过程对角膜的活性有很大的影响。将冷冻的角膜片在40℃恒温水浴箱内水浴，待冰球恰好完全融化时立即加入新鲜的人体白蛋白10分钟，以置换残存的DMSO，然后置于保存液中待用。

保存液中的DMSO能迅速地穿透细胞膜，在低温冷冻过程中防止细胞间形成微小冰晶而损害细胞，蔗糖和人体白蛋白则起到渗透剂的作用。

山东省眼科研究所、上海医科大学、西安第一人民医院和青岛医学院曾分别应用该方法保存角膜，并且在保存方法和技术上各自进行了改进，取得临床应用的成功。

深低温冷冻保存的过程复杂，技术要求很高。在操作过程中容易导致内皮细胞死亡；保存的代价昂贵，设备复杂，需要有训练有素的专门技术员24小时眼库值班，不宜在基层医院和一般眼库开展工作；因为保存的是角膜片，复温后应立即应用，不宜再向外地转运，故应用上受限；适于我国将来在中心眼库作为一种研究和储存角膜材料的方法应急供应。

4.脱水干燥保存法　传统观念认为脱水保存的角膜片因角膜组织细胞已失去活性，故只适于板层角膜移植，但近年来也有用丙三醇脱水做穿透移植成功的报告，保存的方法简单易行。

（1）丙三醇脱水保存法：将无菌采集的角膜片在手术显微镜下剖切成板层，厚度一般为角膜厚度的2/3，也可用带巩膜环的全厚角膜片，然后置于灭菌的无水丙三醇瓶中24小时脱水，也可以置放到盛有500g灭菌无水氯化钙的干燥瓶中脱水24小时，再转移到另一瓶灭菌的无水丙三醇中封存备用。在手术应用时无菌取出，放入1：4000的妥布霉素液中浸泡10分钟即可使用。

（2）无水氯化钙脱水干燥保存法：将角膜片放在无菌平皿中，平皿置于盛有无水氯化钙的无菌干燥器中，干燥24～48小时，将已脱水的角膜片置于带有变色硅胶为指示剂的无菌小瓶中，封口，贴好标签，置4℃冰箱或-20℃低温冷冻保存。

（谢立信　史伟云）

主要参考文献

1. 谢立信，李贵仁，白林，等. 人脐带血清营养液活性保存实验研究和临床应用报告. 中华眼科杂志，1981，17：294.

2. 朱志忠. 穿透角膜移植材料活性保存的实验研究. 中华眼科杂志，1979，15（3）：153.

3. 邱孝芝，蒋秀莉，蒋雪芹，等. 深低温保存角膜的实验研究. 中华眼科杂志，1998，24：41

4. 王传富. 深低温长期保存活角膜. 国外医学眼科学分册，1989，6：321.

5. McCarey BE，Kaufman HE. Improved corneal storage. Invest Ophthalmol Vis Sci 1974，13：165.

6. Kaufman HE，Beuman RW，Steinemann TL，et al. Opitsol corneal storage medium. Arch Ophthalmol，1991，109：864.

7. 史伟云，牛晓光，臧新杰，等. HAI EB-3000XYZ 型眼库内皮显微镜对供体角膜内皮的评估. 中华眼科杂志，2003，21：515.

8. 谢立信，康凤英，李勤新，等. 角膜内皮细胞功能失代偿的进一步研究. 中华眼科杂志，1989，25：141.

9. Stoiber J，Ruckhofer J，Lametschwandtner A，et al. Eurosol versus fetal bovine serum-containing corneal storage medium. Cornea，2001，20：205.

10. 赵靖，谢立信，臧新杰，等. 人脐带血清器官培养液保存猪角膜的实验研究. 中华眼科杂志，2004，40：533.

11. 谢立信. 角膜移植学. 北京：人民卫生出版社，2000，155.

12. Eye Bank Association of America：Medical Standard，Washington，D.C. 2002.

13. United States Code of Federal Regulations，Title 21，Part 1270，Human Tissue Intended for Transplantation，2002.

14. Everts RJ，Fowler WC，Chang DH，et al. Corneoscleral rim cultures. Lack of utility and implications for clinical decision-making and infection prevention in the care of patients undergoing corneal transplantation，Cornea 2001，20：586.

15. Cameron JA，Antonios SR，Cotter JB，et al. Endophthalmitis from contaminated donor corneas following penetrating keratoplasty，Arch Ophthalmol 1991，109：54.

16. Mattern RM，Cavanagh HD：Should antibody to hepatitis B core antigen be tested in routine screening of donor corneas for transplant? Cornea 1997，16：138.

17. Centers for Disease Control and Prevention：Updated U.S. public health service guidelines for the management of occupational exposures to HBV，HCV，and recommendations for postexposure prophylaxis. MMWR 50（No.RR-11），2001.

18. Lee HM，Naor J，Alhindi R，et al. Detection of hepatitis C virus in the corneas of seropositive donors，Cornea 2001，20：37.

19. Neufeld MV，steinemann，TL，Merin LM，et al. Identification of a herpes Simplex virus-induced dendrite in an eye-bank donor cornea，Cornea 1999，18：489.

20. Kenneday RH，Hogan RN，Brown P，et al. Eye banking and screening for Creutzfeldt-Jakob disease，Arch Ophthalmol 2001，119：721.

21. Michaeli-Cohen A，Lambert AC，Coloma F，et al. Two cases of a penetrating keratoplasty with tissue from a donor who had undergone LASIK surgery，Cornea 2002，21：111.

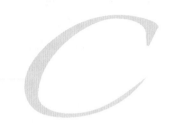

第十一章
板层角膜移植

板层角膜移植（lamellar keratoplasty）的经典定义是指剖切前层病变的角膜组织后，在形成的移植床上置换一个部分厚度的角膜前层正常组织的角膜移植手术。近年来，随着研究的深入和技术的进步，出现了深板层角膜移植（deep anterior lamellar keratoplasty，DALK）和后板层角膜移植（posterior lamellar keratoplasty）等新手术方式，丰富了板层角膜移植的内涵，从而对板层角膜移植的定义也有了新的认识。现代板层角膜移植可理解为是一种剖切不同层面的病变角膜组织后，在形成的移植床上置换一个部分厚度的正常角膜组织的移植手术。

1886年，van Hippel成功地施行了第一例异种板层角膜移植术，两年后，他又成功地完成了人的同种板层角膜移植。随后，Magitot和Morax（德国）、Elsching（捷克）、Filatov（俄国）、Franceschetti和Kiewe（瑞士）以及Paufique（法国）等，都在板层角膜移植技术改良方面作出很多贡献，至20世纪50年代，板层角膜移植成为治疗角膜病的主要手术方式。此后，对角膜病病原学认识的加深和治疗排斥反应水平的提高，以及新鲜角膜材料的供应，缝合技术以及手术设备的精良，使部分穿透性角膜移植得以迅速发展。由于板层角膜移植存在手术耗费时间及精力较多，而术后视力又不如穿透性角膜移植等缺点，板层角膜移植的临床应用大为减少。近年来，随着技术的完善，器械的改良，利用显微技术和自动板层角膜刀，可以对角膜进行精细剖切，既彻底清除病变角膜组织，又可制作出光滑平整的植床植片界面，极大地降低了手术难度和改善了术后视力，深板层角膜移植和后板层角膜移植等新术式还扩大了手术适应证。因此，板层角膜移植手术在临床上重新具有了重要意义。

板层角膜移植具有许多穿透性角膜移植不能相比的优点：①手术较安全，很少发生术后浅前房及眼内感染等并发症。②许多角膜疾病如严重化学伤或烧伤，大面积活动性炎症或溃疡，广泛新生血管性白斑，角膜明显变薄等，不宜作穿透性角膜移植，均可先行板层角膜移植，改善角膜状态，为日后行光学性穿透性角膜移植进行前期准备，以获得更好的复明效果。③手术面积不受限制，可作任何形式或包括部分巩膜在内的全板层角膜移植。④对移植材料的要求较低，即使是长期保存的灭活材料亦可使用。⑤板层移植排斥反应的发生率十分低，一般仅为4%和5%。⑥深板层角膜移植和后板层角膜移植还具有手术源性散光小，术后视力恢复快，没有上皮排斥反应发生等特点。

第一节　板层角膜移植的适应证

根据板层角膜移植的目的，可分为光学性、治疗性、成形性、屈光性及美容性五大类。

一、光学性板层角膜移植

光学性板层角膜移植（optic lamellar keratoplasty）的目的在于提高患眼视力，根据病变部位的不同，可灵活选择手术方式，目前可分为前板层角膜移植、深板层角膜移植和后板层角膜移植三类。

（一）前板层角膜移植（anterior lamellar keratoplasty）

中、浅层角膜白斑，细菌、真菌或病毒感染以及外伤所致的后遗性瘢痕，如只限于浅、中层，多数病例可得到良好效果。化学伤和热烧伤引起的角膜瘢痕常伴有较多新生血管，但只要将瘢痕及血管组织剖切干净，同样可取得一定的光学效果。剖切过程中发现全层混浊，则改作穿透性角膜移植。

（二）深板层角膜移植（deep anterior lamellar keratoplasty，DALK）

深板层角膜移植手术的先驱者Gasser早在20世纪70年代报道使用祛除了后弹力层的全厚植片，缝合在剖切了一定深度板层的圆锥角膜患者植床上，术后80%患者视力在0.6以上，这一研究结果提示板层角膜移植也可达到穿透性角膜移植的光学效果。近年来随着手术技术的改良，采用空气泡角膜基质注射、生理盐水以及黏弹剂进行角膜基质与后弹力层分离的技术不断出现，使角膜基质的剖切层面可以接近到后弹力层或者完全暴露后弹力层，因此逐渐使DALK这一术式在角膜移植手术中的构成比不断增加。目前依据剖切程度可将深板层角膜移植分为两种术式，一种为接近后弹力层的深板层角膜移植（predescemetic DALK）（剖切深度达到角膜厚度的95%）以及暴露后弹力层的深板层角膜移植（descemetic DALK）（植床仅保留后弹力层）。

深板层角膜移植手术的适应证非常广泛，一般而言凡是未累及角膜内皮的角膜病变可考虑该术式。手术适应证包括圆锥角膜，非内皮异常的角膜营养不良，热烧伤、化学伤导致的角膜混浊，尚未穿孔的感染性角膜溃疡，病毒性角膜炎（HSK）瘢痕期等。与传统板层角膜移植手术中基质-基质的对合方式不同，DLKP是基质-后弹力层的对合，更符合角膜的正常解剖结构，并且剖切深度直达后弹力层，可最大限度地祛除影响角膜透明性的病变基质组织，获得类似穿透性角膜移植的光学效果，并且排斥反应的发生率和手术中风险均低于穿透性角膜移植，极大地提高了角膜植片的远期透明率。

（三）后板层角膜移植（posterior lamellar keratoplasty）

现阶段，对于严重的角膜内皮失代偿如大泡性角膜病变患者，传统的穿透性角膜移植术是解除其症状和恢复其视力的主要手段。近年来一些学者提出了后板层角膜移植的概念，即保留患者自身角膜的前板层组织而仅置换后板层、Descemet膜和角膜内皮。2000年Busin等首先报道了用微型自动板层角膜刀对七名患有大泡性角膜病变的患者进行深板层角膜移植术的结果。此后陆续有新的手术方式推出，深板层角膜内皮移植术（deep lamellar endothelial keratoplasty），基于后弹力层植入的角膜内皮移植（descemet member endothelial keratoplasty）等。其手术适应证包括各种原因导致角膜内皮失代偿，但角膜基质尚透明的病例。详见角膜内皮移植章节。

后板层角膜移植术将角膜分为前后两层，仅置换病变的后板层，保留了前板层，既祛除了病因又避免了对角膜前板层完整性的破坏。因此，该类手术较穿透性角膜移植的术后散光尤其是不规则散光少。同时由于减少了移植的组织量及植片与受主的抗原呈递细胞间有其自身角膜基质相间隔，还有望减少术后植片排斥反应的发生率。

二、治疗性板层角膜移植

治疗性板层角膜移植（therapeutic lamellar kerato-plasty），手术主要目的虽然是治疗疾病，实际上如果治愈了原发病，视力也常得到一定改善。治疗性板层角膜移植也可以作为光学性移植的准备性手术。治疗性板层角膜移植的基本原则是必须彻底切除病变组织，用相应大小、形状和厚度的移植片修补角膜缺损区。其手术指征包括所有对药物治疗无效的角膜炎，或有穿孔危险的角膜疾病。

（一）单疱病毒性角膜炎

适用于病变位于前层，药物治疗无效，反复发作的病例，尤其是病变已波及周边部角膜，新生血管很多者。板层角膜移植如能清除病灶，可获得满意的效果。

（二）化脓性角膜溃疡

细菌性角膜溃疡药物治疗无效而有穿孔威胁者，应当机立断及时行治疗性角膜移植，如病灶范围大或累及周边部角膜，而底层角膜组织尚未受累时，宜选择治疗性板层角膜移植术。真菌性角膜溃疡选择板层角膜移植进行治疗需要慎重，由于真菌菌丝能穿透完整的角膜后弹力层，因此只有确定能完全切除病灶，植床不遗留浸润浑浊组织，方可采用该术式，否则板层角膜移植术后其感染复发率高。

（三）蚕食性角膜溃疡

小范围的较浅表病灶者，可清除角膜的浸润组织，兼切除病灶周围的球结膜而得以治愈。如病灶大而深，则应及早作板层角膜移植，以达到控制炎症，改善视力的目的。

（四）Wegener肉芽肿病

此病常引起角膜周边部和邻近巩膜组织坏死，治疗性板层角膜移植有望挽救眼球和保存视力。切除病变之组织必须彻底（包括角膜和受累浅层巩膜的病变组织），并作相应的角巩膜板层移植。如巩膜坏死范围较大，则需用筋膜瓣覆盖移植片的板层巩膜部分，以增强局部的营养供给，促进愈合。板层角膜移植联合免疫抑制剂及其他药物进行治疗，可取得较好效果。

（五）Terrien角膜边缘变性

板层角膜移植治疗的重要适应证。对于有穿孔威胁或已穿孔者，板层角膜移植不仅可修复角膜的厚度，而且可以恢复角膜的正常球面曲率而改善视力。

（六）后弹力层膨出及角膜瘘

若有合适材料可作穿透性角膜移植，在没有满意材料的紧迫情况下，或术眼条件不良者，亦可作板层角膜移植术以解除眼球穿破感染之危险。角膜瘘患者术后多会眼压增高，可联合小梁切除术。

（七）角膜皮样肿

小而浅表的角膜皮样肿，单纯角膜切除即可。面积大而深的皮样肿切除后，应行角巩膜板层移植。解除牵引性散光，改善外观和术后视力。

（八）角膜原位癌或鳞状上皮癌

肿物侵犯角膜范围较广时，可彻底切除肿物并行板层角膜移植。

（九）复发性胬肉

切除胬肉头部形成一个底板透明的角膜移植床，用带活性角膜缘组织的板层角膜移植片修复。对于胬肉体部的结膜下增殖组织，应同时作广泛彻底切除，其裸露的巩膜应用自体游离结膜瓣或羊膜修复。

（十）多发性角膜异物

爆炸伤造成角膜有大量的异物嵌入，无法完全剔除，造成角膜混浊，视力严重下降，同时患者伴有眼部刺激感。板层角膜移植可使上述症状消除并改善视力。

三、成形性板层角膜移植

成形性板层角膜移植（plastic lamellar keratoplasty）多用于改良角膜组织结构，为日后穿透性角膜移植作准备，故又称为改良基地性板层角膜移植。

（一）角膜因病变以致厚度不均，为恢复正常角膜厚度而手术。

（二）角膜有大量新生血管或广泛全层瘢痕，为改善角膜结构而手术，常见于严重的角膜化学伤或热烧伤导致的角膜混浊。

四、屈光性板层角膜移植

屈光性板层角膜移植（refractive lamellar keratoplasty）用于矫正眼部屈光状态的异常，包括表面角膜镜片术（epikeratophakia）、角膜磨镶术（keratomileusis）等，详见角膜屈光手术章节。

五、美容性板层角膜移植（cosmetic lamellar keratoplasty）

美容性板层角膜移植（cosmetic lamellar keratoplasty），角膜存在浓厚致密的白斑，但患者已有弱视或已无视功能，有美容要求者可行板层角膜移植，如瘢痕深达角膜全层，可同时行角膜层间墨染术。

第二节 板层角膜移植的手术技术

板层角膜移植的大小、形状和深度，应根据角膜病变的范围、程度以及手术的目的而定。在大小方面，可以是角膜某一范围乃至全角膜，甚至角膜连带巩膜一起移植（如 Wegener 肉芽肿病）。手术范围应该包括要切除的全部病灶，又要尽可能地减少对邻近正常角膜组织的破坏。植片的形状一般为圆形，对一些特殊

病例施行治疗性板层角膜移植时，植片也可以是半圆形、弯月形甚至是四方形。手术者应该在术前反复用裂隙灯检查患眼，熟悉和牢记患病角膜各部位的厚度及病灶分布的情况（特别是病变累及的深度），对角膜深层组织情况不明者，要考虑到术中可能要改作穿透性角膜移植，故应先制作植片，同时最好做到术中有后备眼球材料或灭活保存的角膜材料，以供应急之需。

板层角膜移植的手术操作基本要求：①剖切植床的范围和深度，以切除全部病灶为度，原则上要求彻底清除混浊组织和新生血管，必要时可剖切到接近后弹力层以使植床透明。光学性板层角膜移植术前可缩瞳，借助虹膜的深色背景，可判断植床的病变组织是否已剖切干净。②植床的边界要尽量简单，适合用环钻划界者尽量以环钻划界，使植床与植片良好吻合以利于伤口迅速愈合。③植床的边界要避免经过瞳孔区，以免切口愈合后瘢痕影响视力和引起散光。④植床和植片的边缘要垂直整齐，使植床植片有良好的吻合，以减少切口瘢痕的形成。⑤植床和植片各自的剖切面均要力求平整光滑，以减少植片 - 植床界面瘢痕，有利于改善视力。⑥涉及角膜周边部的病变，手术时要尽可能的保护正常的角膜缘组织，以免造成手术源性角膜缘干细胞损伤。如病变范围波及 1/2 周以上的角膜缘，则手术中需采用带角膜缘的板层角膜植片。

板层角膜移植的手术技术要领如下：

一、消毒、麻醉、开睑及固定眼球

同穿透性角膜移植。

二、植床的制作

（一）部分板层角膜移植的植床制作

1. 环钻划界法

（1）选用口径大小合适的环钻：根据病灶范围而定，光学性板层角膜移植通常用 7.0～7.5mm 口径的环钻，尽量使病灶包绕在环钻范围之内（图 4-96）。有时病灶在角膜的周边部分，而中央角膜透明，可选适当口径的环钻套住中央需保留的部分划界，然后用刀片在外界切除病灶的板层组织。

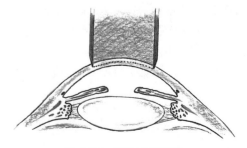

图 4-96 环钻垂直划界

（2）环钻划界：调旋环钻内芯以控制环钻的深度，使环钻垂直于角膜。钻切的深度取决于角膜混浊的深度，但最后仍要靠剖切来确定植床的深度，甚至可以达到近后弹力层。

（3）剖切移植床：高倍放大的手术显微镜下，显微镊提起环钻切口边缘，用尖剃须刀片从切口底部开始剖切，先剖出环钻划界的一部分角膜前层，观察植床底是否透明，然后按同一板层平面进行剖切（图4-97）。如需剖切接近后弹力层的深度，为预防移植床穿孔，可在角膜缘用刀片作一小切口放出部分房水，以降低眼压，减少植床穿破的危险。将完成环钻标记内的植床剖切时，可用镊子提起植床边界组织，用刀片沿着已切好的板层界面向周边部稍作分离至超越环钻划界线1mm，然后用角膜剪循环钻标界垂直剪除已剖开的角膜板层组织，其优点是不仅可获得垂直整齐的植床边缘，还可为缝合固定缝针提供了自然通道，以利于植床植片的良好吻合。剖切过程中，保持角膜干燥较易看清剖切界面，如要加深剖切，可先用BSS或Ringer溶液湿润移植床，使角膜底板的组织肿胀增厚，再划界切削深层组织。

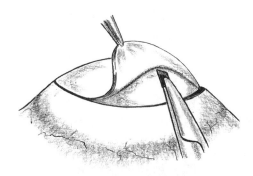

图4-97 沿环钻切口底部做板层剖切

2. 刀片划界法 适用于病灶不规则的角膜植床制作如复发性翼状胬肉、蚕食性角膜溃疡、肿瘤等，此时无法使用环钻定位，可用刀片徒手划界。划界不宜过于复杂，一般可作成弧线形或直线形，避免折线划界（图4-98）。划界后进行水平剖切植床，方法同上。

（二）全板层角膜移植的植床制作

全板层移植适用于大面积的角膜病变，如蚕食性角膜溃疡、疱疹性角膜炎、化学伤或爆炸伤伴有大量颗粒性异物遗留等情况。病灶不涉及巩膜，可用10～11mm直径的环钻划界，再用刀片完成植床底剖切。制成的植床为圆形，易于与圆形植片吻合。如病灶已侵犯巩膜，则应先剪开该处边缘部球结膜并向后分离，充分暴露病变区，烧灼止血，然后根据实际侵犯面积用刀片划界切开后，再作水平剖切，并随时根据实际情况修改植床边界及深度，将溃烂组织彻底清除。

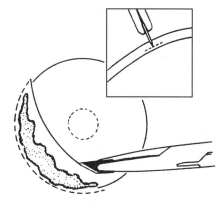

图4-98 刀片徒手划界

三、植片的制作

（一）移植片的基本要求

1. 植片的大小、形状及厚度，要与植床一致。由于植片会发生收缩，故通常要比植床大，一般7.5mm直径内的植床，植片要比植床大0.25mm。全板层角膜移植时，移植片的直径要比植床大1mm或更多，因而植片需包括一些巩膜组织。这样才能使植床植片有良好的对合，可避免缝合时出现植片覆盖不全的现象。制取植片时，要注意供眼角膜是否有水肿增厚等情况，如角膜材料水肿明显，则植片需取得稍厚些，待水肿消退后，植片的厚度就与植床相匹配，如植片无明显水肿，则取其厚度与术时的植床深度相匹配为妥。植片过厚，术后植片容易高出植床，影响创口愈合。故临床上宁可植片稍薄些，也要避免过厚。一般来说，0.5mm厚的植片可以适用于大多数情况。

2. 移植片的边缘需垂直整齐，要准确地与移植床相匹配。

3. 剖切移植片时，刀片要按同一板层平面前进。使剖面平整光滑，以求达到愈合后界面瘢痕少、光学效果好之目的。

（二）制取移植片的方法

1. 开放剖切法在眼球制取移植片

电动角膜刀（castrovejo electrokeratome）取片法：目前临床上可以选择的板层角膜刀根据设计原理的不同可分为平推式和旋转式两种，切削板层植片的厚度从150～350μm不等。供体眼球用纱布包绕巩膜后以手握持供眼，剪除残存的结膜，距角膜缘2～3mm处作一巩膜板层切口，深度约0.5mm，电刀装上0.5mm的厚度板（图4-99）。术者左手握眼球，右手持电动刀，刀与角膜呈45°倾斜，刀锋紧压眼球的巩膜板层切口进行剖切，踩脚榻板接通电流后，电动刀即开始切割。对侧板层角膜植片露出刀面时，继续保持电刀压平角膜，匀速慢慢推刀前进，直至把带巩膜环的全板层角巩膜切出为止（图4-100）。现多使用设备自带的负压吸引装置固定眼球后开始自动切削，如是中期保存植片可在人工前房装置上完成上述操作。板层植片取下后，再用环钻刻取所需大小的移植片，这样切出的移植片厚度均匀，创面光滑平整，可取得良好的光学效果。

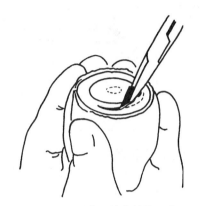

图4-99　眼球用纱布缠绕固定

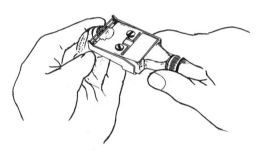

图4-100　电动角膜刀取板层角膜植片

2. 密闭法在眼球制取移植片　此法在临床上也较为常用。先用纱布紧绕眼球以提高眼压并保持规则的角膜弯曲面，然后在角膜缘作一深度适宜的板层小切口（一般深度约0.5mm），用板层分离器或具一定硬度的虹膜复位器屈曲成轻微弧形，由切口底部伸入，沿着一个板层平面前进（图4-101）。分离过程中，摇摆前进，利用复位器的钝性力量撕开角膜板层。要注意器械的弯曲度与基质板层保持平行，切勿向下用力以免刺破眼球。

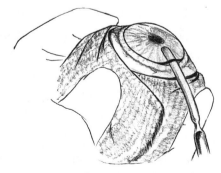

图4-101　使用虹膜恢复器分离板层角膜植片

如是角膜保存液保存的角膜植片，则可现固定在人工前房装置上，重新建立前房压力后，采用板层分离器进行角膜板层植片的分离。

3. 剖切法在角膜片上制取移植片　此法通常是在灭活保存的角膜片上进行，步骤较繁琐。干燥保存或丙三醇保存的角膜片复水，待角膜片恢复透明柔软之后，将角膜缝合固定于球形纱布团，然后用刀片剖切所需板层植片（图4-102）。为避免这种麻烦，可预先剖切成板层移植片然后干燥保存，通常制取0.5mm厚的带板层巩膜环的全板层角膜片进行保存，使用时复水即可。

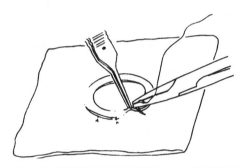

图4-102　角膜片缝合固定于无菌纱布上然后进行剖切

4. 不规则板层植片的制取　用不变形的纸片，依植床边缘形态剪出面积略大的模型，然后将模型贴在供眼上，依照形状用刀片划出边界，再用刀剖出植片。也可将制取的角膜板层植片置于植床上，缝合固定角膜缘，然后用钻石刀或穿刺刀依植床形态切取植片，可以采取边切取边缝合的方法，使植片的大小形态更为理想。

四、植片的缝合固定

缝合植片前，先检查移植床有无异物及血迹残留，一旦发现有棉花纤维或其他异物，均应以小镊子清除干净，可用BSS或Ringer液冲洗植床。然后将植片与植床对合。缝合方式同穿透性角膜移植，但板层移植只求做到边界接近即可，无须顾忌前房渗漏，故缝合针数少，针距宽。植床很薄接近后弹力层的术眼，缝针不宜穿越植床底部，而保持缝针在植床底稍前些的位置穿过为好。以免缝合过深，导致后弹力层穿孔，前房水渗漏，引起术后层间积液。

（一）间断缝合法

全板层移植的常用方法。使用10-0尼龙线，缝针由植片边缘内1mm处穿过植片全层，再经植床边缘底部，由植床边缘外1mm处穿出，呈放射状分布。间断缝线的数目因植片的直径而定，通常，4~6mm的植片用6针，7~8mm的植片用8针，9mm以上者缝合12~16针即可。缝线结扎的松紧度要合适，线头需埋藏于层间以减少刺激。缝合过程中,如移植片收缩引起张力过大,与移植床不能紧密结合时,可在角膜缘作一小切口,放出少量房水,然后再结扎缝线,使移植片与移植床边缘对合良好。

(二)连续缝合法

适用于光学性部分板层角膜移植,可避免多针间断缝线的线头刺激。先在植片 12:00、6:00、9:00、3:00 方位作定位性间断缝线,然后从右上方开始连续缝合,放射状分布,缝线针距要尽量均匀,针数随植片大小而定,一般缝合 12~16 针已足够。缝合完毕后,调整缝线松紧度,最后结扎缝线于切口内,把线结埋于植床外围的线道之中,然后拆除间断缝线。

五、术后处理

手术完毕,常规球结膜下注射地塞米松和广谱抗生素(如妥布霉素),涂广谱抗生素眼膏。术眼的绷带包扎要维持 5~6 天,如植片上皮缺损或愈合不良,则用绷带包扎双眼至上皮愈合。术后轻压绷带对保证植片与植床平整愈合、减少植床植片间界面瘢痕有重要作用。术后应每天换药,裂隙灯显微镜观察植片的透明度及切口的对合情况。移植片上皮修复后,可用肾上腺皮质激素和抗生素眼药水点眼。

无血管的角膜,术后 6 个月可拆线,植床有血管者,伤口愈合较快,如发现有血管长入缝线区或缝线已松者,可酌情提早拆除该处缝线。拆线后应给予肾上腺皮质激素和抗生素眼药水滴眼 1~2 周。

第三节 手术并发症的预防及处理

板层移植的并发症少而轻,与穿透性角膜移植相比,板层移植不会出现前房消失,引起虹膜前粘连及青光眼等严重并发症,排斥反应也少见。但板层角膜移植仍然有并发症,主要原因是手术指征选择不当、手术操作失误、新生血管形成、植片上皮愈合不良与泪膜不健康、旧病复发等。现就术中、术后可能发生的并发症及预防处理原则讨论如下。

一、术中并发症

(一)植床穿破

这是板层角膜移植最重要的并发症,既可发生在剖切移植床的初始阶段,亦可发生在加深剖切移植床阶段。表现为剖切过程中,房水突然渗漏,前房变浅或消失,穿破口过大,可发生虹膜嵌顿。若不正确处理,可致房水渗漏至植片植床交界面,形成层间积液或双前房,此时无内皮的板层移植片变浑浊水肿。若穿破口不闭合,则可导致移植片永久性水肿混浊。

发生原因多为对术眼角膜各方位厚度未作裂隙灯检查充分了解,在环钻移植床时,施力过大,或环钻深度过深,可在植床变薄区发生穿破。此外也可发生在加深剖切移植床阶段,由于误将手术刀垂直方向过分施力,导致移植床穿破。

如果穿破发生在环钻移植床阶段或划界阶段,则缝合穿破口,停止手术,用钻石刀或锋利刀片在角膜缘部作一斜向小穿刺口注入消毒空气泡,重建前房,1~2 个月后再手术。若发生在加深剖切移植床阶段,则可用 10-0 尼龙线小心缝合穿破口,在角膜缘透明角膜处,用钻石刀作斜向小切口,注入空气,继续完成移植床剖切及完成全部手术,术毕补充前房注气形成气性前房。亦可以在穿破处相对侧,以较浅的切开作板层剖切,直至完成移植床剖切后在供眼角膜上切除一片菲薄的带内皮的板层角膜组织,内皮面向下覆盖于移植床的穿破区,用 10-0 尼龙线间断缝合略加固定,再放置板层移植片,按常规步骤完成手术,术毕按上述方法注气,重建前房。移植床穿破处理过程中,使用黏弹剂可导致后弹力膜穿破口扩大,因此应避免用其重建前房。

为避免发生植床穿破,手术前应细致地作裂隙灯检查,牢记术眼角膜的厚薄情况,剖切移植床时,保持手术刀以倾斜方向,按角膜板层结构剖切,切忌垂直向下及过度施压。如果要在很薄的角膜基质上继续剖切,可在角膜周边部穿刺,排出少许房水,在适度降低眼压的情况下剖切,也是避免穿破的好方法。

(二)移植片与移植床对合困难

板层角膜移植术中,可出现移植片与移植床对合困难,导致缝合时植片与植床边缘难以紧密结合,即使是比移植床口径略大的移植片,也可出现此现象。其发生原因是由于移植片发生收缩所致,特别是用新生儿或婴幼儿的供眼制作移植片时更易出现移植片收缩现象。另一原因为术眼的移植床划界过浅,导致剖切口径超越原来划界的面积。

出现植片与植床不能拉拢对合时,可用钻石刀或刀片在术眼的角膜缘的透明角膜区作一斜向的前房穿刺,放出少许房水,常可顺利完成缝合。若仍不能对合,可将术眼的移植床边缘作全周的潜行分离,分离宽度约 1mm 左右,则可克服植片植床边缘对合困难问题。但如果发现植片口径明显小于移植床,应制取另一口径略大的板层移植片。强行拉拢缝合,将导致术眼移植区域的后弹力膜皱缩,术后出现明显皱褶及基质水肿,甚至因此而损害术眼的角膜内皮,使术后移植床基质持续水肿。

（三）移植片边缘隆起

术中缝合时，板层移植片边缘隆起，如不处理，将导致术后泪膜涂布不均，上皮愈合困难，甚至持续性角膜上皮缺损，基质浸润水肿，溃疡形成。其发生原因是板层移植片厚度大于移植床的边缘深度，出现两者镶嵌不匹配。多数是由于移植床的周边剖切深度过浅，或移植片过厚所致。

如果术眼的周边角膜厚度正常，可通过剖切口加深周边移植床深度。如果术眼的周边角膜已有病理性变薄，在完成移植片上、下、左、右对称的四针间断缝合后，用角膜剪剪薄移植片后表面边缘的基质面，使移植片边缘厚度与移植床边缘深度互相匹配即可。

（四）植片下异物残留和结晶样物质沉积

层间异物残留是板层角膜移植术较常见的手术并发症。其来源为棉丝，纱布屑，缝线上脱落的细小纤维，劣质吸血海绵拭子脱落的碎屑、显微器械上脱落的金属碎屑等。可引起手术后的层间炎症反应，或新生血管侵入，不同程度地影响视力及手术效果。因此术者及其助手在板层移植术全过程中应高度注意勿让异物或碎屑等物质落入移植床，盖移植片前把植床冲洗干净后，加大显微镜倍数检查，及时发现清除异物。如果术后发现异物残留，应密切观察，经观察无不良反应者可不做手术处理。若发现有严重反应（诱发新生血管、炎症浸润甚至感染等），应及时打开移植床，祛除异物并作相应处理，再缝合移植片。

术后偶尔在移植片与移植床交界面上出现结晶物质，多来源于出血或术后层间渗出液析出的脂质物质。视力无大障碍，位于视轴区者，则会轻度影响视力。一般无须手术处理。

（五）植片下积血

植片下出血多见于有浓密深层新生血管的病例。术中可压迫或烧灼止血。缝针经过角膜缘组织时也很容易出血。在结扎缝线前应先清除凝血块。如缝合过程中有凝血积在植片下，可先完成所有缝线，留下一部分不结扎，待用生理盐水洗净植片下凝血后，再结扎余下缝线。如患眼角膜全层有粗大新生血管，估计做板层角膜移植无法清除干净，则从光学效果来说，不宜作板层角膜移植而应作穿透性角膜移植，如果是治疗目的或成形目的的板层角膜移植，则另当别论。

（六）角膜瓣厚度异常或不规则

这是深板层角膜移植和后板层角膜移植常见的术中并发症。主要原因包括自动板层角膜刀设置错误、负压环吸引不足、刀片不合格或有损伤、术者操作不熟练及患者不合作等。如角膜瓣无缺损可继续手术，否则应将角膜瓣复位，推迟手术时间或更改手术方式。

（七）植片上皮面的辨别

电动角膜刀切取较薄的角膜板层，特别是从小儿眼球取出者，有时难以辨别哪一面是上皮面。此时可以放在平衡盐溶液中，角膜片自会恢复原来的曲度，凸面是上皮面。

（八）取植片时供眼穿破

划界切口太深，或用角膜刀剖切时压力过大，不能保持水平进刀，可能发生供眼眼球穿破。如再无备用眼球，可以从剖开板层的旁侧依原切开的深度，慢慢用刀剖出植片。

二、术后并发症

（一）持续性移植片上皮缺损或移植片溃疡

持续性移植片上皮缺损及继而发生的移植片溃疡或移植片溶解是导致板层角膜移植术失败的重要原因。主要见于眼表衰竭的病例如累及角膜缘的化学伤或热烧伤。角膜缘上皮干细胞的分裂增殖是正常角膜上皮来源，因此，角膜缘破坏及干细胞受损的患眼接受角膜移植后，移植片的上皮化会出现障碍，进而导致移植片前弹力层及基质暴露，发生浸润和形成溃疡。此外，眼睑闭合不全、干眼病也可导致植片上皮脱落，基质溶解甚至移植片穿破。即使是角膜缘正常的术眼，由于术眼角膜缘裸露时间过长，术中未注意湿润保护，也可导致角膜缘干细胞受损，引起移植片上皮化延迟。

板层角膜移植的患者术前均要作泪液分泌试验，以排除干眼病。有眼睑缺损者，要先行眼睑成形术，恢复其闭睑功能。术眼为角膜缘干细胞功能衰竭的病例，应联合施行角膜缘移植术。术中注意避免损伤移植片的上皮。术后可戴亲水性角膜接触镜及滴人工泪液，亦可加用胶原酶抑制剂滴眼。如果出现无法控制的移植片溃疡，可更换移植片，必要时可作睑缘缝合术。

（二）移植片新生血管化

移植片新生血管会影响移植片的透明度，并增加移植排斥反应的危险性。术后移植片新生血管的主要相关因素有：①角膜缘干细胞衰竭的患眼，例如角膜化学伤、热烧伤等，由于角膜缘干细胞遭到严重破坏，眼表为结膜表型的上皮覆盖。即使移植片来自新鲜供体，但也是仅带来短期存活的角膜暂时扩充细胞（TAC），随时间推移，角膜眼表衰竭不能从根本上解决，移植片新生血管几乎是不可避免的，因此必须联合角膜缘移植术。②患眼角膜曾有长期或反复发作角膜炎病史，新生血管众多，术中不易清除，术后迅速长入植片。③术后移植片因各种因素例如睑闭合不全、内皮失代偿等，导致植片水肿、炎症、溃疡，也可诱发新生血管。

术前应做睑成形术，矫正睑闭合不全。剖切移植床时应尽量彻底切除新生血管组织，对于陈旧性角膜化学伤的病例，如果角膜基质深层新生血管无法剖切清除，宁可行部分穿透性角膜移植术。术眼为角膜缘干细胞衰竭者，应先行或同时行角膜缘（干细胞）移植手术。术前发现有干眼症者，术后应采取治疗干眼症的一切措施，例如使用可溶性泪小管栓子暂时阻塞泪小管或永久性封闭泪点。使用优质的人工泪液等。外伤导致严重干眼者应先行自体颌下腺移植，部分重建泪膜。

（三）移植片排斥

板层移植片的排斥反应发生率低，4%～5%，即使发生程度也较轻。深板层角膜移植保留了自身的角膜上皮及内皮层，排斥反应发生的几率更少。板层移植片的排斥反应以上皮型或基质型为主，后板层角膜移植片可能发生内皮排斥。

排斥反应多发生于术后早期数周，但亦可发生于术后两年，症状为视力减退、轻度流泪、疼痛和结膜充血，移植片可见上皮排斥线或基质浸润灶，伴新生血管侵入。移植片上皮排斥线常可发生于大面积的板层移植片或全板层移植片，由于症状轻微而不易被发现，植片上皮有一条细小的微隆起的灰白色浸润线，可被荧光素染色，上皮排斥线可移动累及移植片的全上皮细胞层，全过程大约14天左右，治疗控制后移植片仍保持透明。移植片基质层排斥的症状较明显，容易被察觉，往往从有血管的移植片边缘开始，继而逐渐扩展，表现为基质浸润混浊，新生血管可伴随侵入，其相应部位的移植片上皮糜烂脱失。

一旦发生排斥，应尽早治疗。局部滴用肾上腺皮质激素眼药水或2%环孢素A滴眼剂或0.05% FK-506滴眼液。严重者可球结膜下注射肾上腺皮质激素或静脉给药。

（四）角膜原发病的复发

板层角膜移植只是剖切了板层角膜病变组织，而不是全层切除角膜病变组织。感染性角膜病变，即使是在高倍显微镜下祛除可见的病变组织，使移植床透明，也不等于所有病原体已被彻底清除干净。例如真菌性角膜溃疡行治疗性板层角膜移植，即使在移植床划界范围已能祛除病灶区的情况下，移植床有残留少许水肿混浊组织，也存在着溃疡复发的危险。另外单疱病毒性角膜炎施行治疗性板层角膜移植也易于复发。因此，感染性角膜病变在选择手术方式时需把握好适应证。部分角膜营养不良板层角膜移植若干年后，移植片可以出现病变的复发，原因不一定是角膜

病变组织剖切不干净所致。推测是由于此种导致病变相关的全身或角膜局部致病因素仍未能祛除所致。

细菌或真菌感染所致的复发病变，多在板层角膜移植术后数天出现，在移植床边缘或植片植床交界面，出现化脓浸润灶，炎症症状再起，房水混浊或前房积脓。单疱病毒性角膜炎的复发为术后数周或数月，其角膜病灶形态及类型与全身免疫状态有关。角膜营养不良的复发往往出现在手术后的数月或数年。

感染性角膜炎的治疗性板层角膜移植术，术后应常规使用敏感抗生素滴眼液滴眼或球结膜下注射，必要时，术后抗生素静脉点滴数天。如移植床边缘或移植床再度出现浸润化脓灶，应迅速手术治疗。移植床仍有一定厚度者，可考虑再行一次板层角膜移植，包括祛除移植片，扩大移植床范围，加深移植床剖切深度以彻底祛除感染浸润灶，使用敏感的抗生素球结膜下注射或静脉点滴，有望控制感染。如果复发感染病灶的深度已达移植床全层，则适度扩大移植床，改作穿透性角膜移植。角膜营养不良板层移植术后原有角膜病变复发，原则上改作穿透性角膜移植。

（五）移植片移位

该并发症少见，在植床过浅、缝合固定不佳、患者揉擦术眼等情况时发生，深板层角膜移植和后板层角膜移植制作的角膜瓣如未固定或缝线过少，也易发生角膜瓣移位。应立即重新缝合固定，使用压迫绷带或角膜接触镜。

（六）感染

常为供眼带菌，结膜囊带菌或手术中污染造成，临床并不多见，但后果严重。多发生于术后2～4天内，表现为移植片和移植床交界面出现化脓性浸润灶，常伴前房积脓。一旦发生，应从速手术处理，加深移植床，彻底剖除植床感染灶的浸润组织，更换新的移植片。如行板层剖切不能彻底清除化脓组织，则应改作穿透性角膜移植。行上述手术时，应取材作细菌及真菌培养及药物敏感度试验，术后应结膜下及全身使用敏感的抗生素治疗。

第四节 深板层角膜移植的手术适应证及技巧

深板层角膜移植作为近年来重新兴起的手术方式，其手术适应证及技巧与传统的板层角膜移植有不同之处，此节将单独加以介绍。

一、手术适应证

1. 圆锥角膜 圆锥角膜病变早中期（Ⅱ，Ⅲ级圆锥），

尚无后弹力层破裂或中央视轴区无明显瘢痕者，可行深板层角膜移植手术，延缓病程，改善屈光状态。近年来亦有学者报道即使曾经发生过后弹力层断裂，在瘢痕稳定期亦可施行接近后弹力层的深板层角膜移植（predescemetic DALK）。

2. 病变位于后弹力层之前的角膜营养不良与角膜变性

（1）Reis-Bucklers 营养不良：西方国家最常遇见的角膜营养不良之一，常染色体显性遗传，双眼发病，裂隙灯检查可见 Bowman 膜平面有许多灰白色混浊的浅层病灶，略隆起而突入上皮层内，因瘢痕组织及血管翳使视力减退。板层角膜移植手术可缓解患者的症状，提高视力。术后容易复发，必要时可重复行较深层的板层角膜移植。

（2）胶滴状角膜营养不良：常染色体隐性遗传，角膜具有特征性损害，即角膜上皮下胶滴样半球形隆起，外观为桑葚或卵石状，伴或不伴有基质层的新生血管及瘢痕。

（3）气候性小滴状变性：角结膜上皮下出现球状飞沫样沉着物，其发生可能与紫外线光刺激有关，多发生于中东及非洲，板层角膜移植有效。

（4）颗粒状角膜营养不良：多童年起病，双眼对称性发展，角膜中央部浅基质层白色沉积斑点，颗粒变性灶之间的角膜保持透明，当视力下降明显时，可进行深板层角膜移植术，一般可获良效。但术后存在复发可能。

（5）格子状角膜营养不良：中央角膜基质见折光的分支线、上皮下白点状混浊及瘢痕形成，视力明显受损时，可考虑作板层角膜移植，术后有病变复发的可能。

（6）Salzmann 结节样变性：常见于沙眼、梅毒、病毒性角膜炎等炎症疾病的角膜。角膜浅层散布灰白色的结节状隆起病灶，严重者可行板层角膜移植。

（7）带状角膜变性：多继发于慢性葡萄膜炎，或合并有甲状旁腺功能不全等全身性疾病。睑裂区浅层角膜，呈带状灰白色致密的混浊斑，试用 EDTA 治疗无效时，可行板层角膜移植而取得良好光学效果。

3. 角膜外伤　感染性角膜炎特别是病毒性角膜炎静止期，角膜瘢痕虽然达到角膜深层，但有希望剖切至植床透明，或影像学检查提示角膜混浊尚未累及到后弹力层。细菌及真菌引起的化脓性角膜炎在确定病原体未侵入前房的前提下，也可行深板层角膜移植手术。

4. 角膜烧伤瘢痕期　角膜热烧伤，酸碱性化学伤进入瘢痕期，炎症得到有效控制后，检查证实角膜混浊未累及全层，亦可行带角膜缘的深板层角膜移植手术或者蘑菇形或簟状瓣深板层角膜移植手术。

二、深板层角膜移植的基本手术技巧

术前准备与同常规板层角膜移植，参见相关章节。

（一）植床制作

深板层角膜移植手术中植床的制作是该术式能否顺利实施的关键，Archila 法最为常用，即空气泡基质注射法。真空负压环钻划界后，剖切 100～150μm 的浅层角膜组织后，用 30 号穿刺针斜面向下平行刺入角膜基质，缓慢注入消毒空气，角膜变白增厚，利用气体扩散的力量将基质纤维与后弹力层之间的潜在生理间隙分开，无气泡层即后弹力层面（彩图 4-103，见书末彩插）。

完成基质注气后可在角膜缘做前房穿刺，放出部分房水，降低眼压，减少后弹力层破裂的风险。第二个关键步骤是尽可能地剖切角膜基质组织接近后弹力层或完全暴露后弹力层。前房注气法被用来帮助估计术中角膜板层剖切的深度，通过角膜侧切口，将前房水置换为消毒空气泡，由于空气的屈光指数与角膜存在较大差异，当光线通过时，发生折射，形成较为清晰的空气-内皮界面。制作植床过程中，可以空气-内皮界面作为参照平面，估计剖切的深度。当角膜刀切除接近角膜基质与后弹力层之间的气泡时，发白的角膜基质逐渐透见深色的层间气泡和其后的后弹力层。采用角膜刀将角膜基质轻轻切穿放出气体，用 0.12 显微齿镊或角膜基质钩提拉角膜基质，用角膜刀或角膜剪将后弹力层前的角膜基质完全切除干净，暴露角膜后弹力层。感染性角膜溃疡活动期由于基质纤维浸润肿胀，加之角膜厚度变薄，空气泡注射可在有一定厚度的植床边缘进行，然后祛除部分坏死组织后，局部滴用注射用水或低渗盐水，使残留的基质纤维肿胀，然后用显微有齿镊或基质钩将其钩取后撕除或剪除，暴露后弹力层（彩图 4-104，见书末彩插）。

（二）植片制作

深板层角膜手术对植片的来源广泛，可使用湿房保存眼球，角膜中期保存液以及甘油冷冻保存的植片。用真空负压环钻依据植床的大小制作相应的植片，然后在显微镜下用显微无齿镊将植片的后弹力层撕除，即制作全厚板层角膜移植植片。

（三）缝合

基本缝合技术同常规板层角膜移植手术，多采用间断缝合以获取更大缝线张力将植片与后弹力植床牢固对合。缝合完毕可在前房注气或平衡盐溶液恢复眼压，同时也可使后弹力层与植片贴附的更为紧密。术后处理同常规板层角膜移植（彩图 4-105，见书末彩插）。

三、深板层角膜移植手术常见并发症的处理及预防

深板层角膜移植作为板层角膜移植手术中的一种术式，部分术中及术后并发症种类与常规板层角膜移植基本相同，但是也有一些并发症，其发生原因及处理对策有不同之处。

（一）植床穿破

深板层角膜移植手术中最常见的并发症之一。成年人角膜后弹力层厚度约为 $10\sim20\mu m$，在注气分离、暴露后弹力层的整个过程中都容易发生破裂，造成手术无法按既定方案进行。穿刺针进入角膜基质推注气体的过程中，针尖斜面向下，尽量与角膜基质保持水平切线，防止进针过深穿透入前房，推注时发现气泡进入前房，应迅速退针，如无房水明显渗漏，可另选方向重新进行基质注气分离，仍有可能继续完成手术操作。

通过器械找到气体分离的后弹力层界面后，一方面可继续通过角膜缘侧切口放出部分房水，降低眼压，减少后弹力层的绷紧程度，另一方面可通过找到的界面推注分散性高的黏弹剂，通过黏弹剂的钝性扩散，进一步分离后弹力层，同时也对后弹力层形成良好的保护，减少破裂的风险。在剪除残留的后基质纤维时，注意不要提拉过度，同时防止器械的直接触碰。如果在分离后弹力层的过程基本结束时发生周边的穿孔，仍然可继续将全厚植片置于植床上完成缝合，术毕通过前房注气将后弹力层与植片贴合在一起。如果是在后弹力层分离的开始阶段或者是中央光学区超过 2mm以上的破裂区，则只能改行常规的穿透性角膜移植手术。对于初学者而言，并不十分强求后弹力层的完全暴露，有研究显示剖切深度达到 95% 即 Pre-DM-DALK，虽然术后短期视力恢复程度不如 DM-DALK，但是术后一年时两种术式患者的视力矫正效果并无明显差异。

（二）房水渗漏

由于后弹力层的完全暴露，在缝合过程中，进针方向过深或者出针过程中显微缝合针较为锐利的侧边接触到后弹力层，可造成后弹力层微小穿孔房水渗漏，少量的房水渗漏在缝合完毕空气泡重建前房后多可自行消失，严重者可造成术后双前房，可通过绷带加压包扎处理，如超过 1 周仍不能恢复，则需考虑前房成形联合注气，使受体后弹力层与供体植片重新贴合。

（三）后弹力层皱褶

深板层角膜移植手术中由于植床仅为后弹力层，因此植片缝合后不恰当的压力会造成后弹力层出现线状皱褶，如位于中央光学区则可形成明显的散光，影响术后的矫正视力。缝合时各条缝线应张力均等，显微镜下发现形成线状皱褶，应将皱褶线两端的缝线拆除重新缝合，此外在较低眼压状态下缝合也可减少皱褶形成的几率。

（四）植片与植床层间积液

手术时后弹力层微穿孔或小的破裂孔而形成内瘘管渗漏房水，术后可引起层间积液，甚至双前房，积液长期不吸收，将导致板层植片混浊。压迫绷带加压包扎能使少量积液吸收，恢复植片透明。积液较多时可拆除附近一针缝线，并用虹膜恢复器分离界面至裂隙部，引出层间积液，在前房注气将后弹力层重新复位与植片贴合，术后用压迫绷带，通常可获得解决。上述办法处理难以收效时，需重作穿透性角膜移植更换新移植片。

第五节　板层角膜移植治疗免疫性角膜病

一、蚕食性角膜溃疡

蚕食性角膜溃疡（mooren ulcer）是一种自发性、慢性、边缘性、进行性、疼痛性角膜溃疡。有证据表明这是一种免疫介导的疾病，确切病因不清，可能的因素包括外伤、手术或感染（肠道寄生虫感染、带状疱疹、梅毒、结核、丙型肝炎等）。蚕食性角膜溃疡的经典外科治疗为角膜病灶区相邻球结膜切除术，但仅限于早期病变，进展期病变应考虑带角膜缘的板层角膜移植联合免疫抑制剂局部治疗。

（一）手术适应证

1. 免疫抑制剂与肾上腺皮质激素联合治疗无效或复发者。

2. 结膜切除治疗无效，或愈合后复发者。

3. 蚕食性角膜溃疡进行性发展，累及角膜旁中央区或累及象限超过 1 个象限者。

4. 周边角膜溃疡导致穿孔，虹膜嵌顿者。

（二）手术原则及技巧

角膜移植治疗蚕食性角膜溃疡，应根据病变的部位、形态、大小、深度等设计手术方式。如病变仅侵犯周边角膜，且溃疡浸润缘位于角膜缘内 3mm，则作新月形板层角膜移植（彩图 4-106，见书末彩插）。病变侵犯 1/2 周以上的周边部角膜或浸润缘接近角膜旁中央区，则可行"D"型板层角膜移植；溃疡累及 2/3 周边角膜而角膜中央有 8mm 直径左右正常角膜组织者，可作指环状板层角膜移植（彩图 4-107，见书末彩插）。若病变侵犯中央瞳孔区，则考虑全板层角膜移植。同时伴

有周边角膜穿孔患者，可行双板层角膜移植。病变区相邻结膜切除后，如缺损范围大可行羊膜移植覆盖裸露巩膜区（彩图4-108，见书末彩插）。

手术技术要点如下：

1. 先做与溃疡相邻的结膜切除，宽度4～5mm，完全暴露巩膜。彻底切除溃疡区的病变组织，可用环钻或刀片划界，划界范围应在距离溃疡边缘外0.5～1mm左右的健康角膜处。角膜缘部切除范围可大一些，减少复发的几率。

2. 切除病变的板层角巩膜组织，形成移植床，移植床的角膜侧边缘要整齐、垂直，但巩膜侧不需制作整齐的边缘，只需切除表层病变巩膜，形成平坦、光滑的创面即可，尽量避免损伤与房水引流相关的角巩膜组织，以免引起医源性继发性青光眼。角膜溃疡的基底部位尽量剖切至透明基质层为宜。

3. 如作新月形移植片，则移植片与移植床必须吻合良好。"D"型植片强调切口避开中央瞳孔区。作指环形移植片时，更强调移植片中央环状边界与受体角膜的圆岛状组织紧密对合，注意植片的厚度相等或略大于受眼岛状板层组织的厚度，这样可避免中央圆岛状组织受体角膜区长期水肿甚至导致溃疡复发。

4. 穿孔病例的手术技术，有两种处理方法：第一，如角膜穿破，有虹膜脱出并嵌顿于伤口内，则在作移植床划界后，切除病变前层角膜组织，然后再用刀片小心刮除脱出虹膜表面上皮，再作板层角巩膜移植，这样术中前房不会消失，术后形成粘连性角膜白斑。第二，双板层移植，若溃疡穿破口较大，虹膜脱出严重，不能保留者，作好全角膜板层移植床后，切除脱出的虹膜，用带有活性内皮的深部薄板层组织，覆盖穿孔区，并将此薄层移植片（通常是1/3～1/4角膜厚），用10-0尼龙线缝合固定在角巩膜组织上，使其紧贴移植床底板组织，然后再放置带巩膜环的全角膜板层移植片，并缝合固定，此术式类似于近年问世的深板层角膜移植。

5. 提高手术治愈率的措施，为减少蚕食性角膜溃疡复发的风险，应该注意以下几点：①病变组织必须切除干净；②移植片与移植床必须吻合良好；③尽量减少缝线（尽可能只缝合移植片的巩膜创缘，角膜侧创口尽量不做缝合）；④术后规范使用免疫抑制剂包括眼用肾上腺皮质激素，环孢素A或FK-506滴眼液。

二、Wegener肉芽肿所致的角巩膜坏死

Wegener肉芽肿病是一种多系统、非特异性坏死性肉芽肿疾病，发病原因不明，可能和自身免疫有关。主要侵犯上、下呼吸道或肾脏，表现为发热、咳血及坏死性肾小球肾炎，其中55%患者眼部受累，可波及角巩膜、眼外肌、色素膜及视网膜。角巩膜的坏死性炎症酷似恶性型蚕食性角膜溃疡，需要注意鉴别。凡出现角巩膜坏死性炎症者，均应施行板层角膜移植，切除坏死的表层角巩膜组织。

手术操作参照蚕食性角膜溃疡的治疗性板层角膜移植技术。如果巩膜广泛坏死，睫状体外露，在小心清除坏死的角巩膜组织后，移植异体板层巩膜或硬脑膜，并分离病灶附近的眼球筋膜前徙覆盖于巩膜植片上，起加固和促进植片愈合作用。如植片溶解或排斥，可二次手术。术后必须配合全身使用肾上腺皮质激素和细胞毒免疫抑制治疗，后者应有足够疗程。局部可使用环孢素A或FK-506点眼，可有效控制眼部病变。

第六节　板层角膜治疗感染性角膜溃疡

感染性角膜炎的药物治疗近年来有明显的进步，但是仍有一些耐药性强的细菌、真菌及阿米巴对药物治疗不敏感或患者就诊不及时，导致规范药物治疗下，角膜溃疡仍进行性发展以至于濒临穿孔或已经穿孔，眼内容物脱出，危及患眼的完整性，此时应该进行治疗性角膜移植术。手术的目的在于将感染灶完全清除或者修复角膜及眼球的结构及功能。手术后应根据送检角膜的病原学、病理学检查结果及术后反应继续或调整药物治疗，尽量减少内眼感染的可能性。

（一）手术适应证

1. 大剂量抗生素或抗真菌药物治疗2周以上，角膜病灶不能控制，仍有继续发展的趋势，没有明显的角膜内皮斑及大量的前房积脓。

2. 角膜溃疡范围虽局限，但侵犯达角膜基质深层，伴有>3mm的后弹力层膨出时，随时有穿孔危险，亦需考虑行治疗性板层角膜移植。

3. 单疱病毒性角膜炎频繁复发，病程迁延，严重影响视力，而且再次复发前视力≤0.1，这类患者可在炎症稍缓解时，抓紧时机行角膜移植，不应过分强调炎症静止期手术，以免未等炎症静止又再次复发，使角膜病变扩大，新生血管增多，进而发生溃疡穿孔，错失手术时机，使角膜移植预后更差。

（二）手术方式及技巧

1. 感染性角膜溃疡浸润未达角膜全层，可采用板层角膜移植，但病灶区的植床必须剖切至透明，如剖切接近至后弹力层仍有浸润混浊，则改行穿透性角膜移植。

2. 真菌性角膜溃疡由于真菌菌丝容易穿透角膜后弹力层，甚至侵入前房，板层角膜移植只适用于确定病灶可以板层切除干净的病例。

3．术前准备需细致检查，一旦决定进行治疗性角膜移植手术，就要对患者进行全面的术前检查。由于视轴区域的屈光间质浑浊，往往无法直接进行玻璃体视网膜的检查。然而无论如何，只要有可能，就应该尝试散瞳直接检眼镜检查。如果无法全面、清楚的窥视眼底，而角膜的穿孔没有大到影响眼球完整性的情况下，建议行眼部 B 超检查，了解眼后段及视网膜的情况，还可以通过评价玻璃体情况来判断有没有眼内炎。

4．手术技巧基本同光学性板层角膜移植，但又有特殊要求。

（1）确定病灶切除范围：治疗性角膜移植手术的目的是通过环钻切除所有坏死或者感染的角膜组织。为了彻底清除感染灶，角膜环钻应该以感染或穿孔处为中心，切除范围应包括病灶周围 1mm 的健康角膜，这样可以在溃疡灶和植床间最大限度地保留健康角膜组织。

（2）植片的制备：供体角膜的钻取和光学性角膜移植手术相同。植片一般比植床大 0.25～0.5mm。病灶外形不规则或偏中心时，常常需要徒手制作植片。可以采用环钻、刀片、卡尺确定移植床的边界，然后用钻石刀或刀片制作移植片及移植床。

（3）制作植床：角膜溃疡累及角膜深基质层时，进行板层植床的制作需格外谨慎，避免植床穿破。铜绿假单胞菌性角膜溃疡导致角膜基质液化性坏死，可用圆刀片将坏死组织轻轻刮除即可或使用低渗盐水造成纤维肿胀，便于撕除暴露后弹力层。如果角膜溃疡已造成后弹力层膨出，可从膨出边缘用平针头注射黏弹剂，分离基质纤维与后弹力层，施行后弹力层暴露的深板层角膜移植。

（4）植片与植床的缝合技术：感染性角膜炎行治疗性角膜移植应该采用间断缝合方式，缝合深度约为角膜厚度的 2/3。因为移植床水肿明显，术后缝线易松脱，应增加缝线的数量，并且移植床侧的跨度要比光学性角膜移植手术略大，采用跨度较长的间断缝线并保持中等张力是为了避免缝线对坏死的角膜组织产生切割作用。术后缝线处出现明显的炎症、新生血管或者感染复发等情况时，可早期选择性拆除缝线。

第七节　板层角膜移植治疗角膜变性

Terrien 边缘角膜变性，是一种较少见的周边角膜变薄性疾病。进展缓慢，导致轻重不等的不规则散光，早期的典型改变发生在上方角膜缘附近，表现为角膜混浊，浅层新生血管形成。进展期病例出现基质变薄和角膜缘沟状凹陷及进展性膨隆，可引起逆规性散光，角膜移植的目的主要为重建角膜眼表结构的完整性。

（一）手术适应证

出现进行性周边角膜变薄或伴突发性穿孔，或由高度散光引起的严重视力下降均可考虑手术。疾病早期行手术治疗效果更好。

（二）手术方式的选择

周边角膜变薄性疾病应根据其疾病形态、大小、深度等，设计出相应的手术方式。板层角膜移植术式能修复角膜变薄区，改善角膜畸形，并不同程度的恢复角膜正常曲率半径，术后患眼视力多有进步或显著提高。穿孔病例如能及时行板层角膜移植，能挽救患眼，不失为有效的抢救措施。病变范围较小可采用新月形或板层角膜移植，若病变范围大，可考虑用环形角膜移植片行指环状板层移植，必要时带部分巩膜。对严重的累及全周的 Terrien 边缘变性，可施行带板层巩膜环的全板层角膜移植。

（三）手术技术及注意事项

1．制作植床　首先将病变区结膜剪开，暴露出部分巩膜，在角膜缘后 1.5mm 处，平行角膜缘剖切一浅表植床外界，然后向角膜方向谨慎的进行表浅分离。对病变菲薄部位，仅刮去角膜上皮层或撕去覆盖于病灶表面的菲薄纤维组织膜即可。然后在角膜变薄区内界边缘接近正常角膜厚度处剖切出台阶状创缘，则完成了移植床的制造。

2．制作植片　先测量植床形态大小及估计角膜膨隆程度，然后用刀片取植片法切出与植床相似的植片。周长宜大于植床 0.5mm，宽度在明显膨隆部则小于植床 0.5mm，植片厚度约为 0.5～0.7mm。

3．缝合　以间断缝合方式固定移植片于移植床上，缝线张力以使角膜恢复原来曲度不再出现膨隆为合适。如术中植床有穿破，缝合后应在非病变区角膜缘做侧切口，注空气入前房，防止虹膜前粘连。如移植片缝合困难，可通过侧切口放出适量房水，降低眼压。

4．严重的 Terrien 边缘变性，出现角膜全周变薄及高度膨隆，可沿角膜缘剪开球结膜，后徙 5mm，祛除中央角膜上皮以及周边病变角膜表面上皮或纤维组织膜后，移植带板层巩膜环的全板层角膜移植片，缝合固定植片后，将球结膜复位固定。

第八节　板层角膜移植治疗角膜肿物

一、角结膜皮样瘤

角结膜皮样瘤是一种类似肿瘤的先天性异常，肿物内由纤维组织和脂肪组织构成，来自胚胎性皮肤组织，属典型的迷芽瘤。角结膜皮样瘤治疗以手术切除为主，肿物切除联合板层角巩膜移植是最理想的手术方式。手术前后应及时验光配镜，对矫正视力不良者应配合弱视治疗，以期达到功能治愈。

角膜缘的角膜皮样瘤切除后，用带角膜缘的角巩膜板层移植片修复创面，术后因散光消除，视力多有增加。如果为角膜中央部巨大皮样瘤，应及时施行板层移植术，以防止发生弱视。此类病例，如果术中确定角膜为全层混浊，则改作穿透移植。手术操作如下：首先沿皮样瘤巩膜部边缘剪开球结膜，以确定皮样瘤巩膜侧的边界。在皮样瘤角膜区边缘外透明角膜处，徒手或用环钻划界切开，并剖切出尽可能透明的角膜移植床，继而越过角膜缘剖切切除巩膜区皮样瘤，并烧灼止血。然后移植同形、等大的板层角巩膜移植片，移植片的角巩缘必须对准术眼的角巩缘创面，以 10-0 尼龙线间断或连续缝合固定移植片。角膜内切口采用连续缝合，巩膜侧切口用间断缝合，最后将球结膜分离前徙，遮盖板层巩膜植片。

二、角结膜鳞状上皮癌

角结膜鳞状上皮癌是一种原发性上皮恶性肿瘤，也可由上皮内上皮癌迁延多年，恶变而来。角巩缘为鳞状上皮癌的好发部位。由于前弹力层的屏障作用，此癌可停留在球壁而在表面扩展，但也可在角巩缘侵犯 Schlemm 管，并进入眼内，也可沿淋巴管、血管向眼外转移。

病变早期未突破前弹力层时，行广泛的结膜和角膜板层切除，可达到根治目的。手术技术如下：在角膜区距肿物边缘外 2mm 处，徒手划界切开，然后连同表层角膜组织一并剖切祛除肿物，形成透明的移植床。如病灶区角膜组织已全层浸润侵犯，则不适宜做治疗性板层移植术。距肿瘤结膜侧外 5mm 处，切开球结膜，连同表层巩膜组织一并彻底切除肿瘤。角膜创面用同形、等大的板层角膜移植片修补，用 10-0 尼龙线固定。巩膜创面如果不大，可将球结膜分离前移修复。若巩膜创面过大，用 0.3mm 厚的自体唇黏膜或羊膜进行移植修复，术后应追踪观察，注意复发的可能性。眼内组织或眼眶组织被肿瘤侵犯者需行眼球摘除或眶内容摘除术。

第九节　板层角膜移植治疗复发性胬肉

翼状胬肉手术后的复发率可高达 20%～30%，特别是多次手术后复发者，往往有严重的睑球粘连，且原手术区角膜厚度变薄，再次手术技术上难度很大。因此单纯的胬肉切除不能解决问题，必须施行板层角膜移植联合结膜移植或羊膜移植。

首先彻底切除巩膜面的复发胬肉组织及瘢痕组织，使眼球恢复正常位置及转动功能，并仔细分离出光滑干净的巩膜创面，切勿损伤眼外肌。然后切除角膜上的复发胬肉组织，形成透明移植床。角膜创面作板层角膜移植，巩膜创面用自体游离结膜瓣或羊膜修复，如果创面过大，用 0.4mm 厚的唇黏膜移植修复。以上两种移植片均用 10-0 尼龙缝线充分缝合固定在裸露巩膜上。采用上述手术方式可明显减少手术后胬肉的复发率。

第十节　角膜切除术

角膜切除术（keratectomy）是用手术方法切除表浅的病变角膜组织，从而达到治疗表浅角膜疾病或增加视力的术式。该手术操作较为简单，对一些表浅角膜疾病有一定的疗效。随着角膜移植技术为广大医师掌握，以及角膜移植材料来源的不断增加，以前适于角膜切除术治疗的病例大部分为板层角膜移植术所代替。许多角膜中央浅层混浊的治疗也被准分子激光治疗性切削术所取代。单纯角膜切除术的应用范围已越来越小，目前该术式主要适用于局限性的浅层周边部病变或混浊。

一、手术适应证

角膜病变位于角膜表面，或病变范围不超过角膜厚度 1/4 的浅层时，可用角膜切除术进行治疗。如术前存在干眼症则不宜做此手术。

（一）浅层角膜血管翳

化学伤、热灼伤、沙眼等疾病引起的浅层角膜前膜或新生血管，可行角膜切除术治疗。

（二）蚕食性角膜溃疡

病变早期，采用病变部位浅层角膜切除联合病灶区周围结膜组织切除，术后规范的免疫抑制治疗有半数病例的病情可得到控制。

（三）睑球粘连合并浅层角膜混浊

在分离睑球粘连时，在相应角膜混浊区作一舌状板层角膜瓣，作为修复球结膜缺损和覆盖暴露巩膜组织，达到恢复角膜透明性和矫正睑球粘连的效果。

（四）多发性角膜异物

多发性角膜异物难以剔除，且多位于浅层，可行该手术治疗。如角膜异物部位较深，或可找到角膜材料，还是作板层角膜移植较好。

（五）Bowen 病

单纯角膜浅层切除可作为病变一期手术，切除肿物进行病理检查，证实病灶底部及周围是否清除彻底。如果复发，考虑行二期板层角膜移植。

二、手术方法

术前应详细检查，确定病变侵犯角膜深度，选择好适应证，避免切除过深，造成角膜扩张危险。术前准备同板层角膜移植。

（一）部分板层角膜切除术

部分板层角膜切除术适于病变位于角膜缘或病变范围小的病例。环钻或刀片划界，深度不超过角膜厚度1/3，范围应超出病变组织0.5～1mm，但不要损伤视轴中央区，以免影响视力。剖切从靠近角膜中央的划界线开始，沿同一板层平面逐渐进行，保证创面光滑。

（二）全板层角膜切除术

适用于严重的全角膜血管翳。用刀片沿水平及垂直方向将浅层角膜切开，使之分成鼻上、鼻下、颞上、颞下四个象限，然后由角膜中央的水平切开与垂直切开的交点开始，分象限切除，切除过程中应注意四个象限的角膜切除应在同一板层平面，剖切的平面应平整、光滑。如切除的角膜组织较多，巩膜暴露范围大，应同时作结膜移植或唇黏膜移植。

（三）术后处理

术后结膜囊涂抗生素眼膏3天，绷带包眼。角膜上皮修复后，肾上腺皮质激素眼药水和抗生素眼液滴眼，以抑制新生血管形成及结缔组织增生。

（四）术中及术后的并发症

表层角膜切除术术中的主要并发症为角膜穿破。如发生此并发症可采用原位缝合破口、重建前房、择期改行板层角膜移植。术中细心的操作可避免此并发症。

术后并发症主要有术后感染，通过严格无菌的手术操作及术后仔细观察可避免。剖切过深及角膜切除的范围大可出现角膜扩张，需行板层角膜移植治疗。术后局部使用肾上腺皮质激素眼药水及眼膏可减少角膜浅层混浊的复发或假性胬肉形成。

第十一节 美容性角膜层间染色术

角膜染色术是传统的美容手术。方法是祛除角膜白斑的上皮，用针头或刀片在该角膜上划痕，然后用氯化金、黑烟染色。这类传统的手术，由于对角膜创伤较严重，术后刺激明显，现已基本被放弃。

美容性角膜层间染色术，是用黑烟均匀涂布在角膜基质层间，其外用同种异体透明角膜板层覆盖，以达到遮挡深部角膜白斑、改善美容的目的。对旁中央白斑、染色后由于消除了光线散射所造成的视力干扰，

并有可能使视力有所改进。对先天或后天性虹膜大片缺损而致的畏光现象，通过瞳孔区外的染色，亦有望得到改善。美容性角膜层间染色术对眼组织损伤轻，而且具有不易脱色的优点。

（一）手术适应证

1. 部分或全角膜白斑，无视力恢复希望，患者又不愿或不适宜戴美容性接触镜者。

2. 旁中央角膜白斑，由于其他原因而不能作角膜移植手术，患者又要求改善美观者。

3. 先天或后天性大片虹膜缺损，引起畏光，或者由于大片虹膜根部离断引起单眼复视，患者不愿或不适宜戴美容性接触镜。

（二）禁忌证

独眼者禁忌此手术，有视力者慎做此手术。活动性角膜炎症，干眼症，化学伤、热灼伤或其他原因引起角膜深、浅层新生血管，合并有青光眼或麻痹性角膜炎的角膜白斑，均不适宜行此手术。

（三）手术方法

手术前准备同板层角膜移植术。美容性层间角膜染色术有美容性板层角膜移植术和美容性表面镜片术两种。

1. 美容性板层角膜移植术（板层角膜移植联合层间墨染术） 适用于全角膜、旁中央或中央性角膜白斑，先天性或后天性大片虹膜缺损者。手术方法同板层角膜移植。全角膜白斑一般用10～11mm环钻作植床。部分白斑则根据白斑大小选择适当口径的环钻。先天性或后天性大片虹膜缺损可选择指环状板层角膜移植术，保留5mm大的中央角膜，在做好植床后，吸干植床底部表面水分，把无菌的黑烟均匀涂抹于植床及植片的内表面，缝定固定同种异体板层角膜移植片。一般移植片口径比移植床大0.5mm。

黑烟的制取：取消毒的玻璃片，点燃蜡烛或酒精灯，把玻片压向火焰，即有黑烟附着。然后用虹膜复位器收集玻片上的黑烟，立即涂布于移植床表面及板层角膜移植片后表面。在涂布黑烟及缝合中，不要用水冲洗眼部，一定要保持手术创面干燥，防止黑烟流失。

2. 美容性表面角膜镜片术 适用于全角膜或中央性角膜白斑。

（1）美容性表面角膜镜片制备：采用平镜片，其大小视角膜白斑的大小而定，以能遮盖白斑为准，最大不宜超过10mm的直径。可用刀片或电动角膜刀在供眼上剖取厚度约为0.3mm的镜片。镜片直径比植床大1.5～2mm。

（2）角膜组织镜片的黑烟染色法：黑烟制取见美容性板层角膜移植术。将收集的黑烟粉末用虹膜恢复

器涂布于角膜组织镜片内表面,使其染成均匀黑色。

（3）用 4% 新配制的可卡因祛除角膜上皮或用刀片将角膜上皮刮除。通常植床比角膜白斑大 1mm 左右的直径。用适当大小环钻包绕角膜白斑作 0.3mm 深度切开,沿切口作 1mm 宽全周板层分离（图 4-109）。

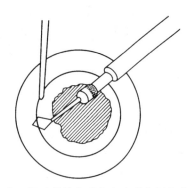

图 4-109　在无视功能的角膜白斑患眼上制作美容性表面角膜镜片植床

（4）将已黑染的角膜板层组织镜片置于植床,间断缝合 16 针后,将镜片边缘嵌入板层分离区并埋藏线结（图 4-110）。

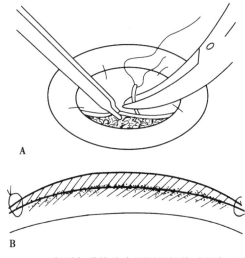

图 4-110　A. 表面角膜镜片内面用黑烟染成黑色后缝合固定于植床　B. 缝合固定后侧面观

（四）术后处理

术后处理参照板层角膜移植术及表面角膜镜片术处理。

（五）术后并发症

同板层角膜移植术及表面角膜镜片术。

（陈家祺　袁　进）

主要参考文献

1. 陈家祺. 板层角膜移植术. 吴振中,蒋幼芹. 眼科手术学. 北京:人民卫生出版社,1994,139-151.

2. 陈家祺. 板层角膜移植术. 李绍珍. 眼科手术学. 第 2 版. 北京:人民卫生出版社,1997,283-291.

3. 陈家祺. 板层角膜移植. 李凤鸣. 眼科全书. 北京:人民卫生出版社,2004,1305-1320.

4. 赵东卿,孙秉基. 角膜层间注气在全厚板层角膜移植手术中的应用. 中华眼科杂志. 1994,30（2）:150.

5. 林跃生,陈家祺,李冰. 板层角膜移植治疗绿脓杆菌性角膜溃疡的临床价值. 中华眼科杂志. 1997,33（2）:117.

6. 史伟云,李绍伟,谢立信. 板层角膜移植术治疗真菌性角膜炎的临床疗效分析. 中华眼科杂志. 2002,38（6）:347-350.

7. 谢汉平,陈家祺,林跃生,等. FK506 滴眼液联合角膜移植治疗复发性蚕食性角膜溃疡. 中华眼科杂志. 2002,38（1）:13-15.

8. 陈家祺,袁进. 加强我国板层角膜移植研究. 中华眼科杂志. 2008,44（2）:97-100.

9. Alio LG, Shah S, Barraquer C, et al. New techniques in lamellar keratoplasty. Cur Opinion in Ophthalmol. 2002, 13:224-229.

10. Sugita J, Kondo J. Deep lamellar keratoplasty with complete removal of pathological stromal for vision improvement. Br J Ophthalmol. 1997,81:184-188.

11. Anwer M, Teichmann KD. Big-bubble technique to bare Descemet's membrane in anterior lamellar keratoplasty. J Cataract Refract Surg. 2002,28:398-403.

12. Terry MA. Deep lamellar endothelial keratoplasty（DLEK）: pursuing the ideal goals of endothelial replacement. Eye. 2003,17:982-989.

13. Shimmura S, Shimazaki J, Omoto M, et al. Deep lamellar keratoplasty in keratoconus patients using viscoadaptive viscoelastics. Cornea. 2005,24:178-181.

14. Azar DT, Jain S, Sambursky R, et al. Microkeratome-assisted posterior keratoplasty. J Cataract Refract Surg. 2001,27:353-356.

15. Seitz B, Langenbucher A, Hofmann-Rummelt C, et al. Nonmechanical posterior lamellar keratoplasty using the femtosecond laser（femto-PLAK）for corneal endothelial decompensation. Am J Ophthalmol. 2003,136:769-772.

16. Casey TA, Mayer DJ: Corneal Grafting. Philadephia WB: Saunders company,1984,141-156.

17. Kaufman H E, McDonald M B, Dohlman C H: The Cornea（second Edition）. Boston: But terworth-Heimenann, 1997,761-781.

18. Krachmek JH, Mannis MJ, Holland EJ: Comea（Vol Ⅲ）. New york: Mosby, 1999,1833-1842.

19. Tseng SCG. Regulation and clinical implications of corneal epithelial stem cells. Mol Bio Rep 1996, 23: 47.

20. Olson RJ and Kaufman HE: Recurrence of Reis-Bucklers comeal dystrophy in a graft. Am J Ophthalmol 1978, 85: 349.

21. LEIGH AG. Treatment of gross corneal opacification by lamellar and annular lamellar keratoplasty. Br J Ophthalmol. 1955, 39(11): 641.

22. DE ROETTH AF. The technique of lamellar keratectomy. Am J Ophthalmol. 1956, 42(6): 860.

23. Archila EA. Deep lamellar keratoplasty dissection of host tissue with intrastromal air injection. Cornea. 1984-1985; 3(3): 217.

24. McDonnell PJ, Falcon MG. The lamellar corneal graft for optical indications. Eye. 1988; 2(Pt 4): 390.

25. Casebeer JC, Slade SG, Dybbs A. Intraoperative pachometry during automated lamellar keratoplasty: a preliminaryreport. J Refract Corneal Surg. 1994, 10(1): 41.

26. Wong DW, Chan WK, Tan DT. Harvesting a lamellar graft from a corneoscleral button: a new technique. Am J Ophthalmol. 1997, 123(5): 688.

27. Loewenstein A, Lazar M. Deep lamellar keratoplasty with complete removal of pathological stroma for vision improvement. Br J Ophthalmol. 1998, 82(2): 205.

28. Jain S, Azar DT. New lamellar keratoplasty techniques: posterior keratoplast and deep lamellar keratoplasty. Curr Opin Ophthalmol. 2001 Aug; 12(4): 262.

29. Terry MA. The evolution of lamellar grafting techniques over twenty-five years. Cornea. 2000 Sep; 19(5): 611.

30. Shimazaki J. The evolution of lamellar keratoplasty. Curr Opin Ophthalmol. 2000 Aug; 11(4): 217.

31. Busin M, Arffa RC, Sebastiani A. Endokeratoplasty as an alternative to penetrating keratoplasty for the surgical treatment of diseased endothelium: initial results. Ophthalmology. 2000 Nov; 107(11): 2077.

32. Melles GR, Eggink FA, Lander F, et al. A surgical technique for posterior lamellar keratoplasty. Cornea. 1998 Nov; 17(6): 618.

33. Terry MA, Ousley PJ. Deep lamellar endothelial keratoplasty in the first United States patients: early clinical results. Cornea. 2001 Apr; 20(3): 239.

34. Haimovici R, Culbertson W, et al. Optical lamellar keratoplasty using the barraquer microkeratome. Refract Corneal Surg. 1991, 7: 42.

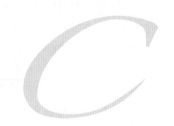

第十二章
穿透性角膜移植术

1906 年德国眼科学家 Zirm 首先报告同种异体穿透性角膜移植的成功病例，揭开了穿透性角膜移植（penetrating keratoplasty）的序幕。我国自 20 世纪 50 年代开始开展角膜移植手术，经过几代眼科同仁的努力，近年来随着供眼来源的逐步增加及角膜移植技术的推广普及，穿透性角膜移植术数量明显增加，为众多角膜盲患者解除了病痛之苦。

第一节　穿透性角膜移植术的适应证

穿透性角膜移植指的是包括角膜内皮在内的全层角膜移植，其主要目的为提高视力、保持眼的完整性或控制角膜病变。在选择手术病例时应具备以下四个基本条件之一：①角膜丧失完整性；②角膜中央深层混浊导致视力下降；③角膜前表面曲率异常且不能光学矫正；④感染性角膜炎对药物治疗失效且已累及角膜全层。我国近年来的主要适应证为感染性角膜炎，其次是各种原因所致的角膜混浊如外伤性、热烧伤或化学伤导致的角膜混浊。再次为大泡性角膜病变、圆锥角膜、角膜营养不良或角膜变性。

一、分　　类

穿透性角膜移植按手术的目的可分为四类：

1. 光学性角膜移植　治疗各种原因所致的角膜混浊，手术目的为提高视力。

2. 成形性角膜移植　手术目的是恢复角膜的组织结构（如治疗角膜中央区组织变薄、穿孔）。

3. 治疗性角膜移植　手术目的是为了治疗药物处理失败的细菌、真菌、病毒或棘阿米巴等感染性角膜溃疡且炎症已累及角膜全层，或角膜因感染、外伤、炎症性溃疡继发穿孔，非手术疗法不能恢复前房，为挽救眼球而手术。

4. 美容性角膜移植　角膜混浊，患眼已无视功能，手术目的是为改善外观。

手术的分类并不是相互完全独立的，实际上，它们的分类常常交叉，甚至同时存在，很少单独出现。例如为一个不能控制的细菌性角膜溃疡患者行穿透性角膜移植，手术的主要目的是治疗性，但同时也可能恢复了角膜的组织结构及可能提高视力。

二、光学性穿透性角膜移植的适应证

（一）各种原因所致的角膜瘢痕

常见的原因为细菌、真菌、病毒或棘阿米巴感染所致的角膜炎、角膜外伤、化学伤、热灼伤、爆炸伤及沙眼等所致的角膜瘢痕。

1. 病毒性角膜炎　单疱病毒性角膜炎经治疗炎症静止后，残留角膜白斑严重影响视力是穿透性角膜移植术的适应证。单疱病毒性角膜炎行穿透性角膜移植术后仍可以复发，但其复发率低于单纯药物治疗组及治疗性板层角膜移植组。

牛痘或带状疱疹性角膜病变后遗瘢痕影响视力时，也需进行角膜移植提高视力。麻疹病毒性角膜炎患者多为儿童，炎症愈合后在角膜上遗留瘢痕，对视力发育影响较大，应及早行角膜移植以避免弱视发生。

2. 细菌或真菌性角膜炎　药物有效控制感染，溃疡愈合后，在角膜上遗留下瘢痕若位于视轴区，影响视力或瘢痕虽位于周边但引起不规则散光者，可行光学性穿透性角膜移植。感染性角膜炎药物治疗无效时，则需行治疗性角膜移植。

3. 机械性眼外伤　机械性眼外伤所致的角膜混浊已成为角膜移植较为常见的适应证。角膜裂伤一般要待其瘢痕愈合炎症静止后才进行手术，但对儿童为了防止弱视的形成，可提早手术。如中央区混浊范围不大，可行自体转位性角膜移植。

4. 眼化学伤　主要为强酸或强碱烧伤，以碱性化学伤更常见，其对眼部的损伤也更为严重。对这类化学伤进行角膜移植，一般要待其病情已稳定一年左右，且已完成手术矫正眼睑缺损、睑闭合不全及睑球粘连、泪液缺乏等并发症后才进行。此类病例预后差，手术后易发生移植排斥、或持续性移植片上皮不愈，导致

移植片溃疡,甚至发生移植片穿孔等严重术后并发症。

5. 沙眼 沙眼发展到引起角膜混浊或血管翳形成而影响视力时,需行角膜移植提高视力。沙眼常伴有眼睑异常如睑内翻、倒睫,以及泪液缺乏等。在行角膜移植手术前需处理好这些病变。另外,由于血管翳的存在,术后发生排斥反应的机会增加。

(二)圆锥角膜

圆锥角膜是一种表现为局限性角膜圆锥样突起,伴突起区角膜基质变薄的先天性发育异常,造成患者高度近视及不规则散光,是光学性穿透性角膜移植最佳适应证,而且成功率最高(可达 95% 以上)。当圆锥角膜病变发展到不能用角膜接触镜矫正至有用视力,或者角膜中央因发生过后弹力层破裂导致角膜混浊时,应施行穿透性角膜移植术。

(三)各种角膜营养不良和变性

主要是各种角膜基质层营养不良和累及角膜深基质层的变性疾病,如格子状营养不良、斑状营养不良、Schnyder 中央结晶性营养不良,伴有无虹膜的角膜营养不良及角膜巩膜硬化等,均可行穿透性角膜移植术。表浅的各种角膜营养不良可用板层角膜移植治疗。

(四)各种原因所致的角膜内皮功能衰竭

大泡性角膜病变(bullous keratopathy),角膜内皮营养不良如常见的先天性遗传性内皮营养不良、Fuchs内皮营养不良,虹膜角膜内皮综合征。角膜内皮细胞密度低于功能密度,失去液体屏障和主动液泵功能,引起角膜基质和上皮下持续性水肿的疾病。既往穿透性角膜移植术是唯一的手术治疗方法,其成功率为80%～90%。近年来角膜内皮移植手术方式的出现成为更换受损角膜内皮的首选方案,但是对于角膜长期水肿已经引起角膜基质混浊者,则行穿透性角膜移植为宜。

三、患眼病变与角膜透明成功率的关系

(一)泪膜功能的健康

移植片的透明需要有正常泪膜的保护。严重的角膜化学伤、热烧伤患者的结膜上皮中的杯状细胞丢失,造成黏蛋白缺乏,泪膜稳定性下降,同时泪腺开口为瘢痕所阻塞,导致泪液分泌量下降,导致眼表干燥。此外其他各种原因造成的泪液缺乏、泪液成分异常或泪液流体动力学异常,均可使角膜植片术后缺乏泪膜保护,角膜上皮持续缺失,继而形成溃疡甚至植片溶解穿孔。

(二)角膜缘干细胞的功能

角膜缘是角膜上皮细胞增殖和移行的动力来源,部分穿透性角膜移植片的上皮在手术后一段时间内,最终将被受体上皮取代,因此,角膜缘干细胞功能是否正常,是关系到植片是否能长期透明的重要影响因素之一。若患者角膜缘受损,则需进行角膜缘移植或带角膜缘的全角膜移植,但同时极大地增加了植片排斥的风险。

(三)植床新生血管化程度

角膜免疫学上处于相对的"赦免状态",异体角膜移植是器官移植中成功率最高的一种。但在某些抗原刺激下,尤其当病变角膜出现新生血管时,参与免疫反应的各种炎症细胞如 T 淋巴细胞、B 淋巴细胞,朗格汉斯细胞和免疫球蛋白、补体等免疫因子易到达植片,同时植片抗原亦可传递至受体致敏,角膜移植出现免疫排斥反应的风险大增。

(四)植片的角膜内皮细胞数量和功能

角膜内皮细胞层的机械屏障,以及特有的离子泵功能是维持角膜相对脱水状态的关键,也是穿透性角膜移植片保持透明的关键因素。如果植片的角膜内皮密度过低,则其维持透明的愈合储备能力不足,往往禁受不住手术创伤的丢失、术后炎症的打击,发生原发性植片衰竭,造成植片失去透明性。因此采用角膜内皮活性保存良好的年轻供体角膜进行手术可提高移植成功率。此外,采用较大植片虽能提供较多内皮细胞,但同时也增加了发生排斥反应的机会,故应根据实际情况确定植片大小。

(五)术后并发症的正确处理

角膜移植手术的成功是一个良好的开端,对手术后各种并发症的正确处理同样重要。如患者术后眼压增高,不仅会导致视神经萎缩,而且会影响移植片内皮,使移植片混浊及发生大泡性角膜病变。

(六)角膜原发病的影响

单疱病毒性角膜炎施行角膜移植后,单纯疱疹病毒可重新感染植片,引起复发。角膜营养不良手术若干年后,病变可在移植片上复发。严重的外伤、眼化学伤破坏了眼前部组织结构,对植片的愈合及命运有重要影响。

(七)全身情况

患者有严重营养不良、糖尿病或免疫抑制时,会引起愈合不良或增加术后感染风险,影响植片透明率。

四、穿透性角膜移植手术的预后

穿透性角膜移植的目的是使移植片获得透明愈合,以提高视力,但并不是所有的患者都可很容易达到这一目标。例如化学烧伤、眼类天疱疮、Steven-Johnson 综合征和严重干眼患者的角膜移植手术是一个挑战。角膜移植失败可分为原发性和继发性两类。原发性移植失

败发生原因与供体角膜的状态相关，包括供体角膜先前存在异常；摘取、处理及储存时的损伤；以及手术损伤。继发性移植失败多发生在角膜穿透性角膜移植术后两周或更长时间，移植排斥所导致的内皮细胞失代偿是最常见的原因（27%），其次为眼表疾病导致的移植失败（25%）。根据患眼病变情况，角膜移植的预后大致可分为四类。

第一类：圆锥角膜、角膜基质营养不良、中央或旁中央静止性角膜瘢痕以及中央性 Fuchs 角膜内皮营养不良等病变的角膜移植预后最好；此组病例的植片透明率通常可达 90%。第二类：大泡性角膜病变、ICE 综合征、角膜基质炎、进展期 Fuchs 角膜内皮营养不良、单疱病毒性角膜炎静止期等病变的植片透明率可达 80%～90%。第三类：各类感染性角膜炎活动期、角膜穿孔或后弹力层膨出、角膜厚薄程度不一、先天性遗传性角膜内皮营养不良、轻度化学伤等病变的植片透明率为 50%～80%。第四类：严重眼化学烧伤或热烧伤、眼类天疱疮、Steven-Johnson 综合征、严重干眼病、伴发先天性青光眼、多次角膜移植失败等情况下，角膜移植预后最差，只有 0%～50%。此外穿透性角膜移植的预后还和手术者对手术适应证的掌握、手术的技术以及手术并发症的处理经验有关，因此对角膜移植手术预后的判断应根据具体情况灵活分析及评价。

由于制移植片、移植床，缝合技术，拆线时机等方面操作上的失误，或患眼角膜的病变状态，会导致角膜移植手术源性近视及散光。文献报告，即使在目前良好的显微手术条件下，穿透性角膜移植术后的手术源性散光仍可达 3D～4D，个别甚至高达 10D 以上，以至移植片透明，但术后视力不如术前，这个问题应引起足够重视，如果手术源性散光明显者，则拆线 6 个月后应行手术矫治。

第二节　穿透性角膜移植的手术方法及技巧

一、术前检查

手术前应按内眼手术要求进行眼部及全身检查确定患者是否适合手术。既要考虑患眼的条件，又要结合患者本人的要求及术者的手术经验。一般来说，如为光学性角膜移植，当患者患眼的视力不能满足其工作或生活上的需要时即可手术，术前检查包括以下内容：

（一）病史

应详细询问过去的眼病史，角膜病变前的视力，屈光状态、病程及用药情况等，还应询问眼部过去是否行过其他手术（如白内障摘除、人工晶状体植入、青光眼手术等）。对于可导致角膜异常的全身性疾病如胶原血管疾病、糖尿病等应仔细追问。

（二）视力与视野

检查应包括裸眼视力、散瞳后视力、针孔视力及矫正视力。如果视力因角膜混浊而低于 0.1 者，可考虑手术。独眼患者，即使视力低于 0.1，对于是否手术问题亦应全面慎重考虑决定。要排除斜视、弱视及眼底病变等可引起视力障碍的疾病。视力只有光感者要做光定位检查及色觉检查，色彩知觉提示尚存在一定的视锥功能，以帮助判断预后。使用 Goldmann 或自动视野计检查视野范围，或使用手电筒作为测试目标粗略评估视野。

（三）眼压

术前应准确地了解患眼的眼压，由于角膜水肿增厚及瘢痕，表面不规则及眼球壁硬度改变等因素存在，用一般的压陷眼压计很难准确测量其眼压，目前较普遍采用的气动非接触眼压计和 Goldmann 压平眼压计也不准确。此时用笔式眼压计进行多点测量能获得较接近真实眼压值的测量结果。指测眼压也有一定的参考价值。

（四）外眼及眼附属器检查

评估眼睑的位置和功能。术前应治疗睑内翻、睑外翻、眼睑闭合不全或倒睫。是否存在眼附属器炎症，检查睑结膜是否存在瘢痕改变。如这些病变严重者，则需先处理这些疾病后再行角膜移植手术。

（五）泪液功能检查

应评估泪液功能并治疗存在的任何异常。可进行 Schirmers 泪液分泌试验，泪膜破裂时间测定等检查，以确定泪液的量和质是否正常。如为严重干眼病，应先行泪膜重建手术，建立相对稳定的泪膜后方施行角膜移植，否则移植片会发生溃疡，甚至最终穿破导致手术失败。

（六）检查角膜

术前应详细检查角膜，裂隙灯显微镜检查评估角膜透明性及完整性。测量角膜病变的范围、位置，病变与视轴的关系，并预计植片大小，必要时使用 UBM 超生测厚仪或前节 OCT 来测量中央及周边角膜厚度，估计预期环钻位置受体角膜的相邻部位应有足够的厚度，以支持缝线及承受切口的闭合张力。根据这些情况来决定植片大小及手术方式。如为角膜内皮营养不良，应做角膜内皮照相检查。如为圆锥角膜要做角膜曲率及角膜地形图检查，测定圆锥基底部的位置及直径。

（七）检查前房

要注意前房的深浅、虹膜的状态、是否有虹膜前后粘连及既往是否做过节段性虹膜切除术,虹膜是否有新生血管等。

(八)扩瞳检查晶状体及眼底情况

如有晶状体明显混浊者,可在角膜移植同时摘除晶状体,可同时行后房型人工晶状体植入术。如以前已行晶状体摘除,还应注意原白内障的术式,晶状体后囊及玻璃体前界膜是否完整,以决定角膜移植同时联合人工晶状体植入术是否需行前段玻璃体切割手术,如原来已作人工晶状体植入,术前应确认已存在人工晶状体的类型和术式,及是否需更换或保留原人工晶状体。尽管角膜混浊很难进行前房角镜检查,应尽量看清前房型人工晶状体襻的位置。需植入人工晶状体的度数计算,可使用平均角膜曲率(44D)、患病角膜或另一眼角膜的术前角膜曲率、或类似诊断的患者穿透性角膜移植术后的平均角膜曲率做参照,进行计算。

(九)超声波检查

角膜为大面积致密混浊,或合并晶状体混浊,不能看清眼底,应做超声波检查了解玻璃体及视网膜情况,确定是否有玻璃体混浊、脉络膜或视网膜脱离。

(十)视网膜电生理检查

角膜完全混浊无法评估眼内情况时,有条件时可行视网膜电流图(ERG)、视诱发电位(VEP)、眼电图(EOG)检查,了解视网膜及视神经的功能。

二、手术前准备

(一)术前谈话

术前应向患者介绍病情,说明手术的目的、注意事项、并发症情况及预后,解除患者的思想顾虑,取得患者的合作与理解。

(二)术前用药

穿透性角膜移植的术前用药与大多数眼内手术类似,分为四类:散瞳及缩瞳剂、降眼压药、肾上腺皮质激素、抗生素及止血剂。

1. 术前 1 小时用 0.5%~1% 毛果芸香碱缩瞳 2~3 次,瞳孔缩小可减少环钻植孔时损伤晶状体的危险性,也有利于制备移植床时的中央定位,还有利于术毕注气或注液以重建前房。联合白内障摘除术或后房型人工晶状体植入、调整、取出时,术前可不使用缩瞳剂,术中局部使用肾上腺素扩瞳,完成相关操作后再使用毛果芸香碱缩瞳。

2. 为使手术中眼压稳定,术前要降眼压,特别是联合白内障摘除或人工晶状体植入术者。手术前 30 分钟静滴 20% 甘露醇 250ml,老年患者需慎重,因其可导致大脑过度脱水及硬膜下血管破裂。如果眼球完整,可在局麻前或球后及球周麻醉后进行眼球按摩,充分降低眼压,软化眼球。必要时作外眦切开,以最大限度地降低手术过程中的眼压,使全手术过程不出现晶状体虹膜隔隆起。于角膜缘外周的巩膜上缝合巩膜支持环对于预防后房压力升高亦很有帮助。

3. 角膜植片排斥高风险患者、活动性或非活动性角膜炎或葡萄膜炎患者,可考虑术前全身应用肾上腺皮质激素,如泼尼松 1mg/kg。肾上腺皮质激素有多种副作用,应用肾上腺皮质激素的患者应密切观察。副作用常发生于大剂量长期用药的患者(1~2 个月或更长)。

4. 光学性穿透性角膜移植术前一般不需使用抗生素。感染性角膜溃疡手术应推迟到感染控制以后进行,必须手术者,术前应使用敏感抗生素或抗真菌药物滴眼或结膜囊冲洗。

5. 需要同时做眼前段组织的整复及重建手术者,如需要进行分离虹膜前粘连、缝合虹膜缺损以及瞳孔成形等复杂操作,术前应使用止血剂,减少术中出血。

(三)术前操作

患者应按内眼手术术前常规准备,冲洗泪道、清洁外眼及结膜囊。

三、穿透性角膜移植手术技术

(一)麻醉

根据患者的年龄、合作程度及术眼状况,穿透性角膜移植可在局部麻醉或全身麻醉下进行。局部麻醉包括眼睑阻滞麻醉、球后或球周麻醉。全身麻醉适用于婴儿、儿童及不合作的成年人,以及局部麻醉效果不理想或角膜穿孔患者。

(二)充分降低眼压,软化眼球及镇痛

这是穿透性角膜移植手术成败的关键之一。术前应用高渗剂及良好的球后及眼轮匝肌麻醉,充分的压迫、按摩术眼,另给表面麻醉以充分镇痛。使手术全过程的眼压稳定。按内眼手术常规消毒铺巾,用缝线开睑,也可用带有开睑功能的巩膜支撑环开睑,作上、下直肌牵引缝线固定眼球,如睑裂小可作外眦切开。

(三)移植片的大小选择

移植片的大小一般应根据角膜病变情况而定。小于 6mm 的移植片缝合后容易引起光学区扭曲,引起高度散光,另外对于术眼角膜内皮功能差者,植片愈小,则移植片提供的正常内皮细胞愈少,移植片透明成功率也愈低。如移植片大于 8.5mm,则显著地增加了移植排斥反应的发生率,同时也容易发生周边虹膜前粘连及继发性青光眼。因而有许多作者主张光学性角膜移植片在 7.5~8.0mm 之间较为合适。此外,植片应与

植床大小、形态相协调，供受体如有 0.1mm 误差，可导致术后 1D 散光。如果患眼无屈光不正，移植床、植片口径应相等或植片比植床大 0.15~0.25mm，如是无晶状体眼，植片口径可大于植床口径 0.5~1mm，以减少术后远视度数。

（四）角膜供体的要求

角膜供体取材的医学标准、保存技术应符合相关规范，排除了病毒性肝炎、梅毒、AIDS 等使用绝对禁忌证。根据手术眼的情况，在选择合适供体时需注意，如为碱性化学伤、干眼病或单疱病毒性角膜炎病例，应选择上皮健康的供体角膜片，而且手术中要注意保护移植片的上皮，以防术后发生移植片上皮修复不良而导致移植片溃疡。对角膜内皮功能衰竭的病例，例如 Fuchs 营养不良或大泡性角膜病变，应采用年轻的、最新鲜供眼角膜，以保证移植片内皮细胞的活力及密度。移植材料缺乏时，无晶状体眼的术眼可使用婴幼儿角膜供体，以部分减轻屈光不正，但矫正无晶状体眼更好的方法是联合或二期人工晶状体植入术。

（五）制取移植片

穿透性角膜移植手术中应先制取移植片，植片要求正圆形，边缘整齐，后弹力层与角膜内皮无撕裂或缺损。植片的制作方法有两种：

1. 由上皮面环钻 将供眼用纱布条带裹紧，一手持眼球，稍施加压力，以恢复供眼的眼压。如供眼的眼压过低，可由视神经断面处注入少许平衡盐溶液以提高眼压，另一手持所需环钻，环钻刀锋要锐利，将环钻置供眼角膜中央，转动环钻，旋转时环钻的位置应垂直于角膜，可顺时针旋转，亦可来回旋转，但用力应均匀，最好能完整钻取移植片（图 4-111）。如果仅部分穿破，可用剪刀完成。剪刀应垂直，向外轻压，争取移植片边缘垂直及不致损失内皮。如果为中期保存的角巩膜植片，可将其缝合固定在人工前房装置上后，按上述步骤完成植片的刻切。临床实践中大多数医师采用从内皮面刻切完成植片的制作。

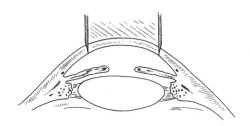

图 4-111 环钻垂直于供眼上皮面

2. 由内皮面刻切移植片 负压吸引刻切枕在发达国家较为常用，先将角膜带 2mm 宽巩膜环剪下，内皮朝上置于移植片压切枕的凹面上，刻切枕底部有一吸

管与带弹簧注射器相连，将弹簧松开后注射器针芯回抽，形成负压使植片固定于刻切枕上不易滑动，然后用相应口径的环钻内皮面压切出移植片（图 4-112）。用扫描电镜检查移植片内皮证明，此法取得的移植片其内皮细胞损伤最少。国内压切枕用石蜡枕（对移植片损伤大）、硅胶枕（质软，刻切出的移植片易变形）及 Teflon 枕（此材料制的压切枕最常用）等材料制成，其凹面与角膜的前表面的直径及弯曲度一致。刻切过程中，环钻的位置及施加压力方向要垂直，如果刀刃没有垂直于压切枕、未位于压切枕中央，或供体角膜在刻切时滑动，会导致移植片边缘倾斜，造成不规则或卵圆形植片，这种植片可导致切口的扭曲及术后严重散光。

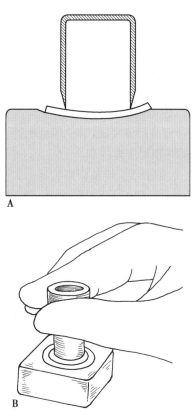

图 4-112 由角膜供体内皮面刻切

A. 植片内皮面朝上放于压切枕中央 B. 刻切过程中，环钻要垂直向植片施加压力

此外，刻切出的移植片直径会略变小，故要采用比移植床大 0.25~0.5mm 直径的环钻，这样可减少术后远视。如大于 8.5mm 直径的移植片，用刻切法制取移植片则不理想。

3. 移植片的保护 取出移植片后，内皮朝上放于培养皿上，用平衡盐溶液、黏弹剂或中期保存液滴在做移植片内皮上，避免干燥损伤。供体角膜上皮应同样注意保护，以利于术后移植片的上皮修复。对于化

学伤尤其是碱性化学伤患眼的受体，供体角膜上皮务
必保存完整。

（六）制作植床

1. 中心定位　移植床要准确位于中央即角膜的几
何中心，以保证有良好的光学效果，术前缩瞳有利于
术中的准确定位。角膜几何中心可通过测量角膜的水
平直径和垂直直径确定，如果角膜有瘢痕且不能确认
角膜缘，可透照眼球或寻找直肌止端后确认角膜缘，
用手术标记笔或钝针头在角膜前表面制作中央标记
（图4-113）。一定程度上，角膜植片的位置和大小也依
赖于角膜疾病本身，如感染性或免疫性溃疡导致周边
穿孔时，则适合采用偏中心的角膜植片，但偏中心的
植片排斥发生率较高，且容易损害部分前房角，诱发
周边虹膜前粘连。

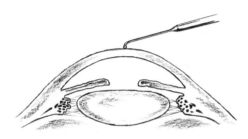

图4-113　标记手术眼的光学中心

2. 巩膜环的使用指征　联合白内障摘除及人工晶
状体植入，或开放式玻璃体切除术时，易引起巩膜下
陷，巩膜塌陷也常见于婴儿、高度近视、无晶状体眼及
圆锥角膜患者。巩膜下陷后，在后房压力作用下晶状
体虹膜隔前移，甚至眼内容物脱出，给手术操作带来
很大风险。因此，需选用适当大小的巩膜环以支撑及
维持眼球容积，防止术中巩膜下陷而引起晶状体虹膜
隔抬起。

最常用的两种支持巩膜的器械是 McNeill-Goldman
巩膜开睑器和 Flieringa 环。McNeill-goldman 巩膜
开睑器由两个环组成，由四个支柱相连，开睑器连于
前环，有两种尺寸：成人（前环直径 17mm，后环直径
24mm）和小儿（前环直径 14mm，后环直径 23mm）。
Flieringa 环为一金属环，可有各种直径，使用方便，在
临床应用较广，其缝环方法为将合适的巩膜环置角膜
缘后 2~3mm，用 5-0 尼龙线间断缝合 8 针，缝合时稍
带浅层巩膜以固定巩膜环，缝线结扎的张力要适中，
以免出现牵引性的角膜变形，导致环钻后移植孔不正
圆，造成手术后的严重散光（图4-114）。

3. 植床划界　受体角膜切除的区域依赖于角膜疾
病本身。感染性角膜炎应用较大的环钻切除坏死性角
膜，儿童病例使用较小的环钻。环钻中心对准标记的

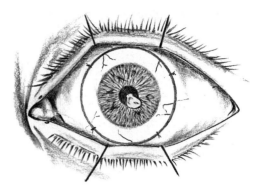

图 4-114　将 Flieringa 环缝合固定于浅层巩膜

角膜中心，轻加压在受眼角膜上形成印痕，以确定拟
切除病变角膜的位置及大小是否合适，若有偏差，需
重新印痕。环钻角膜时，要检查环钻刀刃外的角膜是
否透明，刀刃垂直于角膜表面，大拇指和食指顺时针旋
转切入。如果角膜有新生血管形成，对其粗大血管支
可烧灼阻断，以减少环钻时的出血，注意不可烧灼植
床边缘的血管，因其可损伤组织，引起切口愈合不良。

采用 Hessburg-Barron 真空环钻（彩图 4-115，见书
末彩插），该环钻有双环及附有抽真空的导管及注射
器，使该环钻吸附于角膜上，将内环的手柄旋转一周，
环钻进入角膜深度为 0.25mm，这样可安全及定量地做
植床切开，环钻中央有"十"字标志，使环钻准确对正
已标记角膜的光学中心。

4. 祛除受体病变角膜组织，完成植床制作　植床
划界后，可依照划界痕迹切开病变角膜组织，环钻角
膜深度为 1/2~3/4，转动环钻时，应用镊子固定角膜
缘或固定巩膜环。取下环钻，用刀片沿环钻口加深全
周切口并切穿进入前房，进入前房最常用的位置是
9:00 或 3:00 方位，房水流出说明已穿透角膜进入前
房（图4-116）。然后用剪刀完成移植床，前房内可注入
少量黏弹剂，以便在使用角膜剪完成切除时保护虹膜
和晶状体（图4-117），但注意勿使黏弹剂进入后房，造

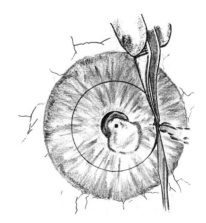

图 4-116　用刀片将环钻切口切穿，进入前房

成虹膜膨隆。当受体角膜剪开过半后，需使用镊子固定角膜。在移除受体角膜时，应剪除与之粘连的任何虹膜和玻璃体。环钻后如瞳孔散大，则应向前房滴入1%毛果芸香碱缩瞳，移植床要正圆，边缘整齐垂直，如有后层组织残留，要加以剪除（图4-118）。

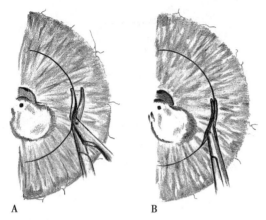

图4-117 角膜剪去除病变角膜组织，完成植床的制作

A. 角膜剪下叶自切口进入前房 B. 沿环钻切迹闭合角膜剪，祛除病变角膜组织，注意角膜剪刀刃应向植床侧倾斜

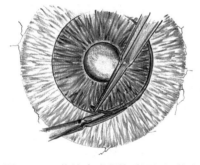

图4-118 将植床残留的后层组织剪除

5. 虹膜的处理 如虹膜正常，不必做周边虹膜切除，如虹膜后粘连，或移植片＞8mm，则可考虑行周边虹膜切除。如有虹膜周边前粘连，应分离前粘连。在手术过程中如损伤虹膜可用 10-0 尼龙线小心缝合，形成圆瞳孔。

（七）植片与植床缝合

将植片内皮面朝下置植床，在放植片前可向前房滴入 Healon 或其他黏弹性物质，以防止虹膜-晶状隔摩擦损伤移植片内皮。

1. 缝合材料 自 1964 年普遍采用单丝尼龙线以来，10-0 带铲形针的单丝尼龙线已成为目前采用最多的理想角膜缝合材料。尼龙线毒性小，不吸收，上皮可覆盖缝线，缝线线结可埋藏在移植床角膜组织内。丝线毒性大，目前仅用于水肿角膜，可以促进切口愈合。聚酯线（Mersilene）结实不水解，适用于术后希望

缝线在位的病例，如术后散光小的患者，但聚酯线无弹性，手术操作困难，并可导致缝线相关并发症如沿缝线环的瘢痕形成。

2. 缝合方式 有间断缝合及连续缝合两种。特殊情况下可两者联合或双线连续缝合。

（1）间断缝合：适用于新生血管多、部分变薄的角膜。这种缝合方式的优点是术后可根据伤口愈合情况或手术源性散光程度，选择性拆除部分缝线（图4-119）。7～8mm 口径的移植片通常缝合 12～16 针左右即可。线结埋藏在移植床侧的角膜组织内。

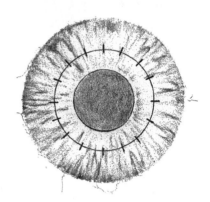

图4-119 植片的间断缝合

（2）连续缝合：适用于角膜厚度正常、且无新生血管的患眼。其组织反应小，可保留较长时间，通常缝合 16 针以上，缝合前先做 4～8 针定位间断缝合，然后再做连续缝合，每象限 2～3 针，缝线线结亦可埋藏在切口内（图4-120）。

1）单纯连续缝合。

2）连续缝合加间断缝合。

3）缝合跨度：一般移植片、移植床的缝线跨度为1mm。如为水肿、较脆的角膜，应加大跨度。

4）缝合深度：应深达角膜厚度 3/4 或近后弹力层，以保证切口的内口及外口对合良好（图4-121）。缝线一定要呈放射状对称分布，以减少术后散光。

5）缝合要求：植片与植床对合紧密，前房达水密状态。

6）缝合方法：将植片置于植床上，缝第一针较困难，宜做在上方 12:00 方位。用有齿镊夹住植片约 1～2mm，进针时，首先针垂直于角膜面，当针尖达角膜的 3/4 厚度或后弹力层时，再平行于角膜面出针，镊子再夹于 12:00 方位植床边缘，由后弹力层前进针，于距植床缘 1mm 左右出针，形成一个 U 字形的路线（图4-122）。缝合次序应为 12:00、6:00、3:00 和 9:00 对称的 4 个位置（图4-123）。以后可继续间断缝合或连续缝合，各针均应呈放射状，缝针的方向应对准瞳孔中心，这

样可避免缝线歪斜所致的散光，缝合的拉力应均匀（图4-124）。缝合完成后仔细检查每针的深度、松紧度及是否呈放射状，并用手术角膜计或微型角膜镜或Placido盘检测，调整缝线松紧度避免缝线导致的散光（图4-125）。上述措施可使术眼的手术源性散光得到较好的控制，有助于获得最佳的术后裸眼视力。连续缝合者，可于术后立即或术后一周后拆除间断缝线。一般10-0的尼龙线术后6～12个月可拆除，使伤口充分愈合，预防拆线后由于部分伤口愈合不良所致的散光。

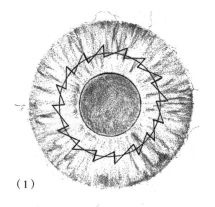

（1）

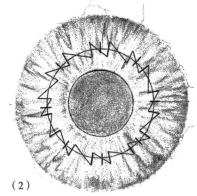

（2）

图4-120　植片的连续缝合

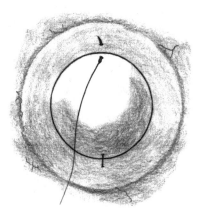

图4-123　在6:00方位缝合第二针

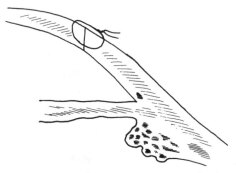

图4-121　缝合深度应达角膜厚度3/4，跨度为1mm

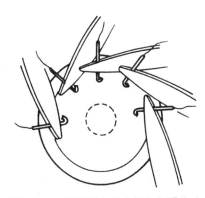

图4-124　缝针的方向应指向角膜中央

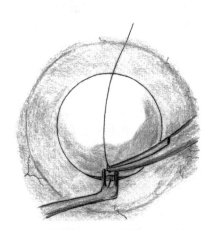

图4-122　显微有齿镊协助下，首先将植片缝合固定在12:00方位上的植床

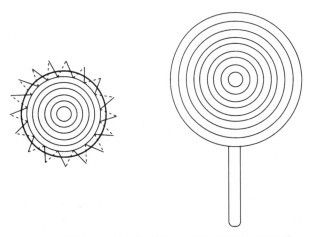

图4-125　使用Placido盘检测，调整缝线松紧度减少缝线导致的散光

采用双连续缝合：即用 10-0 的尼龙线做一道顺时针方向的连续缝合后（通常 12 个线环），再用 10-0 的尼龙线做第二道逆时针方向的连续缝合，双连续缝合可抵消单连续缝合单向拉力的扭转作用，故称为抗扭转缝合（图 4-126）。双连续缝合可以发挥预防散光作用。

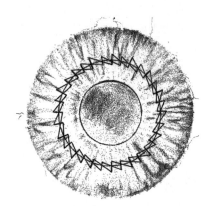

图 4-126　植片的双连续缝合

7）缝合技术：间断缝合一般缝合 16 针即可，在 4 针基本缝线间等距离放置 4 针，然后第二组 8 针缝线在第一组 8 针缝线间等距离放置。更大的植片或受体角膜薄时，需要更多的缝合针数。用 RK 手术切口定位器标记出手术眼缝线的位置及方向，更能准确地缝合，减少由于缝合所致的散光。缝合完毕后修剪缝线，使用镊子牵拉旋转缝线，使线结埋藏于受体角膜组织内，减少缝线刺激以及浅表角膜血管化。线结埋藏宜在打结完毕后立即进行，以免针道水肿使线结埋藏困难，眼压过低也会影响埋线，可重建前房后进行。

连续缝线时，第一针在植床侧进针，应在完全拉出缝线后再进行下一针的缝合，以避免缝线缠绕打结，最后一针时，从供体角膜穿出。收紧连续缝线时，使用边缘光滑的无齿镊拉紧缝线，向两个方向分别拉紧，应注意需平行用力，以减少拉断缝线的风险。也可以使用针灸针制作的紧线钩拉紧缝线结扎。调整缝线前，应拆除 4 根基本缝线。缝线松紧度需适中，以前房达到水密程度为宜，不可太紧以免角膜组织扭曲卷缩。连续缝线打外科结后再打两个单结，剪除剩余缝线，线结自动埋藏在切口内（图 4-127）。然后擦干切口，按压角膜缘处，观察切口是否有房水渗漏，切口渗漏部位加补间断缝合。

（八）重建前房

术毕重建前房是防止虹膜前粘连的关键措施。可用 5 号平针头由移植床切口间隙处伸入前房，注入平衡盐液体或消毒空气，以形成前房。

1. 注液　可注 Ringer 液或其他平衡盐溶液。注液

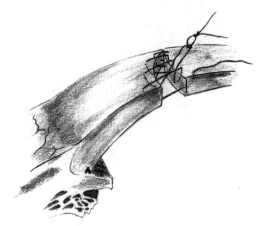

图 4-127　连续缝合的线结埋藏于切口内

重建前房成功与否的影响因素如下：①切口要达水密状态；②瞳孔要缩小；③无虹膜前粘连。如果注液后，仍发现虹膜前粘连于创口的内口时，可用冲洗针头由粘连区创口伸入，边注水边推开前粘连虹膜，注液重建前房后，患者不需限制卧床。

2. 注气　空气对内皮有损害，但为可逆性。如果空气注入后房则必须放出，否则易发生继发性青光眼及广泛虹膜前粘连。无晶状体的角膜移植，尤其是后囊不完整的囊外及囊内手术，注入空气易进入后房，应慎用或不用。注气重建前房的影响因素有：①创口要达气密状态；②瞳孔要缩小；③虹膜无前粘连（如注气后发现虹膜有局限前粘连，可用 6 号钝针头由粘连区切口伸入推开前粘连虹膜，重新注气），注气后患者应仰卧 2～3 天再离床活动。注气重建前房的方法目前已较少应用。

重建前房完成后，应用海绵拭子或棉签揩干伤口，检查伤口有无渗漏前房液体，以确认伤口水密状态，如有渗漏，则在渗液区补充间断缝合。并要检查中央及周边前房，充盈是否满意。

（九）黏弹性物质在角膜移植中的应用

角膜移植术中常应用黏弹性物质保护角膜内皮、上皮，重建前房及分开粘连。常用的黏弹性物质有三种：透明质酸钠、硫酸软骨素及甲基纤维素。

（1）在供体前房注入黏弹性物质，可使用环钻完全钻穿角膜，使植片正圆，边缘垂直，当采用由内皮面刻切法取植片时，刻切出移植片后放入黏弹性物质于内皮面，可防止损伤内皮细胞。滴在上皮面可以防止植片上皮水肿及脱落。

（2）做植床时，当环钻部分钻穿前房时，可由伤口注入少量黏弹性物质可保护虹膜及晶状体免受损伤，但注入量不宜过多，否则黏弹剂可能会经瞳孔进入后房，造成后房压力增高，引起一系列并发症。如果术

眼为血管化的角膜，注入透明质酸钠后，可防止切口出血渗入前房。

（3）缝合植片时，前房注入黏弹性物质可使缝合易行，且保护内皮。如术眼有人工晶状体，在人工晶状体表面注入黏弹性物质可防止其与内皮接触而损伤植片内皮。埋藏线结时线结表面涂少许黏弹剂，可使线结容易埋入线道。

（4）对于难以注液分隔虹膜及重建前房的患眼，当移植片的缝合完成后，可由患眼的角膜缘部做一小切口，注入透明质酸钠以重建前房，且以注入透明质酸钠的钝针头边注入边分离前粘连的虹膜，可以满意地重建前房。以透明质酸钠重建前房时，术后12小时内会有一过性的眼压增高，可静脉滴注甘露醇给予控制。

四、手术后处理

术终注液重建前房，可不限制患者卧床休息，双眼绷带包扎至上皮完全愈合，或术后即戴软性接触镜。术后常规静脉滴注抗生素及肾上腺皮质激素约三天以预防感染及控制术后炎症反应。术眼解除绷带包扎后，滴抗生素及肾上腺皮质激素眼药水。

术后检查应注意切口的对合情况，植片及缝线是否在位，还应注意眼内情况的变化。术后早期一般上皮光滑，但泪膜不完整，基质厚度和透明度正常，植片后弹力层可有轻度皱褶，前房水可有轻度闪辉，但不应有角膜后沉着物。术后1～2周角膜后弹力层皱褶逐渐减轻，最后消失。泪膜亦逐渐恢复正常，大约需要一个月左右时间。如术后出现角膜后KP，房水闪辉加重，或上皮和基质水肿，提示可能出现并发症，应作对应处理，同时尚应注意术眼的眼压，及时检查眼底。

（一）肾上腺皮质激素的应用

手术术毕，穹隆结膜下注射0.25～0.5mg地塞米松。真菌性、单疱病毒性角膜炎的术眼，或已知肾上腺皮质激素可引起眼压升高的术眼，不予结膜下注射肾上腺皮质激素。术后葡萄膜炎症反应严重者可全身静脉滴注肾上腺皮质激素，如无特殊，则用含抗生素肾上腺皮质激素的复方眼药水滴眼，早期每1～2小时一次，至反应平息后，改每天四次，以后再逐渐递减，持续约三个月。如术眼新生血管多，或无晶状体眼，可延长局部肾上腺皮质激素的使用时间，如为有晶状体眼，而又无炎症表现者，则应及时减少局部肾上腺皮质激素滴眼剂的浓度及滴眼次数，以防引起肾上腺皮质激素性青光眼及白内障。

（二）散瞳剂的使用

散瞳与否要根据有无虹膜炎而定。如术后虹膜没有明显炎症，原则上不用扩瞳剂，如果术后出现明显的虹膜睫状体炎表现，应选用托吡卡胺等短效散瞳剂为宜。如为圆锥角膜行穿透性角膜移植术，不应采用睫状肌麻痹剂，因其有引起永久性瞳孔散大的危险，即发生Castroviejo综合征。植入后房型人工晶状体的术眼，瞳孔散大增加了虹膜与后囊粘连形成及虹膜夹持人工晶状体边缘的机会。大植片的术眼，瞳孔散大可导致虹膜挤向前房角，并与切口的后边缘粘连。因此散瞳剂的使用需慎重。

（三）降眼压药物

角膜移植术后患者每次复查时应测量眼压。有青光眼病史、角膜移植联合玻璃体切割及角膜移植联合白内障摘除人工晶状体植入的患者，眼压升高的风险更大。穿透性角膜移植术后高眼压在术后早期阶段不引起上皮水肿，相反植片有变薄的趋势，且较正常角膜透明。术后如发生继发性青光眼，需使用各种抗青光眼药物进行治疗。

（四）抗生素的使用

术后使用局部抗生素眼药水，可预防感染，减少并发症的发生。一般4次/日，持续1周，直至角膜上皮复原，夜间可使用抗生素眼膏。浸泡抗生素的胶原罩，既可以保护角膜上皮，也可在术后早期提供局部足够浓度的抗生素。

如果穿透性角膜移植的目的是控制感染性角膜炎，术后应更长时间使用抗生素眼药水。细菌性角膜炎可使用局部广谱抗生素眼药水，或基于细菌培养和药物敏感性试验的抗生素。使用的频率取决于角膜炎的活动性，从1次/30分钟到4次/日，术后2～3周逐渐减量。角膜穿孔的病例，术后需全身用药，先静脉用药，以后改为口服用药。真菌性角膜炎术后局部使用抗真菌药物的持续时间应较长，以减少复发的几率。单疱病毒性角膜炎术后，局部预防性应用抗病毒治疗可降低单纯疱疹病毒的复发及移植排斥风险。

（五）保护角膜上皮

化学烧伤、眼类天疱疮、Steven-Johnson综合征或严重干眼的患者移植失败与眼表异常有关，因此，角膜上皮的完整性对保证植片存活有重要意义。手术前后均应树立保护角膜上皮的观念，术前应选用有健康上皮的供体角膜组织进行移植。术中对上皮的保护措施包括使用平衡盐溶液保持角膜湿润、前表面覆盖透明质酸钠等黏弹剂物质、减少手术器械和上皮的接触。有干眼的患者，行穿透性角膜移植手术时使用烧灼术封闭上下泪小点。术后使用不含防腐剂的人工泪液保护上皮，避免使用角膜上皮毒性药物。术后早期发生的角膜上皮缺损，通过双眼绷带加压包扎或佩戴软性角膜接触镜可很快痊愈。如果角膜上皮缺损持续超过1～2周，则需行羊膜遮盖术或临时性睑缘缝合术，直至重新上皮化。

（六）拆线

拆线的时间应根据眼部条件、切口愈合情况及缝线的种类综合考虑。一般认为出现下述情况可拆线：①缝线已变松弛隆起，表明缝线已无闭合切口的作用；如为间断缝线，即可拆除之；②缝线太紧导致明显散光，可适当提早拆线；③缝线处血管化；④深基质层血管化；⑤缝线导致明显的炎症反应者，亦可考虑提早拆线。

如果使用间断缝合技术，一般术后6～12个月选择性拆除缝线，小儿角膜创口愈合较快，最早可在2个月选择行拆除缝线。如为连续缝合，则拆线时间为术后7～12个月。如果联合使用间断缝合和连续缝合技术，术后3个月选择性拆除陡峭经线的间断缝线，连续缝合线在1年时拆除。如果缝线未引起相关并发症，且位于角膜上皮下，也可不拆线长期观察。

拆线可在表面麻醉下进行，幼儿需采用基础麻醉。显微镜或裂隙灯下挑断间断缝合线，从受体角膜周边快速抽出缝线。有时缝线末端断裂在角膜内，可待其排出再去除。拆除连续缝合线时，每间隔一个线环挑断缝线，然后用镊子拉出角膜。拆线时不可避免地会造成上皮缺损，因此需局部使用抗生素数日以防止感染。

（七）术后角膜屈光状态的控制

手术后3个月根据角膜计或角膜地形图检查，有选择性地拆除导致散光的间断线，减少散光。一般术后6个月或更久，屈光状态才稳定。

第三节　穿透性角膜移植的并发症及处理

由于角膜保存技术的进步、显微手术技术的提高，穿透性角膜移植术已发展为十分成熟的手术，但仍然有多种潜在的并发症危及穿透性角膜移植术的成功。这些并发症可发生于术中、术后数周或数月以至数年。因此，正确认识和治疗这些并发症是提高手术成功率的一个关键因素，其重要性不亚于掌握穿透性角膜移植手术技术。

一、术中并发症

（一）制移植片中的失误

移植片变形、椭圆、边缘高度倾斜或移植片内皮撕裂面积超过1/4，应弃去不用，以免引起术后高度散光或原发性移植片内皮衰竭。

（二）环钻切口移位

一般为环钻刀锋变钝所致，常引起环钻切口偏离中心，如钻痕深度不到角膜厚度的1/3，可重作移植床，如钻口深度大于1/3，可用口径稍大的环钻包围原环钻切口，重作移植床，保持移植床位于角膜中央区。

（三）驱逐性脉络膜上腔出血

脉络膜上腔出血为脉络膜血管破裂不能控制出血，进入脉络膜上腔，是穿透性角膜移植最严重的并发症。结果可能导致眼内容物从受体角膜开口处脱出。尽管此种并发症少见，但穿透性角膜移植术的发生率较其他内眼手术高。

穿透性角膜移植手术时脉络膜上腔出血的发生机制不清，但可能与眼球的突然、长时间减压，造成受累区脉络膜毛细血管尤其是脆性较大的血管管壁内外压力差急剧增加所致。危险因素包括青光眼、内眼手术史、外伤、炎症、高血压、心动过速、高度近视及球后过量注射麻醉药物造成表层巩膜静脉压升高。

脉络膜上腔出血最初的临床症状包括后房压力升高、玻璃体前部膨胀和（或）直接观察到脉络膜脱离，呈棕褐色山丘状或半球状隆起，且逐渐发展。最后眼内容物通过植孔迅速脱出。患者常伴有烦躁不安。

一旦发现脉络膜上腔出血的先兆或症状，当务之急为立即关闭开放的植孔，紧急情况下甚至可用手指压住受体角膜开口，以封闭并压塞眼球。也可使用临时人工角膜堵塞开口，但不够迅速。封闭切口后，行多个巩膜穿刺口进入脉络膜上腔以引流出血，切口为T形以充分引流，供体角膜植片尽可能快地使用张力大的8-0尼龙线缝合于植床。及时判断正确处理，脉络膜上腔出血可不摘除眼球。如果出血有限没有视网膜脱离，术后尚可恢复一定视力。如果出血范围大并有视网膜脱离，预后很差。预防措施包括术前、术中降低眼压，术中注意止痛，控制血压和心率，保持患者头位高于胸部。

（四）虹膜、晶状体损伤

1. 虹膜损伤　用剪刀完成移植床时，可损伤虹膜，眼压控制不佳，虹膜晶状体隔隆起的情况下更易剪破虹膜，如裂口大可用10-0尼龙线缝合，或做虹膜节段切除，以防双瞳。用剪刀完成移植床时应确保剪刀在正确位置，一次剪除角膜组织不要过多，可避免损伤虹膜。

2. 晶状体损伤　广泛且浓密的角膜混浊，手术时看不清前房，而瞳孔又散大，晶状体失去虹膜的保护，或广泛的虹膜前粘连导致前房浅甚至消失，钻穿植床时无房水流出，造成判断失误，损伤晶状体。此外，手术器械碰撞晶状体，缝合虹膜时缝针尖端或边缘的锋利部位接触晶状体，也可引起晶状体损伤或囊膜破裂。如发生此种意外，应做晶状体囊外摘除，眼部条件较好者可联合人工晶状体植入。预防措施包括术前缩瞳，充分利用虹膜对晶状体的保护作用。前房浅者切开前房后，注入黏弹剂分离虹膜前粘连，并加深前房，减少晶状体受损伤的风险。制作移植床时，先做角膜厚度 2/3 深度的环钻切口，然后在有虹膜的部位用刀片切开前房，用剪刀完成移植床，可有效避免这类并发症。

（五）角膜、虹膜或睫状体出血

1. 角膜出血　新生血管多的角膜，环钻时角膜切口出血，可用海绵拭子或棉签压迫止血，出血制止后再剪下角膜片。对于血管化的角膜，用环钻做移植床切穿部分角膜后，即由切口注入少量黏弹剂于前房，可防止血液流入前房。但切勿注入过多，导致黏弹剂进入后房，使制备移植床时虹膜膨出。

2. 虹膜睫状体出血　在无晶状体眼、虹膜组织广泛前粘连、需做复杂的眼前段手术，如分离虹膜前粘连、剪除病变的虹膜或前房的机化膜、分离房角、缝合虹膜瞳孔成形时会导致出血，做周边虹膜切除预防瞳孔阻滞，亦可导致出血，可用小棉签压迫出血点以止血，制止出血后，要冲洗干净血凝块。如为无晶状体眼，血液已流入前段玻璃体，可采用玻璃体切除清除前段血染的玻璃体及血块。

（六）眼压增高，虹膜晶状体隔前移

发生这类并发症的原因有：①球后、眼轮匝肌麻醉不充分，止痛不完全致术中患者忍痛强力作闭眼动作致使术中眼压升高；②球后注射量过大，或轻度球后出血导致眶压增高推压眼球；③婴幼儿巩膜硬度低，环钻切开移植床后，巩膜难以维持眼球容积，引起虹膜晶状体隔隆起。出现此种并发症常造成移植片缝合困难，移植片内皮因高压下摩擦虹膜晶状体隔易受损。也可导致虹膜广泛嵌顿于创口内口，甚至引起晶状体脱出。

虹膜晶状体隔前移如发生在制备移植床早期，即仅切开部分移植床时，可缝合创口，重建前房，推迟手术并找出其原因进行解决。如发生在移植床完成后，则先缝合创口，由睫状体平坦部切口伸入粗针头至眼球中央区，抽出 0.5～1ml 玻璃体，降低眼压后，继续完成缝合及全部手术。有时虹膜组织脱出仅仅因为前后房之间不能沟通，后房水不能流出导致虹膜脱出，并非虹膜晶状体隔前移，此时只需在虹膜周边剪出一小口，可见后房水流出，压力随之降低，眼部恢复平静。

预防措施包括：充分做好球后、眼轮匝肌麻醉以及表面麻醉，确保手术过程中眼压稳定。即使轻度球后出血，亦应停止手术。婴幼儿行穿透性角膜移植术要缝 Fliringa 或其他类型的巩膜支撑环。

（七）前房重建困难或失败

手术完毕若无法重建前房者，常会导致术后广泛的虹膜前粘连，及发生继发性青光眼。其原因包括：①瞳孔过大，平衡盐溶液进入后房，造成后房压力增高；②虹膜嵌顿于切口；③术前存在广泛的虹膜前粘连，术中难以分离；④植片小于植床，导致前房扁平；⑤长期炎症虹膜肿胀占据了前房位置等。

虹膜前粘连者可由角膜缘做小切口，以 5 号钝针头向前房注入黏弹剂如透明质酸钠，边注入边分开前粘连的虹膜，直至重建满意的前房。如术后出现一过性的眼压增高，可静脉滴注甘露醇控制眼压。液体进入后房者，可使用平针头从切口伸入，在角膜中周部轻轻压迫使蓄积于后房的液体引入前房，排出眼外，然后再改用黏弹剂按上述方法重建前房。

预防：急性期病变的治疗性角膜移植术前应积极抗炎治疗。植片要比植床大 0.5mm，手术后原则上使用黏弹剂重建前房。术前广泛虹膜前粘连者，可先行虹膜粘连分离术，择期再行穿透性角膜移植。

二、术后早期并发症

（一）角膜上皮缺损

角膜植片完全上皮化通常需要 4～6 天，也可长达 12 天。完整角膜上皮的屏障功能对角膜植片的存活至关重要。需密切观察上皮生长情况，因持续上皮缺失可造成感染性溃疡、基质溶解、穿孔及移植失败。其原因包括：①受体角膜缘上皮最终分化移行替代供体角膜上皮，角膜缘功能受损的患者，如眼部类天疱疮、Stevens-Johnson 综合征、化学或放射烧伤、干眼、酒渣鼻性角膜炎甚至严重的慢性睑板腺炎，都可发生持续性角膜上皮不愈。②有些术者常规去除供体角膜上皮以降低移植排斥率。祛除这层抗原细胞层可能有效的降低上皮排斥的发生率，但增加了产生持续上皮缺损的危险性。③缝线过紧造成角膜组织卷曲、供体角膜和受体角膜错位导致的切口扩张及草率拆线后切口裂开，使局部形成角膜小凹，泪膜不能均匀涂布，引起局部角膜上皮干燥、脱落。④复发性单纯疱疹病毒可出现慢性上皮缺损。

术中可通过使用平衡盐溶液保持角膜湿润防止供体角膜上皮损伤，但应避免过度冲洗。植片表面可滴用黏弹剂防止上皮干燥脱落。术后使用不含防腐剂的人工泪液润滑眼表，避免使用妨碍上皮愈合的药物，特别是曲氟尿苷、氨基糖苷及非甾体类抗炎药物。

如果术后1周内不能完成上皮化，应放置绷带式软性角膜接触镜。接触镜可减少眼睑的机械性摩擦，保护上皮细胞的分化。如果直到术后2周上皮仍没有完全上皮化，应行临时性睑缘缝合术或羊膜遮盖术，定期检查植片，直至上皮愈合完全。角膜缘功能丧失者，需行角膜缘移植，但增加了排斥反应的风险。其他的辅助治疗包括局部应用上皮生长因子或纤维连接蛋白。

（二）感染

1. 角膜炎 尽管大多数植片感染发生在穿透性角膜移植术后6个月或更长时间，但有些在术后短期内发生。常见的体征包括伴有上皮缺损、角膜浸润，前房积脓。诊断和治疗的方法参见感染性角膜炎章节。

2. 眼内炎 化脓性眼内炎是穿透性角膜移植术后最严重的并发症之一，其发生率在0.1%～0.7%，若同时联合前部玻璃体切割，则眼内炎发生率可增加到1.03%。眼内炎的高危因素包括无晶状体眼（可使病原体扩散到玻璃体腔）、术前存在眼部炎症、曾接受过其他眼部手术或长期应用肾上腺皮质激素。

穿透性角膜移植术后发生眼内炎的主要原因是植片污染，细菌对常用抗生素耐药，此外眼睑及结膜的感染性炎症也是原因之一。眼内炎常见的症状包括疼痛、视力下降、结膜水肿及充血，但可被术后炎症掩盖。因此术后第1天及1周内再次检查患者评估客观征象很重要，如植片浸润、前房积脓或玻璃体混浊，动态观察病情变化，不难作出诊断。

眼内炎一旦确诊，应立即采用广谱敏感抗生素进行局部和全身治疗。可行抽吸前房及玻璃体腔渗出物进行培养并注射抗生素。若出现眼后段的感染，应及时行后段玻璃体切除及玻璃体腔注射药物。

为了预防眼内炎的发生，严格按照无菌标准摘除及保存供体角膜，在角膜保存介质中添加低毒敏感抗生素，如万古霉素、链霉素，另外，由于抗生素在室温下细菌繁殖阶段杀菌作用最有效，建议从冰箱取出供体组织1小时后再进行手术。术前局部5%聚维酮碘冲洗结膜穹隆部可降低外眼菌丛导致的眼内炎的发生。手术完成后必须球结膜下注射广谱抗生素。

（三）房水渗漏

房水渗漏最可能的原因是缝线断裂、松弛或错位缝合。角膜变薄的患眼，则多为沿穿透性缝线隧道渗漏房水。表现为穿透性角膜移植术结束时前房深，但术后第一天变浅或扁平，植片内皮与虹膜、晶状体或人工晶状体、或玻璃体接触，眼压常常较低。使用局部荧光素（Seidel试验）可显示渗透位置。但如果虹膜嵌顿于切口渗漏位置，或前房过浅没有剩余足够的房水流出，试验也可为阴性。房水渗漏如不做及时的处

理，会导致植片内皮接触性损害，周边虹膜前粘连日后继发青光眼、高度散光等。

轻度房水渗漏，前房虽浅但存在时，可先加压绷带双眼包扎或戴角膜接触镜，密切观察前房形成情况，若前房不能恢复或渗漏明显，则应立即重新缝合渗漏的切口。重新缝合穿透性角膜移植的切口可在局部麻醉下进行。重新缝合的方法取决于穿透性角膜移植时采用的缝合类型。如果使用间断缝合，可在渗漏的位置加补间断缝合线。如果使用连续缝合，可通过拉紧渗透区域的缝线松弛其他区域的缝线，重新分布缝线的张力。如果这种方法不能关闭切口渗漏，或已关闭切口渗漏但在其他区域造成新的渗漏，可在渗漏位置切断缝线，从切口两边拆除缝线，直到缝线末端足够长，可以连接另一条缝线。加的缝线以连续缝合的方法缝合，并与原来的缝线重新打结。或者沿切口整个一周重新连续缝合。

预防措施：缝线结扎尽可能避免滑结。线结不宜太短，并尽量埋入角膜组织。避免全层角膜缝合，坏死、水肿、变薄的组织应采用间断缝合，跨度相应较大。

（四）虹膜前粘连

虹膜前粘连的原因可以是缝合中眼压控制不佳，导致虹膜嵌顿于切口的内口，或缝合时缝线挂上了虹膜组织，也可能是继发于切口渗漏。虹膜前粘连导致前房延迟形成，引起慢性炎症，增加移植免疫排斥反应和继发性青光眼的发生率，因此必须进行分离。

小范围前粘连，且与切口渗漏有关者，通常关闭切口后可消失。粘连范围大或进行性发展引起继发性青光眼时，应行前粘连分离。不愿手术者可试行氩激光虹膜成形术，如果无效则需手术，分离术常在术后12天左右进行，由邻近粘连区角膜缘后2.5～3mm切开巩膜，按睫状体分离技术向前房周边部伸入薄的虹膜恢复器沿移植床与移植片连接处的内口推进，分开前粘连，术终由切口注液重建前房，必要时注黏弹剂如Healon重建前房以确保分开粘连。如果在角膜移植刚手术术毕，重建前房时，发现某一象限前房无法充盈，证明缝线已挂上周边虹膜组织，则应拆除该部位缝线，重做缝合，术毕再注液或注Healon以重建前房。

（五）前房积血

前房积血出现在术后第一天，在受体角膜有严重新生血管的患者及术中进行过虹膜操作的患者中较常见，如周边虹膜前粘连松解、虹膜成形术或取出前房型人工晶状体。

治疗包括使用抗青光眼药物治疗伴随的眼压升高，局部使用肾上腺皮质激素不仅可抑制炎症，还有助于预防虹膜和角膜在血凝块处粘连。如果出血量小，无

须手术干预即可吸收。如果出血量较大，特别是完全充满前房，数天内没有改善，有必要行前房冲洗。手术中使用血栓溶解剂如尿激酶、链激酶或组织纤维蛋白溶酶原激活剂（tpa），溶解血块；或抗纤维蛋白溶解药物如氨基己酸，预防再次出血。

（六）高眼压

术后第一天异常变薄、高透明度的角膜植片常是眼压升高的体征，相反异常水肿的植片可看作眼压降低的表现。无晶状体眼及有青光眼病史的患者术后眼压升高的风险较大。

前房内残留的黏弹剂是导致术后眼压一过性升高的最常见的病因。常在术后第一天出现，48小时眼压升高达到峰值，72小时左右降至正常范围。前房角堵塞是导致眼压升高的另一个原因，多为供体植片直径小于植床，或植片缝合过紧，在无晶状体眼，由于失去晶状体的支撑作用，小梁网易塌陷，产生房角阻塞。与前房消失相关的高眼压提示瞳孔阻滞，由虹膜和晶状体或人工晶状体之间后粘连形成所致。

无晶状体眼的穿透性角膜移植手术，使用大于切割受体角膜环钻直径0.5mm的环钻刻切供体角膜，有助于保持房角开放，有晶状体眼或人工晶状体眼应使用大于切割受体角膜环钻直径0.25mm的环钻刻切供体角膜。手术结束时抽吸黏弹剂可在一定程度上预防术后眼压升高，应避免过度灌注及抽吸，因为可损伤植片内皮。

减少术后眼压升高的治疗措施包括使用局部抗青光眼药物，如肾上腺素能β受体拮抗剂、碳酸酐酶抑制剂、高渗剂等。口服或局部使用碳酸酐酶抑制剂常常有效，且耐受性较好。术中使用黏弹剂的患者，术后当晚及第二天清晨可常规口服碳酸酐酶抑制剂。药物治疗无效时，可考虑行激光周边虹膜切除术或抗青光眼手术。

（七）低眼压

穿透性角膜移植术后早期阶段低眼压（<10mmHg）较高眼压常见。大多数病例中，低眼压可能是术后虹膜睫状体炎引起睫状体分泌房水减少所致，其他引起低眼压的原因包括切口渗漏、脉络膜脱离、视网膜脱离等。虹膜睫状体炎症可随时间（1～2周）及局部肾上腺皮质激素治疗而好转，房水产生恢复，眼压恢复正常。切口渗漏处理见相关内容，大多数脉络膜脱离可自愈，不留后遗症。视网膜脱离需进行视网膜复位手术。

（八）原发性移植片内皮细胞衰竭

原发性移植失败发生于供体角膜内皮细胞功能障碍，导致穿透性角膜移植术后持续性角膜水肿，发生率小于5%。诊断原发性移植失败，需排除其他角膜水肿的情况如角膜上皮大范围缺损、炎症等。

大多数原发性移植失败的病例归咎于供体材料不良（供眼内皮功能不佳或供体死后时间太长或保存方法不当等），手术过程中严重损伤内皮病例如不适当的冲洗液、制植片时内皮撕裂，缝合时植片内皮面摩擦虹膜晶状体隔，或术中反复冲洗前房等，也会造成供体植片内皮细胞衰竭。如植片在术后10天内全混浊，宜更换植片，最好一周内更换，以免植床反应性水肿，不利缝合。严格选择供眼，手术中注意保护内皮是预防原发性移植片内皮细胞衰竭的关键。

三、术后晚期并发症

（一）切口裂开

穿透性角膜移植切口裂开可发生于拆线前、拆线时和拆线后。拆线前发生的切口裂开常由缝线异位、松弛或断裂和（或）眼压升高。这部分内容在手术早期并发症中已叙述，此处主要分析拆线时和拆线后出现的切口裂开。拆线时的切口裂开和选择拆线时机、部位不当以及操作粗暴有关。拆线后裂口与其抗张性下降有关，应用局部肾上腺皮质激素和无抗原性缝线，受体角膜的愈合反应缓慢，眼压增高和外伤情况下容易发生切口裂开。

切口裂开不仅危及眼球的完整性，还可引起角膜的高度散光，应给予重新缝合。若切口裂开范围较小，间断缝合1～2针即可，范围较大时应在裂开两端各做间断缝合，防止裂口向两侧延伸，再将裂口打开，植片重新对齐受体角膜，10-0尼龙线间断缝合，埋藏线结。最后检查整个切口，确保缝线拉力没有导致其他位置切口裂开。

穿透性角膜移植术后随访过程中，仔细观察切口愈合的体征，如血管化、瘢痕及缝线松弛，有助于正确选择拆线时机。拆线后几天内应小心以避免外伤，独眼的患者，建议使用保护性眼罩。

（二）角膜膜形成

1. 移植床 Descemet 膜剥离及残留　尽管 Descemet 膜剥离是穿透性角膜移植术中并发症，如果残留在原位未处理，术后将持续存在。显著水肿的角膜，基质层与后弹力层之间附着疏松，剪除植床时可遗留后弹力层。术后表现为植片后的薄膜状物，常与植片内皮相贴引起植片内皮衰竭，可使用 Nd∶YAG 激光切开膜以挽救植片。

2. 上皮内生　穿透性角膜移植术后上皮侵入前房生长罕见。内生的上皮往往通过愈合较差的切口或瘘管进入前房。或者上皮进入前房是通过手术器械、角膜全层缝线或外伤性异物带入。

内生的上皮在角膜后表面、前房结构表面甚至眼后段增殖，形成菲薄的膜状物。在植片后表面角膜内皮细胞损伤或缺失区域，缺乏细胞接触抑制，内生上皮能够形成角膜后膜，外观似内皮排斥线，上皮最终扩展到小梁网，堵塞房水引流途径，导致顽固性青光眼。上皮内生的其他体征包括瞳孔扭曲、虹膜炎、及虹膜表面包裹性囊肿（珍珠囊）。

上皮内生的治疗相当困难。疾病早期阶段，手术摘除受累的眼组织提供了保留视力的机会。眼压增高者，可通过植入房水引流阀控制眼压。

3. 基质内生 角膜后部切口愈合不良可导致受体或供体角膜纤维细胞移行进入前房及植片后表面。内生的范围偶尔限制于周边角膜，植片中央保持透明。但如果内生范围大，内皮细胞被破坏，可导致植片混浊水肿。需再次行较先前植片口径更大的穿透性角膜移植，才能确保清除所有的内生基质膜。

4. 基质外生 角膜前部切口愈合不良或裂开，导致角膜供体或受体的基质细胞向角膜表面生长，形成一层白色膜状组织，位于上皮与前弹力层之间，容易误诊为植片失败。此时可在显微镜下进行剥除。

5. 角膜后纤维膜 是位于后弹力膜和内皮细胞层之间的一薄层胶原组织膜，呈三明治样结构。常见于排斥引起的移植失败，也可见于其他炎症反应或玻璃体和角膜接触的结果。组织学证实其形成机制可能为内皮细胞化生为成纤维细胞样细胞，随后产生胶原及Descemet 膜样物质。由于植片混浊水肿，需再次行穿透性角膜移植。

（三）移植片排斥反应

角膜的无血管使其处于相对的"免疫赦免"状态，使角膜移植成为器官移植中成功率最高的手术。尽管如此，排斥反应仍是穿透性角膜移植失败的首要原因。这是一种复杂的免疫反应，一般认为是以 T 淋巴细胞介导的细胞免疫为主，但具体的机制仍不十分确切，至少与下列几个方面的因素有关：①被移植抗原激活的免疫细胞克隆扩增，并释放多种细胞因子，促进淋巴细胞的增殖；②被激活的 CD4 阳性细胞可释放白细胞介素 -2，导致细胞毒性 T 细胞前体转化为细胞毒性细胞，直接破坏植片；③角膜细胞异常表达 MHC-Ⅱ类抗原，使角膜细胞一方面起抗原呈递细胞的作用。触发免疫反应，另一方面成为免疫反应的靶细胞，受到细胞毒性 T 细胞等的攻击而受到损害；④角膜植片内的树状细胞起抗原呈递作用，促进免疫反应；⑤其他因素：如缝线刺激和伤口愈合等因素引起的非特异性炎症反应，可导致 T 细胞等的聚积，角膜的血管化加速免疫成分的移动等。

1. 发生排斥反应的危险因素 ①角膜的血管化：角膜新生血管破坏了正常角膜相对的"免疫赦免"状态，加速了眼前段免疫成分的运动。一方面移植物抗原容易导致受体致敏，另一方面也使免疫活性细胞和淋巴因子更容易到达植片，进一步加剧排斥反应。在无血管的角膜，其发生率为 9%～12%，但在高度血管化的角膜，排斥反应的发生率高达 70% 以上。②植片过大或过于靠近角膜缘：当植片直径超过 8.5mm 或者植片边缘过分靠近角膜缘时，由于接近角膜缘的血管和淋巴网，术后排斥反应的发生率明显增加。③眼前段炎症：炎症引起血 - 房水屏障的破坏、房水免疫活性物质等成分的改变和角膜新生血管等因素，都易触发和加重排斥反应。④再移植：尤其是在一年内接受再次移植，由于受体处于致敏状态，再移植所带来的新的供体抗原更容易引起排斥反应。⑤年龄：年龄小于 50 岁者比 50 岁以上者发生排斥反应的可能性大，可能与随年龄增长，免疫系统的功能相对下降有关。⑥其他：眼前段手术史、青光眼、虹膜前粘连、ABO 血型及 HLA 组织配型不符合等。

2. 排斥反应的诊断和鉴别诊断 在临床上，典型的排斥反应表现为技术上成功的透明角膜移植片，于手术 10 天后突然变为混浊水肿，并伴有睫状充血、房水闪辉和角膜后沉着物等。由于淋巴细胞致敏需要一定的时间，因此，除了极少数速发型排斥反应以外，通常排斥反应均发生在术后 10 天以后。临床上术后 10 天至 3 个月这段期间为排斥反应较常发生的时间。理论上说穿透移植片的排斥反应危险可以长期存在，但随术后时间的推移，其发生率逐渐减低。根据排斥反应发生的部位可分为四种类型，即上皮型、上皮下浸润型、基质型和内皮型排斥反应。这几种类型既可单独发生，也可联合发生。

（1）上皮排斥反应：其发生率约占 90%。典型的表现为上皮排斥线，常见于全或亚全板层角膜移植患者。移植片上皮出现微隆起的灰白色不规则弧线或环形线，荧光素染色阳性，且从周边向中央移动，排斥线后的上皮组织水肿、粗糙，全过程约 1～2 周完成。患眼伴轻度睫状充血。此类型排斥有自限性。如果不合并实质层或内皮排斥，预后良好，肾上腺皮质激素治疗可减轻反应，但不能停止排斥。

（2）上皮下浸润：上皮下浸润是移植排斥反应的一种体征。临床表现为植片 Bowman 层下白色沉积物，直径约 0.2～0.3mm，局部应用肾上腺皮质激素治疗即消失，部分病例留下极深的瘢痕。上皮下浸润的确切发病率尚不清楚，文献报道为 2.4%～15%，青年患者多见。它可同时伴有上皮及内皮排斥反应，也可仅有角膜后沉着物及轻度前房内炎症反应。

(3) 基质层排斥反应：为受体淋巴细胞直接作用于供体实质层的结果，表现为睫状充血，近血管处的移植片实质层发生水肿浸润，如不及时控制，混浊水肿可扩展到全移植片，临床上实质层排斥反应一般伴有内皮或上皮排斥反应。

(4) 内皮排斥反应：移植片透明的关键是角膜内皮功能正常，所以内皮排斥的后果极为严重。内皮排斥反应出现内皮排斥线，它为供体被致敏的淋巴细胞作用于内皮的结果。临床表现为睫状充血、前房水闪辉、供体角膜后尘状沉着物，可弥漫分布或沉积于内皮排斥线。内皮排斥线开始位于周边（通常是位于血管较多的部位），逐渐向移植片中央移行，数日内横扫内皮层。排斥线以外的移植片仍保持透明，分界十分清楚。组织学上发现内皮排斥线中有淋巴细胞，被排斥的内皮细胞变长或变圆形，细胞连接丧失，胞质突起损毁。其发病率文献报道变化较大，从 12%～40%。虹膜周边前粘连的角膜植片，其内皮排斥反应率亦高。内皮排斥反应可在术后 10 天后发生，一般在术后 2～12 个月，亦有报道术后 35 年发生者。内皮排斥反应如能及时发现，用肾上腺皮质激素控制，且移植片内皮又有足够的愈合储备时，通过健在的内皮细胞扩展及移行修复内皮受损区，移植片可恢复透明。否则，移植片变混浊，出现角膜后膜及大泡性角膜病变。

移植排斥反应与下列情况鉴别：①非特异性内皮功能衰竭：植片逐渐水肿，但不伴角膜后沉着物及眼前段炎症反应。②无菌性及感染性眼内炎：可见前房积脓及玻璃体炎症反应，抗感染抗炎症治疗有效。③上皮内长：上皮内长可出现与内皮排斥线相似的角膜后线，但上皮内长病例前房内类细胞样颗粒较典型白细胞大，且应用肾上腺皮质激素症状及体征不减轻；虹膜前可见一薄膜，并且迅速出现青光眼，且抗青光眼药物治疗无效。④原有病变复发：排斥反应引起的病变局限于植片，植床相对正常，而病变复发可累及植床。

3. 排斥反应的治疗　早期发现和早期治疗非常重要，排斥反应发生后几天才开始治疗者，逆转的可能性很小。治疗措施包括：①肾上腺皮质激素：眼药水最初每半小时一次，每 1～2 天结膜下注射肾上腺皮质激素，如为内皮排斥或联合排斥反应，或排斥反应较重，应全身用肾上腺皮质激素治疗，要随访患者，待排斥反应控制后方可逐渐减少用药量，直到停药。一般治疗 1～2 周后移植片厚度恢复，排斥反应症状消失。②环孢素 A：如应用肾上腺皮质激素不能控制病情，可应用免疫抑制剂环孢素 A（CsA），它能选择性抑制

辅助性 T 细胞（Tm）和细胞毒性 T 细胞（CTL），而促进抑制性 T 细胞（Ts）。环孢素 A 的作用与剂量和给药途径有密切关系，局部应用有一定效果，但其使用刺激性大，患者依从性不好。若条件许可，可加全身用药，但连续用药时间需半年至一年。③新一代免疫抑制剂：如 FK506，可抑制干扰素、IL-2、IL-3 的产生，抑制 CTL 细胞的产生以及抑制多种转移因子受体的表达，有较好的应用前景。

4. 排斥反应的预防　①手术时机的选择：角膜移植应尽量在炎症控制后、眼附属器病变已治愈的条件下进行，除非角膜发生穿孔或几乎穿孔，为挽救眼球而施行急诊手术。因为在炎症情况下，角膜缘血管高度充血，排斥反应发生率明显增高。②尽量避免采用大植片：穿透性角膜移植的植片直径尽量选择 7.5mm 左右，植片过小，易引起术后高度角膜散光，植片超过 8.5mm 者，排斥反应发生率明显增高，对于较大的角膜白斑，不必刻意全部切除，只要植床正常或接近正常，仍应选择 7.5mm 的植片，以减少排斥反应的发生率。③术前预防性用药：环孢素 A 在抗原致敏的早期作用最强，因此，对于高危患眼，在术前数天开始预防性全身及局部使用环孢素 A 可以降低术后发生排斥反应的可能性。④组织配型：ABO 血型不配与排斥反应有关已得到公认，HLA 配型的意义仍存在争论。

（四）持续性瞳孔散大

Castroviejo 首先报道了圆锥角膜穿透性角膜移植术后，可出现对缩瞳剂无反应的不可逆转的瞳孔散大，表现为固定性瞳孔散大、虹膜萎缩及继发性青光眼。前段荧光素造影显示受累患者虹膜严重缺血。永久性散大可能与扩瞳药物无关，而是其他血管神经因素引起。圆锥角膜患者术后早期阶段不宜使用散瞳药物。永久性瞳孔散大的患者可佩戴画有虹膜的角膜接触镜或深色眼镜以减少畏光症状。

（五）白内障

穿透性角膜移植可加速老年性白内障的进展，导致视力下降。其原因多为手术损伤晶状体如器械碰撞晶状体、过度灌注。术后持续性炎症、前房积脓或房水分泌过低可影响晶状体代谢导致晶状体混浊。术后局部药物治疗可导致毒性白内障形成如前囊下混浊与抗胆碱酯酶药物有关，后囊下混浊与肾上腺皮质激素有关。

预防及治疗措施包括：术前使用毛果芸香碱或术中使用乙酰胆碱或卡巴胆碱收缩瞳孔提供机械性保护屏障，术中使用黏弹剂不仅提供缓冲区，还通过保持前房深度增加手术操作空间，防止器械与晶状体的接触。已有老年性白内障改变的患者，特别是年龄超过

50岁，由于白内障术后进展，应考虑穿透性角膜移植术联合白内障摘除术以避免再次内眼手术影响植片透明性。术后肾上腺皮质激素应逐渐减量至维持植片透明的最低剂量，一般情况下，血管化程度较轻的植床术后3~6月可停止使用肾上腺皮质激素。

（六）感染性结晶样角膜病变

结晶样角膜病变是一种特殊的、无痛性角膜感染性疾病，主要发生在植片。角膜前部板层的病变多由草绿色链球菌菌落引起，表皮葡萄球菌可导致角膜后部基质的感染性结晶样角膜病变。典型的特征为角膜基质结晶样物质沉积，可伴上皮缺损。抗生素治疗效果差。浅层板层角膜切除术可祛除感染组织，有一定疗效，准分子激光治疗性切除已成功地用于治疗浅表感染性结晶样角膜病变。如条件许可，可重复穿透性角膜移植术，预后良好。

（七）光毒性黄斑损伤

目前已有各种内眼手术显微镜光源引起的视网膜病变的报道，特别是当操作时间超过100分钟。光毒性为一种光化学过程，光和氧的相互作用形成自由基，随后损伤脆弱的视网膜细胞。症状包括手术后出现中央或旁中央暗点，视网膜水肿，数周至数月后逐渐有视网膜色素层的色素沉着及色素堆积。荧光造影显示慢性瘢痕增生，脉络膜高荧光窗样缺损及晚期高荧光，这些改变与AMD类似，病变后期可导致脉络膜新生血管。

术中可采取许多简单的预防措施，避免出现黄斑的光毒性损伤，包括药物缩瞳、转换同轴至倾轴显微镜光线照明、使用所需最低水平的照明强度、使用蓝光滤镜（光波<515nm）、尽可能的缩短手术时间。

（八）视网膜脱离

穿透性角膜移植术后视网膜脱离罕见，早期视网膜脱离诊断可有较好的结果。视力下降及不能解释的眼压下降是很重要的体征。因为术后早期阶段很难发现视力或视野小的改变，推荐定期使用间接检眼镜检查，特别是在术后6周内。如果不能看清视网膜，可行B超检查。如果证实发生视网膜脱离，只要角膜植创口能耐受手术压力，应立即手术。如角膜植片透明度低，无法完成玻璃体视网膜手术，可祛除原角膜植片，然后在临时人工角膜下完成操作，手术后更换新的角膜植片。

（九）黄斑水肿

穿透性角膜移植术后黄斑水肿是由前列腺素介导的慢性眼内炎症引起，无晶状体眼或人工晶状体眼术后更为常见。如果水肿时间持续，可发生视网膜囊样变性，严重影响视力。黄斑水肿传统的治疗方法是使用局部或全身肾上腺皮质激素控制炎症，但无对照研究证实绝对有效。预防性全身或局部应用吲哚美辛似乎可阻止术后黄斑水肿的发生。如同白内障手术，穿透性角膜移植术后黄斑水肿一般可自愈，视力得到恢复。

（十）术后散光

穿透性角膜移植术后即使植片透明，如果存在高度散光也可导致视力严重不良。一般来说穿透性角膜移植术后的角膜散光值平均为4.5D~5.0D，约10%的植片散光度大于5.0D~6.0D。引起术后散光的原因是多方面的，主要与手术技术有关，如巩膜张力环缝线过紧或过松均可使角膜变形，导致出现椭圆形植床，或制取植片时操作失误造成角膜植片不规则或边缘倾斜。此外缝合过程中，缝线的张力、在角膜上的对称分布和位置对散光的形成也是重要的影响因素。

术中的角膜镜或手术角膜计的应用有助于散光的评价，并可通过调整缝线的位置和张力控制散光。在进行检查前，应注意除去所有施加在眼球上的压力，如巩膜环、开睑器等。这种术中对缝线的调节有助于减少术后的散光，并使术后早期视力恢复更快。无论间断缝合、单线连续缝合、双线连续缝合、间断加连续缝合，与术后远期的屈光状态的关系都不明确，但一般认为连续缝合造成的散光要低于间断缝合。

应该认识到，无论进行怎样的努力，手术者仍可能在术后要面临散光造成的视力恢复的问题。如果眼镜能提供较好的视力，则可为患者配镜，眼镜不能较好的提高视力或患者无法耐受，可试戴角膜接触镜。佩戴接触镜的患者必须警惕一些并发症的发生，如植片新生血管化、感染性角膜炎等，在无其他并发症存在的情况下，接触镜不会增加植片排斥的几率。高度散光而无法用镜片或接触镜矫正的患者，还有多种手术操作可以考虑，如角膜松解性切开是在较陡的子午线上进行切开而使植片变扁平。而角膜楔形切除联合加压缝合则是在较扁平的子午线方向操作以增加角膜陡峭程度。另一个选择则是屈光性激光角膜切削手术，即使不能完全消除散光度数，术后也常可使患者能耐受眼镜以减轻屈光不正，详细内容参见相关章节。

（十一）原发角膜疾病在受体的复发

穿透性角膜移植术后单疱病毒性角膜炎复发率报道各异，术后1~3年10%~18%，术后15年增加至大约47%。临床上需要注意区别单疱病毒性角膜炎复发和植片排斥。单疱病毒性角膜炎复发时，可在植片与植床交界处出现树枝状或地图状溃疡，这种情况下诊断不难。单疱病毒性基质性角膜炎通常表现为局限的基质炎症和水肿，伴随角膜沉淀物及前房内炎症，很难和移植排斥鉴别。治疗以抗病毒药物为主,参见相关疾病章节。

一些角膜营养不良穿透性角膜移植术后数年至数十年后可在植片复发,如影响植片透明性,可再次行角膜移植手术。

(十二)供体疾病的传播

通过穿透性角膜移植术传播的疾病多为感染性疾病。最常见的是局部的细菌或真菌的感染,但病毒的全身散播和感染则更加危险。能通过大型器官移植或穿透性角膜移植传播的病毒性疾病包括狂犬病、乙型病毒性肝炎。人免疫缺陷病毒(HIV)、单纯疱疹病毒是否能通过角膜移植传播尚无定论。视网膜母细胞瘤是唯一确定的能通过角膜组织传播的肿瘤性疾病。此外一些造血系统源性肿瘤也有通过器官移植传播的危险。杜绝供体疾病传播的根本措施就是严格按照眼库标准进行供体眼球的采集、鉴定和保存。

第四节 角膜移植联合手术

角膜疾病导致不可逆的角膜混浊而需角膜移植者,常合并其他眼前段组织的异常或病变,如要使移植片透明,获得最佳预后和视功能,则有必要对某些异常或病变在角膜移植的同时做手术处理。常见的穿透移植联合手术有白内障摘除,后房型人工晶状体植入,抗青光眼手术(小梁切除),虹膜瞳孔成形术,以及临时人工角膜直视下后段玻璃体切除或视网膜复位术。

一、穿透性角膜移植联合白内障摘除术

角膜混浊合并白内障者并不少见。过去多将角膜移植与白内障摘除手术分开进行。患者遭受两次手术,所承受痛苦和治疗成本较高,视力也不能尽快恢复。此外,如在角膜移植前施行白内障手术,由于角膜病变的存在,白内障囊外摘除时能见度差,影响手术操作;如在穿透性角膜移植后作白内障摘除,角膜内皮又会受到损害,有导致植片失代偿的危险。随着现代显微手术的进步,如今都主张角膜移植与白内障摘除同时联合完成。由于角膜混浊导致手术区可视程度下降,目前主流的白内障超声乳化手术多难以进行,因此多采用囊外摘除法。

(一)手术适应证

1. 各种原因所致的不可逆的角膜中央区混浊合并白内障者。

2. 凡有白内障和 Fuchs 营养不良者,如角膜上皮水肿,中央角膜厚度超过 0.6mm,或醒来时视物蒙眬,显示有内皮失代偿者。

3. 角膜移植术中发现晶状体未完全混浊,但年龄在 60 岁或更老年者也是适应证。因为白内障在角膜移植术后通常会很快发展,甚至术后 2 个月左右即可变成完全混浊,且因晶状体皮质吸水膨胀可导致前房变浅,甚至可继发青光眼,严重威胁植片存活。

(二)术前准备

同部分穿透角膜移植。

(三)手术方法

1. 成人采用局部麻醉,小儿需全身麻醉或基础麻醉联合球后麻醉。

2. 常规缝置 Flieringa 巩膜支撑环。

3. 受眼植床的制作 常用 7.0mm 直径以上的环钻,可直接钻穿至前房或钻切 2/3 角膜深度后用刀片切穿角膜,再用剪刀完成植床。

4. 摘除白内障 可用尖刀或破囊针作多个小的环形前囊穿刺,再用无齿镊抓住前囊膜,撕去瞳孔区 6mm 左右直径的前囊膜或用囊膜剪剪除前囊膜(图 4-128)。

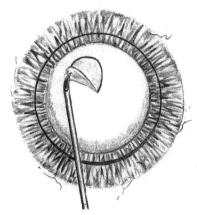

图 4-128 通过植孔进行环形撕囊

5. 娩出晶状体核 用显微镊子抓住角膜植床上缘并向后压,另用注水晶状体圈套插入核下方,将晶状体核娩出于眼外(图 4-129)。

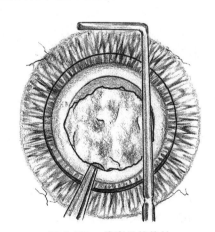

图 4-129 娩出晶状体核

6. 晶状体皮质用自动或人工灌注抽吸系统,通过穿透角膜移植床孔清除皮质。双腔针管进入到虹膜后时要轻轻后压,以便灌注液流出及将皮质冲走(图4-130)。因为清除皮质以冲洗为主,所以亦可单用冲洗针头,冲洗法洗去皮质。灌注抽吸装置有时可起到镊子功能,即一旦皮质被双腔针管口吸着后,可移动抽吸针管把它带出眼外除去,皮质清除后可用IA进行后囊刨光,减少后发障出现的几率。

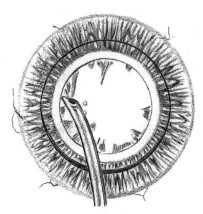

图4-130　抽吸晶状体皮质

7. 如果需要作囊内摘除,可用冷冻法摘除。年轻人晶状体悬韧带坚韧,可用α-糜蛋白酶进行松解。如果玻璃体脱出到前房,必须做开放式玻璃体前段切除,使虹膜面与瞳孔平面无玻璃堵塞。

8. 制作供眼植片　方法见穿透性角膜移植章节。植片一般比植床大0.2～0.5mm,如果植入人工晶状体通常加大0.5mm,如果采用的是婴幼儿供眼植片不宜加大太多。圆锥角膜患者植片直径多采用与植床等大。

9. 植片缝合、前房重建与术毕用药,见穿透性角膜移植章节。

(四)手术主要并发症及处理

1. 术中高眼压　眼压较高者摘除白内障时玻璃体容易脱出,应预防为主。在术前先用静脉滴注20%甘露醇250ml,球后麻醉注射麻药后,应按压眼球10分钟以上使眼球软化。术中遇到高眼压可立即再加静脉滴注20%甘露醇。

2. 术中玻璃体脱出　应作前段玻璃体切除。

(五)术后处理

同穿透性角膜移植章节,但应特别注意:

1. 无晶状体眼角膜移植术后容易继发眼压升高,应注意观察及作相应处理。

2. 术后反应性虹膜睫状体炎可能较重,术后早期应加强使用抑制炎症反应药如全身使用肾上腺皮质激素,早期眼局部开放滴用肾上腺皮质激素或吲哚美辛眼药水,必要时可及时结膜下注射适量肾上腺皮质激素。

二、穿透性角膜移植联合白内障囊外摘除与人工晶状体植入术

作穿透角膜移植联合白内障囊外摘除者,如视力能有恢复的希望,且无虹膜萎缩所致的瞳孔散大或无不可修复的虹膜大幅缺损,一般可考虑同时植入后房型人工晶状体。人工晶状体的屈光力应该多少才适宜,这比常规的白内障摘除要困难得多,因为需要穿透角膜移植的患者,术前角膜屈光计测量甚难,而且与术后的角膜计检查结果,曲率相差往往较大。通常用超声波测量患者的患眼与健眼的眼轴长度,如果患眼眼轴长与健眼相近,可参考健眼角膜屈光计检查数据,进行计算及选用人工晶状体屈光度。如果后囊完整应作晶状体囊袋内植入人工晶状体。

(一)手术适应证

中央性角膜白斑、Fuchs角膜营养不良、角膜内皮失代偿或其他角膜营养不良、单疱病毒性角膜炎静止期角膜白斑、陈旧性角膜爆炸伤等角膜病变,同时存在白内障者。施行穿透性角膜移植同时联合白内障摘除和人工晶状体植入术(三联手术),可取得较好的手术效果。但存在以下情况则不宜植入人工晶状体:顽固性葡萄膜炎、青光眼、活动感染性角膜炎、眼前段严重的组织解剖结构的破坏(如不可能修复的虹膜缺损)、伴斜视或重度弱视者。

(二)手术方法

白内障摘除步骤同上,植入人工晶状体方法如下:

1. 注入Healon或其他黏弹性物质于囊袋内。

2. 用无齿镊钳住人工晶状体的光学部,把下襻放入夹袋内,然后夹住上襻旋入囊袋内,检查晶状体位置,若需要可用冲洗针头或Sinskey钩调整位置。

3. 如果白内障后囊不完整但可看见穿破口边缘,可先在后囊穿孔处注入Healon,阻压后方的玻璃体后,再植入人工晶状体到囊袋内。后囊破口较大,囊袋失去完整性时,可将人工晶状体植入虹膜睫状沟,如无禁忌,亦可考虑放置前房型人工晶状体。

4. 人工晶状体放置后,注少许黏弹剂如Healon在人工晶状体表面,以减少摩擦对角膜内皮的损害。植片缝合见穿透性角膜移植。

(三)手术注意事项

1. 基本同联合白内障摘除术。

2. 植入人工晶状体后,如有虹膜缺损者,应作虹膜成形。

3. 前房残留黏弹性物质的吸出,不像常规白内障摘除那样容易。从角膜移植创口去抽吸极为困难,因此在移植片缝合之前可将前房过多黏弹性物质除去,

仅留少许在人工晶状体表面以保护角膜植片内皮。黏弹性物质留在眼内,可能引起暂时眼压升高,术后可用降眼压药物如碳酸酐酶抑制剂或静脉滴注高渗剂等。

三、穿透性角膜移植联合虹膜成形术

角膜白斑合并虹膜前粘连,在穿透性角膜移植术中常需做部分虹膜切除,既往曾施行光学性虹膜节段切除者或其他外伤和医源性瞳孔异常者均应施行虹膜成形术,恢复正常或接近正常的圆形瞳孔。虹膜成形最好使用 10-0 聚丙烯(polypropylene)缝线,可抵御分解吸收。虹膜成形术后可恢复虹膜隔及其张力,预防虹膜松弛前移或前粘连,保持前房深度,防止继发青光眼。此外形成中央圆形瞳孔,可提供正常的光学通道,减少畏光,达到更好的光学效果。

(一)手术适应证

1. 各种原因造成的部分虹膜或扇形虹膜缺损者。

2. 粘连性角膜白斑在穿透性角膜移植术中形成虹膜缺损者。

3. 白内障摘除术后引起大泡性角膜病变与瞳孔明显上移者。

(二)手术方法

1. 用无齿镊抓住虹膜瞳孔缘,用 10-0 聚丙烯缝线,在近瞳孔缘虹膜括约肌处穿过做间断缝合,然后再于虹膜中腹全层间断缝合 1～2 针,周边部不需缝合,相当于周边虹膜切除(图 4-131)。

2. 瞳孔上移者,如虹膜面有机化粘连可分离剪除,然后将两侧虹膜对齐间断缝合,并将 6:00 方位瞳孔缘向下剪开少许,修整形成中央瞳孔(图 4-132)。

(三)手术技巧与注意事项

1. 要用小的无齿镊抓住虹膜,持针器要牢牢钳住缝针,穿过虹膜要离开晶状体面,穿过虹膜后不要松开持针钳,要先松开无齿镊,并立即用无齿镊抓紧缝针与出针,切勿让针掉入后房或晶状体表面。

2. 拉缝线应小心以防虹膜撕裂。缝线结扎后断线不应用刀片切割,以免切割缝线时的拉力造成虹膜撕裂。

3. 合并白内障者囊外摘除白内障后,再作虹膜成形。

四、穿透性角膜移植联合抗青光眼手术（小梁切除）

(一)手术适应证

穿透性角膜移植前合并原发性青光眼者,或长期角膜瘘,前房浅导致继发房角粘连,眼压增高者。

(二)手术方法

1. 麻醉等参见穿透性角膜移植章节。

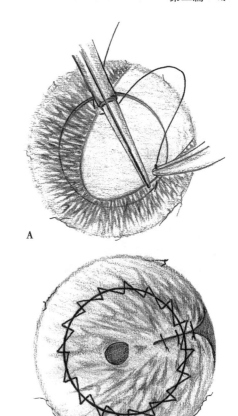

A

B

图 4-131 穿透性角膜移植联合虹膜成形

A. 虹膜节段缺损行间断缝合　B. 虹膜成形术后

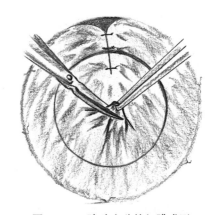

图 4-132 瞳孔上移的虹膜成形

2. 鼻上或颞上方作以角膜缘为基底的结膜瓣,弧长约 10～12mm,宽约 7～8mm。

3. 在 11:00 或 1:00 方位,作长为 4mm,宽为 3.5mm 的四方形巩膜瓣,深约 1/2 巩膜厚度,向前作板层分离达角膜透明部分为止(图 4-133)。

4. 制作供眼角膜植片　选用适当大小的环钻,若是全眼球则从角膜上皮面钻取植片,若从保存的角膜取植片则把角膜放在植片刻切枕中,内皮面向上,用环钻刻取植片。

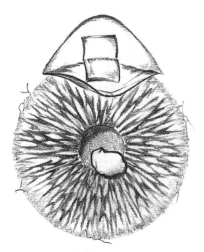

图 4-133 制作高位结膜瓣和巩膜瓣

5．制作受眼角膜植床，环钻约比植片小 0.2mm 左右，钻切角膜 2/3 深度以上，勿直接钻穿前房（图 4-134）。

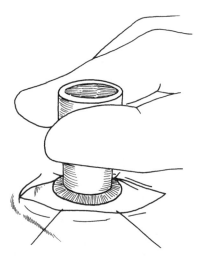

图 4-134 制作受眼角膜植床

6．在巩膜瓣下切除含有小梁组织的角巩缘组织大小为 2mm×1.5mm，并作周边虹膜切除。回复巩膜瓣，用 10-0 尼龙线两角各缝一针，及垂直于两边的切口各缝一针（图 4-135）。

7．完成小梁切除术后用尖刀片沿角膜环钻刀口处切穿角膜，再用角膜剪剪除受眼角膜组织片，制成植床（图 4-136）。

8．供眼植片放入植床，植片缝合以及以下操作参见穿透性角膜移植章节。

（三）手术注意事项

1．联合小梁切除术中，板层巩膜瓣的分离或角膜移植床的环钻操作，在低眼压下较困难，应在未切除小梁之前做好植床的环钻划界及钻切到适当深度即止。然后再做小梁切除，及巩膜瓣缝合。

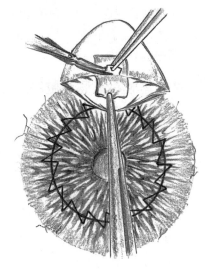

图 4-135 切除小梁组织

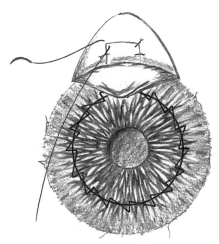

图 4-136 缝合巩膜瓣与结膜瓣，继续植床的制作

2．前房重建 因为小梁切除术后房水较易渗漏，前房形成较困难或不能维持，可增加巩膜瓣的缝合针数以减少渗漏。再从角膜创口注入平衡盐溶液形成前房，若前房形成不满意，可用 Healon 形成前房或注入过滤空气形成前房，防止虹膜前粘连。

3．术后注意加强抗炎及眼压改变。如果用 Healon 形成前房，术后应加用降眼压药防止一过性眼压增高。

五、临时人工角膜下的穿透性角膜移植及眼前后段联合手术

视网膜脱离或外伤性玻璃体积血与角膜混浊同时存在时，角膜的不透明妨碍了眼底观察，难以进行成功的后段玻璃体手术及视网膜复位术，此时需进行眼球前后段联合手术。1981 年，Landers 等报道了一种新的手术方法：临时人工角膜下玻璃体手术联合穿透性角膜移植术。这是一种眼球前、后段联合手术，这

种手术方法的提出，为治疗同时累及眼前段及眼后段的病变开辟了新途径。此后国内相继开展此项手术，获得满意效果。

临时人工角膜是用聚甲基丙烯酸甲酯制成的光学螺旋体，镜柱的后曲率半径为7.8mm，与角膜前曲率半径一致，为平凹镜（彩图4-137，见书末彩插）。在人工角膜的前表面圆周的周围有四个角，其长度延伸至角膜缘巩膜区，用于手术时缝合固定在角膜周边部，也使人工角膜在进行眼内手术时能维持一定的眼压，保证手术的顺利进行。人工角膜长度为5mm，所以它只能用于无晶状体眼，直径有6.2mm、7.2mm、7.5mm及8.2mm多种。人工角膜的镜柱上刻有螺纹，使能旋入眼角膜的环钻孔内，有助于固定人工角膜于术眼角膜内达到水密状态。人工角膜缝合固定后，能抵抗60mmHg的眼内灌注压而不发生渗漏，人工角膜的植入，为眼球后段手术提供了清晰的术野，提高了手术的成功率。

（一）手术适应证

1. 眼球穿通伤引起角膜严重损伤混浊伴玻璃体出血、眼内异物及视网膜脱离的患眼。

2. 角膜混浊伴视网膜脱离。

3. 角膜感染穿孔，合并有眼内炎或牵引性视网膜脱离。

（二）术前准备

1. 患者全身检查，排除一些影响手术的全身性疾病。

2. 眼科一般检查。

3. 眼部超声波检查及视觉诱发电位、视网膜电流图检查等。

（三）手术方法

1. 手术采用局部麻醉。

2. 根据角膜损伤及混浊程度选用适宜口径的人工角膜及角膜环钻，用环钻取下病变的角膜组织。移植床的环钻口径要比人工角膜镜柱口径小0.5mm，使镜柱与术眼角膜的结合达到水密状态。

3. 将人工角膜旋入患眼角膜植孔处，用5-0丝线缝合人工角膜的四个角或镜柱旁翼边的4个孔洞于患眼角膜缘邻近的浅层巩膜。

4. 在人工角膜下，在睫状体平坦部作三切口，用三管玻璃体切割系统（注入管、导光纤维和玻璃体切割头）进行眼后段手术如眼内异物取出、清除玻璃体积血或增殖膜等。此时，由于人工角膜提供了清晰的术野，还可进行复杂的视网膜手术如视网膜前膜剥离、视网膜切开、激光封闭裂孔、气液交换、硅油注入等操作，使视网膜复位（图4-138）。

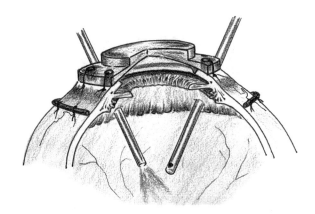

图4-138 临时人工角膜下行闭合式后段玻璃体切除手术示意图

5. 完成眼后段操作后，取出临时人工角膜，将角膜植片缝于植床上，再补充注入眼内填充剂，灌注液重建水性前房。

6. 术毕结膜下注射庆大霉素和地塞米松，绷带包扎双眼。

（四）术后处理

按穿透性角膜移植术后常规及相应施行的视网膜玻璃体手术的术后常规处理及护理。如果采用硅油眼内填充，患者术后必须俯卧体位使硅油退回至虹膜平面后。

（五）手术技巧及注意事项

1. 手术前必须根据病史及眼部检查，包括超声检查、电生理检查、眼球X线照片，必要时眼球的CT或磁共振等眼球影像学检查，制订周密的眼球后段手术计划。

2. 移植孔口径要比人工角膜小0.5mm，使旋入人工角膜后，加上缝合固定四个镜角后，接口达到水密状态。

3. 缝合固定临时人工角膜后，如果视网膜脱离隆起程度高，需在前部玻璃体腔注入黏弹剂，将视网膜向后推，以获得足够的空间制作三通道切口。

4. 术眼需缝合巩膜支撑环，以便在取出人工角膜时减少眼内容物的流失。

5. 完成角膜植片缝合固定后，要用平衡盐溶液注入眼内，恢复眼压。

6. 无晶状体眼如采用硅油充填，应在虹膜6:00方位做周边虹膜切除，术后患者俯卧1天，使硅油退至虹膜平面后，有利于形成水性前房。

7. 眼外的巩膜手术，例如巩膜冷凝、硅压、环扎等，均应在取出人工角膜，完成角膜植片缝合，眼内注液恢复正常眼压后施行。

第五节　穿透性角膜移植手术治疗化脓性角膜溃疡

感染性角膜溃疡药物治疗不能控制,进行性发展以至于濒临穿孔或已经穿孔,眼内容物脱出,危及患眼的完整性,此时应该进行治疗性穿透性角膜移植术。手术的目的在于将感染灶完全清除或者修复角膜及眼球的结构及功能。手术后应根据送检角膜的病原学、病理学检查结果及术后反应继续或调整药物治疗,尽量减少内眼感染的可能性。

一、手术适应证

1. 大剂量抗生素或抗真菌药物治疗 2 周以上,角膜病灶不能控制,进行性发展为全角膜浸润和组织坏死,有穿孔先兆时,应争取病灶在 7mm 以内时行穿透性角膜移植。

2. 角膜溃疡面积 >8mm,合并较大角膜穿孔,随时有眼内容物脱出危险者,虽然角膜移植片保持透明的几率较低,仍应争取尽早行治疗性角膜移植。全角膜化脓,大面积穿破者需行全角膜移植或眼前段重建。

3. 角膜溃疡穿孔后无前房或仅有部分浅前房,同时眼压增高,形成继发性青光眼者。

二、术前准备

手术前,对没有穿孔的患者应注意眼压情况。充分的眼压控制是十分必要的。对于眼压明显升高和晶状体 - 虹膜隔前移的角膜穿孔患者,需静脉滴注甘露醇,减少玻璃体容积。使晶状体 - 虹膜隔后移,前房重新形成。对于有晶状体眼、后房型人工晶状体眼或者虹膜与伤口粘连的患者,在手术前应给予 2% 的毛果芸香碱缩瞳,保护晶状体,维持晶状体 - 虹膜隔的结构,对于防止术后感染向眼球后段扩散很有帮助。

感染性角膜炎在进行治疗性角膜移植手术前,应该针对病原菌进行局部和全身药物治疗,建议使用对致病菌敏感和穿透力强的抗生素,这样角膜、房水和玻璃体可以达到超过大多数病原菌的最低抑菌浓度(MIC),术后也应该局部和全身使用敏感抗生素至少 2~3 天。

三、手术要点

治疗性角膜移植的手术基本技巧同光学性角膜移植,但又有特殊要求。

(一)确定病灶切除范围

治疗性角膜移植手术的目的是通过环钻切除所有坏死或者感染角膜组织。为了彻底清除感染灶,角膜环钻应该以感染或穿孔处为中心,切除范围应包括病灶周围 1mm 的健康角膜,这样可以在溃疡灶和植床间最大限度地保留健康角膜组织。

(二)植片的制备

供体角膜的钻取和光学性角膜移植手术相同。植片一般比植床大 0.25mm 到 0.5mm。病灶外形不规则或偏中心时,常常需要徒手制作植片。可以采用环钻、刀片、卡尺确定移植床的边界,然后用钻石刀或刀片制作移植片及移植床。

(三)制作植床

角膜穿孔的患者由于眼压变低,巩膜硬度下降,增加了环钻植床的困难。制作植床时,不要对眼球加压,否则将导致眼内容物的脱出,可使用一体式开睑器(self-retaining speculum)或者眼睑缝线减少对眼球的压力,环钻划界后,用钻石刀沿划界线切穿植床角膜,黏弹剂的保护下,用角膜剪祛除病变的角膜组织,完成植床的制作。也可使用真空吸附环钻,如 Hessburg-Baron 环钻制作移植床,以避免对眼球加压。术中应常规缝置 Flieringa 环支撑巩膜。

(四)植片与植床的缝合技术

感染性角膜炎行治疗性角膜移植应该采用间断缝合方式,缝合深度约为角膜厚度的 2/3。因为移植床水肿明显,术后缝线易松脱,应增加缝线的数量,并且移植床侧的跨度要比光学性角膜移植手术略大,采用跨度较长的间断缝线并保持中等张力是为了避免缝线对坏死的角膜组织产生切割作用。术后缝线处出现明显的炎症、新生血管或者感染复发的情况时,可早期选择性拆除缝线。

(五)形成前房

植片与植床对位缝合后,前房能否形成直接关系到手术的成败。要求用平衡盐溶液形成水性前房,这对于预防术后虹膜前粘连和继发性青光眼有重要意义。若注液后完全无前房或只形成局部前房,提示虹膜与角膜切口之间存在粘连,应进行分离,可在角膜缘处作 5mm 切口,用虹膜恢复器进入前房虹膜前粘连处,缓慢推进,可顺利分开位于创口内的虹膜前粘连,然后再注液重建前房。如形成前房仍不理想,可改用黏弹剂重复上述步骤重建前房,术后使用降眼压药物防止一过性的眼压增高。

四、手术注意事项

1. 真菌性角膜溃疡穿孔,虹膜与角膜病灶粘贴在一起,致病性真菌更容易侵犯虹膜,因此,术中见虹膜表面有纤维性渗出物要清除,并使用抗真菌药物如氟康唑进行冲洗。嵌入角膜穿孔处的虹膜肿胀明显时,可部分切除,缺损区尽量缝合修复。

2.病灶范围较大需要做 8mm 以上的植床者,至少应做 2 处的周边虹膜切除,便于前后房交通,预防青光眼。

3.行治疗性角膜移植手术时,尽量不要行其他的眼内手术。非必要者不摘除晶状体,因为完整的虹膜-晶状体隔可以产生保护屏障,防止病原体向玻璃体内迁移,引起感染性眼内炎。术中应该使用含敏感抗生素的平衡盐溶液反复冲洗前房,并仔细检查虹膜表面是否有感染性结节,可确认的虹膜感染灶应该切除并且送培养。当怀疑有玻璃体的感染时,尤其是无晶状体眼,应该做玻璃体的培养。当致病菌明确时,应该在玻璃体腔内注入万古霉素。

4.对于感染性角膜病变,切除的角膜组织要进行病理检查和培养,以明确诊断及指导术后用药。

第六节 全角膜移植及眼前段重建

眼球前段重建术(anterior segment reconstruction)是为挽救病变侵及全角膜和眼前段组织的眼球及视功能而设计。随着显微手术的进步及免疫排斥研究的深入,其手术成功率逐渐提高,尤其是环孢素 A、FK-506 等新型抗排斥药物在临床的推广使用,更进一步提高了手术效果。

一、手术适应证

(一)感染性角膜炎

当病变累及全角膜的全层甚至部分巩膜,药物控制无效,且角膜已发生穿破者或全角膜坏死穿破或伴有眼内容物脱出者,用药物无法控制,难以进行常规的部分穿透性角膜移植,则可施行全角膜带环状板层巩膜瓣的眼球前段重建术,有可能挽救眼球,控制感染,恢复一定的视功能。术中要彻底祛除病变组织,术后要用足量抗生素。

(二)化学伤或热烧伤

全角膜已坏死穿孔或伴有眼内容物脱出,眼前段组织如虹膜、晶状体、瞳孔,甚至前部玻璃体已受累。手术中同时要进行修补虹膜,形成瞳孔,摘除晶状体,切除前段玻璃体,分离房角等眼前段联合手术。

(三)全角膜葡萄肿

仍有光感,光方向准确。

二、手 术 方 法

1.按角膜移植作术前准备及麻醉。

2.沿角膜缘环形剪开球结膜及向后分离暴露前段

巩膜达 7mm,缝上大号巩膜支撑环。

3.在相当于 Schwalbe 线水平切开眼球,剪除病变的全角膜。也可在角膜缘后 4～5mm 处切开巩膜,向前作浅板层切除达角膜缘,再沿 Schwalbe 线处水平剪除病变的角膜。

4.眼内组织的处理 如虹膜完好,晶状体透明,则一并保留。如虹膜缺损,小的缺损应缝合形成瞳孔,缺损太大无法修复则做节段剪除,术中应避免损伤睫状体而引起出血。如晶状体混浊或脱位,应摘除晶状体。如玻璃体脱出或前段玻璃体混浊,应同时行前段玻璃体切除。如虹膜完整或经整复后基本完整的病例,均应作 4 个周边虹膜切除术(位于 12:00、6:00、3:00 及 9:00 四个方位),以有利于防止术后青光眼。

5.移植片的制作 于供眼离角膜缘后 5mm 处环形切开巩膜 3/5 厚度,分离巩膜板层缘至接近角膜缘,再水平切开眼球,用剪刀水平剪出带板层巩膜环的全厚角膜片。

6.缝合 将移植片置于移植床,用 10-0 尼龙线穿过移植片角膜缘,再经移植床角膜缘,然后从移植片角膜缘穿出结扎,如此共做 8 针对称性角膜缘移植片移植床固定缝合。然后将移植片巩膜游离缘缝合于术眼浅层巩膜(图 4-139)。也有作者在角膜缘处不做缝

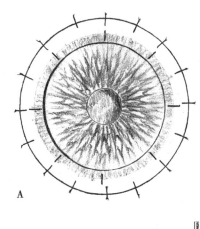

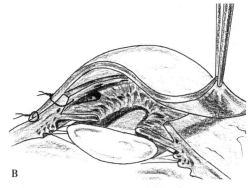

图 4-139 眼前段重建
A.移植片与植床缝合后正面观 B.带巩膜瓣的植片与植床缝合侧面观

合，仅在巩膜环游离缘缝合，并观察发现此种缝合术后进入角膜缘的新生血管更为减少，且更有可能减少术后青光眼的发生率。

7. 重建前房后，将球结膜分离前徙至移植片的角巩缘，然后加以缝合固定。

三、术后处理

术后按穿透性角膜移植常规处理。如原为感染性角膜炎，手术后根据药敏试验选择抗生素，且抗生素的用药时间要适当延长，术后1～2周后可局部应用环孢素A眼药水或FK-506眼药水滴眼，以减少排斥反应发生率，术后应特别注意眼压改变，如眼压升高，先用药物控制，无效者可用巩膜外二极管激光行睫状体冷冻或眼内镜下睫状体光凝等手术治疗。

四、术后并发症

眼球前段重建术由于术眼条件差，故手术后可出现一些并发症。其中最主要的并发症为术后移植片排斥反应、继发性青光眼及原来感染性眼病复发。

（一）排斥反应

由于移植片是通过板层巩膜环与受眼巩膜表面相接合，很少甚至没有新生血管长入移植片，故可明显地减轻和推迟移植排斥反应的发生时间。大多数学者报告在术后半年左右出现角膜混浊。目前，环孢素A和FK-506的局部应用，使排斥反应的发生率有所降低，或使排斥反应的发生时间更加推迟，甚至避免。眼球前段重建术移植片混浊后，仍可在此基础上再行部分穿透性角膜移植术，部分病例植片可维持透明，使患眼获得视力。

（二）继发性青光眼

眼球前段重建术后，可能由于术后角膜缘部巩膜表面与环形板层巩膜瓣植片之间新形成了人工滤道。故此，术后继发青光眼的发生率与传统的全角膜移植相比明显降低。如果发生继发性青光眼，早期可用药物控制，晚期则需手术处理，因此类患眼角膜缘处的前房角结构均遭到不同程度的破坏，常规抗青光眼手术不能控制眼压，可采用房水引流硅胶管植入、二极管经巩膜睫状体冷冻或眼内镜下激光睫状体光凝术进行治疗。

（三）原感染性眼病复发

感染性角膜炎进行眼前段重建术中，如术中祛除病变组织不彻底，术后未进一步抗感染治疗，原感染性角膜炎可复发，而致最后需摘除眼球。尤其在真菌性角膜炎中，复发的机会较大，因而术中应取材作细菌及真菌培养，术后根据药物敏感试验选择抗生素治疗。

五、手术经验要点

1. 术眼应该缝上合适的巩膜支撑器，以减少手术中眼内容物流失。

2. 术眼巩膜移植床原则上不用作板层剖切，使移植片的板层巩膜环与受眼巩膜相叠缝合固定在患眼的巩膜表面。这种疏松的结合，可以减少新生血管长入移植片，推迟和减轻移植排斥反应的发生，又可以形成滤过房水的间隙，减少术后继发性青光眼的发生率。

3. 患眼的球结膜要前移，缝合遮盖移植片的板层巩膜环。

4. 如患眼的晶状体已脱出者，玻璃体的前段三分之一要切割清除。

5. 术毕要用平衡盐溶液重建前房。用透明质酸钠（Healon）重建前房更佳。

6. 术中如见眼球后段玻璃体混浊、感染或伴有视网膜脱离。可立即同时加作经睫状平坦部的闭合式玻璃体切除术及相应的视网膜复位术。此时可采用全角膜型的临时人工角膜施行后段手术，术毕再移植带巩膜环的全角膜。

第七节　自体角膜转位移植术

自体角膜转位移植术是将术眼板层或全层的角膜组织作一定度数的旋转，将透明部分的角膜转移到瞳孔区，以提高术眼的视力为目的的手术。自体角膜移位移植手术没有排斥反应的危险。在我国，由于角膜材料来源不足，因而自体角膜转位移植术对于双眼盲而又有望提高部分视力的角膜白斑患者具有一定的治疗价值。

（一）手术适应证

1. 患者的残存视力已造成生活无法自理，角膜周边部存有2mm以上透明区的各类角膜白斑。

2. 白斑位于角膜前1/2者可行板层角膜回转术，如为全角膜混浊应行穿透性角膜回转术。

3. 婴幼儿的先天性角膜白斑，由于角膜小，前房浅，且常有虹膜前粘连，术后继发性青光眼的危险性很大，手术必须慎重。

（二）手术禁忌证

1. 干眼症　各种原因引起的角结膜干燥症。

2. 严重的角膜血管翳　特别是化学伤、热灼伤常因术后炎症反应，造成转位的角膜发生混浊，使手术达不到预期效果。

3. 单疱病毒性角膜炎后的角膜白斑，由于病灶仍然存在，术后炎症复发机会更大。

4. 活动性感染性病变　包括未获得彻底控制的细菌性、真菌性或其他原因引起的感染性角膜炎症。

（三）手术方法

自体角膜转位移植术可分为板层自体角膜转位移植术和部分穿透自体角膜转位移植术。术前准备同板层及部分穿透性角膜移植。

1. 自体板层角膜回转术　手术适用于白斑位于瞳孔区和深度为角膜前部 1/2 角膜厚度的患眼。一般选用 7.8～8.0mm 环钻划界，手术要求一次性完成板层组织剖切，创面平滑并保持在同板层平面，边界垂直整齐，旋转后透明角膜得以充分位于瞳孔区。

2. 部分穿透自体角膜转位移植术　适用于瞳孔区角膜全层混浊而周边角膜透明患者，通常选用 7.0～7.5mm 环钻，使旋转后透明部分角膜能位于瞳孔区。术中应尽量避免损伤角膜内皮和眼内组织，以保证术后手术的成功。手术的缝合同一般穿透性角膜移植术。

（四）术后处理及主要并发症

手术后处理同光学性板层及部分穿透性角膜移植术。主要并发症为术后散光，原因在于角膜周边曲率不同于中央曲率，故此周边转移至中央的角膜组织会使角膜曲率发生变化，植片本身的白斑造成的不平滑和不规则加重了散光的程度，但术后散光可随时间推移而有一定程度的好转。

（陈家祺）

主要参考文献

1. 陈家祺. 穿透性角膜移植术. 李绍珍. 眼科手术学. 第2版. 北京：人民卫生出版社，1997，265-291.

2. 陈家祺. 穿透性角膜移植. 李凤鸣. 眼科全书. 北京：人民卫生出版社，1996，1481-1499.

3. 袁进，陈家祺. 加强我国角膜移植免疫研究. 眼科. 2009，18（6）：163-164.

4. 林跃生，陈家祺，黄立平. 穿透角膜移植术后青光眼盲34例分析. 中国实用眼科杂志. 199412（8）：464-466.

5. 谢立信，崔彦，董晓光. 穿透性角膜移植432例流行病学报告. 眼科研究. 1997，15（12）：243-245.

6. 史伟云，谢立信. 高危角膜移植. 中国实用眼科杂志. 1998，16（12）：712-714.

7. 林跃生，陈家祺，孔丽萍. 穿透角膜移植术后免疫排斥反应高危因素分析. 中国实用眼科杂志. 1998，16（10）：609-610.

8. 吕岚，张文华，孙旭光. FK-506 抑制大鼠角膜移植免疫排斥反应的研究. 中华眼科杂志. 1999，35（1）：25-28.

9. Kaufman HE, Barron BA, McDonald MB. The Cornea. The senond edition. Butterworth-Heinemann. 1998, 784-789.

10. Krachmer JH, Mannis MJ, Holland EJ. Cornea volume III, Surgery of The Cornea and Conjunctiva. Mosby-Year book. 1997, 1581-1799.

11. Kaufman HE. Astigmatism after keratoplasty possible cause and method of prevention. Am J Ophthalmol. 1982, 94: 556.

12. Holland EJ, Daya SM, Evangelista A, et al. Penetrating keratoplasty and transscleral fixation of posterior chamber lens. Am J Ophthalmol. 1992, 114: 182.

13. Filatov V, Steinert RF, Talamo JH. Postkeratoplasty astigmatism with single running suture or interrupted suture s. Am J Ophthalmol. 1993, 115: 715.

14. Wilson SE, Kaufman HE. Graft failure after penetrating keratoplasty. Surv Ophthalmol. 1990, 34: 325.

15. Belin MW, Bouchard CS, Franta S. Topical cyclosporine in high-risk corneal transplantaion. Ophthalmology. 1989, 96: 1144.

16. Kirkness GN, Ficker LA. Risk factors for the development of postkeratoplasty glaucoma. Cornea, 1992, 11: 427.

17. Amral CE, Palay DA. Technique for repair of Descemet membrane detachment. Am J Ophthalmol. 1999, 127（1）: 88-90.

18. Sharma N, Vaipayee RB, Pushker N, et al. Infectious crystalline keratoplasty. CLAO J. 2000, 26（1）: 40-3. Review.

19. Sidoti PA, Mosny AY, Ritterband DC, et al. Pars plana tube insertion of glaucoma drainage implants and penetrating keratoplasty in patients with coexisting glaucoma and corneal disease. Ophthalmology. 2001, 108（6）: 1050-8.

20. McClellan K, Lai T, Griff J, et al. Penetrating keratoplasty in children: visual and graft outcome. Br J Ophthalmol. 2003, 87（10）: 1212-4.

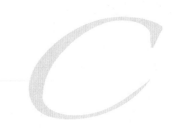

第十三章
角膜内皮移植术

第一节　角膜内皮移植的原理

角膜内皮层对维持角膜的透明性发挥着关键作用。角膜内皮功能障碍将导致角膜水肿混浊而致盲。穿透性角膜移植（PK）曾经是治疗角膜内皮功能障碍的有效方法。Zirm 于 1905 年开展了第一例临床角膜移植（穿透性），100 余年来，由于 PK 疗效好，技术成熟而被广泛使用，成为治疗致盲性角膜病的"金标准"。然而，随着对角膜生理与病理研究的深入，PK 治疗角膜内皮功能障碍的缺陷也是显而易见的：内皮层仅占角膜全层厚度不足 10%（1/10），这一手术方法切除了大量正常的角膜组织，对角膜的创伤大，不符合角膜的生理。因此，仅移植病变的内皮层，保留其他正常组织的新手术理念于 20 世纪末初见端倪，这就是角膜内皮移植（EK）。

EK 手术切除病变的内皮层及移植供体内皮植片的方法有"前路法"和"后路法"。"前路法"需先制作一个较大的板层角膜瓣，再在瓣下按 PK 技术移植后部基质与内皮层，最后盖上角膜瓣。由于前路法 EK 的一些难以克服的缺陷，如角膜层间缝线，术后层间积液且本质上还是一种"开天窗式"手术，目前已极少采用。"后路法"EK 是目前 EK 手术的主流术式，通过角巩膜缘切口切除病变的内皮层及移植供体内皮植片，是一种基本密闭式的手术，角膜上也不需要缝线。

EK 手术比 PK 有一系列优点：①基本上是一种密闭式手术，能有效减少或避免术中眼内容物脱出或驱逐性脉络膜出血的风险；②角膜无创口，术后角膜对外力打击的抵抗力较强；而 PK 术后创口愈合不牢固，抵抗力下降，遭遇较小外力也可能导致创口破裂；③避免了角膜缝线引起的并发症，如上皮缺损、感染、溃疡和新生血管；④保留患者自身正常的眼表，术后眼表稳定；⑤对患眼角膜形态的影响小，术后视力恢复较快；⑥术后用药量较少，随访频率减少，可减轻药物对眼表的毒性，降低某些药物长期使用导致的并发

症，如肾上腺皮质激素性青光眼和晶状体囊下混浊的发生率；⑦EK 移植的角膜组织抗原量较少，但能否降低术后植片排斥率尚无明确的结论。

由于 EK 手术具有的较多优势，最近十余年得到广泛的开展。目前认为，治疗角膜内皮功能障碍，穿透性角膜移植已经不再是"金标准"。在美国、欧洲一些发达国家，EK 已经取代 PK 成为治疗角膜内皮功能障碍的首选术式。据美国眼库协会（EBAA）统计，全美 EK 手术占全部角膜移植的比例从 2005 年的 4.5%、2006 年的 18% 迅速上升到 2007 年的 37%。亚洲一些国家如新加坡、日本、中国也普遍开展了 EK 手术，并取得较好的疗效。

第二节　标准的角膜内皮移植术

常规的 EK 手术方式主要分两类，即深板层角膜内皮移植（DLEK）和后弹力层剥除角膜内皮移植术（DSEK）。DLEK 切除的组织包括病变的内皮层和一层薄的基质，DSEK 切除的组织仅为病变的内皮层（包括后弹力层），两种手术的供体植片均为内皮层及一层薄的基质。

一、无缝线深板层角膜内皮移植术（DLEK）

（一）适应证
DLEK 与 DSEK 的适应证并无严格区别，考虑到 DLEK 术后植片移位率低于 DSEK，对那些术后植片移位率较高的患者，可考虑 DLEK，如角膜明显水肿增厚、前房浅、周边虹膜前粘连、瞳孔扩大、无晶状体且后囊膜破裂者。

（二）禁忌证
对眼部条件太差，即使采用 DLEK 也可能出现较高植片移位及内皮功能再次失代偿者，不必冒险行 DLEK 或 DSEK，而应选择 PK。

（三）手术步骤
1. 麻醉　成人采用局部麻醉（球后或球周麻醉），

儿童在全身麻醉下手术。

2. 角膜表面标记 用直径 7.75mm 或 8.0mm 的标记环或环钻在角膜中央部压出一印痕，作为板层分离植床的标志。

3. 角膜缘切口 于颞侧角膜缘外 1mm 处沿角膜缘切开，长 6mm，深 370μm。按角膜缘切口的深度用巩膜隧道刀向角膜中央板层分离，达角膜表面标记线边缘。

4. 角膜板层剖切 用角膜板层分离器（先用直头、后用弯头）继续在角膜标记线范围内板层分离，直到全部标记环及标记环外 1mm 区域角膜板层全部分离。

5. 穿刺深层角膜入前房 用 3.5mm 菱形刀沿表面标记线穿刺深层角膜进入前房。

6. 剪除深板层及内皮层 注入黏弹性物质维持前房，伸入角膜内皮剪沿角膜表面标记线全周剪下深层角膜基质和内皮层。

7. 前房灌注 / 抽吸 用双腔管或 I/A 管将前房中的黏弹性物质抽吸干净。

8. 制作供体内皮植片 见"本节二、后弹力层撕除角膜内皮移植术（DSEK）"。

9. 移植内皮植片 前房中注入平衡盐溶液或用前房维持器维持前房深度，用植入镊夹住折叠的内皮植片，通过角膜缘切口植入前房，迅速用 10-0 尼龙线缝合关闭切口。

10. 展开内皮植片 注入平衡盐溶液加深前房，随着前房的加深，大部分折叠植片自动伸展张开，不能自动张开时使用晶状体钩协助，轻推植片后唇将植片张开。

11. 固定内皮植片 用反向晶状体钩钩住植片边缘，调整位置使其位于角膜深层植床内，前房中注入空气泡支持固定植片。

12. 角膜表面按摩 在角膜上皮面由中央向周边部向下轻轻挤压，尽可能将层间的液体、气体驱逐干净。术后 3 天内避免揉眼及头部剧烈运动。其他处理同穿透性角膜移植。

（四）影响 DLEK 成功率的因素

注意下述手术技巧有助于提高 DLEK 的成功率：

1. 患者角膜水肿明显，影响眼内可见度时，术中应刮除角膜上皮，病情严重者还可伴有上皮下纤维组织增生，应予术中切除纤维增殖膜。

2. 若前房中存在玻璃体，应行前节玻璃体切除术，务必将前房中玻璃体切除干净。

3. 剪除的植床尽可能整齐，接近圆形，保证植片与植床吻合良好，避免植床与植片之间裂隙出现。否则术后可能出现上皮局限性水泡。

4. 术后第 1 天观察非常重要，绝大部分植片移位

均发生于术后第 1 天，及时发现，重新复位仍有很高的成功率。

5. 术中前房注入空气较多时，可于 6:00 方位行周边部虹膜切除，有利于术后前、后房房水流通，避免眼压升高。

（五）DLEK 的缺陷

DLEK 的主要缺陷有：

1. 操作复杂耗时，学习曲线较长。

2. 术中可能损伤虹膜、晶状体等，也可能引起前房积血，对晶状体透明者术后可能出现晶状体混浊。

3. 对内皮植片的操作可能影响术后内皮细胞活性，见"第六节 角膜内皮移植的并发症"。

4. 术后植片移位，见"第六节 角膜内皮移植的并发症"。

5. 病程较长的角膜内皮功能障碍患者可能出现角膜基质瘢痕性混浊，术后基质瘢痕性混浊仍然存在，影响视力恢复。

6. 术后植片与植床间瘢痕可能影响视力，也可能引起散光，患者可出现眩光和对比敏感度下降。

二、后弹力层撕除角膜内皮移植术（DSEK）

（一）适应证

1. 人工晶状体眼性角膜内皮功能障碍，尤其是不伴眼前节结构异常（如虹膜萎缩、虹膜缺乏弹性、虹膜周边前粘连、瞳孔扩大等）。

2. Fuchs 角膜内皮营养不良。

3. 青光眼滤过手术后角膜内皮功能障碍。

4. 其他原因引起的角膜内皮功能障碍，如 ICE 综合征。

后三种情况常出现于有晶状体眼，有晶状体眼前房较浅，影响 EK 手术操作，还可能引起晶状体损伤。因此，如果伴有晶状体明显混浊，应联合超声乳化白内障摘除术和人工晶状体植入，即使对中、轻度晶状体混浊，也可放宽晶状体摘除的适应证。

（二）禁忌证

1. 角膜上皮水泡，基质水肿严重，尤其是病变晚期，已引起角膜基质的继发性改变，如瘢痕性混浊。

2. 伴眼前节明显异常，如虹膜萎缩，前房浅，周边虹膜前粘连，瞳孔扩大。

3. 无晶状体眼，已行玻璃体切除术，瞳孔散大。

DSEK 的适应证与禁忌证之间无截然的界限。随着技术的提高，经验的积累及设备的改进，一些原来不适合 DSEK 的情况也可成为 DSEK 适应证。但一般认为，选择 DSEK 适应证应注意上述原则，尤其是初期开展的术者。

（三）手术步骤

1. 麻醉。

2. 角膜表面标记和角膜缘切口与 DLEK 类似，但 DSEK 手术切口较小，5mm 即可。

3. 前房穿刺 在角膜表面标记线处穿刺进入前房，注入黏弹性物质维持前房，伸入内皮钩（如反向晶状体钩），沿角膜表面标记线剥除病变的内皮层和后弹力层。

4. 移植内皮植片及以后的操作与 DLEK 相似。

（四）提高 DSEK 成功率的因素

注意下述技巧，有助于提高 DSEK 的成功率：

1. 术前缩瞳 瞳孔缩小有利于术中注入平衡盐溶液加深前房，方便折叠植片的展开，且可防止空气进入后房，在前房中形成一个完整的空气泡更好地固定植片。

2. 术中尽可能使用高聚型黏弹剂，以保证在抽吸 / 灌注时能将前房中的黏弹剂清除干净。

3. 在剥除后弹力层及内皮层后，用刮铲器刮除剥离区周边部基质后表面，使其暴露粗糙的基质纤维，有利于术后植床与植片的愈合。

4. 在角膜表面标记区周边部行角膜穿刺口（2～4 个），在前房内充满空气时挤压角膜表面，将植床与植片间的液体从穿刺口排出，可以促进层间愈合。

5. 当前房中需要注入较多空气泡时，应在 6:00 方位行周边部虹膜切除，有利于术后前、后房房水沟通，减少眼压升高的发生率。

（五）DSEK 与 DLEK 各自的优缺点

相对 DLEK 而言，DSEK 操作较简单，对角膜和前房的创伤小，手术时间短，术后视力恢复快，是一种更合理的 EK 手术。然而，DSEK 存在的明显缺陷是术后植片移位率较 DLEK 高（见"第六节 角膜内皮移植的并发症"）。因此，对患眼局部条件较好，经充分的术前评估，术后植片移位率不高的患者，选择 DSEK 是明智的，这种选择能够在不增加术后风险的前提下争取更好的术后光学效果。目前，由于多种 DSEK 技术的改进（见"第三节 角膜内皮移植的技术改进"），DSEK 的术后植片移位率可控制在 5% 以下。因此，DSEK 的适应证范围越来越广，对合适的患者应尽量选择 DSEK。DLEK 操作复杂，对角膜与前房的创伤较大，术后视力恢复较慢，但 DLEK 也有它的优点，它在角膜背产生一凹入的植床支架，有利于固定植片，降低术后植片移位率。因此经术前判断，认为术中难以固定植片，术后发生植片移位率较高的患者（如伴有虹膜萎缩，周边前粘连、浅前房、瞳孔扩大等），选择 DLEK 对减少术后植片移位有帮助。

（六）DSEK 的临床评价

目前国外、国内报道的 EK 病例大部分为 Fuchs 内皮营养不良和人工晶状体性大泡性角膜病变，尚有小部分病例为青光眼术后（如前房引流管术后）、ICE 综合征、无晶状体或前房型人工晶状体性大泡性角膜病变、玻璃体视网膜手术后角膜内皮功能障碍等。对 Fuchs 内皮营养不良和人工晶状体性大泡性角膜病变，DSEK 疗效满意。术后疼痛缓解，视力提高，角膜恢复透明。经国外大样本临床病例 5～10 年随访，DSEK 术后远期植片内皮细胞密度下降与同期 PK 术后患者相似。对这些患者行 DSEK 的术后植片移位率可控制在 5% 以下，即使发生再次手术复位的成功率还可达 80% 以上。另一方面，DSEK 术后的视觉质量比视力恢复更受关注。一些研究显示，DSEK 术后可能出现屈光状态改变，多表现为远期倾向，植床与植片的界面可能引起光衍射现象，可能与术后眩光有关，还可以出现对比敏感度下降。因此，评价 DSEK 的疗效应采用能更精确反映视觉质量的指标，如球差、相差、对比敏感度等，而不仅仅是视力提高与否。对病情较复杂的患者行 DSEK 的成功率不一，一般认为成功率不高，术后并发症多，植片远期存活率低。对这类病例，PK 似乎仍是合适的治疗方法。

第三节 角膜内皮移植的技术改进

DSEK 的技术改进主要为植片植入技术的改进。标准的 DSEK 技术将内皮植片按 6∶4 比例折叠，用植入镊植入。已有大量研究证明，折叠、夹持、植入及展开植片均可造成内皮细胞的损伤，即使过程顺利的手术，也可引起术后内皮细胞密度（ECD）明显下降。一般认为，术后 6 个月 ECD 丧失可达 25%～60%。对于复杂的 DSEK 手术可导致植片功能衰竭，不得不再次手术。因此，改进内皮植片植入技术是改善术后内皮细胞活性的关键，其重点就是摒弃植片折叠植入法。

改进的植片植入法有"拉入法"和"推进法"两类。"拉入法"是借助缝线或镊子，通过手术主切口的对侧切口（鼻侧）将植片拉入前房。"推进法"是将植片先装入推注器后，再通过主切口推注入前房。每类方法均已衍生出数种方法，有的已出现商品化的植入设备。如 Busin Glide（Moria），Endo Saver（Ocular Systerns，Inc.），Tan Endo GlideTM 等。临床研究结果证实，使用新的植片植入设备，能减轻内皮细胞的损伤，提高内皮活性。但这些设备目前仍存在一些缺陷，如价格贵、操作不方便、对内皮细胞也可产生新的损伤。另外，使用这些设备还受患者眼部条件的限制,如经常出现前房塌陷、虹膜阻塞等影响其正常使用。因此,设计出一些更方便、实用的植入设备也是 EK 手术未来发展的方向。

第四节 特殊病例的角膜内皮移植

有晶状体眼行 EK 手术更具挑战性。有晶状体眼前房较浅,在较窄的空间进行手术操作,增加了 EK 手术的难度,还可能损伤晶状体。对这类患者应综合考虑年龄、晶状体混浊程度及引起角膜内皮失代偿的原发病等因素,选择适宜的手术组合。

(一)DSEK 联合超声乳化白内障摘除 + IOL 植入术

适宜于晶状体混浊明显和(或)年龄大的患者。DSEK 术中联合 Phaco 白内障摘除,可改善患者的浅前房,为 DSEK 手术提供较大的手术空间,同时可避免手术中损伤晶状体眼引起的术后白内障加重及进一步浅前房。这一手术组合的不足是水肿的角膜难以准确测量角膜曲率,人工晶状体的计算可能出现误差。由于正常人双侧眼角膜曲率的变异度很少,因此可考虑采用对侧眼的测量结果。也可根据眼轴测量结果对其屈光状态做出初步的判断。DSEK 手术在受体角膜背贴附了一层内皮植片,术后患者可能出现屈光状态的改变,大部分表现为远视倾向。因此,在 DSEK 联合 Phaco 白内障摘除和人工晶状体植入时,IOL 屈光度的计算应考虑到这一因素的影响。DSEK 引起的术后远视性改变一般为 1D。采用的 IOL 屈光度应能消除或抵消这种影响。

DSEK 联合 Phaco 白内障摘除和人工晶状体植入的技巧:

1. 利用 DSEK 颞侧切口完成白内障手术。

2. 白内障手术应在后弹力层剥除后,内皮植片植入前进行。后弹力层剥除可以在术中临时性改善眼内可见度,有利于 Phaco + IOL 植入的操作。尽管有的研究认为 DSEK 手术可以不需要行后弹力层剥除(如穿透性角膜移植术后因植片混浊行 DSEK),但在 DSEK 联合白内障摘除术时应剥除后弹力层。

3. 剥除后弹力层和晶状体前囊连续环形撕囊可依次进行。应使用染色剂,不仅使晶状体前囊膜染色,也可使后弹力层染色,可极大地改善眼内可见度,提高撕除囊膜或剥除后弹力层的精确性。

4. Phaco 时经充分的水分离,将晶状体核娩出前房中再行超声乳化可提高手术安全性。因为在角膜水肿、眼内可见度差的情况下,在囊袋内的乳化常有困难,容易造成晶状体韧带断裂或后囊膜破裂。同时,这种 Phaco 是不必考虑内皮损伤的,因为患者的内皮层已剥除,内皮植片尚未植入。

5. 白内障摘除后明显加深了前房,对这类患者完成内皮植片植入一般并无困难。因此,植入 IOL 后可以不强烈缩瞳。因为植入内皮植片后前房中需要注入空气,保持 7mm×7mm 直径瞳孔,有利于沟通前后房,避免因前房中空气导致瞳孔阻滞引起眼压升高。

(二)单纯 DSEK

使用于年龄轻、晶状体透明,且无明显的周边虹膜前粘连或瞳孔扩大的患者。术后能够保留年轻患者的调节力,改善视觉质量而不仅仅是视力。

手术技巧包括:

1. 术前充分缩瞳,小瞳孔能有效保护透明的晶状体,避免其损伤,也能使前房中注入平衡盐或林格氏液时较易加深前房,有利于 DSEK 的操作。

2. 除非有特殊的指征(如 Fuchs 内皮营养不良和 ICE 综合征),术中可以不剥除后弹力层,尽可能减少眼内操作对透明晶状体的影响。

3. 植入内皮植片时避免使用折叠法植入。因为在有晶状体眼,张开折叠植片困难增大,也可能引起晶状体损伤。大部分术者使用改良的植入法,如"拉入法"植入植片。

(三)先行 Phaco 白内障摘除和 IOL 植入,Ⅱ期行 DSEK

适用于轻 - 中度角膜水肿,眼内透明度尚好能完成眼内手术的患者。这一手术组合的优点是:

1. 降低了 DSEK 与 Phaco 手术各自的风险。

2. 能精确计算 IOL 屈光度。

缺陷是:

1. 术后内皮功能障碍加重,角膜水肿更甚,甚至出现疼痛等,需尽早 DSEK 手术。因此需要较好的角膜供体储备。

2. 增加了治疗费用。术前针对性使用肾上腺皮质激素眼药水滴眼 + 高渗剂(如 5% NaCl)滴眼可暂时性缓解角膜水肿,术中刮除中央部角膜上皮可改善眼内可见度,有利于手术操作,提高手术安全性。

(四)先行 DSEK,Ⅱ期行 Phaco 白内障摘除术 + IOL 植入术

Ⅱ期 Phaco 手术能影响Ⅰ期 DSEK 手术的内皮活性,甚至还可能引起植片移位。因此,一般不建议采用这一手术组合。这一手术组合主要适用于透明晶状体 DSEK 后出现白内障加重者。Ⅱ期手术应在 DSEK 后 3～6 个月后,DSEK 植片愈合较牢固时再施行,避免对植片愈合的影响。

第五节　角膜后弹力层内皮移植（DMEK）

DMEK 是真正意义上的内皮移植，因为它移植的是纯粹的后弹力层和内皮层，这是任何形式的 EK（包括 DLEK，DSEK）都不能达到的。因此，在理论上，DMEK 术后的恢复患者正常的角膜解剖结构（如厚度、屈光度），术后避免 DSEK 可能出现的远期倾向及光衍射。因此，DMEK 是 EK 手术今后发展的方向。

然而，DMEK 技术非常复杂，主要的困难有：

1. 如何从供体剥下完整的后弹力层？因为后弹力层及内皮层很薄（20μm）。剥除时经常出现撕裂、卷曲或内皮损伤。

2. 如何将 DMEK 植片植入前房，如何展开植片并固定在正确的位置？在这一系列操作过程中均要避免过度的操作，否则不可避免地导致内皮细胞损伤。

3. 术后较高的移位率。

每个医师制备后弹力层内皮植片的方法大同小异，均在角膜保存液（如 Optison 液）中剥取植片，这一过程要特别注意使植片不撕裂、不皱折、不卷曲。最近，有的研究改良了制作植片的方法，将植片中央 6～7mm 制作为仅存内皮及后弹力层，周边约 2～3mm 仍附带少许薄层基质，这一方法可减少内皮植片的撕裂及皱褶。

DMEK 对内皮植片的植入必须使用特殊的植入器械，这也在另一方面限制了它的开展。

目前对 DMEK 临床疗效的评价认为，DMEK 术后视力恢复较快，视力更好，术后内皮细胞丧失率（术后一年）30%～60%，术后植片移位率 18%～60%。尽管目前 DMEK 的临床研究报告尚不多，但随着技术的改进，设备的完善，DMEK 应成为内皮移植的"金标准"。

第六节　角膜内皮移植的并发症

角膜内皮移植（EK）的手术理念与传统的穿透性角膜移植（PK）不同，对于一个 PK 技术非常娴熟的医师，EK 可能仍然是一个新手。由于 EK 手术相对较复杂的操作，掌握 EK 需要较长的学习曲线。因此，EK 虽可避免 PK 的一些并发症，却可能出现一些新的并发症，尤其在开展这一技术的早期。本节以 DSEK 为代表，叙述 EK 的主要并发症。

一、术中并发症

（一）剥除后弹力层撕裂、不完整或残留

主要原因为：

1. 剥除 DM 时使用的器械较锐利，嵌入角膜基质。

2. DM 不完整，缺少完整的边界　某些大泡性角膜病变患者，在先期的手术（如白内障手术等）中，已经造成 DM 层撕脱、破裂等，当 DSEK 时无法观察到完整的 DM 层。

3. 眼内可见度差　由于角膜水肿、混浊，影响 DM 的辨别。

采用一些措施，有助于剥除完整、干净的 DM 层：①前房注入空气，充满空气的前房中空气与 DM 层形成明显的界面，比用黏弹性物质维持前房更容易识别后弹力层；②台盼蓝染色，前房中注入台盼蓝染料，可将 DM 层染成蓝色，术中容易辨认。尤其在 DSEK 联合 phaco＋IOL 时应常规使用，既可以使 DM 层染色，又可将晶状体前囊膜染色；③刮刨器刮除，当剥除 DM 不完整，尤其是凝有 DM 小岛残留时，将影响内皮植片的贴附与固定，可能造成术后植片移位。可使用钝头刮刨器轻轻刮除。

（二）前房积血

通常为剥除 DM 层时损伤虹膜，或分离周边虹膜前粘连时发生，也可为植入内皮植片时植入器或前房维持器损伤虹膜所致。在术前前房较浅或周边部虹膜前粘连时更容易发生。在剥除 DM 层时，使用黏弹性物质维持前房可减少虹膜损伤及前房积血。术前使用止血药物如氨甲苯酸、注射用蛇毒血凝酶等也有助于预防术中出血。已发生前房积血时必须彻底止血，可行前房冲洗后立即注入黏弹性物质或空气泡增加眼压，防止再次出血，出血完全停止后再予清除。

（三）折叠植片不能伸张或反向伸张

发生原因为：

1. 植片太薄和（或）使用以保护内皮细胞的黏弹性物质黏性太高，使折叠植片在自然状态下难以伸展开来。

2. 前房浅，没有足够的空间让植片自由伸张，在有晶状体眼或角膜偏小，前房偏浅的亚洲人群中更明显。

3. 前房加深困难　如周边部虹膜前粘连、虹膜缺乏弹性、虹膜缺损时，前房注液难以充分加深前房，也容易出现植片不能伸张。

4. 眼内结构的阻碍　如前房维持器、人工晶状体、无弹性向前膨隆的虹膜等，均可妨碍折叠植片后唇的伸展，甚至可导致植片反向伸展。

在术前评估中，对具有上述可能因素的患者术中尽可能避免使用折叠植入法，而推荐使用推注器法或牵引法植入内皮植片。术中保护植片内皮细胞应使用低黏性的黏弹性物质，既可有助于植片伸张，又易于术后吸收，减少植片间残留引起的术后植片移位。对前房注液难以加深前房的患者，可使用黏弹性物质＋空

气混合支撑固定植片的方法。出现植片反向伸张（即内皮面向上伸张）时，应立即用黏弹性物质维持足够的前房，取出植片后重新植入，或更换新的植片再植入。

（四）内皮植片难以固定

对眼前节无明显病变（如周边虹膜前粘连、虹膜缺如、无弹性、瞳孔扩大、无晶状体等）者，使用常规的前房注入空气技术固定内皮植片通常不困难。因此，出现这一并发症者，通常也容易出现前述的其他并发症。出现这一情况时很多医师倾向于反反复复地尝试，试图将植片固定于较理想的位置。然而，反复的眼内操作对内皮细胞的损伤是明显的，即使术中能成功将植片固定，术后差的内皮细胞活性也将导致手术的失败。因此，反复的操作已经被证明不可取。正确的处理可考虑下述几点：

1．使用黏弹性物质与空气混合固定技术固定植片。

2．在很多的患者可观察到，EK 时如果一部分的内皮植片能固定，贴附于受体角膜背，即使另一部分未固定（与受体角膜背有裂隙），只要植片内皮细胞功能良好，术后 1～3 个月内也能完全贴附，术后达到良好的远期疗效。因此，在某些情况下，术中维持良好的内皮细胞功能比实现完全的植片固定更重要！

3．在极少的情况下，必须改变手术方式，改为 PK。

二、术后并发症

（一）植片移位

内皮植片移位通常发生于术后 3 天内，发生这一并发症的主要原因为：

1．术中内皮植片与植床贴附不良　如层间残留黏弹性物质，尤其高黏性物质时，将严重妨碍植片的贴附；术中前房积血、术后前房严重非特异性炎症（常见于术中操作较多者）等均可影响植片的贴附。少数情况下，植片与植床间残留液体，尤其是上方（12：00 方位）残留液体易引起术后植片移位。

2．后弹力层剥除不完整，出现小岛状残留；植床角膜后表面不平整，如白内障术中损伤后弹力层；病情较长的大泡性角膜病变出现的角膜背纤维组织增殖；穿透性角膜移植后植片-植床结合处不平整等，均可影响植片的贴附，引起术后植片移位。

3．植片内皮细胞功能欠佳　如果内皮植片内皮细胞功能良好，即使植片-植床层间残留少许液体，也能在术后短期（1～2 周）内吸收。否则，可导致层间积液吸收不良，引起植片移位。

4．前房中注入空气少，或术后空气逸出，削弱了对内皮植片的支撑作用。术后眼压太低时，也容易出现植片移位。

5．术后揉眼或活动过多等。

采取一些措施，可有效预防术后植片移位：

1．术中在角膜表面植片贴附区内做 2～3 个穿刺切口，引流层间积液；

2．术中用刮创器在植床周边部刮除角膜后表面，使其露出基质纤维，有利于与植片基质的愈合；

3．术中前房中注满空气，提高眼压，在角膜表面由中央向周边部驱逐层间积液，并使全前房空气维持较长时间（不少于 20 分钟）再放出空气。放出前房中空气后，继续使患者平卧 30～40 分钟再离开，可保证植片的良好贴附。

4．对一些术眼条件差的患者（详见前述），可直接使用黏弹性物质或黏弹性物质与空气混合固定植片，术后 3 天内给予 20% 甘露醇静脉滴注，预防术后眼压升高。

5．也可使用全前房空气填充不放出空气，在 6：00 方位行周边虹膜切除沟通前、后房，防止瞳孔阻滞性青光眼。

术后 3 天内应密切观察，发现植片移位时，通常使用的处理方法是再次手术，前房中注入空气重新复位。再次复位的成功率仍然较高，但术后内皮细胞密度有不同程度的损害。对植片尚未移位，仅表现为某一部分贴附不良（层间积液）的患者，若贴附不良的范围较小，尤其位于下方者，可采用保守治疗，层间积液多于 1～2 周或更长时间内吸收；若贴附不良的范围较大，可于前房中补充注气固定即可。切记，再次手术术中不要破坏原有的贴附区域，这样有利于保留术后良好的内皮细胞密度。

（二）植片内皮细胞功能失代偿

这一并发症表现为术后早期（常于一周内）即出现角膜植片明显水肿，且不能逐渐消退，甚至日趋严重，少数情况下合并有角膜上皮水泡。不同的研究报道其发生率不一致，多数报道在 7%～25%。在开展 EK 手术的初期阶段这一并发症较多见。一般认为，采用折叠法植入比采用植入器法发生率高。

为了维持术后良好的内皮细胞活性，应注意下述几点：

1．选择具有良好内皮活性的供体　内皮细胞密度 ≥2500cell/mm²，保存期限 ≤5 天，年龄低于 60 岁的供体是必需的，并要排除一些死因的供体，如尿毒症、糖尿病、中毒及长期衰竭性疾病。使用 5～10 岁供体行 EK 既可以获得较好的 ECD 活性，又可克服年龄小出现的角膜屈光度影响，是用于 EK 较理想的供体。

2．减少术中对内皮细胞损害　有报道使用植入器法比折叠法植入植片可减少术后内皮损害，植入较大直径植片（8.0～8.25mm）可能提供相对较多的内皮细胞储备。术中尽可能减少对植片的操作对提高术后内皮活性也非常重要。

植片内皮功能失代偿应再次手术更换植片。一般情况下，再次手术应在第一次手术后 6～12 个月后再进行。再次手术时，可再次行 DSEK，但对手术难度较大的患者，再次 EK 后仍有较大的可能发生内皮失代偿，这时应考虑 PK。少数情况下，EK 术后内皮功能失代偿可继发明显的角膜炎症，纤维组织增殖甚至新生血管，对这类患者，再次手术以 PK 为宜。

（三）内皮植片排斥

多数报道其发生率 2%～18%，多发生于术后 6～24 个月。内皮移植仅移植内皮层及较少的基质，与 PK 比较，其移植的组织量较少。理论上，移植的抗原量越少，排斥率越低，目前的一些临床研究也报道 EK 术后排斥率较 PK 低，但也有研究指出，这些研究都不是前瞻性对照研究，患者的病情及术后肾上腺皮质激素使用等情况很难均衡。因此，EK 手术能否确切降低术后的排斥尚需大样品病例长期的研究。

在穿透性角膜移植中，可能导致排斥的因素也可能导致内皮移植片排斥，如患者角膜出现新生血管、明显炎症、虹膜前粘连、双侧移植、多次移植、术后缝线松动、上皮溃疡、拆线、术前存在青光眼或青光眼术后等。内皮植片排斥可表现为眼部充血、角膜植片背出现 KP、角膜植片水肿，但多无内皮排斥线，患者可诉视力下降。少数患者可无任何症状。

内皮植片排斥的治疗参考 PK，经及时治疗，大部分患者水肿消退，植片恢复透明。但有报道约 7% 患者可导致植片永久性混浊。

（陈家祺　黄　挺）

主要参考文献

1. Fogla R，Padmanabhan P. Initial results of small incision deep lamellar endothelial keratoplasty（DLEK）. Am J Ophthalmol. 2006，141：346.

2. Price FW Jr，Price MO. Descemet's stripping with endothelial keratoplasty in 200 eyes：early challenges and techniques to enhance donor adherence. J Cataract Refract Surg. 2006，32：411.

3. Terry MA，Wall JM，Hoar KL，et al. A prospective study of endothelial cell loss during the 2 years after deep lamellar endothelial keratoplasty. Ophthalmology. 2007，114：631.

4. Terry MA，Ousley PJ. Deep lamellar endothelial keratoplasty（DLEK）：early complications and their management. Cornea. 2006，25：37.

5. Koenig SB，Covret DJ，Dupps WJ Jr，et al. Visual acuity，refractive error，and endothelial cell density six months after Descemet stripping and automated endothelial keratpolasty（DSAEK）. Cornea. 2007，26：670.

6. Ide T，Yao SH，Goldman JM，et al. Descemet-stripping automated endothelial keratoplasty：effect of inserting forceps on DSAEK donor tissue viability by using an in vitro delivery model and vital dye assay. Cornea. 2007，26：1079.

7. Bradley JC，McCartney DL. Descemet's stripping automated endothelial keratoplasty in intraoperative floppy-iris syndrome：Suture-drag technique. Cataract Rsfract Surg. 2007，33：1149.

8. Terry MA，Chen ES，Shamie N，et al. Endothelial cell loss after Descemet's stripping endothelial keratoplasty in a large prospective series. Ophthalmology. 2008，115：488.

9. Vajpaayee RB，Agarwal T，Jhanji V，et al. Modification in Descemet-stripping automated endothelial keratoplasty "hitch suture" technique. Cornea. 2006，25：1060.

10. Mearza AA，Qureshi MA，Rostron CK. Experience and 12-month results of descemet-stripping endothelial keratoplasty（DSEK）with a small-incision technique. Cornea. 2007，26：279.

11. Macsai MS，Kara-Jose AC. Suture technique for Descemet stripping and endothelial keratoplasty. Cornea. 2007，26：1123.

12. Price MO，Baig KM，Brubaker JW，et al. Randomized. prospective comparison of precut vs surgeon-dissected grafts for descemet stripping automated endothelial keratoplassty. Am J Ophthalmol. 2008，146：36.

13. Kuo AN，Harvey TM，Afshan. NA. Novel delivery method to reduce endothelial injury in Descemet stripping automated endothelial keratoplasty. Am J Ophthalmol. 2008，145：91.

14. Huang T，Wang Y，Ji J，et al. Deep lamellar endothelial keratoplasty for iridocorneal endothelial syndrome in phakic eyes. Arch Ophthalmol. 2009，127：33.

15. Huang T，Wang Y，Gao N，et al. Complex deep lamellar endothelial keratoplasty for complex bullous keratopathy with severe vision loss. Cornea. 2009，28：157.

16. Huang T，Luo Y，Wang Y，et al. Descemet stripping with endothelial keratoplasty for epecial Fuch's endothelial dystrophy in phakic eyes. Ophthalmic Res. 2011，46：44.

17. Huang T，Wang Y，Hu A，et al. Use of paediatric donor tissue in Descemet stripping endothelial keratoplasty. Br J Ophthalmol. 2009，93：1625.

角膜上皮移植术（keratoepithelioplasty，KEP）由Thoft 在 1984 年首先提出，该术式将含有周边上皮的新鲜尸体角膜上皮片，移植到术眼表面，通过移植片的上皮增殖、移行，提供早期角膜上皮来源及防止结膜下组织向角膜侵入。术后早期效果良好，但供体角膜上皮只能表达一段时间，最终仍将被受体结膜上皮所取代，无法获得稳定的角膜眼表。随着研究的深入，学者们逐渐意识到位于角膜缘基底部的角膜缘干细胞（limbal stem cells，LSC）才是角膜上皮增殖和移行的动力来源，而且能阻止结膜上皮和新生血管向角膜内生长，对维持角膜上皮的完整性起关键作用。至此，角膜缘移植手术得到迅速发展，和角膜上皮移植术一起成为眼表重建手术中重要组成部分。

第一节　角膜上皮移植术

角膜上皮移植片取自供体眼球的周边部，因而含有较多由 LSC 分化而来的短暂扩充细胞或称瞬时放大细胞（transient amplifying cells，TAC），提供了一定数量的健康、可分化的角膜上皮细胞，使角膜创面迅速上皮化，防止角膜溃疡形成和穿孔。手术适应证包括角膜结膜化学或热烧伤后持续性角膜上皮缺损、复发性翼状胬肉、蚕食性角膜溃疡、Stevens-Johnson 综合征等眼表疾病。KEP 采用具有生物活性的健康新鲜供眼角膜上皮作为移植材料，要求尽量缩短取材和保存时间，减少角膜上皮细胞的自溶和脱落。目前，利用培养的角膜上皮细胞进行移植也在研究之中，为临床使用角膜上皮细胞提供了新的来源。

供体植片的制取步骤如下：剃须尖刀片或钻石刀几乎平行角膜面，从角膜缘处插进角膜极浅的基质板层内，沿角膜平面向心推进宽约 3～4mm 后将尖刀翘起穿出角膜表面，然后像削苹果样切削出带少许基质层衬里的上皮片，每片大小约 3mm×5mm～4mm×6mm（图 4-140）。植片边缘向心的一侧要求薄而锐利，以利于上皮层与植床充分接触，使得上皮细胞向周围扩散

和移行。向结膜侧边缘应厚而垂直，以阻止结膜组织超过植片向角膜内生长。

植床剖切同结膜移植。须强调的是剖切后的巩膜和角膜面一定要光滑、平整，才有利于上皮细胞的滑行和修复，取下的上皮片放置于裸露的巩膜面上，上皮片的角膜缘侧应与患眼角膜缘相接（图 4-141）。皮片的两端用 10-0 尼龙线各缝 1 针，固定于巩膜面，一般移植 4～6 片，最好连成环形，不要留有间隙，以便对术后新生血管起更好的阻挡作用。最后，放置亲水性软性角膜接触镜，以保护角膜上皮移植片遭受外来机械性的损伤。眼部适当滴用抑制炎症、预防感染及排斥反应的眼药水。

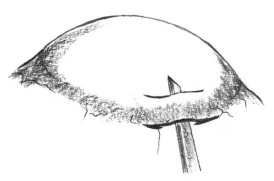

图 4-140　制取带角膜缘的角膜周边部上皮

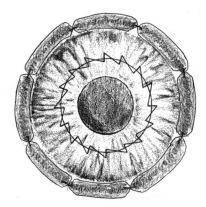

图 4-141　移植的角膜上皮连接成环形

角膜上皮移植手术不含有 LSC,因此其恢复的眼表只能保持暂时的稳定,可视为一种过渡性手术,起到缓解病情和改善预后的作用,为后期进行完全意义上的眼表重建和光学性增视手术做有益的准备。

第二节　角膜缘移植

1989 年 Kenyon 等在 LSC 理论基础上,应用自体的角膜缘上皮替换受损或功能障碍的角膜缘组织,创立了角膜上皮移植术(limbal keratoepithelioplasty),又可称为角膜缘移植术(limbal transplantation,LT)。顾名思义,移植片取材于供体的健康角膜缘,能够向受体提供更多的 LSC,恢复角膜表面的正常上皮,阻止角膜新生血管的发生,参与眼表重建。根据供体来源不同角膜缘移植可分为自体移植或异体移植,目前临床上多采用 Holland 分类法(表 4-22)。

表 4-22　Holland 分类法

手术名称	供体	移植组织
结膜角膜缘自体移植(conjuntival limbal autograft,CLAU)	自体健眼	角膜缘/结膜
亲属结膜角膜缘异体移植(living related conjuntival limbal allograft,Lr-CLAL)	亲属活体健眼	角膜缘/结膜
尸体结膜角膜缘异体移植(cadaveric conjuntival limbal alltograft,c-CLAL)	尸体眼球	角膜缘/结膜
尸体角膜角膜缘异体移植(keratolimbal allograft,KLAL)	尸眼保存材料	角膜缘/角膜

一、结膜角膜缘自体移植

结膜角膜缘自体移植(conjuntival limbal autograft,CLAU)手术中参与角膜上皮重建的 LSC 来源于自身,对于治疗小范围的 LSC 缺乏性疾病如复发性翼状胬肉有较好的疗效,但只适用于尚有一眼存在完整 LSC 的患者。手术时需先清除病变的角膜缘结膜及结膜下瘢痕组织,暴露 2mm 巩膜区,然后将取自健眼的角膜缘组织(2～3mm 宽,5～10mm 长)缝合固定于植床。该术式的最大优点是不存在排斥反应,但并不意味着手术后无须后续治疗,因为角膜原发病及手术本身引起的炎症反应也可导致移植后的自身 LSC 慢性丢失。此外,对健眼的取材造成手术性创伤,可能引起医源性角膜缘缺乏,因而临床上此手术开展受到限制。

二、亲属结膜角膜缘异体移植

亲属结膜角膜缘异体移植(living related conjuntival limbal allograft,Lr-CLAL),双眼 LSC 受损的患者,可由健在亲属提供角膜缘供体,特别是 HLA 配型合适的双生子,手术后发生排斥反应的风险也较低。取材来源于亲属活体上、下方结膜角膜缘,宽 2～3mm,长 4～5mm,固定于受眼植床。该手术同样存在取材风险,可能造成医源性损害。

三、尸体结膜角膜缘异体移植和尸体角膜角膜缘异体移植

尸体结膜角膜缘异体移植(cadaveric conjuntival limbal alltograft,c-CLAL)和尸体角膜角膜缘异体移植(keratolimbal allograft,KLAL),c-CLAL 和 KLAL 手术所使用的供体均来自新鲜的尸体眼或存放于角膜保存液的角膜缘组织,近来有研究表明,深低温保存的角膜缘组织仍具有活性,可用于异体移植,拓宽了角膜缘供体来源。手术方式分为豆状植片法和新月植片法,前者同 Thoft 的 KEP 步骤相似。新月植片法则为 Tsuobta 方法的改良,用大小合适的环钻,在供体眼球角膜缘前 0.5mm 处透明角膜上作适当深度的角膜环形划界,用刀片在角膜缘后 2mm 处巩膜上,作相同深度的环形巩膜划界,然后,剖出含有角膜缘上皮的移植片。将从供眼分离的角巩膜环一分为二,分别固定在受眼角膜缘,中心分别位于 12:00 和 6:00 方位。临床上严重的眼表疾病,其角膜病变不仅局限在浅层,往往累及深层,甚至内皮层被瘢痕组织所代替。因此,更多情况是联合进行板层角膜移植术或穿透性角膜移植如带角膜缘的全板层角膜移植、全角膜移植等,联合手术不但获得较稳定的眼表,而且还可获得透明的角膜组织结构。术后应常规使用肾上腺皮质激素和(或)环孢素 A、FK506 等,否则植片将在 1 个月内发生排斥。

四、培养角膜缘干细胞移植

培养角膜缘干细胞移植(limbal stem cells transplantation,LSCT),近年来角膜缘干细胞培养技术的发展和完善,为使用培养的角膜缘干细胞进行移植提供了平台。细胞的来源可以是自身角膜缘也可以是异体角膜缘,移植可供选用的载体有羊膜、卵壳膜、聚乳酸膜、角膜接触镜、纤维素膜等,其中脱上皮细胞羊膜具有较多生物活性,适合干细胞的生长,且具有改善眼表炎症环境等作用,因此是较理想的移植载体,为培养细胞的临床移植奠定了实验基础。目前,体外培养的角膜上皮干细胞移植重建眼表的基础临床实验初获成功,但是缩短培养时间,培养后的角膜缘干细胞生理、生化以及移植后的生物学性状、治疗眼表疾病的远期效果、免疫排斥反应的防治、更有效的载体等方

面需要进一步的研究。随着组织工程学、基因工程等技术的发展，可能在不久的将来实现用人工培养的无抗原性的眼表上皮干细胞生物膜进行移植重建角、结膜表面。

（陈家祺）

主要参考文献

1. 龚向明.角膜移植联合上皮移植术.李绍珍.眼科手术学,第2版.北京:人民卫生出版社,1997,305-306.

2. 陈剑,徐锦堂.早期自体角膜缘移植治疗碱烧伤.中华眼科杂志.1997,33(3):233.

3. 徐军,邹留河.角膜缘干细胞缺乏的手术治疗.国外医学眼科学分册.1999,23(6):370.

4. 潘志强,张文华,武宇影.培养角膜缘干细胞羊膜移植治疗碱烧伤动物的实验研究.中华眼科杂志.2000,36(1):32.

5. 谢立信,董晓光,史伟云.角膜缘组织移植治疗眼表疾病的初步报告.中华眼科杂志.2000,36(6):449.

6. 陈家祺,张胜.三维培养体外重建角膜组织的初步研究.中华眼科杂志.2001,37:256.

7. 徐军,陈家祺.深低温保存角膜缘组织的结构和增殖活性研究.眼科研究.2003,21(3):225.

8. Thoft RA. Keratoepithelioplasty. Am J Ophthalmol. 1984，97(1):1.

9. Kenyon KR，Rapoza PA. Limbal allograft transplantation for ocular surface disorders. Invest Ophthalmol Vis Sci. 1990,31:1301.

10. Holland EJ. The evolution of epithelial transplantation for severe ocular surface disease and a proposed classification system. Cornea. 1996,15(6):549.

11. Tsubota K. Corneal epithelial stem cell transplantation. Lancet. 1997,349:1556.

12. Pellegrini G，Traverso CE，Franzi AT. Long-term restoration of damaged corneal surfaces with autologous cultivated corneal epithelium. Lancet. 1997,349:990.

13. Tsai RJ，Li LM，Chen JK. Reconstruction of damaged corneas by transplantation of autologous limbal epithelial cells. Am J Ophthalmol. 2000,130(4):543.

14. Shimmura S，Tsubota K. Ocular surface reconstruction update. Curr Opin Ophthalmol. 2002,13(4):213.

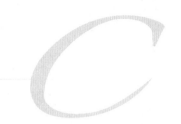

第十五章
羊膜移植术

羊膜（amniotic membrane，AM）从细胞滋养层衍化而来，是人两层胎膜的内层，正常羊膜薄而透明，无血管。最初，临床上用于皮肤烧伤患者的创面覆盖，1940 年 Roth 首次将新鲜胎膜（含羊膜和绒毛膜）应用于眼科进行结膜重建，但因含有抗原性很强的绒毛膜，移植片发生排斥溶解，导致手术失败，羊膜的应用停顿了很长时间。1995 年 Kim 和 Tseng 重新将羊膜引入眼科领域，他们在兔化学烧伤模型的角膜表面，使用保存和处理过的羊膜进行移植，术后使角膜获得上皮化。此后，羊膜的研究广泛开展，对其在眼表重建中的作用及机制有了更多的认识。

第一节　羊膜的组织结构

羊膜是胎盘的重要组成部分，来源于胚胎组织。胎膜由羊膜和绒毛膜组成。羊膜与绒毛膜疏松地结合，很容易分离。羊膜为胎盘的最里层，上皮面朝向羊水。

羊膜透明，厚度为 0.02～0.05mm，有韧性，无血管、神经和淋巴管组织，位于内侧面（即胎儿面）。其由胎儿面往外依次由上皮层、基底膜层、致密层、成纤维细胞层和海绵层共五层组成。上皮层来源于外胚层，结缔组织来源于中胚层。羊膜的胶原成分以 I、II 和 III 型胶原为主，也有少量的层粘连蛋白和弹性蛋白。一般认为，羊膜几乎没有抗原性。1981 年 Akle 曾将新鲜羊膜植入志愿者的皮肤下，7 周后羊膜上皮细胞未见受体免疫学方面的损害。

第二节　羊膜的取材与保存

一、供体要求

产妇（即供体）必须无传染病（无病毒性肝炎，且 HBsAg 阴性；无人免疫缺陷病毒、巨细胞病毒和梅毒螺旋体等感染），其产道无淋球菌、衣原体感染。羊膜可由顺产或剖宫产时排出的胎盘上剥离下来。最好使用剖宫产所得胎盘，尽量减少产道感染的机会。

二、除菌措施

1. 如果将羊膜仅置于无菌的生理盐水中，三天内一般发生污染。

2. Robson 等将羊膜用 0.025% 次氯酸钠溶液浸泡后置于含链霉素的无菌生理盐水 4℃下保存可保持 6 周无菌。

3. Trelford 等将羊膜置于含链霉素、多粘菌素、庆大霉素和两性霉素 B 的盐水中 4℃保存，至少可保持 30 天无菌。

4. Dino 等用 1:4 稀释的次氯酸钠溶液保存可保持 30 天无菌，同样也可由 400ml 生理盐水（含 5 万 U 青霉素和 1 克链霉素）获得同样效果。

5. Trelford 等认为林可霉素、新霉素、多粘菌素和两性霉素 B 是除菌的优选药物，不但可杀灭或抑制细菌，还可有效地防治厌氧菌和棘阿米巴感染。

三、取材操作

从剖宫产或顺产无菌接生获得胎盘后即在无菌下操作，作如下灭菌处理：用生理盐水冲洗干净胎盘表面的血迹；用含抗生素的无菌生理盐水浸泡胎盘 5～10 分钟（其抗生素混合液的浓度一般为含 50μg/ml 青霉素、50μg/ml 链霉素、100μg/ml 新霉素和 2.5μg/ml 两性霉素 B）。然后将羊膜从绒毛膜中分离出来，上皮面朝上平铺贴附于特制的纸片上（Bio-Tissue 公司提供的商品性羊膜用硝酸纤维纸，中山眼科中心采用眼科手术粘贴巾上的专用纸），然后将附有羊膜的纸片裁剪成约所需要的大小。

四、羊膜的保存方法

（一）新鲜羊膜组织的保存方法（短期保存方法）

1. 生理盐水加抗生素液　Dino 等用无菌生理盐水加入 5 万 U 青霉素和 1 克链霉素保存羊膜，6 小时内羊膜上皮仍存活,30天内无菌生长。

2. 广东省眼库　将上述附在手术粘贴巾纸片上的羊膜组织片按上皮面向上方向平铺放在有盖的容器内,用改良的 Eagle 培养液(DMEM 培养液)浸泡湿润,加盖用胶布密封于 4℃冰箱内保存,12 小时内用于移植。

(二)羊膜的中长期保存方法

1. 50% 丙三醇冷冻保存　1995 年 Kim 和 Tseng 用 DMEM 培养基 + 丙三醇(V/V,1∶1),−80℃下保存,羊膜细胞已死亡。

2. 干冻保存　1975 年 Notea 等将羊膜干燥后置于 −80℃冰箱中保存并应用于皮肤烧伤的治疗。

3. 液氮保存　Dino 等将羊膜程序降温后于 −196℃的液氮中保存,羊膜上皮在复温后仍存活。

4. 器官培养保存　将羊膜置于 RMPI1690 培养基或 DMEM 培养基中 37℃、5% CO_2 下保存,羊膜上皮细胞活性可维持 24 小时以上。

第三节　羊膜应用于眼表重建的机制

羊膜在眼表重建中的最主要的优点为:促进上皮化,抑制炎症反应及纤维化。临床上应用羊膜移植重建眼表以来,发现其临床效果主要有:①加速上皮化;②维持正常上皮表型;减轻炎症反应;③减轻血管化,减少瘢痕形成等。研究表明,其作用机制主要通过以下机制来实现:①延长上皮细胞的生命,维持其克隆形成。羊膜基底膜与眼表上皮基底膜组织成分相似,可以促进上皮细胞的黏附移行,诱导上皮分化,防止上皮凋亡。作为遮盖物使用时还可保护新生上皮组织免受瞬目时眼睑的刮擦,同时减少炎症细胞和泪液蛋白与角膜基质的接触。②刺激非杯状上皮细胞的分化。当和含有结膜成纤维细胞共同培养时可刺激杯状细胞的分化。③羊膜可分泌 *bFGF*、*EGF*、*HGF*、*KGF* 等生长因子促进上皮生长。此外羊膜含有的神经生长因子和 P 物质,对角膜神经有营养作用。④羊膜可以抑制白细胞介素的表达、调整炎症趋化因子表达、诱导多核白细胞凋亡,降低角膜基质金属蛋白酶 1、2、9 的表达,从而减轻角膜炎症反应,抵抗角膜溶解。⑤通过抗蛋白酶活动清除炎症。⑥抑制 *TGF-β* 的信号传递和正常成纤维细胞转化为成纤维细胞。通过抑制 TGF-β 的 *mRNA* 表达,来抑制成纤维细胞的活性,减少角膜瘢痕形成。⑦羊膜中所含的抗新生血管化蛋白,对新生血管有一定的抑制作用。⑧羊膜未发现 *HLA-A*、*HLA-B*、*HLA-C* 以及 DR 抗原和 β2 微球蛋白的表达,因而抗原性很低,同种异体移植反应很小等等。

第四节　羊膜在眼表重建中的应用

一、羊膜手术种类及手术原则

根据手术目的及所希望达到的治疗效果,羊膜手术可分为羊膜移植术(inlay/graft)、羊膜遮盖术(onlay/patch)和羊膜充填术(filling)三种。

羊膜移植手术中羊膜植片的作用在于提供一个使眼表上皮在其上生长的基底膜,完成眼表的重建。羊膜植片应修剪为略大于缺损区,上皮面向上(羊膜基质面黏性大,易和组织贴附),植片边缘置于结膜创缘下或两者对齐,使用显微缝线将植片固定于浅层组织。缝合时避免损伤血管,以免血液在羊膜下积聚。线结尽量剪短,无须埋线。

羊膜遮盖术是将羊膜整个覆盖于角膜及角巩膜区域的表面。此时羊膜起到生物接触镜的作用,保护和促进残留的角膜上皮愈合。羊膜植片上皮面向上,在植片边缘,连带其下覆盖的结膜,一起固定缝合于浅层巩膜。术毕将羊膜植片下的积液赶出,使植片和角膜紧贴。

在修复某些累及角膜基质深层的角膜溃疡时,羊膜可起到填充物作用,即羊膜充填术。羊膜在填塞角膜基质时不考虑植片的正反面,但最表面一层必须是上皮面向上,以利于上皮修复愈合。

二、羊膜手术的适应证

(一)用于结膜表面重建

羊膜移植能有利于上皮化,维持正常上皮表型(在结膜为杯状细胞),减少炎症,减少血管化和瘢痕形成。因此,羊膜移植可用来重建结膜表面以修复正常基质,提供健康的基底膜以便上皮移行于其表面并分化和增殖,完成上皮化。文献报道,羊膜移植重建结膜眼表主要用于大面积的结膜切除后替代结膜植片重建眼表,如翼状胬肉、结膜上皮新生物、瘢痕、睑球粘连和结膜松弛症等。其移植成功的条件为:①需重建区域的植床要有血供;②残存的边缘结膜要有正常上皮和结膜下基质;③泪液的分泌基本正常。展望未来,是否可以用保存的羊膜作载体让体外扩增的角膜干细胞着床覆盖,形成带有活性上皮细胞的新型生物膜(甚至通过转基因技术使这些上皮带有特殊的生物学特性),并进行眼表移植以重建眼表有待于进一步研究。

(二)用于角膜表面重建

羊膜可用做临时或长久植片方式治疗角膜病。实验中用做临时植片时,羊膜可减轻 PRK 或 PTK 术后的角膜混浊，临床也证明有效。当用做植片时，羊膜能加速神经营养性角膜病等不同病因导致的持续性角膜溃疡的愈合。最近有文献报告羊膜移植能用做治疗有症状的大泡性角膜病变。值得注意的是，眼表防卫相关的措施，应该在羊膜移植（或联合角膜缘干细胞移植）重建角膜表面的同时或之后实施。措施包括：泪点封闭，泪液严重缺乏时的自家血清滴眼，睑缘整形和倒睫的处理等。可缝合眼睑治疗顽固的眼球暴露。

由于羊膜组织具有促进上皮增生修复，促进炎症细胞凋亡，抑制炎症和新生血管，抑制创面纤维组织增生等生物学特性，对于一些非感染性的活动性角膜炎症，施行羊膜移植后，可以使角膜创面迅速上皮化，控制角膜的炎症、坏死、溶解，减少新生血管的形成。

羊膜主要起改良受损的角膜表面和角膜基质微环境的作用。对于神经麻痹性角膜炎、重度干眼症、眼类天疱疮、Stevens-Johson 综合征等疾病引起的持续性角膜上皮缺损以及非感染性角膜溃疡久治不愈者，羊膜遮盖术有较好的疗效。羊膜在治疗角膜化学伤或热烧伤等疾病中能有效减轻炎症反应，防止角膜溶解，减轻瘢痕化，改善预后。以上疾病如果伴有较广泛角膜缘干细胞缺失应同时进行自体或异体角膜缘移植，近年来还采用体外培养的角膜缘干细胞进行角膜表面重建。目前羊膜是较理想的角膜缘干细胞培养移植的载体。此外，羊膜充填可加速角膜基质深层非感染性溃疡的修复，联合生物黏合剂的使用可治疗小的角膜穿孔。角膜层间羊膜植入对于改善大泡性角膜病变症状也有一定的帮助。

羊膜特有的结构和生物学活性，使其成为重建眼表的理想生物材料，羊膜手术联合角膜缘移植、角膜移植治疗静止期或活动期的角膜及结膜病变具有广泛的治疗前景。

（陈家祺　周世有）

主要参考文献

1. 陈家祺. 眼表疾病. 葛坚. 眼科学. 北京：人民卫生出版社，2002.

2. 陈家祺，周世有，黄挺，等. 新鲜羊膜移植治疗严重急性期和瘢痕期眼表病变. 中华眼科杂志，2000，36（1）：13-17.

3. Sippel MC, Joseph JK, Foster CS. Amniotic membrane surgery. Current Opinion in Ophthalmology. 2001，12：269-281.

4. de Rotth A. Plastic repair of conjunctivial defects with fetal membrane. Arch Ophthalmol. 1940，23：522-525.

5. Kim JC, Tseng SC. Transplantation of preserved human amniotic membrane for surface reconstruction in severely damaged rabbit corneas. Cornea. 1995，14：473-484.

6. van Herendael BJ, Oberti C, Brosens I. Microanatomy of the human amniotic membrane. A light microscopic, transmission, and scanning electron microscopic study. Am J Obstel Gaynecol. 1978，131：872-880.

7. Lee SH, Tseng SC. Ammiotic membrane transplantation for pereistent epithelial defects with ulceration. Am J Ophthalmol. 1997，85：303-312.

8. Koizumi N, Fullwood NJ, Baeraktaris K, et, al. Cultivation of corneal epithelial cells on intact and denuded human amniotic membrane. Invest Ophthalmol Vis Sci. 2000，41：2506-2513.

9. Azuara-BA, Pillai CT. amniotic membrane transplantation for ocular surface reconstruction. Br J Ophthalmol. 1999，83：399-402.

10. Hanasa K, Shimazaki J, Shimmura S, et al. Multilayered amniotic membrane. transplantation for severe ulceration of the cornea and sclera. Am J Ophthalmol. 2001，131：324-331.

11. Petersen H, Spoerl E, Fruehauf A. Crosslinked amniotic membrane for corneal surface reconstruction. Invest Ophthalmol Vis Sci. 2001，42：S269.

12. Teaavilbul N, Prabhasawat P. Amniotic membrane. Transplantation in conjunctival surface reconstruction. A prospective study. Invest Ophthalmol Vis Sci. 2001，42：S270.

13. Pellegrini G, Traverous CE, Franai AT, et al. Long-term restoration of damaged corneal surface with autologous cultiviated corneal epithelium. Lancet. 1997，349：990-993.

眼表的正常与稳定是维持角膜透明性的重要保证。各种原因所致严重眼表疾患，单纯药物治疗及传统的角膜移植很难奏效。20世纪80年代以来，随着对眼表上皮细胞分化及创伤愈合机制的深入研究，特别是角膜缘干细胞理论的形成，一种旨在恢复眼表完整性及其上皮细胞正常表型，促进患眼视力恢复的眼表重建术（ocular surface reconstruction）开始受到重视。

第一节　眼表重建手术的概念

狭义的眼表重建仅指通过手术恢复眼表的上皮表型和稳定，但实际上维持眼表正常功能有五个不可分割的因素：①正常表型的结膜上皮和角膜上皮；②两种上皮的干细胞的解剖及功能必须正常；③能产生及维持一层正常且稳定的泪膜；④眼睑的解剖及生理功能正常，能保护眼表和维持泪膜正常流体动力学功能；⑤相关的神经支配及反射功能必须正常。因此广义的眼表重建手术应包括以下方面：①重建眼表的上皮或干细胞；②重建泪液分泌或泪膜稳定性；③保护或恢复眼表相关的神经支配；④重建眼睑的解剖和功能。

第二节　眼表重建手术的种类

根据手术的目的可分为结膜眼表重建手术、角膜眼表重建手术、泪膜重建手术和眼睑重建手术四大类。

一、结膜眼表重建手术

（一）结膜移植（conjunctival transplantation，CT）

1977年Thoft首次报道，通过结膜移植修补结膜缺损或治疗角膜上皮持续不愈，防止睑球粘连或促进角膜上皮化，减少角膜新生血管及瘢痕形成。结膜植片可取自健康的对侧眼，也可取自亲属或其他异体提供的球结膜。双眼结膜病变或缺损面积巨大者，只能采用异体结膜移植或自体口唇黏膜移植。结膜移植后修复的角膜表面为结膜表型的上皮，因此需行二期角膜表面重建手术恢复正常角膜上皮表型。

（二）黏膜移植（mucosal transplantation，MT）

黏膜移植适用于修补较大面积缺损的结膜创面，植片来源于自体口腔颊黏膜或唇黏膜，分为部分厚度和全厚植片移植。球结膜表面重建多用部分厚度，一般取0.3mm厚，取部分厚度植片时，可用Castroviejo电动角膜刀切取（彩图4-142，见书末彩插）。唇黏膜必须间断缝合固定于结膜缺损区的浅层巩膜，严重的睑球粘连分离后需要形成穹隆部者，术后应常规放置眼环或做通过眼眶下缘的穹隆部牵引缝线，以利于穹隆部形成。口唇黏膜移植术后植片外观呈粉红色，后期易发生肥厚和腺样化改变。

（三）羊膜移植（amniotic membrane transplantation，AMT）

羊膜能提供健康的基底膜供上皮细胞增殖、移行修复缺损区，因此可作为结膜的替代物来重建结膜表面。羊膜移植手术相关内容详见第十六章。

（四）睑球粘连分离手术

眼部化学伤、热灼伤及慢性炎症性疾病所致的部分睑球粘连或全睑球粘连，是进行眼表重建手术的主要障碍之一，应该给予首先治疗。部分睑球粘连分离后，行单纯羊膜移植或结膜移植即可。全睑球粘连及结膜囊缺失者，则在分离粘连后，需联合羊膜或唇黏膜移植重建结膜囊。分离粘连过程中，尽可能将残存的前部球结膜分离后徙，让其充当穹隆结膜及提供结膜上皮的来源。注意勿损伤巩膜，剪开粘连区，按照巩膜平面仔细分离，直至恢复眼球转动为度，使其形成一个光滑的裸露面，以利于羊膜或唇黏膜植片的固定。伴有干眼症者，术后用人工泪液滴眼。

二、角膜眼表重建手术

（一）角膜上皮移植术（keratoepithelioplasty，KEP）

1984年Thoft首次将新鲜尸体角膜的周边上皮植片，移植到受眼表面，术后形成稳定眼表。角膜上皮移植术的目的是为了提供健康、可分化的角膜上皮细胞,以迅速使角膜创面上皮化,重建角膜表面,防止热灼伤及化学伤的角膜形成溃疡和穿孔。需要注意的是,严重的眼表疾病,其角膜病变不仅局限在浅层,往往累及深层,甚至内皮层被纤维膜状组织所代替,形成角膜后膜。因此,应该同时联合或分期进行角膜移植术,使术后不但获得较稳定的眼表,而且还可获得透明的角膜组织结构。角膜上皮移植术手术技巧详见第十四章。

(二)角膜缘移植术(limbal transplantation, LT)

角膜缘移植术的机制、适应范围及手术目的和角膜上皮移植术相似,但角膜缘移植可为受体角膜提供更多的角膜缘干细胞,参与角膜眼表的重建。大量的文献证实了角膜缘移植可有效阻止角膜新生血管的发生、恢复角膜表面的正常上皮。根据供体来源的不同,可为自体和异体角膜缘移植。异体角膜缘移植术后应常规使用肾上腺皮质激素和(或)环孢素 A、FK506 等免疫抑制药物,预防排斥反应。详细内容参见第十四章。

(三)角膜缘干细胞移植(limbal stem cell transplantation, LSCT)

近年来角膜缘干细胞培养技术的发展和完善,为使用培养的角膜缘干细胞进行移植提供了技术平台。体外培养的角膜上皮干细胞移植重建眼表的基础临床实验初获成功,但是培养后的角膜缘干细胞生理、生化以及移植后的生物学性状、治疗眼表疾病远期效果、免疫排斥反应的防治、更有效的载体等方面需要进一步的研究。详细内容参见第十四章。

(四)筋膜囊成形术

筋膜囊成形术可以为上皮修复提供支持,同时带来足够的血供,使新生血管长入角膜,阻止溃疡发展和角膜穿破,对于度过眼表损伤的急性期,缓解病程有一定的作用。但是术后将形成血管化的眼表,属病理性愈合,严重影响视力。随着治疗性角膜移植和羊膜移植手术技巧的发展和普及,筋膜囊成形术在临床治疗中采用的比例极大地降低。

三、泪膜重建手术

泪液分泌量和泪膜稳定性对眼表重建后的上皮能否存活影响极大,如不采取积极措施改善干眼、恢复泪膜,则重建手术必将失败。轻、中度的干眼症患者,应频繁地滴用人工泪液或自体血清以增加眼表的湿润,和行泪点封闭或暂时性栓塞以减少泪液的流失及延长其在结膜囊的滞留时间。严重者应先进行泪膜重建手术缓解干眼状况,然后再进行眼表重建。根据手术的目的可分为减少泪液蒸发或延长其滞留时间的手术(眼睑缝合术、泪小点栓塞、泪小点烧灼等)和增加泪液生成的手术(腮腺管移植、颌下腺移植等)。

(一)暂时性及永久性泪小点封闭术(lacrimal punctal occlusion)

泪小点封闭可以阻断泪液的引流,从而保留自然的泪液并延长滴入的人工泪液在眼表的停留时间,适用于治疗轻、中度干眼症。暂时性泪小点封闭通过使用胶原或硅胶泪液塞以及泪点缝合来实现。当需要永久性泪点封闭时,可采用灼烙法或氩激光泪小点烧灼。

(二)眼睑缝合术(tarsorrhaphy)

睑缘缝合术是通过人为方法,使原来能自由启闭的上下睑在一段时间内或永久性地处于闭合状态、从而达到保护角膜,减少泪液蒸发的作用。轻度干眼和上皮缺损者多能获得良好的上皮化角膜和避免眼表干燥,若在严重烧伤者,眼睑缝合术后可能发生眼睑和角结膜的完全性粘连闭合。手术方式可分为暂时性睑缘缝合术和永久性睑缘缝合术。当睑缘缝合术目的已达到后,可拆除缝线恢复原来的启闭功能。暂时性睑缘缝合拆除缝线后睑缘形态可与术前一样不会有明显改变;而永久性睑缘缝合术后会出现上下睑缘粘连形成的睑桥。

(三)腮腺管移植术(parotid transplantation)

1951 年俄国的 Filatov 尝试将腮腺管移植到结膜下穹隆部进行腺管 - 结膜显微吻合,治疗重症干眼病,以探索持久性、生理性泪液分泌替代物。随后有多位医师做了相同的手术探索。尽管腮腺分泌的液体可有效保持眼表的湿润,但泪液是浆、黏液混合性,而腮腺分泌液为浆液性,且化学成分与泪液相距甚远。此外当患者进食时,移植腺体会发生反射性分泌,引起频繁溢泪。手术操作的失误还可引起下睑变形、瘢痕化及睑内翻等并发症。因此,腮腺管移植术在临床上难以推广使用。

(四)颌下腺移植(submandibular salivary gland transplantation)

鉴于腮腺管移植不能满足临床需要,1986 年 Murube 开展了自体颌下腺移植。随后其他学者进行了动物和临床试验,以探索移植的手术技巧和对其进行客观评价,国内北京同仁医院眼科中心、广州中山大学中山眼科中心先后开展了此项手术(彩图 4-143,见书末彩插)。

颌下腺分泌液成分接近于内源性泪液,且含有多种生长因子及黏蛋白,有利于泪膜的重建,眼表的上皮化及角膜受损伤神经的再生。自体颌下腺移植适合治疗重症干眼病,但仅适用于颌下腺功能正常者或颌下腺功能部分受损者,不适于 Sjögren 综合征伴发的干眼病（自身涎腺免疫疾病，颌下腺功能已遭破坏）。此外该手术只能部分解决干眼病泪液分泌问题，并不能解决干眼病的并发症，如睑球粘连、角膜新生血管和角膜混浊等。因此，颌下腺移植重建泪膜应视为眼表重建的准备性手术。

四、眼睑原位重建术（tarsoplasty）

眼睑的部分或全层缺损轻度者仅引起倒睫、睫毛乱生或轻微的眼睑闭合不全。重度的眼睑全层缺损暴露眼表，泪液蒸发过强，引起干眼，角膜上皮坏死、基质溶解。因而在眼表重建过程中，必须及时恢复眼睑的解剖结构和功能。

眼睑重建包括前层和后层重建。前层重建移植材料可用游离皮肤（或皮瓣）、远端皮肌瓣或皮肌眼睑瓣。后层重建移植材料可用游离睑板、睑结膜瓣和带蒂睑板瓣。睑板替代物以往使用鼻软骨、耳软骨、保存异体巩膜或硬脑膜、硬腭黏膜或经处理的异体睑板等，但效果均不理想。近年来，一种新型睑板替代物-脱细胞真皮开始在临床运用，经过一系列生物处理去除了真皮的细胞成分，使基底膜组织和胶原纤维完整保留，提供细胞外基质作为框架参与睑板重建。脱细胞真皮具有良好的可塑性和弹性，能使睑结膜上皮化快速进行，且局部引起的炎症反应和免疫反应轻微，是很有前途的生物工程材料（彩图4-144，见书末彩插）。

眼睑原位重建手术中，进行重建的两层中必须有一层血液供应良好，如两层均无血供，手术必将失败。成功的睑重建术应达到以下四点要求：①完全补足眼睑缺损，消除睑裂闭合不全；②具备正常的眼睑开闭功能；③无严重的术后并发症；④恢复完整的眼睑外形。

第三节　急性眼表损伤的手术治疗方案

随着社会经济的进步，铸造工业和化工业迅速发展，但部分乡镇企业的安全生产措施和规章制度没有得到切实加强和实施，造成眼表热烧伤和化学烧伤发病率增高。此类疾病造成的眼部损害程度重、范围广，若处理不当，将造成角膜穿破、眼内容物脱出等严重后果。因此根据眼表受损情况，选择手术时机和方式，对于急性眼表损伤的治疗有重要意义。

（一）角膜缘受损少于1/2周以下，角膜表面无明显溃烂。

此时切忌行角膜或角膜缘清创。应选用不含防腐剂、毒性低的抗生素滴眼剂、眼膏预防感染，局部使用润滑剂、上皮生长因子等药物，必要时双眼绷带包扎。如果上述系统处理，角膜仍不能上皮化，可考虑作羊膜覆盖术，术后继续用上述药物及绷带包扎。

（二）角膜缘2/3周以上完全受损，持续性角膜上皮缺损，角膜基质无溃疡，但血管性肉芽组织侵入角膜。

可考虑刮除侵入角膜的血管性肉芽组织，同时施行部分异体角膜缘移植。术后双眼绷带包扎，上皮化后局部使用环孢素A或FK-506等滴眼剂预防异体角膜缘移植的排斥反应。

（三）角膜缘全周受损，角膜发生弥漫性溶解溃烂，有迅速变薄穿孔趋势。

可作全角膜清创，刮除坏死组织。球结膜后徙，暴露约6mm宽的全周巩膜裸露面，施行角膜创面的羊膜移植，并充分缝合固定羊膜移植片（尽量使用新鲜羊膜），注意和全周的球结膜创缘紧密连接。术后双眼绷带包扎，角膜眼表上皮化后，开放点眼。此法可防止受损的角膜穿破，且为二期光学性全板层角膜移植作预备性手术。

（四）角膜极度变薄或行将穿孔

应施行带活性角膜缘的全板层角膜移植，如果变薄区发生在角膜局部，则可行带部分角膜缘的板层角膜移植。

（五）除具备上述各种情况外，如果还合并有眼睑的严重受损、眼睑闭合不全，亦需及时作相应处理。例如暂时性的理想湿房保护、暂时性的睑缘缝合、眼睑植皮术或眼睑重建术等，否则一切角膜眼表重建手术均不能成功。

第四节　眼表重建手术的总体原则

角、结膜的重建一方面要求提供上皮生长所需的相对健康的基质和基底膜，另一方面还必须存在有活力的眼表上皮干细胞来源（自身残留或移植）。基质的重建可通过提供纤维胶原支架（结膜移植、羊膜移植、唇黏膜移植、板层角膜移植）来进行；角膜缘移植则可提供角膜上皮干细胞。进行眼表重建手术时应正确掌握适应证，尽可能地保留健康的眼表上皮，特别是眼表干细胞的来源部位，避免医源性损伤；同时彻底切除坏死或炎症剧烈的病变组织，为上皮细胞提供健康的生长环境。

角、结膜重建的另一前提条件就是泪膜的大致正常。严重的干眼症和泪膜不稳定者，眼表上皮干燥脱落、鳞状上皮化、再生延迟，甚至角膜变薄，发生角膜基质溃烂。所以，应先通过一定的治疗措施改善干眼症状，以便为后期的角、结膜重建做好准备。泪膜不稳定的患者，应首先寻找内因并进行治疗，其次泪液分布的异常与眼睑的解剖结构和运动以及眼表是否光滑等也有关，故应予以相应的治疗。泪液缺乏即干眼的治疗应根据其类型和严重程度采取针对性措施，可先治疗水样性泪液缺乏，然后再治疗脂质性泪液缺乏。如果药物治疗效果不理想，必要时可考虑手术治疗来缓解干眼的状况，包括眼睑缝合术、自体颌下腺移植等。若是因为眼睑的暴露导致的泪液过度蒸发型干眼，应根据病情把握眼睑重建的手术时机，进行眼睑的重建或成形。

总之，角膜、结膜和泪膜及其相应的影响因素在眼表重建的过程中应当视为一个整体性概念。在重建眼表时，应充分考虑角膜、结膜和泪膜之间的相互影响，眼表上皮的来源、移植床的微环境状况和泪膜稳定与否。以全局的观念和个体化的原则进行完美的眼表重建手术。

（陈家祺　刘祖国　袁　进）

主要参考文献

1. 陈家祺. 眼表疾病. 葛坚. 眼科学. 北京：人民卫生出版社，2002.

2. 陈家祺，周世有，黄挺，等. 新鲜羊膜移植治疗严重急性期和瘢痕期眼表病变. 中华眼科杂志，2000，36（1）：13.

3. 贾广学，王玉新，卢利. 自体颌下腺移植再造泪腺治疗重症干眼病. 中华眼科杂志，1998，34（5）：388.

4. 徐军，邹留河. 角膜缘干细胞缺乏的手术治疗. 国外医学眼科学分册，1999，23（6）：370.

5. 潘志强，张文华，武宇影. 培养角膜缘干细胞羊膜移植治疗碱烧伤动物的实验研究. 中华眼科杂志，2000，36（1）：32.

6. 谢立信，董晓光，史伟云. 角膜缘组织移植治疗眼表疾病的初步报告. 中华眼科杂志，2000，36（6）：449.

7. 顾建军，陈家祺，彭鸿钧. 脱细胞真皮与异体巩膜在眼睑重建中的实验研究. 眼科研究，2003，21（3）：219.

8. Tseng SCG, Tsubota K. Important concepts for treating ocular surface and tear disorders. Am J Ophthalmol 1997；124：825-835.

9. Thoft RA. Conjunctival transplantation. Arch Ophthalmol. 1977, 95（8）：1425.

10. Kenyon KR, Rapoza PA. Limbal allograft transplantation for ocular surface. disorders. Invest Ophthalmol Vis Sci. 1990, 31：1301.

11. Tsubota K. Corneal epithelial stem cell transplantation. Lancet. 1997, 349：1556.

12. Pellegrini G, Traverso CE, Franzi AT. Long-term restoration of damaged corneal surfaces with autologous cultivated corneal epithelium. Lancet. 1997, 349：990.

13. Tsai RJ, Li LM, Chen JK. Reconstruction of damaged corneas by transplantation of autologous limbal epithelial cells. Am J Ophthalmol. 2000, 130（4）：543.

14. Shimmura S, Tsubota K. Ocular surface reconstruction update. Curr Opin Ophthalmol. 2002, 13（4）：213.

人工角膜（keratoprosthesis）是用异质成形材料制成的用于替代混浊角膜而提高患者视力的一种特殊装置。尽管同种异体角膜移植手术治疗圆锥角膜、角膜白斑、角膜变性、大泡性角膜病变以及部分感染性角膜病变已获得很高的成功率，但严重的角膜化学烧伤、热烧伤、天疱疮以及 Stevens-Johnson 综合征等造成的严重干眼及角膜新生血管，常规角膜移植手术通常失败，其失败的原因是角膜移植片上皮修复不良从而导致移植片溃疡混浊以致穿孔以及角膜移植片排斥反应。用透明材料制作的人工角膜是治疗这类疾病目前唯一有效的途径，人工角膜的研究多个国家都在按计划进行，并且进展较快，主要集中在人工角膜支架的研究，生物材料的选择是研究热点和关键，国内上海市第十人民医院、中山大学中山眼科中心、暨南大学等先后开展了人工角膜的基础与临床研究。

第一节　人工角膜的历史

1771 年法国 Toulouse 的眼科医师 Pillier de Quengei 首先提出，将一个玻璃盘置入混浊的角膜组织中，达到屈光及治疗角膜疾病的作用，这是人工角膜（keratoprosthesis, artificial cornea）最早的概念。在此基础上经过二百余年的发展，在几代眼科学家和生物学家的不懈努力下，最终从构想到模型，从动物实验到临床试验，人工角膜技术日益成熟，其中大多数人工角膜由光学镜柱（optical cylinder）和支架（supporting element）即裙袢（skirt）或边缘（flange）两部分构成，初步进入临床应用。人工角膜的发展历程大致可分为四个时期。

一、人工角膜发展初期（1771—1905 年）

人工角膜处于初步探索阶段，发展较慢，主要是角膜外固定人工角膜的发展，其中纽扣型（stud type）人工角膜是该时期人工角膜最简单的代表性类型。其设计思路是利用生物材料像纽扣一样使人工角膜裙袢夹住角膜组织，达到固定人工角膜镜柱的作用。

Nussbaum（1853 年）、Heusser（1859 年）、Dimmer（1891 年）等用玻璃及赛璐珞等材料进行了临床尝试，但所有植入物均在短期内脱落。角膜组织属于软组织，病变的角膜组织也很难达到坚硬如骨骼，同时当时的生物材料的相容性较低，手术条件并不十分精细，因此该设计思路必然失败。

二、人工角膜发展停滞期（1905—1950 年）

纽扣型人工角膜术后不同时间脱出造成的治疗失败，使大多数眼科医师对人工角膜技术的发展方向和应用前景产生了困惑。1906 年，当首例同种异体角膜移植手术成功后，人们失去了对人工角膜的研究兴趣。这一阶段，人工角膜研究报道很少，基本处于停顿状态。

三、人工角膜快速发展期（1951—1980 年）

第二次世界大战末期，人们注意到聚甲基丙烯酸甲酯（polymethylmethacrylate, PMMA）能长时间的存留在飞行员的角膜、前房及玻璃体内而不引起任何不良反应。随着人们对 PMMA 这种化学合成物低毒性和良好的光学效果的认识，以及用同种异体角膜移植手术治疗伴有严重干眼及血管化角膜混浊病例的失败，人工角膜植入手术又重新引起了人们的兴趣。此时大多数眼科学家完全抛开了纽扣型人工角膜的设计思路，采用全新的角膜板层间和角膜外固定方案，给人工角膜研究带来新的活力，现代人工角膜的研究开始起步。

1953 年 Stone 设计了角膜板层间固定的人工角膜，光学镜柱采用聚甲基丙烯酸甲酯，呈圆柱状，偏中部有一个盘状支架，材料采用有机塑料、惰性金属，支架盘有两圈小孔，可使角膜组织长入。人工角膜支架盘上小孔的设计不仅避免了房水渗漏和眼内感染，而且促进了盘前角膜组织的营养供应和防止无菌性坏死。1962 年 Cardona 设计了角膜内固定的穿透型（through-and-through）人工角膜，与 Stone 的设计思路基本相似，但进一步采用了前加固方法如全厚角膜或巩膜和胫骨骨膜。在片型设计上，Dorzee 设计了双翼形，Macpherson 设计了丁状支架层间形人工角膜，Barraquer 进一步改良为"工"字形人工角膜。1969 年又推出蘑菇（mushroom）形的螺栓螺母型（bolt-and-nut）人工角膜。穿透型人工角膜植入术能祛除全层的角膜混浊，获得最满意的光学效果，因此它是研究最多、应用最广的人工角膜。既往提出了许多不同的设计，主要集中为穿透型设计（through and through type）和领扣型设计（collar-button type）两种。

四、人工角膜现代发展期（1981 年以后）

20 世纪 80 年代以后对人工角膜开展了广泛的基础研究，新的高相容性生物材料不断出现，微孔材料逐渐应用于人工角膜支架。人工角膜镜柱（optical cylinder）多采用生理惰性材料，而裙祥（skirt），即支架（supporting element）或边缘（flange）材料性质不同。目前可大致分为生理惰性一体型、生理惰性分体型、生物活性一体型和生物活性分体型四大类。

（一）生理惰性一体类

以前研究较多，目前进展缓慢，整体材料均采用 PMMA。PMMA 属于丙烯酸酯类，光学性能优异，透光率高，具有良好的生物相容性和耐生物老化性，自问世以来，很快广泛应用于医学领域，因此人工角膜的镜柱材料到目前为止依然多采用 PMMA。

（二）生理惰性分体类

乌克兰费拉托夫眼科研究所为代表，镜柱材料采用 PMMA，裙祥材料采用金属钛或钽。人工角膜镜柱呈螺帽状，后部带有螺纹，可旋入钛支架中。当人工角膜后膜形成后，可将镜柱旋下，去除人工角膜后膜，再旋入钛支架中。

（三）生物活性一体类

澳大利亚 Chirila 等研究为代表，采用聚 2-羟乙基丙烯酸甲酯（poly（2-hydroxyethyl methacrylate），PHEMA）和二乙烯基乙二醇，利用特殊的合成工艺，生成双凸型人工角膜，像正常角膜组织一样缝合于移植床上。中央透明具有屈光作用，周边混浊具有生物活性，以及较好的组织相容性，可与角膜组织紧密结合。

（四）生物活性分体类

法国 Legeais 等研究为代表，镜柱材料采用 PMMA，裙祥材料采用（多孔）聚四氟乙烯（（expanded）polytetra-fluoroethylene，（e）PTFE）。PTFE 属于有机氟聚合物，有优异的化学稳定性，耐侵袭性极佳。同时具有良好的生物相容性，对机体无生理损伤，不受生物体侵蚀，在生物机体内不老化，可高温消毒。

第二节 人工角膜材料与结构特点

理想的人工角膜由两部分组成：①透明的光学中心，②能支持中央光学部，又可与角膜组织产生生物愈合从而形成永久固定的周边支撑部。

一、人工角膜材料特点

既往被用于中央光学部的材料包括氧化铝陶瓷、硅胶、PMMA、聚乙烯醇共聚体水凝胶（PHEMA）等，现在 PMMA 为大多数人工角膜设计者所采用。早期所采用的人工角膜周边材料包括硅化 Teflon、氧化铝陶瓷等，这些材料都未获得理想的结果，其原因是它们都是无微孔、非渗透性、硬性材料，影响植入物前角膜营养代谢，不能达到材料与角膜基质之间密切的生物学愈合。Stramoelli 于 1963 年设计了用自体尖牙及其相连的牙槽骨作周边部的人工角膜（osteo-odonto-keratoprosthesis，OOK），自体材料有利于消除角膜对异体人工材料的排斥反应，增加稳定性，但手术复杂、时间长（需分 3 次手术，历时 6～12 个月），对身体有创伤。近年来的研究显示有孔材料可能是理想的周边材料，角膜成纤维细胞能长入有孔材料的微孔内，并合成胶原，使植入物与角膜产生生物愈合，提高植入物与角膜连接的紧密性，从而发挥稳定光学柱镜的作用。文献报告研究过的有孔材料包括惰性碳与 Teflon 的复合物——Proplast，ePTFE，羟基磷灰石、生物玻璃陶瓷等。惰性金属是另一类人工角膜周边材料，如钛、钛钽合金、纯金等。研究显示，这些材料具有良好的生物相容性；容易与中央光学区固定，有一定的支撑力；具有很强的韧性，可加工齿轮状、车轮状、多孔叶片状的周边部，大量的孔隙不影响角膜的营养代谢，且有利于角膜愈合固定，是相对较理想的周边材料。

二、人工角膜结构特点

（一）穿透型设计的人工角膜（through and through type）

这种类型的人工角膜为大多数医师采用，由中央光学部和周边支撑部两部分组成（彩图 4-145，见书末彩插）。人工角膜中央的光学部分由透光性良好的光学材料制成，贯穿手术眼角膜中央的全部，其前部分突出于角膜的前表面以减少术后增殖膜遮盖。镜柱的长度为 2.5～10mm 不等，长度越短，镜体倾斜所造成的光学影响越小，术后获得的视野越大；圆柱镜的直径一般为 2～4.5mm，直径越大术后视野越大，但术后植入物脱出率增加，多数手术者选用 3.0mm 直径。依据手术眼有无晶状体,柱镜的屈光力不同,有晶状体眼为 +43D,无晶状体眼为 +58D,不同患者所选用的屈光度有所不同。

周边部是固定于植入物中央部周围的圆盘状或叶片状结构。术中将其植入角膜板层内,发挥支持、固定中央光学部的作用。周边部的厚度多为 0.15~0.2mm,一般不超过 1.0mm,直径为 3.5~9mm 不等。曲率半径与角膜曲率一致,一般为 6.8~8.0mm。周边部的设计既要保证其发挥支持光学部的作用,又应尽量减少植入物对角膜的机械压力,增加人工角膜植入后的稳定性。

(二)领扣型设计的人工角膜(collar-button type)

领扣型设计人工角膜分为 Ⅰ、Ⅱ 两型,由 PMMA 制成。

1. Ⅰ型人工角膜前曲面直径是 7mm,中央连接一个带螺纹的圆柱镜即光学区,其直径 3mm,长 2mm。独立的后曲面直径为 10.5mm,多用黑色的 PMMA 以减少进入眼内的光量。背面有隆起的激光嵴,其作用是当术后发生后表面增殖膜时可用激光切开而不至于损伤后表面,后曲面还有数个小孔以利于前房内的营养物质渗入角膜,其前曲面的前面无突出物,此型人工角膜的总长度为 2.7mm,它主要用于有一定的泪液分泌的患者,植入人工角膜后用结膜或唇黏膜覆盖表面。

2. Ⅱ型人工角膜与Ⅰ型不同的是中央的圆柱镜向前突出于前曲面 1mm 或 2mm,因此此型人工角膜的总长是 3.7mm 或 4.7mm。它主要用于严重干眼以及结膜严重异常的患者,植入人工角膜后用眼睑覆盖。

(三)核心 - 裙袢设计的人工角膜(core-and-skirt type)

1994 年 Chirila 等采用全新的设计观念制成一体型核心 - 裙袢(core-and-skirt)人工角膜,整个人工角膜由弹性 PHEMA 组成,中央是透明的光学核心,周边由不透明的海绵样裙袢围绕。此种人工角膜属层间植入型,无脱出和后膜形成等并发症,组织长入和组织融合较快,无明显的炎症反应。但人工角膜有钙化现象,少数还有生物降解迹象,因此仍需要进一步改进。

(四)临时性人工角膜

临时性人工角膜是为伴有角膜混浊的视网膜玻璃体手术提供光学通路而设计,一体式结构,多采用 PMMA 制成透明光学螺旋体,中央镜柱周围有裙边,其上有对称分布的 4 个孔,供缝固定之用。临时人工角膜直径有 6.2mm、7.2mm、7.5mm、8.2mm 等多种规格,镜体长 5mm,前后曲率半径为 7.8mm,屈光度为 −85.4D。完成玻璃体视网膜手术后,将临时人工角膜取出,然后施行部分穿透性角膜移植。

第三节 人工角膜的临床应用

一、人工角膜的适应证

人工角膜植入术适应于用常规角膜移植失败的双眼角膜混浊性失明的患者,包括严重的化学烧伤、热烧伤、晚期天疱疮以及 Stevens-Johnson 综合征等各种病因导致的严重角膜血管化以及严重干眼的患者。由于该手术在晚期易出现角膜溶解、房水渗漏、植入物脱出等并发症影响预后,因此能用角膜移植治疗的患者则不宜选用人工角膜植入手术。单眼角膜混浊性失明,另一眼视力良好者也不宜手术。术前应通过超声波检查视网膜及玻璃体情况,有视网膜脱离、视神经萎缩者不宜手术。有青光眼者术前应通过药物或经巩膜睫状体光凝以及眼内镜下睫状体光凝等手段控制眼压后才安排手术。严重的角膜混浊可导致患者的光投射判断不准确,因此有光感而光定位不准的患者不应轻率地放弃手术。

二、人工角膜术前准备

病史询问与记录。常规血液学与血生化检查,排除手术禁忌证。裂隙灯检查眼表情况,血管化组织的厚度,睑球粘连情况。B 超检查眼底情况、眼轴长度。术前给予镇静与止血药。

三、人工角膜的手术方法

(一)穿透型人工角膜的手术方法

1. 一次性植入单片人工角膜 本手术方法为较多的手术者采用。用生物黏合剂或机械的方法将光学部及周边部结合在一起,形成单片人工角膜,一次性手术植入。

(1)麻醉、开睑、固定眼球同其他内眼手术。

(2)在角膜缘作 90°~160° 范围的弧形角膜切口,约 2/3 角膜厚,分离板层形成袋状,其范围应足够植入人工角膜。角膜特别薄或新生血管增生严重的病例,板层分离困难时,可祛除术眼角膜上皮以及浅层角膜基质,联合全厚的异体角膜移植(图 4-146)。

(3)恢复角膜板层,临时缝合切口(图 4-147)。小于人工角膜光学区直径 0.5mm 的环钻在角膜的中央作一植孔,以保证植入物与角膜组织的紧密结合(图 4-148)。

(4)从角膜缘切口经板层角膜层间植入人工角膜,中央部植入角膜植孔中,周边部埋入角膜板层中,注意周边部不应皱褶或扭曲(图 4-149)。

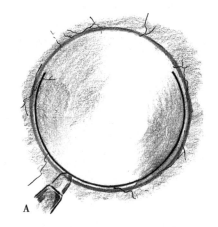

图 4-146 人工角膜植入示意图

A. 沿角膜缘作 90°～160° 范围的弧形角膜切口 B. 切口深度为 2/3 角膜厚度，分离出板层角膜袋

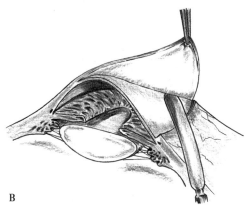

图 4-147 回复角膜板层，临时缝合切口

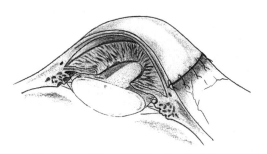

图 4-148 制作角膜中央全层植孔

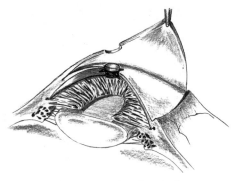

图 4-149 植入人工角膜

（5）10-0 尼龙线经周边角膜基质、人工角膜周边部作间断缝合，注意不能穿透角膜，线结埋入角膜基质层（图 4-150）。

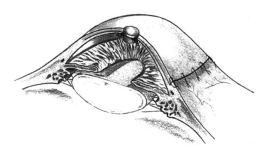

图 4-150 回复板层角膜，缝合切口

（6）经侧切口用平衡盐溶液重建前房。晶状体浑浊的患者，联合晶状体摘除；即使晶状体透明，人工角膜术后通常发生晶状体浑浊，因此部分手术者主张无论晶状体状态如何均同时摘除。

（7）刮去角膜上皮，沿角膜缘作环形球结膜切开，分离结膜使之游离，将结膜覆盖于角膜及人工角膜的表面并用 6-0 可吸收缝线间断缝合结膜。同时作睑缘缝合。术后 2 个月才切开结膜，暴露人工角膜（图 4-151）。

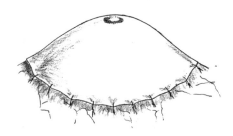

图 4-151 人工角膜以及眼球表面覆盖结膜组织

（8）患者存在睑球粘连，结膜不能完全覆盖角膜及人工角膜时，则用唇黏膜或羊膜代替。沿角膜缘作环形结膜切开，取适当大小的唇黏膜或羊膜覆盖于角膜及人工角膜的表面，其边缘用 8-0 可吸收缝线间断缝合于球结膜上。严重干眼或结膜异常病例，可用眼睑覆盖在角膜及人工角膜表面（图 4-152）。

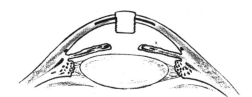

图 4-152 穿透型人工角膜植入后示意图

2. 一次性植入两片式人工角膜 术前人工角膜的光学部与周边部为独立的两部分,中央光学柱镜制成螺纹状。在角膜缘作 90°～160° 范围的弧形切口,分离板层,将人工角膜的周边部植入层间预定的位置,再在角膜中央作植孔,旋入光学部,其余手术步骤同前。

3. 分期植入两片式人工角膜 人工角膜的光学部与周边部为独立的两部分,中央光学柱镜制成螺纹状。一期手术用上述方法植入人工角膜的周边部,两个月后再在角膜中央作植孔,旋入光学部。与单片人工角膜植入术比较,将人工角膜分两片植入角膜,可减少手术难度,缩小角膜板层分离的范围。光学部螺纹设计有利于术后根据患者的屈光状态调整其前后位置,术后还可以取出光学部清除后表面的增生组织。术后清除人工角膜后膜操作简单,因而不必要将光学部过分的突出于前房,由此避免了损伤晶状体。但术后取出光学部增加了眼内感染的机会,因此有作者仍主张在无晶状体眼用增加光学部突出于眼内的长度的方法来减少后表面增殖膜的发生。

(二)领扣型设计的人工角膜手术方法

(1)植入物的准备:用环钻取新鲜或冷冻保存的 9mm 直径的异体角膜材料,再在其中央取与人工角膜光学区同样直径的植孔,在黏弹剂的帮助下,将人工角膜的光学区套入异体角膜中央的植孔,然后旋入后曲面,制成人工角膜与异体角膜的复合体。将前后曲面之间的距离控制在 1.0mm,以容许角膜水肿至正常的两倍厚。

(2)患者麻醉、开睑、固定眼球与内眼手术相同。

(3)在术眼角膜用环钻作 8.5mm 植孔,植入人工角膜与异体角膜的复合体。

(4)用 10-0 尼龙缝线间断缝合复合体与宿主角膜 16 针。

(5)刮去周边角膜上皮,沿角膜缘作环形结膜切开,分离结膜使之游离,将结膜覆盖于角膜及人工角膜上,用 6-0 可吸收缝线间断缝合结膜。同时作睑缘缝合。术后 2 个月才切开结膜,暴露人工角膜,也可用唇黏膜、羊膜或眼睑覆盖角膜及人工角膜表面(图 4-153)。

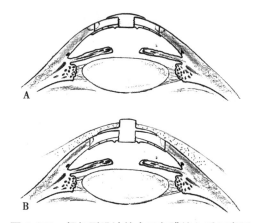

图 4-153 领扣型设计的人工角膜植入后示意图
A. Ⅰ型领扣型设计的人工角膜植入后示意图 B. Ⅱ型领扣型设计的人工角膜植入后示意图

四、人工角膜术后处理

人工角膜术后双眼绷带加压包扎 2 周,一般 3 周后开放点眼。术后应全身使用抗生素与肾上腺皮质激素,肾上腺皮质激素逐渐减量,2 周左右停药。抗生素及肾上腺皮质激素的局部使用应维持较长时间。肾上腺皮质激素具有抑制炎症、抑制胶原酶以及其他一些蛋白分解酶类合成的作用,但它影响组织的修复,因此在后期应逐步减少使用或停用。甲羟孕酮(medroxyprogesterone)和四环素(tetracycline)明显地减少胶原酶的合成,但很少影响组织的修复,动物实验表明局部使用这两种药物明显地减少化学伤后的角膜溃疡,因此人工角膜后期可局部使用 1% 甲羟孕酮混悬液和 1% 四环素混悬液。术后应定期复查,早期发现并及时治疗术后并发症。

五、人工角膜手术并发症及处理

人工角膜植入的手术操作并不困难,文献关于术中并发症的报告较少,分离角膜穿破、损伤晶状体、植床偏位、植床出血等较为常见,其处理可参照常规角膜移植手术。人工角膜植入的术后并发症发生率较高,严重者影响视功能的恢复和手术效果。Legeais 对 24 例病例随访 4～28 个月的结果显示,术后前 6 个月并发症的发生率最高,约 95% 的主要并发症发生于这段时间,术后第一年的失败率最高,累计达 21%。术后再次手术率高,部分文献报告有 80% 的患者需要再次或多次手术治疗并发症。Fyodorov 报告人工角膜术后脱出率 27%,眼内炎 4%,人工角膜前膜 14.8%,房水渗漏 10%,无菌性坏死 36.8%。

(一)角膜溶解与植入物脱出

角膜溶解是人工角膜植入手术最常见的并发症,

发生率为 21.6%～83%。多发生于术后 2 周至 2 年,术后 2 个月内发生率最高。早期症状轻、范围小、进展较慢,严重时导致房水渗漏、植入物移位或脱出、上皮植入、眼内炎以及视网膜脱离。因此,一旦出现角膜溶解应及早治疗。

角膜溶解与眼表干燥有关,70% 的角膜溶解发生于光学圆柱镜的下方,30% 发生在其上方,提示上睑对上方角膜的覆盖有利于保持局部角膜的湿润。病变角膜本身营养不良以及植入物的影响是导致角膜溶解的另一因素。另外,植入物表层的角膜越薄,越易发生角膜溶解,因此植入物前用耳软骨、脱细胞真皮、骨膜等组织加固有利于降低人工角膜的脱出率。

轻度的角膜溶解可用异体巩膜覆盖角膜及人工角膜表面,再在其上覆盖结膜、唇黏膜或羊膜;严重的角膜溶解应切除坏死的角膜,再用全层的异体角膜支持人工角膜。对严重的角膜溶解合并植入物移位或脱出时,应及时更换人工角膜或改行同种异体角膜移植术。胶原酶抑制剂可减轻角膜的溶解。

(二)房水渗漏

术后早期的房水渗漏主要是因为局部组织与人工角膜交接面封闭不严,晚期则多由角膜溶解、角膜上皮内生等引起。在人工角膜设计中如使用具有较高生物相容性的裙褉材料,及在术中操作时达到水密状态可部分预防其发生。

(三)眼内炎

眼内炎是人工角膜最严重的并发症,既往的研究表明术前原发病是人工角膜术后眼内炎最重要的危险因素,以 Steven-Johnson 综合征、天疱疮感染发病率较高,非瘢痕性角膜病变发病率较低。眼内炎的预防措施包括植入术前将人工角膜浸泡于庆大霉素溶液中,术中眼内使用抗生素,术后终生局部使用抗生素。

(四)人工角膜后增殖膜

人工角膜后增殖膜发生率为 30%～60%,是导致术后视力下降的主要原因之一。房水沉着物黏附人工角膜后表面,结缔组织过度增生形成机化物。有作者主张在无晶状体眼应行前段玻璃体切割以预防术后增殖膜的发生,增加圆柱镜向前房突出的长度有利于阻止增殖膜遮盖光学区。领扣型设计人工角膜后曲面上有激光嵴有利于用激光治疗。两片式穿透型人工角膜,其中央光学区可在术后旋出以清除后增殖膜。上述方法无效时可用玻璃体切割刀或 Haab 氏刀手术切除。目前眼内镜系统的使用有助于更好地去除人工角膜后膜。

(五)人工角膜前膜

人工角膜前膜也是一种常见并发症,发生具体原因不明。在人工角膜植入术后,光学镜柱前部的周围组织如结膜组织、结膜下组织、前加固组织中细胞过度增殖,沿人工角膜镜柱覆盖在其前表面,形成了人工角膜前膜。

由于人工角膜前膜遮盖了光学镜柱的前表面,从而导致视力下降。在人工角膜设计中,光学柱镜的前表面向前凸出增加,可有利于预防前膜的发生,一般认为人工角膜镜柱至少超过眼表面 2～3mm。但过长的柱镜,同时可导致视野的缩小。

(六)视网膜脱离

视网膜脱离是一种较为严重的并发症,其发生原因复杂,由于人工角膜植入术的适应证多数是较严重的角膜病变,原发病变可能造成眼前节和眼后段同时损伤,因此患者术前可能就有发生视网膜脱离的病理基础,而患者的多次手术治疗,可能会提高术后发生视网膜脱离的风险。

人工角膜坚硬的光学镜柱,在反复眨眼的过程中造成的震动,可能会对视网膜产生有害的压力波动力学效应,导致术后视网膜脱离。在人工角膜植入前患者玻璃体有增殖性病变者,有可能发生牵引性视网膜脱离。如笔者选择的人工角膜治疗患者,均有不同程度的玻璃体混浊,术后如玻璃体混浊加重,形成明显的增殖性病变,可能发生牵引性视网膜脱离。

(七)青光眼

青光眼是另一个主要的并发症,发生率为 4.1%～14.3%,部分患者在手术前已存在青光眼。术后因人工角膜的存在使眼压的测量存在困难,尤其是在用眼睑覆盖的病例检查更加困难,因此,术后青光眼的诊断主要依赖于患者的主诉、指试眼压以及视盘与视野的检查,因此在术后 2～3 年,应随访视野,以确定是否有青光眼。利用眼睑固定的人工角膜手术,局部降眼压药物常不能获得疗效,需全身使用碳酸酐酶抑制剂控制眼压。必要时可用睫状体光凝或冷冻治疗。有学者主张在人工角膜植入术中自虹膜根部彻底地撕脱虹膜,以预防术后继发闭角型青光眼。

(八)人工角膜镜柱脱出

人工角膜的光学圆柱镜脱出是较少见的并发症。它主要见于两片形、光学部是由螺纹旋入的人工角膜。其表现是随着光学部的逐渐外突,出现近视或近视加深,如未能及时发现,最终圆柱镜将全部脱出并伴眼内容物脱出。及时发现并用镊子旋紧可预防严重并发症的发生。对安装这种类型的人工角膜的患者,术后应教患者在一定的间隔时间内自行旋紧植入物。

第四节　手术效果与展望

一、手术效果

人工角膜植入术后短期内可获得满意的视觉效果，但随着晚期并发症的出现，在术后一段时间内视力呈下降趋势，因此随观察时间不同其视力预后以及并发症的发生率也不完全相同。Barnham 等报告了一组病例的长期疗效，对 33 例患者共施行 55 次人工角膜植入术，其中 39 眼（70.9%）为第一次植入，另外 8 眼、4 眼、3 眼、1 眼分别为第二、三、四、五次植入，术后随访时间是 1 个月至 15 年，仅 4 眼随访时间小于 6 个月，平均为 2.29 年。55 眼中 49 眼为穿透型人工角膜植入，且均为穿通形设计，6 眼为埋藏型人工角膜。在穿透型人工角膜植入的 49 眼中，78.4% 术后视力提高，48.6% 的眼视力提高维持一年以上。术后 23 眼（41.8%）最佳的裸眼视力≥6/60，15 眼（27.3%）≥6/24。埋藏型植入视力效果较差，无一眼视力≥6/24。Legeais 对 24 例植入穿通形设计的穿透型人工角膜的疗效进行报道，随访时间是 4～28 个月，70.8% 术后视力提高，矫正为 20/30～20/400，术后第二年最佳矫正视力比第一年明显下降。Dohlman 于 1994 年报道了 11 例领扣形设计的穿透型人工角膜植入手术的疗效。随访时间是 9～36 个月，73% 的眼视力提高，其中 5 眼视力≥20/40。研究结果显示随着随访时间的延长，视力下降。

植入人工角膜光学部圆柱镜的直径越大、长度越短，术后获得的视野越大，文献报道所获得的视野为30°～130°不等。

二、展　　望

尽管人工角膜植入术手术相对较复杂、术后随访时间长、晚期严重并发症以及需再次手术治疗的发生率高，但毋庸置疑，人工角膜植入术确实是目前治疗同种异体角膜移植不能治愈的双眼角膜混浊性失明患者唯一有效的途径。在近 40 年的发展中，部分患者已获得了令人满意的疗效。随着科学技术的进步，高分子材料的广泛应用以及生物技术的发展，我们相信在不远的将来一定能使人工角膜植入手术更简单、更安全、更有效，为广大角膜混浊性失明患者带来福音。

近年来随着组织工程、基因工程的飞速发展，三维培养技术的逐步成熟，使在试管中培育与正常角膜相似的生物角膜成为可能。目前此领域研究需要解决的关键是：①支架材料的强度与光学性能；②角膜有关细胞在支架材料上的细胞层构建；③生物角膜植入后与眼组织的相容性；④生物角膜的外形设计与曲率构建。真正意义上的组织工程化生物角膜是以可降解材料为支架，在体外进行细胞培养，让细胞在材料表面及内部进行三维生长，分化成多层细胞，最后得到类似于正常角膜的人工生物角膜。目前这种生物角膜已初见雏形，如能将生物角膜成功地应用于临床，将彻底解决供体角膜严重缺乏以及角膜移植排斥问题，角膜严重新生血管化患者也可能获得满意的疗效，其展示了广阔的应用前景。

（陈家祺　郑一仁）

第五节　组织工程角膜的构建

组织工程学是综合应用工程学和生命科学的方法和技术，在体外预先构建一个有生物活性的种植体，然后植入体内，修复组织缺损，替代组织、器官的一部分或全部功能，达到提高生存、生活质量，延长生命活动的目的。

组织工程器官与组织的构建三要素是：种子细胞，支架材料和诱导种子细胞在支架材料中生长、增殖、分化的构建技术。根据角膜三层组织学来源不同，组织工程角膜构建可以分为组织工程角膜上皮的构建、组织工程角膜基质的构建和组织工程角膜内皮的构建。

目前的研究发现可用于组织工程角膜构建的原料来源广泛，技术方法多种多样。组织工程角膜的研究目标是选择一种易于获取的原料，将最优化的制备过程标准化，最终使组织工程角膜产品产业化。其中，组织工程角膜上皮的构建技术已经成熟，通过使用不同来源的角膜上皮干细胞制备组织工程角膜上皮片可以修复由于角膜上皮干细胞缺乏所导致的角膜混浊。

一、组织工程角膜上皮的构建

角膜上皮干细胞缺乏可以导致角膜新生血管化以及角膜浑浊。组织工程角膜上皮主要用于补充缺乏的角膜上皮干细胞。

1. 角膜上皮种子细胞的来源　根据干细胞所处的不同发育阶段，可将组织工程角膜上皮的种子细胞来源分为：①胚胎干细胞；②成体干细胞；③被诱导的多功能干细胞（induced-pluripotent stem cells, iPSC）。在组织工程角膜的体外和动物实验中使用的成体干细胞有：自体或异体角膜上皮干细胞、骨髓间充质干细胞、口腔黏膜上皮干细胞、脂肪干细胞和皮肤干细胞。其中，来源自体或异体角膜上皮干细胞和口腔黏膜上皮干细胞的角膜上皮片已经应用于临床。

2. 角膜上皮种子细胞的识别 各种来源的种子细胞除了表达不同来源干细胞特有的表面标记物以外，还应在体外诱导成功后同时也应表达成熟的角膜上皮细胞标记物 CK12，该种标记物表达是组织工程角膜上皮可以进行手术移植的标志。角膜上皮干细胞除了表达角膜上皮特异性表面标记物 CK3 和 CK12 以外，大部分还应该表达干细胞标记物 *p63*，*ABCG-2*，*integrin α9*，*N-cadhein*。

3. 支架材料的来源 在进行组织工程角膜上皮移植时，移植整片完整的种子细胞可以提高移植效率。人源性羊膜、合成的纤维蛋白膜和胶原纤维膜均可以作为组织工程角膜上皮片的载体。

羊膜上皮层由单层立方或柱状上皮构成，基底膜不含细胞，由 III、IV、V 型胶原组成，基质层主要由 I、III 胶原和少量的基质细胞组成。羊膜作为支架材料可分为含上皮细胞和基质细胞的新鲜羊膜和无细胞的保存羊膜两种。新鲜羊膜上皮和基质细胞可以分泌多种细胞因子，离体实验发现，新鲜羊膜在促进种子细胞的黏附、生长作用优于脱细胞保存羊膜。但为了减少传染性疾病通过植入物传播，目前商品化羊膜是脱去上皮细胞和基质细胞的保存羊膜。经过处理的羊膜只保留原有组织中的不可溶性成分，主胶原蛋白、蛋白多糖、糖蛋白及整合素，可提供一定的力学支持并具有一定的物理强度。目前已在羊膜中检出多种生物活性物质，如金属蛋白酶组织抑制因子（TIMP）、α1- 抗胰蛋白酶、α2- 巨球蛋白酶、α2- 抗糜蛋白酶、碱性成纤维细胞生长因子（*bFGF*）、转化生长因子（*TGF-β*）、表皮生长因子（*EGF*）、肝细胞生长因子（*HGF*）、角蛋白生长因子（*KGF*）、色素上皮衍生因子（*PEDF*）等，这些活性因子可促进种子细胞的增生、黏附、分化、发育等多种重要的生物学功能。这也可能正是羊膜移植后能够抑制炎症和血管新生、抗纤维化抑制瘢痕形成、促进细胞增生分化的分子基础。羊膜基质和多种生物活性物质不仅能为细胞体外培养提供丰富的营养成分，具有支架载体的功能，特别是干细胞体外培养的生物活性载体，而且通过羊膜移植，还能为病变组织提供健康的上皮下基质环境，促进病变组织的修复。

纤维蛋白膜和胶原膜的制备是使用交联剂的人工合成方法，将纤维蛋白或胶原交联合成指定厚度的薄膜作为培养载体，再将种子细胞种于载体上，通过体外培养的方式进行细胞扩增，当种子细胞扩增到一定程度后，将细胞连同载体一起从培养基取出进行移植手术。

一般这些合成的载体在体内可以被胶原酶或蛋白酶缓慢降解，同时，种子细胞在体内生长时可以分泌细胞外基质补充被降解的载体。通过调节胶原纤维的分子量大小以及不同类型的胶原的配比，可以决定胶原膜降解速度。由于细胞外基质分泌量较少，因此，要求支架材料降解速度不能过快，如果支架材料降解过快会导致种子细胞脱落，最终移植手术失败。因此，降解缓慢的载体更适于作为组织工程角膜上皮支架材料。

4. 组织工程角膜上皮的构建技术 组织工程角膜上皮的构建方法主要是将种子细胞培养于载体，待细胞贴附牢固后可以进行移植手术。普通的培养方法细胞仅呈单层在支架材料上生长，通过将细胞的表面暴露于空气中的方法，可以使上皮细胞在培养的过程中复层化，这样培养出来的上皮组织结构更接近于正常人角膜复层上皮细胞构成，Nakamura 等将口腔黏膜上皮接种于羊膜基底膜，体外培养 2～3 周后，形成了多层细胞结构，将这些细胞移植到动物模型上，术后 10 天动物模型的角膜上皮缺损完全修复。

总之，目前组织工程角膜上皮的构建技术已经较成熟，最适宜用于产业化生产。但是，由于组织工程角膜上皮种子细胞的来源受到限制，自体的成体干细胞（包括自体角膜上皮干细胞、口腔黏膜上皮干细胞、骨髓间充质干细胞）来源有限，使用胚胎干细胞的伦理和法律依据尚不完善，是限制组织工程角膜上皮产业化的主要原因。

二、组织工程角膜基质的构建

角膜基质层是角膜生物功能的重要组成部分，主要体现在具有良好的透明度、屈光力以及一定的韧性。角膜基质具有这些特点是由于角膜基质由胶原纤维按照一定间距规则排列而成。因此，组织工程角膜基质构建过程中最重要的是制备与正常角膜基质相类似的支架结构，再将角膜基质种子细胞诱导生长进入支架材料，促进角膜基质的重塑和修复。

1. 角膜基质种子细胞的来源 目前发现一部分角膜基质具有增殖能力，使用胶原酶将角膜基质中胶原分解后得到角膜基质细胞，通过克隆培养的方法，选取角膜基质干细胞，这些干细胞表达特异性表面标记物，如 *Bmi-1*，*Notch-1*，*Six2*，*Pax6*，*ABCG2*，*Spag10*，*p62* 等。此外，将同种异体骨髓间充质干细胞注入角膜基质损伤模型中的角膜基质中，发现缺损的角膜基质 2 周后可以修复。因此，考虑骨髓间充质干细胞可以作为角膜基质种子细胞的来源之一，但具体效果仍需进一步实验。

2. 角膜基质支架材料的制备技术 除了具备生物活性以外，支架材料应当无毒性、无抗原、不致癌、不致畸,具有良好的组织相容性。目前的组织工程支架材料有天然高分子材料、人工合成高分子材料和生物衍生材料等几大类。

(1) 天然高分子材料:组织工程角膜研究早期对天然高分子材料的研究较多,其中胶原是常用的材料之一。胶原纤维是天然角膜基质层的主要组成成分,胶原蛋白占角膜干重的75%。胶原无抗原性,组织相容性好,含有某些特异的氨基酸序列,有利于种子细胞的黏附与生长。由于天然胶原的分子量大小不完全一致,因此在胶原交联的过程中反应不完全,通过电镜观察发现,胶原纤维的排列间距较正常角膜更宽,结构规则性更差。因此导致胶原的机械强度较正常人角膜小,降解速度快。虽然再通过各种物理或化学方法对其进行交联,如热交联、UV和λ射线交联、聚环氧化物交联等,可以提高机械强度和抗降解能力,但对交联后的透明度有影响。寻找兼顾透明度的同时可以提高胶原机械强度的交联方法是扩大胶原在组织工程角膜基质中的应用最有效的方法。

(2) 人工合成的高分子材料:人工合成的高分子材料,如聚乳酸、聚羟基乙酸和聚乳酸羟基乙酸等也可以作为组织工程角膜的载体。聚羟基乙酸作为第一批可降解材料已被美国FDA批准用于临床。在角膜组织工程方面,将角膜基质细胞接种于聚羟基乙酸,移植于兔角膜基质板层内,8周后角膜逐渐恢复透明,组织学结构接近正常基质组织。同时,以聚乳酸羟基乙酸为载体种植兔角膜内皮细胞,获得单层兔角膜内皮细胞。这些材料支持细胞黏附分化,在体内降解为乳酸或羟基乙酸,吸收和代谢机制明确,具有可靠的生物安全性。但是这些材料的酸性降解产物会对细胞的活性产生不利影响,引起无菌性炎症反应,这种炎症反应可诱导角膜基质细胞过多分泌细胞外基质,导致胶原结构排列紊乱。如何减轻酸性降解产物产生的炎症是这一类高分子材料发展的瓶颈问题。

(3) 生物衍生材料:生物衍生材料因其结构和生物成分更接近于活体组织而具有一定的优越性,以羊膜为载体构建组织工程角膜已成为研究的热点。但是羊膜菲薄,降解速度过快,不能构建较厚的复层角膜组织,且复层后透明度明显下降,且羊膜的应用存在病毒性肝炎、人类免疫缺陷病毒等感染性疾病的传播的可能,这些不利因素均限制了羊膜在组织工程角膜基质的应用。

正常角膜基质因其天然成分及结构的优势克服了合成基质的种种不足。完整的天然角膜基质具有原有组织的三维立体结构和细胞外基质,其保留的化学信号可诱导和促进种子细胞的生长和分化。脱细胞角膜基质是近年来的研究热点。脱细胞角膜基质具有天然角膜的板层纤维结构、韧性及厚度,其微环境最接近生理状态,有利于细胞附着、移行和增生,促进组织再生。同时由于去除了脂质膜、膜相关抗原和可溶性蛋白质,免疫原性极大地下降。除了灵长类动物外,其他动物细胞表面均表达一种引起急性免疫排斥反应的糖基蛋白——alph-Gal。猪相较于其他动物角膜基质表达异种糖基抗原最少,此外,猪角膜的地形图检查显示,前表面的曲率相较于其他非灵长类动物与人类最接近。由于物种间胶原的物种差异小,脱去细胞的猪角膜是最有前途的组织工程角膜材料。

(4) 脱细胞方法:在组织工程角膜中动物源性细胞外基质作为支架材料的主要来源,我国在此方面的研究走在最前面。在20世纪80年代,异基因脱细胞角膜基质被制成角膜微透镜用以治疗白内障摘除术后的超高度远视,取得了良好的效果,经过20年的跟踪未发现明显排斥反应。此技术为组织工程角膜基质的制备奠定了基础。

目前国际上有10余种通过将动物源性角膜基质细胞脱去制备成板层组织工程角膜的方法。主要分为三类,包括:①化学试剂法,通过使用酸类、高渗或低渗溶液、去污剂的方式破坏细胞的蛋白质、脂质和DNA,并使细胞碎屑溶解于溶剂内脱离细胞外基质;②生物试剂:通过使用核酸酶和蛋白酶水解催化核苷酸,脱氧核苷酸或肽链的水解使细胞失活并从支架材料中移除;③物理脱细胞法:通过改变材料外部的温度、压强、渗透压等物理因素,破坏细胞膜与核膜,但不能十分有效地使细胞失活并从支架材料中移除。

以上脱细胞方法各有利弊,总之作用时间越长,对细胞外基质影响越明显。化学试剂脱细胞效果最好,但细胞外基质的主要成分是以氨基酸为单位组成的胶原纤维,对化学试剂非常敏感,单纯使用一种方法将基质内的细胞脱干净对胶原纤维结构的破坏较大,直接引起角膜基质浑浊,动物实验表明术后需半年以上的时间角膜通过重建才能逐渐恢复透明。多种方法合理有效联合应用可以减少对胶原纤维的破坏,同时将细胞成分脱得更干净。

三、组织工程角膜内皮的构建

在组织工程角膜内皮的构建中,内皮细胞的来源是限制其发展的主要因素。正常成人角膜内皮在生理状态下不具有增殖能力,创伤后一些内皮细胞表达干细胞表面标记物。McGowan认为角膜内皮细胞的干细胞存在于小梁网与内皮细胞之间的移行区域,在动物实验中发现,中央和周边角膜内皮细胞均具有一定的增殖能力。但是，由于动物角膜内皮细胞的增殖能力与人角膜内皮不同，目前的动物实验结果还不能作为证明人角膜内皮存在干细胞的有力证据。且在动物实验中，利用异基因来源的角膜内皮细胞制备的组织工程角膜内皮所进行的异种异体移植的术后观察时间较短，还不足以证明异种来源种子细胞作为组织工程角膜内皮的制备是可行的。

四、组织工程全角膜的构建

组织工程全角膜的构建方式是按照正常角膜的组织学形态将角膜上皮及其载体，角膜基质支架及其种子细胞和单层的内皮细胞共同培养构建而成。1999年 Griffith 等以胶原和硫酸软骨素为细胞支架材料、加入角膜细胞生长因子和维生素 C，将组成角膜的上皮细胞、成纤维细胞和内皮细胞利用气 - 液界面培养法合成了首个功能性组织工程角膜，但目前离临床应用仍需要时间。

五、组织工程角膜的保存与运输

在组织工程角膜的保存和运输过程中，保存的温度、湿度、细胞的密度、支架材料的含水量、保存液的成分等许多问题对组织工程角膜的质量有直接影响。由于组织工程角膜尚在临床试验阶段，针对组织工程角膜的保存和运输的技术标准尚在摸索阶段，也是组织工程角膜产业化的主要挑战之一。

六、组织工程角膜的发展与挑战

由于支架材料成分较简单，制备过程可重复性好，易于标准化，这些特点均利于产业化的发展。以脱细胞支架材料为主的组织工程技术在多领域均发展迅速，包括骨、软骨、肌腱、皮肤、血管、角膜以及外周神经等众多组织的构建均是目前的研究热点。脱细胞组织工程骨、组织工程皮肤以及组织工程心脏瓣膜目前已被美国 FDA 批准进入 III 期临床试验的产品。

角膜基质浑浊是角膜盲的主要原因。在角膜上皮细胞和内皮细胞功能正常的情况下，仅进行角膜基质的移植就可以使患者恢复视力。组织工程角膜基质的制备是可以解决这一部分患者的需要。寻找理想的支架材料是组织工程角膜基质的关键所在。我国脱细胞猪角膜来源的板层组织工程角膜也已进入临床试验，为角膜盲患者带来了希望。

组织工程角膜的产业化还存在诸多挑战。虽然组织工程角膜上皮构建技术已成熟，但种子细胞来源缺乏。组织工程角膜内皮的构建技术的瓶颈在于需找到稳定可靠的种子细胞。自体和异体角膜上皮干细胞来源有限；胚胎干细胞虽然来源丰富，但其伦理学问题限制了实际应用；iPSC 细胞技术的应用为组织工程角膜的构建打开了新方向，其未来的优势在于来源广泛且不涉及伦理问题，因此 iPSC 与胚胎干细胞均具有临床应用价值；然而由于存在外源性致病基因导入人体的风险，因此 iPSC 细胞目前只有动物实验结果，临床应用前景需进一步观察。

（刘祖国）

第三篇 巩膜病

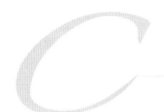

第一章
巩膜解剖和生理

第一节 巩膜应用解剖

巩膜（sclera）居眼球壁后部，约占眼球壁外层的5/6，余1/6为角膜。巩膜壳是不完全的球形，直径22mm，曲率半径为12mm。巩膜由致密的纤维组织构成坚韧而具弹性的眼球外膜，是保护眼球内容物并对眼球起支撑作用的组织。巩膜外观呈白色，小儿巩膜较薄，可透露葡萄膜色调而稍呈蓝白色。在前部睫状血管穿过巩膜处，常见色素细胞由色素层移至眼外，在巩膜表面呈现青黑色斑点。此外在巩膜前、中、后部尚有神经、血管进出的小孔道多处。巩膜前方与占前1/6的角膜相接，后方偏鼻侧稍上方有视神经的出口——巩膜筛板。

巩膜的厚度因部位及作用不同而异，最厚部分在后极约为1mm，向前则逐渐变薄，赤道部为0.3～0.4mm，直肌下最薄只有0.25～0.3mm，与直肌腱融合后的厚度也只有0.6mm，前部角膜缘部则近0.5～0.6mm。

前巩膜表面为眼球筋膜囊（Tenon's capsule）所包裹，两者之间形成巩膜上腔；巩膜的里面是脉络膜，两者之间的间隙为脉络膜上腔。巩膜占完整的眼球纤维层的大部分，其前部与角膜相接称前巩膜孔，相接处称角巩膜缘，其后部视神经纤维出口处形成筛状板称后巩膜孔。由于前部的角巩膜缘及后部的巩膜筛状板纤维结构均较薄弱，抵抗力弱，故具有重要的临床意义。

1. 前巩膜孔（anterior scleral foramen） 前巩膜孔前方与角膜相接，不规则的巩膜纤维在角膜缘处移行到排列整齐的角膜基质中，两者结合处恰如表面玻璃嵌入表壳向内倾斜的槽内，在两者重叠部分，巩膜在前面伸展，遮盖角膜上下缘比左右缘稍宽。椭圆形孔径平均为10.6～11.6mm，圆形的直径为11.6mm。巩膜掩盖角膜的部分表现为新月形半透明巩膜缘。此区域在临床上内眼手术角膜缘切口的决定方面，具有重

要定位作用。角巩膜交界处的外缘稍向下凹，形成外巩膜沟，相对在内面正对角巩膜连接处也形成有内巩膜沟。内巩膜的后缘稍隆起形成巩膜突（scleral spur），是睫状肌的附着处，即色素层的前附着环。内巩膜沟的基底部有Schlemm管，沟的本身有小梁网。角巩膜缘部结构精细，角膜的弯曲度各不同，生理功能复杂，故比较脆弱，当眼球受到暴力打击时容易发生破裂。

2. 后巩膜孔（posterior scleral foramen） 是视神经的出口，位于眼球后部偏鼻侧，距后极约3mm且稍高于后极。孔呈漏斗形，内口直径为1.5～2.0mm，外口直径为3～3.5mm，其内缘突出如嵴嵌入视神经内，并与脉络膜相连成为血管膜的后附着环。此处巩膜的2/3组织沿视神经向后延续到视神经硬脑膜鞘中，从胚胎学角度分析巩膜是硬脑膜的延伸。其内1/3横过巩膜孔形成网眼状薄板，板内的筛状孔为视神经纤维小束穿过，称巩膜筛状板（lamina cribrosa）。筛状板是巩膜壁最薄弱的部分，当眼压增高时，此处抵不过眼内高压而向后突，即出现病理性视乳头凹陷。另因视神经纤维密集于此孔中，孔壁不易扩张，在视神经炎症或水肿时，经过筛板小孔的视神经纤维容易受孔壁的压迫而萎缩。

巩膜组织坚韧，但有很多神经与血管穿过的小孔道，形成薄弱处。这些小孔因位置不同可分为前、中、后三部分。

1. 前部孔距角膜缘2～4mm有睫状前动、静脉由此通过，管孔与巩膜面垂直而短。在巩膜面上有时可发现黑色素斑点，此系色素细胞通过管孔而达于巩膜表面。在临床上眼内肿瘤可以经过这些孔道向外扩展，而在高眼压长期作用下，进入眼内的血管受孔道的束缚，可出现壶腹状扩张。

2. 中部孔在赤道部后4mm处起有4条涡状静脉通过，它们在巩膜内的路径很长（约3mm），且管腔异常粗大，一般排列成上下两对或三对且多位于上下直肌两侧，口径斜行长约3mm。

3. 后部孔在视神经周围,有睫状后长、短动脉和神经通过,睫状后长动脉和神经通过的孔道呈斜向走行。

巩膜的组织结构从外向内分为三层。

1. 巩膜上组织(episcleral tissue)　是覆盖巩膜表面的一层疏松的纤维组织和弹力组织,前部连接球结膜,表面与眼球筋膜(Tenon 膜)的疏松小带相连接,深部逐渐致密移行到巩膜基质。虽然巩膜本身血管很少,但浅层巩膜组织则有较丰富的血管,有炎症时则易呈现充血。而前部的毛细血管扩张时,临床上称"睫状充血"。巩膜上组织中含有丰富的感觉神经纤维,故巩膜外层炎时常有疼痛。

2. 巩膜基质层(propria sclerae)　由致密的纤维组织束构成,其中基本上不含血管,由平行的胶原纤维集合而成,每束平均 10～16μm。纤维束表面互相平行,内面则相互交错,有的则互相移行。束的内部含有大量弹力纤维,弹力纤维在赤道部、前部及后部分布较多。弹力纤维在出生后逐渐发达,随年龄的增长而加强,到老年则逐渐减少。外眼肌腱也含有同样的胶原纤维,弹力纤维较粗且纤维束平行排列,故呈丝样光泽。而巩膜纤维排列则不规则,故呈瓷白色调。

巩膜基质外层纤维束的排列及走行符合眼球张力及眼外肌牵引的力学要求,故部位不同其排列方向各异。在角膜周围及视神经出口处呈环形走行,其他部位则主要平行子午线方向,并互相交错,至赤道部后又转成蹄系状。

巩膜纤维束与束之间有固定细胞,这些细胞为扁平形,细胞核在纤维束之间被压迫扭曲变形。此外,还有少量色素细胞及网状内皮细胞等。它们的胞浆突起相互连接,形成合体细胞,与角膜基质内的角膜细胞相似。

3. 棕黑板层(lamina fusca)　为脉络膜上腔的巩膜内面,是巩膜的最内层,此层纤维束较柔细,并含有多数弹力纤维及大量色素细胞,致巩膜内面呈棕黑色。棕黑板层与巩膜实质层相延续,二者不能分开,棕黑板层的胶原纤维又进一步分支形成更细微的纤维束,与睫状体上腔的纤维束相连接,使巩膜的最内面还有一层内皮细胞覆盖,其内部为脉络膜上腔的潜在空腔。

巩膜的超微结构:电子显微镜下巩膜是由纵横交错斜行其间的纤维原纤维束组成,此原纤维保持着胶原的性质,但胶原小纤维粗细不均,排列也不像角膜小板那样整齐,而且缺少细胞外基质糖胺聚糖。

巩膜的血管和淋巴:巩膜的血管很少,仅分布于上巩膜组织中,在直肌附着点以后的巩膜部,由来自睫状后短动脉的细小分支供应。而在直肌附着点以前的巩膜部分,则由睫状前动脉形成的表层血管网供应。

此血管网可分为上巩膜浅层血管丛及上巩膜深层血管丛。识别此血管丛,对鉴别巩膜炎症充血的深浅及性质有一定参考价值。

角膜缘部附近血管较丰富,动、静脉之间形成角膜缘血管袢。在后部视神经出口处,绕视神经周围巩膜中有视神经动脉环或称 Zinn 动脉环。巩膜基质除了穿行而过的血管以外,几乎不见血管。

巩膜内几乎无淋巴管。

巩膜的神经:巩膜受睫状神经(三叉神经眼支)支配,巩膜后部直接受睫状短神经支配。睫状长神经在视神经周围穿入巩膜,与睫状后长动脉一起通过巩膜下腔到达睫状体。一部分进入睫状体,多数分支由角膜缘部后方进入巩膜内,其中一部分也由此进入角膜。有的分支返回脉络膜,这样的分支在前端较多,特别是在肌腱附着部。此种神经丛在巩膜有多处,有似 Krause 小体知觉终末,粗大一点的神经有髓鞘,而细小的则脱失髓鞘。总之巩膜内感觉神经极少,痛觉很不敏感,但对压力有一定的感受。

巩膜的特殊结构:与巩膜有关的特殊结构还有,Schlemm 管、小梁网,以及后部的筛状板、Zinn 动脉环等,这些结构均极精细复杂,对临床均有重要意义,其微细结构将在有关章节中述及。

第二节　巩膜生理和病理

巩膜的主要生理功能为维持眼球的固有形态,保护眼球内容物,保持视器官的屈光学功能。巩膜的形态一生中改变不多。

一、巩膜的化学成分

巩膜是一种分化的结缔组织,含有 70% 的水分,其他 30% 固体中,主要为胶原蛋白,占其干重的 75%,其他蛋白占 10%,以及较角膜含量为少的糖胺聚糖等。

巩膜基质是由原纤维组成,它以胶原纤维的形式存在,并组成基质的支架,其他化学成分组成与肌膜胶原及皮肤胶原并无大的差别。

二、巩膜的物理学性质

除巩膜纤维在解剖学上符合力学排列外,巩膜的机械强度也很高。原胶原蛋白具有分子量为 3 万的三股螺旋,这种结构是胶原蛋白所特有的,靠氢键结合在一起的三条多肽链彼此缠绕交联,并排成纤维,因此使其具有很高的坚韧性。保存的巩膜复水后强度较新鲜者无明显下降。一些眼眶爆裂伤病例证明眼球被击入鼻窦内而不破裂,也说明眼球壁有很强的坚韧性。

巩膜穿通性外伤可引起角膜散光。暴露巩膜的手术后,在结膜尚未愈合前,可引起急性的巩膜变薄。

三、巩膜的光学性质

巩膜与角膜组织有类似的组成,因生理功能不同巩膜是不透明的。巩膜胶原纤维与角膜的"格子理论"排列不同,其排列及走行不规则,在其基质中,亲水性强的糖胺聚糖含量少于角膜,可能是巩膜不透明的重要原因。角膜透过率最高值在 600μm 处已达 93.8%。巩膜的双折光现象始于胚胎第 3 周,正常巩膜在偏光显微镜下显示其纤丝的固有排列,但与角膜相比则有较大的差异。

四、巩膜药物透过性

已知人眼角膜缘的药物透过性最高,其次是角膜、前部巩膜,最后为后部巩膜。人们在测压计(manometer)上见到,当离体人眼除去内衬后与测压计水柱连接,以检测眼压值时,随着水柱的升高则见巩膜渗漏加强,其机制可能与贯穿巩膜的血管周围间隙及直接通过巩膜外渗实现的,这可说明巩膜在去掉内衬后也有由内向外的透过性。Miederholt 等,对兔眼滴用 2% 环孢素 A(cyclosporin A)后检测药物在兔眼组织的分布。用药后 6 小时角膜含 900～1400ng/ml,48 小时仍有 600～900ng/ml;其次为巩膜含 140～180ng/ml,48 小时仍含 10～30ng/ml;再次为房水 6 小时含 25～45ng/ml,48 小时只有 5～10ng/ml。Cruysberg 等研究荧光素、地塞米松荧光素、甲氨蝶呤荧光素和若丹明 -6G 在离体巩膜的渗透性差异时,发现渗透性荧光素 > 甲氨蝶呤荧光素 > 若丹明 -6G > 地塞米松荧光素,并且渗透性的强弱与分子量有关。

巩膜组织主要由胶原构成,以往认为它是一种结构单一的支架填充蛋白,缺乏生物学活性,故伤口的愈合和修复比较缓慢。当巩膜纤维被切断后,断端不发生水肿反而收缩使创口裂开。另外,巩膜基质内含有少量活跃的纤维细胞,也不利于愈合。近年来随着细胞外间质生物化学的研究进展,认为胶原对伤口的修复及病理过程均起着积极影响,它有促进组织增生、分化的作用。据研究发现,人眼纤维细胞具有重建和取代损耗组织的功能。在胶原和蛋白多糖的合成和吸收之间,存在着动态平衡。所有的结缔组织都具有一种更新作用。如果纤维细胞失去补充胶原的能力,则会发生严重的胶原丧失而招致眼球扩张。一般情况下,巩膜在创伤反应过后,在创缘周围即开始出现纤维细胞活跃,成纤维细胞合成胶原,交联、沉积,又不断被降解和改造,形成结缔组织修复。数周后在新形成的瘢痕中纤维已接近正常,但较密集且排列欠规整。

五、巩膜的病理

巩膜葡萄肿当巩膜因外伤、手术或炎症后,其纤维束遭到严重破坏,被从葡萄膜起源的瘢痕组织代替,或造成巩膜纤维束的退行性改变,出现巩膜变薄,并逐渐脱落。巩膜变薄或瘢痕处往往只有一层色素上皮覆盖。全巩膜葡萄肿常常见于先天性青光眼;部分巩膜葡萄肿,如常见的高度近视、后巩膜葡萄肿,坏死性巩膜炎的局限性巩膜葡萄肿,也有先天性前巩膜葡萄肿的报道。最易发生葡萄肿的部位是角巩膜缘。FDH(focal dermal hypoplasia)病时可发生巩膜性角膜。巩膜炎的组织病观察,大体分为二型:

1. 结节型 此型是典型的局灶性和坏死性肉芽肿炎症,结节周围有栅栏状排列的纤维母细胞和多核巨噬细胞,病灶密集,有的近于融合,围绕大小不同的巩膜胶原碎片。这些胶原碎片吸收后,巩膜变薄,形成巩膜葡萄肿。

2. 弥漫型 炎症反应弥漫,为大面积巩膜胶原被肉芽肿炎症围绕,引起巩膜增厚。

巩膜组织还可发生钙化,其结果是因局部营养不良所造成。另外,巩膜组织内还可发生囊肿,多为外伤植入性囊肿。

谢立信等将同种异体巩膜组织移植到兔眼后极部四个象限,观察到巩膜植片易与受眼黏附,1 年时被吸收,移植物 T 淋巴细胞及其亚群检测均为阴性,Langerhans 细胞术后 1～3 个月检测为阳性,6 个月时为阴性。

高度近视眼后葡萄肿的巩膜与正视眼的巩膜在电镜下观察比较,主要差异有 3 个方面:胶原束结构、纤维直径分布和纤维形态。近视眼巩膜多为板层结构,相互交织少,且比正常薄;纤维明显变细,直径大小差别变大;锯齿样、星状纤维明显增多。胶原纤维进行性破坏是近视眼巩膜结构的主要变化。开始是微原纤维分裂,使小部分胶原纤维受损。随着近视程度的加深,胶原纤维分裂更为明显,且后极部较赤道部破坏严重。在此基础上,由于蛋白多糖键破坏导致微原纤维分解,使巩膜变薄。巩膜生化成分中,高度近视眼巩膜后极部及赤道部的胶原羟脯氨酸含量降低,减弱了胶原的抵抗力,使巩膜易于扩张;基质金属蛋白酶(matrix metalloproteinases,NMPs)明显增多,影响巩膜主动生长和重新塑形,破坏了基质合成与降解的平衡,促进基质降解,导致近视眼的发生与发展。Pirenzepine 也可通过一种非毒性机制影响近视眼的代谢。

（谢立信 史伟云）

主要参考文献

1. 胡文政. 近视眼巩膜的变化及其发生机制. 眼视光学杂志, 2001, 3: 56.

2. 胡义政. 豚鼠实验性近视眼巩膜的羟脯氨酸含量改变. 眼视光学杂志, 2001, 3: 103.

3. Cruysberg LP. In vitro human scleral permeability of fluorescein, dexamethasone-fluorescein, methotrexate-fluorescein and rhodamine 6G and the use of a coated coil as a new drug delivery system. J Ocul Pharmacol Ther, 2002, 18: 559.

4. Sullivan P. Limited macular translocation with scleral retraction suture. Br J Ophthalmol, 2002, 86: 434.

5. Rem AI. Transscleral thermotherapy: short- and long-term effects of transscleral conductive heating in rabbit eyes. Arch Ophthalmol, 2003, 121: 510.

6. Forminska-Kapuscik M. The state of anterior eye segment after posterior chamber intraocular lens implantation with transscleral fixation. Klin Oczna, 2001, 103: 101.

7. Kusakari T. Visual deprivation stimulates the exchange of the fibrous sclera into the cartilaginous sclera in chickens. Exp Eye Res, 2001, 73: 533.

8. Truong HT. Pirenzepine affects scleral metabolic changes in myopia through a non-toxic mechanism. Exp Eye Res, 2002, 74: 103.

9. 方严, 魏文斌, 陈积中. 巩膜病学. 北京: 科学技术文献出版社. 2005.

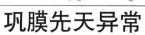

第二章
巩膜先天异常

第一节　蓝色巩膜

蓝色巩膜（blue sclera）是巩膜发育停顿在胚胎状态所致，其巩膜纤维减少，纤维间糖胺聚糖基质增多，致巩膜透明度增加，比较罕见。通常透见葡萄膜色素，使除邻接角巩膜部1～2mm区外的全部巩膜外观呈均匀亮蓝色或蓝灰色，在新生儿特别是早产儿，易见到半透明的巩膜下可隐约显露葡萄膜色调，呈均匀的蓝色。但只有在生后3年巩膜仍持续为蓝色时，才被视为病理状态。多为双眼发病，但也有单眼者。

此病虽可单独出现，但多与其他全身发育异常、全身的支持组织发育异常相伴发，如骨脆症、关节脱臼和耳聋等。Van der Hoeve（1917年）等作了比较全面的描述，以后即称其为Van der Hoeve综合征。本征患者大多数有蓝巩膜，其次可出现骨脆症及耳聋。骨脆症可分为三型：①成骨不全：在出生前及出生后即有自然骨折倾向或多处骨折。②骨脆症：常见婴儿早期出现骨折。③缓慢型：又称Spurway病。骨脆症发生于2～3岁，青春期后可发生耳硬化症。上述多种类型可出现于同一家庭的同一代人。

耳聋的症状多发生于20岁以后，为耳硬化所致，也有因迷路病变导致耳聋者，有耳硬化者其巩膜蓝色常较重。

蓝色巩膜—脆骨综合征，常并发颅骨变形、关节脱位、牙齿畸形、胸廓异常、指（趾）附着、韧带弛缓、下肢不全麻痹等。在眼部可并发角膜幼年环、绕核性或皮质性白内障、大角膜、小角膜、锥形角膜、小眼球、眼球震颤、青光眼、上睑下垂、眼睑畸形和部分性色盲等。

【病理】　陈耀真（1945年）报告1例：女，18岁，蓝巩膜伴鼻腔巨细胞瘤。10岁右肘部骨折，15岁时膝部骨折，右眼球前突，视神经明显萎缩。裂隙灯下角膜较正常薄1/4。眼球病理检查：巩膜后极部厚0.5mm，赤道部厚0.15mm，直肌下0.2mm，前部0.4mm。故巩膜厚度仅为正常的1/3～2/3。

目前无特殊治疗。

第二节　巩膜黑变病

巩膜黑变病（melanosis of scleral）是在巩膜前部约距角膜缘3.5mm处，有紫灰色或蓝灰色境界鲜明的着色斑块，斑块不隆起，形状呈不规则花斑状，特别多见于睫状血管穿过处。病侧眼虹膜呈深褐色，眼底也可见色素增多。多数为单眼，仅10%为双眼。同时伴有同侧颜面，特别是眼睑皮肤范围较广的色素斑，视功能一般不受影响。

【病因】　有些病例有遗传倾向，遗传方式多为常染色体显性遗传。

【病理】　巩膜棕黑层一般正常，中层色素减少，色素主要集聚于表层和上巩膜层胶原纤维之间。可见典型的着色细胞，其长突在巩膜纤维束之间缠绕。

【治疗】　本病一般无特殊疗法，但应注意观察眼压及眼底改变，如发现异常，对症处理。

第三节　先天性巩膜扩张

先天性视神经乳头周围巩膜扩张，使眼球后极部向深部凹陷。凹陷区的边缘清楚，并有一萎缩的脉络膜晕环，有时在环内暴露出白色巩膜。这种先天异常并非眼组织缺损，主要由于中胚叶形成眼球后极致密巩膜的发育延误。这种异常有时还见于某些小眼球。也有的影响到黄斑区或偏颞侧而不累及视乳头者。

第四节　巩膜软骨组织变形

在一些有明显畸形眼的巩膜内，曾发现透明的软骨斑块。在低等动物为正常状态，在人类则为返祖现象。

（谢立信　史伟云）

主要参考文献

1. 王海林,卢丽. 眼科解剖学图谱. 沈阳:辽宁科学技术出版社,2002,93-102.

2. Miller MM. Corneoscleran transplantation in congenital corneal staphyloma and Peters'anomaly. Ophthalmic Genet,2003,24:59.

3. Evereklioglu C. Central corneal thickness is lower in osteo-genesis imperfecta and negatively correlates in the presence of blue sclera. Ophthalmic Physiol Opt,2002,22:511.

4. Tsai YY. Acute scleral thinning after pterygium excision with intraoperative mitomycin C:a case report of scleral dellen after bare sclera technique and review of the literature. Cornea,2002,21:227.

5. Bayer A. Hyperbaric oxygen therapy for mitomycin C-induced scleral necrosis. Ophthalmic Surg Lasers,2002,33:58.

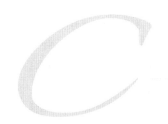

第一节 巩 膜 炎

巩膜因血管和细胞少，又没有淋巴管，绝大部分由胶原组成，其表面为球结膜及筋膜所覆盖，不与外界环境直接接触，因此巩膜自身的疾病很少见。绝大部分巩膜炎是由相邻的组织或全身性疾病而引起。据统计其发病率仅占眼病总数的 0.5% 左右。巩膜炎具有以下临床特征：①病程较长，易复发；②与眼部邻近组织或自身免疫性疾病相关；③对特异性及综合性治疗个体反应的差异较大。

巩膜炎的发病率女性多于男性，女性约占 70% 以上，双侧巩膜炎占 50% 左右，而后巩膜炎占 10% 左右。发病年龄常见于中年，35 岁以上者多见。

一、巩膜炎的病因

巩膜炎的病因多不明，尤其与全身性疾病有关的巩膜炎，原因更难确定，甚至连炎症的原发部位是在巩膜、上巩膜、球筋膜或是在眶内其他部位也不清楚。

1. 外源性感染　临床不多见，可为细菌、真菌和病毒等通过结膜、眼内感染灶、外伤口、手术创面等引起感染。

2. 内源性感染　临床上很少见，如全身的脓性转移灶或非化脓性肉芽肿（结核、麻风、梅毒等）。

3. 自身免疫性疾病　特别是血管炎性免疫病，是最常见引发巩膜炎的病因。

此类型巩膜炎的发生、发展与病变程度与自身免疫性疾病的性质、持续状态和严重程度有关。如常见的原发性中、小血管炎性病变，并伴结缔组织炎的疾病，如：①类风湿关节炎；②系统性红斑狼疮；③复发性多软骨炎。另一类为血管炎症伴肉芽肿性疾病，如：①结节性多动脉炎；② Behçet 病；③ Wegener 肉芽肿病等。另外还有与皮肤或代谢有关的疾病，如酒渣鼻、痛风等。

所以临床上医师要诊断巩膜炎时，需要对患者眼及全身做全面的检查，找出可能的全身病因，以便眼病和全身性疾病同时治疗，以达到良好的疗效。

二、巩膜炎的组织病理

巩膜炎的组织病理学研究不多，目前的结果多见于摘除眼球和术中切下病变组织的观察结果。巩膜炎时出现的浸润、肥厚及结节是一种慢性肉芽肿改变，具有炎性纤维蛋白坏死及胶原纤维破坏的特征。常在血管进出部位见局限性炎症。

肉芽肿性炎症表现为被侵犯的巩膜为慢性炎症，有大量的多核白细胞、巨噬细胞和淋巴细胞浸润，这些细胞与炎症组织形成结节状及弥漫性肥厚的病灶。肉芽肿被多核的上皮样巨细胞和血管包绕，有的血管有血栓形成。类风湿结节性巩膜炎除表现为有巩膜肉芽肿样改变外，血管周围炎表现突出；而非风湿结节性巩膜炎，则表现为巩膜明显增厚，结缔组织反应性增生，但很少坏死，血管周围炎表现不明显，而以淋巴细胞浸润为主。

浅层巩膜炎表现为浅层巩膜血管充血，淋巴管扩张，炎症控制后多不留痕迹。前巩膜炎常会累及到角膜，而近角膜缘的角膜基质炎也常累及前段巩膜。

坏死性巩膜炎时，病灶中央区出现纤维蛋白坏死，严重时见炎症细胞浸润中心有片状无血管区，造成组织变性坏死，继而可出现脂肪变性或玻璃样变性、钙化等。坏死组织逐渐吸收，此局部巩膜变薄而扩张。眼内色素膜组织膨出，形成巩膜葡萄肿样改变。有的则形成纤维增生，形成"肥厚性巩膜炎"。

三、巩膜炎的临床类型及临床表现

巩膜炎的临床类型，按侵犯巩膜的部位分为前部和后部及全巩膜炎三大类。按病变性质又分为单纯性、弥漫性、结节性、坏死穿孔性四大类，而临床上的诊断是把病变部位和病变性质这两种分型结合起来进行分类，如以弥漫性前部巩膜炎最为常见，约占 50%，其次为结节性前部巩膜炎，前部坏死穿孔性巩膜炎相对较少，后巩膜炎约占 10%。由于后部巩膜炎易被临床医师忽视，实际发病率可能高于 10%。

（一）表层巩膜炎

1. 单纯性表层巩膜炎（simple episcleritis）　常见于睑裂区靠近角巩膜缘至直肌附着之间的区域，表现为表层巩膜及其上方球结膜发生弥漫性充血，充血为暗红色，巩膜表浅血管怒张、迂曲、无深层血管充血的紫色调，也无局限性结节。

常有眼胀痛、刺痛感，早期不影响视力，本病可周期性发作，一般发作时间较短，有的女患者与月经周期有关。也有持续发作的病例。

2. 结节性表层巩膜炎（nodular episcleritis）　较常见，以局限性巩膜充血、结节为特征的一种表层巩膜炎，结节可为 1 个或数个，直径约 2～3mm，结节位于巩膜表层组织内，可被推动，慢性巩膜血管丛在结节下部为充盈状态，同时病灶处的球结膜充血、水肿。

病程约 2 周左右，结节由红色变为粉红色，形态也由圆形或椭圆形隆起逐渐变小和变平，最后可完全吸收。一般不影响视力。结节在反复发作时可出现于不同部位，最后可形成环绕角膜周围巩膜的环形色素环。

有些患者可引起周边部角膜基质炎或虹膜睫状体炎。

（二）巩膜炎

巩膜炎（scleritis）比表浅巩膜炎严重，也少见，是巩膜本身的炎症。常发病急，伴发角膜和葡萄膜的炎症。由于反复发作，常导致巩膜变薄及相邻组织的炎症而引起并发症，故预后不佳。

巩膜炎主要与全身血管性自身免疫性疾病、胶原和代谢性疾病关系密切。免疫反应的类型以 Ⅲ、Ⅳ 型抗原抗体复合物或迟发型超敏反应为主，如原发坏死性前巩膜炎患者对巩膜可溶性抗原是迟发型超敏反应。但多数患者难找出原因。

（三）前巩膜炎（anterior scleritis）

病变位于赤道前，可分为结节性、弥漫性和坏死穿孔性巩膜炎三种。

1. 弥漫性前巩膜炎（diffuse anterior scleritis）　本病是巩膜炎中最良性的一种，只有约 20% 合并有全身性疾病。临床上也可见病变处巩膜弥漫性充血，上方球结膜常轻度充血，但水肿较明显，在结膜充血、水肿看不清下方巩膜时，可滴 1：100 肾上腺素收缩球结膜血管后，便易发现下方巩膜血管的充盈情况和巩膜的病变范围。病变范围可局限于一个象限，严重者也可占据全眼前段。

2. 结节性前巩膜炎（nodular anterior scleritis）　临床上起病缓慢，但逐渐发展。眼胀痛、头痛、眼球压痛为最常见症状。炎性结节呈深或暗色完全不能活动，但与上方浅层巩膜组织分界清楚。结节可单发，也可多发，有的可以形成环形结节。病程较长，有的可达数年。常合并有角膜基质炎或前葡萄膜炎，而影响视力。

3. 坏死性前巩膜炎（necrotizing anterior scleritis）亦称坏死穿孔性前巩膜炎，是最具破坏性的一种，也常是全身严重血管性疾病或自身免疫相关性疾病的先兆，病程迁延，常累及双眼。临床上早期表现为巩膜某象限局灶性炎症浸润，可见病变区充血、血管怒张迂曲，典型表现为局限性片状无血管区，在此无血管下方或附近巩膜表现为水肿。病变的区域开始很小，随着病程进展，可见大面积坏死或从原发病处向周围扩展，也可见几个不同象限同时有病灶存在，最后可侵及全巩膜。当炎症控制后巩膜仍继续变厚，可见到下方的葡萄膜色素。当眼压升高时，易出现巩膜葡萄肿。Foster（1992 年）观察的 172 例巩膜炎患者中，有 34% 为坏死性前巩膜炎，其中 4 例为成人类风湿患者。巩膜炎的加重与类风湿的活动有密切关系，从弥漫性或结节性巩膜炎向坏死性巩膜炎进展时，也通常意味着身体其他部位有类风湿血管炎。坏死性巩膜炎还可见于巩膜外伤后出现。

系统性红斑狼疮患者中有 1% 出现巩膜炎，其出现是系统性红斑狼疮全身活动期的体征。全身性疾病恶化时，巩膜炎同步加重并有复发性，有时可见到弥漫性或结节性前巩膜炎转化成坏死性巩膜炎。

（四）后巩膜炎（posterior scleritis）

系指发生于赤道后部及视神经周围巩膜的炎症。Watsor 指出："后巩膜炎是眼科中最易误诊而又具可治性疾病之一。"由于临床表现变化多样，常导致临床上误诊或漏诊。本病在未合并前巩膜炎，外眼又无明显体征时，最易造成漏诊。在检查一些被摘除的眼球后，发现患过原发性后巩膜炎或前巩膜炎向后扩散的眼球并不少见，表明后巩膜炎在临床上的隐蔽性。

【临床表现】

1. 症状　后巩膜炎最常见的症状有眼胀痛，视力下降，眼部充血等，疼痛程度与前部巩膜受累程度成正比。有些患者除主诉眼球痛以外还放射到眉部、颞部等。也有一些患者没有症状或仅有这些症状中的一种。严重患者可伴有眼睑水肿，巩膜表面血管怒张、迂曲，球结膜水肿，眼球突出或出现复视。有时症状和体征与眼眶蜂窝织炎难以区别。其鉴别为巩膜炎的球结膜水肿较蜂窝织炎明显，而眼球突出又较蜂窝织炎轻。

视力下降是最常见的症状，其原因是巩膜的炎症引起相应视网膜的炎症，有时可造成渗出性视网膜脱离，黄斑部的后巩膜炎性渗出，可致黄斑囊样水肿，还可直接导致视神经炎发生。由于后巩膜弥漫性增厚导致眼轴缩短。有些患者主诉近视度数减轻或远视明显增加，而引起视疲劳。

临床和病理方面的研究结果显示，后巩膜炎患者常有前部巩膜受累，表现有高隆部浅层巩膜血管扩张，弥漫或结节性前巩膜炎。在重症后巩膜炎的患者，同时伴有巩膜周围炎。这些炎症常扩散到眼外肌或眼眶，导致眼球突出，上睑下垂和眼睑水肿等表现。由于眼外肌炎症，也可见有眼球转动痛或复视。

2. 体征 除部分有前巩膜炎的表现外，大部分为眼底的改变，如视盘水肿、黄斑囊样水肿，浆液性视网膜脱离，视神经炎或球后视神经炎的表现。概括起来有以下 5 个方面：①局限性眼底肿胀，常见于结节性后巩膜炎引起的脉络膜隆起，有些患者并无明显症状，只是在检查时才被发现，有些患者有眼眶周围痛。隆起处视网膜色泽一般与正常眼底视网膜无差异，但常见为周边的脉络膜皱褶或视网膜条纹。②脉络膜皱裂、视网膜条纹和视盘水肿。这是后巩膜炎的主要眼底表现。③环形脉络膜脱离。在邻近巩膜炎病灶处可见略显球形的脉络膜脱离，但环形睫状体脉络膜脱离更常见，易导致虹膜隔前移，致房角前移造成眼压升高。④渗出性黄斑脱离常见于年轻女性患者。后巩膜炎可致后极部血 - 视网膜屏障破坏，而出现渗出性视网膜脱离，这种脱离只限于后极部。眼底荧光血管和脉络膜血管造影可见多处小的荧光渗漏区，超声波检查、眼 OCT 检查可助于诊断。另外，近年利于 UBM 对前段巩膜炎的诊断是有较高的临床价值的。

因此，对原因不明的闭角型青光眼、脉络膜皱褶、视盘水肿、局限性眼底肿物、渗出性视网膜炎等患者，均应想到此病的可能。

四、巩膜炎的眼部并发症

巩膜炎的眼部并发症较多，常见于坏死或穿孔性巩膜炎，在炎症或继发眼内炎症时，合并有周边角膜炎（37%）、白内障（7%）、葡萄膜炎（30%）、青光眼（18%）、巩膜变薄（33%）等。

前节巩膜炎症扩散引起前节葡萄膜炎，后巩膜炎则常造成后葡萄膜炎。虽然有 1/3 的巩膜炎患者有巩膜变薄，巩膜玻璃体变等，但只有严重坏死型和巩膜软化症时才可见到巩膜穿孔的发生。

（一）硬化性角膜炎（sclerokeratitis）

常为女性发病，年龄较大，多累及双眼，反复发作，可累及到全角膜及虹膜、睫状体，造成闭角型青光眼的发作。

临床表现为病变的边缘角膜白色纤维化样混浊，脂质沉着，相应的巩膜血管怒张，巩膜与发病角膜之间边界不清。角膜纤维化混浊区可见较强的反光和似有棉花颗粒的聚积。随着病情的进展，角膜混浊区逐渐扩大，并向角膜中央延伸，病变的角膜区常为新生血管化。结节性巩膜炎表现为较局限的角膜炎症，也常伴有角膜的带状疱疹感染。

还有的表现为角膜中央的表面或浅中基质层混浊，与巩膜部位无关系，角膜混浊区开始呈灰白色或灰黄色，以后变为白色，典型的呈舌状或三角形，尖端向角膜中央。炎症控制后，在角膜基质板层内常残留线状混浊，外观如陶瓷状。这些混浊一般不消失，严重患者的角膜混浊可以逐渐发展成环状，仅角膜中央留有透明区，也可发展成全角膜混浊。

（二）前葡萄膜炎

巩膜炎可造成葡萄膜炎，其炎症几乎都是由巩膜的炎症扩散或延伸而造成的。Foster 报道了 32 例类风湿巩膜炎患者中，14 例有前葡萄膜炎。并发前葡萄膜炎的患者中，7 例为坏死性巩膜炎，5 例为弥漫性巩膜炎，2 例为结节性前巩膜炎。还有些患者可同时伴有后葡萄膜炎。

（三）青光眼巩膜炎

尤其前巩膜炎的各阶段，易发生眼压升高，类风湿巩膜炎青光眼的发生率为 19%，而摘除眼球的组织学研究发现其发生率可增加到 40% 以上，其原因为：①睫状体脉络膜渗出导致虹膜 - 晶状体隔前移致房角关闭；②房水中炎症细胞浸润阻塞小梁网及房角；③表层巩膜血管周围炎症浸润后组织增厚，致巩膜静脉压上升；④ Schlemm 管周围淋巴管增生，影响房水流出速度。

（四）视网膜和视神经炎

后巩膜炎时常伴发后极部视网膜水肿，渗出性脱离，视乳头水肿和黄斑部水肿，还可见眼底视网膜上有絮状渗出。还有报道双侧坏死性巩膜炎与双侧缺血性视神经病变和边缘性角膜溃疡同时发生。

（五）眼球运动障碍

约有 10% 的巩膜炎患者有眼球运动障碍，主要为后巩膜炎症累及到眼外肌所致，主要症状和体征为疼痛、视力下降、复视，检查时常见眼睑水肿和球结膜水肿，为炎症累及眼肌致运动受限性眼位的表现。

五、巩膜炎的全身检查及实验室检查

由于巩膜炎常与自身免疫性疾病有关，在诊断时除全身与局部的特征外，进行全身和实验室检查是十分必要的。

（一）全身检查

胸、脊柱、骨骼关节 X 线或磁共振成像（MRI）等。

（二）实验室检查

1. 血常规　如类风湿关节炎，有贫血、血小板增多，嗜酸性粒细胞增多等。血沉加快是巩膜炎的共同表现，还可表现为补体水平下降，肝肾功能，血清肌酐和尿素氮检查也有助于鉴别诊断。

2. 免疫学指标

（1）类风湿相关的自身抗体。

（2）循环免疫复合物，及细胞免疫相关的因子等。

（3）抗核抗体，约 40% 的类风湿关节炎患者的血清抗核抗体为阴性，在巩膜炎患者中约有 10% 表现为此抗体阳性。

（4）其他与自身免疫相关的因子等。

（三）特殊检查

1. 荧光血管造影和脉络膜血管造影　①典型的弥漫型或结节型巩膜炎，荧光血管造影显示血管床的荧光增强与通过时间减低，血管充盈形态异常，异常吻合支开放，血管短路，深部巩膜组织中早期荧光素渗漏。②荧光眼底血管造影，早期可见脉络膜背景光斑，继而出现多个针尖大小的强荧光区，晚期这些病灶的荧光素渗漏。但这些表现并不是后巩膜炎的特异性表现。

2. 超声波检查　主要用于后巩膜炎的诊断，巩膜壁增厚一般认为厚度在 2mm 以上考虑异常。另外可见球后组织水肿、视盘水肿、视神经鞘增宽和视网膜脱离等。对于后巩膜炎，眼前节无任何炎症体征者，B 型超声波的检查尤为重要，是诊断的重要手段。

3. CT 扫描　此项检查的特异性不如超声检查，但 CT 除可显示巩膜厚度外，还可显示视神经前段和相邻眼外肌的变化。

4. MRI 扫描　在诊断后巩膜炎时，可帮助排除眼底的某些肿瘤。

5. 眼底 OCT 检查，有助于检查到后极部巩膜和视网膜之间的关系。

六、诊断和鉴别诊断

根据病史，眼部及全身表现，实验室和特殊检查，一般诊断并不困难，但应与以下的疾病进行鉴别。

1. 眼眶炎性假瘤　尤其眼眶急性炎性假瘤，有许多症状和体征与后巩膜炎相似，B 型超声波检查均显示巩膜增厚和结膜囊水肿。CT 显示眼眶炎性假瘤时眶内多可见到炎性肿块，还可从 B 型超声波检查和 CT 检查结果判断是巩膜增厚还是眼球壁周围炎症引起的水肿。

2. 脉络膜黑色素瘤　除了较典型的眼底表现外，超声显示肿块呈低反射，无球后水肿等。有后巩膜炎误诊为脉络膜黑色素瘤摘除眼球的报告。

七、巩膜炎的治疗

巩膜炎的治疗原则，首先应明确病因，对因治疗的同时进行眼部对症治疗。

（一）表层巩膜炎

是一种良性复发性眼病，有自限性，如不行治疗，1～2 周可自愈，如局部应用肾上腺皮质激素或非甾体类抗炎药可迅速缓解症状，减轻炎症，对易出现发生复发的患者，可加用 1% 环孢素 A 或 FK-506 滴眼；如巩膜炎合并虹膜睫状体炎时，按虹膜睫状体炎进行治疗。

（二）巩膜炎

局部和全身应用肾上腺皮质激素或非甾体类抗炎药常可使炎症迅速减轻和控制。但对深层巩膜炎，结膜下注射肾上腺皮质激素类药物后可造成巩膜穿孔，应视为禁忌。目前眼用制剂工艺已有很大改善，药物对眼球的穿透性较好，故完全可用滴眼药水的方法来取代结膜下注射。

局部应用肾上腺皮质激素眼药水。首次应用时，需较高浓度的肾上腺皮质激素眼药水并频繁滴眼约 15～30 分钟一次，共 4～6 次。当结膜囊内药物达到一定浓度后，改为 2 小时一次，1～3 天如症状明显控制后，改为每天四次。为巩固疗效和防止发生肾上腺皮质激素性青光眼，用低浓度的眼药水如 0.02% 氟米龙等以维持和巩固疗效。当局部用药效果不佳或巩膜炎较严重时，则应联合全身应用肾上腺皮质激素，如泼尼松 1～1.5mg/kg，视病情变化，1～2 周后开始逐渐减量。在口服肾上腺皮质激素时，均应采用生理疗法，即在早上 8 点钟左右一次性口服，并且适当补钾及钙，以减少全身的副作用。

严重病例，如坏死性巩膜炎，为单眼发病时，进展较缓慢，可每周 2 次加用环磷酰胺联合肾上腺皮质激素治疗。而当坏死性巩膜炎为双眼发病，病情进展快时，在严格检测肾功能后，加大环磷酰胺的药量，每天 2mg/kg。用药期间，一定要注意血象的变化。

环孢素 A 作为一种强效免疫抑制剂，开始主要用于组织和器官移植术后的抗免疫排斥，并已用于治疗自身免疫性疾病，包括眼葡萄膜炎、视网膜血管炎等眼部疾病，近 10 年有很多应用环孢素 A 治疗巩膜炎成功的报道。

其作用机制为选择性作用于 CD+4 细胞、抑制抗原诱导下的 T 细胞激活过程，因此能中断 T 细胞的早期激活反应,而对已激活的 T 杀伤性细胞影响较小,且无骨髓毒性。眼科应用,有 1% 环孢素眼药水,2% 环孢素眼膏,严重患者可口服环孢素胶囊 2～3mg/(kg·d),还有报道肾上腺皮质激素联合环孢素 A 治疗重度巩膜炎比联合环磷酰胺疗效好,副作用少。

手术治疗:只适用于坏死穿孔性巩膜炎时,切除坏死组织行同种异体巩膜修补术,术后还需行全身和局部的药物治疗。

第二节 特殊类型的巩膜病

特殊类型的巩膜炎几乎均与全身的某些疾病有关,很多为全身性疾病在眼部的一种表现,如类风湿关节炎,其巩膜炎的发病率为 10%～30%,系统性红斑狼疮的巩膜炎发生率在 1%。另外复发性多软骨炎、关节炎、结节性多动脉炎、Behçet 病等均有报道与巩膜炎的发病有关,以下重点叙述发病率较高,病程较重的几种特殊巩膜炎。

一、Wegener 肉芽肿病

Wegener 肉芽肿(Wegener's granulomatosis,WG)是一种病因不明的全身性疾病,主要为全身胶原血管病的眼部表现,最初可为眼部表现。全身表现为上、下呼吸道肉芽肿性炎症,全身坏死性血管炎及肾小球肾炎三大主征。本病发病率并不高,为散在性,发病年龄多在 40～60 岁。

【病因与发病机制】 近年的研究显示,Wegener 肉芽肿可能是一种由 T 细胞介导的迟发型超敏反应,发病机制主要为免疫复合物,抗血管内皮细胞、抗体淋巴细胞和抗溶酶体抗体介导的组织损伤,其中淋巴细胞介导的损伤可导致形成富含 T 细胞和巨噬细胞的肉芽肿,且对软组织损伤的作用较大。

组织病理改变主要为:实质性组织损伤、小血管炎和肉芽肿性炎症,还有报道认为此病与某些病毒感染造成有关。

【临床表现】 Wegener 肉芽肿病眼部表现较多,包括坏死性巩膜炎、角膜炎、缺血性视神经病变、视网膜血管阻塞、全葡萄膜炎等,严重者还有眼眶炎性假瘤、眶蜂窝织炎等表现,多为双眼先后发病,伴有眼部疼痛。

坏死性巩膜炎和边缘性角膜溃疡是 Wegener 肉芽肿最严重的眼部表现,常引起眼球穿孔,许多本症的角膜损害在开始很难与 Mooren 溃疡相区别,特别是 Mooren 溃疡(恶性型)就更难区别(图 4-154)。一般来说后者的角膜溃疡为主要发病过程,而 Wegener 肉芽

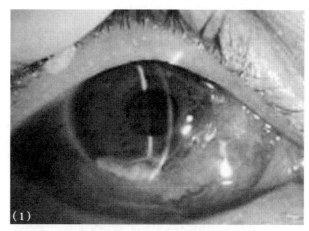

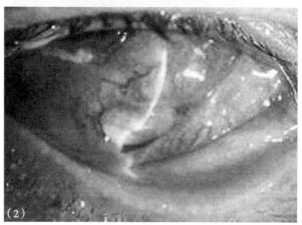

图 4-154 Wegener 肉芽肿
(1)图为角巩膜缘溃疡和(2)图为下方坏死性巩膜炎并穿孔

肿则以巩膜的炎症为主。大约 10% 的 Wegener 肉芽肿患者双眼视力丧失,主要是造成角、巩膜溃疡致眼球穿孔,全巩膜炎导致的葡萄膜炎、视网膜炎、新生血管性青光眼等,还有呼吸道肉芽肿侵入眶内等一系列病理损坏。

由于自身免疫导致的实质性组织损伤和广泛的小血管炎,可以导致肾小球的严重损害,故早期可检查到尿中有红细胞,后期可有肾功能异常。由于全身的抵抗力降低,肺部容易继发其他感染,而被误诊为肺炎或肺结核病。鼻部的软骨破坏,可以形成鼻梁塌陷和马鞍鼻。

国内楼月芳(1981 年)报告 1 例 Wegener 肉芽肿,除双眼角巩膜缘溃疡,还合并两下肺大小不等斑片状密度增生阴影,双肘及膝部皮肤对称性结节。谢立信(1984 年)报告 2 例 Wegener 肉芽肿,初诊被误诊为 Mooren 溃疡而行 10 余次板层角膜移植手术,当发现患者鼻梁塌陷和出现明显肺部似其他感染的症状和体征时才确诊此病。

【诊断】 根据:①临床上有眼部特异性表现;②鼻

或口腔炎症,胸部 X 线异常;③肾功能异常;④受累组织活检可见典型实质性组织损伤、血管炎和肉芽肿改变等进行综合判断。

【治疗】

1. 全身和局部应用免疫抑制剂治疗,全身应用环磷酰胺和肾上腺皮质激素,或环孢素 A 联合肾上腺皮质激素,均可以获得一定疗效。局部用 1% CsA 眼药水或眼膏,同时滴用肾上腺皮质激素。为了防止组织的自溶和感染,配合应用 3% 半胱氨酸眼药水和抗生素眼药水滴眼。

2. 对疗效欠佳者,可以行结膜切除术联合板层角膜移植术,手术原则同 Mooren 溃疡。

3. 应积极配合内科治疗。

二、类肉瘤病

类肉瘤病(sarcoidosis)又名结节病,是一种病因不明的侵犯多系统的全身病。主要侵犯胸内脏器,占 90%。眼部受累占本病中之 20%~50%,眼部首发结节病症状者较少见。

【病因与发病机制】　本病可能是属于迟发型超敏反应,T 细胞无反应性和细胞免疫障碍,淋巴细胞增生伴 B 细胞活性增高,体液免疫亢进。

病变组织表现为肉芽肿性改变。主要由类上皮细胞构成的结节,无干酪样变和周围淋巴细胞浸润。

【临床表现】　眼结节病中眼球各部分组织均可受累,其中葡萄膜炎是主要的表现,占 40%~72%。急性前部葡萄膜炎的特征为羊脂状 KP,约 1/4 患者可见虹膜结节及脉络膜大而粉红的结节。视网膜蜡样渗出或小圆形结节,视神经乳头也可受累。玻璃体病变呈雪球样混浊。严重病例,晚期可继发青光眼及后巩膜炎而失明。

全身体征:皮肤病变多见于女性,面部红斑、丘疹、结节、涎腺肿大,但此病主要为肺部病变及肺门淋巴结肿大等。

【诊断】　可依据全身的特征性表现、胸片、化验室免疫指标、组织活检,眼部 B 超,CT 扫描等检查有助于诊断。

【治疗】　尚无特异疗法,因部分患者有自愈倾向。局部对症治疗及全身免疫抑制剂,或全身应用环孢素 A,FK-506 等免疫抑制剂,可能会使病情缓解。

第三节　巩膜变性

巩膜变性少见,也鲜为临床所注意,多发生于老年,属退行性病变。

一、巩膜玻璃样变性

通常发生于 60 岁以上高龄者,好发于直肌特别是内、外直肌止端表面的巩膜上。外观呈 2~3mm 大小半透明的椭圆形或长方形灰白斑,在近角膜缘侧境界较肌肉侧鲜明。患者无自觉症状,亦无炎症表现,对眼球无影响。

病理上巩膜玻璃样变性区,细胞成分欠缺,表层形成玻璃样物质板块,周围多为石灰化而无坏死。原因不明,但病变部位在睑裂区,因此考虑与暴露外界脱水及肌肉牵拉可能有关。

应与穿孔性巩膜软化相鉴别,无需治疗。

二、巩膜脂肪样变性

巩膜脂类的含量随年龄的增长而增加,巩膜的色调则由生后的青白色,至成年的瓷白色,到老年成黄白色。本症亦发生于老年人,病变部位的巩膜呈黄色,有时也发生于巩膜炎或陈旧瘢痕之后。在脂肪代谢障碍时,也可发生广泛的巩膜脂质沉着。

三、老年性巩膜斑

本症罕见,是发生于老年人的巩膜变性。在相当于睑裂部角膜缘附近,出现浅凹陷的巩膜薄变斑。用光透照法可见该区透明性较强。

四、巩　膜　钙　化

这也是一种巩膜组织的老年变性,可在老年人前部巩膜表面,见到有境界清楚的轻微下陷的灰色斑点或炎症后纤维化的最终结果,也见于发生萎缩的眼球上。病理上,可见巩膜小板之细胞核消失及钙质沉着斑块。

第四节　巩膜膨出和巩膜葡萄肿

巩膜扩张系指巩膜在眼压增高或正常眼压作用下,由于巩膜的先天异常或病理性损害,致其抵抗力降低,巩膜部分或全部向外膨出、扩张。如果扩张部分仅为巩膜,不包含葡萄膜组织时,即称为巩膜膨出(scleral ectasia);如果连同相应部位的葡萄膜一同向外膨出,状如葡萄的紫黑色隆起时则称为巩膜葡萄肿(scleral staphyloma)(图 4-155)。成年后组织发育牢固,其扩张与膨出只限于抵抗力比较薄弱处或有病损处,如在视乳头筛板处形成的青光眼凹陷。但成年人中更多见的是巩膜葡萄肿,如高度近视眼后巩膜葡萄肿。

巩膜葡萄肿根据其膨胀范围,分为部分巩膜葡萄肿与全巩膜葡萄肿。按解剖部位又分为前部、赤道部和后葡萄肿。

一、部分巩膜葡萄肿

（一）前葡萄肿（anterior staphyloma）

多为单发，也有多发融合形成环形。常见病因为反复发作的巩膜炎、坏死性巩膜炎、边缘性角膜变性、巩膜外伤及手术伤口创愈合不良等。

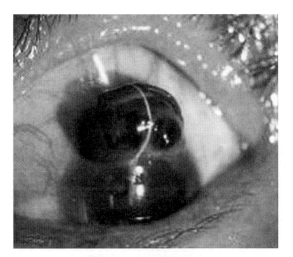

图 4-155　巩膜葡萄肿

（二）赤道部葡萄肿（equatorial staphyloma）

发生在涡状静脉穿出巩膜处，呈深紫色或暗黑色局限性隆起。多见于炎症之后及慢性闭角型青光眼和绝对期青光眼。

（三）后葡萄肿（posterior staphyloma）

最常见于视神经周围及后极部，约 15% 高度近视眼可产生此所谓真性或称原发性后巩膜葡萄肿。

二、全巩膜葡萄肿

眼球完全扩张变大，在胚眼或生后巩膜组织尚未达到牢固阶段，抵抗力弱，在进行性眼压增高的影响下，整个巩膜包括角膜可以全面扩张。但以眼球前部为主的扩张，形成所谓先天性青光眼，俗称"水眼"（hydrophthalmos）或后天性婴幼儿青光眼，俗称"牛眼"（buphthalmos）。

巩膜膨出和巩膜葡萄肿的治疗，主要是对因治疗。对巩膜局部的处理，可以行巩膜移植加固术，但如病因不除，对症的疗效很难长期奏效。

（谢立信　史伟云）

主要参考文献

1. 赵长龙，方严. 非感染性巩膜炎的研究进展. 临床眼科杂志，2002，10：382.

2. 肖利华. 后巩膜炎的诊断和治疗. 眼科研究，2003，21：107-110.

3. FosterCS，Sainz de La，MazaM. The selera. New York：Springer-Verlag；1994.

4. Noorani HZ. Scleral support surgery for pathologic myopia. Issues Emerg Health Technol，2002，39：1.

5. Fryssira H. A male with polysyndactyly，linear skin defects and sclerocornea. Glotz syndrome versus MIDAS. Clin Dysmorphol，2002，11：277.

6. Ludwig k. Lens-induced astigmatism after perforating scleral injury. J Cataract Refract Surg，2002，28：1873.

7. Shi W，Li S，Gao H，et al. Clinical features and surgical treatment of peripheral staphyloma. Cornea. 2011；30：395.

第 五 卷
晶 状 体 病

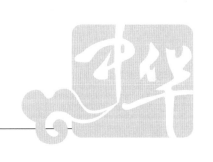

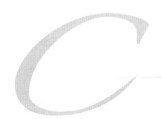

第一篇 基 础 篇

第一章
晶状体组织病理学

第一节　晶状体组织形态学

一、正常晶状体组织形态学

晶状体为双凸面体，婴儿期晶状体接近于球形，随年龄增长，前面渐趋扁平。成年人晶状体直径为9～10mm，平均厚度为4～5mm，前后凸面交汇处即为赤道部。借助晶状体悬韧带使其悬挂于虹膜和玻璃体之间。在年轻个体，晶状体与玻璃体之间有一环形区相连，称为玻璃体晶状体囊膜韧带（ligamentum hyaloideocapsular）；这一环形区内的潜在腔隙称为Berger间隙。30岁以下个体，由于在这一区域内存在晶状体和玻璃体的致密粘连，因此不宜做囊内白内障摘除术。晶状体正常生理位置，构成了虹膜的可靠支持，如因各种原因致晶状体脱位，虹膜将因失去支持而出现震颤。

由于晶状体纤维终生不断形成，并不断被向核心部压缩，因此晶状体自出生后逐渐增大。这种增大趋势到成年以后将变得越来越小，因此，成年人正常晶状体的大小差异较小。但在病理情况下，晶状体的厚度将发生明显改变。比如年龄相关性白内障膨胀期，晶状体厚度可达7mm；而过熟期白内障，由于晶状体核下沉使晶状体显著变薄，可仅为2.5mm。

前房深度一般是指晶状体前极与角膜内表面距离而言，正常为3.0mm。当原发性闭角型青光眼急性发作时，前房深度明显变浅；而当钝伤致房角后退或房角劈裂时，晶状体虹膜隔会因后退而使前房加深。

晶状体前囊膜下上皮细胞为单层立方上皮，是晶状体代谢、合成及转运过程的中心。在赤道部，细胞逐渐拉长、脱核，形成有规律排列的晶状体纤维。随着年龄的增长，新纤维不断产生，并不断向中心部挤压，同时伴随着晶状体纤维形态学改变，细胞核皱缩破裂，细胞器进行性减少。由于这种特殊的形成方式，

使不同年龄的晶状体纤维细胞核在赤道部排列成弓形，越靠近核心，细胞核分布越稀疏，终至消失（图5-1）。

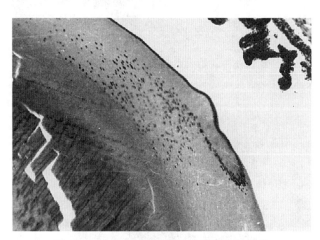

图5-1　正常大白鼠晶状体赤道部组织切片
晶状体纤维细胞核在赤道部排列成弓形（大白鼠，HEX184）

对大白鼠晶状体扫描电镜（scanning electuon micro-scoy，SEM）观察表明，不同部位的晶状体纤维有不同的形态学特点，在一定程度上代表了纤维成熟过程中的不同阶段。浅皮质区代表新形成的年轻纤维，排列整齐，边缘呈锯齿状，每一层次纤维大小和形态相当一致（图5-2）。横断面为典型长六角形，整齐排列如蜂窝状（图5-3）。

位于顶角和侧角的指状突沿纤维纵轴依次排列呈现有规则的间隔。纤维扁侧面分布较大的球状突起和圆形凹窝，通过这些连接，相邻纤维个层次间紧密结合。沿纵轴可将纤维作完整的板层撕开，这一特殊结构为临床白内障手术中抽吸晶状体皮质奠定了组织学基础（图5-4）。

同大白鼠相比，人晶状体前皮质纤维除形状仍为条带状及采取平行排列方式外，相邻纤维的乳头状突起更为密集，相互交叉穿插，形成颇为特殊的花边样外观（图5-5）。

深皮质区纤维逐渐变薄，排列更为紧密，其表面

多皱褶,呈绳索状外观,指状突缺乏表浅纤维的规律性,数量明显减少(图5-6)。而在人类,深皮质区纤维由于压缩而明显增厚呈棒状(图5-7)。

晶状体赤道部纤维最具有特色,外观呈波浪状,沿纵轴屈曲排列,纤维侧表面光滑、饱满,富有弹性感(图5-8)。

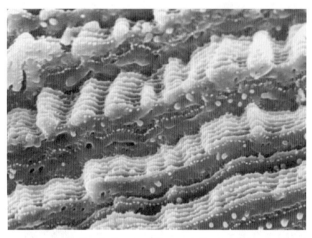

图5-2 浅皮质区纤维,排列整齐,边缘呈锯齿状(大白鼠,SEM×1200)

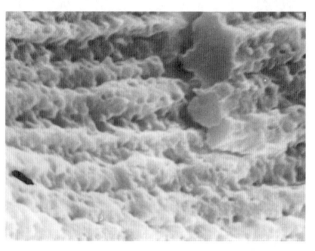

图5-5 相邻纤维的乳头状突起更为密集,相互交叉穿插,形成颇为特殊的花边样外观(正常老年人,SEM×1200)

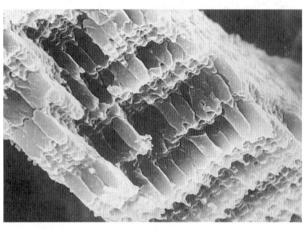

图5-3 纤维横断面为长六角形,整齐排列如蜂窝状(大白鼠,SEM×1400)

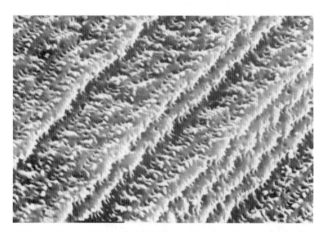

图5-6 深皮质区纤维呈绳索状外观(大白鼠,SEM×1200)

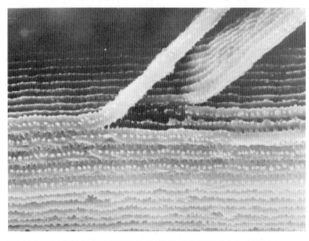

图5-4 沿纵轴可将纤维作完整的板层撕开(大白鼠,SEM×1200)

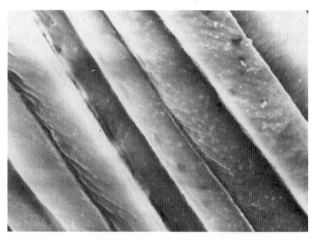

图5-7 深皮质区纤维由于压缩而明显增厚呈棒状(正常老年人,SEM×1200)

后皮质区纤维大多形态单一,边缘平直,缺少表面结构,平行排列成条带状或扁片状(图5-9)。老年人正常晶状体后皮质纤维形态也呈现同样特点(图5-10)。

晶状体核区集聚着最老化的纤维,由于压缩而使之缩小,形态亦不规则,个别区域轮廓不清,纤维表面粗糙多皱褶,并形成脊状突起,其横断面仍呈六边形或矩形(图5-11,图5-12)。

缝合区纤维由纤维始端和末端组成,代表单个纤维的接头部。它们并不呈现整齐的端-端吻合状态,而是相互交叉穿插,形成明显的缝合线(图5-13)。

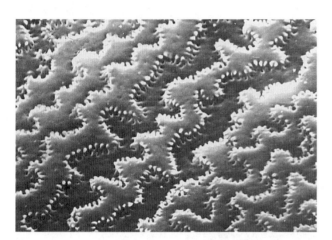

图5-8 赤道部纤维呈波浪状沿纵轴屈曲排列

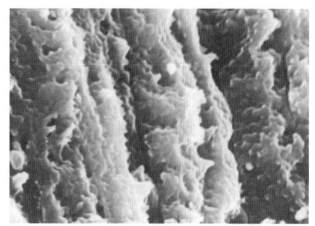

图5-11 晶状体核区纤维表面粗糙多皱褶(大白鼠,SEM×2500)

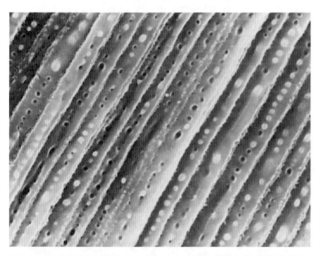

图5-9 后皮质区纤维形态单一,平行排列成条带状或扁片状(大白鼠,SEM×1200)

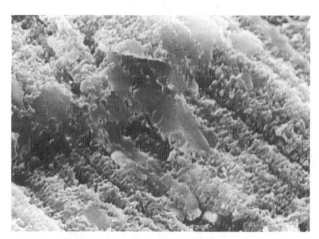

图5-12 老年正常人晶状体核心部纤维(SEM×1310)

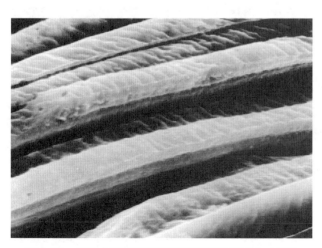

图5-10 老年人正常晶状体后皮质纤维(SEM×1200)

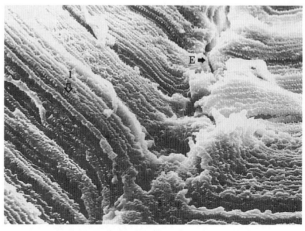

图5-13 缝合区纤维交叉穿插形成明显的缝合线(大白鼠,SEM×1200)

尽管晶状体纤维表面有众多指状突，而使其呈现复杂的表面结构，但每个纤维仍保持其膜表面的完整性，从不相互融合。指状突则发挥纤维之间的连接、信息传递等重要作用（图5-14）。

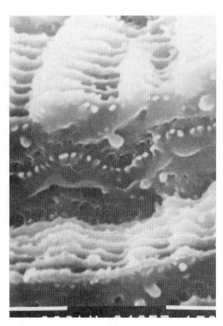

图5-14 每个纤维仍保持其膜表面的完整性，从不相互融合（大白鼠，SEM×1200）

二、白内障组织学改变

1. 囊膜下上皮细胞 对实验动物半乳糖性白内障观察结果表明，白内障形成过程中，晶状体囊膜下上皮细胞的主要组织病理改变是增殖。正常情况下排列整齐的单层细胞可以增殖到5～6层，特别是位于赤道部附近的细胞排列顺序严重紊乱。同时，作为水肿及水潴留的直接结果，大量细小囊泡广泛分布，使正常的核弓轮廓呈中断现象，部分有核纤维被挤至较深层次（图5-15，图5-16）。

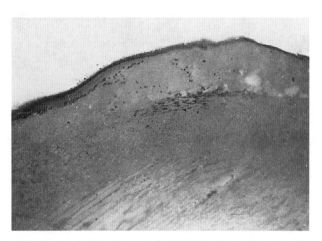

图5-15 上皮细胞增殖，正常的核弓轮廓呈中断（大白鼠，HE×36）

2. 晶状体纤维水肿囊膜增厚 晶状体纤维水肿是白内障形成过程中最基本的病理改变。水肿性改变远早于囊泡出现，一般从周边部开始，呈节段状分布（图5-17）。邻近纤维可因积压而缩小。受累纤维表面粗糙，指状突数量亦明显减少。个别区域由于指状突减少使纤维间连接松弛而出现纤维间分离（图5-18）。

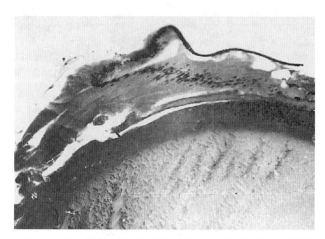

图5-16 位于赤道部附近的细胞排列顺序严重紊乱（大白鼠，HE×36）

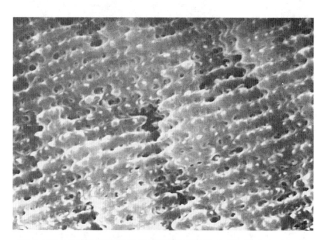

图5-17 晶状体纤维呈节段状水肿（大白鼠，SEM×1050）

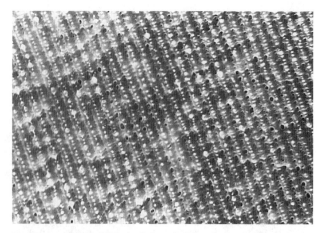

图5-18 晶状体纤维水肿出现纤维间分离（大白鼠，SEM×1050）

水肿除引起晶状体纤维形态学改变外,还可以伴随一系列其他病理性改变。年龄相关性白内障形成过程中,囊膜逐渐增厚,囊膜下为一层无形态物质,扫描电镜下呈水泥样外观,并有无数丝状物与囊膜相黏着(图5-19)。

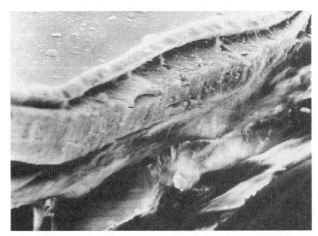

图5-19　年龄相关性白内障晶状体囊膜增厚,囊膜下为无形态物质(SEM×810)

3. 囊泡形成　白内障形成过程中最早出现可观察到的病理改变就是形成囊泡。最初自赤道部囊膜下开始出现液体积聚,形成空泡,空泡逐渐扩大融合,并向前后极部及深层扩展,最终融合成较大囊泡(图5-20,图5-21)。

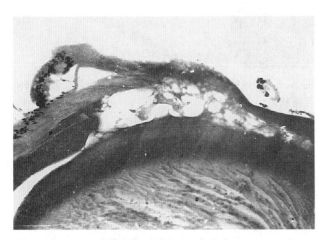

图5-20　液体积聚形成空泡(大白鼠,HE×36)

4. 晶状体纤维变性坏死　随着白内障程度的不断加重,晶状体纤维会发生变性。变性纤维失去正常形态及膜结构,纤维和纤维之间无明显分隔,其标本在扫描电镜下呈现无结构的粗糙断面,部分残存纤维节段因尚保留边缘的乳头状突起而构成复杂的外观(图5-22,图5-23)。

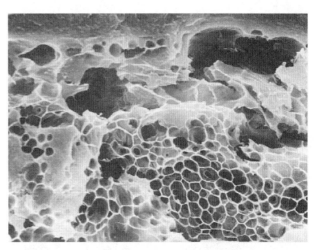

图5-21　空泡融合成较大囊泡(大白鼠,SEM×1200)

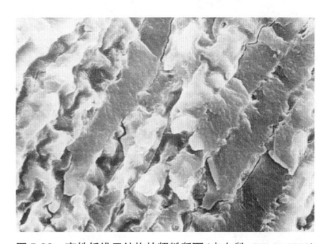

图5-22　变性纤维无结构的粗糙断面(大白鼠,SEM×1200)

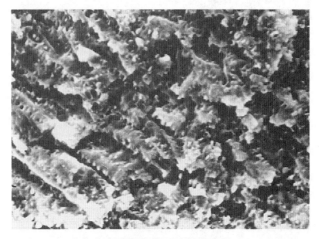

图5-23　老年白内障晶状体深层纤维残段(SEM×1050)

当白内障进一步发展,晶状体纤维最终发生崩溃,进入变性坏死阶段。代表纤维坏死的最典型改变是形成所谓变性小体(Morgagni globules)。小体呈圆形或椭圆形,表面光滑,常积聚成簇,分布于杂乱的组织碎片和残存的纤维基质中(图5-24,图5-25)。研究表明,球样小体具有脂质双层膜,其内含有 γ- 结晶蛋白,少量 α- 和 β- 结晶蛋白和肌纤蛋白,证实其为纤维基质来源。

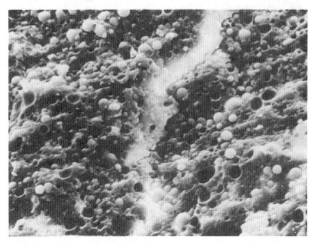

图 5-24　小体呈圆形或椭圆形,表面光滑,常积聚成簇(大白鼠,SEM×600)

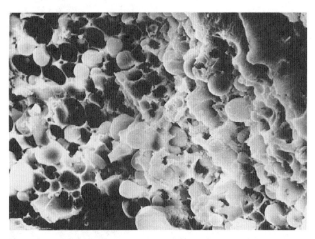

图 5-25　年龄相关性白内障晶状体变性小体(SEM×3000)

(何守志)

第二节　白内障病理学

晶状体悬韧带、囊、囊下上皮细胞及由赤道上皮衍生出的纤维状皮质细胞的胞质以及晶状体核的任何改变,均表现为临床上可见的相应部位的晶状体异常。起始于任何一种晶状体成分的病变过程极少是孤立的,常会引起附近晶状体结构的连续性改变。当临床上能见到晶状体混浊,且其相应的组织学改变已能用光镜检查出来时,疾病过程常已变复杂。但是,由于晶状体是从表面外胚叶发育而来,终生包裹在晶状体囊内,不含神经、血管及结缔组织,所以,在大多数形式的白内障,晶状体成分的病理改变类型是相当有限

的。老年性白内障及外伤性白内障是与晶状体有关的视力丧失的最常见原因,其病理组织改变的类型也是相当有限的。先天性及发育性白内障的形状、结构及混浊的位置,决定各种临床类型,其病理改变与成人相似。

一、悬韧带和晶状体囊的异常

(一)悬韧带的异常

任何悬韧带异常均能引起晶状体移位或变形,也可形成切迹或球形晶状体。大多数悬韧带异常为先天性或发育性,但外伤或手术使悬韧带部分断裂亦可引起类似的改变。眼内肿瘤可使睫状体节段性向内移位,致悬韧带松弛而使晶状体移位。晶状体移位时,与其他结构的代谢关系受到影响,晚期导致晶状体混浊(5-12)。悬韧带对邻近结构的炎症有惊人的抵抗力,在此种情况下悬韧带很少遭到破坏。增殖的成纤维细胞可利用悬韧带作为从睫状体到晶状体、虹膜及玻璃体的支架(图 5-26)。

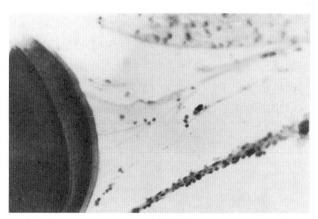

图 5-26　增殖的纤维母细胞及炎症细胞沿悬韧带到玻璃体及睫状体(×250)

用 α- 糜蛋白酶冲洗后房,可使悬韧带变软,部分断裂成碎片,这一特点曾用于白内障囊内摘除术以减少悬韧带的牵拉力,易于将整个晶状体摘除。电镜观察显示,α- 糜蛋白酶可消化悬韧带的基质,使之失去特征性的原纤维结构。

(二)晶状体囊的异常

1. 囊膜厚度的改变与破裂　晶状体囊厚度的微小变化发生于整个发育及成人时期。在前部球形晶状体,前囊极薄甚至缺如。裂隙灯下易看到囊的外表面,但内表面的厚度改变则难以辨认。晶状体物质丢失后,囊变软,组织学上可见到囊膜增厚。相反,肿胀期白内障时囊膜过度撑张变薄,可自行破裂。囊膜外伤破裂时,边缘收缩并轻度向外卷曲。囊膜不能自行修复,

但极小的断裂（如针尖刺伤）可被囊下细胞成分及其基膜所填塞。老年性白内障晶状体囊与正常老年人晶状体囊的超微结构相似，但后囊深层可有细颗粒组成的低电子密度区域见图5-27。此种区域中可见大量较粗（6nm）的纤维状结构及双层膜见图5-28。扫描电镜下，囊膜不同程度地增厚，外表常有不规则颗粒附着。

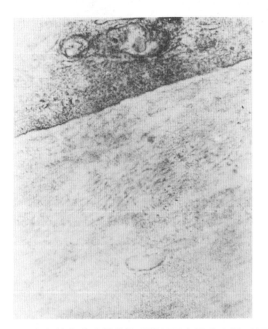

图5-27 老年性白内障晶状体后囊深层电子密度低，其下纤维内可见丰富的细胞器

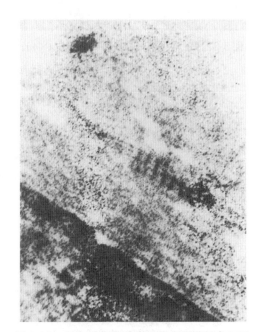

图5-28 老年性白内障囊深层之周期性包涵物

2. 剥脱综合征（假性晶状体囊剥脱、囊性青光眼）此征的发病机制可能与弹力纤维的变性有关。约50%病例为双侧。头屑样颗粒可能来源于晶状体囊、晶状体上皮、睫状上皮、虹膜上皮细胞、小梁内皮细胞、虹膜血管内皮细胞及角结膜缘血管内皮细胞的基底膜样物质，也有可能来自房水。尚有人认为可能是一种血管源性、广泛的老年性退行性变。眼前段所有组织表面均可受累，而眼后段则无此种物质。在晶状体前囊，此种物质主要聚集于两个部位：一为中央盘状区，一为周边赤道前环形区。两区之间为一无沉积物的中间区。此种沉积物的分布位置具有临床诊断意义。据推测瞳孔运动有清扫晶状体囊表面的作用，因此有未受侵犯的部位。除上述沉积物外，尚有从虹膜色素上皮释放出的色素颗粒。色素可导致继发性色素扩散综合征。有小部分这类病人发生继发性青光眼（囊性青光眼）。此种综合征可能与家族性全身性淀粉沉积导致角膜格子状营养不良有关联。

组织病理学：在前囊，剥脱物质呈均质状或短刷状（图5-29），在赤道部呈羽毛状，垂直沉积于囊膜表面、悬韧带及其他前段结构上，似磁场吸住铁线一样。该物质与囊膜的染色反应不同：在HE染色中，染色较淡，PAS染色仅呈淡紫红色，甲醇刚果红染色呈橙红色，胶性铁呈鲜蓝色，地衣红呈淡紫红色（故由晶状体囊产生的可能性不大）。

电镜下剥脱物由均质物及粗细两种纤维组成。纤维埋藏在均质物中，以粗纤维（40～60nm）为多，或弯或直，长短不一，排列紊乱。纤维内见垂直暗带，间期约为50～60mm。细纤维（8～10nm）呈串珠样，分布于粗纤维之间，串珠间隔约50～60nm（图5-30）。剥脱物在晶状体表面呈散在不规则形，在小梁网间隙内呈边缘规则的椭圆形，在虹膜表面及血管周围呈片状或条带状。剥脱物可能具有淀粉样物质，弹性纤维或糖胺聚糖的某些性质。其纤维成分的性质尚不明确。

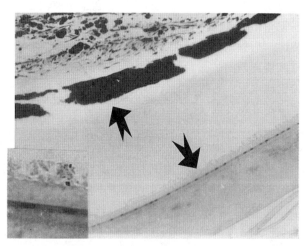

图5-29 剥脱物质在晶体前囊表面及虹膜色素上皮细胞表面呈短刷状（×100）

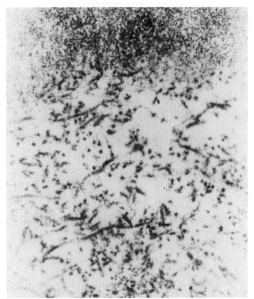

图 5-30 电镜下剥脱物质由均质物及粗细两种纤维组成

粗纤维或弯或直，长短不一，纤维内见垂直暗带，间期约为 50～60nm，细纤维呈串珠样，间于粗纤维中（×20 000）

3. **真性晶状体囊剥脱** 真性晶状体囊剥脱为一非常罕见疾病。在瞳孔区晶状体前囊表面有一层清晰的膜，此膜部分从囊的较深层脱离并伸入前房。当眼球运动时，此膜轻微自由飘动。膜的边缘向外卷曲，形成一个卷筒，与后弹力膜断裂缘形成卷筒的情况极为相似。囊的其余部分变厚且不规则，常为双侧，偶尔与青光眼有关。有的病例最终晶状体可变混浊。

此病由长期高热辐射或外伤中毒引起，可发生于吹玻璃工人或暴露于放射线的情况，也可并发于眼部的其他组织炎症。

组织学研究显示晶状体囊分层并不常见，但有人报道，暴露于高热后，晶状体囊增厚且前层剥脱。病理切片显示瞳孔区晶状体前囊外层分离剥脱，而周边区囊仍正常。扫描电镜下晶状体前囊呈小波浪状，在悬韧带附着处有周边嵴形成，似要分层并有小薄片形成区。后囊未受累且保持光滑。透射电镜下，囊下上皮细胞内质网扩张且颗粒丢失，形成游离核糖体及核染色质聚集。这些改变系反映原发性晶状体上皮疾病抑或是继发过程，尚不明白。

二、晶状体上皮异常

当白内障形成时，囊下上皮细胞发生多种退行性及增殖性改变（图 5-31）。正常囊下上皮在光镜下为单层排列整齐、有核的细胞（图 5-32），终止于赤道部核弓处（图 5-33）。后囊下无上皮细胞。由于各种原因，如放射、急性青光眼及炎症，上皮细胞的排列可能改变。根据损伤的性质及强度的不同，上皮细胞可发生斑块

状或弥散性退行性变及坏死。正在进行分裂的细胞对放射线较敏感，相当低剂量放射仅累及近边缘中部的分裂细胞，而较大剂量则使全部囊下上皮细胞坏死。

急性青光眼发作眼压急剧升高后，晶状体前囊下可出现不规则条状、点状和斑块状混浊，称青光眼斑。组织学上，这些晶状体有灶性前囊下上皮细胞丢失，坏死细胞聚集在边缘。严重虹膜炎发作后或晶状体向前移位与角膜接触时，有类似的上皮细胞丢失，移行

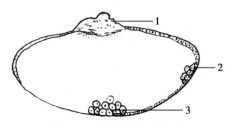

图 5-31 晶状体上皮病变

1. 前囊下白内障，上皮细胞纤维化生 2. 晶状体赤道部细胞向内移位，形成囊细胞 3. 后囊下白内障，上皮细胞向后移行，增殖，形成囊细胞

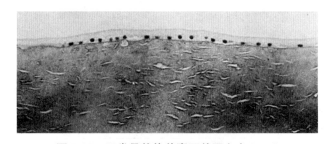

图 5-32 正常晶状体前囊下单层上皮（×40）

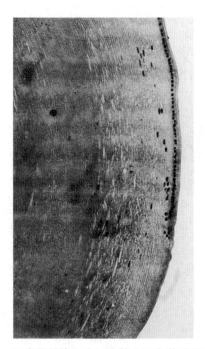

图 5-33 正常晶状体上皮细胞终止于赤道稍后处（×40）

及聚集于虹膜晶状体粘连处的边缘,附近的前皮质细胞胞质亦可发生退变。但这些改变在 HE 染色中不易发现。

赤道部或后皮质退行性变(如老年性皮质性白内障)常伴有赤道部上皮细胞向后移行、向内移位及变形,形成后囊下白内障(图 5-34)。在 HE 染色中,沿赤道部及后囊的内面可见异常的上皮细胞(图 5-35)。变形肿胀的细胞(称囊细胞或泡沫细胞)可向晶状体后极部移行,并聚集形成后囊下混浊(图 5-36~图 5-38)。

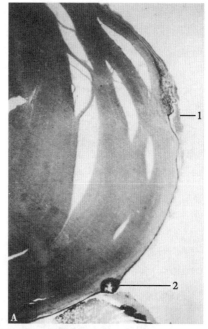

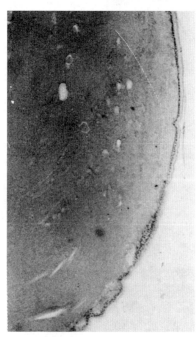

图 5-34 老年性白内障
赤道部上皮细胞向后移行,向内移位、增殖(×40)

人类后囊下白内障平铺标本显示中部半液状区被一多层的赤道后部细胞环形包围。这些细胞从赤道部的一个或几个象限向后移行。囊细胞及其他增殖细胞围绕这个环形区域。后移细胞的超微结构研究显示,从赤道至后极部的细胞活性增加,而在后极部的细胞则死亡。在混浊的液化中心区可见到细胞残骸。因此推测移行的晶状体细胞的溶解及溶酶体酶的释放与白内障的形成有关。

至于后囊下的白内障究竟是由于后部晶状体细胞的疾病(如受到玻璃炎症影响)继发地使后部细胞移行和退变,还是由于异常的赤道细胞向后移行(如放射引起)所产生,尚不明了。

晶状体囊大片破坏后,如囊外白内障摘除术或晶状体意外撕裂伤后,剩余的上皮细胞可能增殖并产生大而呈球形的异形晶状体细胞,称为 Elschnig 珠。这些细胞的形态与囊细胞相似,但较大且多呈网状,常

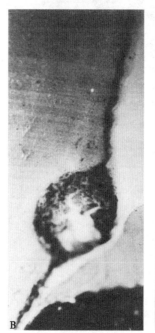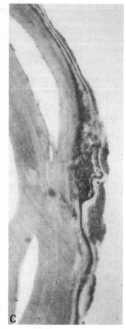

图 5-35 并发性白内障
A. 赤道部上皮增殖及向后移行(×24) B. A2 的放大,赤道后部细胞呈团状增殖,中部坏死(×100) C. A1 的放大,赤道部上皮增殖(×100)

见于瞳孔区,这些小球形半透明结构的聚集颇似一堆鱼卵,可继续增殖形成较大的珠,以致影响视力。它们偶可脱落游离至前房或后房,然后溶解或被吞噬。残余的 Elschnig 珠常粘于后囊,在此形成混浊而有皱褶的膜。此膜含有多层具有肌纤维母细胞分化的上皮细胞。

炎症、外伤、异位性皮炎等累及眼前段组织的疾患均可引起晶状体上皮增殖。此时上皮细胞变扁平,

且形成多层梭形斑块。斑块内的细胞在光镜下呈成纤维细胞状,其上的囊皱缩成褶,但仍保持完整。偶尔从晶状体前极部呈乳头状隆起(图5-39和图5-40)。

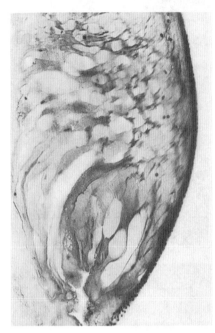

图5-36　赤道部囊下白内障

赤道部上皮向后移行向内移位,形成囊细胞及裂隙(水裂)(×400)

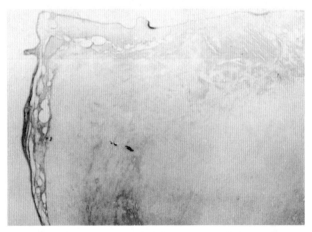

图5-37　赤道部囊下白内障囊下空泡及囊细胞(×100)

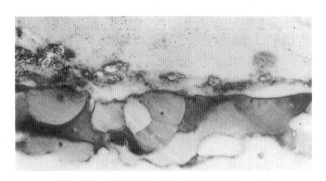

图5-38　后囊下白内障,示囊细胞(×400)

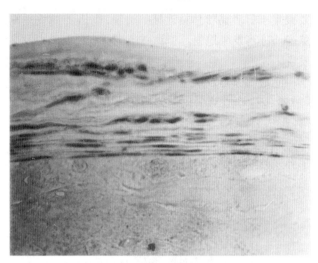

图5-39　前囊下白内障,前囊下晶状体上皮细胞增殖及纤维化生(×400)

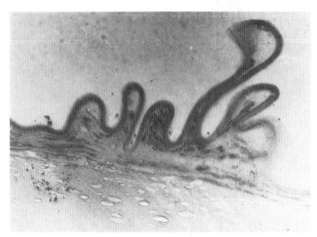

图5-40　前囊下白内障晶状体上皮细胞增殖,纤维化生,其上晶状体囊膜形成奇形皱褶(×400)

上皮细胞的增殖,在光镜下似梭形细胞至成纤维细胞样,且有胶原存在,因此用囊下上皮细胞化生及增殖来描述此种情况。超微结构研究显示,斑块内虽有胶原存在,但并没有真正转化为成纤维细胞。组成斑块的梭形细胞全部被基底膜所包围,且在相邻细胞之间有紧密连接,仍具有上皮细胞的特征。

在斑块周围,基底膜与晶状体囊相连续。因此,晶状体囊似在此处裂开。围绕斑块的上皮与位于斑块及表层皮质之间的看来形态尚正常的上皮细胞相连续,这些细胞常被破坏而变混浊。当原发疾病消退后,正常细胞可在囊下混浊及晶状体皮质退变部位之间生长,其结果为临床所见的双重白内障,即一层混浊位于囊下,继之为一透明区,再下面又为混浊层。

三、晶状体皮质异常

晶状体细胞胞质退行性变的临床表现可有多种不同形态,为点状、片状、楔状、菊花形、向日葵状混浊、辐射状、裂隙及板层分离以及其他形状。用检眼镜检查、含退变晶状体物质的裂隙在眼底红光反射背景中呈黑色,而用裂隙灯直照或斜照,则成白色。所有临床能见到的皮质混浊,不论其发生原因如何,其组织形态改变都比较相似(图 5-41)。由于代谢改变,受累细胞的胞质内有颗粒聚集。最早的皮质退行性变常伴有局部嗜伊红改变。在晶状体细胞胞质之间,嗜伊红液体积聚。相邻的退变细胞胞质向旁边移位或向不同方向变曲,形成裂隙样空间或不规则花朵样(图 5-42,图 5-43)。于病理制片所产生的裂隙内不含退变物质,易与上述病理裂隙相鉴别。

随着细胞内退行性变的发展,胞质变成空泡,蛋白质溢出,形成大小不等的小球状聚集,称之为 Mongagnian 小球(图 5-44)。这些小球、嗜伊红液及固缩退变的细胞核形成较大的裂隙。全部皮质同时发生细胞退行性变是少见的。这种过程在大多数病例呈进行性发展,但有时亦可维持较长时间静止不变。

临床症状由混浊的部位及范围而定。当此种裂隙位于周边部时,对视力影响很小,但是,病人可感到眩光,即眼内自动闪光。这可能是由于皮质混浊使光散射的结果。中轴部皮质细胞混浊,特别是后囊下的混浊,使患者阅读发生困难,尤其是强光下瞳孔缩小,光

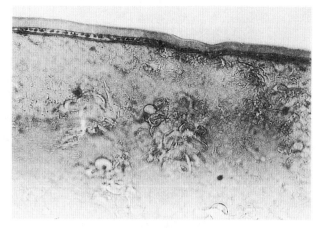

图 5-43 晶状体皮质部胞质退行性变如花朵状(×400)

线只能从晶状体中轴部进入时尤为明显。

随着病程的继续发展,较多细胞破裂,液体聚集在晶状体内(图 5-45),使其体积增大,晶状体囊绷紧。此液体系通过完整的晶状体囊渗透吸收房水而来。皮质崩解较核崩解的速度要快得多。有时,特别是在年轻人,皮质细胞并不完全液化,而有钙质沉着,形成钙质白内障。临床上晶状体似一满袋牛奶状(成熟期白内障(图 5-46))。当细胞内蛋白质继续崩解,液体嗜伊红染色变淡,其与周围液体的渗透压差相等时,液体便开始从晶状体移出,使晶状体囊变松弛并出现皱褶,此时,称为过熟期白内障(图 5-47)。晶状体的钙化和骨化可见于晚期病例,尤其合并外伤或眼球萎缩时(图 5-48,图 5-49 和图 5-50)。

在很少情况下,所有皮质及大部分核物质从尚完整的晶状体囊漏出来。当液化皮质的淡嗜伊红细颗粒状物质通过晶状体囊进入房水时,这些物质常诱发吞噬反应。吞噬细胞及自晶状体囊漏出的蛋白质被房水分散到前房、虹膜隐窝、房角及小梁空隙内。这些吞噬细胞不会聚集成团。单个吞噬细胞可带到后部,沉积在视网膜内表面或视盘上。载蛋白的吞噬细胞及皮质蛋白的职聚,可阻塞房水排出,使眼内压迅速上升,产生晶状体溶解性青光眼。

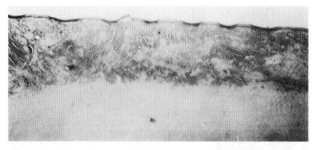

图 5-42 晶状体皮质部胞质退行性变浅层皮质内裂隙形成(×100)

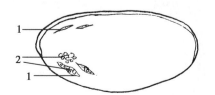
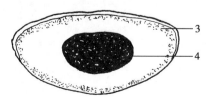

图 5-41 晶状体细胞胞质退行性变的种类
1. 裂隙 2. Morgagnian 小球 3. 皮质性白内障 4. 核性白内障

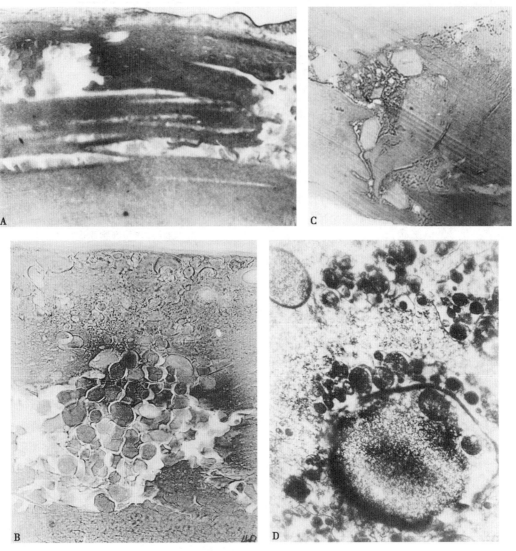

图 5-44　老年性白内障

A. 晶状体纤维样胞质退变、断裂，Mongagnian 小球于断裂处及裂隙内（×400）　B. 大量深浅不一、大小不一的 Mongagnian 小球聚集（×400）　C. 变性皮质中尚有少数细胞胞质横断面呈规则或不规则六角形、矩形或菱形（×400）　D. 电镜下 Mongagnian 小球由均匀颗粒状物质组成，球体大者，电子密度低，小者，电子密度高，可有不完整的膜包绕

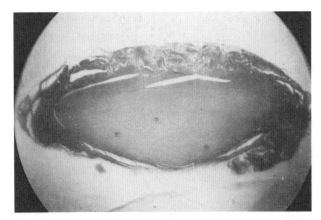

图 5-45　老年性白内障，未熟期皮质变性坏死，有裂隙（水裂）、核硬化（×10.8）

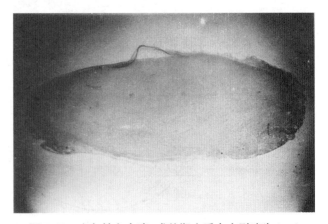

图 5-46　老年性白内障，成熟期皮质内水裂消失（×9）

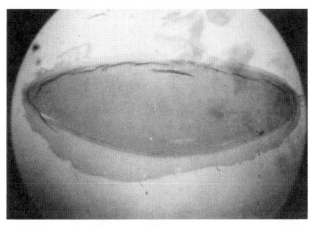

图 5-47 老年性白内障过熟期核硬化,悬于均匀淡红染色的液化皮质中(×10.8)

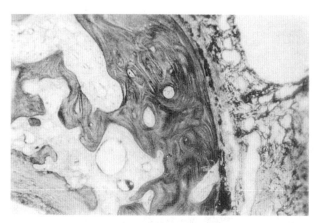

图 5-49 晶状体骨化哈弗系统清晰可见(×100)

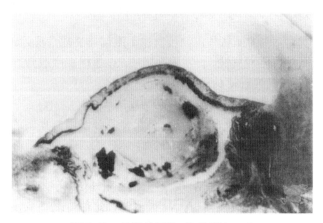

图 5-48 晶状体钙化、外伤后(×16)

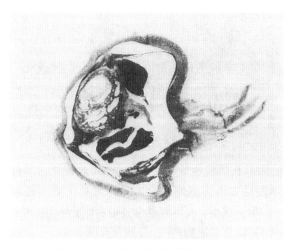

图 5-50 晶状体骨化于萎缩眼球内

四、晶状体核的异常

随年龄增长,柔软的皮质细胞逐渐嵌入晶状体核部,使核的体积增加,形成中部较硬、增厚且有色素沉着的致密结构。有人认为,随着年龄的增长,晶状体作为一个整体,在水化、非溶性蛋白质的百分比、蛋白质的浓度及比重仅有很微小的改变。核混浊的发展对这些参数的改变并不明显。相反,皮质混浊则以全晶状体蛋白进行性减少,伴有水分百分比的重要改变为特征。

以往,曾认为"黑内障"是由于晶状体核的蛋白质代谢降解产生的黄色尿色素积聚所引起。目前认为可能是由抗坏血酸、谷胱甘肽或两者介导的光-氧化过程而产生的色素沉着增多所致。

真正核硬化的组织改变很难辨认,临床上核明显异常,但组织检查仅见致密均一的结构(图 5-51)。晶状体细胞失去规律的向心性板层排列,整个核呈均匀一致的嗜伊红染色(图 5-52)。有时可见有草酸钙沉

着。电镜观察显示,细胞变为极度折叠,排列紧密,细胞间隙消失,且电子密度极高。

临床上唯有核的透明度降低可用来鉴别病理性核硬化色素沉着与正常老化。核硬化常伴有皮质混浊,

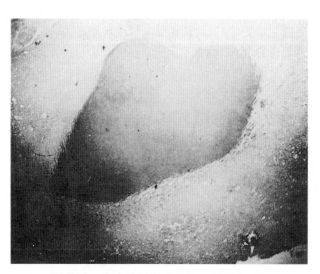

图 5-51 核性白内障,核呈均一结构(×40)

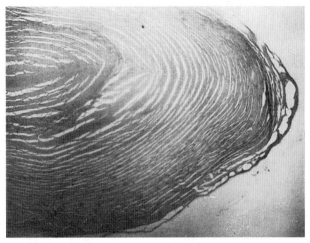

图 5-52 绕核性白内障,周边皮质排列紧密,中央较稀疏,赤道部空泡变性(×10)

然而,偶有单纯的核性白内障发生。有此种改变的患者常觉有进行性近视(因核的屈光指数增高),主观辨色能力改变及通过核的光线减少。

五、继发性白内障

如晶状体混浊的初发原因已知,此种白内障可称为继发性白内障继发性白内障。可见于以下几种情况:①眼内疾病,主要为眼内炎症;②眼外伤;③全身病;④药物及其他物质;⑤与饮食及营养缺乏。

(一)晶状体混浊与眼内炎症

1. 晶状体对邻近组织炎症的反应 眼前段炎症可使晶状体细胞产生退变,但极少引起晶状体内炎症反应。慢性虹膜睫状体炎可导致虹膜与晶状体囊粘连及在晶状体表面形成结缔组织增殖膜。囊对保护晶状体细胞不受感染及将晶状体抗原与周围组织隔离具有重要的作用。晶状体囊一般不易破坏,但如有严重的急性炎症、也可能破裂。当晶状体细胞在慢性轻度炎症后发生退变时,晶状体囊可能轻度增厚。偶尔可见在囊断裂的边缘有巨细胞反应。

囊下上皮的情况是晶状体内细胞对炎症刺激反应最敏感的组织学指征。上皮可发生一系列的改变:增殖,化生,后移,局部或弥散性坏死。这些改变随炎症的严重程度、范围及时间而不同(图 5-53)。

皮质部已分化成熟的晶状体细胞对邻近组织炎症的反应、从组织学上较难辨认,但细胞变圆形,常伴细胞膜断裂,如几个相邻细胞破裂,则此区内皮质已经液化。此种混浊曾被称为并发性白内障(complicated cataract)这一名称已不适用。目前认为,如初发原因已知,则称"继发性白内障"(secondary cataract)或"炎症后白内障"更为适宜。此种退行性变的第一个临床

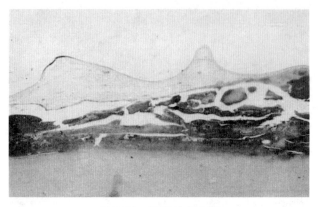

图 5-53 继发性白内障

表现为后囊下白内障。临床方面早期难发现赤道部晶状体细胞退行性变,但是,随着病情的发展,晶状体可全部变混浊。

类似的晶状体混浊可发生于眼部非炎症情况,如视网膜色素变性、长期视网膜脱离、毯样视网膜营养不良、高度近视及眼内肿瘤等。

2. 晶状体对感染性疾病的反应

(1)细菌及真菌感染:晶状体囊对细菌与真菌的侵犯是一个有效的屏障;然而,坏死性内源性眼部感染偶可使囊破裂。破裂部位大多位于感染的虹膜与晶状体粘连最邻近的部位。感染物可随外伤或手术损伤使晶状体囊破裂而植入晶状体内。此种情况一旦发生,晶状体物质便是一种富于营养的培养基,低度致病性的感染因子在其中亦将增殖而产生晶状体脓肿(图 5-54)。感染可扩散而导致化脓性眼内炎。有时,此种炎症过程为自限性,可能感染因子为低度致病性或者个体的细胞防卫能力战胜了感染。

(2)病毒感染:风疹性白内障发生于母亲孕期内患风疹的小孩。风疹病毒侵入后可在晶状体内至少存活3年。因此,当此种白内障手术治疗后,风疹病毒可进入前房诱发或加重前葡萄膜炎。

此种晶状体内的特征性病理组织改变:晶状体常呈球形,核硬化,其中见到永存的细胞核固缩及核碎裂。有的病例可见相当正常的晶状体皮质突然变为中央硬化的核,而有的核移位到一侧,周围皮质明显液化。皮质退变的程度显著不同,凡形状相对正常的晶状体仅有极少皮质退变,而球形晶状体的皮质坏死液化比较明显。有时在中间皮质退变区的周围环绕一圈相当正常的皮质细胞,在这种情况下,晶状体上皮及囊看来尚正常,无上皮后移、增殖及化生。在极少情况下,可有部分或全部核及皮质混浊自发吸收,瞳孔区变清亮,只有一层薄的囊膜。其他类型的母亲孕期的病毒性感染,如脑炎、脊髓灰白质炎、麻疹、流行性

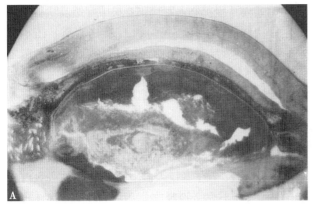

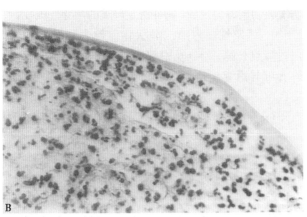

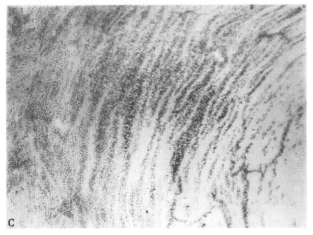

图 5-54　镭管炸伤角膜及晶状体后（左侧）发生晶体状脓肿
A. 晶状体变成一个脓袋（×6）　B. 脓细胞在晶状体囊下（×400）
C. 脓细胞沿晶状体细胞及其间隙向心性浸润（×25）

感冒、肝炎、带状疱疹、单纯疱疹及水痘等，均可能引起婴儿发生白内障。

（二）晶状体的混浊与外伤

1. 钝挫伤　由于晶状体位于被保护的部位，故轻微的钝伤不至伤及晶状体。较大力量的损伤可使中部虹膜向后移位而使虹膜色素沉积于晶状体前囊上，呈部分或完整的环状，与瞳孔的大小及形状相等。有时，此种色素可被吸收，如钝伤力量再强一些，则伤及囊下上皮及表层皮质细胞，可产生小的附近部位囊下皮

质混浊。根据钝伤严重程度的不同，此种改变可恢复或者永存。最初，这种损伤多呈星状，使前后晶状体缝变明显。此种混浊代表细胞间间隙变形及不规则分开，细胞碎裂，或者细胞内及细胞外的改变同时进行。严重的钝挫伤可损伤大部分或全部晶状体细胞，最终晶状体完全混浊。或者钝伤使囊破裂，常在后极部最薄处破裂，出血及结缔组织可伸入晶状体内与退变皮质细胞混合在一起，亦可使胆固醇沉积在晶状体内（图 5-55，图 5-56，图 5-57）。

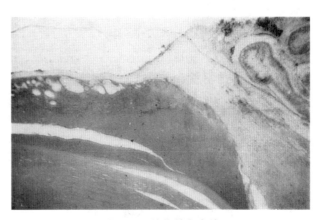

图 5-55　外伤性白内障

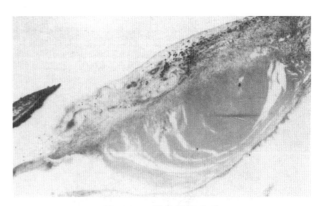

图 5-56　外伤性白内障

2. 半脱位与全脱位　悬韧带或其附着处损伤可使晶状体向侧移位。当晶状体仍留在瞳孔区时称半脱位，如全部离开瞳孔区则称全脱位。晶状体可向前或后移位。前脱位可因瞳孔阻滞或房角机械性阻塞而发生继发性青光眼。后脱位亦可因玻璃体进入瞳孔区而形成瞳孔阻滞或小梁网及房水流出通道变形或破裂而导致青光眼。脱离的晶状体可维持透明一段时间，但常变肿胀及混浊。

角膜穿透伤或眼前段手术，不慎损伤晶状体或使晶状体脱位至伤口处，晶状体可嵌顿于伤口导致局限性赤道部晶状体混浊（图 5-58），偶可引起囊破裂而发生晶状体性炎症。在极少情况下，外科手术器械可引

起局部直接钝伤及晶状体移位。使眼前段发生局部缺血的手术,如视网膜脱离修复术等,亦可导致继发性晶状体脱位、晶状体坏死及白内障形成。

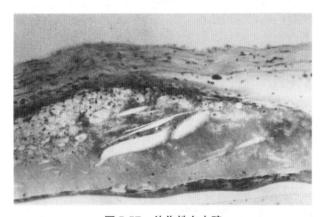

图 5-57 外伤性白内障

晶状体蛋白质变性液化,胆固醇结晶沉积,并有许多吞噬细胞(×400)

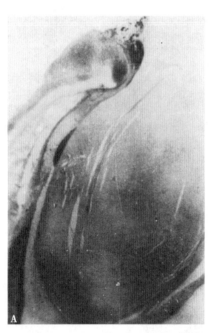

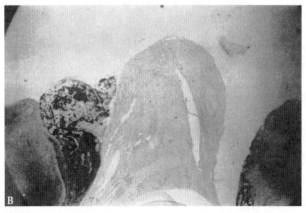

图 5-58 化脓性角膜溃疡穿破后,晶状体从角膜缘脱出,卡于穿破口中(A×9),(B×18)

3. 裂伤 投掷物入眼内可穿破或穿透晶状体。裂伤后晶状体前囊立即收缩,卷曲,受伤皮质暴露于房水。小的囊膜裂口可产生局部皮质损伤,皮质细胞之间吸收房水而产生局限性肿胀混浊,此种混浊为可逆性。若裂口较大,皮质细胞胞质肿胀,混浊不断进入至整个晶状体,则混浊为永久不可逆性。大量肿胀退变的皮质可充满前房引起急性继发性青光眼。较少量皮质常可被吞噬,有时可全部吸收。于儿童晶状体核可被缓慢吸收;但在老年人,核大且致密,则吸收过程延长,且只能不完全被吸收。组织学上,晶状体核可诱发异物巨细胞反应,偶可诱发严重的肉芽性炎症。

4. 后发性白内障 晶状体前囊大面积破坏(如白内障囊外摘除术)及中部皮质部分丢失后,剩余的前囊可与后囊相接触。当只有极少量或无皮质仅上皮残留时,剩余收缩的囊膜呈扁平膜状,称为膜状白内障(membranous cataract),又称后发性白内障(after cataract),必须与白内障囊内摘除术后及外伤后所形成的玻璃体膜相鉴别。

从临床病理方面可分为两类:单纯性及复杂性后发性白内障。

单纯性后发性白内障包括晶状体囊及残留的增殖晶状体细胞及其退变崩解的产物。在白内障囊外摘除术后,剩余的晶状体物质液化及被吞噬吸收,晶状体囊常不被吸收;因此,在大多数情况下,囊仍留在玻璃体髌状窝内,残余的上皮细胞亦可增殖及假性纤维化生成为胶原纤维,形成纤维块。赤道部上皮细胞可大量后移形成空泡细胞,形成 Elschnig 珠 Elschnig 珠,此种为修复型后发性白内障。当小部分残留皮质及囊下上皮被萎陷的周边晶状体囊膜所包围时,可形成一个环状的残余晶状体,称之为 Soemmering 环(图 5-59)。被包裹的囊下上皮细胞可继续产生异形的晶状体细胞,此环便会随时间的推移而增厚。

复杂性后发白内障继发于白内障囊外摘除术后并发出血或炎症(特别是虹膜睫状体炎)时,除上述后发性白内障成分外,尚有炎症细胞渗出及血液围绕晶状体,导致结缔组织机化形成粘连。在严重情况下,粘连

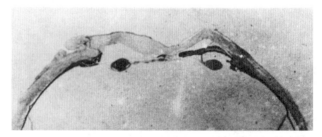

图 5-59 Soemmering 指环状白内障,中部上皮细胞纤维化生,周边残留退变皮质为晶状体囊所包围(×6)

位于晶状体、虹膜及前玻璃体膜表面之间,形成大而厚的结缔组织块,有时在此结缔组织块内嵌有虹膜色素,形成色素性后发性白内障(pigmented after cataract)。

如裂伤穿过晶状体至玻璃体内,玻璃体便可通过晶状体向前突出。偶尔皮质及核亦可向后移位至玻璃体内,在此慢慢吸收伴有或不伴炎症。

5. 晶状体内异物 晶状体对进入眼内异物的反应,随异物颗粒的大小、成分及冲入的力量的大小而各不相同。惰性异物产生的损伤可能是由于晶状体囊及细胞的物理性破坏所致。位于晶状体皮质及核内的小惰性异物可不被包裹,较大的异物常从粘连的虹膜诱发成纤维细胞反应。已被感染物所污染的异物可引起晶状体感染并可扩散到周围组织。有刺激性而未感染的异物随其成分的不同而产生不同程度的间接细胞损伤。

(1)晶状体铁锈沉着症晶状体铁锈沉着症:晶状体可被铁侵犯,铁颗粒可侵入晶状体本身,铁离子可通过房水或玻璃体进入晶状体内。在晶状体内的铁异物所产生的眼内铁锈沉着症的可能性较含血管组织内(如视网膜、脉络膜等)的铁异物所产生的可能性为少,病理组织学检查:用普鲁士蓝染色可显示铁颗粒。起初铁

颗粒沉积在上皮细胞内,以后上皮细胞退化消失,皮质退变,铁颗粒扩散到晶状体内各层(图5-60,图5-61)。透射电镜下:晶状体上皮细胞变性,内有密集的团块状或颗粒状电子密度不同的铁质复合物沉着。有的存在于异嗜性溶酶体中,上皮细胞变性区下亦有层状聚集的铁质沉着(图5-62)。

(2)晶状体铜质沉着症晶状体铜质沉着症:含铜合金异物进入眼内,铜可沉积在晶状体囊深层及囊与

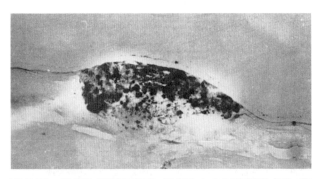

图 5-60 晶状体铁锈沉着症,晶状体上皮细胞聚集成堆,普鲁士蓝铁染色强阳性(×250)

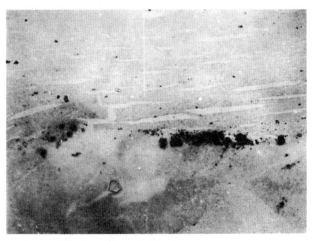

图 5-61 晶状体深层皮质内铁颗粒(×250)

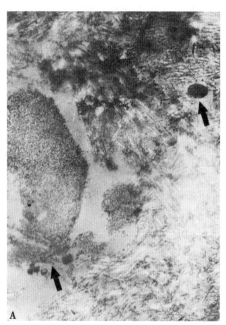

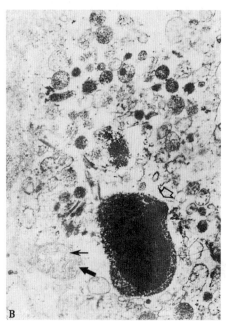

图 5-62 外伤性白内障

A. 晶状体前囊膜中可见胶原纤维紊乱交错,纤维间有密集团状或颗粒状电子密度不同的铁质复合物沉着(箭头)(×17 000)
B. 晶状体上皮细胞内可见退变的线粒体(箭头),胞质内有不同电子密度的团块状或颗粒状铁质复合物(空箭头)(×170 000)

上皮细胞之间。铜异物在玻璃体内,铜沉着于晶状体后囊及后皮质以及后移的上皮细胞内,但未见到沉着于前部或赤道部晶状体内。

六、电离辐射性白内障

实践研究表明,不同形式的放射,如 X 线、γ 射线、β 射线、中子束及重氢核(deuterons)等均可对晶状体产生类似的电离作用。主要将 H_2O 变成 H_2O^+、H_2O^- 和 H^+、OH^- 自由基。自由基非常活跃,氧化力很强,与体内有机物相互作用形成氧化物而破坏细胞内的代谢过程。细胞核对电离性损伤最敏感,其有丝分裂被抑制,出现细胞畸形退变死亡,电离子损伤尚引起酶系统及胞质变化等。眼部组织中以晶状体上皮对射线最为敏感,敏感程度与年龄成反比,即年龄愈幼晶状体愈易受损,且有蓄积作用。实验研究表明,晶状体最早受损伤的区域为赤道附近上皮生发区的细胞核,DNA 合成受阻,有丝分裂完全中断。5 日后这些功能完全恢复,有些分裂活性急性增加,DNA 又开始合成,形成异常的晶状体细胞、上皮细胞后移并形成泡状细胞。

典型的放射性白内障临床上表现为前囊下皮质呈蜘蛛网状、散在点状混浊,间有彩虹点及油珠样空泡;后囊下皮质呈蜂窝状、网状及锅巴底状混浊,伴有珍珠样空泡;赤道部前、后皮质亦可见条状及楔形混浊。组织学改变主要为上皮后移伴泡沫细胞形成,受累的纤维样晶状体细胞胞浆广泛的空泡状退变。此种空泡形成在紧靠后囊内部最为明显,可导致液化,似浆液性渗漏,赤道部核弓排列不规则及空泡形成。前囊下亦可见到空泡(图 5-63)。

电击(electric shock)性晶状体混浊为电击(电休克)后,特别是电接触头部后,可产生晶状体混浊。最初,在前囊下旁中央区出现空泡,以后空泡融合变成中轴部前囊下白内障(图 5-64)。在严重病例,几天内

即形成混浊且发展迅速。亦可有发展缓慢的。电镜下显示前囊下上皮增殖及后皮质细胞退变。

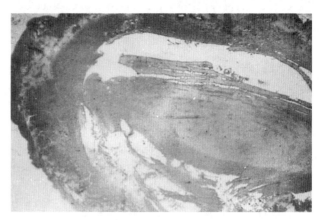

图 5-64　电击性白内障
晶状体皮质变性,核周纤维变性断裂,可见大裂隙

七、晶状体混浊与全身病

晶状体与身体其他部分虽然隔离,而且没有血管,完全被晶状体囊所包围。但是,在某些全身病时,晶状体常受累。现仅介绍几种与全身病有关的晶状体混浊的病理改变。

1. 糖尿病　糖尿病性白内障与老年性白内障无甚差别,唯前者发生年龄较早,且病程发展较快(彩图 5-65,见书末彩插)。青少年糖尿病性白内障起始时,在前囊下出现水泡、水裂,皮质浅层有灰白色致密点状或雪花状混浊,很快发展至成熟。组织学上空泡病变在紧靠囊下部位最明显,而在许多情况下晶状体核长期保持不变(图 5-66)。

2. 半乳糖血症　半乳糖血症光镜及电镜下检查已证实,为半乳糖血症的 5 个月流产胎儿的晶状体,大体病理检查虽未发现晶状体混浊,光镜检查已显示出前部上皮细胞退行性变,细胞密度改变,细胞内水肿,线粒体肿胀及胞浆颗粒形成。后部晶状体细胞改变较不

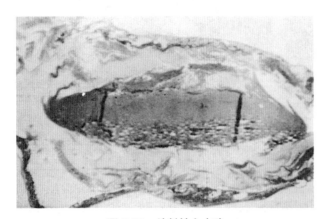

图 5-63　放射性白内障
晶状体全部皮质及部分核均有严重广泛的空泡状退变

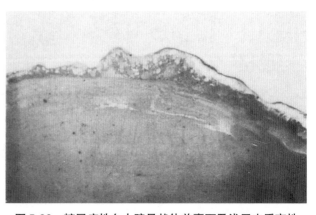

图 5-66　糖尿病性白内障晶状体前囊下及浅层皮质变性

明显。而相当月龄流产胎儿的对照晶状体，则未发现类似改变。如半乳糖 -1- 磷酸尿核苷转移酶（galactose-1-phosphate uridyl transferase）缺乏，半乳糖 -1- 磷酸及半乳糖聚集，若在晶状体内达到够高水平，则甜醇（dulcitol）堆集在晶状体细胞内。由于细胞膜对甜醇不能渗透，于是发生细胞内渗透压增高，水分进入细胞内而发生肿胀。起初增殖的上皮细胞受累，细胞分裂活性增加，形成空泡、肿胀及破裂。如半乳糖水平在细胞膜受损之前已降低，则白内障将不致继续发展。实验性半乳糖性白内障的扫描电镜观察结果表明，晶状体内不同部位的纤维（即细胞胞质）先后经历一系列形态变化，如水肿变形，指状突减少或消失，空泡、大囊泡及 Morgagnian 小球形成，纤维崩溃溶解并形成无形基质。以上病变过程自赤道部开始，逐渐向前、后极部及核心部扩张。终止给予半乳糖，自核弓区上皮开始逆转，产生新的纤维，而且有溶酶体酶参与清除碎片。

3. 高铜血症 高铜血症晶状体内铜质沉着见于肝豆状核变性（Wilson 病）患者、多发性骨髓瘤以及肺癌有 IgG 单克隆丙种球蛋白病伴血清铜升高的患者。Wilson 病晶状体混浊呈向日葵状，位于瞳孔区呈盘状绿色，其花瓣向周围放射。光镜及电镜研究显示，在晶状体囊，特别是在前、后极区有连续的铜颗粒沉着，而在赤道部囊及皮质细胞内则无铜沉着。高血铜症伴单克隆丙种球蛋白病患者，光镜及电镜观察，仅有铜质沉着在晶状体前囊。

4. Fabry 病 Fabry 病是一种由于溶酶体水解酶 α- 半乳糖甙酶活性不全引起的中性糖鞘脂类（glycosphing-olipids），主要为己三聚糖酰基鞘氨醇（trihexosyl ceramide）进行性聚集的性联隐性遗传病。此种患者有皮肤毛细血管扩张（血管角质瘤）、少汗、肢端疼痛、感觉异常、肾衰竭、心血管、胃肠道、中枢神经系统及眼部病变。

最明显的眼部异常为眼睑水肿，角膜上皮旋涡状混浊，结膜、视网膜血管弯曲及动脉瘤样扩张以及晶状体病变。这些病变对视力影响并不明显，细微的晶状体混浊可能是眼部首发症状。在半合子的男病人可见颗粒状前囊或囊下沉积物，而在杂合子的女病人则无此种沉积物。混浊常为双侧，位于下方呈楔形，后部混浊为纤细颗粒状物，呈羽毛线状或辐射状沿后晶状体缝处沉着。电镜观察显示，在晶状体上皮细胞胞质内有致密的板层状聚集物。这种包涵体见于 Fabry 病及其他鞘脂类代谢异常的其他组织内。上皮细胞包涵物可能是临床上所见前囊下混浊的原因。

5. 异位性皮炎 可伴有前囊下细胞增殖型、化生型白内障。发生原因不明，有前段炎症时（虹膜睫状体炎）常伴有邻近部位的囊下上皮及皮质细胞的退行性变，此类病变初为局限性，随着时间的推移最终发展至赤道部及后皮质。

6. Lowe 眼脑肾综合征 Lowe 眼脑肾综合征此综合征包括全身性酸中毒、肾脏产生氨的能力降低、肾性佝偻病、全身张力减低及水眼。眼部改变尚有白内障及青光眼。组织学上，混浊的晶状体小、盘状，常有后部锥形晶状体，尚有特殊的前部及赤道部晶状体囊突出。

7. 手足搐搦症 由于饮食缺钙或甲状旁腺切除术或其他原因而致血钙水平明显降低时，患者产生抽搐，同时发生片状晶状体囊下混浊，如血钙水平恢复正常，原有晶状体混浊不会消失，但如正常生长，则在混浊区外有透明皮质出现。

八、晶状体混浊与药物或其他物质

继局部滴用或口服某些药物之后可能发生白内障。这些制剂可能通过阻断上皮生发区的晶状体细胞核的酶系统及干扰细胞内水及电解质的平衡而产生白内障。

类固醇：局部滴用或长期口服（特别是长期大剂量口服）类固醇可产生后囊下白内障。组织学改变与其他原因所引起的后囊下白内障相似，有晶状体上皮后移、空泡细胞形成及晶状体物质退变。病理组织改变与相当年龄的老年性后囊下白内障者相似，但更多位于后极部囊下区。一旦晶状体发生混浊，其发展缓慢。在大部分病例停药后不能改变其发展过程，但有时停药后混浊逐渐消失。

细胞抑制剂：患者用此类药物治疗可发生特殊的晶状体后极部混浊，与放射性白内障相似。

汞：凡与汞有接触的 I 种（如制温度计、毡帽）的工作人员，其晶状体前囊可能有汞色素沉着，也可见于长期滴用含防腐剂者，如硝酸苯汞、PMN 眼药水，含 PMN 的毛果芸香碱溶液，光镜、电镜观察，电子探针分析，X 线荧光检查及中子激活分析均证实此种晶状体内含汞。

抗胆碱酯酶类：抗胆碱酯酶药物亦可能引起晶状体混浊，患者先用毛果芸香碱或碳酰胆碱（carbachol），继用抗胆碱酯酶类药（如异丙氟磷 isoflurophate、DFP、溴化地美卡林 demecarium bromide，或二乙氧磷酰硫胆碱 echothiophate）、在前囊及前晶状体上皮下空泡的发生率较单纯用毛果芸香碱或碳酰胆碱者增高。

其他物质如萘（naphthalene）及二硝基酚可产生白内障。此种白内障常为双侧，初在后囊下出现空泡，以后迅速发展至全晶状体混浊。三硝基甲苯（TNT）慢性中毒引起 TNT 白内障，晶状体混浊边缘呈楔形，中部呈盘状。光镜下，晶状体细胞纤维状胞质间的空隙增宽，越近深层，间隙越宽。间隙内有嗜伊红蛋白样沉淀物。电镜下，前后浅层皮质细胞质膜增厚，边缘模糊，细胞质膜连接处呈凹凸相嵌状，线粒体退变，有的胞质变性、肿胀及不规则断裂，或有髓样结构。胞膜消失，形成空泡，尚可见到外周不整齐的卵圆形电子致密物，其中间有低电子密度区。核部胞浆电子密度加深，其间有不规则的大空隙。

九、晶状体诱发的炎症

本病多发于白内障囊外摘除术、截囊术或晶状体损伤，偶尔发生于针拨术后或晶状体全脱位在玻璃体内或晶状体摘除时晶状体沉入玻璃体内，或囊膜自行破裂。此种炎症以往称晶状体过敏性眼内炎（phacoanaphylactic endophthalmitis），现认为称晶状体变态反应性眼内炎（phacoallergic endophthalmitis）较恰当。

此种反应的典型病理表现为环绕以晶状体物质为中心的区带性肉芽性炎症（图 5-67）。炎症的范围随囊破裂的大小及晶状体与虹膜睫状体粘连多少而不同。因此，在小的囊膜破裂处可有局限性炎症。虽然有趋势使炎症隔离开来，但炎症常继续发展至晶状体物质吸收为止。偶尔当晶状体物质进入玻璃体内时，在玻璃体腔内围绕晶状体物质发生一系列反应，如晶状体皮质内、囊膜下或晶状体核含有吞噬了晶状体物质的巨噬细胞，或巨噬细胞环绕残存的晶状体物质等，此种情况可抽玻璃体检查有无晶状体物质碎片及吞噬了

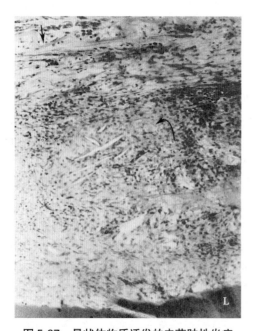

图 5-67　晶状体物质诱发的肉芽肿性炎症
晶状体（L）、晶状体囊（↑）断裂晶状体物质（←）及胆固醇结晶裂隙旁多核巨细胞

晶状体物质的巨噬细胞来确定诊断。摘除晶状体及玻璃体切割可挽救眼球。有时，此种眼内炎可伴有交感性眼炎。

高分子量可溶性晶状体蛋白质可通过完整而变薄的或有小破孔的晶状体囊而进入房水，在此期晶状体变小，核常下沉，晶状体蛋白大多失去了抗原性而不诱发葡萄膜炎，但它仍能引起吞噬细胞反应。在前房角、小梁网间隙内、虹膜隐窝及晶状体表面有大量的巨噬细胞，导致眼压升高称晶状体溶解性青光眼。如囊膜破裂，晶状体内亦有巨噬细胞。巨噬细胞呈圆形，胞浆中有嗜伊红颗粒。因无粘性及房水中不含纤维蛋白，故巨噬细胞不易凝集成 KP 或形成虹膜粘连，在大多数情况下，晶状体溶解系由于进行性皮质混浊，如老年性白内障及钝伤后晶状体细胞退变。房水或玻璃体穿刺检查可确定诊断。

（易玉珍）

第三节　混浊晶状体的光学成像变化

晶状体混浊引起的光学成像变化，主要特征是：折射率变化引起晶状体源性屈光力变化、透光率减低、散射增加、对比度下降，以及以球面像差、彗形像差为主的像差增加。

一、悬韧带、囊膜和上皮病变引起的晶状体光学成像变化

悬韧带部分断裂后导致晶状体囊膜牵引不均匀，致使囊膜出现皱褶，曲率不规则，晶状体光学分辨率降低。

前囊下上皮受损后可增生和纤维化。上皮细胞丧失了单层均匀排列形态，外观上表现为混浊，例如青光眼斑、糖尿病患者前囊下雪花样混浊、外伤性前囊下纤维混浊。此种改变可导致透光率降低，光散射增加，对比度下降。

白内障术后产生的混浊统称后发障。主要是赤道部残存的晶状体上皮细胞增殖，在闭合的前后囊袋中形成环形的 Soemmering 环；增生的晶状体上皮细胞移行到后囊中心形成 Elschnig 珠；纤维细胞收缩牵拉后囊产生的后囊皱褶；中央后囊纤维化。由于混浊靠近节点，对成像的干扰十分明显，分辨率降低，散射增大，对比度降低。

二、晶状体纤维病变引起的晶状体光学成像变化

白内障形成过程中，晶状体纤维的变化主要有纤维肿胀；纤维层分离、水隙、空泡形成；纤维溶解、蛋白

微珠形成三种主要的病理特征。

晶状体纤维吸收水分，肿胀，是较早期的变性，当直径达到一定程度后会引起明显散射。但这时纤维排列仍比较整齐，仍有很高的透光率和分辨率，通常不会引起明显视力下降，只是对比敏感度下降，对比视力降低。裂隙灯检查，可发现晶状体内有楔形混浊。

空泡，即临床时见到的所谓水隙，常在囊下或成人核的表面，可持续多年无变化。常见部位有四处：晶状体缝处、晶状体板层之间、纤维束分离之处、晶状体纤维断裂处。裂隙灯检查时，在光学切面上，水裂呈光学密度减低的空间，边界不规则，如木片断裂的锐利边缘。这种参差不齐的形状是晶状体纤维束的分离或断层所造成。水泡、水隙通常形态不一，体积形态多为双凸状，屈光指数低于周围的晶状体纤维，因而产生负透镜的效果。当液体蓄积广泛发生在纤维层之间时可形成板层分离。液体与皮质之间的折射率不均匀导致分辨率降低。

晶状体纤维板层分离（lamellar separation）：常发生在前皮质层的浅层或深层。由于晶状体前部有弥散的反光，后皮质板层分离很难查见。50岁以后发生板层分离者占5%，随着年龄的增长发生率升高，至80岁以上可高达50%。板层分离是由于晶状体内水分增加时，产生较大的牵张压力，晶状体板层间及放射状晶状体缝合间对这种牵张力的抵抗力最低，故使之发生分离。裂隙光照射检查，板层分离在成人核的外层，多呈同心圆线状；在鼻下方者，多呈蜘蛛网状排列。在膨胀期白内障晶状体的光学切面上，板层分离呈粗而短的白色平行线，间隔不规则低散射的黑暗空间，水平或斜向通过皮质。板层分离常伴有楔形混浊，在楔形混浊靠近中轴处有向心性排列的白色线条，与楔形混浊呈直角。楔形混浊是由放射状水裂和向心性板层分离中含有液体及髓质小粒积聚而形成的。此期患者的临床症状是由混浊的部位及范围而定。当混浊位于周边部时，对视力影响较小，大瞳孔时可感受到眩光，这是由于皮质的混浊，使光线散射的结果。中轴部分的皮质混浊，特别是后囊下的混浊，早期即对视力产生干扰，近距离工作、强光下瞳孔缩小时更为明显。

晶状体蛋白珠形成：小分子物质使晶状体内的渗透压增高，水分进一步被吸入晶状体内，加之晶状体内酸度增高，导致晶状体蛋白凝固。水分由胶样组织排出至晶状体纤维之间，晶状体纤维肿胀、变性、崩解成碎片，形成大小不等的微球状积聚在一起，称之为Morgagni小体。晶状体蛋白珠体积很小，每一个蛋白珠都表现为高度的正透镜，产生强烈的散射光，无数

蛋白珠混合在一起散射，外观呈乳白色，透射光减弱。蛋白珠高汇聚性使晶状体丧失了聚焦能力。

三、晶状体核病变引起的晶状体光学成像变化

核的密度增加由外层向内逐渐增大，折射率也依次增加，整体看，晶状体是一个梯度折射率系统。部分补偿老年人屈光力不足。但同时也使晶状体像差由负变正，增大了眼的总像差。大多数核性白内障均质性不会完全破坏，仍保持较高的分辨率。但核对光的散射和吸收都显著增加。外观显示的黄色是核散射的结果。光吸收可达90%以上，使可见光透过率大大降低，蓝光损失最多。患者表现为不断增加的近视、蓝色辨色力丧失和对比敏感度降低。

混浊晶状体透光率降低、像差增加、对比度降低、分辨率降低，导致晶状体整体成像质量降低。

（郝燕生）

主要参考文献

1. 何守志. 晶状体病学. 北京：人民卫生出版社，2004.

2. 何守志. 超声乳化白内障手术学. 北京：中国医药科技出版社，2000.

3. 何守志. 临床眼科学. 天津：天津科学技术出版社，2002，6-8，598-603.

4. 何守志，尹素云，陈德蕙，等. 大白鼠晶体扫描电镜观察. 中华眼科杂志，1986，22（1）：40.

5. 何守志，尹素云，陈德蕙，等. 老年人正常和白内障晶体扫描电镜观察. 中华眼科杂志，1986，22（5）：264.

6. 何守志，尹素云，徐玉华. 半乳糖性白内障形成及逆转实验研究. 中华眼科杂志，1987，23（1）：45.

7. 武惠，石珍荣. 老年性白内障晶体囊下上皮的超微结构. 中华眼科杂志，1990，26：168.

8. 刘家琦. 实用眼科学. 北京：人民卫生出版社，1984，62-64，314，321-341，371-372.

9. 闻祥根. 晶体铁锈沉着症电镜观察二例. 中华眼科杂志，1990，26：58.

10. 李凤鸣. 电离辐射性白内障（附四例报告）. 中华眼科杂志，1982，18：261.

11. 杨通寿. TNT白内障摘除及其超微结构观察一例. 中华眼科杂志，1987，23：118.

12. 何守志. 半乳糖性白内障形成及逆转的实验研究. 中华眼科杂志，1987，23：39.

13. 嵇训传. 晶状体过敏性眼内炎. 中华眼科杂志，1981，17：362.

14. 孙心铨. 晶体诱发性葡萄膜炎. 眼科学报，1986，2：249.

15. 庞友鉴. 晶体溶解性青光眼. 中华眼科杂志，1984，20：26.

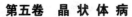

16. Tasman and Jaeger. Duane's Ophthalmology on CD-ROM. Editio, Lippincott-Raven Publishers. Software developed by Corporate Technology Ventures, 1996.

17. Cogen DG, Kuwabara T. The sphingolip; doses and the eye. Arch Cphthalnid, 1968, 799: 437.

18. Eshaghian J, Streeten BW. Human posterior subcapsular cataract. An ultrastructural study of posterioly migrating cells. Arch Ophthalnal, 1980, 98: 134.

19. Font RL, Brownstem S. A light and electron microscopic study efanterior subcapsular cataracts. Am J Ophthalmol, 1974, 78: 972.

20. Naumann GOH. Apple CG ed Pathology of the Eye. New York: Springer-Verlog, 1986, 509-546.

21. Spencer WS. Ophthalmic pathology An Atlas and Textbook. 3rd ed. phiadelphia: Saunders, 1986, 423-475.

22. Streeten BW, Eshaghian J. Human posterior subcapsular cataract: A gross and flat preparation study. Arch Ophthalmol, 1978, 96: 1653.

23. Yanoff M, Fine BS. Ocular Pathology. A textbook and Atlas. 2nd ed. Washington: Harper Rons, 1982, 435-470.

第一节　年龄相关性白内障
Age-Related Cataract

临床及实验室研究结果证实，不同类型的白内障，其致病危险因素及发病机制亦不同。全面而详细的病因学研究，以探明不同危险因素在白内障形成过程中的作用，是一个复杂而困难的课题。很显然，以特定危险因素作为某种类型白内障的形成原因，建立不同类型白内障动物模型，对于总结众多危险因素在白内障病因学中的作用是一种非常有价值的研究方法。虽然这种模型有一定的局限性，比如它往往忽略了白内障形成过程中持续时间的影响、不同危险因素间的相互关系，以及白内障本身形成过程中的复杂性，但在揭示白内障形成和发生发展过程中的规律性的作用却不容怀疑。

事实上，白内障的发生是多种因素综合作用的结果，比如放射和自由基损伤；营养物、化学物质和抗生素缺乏；葡萄糖、半乳糖等代谢障碍；脂质过氧化产物损伤等。此外，其他因素，如衰老、遗传基因等因素也是一个重要方面。其中最具有普遍意义的环节，便是氧化损伤。

一、年龄相关性白内障病理学特征
Features of Age-Related Cataract

年龄相关性白内障，在形成过程中，晶状体发生了各种各样的变化，但主要包括两种基本病理改变。第一种改变是晶状体皮质水电解质平衡失调，导致晶状体内水分积聚，引起晶状体纤维水肿、液化。第二种改变则是晶状体核的蛋白变性、肿胀。单纯核性白内障很少发生电解质成分的改变，主要表现为蛋白质聚集成大的颗粒，产生屈光指数改变和光散射。在晶状体皮质和核发生的两种变化，导致整齐排列的晶状体纤维结构发生紊乱，引起屈光指数明显波动。这种基本病理变化不仅适用于单纯皮质性及核性年龄相关

性白内障，而且也适合于几乎所有类型的白内障。

皮质性白内障，其形成可以用渗透性水肿加以描述。正常晶状体内离子成分的特点是低钠高钾。皮质性白内障离子分布与之相反，钠离子高而钾离子低。引起这种改变的一种可能原因是细胞膜对钠离子通透性增加。正常情况下通过晶状体上皮细胞阳离子泵的作用使阳离子保持平衡。钠离子在晶状体的后表面通过被动扩散进入晶状体内，而在前表面则通过阳离子泵主动转运进入。钾离子通过相同的阳离子泵进行主动转运和被动扩散。这种维持晶状体内外离子动态平衡的机制，被称为泵漏系统。泵漏系统对于保持正常的晶状体内外离子平衡，维持晶状体的正常生理功能非常重要。细胞通透性增加或离子主动转运功能降低均能引起细胞内钠离子的浓度增加。这种变化最初能够被钾离子的外流而补偿。当细胞内钾离子枯竭时，钠离子及氯离子的进一步增加，将导致渗透性水肿发生。

核性白内障，与晶状体蛋白理化结构的改变有关，它的病理过程与单纯皮质性白内障完全不同。病变发展过程中，其电解质成分基本保持平衡。白内障发生时，可溶性晶状体蛋白不能很快的更新，由于氧化损伤，其蛋白发生水解、糖化和脱酰胺等各种各样的变化。晶状体蛋白将积聚产生高分子蛋白（HMW），加之此前的各种修饰，引起晶状体蛋白多肽新的交联结合。白内障形成过程中，颜色或色素沉着的发生，与表明蛋白质的修饰包括导致产生色素的氨基酸的沉积有关。单纯核性白内障有大量的蛋白积聚，形成相当大分子的蛋白。这种积聚蛋白大部分最后变成不溶性蛋白。

二、抗氧化系统
Antioxidative System

氧自由基损伤，是年龄相关性白内障的首位危险因素。许多实验都证明晶状体的氧化损伤发生在晶状体混浊之前。各种理化因素均可通过不同途径导致晶状体自由基产生，如自由基产生过多或清除障碍，均

可导致自由基积聚。自由基最先损害的靶目标是晶状体上皮细胞，其次是晶状体纤维。在这一过程中，蛋白质和脂质过氧化，发生交联、变性，并积聚成不溶性大分子。

晶状体上皮细胞是抗氧化损伤的活性中心，通过两个途径发挥抗氧化作用。第一个途径是以还原型谷胱甘肽（GSH）、抗坏血酸和维生素 E 等抗氧化剂为代表的清除自由基机制。晶状体的氧化损伤最早表现在 GSH 含量大幅度下降，氧化型谷胱甘肽（GSSG）增加；GSH/GSSG 比值降低。抗坏血酸作为自由基清除剂，可以很快与 O^-、OH^- 和 $^1O_2$ 反应，生成抗坏血酸自由基。抗坏血酸自由基不活泼，但易于发生歧化反应，生成一分子抗坏血酸和一分子脱氢抗坏血酸。维生素 E 是一族异构体，其中 α- 生育酚活性最高，可直接与 O^-、OH^- 和 $^1O_2$ 作用，从而阻断脂质过氧化。

抗氧化系统是晶状体另一个抗氧化屏障，主要是谷胱甘肽过氧化物酶（GSHpx-1）、过氧化氢酶（CAT）和超氧化物歧化酶（SOD）。年龄相关性白内障患者晶状体和血清中 SOD 水平明显低于老年非白内障患者，而且两者活力下降同步；CAT、GSHpx 活力也明显下降，脂质过氧化物（LPO）、丙二醛（MDA）生成增加。

利用聚合酶链反应（PCR）检测谷胱甘肽转移酶（GSTμ）基因发现，年龄相关性白内障患者 GSTμ 基因缺失率达 95%，明显高于对照组。认为年龄相关性白内障发病与 GSTμ 基因缺失密切相关，该基因缺失可能是个体易患白内障的遗传因素之一。

晶状体内含有多种可被光分解的色素成分，例如 N- 甲酰犬尿氨酸（NFK）、3- 羟基 - 犬尿酸（3-OH-FK）β- 咔啉、核黄素、黄素腺嘌呤单核苷酸（FMN）、黄素腺嘌呤二核苷酸（FAD）等。这些成分均具有光敏剂性质，反复吸收光量子呈激发态，能量可被转移给邻近的氧分子生成 O^-，而光敏剂又恢复到基态，如此往复。晶状体内自由基主要是 O^-、OH^-、H_2O_2，其中 OH^- 损害最严重，但 O^-、OH^- 半寿期短，H_2O_2 相对较稳定，且可以从一处转移到另一处，在超氧化物歧化酶（SOD）、过渡金属（Fe^{2+}、Cu^+）存在下发生歧化。

晶状体内富含色氨酸（Trp）、酪氨酸（Tyr）等成分，当波长 300nm 的紫外线被晶状体吸收时，色氨酸被激活，生成 N- 甲酰犬尿氨酸及其他光化学产物，N- 甲酰犬尿氨酸可经过多个途径产生活性氧自由基，同时产生的光敏剂使晶状体产生非色氨酸的蓝色荧光和色素，改变晶状体颜色，这可能是构成棕色或褐色核性白内障的基础。

晶状体纤维内晶状体蛋白含量丰富，这些蛋白质由富含巯基的氨基酸组成，容易被氧化而受损。氧化受损的纤维细胞，逐渐被挤压到中心，蛋白质光化学产物逐渐堆积。光化学产物的堆积，进一步加重了对近于 UV 谱段光的吸收，导致光化学反应产生更多的氧自由基，蛋白质损害最终导致色素沉积和透光性丧失。处于核心部的晶状体纤维，是晶状体内最老化的纤维，蛋白质合成能力几近丧失。经过消旋作用、糖基化、羧基末端降解、脱氨和非共价键积聚等转录后修饰，蛋白质构象发生显著改变。此外，处于核心部位的年老纤维内晶状体蛋白基因表达，和外层年轻部位纤维的表达量不同，晶状体蛋白组成也会发生显著改变。加之与衰老有关的保护晶状体中活性代谢成分活力下降，因此，核心部位年老的晶状体纤维最易受到氧化损伤，发生混浊。

三、白内障中蛋白质等成分改变
Changes of Proteins in Cataract

晶状体透光性和屈光度，与水溶性晶状体结构蛋白含量有关，大多数细胞骨架蛋白主要参与纤维细胞的伸长及成熟过程，而与晶状体透明性无关。随着年龄增长和温度降低，α- 晶状体蛋白易于发生凝集，这种蛋白结构上的改变可以导致光的散射，从而影响晶状体的透明性。

随年龄增长，晶状体中水溶性蛋白（WSP）含量降低，不溶性蛋白（WIP）含量升高，膜主要内在多肽（main intrinsic polypeptide，MIP）减少。在 WSP 中 α- 晶状体蛋白含量相对升高，β- 晶状体蛋白、γ- 晶状体蛋白含量下降；进一步分析发现，$β_1$、$β_2$、$β_3$ 晶状体蛋白中，$β_1$- 晶状体蛋白含量降低表现最为明显。由于晶状体蛋白含较多半胱氨酸（Cys），受到 H_2O_2 损伤后易于形成高分子量蛋白（HM），高分子量蛋白又转变成不溶性尿素溶蛋白（USP）。对儿童和成人晶状体中 WSP 电泳图谱分析发现，在纤维细胞老化过程中部分细胞骨架蛋白，如肌动蛋白、波形蛋白（vimentin）等发生降解，这些变化与纤维细胞内蛋白水解酶被过度激活有关。

经测定，晶状体中有丰富的游离氨基酸，其中包括天门冬氨基酸、苏氨酸、丝氨酸、谷氨酸、丙氨酸，胱氨酸、缬氨酸、蛋氨酸、异亮氨酸、亮氨酸和组氨酸等。它们的浓度均比房水中的浓度要高，其中谷氨酸及谷胱甘肽含量更高。谷胱甘肽是含有甘氨酸、胱氨酸和谷氨酸的三肽，在晶状体内合成活跃，以保持晶状体囊膜的稳定性。当年龄相关性白内障发生时，晶状体中游离氨基酸含量随白内障发展而逐渐降低，尤以谷氨酸降低为显著，进一步影响谷胱甘肽的合成。当蛋白配基氨基酸积蓄到一定程度，使细胞膜孔开大或细胞膜破裂，导致氨基酸及可溶性成分通过晶状体囊膜漏出。蛋白丢失和水分的积蓄，使晶状体纤维的水肿、变性，晶状体透明度下降，最终导致白内障形成。

白内障形成过程的早期，晶状体纤维将经历水肿等一系列形态学变化，但并非代表晶状体蛋白变性，这种病理过程是可逆的。此时如应用抗氧化药物，有可以逆转晶状体水肿状况，从而发挥治疗白内障作用。如果病情得不到控制，一旦晶状体蛋白发生交联、变性，则病变将变为不可逆，此时再应用抗氧化药物则难以达到治疗效果。

年龄相关性白内障中脂质的改变也可能与氧化损伤有关。氧自由基导致脂质过氧化物如共轭双烯、三烯、MDA 生成。MDA 可通过与氨基化合物交联作用生成脂溶性、水溶性两类荧光物质，测定血清和晶状体中水溶性荧光物质（WSFS），可以代表脂质过氧化水平。年龄相关性白内障患者晶状体中 WSFS 含量随年龄增长而增加。同时脂质膜上 Na^+、K^+ 泵功能受损，晶状体泵漏平衡破坏，水钠潴留，上皮细胞肿胀，最终导致白内障的发生。

实验结果还证实，年龄相关性白内障中钙 - 钙调蛋白（Ca-CaM）异常。正常情况下，晶状体内钙含量比前房液低 100～10 000 倍。晶状体上皮细胞内 Ca^{2+}-ATP 酶和 Na^+-K^+-ATP 酶同样是含巯基的酶，对氧化损伤非常敏感，白内障晶状体中 Ca^{2+}、CaM 活性亢进。环磷酸腺苷（cAMP）性磷脂酶（PDE）为 Ca^{2+}、CaM 依赖性，环磷酸鸟苷（cGMP）性 PDE 为 Ca^{2+} 依赖性，Ca^{2+}-CaM 对 cAMP、cGMP 进行双向调节，两系统相互影响，相互协调。在年龄相关性白内障中。cAMP 含量普遍下降，cGMP 普遍升高，cAMP/cGMP 比值下降。已知羟自由基具有激活鸟苷酸环化酶的作用，cGMP 含量上升与氧自由基剩余有关。cAMP 含量下降则与氧自由基攻击膜上的腺苷酸环化酶（AC）有关，AC 酶活性下降导致 cAMP 合成减少，Ca^{2+}-ATP 酶上有 CaM 和 cAMP 调节区两部分，cAMP 下降 Ca^{2+}-ATP 酶调节失控，Ca^{2+} 升高，高钙激活晶状体细胞 Calpain Ⅰ、Ⅱ引起晶状体蛋白异常水解。Ca^{2+} 可以使 α- 晶状体蛋白两条完整的多肽链或它的亚单位之间发生交联；β- 晶状体蛋白也可由于谷氨酰胺酶被 Ca^{2+} 激活，通过二硫键交联。总之，晶状体 Ca^{2+} 升高是许多因素作用的结果，也是多种病因导致白内障发生、发展的启动因子，已有人用钙通道阻滞剂 Verapamil（维拉帕米）预防白内障的发生。

年龄相关性白内障晶状体中 Cu^{2+}、Zn^{2+} 含量降低，这与含 Cu^{2+}、Zn^{2+} 的 SOD 活力下降有关，可能是年龄相关性白内障机体抗氧化能力下降引发的白内障原因之一。研究表明，硒（Se）与白内障关系最密切，血清硒过高或过低与白内障的发生均有关。实验发现，后囊膜下皮质混浊型、核型年龄相关性白内障血清硒含量增高，而皮质型年龄相关性白内障血清硒含量下降。动物实验还发现，缺硒大鼠体内的谷胱甘肽过氧化物酶（GSHpx）活力下降，晶状体内 GSHpx 活力与红细胞硒水平呈正相关，而晶状体自由基含量与红细胞硒水平呈负相关，缺硒大鼠自由基水平明显高于对照组。

（何守志）

第二节　糖代谢性白内障病因学

糖尿病与白内障之间的关系，在人类尚未得到充分阐明。但临床观察表明，在糖尿病患者中，年龄相关性白内障发病率更高，发病年龄较之非糖尿病患者更为提前，而且成熟更为迅速。在人类和动物，血中葡萄糖和半乳糖升高均可产生白内障，已成为公认的事实。Caird 等分析 1281 例白内障摘除病例，其中 1138 例年龄相关性白内障者有 115（10.1%）例为糖尿病患者。对另一组病例分析发现，糖尿病患者年龄相关性白内障摘除率较之非糖尿病患者高 4～6 倍。Dugmore 对 200 名年龄相关性白内障患者进行改良的标准糖耐量试验、标准糖耐量试验和肾上腺皮质激素激发试验，发现有 71 名（35.5%）可诊断为无症状性糖尿病。在美国和英国，接受白内障摘除术者中，10%～15% 有明显糖尿病或血糖异常增高。另有报导，可逆性晶状体混浊的糖尿病患者，严格控制血糖，最终使后囊下混浊完全消退。糖尿病患者在白内障形成之前，常常会有屈光改变，并随血糖浓度的高低而波动。这种屈光变化是由于晶状体内糖及其代谢产物积聚，引起晶状体内渗透压增高，使得晶状体水肿和肿胀，导致晶状体变厚所致。

因此，不仅糖代谢性白内障，而且年龄相关性白内障的发生、发展及防治亦显示与晶状体内糖代谢有关。近三十年来，通过动物实验及体外观察，对晶状体内糖代谢进行了广泛的研究，取得了突出进展。已确定，晶状体内醛糖还原酶是产生糖代谢性白内障的关键酶。动物实验表明，通过药物抑制醛糖还原酶活性，可以有效地推迟糖性白内障的发生。进一步的研究有望寻找推迟或减慢人类糖尿病性白内障以及年龄相关性白内障形成的药物治疗方法。

一、晶状体的化学组成及糖的转运

通过对兔眼广泛研究发现，其晶状体化学组成与人类极为相似。晶状体含水为 66%，是体内含水量最少的组织之一，其余成分主要为蛋白质占 33%。

1497

晶状体完全由胶原弹性囊所包绕,后者具有半透膜性质,是由晶状体上皮在胚胎时期作为基底膜所分泌。在抗原上与肾小球基底膜有交叉反应,亦可被胶原酶所消化。在前囊膜下,为单层立方上皮细胞,是晶状体几乎所有代谢、合成和转运过程的活性中心。上皮细胞中含有丰富的ATP,供给晶状体几乎全部生长和转运所需要的能量。这些细胞在赤道部开始分离、拉长、分化,形成长而薄且有规律排列的晶状体纤维。生化分析发现,晶状体核内核酸和蛋白质合成缺乏。

在关于电解质的研究中,晶状体与单细胞相似,通过前囊下上皮细胞的主动转运机制排出钠、积聚钾。这一过程是由依赖ATP的阳离子泵来完成的。而氯化物则在囊膜两侧进行被动扩散。

葡萄糖和其他糖类通过扩散和易化转运(facilitated transport)而进入晶状体,因此晶状体内葡萄糖浓度受房水浓度影响很大。葡萄糖是晶状体内主要代谢基质,并主要降解为乳酸,同时释放能量。因此,同浸润它的房水相比较,晶状体内葡萄糖含量较低,乳酸含量较高。正常的葡萄糖代谢对于上皮细胞正常生理功能及保持稳定的内环境十分重要。在老年晶状体内,大约1/3以上的能量产生于上皮细胞。葡萄糖代谢异常,不仅减少能量来源,而且异常代谢物质是糖性白内障发病的直接原因。

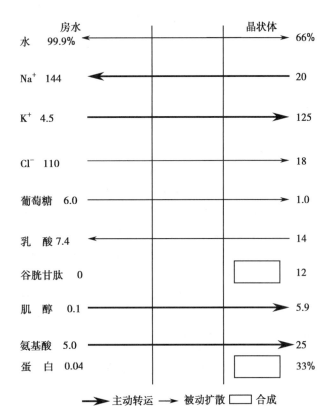

图 5-68　兔眼晶状体与房水化学成分比较
(图内除百分数外,均以 mmol/kg 表示)

谷胱甘肽在晶状体内主动合成。在晶状体内,由于谷胱甘肽游离疏基作为还原剂,从而维持膜的稳定性。在不同类型实验性白内障中,所注意到的晶状体最早期改变是谷胱甘肽的丧失。氨基酸通过晶状体前囊下上皮主动转运进入晶状体,并用来合成晶状体蛋白。

兔眼晶状体化学成分同人类相仿,与房水比较情况如图(图 5-68)。

二、晶状体内糖代谢特点

晶状体组织无神经,无血管,处于房水和玻璃体的包围之中,两者均含有丰富的葡萄糖,而不富含氧。因此,晶状体内80%葡萄糖通过无氧酵解通路进行代谢,产生乳酸和三磷酸腺苷。仅很少部分葡萄糖通过需氧的三羧酸循环代谢,其产生ATP的效率是糖酵解的18倍。然而,由于晶状体只有在无氧条件下才能发挥正常生理功能,维持其透明性,因此,后一代谢通路是次要的。通过兔眼晶状体体外研究证明,大约15%葡萄糖消耗是通过戊糖支路代谢。虽然这一代谢通路不以ATP形式产生能量,但它却提供了五碳糖,合成RNA以及还原型辅酶II(NADPH),维持谷胱甘肽于还原状态(图 5-69)。

值得提出,在特殊情况下,葡萄糖或半乳糖由醛糖还原酶(aldose reductase, AR)催化,分别转变成山梨醇(sorbitol)和半乳糖醇(dulcitol)。虽然此多元醇代谢通路在正常情况下只是微乎其微,但在糖尿病和半乳糖血症白内障形成过程中,占有十分重要位置。在糖代谢过程中,一系列酶参与其反应,发挥催化、限制、调节代谢水平的作用,其中己糖激酶(hexokinase)和磷酸果糖激酶(phosphofructokinase)无疑是糖酵解过程中重要的限制酶。它们以不同形式的同功酶存在于晶状体内,同时或单独发挥作用,从而调节糖酵解率。近期研究证明,醛糖还原酶在糖代谢白内障形成中起关键作用。

Collins 等利用定量组化技术对正常和糖尿病鼠晶状体上皮、皮质、核部位酶含量进行测定发现,醛糖还原酶与山梨醇脱氢酶活性比为 50:1,从而促使山梨醇积聚产生白内障。Friedburg 指出,醛糖还原酶位于晶状体前囊下上皮和皮质纤维。此酶在晶状体老化期间亦发生功能和结构上的改变。随年龄增长,酶的特殊活性,即热的不稳定性和对 X 射线的敏感性明显降低。

三、糖性白内障形成机制

临床资料和实验结果支持这样一种假说:晶状体透明度丧失机制,在人类皮质性和核性白内障中是不同的。前者以晶状体渗透性水化为混浊基础,而后者

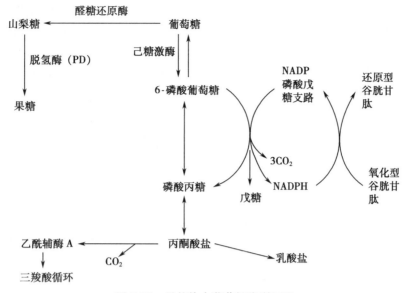

图 5-69 晶状体内葡萄糖代谢通路

则主要为晶状体蛋白不溶性改变向褐色过渡，两者互相影响。一般认为，早期水化阶段是可逆的，而一旦出现蛋白凝集，则这一过程变为不可逆。作为糖代谢白内障形成的病理学基础，渗透性肿胀似已得到公认。

如图 5-27 所示，晶状体通过四个代谢通路利用葡萄糖。其中，糖酵解、戊糖支路和三羧酸循环取决于由葡萄糖向 6- 磷酸葡萄糖转化，由己糖激酶催化。而作为补充代谢通路，醛糖还原酶催化葡萄糖转化成山梨醇。山梨醇在多元醇脱氢酶（polyol dehydrogenase）催化下生成果糖。在正常代谢水平，后者可以忽略不计，因为己糖激酶较之醛糖还原酶有较高活性。Kinoshita 指出，在糖尿病患者，血糖水平升高，房水葡萄糖水平接近血糖水平，葡萄糖迅速扩散进入晶状体内。当葡萄糖水平超过 200mg/dl 时，己糖激酶活性达到饱和，并激活醛糖还原酶。过多葡萄糖通过多元醇通路代谢，转化成山梨醇和果糖。

这一类糖醇一旦在晶状体内产生，便不易通过囊膜渗出，从而造成山梨醇在晶状体内积聚，增加了晶状体内渗透压，过多水分进入晶状体以求维持渗透性平衡。结果形成囊泡、水隙和板层分离。这一过程如进一步加重，则个别晶状体纤维破裂，钠离子释放进入晶状体引起进一步吸水。同时，晶状体内成分外漏，使钾、谷胱甘肽、氨基酸和小分子蛋白部分丧失，依次产生皮质和核混浊。Pirie 等人为支持这一理论，提出了有力证据，他们发现，在糖尿病患者，晶状体内含有相当多的山梨醇和果糖，而在非糖尿病患者晶状体内则含量甚微。Varma 等人在含高浓度木糖培养液内培养完整鼠晶状体，生化分析结果表明，晶状体内有木糖醇积聚。

半乳糖在半乳糖激酶（galactokinase）催化下转变成 1- 磷酸半乳糖，后者在磷酸半乳糖尿苷转移酶（galactose-1-p-Urldytransfarase）催化下，同尿苷二磷酸葡萄糖（UDPG）反应，形成尿苷二磷酸半乳糖（UDPGal）和磷酸葡萄糖，参与糖酵解和三羧酸循环等能量代谢如图（图 5-70）。

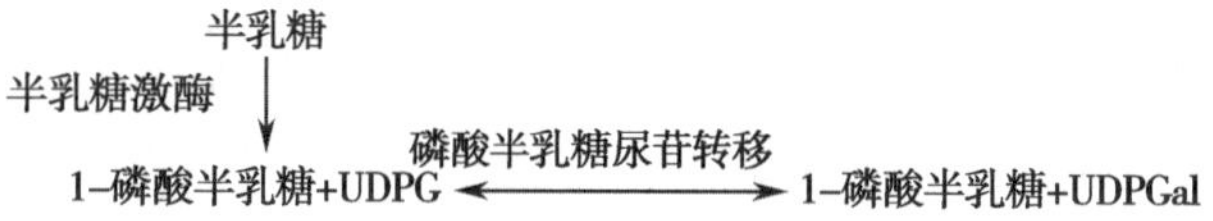

半乳糖
↓ 半乳糖激酶
1–磷酸半乳糖+UDPG ←—磷酸半乳糖尿苷转移—→ 1–磷酸半乳糖+UDPGal

图 5-70 半乳糖代谢

典型半乳糖血症由磷酸半乳糖尿苷转移酶缺乏引起。据统计，妊娠妇女此酶缺乏时，如对半乳糖不加以限制，则 75% 婴儿合并有白内障。在新生儿，最初几天内用裂隙灯即可见白内障形成，且可以是本病最早期症状。轻型半乳糖血症则由于半乳糖激酶缺乏所致。其唯一表现形式为婴儿期白内障。

半乳糖性白内障形成基本病理过程同糖尿病性白内障。尿苷转移酶或半乳糖激酶缺乏，阻碍半乳精衍生物向葡萄糖衍生物正常转化。在醛糖还原酶催化下，通过旁路代谢形成甜醇。同山梨醇一样，甜醇不能透过细胞膜，引起晶状体纤维渗透性肿胀，从而导致晶状体水化、混浊。

有所谓低血糖性白内障。Chylack 经体外晶状体培养证明，葡萄糖丧失 8 小时之后，晶状体己糖激酶急骤丧失，继之 ATP 和 K + 丧失，湿重增加。一般认为，低血糖导致晶状体谷胱甘肽减少，破坏膜稳定性，其结果出现一系列生化紊乱，过多水及钠进入晶状体，导致晶状体混浊性改变。动物越年幼，则晶状体对葡萄糖丧失越敏感，反映了年幼晶状体对渗透压增加更为敏感。以上变化可在人类出现，即所谓新生儿低血糖白内障。

四、醛糖还原酶抑制剂

醛糖还原酶被认为是糖代谢性白糖产生的关键酶。因此，抑制这一酶的活性，可以预防糖性白内障的产生。1968年，Kinoshita通过体外试验证明，四甲烯戊二酸（3，3'-tetramethylene glutaric acid，TMG）能有效地防止体外培养晶状体内糖醇积聚，减少晶状体水化程度，而对晶状体内电解质及氨基酸几乎没有影响。然而，TMG对半乳糖喂养的活体鼠晶状体无以上生物效应。

其后，Dvornik发现，将氨基甲苯衍生物AY-20，263（α，α，α，-trifluoro-N-［2-（3-nitropyridyl）］-m-toluidine）溶液注入半乳糖喂养鼠之玻璃体腔，结果有效地降低了晶状体内糖醇形成和减少肿胀。对照组动物晶状体早期囊泡平均于第五天出现，而治疗组动物出现时间平均为13天。1973年Dvornik又报告了一种新的有效醛糖还原酶抑制剂-AY-22，284（1，3-dioxo-1H-benz-（de）-isoquinoline-2（3H）acetic acid），有很高的水溶性，毒性低，是第一个经口服给药并有效推迟鼠糖性白内障形成的醛糖还原酶抑制剂。实验表明，半乳糖喂养的对照组大白鼠，第29天全部形成白内障，而加服AY-22，284的实验组大白鼠，同期只有20%产生白内障。Chylack收集糖尿病患者和非糖尿病患者摘除之白内障晶状体，于高浓度葡萄糖液中培养发现，醛糖还原酶抑制剂AY-22，284在体外培养条件下阻止人糖尿病和非糖尿病晶状体内山梨醇的形成是有效的。当晶状体内葡萄糖水平无差异时，糖尿病晶状体产生之山梨醇明显高于非糖尿病晶状体。

黄酮类（flavonoids）是迄今最有效的醛糖还原酶抑制剂。它广泛存在于自然界中，其对动物和人的生物学效应由Szent-Gyargi于1931年首次加以证明。对于患坏血病动物，有效地防止毛细血管出血，减少血管脆性。20世纪50年代对此进行了广泛研究，但对生物学作用问题，始终未得到充分证据，从而限制了广泛使用。1975年Varma，Kinoshita等人经实验研究发现，黄酮类可以发挥完全不同类型的生物学效应-抑制醛糖还原酶，并证明较已知的所有抑制剂更为有效。将完整鼠晶状体放在高浓度木糖（xylose）培养液中培养，4小时之后，晶状体内木糖醇（xylitol）已有相当积聚。以10-4M浓度的黄酮类槲皮苷（quercitrin）加入培养液内，则可减少晶状体内糖醇积聚80%。同样条件下，AY-22，284只减少积聚40%。在10-5M，

10-6M浓度时，后者无抑制作用，而前者分别减少糖醇积聚为30%和20%。表5-1为Varma等人体外实验确定的各种醛糖还原酶抑制剂不同浓度时抑制此酶活性百分数（同无抑制剂存在时比较）。

表5-1 不同浓度醛糖还原酶抑制剂体外培养条件下抑制酶活性比较（%）

抑制剂种类	10^{-5}	10^{-6}	10^{-7}
四甲烯戊二酸（TMG）	82	35	0
AY22，284（alrestin）	90	40	0
槲皮酮（quercetin）	83	60	15
芦丁（rutin）	95	20	10
槲皮苷（quercitrin）	95	88	55
杨梅苷（myricitrin）	100	75	35
桑黄素（morin）	75	0	0
橙皮苷（hesperetin）	50	0	0
刺槐苷（robinin）	56	0	0

1979年Parman用棉纤维素（gossypin）作为酶抑制剂研究对推迟半乳糖性白内障形成的可能性获得肯定结果。实验结果表明，单纯以半乳精喂养动物，第12天开始发现核混浊。28天全部成熟；而加饲棉纤维素动物组，则第20天方出现白内障证据，第28天只有40%成熟。对两组动物晶状体半乳糖醇含量测定表明有明显差异。

Varma等人用槲皮苷口服，明显降低实验性糖尿病动物晶状体内山梨醇（sorbitol）积聚。当槲皮苷持续给予时，有效推迟了白内障发生。

黄酮类有效推迟实验动物白内障形成，促使人们对其化学结构与效能间的关系进行深入研究。早在1976年，Varma等人对44种黄酮类物质及其衍生物进行抑制酶活性实验，发现几乎所有这一类物质均有不同程度的抑制能力。主要影响因素是羟基和配基的数量及位置。最简单的黄酮为二羟黄酮Chrysin（5，7-dihydroxy flavone），浓度为10-5M时抑制酶活性约为50%。而C环增加第三个羟基，则抑制能力明显增加。如三羟基黄酮Apigenin（4'，5，7-trlbydroxy flavone）在10-5M时可抑制酶活性90%。实验结果表明，黄酮类中最有效的醛糖还原酶抑制剂是五羟黄酮及衍生物。槲皮酮（3，5，7，3'，4'-pentahydroxy flavone）在浓度为10-6M时仍可抑制酶活性60%，而10-4M浓度时则抑制酶活性100%。另一个影响因素是配糖体的存在。如3位羟基被芸香糖苷化，即变为芦丁（quercetin-3-o-rutinoside），其抑制能力较之苷元明显减弱。如若3位羟基由鼠李糖苷化，则为槲皮苷（quercetin-3-o-L-rhamnoside），抑制酶活性能力显著增加。

在 10-4M、10-5M、10-6M 及 10-7M 浓度时，抑制酶活性分别为 100%、95%、88% 和 55%。如将槲皮苷中鼠李糖第二羟基乙酰化，则抑制酶活性能力进一步加强，甚至在 10-7M 浓度时仍可抑制酶活性 87%，为目前已知最有效的醛糖还原酶抑制剂。

Beyer-Mears 等通过电子显微镜及显微摄片，定量研究了黄酮类制剂对鼠晶状体超微结构的影响。发现用槲皮酮处理的半乳精喂养动物组晶状体几乎没有白内障改变。晶状体纤维接近正常六角形结构，纤维间无囊泡，存在大量纤维间指样突起（interdigitations），纤维表面无颗粒样沉着物。而未经治疗的对照组晶状体则相反，呈典型白内障超微结构特征。同时亦观察到，黄酮类制剂对晶状体正常生长无影响，实验期间晶状体直径、厚度及干重同对照组比较无明显差异。表 5-2 为一些具有代表性的醛糖还原酶抑制剂对推迟鼠糖性白内障形成的实验研究结果。

五、展　　望

虽然糖尿病与白内障之间的确切关系尚未得到充分阐明，但一个不容忽视的事实是，在糖尿病患者中，年龄相关性白内障发病率更高，发病年龄更为提前，而且成熟更为迅速。有统计资料表明，糖尿病年龄相关性白内障摘除率数倍于非糖尿病患者。

动物实验已经证明，白内障致病因素具有多重性，各种因素可以附加或协同发挥作用。当实验动物同时遭受两种以上致病因素影响时，甚或每种因素均在阈下水平，其协同作用的结果亦会促使产生白内障。近来有人通过实验发现，对糖尿病鼠进行 X- 线照射形成白内障要比单独糖尿病鼠和单独 X- 线照射鼠白内障产生为快。糖尿病鼠产生实验性白内障约 3 个月，X 线照射需 3～4 个月，而对糖尿病鼠进行 X- 线照射产生白内障，则仅需约 1 个月。在中年患者，晶状体内已开始出现老年性改变。在这种情况下，如附加糖尿病因素，其结果双重因素加速白内障的成熟。糖尿病是一个非常复杂的代谢性疾病，在引发白内障形成过程中，除糖代谢异常引起晶状体纤维渗透性水肿因素外，营养障碍、非酶性糖基化反应中自由基损伤也可能发挥一定作用。

人类晶状体中的醛糖还原酶的活性远比动物晶状体内低，但动物和人晶状体内多元醇通路和醛糖还原酶在晶状体中的分布非常相似，如代谢异常引起山梨醇在晶状体内积聚，同样会引起渗透压改变。这种改变可直接导致晶状体水肿引起屈光波动，在糖尿病和高半乳糖血症患者中使白内障形成加快。

白内障是一种进展缓慢的疾病，防治的药物效果短期内难以评价，因而限制了使用。毋庸置疑，手术摘除仍不失为目前治疗白内障唯一有效和成功的手段。但和其他临床治疗手段一样，仍然存在不少尚未解决的问题。在世界卫生组织和美国国家眼科研究所的支持下，自 1996 年开始对我国两个地区进行了防盲治盲项目的评价研究。研究结果显示，在 50 岁及 50 岁以上的人群中，白内障盲人的社会负担率（每 100

表 5-2　醛糖还原酶抑制剂对推迟鼠糖性白内障形成的实验研究结果

醛糖还原酶抑制剂	动物模型	给药途径和剂量	实验结果	作者
AY20, 263	50% 半乳糖饲料喂饲致半乳糖性白内障	0.8mg/10mlDSMO 溶液玻璃体腔注射	推迟 18 天发生核性白内障	Kinoshita（1974）
AY22, 284	30% 半乳糖饲料喂饲致半乳糖性白内障	0.96g/kg 体重 / 日口服	80% 白内障推迟 29 天形成	Dvormk et al（1973）
Quet（五羟黄酮）	50% 半乳糖饲料喂饲致半乳糖性白内障	饲料中含 2.5% 口服	观察 12 天无白内障发生，晶状体纤维正常	Beyer-Mears & Farnsworth（1979）
Gossypm	30% 半乳糖饲料喂饲致半乳糖性白内障	15mg/kg 体重口服	60% 白内障发生推迟 28 天	Parmar & Hosh（1979）
CP45, 634	50% 半乳糖饲料喂饲致半乳糖性白内障	60mg/kg/ 日口服	观察 6 个月无白内障发生	Daules et al（1982）
Sorbinil	50% 半乳糖饲料喂饲致半乳糖性白内障	60mg/kg/ 日口服	观察 8 个月无白内障发生	Fukushi et al（1980）
ON02235	糖尿病	50mg/kg/ 日口服	5 个月后晶状体内山梨醇含量较对照组显著下降	Hotta et al（1983）
AY27, 773	50% 半乳糖饲料喂饲致半乳糖性白内障	56mg/kg/ 日口服	9 个月后晶状体仍未发生混浊	Dvormk（1983）

（注: 本表参考本书第一版表 5-11 内容）

个 50 岁及以上的人群中，因白内障失明需进行手术治疗的人数）两地区分别为 1.63% 和 3.80%，平均约为 2.70%；而白内障手术覆盖率仅为 50%。这一结果表明，在 50 岁及以上人群中，仍有一半即 1.35% 的人为白内障盲人。目前我国 50 岁及以上人群约占总人口的 18.00%，以此计算，全国范围内仍将有 290 万白内障盲人急需手术治疗。据估计，2020 年我国人口将达到 15 亿，50 岁及以上人群占总人口比例也将上升到 25.00%，按这一发展趋势计算，至 2020 年我国白内障盲人人数就将达到 506.25 万人（15 亿 ×25%× 1.35%），较现在积存的白内障盲人数增加近 1 倍。专家们估计，如果能使白内障发病推迟 10 年，则每年至少可减少白内障手术 45%。因此，应用药物治疗以减慢其或防治白内障发生，具有十分重要的意义。随着对白内障病理、生化过程认识的不断深化，药物治疗白内障必然会取得进展。

（何守志）

第三节　其他几种类型白内障病因

一、辐射性白内障病因

电磁波谱从 γ- 射线到微波以及质子、中子、电子辐射微粒都可产生白内障，其中已经明确长期慢性的紫外线照射是白内障形成的重要原因之一。有报道超声波也可以引起白内障。长期紫外线照射导致白内障的主要机制是氧化损伤，影响了晶状体细胞内的离子平衡。γ 射线、X 射线、中子、质子和电子会引起靶组织的离子化，引起蛋白质转录和合成障碍，这些损害主要影响晶状体赤道部分裂较旺盛的上皮细胞，以及赤道部晶状体纤维，引起晶状体后囊下皮质混浊。红外线辐射和超声波并不导致组织离子化，而是通过引起晶状体局部温度升高，晶状体蛋白变性凝固产生混浊。微波性白内障的原因主要是由于微波的热效应以及非热效应引起的。

1. 紫外线照射　张士元（1999 年）对我国 1987～1997 年全国白内障流行病学调查资料进行统计分析后发现，白内障患病率在中国南部低纬度地区（如广东 0.69%）明显高于北方高纬度地区（如黑龙江 0.26%）。西藏拉萨郊区和北京顺义县的海拔高度分别为 4000m 和 50m，日照时间明显不同，以随机抽样方法分别调查这两个地区的白内障患病率，结果显示年龄≥40 岁的人群中白内障患病率分别为 14.6% 和 9.1%，西藏地区白内障患病率较北京地区明显偏高。日照时间长，紫外线辐射量大是白内障发病的危险因素之一。

自然界中的紫外线来源于太阳光，根据波长及其生物学作用的不同，可将其分为三个区段：UVA（320～400nm），UVB（290～320nm）和 UVC（100～290nm）。大气臭氧层对紫外线有一定的滤过作用，将波长小于 290nm 的紫外线（UVC）全部吸收，射入地面的是 UVA 和 UVB。海拔高度每增加 10 000 英尺，紫外线辐射约增强 20%。金属、沙、雪和水表面均能极大的增强从太阳光辐射到地面，再反射到双眼的紫外线含量。工作环境如工业、医疗及食品行业中广泛存在着人工紫外线，这些紫外线主要来源于电焊弧光、水银蒸汽弧光和钨弧光，包括全部 UVA、UVB 和 UVC 三个区段的紫外线。紫外线对组织的损伤只有在它到达该组织并被其吸收后才会产生。角膜能够吸收波长低于 310nm 的所有光波能量，如果暴露时间过长，就会损伤角膜上皮细胞产生角膜炎。房水可以吸收大约 5% 的紫外线辐射能量，而玻璃体可以吸收大约 10%～15% 左右。光线通过角膜进入眼内后可到达晶状体的前表面，大约 25%～50% 波长高于 310nm 的紫外线辐射可以被晶状体吸收。实验发现，将小鼠暴露在波长为 300～400nm 的紫外线之中，50 周以后就会产生晶状体混浊。

（1）紫外线对晶状体的损伤机制：晶状体中的色氨酸是紫外线损伤的敏感成分。当紫外线进入晶状体之后，大多数的光能量（95% 以上）均被色氨酸以及色氨酸的代谢产物 3- 羟基犬尿氨酸糖苷所吸收，从而使细胞浆蛋白变黄。这种黄色的蛋白不仅阻碍了光线的通过，而且增加了晶状体吸收光能的能力，导致晶状体进一步损害。3- 羟基犬尿氨酸糖苷是一类生色基团，生色基团的产生是晶状体核变色的重要原因之一。因此在阳光照射多的地方，黄色、棕色、棕黑色白内障的患者较多。

研究证明，紫外线对晶状体损伤的主要机制是氧化损伤。生物学上有两个非常重要的光氧化机制，即 Ⅰ型和Ⅱ型。Ⅰ型中，光敏剂处于三元状态，它提取一个质子或者传递一个电子给底物，并直接与底物（蛋白、DNA、膜及其他）相作用，从而产生自由基，底物就可以继续与氧或其他分子反应。在Ⅱ型中，光敏剂的三元状态直接与氧反应，或者是传递光敏剂的能量，形成高度活性的单氧（$^1O_2$），或者是传递一个电子形成超氧阴离子自由基 O_2^-。在紫外线对机体的生物学作用过程中，一般Ⅰ型和Ⅱ型两种光氧化机制同时发生。

紫外线对晶状体的光氧化损伤首先发生于上皮细胞。紫外线光子与上皮细胞膜蛋白如 Na^+-K^+-ATP 酶，Ca^{2+}-ATP 酶以及离子通道中的色氨酸残基（主要是活性中心色氨酸残基）反应，使其光降解，破坏其维持离子平衡的能力。此外，氧化剂与膜脂质反应生成脂质过氧化物如共轭双烯、三烯和丙二醛等，使膜通透性增加，离子渗漏，加重离子平衡紊乱。离子平衡紊乱通过细胞间偶联蔓延至上皮下的纤维细胞，并最终蔓延至整个晶状体。晶状体细胞内渗透压增高，肿胀破裂。另外，紫外线还能破坏以下几种酶的功能：过氧化氢酶、己糖激酶、6-磷酸葡萄糖脱氢酶和转谷氨酰胺酶等。

光敏剂可增强紫外线对晶状体的光氧化作用。在给豚鼠和小鼠用光敏剂（8-methoxypsoralen），紫外线辐射后会产生前皮质白内障及其他眼部组织的损害。另外一些光敏剂如 chlor-promagine 以及 2,6-dichloro-4-nitroaniline 等亦可增强紫外线的光氧化作用，促进晶状体前囊及前囊下混浊形成。Roberts（1991 年）发现，在血红蛋白中存在另一种光敏剂，称之为卟啉。它可以迁移到晶状体内，与 α-晶状体蛋白结合，增加晶状体内的光氧化反应，对晶状体产生损害。卟啉症是一种遗传获得性疾病，其血中卟啉含量增加，晶状体被损害的机会也因此增加。在临床诊断和治疗时使用光敏剂，也存在这种威胁。这些光敏剂不仅使谷胱甘肽的光氧化作用增强，而且破坏细胞内的 DNA 修复系统，加重组织损伤。

（2）紫外线对晶状体损伤的防护：晶状体本身有一定的防御系统。第一，晶状体处于一个低氧或无氧的环境，限制了光氧化损伤的程度。晶状体主要的代谢能量来源于无氧糖酵解，因此其氧分压明显低于血的氧分压。文献报道晶状体表面的氧分压是 1.3kPa。第二，晶状体中存在自身抗氧化系统，可以清除某些氧化反应的中间产物。例如，谷胱甘肽、抗坏血酸、维生素 E、抗氧化酶及 β-胡萝卜素等，均是晶状体内非常有效的自由基清除剂。第三，晶状体中的 α-晶状体蛋白具有"分子伴娘（molecular chaperone）"作用，在紫外线照射时能与 β-晶状体蛋白和 γ-晶状体蛋白形成 α-β、α-γ 复合物，以免 β、γ 晶状体蛋白巯基氧化交联，形成大分子聚合物。另外 α-晶状体蛋白可促使蛋白质变性后的复性变得容易，这些都保证了晶状体的透明性。

晶状体虽然有其预防紫外线光氧化损伤的防御系统，但长期辐射损伤与晶状体自身防御系统之间的失衡是白内障发生的关键。目前，已在研制一些称之为放射保护剂的药物来防止光化学损害。临床上也开始应用抗氧化剂和自由基清除剂制成的药物，如维生素 C、维生素 E、还原型谷胱甘肽和超氧化物歧化酶等，但疗效均不显著。原因在于紫外线对晶状体的氧化损伤是一个长期慢性的累积过程，另外晶状体具有特殊

的结构和位置，药物到达晶状体及发挥作用的过程难以控制。配戴有滤色镜片的眼镜仍然是预防紫外线对晶状体损伤的最主要方法。

2. X 射线白内障 X 射线主要影响晶状体赤道部的增殖上皮，促使这些细胞分裂产生病理性晶状体纤维，以斑块形式沉积于晶状体后极附近，进一步崩解，在后皮质造成纤维性肥厚，产生盘状混浊。其病理特征为：

（1）晶状体后囊下局限性肥厚。

（2）晶状体后囊有游走的上皮细胞。

（3）晶状体后囊有异常分化的纤维。

生化方面，X 射线对晶状体最初的影响是引起谷胱甘肽量减少，晶状体上皮细胞 DNA 合成降低，有丝分裂减慢，酶的活性降低（包括甘油醛 -3-磷酸脱氢酶、乙二醛酶、乙醛氧化酶、醛缩酶、己糖激酶、葡萄糖 -6-磷酸脱氢酶、嘌呤核苷酸化酶、NADPH 硫辛酸胺脱氢酶、醛糖还原酶和 Na^+-K^+-ATP 酶等），磷酸戊糖通路减慢，NADPH 量减少，以上改变均导致了晶状体水不溶性蛋白的比例增加，最终引起晶状体皮质混浊和核混浊。

3. β-射线白内障 锶 ^{90} 产生的 β-射线可以损伤晶状体上皮细胞核，引起晶状体后皮质混浊。用同样的方法照射培养的兔眼晶状体可使晶状体的离子通透性增强，晶状体细胞内渗透压增加，肿胀破裂，晶状体发生混浊。以往有应用同位素锶治疗胬肉的方法，也有产生白内障的病例报道。

4. γ-射线白内障 用钴 ^{60} 发出的 γ-射线照射兔眼后，透射电镜观察发现：照射后早期晶状体上皮细胞膜性结构损伤，表现为粗面内质网扩张，核周隙扩大，细胞内、细胞间空泡形成等。随照射剂量增大，晶状体上皮细胞核崩解碎裂，最终导致白内障。照射前注射 2-氨基乙基异硫脲溴化物会减少其损伤。

5. 红外线白内障 红外线白内障是一种工业性眼病，常发生在玻璃工人和炼钢工人中。其原因主要是通过晶状体和色素虹膜大量吸收热量，晶状体蛋白凝固变性所致。混浊常从后极部皮质外层开始，呈金黄色结晶样光泽，为不规则网状并逐渐形成盘状混浊，向皮质伸展并发展为板层混浊，最后形成完全性白内障。由于虹膜可吸收大量热量，有时在虹膜下面的晶状体前囊最早出现混浊。

6. 中子射线白内障 中子射线对晶状体的损害较 X 射线及 γ-射线强。照射后，晶状体上皮受到损伤，在后囊膜下形成与 X 射线和 γ-射线相似的液泡及混浊。

7. 质子射线白内障 质子射线会产生兔眼白内障，晶状体混浊的特征和进展程度与 X 射线白内障相似。

8. 放射性白内障 核工业系统是核反应堆工作人员集中的行业，工作者与射线接触密切，遇有事故发生时更易受到射线的直接照射。另外铀矿工人中也有放射性白内障的病例报告。晶状体混浊以后囊下皮质混浊为主，前部混浊出现的较晚。

9. 微波白内障 微波属于电磁辐射的一种，其频率范围为300MHz～300GHz，是无线电波中特高频和极高频的波段。除微波强度外，微波对眼睛的损伤与其频率和组织含水量密切相关。频率低时，微波的穿透力较强，容易在组织的内部被吸收引起组织损伤。研究发现，频率为10GHz的微波可以达到角膜后面，低于2450MHz就可以透过晶状体到达更深的眼部组织。组织含水量越高，越容易吸收微波的辐射能量。晶状体含水量约为60%，且没有血管，不能依赖血液循环带走内部的热量，因此较眼部其他组织更易受到辐射损伤。在形态学上，微波性白内障最初产生特异性的后囊下液泡，逐渐发展为后皮质蜂窝状、片状混浊。

（1）微波对晶状体的损伤机制：微波强度较高时，晶状体通过吸收微波辐射能量使自身温度升高，晶状体蛋白直接变性热凝固，最终导致晶状体混浊。微波强度较弱时（<10mW/cm²），虽然不会引起组织温度大幅度升高，然而作用于生物体后，仍可激发出较为强大的生物应答。因此近年来有学者提出，微波的生物学作用除热效应外，还存在非热效应现象。对非热效应现象该如何解释，目前尚无统一明确的观点。很多研究者认为微波辐射作为一种信号作用于细胞膜后，通过细胞信息传导激活控制细胞代谢和生长的酶系统，导致相应的基因转录和翻译水平改变，从而影响细胞增殖和分化。国内姚克等在动物实验中发现，5mW/cm²和10mW/cm²微波辐射均可诱发兔眼晶状体上皮细胞的细胞器损伤，导致细胞膜上连接蛋白Connexin43发生位移和数量改变，影响细胞间隙连接通讯功能，最终引起细胞过度凋亡，考虑可能与微波的非热效应有关。

（2）微波辐射的安全防护标准：为了预防微波对最敏感的眼组织和人体其他组织的损伤，各国对微波能量作了安全限制。美国与国际非电离辐射协会（INIRC）所制定的职业暴露标准和人眼接触微波的安全标准为5mW/cm²，比吸收率（specific absorption，SAR）为0.4w/kg，在东欧国家，作业场所容许微波辐射强度为功率密度25mW/cm²，我国规定连续一天8小时暴露于非固定辐射状态下的平均功率不得超过50mW/cm²。各国的标准相互差距较大，是由于制定这些标准的理论依据和实验依据不同所致。体外研究发现，当微波功率密度高于0.5mW/cm²连续辐射8小时，即可对细

胞周期调控基因P27^Kip1和C-myc的表达产生影响，抑制体外培养兔眼晶状体上皮细胞的增殖活性，使细胞周期停滞于G_0/G_1期。这对晶状体的生长发育及维持其正常生理功能具有潜在的危害性。但人体作为一个整体，较体外培养的细胞具有更强的代谢和防御能力。因此，探讨人眼接触微波的安全阈值剂量尚需进一步深入研究。

二、中毒性白内障病因

许多药物和化学物质可导致产生白内障。迄今为止已发现50余种结构不同的此类物质，药物包括肾上腺皮质激素、缩瞳剂、氯丙嗪等，化学物质包括苯及其化合物、氟、萘、金属等。

1. 药物与中毒性白内障

（1）肾上腺皮质激素：长期大量应用肾上腺皮质激素可产生晶状体后囊下的盘状混浊，多见于类风湿关节炎、系统性红斑狼疮等长期服药的免疫系统疾病患者。其致病原因包括患者血浆和房水中葡萄糖浓度升高，离子通透性增加，Na⁺-K⁺-ATP酶活性丢失，6-磷酸葡萄糖脱氢酶活性降低，肾上腺皮质激素与晶状体蛋白共价键的结合等，导致晶状体水不溶性蛋白增加，白内障形成。肾上腺皮质激素的用量与白内障的形成具有明显的个体差异，儿童尤其具有敏感性。一般来说，每天用量在10mg以上且连续服用时间超过一年，就有导致白内障产生的可能性。

（2）缩瞳剂：某些缩瞳剂如毛果芸香碱、胆碱酯酶抑制剂等长期应用可引起晶状体前囊下空泡形成，有彩色反光，进而导致前囊下混浊。停药后混浊可停止进展甚至消失。这与胆碱酯酶参与晶状体的离子交换有关。有实验表明，胆碱酯酶抑制剂可使氧化磷酸化过程受到抑制，葡萄糖和ATP的浓度降低，乳酸、磷酸、磷酸甘油含量增加，晶状体内钠潴留，发生肿胀和混浊。

（3）吩噻嗪类药物：吩噻嗪类药物是治疗精神分裂症的一类镇静剂，其中氯丙嗪是其代表性药物。服用氯丙嗪总剂量超过500g以上，可引起角膜和晶状体毒性。如果用药量超过2500g，95%以上的患者将出现白内障。晶状体早期改变为前囊和皮质浅层出现细小的白色点状混浊和棕黄色的颗粒沉着，往往可在瞳孔区形成典型的星形混浊外观，并逐渐扩大形成前囊下混浊。其可能的机制为：氯丙嗪可与黑色素结合形成一种感光物质，导致色素沉着。另外氯丙嗪能够吸收紫外线辐射能量，产生大量的自由基，引起晶状体氧化损伤，因此氯丙嗪性白内障与长期服用氯丙嗪并接受阳光或紫外线的照射有关。

（4）胺碘酮：是一种苯比呋喃类的衍生物，近年来在临床上广泛用于治疗心律失常。胺碘酮副作用发生率较高，尤其是长时间、大剂量用药时，因其在体内排泄缓慢，积蓄后导致慢性中毒。眼部副作用主要表现为晶状体前囊下混浊，以及角膜后黄褐色微粒沉着物。

（5）抗肿瘤药物：某些抗肿瘤药物，例如用于治疗慢性髓细胞样白血病的二甲磺酸丁酯（白消安），会产生白内障。早期晶状体形态学改变是皮质液泡形成，随后逐渐产生前、后囊下皮质混浊。

（6）抗疟疾药物：氯喹和羟基氯喹是最常用的 4-氧基喹诺酮类的抗疟药，目前临床上还广泛应用于皮肤及结缔组织病的治疗。氯喹会产生广泛的脂肪沉积症，除了主要影响眼部黄斑外，还可产生晶状体后囊下白色片状混浊。但羟基氯喹没有致白内障的作用。通常建议使用氯喹的患者每 3 个月做一次眼部检查，使用羟基氯喹每 6 个月做一次眼部检查。

（7）胆固醇合成抑制剂：胆固醇合成抑制剂可产生白内障，混浊首先发生在前囊下以及后囊下区域，以后皮质混浊逐渐扩大，最后导致整个晶状体混浊。

（8）其他：另外，服用肾上腺素、博来霉素、利尿剂、吗啡和其他镇静类药物等也可产生白内障。

2. 化学物质与中毒性白内障

（1）三硝基甲苯：三硝基甲苯（TNT）是制造黄色炸药的原料，是一种氧化应激性毒物。TNT 可在体内长期蓄积，其代谢缓慢、毒性作用持久。中毒后主要表现为血液改变、肝脏损害及白内障。长期接触 TNT 的工人，晶状体周边部出现密集的小点混浊，逐渐进展为楔型并相互连接构成花瓣状或盘状混浊。TNT 中毒性白内障机制至今尚不十分明确。有研究认为，其发病机制与 TNT 在晶状体内形成硝基阴离子自由基，引起晶状体脂质过氧化损伤，以及损伤血 - 房水屏障有关。

（2）氟：地方性氟中毒根据氟源和人体摄取氟的不同途径，大体上可分为饮水型、燃煤污染型、饮砖茶型三种，其中以饮水型为最多见。过量的氟是一种全身性毒物，可累及包括骨骼和牙齿在内的机体各组织器官。近年来流行病学调查发现，在地方性氟中毒病区，老年性白内障的发病率较非病区明显增高，且地方性氟中毒病区白内障患者晶状体中氟含量高于非病区白内障患者，表明高氟是引起老年性白内障的原因之一。其机制可能与氟中毒引起了体内其他微量元素特别是铜的缺乏，影响了晶状体内某些酶的活性有关。

（3）萘：是一种重要的化工原料及医药中间体，慢性长期萘接触可致机体脂质过氧化反应增加。萘对晶状体的毒性作用主要是 1,2- 二羟萘自身氧化成 1,2-萘醌，然后与谷胱甘肽和晶状体蛋白的硫醇基反应，并与氨基酸的氨基和抗坏血酸反应。在房水中萘醌又可被抗坏血酸还原，从而产生大量的过氧化氢。氧化后的抗坏血酸进入晶状体后，被谷胱甘肽还原。这些代谢改变导致了白内障的形成。

萘中毒性白内障的主要特征：①晶状体周边部有同心圆条纹状混浊伴条纹增粗、密度增高，并逐渐发展为毛刷状，或融合成斑块状混浊。②晶状体周边部皮质有水裂样混浊，并逐渐发展为车轮状混浊。

（4）氰酸盐和尿素：镰状细胞贫血的患者服用氰酸钠会导致血红蛋白的氨甲酰化，晶状体中谷胱甘肽的含量降低，破坏了晶状体自身的抗氧化系统，产生白内障。有研究发现，白内障患者血浆中的尿素含量增加。而肾衰竭患者中白内障的发生率较高，其原因与血液中尿素的含量增高有关。尿素含量增加会导致三个有害因素：渗透压改变，晶状体代谢紊乱，以及尿素可能与谷胱甘肽起反应，使谷胱甘肽含量降低，破坏晶状体的抗氧化系统。

（5）亚硒酸盐：应用亚硒酸钠可成功诱导建立大鼠硒性白内障动物模型，在基础研究中被广泛应用。目前研究认为硒性白内障的机制可能与晶状体上皮细胞的代谢改变及硒诱导的氧化损伤机制有关。硒离子造成离子通道关键巯基的氧化和细胞膜结构的改变，导致晶状体上皮细胞代谢异常，包括有丝分裂的抑制、上皮细胞的分化速率降低、损伤 DNA 导致核碎裂等。同时亚硒酸盐导致晶状体内硒离子和钙离子的沉积也是引起晶状体混浊的原因。

（6）N- 甲基 -N- 亚硝基脲：这是一个致癌物质，在体内分解后会产生氰酸盐，导致晶状体周边囊膜下混浊。

（7）乙醇：乙醇与白内障的关系尚不完全清楚。有流行病学研究提示，大量酗酒者发生白内障的危险概率明显增高，但也有文献报道适量饮酒是白内障的保护因素。过量乙醇促使白内障形成的机制是乙醇增加了细胞膜的损害并影响晶状体蛋白间的相互作用，另外与导致晶状体上皮细胞内钙离子的平衡失调有关。

（8）碘乙酸：碘乙酸是硫醇酶的抑制剂，也是机体参与碳水化合物代谢中一些酶的抑制剂，会导致乳酸、钾、ATP 和谷胱甘肽含量的降低，因而会导致产生白内障。

（9）二甲基亚砜：二甲基亚砜是一种常用的有机化学溶剂，可以引起晶状体中 γ- 晶状体蛋白等水溶性蛋白的比例减少，水不溶性蛋白比例增多，引起晶状体混浊。

（10）酪氨酸、多巴和多巴苯醌：兔眼晶状体在含有酪氨酸的培养基里培养，会很快变成棕色，最后形成白内障。其机制是酪氨酸可氧化成多巴和多巴苯醌，后者会使晶状体蛋白质硫醇基团减少，葡萄糖-6-磷酸脱氢酶和乳酸脱氢酶的含量减少，晶状体蛋白很快变成棕色，阻碍光线透过。

（11）二硝基酚：二硝基酚与三硝基甲苯一样是制作炸药的原料，其对晶状体的毒性较三硝基甲苯弱，作用缓慢。机制是使氧化过程和磷酸化过程分离，ATP合成受到抑制，从而产生白内障。晶状体混浊为周边黄白色或棕黄色点状及环型改变。

（12）4-氯苯丙氨酸：是色氨酸羟化酶和苯丙氨酸羟化酶的抑制剂，使脑组织中5-羟色氨减少，血浆中苯丙氨酸增加，引起晶状体中谷胱甘肽量减少，以及游离氨基酸的量减少，产生白内障。

（13）3-丙腈：小鼠喂食3-丙腈后，晶状体中ATP含量减少，水溶性蛋白减少而水不溶性蛋白比例增高。在白内障形成之后，晶状体中ATP的含量消失。

（14）3-氨基三唑：可抑制过氧化氢酶的活性，使房水和玻璃体内的过氧化氢含量升高。另外3-氨基三唑还是Na^+-K^+-ATP酶的抑制剂和光敏剂。白内障最初发生在晶状体"Y"形缝线连接处，然后在后皮质下出现液泡，并逐渐向前皮质发展，最终晶状体完全混浊。

（15）金属：铜、铁、金、银、锌、汞、镍、铊等对晶状体有毒性作用，长期接触这些金属或含金属的药物，特别是接触含有这些金属的蒸汽，容易发生白内障。例如金属汞对人体的毒害已众所周知，我国规定工作场所内汞蒸汽浓度不得超过$0.01mg/m^3$。汞蒸汽可与人体组织内的巯基结合，限制其活性而影响晶状体酶系统及代谢异常。汞所致晶状体混浊主要表现为细小、密集的点状混浊，颜色为灰黄色。对镍矿区进行镍钴作业的工人进行调查研究，发现白内障的发病率明显增高，其机制可能为镍和钴干扰了钙离子，导致晶状体上皮细胞钠、钾通透性改变所致。

三、先天性白内障病因

先天性白内障是指出生前后即存在或出生后一年内逐渐形成的先天遗传或发育障碍导致的白内障。先天性白内障因晶状体混浊的部位、形态和程度不同，形态学表现各异；常见的有膜性、核性、绕核性、前极性、后极性、粉尘状、点状、缝状、珊瑚状、花冠状以及全白内障等。先天性白内障是一种常见的儿童眼病，是造成儿童失明和弱视的重要原因。在天津、上海和北京盲童致盲原因的调查提示22%～30%盲童由先天性白内障致盲，占失明原因的第二位。

新生儿中先天性白内障的患病率约为0.5%左右，可以是家族性，也可散发；可以是单眼或双眼发病；可以伴发眼部或全身其他先天性异常，也可以只表现为晶状体混浊的单一异常。

先天性白内障的发病机制可分为遗传因素、环境因素以及原因不明三大类。

1.遗传因素 约一半先天性白内障的发生与遗传相关。遗传性先天性白内障有三种不同遗传方式：常染色体显性遗传（AD）、常染色体隐性遗传（AR）和X连锁隐性遗传（XR）。其中以AD型最多见，这是由于遗传性先天性白内障疾病相关基因不会致命，不影响生育，因此外显率很高，并可连续传代。遗传性白内障多数为基因突变所造成，少数由染色体异常或线粒体疾病所造成。遗传性先天性白内障有着明显的遗传异质性，即同一基因突变可有不同的临床表现，而同一临床表现可源于不同的致病基因突变。

目前对先天性白内障相关基因的研究工作主要从两方面开展：一方面依据白内障形成有关的功能蛋白，寻找其染色体编码位点作为突变研究中的重要候选基因，测序并发现突变位点；另一方面对先天性白内障的大样本家系资料进行连锁分析、全基因组扫描确定染色体定位，再对定位区域内候选基因筛选测序发现突变点。

迄今为止，已基本明确定位的先天性白内障疾病相关基因主要包括四大类（表5-3）：①晶状体蛋白基因突变：突变后的晶状体蛋白结构改变，导致晶状体纤维结构和排列异常引起晶状体混浊，包括α-晶状体蛋白（CRYA）、β-晶状体蛋白（CRYB）和γ-晶状体蛋白（CRYG）。②膜蛋白基因突变：晶状体内膜蛋白结构改变，导致细胞间营养物质运输和细胞间通讯受到影响，晶状体内代谢平衡紊乱引起晶状体混浊，包括缝隙连接蛋白α3（GJA3）、缝隙连接蛋白α8（GJA8）、水通道蛋白MIP和内源性膜蛋白2（LIM2）等。③晶状体发育过程中的转录调节因子基因突变：转录调节因子影响晶状体发育过程中蛋白质的正常表达，突变后可导致晶状体发育异常引起晶状体混浊，包括同源盒基因3（PITX3）、同源盒基因6（PAX6）和热休克蛋白转录因子4（HSF4）等。④细胞骨架蛋白基因突变：念珠状纤维蛋白（BFSP）是在晶状体内表达的细胞骨架蛋白结构，突变后的念珠状纤维蛋白异常表达可造成纤维细胞延长不全，使晶状体混浊导致先天性白内障。

2.环境因素 环境因素的影响是引起先天性白内障的另一重要原因。在母亲妊娠前3个月，胎儿晶状体囊膜尚未发育完全，不能抵御病毒的侵犯，而此时晶状体蛋白合成活跃。此时期的病毒感染可严重影响

表 5-3　遗传性先天性白内障疾病相关基因和染色体定位

晶状体混浊特征	染色体定位	疾病相关候选基因
表型多样性、Volkmann 型白内障	1pter-p36.13	
带状粉末状白内障	1q21	缝隙连接蛋白 α_8（GJA8）
进展性核性白内障	2p12	
多形态、Coppock 样白内障、刺状混浊白内障、带状粉尘状白内障、灰白色点状混浊白内障	2q33-35	γ- 晶状体蛋白（CRYG）
表型多样，核性、缝性、星型皮质混浊、刺状混浊	3q21.2-22.3	念珠状纤维蛋白（BFSP$_2$）
前极性或后囊下皮质混浊	6p24p23	glucosaminyl（N- 乙酰基）转移酶
眼前段畸形合并先天性白内障	8q13.3	眼球缺如基因 EYA1
进展性粉末状混浊	9q13-22	
间叶细胞发育不全伴白内障	10q25	同源盒基因 3（PITX3）
合并先天性白内障的眼球发育障碍综合征	11p13	同源盒基因 6（PAX6）
后极性白内障	11q22.3-23.1	αB 晶状体蛋白（CRYAB）
胚胎核及粉尘状皮质混浊	12q13	晶状体纤维主要内源性蛋白（MIP）
带状粉末状混浊	13q11-12	缝隙连接蛋白 α_3（GJA3）
前极性白内障	14q24-qter, 17p13	
中央袋形混浊伴 Y 缝性混浊	15q21-22	
先天性白内障伴小眼球	16p13.3	
绕核性、Marner 白内障	16q21	热休克蛋白转录因子 4（HSF4）
粉末状青少年进展性白内障	16q23	碱性 - 亮氨酸拉链转录因子（MAF）
带状缝隙状白内障	17q11-12	βA 晶状体蛋白（CRYBA）
蓝色白内障	17q24	
先天性白内障、面部畸形伴神经病	18q23-qter	
晚期进行性粉末状皮质白内障	19q13.4	晶状体内源性膜蛋白 2（LIM2）
高铁蛋白血症伴白内障	19q13.3-q13.4	铁蛋白轻链 FTL
后极部囊下混浊	20p12-q12	
中央带状核性混浊，部分伴小角膜白内障	21q22.3	αA 晶状体蛋白（CRYAA）
蓝色白内障	22q11.2-12.2	βB 晶状体蛋白（CRYBB）
男性核性混浊，女性携带者缝性混浊，可伴小角膜	Xp22.3-21.1	

胎儿晶状体上皮细胞的生长发育，同时又使晶状体代谢受干扰和破坏，蛋白合成异常致晶状体混浊。众多致病病毒中，风疹病毒感染致胎儿先天性白内障最常见，若妊娠两个月时感染风疹，婴儿风疹性先天性白内障的发病率甚至接近 100%。1964～1965 年美国风疹大流行期间，2 万名患风疹综合征婴儿中 50% 伴发先天性白内障。此外，还有水痘、单纯疱疹、麻疹、带状疱疹和流感等病毒感染也可导致先天性白内障。

妊娠期营养不良、盆腔受放射线照射、服用某些药物（大剂量四环素、肾上腺皮质激素、水杨酸制剂、抗凝剂等）、患系统性疾病（心脏病、肾炎、糖尿病、贫血、甲亢、手足搐搦症等）、缺乏维生素 D 等，都可导致胎儿晶状体发育不良。此外，早产儿、胎儿宫内缺氧

等也可引起先天性白内障。

3. 原因不明　多为散发病例，难以确定是遗传因素还是环境因素的影响。在这些病例中可能有一部分是遗传性的，但由于是第一代新的染色体显性基因突变而家族史阴性而难以诊断为遗传性，也有一些隐性遗传的单发病例临床上难以确定是否为遗传性。

四、外伤性白内障病因

外伤性白内障主要可分为钝挫伤白内障、穿通伤白内障、化学伤白内障和电击性白内障。

1. 钝挫伤白内障　多由拳击或球类或其他物体钝性撞击眼球所致，房水传导使外力作用于缺乏弹性的晶状体，同时也在玻璃体表面产生反弹，故钝挫伤引

起晶状体混浊具有多样性,形态包括 Vossius 环状混浊、玫瑰花样混浊、板层白内障、点状混浊和全白内障。Naoko 等认为在钝挫伤白内障中,外伤使晶状体上皮功能受到破坏,从而导致浅层皮质晶状体纤维水肿、变性,最终产生局限且永久的薄层空泡区。随着时间的发展,新的正常的晶状体细胞形成,受伤的上皮层被压缩并包埋,从而进入深层皮质,最后形成混浊。

在对白内障病因的基础研究中,多数研究者发现各种白内障诱发因素,如氧化性物质、紫外线照射、毒性物质等均可启动晶状体上皮细胞凋亡,继而导致晶状体混浊,故认为晶状体上皮细胞凋亡是人与动物非先天性白内障的一种普遍的细胞学基础。国内杨瑶华、姚克等建立了钝挫伤性白内障大鼠模型,发现电镜下大鼠实验眼晶状体上皮细胞超微结构发生了明显变化:细胞核膜破损、内陷;染色质凝缩;线粒体结构破坏,呈空泡样改变,数量减少;内质网扩张等。这些结构变化与细胞凋亡的形态学表现一致,由此可见,钝挫伤性白内障的发生可能与外伤后晶状体上皮细胞凋亡有关。

2. 穿通伤白内障　眼球穿通伤后使晶状体囊膜破裂,房水进入晶状体内,引起纤维水肿,变性和混浊。部分患者若穿孔极小可自行闭合,使晶状体出现范围较小的局限性混浊,不再发展。多数晶状体囊膜破损后,皮质迅速出现混浊并导致视力快速下降,穿孔大的还可因晶状体皮质过度膨胀和溢出,引起继发性青光眼。

研究发现,穿通伤后晶状体创伤愈合过程中会启动细胞外基质的积聚,主要成分包括硫酸软骨素、硫酸肝素和胶原等。囊膜下细胞外基质的积聚不但会导致晶状体囊膜的褶皱,也增强了晶状体上皮细胞的黏附、增殖和移行,最终导致晶状体混浊。在细胞外基质的积聚和降解中,基质金属蛋白酶(MMPs)及基质金属蛋白酶抑制剂(TIMPs)起着相当重要的作用,MMPs 主要促进细胞外基质降解,而 TIMPs 促进其积聚。国内倪盈、姚克等在对家兔穿通伤白内障模型的研究中发现,损伤眼 TIMP-1、2 的活性在伤后第 1 天显著增加,以后逐渐减少,而 MMPs-2 活性的改变与此相反,即在损伤后第 1 天受到抑制,此后逐渐恢复。研究者推测,家兔眼内 TIMP-1、2 含量的一过性增高,改变了 MMPs/TIMPs 的平衡,可能具有拮抗 MMPs 对细胞外基质的降解,抑制损伤后眼内炎症发展的作用。其结果使组织损伤后的细胞外基质重塑及细胞增殖修复过程得以加强,从而促进伤口的愈合。但 TIMPs 水平的增高同时可导致细胞外基质在晶状体后囊膜发生沉积,为晶状体上皮细胞向后囊膜迁移、黏附、增殖

及转化的整个过程提供了内环境,最终导致晶状体的混浊。

3. 化学伤白内障　碱烧伤不仅可以损伤结膜、角膜和虹膜,而且可导致白内障。碱性化合物可以快速渗透到眼球内部,引起房水 pH 值升高和糖及抗坏血酸水平降低,迅速导致产生皮质性白内障。由于酸性物质的穿透性相对较弱,酸烧伤一般不易产生白内障。

4. 电击性白内障　电压在 110 伏以上即可产生白内障,发生时间多为伤后 2～6 个月或更长些。一般认为电压强度与晶状体病变的程度及视力障碍的程度无关,而与电流通过人体时间的长短以及电击部位与眼的距离等密切相关。由于晶状体含有大量蛋白质,电阻较大。当电流到达晶状体前囊膜时,遇到较大电阻而产生热能,引起晶状体囊膜通透性改变,损伤晶状体上皮细胞,最终引起晶状体纤维蛋白变性凝固。其形态学上的变化主要是前囊膜下液泡形成,继而形成点状混浊,随着点状混浊面积的增加,逐渐发展为全白内障,少数见于后皮质和后囊混浊。也有的电击性白内障可静止,混浊逐渐吸收消散。

五、并发性白内障病因

并发性白内障是指眼局部病变造成晶状体上皮或内部新陈代谢异常,或是局部病变产生的炎症和变性产物对晶状体的侵蚀而造成晶状体混浊,产生白内障。

并发性白内障的发病机制研究较少,一般认为与氧化作用、蛋白质化学修饰后其立体结构的改变以及渗透压的改变等有关。有学者在实验中发现,并发性白内障晶状体内丙二醛含量明显高于正常人透明晶状体,同时超氧化物歧化酶的活力明显低于正常人透明晶状体——提示晶状体周围组织发生病变时,从病变组织中逸出的 O_2、OH 引起一系列不饱和脂肪酸过氧化反应而产生丙二醛,丙二醛一方面对晶状体细胞膜的结构产生严重损伤,使膜的通透性增加;另一方面使蛋白质、核酸发生交联,生成不溶性大分子,导致晶状体产生混浊。

1. 青光眼　急性闭角型青光眼急性大发作时,由于节段性虹膜缺血造成的炎性渗出物堆积于晶状体前囊膜表面,造成局部代谢障碍,在晶状体前囊膜下形成局灶性灰白色点状、条状或斑块状混浊,即青光眼斑。另外青光眼患者若长期运用缩瞳剂如毛果芸香碱,可继发虹膜炎,造成局部炎症渗出后形成局限性晶状体前囊膜下混浊。

有些学者认为开角型青光眼不会并发白内障,但又有一些流行病学调查显示开角型青光眼是白内障发生的高危因素之一,其机制不甚明确。有研究发现,

青光眼患者晶状体囊膜蛋白的二级结构产生改变，如随机螺旋和β结构增加，α螺旋结构减少，造成囊膜对离子的通透性增高，导致晶状体混浊。也有学者发现青光眼并发白内障时，血浆和泪液中的抗核抗体和降解的DNA增多以及血-房水屏障通透性明显增高，提示这也可能是青光眼并发白内障的机制之一。

大规模的流行病学调查和基础实验研究均提示抗青光眼术后晶状体的透明性明显下降，可产生核性、皮质性、后囊下混浊等形态的白内障。当青光眼术后出现炎症、浅前房等并发症时，白内障的发生率会更高。其机制可能与青光眼术后房水中的脂质过氧化物含量增高及房水抗氧化活性降低有关。

2. 葡萄膜炎 急性虹膜睫状体炎形成的虹膜后粘连可导致局限性晶状体前囊下混浊。同时，葡萄膜炎治疗药物肾上腺皮质激素和后部葡萄膜炎本身均可造成晶状体后囊下和后皮质混浊。其机制可能是葡萄膜炎症时，炎症细胞释放出大量的氧自由基导致晶状体产生氧化损伤导致混浊。

3. 视网膜脱离和玻璃体切割术后 陈旧性视网膜脱离可因炎性和变性产物从薄且无上皮覆盖的晶状体后囊膜侵入，形成后囊下混浊。流行病学调查发现，长期视网膜脱离患者其白内障的发生率可高达61.1%。

有学者报道，玻璃体切割术后白内障的发生率为60%，约36%的患者视力明显下降。常见并发性白内障形态为后囊下混浊、核性混浊或两者兼而有之。其机制可能与玻璃体切除后影响了晶状体的新陈代谢有关。当玻璃体切割术联合气液交换、长效气体注入或硅油填充术时，更易并发晶状体混浊，可能与充填物直接接触晶状体后囊膜，对晶状体产生毒性作用及影响晶状体代谢和营养障碍等有关。

4. 其他 并发晶状体混浊的眼部其他病变还有很多，包括视网膜色素上皮变性、高度近视、睫状体肿瘤、眼前段缺血以及病毒感染等均可并发晶状体混浊，形成白内障。

六、营养不良性白内障病因

食物中缺少某种成分，或者由于疾病之后体内某种营养元素减少，所导致的白内障称为营养不良性白内障。

1. 微量元素异常 研究发现，白内障患者晶状体中铜、锌和钙元素含量随晶状体混浊程度的增加而增加，尤以钙元素含量的增加最为明显，而镁元素含量则变化不大。大量研究已经证实房水中钙浓度过高或过低对晶状体均有害，低钙会破坏晶状体细胞膜的完整性；而高钙则会抑制Na^+-K^+-ATP酶活性，后者有调节晶状体内钠、钾浓度及水分的作用。由此证实了钙在晶状体中含量的改变可直接影响导致白内障的生成。

锌是多种机体代谢所需酶的重要组成部分，如葡萄糖-6-磷酸脱氢酶、己糖激酶、酸脱氢酶、苹果酸脱氢酶和磷酸果糖激酶等，这些酶的活性降低可由增加锌的摄入来弥补，增加锌可以改善已受损的葡萄糖代谢路径。在对老年性白内障和外伤性白内障患者晶状体的含锌量测定中，老年性白内障晶状体的含锌量较低，而外伤性白内障的晶状体含锌量较高。超氧化物歧化酶（SOD）是一种与微量元素锌密切相关的酶，是体内抗氧化反应的第一道防线。晶状体SOD主要位于上皮细胞内，当锌含量降低时，SOD活性减弱，还原O_2^-能力降低，O_2^-可致蛋白疏基氧化，引起酶蛋白、晶状体蛋白、膜蛋白氧化损伤，导致白内障形成。

硒是血清或血浆中谷胱甘肽过氧化物酶（GSH-Px）、硒蛋白-P和白蛋白的重要组成成分，过多摄入硒会产生毒性。大鼠硒性白内障发病机制与疏基氧化损伤及GSH-Px活性下降等有关，因此可选用抗氧化剂防治硒性白内障。老年性白内障与硒的关系尚不明确。

2. 维生素缺乏 维生素A缺乏不仅会引起夜盲，同样会对晶状体上皮细胞产生损害，引起白内障。有营养学方面的研究显示，补充维生素A可以降低白内障的严重程度。

维生素C是一种抗氧化剂，能积极清除自由基和单态氧，将其转化为氧化离子。晶状体皮质中的维生素C可防止-SH基蛋白氧化后产生的O_2^-对晶状体囊膜离子泵的损害，故维生素C在维持晶状体透明方面有重要作用。有研究报道，维生素C摄入量增加或血浆浓度升高可使发生皮质性白内障的危险性下降，Tarwadi（2004年）等发现几乎所有白内障患者的血浆维生素C浓度下降，表明维生素C与白内障的发生密切相关。

维生素E是脂溶性抗氧化剂，主要功能是保护脂类免受自由基的损害，在晶状体抗脂类氧化中起主要作用。Ohta等（1996年）发现维生素E可以对肾上腺皮质激素诱导的大鼠白内障起预防作用。Nadalin等（1999年）在一项研究中发现，加强摄入维生素E可以预防早期皮质性白内障的发生。

3. 晶状体代谢异常 晶状体的能量来源，主要是葡萄糖的无氧酵解，一旦无氧酵解过程受阻，即可造成晶状体内能量短缺。维生素B_1、B_2、B_6、烟酰胺等是葡萄糖无氧酵解过程中多种酶的辅酶，可调节糖的代谢。Skalka通过测定红细胞以了解人体内维生素B_2水平，结果发现老年性白内障患者体内维生素B_2含量明显降低，因此认为饮食中补充维生素B_2对老年性白内障患者有利。

　　Jabbour 等(1986 年)对白内障患者血浆中氨基酸水平进行研究，发现谷氨酰胺、丙氨酸和组氨酸显著增高。Wu 等(1988 年)对老年性白内障患者房水中氨基酸含量进行研究，发现色氨酸几乎测不到。氨基酸作为人体的重要组成部分，其含量的改变，可能是造成白内障的一个原因。Truscott 等(1995 年)发现老年性白内障患者的色氨酸代谢异常，这种代谢异常可能与白内障的形成有关，其机制是导致 5- 羟氨苯甲酸破坏了晶状体内的抗氧化蛋白，引起晶状体氧化损伤形成白内障。

(姚　克)

主要参考文献

1. 何守志. 晶状体病学. 北京：人民卫生出版社，2004.

2. 何守志. 超声乳化白内障手术学. 北京：中国医药科技出版社，2000.

3. Yao K，Wang W，Zhu YN，et al. A novel GJA3 mutation associated with congenital nuclear pulverulent and posterior polar cataract in a Chinese family. Human mutation，2011，32(12)：1367-1370.

4. 王开杰，朱思泉，程杰. 先天性白内障致病基因及其功能研究进展. 中华眼科杂志，2010，46(3)：280-284.

5. Yao K，Ye PP，Zhang L，et al. Epigallocatechin gallate protects against oxidative stress-induced mitochondria-dependent apoptosis in human lens epithelial cells. Molecular vision，2008，14：217-223.

6. Yu YB，Yao K，Wu W，et al. Effects of exposure to 1.8 GHz radiofrequency field on the expression of Hsps and phosphorylation of MAPKs in human lens epithelial cells. Cell research，2008，18(12)：1233-1235.

7. Zhao J，Sui RF，Li，JJ，et al. Visual acuity and quality of life outcomes in patients with cataract in Shunyi County，China. American journal of ophthalmology，1998，126(4)：515-523.

8. 张士元. 我国白内障的流行病学调查资料分析. 中华眼科杂志，1999，35(5)：336-340.

9. Tarwadi K，Agte V. Linkages of antioxidant，micronutrient，and socioeconomic status with the degree of oxidative stress and lens opacity in indian cataract patients. Nutrition，2004，20(3)：261-267.

10. 金怡萍. 先天遗传性白内障的基因定位和克隆研究. 国外医学眼科学，2002：26(5)：299-302.

11. 李建国，莫志亚，万桂敏，等. 氟中毒与年龄相关性白内障的相关性研究. 中华眼科杂志，1995，31：160.

12. L Bu，Y shi，Shi YF，et al. Mutant DNA-binding domain of HSF4 is associated with autosomal dominant lamellar and Mauner cataract，Nature genetics，2002，31(3)：276-8.

13. Zhao JL，Li JJ，Sui RF，et al. Prevention of blindness and cataract surgery in Shunyi country，China. Am J Ophthalmol，1998，126：506.

14. Reddy VN，Giblin FJ，Lin LR，et al. The effect of aqueous humor ascorbate on ultraviolet-B-induced DNA damage in lens epithelium. Invest Ophthalmol Vis Sci，1998，39：344.

15. erriam JC，Lofgren S，Michael R，et al. An action spectrum for UV-B radiation and the rat lens. Invest Ophthalmol Vis Sci，2000，41：2642.

16. Bova LM，Sweeney MH，Jamie JF，et al. Major changes in human ocular UV protection with age. Invest Ophthalmol Vis Sci，2001，42：200.

17. Michael R，Vrensen GF，van-Marle J et al. Repair in the rat lens after threshold ultraviolet radiation injury. Invest Ophthalmol Vis Sci，2000，41：204.

18. Sasaki H，Lin LR，Yokoyama T，et al. TEMPOL protects against lens DNA strand breaks and cataract in the x-rayed rabbit. Invest Ophthalmol Vis Sci，1998，39：544.

19. Ye J，Yao K，Lu DQ，et al. Low power density microwave radiation induced early changes in rabbit lens epithelial cells. Chin Med J 2001，114：1290.

20. Naoko A，Ursula S，Susanne D，et al. Ultrastructure of contusion cataract. Arch Ophthalmol/Vol 113，Feb 1995.

21. Asano N，Schlotzer-Schrehardt U，Dorfler S，et al. Ultrastructure of contusion cataract. Arch Ophthalmol. 1995 Feb；113(2)：210-5.

22. Li WC，Kuszak JR，Dunn K，et al. Lens epithelial cell apoptosis appears to be a common cellular basis for non-congenital cataract development in humans and animals. J Cell Biol. 1995 Jul；130(1)：169-81.

23. Oharazawa H，Ibaraki N，Lin LR，et al. The effects of extracellular matrix on cell attachment，proliferation and migration in a human lens epithelial cell line. Exp Eye Res 1999，69：603-610.

24. AGIS Advanced Glaucoma Intervention Study Investigators. The advanced glaucoma intervention study，8：risk of cataract formation after trabeculectomy. Arch-Ophthalmol. 2001 Dec；119(12)：1771-9.

25. Lee SM，Lin SY，Li MJ，et al. Possible mechanism of exacerbating cataract formation in cataractous human lens capsules induced by systemic hypertension or glaucoma. Ophthalmic-Res. 1997，29(2)：83-90.

26. Lazaro Carlos; Benitez del Castillo Jose M; Castillo Alfredo, et al. Lens fluorophotometry after trabeculectomy in primary open-angle glaucoma. Ophthalmology. 2002 Jan, 109（1）: 76-9.

27. Blodi BA, Paluska SA. Cataract after vitrectomy in young patients. Ophthalmology. 1997 Jul, 104（7）: 1092-5.

28. Ivanisevic M. The natural history of untreated rhegmatogenous retinal detachment. Ophthalmologica. 1997, 211（2）: 90-2.

29. Hsuan JD, Brown NA, Bron AJ, et al. Posterior subcapsular and nuclear cataract after vitrectomy. J-Cataract-Refract-Surg. 2001 Mar, 27（3）: 437-44.

30. Duncan G, Bushell AR. Ion analyses of human cataractous lenses. Exp Eye Res. 1975 Mar, 20（3）: 223-30.

31. Racz P, Ordogh M. Investigations on trace elements in normal and senile cataractous lenses. Activation analysis of copper, zinc, manganese, cobalt, rubidium, scandium, and nickel. Albrecht Von Graefes Arch Klin Exp Ophthalmol. 1977 Sep 30, 204（1）: 67-72.

32. Heinitz M. Clinical biochemical aspects of the prophylaxis and therapy of senile cataract with zinc aspartate. Klin Monatsbl Augenheilkd. 1978 May, 172（5）: 778-83.

33. Jeru I. The role of zinc in the appearance of cataract. Oftalmologia. 1997, 41（4）: 329-32.

34. Chasan-Taber L, Willett WC, Seddon, et al. A prospective study of carotenoid and vitamin A intakes and risk of cataract extraction in US women. Am J Clin Nutr. 1999 Oct, 70（4）: 509-16.

35. Ohta Y, Okada H, Majima Y, et al. Anticataract action of vitamin E: its estimation using an in vitro steroid cataract model. Ophthalmic Res. 1996, 28 Suppl 2: 16-25.

36. Nadalin G, Robman LD, McCarty CA, et al. The role of past intake of vitamin E in early cataract changes. Ophthalmic Epidemiol. 1999 Jun, 6（2）: 105-12.

37. Skalka HW, Prchal JT. Riboflavin deficiency and cataract formation. Metab Pediatr Ophthalmol. 1981, 5（1）: 17-20.

38. Jabbour NM, Jabbour NR, Habbal Z, et al. Plasma amino acid levels in cataract. Ann Ophthalmol. 1986 Jan, 18（1）: 25-7.

39. Wuu JA, Wen LY, Chuang TY, et al. Amino acid concentrations in serum and aqueous humor from subjects with extreme myopia or senile cataract. Clin Chem. 1988 Aug, 34（8）: 1610-3.

40. Truscott RJ, Elderfield AJ. Relationship between serum tryptophan and tryptophan metabolite levels after tryptophan ingestion in normal subjects and age-related cataract patients. Clin Sci（Lond）. 1995 Dec, 89（6）: 591-9.

第二篇　晶状体异位与脱位

正常情况下，晶状体（lens）由晶状体悬韧带悬挂于睫状体上，位于瞳孔区的正后方，其前后轴与视轴方向几乎一致。先天、外伤或其他病变可引起悬韧带发育异常或断裂，从而导致悬韧带对晶状体悬挂力的减弱或消失，使晶状体离开正常的生理位置，称为晶状体异位（ectopia lentis）或脱位，对于晶状体悬韧带部分脱离称为晶状体不全脱位（subluxation）；而悬韧带全部脱离称为晶状体全脱位（dislocation）。

第一章
晶状体异位或脱位的分类

晶状体异位或脱位因先天性发育异常引起，而后天继发性因素引起的晶状体脱位则分为外伤性和自发性两类。

第一节　先天性晶状体异位或脱位

由于晶状体悬韧带的发育异常，包括缺损、松弛、不对称发育等，使其对晶状体的牵拉力出现不平衡，导致晶状体向着悬韧带作用力弱的相反方向移位，称为先天性晶状体异位或脱位。出生时已存在的晶状体位置异常多称为异位，而出生后因先天因素出现的晶状体位置异常多称为脱位，但是在时间上往往两者很难确定，故异位与脱位两术语常通用。它可作为孤立的眼部异常单独发生；也可与其他眼部发育异常或全身系统发育异常（特别是与中胚叶发育异常相关的疾病）伴发。

一、单纯性晶状体异位

有较明显的遗传倾向，多为常染色体显性遗传，少数为常染色体隐性遗传，多为双眼对称性发病。其发生原因尚不明确。虽然子宫内炎症、来自神经外胚层的睫状体上皮发育异常可能是相关因素，但确切机制尚不明确。如果伴发来自中胚叶的葡萄膜广泛异常，则可能与中胚叶发育紊乱有关。

二、伴有其他眼部发育异常的晶状体异位

常见的有小球形晶状体（microspherophakia）、晶状体缺损（coloboma of the lens）、虹膜缺损（iris coloboma）或无虹膜症（aniridia）、瞳孔异位（ectopia pupillae）等。

三、伴有全身系统发育异常的晶状体异位

1. 马方氏综合征（Marfan's syndrome）　为先天性晶状体脱位最重要的病因。该综合征为常染色体显性遗传病，为人体 15 号染色体长臂 2 区 FBN1 基因突变，导致细胞外基质原纤维蛋白变性而引起。主要以眼、全身骨骼和心血管系统异常为特征。晶状体进行性脱位为马方氏综合征患者的典型眼部表现，其发生率为 50%～80%，常呈双侧对称性，脱位方向以上方及鼻侧多见。散瞳检查可发现晶状体赤道部及过度拉伸的悬韧带，晚期可发生悬韧带断裂。初期，晶状体可以保持透明，以后逐渐发生混浊，以皮质性混浊为主。眼部可有房角异常，脉络膜和黄斑缺损，也可发生青光眼、视网膜脱离、斜视、弱视等并发症。患者多表现为身材瘦长，四肢细长，指（趾）细长且指（趾）间见指（趾）蹼，脊柱侧弯，肌肉发育不良，皮下脂肪减少等骨骼肌肉系统异常。心血管系统异常表现为房间隔缺损、心瓣膜异常、主动脉扩张、主动脉瘤等。

2. 马切山尼综合征（Marchesani syndrome）　为常染色体隐性遗传病。患者身材矮胖、胸、颈、指趾短粗，肌肉丰富而富于脂肪。心血管系统正常。眼部典型表现为小球形晶状体，晶状体脱位以鼻下方为主，脱位后常进入前房，因此其继发性青光眼发生率高，常合并高度近视。其他异常包括上睑下垂、眼球震颤、小角膜等。

3. 同型胱氨酸尿症（homocystinuria） 为常染色体隐性遗传病。该病为先天性胱硫醚-β合酶缺陷引起的代谢紊乱所致。患儿血中胱氨酸增多，随尿排出，表现为高胱氨酸尿症。除马方氏综合征样表现外，常伴有骨质疏松和全身血栓形成趋势、智力缺陷、癫痫等，严重时可发生肺栓塞。眼部表现为双侧对称性晶状体脱位，以鼻下方多见，可合并先天性白内障、视网膜脱离和无虹膜症等病变。

第二节 外伤性晶状体脱位

眼外伤尤其眼球钝挫伤是引起晶状体脱位最主要的原因。患者常有明确的外伤史，多为单侧性，常伴有外伤性白内障、房角后退、继发青光眼、视网膜震荡等其他眼部的外伤病变。脱位的晶状体可脱入前房或玻璃体腔；也可嵌顿在瞳孔区；若伴有眼球破裂时，可脱出至球结膜下。

第三节 自发性晶状体脱位

自发性晶状体脱位的原因是炎症和变性引起的悬韧带变薄弱或是眼内病变引起的悬韧带机械性伸长。炎症破坏晶状体悬韧带使其发生溶解，可见于眼内炎或全眼球炎，长期慢性睫状体炎也可出现同样的病理过程。悬韧带变性或营养不良如陈旧性脉络膜或睫状体炎、视网膜脱离、高度近视、过熟期白内障、假性剥脱综合征等是自发性脱位的最常见原因，患者常伴有玻璃体的变性与液化；铁或铜锈沉着症也可使悬韧带逐渐变性分解。发生变性的悬韧带可因轻微的外伤甚至用力咳嗽而引起断裂；也可因晶状体自身的重力发生断裂。悬韧带机械性伸长可见于牛眼、葡萄肿或眼球扩张等；也可见于其他眼内病变的牵拉或推拉，如睫状体炎症粘连、玻璃体条索、眼内肿瘤等。

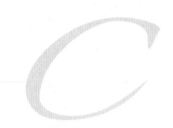

第二章
晶状体脱位的临床表现

第一节　晶状体不全脱位

晶状体不全脱位表现为晶状体偏离正常的生理位置，但瞳孔区仍可见部分晶状体，其产生的症状取决于移位的程度。若晶状体前后轴仍在视轴上，则晶状体弯曲度因悬韧带松弛或断裂而增加，引起晶状体源性近视；若晶状体发生偏移或倾斜，可引起明显的散光，甚至是用框架眼镜或接触镜均无法矫正的重度散光。随着脱位范围的扩大，患者可出现视力下降、单眼复视等症状，也可出现继发性青光眼。散瞳后可见部分晶状体赤道部，这一区域可见悬韧带拉伸或断裂。裂隙灯检查可见前房变深或深浅不一、虹膜震颤、晶状体震颤、玻璃体疝等；检眼镜下可见双眼底像和新月形眼底反光。

第二节　晶状体全脱位

若晶状体悬韧带完全断裂或过度松弛，可使晶状体完全离开其生理位置，出现以下几种情况：

1. 晶状体嵌顿于瞳孔；

2. 晶状体脱入前房；

3. 晶状体脱入玻璃体腔，可浮于玻璃体上或位于玻璃体内；

4. 晶状体通过视网膜裂孔进入视网膜下的空间或巩膜下的空间；

5. 晶状体可通过角膜的穿孔脱出眼球外；也可通过巩膜破裂口进入结膜下或眼球筋膜下。

晶状体向前脱位部分进入前房，嵌顿在瞳孔区引起瞳孔阻滞，常见于眼外伤后晶状体轴发生旋转引起。当晶状体脱位于前房时，常沉于前房下方，透明的晶状体呈油滴状且边缘带金色光泽，而混浊者呈白色盘状；部分因悬韧带过度伸长的晶状体可随体位及瞳孔变化而出现明显的位置变化，时而脱位于前房，时而回复于后房。当晶状体透明时部分患者尚可保持良好视力，有些过熟期白内障患者在晶状体脱位后则表现为视力提高，但是大部分患者出现视力下降，并且因晶状体反复接触角膜和虹膜睫状体而出现角膜营养不良、虹膜睫状体炎和青光眼等症状。

晶状体向后脱位于玻璃体腔时，早期尚可移动，其部位与活动度受晶状体的硬度、玻璃体的液化程度及体位影响；后期晶状体可沉于下方与视网膜粘连固定。晶状体完全离开瞳孔区时，视力为无晶状体眼视力，前房加深，虹膜震颤。眼底检查可见一边缘发灰的圆形小块。如果晶状体囊膜已破裂，晶状体皮质可溢出诱发晶状体过敏性葡萄膜炎及溶解性青光眼。由于晶状体对视网膜及玻璃体的扰动，可引起视网膜脱离。B型超声扫描可了解晶状体的位置，特别是位于周边视网膜前的后脱位晶状体。

晶状体脱位的转归因人而异。很多脱位的晶状体可多年保持透明，但是其会向着变性混浊的方向发展。极少情况下，脱位的晶状体可以部分或完全吸收。

第三章
晶状体脱位的并发症

晶状体脱位除了产生严重的屈光不正（儿童的屈光不正可导致弱视）外，常出现一些严重的并发症，如葡萄膜炎、继发性青光眼等。

第一节　葡　萄　膜　炎

葡萄膜炎（uveitis）是晶状体脱位常见的并发症之一，晶状体脱位引起的葡萄膜炎有两种。一种是葡萄膜组织受到脱位晶状体的机械性刺激。另一种是脱位晶状体伴发囊膜破裂或通透性变化（呈过熟白内障状态），皮质溢出引起晶状体过敏性葡萄膜炎。两种葡萄膜炎均属顽固性炎症，可导致继发性青光眼。

第二节　继发性青光眼

继发性青光眼也是晶状体脱位常见的并发症。向前脱位的晶状体以及玻璃体疝均可引起瞳孔阻滞，产生继发性青光眼。长期脱位的晶状体可发生溶解、破裂而致晶状体溶解性青光眼。另外，由于眼球挫伤引起的晶状体脱位可发生与眼内积血、虹膜根部后退、房角劈裂等相关的继发性青光眼。

第三节　视网膜脱离

视网膜脱离是晶状体脱位常见而严重的并发症，多见于先天性异常眼，如马方氏综合征视网膜脱离的发生率为 8%～25.6%；也可见于部分外伤眼。其发生原因一般是由于半脱位或全脱位的晶状体不稳定导致对玻璃体基底部的牵拉，引起周边视网膜的马蹄孔或小圆孔。同时晶状体位置的异常增加了周边部视网膜检查的难度，导致患者早期的周边部视网膜裂孔和视网膜脱离容易被忽视。

第四节　角　膜　混　浊

脱入前房的晶状体接触角膜内皮，或者继发性青光眼均可引起角膜水肿混浊，甚至引起角膜失代偿。

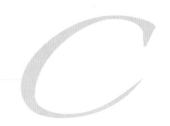

第四章
晶状体脱位的治疗

第一节 概 述

随着现代白内障手术技术与设备的进步，晶状体脱位的手术效果有了明显的提高，但是与一般白内障手术相比仍存在较大的风险，盲目的手术可能使患者视力下降甚至出现极其严重的并发症。晶状体脱位的治疗取决于患眼与对侧眼的视功能、晶状体脱位的范围及混浊程度、患者的年龄、相关并发症以及手术条件等。晶状体脱位引起视功能下降的原因有：屈光间质混浊、继发性青光眼、眼底异常等。

对于晶状体尚透明、未出现并发症的晶状体不全脱位或脱入玻璃体腔相对固定的晶状体全脱位可采用非手术治疗，并密切随访；而对于婴幼儿与青少年患者尤应慎重，既要考虑脱位引起的屈光不正性弱视，也要考虑手术对晶状体调节力的剥夺。非手术的治疗方法包括配戴眼镜（spectacles）或接触镜（contact lens）矫正有晶状体区或无晶状体区的屈光不正，以提高一定的视力。由于有晶状体区多呈不规则散光，故较难矫正。可采用无晶状体区进行矫正，如果无晶状体区较小，可应用弱散瞳剂将瞳孔持续散大，或采用激光虹膜切开，增加无晶状体区域，有助于屈光矫正。

第二节 手术治疗

一、手术治疗适应证

随着现代白内障手术及玻璃体视网膜手术的开展，晶状体脱位的手术适应证范围正逐渐拓宽。对于脱位于前房或虹膜嵌顿的晶状体以及出现严重并发症的其他脱位晶状体应及时进行手术治疗。

1. 晶状体脱位严重影响视力，尤其是伴有白内障者；

2. 晶状体脱位引起明显复视而戴镜不能矫正者；

3. 晶状体脱入前房；

4. 晶状体溶解性青光眼；

5. 晶状体过敏性青光眼；

6. 晶状体瞳孔嵌顿或玻璃体疝引起瞳孔阻滞性青光眼，保守治疗不能降低眼压者；

7. 晶状体混浊妨碍进行视网膜脱离检查和手术；

8. 脱位晶状体为过熟期或成熟期白内障。

二、手术前准备

手术前既要对患者全身进行常规检查，还要对脱位的晶状体进行相关检查，评估手术难度与手术效果，选择手术方式。主要是了解晶状体的活动度与核硬度，悬韧带的病变性质（拉长或断裂）、部位与范围，玻璃体疝嵌顿瞳孔以及视网膜等情况。

手术麻醉与一般白内障手术相同，如果考虑手术的复杂性应避免单纯的表面麻醉。

手术方式分为大切口和小切口手术，手术摘除晶状体的过程必须小心，尽量减少玻璃体的脱失。术前应控制好眼压，可采用高渗剂或减少房水生成的药物，特别是采用大切口手术时尤应注意。

三、大切口手术

1. 冷冻及硅胶晶状体摘除术 适用于嵌顿在瞳孔或脱位入前房的晶状体，在术前应用药物将瞳孔缩小，作角膜缘切口，按白内障囊内摘除术用冷冻头或硅胶黏取晶状体。对于一部分位于瞳孔区、一部分位于前房的半脱位晶状体，如果前房有玻璃体脱出，应首先通过小切口作前段玻璃体切割，清除前房中的玻璃体，然后扩大切口用冷冻法行晶状体囊内摘除术。该方法目前已较少应用。

2. 晶状体圈匙娩出晶状体术 适用于嵌顿在瞳孔区、脱位入前房或严重不全脱位的晶状体。目前多采用的角巩膜缘隧道切口可减少虹膜的脱出，在晶状体的前后表面分别注入黏弹剂以保护角膜和阻挡后方的玻璃体，从切口伸入晶状体圈匙，轻压切口后唇，将晶状体娩出。对于全脱位至前段玻璃体腔的晶状体，可行非灌注前段玻璃体切除，或向晶状体下方注入黏弹剂，使晶状体浮至瞳孔区，再经角膜缘切口伸入晶状体匙，托起并娩出晶状体。

3. 应用过氟化碳摘除脱位于玻璃体腔内的晶状体　适用于脱位至中后段玻璃体腔核大且硬的晶状体。过氟化碳（perfluorocarbon）液体（也称"重水"）比水重，黏度低，在玻璃体切割后将其注入视网膜前，可将晶状体浮起推至瞳孔区，从角膜缘切口伸入晶状体圈匙，将晶状体娩出。

4. 双针法摘除玻璃体内脱位晶状体　当无玻璃体切割器等设备时，对脱入玻璃体后部的晶状体，嘱患者采取头低或俯卧位，待晶状体下沉到瞳孔后缘，立即用锐利的双长尖针（Barraquer针），从睫状体平坦部刺入，通过晶状体后方，抵达对侧巩膜，将晶状体限制在瞳孔区；然后改为仰卧位，在角膜缘切开前房，用冷冻头或晶状体圈匙娩出晶状体，再将前房的玻璃体切除。此法易引起玻璃体积血和视网膜脱离等并发症，只有在没有玻璃体切割器时才谨慎使用此手术方式。

四、小切口手术

1. 晶状体抽吸术　对于年轻无硬核的轻度不全脱位晶状体，如前房无玻璃体者，在角巩膜作一小切口伸入截囊针或镊行晶状体前囊撕开（连续环形撕囊术为最佳），用抽吸灌注针头将晶状体皮质抽吸干净。对于无硬核的重度不全脱位晶状体，可从颞下方伸入一针头固定晶状体，然后进行截囊及抽吸。若术中有晶状体后囊破裂或玻璃体溢出，可以用前段玻璃体切割器切除前段玻璃体及残留皮质。

2. 经睫状体平坦部晶状体切除术　对于中重度不全脱位或全脱位入玻璃体腔的晶状体，可采用平坦部三切口闭合式玻璃体切除法，用玻璃体切割器切除晶状体。对于靠近视网膜的晶状体，可在眼内注入过氟化碳液体，使晶状体漂起离开视网膜，再行玻璃体和晶状体的切除，避免损伤视网膜。该方法对年轻无核晶状体更有效。

3. 经睫状体平坦部晶状体超声粉碎术　若年龄超过35岁，估计晶状体有硬核者，用玻璃体切割头切除较困难，则需要用超声粉碎给予清除。超声粉碎的能量根据核硬度设定。超声粉碎仪应选择具有双线控制的设备，即负压和超声粉碎能够通过脚踏板分别控制。应用超声粉碎的技术关键在于通过负压吸引固定晶状体核后，方可开启超声能量，以减少超声能量对视网膜和角膜内皮的损伤。在导光纤维的照明下，把超声粉碎针头移到晶状体核上方2mm左右，慢慢加大负压，使核离开视网膜而被吸在超声粉碎针头上。当晶状体核被吸住后，慢慢抽回针头，拖到玻璃体的中央，加大负压使核块固定并进行粉碎。同时，在进行超声粉碎之前，可借助过氟化碳溶液或黏弹剂将晶状体浮起，减少处理晶状体时对视网膜的损伤。眼内注入的过氟化碳溶液，以刚刚达到血管弓的前缘为宜，过量注入该溶液可将晶状体碎片推至周边部视网膜和玻璃体的基底部，增加取出晶状体物质的难度。如果晶状体核较硬，可采用超声粉碎设置中的脉冲方式；也可选用两种器械对晶状体核进行机械性挤压，分离成小块后再进行粉碎清除。

近年来随着现代显微玻璃体视网膜手术的日臻完美以及仪器设备的不断更新完善，超声粉碎处理全脱位于玻璃体腔的晶状体的优势日趋明显：

（1）闭合式三通道经平坦部手术切口对眼组织损伤小，术中能维持恒定的眼压，且术后散光小；

（2）可同时切除混浊的玻璃体或积血并解除玻璃体疝；

（3）可同时处理视网膜裂孔及视网膜脱离；

（4）借助重水，对视网膜的保护更安全有效。

4. 超声乳化白内障吸除联合折叠式人工晶状体植入术　以往治疗晶状体不全脱位的手术并发症较多，如暴发性脉络膜出血、视网膜脱离、脉络膜脱离及大切口引起的角膜散光等；随着超声乳化白内障吸除术与辅助器械的发展，小切口完成非软核的脱位晶状体吸除成为可能。但是由于晶状体悬韧带不健康，术中液体的流动及高灌注压易对其造成更大的损伤，因此术中应注意相应调整机器的设定参数如降低瓶高、减少吸力或负压等，同时，操作应更加细致与小心，避免大幅度动作。此外，为了进一步增强术中晶状体的稳定性，可根据术中晶状体脱位的范围，植入2～4个虹膜拉钩或囊膜拉钩，用来稳定晶状体囊袋，防止脱位范围的进一步扩大，拓宽手术视野，减少玻璃体脱出的发生，使手术操作更为安全。虹膜拉钩的植入时机为：连续环形撕囊后。植入虹膜拉钩的关键是大小合适和居中性较好的连续撕囊，以及娴熟的对称等力的虹膜拉钩囊袋固定技巧，否则会撕裂囊袋。

传统的晶状体脱位术中需植入前房型人工晶状体或采用缝线固定法植入后房型人工晶状体，前者可造成角膜内皮失代偿及继发性青光眼等远期并发症，后者易发生人工晶状体倾斜及偏心。囊袋张力环（capsular tension ring，CTR）是近年发展起来治疗晶状体不全脱位的具有革新意义的方法（见图5-136）。CTR最早于1993年由Dr Legler和Witschel提出，经过多年的技术改进，CTR的制作材料及形状设计均已日趋成熟，改良型囊袋张力环（modified capsular tension ring，

MCTR），为开放型 PMMA 环，两端有孔，方便术中用器械将环引导植入到囊袋内，中间增加了固定钩，可将环单侧或双侧缝线固定于睫状体沟。

在采用超声乳化白内障吸除术治疗白内障合并晶状体不全脱位过程中，植入 CTR/MCTR 的操作要点是：

（1）完成 5～5.5mm 连续环形撕囊，并确保操作中囊袋的完整性；

（2）可在撕囊后植入张力环，也可先用虹膜拉钩或囊袋拉钩固定囊袋，完成碎核或皮质清除后植入张力环；

（3）若术中出现囊袋损伤，应改变晶状体固定方式，可采用前房型人工晶状体植入或后房型人工晶状体缝襻固定术。

对于悬韧带离断范围 >1/6 象限的患者，可考虑植入 CTR。若晶状体脱位悬韧带断离的部位位于上方，尽管断离的范围 <1/6 象限，考虑到人工晶状体对囊膜及悬韧带的牵拉主要是集中于上方，仍然有必要植入 CTR。适合植入 MCTR 的患者是：晶状体不全脱位 >1/2 象限；悬韧带明显拉长或断裂造成晶状体偏位明显者；进展型的晶状体脱位如马方氏综合征、剥脱综合征等。完成超声乳化白内障吸除后，可通过小切口囊袋内植入折叠式人工晶状体，使术后散光降低至最小程度。

临床实践证明 CTR 有以下优点：

（1）增加了超声乳化白内障吸除术及后房型人工晶状体植入术的安全性；

（2）减少玻璃体的流失；

（3）维持晶状体囊袋圆形轮廓和居中性；

（4）防止人工晶状体偏心；

（5）抑制晶状体上皮细胞增生和移行，减少后发性白内障的发生。

相比于传统无钩的 CTR，MCTR 通过直接固定晶状体囊使术后远期囊袋和人工晶状体维持稳定，避免进行性加重的悬韧带异常导致的术后人工晶状体明显脱位，同时在一定程度上抵抗晶状体上皮细胞增生移行引起的 CTR 移位，更适用于年少及悬韧带功能异常

的病例。近年来还报道了多种针对晶状体脱位的人工晶状体固定方法，包括囊袋张力片（capsular tension segments）、囊袋固定锚（capsular anchor）、巩膜内无缝线固定法（seamless intrascleral fixation）等。在选择各种方法时，应考虑囊膜的情况，特别是对于悬韧带还有进一步病变的进展型脱位的患者，应采用长期稳妥的固定方法，以避免人工晶状体脱位。

（刘奕志）

主要参考文献

1. Lemaire SA，McDonald ML，Guo DC，et al. Genome-wide association study identifies a susceptibility locus for thoracic aortic aneurysms and aortic dissections spanning FBN1 at 15q21.1. Nat Genet. 2011，43（10）：996-1000.

2. 刘玉华，刘奕志，吴明星. 囊袋张力环在晶状体半脱位超声乳化白内障吸除术中的应用. 中华眼科杂志，2002，38：5.

3. 吴文捷，郑丹莹. 虹膜拉钩联合可缝合囊袋张力环在马方综合征晶状体半脱位患者中的应用，中华眼科杂志，2007 43（2）：108-111.

4. Greven CM，Piccione K. Delayed visual loss after pars plana vitrectomy for retained lens fragments. Retina 2004，24（3）：363-367.

5. Morshovich A，Berrocal M，Chang S. The protection properties of liquid perfluorocarbons in phacofragmentation of dislocated lens. Retina，1994，14：457-62.

6. Tiina K MD，Maria K PhD，Charlotta Z MD，et al. Visual outcomes and complications in surgery for ectopia lentis in children. J Cataract Refract Surg 2007；33：819-824.

7. Gabor B，Scharioth MD，Som Prasad，FRCOphth，Ilias G MD，Calin Tataru，MD，et al. Intermediate results of sutureless intrascleral posterior chamber intraocular lens fixation. J Cataract Refract Surg 2010，36：254-259.

8. Ehud I. Assia，MD，Yokrat Ton，MD，Adi Michaeli，MD. Capsule anchor to manage subluxated lenses: Initial clinical experience. J Cataract Refract Surg 2009，35：1372-1379.

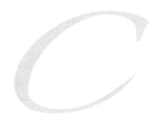

第三篇 白 内 障

第一章
概 述

第一节 白内障分类

按白内障的病因、解剖部位、混浊形态及发病时间等，通常可将白内障分为如下一些类型。

一、病因学分类

依据病因可对白内障进行如下分类：

1. 年龄相关性或老年性白内障；

2. 先天性和青年性（发育性）白内障；

（1）遗传性；

（2）非遗传性；

3. 外伤性白内障；

4. 并发性白内障 这里所说的并发性白内障，即所谓狭义性并发性白内障，也被称作与眼内疾病相关性白内障。主要与下述眼局部病变有关：虹膜炎/炎症、青光眼、视网膜脱离、视网膜变性（视网膜色素变性、脑回状萎缩）、永存原始玻璃体增生症、无虹膜、Peter's 综合征（眼 - 牙综合征）、硬化性角膜、小眼畸形、Norrie's 综合征（遗传性眼球萎缩综合征）、视网膜母细胞瘤、早产儿视网膜病变综合征、高度近视、视网膜缺氧（Buerger's 病，无脉症），眼前段（缺血性）坏死等；

5. 广义并发性白内障 即与系统性疾病相关性白内障。主要包括如下几种类型：

（1）代谢紊乱：糖尿病、半乳糖血症、甲状旁腺功能减退、低血钙症、Lowe's 综合征（眼 - 脑 - 肾发育营养不良综合征）、Albright's 综合征（先天性囊性纤维性骨炎综合征）、Wilson's 病（肝豆状核变性）、Fabry's 病、Refsum's 综合征（遗传性小脑共济失调 - 夜盲 - 多发性神经炎）、高胱氨酸尿症；

（2）皮肤病：先天性外胚层发育异常、Werner's 综合征（白内障 - 硬皮病 - 早老综合征）、Rothmund-Thomson 综合征（皮肤损害 - 白内障Ⅰ型综合征）、遗传性过敏性皮炎；

（3）关节骨骼疾病：强直性肌营养不良、Conradi's 病（点状骨垢发育不全综合征）、Marfan's 综合征、骨发育不良、晶状体脱位；

（4）视网膜病：Lowe's 综合征、Alport's 综合征（眼 - 耳 - 肾综合征）；

（5）中枢神经系统：Marinesco-SjÖgren's 征（共济失调 - 白内障 - 侏儒综合征）、双侧听神经瘤（neurofibromatosis Ⅱ）；

6. 毒物引起的白内障

（1）电离辐射：X 射线、紫外线、红外线、电离辐射等；

（2）药物所致：肾上腺皮质激素、萘、三苯乙醇、洛伐他汀、毒毛花苷 G、氯丙嗪、铊、二硝基苯酚、二甲亚砜、缩瞳剂、对二氯苯、硒等；

二、形态学分类

依据混浊的形态和解剖位置可进行如下分类：

1. 皮质混浊型白内障；

2. 核混浊型白内障；

3. 后囊下混浊型白内障；

4. 混合型白内障；

5. 其他，如板层白内障、冠状白内障等。

此外，还可以依据白内障的发生时间将白内障分为先天性白内障和后天获得性白内障；依据混浊形态分为点状白内障、绕核性白内障、冠状白内障等。

第二节 症状和体征

一、症 状

1. 视力 白内障的主要症状是视力减退和视物模糊，严重者可造成白内障盲。视力障碍程度与晶状体混浊的程度和混浊所在的位置有关。远离视轴的晶状体周边部混浊对视力无明显影响；而晶状体后极部由于更接近节点，在此处即使是微小的混浊都可以严重影响视力。皮质性年龄相关性白内障，混浊一般从周边部开始，逐渐向中心部发展，但只要在中心皮质混浊区域之间留有透明部分，则患眼仍然可以有接近正常的视力；而核性白内障，由于混浊发生在视轴区，因此即使在白内障早期即可发生明显的视力障碍。核性白内障患者进入暗处后，由于瞳孔散大视力可以提高；而以周边部混浊为主的白内障的患者，在强光下由于瞳孔缩小而排除了混浊干扰，视力反而可以改善。

2. 固定性黑影　在白内障发展过程中，有时可以在视野某一方向出现点状或片状固定性黑影，尤其在强光背景下特别明显。如果晶状体局限性混浊特别致密，还可以在视野内出现阳性暗点。由于晶状体混浊位于节点之前，因而固定性黑影与混浊所在位置同侧，而玻璃体混浊位于节点之后，因而所产生的黑影在对侧。当将瞳孔散大，由于进入光线较多和光圈效应，有时黑点会明显变小甚或消失。

3. 单眼多视　白内障发展过程中，伴随着晶状体纤维形态学变化，其结果是引起屈光指数的改变。由于晶状体混浊的不规则性和发生次序的不一致性，引起屈光状态的紊乱，从而产生单眼复视、多视、散视、事物变形等白内障的早期症状。有时由于衍射，患者可以发现在注视点周围有星形、束状等点彩样光晕。

4. 近视　白内障患者近视的出现与晶状体核硬化有关。核硬化致晶状体屈光指数明显增加，因而产生近视。其近视程度可以比较轻，并随白内障发展发生变化。有时已有老视的患者看书反而不用戴"老花镜"，故自认为"返老还童"。但当晶状体核进一步硬化，近视程度超过"老花眼"程度时，患者近视力又明显减退。如果晶状体核硬化十分局限，屈光力增加特别明显，还可以出现同轴双焦点现象，引起严重的视力障碍。

二、体　征

1. 混浊　白内障最突出的表现是晶状体出现不同程度的混浊。要全面了解晶状体的混浊情况，必须散大瞳孔在暗室内作详细检查。直接照明检查可见白内障呈灰色或乳白色混浊；老年人晶状体由于密度增高，光反射和折射变化及对短波光线的吸收作用，也可以呈现类似混浊的灰暗色调，而实际上是透明的，应与白内障相区别。当晶状体出现混浊时，用眼底镜（+6.0～+10.0D）投照瞳孔区，可以看到在红色的背景中混浊呈现黑色，且固定不变，这与彻照时显示玻璃体混浊的飘忽不定状态形成鲜明对照。在裂隙灯显微镜下用直接焦点照明法、间接照明法和镜面反光带照明法检查晶状体，不仅可以发现微细的晶状体改变如空泡、

水隙、板层分离、尘点状混浊等，还可以将混浊作准确的定位，如发生在胎儿核、婴儿核、成人核、后囊膜下和前后皮质等。这对于白内障分类及判断病因具有重要参考价值。晶状体皮质混浊一般为灰白色，而核混浊则一般为淡黄、棕黄或琥珀色。混浊形态则由于病因学的复杂性，发展阶段的不一致性及混浊部位的多样性而呈现错综复杂的局面。早期年龄相关性白内障的楔形混浊、糖尿病性白内障的水隙、先天性白内障的点状和板层混浊，以及外伤性白内障局限性条带状、斑块状混浊等都具有特征性的混浊形态，并常用来作为形态学分类的依据。此外，一种特殊类型的混浊形式，即局限性闪辉样结晶性混浊也决非罕见。混浊多局限于某一象限，呈扇形分布，晶格排列整齐，在裂隙灯光源映照下呈五颜六色点彩样反光，十分奇特。

2. 婴幼儿白内障的特殊表现　单眼患病的婴幼儿白内障患者，因缺乏主观症状，因此经常被耽误诊断。只有当瞳孔区出现白色反光，即所谓白瞳征（leukokoria）时，方引起家长或医生的注意。有双眼致密混浊性白内障的患儿，视力极为低下，大多伴有眼球震颤。由于视力低下或双眼视力不平衡，阻碍融合机制的形成，可迅速造成眼位偏斜。在一些情况下，由于晶状体混浊引起光散射，可使患儿产生畏光症状，这种情况在有板层白内障的患儿更易出现。

必须强调，在临床实践中，应特别注意对检查结果进行仔细分析，比较主观症状和客观检查结果是否符合。切忌对白内障诊断基于"一目了然"的判断，而忽略其他更为严重的器质性眼底病存在的可能性。那种一直被诊断为白内障并被告知等待成熟后手术，及至手术后才发现青光眼已近绝对期的实例，临床上并不罕见，教训是沉痛的。

第三节　白内障检查

对白内障进行详尽全面的检查和准确的评价是眼科检查中的重要部分。白内障评价应包括仔细询问患者所从事的职业、个人兴趣、社会活动，以及从事这些活动中是否存在相关视力损害的潜在因素。同时，还要对晶状体改变所致的功能性损害，用客观方法加以描述和评价。这将为制定白内障治疗方案和更加准确判断预后提供重要依据。

临床上，不仅需要对已明显影响视力的白内障进行全面检查，还应对尚未或很少影响视力的晶状体轻度混浊进行评价。判定晶状体改变是否有进展的最为准确的方法，就是定期检测和监控，对晶状体混浊情况进行动态观察。目前，除常规检测方法外，一些定

量半定量的检测方法的临床研究也已开展。白内障检测和监控的主要方法包括主观检查方法和客观检查方法，前者主要是视力/视功能检查，而后者则包括裂隙灯检查和裂隙灯照相（35mm）/录像，及白内障混浊分级分类系统。

一、视 力 检 查

目前，我国检查视力主要应用国际标准视力表和对数视力表。应分别检查双眼远、近视力，以大致估计白内障所致视力的损害程度。对视力低下者，应例行光感、光定位、色觉检查。在暗室内，遮盖健眼，患眼前 5m 持一蜡烛光源，让患者辨别出烛光是否存在，以确定是否有光感，而后，从不同的九个方向，测定其各方向的光定位能力（患眼始终正视前方）。最后以红、绿玻片置于眼前，确定辨色能力是否正常。双点光源分辨试验，即辨别眼前相距很近的两个点光源的能力，对于判定视网膜功能亦有很重要的意义。一旦发现视力结果无法用白内障程度解释时，应作进一步特殊检查。视力检查一般是在高对比度下进行的，并不代表低对比度下和视近处物体的视力。比如，一个视力检查结果很满意的患者，有可能在夜间驾驶时，显得视力力不从心。

对于轻度或中等程度的白内障，作准确的视野检查，必要时行 Amsler 屏检查，以确定是否有中心暗点或视物变形，对于提示可能同时存在的青光眼或其他眼底病是极有意义的。周边视野也可通过数指法大致确定。一般说来，除非视力极度低下（如成熟期白内障），应能在固视点周围 45° 范围内作准确数值。

二、对比敏感度试验

白内障可引起眼内光散射，使成像于视网膜的影像对比度下降。检查对比敏感度，可以为白内障诊断和判断白内障程度提供证据。早期白内障引起高频率丢失，而晚期白内障可使高低空间频率丧失。尽管对比敏感试验可以为白内障引起的视觉质量下降提供有益的临床证据，但测试结果本身不能作为白内障手术指征的依据。白内障程度与对比敏感度下降没有固定的定量关系，其他许多因素都可以影响检查结果。因此，在评价对比敏感度试验的结果时，应对照其他视网膜功能试验比如黄斑功能测试结果。传统对比度视力表测定形觉功能有一定局限性，近年来，对比敏感度函数（contrast sensitivity fuctivn, CST）检查法已广泛用于评估形觉功能，它较前者更能反映形觉功能特性。临床上比较常用的方法是 Arden 图测试法和光栅检查法。

三、黄斑视功能检查

1. 激光干涉条纹检查　又称视网膜视力检查法。它是利用激光的相干性，将两束 He-Na（波长为 633nm）激光，聚积于近眼的结点，这两束激光通过眼的屈光间质时，因有光程差的存在，到达视网膜上便形成红、黑相间的干涉条纹，当调节这两束激光束间的距离，干涉条纹的粗细及数量也发生变化。视网膜分辨力是指每度视角能分辨的条纹数，将视网膜分辨力转换成视网膜视力。激光干涉视力是测定视网膜视敏度的一种较新方法，其优点为：不受屈光状态的影响，无论是近视或远视，二激光束均能在视网膜上形成干涉条纹；对一定程度的屈光间质混浊，激光束仍能通过，可预测白内障、玻璃体、角膜移植术后视力；方法简便，患者易接受。但也发现激光视网膜视力和视力表之间存在着不一致的情况，如黄斑囊样水肿、黄斑浆液性脱离，视力表视力差，但视网膜视力却不受影响。一般认为，激光视网膜视力在 0.3～0.5 时，评价黄斑功能准确性有限。因为此时即使黄斑区有活动性病变，其远离中心凹的光感受器械亦能产生 0.3～0.5 的视力结果。激光干涉条纹检查视网膜视力易产生假阳性和假阴性。假阳性多由成熟期白内障、玻璃体积血、散瞳不充分引起；而假阴生则多与黄斑区神经上皮浆液性脱离、黄斑部囊样水肿、黄斑部裂孔等有关。

2. 潜在视力仪检查　是一种测定白内障患者潜在视力的方法。潜在视力仪（potential acuity meter, PAM）须安装在裂隙灯上进行检查。其原理是，视力仪投射 0.15mm 直径的点光源于瞳孔平面，内含 Snellen 视力表视标，以白内障投射到视网膜上，从而检测患者的潜在视力，其准确率可达 90% 以上。

以上两种方法均属心理物理学检查方法，其结果有患者的主观成分。有试验研究表明，对于中等程度白内障，激光干涉条纹检查和潜在视力仪检查，对于预测术后视力的准确性分别为 92% 和 100%；对于重度白内障，其准确率分别为 79% 和 52%。

3. 内视现象　内视现象也是自我评价黄斑功能的简单方法之一。常用的有两种方法：Purkinje 实验—利用视网膜光感受器可感受移动刺激光，产生移动血管影原理，来评估晶状体混浊后的视网膜功能。方法是嘱受试者闭眼，以强光源经眼睑刺激视网膜，如视网膜正常，则受试者可感觉到视网膜血管影的存在，正常视网膜血管影形似"叶脉"或"龟裂"。本方法有一定缺点，首先是正常人中仅 80% 能见到视网膜血管影；其次是黄斑区无视网膜血管，因此不能检测较小的黄斑部病变。蓝视野内视现象—以适当强度的蓝光刺激白内障眼,由于蓝光被黄斑区周围毛细血管内白细胞反射,因而患者可在视野内看到迅速移动的小球,表明黄斑功能正常。受试者应注意小球的数目,每一象密度是否均匀,以及小球运动速度是否一致。本方法的主要缺点是需要特殊的仪器和患者配合,此外,致密白内障易出现假阳性,而黄斑部病变易出现假阴性。

四、裂隙灯显微镜检查

大多数用于检查角膜的方法几乎均可用于检查晶状体。除非可疑青光眼,检查前充分散瞳及严格的暗室条件是必须的。充分散瞳不仅为全面了解晶状体情况提供条件,同时,也可证明是否有诸如局部后粘连等瞳孔病的存在。

裂隙灯显微镜对正常晶状体及白内障的检查方法主要有如下几种:

1. 弥散光照明法　用于检查前后囊膜表面或较明显的混浊。

2. 后照法　主要用于观察前囊膜改变。直接后照明也可明显勾勒出后囊膜及后皮质区内混浊轮廓。应用镜面反射法,则可对前囊膜混浊,隆起及凹陷作出判断,即出现所谓鱼皮样粗糙面上的黑色斑。同时亦可根据囊膜表面反光色彩推测白内障的发展程度。

3. 直接焦点照明　即光学切面检查法。可明确显示晶状体内光学不连续区。这些相互平行排列的光带主要是由于不同层次相邻组织界面折光指数不同形成的。从外到里依次为:①囊膜;②分离带(即皮质纤维);③成年核;④婴幼年核;⑤胎儿核(含前、后 Y 字缝合);⑥胚胎核。随年龄增长,更多细微的不连续区附加在成年核外。这些不连续区代表晶状体组织发育的不同阶段,因此,不仅可以确定混浊在晶状体深部所占据的部位,同时也是推测许多混浊产生于生命中哪一时期的参照依据。

在前囊膜和分离带之间存在一真正的光学空虚区,代表由上皮最新形成的纤维。这一空虚区如消失,往往是晶状体代谢变化或白内障形成最早出现的征象之一。

五、视觉电生理检查

视网膜电流图(electroretinogram,ERG)对于评价黄斑部视网膜功能有重要价值。致密混浊的晶状体由于对光的吸收和散射作用而影响检查效果。闪光ERG可用于低视力眼的检查。视网膜脱离,特别是视网膜遗传性变性疾病的 ERG 检查具有肯定的临床意义。此外,外伤眼的 ERG 检查,对于判断视网膜脱离和铁质沉着征的存在亦颇具临床意义。

研究表明,单纯白内障患者,FERG 反映相当于弱光刺激正常眼,白内障仅是减弱了达到视网膜的刺激光强度。因此,非常致密的琥珀色核性白内障,可能因为阻隔光线,导致标准光刺激下记录不到FERG。

闪光 VEP(flash VEP,FVEP)反映视路传导和视皮质功能,当黄斑部病变和视神经损害时,其振幅均可降低。一些学者还认为,FVEP 是屈光间质混浊时检查视功能的理想方法。即使术前因白内障影响视力低于0.1,其 FVEP 预测术后视力的准确性亦高于80%。

值得注意的是,FERG 主要反映整个视网膜功能;而 FVEP 则主要反映黄斑和视神经功能,二者有互补性。临床上,只有对两种检查结果结合起来一起分析,才能充分发挥电生理检查的优势,提高预测术后视力的准确性。

六、虹膜新月影投照试验

这是检查白内障成熟程度最简单易行的方法。从集中光源自侧面照射于瞳孔区,如白内障已经形成,则由于光反射面使瞳孔区呈白色反光。如果混浊已扩展到前囊下(成熟期白内障),则白色反光区与瞳孔应相一致,视为虹膜新月影投照试验阴性;反之,如混浊处于晶状体某一定深度(未成熟白内障),则由于混浊层次与瞳孔平面尚有一定厚度的透明皮质,因此,当自侧方投照时,与光照方向同侧瞳孔缘内形成的阴影,以典型的新月姿态,投映在晶状体混浊背景上。新月影程度与白内障成熟程度成反比。虹膜新月影投照试验阳性代表进展期白内障;阴性代表成熟期白内障。对于晶状体局限性混浊及周边部混浊,本方法将失去诊断价值。

检眼镜可用于晶状体混浊的探测,用直接检眼镜 +10D 透镜,以后部反光照明法可在瞳孔红色反光背景下观察晶状体混浊形态。然而,单眼观察、有限的放大倍率以及较短的工作距离,使得这种检查不足以对白内障进行分级、分类。间接检眼镜有时可用于评价包括晶状体在内的屈光间质混浊程度的工具,有经验的临床医师可从检查结果预测视功能损害与白内障程度是否一致。

七、裂隙灯照相及图像分析

常规裂隙灯照相术,由于景深不够,以及放大倍率、照明光强度、焦点位置和裂隙光束角度不同,只能测定冠状面混浊部位和大小,而不能在矢状面上确定混浊位置,其结果不能作长期随访性研究。

比较公认的晶状体标准照相设备是 Scheimpflug 照相机和后照明照相机。

Scheimpflug 照相机是根据 Scheimpflug 原理改良的裂隙灯照相机。这一装置克服了常规照相机景深小的缺点，将裂隙光、照相机镜头和底片平面依次相交45°，使晶状体光切面影像等距离聚焦于底片上，以获得整个光切面的清晰图像。这一类照相机中有 Oxford Scheimpflug、Topcon SL-45、Zeiss Scheimpflug 和 Nidek Scheimpflug。后照明照相机以 Neitz-CTR 和 Oxford 照相机为例，可获焦点清晰的皮质和后囊下白内障图像，对于横断面和纵向研究均有作用。

裂隙光切面图像和后照明照相技术的完善，和不同的可重复性分析方法的结合，是目前客观评价白内障的有效手段，当然还存在一些问题，有待进一步提高。

为获得同一眼不同时期的可对比的影像，Chylack 等对裂隙灯照相条件和影响因素做了大量标准化工作，并制定了晶状体混浊分级系统（LOCS），将所摄照片同分级系统标准照片进行比较，以确定晶状体混浊类型和程度（详细内容见本章第四节）。

八、其他非侵害性技术

许多新技术先后被用于白内障研究，并以各自的优势显示出极好的实用价值和推广前景。比较成熟的新技术包括磁共振光谱、激光拉曼光谱和准弹性光散射检查等。

1. 磁共振（nuclear magnetic resonance，NMR） 磁共振光谱仪，采用非侵害性技术探测白内障形成过程中化学和生化改变，已被应用于白内障研究。它是利用低频电磁波与在强磁场中的原子核相作用，产生强弱不等的吸收信号来测定分子结构的方法。它可提供正常和病理条件下晶状体代谢、离子浓度、晶状体含水状态（结合水或游离水）信息，并可研究代谢产物和大分子运动动力学变化情况。对完整晶状体 13C NMR 光谱测定，已提供了关于醛糖还原酶抑制剂对山梨醇产生、转化和抑制的大量实验数据。13C 标记代谢产物的质子 NMR 光谱法，还提供了实时、非侵害性监控一磷酸己糖旁路（HMPS）的反应和动力学特点，两者是使晶状体保持氧化还原状态的重要路径。同时，31P NMR 光谱法可以监测含磷代谢产物，因此可以对反映病理状态的组织代谢，如三磷酸腺苷、磷酸乙酯、磷酸二酯等代谢进行实时评价。

2. 激光拉曼光谱法（laser raman spectrometry） 激光拉曼光谱法是研究晶状体非常有价值的非侵害性技术，可以加深和扩展我们对晶状体正常老化和病理过程的认识，是目前所有其他方法所做不到的。单色激光照射晶状体，由于分子振动导致激光波长改变，收集散射光经放大处理，可得到激光拉曼光谱。根据光谱中各谱带的位置和强度，可判断分子或基团的组成和含量。它所提供的结构方面的信息包括 -SH、S-S、H_2O、Trp 等，和蛋白质二级结构。研究可以在完整的活体晶状体上进行，并能避免蛋白组分破坏或巯基自动氧化。用这种光切技术，可以对来自视轴（或任何轴）任何部分蛋白成分的 Raman 散射光进行分析。因此，这项技术可以成功监控晶状体内老化性改变，很容易将较老的晶状体蛋白同皮质内新合成的蛋白进行比较。与光学显微镜相匹配，激光拉曼设备已被改装成具有良好空间分辨力的唯一成像装置。应用这种装置，已可对整个晶状体或微小区域光切面进行拉曼光谱成像，并获得人晶状体代谢上与氟磷酸有关的两种成分准确的分布资料。

3. 准弹性光散射（quasi-elastic light scattering，QELS） 传统的光学技术，如裂隙灯或 Scheimpflug 照相是通过测量散射光密度的变化来衡量晶状体改变，这些方法只能当晶状体已经发生明显混浊时才能应用。准弹性光散射则是将激光散射技术、显微分光广谱技术及生物医学图像处理技术结合，用以观察活体细胞内分子的各种动态特性、细胞器细胞膜结构等的特殊方法。QELS 检查可以检测晶状体内高分子量蛋白凝集的形成，因此可以监测晶状体混浊的发展过程。QELS 分析的理论基础是胶体颗粒的布朗运动速度与颗粒直径成反比，当已知波长的激光束作用于作布朗运动的这种颗粒，散射光束闪烁。光束由光电倍增管收集，转变成电信号，根据所获得的弛豫时间和其他参数，如温度、晶状体液体黏滞系数、屈光指数、散射角和激光波长等，经计算机处理计算出颗粒大小。

第四节 晶状体混浊及核硬度分级

在白内障发展过程中，定量监测其混浊变化规律，对揭示白内障病因，及判断治疗效果均有重要意义。此外，对现代白内障手术而言，晶状体核硬度也是一个非常重要的概念。比如在超声乳化手术中，晶状体核越硬，需要破碎的超声能量越大，操作时间越长，发生相关手术并发症的可能性也越大。对初学者来说，根据自己的技术水平，选择适当核硬度的白内障，以最大限度地保证手术的安全性，是体现正确的学习曲线，由囊外白内障手术顺利过渡到超声乳化技术的重要保证。

一、LOCS Ⅰ和Ⅱ晶状体混浊分级记录法

随着白内障基础实验研究的发展，和开发白内障治疗药物的需要出发，迫切需要一个能够准确定量评

价白内障程度的方法和标准。20世纪80年代,先后有LOCS(lens opacities classification system)、OCCS(oxford cataract classification system)、the Wilmer System、the Wisconsin System等标准被加以介绍,其中LOCS标准应用最为广泛(表5-4)。LOCS标准是Chylack等提出,被美国国家眼科研究所资助的一项流行病学研究所采用的分级方法。这一方法的原理是通过特殊照相方法摄取晶状体后反光和矢状切面裂隙图像(参见本章第三节),然后用同一套标准照片作比较,确定白内障类型和不同部位的混浊程度。或在裂隙灯下,对晶状体作标准条件下的裂隙光切面,直接对照标准照片进行比较。后者方法比较粗糙,影响因素也比较多,因此检查结果的参考价值有限。

表5-4　LOCS Ⅰ和Ⅱ晶状体混浊分级标准

晶状体部位	混浊情况	LOCS Ⅰ 分级法	LOCS Ⅱ 分级法
核(N)	核透明,可清楚看到胚胎核	N_0	N_0
	早期核混浊	N_1	N_1
	中等程度核混浊		N_2
	严重核混浊	N_2	N_3
核颜色(NC)	根据反射黄色光亮程度确定		
	较标准核颜色淡	NC_0	NC_0
	与标准核颜色相当	NC_1	NC_1
	较标准核颜色深	NC_2	NC_2
皮质(C)	皮质透明	C_0	C_0
	少量点状混浊	C_a	C_{tr}
	点状混浊范围扩大,瞳孔少许		C_1
	辐轮状混浊超过2个象限	C_b	C_2
	辐轮状混浊扩大,瞳孔区50%	C_2	C_3
	瞳孔区98%皮质混浊		C_4
	混浊超过C_4		C_5
后囊膜下(P)	后囊膜下透明	P_0	P_0
	约3%后囊膜下混浊	P_1	P_1
	约30%后囊膜下混浊	P_2	P_2
	约50%后囊膜下混浊		P_3
	混浊超过P_3		P_4

二、LOCS Ⅲ晶状体混浊分级记录法

LOCS Ⅲ(1993年)是Chylack等在LOCS Ⅱ(1989年)基础上补充修订的。LOCS Ⅲ仍使用一组标准彩色裂隙灯和后照明照片,将晶状体核混浊(N)、皮质混浊(C)、后囊膜下混浊(P)和晶状体核颜色(NC)分成标准等级。用患者白内障照片与其进行比较,以确定患者白内障程度。

LOCS Ⅲ对检查结果提出如下分级标准(彩图5-71,见书末彩插):

核混浊分级标准:将照片内核区同标准的6个裂隙灯照片上同一区域进行比较,这6个照片从轻度到重度混浊,依次冠以NO_1~NO_6,代表不同混浊程度。如平均混浊程度介于两个标准之间,则用小数点表示。

皮质混浊分级标准:将裂隙灯照片同标准照片C_1~C_5进行比较而分级。如果混浊程度介于两标准级之间,则用小数点表示。皮质混浊的范围从极微小皮质改变到完全的皮质混浊。但轻度的水隙、空泡、板层分离及孤立的点状混浊均可忽略不计。

后囊下混浊分级标准:后囊下皮质混浊形态复杂,只有红光反射条件下可察觉的混浊方可分级。其混浊程度仍需对照标准照片P_1~P_5来确定,介于两标准之间者,用小数点表示。

应用LOCS Ⅲ时,对患者晶状体照相有严格的条件要求,包括胶卷型号、闪光强度、光圈、裂隙灯照明与视轴夹角等,以最大限度地减少操作误差。比较时,将患者照片和标准照片同时用幻灯放映,要求光线和大小相同。也可以直接在裂隙灯下,用裂隙光和后照明法显示晶状体混浊情况,并同标准照片进行比照,确定其混浊程度。

三、晶状体核硬度分级

一般来说,白内障的形成过程中,晶状体核硬度不断发生变化,同时伴随颜色改变,而且两者存在一定的相关性。年龄与核硬度也有密切关系,特别是初发白内障的年龄与核硬度的关系更大,有相同颜色的白内障,80岁患者的白内障核硬度显然比60岁患者要硬得多。

晶状体核硬度,则主要是参照Emery及Little晶状体核硬度分级标准,根据裂隙灯检查结果,对其核颜色进行判断而进行分级。

Ⅰ级(软核):裂隙灯下为透明或淡灰白色,一般为皮质型或后囊下混浊型白内障的特点;某些与代谢有关的白内障类型,其核硬度亦为Ⅰ级。这种类型的白内障,因为核质特别软,比较容易被乳化。因此,只需很小的能量即可将其吸除。

Ⅱ级(软核):晶状体核呈灰白或灰黄色。主要出现在后囊下混浊型白内障中晚期及年龄较轻的皮质型老年性白内障中。因核硬度稍大,对乳化针头及辅助器械均有阻抗,便于刻出一定形状的沟槽。

Ⅲ级(中等硬度核):大多数老年性白内障的核硬

度为Ⅲ级，核呈黄色或淡棕黄色。这种白内障以核混浊为主，裂隙灯下光学切面可清晰勾勒出核界线，中心部颜色最深，渐渐向较淡的皮质过渡。这种核硬度的白内障是超声乳化手术最主要的适应证。

Ⅳ级（硬核）：晶状体核呈深黄色或淡琥珀色。多见于老年性白内障晚期或病史较长、视力极差的老年患者。这种白内障由于核较硬，往往需要较高的超声能量，并需要较复杂的劈核手法相配合，因此不适合于初学者。

Ⅴ级（极硬核）：临床上比较少见。晶状体核呈深棕褐色或黑色，是典型的所谓"迁延性"白内障类型，整个晶状体呈现高密度团块外观。这类白内障，无论从操作难度方面，或是从安全性方面考虑，都不是超声乳化手术的最佳适应证。

晶状体核硬度分级标准及相关情况表5-5。

表5-5　晶状体核硬度分级

分级	颜色	白内障类型举例	红光反射	乳化时间
Ⅰ	透明或灰白	皮质型或囊下混浊型	极明亮	极短
Ⅱ	灰或灰黄	后囊下混浊型	明亮	短
Ⅲ	黄或淡棕	进展期老年性白内障	略暗	中等
Ⅳ	深黄或琥珀	核性老年性白内障	差	长
Ⅴ	棕褐或黑	"迁延性"白内障	无	不适合

（何守志）

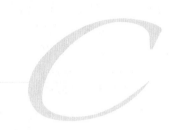

第二章
白内障各论

第一节　先天性白内障

先天性白内障是严重影响婴幼儿视力发育的常见眼病。国外文献报道，婴幼儿盲目中约 10%～38.8% 与先天性白内障有关；每 250 个新生儿中即有一个（0.4%）是某种类型的白内障。一项流行病学调查结果显示，我国先天性白内障的患病率约为 0.05%（1∶1918），低于国外报道的 0.4%（Francois）。先天性白内障病例中约 30% 有遗传因素；还有 30% 与胎生期母体罹患风疹或内分泌失调有关。先天性白内障常伴有中枢神经系统异常，如智力低下、惊厥或脑麻痹等。这些症状的出现很可能与妊娠最后三个月期间子宫缺氧或胎盘功能障碍有关。大约 6% 的先天性白内障合并眼部其他异常，如原始玻璃体增生症、无虹膜、脉络膜缺损等。先天性白内障在一岁以内出现，大多与代谢性或系统性疾病相伴随。35%～50% 的先天性白内障为散发病例，一般病因不明。由于病因比较复杂，先天性白内障在形态、混浊部位、混浊程度以及发病年龄等方面有较大差异。

一、病　因　学

确定先天性白内障病因的最基本的方法，先是要明确白内障是健康患儿的孤立病症，还是全身或眼部病变的一部分。在一些病例中，通过了解家族史和个人史，结合完整的全身和眼部检查一般可找到病因并作出正确诊断。前极性白内障、后晶状体圆锥一般不合并全身异常；有双侧永存原始玻璃体增生症的患儿，应与 Norrie 病、13- 三体相鉴别。母体怀孕最初 3 个月的疾病史、用药史、X 射线暴露史等具有重要参考价值。

1. 遗传因素　研究表明，先天性白内障中大约有 30%～50% 具有遗传性，其中常染色体显性遗传最为多见。我国的统计资料表明，常染色体显性遗传占 73%，常染色体隐性遗传占 23%，尚未见伴性遗传的报道。在血缘婚配比率高的地区或国家，隐性遗传也并非少见。

由于本病有不同的类型，遗传基因位点的差异和遗传异质性，给遗传规律研究带来了一定的困难。从 20 世纪 50 年代即开始研究先天性白内障的基因位点，发现至少有 12 个致病基因位于不同染色体的不同位点。有一种类型的白内障（后极型）的致病基因位于 16 号染色体与亲血色球蛋白（haptoglobin）连锁；还有一种类型的胚胎核白内障的致病基因位于 2 号染色体；另有一种类型的胚胎核白内障的致病基因位于 1 号染色体。8.3%～23% 的常染色体显性遗传性白内障有家族史，由于外显率不同，因而表现为不规则的遗传规律。单眼先天性白内障的父代可以有双眼白内障的子代，也可以隔代遗传。这样的病例有可能被认为是隐性遗传或是原因不明的先天性白内障。

常染色体隐性遗传的白内障较为少见，多与近亲婚配有关。近亲婚配后代的发病率要比随机婚配后代的发病率高 10 倍以上，比较常见的是核性白内障。隐性遗传白内障也会出现分类的错误，因为在随机婚配的家族中，如果父母表型正常，但却是白内障致病基因的携带者，其子女中如有一名先天性白内障患者，就会被误认为是原因不明的白内障。由于目前还没有检出隐性基因携带者的方法，因此禁止近亲婚配是减少隐性遗传白内障的重要措施。

X- 连锁遗传极为少见，所有报告的病例均为显性。男性患者多为核性白内障，静止不变或者逐渐发展为成熟期白内障。女性携带者有 Y 字缝混浊，一般无视力障碍。

Freedman 声称，50% 的先天性遗传白内障与新基因突变有关。无家族史的散发性白内障，有可能是常染色体显性基因的突变，患者为该家系的第一代白内障患者，其子女就会有 50% 的患病机会。

在先天性白内障的分子遗传学研究中，发现其结果是不一致的，这是由于本病有不同的基因位点，并呈多态性的缘故。2002 年，我国学者在中国的 3 个遗传性儿童白内障家系中的 50 多人中，发现热休克蛋白转录因子 -4（heat shock thanscripting factor-4，HSF-4）的基因突变。随后又与加拿大大不列颠哥伦比亚大学米西尔教授合作验查了 100 年前发现的丹麦的一个白内障大家系，HSF-4 基因的另一突变，进一步证实了 HSF 基因是引起儿童遗传性白内障的主要致病基因。

在晶状体内，HSF-4 可调节热休克蛋白（heat shock protein，HSPs）的表达，而热休克蛋白是晶状体发育的重要成分，因此将 HSF-4 选作疾病候选基因。对 HSF4 基因的全部 13 个外显子及其旁侧序列直接进行 PCR 产物的序列测定，在 3 个中国家系和 1 个丹麦家系中发现 4 种突变。而在 300 名无关个体对照组及这 4 个家系的正常成员中未发现相应突变。

热休克蛋白在胚胎以及成年人晶状体中或广泛表达，或呈组织特异性表达。热休克蛋白作为分子伴侣参与蛋白质合成、折叠、定位、修复和降解。提示热休克蛋白是晶状体发育所必需的蛋白质。HSF-4 基因调控 HSP70，HSP90a 和 HSP27 等多种热休克蛋白基因的表达。HSF-4 发生突变，将影响其与调控的热休克蛋白基因 DNA 序列的结合，患者热休克蛋白的产量减少或者无法合成，最终导致遗传性白内障的发生。

2. 非遗传因素　除遗传因素外，环境因素的影响是引起先天性白内障的另一重要原因，约占先天性白内障的 30%。

应该提出的是母亲在妊娠期前 2～3 个月的感染，是导致白内障发生的一个不可忽视的因素。妊娠期间晶状体囊膜尚未发育完全，不能抵御病毒的侵犯，而且此时的晶状体蛋白合成活跃，对病毒的感染敏感。此时如受感染（风疹、水痘、单纯疱疹、麻疹、带状疱疹以及流感等病毒），可以严重影响晶状体上皮细胞生长发育，同时有营养和生物化学的改变、晶状体的代谢紊乱，从而引起晶状体混浊。在妊娠的后期，由于胎儿的晶状体囊膜已逐渐发育完善，有了保护晶状体免受病毒侵害的作用，因此很少发病。在多种病毒感染所致的白内障中，以风疹病毒感染最为多见。

此外，随着各种性病发病率的上升，单纯疱疹病毒Ⅱ型感染所致的白内障亦应给予重视。新生儿可以从母亲的产道受病毒感染。已有报告在患者的晶状体皮质内培养出单纯疱疹病毒Ⅱ型。新生儿的晶状体可为透明，但白内障不久即可发生。

妊娠期营养不良、盆腔受放射线照射、服用某些药物（如大剂量四环素、肾上腺皮质激素、水杨酸制剂、抗凝剂等）、妊娠期患系统性疾病（心脏病、肾炎、糖尿病、贫血、甲亢、手足抽搐症、钙代谢紊乱）以及维生素 D 缺乏等，均可造成胎儿的晶状体混浊。

先天性白内障另一个常见的原因是胎儿最后 3 月的发育障碍。典型表现是早产儿出生时体重过低和缺氧，中枢神经系统损害。已有动物实验证实宫内缺氧可以引起先天性白内障。约有 2.7% 的早产儿在出生后有白内障，晶状体前后囊下有清晰的囊泡，双眼对称，囊泡可以自行消退或逐渐发展成后囊下弥漫混浊。此外，发育不成熟的早产儿，常需吸入高浓度氧气，多有早产儿视网膜病变，数月后可有晶状体混浊。

总之，在非遗传性的先天性白内障中，环境因素的影响是造成白内障的重要原因。因此要强调围产期保健，以减少先天性白内障的发生。

3. 原因不明　约有 1/3 先天性白内障原因不明，即散发病例，也被称作特发性白内障（idiopathic cataract），无明显的环境因素影响。在这组病例中可能有一部分还是遗传性的，新的常染色体显性遗传基因突变，无家族史，其子代开始显现白内障的家族性，因此很难确定是遗传性。隐性遗传的单发病例也很难诊断为遗传性白内障。

综上所述，婴幼儿先天性白内障病因可归纳如下：

Ⅰ. 遗传（mendelian Inheritance）

A. 常染色体显性遗传（autosomal dominant）

B. 常染色体隐性遗传（autosomal recessive）

C. X- 性连锁遗传（X-linked）

Ⅱ. 子宫内感染（intrauterine Infection）

A. 风疹（rubella）

B. 水痘 / 带状疱疹（chickenpox/herpes zoster）

C. 单纯疱疹（herpes simplex）

D. 巨细胞病毒（cytomegalovirus）

Ⅲ. 早产（prematurity）

Ⅳ. 代谢性疾病（metabolic disorders）

A. 半乳糖血症（galactosemia）

B. 甲状旁腺功能减退（hypoparathyroidism）

C. 假性甲状旁腺功能减退（pseudohypoparathyroidism）

D. 糖尿病（diabetes mellitus）

E. 雷弗素姆综合征（Refsum's syndrome）

F. 眼 - 脑 - 肾综合征（oculo-cerebro-renal，Lowe's syndrome）

G. 低血糖（hypoglycemia）

H. 甘露糖醇血症（mannosidosis）

I. 遗传性家族性先天出血性肾炎综合征（hereditary familial congenital hemorrhagic nephritis，Alport's syndrome）

Ⅴ. 染色体疾病（chromosomal disorders）

A. 21- 三体综合征（trisomy 21，Down's syndrome）

B. 13- 三体（trisomy 13）

C. 18- 三体（trisomy 18）

Ⅵ．眼异常（ocular abnormalities）

A．小眼球（microphthalmia）

B．中胚叶发育不良（mesodermal dysgenesis）

C．组织缺损（coloboma）

D．无虹膜（aniridia）

E．永存瞳孔膜（persistent pupillary membrane）

F．后晶状体圆锥（posterior lenticonus）

G．永存原始玻璃体增生症（persistent hyperplastic primary vitreous，PHPV）

Ⅶ．系统性综合征（systemic syndromes）

A．Hallermann-Streiff 综合征（Hallermann-Streiff syndrome）

B．共济失调 - 白内障 - 侏儒综合征（Marinesco-SjÖgren syndrome）

C．先天性斑点骨骺综合征（congenital stippled epiphysis，Conradi's syndrome）

D．肌强直综合征（myotonic dystrophy）

E．脑 - 肝 - 肾综合征（Smith-Lemli-Opitz syndrome）

F．进行性遗传性关节 - 眼病综合征（Stickler's syndrome）

G．巨脑综合征（cerebral gigantism，Sotos's syndrome）

H．肾 - 面发育不全综合征（Potter's syndrome）

I．软骨营养不良性肌强直（chondrodystrophic myotonia）

J．Schwartz-Jampel 综合征（Schwartz-Jampel syndrome）

K．早老性侏儒症（Cockayne's syndrome）

L．脑膨出 - 多囊肾 - 多指（趾）综合征（Meckel's syndrome）

M．阔指综合征（Rubinstein-Taybi syndrome）

Ⅷ．皮肤疾病（dermatologic disorders）

A．皮肤损害白内障Ⅰ型综合征（poikiloderma atrophicans，rothmund-thomson syndrome）

B．先天性鱼鳞癣（congenital ichthyosis）

C．外胚叶发育不良（ectodermal dysplasia）

D．色素失调（incontinentia pigmenti，Bloch-Sulzberger-Syndram）

E．特应性皮炎（atopic dermatitis）

Ⅸ．颅面发育不全（craniofacial Dysostosis）

A．Crouzon's 综合征（Crouzon's syndrome）

B．尖头并指（趾）综合征（Apert's syndrome）

C．尖头畸形（oxycephaly）

二、临床表现及诊断

1．临床表现

（1）白瞳征：成年白内障患者，常常因视力明显减退而就诊。而婴幼儿白内障患者，特别是单眼患者，一般并无症状，因此经常被耽误诊断。只有当瞳孔区出现白色反光，即所谓白瞳征（leukokoria）时，方引起家长或医生的注意。白瞳征并非先天性白内障所特有，临床上应与其他病症加以鉴别。

（2）眼球震颤：患双眼致密混浊性白内障的患儿，大多伴有眼球震颤（nystagmus），震颤多为游移性（wandering）和搜寻性（searching）等类型。这种类型的眼球震颤往往提示视力极为低下，一般不会超过 0.1。

（3）斜视：由于视力低下或双眼视力不平衡，阻碍融合机制的形成，可迅速造成眼位偏斜。Hiles 等（1977 年）报告一组 432 例白内障手术前和手术后连续病例，发现有 46% 患儿伴有斜视。而 France 等（1984 年）报告的另一组先天性白内障和发育性白内障患儿的斜视发生率分别为 86% 和 61%。

（4）畏光：在一些情况下，由于晶状体混浊引起光散射，可使患儿产生畏光症状，这种情况在有板层白内障的患儿更易出现。

（5）合并的其他眼部异常：先天性白内障合并先天性小眼球临床并不罕见，先天性小眼球的存在与白内障类型无关，且常合并其他眼组织发育异常，如脉络膜缺损。视力预后极差，即使手术也不能获得满意的视力结果。少数患儿可合并有近视性视网膜脉络膜病变、视网膜变性，以及黄斑部营养不良等。此外，还可合并晶状体脱位、晶状体缺损、虹膜和脉络膜缺损、瞳孔残膜、圆锥角膜等异常情况。

2．鉴别诊断　新生儿白瞳征最常见的原因就是先天性白内障，临床诊断并不困难。然而，许多其他眼部先天异常，也可表现为白瞳征，其临床表现、处理原则和预后均不相同。因此，及时作出准确的诊断和鉴别诊断是十分重要的。

（1）早产儿视网膜病变：早产儿视网膜病变（retinopathy of prematurity，ROP）又称作晶状体后纤维增生症，见于早产儿，吸入高浓度氧可能是其致病原因。主要病变是在晶状体后面形成纤维血管组织，并向心性牵拉睫状体，可同时发生白内障和视网膜脱离。如晶状体透明，检查眼底可以发现视网膜血管扩张迂曲，周边部视网膜新生血管形成，伴视网膜水肿。

（2）永存原始玻璃体增生症：永存原始玻璃体增生症（persistent hyperplasia of primary vitreous，PHPV）见于足月顺产的婴幼儿，90% 为单眼发病。患侧眼球小，前房浅，晶状体小而扁平，瞳孔不易散大。晶状体后面可见坚硬的纤维膜，中心部位最厚，其上血管丰富。散大瞳孔常可发现睫状突因牵拉而聚向晶状体后极部，形成放射状条纹。

（3）视网膜母细胞瘤：视网膜母细胞瘤是儿童期最常见的眼内肿瘤，多发生于2～3岁以前，但也有在出生后数月乃至数日即可发现白瞳者。由于肿瘤本身呈现乳白色或黄白色，当生长至一定大小，瞳孔区即可出现黄白色反光，俗称"猫眼"。

（4）外层渗出性视网膜病变：外层渗出性视网膜病变又称作 Coats 病，典型改变为视网膜血管异常及视网膜渗出病变，病变可位于眼底任何象限，但以颞侧最为常见。眼底可见单个或多发性病灶，病变部位视网膜呈黄白色隆起，间或类脂样渗出。视网膜动脉和静脉均受累，尤以动脉为主。血管扩张、迂曲，管径粗细不均，囊样、梭形扩张可排列呈串珠样，伴有新生血管和血管瘤形成。

3. 实验室诊断　先天性白内障病因复杂，在大多数情况下都合并眼部和其他系统异常，因此临床表现呈现多样性的特点。为明确诊断，有时需完成一些实验室检查，以提供更为准确的客观证据。

（1）先天性白内障合并其他系统的畸形，这些患者有可能是染色体病，因此要完成染色体核型分析和分带检查。

（2）糖尿病、新生儿低血糖症应查血糖、尿糖和酮体。

（3）肾病合并先天性白内障应查尿常规和尿氨基酸，以确诊 Lowe 综合征、Alport 综合征等。

（4）苯丙酮尿症：尿苯丙酮酸（phenylpyruvis acid）检查阳性，尿的氯化铁试验阳性。

（5）甲状旁腺功能低下：血清钙降低，血清磷升高，血清钙低于 1.92mmol/L 有低钙性白内障发生。

（6）半乳糖血症：除了进行半乳糖尿的筛选以外，应查半乳糖 -1- 磷酸尿苷转移酶和半乳糖激酶。

（7）同型胱氨酸尿症：应做同型胱氨酸尿的定性检查，氢硼化钠试验阳性可以确诊本病。

（8）氨基酸测定：应用氨基酸自动分析仪测定血氨基酸水平，可以诊断某些代谢病合并先天性白内障，如同型胱氨酸尿症、酪氨酸血症。

（9）风疹综合征：母亲感染风疹病毒后，取急性期或恢复期血清，测血清抗体滴度，如果高于正常4倍，则为阳性结果。

因先天性白内障还可能合并其他眼病，所以除了完成上述必要的化验检查以外，应做 B 超声、视网膜电流图、视觉诱发电位等项检查，可以预测白内障手术后视力恢复的情况。

三、先天性白内障的临床类型

1. 囊膜性白内障（capsular cataract）　真正的囊膜性白内障比较少见。前囊膜混浊常合并永久性瞳孔残膜或角膜混浊，混浊范围很小，一般为 0.1～1.0mm 直径。裂隙灯检查可发现瞳孔正中相应部位囊膜呈灰白色混浊，可有星形色素沉着。如混浊范围很小，不会严重影响视力，则无需治疗。另一种情况是，角膜溃疡穿孔或穿孔伤致晶状体前囊与角膜接触，形成粘连性角膜白斑，相对应的前囊膜和囊膜下皮质均可发生混浊。这种建立在角膜病变基础上的晶状体混浊，虽可长期保持静止，但往往严重影响视力，应与先天性白内障加以区别。尚有一种特殊情况，即白内障晶状体纤维在母体内发生退行性病变，皮质逐渐被吸收而形成所谓膜性白内障（membrane cataract）。临床表现为致密的灰白色机化膜，表面不规则，间或有点彩样反光；有时可看到睫状突粘连于膜表面，或有血管长入。

2. 极性白内障　从定义上讲，极性白内障（polar cataract）是指晶状体前后极的混浊。由于解剖上的特殊关系，单纯极性白内障与囊膜性白内障常可同时发生。如果混浊是由于永存血管膜附着于晶状体而产生，其实并非真性白内障，应视为"假性"白内障（spurius cataract）。根据混浊位置的不同，可分为前极性、后极性和前后极性白内障（图 5-72）。

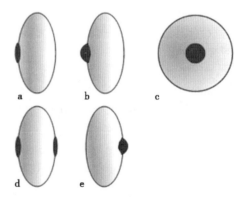

图 5-72　极性白内障
a. 前极性白内障　b. 前、后极性白内障　c. 前晶状体圆锥
d. 后晶状体圆锥　e. 正面观

前极性白内障（anterior polar cataract）临床比较多见。混浊形态怪异，可呈白色圆盘状，位于前囊膜下透明区；也可向前突入到前房，或向后突入到晶状体板层。一种特殊类型的前极性白内障，为胎生期晶状体泡自外胚叶未完全脱离所致，其结果自晶状体前极向前呈小的白色锥形隆起，称为前圆锥形白内障（pyramidal cataract），隆起内含致密的透明质，不易被吸收。混浊范围可小到仅 0.1mm，也可大到占据整个瞳孔区，有时可伴有瞳孔残膜。混浊局限且境界很清楚，但裂隙灯下很难将混浊的皮质同囊膜相区分。除混浊区外，

晶状体核和皮质均透明，表明混浊是由于胚胎后期囊膜受到损害所致。

后极性白内障（posterior polar cataract）虽然比较少见，但影响视力程度较之前极性白内障更为严重。其特点是后囊膜中央区的局限性混浊，边缘不整齐，形态不一。临床上可分为两种类型，即胎生期形成的静止型混浊和出生后发生的进行性混浊类型。前者常见，在解剖上与前极性白内障相似，常合并永存原始玻璃体增生症（persistent hyperplasia of primary vitreous）。有时后极部混浊纤维恰恰位于残存的玻璃体动脉附近，形态学上与前极性一致。后极部混浊也可以和玻璃体动脉无关，混浊形态具有多样性。出生后发生的进行性混浊，随年龄加重；混浊呈放射状楔形，自中心向赤道部伸展，但从不累及晶状体核。

极性白内障一般具有遗传性。外伤，特别是微小的穿通性损伤，囊膜愈合后可形成瘢痕性混浊，当与此相区别。

3. 缝合性白内障　Y 字缝合代表了原始晶状体纤维发育终止在不同部位的结合部，并形成了胚胎核的前后界限，缝合性白内障（sutural cataract）即在这一位点上形成。由于混浊沿缝合线分布，故常呈现特殊的三叉外观。双眼发病，病变静止，一般影响视力不明显。混浊由白色或浅蓝色斑点组成，沿缝合线分布，排列亦可稀疏，也可密集呈微细羽毛状（彩图 5-73，见书末彩插）。

4. 胚胎核性白内障　胚胎核性白内障（embryonic nuclear cataract）也称中央（板层）粉尘状白内障（central puiverulent cataract）。胚胎核性白内障一般在妊娠 6 个月时形成，仅原始晶状体纤维受累，且局限于胚胎核内，胎儿核不受影响。混浊呈粉尘样外观，裂隙灯下可见混浊区内密集的细小白点，位于 Y 字缝合线附近。位于更表浅的混浊病变在起源上属于发育性，由于混浊区位于晶状体中轴区，因此也被称作轴性白内障（axial cataract）。前轴胚胎核性白内障（anterior axial embryonic cataract），可以在大约 20%～30% 的儿童中见到，病变静止，不影响视力，一般不具有临床意义。轴性白内障可以表现出错综复杂的形态学差异，如星形、珊瑚形、花簇形等不一而足。胚胎核性白内障与缝合性白内障在临床上不易区分。双眼发病，病变多为静止，通常不影响视力。

5. 核性白内障　核性白内障（nuclear cataract）是最常见的先天性白内障类型之一，约占先天性白内障的 1/4。病变累及胚胎核和胎儿核，呈致密的白色混浊。混浊范围可达 4～5mm 直径，位于晶状体核心部，完全遮挡瞳孔区，因此可严重影响视力，多为双眼发

病。通常为常染色体显性遗传，极少数为隐性遗传，偶有散发（彩图 5-74，见书末彩插）。

6. 板层白内障　板层白内障（lamellar cataract）又称绕核性白内障（perinuclear cataract）。板层白内障是先天性白内障中最常见类型，约占先天性白内障种类的 40%～50%。男性多于女性，双眼发病。典型的板层白内障，是在透明的皮质和相对来说比较透明的核之间，呈向心性排列的细点状混浊。在混浊区的外层，有时可见到两种附加的带状混浊特征，一种是极微细的混浊带，环绕板层混浊区之外，间隔以薄薄的透明皮质；另一种是辐条样 V 字形混浊骑跨于板层混浊带前后，称作"骑子"（riders），形态颇为特殊。混浊是由于胎生期某一阶段，新晶状体纤维形成过程中受到毒性因素影响的结果。毒性因素一旦终止，其后形成的纤维仍然是透明的。混浊区的部位、厚度和深度取决于致病因素发生的时间和持续作用的长短。病变部位越靠近核心，范围也越小；相反，病变发生越晚、病理因素作用时间越长，则混浊越靠近表面，范围也越广泛，影响视力也就越显著（彩图 5-75，见书末彩插）。

胎生期形成的板层白内障，出生后即已存在，通常具有遗传特性。而出生后发生的板层白内障可以出现在婴幼儿早期，甚至在青春期发病。这种类型的带状混浊部位更接近于囊膜，因此影响视力更严重。测定混浊范围的大小，有助于判断白内障产生的时间。如果混浊区直径小于 5.75mm（新生儿晶状体前表面直径），应考虑是胎生期形成的板层白内障；反之为出生后形成。

还有一种散在发生的板层白内障病例，是由于母体妊娠后几个月钙代谢异常所致。这种白内障常同肌强直、甲状旁腺功能减退和手足搐搦相并存。也可能同时存在恒牙牙釉质发育不全，特别是门齿、犬齿和磨牙，因此常合并异形齿。根据晶状体混浊的密度不同，视力可以受到严重影响，或不受任何损害。

基于复杂的形态学背景，本病发生的原因可能是复杂的。双眼受累病例多为常染色体显性遗传已得到证实；而散发的所谓获得性板层白内障，其发病显然与低钙血症、低血糖等内生环境有关。

7. 全白内障　临床上，先天性全白内障（congenital total cataract）发病仅次于板层及核性白内障，约占总数的 20%。之所以产生整个晶状体混浊，可能与整个发育期间严重的平衡失调，或胎生晚期遭受足以影响整个晶状体的有害因素有关。形态以出生后即存在的各层次混浊为特点，晶状体核呈致密白色混浊，有时呈现钙化变性，偶尔出现囊膜皱缩。比较少见的是所谓先天性 Morgagnian 白内障，包括极罕见的盘状和环

形白内障，晶状体核可被逐渐吸收，中心区被炸面圈样变性皮质环环绕，形似 Soemmering 环。在个别病例，随时间推移，最终导致前后囊膜相贴附，形成所谓膜性白内障，甚至发生晶状体脱位，此时患儿可突然获得无晶状体眼视力。组织学检查发现，中心部变性、坏死和少量残留细胞核。据认为风疹是本病重要的致病因素。妊娠头 3 个月如罹患风疹，胎儿中约 50% 发生先天异常，其中一半表现在眼部（彩图 5-76，见书末彩插）。

8. 发育性白内障　发育性白内障是指先天性与成人型白内障的过渡类型，一般在出生后形成。混浊多为一些沉积物的积聚，而并非晶状体纤维本身。因此，发育性白内障在形态上与晶状体纤维走向无关，多呈圆形或类圆形轮廓，混浊程度和数量可随年龄加重，但进展相当缓慢，一般不影响视力。根据混浊的形态学特点，发育性白内障可分为点状白内障和冠状白内障两种类型。

（1）点状白内障（punctate cataract）：典型的点状白内障的特点，是微细小圆点状混浊散在分布于晶状体周边部皮质区域，在强光照射下呈白色、棕色或蓝色。有时混浊可侵犯视轴区，在特殊情况下也可出现核性点状混浊。点状白内障一般为静止性，不影响视力，但需注意与冠状白内障合并存在的类型。

（2）冠状白内障（coronary cataract）：斑点状混浊分布在晶状体周边部，环绕中心视轴区向心排列，形似花冠，故名冠状白内障。每一片混浊多呈扁盘状、灰白色、棕色或浅蓝色反光。病变一般静止不变，且不影响视力，除非混浊侵犯视轴区或合并囊膜下混浊。冠状白内障一般发生在青春期，遗传方式为显性遗传。

（何守志）

第二节　年龄相关性白内障

年龄相关性白内障（senile cataract）是最常见的白内障类型，病因仍未完全明确。临床上，年龄相关性白内障诊断标准尚存在一些争论，至今仍无一完整准确的定义。据认为，通过裂隙灯进行检查，60 岁以上老年人中大约 96% 可以发现晶状体有不同程度或不同形式的混浊。不过，大多数病例病情进展缓慢，且不影响视力。而在部分病例，确实因晶状体混浊而影响视力，此时年龄相关性白内障的诊断才真正具有临床意义。

一、流　行　病　学

（一）白内障诊断标准

在有关白内障的流行病学调查中，由于诊断标准不同，研究结果将有很大差异，各研究资料之间难于进行相互比较，因此必须制定出明确的诊断标准和规范的调查方法。目前，我国采用的白内障流行病学调查，主要参照如下三个标准来进行。

1. 世界卫生组织（WHO）盲与低视力标准　矫正视力<0.05 为盲；≥0.05 或<0.3 为低视力；

2. WHO 与美国国家眼科研究所诊断标准　1982 年 WHO 与美国国家眼科研究所提出，视力<0.7、晶状体混浊，而无其他导致视力下降的眼病，作为白内障诊断标准。

3. 特定年龄段标准　专为调查某一年龄段的白内障患病情况而制定的标准。如≥50 岁，晶状体混浊，而无其他导致视力下降的眼病等。采用这种方法调查的结果仅说明特定年龄段的白内障患病状况。

除了以上所述流行病学调查标准以外，在临床上还有其他几种有关白内障的诊断标准，比如 Chylack 等的晶状体混浊分级记录方法，即 LOCS 系统（lens opacity classification system，LOCS）。这一系统是将晶状体混浊的部位、范围、颜色、密度同标准照片进行比较，划分不同等级，以确定晶状体混浊的程度。此种诊断标准操作比较复杂，大多用于白内障实验研究，不适于在流行病学调查中应用。

（二）我国白内障盲现状

1987 年，在全国范围内对双眼盲与低视力进行了流行病学分层随机抽样调查。采用 WHO 盲及低视力标准，调查 1 579 316 人中，盲 6826 人，患病率 0.43%；低视力患者 9097 人，患病率 0.58%。其中盲人中 41.06%，低视力患者中 49.38% 为白内障所致，即双眼矫正视力<0.3 的白内障患者共 7336 人，白内障患病率为 0.46%。1988 年北京顺义县的一项白内障流行病学调查，采用视力<0.7、晶状体混浊标准，白内障患病率高达 5.99%。这些调查结果显示，白内障已成为我国首位的致盲原因。随着我国人口的增加和老龄化趋势，与年龄相关的白内障发病率也将明显增加。如果我们不采取积极有效的措施，20 年后我国的盲人数将增加一倍。

在世界卫生组织和美国国家眼科研究所的支持下，自 1996 年开始对我国两个地区进行了防盲治盲项目评价研究。研究结果显示，在 50 岁及 50 岁以上的人群中，白内障盲人的社会负担率（每 100 个 50 岁及 50 岁以上因白内障失明需进行手术治疗的人数）两地区分别为 1.63% 和 3.80%，平均约为 2.70%；而白内障手术覆盖率仅为 50%。这一结果表明，在 50 岁及以上人群中，仍有一半即 1.35% 的人为白内障盲人。目前我国 50 岁及以上人群约占总人口的 18.00%，以此计算，全国范围内仍将有 290 万白内障盲人急需手术治疗。据估计，2020年我国人口将达到15亿，50岁以及上人群占总人口比例也将上升到25.00%，按这一发展趋势计算，至2020年我国白内障盲人人数就将达到506.25万人，较现在积存的白内障盲人数增加近1倍。

二、年龄相关性白内障的危险因素

（一）紫外线辐射

晶状体混浊与长期暴露于紫外线，尤其是长波紫外线有关。295nm以上波长的紫外光容易穿透角膜被晶状体有效吸收。在动物实验中，短期大剂量或长期紫外线辐射，可以引起晶状体透明度的变化已得到证明。流行病学研究提示，长期暴露于太阳光下可明显增加人类患白内障的危险性。这些研究可分为两种类型，一种是基于生态学特点的人群患病率研究，另一种则是探讨个体照射剂量与发病关系或病例对照研究。尽管这些研究受各种实验条件限制和影响，但实验结果仍有普遍意义。严格控制紫外线照射累积剂量的实验发现，发生皮质性和后囊膜下混浊的危险性同累积剂量呈正相关。也有人提出，臭氧层空洞导致了紫外线辐射增加，因而白内障发病可能会增多，但这一推测尚缺乏足够的证据。

（二）糖尿病

研究结果显示，糖尿病人群白内障发病率较正常人群明显为高；随着血糖水平的增高，白内障的发病率也有增高趋势。另外的研究报告则显示，糖尿病患者发生老年性白内障明显提前。对患有糖尿病和半乳糖血症的白内障晶状体的生化研究显示，晶状体内电解质、谷胱甘肽、葡萄糖或半乳糖含量均不正常。葡萄糖或半乳糖在醛糖还原酶的作用下可生成糖醇，使晶状体呈高渗状态，从而导致晶状体纤维的肿胀，液泡形成，最终导致混浊。对年轻的糖尿病患者，最重要的因素是糖尿病的持续时间；对成年人的糖尿病患者来说，最重要的因素则是调查时的年龄。不同流行病学研究结果的高度一致性，提示我们应对糖尿病患者的晶状体进行定期检查。

（三）腹泻

有的学者认为，经常发生腹泻可能与白内障的发生有关，其中四个中间环节可以解释腹泻在白内障发生中的作用：即对营养物质的吸收不良而导致的营养缺乏；使用碳酸氢盐而致的相对碱中毒；脱水导致的晶状体和房水间的渗透压失调；尿素和氰酸铵含量增加，导致晶状体蛋白发生变性等。然而多数研究却没有发现两者间有必然联系，因而从公共卫生方面的重要性和生物学角度出发，腹泻与发生白内障之间的关系，还需进一步的深入研究。

（四）过氧化反应

实验证实，当晶状体内的酶系统、蛋白质和生物膜抵抗氧化侵袭的能力不足时，可以引起白内障。诸如光、热、电磁、微波辐射等损伤，可使活性氧如过氧化氢、超氧化物阴离子、单态氧和羟自由基参与氧化反应，造成晶状体损伤。因而晶状体中含有足够的抗氧化物质，如过氧化歧化酶、过氧化氢酶、谷胱甘肽过氧化物酶，和维生素如胡萝卜素、核黄素、维生素C和E等，则可增强对这些损伤的抵抗作用。

多数研究报告证实，高浓度抗氧化剂对晶状体有保护作用，但也不乏有结论相反的报告。还有一些研究发现补充某些维生素（如维生素A、B_2、C、E、核黄素、烟酸等）对晶状体有保护作用，而有些研究则没有发现维生素E有任何保护作用。

由于多数研究结果结论不一致甚至相悖，因此，尚难以根据这些流行病学调查及实验结果来肯定抗氧化剂防治白内障的确切作用。然而，有关抗氧化剂与白内障形成之间的关系，仍然是一个有前途和有临床价值的研究课题，需要加大力度继续进行研究。

（五）药物

1. 肾上腺皮质激素　长期全身或局部应用大剂量肾上腺皮质激素，可产生后囊膜下混浊，其形态与放射性白内障相似。白内障的发生与用药剂量和持续时间有关，用药剂量越大时间越长，白内障发生率就越高。有报道指出，大剂量服用泼尼松1～4年，白内障发生率可高达78%；一些早期的研究报告证实了在类风湿关节炎、哮喘、天疱疱疹、肾病、红斑狼疮，以及肾移植后大量应用免疫抑制剂的患者中，肾上腺皮质激素有致白内障的作用。有研究报告提示长期（一年以上）大量应用肾上腺皮质激素（每天15mg泼尼松）可使后囊下白内障的发生率增加。还有的报道只用4个月的肾上腺皮质激素即可导致白内障。其他关于老年性白内障流行病学研究，也证实了肾上腺皮质激素可导致后囊下白内障的发生。

2. 阿司匹林和其他止痛剂　实验结果证实，白内障患者的血浆色氨酸含量和晶状体中醛糖还原酶活性增高。而阿司匹林或其活性成分（水杨酸盐）可抑制醛糖还原酶，并可降低血浆色氨酸含量。因此有理由推测，阿司匹林可能有防治白内障作用。水杨酸盐与色氨酸竞争血浆蛋白中共同的结合位点，从而使结合态和总色氨酸水平下降。尽管少数研究报告显示阿司匹林或其类似成分对白内障有一定防治作用，但大多数临床研究证据尚不充分。因此，关于阿司匹林对白内障是否确有防治作用，尚需进一步研究。

3. 别嘌呤醇　别嘌呤醇是一种抗高尿酸血制剂，

广泛用于治疗痛风。有些零星的报告提示，长期口服别嘌呤醇可能与后囊膜下白内障形成有关。但早期的动物实验则没有发现长期大量摄入别嘌呤醇可导致白内障。几个关于别嘌呤醇的流行病学研究要么样本小，要么对长期摄取的描述不详细，难于得出令人信服的结论。

4. 吩噻嗪 吩噻嗪可与黑色素结合，形成一种光敏物质引起色素沉着。20 世纪 60 年代，即有文章报道大量使用吩噻嗪尤其是氯丙嗪的患者可出现眼球色素沉着和晶状体混浊。晶状体混浊可能非药物直接作用，而是色素沉着增加光辐射吸收作用的结果。一项关于精神分裂症患者的研究显示，晶状体色素沉着的程度或分级与摄入吩噻嗪的剂量有关。

有两项研究报告提示，有使用镇静剂史者发生白内障的危险性增加，其中一项研究中的镇静药分别是治疗精神分裂症的吩噻嗪药，包括氯丙嗪、甲硫达嗪、三氟啦嗪、奋乃静、氟奋乃静等，和其他吩噻嗪类药如甲哌氯丙嗪、异丙嗪、异丁嗪等。

（六）其他

广泛的社会及流行病学调查还发现，白内障的发生与受教育程度、吸烟饮酒史、血压，甚至性别有关。多个群体白内障患病率研究结果提示，尽管受教育低同白内障发生之间无明显的生物学联系，但一致显示出它与各类型老年性白内障发病相关，当然不排除群体社会地位、经济条件和职业差异所造成的影响。有关性别与白内障之间关系的研究结果显示，女性发生白内障的危险因素略大于男性；而女性在绝经期后经常服用雌激素能降低发生核性白内障的危险性。多数研究结果表明，吸烟可以增加发生白内障的危险性。导致发生白内障的机制，可能与烟雾中含有能损害抗氧化剂结构，或直接损害晶状体蛋白结构的物质有关。长期大量饮酒致白内障已有文献报道。饮酒导致白内障的机制尚不清楚，可能与乙醇在体内转化为乙醛而损伤晶状体蛋白有关。有研究发现，老年性白内障发生还与高血压有关。收缩压为 160mmHg 者发生后囊膜下混浊的危险性比收缩压为 120mmHg 者高 2 倍。白内障发生是否与血压直接有关尚无确切证据。有人认为，白内障发生与高血压无关，可能与长期服用抗高血压药物如噻嗪类利尿药有关，也可能与伴随的其他因素如糖尿病有关。

三、临床分型及分期

根据混浊部位的不同，临床上将年龄相关性白内障分为 3 种类型，即皮质性、核性和后囊膜下混浊性白内障。事实上，各类型年龄相关性白内障之间无严格区分，仅仅是代表混浊以何部位为主导的实际情况。皮质性年龄相关性白内障最为常见，约占 65%～70%；其次为核性白内障，占 25%～35%；囊膜下混浊性白内障相对比较少见，仅占 5%。

（一）皮质性年龄相关性白内障

皮质性年龄相关性白内障（cortical cataract）是年龄相关性白内障中最常见的一种类型，其特点是混浊自周边部浅皮质开始，逐渐向中心部扩展，占据大部分皮质区。根据其临床发展过程及表现形式，皮质性白内障可分为四期：初发期、进展期、成熟期和过熟期。

1. 初发期 最早期的改变是在靠周边部前后囊膜下，出现辐轮状排列的透明水隙（water clefts）或水泡。水隙或水泡主要是由于晶状体上皮细胞泵转运系统失常导致液体在晶状体内积聚所致。液体积聚可使晶状体纤维呈放射状或板层分离。在前者，液体可沿晶状体纤维方向扩展，形成典型的楔形（cuneiform）混浊，底边位于晶状体赤道部，尖端指向瞳孔区中央（彩图 5-77，见书末彩插）。散瞳检查在后照或直接弥散照射下，呈典型的辐轮状外观。这种辐轮状混浊，最初可位于皮质表浅部位，而后向深部扩展，各层次间可互相重叠掩映，终于以晶状体全面灰白色混浊取代辐轮状混浊外观。代表年龄相关性白内障进入进展期阶段。

2. 进展期 晶状体纤维水肿和纤维间液体的不断增加，使晶状体发生膨胀，厚度增加，因此也被称作膨胀期。一方面因以混浊为背景的囊膜张力增加而呈现绢丝样反光；另一方面，由于膨胀的结果而使前房变浅。后者在一个有青光眼体质的患者，很容易诱发青光眼的急性发作。但并非所有皮质性白内障患者都要经历膨胀期发展过程。即使有，其持续时间长短及严重程度，个体间存在相当大的差异，不一定都会诱发青光眼发作。这一阶段患者主要症状为视力逐渐减退，有时伴有眩光感，偶有单眼复视者。由于尚有一部分皮质是透明的，因此虹膜新月影投照试验是阳性（图 5-78）。

3. 成熟期 这一阶段以晶状体全部混浊为其特点。裂隙灯检查仅能看到前面有限深度的皮质，呈无结构的白色混浊状态。此时虹膜新月影投照试验转为阴性。晶状体纤维经历了水肿、变性、膜破裂等一系列病理过程，最终以晶状体纤维崩溃，失去正常形态为结局。组织学上，代表纤维基质变性的特征性改变，形成所谓 Morgagnian 小体。应用组织化学技术及 X 射线衍射方法，对糖尿病和年龄相关性白内障晶状体进行研究发现，球样小体具有脂质双层膜，其内含有 γ- 晶状体蛋白、少量 α- 和 β- 晶状体蛋白及肌纤维蛋

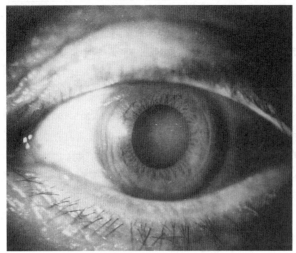

图 5-78 虹膜新月影投照实验阳性

白,证明其纤维基质来源。

至成熟期阶段,晶状体囊膜尚能保持原有的韧性和张力,此后逐渐向变性发展。因此在白内障成熟之前行囊外白内障摘除、超声乳化白内障吸除及人工晶状体植入术是恰当的。传统观念一味强调等到白内障成熟后才做手术的概念,从现代白内障手术发展的角度去理解,只能是有害无益的。

4.过熟期 由于基质大部分液化,某种基本成分的丧失,使晶状体内容减少,前囊膜失去原有的张力而呈现松弛状态(彩图 5-79,见书末彩插)。有时可看到尚未液化的核心沉到囊袋下方,随眼球转动而晃动。此时,可伴有虹膜震颤。在特殊情况下,因外伤或剧烈震动可使核心穿破囊膜而脱入前房或玻璃体腔,如伴有液化基质流失,患者会出现豁然开朗的"不治而愈"的结果。

当囊膜变性或因外伤形成微细裂痕时,蛋白成分可溢入前房,诱发自身免疫反应,引起晶状体成分过敏性眼内炎(phaco-anaphylactic endophthalmitis)。与一般性虹膜 - 睫状体炎不同,本病发病急骤,突然出现眼睑肿胀、角膜水肿;角膜后羊脂样 Kp 分布密集,广泛虹膜后粘连,甚至形成瞳孔膜闭。而组织碎片积聚于前房角,阻塞小梁网,则可产生继发性青光眼,即所谓晶状体溶解性青光眼(phacolytic glaucoma)。大多数情况下,药物治疗无效,手术摘除晶状体是唯一有效手段。

(二)核性年龄相关性白内障

核性年龄相关性白内障(nuclear cataract)远不像皮质性白内障那样具有复杂的形态学变化和发展阶段。核性白内障往往和核硬化并存。最初,混浊出现在胚胎核,而后向外扩展,直到老年核。这一过程可持续数月、数年或更长。晶状体核混浊过程中,伴随着颜色的变化。早期,少量棕色色素仅仅积聚在核区而不向皮质区扩展。但有时皮质区很薄,也可呈现整个晶状体均呈棕色反光的外观。当色素积聚较少时,核心部呈淡黄色,对视力可不造成影响,眼底亦清晰可见,裂隙灯检查可在光学切面上以密度差别勾画出混浊的轮廓(彩图 5-80,见书末彩插)。

随着白内障程度加重,晶状体核颜色亦逐渐加深,由淡黄色转而变为棕褐色或琥珀色。在长期得不到治疗的所谓迁延性核性白内障病例,特别是糖尿病患者,晶状体核最终变为黑色,形成所谓"黑色白内障"。晶状体核颜色与核硬度有一定的相关性,即颜色越深,核越硬。这一点,在拟行超声乳化手术前进行病例选择时尤应注意。从手术角度出发,鉴别皮质性和核性白内障的意义在于,前者的晶状体核一般较小并且比较软,最适合于超声乳化白内障吸除术;而后者,在选择病例时,特别要考虑核硬度因素,这一点对初学者来说尤其重要。

值得提出的是,在临床上经常遇到一种特殊情况,即患者主述虽已到老花眼的年龄,却不需要戴"老花镜"即可近距离阅读。其实,这也是核性白内障患者经常面临的临床问题。随着晶状体核硬化,屈光指数逐渐增加,从而形成了近视"进行性增加"的特殊临床现象。如果核硬化仅仅局限于胚胎核,而成年核不受影响,其结果将会产生一种更为特殊的双屈光现象,即中心区为高度近视,而外周区为远视,结果产生单眼复视。

(三)囊膜下混浊性白内障

囊膜下混浊性白内障(subcapsular cataract)是指以囊膜下浅皮质混浊为主要特点的白内障类型(彩图 5-81,见书末彩插)。混浊多位于后囊膜下,呈棕色微细颗粒状或浅杯形囊泡状。有时前囊膜下也可出现类似改变。病变一般从后囊膜下视轴区开始,呈小片状混浊,与后囊膜无明显界限。在裂隙灯下检查时,有时可以发现混浊区附近的囊膜受累,呈现黄、蓝、绿等反射,形成所谓"多彩样闪辉"(polychromatic luster)。由于病变距节点更近,因此即使病程早期,或病变范围很小很轻,也会引起严重视力障碍。临床上,常常发现视力同晶状体混浊程度不相符合的情况,仔细检查方可发现后囊膜混浊是其主要原因。当前囊膜下出现类似改变时,囊膜下透明区消失,可演变成前囊膜下白内障。这种类型的白内障多发生在 60～80 岁年龄组。但在成熟期或过熟白内障,以晶状体全面陷入混浊为特点,其前囊膜下受累全然是一种并发现象,不应与此相混淆。

囊膜下混浊性白内障，除后囊膜下浅皮质受累外，其他部分的皮质和晶状体核均透明，因此属于软核性白内障类型。从这一点出发，囊膜下混浊性白内障是超声乳化手术的最好适应证。

（何守志）

第三节　并发性白内障

就其本质意义上讲，但凡由全身或眼局部病变引起的白内障，当属并发性白内障（complicated cataract）范畴。但与眼局部病变有关的所谓"狭义"的并发性白内障无论从白内障形态或其演变过程来讲都自成一格。眼局部炎症主要包括慢性葡萄膜炎，如异色性虹膜睫状体炎和 Still 病（青少年类风湿关节炎）并发的葡萄膜炎等；变性性疾病主要包括陈旧性视网膜脱离、视网膜色素变性、高度近视、慢性青光眼等。另一种情况，则是眼内肿瘤、缺血以及眼底血管性疾病引起的白内障改变。内眼手术后，如青光眼滤过手术、视网膜脱离手术后并发白内障，临床上并不少见。而玻璃体切除合并眼内充填物手术后的晶状体混浊则更为常见。以上情况中，以虹膜睫状体炎并发白内障最有临床意义；而视网膜色素变性并发白内障，在形态学上也极具代表性。

一、与眼前节疾病有关的并发性白内障

虹膜睫状体炎是引起并发性白内障的最常见原因。典型混浊可以发生在晶状体后极部；也常见于前部瞳孔后粘连附近（彩图 5-82，见书末彩插）。病变进展缓慢，如局部炎症得以控制，混浊可长期稳定而不发展。在反复发作的慢性病例，除广泛瞳孔后粘连外，常合并晶状体囊膜增厚或皱褶，有时在瞳孔区形成纤维血管膜，与晶状体前囊膜紧密粘连，此时却难于观察晶状体的实际情况。如瞳孔区仅仅形成纤维膜而缺少血管成分，则晶状体混浊程度一般较轻。随病程进展，混浊程度和范围不断加重和扩大，最终累及整个晶状体。在进展过程中，晶状体内或囊膜可出现结晶状体或钙质沉着，晚期则可出现晶状体皱缩，甚至钙化。

Fuchs' 虹膜异色症（heterochromic）的特征性改变是虹膜异色或萎缩，慢性持久性的虹膜睫状体炎，大约 70% 病例发生白内障。睫状体炎表现为前房可见闪辉，角膜后有大的白色羊脂样（mutton fat）沉淀物。晶状体混浊进展缓慢，主要累及后皮质，晚期则使整个晶状体混浊。尽管病程冗长，但始终不伴虹膜后粘连。对因白内障影响视力者，手术摘除白内障是唯一有效的方法。

青光眼斑（glaucomatous flecks）出现在急性青光眼发作之后，片状混浊位于前囊膜下透明区表层。数天之后片状混浊破碎分离而形成泡沫状，称为青光眼斑。组织学证实，这一病变代表了晶状体上皮细胞受损。混浊可随修复过程逐渐被部分吸收或被新纤维挤向深层。从白内障临床治疗角度来讲，青光眼斑不具有实际意义，仅是提供曾有过青光眼急性发作的证据。

二、与眼后节疾病有关的并发性白内障

后囊膜下混浊可以合并于任何类型的后葡萄膜炎。白内障发展程度，很大程度上取决于眼部病变的进展过程。典型的并发性白内障以后极部囊膜下开始，混浊呈小颗粒状和囊泡状，密集成簇，形成类似蜂窝形态的稀松结构，伴随着眼部病变迟缓的慢性进展过程，这种混浊变化可长期局限于后极部。混浊在轴区向皮质深部发展的同时，沿晶状体纤维向赤道部作辐射方向扩展，其结果形成典型的玫瑰花形、圆盘状或星形混浊形态。此时作裂隙灯检查，可发现完全透明的前皮质、晶状体核及大部分后深皮质，同混浊的层次间有鲜明的界限。混浊呈淡黄色、灰黄色，或多彩样反光，蜂窝状稀松结构及不规则的星形分布，构成了并发性白内障特有的形态特征（彩图 5-83，见书末彩插）。

眼部变性性疾病，如高度近视、视网膜营养不良、视网膜脱离、绝对期青光眼，以及眼内肿瘤等，也是并发性白内障发生的常见原因。这些原因引起的并发性白内障，其形态学特点与上面所描述的基本一致，唯其病程可能更长。

无脉症（pulseless disease）患者，由于主动脉分支阻塞或全身动脉炎而引起眼部长期缺血，除全身症状外，眼部检查可发现视网膜动静脉交通，白内障则表现为晶状体后囊膜下混浊，随病变发展白内障可以迅速成熟。血栓性血管炎（thromboangiitis）主要以深部血管或四肢末端血管炎症、血栓形成和血管闭塞为主要特点，白内障以晶状体后囊膜下混浊为主，病变发展迅速。由于眼部缺血，一旦摘除白内障易导致眼球萎缩。某些眼后部手术，比如巩膜环扎术后，可以引起眼前部缺血性坏死，作为并发情况发生晶状体混浊并不少见。而玻璃体切割术后充填惰性气体或硅油，更易导致并发性白内障的发生。

并发性白内障发生机制尚未完全明确。据认为与炎症过程干扰正常晶状体代谢有关。除后囊下混浊外，并发性白内障也可以核硬化或浅杯状混浊为其表现形式，二者与年龄相关性白内障或外伤性白内障有时难以区别。正确的诊断有赖于参考外伤史、患者年

龄以及是否存在能够引起并发性白内障的眼内疾患等情况。

应该指出，并发性白内障尽管以后极部混浊为其特点，但应充分估计后囊膜本身是否受累，这在人工晶状体植入术的术式选择上具有一定的临床意义。总体而言，除先天性白内障外，真性后囊膜混浊极为少见。可保留完整透明的后囊膜，这一事实，迫使我们不能不对传统的"后囊膜混浊"的概念重新认识。临床上，合并玻璃体疾患而形成广泛牵拉，并累及晶状体后囊膜的情况则应另当别论。

第四节　代谢性白内障

许多全身性疾病，特别是内分泌障碍性疾病，多合并不同类型的白内障，即代谢性白内障（metabolic cataract）。内环境生化异常导致白内障形成，在先天性代谢异常情况下更为常见。因此，对于与代谢疾病有关的白内障的认识，不仅对眼科，而且对整个临床取证及鉴别诊断均具有重要意义。

一、糖尿病性白内障

真正的糖尿病白内障（diabetic cataract）临床上比较少见，一般来说，以中青年糖尿病患者发病最高。而对于中年以后发生的白内障，很难在糖尿病因素和老年因素之间作出准确鉴别。但在形态学上，有很多证据支持这样一种现象，即糖尿病因素可以使老年性白内障提早出现或加速其发展。

糖尿病性白内障是以密集的前囊膜下小空泡形成开始。在年轻患者，这些小空泡可迅速发展成典型的灰白色斑片状混浊，位于前、后囊膜下皮质浅层，这种形态被描绘成"有如点点雪花飘荡在铅灰色的天空背景"十分贴切（彩图5-84，见书末彩插）。其后，随病情发展，晶状体终于陷入全面混浊状态。糖尿病白内障进展过程中，具有特征性的病理变化是基质迅速发生的高度水肿、水隙大量形成，其结果晶状体膨胀增大。在任何一糖尿病患者，尤为年青人，无论是否存在晶状体混浊，血糖迅速增高可导致明显近视，而如将血糖迅速降至正常，则又可产生远视。这些变化可在数天内达到高峰，而恢复到正常屈光状态则需要数周时间。

糖尿病性白内障发生机制尚无最后定论。但实验性糖尿病性白内障动物模型进行深入研究发现，晶状体内糖代谢紊乱，是白内障形成的重要生化和病理基础。晶状体通过四个代谢通路利用葡萄糖。其中三个通路（糖酵解、戊糖支路、三羧酸循环）取决于由葡萄糖向 6-磷酸葡萄糖转化，由己糖激酶（hexokinase）催化。

作为补充代谢通路，在醛糖还原酶（aldosereductase）催化下。使葡萄糖转化成山梨醇（sorbitol），山梨醇在多元醇脱氢酶（polyol dehydrogenase）催化下，进一步生成果糖（fructose）。在正常情况下，由于己糖激酶较醛糖还原酶有较高的活性，山梨醇通路几乎不发挥作用。而在糖尿病患者，血糖水平增高，通过房水迅速扩散到晶状体内，使己糖激酶活性达到饱和，并激活醛糖还原酶，过多的葡萄糖则通过山梨醇通路转化成山梨醇和果糖。这类糖醇一旦在晶状体内产生，便不易通过囊膜渗出，从而造成山梨醇在晶状体内积聚，增加了晶状体的渗透压。过多水分进入晶状体以维持渗透性平衡，结果形成囊泡，水隙和板层分离等一系列病理改变。这一过程如进一步加重，则个别晶状体纤维破裂，钠离子释放进入晶状体，引起进一步吸水。同时，晶状体内成分外漏，使钾、谷光甘肽、氨基酸和小分子蛋白部分丧失，依次产生皮质和核混浊。

二、半乳糖性白内障

半乳糖性白内障（galactosemia cataract）与半乳糖代谢异常有关。半乳糖和葡萄糖同为乳糖的代谢产物，半乳糖在半乳糖激酶（galactokinase）催化下变成1-磷酸半乳糖，后者在磷酸半乳糖尿苷转移酶催化下，同尿苷二磷酸葡萄糖（UDPG）反应，形成尿苷二磷酸半乳糖（UDPGal）和磷酸葡萄糖。参与糖酵解和三羧酸循环等能量代谢。典型的半乳糖血症是由于半乳糖尿苷转移酶（galactose1-Phosphate-Uridyltranferase）缺乏引起。此酶缺乏，阻碍半乳糖衍生物向葡萄糖衍生物正常转化。在醛糖还原酶催化下，通过旁路代谢形成甜醇。同山梨醇一样，不能透过细胞膜，引起晶状体纤维渗透性肿胀，从而导致晶状体水化、混浊。据统计，妊娠妇女此酶缺乏时，如对半乳糖不加限制，则75%婴儿将合并有白内障，患病新生儿，最初几天内用裂隙灯即可见白内障形成，且可以是本病最早期症状。典型的半乳糖性白内障，是在前后囊膜下出现簇状分布的水滴样混浊，如不进行全身治疗，混浊范围逐渐扩大并加重，最后形成板层白内障。

三、低钙性白内障

低钙性白内障（hypocalcemia cataract）常合并婴儿期肌强直、甲状旁腺功能不全，或其他年龄组的佝偻病。肌强直是一种遗传性退变性疾病，病因尚未十分明确。其发病可能与多种内分泌功能失调有关。而甲状旁腺功能不全引起的晶状体变化，主要出现在甲状旁腺摘除后所引起的明显手足搐搦症患者。两者形态学上有共同特点，在囊膜下散在或密集分布的点状混浊,有时夹杂天蓝色结晶样反光的颗粒;而在搐搦性白内障病例,所谓皮质浅层出现形似鱼骨样的辐射状条纹状混浊,更具特点。早期轻度白内障并不影响视力,并可以长期保持稳定不变;晚期则混浊逐渐加重,形态学上有各种复杂的表现形式,但很少累及晶状体核(彩图 5-85,见书末彩插)。

四、营养障碍性白内障

营养障碍性白内障(nutritional cataract),意指晶状体混浊性变化与特定的营养成分缺乏直接相关。给实验动物以缺乏氨基酸或维生素的饮食饲养,很容易诱发产生白内障。微量元素铁、铜、锌、锰、硒是各种抗氧化酶的成分。在动物实验中,硒长期严重缺乏引起白内障已有充分证据。核黄素是 FAD 辅助因子的前体,是 GR 酶的必须部分。在实验性核黄素缺乏症中可以发现白内障,但是人类白内障中核黄素缺乏的作用还没有确定。维生素 C 是水溶性抗氧化剂,维生素 E 和胡萝卜素是亲脂性抗氧化剂。尽管缺乏实验动物白内障与其相关联的直接证据,但就其可以减轻各种因素引起的氧化损伤的病理结果,建议常规补充一定量的维生素 E 和维生素 C,对于确保晶状体免受氧化损伤是有益的。但应该指出,这些物质中没有任何一种能够恢复晶状体混浊区的透明性,而且任何化学物质的大剂量应用都是危险的。尽管人类对某种营养成分缺乏有较大地耐受性,但已有证据表明,神经性厌食可导致肉眼可见的囊膜下混浊;而长期大量饮酒致早期囊膜下白内障发生亦不为罕见。以上情况,从预后的严重程度来讲,同全身严重营养不良状态比较,远不具更多的临床意义,因此常不引起人们的注意。

五、Wilson 病合并晶状体混浊

Wilson 病即肝豆状核变性,临床上并非罕见。本病系由于进行性的铜代谢障碍而引起脑内基底节的壳核和豆状核软化变性,常合并肝硬化。角膜色素环(Kayser-Fleischer 环)为本病眼部特征性改变之一。典型色素环出现在角膜内弹力膜下,距缘部尚有一透明区,呈铜锈的橙绿色调,形成规整的环形。在某些病例,常可于晶状体前囊下区域出现局限混浊,混浊呈明亮色彩,葵花样分布,通常为红色,对视力一般不产生影响。就其本质而言,它代表了金属铜离子在这一部位的沉积,而并非晶状体纤维本身的混浊。

六、其他代谢疾病引起的白内障

除以上所列特殊情况外,尚有许多代谢性疾病可以引起白内障。其中大多数以综合征形式出现。临床上常见的有:新生儿低血糖症、氨基酸尿症、高胱氨酸尿症、Fabry 病(先天性半乳糖苷酶缺乏症)、6-磷酸葡萄糖脱氢酶缺乏症、Hurler 病(黏多糖贮积症第Ⅱ型)、Lesch-Nyhan 综合征(先天性次黄嘌呤-鸟嘌呤磷核酰转移酶 HGPRT 缺乏症)、Fanconi 综合征(胱氨酸贮积病)、Lowe 综合征(眼-脑-肾综合征)等。此外,慢性肾功能不全也当属此列。以上病症,临床均比较少见,多属遗传性疾病,且常伴有严重的心、脑、肾功能障碍。相比之下,眼部表现,特别是白内障改变,作为附属体征,常不被人们摆到应有的重视程度。

第五节 中毒性白内障

很多物质可以使实验动物发生白内障已得到公认。在人类,局部或全身用药以及毒性物质诱发产生白内障,临床已有诸多报告,并引起人们重视。与眼科临床有直接关联的中毒性白内障(toxic cataract)主要由以下几种药物引起:

1. 肾上腺皮质激素 长期全身或局部应用大剂量肾上腺皮质激素,可产生后囊膜下混浊,其形态与放射性白内障相似。最初在后囊膜下出现微细点状或条纹状混浊,裂隙灯下检查可见点彩样反光,间有囊泡样改变;此时如不停药,混浊将进一步扩大加重,最终形成典型的淡棕褐色盘状混浊。白内障一旦形成,在大多数病例减量或停药均不能使其消退。白内障的发生与用药剂量和持续时间有关,用药剂量越大时间越长,白内障发生率就越高。有报道指出,大剂量服用泼尼松 1~4 年,白内障发生率可高达 78%;而中等剂量服用 1~4 年,其发生率仅为 11%。

2. 缩瞳剂 长期使用抗胆碱酯酶类缩瞳剂,特别是长效缩瞳剂如碘磷定(echothiopate iodide),可以引起前囊膜下产生微细囊泡,晚期可以引起后囊膜下和晶状体核的改变。使用碘磷定超过 1 年,约 50% 病例可产生白内障,停药可减缓或逆转白内障发展过程。短效缩瞳剂,比如毛果芸香碱(匹罗卡品,pilocarpine)也可以产生同样的结果。应用毛果芸香碱超过 22 个月的青光眼患者,约 10% 会诱发产生不同程度的晶状体混浊。

3. 氯丙嗪 长期给予氯丙嗪,可在前囊和皮质浅层出现微细的白色点状混浊,往往可在瞳孔区形成典型的星形混浊外观。

4. 其他制剂 有抑制有丝分裂作用的药物,如二甲磺酸丁酯(busulfan),硝基化合物如二硝基酚(dinitrophenol),二硝基邻甲酚(dinitro-ortho-Cresol)和三硝基甲苯(trinitrotoluene,TNT);其中后者在职业病防护中

占有重要位置。此外尚有萘（naphthalene）、丁卡因（tetracaine）、铊（thallium）制剂等也可以诱发白内障产生。

第六节　外伤性白内障

直接或间接性机械损伤作用于晶状体，可使产生混浊性改变，称作外伤性白内障（traumatic cataract）。这一类白内障大多发生在青少年，由于伤情复杂，其形态学特点亦错综复杂。大多数病例可述及明显的外伤史，然而，切不可忽视"否认外伤史"的外伤性白内障，尤其在婴幼儿。

一、钝挫伤或冲击伤性白内障

钝挫伤性白内障在临床上并不多见，可单独发生，也可合并晶状体半脱位或全脱位。最早期改变是正对瞳孔区的后囊膜下混浊，进而形成类似于并发性白内障的星形外观或菊花状混浊。混浊可以长期保持稳定，也可缓慢向深部和广度扩展，最后发展成全白内障（彩图5-86，见书末彩插）。值得提出的是，钝挫伤后不一定立即出现混浊性变化，而仅以前后囊下透明区消失为特点，这种状态可一直持续数月乃至数年始形成典型的白内障改变，即所谓延迟性外伤性白内障。在轻症病例，囊下上皮细胞可保持正常活性，随着新纤维的形成，混浊区可被逐渐挤向深层，呈现部分消退的静止状态。

在大多数情况下，可合并外伤性虹膜睫状体炎，瞳孔后粘连，在严重病例还可出现虹膜膨隆等继发性青光眼表现。有一种情况与外伤有关，即正前方的冲击性外力，可将于瞳孔相对应的虹膜色素印记在晶状体前囊表面，谓之 Vossius 环。它由虹膜脱落的色素颗粒组成，有时杂有少许红细胞。如不伴有晶状体实质混浊，一般不影响视力。

二、眼球穿孔伤所致的白内障

这种类型的白内障，一般伴有复杂的眼球穿孔伤（彩图5-87，见书末彩插）。因此，其临床经过及预后均不同。在年轻患者，如囊膜破裂较大，由于房水迅速引起晶状体纤维肿胀与混浊，乳白色混浊物可很快充满前房，甚至从角膜创口挤出。其结果一方面影响角膜内皮代谢，使之水肿混浊；另一方面阻塞房水流出通道而引起眼内压升高，遂发生继发性青光眼。

在一些病例，可因为囊膜破裂伤口很小，全然不出现以上急剧性变化，晶状体保持完整状态，仅出现局部混浊，且可长期处于静止。这是因为小的囊膜破

损，可通过晶状体上皮细胞修复而自愈，或由其上的虹膜组织覆盖并发生粘连而封闭。

介于以上两种情况之间，尚有一种自发性吸收的可能。即穿通伤后，从未经历皮质大量溢入前房的过程，但囊膜破损又不能通过修复而自愈，因而使晶状体皮质长期处于房水的"浸浴"之中，使之持续的对晶状体皮质进行吸收。其结果是，当最终大部分皮质被吸收，则前后囊壁贴附，便形成所谓的膜性白内障。

三、晶状体铁锈、铜锈沉着症

眼球穿孔伤如合并眼球内异物，情况可能更为复杂。一方面是机械性急性损伤的直接后果；另一方面则是异物本身具有的理化特性对晶状体的慢性损伤。具有特殊意义的是易产生氧化反应的铜和铁在眼内的长期存留，产生所谓"晶状体铜锈沉着症"（chalcosis lentis）和"晶状体铁锈沉着症"（siderosis lentis），前者混浊形态多呈葵花样外观，铜绿色反光；后者作为整个眼组织变性的一部分，晶状体混浊呈黄色（彩图5-88，见书末彩插）。

四、电击性白内障

触高压电或遭雷击，有时可以在双眼发生白内障，其形态与钝挫伤性白内障类似，惟其发展速度要快得多，可在数周甚至数天内全部混浊。

第七节　辐射性白内障

据认为，晶状体赤道部囊膜下上皮细胞对电离辐射甚为敏感。受损伤的上皮细胞可产生颗粒样物质，在囊膜下自周边部向中心迁移，特别在后极部尤为明显。这种颗粒样物质的出现，大约需数月乃至数年的潜伏期。临床上，将有明确证据证明因辐射而引起的白内障称为辐射性白内障（radiation cataract）。

一、放射性白内障

X-射线、γ-射线、β-射线和中子辐射均可引起白内障。是否发生白内障与放射剂量的大小有直接关系。单次照射剂量过大可以引起晶状体损伤，而长期间断小剂量照射，亦有积累效应。由于观察方法和判断晶状体混浊的标准不同，以及实验条件的差异，文献报道的晶状体损伤阈值剂量差别也比较大。妊娠最初三个月内受过量 X-射线照射，极易引起先天性白内障。如接受超剂量照射，全身表现为急性放射病，在眼部则主要表现为视网膜损伤，而晶状体变化由于本身的迟缓性，常被临床医生所忽视。一般来说，长期

从事与放射有关的工作，如不注意防护，这种慢性辐射积累剂量引起的晶状体改变，比相同剂量的急性放射性损伤更具有临床意义。

二、红外线辐射性白内障

长期暴露在红外线照射下，可诱发白内障。混浊以后囊膜下为主，初期在后皮质浅层出现细小空泡、微细点状和线状混浊，而后混浊交织成网，逐渐扩大，最终形成盘状混浊。产生的机制尚不清楚，但这种类型的白内障多发生于玻璃厂或炼钢厂的一线工人，可能与热辐射长期加热虹膜色素上皮，从而使相应的晶状体上皮受到损伤有关，因此也被称作吹玻璃工人白内障（glassblower cataract）或热性白内障（heat cataract）。动物实验表明，在黑色动物眼上较易诱发红外线白内障，可证明上述推测的合理性。而临床上被认为的红外线白内障的典型变化，即晶状体前囊表面的真性剥脱现象，似可由此得到解释。

还有一种常见的并发情况，即囊膜剥脱，其形态学特点与真性囊膜剥脱相同。

三、紫外线辐射性白内障

遭受过量紫外线照射，特别是近紫外线谱段（300～400nm），可以引起晶状体损伤。高原、海洋、雪地等环境，以及电、气焊、紫外线消毒等操作等都有较强的紫外线。长期户外活动和相关工作人员，将面临更多的危险因素。晶状体更易吸收长波谱段紫外线，遭受长期辐射，可以产生积累性光化学损伤。损伤的直接结果是使晶状体蛋白变性、凝固，从而发生混浊。动物实验已证实，大剂量紫外线照射可以诱发大鼠产生白内障。临床也有长期应用紫外线照射治疗皮肤病而发生白内障的报告。

四、微波辐射引起的晶状体损伤

微波辐射也是重要的引起白内障的辐射源。动物实验已证实，过量微波辐射可以造成晶状体上皮损伤，低剂量辐射有积累作用。微波辐射造成的晶状体损伤主要表现在囊膜下混浊，混浊呈羽毛状。

第八节 后发性白内障

后发性白内障（after-cataract）是指白内障手术摘除后，或外伤性白内障部分吸收后，在瞳孔区残留晶状体皮质或形成纤维机化膜的特殊状态。这种并发症，在对晶状体上皮细胞和皮质清除的重要性认识还未清楚的早期人工晶状体手术中，是特别普遍和严重的。

即使在 20 世纪 90 年代，ECCE 合并后房型人工晶状体植入手术后，这种并发症仍然是主要的临床问题，其发生率高达 25%～50%。后囊膜混浊的结构与形态十分复杂，主要与手术后残留皮质的多少、后囊膜是否存在或完整以及术后炎症反应的严重程度有关。

正常晶状体上皮细胞仅分布在晶状体前囊膜下至赤道及赤道弓部。是由单层柱状细胞组成，这些细胞被分成前中心带（与晶状体前囊相对应）和晶状体赤道弓（"E"细胞）两个生物带。前者由单层扁平柱状细胞组成，这些无有丝分裂活性的上皮细胞处于静止期，其原形细胞（"A"细胞）受刺激而增殖形成纤维组织，即所谓假纤维化；而后者是后囊膜混浊（posterior capsular opacification，PCO）发生的最重要区域，在这个区域的细胞分化增殖的非常活跃，新晶状体纤维也不断地产生。

临床上，大多数 PCO 病例是由于白内障术后囊袋内残留或新生的上皮细胞增殖而引起，尤其是新生的上皮细胞起了更大作用。其外观形似珍珠或纤维组织，或两种形态的结合，前者即所谓"Elschnig 珍珠"（Elschnig pearls）。前部上皮细胞由于其原始型细胞的纤维化，是 PCO 纤维形成的原因之一。尽管赤道部上皮细胞肿胀形成囊泡状，但最终仍可纤维化。当因纤维化而使后囊膜完全混浊，即形成后发性膜性白内障（after-cataract）或被称作继发性白内障（secondary cataract）。如伴有皮质残留，且为前后囊膜不全包绕，则吸收较为困难，加之出血、渗出等附加过程，构成了更为复杂的机化膜组织。这种膜组织，由于厚而致密，严重影响视力。有时机化膜组织与周围虹膜广泛粘连，使瞳孔严重偏位或闭锁，引起继发性青光眼。在有些病例，可以在膜组织内生长有大量的新生血管，几乎使再次手术成为不可能。在另一些病例，由于残留皮质较多，特别是周边部位，加之 E 细胞大量增殖，终于在靠近赤道部形成一环形隆起，而瞳孔区不受累及，这一环形隆起被称为梅氏环（Soemmering ring）。梅氏环可以保持长期稳定，瞳孔区后囊膜也会保持透明状态，一般不会影响视力；如果梅氏环破裂，所释放的物质进入前房，则可引起严重的炎症反应，并促进后发障的进程，此时必须手术将其清除。如果有效防止 Soemmering's 环的形成，可极大地降低 PCO 的发生率。基于这些原理，PCO 的预防原则可分为两个方面—即努力清除残留的晶状体上皮细胞和皮质；如果有一些细胞残留，在人工晶状体光学区边缘部创建一生理屏障以阻止自赤道部生长的细胞到达视轴。

一般来说，囊外手术后后发障的发生率明显较囊内摘除术为高。这是因为除以上所述的复杂情况外，前者还包括后囊膜本身的单纯性混浊。据统计,囊外白内障摘除术后3~6个月,后囊膜混浊发生率高达30%~60%。现代白内障手术技术,已经明显地减少了这种并发症的发生。有资料表明,随着现代手术技术和人工晶状体材料的改进,使产生PCO而需行Nd:YAG激光后囊膜切开术的比率,在进入21世纪时将降至10%~15%以下。

从手术到后囊膜混浊发生的时间自术后3个月至4年不等。尽管PCO的原因是多因素的,但PCO的形成被认为与年龄相关。年龄大的患者PCO的发生率较低,年轻患者发生PCO的危险性极大,以至于有人认为,近乎所有的儿童患者在术后两年内都将发生后囊膜混浊。

临床上,视力障碍程度并不总是与PCO程度成正比。许多患者通过裂隙灯检查证实有严重的PCO,但其主诉很少或没有视力障碍,这些患者没有必要进行治疗;而另一些患者自觉症状严重,但仅有很轻的后囊膜混浊或牵拉性皱褶,这些患者则需要做后囊膜切开术。

第九节　晶状体囊膜剥脱

一、真性晶状体囊膜剥脱

真性晶状体囊膜剥脱(exfoliation)是一种少见的疾病,常合并于晶状体混浊。早期可在瞳孔区发现板层线状裂痕,随病情发展,以裂痕为起点囊膜表层逐渐翘起,形成大而厚的游离板层囊膜片。裂隙灯检查可见透明的囊膜片随眼球运动而在房水中漂动,散大瞳孔后更易发现。剥脱的囊膜实际上是囊膜外层被称作悬韧带板层(zonular lamella)的卷曲。真正的囊膜剥脱与老年组织退行性改变有关,其他原因还包括外伤、眼内异物存留,以及上述的长期高温环境等。也有一种理论认为,剥脱物质的产生与虹膜色素上皮接触摩擦或睫状上皮分泌有关。有时脱落的碎片可以堵塞房角小梁网,使房水排出障碍,引起眼压升高,即所谓囊膜性青光眼(glaucoma capsulare)。

二、假性晶状体囊膜剥脱

临床上还有与此极为相似的情况,即所谓假性晶状体囊膜剥脱(pseudo exfoliation)。在裂隙灯下检查可以发现,前囊膜表面有许多灰白色的细小碎屑沉积,碎屑有时融合成小片膜状物,膜状物可随时脱落。脱落的碎屑或膜片可积聚在瞳孔缘、虹膜隐窝、前房角,甚至睫状突表面(图5-89)。在与瞳孔相对的前囊膜正

中常可见一个半透明的盘状膜,边缘翘起。当透明膜卷曲脱落时,其形态与真性囊膜剥脱极为相似。剥脱物质来源不明,有人认为可能是由睫状上皮分泌产生,经房水和玻璃体向眼内组织扩散。由于剥脱物质堵塞房角,也可继发青光眼。患者发病年龄多在50岁以上,男性多于女性。

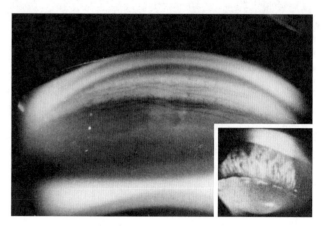

图5-89　假性剥脱物质附着于房角及睫状突表面(右下图)

囊膜剥脱或假性囊膜剥脱如不合并其他情况可不作特殊处理,如有青光眼发生,可尝试做前房穿刺和冲洗,以清除剥脱物质。必要时可考虑行滤过手术。

(何守志)

主要参考文献

1. 何守志. 晶状体病学. 北京:人民卫生出版社,2004.
2. 何守志. 超声乳化白内障手术学. 北京:中国医药科技出版社,2000.
3. 中华医学会眼科学分会编译. 眼科临床指南/美国眼科学会编著. 北京:人民卫生出版社,2006.
4. 何守志. 临床眼科学. 天津:天津科技出版社,2002:598-621.
5. 褚仁远. 遗传性眼疾病. 北京:科学出版社,1998:247-279.
6. 胡诞宁. 眼科遗传学. 上海:上海科技出版社,1988.
7. 申屠,形超,姚克,等. 先天性白内障一大家系. 眼科研究,2002,20(6):535.
8. 李建国,莫志亚,万桂敏,等. 氟中毒与老年性白内障的相关性研究. 中华眼科杂志,1995,31:160.
9. 商福. 钙与白内障的形成. 国外医学眼科学分册,1991,15,297-299.
10. 陈翠真,董冰. 硒与白内障的研究. 国外医学:眼科学分册,1998,22(6):357-360.
11. 姚克. 复杂病例白内障手术. 北京:北京科学技术出版社,2003:31-33.

12. Gearacts WJ, Ocular syndromes, 3rd ed, ghiladephia: Lea & Febiger, 1976.

13. West S K, Valmadrid C T. Epidemiology of risk factors for age-related cataract. Surv Ophthalmol. 1995 39（4）: 323-34. Review.

14. HodgeWG, et al. Whitcher JP, Satariano W. Risk factors for age-related cataracts. Epidemiol Rev, 1995, 17（2）: 336-346.

15. Kanski JJ, Clinical Ophthalmology: A Systematic Approach, 3rd, Butterworth Heinemann, Oxford, 1997: 285-310.

16. Akagi M, Inui K, Nishigaki T. Mutation analysis of a Japanese patient with fucosidosis. J Hum Genet 1999, 44（5）: 323-6.

17. L Bu, Y shi, Shi YF, et al. Mutant DNA-binding domain of HSF4 is associated with autosomal dominant lamellar and Mauner cataract, Nature genetics, 2002, 31（3）: 276-8.

18. Forrest JM, Turnbull FM, Sholler GF. Gregg's congenital rubella patients 60 years later, Med J Aust 2002, 177（11-12）: 664-7.

19. Bosch AI, Bakker HD, Van Gennip AH. Clinical features of galactokinase deficiency. J Inherit Metab Dis. 2002; 25（8）: 629-634.

20. Zatechka DS Jr, Kador F, Garcia-Castineras S. Diabetes can alter the signal transduction pathways in the lens of rats. Diabetes 2003; 52（4）: 1014-22.

21. Aydin OF, Zorlu P, Kunak B. Two siblings with tyrosinaemia type 2. Eur J Pediatr, 2003; 162（2）: 81-3.

22. Sutcliffe RP, Maguire DD. Muiesan P. Lover transplantation for Wilson disease. Transplantation 2003 15: 75（7）: 1003-6.

23. Tasman and Jaeger. Duane's Ophthalmology on CD-ROM, 1996 Editio, Lippincott-Raven Publishers（Software developed by Corporate Technology Ventures）.

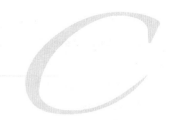

第三章
与白内障有关的综合征

白内障可作为单一的眼部疾病存在，也可以是许多全身疾病和综合征的一部分表现。在诸多综合征中，包括染色体畸变、代谢病和各系统遗传病以及某些感染性疾病。

第一节　染色体畸变

（一）21-三体综合征（Down 综合征）

本病系由 Down（1886 年）首先报告，是先天性白内障的综合征之一。因其智力低下，故又名"先天愚型"，患者经常伸舌，所以又称伸舌样痴呆。本病是常见的染色体畸变，即 21 号染色体多了一条，其核型为 47，XY＋21 或是 47，XX＋21。

病因高龄妊娠是一危险因素，据统计 43～44 岁高龄产妇的活婴中，Down 病的发生率可高达 28.3%。此外，孕期服用某些药物或是接受 X 射线照射，亦是诱发染色体畸变的因素。

1. 全身表现　主要特征是智力低下，头颅扁平，舌大，伸舌，手足短粗，通贯手。患者免疫功能低下，容易患白血病和乙型肝炎。

2. 眼部表现　白内障是双侧性，多为白点状或是带红绿色彩光混浊，亦有是 Y 字缝混浊、羽状或赤道部弓形混浊，逐渐发展，最后成为全白内障。睑裂比较短，并向外上方倾斜，内眦赘皮。眼底，视盘色红，如玫瑰色，视网膜有较多血管分支。多伴有近视，少数患有圆锥角膜和先天性角膜混浊。

3. 预防　高龄妊娠或 Down 综合征患者的母亲再次妊娠时，应该做母血筛选检查，如果发现异常，应做人工流产，终止妊娠。

（二）13-三体综合征（Patau 综合征）

本病系由 Patau（1960 年）首先报告，全身有多发畸形，常在婴幼儿期夭折。13 号染色体多一条，即 47，+13。

1. 全身表现　有严重的多系统疾病，先天性心脏病，小头畸形，腭裂和唇裂，并指。

2. 眼部表现　白内障，小眼球，色素膜缺损，永存增生的原始玻璃体，视网膜脱离和视神经发育不良，独眼。

（三）18-三体综合征（Edward 综合征）

本病比较少见，全身有多发畸形。

1. 全身表现　面形怪异，耳位低，先天性心脏病，脊柱和肾脏畸形，精神运动障碍。

2. 眼部表现　先天性白内障，小睑裂，眼距过宽，斜视。

（四）Turner 综合征

Turner（1938 年）首先报告本病，是性染色体畸变之一，缺少一个性染色体 X。即 45，XO。患者均为女性，因为卵巢发育不全，故又称本病为先天性卵巢发育不全综合征。

1. 全身表现　身材较矮小，骨骼畸形，肘外翻，颈蹼，原发闭经，女性征发育不全。

2. 眼部表现　约 1/4 患者有白内障，多为 Y 字缝混浊，或后囊下小点状和片状混浊，此外还多伴有内眦赘皮，眶距过宽，角膜周边混浊，虹膜表面有色素积聚，斜视以及红绿色觉障碍。

（五）Klinefelter 综合征

Klinefelter（1942 年）首先报告本综合征的临床特点，后发现本综合征亦是性染色体畸变之一，患者均为男性，染色体增加 2～4 条，即 47，XXY；48，XXXY；49，XXXXY。

1. 全身表现　男性征发育不全，睾丸小，四肢细长，身材较高，毛发稀疏。

2. 眼部表现　约 1/3 患者有白内障，晶状体皮质斑点状、条状混浊或后囊下轻度混浊，对视力影响不大。此外，还有一些少见的染色体异常综合征，除周身多个器官畸形外，都有白内障。如 10-三体综合征（Cockayne 综合征）和 5p-综合征等，后者为 5 号染色体短臂缺失，因其特殊的哭声类似猫叫，亦称"猫叫综合征"（cat cry syndrome）。

第二节　代　谢　病

因代谢障碍引起代谢病同时合并白内障的疾病中，以糖代谢障碍和氨基酸代谢障碍为多见，如半乳糖血症，糖尿病，同型胱氨酸尿症，Fabry病等。

（一）半乳糖血症（galactosemia）

本病是由 Von Reuss（1908年）首先报道。因先天性酶缺陷，半乳糖不能正常代谢。为常染色体隐性遗传。

1. 全身表现　新生儿出生后不久即可发生呕吐，腹泻，黄疸，肝脾肿大，生长发育迟缓，重症者早年夭折。

2. 眼部表现　开始为晶状体前囊下油滴样混浊，逐渐发展为全白内障，部分患者表现为绕核性白内障。

3. 诊治　对于先天性白内障的患儿，应查尿中半乳糖进行筛选；为明确诊断测定血中红细胞半乳糖-1-磷酸苷转移酶活性。一旦确诊，早期限制乳品摄入，减少半乳糖来源能够有效控制病情发展或使白内障逆转。

（二）半乳糖激酶缺乏症（galactokinase deficiency）

本病是由 Gitzelmann（1965年）首先报告。是半乳糖代谢异常的另外一种类型。系常染色体隐性遗传。

代谢障碍因半乳糖激酶（galactokinase, GK）缺乏，半乳糖转化为半乳糖-1-磷酸受阻，造成半乳糖在组织内蓄积，产生白内障的机制与半乳糖血症相同。

1. 全身表现　部分患者可有智力低下，一般无明显周身异常。

2. 眼部表现　出生后一月即可有晶状体混浊。白内障的形态不一，有板层、Y字缝、胎儿核、中央皮质或是后皮质混浊。GK缺乏杂合子发生白内障的时间比纯合子晚，杂合子白内障主要是晶状体后囊下混浊。有少数成年人特发性白内障的发生与GK活性降低有关。除白内障外，本病与半乳糖血症不同之处是不伴有周身其他异常。

3. 诊治　应用放射化学法测定GK活性，能够诊断纯合子或是杂合子。如果患者能早期限制半乳糖的摄入，可使白内障终止发展或是退行。

（三）新生儿低血糖症（neonotal hypoglycemia）

新生儿低血糖症是由 Jaudon（1937年）首先报道。直到20年后才引起注意。典型病例是男婴、早产儿或母亲为糖尿病或是妊娠中毒症患者。

1. 全身表现　初期患儿容易激动，多汗。当血糖降至 20mg/dl 以下时，出现窒息，惊厥甚至死亡，这是由于低血糖症严重损害中枢神经系统所致。

2. 眼部表现　胚胎期的晶状体受到母亲反复发生

的低血糖影响后，可引起新生儿板层白内障，少数表现后囊下点状混浊或全白内障。一般在出生后1月至8岁时发生。此外还可伴发鼻泪管阻塞，眼球震颤，青光眼，视神经萎缩，视神经发育不良。应与新生儿低血糖白内障鉴别的是2岁内酮症性低血糖症，即碳水化合物摄取不足或是在饥饿时候尿内出现酮体，其白内障的发生率高于新生儿低血糖症。

3. 诊治　对于有可能发生低血糖的新生儿应该检测血糖，根据病史和临床表现能够做出正确诊断。如果早期合理治疗可以减少并发症的发生。口服或静脉注射葡萄糖有效。

（四）糖尿病（diabetes）

糖尿病是目前最常见的代谢病，可以影响身体多个系统，白内障是其并发症之一。糖尿病白内障分为两种类型，一类是真性糖尿病性白内障，多见于青少年I型糖尿病患者；另一类是糖尿病患者老年性白内障。糖尿病患者老年性白内障的发生率高于非糖尿病老年人。

眼部表现：真性糖尿病性白内障多发生在30岁以下I型糖尿病病情严重患者，初期表现为无数分散的灰色或蓝色雪花样或点状混浊，混浊位于囊膜下的皮质区，并且很快融合，晶状体可在几周内全部混浊。糖尿病患者老年性白内障的形态与一般老年性白内障相同。除白内障外，糖尿病性视网膜病变最为常见，其他还可有如角膜知觉减退、虹膜红变、高眼压等。

诊断I型糖尿病患者出现进展迅速的有特征的白内障，不难做出诊断。积极治疗糖尿病是防止白内障发生的关键。

（五）葡萄糖-6-磷酸脱氢酶缺乏症（glucose-6-phosphate dehydrogenase deficiency）

由于本病患者是在食用大量蚕豆后而引起溶血，故又称"蚕豆病"。亦有患者是在服用某些药物（非那西丁、伯氨喹啉等）后发生溶血，因此又称药物性溶血。患者红细胞葡萄糖-6-磷酸脱氢酶（G-6-PD）缺乏，在红细胞膜上有 Heinz 小体附着，细胞脆性增加而导致红细胞破裂溶血。X连锁隐性遗传，患者多为男性。

1. 全身表现　进食大量蚕豆或服用某些药物 1~3 后天发生溶血，同时有头痛、恶心、呕吐、腹泻。

2. 眼部表现　G-6-PD活性降低的患者可有先天性板层白内障；有报告老年性白内障的发生与此酶的活性降低有关，酶缺陷患者老年前期白内障的发生率较高。此外，还可有眼睑水肿、巩膜黄染、结膜苍白、视盘水肿等。

（六）同型胱氨酸尿症（homocystinuria）

同型胱氨酸尿症是因胱硫醚合成酶缺陷引起的一

种氨基酸代谢病,为常染色体隐性遗传。

代谢障碍胱硫醚合成酶(cystathionine synthase)的作用是催化同型半胱氨酸合成胱硫醚,当酶活性降低时,同型半胱氨酸不能转化为胱硫醚,两个分子的同型半胱氨酸变为同型胱氨酸,致使血中同型胱氨酸增多,并随尿排出,因此表现为同型胱氨酸尿症。

1. 临床表现　智力低下,四肢骨细长,蜘蛛指(趾),颧面血管扩张和潮红,血小板黏滞度高,因此容易发生血栓。已有报道在全麻下手术而发生血栓致死的病例。

2. 眼部表现　部分患者有先天性白内障,但是晶状体脱位更常见,通常是向下方或鼻下方脱位,多在1岁内发生。

3. 诊治　尿液硝普盐试验筛选患者;氨基酸自动分析仪测定血中同型胱氨酸含量可以明确诊断。因本病患者四肢骨细长,蜘蛛样指(趾)和晶状体脱位,应该与Marfan's综合征鉴别。

(七)眼脑肾综合征(Lowe综合征)

本病由Lowe(1952年)首次报告。以眼、脑和肾的病变为其主要特征。X连锁隐性遗传。其代谢障碍尚未完全明确。

代谢障碍本病是多系统的氨基酸代谢病,肾小管的运转系统受到影响,尿中有硫酸软骨素存在,可能系氨基多糖的代谢障碍。

1. 全身表现　前额隆起,眼窝内陷,有特殊的面容。1岁后出现运动和智力障碍,部分患者有软骨病和骨软化。尿中有蛋白和氨基酸,最后发生代谢性酸中毒。

2. 眼部表现　90%出生时或新生儿期出现双眼白内障,绝大多数是全白内障。少数为小球形和后锥形晶状体,并与前玻璃体紧密粘连。角膜混浊,水肿,角膜深层白色混浊称为角膜瘢痕疙瘩(keloid),为本病所特有。因前房角发育异常,或是小圆晶状体造成瞳孔阻滞,因此青光眼比较常见。可合并其他眼部异常如先天性大角膜,小角膜,角膜血管翳,虹膜扩瞳肌发育不良甚或缺如,瞳孔缩小,睫状突发育异常,有时睫状突延伸到虹膜后面。因眼眶脂肪萎缩明显,造成眼球内陷。女性携带者的晶状体皮质有点状或雪片状混浊,同时也可伴有前额突起和眼窝内陷的特殊面容,可以作为遗传咨询的参考。

(八)酪氨酸血症(tyrosinemia)

分为两种类型,即Ⅰ型和Ⅱ型。Ⅰ型的代谢障碍是由于延胡索酰乙酰乙酸水裂解酶(fumaryl acetoacetate hydrolyase)缺乏;Ⅱ型是因酪氨酸氨基转移酶(tyrosine aminotransferase)缺乏所致,血和尿酪氨酸增高。常染色体隐性遗传。

1. 全身表现　Ⅰ型表现肝、肾疾病;Ⅱ型主要是手(足)掌糜烂和增厚,智力低下。

2. 眼部表现　Ⅱ型患者白内障,溃疡性结膜炎,斜视。低酪氨酸、低苯丙氨酸的膳食,可使酪氨酸血症患者症状减轻和改善。

(九)Refsum综合征

本病少见,是脂肪酸—植烷酸(phytanic acid)的代谢障碍,因植烷酸羟化酶(phytanic acid hydroxylase)缺陷,造成植烷酸在体内的蓄积。为常染色体隐性遗传。

1. 全身表现　多发性神经炎,四肢麻痹和瘫痪,小脑共济失调,神经性耳聋。

2. 眼部表现　部分患者有白内障。主要的眼部异常是视网膜色素变性,进行性眼肌麻痹和眼球震颤。

(十)Fabry病

本病是由Fabry(1898年)首先报告,60年后才了解其发病机制,属先天性神经鞘脂的代谢障碍。因为β-半乳糖苷酶(galactoside)缺乏,引起神经酰胺三己糖苷(ceramide trihexoside)在体内许多组织蓄积。为X连锁隐性遗传。

1. 全身表现　男性患者,青少年时期起病。四肢和手足灼热感,疼痛,皮肤毛细血管扩张,扩张的血管可达数毫米直径,颜色变为深红或蓝黑。常有胸痛、蛋白尿、发烧。严重患者到晚期肾功能衰竭,心肌梗死。女性携带者无症状或症状轻微。

2. 眼部表现　50%患者有白内障,多数为后囊下的辐条状混浊,是由许多细点和颗粒状混浊排列而成,部分为Y字缝混浊。眼睑水肿,眼睑毛细血管扩张或是疣状物生长。结膜血管扩张迂曲,角膜上皮或是上皮下有条状或是从中央的一点向外呈放射状的多条混浊,亦有环状混浊,乳白色或是黄褐色。视网膜血管呈螺旋状迂曲扩张,视盘水肿,黄斑水肿。

(十一)甘露糖贮积症(mannosidosis)

本病是低聚糖贮积症(oligosaccharidoses)的一种,因甘露糖酶缺乏引起甘露糖在组织过多贮积。遗传方式尚未明确。

1. 全身表现　出生后即发病,肝脾肿大,骨骼异常,智力低下。

2. 眼部表现　白内障,后皮质轮状混浊,类似Fabry病。

(十二)岩藻糖贮积病(fucosidosis)

本病由Durand(1966年)首次报道。为岩藻糖苷酶(α-fucosidase)缺陷而致岩藻糖在脑和内脏广泛沉积。常染色体隐性遗传,近期有关本病的不同突变已有报道。

1. 全身表现　1～3 岁时发病，四肢麻痹，皮肤肥厚、粗糙和角化。骨骼发育不良，体矮，面宽，外貌类似黏多糖贮积病Ⅰ型（Hurler 病）。心脏扩大。

2. 眼部表现　白内障，结膜血管扩张、迂曲和微血管瘤，角膜片状混浊，视网膜血管迂曲。

（十三）低磷酸酯酶症（hypophosphatasia）

本病代谢异常是碱性磷酸酶（alkaline phosphatase）缺乏，影响骨和软骨的代谢。常染色体隐性遗传。

1. 全身表现　严重佝偻病，多发骨折，抽搐。

2. 眼部表现　白内障，蓝巩膜，角膜带状变性，结膜钙化，因眶骨和颅骨发育异常，而致眼球突出和视盘水肿。

（十四）甲状旁腺功能低减（hypoparathyroidism）

本病的特点是甲状旁腺素分泌不足而引起低钙血症（hypocalcemia），并有白内障发生，所以又称为低钙性白内障。本病分为三种类型，一为特发性甲状旁腺功能低下，此类型患者全身症状明显；第二种是 X 连锁隐性遗传的特发性甲状旁腺功能低下；还有一类是甲状腺或甲状旁腺手术创伤后发生。

代谢障碍因甲状旁腺素降低，钙的吸收及骨钙的动用发生障碍，造成低血钙和高血磷症。由于钙的减少使晶状体膜的渗透性增加，晶状体内电解质平衡失调，影响其代谢，致使白内障发生。

1. 全身表现　手足抽搐，恶心，呕吐，肌肉痉挛，毛发脱落，严重者呼吸困难，肠绞痛，癫痫样发作。

2. 眼部表现　双眼白内障，初期为皮质区内细小、分散的彩色结晶，如果低血钙间歇发作，则有晶状体板层混浊出现，可发展为全白内障，或静止不发展。当血钙降低明显时，白内障发展加速。早期诊断和治疗（大剂量维生素 D 和钙片），纠正低钙血症，有利于控制白内障的发生和发展。

（十五）肝豆状核变性（Hepato lenticular degeneration, HLD）

本病是由 Wilson（1900 年）首先报告，因此又名 Wilson 病。是先天性铜的代谢障碍。常染色体隐性遗传。

代谢障碍酶的缺陷目前还不清楚，血浆铜蓝蛋白和铜结合蛋白的水平降低，血和尿中铜的含量增加，过量的铜在肝脏、肾脏、角膜后弹力膜、晶状体以及脑的基底神经节特别是豆状核沉积，因而出现明显的肝脏损害和神经系统损害。

1. 全身表现　儿童期或青少年期起病，开始时为四肢震颤，肌张力增强，逐渐发展为言语不清，吞咽困难。严重者有癫痫发作。肝功能不正常，肝硬化。

2. 眼部表现　因为体内过量的铜在晶状体前囊膜沉积，在晶状体中央部形成盘状或放射状混浊，形成类似于葵花样白内障，对视力的影响不大。因为铜在角膜沉积，在周边部角膜后弹力层内形成宽约 1～2mm 褐色或蓝绿色的环（Kayser-Fleisher 环）。周边部视网膜有小黄色斑点，暗适应降低，斜视，眼球震颤。近年来开展的肝脏移植，包括儿童期手术，对本病治疗取得了一定疗效。

第三节 遗 传 病

合并白内障的全身性遗传病包括结缔组织、骨骼、皮肤和血液系统，以下介绍的遗传性疾病，虽然有不同的临床表现，但均有白内障发生。

（一）Marfan's 综合征

本综合征是一广泛的结缔组织病，由 Marfan（1896 年）命名。受累的组织包括眼、骨骼和心血管系统。发病原因尚不清楚。为常染色体显性遗传。

1. 全身表现　手指和足趾细长，形如蜘蛛状，四肢骨细长，容易骨折，鸡胸或桶状胸。约 35% 患者有心血管异常，主要是主动脉夹层动脉瘤和发育不良，动脉瘤破裂是造成青壮年猝死的原因之一。

2. 眼部表现　30% 以上患者有先天性白内障，80% 晶状体脱位，多为部分性向鼻上方脱位，或全脱入前房或玻璃体内。少数患者的晶状体呈球形。因前房角发育异常，可合并青光眼。虹膜扩瞳肌发育不良，瞳孔不容易扩大。其他还可有近视，先天性大角膜、小角膜以及无虹膜等。

（二）Weill-Marchesani 综合征

本病是由 Weill（1932 年）和 Marchesani 报道。发病原因不清。有常染色体显性和隐性两种遗传方式。

1. 全身表现　身材矮小，较肥胖，四肢及指（趾）短粗，颈亦短粗。

2. 眼部表现　部分患者有白内障，小球形晶状体，晶状体向鼻下脱位或全脱位。因球形晶状体而造成近视，少数患者可有青光眼、小角膜。

（三）遗传性进行性关节—眼病（Stickler 综合征）

本病由 Stickler（1965 年）报道，是以眼、骨骼与颌面异常为特征的结缔组织病。常染色体显性遗传。

1. 全身表现　四肢关节肿大，关节发育异常及早期退行性改变，肌肉萎缩。小颌，腭弓高，腭裂，神经性耳聋。尿内羟脯氨酸含量增高。

2. 眼部表现　白内障是本病的主要特征，为点状、核性或全白内障。80% 以上有高度近视。脉络膜视网膜变性，因玻璃体视网膜变性，早年即可发生视网膜脱离。

（四）眼-颌-面-头颅发育异常综合征（mandibulo-oculofacial dyscephaly）

本病系由 Hallermann（1948 年）和 Streiff（1950 年）报道，故又称 Hallermann-Streiff 综合征。为常染色体隐性遗传或散发。

1. 全身表现　头颅发育异常，下颌短小，面部肌肉发育差，钩形鼻，形如"鸟脸"的面容是其特殊的体征。

2. 眼部表现　几乎所有患者均有白内障，少数白内障可自行吸收后遗留囊膜，在其表面有色素沉着。在晶状体溶解的过程中，可发生晶状体毒性色素膜炎和晶状体溶解性青光眼。因前房角发育异常而致青光眼者亦较多。几乎所有患者均表现先天性小眼球、小角膜和眼球震颤。少数患者视网膜发育不良和视神经萎缩。

（五）颅骨面骨发育不全（Crouzon's 综合征）

本病由 Crouzon（1912 年）首先报告。为常染色体显性和隐性遗传。

1. 全身表现　颅骨缝过早关闭，因而颅内压增高，额骨突出，上颌骨发育不良，下颌前突，钩状鼻，重听，智力低下。

2. 眼部表现　部分患者合并白内障、青光眼。因眼眶浅而致明显的眼球突出而成其特殊面容。眶距过宽和外斜视亦很常见。由于颅内压增高，常有视盘水肿或视神经萎缩发生。

（六）尖头并指（趾）畸形（acrocephalosyndactylia）

本病很少见，由 Apert（1906 年）首先报告，又名为 Apert's 综合征。

1. 全身表现　颅缝过早关闭，形成尖头畸形，并指（趾）。

2. 眼部表现　眼球突出明显，眶距过宽，视盘水肿和视神经萎缩，部分患者有白内障。

（七）先天性钙化性软骨营养不良（chondrodystrophia calcificans congenita）

本病由 Conradi（1914 年）最先报告，故又名 Conradi 病。常染色体隐性遗传。

1. 全身表现　侏儒，肢体短，并指（趾），关节挛缩。

2. 眼部表现　先天性白内障，眶距宽，视网膜色素改变。

（八）萎缩性肌强直（myotonia atrophica）

本病是一慢性进行性肌肉萎缩和强直并伴有其他系统疾病，眼部异常是以白内障和视网膜病变多见。常染色体显性遗传。

1. 全身表现　男性患者多于女性，进行性肌强直和肌萎缩，智力低下，前额秃发，性腺萎缩。

2. 眼部表现　在某些患者白内障是本病的首发体征，可以在肌强直发生以前有白内障出现，初期为后皮质尘埃状、颗粒状或边缘不整齐的略带蓝绿色的小点状混浊，部分为结晶样混浊，逐渐发展为全白内障，或静止多年不变。因睫状体分泌房水功能降低，而致低眼压。周边部视网膜有双侧对称性的色素改变。此外，尚有眼球内陷，睑缘炎和泪液分泌减少。

（九）先天性溶血性黄疸（congenital hemolytic jaundice）

本病又名为遗传性球形红细胞增多症、慢性家族性黄疸。其特点是红细胞变小，呈球形，脆性增加，网织细胞增多，大量红细胞破坏、溶血，造成黄疸。常染色体显性遗传。

1. 全身表现　发热，呕吐，贫血，肝脾肿大，骨骼系统受累，骨质疏松，骨皮质变薄，额骨突出。

2. 眼部表现　出生时即可有全白内障。其他眼部异常是小睑裂，小眼球，虹膜异色，近视，色觉障碍。

（十）血管萎缩性皮肤异色症（poikiloderma atrophicans vasculare）

本病系由 Rothmund（1868 年）首先报道，因此又名 Rothmund's 综合征。皮肤血管扩张、异色和萎缩是其主要特征。常染色体隐性遗传。另有一类型无白内障称 Thomson 病。

1. 全身表现　女性患者多于男性，皮肤异色，以颈部、臀部及手足的皮肤病损为主，初期为粉红色水肿斑，以后变为网状或点状皮肤萎缩，毛细血管扩张，色素沉着，身材矮小，头颅小，下颌短，眉毛和睫毛稀少或缺如。性功能障碍。

2. 眼部表现　50% 患者有板层或点状白内障，偶见带状角膜病变，圆锥角膜。视网膜血管扩张。

（十一）Werner 综合征

本病与 Rothmund 综合征的临床表现有某些相似，可能是一个病的两个亚型。常染色体隐性遗传。

1. 全身表现　青春期早老，少年秃头，白发，皮肤萎缩、钙化，形如硬皮病。身材矮小，钩形鼻，内分泌功能紊乱，糖尿病和性功能障碍。

2. 眼部表现　绝大部分患者在早期即有白内障出现，为后皮质或后囊下混浊。其他眼部异常是睑下垂，斜视，和角膜变性。

（十二）鱼鳞癣（ichthyosis）

本病并非罕见。因遗传类型不同，其临床表现各异。常染色体显性遗传。

1. 全身表现　皮肤干燥，角质增厚如鱼鳞状，面部和全身鳞屑，冬季加重。

2. 眼部表现　有不同类型白内障，并有角膜混浊或新生血管，瘢痕性睑外翻。

（1）X 连锁隐性遗传：①全身表现：男性患者，出生后即起病，全身皮肤出现褐色大片鳞屑，头发脱落。②眼部表现：部分患者有白内障，周边部视网膜色素沉着。

（2）常染色体隐性遗传：因患者病情严重，多于出生后不久夭折。

（十三）Schäfer 综合征

本病是掌跖角化病（palmoplantar keratoderma）的一种类型。常染色体隐性遗传或 X 连锁隐性遗传。

1. 全身表现　掌跖角化、变硬，指（趾）甲发育不良，脱发，身材矮小，头小，智力低下。

2. 眼部表现　先天性白内障。

（十四）先天性外胚层发育不良（ectodermal dysplasia）

本病分轻重两种类型。X 连锁隐性遗传。

1. 全身表现　重症患者毛发缺如，无牙齿，无汗腺，因此又称无汗症（anhidrosis）。皮脂腺和乳腺均发育不良。轻型患者皮肤附属器发育不全，体矮，骨骼异常，智力低下。

2. 眼部表现　不同类型先天性白内障，干燥性角结膜炎，角膜新生血管和瘢痕形成，睑板腺功能障碍，青光眼。

（十五）色素失禁症（ncontinentia pigmenti）

本病首先由 Bloch-Sulzberger 报告，故又名为 Bloch-Sulzberger 综合征。为 X 连锁显性遗传，因遗传性状或基因位于 X 染色体上，所以女性患者发病率高于男性，95% 是女性患者，男性多是致死性。

1. 全身表现　躯干部皮肤反复出现水泡和丘疹，在后期变为棕褐色斑。牙齿稀少，小头畸形，智力低下，先天性心脏病。

2. 眼部表现　约 35% 患者有眼部异常，其中以白内障较多见，部分患者结膜色素沉着，角膜混浊，蓝巩膜，视网膜色素性改变，视神经萎缩。

（十六）SjÖgren 综合征

本病是由 SjÖgren（1935 年）首先报告，为常染色体隐性遗传。

1. 全身表现　智力低下，癫痫，指（趾）细长，骨骼异常，隐睾。

2. 眼部表现　双眼先天性板层、前后极白内障，或全白内障。眼球震颤，小眼球，近视，圆锥角膜，视神经萎缩。

（十七）共济失调白内障综合征（Marinesco-SjÖgren 综合征）

本病的临床表现类似于 SjÖgren 综合征。为常染色体隐性遗传。

1. 全身表现　神经系统异常，表现为小脑共济失调及锥体束征，智力低下。

2. 眼部表现　多为先天性板层白内障。内眦赘皮，眼球震颤，斜视，小眼球，无虹膜。

（十八）Norrie 病

本病系 Norrie（1927 年）首先报道。为 X 连锁隐性遗传。

1. 全身表现　智力低下，双侧神经性耳聋。

2. 眼部表现　出生后不久或数月内双眼瞳孔区逐渐变白，原因是视网膜假性肿瘤发生，视网膜和玻璃体由黄白色组织取代，其上有血管和色素，角膜逐渐混浊，前房极浅，虹膜萎缩，瞳孔缘色素上皮层外翻，晶状体混浊。晚期发生继发性青光眼，最后眼球萎缩。

（十九）慢性遗传性肾炎（Alport's 综合征）

本病系 Alport（1927 年）报告，有肾炎和其他系统异常。常染色体显性遗传和可能的 X 连锁隐性遗传，因而男性发病率高，且病情严重。

1. 全身表现　肾炎，开始是镜下血尿，然后为肉眼血尿，并有蛋白尿，合并肾性高血压，晚期肾功能衰竭，神经性耳聋亦很常见。

2. 眼部表现　不同类型的白内障，多数为前囊和后囊下混浊，球形晶状体或圆锥形晶状体。少数患者有视盘玻璃疣，点状角膜病变。

（二十）成骨发育不全（osteogenesis imperfecta）

本病系由 van der Hoeve（1917 年）首先报告，其特点是蓝巩膜、脆骨和耳聋，因此又称为蓝巩膜—脆骨综合征。临床分为四个类型，Ⅰ、Ⅳ型常染色体显性遗传，Ⅲ、Ⅳ型常染色体隐性遗传。

1. 全身表现　骨质脆弱，疏松，很容易骨折，尤其是儿童期可反复出现骨折，到青春期后逐渐减少，肩关节容易脱臼。耳聋，先天性心脏病。

2. 眼部表现　因巩膜胶原纤维发育不良，巩膜变薄，色蓝。白内障以绕核性为多。少数患者合并圆锥角膜，开角型青光眼。

（二十一）Smich-Lemli-Opitz 综合征

本病由 Smich（1964 年）首先报告。多系统畸形。常染色体隐性遗传。

1. 全身表现　小头，小下颌，低耳位，鼻空上翻，指（趾）畸形，多囊肾。

2. 眼部表现　白内障，内眦赘皮，斜视，眼球震颤。

（二十二）Piere-Robin 综合征

本综合征为多系统疾病，多数是常染色体显性遗传，少数是常染色体隐性遗传。

1. 全身表现　小下颌，腭裂，舌下垂，鼻梁低陷，指（趾）畸形，心脏病，耳聋，脑积水。

2. 眼部表现　先天性白内障,晶状体后囊下混浊。前房角发育异常,灰色半透明的薄膜覆盖在滤帘上,因此有青光眼发生。高度近视,视网膜脱离,斜视,小眼球也较常见。

(二十三) Gruber 综合征

属于肝肾纤维囊性化综合征的一种类型。常染色体隐性遗传。

1. 全身表现　多种严重畸形,脑发育不良,枕部脑膨出,多发内脏囊肿,早年夭折。

2. 眼部表现　先天性小眼球或无眼球,白内障,视神经和视网膜发育不良。

(二十四) Laurence-Moon-Biedl 综合征

1. 全身表现　肥胖,多指(趾),性腺发育不良,智力低下。常染色体隐性遗传。

2. 眼部表现　除有晶状体后囊下混浊的白内障外,幼年期开始的视网膜色素变性,至青春期可失明。眼球震颤,斜视。

(二十五) 早老症 (progeria)

本病少见,主要是皮肤和毛发并伴有其他系统异常。常染色体隐性遗传。

1. 全身表现　少年期即开始出现衰老特征,秃发,白发,皮肤干燥、萎缩,侏儒,过早发生动脉硬化,青少年期即可因冠状动脉心脏病而死亡。

2. 眼部表现　早期发生白内障。

第四节　感染性疾病综合征

先天性风疹综合征 (congenital rubella syndrome)

风疹是由风疹病毒引起,可有暴发性流行,分为先天性和后天性。先天性风疹除有白内障外,还合并其他眼部异常及多系统异常。患儿母亲遭受风疹病毒感染后 10～12 天,病毒穿过胎盘,引起胚胎感染。如果感染是发生在孕期前 3 个月,细胞有丝分裂被抑制,胚胎发育受到严重影响,胎儿容易流产或死亡。与此同时,病毒影响晶状体代谢而发生先天性白内障。

1. 全身表现　先天性心脏病,小头畸形,新生儿血小板减少性紫癜,肝脾肿大,间质性肺炎,脑膜炎,耳聋,智力低下。成年后糖尿病、甲状腺等自身免疫性疾病的发生率明显增加。

2. 眼部表现　先天性核性、板层或完全性白内障,80% 为双侧,多为进行性发展,少部分自行吸收。虹膜扩瞳肌发育不良,因此瞳孔不易散大。小眼球,角膜混浊,斜视,视网膜椒盐样色素沉着。

(庞国祥)

主要参考文献

1. 褚仁远. 遗传性眼疾病. 北京:科学出版社,1998:247-279.

2. Akagi M, Inui K, Nishigaki T. Mutation analysis of a Japanesepatient with fucosidosis. J Hum Genet 1999, 44 (5): 323-6.

3. Forrest JM, Turnbull FM, Sholler GF. Gregg's congenital rubella patients 60 years later. Med J Aust 2002, 177 (11-12): 664-7.

4. Bosch AI, Bakker HD, Van Gennip AH. Clinical features of galactokinase deficiency. J Inherit Metab Dis. 2002, 25 (8): 629-634.

5. Zatechka DS Jr, Kador F, Garcia-Castineras S. Diabetes can alter the signal transduction pathways in the lens of rats. Diabetes 2003, 52 (4): 1014-22.

6. Aydin OF, Zorlu P, Kunak B. Two siblings with tyrosinaemia type 2. Eur J Pediatr 2003, 162 (2): 81-3.

7. Sutcliffe RP, Maguire DD, Muiesan P. Lover transplantation for Wilson disease. Transplantation 2003, 15: 75 (7): 1003-6.

第一节　白内障视觉损伤的评价

一、白内障手术的目的

美国《眼科临床指南》有关成人白内障诊断和治疗中指出，作为眼科医生，面对一个白内障患者，必须清楚在决定手术之前要做什么。其具体内容引述如下：

1. 确定有无白内障及其特征；

2. 评价白内障对患者视觉和功能状态的影响，以及对生活质量的影响；

3. 向患者告知白内障对视力、功能性活动的影响和其自然病史，告知手术和非手术治疗的收益和风险，使患者得到信息，并能据此做出选择何种治疗的决定；

4. 建立成功治疗结果的标准；

5. 当预计手术有益于改善患者的视功能，或者患者要求手术时，施行手术治疗；

6. 提供必要的术后护理和康复措施，对各种并发症进行治疗；

7. 在处理合并的眼病时发现有手术指征时，进行手术治疗。

从以上描述可以看出，从确定白内障诊断到决定手术治疗过程中，改善白内障患者视功能和生活质量是最基本的目标。

何谓视功能和生活质量？美国眼科学会主导编著的《眼科临床指南》中指出：视功能具有多个组成成分，包括中心近视力、中心中间视力、中心远视力；周边视力、视觉搜索功能、双眼视力、深度觉、对比敏感度、色觉、适应能力和视觉处理速度。视功能也可以测量由于视觉损伤引起的功能性伤残来表示。人的很多活动会受到视功能的多个组成成分的影响。这一段描述明确表达一个信息，即除了视力，视功能还包括更多定量定性指标。因此有理由强调，将视功能恢复和生活质量提高作为评价白内障治疗效果的重要性，

因为这对于患者来说是更为关键和实用。一项精心设计、有权威性的观察性研究显示，白内障手术可以对视力依赖的功能产生显著影响。美国白内障患者治疗结果研究小组（Cataract Patient Outcomes Research Team，PORT）报告，第一只眼行白内障手术后，90%的患者感觉到功能状态改善，并对视力感到满意。针对老年患者进行的日常视觉活动研究结果显示，合并眼部和全身疾病的高龄老年人中，在白内障手术后12个月时80%的患者视功能改善。在英国进行全国白内障研究中，对1139名施行白内障手术的患者进行观察，发现术前功能性损伤的程度随着性别、年龄和视力的不同而不同。男性患者更易出现驾驶困难、眩光和就职方面的困难，女性更易发生日常生活和娱乐方面的困难。研究表明不论术前较好眼的视力如何，大多数患者表示白内障手术后，处理各种依赖视力工作的能力提高。这些结果，表面看上去都是既成事实，好像无需研究，但正是这些符合循证医学的研究结果，才提供了白内障手术必要性的雄辩证据，以获得广泛的社会支持。

诸多研究结果都证实了白内障术后视功能的改善和生活质量提高之间的关系。白内障术后视觉功能的提高，不仅可以缓解老年患者生活质量的不断恶化。还可能在维持总体功能状态、降低相关的外伤和意外、预防高危老年患者发生残疾等方面起到重要作用。

因此可以结论，通过白内障摘除手术恢复视功能，能使身体各项功能、情绪状态，和总体生活质量得到提高。

白内障手术后视觉功能的提高包括以下内容：

1. 更好的光学矫正视力；

2. 更好的裸眼视力，降低对眼镜的依赖程度；

3. 减少眩光；

4. 在暗光线下活动能力提高；

5. 改善深度觉和双眼视力；

6. 改善色觉。

身体其他功能的改善应包括以下几个方面：

1. 日常生活中活动能力提高；

2. 继续工作或者谋求职位的机会增加；

3. 走路、驾驶等移动能力提高。

对有白内障相关症状主诉的患者进行全面评估，是诊断白内障并确定白内障是否是引起视力损伤，和患者所述症状的主要因素；同时也可以排除或者证实其他可能构成视力损伤，或者影响手术计划进行及影响视力预后的眼病和系统性疾病。因此，在拟定行白内障手术前，对患者进行全面评价，显得非常重要。

二、视觉损伤的评价

所谓视觉损伤的评价，是指通过对视功能状态、视物困难程度进行的临床评估；它可以通过对比敏感度、眩光、视力等检查方法来完成。

由于白内障的发展非常缓慢隐匿，患者常常因逐渐适应了视力逐渐减退而不会注意到视功能的减退。到目前为止，尚无任何一种检查方法可以全面准确描述白内障对患者视力和功能的影响。同样，也没有任何一种确定的检查结果，作为诊断金标准，来明确表达是否需要施行白内障手术。特别需要指出的是，术前视力是一个较差的预测术后功能改善的指标，所以，决定白内障手术切不可单纯以视力水平为依据。多数研究结果表明，与 Snellen 视力表检查结果相比，多种视功能状态指数，如针对白内障开发的测量工具 ADVS，和一种用来测量总体健康状况的 VF-36 问卷调查表，与白内障术后的功能改善程度，以及视力满意程度的相关性更强。这些问卷调查表不仅提供了评估患者功能的标准化方法，并且在不同时期和不同人群中可以进行分析和比较。尽管如此，单独使用问卷调查表仍不能作为确定是否需要手术的基础，也不能用来设定手术阈值标准。它们只是白内障患者总体评价的一部分，有助于做出进一步的诊疗决定。

三、白内障患者眼部评估

收集病史和必要的体格检查，是全面评估白内障患者的基础，这些检查包括如下内容，其中侧重于诊断和治疗白内障的相关特定因素。

1. 患者病史（包括患者的功能状态评估）；

2. 视力和屈光状态；

3. 眼睑、睫毛、泪器和眼眶等的外眼检查；

4. 眼位和眼球运动的检查；

5. 瞳孔功能的评估；

6. 眼压的测量；

7. 裂隙灯显微镜下检查眼前节；

8. 散瞳后检查晶状体、黄斑、周边部视网膜、视神经、玻璃体；

9. 对患者相关的精神状态和身体状态进行评估。

应告知患者，进行定期随诊的重要性，在最后一次检查和决定手术的间隔期间，视觉症状发生任何变化，都应该和眼科医师联系沟通。

四、术前附加眼科检查的意义

虽然附加的术前眼部检查，对于白内障并不一定是必须的，但可以帮助描述和解释个别患者的症状。通过检查，以及将检查的发现与患者的特定症状相联系，可以来确定白内障是否成为患者视力下降的原因。如果检查结果，可以充分证明患者白内障导致的视力下降已不能够满足其功能需要，就可以考虑推荐患者进行白内障手术。但也有一些情况例外，比如患者的眩光和视物模糊的主诉，与白内障的程度或者视力检查结果不成比例，就应该对患者进行对比敏感度和眩光试验（glare disability）检查，以确定由于眩光和对比敏感度下降造成的视力损伤和功能障碍程度。

眩光试验可以确定患者视野中光源存在造成的视力损伤程度；而对比敏感度是通过不同对比度、不同亮度、不同空间频率的图形来测量眼睛区分灰度细微差异的能力。与视力检查相比，它可以更加全面的反映视功能状态。对于主诉视力下降，并确有晶状体混浊改变的患者，对比敏感度试验可以证实视力检查所不能体现的显著的视觉功能下降。不过，虽然对比敏感度检查的设备和方法有了实质性进展，但是此项检查仍然缺乏标准化，因而使其在临床上的应用价值受到一定影响。

潜视力检查的目的，是试图预测白内障术后的视力。主观潜视力检查，包括阈上值小孔视力装置、马氏杆试验、激光干涉仪、Guyton-Minkowski 潜视力仪、带有照明的近视力卡的激光扫描眼底镜、潜视力小孔等，要求患者对视觉刺激的各种问题做出反应。客观的潜视力检查，则是指视网膜电图、视觉诱发电位等，通过测量视觉刺激后的电反应来判断视力预后。这种检查方法，对黄斑部正常的轻、中度白内障，具有相当高的准确性。但对较重度白内障而言，其预测白内障术后视力恢复程度的准确性不甚可靠。

镜面显微镜（specular microscopy）、显微照相和角膜厚度测量，对术前已患有角膜疾病的患者，可以协助判断白内障术后患者的角膜状态。虽然检查并非常规需要，但是对于患有 Fuchs 角膜内皮营养不良、外伤等，怀疑有角膜内皮功能异常的眼来说可能有一定价值。角膜地形图对于怀疑不规则散光造成视力损伤的患者有用，因此，建议用于存在高度散光拟在白内障手术同时进行散光矫正手术的患者。轻、中度白内障，荧光素眼底血管造影对于临床怀疑有糖尿病性或炎性黄斑水肿、黄斑下新生血管等情况是有用的。当眼底不能窥见或者要诊断高度近视眼后巩膜葡萄肿时，可选择B超声检查。视野、外眼照相和眼底照相、眼压、特定色觉检查等，用于白内障术前患者的常规评估，也可能获得一定有价值的信息。

第二节　手术前准备

一、术前对全身疾病的评价

由于专科医生的专业划分越来越细，使其对临床总体知识的掌握及相互之间的关联性认识有所忽略，特别是在评价全身疾病对局部病变的影响方面，确有一定的局限性。这固然与缺乏临床经验及掌握临床技能不够有关，但更为重要的是应强调认识局部与整体关系的重要性，特别是要掌握全身各系统疾病对眼的直接或间接影响的规律。这些问题主要包括：

1. 一般情况　如术前发现患者发热、腹泻、感冒、精神异常、经期等情况，应推迟手术，进行身体全面检查，寻找病因，对症治疗。这一点非常重要，因为不管什么原因，全身处于虚弱或高敏状态，极易产生术中并发症及切口愈合延迟。

2. 血液病　重点是出、凝血时间及凝血机制异常情况。术前常规检查出、凝血时间，凝血酶原活动度，血黏度及血小板计数。这对于诸如复杂性白内障及玻璃体切除一类的手术尤为重要。如发现异常或可疑，应请内科医生会诊作进一步检查。

3. 糖尿病　糖尿病患者手术后易发生前房积血、感染、切口愈合延迟等，是众所周知的事实。在人工晶状体植入病例，术后易发生持续性虹膜炎，甚至前房大量成形渗出以及切口裂开，这些情况均与血糖水平有关。因此，除要求熟练的技术及轻柔的操作，以减少机械刺激以外，术前严格控制血糖水平非常重要。血糖水平控制在6.7mmol/L（120mg/dl）为最佳手术指征；对病史较长，血糖很难控制在正常水平者，如手术为必须，其血糖水平最高不能超过8.3mmol/L（150mg/dl）。

4. 心血管疾病　老年患者应例行心电图检查，特别对有心脏病史记录者。发现问题应请内科医生会诊，以便衡量手术利弊，必要时请内科医生进行心电监护。对有高血压动脉硬化症患者，术前应采取措施，使血压维持在接近正常水平。但也需强调，对舒张压长期维持较高水平的高血压患者，一定掌握降压速度

和幅度。如在短时间内大剂量服用降压药，将同高血压本身一样可能引起严重后果。

5. 泌尿系统疾病　术前例行尿常规检查，以排除泌尿系统感染等疾病。对老年男性患者应作术前前列腺检查，以确定是否有肥大或炎症。前列腺疾病引起术后尿潴留，进而引起心脏功能衰竭的病例，在临床上并非罕见，是有沉痛教训的。

6. 呼吸系统和消化道疾病　慢性支气管炎患者的咳嗽，以及胃肠道疾病患者术后的恶心呕吐等，均可导致切口裂开、眼内出血、人工晶状体移位及眼内容物嵌顿于切口等。严重者还可诱发心力衰竭，产生严重后果。

7. 其他　术后应用肾上腺皮质激素时，应考虑对结核、溃疡、糖尿病及骨质疏松症的影响；胶原病、过敏体质常是术后持续性炎症反应的主要原因。

二、术前对眼周围病灶的评价

1. 慢性泪囊炎　急性结膜炎是内眼手术禁忌证自不待言，而慢性泪囊炎则常被人所忽略。白内障手术前，应例行泪道检查，包括挤压泪囊、泪道冲洗或探通。如有慢性泪囊炎，则应推迟手术。先行泪囊摘除或泪囊鼻腔吻合术，清除病灶后再考虑内眼手术。

2. 面部疖肿　作为感染病灶，不能忽视面部疖肿对白内障手术的威胁，应全身应用广谱抗生素，彻底控制炎症后，方可考虑手术。

3. 鼻窦炎　对有可疑征象者，应请耳鼻咽喉科医生会诊。一旦确诊为化脓性炎症，应作全身和局部抗炎治疗。

4. 化脓性中耳炎　一般慢性化脓性中耳炎在抗生素控制下可行手术，但如为铜绿假单胞菌感染，应绝对禁止手术。

5. 扁桃体炎　慢性扁桃体炎急性发作不仅是感染源，而且对于儿童常使麻醉插管困难，术后可能影响呼吸，故应在术前作有效控制。

三、术前眼部准备

1. 结膜囊细菌培养　随着新型广谱抗生素的广泛应用及术区消毒更为严密可靠，结膜囊细菌培养已不作常规强调。结膜囊细菌培养对某些病例，特别对老年体弱、糖尿病患者等特殊人群可能有一定意义，对这类重点患者可连续3天作3次培养，以为术前和术后用药提供参考。

2. 局部应用抗生素　术前3天开始患眼点抗生素眼液，以清洁结膜囊是必要的。手术当天应以抗生素眼液冲洗结膜囊和泪道，特别是手术前眼部结膜囊冲

洗十分重要，即使是使用无菌贴膜亦应如此。关于眼部消毒所用消毒液的种类，美国《眼科临床指南》中有明确建议，即：5%的碘伏术前清洁结膜囊与手术时眼表菌落数的减少有关联，并与术后眼内炎的减少相关，所以推荐使用5%的碘伏。

3. 术前1天剪睫毛 剪睫毛时，先在剪刀的一侧刀刃上涂些抗生素眼膏，油膏面向上剪睫毛，使剪下的睫毛黏在刀刃上，便于清除。睫毛应自根部剪除，不应参差不齐，剪完后应作一次结膜囊冲洗。无菌贴膜的广泛使用，有效地控制与睫毛相关的感染的发生率，是值得提倡和推广的技术。

4. 手术台上的术前准备 包括麻醉、软化眼球、患者体位、消毒铺巾等应严格按操作常规进行。

四、手术前用药

1. 散瞳剂 根据手术方式选择用药。传统白内障手术要求在术前1天用阿托品散瞳，以使瞳孔散大充分。现代白内障手术，则要求术中能控制瞳孔大小，故一般选用中等强度的短效散瞳剂。一般在手术前1小时开始散瞳，应用托吡卡胺和5%去氧肾上腺素交替点眼1次/15分钟，共计3次。这种方法散瞳效果是满意的，即使对青光眼患者也是安全的。在手术中，如因刺激而瞳孔缩小时，可用1:100 000的肾上腺素（adrenalin）平衡液作前房冲洗，可即刻使瞳孔散大。

2. 镇静剂 手术在局麻下进行，应消除患者的紧张和焦虑，术前1天晚睡前可以考虑服用常规量的镇静剂或催眠药。对于比较敏感及兴奋型病人，手术前可肌注苯巴比妥0.1g。切不可过量应用镇静剂，以免引起患者烦躁不安。

3. 抗生素 术前是否应用抗生素，要依全身情况而定。一般情况下，不建议全身使用抗生素作为预防。但对体质虚弱、伴有诸如糖尿病等易感染倾向的情况，应考虑术前即开始使用广谱抗生素，并一直持续到术后1周。

4. 通便 便秘不利于手术恢复，且易诱发并发症发生，故术前应掌握有关情况，采取必要措施。对于一般性便秘可服用润肠类制剂，顽固者可口服酚酞或灌肠。

5. 降眼压药物的应用 碳酸酐酶抑制剂及高渗剂是有效的降眼压制剂。但在现代白内障摘除术中，两者同压迫降压方法比较都存在一定缺点。前者抑制房水生成，不利于术后房水循环；后者因诱使排尿，有时使手术发生困难（尤其是老年人）。因此，现在不主张用这一类制剂作为手术前降眼压的常规手段。

6. 肾上腺皮质激素及非甾体类抗炎制剂 有人主张术前开始局部应用肾上腺皮质激素并持续到术后1周，对减轻术后反应肯定有积极作用。口服或局部应用非甾体类抗炎制剂对消除与前列腺素释放有关的炎症反应，已得到实验室和临床证实。对第一只眼手术后曾发生黄斑囊样水肿，及其严重炎症反应的患者，手术前开始应用非甾体类抗炎制剂，并一直延续到手术后3个月或更长，可以明显降低手术后黄斑囊样水肿的发生。

7. 内科用药 对有内科疾病长期服药的患者，不应轻易中断和更改既定用药，比如苯乙双胍、胺碘酮、复方降压片等。对于术前长期使用肾上腺皮质激素的患者，应考虑自身肾上腺皮质功能受抑制的情况，术中、术后应补充足量的肾上腺皮质激素。而术前长期使用抗凝药物或阿司匹林的患者，应于术前1周视病情调整用药，以使凝血机制恢复正常。这一点对于白内障手术和玻璃体切除手术等尤为重要。

（何守志）

第三节 麻 醉

随着手术方法及操作技巧的不断变革，白内障手术的麻醉方法也有相当大的改进，有些方法曾在当时作为主要方法在临床上被广泛应用，但现在却很少有人提及。然而，在特殊情况下，这些方法仍会发挥不可替代的作用。作为历史总结，为保护其发展的连续性，把曾经的和现在的方法做一个概括，是非常有必要的。

一、瞬 目 麻 醉

瞬目麻醉（winking anaesthesia）实际上是在不同部位对面神经的阻滞麻醉，但也包括部分浸润麻醉作用。瞬目麻醉方法主要包括以下几种：

1. Van Lint法 主要通过面神经末梢分支支配区浸润以达到麻醉效果（图5-90A）。具体方法是以5号牙科针头，自外眦眶缘进针至骨膜，注射麻醉剂1~1.5ml；退针至皮下，转向上沿眶缘边进针边注射，至眶缘中1/3后退针；再以同样方法沿眶下缘边进针边注射，至眶下缘中1/3。两次分别注射1.5~2ml，总计不超过5ml。退针后对注射部位轻轻加压按摩，以使药液扩散减少肿胀。

2. O'Brien法 通过阻滞面神经近主干部位达到麻醉效果（图5-90B）。具体方法是先令患者张闭嘴，可在耳屏前触摸到下颌骨髁突，在髁突上方垂直进针约1cm，注药1~2ml。但针不应插进关节腔。

3. Atkinson法 通过阻滞面神经分支主干及部分

末梢浸润达到麻醉效果（图 5-90C）。具体方法是自外眦垂直线稍后与颧骨下缘交界处皮肤进针，向上越过颧骨弓直达耳廓上方，边进针边注射，总药量为 3ml。

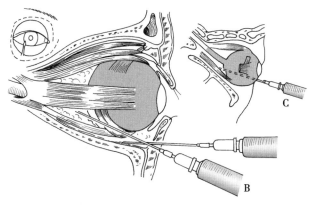

图 5-91　球后麻醉

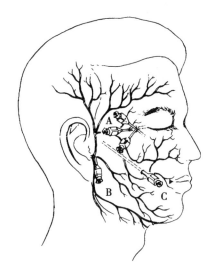

图 5-90　瞬目麻醉

A. Van Lint 麻醉法　B. O'Brien 麻醉法　C. Atkinson 麻醉法

在临床实践中，对以上经典的麻醉方法进行了许多改良，都取得了很好的效果，在此不一一列举。

瞬目麻醉所用麻醉剂种类繁多，这里介绍一种麻醉效果好、持续时间长的混合麻醉剂：2% 利多卡因（lidocaine\xylocaine）和 0.75% 布比卡因（bupivacaine\marcaine）等量混合。后者麻醉效果可持续 2～12 小时。

二、球　后　麻　醉

球后麻醉（retrobulbar anaesthesia）也称作肌锥内阻滞麻醉。嘱患者向鼻上方注视，以 5 号牙科针头，自下睑眶缘中、外 1/3 交界处皮肤进针。采取与眼球相切，沿矢状面，紧贴眶底进针，一直到赤道部（图 5-91A）。然后改变进针方向，即使针头略向上抬起，直指向球后视轴方向（图 5-91B）。按此方向继续进针，进入球后肌锥内，但切不要越过中心矢状面范围（图 5-91C）。由于肌锥内注射距睫状神经节较近，因此其麻醉效果比球周麻醉更为可靠。

进针 3.5cm，可获得满意的眼球麻醉效果，但眼球运动麻醉常不理想；进针 5.0cm 可使眼球运动完全消失，但却增加了眶内出血的机会。

球后注射 2～4ml 的 2% 利多卡因和 0.75% 布比卡因混合液，10 分钟后即可显示麻醉效果。如果麻醉效果不满意，20～30 分钟后可重复注射。如果手术时间过长，手术期间可以 2% 利多卡因作追加麻醉。

球后注射完毕，应压迫眼球至少半分钟，以防止出血并促进药液扩散。

球后麻醉的主要并发症是眶内出血。眶内出血的表现是眼球迅速突出，眼睑崩紧，结膜或眼睑皮下瘀血等。通过闭合的眼睑间断压迫眶部有助于止血。对一些可疑病例要作眼球检查，以判断是否有视网膜中央动脉闭塞的情况发生。一旦诊断明确，即应行外眦切开或前房穿刺。严重眶内出血的病例应推迟手术至少 1 周。

此外，视神经被穿刺及眼球被穿通虽较少发生，但却是非常严重的并发症。这些情况多与所用针头过细、过锐、过长及操作方法不当有关。

三、球　周　麻　醉

球周麻醉（peribulbar anaesthesia）最早由 Davis 和 Mandel 于 1986 年加以介绍，并称之为后球周麻醉（posterior peribulbar）。此后，众多眼科学家对球周麻醉技术进行了改良。目前，比较常用的方法是双针法。具体操作方法如下。

第一针从颞下眶缘进针（图 5-92A），紧贴眶底，沿矢状面前行（图 5-92B）一直达到眼球赤道部（图 5-92C、D）。由于所用针头为 27 号 20～25cm 的短针，因此其进针深度可被安全控制。达到预定深度后，注射 2～3ml 麻醉剂即可出针。

第二针则由颞上或鼻上眶缘进针（图 5-93A），沿眶壁向后直到眼球赤道部附近，然后注入麻醉剂 2～3ml 出针（图 5-93B）。

四、筋膜囊下麻醉

最初由 Swan 于 1956 年加以介绍，20 世纪 90 年代后，这种方法开始被普遍使用。具体方法是：以 4% 的利多卡因滴眼，每 5 分钟一次，共计 4 次。常规剪开球结膜暴露术区巩膜后向 Tenon 囊内注射 1ml 2% 的利多卡因，使其一直扩散到赤道部。当麻醉剂扩散到环眼球 360° 时即可开始手术。这一方法的主要缺点是

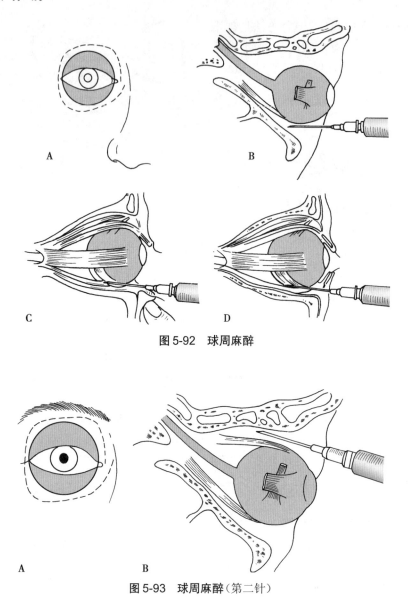

图 5-92　球周麻醉

图 5-93　球周麻醉（第二针）

易引起结膜水肿和出血，并有引起涡状静脉损伤的潜在危险。对正在接受抗凝治疗的患者慎用。

五、表 面 麻 醉

这是一种适合在超声乳化手术中作透明角膜切口的麻醉方法。具体方法是以 2%～4% 的利多卡因点眼，每 5 分钟一次，共计 4 次即可开始手术。为减少眨眼，对侧眼可于术前点眼一次。术中如效果不满意，可随时追加点眼。对于特殊患者，如术中述及疼痛或眼球过度运动，则可追加 Tenon 囊下麻醉。由于开放眼球后，可能随时需要追加点眼，因此，麻醉剂应保证无防腐剂。

应该指出，应用表面麻醉，对术者应有严格的技术要求。首先，术者应能熟练掌握超声乳化手术技术，可应急处理术中出现的所有问题。术中尽量避免在结膜和巩膜组织上过多操作，以免引起患者不适。眼球的稳定性，主要靠插入辅助切口的辅助器械来实现，因此增加了眼内操作的难度。

六、眼 内 麻 醉

在表面麻醉的基础上，切开眼球后将 1% 不含防腐剂的利多卡因直接注射到前房内，可产生较好的眼内麻醉效果。

以上麻醉方法各有其优缺点，应用中切不可过分夸大某种方法的优点，而忽略其缺点。特别是有些方法是特定环境下的产物，并不提倡常规使用。比如表面麻醉，最适合规模化手术要求快捷且白内障条件基本一致的特点。如果作为常规，试图在任何病例中去使用，肯定会暴露出更多弱点，甚至引起严重后果。

（何守志）

第四节 白内障手术切口

一、眼球固定

白内障手术是一类操作十分精细的手术。轻微的眼球转动都可能对操作产生不利影响。在手术显微镜下，眼球转动幅度易被放大，容易引起视力疲劳。眼球固定的目的是保证精细的准确操作，提高手术质量，减少意外损伤。有多种方法达到固定作用。小切口超声乳化吸除术和折叠型人工晶状体植入术已很少用到眼球完全固定。

局部麻醉使眼球处于制动状态，麻醉药应该注射到肌锥内，使至少 4 条直肌完全制动。常用眼球固定有如下几种方法。

1. 上直肌牵引缝线固定 弯针连 3-0 缝线从上直肌止端后方约 2mm 处穿过，将缝线固定在上方无菌手术巾上，牵引眼球处于轻度下转位固定。可以较好地显露上方角巩膜缘部位，有利于上方切口的白内障手术操作。夹持上直肌时应避免过度向后，以免夹持过多的上直肌肌腹周围组织，损伤了提上睑肌腱膜，引起术后上睑下垂。

2. 表层巩膜缝线固定 对于因外伤或多次手术，上方结膜与巩膜之间有较多瘢痕者，或上直肌周围粘连严重，不易分离者，可行表层巩膜缝线固定，即用弯针穿过上方巩膜半层，固定在手术巾上。注意进针不宜过深，以免穿破巩膜。

3. 有齿镊夹持固定 在现代表面麻醉下的小切口白内障手术中，切口密闭性很好，眼球固定已不太必要。保持眼球跟随操作器械的运动达到最佳视觉效果更为重要。通常可用镊子临时固定眼球，并随时牵动眼球达到最佳位置，是目前最常用的固定方法。在没有其他固定眼球措施时，镊子固定还起到对抗器械操作用力，保持眼位的作用。如果器械对眼球作用力过大，镊子固定将有可能滑脱，引起结膜撕裂出血，严重者可引起操作失误。钝刀、钝针穿刺，切口过小，都可使切口内移动阻力过大，发生镊子固定滑脱。因此，强调使用锋利的手术刀和穿刺针，减小操作阻力，保证镊子固定眼球的作用。镊子固定的另一个优点是可以随时转动眼球，确保时刻处于眼底红反光最强的状态，有利于眼内操作。

4. 巩膜固定环固定 手柄连接 270～300mm，金属环直径 12～14mm。固定环放在角巩膜缘外的巩膜表面，缺口朝向切口位置，向下施加一定压力，保持眼球固定于操作所需的方位，对抗器械操作用力。巩膜固定环可以承受器械对眼球较大的作用力，固定眼球作用稳定，不会滑脱。缺点是不能随意转动眼球，加压过重会升高眼压，使眼球内陷，增加手术操作难度。主要用于白内障小切口手术。

二、结膜切口

1. 以穹隆为基底的结膜瓣 结膜切口选在角膜缘处，暴露好、方便操作，不切断球结膜血管，术后反应轻、恢复快。但由于与巩膜切口处于邻近部位，保护作用差。

操作方法：角膜缘切口仅需要切开遮盖其表面的球结膜，不需要过度分离球筋膜。切开宽度以角膜缘后界为准，长度略大于角巩膜切口。用有齿镊夹起 10 点位角膜缘处球结膜；用结膜剪做一垂直于角膜缘的小切口；分离结膜下组织，从角膜缘结膜止端切开 10-2 点球结膜；向后分离，暴露角膜缘表面，电凝止血。

巩膜切口需要分离球结膜和筋膜。用结膜剪在 10 点位做一垂直于角膜缘的放射状结膜筋膜切开，长约 3mm，捏起结膜在距角膜缘后 1mm 处筋膜附点后方伸入剪刀，沿巩膜表面分离球结膜和筋膜；沿角膜缘弧形方向剪开球结膜和筋膜，向左后方牵拉结膜，显露一个前后宽约 3mm 的矩形表层巩膜。手术结束时，牵拉结膜瓣复位，在结膜切口起始部位对合结膜，烧灼对合或缝合固定，5 天拆线。

2. 以角膜缘为基底的结膜瓣 结膜切口距离角膜缘较远，覆盖作用强，角巩膜切口愈合快。但必须切断球结膜血管，出血偏多，影响结膜愈合。游离的结膜瓣遮挡上方周边角膜，影响对这部位的观察。此外切口需缝合，占用较多手术时间。这种结膜切口已不用于常规的白内障手术，仅适用于少数需要很好保护作用的青光眼白内障联合手术。

操作方法：用有齿镊夹住 12 点位距角膜缘 5～6mm 处球结膜，用结膜剪分别向两侧弧形切开球结膜和筋膜。弧度与角膜缘同心圆。在巩膜表面向前分离至角巩膜缘，向角膜侧翻转结膜瓣，暴露下方的巩膜。切口的长度依据角巩膜切口大小而定，通常大于 4～5mm 为宜。电凝巩膜表面止血。手术结束时，翻转结膜瓣覆盖巩膜，用 10-0 尼龙线连续缝合球结膜。

三、角巩膜手术切口结构

白内障手术是通过角膜缘内切口进入前房的。但手术要求不同，其外切口的部位也不同。有些手术切口偏近角膜，有些手术则偏近巩膜。手术切口遵循的原则是——对组织损伤小（包括前房角、角膜内皮、虹膜和睫状体等）；操作方便；对合良好；对角膜曲率影响小,术后散光少。通常根据手术的种类及角膜缘的解剖和组织学特点来选择切口的大小、形状和部位。

1. 外切口 位于眼球表面的切口,是进入眼球的最外端,通常用外切口描述其形状。缝合切口亦指缝合外切口。外切口是进入眼内的第一道关卡,如果外切口不整齐,撕裂破损,切口愈合将会受到影响。外切口形状对操作自由度有很大影响,以后将会详细说明。在闭合眼球,外切口对眼的形状影响很小,一旦切透眼壁,外切口将会在控制散光方面发挥决定性作用。

2. 内切口 位于眼球壁内表面的切口,通常位于角膜内表面,是进入前房的最后边界。通常内切口应做在角膜后弹力层止端的前方,不损伤小梁组织。内切口决定手术切口引起的散光大小,越宽越靠近角膜中心,切口所在子午线的角膜变得越平坦,曲率越小。内切口还决定眼内操作限度,例如内切口过小,小切口娩核将会困难,内皮细胞损失将会极大地增加。人工晶状体通过切口时的阻力增加,后弹力层剥脱可能性增大。

3. 切口宽度 指切口大小或指切口两端的长度。不同形状切口,其内外切口止端宽度不一样。弧形切口,内切口通常小于外切口,隧道切口内外切口相同。切口宽度决定了进眼内的最大限度。例如晶状体核直径、人工晶状体直径。常规囊内囊外摘除术,弧形切口宽度至少为10～12mm,小切口囊外摘除,切口宽度5～6mm,超声乳化吸除和折叠型人工晶状体植入的切口约在2.8～3.5mm之间,双手冷超声吸除术单个切口宽度为1.4mm。

4. 切口长度 指内外切口之间的距离,垂直切口,长度为组织厚度;斜行切口,长度大于组织厚度;隧道切口,长度等于垂直切开深度与隧道长度之和。切开长度决定了切口密闭性。较长的切口密闭性较好,但垂直方向的操作幅度受到一定限制,一般切口长度不超过3mm。手术时外板层或内板层的损伤,切口长度将会缩短,密闭性差。

四、透明角膜切口

是指由外切口做在透明角膜上的一类切口。切口的形状和操作过程均可直接看到,便于控制。由于角膜组织均匀,成功的切口在内外切口之间形成一个透明的矩形,切口截面尺寸小,密闭性好。3mm以下切口多不需要缝合,操作简便。做透明角膜切口技术上有严格要求:①要使用十分锋利的手术刀,减小切割阻力;②手术刀的尺寸精确,与超声乳化针头及套管相匹配;③用力要均匀,刀刃与用力方向之间不能有过大的夹角,以免切入角膜时阻力增大,切透角膜时

有"落空"现象,造成晶状体前表面过早切开或虹膜刺伤;④眼球固定镊应适当远离刀刃侧面,以免碰撞后损坏刀刃。

超声乳化手术最常用的切口有两种。水平角膜切口和梯形角膜切口,后者还可以用于小切口囊外摘除术中。通常切口做在12点位,深眼窝的眼,切口也可选在颞侧。一般来讲,角膜切口不会产生严重散光,但由于超乳针头对切口组织的热损伤和反复多次的翘动内外板层,会造成切口组织轻度错位,切口所在子午线组织松弛,曲率变小。利用这种作用将切口选择在曲率最大的子午线上,适当抵消角膜散光。紧密缝合切口也有助于矫正逆规散光。角膜切口较小,不适合做常规大晶状体囊外摘除术,不适合做周边虹膜切除术,特别需要者,可做YAG激光虹膜打孔术。角膜组织无血管,切口愈合较慢,感染的机会比有结膜覆盖的巩膜切口多。

1. 水平角膜切口 外切口位于结膜止端前缘的透明角膜上,用已确定宽度的显微手术刀与虹膜表面平行,轻轻刺入角膜,刀尖在潜行大约1.7mm后向下倾斜进入前房。切开宽度为1.5mm、2.8mm、3.0mm或3.2mm,从原路退刀,前房内注入少量黏弹剂。

1.5mm切口用于双手冷超声乳化吸除术,其余几种宽度均用于标准的单手带灌注套管的超声乳化手术。这种切口长宽比例约为1:1～1:2之间,密闭性很好,眼内操作自由度大,直接植入折叠型人工晶状体,不需缝合。手术后散光甚微,是目前最为常用的超声乳化折叠式人工晶状体植入手术的切口(图5-4-5)。

2. 梯形角膜切口 其切口位置与水平切口大致相同,效果十分接近。多用于有明显角膜缘变性,角膜缘变薄,巩膜瘢痕,有多次手术切口或有青光眼滤过泡的眼。由于角膜变薄,切口隧道短,容易渗漏,需要缝合。做成梯形有利于外切口准确对合,也便于适当扩大切口植入或取出硬质人工晶状体。

先用显微手术刀在角膜缘前方做一直线垂直角膜切开,深度等于1/2～2/3厚度。宽度为显微刀确定宽度或拟植入人工晶状体光学直径。显微刀变为与虹膜平行从1/2厚度角膜穿入,向前潜行约1～1.5mm后,刀尖向下穿透角膜进入前房。在完成超声乳化吸除术后,前房注入黏弹剂,直接植入折叠型人工晶状体。如果植入硬质人工晶状体,需用显微刀向两侧扩大切口,刀刃仍与虹膜保持平行。刀刃过于向下倾斜,内板层将会变窄,刀刃上翘,内板层将会加宽。结束手术前冲洗前房后,缝合切口1～2针。

除以上两种切口外,垂直切口曾经被广泛采用。垂直切口位于角膜或角膜缘上,内外切口与角膜垂直。

可以用剪刀，操作简单，但切口渗漏十分明显，术中前房难于维持，必须缝合。如果缝合时垂直对位不精确，容易出现上下组织错位。切口缝合不严密，容易发生切口渗漏，而过紧缝合虽然严密不渗漏，但可产生严重的角膜散光，这种切口已废弃不用。

五、巩膜隧道切口

巩膜隧道切口外有结膜覆盖，切口愈合快，感染机会少。根据切口形状、密闭情况和散光大小，可以缝合或不缝合。

巩膜隧道切口的外切口，部位和形状对手术操作自由度有决定性作用。当内切口位置不变时，外切口越靠后，切口的密闭性越好，但器械操作水平自由度越小；需要做成较宽面积的隧道，才能达到手术所需的操作空间。外切口越靠前，切口的密闭性越差，但切口隧道面积小，水平操作自由度较大，由此给出外切口在不同巩膜位置的相对大小。在不同部位所需外切口大小是不同的，但效果是相似的，称为等效切口。

垂直操作自由度受隧道长度（内外切口间的距离）的限制。当器械头端由水平向眼球内部倾斜时，内外板层中部将会被向远离隧道平面牵拉，限制器械向下转动，强行向下操作或倾斜角过大，有可能产生严重的切口渗漏，巩膜板层组织松弛甚至撕裂，易使术后切口所在子午线曲率变小，逆规散光增大。对巩膜组织过分牵拉，术后外切口会出现一个较宽的切口沟，紧密对合缝合必将产生缝合过紧，出现较重的循规散光。在没有完全理解以上道理之前，巩膜切口产生的严重散光仍然是十分普遍的。作隧道分离时应适当做弧形摆动，以免巩膜板层分离厚薄不均匀。外切口应垂直于巩膜表面，深度 >1/2 巩膜。板层分离略≤1/2 巩膜，这样内板层呈轻度的半游离状，起活瓣作用，增强了密闭性。

根据外切口的形状，巩膜隧道外切口可分成三种，即弧形切口、直线切口和反眉形（反弧形）切口。

1. 弧形切口　是指与角膜同心圆的弧形切口。这种切口的特点是内切口小于外切口，无论隧道做得多深，其外切口两上端连线之外的角巩膜瓣可以掀起，没有隧道作用。缺点是密闭性差，眼内其他组织脱出切口的机会增多。弧形切口长度（弧长）依晶状体核大小而定，通常为 10～14mm，<7mm 时，活瓣作用基本消失，但密闭性又差，故作弧形切口不适于弧长较小的切口。一般情况下，弧形切口需要缝合。

2. 直线切口　是指外切口为直线的切口，内外切口宽度大体相同。这种切口无活动的角膜瓣，有较好的密闭性。可以使中等大小的硬性组织排出切口，对合整齐，容易制作，便于缝合。但如果隧道较长，操作受到一定限制，外板层中部容易受到挤压牵拉变形，组织松弛，易产生逆规散光。

3. 反眉状切口　是指弧形方向与角膜缘相反的一种切口。隧道切口两端长度大于中央部分，无活动的巩膜瓣，有很好的隧道密闭性。由于中部隧道较短，操作自由度最大，器械对外板层牵拉最小，散光最小。主要用于超声乳化、小切口囊外摘除术，是一种比较理想的白内障手术切口（图 5-94）。

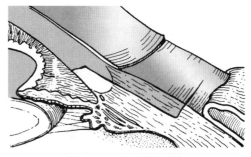

图 5-94　巩膜隧道切口

六、角膜缘切口

又称角巩膜切口，切口位于角膜缘范围内，此类切口有以下几个优点：①切口进入前房处正好在后弹力层终点，可以避开较厚的边缘部后弹力层，比较容易切穿；②此区域内含有丰富的结膜下组织和巩膜上组织，有结膜瓣遮盖，易于埋藏线结，伤口容易愈合；③切口偏后，愈合后不引起严重散光；④不损伤巩膜内静脉丛、Schlemm 管及房角组织。

角膜缘切口按部位的不同又分为以下三种：

1. 角膜缘后部切口　外切口位于角膜缘后界，此部巩膜成分较多，术中缝合方便，是白内障囊外摘除及人工晶状体植入术时常用的三面切口（即阶梯状切口）的外切口部位，其内切口应在 Schwalbe 线的前方。

2. 角膜缘前部切口　外切口位于角膜缘前界，相当于角膜前弹力层末端。

3. 角膜缘中部切口　切口位于角膜缘前后界之间。

角膜缘切口的制作方法与角膜切口相近，在切开结膜，烧灼止血后做水平或梯形切口。在超声乳化术时，也可以不做结膜切开，直接做水平切口。

七、切口的闭合

现代白内障手术切口的闭合已不像以往那样重要，除了部分大切口需要缝合密闭切口外，切口缝合的作用更多的是控制和纠正散光。

尼龙线是最常用的切口缝合用线。尼龙线细而有弹性，强度大，容易打结，适合于各种白内障切口闭合。可保持良好的切口对位，瘢痕形成少，作用持久，术后半年～一年开始降解、断裂、作用完全消失。

间断缝合适用于任何需要缝合的白内障切口。大跨度缝线比小跨度缝线有更好的密闭作用。若缝线在切口线上的跨度为 3mm、7mm 切口只需缝合 2 针即可达到密闭作用，若缝线跨度仅为 1mm，则至少需要 5～7 针以上才能达到水密缝合。最常用 10-0 尼龙线铲型针，缝合深度达全层 1/2～2/3，缝线方向与切口垂直，缝线间距 2mm 左右，跨度 2～3mm。外切口因组织弹性回缩产生间隙，结扎缝线不能过紧，适当保留与手术初始出现的切口沟宽度，以免引起严重散光。缝针穿过组织时，其切口两侧组织间的深度要尽量一致，以免引起组织上下错位。缝合水平切口时，外板层较薄，缝合时容易跨度偏大，产生水平方向的组织错位，引起散光。

连续缝合可在切口内和切口外形成相互交叉的牵拉闭合作用，密闭性很好。但操作较麻烦，对整体切口形状有较多要求。一旦缝线断裂可引起切口裂开或切口渗漏，缝线区内组织向中心压缩，张力不均，术后出现问题时不能做局部调整，现已很少采用。

水平隧道内缝合，是平行于外切口方向做内外板层巩膜水平缝合，可以消除放射状子午线方向的矢量力，又达到水密闭合切口的效果，是比较常用的隧道切口缝合方法。

X 形缝合则是在切口中心连续做两个垂直缝合，在切口外打结。外露缝线交叉，垂直线段和线结埋于组织间，这种缝合方法操作简便，是比较常用的小切口缝合方法。

缝合产生的术后副作用主要是散光，习惯缝合深度决定了术后散光特征是循规或逆规。年龄大小对拆线控制散光有明显意义，20 岁以下应当在术后 2～4 周测定角膜曲率，如角膜散光仍大于 2D，拆除全部缝线。40 岁以上的患者，应在术后至少两个月多次监测角膜曲率和地形图变化，每次拆除最大曲率所在子午线上的一根缝线，如果散光明显减小，不再继续拆线。再过两个月后重复检查地形图再决定是否拆线。这是一个较漫长的过程，耐心将会获得理想的结果。

（郝燕生）

第五节　白内障吸除术

一、适应证选择

1. 适应证　婴幼儿及儿童白内障；无硬核的外伤性白内障；晶状体手术后皮质残留。

2. 禁忌证　成人白内障。

二、手 术 方 法

术前充分散瞳。视患者的年龄和合作程度选择麻醉方式。做透明角膜或角巩膜缘切口，截开前囊膜做环形前囊撕囊，采用超声乳化手术 I/A 手柄或 Simcoe 式双管注吸针头彻底抽吸皮质包括周边部。注吸系统连接悬吊高度约 40～90cm 的灌注瓶，灌注液采用眼用平衡盐溶液。抽吸时注意保持灌吸液流平衡，前房稳定，避免吸住后囊膜或不规则的前囊膜边缘。也可采用非同轴微切口超声乳化的双切口，通过自由变换灌注与吸引的位置，更有利于上方 12 点皮质吸除。

三、手术并发症及其预防

1. 后囊膜破裂伴 / 不伴玻璃体脱出　截囊和抽吸的过程中均可出现后囊膜破裂。术中保持持续稳定的前房灌注、采用连续环形撕囊术、小心仔细操作可降低后囊破裂的发生率。一旦发现后囊膜放射状皱褶，即提示已吸住后囊膜，应立即停止抽吸，保持抽吸针头不动，即刻回吐并加强灌注，若后囊膜放射状皱褶仍持续存在，则可让助手从侧切口注入黏弹剂，利用黏弹剂的机械力量松解抽吸口被吸住的后囊膜。如果后囊膜已经破裂，减小灌注流量可预防破口扩大以及玻璃体大量脱出，可采用干吸技术吸除残余皮质。已有玻璃体脱出的，应采用玻璃体切割技术或剪除法清除前房内和切口处的玻璃体。术后局部点用抗生素和肾上腺皮质激素以预防炎症反应，必要时可全身使用。为防止瞳孔粘连，可间断点用短效散瞳剂活动瞳孔。

2. 后发障　采用白内障吸除术的患者一般年龄较轻，术后容易发生后发障。术中应尽量彻底清除皮质，并进行前囊膜周边部和赤道部抛光，尽可能减少残留的晶状体上皮细胞。植入人工晶状体时应选择生物相容性好的人工晶状体材料。婴幼儿患者在术中可采用后囊膜连续环形撕囊联合前段玻璃体切除的方法避免术后的后囊膜混浊。术后局部点用肾上腺皮质激素可部分抑制细胞的过度增殖。

（姚　克）

第六节　囊内白内障摘除术

一、适应证选择

只适用于如下几种特殊情况。

1. 晶状体完全脱位于前房；

2. 外伤或其他原因引起的 2/3 以上晶状体悬韧带

离断的半脱位晶状体；

3. V度核的晶状体完全脱位于玻璃体腔，可联合玻璃体切除注入重水将晶状体浮起后从角巩膜缘摘除。

二、手术方法

局部麻醉可选用眼轮匝肌麻醉加球后或球周麻醉。可在球结膜下注入少量麻醉剂。压迫眼球5～10分钟使眼压降低。

1. 前房内脱位晶状体摘除术　术前缩瞳。开睑器或眼球缝线开睑后，做一上直肌牵引缝线。结膜瓣可以角膜缘为基底或以穹隆部为基底，大小一般为160°～180°（12～14mm），行120°～140°范围周边角膜或角巩膜缘切口，前房内注入黏弹剂，晶状体上方和下方注射黏弹剂以保护角膜内皮和玻璃体前界膜，圈套器顺暴露的晶状体的赤道部插入至晶状体的后方，托起整个晶状体，轻压切口后唇，沿切口方向晶状体。若娩出困难，可用另一手将镊子闭合后伸入前房，置于晶状体前方并娩出轻轻向下用力，以配合圈套器夹住晶状体，以免娩出时擦伤角膜内皮。也可直接用黏弹剂逼出脱位的晶状体。取出晶状体后，采用双通路的前段玻璃体技术切除脱入前房和嵌顿于切口处的玻璃体。常规做虹膜周边切除，以避免术后玻璃体前界膜或房角固定型人工晶状体引起的瞳孔阻滞。

2. 2/3以上晶状体悬韧带离断的半脱位晶状体囊内摘除术　术前充分散瞳。可全身应用高渗剂降低眼压，以减少玻璃体脱出的机会。

（1）白内障冷冻摘除法：开睑器或眼球缝线开睑后，做一上直肌牵引缝线。结膜瓣和周边角膜或角巩膜缘切口的位置由医师根据患者的情况确定，大小一般为160°～180°（12～14mm）。结膜瓣可以角膜缘为基底或以穹隆部为基底。行角膜或角巩膜缘切口时，先垂直做以深度达1/2～3/4的板层切开，再斜行刺入前房，用穿刺刀或显微剪扩大切口以形成双平面切口从而保持切口的自闭性。做预置缝线两根。

常规做虹膜周边切除，以避免术后玻璃体前界膜或房角固定型人工晶状体引起的瞳孔阻滞。对60岁以下的患者，可以从虹膜根部切除孔向后房注入α-糜蛋白酶，使晶状体悬韧带纤维降解并溶化，然后用平衡盐溶液将酶和降解蛋白冲吸干净。

掀起切口处角膜并牵开虹膜。吸干晶状体前表面的水分以利于冷冻附着。打开冷冻机，常用的致冷剂有二氧化碳干冰、氟利昂、液态氮和半导体材料等。擦干冷冻头，将其避开虹膜置于晶状体前囊上1/3与下2/3交界处数秒，直至发生冷冻黏着，将晶状体轻轻提起并左右摆动、旋转以促使一方悬韧带先断裂，然后向切口方向拉出整个晶状体（图5-95）。

恢复虹膜和切口前缘，拉紧并结扎预置缝线关闭切口。向前方内注入空气有助于虹膜的恢复和前房的形成。若眼压较低，向前房内注入平衡盐溶液。间断缝合切口。

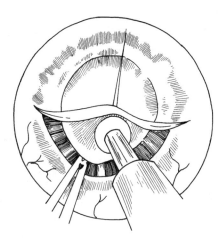

图5-95　白内障冷冻摘除法

（2）白内障囊镊摘除法：此法在以往曾被广泛引用，现已很少使用。但在不具备冷冻摘除机的条件下，用晶状体囊镊做白内障囊内摘除术仍不失为一种选择。其方法主要有三。

1）翻跟斗法：做160°～180°周边角膜或角巩膜缘切口后，掀开角膜瓣，将上方的瞳孔缘虹膜推开，将晶状体囊镊伸入前房，夹住下方赤道部至下方瞳孔缘之间的晶状体前囊膜，稍稍提起，左右摆动使下方及两侧的悬韧带离断，直至在瞳孔区可见晶状体下方边缘。将晶状体进一步缓慢一起，同时用斜视钩轻压下方角巩膜缘以助晶状体反转，并逐渐向切口方向娩出。上方悬韧带最后离断。关闭切口。

2）滑出法：切口完成后掀开角膜瓣，将上方瞳孔缘虹膜推开。用晶状体囊镊夹住上方赤道部至瞳孔缘之间的前囊膜，稍向上提起，轻轻摆动并旋转的同时慢慢向切口方向拉出晶状体。关闭切口。

3）硅胶摘除法：用硅胶珠在酒精灯上短暂烘烤，使其由淡红色转变为深紫色。用镊子夹住硅胶珠并接触晶状体囊膜，此时脱水的硅胶可与晶状体囊膜发生粘连。其余步骤与冷冻摘除法相同。

（3）白内障圈套器摘除法：充分散大瞳孔，行160°～180°周边角膜或角巩膜缘切口后，将圈套器顺暴露的晶状体的赤道部插入至晶状体的后方，托起整个晶状体，轻压切口后唇，沿切口方向娩出晶状体。若娩出困难，可用另一手将镊子闭合后伸入前房，置于晶状体前方并轻轻向下用力，以配合圈套器夹住晶状体，以免娩出时擦伤角膜内皮。核圈出以后，采用双通路的前段玻璃体技术切除脱入前房核嵌顿于切口处的玻璃体。

3. 玻璃体腔内后脱位V度核晶状体摘除术 对于已经完全坠入玻璃体腔内的V度核晶状体，建议联合玻璃体切除注入重水后浮起晶状体再予以摘除。术前充分散瞳。术时先做完全的玻璃体切割术，在前房内注射黏弹剂保护角膜内皮，在晶状体和视网膜之间注入重水（过氟化碳），使晶状体浮起至瞳孔区，然后从角膜缘切口娩出晶状体，最后将玻璃体腔内的过氟化碳吸出。

三、手术并发症及其预防

1. 虹膜出血 可因做切口时剪刀误伤或做虹膜根部切除时损伤血管所致。操作时应看清剪刀内叶后再剪。行虹膜根部切除术时勿过分靠近睫状体位置。

2. 玻璃体脱出 原因可能为眼内压或眶内压高；患者挤眼或屏气；或因术前即有玻璃体前房内嵌顿。术前应充分降低眼压，术中避免对眼球加压的外界因素如开睑器和牵引缝线等。如有发生，应予玻璃体切割术或剪割法予以切除。

3. 晶状体囊膜破裂 晶状体囊膜破裂的原因为：尚未完全黏着时作娩出晶状体的动作；切口偏小；白内障过熟或晶状体囊膜薄弱；晶状体悬韧带过于牢固。如果在企图提起冷冻头拉出晶状体时，看到囊膜呈帐篷样隆起，应立即停止牵拉的动作，重新予以冷冻，待黏着牢固后再提拉。若已经发生破裂，破口较小的，可用冷冻头封闭后再拉出；若破口较大，则改行囊外摘除术。

4. 虹膜或角膜冻伤 原因为冷冻时未分开旁边的组织；牵拉时冷冻头忽然松开；冷冻时间过长，冰球过大；囊膜表面没有吸干。应立即停止冷冻，用平衡盐溶液冲洗冷冻头和黏着部位以解冻。

（姚 克）

第七节 现代囊外白内障摘除术

一、适应证选择

1. 适应证 各类白内障尤其伴硬核者；打算植入后房型人工晶状体的患者。

2. 禁忌证 晶状体悬韧带大范围断裂的白内障。

二、手术方法

（一）现代囊外摘除术

1. 术前充分散瞳。表面麻醉、球后麻醉或球周麻醉加眼轮匝肌麻醉。用显微剪做以穹隆部为基底的球

结膜瓣，烧灼止血。用宝石刀做巩膜、角巩膜缘或角膜1/2板层切口，视核的大小决定球结膜瓣和切口的长度。一般在8～11mm之间。

2. 在11:30或12点时钟位处穿刺进入前房。将连接灌注瓶和输液管的截囊针伸入前房，在保持灌注的同时截开前囊。或在前房内注入黏弹剂以维持前房。截囊的方式有：①开罐式截囊，即从12点时钟位开始作圆形密集的点刺划痕，直至完成前囊正中约6mm直径的圆形囊膜（图5-96）；②信封式截囊，即先作前囊膜上方2点至10点时钟位水平线状切开，在前囊切口两端用囊膜剪斜向剪开囊膜（图5-97），待晶状体核娩出、人工晶状体植入后，用撕囊镊抓住囊膜瓣，从前囊切口的一端弧形撕向对侧。其他截囊器械还有：激光截囊针、电动式截囊针、电灼截囊针、超声波针等。也可在黏弹剂的保护下，用撕囊镊或截囊针完成连续环形撕囊。

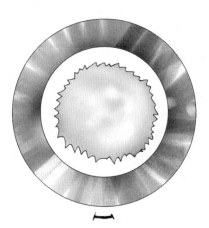

图5-96 开罐式截囊

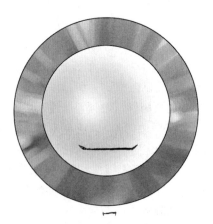

图5-97 信封式截囊

3. 用灌注针头将灌注液注入在囊膜下和晶状体皮质与核之间完成水分离，也可用针头松动晶状体核，使之与皮质分离，并使晶状体核的上方赤道部脱位于前房。用显微剪或宝石刀全层扩大切口，并使切口的

内口稍大于外口。可用压迫法娩出晶状体：用闭合的镊子轻压12点处切口后唇，同时用斜视钩轻压6点处角巩膜缘，使晶状体核娩出（图5-98）。也可以用圈出法娩出晶状体：将带灌注的晶状体圈套器顺核的弧度插入晶状体核和后皮质之间，在将圈套器向切口处移出的同时，轻轻向下压切口后唇，以使晶状体核随圈套器一同娩出（图5-99）。还可以采用水娩出法、核灌注针法等，将灌注液注入核和后皮质之间，以使核浮起，在保持灌注的同时轻压切口后唇使核娩出。采用环形撕囊者，在圈核之前，应于撕囊环上方截开小口或充分水分离使核游离于前房，否则易把整个晶状体连带囊膜一起圈出，或引起囊袋口放射状撕裂导致玻璃体脱出。

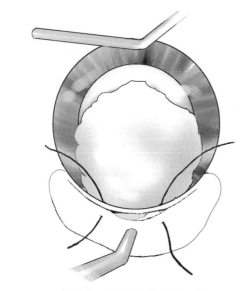

图5-98　压迫法娩出晶状体

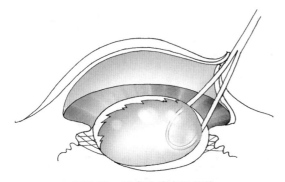

图5-99　圈套法娩出晶状体

4. 预置2针切口缝线，间距应大于拟植入的人工晶状体直径大小。用同轴或平行式双管灌吸针，吸孔直径为0.2～0.3mm，吸出管连接的5～10ml注射器用手控制。保持灌注，进入前房，将吸孔对准皮质后，手动抽吸，并向瞳孔区移动针头，使皮质与囊膜剥离。将游离皮质吸入注射器。依次吸出各个方位的皮质。

在吸12点皮质时，可从预置缝线的外侧伸入针头，或使用弯的抽吸针头。用抛光器或光滑的灌吸针头抛光附着于后囊膜上的残留皮质（图5-100）。拟植入人工晶状体者可在前房内注满黏弹剂后予以植入。用10-0尼龙线间断缝合切口共5～7针。将线结埋入组织内。吸净前房内黏弹剂。烧灼关闭球结膜瓣。

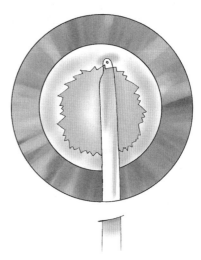

图5-100　皮质吸除

（二）小切口白内障囊外摘除术

小切口白内障囊外摘除术是现代白内障囊外摘除术的一种改良方法，它通过手法碎核，使手术切口只需满足人工晶状体植入即可，具有损伤小、术后反应轻、愈合快、散光小、视力恢复迅速且稳定等优点。

手术切口大都选择组织结构比较致密、牢固，操作比较方便的上方巩膜面。为了减少由切口造成的手术性角膜散光，可将巩膜隧道的外切口作反眉状。居中性前囊膜连续环行撕囊是小切口囊外摘除术手术成功的基本保证，前囊膜口的直径通常在5.0～6.0mm。水分离进行皮质囊膜分离、晶状体核层分离、水浮核及水冲核。然后将核旋转入前房，使用核垫板和切核器二切分核、三切核或碎核，将核切成若干块，再在黏弹剂辅助下，用灌注式圈套器依次娩出核块。皮质吸除时，对于上方的皮质吸除可从侧切口插入注吸管吸除。隧道小切口硬质人工晶状体植入时，切忌将襻的膝部先送入切口，以免在隧道内过分挤压而使下襻变形甚至断裂，应先将下襻的头部送入前房，光学部植入囊袋后，用定位钩将上襻滑（送）入囊袋。小切口白内障囊外摘除术手术技术操作有一定难度，对术者的技术要求较高，不能过分追求小切口而强行之。

三、手术并发症及其预防

1. 后囊膜破裂　后囊膜破裂可发生在截囊、水分离、圈核和吸除皮质时。预防的方法包括术前降低眼压；术中祛除对眼球加压的因素；术中使用黏弹剂或平稳的灌注维持前房；水分离时注水缓慢，尤其是对于行连续环形撕囊的患眼，边注水边转动核，以免囊袋撑爆；圈核时顺核的后表面弧度插入圈套器；吸除皮质时仔细辨认皮质核囊膜片，以免误吸。已经发生后囊膜破裂的，应减小灌注防止破口扩大并用黏弹剂保护破口。用玻璃体切割术或剪除法清除脱出的玻璃体。

2. 晶状体悬韧带断裂　在截囊和娩核时可发生悬韧带断裂。截囊时应使用锐利的截囊针，勿加压过重。在压迫法娩核时，勿过分用力压迫切口后唇。如果已发生悬韧带断裂，范围较小且不伴玻璃体脱出的，可仔细操作，继续完成囊外摘除术；若伴有玻璃体脱出的，应行玻璃体切割术；悬韧带断裂范围较大，估计植入人工晶状体后会发生人工晶状体的脱位的，应在囊袋内植入囊袋张力环，视情况决定是否用缝线将张力环固定于巩膜壁。

3. 虹膜根部离断　多见于用圈套器娩出晶状体核时，圈套器的前端顶住上方虹膜的下缘。范围较大的可用 10-0 尼龙线将虹膜根部缝合在切口的后唇内缘，范围较小的可不予缝合。

4. 瞳孔括约肌离断　娩核时由于核过大或瞳孔过小，核娩出时将瞳孔括约肌撑裂。预防的方法是术前充分散瞳。术中在灌注液中加入低浓度肾上腺素以保持瞳孔开大。

5. 驱逐性出血　驱逐性出血是白内障手术中最为严重的并发症。大切口增加了这一并发症发生的可能性。详见第三章第一节中有关段落。

（姚　克）

第八节　超声乳化白内障吸除术

一、基本操作技术

（一）手术切口

超声乳化手术的一个主要目的是缩小手术切口。因此围绕手术切口的改进和创新，一直伴随着超声乳化白内障吸除术技术的发展。传统超声乳化手术切口，以隧道为特点，其目的是突出其密闭及自闭性，是白内障手术切口的一大进步。而随着手术技术技巧的改进，手术切口也随之发生进一步变化，目前，大都采用全新的透明角膜穿刺切口。

1. 巩膜隧道切口　在超声乳化技术不断成熟的过程中，巩膜隧道切口发挥了不可替代的作用。虽然现在小切口或者微创切口白内障手术，已经很少用到巩膜隧道切口，但作为过渡技术，重温和复习其基本操作方法，以更好地理解现代技术技巧，仍然具有重要意义。

反眉状外切口为常见类型。切口长度一般为 2.8～3.5mm，其中心顶点应距角巩膜缘 2.0mm；切口深度以 1/2 巩膜厚度为佳，过深或过浅都会影响隧道切口的质量。隧道则用特制的 3.2mm 宽的半月形巩膜隧道刀制作，自外切口切入，始终保持半层巩膜平面，向前和向两侧分离巩膜板层。向前越过角巩膜缘，达透明角膜部分。内切口同样以特制的 3.2mm 枪状穿刺刀，通过巩膜隧道推进，使尖端恰好到达隧道顶端，向后轻压顶点，刀尖周围会产生半环形光反射。然后，改变方向使穿刺刀与虹膜表面平行，向前推进穿过后弹力膜进入前房（图 5-101）。

2. 透明角膜隧道切口　透明角膜隧道切口，并非真正意义上的隧道，只是大角度倾斜而形成的类似隧道样的平面切口，依赖眼内压的压迫而关闭。其外切口向内移至角膜缘内，整个隧道是在角膜内完成，因此隧道长度较巩膜隧道切口要短。由于不需切开结膜，因此操作更为简便。为了适应切口向越来越小的方向发展的趋势，目前最为通用的切口为角膜穿刺切口，即以特制穿刺刀，从角膜表面倾斜向前房刺入，形成平面（非阶梯）倾斜隧道（图 5-102）。

（二）连续环形撕囊术

连续环形撕囊术包括反转剪切和单平面撕囊两种方法。

1. 反转剪切撕囊法　即是将起始囊膜片反转，按预定的轮廓撕拉，形成连续性前囊膜离断的情况，也称双平面撕囊，具体操作步骤如下。

（1）选择好预定部位，以截囊针侧刃按半弧型或三角形切开前囊膜。注意弧型瓣或三角瓣方向。如欲逆时针撕囊，则游离缘应在右侧；相反，如欲顺时针撕囊，则游离缘在左侧。

（2）反转起始部的小囊膜片，使呈游离状，以截囊针钩住或撕囊镊夹住游离片牵拉，使之一端产生撕裂，直到预定轮廓线上。

（3）不断更换牵拉位置，使之更靠近撕裂点，继续牵拉，使之呈圆形轨迹。撕拉多大范围更换一次牵拉点，因术者熟练程度而定，一般 1/4 象限更换一次比较合适。

（4）当撕囊行将结束时，首尾相接是操作重点。此时应随时注意修正方向，力求对接恰到好处，仍形成连接状态，仅留有一很小的凸痕（图 5-103）。

2. 单平面撕囊法　即不需将游离片反转，直接将其撕扯离断的方法。这一方法可用撕囊镊来完成，也

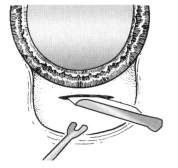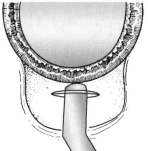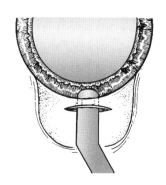

图 5-101　巩膜隧道切口

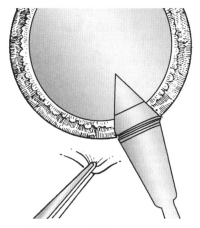

图 5-102　透明角膜隧道切口

可用截囊针来完成。其具体操作步骤与反转剪切撕囊法略同。

（1）以撕囊镊闭合状态自隧道切口进入前房，选择靠中心位置，微微张开撕囊镊，轻压前囊膜，此时会出现以压迫点为中心的放射状皱褶。闭合撕囊镊，牵拉向上，前囊膜将出现一不规则的形状撕裂。

（2）仔细选择任一游离片始端，以撕囊镊夹住后，按"对撕"的方法撕裂前囊膜，并不断更换牵拉点，使之更容易掌握方向。

以截囊针作单平面撕囊，是先作一个弧形切开，

然后采取圣诞树截囊的方法，牵拉游离侧囊膜片，使撕裂向两侧或只向一侧延伸，按此方法，一步一步完成整个撕囊过程。

无论单平面撕囊，还是双平面撕囊都不具有绝对意义。事实上，无论用何种器具，只有了解两种方法的原理，并巧妙的将两种方法结合，才能熟练地、高质量地完成连续环形撕囊术。

（三）水分离

水分离是指在超声乳化白内障手术中，将液体自囊膜下注入，利用液体的波动扩散作用，使晶状体皮质自囊膜分离。水分离较之传统的机械法有更多优点。首先表现为明确的层次性，即只要定位正确，液体将在预定的层次内扩散；其次是无需以扩大撕囊范围来换取操作上的方便，这一点恰恰符合了超声乳化对囊膜处理上的技术要求特点。具体操作步骤如下：

1. 以连有平衡盐液的平针头自囊膜开口按水平方向插入，轻轻向上挑起前囊膜，确证针头已离开皮质。

2. 针头保持这种状态向前送至赤道部。如果不挑起前囊膜即将液体注入，则液体可能会在皮质层内向周围扩散，不会产生将皮质自囊膜分离的效果。

3. 针头进入恰当位置后，轻轻注入液体，液体将在囊膜下波动扩散，绕过赤道部直到后囊膜下，液体在后囊膜下间隙的积聚，导致晶状体核在囊袋内向前隆起。

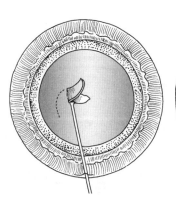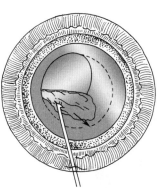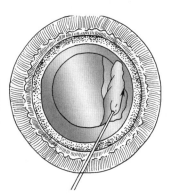

图 5-103　环形撕囊

4. 以针头同时轻压晶状体核正中部，则液体会继续向周围扩散，直至绕过对侧赤道部，自囊膜口溢出。此时皮质与囊膜的大部分联系已被分离，晶状体核回落在原位呈游离状态（图5-104）。

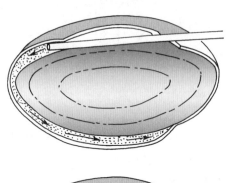

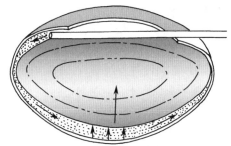

图 5-104 水分离

水分离完成后，晶状体核和皮质复合体可在囊袋内自由转动，并有漂浮感。一般情况下，选择2～3个注射点，即可完成水分离。过多注射点和过量注射液体可能引起严重并发症，故应避免。

（四）雕刻和刻槽

对于一个非常有经验的术者来说，并非要求在手术中的每一个步骤都去刻板的重复相应的具体操作过程。但是如果忽略对基本操作技术的训练，就很难在日后的实践中在操作技术技巧上得以迅速提高，更不要说融会贯通各方面的先进经验。因此，强调对基本技术的学术和研究，是非常必要的，特别是对于初学者更是如此。雕刻和刻槽，始终是体会和理解超声乳化本质的最基本技巧，应该在实践中真正吃透其基本操作要领。

1. 雕刻（sculpting） 雕刻是超声乳化过程中最基本和最常用的技术，几乎所有专项技术都与雕刻有关。所谓雕刻，就是用乳化针头，采取与晶状体核表面呈一定角度和吃口深度推进，边乳化边吸出，而形成一定深度的沟槽的过程。雕刻始终是针对整体核而言。此时，晶状体核作为整体，位于囊袋内，有一定的稳定性，因此不需过高负压吸引来固定核。由于核的硬度不同，所用超声能量亦不同，但总体来说，此阶段可以设定相对较高的能量参数，因此将雕刻称作高功率技

术，意在强调高能量输出在雕刻中的重要作用。

雕刻可分成三种不同的方式：切削性雕刻、深雕刻和全堵雕刻。形式不同，其目的是一致的，即为将晶状体核分割成小碎块作准备（图5-105）。

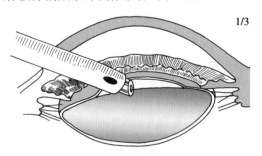

图 5-105 雕刻

2. 刻槽（trench digging） 刻槽就是雕刻技术的扩展和延伸。所谓刻槽，是指反复在一个或几个径线上纵形雕刻或挖掘式雕刻，直至形成一定宽度和深度的沟槽的过程。刻槽是将晶状体核分成若干碎块的基本和预备性手术技术。

根据不同目的，可将刻槽分成三种不同方式：

（1）纵形刻槽：即从上向下在一个轴线上反复雕刻，以形成一定宽度和深度的纵形沟槽的过程。刻槽的宽度，一般以能容纳乳化针头套管为宜；刻槽的深度，一般以 3/4 晶状体核厚度比较理想；沟槽的长度以不超过硬核的纵径为宜；

（2）弹坑式刻槽：即在中心部雕刻出小范围的深坑，主要用于手法劈核技术性准备；

（3）挖碗式刻槽：即在中心部刻出又深又大的沟槽，底和边越薄越好。主要用于软性和中等硬度核的乳化吸除（图5-106）。

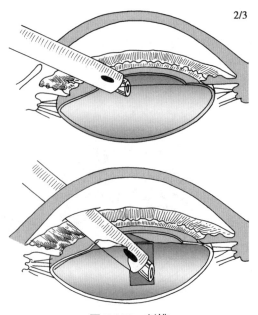

图 5-106 刻槽

（五）松解性核切开（relaxing nucleotomy）

刻槽或挖坑仅限于中心部硬核范围。完成刻槽后，晶状体核仍处于核上皮质壳包绕。松解性核切开则是将这一具有束带作用的结构切开，使残余的晶状体核处于完全游离状态。

具体操作方法是在刻槽径线上，或坑碗的边缘，自前囊膜开口的前囊膜下乳化吸出核上皮质壳，切断核上束带结构，使晶状体核碎块完全游离。其明显的效果是，可以很容易使沟槽两侧核残翼形成折叠状态（图5-107）。

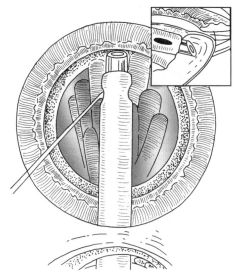

图5-107　松解性核切开

（六）后板削薄（posterior plate shaving）

即当刻槽到一定深度后，进一步雕刻残余的后板使之更薄。因后板是紧临后囊膜的组织，在此操作极易损伤后囊膜，因此当进行后板削薄时，一是能量应控制在较低水平，二是吃口深度不能太深，一般以不

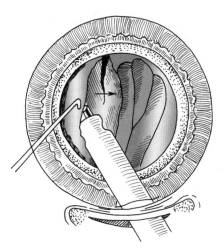

图5-108　后板削薄

超过1/3乳化针头口径为宜，即应以切线雕刻为主要方法。当后板刻削得足够薄时，分核则会变得十分容易。是否需要做后板削薄，要结合欲采用何种特殊技术来决定（图5-108）。

（七）周边部吸除（peripheral aspiration and removal，PAAR）

经过雕刻、刻槽、松解性核切开之后，晶状体已被纵形贯通，仅剩薄薄的后板相连，两侧残翼也呈半游离状态。直接以乳化针头侧向吸住一侧残翼，拖拉至中心区乳化吸除；用同样方法再将另一侧残翼吸除。用这一方法清除残余部分比较彻底且较安全。

（八）分核（cracking nuclear）

无论是软核或硬核性白内障，当沟槽刻得足够深，核上束带被切开，则晶状体仅剩有后板相连。此时，如欲将其分开，则是非常容易的事。

分核属双手技术，即以乳化针头和另一辅助器械协同将核分开。两器械抵止点应选在尽量靠沟槽底部硬核部分相对立的侧壁上。因为底部硬核部分的侧壁有足够的抵抗力，而且距底部连接区最近，可以产生最大分裂的作用力。如抵止点选在靠上方，因距底部太远，只产生扭力，则两侧翼仅向外倾倒，底板却难以分离。

亦可采用劈裂法将核分开。即以乳化头埋入整体核或部分核块内，使其固定，此时一般用较大负压吸引。然后以劈裂钩自对侧开始向乳化头抵止点方向劈拉。利用劈裂钩同乳化针头相对运动产生的剪切力将核劈开（图5-109）。

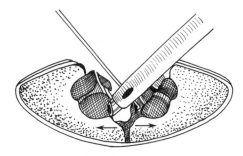

图5-109　分核

（九）旋转核（rotating nucleus）

旋转核是超声乳化过程中必要的辅助步骤。以辅助器械自侧切口进入眼内，选择好抵止点后，顺时针一步步将核旋转，企图一气呵成作大幅度旋转是不可能的。在旋转核过程中，抵止点的选择也很重要。如果选择在较浅的软皮质部分，用力时器械将插进皮质时；而选择核心较硬部分，则因核质抵抗力较大，才能产生稳定的扭力（图5-110）。

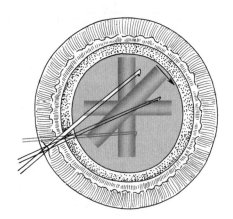

图 5-110　核旋转

量液体到排空管道内，使灌、注平衡失调，出现前房涌动（图 5-111）。

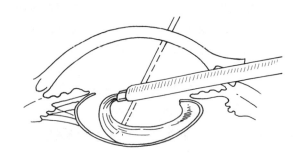

（十）清除皮质

晶状体核及大部分核上皮质壳被乳化吸除后，将面临残余的皮质吸除问题。熟悉囊外白内障摘除术中用手动注吸针头吸除皮质，不见得一下子就能掌握机械注—吸装置。后者由泵系统产生负压，设定峰值水平后，其实际抽吸能力完全由手法和脚踏开关密切配合，协同操作来完成。因此，操作机械注—吸装置来清除皮质，需要调动更多的智力储备，最大限度的发挥反应的敏锐性，手脚的协调性和处理问题的决断性。

残余皮质可分为两种类型。一种是游离于前房呈蓬松、散薄外观的皮质团块，皮质多为变性皮质残片组成；另一种呈仍附着于后囊膜或前囊膜残端的正常皮质，分层结构，晶状体纤维一般完整有连续性。正常皮质质地很软，可以像剥洋葱皮一样一层层剥下；但有时也可以有一定硬度，必须用较高抽吸力吸除。

具体操作步骤如下：

1. 设定最大峰值负压为 400～500mmHg，采用线性控制模式。在这种模式下，负压将随脚踏板踩的深度和注—吸头堵塞程度而升高。其负压升高的速度则由所定的流量来决定，流量越大升高越快，反之亦然。当吸孔处于完全开放状态，无论踩到什么位置，吸管内均不会产生有效负压。

2. 在 1 挡灌注状态下，以注—吸头接近并接触皮质。注意，持续灌注直至前房加深，囊袋充分展开后，才能有效地捕捉皮质。

3. 一旦接触皮质，形成全堵，即刻踩到 2 挡开始抽吸，轻轻加深挡位，达到中等负压水平，以能牢牢吸住皮质为宜。

4. 轻轻拖动皮质至中心部，使皮质脱离囊膜呈游离状态；踩深脚踏提高负压，直至皮质被吸除的一刹那，即刻将脚踏退至 1 挡，以备堵塞解除时补充灌注。此时如继续维持 2 挡位置，全堵解除后，需迅速补充大

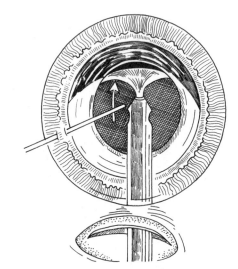

图 5-111　吸住皮质后向中心拖动

5. 如此反复重复以上程序，直至将皮质完全清除。

事实上，对于一个非常有经验的术者，可将以上程序连贯操作，一气呵成。即负压设定 400～500mmHg，在 2 挡灌注抽吸状态下直接捕捉皮质，吸住皮质后，一边向中心拖动，一边提高负压，几乎在拖动到中心区的过程中即可将皮质吸除。这种连贯性操作，极大地缩短了操作时间，提高了工作效率。

二、后房超声乳化技术

所谓后房超声乳化技术，是指把晶状体核脱位于囊袋外，并保持在后房空间内操作的过程，整个操作自始至终在虹膜平面以下。这种操作模式，是早期针对前房操作模式易损伤角膜内皮，而改变的一种过渡性模式，最早由 Maloney（1988 年）总结并加以介绍。由于操作平面更向后移，因此对角膜内皮有更大的安全性。时至今日，即使是囊袋内操作模式等现代特殊操作技术，也都是在后房操作技术的基础上不断融入其他手法而形成的。

具体操作步骤如下：

1. 首先在晶状体核中心部作扇形雕刻，尽量扩大

加深。雕刻足够深后，旋转核 90°，继续以同样方法雕刻，使形成中空的碗状沟槽（图 5-112，图 5-113）。

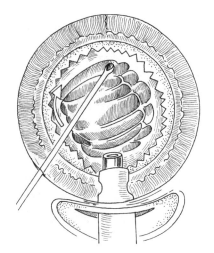

图 5-112 旋转核后再行乳化

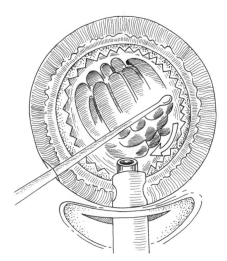

图 5-113 形成中空的碗状沟槽

2. 将核上方赤道部翘起。这一步的关键技术是脚闸转换应和手的动作同步。将乳化针头退至上方瞳孔和前囊口边缘，辅助器械抵住下方碗底部后，即刻踩到 0 挡停止灌注。当上方赤道部随前房变浅而浮起，并达瞳孔平面时，立即以乳化针头将其抵住，并同时切换至 1 挡灌注。此时灌注液将恢复前房深度，同时液体会把已翘起的核的外层皮质连同囊膜压向后面，使上方核处于脱位状态（图 5-114）。

3. 以辅助器械协助将核保持在虹膜平面后进行乳化，先乳化上方赤道部。因为挖碗时已刻得很深，实际上仅剩一较薄的中后板，因此乳化非常容易（图 5-115）。

4. 将核旋转 180°，然后以同样方法依次将全周赤道部核板乳化清除（图 5-116）。

最后所剩的中心部分，也只是一小圆盘状核板，质地松软，因此可以很容易地乳化吸除（图 5-117）。

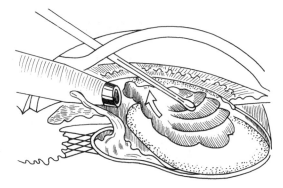

图 5-114 使上方核翘起

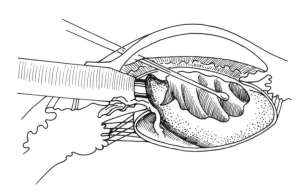

图 5-115 乳化上方晶状体核

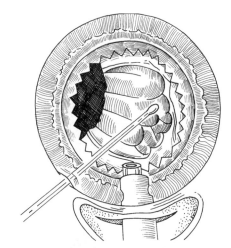

图 5-116 旋转核

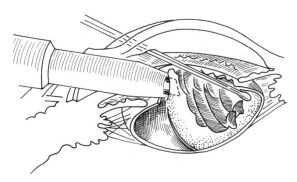

图 5-117 吸除核上皮质

三、原位碎核技术

原位碎核技术（in situ fracture technique），强调晶状体核位置是在囊袋内的基本状态，即所谓囊袋内超声乳化技术。最早由 Shepherd（1990 年）提出并加以推广，与 Gimbel 的分而治之法有异曲同工之妙。

具体操作步骤如下：

1. 先在 12 点到 6 点时钟位作一贯通性雕刻，继之刻槽。槽宽应达到两个乳化针头直径，其深度应超过内核后平面。然后以辅助器械和乳化针头协同顺时针将晶状体核旋转 90°。再按同一方法雕刻出另一沟槽，与第一个沟槽呈十字交叉（图 5-118）。

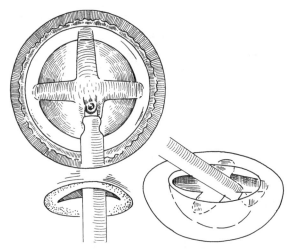

图 5-118 雕刻成十字交叉的深沟

2. 十字交叉刻槽完成后，即将进行分核。以乳化针头和辅助器械分别抵于远端槽底附近的二侧壁，轻轻向相反方向用力，将晶状体核掰开。然后将晶状体核旋转 90°，以同样方法将核掰成四块（图 5-119）。

3. 对于 1/4 碎块的处理，可采用翻筋斗法，即用辅助器械顶住下方碎块的底部，轻轻向下推，使周边部分向上向中心部翻转。然后以乳化针头吸住其顶端，拉向中心区乳化吸除（图 5-120）。

4. 最后将残翼部分乳化吸除（图 5-121）。

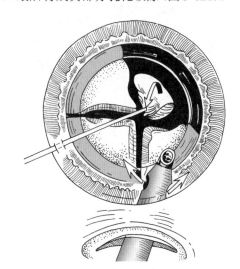

图 5-120 翻筋斗法

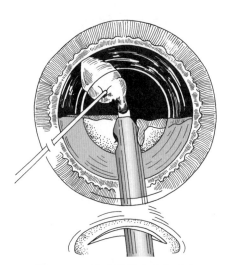

图 5-121 将残翼部分乳化吸除

四、分而治之法

分而治之法（divide and conquer）为 Gimbel 于 1986 年首创。这种技术强调的是在囊袋内，首先把整体核破碎成若干小块，再依次将其乳化吸出。其本质亦属于囊袋内技术，因此明显提高了操作的安全性。

具体操作步骤如下：

1. 首先在中心区作一尽量深而大的弹坑样雕刻，力求将大部分致密而硬的内核乳化吸除，仅剩核上皮质壳层（图 5-122）。

2. 用辅助器械和乳化针头，交叉抵于 6 点时钟位附近的坑底部侧壁，轻轻向相反方向用力，即可将下方核上皮质壳（即所谓束带结构）掰开（图 5-123）。

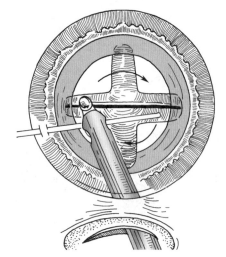

图 5-119 将核掰成四块

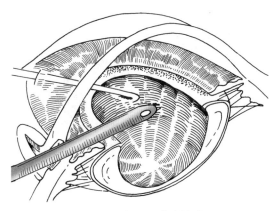

图 5-122　中心区弹坑样雕刻

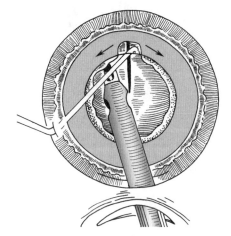

图 5-123　将核自下方分开

3. 再以辅助器械或乳化针头按顺时针或逆时针方向旋转晶状体壳，并以同样方法掰开另一部分核上皮质壳。

4. 依此方法，可将晶状体核上皮质壳分割成若干小块。由于缺少核心硬质支撑，已被分成碎块的核上皮质，有向中心靠拢的趋势，使得紧接着的分块乳化更为安全（图 5-124）。

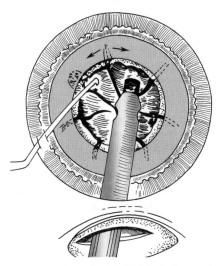

图 5-124　核上皮质壳被分割成若干小块

5. 下一步骤就是逐块乳化吸除。以乳化针头轻抵碎块侧面，力求使乳化针头呈全堵状态，脚踏注吸挡，迅速启动峰值负压。吸住核块后，将其拖至中心部，略加超声能量，即可将其乳化吸除（图 5-125）。

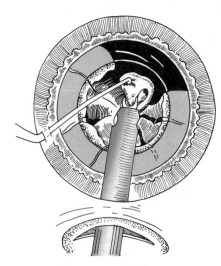

图 5-125　逐块乳化吸除

五、拦截劈裂法

Nagahara 于 1993 年提出用劈核器机械劈核概念，将其称为晶状体劈裂技术（phaco chop）。Koch 等学者积极倡导，经过不断完善，将其命名为拦截劈裂技术。

1. Nagahara 的乳化劈裂技术具体操作步骤如下：

（1）先将表浅软性皮质吸除，然后用高负压吸引作用，将乳化针头钻刻深埋在上极和中心部之间的晶状体核实质内。然后以一特制的辅助器械（劈裂钩），自 6 点时钟位的核赤道部伸入，形成与乳化针头固定点呈对峙状态（图 5-126A）。以劈裂钩向 12 点时钟位牵拉，在乳化针头的固定状态下，下方晶状体核将被劈裂成两半（图 5-126）。

（2）不断旋转核，以同样方法将晶状体核劈裂成若干小块乳化吸除。

（3）操作中注意事项：

1）乳化针头埋入实质内应确实，以能起到支撑和固定作用；

2）劈裂钩一定要从前囊膜开口下绕到核赤道部，如误放在囊膜外，操作时肯定会损伤囊膜和晶状体悬韧带；

3）劈裂时，劈裂钩和乳化针头用力应在同一轴线上，只是在两者接近时才改变方向成相切，以使两半部分分离。

2. Kock 的拦截劈裂技术具体操作步骤如下：

（1）可先在中心部作一小范围刻槽或弹坑样雕刻，

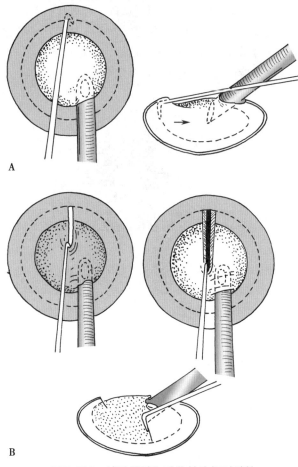

图 5-126　辅助器械和乳化针头相对劈拉

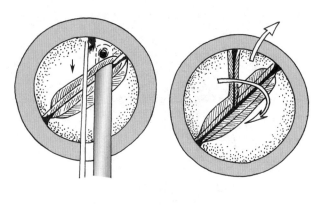

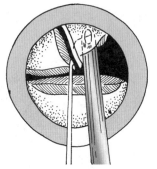

图 5-128　拦截劈裂

六、微小切口白内障手术

现代白内障手术发展过程中，用尽可能小的手术切口获得最佳的手术效果，是人们一直追求的目标。实现标准的 3.2mm 超声乳化手术切口，是几代人不懈努力的结果，是白内障手术发展史上一个不小的跨越。但人们仍不满足，还在孜孜以求，想让白内障手术切口变得更小。因此，在手术技术已进入相对稳定的平台期的前提下，便在仪器设备上想方设法进行改进，以开拓技术创新的更大空间。如此，一批与所谓"冷超声"相关的操作模式，相继被应用于临床。什么"爆破模式"、"高频释放模式"，以及突出器械特性的"扭动模式"等，在减少能量释放，提高手术效率方面起到一定作用。在这些技术的推动下，进一步缩小手术切口的欲望越发强烈，微小切口手术模式应运而生。

（一）定义

微小切口白内障手术（micro incision cataract surgery, MICS），是指白内障手术切口，从标准的 3.2mm 缩小至 2.0mm 或以下，并产生与之相适应的跟进技术，也有称之为微创手术者。微创白内障手术，是对白内障手术微创伤性的总体概括，微小切口只是一个方面。除此之外，还包括特定的手术技术技巧、手术器械，以及特殊的仪器设备支持。而最重要的，还是基于传统技术基础上的手术技巧的改进和创新。在是否提倡和

并按常规方法将其掰成两半（图 5-127A，图 5-127B）。

（2）将已被分成两半的核旋转 90°，以乳化针头自断面插入到实质内（高负压、低能量）形成全堵状态，然后再按上面的方法依次将半个晶状体核劈成碎块（图 5-128）。

（3）劈裂为多少碎块依晶状体核硬度而定。依次将小碎块乳化吸除。将另一半核旋转到下方，用同样方法将依次劈裂成若干碎块，并依次将其乳化吸除。

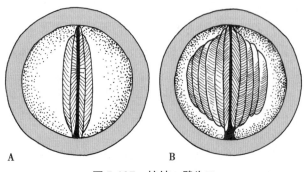

图 5-127　核被一劈为二

普及微创白内障手术技术方面，一直存在争议，争议的焦点集中在，技术转换学习曲线、基本投入同产出比成本核算，以及 2.0mm 微小切口较之 3.2mm 小切口收益优势有多大，以及切口小到多大是底线等。看来这些问题，很难用一个简单的是或者不是来回答，还需要通过时间来检验。

（二）微小切口与 3.2mm 切口的比较

近年来，以所谓"冷超声"模式为核心技术的双手微小切口超声乳化技术已逐渐被接受。综合文献报道，它的主要优点表现在以下几个方面。

1. 实现真正意义上的微小切口　将灌注套管祛除后，无套管针头的外径仅为 0.9～1.2mm，使主切口可以缩小至 2.0mm 或更小，最小甚至可以达到 1.0mm。此外，这种微创切口小还可以明显缩短隧道长度，从而使手术操作更为方便。

2. 提高随行力（followability）　普通乳化针头的灌注与抽吸同轴，灌注液流会产生与负压吸引相反的作用，将晶状体核块推离乳化针头，降低晶状体核块的随行力。而在微小切口双手白内障超声乳化手术中，术者可通过改变灌注式劈核器前端开口的方向，而随意变换灌注液流的方向，使其成为增强晶状体核块随行力的辅助工具。

3. 提高抽吸效率　常规乳化针头灌注液流反向，除对乳化物质产生冲离作用外，部分灌注液会直接反流进入抽吸管道，形成所谓"短路液流"（short-circuit），即灌注液自硅胶套管流出后，直接进入乳化针头抽吸孔流出，这部分液体没有发挥任何作用。在微小切口双手白内障超声乳化术中，分离式灌注系统可以有效避免短路液流，从而提高微小切口双手超声乳化手术效率。

4. 可靠的安全性　无套管针头面临的最大问题是如何冷却。常规方法采用连续能量输出模式，针头的冷却是靠针头内外异向液流完成，微创切口双手超声乳化技术则采用高频脉冲输出方式，热效应显著减小。加之大口径灌注金属管道保证了灌注的持续性，乳化针头内管液流冷却已经足够。

5. 前房稳定性　由于灌注管道独立且不被压缩，灌注量与设定参数之间不受切口的大小影响，即"所定即所得"。因此，在微小切口双手操作中，可以设定较大灌注流量和较高灌注瓶高度，以使灌注形成较大正压差，保证前房的稳定。为达到保持前房稳定结果，国外文献报道多采用增加灌注量的方法。Tsuneoka 选择将内径加大到 0.75mm、头端带有 3 个开口的 20 号灌注式晶状体核劈开器；Agarwal 则选用内径更粗的 18 号灌注式晶状体核劈开器，都取得了好的效果。

有文献报告显示，与 3.2mm 小切口白内障手术相比，2.0mm 或以下微创切口手术，可进一步降低超乳能量和时间，进一步减少手术源性散光。但在对角膜厚度、内皮细胞的影响和术后前房闪辉等方面，两者无明显差异。

但也有与之相反的意见，即有人认为，由于强调切口变得更小，因此，术中易因灌注不足，加之切口容易渗漏，引起前房稳定性下降；双手操作技术技巧与传统技术全然不同，必须经过很长时间的学习曲线方可适应。此外，适应 2.0mm 或以下切口的人工晶状体选择空间还极为狭窄，其植入过程也比常规小切口人工晶状体显得更困难一些等等，这些问题，也困扰着这一技术的普及和发展。

其实，还有一个很重要的原因，那就是传统小切口手术技术已经相当成熟和完美，临床技术技巧和仪器设备、手术器械等，已经磨合得相得益彰，形成完整的统一体。在这种局面下，如果没有相对于传统技术的绝对优势，而再去经历困难的学习曲线来改变已经非常熟悉的传统技术，会令大多数人难以接受。要打破这种统一，但又需要投入更大的医疗成本，技术推广就会受到很大限制。

（三）实现"冷超声"的理论基础

连续超声输出模式，致使针头不停顿的震动，可以最大限度地输出能量。但是，如果时间过长就会产生热，能量会白白浪费掉，同时会使针头产生疲劳而降低工作效率。脉冲输出模式，则是超声能量的另一种工作方式，即工作状态和休息状态以一定的频率交替进行，脉冲频率还可以根据需要进行调整。对超声乳化而言，脉冲输出模式可产生两种有益的效果，一是明显减少了对核质的斥力，换句话说，把持续施加的斥力变成间断的，使得针头有缓冲的时机克服乳化针头高频振动过程中产生的冲击力，其结果是使随行力提高；二是两次连续脉冲能量释放之间的间歇期，有助于缓冲流量，通过瞬间略增加的流量来吸住核质，更重要的是产生瞬时空穴效应，提高超声效率。同时，间断释放能量的直接结果是减少热量的产生，这是实现所谓冷超声的理论基础。

高频脉冲，是指在计算机控制下，实现一定时间内工作与休息的快速变换的一种状态。每一个脉冲时间仅有 0.2ms，而且还可以任意调整开启和关闭时间的比例，即所谓占 / 空比（on/off ratio）。对于硬核可以采用较高的占空比，即每个脉冲当中工作时间比休息时间长；相反，对较软核就可以调整为较低占空比。这样就可以最大限度地节省能量，减少产热，提高工作效率。"爆破"模式（burst mode），是指瞬间释放最大设定能量的操作模式，是高频脉冲输出模式实际应用之一。

由于时间短暂,因此即时功率可以非常高,而足够长的间歇使乳化针头充分冷却,明显提高工作效率。

(四)双手及同轴微小切口操作技术

1. 双手微小切口白内障手术(bimanual micro-incision cataract surgery,B-MICS) 是近年来被推荐在临床使用的一种新式式,它是利用经典超声乳化技术,通过2.0mm 及以下微小切口来完成手术。它的主要目的是进一步缩小切口,以减少损伤、降低手术源性散光。双手微小切口操作技术,脱颖于传统超声乳化术技术,只是采用了灌注—超声分离系统,在保留超声乳化术优势的同时,实现2.0mm 或以下微小切口。

由于双手微小切口技术除掉外围的硅胶套管,因此人们一直怀疑:超声产生的热量会不会造成切口热损伤?硬质钛金属乳化针头会不会影响前房稳定性?由于采取了一些相应的应对措施,比如由助手持续向切口处喷射低温平衡盐溶液、进一步降低能量释放水平和时间、增加灌注量等方法,可以部分解除这一担心。

(1)手术方法:

1)表面麻醉满意后,用19G 角巩膜穿刺刀在颞侧做外口长1.4mm,内口长1.2mm,隧道长1.5mm 的透明角膜主切口;

2)在右眼12 点位或左眼6 点位做1.2mm×1.0mm 透明角膜辅助切口,前房内注入黏弹剂,行连续环形撕囊、水分离和水分层;

3)自颞侧透明角膜主切口,插入外径为0.9mm 无硅胶套管的钛金属针头,自辅助切口插入外径为1.1mm 带灌注的劈核器,采用双手协调的劈核技术吸除晶状体核。其核心技术无非是双手的协调,必须有熟练的传统技术支撑,否则难以完成。最后仍采用双手皮质注吸器械吸除残余皮质;

4)用钻石刀将颞侧主切口按植入人工晶状体型号扩大至2mm,植入折叠式人工晶状体。

5)超声乳化仪及参数设置则因不同型号仪器设备,以及个人经验的差异而有所不同,需要在实践中不断摸索经验,加以总结提高。

(2)双手操作技术主要不足:

1)由于乳化针头没有了硅胶套管,即缺少了持续的降温系统,因此造成角膜热灼伤的可能性增加,这一问题可以通过持续向切口滴注BBS 液以冷却乳化头,以及采用短时爆破或高脉冲输出模式来解决。虽然这些措施可以防止角膜灼伤,但无疑却加大了手术的复杂性,也对手术设备提出了更高的要求。

2)无硅胶套管的钛金属乳化针头,不会像硅胶套管那样能够严密封闭切口,因而易造成切口渗漏,从而影响术中的前房稳定性。但有人认为,这一问题可以通过加大灌注量来弥补,而切口不完全密闭,渗出的少量液体却能够使乳化针头冷却。

3)可供选择的2.0mm 切口的人工晶状体种类很少。对大多数人工晶状体而言,还需要再扩大切口植入,否则不能真正意义上达到"微切口"的目标。

2. 同轴微小切口白内障手术(co-axial micro-incision cataract surgery,C-MICS) 另外一种微小切口术式,则称为C-MICS。它采用超薄的乳化针头套管,以使切口进一步缩小,并可以在不扩大切口的条件下植入人工晶状体。这种方法也同样需要一定的仪器设备和专用器械来支撑,但操作技术仅仅是传统技术的延续,不会像双手技术那样需要新的学习曲线过渡,因此在临床上有一定的推广优势。其具体手术方法同传统超声乳化手术。

(五)其他微小切口手术技术简介

近年来出现的以进一步缩小手术切口为目的的手术,如激光乳化、射流乳化、声波乳化等技术,多数因技术欠稳定、手术效率低等缺陷而尚未得到推广。但经过临床实践,部分难题不断被克服,正在越来越好地显示出良好的应用前景。

1. 激光白内障乳化技术 最早见于临床报告的激光白内障乳化设备,主要有铒激光(Er:YAG)和钬激光(Neo:YAG)乳化仪。Er:YAG 波长2.94μm,被水吸收后产生空穴效应,即在空穴泡塌陷时释放能量,使得晶状体物质乳化。Neo:YAG 的激光波长为1064nm,通过钛金属板反射后产生大量等离子体,使晶状体物质裂解。激光乳化设备的最大优点是,工作时不产生能量,因而无热损伤发生。但出于安全考虑,输出能量有限,因此工作效率不高,对硬核白内障更显得力不从心。正因为如此,激光乳化技术,一直难以在临床推广。

2. 声波乳化技术 声波,即40～400Hz 的低频震荡波。工作时,针头几乎不产生空穴效应和摩擦热,因而减少组织热灼伤的可能性。实际应用中常和超声技术并存,术者可根据实际需要,在两种模式间自由切换,并可使用不同比率的两种模式组合。

3. 涡流乳化技术 涡流乳化技术(catarextm)首次被介绍是在1999 年美国 AAO 会议上。手术时先将直径为1.25mm 的特制乳化针头穿刺进入囊袋内。针头头端是一个微型涡流泵,当涡流泵以70 000r/min 高速旋转时,可以在囊袋内产生涡流,带动晶状体核旋转。在旋转的同时,以切削方式层层将晶状体核乳化,并通过同轴抽吸管道吸除。

这种设计理念的突出特点,是整个操作在封闭的囊袋内完成,液流及晶状体碎片始终不会与角膜内皮相接触,因此可以最大限度地保护角膜内皮细胞。此外,由于涡流的环形运动,产生均匀的离心力,使囊袋及悬韧带各方向所受的牵张力处于平衡状态,不会因此受到损伤。在操作方面,由于乳化针头几乎不需要更换位置,更不需要辅助器械协同,因此操作技术可能会变得更为简单安全。但由于这种技术尚有不能克服的致命弱点,比如涡流启动以及晶状体核旋转的可控性差、硬核的处理能力不足,以及无可注塑性人工晶状体相匹配等,使得这项技术至今没有被应用于临床。

4. 射流脉冲乳化技术 手柄内装置一个特殊的电极,通过放电加热液体使之产生瞬间膨胀,通过乳化针头前的微孔,高速喷出,并经过反射形成扇形液流。脉冲频率与所加电流频率相一致,约为 $50\sim100Hz$。因考虑其安全性,每次脉冲喷射大约 $4\mu l$ 液体,有效作用范围严格受到控制,不仅不会对囊膜构成威胁,还可对其进行抛光。可重复使用的手柄由钛合金制成,重量仅为 40g。其灌注和抽吸管道均与普通超声乳化手柄类同。乳化针头在前房内采取"守株待兔"的操作方式,无机械运动及震动。射流可产生近距离的液化和远距离的水分离作用,使晶状体物质解离乳化。由于无超声能量输出,故无热量的释放和积累。

5. 飞秒激光技术在白内障手术中的应用 与长脉冲及连续激光不同,飞秒激光脉冲持续期间极短,仅为约 $10^{-15}s$,虽然单脉冲能量极低,但却可以在极小空间内产生极高的能量密度,使组织电离形成微泡,在超强场的作用下微泡迅速扩展,直至组织破碎乳化。飞秒激光临床应用的最大优势,是靶向区域精准聚焦,不损伤周围组织。目前,已经成功开发出飞秒激光撕囊技术,它可以使撕囊更为安全准确,且可重复性强,也能根据需要对撕囊大小和位置进行调整,做到"所欲即所为"。此外,在预先乳化碎核技术开发方面,也取得令人信服的进展。但由于仪器设备与白内障手术需求尚不匹配,以及缺乏白内障专用能量输出系统,目前尚不可能独立完成白内障手术。不过,已经显示出的优势,有理由使人们对此项技术的应用前景持乐观态度。

(何守志)

第九节　白内障联合手术

一、白内障联合青光眼手术

(一)概述

青光眼与白内障同时存在时,首先应明确其主次关系,再选择合适的治疗方式。无论是原发性还是继发性,晶状体手术对开角型青光眼的降眼压作用微弱,

对闭角型青光眼房角开放有确切效果。如果小梁功能保持完好,单纯摘除白内障就有可能缓解房角关闭,使眼压降低。随着患者老龄化,晶状体体积增大和前脱位引起前房角阻塞的可能性明显增大。因此,术前制订治疗方案时,是选择单纯手术还是选择联合手术,应当根据患眼条件决定。如果单纯使用降眼压药水,眼压可以降至正常,原则上先做单纯白内障摘除;如果不得不口服降眼压药,原则上作联合手术。在诊疗白内障的同时,应当十分谨慎地分析是否存在进行性青光眼损害的潜在危险,以便选择正确的治疗方式和时机。

1. 联合手术的优点 白内障摘除可以加深前房深度,使术后浅前房的发生率明显降低。消除了瞳孔阻滞,加宽了房角,消除了因晶状体膨胀导致的房角关闭。可以恢复部分小梁功能,降低房水排出阻力。可以解除晶状体—睫状环阻滞,减少了恶性青光眼危险。减少手术次数,手术方法选择余地大,减轻手术对眼组织的损伤。

2. 联合手术种类和选择 正确的设计及选择联合手术可以获得良好的效果。白内障与青光眼联合手术分两大类:

(1)白内障与小梁切除联合手术:

1)现代白内障囊外摘除及后房型人工晶状体植入联合小梁切除术。

2)小切口白内障囊外摘除及后房型人工晶状体植入联合小梁切除术。

3)小切口白内障超声乳化吸除术及后房型人工晶状体植入联合小梁切除术。

4)小切口白内障超声乳化吸除术及后房型人工晶状体植入联合非穿透性小梁切除术。

(2)治疗手术后并发症或疾病后遗症的联合手术:

主要治疗各种手术后无前房或广泛周边虹膜前粘连、恶性青光眼、并发白内障或白内障膨胀继发青光眼、色素膜炎引起的虹膜前粘连继发青光眼等。术中需要处理虹膜、前部玻璃体,眼内腔隙成形。

1)白内障的处理根据条件可行单纯晶状体切除、现代白内障囊外摘除术或小切口白内障超声乳化吸除术,后房型人工晶状体植入。

2)青光眼手术:小梁切除术、非穿透性小梁切除术、眼内植入物引流术、房角分离术、黏弹剂小管切开术。

3)各种辅助虹膜手术:瞳孔成形术、括约肌切开/缝合术、虹膜牵开术。

4)其他眼内腔隙辅助手术:前部玻璃体切除、前房注气术、黏弹剂前房形成、房角分离、玻璃体水囊穿

刺抽吸术、巩膜切开脉络膜上腔放液术。

（二）白内障与青光眼联合手术适应证

1. 白内障膨胀期继发青光眼，引起瞳孔阻滞及房角关闭者；临床前期和缓解期的闭角型青光眼，不用任何药物眼压维持在正常水平者，可选择白内障囊外摘除术或白内障超声乳化吸除联合人工晶状体植入术。

2. 房角已有广泛前粘连者；药物控制眼压仍高于正常水平，同时伴有未成熟期白内障，患者有明显的视物不清，并要求手术者，可选择白内障囊外摘除术或白内障超声乳化吸除、人工晶状体植入联合小梁切除术或房角分离术。

3. 曾行青光眼手术而眼压仍失控，晶状体已有混浊，估计再次青光眼手术可能因晶状体混浊加重而引起视力下降者，可选择白内障囊外摘除术或白内障超声乳化吸除、人工晶状体植入联合小梁切除术。

4. 药物不能控制的青光眼，管状视野，晶状体混浊，即使中心视力较好，也应建议患者行联合手术。

5. 眼压中等升高的开角型青光眼、白内障，可选择白内障超声乳化吸除、人工晶状体植入联合非穿透性小梁切除术。

6. 眼压不易控制且眼部情况复杂的顽固性青光眼，如新生血管性青光眼、外伤性青光眼等，是否采用联合手术由病情决定，原则上应先行青光眼手术，例如小梁切除术、眼内植入物引流术、睫状体光凝术。待眼压控制正常后，再考虑白内障手术。如果白内障对眼压有明显影响，则可同时手术。

7. 晶状体源性继发性青光眼，如晶状体皮质过敏性眼内炎、晶状体溶解性青光眼、晶状体脱位等，应尽早行白内障手术。是否行青光眼手术由眼压高低决定。

8. 外伤性白内障继发青光眼，晶状体半脱位引起继发青光眼，应考虑联合前部玻璃体切割术。

9. 曾经行玻璃体切割术球结膜广泛粘连者，可以行眼内植入物引流术联合白内障超声乳化吸除、人工晶状体植入术。

（三）白内障囊外摘除及后房型人工晶状体植入联合小梁切除术

手术操作：

（1）常规局部麻醉：作面神经阻滞麻醉或眼轮匝肌浸润麻醉、球后或球周麻醉，结膜表面麻醉。

（2）作上直肌牵引线：对于结膜穹隆较浅者，可在作结膜瓣后，直视下固定上直肌。

（3）结膜瓣：一般作以穹隆为基底的结膜瓣，充分暴露巩膜及止血。对于术中准备应用丝裂霉素者，可做以角膜缘为基底的结膜瓣。术后可有弥散的滤过泡形成，切口密闭好，不易发生伤口渗漏。巩膜瓣布局

及角巩膜缘切口，巩膜瓣可作成三角形或长方形。做在角巩膜缘切口的左侧，白内障切口向右侧延长；或做在角巩膜缘切口中央，白内障切口向两侧延长。缝合时应在巩膜瓣边缘先缝合1～2针，再做切口水密缝合，这些缝线术后不需拆除。

（4）角膜穿刺口：在角巩膜缘切口的11:00点方位用尖刀刺穿约1mm，为截囊针入路口。截囊口要适中大小，内切口适当靠前可以减少下方虹膜摩擦，减少虹膜色素脱失。白内障手术的操作应远离巩膜瓣滤过口，减少组织损伤，可以防止因滤过口附近的组织粘连而增大房水排出阻力。

（5）分离虹膜前后粘连：分离虹膜后粘连时尽量避免划伤晶状体前囊，通常先做黏弹剂分离。切开或撕除瞳孔区的纤维膜，有利于恢复圆形瞳孔。大片周边后粘连，不宜做广泛分离，可以做中央虹膜前囊膜同时切除术。大片周边前粘连，如果不影响手术操作，不宜做广泛分离，以免术后后弹力层裸露，局部缺少内皮细胞而导致长期水肿。局部束状虹膜前粘连可贴近角膜做剪开。

（6）小瞳孔的处理：①虹膜剪开缝合法：前房先注入黏弹剂后，伸入囊膜剪子将上方虹膜剪开，术毕时用10-0聚丙烯缝线缝合剪开部位近瞳孔缘处。②扩瞳器（iris retractor）虹膜拉开法：尼龙虹膜拉钩是手术中一种极有效保持瞳孔开大的器械。其方法为：分别在1、4、8、10点钟四个方位的角膜缘内0.5mm处作0.5mm宽的穿刺口，将四个虹膜拉钩伸入前房，牵开虹膜至边长为至少6mm，此时瞳孔面积为36mm²，大于直径为6mm的圆瞳孔。如果虹膜弹性较好，瞳孔可扩大至8mm边长的方形，面积64mm²，略大于9mm直径的圆瞳孔。③瞳孔缘虹膜切除术：用于萎缩无法牵开的虹膜。

（7）前囊切开或环形撕囊：多采用五种方法：①点刺前囊切开法：即将前囊扎成似邮票上的小眼，再将前囊撕下；②开罐式前囊切开法（can opener法）：用带灌注截囊针，从12点方位开始划开前囊一圈，直径约6～6.5mm。各点互相连接，最后将一完整的前囊膜截开吸出；③信袋式水平截开法：在10点至2点方位做水平前囊划开，前后囊之间完成核娩出和皮质吸出，人工晶状体植入在囊袋内，在切口两侧垂直剪开前囊撕除中央前囊；④连续环行撕囊法（continous circular capsulorhexis，CCC法）：用带灌注液的截囊针或撕囊镊，在前囊中央处划开小口，做半径2～3mm三角形前囊并将其外翻，撕囊镊置于囊瓣的边缘，以顺时针或逆时针方向撕开直径约5～5.5mm前囊；⑤虹膜囊膜切除法：不分离虹膜后粘连，将囊膜与虹膜括约肌

部分一并切除。适用于有悬韧带溶解晶状体半脱位、虹膜萎缩无张力者。

（8）全层剪开角巩膜缘：一般从伤口的右侧剪开，在巩膜瓣部位留出 1.5～2mm 宽的角巩膜缘组织，以备最后作小梁切除。此时应注意角膜剪一定伸入角膜全层，不能损伤角膜和虹膜。

（9）水分离。

（10）娩核：娩核方法：①托核娩核法：注射少量黏弹剂于上方囊袋内，将晶状体上方核缘与皮质分离，并将上方核赤道部从虹膜后托至虹膜前面。用圈套器或核托板伸入晶状体核下方，另一手用定位钩压住核防止与内皮摩擦，双手一同向外移动器械，便可顺利将核托出。②加压娩核法：先将中等大小的晶状体核与皮质分离使核松动，然后用斜视钩在上方角膜缘后 4mm 处，逐渐向眼球中心方向压迫，随着眼压增高，晶状体核渐渐移到切口处。当大部分晶状体核翘于切口时，可用手中器械将晶状体核拔出。③水娩出或黏弹剂娩出法：适用于少许晶状体核碎块排出。向前房内残留的晶状体核块下方注射少许黏弹剂，加压切口后唇，晶状体核碎块会随着黏弹剂一同缓慢流出切口。当用水娩出法时，左手先夹持角巩膜瓣暂时关闭切口，当前房充满液体时，适当掀开角巩膜瓣，晶状体核碎块会随着水流冲出切口。也可用于皮质壳娩出。

（11）注吸残留晶状体皮质：先将前房内的大块皮质冲出。用 10-0 的尼龙线间断缝合角巩膜缘切口 2针。用灌注液将残留皮质冲疏松，再从 6 点方位按一定顺序将残留皮质吸出，注吸针的吸引开口始终向上。后囊前有混浊时，可做后囊抛光，明显浑浊可做中央后囊切除和前部玻璃体切除。

（12）硬质人工晶状体植入：认真检查确认人工晶状体包装无破损后打开包装取出人工晶状体，仔细核对人工晶状体的型号、屈光度。向切口内侧前房和 6点方位的囊袋内注入少量黏弹剂。用人工晶状体镊轻夹住人工晶状体的光学部，将人工晶状体下襻插入 6点方位的囊袋内，然后将人工晶状体的光学部向下推，待光学部全部进入后房囊袋内时，前房再注入少量黏弹剂，用无齿镊夹住人工晶状体上襻，顺时针方向，向 4 点方向囊袋内旋转使上襻全部进入囊袋内，用人工晶状体定位钩拉住人工晶状体襻根旋转，使人工晶状体两襻长轴位于 3 点至 9 点方位。置换前房内黏弹剂，缩瞳。

（13）缝合巩膜切口：间断缝合角巩膜缘伤口，深度一定要达到巩膜全层的 2/3，紧线时以伤口对和整齐为准，避免过紧的结扎缝线，以免造成术后大散光导致视力提高不理想，最后将线头结理于切口内。

（14）小梁切除：瞳孔恢复正常大小及圆形后，用尖刀垂直切开角巩膜后缘。用直剪或咬切器向前切除位于内板层的小梁组织 $1mm^2$。作虹膜根部全层切除。在联合手术中，提倡在完成白内障囊外摘除术及人工晶状体植入后再做小梁切除等青光眼滤过手术步骤，其优点有：①上方巩膜及虹膜完整，作白内障时比较安全；②上方后囊若有小破口，虹膜可作为屏障而防止玻璃体外溢。

（15）缝合巩膜瓣及结膜切口：10-0 尼龙线间断缝合巩膜瓣 1～2 针，然后用干棉球擦干巩膜瓣，检查一下是否有房水渗漏出来，必要时加固缝合。巩膜瓣的缝合可以稍微松一些。在靠近内切口的前房内保留少量分散性黏弹剂有利于术后保持前房深度。

（16）中央后囊切除、前部玻璃体切除：闭角型青光眼晶状体前脱位倾向者，术后仍然会保持浅前房状态，增加了术后发生恶性青光眼的危险。此操作的目的是建立一个前后节液体交通渠道，防止睫状环阻滞造成的前房变浅继发性眼压升高。将玻切头深入到晶状体与后囊之间，开口朝下，不加灌注，开启玻切 3～5秒，当看到有玻璃体抖动后，可以停止玻切，推出。直接向虹膜后方注入平衡盐水恢复玻璃体容积。

（四）白内障超声乳化吸除及折叠型后房型人工晶状体植入联合小梁切除术

其主要优点是：①切口小，与青光眼联合手术时不易发生伤口渗漏、术后浅前房等并发症；②切口仅需 2.8～3.2mm，不必缝合，术后愈合快，，散光小，视力好；③术中较易控制前房深度，前房维持好，减少角膜内皮损伤的机会；④对虹膜刺激少，而术中不易引起瞳孔缩小；⑤极少发生驱逐性脉络膜上腔出血，手术各种并发症明显减少。

1. 手术适应证 符合超声乳化手术和小梁切除术适应证的任何类型白内障和青光眼病例。

2. 手术操作

（1）麻醉：表面麻醉、球周或球后麻醉。通常省略面神经阻滞麻醉、上直肌牵引线。

（2）结膜瓣：作以穹隆为基底的结膜瓣，暴露巩膜组织，充分止血。

（3）切口：在青光眼患者，超声乳化切口与青光眼切口的位置，对于术后眼压的控制有着至关重要的影响。特别是超声乳化手术技巧不熟练的医师，在反复操作的超声乳化切口作滤过手术，往往在手术后因伤口内有粘连，而造成滤过内口堵塞，导致眼压很快又上升。将超声乳化切口与青光眼的滤过手术切口分开做，有利于青光眼滤过口形成，减少瘢痕。巩膜瓣在 1:30 或 2:00 方位，超声乳化切口在 10:00 或 10:30 方位。对于技术熟练者,或已采用冷超声技术的术者,可以共用切口完成联合手术。在上方做 4mm×5mm 的巩膜瓣,尽量向前分离,留出小梁切除的部位。用 3.2nm 的角膜切开刀直接刺入前房。

（4）截囊：前房注入少量黏弹剂分离虹膜后粘连后再截囊。超声乳化手术对截囊要求较高,多采用连续性环形撕囊法。撕囊直径一般为 4～5mm。

（5）超声乳化晶状体核及皮质吸除：①单手操作法：一般用于软核白内障,手术中先将瞳孔区的晶状体核原位超声乳化吸除,然后再乳化吸除皮质壳。②双手操作法：应用双手操作方法处理硬核比较安全。通常先做水分离。截囊后,用尖刀在 1:30 位角膜缘内 0.5mm 处刺穿,左手持劈核器从此口伸入,右手持超声头,将瞳孔区的晶状体核乳化切开后,用劈核器转核,手法碎核,分块乳化吸除。这种方法容易控制操作。③双手微小切口冷超声乳化吸除术：在 10:00 和 2:00 位各做一个 1.4mm 角膜穿刺口,左手持带灌注的劈核器,右手持无灌注套管的超乳针头分别伸入切口。右手超声操作时,左手做辅助劈核,促进乳化过程顺利完成。

超声乳化吸除术中,应当注意以下几点：①瞳孔充分散大。②超声能量尽量控制在最低。③尽量在囊袋内进行超声乳化,减轻对角膜内皮的损伤。④超声乳化头尽量远离虹膜,以减少对虹膜的直接损伤。

（6）折叠式人工晶状体植入：前房内注入黏弹剂,将植入器插入切口旋转螺旋推注杆将人工晶状体推入囊袋内(见人工晶状体一节)。

（7）小梁切除术：剪除巩膜瓣下小梁组织 1mm×2mm,做虹膜根切。

（8）中央后囊切除前部玻璃体切除：见上一节。

（9）巩膜瓣间断缝合 2 针,结膜间断缝合。术毕 6 点位结膜下常规注射地塞米松及妥布霉素。

（五）其他白内障、青光眼手术,手术方法相对独立,详见各有关章节。

（六）手术中并发症、预防及处理

1. 角膜内皮损伤 老年青光眼患者角膜内皮细胞数量和功能都有不同程度损伤。特别是已作过青光眼手术者、及角膜内皮细胞计数已有明显减少者。再次手术更容易造成内皮损伤。乳化针头、手术器械、人工晶状体及晶状体碎屑与角膜内皮相接触造成内皮脱落。灌注液压力过高时,眼内的液体压力随之增高,可破坏角膜内皮细胞的泵作用,有时术中即发生角膜水肿,应当及时降低吊瓶高度。建议术中使用分散性黏弹剂保护内皮。

2. 角膜后弹力膜脱离 后弹力膜与前面基质层之间附着疏松,如果不注意很容易被分离。钝刀穿刺作切口；器械反复出入前房；内切口不够大；误将黏弹剂注入到后弹力膜基质层间都可能造成角膜后弹力膜脱离。操作时应当格外小心。后弹力层脱离的特征是游离的透明膜基底部靠近中央,靠切口处完全分离,飘动幅度大,此情形与残留的前囊膜方向恰好相反,基底部靠周边,中央部分飘动大。一旦确认后弹力层脱离,尽量减少在此处多操作,以免将飘动的后弹力膜撕脱。在手术结束时,前房注入少量空气,采取合适体位让气泡压迫脱离的后弹力膜,很快就会愈合。禁止使用任何黏弹剂试图复位后弹力膜。

3. 小瞳孔下截囊不充分 由于瞳孔不易散大,做完整准确的截囊有一定困难。通常做环形撕囊更容易成功,因为有瞳孔缘的限制,前囊放射状裂开很少向赤道区扩大。如果发现有放射状裂开,可以从另一方向反向撕囊。将撕下的前囊片放在角膜表面展开观察其形状,对下一步的操作有一定的帮助。建议不要做盲目的虹膜后开罐撕囊,以免在超乳和注吸过程中吸住牵拉残留的大片前囊膜,导致后囊破裂。多余的前囊膜可以剪除。

4. 虹膜根部离断 多见于前房较浅者或器械进入方向有误时,截囊针伸入前房将虹膜刺伤。角膜剪剪开角巩膜全层时,同时损伤了虹膜根部,造成虹膜根部离断。

预防方法：对于前房较浅的患者,前房内先注入黏弹剂,然后再伸入截囊针。全层剪开角巩膜缘时,最好使用钝头角膜剪。看清角膜剪的后叶平放在虹膜表面,剪时应将角膜剪的叶面垂直。

处理方法：根据虹膜根部离断范围的大小决定是否缝合。若范围较大,在缝合巩膜切口时同时将虹膜根部缝合 1～2 针。

5. 瞳孔缘撕裂 多见于术前瞳孔不能散大者及长期点缩瞳剂者。一般发生在用虹膜拉钩牵开虹膜时、截囊针分离虹膜后粘连时、大晶状体核从小瞳孔娩出时。临床表现为瞳孔缘轻度裂开及变形、瞳孔散大、用缩瞳剂无效。

预防方法：术前尽量散大瞳孔,对虹膜已经萎缩瞳孔不能散大者,可预先做虹膜切开,手术结束时再对位缝合。

6. 晶状体脱位和晶状体核脱位 长期青光眼患者,老年人以及多次手术者,往往都有不同程度的悬韧带降解,如果同时存在有玻璃体液化,术中发生晶状体全脱位或晶状体核脱位的可能性很大。使用较钝针头过度用力截囊,超声乳化针头在超声时过早向下推动晶状体核,劈核器盲目伸入到虹膜后方,以及过度水分离都可能导致悬韧带或后囊破裂，晶状体或晶状体核沉入液化的玻璃体内。

预防方法：尽量使用尖锐的一次性针头截囊，超声乳化针头操作时不要快速推动，应当在乳化完成之后向下移动针头，减轻对上方悬韧带的牵拉；当用劈核器伸入到虹膜之后操作时，应当看清囊袋与虹膜的关系，从核块的缝隙中伸入劈核器，在小瞳孔下做水分离要格外小心，适当的水分离即可，不宜反复多次操作，以免发生后囊破裂。保留一定的虹膜后粘连，有助于稳定囊袋。

对已脱入玻璃体的晶状体核，原则上不宜再从原切口继续操作，有经验的医生可以改做后路闭合式全玻璃体切除，再注射过氟化碳浮起晶状体核，从原切口娩出。经验较少的医生，或缺乏必要的后节手术条件时，应请玻璃体视网膜专科医生处理，或改为二期手术（详见玻璃体手术章节）。

7. 后囊破裂、玻璃体脱出　后囊破裂多半与术前存在的玻璃体液化和手术操作失误有关，当前房波动较大，器械、人工晶状体襻直接挤压后囊，抽吸 12:00 位皮质时吸住后囊，以及其他原因导致的突然前房变浅，都可能导致后囊破裂，悬韧带断裂，玻璃体脱出。

处理方法：行前部玻璃体切除，特别将切口内侧、虹膜前表面后及瞳孔区玻璃体切除干净。切割头的开口尽量避开虹膜，以免将虹膜损伤。不宜做大范围切除玻璃体，以减少对视网膜的影响。如果没有玻璃体切割机时，先剪除切口外的玻璃体，再向切口内注射少量黏弹剂，从侧切口分离骑跨于瞳孔区的玻璃体，用囊膜剪将其剪断，避免以后牵拉性瞳孔上移、视网膜牵拉、继发青光眼及角膜内皮损伤等并发症。

若玻璃体处理的干净，瞳孔恢复圆形，可继续做后房型人工晶状体睫状沟固定术。否则应做人工晶状体二期植入术。避免植入前房型人工晶状体。

8. 脉络膜上腔驱逐性出血见白内障章节。

二、白内障摘除联合玻璃体手术

白内障摘除术联合应用玻璃体手术技术进行眼前节手术有许多优点，包括手术切口小、可避免常规手术所带来的并发症、可以有效的治疗常规手术很难解决的眼前节疾病等。玻璃体手术技术是前节手术医生必备的基本技能之一。

术中主要涉及瞳孔、虹膜、晶状体、前部玻璃体等眼球前段组织结构。通常采用三种联合手术方式，即经角膜缘切口的白内障摘除术联合闭合式前部玻璃体切割术；经睫状体扁平部巩膜切口进行的白内障摘除术联合闭合式玻璃体切割术；经穿透角膜移植孔施行

的白内障摘除术联合开放式前部玻璃体切割术（open sky vitrectomy）。本节只介绍前两种手术方法。

（一）经角膜缘切口的白内障摘除术联合闭合式前部玻璃体切割术（cataract extraction and anterior closed vitrectomy via limbus）

1. 适应证和禁忌证　白内障手术适应证和禁忌证：

（1）晶状体异常：各种软性白内障，先天性白内障、外伤性白内障、并发性白内障、晶状体破裂、膜性障、后发障、晶状体物质脱入玻璃体内。

（2）无硬核晶状体脱位：天性晶状体半脱位，如马凡氏综合征、外伤性晶状体半脱位或全脱位。

（3）青光眼：恶性青光眼、无晶状体瞳孔阻滞性青光眼。

（4）玻璃体异常：玻璃体疝与角膜接触、玻璃体嵌顿伤口或与伤口粘连、牵拉黄斑水肿、白内障术中玻璃体脱出。

（5）前房异常：前房积血、上皮植入。

（6）瞳孔和虹膜异常：瞳孔膜闭、瞳孔移位、原发性或继发性虹膜囊肿。

硬性晶状体切除摘除术（hard lensectomy）适用于中等硬核白内障，外伤性白内障伴有严重的前部组织结构紊乱，如广泛的粘连性白斑、虹膜广泛粘连、瞳孔闭锁、玻璃体疝或嵌塞伤口等，睫状悬韧带部分或大部断裂伴有晶状体半脱位，玻璃体疝入前房，及伴有前房积血的外伤性白内障。

白内障超声乳化吸除术适用于中度以上硬化晶状体核。

前节重建角膜内皮密度 $<700/mm^2$ 者，或六角形细胞少于 50% 应属相对禁忌证。

闭合式前部玻璃体切割术适应证及禁忌证：①局限于前部玻璃体的非增殖性病变和轻度前部增殖性病变，B 超显示明确的玻璃体后脱离，没有与视网膜后部的牵引条索。②位于前部玻体腔的异物，晶状体反应，少量陈旧性积血，炎性物质等。③中央后囊混浊、儿童白内障、恶性青光眼等需要做中央后囊切开和前部玻璃体切除者。④伴有视网膜裂孔、脱离病变、后部玻璃体病变、增殖性病变者不适合用这种联合手术。

2. 术前准备

（1）一般准备：术前详细进行裂隙灯检查，重点了解虹膜和瞳孔情况，及晶状体位置和混浊程度等。同时根据视力、眼压、视功能定位、双目间接检眼镜或 B 型超声波检查了解玻璃体和眼底情况，以助判断术后视功能的恢复程度。还需进行必要的全身检查，以确保手术的安全。

术前散大瞳孔，有助于了解晶状体与其周围组织

的相互位置关系及混浊的性质和程度，更能确保术中充分祛除晶状体物质，特别是周边部皮质。瞳孔未充分散大时手术，常造成不同程度的皮质残留。晶状体切除过程中，有时可因眼压过低或虹膜受刺激而发生瞳孔缩小，术前充分散大瞳孔，可避免或减少上述情况的发生。已有虹膜粘连者术前应准备虹膜拉钩。

（2）麻醉和监护：晶状体切除手术的麻醉方法同玻璃体手术，采用局部麻醉。通常使用 2% 利多卡因和 0.75% 布比卡因等量混合液共 3～3.5ml 球后阻滞麻醉，效果可维持 3～11 小时左右。12 岁以下儿童采用全身麻醉，精神紧张患者可采用局部麻醉辅以安定镇痛。有心血管疾病者同时进行心电监护。

（3）开睑、固定眼球和球结膜准备：通常使用眼睑缝线或显微开睑器牵开眼睑。行单纯晶状体切除和前部玻璃体切割术不植入人工晶状体时，无需切开球结膜。囊外摘除可剪开切口附近球结膜，呈 L 形或 U 形。无需作直肌牵引线固定。

3．手术步骤

（1）经角膜缘切口的软性晶状体切除吸出术：

1）在角膜缘 10:00 和 2:00 位各做一个 1mm 小切口，10:00 位切口进入玻璃体玻切头，2:00 位进入钝头针接眼内灌注液。

2）黏弹剂维持前房，用玻切头将前囊做 6mm 直径的切除（如前囊破口较小也可用截囊方式）。

3）用交替切吸技术将软核及皮质清除。前房内晶状体皮质伴有成形玻璃体混杂常伴有后囊破裂或悬韧带断裂。手术中应本着遇玻璃体则切除、遇皮质只吸不切的原则交替进行，先吸除位于前部和囊袋内的皮质再将玻切头伸入到后部隙孔之后切除部分玻璃体，在此部位注射少许分散性黏强剂，阻断玻璃体与皮质的联系，再继续切除囊袋内残存的皮质。灌注压不可过大，以免晶状体皮质冲入后玻璃体腔。对有半脱位的晶状体，做切口一并将相应部位晶状体赤道部囊膜刺破，玻切头及灌注针头伸入晶状体实质，注针头出口与玻切头入口尽量挨近。切除开始以后在晶状体中心打出一个空洞使注水与切除口形成水循环。这样才能利用水流将晶状体皮质带走。自中心逐渐向四周扩展，始终保持在晶状体囊内操作，直到把晶状体内容处理完，再将囊膜切除。

（2）硬核性白内障摘除术：

1）切口：半脱位于前部玻璃体的硬核性晶状体，应做反眉巩膜隧道切口，切开全层组织前，在角膜缘 10:00 或 2:00 位做一个 1mm 小切口，留做进入玻璃体玻切头或灌注液钝头针。

2）小切口硬核性白内障：前房部分切开以后，前

后房压力失去平衡，后玻璃体的推压作用往往使晶状体倾向瞳孔区移动，这时可以用一虹膜复位器自小口伸入，轻压上部虹膜，同时将恢复器伸入晶状体下极将晶状体托入前房。如晶状体容易滑脱，可在对侧角膜缘将锐利针头刺入晶状体，协助将晶状体移入前房。缩瞳后按前房脱位晶状体进行切除。如果穿通前房后仍不能直视晶状体，可以用棉签轻压一下晶状体所在方位巩膜，将晶状体暴露于瞳孔区。移入前房后立即缩瞳并在晶状体周围注射少量黏强剂，起到保护内皮和黏附固定晶状体的作用。较软的核可在房内切成两半经小切口取出。较大的核需扩大切口，用晶状体匙捞出完整晶状体。

3）超声乳化吸除术：通常做一个独立的切口，核乳化吸出后行皮质吸出。如果后囊破裂，有核碎块脱落于后部玻璃体，则一定要先进行玻璃体切除，然后将核碎块吸到玻璃体前部再乳化吸出。立即灌注平衡盐液充盈眼球，缝合切口。在切口一端伸入灌注针，另一端进玻切头，彻底切除前房内成形玻璃体，直到玻璃体退回虹膜平面以下。

（3）闭合式前部玻璃体切割术：

1）经 2:00 位角膜小切口伸入钝头针进行前房灌注，经 10:00 位小切口引入 20G 或 23G 玻璃体玻切头，将前房白内障皮质与混合的玻璃体一并加以切除。前房内玻璃体切除应把握低灌注压、低吸力，高切除频率，切除口始终保持朝向内皮面，并始终保持在术者视野监视之下的原则。应避免将玻切头伸向虹膜后进行盲目切除。为了清除前部玻璃体内的病变，可用灌注针头向周边牵开虹膜，防止虹膜误入切除口，将玻切头口向下达到虹膜瞳孔平面以下，在虹膜后方进行切除。较大的灌注量常常将玻璃体挤向切口，为了清除前房存留的玻璃体，可以采用干玻切技术。向前房注入较多的分散性黏弹剂将脱入前房的玻璃体推回后房，在无灌注下，切除位于分散性黏弹剂下方的玻璃体。

2）完成切除以后，前房内注入 0.2% 毛果芸香碱或 1% 乙酰胆碱快速缩瞳，协助判断玻璃体的切除情况。凡有玻璃体骑跨瞳孔缘的地方，该处瞳孔不圆。应进一步进行剪除。

3）水密缝合角膜伤口，平衡盐水充分加深前房，对于促进玻璃体退回原位、防止前粘连有重要意义，同时对检查伤口和手术切口的水密程度也有帮助，眼压的恢复也可以有效地防止术后眼内出血。

前房最好不用消毒空气充填，跨越前房及前部玻璃体腔的完整气泡可以引起瞳孔阻滞性青光眼。如果气泡完全进入后房则引起前房消失，促使青光眼及周

边虹膜前粘连发生,是临床上较难处理的并发症。此并发症一旦发生,用少量黏性物质注入房角隐窝,使虹膜与角膜内皮作暂时分离,然后抽出气体改用平衡盐水形成前房。

(二)经睫状体扁平部巩膜切口进行的白内障摘除术联合闭合式玻璃体切割术(lensectomy and closed vitrectomy via pars plana)

眼后段病变例如玻璃体积血、玻璃体混浊、视网膜脱离、增殖性玻璃体视网膜病变等需行玻璃体手术治疗,若同时进行晶状体切除术称玻璃体切除联合晶状体切除术(vitrectomy combined with lensectomy)。但在本节讨论的是针对白内障和玻璃体积血、炎性组织,变性等病变的手术治疗技术,不包括合并有视网膜裂孔、脱离、增殖性病变的病例。

1. 玻璃体切除白内障摘除联合手术适应证

(1)晶状体混浊、瞳孔粘连或膜闭等影响玻璃体手术的观察。

(2)有巩膜固定人工晶状体手术适应证,但伴有前部玻璃体病变及瞳孔异常。

(3)晶状体—虹膜膈和恢复视功能为主要目的者,可联合人工晶状体缝合固定术。

(4)晶状体脱位、粘连和前后表面膜形成。

(5)眼外伤所致眼前、后节损害,屈光间质混浊。

(6)各种原因引起的玻璃体积血血管性疾病例如糖尿病视网膜病变、视网膜静脉周围炎或视网膜血管炎、视网膜分支或中央静脉阻塞、其他如视网膜动脉硬化,高血压视网膜病变,Coats病,视网膜血管瘤等引起的玻璃体积血。内眼手术或眼外伤引起的玻璃体积血。老年黄斑变性或视网膜裂孔引起的玻璃体积血。血液病引起的玻璃体积血。

(7)玻璃体变性混浊:玻璃体星状小体;玻璃体淀粉样变性。

(8)玻璃体炎性混浊:慢性色素膜炎;睫状体平坦部炎;眼内炎;玻璃体寄生虫等。

2. 晶状体切除的优缺点

(1)优点:晶状体在眼内前后节之间起着机械性屏障作用,眼内炎性物质常附着在晶状体后囊表面。祛除晶状体以后,眼内空间成为一个整体,增加了玻璃体腔内物质从前房小梁网排出途径,有利于术眼早日恢复。

促进眼内代谢产物及炎症物质从前房小梁网的排出。

便于切除基底部玻璃体及处理前部病变,基底部附近残留的组织增生牵拉常常是术后视网膜脱离复发的重要原因。祛除晶状体之后,基底部附近的眼内

结构便很容易被暴露于术野中,从而得以直接充分的处理。

避免术后晶状体混浊对眼底检查和治疗的影响。

摘除晶状体,操作安全,组织损伤小,保留大部分前囊可以行睫状沟固定人工晶状体,也可同时行折叠型人工晶状体缝合固定术,术后早期即可获得良好的视力。

(2)缺点:手术操作及发生手术并发症的危险性增大。

术后单眼无晶状体:丧失屈光力和调节力,双眼单视功能受到极大影响。

术后发生虹膜红变和新生血管性青光眼的危险性增加。正常的晶状体作为眼内的物理屏障可阻挡玻璃体内的各种生长因子等刺激因子进入前房,一旦祛除晶状体,常加速术后虹膜红变的发生,严重者发生新生血管性青光眼。

3. 术前准备

(1)一般准备:散大瞳孔、麻醉方法同玻璃体手术。

(2)开睑:通常使用眼睑缝线或显微开睑器牵开眼睑。

(3)环行切开球结膜,缝线固定上下直肌牵引线固定,巩膜表面电凝止血。

4. 手术操作

(1)标记巩膜切口位置:采用标准的三切口玻璃体手术方式,分别用于放置玻璃体内灌注(颞下切口)、晶状体内灌注(上方左手位切口)及切除刀(上方右手位切口)。巩膜切口位置视眼部的具体情况而定。成年人行晶状体切除术时,巩膜切口位于角膜缘后3.5mm处,若同时伴有严重的前部PVR则切口位置还可稍向前移。小儿至7岁时睫状体发育才接近成年人,故巩膜切口位置还应前移,通常位于角膜缘后2.5～3mm处。婴儿无平坦部,可从睫状体冠部作切口。三个巩膜切口通常分别位于9:30、2:30、和3:30(左眼)或8:30(右眼)方位。上方两巩膜切口相距以120°～170°为宜。20G和23G玻切头都可以用于联合手术。放置灌注头的方法参见玻璃体手术部分。

(2)晶状体囊膜穿刺:穿刺刀在标记的巩膜切口位置垂直巩膜刺入眼内,穿刺刀尖最宽部穿透眼球壁全层,继之稍退出再转向水平方向,从晶状体赤道部进入晶状体囊袋内。注意入口位置水平,过于向后倾斜易伤后囊,过于向前倾斜易伤悬韧带及前囊。进入晶状体后,穿刺刀继续向中央部前行,同时向左右摆动以松动晶状体核,并注意晶状体位置的变化,如晶状体随刀运动而移动则表面核硬化明显,提示需采用超声粉碎术。退出穿刺刀,以同样方式在另一巩膜切

口并刺入晶状体内。然后分别将玻切头及7～9号灌注弯针头进入晶状体核内，关闭玻璃体腔灌注，打开晶状体内灌注，即可开始切除手术。晶状体半脱位时，首先看清悬韧带断裂或最薄弱处，从接近该方位处作巩膜切口，以穿刺刀刃小心进入晶状体内，然后退刀，换以玻切头进入，同法从另一巩膜切口进入灌注针头。

（3）晶状体切除：可以采用吸出、核娩出和超声粉碎三种方法。

在晶状体内切除，刀口应侧向赤道部，切除过程中应注意保存囊袋完整，待晶状体内容完全清除以后再将中央前囊切除。如后囊完整透明可保留，否则可以一并切除。囊袋内切除通常使用中度吸力（150～200mmHg）和切速（400次／分）。玻切头自周边开始逐渐向中心进行切除。切除过程中勿用力摆动，以免加重悬韧带损伤。

三级核白内障则用超声粉碎吸出术。术者一手用导光纤维从后面托住晶状体核，一手持超声乳化头进行直接乳化吸出。

如缺乏超声乳化条件及四度核硬化，则用玻切头将前囊咬破，在固定针头、导光纤维和玻切头协同下将核托入前房，角巩缘作切口将晶状体核挽除。娩出晶状体核不能使用常规切口后唇及下极加压的方法，应使用晶状体匙将核托出。否则晶状体核有掉进玻璃体腔的可能。助手接通灌注液提高后房压力，有助于晶状体核的娩出。晶状体核娩出后用巩膜塞塞住巩膜切口，角膜切口水密缝合，变换注吸模式吸除残余皮质，继续进行后部玻璃体手术操作。

应用巩膜压迫法：瞳孔未充分散大时，可由助手用虹膜复位器压迫前部巩膜，以协助暴露晶状体赤道部，利于充分切除该处皮质。巩膜压迫法的要领是：用力适当，避免眼球过度变形；位置适中，避免角膜过度变形，否则易发生角膜后弹力层皱褶，严重时可影响术中眼底观察和治疗。

晶状体囊膜的处理：通常术中先保留晶状体囊膜。一方面为减少操作对前房压力及角膜内皮的影响，另一方面是避免晶状体物质脱落入玻璃体腔，防止玻璃体被吸入超声粉碎头内，产生视网膜牵拉。切除中央后囊保留周边后囊既可以防止后发障，又便于固定人工晶状体，是最常用的处理方式。如果不准备保留晶状体囊膜，切净晶状体皮质和核之后，即应将其完全祛除。瞳孔区的囊膜可用玻切头切除，残留的周边部囊膜先用眼内镊子将其拉向瞳孔中央，另手持玻切头依次切除悬韧带和囊膜。老年人悬韧带松弛脆弱，可直接用镊子祛除囊膜。

后囊破裂的外伤性白内障，晶状体核随时有坠入

玻璃体腔之可能，因此在眼内灌注、巩膜切口完成之前，应使用一锐利针头经角膜缘后1.5mm刺入，将晶状体核固定在原位后再行其他操作，完成灌注及巩膜切口以后，如为软性白内障，由助手持固定晶状体的针头，术者一手用导光纤维将晶状体后面托住，一手持玻切头进行直接切除吸除。随时切除已松动的晶状体物质。

伴有前房积血的外伤性白内障，先作角巩缘两个1.5mm小切口，前房灌注情况下，用切吸结合方式将前房血块清除后再仔细观察晶状体状态。这时如有活动性出血点应使用双极电凝充分止血，如晶状体稳固，仍可采用乳化或囊外摘除白内障，如果晶状体悬韧带断裂，晶状体半脱位存在应按晶状体半脱位手术原则处理。

伴有悬韧带断裂的半脱位晶状体摘除，应先自扁平部巩膜切口（距角膜缘3.5mm）进入灌注用蝶形针固定，暂不建立灌注。锐利针头从角膜缘内1mm刺入，经晶状体赤道部刺入晶状体实质将晶状体固定在瞳孔区，超声乳化头进入前房将晶状体粉碎后吸除，然后玻璃体玻切头将玻璃体切到虹膜平面以下，切口缝合，撤除灌注。如果没有超声乳化条件，在晶状体被针头固定以后，经上方角膜缘作半圆切口，用冷冻或晶状体圈匙将完整晶状体取出。在扩大角膜切口时应暂时中止灌注，以防压力过高眼内容脱出。晶状体摘除后水密缝合切口在缝线间伸入玻璃体玻切头将前房内玻璃体进行彻底切除后，撤除灌注。

在合并有PVR C级以上的视网膜脱离的硬核白内障会阻碍精细复杂的眼内操作及术后观察，应首先进行摘除。操作要点为：首先经扁平部巩膜作蝶形针固定，否则当白内障切口完成以后的低眼压会使蝶形针进入发生困难。暂不建立灌注，经上方角巩缘切口截前囊后扩大切口将晶状体硬核娩出。创口以9-0尼龙线作水密缝合，接通眼内灌注液体恢复眼压，另做两个扁平部巩膜切口，伸入玻璃体玻切头将软皮质吸除并切除中央后囊。糖尿病眼应经角膜缘切口行皮质吸除以保护后囊完整。白内障摘除操作完成以后，置角膜接触镜，继续后节手术操作。

（4）玻璃体切割术：保持灌注，伸入导光纤维和玻切头进行玻璃体切除。完成后关闭切口。

（5）后房型人工晶状体植入：人工晶状体植入仍需从前路进行。首先向前房内注入少量内聚性黏弹剂，恢复正常或升高的眼压。根据人工晶状体直径，用宝石刀做上方角巩膜缘切口。可以选择硬质或折叠式人工晶状体，如果囊膜破损较大，最好植入大直径硬质人工晶状体固定在睫状沟内，或利用残留的前囊

夹持人工晶状体光学部。如果保留较多前囊或后囊，悬韧带完整，切口较小，也可植入三片式丙烯酸酯人工晶状体，其较硬的支撑襻便于固定，避免植入襻较软的一片式折叠人工晶状体。

囊膜缺损较大，无法固定人工晶状体时，应慎重考虑做缝线固定术。如果眼部条件欠佳，不宜勉强操作，可待眼结构恢复一段时间后择期做二期缝线固定术。

坠入后玻璃体腔的脱位晶状体手术见后节玻璃体手术有关章节。

（6）缝合切口：完成全部晶状体切除之后，适当切除前部玻璃体，并确认无晶状体物质残留后，即可缝合巩膜切口。可用 10-0 无创伤线行横贯切口的 8 字缝合，亦可用 6-0 可吸收线作平行切口的褥式或 8 字缝合。行针深度应达 2/3 巩膜，潜行距离不短于切口长度，确保达到水密闭合。最后祛除灌注，缝合结膜。术 23G 切口不必缝合，退出后加压包扎即可。于穹隆部球结膜下注射广谱抗生素和肾上腺皮质激素。

（三）手术并发症及其预防和处理

1. 术中并发症及其预防和处理

（1）瞳孔缩小

1）原因：有两方面。一是眼压波动，特别是前房内压力骤降。晶状体内灌注压不足，水流不畅，或玻切头吸力过大，或过早切除前囊膜等。二是虹膜受刺激，例如器械频繁触及虹膜，或器械在晶状体内动度过大而刺激虹膜等。

2）预防和处理：术前充分散大瞳孔，术中保持灌注（特别是晶状体内灌注）与吸力的平衡，或使用适当高于正常水平的晶状体囊袋内灌注压。玻切头在晶状体内平稳操作，避免强吸和粗暴动作。对于儿童和年轻患者的晶状体，有时可直接从后囊及中周部皮质开始逐渐向中央部和前囊方向切除，此法可使对前房内压力的影响减少到最小，瞳孔不易发生变化。避免刺激虹膜，较便捷的方法还有应用虹膜拉钩，或瞳孔缝线牵开术。不具备上述技术条件时可直接行瞳孔括约肌切（剪）开，手术结束时再行缝合。但此法术后遗留瞳孔变形。

（2）虹膜或睫状突损伤

1）原因：主要是切除刀的误切损伤所致，可造成虹膜部分缺损，虹膜或睫状突出血，严重时眼内大量出血而影响手术进行。

2）预防和处理：术前充分散大瞳孔。术中操作轻巧，切除刀口保持侧向运动，尽量避免在虹膜后方盲切。切除悬韧带时切除刀勿过分接近虹膜根部或睫状突。一旦发现，应立即暂停眼内操作，判断损伤部位及观察出血情况。暂时升高灌注压以阻止活动性出

血。勿取出眼内器械，出血静止后继续手术。

（3）晶状体物质脱入玻璃体内

1）原因：晶状体后囊膜过早破裂，未被切除的晶状体物质，特别是核块失去支撑而脱落于玻璃体中。

2）预防和处理：术中操作轻巧平稳，尽量进入囊袋内操作，避免过早切除或损伤后囊膜。术中随时注意观察全部晶状体情况，及时切除已松动或有脱落倾向的晶状体部分。继续切除晶状体囊袋内的残留部分，然后观察脱落的碎块情况，了解其数量、体积、皮质成分和较小的核碎块可在玻璃体切除过程中一并切除，较大的核碎块先用切除刀吸住后提至玻璃体腔中央，另一手以光导纤维头将其在刀口处压成碎块，同时逐个切除。完整或明显硬化的核不宜勉强切除，可注入全氟化碳液将其托起，然后用超声粉碎术祛除之。切勿在接近视网膜时使用超声粉碎，以免因吸力大或能量高而损伤毗邻的视网膜，造成医源性裂孔。

（4）角膜后弹力层皱褶/混浊

1）原因：后弹力层皱褶为术中灌注压过低或切除刀性吸引过强致眼压骤降，巩膜压迫法应用不当，眼内器械转动眼球时用力不平衡等。晶状体手术中角膜水肿混浊原因有：眼压过高致上皮水肿，器械损伤角膜内皮，超声粉碎时能量过大或距离角膜内皮过近。

2）预防和处理：术中保持眼压平稳，避免忽高忽低；操作轻巧，用器械转动眼球时双手用力均衡适中。超声能量适中，尽量远离角膜内皮。调整灌注压，保持正常眼压。避免进一步使眼球变形的操作。角膜上皮水肿明显影响玻璃体视网膜手术时，表面点滴高渗葡萄糖，或用棉棒轻轻滚压角膜上皮，上述方法无效时可用虹膜复位器轻轻刮除瞳孔区水肿的上皮；对于视网膜脱离眼，气液交换时后弹力层皱褶易变得更加明显，甚至影响眼底观察，此时可改用全氟化碳液注入使视网膜平复，然后通过硅油全氟化碳液交换取出注入的全氟化碳液。

2. 手术后并发症及其预防和处理

（1）角膜混浊水肿：参见术中并发症。术后眼压控制在正常水平，前房炎症反应明显者加强散瞳消炎。上皮损伤未愈者局部应用素高捷疗眼膏等角膜上皮保护剂，必要时局部滴用表皮生长因子，并服用多种维生素。

（2）晶状体物质残留

1）原因：术中瞳孔小，晶状体周边部皮质暴露和切除不充分。术者经验不足，操作不熟练。皮质残留过多可增加术后炎症反应、继发青光眼或晶状体皮质过敏性眼内炎，影响术后视力和眼底检查，远期则因残留的物质作为支架结构参与术后眼内增殖的形成，

造成虹膜牵拉后退、瞳孔变形或极度开大、睫状体表面膜形成、复发视网膜脱离等。

2）预防和处理：术中充分散瞳，祛除全部晶状体物质。少量晶状体皮质或囊膜残留不影响视力和眼底检查者，可保守处理，应用肾上腺皮质激素及抗感染药物，药物活动瞳孔。引起严重炎症反应或影响视力恢复及玻璃体视网膜手术效果者，可考虑手术祛除。

三、白内障摘除术联合穿透性角膜移植术

（一）概述

临床上遇到已明确是致盲性角膜病变和成熟的白内障病例，唯一能达到治疗目的的方法是行穿透性角膜移植术（PKP）的同时，又施行白内障囊外摘除（ECCE）和后房型人工晶状体（IOL）植入。这种相对复杂的眼前节手术被称为"三联手术"。

三联手术是高难度操作技巧的综合手术，不仅涉及角膜和晶状体的操作。往往还要涉及虹膜粘连分离、瞳孔成形、前房成形等多种手术技术。故对手术医生的手术技巧有更高的要求。任何一项操作不到位都可能造成整个手术失败。在术后6个月至1年时间内，术后植片排斥反应和植片感染的可能性，又导致了术后处理的复杂性。

A超、B超、超声生物显微镜检查术（UBM）前节OCT等新型形态学检查仪器可以准确的分辨混浊角膜后方紊乱的组织结构，为手术方案设计提供了依据。

前房型人工晶状体对角膜内皮的损伤过重，其他并发症太多，在三联手术中已被淘汰。

角膜内皮移植术是21世纪以来最伟大的成就之一。手术操作简便，风险极大地减少。最大的优点是在改善角膜透明度同时，保留了角膜原有的结构，保证了手术后早期恢复视觉质量。

（二）白内障摘除和后房型人工晶状体植入术联合穿透性角膜移植术（cataract extraction and posterior chamber intraocular lens implantation combined with penetrating keratoplasty）

1. 手术适应证和禁忌证

（1）适应证

1）因感染、外伤等原因遗留的中央角膜白斑，同时白内障发展成为潜在青光眼诱因，又构成对日常生活和工作的明显障碍时，三联手术是首选的治疗方法。

2）有些疾病，例如弥漫性角膜水肿、较大的角膜白斑、虹膜粘连、小瞳孔等影响了对晶状体混浊程度的判断，通常需要在角膜手术中钻取病变角膜后，在手术显微镜下确定是否同时摘除白内障，因此需要按照三联手术做术前准备。

3）确诊为白内障但同时又合并有一定程度的角膜病，应当在术前确定是否需要做角膜移植手术。主要根据客观检查结果和术者个人的临床经验技术水平而定。如果超声测量中央角膜厚度（pachymeter）在0.62mm以上、经角膜内皮显微镜观察发现有明显角膜内皮细胞形态异常、内皮细胞密度在1000个/mm² 以下者，可以考虑三联手术。但对非活动性角膜浅层不规则瘢痕、非进行性角膜毒和梅毒性角膜基质炎症、Fuchs角膜内皮营养不良，则更多考虑先单独行白内障囊外摘除和人工晶状体植入术。待术后确认角膜病变严重影响视力时或发生了角膜内皮失代偿时，再行二期穿透性角膜移植手术。有丰富经验的医生，三联手术的适应证范围较大。

（2）禁忌证

1）不适宜做穿透性角膜移植术的所有患者也不能做三联手术，诸如严重的角膜化脓性感染、角膜干燥症、活动性单纯疱疹角膜炎或巩膜炎症影响到角膜等。

2）原有眼内疾病仍处于活动期并且对角膜有持续性损伤，例如外伤性白内障早期和严重慢性葡萄膜炎。以免术后加重对角膜移植片的损伤。

3）增殖性糖尿病性视网膜病变的患者。

4）不能控制眼压的各种类型青光眼。

5）眼前节发育异常，不适宜植入IOL者。

6）严重心肺疾病、高血压、年龄过大及不能耐受手术者。

2. 术前准备及人工晶状体选择

（1）术前人工晶状体屈光度的计算：由于该手术最终屈光状态受植入人工晶状体屈光度、植片和植床直径的大小、缝线松紧程度以及术者的个人经验的影响，在人工晶状体屈光度的计算问题上无完全统一的标准。通常检查双眼角膜屈光度和眼轴，常规应用SRK公式，计算得出人工晶状体屈光度。对术前无法检查角膜屈光度的患者，可以参考对侧健眼的测量结果和既往屈光状态，估算出人工晶状体屈光度。极个别双眼患病者，可根据测得的眼轴长和原来屈光状态或平均角膜曲率值（43D）作为计算时的参考。术后屈光状态以轻度近视为好。

（2）术前人工晶状体型号的选择：由于人工晶状体经角膜环钻孔植入眼内，折叠型人工晶状体已无太大必要，单片硬度人工晶状体囊袋内固定是最通常的植入方式，襻长12.5mm，光学直径5.5～6.0mm为宜。如果后囊不完整，需要睫状沟内固定，需要选择大直径光学人工晶状体，起到屏障作用。建议选择带缝线定位孔≥6mm光学直径人工晶状体（ALCON）。

（3）术前瞳孔的处理：对原无虹膜粘连者，为保证术中冲洗皮质方便，确保人工晶状体植入到囊袋中，多采用术前散瞳。但对手术经验较少者来说，经大瞳孔娩出白内障核以后，玻璃体向前膨出，后囊破裂的危险性增大，加大了以后的手术操作难度。因此术前常不散瞳，而保持瞳孔在球周麻醉后的中等大小，在娩出晶状体核前，在虹膜表面滴少许 1:5000 肾上腺素散瞳，再向囊袋内注射少量黏弹剂扩张囊袋，以便安全植入人工晶状体。

3. 麻醉

（1）表麻和局麻：等量混合 0.75% 布比卡因和 2% 利多卡因液 10ml，加透明质酸酶 1500 单位，做眼轮匝肌麻醉，也可直接做球后麻醉或球周麻醉。结膜囊内可滴爱尔卡因表面麻醉。

（2）全麻：成人可用基础麻醉加局麻，对小儿患者，应用气管内插管的全麻效果更好。氧气面罩常常干扰手术者的操作空间，增加了细菌污染的机会。

（3）眼球软化：术前可静脉滴注甘露醇或口服乙酰唑胺降低眼压。局部麻醉后，加压眼球 10~15 分钟，以保证眼球的充分软化，一般要求加压后的眼压低于 10mmHg 为宜。

开睑和缝合角巩膜支撑环，一般采用开睑器开睑，睑裂小的应外眦切开，以保证开睑器对眼球无压迫，角膜清楚地暴露在术野当中。角巩膜支撑环称为 Flieringa 环，其直径 20mm。放置在角膜缘后 3~4mm 的位置，用 7-0 尼龙线将环分别缝合固定在 3、6、9 和 12 点方位的巩膜上，6 和 12 点位置上线头要留长约 30mm，以便上下牵引固定眼球在手术洞巾上。其作用是维持眼球的正常形态，防止眼球塌陷并抵抗眼睑对眼球的压迫。在手术之前，术者必须再次检查开睑器和 Flieringa 环是否对眼球有压迫，必要时再加以调整，以确保眼球处在充分软化的状态。

4. 手术步骤

（1）供体植片的制备：将在营养液或湿房保存的供体角膜片置于无菌硅胶切割枕上，内皮面向上，然后用大于受眼植床 0.25~0.5mm 直径的环钻，垂直于切割枕上，快速一次性加压切割植片成功，用硅胶枕上带的盖子盖好或用小杯盖好，形成一个暂时保护植片的湿房。在制备植片时，操作均需轻巧，不能左右摆动，以免损伤角膜内皮细胞。环钻切切植片时，环钻加压必须和内皮面垂直，保证角膜植片边缘整齐便于缝合。

在 10 点位角膜缘做一 1mm 角膜穿刺，前房内注入少量透明质酸钠加深前房，并适当提高眼压，这样有利于环钻。

（2）植床的钻切：左手用 0.25mm 的固定镊抓住 Flieringa 环，右手持环钻置于受体眼角膜中央偏鼻侧 1mm 处，即瞳孔中心恰好与植床孔中心是同心圆。轻轻向下加压并左右旋转环钻切割角膜，对于有深度限制的环钻，不必担心穿透角膜，对于普通环钻，当钻到大约一半厚度时，即应减小向下的压力，缓慢操作，当环钻以穿透植床的 2/3~3/4 角膜厚度，用 0.12mm 有齿镊检查切口深度，然后用钻石刀或锋利的小尖刀片切透植床进入前房，然后用角膜剪剪下病变角膜片，制备一个良好的植床。钻切植床时环钻应始终与受眼角膜的植床保持垂直，钻切时亦不能向某一方向用力以免植床边缘为斜向边缘，增加缝合难度。

（3）囊外摘除白内障：用针头挑开前囊，撕囊镊子环形撕囊使其尽量成为圆形，直径 6~7mm，操作中尽量不刺激虹膜，以免瞳孔缩小。用冲洗针头轻轻加压晶状体核，在囊膜下注入 BSS 液使核与皮质分离。从一侧翘起晶状体核，使其垂直，用镊子夹出。也可以利用玻璃体腔的压力，自然娩出核，眶压很低时，从 12 点钟位置插入晶状体圈匙到晶状体核与后囊的空间，轻轻将核拖出囊袋。常规方法轻巧地将囊袋内残余的晶状体皮质冲洗干净。

（4）植入后房型人工晶状体：当皮质被彻底清洗干净后，向囊袋内注入高内聚型黏弹剂，先把人工晶状体下襻置于囊袋内，再将 12 点钟襻用晶状体镊夹持弹入或旋转到囊袋内，调整人工晶状体的位置在中心位，缩瞳，再次向植片滴入 1~2 滴黏弹剂。

（5）缝合角膜植片：将制备好的植片用晶状体匙托起，内皮面向下放置在植床上，用 10-0 尼龙线在 12、6、9、和 3 点钟位置间断缝合 4 针固定，然后用 10-0 尼龙线间断缝合 12~16 针，也可以连续缝线。调整缝线的松紧度，用角膜反射镜检查无明显散光，即在显微镜目镜下观察是同心圆形，调整缝线后，埋藏线结于植床角膜基质内。缝线深度一定要接近后弹力层，间距要相等，拉力要均匀，以免术后散光过重。如果角膜植床有新生血管时，应采用 12 或 16 针间断缝合，以保证术后不同时间拆线。

（6）虹膜的处理：已存在的虹膜前粘连，可在其周围注射黏弹剂，并用剪刀剪开粘连的虹膜。用黏弹剂分离后粘连。待人工晶状体植入之后，立即向虹膜表面滴拟胆碱药，促使瞳孔括约肌收缩，瞳孔缩小。已切开的虹膜和较小的虹膜缺损，可以直接缝合。较大的虹膜缺损，可以直接与游离出的纤维膜缝合，增大残留虹膜的张力，预防虹膜周边前粘连。恢复中、小而接近圆形的瞳孔。

（7）重建前房：缝合完成后，要向前房内注入 BSS

液，冲出多余的黏弹剂，同时形成前房正常深度，以保证缝合达到水密状态。如果瞳孔大，而不易形成前房时，可以向前房内注入乙酰胆碱 0.1ml，使瞳孔迅速缩小后再重建前房。在个别情况下，诸如较大粘连性白斑的穿透性角膜移植手术，术后即刻不易形成水密状态，可以向前房内注入灭菌空气形成前房。

（8）拆除 Flieringa 环，结膜下注射妥布霉素和地塞米松，包术眼 1～2 天。

5．并发症处理　术中并发症。

（1）植孔偏位：可以是由于角膜自身的病变或由于制作植孔时操作不当而引起的偏位。偏中心位移植不仅影响术后光学效果，并且能增加术后免疫排斥反应的发生率。自身病变如果不影响术后复发或者术后植片愈合，轻度植孔偏位对视力的影响不大。在制作植孔时尽量居中心位。通常在必须完全切除病变组织时，才做偏中心位移植。制作植床时，应在角膜表面先做环钻植孔的印迹，用吸水海绵吸干角膜表面水分，在显微镜下确认印记位于眼的光学中心，再二次钻通角膜全层。加压用力方向一定要垂直于角膜。

（2）眼压偏高

1）原因：眶内压力偏高，弹簧或开睑器过度撑开眼睑。致使眼球前凸，眼压升高。局麻不充分，患者瞬目机会较多。术前软化眼球不彻底。角膜感染期手术，脉络膜组织炎性水肿，玻璃体腔容积相对减少，容易导致术中高眼压。促使眼压增高因素，如膀胱充盈、气喘或慢性咳嗽等。

2）预防和处理：充分麻醉。消除上述发生因素。暂时缝合关闭切口和眼险，静脉滴注 20% 甘露醇 250ml，待眼压下降后再手术。由有经验的术者快速间断缝合四针，缩瞳，用虹膜复位器恢复虹膜。个别病例，经处理后眼压仍居高不下，应间断缝合关闭切口，停止手术，择期再做手术。

（3）玻璃体脱出

1）主要有以下几个原因：白内障摘除时不慎致后囊破裂。由内障娩核后眼压增高致玻璃体脱出。溶解的悬韧带断裂，玻璃体液化。

2）预防及处理：术前应使眼球充分软化。术中娩核和灌洗后房内晶状体皮质时要很轻巧。白内障摘除后要很平稳地植入人工晶状体，在囊袋内固定，同时应快速缩瞳。如后囊破裂，应行玻璃体切割术，如后囊仍有 2/3 保持完整，仍可以将后房型人工晶状体植入前囊前，此时应选用襻长 13.0～13.25mm 的人工晶状体。如后囊已完全破坏，无法支撑人工晶状体，多数情况下应放弃植入，单纯做角膜缝合。在角膜移植手术成功后，二期后房型人工晶状体缝线固定术。前

房人工晶状体不宜使用。

（4）暴发性脉络膜出血

1）原因：有脉络膜病理性损害，如高血压患者，高度近视眼患者等。术前有高眼压，术中眼压长时间降低。术中晶状体后囊破裂，行过度前玻璃体切割术。术中有暂时性高血压，都可能引起大出血。

2）预防及处理：术前应用乙酰唑胺（diamox）、20% 甘露醇，尽量使眼压降低。制作植孔时，穿透进入前房，房水缓慢溢出，使眼压缓慢下降。一旦发生出血，立即给予降血压药，吸氧。如发现瞳孔区有"黑球"状物升起，应立即快速缩瞳和间断缝合 4 针关闭植孔。在颞侧方角膜缘后 4～8mm 处用钻石刀穿刺巩膜进入脉络膜上腔放出积血此切口通常可以不缝。关闭切口后眼压能保持者，应放弃手术，包眼送回病房做降压、镇静处理。经上述处理不能奏效者，也不应轻易做眼内容物剜除术，仍应设法关闭切口，回病房请眼底病科医师协助处理。

（5）虹膜出血

1）原因：最常见的原因是因虹膜新生血管或虹膜前粘连，在分离粘连时出血。偶有器械损伤虹膜出血。

2）预防及处理：分离粘连时前房内注入黏弹剂，多可以限制和压迫出血，等待 1～2 分钟后，出血自行停止。有明显的纤维粘连新生血管处可行电凝止血偏纤维膜一侧剪开，不要直接剪开虹膜，手术结束时应尽量将凝血块取出。

（6）高眼压和前房形成困难

1）原因：切口渗漏，注入前房的液体流入玻璃体腔，致使形成浅前房型眼压升高。有可能导致虹膜嵌顿于切口，对植片愈合有很大危害。

2）预防及处理：应用 4 号钝针头前房注水。重新缝合有缝线过松、拉力不均等原因致渗漏处至水密状态。如果玻璃体腔压力过高，可绕过人工晶状体做一小的中央后囊切开和前部玻璃体切割术，减小玻璃体容积，然后再充盈前房。术后立即应用脱水剂。如果术后眼压升高，可在裂隙灯下放出含黏弹剂的房水或从辅助切口注入前房少量黏弹剂。

6．术后处理　术后全身和结膜下注射地塞米松每日 1 次，维持数天，减轻创伤性炎症反应。滴用双氯芬酸眼水，72 小时后如果前房反应逐渐减轻，而眼压又在正常范围，可以停上述用药，改为口服、局部滴药，一周左右可出院。

术后 2 周左右，加用 1% 环孢霉素 A 溶液（cyclosporin A）滴眼，每日 3 次，预防植片免疫排斥反应。

术后 6～12 个月根据缝线是否有松动和散光程度决定缝线拆除，通常拆除无作用松弛的缝线，拆除过

紧的缝线可以减轻散光。

如果有明显充血、房水闪光和 KP 阳性，可能预示是免疫排斥反应，应当全身滴用肾上腺皮质激素，增加环孢霉素 A 滴眼次数，并结膜下注射地塞米松 2.5mg，每日 1 次，多数植片可以保持透明愈合。

如果因植片混浊失败者，二次移植术可在第一次手术一年后进行。

（三）白内障摘除人工晶状体植入联合角膜内皮移植术

角膜内皮移植术主要用于治疗各种外伤或手术后引起的角膜失代偿，中央角膜基质无瘢痕的病例。最大的优点是光学质量好。

少数情况下，在没有其他并发症时，白内障摘除是可以与内皮移植联合手术的。主要适应证是轻度晶状体脱位和后囊下白内障。对于复杂眼前节疾病，内皮移植联合手术后的眼内反应较明显，或多或少地影响内皮存活质量。在多数情况下是采用分别手术，先治疗眼内病变，恢复眼内解剖结构，再二期内皮植入，这样做最大限度地保证了内皮质量，获得长久地光学效果。

1. 术前准备　术中麻醉、术前准备方法与角膜移植相同，做上下直肌牵引线固定眼球。

2. 手术方法

（1）首先刮除水肿或纤维化的角膜上皮，滴高渗葡萄糖溶液角膜脱水，这样更容易看清眼内结构，保证了手术的精确性。灌注平衡盐水内加入 20～50ml/500ml 葡萄糖溶液提高灌注溶液的渗透压，也有利于术中使角膜脱水。

（2）白内障手术：用常规 12 点角巩膜缘切口或巩膜切口，超声乳化术并植入折叠型人工晶状体。对于晶状体脱位者可做晶状体摘除，前部玻切，植入一枚 Artisan 人工晶状体固定在虹膜后表面，保留较深的前房，但必须做至少一个虹膜周边切除，这样做可以避免虹膜前表面固定的人工晶状体脱位后碰撞角膜内皮造成内皮损失。

（3）内皮移植手术：取出供体眼，抗生素冲洗后固定在专用夹具中。用电动角膜板层刀切开角膜板层，后板层厚度保留 150μm 左右。将分离后的内外板层一同取下内囊面向上，用专用环钻同时切下板层角膜用镊子将内板层角膜取下，置于专用植入器中备用。前房注入内聚性黏弹剂。

在主切口对侧做一个穿刺口用于牵引内皮植入。在角膜表面用标记笔做预计直径的环形标记，通常为 8mm。用钝性小钩深入前房将环形切开的后弹力层剥下，从切口取出。充分冲洗前房黏弹剂。持续灌注平衡盐水维持前房。

将内皮植片置入专用植入器内，内皮面向内卷曲。在其最先置入的边缘缝合一根牵引线打活结。用小钩从对侧穿刺口深入前房从主切口处将牵引线拉至对侧切口之外。将含有内皮植片的专用植入器伸入切口，推动推杆，拉动牵引线，将内皮植片送入前房，保持内皮面朝向虹膜，拆除牵引线。

调整内皮植片位于角膜中央。撤除灌注针，水密缝合主切口 2～3 针。向前房内注入消毒过滤空气或 1:6 C_3F_8 气体顶压内皮植片紧贴于供体角膜内表面，眼压维持在正常或偏高为宜。

（4）结膜下注射抗生素和肾上腺皮质激素，加压包扎术眼。术后仰卧位 24 小时。

术后 3～6 小时应检查眼压，如眼压偏高，应排出少量气体，防止高眼压损伤。术后复查主要观察植入是否完全贴附在角膜上，如压力较低，应补充注入前房气体，维持内皮植片贴附角膜内表面。

3. 术后处理同角膜移植术。

（郝燕生）

第十节　无晶状体眼的屈光矫正

无晶状体眼指眼内没有晶状体，虽然可以因外伤、炎症使晶状体脱出或先天缺如，但在大部分情况下，是因白内障手术摘除所致。

平行光线通过无晶状体眼后，聚焦于角膜顶点后约 31.0mm 处（正常眼平均眼轴长约 23.8mm），因而无晶状体眼是高度远视眼，无论眼前物象如何移动都无法在视网膜上清晰成像。无晶状体眼光学矫正的目的在于恢复或补偿眼屈光系统缺少的晶状体屈光面。使眼前一定距离的物象通过重组的屈光系统后能在视网膜成像。根据补偿的光学面与角膜相对位置的不同，可将矫正的方法分为角膜前（眼镜）、角膜上（接触镜或手术改变角膜表面）和角膜后（各类人工晶状体）。

一、框　架　眼　镜

长期以来，无晶状体眼镜（高度数的凸透镜）一直是用来代偿无晶状体眼的主要方法。无晶状体眼镜可使患者迅速恢复相当视力，价格便宜，在 20 世纪 80 年代初的美国，10%～15% 的无晶状体眼患者用眼镜矫正，其销售量每年保持在 50 万副。目前，我国仍有部分白内障术后患者依赖无晶状体眼镜。眼镜一般为 +11～+14D。原有屈光不正的白内障患眼，术后所需矫正无晶状体眼的度数可按 Hirschberg 公式加以推算，即 +11.00D（或 +10.00D）加上术前原屈光度数的半数。

然而，无晶状体眼镜具有 25%～30% 的放大率，不能用来矫正单侧的无晶状体眼。使用它来矫正双眼的无晶状体眼，亦会因像差和棱镜作用导致患者视物变形、定位失误、眩晕、放射散光和视野缩小（双眼约 40°～60°）等症状，从而失去进行精细活动的能力。故有人认为无晶状体眼镜仅仅起着"光学拐杖"的作用。在对视力需求越来越高的今天和未来，眼镜显然不是矫正无晶状体眼最理想的方法。

虽然无晶状体眼镜有诸多缺陷，但可使患者迅速恢复相当好的视力，安全且价格便宜，易于更换，因此在无晶状体眼的矫正上，仍占有一席之地，特别有利于不能用接触镜和人工晶状体矫正的患者。近年来，原双凸型的眼镜改良为平凸型的眼镜（全视野高度球面镜），使放大率减少了 40%～50%，视野增加了 20°，克服了部分无晶状体眼镜的光学缺陷，同时塑料镜片的应用减轻了眼镜的重量。

二、角膜接触镜

近三十年来，接触镜的广泛应用，无疑是无晶状体眼矫正方法上的一大进步。接触镜俗称隐形眼镜，是贴附在角膜表面的薄镜片。配戴接触镜后，接触镜、角膜及其间的泪液和房水构成新的角膜屈光系统。矫正无晶状体眼的角膜接触镜一般分为硬性和软性两类。硬性多由聚甲基丙烯酸甲酯（PMMA）制成；软性多由羟乙基丙烯酸甲酯（HEMA）与二甲基丙烯酸乙酯或 N- 乙烯基吡咯烷酮等共聚的材料制成。软性接触镜的吸水性、透氧性和柔软性均比硬性接触镜强。故戴镜时间比硬性接触镜长。近年来软性接触镜片不断发展，如美国生产的 Perflicon A（Permalens）接触镜，含水率超过 70%，室温下透氧率超过 40%，可较长时间配戴。近年亦已有透气的硬性接触镜问世，其质量有所提高，有利于矫正角膜散光。接触镜的放大率仅 8%，故可消除球面像差、物像变形、环形暗点等，因而可用于矫正单眼无晶状体眼。

配戴接触镜应首先进行常规眼部检查，然后验光。普通眼镜一般距离角膜顶点 12mm，而角膜接触镜紧贴在角膜上，故与眼镜的矫正屈光力不同。一般而言，矫正无晶状体眼需用 +12～+14D 眼镜者，则需用 +14～+16D 角膜接触镜。也可按计算公式：$Fc=Fs/1-Fd$ 进行准确的计算。其中 Fc 为接触镜屈光度（D），Fs 为眼镜的屈光度（D），d 为镜片与角膜顶点的距离，接触镜一般为 0.012m。同时，测量角膜前表面曲率半径，选择与此相适应的接触镜片。

但是，无论软性或硬性接触镜，短戴或长戴型，都常引起角膜异物感；更重要的是厚的高度数镜片，不仅起着一个氧气屏障作用，而且起着一个角膜与周围环境温度绝缘体作用，使角膜温度升高，增加角膜的生化反应速度。由此可导致角膜炎、角膜溃疡、角膜新生血管和睑结膜乳头肥大，甚至有引起角膜内皮失代偿的报道。在泪液分泌减少、卫生条件差及有灰尘环境工作的患者禁忌配戴接触镜。双眼无晶状体眼的患者因双眼视力差，难以自戴接触镜。白内障术后数月待伤口完全愈合才能配镜，戴镜后需经常复诊。此外，接触镜易于丢失，患者的经济负担较大。

三、角膜屈光性手术

近年来随着显微技术的发展，通过手术改变角膜的屈光力以矫正无晶状体眼被认为是一种有发展前途的方法，其中角膜镜片术（keratophakia）角膜磨镶术（keratomileusis）和角膜表面镜片术（epikeratophakia）都属于此范畴。角膜镜片术是利用供体角膜通过冷冻切割，制成一定屈光力的凸形角膜镜片，把它放在角膜板层切开的受体角膜盘下。角膜磨镶术是用微型角膜刀切除术眼的角膜前板层，通过切割加工不同部位使其成为凸镜片，用以矫正无晶状体眼。此两法经证明有效，但手术较复杂，易损伤角膜中央视轴区，带有一定的危险性，而且角膜层间的交界面会引起光的散射，未能广泛开展。在上述两种手术基础上发展起来的、有活体接触镜之称的角膜表面镜片技术，不用切开受体眼中央区角膜板层，只将用冷冻车床磨成一定度数的角膜植片，缝在除去上皮层的角膜表面，手术操作简便，减少于术后光的散射，受体角膜中央区无永久性的损伤，甚至可更换镜片，因而它在矫正某些不能耐受角膜接触镜和不宜进行人工晶状体植入术的无晶状体眼，尤其用在矫正婴幼儿无晶状体眼上，有着一定的前景。由于角膜植片来源及加工处理的技术因素，目前的开展尚不普遍，有关术后视力恢复时间长、效果不稳定及上皮植入等问题也有待解决。

四、晶状体屈光性手术

上述各种矫正无晶状体眼方法的缺陷，在植入一个人工晶状体（intraocular lens，IOL）后均可得到克服。二期人工晶状体植入术（secondary intraocular lens implantation）是为了矫正无晶状体眼的高度屈光不正而植入一个合适度数的人工晶状体的手术方式。在有后囊膜支撑的情况下，植入方法与一般后房型人工晶状体植入术相似，若囊袋完整且无前后囊膜粘连，可将 IOL 植入囊袋内；若囊袋不完整或虹膜与前后囊粘连,则在仔细分离粘连后将 IOL 植入于睫状体沟。在无后囊膜支撑的情况下,可选择前房型 IOL 植入,或后房型 IOL 睫状体沟缝线固定。人工晶状体的材料多为聚甲基丙烯酸甲酯(PMMA),具有重量轻、光学性能高、几乎没有抗原性、致炎性、致癌性和生物降解等特性,此外尚有用硅胶、水凝胶制作的一片式可折叠人工晶状体已经被广泛使用。人工晶状体术眼的优越性在于人工晶状体在解剖上和光学上取代了原来的晶状体,构成了一个近似正常的屈光系统,尤其是固定于正常晶状体生理位置上的后房型人工晶状体。人工晶状体的放大率仅为 0.2%~2%,不会产生影像不等、视野缩小、环形暗点、像差等现象。人工晶状体植入术术后不但可迅速恢复相当好的视力,而且视觉质量高,患者方便,随诊次数少。对于黄斑变性的患者,可恢复有用的周边视力。也可降低儿童单眼无晶状体眼弱视的发生率。临床实践业已证明,后房型人工晶状体是迄今矫正无晶状体眼的最理想方法。所以,在美国等西方发达国家,人工晶状体已成为矫正无晶状体眼的主要方法,美国的人工晶状体年植入量近百万,人工晶状体植入率占白内障手术的 90% 以上。近年来随着手术技术的进步,人工晶状体植入术的适应证不断扩大,过去认为是禁忌证的(如单眼、角膜白斑、青光眼、后囊膜不完整,甚至某些葡萄膜炎)现在也可成为适应证。由于国产手术显微镜、显微手术器械和人工晶状体的大量生产,人工晶状体植入技术在我国正在迅速推广。

正视眼植入人工晶状体的度数为 +19~+21D,在手术前,进行眼轴和角膜曲率半径的测定,然后可根据公式计算人工晶状体度数。

人工晶状体植入术后未矫正视力 >0.5 的一般可达 80% 以上,而矫正视力 >0.5 的超过 90%。人工晶状体植入术的主要并发症有脱位与偏位,屈光不正等,而后发性白内障、黄斑水肿、视网膜脱离等并发症则与白内障手术有关,并非人工晶状体植入特有的并发症。

(刘奕志)

第十一节　人工晶状体植入术

一、人工晶状体发展概况

首次进行人工晶状体植入手术并获得成功的是英国的 Harold Ridley 医生。Ridley 是在伦敦的圣托马斯医院分两次完成的第一例人工晶状体植入术。1949 年 11 月 29 日先施行了白内障囊外摘除术,又于 1950 年 2 月 8 日植入了后房型人工晶状体。第一枚人工晶状体

的材料是聚甲基丙烯酸甲酯(polymethylmethacrylate, PMMA)。到 1959 年 Ridley 设计并改进的人工晶状体共做了 750 例手术,这就是第一代人工晶状体。第一代人工晶状体的主要问题是:人工晶状体脱位和后发障。约有 13% 的病例植入的人工晶状体脱落到玻璃体腔内,Ridley 本人 1959 年以后也不再做这种植入手术了。

1952 年,法国的 Baran 医生报告了第二代人工晶状体,即早期前房型人工晶状体。但由于早期人工晶状体设计差、制作质量低,常继发严重的眼内并发症,如与角膜内皮不适当的接触而出现的角膜内皮失代偿及继发青光眼,黄斑囊性水肿等,在 20 世纪 60 年代初期被淘汰。

为了克服第一代人工晶状体和早期前房型人工晶状体的缺点,Epstein(1953 年)Binkhorst(1957 年)推出了第三代人工晶状体,虹膜固定型人工晶状体。从 20 世纪 50 年代到 80 年代早期,虹膜固定型人工晶状体不断进行改良,但由于人工晶状体与虹膜组织接触而出现的虹膜炎症及其他严重的并发症,人们逐渐很少使用这种人工晶状体了。

1963~1992 年,特别是 20 世纪 80 年代以后发展了新型前房型人工晶状体,即第四代人工晶状体。其中,以 Choyce Ⅷ型和改良的 Mark Ⅸ Ⅱ型较为出色,至今仍有应用。近年使用的前房型人工晶状体以 Kelman Ⅱ型为多。

荷兰的 Binkhorst 医生是一位很有远见的学者。在早些时候,他就发现了囊膜袋内固定的优点,他带动了人工晶状体手术方式向白内障囊外摘除术的转变,正是他的这一发现后来导致了第五代人工晶状体及现代第六代人工晶状体的出现。英国 John Pearce 医生在 1975 年首先恢复了后房型人工晶状体植入术。后房型人工晶状体,即第五代人工晶状体的设计多种多样。1977 年 3 月,Shearing 报告了将柔软的"J"型襻植入于后房睫状体沟内,在虹膜根部与睫状突前方的空间支持固定。这一报告引起了学术界的广泛反响,并被迅速接受。从此,后房型人工晶状体迅速普及,独占鳌头,取得了长足进步。

后房型人工晶状体植入术具有许多优点,植入的人工晶状体位于或接近于原晶状体位置,保持了眼球原有的光学结构。它不仅克服了早期前房型人工晶状体和虹膜固定型人工晶状体的缺点,手术效果好,并发症少,而且瞳孔运动不受限制,可以自由地扩瞳,能清晰地检查眼底,处理视网膜病变,同时,不影响针对虹膜炎等疾病的散瞳治疗等等。

第五代人工晶状体的主要问题是术者将人工晶状

体的襻有意或无意地植入睫状沟内，不对称的固定可造成自发的人工晶状体光学部偏位及人工晶状体光学部或襻接触邻近的葡萄膜组织引发并发症。

第六代人工晶状体，即囊袋内固定的人工晶状体开始于 20 世纪 80 年代中期，而在真正意义上开始于 1992 年。第六代人工晶状体植入术的发展同样离不开手术技术、人工晶状体设计和人工晶状体材料的发展。近几年，随着白内障超声乳化技术的发展，折叠式人工晶状体及小切口技术的出现才使第六代人工晶状体植入术真正成为现实。第六代人工晶状体植入术的两个主要标志是连续环形撕囊术和水分离技术。连续环形撕囊术解决了放射状囊袋撕裂问题，保证了人工晶状体安全、永久的囊袋内固定。水分离技术不仅使手术更安全，还有利于晶状体皮质的除净，降低后发障的发生率。

今天，人工晶状体技术已使世界上数百万白内障患者重见光明并获得高质量的视力康复。随着新技术的发展，更加完美的人工晶状体技术也必将出现。正像著名的白内障超声乳化专家 koch 所说："白内障手术就像艺术的创作，需要不断追求完美。手术者要像艺术家一样，以追求完美的精神，追求完美的技术，为白内障患者提供高质量的视力效果。"

二、人工晶状体的构型和新型人工晶状体

（一）人工晶状体构型

自人工晶状体问世以来，人工晶状体已经过了六代的改进，其构型日渐完美。人工晶状体主要包括人工晶状体光学部和支撑襻两部分，另有少部分特殊类型的人工晶状体更有独特的构型。人工晶状体的构型是随人工晶状体植入术的发展而发展的。经历了最早期的 Ridey 构型、早期 Baron、Bietti、Scharf、Choyce 等前房型人工晶状体构型、虹膜支持型人工晶状体构型及其向后房型人工晶状体构型和现代前房型人工晶状体构型的转变。人工晶状体支撑襻的构型在人工晶状体构型的转变中变化最为显著，并且在每一时期都存在着多种人工晶状体支撑襻构型。其中，1977 年 Shearing 的"J"型支撑襻是由闭合型襻向开放型襻转变的重要标志。从此，后房型人工晶状体迅速普及、获得了长足发展。由于虹膜支持型人工晶状体在植入眼内后虹膜炎、黄斑囊样水肿等并发症的发病率较高，一旦瞳孔散大又易导致人工晶状体的脱位，故目前国内外已不再使用。目前人工晶状体的构型主要包括后房型人工晶状体构型和现代前房型人工晶状体构型，其构型特点详见表 5-6。人工晶状体的总长度，在睫状体沟固定的是 13～13.5mm，囊袋内植入的是 11.5～

12mm。光学部直径为 5.0～6.5mm。

近年，为适应特殊需要出现的特殊类型人工晶状体常具有独特的构型。如大光学部直径的虹膜隔人工晶状体；可通过小切口分三部分送入前房后在前房内组装的三件式前房型人工晶状体和支持襻呈可调节的"工"型的可调节后房型人工晶状体等。随着人工晶状体植入术的发展，人工晶状体的构型也必将随之不断地改进。目前使用的主要人工晶状体构型见下表。

表 5-6　人工晶状体构型

光学部		表面形态	平凸、凸平、双凸、凹凸、凹平
		表面曲率	球面、非球面、柱面
		形状	圆形、椭圆形
		边缘	圆角、直角
		聚焦度	单焦、双焦、多焦
		调位孔	有或无
襻	形状	闭合	环形、平板式
		开放	J 形、C 形、改良 J 形、改良 C 形、L 形、鸥翅形、S 形、带足板
	倾角		0°、5°、10°、15° 等
	缝合固定孔		有或无
	前房型设计		三点固定、四点固定、虹膜夹固定
光学部与襻或固定部的关系			平板状、单片式、三片式
特殊构型			带虹膜 IOL、注入式 IOL、植入眼内的接触镜（ICL）、望远镜型 IOL（IMT）、可调节 IOL

（二）新型人工晶状体

随着白内障手术技术的进步，现代白内障手术已不仅仅以复明为目的，而是过渡到白内障屈光手术时代，现代白内障手术已成为屈光手术的一部分，为患者提供非常完美的术后效果。与此同时，人工晶状体的设计和制造工艺也在飞速的发展，目前人工晶状体的植入已经不仅仅是要达到矫正白内障术后的屈光不正这一目标，还要提供多焦点、可调节、非球面像差、散光矫正等各种功能。

1. 多焦点人工晶状体　传统的人工晶状体只有一个焦点，即单焦点，不能同时清晰地看远和看近，只能为患者提供良好的远视力或近视力，要想同时获得清晰的远近视力则只能配戴眼镜。随着白内障屈光手术的发展，患者对术后的视功能要求也越来越高。成功治疗患者的关键首先是要实现完美的远视力、其次要实现优秀的功能视力范围。为克服单焦点人工晶状体的这个缺点，研究人员设计了多焦点人工晶状体，通

过改进设计使患者能同时获得良好的远近视力,摆脱眼镜的束缚。

从设计原理上区分,多焦点人工晶状体主要有两种类型:衍射型多焦点人工晶状体和折射型多焦点人工晶状体。选择多焦点人工晶状体对散光的控制和生物学测量的要求非常高。因为这类人工晶状体常会降低术后的对比敏感度,出现眩光。由于多焦点人工晶状体是对入射光进行折射或是衍射而在视网膜形成像的,所以无论是折射型多焦点人工晶状体或是衍射型多焦点人工晶状体其入射光线经过折射或是衍射后像的质量在一定程度上发生了改变,也就存在人的大脑需要重新对物像认识的过程以及像的对比敏感度发生改变等缺点。

2. 可调节人工晶状体 植入人工晶状体后远视力得到了改善,但不能调节的问题逐渐暴露出来。为此眼科学者研制出几种可调节人工晶状体,尽管这些人工晶状体各有优缺点,但是在实现调节功能的道路上迈出了巨大的一步。目前有三种不同设计理念的可调节人工晶状体,分别是位移调节、双光学面调节、变形调节。可调节人工晶状体术后早期一般可以获得满意的远中近全程视力,但由于囊袋的增殖等原因使调节力下降,部分患者远期效果还不十分理想。

3. 可矫正散光的 Toric 人工晶状体 Toric 人工晶状体是将散光矫正与人工晶状体的球镜度数相结合的一种新型屈光性人工晶状体。为了矫正白内障患者术前存在的角膜散光而设计的。植入可矫正散光的散光人工晶状体可以提高术后裸眼视力,减少手术后对框架眼镜的依赖。要植入 Toric 人工晶状体,手术前应精确判定眼部及角膜的散光大小和方向,角膜最大屈光力子午线的轴位即为散光轴。Toric 人工晶状体度数的计算一般是通过厂家提供标准的计算软件进行计算。手术中将人工晶状体上的标记线与预测的角膜散光轴位重合是获得最佳矫正效果的关键。目前的临床观察结果表明植入 Toric 人工晶状体进行角膜散光的矫正以提高白内障手术后的裸眼视力是一种较为科学的、稳定的、预测性强的治疗方法。

4. 非球面像差的人工晶状体 人眼并非理想的光学系统,由于角膜和晶状体的光学性能并非完美,因而存在着各种像差,限制着人眼的视觉质量。非球面人工晶状体主要是通过抵消角膜的球面像差,减少眼球系统的高阶像差,使视网膜能够得到锐利的成像,并提高对比敏感度,使暗(夜)视力等功能性视力得到提高。1985 年姚克等设计和研制了一种聚甲基丙烯酸甲酯(PMMA)材料的非球面人工晶状体,据查这是世界上第一个非球面人工晶状体。非球面人工晶状体

的光学特性能否充分发挥主要取决于瞳孔直径的大小。球面像差是由大量通过球面人工晶状体边缘部位的光线引起,瞳孔直径越大,穿越晶状体边缘部的光线越多,球面像差变得越大。所以相比而言,非球面人工晶状体对于年轻的白内障患者以及对夜间车辆驾驶等暗视力要求较高的人更适合。

5. 微切口植入的人工晶状体 随着手术技术的进步,白内障手术已经可以通过 1mm 的切口完成,因此适合微切口白内障手术植入的人工晶状体应运而生。目前市场上的微切口人工晶状体种类有限,人工晶状体很薄、轻,容易在囊袋内固定,这种超薄人工晶状体推动了 1.5mm 以下切口人工晶状体植入技术的进步,是小切口白内障手术的一大突破,在白内障手术发展中起到了重要的作用。

三、人工晶状体屈光度计算及选择

植入的人工晶状体屈光度的误差常影响其手术的效果,故应在术前精确地计算。确定人工晶状体屈光度有三种方法:即①使用标准屈光度(+19D);②临床判断;③测定眼轴长度和角膜曲率,应用公式计算。

(一)标准屈光度法

在人工晶状体植入术开展的早期应用 +19D 的标准屈光度,目前一般已不用此法。

(二)临床判断法

临床上可用一个简单的公式计算人工晶状体的屈光度,即 $P = 19 + (R \times 1.25)$。其中 P 是人工晶状体度数,R 是在白内障发生前的屈光不正数,即 1 个屈光度的度数需要 1.25D 的人工晶状体度数来矫正。例如,对手术前有 4.0D 近视的患者,人工晶状体的度数为: $P = 19 + (-4 \times 1.25) = +14D$。应用此法计算出的度数有时在术后可以发生很大的屈光误差,一般 $>2D$ 的中等误差相当常见。误差产生的原因除了无法准确判定患者在发生白内障前的屈光不正外,人类晶状体屈光力的个体差异也是重要因素。

(三)生物测定和公式计算法

利用公式计算人工晶状体度数需要准确测定眼轴和角膜曲率。后者用角膜曲率计测定。过去多用手动的角膜曲率计,现在越来越多地被计算机化的自动角膜曲率计所替代,测定时更加快速准确。角膜曲率的单位为屈光度(diopter, D)。

眼轴测定应用 A 型超声仪。一般眼科 A/B 超仪结合在一起,而且可以提供多种人工晶状体度数计算公式。测定眼轴长后将角膜曲率值输入,选择需要的计算公式,便可以直接获得达到预期的术后屈光状态所需的人工晶状体度数,十分方便准确。

1. 经典公式　人工晶状体屈光度的计算公式有多种。根据几何光学原理推导出来的理论公式中最流行的是 Binkhorst 公式 $P=\dfrac{N(4R-L)}{(L-C)(4R-C)}$。

其中，P 为人工晶状体屈光度，N 为房水屈光指数的 1000 倍（取 1336），R 为角膜前表面曲率半径（mm），L 为眼轴长度（mm），C 为前房深度（mm）。

另一种计算人工晶状体度数的公式是回归公式，最流行的是 Sanders D，Retzlaff J 和 Kraff M 介绍的 SRK 公式。回归公式来源于对数千例术后患者资料的回顾性分析。

回归公式：P=A−BL−CK

其中，P 为人工晶状体屈光度；L 为眼轴长度（mm）；K 为角膜曲率的屈光度（D）；A，B，C 为常数。

在 SRK 公式中，B 为 2.5，C 为 0.9，即：P=A−2.5L−0.9K。常数 A 依据不同人工晶状体的设计、材料和生产厂家而有所不同，大多在 116～119 之间。

对于有高度近视或远视的眼睛，用 SRK 公式按正视眼计算的屈光度不准确。为此 Sander 等改良了 SRK 公式，即 SRKⅡ公式。

SRKⅡ公式为　　　　P=A1−2.5L−0.9K
如果 L<20　　　　A1=A+3
如果 20≤L<21　　A1=A+2
如果 21≤L<22　　A1=A+1
如果 22≤L≤24.5　A1=A
如果 L>24.5　　　A1=A1−1

经临床验证，SRKⅡ公式在计算有明显屈光不正眼睛的人工晶状体度数时准确性有了明显提高。高度近视的患者术后最好保留轻度的近视，在 −2.0～−3.0D 较理想；在远视，选择比 SRK 计算值低 +1.0～+1.5D 的人工晶状体较合适。

2. 近年来对计算公式的研究进展　上述公式被称为第一、二代公式。总的特点是主要考虑了眼轴、角膜曲率等的影响，前房深度也被假定为是固定不变的。对于高度近视、远视患者应用经典公式计算的人工晶状体度数会在术后产生较大的屈光误差，因此许多学者在近年提出了一些新的人工晶状体度数的计算公式，计算的准确性有了较大提高。

比较有代表性的是 SRK/T（在 SRK 公式基础上提出的理论公式，1990 年）、Hoffer Q（1993 年）、Holladay 1（1988 年）和 Holladay 2（1996 年）公式。它们被称为第三代公式。许多研究证明这些公式与传统公式相比计算的准确性有了很大提高，尤其对眼轴过长和过短的患者。综合几位学者的研究，对不同眼轴长度时选择公式提出如下建议（表 5-7）。

表 5-7　不同眼轴长度时选择公式

眼轴	公式
>26mm	SRK/T
24.5～26mm	Holladay1 或 SRK/T
22.0～24.5mm	Holladay 1 或 Hoffer Q
<22.0mm	Hoffer Q 或 Holladay 2

这些公式中包括了许多参数，突出的是都考虑了人工晶状体植入后的前房深度变化，其余还有晶状体厚度、角膜直径、患者年龄、术前屈光状态等。当然这些公式的另一个共同特点是都非常复杂，不像临床普遍应用的 SRKⅡ公式那样简单。目前已经开发出来多种专用的应用上述公式的计算机软件，而且新近的许多眼科 A/B 超机都自带了上述公式的计算程序，可以方便地使用。

在确定人工晶状体度数时除考虑矫正到正视以外，还需要考虑双眼像相同（iseikonia）。如果对侧眼视力正常而不需手术，需要计算双眼像相同的屈光度。如对侧眼以后需施行白内障手术可暂不考虑此问题。一般的原则是尽量保留轻度近视，对于年老和较安静的患者尤其如此。近视的患者如果成为远视会非常不适应。

对于高度屈光不正的患者和以前曾经做过角膜屈光手术的患者，人工晶状体屈光度的计算是一个挑战。这些患者在计算过程中应该多考虑许多问题。

1. 高度近视　当考虑术后屈光状态时术者必须考虑患者的对侧眼，必须尽力减少双眼视的不适感。手术对中年以上的高度近视患者的生活可能产生很大影响，如果选择的屈光度合适，日常生活可以改善；如果变成远视，情况就会恶化。因此对中老年患者可以保留 1～3D 近视，术后近视力好，读写不需眼镜。

对于高度近视患者决定术后屈光度时术者应该注意：不能造成远视状态。避免屈光参差，应 <2.5D。必须考虑对侧眼。如果双眼均手术，则常规进行。如果只有一只眼需要手术，主要有两种选择：一种是术后保留 −3D 左右的近视，对侧眼戴接触镜可以获得良好的双眼视、近方视力和室内视力，远方视力可戴镜矫正，对不能耐受接触镜的患者可以考虑 PRK 或 LASIK；另一种是保留原有的近视状态以维持双眼平衡。但这不是最好的方案。

公式选择：理论公式和 SRK 回归公式不适用于过长和过短的眼轴。建议选用第三代公式。

2. 高度远视　高度远视患者眼轴可能非常短，因此计算人工晶状体度数时应选用第三代公式如 Hoffer Q 或 Holladay 2 可提高准确性。

对于高度远视患者来说如果植入一枚人工晶状体仍不能达到正视的要求，可以通过植入两枚人工晶状体（piggyback IOL）来矫正。一般一枚植入囊袋，另一枚固定在睫状沟。人工晶状体度数的计算方法：

（1）一期 piggyback 人工晶状体植入：

使用 Hoffer Q 或 Holladay 2 公式计算度数。

计算后的度数平均分配给两枚人工晶状体；或者将可以获得的最大度数分配给囊袋内，其余度数分配给睫状沟。

（2）二期 piggyback 人工晶状体植入：

用于矫正植入一枚人工晶状体后仍然残留的远视。计算方法：

眼轴 <21mm　　　IOL =（1.5×等效球镜度数）+1
眼轴 22～26mm　　IOL =（1.4×等效球镜度数）+1
眼轴 >27mm　　　IOL =（1.3×等效球镜度数）+1

3. 既往角膜屈光手术之后　既往角膜屈光手术（RK，PRK，LASIK）术后影响的主要是角膜曲率的测定。目前测量角膜曲率的方法中，角膜地形图仪测定的主要是前表面的角膜曲率，自动角膜曲率计测定角膜中心 2.6mm 区域，手动角膜曲率计测定角膜中心 3.2mm 区域。现有的测量方法中假定了许多条件，比如假定角膜中央区是球形的，角膜后表面曲率半径比前表面小 1.2mm 等，这些在角膜屈光手术后都已经改变，因此按照现有方法测定的角膜屈光手术后的角膜曲率是不准确的。目前常用的方法有：

（1）临床病史法：K 修正 =K 术前-ΔSEQ（等效球镜值）

已知患者屈光手术前（简称术前）K = 42.50@90°，41.50@180°，平均为 42.00D。术前屈光状态为 -10.00+1.00×90°，角膜顶点与眼镜镜片距离（Vertex）= 14mm。术后屈光状态为 -0.25+1.00×90°，Vertex = 14mm。

第一步，通过眼镜平面的等效球镜度（SEQs）计算角膜平面的等效球镜度（SEQc）：

公式：SEQs = 球镜度 + 0.5 柱镜度

$$SEQc = \frac{1000}{\dfrac{1000}{SEQs} - Vertex(\text{mm})}$$

术前角膜平面等效球镜度：

$$SEQs = -10.00 + 0.5 \times (1.00) = -9.50D$$

$$SEQc = \frac{1000}{\dfrac{1000}{-9.50} - 14} = -8.38D$$

术后角膜平面等效球镜度：

$$SEQs = -0.25 + 0.5 \times (1.00) = +0.25D$$

$$SEQc = \frac{1000}{\dfrac{1000}{+0.25} - 14} = +0.25D$$

第二步，计算术后角膜平面屈光改变：

术后角膜平面屈光改变 = 术后 SEQc - 术前 SEQc = +0.25 - (-8.38) = 8.63D

第三步，确定术后角膜屈光度：

术后平均 K 值 = 术前平均 K 值 - 术后角膜平面屈光改变 = 42.00 - 8.63 = 33.37D

33.37D 就是计算出的术后角膜曲率值，可以代入公式计算所需人工晶状体度数。

（2）角膜忽略法：将术前的 K 值、术后的眼轴，代入 holladay 公式，以手术时的切削度数的屈光度为目标屈光力。

（3）选择 Haigis-L 公式或者 Shammas 公式：K 校正 = 1.14K 术后 - 6.8。这是目前比较常用的计算公式，不同的生物测量仪内有自带有上述计算公式供医生使用。

（4）ERK 法：采用三维眼前节测量仪 pentacam 测得的 ERK 4.5mm 值计算 IOL 度数等，但还需要大样本临床观察。

四、后房及囊袋内人工晶状体植入术

（一）一般的后房型人工晶状体植入（睫状沟与囊袋内固定）

1. 黏弹剂的使用　当白内障摘除后，确定没有发生晶状体悬韧带断裂和后囊膜破裂，向前、后房或晶状体囊袋内注入黏弹剂，将虹膜与晶状体囊膜或前、后囊膜撑开。黏弹剂可先在下方前囊膜边缘下注射，逐渐向后退至瞳孔中央，最后向上方 12 点方位前囊膜下注射。

2. 植入下襻　用黏弹剂保持前房深度。如拟将人工晶状体植入于囊袋内则注黏弹剂于晶状体囊袋内；如拟将人工晶状体植入于睫状沟则注入黏弹剂或空气于虹膜与晶状体囊膜之间。确定晶状体的反正面后，用晶状体镊夹住晶状体光学部分的上方，使晶状体下襻经切口进入前房，然后将下襻送至 6 点钟处虹膜下方（睫状沟植入）或 6 点钟处晶状体前囊下（囊袋内植入）。当人工晶状体的襻及光学部连接处进入囊袋内后，将镊子松开。

3. 植入光学部　将光学部分放入后房。若瞳孔较小，需要这一步操作。用镊子或人工晶状体调位钩轻推人工晶状体光学部边缘使其完全进入后房或囊袋内。如果瞳孔大，光学部分会自动进入位置（图 5-129）。

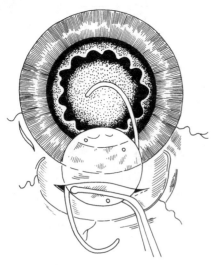

图 5-129 植入光学部

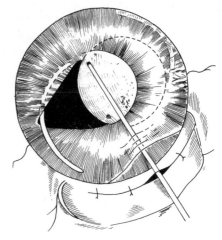

图 5-130 植入上袢

4. 植入上袢 对于"J"袢人工晶状体可有两种方法,即双手法和单手法。

(1)双手法:左手将虹膜钩从 1～2 点位伸入前房,把虹膜或虹膜与晶状体前囊边缘拉向切口,右手用人工晶状体调位钩抵住人工晶状体的边缘向 4 点方向轻推,上袢即可滑入虹膜后或晶状体囊袋内,然后取出虹膜钩,检查人工晶状体的位置是否正常。需要时,可将人工晶状体旋转 90°,使上、下袢位于 3 点和 9 点钟,或者左手动作同前面,右手以晶状体弯镊夹住上袢游离端稍向内处,将其向下及向中央侧弯曲。当上袢的最高点达瞳孔缘时将它稍向后旋转,使它进入上方虹膜后的睫状沟处或上方瞳孔缘后方囊袋内。

(2)单手法:用镊子夹住上袢的顶端,通过切口将上袢放入前房,然后向下移动,使上袢向下通过瞳孔上缘或上方晶状体前囊的边缘;也可使上袢稍弯曲,并按顺时针方向旋转,当上袢通过上方虹膜后或上方晶状体前囊边缘时,立即松开镊子,上袢即可自动弹入虹膜后或囊袋内。使用黏弹剂时,有利于维持前房,人工晶状体的植入比较容易,对眼内组织的损伤的机会也较少(图 5-130)。

C 袢人工晶状体的袢较大,固定更稳定,且更易放置在中心位置。其植入也可采用上面的方法,但旋转的方法更安全容易。在植入上袢时,将上袢弯曲,达到虹膜瞳孔缘后放开,必要时用定位钩着定位孔,略加旋转,可使上袢滑入虹膜后。

(二)小切口无缝线的囊袋内人工晶状体植入

随着白内障超声乳化摘除器械和技术的不断改进,可折叠式人工晶状体的材料、设计、及制作技术的日趋完善,白内障摘除及后房型人工晶状体植入术的手术切口已逐渐从角膜缘大切口向多平面的小切口转

变,并过渡到不需缝合的自闭式切口。其手术切口小而且不用缝合,可以缩短手术时间,减少手术对眼球的损伤和前房积血等并发症,减少或消除由切口水肿及缝线引起的切口压迫矢量,从而使手术源性角膜散光减少,手术后视力提高较快,术后早期能够恢复工作和正常生活。

目前大部分折叠式人工晶状体均有推注器植入,将人工晶状体装载在推注器后,将推注器连同晶状体经过隧道切口进入前房,当推注器头端向前向下进入囊袋正中时,推动活塞,使晶状体渐渐进入囊袋内。如果上方的板脚或袢未进入囊袋内,可借助辅助器械将其旋进囊袋(图 5-131)。

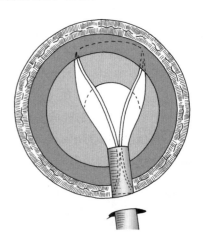

图 5-131 推注器植入人工晶状体

折叠镊植入法:植入可分为纵向植入和横向植入法。折叠过程使用两个不同的镊子,一个为折叠镊,一个为植入镊。将人工晶状体放入特制的折叠镊卡槽内,将晶状体对叠。然后用植入镊夹住这种折叠状态的晶状体。将折叠镊和晶状体送入前房,并调整角度使晶状体的下袢进入囊袋中。然后使折叠缘转向上

方,轻轻放开植入镊,晶状体将慢慢展开,取出植入镊用调位钩等将上襻旋入囊袋内(图5-132)。

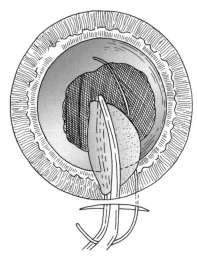

图5-132　折叠镊植入人工晶状体

(三)后房型人工晶状体植入术的并发症与术后处理

1. 术中并发症

(1)后囊破裂:植入人工晶状体时,如果后囊破裂,裂口较小时,后房型人工晶状体的植入仍无困难。但破裂口较大,应判断后囊膜存留的大小,如果能够支撑人工晶状体,仍可植入;如果后囊或悬韧带不能支撑人工晶状体,应根据术者的选择,将进入前房的玻璃体全部切割清除后植入新型的前房型人工晶状体或实行后房型人工晶状体缝线固定术。

(2)晶状体悬韧带断裂:是植入手术中不很常见的一种并发症。当下方悬韧带断裂又未发现时人工晶状体可向下方移位,造成"日落综合征"。原因多数发生于送入上襻时,没有遵守 Finley 规则(即植入人工晶状体过程中,不能过分推压其光学部分,使其上缘越过3～9点的中线)。因为光学部分的直径多为6～7mm,后房直径12mm,若光学部的上缘越过中线,会撕裂晶状体悬韧带。上襻放入虹膜下方后或囊袋内后,应检查一下悬韧带的完整性。方法是以人工晶状体调位钩插入下方晶状体光学部的一个调位孔向下襻方向推压,使它弯曲一下,此时光学部会稍向下移位,但当调位钩已离开调位孔后,晶状体光学部即恢复原位。

如果部分悬韧带断裂,则需要用调位钩将人工晶状体襻作斜行放置或水平放置,以避开破裂的区域,使未破裂的悬韧带支撑人工晶状体。人工晶状体植入后要用注吸针头伸入前房将黏弹剂清除。

2. 术后并发症　如果手术顺利,后房型人工晶状体植入术后并发症并不常见,主要问题是后囊混浊。

有些患者术后会有伤口不适,轻度发痒,但不会超过一周,不必限制患者的日常活动,但需避免碰撞术眼。术后2周点抗生素,可联合使用肾上腺皮质激素眼药水。术后第1天复查,注意有无并发症,然后第2天或第3天复查,以后1周复查一次,1月后每2周复查1次,第6周或第8周验光。

后房型人工晶状体的术后并发症一般发生在2周内,超过这段时间后则很少发生。术后几天会有轻微短暂的炎症反应,严重的问题并不多见,常常与白内障摘除术中并发症有关。早期并发症包括角膜水肿、前房积血、虹膜睫状体炎、瞳孔区纤维蛋白渗出、眼内炎、青光眼、瞳孔变形、前房内皮质及前囊膜残留、人工晶状体位置异常等。

(1)角膜水肿:轻度的角膜水肿表现为角膜增厚、后弹力层皱褶。如果人工晶状体或器械触及角膜内皮,可致角膜严重水肿。防止角膜水肿的主要措施有:①避免器械和人工晶状体接触角膜内皮;②尽可能在前房关闭状态下操作;③使用黏弹剂保护内皮;④避免异物吸附于角膜内皮上;⑤避免长时间冲洗,冲洗液不要直接朝向角膜内皮,速度不要太快。用做前房灌注的液体应对角膜内皮细胞无毒性,可以选择 Ringer's 液、平衡盐溶液(BSS)及 BSS PLUS。

角膜内皮功能失代偿是角膜内皮受到严重损伤、功能严重失调的表现。即使是严重的角膜水肿也会在几天内消退。持续水肿通常是角膜内皮细胞损失较多,以往手术史、创伤、疾病如急性青光眼发作可损伤内皮。因此,术前对内皮细胞数的测定是重要的。如果内皮细胞的数量<1500 个/mm^2,手术操作应该极为轻巧,并使用黏弹剂保护内皮。

角膜内皮功能失代偿较少见的原因还有后弹力层脱离。手术源性后弹力层脱离发生于器械进入前房或者晶状体植入时,表现为上1/3角膜水肿。如果角膜后弹力层撕脱的范围达到或超过全部的1/3而又未能复位时,则可能引起角膜内皮功能失代偿。复位的方法是在下方注入一小气泡,持续注气使气泡逐渐加大,这样就会把后弹力层复位。如果术后发现后弹力层脱离,术后的几天内可以在门诊作前方内注入气处理。

角膜失代偿发生的速度虽有不同,但是其转归是相同的,即严重的视力障碍,最终形成大泡性角膜病变。对于单纯的角膜水肿一般可自行恢复。角膜失代偿的治疗比较复杂,必要时可考虑行角膜内皮移植手术。

(2)前房积血:前房积血在手术中能干扰操作的可见度。一旦出现前房积血,可用空气、液体或黏弹剂增加眼内压。压力增加后出血会停止。极特殊情况时,在术后3～4天也可能偶见伤口出血。

（3）虹膜睫状体炎：常为一过性。轻微的虹膜炎是手术创伤的反应。中度的炎症可能与皮质残留或者术中过度的虹膜损伤有关。但有些患者即使操作很轻也可以发生炎症的虹膜睫状体炎。

1）处理方法：局部点用肾上腺皮质激素眼药水、扩瞳。当合并前房积血和继发青光眼时，可引起 UGH 综合征（葡萄膜炎、青光眼、前房积血）。既往有虹膜睫状体炎的患者，术后应严密观察，在术后数周内使用肾上腺皮质激素和非甾体类抗炎药。

2）预防虹膜睫状体炎的方法：用黏弹剂保护虹膜，避免损伤虹膜；彻底吸出皮质；术后点用肾上腺皮质激素和非甾体类抗炎药；术毕局部给予肾上腺皮质激素眼膏等。已有报道手术前用非甾体类抗炎药点眼以防止及减轻术后虹膜睫状体炎的发生。

（4）瞳孔纤维蛋白渗出：少数病例在后房型人工晶状体植入术后1～10天，瞳孔区会有明显的纤维蛋白渗出，引起视力下降、瞳孔阻滞，严重者可发生继发性青光眼。这种情况下应该进行激光虹膜切除术以解除瞳孔阻滞。但仅有轻度和中度的纤维蛋白渗出伴虹膜后粘连，术后常规使用肾上腺皮质激素眼药水即可，纤维蛋白性瞳孔膜形成是一种眼前段的炎症，可能与血房水屏障破坏等因素有关。严重的糖尿病、青光眼发作和手术创伤可能导致纤维蛋白和炎性物质释放，在这些情况下手术应特别小心。

（5）人工晶状体毒性综合征：随着人工晶状体质量的提高，与人工晶状体直接有关的毒性反应极为少见，它与晶状体本身质量有关，还与消毒气体残留，抛光成分含有硅和铝，残留于干包装内，湿包装晶状体表面化学变化，人体与晶状体发生复杂的免疫学反应等有关。

（6）眼内炎：这是最严重的术后并发症。尽管有抗生素治疗，眼内炎的发生率仍然为 0.05%～0.5%。近年来全身、局部及玻璃体内抗生素的治疗或使用玻璃体切割术使预后得到改善。

1）预防的方法最重要的是无菌操作，术中连续冲洗术眼，把结膜分泌物冲掉是一个简单有效的方法，术前局部应用抗生素滴眼液有确实效果，尽管术毕结膜下注射抗生素的作用不确切，但大多数医生常规应用此方法。口服抗生素的意义不大，因眼内药物的穿透力低。但是，免疫功能受抑制、糖尿病患者内源性因素是主要的，可以在手术后全身应用抗生素。

2）手术后眼内炎治疗的主要措施：早期诊断，分离致病菌，使用敏感的抗生素等。及时的实验室检查，尤其是对前房抽出液和经扁平部作玻璃体抽出液培养

病原微生物并作药物敏感试验是重要的。涂片检查可在 1 小时内完成，对及时治疗亦有指导意义。如果及时进行玻璃体切割及玻璃体腔内注射抗生素多能控制感染。一般认为已植入的人工晶状体并不影响抗生素的治疗效果，如上述措施数天无效，必要时可取出人工晶状体。

（7）青光眼：如果术中黏弹剂未吸除干净，术后可出现一过性高眼压。因此术毕应将黏弹剂冲洗干净。即使没有使用黏弹剂，术后炎症、小梁网水肿等也能使眼压升高。术后人工晶状体表面或晶状体襻反复摩擦虹膜后表面，可导致色素细胞脱失，引起青光眼，但后房型人工晶状体囊袋内植入已极少见这种并发症的发生。

（8）瞳孔变形：理想的手术瞳孔为圆形、居中。如果前囊膜残留、虹膜内卷、瞳孔后缘局部粘连等可致瞳孔变形，通常并不影响视力。

（9）前囊膜和晶状体皮质残留：主要因切除或冲洗不够彻底造成，可以引起轻微的炎症。残留的前囊膜造成瞳孔不规则，但视力不受影响。若皮质残留过多，一般经过一段时间可以自行吸收，不能吸收者可以再次手术吸除。继发性青光眼并不常见。

（10）后发性白内障：是晚期最常见的并发症，成人的发病率在 3 年后可为 10%～50%，而儿童则无一幸免，引起视力下降。主要与炎症反应和上皮细胞增殖有关。当后发障引起明显的视力障碍时应给予治疗。Nd：YAG 激光后囊膜切开术是非侵入性的，效果较好。如果后囊膜增厚的范围较大，激光能量太高，应考虑分两次做后囊切开。如果没有 Nd：YAG 激光机，可以行外科手术切开。切口可以在角巩膜缘或睫状体扁平部。用镊子固定眼球，用穿刺刀进入眼内后将浑浊增厚的后囊膜在中央切开。手术中手术显微镜的放大倍数要高，操作并不困难，注意勿使人工晶状体移位。为预防儿童人工晶状体植入术后发生后发性白内障，多数学者主张植入人工晶状体后即做后囊切开。后囊切开术的主要并发症是眼内炎，应严格在无菌操作下进行。

（11）视网膜并发症：后房型人工晶状体植入术后的视网膜并发症并不多见，主要是晚期的视网膜脱离和黄斑囊样水肿。

1）黄斑囊样水肿：又称为 Irvine-Gass 综合征。多数病例黄斑的改变很轻微，水肿多在数周内消退，若视力好则无需治疗。严重的病例少见，而且治疗困难。其治疗方法可为首先寻找并消除如炎症、玻璃体条索牵引黄斑部视网膜等可能有关的原因。可以口服或局部滴用吲哚美辛，炎症明显时口服或结膜下给予肾上

腺皮质激素药物。近来有报道小剂量乙酰唑胺治疗有效果。在预防方面，囊外摘除较囊内安全，人工晶状体囊袋内固定较睫状沟固定安全，手术动作轻柔对减少术后黄斑囊样水肿也有帮助。局部滴用吲哚美辛也有预防作用。

2）视网膜脱离：人工晶状体眼和无晶状体眼视网膜脱离的发生率约在 1% 左右。据报道，做了后发性白内障切开术或 Nd∶YAG 激光后囊膜切开术，其视网膜脱离的发生率有所增加。手术的处理同视网膜脱离。

（12）人工晶状体位置异常：尽管后房型人工晶状体的位置接近原来晶状体的生理位置，但是植入手术后仍会出现位置改变。主要有以下四种。

1）瞳孔夹持：这是指人工晶状体的光学部全部或部分位于虹膜前。术后瞳孔阻滞，切口渗漏，囊膜与虹膜间的粘连可以诱发瞳孔夹持。瞳孔夹持可以分为发生在术后早期的游离性夹持和术后晚期发生的固定性瞳孔夹持。前者虹膜与晶状体囊膜未发生粘连，可以通过先散瞳后缩瞳的办法复位。当虹膜与晶状体囊膜发生难以分离的粘连，成为固定性瞳孔夹持。此时如要复位，则需手术复位。要在前房分离粘连，易致出血及虹膜炎症反应。

2）日落综合征：是指后房型人工晶状体脱位进入玻璃体腔，在上方瞳孔区可见人工晶状体的赤道部。这是由于手术中下方晶状体悬韧带断裂，或者后囊膜破裂但手术时未被觉察，人工晶状体下沉，下襻落入玻璃体内。手术后眼球挫伤也可引起日落综合征。患者视力差，必须手术复位。但复位手术较为复杂，可根据不同情况选择不同的方法，常需将上、下襻缝合固定。

3）日出综合征：人工晶状体较大部分位于上方虹膜后，光学部分的下缘在瞳孔区可见。这是由于上襻不在囊袋内，而下襻支撑人工晶状体位置的囊带发生粘连收缩所致。

4）雨刮症状：由于植入的人工晶状体太小，其一襻已固定，而另一襻随头部的转动而摆动，以致影响视力，可以采用缝线将人工晶状体固定于睫状沟，或者更换人工晶状体。

（13）脉络膜上腔暴发性出血：是白内障摘除与人工晶状体植入术中最严重的并发症。出血来源于较大的脉络膜血管。暴发性出血虽然少见，但后果严重，每个术者应认识其发生的前兆，在发生时，最重要的是马上关闭手术切口，同时用平衡盐溶液或黏弹剂注入前房升高压力，再根据情况决定是否放弃植入人工晶状体。

（14）术后散光：由于现代的白内障手术已经转变成为屈光手术，人工晶状体术后患者要求不需戴镜即可以获得良好视力，因而控制手术后散光成为一个重要问题。目前常用的植入矫正散光的 Toric 人工晶状体或者术中进行角膜缘松解切口等方法。而对于植入硬性人工晶状体的患者，为避免术后的散光，要注意避免缝线打结过紧；避免在眼球过软时缝合；使用角膜缘切口，都可以减少术后散光。

由于大多数手术源性角膜散光在 9 周内会自动改善，因此可等待术后 6～8 周拆除引起角膜散光的缝线。对于术后晚期的角膜散光，如果散光较大，超过 2.5D，可考虑施行散光性角膜手术矫正。

五、前房型人工晶状体植入术

（一）前房型人工晶状体植入的优缺点

早期的前房型人工晶状体植入术因术后的并发症多，曾一度被淘汰。但自 1968 年 Choyce Mark Ⅷ 型前房型人工晶状体出现后，仍继续有一些医生使用。尤其是新型弹性开放襻前房型人工晶状体问世后，在一些特殊情况下为缺乏晶状体后囊膜支持的患者提供了可靠的方法，逐渐成为后房型人工晶状体的补充，具有重要的临床使用价值。新型前房型人工晶状体既减少了以往前房型人工晶状体的设计不足，又保留了前房型人工晶状体的优点。前房型人工晶状体具有以下特点。

1. 优点

（1）前房型人工晶状体大多数为平凸型晶状体，支撑稳定，很少发生震颤；

（2）适用于各种术式的白内障术后无晶状体眼的视力矫正；

（3）不需要完整的晶状体后囊膜，适用于囊内摘除术或囊外摘除术后囊破裂，而不能植入后房型人工晶状体的患者；

（4）能施行一期或二期植入；

（5）人工晶状体的固定不依赖于虹膜、瞳孔的完整；

（6）植入路径最短，植入技巧容易掌握，前房内可见人工晶状体的所有部位，便于取放和检查；

（7）可耐受瞳孔散大。

2. 缺点

（1）人工晶状体的大小规格要求严格，较难精确的预测其合适的尺寸；

（2）容易发生术中和术后前房积血；

（3）术后可因前房变浅而发生与角膜内皮的接触；

（4）支撑点持续刺激房角，易引起房角功能障碍而导致眼压升高；

（5）易发生虹膜与人工晶状体粘连，而发生瞳孔阻滞性青光眼；

（6）虹膜萎缩、瞳孔变形、瞳孔外翻的发生情况比植入后房型人工晶状体要多；

（7）距眼球节点较远，可存在一定的物像差。

（二）适应证及禁忌证

1．适应证

（1）前房深浅正常，房角无病变；

（2）晶状体后囊不完整或缺如时的一期或二期人工晶状体植入；

（3）术中后囊膜破裂，无条件植入后房型人工晶状体者；

（4）瞳孔广泛后粘连，无游离后房空间的无晶状体眼的二期植入；

（5）适合行人工晶状体更换术。如因后房型人工晶状体脱入玻璃体内时可取出后房型人工晶状体，改植入前房型人工晶状体。

2．禁忌证

（1）有不宜作人工晶状体植入的全身或眼部疾病；

（2）浅前房、房角异常（如房角关闭或有新生血管）、虹膜周边前粘连；

（3）角膜内皮细胞＜1000 个 /mm²；

（4）青光眼患者。

（三）术前准备

1．植入前房型人工晶状体重要的一步是术前选择好人工晶状体的长度。其长度应与前房直径相同。一般以圆规测量水平方向的角膜缘距离，再加上 1mm 即为所需前房型人工晶状体袢直径的大小。人工晶状体太大，则不易植入，并可损伤前房角组织、角膜内皮和虹膜组织；人工晶状体太小，则固定不好，术后在前房内易晃动而改变其位置。

2．前房型人工晶状体固定的位置与后房型人工晶状体不同，选择人工晶状体的度数也不同，各制作工厂均在 A 值上体现其差异性。所以在计算人工晶状体度数时，应注意该制作工厂所标明的 A 值。

3．必须进行前房角镜检查、角膜直径测量、角膜内皮细胞照相和前房深度测量。

4．其他术前准备同后房型人工晶状体术。手术麻醉同后房型人工晶状体术。

（四）手术方法

目前常用的前房型人工晶状体有硬质袢的 Choyce Mark Ⅷ 型、半硬支撑袢的 Kelman Ⅱ 型及新型弹性开放袢前房型人工晶状体等。在此以植入新型弹性开放袢前房型人工晶状体为例，介绍前房型人工晶状体植入术的主要手术步骤。

1．术前缩瞳（对行囊外白内障摘除时后囊破裂的，

应先清除前房内残留的玻璃体）。

2．作颞上方角巩膜缘或角膜缘内透明角膜切口。

3．前房内注入黏弹剂，使前房充分充盈，特别是周边部房角一定要开放。

4．以晶状体镊夹住人工晶状体上袢及上方光学部，通过切口缓缓插入眼内，使下袢进入对侧房角，确认没有推压周边部虹膜。

5．以晶状体镊将上袢送入前房角，仔细检查固定位置是否正确可靠。如果需要调整固定位置，一定采取压缩晶状体袢避免沿房角旋划动作，以防止损伤房角或引起前房积血（图 5-133）。

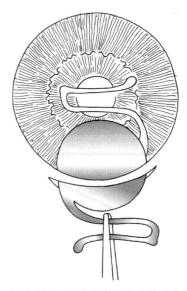

图 5-133　前房型人工晶状体植入

6．做虹膜根部切除，防止术后高眼压。吸出前房内的黏弹性物质。

7．以 10-0 尼龙线连续缝合切口。

（五）术中注意事项

1．前房型人工晶状体植入术全过程中，一定要注意保护角膜内皮不受损伤，尽量减少对眼内组织的搅动。故应用足量黏弹剂是必要的，特别对后囊不完整、有玻璃体溢出倾向者。

2．晶状体构型与后房型人工晶状体差别较大，植入方法略有不同。植入下袢时要确保抵在房角处，避免虹膜根部被挤压，必要时可借助滑板技术植入人工晶状体，以避免虹膜受到损伤。

3．调整位置时，切忌使晶状体袢沿房角滑旋，应以调位钩将袢拉（推）离房角后移动，每一次位移不要过大。

4．术中必须反复检查，并调整人工晶状体的位置，使人工晶状体的袢准确固定在前房角，只有确认植入位置正确后才能关闭手术切口。

（六）术后处理

1. 术后卧床休息 2 小时，遮盖术眼 1 日，手术当日应进食半流质食品。

2. 术后第一天开始用糖皮质激素滴眼，并根据术后炎症情况给予散瞳或结膜下注射等。

3. 术后注意观察瞳孔状态，一旦瞳孔过大，则应注意缩瞳；还应注意眼压，如眼压过高，应采取必要措施对症处理。

4. 术后随访应比后房型人工晶状体更为密切，若有人工晶状体位置改变、前房积血及葡萄膜炎，应及时处理。

（张劲松）

六、人工晶状体缝线固定术

（一）用于人工晶状体缝线固定术的睫状沟解剖学

睫状沟又称后房角，是虹膜根部与睫状突之间的一个浅浅的环形凹陷，其深度由睫状突长度决定，儿童睫状突发育尚不完全，老年人睫状突不同程度萎缩，故睫状沟相对较浅。

悬韧带走行于睫状突与晶状体赤道区之间，对人工晶状体襻定位于睫状沟有一定作用。如果悬韧带溶解或断裂，襻有可能滑出睫状沟停靠于睫状突或平部。

尸体眼巩膜穿刺定位研究表明成年人睫状沟的投影位置位于角巩膜缘后大约 1mm 处，从此处垂直于巩膜表面穿刺，针尖可到达睫状沟内，如果以一定倾斜角穿刺，针尖可从虹膜根部或睫状突穿过，这样不利于缝线固定，因此应垂直穿刺。睫状沟外侧稍前的睫状肌内，有虹膜动脉大环，过度前倾，可能穿破大环引起出血，影响手术效果。

二支睫状后长动脉分别在大约 3 点和 9 点位水平前行汇入虹膜动脉大环，在 3 点和 9 点位穿刺更增加了出血的机会，应当避免完全水平的缝线固定。

缝线固定是一种选择性人工晶状体固定方式，并不是必须的方式。应当根据术者个人的技术水平，设备条件和患者的眼部条件而决定是否需做缝线固定术。早期较粗的聚丙烯线巩膜外固定有穿破结膜暴露而引起感染的可能，已不再使用。现在使用的 10-0 聚丙烯缝线保留稍长的线头，多半不会从结膜中穿出。有许多种缝线固定的方法，但归纳起来基本上有两类：即由外向内穿刺法和由内向外穿刺法。两种方法各有利弊，前者定位准确，出血机会少，但操作麻烦；后者操作方便，但定位不准确，出血可能性大。最常见的严重并发症是牵拉性视网膜脱离和玻璃体积血，前者主要是局部玻璃体处理不完全或人工晶状体、缝线与残留的玻璃体有牵拉，后者是在缝线时引起的睫状体出血流入玻璃体腔，因此应当严格掌握适应证。

（二）适应证选择

1. 适应证

（1）无后囊膜的无晶状体眼，见于囊内摘除术后或脱位晶状体摘除术后。

（2）白内障囊外摘除术中后囊膜破裂，后囊膜不完整不足以支撑人工晶状体的无晶状体眼。

（3）外伤性白内障后膜囊破裂或韧带断裂不足以支撑人工晶状体无晶状体眼。

2. 禁忌证

（1）前部增生性玻璃体病变者。

（2）糖尿病者不论有无眼部病变者。

（3）新生血管性青光眼。

（4）各种原因引起的大泡性角膜病变，内皮细胞密度 <1000 个 $/mm^2$ 者。

（5）有睫状体脱离，脉络膜脱离病史者。

（6）前节结构紊乱无法修复者。

（7）角膜中央混浊需做穿通性角膜移植者及无囊膜无晶状体眼。

（8）有血液病的无晶状体眼。

（9）全无虹膜者。

（10）先天性无虹膜白内障、无晶状体眼、角膜变性者。

（11）玻璃体、视网膜病变需再次手术者。

（12）高血压病。

（13）12 岁以下儿童不宜做双侧固定。

（三）术前准备及人工晶状体选择

1. 玻切机及前部玻切器械，弥散性黏弹剂，平台打结镊，10-0 或 9-0 聚丙烯专用缝线，显微持针器。

2. 襻上带缝线固定孔的大直径人工晶状体。直径 6～7mm，襻长 >12.75mm，虹膜完整可备用折叠型人工晶状体。

3. 带虹膜隔人工晶状体，襻染黑色后将变得很脆，不宜作为常规缝线固定用人工晶状体，人工晶状体屈光度应适当增加造成轻度近视。

4. 术前给予镇静剂和凝血性止血剂，预防术中出血。

此外，术前还应做详细眼位检查排除视网膜裂孔等病灶，常规局麻或全麻。

（四）手术方法

1. 切口 切口用来植入人工晶状体通常做在 12 点位，也可选在适合操作的颞侧位。植入硬质人工晶状体者，外切口位于巩膜缘向后 1mm 处，植入折叠型人工晶状体者，切口可做在透明角膜。分别在主切口两侧各做一个 1mm 的角膜穿刺用于玻切和注射药物。

2. 前部玻切和粘连分离　将玻切头自穿刺口伸入前房及前部玻璃体腔，切割速度定在 300~400 次 / 分，负压不要 >200mmHg，清除位于前房及前部玻璃体腔内的玻璃体及粘连纤维条索，特别要切除位于预期做缝线所在部位的虹膜后方玻璃体，这时切割头吸孔应朝下方以免切到虹膜。

3. 注入黏弹剂　退出玻切头、前房及前部玻璃体腔内注入 0.2ml 弥散性黏弹剂，向后部玻璃体腔注入少量平衡盐水充盈眼球，恢复眼压，减少出血，方便下一步的操作。

4. 分离粘连　将黏弹剂注入到虹膜囊膜之间，显露出粘连部位，伸出囊膜剪，剪开粘连处纤维膜，注意不要剪虹膜以免出血，虹膜束状前粘连可待人工晶状体缝线固定之后，再分离或剪开。

5. 穿入聚丙烯缝线　由于睫状沟投影位置十分准确，个体差异不大。从巩膜外穿刺可以比较精确地定位于睫状沟。

具体操作方法是，先将直长针从一侧切口内板层中央，垂直于巩膜刺入，待瞳孔区见到针尖后，将其水平摆放，另一手持 5 号注射针头自相对另一侧巩膜表面垂直于巩膜表面刺入，至瞳孔区可见到针头后，水平摆放。将直长针插入注射针头管腔内，后退注射针头，连同直长针一同从另一侧穿刺孔中退出，留出足够长度的缝线（图 5-134）。

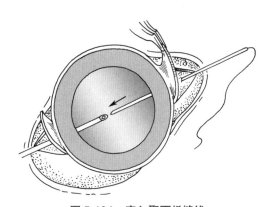

图 5-134　穿入聚丙烯缝线

穿线之后应等待片刻，观察瞳孔区内穿刺口有无出血，如果有少量出血，可继续操作，如出血不止，应退出针头，从另一方位再做穿刺。少量玻璃体积血可在以后的操作中切除干净。

如果采用双弯针缝线，可以采用从巩膜表面穿入法或从睫状体穿出法。

（1）从巩膜表面穿入法：用弯针分别从 3 点和 9 点位垂直于巩膜表面穿透巩膜，在瞳孔区看到针头后向 12 点位切口处移动，另一手用平镊从主切口接针，将

针从切口拉出后剪断缝线，祛除弯针。这种方法，需要在巩膜表面聚丙烯缝线再接入另一个缝线以便巩膜表面固定，比较麻烦，但定位准确。注射针与弯针接力法，即从 3 点和 9 点位先用注射针垂直穿透巩膜，另一手将弯针从切口伸入前房，插入到注射针管腔内退出注射针头时，一并带出弯针，这种方法在巩膜外表面保留有弯针便于直接固定。

（2）从睫状体表面的内向外缝合法：将弯针从切口伸入到虹膜平面后方，根据经验，在大约位于虹膜根部稍后处 3 点和 9 点位向外穿刺，针尖将从巩膜表面穿出，判断一下穿出点与角巩膜缘的距离，如果在 1mm 处即可继续进行拔出缝线。如果穿出点大于 1mm 表明固定点位于睫状突上或睫状体平部，需做重新穿刺。

6. 缝线与人工晶状体固定　扩大切口至人工晶状体光学直径大小。用平镊伸入切口内，将位于前部玻璃体的单股缝线，拉到切口外剪断。两个断端分别与人工晶状体两襻做结扎固定。用弯针者可直接将线环套在定位孔上或结扎。

7. 植入人工晶状体及缝线固定　确认人工晶状体两襻已与从切口伸出的线端扎结固定后，将人工晶状体送入切口内，注意不要将缝线缠绕在一起，分别牵拉巩膜外的缝线端，使人工晶状体进入到虹膜后方，观察人工晶状体襻到位后，应当能看到其表面的反光，虹膜不应有受牵拉变形，此时可以在巩膜表面做一浅层巩膜缝合，将缝线长端与缝合形成的线环做结扎。注意结扎不要过紧以免引起人工晶状体偏位。保留的线段应在 3mm 以上，以免线头直立从结膜面穿出引起刺激症状。位于 12 点位主切口内的固定缝线可在后板层打结固定（图 5-135）。

8. 缝合切口和缩瞳　用 10-0 尼龙线缝合主切口 3 针，将切口内的聚丙烯线埋藏于切口内不能外露。前房注入少许缩瞳剂缩小瞳孔如果瞳孔有轻度变形，可

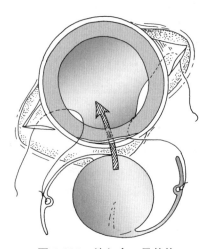

图 5-135　植入人工晶状体

用定位钩轻轻牵拉虹膜表面促使其复位，缝合球结膜覆盖巩膜表面的聚丙烯线和切口。

9. 平衡盐水置换黏弹剂，恢复正常或略偏高的眼压，有利于减少出血，保持眼球外形，防止人工晶状体移位。如果有少量玻璃体积血，可做短时间的前部玻切吸出含血液体。

（五）术中注意事项

1. 10-0 聚丙烯线可保留在巩膜表面，如果结膜很薄或有瘢痕，可在预计穿刺处做一个小的巩膜隧道切口，将线结埋藏于隧道之内，防止暴露于结膜外。

2. 无论是从内或从外穿刺都有可能发生睫状体出血，因此，进针后不要急于穿出，应当停留片刻，确认没有持续性出血后再将针穿出。

3. 稍微靠前穿刺，针尖可能从虹膜根部穿出，引起前房角出血，固定时将会引起这个部位的虹膜向周边牵引而造成瞳孔变形。

4. 结扎打结时夹线应适当远端、近端以免过度夹持，拉断聚丙烯线。造成巩膜外结扎困难。

5. 术中要不断补充平衡盐液或黏弹剂，维持眼压，以免长时间眼压过低，引起脉络膜脱离、脉络膜大出血等严重并发症。

6. 聚丙烯线较硬，结扎时至少应做 4 个单结防止松脱。

7. 如果缝线与无定位孔的襻固定。从切口植入人工晶状体时，要注意夹持线结远端襻的位置，以免线结从襻上滑脱。

8. 植入折叠型人工晶状体时，切口不宜过小，以免挤压襻和缝线，造成线结偏位。

9. 一旦发现人工晶状体明显偏位，应当将襻退回至瞳孔区，将线结适当复位，如果担心完全滑脱，应当退出切口重新固定。

10. 某些襻是直接插入光学部的三片式折叠人工晶状体，襻受力后很容易从光学部抽出，不宜使用，最好使用襻在光学部有分叉成圆环固定的型号。

11. 人工晶状体倾斜，多与襻固定部位病变如玻璃体纤维膜牵引挤压有关。术前检查和设计方案时应尽量回避这些部位，如果倾斜十分明显无法纠正，应当重新缝合。瞳孔区有残留玻璃体，也可牵拉光学部倾斜并伴有瞳孔变形，可清除牵拉玻璃体条索，使人工晶状体复位。

12. 一期或二期缝线固定及单侧和双侧固定的选择。

（1）白内障手术中，如果玻璃体处理较好，手术时间不长，患者全身条件符合缝线固定适应证，可以考虑做一期缝线固定，特别是有上方悬韧带断裂或上房

后囊破裂者，可做上方单侧缝线固定。

（2）如果手术创伤较重，患者耐受性差，玻璃体损失较多，或有少许晶状体皮质或流入玻璃体腔内未完全取出。通常不宜再继续做缝线固定。可改做二期固定。

（3）上方周边后囊破裂 <1500 范围（9:30～2:30 位）时，通常在清除玻璃体之后，仍可水平植入人工晶状体，不需要缝合固定。

（4）>1800 以上的上半部周边后囊破裂原则上需要在上方缝合一针固定，下襻仍位于下方睫状沟内。

（5）后囊破裂范围很大，残留的下方表膜仅有 900 范围时，单线固定有一定困难，最好做双线固定。

（6）二期植入时，由于囊膜纤维化，即使下方有很少的囊膜也足以支撑下襻，这时可以只缝上襻固定。

（六）术后处理

1. 人工晶状体缝线固定术后，通常反应较常规手术严重，应当常规给予抗生素、肾上腺皮质激素和非甾体抗炎药物治疗。

2. 由于玻璃体内混有血细胞和炎症细胞，术后视力恢复比较缓慢，低眼压可能会持续数周，这时应注意随时散瞳检查，随时注意有无脉络膜脱离或脉络膜出血发生。如果视力稳步提高，说明没有严重并发症发生。

3. 预防再次眼外伤是术后最为重要的，因为外伤可导致人工晶状体固定缝线断裂脱离，人工晶状体移位，更严重者可以引起睫状体撕裂、脱离和脉络膜视网膜脱离等严重并发症。

4. 术后定期复查，术后 2～3 个月可验光配镜。

（郝燕生）

七、虹膜隔人工晶状体植入术

（一）虹膜的辅助光学成像功能

调整瞳孔大小而调节到达视网膜的光量；减小眼屈光系统产生的像差；缩小瞳孔提高屈光系统的分辨率；通过多种神经反射调节，保证在不同的视觉过程维持较小的等大的瞳孔。

外伤或手术导致的部分虹膜缺损和全虹膜缺损，使虹膜的功能大部分或全部丧失。即使仍保留了透明的屈光介质，视功能质量仍受到极大损害，严重的像差和眩光使无虹膜眼无法接受高亮度混乱不清的图像，因此需要采用手术方法修复虹膜，重建瞳孔。虹膜隔人工晶状体为无虹膜无晶状体眼提供了一种安全有效的治疗途径，是现代显微手术最重要的内容，也是新的虹膜手术技术增长点。但是，以前使用的硬质人工全虹膜隔和虹膜隔人工晶状体并发症太多，国家

食品药品监督管理局不再批准临床使用。

（二）虹膜缺损的修复原则

1. 位于上方的小范围虹膜缺损，通常不需处理。

2. 正常睑裂宽度时，位于上睑缘以下的周边虹膜缺损需植入人工虹膜隔。

3. 狭长的开大肌撕裂，可以直接缝合。

4. 周边后囊膜存在时，人工虹膜可植入到睫状沟或囊膜夹持固定。

5. 后囊膜完整时，人工虹膜最好植入到囊袋内，位于人工晶状体前面。

6. 无囊膜无晶状体眼慎重行虹膜隔人工晶状体缝线固定术，因为襻着色后变得十分脆弱很容易断裂，极易导致虹膜隔人工晶状体脱位于玻璃体。

（三）术前准备

1. 可能的情况下做三面镜检查，排除或预防性治疗潜在的周边眼底病变。

2. 做角膜内皮细胞计数检查，当内皮密度＜1000个/mm² 时，应慎重考虑手术。

3. 术前用药　有高眼压者需先用药物降压；全身应用止血药；术前服用糖皮质激素和吲哚美辛减轻术后反应。

4. 球后阻滞麻醉及球结膜浸润麻醉。

5. 预备前部玻切器械、囊膜剪、囊膜镊、10-0 聚丙烯缝线、虹膜隔和虹膜隔人工晶状体。有色人种通常选用黑色人工虹膜，人工晶状体屈光度与常规计算方法相同。

（四）适应证

所有虹膜隔都是用于囊袋内固定的。适用于各种部分虹膜缺损白内障病例，也可以用于条件较好的有囊膜无晶状体眼。

（五）手术方法

切口可以是常规巩膜或角膜切口；超乳吸出晶状体核；皮质应尽量吸除，因为植入囊扩张环后无法再吸皮质；前房注入黏弹剂；植入硬质或折叠式人工晶状体于囊袋内，直径应＞6mm，保证轻度偏位不会影响视力。

组合式人工虹膜植入术，适用于全虹膜缺损、囊袋完整的白内障小切口吸除术后和不宜缝线固定的全虹膜缺损白内障术后。

1. 组合式人工虹膜（iris prosthetic system）　由 2 片形状相似的人工虹膜组成。每只虹膜片最大宽度 4.5mm，植入囊袋内后将其中一片旋转 90°，使两片互相垂直。即可遮盖 360° 周边瞳孔区。可以减少 75% 左右的杂光。也可以连带有 PMMA 囊扩张环，保持囊袋处于均匀张力。

2. 全虹膜囊扩张环　系由两个形状完全相同的扩张环组成，每个环内侧固定有 7 块黑色小板起到虹膜作用。适当错位形成环行人工虹膜。两次分别将人工虹膜片植入于囊袋内人工晶状体之前，旋转其中一片，使两片隔断部分完全错位不再漏光。

3. 带囊扩张环的象限人工虹膜　为一有 90° 范围的黑色虹膜隔，内缘弧度相当于 5mm 瞳孔，整个环直径约为 11mm，植入囊袋后直径为 10mm。适用于节段性虹膜缺损。

取出带虹膜扩张环将环较长的一端顺时针方向植入切口，向囊袋内旋转，尽量避免囊扩张环卡在前囊开口处，防止张力撑破囊袋，旋转人工虹膜遮盖虹膜缺损。当环完全定位于囊袋后，后囊已处于扩张状态，不宜再做前部玻切和用手法撕囊，以免产生放射状后囊裂口，缝合切口。

（六）术后处理

人工虹膜人工晶状体植入术，切口大，眼内操作多，术后反应一般比较明显。通常会有 1～2 周低眼压期，少量眼内出血，炎性渗出。

术后早期治疗原则是抗炎，止血，促进吸收。数周后，视力不断进步，这时应及时测定角膜曲率，了解散光。如果术后散光较大，可以选择性拆线减低散光。多数患者术后 3 个月视力可恢复正常水平。

（郝燕生）

八、人工晶状体虹膜夹持固定术

前房型人工晶状体对于角膜内皮的长期损伤是眼科界公认的事实。缝线固定人工晶状体手术操作复杂，术后反应严重，产生的并发症较多，处理起来相当麻烦，临床应用有严格的限定。

虹膜固定型人工晶状体（Artisan）是近年来最有影响的一种治疗无囊膜支撑无晶状体眼的人工晶状体。由于其安全、有效、植入操作简便和术中及术后很少的并发症，近年来受到了广大眼前节医生的重视。由于操作简单，特别适用于初学者。虹膜夹型人工晶状体植入联合虹膜缝合瞳孔成型技术用于复杂眼前节外伤Ⅱ期修复重建，可以有效改善患眼的视觉质量，有重要的临床应用价值。

虹膜固定型人工晶状体材料是 PMMA，一体式设计，主体光学区直径 5mm，向外伸延两个蟹钳式的抓钩，全长 8.5mm 可以横向夹住虹膜开大肌所在的虹膜基质。在静止条件下夹持牢固。屈光度范围 +2.0～+30.0D。

虹膜前固定的 A 常数为 115，前表面固定眩光比较明显，震颤增加了襻根碰撞周边角膜后表面的机会。

后固定 A 常数为 117,消除了眩光和直接碰撞的可能,增加了术后安全性。矫正视力好,外观好,可以替代大多数需要做 IOL 睫状沟缝线固定的无囊膜无晶状体眼。

（一）手术适应证及禁忌证

1. 适应证

（1）ICCE 术后无晶状体眼。

（2）ECCE 术后悬韧带溶解。囊袋松弛不足以支撑人工晶状体者。

（3）特别适用于高度近视,糖尿病,不适合做缝线固定的病例。

（4）替换后房型人工晶状体。

（5）后固定是内皮移植的最佳联合手术之一。

2. 禁忌证

（1）虹膜炎症者。

（2）严重虹膜萎缩者。

（3）虹膜红变者。

（4）水平方向虹膜缺损者。

（5）瞳孔偏位,难修复。

（6）角膜内皮数减少者不适合前固定。

（二）手术方法

1. 术前准备和麻醉与人工晶状体植入术相同。做 12 点位虹膜周边切除,做前部玻切清除玻璃体。注入黏弹剂。

2. 切口做在正上方 12 点位,主切口两侧各做一个辅助切口间隔 8～9mm 用于夹持虹膜。无论前固定或后固定,Artisan 人工晶状体的凹面永远朝向虹膜。将晶状体送入切口,顺时针旋转呈水平位。

3. 前固定时,用专用固定镊夹住光学部,左手将挑针针尖朝向瞳孔,水平深入左侧辅助切口,进到左侧夹口下方,挑起少许虹膜送入夹口内,大约 2mm 即可。以相反的方向,右手用挑针针尖进到夹口下方,挑起右侧夹口下方少许虹膜送入夹口内。要随时判断光学部位于光学中心。缝合切口三针,注吸置换前后方的黏弹剂。手术结束。

4. 后固定时,先将晶状体凹面朝上送入切口,顺时针旋转呈水平位。右手用专用固定镊夹住光学部,向右侧倾斜使一侧先进入到虹膜后,再向左侧倾斜使另一侧也进入到虹膜后,右手向上抬高晶状体,襻的轮廓突出于虹膜,左手将挑针针尖朝向瞳孔,水平深入左侧辅助切口,进到左侧夹口下方,在襻的轮廓中点试探找到夹口位,向下压迫虹膜送入夹口内。以相反的方向,将固定镊换至左手,右手将挑针针尖送到右侧夹口对应的虹膜表面,向下压送虹膜送入夹口内。缝合切口三针,注吸置换前后方的黏弹剂。手术结束。

（三）术后处理

虹膜固定人工晶状体并发症极少,主要是由于外伤等原因一侧襻夹持松脱,碰撞角膜内表面,应当及时复位。

九、人工晶状体取出与更换

取出人工晶状体是一种极具危险的手术,不是植入手术的反过程。应当严格限制这类手术。但由于眼内病变进展,由于人工晶状体的影响,或由于治疗需要不得不取出人工晶状体时,手术适应证才成立。人工晶状体取出和交换手术应当由有经验的医生来完成。

1. 适应证和禁忌证

（1）人工晶状体毒性综合征:植入 PMMA 硬质人工晶状体后,眼内持续性炎症久治不愈,继发青光眼、玻璃体混浊、虹膜新生血管前房积血等并发症时,应考虑有人工晶状体毒性综合征的可能。以往由于人工晶状体材料质量问题,这种并发症时有发生,目前 PMMA 人工晶状体的材料质量已有保证,该证已十分罕见。

（2）原有葡萄膜炎反复发作加重:由于人工晶状体的刺激,炎症持续,炎性物质可扩散至玻璃体,累及视网膜,引起囊样黄斑水肿、巩膜软化、纤维膜形成、继发性青光眼等,对这些患者除了局部治疗外,应当仔细全身检查,排除因全身病灶,例如活动期结核、慢性牙周炎、风湿病、免疫性疾病及隐匿的恶性病变。

（3）角膜内皮持续性损伤:由于人工晶状体与角膜内表面的直接接触产生的内皮损伤,引起大泡性角膜病变。角膜失代偿、持续性虹膜炎时,应当及时取出人工晶状体,缓解症状,消除炎症,中止损伤。

（4）人工晶状体脱位无法使之复位时:主要见于机化条索牵拉致使人工晶状体明显移位,无法再手术复位者。已脱入玻璃体的人工晶状体部分可以通过小切口复位,部分需要再手术取出后重新植入。

（5）人工晶状体本身的缺陷或损伤:因做 YAG 激光后囊切开,高能量激光打碎人工晶状体光学区;襻被激光误伤而断裂致使人工晶状体光学区移位;折叠型人工晶状体植入过程中断裂,但在已植入眼内后发现;襻因外伤或老化断裂致使人工晶状体脱位,无法再利用;折叠型人工晶状体钙化混浊丧失了透明度。

（6）人工晶状体与眼不匹配:人工晶状体直径过小,在前房内持续碰撞角膜内皮和虹膜,应尽量取出,不应等到有严重并发症时再取出。已植入眼内人工晶状体的屈光度与术眼存在较大误差,造成明显的远视或近视时,应及时更换,以免人工晶状体襻被纤维膜包埋,增大取出的难度。襻直径较小的囊袋内固定人工晶状体被放置在睫状沟内,持续性碰撞虹膜色素上皮、睫状体上皮,引起炎症反应和眼压变化。在无法恢复原位时应及时取出更换。

(7)因人工晶状体干扰后节手术治疗,人工晶状体本身具备更换理由时,可以先行将人工晶状体取出,待后节手术完成后再植入新的工人晶状体。

(8)前房型人工晶状体取出后原则上不再植入任何其他类型前房型人工晶状体。

2. 手术前检查

(1)有条件者应当做 UBM 及 B 超检查,了解人工晶状体襻的位置及其与虹膜囊膜的关系;了解前房的结构有无异常。

(2)前房角镜检查,了解房角粘连程度、人工晶状体襻的位置、包埋程度,为手术取出提供有价值的依据。

(3)角膜内皮细胞计数。

(4)眼前节照相和眼底照相,保留资料,便于术前术后对此评估。

(5)查询原手术记录,了解原植入人工晶状体的规格型号和屈光度。

(6)其他相关检查有利于对视功能做出整体评估,例如眼压、视野、视觉电生理、OCT 检查等。

3. 术前准备

(1)瞳孔准备:前房型人工晶状体取出应保持较小瞳孔,通常不用散瞳,如同期植入后房型人工晶状体则需术前散瞳。

(2)降血压、降眼压,确保在手术过程中,较长时间低眼压状态不会发生驱逐性脉络膜出血。可给予全身降血压药,术中心电监护,血压控制在 130～150/70～90mmHg 之间。术前给予 20% 甘露醇、乙酰唑胺。

(3)全身应用血管性止血药和凝血性止血药。

(4)术前给予肾上腺皮质激素和非甾体类抗炎药。

4. 前房型人工晶状体取出术

(1)刮除水肿的角膜上皮,滴少许分散性黏弹剂保护角膜表面,防止干燥。

(2)确认切口位置,做好板层切口,原则上切口做在一侧襻所在的位置上。做角膜切口或角膜缘切口,切开板层,隧道不宜宽过 1.0mm,暂不切透。

(3)术中降眼压,前房成形:多数前房型人工晶状体伴有周边前房变浅或消失,人工晶状体与角膜相贴,穿刺进入前房有一定困难。先在主切口一侧做一角膜缘内全层穿刺,放出少许房水,待眼压降低后,向前房注入少量黏弹剂充盈前房,升高眼压。前部玻切头从侧切口伸入到后房,避开人工晶状体直达后房中央。做无灌注前部玻切(干玻切),切除少量前部玻璃体。另一手触摸眼球,判断眼内容积减少的量,并适当加压,促进切除。当眼球已很软,加压有较大压陷变形

后,退出玻切头。立即再向前房注射黏弹剂,充盈前房,恢复眼压。

(4)切透切口全层组织,用刀扩大切口略大于人工晶状体直径。

(5)分离人工晶状体周围的粘连,试探牵拉人工晶状体襻,观察是否从粘连中分离,不能强行撕扯,以免引起大出血。

(6)取出前房人工晶状体,如果人工晶状体襻直径较短,未与房角组织粘连,可直接将襻移到切口处,将完整的人工晶状体拉出切口外。如果人工晶状体襻周已有粘连,可用剪刀在光学区与襻之间处剪断襻,将光学部分先行取出。然后将残留的断襻从包埋纤维膜中抽出。如果襻梢为一增大的球状部分,无法抽出,可向相反方向倒退,从另一侧抽出。从两侧都无法抽出的襻,不宜强行抽出,将已游离暴露的断襻部分剪断取出,包埋部分保留在组织内。

(7)缝合切口 1～2 针。再次冲洗前房,切除脱出的玻璃体,修剪残留的纤维膜,结束手术。

5. 后房型人工晶状体取出

(1)切口做在角膜缘或角膜切口,主切口长度略大于人工晶状体直径,在两侧各做一个 1.0mm 角膜穿刺口。

(2)散瞳和分离虹膜后黏,注射黏弹剂,剪开虹膜后囊粘连。

(3)游离人工晶状体粘连,取出人工晶状体,如果襻位于囊袋内,可先分离囊袋纤维粘连,游离出襻,顺时针转动人工晶状体使两襻旋出囊袋外,直接取出完整的人工晶状体。如果粘连紧密无法分离,可从襻根部剪断,将光学部先行取出,然后再从囊袋内抽出襻的残端。无论是包埋在囊袋内或是睫状体内的残襻,抽出时应保持适度顺时针旋转,以免阻力太大,造成悬韧带断裂或睫状体撕裂出血。襻已落入前部玻璃体,有较多纤维条索包绕者,切忌直接牵拉,可以先在襻周围做局部前部玻璃体切除,用囊膜剪开襻周纤维膜,顺时针旋转抽出襻。

(4)后囊膜处理:前部玻切清除前部玻璃体,切除中央 5cm 后囊膜,保留周边后囊膜以便今后再次植入人工晶状体。

(5)冲洗前房黏弹剂,缝合切口 1～3 针。如果不再植入人工晶状体,手术即可结束。

6. 人工晶状体更换术 其主要方法见二期人工晶状体植入术,手术要领在于:分离粘连,选择大直径人工晶状体;保留中央环形后囊膜孔;可以行后房型人工晶状体睫状沟植入,囊袋内植入或后囊夹持固定三种固定方式;缩小瞳孔至 3mm 以下,恢复圆形。

折叠型后房型人工晶状体取出和更换：

（1）单片式折叠人工晶状体襻周包埋不紧密，变形大，容易从粘连中抽出，可用剪刀直接从光学部中央剪断人工晶状体，分次抽出人工晶状体及襻。三片式折叠人工晶状体襻周包埋程度与硬质人工晶状体相似，不容易抽出。可以先切断襻根，再剪开光学部取出。尝试抽出残襻，多数情况下可以成功。

（2）再植入人工晶状体的型号要慎重选择，如果囊袋纤维化无法再做囊袋内固定时，最好植入三片式人工晶状体睫状沟固定。

如果是较硬的丙烯酸酯人工晶状体可以做后囊夹持固定。一片式水性或硅胶人工晶状体较软，不能做夹持固定，以免光学部分扭转变形，影响人工晶状体光学成像质量。

（3）折叠型人工晶状体再植入方法，与常规方法相同。

（郝燕生）

第十二节　眼内屈光手术

一、临床评价

1889年法国医生Fukala对一例高度近视患者行透明晶状体摘除术，这是最早的眼内屈光手术。随着显微技术的开展，人工晶状体制造工艺的进步，超声乳化技术的发明以及无缝线小切口的应用，眼内屈光手术进入了一个崭新的时期。

透明晶状体摘除术是最早出现的眼内屈光手术，但也是目前临床上争议最大的屈光性手术之一。以往由于受到手术条件的限制，术后视网膜脱离、继发性青光眼等的发生严重影响手术效果。随着超声乳化技术和折叠式人工晶状体的应用，手术的安全性极大地增强。但尽管该手术方式具有预测性强、术后视力恢复快、屈光状态较稳定、发生不规则散光的可能性小等优点，但它的缺点也显而易见：透明晶状体摘除术针对的是高度近视眼，晶状体后囊膜菲薄而缺乏弹性，术中容易破裂；透明晶状体的皮质不易清除干净，后发障的发生率较高；高度近视眼眼轴长、球壁薄，晶状体摘除后玻璃体的稳定性下降，发生视网膜脱离和黄斑囊样水肿的危险性增加；且透明晶状体摘除后，患者的调节功能丧失。对患者术后出现严重并发症的危险性的评估，是决定患者是否采用此种手术方式的重要依据。

晶状体眼人工晶状体植入术的临床应用目前正呈现兴起状态。它保留了正常晶状体，因而术后患眼具有调节功能。早期并发症较多的前房型人工晶状体已为现在的高质量的前房型人工晶状体所代替，基本避免了严重的角膜内皮损伤和继发性青光眼等严重并发症，但由于它在眼内的位置决定了角膜内皮进行性丢失仍是此类手术术后不可避免的并发症。早期的后房型人工晶状体采用的是硅胶材料，在眼内反应重，白内障的发生率高。现在采用猪胶原与水凝胶的共聚体作为材料后，生物相容性极大地提高。但目前的报道中仍可见白内障、瞳孔阻滞性青光眼、虹膜炎、人工晶状体偏位等并发症的发生。总之，晶状体眼植入人工晶状体具有预测性高、保留调节、恢复快等优点，但无论前房型还是后房型人工晶状体，都存在发生组织损伤的潜在危险，远期效果尚有待于进一步观察。

背驮式人工晶状体植入术是一种新兴的眼内屈光手术，它主要针对一些特殊的患者群。该手术方式操作简便，为一些过去认为较为棘手的高度远视白内障、高度近视白内障、人工晶状体术后屈光误差等提供了可选择的治疗手段，拓宽了复杂性情况下人工晶状体植入术的适应范围，尽管这种手术开展的时间并不长，但是有着较好的应用前景。

二、透明晶状体摘除或联合人工晶状体植入术

透明晶状体摘除术是目前屈光性手术中应用较早但争议较大的手术方式。以往由于受到手术条件的限制，各种并发症的发生率较高。随眼科显微技术的进展，人工晶状体植入、小切口超声乳化、无缝线切口等技术已极大地降低了以往严重并发症的高发生率。

（一）适应证

高度近视眼不伴有严重的眼底病变、角膜病变和葡萄膜炎。排除不能耐受手术的全身免疫系统疾病、重大脏器病变等。特殊适应证包括角膜较薄且前房较浅，又不能耐受接触镜的高度近视眼，尤其是近视屈光度数在-20.00D以上者。

（二）手术方法

术前详查眼底，是否对视网膜变性区行激光光凝尚有争议。手术过程同白内障囊外摘除或超声乳化吸除术。由于高度近视眼的晶状体后囊薄而缺乏弹性，眼球壁也较薄，故在麻醉和手术操作时更应仔细谨慎。有作者建议，透明晶状体摘除后，即使无度数，也应尽量植入人工晶状体，以降低术后视网膜脱离的发生率。

（三）术后并发症

1. 视网膜脱离　通常发生于术后12个月或18个月之内，发生率为2%～7.3%，若术中发生后囊膜破裂或术后因后发障行后囊膜激光截开术，视网膜脱离的发生率将成倍增加。保持后囊膜的完整性可明显降低

术后视网膜脱离的发生率。超声乳化术因其切口小、前房密闭性好；术中黏弹剂及灌注液持续、平衡地维持前房深度；在密闭的灌注抽吸系统下完成晶状体核的乳化及皮质吸出，减少了术中对玻璃体的移动，减轻了手术对视网膜的影响，因而减小了术后视网膜脱离的发生率。

2. 后发障 采用环形撕囊、彻底水分离、超声乳化抽吸针头清除皮质和植入直角边缘、生物相容性好的人工晶状体可减小术后后发障的发生率。

3. 黄斑囊样水肿 术前局部点用非甾体类抗炎药、术中保持后囊膜的完整性和前房的稳定性可预防黄斑囊样水肿的发生。

4. 与人工晶状体有关的并发症 行透明晶状体摘除联合人工晶状体植入的患眼术后可发生人工晶状体的偏心、脱位等并发症。术中保持囊袋的完整，彻底清除皮质，进行后囊膜抛光，尽量将人工晶状体植入在囊袋内，是保证人工晶状体正位的关键。

5. 屈光误差 目前临床常用的人工晶状体屈光度计算公式对于高度近视普遍存在一定的误差。况且高度近视眼本身多合并巩膜后葡萄肿，A 型超声波测量眼轴长度容易发生误差。术前应用 A、B 型超声波多次测量眼轴长度，建议用 SRK/T 公式计算人工晶状体的屈光度。在确定术后屈光状态时，应尽量确定为轻度近视，以免一旦发生远视漂移后造成患者阅读困难。

三、有晶状体眼人工晶状体植入术

晶状体眼人工晶状体植入术最早应用于 20 世纪 50 年代。目前应用于临床的晶状体眼人工晶状体主要有两大类：晶状体眼前房型人工晶状体和后房型人工晶状体。根据固定的位置不同，前者又可分为房角固定型人工晶状体和虹膜支撑型人工晶状体（图5-136）。

（一）人工晶状体种类

1. 房角支撑型 PIOL 以往临床上常用房角支撑型 PIOL 为单片一体式设计的聚甲基丙烯酸甲酯（polymethylmethacrylate，PMMA）材料制成，不可折叠。由于在欧洲出现植入后角膜内皮细胞密度进行性减少，因此目前已很少应用。软性房角支撑型 PIOL 则有房角固定的稳定性问题和襻在压力作用下造成光学部位移的影响。远期对角膜内皮的影响作用仍需进一步临床观察。

2. 虹膜夹持型 PIOL 虹膜夹持型 PIOL 在眼内的位置介于房角支撑型和睫状沟固定型之间，距离角膜内皮及自身晶状体均较远，对角膜内皮的影响较房角支撑型小，对自身晶状体的影响较睫状沟固定型的小。但植入虹膜夹持型 PIOL 操作比较复杂，人工晶

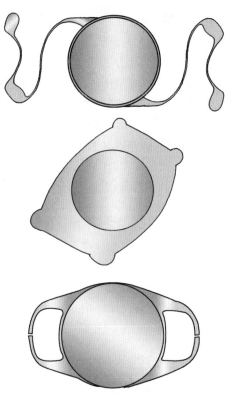

图 5-136 晶状体眼人工晶状体
从上到下依次为前房型、后房型、虹膜夹型

状体固定的位置是否居中，对术者手术熟练程度要求很高，操作不当则会增加损伤角膜和晶状体的可能。虹膜夹持型 PIOL 在前房内依靠两侧的虹膜夹固定于 3:00 和 9:00 方位的虹膜周部。此部位的虹膜运动较少，对虹膜收缩影响较小，能更好地承受虹膜夹的压力而不易脱落，但因固定在虹膜基质层，可使瞳孔形状发生改变，且与虹膜产生摩擦，易引起虹膜刺激性炎症反应，此外还可引起夹持部位虹膜萎缩，虹膜色素沉着于 IOL 表面等并发症可能。

Artisan IOL 是虹膜夹持型 PIOL 最常用的模型，由荷兰 Ophtech/AMO 公司生产。采用单片一体式的设计，集球镜和柱镜为一体，能同时用于矫正近视及散光。该 IOL 的材料为聚甲基丙烯酸甲酯（PMMA），需透过较大的手术切口植入，易造成手术源性散光。

近来，美国 AMO 公司生产了可折叠的 Artiflex/Veriflex 虹膜夹持型 PIOL，其光学面为聚硅氧烷，折叠后可通过 3.2mm 切口植入，减少了手术源性散光。短期随访结果显示其有效性、预测性和安全性与 Artisan PIOL 相似，暂时未发生严重的并发症。

虹膜夹持型 PIOL 具有居中性好、屈光效果好、并发症较少等优点，具有较高的总体稳定性，可以应用于矫正高度近视、高度远视及伴散光的屈光不正。目前国内关于此型 PIOL 的相关研究较少，仍需要大量临床

试验来证实其在亚洲人群中应用的有效性和安全性。

3. 睫状沟固定型 PIOL 植入式胶原镜（implantable contact lens，ICL）是目前临床上应用最广泛的后房型 PIOL。此种人工晶状体固定于睫状沟内，与前房型 PIOL 相比，不但对角膜内皮损伤较小，且更符合生理解剖状态。ICL 是由 Collamer 材料制成，Collamer 是 2-羟乙基甲基丙烯酸酯和胶原的共聚物，屈光指数高，有着良好的生物相容性，且具有可折叠性，可通过 2.8mm 的手术切口植入。由于 ICL 与虹膜相贴并接近自身晶状体，较易发生自身晶状体混浊，为避免 ICL 与自身晶状体的接触，第四代 ICL 将其光学部向前拱起呈一定角度，结合更薄的镜片厚度和平板式襻的设计，尽量做到不接触或最小程度接触自身的晶状体，降低了术后自身晶状体混浊的发生率。新型环曲面有晶状体眼人工晶状体（TICL）的出现，在治疗近视的同时也将原有的角膜散光一并矫正。随着临床应用经验的增加，TICL 也可用于治疗圆锥角膜患者和角膜移植手术后等不规则的散光。有研究将 TICL 与准分子激光角膜切削术对比研究，发现使用 TICL 矫正高度近视伴散光有着更安全、有效、稳定及可逆性。目前国外临床研究结果均证实 ICL 用于矫正屈光不正的安全性、有效性和稳定性。

（二）适应证

有晶状体眼人工晶状体植入术适用于中高度近视或中高度远视眼。病例选择时，患者需符合以下情况：

1. 屈光状态稳定，近一年内屈光改变<0.5D。

2. 年龄在 21～50 岁之间。

3. 前房深度>2.8mm。对于 20 多岁的年轻患者或角膜直径小的术眼，前房深度的纳入宜更严格为佳。

4. 角膜内皮基本健康，内皮细胞计数≥2000/mm²，对于行前房型人工晶状体植入的术眼，角膜内皮细胞计数应>2500/mm²。

5. 前房角无粘连（主要针对前房型人工晶状体）。

6. 眼压<2.793kPa（21mmHg）。

7. 中间视觉（介于明视与暗视之间）时瞳孔直径<6mm。

8. 周边视网膜正常，或已行视网膜光凝术治疗周边视网膜病理性变性或干性裂孔。

9. 排除无法控制的进行性或严重影响视力的眼表、眼前段及眼底疾病，如影响视力的角膜混浊、小角膜（<10mm）、圆锥角膜、葡萄膜炎、晶状体半脱位、白内障、青光眼性视盘改变、视网膜脱离、眼底进行性病变等。

10. 排除全身自身免疫性疾病、重大脏器病变等系统性疾病。

（三）人工晶状体的选择

人工晶状体的长度根据角膜横径测量值来确定。需考虑的主要因素为人工晶状体的有效位置，以术前屈光力计算人工晶状体度数，可以使用以下公式。

$$PIOL = \cfrac{1336}{\cfrac{1336}{\cfrac{1000}{\cfrac{1000}{R1}-V}+K}-ELP} - \cfrac{1336}{\cfrac{1336}{\cfrac{1000}{\cfrac{1000}{R2}-V}+K}-ELP}$$

式中，PIOL 为人工晶状体度数（D）；ELP 为人工晶状体有效位置；K 为角膜曲率（D）；R1 为术前屈光力（D）；R2 为预期术后屈光力（D）；V 为镜眼距离（m）。

前房型人工晶状体计算公式可以简化为：

$$PIOL = \cfrac{1.336}{\cfrac{1.336}{K+RC}-RELP} - \cfrac{1.336}{\cfrac{1.336}{K}-RELP}$$

$$RC = \cfrac{SE}{1-(V \times SE)}$$

式中，RC 为人工晶状体在角膜顶点平面的屈光力（D）；K 为角膜曲率（D）；V 为镜眼距离（m）；SE 为镜眼距=12mm 时的屈光力（D）。

后房型人工晶状体计算公式为：

$$PIOL = \cfrac{1336}{\cfrac{1336}{K+ECL}-T-ACD-0.1} - \cfrac{1336}{\cfrac{1336}{K}-T-ACD-0.1}$$

式中，ECL 为角膜平面等值角膜接触镜屈光力：

$$ECL = BCL + \cfrac{1000}{\cfrac{1000}{SE-Rres}-C}$$

式中，K 为平均角膜屈光力（K1+K2）/2，（D）；T 为角膜厚度（mm）；ACD 为前房深度（mm）；BCL 为角膜接触镜的基弧（D）；SE 为镜眼距=12mm 时的屈光力（D）；Rres 为残余屈光力（D）；C 为医师常数。

有晶状体眼的人工晶状体度数计算过程较复杂，为方便起见，每一种产品都有相应的表格可以查找，或有软件供医师计算，可以满足 95% 左右的临床需要。

（四）手术方法

由于不同类型的人工晶状体固定位置不同，手术操作方法也不同。分别叙述如下。

1. 房角固定型人工晶状体 术前行术眼激光虹膜周边切除或术中行虹膜周边切除。术前常规缩瞳。表面麻醉、球后或球周麻醉均可。做角巩膜缘或透明角膜隧道式切口约 6～7mm，切口具体大小根据人工晶状体的直径决定。做角膜侧穿刺切口。前房内注入黏弹剂。植入人工晶状体，可先置入滑板以保护透明晶状体。调整位置将人工晶状体襻置于房角处。清除前房内黏弹剂，缝合切口。

2. 虹膜支撑型人工晶状体 术前行术眼激光虹膜周边切除或术中行虹膜周边切除。术前常规缩瞳。球后或球周充分麻醉。做上方角巩膜缘或透明角膜隧道大切口及 3 点钟位与 9 点钟位两个 2mm 长辅助切口。前房内注入缩瞳剂和黏弹剂。自上方切口置入人工晶状体后旋至水平位。从上方大切口伸入人工晶状体固定镊，抓住人工晶状体的一个襻，从小切口伸入虹膜镊，抓取约 1mm 虹膜组织推入襻的裂隙中。用同样的方法固定人工晶状体的另一个襻。调整人工晶状体位置至正位。清除前房内黏弹剂。关闭切口。

3. 后房型人工晶状体 术前用激光行两个方位相隔 90° 的虹膜周边切除口。术前常规散瞳。麻醉可采用表面麻醉、球后或球周麻醉。做透明角膜切口约 3.2mm。前房内注入黏弹剂，用专用的注射式推进器将人工晶状体导入前房，待展开后，用调位钩将人工晶状体的脚板推至虹膜后面。调整人工晶状体至正位后缩瞳。清除黏弹剂。不需缝合切口。

（五）术后处理

术后常规点用抗生素和糖皮质激素眼药水。必要时可给予非甾体类抗炎眼药水。

（六）术后并发症

1. 眩光和光晕 人工晶状体光学区直径相对较小或患者的瞳孔直径相对较大、人工晶状体偏位或瞳孔变形都可能引起眩光和光晕。术前充分评估，尽量选择瞳孔直径小于人工晶状体光学区直径的患者，是避免术后眩光和光晕的一个防范措施。此外，术中保证人工晶状体的居中及稳定也可避免术后眩光和光晕的发生。随时间延长，眩光和光晕症状可逐渐好转。

2. 高眼压 未行预防性虹膜周边切除术或虹膜根切口过小堵塞者可发生瞳孔阻滞性青光眼。眼内黏弹剂残留也可引起眼压一过性升高。如术后眼压在 30～60mmHg，可予以散瞳及降眼压眼药水或口服乙酰唑胺治疗。对于后房型人工晶状体而言，如尺寸选择过大，也可导致瞳孔阻滞，引起高眼压的发生。后期引起眼压升高的原因常与长期使用糖皮质激素类眼药水有关。另外，后房型人工晶状体可引起虹膜色素播散，导致色素播散性青光眼。

3. 角膜内皮损伤 角膜内皮损伤为前房型人工晶状体的主要并发症，早期术后 5 年随访内皮细胞的丢失率可达 17.9%。即使是虹膜夹持型 PIOL，术后 1 年

和 5 年角膜内皮细胞计数分别减少了 3.5% 和 9.0%。近年来，随着后房型人工晶状体广泛的应用，内皮细胞丢失率大幅下降。内皮损伤可由人工晶状体与角膜内皮的间断接触、手术创伤或慢性葡萄膜炎等因素引起。此外，缩短手术操作时间，对于角膜内皮细胞的损伤也会极大地减小。

4. 瞳孔变形 多见于房角支撑型人工晶状体，主要由于人工晶状体的襻对虹膜根部造成压迫所致。严重者可见人工晶状体襻被机化物包裹，受累的虹膜节段发生萎缩甚至穿孔。

5. 色素播散 由于后房型人工晶状体植入后定位于睫状沟，特别是人工晶状体直径过长时，将与虹膜后表面产生机械性接触，易出现色素脱落。随着人工晶状体的改进，其亲水性光滑表面有助于降低与虹膜表面间的机械摩擦力，从而减少因色素脱落引起的色素播散。

6. 白内障 白内障是后房型人工晶状体的最主要并发症，早期临床研究表明术后白内障发生率较高，材料的生物相容性较差和人工晶状体的拱高不足可能是引起术后白内障的主要原因，一方面使得人工晶状体与自身晶状体持续或间断的接触，对晶状体前囊膜造成机械性刺激，另一方面，影响了晶状体前表面的房水循环，从而改变了晶状体囊膜下皮质的代谢。另外可能的原因还有：预防性激光虹膜周边切除术或手术中损伤透明晶状体；术后眼内葡萄膜炎反应等。新型的后房型有晶状体眼人工晶状体 ICL 除了改进了生物材料外，拱高也增加了 0.13～0.21mm，使这一并发症的发生率极大地降低。

7. 其他并发症 人工晶状体尺寸与患眼不匹配，可造成人工晶状体偏心。随着人工晶状体生物材料的改进，葡萄膜炎反应一般较轻微，可能与手术刺激、人工晶状体接触虹膜及机体对人工晶状体的异物排斥反应有关。有作者报道眼轴长度 >30.24mm 的患眼 PIOL 术后视网膜脱离的发生率将明显增高，但此系高度近视眼的常见并发症，而并非与手术因素直接有关。

四、背驮式人工晶状体植入

背驮式人工晶状体植入术又称双联人工晶状体植入术，于 1993 年由 Gayton 等首次报道。该手术技术在一只患眼内植入两枚或多枚人工晶状体。由于第二个人工晶状体植入的位置是在第一个人工晶状体的背肩上，所以称这种植入方式为背肩式植入。一些特殊的屈光不正患者接受人工晶状体植入术后仍不能获得良好的裸眼视力，背驮式人工晶状体植入的手术方式为这些特殊的患者提供了可供选择的治疗手段。

（一）适应证

1. 轴性高度远视或高度近视眼 对轴性高度远视患眼行白内障摘除术时，使用目前现有的所有可供选择的材料所制造的极高度数的单枚人工晶状体接近球形，具有明显的球面像差，视物严重变形。两枚人工晶状体植入后，患眼视觉质量的提高明显好于单枚极高度数的人工晶状体植入。同样，用来治疗高度近视眼的负度数人工晶状体也由于技术的限制，目前尚不能制造出太高的度数。植入背驮式人工晶状体可成为这类患者的良好选择。

2. 人工晶状体植入后欠矫或过矫 人工晶状体植入术后患眼发生明显欠矫或过矫，配戴眼镜或角膜接触镜无法适应的患者，尤其是角膜移植联合白内障摘除术后的患眼，因角膜植片曲率的改变，欠矫或过矫的问题更为严重。对于人工晶状体眼术后的屈光误差，行人工晶状体置换术不仅需要手术医师有丰富的经验和娴熟的技巧，手术本身还会增加睫状体断离、前后囊破裂、视网膜脱离、黄斑囊样水肿等并发症的发生。况且，由于手术医师可能无法准确了解之前植入的人工晶状体的度数，以及替换后的人工晶状体与原先的人工晶状体的植入位置的改变情况，术后屈光状态的预测性不高。拟植入背驮式人工晶状体时，只需了解患眼目前的屈光状态，操作较人工晶状体置换术便捷、安全，手术预测性高。

3. 白内障术后散光 对于白内障摘除术后的人工晶状体眼所合并的散光，植入一枚托力克人工晶状体（复合球镜度数和柱镜度数的人工晶状体）于原先的人工晶状体之上，是矫正散光的可选择的方法之一。

4. 儿童及婴幼儿白内障 对儿童不断发育的眼球，Mittelviefhaus 等设计了专用的背驮式人工晶状体系列，即在一枚后房型人工晶状体表面锁定一枚单独的可更换的人工晶状体光学部，通过手术更换前面的光学部以适应婴幼儿白内障术后患眼不断增长的眼轴，以防止弱视的发生，并避免更换人工晶状体而引起的并发症。

（二）术前准备

除了人工晶状体度数确定的方法有所不同以外，术前准备同人工晶状体植入术。如果拟植入的是托力克人工晶状体，术前还必须表面麻醉后在裂隙灯或手术显微镜下用甲紫溶液标记散光轴向的两端，否则行球后或球旁麻醉后再行标记，患者的平视眼位可能有所改变，散光轴向的可靠性将降低。

Gills 提供了一种方法可根据术眼的屈光状态估算出拟二期植入的人工晶状体的度数（表5-8）。

Holladay 提出的 Holladay Ⅱ公式，可在术前较为

表 5-8 二期背驮式人工晶状体植入的人工晶状体度数的计算

	过矫的人工晶状体眼（近视状态）	欠矫的人工晶状体眼（远视状态）
短眼轴（<21mm）	$P^* = 1.5 \times SE^{**} - 1$	$P = 1.5 \times SE + 1$
中等眼轴（22~26mm）	$P = 1.4 \times SE - 1$	$P = 1.4 \times SE + 1$
长眼轴（>27mm）	$P = 1.3 \times SE - 1$	$P = 1.3 \times SE + 1$

*P: 拟植入的人工晶状体度数（D）

**SE: 待矫屈光度（D）

准确地测算出轴性高度远视眼所需二期植入的人工晶状体的度数。但对于高度近视眼，Holladay Ⅱ公式不比 Holladay Ⅰ、Hoffer Q 和 SRK-T 公式更具优势。同时，Holladay 也提供了一种粗略的估计方法：若需要植入负度数的人工晶状体，人工晶状体度数与验光的眼镜度数之比约为 1:1，若需植入正度数的人工晶状体，两者之比约为 1.5:1。关于第二枚人工晶状体植入不同位置是否需要度数作相应调整，各家看法不一。

（三）手术方法

切口选择透明角膜切口、角巩膜缘切口或巩膜切口均可。

1. 一期植入 常规连续环形撕囊，白内障超声乳化吸除或囊外摘除，若为透明晶状体屈光手术，则行透明晶状体吸除。将第一枚人工晶状体植入囊袋，在囊袋内穹隆部及人工晶状体上面重新注入黏弹剂撑开囊袋，将第二枚人工晶状体植入囊袋内。如果打算将第二枚人工晶状体固定在睫状沟内，就将黏弹剂注入第一枚人工晶状体和前囊膜与虹膜之间，然后将第二枚人工晶状体襻固定在睫状沟，两个人工晶状体的襻可以调整成平行或垂直。

2. 二期植入 如果首次植入人工晶状体的时间离二期植入较久且已囊袋内固定，则较难将两个人工晶状体均植入囊袋。适合的方法是将第二个人工晶状体固定在睫状沟。

无论哪种方法植入人工晶状体，关闭切口以前，均应将前房内包括两个人工晶状体之间的黏弹剂清除干净。然后在前房内注入平衡盐溶液。如果是托力克人工晶状体的植入，注意勿过量注入，以免囊袋极度撑开造成人工晶状体在囊袋内发生旋转。

（四）并发症

目前发现这种手术方式的并发症有以下几种。

1. 虹膜炎症或损伤虹膜 由于人工晶状体襻的摩擦发生点状虹膜缺损、慢性葡萄膜炎。

2. 远视漂移 远视漂移的原因可能有这样几种：

①两枚人工晶状体之间周边部的细胞增殖造成后方人工晶状体后移，两个人工晶状体光学部周边分离，影响睫状小带的强度，导致晶状体囊袋复合体后移；②撕囊口下 Elschnig 珍珠样增生物质将双人工晶状体向后推移；③患者通过双人工晶状体间的中央接触区视物造成远视；④周边增殖的珍珠样小体使双人工晶状体周边分离、中央黏着，改变了人工晶状体的弯曲度。

3. 后发障　细胞增殖引起双人工晶状体间 Elschnig 珍珠样混浊和后囊膜混浊。迄今为止，PMMA 仍是相对最安全的双联人工晶状体材料。而使用丙烯酸酯后，晚期双人工晶状体间混浊的发生率较高。

行背驮式人工晶状体植入术后，肾上腺皮质激素的局部应用应维持 1～2 个月，必要时予以口服，以预防慢性色素膜炎、双人工晶状体层间混浊及后囊膜混浊的发生。

（姚　克）

主要参考文献

1. 中华医学会眼科学分会编译. 眼科临床指南. 第 2 版. 北京：人民卫生出版社，2013.

2. 何守志. 超声乳化白内障手术学. 北京：中国医药科技出版社，2000.

3. 陆道炎，张效房，陆国生，等. 国外白内障与人工晶状体手术的进展. 中华眼科杂志，1993，29：8.

4. 谢立信. 人工晶状体植入学. 北京：人民卫生出版社，1994.

5. 姚克. 复杂病例白内障手术学. 北京：北京科技出版社，2004：56-162.

6. 苗云坤，袁援生. 带虹膜隔人工晶状体植入 17 例. 中华眼科杂志，1999，35：156.

7. 林振德，邹玉，杨文辉，刘玉华. 带黑色虹膜隔后方型人工晶状体植入术的临床研究. 中华眼科杂志，2001，37：31-33.

8. 王勤美. 屈光手术学. 北京：人民卫生出版社，2004：145-146.

9. 姚克. 复杂病例白内障手术学. 北京：北京科技出版社，2004：126-1141.

10. 何守志. 晶状体病学. 北京：人民卫生出版社，2004.

11. 李少珍，刘弈志. 原位碎核超声乳化白内障摘除术. 中华眼科杂志，1999，32（2）：92-94.

12. 李朝辉，何守志，王凤翔，等. 高负压吸引手法劈核技术在超声乳化白内障吸除手术中的应用. 中华眼科杂志，2001，37（3）：185-187.

13. 盛敏杰，郑一仁，林安娟，等. 晶状体囊袋内旋转切削超声乳化白内障吸除术的临床观察. 中华眼科杂志，2000，36（5）：334-336.

14. Dada T，Ray M，Bhartiya P，et al. Trypan-blue-assisted capsulorhexis for trainee phacoemulsification surgeons. J Cataract Refract Surg. 2002 Apr；28（4）：575-6.

15. He L，Sheehy K，Culbertson W. Femtosecond laser-assisted cataract surgery. Curr Opin in Ophthalmol，2011，22：43-52.

16. Alio' JL，Agdeppa MC，Rodri'guez-Prats JL，et al. Factors influencing corneal biomechanical changes after microincision cataract surgery and standard coaxial phacoemulsification. J Cataract Refract Surg，2010，36：890-897.

17. Kahraman G，Amon M，Franz C，et al. Intraindividual comparison of surgical trauma after bimanual microincision and conventional small-incision coaxial phacoemulsification. J Cataract Refract Surg，2007，33：618-622.

18. Dosso AA，Cottet L，Burgener ND，et al. Outcomes of coaxial microincision cataract surgery versus conventional coaxial cataract surgery. J Cataract Refract Surg，2008，34：284-288.

19. Kurz S，Krummenauer F，Thieme H，et al. Biaxial microincision versus coaxial small-incision cataract surgery in complicated cases. J Cataract Refract Surg，2010，36：66-72.

20. Hong X，Zhang X. Optimizing distance image quality of an aspheric multifocal intraocular lens using a comprehensive statistical design approach. Opt Express. 2008，16：20920-34.

21. Kohnen T. Multifocal IOL technology：a successful step on the journey toward presbyopia treatment. J Cataract Refract Surg. 2008，34：2005.

22. Zelichowska B，Rekas M，Stankiewicz A，et al. Apodized diffractive versus refractive multifocal intraocular lenses：optical and visual evaluation. J Cataract Refract Surg. 2008，34：2036-42.

23. Alfonso JF，Madrid-Costa D，Poo-López A，et al. Visual quality after diffractive intraocular lens implantation in eyes with previous myopic laser in situ keratomileusis. J Cataract Refract Surg. 2008，34：1848-54.

24. de Vries NE，Webers CA，Montés-Micó R，et al. Long-term follow-up of a multifocal apodized diffractive intraocular lens after cataract surgery. J Cataract Refract Surg. 2008，34：1476-82.

25. Goes FJ. Refractive lens exchange with the diffractive multifocal Tecnis ZM900 intraocular lens. J Refract Surg. 2008，24：243-50.

26. Chiam PJ，Chan JH，Haider SI，et al. Functional vision with bilateral ReZoom and ReSTOR intraocular lenses

6 months after cataract surgery. J Cataract Refract Surg. 2007, 33: 2057-61.

27. Harman FE, Maling S, Kampougeris G, et al. Comparing the 1CU accommodative, multifocal, and monofocal intraocular lenses: a randomized trial. Ophthalmology. 2008, 115: 993-1001.

28. Cumming JS, Colvard DM, Dell SJ, et al. Clinical evaluation of the Crystalens AT-45 accommodating intraocular lens: results of the U.S. Food and Drug Administration clinical trial. J Cataract Refract Surg. 2006, 32: 812-25.

29. Harman FE, Maling S, Kampougeris G, et al. Comparing the 1CU accommodative, multifocal, and monofocal intraocular lenses: a randomized trial. Ophthalmology. 2008, 115: 993-1001.

30. Cadarso L, Iglesias A, Ollero A, et al. Postoperative optical aberrations in eyes implanted with AcrySof spherical and aspheric intraocular lenses. J Refract Surg. 2008, 24: 811-6.

31. Mester U, Kaymak H. Comparison of the AcrySof IQ aspheric blue light filter and the AcrySof SA60AT intraocular lenses. J Refract Surg. 2008, 24: 817-25.

32. Awwad ST, Warmerdam D, Bowman RW, et al. Contrast sensitivity and higher order aberrations in eyes implanted with AcrySof IQ SN60WF and AcrySof SN60AT intraocular lenses. J Refract Surg. 2008, 24: 619-25.

33. Beiko GH. Personalized correction of spherical aberration in cataract surgery. J Cataract Refract Surg. 2007, 33: 1455-60.

34. Franchini A. Compromise between spherical and chromatic aberration and depth of focus in aspheric intraocular lenses. J Cataract Refract Surg. 2007, 33: 497-509.

35. Tabernero J, Piers P, Benito A, et al. Predicting the optical performance of eyes implanted with IOLs to correct spherical aberration. Invest Ophthalmol Vis Sci. 2006, 47: 4651-8.

36. Franchini A. Comparative assessment of contrast with spherical and aspherical intraocular lenses. J Cataract Refract Surg. 2006, 32: 1307-1319.

37. Martin RG, Sanders DR. A comparison of higher order aberrations following implantation of four foldable intraocular lens designs. J Refract Surg. 2005, 21: 716-21.

38. Weinand F, Jung A, Stein A, et al. Rotational stability of a single-piece hydrophobic acrylic intraocular lens: new method for high-precision rotation control. J Cataract Refract Surg. 2007, 33: 800-3.

39. Werner L, Olson RJ, Mamalis N. New technology IOL optics. Ophthalmol Clin North Am. 2006, 19: 469-83.

40. De Silva DJ, Ramkissoon YD, Bloom PA. Evaluation of a toric intraocular lens with a Z-haptic. J Cataract Refract Surg. 2006, 32: 1492-8.

第二章
白内障手术并发症

第一节　术中并发症

一、与切口有关的并发症

目前白内障手术的切口大多邻近角巩膜缘之前或之后。按位置不同,可分为透明角膜切口、角巩膜缘切口和巩膜切口;按切口截面的形态不同,可分为双平面切口(先垂直后斜行)、三平面阶梯切口(浅 1/2 层垂直,深 1/2 层与角膜面呈 120°)和四平面的巩膜瓣切口;按大小不同,可分为大切口(用于囊外摘除或囊内摘除)和小切口(用于超声乳化摘除、晶状体吸除或手法切核囊外摘除)。

(一)切口位置不当

切口位置不当所引起的并发症多与内切口位置也就是切口进入前房的位置有关。内切口的理想位置应在小梁网与角膜前弹力层之间。

1. 内切口太靠后　原因有做板层垂直切口时太深,再穿刺入前房就会过早进入前房;做穿刺动作时角度过于垂直;做超声乳化切口时,隧道过短。内切口太靠后,可导致术中虹膜脱出,器械和人工晶状体等进入前房困难;器械进入前房时,容易损伤虹膜,造成术中出血、瞳孔缩小、虹膜色素脱落甚至虹膜根部离断以及术后炎症反应加剧;在超声乳化术中,还可导致切口的阀门自闭功能消失引起术后切口渗漏;另外,切口过于靠后,还会造成小梁网组织损伤和术后发生房角粘连。

2. 内切口太靠前　原因有板层垂直切口太浅;选择位置过于靠近角膜中心;超声乳化切口的隧道过长等。内切口太靠前,器械或人工晶状体进入前房时,易碰伤角膜内皮或撕脱角膜后弹力层;器械在眼内操作时,如超声乳化手柄在乳化时会出现角膜内皮皱褶,影响手术视野的观察。过长的角膜隧道或切口过于靠近角膜中心,一则增加手术操作难度,二则造成手术源性散光。

(二)切口大小不当

1. 切口过大　术中容易引起渗漏,造成浅前房。超声乳化术中会造成前房不稳,甚至前房涌动,出现后囊膜破裂、玻璃体脱出等一系列并发症。

2. 切口过小　不利于娩出晶状体核和植入人工晶状体;在超声乳化手术中,过小的切口还会使器械操作受到限制,引起角膜牵拉性皱褶,影响手术能见性;器械强行进出过小切口会造成角膜后弹力层脱离;切口过紧还会压迫超声乳化手柄的硅胶套管,妨碍灌注液的流出,引起切口的灼伤。

如果因切口原因产生的渗漏、浅前房等并发症,可在切口处缝 1 针,或用镊子关闭部分切口,以防止灌注液过多漏出。若术毕时切口渗漏,可加缝 1 针,确保切口的密闭性。

(三)切口深浅不当

1. 切口太浅　过薄的外板层在器械进出前房时容易撕裂或失去张力而渗漏。

2. 切口过深　容易损伤睫状体和深层血管。切口过深,内板层过薄,也会因器械进出而失去张力导致渗漏。

(四)超声乳化隧道切口长短不当

1. 隧道过短　会使自闭切口的阀门功能减弱而影响术后切口的自闭。

2. 隧道过长　在操作时易产生角膜皱褶影响观察,尤其是切口对应处的操作,如上方撕囊和吸除上方皮质时困难,易引起后囊破裂。同时,隧道过长,内切口也相应靠前,易引起前述的相应并发症。

(五)切口不平整

刀刃不锋利,切口断面粗糙,可影响切口的对合及愈合,减弱切口的自闭功能,并导致较大的术后角膜散光。隧道内切口不规整,器械进出切口易产生后弹力层脱离,术后内切口处可出现明显的绒状瘢痕。

(六)切口灼伤

这一并发症见于透明角膜切口的超声乳化手术。原因有以下几种:

1．切口过小　太小的切口妨碍了超声乳化针头的来回移动，热量从针头通过被卡住的硅胶管传递到切口。

2．切口隧道过长　硅胶套管卡在隧道中，使灌注液体流，从而使超声乳化产生的热量灼伤切口。

3．超声乳化针头方向太垂直　由于部分患者眼窝较深，术者又选择了上方切口，术者势必翘起手柄使针头向下。长时间这样操作会使切口上唇压迫硅胶套管，可造成切口上唇灼伤。

4．过长时间的能量释放　此时针头与硅胶套管之间的灌注液不足冷却以抵消针头产生的热量。

5．黏弹剂的阻塞作用　前房内注入的黏弹剂可能在低抽吸和低负压的情况下阻塞切口和手柄的灌注孔，从而减少液体在前房内的循环，减弱灌注液的冷却作用。

切口一旦发生灼伤，术中立即可见切口豁开，严重者呈鱼嘴状，有时可伴有角膜内皮损伤和虹膜损伤。术后患者可感到明显的异物感，持续时间较长，此为切口外唇纤维化增生所致。远期的主要表现为明显的角膜散光，产生在切口子午线，上方切口为顺规性散光，颞侧切口为逆规性散光。散光程度取决于灼伤收缩的程度。

如果因切口原因产生的渗漏、浅前房等并发症，可在切口处缝1针，或用镊子关闭部分切口，以防止灌注液过多漏出。若术毕时切口渗漏，可加缝1针，确保切口的密闭性。若产生后弹力层脱离，应首选气泡注入法使后弹力层复位，SF_6气体因其在眼内留存时间长而好于空气泡。黏弹剂注入法术后可能产生高眼压，而且不具有体位调节的作用。对于特大面积的后弹力层脱离，可用黏弹剂复位后，再用10-0尼龙缝线加以缝合。如果切口发生灼伤，根据切口渗漏情况决定是否间断缝合。如果是鱼嘴样灼伤，哪怕不渗漏，也最好予以间断缝合，以使切口平整从而减少术后异物感。如果豁口太大，不一定要前后唇完全对合后缝合，可将前唇与下面的角膜组织直接缝合以减少散光。

（七）后弹力层脱离

后弹力层是角膜内皮的基底膜，周边终止于Schwalbe线，其与基质层之间仅有疏松的连接，有产生脱离的潜在解剖因素存在。手术中由于切口过小、内切口不平整、器械进入前房的角度不当，或合并青光眼、葡萄膜炎、糖尿病患者自身病理改变，可导致后弹力层脱离。

及时发现角膜后弹力层分离是关键。手术操作过程中，要密切注意观察切口的部位，并正确区分后弹力层与晶状体囊膜。术中角膜后弹力层脱离可见内切口的前面，有一类似囊膜样的透明膜状物，蒂部与角膜内层相连，贴附于角膜内皮反折至前房，可随灌注液漂动。脱离范围较大时，整片膜挂下接触虹膜，在显微镜下常可以看到被撕裂的后弹力层边缘为一折光线。鉴别脱离的后弹力膜或是残留的晶状体囊膜是处理此并发症的关键。如果是因撕囊口不完整而残留的晶状体前囊膜，则用撕囊镊夹住，当镊子牵拉时瞳孔缘受到牵动，而后弹力膜无此现象。如果撕囊口完整，膜卷曲且透明度高且有蒂与内切处有连接而与囊袋无关时可确认为后弹力膜。后弹力膜与前囊膜不同之处的另一点是：被撕开的后弹力膜紧贴角膜内皮层，在撕缘有白色线样混浊。

一旦发现角膜后弹力层部分脱离，应尽量避开在脱离部位操作，立即从远离分离的方向向前房注入黏弹剂，将后弹力层展平复位。角膜后弹力膜脱离如限于切口处，无临床意义，一般认为<1mm以下的脱离多能自行恢复无需处理。若为小范围轻度脱离，由于后弹力层自身抵抗力较强且损伤后能再生，术毕可注射空气以增加前房深度，靠眼内的空气压力推其向前，和基质层贴附。若脱离范围较大，脱离面积>1/3角膜面积或脱离部位的基底部窄者，采用前房单纯注气/黏弹剂法治疗的同时行角膜缝线固定。在裂隙灯或UBM引导明确定位后弹力层脱位范围，利用消毒空气或黏弹剂使其复位后，用10-0尼龙线做放射状缝合，角膜中央保留直径3～5mm透明光学区。10-0尼龙线进针与出针方向尽量与角膜面垂直，缝线松紧应适宜。根据角膜后弹力层脱离的范围和形状，决定缝针的数量。手术结束前再注射消毒空气/长效气体或黏弹剂，通过前房的形成和眼内压略高于正常，均可达到复位的目的并获得满意的效果。一旦角膜后弹力层脱离诊断明确，建议早期（<2周）手术。但因角膜内皮细胞的营养主要来自房水，后弹力膜脱离较长时间内皮细胞仍具有活性，故角膜后弹力层脱离无论时间长短，一定要积极手术治疗。

二、与虹膜有关的并发症

（一）术中小瞳孔

无论何种白内障摘除方式，都要求术前准备时将瞳孔充分散大。但因为患者的瞳孔本身开大情况及对散瞳剂的反应变异较大，术前难以估计术中瞳孔的开大程度。此外，由于术前散瞳不充分或时间过久、手术时间过长、术中机械或化学刺激等因素，有的患者术中瞳孔逐渐缩小。术中患者小瞳孔的发生率约占总数的1.5%左右。

术前局部点用非甾体类抗炎药，可减小术中瞳孔缩小的发生率及程度；良好的球后阻滞麻醉，有助于瞳孔充分散大；术中操作尽量轻巧，避免手术器械刺激虹膜以及虹膜从切口脱出，保持深前房，可避免术中瞳孔缩小。术中发现瞳孔缩小时，可以1:1000的肾上腺素平衡盐溶液作前房灌注。若无效，可采用黏弹剂填充前房。对于病理性或顽固性小瞳孔者，可行瞳孔扩大术或借助虹膜牵拉器、瞳孔扩张器等辅助器械完成手术。

（二）术中虹膜松弛综合征

某些患者在术中可出现松弛的虹膜随着眼内灌注压的波动而反复起伏颤动的现象。同时伴有进行性的瞳孔缩小和虹膜脱出。这三点特殊的体征被称为术中虹膜松弛综合征（intraoperative floppy iris syndrome，IFIS）。研究表明此征与服用α受体拮抗剂如坦洛新等有关，虹膜的这种异常状态是瞳孔开大肌功能障碍的结果。在前房液流作用下，瞳孔括约肌收缩，松弛的虹膜表面出现震颤。这类患者发生后囊破裂，悬韧带离断和术中小瞳孔的比例较高。根据术中虹膜松弛综合征严重程度分为轻度（虹膜涌动），中度（虹膜涌动和术中瞳孔缩小）或重度（虹膜涌动，瞳孔缩小和虹膜脱出）。

术中虹膜松弛综合征治疗方案包括前房内注射肾上腺素、前房内注入黏弹剂、虹膜拉钩和瞳孔扩张环等，根据病情加以选择或者联合使用来达到最大效果有利于术者处理该并发症。

1. 前房内注射肾上腺素　该方法安全，经济。1:4000肾上腺素在缓慢散大瞳孔同时，可以提高虹膜扩大肌张力，减少术中虹膜涌动以及脱出或瞳孔进一步缩小。

2. 黏弹剂　如果注入肾上腺素后瞳孔散大仍不够充分，可使用黏弹剂进一步机械扩大瞳孔。黏弹剂扩大瞳孔有利于撕囊，同时联合应用肾上腺素可以稳定虹膜，防止虹膜脱出。

3. 虹膜拉钩或瞳孔扩张环　对于术前瞳孔无法足够散大<5mm，建议术中采用虹膜拉钩或瞳孔扩张环（Malyugin环）。瞳孔扩张环（Malyugin环）夹住瞳孔缘虹膜后，将虹膜推至周边而形成一个6mm或7mm大小的更接近生理状态的圆瞳孔。建议撕囊前放置虹膜拉钩或瞳孔扩张环，如果在撕囊后放置虹膜拉钩或瞳孔扩张环，要特别注意瞳孔边缘位置，不要将钩端置于囊口后。此时可以将黏弹剂填充在虹膜和前囊膜之间，再放置拉钩。

（三）虹膜损伤

白内障手术中虹膜损伤可由各种原因引起，不同的手术方式所造成的损伤也有所不同。

1. 虹膜色素脱落　眼内器械或人工晶状体等摩擦虹膜前后表面导致色素颗粒脱落。过多的色素颗粒可加重术后炎症反应，沉积于小梁网还会引起眼压升高。手术中应尽量选择边缘光滑的手术器械和人工晶状体。操作时尽量避免摩擦虹膜。使用黏弹剂保护虹膜。如有色素颗粒脱落于前房，在术毕时，应尽量冲净所有的色素颗粒。

2. 虹膜根部离断　虹膜根部离断常常发生在扩大切口和器械进出前房时，同时还可能伴有前房积血和瞳孔缩小。利用黏弹剂加深前房并仔细操作能预防其发生。一旦发生，小于1个钟点范围可不作修补。达2个钟点范围以上的虹膜根部离断会出现视觉障碍或影响美观，应予修补。用10-0尼龙线穿过切口的前唇，带上少许离断的虹膜游离缘，再穿过切口的后唇结扎即可。视离断范围大小决定应缝的针数。

3. 虹膜脱出　术中发生虹膜自切口脱出的原因有：外力或患者自身的因素导致眼压升高、灌注液进入眼内的速度过快、切口不够密闭以及虹膜病变造成虹膜失去张力。反复的虹膜脱出可导致瞳孔缩小、虹膜色素脱落等。虹膜脱出的处理包括祛除使眼压升高的客观原因或用药物降低眼压；放慢灌注液的流速；切口加缝1针，在超声乳化手术中若必要时，可关闭切口择地另行。

4. 瞳孔缘损伤　在白内障囊内和囊外摘除时，瞳孔散大程度不够，而晶状体核较大，晶状体娩出时易导致瞳孔括约肌撕裂，其后果是术后瞳孔不能缩小。在超声乳化手术中，当瞳孔不够大及蠕动泵仪器的流量设置过高或文丘里泵的负压设置过高、或手术者操作不够熟练时，下方的虹膜容易被超声乳化头咬住。虹膜咬伤会引起术中瞳孔缩小使操作困难，释放的前列腺素会加重术后的炎症反应，损伤导致日后局部虹膜萎缩。如果损伤了虹膜血管可引起前房积血。术后的前房纤维素性渗出及虹膜后色素层撕脱还会导致瞳孔后粘连或瞳孔变形移位。主要的防范措施是充分散大瞳孔。

三、与撕囊相关的并发症

完整的环形撕囊有助于术者在囊袋内进行各项操作，并最终将人工晶状体植入囊袋——这一最佳的生理位置。环形撕囊是超声乳化白内障吸除术最基本也是最关键的手术步骤，也逐渐成为囊外白内障摘除术的常规步骤。环形撕囊并不要求一定是圆形的，关键是需要一个完整光滑的边缘。最理想的大小是撕囊口刚好覆盖人工晶状体的边缘，撕囊的直径最好为5～5.5mm。对于白内障囊外摘除手术病例，撕囊口要足够大，可以安全娩出晶状体核。

撕囊口过小，娩核前一定要将囊口撕到足够大；

若是超声乳化，再次撕囊可以在超声乳化前，也可在植入人工晶状体以后。扩大撕囊口，先用直的或弯的维纳斯剪或截囊针在8点钟或4点钟处的囊口边缘斜剪一刀形成一小瓣。再用撕囊镊抓住小瓣向相反方向撕囊，将囊口扩大至规范的大小。整个操作过程，采用高黏弹的黏弹物质非常重要。

撕囊口过大则可能涉及晶状体悬韧带的前端附着点，导致囊口进一步向周边扩大。一旦撕囊过程中出现放射状撕裂倾向，立即停止该方向的撕囊，对侧重做囊瓣和撕囊再在放射状撕裂处汇合，汇合处务必注意避免形成尖端指向周边囊袋的裂口。避免撕囊口过大的关键在于很好地控制撕囊方向，晶状体囊膜的张力以及它的双凸形状和悬韧带延伸至赤道部的倾向都会产生晶状体囊膜离心性的撕裂迅速延伸至赤道部。术中为了防止放射状撕裂，最重要的是采用高黏弹的透明质酸钠充填前房。黏弹剂可产生对玻璃体压的反作用力，使晶状体向下而减少悬韧带的张力。同时黏弹剂也可压平前囊膜减少囊膜撕向周边。如果裂口已到达赤道部，无法用其他方法挽回时，可采用开罐式截囊的方法完成未撕开部分的囊膜。虽然对于超声乳化手术，截囊法会给后面的劈核和瓣核操作带来一定的危险性，但耐心细致地操作也能取得成功，术毕也可植入折叠式人工晶状体，但如果患者为高龄老人，核又很硬，则建议改成囊外摘除术。

四、与超乳设备及灌注或吸引系统相关的并发症

1. 灌注不足 灌注管开关未开或超乳仪灌注开启阀失灵；灌注瓶太低，输液管上的莫非氏管位置与眼球平面之间的距离应在45～60cm为宜，即瓶的高度还要加上莫非氏管到瓶的距离；灌注管道不畅，输液管径太细，宜采用输血管道更好；灌注管破裂渗漏；灌注管与手柄连接处不密合渗漏；超乳针头的硅胶套破裂渗漏；切口太小，灌注断流；灌注液体用完而没有及时更换。

2. 吸引不足 超乳头或吸引管道堵塞，核碎块有时未被完全乳化，易在管道接口处发生堵塞而引起吸引不足，此时应把超乳针头从切口抽回，用消毒的三通管用大号针筒加压冲洗吸引管道；管道破损或手柄连接处过松；超乳仪的故障或错误设定，负压设定偏低或流量偏低，积液泵液体口超量（文丘里泵），仪器抽吸泵老化等都会产生吸引不足。

五、术 中 出 血

（一）前房积血
白内障术中前房积血的全身因素有凝血功能障碍

性疾病、心血管疾病、糖尿病或全身长期使用抗凝药物等，局部因素有虹膜损伤、虹膜新生血管破裂、切口处血液渗入或扩大切口时血管破裂。术中前房积血会影响术者的观察和操作。若出血得不到控制，术后会引起较严重的虹膜反应，如前房渗出、人工晶状体表面机化膜、瞳孔变形等，若合并高眼压还可造成角膜血染。

切口位置选择在巩膜时，应注意止血，并避开睫状前动脉的穿透点。超声乳化手术时一定要使巩膜隧道切口的内切口位于透明角膜内1mm以上，以便形成自闭瓣阀，使血液不能流入前房。选择透明角膜切口可防止切口出血。如果已经发生前房积血，可向前房内注入平衡盐溶液或黏弹剂，使眼压适当升高，起到止血的作用。出血量较多时可用低浓度的肾上腺素溶液冲洗前房，以促使破裂的血管收缩。

（二）暴发性脉络膜上腔出血
暴发性脉络膜上腔出血又称驱逐性出血，是内眼手术过程中最严重和最可怕的并发症。与脉络膜上腔出血或漏出不同的是，暴发性脉络膜上腔出血主要来源于睫状后动脉破裂。其特点是出人意料，突然发生，难于处理，预后不好。其发生率为0.05%～0.4%不等。小切口超声乳化术的发生率极大地低于大切口的囊内或囊外手术。

1. 临床表现 暴发性脉络膜上腔出血多发生在术中，也可以发生在术后。早期体征主要为眼压突然升高，虹膜前移，前房变浅，红光反射减弱，晶状体和玻璃体上涌，切口立即裂开，内容物流出眼外。严重者，随着晶状体和玻璃体脱出切口外，随之可见视网膜和脉络膜也一起涌向切口，并伴有红色血液。上述体征的发生可有快慢，同时患者往往会感到突然眼痛或伴烦躁不安。随着眼内压的升高，患者还可出现恶心、呕吐。

2. 相关因素 开放性手术如白内障、青光眼手术及穿透性角膜移植等，当切口打开后，眼内压突然下降是最主要的诱因。此时眼内血压和眼内压之比发生大幅度变化，致使血管壁内外压差增大，原有的脉络膜血管硬化、血管壁变性、坏死灶会突然爆裂出血，最常见于睫状后长或后短动脉。术中咳嗽、精神紧张、恶心、呕吐、屏气也是影响因素。其他相关因素有：高血压动脉硬化、糖尿病、血液病、术前高眼压、高度近视、术中后囊膜破裂伴玻璃体涌出、对侧眼术中眼内出血史、反复眼内手术史以及高龄患者。

3. 预防 由于暴发性脉络膜上腔出血一旦发生则凶多吉少，故预防措施十分重要。一般认为以下情况应引起注意：

（1）有眼内出血倾向者，术前不应使用阿司匹林或其他非甾体类抗炎药，尽可能采用超声乳化手术方式，切口尽可能采用透明角膜切口。

（2）高血压和糖尿病患者，血压和血糖应控制在手术要求的水平以下。

（3）高血压同时伴有心动过速的患者应进行心电监护，请麻醉师在术中尽可能降低心率和血压。

（4）尽可能在正常或较低眼压的情况下打开眼球。

（5）高度近视和多次眼内手术者，应引起足够重视。

（6）常备7-0进口缝线，必要时可迅速达到关闭切口的目的。

4. 处理　处理暴发性脉络膜上腔出血最关键的是要尽早注意到这种并发症的早期表现，如眼内压突然升高，前房变浅，眼内红光反射变暗等。一旦疑有此并发症发生，应采取果断措施，用7-0或更粗的线立即闭合切口。切口关闭后的高眼压有助于止血。嵌于切口处的组织应尽可能复位。前房可用气泡或黏弹剂恢复。一般轻型或逐步进展的病例往往可得到控制，部分病例可延期手术。重症病例，关闭切口后眼压持续上升，前房无法恢复，则酌情引流脉络膜上腔积血。方法是在颞下象限距角膜缘8～10mm处切开巩膜，如果部位准确，即可见红色液体从切口流出。如果未见血液流出，可缝合切口后选择其他位置，再在前房内注气或黏弹剂，促进视网膜和脉络膜复位，并起到压迫止血的作用。如遇眼内容物大量脱出，甚至包括视网膜脱出，也不要放弃关闭切口。现代的后段玻璃体视网膜手术的长足进步，可能会出现意想不到的奇迹，不仅能保住眼球，或许还能恢复一些视功能。

全身应用止血剂、高渗剂、降血压药物和镇静剂均有帮助。术后抗生素和肾上腺皮质激素的应用同所有其他内眼手术。

（三）脉络膜上腔出血或漏出

脉络膜漏出可伴或不伴脉络膜上腔出血，多发生于术中。脉络膜血管的漏出可以是脉络膜上腔出血的先兆。脉络膜血管的漏出最终嵌塞了分布于脉络膜的血管，引起血管破裂，导致脉络膜上腔出血，多源于脉络膜静脉。也有脉络膜血管自发性破裂的，多见于具有潜在的全身血管性疾病的患者。

典型的临床表现为虹膜核玻璃体向前隆起，常伴有眼底红光反射的改变。临床上单纯脉络膜漏出往往难以与脉络膜上腔出血相鉴别。

治疗包括迅速关闭切口。若能看见积血隆起的部位，用刀片在锯齿缘后作该象限的巩膜切开引流，同时提高眼内压以止血和驱出积血。若仍有残留积血，可考虑二期再次处理。

六、悬韧带离断

悬韧带离断有术前已发现的和术中因操作不当而导致的离断。术中操作不当导致的悬韧带离断可见于：①截囊时用力过猛，损伤悬韧带；②超乳头打槽时推核使悬韧带离断；③水分离不彻底，劈核、转核和吸皮质时容易误伤松弛的悬韧带。

一旦发现悬韧带断裂，术中操作要尽可能减少对病变区悬韧带的压迫和牵拉。合理使用黏弹剂，压住悬韧带损伤部位的玻璃体；彻底地水分离将晶状体核从囊袋分离，减少手术操作对剩余悬韧带的压迫和牵拉；植入人工晶状体时也要求尽可能一步到位，避免囊袋内旋转人工晶状体增加悬韧带负担。>90°的离断应常规考虑使用囊袋张力环。对于悬韧带断裂范围超过2个象限时，建议植入用Cionni设计的改良囊袋张力环（图5-137），它有固定的小孔在囊袋张力环的平面之上，术中可以缝合至睫状沟以固定囊袋在合适的位置，或待囊袋部分机化后进行Ⅱ期缝合。

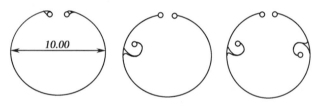

图5-137　改良囊袋张力环

七、后囊膜破裂

后囊膜破裂是白内障手术中常见的并发症，在大样本的统计中，发生率占2.4%～6.3%。可同时伴有悬韧带离断或玻璃体脱出。在囊外摘除术中的发生率略高于在超声乳化术中的发生率。在先天性后极性白内障、老年性白内障过熟期、核过硬的白内障、小瞳孔、高度近视等患者尤其容易发生。一旦发生，不仅会为后房型人工晶状体的植入和固定带来困难，而且可能引起玻璃体脱出、晶状体核或碎片掉入玻璃体腔等严重的术中并发症，视网膜脱离、黄斑囊样水肿、人工晶状体偏心、脱位等术后并发症的发生率也将增高。

后囊膜破裂可见于白内障囊外摘除术的水分离、圈核、皮质吸除和人工晶状体植入等步骤；在超声乳化手术中，撕囊、水分离、核的超声乳化、皮质清除和人工晶状体植入等步骤均可发生。以下几种情况是引起后囊膜破裂的主要原因：①撕囊口Ⅴ形裂口的延伸；②水分离或水分层时注水过多过猛；③超声头误伤后囊膜，如乳化软核是能量过大，或超声吸除最后一个核块时，前房涌动或者灌注液经悬韧带流入玻璃体引起后囊膜的前移；④抽吸 12 点位的皮质时误吸后囊膜；⑤抛光后囊膜；⑥操作不当情况下，劈核器、晶状体调位钩等各类器械或人工晶状体襻都可能直接损伤刺破后囊膜，甚至黏弹剂注射时，因注射针头滑脱也可造成后囊膜破裂。

后囊膜破裂重在预防。术前应充分散大瞳孔，降低眼压；术中使用黏弹剂，仔细操作，瞳孔仍不够大者可用瞳孔开大器帮助牵开瞳孔。术中一旦发现后囊膜破裂，应立即用黏弹剂填堵破口，以免核或碎片掉入玻璃体腔，同时减小前房灌注液体的流量，小心操作，注意避开破裂处，以免破口进一步扩大。若合并有玻璃体脱出，则按玻璃体脱出的原则处理。后囊破裂时的处理：①囊膜的破裂并不意味着玻璃体的脱出。所以，一旦怀疑后囊膜破裂时应停止工作，但不要立即从眼内退出器械，以免抽出器械时，由于玻璃体的压力使后囊膜破裂迅速加大和玻璃体脱出切口。此时，让助手从边孔注入黏弹剂，量刚好能使前房保持稳定即可，然后退出器械，再仔细思考并准备后面的处理步骤。②对于破口较大，残余核块较多的情况下，原则上不应该再使用任何带同轴灌注的器械。建议扩大切口，在黏弹剂保护下，圈套器娩出晶状体核。③干吸法吸除残余皮质：以黏弹剂维持前房，无灌注下吸除前房残留晶状体皮质。此方法的技术关键在于注吸头在吸除皮质时，将注吸头深埋于皮质中，造成吸孔的全堵，有效吸除残留皮质而避免吸走维持前房的黏弹剂。在干吸过程中注意不断补充黏弹剂维持前房，避免前房塌陷后，前后房压力不平衡，造成后囊膜撕裂口的进一步扩大，甚至玻璃体溢出。

八、玻璃体脱出

玻璃体脱出是白内障术中较为严重而且发生率较高的并发症之一。在大样本统计中，其发生率在 1.1%～4.5% 不等。

（一）玻璃体脱出的后果

术中一旦发生玻璃体脱出，若处理不当，可造成以下后果。

1. 后房型人工晶状体无法植入或植入后偏心、脱位。

2. 术后玻璃体与角膜接触，引起大泡样角膜病变。

3. 玻璃体嵌顿于切口内，使愈合延迟或愈合不良、虹膜脱出、角膜散光增加、上皮长入、眼内感染等。

4. 脱出的玻璃体机化牵拉，引起瞳孔上移、黄斑囊样水肿、黄斑皱褶、视网膜脱离等。

5. 术后反应加重，产生葡萄膜炎、玻璃体炎、玻璃体混浊、玻璃体膜形成。

6. 其他并发症如虹膜前黏、继发性青光眼、暴发性脉络膜上腔出血等的机会增多。

（二）玻璃体脱出的危险因素

下列因素可引起术中玻璃体脱出容易发生。

1. 巩膜硬度低的患者，如高度近视或年轻患者。

2. 眶静脉压力升高的患者，如颈项粗短、肥胖患者，慢性阻塞性呼吸系统疾病患者，充血性心力衰竭患者，精神焦虑和极度紧张的患者。

3. 高危的解剖结构如小睑裂、眼眶饱满、眼球突出的患者，特别是对侧眼曾发生过玻璃体脱出的患者。

4. 晶状体半脱位如 Marfan's 综合征或外伤引起的患者，或晶状体悬韧带小带脆弱者，如剥脱综合征、过熟期白内障、高龄患者。

5. 术中因素，如麻醉不充分或球后出血，开睑器或手术薄膜黏贴不当造成眶压增高，以及手术者操作不当。

（三）处理

一旦术中发现后囊膜破裂伴有玻璃体脱出，应立即减小灌注和吸引，以免大量液体进入玻璃体腔，造成玻璃体进一步脱出。用黏弹剂填充破口，一方面压回玻璃体，另一方面避免核或碎片掉入玻璃体腔。采用双通路前段玻璃体切除技术，即灌注针头和玻璃体切除器分两路进入前房。先切除前房内的玻璃体，若同时有晶状体悬韧带离断的，切除从切口到悬韧带离断处的玻璃体，以减少玻璃体张力，避免其向前涌动。然后将玻璃体切除器伸入后囊膜破口或悬韧带离断处之后切除玻璃体，使玻璃体形成一凹面。切割时应采用较低的抽吸力和较高的切割频率为宜。不具备玻璃体切除设备的，可采用三角棉签蘸取切口处的玻璃体后，Vennus 剪剪除的方法。瞳孔的复圆以及虹膜跟随性运动的消失是判断切口、房角处玻璃体已被切除的良好判断方法和标记性特征。

九、晶状体核落入玻璃体腔

晶状体后囊膜和玻璃体界膜破裂伴核落入玻璃体腔是白内障手术中最为棘手的并发症，一般发生率在 0.3%～1%。可见于囊外摘除的水分离核娩核以及超声乳化手术的水分离、转核、打槽、瓣核、劈核和乳化等过程中。落入玻璃体腔的晶状体核在术后会吸水膨胀，随即产生继发性青光眼和晶状体过敏性葡萄膜炎。远期的视力因黄斑囊样水肿而逐渐下降。

（一）临床表现

晶状体核落入玻璃体腔一般分为两种情况，处理方法有很大区别。

1. 核落入前玻璃体腔　核在前玻璃体的标志是显

微镜下能直接看见核并且器械能直接触碰到核。一旦发现核落入玻璃体腔应立即停止操作,在晶状体核下方注入黏弹剂将核稳定在原位,以免其继续下沉。若为超声乳化手术,应立即扩大切口,用圈套器圈出晶状体核后,部分关闭扩大的切口。采用前段玻璃体切除技术切除前房和囊袋及囊袋下方前段玻璃体,吸除囊袋内残留皮质。

2. 核落入后玻璃体腔 术中一旦发生核落入后玻璃体腔,当场行合适的手术方式取出获得的效果最好。但如果手术者的经验和现有的设备条件不具备,可仅清除前房及后囊膜破裂处的前段玻璃体和残留的皮质,关闭切口后送有条件的医院行进一步处理。一般一周内(最好1~3天)进行后段处理不会产生其他重大并发症。

(二)处理方法

处理晶状体核落入后玻璃体腔可采用借助重水或不借助重水的方法取出。

1. 借助重水的方法 采用常规的闭合式三切口后段玻璃体切割术式,在持续玻璃体腔灌注下,用光导纤维照明,彻底切除整个玻璃体腔内的玻璃体以避免术后的增殖性玻璃体视网膜病变的发生。如果是囊外摘除术式,在行玻璃体切除之前需先将白内障切口缝合。用注射器将高氟化碳注入玻璃体腔。高氟化碳是一种比平衡盐溶液重且不会与平衡盐溶液混合的液体,常用于玻璃体视网膜手术,俗称重水。抽取6ml重水后用钝针头经玻璃体切除切口缓慢注入玻璃体腔,使晶状体核浮起。核的取出有三种方法。

(1)后房取出法:缓慢注射重水,使晶状体核浮至虹膜的位置。此时可抽出光导纤维,改用手术显微镜的照明。当重水达切口位置时,停止注射。把灌注液的瓶高度降到比头位略高处灌注。用钉塞塞住光导纤维和玻璃体切除器进入眼内的切口。超乳头经原先的角膜或巩膜隧道切口进入把碎核块乳化。吸除囊袋周边的残留皮质。彻底清除残留晶状体组织后,取下巩膜切口钉塞,提高灌注瓶至医生头位的高度。把一笛针针头插入玻璃体腔,在光导纤维的照明下到达视盘上面的位置。通过灌注液的压力把重水通过笛针排出。待重水在后极留下1个小泡时改用针筒完全吸除。重水表面很有细小的晶状体碎屑,可以一并吸除。稍大者可改用玻切头切除。巩膜切口用6-0可吸收缝线缝合。降低灌注瓶的高度,使眼内压大致保持在2.394kPa(18mmHg)。

(2)玻璃体腔取出法:重水注入前的技术同上。注入重水时,只注入一半或2/3玻璃体腔。用后段超声粉碎针头通过巩膜穿刺切口进入玻璃体腔。在光导

纤维的照明下对核进行乳化吸除。光导纤维头可作为第二器械辅助固定核直至核粉碎完毕;取出重水。

(3)原切口取出法:如果核大而硬,估计超声粉碎需花费过长时间,或因设备关系可作原切口取出法。先用重水把晶状体碎核浮至后房的位置,把白内障切口开放并扩大到足以娩出核的大小,前房内注入黏弹剂,用镊子或圈套器取出晶状体核。此时不需光导纤维,采用手术显微镜的照明。大块的核取出后,即缝合切口,用玻璃体切除器清除残留的核碎片、晶状体皮质及玻璃体。取出重水。

2. 不借助重水的方法 在重水帮助下取出落入玻璃体腔的晶状体核的优点是较为安全,但重水的注入和取出繁复,且重水本身价格较贵。手术者若同时具有玻璃体视网膜手术和超声乳化手术的丰富经验,可以不借助重水进行玻璃体切除联合玻璃体腔内晶状体核超声粉碎手术。常规闭合式三切口玻璃体切割术彻底切除玻璃体。拔出玻切头,改用后段超声粉碎针头插入巩膜穿刺切口。超声粉碎的能量根据核硬度设定,负压设15.96~19.95kPa(120~150mmHg),灌注瓶高度在40cm以上。超声粉碎仪应选择具有双线控制的设备,即负压和超声粉碎能够通过脚踏板分别控制。在光导纤维的照明下,把超声粉碎针头移到晶状体核上方2mm左右。慢慢加大负压使核离开视网膜而被吸在超声粉碎针头上。当晶状体核被吸住后,慢慢抽回针头,拖至玻璃体腔的中央,加大负压使核块固定。粉碎晶状体核。有时能量过大时,晶状体核会重新脱落至视网膜表面,光导纤维头可作为第二器械辅助固定核直至核粉碎完毕。远离视网膜采用负压吸引清除细小碎片。6-0可吸收缝线关闭巩膜三切口。

十、术中浅前房或无前房

(一)术中操作性浅前房

术中眼压和前房的维持依靠灌注瓶高度、流量、负压设定值、切口渗漏程度,和有否浪涌等因素间的平衡,任一变量的变化都可导致前房变浅。术中浅前房增加了后囊破裂和角膜内皮损伤的机会。操作不当引起的浅前房主要见于以下五种情况。

1. 主切口和侧切口与插入器械的密闭度不良。隧道太短切口过大造成切口处渗漏。或术者手术操作有误,对手术切口后唇的压迫造成切口大量渗漏,前房塌陷。

2. 瓶高不够或输液管太细,造成进入眼内的液体量不能和流出的量平衡。

3. 超声头或I/A头没有被相应的核块和皮质覆盖,造成了空超和空吸,大量眼内液体可经超声和I/A

手柄流出球外。发生这种情况时，应恢复到灌注挡，调整超声头或 I/A 头与核块或皮质间的贴合度，建立有效负压后再行超声和抽吸。

4. 当阻塞超乳针头的核碎片被高负压吸除，堵塞突然消失时，在高负压下，前房液体将大量迅速流入超乳针头，有效负压的突然消失会导致前房浪涌。

5. 水分离可造成操作性囊袋阻滞综合征，导致前房变浅。撕囊口较小时如在一点做过多的水分离，可能会导致囊袋扩张，前房变浅眼压升高。此时需轻压晶状体核让在囊袋内的液体回流到前房。

对上述情况加以注意，操作性的浅前房是可以避免的。

（二）术中病理性的浅前房

术中病理性浅前房可分为术前已存在的浅前房和术中出现的浅前房两种。前者主要见于闭角型青光眼或小梁手术后、高度远视、小眼球和相对前节小眼球（relative anterior micro-ophthalmia，RAM）等前节拥挤的状态。后者主要见于术中因玻璃体压力的升高而导致的虹膜晶状体隔的前移。这一种情况又可分为相对和绝对的正压升高。玻璃体的相对正压状态主要是见于灌注压不够、主切口和侧切口过大出现渗漏而造成的前房压力过低。玻璃体的绝对压力升高见于脉络膜下腔的出血和灌注错向综合征。有学者认为后者是由于后囊周边有破口或者悬韧带有部分断裂，液体流向囊后间隙，玻璃体压力的增加又进一步使后囊前移导致前房消失，也有学者认为为睫状体环阻滞所致。如因脉络膜出血造成的实质性占位，显微镜下往往有相应的改变，术中眼底或 B 超检查可以明确诊断，应立即停止手术，关闭手术切口，必要时做后巩膜切开放血。如因灌注错向，黏弹剂的注入大多可以使前房恢复，若前房仍无法恢复可考术中静脉滴注 20% 甘露醇或玻璃体腔抽吸术，对于已完成白内障摘除手术患者，也可暂时关闭手术切口，次日再行Ⅱ期人工晶状体植入术。脉络膜下腔的出血和灌注错向综合征是两类不同的术中浅前房，需要细致观察区别对待。

（姚 克）

第二节 术后早期并发症

一、角 膜 水 肿

（一）症状和体征

白内障术后的角膜水肿（corneal edema）可以发生于角膜各层组织。

角膜水肿的患者主诉为视力减退和异物感，上皮水肿继发不规则散光而引起视力减退。上皮水肿越严重，这两项主诉就越明显。轻度上皮水肿的临床诊断比较困难，荧光素角膜染色检查有助于诊断。角膜水肿仅限于上皮时，裂隙灯检查透照光衬托下可发现有细微的水肿上皮形成小泡。多个小泡可以连成一片，可以局限于部分角膜也可形成全角膜弥漫性上皮水肿，形成毛玻璃样混浊。高渗剂可以脱去上皮水分，角膜再次清亮，方便内眼检查。上皮水肿常在数天或数周后消退，严重的角膜上皮水肿通常与基质水肿相伴，上皮下水肿液体积聚可以形成角膜大泡，成为大泡性角膜病变。大泡破溃后可引起明显的刺激症状，上皮愈合后症状减轻。

角膜基质水肿可用角膜厚度计测定。正常人角膜的平均厚度为 0.53mm，角膜厚度 >0.65mm 提示有基质水肿。基质水肿可以局限于部分角膜，以切口附近最为常见，严重者也可形成全角膜基质弥漫性水肿，外观呈半透明灰白色或略带黄色。基质水肿提示有比较严重的内皮功能损害。

角膜内皮水肿在裂隙灯下很难看到，偶尔可以见到局限的后表面混浊斑块，为局限角膜内皮水肿，数天后消退。透照检查可以发现较大面积内皮缺损部位后弹力层明显皱褶，局部角膜基质水肿较为明显。

前后弹力膜水肿表现为皱褶，通常不显示出混浊。

（二）手术后角膜水肿危险因素

白内障手术后早期角膜水肿决定于多种损伤因素，例如先前存在的疾病、机械性手术创伤、化学性损伤因素、术后炎症、所植入人工晶状体的类型和其他因素。

1. 先前存在的角膜疾病 先前存在的引起内皮细胞损失和功能损害的疾病和因素有：

（1）Fuchs 角膜营养不良。

（2）虹膜角膜内皮综合征。

（3）曾接受内眼手术，浅前房。

（4）眼内压升高、急性闭角型青光眼发作。

（5）糖尿病患者中，即使角膜内皮细胞数目正常，大多有内皮细胞功能异常。

（6）慢性虹膜炎患者，其角膜内皮细胞数目和功能多有异常。

（7）高速物体撞击引起的角膜顿挫伤，角膜内皮细胞数目也会有较多损失。

一般来说，术前内皮细胞计数 <1000/mm²，角膜厚度 >0.65mm，内皮点状小泡或色素斑，是角膜储备能力减低的早期征象。根据检查结果，医生能更好地向患者解释术后角膜失代偿的危险性。术者应具有熟练的手术技术。

2. 机械性手术创伤 现代手术囊外摘除或超声乳

化手术后内皮细胞损失率在 7%～20%，因此通常术后第二天角膜是透明清亮的，看不出明显水肿。术后早期出现的角膜水肿，与手术操作所致的内皮细胞脱失程度有直接关系。术前角膜内皮显微镜检查有助于预后判断。对角膜内皮损伤状况做最后评价，至少要在术后 3 个月。

通常认为在各种白内障手术中内皮细胞损伤程度，囊内摘除最轻，囊外摘除次之，超声乳化吸出最重。Sugar 等报告囊内摘除时内皮细胞脱失为 14.9%，晶状体乳化后内皮细胞脱失为 33%，两者具有统计学意义。随着角膜内皮显微镜的广泛应用和白内障囊外摘除术及后房晶状体超声乳化术技术成熟和普及，角膜内皮细胞脱失有所改善。但不同医生的操作对内皮细胞的损害程度有显著性差异。

囊内摘除和囊外摘除术中，内皮细胞损伤主要由于完整晶状体或晶状体核与切口内侧的角膜内皮直接摩擦损伤，切口较小，过度向上抬起晶状体摩擦角膜内表面，是最常见的损伤方式。角膜水肿常呈线状，局限于切口附近。这种水肿轻重不一，轻者术后 3～5 天消退，重者可能持续数月。

做晶状体超声乳化时，超声探头的能量、持续超声时间、超声乳化的位置和角膜内皮表面的夹角与角膜内皮损伤有直接关系。超声探头与角膜后表面平行可以导致大面积的角膜内皮损失。位于后房内晶状体乳化术的内皮细胞脱失率明显低于前房内晶状体乳化术内皮细胞脱失率。

灌注液的流动冲击损伤。实验证明灌注液缓慢冲洗 10 分钟或灌注 500ml 液体，未见人和动物的角膜内皮有明显损害。但是高流量快速冲击角膜内皮可以引起内皮细胞减少。因此保持最少冲洗液体用量对角膜内皮有益。

空气损伤。在前房内的空气可损害角膜内皮。在晶状体乳化时，气泡对内皮细胞作用 15 分钟即可引起内皮细胞的部分脱失。因此，在晶状体乳化手术时，应尽可能的排出空气。

器械和人工晶状体直接碰撞损害角膜内皮可以引起局部角膜内皮脱落。使用黏弹剂后，这种操作损伤可以极大地减轻。

总之，机械性的内皮损伤是角膜水肿的主要因素之一，损伤范围局限，非持续性的。

3. 化学因素损伤 用不同的溶液灌注可引起不同程度的角膜水肿。用 0.9% 等渗生理盐水冲洗可发生明显肿胀，其次分别为乳酸林格氏液、平衡盐液、重碳酸盐林格氏液、BSS，BSS-plus 对角膜内皮的损害作用最小。

（1）防腐剂：任何一种常用的防腐剂或器械消毒剂，如硫柳汞、亚硫酸氢钠、氯化苯甲烃胺、戊二醛等均可杀死内皮细胞。戊二醛是目前最常用的器械消毒剂之一，微量进入前房即可引起严重的反应。通常表现为术后 1～2 天出现严重的角膜水肿增厚，前房内大量纤维蛋白渗出，虹膜水肿纹理消失，瞳孔缘色素脱失、外翻、瞳孔散大、失去收缩能力。因此，器械消毒应采用高压灭菌方式，不应使用化学浸泡方法。

前房内直接注射 1:1000 的肾上腺素扩瞳可造成严重的内皮损害；而稀释的肾上腺素（1:5000）或未加防腐剂的重酒石酸肾上腺素均不引起角膜内皮的损害。利多卡因中含有的防腐剂也会损伤内皮。

（2）缩瞳药：1% 乙酰胆碱（miochol）和 0.01% 的卡巴胆碱（miostat）缩瞳效果相同，但在人体角膜的体外灌注后，乙酰胆碱引起角膜内皮功能和超微结构的明显改变，卡巴胆碱对内皮细胞的毒性较低。在晶状体乳化术或白内障囊外摘除并植入人工晶状体后常规使用缩瞳剂时，在内皮细胞功能不明确的病例中应使用卡巴胆碱。

其他药物例如庆大霉素、妥布霉素等也会对内皮产生影响。

化学因素损伤是引起角膜水肿的另一主要因素，损伤范围广泛，程度轻重不一，恢复时间较长。

4. 血房水屏障破坏 持续性眼前节炎症是角膜内皮细胞受损害的原因之一。在早期植入的虹膜支撑型人工晶状体的患者中，晶状体类型和制作工艺也是内皮细胞进行性损害的原因之一。睫状沟固定人工晶状体眼、闭合襻前房型人工晶状体持续色素摩擦引发血房水屏障破坏后引起更明显的炎症，大量炎性细胞、炎性因子持续进入前房，患者会有持续性眼部疼痛不适，易疲劳。裂隙灯下可发现散在的浮游细胞及蛋白渗出。从而导致大量的内皮细胞脱失。当伴有黄斑囊样水肿、人工晶状体半脱位和浅前房时，内皮细胞的脱失更为明显。睫状肌麻痹剂可以减轻症状，滴肾上腺皮质激素眼药可以减轻炎症。手术后数月，血房水屏障逐步恢复，炎性因子减少，对内皮刺激逐渐减弱。增生性反应增强。

虹膜周边前粘连或玻璃体前粘连时，可出现进行性内皮细胞脱失、引起瞳孔进行性变形和外翻、角膜内表面纤维化、房角纤维化和青光眼。

5. 人工晶状体与角膜内皮接触 人工晶状体与角膜内皮接触可引起内皮细胞减少，与接触程度和强弱有关。直径偏小的前房型人工晶状体放在前房内，持续碰撞角膜周边内皮，引起内皮细胞脱落，术后发生周边角膜环形水肿，这些患者多半在术后几年内发生角膜失代偿。后房型人工晶状体不直接与角膜内皮接触，不会直接损伤内皮细胞。

（三）角膜水肿的治疗

术后早期的角膜水肿可给予肾上腺皮质激素滴眼剂治疗，轻度水肿多在数天内消失。中度水肿数周至3个月内消失。若术后3个月角膜水肿持续存在或有大泡病变出现，则发生角膜失代偿的可能性很大。应定期做内皮细胞检查。已发生角膜失代偿者，可做角膜内皮移植术。

二、术后浅前房

白内障人工晶状体植入后发生浅前房的原因主要是伤口渗漏、瞳孔阻滞、虹膜脱出前粘连，通常伴有眼压变化。

1. 切口渗漏 白内障人工晶状体植入后发生浅前房时，应特别注意发生的原因。最明显和最常见的病因是切口渗漏。切口渗漏与切口形状和位置有关。囊外摘除术中弧形切口过浅，缝合针距过宽过松可引起缝线间渗漏。隧道切口内切口过短，超声乳化针头发热对巩膜瓣的热损伤，延长了切口愈合时间，也可引起切口渗漏。颞侧角膜切口术后眨眼可能产生微切口渗漏。渗漏的房水偶尔可以在结膜下形成一个浅表性的囊泡。这些病患者的眼压相当低，荧光素稀释试验时可见伤口区向周围扩散的房水将荧光素冲开稀释（siedel 试验阳性）。单纯包扎多半可以恢复正常。也可以手术缝合切口。

长时间的伤口渗漏或严重炎症所致长期低眼压，可导致浆液性脉络膜脱离。当发生浆液性脱离时，前房变浅，眼压低，严重时可以发生脉络膜出血。

如果是出血性脉络膜脱离，在手术时发生脉络膜出血，手术后早期出血仍不止，则出现浅前房和高眼压。用间接眼底镜检查有助于诊断脉络膜脱离的类型。出血性脉络膜脱离是位于视网膜下的棕红色隆起，而浆液性脉络膜脱离则是棕色隆起，不带红色。B超也可区别两种类型脉络膜脱离。出血性者脉络膜上腔内有血细胞的较强回声，而浆液性者则无。

继发于重症色素膜炎或低眼压的脉络膜渗漏的治疗方法是：如有伤口渗漏，要关闭伤口。如果是原发性色素膜炎，则积极抗炎治疗。通常这种症状可逐渐自行消失。手术后早期，如果出现进行性脉络膜脱离，前房继续变浅，可以采用前房注射少量分散性黏弹剂恢复前房。

2. 瞳孔阻滞 后房型人工晶状体植入囊袋里已不作虹膜周边切除术。如果使用襻没有前倾角后房型人工晶状体，光学部分前拱也可以发生瞳孔阻滞。对于糖尿病性视网膜病变、有色素膜炎病史或术中有并发症的眼，术后容易形成瞳孔区纤维蛋白膜，发生瞳孔阻滞，随之发生虹膜膨隆和继发性房角关闭。出现这一并发症时，眼压很高，可以与伤口渗漏引起的浅前房低眼压相鉴别。在后囊不完整时植入前房型人工晶状体，如果没有做周边虹膜切除，也可能发生瞳孔阻滞性青光眼。消除瞳孔阻滞最好的方法是做至少2个周边虹膜切除术或 YAG 周边虹膜切开术。

3. 松弛虹膜脱出切口或前粘连 术后早期，虹膜可以从切口内脱出。如果切口是完全垂直的而不是阶梯形，尤其在切口对合不良的情况下，虹膜更易脱出。在取出晶状体核或注吸进程中，过度的摩擦通常使虹膜处于无张力松弛状态。此种现象在蓝色虹膜、假性剥脱、青光眼虹膜萎缩和老年人的眼更多见。嵌顿在切口内的虹膜逐渐萎缩，可能会形成一种类似青光眼虹膜嵌顿的滤过手术方式，术后长期低眼压。如果切口太深，而且损伤了虹膜，术后早期虹膜可能沿切口处的角膜内粘连。这种原因造成的术后浅前房通常不十分明显，但周边虹膜粘连继续发展，很容易继发高眼压。这种类型的浅前房多伴有瞳孔移位，引起视力损害。

另有报道小眼球在白内障手术后与脉络膜脱离和浅前房有关。

三、继发性青光眼

白内障术后早期继发性青光眼包括瞳孔阻滞青光眼、黏弹剂残留引起的青光眼、恶性青光眼。

（一）黏弹剂残留引起的青光眼

黏弹剂已经常规用于眼科手术中。常用的黏弹剂有透明质酸钠、硫酸软骨素、两者的混合物以及甲基纤维素。透明质酸钠从眼内全部排出要需7～14天。假如这些黏弹剂在术后未被完全清除，都可能阻塞小梁网孔，从而引起暂时性眼压急剧升高，如果小梁网已遭损害，即使是少量黏弹剂，也可使眼压升高。裂隙灯下房水运动停滞，血细胞色素颗粒悬浮在房水中都是残留黏弹剂的体征。

一旦怀疑黏弹剂残留，应当立即从辅助切口放出含有黏弹剂的黏稠房水，多半眼压立即降至正常，无需药物治疗。如果暂时不能做到上述治疗，口服降压药物通常可收到满意效果。假如先前有青光眼，估计视神经不能承受持续性高眼压，应静脉滴注甘露醇，以降低眼压。最好避免使用毛果芸香碱，因为它可导致眼内的炎症反应加剧，进一步损伤小梁流出功能。另外，患者也会感到非常疼痛。一般术后第3～5天，眼压将被控制。

（二）瞳孔阻滞

1. 原因　白内障术后早期发生瞳孔阻滞多见于以下情况：

（1）在没有联合虹膜切除或未完全穿透的周边虹膜切除的情况下，从后房流到前房的液体，被前房型或虹膜型人工晶状体阻滞，眼的阻滞进展使瞳孔间隙消失。

（2）人工晶状体旋转造成1或2个周边虹膜切口被阻塞或关闭。

（3）平面襻后房型人工晶状体，在未施行周边虹膜切除术的病例中，可因瞳孔夹持导致瞳孔阻滞。伤口出血形成的血凝块位于瞳孔和后房晶状体之上，引起虹膜晶状体粘连和瞳孔阻滞。因此，使用带角度襻的后房型人工晶状体，可不需要做周边虹膜切除。

（4）纤维性渗出物多见于色素膜炎、糖尿病、假体囊假性剥脱性皮炎的患者，以及在手术中过多的刺激和牵动虹膜。检查时可发现虹膜膨隆、周边浅前房，以及虹膜向前凸出或膨胀，眼压可轻微或明显地升高。

2. 瞳孔阻滞青光眼的处理　虹膜膨隆的形态应提示术者的注意，并着手检查伤口是否有渗漏以及测定眼压。确定虹膜切除口是否通畅，并确定人工晶状体支撑襻是否阻塞切除区，或在虹膜切除区内是否有玻璃体。假如伤口有渗漏，处理如前描述。假如伤口无渗漏，B超显示无脉络膜脱离时，应鉴别诊断瞳孔阻滞、虹膜玻璃体阻滞以及恶性青光眼。

虹膜玻璃体阻滞不同于瞳孔阻滞，前者是玻璃体前移，阻塞了患者的虹膜切除区域，并阻断房水从后房流入前房。

早期常用治疗方法是做YAG周边虹膜切除术。局部可用高渗剂将有助于角膜透明。虹膜切除术后1小时内前房通常加深。如果出现虹膜玻璃体阻滞，则前房不会变深。周边虹膜玻璃体面的治疗，同样可选用YAG激光。将激光瞄准周边虹膜切除的基底部，扩大周边虹膜切除，以及切断玻璃体界面。如果周边虹膜切除区是开放的话，前房加深。然后做前房角镜检查，如果存在虹膜周边前粘连，试用氩激光前房角成型术。方法如下：用中等能量氩激光，光斑直径为200～500μm光束经房角镜指向周边虹膜基底部，恰在虹膜周边前粘连的下面，使虹膜收缩牵拉，使之与小梁网分离。如果手术失败，可考虑手术分离前房角。做2个周边虹膜切除区。

在白内障手术中，虹膜周边切除是非常有效预防瞳孔阻滞的方法。为了安放前房型人工晶状体，应做2个周边虹膜切除。

植入与平面襻后房型人工晶状体时，为预防这些并发症的发生，要做周边虹膜切除术，切除位置可任选。

（三）恶性青光眼

又称睫状环阻滞性青光眼。可发生在白内障囊外摘除后的病患者。也可发生在白内障囊内摘除后的病例。其发病机制是晶状体或正常位置的人工晶状体的后囊膜向前脱出，与睫状突一起阻滞房水在晶状体囊周围的流动，使后房水直接进入玻璃体腔而不能到达前房所致。

手术后前房变浅伴眼压升高，这种情况最初看来很像瞳孔阻滞，但对前述的治疗无效。睫状体扁平部的玻璃体切除包括部分晶状体囊和悬韧带的切除和中央后囊切除玻璃体切除均能逆转阻滞性青光眼病程，产生一个房水向前流动的通道，完成这一步并不引起人工晶状体脱位。通常先做中心玻璃体切割减低眼压，然后用平衡盐液进一步加深前房，再把玻璃体切割头放到周边虹膜缺损后面，通过按压眼前部，能鉴别出人工晶状体的支撑襻和视区部。切除囊膜、悬韧带和虹膜。

（四）虹膜炎

如果炎性碎屑如角膜后沉淀物的确沉积在小梁网上，眼压升高。如果发生虹膜周边前粘连，能引起眼压显著升高，应首先处理虹膜炎，然后再处理眼压。换言之，应该使用睫状肌麻痹剂，如阿托品和东莨菪碱，局部应用肾上腺皮质激素以减轻炎症。在这种情况下，由于毛果芸香碱将加重虹膜反应，应禁忌使用。轻度升高的眼压多不用全身降眼压药处理，待炎症消退后眼压可恢复正常。

四、术后眼内出血

（一）前房内少量红细胞

白内障手术后不同时间发生前房积血的原因很多。

手术后第一天，通常是手术过程中或刚刚完成手术后来自于伤口的出血。偶尔出血来自虹膜，除有可能继发性眼压升高外，通常没有症状，或只有轻微视力下降。

手术后数天前房积血，患者主诉视力急剧下降，并有眼前黑影飘动。如果眼压升高，可以出现眼疼。此时经常出现类似有视网膜脱离的症状。裂隙灯检查时可以发现出血多来自伤口。这种前房积血的发病率与下列因素有关，伤口的位置（切口越靠后，出血就越多），烧灼数量（烧灼少，出血多），使用某些药物，如阿司匹林、Coumadin或其他抗凝剂，任何先前患有止血机制异常的疾病、眼外伤等。

另一个出血部位是虹膜，撕除切口瞳孔缘纤维膜可引起新生血管出血。分离虹膜粘连可引起粘连的新生血管出血。这些出血量较少,术中无法完全避免,术毕时增高眼压可减少出血量,有利于术后吸收。

处理方法是保守治疗,要求患者减少高强度活动。对于高眼压患者,有必要时可使用降压药。如果有虹膜粘连则使用睫状肌麻痹剂,并要求患者头高位睡眠。患者应该戴眼罩或保护镜。前房积血的患者常在3~5天内可以自行吸收,不影响以后的临床病程。

黏弹剂或液体过度扩张充盈前房,可引起虹膜根部撕裂、出血,出血多半沉积在周边房角内,数日内吸收。

有一些患者发生再次伤口出血。如果出血积存到瞳孔区,虹膜与人工晶状体粘连,眼压升高,出现明显的炎症反应。应使用睫状肌麻痹剂每两小时点眼一次或结膜下注射肾上腺皮质激素。严重影响视力时,早期可行激光治疗,散开血块。

如果出血扩展到玻璃体或发生在玻璃体的出血,需要考虑其他病因,特别是可以发生血影细胞性青光眼。

术后早期前房积血与人工晶状体无关。仰卧位时,少量出血可流到人工晶状体后囊间隙。称为囊袋内血肿。端坐位血细胞下沉形成积血平面。少量积血可行YAG激光后囊切开,将血细胞排放到玻璃体内,较多积血者应行冲洗手术吸除积血。如果晶状体悬韧带或后囊不完整,出血可流入玻璃体腔,引起玻璃体混浊,影响视力。在出血吸收前半卧位休息可减少出血向后部流动的机会。

(二)脉络膜出血

是一种少见但十分严重的手术并发症。多发生于术中。术后早期的脉络膜出血与下列因素有关:

1. 术中及术后长时间的低眼压状态,例如灌注不足、切口渗漏。

2. 眼内血管病变,例如血管组织变性、坏死、硬化,血管容易发生破裂而出血。

3. 高血压及动脉硬化,术中术后血压升高往往是出血的诱因。

由于全身高血压和局部低眼压导致血压与眼压差增大,增大了血管破裂出血的机会,最常发生于高度近视眼和青光眼手术病例中。

术后早期脉络膜出血发生较术中缓慢,患者可出现眼痛、视力下降,检查可发现眼压偏高血压偏高,如有切口渗漏存在,则前房较浅,眼压偏低。眼底镜下可见到出血部位有一局限性棕黑色隆起,位于鼻侧或颞侧象限。B超检查提示有脉络膜脱落和脉络膜上腔积血。

(三)治疗

1. 病因治疗,如有切口渗漏,应及时缝合伤口,恢复眼压。前房内注入少量黏弹剂充盈前房。

2. 给予全身药物治疗,控制血压在正常水平。给予止血剂减少出血。如果眼压<30mmHg,不宜过早给予全身降眼压药以免加重出血。给予少量镇静剂。

3. 在B超引导下位于脉络膜隆起最高点所在位置做巩膜切开手术排出积血。手术应尽早做。切口位于角膜缘后4~6mm,长约3~6mm,无晶状体眼可适当靠前,另在角膜缘作一个灌注用切口。较多的积血应建立玻璃体灌注,灌注瓶应至少在术眼平面上方1.2米以上,增大灌注瓶的压力。一边灌注一边排出积血,严禁向前房和玻璃体腔内注入空气。上浮的空气有可能阻塞位于前部的巩膜切开口。适当改变体位,让巩膜切口位于较低的位置有利于排出更多的积血。如果是第二次排出积血或是发生时间较晚可行闭合式玻切术。术后仍采用切口处于最低位的体位休息促进残余的积血排出。术后视力恢复的时间较长,应做耐心解释。

上述处理无效者十分少见,待眼球完全失去功能时可行眼球摘除术。

五、术后炎症反应

(一)血房水屏障破坏

炎症破坏血房水屏障时,可以用荧光素分子经血流进入的现象来探测。荧光素是一种十分敏感的示踪物质,以至它不能作为评估临床病变的指标。另外,荧光光度计测定值也常常不能与明确的临床异常相关联。慢性血房水屏障破坏日久,就会损伤角膜内皮。Miyake用荧光光度计方法证实,不植入人工晶状体单纯做白内障摘除术的眼球与固定在晶状体囊袋的后房型人工晶状体的眼球,两者血房水屏障破坏的程度相同。而睫状沟固定的后房型人工晶状体的眼球,其荧光素渗漏量高于固定在晶状体囊袋内后房型人工晶状体者,具有统计学意义。

目前已知虹膜和睫状体能合成前列腺素,而此类物质与血房水屏障破坏明显有关,特别是撞击虹膜就会引起前列腺素释放,阿司匹林可以抑制血房水屏障的破坏,已经证实某些非甾体类抗炎剂,作为准备手术眼的预先给药,可在手术过程中,瞳孔比未经预先用药眼的瞳孔开大20%。虹膜是一种游离组织,人工晶状体或玻璃体条索对虹膜的摩擦可损伤虹膜,这和实验性直接撞击虹膜形成的创伤相似。对存在这些问题的眼球,应该密切观察有无炎症和血房水屏障破坏的征象,尤其是人工晶状体眼晚期发生代偿失调方面,血房水屏障概念今后将会更为重要。

(二)人工晶状体沉着物

手术后随时均可能见到人工晶状体上有沉着物。沉着物可以是透明或色素性的,与角膜内皮沉着物相同。如果不伴有虹膜炎或黄斑囊样水肿，患者一般没有症状。在病理组织中，可看到多种细胞，最常见的为各种单核细胞群，包括淋巴细胞、巨噬细胞和组织细胞。其次为多核白细胞，再次为多核巨细胞、梭状细胞。Wolter 等注意到在每个手术成功的人工晶状体周围有透明反应膜形成，在 48 小时之内，自由游动的巨噬细胞即行增殖而且附着在人工晶状体上。然后这些细胞即转变为成纤维样细胞、上皮样细胞和各种不同阶段的巨细胞，这是人工晶状体表面的异物反应，这种长期而轻微的炎症反应，可以造成一些损害。放入囊袋内的人工晶状体可能更为有益。Bryan 等认为细胞被吸引到人工晶状体上，巨噬细胞反应展示了抗原的持续存在，巨噬细胞内的空泡，显示为吞噬了来自人工晶状体的物质。这些物质可能是表面的污染物或单分子物质。因此，此种反应可能是试图隔离这些物质。Wolter 等也指出在巨噬细胞内的空泡表示为充满着脂质。 临床上很难确定沉着物的细胞类型。

人工晶状体上沉着物的远期预后尚不清楚。但是，沉着物的持续存在，似乎是一种轻度炎症，可能有血房水屏障损坏。故局部可试用肾上腺皮质激素，开始每日四次，然后逐渐减量为每日一次或隔日一次。有条件者可用荧光光度测定法，有助于了解血—房水屏障的损害情况，另外应不断的作内皮显微镜镜面反射检查，以排除内皮细胞持久性损害。较多的细胞沉积则会影响视力，可以用 Nd∶YAG 激光做人工晶状体表面抛光术。

（三）眼前节毒性反应综合征(toxic anterior segment syndrome，TASS)

自 1949 年 Ridley 作了第一例人工晶状体植入术后，无菌性前房积脓(germfree hypopyon)就一直是重要问题。最初使用的消毒剂是溴化十六烷基三甲铵和氯化苯甲烃胺。这两种物质是含有铵基的化合物，可产生严重的术后反应，主要有前房积脓、表面纤维化物质及虹膜睫状体炎等。1958 年推荐使用氢氧化钠作为消毒剂。由于用氢氧化钠清洗人工晶状体表面时，出现人工晶状体的重碳酸钠污染，而继发前房积脓。1962 年使用紫外线消毒，但不久就发现紫外线照射降解 PMMA 的作用。1978 年 FDA 批准使用氧化乙烯用做消毒剂。但氧化乙烯对皮肤和眼有毒性，使用这种消毒方法的人工晶状体能增加炎症发生，并具有诱变及致癌作用和血液学副作用。Stark 等报道使用氧化乙烯消毒的人工晶状体术后炎性反应的发病率增高。氧化乙烯消毒的人工晶状体组（干包装）的眼中，无菌性前房积脓的发病率是 7%，氧化乙烯对活体细胞有极大的毒性，这种气体可穿透人工晶状体近 1～

2mm。为能够保证人工晶状体没有任何物质残留，应有足够的消毒后静态保存时间。手术时用盐水冲洗可减少人工晶状体中的残留量。

1992 年 Monson 等[1] 首次提出眼前节毒性反应综合征(toxic anterior segment syndrome，TASS)的概念。它是一种眼前节急性非感染性炎症，是眼前节手术的术后并发症，最常见于白内障术后。一般认为，TASS 是由进入前房的非感染性因素导致的术后无菌性炎症，包括术中使用的器械和药物等造成眼内组织的损伤。发生的原因包括眼内灌注液中的化学成分、pH 值、浓度或渗透压、变性的眼用耗材、黏弹性物质、眼用麻醉剂、抗生素因子、金属离子、防腐剂、添加剂、洗洁剂、消毒剂、高压蒸汽灭菌器中的水和水蒸气、细菌内毒素、氧化物的积存和残留以及人工晶状体的抛光和消毒、眼内器械的反复使用、药物载体等。

黏弹剂是一类引起无菌性前房积脓的物质。Rosen 等发现甲基纤维素有许多类型有机物粒子。这些主要是在医院内药房生产的制剂，试图减少手术时使用黏稠剂需要的费用。污染物范围由细小的分子到大的纤维，主要是由于所用的物质过滤很差。

透明质酸钠因来源不同，反应发生率也不同。由鸡冠中提取的透明质酸钠分子量大、质量好，严格的工艺保证了其中很少含有致炎因子。而采用细菌发酵法生产的透明质酸钠，分子量较低，其中内毒素等有害成分难以完全清除。提高浓度以达到临床所需的黏度之时，内毒素指标也随之超标。成为目前最常见的临床反应因素之一。大批量手术中发生多例无菌性前房积脓很容易被有经验的医生诊断。但大多数情况下，个例或少量手术时散发病例容易被忽视。许多病例被误诊为眼内感染。也有些病例被认为是由于人工晶状体反应。由于这种反应最终不会引起严重的后遗症，故常常不会引起人们的注意。现在人工晶状体的反应已很少见，黏弹剂引起的无菌性前房积脓应当格外留心。

1. 症状和体征 白内障摘除和人工晶状体植入术后 1 天内或几个星期后发生的前房积脓。无眼疼、略有或几乎没有充血及球结膜水肿、视力下降，裂隙灯检查发现前房积脓、玻璃体混浊、前房晶状体表面有色素沉着、前房及玻璃体穿刺做细菌培养阴性。

2. 鉴别诊断和治疗 当发现前房积脓和玻璃体反应时，应与感染性眼内炎相鉴别。后者重要的诊断依据是剧烈眼痛、眼睑球结膜高度水肿、混合充血。治疗原则是无论是否是感染性眼内炎，一律按感染处理，立即作前房和穿刺培养，全身给予抗生素。每小时点抗生素眼药和肾上腺皮质激素眼药。6～12 小时后重新检查患者，若炎症反应不再继续加重，部分积脓吸收，可诊断为无菌性前房积脓，继续使用肾上腺皮质激素治疗，不需作前房或玻璃体穿刺。如症状加重，渗出物增多，建议立即按感染性眼内炎处理。

（四）早期瞳孔膜

一般手术后 1～2 天即可发现瞳孔膜。膜为白色或乳白色，开始只遮盖部分瞳孔区，量多时可占据整个前房。主要成分是纤维蛋白，其中含有少量细胞。膜可以由初期产生的人工晶状体表面毒性物质所引起，也可由晶状体蛋白过敏、无菌性或感染性眼内炎引起。另外，手术损伤、瞳孔区凝血块都可引起瞳孔膜。早期治疗应局部使用肾上腺皮质激素药水滴眼，也可结膜下注射。如果此膜纯属炎症性质，积极的肾上腺皮质激素药物治疗通常都能解决问题。膜很快溶解吸收，如果吸收缓慢，来自虹膜的成纤维细胞将会沿着蛋白膜长入瞳孔，形成纤维性膜，限制瞳孔运动，遮挡视力。因此在治疗后期可加用中等强度的散瞳剂，例如 2.5% 去氧肾上腺素和 0.5% 托吡卡胺，活动瞳孔。不宜使用强力睫状肌麻痹剂，以免瞳孔过度散大，与囊膜形成牢固的粘连，造成人工晶状体夹持。如果是感染性炎症，应立即给予抗感染性治疗。

六、术后眼内炎

眼内炎是指眼球壁的一层或多层及相邻的眼内腔隙的感染性炎症。临床上指视网膜、脉络膜和玻璃体的潜在性破坏性炎症。白内障手术后眼内炎是一种严重的并发症。

（一）发病率

据报道白内障人工晶状体植入后细菌性眼内炎的发病率是 0.1%～0.31%。真菌性眼内炎最多是 0.062%，大量人工晶状体植入病例报道中极少发生眼内炎。

眼内使用溶液和材料增加了眼内感染的机会。人工晶状体、平衡盐液、黏弹剂都有可能受到污染。此外器械消毒剂和手术器械的污染也是眼内感染的主要来源。不容忽视的是有相当一些病例病原菌是位于结膜囊的条件致病菌。因此特别强调术前结膜囊的冲洗消毒和术前各种物品的严格灭菌。角膜切口手术眼内炎发生率有所增高，研究认为微切口渗漏是主要原因。

（二）病原菌

多为革兰氏阳性菌，占 90%。革兰氏阴性菌约占 7%，真菌约占 3%。表皮葡萄球菌最为常见，属弱致病菌，其余是金黄色葡萄球菌、革兰氏阴性菌、链球菌、铜绿假单胞菌和变形杆菌，是强致病菌。

（三）症状和体征

眼痛及头痛加剧，视力减退，眼分泌物增多，眼红、畏光。眼睑肿胀，角膜水肿，瞳孔对光反射减弱，房水细胞增多，前房内纤维蛋白渗出或前房积脓。视网膜出血或玻璃体内有团状浑浊。若眼内炎严重或产生了海绵窦炎，可伴有体温升高、恶心、嗜睡、瞳孔直接对光反射消失、角膜水肿、上睑下垂、眼球突出等。

（四）诊断

术眼一侧头痛或眼球钝痛，出现脓性分泌物提示存在毒性较大的微生物。一般眼内炎在术后 24～48 小时出现，但术后结膜下注射抗生素及糖皮质激素者，眼内炎常延至术后 2～5 天出现，对术后 24 小时或 48 小时疼痛加剧者，应考虑为毒性较大的微生物感染。真菌感染者可在术后 2～3 周发生眼内炎。75% 的感染者在外伤或术后 7 天内有明显的临床表现。

中华眼科学会眼科学分会白内障学组和中华医学会中华眼科杂志编辑委员会根据我国白内障术后眼内感染的现状，结合我国实际医疗情况，在日本和欧洲地区性治疗指南的基础上，经过认真、全面、充分的讨论，对我国白内障术后急性细菌性眼内炎的治疗原则及细节和关键部分达成了以下共识性意见，以供临床医师在处理白内障术后急性细菌性眼内炎时参考使用。

当发生白内障术后眼内炎时应采取的措施：①必须进行视力测定。②在确诊时必须鉴定致病菌联合药敏试验，最理想的是全部采集泪液、前房水（0.1～0.2ml）和玻璃体液（0.1～0.2ml），其中玻璃体液的细菌检出率最高。③进行眼前节照相、裂隙灯及 B 超检查，血液化验白细胞数、C 反应蛋白（CRP）等辅助检查。

在眼内炎治疗之前应首先确定眼内炎的性质，最有价值和最可靠的办法是眼内液微生物的培养。但前房抽吸液细菌培养阳性率要比玻璃体抽吸液培养阳性率低。当怀疑眼内炎时，作玻璃体抽吸液培养是必要的，但当房水培养阴性时，也不能排除眼内炎的可能。

（五）治疗

1. 药物治疗

（1）局部给药的药物配备方法：选用万古霉素（0.5g/瓶）、头孢他啶（1g/瓶）。从 50ml 的生理盐水瓶中吸取 5ml 用于溶解药物，得到溶解原液。用 45ml 生理盐水稀释 5ml 溶解原液（稀释 10 倍），得到溶解稀释液。其浓度为万古霉素（10mg/ml）、头孢他啶（20mg/ml）。

（2）临床应用：吸入 1ml 注射器中，各 0.1ml 玻璃体内注射；吸入 1ml 注射器中，各 0.1ml 前房注射；分别吸入 1ml 注射器中，各 1ml 加入 500ml 眼用平衡盐液（BSS）或其他眼用灌注液中，行前房灌洗、玻璃体内灌流；分装至滴眼瓶中，可用于滴眼；适量用于结膜下注射。

（3）玻璃体内注射：属早期疑似眼内感染病例或

在实施玻璃体手术前的初期治疗,不必连日给药,建议3天一次。目前治疗眼内炎最适合的玻璃体注射用药为:万古霉素1mg/0.1ml+头孢他啶2～2.25mg/0.1ml,或者万古霉素1～2mg/0.1ml+阿米卡星0.4mg/0.1ml。

1)玻璃体手术治疗:玻璃体切除结合眼内抗生素注射是首选方法。当出现玻璃体混浊时可以采用。手术时先采集前房水和玻璃体原液,做微生物培养,以明确诊断。手术清除眼内炎症坏死组织、微生物及炎症毒性产物,防止炎性膜形成,以减少玻璃体视网膜瘢痕形成及牵拉,使屈光间质清晰。手术完全切除感染的玻璃体,代之以黏度低的液体,使抗生素容易通过血液—玻璃体屏障;并增强了抗生素在玻璃体的浓度及其在眼内的弥散渗透。术中采用万古霉素加头孢他啶灌注液灌流。

2)人工晶状体的处理:许多学者认为没有必要摘除人工晶状体来控制感染。摘除人工晶状体或保留人工晶状体都不影响治疗和最后视力。如果不能很顺利地完成手术或有真菌性眼内炎时,可以有选择性地摘除人工晶状体。

2. 辅助疗法

(1)结膜下注射:建议1～2次/天,剂量为万古霉素5mg/0.5ml(*EVS中则为25mg/0.5ml)和头孢他啶10mg/0.5ml(*EVS中则为100mg/0.5ml)。

(2)眼水滴眼:滴眼5～8次/天,眼水制备依上述,浓度为万古霉素10mg/ml(*EVS中则为50mg/ml),头孢他啶20mg/ml,抗生素选择注意广谱、敏感、低毒和高角膜穿透性,或建议直接使用0.5%左氧氟沙星眼药水,睡前使用同类抗生素眼膏,散瞳药4～6次/天。自己制备的滴眼剂其有效性及安全性难以确定。因此,如制备后长时间(1周以上)不使用,应保存于阴凉处。

(3)静脉滴注和口服抗生素:大多数抗生素通过静脉滴注和口服很难渗透到玻璃体内,仅作为辅助疗法。静脉滴注首选万古霉素1.0g 2次/日+头孢他啶1.0g 3次/日。口服可选用左氧氟沙星100～200mg3次/日。待培养及药敏试验结果后进一步调整治疗方案。

(4)局部和全身应用肾上腺皮质激素类药物:建议采用0.4mg地塞米松(无防腐剂)玻璃体内注射,严重者泼尼松1mg/kg/d,成人50mg/顿服/日,或甲基泼尼松龙40mg/日静脉滴注。万古霉素加头孢他啶灌注液充分灌洗前房。灌洗后前房内注射抗生素,建议万古霉素1mg/0.1ml+头孢他啶2mg/0.1ml。

3. 注意事项 原则上结膜下注射、滴眼、静脉注射、内服为辅助疗法。临床实际应用中,应对照病情

属于治疗计划中何阶段,不断调整治疗方案。在治疗的各个阶段,除裂隙灯观察外,需结合B超判断病情。根据培养和药敏试验结果,适时调整用药方案。确诊为眼内炎后,基层医院眼科医师可先进行必要的处理,及时转上级医院进一步治疗。

4. 预防 三个主要因素与感染有关。首先是切口问题,包括明显的切口渗漏、切口裂开和缝线脱出、吸收缝线致使切口裂开、隐性滤泡。很明显,切口整齐、关闭良好,对预防眼内炎非常重要。与此有关的第二个问题是玻璃体脱失。残留的玻璃体纤维嵌顿在切口内可引起长时间的切口渗漏,增大微生物进入眼内的机会。第三个因素是结膜囊清洁与睫毛和睑缘的保护。采用稀碘伏冲洗结膜囊、无菌手术贴膜覆盖睑缘后感染的可能极大地减小。

(郝燕生)

第三节 术后中、晚期并发症

一、角膜水肿及失代偿

(一)病因学

术后,因角膜内皮损伤或丢失而发生角膜水肿比较常见。在大多数情况下,轻度病变可以自行恢复,但如果处理不当,或延误治疗可能会引起严重后果。因此,必须重视对手术后角膜水肿的观察和处理,即使是较轻的病例,也不应放松警惕。术后角膜水肿主要与下列因素有关。

1. 机械性损伤 术中机械性损伤被认为是术后角膜水肿的主要原因。产生机械性损伤的主要环节是截囊、超声乳化、劈核、冲洗皮质及植入晶状体等环节。非超声乳化白内障手术,由于手术器械及手术技巧不同,可能这种机械损伤的可能性更大,特别是技术不熟练者。手术器械造成的损伤集中在上方角膜内皮,故术后表现为上方角膜局限性水肿比较多见。术后第一天出现的条纹状角膜病变严重程度与手术所致内皮细胞丢失的数目直接相关。一般而言,如后弹力层皱褶少于4条,一般可于1天后恢复;而较重病例则可持续6～8周,尤其在糖尿病患者。至于严重病例,修复时间需要更长,在一些病例其病程甚至可迁延至数月。

2. 灌注液 灌注液引起角膜内皮损伤并不罕见,这一因素不容忽视。Edelhauser等研究不同灌注液对兔及猴眼角膜内皮的影响,结果发现以生理盐水灌注时,角膜以60～90μm/h的速度水肿,内皮细胞相互分离、广泛变性。若以乳酸林格氏液灌注,则角膜以37～40μm/h速度水肿,内皮显示慢性进行性变性。以平衡

盐液（BSS）灌注，角膜水肿速度为 24～31μm/h，其角膜变性只在 2 小时以后变得严重。而如若用含碳酸氢盐、还原型谷光甘肽和腺苷的林格氏液灌注，角膜厚度基本上不增加，直到 6 小时以后，角膜内皮才出现轻微的超微结构改变。很显然，平衡盐液比生理盐水和林格氏液为好，但不如谷光甘肽碳酸氢盐林格氏液。角膜水肿除与灌注液种类有关外，还与灌注时间和速度有关。灌注速度越快，时间越长，角膜内皮损伤程度越重。由灌注液引起的角膜水肿为均匀的全角膜水肿。在这里特别需要指出的是，在灌注液中添加任何成分，都可能会增加损伤角膜内皮的危险，临床应用中，应对收益和风险做充分的评估。

3. 超声能量　动力型超声乳化，强调超声能量要足够大。但超声能量越大，辐射范围越大，因此更易引起眼内组织损伤，特别是角膜内皮。已有足够的证据证明，超声能量过大、距角膜内皮过近和操作时间过长，是超声乳化术后发生角膜水肿乃至失代偿的主要原因。随超声乳化手术技术技巧精细水平的提高，特别是仪器设备的不断更新，超声能量释放相关的角膜内皮损伤，已经不多见，但仍然是初学者学习中十分需要注意克服的问题。

4. 化学因素　值得注意的是，有些抗生素即使是在允许范围的浓度，也可能会引起角膜内皮细胞结构和功能的损害。高浓度溶液，短时间内即可引起角膜厚度增加甚至导致内皮细胞死亡。Hull 等比较了 1:1000 肾上腺素、1:5000 肾上腺素、1:1000 不含防腐剂的肾上腺素酒石酸氢盐和 0.1% 酸性亚硫酸盐（肾上腺素溶液中的防腐剂）在兔眼角膜内皮灌注中的不同。结果表明，1:1000 肾上腺素引起的角膜内皮损伤，严重程度与酸性亚硫酸盐相同。1:5000 肾上腺素和无防腐剂的肾上腺素酒石酸氢盐不引起任何损害。

5. 其他原因　异物黏附于角膜内皮，有时也可以引起角膜水肿。棉纤维、浓缩的黏弹性物质比较多见。晶状体皮质及囊膜碎片如黏附于角膜内皮，可严重影响角膜内皮代谢，引起角膜水肿。后弹膜脱离如未予以复位，可引起术后持续角膜水肿。原有角膜内皮疾病，如 Fuchs 角膜营养不良等，这些疾病可单独或与其他因素共同作用引起角膜水肿。

角膜水肿主要表现为内皮细胞减少、角膜厚度增加、透明度下降；有时合并条纹状角膜病变（后弹力膜皱褶）。

（二）角膜水肿及失代偿

角膜水肿及失代偿是角膜内皮受到严重损伤，功能严重失调的表现。角膜失代偿时，角膜上皮层间及与前弹力膜之间形成大小不一的水泡，同时伴角膜基

质水肿。角膜水肿患者主诉视力下降，尤其是上午（清晨水肿）和异物感。视力下降是由于继发上皮水肿的不规则散光。这些主诉随上皮水肿程度加重而变明显。角膜水肿主要表现为内皮细胞减少、角膜厚度增加、透明度下降；有时合并条纹状角膜病变（后弹力膜皱褶）。角膜正常厚约 0.53mm，>0.65mm 提示微囊样水肿，>0.70mm 则为临床角膜水肿。早期角膜水肿仅局限于角膜上皮，像浅层点状角膜炎，而视力可急剧下降。角膜失代偿主要与下列因素有关：

1. 在高超生能量释放条件下长时间操作；
2. 术中机械、化学性损伤，引起大量内皮细胞丧失；
3. 成形玻璃体持续与角膜内皮接触；
4. 长时间或反复发作的重度虹膜炎；
5. 长期高眼压引起角膜内皮损伤；
6. 严重而广泛的虹膜前粘连。

角膜失代偿发生的速度虽有不同，但其转归是相同的：严重视力障碍，最终形成大泡性角膜病变（bullous keratopathy）。

（三）处理

在处理上，首先考虑病因治疗。单纯较轻的角膜水肿，一般可自行恢复，无需特殊治疗。角膜失代偿则比较复杂。如果玻璃体同角膜接触时间很短，角膜内皮计数及形态均正常，就应单纯行玻璃体切割，解除粘连，以保护角膜；如角膜状态很差，细胞计数接近临界值，就应同时考虑行穿透性角膜移植。如仅是单纯的玻璃体条索与角膜创口粘连，也可先以 YAG 激光试行切开。术中是否取出晶状体必须综合考虑，因为，有时取出晶状体所造成的损伤会使术后情况变得更糟。近年来的报告表明，角膜移植病例中有 90% 的患者术后角膜移植片清亮，其中 67%～80% 的患者获得较好视力。

二、术后炎症反应

术后炎症反应并非为超声乳化手术所特有。所有类型的白内障手术包括人工晶状体植入术，均经历了大致相同的手术过程，因此都面临术后炎症反应问题。

（一）虹膜炎症反应

因手术刺激，术后引起虹膜炎症反应，在临床上比较多见。炎症反应的程度与受刺激的程度、灌注液的种类等有关。临床上主要表现为房水混浊、浮游细胞、晶状体表面沉着物及薄膜形成。在极特殊情况下，可出现成形渗出并有前房积脓，这种情况在外伤性白内障术后二次人工晶状体植入时并不少见。

一个手术过程非常顺利的超声乳化手术，由于可

以最大限度地减少机械性刺激,所以术后几乎无明显炎症。然而,如果手术不顺利,甚至介入更多的补救性手术操作,则术后炎症反应可以很重。超声乳化手术后炎症反应的临床表现与一般白内障手术无异,其转归也大致相同。

伴随着炎症反应,尚有晶状体表面蛋白膜形成过程。Wolter(1985 年)认为,这是一种慢性炎症反应过程:人工晶状体植入后,引起单核细胞积聚在人工晶状体周围,并转变为巨噬细胞。巨噬细胞产生蛋白膜,同时部分巨噬细胞转变为成纤维细胞、上皮细胞、巨细胞等。含有这种细胞的蛋白膜最终将人工晶状体包绕。这种蛋白膜可见于各种类型的人工晶状体,是人眼对作为异物的人工晶状体反应过程的一部分。

(二)纤维蛋白渗出

是术后炎症反应的一种类型,以纤维蛋白膜形成为其特点。如膜致密而厚,将严重影响视力,此时需要作膜切开以恢复视力。其中部分虹膜与晶状体表面的粘连可于数周或数月后自然松解,而与残留的晶状体前囊间的粘连常为永久性。

(三)人工晶状体毒性综合征(toxic lens syndrome)

随着人工晶状体质量的提高,与人工晶状体直接有关的毒性反应极为少见。但作为一种临床现象,仍需加以认识。

人工晶状体毒性综合征最初由 Shepard(1980 年)和 Alpar(1982 年)加以描述。主要临床表现为:术后数天或数周,突然出现晶状体表面色素性沉着物,及无菌性前房积脓,同时伴有玻璃体混浊。通常眼不疼,充血和结膜水肿极轻。前房水和玻璃体细菌培养为阴性。偶尔伴头晕、头痛和血压增高。

人工晶状体毒性综合征与晶状体本身质量有关,据已发表资料主要有以下说法:

1. 环氧己烷(ethylene oxide,EO)消毒气体残留,特别是毒性更大的次产品,如 ethylene glycol(EO 加水)和 ethylene chlorohydrin(EO 和含氯化物溶液)更易引起毒性反应(Stark, et al, 1980)。

2. 由 EO 破坏的 Gram 阴性细菌所释放的热原,没有被充分洗除(Stark et al, 1980)。

3. EO 产生的静电吸附灰尘及其他颗粒,没有被氢氧化钠洗除(Stark et al, 1980)。

4. 抛光成分含有硅和铝,残留于干包装内(Meltzer, 1981)。

5. 致炎物质,如硅、铝、钡等自包装容器溢出(Meltzer, 1981)。

6. 湿包装晶状体表面化学变化(Ratner, 1981)。

7. 单体含量和释放取决于人工晶状体的质量,与其有关的证据是术后 14～16 天晶状体表面形成巨细胞沉着物(Turkish and Galin et al, 1980)。

8. 因手术创伤、及灌注刺激而产生的白细胞反应(亦称白细胞毒性)(Galin et al, 1977)。

9. 尼龙襻水解和剥落形成白细胞抗体产物,并刺激酶活性增强。这些酶激活的化学反应可使尼龙多聚体分解成可溶性小分子,甚至水解 PMMA 的酯侧链(Hessburg, 1980)。

10. 复杂的免疫学反应(Galin et al, 1980; Tuberviller et al, 1982)。

11. γ- 线照射引起平衡盐液内化学成分改变(Galin, 1980)。

12. 某些质量低劣的 PMMA 晶状体,其襻为含有毒性物质的 PMMA 铸压而成,可引起严重的反应。这种晶状体的襻不是纯净的 PMMA,而是含有其他物质,这很可能是产生毒性综合征的原因之一(Clayman, 1983)。

事实上,随着人工晶状体材料的严格控制和制作技术的不断提高,以及消毒条件的不断改善,这种与晶状体质量直接相关的并发症已极为少见。

(四)眼内炎

包括两种情况,一种是晶状体皮质过敏性眼内炎,一种是感染性眼内炎。

前者是由于术中残留大量皮质,或部分皮质及核坠入玻璃体腔所致。伴随着皮质的吸收过程,表现为典型的眼内炎征象:结膜水肿、混合充血;前房混浊,甚或积脓;玻璃体尘埃样混浊或可见蓬松的晶状体皮质残留。患者主诉持续或间歇性眼痛,肾上腺皮质激素可减轻症状和体征,但直到皮质完全吸收之前,很少有自行缓解和消退者。

白内障手术和人工晶状体植入术后感染性眼内炎是最严重的并发症之一。临床表现为突然发生眼球疼痛,结膜水肿、充血,并眼睑水肿;前房玻璃体内大量渗出,有时有前房积脓,病情发展急骤。如为毒力很强的病原菌感染(如铜绿假单胞菌),常于术后 2～3 天发病;如为毒力较弱的细菌(如表皮葡萄球菌),则症状可延迟出现。

同细菌性眼内炎相比,真菌感染发病较缓和,进展亦较慢,出现明显的临床症状约需 2～4 周。

术后眼内炎,同人工晶状体毒性综合征、晶状体过敏性葡萄膜炎及其他无菌性炎症在发病早期,很难在症状上加以鉴别。但后者对散瞳和局部应用肾上腺皮质激素反应迅速,可短期内明显好转。而前者大多为 48 小时后发病,伴明显的自觉症状,对散瞳和肾上腺皮质激素治疗反应较差。但对毒力较弱细菌引起的眼内炎很难用常规方法进行判断。因此有人建议，一旦怀疑术后眼内炎，即应警惕感染的可能；若局部应用肾上腺皮质激素24小时内炎症无减轻趋势，就应按细菌性眼内炎治疗，同时作前房穿刺取房水标本进行培养；对高度怀疑感染性眼内炎时，应作玻璃体切割并获标本进行培养。

一旦确定诊断，即应全身和局部应用足量广谱抗生素；必要时行玻璃体切割，同时向玻璃体腔内注射抗生素。

对于术后眼内炎重要的是预防。预防措施包括术前彻底清除睑缘炎、慢性泪囊炎等感染病灶；术前及术中切开眼球前抗生素彻底冲洗结膜囊；无菌透明塑料薄膜覆盖所有眼周围及额部皮肤；随时引流排出滞留于泪湖内的灌注液，以防止渗入眼内；注入眼内的空气必须经严格消毒，或经 0.20～0.22μm 微孔滤器；人工晶状体自包装容器内取出至植入眼内尽量缩短时间并减少中间环节；术后局部应用抗生素等。

随着手术技术的提高和消毒方法的改进，人工晶状体植入术后感染性炎症已很少发生。

三、术后囊膜混浊和后发障

由于术后囊袋内细胞增殖而致的囊膜混浊是白内障手术的最常见并发症。后囊膜混浊由于直接遮挡视轴区而降低中心视力。前囊膜的混浊可以造成几个不利的后果，包括人工晶状体偏心、囊膜皱缩综合征（囊膜嵌顿），医生检查眼底时部分或全部周边视野被遮挡。

减少术后细胞增殖的最重要因素是手术的质量，特别是皮质的清除。人工晶状体材料和设计也是影响囊膜混浊的重要因素。随着人工晶状体种类的不断增多，特别是折叠型人工晶状体的增多，了解它们与并发症的关系非常重要。

（一）后囊膜混浊

后囊膜混浊（posterior capsule opacification，PCO）是自白内障囊外摘除术开展早期就有的并发症，由 Ridley 在他的第一例人工晶状体植入术中报道。这种并发症，在对晶状体细胞和皮质清除的重要性认识还未清楚的早期人工晶状体手术中，是特别普遍和严重的。即使在20世纪90年代，这种 ECCE 合并后房型人工晶状体植入手术的并发症仍然是主要的临床问题，其发生率高达25%～50%。

从手术到后囊膜混浊发生的时间自术后3个月至4年不等。尽管 PCO 的原因是多因素的，但 PCO 的形成被认为与年龄相关。年龄大的患者 PCO 的发生率较低，年轻患者发生 PCO 的危险性非常大，以至于有

人认为，近乎所有的儿童患者在术后两年内都发生后囊膜混浊。

临床上，视力障碍程度并不总是与 PCO 程度成正比。许多患者通过裂隙灯检查证实有严重的 PCO，但其主诉很少或没有视力障碍，这些患者没有必要进行治疗；而另一些患者自觉症状严重，但仅有很轻的后囊膜混浊或牵拉性皱褶，这些患者则需要做后囊膜切开术。

现代白内障手术技术，已经明显地减少了这种并发症的发生。有资料表明，随着现代手术技术和人工晶状体材料的改进，使产生 PCO 而需行 Nd∶YAG 激光后囊膜切开术的比率，在进入21世纪时将降至10%～15%以下。

1. 发病机制（pathogenesis） 正常晶状体上皮细胞仅分布在晶状体前囊膜下至赤道及赤道弓部。是由单层柱状细胞组成，这些细胞被分成前中心带（与晶状体前囊相对应）和晶状体赤道弓（E 细胞）两个生物带。前者由单层扁平柱状细胞组成，这些无有丝分裂活性的上皮细胞处于静止期，其原形细胞（A 细胞）受刺激而增殖形成纤维组织，被 Font 和 Brownstein 称作假纤维化；而后者是 PCO 发生的最重要区域，在这个区域的细胞分化增殖的非常活跃，新晶状体纤维也不断地产生。

大多数临床病例的 PCO 是在白内障术后晶状体囊袋内残留的或新生的上皮细胞增殖而引起。但大多数典型的 PCO 是由后一种细胞增殖引起。后囊膜混浊一词其实是用词不当，并不是后囊膜本身混浊，而是增殖迁移的细胞在后囊膜上形成的不透明膜。其外观形似珍珠或纤维，或两种形态的结合。两种晶状体上皮细胞肿胀形成白色串珠，不透明的上皮串珠增殖和向后迁移的赤道上皮细胞（E）都可导致 PCO。前部上皮细胞（A）由于其原始型细胞的纤维化，是 PCO 纤维形成的原因之一。尽管生长的赤道部上皮细胞肿胀形成泡状，但其仍可纤维化而致 PCO 形成。E 细胞增殖可形成一 Soemmering's 环。这些增殖细胞还可迁移，越过视轴，形成后囊膜混浊。一个重要的临床特点是 Soemmering's 环在 PCO 之前发生。如果可以防止 Soemmering's 环的形成，PCO 将很少发生。基于这些原理，PCO 的预防的原则可分为两个方面：即努力清除残留的晶状体上皮细胞和皮质；如果有一些细胞残留，在人工晶状体光学区边缘部创建一生理屏障以阻止自赤道部生长的细胞到达视轴。

2. 减少后囊膜混浊发生的因素 减少后囊膜混浊发生的重要环节，是减少术后 PCO 前体的 Soemmering's 环形成。这不仅可以通过完全的水分离清除干净皮

质,而且可以通过选择高生物相容性的人工晶状体,以减少由于刺激而致的细胞增殖来实现。生物相容性高的人工晶状体的优点是晶状体可被囊袋紧紧地包住,即所谓"皱缩遮蔽"(shrink-wrap),撕囊口的边缘最好在晶状体光学区边缘的内侧。晶状体光学区的屏障效应是减少生长细胞跨越视轴的第二道防线。当具备以下条件时这种屏障效应才能被体现:即囊袋内固定;晶状体光学部与囊膜的接触面积最大;晶状体与后囊膜很好地贴服;晶状体光学区的几何形状非常好等。

(1)水分离术(hydrodissection):Fine 最先提出这种技术,并把它称作皮质劈开水分离术。这种水分离技术重要性在于更好地完成晶状体皮质的清除,以减少手术后发生 PCO 的长期并发症。随着水分离皮质技术的成功,手术也变得更容易更快速。

对于典型的 PCO,前囊膜下上皮细胞的作用还不十分明确。大多数病例这些细胞有在原位纤维化的趋势,但是不迁移。水分离的目的是清除赤道部的 E 细胞和皮质,而不仅仅是前部囊下上皮细胞。无论任何技术强调完全清除皮质对防止 PCO 都是有益的。

(2)囊膜内固定(endocapsular fixation):现代白内障手术的特点是人工晶状体在囊袋内稳固。囊袋内固定的最显著优点是人工晶状体能固定在瞳区中央。而这对于减少 PCO 的发生也非常重要。研究表明应用水分离增加皮质清除和囊袋内固定人工晶状体是减少 PCO 形成的两个非常重要的手术因素。囊袋内固定可以增加人工晶状体光学区的屏障效应。当人工晶状体的光学区完全在囊袋内与残存的前囊膜接触时,就能起到屏障作用。当人工晶状体的单或双祥位于囊袋外时,潜在的间隙可以使增殖的细胞向中心部迁移。随着人工晶状体植入技术不断发展,囊袋内固定率逐年升高,已由典型的大切口囊外手术囊袋内固定率的 60%,增加到现代小切口折叠式人工晶状体植入囊袋内固定率的 90%。

(3)人工晶状体表面的环形撕囊边缘:完全地水分离提高皮质清除率和稳固地囊袋内固定是避免 PCO 的最重要手术因素。而另一不明显但在现代白内障手术中却同样重要的相关因素是连续环形撕囊术(CCC)。有证据表明,CCC 直径略小于人工晶状体光学区,前囊膜环形撕囊口的边缘位于人工晶状体光学区上,可减少 PCO 发生。例如,人工晶状体光学区直径为5.5mm,CCC 直径应略小,为 5.0mm,CCC 边缘遮盖晶状体光学区可使晶状体光学区的周边被前囊膜紧密地包绕,即形成所谓"皱缩遮蔽"。另一优点为使容纳人工晶状体的囊袋与周围的房水或有害因素隔绝,从而

避免炎症发生。这种囊膜隔绝概念尽管不乏有"故弄玄虚"之嫌,但有关尸检的研究结果对这一问题的回答是肯定的。

(4)人工晶状体的生物相容性(IOL biocompatibility):关于"生物相容性"一词有许多种解释。在 PCO 的讨论中,生物相容性主要指具有抑制刺激细胞增殖的生物性晶状体材料。细胞增殖的数量是受多种因素影响的,例如手术质量,植入眼内的时间以及生物材料的理化特性等因素。有研究资料表明,在几类不同人工晶状体材料比较中,Acrylic 人工晶状体具有最低的细胞增殖数,因而生物相容性比近来植入的其他类型晶状体都低。对人工晶状体在抑制 PCO 形成的临床显著性评价还需长期的研究。

(5)人工晶状体光学区与后囊膜的接触:成功的囊内固定可以使人工晶状体光学区与后囊膜紧密地接触,从而抑制向内生长的细胞遮盖视轴(称作"无间隙无细胞"概念)。晶状体祥的角度使光学区后移及后凸。如上面所提的,创建小的 CCC 可以产生囊膜与晶状体光学区的"皱缩遮蔽"效应。

(6)人工晶状体光学区的屏障作用(barrier effect of the IOL optic):人工晶状体光学区的屏障作用是防止 PCO 的第二道防线。所谓屏障作用,是指人工晶状体光学区后面与后囊膜完全贴服("无间隙,无细胞")的一种状态。早在 20 世纪 80 年代,许多人工晶状体制作粗糙,与脆弱组织接触可以发生很多并发症,如葡萄膜炎、青光眼和前房积血(UGH 综合征)。为减少这种并发症的发生,必须提高制作工艺,获得更为光滑的光学表面。一些现代人工晶状体光学区后边缘设计成直角,它的几何形状对向视轴生长的细胞有极佳的屏障作用。

(二)前囊膜混浊(anterior capsule opacification)

1. 概述(introduction) 连续环形撕囊(CCC),使人工晶状体能够安全稳定的固定在囊袋内。当 CCC 小于人工晶状体光学区时,光学区前表面的生物材料与相邻的前囊膜后面相接触。晶状体前部的上皮细胞(A 细胞)具有纤维增殖的潜能。围绕 CCC 的前囊膜纤维化环通常是环形的。当手术没有完全清除前部上皮细胞(A 细胞)时,就会发生前囊膜混浊(ACO)。更确切的词应该是前囊膜下混浊。ACO 通常比 PCO 发生早很多,有时在术后一个月内发生。前囊膜皱缩或前囊切口的最终收缩可伴随前囊膜的超纤维化。前囊膜皱缩综合征已经被 Davison 定义为"前囊膜开口和囊外摘除术后囊袋赤道直径的明显缩小"。这种情况多发生在睫状小带脆弱、假性剥脱晶状体和高龄患者,并常合并眼内慢性炎症。

2. 发病机制（pathogenesis） 前囊膜上排列的柱状细胞（A 细胞）是 ACO 的原始细胞。Nishi 等研究了晶状体上皮细胞转化的分子生物学机制，认为体内残留的晶状体上皮细胞间产生胞浆移动导致术后炎症反应和细胞增殖。Hara 等的研究结果显示术后的 ACO 是由晶状体上皮细胞转化来的纤维样细胞和胶原组成。众所周知，晶状体上皮细胞可以转化为纤维样细胞和 Ⅳ 型胶原，这由培养状况所决定。

Ishibashi 等研究了猕猴眼行 ECCE 后房型人工晶状体植入术后不同时间点的前囊膜情况。前囊膜的混浊是由增殖细胞和细胞外基质所组成。由于增殖是在前囊膜和人工晶状体光学区前表面之间，因而应该说是前囊下混浊而不是简单的 ACO。对于混浊的超微结构分析显示，细胞成分有两种上皮细胞点：有基底层，相邻的细胞之间有桥粒。一些增殖的细胞直接与前囊膜下的晶状体上皮细胞相连。细胞外基质是由胶原纤维、基底层样物质和微纤维组成。ACO 的形成有两个阶段：早期阶段表现出晶状体上皮细胞的增殖；晚期阶段表现出晶状体上皮细胞的退化和消失及细胞外基质的出现。

3. 不同人工晶状体的前囊膜混浊的比较 对于前囊膜的细胞反应已经进行了大量的临床观察和研究，以评价不同晶状体设计与环形撕囊开口的收缩度之间的关系。一项有关 460 只尸眼、涉及最常应用的 8 种人工晶状体类型的研究报告，对加深理解不同人工晶状体致前囊膜混浊的影响是有价值的。每只眼都浸泡于 10% 的中性甲醛溶液中，并在赤道部切开。标本固定后在瞳孔区切开，切开平面与晶状体袢平行。脱水后包埋在石蜡内，将眼球切片染色。前囊膜的纤维化按照前囊膜内表面增殖的细胞和细胞外物质的数量在光学显微镜下记录。研究结果表明，在防止前囊膜混浊方面 AcrySof 材料较 PMMA 材料有更好的作用。

4. 前囊膜混浊的影响因素 有三个主要因素影响 ACO 的程度：CCC 直径的大小、人工晶状体材料设计和先前存在的疾病。

（1）环形撕囊的大小（capsulorhexis size）：与 CCC 直径相关的囊膜皱缩是 ACO 形成的因素之一。一些作者认为，完整环形撕囊的伸缩性可能是产生显著性囊膜皱缩的重要因素。如果残留的上皮细胞越多，囊膜皱缩发生的危险就越大。

在 CCC 和人工晶状体植入后，前囊膜切口的面积在术后 3 个月以上似乎会极大地减小。Gonvers 等报道最初的 CCC 直径与术后 CCC 皱缩无相关性。但其他一些学者认为，完整的小的 CCC 极大地提高了囊膜纤维化和囊膜皱缩的危险性。

（2）人工晶状体的设计和材料：组织病理研究结果证实，盘状袢硅凝胶晶状体 ACO 的发生率较高。在四组硅凝胶人工晶状体的比较中，盘状袢硅凝胶晶状体比其他三片式晶状体有较高的积分。盘状袢人工晶状体可以引起显著的 CCC 皱缩，主要是由于盘状袢硅凝胶材料的晶状体与前囊膜的接触面积大，而三片式人工晶状体光学区表面与前囊膜接触面积有限。由于盘状晶状体与前囊膜有较大的接触面积，刺激了细胞的增殖及纤维化。

（3）预先存在的情况：不平衡的力度和睫状小带脆弱这一关键因素都可以产生囊袋皱缩。睫状小带纤维的脆弱或消失使之不能抵御囊膜纤维收缩而产生的不断增加的向中央收缩的力量。正常的睫状小带纤维的弹性是有年龄相关性的。患假性表皮剥脱时，睫状小带变得非常脆弱，使晶状体脱位。囊膜皱缩还与其他疾病有关，如：糖尿病，色素膜炎，肌强直性营养不良和色素性视网膜炎。

5. 预防和治疗 许多方法已经用来预防和治疗囊袋皱缩和人工晶状体偏心。在常规白内障手术中，使前囊膜完全抛光对手术的成功是非常有益的。前囊膜的抛光将使 ACO 的发生减少，这一点已经被大多数学者接受。一些学者建议行仔细的前囊膜抛光以彻底清除前囊膜下上皮细胞。Nishi 建议使用一改进的表面有研磨作用的注吸头，它可以通过超声的震动使囊膜上的细胞脱落而吸除。大的环形撕囊口（直径 >5.5mm）可以减少囊膜皱缩。理想的环形撕囊直径为 5.0～6.0mm。对于睫状小带脆弱，有发生囊膜皱缩危险的患者，应该采用记忆性好的长袢大 PMMA 晶状体，或考虑在囊袋内植入 PMMA 张力环。

当发现囊膜皱缩已经形成并不断发展时，可以考虑应用前节 Nd：YAG 激光行前囊膜放射状切开术，激光平均能量为 1.5mJ，在前囊膜的 4 个象限上各做一 1.0mm 的放射状切口。第一个切口要谨慎，接着完成其他切口，使各个方向牵引力均衡。Nd：YAG 激光放射状切口可以超过盘状袢。

一些学者建议在发现囊膜皱缩时即松解前囊膜，可以早至术后 2～3 周。他们认为早期 YAG 激光治疗对囊膜纤维的活性和囊膜切开口直径影响大，而晚期的治疗没有作用。因为大多数活性纤维化已经完成，晚期激光治疗后切口张开小。尽管早期的 YAG 激光治疗可以预防人工晶状体偏位，但并不是没有危险的。如果后囊膜破裂，人工晶状体可以向后脱位。当前囊膜皱缩时，不仅将前囊膜向光学区前面牵拉，而且也将后囊膜向前牵拉。因而 Nd：YAG 激光治疗囊膜皱缩前进行仔细地裂隙灯检查是必要的。

（三）人工晶状体间的混浊（interlenticular opacification）

骑跨式双人工晶状体植入（piggyback IOLs）可以满足需要植入高度数人工晶状体以矫正屈光的患者要求，或矫正人工晶状体植入后矫正不理想的病例。所谓骑跨式双人工晶状体植入，是指在原有人工晶状体基础上在重叠植入另一枚人工晶状体的手术方式。单片式 PMMA 人工晶状体、硅凝胶晶状体和光学区直径为 5.5mm 和 6.0mm 的 Acrylic 人工晶状体已经被用于这一手术。

一项对两例双人工晶状体植入病例的病理研究发现，两个人工晶状体之间发生了混浊，即所谓"人工晶状体间的混浊"或"人工晶状体间 Elschnig 珍珠"（interpseudophakos opacification/interpseudophakos Elschnig's pearls）。在报道的病例中，两人工晶状体之间发现了不透明的物质。最严重的一例，混浊大约在术后 28 个月时被发现。组织病理检查显示，在两个人工晶状体之间有白色物质形成，这一点与 PCO 极相似。这些混浊的细胞是由赤道弓部衍化来的，组织病理学分析显示混浊的皮质及细胞很少纤维化。晶状体上皮细胞在后部晶状体的前表面及前部晶状体的后表面都可清楚地看到。此两例的 4 个晶状体均为 AcrySof 人工晶状体。亲水性丙烯酸晶状体的表面黏附性比 PMMA 晶状体大，容易产生不易祛除的膜。当植入双晶状体时，必须将晶状体皮质完全清除干净。这种并发症源于人工晶状体植入，更确切地说与两晶状体在囊袋内有关。除了由于视轴区混浊而降低视力外，晚期还可能因晶状体间周边部的细胞增殖导致的后面晶状体向后脱位，因而形成远视状态。除了彻底地清除皮质，还建议采用其他一些方法避免这一并发症的发生，包括将前部晶状体植入于睫状沟内以使之与后部晶状体相分离，或者做大直径的 CCC 以使前后囊膜相融合，阻碍细胞向晶状体间隙迁移。

四、青 光 眼

术后青光眼是多病因因素单独或联合作用所致。这些因素包括：酶制剂溶解晶状体悬韧带；大剂量应用肾上腺皮质激素；过度烧灼房水静脉；术后小梁网水肿（特别是在角巩缘切开情况下更易发生）；晶状体皮质堵塞小梁；前房滞留黏弹性物质等。除此之外，白内障术后其他并发症也可引起继发青光眼，这些情况包括：玻璃体脱出或术后处理不当引起的瞳孔闭锁；前房积血；玻璃体积血等。超声乳化手术，由于严格选择病例及手术操作的特点，术后很少发生青光眼，但手术意外或其他原因引起术后持续高眼压也并不罕见。

其中部分病例发生青光眼与人工晶状体植入有关。

单纯术后高眼压可在数天内自行缓解，但眼压持续增高也足以引起持久性损害和视力丧失，特别对原来就有视神经和视网膜血管病变者更是如此。因此，对于所有类型的术后青光眼都需要进行及时有效的治疗，针对不同情况，分别采用碳酸酐酶抑制剂、β 受体拮抗剂、高渗剂等。

在这种情况下，一般应避免使用缩瞳剂。因为缩瞳剂可加重术后虹膜炎，导致晶状体和虹膜粘连；在年轻个体，还有促使纤维膜形成，及明显的色素迁移到玻璃体前表面以及人工晶状体表面的现象。

（一）瞳孔阻滞性青光眼

某些类型的人工晶状体植入，容易引起瞳孔阻滞性青光眼，这在术中没有作充分的虹膜根部切除者更为多见。早期的虹膜固定型或瞳孔固定型晶状体，是这种类型的典型代表。后房型晶状体，特别是晶状体襻与晶状体平面没有夹角的后房型晶状体，也可产生瞳孔阻滞性青光眼，这在我们的经验中遇见已不止一例。为了预防这种青光眼的发生，有人建议手术时作足够大小的虹膜周边切除。但事实上，随着人工晶状体质量的提高，临床上已经很少见到瞳孔阻滞性青光眼，因此没有必要强调术中一定要作虹膜周边切除。

如果发生了瞳孔阻滞性青光眼，强散瞳有时可以解除阻滞，但却是暂时的，而且有时会导致晶状体脱位。因此只能作为应急的临时措施而采用。解决问题的根本方法是作周边虹膜切除。对那些仅切除虹膜实质而色素上皮层依然完整者，仅以微细的虹膜复位器自两缝线间伸入眼内将色素上皮层划开即可。若必须作全层虹膜切除，则最好另作切口。

Nd∶YAG 激光作术后瞳孔阻滞性青光眼的治疗，有更多的优越性。对残留的完整的色素上皮，往往只需一次低能量击射，即可切开。对需要作全层切开者，采用 8mJ 能量，多脉冲，一次击射，在大多数病例可获成功。

手术结束时前房注气过多，大气泡阻滞了瞳孔以及虹膜周边切除口，也会引起青光眼。先给予乙酰唑胺或高渗剂，如眼压有缓解趋势，则可不必处理前房内气泡；如眼压仍持续不降，则需放出前房内气体，并补充平衡液。放出前房内空气并非易事，有时操作不当可使气体钻入后房，使问题复杂化。最好是用注射针头，在平衡液灌注下，缓缓吸出大部分气体。

（二）恶性青光眼

人工晶状体植入术后发生恶性青光眼比较少见。在这种病例，大量房水进入玻璃体后面，将虹膜—人工晶状体隔向前推压，使房角关闭。在后房型人工晶状体可发生虹膜嵌闭综合征或虹膜夹持综合征（captive iris syndrome）；而在虹膜固定型晶状体则可引起晶状体脱位。不管何种类型晶状体，重要的是早期发现及时治疗，以防止角膜内皮因与晶状体接触所致的不可逆损害。

对于所有类型的后房型晶状体，一旦这种情况发生，则需要强散瞳。同时作巩膜穿刺吸出玻璃体腔内积聚的房水。液体大多积聚在中心部或靠前部玻璃体内，因此巩膜穿刺无需进针太深。

在极特殊情况下，散瞳和虹膜周切仍不奏效，可考虑作前部玻璃体切除。作前部玻璃体切除时取扁平部切口，而避免通过原角巩膜缘切口进行。

（三）囊膜禁闭综合征（capsular block syndrome，CBS）

这是一种与撕囊有关的术后并发症。当撕囊十分规整，但撕囊直径小于人工晶状体光学直径时，因人工晶状体隆起堵塞前囊膜开口，造成嵌闭。此时囊袋内可有大量积液，使囊袋膨大，其结果是向后凸入玻璃体（后囊膜），向前压迫瞳孔（前囊膜），造成瞳孔阻滞性青光眼发生。术后发生囊膜禁闭综合征的时间不定，最早可在术后第一天发生。一旦出现囊膜禁闭综合征，应设法切开囊袋，使囊袋内液体引流。

（四）血影细胞性青光眼（ghost cell glaucoma）

术中出血如进入玻璃体，或植入人工晶状体后，晶状体襻损伤睫状体引起的迟发性玻璃体积血，以及虹膜周边切除距根部过近及虹膜本身的损伤，都可导致出血进入玻璃体。如有大量出血积聚在玻璃体内，变性的血细胞—血影细胞便可进入前房并堵塞小梁组织，引起术后眼压增高。这一过程大约需数天或数周。

一旦确定诊断，应采取积极措施，药物治疗无效即应考虑前房冲洗和玻璃体切割，以彻底清除血影细胞源。在极特殊情况下方考虑取出人工晶状体。

（五）色素性青光眼

术后人工晶状体表面或晶状体襻反复摩擦虹膜后表面，可致色素细胞大量脱失，引起眼压增高。后房型人工晶状体囊袋内植入已极少见到这种并发症的发生。

五、术后眼内出血

（一）前房积血

超声乳化手术后发生前房积血临床较少见。当手术不顺利，术中出现较多并发症，或改为囊外摘除手术的病例，术后发生前房积血的可能性要明显增加。

角膜缘切口的术后早期，切口愈合的同时，有大量新形成的血管横跨创口。任何使切口变形和破裂的外伤均可导致不同程度的前房积血。特别在切口对合不良或缝合不严密的情况下，肉芽组织形成过多，血管极为丰富，前房积血的机会更多。术中血管烧灼过多过重、睫状体损伤、虹膜异常新生血管等都可导致术后早期前房积血。全身因素主要是：心血管疾病，特别是控制不良的高血压、糖尿病、血液病及长期使用抗凝剂等。

前房积血为鲜红色，大部分形成液平面。陈旧性出血呈暗红色，反复出血可形成下方为暗红、上方为鲜红的分层现象。一次性少量出血可在数日内自行吸收；如出血较多或反复出血应当心并发症的发生。当出血超过前房容积的 50% 时，特别是伴有高眼压，应警惕发生角膜血染。

后房型人工晶状体植入，由于位置比较靠后，引起出血的机会较少，特别是囊袋内植入者，这种并发症更为少见。

治疗上以保守治疗为主。但在具体方法上仍存在争论：

1. 瞳孔　主张散瞳者认为使用睫状肌麻痹剂可使睫状肌处于休息状态，益于止血及促进血液吸收；主张缩瞳者认为缩瞳可以减少前房血进入后房，并增大了虹膜表面积以利吸收。两种观点都缺乏有力的证据。临床上，只要无明确指征，一般是不缩不散。

2. 碳酸酐酶抑制剂　如眼压升高，适当应用有益，但由于抑制房水产生，减少房水循环，不利于出血的吸收。因此，即使应用也只能作为应急的临时措施。

其他方法，包括双眼绷带包扎，镇静，全身给予高渗剂等都是必要的。

如果前房积血较多并形成凝血块，单纯前房穿刺很难将其清除；如尚未形成明显的凝血块，则可以灌注方式将积血从另一穿刺口清除；对已形成大凝血块，用一般方法难以清除者，还可以考虑通过角膜缘大切口娩出的方法；或者以铅玻璃体切割器切除的方法将其吸除。在大多数情况下，单纯以同轴注吸针头清除前房积血，效果是满意的。

（二）玻璃体积血

现代囊外白内障摘除术，或超声乳化吸除术，已使这一并发症极少发生。但在极个别不顺利的病例，也可因后囊破裂、玻璃体脱出及眼内过多操作，引起术后玻璃体积血。少量玻璃体积血，很少引起视力障碍。有时仅当医生检查眼底时才发现，在瞳孔下方的玻璃体前膜内面附有鲜红的新月形血液。这些血液可持续数周或数月不变。

值得注意的是，有些病例术前即存在引起玻璃体积血的眼内增殖性病变，因手术刺激以及眼内环境改变引起出血。这种情况一旦发生，处理上比较困难。一方面是病因很难确定；另一方面是已经历了一次白内障手术，马上再作玻璃体手术，对眼球的再创伤太大。

六、与瞳孔有关的并发症

（一）瞳孔夹持

瞳孔夹持是指人工晶状体植入术后，因各种原因所致使瞳孔光学部全部或部分滑到虹膜前面，形成晶状体嵌顿于瞳孔的特殊状态。这是后房型人工晶状体植入术后所特有的并发症。

瞳孔夹持早期可仅发生瞳孔变形，一般呈纺锤形，状似猫眼，故又称作猫眼综合征（cat's eye syndrome）。晚期可导致瞳孔括约肌损伤、虹膜纤维化、出血或青光眼，但这种后果临床上并不多见。

根据发病原因，临床上可将瞳孔夹持分成两种类型。一种是术后早期发生的、不伴瞳孔粘连称为游离瞳孔夹持；另一种是术后晚期发生，伴有瞳孔粘连变形，是为固定性瞳孔夹持。前者多是因为术后浅前房、过度散瞳或晶状体位置异常（晶状体光学平面和襻为同一平面较多见）所致，特别是将带前倾 10° 襻的晶状体反植更易发生；后者主要是因术后持续炎症反应致部分虹膜囊膜粘连，渐渐地因收缩而牵拉虹膜向后，同样情况也可在虹膜玻璃体粘连中见到。虹膜后粘连与术中的机械性创伤有直接关系，特别是清除皮质过程中，注吸针头过多在虹膜后面操作，乃至大片的色素上皮脱失，形成创面，这是术后虹膜后粘连的主要原因。然而，这一点却为大多数的初学者，甚至已有相当经验的医生所忽略。

Lavin 等曾报告 480 例囊外白内障摘除加人工晶状体植入术病例，15 例发生瞳孔夹持，发生率为 3.2%，术后 5 天以内发生者为 2 例，其余均为 2 个月以内发生。15 例患者全为睫状沟固定的后房型人工晶状体，囊袋固定者却绝少发生。

超声乳化手术后植入小直径人工晶状体，是术后易造成瞳孔夹持的又一个原因，特别是椭圆形人工晶状体植入。当囊袋内植入人工晶状体植入到睫状沟，由于直径匹配不当，常使人工晶状体缺乏足够的稳定性，也易使其夹持。而折叠人工晶状体由于质软而厚，一旦正反倒置，则更容易发生瞳孔夹持。

瞳孔夹持的处理包括两种方法：一是活动瞳孔，即静脉给予甘露醇后，交替散瞳和缩瞳可望使其晶状体后退复位。在这一过程中，也可用棉签按压晶状体襻附着处，促使晶状体后移。如不奏效则需手术介入；散瞳后，自缘部切口伸进晶状体调位钩或晶状体板，将晶状体后压，同时用乙酰胆碱缩瞳。以上过程必须按

显微手术常规进行，否则极易引起副损伤或前房积血。

（二）瞳孔后粘连

后房型晶状体植入后，瞳孔后缘局部粘连，常不影响视力，也不产生其他严重后果，一般不需处理。但如果粘连很广泛，使瞳孔严重变形，甚至出现瞳孔闭锁，则需采取必要措施，以解除粘连。虹膜后粘连与术后虹膜炎反应严重、时间长有关，但最重要的是没有合理应用肾上腺皮质激素和及时有效的散瞳有关。

在临床上比较多见的另一情况是，虹膜同前囊膜片或后囊膜的粘连。这种粘连不能直接看到，故容易被忽视。当散瞳时，粘连部位的瞳孔散大受限，而且常常由于虹膜受牵拉，在虹膜与晶状体边缘之间形成一沟槽，这一沟槽逐渐加深扩大，随之瞳孔也逐渐变形，最终在这一部位可形成固定型瞳孔夹持。这一后果也与术后早期强烈散瞳有关，因此，术后强散瞳不仅不必要，而且应该避免。

粘连一旦形成，松解一般不会成功，因为手术创伤可使其形成更广泛的粘连。术中注意保护虹膜后面的色素上皮层，术后避免长期散瞳，足量的肾上腺皮质激素应用可有效地预防这一并发症的发生。

（三）瞳孔变形和移位

这是所有类型白内障手术都将面临的临床问题。当术中后囊膜破裂并有玻璃体脱出，如果对玻璃体问题处理的不合理，很可能就会为术后发生相关并发症提供了条件。术后瞳孔上移常是玻璃体条索牵拉的结果；术后瞳孔变形常是虹膜严重创伤后创面修复过程中的伴发情况。而对于超声乳化而言，术中"咬伤"虹膜，使瞳孔括约肌断裂，造成术后瞳孔变形则更是常见并发症。一般来说，瞳孔变形如不影响视力，则可不作处理。而瞳孔移位，则必须视具体情况而定。如移位很轻，不影响视力，可不予处理；如移位严重，特别是向上移位，则可考虑作瞳孔成形术。

七、黄斑囊样水肿

对于白内障手术来讲，黄斑囊样水肿是术后最不具有预测性的并发症之一。一旦发生，将明显影响术后视力恢复。而在临床处理方面，具有相当的复杂性。尽管超声乳化手术后很少发生黄斑囊样水肿，但就其普遍性及特殊性的临床转归，有必要在这里做简要介绍。

（一）病因学

黄斑囊样水肿（cystoid macular edema，CME）是黄斑部毛细血管通透性增强的直接结果。黄斑区分布有丰富的轴突（Henle 神经纤维层），少量胶质组织，无血管；但却有相当活跃的代谢过程；相反，对渗出的吸

收，较之其他部位要慢得多。

黄斑水肿的真正原因尚不清楚，但对大多数病例而言，其致病因素是相当复杂的，或为多因素作用的结果。按照 Tennant（1981 年）的意见，将 CME 分为两种类型：急性和慢性型。急性 CME 发生在术后 3 个月内，可能与前列腺素释放有关，对局部应用抗前列腺素制剂和肾上腺皮质激素治疗反应良好。慢性 CME 则发生较晚，甚至在术后数年发生。这一类型的 CME 对上述治疗毫无反应，视力预后一般不佳。

对 CME 病因学作出准确解释比较困难，但下列假说可供参考。

1. 房水生物毒性复合物（aqueous biotoxic complex，ABC） Worst（1978 年）认为黄斑区前面玻璃体内存在一囊样结构与视网膜内界膜紧密粘连，当后玻璃体脱离时对这一粘连区产生机械刺激。由于囊样结构同玻璃体管（Cloquet's canal）相交通，故当囊内白内障摘除术后，此管充满前房液体，并使前房和黄斑相通连。此时，如房水内含有毒性或炎性刺激物质，将通过这一交通到达黄斑，引起黄斑水肿。Worst 把这一毒性物质称作房水生物毒性复合物，并指出，这种复合物中至少含有前列腺素。

2. 屏障剥夺综合征（barrier deprivation syndrome）Binkhorst（1987 年）注意到，囊内白内障摘除术后，眼球运动可以引起眼内结构的运动，包括玻璃体、虹膜、房水运动，他称这种运动为眼内颤动（endophthalmodonesis）。他同时注意到，囊外白内障摘除术后，这种眼内颤动绝少发生。这是因为完整的后囊膜阻止了这种运动向膜两侧传递。同样，也阻碍了含毒性成分的化学物质由前向后扩散。后囊膜的这种屏障作用，不仅保护了无血管的黄斑，而且也保护了无血管的周边部视网膜免受搅动的损害，降低了无晶状体眼视网膜脱离和黄斑囊样水肿的发生率。

相反，囊内白内障摘除术后，由于失去后囊膜的屏障作用，因而产生周边部视网膜、黄斑以及角膜内皮的损害，此即为屏障剥夺综合征。

而在囊外白内障摘除及超声乳化手术中，如发生后囊膜破裂，是否也经历了如同囊内白内障摘除相同的病理过程，值得进一步研究。

3. 前列腺素释放 大量临床观察及实验证据表明，黄斑囊样水肿的发生，与前列腺素释放有关，但确切的发生机制尚不清楚。

4. Bito's 泵机制 Bito（1972 年）指出，在正常情况下，前列腺素释放后，在极短时间内，即被睫状体的泵机制清除眼外；但白内障术后，Bito's 泵因超负荷而被抑制，不可能清除过多的前列腺素。这一机制是可抑制可

解释白内障术后眼内前列腺素和其他炎性介质浓度较高且持续时间较长的现象。

5. 其他

（1）眼内颤动：许多学者研究发现，囊内白内障摘除术后植入虹膜夹型晶状体，眼内颤动现象更为明显。取出这种晶状体，或植入对虹膜不产生摩擦的其他类型晶状体，将明显减少术后 CME 发生率。

（2）光照：术中手术显微镜照明光持续照射视网膜，特别是植入人工晶状体后的一段时间，可产生黄斑部损伤。

（3）低眼压：开放眼球时间越长，CME 发生率越高，临床症状越严重，这一现象早已为许多学者所注意。因此提议：缩短手术时间，尽早关闭眼球和覆盖滤色镜片等，可减少 CME 的发生。

（4）风湿：Fechner（1982 年）发现，在他的一组 CME 病例中，有风湿主诉或 HLA-B27 试验阳性的患者所占比例很高。这一观察结果与前列腺素释放机制相一致。

（5）心功能不全：Boyd（1981 年）报告，心功能不全患者，CME 发生率较正常人为高。

（6）年龄：老年人 CME 的发生率较年轻人高。

（二）发病率

由于检查方法及标准不同，因此文献所报告的发病率有较大差异。早期研究结果表明，以荧光造影作为检查手段，单纯囊袋内白内障摘除术后 CME 发生率为 15%～47%（Hitchings，1975；Irvine，1971；Jaffe，1978），甚至高达 77%（Miyake，1977）。但如仅以患者视力损害作为标准，则发生率大为降低，Francois 报告仅为 5%。

Jaffe（1978 年）比较了 500 例单纯囊内白内障摘除和 500 例摘除后植入 Binkhorst-4 襻人工晶状体的病例，发现 CME 导致视力持久下降到 0.5 以下的，在前者为 2.2%，在后者仅为 1.4%。Jaffe（1981 年）又采用荧光造影对 145 例囊内白内障术后植入 Binkhorst 晶状体和 113 例单纯囊内摘除术病例进行比较，发现植入晶状体后 6～24 个月期间 CME 发生率为 15%，而单纯白内障摘除组仅为 9%。

Jaffe（1981 年）还对囊外白内障摘除和囊内白内障摘除后植入 Binkhorst-4 襻晶状体或睫状沟固定后房型晶状体进行了比较，前者 CME 发生率为 4%；而后者为 15.4%。

（三）预防和治疗

黄斑囊样水肿有自愈倾向，视力预后较好。但有相当一部分病例经历慢性进行性过程，视力损害严重。因此，预防黄斑囊样水肿发生，具有重要的临床意义。

预防术后发生黄斑囊样水肿包括两个方面：

1. 手术预防　包括术式选择：囊外摘除较囊内摘除安全；人工晶状体固定方式选择：囊袋内固定较睫状沟固定更安全。后者基本上不产生眼内颤动，避免对色素膜组织的摩擦和刺激。此外，无创伤手术，即动作轻柔、准确、不触及虹膜等，对于减少术后 CME 发生也十分重要。术中如脱出玻璃体，则必须彻底清除，以解除对黄斑部牵拉。

2. 药物预防　所谓抗前列腺素制剂，即是非甾体类抗风湿和抗炎类制剂，它们可以抑制前列腺素合成。两种抗前列腺素作用较强的制剂是双氯芬酸（diclofenac）和吲哚美辛（indomethacin）。其他尚有羟布宗（oxyphen-butazone）和氟比洛芬（flurbiprofen）。前者抗炎作用弱；后者抗炎作用强。但必须强调，全身给予吲哚美辛和其他类抗炎制剂可产生明显的副作用和有广泛的禁忌证。而且全身给药，对 CME 作用甚微。因此局部给药是安全且十分有效的途径。

肾上腺皮质激素也可以阻断前列腺素合成和释放。

Miyake（1977 年、1978 年）用 1% 吲哚美辛油剂给白内障术后患者点眼，1 天数次，连续 40 天，明显减少了 CME 的发生率和严重程度。荧光造影观察证实，血—房水屏障损害较对照组明显减轻，且恢复极为迅速。Fechner（1982 年）报告了一组对比观察结果表明，囊内白内障摘除术加人工晶状体植入术后没有用吲哚美辛，结果术后 3 个月 CME 发生率为 10.1%；而术后连续应用吲哚美辛 8 周的病例，CME 发生率仅为 2.3%，统计学处理有明显差异。术后 4 个月时，二组 CME 发生率分别为 11% 和 3.6%，仍有显著性差异。

大量的临床资料证明，吲哚美辛确实有终止 CME 的作用，但一经停药，CME 将继续发展。因此，作为预防，术后给予吲哚美辛，至少应持续 6～9 个月，因为在这期间 CME 发生率最高。而为了在术中达到有效浓度，吲哚美辛应在手术前一天开始给予。

此外，为了加强预防效果，可同时全身和局部给予肾上腺皮质激素和其他非甾体类抗炎制剂。

八、视网膜脱离

超声乳化白内障吸除术及人工晶状体植入术后，很少发生视网膜脱离。即使发生亦与超声乳化手术本身大多无直接关系。以往有关视网膜脱离的报道，大多与老式的白内障手术术式有关。

多数学者报道，人工晶状体植入术后和单纯白内障摘除术后视网膜脱离的发生率大致相同。而有些学者认为，人工晶状体植入术后视网膜脱离的发病率反而比单纯白内障摘除者为低，这可能与人工晶状体植入术的选择标准要比常规白内障摘除术更为严格有关。因为在人工晶状体植入组，事先已排除了有视网膜脱离倾向的眼，如高度近视、视网膜病变、对侧眼曾经历视网膜脱离等。但有可靠的证据表明，囊外白内障摘除术后视网膜脱离发生率明显较囊内摘除为低（0.9%∶3%）。同样的结论也适用于人工晶状体植入术后，即有完整后囊膜的后房型人工晶状体植入术后视网膜脱离发生率明显低于前房型或虹膜平面型人工晶状体植入。因为人们认为，除不完整的后囊膜因素外，人工晶状体震颤和眼内颤动是促进视网膜脱离的重要因素。

人工晶状体植入术后发生视网膜脱离，处理上比较困难，预后不佳。由于瞳孔散大受限，晶状体表面沉着物，后囊膜混浊（特别是周边部）等因素，使眼底情况难以检查，特别是周边部视网膜；在此情况下，也很难对视网膜裂孔进行定位，因此视网膜复位手术难以进行。这在早期的二平面虹膜夹型和囊膜固定型晶状体表现更为突出。晶状体襻和柱脚阴影及反射产生干扰，同时瞳孔受限不能充分散大，使得观察眼底及裂孔定位几乎成为不可能。如若后房型人工晶状体植入术后发生视网膜脱离，情况要好得多。只要瞳孔没有任何粘连，可被散得足够大，借助于巩膜压迫器，以双目检眼镜可检查几乎整个眼底。

一旦发现有视网膜脱离，应采用积极态度手术治疗。手术方法与无晶状体眼视网膜脱离手术相同，但应考虑人工晶状体这一特殊情况。Alpar 早期提出的有关人工晶状体处理原则，至今尚有一定参考价值，这些原则是：

1. 如白内障手术时间不超过 6 个月，决定作视网膜脱离手术之前应加固缝合创口。否则术中可能发生白内障切口裂开，晶状体—角膜内皮接触。

2. 虹膜支持型晶状体，如散瞳有晶状体脱位的危险时，术前应作晶状体缝合。

3. 出血，如为弹性襻前房型晶状体，则需警惕产生晶状体—角膜内皮接触。

4. 手术结束时，应详细检查晶状体位置，必要时进行调位。特别是对前房角固定型晶状体，还要重点检查房角情况。

九、与折叠式人工晶状体有关的并发症

目前已有多种材料和设计类型的折叠式人工晶状体供我们选用，每种类型的人工晶状体都有其独特的优点。现在使用的折叠式人工晶状体主要由三种材料制成，包括硅凝胶、丙烯酸酯和水凝胶，每种材料都有其特有的优点和临床特点。虽然它们有一些共同的并

发症,但植入不同材料的晶状体可产生不同的并发症。幸运的是,随着折叠型晶状体应用的不断增加,手术技术也不断提高,从而极大地减少了并发症的产生。

(一)一般类型的并发症

1. 炎症／生物相容性(inflammation/biocompatibility) 生物相容性是指一种材料适应宿主的特殊性质。有许多因素影响宿主对 IOL 的反应,包括材料的化学性质,人工晶状体表面的亲水性,膨胀性质,还有 IOL 的形状和视轴设计。生物相容性差的晶状体材料能引起较大的宿主反应和较多的并发症。宿主对眼内植入晶状体的反应主要有三个方面:术后血—房水屏障(blood-aqueous barrier,BAB)损害、IOL 前表面的细胞反应和晶状体前后囊膜的细胞增殖。

血—房水屏障的破坏源于手术创伤引起的前列腺素的释放。临床诊断标准为前房细胞和闪辉。BAB 的破坏在术后短时间即可发生,可持续 2 个月。炎性细胞反应开始为小细胞,而后为大细胞。小细胞如:纺锤状成纤维细胞,可在术后附着于 IOL 表面,并很快达到最高峰值,而后在 3～6 个月逐渐减少。这些细胞的存在和减少与手术致 BAB 破坏的程度相一致。大细胞主要来源于巨噬细胞和单核细胞,最高峰在术后 3 个月,之后逐渐地减少。这些大细胞是由小细胞巨变而来或由邻近色素膜组织的巨噬细胞迁移而来。它们在体内被视为异物巨细胞,是机体对 IOL 的一种慢性异物反应。

宿主对 IOL 植入反应的另一个方面,为术后残留晶状体上皮细胞(lens epithelial cells,LECs)在后囊膜和人工晶状体前表面的增殖和迁移。前者可在术后 5 年内不同时期导致晶状体后囊膜混浊。后者是由于 LECs 在术后第 1 周迁移至人工晶状体前表面所致,最高峰在术后 1 个月形成,此后显著地减少,至 3 个月时最终形成"环形撕囊纤维环"。

2. 后囊膜混浊(posterior capsular opacification,PCO) 后囊膜混浊是现代白内障手术的最常见并发症,术后 5 年发生率为 15%～50%。尽管由于水分离、晶状体乳化、仔细清除晶状体皮质和非创伤性手术技术的运用已经减少了并发症的产生。但是避免白内障手术后并发症的发生对于眼科医生仍是长期主要的挑战。

晶状体上皮细胞增殖是导致 PCO 的主要因素。有许多因素可引起其增殖反应,包括与 IOL 表面接触、细胞间关系的改变、房水或玻璃体内生长因子的产生等。当残留的前囊膜晶状体上皮细胞与后囊膜相接触时即发生增殖、迁移和纤维化。这种 LECs 反应很快遍布后囊膜并明显降低视敏度。还有一些因素也

与 PCO 的发生率和程度有关,包括 IOL 材料、设计、手术技术和 IOL 植入晶状体囊袋内的情况。不同的 IOL 材料和设计缺陷亦可导致不同类型的 PCO 发生。因此,为减少与 IOL 直接相关的并发症的产生,人们对于设计新型人工晶状体一直寄予希望。

3. 前囊膜皱缩(anterior capsule shrinkage) 白内障摘除术中残留的晶状体上皮细胞,也可迁移至人工晶状体前表面并增殖和纤维化。这种情况不同于 LECs 迁移至晶状体后表面所致的 PCO,它可使前囊膜开口发生不同程度的皱缩。小直径撕囊术,术后前囊膜环型开口可进行性地皱缩甚或完全闭锁。此时可导致严重的视力障碍,如眩光、屈光改变或对比敏感度降低等,此即为前囊膜皱缩综合征。

回顾性研究表明,术后 30 个月前囊膜皱缩综合征的发生率为 1.4%～2.4%。与其相关的疾病有:睫状小带薄弱疾病如假性剥脱综合征、眼内炎症疾病、血—房水屏障破坏性疾病和高度近视等。其导致的并发症有囊袋赤道直径缩小、前囊膜开口偏位、前囊下混浊、远视改变、IOL 移位或包裹、睫状小带牵引、低眼压睫状体脱离和视网膜脱离。

4. 偏心(decentration) 偏心是 IOL 植入术后最常见症状,据报道其发生率为 7%～40%。而折叠 IOL 偏心的发生率更高,约占折叠 IOL 植入术的 40%～45%。临床和实验研究表明,偏心主要是由于 IOL 祥的植入位置不正确和不对称的固定。囊袋内对称性植入是弹性祥 IOLs 囊袋内稳固的最重要机制。在白内障摘除及 IOL 植入的同时,囊袋即开始皱缩,通常大约持续 2 个月使 IOL 完全固定。折叠软质材料的晶状体常不能抵御囊袋的皱缩而致偏心。偏心可导致的并发症有:视敏度降低,疼痛,眩光,进行性地囊膜纤维化和 PCO,感染,青光眼,虹膜炎和出血。

5. 囊膜夹持(capsular capture) 即使最理想的环形撕囊,也有可能发生折叠 IOL 脱位于撕囊口之前,这是由于人工晶状体光学部边缘与撕囊口相平行或夹持于撕囊环,这种现象称作"人工晶状体撕囊口夹持"或"囊膜夹持"。夹持发生后,人工晶状体光学部潜在地偏心和倾斜可导致显著的视力失常。囊膜夹持可以是部分或全部。所谓"纽扣孔夹持",是指人工晶状体光学部完全脱出于囊袋外,而人工晶状体祥仍位于囊袋内的一种情况。当撕囊环与人工晶状体光学部外周的后囊膜相接触时可导致撕囊环的纤维化或前囊膜的混浊。尽管视敏度可以不受影响,但会影响周边部视野。发生囊膜夹持病例较未发生病例后囊混浊发生率显著增高。囊膜夹持已经成为非抗偏心聚丙烯折叠 IOL 的特殊问题。

6. 其他并发症 人工晶状体度数计算错误、IOL 损坏是所有类型 IOL 共有的并发症,其直接结果是引起术后视力障碍,严重者需要更换正确的人工晶状体。术后眩目也是较常见的并发症,大多与人工晶状体位置异常有关,而因人工晶状体光学部边缘设计引起的眩目和干扰影像因素亦不容忽视。

(二)折叠式人工晶状体特有并发症

1. 硅凝胶人工晶状体(silicone intraocular lenses) 硅凝胶是应用于折叠式人工晶状体的第一种材料,并且近来得到了最广泛的检验。硅凝胶材料是由早期的 RMX-1 材料更新为现在的 RMX-3 材料。新型的高折射指数的硅凝胶也被应用。当今应用的硅凝胶材料"清澈透明",解决了早期许多硅凝胶材料含有污点的问题。硅凝胶 IOLs 的表面也有更新,包括磨光和边缘的修整。另外,新型三片式硅凝胶晶状体袢的材料是 PMMA、PVDF 和聚酰亚胺材料,取代了聚丙烯。近来,盘型硅凝胶晶状体的长度和型号也全部得到了更新。

三片式或圆盘型硅凝胶晶状体应用推注器可以很容易地植入到眼内,较植入镊植入通过的切口更小。另外,现代技术可以对硅凝胶晶状体进行磨光,使盘型晶状体的光学部和盘状袢边缘光滑。许多三片式硅凝胶晶状体的设计和边缘的修整有助于减少由于边缘的眩光和光的散射而产生的问题。

盘状袢硅凝胶人工晶状体(plate-haptic silicone IOLs)较三片式折叠式人工晶状体具有术后稳定玻璃体的独特优点。由于盘状袢较开放弹性袢与前囊膜的接触面积大,所以更易产生前囊膜纤维化和皱缩。前囊膜的皱缩加压于人工晶状体,可导致光学部向后轻微地弯曲,使其在囊袋内向后移位,从而起到稳定玻璃体的作用,更避免了玻璃体的波动对视网膜的牵引。回顾性研究表明,盘状袢硅凝胶晶状体较开放弹性袢晶状体导致视网膜脱离的发生率低。

与盘状袢硅凝胶向后移位相关的优点还有黄斑囊样水肿和 PCO 的发生率低。较聚丙烯袢的三片式硅凝胶晶状体比较,前囊膜的纤维化有助于盘状袢硅凝胶晶状体的固定,降低了晶状体偏心的发生。还有数据表明盘状袢硅凝胶晶状体较三片式硅凝胶晶状体表面沉着物的发生率低。这是由于开放弹性袢晶状体有时植入于虹膜后面,其与虹膜的摩擦而致虹膜色素脱离播散,而在盘状袢硅凝胶晶状体则很少发生。

新型大调位孔盘状袢硅凝胶 IOLs 增强了囊袋内固定的稳定性。在兔模型实验中,囊膜纤维化及晶状体皮质的增殖,通过 1.15mm 的调位孔较 0.30mm 调位孔更容易被观察到。大调位孔晶状体在囊袋内的固定更牢,术后 3 个月和 6 个月移动晶状体需要更大的拉力,所以大调位孔盘状袢晶状体袢从囊袋内移出需要较大的力量。临床上已经证实盘状晶状体具有较稳固的特性。

最近发现新型硅凝胶折叠 IOLs 后囊膜混浊的发生率低。Hayashi 及其合作者发现硅凝胶 IOLs 较 PMMA 晶状体后囊膜混浊的发生率明显降低。Apple 等对 15 000 多只后囊膜切开眼的尸检发现新型 IOLs 较 PMMA 晶状体及老式的硅凝胶 IOLs 后囊膜混浊的发生率低。早期的折叠式 IOL(自 1990 年)后囊膜切开率为 18%,新型 SI40 硅凝胶 IOL 后囊膜切开率为 4.5%,而传统的硬性 PMMA 晶状体后囊切开率为 26%～33%。这是由于手术技术的不断提高,IOL 材料和设计的改进降低了新型硅凝胶 IOLs 后囊膜混浊的发生率。

尽管硅凝胶 IOLs 在小切口白内障手术中的优点已经被证实,但其一些物理特性,包括低折射指数低、不易在眼内固定、弹开速度快等,仍是不容忽视的缺点。硅凝胶人工晶状体的特有并发症如下:

(1)偏心(decentration):偏心是早期硅凝胶 IOLs 植入后的最常见并发症,发生率为 7%～40%。视敏度降低是偏心的直接后果,还可以导致其他的连带并发症,如炎症、青光眼、虹膜夹持、色素播散、出血、疼痛和眩光等。硅凝胶晶状体不能抵御囊膜皱缩,非亲水的晶状体表面不能与囊袋粘连,因而硅凝胶晶状体在囊袋中不稳定,易于发生偏心。虽然晶状体的两个袢均完全在囊袋内,光学区也正好在瞳孔中央,但由于柔软的聚丙烯袢不能抵御囊膜的皱缩和使其向后的力量,而致明显地偏心、倾斜和光学区向前移位,产生囊膜夹持。具有更好固定性能的硬袢硅凝胶晶状体已经克服了一些类似问题。临床和实验结果显示硬袢 PMMA 晶状体比聚丙烯晶状体具有更好的记忆和稳定性。另外,研究比较不同材料袢晶状体术后偏心结果表明,硬质的聚酰亚胺袢晶状体比可折叠的聚丙烯袢晶状体偏心发生率低。

(2)囊膜夹持(capsular capture):囊膜夹持是晶状体光学区从囊袋内脱出,此种情况在硅凝胶折叠型 IOLs 的发生率较高。囊膜夹持眼易发生 PCO,视力矫正差。因为非亲水的硅凝胶不能与囊袋牢固地粘连,所以在囊袋内不稳定。临床研究显示硅凝胶 IOLs 囊膜夹持发生率为 18%～21%,整个光学区通过环形撕囊口完全脱出的纽扣孔征的发生率为 5.5%。硬质的聚酰亚胺和 PMMP 袢已经显示出能在囊袋内稳定地固定的特点,具有降低囊膜夹持发生率的潜能。

(3)后囊膜混浊(posterior capsular opacification):由于硅凝胶折叠型 IOL 是由最不亲水的材料制成,因而有最小的生物相容性。一些研究结果表明,硅凝胶晶状体植入比丙烯酸晶状体植入更易产生后囊膜混浊。硅凝胶 IOLs 的两年 PCO 发生率为 31%～33.5%,而丙烯酸晶状体为 9.3%～11.75%。PMMA 晶状体两年 PCO 发生率为 28%～44.3%。硅凝胶晶状体的前囊膜皱缩综合征发生较其他材料晶状体更常见。盘状袢硅凝胶 IOLs 前囊膜皱缩的现象表现尤为突出。新型硅凝胶 IOLs 的设计和材料的改进以及手术技术的提高明显降低了 PCO 的发生率。

(4)Nd∶YAG 激光的损伤(damage due to Nd∶YAG laser):据报道,由于应用 Nd∶YAG 激光行后囊膜切开术治疗后囊膜混浊而损伤眼内人工晶状体的发生率为 4%～40%。实验数据显示硅凝胶人工晶状体材料最易受损伤,比 PMMA 和丙烯酸晶状体表现出更低的损伤域值。但临床数据表明,尽管 Nd∶YAG 激光囊膜切开术损伤的大多数为硅凝胶 IOLs,但是在后囊膜已环形切开,人工晶状体中央光学区无明显损伤情况下,对视敏度无影响。

(5)与硅油的相互作用(interaction with silicone Oil):硅凝胶 IOLs 黏附不易清除的硅油,可以导致视敏度降低及诸如晕环、虹彩等视力失常的临床并发症。另外,当玻璃体视网膜手术用硅油顶压视网膜时,硅油在硅凝胶晶状体后表面形成油珠或小滴。这种黏附的硅油不易清除,从而降低视力和影响眼底检查。体外研究表明硅凝胶晶状体黏附的硅油量最大,而丙烯酸和 PMMA 晶状体则黏附很少。而且所有丙烯酸晶状体和 PMMA 晶状体上的硅油都比较容易清除。由于这些原因,对于那些将来需行玻璃体视网膜手术应用硅油顶压视网膜的患者,最好植入丙烯酸或 PMMA 晶状体。

(6)湿气积聚(moisture condensation):玻璃体手术和后囊膜切开后的气—液交换过程中,湿气很快布满 PMMA、硅凝胶和丙烯酸人工晶状体表面,从而影响视网膜术野。相反,在后囊膜完整的情况下却没有这种情况发生。虽然可以应用软尖的套管清除湿气,保持足够的视网膜术野,但湿气会很快地积聚在硅凝胶晶状体上,而在 PMMA 和丙烯酸晶状体上的积聚则较缓慢。非亲水性材料人工晶状体表面的不同张力决定了湿气积聚的不同程度。非亲水的硅凝胶导致湿气更快地积聚,而亲水的 PMMA 和丙烯酸晶状体湿气积聚则较慢。后房型晶状体表面应用黏弹剂可清除积聚的湿气,尽管硅凝胶晶状体表面的黏弹剂使视野轻度失真,但可很快地看清眼底。对将来需行玻璃体视网膜手术的患者最好应用丙烯酸材料的折叠型人工晶状体。

(7)色素细胞膜和沉着物(pigmented cellular membranes and precipitates):可见的色素细胞膜和色素沉着可以在硅凝胶晶状体前表面形成。异体炎性巨细胞的积聚,可造成虹膜后粘连,术中虹膜损伤而致的虹膜色素播散,虹膜切除术,IOL 与晶状体后表面的摩擦,或人工晶状体半脱位等都是其形成原因。尽管这些色素膜也可在其他材料 IOLs 表面形成,但由于硅凝胶晶状体的生物相容性较差,故在其表面更易形成。对于那些血—房水屏障已破坏的色素膜炎、青光眼和糖尿病患者植入硅凝胶 IOLs 应慎重。而最新的研究发现 IOL 的厚度比 IOL 的材料对色素沉着影响更大。新型超薄 IOL 避免了与前部虹膜的接触,晶状体植入技术的提高也降低了色素沉着的发生,发生率已由以往的 30%～46% 降低为最近 0.35%。

(8)术后视敏度(postoperative visual acuity):所有人工晶状体植入后患者,都会有不同程度视功能降低,在硅凝胶人工晶状体植入眼表现得尤为突出。与植入 PMMA 和丙烯酸晶状体相比,早期植入的硅凝胶晶状体患者的对比敏感度、闪烁视敏度和中等亮度视力水平均较低。尽管造成这些不同的原因还不十分清楚,但硅凝胶晶状体近似球形的厚光学区和 IOL 材料本身的化学结构特点,都可能是导致这些不同的原因。新型硅凝胶 IOLs 材料的更新和改进,明显提高了术后视觉质量的潜能。

2. 丙烯酸酯人工晶状体(acrylic intraocular lenses)丙烯酸酯人工晶状体的物理特性决定了其比其他材料晶状体有许多优点。丙烯酸聚合体具有 1.55 相对较高的折射指数,而硅凝胶晶状体为 1.40～1.46,水凝胶晶状体为 1.43。这种特性决定了其光学区较其他材料晶状体更薄,即使高度数的晶状体也能穿过相对小的切口。光学区薄的丙烯酸晶状体减少了术后与虹膜的摩擦或后粘连,降低了晶状体前表面可见色素细胞沉着物的数量。

缓慢展开的光学区在植入时更容易控制,比硅凝胶晶状体更容易植入。另外,湿气不会导致丙烯酸晶状体像硅凝胶晶状体那样滑且难控制。Acrylic 晶状体的 PMMA 弯曲长袢可以使晶状体在术中满意地固定在囊袋中央,黏弹剂易于从囊袋内吸出,在术中囊膜撕裂或睫状小带离断的情况下也可以植入。当后囊膜混浊发生时,Nd∶YAG 后囊膜切开术是安全的,不会损伤丙烯酸晶状体。

丙烯酸人工晶状体的并发症主要如下:

(1)操作不当而致的损伤(damage due to mishandling):丙烯酸晶状体较其他材料晶状体脆,所以操作需特别仔细。临床和实验研究表明丙烯酸晶状体比硅凝胶晶状体脆性大，镊子夹持丙烯酸晶状体的任何移动都会使晶状体产生划痕。这些痕迹术后在裂隙灯的侧照下可见，划痕在裂隙灯的同轴光下更为明显。有报道丙烯酸酯人工晶状体在植入时由于器械的压力而折断和晶状体全层碎裂者。轻度划痕等损伤的硅凝胶晶状体对术后视功能并无大影响。但如操作不规范，用力超过丙烯酸晶状体所能承受的物理极限，如折叠60分钟或过紧地折叠5分钟，则会产生影响术后视力恢复的损伤。晶状体折叠的性能还受到温度的影响。缓慢地折叠晶状体可以避免由于突然折叠而致的晶状体表面的裂痕或晶状体的断裂。避免过度用力地夹取、避免折叠时夹晶状体光学区，以及选择合适的镊子等，可以避免对晶状体光学区的损伤。

（2）囊袋扩张（capsular bag distention）：囊袋扩张即囊膜禁闭综合征（capsular block syndrome，CBS）。囊袋扩张是连续环形撕囊或开罐式截囊的术后并发症，其特点为囊袋液性扩张，晶状体在囊袋内前移位，前房浅，形成近视。其病因还未完全清楚，可能是由于晶状体光学区与前囊膜紧密贴服密闭，囊袋内残留的灌注液、黏弹剂或晶状体上皮的合成物引起囊袋的扩张。据报道，硅凝胶、PMMA和水凝胶晶状体植入后都有囊袋膨胀发生，而丙烯酸晶状体还未见报道。其原因可能是Acrylic IOL的光学区易于前囊膜黏贴，阻止了囊袋内液体的流出。当发生囊膜膨胀时应立即行Nd：YAG囊膜切开术减压，使液体流出，人工晶状体后移至生理位置。

（3）闪辉（glistenings）：Acrylic IOL植入术后早期可有"闪辉"发生。体外研究表明这些人工晶状体的闪辉是由AcryPak晶状体的封装和温度改变引起的。丙烯酸酯人工晶状体内的微液泡由于其不同的折射指数而形成可见的闪辉。尽管其产生原因还不清楚，有人认为其与AcryPak封装有关。

尽管人工晶状体光学区的闪辉对视力有轻度影响，但无统计学意义。其他报道表明闪辉未对临床产生影响。

（4）眩光/视力异常（glare/optical abberations）：丙烯酸晶状体光学区锐利的边缘术后可以导致明显的眩光。临床上患者主诉为薄的新月形或视野边缘环形的弧光。尽管这种并发症的发生率还不得而知，但其影响视力的严重程度，已致使一些患者要求晶状体置换。

实验结果可以解释眩光产生的原因，通过晶状体前表面折射的光线到达晶状体平面形边缘的内切面在晶状体内反射，又通过晶状体后表面的折射产生另一周边反射影而形成眩光；相反，当光遇到人工晶状体圆形边缘时，由于光的散射，不能形成影像，即不形成眩光，这种散射光对视力不会产生影响。

3. 水凝胶人工晶状体（hydrogel intraocular lenses）水凝胶是一种亲水性生物医学材料，是羟乙甲基丙烯酸（poly-HEMA）和亲水性丙烯酸单体的混合物。水凝胶材料由于多聚体混合物及水含量的不同而有多种。水凝胶晶状体已在临床上应用了20多年，在20世纪80年代后期由于偏心和脱位等问题而被淘汰。在固定和支撑晶状体的设计改进以后，这种晶状体才又被采用。

水凝胶晶状体的物理特点决定了其具有好的临床效果。柔软和亲水性减少了与色素膜和角膜内皮接触而致的损伤。水凝胶晶状体的亲水性表面表现出极佳的生物相容性，很少引起术后炎性反应。与硅凝胶和PMMA晶状体相比，水凝胶晶状体减少晶状体上皮细胞的纤维化。

水凝胶人工晶状体比硅凝胶和丙烯酸晶状体有一些优点。首先是不会由于折叠而在晶状体表面留有痕迹或损伤。这可能因为其有较高的含水量，从而质软、易折叠。水凝胶晶状体比硅凝胶晶状体更耐受Nd：YAG激光损伤，受硅油的影响也最小，与正常晶状体囊膜没有显著的不同。

水凝胶人工晶状体的相关并发症如下：

（1）人工晶状体脱位：早期盘状衹PC-12和1103型Iogel晶状体的主要问题是容易产生偏心和脱位。有报道YAG激光囊膜切开术后发生人工晶状体向玻璃体后脱位。晶状体边缘的曲度被认为是导致并发症的原因。新型IOGEL 1003解决了YAG囊膜切开致晶状体向后半脱位的问题，但偏心和与虹膜的接触的问题没有得到很好解决。此外，晶状体光学区与后囊膜间产生空隙为上皮细胞增殖提供了空间。由于水凝胶晶状体的渗透性，营养物质可以穿透至晶状体内，使晶状体后间隙的Elschnig pearl增殖更加旺盛。

（2）这种晶状体的折叠角是有极限的，已有晶状体衹损坏的报道。此外，有关poly-HEMA晶状体植入后钙质沉着也有报道，尽管它发生的机制还不完全清楚，但提示当植入poly-HEMA晶状体时磷酸盐溶液的使用要谨慎。

十、术后散光

超声乳化白内障吸除术，以其切口小，手术时间短，手术动作规范等特点，成为现代眼科临床最具代表性的手术技术之一。就白内障手术而言，术后视力恢复快，是人们一直追求的目标。随着手术技术的成熟，人工晶状体计算方法更加精确，以及人工晶状体质量日趋提高，这一目标已经达到。

然而，术后散光，这个作为严重影响术后视力恢复的临床问题，一直阻碍着这一目标的实现。隧道小切口，虽然在很大程度上减少了术后散光的发生率和程度，但距"无散光手术"恐怕还有一段距离。因此，散光控制仍是目前白内障手术面临的重要临床课题。

（一）散光基本概念

1. 定义

（1）循规散光：角膜垂直子午线（$90°\pm30°$）的屈光力大于水平子午线；即垂直子午线上的角膜曲率小于水平子午线。换句话说，垂直子午线更陡。

（2）逆规散光：与上述相反，角膜水平子午线（$180°\pm30°$）上的屈光力大于垂直子午线。

（3）斜散光：陡峭与平坦子午线分别位于$30°\sim60°$和$120°\sim150°$范围内。

（4）规则散光：角膜陡、平子午线垂直相交，可通过圆柱透镜加以矫正。

（5）不规则散光：角膜陡、平子午线非垂直相交，且无规律可循。一般情况下不易矫正。但硬性角膜接触镜可通过改变角膜平面而改善视力。

（6）散光轴及柱镜轴：散光轴即为角膜最大或最小屈光力所在子午线；柱镜轴则用于矫正的圆柱镜的轴向。

（7）散光性角膜切开：垂直于角膜平面的非穿透性切开，用于减少陡峭子午线上的屈光力。

（8）Recession：减少陡峭子午线屈光力的手术，使这一子午线角膜变平。

（9）角膜切除：增加扁平子午线屈光力的手术，使这一子午线角膜变陡。

2. 矫正散光基本原则

（1）大约85%的白内障患者术前有1.5D的散光，无需手术矫正。

（2）白内障切口缝线压力往往产生短期或中期的角膜屈力增加；切口愈靠近角膜，增加越明显。

（3）随时间延长，切口所在子午线有变平趋势，如切口在上方，有可能转变为逆规散光。

（4）如果可能，白内障切口最好选择在陡峭或扁平子午线上，以避免产生不规则散光。

（5）任何改变一个子午线上屈光力的手术，同时影响与之垂直子午线上的屈光力，但并不等值。其结果是使球镜值同时发生变化，这一点在进行人工晶状体度数计算时要加以考虑。

（6）Recession手术产生的结果要比切除术更可靠稳定。

（7）Recession手术时，切口长度与矫正散光效果成正比。

（8）散光性角膜切开，总是选择在陡峭子午线上进行，以使这一子午线角膜变平。

（二）术后散光

很多因素可以引起术后散光，其中比较重要的因素是：切口的大小、位置和方式；缝线的种类和缝合方式；无创伤手术程度。

1. 白内障手术切口　手术切口影响术后散光这一事实已被大多数学者所承认。有资料表明，3.0mm的角膜缘小切口可产生明显的术后散光；超声乳化白内障摘除术后，产生13D的散光的个案已被报告。此外，切口的方式、位置等同样会对术后散光产生明显的影响。

（1）切口大小：切口越大，术后散光越大，两者成正比。常规白内障摘除术，切口一般均>10mm，为大切口；超声乳化白内障摘除术或软性白内障吸除术，切口一般均<5mm，为小切口。Masket报告，大切口术后一周为循规性散光4.00D，术后4个月转为逆规性散光2.00D，变化了约6.00D；而同期小切口变化仅为1.50D。Flahary报道大小切口术后散光分别为8.15D和1.83D（紧结扎切口），以及3.98D和0.69D（松结扎切口）。

大切口容易引起较大术后散光，主要是拱顶构形遭到较大的破坏，引起畸变，从而使复原功能丧失。

（2）切口位置：切口距角膜越远（巩膜切口），对术后散光影响越小。Jaffe报道了角膜缘前、中、后不同切口术后散光结果分别为2.69D、1.56D、和0.77D。

（3）切口方式：倾斜切口或多平面切口，使创口对合更为严密，且提供了使切口远离角膜的机会，愈合快、抗变力强，因此对术后散光影响较小。用于超声乳化手术的标准巩膜隧道切口则使术后散光程度有所增加。

2. 缝合技术　与缝线过紧有关的散光，一旦缝线被拆除，其散光将大部分消失；然而，拆除缝线过早，创口容易裂开，反导致逆规性散光。这种散光除非重新缝合，否则不易纠正。与缝合技术有关的因素包括：

（1）缝线：缝线较少有伸张性，但可持续刺激组织产生炎性反应，引起组织坏死，最终使缝线松脱。这种变化一般在术后6~13周发生，随即产生散光度和轴位的变化。而尼龙线和聚丙烯线有较强伸张性，术后有使切口对合更紧密的趋势；但因其组织相容性好，故可长期维持创口对合张力，术后散光度及轴位改变发生缓慢，除非拆除缝线。但尼龙线容易在组织内发生生物降解，这种过程大约在术后1~2年内发生，使缝线破碎。一旦缝线失去支持作用，也同样会改变原有散光，即使这种过程在术后数年内发生。

（2）缝合方式：间断缝合不易产生远离均匀的切口对合张力，但术后可通过拆除个别缝线进行调整。连续缝合可使切口对合均匀，且便于术中调整，利于术后散光控制。

（3）缝线跨度：缝线跨度大、易使切口不稳定对合，同时容易形成切缘内陷或对合不严密。缝线跨度小，穿过的组织深，可产生稳固的组织对合。

（4）缝线结扎：缝线绳索结扎越紧，越易产生术后散光，其散光轴位多在垂直径线；松弛结扎对术后散光影响相对较小。

（5）线结：间断缝合时，线结应牢固，并将其转入组织内埋藏。术后线结松脱，使创口裂开，可产生逆规性散光。

（三）术中散光控制

无论何种白内障手术，手术结束时，采用适当方法，判断角膜在各子午线上的曲率是否相同，并加以必要的调整，对控制术后散光发生是十分重要的。常用的术中控制角膜散光的方法有如下几种：

1. 前房注气法 这是术中判断角膜曲度的最简单方法，关闭切口后，向前房内注入消毒空气，以形成8mm 直径气泡为宜。以上方观察气泡形态，并以测径尺测量气泡直径，判断其是否正圆。如气泡为椭圆形，则短轴为缝线过紧方向，应适当放松缝线。

2. 手术显微镜带角膜曲率计 比较高档次手术显微镜，附有角膜曲率计配件。虽设计不同，但基本原理是一样的。一种是采用 Placido 盘原理，专为术中设计的角膜曲率计通过显微镜观察角膜同心圆映光，来判断散光情况，如 Oohtec 角膜曲率计。还有几种安装在手术显微镜上的角膜曲率计。如通过不同子午线上小圆环清晰程度来判断角膜曲度的 Troutman 型角膜曲率计；直接投照到角膜上单圆环的 Zeiss 型角膜曲率计；以及通过水平和垂直三圆形相切情况来判断角膜曲度的 Terry 型角膜曲率计等。

3. Simcoe 可消毒塑料盘 其上刻有同心圆，平放于角膜平面，通过形成的液环与同心圆关系来判断角膜曲率状态。

4. 其他 通过精密仪器判断并调整角膜曲度固然准确，但也不应过分依赖。预防术后散光最可靠的方法是规范化操作，摒除任何与术后散光有关的操作失误，可能会获得比任何纠正方法都好的效果。

（四）术后散光控制

1. 散光测量

（1）角膜曲率计法：角膜曲率计虽然只测量角膜中心 3mm 直径区域的曲率半径，但基本可以反映整个角膜的屈光状态。特别是在测量角膜规则散光方面，结果是非常准确的。其测量结果可为散光矫正提供可靠的依据。

（2）角膜地形图：通过 placido 盘投射系统将 25～31 个同心圆环均匀地投射到从中心到周边的角膜表面，并由实时图像监测系统进行实时观察、监测、摄影、储存，经计算机进行图像处理，最后将分析结果以不同彩色显示。角膜地形图不同于角膜曲率计。角膜曲率计只反映中心 3mm 区域内平均曲率半径；而角膜地形图是对整个角膜进行分析，检查结果更具系统性、准确性和精确性。但角膜地形图仪价格昂贵，限制其广泛使用。

（3）验光：无论电脑验光还是检影验光，其结果反映的是眼总和屈光状态。由于成分比较复杂，验光结果只能作为术后调整散光的参考。

2. 术后散光调整 下面介绍的方法，均是针对大/中缝线切口而言，虽已很少应用，但仍然有一定借鉴意义。

（1）橄榄球法则：为明确通过调整缝线来纠正术后散光的方法，Cills 建议采用加深记忆的橄榄球法则。其扁轴子午线恰为低度柱轴；因为橄榄球系带正好位于扁侧面，因此应该记住，此时应"放松系带"（loosen the lace，LL），即为 LL 法则。可以拆除缝线或重新进行小跨度缝合，以使创口对合松弛。这种方法可以矫正散光 3.0D。在相反的情况下可以扎紧其顶端，即为 TT（tighten tip，TT）法则。如存在较大的术前散光，则切口应选在屈光力大的子午线上。

（2）拆/断线：不考虑散光因素，如线结已埋藏，则可作永久性存留。尼龙线 1～2 年后因生物降解而自行失去抗张强度；聚丙烯线存留时间要长得多；丝线将因松脱或刺激而需拆除。

但对某些已经形成较大术后散光病例，则选择性的断、拆线将是纠正或消除散光的重要措施。拆除缝线的指征是，术后 6 周散光仍大于 2.00～2.50D 者；如术后早期即为高度散光（循规散光）拆线时间可适当提前，但应以保证创口闭合为前提。然而，我们也必须注意这样的事实，即循规性术后散光有自然转变到反规性散光的趋势；或者说，大多数眼，最终可回复到术前散光状态，而无需通过拆线来调整。因此，企图过早拆线以拆线纠正术后散光也是不适当的。此外，由于散光引起视力不佳或无双眼单视，也是术后拆线的指征，但判断期限应在术后 2～3 个月以后。因为此时创口已完全愈合，拆线不会引起前房消失等并发症。

根据 Fills 的橄榄球法则，在角膜屈力最大的子午线上拆线，即 LL 原则。尼龙线或聚丙烯缝线可在角膜侧根部切断，这样会使线尾回缩到巩膜和结膜下。

切线器械应非常锐利,并需在显微镜下(起码在裂隙灯下)完成。如果缝线根部是暴露的,可用 25 号针头(必须是从未用过的)的侧刃切线可获得满意效果。也可用 1% 尼龙线带的铲型针进行拆线,但必须经浸泡消毒。激光拆线更为安全,Argon 激光仅用于有色缝线拆除;YAG 激光可用于各种类型缝线。

对于埋藏的线结,用力拖拉有时可造成组织创伤。甚至使创口裂开,应特别小心。线结可随时间推移而渐松弛,也可引起轻度组织坏死,故 1 年以后拆除将变得非常容易。

散光小者仅需拆除 1 根缝线,散光大者可加拆。Kronish 等提议:>2.00D 者拆除 1 根;>3.00D 者拆除 2 根;>4.00D 者则拆除 3 根。由于缝线多少、线间距离及缝线质量都会影响矫正效果,故拆线数量带有一定的盲目性,需要在实践中不断积累经验。如需拆除多根缝线,则最好采取间断、间隔拆线法,即拆除的缝线之间保留一根缝线;每拆 1 根线间隔一周。

随着小切口无缝线白内障手术的普及,以拆\断线作为术后矫正散光的手段,已成为历史。

(3)配戴眼镜:术后 3 个月,术眼屈光状态趋于稳定,可考虑配镜矫正。在一般情况下,≤1.5D 的散光,经镜片矫正;如不能耐受,则可考虑手术矫正。不过,决定通过手术矫正术后散光要十分慎重。因为半年后,术后散光得到进一步改善的例子并非罕见。

(4)角膜屈光手术:对于残存有较大屈光度的散光,用一般方法无法矫正,且患者无法接受常规治疗者,也可考虑选择角膜屈光手术。

1)角膜切开术:使陡直子午线上的角膜变平,以减少这一子午线上的屈光力。切口越长,矫正效果越好。对于循规散光,6mm 长切口可矫正 4.00D 散光。

2)角膜切除术:在扁平子午线角膜上,作周边部圆形楔形切除,然后对端缝合,以使这一子午线角膜变陡,增加其屈光力。切除 0.1mm 宽楔形组织可矫正 1.00D 散光。

目前,由于角膜屈光手术方法的成熟和普及,这些曾经在临床应用的老方法,已很少单独使用。

(何守志)

主要参考文献

1. 何守志. 晶状体病学. 北京:人民卫生出版社,2004.
2. 何守志. 超声乳化白内障手术学. 北京:中国医药科技出版社,2000.
3. 中华医学会眼科学分会编译. 眼科临床指南/美国眼科学会编著,北京:人民卫生出版社,2006.
4. 谢立信. 人工晶状体植入学. 北京:人民卫生出版社,1994:175-161.
5. 何守志. 白内障及其现代手术治疗. 北京:人民军医出版社,1993:238-242.
6. 谢立信,黄钰森. 眼前节毒性反应综合征的临床诊治. 中华眼科杂志,2008,44:1149-1151.
7. 中华医学会眼科学分会白内障与人工晶状体学组:我国白内障术后急性细菌性眼内炎治疗专家共识(2010 年). 中华眼科杂志,2010;46(8):764-766.
8. Pastor JC, Bailez C, Aragon J, et al. Treatment of the massive suprachoroidal hemorrhages. Arch Soc Esp Oftalmol 2001;76(4):235-240 Review.
9. Ng DT, Rowe NA, Francis IC, et al. Intraoperative complications of 1000 phacoemulsification procedures: a prospective study. J Cataract Refract Surg 1998;24(10):1390-1395.
10. Martin KR, Burton RL. The phacoemulsification learning curve: per-operative complications in the first 3000 cases of an experienced surgeon. Eye 2000;14(Pt 2):190-195.
11. Kothari M, Thomas R, Parikh, et al. The incidence of vitreous loss and visual outcome in patients undergoing cataract surgery in a teaching hospital. Indian J Ophthalmol 2003;51(1):45-52.
12. Romero AP, Salvat SM, Merdez MI, et al. Suprachoroidal bleeding: review and description of eight cases. J Fr Ophtalmol 2003;26(2):164-168.
13. Minassian DC, Rosen P, Drat JK, et al. Extracapsular cataract extraction compared with small incision surgery by phacoemulsification: a randomised trial. Br J Ophthalmol 2001;85(7):822-829.
14. Martin KR, Burton RL. The phacoemulsification learning curve: per-operative complications in the first 3000 cases of an experienced surgeon. Eye 2000;14(Pt 2):190-195.
15. Tan JH, Karwatowski WS. Phacoemulsification cataract surgery and unplanned anterior vitrectomy--is it bad news? Eye 2002;16(2):117-120.
16. Berler DK. Intraoperative complications during cataract surgery in the very old. Trans Am Ophthalmol Soc 2000;98:127-132.
17. Yap EY, Heng WJ. Visual outcome and complications after posterior capsule rupture during phacoemulsification surgery. Int Ophthalmol 1999;23(1):57-60.
18. Mathai A, Thomas R. Incidence and management of posteriorly dislocated nuclear fragments following phacoemulsification. Indian J Ophthalmol 1999;47(3):173-176.
19. Bobrow JC. Visual outcomes after anterior vitrectomy: comparison of ECCE and phacoemulsification. Trans Am

Ophthalmol Soc 1999; 97: 281-295.

20. Kumar, R; Reeves, DL; Olson, RJ. Wound complications associated with incision enlargement for foldable intraocular lens implantation during cataract surgery. Journal of cataract and refractive surgery, 2001 Feb, 27(2): 224-6.

21. Kuchle, M; Viestenz, A; Martus, P; Handel, A; Junemann, A; Naumann, GO. Anterior chamber depth and complications during cataract surgery. American journal of ophthalmology, 2000 Mar, 129(3): 281-5.

22. Plager, DA; Yang, S; Neely, D; Sprunger, D; Sondhi, N. Complications in the first year following cataract surgery with and without IOL in infants and older children. American Association for Pediatric Ophthalmology and Strabismus, 2002 Feb, 6(1): 9-14.

23. Pingree, MF; Crandall, AS; Olson, RJ. Cataract surgery complications in 1 year at an academic institution. Journal of cataract and refractive surgery, 1999 May, 25(5): 705-8.

24. McKellar, MJ; Elder, MJ. The early complications of cataract surgery: is routine review of patients 1 week after cataract extraction necessary? Ophthalmology, 2001 May, 108(5): 930-5.

25. Kodjikian, L; Gain, P; Donate, D; Rouberol, F; Burillon, C. Malignant glaucoma induced by a phakic posterior chamber intraocular lens for myopia. Journal of cataract and refractive surgery, 2002 Dec, 28(12): 2217-21.

26. Vuori, ML. Recurrent severe hypotony after cataract surgery in an eye with previous trabeculectomy. Journal of cataract and refractive surgery, 1998 Jan, 24(1): 136-8.

27. Kumar, R; Reeves, DL; Olson, RJ. Wound complications associated with incision enlargement for foldable intraocular lens implantation during cataract surgery. Journal of cataract and refractive surgery, 2001 Feb, 27(2): 224-6.

28. Kuchle, M; Viestenz, A; Martus, P; Handel, A; Junemann, A; Naumann, GO. Anterior chamber depth and complications during cataract surgery. American journal of ophthalmology, 2000 Mar, 129(3): 281-5.

29. Plager, DA; Yang, S; Neely, D; Sprunger, D; Sondhi, N. Complications in the first year following cataract surgery with and without IOL in infants and older children. American Association for Pediatric Ophthalmology and Strabismus, 2002 Feb, 6(1): 9-14.

30. Pingree, MF; Crandall, AS; Olson, RJ. Cataract surgery complications in 1 year at an academic institution. Journal of cataract and refractive surgery, 1999 May, 25(5): 705-8.

31. McKellar, MJ; Elder, MJ. The early complications of cataract

surgery: is routine review of patients 1 week after cataract extraction necessary? Ophthalmology, 2001 May, 108(5): 930-5.

32. Green, WT; Muir, MG. Corneal complications of cataract surgery. Current opinion in ophthalmology, 1994 Aug, 5(4): 98-104.

33. Batlan, SJ; Dodick, JM. Corneal complications of cataract surgery. Current opinion in ophthalmology, 1996 Aug, 7(4): 52-6.

34. Snellingen, T; Shrestha, JK; Huq, F; Husain, R; Koirala, S; Rao, GN; Pokhrel, RP; Kolstad, A; Upadhyay, MP; Apple, DJ; Arnesen, E; Cheng, H; Olsen, EG; Vogel, M. The South Asian cataract management study: complications, vision outcomes, and corneal endothelial cell loss in a randomized multicenter clinical trial comparing intracapsular cataract extraction with and without anterior chamber intraocular lens implantation. Ophthalmology, 2000 Feb, 107(2): 231-40.

35. Natchiar, GN; Thulasiraj, RD; Negrel, AD; Bangdiwala, S; Rahmathallah, R; Prajna, NV; Ellwein, LB; Kupfer, C. The Madurai Intraocular Lens Study. I: A randomized clinical trial comparing complications and vision outcomes of intracapsular cataract extraction and extracapsular cataract extraction with posterior chamber intraocular lens. American journal of ophthalmology, 1998 Jan, 125(1): 1-13.

36. Ram, J; Jain, S; Pandav, SS; Gupta, A; Mangat, GS. Postoperative complications of intraocular lens implantation in patients with Fuchs heterochromic cyclitis. Journal of cataract and refractive surgery, 1995 Sep, 21(5): 548-51.

37. Lebuisson, DA. Complications of intraocular lens surgery. Current opinion in ophthalmology, 1995 Feb, 6(1): 53-8.

38. Lumme, P; Laatikainen, LT. Risk factors for intraoperative and early postoperative complications in extracapsular cataract surgery. European journal of ophthalmology, 1994 Jul-Sep, 4(3): 151-8.

39. Powe, NR; Schein, OD; Gieser, SC; Tielsch, JM; Luthra, R; Javitt, J; Steinberg, EP. Synthesis of the literature on visual acuity and complications following cataract extraction with intraocular lens implantation. Cataract Patient Outcome Research Team. Archives of ophthalmology, 1994 Feb, 112(2): 239-52.

40. Kodjikian, L; Gain, P; Donate, D; Rouberol, F; Burillon, C. Malignant glaucoma induced by a phakic posterior chamber intraocular lens for myopia. Journal of cataract

and refractive surgery, 2002 Dec, 28 (12): 2217-21.

41. Wedrich, A; Menapace, R; Ries, E; Polzer, I. Intracameral tissue plasminogen activator to treat severe fibrinous effusion after cataract surgery. Journal of cataract and refractive surgery, 1997 Jul-Aug, 23 (6): 873-7.

42. Jalali, S; Das, T; Gupta, S. Presumed noninfectious endophthalmitis after cataract surgery. Journal of cataract and refractive surgery, 1996 Dec, 22 (10): 1492-7.

43. Monson MC, Mamalis N, Olson RJ. Toxic anxic anterior segment inflammation following cataract surfery. J Cataract Refract surg, 1992, 18: 184-189.

44. Mamalis N Edelhauser HF, Dawson DG et al. Toxic anterior segment syndrome. J Cataract Refract Surg 2006, 32: 324-333.

45. He llinger WC, Hasan SA, BacalisL P, Thomblom DM, Beckmann SC, Blackmore Cetal. Outbreak of toxicanterior segment syndrome following cataract surgery associated with impurities of autoclave steam moisture. Infect Control Hosp Epidemiol 2006; 27 (3): 294-298.

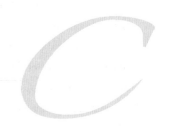

第三章
白内障药物治疗

随着老年医疗保健事业的发展，人类寿命普遍延长，白内障发病率有逐年增加趋势。尽管现代手术为白内障治疗提供了有效手段，但同其他临床治疗手段一样，尚存在许多没有解决的问题。新技术不断出现，基础研究日益深入，以及对白内障病理、生化等基础医学更深的认识，促使人们越来越重视对抗白内障药物的研究，并取得进展。本文就有关文献，结合病因学研究，对抗白内除药物现状作一般性回顾。

一、含 硫 制 剂

谷胱甘肽（glutathione，GSH）含谷氨酸、胱氨酸和甘氨酸的三肽。由于合游离疏基（-SH）而对调节和维持机体及眼组织特别是晶状体稳定的内环境起重要作用。它发挥还原剂作用，保护晶状体内不同疏基成分，并可使氧化型维生素 C 转为还原型维生素 C。

研究表明，晶状体内有较高的还原型 GSH 水平，白内障形成时，其浓度迅速降低。20 世纪 60 年代后期即报告 GSH 可以推迟实验性半乳糖性白内障、放射性白内障和二硝基苯白内障的形成。Uchiyama 报告了对 65 例老年性和外伤性白内障（123 眼）的治疗效果，其中局部点眼联合肌肉注射，视力增进者达 68.9%。最近 Creighton 等通过实验观察证明，谷胱甘肽与维生素 E 合用，对皮质性白内障治疗效果更好。另一种氨基酸制剂是 Phakan，主要含甘氨酸、L- 谷氨酸、L- 精氨酸、肌醇和盐酸吡哆醛，利用晶状体可迅速合成 GSH 的生物特性，以增加晶状体内 -SH 水平。但对一组 140 个患者长达 9 个月的双盲试验表明，白内障晶状体水隙、斑点状混浊仅有轻微改善。20 世纪 70 年代初，首先在日本出现的 α- 疏基丙酸甘氨酸（tiopronin）是又一种含硫基抗白内障制剂。它是一种还原剂，可使氧化型维生素 C 和胱氨酸分别转化为还原型维生素 C 和半胱氨酸，以增强晶状体内还原能力。对一组 150 个老年性白内障患者（275 眼）进行双盲试验，每日给药 3 次，连续 12 个月，通过裂隙灯显微镜和视力检查表明，白内障有明显好转（$P = 0.017$）。

前苏联学者证明，正常晶状体内牛磺酸有较高水平，仅次于谷氨酸、丙氨酸和 GSH。而在老年性白内障晶状体内，其浓度明显减少。从而提出以牛磺酸作为抗白内障制剂。在体内，牛磺酸可由 L- 半胱氨酸代谢转变而来。动物试验证明牛磺酸可有效推迟电离辐射性白内障形成。用 4% 滴剂治疗接受 300rad 60 钴照射的鼠一个月，减少星状白内障发病率 30%，而连续治疗 50 例（98 眼）白内障 6 个月以上，视力均明显改善。

二、抗醌体制剂

醌（quinons）为一类含有两个双键的六元环状二酮（含二个羰基）的不饱和有机化合物。醌型结构和颜色有密切关系，它们大多为有颜色物质。已证明，醌为色氨酸和酪氨酸的异常代谢产物，其不饱和性可同晶状体中一些可溶性蛋白上的疏基发生反应，形成不溶性化合物，导致晶状体混浊。基于竞争性的抑制醌类物质，从而保护晶状体内活性疏基和防止晶状体蛋白变性的设想，经过一系列研究，设计合成了一类抗醌体制剂。吡诺克辛（catalin）是一种含有吡啶酚黄素核的羧酸制剂（1-hydroxy-5-oxo-5H-pyrido（3，2a）phenoxazine 3-carboxylicacid）。尽管其抑制醌体的作用尚缺乏进一步的证据，但有实验结果表明，它可有效的推迟实验性兔眼萘性和 X 射线放射性白内障的产生。作为还原制剂，吡诺克辛尚可保护疏基免受氧化，及防止 ATPase 受醌类物质抑制的作用。此外，吡诺克辛尚可影响葡萄糖代谢、降低血糖，并作为弱的醛糖还原酶抑制剂而减少糖醇的形成。一组对 40 例（80眼）接受治疗 18 个月的白内障患者所做的双盲试验表明，吡诺克辛组与安慰剂组有明显差异。但由于缺乏长期观察资料及临床疗效不肯定，本药的广泛使用已引起非议。

法可林眼药水（phacolysin）是 20 世纪 60 年代初根据醌体理论合成的另一种抗白内障制剂。其化学名称是 5，2- 二氢氮杂戊省二磺酸钠（Sodium，5，2-dihydroazapencene disulfonate），为深紫红色结晶粉末。当将法可利晴与醌类物质同时给予维生素 C 缺乏的豚鼠，可以防止白内障形成。大白鼠试验表明，本品经结膜下或球后注射很容易穿透晶状体囊膜，并可推迟 Nakano 鼠因内在的 Na^+-K^+-ATP 酶抑制剂而产生的先天性白内障的发生。临床观察表明，接受本药治疗的患者视力有不同程度改善。对 40 例患者进行双盲试验，治疗 5～6 个月，结果用药组视力提高程度明显优于未用药组（$P < 0.05$）。但尚未见报道述及晶状体混浊有明显消退者。

近来有提倡以乙酰水杨酸作为抗白内障制剂者。Cotlier 经过流行病学调查发现，患有成年型风湿性关节炎的患者及接受大剂量阿司匹林（aspirin）治疗的糖尿病患者，白内障发病率显著降低。其中服用 Aspirin 的 39 例有 4 例发生白内障，而未用药的 14 例中有 6 例发生白内障（$P < 0.05$）。据此作者提出以 Aspirin 作为白内障预防制剂的可能性。进一步研究证明，Aspirin 通过影响色氨酸代谢来发挥抗白内障作用。L- 色氨酸是唯一与人血清白蛋白结合的氨基酸。色氨酸及其代谢产物犬尿氨酸（kynurenine）参与了晶状体色素形成及褐色白内障形成过程。据发现，白内障患者血中色氨酸水平明显增高。因此可以认为，减少色氨酸水平，可以有效降低由于色氨酸及其代谢产物水平升高引起的白内障形成的可能性。水杨酸可解离结合状态的色氨酸，并降低血中总色氨酸浓度。但另一个事实是，在解离结合状态的色氨酸的同时却增加了游离色氨酸浓度 50%，从而使人们对上述机制产生怀疑。此外，乙酰水杨酸尚可通过促进胰岛素释放而发挥降血糖作用，以降低糖尿病性白内障的发病率。据报告，Aspirin 可发挥弱醛糖还原酶抑制剂的生物效应，以推迟糖性内障的形成，但证据尚不充分。

三、醛糖还原酶抑制剂

由于 Kinoshita 等的杰出工作，已确定醛糖还原酶（aldose reductase，AR）是产生实验性糖性白内障的关键酶。在还原型辅酶Ⅱ（NADPH）的参与下，使己糖转化为相应的糖醇，这些多糖醇在细胞内积聚引起渗透性肿胀。作为继发改变，膜屏障遭到破坏，引起晶状体内谷胱甘肽，游离氨基酸丧失，Na^+/K^+ 比率失调，形成水隙、囊泡、板层分离等皮质性白内障。晚期，则由于晶状体内仅存大分子蛋白，从而使大量水伴随 Na^+、CI^- 进入晶状体，产生典型的 Donnan's 水肿，最终形成不可逆的核性白内障。实试证明，抑制 AR 的活性，可以有效地推迟糖性白内障的产生。四甲烯戊二酸是最早出现的 AR 抑制剂，可有效地减少体外培养

晶状体内糖醇积聚。其后，有人报告，氨基甲苯衍生物 AY-20，263［α，α，α-trifluoro-N-（2-（3-nitropyridyl）-m-toluidine）溶液注入半乳糖喂养鼠之玻璃体腔，结果明显降低晶状体内糖醇合成，减少肿胀。进而合成了第一个经口服给药并有效推迟鼠糖内障形成的 AR 抑制剂 AY-22，284，同期可降低实验性糖内障形成率 80%。1975 年 Varma 等人经研究证明了黄酮类可以发挥完全不同类型的生物学效应—抑制 AR 活性，从而出现了更为有效的 AR 抑制剂。实验证明，影响黄酮类效能的主要因素是羟基和配基的数量及性质。其中最有效的 AR 抑制剂为五羟黄酮及衍生物。槲皮酮（3，5，7，3'，4'-pentahydroxy flavone）在浓度为 10-4M 时可抑制酶活性 100%。而槲皮苷（quercetin-3-O-L-rhamnoside）抑制酶活性能力显著增加。经扫描电子显微镜观察证明，局部给予槲皮苷，可有效防止半乳糖喂养鼠晶状体纤维的损伤。Peterson 等于 1979 年首次介绍了一种新的强力 AR 抑制剂 Sorbinil（d-6-fluorospiro chroman-4，4'-imidazolidine-2，5-dione），推迟半乳糖喂养鼠白内障产生的最小有效剂量仅 5mg/kg/d。Datiles 的试验表明，给予大白鼠 50% 半乳糖饮食，14 天产生核性白内障，21 天白内障成熟；如同时口服给予 AR 抑制剂 Sorbinil，持续 8 个月经眼底镜、裂隙灯和光学显微镜检查，晶状体未见白内障改变。最近的另一组实验亦证明 Sorbinil 对半乳糖性白内障有显著的逆转作用。AR 抑制剂是迄今唯一得到充分实验证据的最有效的抗白内障制剂，有的已进入临床最后实验阶段。

除上述黄酮类、色酮类制剂外，某些抗过敏药，非甾体类抗炎制剂以及前述的含硫制剂，阿司匹林等，对 AR 均具有一定的抑制作用。是有一定潜力的抗白内障药物。

四、维生素和能量合剂

维生素缺乏与白内障形成的关系早已引起人们的注意。但唯一得到实验证据者为维生素 B_2（riboflavin）缺乏所致的实验性白内障。一般晶状体皮质不规则混浊出现在给予缺乏维生素 B_2 饮食后 6～10 周。维生素 B_2 是黄素腺嘌呤二核苷酸（FAD）的前体，后者是构成各种黄酶的辅酶，在生物氧化过程中发挥递氢作用。维生素 B_2 缺乏导致谷胱甘肽还原酶活性降低，还原型谷胱甘肽浓度减小。一组临床观察表明，56 例老年性白内障中有 19 例伴有核黄素缺乏，而 16 例晶状体透明的老年人无一例核黄素缺乏，统计学有显著差异（$P < 0.05$）。从而作者提出以补充维生素 B_2 减慢老年性白内障进展的可能性。硫胺素（thiamine）则以辅羧酶（TPP）的形式参与糖代谢过程中 α- 酮酸的氧化脱

羧反应。烟酰胺（nicotinamide）在体内是构成辅酶Ⅰ和辅酶Ⅱ的成分，在生物氧化中发挥递氢作用。基于对B族维生素在生物氧化中这种重要作用的认识，其作为白内障辅助治疗药物已被人们所接受。Opacinan（德）为含有维生素 B_1、B_2、B_3（pantothenic，acid）、B_5（nicotinamide）和 B_6 的复合滴眼液，已用于临床，但尚缺乏令人信服的统计学资料。

维生素C能使酶分子中 -SH 维持还原状态，从而使其保持一定活性，并使氧化型谷胱甘肽还原为还原型谷胱甘肽，以维持晶状体稳定内环境，因而被看作晶状体的清除剂和抗氧化剂。在一些动物中，房水和晶状体内维生素C水平较之血浆可高达50倍，而白内障眼的房水内维生素C浓度较正常眼明显降低。微波白内障形成时，维生素C水平下降甚至出现在谷胱甘肽受抑制之前。但实验结果尚不能证实其对白内障过程有特殊作用。

维生素E（α-Tocopherol）为脂溶性抗氧化剂。据报道，其基本功能为保护脂膜免遭游离基团损害。有实验表明，以低维生素E和色氨酸饮食喂养妊娠期母鼠，常可诱发白内障。在美国，以含硒和生育酚为主要成分的抗白内障制剂 Selete 已用于动物白内障的治疗。肌内注射5周，然后连续口服6周获得肯定的效果。Stewart-DeHan等通过扫描电镜技术证实，维生素E可防止体外培养条件下完整鼠晶状体热性内障的形成。

除维生素外，许多种氨基酸盐等作为晶状体能量补充途径，已用于治疗白内障。一磷酸肌苷（inosine monophosphate）是ATP和GTP的前体，是重要的能量来源。除ATP外，α-甘油磷酸盐是晶状体内最丰富的磷酸盐。但与其他组织不同，它很难扩散进入晶状体线粒体，因此不能作为晶状体主要能量来源。琥珀酸盐（succinate）是三羧酸循环的中间介质，在提供能量方面发挥一定作用。天门冬氨酸在晶状体内参加鸟氨酸循环（Krebs-Henseleit cycle）并迅速转化为二氧化碳。磷酸吡哆醛（pyridoxal phosphate）是转氨酶、转硫酶、转羧酶等多种酶的辅酶。以上述物质为主要成分的混合滴眼剂 Catechol POS（法）作为白内障治疗和预防制剂已有商业性出售。另一种白内障制剂 Catarstat（法）则是将 L-谷氨酸，天门冬氨酸盐，甘氨酸同吡哆醛和三磷酸腺苷（ATP）混合。谷氨酸和甘氨酸是谷胱甘肽的构成成分。前者在戊二酸氢化酶或转氨酶参与下转化为酮戊二酸进入三羧酸循环，并被氧化成草酰乙酸盐。甘氨酸则是一碳单位的来源，与核酸的构成单位嘌呤和嘧啶合成有关。

一磷酸尿苷（UMP）与天门冬氨酸盐混合胶囊作为抗白内障口服制剂常与上述滴眼液配合使用。UMP在磷酸激酶催化下，可接受ATP的高能磷酸基团而生成UTP。后者作为磷酸半乳糖尿苷转换酶使1-磷酸半乳糖转变为1-磷酸葡萄糖参加糖酵解，以此影响晶状体内半乳糖代谢。

抗白内障滴剂 Phakosklerom 除含有核黄素外，尚有一磷酸腺苷（AMP），其胶囊含半胱氨酸和抗坏血酸盐。据认为，在晶状体内，AMP可激活磷酸果糖激酶（phosphofructokinase），使1-磷酸果糖转变为1，6-2磷酸果糖，加速糖酵解循环产生更多能量。但局部应用，未见晶状体内该成分浓度有明显增高。

五、天然提取物

许多动植物制剂具有抗白内障的生物效应。最为人们所熟知的是植物雪叶莲（cineraria maritima）挤压液和北美金缕梅（hamamelis）浸出液的硼酸甘油液。本制剂在美国是唯一可以通过处方获得的此类抗白内障制剂。局部应用作为促淋巴制剂以增加晶状体循环。据称，用本制剂治疗40例白内障患者，有效者9例（22.5%）。在一组实验中，用本制剂处理3个月到1年的79只大白鼠，白内障发病率明显下降。

某些糖苷已被人们提出作为白内障的辅助治疗。如洋地黄毒苷（digitoxin）和洋地黄（digitalis）等。这一类药物可以明显地抑制睫状体 Na^+-K^+-ATP 酶，从而改善房水循环，降低眼内压。同时由于在晶状体内分布较低而不明显影响晶状体上皮 Na^+-K^+-ATP 酶活性。另一种具抗凝作用的七叶苷（esculin）亦用作抗白内障制剂的佐剂，但局部应用尚无明显的生物学效应的证据。

仙诺林特（sanolent）是由维生素C、B_2、碘化钾和士的宁同动物晶状体白蛋白组成的复合制剂。同类制剂 Sanolent"f"除上述成分外尚含有磺胺甲基嘧啶（sulfamerazine）。磺胺类除有抗菌活性外尚有轻度降血糖及抑制碳酸酐酶作用，由此可阻断碳酸酐酶利尿作用对晶状体的损害。晶状体蛋白实际上是一种免疫制剂，早在21世纪初即已被应用，以期作为特殊溶素吸收混浊的晶状体物质。20世纪50年代初应用新鲜晶状体治疗白内障达到高潮。但因其疗效可疑，且存在潜在的过敏反应的危险而逐渐退于次要地位。

六、激 素 类

内分泌紊乱，如糖尿病和甲状旁腺功能不全时，并发白内障，在人类和动物均得到证实。垂体切除明显抑制晶状体上皮有丝分裂亦有动物实验资料。这些事实，促使人们对激素治疗白内障产生兴趣。显然，补充体内缺乏的某种激素，可望推迟内分泌性白内障的发展。此类制剂大部分来源于动物睾丸、卵巢、甲状腺和甲状旁腺抽提液，常与士的宁、维生素、碘化物配合使用。据认为，甲状腺素有改善新陈代谢，促进生长发育和修复组织愈合作用。但对晶状体的直接作用未得到证实。抗白内障制剂 Euphakin（德）除有甲状腺素和睾丸提取物外，还包括叶绿素及乳酸钙。

以促甲状腺释放激素（TRH）给有老年性白内障的狗点眼，12 只中有 3 只视力明显增进。自公牛精液中分离出一种非甾体配子因子（gametic factor）给有老年性白内障的狗注射，皮质混浊可部分减轻。据报告，本品经纯化后给予有白内障的老年人应用，12 例中有 10 例视力明显增进，晶状体混浊亦转透明。有谓之腮腺素对来源于中胚叶组织疾病有修复作用，故对由于各种病理因素所致晶状体囊膜渗透屏障破坏有调整作用。但用于防治白内障尚缺乏令人信服的实验依据。

七、无 机 离 子

离子平衡是维持晶状体稳定内环境的基本因素。各种类型的白内障均伴有不同程度的离子分布紊乱。Duncan 等对 52 个人白内障晶状体内离子浓度进行测定表明，皮质性和成熟白内障晶状体内，Na^+、Ca^{2+}、Cl^- 浓度明显增高，而 K^+ 降低。并有实验证明，白内障时离子平衡紊乱是依赖 Na^+-K^+-ATP 酶的阳离子泵机制遭到破坏所致。阳离子泵位于前囊下上皮，持续浓缩钾排出钠；在调节晶状体内水含量，产生并保持膜两侧电位差，及提供最佳理化环境方面起决定性作用。有报道指出，在白内障晶状体内可能存在一种 Na^+-K^+-ATP 酶抑制因子，是一种多肽、抗高温、抗酸、抗强碱，但尚需有更多的实验证据加以证实。动物实验证实，低钾和低镁饮食可诱发兔白内障，产生晶状体混浊，

囊泡形成。因此，补充无机离子以治疗伴有离子紊乱的白内障是合理的设想。已被应用的离子有钠、钾、锂、钙、镁、汞、铷、锶盐、碘化物，氯化物，硝酸盐，氰酸盐及各种有机酸。一方面试图取代晶状体内某些成分，一方面作为脱水的主要方法减轻晶状体肿胀。碘化物及碘酸盐则可刺激循环增加眼的血液供应及促进混浊吸收。铷可补充钾作替代治疗。

由于白内障的病因尚未明确，且病程漫长，难以在短期内对疗效作出判断。因此，尽管有种类繁多的抗白内障制剂问世，但尚未有一种药物的防治效果得到普遍承认。甚至有的曾一度引起非议。然而，随着人们对白内障本质的认识不断深入，药物治疗白内障肯定会取得突破性进展。

（王开力）

主要参考文献

1. 李绍珍. 白内障药物治疗. 眼科全书, 李凤鸣, 北京: 人民卫生出版社, 1996: 1635-1639.

2. 李德馨, 王思玲, 苏德森. 白内障的发病机制与药物治疗. 沈阳药科大学学报, 2002, 19: 300-307.

3. 严宏, 李明勇. 白内障药物治疗的研究现状. 国外医学眼科学分册, 2002, 26, 151.

4. Bron A J, Brown NAP, Sparrow JM, et al. Medical Treatment of cataract. Eye. 1987, 1: 542-550.

5. Kador PF. Overview of the current attempts toward the medical treatment of cataract. Ophthalmology. 1983, 90: 352-361.

6. 佐佐木 一之, 抗白内障?, その前?床基???への提言. あたらしい眼科 1996, 13: 69-78.

第六卷

青光眼

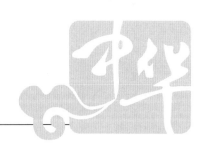

第一节　定　义

病理性高眼压导致视神经损害，以及视野缺损者应称为青光眼。尽管目前有将实验性青光眼发生外侧膝状体和（或）视皮层部分病变、部分患者表现出自身抗体也归之于青光眼病因，但其因果关系有待论证。

高眼压并不是青光眼的必需体征。有高眼压的人不一定都有青光眼（如高压眼症），有些青光眼患者的眼压水平在正常范围内（如正常眼压性青光眼）。目前大多数学者认为，青光眼是具有病理性高眼压或正常眼压合并视乳头、视网膜神经纤维层损害及青光眼性视野改变的一种可以致盲的眼病。我国原发性青光眼的患病率约为 0.21%～2.25%，40 岁以上人群的患病率为 1.4%。2004 年完成的广州荔湾区盲及青光眼流行病学调查报告提示，经严格的随机抽样决定 2313 人受检，年龄范围 50～93 岁。Tono-pen 眼压计测得眼压分布值的中位数为 15mmHg，右眼为 15.17mmHg±3.07mmHg，左眼为 15.05mmHg±3.25mmHg。1405 人完成了青光眼各项检查，其群体患病率（crude prevalence）高达 3.7%（95% 置信度）。随着传染性眼病的逐渐控制及我国人口平均寿命的延长，青光眼已成为我国当前主要致盲眼病之一，青光眼致盲的人数占全体盲人的 5.3%～21%，青光眼致盲的严重性及对青光眼防治工作的迫切性日益突现。

眼球内容物作用于眼球壁的压力称为眼内压（简称眼压）。维持正常视功能的眼压称为正常眼压。正常情况下，房水生成率、房水排出率及眼内容物的容积三者处于动态平衡状态，并受中枢神经支配和血液循环以及其他一些因素的影响，这些是保持正常眼压水平的重要因素。如果三者动态平衡失调，将出现病理性眼压。

我国正常人眼压为 1.36～2.74kPa（10～21mmHg）。从统计学观点分析，有 4.55% 的正常人眼压超过 2.74kPa（21mmHg，平均值加 2 个标准差），0.27% 的正常人眼压超过 3.25kPa（24mmHg）（平均值加 3 个标准差）而没有青光眼状态。换言之，这些人的眼压水平虽然超过一般正常眼压范围的高限，视乳头及视野却未遭受损害。再者，每个人的耐受压不尽相同，就一个特定数值的眼压来说，对某甲可能是正常眼压，对某乙可能是病理性眼压。因此，简单地用一个数值作为划分正常性与病理性眼压的标准是困难的，也是不明智的，而应将眼压分为正常、可疑病理及病理三个范围比较合理。当房水循环发生障碍或出现青光眼状态时，眼压将会升高。

认识正常眼压与病理性眼压的界限，对于青光眼的早期诊断、治疗及判断预后都有参考价值。24 小时眼压差值超过 1.06kPa（8mmHg），眼压超过 2.74kPa（21mmHg）或两眼眼压差值大于 0.67kPa（5mmHg）时，应视为可疑青光眼状态，需要进一步作排除青光眼的各项检查。有关排除青光眼的条件和项目，将在原发性开角型及闭角型青光眼章节内详细论述。

尽管我国原发性青光眼的构成比与国外不同，西方国家以原发性开角型青光眼占绝大多数，我国则以原发性闭角型青光眼为主。但最近的资料提示，中国人群的原发性开角型青光眼的检出率日益提高。据广州中山医院眼科中心住院病人资料统计，1977～2004 年 7 月共收入 12 932 位青光眼患者，其中原发性开角型青光眼构成比从 80 年代的 8.18% 升至 2002 年的 21.74%；2004 年广州市荔湾区流行病学调查资料也提示该调查中原发性开角型青光眼患者检出率要高于原发性闭角型青光眼患者（27∶22）。据此，我国的青光眼构成比可能有所改变。原发性开角型青光眼以男性发病占多数，男女的比例为 5∶2。慢性闭角型青光眼男女比例约为 1∶1.4。年龄越大，原发性青光眼发病率越高。了解各类型青光眼与年龄、性别关系，对于青光眼的防治工作有一定的意义。

（葛　坚　周文炳）

第二节 发 展 史

我国的医学历史悠久，劳动人民与疾病作斗争积累了极为丰富的经验。早在秦汉时期的《神农本草经》中就有"青盲"的记录，其意义与今日的青光眼一词不同。昔日所谓青盲可能相当于当代术语中的"黑矇"，即日本眼科所称的"黑内障"，青盲可能包括青光眼在内。检眼镜未被发明以前，人们未能鉴别诊断眼球内部各种疾患不足为奇。

唐王焘于公元752年著《外台秘要》，对青光眼的病理有独到见解，以为其疾之源乃内肝管缺，眼孔不通所致，急需早治，若已成病，便不复可疗。书中将青光眼分为三类，即黑盲、乌风、绿翳青盲。

元明时代的《秘传眼科龙木论》、《证治准绳》等书则将青光眼自青盲中肯定地区别出来，名曰"绿风内障"，且加以描述其病程的轻重及前后期情况。病亡发起多与肝肾血衰、竭劳、心思忧郁及愤怒过甚有关。

《秘传眼科龙木论》谈到绿风内障初患之时，头旋，额角偏痛，连眼睑骨及鼻颊骨痛；眼内痛涩，见花，或因呕吐恶心后，便令一眼先患，然后相牵俱损。

《证治准绳》叙述青风内障证：视瞳神内有气色，昏矇如睛山笼淡烟也，然自视尚见，但比平时光华则昏。日进，急宜治之，免变绿色，变绿色则病甚而光没矣。

中医是劳动人民长期与疾病作斗争的经验总结。由于历史条件所限，当时还缺乏现代解剖学、组织学、病理学等的基础，因此对青光眼的认识和对其他疾病的认识只能根据四诊八纲、脏腑理论来作辩证治疗。但是，对于青光眼的诱因、症状、体征、治疗和预后等，中医都有生动而具体的描述。

西医对我国青光眼研究发展的影响，主要始自19世纪前半叶，有关青光眼的论述最早为Hopkins（1892）报告的《中国人的青光眼》，发表于英文版中华医学杂志。20世纪前半叶，我国缺医少药状态十分严重，可以查到的有关青光眼的资料也是屈指可数，例如Smith（1924）著的关于《青光眼手术适应证》的文章，其中对闭角型青光眼主张早期手术治疗。林文秉（1930）译的《原发性青光眼（绿内障）药品治疗法之进步及其理论》，那时已提出用肾上腺素滴眼治疗青光眼，由于此药物可诱发一些闭角青光眼患者眼压升高，因此未被广泛应用。缪连恩（1946）著的《近十年来青光眼之外科治疗》，采用的手术方式有灼瘘术、睫状体透热术、虹膜切除术及多个虹膜切除术。对于巩膜硬化、涡静脉受压的病例，有人提倡施静脉沟通术。在青光眼检查方面有刘宝华（1932）著的《我国人之正常眼压》。

此外，尚有少数继发性青光眼病例及其他方面个案病例报告。

新中国成立后，1950年创办了《中华眼科杂志》，为提高眼科诊疗水平及学术交流创造了有利条件，青光眼专业也相应得到发展。1955年《中华眼科杂志》先后发行2期青光眼专集，介绍各地有关青光眼诊疗的先进经验，使青光眼专业知识得到普及与推广。自1949～1959年《中华眼科杂志》上共发表有关青光眼论文112篇，较之解放前30年中发表的约多10倍，不过内容多涉及统计分析、眼压测量及手术疗效观察。特别值得提出的是，此期已开始采用碳酸酐抑制剂及高渗剂，大大改善了急性青光眼的疗效。随着生活水平及卫生知识的不断提高，人们逐渐认识到青光眼对人体健康危害的严重性与对青光眼诊治的迫切性。因此，于1959年前后，当时的中山医科大学、北京医科大学、北京协和医院、上海医科大学、北京同仁医院、河南省眼科研究所等单位先后均建立了青光眼专业小组及专科病床，一批具有一定临床经验的青光眼专业队伍茁壮成长。他们专门从事青光眼临床诊疗及临床科研工作，使青光眼专业的发展有了可靠基础，并于1962年在河南郑州眼科学术会议上制订了有关青光眼的各项常数，这对青光眼的早期诊断及预后判断都有重要参考价值。遗憾的是，由于十年动乱，青光眼专业也像其他眼科专业一样受到一定程度的干扰。

1978年底，青光眼研究协作组（以后改为青光眼学组）在广州成立，当时的中山医科大学及北京医科大学分别担任正副组长单位，自此以后，青光眼专业在青光眼学组的领导下取得了较大的发展。

自1981年以来，青光眼学组先后在庐山、哈尔滨、西安及杭州、南京、湖南、重庆等地组织了多次全国青光眼学术会，举办了多次全国青光眼学习班，出版了《青光眼临床的发展》、《青光眼专题讲座》及《现代青光眼研究进展》、《临床青光眼》、《青光眼学》等著作，这些对普及青光眼现代知识、提高青光眼诊疗及理论水平和推动青光眼研究方面都有着重要的促进作用。

青光眼学组反复强调前房角镜检查对青光眼分类及诊断的重要性，初步确定了按房角结合病因的青光眼分类意见，提出记录静态和动态下房角镜检查所见的临床意义，并统一了房角镜检查的记录方法。为提高青光眼早期诊断率，青光眼学组强调按房角情况选择有针对性的激发试验。前述这些措施是青光眼临床工作的一个飞跃。超声生物显微镜（UBM）的广泛应用令原发性闭角型青光眼及其他类型青光眼的诊断与分型进入新的时代。它们不仅克服了以往检查中的盲目性，而且大大提高青光眼的诊断水平。

青光眼是我国当前主要致盲眼病之一，早期诊断和早期治疗是保障良好视功能的最好办法，而青光眼普查又是发现早期病例的有效方法之一。为此，青光眼学组制订了"青光眼普查提纲"。近十几年来，许多医疗单位进行了大规模的普查工作，发现了一大批早期病例，为防盲治盲工作作出了贡献；同时，联合国际防盲组织开展青光眼筛查及早期激光治疗或晶状体摘除联合人工晶状体植入的干预研究正步入佳境。

青光眼专业的发展与先进技术和仪器的应用有着直接联系。压平眼压计、非接触性眼压计、气眼压计、自动或半自动定量视野计、眼底立体照相、眼底荧光血管造影、眼电生理多焦视网膜电图、多焦图形视觉诱发电位检查、光学干涉断层扫描、共焦扫描激光检眼镜、视网膜厚度分析仪、超声生物显微镜、激光扫描编振仪等一系列视盘、黄斑、视网膜形态改变检测法以及 A- 型超声等在青光眼临床的应用，使青光眼诊断技术有了新的发展。根据国外青光眼专业的发展情况，青光眼学组及时制订了原发性青光眼诊断标准的初步建议，使原发性青光眼的诊断技术达到或接近国际先进水平。

近 10 多年来，抗青光眼药物研究也有较大进展，循着高效低毒副作用方向发展，新型抗青光眼药物层出不穷，如贝特舒、阿法根（Alphagan）、适利达（Xalatan）、布林佐胺（Azopt）、添素德（Trusopt），以及新剂型药物如毛果芸香碱凝胶（Pilogel），为青光眼药物治疗开拓了广阔前景。除传统的滤过手术及小梁切除手术达到普及之外，非穿透小梁手术、超声乳化白内障摘除术应用于青光眼、引流管植入术、激光虹膜成形及选择性激光小梁成形术（SLT）、睫状体光凝术等已取得可喜成果。

数十年来，青光眼的研究始终围绕着五个"基本问题"：①青光眼的发病机制；②青光眼的早期诊断；③青光眼的视神经保护和再生治疗；④抗青光眼术后瘢痕化问题；⑤抗青光眼手术方式的演变，借此推动青光眼学科的发展。近 10 余年，研究证据显示：青光眼视神经病变的病理基础是视网膜神经节细胞（RGC）的凋亡，围绕青光眼 RGC 凋亡机制的基础研究以及针对 RGC 开展的神经保护和神经再生治疗成为研究的重点。研究主要基于 RGC 体外培养体系和拟青光眼动物模型两种研究平台，进一步探索各种已知、未知的危险因素和保护性因素（尤其是神经营养因子）的作用。近期，由于神经科学、组织工程学等领域的进展，研究人员重新提出了自身免疫性保护机制、视觉中枢神经元凋亡与青光眼发病的关系，初步提出干细胞神经移植在视觉重建中潜在的治疗前景。TIGR、OPTN

等青光眼致病相关基因的发现与功能研究使青光眼发病环节中的小梁网、RGC、视觉中枢和全身表现得以初步整合，并使得构建青光眼基因打靶自然动物模型成为可能。伴随着青光眼的发病机制研究进展以及新型图像检查和电生理技术的发展，HRT、OCT、GDx、UBM 等影像学检查手段为早期青光眼的定量检查和追踪随诊提供了新的途径；mERG、短波与高通分辨视野等新型功能检测方法使我们得以更早期发现青光眼功能改变。青光眼的早期诊断主要问题是针对检测方法的敏感性、特异性和重复性的评估以及指征的选择。房水循环动力学和滤过手术后抗瘢痕化始终是传统研究领域，近年的观点强调瘢痕化双向调控：干扰素基因和 TK 基因转染、新型光动力学治疗（PDT）等治疗方法已取得了较好的疗效。另外，利用膜片钳与离子通道检测、视觉电生理等技术对细胞膜受体、小梁网细胞、RGC 等进行功能水平的研究也取得一定进展。

（葛 坚 周文炳）

第三节 青光眼的分类

一、青光眼分类的意义

青光眼的类型较多，发病机制至今仍不完全了解；临床表现多样化，各种类型青光眼的临床特征、诊断方法及处理原则各不相同，甚至于互相矛盾，这为青光眼的诊疗工作造成一定的不便。根据已知的青光眼致病原因、眼部解剖结构、眼压表现、视功能检查所见等，对形形色色的具有青光眼体征者予以分门别类，使之条理化系统化，即为青光眼的分类。合理的青光眼分类对青光眼的诊断、治疗及预防都有重要的价值。

二、青光眼分类

青光眼的分类主要依据病因学、解剖学、发病机制等表现及依据掌握的国内外资料而有所不同，现择其主要者列举如下：

（一）国内王宁利、周文炳教授建议的分类

1. 原发性闭角型青光眼

（1）单纯瞳孔阻滞型

①临床前期

②前驱期（先兆期）

③急性发作期

④慢性期

⑤缓解期

⑥绝对期

慢性闭角型青光眼：

- 临床前期
- 早期
- 发展期
- 晚期
- 绝对期

（2）单纯非瞳孔阻滞型

①睫状体前位型

②周边虹膜肥厚型

（3）多种机制共存

2. 原发性开角青光眼

（1）高眼压性青光眼

（2）正常眼压性青光眼（低眼压性青光眼）

（3）分泌过多型青光眼

3. 继发性青光眼

（1）继发性开角青光眼

（2）继发性闭角青光眼

4. 混合型青光眼

（1）原发性开角型＋原发性闭角型青光眼

（2）原发性闭角型青光眼＋小梁损害

（3）继发性开角型＋继发性闭角型青光眼

（4）原发性开角型＋继发性开角型青光眼

（5）巩膜静脉压增高导致继发性房水流出障碍

5. 先天性青光眼

（1）原发性先天性青光眼

（2）青光眼合并先天异常或综合征

（二）美国2001年Becker & Shaffer建议的分类

1. 闭角型青光眼

（1）瞳孔阻滞型

①原发性

②继发性

（2）非瞳孔阻滞型

①原发性

②继发性

前部"牵拉机制"

后段"前推机制"

2. 开角型青光眼

（1）原发性

①高眼压性

②正常眼压性（低眼压性）

（2）继发性

（3）混合型青光眼：两种或两种以上青光眼并存

3. 发育性青光眼：

（1）原发性（婴幼儿型）

（2）继发性：根据中山眼科中心统计的5年158例（177眼）恶性青光眼临床分析表明，85%的恶性青光眼患者发生在慢性闭角型青光眼小梁切除术以后，而且恶性青光眼可以有多重阻滞，含瞳孔阻滞、房角关闭、晶状体阻滞、睫状环阻滞，因此可将恶性青光眼单列为特殊类型的继发性青光眼。

三、国内外青光眼防治共识与指南

1. 欧洲青光眼年会2003年颁布青光眼指南 该指南分类建议如下：

所有的青光眼患者按照前房角镜检查、视盘变化、视野缺损、主要危险因素、眼内部或眼外相关病变都可归入原发和继发两大类型，可分为：原发性先天性青光眼、原发性开角青光眼、原发性青少年性青光眼、可疑原发性开角青光眼、高眼压症、继发性开角青光眼、原发性房角关闭（primary angle-closure，PAC）。PAC可以表现为急性闭角青光眼、间歇性闭角青光眼、慢性闭角青光眼，以及原发性可能关闭房角（Angle-Closure Risk）。目前，研究人员已经明确提出对原发性闭角青光眼分类的新观点。

2. 东南亚青光眼协作组（SEAGIG）也于2004年颁布亚太地区青光眼指南 该指南虽无明确青光眼分类的沿革，但这是一次以循证医学为依据，以发表的文章、从事临床研究的类型来指导青光眼诊疗中的基本问题，如初始治疗、药物治疗、手术治疗、激光治疗等的选择原则。青光眼诊断强调需有青光眼性视神经损害（Glaucoma Optic Neuropathy，GON），从而将原发性闭角青光眼早期、尚无出现GON归入原发性房角关闭（PAC）或可疑房角关闭（PACS），强调"证据"，即器官损害是必需条件。

3. 中华医学会眼科分会2006年编译的美国眼科临床指南（preferred practice pattern） 该指南更强调证据的重要性，确定了高质量眼科医疗服务的特征和组成部分，强调临床指南并不是在多种情况下都必需遵循的医疗标准，是动态的，可以修改的。美国眼科临床指南可谓循证医学典范，值得国内眼科学界效仿。

美国眼科临床指南青光眼一节中，最显著的变化是依据循证医学数据，将原发性开角性青光眼定义为：成人中一种进行性的，慢性的视神经病变，眼压和其他目前尚不清楚的因素促成了损伤，在缺少其他可确定的原因的情况下，出现特征性获得性视神经萎缩和视网膜神经节细胞及其轴索的丢失，在前房镜下其房角是开放的。该定义将视功能损害的指标即视野缺损置于临床特征之外，共附上参考文献232篇之多。另外一个显著变化是依据几个著名的流行病学研究资料，与欧洲青光眼学会殊途同归地将我国传统的原发性闭角青光眼早期或临床前期的诊断归入原发性房角关闭（PAC）、可疑房角关闭（PACS），共附参考文献146篇。尽管我们可以以中国闭角青光眼患者多、经验多为由争论他们的观点，但我们必须学习他们这种"一切从证据出发，一切从提供高水平的眼保健出发"的"以病人为中心"的医家精神。

4. 中华医学会眼科分会青光眼学组1987年发表的"原发性青光眼早期诊断的初步建议" 该建议历经20年，发挥了良好的指导作用，对青光眼的防治作出很大贡献。目前争论的焦点主要集中在诊断青光眼是否必须具备青光眼性视神经损害（Glaucoma Optical Neuropathy，GON）？既往的原发性闭角青光眼早期是否要归入原发性房角关闭（PAC）或可疑房角关闭（PACS），以使与原发性开角青光眼与高眼压症诊断一致？

我国青光眼诊断标准与国际地域性和流行病眼科学组（International Society of Geographical and Epidemiological Ophthalmology，ISGEO）标准之争并未根本上改变对疾病的认识，况且PAC与PACS也需要积极干预（表6-1）。

表6-1　我国1987年青光眼诊断标准与ISGEO的比较

项目	我国1987年诊断标准	ISGEO标准
症状	按症状进行分类及分期	忽略症状
房角	采用Scheie分类法，但对各分期未予以具体描述	以Scheie分类法为主，对各分期表现均有具体描述
青光眼性神经病变	未提及青光眼性视神经病变在原发性闭角型青光眼诊断中的应用	描述青光眼性视神经病变在原发性闭角型青光眼诊断中的重要性
确诊眼的对侧眼的诊断	不论出现体征与否，均诊断为青光眼前期	根据房角、眼压及眼底的改变明确分期
确诊眼的对侧眼的治疗	行周边虹膜切除术	根据病情决定治疗或随访

据此中华医学会眼科分会青光眼学组在海南三亚工作会议上经热烈讨论达成以下共识：

（1）在新的分类标准普遍接受之前，国内临床青光眼诊治中仍可继续沿用原1987年学组制订的青光眼诊断和治疗标准。

（2）在开展闭角型青光眼的流行病学调查和临床研究中，学组建议引用国际原发性闭角型青光眼的新分类方法和标准，以利于与国际接轨和国际交流。

（3）学组建议在国内加强学习和推广国际原发性闭角型青光眼的新分类方法和标准，鼓励和支持开展以国际原发性闭角型青光眼的新分类方法的合理部分

为标准的中国流行病学调查和闭角性青光眼的循证研究，尽早提出中国有关闭角型青光眼的研究结果。

相信这些工作有助于推进中国青光眼标准化诊疗程序的研究与推广，提高学界青光眼意识，降低青光眼致盲率。

（葛　坚　周文炳）

第四节　原发性青光眼发病机制研究进展

青光眼是由于眼压增高或其他多种因素引起视神经损害的一组最常见的严重的不可逆致盲性眼病，是目前全世界范围内不可逆致盲性眼病的第二位原因。流行病学资料显示，在我国非选择人群中，原发性青光眼患病率为0.52%。以全国13亿人口计算，原发性青光眼患者有676万人之多。年龄超过40岁的人群中，原发性青光眼患病率高达1%～2%。中国年龄超过40岁的人群约为4.05亿，其中940万有青光眼性视神经损害，520万患者因青光眼而单眼致盲，170万患者因青光眼而双眼致盲。很显然，青光眼给个人、家庭和社会都造成重大损失。青光眼的防治研究不但是防盲治盲工作的重点之一，也是公共卫生工作的重点之一，具有显著的社会效益。

根据病因学、解剖学和发病机制等，青光眼有许多种分类方法，临床上通常将青光眼分为原发性、继发性和发育性三大类，原发性青光眼是最常见的青光眼类型。关于原发性青光眼的病因机制，人们经过长期的研究，逐步了解但尚未完全阐明，因此习惯上仍称为原发性青光眼。原发性青光眼常和遗传有关，典型的呈双侧性，但两眼表现可以不对称。原发性青光眼又可以分为以下的类型：

1. 闭角型青光眼
（1）急性闭角型青光眼
（2）慢性闭角型青光眼
1）瞳孔阻滞型
2）虹膜高褶型
3）混合机制型
（3）睫状环阻滞性青光眼（恶性青光眼）
2. 开角型青光眼
（1）原发性开角青光眼
（2）正常眼压型青光眼
（3）房水分泌过多性青光眼
3. 原发性先天性青光眼
（1）婴幼儿型青光眼
（2）青少年型青光眼

一、原发性闭角型青光眼发病机制

原发性闭角型青光眼往往与房角阻塞、关闭导致的眼压增高相关联。由于前房角检查及超声生物显微镜（UBM）的普及应用，其发病机制也相对较清楚。瞳孔阻滞机制、虹膜高褶机制或两者混合机制均可导致原发性闭角型青光眼的发生。欧美和亚太青光眼学家们也将闭角型青光眼分为原发性房角关闭（primary angle closure，PAC）、可疑原发性房角关闭（primary angle closure suspect，PACS）和原发性闭角型青光眼（primary angle closure glaucoma，PACG）三个阶段。

1. 瞳孔阻滞机制　由于存在前房角狭窄的解剖因素，如一些远视眼的患者，随着年龄的增长，晶状体的厚度不断增加，前房的深度和体积下降，当瞳孔括约肌和瞳孔开大肌同时收缩，瞳孔保持在中等大小时，虹膜被推向晶状体的表面，导致房水不能通过瞳孔进入前房，后房的房水不断聚集，形成前后房的压力差，从而将周边虹膜这个虹膜的最薄弱部分向前推，将小梁网阻塞，从而导致眼压将升高，发生闭角型青光眼。此类患者占很大比例。近年来发展的单纯超声乳化白内障吸出及人工晶状体植入术治疗闭角型青光眼的理论基础即为此点。

2. 虹膜高褶机制　虹膜高褶机制较之瞳孔阻滞机制闭角型青光眼要少见。由于虹膜附着解剖位置靠前和（或）松弛赘长的虹膜末卷阻塞了前房角，当瞳孔散大时，周边虹膜可能完全阻塞前房角，阻止房水从小梁网的正常流出，从而发生闭角型青光眼。

3. 混合机制　有些闭角型青光眼患者的发病既有瞳孔阻滞机制，又存在虹膜高褶机制，称为混合机制型闭角型青光眼。

近年来，新加坡国立基因研究院启动的庞大的协作研究计划，收集3771名PACG患者及18 551例的对照组，联合中国、新加坡、美国、德国、英国等国家和地区，用GWAS筛出三个位于8号染色体长臂的新PACG位点：PLEKHA7—rs11024102、COL11A1—rs3753841和PCMTD1/ST18—rs1015213。据分析，这些位点与闭角型青光眼发病有关。

二、原发性开角型青光眼发病机制及研究进展

中国人一直以来被认为患原发性闭角型青光眼为主，为原发性开角型青光眼的3.7倍。随着青光眼诊疗技术的发展和医疗保健水平的提高，发现开角型青光眼的患者越来越多，并有年轻化的趋势。由于闭角性青光眼患者眼部都有特征性的解剖结构，因而诊断容易，而且，其发病机制相对较清楚，治疗效果较满意，一旦普及社区医疗保健，绝大多数患者可在疾病的早期甚至临床前期得到根治；而原发性开角型青光眼（POAG）起病隐匿，早期患者没有自觉症状，待至出现视力下降时，视功能已发生较严重的不可逆性损害。另外，由于开角型青光眼发病的确切机制尚未清楚，因而治疗上难以有新的突破。传统的药物、激光和手术治疗对解决高眼压问题均可以取得满意效果，但是年轻的开角型青光眼患者对激光及现有的房水抑制剂如毛果云香碱等药物远期疗效不佳，手术治疗则由于滤过泡极易瘢痕化而告失败。虽然对手术方法加以改良并联合应用抗代谢药物使手术成功率有所提高，却带来了滤过泡渗漏、感染、低眼压、黄斑囊样水肿、白内障等严重的并发症，而这些并发症对患眼的危害有时甚至远超过高眼压的损害。更值得注意的是，部分患者即使眼压控制在统计学的正常水平，也仍免不了视神经进行性损害的厄运，更不用说眼压控制不满意及治疗所带来的副作用了。因此，开角型青光眼发病机制的研究是青光眼防治的重点。

关于开角型青光眼发病机制，国内外的研究除了经典理论以外，已涉及小梁网的结构、功能，小梁细胞特性、细胞外基质等方面的分子机制及神经损害的机制。

（一）原发性开角型青光眼发病的经典理论

自从正常眼压性青光眼的诊断确立以后，青光眼的概念得到补充和完善。青光眼被定义为各种危险因素综合作用引起的特征性视神经病变，高眼压不再是青光眼的唯一因素，血液黏稠度、血管弹性、眼部血液供应、神经毒性因素都参与视神经的损害过程。高眼压也不再局限于以往的统计学上的意义，代之以内涵更丰富的"靶眼压"概念。不过，眼压高所致的青光眼仍然是青光眼中最常见的类型，高眼压仍然是这一类青光眼的主要致病原因。显然，寻找引起眼压升高的因素在青光眼发病机制研究中至关重要。

长期以来，人们普遍认为，眼压升高是由于睫状突房水的产生与经小梁网向Schlemm管排出不平衡的结果，而Brubaker等通过荧光成像研究，发现各型青光眼患者房水的生成没有改变。可见，眼压升高的主要原因在于小梁网房水的排出障碍。

经典的理论认为，是由于小梁组织局部的病变或房水流经小梁组织后的Schlemm管到房水静脉部位的病变，导致房水流出阻力增加、眼压升高，引起青光眼特征性视神经损害。

（二）原发性开角型青光眼的分子机制及研究进展

1. 小梁网的研究进展　小梁网由很多薄层结缔组织重叠排列而成，顶部约3～5层，底部多达15～20层，

每个薄层都有小孔，重叠后小孔可互相贯通。这些薄层充当瓣膜作用，使房水只能从小梁网排出而不能反流。小梁柱的细胞外间质由胶原Ⅰ和Ⅲ组成核心，外被胶原Ⅲ、Ⅳ、Ⅴ和硫酸肝素蛋白多糖、纤维连接蛋白、层粘连蛋白等构成。每个小梁柱被覆单层内皮细胞，即小梁细胞，细胞间有较多的缝隙连接紧密联系。小梁网可分成三个特征性区域，即葡萄膜小梁、角巩膜小梁和邻管区。葡萄膜小梁在最内层，与前房相接，房角镜下吞噬色素颗粒的内皮细胞形成的浅棕色带。角巩膜小梁在葡萄膜小梁的外侧，占小梁网的大部分，其小梁细胞内有较多的吞饮小泡，而邻管区只是紧连Schlemm管内皮细胞的薄层结构。Schlemm管与淋巴管相似，由单层内皮细胞通过紧密连接构成。一旦房水进入 Schlemm 管，便经集液管流向巩膜浅静脉，流动的速度与浅层巩膜静脉压有关。正常静脉压为 8～12mmHg。Sturge-Weber 综合征和神经纤维瘤患者的浅层巩膜静脉压升高，房水流出减少，导致眼压升高。Schlemm 管上有放射状排列的集液管，约 20～30 支，内衬 Schlemm 管内皮细胞。

Rohen 等曾观察青光眼患者小梁组织标本的超微结构，发现小梁网的板层增厚，小梁细胞之间的间隙窄，小梁细胞明显减少，细胞的功能不活跃，细胞外间隙有纤维物质堆积。Paul 等进一步证实小梁网的细胞外基质主要是糖氨多糖（GAGs），GAGs 在小梁网的邻管组织（JCT）的分布是分层的，在定量分析中发现开角型青光眼患者总的 GAGs 较正常减少 8.2%，其中透明质酸较正常人减少 93%，而硫酸软骨素（CS）则较对照组增加 83%。房水的排出主要通过 Schlemm 管途径和葡萄膜巩膜途径，前者为压力依赖性，后者为非压力依赖性。压力依赖性的 Schlemm 管途径，随着眼压的升高，流出量增大。Richard 等在灌注固定和浸渍固定的研究中，发现 Schlemm 管在眼内压 0mmHg 时管径最大，眼内压 10mmHg 时，管径缩小 47%。他们认为，Schlemm 管在正常眼压下对流出阻力没有影响，只有眼内压升高到一定程度（>30mmHg），Schlemm 塌陷，才对阻力产生作用；灌注下邻管组织的间隙增宽，但是没有冲洗反应，邻管组织是产生流出阻力的主要部位，而邻管区组织成分和层次对流出阻力的作用更大。非压力依赖性系统是指房水流出的葡萄膜巩膜途径，既房水经葡萄膜小梁、睫状肌间隙流入睫状体和脉络膜上腔，经巩膜、涡静脉旁间隙流出，不需消耗能量。由于在前房和睫状肌间隙之间没有屏障，因此房水经睫状肌间隙进入睫状体和脉络膜上腔几乎没有阻力。人类主要通过 Schlemm 管途径排出房水。开角型青光眼可能就是由于邻管区流出道变窄，房水流出阻力增大所致，而流出道狭窄可能与细胞外基质的变化特别是硫酸蛋白多糖的增加有关。

2. 小梁网细胞外基质研究　小梁细胞的细胞外基质包括糖氨多糖、胶原蛋白、非胶原蛋白及弹性蛋白，其固有的特性使其形成很强的胶状结构。氨基葡聚糖包括透明质酸、硫酸软骨素、硫酸皮肤素、硫酸乙酰肝素、硫酸角质素和肝素六种成份，均可由体外培养的小梁细胞产生。正常情况下透明质酸分泌最多，这与正常小梁组织透明质酸含量高一致。SchniiR 等用地塞米松（dexamethasone, dex）处理体外培养的人小梁细胞，发现透明质酸（HA）的合成减少 60%～65%，而含 S 的 GACs 分泌增多，与原发性开角型青光眼（POAG）的病理改变一致。HA 存在于全部小梁区，半定量分析发现葡萄膜小梁、角巩膜小梁、邻管组织之间没有明显的密度变化。GAGs 的降解对小梁网流出通畅性的影响也不容忽视。Miller 和 Weinnb 发现，HTM 细胞有各种在 GAGs 连接降解中起作用的溶酶体酶。与成纤维细胞相比，HTM 细胞的透明质酸酶活性更高，β- 葡萄糖苷酶和 N- 乙酰氨基酸己糖苷酶作为外切糖苷酶，在 HA 的降解中与透明质酸酶有协同作用。地塞米松处理后，小梁细胞外基质中 HA 含量减少，可能也与透明质酸酶活性高有关。HA 的产生多少直接影响细胞外基质的胶状结构，同时，HA 能防止大分子物质色素等黏附于小梁网上，从而降低流出阻力。地塞米松引起 GAGs 的改变，将使流出阻力升高、眼压升高。

早期组织病理学检查均发现小梁网胶原蛋白的存在，体外培养的小梁细胞，能合成Ⅲ、Ⅳ、Ⅴ、Ⅵ型胶原蛋白，以Ⅰ型和Ⅲ型含量较多，Ⅱ型最少。细胞中胶原Ⅰ和胶原Ⅲ mRNA 处于较高水平，而胶原Ⅱ mRNA 约为胶原Ⅲ mRNA 的 1/100。Ⅳ型胶原蛋白的分泌与硫酸乙酰肝素的分泌一致，Ⅳ型胶原多由培养的融合前细胞合成，与层粘连蛋白一样可作为小梁细胞一个免疫组化的鉴定指标。胶原蛋白形成不溶性纤维而具有高度的抗张性，作为细胞外基质成分，对维持小梁网的筛状结构具有重作用；一旦小梁细胞受外界因素如地塞米松作用而合成和分泌胶原蛋白的功能异常，必将影响细胞外基质和小梁网的筛状结构，继而影响房水流出，引起眼压升高。

非胶原蛋白主要指纤维连接蛋白（FN）、层黏蛋白（LN）和波纹蛋白。FN 具有多种活跃的生物功能，可与所有类型胶原（Ⅰ-Ⅵ型）反应。FN 与透明质酸和肝素反应，增加和稳定胶原与 FN 的联系，使 FN 得以直接或间接地连接于细胞表面，并维持细胞外环境的稳定。由于 FN 的存在，细胞外间质各种成分有机地结合起来，将细胞锚定在细胞外间质网络中，而 FN 的这一黏附作用，是细胞运动、转化的先决条件。LN 的分子结构中富含二硫键这一特殊的结构，决定了 LN 具有高度的聚合趋势，通过 LN 自身的相互交联及与基膜支架结构的结合，有助于维持基膜的网状结构和发挥其生理功能，介导细胞的黏附。体外培养的小梁细胞能合成和分泌这两种蛋白。Clark 和 Steely HT 等报道 Dex 处理融合的小梁细胞，发现 FN 的分泌增加，并在一定时间内表现为进行性增加趋势。这些受处理的细胞，组织金属蛋白酶的活性也发生改变并在 FN 的代谢中发挥作用。

体外培养的小梁细胞能合成和分泌弹性蛋白这一细胞外基质成分，使细胞外的网状支架极富弹性，使小梁网在睫状肌纵行纤维的牵引下，调节小梁网孔的大小特别是调节邻管组织的房水流出通畅性，影响房水的排出。

从形态学看，POAG 患者在眼后段所表现出的视网膜神经节细胞和视神经纤维丢失、筛板细胞外基质改变、胶质细胞蛋白表达变化，眼前段出现小梁细胞外基质堆积、小梁细胞减少及细胞各种蛋白质的改变，是否为引起眼压升高的直接原因，还是疾病发展过程的继发改变，抑或是对某种共同刺激因素的作用结果，至今尚未弄清。Johnson 等最近对一组 POAG 和 PER 患者在疾病的不同阶段观察 Schlemm 管内皮的物质，不同细胞外基质成分的含量和其他相关参数，发现这些改变和筛板后神经轴突数量、眼压和其他临床参数有关。特别是假性剥脱性青光眼（PEX），PEX 物质的量与眼压呈高度相关，而眼压升高一般不会引起小梁网 PEX 物质的增多。这种 PEX 物质与 POAG 和激素性青光眼 Schlemm 管内皮面堆积的物质完全不同。推测这种 PEX 物质阻塞房水流出通道，引起流出阻力增大。进一步的分析发现，小梁网 PEX 的堆积与视神经纤维层的丢失具有统计学上的相关关系。这种相互关系的最合理解释就是：PEX 物质导致眼内压升高。高眼压进一步导致视神经的损害。Gottanka 等也发现 POAG 患者眼小梁网 Schlemm 管内皮细胞下沉着物的量与神经纤维层丢失有显著相关，但与眼压则没有相关关系。他们还发现部分眼压异常升高的患者，这种驼峰样物质并没有增多，提示眼压升高并非沉着物增加所致。可见，沉着物增多与神经纤维层丢失两者可能均为某些未知的相关因素的作用结果。小梁细胞激素反应蛋白（MYOC/TIGR）可能就是引起这种变化的原因之一。

近几年，MYOC/TIGR 基因突变导致某种 POAG 的发现，对房水流出道的病理学研究起到很大的促进作用。尽管 MYOC/TIGR 蛋白的正常及突变基因带来

的功能性改变尚未阐明，但许多学者都认为，MYOC/TIGR 突变可能是引起小梁网改变的起始原因。

MYOC/TIGR、OPTN、CYP1B1 基因及表达蛋白的研究。MYOC/TIGR 基因定位于 1 号染色体长臂，在 Glc1A 基因内，由 2 个大的内含子和 3 个隔开的外显子组成（604bp、126bp、782bp）。启动子区域含有多个重要的与基因调控有关的基因元件，如激活蛋白（AP-1）、转录因子 NFkB、切应力反应元件 SSER、甲状腺激素反应元件 TRE，还有最重要的糖皮质激素反应元件 GRE，它可能就是 GR 的 B 区的结合部位。TIGR 基因几乎在所有眼组织均有表达，但表达量和部位有细胞特异性。免疫荧光分析发现小梁细胞胞浆有强的表达，地塞米松处理后表达明显增强，相比，黏小管内皮细胞表达要弱得多，且多位于核周围呈带状。

MYOC/TIGR 蛋白的分子量为 56KD，含 504 个氨基酸的多肽，包括：一个疏水的 N-末端区，该区有一个 20 个氨基酸的信号肽，一个肌纤维蛋白区 63～221 残基；在 117～166 残基中，有 7 个位点存在氨基酸拉链样结构，在 125～169 残基，每 12 个位点有 5 个精氨酸残基，形成带正电荷区域。在 C-末端有一个嗅觉介导素样区，该区含以往报道的突变点。对重组 TIGR/MYOC 基因表达的 TIGR/MYOC 蛋白的研究发现，重组 MYOC/TIGR 蛋白对小梁网有特殊的黏附力并使流出阻力增大。进一步的研究发现，MYOC/TIGR 蛋白是小梁细胞外基质的重要组成部分，小梁细胞合成、分泌、代谢 TIGR/MYOC 蛋白的过程，可能就是小梁网细胞基质的合成和代谢过程；另外，MYOC/TIGR 蛋白也是一种肌纤蛋白，为细胞骨架的重要成分，是细胞维持形态、完成吞噬功能的结构基础。用绿色荧光蛋白 GFP 标记的 MYOC/TIGR 蛋白作小梁细胞内定位，发现 MYOC/TIGR-GFP 与细胞内的微管蛋白交联共存，通过去氨基分析，证实肽链由 TIGR/MYOC 基因的第一外显子编码的、N-端 15～138 位氨基酸是决定 MYOC/TIGR 蛋白在胞内特殊分布的关键结构。

至今已发现，MYOC/TIGR 基因有 26 个基因突变点，多集中在第三外显子。不过，在青光眼患者中，这种基因突变的频率太低，只约 1.4～4.6%，而且，通过筛查皮质类固醇高反应、无反应和对照人群 MYOC/TIGR 全基因及启动子序列的突变位点，发现基因突变与反应性高眼压没有关系，提示开角型青光眼的发病环节在 MYOC/TIGR 基因的下游。MYOC/TIGR 蛋白的异常表达，影响小梁细胞的骨架和细胞外基质代谢可能才是研究的关键。

OPTN 位于染色体 10p14，编码 66KD 蛋白产物 optineurin（"optic neuropathy inducing" protein），在小

梁网、睫状体非色素上皮、视网膜、脑组织均有其表达。optineurin功能未知，可能与TNF-α信号途径相关，推测其可发挥视神经保护作用。在16.7% POAG家族中发现OPTN有变异。研究发现原发性先天性青光眼（PCG）有CYP1B1（细胞色素P4501B1）突变。

3. 小梁细胞骨架结构与吞噬功能研究　小梁细胞的结构和功能在房水排出和青光眼发病中的确切作用，目前还没弄清。深入研究小梁细胞的特性和功能，在青光眼发病机制研究中显得特别重要。

大量的研究结果表明，小梁细胞参与细胞外基质的合成、分泌、和代谢过程，小梁细胞通过吞噬作用清除小梁网上的细胞碎片、生物大分子物质和色素颗粒等，以保持房水流出道的通畅，而小梁细胞的吞噬活动有赖于细胞骨架的正常。

细胞骨架是胞浆纤维构成的一个复杂系统，主要指微丝、微管和中间丝，与细胞的很多功能活动密切相关。在细胞内，三种骨架成分密切相关，每一个骨架的改变，都可以诱发其他两个骨架网的改变。

（1）微丝：微丝的直径约7nm，主要的分子成分是肌动蛋白，其他肌动蛋白相关蛋白质在微丝形成中起调整作用。微丝参与细胞黏附、运动、黏附介导的信号传导等一系列复杂的功能活动。在细胞内微丝形成束状结构或三维网状结构，多位于胞浆膜附近，通过锚定蛋白、附加结构和信号分子组成的网络与细胞膜的特殊结构如紧密连接、细胞—细胞外基质接触部位发生特殊联系。这种跨膜的联系对形成和维持细胞连接、黏附的功能非常重要。

在房水流出道的细胞内有许多微丝结构，小梁细胞之间、细胞与基质之间的连接结构及细胞小囊泡的形成和转运，均有赖于微丝结构的完整性。Schlemm管内皮细胞特别富含微丝和中间丝，使细胞间保持特征性的紧密连接结构和细胞极性。这些细胞骨架的相互作用受到各种环境因素和胞浆因素的调节，如细胞外钙离子浓度、特异性小G蛋白的激活、机械张力、流体静水压及细胞紧密连接的分子成分等。有关活体猴和灌注人眼的研究发现，细胞松弛素B、D可使肌动蛋白断裂、小梁细胞脱落、内壁细胞彼此分开，出现细胞外基质的冲洗效应，使流出阻力减低。

（2）微管：微管由直径25nm的极性、中空纤维构成，主要分子成分是微管蛋白，有α、β两个亚单位，还有一些相关蛋白参与微管的组成。这些相关蛋白质可能与微管和其他细胞结构的连接有关，也可能影响微管结构的稳定性。微管主要分布在核周，并向细胞的周边部延伸。微管不是细胞内的收缩成分，但对控制细胞的运动方向很重要。微管的活动要靠微管驱动蛋

白启动，主要负责细胞小囊泡和细胞器的运输。微管可能通过直接的细胞机械作用影响细胞内囊泡的运动，进而影响细胞外基质和细胞膜置换，也可能通过肌动蛋白细胞结构的激活产生继发信号而影响房水流出道的功能。抗坏血酸抑制微管的正常排列，使相关激酶的磷酸化水平降低，低剂量时细胞的形态没有改变，高剂量则小梁细胞的形态改变，流出阻力降低。

（3）中间丝：中间丝的直径约10nm，可能是所有细胞骨架纤维中最具骨架功能的成分。这些骨架纤维可以单条或多条成束，编织成精细的网状结构，但没有明确的结构中心。中间丝常常与微管伴行，提示两者可能紧密相关。在上皮细胞、心肌细胞的周边部，中间丝连接于细胞与细胞之间的桥粒连接，并与细胞—基底膜之间的半桥粒连接有相互作用。与微丝和微管不同，它们在任何细胞中都有各自特定的成分如肌动蛋白或微管蛋白，而中间丝的主要成分是波纹蛋白。在许多细胞类型，中间丝只有分子同源性。

虽然小梁细胞骨架系统是细胞完成吞噬功能，确保细胞外基质正常代谢、维持房水流出途径通畅的重要保证，但在青光眼发生过程中，细胞骨架发生怎样的变化，这些变化发生在哪一级水平尚待进一步研究。

尽管小梁柱的疏密和细胞外基质的多少对小梁网房水流出阻力有很大的影响，但是，目前更多学者认为，小梁细胞转导水的功能可能才是调节房水通畅性的决定因素。显然，自由扩散和吞饮作用不足以完成这一功能，水通道的存在可能才是最合理的解释。

4. 小梁细胞AQP1的研究　1988年，Agre领导的研究小组首先从哺乳动物的细胞和肾近曲小管上分离出第一个水通道蛋白，命名为CHIP28（后来定为AQP1），这是水通道研究史上一个重要里程碑。1993年，Agre将其正式命名为aquaporin，建立了水通道蛋白家族。水通道蛋白是一族跨膜蛋白质，主要介导自由水被动跨生物膜转运，对保持细胞内外环境的稳态平衡起重要作用，也参与完成机体一些重要的生理功能。水通道的基因突变已被证实是临床某些遗传疾病的原因，而其表达异常也与机体的某些病理生理状态变化有密切关系。

迄今为止，从哺乳动物组织中鉴定出至少十种水通蛋白，统称AQPs（aquaporins，AQPs），即AQP0（MIP），AQP1～AQP9。不同水通道cDNA有高度同源性，AQP1和AQP0 cDNA有42%的同源性，AQP1和其他成员cDNA有20%～40%的同源性。水通道蛋白的主要功能是转运水。MIP家族成员的AQP对水有选择通透性。眼前房的一些结构如巩膜成纤维细胞、覆盖在小梁网与巩膜静脉窦表面的内皮细胞、睫状体非色

素上皮、晶状体上皮、角膜内皮细胞的顶浆膜，可能影响房水的循环。

我们从人眼小梁细胞体外培养、小梁组织 AQP1 原位鉴定、小梁细胞 AQP1、α-微管蛋白基因表达和调控的相关因素、红细胞膜上 AQP1 半定量检测等方面进行的研究发现，可能是全身和局部致病因素（包括高眼压）使小梁细胞出现 AQP1 的异常表达和结构改变，并在 α-微管蛋白的作用下发生细胞膜内褶形成小囊泡而减少膜上功能性 AQP1 的量，小梁细胞膜上 AQP1 的含量减少和结构异常将导致小梁网房水转导功能下降、眼压升高，形成恶性循环。

三、原发性开角型青光眼的神经损害机制

（一）青光眼视网膜神经节细胞的凋亡

细胞的死亡存在着两种不同的方式，即细胞凋亡和细胞坏死。细胞凋亡与细胞的病理死亡，即坏死（necrosis）有着明显的区别。细胞坏死时，细胞肿胀、解体，释放出内容物，引起炎症反应；而细胞凋亡时，细胞核和细胞质收缩，染色质常断裂。

比较青光眼患者及年龄匹配的对照组的视网膜组织切片，发现青光眼患者中死亡的视网膜神经节细胞具有凋亡细胞的特征。由于凋亡细胞中 DNA 的崩解相当快，均在数小时内发生，而每次检测出的凋亡细胞都不多，提示视网膜神经节细胞发生凋亡的速度不同。当前研究有较多的证据表明，眼压的升高或其他致病途径引起视网膜神经节细胞的轴索损伤及其局部微环境与血供改变，使视神经纤维轴浆流中断，导致靶源性神经营养因子的供给中断，视网膜神经节细胞溃变、凋亡而致死亡。

1. 诱发青光眼视网膜神经节细胞凋亡的因素

（1）神经营养因子的剥夺：神经营养因子家族包括神经生长因子（NGF）、脑源性神经营养因子（BDNF）、神经营养因子 -3（NT-3）、神经营养因子 -4/5（NT-4/5）、神经营养因子 -6（NT-6）、睫状节神经营养因子（CNTF）、碱性成纤维细胞生长因子（bFGF）和胶质细胞源性神经营养因子（GDNF）等，还有从顶盖提取液中提取的视网膜神经节细胞营养因子（retinal ganglion neurotrophic factor, RGNTF）。它们可与神经细胞上的表面受体结合，从而激发一系列的反应，影响神经细胞的代谢，促进神经细胞的生长和存活。通过对人眼和实验性青光眼的研究发现，眼压升高造成对视神经的直接压迫，视神经轴索受到损伤，顺向及逆向轴浆流转运均受到干扰，由此引起逆行运输供应神经节细胞胞体营养的神经营养因子不足，视网膜神经节细胞发生凋亡。

（2）谷氨酸对神经节细胞的毒性作用：谷氨酸是一种酸性氨基酸，在哺乳动物中枢神经系统中的含量丰富，生理情况下，它是一种神经递质，对神经信号的传递起重要作用，但是在病理情况下，谷氨酸的浓度增高，成为兴奋性毒素，对神经元产生毒性作用。谷氨酸类受体有四个亚型：NMDA（N-甲基-D-天冬氨酸）受体、使君子氨酸受体、海人藻酸受体和 α-氨基磷酰丁酸受体。产生谷氨酸毒性的基本机制和过程是：神经元受损伤后释放高浓度的谷氨酸，或组织缺血、缺氧导致细胞外的谷氨酸蓄积，高浓度的谷氨酸过度刺激了细胞表面的受体，尤其是 NMDA 受体，通过胞内信号传导通路，引起细胞膜内的钙离子通道开放，细胞内钙离子超载；或引起失去调节的 Cl^- 内流，又引起 Na^+ 内流以维持离子平衡。钙离子超载使一些钙敏感酶如核酸内切酶、蛋白酶、一氧化氮合酶等被激活，产生具有自由基性质的一氧化氮；同时能在线粒体内解开三磷酸腺苷合成，中间产物增加，这些因素均造成细胞 DNA 裂解，细胞死亡。钙离子内流还可介导一系列反应，耗尽细胞内能量，间接导致细胞死亡。

Dreyer 等的研究表明，青光眼患者玻璃体中谷氨酸的含量是对照组的两倍，由此推测，青光眼进程中，损伤的神经节细胞释放过量的谷氨酸；视网膜神经节细胞由于受到压力的作用，视网膜神经节细胞的通透性增加，从而使细胞外的谷氨酸增加；胶质细胞具有清除细胞外谷氨酸的功能，眼压增高、缺血、缺氧均可损害胶质细胞这一功能，细胞外的谷氨酸增加，这些均可造成视网膜神经节细胞的凋亡。我们在培养的视网膜神经节细胞中加入 NMDA，发现凋亡细胞的数目较对照组明显增多，而加入其拮抗剂 MK-801 可以减少神经节细胞的凋亡，也证实了谷氨酸类兴奋性毒素对视网膜神经节细胞的毒性作用。

2. 视网膜神经节细胞凋亡通路及调控　通过分子生物学的方法，人们已经普遍认识到，细胞凋亡是受基因控制的细胞死亡过程，大量细胞因子和蛋白酶参与了调控的过程。参与细胞凋亡调控的基因较多，包括原癌基因 c-myc 基因、c-fos 基因、p53 基因、ICE 基因、bcl-2 基因家族等，外界因素的刺激，信息通过酪氨酸激酶系统转导，在钙离子和神经酰氨等的协同作用下，经转录因子 c-fos、jun、APO-1 等作用于细胞核，引起基因 p53、ICE、bcl-2 等的异常表达，表现出细胞凋亡的特异性形态和生化改变。在众多细胞凋亡的调控基因中，研究较多的参与神经元凋亡的基因主要有 bcl-2 基因家族、p53 基因等。P53 基因的过度表达具有促进细胞凋亡的作用。bcl-2 基因家族对细胞凋亡则具有双向调控作用，根据其是抑制细胞凋亡还是诱导促进细胞凋亡可分为两类，抑制细胞凋亡的基因

包括 bcl-2、bcl-xl、bcl-w、bfl、brag-1、mcl-1、al 等，诱导和促进细胞凋亡的基因包括 bak、bax、bcl-xs、bad、bid、bik、hik、hrk 等。P53 基因的表达可抑制 bcl-2 基因的转录，激活 bax 基因的转录，对 bcl-2 和 bax 的平衡起调控作用。我们进行了 bcl-2 基因克隆及转染工作，在体外试验中我们发现，bcl-2 基因可以减低压力所致培养的视网膜神经节细胞的凋亡。

（二）自身免疫与青光眼视神经损害

研究发现，正常眼压性青光眼（normal tention glaucoma，NTG）视神经损害的发生与自身免疫有关。Cartwright 等研究发现，30% 的 NTG 患者有自身免疫性疾病。免疫系统在青光眼视神经损害的发病中可能存在两方面的作用，其一是免疫监测作用，对引起视网膜神经节细胞损害（retinal ganglion cells damage，RGCs damage）的因素进行相应的调节，防止发生进一步的损伤；其二是自身免疫作用，亦可分为直接与间接作用，前者是直接产生损伤视网膜神经节细胞的抗体，后者是产生的抗体本来是针对某些外来的致病原如细菌、病毒等或体内其他抗原，但这些抗原与视网膜神经节细胞有相似之处，因此造成视网膜神经节细胞的损伤。

（三）二次损伤理论（double insult theory）

对大脑组织损伤的研究发现，造成损伤原发病因解除后，脑组织仍发生进一步的损害。因此提出了继发损害（secondary degeneration）的概念。可以这样认为，眼压升高或低血流灌注压引起轴索损伤，继而造成直接损伤的视网膜神经节细胞的死亡，随后又引起周围未受到直接损伤的视网膜神经节细胞的死亡。

（四）小梁网线粒体发病机制

基因突变、眼压升高、缺血缺氧、氧化损伤等病理因素损伤小梁网细胞，引起细胞线粒体功能损害、细胞膜电位降低，房水排出阻力增加，导致眼压升高。

四、上位神经元损伤

最近研究国内外青光眼学者应用功能性磁共振（fMRI）检测高眼压性开角型青光眼患者和正常眼压性开角型青光眼患者的视束、外侧睫状体、视皮层、视神经蛛网膜下腔（optic nerve subarachnoid space width，ONSASW），发现它们与正常对照者相比有明显改变，同时发现正常眼压性青光眼患者脑脊液压力较低，造成异常的跨筛板压。提示原发性开角型青光眼同时具有上位神经元损伤。至于其与青光眼视神经损伤之间的因果关系，尚未明确。

综上所述，青光眼视神经损害是在压力或低血流灌注压所致缺血、缺氧等使视神经纤维轴浆流中断，

导致靶源性神经营养因子的供给中断，直接受到损伤的视网膜神经节细胞死亡，即原发损伤；同时由于产生较多的兴奋性毒素，作用于细胞表面受体如 NMDA 受体，出现大量钙离子内流，钙离子超载，通过胞内信号转导，激活了某些诱导凋亡基因，激发一系列级联式反应，最终导致 DNA 断裂，引起损伤周围原来完整的视网膜神经节细胞发生凋亡，即继发性损害。对青光眼视网膜神经节细胞凋亡机制和上位神经元损伤的研究进展和认识，为青光眼视神经保护的研究打下了坚实的基础。

五、原发性先天性青光眼发病机制及研究进展

传统的先天性青光眼发病机制认为是由于发育的遏制，阻止了虹膜睫状体的后移，虹膜呈高位插入小梁网内，并且小梁网板层和 Schlemm 管的形成不完全，导致房水外流阻力增加。诸多学说多为相对于正常胚胎及房角发育、分化、分裂、特化过程而言。这从先天性青光眼的命名沿革中可见一斑：小梁网发育不良（trabeculodysgenesis）、房角发育不良（goniodysgenesis）、前房分裂综合征（anterior chamber cleavage syndrome）。着重研究的是先天性青光眼房角及房水排出通道的异常形态表现。Hoskins（1984）检查了 250 例发育性青光眼（401 只眼）的眼部异常，证实 108 例（153 只眼）具有孤立的小梁网分化不良（isolated trabeculodysgenesis）；35 例（66 只眼）具有虹膜及小梁分化不全（iridotrabeculodysgenesis）；15 例（25 只眼）具有角膜虹膜小梁分化不全（Corneoiridotrabeculodysgenesis）；17 例（31 只眼）具有虹膜角膜粘连（iridocorneal adhesions）；而未能归类的解剖异常有 55 例（81 只眼），占全部受检眼数的 20.19%。对于我们理解和解释先天性青光眼的发病机制具有很好的参考价值。

1. Barkan 膜理论　Barkan（1955 年）提出正常婴儿眼几乎不存在房角隐窝，不易看见几乎透明的鲨鱼皮样膜覆盖小梁面。儿童比成年人可见更多的葡萄膜网状组织及虹蟆突。随着年龄增大，睫状体前面变宽及虹膜未卷向巩膜嵴之后位移，与环形睫状肌进一步发育有关。Barkan 发现原发性婴幼儿型青光眼者的前房角复盖一层薄的、非穿透的、半透明的鲨鱼皮样膜即 Barkan 膜。此膜妨碍了房水循环，导致眼内压升高。Hansson 等学者（1971 年）用扫描电镜也证实小梁面有一层连续的内皮层，胎儿发育最后几周，在正常情况下呈现孔洞状。而原发生婴幼儿型青光眼者则呈现无穿孔状态。然而，Anderson（1981）等不少学者认为从组织病理学证明此膜存在是困难的，因为他们用光镜和电镜均未能证明和发现 Barkan 膜。

国内王金爽等人（1988）则用扫描电镜发现和证实 Barkan 膜的存在。有电镜观察的先天性青光眼的小梁标本中，Schlemm 管腔发育良好，直径约为 300～500um。Barkan 膜断面约为 150um，无通透性间隙，但有许多散在、稀疏、排列不规则的斑块物质，越近小梁的连接部越密集。Barkan 膜与葡萄膜小梁的连接部分并不紧密，有许多不规则、大小不等的网孔。与 Barkan 膜毗邻的葡萄膜小梁带略呈扁形，宽约 20～25um，组织较致密，网孔不明显。角巩膜小梁排列较为规则，可见到四层小梁组织。小梁带表面有许多大小不等的碎屑状物质与胶原纤维的细丝。网孔中见少量红细胞。小梁带宽 1～5um，网孔小者 3～5um。大者 1550um 内皮小梁网组织排列极不规则，小梁带主干宽约 500A0～800A0，网孔形状亦极不规则。全部小梁和 Barkan 膜断面厚约 480um。作者们认为 Barkan 膜是原发性婴幼儿青光眼发病机制之一。其他作者之所以未能证实 Barkan 膜的存在，可能是手术取材病检时未得到 Barkan 膜所致。已如前述，先天性青光眼的发病机制众论纷纭，临床表现各异，电镜取材研究的标本来源差别也是非常之大，结论的不同也是合乎逻辑的。Barkan 膜可能是部分先天性青光眼发病机制之一，而不能过早结论为 Barkan 膜是先天性青光眼主要发病机制之一，因为作者们研究的病例非常有限（仅为 8 例）。进一步的研究应着重探讨 Barkan 膜起源、组织特性及生物学功能，探讨 Barkan 膜与房角分化发育之间的关系。

2. 小梁压迫学说　Maumenee（1959）认为巩膜嵴发育不良，睫状肌纵形纤维异常伸入与角巩膜小梁直接相连，越过巩膜嵴的前顶端。当睫状肌肉纵形肌纤维收缩时，非但不能牵引巩膜嵴后移使小梁网张开，而使巩膜嵴向前向外，致使受压的 Schlemm 管变窄。此外，由于直接牵拉小梁网纤维，使小梁带堆积在一起，致使一层小梁网纤维将阻塞邻近一层小梁带的开放，房水排出阻力即增高。

3. 小梁网挤压学说　Brougton（1981）提出先天性青光眼可能源于小梁网的挤压（Compression）和异位的小梁柱骑跨于虹膜根部至正位的葡萄膜小梁而形成一非连续的膜形物质致使小梁间隙（intertrabecular）和跨小梁间隙（transtrabecular）关闭所致。他们也发现患者的葡萄膜小梁和角巩膜小梁、Schlemm 管不仅存在，而且可能是正常的。

4. 先天性青光眼房角解剖、组织病理学异常的研究　电子显微镜技术的问世使得研究先天性青光眼房角及房水排出通道的超微结构及其与正常房角的差异成为探讨先天性青光眼发病机制的热点。自 70 年代

初至今有关文献报道中，证实先天性青光眼确实存在着房角发育、分化、重排、特化几方面的异常。根据文献报道的众多房角的异常，大致可将其归为两大类异常：①房角的膜阻 amembrane obstructing the chamber angle）；②所有或部分房角组织发育不良或畸形。

Spencer（1985 年）、Naumann（1986 年）等学者曾相当简洁明了的描述了先天性青光眼房角组织的发育状况。胚胎时期，表面外胚叶与中胚叶组织及其周围组织构成不均一组织层。葡萄膜小梁束跨过房角隐窝并且伸入到虹膜根部及睫状体突前基质中。前房角组织的最后分化是随着中胚叶组织两层非均衡生长开始的，导致跨房角的胚胎组织束的吸收。葡萄膜小梁的最终吸收脱离形成具有成人特点的房角隐窝则发生在胚胎的极晚期，且往往出生后仍然是发育生长不完全的。由前房角中胚层错误分化或异常分裂综合征（Anterior Chamber Clevage Syndrome）。先天性青光眼虹膜异常前位于小梁网上，巩膜嵴发育不良，似乎是未分裂完全，房角组织形态同 7 个月时的胚胎房角结构。正常新生儿的房角结构尚未具备成人的形态，房角隐窝尚未形成，虹膜位于或轻度后位于巩膜突。葡萄膜小梁无色、细密、透明，以致睫状体带和巩膜突清晰可见。而先天性青光眼之虹膜根部前位于巩膜突，巩膜突又部分被不透明的葡萄膜小梁遮挡。实际上，先天性青光眼的组织病理学改变远较上述复杂得多。目前一般认为先天性青光眼异常的组织病理结构如下：

1）虹膜附着靠前，但房角开放；

2）小梁网存在具有网眼，但小梁束（trabecular beams）异常增厚；

3）内侧小梁网间隙开放。而深层外侧小梁间隙受压，间隙消失。小梁薄板（trabecular sheets）压缩；

4）Schlemm 管发育不良，内皮上存在一种不定形物质；

5）Schlemm 管内仅见少量的 Holmberg 小囊，表明房水流出减少；

6）可见一定数量的虹膜突（梳状韧带）；

7）巩膜突发育不良或未发育分化，使睫状肌行纤维不是附着于巩膜突，而是越过巩膜突直接附着小梁网上；

8）眼球扩大，而晶状体没有扩大致使睫状突前移和内移；

9）多数作者虽然未能发现如 Barkan 和 Worst 所描述的无通透性薄膜（所谓的 Barkan 膜），但见到压缩的小梁网形成的致密物质，不能分辨为单个的细胞或小梁薄板，给人以连续膜的错觉。

5. 房角分裂论 Allen（1955 年）认为发育中胎儿眼的葡萄膜网状组织并不消失或萎缩。房角的形成系借助于分裂过程，分裂为前面的角巩膜小梁网及后面的虹膜和睫状体。分裂不全致使虹膜睫状体与小梁网相连，导致先天性青光眼眼压升高。分裂不完全也可能是正常组织分化不良的结果。

6. Mann（1957 年）认为正常房角形成则是由于房角内间质组织萎缩的结果。萎缩失败则可能引起先天性青光眼。

7. Smelser（1981 年）、Wulle（1983 年）、Anderson（1981 年）等认为房角组织的分化是由于间质组织的逐步稀疏松散而非分裂。胚胎早期前房角细胞重新排列，形成小梁网内侧早期中胚叶间质。发育胚胎的小梁表面层（相当于内皮层）在胚胎最后几周（形成成人小梁网以前）即开始劈裂。若此分化过程缺如，则常残存无通透性的类细胞状膜。前房角的发育过程除了分裂、萎缩外，还包括了与角膜和角巩膜有关的葡萄膜组织的后移以及葡萄膜内各层次沿巩膜内面复位的重排过程。如果小梁网的胶原性网络过早成熟或过度增生均可阻止睫状体和周边虹膜后移而导致先天性青光眼。

8. 国内中山眼科中心张洁等（1991 年）也证实先天性青光眼房角病理改变具有以下表现：巩膜嵴小且扁平；睫状肌纤维增多变厚并直接与小梁带相连；小梁网区不规则，房角劈开不全，残余组织与虹膜及睫状体前面及小梁网相连；小梁带纤细、弯曲且呈透明样变性；内皮网厚密，间隙变窄，可见均质膜状物质；Schlemm 管腔局部狭窄、闭塞。92 例中仅见 3 例标本 Schlemm 管不明显；角膜后弹力腊状物复盖或插入小梁网；在后弹力层与小梁网交界处可见突起的均质团块物质（由透明变样的纤维及少量细胞组成）。

作者们的一个新观点是婴幼儿患者病变较广泛，而青少年患者病变则局限在小梁网区域。另外，青少年患者的"格子样"长间期纤维、胶原纤维、内皮网间隙中纤维颗粒样物质电子及致密物质沉积均多于婴幼儿患者。

综上所述，先天性青光眼的房角组织病理学异常改变及解剖异常是确实存在的，而且国内外作者报道的结果均相近。接踵而来要阐明的问题是导致先天性青光眼患者房角组织病理学异常改变的原因。

9. 神经嵴细胞分化学说 LeDouarin（1973 年）将日本鹌鹑（Japanese guail）的神经嵴细胞（neural creast cell）移至鸡胚中，并观察这些细胞的移行及分化。Johnstone（1974 年）报道了角膜基质和角膜间皮（mesothelium）及角膜内皮的神经嵴起源。随后又将其扩展到所有眼部组织的神经嵴细胞起源。Kupfer（1986 年）报道了神经嵴细胞的分化和移行在先天性青光眼及其他一些眼前段发育异常（peter 异常、Rieger 综合征、虹膜角膜内皮综合征—ICE 综合征）的作用。认为晶状体和角膜内皮之间的所有结缔组织，包括虹膜的结缔组织均是神经嵴细胞起源的。另外，胚胎时期，从角膜间皮至小梁网的间皮之间，神经嵴细胞呈膜状排列，并伸入到虹膜的前表面。人胚 7～8 月间，这种连续的细胞层渐失连续性。恰恰此时神经嵴细胞层失连续过程的正常与否与房水排出阻力（流畅度）有很大关联。神经嵴细胞学说在解释和理解众多的眼前段发育导演和（或）颜面部发育异常（Rieger 综合征和 Peter 综合征）、虹膜角膜内皮综合征（ICE 综合征）、先天性青光眼时具有价值。

10. 细胞外间质成分与形态发生及其与先天性青光眼可能的关联 细胞外间质包括不同类型的胶原蛋白（collagen）、各种蛋白多糖（proteoglyca）或糖胺多糖（glycosamrnoglycan）、弹性蛋白（elastin）及一些具有粘连作用的糖蛋白如纤维粘连蛋白（fibronectin）、基膜粘连蛋白（Chondronectin）。胶原蛋白或弹性蛋白是以胶原纤维或弹性纤维形式发挥作用，蛋白多糖则形成无定形基质填充或包围于纤维之间，各种粘连糖蛋白则在纤维与细胞或组织之间介导它们的相互粘连。有多细胞生物体内，一些细胞必须紧密结合在一起，另有一些细胞必须分离开来，还有一些细胞则能自由流动。由于有细胞外间质成分的存在，细胞与细胞才能结合起来构成组织，不同组织又形成器官。直到目前，细胞外间质大分子的细微结构被了解后，它们在形态发生中的作用才得到进一步肯定。在组织器官形态发生的每一个阶段，存在于细胞外间质和细胞表面的大分子为相关的细胞提供特异支持结构和环境信息，并与组织细胞相互作用，促进和稳定了胚胎组织的分化，起到诱导胚胎形态发生因子的作用。

在有关小梁网的超微结构中，都已发现胶原蛋白、弹性蛋白、糖胺多糖、基膜粘连蛋白。这些大分子细胞外间质的异常变化，必然会影响到小梁网及房水排出通道的形态发生和正常生理功能，从而可能导致青光眼的发生。最近，Hernadez（1991）利用分子杂交技术，用标记的 cDNA 和（或）RNA 探针研究特异生 mRNAs，发现视神经盘之 I 型和 IV 型胶原的合成是终生的（through life）。一旦 I 型和 IV 型胶原的合成发生障碍，就可能发生青光眼。Zeimer（1984）曾应用激光多普勒流速仪（Laser Doppler Velocimetry）来检测实验性狗高眼压情况下之视盘的位移（视盘顺应性），结果发现眼压越高，视盘凹陷越大，其视盘的位移也就越大。而胶原组织也是视盘的主要结构之一。

另一方面，不能忽视胚胎发育期间血管的组织与再组织（organisation &reaorganisation）对胚胎发育的影响。在早期的毛细管基质及早期的毛细血管基底膜中均含有：Ⅵ型胶原、基膜粘连蛋白、内皮粘连蛋白、肝素硫酸糖蛋白、纤维粘连蛋白。一如细胞外基质中上述物质的功能，它们同样可以促进内皮细胞的增殖和迁移、分化、吸附等功能。忽视胚胎时期血管组织的分泌、发育，将不能较全面地理解先天性青光眼胚胎发育的异常。

11. 胚眼发育的调控 胚胎发育是在循环往复的胚胎诱导、细胞决定、转决定、细胞分化、转分化的过程中逐级逐时完成的。胚眼发育顺序，严格按照特定的时间与空间顺序，环环相扣，形成复杂而有序的基因、细胞因子、调控蛋白、激酶调控信号网络。

（1）相关基因调控与胚眼发育：同源程序基因 Pax_6 系列、Vax 系列、Ephrinb 系列、Tbx 系列、Bmp 系列的有序的时空表达决定了胚眼发育的过程。靶向限制性基因 slit 系列及其受体 robos 亚型、netrin 基因及蛋白因子与受体（DCC）则参与视网膜神经节细胞的定向投射与分化。

（2）相关信号调控与胚眼发育：信号转导（signal transduction）是胚眼发育的起点。经由特定信号分子调控特定调控基因表达特定细胞因子、酶、蛋白质，使胚眼分化发育为特定的细胞和组织。与眼发育相关的主要已知信号特定系统包括 TGFB/SMAD 系统、NOTCH 系统、Ca^{2+} 信号系统、JAK/STAT 系统。

（3）程序性细胞死亡、细胞周期调控与胚眼发育：程序性细胞死亡（programmed cell death, PCD）与细胞凋亡的内涵有所差别。前者是功能上的概念，后者是形态学上的概念。由核仁崩解形成的凋亡小体是细胞凋亡的主要形态学特征。程序性细胞死亡在胚胎发育进程中至少有五个方面的功能：塑形；清除非功能性组织结构；调控细胞数量和类型；清除异常、迷途、无功能甚至有害的组织细胞；细胞分化中清除细胞核与细胞器。细胞周期与胚胎发育也有密切关系。各种信号分子可通过周期素系列（cyclin）与周期素依赖性激酶（CDK），调控细胞周期中两个最重要的限制点（checkpoint），即 G_1/S 与 G_2/M 限制点，制约细胞与组织的分化与发育。虽然程序性细胞死亡可发生在细胞周期各个时点，但大多数情况下，细胞多半先停滞于 G_1 期，并发生细胞凋亡。了解胚胎发育的调控机制与发育分化程序，有助于理解及解释先天性青光眼的发生、发展及转归机制。在胚胎发育到眼前段形成阶段或胚 9 周（63 天）时，在有外界因素干扰或阻断前房角组织的分化、重排、特化、退化等正常过程，即会导致先天性青光眼的发生。

（葛 坚）

第五节 青光眼的早期诊断

青光眼早期诊断的关键是怎样将早期患者从正常人群中筛查出来，换句话说，即减少正常人与早期患者的重叠。

随着影像技术和电生理的发展，青光眼的形态学和功能学检测得到了迅速发展，青光眼的早期诊断效率得到了提高。相干光断层成像（Optical coherence tomography, OCT）技术和激光偏振光扫描（Scanning laser polorimetry, SLP）技术可定量测量视网膜神经纤维层（Retinal nerver fiber layer, RNFL）厚度；眼底立体照相和海德堡视网膜断层扫描仪（Heidelberg retinal tomography, HRT）可对视盘形态学进行定性及定量分析；眼前段 OCT、超声生物显微镜（UBM）和 Pentacam 成像系统可对眼前段进行成像并定量测量、分析眼前段结构参数；HRT 角膜模块通过共聚焦激光对角膜、结膜进行活体超微结构成像；标准自动视野计、倍频视野计、短波长自动视野计等可检出并监测青光眼性视野缺损；图形视网膜电图、新的视觉诱发电位从神经电位改变的角度检测青光眼性视神经损伤；视觉诱发电位（VEP）、视网膜电图（ERG）、多焦 VEP、运动觉、对比敏感度视野、黄绿视野、高通分辨视野等，对视网膜神经节细胞的功能特性进行分析。近几年应用 CSLO 扫描与 MP1 超微视野，可实时同步定点对特定部位的视网膜进行多焦视网膜电图（mERG）检查及周边与黄斑视野检测，精确判定局部视网膜的功能。

新一代频域 OCT 的出现使视网膜成像分辨率提高、图像获取时间缩短，并使三维成像、整合图像处理技术（Integrated Imaging Technology）成为可能，自适应光学技术（Adaptive Optics, AO）则可使活体视网膜细胞显影并研究其功能成为可能。频域 OCT 较时域 OCT 测量 RNFL 厚度的可重复性更佳，但对早期青光眼诊断的特异性和敏感性两者并未有明显的差别。频域 OCT 可对视网膜节细胞层厚度进行测量，但现有的研究仍认为 RNFL 厚度测量对早期青光眼诊断的敏感性较视网膜节细胞层厚度测量高。OCT 与 SLP 均可测量 RNFL 厚度，两者测量值并不相同，但高度相关，且与视野的相关性一致。在诊断早期青光眼的敏感性方面，OCT 较 SLP 及 HRT 稍好。美国眼科学会对现有的青光眼影像学研究进行分析，认为上述几种仪器在青光眼的早期诊断方面效能基本一致。

视野及视觉电生理检查结果显示,青光眼可导致三种RGC亚型的丢失,包括小细胞、大细胞和小双节细胞;视野仪中新的、快速的阈值计算法可以缩短检查时间、减少测量的变异系数。图形视网膜电图可用于早期青光眼诊断,随访显示,其可在标准视野出现缺损前1年诊断青光眼。

哪种仪器可最先检测出青光眼性损害存在个体差异,可以表现为形态学检查先出现异常,也可以表现为功能学检查先出现异常。虽然,青光眼的图像整合日益兴起,结合形态学及功能学检查结果可以提高青光眼早期诊断的敏感性,但是如何从众多的形态学及功能学检查参数中筛选并建立敏感性和特异性均较高的青光眼早期诊断模型仍有待进一步的研究。

青光眼早期诊断甚为困难,原因之一是:原发性青光眼患者早期往往没有明显的自觉症状,常在例行体检时发现线索,时常称呼原发性开角青光眼为"视力的杀手"、"视力的小偷"。另外,原发性先天性青光眼患者,尤其是"漂亮的大眼睛"患儿,角膜尚属透亮,直径大于11mm,往往仅表现为畏光流泪,很易漏诊。原因之二是:原发性开角青光眼和原发性闭角青光眼早期体征与正常人群者时有重叠,甚难区分,例如眼压大于21mmHg而无视神经损害或视网膜神经纤维层变薄者,是否属于异常范围还是归于高眼压症?中央前房深度小于2.0mm,前房角检查房角检为窄房角4级{N₄}而开放者,可否称为青光眼"早期"?

1. 关于原发性开角型青光眼的早期诊断 经典的定义是病理性眼压升高导致视神经损害和视野缺损、前房角开放者,其中眼压小于21mmHg者称为正常眼压性青光眼。美国眼科学会推荐的定义主要内容是:成人中一种慢性、渐进性、连续性的视神经损害病变,眼压可以升高或正常,具有典型的视神经和视网膜神经纤维层损害。

目前争论的问题是:眼压大于21mmHg而无典型的青光眼性视神经损害(Glaucoma Optical Neuropathy, GON)与视网膜神经层损害(RNFLD)的所谓"高眼压症"者,有多少比例属于"正常人群"?有多少比例属于开角青光眼早期?眼压小于21mmHg、具有典型的视神经损害与视野缺损而诊断为"正常眼压性青光眼"者,有多少比例属于是排除眼压波动(昼夜波动、短期波动、长期波动、体位影响、中央角膜厚度等)影响而诊断的?

原发性开角青光眼早期诊断应分不同时段:

(1)临床前诊断:即有青光眼家族史、有基因突变的生物标志、有眼压波动或有视束及视皮质等上位神经元损害者。

(2)出现临床体征:即准确诊断者,如C/D大于0.6或两侧C/D之差大于0.2者;有计算机视野早期缺损表现,如平均敏感度降低、MD值增加,伴有或不伴有OCT检查时视网膜神经纤维层变薄者。必须告诉患者,随访也是有效的早期干预手段之一。唯有加强随访和观察,才可能对原发性开角青光眼早期准确诊断、早期干预、早期治疗、有效保护视功能。

2. 关于原发性闭角青光眼的早期诊断 国人的眼轴较欧美人要短,前房角要窄,虹膜色素重且较厚、隐窝少或没有,易患闭角青光眼。按国外ISGEO分类,将PACG分为:PAC(原发性房角关闭)、PACS(可疑房角关闭)、PACG。只有出现了青光眼性视神经改变者,才可称为PACG,当条件筛选或体检时发现其是浅前房、窄房角,按Scheies分类为N₄,但动态下是开放的。按照ISGEO分类该类人群属于PACS。按国内青光眼分类,该类人群可称谓PACG高危人群。如一眼有PACG的典型体征,房角关闭,眼压升高,眼底视神经损害,对侧眼尽管仅表现为静态下窄房角,动态下开放,眼底视神经和视野均正常也诊断为急性闭角青光眼临床前期或慢性闭角青光眼早期,常被施以手术虹膜周边切除术或激光虹膜周边切开术。

按照ISGEO的诊断标准,PAC和(或)PACS患者并非都要施行激光或手术虹膜周边切除术,可以随访观察。目前国内青光眼专家可以达成共识的是:原发性房角关闭导致的眼压升高伴有或不伴有眼底视神经损害者都称为原发性闭角青光眼。患者一眼已是原发性急性闭角型青光眼并接受滤过手术者,尽管对侧眼暂无症状,也需做手术或激光预防性虹膜周边切除术。对高危人群(年龄大于55岁,前房浅,房角窄但开放)则建议先行暗室或暗室俯卧激发试验,如眼压上升≥8mmHg,则行预防性虹膜切除术。目前正在北京和广州两地进行的关于青光眼的流行病学研究有望通过特定人群中原发性闭角青光眼自然病程观察,明确早期体征,通过全基因组关联分析(GWAS)和虹膜组织结构功能分析明确原发性闭角青光眼早期诊断的生物标志。

3. 关于原发性婴幼儿型青光眼的早起诊断 关于原发性婴幼儿型青光眼的早期诊断,需要提倡青光眼知识的普及,需要妇产科合作宣教先天性青光眼的诊疗知识。新生儿出生时常规检测角膜直径和眼压,可显著减少先天性青光眼的漏诊。一旦发现新生儿和婴幼儿角膜直径大于10mm,伴有流泪、畏光时,应该及早到眼科专科或眼科医院进行青光眼检查,及时发现、及时诊断、及时手术,才有望保护和恢复视功能。

(葛 坚)

第六节 青光眼治疗的新选择

随着人们对青光眼发病机制、早期诊断与治疗认识的发展，随着青光眼相关药物治疗和手术方式的发展，青光眼药物治疗与手术治疗方面出现了一些新的变化趋势：更注重循证研究，更安全、更简便、更有效、更微创。

基于国际上著名的一系列多中心临床随机对照研究并结合流行病学研究，如 MPTT（Moorfields Primary Treatment Trail）、FFSS（Fluorouracil Filtering Surgery Steeding）、AGIS（Adranced Glaucoma Interveation Study）、NTGS（Normal Tension Glaucoma Study）、OHTS（Ocular Hypertension Treatment Study）、EMGT（Early Manifest Glaucoma Treatment Trial）、北京眼病研究、广州荔湾眼病研究，至少对以下几个青光眼治疗中必需面临的基本问题予以部分解答：对原发性青光眼分类、药物治疗的选择、联合手术的适应证、激光治疗的选择等，一些临床基本问题渐渐达成共识：

（1）中国的 POAG 至少与 PACG 患病率相近（The Liwan Study）。

（2）POAG 首选初始治疗用滤过性手术的效果要优于药物疗法（MPTT）。

（3）5-FU 或 MMC 可显著提高高危人群滤过手术的远期成功率（FFSS）。

（4）初始（基线）眼压或洗脱后（Washout）眼压降低 30%，可减少 10%～30% 正常眼压青光眼患者视野缺损率（NTGS）。

（5）晚期青光眼患者眼压控制于 12mmHg 左右，可改善或缓解视功能进行性损害（AGIS）；

（6）眼压≤30mmHg 的高眼压症人群，不治疗，仅随访 5 年，只有 5%～10% 高眼压症者发展为早期开角青光眼（OHPS）；

（7）原发性开角青光眼的目标眼压或靶眼压是动态的、个体化的，应以青光眼性视神经损害为依据来判断。一般推荐在未经治疗的初始眼压或洗脱后的基压水平上降低≥30%。

（8）确诊后的原发性开角青光眼，根据患者的顺应性（compliance）及医师经验，选择治疗方法，手术或药物治疗。

（9）目前认为青光眼的治疗原则是：①降眼压到目标眼压（靶眼压）；②降低昼夜眼压波动幅度；③视神经及视功能损害不再进行性恶化。

（10）基于青光眼视神经保护研究进展，近年来人们重提青光眼神经保护疗法，目前达成共识的是降眼压是最有效的视神经保护手段之一，在此基础之上，联合其他视神经保护治疗才可奏效。

综上所述，青光眼治疗的新选择已初露端倪，择其扼要列举如下，供读者参阅。

（1）传统观点认为，原发性青光眼（POAG）一旦诊断明确，首选药物治疗，如最大耐受剂量药物治疗无效再考虑手术治疗。证据表明（当下认为），POAG 明确诊断后，可依据患者的具体情况首选手术治疗或激光治疗；

（2）证据表明，引流物（含 Ahmed 引流管、Express 微型引流钉）植入可作为 POAG 与难治性青光眼的首选方法。小梁切除术与 Ahmed 引流管植入术比较研究（TVT）结果提示两者疗效相似，但术后并发症 Ahmed 引流管植入更少些。

（3）证据表明，激光治疗睫状体外路光凝术或内窥镜下睫状体光凝术并非如先前认为的像睫状体冷冻术一样只适用于绝对期青光眼患者，它们可作为难治性青光眼的首选方法或辅助疗法，睫状体光凝术后引起的眼球萎缩等并发症的发生率远较冷冻治疗要小得多。

（4）青光眼白内障联合手术给同时罹患两种眼病的患者的治疗带来便利，也是 phaco 术＋IOL 植入术治疗青光眼能很快被接受与认可的重要原因之一。当下青白联合手术有三种组合：小梁切除术＋phaco＋IOL 植入术、Ahmed 引流管植入＋phaco＋EOL 植入术、Express 引流钉植入＋phaco＋IOL 植入术。青光眼白内障联合手术选择的适应证很重要，青光眼学组 2008 年颁布的"青光眼诊疗共识"建议，只有患者同时有青光眼和白内障手术指征时才选择联合手术，例如原发性闭角青光眼患者，房角粘闭大于 1/2 周同时有白内障，视力小于 0.4 时，可选择青光眼白内障联合手术。

（5）原发性闭角青光眼早期前房角镜检查，房角粘闭小于 1/2 周，具有白内障视力低于 0.4 时，可考虑单纯 phaco＋IOL 植入术治疗。真性小眼球患者，前房角镜检查，房角粘闭小于 1/2 周，眼压高时，可考虑单纯 phaco＋IOL 植入术。

（6）恶性青光眼患者前房全部消失成扁平前房，晶状体浑浊，视力低于 0.4，角膜内皮计数小于 1000/mm²，此时宜选 PPL＋PPV，一期或二期再植入人工晶状体，或选择先做前段玻切术形成前房，再施 phaco 术。具体可根据患者病情及主刀者的经验而定。

（7）因为各类降眼压药物不断上市，青光眼药物治疗也出现新的趋势，既要考虑控制眼压波动（influctuation），也要考虑控制眼压"浪涌"（surge），还要考虑降眼压药物中的防腐剂对于眼表的损害。国内就诊的青光眼患者大部分都是中晚期患者，因此往往需要几种药物联合治疗。有条件者应该首选固定配方合剂，既能控制眼压波动，又能控制眼压峰值，例如 Xalacom（拉坦前列素＋噻吗洛尔）、Duotrav（曲伏前列腺素＋噻吗洛尔）、Ganfort（贝美前列腺素＋噻吗洛尔）等。

（8）视神经保护治疗：在用药物、激光、手术治疗使青光眼患者眼压达到靶眼压的基础上，联合应用神经保护药物，如注射用鼠神经生长因子（苏肽生）、中药川芎嗪、血栓通胶囊、银杏叶提取物等。

（葛　坚）

第七节　青光眼的神经保护和再生研究

一、概　　述

青光眼是由于眼压增高或低血流灌注压等多种因素引起视神经损害的一组不可逆性致盲性眼病，是目前国内乃至国际上不可逆致盲性眼病的第二位原因。青光眼致盲最主要的原因是视神经的损害及由此引起的视野损害。目前对于青光眼视神经损害发生的原因还不是非常清楚，大多数学者认为，眼压对于青光眼视网膜神经节细胞的损害（IOP-dependent glaucomatous damage）起着非常重要的作用，但是传统的机械压迫学说和血管学说已不足以解释视神经损害的发生机制。

在青光眼诊疗的临床实践中发现，一些青光眼患者通过药物或手术治疗，虽然眼压已得到有效的控制，其视野仍在进一步损害。另外，一些所谓正常眼压性青光眼（normal tension glaucoma，NTG）的患者，眼压一直没有升高，视网膜神经节细胞却进行性地受到损害（Non-IOP-dependent or IOP-independent glaucomatous damage），患者最终仍然未能摆脱成为盲人的厄运。所以，青光眼视神经损害的发生存在着眼压以外的众多因素，对于青光眼视神经损害的发生机制需要进一步深入研究。随着对青光眼视神经损害机制认识的深入，降眼压已不再是青光眼治疗的唯一手段，还需从其他方面考虑防止患者视功能发生进一步的损害，因此提出了青光眼视神经保护（neuroprotection）的概念。有的学者如 Levin 等把能够防止青光眼视网膜神经节细胞死亡的一切治疗手段均归为青光眼视神经保护，包括降眼压的药物及治疗措施，称为广义的视神经保护。狭义的视神经保护则是指通过直接作用于视网膜的物质，达到保护视网膜神经节细胞免受损害的目的。这些作用于视网膜的物质，统称为青光眼视神经保护剂（neuroprotectant）。青光眼视神经损伤与视神经保护方面的研究应该包括三个阶段，神经保护（neuroprotection）、神经增强（neuro-enhancement）和神经再生（neuro-regeneration）。特别重要的是，把握治疗"窗口"即治疗时机，对治疗和恢复青光眼这类不可逆性致盲性眼病的视功能具有重大的意义。

二、青光眼的视神经保护

在有效控制眼压的基础上，通过阻断上述细胞凋亡途径或给予外源性的神经营养因子等，是青光眼视神经保护研究的方向。当前青光眼视神经保护的临床和基础研究主要有以下几个方面：

1. 中医中药　中医从整体综合观点认为青光眼是七情所犯，导致肝气郁结，气郁不得疏泻，郁而化火，火动，阳失潜藏，阳亢则风自内生，风火相煽，上冲巅顶，导致眼部气血瘀滞、脉道阻塞，因此采用活血化瘀方法，口服或肌注丹参、口服益脉康或青光康片，均对眼压已控制的中、晚期青光眼的视野有保持或扩大作用。中药当归素和黄芩甙辛散温通，为血气药，既可活血又可行气，适用于气滞血瘀的眼病。现代实验研究认为中药川芎嗪、当归素及黄芩甙都具有扩张血管、降低外周血管阻力的作用，还有降低血小板表面活性、改善微循环的作用，由此对眼组织局部产生活血化瘀的作用，其作用类似钙通道拮抗剂，特别是川芎嗪。研究证实，患者口服川芎嗪后各种切变率下全血黏滞度明显降低；眼底荧光血管造影各充盈时间明显缩短；Humphrey 静态视野 TD、MD 明显减少；动态视野 I4e 等视线面积明显扩大；100'、25'、6' 三种方格 PVEP 潜伏期明显缩短，可作为青光眼视神经保护的药物。

2. 钙离子通道阻滞剂　钙离子通道阻滞剂可以直接阻断神经节细胞的钙离子通道，并可改善视神经的血流灌注，从而阻断缺血所诱发的细胞凋亡。硝苯地平（Nifedipine）和尼莫地平（Nimodipine）是较为常用的钙离子通道阻滞剂，能扩张血管，特别适用于有血管痉挛表现和正常眼压性青光眼。

3. NMDA 受体拮抗剂　利用 NMDA 受体拮抗剂阻断神经节细胞表面 NMDA 受体和兴奋性氨基酸的结合，可以减轻低氧、兴奋性毒素等对视网膜神经节细胞的损伤，从而达到保护视网膜神经节细胞的作用。Dreyer 将谷氨酸拮抗剂归纳为以下几类：①非竞争性拮抗剂，这类药物只与开放的离子通道结合，尤其是结合时间短的低亲和力化合物，可保留最基本的生理性谷氨酸活性，毒性较小；②竞争性化合物；③甘氨酸位点的拮抗剂，NMDA 受体激活时需要甘氨酸结合在其受体的一个特殊位点上；④内源性或外源性多胺，拮抗非 NMDA 的其他谷氨酸受体；⑤突触前抑制，通过防止膜去极化来阻断谷氨酸的释放；⑥NMDA 受体上二硫键的结合，阻止一氧化氮的产生；⑦电压依赖性钙离子通道的拮抗剂。我们利用体外培养的 SD 大鼠视网膜神经节细胞进行有关的试验，发现 NMDA 受体的非竞争性拮抗剂 MK-801 具有拮抗压力、NMDA 等所致视网膜神经节细胞凋亡的作用。

4. 一氧化氮合酶抑制剂 在一氧化氮合酶的作用下，左旋精氨酸在转化过程中，可产生一氧化氮。钙离子内流可增加其合成，导致高浓度的一氧化氮产生，对神经节细胞具有很强的毒性作用。弥散到突触间隙的一氧化氮还能刺激谷氨酸的释放，进一步加重神经毒性作用。一氧化氮合酶抑制剂的应用，可防止视网膜神经节细胞受到缺氧、兴奋性毒素的损害。

5. 抗氧化剂 视网膜神经节细胞缺血后再灌注损伤产生大量的氧自由基，直接与脂质、核酸蛋白发生反应，又能促进兴奋性毒素的释放，加速了细胞缺血性死亡。氧自由基的清除包括过氧化氢酶、超氧化物酶等内源性酶系统，以及维生素 C 及维生素 E 等抗氧化的维生素。直接供给外源性的维生素 C 及维生素 E 或启动内源性酶系统，可防止视网膜神经节细胞的凋亡。

6. 热休克蛋白 生物体在许多条件如高温、缺血、缺氧等应激原的作用下，产生一系列自我保护反应，其中可激活热休克蛋白基因，编码合成热休克蛋白（Heat Shock Proteins，HSPs），对机体产生保护作用。根据其功能及分子量、等电点的不同，可将热休克蛋白分为五大家族：

（1）低分子量 HSPs 家族：包括 HSP19、HSP22a、HSP22b、HSP23、HSP25、HSP26、HSP27、HSP28、HSP32 等，分子量为 8KD 到 58KD。

（2）中等分子量 HSPs 家族：主要包括定位于线粒体的 HSP50、与胶原有特殊亲和力的 HSP47、与胚胎软骨细胞有关的 HSP43、HSP44、HSP45 以及 HSP40 等。

（3）HSP70 家族：该家族成员最多，共有 21 种蛋白质，分子量为 72KD 到 80KD。

（4）HSP90 家族：主要包括 HSP83、HSP87、HSP90、GRP94（内质网素）和存在于大肠杆菌中的 HtpG 等，分子量为 90KD 到 100KD。

（5）HSP110 家族：该家族由 HSP104 和 HSP110 组成。

热休克蛋白共同的特征是：①各种生物体中均有高度保守的原始结构；②除 HSP47 外，均为酸性蛋白；③在无应激状态下，细胞内仍然存在着一定水平的热休克蛋白。

热休克蛋白的主要功能包括：① HSP70、HSP90 与激素受体、蛋白激酶等关系密切，具有分子伴侣（molecular chaperone）功能，参与蛋白跨膜转运过程；②在应激条件下对机体产生保护作用；③在抗原加工、

提呈、免疫球蛋白装配及 T 细胞的识别中起协同作用；④热休克蛋白还可通过分子模拟诱发宿主的自身免疫性疾病。

热休克蛋白的合成增加而其他蛋白质的合成暂时停止或减弱的主要意义是阻遏细胞不受外界刺激的损害。新合成的 HSPs 通过在胞质中识别和结合某些未折叠的多肽链，阻止其不可逆性的变性和聚集，同时作为分子伴侣介导新生的多肽链穿过细胞内的各种膜。应激停止后，HSPs 通过 ATP 水解供能帮助折叠错误的蛋白质解开并进而促进其正确折叠和装配而达到对机体的保护作用。1988 年，Barbe 报道热刺激增加视网膜内三种 HSPs 的水平，使感光细胞免受光线的损害，首次提出了 HSPs 的神经保护性作用。加热幼鼠的脑皮质培养液，发现 HSP72、HSP85 的水平增加，经过预热处理的神经细胞，可免于接触谷氨酸盐后的即刻死亡。在各种应激状态下胶质细胞、神经细胞和内皮细胞的 HSP70 水平增加，当再次受到缺血等刺激时，其梗塞范围缩小。Caprioli、Kitano 等的研究表明，对培养的视网膜神经节细胞给予发热、低氧、谷氨酸处理，它们能表达 HSP72，其后就对兴奋性氨基酸及低氧刺激变得不敏感，用药物抑制热休克蛋白合成时，缺氧的视网膜神经节细胞更易死亡。因此，热休克蛋白是神经节细胞内源性的自我保护因子。另外，Müller 细胞合成的热休克蛋白可能也为神经节细胞提供保护作用。

7. 神经营养因子 神经营养因子对于视网膜神经节细胞的生长和存活起着重要的作用，通过玻璃体腔内注射直接供给神经营养因子或通过转基因等基因治疗的方法源源不断地表达神经营养因子，对青光眼视网膜神经节细胞损伤的修复及防止其进一步损害起着重要的作用。我们在体外实验中发现，加入外源性的神经营养因子可有效减轻压力对视网膜神经节细胞的损害作用，临床上已在使用商品名为苏肽生（注射用鼠神经生长因子，国药准字 520060023）的神经生长因子注射液治疗青光眼的视神经损害。

8. 其他 另外，利用凋亡调控基因如 bcl-2 等，通过转基因技术，使之过度表达，达到阻断神经节细胞凋亡的作用；还有利用脂质过氧化抑制剂能防止实验性低氧、低糖所致视网膜神经节细胞的死亡，为缺血性细胞代谢功能下降提供了神经保护，还能减少自由基对膜脂质量损害，保护整个细胞膜系统的完整；也可通过一些反义因子抑制凋亡基因的表达来达到神经保护的目的。选择性 α_2 肾上腺素能受体激动剂 Brimonidine，可通过使 bFGF 的表达增加而具有保护视网膜神经节细胞的作用。

三、视神经再生的研究

随着分子生物学及神经科学的研究进展，中枢神经再生的研究日益引起研究者们的兴趣，一些研究拟以外周神经桥接受损的视神经促使其再生并恢复一定的生物学功能。

19世纪末至20世纪初的研究发现，低等脊椎动物如鱼类和两栖类动物的外周神经损伤后都能再生，而成年哺乳动物的视神经像中枢神经中的某些神经纤维一样，当其受损后，只有再生的反应，却无再生的能力。随着对成体哺乳动物中枢神经发育研究的突破，大大推动了视神经再生的研究。现今的许多研究已使人们确信，当给损伤的中枢神经提供适当条件后，视神经是能够再生的，而且在一定时期内能与中枢建立连接并具有一定的生理功能。

神经胶质细胞生长因子是一种新近发现的神经生长因子，胶质细胞源性神经营养因子（Glial derived nerurotrophic factor，GDNF）为两个分子量16KD单体组成的糖蛋白，受体与已知的多肽因子受体均不同，信号转导与ret有关。GDNF能特异性地促进多巴胺能神经元的存活，一些研究也证实GDNF对视网膜神经细胞具有促进存活和生长的作用。

在这些研究的基础上，我们进行了外周神经移植联合转基因细胞移植治疗青光眼视神经病变的研究工作。选取Sprague-Dawley鼠作为实验对象，以自体外周神经-坐骨神经桥接受损的视神经，然后将经过阳性脂质体包裹的pcDNA3-GDNF质粒以多聚赖氨酸涂于视神经受损部位，结果发现，视网膜神经节细胞轴索得以再生；同时还进行了视网膜神经节细胞与施万细胞共生培养的研究，发现施万细胞对视网膜神经节细胞的存活及活性均有促进作用，并可与视网膜神经节细胞产生突触连接。这些研究为青光眼等视神经病变的防治研究提供了新的思路和理论依据。

四、胚胎干细胞研究与视神经保护

近几年，干细胞和组织工程学相关研究进展迅猛，标志着再生医学时代的到来。组织工程学主要包括3个核心因素：种子细胞，生物支架材料和有助于细胞生长、分化的细胞外基质环境（Extracellular Matrix）。其中获得足够数量、不引起免疫排斥反应且具有再生活力的种子细胞是开展组织工程研究的前提和基础。干细胞恰恰因为其独特的自我更新、高度增殖和多向分化潜能成为理想的种子细胞。经过组织工程学技术，理论上将干细胞可以在人为条件下诱导、分化和培养为任何一种人体的细胞、组织或器官。将培养成

功的组织器官进行体内移植，完美地修复或替代缺损的组织器官。在这样的生命科学研究进展的背景下，传统的青光眼神经保护的概念转化为"再生眼科学"，而干细胞和组织工程学技术相接合为青光眼视神经病变的治疗提供了光明的前景。

由于青光眼晚期及绝对期患者视网膜神经节细胞已经大部分或全部发生凋亡，残存的神经节细胞数量非常有限，即使这些细胞的轴索完全再生也不足以恢复其有效视功能，达不到治疗目的。只有获取大量的具有神经节细胞特性的细胞才有可能解决这些问题，利用胚胎干细胞高度扩增、向神经定向分化特性有望解决这一难题。

胚胎干细胞（embryonic stem cell，ES）是从着床前胚胎的内细胞团分离得到的能在体外培养的一种高度未分化细胞。ES细胞显著区别于其他细胞系的两大特性在于：首先，它像胚胎细胞那样具有发育的全能性，含正常二倍染色体，能广泛参与宿主胚胎各组织器官的生长、发育，形成嵌合体；其次，它具有体外培养细胞的特征，具有高度分裂增殖能力，可以在体外扩增。神经干细胞（neural progenitor）是在脑组织中分离得到的具有神经始祖细胞，也具有上述两大特性。近年的研究表明，体外培养ES细胞可由维A酸诱导向神经元定向分化，形成有典型的神经冲动等电生理反应的神经细胞。我们在体外利用某些因子及模拟眼内微环境定向诱导ES细胞分化为神经元工作的基础上，将ES细胞注入到眼内特定的环境中，可以产生视网膜样的结构，为通过ES细胞移植达到恢复晚期青光眼患者视功能的目的打下了坚实的基础。

国内已有研究小组在"胚胎干细胞诱导分化为视网膜神经细胞"研究领域进行了较长期和深入的研究，并取得了初步成果，已经成功地建立了绿色荧光蛋白标记的胚胎干细胞（GFP-ESCs），因此实现了对胚胎干细胞分化和迁移进行追踪和监测的作用；建立了胚胎干细胞定向分化为视网膜干细胞的体外诱导分化体系。联合纯化的视网膜Müller细胞和视磺酸（RA），对体外胚胎体（EB）阶段GFP-ESCs进行视网膜特异性定向诱导，通过神经干细胞（NSCs）无血清培养基的筛选富集获得视网膜干细胞；实现了诱导ESCs向视网膜谱系定向分化，并在体外获得中间阶段的干细胞（即视网膜样干细胞）的实验技术；分化的视网膜神经细胞特异性表达Nestin、S100、GFAP、GAP43、Synaptophysin、Thy1.1和MAP2等抗原免疫性组化染色阳性。通过这种方式获得视网膜干细胞安全性更高、更易向视网膜神经细胞定向分化，其存活力及增殖分化潜能远高于终末分化细胞。而且，这一技术避免了组织源性NSCs

取材及可塑性上的时空限制，为进一步的视网膜神经再生治疗提供了可能性。

由于胚胎干细胞的来源有限，国内研究组同时对骨髓基质干细胞（stomal stem cell，SSC）或骨髓间充质干细胞（mesenchymal stem cell，MSC）的应用、诱导分化和眼内移植进行了研究。MSC 具有在一定诱导条件下分化为中胚层细胞的能力，利用神经营养因子 NFG 和 BDNF 的共同诱导作用，MSC 可以分化为具有典型形态特征的神经细胞，这为青光眼的神经保护和再生治疗提供了新的选择。

自 1998 年 Thomson 等报道了他们成功地在外培养和增殖了人体胚胎干细胞以来，有关干细胞的研究开始受到广泛的关注。经过近十多年来国内外学者的共同努力，干细胞技术得到迅速发展。随着干细胞培养、诱导、分化、分离、纯化技术的成熟，以纳米材料为代表的材料科学的发展，以及多种神经性致盲疾病动物模型的建立等，目前眼科研究领域已经具备了干细胞移植替代治疗神经致盲性眼病的基础，并已经有了干细胞临床治疗的先例。

干细胞技术的发展将改变传统的用药和手术治疗模式，有可能成为治疗神经性致盲眼病的主要手段，并将给生物医药领域乃至人类生活带来深刻变化。目前国外已经有干细胞治疗应用于眼科临床研究的先例。

美国 Steven Schwartz 和 Carl Regillo 教授主持了一项胚胎干细胞治疗黄斑退行性变的临床实验性研究。该实验应用胚胎干细胞诱导分化为的视网膜色素上皮经视网膜下注射治疗 Stargardt 黄斑萎缩和干性老年性黄斑变性。该研究取得了部分成果，发现干细胞技术对治疗黄斑变性有一定的效果。

巴西的 Siqueira RC 等也进行了经玻璃体腔内注射自体骨髓源性干细胞治疗视网膜色素变性的 I 期临床试验。该试验选取 3 名视网膜色素变性患者和 2 名视锥视杆细胞萎缩患者进行开放性的非随机非对照的干预性研究。研究取得了一定的结果，所有患者均未发现有干细胞治疗相关的副反应。4 名患者 1 周后的最佳矫正视力提高 1 行并维持 10 个月至随访结束。随后，Siqueira RC 正在开展经玻璃体腔内注射自体骨髓源性干细胞治疗视网膜色素变性的 II 期临床试验，青光眼是干细胞治疗的下一个目标。

诱导多功能干细胞即 iPS 细胞作为从体细胞经重编程后诱导形成的干细胞，同样具有干细胞的多能分化功能，已在体外证实 iPS 可以诱导分化为具有多层结构的视网膜组织，并且最新研究已成功诱导出突触联系，实现了视网膜视神经的联结，为进一步应用 iPS 进行临床应用开拓了道路。因此，iPS 开创者日本科学家山中伸弥（Shinya Yamanaka）与英国科学家约翰 - 格登（John Gurdon）共同获得 2012 年诺贝尔生理学或医学奖。

诱导的多能干细胞（induced pluripotent stem cells，iPSCs）的生物学特性与胚胎干细胞几乎完全相同，即也具有自我更新能力和向三个胚层细胞分化的多向分化潜能。Meyer 等将 GFP 标记的 ESC 诱导分化后移植到小鼠玻璃体内，发现移植的细胞能够迁移整合到整个视网膜层，并且分化成有 NeuN、Calretinin、cPKC-a 等视网膜神经元标志物表达的细胞。2010 年，Sowmya Parameswaran 等采用胚胎干细胞分化的类似方法，完成了小鼠 iPS 细胞向视网膜神经节细胞方向的分化，得到的细胞不但高表达视网膜神经节细胞分化的调节基因 Ath5、Wtl、Brn3b、Rpfl 和 lrx2，并且与小鼠上丘共培养后发现这些细胞的轴突可以特异地向上丘投射，形成的突触结构中有对河豚毒素敏感的电压依赖性钠电流。2011 年国内也同时完成了人筋膜成纤维细胞来源的 iPS 分化为视网膜神经节细胞，充分证明了 iPS 细胞可以分化为视网膜神经节细胞。iPSCs 的出现在很大程度上解决了免疫排斥和伦理学的问题，然而，在将 iPSCs 应用于临床之前，还需要解决很多问题，如：内在多能性重新激活后的细胞效应以及对靶细胞可能的改变。与胚胎干细胞相比，iPSCs 的基因组缺乏稳定性，容易发生点突变，因此安全性问题是必须要解决的问题。

综上所述，目前干细胞来源方面较有前景的是胚胎干细胞、成体干细胞和 iPS 细胞。虽然在实验室研究中不同的干细胞各有其优缺点，但是由于成体动物不再具有自身 ESC，而成体干细胞分化潜能有限，从临床应用的角度来说，iPS 比较适合用于干细胞移植治疗。

五、展 望

要防止视网膜神经元发生损害、达到视神经保护的目的，我们必须利用基因组学、蛋白质组学、RNA 组学、表观遗传学等研究进展，结合青光眼视网膜视神经损害的不同机制，早期发现、早期诊断、实现个体化的综合治疗，才可能奏效。就目前来说，降眼压是目前唯一被循证医学证明切实有效的视神经保护手段。根据多中心的临床随机对照研究结果，在循证医学的基础上，强调个体化综合治疗，有效降低眼压至靶眼压水平，同时根据青光眼视神经损害的不同"时间窗"进行神经保护和再生治疗，只有这样，才有望达到青光眼视神经保护的目的。

（葛 坚）

第八节 青光眼的基因治疗

随着人类基因组计划的完成、后基因组时代的开始和青光眼分子遗传学研究的发展,青光眼的基因治疗曙光渐露。基因治疗的方向集中在降眼压、视神经保护和抑制滤过术后瘢痕形成三个方面,靶点包括小梁网细胞、睫状体、睫状体上皮细胞、Müller 细胞、神经节细胞等。有专家指出,青光眼基因治疗的前景好过老年性黄斑变性的治疗。

在降眼压治疗方面,增加传统的房水流出、增加葡萄膜巩膜流出和抑制房水生成均可成为基因治疗的靶点。干扰肌动蛋白细胞骨架形成可增加房水流出易度、降低眼压,目前已知的 DN Rho、C3、DNRK、Caldesmen 等基因可对肌动蛋白各方面的活性造成影响;调节细胞外基质既增加传统的房水流出又可增加葡萄膜巩膜流出,目前已知的 MMPs 和 PG 合酶基因可降解细胞外基质成分,从而起到降低眼压的作用。

在视神经保护方面,基因治疗的途径包括:①增强、改善残存和受损的神经元的抗凋亡、抗氧化能力;②通过转基因手段调控胶质细胞的功能和分泌神经生长因子。目前研究得较多的基因主要有 Bcl-2、BIRC4、BDNF、TrkB、ERK、MEK1、CNTF 和 TNF-alpha。

在调控滤过术区瘢痕化方面,p21 基因可调控细胞周期、抑制成纤维细胞的纤维增殖,可以作为基因治疗的靶点,此外,RNA 干扰(如靶向 NFkB-SiRNA)也有望成为调控滤过术区瘢痕的有效手段。

基因治疗可以经过病毒载体转染、非病毒载体方法和干细胞移植等途径实现。非病毒载体法主要包括裸 DNA 注射、RNA 干扰、物理方法和化学方法;病毒载体主要包括单纯疱疹病毒、腺病毒、腺相关病毒和慢病毒等。

裸 DNA 术区注射对青光眼术后伤口愈合调控有效,在特定的微环境中,裸 DNA 可转染至体外培养的 RGC 中。特定的 siRNA 可下调靶基因的表达,根据靶基因的功能,可在增加房水流出、抑制房水生成及神经保护方面起作用。电穿孔技术和脂质体转染已广泛用于体外的分子生物学研究。

单纯疱疹病毒可以携带较大的基因片段、不需要辅助转染手段且滴度较高,但启动子选择较少、转基因表达时间较短,并且存在潜在的细胞毒性。腺病毒可感染分裂细胞、有丝分裂期后细胞和最终分化完成的细胞,在青光眼的基因治疗研究中,腺病毒载体可高效转导不同种属的小梁网细胞,其缺点为重复应用

可引起较严重的炎症反应。腺相关病毒可携带的基因片段较小,它需要与宿主基因组进行整合,可转导未分裂细胞和最终分化完成的细胞,主要应用于眼后段基因治疗,但不能转导至体外培养的小梁网细胞中。慢病毒也需要与宿主基因组进行整合,转基因效果持久、稳定,但是,非特异性地将病毒 DNA 整合入宿主基因组有可能引起插入性突变和细胞转化。基因载体发展方向应该是既能高效、持久转基因,又可以不诱导细胞转化、避免插入性基因突变导致的成瘤性,未来干细胞替代、纳米技术和基因治疗的联合应用可能是青光眼视神经保护的重要途径。

(葛 坚)

主要参考文献

1. Chen M, Liu B, Gao Q, Zhuo Y, Ge J. Mitochondria-targeted peptide MTP-131 alleviates mitochondrial dysfunction and oxidative damage in human trabecular meshwork cells. Invest Ophthalmol Vis Sci. 2011 Sep 1; 52(10): 7027-37.

2. Wang N, Xie X, Yang D, et al. Orbital cerebrospinal fluid space in glaucoma: the Beijing intracranial and intraocular pressure(iCOP)study. Ophthalmology. 2012 Oct; 119(10): 2065-2073.

3. Carlo N, Raffaele M, Alessio M, et al. 3-T Diffusion tensor imaging of the optic nerve in subjects with glauco ma: correlation with GDx-VCC, HRT-III and Stratus optic al coherence tomography findings, Br J Ophthalmol, 2012, 96 : 976-980.

4. Chen Z, Lin F, Wang J, et al. Diffusion tensor MRI reveals visual pathway damage that correlates with clinical severity in glaucoma. Clin Experiment Ophthalmol. 2012 Jun 19. doi: 10.1111/j.1442-9071.2012.02832.x.

5. Vithana EN, Khor CC, Qiao C, et al. Genome-wide association analyses identify three new susceptibility loci for primary angle closure glaucoma. Nat Genet. 2012 Oct; 44(10): 1142-6.

6. Mujat M, Ferguson RD, Patel AH, et al. High resolution multimodal clinical ophthalmic imaging system. Opt Express, 2010, 18(11): 11607-21.

7. Huang J, Liu X, Wu Z, et al. Macular and Retinal Nerve Fiber Layer Thickness Measurements in Normal Eyes With the Stratus OCT, the Cirrus HD-OCT, and the Topcon 3D OCT-1000. J Glaucoma, 2010 Apr 29. [Epub ahead of print]

8. Li S, Wang X, Li S, et al. Evaluation of optic nerve head and retinal nerve fiber layer in early and advance glaucoma

using frequency-domain optical coherence tomography. Graefes Arch Clin Exp Ophthalmol, 2010, 248(3): 429-34.

9. 黄晶晶, 刘杏, 刘小红, 等. Stratus OCT 与 GDxVCC 测量正常人及青光眼患者视网膜神经纤维层厚度的比较研究. 中国实用眼科杂志, 2010, 28(5): 441-5.

10. Schwartz SD, Hubschman JP, Heilwell G, et al. Embryonic stem cell trials for macular degeneration: a preliminary report. Lancet. 2012 Feb 25; 379(9817): 713-20.

11. Siqueira RC, Messias A, Voltarelli JC, et al. Intravitreal injection of autologous bone marrow-derived mononuclear cells for hereditary retinal dystrophy: a phase I trial. Retina. 2011 Jun; 31(6): 1207-14.

12. Deng F, Hu H, Chen M, et al. Generation of induced pluripotent stem cells from human Tenon's capsule fibroblasts. Mol Vis. 2012; 18: 2871-81.

13. Sun X, Chen M, Li J, et al. E13.5 retinal progenitors induce mouse bone marrow mesenchymal stromal cells to differentiate into retinal progenitor-like cells. Cytotherapy. 2011 Mar; 13(3): 294-303.

14. Liu X, Rasmussen CA, Gabelt BT, et al. Gene Therapy Targeting Glaucoma: Where Are We? Surv Ophthalmol, 2009, 54(4): 472-86.

15. Borrás T, Xue W, Choi VW, et al. Mechanisms of AAV transduction in glaucoma-associated human trabecular meshwork cells. J Gene Med. 2006; 8(5): 589-602.

16. Comes N, Borras T. Functional delivery of synthetic naked siRNA to the human trabecular meshwork in perfused organ cultures. Mol Vis. 2007; 13: 1363-74.

17. Qi X, Sun L, Lewin AS, et al. Long-term suppression of neurodegeneration in chronic experimental optic neuritis: antioxidant gene therapy. Invest Ophthalmol Vis Sci. 2007; 48(12): 5360-70.

18. Demetriades AM. Gene therapy for glaucoma. Curr Opin Ophthalmol. 2011 Mar; 22(2): 73-7.

19. Alqawlaq S, Huzil JT, Ivanova MV, Foldvari M. Challenges in neuroprotective nanomedicine development: progress towards noninvasive gene therapy of glaucoma. Nanomedicine (Lond). 2012 Jul; 7(7): 1067-83.

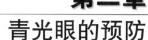

第一节　预防青光眼致盲的重要性

青光眼是威胁人类眼健康的重要眼病。无论是男性还是女性，无论是城市还是农村，无论在发达国家还是发展中国家，青光眼都是视功能减退和致盲的重要原因之一。实际上，青光眼已对全球公共卫生产生了沉重负担：

（1）全球已有大量的人患有原发性青光眼，但是以人群为基础的研究表明，在一些低收入国家中只有10%、在一些高收入国家中只有50%的原发性开角型青光眼患者知道自己患病。对于原发性闭角型青光眼来说，了解自己患病的患者更少，除非曾经有过急性发作，或者已被医师诊断的患者。这些情况表明，目前的资料仍然低估了青光眼患病情况及其严重性。

（2）原发性青光眼的患病率随年龄增加而增加。随着全球大多数国家的人口增加和老龄化加剧，原发性青光眼患者的数量也在不断增加。估计到2020年全球青光眼患者数量将达到8000万人，其中74%是开角型青光眼。

（3）原发性青光眼的致盲率高。世界卫生组织公布的2010年盲和视觉损伤的数据表明，在全球盲人中由于白内障引起的占51%，青光眼引起的占8%。由于白内障盲人可以通过手术治疗恢复视力，但是直至目前尚未有恢复晚期青光眼视功能的有效方法，因此青光眼已经是导致全球不可逆盲的第一位原因。估计到2020年，青光眼引起的盲人数达到1120万人，开角型和闭角型青光眼引起的各为590万人和530万人。如果加上因原发性青光眼造成的单眼盲和视力损伤者，青光眼所引起的社会负担将会更大。

我国各地对青光眼发病情况曾进行过大量调查。由于对象的选择和青光眼诊断标准不一，各地的患病率相差很大。一般认为，青光眼的患病率为0.21%～1.64%。1985年北京协和医院眼科在北京郊区顺义县眼病流行病学调查中，发现青光眼患病率为0.60%。

其中原发性青光眼的患病率为0.52%，40岁以上人群中青光眼患病率为1.27%。在原发性青光眼中，闭角型和开角型青光眼患病率分别为0.41%和0.11%。先天性青光眼患病率为0.02%。1996年北京协和医院眼科在间隔10年之后，又在顺义县以自然人群为基础，采用整群随机抽样的方法对50岁及以上人群进行了青光眼患病率调查，青光眼的患病率为2.07%，其中原发性闭角型青光眼患病率为1.66%，原发性开角型青光眼患病率为0.29%，继发性青光眼患病率为0.12%。根据以上调查结果推算，在顺义县55万人口中（1996年），原发性青光眼约有2500人；如以全国13亿人口计，则有500万人。原发性青光眼的致盲率非常高，1985年顺义县调查时原发性青光眼的致盲率为9.26%，但在1996年的调查中，青光眼致盲率增至16.00%。由此推算，在顺义县因青光眼而盲目者有400人，全国则有80万之多，约占全国盲人总数的13%。从上述调查中看出，防治青光眼确是眼保健中一个亟待解决的严重问题。

青光眼造成的视功能损伤是不可逆转的，后果极为严重，对个人、家庭和社会造成了难以估计的巨大痛苦和损失。直至目前，还没有任何措施可以预防青光眼的发生，但是目前有资料已经表明，采用以循证为基础的临床干预措施治疗青光眼是有效的和有成本效益的，可以预防青光眼患者的视功能丧失。虽然到目前为止，我们所拥有的青光眼治疗方法还不能达到完全恢复青光眼患者视功能的目标，但是如果我们尽早地发现和确诊青光眼患者，根据其病情采取持续合理的治疗，就会使大多数青光眼患者终生维持有用的视功能，极大地减少青光眼导致的盲和视力损伤的人数。

长期以来，由于青光眼这类疾病比较复杂，缺乏有效地实施筛查和早期诊断的方法，需要长期治疗而尚无有效的根治方法，因此长期以来青光眼的防治并没有列入防盲治盲的重点中来。但实际上，国际眼科学界和世界卫生组织已经注意到青光眼问题的严重性和加强青光眼防治的重要性。世界卫生组织在2007年发布的"全球根除可避免盲的倡议：2006～2011年行动计划"中，就将青光眼列入需要控制和预防视力损伤的疾病之中。在世界卫生组织为2009年世界卫生大会（World Health Assembly，WHA）所准备的"世界卫生组织防治可避免盲和视力损伤的行动计划"的文件中，再次表示了对于青光眼问题的关注。2009年4月12～14日在日内瓦WHO总部召开了WHO防治原发性青光眼致盲战略咨询会议（WHO Consultation - Strategies for Prevention of Blindness from Primary Glaucomas），这是世界卫生组织首次召开专题会议来讨论全球防治原发性青光眼的战略，表明世界卫生组织已经将原发性青光眼的防治作为防盲的重点之一。我国防盲规划（2012～2015年）中也将早期筛查青光眼列入全国的防盲重点。

第二节　防治青光眼的途径

长期以来，防治青光眼主要通过临床途径，包括准确诊断、合理治疗来进行，但是由于大多数青光眼没有明显的症状，患者常常很难自己主动地要求进行青光眼的检查。青光眼又是终生的疾病，很多患者由于治疗的依从性差而使治疗的结果受到影响。显然，仅仅局限于临床途径来防治青光眼是不够的。将防治青光眼纳入防盲的重点就意味着我们不仅仅采用临床途径，还要采用公共卫生的途径，整合各种眼保健力量来做好青光眼的防治工作。这样做的优点是：

（1）可以动员更多的眼保健人员，发现更多的青光眼患者。例如当进行白内障致盲的防治时，就可以除外患者是否患有青光眼。同样，当实施控制青光眼的项目时，也可以发现其他重要的致盲性眼病。这样就可以明显地降低发现重要的致盲性眼病的费用，增加各种防盲项目的效率。

（2）如果在正在实施和以后准备实施的初级卫生保健项目中增加视力相关的评价内容，就有可能持续不断地发现致盲性眼病，包括原发性青光眼。

（3）有可能使各级眼保健人员应用符合国际标准的循证的青光眼诊疗规范，提高他们防治青光眼的能力。

（4）可以清晰地判断在什么时候和在什么情况下进行以人群为基础的青光眼筛查是恰当的。

（5）可以充分考虑和了解社会对卫生保健的需求，这样可以使在社区实施的青光眼控制项目更加有效。

采用公共卫生的途径来防治青光眼是一项重要的策略的改变。就我国目前的情况来说，除了由政府为主导，将青光眼的防治纳入全国的防盲治盲规划之外，还需要进行多方面的准备工作，才能使防治青光眼的工作得以顺利开展：

1．加强防治青光眼的能力建设　通过公共卫生途径防治青光眼，我们需要各级眼科医务人员参与发现和治疗青光眼患者的工作，因此有必要加强各级眼科医务人员的培训，使他们掌握发现和治疗青光眼的必需的知识和技术。目前，相当多的眼科医师尚不能掌握好前房角镜检查和视乳头评价这两项诊断青光眼的关键技术，对早期发现和诊断青光眼是很不利的，我们应当尽快地改变这种状况。通过公共卫生途径，我们将能发现更多的青光眼患者。青光眼的诊断将会对患者及其家人产生情绪和精神方面的压力。如果我们缺少足够的治疗和随诊青光眼的能力，将会对患者产生有害的冲击，因此我们有必要培训各级眼保健工作者，掌握必要的青光眼防治知识，提高处理青光眼患者的能力，来满足防治青光眼策略转变的需要。

2．加强防治青光眼的服务设施的建设　诊断、治疗和随诊青光眼患者是需要一定的基本和特殊设备的，如裂隙灯显微镜、眼压计、前房角镜、视野计、钕：YAG激光器等。我们应当根据各级医疗机构筛查和防治青光眼的需要，配备必要的设备，以便有效地开展青光眼的防治工作。

3．开发治疗青光眼的药物　开发多种有效、安全、价格恰当的降眼压药物供给各级医疗机构用于青光眼患者的治疗。只有当患者能够方便、及时、持续地获得治疗青光眼的有效药物，才能使青光眼的防治工作得以顺利进行。

就通过公共卫生途径防治青光眼来说，筛查和早期诊断青光眼是一项非常重要的工作。我国虽然在这方面已经做了很大的努力，而且在人群中筛查原发性闭角型青光眼取得了一定成功，但从总体上说，目前仍然缺乏足够的证据来支持在普通人群中筛选原发性青光眼。我们除了加强这方面的研究之外，还应当加强机会性筛查青光眼的工作。机会性筛查青光眼是指一些人因为其他问题来眼科就诊时，进行必要的检查而发现青光眼的情况。已有资料表明，在高收入国家，至少有半数没有被诊断的青光眼患者在1年或2年前就已经到眼科就过诊。如果能注意青光眼的机会性筛查，他们就有可能提早被诊断为原发性青光眼。在低收入国家也存在着相似的情况，一些青光眼患者虽然进行了白内障或其他眼病的筛查，但却漏诊了青光眼。如果各级眼科医疗人员能做好机会性筛查青光眼的工作，我们就有可能更多更早地发现青光眼患者。

目前，由于青光眼的发生是不能被预防的，青光眼患者通常在疾病的早期不会来及时就诊，而且缺少简单有效的筛查方法，因此我们防治因原发性青光眼致盲和视力损伤的干预措施是很有限的，而且有些措施是比较昂贵的。世界卫生组织提出，各国所能采用的防治青光眼的策略应当与当地的社会经济状况相适应：

1. 低收入国家 设立防治青光眼的培训中心，加强对眼科医师和其他医务人员防治青光眼知识和技术的培训。培训中心应当配备为青光眼患者服务和培训人员所需的必要的设备，充分利用各种时机，开展机会性筛查原发性青光眼的工作。各级医疗机构应尽可能配备防治青光眼的基本设备和低价的药物，同时收集青光眼患病率和防治青光眼服务机构的资料。

2. 中等收入国家 对眼科医师和其他眼保健工作者进行有关青光眼课程的培训。在二级和三级医院中配备适当的设备，为青光眼患者提供必要的服务。筛查青光眼是眼科常规检查的一部分，特别对于青光眼高危人群，开展宣传工作，增加公众对青光眼的了解。通过健康教育增加青光眼患者治疗的依从性，鼓励开展防治青光眼的临床研究。

3. 高收入国家 增加公众通过常规眼部检查早期发现青光眼的必要性的了解，发现青光眼成为常规的眼部检查的一部分。通过健康教育增加青光眼患者治疗的依从性，鼓励开展防治青光眼的各类研究工作。

WHO 这种根据不同社会经济发展状况制订不同的防治青光眼的策略，有助于全球开展防治青光眼。我国各地的社会经济发展状况也不均一，应当根据上述的原则在各地开展青光眼的防治，这样才能有利于工作的开展和顺利推进。

第三节 青光眼患者的筛查和早期诊断

筛查青光眼常常需要花费大量的人力、财力和时间，牵涉面很广，因此在筛查青光眼之前应当精心设计筛查方案，包括筛查项目、筛查方法、筛查记录表及其填写说明，并组织参加筛查工作的人员学习，统一认识，统一标准，统一方法，保证筛查工作的质量。

在人群中要做到快速、简便、准确和经济地筛查出青光眼患者，就应当确定适当的筛查对象和筛查方法。

1. 筛查对象 在一定范围的普通人群中进行青光眼普查或抽样调查，对于了解青光眼发生情况和危险因素是有必要的，但如果在大范围普通人群中进行以早期发现青光眼为目标的筛查，则费时、费力，经济效益不高。任何一种疾病的筛查，必须在人群中能够至少发现 2% 的患者，才能被考虑为有经济效益的项目。

以往的青光眼调查结果表明，青光眼的患病率没有达到这一标准。为了使青光眼筛查具有经济效益，青光眼的筛查应当在高危人群中进行。北京协和医院眼科在北京郊区顺义县眼病流行病调查中（1985）发现，40 岁以上的人群中原发性青光眼的患病率明显增高，占全部病例的 81.5%，所以 40 岁以上的人群应当作为青光眼筛查的重点对象。女性中，闭角型青光眼的患病率明显高于男性，所以对于老年女性更应注意。有青光眼家族史的人，特别是直系亲属中，原发性青光眼的患病率明显增高，这些人也应当作为重点筛查对象。此外，青光眼的发生常与糖尿病、高度近视眼和视网膜静脉阻塞有关。胡铮等发现在糖尿病患者中，青光眼患病率为 6.49%，明显高于普通人群中的青光眼患病率。高度近视眼患者中，原发性开角型青光眼的患病率较高。由于高度近视眼的巩膜硬度降低，压陷式眼压计可能不能发现眼压增高的状态。视网膜静脉阻塞与原发性开角型青光眼常有密切的联系。在视网膜静脉阻塞的患者中，发生新生血管性青光眼的可能较大，所以这些患者也应当作为重点筛查对象。

我国 80% 以上的人口在农村。由于历史的原因，农村地区的青光眼防治工作开展得尚不普遍。因此，青光眼的防治也应当将农村地区作为工作的重点地区。

2. 筛查项目 为了提高筛查疾病的效率，必须考虑到筛查的敏感性和特异性。敏感性指在真正有病的筛查对象中确定患者的能力，以筛查出的患者数占筛查对象中确实患病人数的百分比来表示。具有高敏感性的筛查则只有很低的假阴性率。特异性是指在没有患病的筛查对象中确定正常人的能力，以筛查出的正常人占确实没有患病的人数的百分比来表示。具有高特异性的筛查则只有很低的假阳性率。

以往，大多数青光眼筛查的项目只有眼压测量，敏感性不高，只有 30%~70%；特异性也很低，只有 10%~30%。如果采用单次眼压测量结果为筛查标准，人群中大量没有青光眼的人就需要进行除外青光眼检查，浪费了人力、物力，而少数确有青光眼的人却被认为没有患病。这些事实表明，单用眼压测量来筛查青光眼是不恰当的。如果加用一个或几个筛选指标，例如前房深度、视乳头和视野，就会显著地提高筛查青光眼的敏感性和特异性。常用的筛查项目有：

（1）眼压：眼压测量方法的可靠程度对青光眼筛查的效力有很大影响。Schiötz 眼压计的测量结果受巩膜硬度的影响，可能发现不了眼压实际上升高的青光眼患者。非接触性眼压计的测量结果比较可靠，可以由辅助人员操作，避免角膜擦伤、感染扩散和局部麻醉剂副作用的危险，在筛查青光眼中很有用，但其价格昂贵，不能普遍地应用。Perkins 压平眼压计测量结果可靠，避免受巩膜硬度的影响，便于携带，是在大范围人群中筛查青光眼的很好的测量眼压的器械。测量眼压时，每眼测两次，误差不超过 0.067kPa，取平均值。

（2）前房深度：这是早期发现原发性闭角型青光眼的有用方法。在筛查青光眼中，可用聚光手电筒侧照法和裂隙灯来测量前房深度，简单易行，结果很可靠。

1）侧照法：受检者向前平视。检查者持聚光手电筒从受检者颞侧沿虹膜平面照入。如果鼻侧虹膜全部照亮，为深前房；如鼻侧虹膜小环至虹膜周边的中部被照亮，为中前房；如仅鼻侧瞳孔缘被照亮，为浅前房。

2）裂隙灯活体显微镜检查法：可以用裂隙灯以中央角膜厚度为单位，来估计中央前房深度，但其结果并不可靠。用裂隙灯估计周边前房深度的结果比较可靠。由于原发性闭角型青光眼主要与周边前房深度变浅有关，利用裂隙灯估计周边前房深度在筛查闭角型青光眼中很有用。可采用 Van Herick 测量方法：测量部位位于颞侧角膜缘。将裂隙灯光尽量调窄，与角膜表面呈垂直照入。显微镜与裂隙灯约呈 60°，估计角膜内皮层到周边部虹膜表面间的距离，以周边部角膜厚度为估计单位。当周边部前房深度等于或小于 1/4 角膜厚度时为浅前房，应当进一步检查。赵家良等用此法测量我国人的周边前房深度，在 213 只中央前房深度等于或小于 2.10mm 的眼中，204 只眼（95.8%）周边部前房深度等于或小于 1/4 角膜厚度。

（3）视乳头：在筛查青光眼中，可以用直接检眼镜、裂隙灯活体显微镜下前置镜、视乳头影像学检查等方法检查视乳头。应当注意杯盘比的大小、杯盘比竖径与横径的比例、双眼杯盘比差，特别要注意是否有盘缘变窄、切迹、缺失、出血等改变。如能采用数码相机视乳头照相，可以在较短时间内大量检查受检者，然后由青光眼专业医师集中阅片，能提高筛查的效率和质量。与单用眼压测量筛查青光眼比较，单用视乳头检查进行筛查青光眼的效力要高一些。Shiose 等在 11 660 人的筛查中，联合应用眼压测量和检眼镜检查视乳头，发现 57 例已有视野缺损的青光眼患者。其中单用眼压测量发现了 28 例，也就是说眼压测量漏诊了大约一半的青光眼患者。单用检眼镜检查视乳头发现了 39 例，也就是说这种方法漏诊了大约 1/3 的青光眼患者，好于单纯的眼压测量。

（4）视野和激发试验等其他项目：在筛查青光眼中，采用昂贵的仪器，进行复杂的检查是不可行的，所以一般很少将视野作为筛查项目，但倍频视野计使用方便，检查用时较短，可以作为筛选青光眼的一种手段。对于经过眼压测量、前房深度和视乳头检查后发现的青光眼疑似者，应当进一步检查视野，以便确诊。由于激发试验具有诱发眼压升高的危险，手续比较复杂，在筛查青光眼时一般不用，但必要时应当进行激发试验，如对前房浅、前房角窄者，做暗室俯卧试验。

3. 筛查程序　首先询问病史，包括青光眼家族史，有否眼胀、头痛、虹视、暂时性视物模糊、晨起时阅读困难、频繁换镜、暗适应减退等症状；然后用直接检眼镜检查眼底，测量前房深度和眼压。对于可疑的受检者，可进行倍频视野计等检查。必要时可选择适当的激发试验。

4. 筛查标准和诊断标准　在筛查青光眼时，为了提高效率，减少费用，可以分为初查和复查两步进行。初查时采用比较简单的检查项目，根据筛查标准确定复查对象。由于复查对象较少，就有可能采用比较复杂的检查项目，以便明确诊断。

为了提高筛查青光眼的敏感性和特殊性，应当联合采用几种检查的结果，作为筛查和诊断青光眼的标准。

（1）筛查标准：凡有下列各项者，需进行进一步检查，除外青光眼：①青光眼家族史；②青光眼发作史，如虹视、眼痛和暂时性视物模糊等；③眼压等于或大于 2.93kPa；④视乳头的杯盘比等于或大于 0.6，或有其他改变，如双眼杯盘比差等于或大于 0.2，杯盘比竖径大于横径，盘缘变窄、切迹、缺失或出血等；⑤前房浅；⑥角膜直径大。

（2）诊断标准：不同类型的青光眼具有不同的诊断标准。

原发性闭角型青光眼：有或无青光眼发作史，高眼压状态下前房角全部或部分关闭，并除外其他继发因素。

1）原发性开角型青光眼：视乳头青光眼性改变，3 次测量眼压（不在同一天的同一时间测量结果）等于或大于 3.2kPa，视野青光眼性缺损，而且在高眼压状态下前房角开放者。

2）继发性青光眼：继发于其他眼病或全身疾病，眼压等于或大于 3.2kPa。

3）先天性青光眼：由于先天异常或发育因素，引起眼压升高，使视乳头和（或）眼前节发生继发性改变者。

在筛查青光眼中，将筛查标准和诊断标准区分开，目的是在初查时尽量将青光眼疑似者筛选出来，防止漏诊。诊断时则严格按照青光眼的诊断标准，以防误诊。

5. 筛查人员的组成和筛查地点　以具有青光眼临

床经验的眼科医师为主体，并请当地行政人员、社区医师或其他医护人员参加。筛查可以在各级医院的眼科进行。有条件的地方，应当组织筛查人员深入农村、城市、学校和机关团体进行。

第四节　青光眼患者的管理

一旦发现青光眼患者，即应积极治疗，包括药物、激光或手术治疗。由于青光眼患者是致盲的高危人群，应当对他们进行长期随诊。这是由于：

（1）多数青光眼患者的病程缓慢，即使眼压升高，也感觉不到任何痛苦。如果不进行长期的定期随诊复查，他们可能会丧失有用的视功能。

（2）一部分青光眼患者即使采取了治疗措施，但不一定满意地控制眼压。定期随诊复查可以发现这种情况，及时调整治疗措施。

（3）各种青光眼的治疗可能会有副作用和并发症。如果不进行随诊复查，这些副作用和并发症将会对青光眼患者造成伤害。

（4）即使青光眼患者经过治疗后眼压正常，但视功能可能还会继续恶化。这种情况可能是由于所谓正常的眼压水平对于个别的青光眼患者仍然是高的。而且，青光眼的视功能还会受到其他一些因素的影响，如合并有糖尿病、高血压等影响小动脉的疾病时，会影响到视乳头的血液供应，加重视功能的恶化。对于这些情况也只有通过长期随诊来发现和处理。

（5）青光眼是慢性病，长期用药会使患者感到不便，治疗的顺从性降低。只有通过定期复查来提高他们的顺从性，使其接受和配合治疗。

青光眼患者的随诊是一项很复杂细致的工作。有条件的医院应当建立青光眼专业组，建立青光眼患者的病情档案，以便青光眼患者获得长期有序的随诊复查机会。

随诊的项目一般有：①眼压测量：可以衡量疗效，而且可以根据测量结果调整用药和其他治疗方法。②视力和视野等视功能检查：可以判断青光眼病情，尤其是视野检查，在判断视功能是否恶化时起关键作用。如果眼压控制正常，可以每隔6～12个月复查视野。如果眼压控制不满意，应当3～6个月复查一次视野。③视乳头的检查：是判断青光眼控制情况的重要手段。④血压：血压与眼压的比例会影响视乳头的灌注压。如果血压低，会影响到视乳头的血液供应，及时调整血压对稳定青光眼患者的视功能起到一定作用。如有必要，应当复查前房角、前房深度、瞳孔和晶状体的情况。

第五节　青光眼的预防

有关原发性青光眼的病因和发病机制，迄今尚不十分清楚，其发生可能与遗传因素有关，所以从严格的意义来说，青光眼并不能预防。但是，如果采取切实有效的措施，可以使青光眼患者得到早期诊断和合理治疗，使他们的视功能能得到保护。从这个意义来说，青光眼是可以预防的，主要是预防青光眼患者致盲。这些措施主要有：

1. 进行广泛宣传，提高人们对青光眼的认识　通过广播、电视、黑板报、幻灯、宣传手册等各种形式，大力普及青光眼的防治知识，动员全社会关心和支持青光眼的防治工作。近几年来，国际上在三月份会开展"青光眼周"的活动，这是广泛宣传、普及青光眼知识的好时机。

2. 建立适当的保健制度　应当让40岁以上的人获得测量眼压和检查眼底的机会。在健康检查时，应当包括眼压测量和眼底检查项目。眼科工作者对于发生青光眼的高危人群，应当特别注意，进行必要的检查，以便及时发现青光眼患者。

3. 做好青光眼患者的教育工作　对青光眼患者应当详细介绍青光眼的知识，使他们树立信心，配合治疗，提高自我保健的能力，以便长期保存有用的视功能。应当使青光眼患者了解下列须知：

（1）严格遵照医师的指导，按时滴用眼药；记住预约复诊日期，准时到医院检查。

（2）发现看灯光时有彩色的虹视圈，感觉眼痛，视物模糊或视力减退，应立即到医院去检查。

（3）尽量避免情绪波动，如生气、忧虑、恐惧或失望，保持精神愉快。

（4）避免在短时间内饮用过多的饮料（茶、水、咖啡等任何饮料）。

（5）避免在暗室内停留过久，勿在暗光下阅读，除非得到医师允许，避免看电影。

（6）勿穿高领、紧领及紧身衣服，勿束过紧腰带。

（7）未经医师允许，勿任意滴用眼药。

（8）注意生活卫生，勿暴饮暴食，勿晚睡，保持大便通畅，避免视力、脑力及体力过劳，劳逸结合。

4. 建立防治青光眼的队伍和机构　由各级医院中有经验的眼科医师为核心，选择其他的医师和护士经过训练参加青光眼的防治。防治青光眼的机构可以开展青光眼的筛查、确诊工作，而且还应当开展青光眼的病因、诊断和治疗方面的研究，培养专业人员。我国农村正在建立和巩固以县、乡、村三级为基础的初级医疗保健网,青光眼的防治工作应当纳入其中。有条件的地区,应当以县医院眼科为中心,成立青光眼防治机构,领导和协调当地的青光眼防治工作,训练社区医师认识青光眼疑似者,建立诊断、治疗和转诊青光眼的制度。

青光眼是一个终生性疾病,必须长期追踪观察。根据患者的视功能变化,给予及时的合适治疗,并且根据治疗观察,总结出每一个患者的病程规律,及适合该患者的治疗措施,切忌千篇一律地对待。总之,由于原发性青光眼病理机制迄今尚不十分清楚,不能从根本上防止它的发病,仅能从早发现、早治疗着手,保护视功能。因此,青光眼防治是一项艰巨的工作,也是长期的任务。眼科工作者必须团结群众,关心和支持青光眼防治工作,争取卫生行政人员参与,医师与患者相结合,共同努力。

(赵家良 胡 铮)

主要参考文献

1. 申尊茂,景崇德. 青光眼. 哈尔滨:黑龙江人民出版社,1978,228-232.

2. 胡铮,赵家良,董方田,等. 北京市顺义县青光眼流行病学调查. 中华眼科杂志,1989,25:115.

3. 赵家良,睢瑞芳,贾丽君,等. 北京市顺义县 50 岁及以上人群中青光眼患病率和正常眼眼压的调查. 中华眼科杂志,2002,38:335.

4. Van Herick W,Shaffer RN,Schwartz A. Estimation of width of angle of anterior chamber. Incidence and significance of the narrow angle. Am J Ophthalmol,1969,68:626.

5. Kahn JA,Leibowitz HM,Ganley JP,et al. The Framingham eye study,outline and maior prevalence findings. AM J Epidemiol,1977,106:17.

6. Armaly MF. Lessons to be learned from the collaborative glaucoma study. Surv Ophthalmol,1980,25:139.

7. Shiose Y,Komuro K,Itoh,T,et al. New system for mass screening multiphasic health testing services. Japan J Ophthalmol,1981,25:160.

8. Kelter JL,Johnson CA Screening for visual field abnormalities with automated perimetry. Surg Ophthalmol,1983,28:175.

9. Hu Cheng,Li Jing-zhen. Diabetes mellitus and primary glaucoma screening and treatment. Chinese Medical Journal,1984,97:459.

10. Zhao JL,Hu C Relation between the depth of anterior chamber and anterior chamber angle on the pathogenesis of primary angle closure glaucoma. Afro-Asian J Ophthalmol,1988,7:84.

11. 赵家良,睢瑞芳,贾丽君,等. 北京市顺义县 50 岁及以上人群中青光眼患病率和正常眼压的调查. 中华眼科杂志,2002,38:335-339.

12. 张扬,赵家良,杨渊筌. 明暗光线下超声活体显微镜检查在发现前房角关闭中的作用. 中华眼科杂志,2009,45:8-13.

13. Foster PJ,Buhrmann R,Quigley HA,et al. The definition and classification of glaucoma in prevalence surveys. Br J Ophthalmol,2002,86:238-242.

第三章
房水的生成和外流

有关房水生成和外流的研究属于房水动力学，它主要研究与眼压产生、维持和变异相关的一些参数，主要涉及与房水生成和外流相关的因素。许多前瞻性随机对照临床试验显示，在青光眼发病中眼压升高是最重要的危险因素。眼压也是目前处理青光眼中唯一可以调节的因素。眼压异常经常是房水动力学发生改变的结果，因此掌握房水动力学知识以及房水生成和外流的调节因素是十分必要的，其重要性不仅在于可以了解各类青光眼的发生机制，而且更重要的是可以研发更多的降低眼压的药物和方法。

房水是一种重要的眼内容物。它是相对无细胞、无蛋白的透明液体，充满于眼的前房和后房内，总量为 0.15～0.30ml。眼内房水的生成和外流的速率决定了眼压的高低，当房水流入和外流的速率相等时，眼压保持恒定，眼球就处于一种稳定的状态。

房水流入眼内的速率是由房水生成的速率决定的。房水从眼内外流的速率与房水外流时遇到的阻力和上巩膜静脉压有关，因此房水的产生、房水的外流阻力和上巩膜静脉压三者决定了眼压的高低。

第一节 房水的生成

1. 与房水生成相关的眼部结构 房水由睫状突产生。了解睫状突的结构，特别是它的超微结构，有助于理解房水如何生成的。

睫状突占据睫状体前部约 2mm 的部分，约占睫状体的前三分之一，由大约 70 条放射状突起组成，为主睫状突。在这些睫状突之间还有数目相等的小突起，为副睫状突。在灵长类中，由虹膜大动脉环来的前睫状小动脉和后睫状小动脉供应睫状突。前睫状小动脉供应主睫状突的前部和内侧部。这些小动脉在睫状突中形成不规则扩张的毛细血管之前，管腔缩窄，提示这一部位存在着毛细血管前括约肌。这一部位可能是对生理或药理介质起作用的肾上腺能神经的解剖位置，通过调节睫状突内的血流量来影响房水的生成。

后睫状小动脉供应主睫状突中央、基底和后部的血液，并供应副睫状突的全部。这些小动脉的管径比前睫状小动脉粗，缺少在前睫状小动脉中的缩窄部分。睫状突之间这些小动脉有吻合支。通过主睫状突和副睫状突的后部，以及睫状突之间吻合支与静脉间的直接交通支，睫状突的静脉回流进入脉络膜循环（图 6-1）。

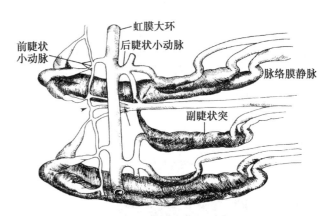

图 6-1 两个相邻主睫状突及其中间一个副睫状突之间的血管连接

侧部前睫状小动脉互相连结形成睫状突之间血管网（箭头），使两个相邻的主睫状突之间血流交通。侧部后睫状小动脉形成后部睫状突之间血管网，副睫状突由此得到血液供应。前后睫状突之间血管直接回流到脉络膜静脉（长箭头）

人眼睫状突的毛细血管网血管铸型研究表明，在睫状突中分布着 3 个不相连续的小动脉和小静脉区域：①位于主睫状突的前端，由向后分布的小静脉引流，这些小静脉与睫状突内其他的小静脉没有多少联系。②位于主睫状突中心。③位于主睫状突后 1/3 部分和副睫状突。后两者均由位于主睫状突内侧的侧面小静脉引流。这些不同的毛细血管网可能反映了它们在房水生成中具有不同的作用。

每个睫状突是由毛细血管、基质和上皮组成：

（1）睫状突的毛细血管：毛细血管网占据了每个睫状突的中心部分。毛细血管网的内皮细胞层很薄，具有窗样或假孔样结构。这些结构代表了胞质膜缺少细胞质的区域，可能是渗透性增加的部位。基底膜围绕着内皮细胞层，壁细胞或周细胞位于基底膜。

（2）睫状突基质：基质层很薄，围绕着毛细血管网。基质由黏多糖、蛋白、细胞质中的溶质（除了大分子溶质）、少量胶原结缔组织纤维，以及结缔组织和血源性游走细胞组成。在牛睫状体中已发现伴有或不伴有弹性硬蛋白的小管状微纤丝，特别在睫状突平部的基质中，可能与晶状体悬韧带有关。

（3）睫状突上皮：在睫状突表面排列着两层上皮细胞层。色素上皮层邻近睫状突基质，由小立方形细胞组成。无色素上皮细胞与后房中房水为邻，由柱状细胞组成。两层上皮细胞的顶面互相接触（图6-2）。

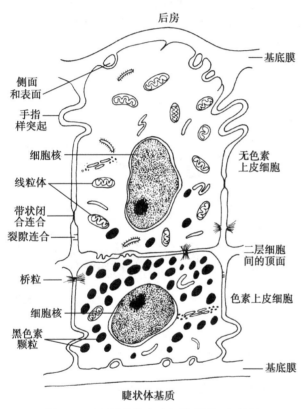

图6-2 两层睫状体上皮细胞顶面互相接触

色素上皮细胞包含黑色素小体以及线粒体、内质网和高尔基（Golgi）体。在细胞的胞浆中有大量的黑色素颗粒，因此被称为色素细胞。在靠近基质的一侧有非典型的基底膜，将细胞与基质分开。这些细胞的基底部和侧面有内褶（infoldings），可以增加面对毛细血管的表面积。在睫状突的冠部和后睫状体平部可以观察到细胞骨架成分细胞角蛋白18。

无色素上皮细胞层的基底膜由糖蛋白组成的纤维构成，面向房水一侧的基底膜也称为内限止膜，与晶状体的悬韧带融合。在细胞质中有大量线粒体、发育较差的粗面和滑面内质网以及少量核糖体。在邻近游

离面处有数排小囊，称为饮液小囊，只有在四氧化锇固定的标本中才能发现是一种人为切断了一端的小管形态。细胞核中有核仁，其中包含了核糖体。细胞膜厚约20nm，具有内褶和细胞间指样结构，实际上这些是同一结构的不同切面。

各种细胞间的联合表示了每层上皮细胞层内邻近细胞间的联合，也表示了两层上皮细胞表面之间的联合。在无色素上皮细胞间的紧密连接起到阻碍渗透的作用，成为血-房水屏障的一部分。与血视网膜屏障中"非渗漏"型的紧密连接不同，无色素上皮细胞中的紧密连接是"渗漏"型的，可能是水和离子流主要的弥散通道。微绒毛将两层上皮细胞层分开。在两层上皮之间还有睫状管，因为它发生于孕后4~6个月，相当于房水开始生成的时间，因此可能与房水生成有关。

2. 房水生成的理论 房水来自于睫状突毛细血管网中的血浆。房水进入后房时，房水中各种成分须横穿睫状突的三层组织，即毛细血管管壁、基质和上皮，其主要障碍是细胞膜和细胞间的连接复合体。涉及房水生成的机制有以下三种：

（1）超滤过：超滤过是指水和水溶性物质在压力下通过半渗透膜的过程。由于静水压或渗透压梯度，血浆流通过细胞膜上蛋白质部分的微孔，进入睫状体基质。超滤过会受到滤过物质的分子大小和所带电荷的限制。在房水生成中，影响超滤过的因素主要有3种，即毛细血管内推动液体从血管内进入眼内的力量，血浆蛋白质的胶体渗透压将水分保持在血管内的力量，以及眼压水平。

（2）活性分泌：大分子或带较大电荷的水溶性物质经由活性转移的过程，即通过分泌来穿过细胞膜。房水的分泌产生可能由细胞膜上的球蛋白调节，需要消耗能量。房水形成的大部分过程依赖于离子活性分泌进入无色素上皮细胞之间的间隙。活性转移的确切的详细机制至今尚未充分了解。这些间隙是无色素上皮细胞之间的小的空间，超过了紧密连接的范围。无色素细胞之间的紧密连接能保证离子在细胞之间的间隙中积聚，产生一个渗透压梯度，使水流向后房。几种分泌的过程与活性溶质通过睫状上皮层有关，涉及到许多细胞通道（如 $Na^+-K^+-2Cl^-$ 同向转运、$Cl^--HCO_3^-$ 和 $Na^+、H^+$ 反向转运，阳离子通道、水通道、Na^+-K^+-ATP 酶、K^+ 通道、Cl^- 通道、H^+-ATP 酶）。在房水产生的三种机制中，分泌产生的房水约占房水的75%。

（3）弥散：弥散是指脂溶性物质根据半渗透膜两侧的浓度梯度，成比例地通过膜的脂质部分。大多数毛细血管壁是可以渗透水、溶解的气体和许多小分子物质和离子。在半渗透膜一侧较高浓度的物质可以移

入较低浓度一侧，直至膜两侧的浓度相等。当膜两侧的浓度相等时，仍然会有物质通过膜转移到对侧，但是沿一个方向移动的物质的量应当等于反方向物质移动的量，这样就没有物质的净移动。

3. 房水生成的步骤 与房水生成有关的弥散、超滤过和分泌三种机制可能按照下列步骤生成房水：

（1）血浆物质的聚积：产生房水的重要的第一步是血浆物质通过睫状突的毛细血管，进入睫状突的基质。每分钟进入睫状突的血流量约为 150ml。当血液流经睫状突毛细血管，其中大约 4% 的血浆经过窗样孔滤过进入基质。毛细血管内与基质内液体之间静水压之差有利于这种液体的流动。渗漏到基质内的蛋白质所产生的肿胀压，以及睫状突内高浓度的胶体都有利于水从血浆进入基质。同时，它们又延迟水分从基质进入后房。这种静水压是依赖于神经调节和受到激素影响的。超滤过不太可能在大量房水的形成中起到作用，但是有助于液体从毛细血管内外流进入基质。从睫状突毛细血管来的许多物质通过睫状体突的基质，进入色素上皮细胞之间，最后聚积在无色素上皮细胞层的紧密连接之后。

（2）色素上皮细胞在基质表面吸收溶质和水：色素上皮细胞从睫状突基质吸收溶质。这一过程涉及活性交换、共同运输以及离子通道。这样，溶质从睫状突基质进入色素上皮细胞。

钠和氯离子的吸收由下列机制来调节：

1）Na^+-K^+-$2Cl^-$ 的同向转运：钠和氯离子通过同向转运吸收进入色素上皮细胞。然后钾离子经过再循环进入基质。这一过程的推动力是由细胞内的氯离子浓度来决定的。

2）成对的 Na^+/H^+ 和 Cl^-/HCO_3^- 反向活性转移将 Na^+ 和 Cl^- 从基质转移进入细胞内：通过钠离子和氢离子的反向转运，由细胞吸收钠离子，而交换出氢离子。通过 Cl^-/HCO_3^- 的反向转运，由细胞吸收氯子，而交换出碳酸氢盐。这一离子吸收的推动力依赖于细胞外的氯离子。通过提供氢离子和碳酸氢盐，胞浆中的碳酸酐酶 II 加强这一反向转运。应用碳酸酐酶抑制剂可以通过影响这一反向转运来减少房水生成，从而降低眼压。

（3）色素上皮细胞中的溶质和水通过裂隙联合进入无色素上皮细胞：被色素上皮细胞吸收的溶质经过色素上皮细胞和无色素上皮细胞之间的裂隙进入无色素上皮细胞。这些裂隙联合可允许溶质在这两层上皮细胞之间移动，提供了沿着渗透压梯度经过特殊的离子通道的被动转运。

（4）无色素上皮细胞转运溶质和水进入后房：

1）无色素上皮的活性转运和房水的形成：溶质被活性转运出无色素上皮细胞后，积聚在细胞之间的裂隙中。在这里，它们产生离渗透压的环境，随后使水发生弥散，进入这些空隙。在细胞的顶端，这些空间由紧密连接所封闭，而在其基底面有开口进入后房。无色素上皮细胞之间的紧密连接能够保证离子的积聚，产生渗透压梯度，可使液体直接进入后房。这种持续存在的梯度渗透压机制可使水和溶质产生转运。

不同物质的转运具有不同的分泌过程：

① Na^+ 的活性转移：钠离子的活性转移是房水形成的关键过程。通过 Na^+-K^+-ATP 酶（在无色素上皮细胞的侧面的指状突起部分中浓度较高）的作用，钠离子转移进入细胞之间的裂隙。所产生的电化学不平衡状态则由与钠离子相随的负离子所平衡。无色素上皮细胞应用 ATP 转运钠离子，来交换细胞外的钾离子。这样也建立起膜两侧间的梯度，这是驱动溶质经同向转运、反向转运和单向转运所需的。

其他钠离子的活性转移包括 Na^+-K^+-$2Cl^-$ 的同向转运、非选择性阳离子通道、平行的 Na^+H^+ 反向转运，以及钠依赖的维生素 C 转运。大约 70% 的钠离子活性转移进入后房。其余的钠离子则通过弥散和超滤过进入。这也是水转运的主要机制。

②无色素上皮细胞通过氯离子通道释放氯离子进入后房。在无色素上皮细胞的基底侧面的氯离子通道在房水形成中是限制速率的一步，可能在房水昼夜波动中具有作用。

③碳酸氢盐（HCO_3）是由无色素上皮细胞中碳酸酐酶产生的。它也可以维持 Na^+-K^+-ATP 酶的正常功能所需要的 pH 值。它是通过 Cl^--HCO_3^- 的反向转运和氯离子通道来释放的。

④钾离子是通过活性分泌和弥散来转运的。

⑤氯离子是主要的阴离子，经氯离子通道转移通过上皮细胞的。经典的看法是氯离子是在钠离子分泌后被动地通过的。然而，已有证据表明氯离子是通过活性转移进入后房的。Na^+-K^+-$2Cl^-$ 的合并转运以及平行的 Cl^--HCO_3^- 和 Na^+-H^+ 反向转运在色素和无色素上皮合胞体中是有功能的，可以在电符中性的状态下将钠离子和氯离子转运进入后房。Na^+-K^+-$2Cl^-$ 的合并转运及成对的交换和反向转运两者通常是在分泌细胞中见到的，它们位于色素和无色素的睫状上皮细胞中。这些合并转运及交换和反向转运是负责维持眼内的 pH 值和离子平衡的，因此也很可能涉及分泌活性。有关在钠离子和氯离子转运中这些合并转运的作用，已有详细的文献记录，但对双重交换的作用，至少在氯离子转运中的作用存在着一些疑问。

氯离子的分泌受到 pH 值和钠离子浓度所影响。另外，在无色素上皮细胞基底侧面的钠尿肽前体 B（natriuretic peptide precursor B，NPPB）敏感的氯离子通道在调节氯离子通过有功能的合胞体中也起到关键的作用。

⑥抗坏血酸也是经活性分泌通过睫状体上皮进入房水的，至少在兔和牛中是这样的，并与钠离子的转运相联系。可能只有少量的抗坏血酸是以被动的弥散方式进入房水的。

2）水的转运：对于转运水的机制不甚清楚。在无色素上皮细胞中水通道蛋白的水通道有利于将水转运进入后房。水通道蛋白属于位于细胞膜中的蛋白质家族，涉及水的活性转运。在色素细胞中没有这些通道。平行成对的色素和无色素上皮细胞可能将溶质和水从基质转运进入后房。

3）氧和葡萄糖的弥散：氧和葡萄糖二者对于维持健康的角膜和晶状体是必需的。它们通过弥散而进入房水。无血管的组织对前房的房水中氧和葡萄糖的消耗就产生了一个梯度，促使这些物质通过弥散而继续进入房水。因此，它们进入房水并不依赖于房水形成的速率。房水的连续不断流动对于冲刷代谢产物是必要的。房水生成率的显著减少可能会增加房水中潜在的有害物质的浓度。

当房水流入前房时，更多的营养物质通过弥散进入房水。同时，一些溶质也会经睫状体上皮从房水中移出。

生成房水的准确部位是在睫状突前部。这是因为：①在这一区域的无色素上皮细胞的基底部和侧部之间的联合、线粒体和粗面内质网增加。②这一区域的毛细血管内皮细胞具有较多的窗样结构。③这一区域的睫状体基质很薄。④这一区域的细胞器、色素上皮与无色素上皮细胞间的裂隙连合增加。而且，全身注射荧光素钠之后，用特殊的前房角镜观察睫状体时，主要在睫状突的顶部看到被荧光素着染的房水。

产生活性转移的部位主要是在无色素上皮细胞，特别是在侧面指状连合的细胞膜上。这是因为这一区域：①具有大量 Na^+-K^+-ATP 酶和碳酸酐酶。在睫状体上皮中的 Na^+-K^+-ATP 酶活性比睫状体中大 30 倍。在无色素上皮细胞内的 Na^+-K^+-ATP 酶的活性明显高于色素上皮细胞内。②糖降解酶（glycolytic enzymes）有较高的特殊活性。③容易与标记的硫化物结合形成大分子物质，主要是糖脂质、糖蛋白质。睫状体上皮层也有 α 和 β 肾上腺素能受体。作用于这些受体或酶（如碳酸酐酶）的药物，通过改变活性转移机制，影响房水的生成。

灵长类动物超微结构的研究提示，睫状体上皮除了活性转移生成房水之外，也产生分泌物质弥散进入睫状体基质，可能进入到血流。

4. 房水生成率及影响因素

1）房水生成率：房水生成量可以荧光光度测定法或眼压描记法来测定。房水生成率以 μl/min 为单位。因测量方法不同，结果稍有变化。一般认为 2.0～2.5μl/min。在 300 多名年龄为 3～83 岁的正常人中，以眼扫描荧光光度测定法测得上午 8 点至下午 4 点之间房水生成率为 2.75±0.63μl/min。房水生成率的正常范围为 1.8～4.3μl/min。房水生成具有昼夜波动的特征。上午 8 点至中午的房水生成率为 2.86±0.73μl/min，高于中午至下午 4 点的房水生成率 2.63±0.57μl/min。睡眠时房水生成率大约只有早晨时的一半。房水的更新速度为每分钟为房水总量的 1%。

2）影响房水生成率的因素：许多因素影响到房水生成率。房水生成可因年龄增大、眼压昼夜波动和运动而下降。全身因素如低血压、颈动脉阻塞性疾病、睫状体血流减少、体温过低和酸中毒也可以减少房水生成。葡萄膜炎、视网膜脱离和脉络膜脱离也与房水分泌的减少相关。除了许多药物外，外伤、激光光凝（如激光睫状体光凝术）和手术（如睫状体剥离术）也会减少房水的分泌。

眼压升高曾经被认为与房水生成减少有关，称为假性房水流畅系数。但是近来的研究表明，房水生成对眼压的变动相对地不敏感。对于这种矛盾的结果可能的解释是，早期研究的观察时间比较短，而以后所进行的长时间眼压升高对房水的生成率没有多少影响。

荧光光度测量法的研究支持随年龄增加房水生成减少的传统概念，但这种变化程度要比以前认为的要小，大约为 10 岁以后年龄每增长 10 岁，房水生成率下降 2.4%～3.2%。

对于房水生成昼夜波动的激素基础仍是不清楚的。虽然长期眼部滴用肾上腺素对房水生成率或房水外流的昼夜节奏并没有可测量的影响，但是这种房水生成昼夜波动可能是由于被睫状体上皮所利用的内源性肾上腺素的浓度变化，主要是由于这种变化对 β 肾上腺素能受体的影响而引起的。强光并不能阻止夜间对房水生成的抑制，提示这种情况并不是全身褪黑激素的释放所引起的。房水生成率的昼夜波动也与血浆糖皮质激素的活性下降无关，也不受肾上腺切除术的影响。

糖尿病患者中房水的生成稍有减少，而且与糖尿病类型无关。但是没有发现在 I 型或 II 型糖尿病患者中房水生成率、眼压和房水流畅系数与糖尿病的严重

程度和血红蛋白 A_1C 有关。

发生虹膜睫状体炎时房水生成减少，可能与睫状体上皮细胞的裂开有关。睫状体剥离后低眼压的急性期，房水生成减少。但与虹膜睫状体炎无关的长期睫状体剥离时，房水生成并不减少。在低眼压的眼中，脉络膜脱离常与房水生成减少有关，但是它并不是房水生成减少的原因。视网膜脱离常与低眼压相联系，但尚不清楚眼压下降中多大程度是由于房水生成减少所引起，多大程度是由于房水经非常规途径外流引起的。饮水 1000ml 后 90 分钟，房水生成明显增加。对于正常人眼，没有发现咖啡因对房水生成有明显的临床作用。一些药物会影响到房水生成。

第二节 房水的外流

生成的房水从睫状突进入后房，然后通过瞳孔进入前房。大部分房水经前房角小梁网、Schlemm 管、巩膜内外集合管、上巩膜和结膜静脉外流，称为常规的房水外流途径。人眼在正常情况下，83%～96%的房水经这一途径流出眼球。其余 5%～15% 的房水经过其他一些途径外流，包括葡萄膜巩膜、葡萄膜涡状静脉的途径。这些房水外流的途径称为非常规外流途径或第二途径。

1. 常规的房水外流途径

（1）常规房水外流途径的组织学：涉及常规房水外流途径的组织有巩膜突、Schwalbe 线、小梁网、Schlemm 管、巩膜外集合管、上巩膜的结膜静脉。

1）巩膜突：位于巩膜沟的后壁，由一些纤维组成，形成巩膜卷（Scleral roll）。它的走行与角膜缘相同，稍向内突出，形成巩膜突。巩膜突由 75%～80% 的胶原和 5% 的弹力组织组成。这种环行的巩膜突可以防止睫状肌引起的 Schlemm 管的塌陷。肌成纤维细胞样的巩膜突细胞与具有机械受体神经末梢特征的曲张的轴索密切相关，提示存在着可测量发生于睫状肌收缩或眼压改变时所产生的巩膜突应变力的机制。

2）Schwalbe 线：小梁顶端的前部是一较平滑的区域，其宽度约为 50μm～150μm，称为 S 带（zone S）。这一带状区域的前界由小梁到角膜内皮层的移行部和角膜后弹力层变薄的终端组成。后界为不连续的突起，称为 Schwalbe 线，是由葡萄膜小梁在角膜缘基质的斜行至端组成。在猴眼中观察到 Schwalbe 线下有成簇的分泌细胞，称为 Schwalbe 线细胞，被认为可以产生磷脂样物质，有利于房水通过小管系统外流。

3）小梁网：巩膜沟被网状结构的小梁网覆盖。小梁网由内皮细胞层围绕的结缔组织核组成，分为葡萄膜小梁、角巩膜小梁和邻管组织三部分。

①葡萄膜小梁：是邻近前房内房水的部分，由绳索样排列的小梁组成，从虹膜根部和睫状体延伸到角膜周边部。小梁的排列形成了许多不规则的开口，其横径约为 25～75μm。

②角巩膜小梁：从巩膜突伸向巩膜沟的前壁，由小梁薄片组成，其上有许多椭圆形开口。小梁薄片接近 Schlemm 管时，这些小薄片上的开口越来越小，横径约为 5～50μm。

③邻管组织：是小梁网的最外层（邻近 Schlemm 管），由两侧均衬有内皮细胞层的结缔组织层组成。其外层的内皮细胞层构成了 Schlemm 管的内壁，内层的内皮细胞层与小梁网的内皮细胞层连续。

4）Schlemm 管：Schlemm 管是一个单一的裂隙样的管道，呈环状，与淋巴管相似。它也可能出现分支而呈丛状，其平均直径为 190～370μm，被许多小管横行穿过。

5）巩膜内外集合管：Schlemm 管与上巩膜静脉、结膜静脉之间存在着复杂的管道系统。巩膜内房水外流管道起源于 Schlemm 管的外壁，终止于上巩膜和结膜静脉，其中包含有房水和血液薄层的静脉称为 Goldmann 板层静脉。对于这些管道的近端部分，即 Schlemm 管的外壁至这些管道的内 1/3 部分又称为集合管。巩膜内的外流管道有两个系统：①直接的大口径管道系统，在巩膜内行走一较短的途径，将房水直接流入上巩膜膜静脉系统；②更多的较细管道形成间接系统，形成丛状，然后将房水流入上巩膜静脉。除了在睫状肌内有细小的交通支外，这些巩膜内房水外流管道不与葡萄膜系统的血管相连。在前部上巩膜血管系统，没有动脉之间的连结，但有动静脉吻合支。

6）上巩膜和结膜静脉：房水外流管道通过几种途径与上巩膜静脉系统相连。大多数房水外流管道直接向后将房水排入上巩膜静脉，少数管道则穿过结膜下组织，将房水排入结膜静脉。一些管道向前至角巩膜缘，其中大多数管道平行于角膜缘行走一较短距离，再向后与结膜静脉相连。其他的管道则呈圆圈状与结膜静脉相连，比较少见的是向着角膜走行较短距离，然后向后转向。兔和狗眼中进行铸型研究发现在角膜缘有一较宽的静脉丛，其间上巩膜血管与小动脉的节段吻合，在这些小动脉节段中包含平滑肌细胞，这些细胞可能具有调节上巩膜静脉丛引流房水和随后影响眼压的作用。在猕猴中，结膜血管的直径与毛细血管一致，而上巩膜静脉丛中的大多数血管约为小静脉粗细。这两种血管壁都比较简单，由内皮细胞层和不连续的周细胞组成。辣根过氧化酶和房水可以自由地弥散进入结膜下和上巩膜的疏松结缔组织内。上巩膜静脉经前睫状静脉和眼上静脉通向海绵窦，而结膜静脉经眼睑和眦部静脉通向眼上静脉或面静脉。

7）睫状肌的作用：睫状肌的纵行肌前端插入巩膜突，有部分肌纤维分布到小梁网和邻管组织。应用胆碱能药物后可能增加睫状肌的纵行肌张力，使巩膜突后转，从而增加小梁网和邻管组织的机械性张力，扩大小梁网和邻管组织的空隙。

（2）小梁网和Schlemm管的超微结构

1）葡萄膜和角巩膜小梁：虽然这两种小梁的大体结构并不相同，但它们的超微结构是相同的。每个小梁薄片（板层）由4层同心的结构组成：

①内层的结缔组织核：由典型的胶原纤维组成。这些纤维具有常见的64.0nm周期率。对人小梁的间接免疫荧光研究表明，其中心核由Ⅰ型和Ⅲ型胶原，以及弹性硬蛋白组成。

②"弹力"样纤维：实际上由其他典型的胶原组成，排列成螺旋状，其周期率为100.0nm。这些螺旋状纤维可以是疏松地或紧密地缠绕，可能使小梁产生柔软性。

③玻璃膜：是指螺旋状胶原和内皮细胞基底膜之间的一薄层，是一个较宽的区域带，由细微的细线嵌入基质层组成。

④内皮细胞层：内皮细胞层连续地覆盖在小梁上。这些细胞比角膜内皮细胞大一些，更加不规则，边界不太明显。这些细胞由裂隙连合和线状物质连接在一起，使内皮细胞层具有稳定性，同时又可使房水自由地通过内皮细胞间的缝隙。在人的小梁细胞的胞质中发现两种类型的微丝。6nm微丝主要位于细胞周边部，围绕着细胞核或存在于胞质突中。它们可能是肌动蛋白的微丝，与细胞的收缩、活动、吞噬、吞饮作用和细胞连接有关。组织培养研究表明肌动蛋白微丝在调节人、猴和牛的小梁细胞的形状和支架结构中是很重要的。根据培养的人小梁细胞免疫组织化学研究，在细胞中还有很多10nm的中间微丝，由波形纤维蛋白和结合蛋白组成，提示这些细胞具有肌肉细胞样的功能。

在动物中对小梁网组织的研究表明，这些内皮细胞合成不同的糖氨多糖和糖蛋白的混合物，散布于整个小梁网中。在人的小梁网中存着透明质酸、硫酸软骨素、硫酸软骨素B、硫酸角质素和硫酸乙酰肝素。人小梁细胞外基质的其他成分有纤维连结素和板层素。在基底膜中有Ⅲ型、Ⅳ型和Ⅴ型胶原。人小梁网中也有分泌主要组织相容复合体的Ⅱ型糖蛋白的细胞，提

示其在眼的免疫反应中具有启动和调节作用。在猴眼小梁网中还发现神经元特异的烯醇化酶，它可能是神经调节细胞的证据。

已在小梁细胞上发现几种促生长物质，包括转移生长因子（TGF）β1、转铁蛋白（transferrin）的受体，提示房水中所有这些促生长物质对小梁的内环境稳定有影响。

小梁内皮细胞具有吞噬和降解异物的功能，使它们从小梁薄片的核心部分脱落，排入Schlemm管。小梁上的色素量似乎与这些组织的细胞活动和形态没有关系。

2）邻管组织：邻近Schlemm管的小梁在组织学上与小梁的其他部分不同。它的结构分为三层：

①内皮细胞层：与角巩膜小梁的内皮细胞相连续，可能为角巩膜小梁的一部分。

②结缔组织层：位于中央，厚度不一，没有窗样结构，由几层平行的纺锤形细胞疏松地排列在结缔组织的基质中组成。这一组织中有Ⅲ型胶原，但没有Ⅰ型胶原或弹性硬蛋白。人和兔的小梁网中的结缔组织细胞的胞质膜里有一些包裹着的小凹和饮泡，与受体调节的细胞内吞噬作用有关。

③Schlemm管内壁内皮细胞层：它的形态与小梁网和Schlemm管内皮细胞的其他部分明显不同，由突出的核、囊样液泡和向着管内膨胀的手指样突起组成，使其表面高低不平。手指样突起为具有空腔的内皮细胞小管，但其是否是前房和Schlemm管之间交通或是它无临床意义的开口，至今尚无一致意见。在Schlemm管内壁的内皮细胞层中也存在着肌动蛋白。

Schlemm管内壁内皮细胞之间的间隙为15.0～20.0nm。邻近细胞被各种各样的细胞间连合所连结。尚不清楚这些连合在维持细胞间的连结时有多么紧密，但已经表明它们之间可以开放到允许红细胞通过的程度。在灵长类动物研究中已发现有带状闭合。一些弯曲的细胞外管道和裂隙样小孔通过这些带状闭合，但是估计常规外流房水中只有一部分经这一途径外流。与猴眼相比，人的Schlemm管内壁内皮细胞之间的连接更为复杂，渗透性更差。这些内皮细胞通过胞质的突起，像锚一样附着于其下的内皮细胞层下的细胞和小梁网上。

许多研究者已发现Schlemm管内壁内皮细胞上的开口。但对这些结构的形态学和功能的解释引起了相当多的争论。这些开口通常是由一些微孔和大的液泡所组成。微孔的大小变异很大，大多数为0.5～2.0μm。示踪物研究表明这些微孔在小梁间隙和Schlemm管之间有交通。虽然有些人认为这些内皮细胞中在的液泡

是死后的人为改变,但许多研究证实它们的存在,提示它们与房水外流有关(图 6-3)。这些微孔和液泡可能代表了同样的细胞间通道的不同部分。

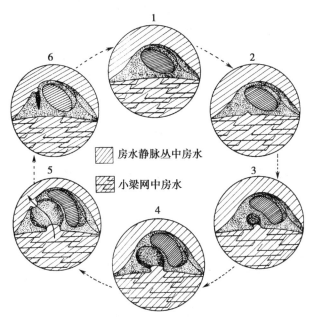

图 6-3　房水经邻管区域结缔组织细胞内转运的理论
可能由于内皮细胞层两侧的静力压差,在邻管区域结缔组织侧出现微孔和巨饮泡

3）Schlemm 管外壁:外壁的内皮细胞层是单细胞层,与 Schlemm 管内壁的内皮细胞层相连续。其表面比内壁光滑,细胞较大,数目较少,没有微孔,但有许多大的房水外流管道。含有肌质球蛋白的平滑肌细胞位于邻近外集合管的房水外流通道上,与 Schlemm 管的外壁稍有距离。围绕外集合管开口处有隆起的或唇样的增厚。也观察到隔膜从这些开口处延伸到 Schlemm 管内壁。这些隔膜可能帮助保持这些管道的开放。Schlemm 管外壁的内皮细胞层被基底膜、纤维细胞和成纤维细胞层与角膜缘的胶原束分隔开。

（3）引起房水外流的房水外流泵理论:引起房水外流有多种理论,除了上述的房水经邻管区域结缔组织细胞内转运的理论外,还有房水外流泵理论。在这种理论中,认为小梁可以起到泵的作用,控制着房水的外流和压力。柔韧的小梁组织的移动可以经过一系列的阀将房水从前房内泵入 Schlemm 管内。然后小梁组织的移动又可以将 Schlemm 管内房水泵入房水静脉。房水外流泵从心脏跳动周期的收缩期间、呼吸、眨眼或运动所产生的暂时性眼压升高获得动力。这种暂时性眼压升高可使小梁组织的弹性结构成分发生形变。在心脏跳动周期的收缩期,压力的增加使小梁网向着 Schlemm 管向外移动,会使 Schlemm 管内皮层缩窄 Schlemm 管的管腔,迫使房水从 Schlemm 管流

向集合管口,然后进入房水静脉。同时,暂时升高的眼压迫使房水从小梁网间隙进入单向的集合管或横跨 Schlemm 管的阀。当压力高峰衰退时,可引起小梁的弹力组织成分回复到舒张期的形态。小梁组织的回复可使 Schlemm 管的压力降低,引起集合管内的房水回流到 Schlemm 管内。小梁内皮细胞调节小梁组织的特性,它可作为持续监测压力和房水流动的相关信息的传感器的作用。对于开角型青光眼中房水外流减少的解释可以是由于小梁组织移动减小而使房水外流泵功能丧失引起的。小梁组织的移动减小可由于两种异常引起的:①内源性小梁组织的僵硬。②由于内源性的过度膨胀以及外源性因素改变了小梁组织附着于巩膜突、Schwalbe 线和睫状体的位置,而使小梁组织持续地异常地附着在 Schlemm 管的外壁。

（4）年龄相关的改变:正常人的小梁网随年龄增加发生一些改变。小梁网的形态从长的楔形改变为较短的菱形。巩膜突更为突出。葡萄膜小梁更加致密,Schlemm 管局部的闭合更为常见。小梁薄片进行性地增厚。内皮细胞的活性下降,偶然会导致小梁裸露。巨饮泡和 Schlemm 管细胞数下降,这可以用年龄相关的 Schlemm 管大小的减少来解释。小梁网间隙变窄,细胞外物质增加,特别是邻管组织的电子密度斑块的增加,也因年龄增加而发生。剜出的 52～75 岁人眼的小梁免疫金标记发现Ⅰ型、Ⅲ型、Ⅴ型和Ⅵ型胶原,但没有发现Ⅱ型胶原,也没有发现长间距的胶原（long-spacing collagen）或弹性蛋白样物质。在正常人和青光眼患者中 α- 平滑肌肌动蛋白均随年龄增加而减少。

2. 非常规的房水外流途径　房水除了通过常规的外流途径外流之外,它还通过弥散的方式,穿过眼球的许多组织,如视网膜和角膜可以吸收少量房水,参与房水非常规途径的外流。但迄今为止,研究比较详细的仅仅是葡萄膜。已经确定二种途径,房水外流后被前部脉络膜吸收。

（1）脉络膜巩膜通道的房水外流:人和动物眼的示踪物研究表明,房水可通过虹膜根部和睫状肌间隙外流,到达脉络膜上腔。然后通过围绕着睫状动脉和神经的间隙、视神经鞘膜上的血管以及巩膜上的胶原物质,进入上巩膜组织。与前房相比,脉络膜上腔的静力压较低。这一压力差可能就是引起房水脉络膜巩膜外流的动力。正常人睫状肌细胞外间质包含Ⅰ、Ⅲ和Ⅳ型胶原、纤维连接素和板层素,并与肌纤维和血管有联系,已有资料提示这些糖蛋白的生物合成和转运在维持房水非常规通道功能和调节一些药物的作用中起到重要作用。

传统上,认为脉络膜巩膜外流通道是"非眼压依赖

性通道"。结果，它是不能采用眼压描记法来测量的。在正常眼压或高眼压范围内，它是非眼压依赖的，或者只有轻微的眼压依赖性。然而，在低眼压范围，如眼压 4mmHg 时，这一通道是眼压依赖性的，房水的流出量减少。脉络膜巩膜通道的房水外流随着年龄的增加而减少。

脉络膜巩膜通道的房水外流具有一些临床意义：①一些药物会影响脉络膜巩膜通道的房水外流。应用胆碱能药物后可以收缩睫状肌，减少脉络膜巩膜通道的房水外流。应用睫状肌麻痹剂、肾上腺能制剂、前列腺素类似物可能增加脉络膜巩膜通道的房水外流。②施行睫状体剥离术，即使睫状体脱离，可以增加脉络膜巩膜通道的房水外流，使房水流入脉络膜上腔。③发生葡萄膜炎时，可能由于前列腺素的产生而使脉络膜巩膜通道的房水外流增加，这可能是葡萄膜炎时发生低眼压的机制之一。

（2）脉络膜涡状静脉外流：在灵长类动物中进行的示踪物研究表明，通过吞饮转移，房水可以单方向地流入虹膜血管腔中。这种房水吞饮转移是不需要能量的。示踪物可以穿过虹膜、睫状肌和前部脉络膜血管，最后进入涡静脉。

在猕猴中灌注一些不透 X 线的对比物质后，应用计算机断层扫描表明，非常规房水外流途径流出的房水除了进入脉络膜循环，也可能进入眼外肌的血循环，这是因为在活体中没有看到对比物质通过眼球壁向后运动，但在动物处死后立即人为地维持眼压时才看到这种现象。

3．房水外流的正常阻力　正常状态下，房水外流存在着一定阻力。假如平均正常眼压为 1.97kPa，上巩膜静脉压约为 1.30kPa，那么必须存在 0.67kPa 的房水外流阻力才能解释在正常稳态下房水流入和流出眼球之间的平衡。在常规的房水外流途径中，这种阻力的确切位置和性质尚不完全清楚，但下述的一些现象可为这个重要问题提供一些回答。

（1）小梁网中阻力：Grant 在非青光眼摘除的人眼中做小梁网 360° 切开后显示，可以减少房水外流阻力的 75%。

1）Schlemm 管内壁的内皮细胞层：示踪物研究表明，房水通过小梁网间隙和邻管组织直至 Schlemm 管内壁的内表面之前，是相对容易的。因此 Schlemm 管内壁的内皮细胞层是小梁网对房水外流产生阻力的主要部位，当然小梁网的其他部位在调节房水外流中也起到作用。

在 Schlemm 管内壁内皮细胞层中存在着微孔和巨大液泡。当示踪物注入前房后，可在这些微孔和巨大液泡中发现示踪物，因此它们似乎是房水穿过内皮细胞层的外流通道。在巨大液泡中示踪物的浓度并不总是与邻管组织中相同，这一结果提示存在着一个房水外流动力学系统，在这系统中液泡间歇性开放和关闭，可将房水从邻管组织转移到 Schlemm 管。对于这种房水转移是主动性的，还是被动性的，尚有不同意见。主动转移的间接证据包括在内皮细胞层及其附近发现了一些酶，在电子显微镜下观察到的结构与主动转移的结构相一致。但也有大量证据支持被动转移的理论，因为随着眼压进行性升高，Schlemm 管内壁内皮细胞层的液泡数目和大小也增加。在摘除的眼中，发现这种现象中可逆的。低温对摘除眼中液泡的产生没有作用。因此可能在 Schlemm 管内壁内皮细胞层存在着潜在的穿过细胞的间隙，这种间隙开放时就成为微孔和液泡系统。这一系统主要应对眼压的反应，将房水从邻管组织转移到 Schlemm 管。

与细胞内转运房水不同的理论是房水可通过 Schlemm 管内壁内皮细胞层的细胞旁通道转运。在猴眼中以阴离子铁蛋白灌注后发现在紧密连接间的邻近的细胞膜破裂，形成开口和隧道样通道，可被示踪物染色，表明是细胞间房水转运通道。当灌注压升高时，这些细胞外通道增大，明显的巨大液泡常是细胞旁间隙的扩张。

如果通过 Schlemm 管内壁内皮细胞层细胞内转运通道存在，根据估计的 Schlemm 管内壁内皮细胞层上微孔大小和总数，计算出房水通过内皮细胞层的阻力仅是房水外流阻力的一小部分。下列几种可能性可以解释所观察到的 Schlemm 管内壁内皮细胞层的形态不能解释这一组织两侧的"0.67kPa"的压力差：①对房水外流的主要阻力可能位于小梁的其他部位，但目前尚无明确证据。②制备电子显微镜检查标本时，标本的收缩可以引起自然形成的空腔人为地扩大。对于这一点已在大多数房水外流阻力的理论模型中被考虑到。③制备标本时也会改变和清除细胞外物质。④房水中的蛋白和糖蛋白可能比等张盐水产生更大的房水外流阻力。⑤只有一部分邻管组织具有滤过功能。房水优先通过最接近 Schlemm 管内壁上小孔的邻管结缔组织外流，这样产生了"隧道作用"，在结缔组织中增加了高达 30 倍的房水外流阻力。

2）糖氨多糖（酸性粘多糖）：糖氨多糖在小梁薄片内、小梁内皮细胞表面和邻管组织内有很高的浓度，对小梁中房水外流起明显的阻力作用。这些多糖以共价键与蛋白质相连形成多聚复合物，产生渗透压力，帮助维持小梁网的水合作用。另外，很强的负电荷影响到组织的电磁特性，它可能决定了房水中离子的转移方向。有研究认为小梁细胞可通过改变房水外流管道附近的细胞外基质的离子微环境来调控房水的外流。

尚不清楚糖氨多糖对房水通过小梁网外流的阻力和调节作用的精确机制。已有人认为小梁中的溶酶体释放的分解糖氨多糖的酶可以解聚糖氨多糖，从而减少了房水外流的阻力。透明质酸酶在非灵长类动物中可减少房水外流的阻力，在猕猴中以软骨素酶进行实验得到了相似的结果，提示糖氨多糖阻碍了房水外流。但是，在摘除的猴眼灌注研究中，进行小梁切开和注射透明质酸钠后提示，由糖氨多糖产生的房水外流阻力与小梁网只有一定的联系。

在长期灌注的狗和猴眼中，可引起与时间相关的房水流畅系数增加，明显是由于房水外流的障碍中对透明质酸敏感的成分被清洗掉。但在成人和婴儿摘除眼的灌注实验中没有观察到这种清洗的作用。这种不同可能反映了人与其他灵长类动物房水外流通道生物学方面可能存在着潜在的重要的根本性差别。

3）糖皮质激素受体：在人青光眼小梁标本、非青光眼的供眼和培养的小梁细胞中发现糖皮质激素受体，提示糖皮质激素可能通过对这些细胞代谢的直接作用，影响着房水的外流。这一作用可能是这些受体与细胞外基质成分的前体相结合，导致胶原合成的增加和糖氨多糖、糖蛋白、糖脂质生成的减少。糖皮质激素也抑制前列腺素的合成。在培养的小梁细胞中发现前列腺素。大剂量前列腺素可引起眼压升高，但中等或低剂量时可使眼压下降。

4）可收缩的微丝：在小梁内皮细胞层和Schlemm管内壁的内皮细胞中发现可收缩的微丝。用一些可以裂解微丝的物质如细胞松弛剂B、细胞松弛剂D或依地酸钠，在猴眼中进行灌注研究，发现房水外流阻力明显减小。组织学研究表明，这主要由于小梁网或Schlemm管内壁的改变引起的。

5）巯类物质：在小梁细胞中，这些物质通过几种机制改变房水外流状况。用某些巯基试剂，如碘醋酸、碘醋酸胺等进行灌注，可以增加房水的外流。这显然不是由于对代谢的抑制作用，而是由于在Schlemm管内壁的内皮细胞膜上多位点的巯基物质改变而引起的。相反，汞巯基物质可引起房水外流的减少，可能是由于小梁细胞的肿胀引起的。

利尿酸（ethacrynic acid）是一种巯基反应药物，它已显示出具有增加人房水外流的作用。最初认为其通过改变小梁细胞骨架成分起作用。以后的研究发现利尿酸是通过分裂Schlemm管内壁内皮细胞间的连合而起作用。

巯基物质调节房水外流的另一机制可能与过氧化氢有关。过氧化氢是房水中一种正常成分，可以通过氧对小梁网的损伤作用减少房水外流。在牛小梁中已发现与巯基相结合的谷胱甘肽。也发现谷胱甘肽过氧化氢酶，它可催化谷胱甘肽与过氧化氢之间的反应，使过氧化氢脱氧，从而保护小梁免受过氧化氢氧化作用的损伤。在猪眼中，当正常眼压时氧化损伤会增加房水外流，但当眼压升高时却减少房水外流，提示眼压升高能增加房水外流通道对氧损伤的易感性。

6）纤维溶解活性：在Schlemm管内皮细胞中显示出这种活性，但没有发现凝固因子的证据。使纤维蛋白溶酶原转化为纤维蛋白溶酶的物质——纤维蛋白溶酶原激活剂，可以调节成形的纤维素的分解。这已在许多眼组织中，包括人和动物眼的小梁网中发现。它提示纤维蛋白溶解代替了凝血的平衡状态，保护了这部分房水外流系统免受纤维素和血小板的阻塞。除了有利于前房积血的排出外，组织纤维蛋白溶酶原激活剂也可在正常情况下通过改变细胞外基质中糖蛋白的量影响房水外流的阻力。

在培养的牛小梁细胞研究中表明，内皮素-1（endothelin-1）可能通过改变细胞内的钙离子和pH而调节房水动力学状态。也有实验表明人房水外流通道和睫状肌是一氧化氮合成丰富的部位，这在调节房水外流阻力中起到重要作用。

（2）Schlemm管中阻力：房水一旦进入Schlemm管，其流向巩膜内外集合管的阻力可能决定了Schlemm管的形态。对Schlemm管在正常情况下是否全部开通，允许房水在管内作360°流通尚有不同意见。在摘除的成人眼灌注研究中表明，房水在Schlemm管内的流动不超过10°，但在婴儿中房水在Schlemm管中的流动没有多大阻力。血液节段性地反流入Schlemm管中意味着Schlemm管在正常情况下是开放的，房水可在其内作360°流动。

房水外流中与压力相关的改变同Schlemm管塌陷有关。眼压升高与房水外流阻力增加有关，大部分是由于Schlemm管塌陷引起的。对不同眼压下灌注眼的组织学研究表明，眼压升高时Schlemm管腔的受累是由于小梁网膨胀、内皮细胞层液体增多和Schlemm管内壁内皮细胞的"气球样"膨胀。灌注研究还表明，正常时房水外流的阻力部分可归因于Schlemm管外壁的完整和不弯曲。与此相对应的Schlemm管内壁被高眼压压迫，可能造成巩膜内外集合管被Schlemm管内壁阻塞。在不同的哺乳动物眼中，发现对灌注压升高的反应明显不同，提示除了Schlemm管塌陷之外的其他因素，可能在眼压升高时对房水外流阻力的影响中起到重要作用。

当 Schlemm 管扩张时,房水外流阻力减少。小梁网是由三维的斜行交叉的胶原纤维组成,当它向后向内移位时,Schlemm 管扩张。在未做虹膜切除的眼中进行灌注时,前房深度增加就起到了拉紧小梁网的作用。可能这是通过向后压迫晶状体或通过对脉络膜施加压力而起作用。在实验模型中,小梁网的张力增加与房水外流增加有关,可能是由于增大了 Schlemm 管腔和增加了该管内壁的孔隙。

小梁网的 360° 切开可消除正常房水外流阻力的75%。但在眼压为 0.93kPa 时进行灌注,小梁切开只消除房水外流阻力的 50%。眼压每升高 0.13kPa,就进一步减少外流阻力 2%。这提示有很大一部分的房水外流阻力是在房水外流系统的远端部分。随着眼压升高,这种阻力减小。

(3)巩膜内外集合管中阻力:房水外流阻力的其余部分是在巩膜内外集合管内。对猴眼的研究表明,60%~65% 的房水外流阻力在小梁网,25% 在巩膜内1/3 至 1/2,15% 在外 1/2 至 2/3 的巩膜。

(4)非常规房水外流通道中的阻力:非常规房水外流通道中,可能由于房水超滤过进入脉胳膜血管,而缓解眼压升高。已有研究表明缩瞳时通过这条途径的房水外流减少。

(5)上巩膜静脉压:这是决定眼压的另一个因素。上巩膜静脉压和房水动力学之间的相互关系是复杂的,目前只是部分地了解。一般认为上巩膜静脉压升高多少千帕,眼压就升高多少千帕。但实际上眼压上升的幅度可能大于上巩膜静脉压的上升幅度。正常的上巩膜静脉压为 1.06~1.46kPa,并随年龄而改变,但因测量方法的不同而有相当大的差异。

第三节 房水的功能和构成

1. 房水的功能 房水对眼球具有重要的功能。房水可以维持适当的眼压,保持眼球的正常形态和功能,特别是角膜的形态和功能。房水对眼内组织特别是无血管的角膜和晶状体,具有重要的代谢功能,房水能对这些眼内结构提供营养物质、排泄代谢产物。例如,角膜从房水获得糖和氧,向房水释放乳酸和少量的二氧化碳。晶状体利用房水中的糖产生乳酸盐和丙酮酸盐。另外,晶状体可从房水中获得钾离子和氨基酸,将钠排到房水中。玻璃体和视网膜的代谢也与房水有关。氨基酸和糖等物质从房水中进入玻璃体。

2. 房水的构成 房水的构成不仅决定于房水生成的性质,而且也决定于房水在眼内循环全过程中连续不断的代谢交换的情况。同一个人的有晶状体和无晶状体眼的房水构成非常接近,表明晶状体代谢实际上对房水的构成没有多大影响。房水通过虹膜的弥散交换可能是前后房水构成不同的明显的影响因素。对兔眼的研究表明,前后房水中溶解物质的总浓度、酸碱度和渗透压是相同的,而前后房的房水实际构成却是不同的。这种不同与后房中的活性转移及前房中阴离子和非电解质渗透通过虹膜血管的被动转移有关。在灵长类动物中示踪物研究表明,在虹膜血管中单方向的饮泡转移是负责阴离子从眼组织向着血流的选择性移动。但是在弥猴中,虹膜血管内皮细胞间连合的复杂性提示,这些血管对于房水动力学只起极少作用。

与血浆相比,前后房房水的渗透压稍微高一些。房水呈酸性,前房水的酸碱度为 7.2。房水具有的两个最明显的特征是:

(1)抗坏血酸的含量显著增高,约比动脉血浆高15 倍。在 22 种哺乳动物中测定房水中抗坏血酸的含量,发现其变化很大。但一般地说,白天活动的动物比夜间活动的动物的含量要高一些,提示抗坏血酸在防止光损伤中起到保护作用。

(2)蛋白质含量明显低。蛋白质在房水中的含量为 0.02%,而在血浆中为 7%。正常兔眼静脉注射荧光素标记的辣根过氧化酶的研究表明,房水中的蛋白质通过睫状体和虹膜到达虹膜前表面。房水蛋白在量和质两方面与血清中蛋白是不同的,这可以解释观察到的房水的一个特点:房水通过具有与房水外流通道上相同大小微孔的人工膜时会被阻塞。白蛋白与球蛋白之比与血浆相同,但 γ 蛋白的含量少一些。在人房水中发现 IgG,但没有发现 IgD、IgA 和 IgM。当眼部发生炎症时,房水中的蛋白质和抗体与血浆中的蛋白质和抗体的量达到平衡,形成血浆样房水。另外,在抽吸房水之后新形成的液体中蛋白质含量很高。在猴中的研究表明,这是由于 Schlemm 管内壁内皮细胞层产生新的裂隙,以及睫状突前部睫状体上皮细胞外间隙扩大造成的。

在人眼房水中,自由氨基酸的相对浓度是变化的,其房水 / 血浆中的浓度之比为 0.08~3.14,支持氨基酸是活性转移的概念。其他大多数离子和非电解质的浓度与血浆中的浓度是很接近的。文献中对此互相矛盾的叙述可能源于所用的动物种类和测量方法的不同。一般地说,人房水中氯离子含量稍高,但碳酸氢根的含量较少。由于一些因素会导致房水中碳酸氢根的含量迅速地改变,所测的碳酸氢根浓度并不能精确地反映睫状体上皮转移的碳酸氢根的相对浓度。人房水中乳酸的含量稍高一些,虽然这一数值由于测量方法的不同而有相当大的变动。兔眼房水中的钠离子和人眼房水中糖含量相对地少一些。二氧化碳在房水中总含量在不同种类动物中也有很大的变动，但人房水中少一些。

在白内障摘除手术前取得的房水中透明质酸钠的平均值为 $1.14mg/g \pm 0.46mg/g$，与糖尿病或青光眼患者没有实质的不同。在房水中发现去甲肾上腺素，白内障手术后患者比青光眼患者中高一些。人房水也具有凝固特性，表现为它可以缩短耳穿刺后出血时间、凝血酶原时间和部分凝血激酶的时间。但是，正常人房水中组织纤维蛋白溶酶原激活剂与总蛋白的比例比血浆中大 30 倍，提示房水在眼内纤维溶解中起到主要作用。在房水中也发现有潜在的胶原酶活性，它们可能参与小梁细胞外物质的代谢。

结　语

房水由睫状突通过毛细血管内血浆的超滤过、血浆中一些成分的活性转移通过上皮的屏障以及通过渗透压梯度，使血浆中其他成分通过上皮细胞层而产生，而这种渗透压梯度是由于活性转移而形成的。房水进入后房后，实际上与所有的眼部组织，特别是角膜、虹膜、晶状体、玻璃体和视网膜进行代谢交换，但大量房水经瞳孔流入前房，经前房角结构，主要通过小梁网和 Schlemm 管流出，一小部分房水被脉络膜吸收。进入 Schlemm 管内的房水经巩膜内管道进入上巩膜静脉的血流系统。房水动力学各种成分，特别是房水生成、房水外流阻力和上巩膜静脉压之间复杂的相互作用的结果决定了眼压的高低。

（赵家良　胡　铮）

主要参考文献

1. 孙乃学. 扫描型荧光光度计对家兔前房穿刺血 - 房水屏障损伤的测定. 西安医科大学学报（中文版），1996，17（1）：41-43.

2. 罗莉霞，刘奕志，张新愉，等. 超声乳化白内障吸除术对血 - 房水屏障功能的影响. 中华眼科杂志，2004，40（1）：26-29.

3. Aiello AL, Tran, VT, Rao NA. Postnatal development of the ciliary body and pars plana. A morphometric study in childrenhood. Arch Ophthalmol, 1992, 110: 802.

4. Funk R, Rohen JW: Scanning electron microscopic study on the vasculature of the human anterior eye segment, especially with respect to the ciliary processes. Exp Eye Res, 1990, 51: 651.

5. Eichhorn M, Flütjen-Drecoll E. Regional differences in the distribution of cytoskeletal filaments in the human and bovine ciliary epithelium. Graefe's Arch Ophthalmol, 1992, 230: 385.

6. Morrison JC, Van Buskirk EM. Ciliary process microvasculature of the primate eye. Am J Ophthalmol, 1984, 97: 372.

7. Marshall GE, Konstas AGP, Abraham, et al. Extracellular matrix in aged human ciliary body: an immunoelectron microscope study. Invest Ophthalmol Vis Sci, 1992, 33: 2546.

8. Tawara A, Varner HH, Hollyfield JG. Distribution and characterization of sulfated proteoglycans in the human trabecular tissue. Invest Ophthalmol Vis Sci, 1989, 30: 2215.

9. Zhou L, Fukuchi T, Kawa JE, et al. Loss of cell-matrix cohesiveness after phagocytosis by trabecular meshwork cells. Invest Ophthalmol Vis Sci, 1995, 36: 787.

10. Bhatt K, Gong H, Freddo TF. Freeze-fracture studies of interendothelial junctions in the angle of the human eye. Invest Ophthalmol Vis Sci, 1995, 36: 1379.

11. Epstein DL, Rohen JW. Morphology of the trabecular meshwork and inner-wall endothelium after cationized ferritin perfusion in the monkey eye. Invest Ophthalmol Vis Sci, 1991, 32: 160.

12. Erickson-Lamy K, Schroeder A, Epstein DL. Ethacrynic acid induces reversible shape and cytoskeletal changes in cultured cells. Invest Ophthalmol Vis Sci, 1992, 33: 2631.

13. Quinn RF, Tingey DP. Effects of cytoskeleton-reactive agents on aqueous outflow facility in a porcine ocular anterior segment preparation. Can J Ophthalmol, 1995, 30: 4.

14. Krupin T, Wax M, Moolchandani J. Aqueous production. Trans Ophthalmol Soc UK, 1986, 105: 156.

15. Raviola G. Evidence for a secretory process, distinct from that of the aqueous humor, in the ciliary epithelium of Macaca mulatta. Trans Ophthalmol Soc UK, 1986, 105: 140.

16. Chu TC, Candia OA. Electrically silent Na^+ and Cl^- fluxes across the rabbit ciliary epithelium. Invest Ophthalmol Vis Sci, 1988, 29: 594.

17. van Best JA, Diestelhorst M, Leite E, Fantaguzzi S, Schalnus R Corneal endothelial permeability and aqueous humor flow using a standard protocol. Graefes Arch Clin Exp Ophthalmol, 1995, 233(9): 582-591.

18. Tripathi RC. Mechanism of aqueous outflow across the trabecular wall of schlemm's canal. Exp Eye Res. 1971; 11: 116.

19. Johnstone MA. A new model describes an aqueous outflow pump and explores causes of pump failure in glaucoma. Essentials in Ophthalmology (Glaucoma). Ed: Grehn F Stamper. Springer-verlag Berlin Heidelberg 2006: 3-32.

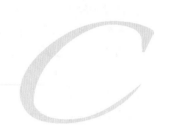

第四章
眼压及眼压测量

第一节　正常眼压及病理性眼压

一、正常眼压及其对视功能的影响

眼内压一般简称眼压，是眼球内容物包括晶状体、玻璃体、葡萄膜、视网膜和眼球内液体（包括房水和血液）作用于眼球壁上的压力。维持正常视功能的眼压称为正常眼压。我国正常人眼的眼压值为 10.8～20.9mmHg，95% 正常值范围约为 10～21mmHg。每个人的眼压水平并不全然一致，这与每个人的视神经对自身眼压高低的耐受程度有关。据统计学分析，有 4.55% 的正常人眼压超过 21mmHg（平均值 ±2 个标准差）及 0.27% 正常人眼压超过 24mmHg（平均值 ±3 个标准差）而没有青光眼病变，这些人的眼压已超过正常人的高限，而视神经却未受到任何损害。然而也有部分人眼压在正常范围或临界值之内，而视乳头和视野却出现了显著损害。我国一项对邯郸地区人群的调查显示，在开角型青光眼患者中，有 83% 的患者 24 小时眼压不高于 21mmHg。研究表明，正常群体眼压值的分布曲线，并不符合正态分布，而是向右侧倾斜（图 6-4），即眼压高于平均值的人数较低于平均值的人数为多。换言之，即正常组和异常组之间的眼压有明显重叠，因此不能简单地用一个数值作为划分正常眼压和病理性眼压的标准。所谓"正常眼压"只是统计学上的一个定义。有作者认为应强调眼压的"个体化"倾向，即每

个正常个体的正常眼压不相雷同，不同眼压水平导致的后果也不尽相同。

青光眼是我国四大致盲性眼病之一，据统计我国青光眼患病率约为 0.21%～1.7%，病理性眼压增高是青光眼的主要危险因素。确定每个患者对眼压的耐受水平，对青光眼防治有重要意义。视网膜神经节细胞所能耐受的眼压阈值即为靶眼压。眼压如果超过这一阈值则将导致神经节细胞损害。不同个体或同一个体在不同的病程阶段，其靶眼压也不相同。然而，目前尚缺乏有效方法确定个体的靶眼压。

正常眼压是保持眼球形态稳定的重要条件，对维持正常视功能有着重要的意义。同时，正常眼压也是保持眼内液体循环的必要条件，对维持眼内无血管结构（如晶状体）的代谢发挥着重要的功能。当眼压升高时，根据升高的急剧程度和升高的水平，可引起角膜水肿混浊、瞳孔括约肌麻痹、虹膜萎缩、晶状体混浊以及视神经萎缩等病变。眼压过低时，可导致血 - 房水屏障破坏，产生白内障、黄斑水肿以及视乳头水肿等损害。认识正常眼压和病理性眼压的界限，对指导临床工作同样是十分重要的。我国人眼压的病理值为 >21mmHg，卧位测量为 >23mmHg。24 小时眼压波动范围正常值为 ≤4mmHg，病理值为 ≥8mmHg。两眼眼压差的正常值为 ≤4mmHg，病理值为 ≥5mmHg。

在正常情况下，房水生成率（rate of aqueous production）、房水排出率（rate of aqueous outflow）及眼内容物的容积三者处于动态平衡状态。如果这三者的动态平衡失调，则将出现病理性眼压。眼压均匀地分布于眼球内的各个部位，因而不论眼前节产生的压力水平如何，后部玻璃体内的压力常常是和房水中的压力一致的。但有两种病理性例外情况：一是房水直接流入玻璃体腔内，则玻璃体压力增高，且高于前房的压力，出现玻璃体将晶状体 - 虹膜隔向前推移，产生睫状环阻滞性闭角型青光眼；另外一种情况是瞳孔阻滞，后房压力高于前房，从而引起虹膜向前膨隆。这种前房与后房之间的压力差虽不很大，与整个眼压相比虽比

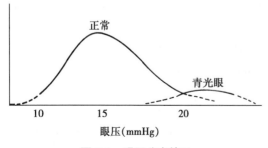

图 6-4　眼压分布情况

较小，但却会引起相当严重的后果。

二、眼压的起源

房水的生成是形成眼压的主要因素。眼压由两部分压力构成，其一为来自动脉血压和睫状体组织压的流体静力部分；其二是睫状上皮主动分泌钠和其他离子所产生的渗透压。正常的房水以平均约 2.0μl/min 的房水生成率持续产生和排出。正常眼房水的生成率和排出率是相一致的。若出现房水生成正常而排出受阻，主要是发生在前房角的小梁网处使排出阻力增加，眼压便会升高；反之，如房水生成减少或引流过分通畅，则眼压降低。

房水循环最终流入上巩膜静脉，当上巩膜静脉压下降则会使房水易于引流，导致眼压下降。反之，上巩膜静脉压升高，则导致眼压增高。如 Sturge-Weber 综合征，眼压升高的部分原因则与上巩膜静脉压力增高有关。

液体的流动主要源于液体的压位差。高位液体和低位液体之间每单位面积的压力差称为压位差。压位差驱使着液体的流动。压位差高，液体流动则快。眼内液的压位差为流体静力压及睫状突产生的渗透压和上巩膜静脉压之间的压力差所决定。这种压位差导致了房水从后房向前房流动。这种关系早已为 Poiseuille 阐述。同时，这种关系如同阐述电流一样：

电流 = 压位差（伏特）/ 阻力（欧姆）

眼内房水的流量也存在着与电流相关似的关系：

房水流量（F）=［眼内压（IOP）－
上巩膜静脉压（EVP）］/ 房水流出的阻力（R）

房水流出阻力（R）常用房水流畅系数（C）的倒数表示（R=1/C），即 F=（IOP－EVP）×C

以上公式可改写为：IOP=F/C+EVP

三、正常眼压的特征

眼压正常值为 8～21mmHg（Goldmann 压平眼压计测量）。由于眼内压均匀分布在眼球的各个部位，眼压可看成是血管化的内眼结构的组织压，因而血液流经视网膜、脉络膜和睫状体之前，这些组织必须克服眼压的作用。当眼压为 15mmHg 时，眼压较机体任何部位的组织压为高，因为机体的平均组织压为 5mmHg。

正常眼压水平是有波动的。这种波动部分地反映血管源性和血流对内皮结构的影响。眼压的波动随动脉搏动而变化。例如，心律不齐的动脉搏动间断会反映在眼压的波动上，因而持续地测量眼压，也能对心律不齐做出辅助性诊断。正常眼压水平的波动多为

2～3mmHg，但若动脉搏动压增高，眼压也会增高。眼压具有动态变化的特征，并受着多因素的影响，因而一次测定眼压或单次眼压仅是瞬息间的眼压值，不能反映出在一个小时内、一天内或一周内的眼压平均值。

四、眼压的昼夜变化

人体的眼压具有昼夜变化的时间规律。绝大多数学者认为，在昼夜 24 小时内正常人的最高眼压（峰压）时间在早晨 4～7 时，最低眼压（谷压）在下午或傍晚。对于开角型青光眼患者，邯郸眼病关于 24 小时眼压的研究中，约 76.5% 的患者眼压峰值出现在早晨 6～10 时，70.2% 的患者眼压谷值在夜间 10 时～凌晨 2 时。但在白天或晚间出现眼压高峰和低谷的时间上，个体之间也存在着差异。我国人 24 小时眼压波动的范围，其正常值≤4mmHg，一般不超过 6mmHg。如波动范围＞8mmHg 则为病理性眼压。正常人双眼压之差≤5mmHg。此外，具有高眼压（≥22mmHg）者，其昼夜眼压的变异也会更大。据 Kitagawa 和 Horie（1975）报告在高眼压患者中，1 小时之内的眼压差可高达 8mmHg。Mansouri（2012）通过 24 小时习惯性体位（7am～11pm 日间坐位及 11Ppm～7am 夜间卧位）的眼压测量，发现老年人与年轻人都显示日间眼压逐渐下降，在晚上 11 点的睡前时间达到最低值；在老年人组中，夜间眼压逐渐升高，在醒后达到眼压峰值，而在年轻人组中，眼压峰值出现在醒前的时间。

眼压昼夜变异的原因尚不完全明了。一般认为与昼夜活动不同、体位改变有关，其机制可能是神经性调节和内分泌活动的改变，但已证实眼压的昼夜变异与房水生成率和房水流出受阻的昼夜变化有关。Phelps（1974）分析到正常人群在上午 11 时所测的眼压多能代表正常群体的眼压值。

五、影响眼压的因素

眼压受着多种因素影响而出现周期性波动。这种波动并不与动脉搏动相伴发。在血压、体温和肾上腺皮质类固醇分泌等生理功能变化情况下，眼压也将出现生理性节律变化。Traube-Hering 波（脉搏描记图）所伴发的血管舒缩变异在每一周期性变化中可产生 1～2mmHg 的眼压变化，但在 1 分钟时间以上最高和最低的眼压差可高达 8mmHg。同时，眼压能随呼吸周期产生变异，这可能与静脉压变化有关。

1. 遗传因素对眼压的影响　一般人群的眼压受遗传因素影响，其遗传方式可为多基因、多因素遗传。如有开角型青光眼家族史者，眼压较高、房水流畅系数偏低；视乳头杯盘比比较大者，眼压较高。20～40 岁人

群的平均眼压属正态分布，而40岁以上平均眼压随年龄增加而向较高一侧偏移。

2. 全身情况对眼压的影响　全身情况在高热、糖尿病、肥胖、脉搏加快和高血红蛋白浓度者，眼压可升高，而肌张力营养不良和胰岛素依赖性糖尿病患者的急性低血糖时，可引起眼压下降。眼压虽相对地不受动脉血压的生理性变化影响，但血压较大的波动也会引起眼压与血压相一致性的变化。结扎一侧颈总动脉会引起同侧眼压下降，这是因房水分泌减少所致，且这种现象的发生急骤而严重，需经数日方可恢复正常。颈外动脉受压也可产生相同作用，因而可用这种作用间接而定性地测定颈总动脉的血流。当一侧颈总动脉受压或被结扎时，也能发生对侧眼的眼压升高，这可能是由于对侧颈总动脉血压和血流增强所致。邯郸眼病研究显示，高眼压与糖尿病、高血压、体重指数较高有关。

3. 机体静脉压变化对眼压也有明显影响　凡能影响上巩膜静脉压的任何变化都将影响眼压的相应变化。研究表明，上巩膜静脉压每升高1mmHg，眼压将相应地升高0.8mmHg。眼部或头部静脉血回流受阻时将会使上巩膜静脉压升高。这可见于颈静脉受压、肿瘤压迫上腔静脉、海绵窦栓塞、海绵窦动静脉瘘和眼眶顶部肿瘤等。眼眶炎症、眼眶内血肿或甲亢性突眼等也可压迫眼静脉而影响眼压升高。不仅病理情况如此，即使正常人的颈圈较紧也会压迫颈静脉而使眼压升高。此外，如咳嗽、用力排便等也可产生类似上述的变化。

4. 体位变化对眼压的影响　体位改变，当从站立或坐位改变为卧位时，眼压也可升高2～3mmHg。如将头位低于心脏位置，必然会引起眼压升高。从仰卧位恢复到坐位或站立位时，则眼压下降。青光眼患者其眼压随体位变动而升高较正常人显著。有报道指出，体位完全倒立5分钟后，正常人眼压从16.8mmHg±2.8mmHg升高到32.9mmHg±7.9mmHg；青光眼患者从21.3mmHg±2.3mmHg升高至37.6mmHg±5mmHg或升高达90mmHg。这多与上巩膜静脉压升高有关。Malihi（2012）在测量健康人群坐位（包括颈部中线位、颈部后伸位及颈部前屈位）与卧位（包括仰卧位、左侧卧位及右侧卧位）不同体位的眼压时发现，坐位中颈部中线位眼压最低；颈部前屈时眼压显著高于颈部后伸位，也高于仰卧位眼压水平；侧卧时较低眼别的眼压值稍升高。邯郸眼病中关于眼压与体位的研究认为，坐位眼压低于平卧位，侧卧位眼压较平卧位升高，且位置较低侧眼别的眼压值略高。

5. 运动对眼压的影响　运动可降低正常人的眼压

3～6mmHg，且持续运动数小时，其降眼压效果与噻吗洛尔滴眼液相似；运动对青光眼和高眼压症患者的降眼压幅度更大。牵拉运动可引起眼压升高，这可能与上巩膜静脉压升高和眼轮匝肌张力增加等因素有关。

6. 眼压与年龄密切相关　据报道新生儿眼压为11.4mmHg±2.4mmHg，出生后4个月的婴儿眼压为8.4mmHg±0.6mmHg。1周岁儿童眼压为7.8mmHg±0.4mmHg，以后每年约以1mmHg的速度升高；到5岁时为11.7mmHg±0.6mmHg。至20～40岁成年人眼压呈高斯分布，随年龄增大，分布曲线上侧向上偏移。有研究指出，白种人的眼压随年龄增长呈增高趋势，而亚洲的报道多认为眼压与年龄呈负相关。我国邯郸眼病研究显示，眼压随年龄增长而减小，分析导致差异的原因可能除了环境和基因的不同之外，与该研究人群的体重指数较西方人低有关，而后者已被证实与眼压相关。

7. 眼压与眼内因素关系密切　如前葡萄膜炎常因房水形成减少引起眼压降低，裂孔源性视网膜脱离可因房水生成减少及房水流出改道而使眼压下降。

使用激素如促肾上腺皮质激素、糖皮质激素、促肾上腺皮质激素释放因子、黄体素释放因子和生长激素可引起眼压升高；黄体酮、雌激素，促甲状腺素释放因子可引起眼压下降。甲状腺突眼或甲状腺相关性眼病在眼球上转受限，向上凝视时眼压可明显升高。肢端肥大症患者眼压较高。

其他一些全身性疾病如脱水，各种原发性贫血特别是粒细胞缺乏症和恶性贫血，以及交感神经受刺激等眼压可轻微降低。三叉神经发生病变如带状疱疹，也可出现低眼压现象。

8. 其他　自眼外部压迫眼球，最初将使眼压升高，这是因为外部压力使眼球凹陷，眼内液排出最初受阻或变浓缩之故。但是，从外部压迫眼球又会加速房水的排出。因此当眼球持续受压后，眼压将会降低，上述结果临床上已作为按摩眼球以降低眼压和作为眼压描记的基础。用力眨眼也可引起眼球受压，因此瞬目运动可引起眼压升高甚至可达10mmHg。

眼外肌运动机械性受限、眼球向受限的反方向运动时，可导致眼压升高，这是由于眼外肌收缩和运动受限的共同作用施加于眼球所致。此外，Duane综合征可产生类似结果。Horner综合征可引起眼压下降。

眼球受外伤时，如角膜擦伤、眼球钝挫伤、眼球化学性烧伤等常可引起眼压的双向性反应，最初可为急性暂时性眼压升高，紧接着可引起眼压下降直至病变痊愈。这种眼压升高，在兔子局部使用前列腺素E_2时可模拟产生。在最初眼压升高之后继而产生的长时间眼压下降，则可能和房水分泌减少有关。这也常见于前葡萄膜的炎症。对侧眼的交感性反应也可在眼外伤和局部使用前列腺素时出现。

眼的调节作用可引起眼压降低，当调节松弛时，眼压则恢复到基础值。

中央角膜厚度在正常人一般为 $520\mu m \pm 50\mu m$ 范围内，压平眼压读数相对准确。有研究表明，如果中央角膜厚度 $>570\mu m$，眼压读数则相对增加；如中央角膜厚度每增加 $50\mu m$，压平眼压测量值可升高 $2mmHg$。

全身麻醉下眼压可降低，其作用机制包括肌肉松弛、血压下降、血液 CO_2 量增加或麻醉剂如氟烷、巴比妥类药物都可引起眼压降低，但少数全身麻醉药如三氯乙烯和氯胺酮等药静脉注射时，可引起暂时性眼压升高，而肌肉注射却对眼压的影响甚小。球后麻醉可引起眼压下降。

眼压受血浆渗透浓度的影响极为明显。血浆渗透浓度高可引起眼压降低，故临床上常使用高渗剂作为降眼压之用。

眼压随着季节变化而有所改变。一般夏季眼压较高、冬季眼压较低，是因眼球暴露在冷空气中可降低巩膜静脉压。另外，出汗脱水也能致夏季眼压偏低。

此外，血液 pH 在眼压变化中也具有一定作用。当发生代谢性或呼吸性酸中毒时，眼压常降低，是因引起房水生成减少所致，如碳酸酐酶抑制剂（如全身口服乙酰唑胺、醋甲唑胺或双氯非那胺等）产生的代谢性酸中毒是该制剂降低眼压的作用所在，但局部使用的碳酸酐酶抑制剂如派立明（1% 布林佐胺）眼用混悬液则是降低 HCO_3^- 的生成，降低 Na^+ 和水的转运而降低眼压。

六、眼压的控制与调节

正常眼压在一定范围内受着诸多因素的影响而发生着变化，同时，也受着调节机制的作用。众所周知，自主神经系统影响着房水的分泌和排出。当眼压升高时，房水生成量降低，这种情况称之为房水假流畅（pseudofacility）。这种流体静力学机制纯属局部性的。研究表明，中枢神经系统在眼压的调节上确实具有重要作用。

睫状后长神经和睫状后短神经的传入纤维对眼压的影响已得到确认。当间脑的某些部位受到刺激时，将引起眼压升高或降低，且高低程度决定于所受刺激的区域。Krupin（1971）等证实，若切断视神经，则对静脉注入小剂量的高渗剂无反应，因而认为一些控制眼压的神经纤维是通过视神经而产生作用的。刺激颈交感神经节，由于减少了房水分泌而使眼压降低，经过一段时间，则又可恢复到正常水平。切除交感神经节最初也引起眼压下降，约 3～4 天后眼压又可恢复正常。这种作用多由于降低了房水排出的阻力，增加了流畅度所致。β 肾上腺素能刺激剂会抑制房水分泌，而 α 肾上腺素能刺激剂则会改善房水排出的流畅度，因而可以解释肾上腺素对眼压的双相作用和肾上腺素的作用。

副交感神经系统通过第Ⅲ脑神经传入眼内。若刺激副交感神经会引起眼压降低，这是因增加了房水排出的流畅度的缘故。人体副交感神经活性和调节作用将会改善房水的排出而降低眼压。正常副交感神经活性障碍，如用阿托品或其他的睫状肌麻痹剂将降低房水排出的流畅度，可引起某些人眼压有较大幅度升高。

上述各种因素，都受着某些神经的控制作用，以维持眼压的动态平衡，但影响眼压的中枢神经的性质和部位尚待进一步的研究及阐明。

第二节　眼压检查法

测量眼压的方法主要有直接测量法、指测法和眼压计测量法三种。直接测量法是测量眼压唯一精确的方法，但不能适用于临床。临床上一般使用指测法及眼压计测量法，是间接测量眼压的方法。

一、直接测量法

本方法是使用一套管或针头的一端直接插入眼前房内，其另端连接液体压力计（图 6-5），（manometry）直接测量出眼压数值。

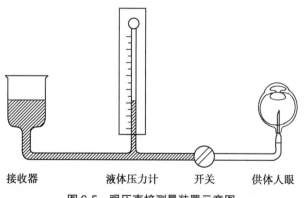

接收器　　　　液体压力计　　　开关　　　供体人眼

图 6-5　眼压直接测量装置示意图

Wahsors（1888）用直接测量法测知正常人眼压为 $26mmHg$。Becker 等（1956）用此法测量 4 只正常人眼的眼压为 $13～16mmHg$。此后，不少作者用此法测量猫、狗、兔等动物的眼压，测得正常值皆在 $18～35mmHg$ 之间。

本方法准确性较高，因而是所有间接检查眼压方法的核对标准，主要适用于实验研究，但不宜于临床应用。

二、指 测 法

指测法又名指诊眼压测量法（digital tonometry）。此方法远在检眼镜发明之前即为 von Graefe 提倡使用。其检查方法是在检查前嘱患者松弛眼睑，向下方注视，检查者将两手的中指、无名指和小指支撑在患者和前额部，将两手示指置于一眼球正对上睑板上方的睑皮上（图 6-6）。以一示指向后下方按压眼球，使巩膜产生凹陷现象，另一手的示指则可感触到眼球张力的大小及眼球波动的软硬程度。如此两示指交替触压眼球，反复数次，遂感觉到眼球硬软的程度，便可估计到眼压的高低程度。应注意不能用力猛压眼球。

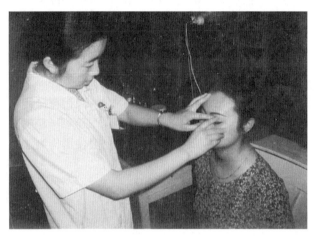

图 6-6 指测法

指测法的记录方法一般采用 Bowmans 记录法。T_n 代表正常眼压，T_{+1} 代表眼压稍高，T_{+2} 表示眼压相当高，T_{+3} 则表示眼压甚高。相反，T_{-1} 代表眼压略低，T_{-2} 代表眼压较低，T_{-3} 表示眼压极低。

本方法是依据检查者反复实践，靠经验体会估计，虽不十分精确可靠，但如能熟练操作，在临床上仍具有一定的实用意义，特别是患有急性结膜炎、角膜溃疡、角膜白斑、角膜葡萄肿、角膜弯曲度有明显改变的圆锥角膜或扁平角膜、眼球震颤，以及因患者不能配合检查而不宜用眼压计检查眼压者，均适宜用此法检查。但是，当患者眼睑充血、水肿、睑痉挛或眼睑瘢痕形成时，则会影响检查结果的准确性，而不适用此种方法检查眼压。眼球角膜巩膜破裂者切忌用此法触压眼球。由于本方法能粗略估计眼压高低，但对轻微的眼压改变则难以准确判断，故对于青光眼的早期诊断、药物研究或观察手术治疗青光眼的疗效，也不宜使用指测法检查眼压。

三、眼压计测量法

自 Donder（1863）设计出第一个眼压计问世以来，至今已能提供出的眼压计达数十种之多。使用眼压计测量眼压的基本原理，绝大多数都是将眼压计置于眼球表面，由其本身的重量使眼球产生不同程度的变形（压陷或压平），引起眼球张力发生不同程度的变化。利用所施压力的大小和眼球变形程度之间的关系推算出眼压的数值，因此此种检查法是一种间接检查法。

常用的眼压计有压陷式和压平式两类：

（一）压陷眼压计

自 von Graefe（1863）和 Donders 等首创压陷式眼压计以来，经过不断改进更新，直至 1905 年挪威 Schiötz 发明了实用的压陷式眼压计，至今已为临床上广泛使用。压陷式眼压计的设计是以 Imbet-Fick 定理及 $Pt = W/A$ 公式为依据制造的。压陷式眼压计以 Schiötz 眼压计为代表。

1. Schiötz 眼压计的构造（图 6-7），主要分为三部分：

（1）持柄：套于圆柱外，起支持和固定作用，其重量不能压在角膜上。

（2）支架部分：包括刻度板、支架和圆柱。圆柱的脚板压在角膜表面，其中央有压针通过，压针上端有一重量为 5.5g 的砝码套于其上。

（3）砝码、杠杆和指针：附有三个不同重量（7.5g、10g 和 15g）的砝码，并有试板一个和眼压换算表一张。

Schiötz 眼压计测量眼压系用一压计通过置于角膜表面的脚板，测量角膜压陷的深度。当压针每移动

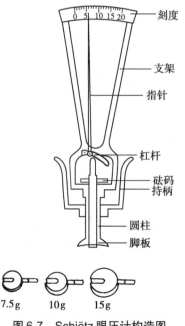

图 6-7 Schiötz 眼压计构造图

0.05mm 时，眼压计指针则移动 1mm（1 个刻度单位），即放大 20 倍。角膜压陷的深度则经杠杆传至指针，指针移动的刻度数经过换算即为眼压的毫米汞柱数值。眼压换算表自 1905 年以来经过数次修改，目前所通用者为 1955 年 Friedenwald 的换算表（表 6-2）。因为此眼压计测量眼压的原理是在对眼球施加 16.5g（眼压计的重量）的压力后，使眼球容积发生明显的改变而推算出的眼内压，而此容积的改变并不完全决定于所施加的压力和原来的眼内压，还决定于眼球壁的硬度，而此硬度又因人而异。但眼压换算表却是根据标准的、平均的眼球壁硬度制定的，因此在眼球壁硬度偏低的眼所得到的眼压值比实际眼压值低；在眼球壁硬度偏高的眼将得到比实际眼压偏高的数值。

2. Schiötz 眼压计使用方法

（1）使用前，先将眼压计的脚板置于试验台上，测试压针与圆柱间无摩擦阻力。压针应灵敏地指在"0"位上备用。

（2）使用前眼压计须消毒防止交叉感染。可用 75%

酒精棉签拭擦脚板及压针底部，待酒精挥发后方能使用，以免烧伤角膜；或可用酒精灯火焰消毒数秒钟，待冷却后使用；也可用紫外线或乙醚清洁消毒备用。

（3）患者仰卧于检查台上，用 0.5%～1% 丁卡因（或 0.4% Benoxinate）点双眼 1～2 次。待角膜知觉消退后，两眼直视天花板或指示灯，对视力不良者可嘱其注视患者本人的手指，以固定眼位。

（4）检查者位于患者头部上端，以左手拇指及示指分开睑裂，切忌压迫眼球。右手持眼压计，垂直将持柄固定，保持在圆柱上下两端中间，进行眼压测量。先测右眼，后测左眼。

（5）先用 5.5g 砝码测量，待指针稳定时记录其所示的刻度数。指针所指刻度在 3～7 的范围内时，所测结果较为准确。如读数 <3 时，需更换用 7.5g 的砝码测量，如读数仍 <3 时，则需改用 10g 砝码测量。有必要时，还需用 15g 砝码检测。每眼测量 3 次。

（6）将所用砝码和测得指针所指刻度数，按分数式列出，再查对眼压换算表，记录出眼压的数值。例

表 6-2　眼压换算表（Schiötz 眼压计，1955 年修正表，mmHg）

刻度	5.5g	7.5g	10.0g	15.0g	刻度	5.5g	7.5g	10.0g	15.0g
0.0	41.38	59.14	81.65	127.45	11.0	5.87	9.09	13.81	25.26
0.5	37.78	54.21	75.11	117.87	11.5	5.34	8.28	12.62	23.27
1.0	34.52	49.76	69.27	109.28	12.0	4.85	7.51	11.50	21.42
1.5	31.61	45.76	63.96	101.44	12.5	4.39	6.82	10.48	19.69
2.0	28.97	42.12	59.10	94.32	13.0	3.96	6.18	9.53	18.05
2.5	26.56	38.80	54.66	87.99	13.5		5.59	8.64	16.53
3.0	24.38	35.76	50.62	81.78	14.0		5.04	7.83	15.12
3.5	22.38	32.97	46.86	76.20	14.5		4.54	7.08	13.70
4.0	20.55	30.39	43.38	71.03	15.0		4.09	6.40	12.57
4.5	18.86	28.01	40.18	66.23	15.5			5.76	11.43
5.0	17.30	25.81	37.19	61.75	16.0			5.19	10.38
5.5	15.88	23.78	34.40	57.55	16.5			4.66	9.41
6.0	14.57	21.89	31.82	53.61	17.0			4.17	8.50
6.5	13.35	20.14	29.40	49.94	17.5				7.67
7.0	12.33	18.52	27.16	46.46	18.0				6.92
7.5	11.20	17.01	25.06	43.22	18.05				6.21
8.0	8.54	13.10	19.55	34.56	19.0				5.57
8.5	7.79	11.97	17.96	32.02	19.5				4.87
9.0	8.54	13.10	19.55	34.56	20.0				4.45
9.5	7.79	11.97	17.96	32.02					
10.0	7.10	10.94	16.48	29.61					
10.5	6.46	9.98	15.10	27.37					

1mmHg = 0.1333kPa

如用 5.5g 砝码刻度读数为 3，按分数式砝码为分子，刻度读数为分母，记录眼压数为 5.5/3＝24.38mmHg。如只记录眼压数而不记录砝码与刻度读数，则有可能产生错误。

（7）测量完毕，在结膜囊内滴入抗生素眼液，并将眼压计清洁消毒后，放入盒内的固定位置。

（8）对初次检查的患者要进行双砝码对读法检查，以排除因眼球硬度指数 E 值和角膜形状的变异，使眼球对外力的压陷反应受到影响，而导致眼压测量结果发生误差。应在半分钟内用不同重量的两组砝码（即 5.5g 与 10g，或 7.5g 与 15g）测量同一眼的眼压，再查对专用的简化表，便可得到 E 值（巩膜硬度）和校正眼压值。当 E 值明显偏离 0.0215 时，最好再用压平眼压计测量进行校对。

对患者有急性结膜炎、角膜溃疡、角膜上皮损伤或角膜化学烧伤、角膜瘢痕、眼球穿孔伤、眼球震颤以及神经质的患者，均不宜用此法检查眼压。儿童患者可在全身麻醉下用此法检查眼压。此外对有条件者，应将眼压计每 3 个月作一次标准化鉴定。

（二）压平眼压计

压平眼压计（applanation tonometer）是通过对眼球施加外力将角膜表面压平来测量眼压。其设计原理系根据 Imbert-Fick 定律，将眼球视作一球体。其公式为眼内压力 P 等于压平其表面的外力大小 F 除以该外力压平的面积 A，即 P＝F/A。最常用的压平眼压计为 Goldmann 压平眼压计、Perkins 压平眼压计、Tono-Pen 压平眼压计、iCare 回弹式眼压计、气动眼压计和 Makalakoff 眼压计等以及电脑非接触压平眼压计。现着重介绍 Goldmann 压平眼压计及非接触眼压计，并对其他眼压计作一简单介绍。

1. Goldmann 压平眼压计 1955 年瑞士 Hans Goldmann 发明这种眼压计。将被测量的角膜平面的直径选定为 3.06mm，面积为 7.354mm²。Goldmann 选定角膜压平面必须为 3.06mm 直径的理由有 3 方面：①方便于作毫米汞柱的整数计算。②若压平直径小于 3mm 时，则角膜上皮与内皮两面之压平面积大小不等，将使测量结果不准确。③若压平面直径大于 3.5mm 时，则眼球容积的改变将更加明显，也会影响测量结果的准确性。由于所压平面积极小，故眼球容积改变仅为 0.56mm³，这对临床测量原始眼压影响甚小，因而实际上可不考虑眼球容积的改变。因此，眼压数值也不受眼球壁硬度的影响，同时又不受角膜曲率大小的影响（病态角膜例外）。故 Goldmann 压平眼压计所测得的眼压即为原始的眼压数值，即 Pt＝"Po"。因而，Goldmann 压平眼压计已为国际所公认为眼压测量的"金标准"。

（1）Goldmann 压平眼压计的构造包括以下主要部分：

1）测压头（图 6-8）：为一表面平滑的透明塑料柱，前端直径 7mm，后端稍粗。前端为直接接触角膜，作压平角膜之用，后端固定在测压杆末端之金属环内。测压头内有两个底相反的三棱镜，能使物像移位形成两个半圆形（图 6-9）。在测压头前端的侧面上，有径线刻度，供测量高度散光时作轴向定位之用。

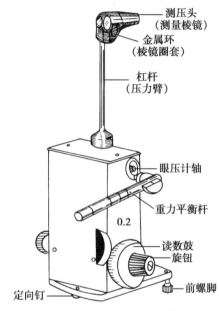

图 6-8 Goldmann 压平眼压计构造图

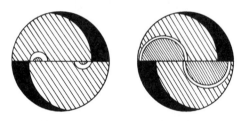

（1）刚接触角膜未加压时 （2）压平直径 3.06mm 时（正常荧光素半环）

图 6-9 Goldmann 压平眼压计测压时裂隙灯所见图像

2）测压装置：为一能前后移动的杠杆，其动度受内部装置的弹簧控制。弹簧的弛张又被一测压螺旋所调整。在测压螺旋上有以克为单位的重量刻度，以表示弹簧之张力（克重量），范围由 0～8g（相当于 0～80mmHg）。操作时只需捻转测压螺旋，通过在裂隙灯直观下，当角膜压平面达 3.06mm 直径时，所需之压力即为被测眼的眼压数值。

3）重力平衡杆：为一圆柱形金属棒，其中央部有刻线，并于其两端相当于 2g 及 6g 处，也各有刻线。其作用有两方面，其一为供测量高于 80mmHg 之眼压，其二可作为鉴定测压装置准确性之用。

（2）Goldmann 压平眼压计使用方法（图 6-10）：①用 0.5%～1% 丁卡因（或 0.4% Benoxinate）滴眼 2～3 次表面麻醉。两眼同时麻醉以减少瞬目运动。②用消毒的荧光素纸条置于结膜囊下方，使角膜表面泪液染色，便于观察。③受检者头部固定在裂隙灯之下颌托上，置蓝色滤光玻璃于裂隙灯前方，使泪液呈鲜绿色，并将裂隙完全开宽。光源投射角度为 35°～60°。④将测压头恰好与角膜表面相接触。

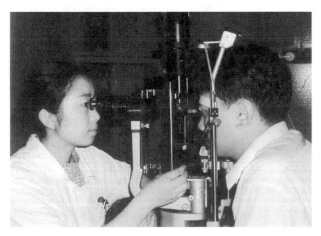

图 6-10　Goldmann 压平眼压计测量

同时调节显微镜使焦点清晰，观察荧光素环。通过上下调整观察平面，使两个荧光素染色环的半圆大小相等，位置对称，宽窄均匀一致，荧光素环以不宽于 0.25mm 为标准。⑤检验加压旋钮，使一个半圆的一端内缘与另一半圆的另一端内缘相切，此时读取旋钮旁的刻度，并将此读数乘以 10，即为眼压的毫米汞柱数。一般每眼测量三次后，取其平均值。凡连续数次测量读数相差 ±0.5mmHg，则说明测压操作无误。⑥如眼压过高，即使加压至 8g 时仍不能使两个半圆的内环相切，说明该眼眼压超过 80mmHg，则需借助使用重力平衡杆再进行测量。

使用 Goldmann 压平眼压计注意事项：①被测眼的睑缘及睫毛不可触及测压头，如果触及，应将镜头向后退移。②表面麻醉剂的选择应适当。因泪液膜的表面张力对测量眼压有重要影响，如使用 2% Novesin 麻醉最为理想。但一般使用 1% 丁卡因麻醉即可。③测压时如测压头位置的高低不适当，可使测压头中心垂直偏移，产生压平角膜的两个半圆不等大，将影响检查结果。应调整测压头的高度，使两个半圆形影像等大。测量时被测眼需正视前方，如注视方向不正，将发生角膜中心偏移，应力求避免。④泪液膜的厚薄与压平面边缘的宽度成正比。一般如泪液膜较薄时，半圆的边缘变窄，对测量值影响不大；反之，如角膜表

面染色的泪液过多，荧光素半环太宽，则测出的眼压比实际数偏高。应将测压头擦拭干后再行检测。若半圆的边缘太窄时，表示泪液膜已干或荧光素浓度太淡，应嘱被检者闭目数秒钟，或再加入荧光素后，进行测量。⑤中央角膜厚度与眼压值有关。如角膜过薄，则所测的眼压偏低。若角膜由于水肿增厚，所测得的眼压也偏低。而若角膜由于胶原纤维增多而增厚，则所测得的眼压值偏高，应另行测量中央角膜厚度以助诊断。⑥若检测眼的角膜有明显散光，则角膜压平面变为椭圆形。如仍按照上述方法测量，则所测得的眼压值可能偏高或偏低。大约每 4D 散光，眼压产生 1mmHg 的偏差。可将测压头旋转，使半圆分界线与椭圆主轴成 45° 角时测量；或分别测量出水平和垂直时的眼压，然后取其均值，以消除因角膜散光造成的偏差。⑦角膜曲率对眼压测量也可有影响。一般角膜曲率每增加 3D，眼压将升高 1mmHg。⑧用压平眼压计测量眼压后，如需再用 Schiötz 眼压计测量眼压，应间隔 2～5 分钟后方能进行。⑨测量时应嘱受检者向 5m 以远处注视，以减少因调节所造成对眼压的影响。⑩测压头与角膜接触时间过久可引起眼压下降或上皮损伤着色，使测量不准。此时应停止检查。多次测量也可使眼压稍偏低。⑪对卧床患者及儿童不能使用此方法检测眼压；对角膜水肿、角膜混浊或角膜表面不平者，测量数值不可靠。

2. Perkins 手持式压平眼压计　Perkins 眼压计（图 6-11）于 1965 年面世。其构造原理与 Goldmann 压平眼压计相同，所测结果亦与之相近。所测眼压不受眼壁硬度影响。本眼压计测量范围不能检测 50mmHg 以上的眼压。此眼压计是利用电池作为电源照明，为便携式眼压计，可在坐位、立位或卧位下进行眼压测量。特别适合于病床旁、小儿及因身体状况差不能在裂隙灯下进行检查眼压的患者检查。测量方法是用

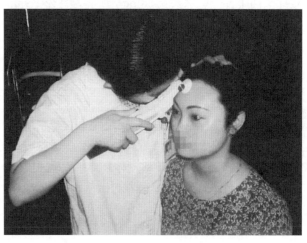

图 6-11　Perkins 压平眼压计测量

1% 丁卡因或 0.4% Benoxinate 作表面麻醉剂滴眼，将消毒的荧光素纸片置入结膜囊内，使角膜前泪液染色。以患者的额部作为支撑，检查者用手持眼压计，当从窥视孔中观察到眼压计的测压头与患者的角膜接触时，此时可见带有经钴蓝滤光片形成的两个绿色半环。检查者用示指拨动加压转盘，并逐渐加压，使此两个半环的内缘相切，得出读数，乘以 10，即为所测眼的眼压毫米汞柱数。此方法所测眼压，对玻璃体切割术加完全气液交换患者，以及角膜表面镜片术后的患者较其他眼压计所测结果尤为准确。

3. Tono-Pen 笔式眼压计（图 6-12） 这种眼压计是一种含微电脑分析系统的手持式电子眼压计。它是由电池驱动，其传感器与针芯平板相连。当针芯压平角膜时，如若传感器适应电流变化适当，则单芯片的微处理器会将此时的眼压进行数字化处理，并在液晶显示器上显示出平均眼压值和变异系数范围。这种眼压计携带和使用均甚方便，并可在多种体位下使用。在青光眼普查和筛选眼压高于 21mmHg 的患者中使用更为方便。与直接压力计相比，其相关性密切，重复性好，测量误差小。但与 Goldmann 眼压计相比，有时测量值相差较大，故不能作临床诊断和疗效观察的常规检测手段。由于其压平角膜的面积甚小，对角膜瘢痕、不规则角膜及角膜表面镜片术患者的眼压测量结果影响较小，故在临床使用上有其一定的意义。

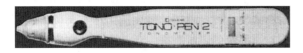

图 6-12 Tono-Pen 笔式眼压计

4. iCare 回弹式眼压计 iCare 回弹式眼压计（rebound tonometry, RBT）是一种新型的压平眼压计（图 6-13），包括轻便可手持的眼压计主体和一次性针式探头两个部分。探头长 28mm，顶端为直径 1.9mm 的球体。其工作原理是通过眼压计主体将探头弹射到角膜上，通过测量探头弹回时速度降低的程度来计算眼压。操作简单，测量时要求探头距离角膜 3-5mm 且垂直于角膜中央，系统自动连续测量 6 次获得可靠数据，iCare 软件自动去除最高和最低测量值，对其中的 4 个测量值进行计算分析后将眼压值显示在显示屏上。其主要特点是无需表面麻醉、对患者体位无特殊要求、患者无不适感，设备轻巧、移动性好，在老人、儿童等特殊群体及对特殊体位、麻醉剂过敏等特殊患者的测量中具有明显优势，适用于眼压筛查和临床工作中眼压的常规测量。此方法所测得的眼压与 Goldmann 压平眼压计测量值有较高的一致性，受检查者的影响较

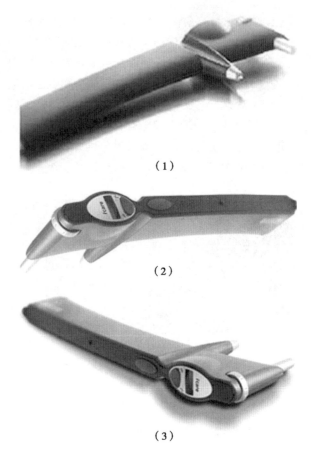

（1）

（2）

（3）

图 6-13 iCare 回弹式眼压计

小，但是其测量值相对于 Goldmann 压平眼压计的波动性较大。

5. 其他类型的压平眼压计

1）Draeger 手持式压平眼压计：其构造原理及使用方法均与 Perkins 压平眼压计相似，只是在结构上是利用小的电动机代替弹簧以调整施加于眼球上的压力来测定眼压。

2）气动压平眼压计（pneumatic applenation tonometen）：其设计原理是利用一个带有测压头的活塞及气箱装置，以调整测压头的压力。当此压力与眼压相等时，将其记录下来，即为所测眼的眼压。能在坐位、立位及卧位下测量眼压，还能持续记录眼压在一段时间内的波动情况，并可留下记录。所测眼压值与 Goldmann 眼压计基本相等。但器械复杂，价格昂贵，不易推广应用。

3）Mackay Marg 压平眼压计：可在卧位下进行眼压测量，并可将读数自动记录于纸带上。此眼压计颇适用于动物实验，但不能在临床上应用。

4）费—卡弹性眼压计：此眼压计是 Maklakov 于1885 年首创的一种压平式眼压计，后经 Filatov 和 Kalfa 改进而成，患者取仰卧位，双眼滴入丁卡因表面麻醉

剂后，将4种不同重量（5g、7.5g、10g及15g）的眼压计两端分别置于染有印液的印台上，用手持锤柱夹挟住眼压计，分别置于角膜正中，借其重量将角膜压平。眼压计的接触面因印液附着在角膜上而脱失，产生脱色的小圆面，后将眼压计末端的印色印于涂有薄层酒精的白纸上，留下印模，经测量并记录出眼压数值。

（三）非接触眼压计

非接触眼压计（non-contact tonometer，NCT）由Groliman（1971）设计，Forbes等（1974）首先应用于临床。

这种眼压计的结构原理由三个系统组成。即：①气流系统：利用压缩空气，准确地输出随时间递增的气体脉冲力，将一股气体喷向受检人角膜表面，而将角膜面压平至直径为3.6mm。②压平监视系统：检验角膜被压平的瞬间的情况。具有协调光发射器和光接收器的邻近系统和固定注视方面的示标。③反射器械及角膜的校准系统。本眼压计具有一个有利于患者固视的反射系统和另一个为压平监视系统，以保证气流及光束击中角膜的光学中心。此控制系统设置有红外线装置。用红外线作为主照明光线，当红色点状目标落在白色环之内时，其自动控制系统便自行开放眼压计开关，处理器可将角膜压平时间转换成眼压值，将眼压数显示出来。全部测量过程仅需2～3秒钟便能完成。

测量方法：以Topcon CT80型电脑眼压计为例（图6-14）。使用方法为：

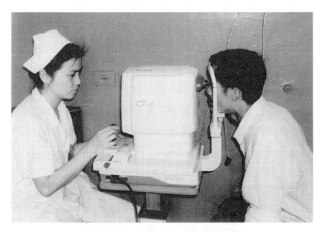

图6-14　非接触式眼压计测量

（1）受检者取坐位，不需表面麻醉角膜。将下颌置于颏托架上，前额紧靠头带，移动调焦手柄将测压头对准待测眼的角膜。

（2）打开电源开关后，设定测量方式。初始的测量方式为Auto（自动）方式。此仪器的测量范围可在0-30和0-60间转换。一般用0-30的测量范围。如眼

压很高，就要转换到0-60的测量范围。除自动检查方式外，也可操作手柄按钮，触发测量过程，作手动测量。

（3）根据需要移动主体，把屏幕上的对准点放在内对准标记里。如仪器太靠近目标眼，则"Too close"（太近）显示在监视屏上；如果太远，则"FORWARD"（太远）显示出来。一旦对准点对好时，工作距离为11mm，则空气喷射，眼压测量值立即显示在显示屏上。

（4）每眼连续测量眼压3次，每次不得少于5秒钟，荧光屏上显示的眼压值为毫米汞柱。并显示出眼压的平均值。

（5）用同法测量对侧眼的眼压。

（6）测量完毕，按控制板上的打印键，两眼的眼压数值自动打印出来，可长期保存。

本眼压计的优点是检查不接触眼球，为无创性眼压计，并可反复多次测量而不引起眼压下降。成人及儿童均适用，无需滴用麻醉剂，不存在对麻药过敏或损伤角膜及引起眼球交叉感染等问题。在测量中，除了气流冲击时有的人略感不适外，一般无痛苦发生。与Goldmann眼压计相比，这种眼压计在正常眼压范围内的测量值是可靠的，但在高眼压时其测量值可能出现偏差。当角膜异常或注视困难的患者可出现较大的误差，对角膜有病变的患者，不仅测量值可能不准确，还可引起角膜上皮下气泡，故应慎用，使用这种眼压计检查眼压，只适用于坐位而不能用于卧位检查。

（四）动态轮廓眼压计

动态轮廓眼压计（dynamic contour tonometer，DCT）利用最新电子感应技术代替传统的机械眼压测量方法，避免了角膜生物力学特性对眼压测量的影响，且可以同时显示眼压及眼压脉动振幅（ocular pulse amplitude，OPA）的测量结果。

DCT的支架可以安装在任何裂隙灯上，其探头为圆柱形，尖端是一个凹形的表面，外形的轮廓线与角膜类似，当它与被测角膜接触并理想拟合时被称为"轮廓拟合"，此时角膜内外两侧的压力相等，探头内植入的传感器可产生一个电子信号，其大小对应于真实的眼压值。系统软件通过读取压力相关的电子信号，计算出心脏收缩和舒张情况下的眼压值，以及由此产生的OPA，和眼压值一起显示在显示屏上。

测量方法（图6-15）：

（1）将眼压计安装在裂隙灯上，调整裂隙灯照明使亮度适中，更换传感器帽。

（2）受检者取坐位，1%丁卡因或0.4% Benoxinate角膜表面麻醉后，头部固定在裂隙灯之下颌托上，双眼睁大直视前方。

（3）顺时针旋转蓝色旋钮约10°、听到蜂鸣后释

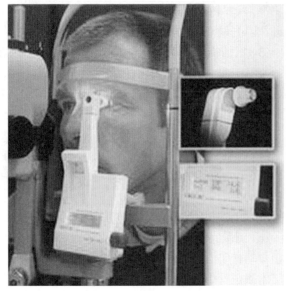

图 6-15 眼压测量方法

放，通过左侧目镜观察，向前推动裂隙灯直至探头接触角膜中央，继续推动直至悬臂大约处于垂直位置。

（4）使用摇杆调节探头的位置，直至包围蓝绿色的方块（即压力传感器）的不透明部分和接触面呈同心圆状态。

（5）听到 5～7 声连续清晰的声响音调后，迅速将裂隙灯和探头撤离受检者眼部，记录眼压和 OPA 值。每只眼测量 3 次取其平均值。如果 Q 值（表示测量结果质量，1 为最佳，2、3 可接受，4、5 应重新测量）大于 3，需重新测量。

DCT 采用轮廓匹配原理和压力传感器来测量眼压，测量值与角膜直径、厚度、硬度及其特性均无关，几乎适用于所有人。而且其测量眼压的范围大幅增加，可测 5mmHg～200mmHg 眼压值。DCT 眼压测量值与 Goldmann 压平眼压计测量值有很好的一致性，OPA 值为客观评价眼血流状态、为认识青光眼的血流动力学机制提供了新的途径。DCT 测量时应嘱受检者直视前方，以保证探头与角膜中央接触，此外应尽可能缩短测量时间，防止受检者瞬目眨眼造成的非正常间断。

四、24 小时眼压的测量

由于正常人的眼压存在生理性波动，一次测量眼压的结果只能反映出一天 24 小时内某一瞬间的眼压值，不能代表全天的眼压情况，因此对于诊断及治疗青光眼患者需要进一步行 24 小时眼压测量。其传统方法是 24 小时内多次测量眼压，然后把所有眼压数值描记成曲线。推荐的时间为 5Am、7Am、10Am、2Pm、6Pm、10Pm 共 6 次，或 24 小时内每隔 2～4 小时测量一次。

随着科学技术不断进步及交叉学科的发展，近来一种便携式持续性 24 小时眼压测量的设备已被应用于临床，其通过所佩戴在角膜上的接触镜中的传感器达到监测的目的。这一新技术的应用能避免 24 小时内多次眼压测量所带来的不便，并能反映 24 小时内日常生活节律中眼压变化的最真实情况。

第三节 眼 压 描 记

在正常状态下房水的生成与排出保持着相对的平衡。当外力作用于眼球时，房水自流出通道压出，致使眼压下降；而青光眼患者，其房水流出通道受阻，外力作用后眼压下降则减慢。1950 年 Grant 应用这种现象，制出眼压描记器，记录出当眼压计放置在眼球上，经过一定时间，其眼压连续下降的变化情况，经过学者们不断地改进，目前已发展到利用计算机智能眼压计直接进行眼压描记的检测。

根据 Grant 推算出的公式，可由眼压描记结果算出房水流畅系数的值、房水流量和压畅比等数值来。

设：

ΔV：压迫眼球后房水流出的量

ΔP：压迫眼球的力

T：压迫眼球的时间

当压迫眼球的力 ΔP 越大，压迫时间 T 越长，则压迫眼球后房水流出量 ΔV 越大：即 $\Delta V \propto \Delta P \times T$。

设定常数 C 即是房水流畅系数，则 $C = \Delta V / (\Delta P \times T)$

当眼压计持续放置于眼球上时，眼压下降，角膜凹陷程度增加，球壁膨胀减少，至时间 T 时，ΔV 等于此时角膜压陷容积与眼球膨胀容积之差。经 Friedenwald 计算出眼压描记值换算表；并经 Grant 修改制定出了标准眼压描记表。只需在作眼压描记时，测出眼压的初始读数，经测量 4 分钟后，读出眼压的终末读数和所描记方法是患者取仰卧位，于结膜囊内用丁卡因滴眼液行角膜表面麻醉后，两眼注视正上方的视标，检查者用一手的手指分开患者上下眼睑并固定于眼眶的上、下缘处，另一手持眼压计测压头垂直置于角膜中央，持续 4 分钟。其眼压曲线则被描绘于记录纸上。根据眼压描记开始和终末时的眼压计指针指示的刻度数值及所使用砝码的重量，并查对 Becker 简化的眼压描记换算表，即可得出房水流畅系数（C）及房水流量（F）和压畅比（Po/C）。

正常值和病理值：房水流畅系数（C）正常值为 0.19～0.65μl/（min·mmHg），病理值为≤0.12μl/（min·mmHg）；

房水流量（F）正常值为 $1.84\mu l/min \pm 0.05\mu l/min$；压畅比（Po/C）正常值为 ≤100，病理值为 >120。

眼压描记法是房水流畅系数的非侵入性的检查方法。目前对它在诊断和处理青光眼的作用上存在着争议，但在对开角型青光眼的诊断上仍可作为辅助手段。眼压描记可以预测青光眼患者视神经损害的进展程度，利用压畅比（Po/C）值检测有较高的敏感性。对于急性闭角型青光眼在急性发作后，其 C 值等于或低于 0.10，提示只作虹膜周边切除术或虹膜激光造孔术等预防性措施，还不能控制青光眼的进一步发展，因而眼压描记在深入了解青光眼的发病机制和抗青光眼药物的治疗作用上仍有着重要的意义。眼压描记在治疗青光眼中对评价药物的疗效和在实验研究药物降低眼压的机制中均有重要的作用。通过眼压描记研究证实了毛果芸香碱、毒扁豆碱等药物的降压机制是增加房水排出、提高 C 值，而噻吗洛尔及碳酸酐酶抑制剂则是减少房水分泌并降低 F 值的药物。在开发新的降眼压药物研究中，可利用眼压描记方法研究其作用机制；在用药物治疗青光眼过程中，将 C、F 值的变化结合起来分析，可对眼压作出较全面的评价。

（宋广瑶　刘旭阳）

主要参考文献

1. 周文炳. 临床青光眼. 第 2 版. 北京：人民卫生出版社，2000，40-62.

2. 王宁利. 目前青光眼防治工作中存在的问题与解决对策. 中华眼科杂志，2002，38：705-707.

3. 葛坚. 青光眼视损害与血液流变学、眼血流图及其诸影响因素相互关系的研究. 中华眼科杂志，1992，28：195-198.

4. 赵家良. 北京市顺义县 50 岁以上人群中青光眼患病率和正常眼压调查. 中华眼科杂志，2002，38：335-339.

5. Shields MB. Textbook of Glaucoma. 2nd ed. Baltimore：Willians Wilkins，1987，45-64.

6. Shiose Y. The aging effect on intraocular pressure in an apparentiy normal population，Arch Ophthalmol，1984，102：883.

7. Moses RA. The Goldmann applanation tonometer. Am J Ophthalmol，1958，46：865.

8. Grolman B. A new tonometer system. Am J Opton Arch Am Acad optom，1972，49：646.

9. Moese RA. Arnzen RJ. Instantaneous tonometey. Arch Opthlmol，1983，101：249.

10. Wang NL，Friedman DS，Zhou Q，et al. A Population-Based Assessment of 24-Hour Intraocular Pressure among Subjects with Primary Open-Angle Glaucoma：The Handan Eye Study. Invest Ophthalmol Vis Sci. 2011，52：7817-7821.

11. Zhou Q，Liang YB，Yin Wong T，et al. Intraocular Pressure and its Relationship to Ocular and Systemic Factors in a Healthy Chinese Rural Population：The Handan Eye Study. Ophthalmic Epidemiol. 2012，19：278-284.

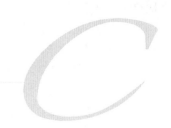

第五章
前房角镜检查

前房角镜检查法是眼前房角的活体显微镜检查。前房角是房水经巩膜静脉窦（Schlemm 管）和葡萄膜—巩膜途径排出眼外的部位，既是青光眼的主要病变所在，又是绝大多数治疗青光眼的药物、激光和手术发挥作用之处，所以前房角镜检查对判断青光眼的病因、诊断、治疗和预后具有重要意义。此外，为了观察其他累及前房角的病变，例如先天异常、肿瘤、外伤、异物及手术造成的房角改变，也必须通过前房角镜检查来明确诊断。

前房角镜检查法在 20 世纪初已提出，经过将近一个世纪的不断改进，目前仍在眼科临床工作中普遍应用，对青光眼来说更是一种常规检查项目。就占全球原发性闭角型青光眼患者人数最多的国家（例如中国和印度）而言，前房角镜检查也是防止视力伤残的基本组成部分。

与其他眼检查方法相比，前房角镜检查可能会产生较多的误差和错觉，克服这些问题需要：①熟练、灵巧的操作技术，以获得一个聚焦稳定清晰的观察角度和房角图像，尽量减少人为因素的影响。②熟悉前房角镜检查的正常解剖差异和异常病理改变的系统知识，例如周边前粘连、新生血管形成、小梁网色素过度沉着、小梁网炎症沉着物、外伤性房角异常和发育异常等最常见的病理表现。③重视结合临床病史和其他眼部体征，这些信息可能是使我们的注意力集中到青光眼方面来的重要线索。④定期检查，及早发现由于年龄、晶状体、药物等因素引起的继发病理改变（联合机制或混合机制存在）。⑤有条件时，结合现代客观的超声生物显微镜检查可弥补传统主观前房角镜检查的缺陷与不足。

第一节　前房角镜检查方法

正常情况，来自前房角的光线，从屈光指数较高的房水进入屈光指数较低的空气，其入射角大于临界角，光线在角膜 - 空气界面上发生全内反射，光线无法达到观察者的眼内。解决问题的关键是在角膜上放置一个类似角膜屈光指数的特殊接触镜（透镜或棱镜），以消除角膜表面的这种光学效应，使在新的接触镜 - 空气界面上产生折射或反射。前者通过房角透镜折射而直接观察到房角结构（正像），称为直接前房角镜检查。后者通过房角棱镜内的反射镜反射而间接观察到房角结构（倒像），称为间接前房角镜检查（图6-16）。

目前有三种类型前房角镜可供临床应用：①凹面直径12～14mm，需用接触镜液联接，患者需仰卧位（例如 Koeppe 直接前房角镜）。②凹面直径11～12mm，需用接触镜凝胶联接（例如 Goldmann 间接前房角镜），因其凹面接触面积较大，易压迫角巩膜缘和引起房角变形，又称"巩膜型"间接接触镜；③凹面直径 9mm，利用患者自身泪液联接（例如 Zeiss 型及其改良型间接前房角镜），其凹面接触面积较小，故仅与中央部角膜接触，不会压迫角巩膜缘和引起房角变形，又称"角膜型"间接接触镜。

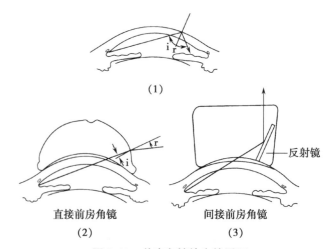

图 6-16　前房角镜检查的原理
（1）由前房角发出的光线在角膜 - 空气界面上，其入射角（i）大于临界角，光线折射回眼内（全内反射），（r）为折射角
（2）（3）接触镜（直接和间接前房角镜）的屈光指数与角膜屈光指数类似，使光线能进入接触镜，在接触镜 - 空气界面上产生折射（直接前房角镜）或反射（间接前房角镜），并达到观察者眼内

一、直接前房角镜检查

检查仪器系由接触镜、Barkan 聚焦照明器和手持房角显微镜(双目生物显微镜)组成。

(一)接触镜(房角透镜)

圆顶状 Koeppe 房角透镜是原型诊断性直接前房角镜,具有不同直径和后曲率半径,本身可提供 1.5 倍放大。

(二)照明及观察

为了看清前房角结构,必须有良好的照明和 15～20 倍的放大,照明可采用分开手持的 Barkan 聚焦照明器或附在显微镜上。观察装置是采用双目生物显微镜或手持裂隙灯显微镜。

(三)操作技术

患者采取仰卧位,表面麻醉,房角透镜的内凹面用生理盐水充盈,随后将房角透镜迅速安放在角膜表面;也可嘱患者头部向被检查的眼之一侧偏斜,注视检查者的鼻部,用拇、示指持镜之边缘,另一手拉开下睑,将镜的下缘置入下穿隆部,再牵开上睑,置入镜的上缘。到位后,将镜的鼻侧缘掀开少许,在镜后滴入 0.2ml 左右生理盐水,将空气驱出,其后将患者头部转向正面进行检查。检查者一只手持双目生物显微镜,另一只手持照明器,如此操作常需要助手帮助移动房角透镜到合适的观察位置。如果双目生物显微镜配有光源或采用手持裂隙灯,其时检查者可腾出一只手来控制房角透镜(通过透镜表面的中央小凹固定透镜)。检查者通过变换体位来改变观察角度,以尽可能多看见房角结构和完成全周房角检查。

二、间接前房角镜检查

检查仪器系由接触镜和裂隙灯显微镜组成。

(一)接触镜(房角棱镜)

房角棱镜有 Goldmann 型和 Zeiss 型两个类型,它们通过镶嵌在棱镜内的反射镜,使来自对侧房角的光线,在接触镜 - 空气界面上以接近直角的方向反射,这就允许裂隙灯显微镜在直线向前的位点上间接观察到房角结构。该房角图像为 180° 反向但不交叉,即它在水平反射镜面提供的图像是从右到左方向,而在垂直反射镜面是从上到下方向。由于显微镜和光束总是在同一焦点上,这样就可以一只手用来控制裂隙灯的显微镜及光束,而让另一只手灵巧地操纵房角棱镜。

常用的 Goldmann 型单面房角棱镜是原型诊断性间接前房角镜,镜的凹面直径为 11～12mm,后曲率半径为 7.38mm。单面反射镜高 12mm,倾斜 62°。Goldmann 型两面房角棱镜可同时观察两侧房角。Goldmann 型三面房角棱镜,其中一个半圆形倾斜 59° 的反射镜是作前房角检查和观察锯齿状缘用。上述三种 Goldmann 接触镜需要采用较黏稠的甲基纤维素或凝胶,充填其与角膜之间的空隙。

Zeiss 型四面房角棱镜的凹面直径为 9mm,后曲率半径为 7.72mm,患者自身泪液可充作液桥,故无需接触镜液。四个 64° 倾斜的反射镜仅需在两个方向作非常小的接触镜旋转(大约 11°),就可同时观察到全周房角结构。较新的改良是将接触镜牢固镶嵌在一个圆柱形或多边形铝手柄上(如 Posner 四面房角棱镜)或改为直接手持(如 Sussman 四面房角棱镜)。

(二)照明及观察

间接前房角镜检查需要有明亮的光源(尤其裂隙光柱)和合适的放大倍数。较低的放大倍数,房角细节不易看清,较高的放大倍数焦点过于曲折,像易变形,理想的放大倍数是在 20～30 倍。现在临床使用的裂隙灯显微镜都可满足这些要求,而且可以利用裂隙光束帮助估量房角入口、周边虹膜形态和区分周边虹膜与小梁网之间是否存在空隙。

(三)操作技术

滴表面麻醉剂后,患者坐在裂隙灯前,调整座椅、检查台、颊架及显微镜的高低,使患者下颌舒适置在颊架的下颌托上,前额紧贴着头架的额带。显微镜观察中心能从角膜的上方调到角膜的下方位置及前后移动能清晰对焦在角膜或晶状体表面上。Goldmann 型接触镜凹面上滴甲基纤维素后,嘱患者向上看,用一手示指牵开下睑,另一手拇、示指持接触镜将其下缘置入下穿隆部,然后迅速提起上睑将接触镜上缘送入上穿隆部,通过"吸附效应"接触镜得以固定在角膜表面上。用一手控制和转动接触镜的反射镜,另一手调整裂隙灯光束聚焦在反射镜镜面上,由镜面反射出来的对侧房角图像,看上去类似扇形结构。首先在下方房角(6:00 方位)开始从虹膜瞳孔缘沿虹膜表面向前寻觅,仔细辨别睫状体带、巩膜嵴、小梁网后部色素带和前界线(Schwalbe 线)等房角解剖定位标志。随后沿顺时针方向按下面检查技术,依次完成全周房角检查。一般来说,房角越宽,房角结构越易看到,下方房角较上方房角更易见,次为两侧房角。

1. 静态检查技术 为了真实评价房角的自然宽窄度(静态分级)和确定房角是否存在闭合,应采取原位检查,也称静态检查法。此法有两个关键步骤:①嘱患者向正前方注视(第一眼位),此时观察房角是在与虹膜面平行并垂直于小梁网的方向,这将减少眼位变动对原来窄角状态的影响,也将在宽角小梁网上看到一个较宽和焦点较清晰的图像。②采用窄而短的小光束进行观察,由于光线没有直接通过瞳孔,这可避免因瞳孔收缩而改变窄房角的原来状态,如果再交替采用缩窄的裂隙光束和打开的宽光束进行对比观察,这对发现早期同位性闭合存在特别重要。裂隙光束对估计房角入口的宽度(角膜-小梁网与周边1/3虹膜表面之间两条假想切线夹角的角度)、周边虹膜形态、周边虹膜隆起的水平(原位检查下房角结构解剖标志的可见程度)以及最初判断房角有否闭合(两维裂隙光线相交或错开)颇有帮助。静态检查技术的其他注意事项是避免接触镜倾斜和施加任何压力。

2. 动态检查技术 其目的是人为增加房角深处结构(房角隐窝和虹膜根部附着)的可见度,确定最初静态检查发现的房角闭合是同位接触性或是粘连性闭合。动态检查的最基本技术是改变注视眼位,即令患者眼睛往反射镜同侧方向注视,这种眼位使房角图像移到高于虹膜平面的切线位置来观察,如果结合采用宽而明亮的光束,其时检查者容易窥入窄房角的深处。这有助于判断房角是否开放、房角闭合的性质,以及评价虹膜根部附着位置和睫状体带的宽度。尽管改变注视眼位观察会降低小梁网图像的聚焦质量和产生光学上结构"远近"缩短现象,但由于光道与反射镜面仍然保持垂直而不会产生图像显著散光变形。既往提倡采用的倾斜接触镜或操纵Goldmann接触镜反射镜侧的

镜缘加压动态检查技术,由于如下缺点而不再强调使用:①改变光道与反射镜面的垂直关系而产生图像显著变形。②不适当的接触镜压迫引起角膜后弹力层起皱而影响观察。③不正确的操作,如Goldmann接触镜的镜缘压迫位置不在反射镜同侧而是在待观察房角的那一侧,这将人为造成观察侧房角变窄甚至关闭的假象。然而,利用9mm直径小凹面直接压陷角膜中央的Zeiss型接触镜动态压陷检查技术,可避免这种人为房角变窄或关闭的错觉(图6-17)。

动态检查观察内容:①虹膜根部真正的附着位置和睫状体带宽度(房角的深度),某种意义上可反映睫状突的位置。②虹膜周边前粘连的形态、位置、部位与范围。③房角结构的其他异常细微变化。④两维裂隙光束对鉴定器质性的粘连闭合颇有帮助。

3. 压陷前房角镜检查 指专门采用Zeiss型接触镜作动态检查的特殊技术。原理:通过接触镜较小的角膜接触凹面直接压陷中央角膜,迫使房水流向前房周边部和虹膜向后移动,从而人为暂时增宽或开放同位闭合的房角,但不会人为引起房角变窄或关闭的假象。目的:评价非常拥挤狭窄的房角,尤其裂隙光切面似乎呈现闭合的房角,判断房角闭合性质是同位接触或是粘连性以及虹膜周边前粘连的存在。方法:首先要求检查者控制好手腕和前臂的力量,以维持握着接触

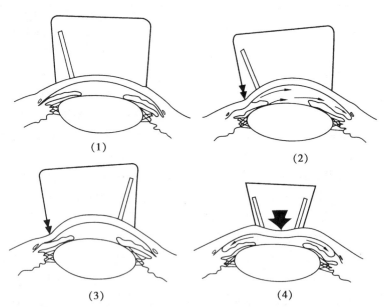

图6-17 静态与动态前房角镜检查技术

(1)静态检查,房角似乎关闭,但不能确定是接触性或粘连性闭合 (2)操纵(动态)前房角镜检查,Goldmann接触镜反射镜-侧边缘压迫角膜缘,驱使该侧前、后房房水流向对侧房角,增宽和开放对侧房角(接触性闭合) (3)操纵前房角镜检查中错误的操作,压迫位置不是在反射镜同侧而是在被观察房角侧,观察侧房角人为弯曲变形,易产生房角完全(粘连)闭合的错误判定 (4)压陷(动态)前房角镜检查,Zeiss接触镜压陷中央部角膜,压迫房水进入前房角,使周边虹膜后移,虹膜与小梁网分开(接触性闭合)

镜的手腕能灵巧地向前轻微摆动，当接触镜恰好与角膜表面接触时，通过四个不同象限的反射镜迅速观察全周房角（静态检查），随后通过接触镜凹面直接向内压陷中央部角膜和迅速观察全周房角（动态检查）。注意防止接触镜引起眼球转动的推力，以避免接触镜从角膜表面滑脱。如果接触镜偏离角膜中心或患者注视眼位改变，需提起或重放接触镜。如果压陷期间角膜出现皱褶，可交替采用提起回撤和重新向前柔和压陷技术来观察，也许需要重复若干次。压陷前房角镜检查是一个动力过程，随着柔和地增加压陷力量，周边虹膜逐渐后移，房角深部结构标志被识别，如果虹膜与小梁网发生粘连，虹膜束缚在小梁网上并不会随着压陷而后移或分离。Howard（2010）介绍了一种技术替代采用整个镜子接触面直接压陷中央角膜，即只在待观察房角的对侧反射镜上柔和地轻压，或向着待观察房角一侧轻微移动接触镜，均可增加房角深处结构的可见性。

就上述三种类型接触镜优缺点来说，间接前房角镜检查因裂隙灯显微镜提供可控制的照明、裂隙光和观察细微结构所需的高的放大倍数，故所见房角图像明亮清晰；另外其设备及坐位检查姿势是常规和熟悉的，故操作简易、方便、快速和可作动态检查。目前除了必须在全身麻醉及卧位情况（如婴幼儿或儿童）需采用直接前房角镜进行检查或手术外，大多数眼科医师常规采用间接前房角镜检查法。其中最普遍使用Goldmann型接触镜，因其是教学、摄影和激光治疗的标准接触镜，缺点是较难作压陷检查技术，吸附效应会歪曲房角结构的解剖关系，以及由于应用黏稠的接触镜液而致视力模糊和妨碍眼底检查。Zeiss型接触镜的优点是快速（尤其有利于双眼作比较），无需接触镜液，易作压陷检查技术，其获得的信息参数可与超声生物显微镜检查发现的信息相比较；缺点是学习操作较困难，容易过高估量房角的宽度，很难用于摄影和激光治疗。最近，Zeiss型接触镜及其动态压陷检查技术受到国外眼科医师的广泛喜爱与推广，因此建议：①初学者首先应掌握好Goldmann前房角镜检查，然后逐渐学会和熟练掌握Zeiss型前房角镜及其动态压陷检查技术。②对于一个非常狭窄、拥挤的窄房角眼，如果采用Goldmann动态操作技术仍未能看到房角深处结构和很难判断房角是否存在同位性或粘连性闭合时，应采用Zeiss型动态压陷前房角镜检查。

第二节 前房角镜下房角解剖

前房角镜检查的迅速定位，最好先从虹膜瞳孔缘开始，观察覆盖晶状体的虹膜轮廓与形态，再将视线移向周边部虹膜和角膜，估计房角的宽窄度，然后依次观察虹膜根部附止、睫状体带、巩膜嵴、小梁网及前界线等解剖标志。巩膜嵴、后部色素小梁网及前界线是最关键的定位标志。正常前房角镜下房角解剖会存在相当大的差异（图6-18）。

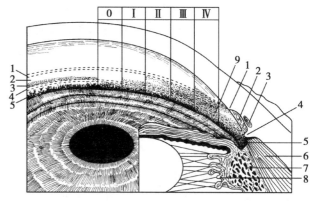

图6-18 正常房角及色素分级
1. 前界线 2. 小梁网 3. Schlemm 管 4. 后界线 5. 睫状体带及虹膜突 6. 睫状肌子午向纤维 7. 睫状肌放射状及环状纤维 8. 睫状突 9. 小梁网色素分级（Scheie）：0～Ⅳ级

一、虹　膜

虹膜如果（瞳孔缘到周边部）平坦或凹陷，则前房深，周边虹膜与角膜的距离较大，所以房角也较宽，这多见于近视眼；虹膜如果明显前凸，则前房浅，周边虹膜与角膜的距离较小，所以房角较窄，这多见于远视眼。老年人因晶状体随年龄增大，晶状体虹膜隔前移，会使前房变浅和房角变窄。

周边部虹膜末卷的位置和隆起程度是决定窄角或宽角的重要因素，虹膜根部和与其相关的睫状突两者的位置及厚度以及瞳孔大小亦是影响房角宽窄度的要素。虹膜的三个主要特征需认真评价：第一个是周边虹膜形态，或许是凹陷、平坦、高褶、膨隆和不规则；第二个是虹膜根部的附止水平，或许在睫状体带的较后部、靠近巩膜嵴的睫状体带较前部、恰好在巩膜嵴、Schwalbe 线后（小梁网上）或 Schwalbe 线前；第三个是角膜 - 小梁网与周边 1/3 虹膜两条假想切线的夹角宽度（虹膜角膜角的宽度），以 10° 为一个等级，从 0°～40° 共 5 个级别，小于 20° 属危险窄角。正常眼房角各方向宽度也可不相等，一般以下方最宽，上方最窄。Herrick 等（1968）观察，少于 20° 的窄角占 1%，极窄房角占 0.64%（共 1.64%）。茅祖裕（1981）统计我国 40 岁以下人群 78.9% 为宽房角，41 岁以上人群仅 43.2% 为宽房角。

二、睫状体带

虹膜根部附止与巩膜嵴之间的凹面（房角隐窝的穹隆部），它是前房角镜检查下唯一能见到的前部睫状体肌裸露部分。睫状体带裸露和房角隐窝发育完全大约在出生后一岁左右。睫状体带像是一条位于巩膜嵴后呈浅灰色、灰蓝色、浅棕色或黑灰色带，浅色眼呈浅灰色，深色眼多呈黑灰色。睫状体带的真正解剖学宽窄度取决于虹膜根部附止的水平，通常近视眼较宽而远视眼较窄。高位的虹膜根部附止可能与某些青光眼类型发病有关，有报告亚洲人的虹膜根部靠前附止和睫状体带较窄。在具有虹膜平坦或凹陷的宽角眼上，如果虹膜根部直接附止在巩膜嵴或巩膜嵴前以致看不见睫状体带，这种情况不应视为窄角。

葡萄膜小梁从虹膜根部一直延伸到 Schwalbe 线，葡萄膜小梁的内层部分构成虹膜突组织并与来源于虹膜根部的伞样虹膜组织同时存在。虹膜突是一些棕色或浅灰色（浅色眼）的丝状、穗状、根须状或融合成花边网状结构，或薄或厚，常跨过睫状体带并分支终止于巩膜嵴、小梁网后部甚至高达 Schwalbe 线，通常在鼻侧最为密集。虹膜突形态有较大差异，有些纤细到如丝状；有些致密到遮盖部分睫状体带，仅可通过突间裂隙隐约辨别出其内睫状体带结构；有些宽厚到像帐篷状而被误认为是虹膜周边前粘连；一些虹膜突部分萎缩并在相应的小梁网上留下色素样残株。大量、致密架桥状或帐篷状宽厚虹膜突样组织是提示房角发育异常（发育性青光眼）的体征，它代表着胚胎学不完全分离的虹膜组织残留。这种虹膜突样组织与周边前粘连的鉴别是：前者为疏松网状开孔结构，通过压陷前房角镜检查技术，虹膜突组织会受房水压力影响而向后移动；周边前粘连为坚实的宽块状虹膜组织，压陷时组织不会向后移动。

三、巩膜嵴（后界线）

巩膜嵴是内巩膜沟后缘的嵴状突起，角巩膜小梁网的束带（薄板）和睫状肌纵向纤维分别附止于其前、后边缘，该嵴将传统的小梁网-Schlemm 管房水流出通道与葡萄膜-巩膜房水流出通道隔开。前房角镜检查下，巩膜嵴像是一条稍突起的白色线或带，其前面是具有较多色素沉着的后部小梁网和与其相邻的 Schlemm 管（充血时呈红色线样），后面是睫状体带，因此巩膜嵴是房角前壁结构定位和判断房角是否开放（即功能小梁网是否存在）的重要标志。另外，在超声生物显微镜检查时，巩膜嵴是最容易辨认的结构，因此它也是房角结构定量测量的重要标志。

四、小 梁 网

小梁网位于前界线（Schwalbe 线）和后界线（巩膜嵴）之间，看上去像是一条毛玻璃样弧形着色宽带。通常年轻人或浅色眼的小梁网色素沉着较轻，老年人或深色眼的小梁网色素沉着较多（中等量）。小梁网的前部（非功能部）缺乏色素沉着，难于辨认。邻近 Schlemm 管的后部小梁网，房水流出最活跃和色素沉着显著，尤其在下房角，曾称它为滤过部、功能部或色素部小梁网。色素部小梁网恰好在巩膜嵴前方，它提示其深部 Schlemm 管的位置，小梁色素沉着带及充血发红的 Schlemm 管是识别小梁网的标志。当小梁网缺乏色素而难于辨认时，应用巩膜散射的后透照法容易鉴定小梁网的毛玻璃样典型特征及具有深度、柔软和筛网样感觉。

五、前 界 线

Schwalbe 线（前界线）是小梁网前端和角膜后弹力层终端的接合处，房角三维平行光束中的角膜光学楔前、后两条裂隙光线在此处汇合（角膜光学楔顶点），成为一条二维单线，然后以垂直角度和稍向内陷通过小梁网。该线像是一条白色半透明稍向前凸的弧形细嵴，其位置、宽度、厚度及可见性有个体差异，即使在同一眼内不同部位亦不一样。当该嵴显著增厚或向透明角膜内伸延，曾称它为"角膜后胚环"，常见于颞侧周边角膜。角膜后胚胎环虽是一种先天发育异常，但常可单独出现在正常眼内（见于 15% 的正常人群），显著增厚、前移或悬垂的角膜后胚胎环和"T"字型桥样虹膜突组织可能提示房角发育异常（Axenfeld 异常或综合征）。如果 Schwalbe 线定位标志难以辨认时，下列特点有助于判断：①无色、透明光滑的角膜面与粗糙着色的毛玻璃样小梁面分界处（巩膜散射后透照法）；②"Sampaolesi"色素线（相当于 Schwalbe 线处），该处是从较小的角膜曲率半径向较大的巩膜曲率半径转折处，大量色素颗粒常停搁和集结于此处，并形成"Sampaolesi"色素线征；③角膜光学楔的前、后两条裂隙光线接合处（角膜光学楔顶点即是 Schwalbe 线）。

正常情况下，深色眼的虹膜不应看见血管，浅色眼的虹膜偶尔可见少数血管，正常血管不应位于虹膜表面和不会延伸到巩膜嵴上。虹膜大环位于睫状体内，呈环行走向。前房角内正常血管曾报告有下列四种：①环行睫状体带血管（最常见），可能是虹膜大环分支；②放射状虹膜根部血管；③放射状睫状体带血管；④环行虹膜根部血管或罕见的小梁血管。深色眼较为少见约 9%，如发现也以前两种血管居多，浅色眼较为常见约 62%。跨越巩膜嵴的具有树枝状分叉和分支吻合或伴有周边前粘连的血管多为异常新生血管。

第三节 房角宽度与色素分级

相应于角膜缘的周边前房间隙称为前房角（虹膜角膜角或房角隐窝角），确切来说它由角膜缘内部巩膜沟内的 Schlemm 管和小梁网（前壁）、睫状体前裸露部（隐窝）及周边虹膜（后壁）构成。房角宽度为 20°～45° 时称为中等宽和宽房角，小于 20° 的鸟嘴状房角称为窄房角或危险窄角（彩图 6-19，彩图 6-20，见书末彩插）。

一般言之，深前房眼多为宽角，中等深前房眼房角倾向窄一些，浅前房眼则多为窄角。浅前房眼的晶状体位于睫状环偏前方，虹膜与晶状体前表面接触较紧，接触面积也较大，后房房水需要有较高压力才能通过接触区经瞳孔进入前房（相对性瞳孔阻滞），虹膜会向前隆起，房角变得更窄或可能闭合。只有在小于 20° 的窄房角基础上才可能有发生原发性房角闭合的危险，但原发性开角型青光眼可发生在宽房角或窄房角眼中。房角的开放或闭合是指功能部小梁网有否被无渗透性的异常组织（通常指粘连的虹膜组织）阻塞，如果可见功能部小梁网或巩膜嵴则属开角，反之为闭角。裂隙光束对估量房角宽度、周边虹膜形态和窄房角是否可能闭合颇有帮助。在一个看不见小梁或仅见部分小梁的极窄房角眼上，角膜 - 小梁网与周边虹膜表面之间的两维裂隙光线存在视差错位，提示房角内仍有细隙（可能仍然开放，表观闭合）；如两维裂隙光线相交于一点，提示虹膜紧贴小梁（房角闭合）。随后的动态房角检查技术将确定这种闭合是同位接触性或是粘连性闭合。可闭合或可疑闭合（表观闭合）房角是描述相对性瞳孔阻滞的强度，它足以引起周边虹膜显著膨隆和房角入口变窄（≤10°）。也有作者提出至少有三个象限未能看见后部小梁网，称为可闭合或可疑闭合房角。房角分级的目的是评价房角宽度的数字分级及其与房角潜在闭合可能性的关系，下面介绍几种房角分级方法。

一、Van Herick 分级法

观察颞侧角膜缘周边角膜内皮与周边虹膜前表面（周边前房）的距离，用该处角膜光学断层切面厚度（corneal thickness, CT）作为单位记录该处周边前房的深度，并以此深度的数字分级来估计房角的宽度。凡该处周边前房深度≥1CT 者为 4 级，1/4～1/2 CT 为 3 级，1/4 CT 为 2 级（可能会闭合），<1/4 CT～裂隙为 1

级（高度危险），虹膜角膜同位接触则为 0 级（闭合）。陆道平（1979）改在下方六点处作周边前房深度测量，据统计正常眼该处前房深度≤1/3 CT 者仅占 5.6%，而闭角型青光眼则有 97.2%<1/2 CT，因此如六点处周边前房深度≤1/3 CT，则有房角闭合的可能性。如果对观察颞侧角膜缘的周边前房深度测量有怀疑时，应采用下方六点位置测量以作矫正参考。Van Herick 法仅是间接反映房角的宽度，所以不能代替前房角镜检查。

二、Scheie 分级法

按照静态（原位）检查越过周边虹膜所能见到的房角结构程度，分为宽角、窄 1～4 级共 5 级。宽角为全部房角结构可见，窄 1 级为难见睫状体带属中等宽角，窄 2 级为仅见巩膜嵴（可能会闭合），窄 3 级为未见后部小梁网（高度危险），窄 4 级为仅见 Schwalbe 线（高度危险或已闭合）。然而，Scheie 分级法没有反映虹膜角膜角的角度和周边虹膜形态，仅凭房角结构的可见程度来确定房角宽度，极易造成混淆和错觉，例如将具有虹膜根部附止而看不见睫状体带或巩膜嵴的宽房角误解为窄房角。因此，目前国外已很少采用这种分级方法。

三、Shaffer 分级法

按照静态检查角膜 - 小梁网和周边 1/3 虹膜前表面两条假想切线夹角的入口角度（虹膜角膜角），分为宽开角到裂隙或闭合（Ⅳ～0 级）共 6 级，见图 6-21。临床实践中，目前此分级系统更喜欢结合房角结构的可见程度或周边虹膜形态来描述。Ⅳ 级为 45°～35°，属最宽角，容易见到睫状体带，房角不可能闭合；Ⅲ级为 35°～25°，属中等宽角，至少可见巩膜嵴，房角

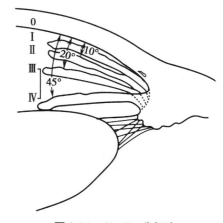

图 6-21 Shaffer 分级法

最宽 - 中等宽角，45～25 度，Ⅳ～Ⅲ级，不可能闭合；中等窄角，20 度，Ⅱ级，可能闭合；非常窄角，10 度，Ⅰ级，高度闭合危险；裂隙角，小于 10～5 度，裂隙级，迫近闭合最大危险；部分或完全闭合，0 度，0 级

也不可能闭合;Ⅱ级为20°,属中等窄角,仅可见小梁网,房角可能会闭合;Ⅰ级为10°,属非常窄角,仅可见Schwalbe线或小梁网顶部,房角闭合不可避免或处于高度危险状态;裂隙级为小于10°～5°,属裂隙角,虽然没有明显虹膜-角膜接触,但未能看见房角结构(光学表观闭合),房角处在迫近闭合的最大危险;零级为0°属部分或完全闭合,虹膜-角膜接触,未能看到光学角膜楔的顶点,需要采用Zeiss型动态压陷检查来鉴别是同位性或是粘连性闭合。Shaffer分级是目前国际上应用最广的方法,特点是评价虹膜角膜角的宽度数字分级与房角潜在闭合可能性的关系。Ⅰ～0级为高危窄角,房角潜在闭合或已存在闭合,Ⅱ级应作随访。

四、Spaeth 分级法

按照静态和动态检查(尤其压陷前房角镜检查)获得的三种参数,以编码形式简明,充分的评价前房角构型的大量立体信息,包括:虹膜角膜角的宽度和深度、周边虹膜形态和虹膜根部的真正附止。虹膜角膜角的宽度类似Shaffer分级法以0°、10°、20°、30°、40°或>40°来表达。周边虹膜形态是以陡峭或隆起(steep, s)、匀称平坦或稍向前凸(regular, r)和向后凹陷(queer, q)来表达。最新的描述改为4种周边虹膜形态。通过第一个字母小写表达。编码b(bow)1～4+

表示周边虹膜向前膨隆1～4+(4+通常是指光学表观闭合,经压陷可改变);编码p(plateau)表示高褶虹膜形态,它相应于旧的"s";编码f(flat approach)表示平坦的入口,相应于旧的"r";编码c(concave)表示周边虹膜明显向后凹陷,相应于旧的"q"。虹膜根部附止位置是指动态检查观察到的真正附止位置,以A(Schwalbe线前)、B(Schwalbe线后)、C(巩膜嵴)、D(睫状体带前部)和E(睫状体带后部)来表达,见图6-22。原位静态检查观察到的周边虹膜表观高度水平也用(A)、(B)、(C)、(D)和(E)来表达,但加以括号。小梁网的色素沉着(TMP)程度则以1～4级来表达,最少或没有色素沉着为1级,致密色素沉着为4级,介于两者之间为2级和3级。Spaeth分级的优点是:①适合于应用间接前房角镜作压陷动态检查;②容易以简明形式作门诊速记;③观察者之间的差异性较小;④描述过程中增加量化程度;⑤其获得的房角立体信息与超声生物显微镜检查获得的房角立体信息有较高的相关性,例如周边虹膜形态,虹膜根部附止位置和睫状体带宽度(间接反映睫状突位置)对评价高褶虹膜构型闭角型青光眼或先天性青光眼极有帮助。

Spaeth分级法编码解读举例如下:①"E40c,4+TMP"表示非常深的虹膜根部附止(睫状体带后部),房角宽度40°,周边虹膜向后压陷和浓密色素沉着;②"(B)

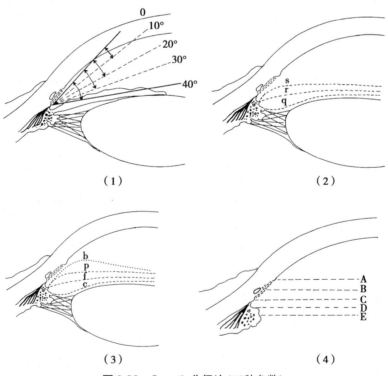

图6-22 Spaeth分级法(三种参数)

(1)房角隐窝角宽度(0°～40°) (2)周边虹膜形态(s, r, q),旧编码 (3)最新周边虹膜形态(b, p, f, c),新编码 (4)虹膜根部附止位置(A, B, C, D, E),代表房角隐窝角深度

C10p，1＋TMP"表示开始（压陷前）周边虹膜在 Schwalbe 线之后的小梁网水平，压陷后显示实际虹膜根部附止在巩膜嵴上，房角宽度10°，周边虹膜高褶状和色素沉着最少；③"（A）B10b3＋，＜2＋TMP"表示所有房角结构明显被膨隆的周边虹膜遮盖，压陷后发现虹膜根部附止在巩膜嵴上方的小梁网，房角宽度10°，少量色素沉着。

五、前房角小梁网色素分级

Scheie 按小梁网色素沉着多少分为 0～4 级：0 级为小梁网缺乏色素颗粒；1 级为极轻微，稀疏细小色素颗粒分布在小梁网后部；2 级是介于 1～3 级间，即前后部小梁网均有细小颗粒状色素沉着；3 级为小梁后部呈密集粗糙颗粒或均质性黑色或棕褐色，小梁网前部及 Schwalbe 线上也见色素颗粒沉着；4 级为整个小梁网呈均质性黑色或棕褐色，如同被黑色黏合质覆盖着，在 Schwalbe 线、巩膜嵴及角膜内面、睫状体带与巩膜表面上也可见色素颗粒沉着，见图 6-23。Shaffer 和 Spaeth 色素分级是分为 1～4 级，见前面 Spaeth TMP 分级。

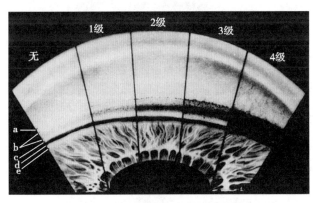

图 6-23　前房角色素分级示意图
示小梁网色素按其多少分为 0～4 级（Scheie）

年幼者或浅色眼的小梁网色素沉着较轻，随年龄增长色素沉着逐渐增加，老年者或深色眼的小梁网色素沉着较多。房水流出最活跃的后部小梁网（尤其在下方房角）色素沉着显著，有时较多色素颗粒停搁和集结在 Schwalbe 线处形成所谓"Sampaolesi"色素线征。全周小梁网的色素过度沉着（3～4 级），见于色素播散综合征、假性剥脱综合征、眼皮肤黑变病和葡萄膜黑色素瘤。色素性青光眼小梁网色素沉着特点，典型地表现为后部小梁网内致密均匀分布，通常 Sampaolesi 线征不典型。假性剥脱性青光眼小梁网色素沉着特点，常表现为不对称的斑块状或节段状分布，下方 Sampaolesi 线征或灰白色假性剥脱物质存在是其典型特征。眼皮肤黑变病的小梁网色素沉着表现为青灰或蓝黑色。葡萄

膜黑色素瘤的小梁网色素沉着特点，多表现稠密棕色或棕黑色色素细胞和色素沉着团块。下房角小梁网的过度色素沉着，偶尔见于严重急性闭角型青光眼充血发作后，急性皮质类固醇性青光眼、后房型人工晶状体植入、虹膜激光治疗、葡萄膜炎、前房积血和内眼术后，其色素颗粒粗大，甚至融合成斑片状，大小不等，分布不均。

第四节　前房角检查的记录

采用文字描述或绘图，以标准文件形式记录前房角镜检查发现，这对未来房角可能发生的变化进行监测，尤其对窄角眼发生房角闭合的可能性监测特别重要。

一、示　意　图

可采用 Troncoso、Shaffer 或 Gorin 和 Posner 等示意图（同心圆图或"x"图），中山眼科中心采用示意图见图 6-24。

采用间接前房角镜检查所看到的是倒像。为了不致定向混乱，习惯还是采用倒像绘制房角示意图，描述时也采用倒述。熟练者也可采用正像绘制和描述，故记录时要说明示意图是倒像还是正像，是倒述还是正述。

前房角镜位于四个方向代表四个不连续的片段象限房角，以此绘制的房角示意图，缺乏一种连续性的感觉。最好以反射镜正中央为准，沿顺时针的方位，每个钟点子午线方位依次检查，并以此来绘制房角示意图，则比较能真实反映一个连续性的房角图像。用 Goldmann 间接前房角镜检查执行此方法较为方便，尤其对粘连位置或房角特殊病变的准确定位具有帮助。

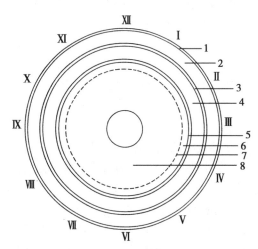

图 6-24　前房角镜检查记录示意图
1. 角膜光学切面　2. 角膜缘内面及圆顶　3. 前界线　4. 小梁网　5. 后界线　6. 睫状体带　7. 虹膜根部附止　8. 虹膜

二、描　述

记录描述静态检查下周边虹膜形态（凹陷、平坦、膨隆或高褶），虹膜角膜角的宽度（0°～40°），房角结构的可见程度，描述虹膜根部附着位置（A～E）需要采用动态或压陷检查技术。裂隙光束焦点线相交还是错位可判断房角是否闭合及其性质。利用这些资料，可按 Scheie、Shaffer 或 Spaeth 方法作房角等级描述性分类。

周边前粘连的部位、范围和形态，可用占几分之几象限表示，如用顺时针钟点来表示更为确切。此外，小梁网的色素沉着分级，虹膜突数量，新生血管、睫状体带、巩膜嵴、Schlemm 管和 Schwalbe 线等异常发现也需仔细观察并记录。

最后，记录应注明观察日期，检查时的眼压、眼别，是否用药（特别是散瞳药或缩瞳药），以及采用哪种前房角镜。

第五节　各型青光眼的前房角改变

一、原发性闭角型青光眼

已知原发性闭角型青光眼与眼球（尤其眼前段）解剖结构特征有关，按发病机制可分为：瞳孔阻滞型、非瞳孔阻滞型（高褶虹膜构型或周边虹膜肥厚型）和混合机制型（二者共存）。按临床表现或临床过程则分为若干亚型，如：疑似（≤10° 高危窄角或临床前期）闭角型青光眼、早期（先兆期、前驱期或亚急性）闭角型青光眼、急性闭角型青光眼、慢性闭角型青光眼和绝对期闭角型青光眼。最近国际上推荐一种"原发性房角闭合—闭角型青光眼"的新定义和分类方法，即将原发性闭角型青光眼按其疾病过程的前房角表现和是否存在视神经或视野损害分为：①可疑原发性房角闭合；②原发性房角闭合（可再分为急性或慢性型）；③原发性闭角型青光眼（必需具备有青光眼性视神经或视野损害）。尽管它们的解剖学特征、发病机制和临床表现存在着一些差别，但仍属于原发性闭角型青光眼这个大范畴。

（一）原发性急性闭角型青光眼

急性发作前，房角表现为双眼具有可闭合的高危窄角（多为 ≤10° 的表观或可疑闭合）的解剖特征，或有过早期间歇性房角闭合小发作症状及遗留的痕迹，如区域性小梁网过度色素沉着和轻微周边前粘连。

急性发作期间严重的角膜水肿，不宜行前房角镜检查，因为操作带来的严重角膜上皮脱落会增加患者的痛苦和容易招惹角膜感染发生，通常未发作眼的高

危窄角解剖特征有助于诊断。如果角膜水肿妨碍前房角和眼内观察，但又必须与伴有眼压升高的急性虹膜睫状体炎或眼内疾病（包括新生血管性青光眼或肿瘤）引起的继发性急性闭角型青光眼作鉴别时，可用纯甘油滴眼暂时恢复角膜的透明度，可有助于前房角和眼内情况观察。急性发作期前房角表现为：周边虹膜高度膨隆，全周的周边虹膜与小梁网紧贴和看不到房角结构，应用房角的三维裂隙光束观察可发现角膜后表面和虹膜前表面的二维光束相交于角膜前、后表面的二维光束集合处（光学角膜楔顶点即 Schwalbe 线）附近，通常不会超越过 Schwalbe 线。即使采用动态检查技术同样也不能见到房角前壁小梁结构，当然这种房角闭合不一定意味着已产生持续性粘连（图 6-25）。

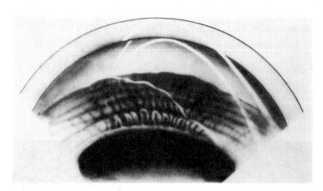

图 6-25　急性闭角型青光眼充血发作期

急性充血发作时眼压高，周边虹膜紧贴房角前壁直到 Schwalbe 线，角膜与虹膜的焦点线会聚于一点，房角闭合或已粘连

急性发作经药物治疗或自然缓解后，眼压可恢复到正常范围，这时需用前房角镜检查评价房角是否已经重新开放及其开放的程度如何，以便选择合适的治疗。这种缓解期的房角表现有：①房角完全或大部分重新开放，持续性的周边前粘连部分通常不会超越过 Schwalbe 线，重新开放房角的小梁网上遗留较多粗糙颗粒状或斑块状色素沉着（尤见于下方小梁），见图 6-26；②尽管房角重新开放，周边虹膜仍然膨隆，房角入口少于 20° 或甚至裂隙状，动态检查发现开放处的虹膜根部多数没有靠前附止（提示瞳孔阻滞机制）；③部分具有瞳孔强直散大的患眼，周边虹膜膨隆消失（瞳孔阻滞解除），重新开放处的房角也许变宽或变窄，后者是由于瞳孔散大和周边虹膜堆积所致；④少数情况，发现重新开放处房角的周边虹膜呈高坪状态，水平高达 Schwalbe 线，虹膜根部呈突然膝状转折并靠前附止（巩膜嵴或巩膜嵴前），房角显得仍然很窄和拥挤，如果未发作眼房角亦有类似特征，提示非瞳孔阻滞机制（完全性高褶虹膜构型）或混合机制存在。急性发作缓解后，通过前房角镜检查证实房角大部分开放和视

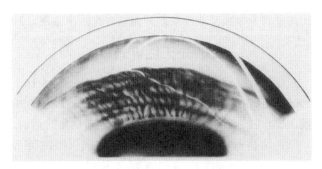

图 6-26 急性闭角型青光眼缓解期

急性发作后眼压恢复正常，仍不能见到房角任何结构（房角极度狭窄），但角膜与虹膜焦点线有视差错位，提示虹膜与小梁之间尚有空隙让房水进入小梁网和排出眼外

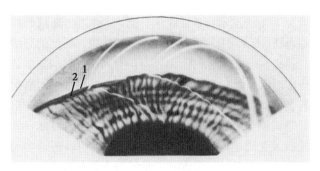

图 6-27 慢性闭角型青光眼

示房角渐进性粘连闭合：右侧有部分宽基底的周边前粘连，角膜与虹膜焦点线会聚于一点（Schwalbe 线），左侧小梁网部分暴露，且角膜与虹膜焦点线有视差错位（虹膜与小梁之间有空隙存在） 1. Schwalbe 线 2. 小梁网

盘没有青光眼性凹陷扩大，可选择手术或激光周边虹膜切除术。如果不作前房角镜检查，单纯根据眼压情况选择周边虹膜切除术，可能会作出错误的判断。因为急性发作后，由于睫状体受到高眼压损伤而减少房水分泌，这时即使房角完全闭合，眼压暂时也可正常，如果选择周边虹膜切除术，一旦房水分泌恢复正常，眼压就会难以控制。患眼如有白内障手术指征，可考虑单纯行超声乳化晶状体摘除和人工晶状体植入术。

急性发作期未经及时、恰当的治疗，由于房角广泛进行性粘连闭合，眼压不能控制在正常范围，视盘和视野逐渐发生青光眼性损害，则演变为慢性期。慢性期的房角表现为进行性广泛粘连闭合，通常需作小梁切除术或超声乳化晶状体摘除、人工晶状体植入和小梁切除联合手术（如有白内障手术指征）。如果房角仍有部分开放，只需小量局部用药就可维持眼压正常，也可采用周边虹膜切除术或单纯超声乳化晶状体摘除、房角黏弹剂分离和人工晶状体植入术（如有白内障手术指征），但术后常需加用局部药物以维持正常眼压。有时，急性发作后小梁网本身排水功能可能已严重受到损害，以致房角虽然有足够程度开放但眼压仍然持续升高。因此，在根据房角粘连闭合范围选择手术时，还要结合眼压、C 值、视盘与视野有否损害、晶状体混浊程度与视力情况来综合考虑。

（二）原发性慢性闭角型青光眼

由于发病机制的复杂性和分类定义的不一致，前房角表现呈多样性。典型发现是渐进性宽基底周边前粘连，其范围经过反复隐匿发作而逐渐扩大，眼压也随之不断上升到更高的水平并出现青光眼性视盘和视野改变（图 6-27）。原发性慢性闭角型青光眼不同亚型之间房角的差别，可能表现为下列三种情况。

1. 瞳孔阻滞型 典型表现为从虹膜小领到虹膜末卷的弓形向前隆起，虹膜末卷处最为明显（周边虹膜膨

隆），通常是中度到高度膨隆。前房轴深较浅（<2.22mm），开放处的虹膜根部附止靠后（Spaeth 分级的"D"或"E"附止）。房角闭合最先开始于鼻上方，沿鼻下方或颞上方两侧扩展，常在 12:00～6:00 方位形成截然分界，颞下方最后受累。部分病例房角反复发作功能关闭（同位接触）导致小梁网功能继发性损害，其房角粘连程度可能很轻或完全开放，但眼压持续升高，直至出现青光眼性视盘和视野改变，这种联合机制性青光眼（原发性闭角型和继发性开角型青光眼联合）须与窄角型原发性开角型青光眼或联合机制性青光眼（原发性闭角型和原发性开角型青光眼联合）作鉴别。

2. 非瞳孔阻滞型 多见于较年轻患者，前房轴深正常，周边虹膜（虹膜根部和虹膜末卷）呈高褶形态或肥厚状。典型单纯性高褶虹膜构型青光眼的发病率为 6%，它具有下列特点：①前房轴相对较深（2.4mm 或 4CT 以上）；②中间部虹膜大环区虹膜表面比较平坦，没有看到像在瞳孔阻滞眼睛上自虹膜小环逐渐向周边部的弓状膨隆虹膜形态；③在周边前房处，前位突起的虹膜根部和虹膜末卷似在与小梁网或前界线水平相交处，突然向后呈陡峭的膝状或梯状转折并与小梁网同位并列或粘连闭合；④瞳孔散大时，周边虹膜组织折叠拥挤房角，称谓"正弦波"外貌；⑤压陷检查时，随着周边虹膜后移，可见虹膜根部呈"丘状"向前突入房角内，提示虹膜根部后面的睫状突位置异常向前转动；⑥通常房角粘连呈宽基底爬行性，也可呈宽基底分散性或多中心性；⑦在房角尚未发生粘连区域，可发现虹膜根部附着靠前（C 级）和房角隐窝变浅；⑧ UBM 检查显示睫状突位置前移，紧靠并支撑着基底部虹膜，虹膜根部附着靠前，这种异常的睫状突位置（睫状突前位型）常被提出为本病的发病机制；⑨周边虹膜切除术后，在自发性或由于瞳孔散大（暗室或药物性散瞳）

情况下而诱发术后急性眼压升高，曾称之为高褶虹膜综合征，若无眼压升高称为高褶虹膜构型。轻度的高褶虹膜构型可见于正常眼，故不是所有高褶虹膜构型都是病理现象。处在 Schwalbe 线或后部小梁网水平的高褶虹膜构型（完全性或不完全性高褶虹膜构型）或者高褶虹膜构型与瞳孔阻滞型同时存在，治疗途径最好首先选择激光周边虹膜切除术，若周边虹膜切口通畅但仍然发生眼压升高，房角拥挤和闭合进行性发展，其后选择激光周边虹膜成形术或低浓度的毛果芸香碱滴眼液治疗，而且需要至少每 6 个月定期作前房角镜检查。

3. 混合机制型 周边虹膜膨隆存在，但开放处虹膜根部附止靠前（Spaeth 分级为"C"附止），虹膜根部前位突起（睫状突前位型）或周边虹膜肥厚前位，房角关闭表现隐匿性爬行性粘连，曾称为潜移型、爬行性或房角缩短型闭角型青光眼，即开始粘连发生于房角隐窝深处，逐渐向上匍行达后部小梁网或甚至邻近 Schwalbe 线，所以房角开放区和关闭区之间呈逐渐过渡性分界，即有些部位可看见很窄的线样睫状体带或巩膜嵴，一些部位见前部小梁网，而另一些部位仅见邻近 Schwalbe 线的少许小梁网，匍行性粘连也可表现为分散和多中心性。这种慢性闭角型青光眼亚型，周边虹膜切除术后，房角可能部分变宽或仍然很窄甚至同位闭合存在。这种亚型多无任何临床症状，房角隐匿性关闭的机制除瞳孔阻滞外，可能尚有非瞳孔阻滞因素参与。

少数病例的晶状体-虹膜隔显著前移，前房普遍性均匀变浅和房角极度狭窄，即使采用动态检查技术也难以窥见房角结构和保留隆起的周边虹膜形态，提示虹膜后面晶状体隔显著前移。通常双眼前房轴深和房角宽度存在较大差异，随着缩瞳药物局部应用前房变得更浅和眼压越来越高，应警惕这种慢性闭角型青光眼亚型可能混合存在睫状环阻滞机制。现代超声生物显微镜检查或前节相干光断层成像仪（optical coherence tomography，OCT）检查对上述不同亚型的房角表现及其发病机制的鉴别和评价具有帮助，另外也可与一些继发性慢性闭角型青光眼作鉴别，例如多发性睫状体囊肿、晶状体不全脱位或中间型葡萄膜炎继发的慢性闭角型青光眼。

二、原发性开角型青光眼

无论是高眼压性或是正常眼压性原发开角型青光眼，其前房角镜检查所见并无特殊发现。就像正常眼一样，房角可宽可窄，即使在高眼压状态或具有青光眼性视盘和视野损害情况下，房角仍然是开放的。原发性开角型青光眼前房角镜检查的意义在于与原发性

闭角型青光眼或某些继发性开角型青光眼作鉴别。

三、先天性青光眼

婴幼儿前房角镜检查须在全身麻醉下、应用 14～16mm Koeppe 直接房角镜和手持裂隙灯进行，如有角膜上皮水肿，可滴消毒纯甘油才能窥察前房角的结构。

正常情况，新生儿和婴幼儿眼与成人眼的前房角存在如下差别：小梁网表现为从巩膜嵴伸延到 Schwalbe 线的透明、光滑均质结构，罕见有色素沉着，葡萄膜小梁组织（虹膜突）的色素也较少；虹膜平坦地附着在巩膜嵴后方，睫状体向前伸延部在虹膜附止前方表现为一清晰带，但房角隐窝（睫状体带裸露）也许直到出生后 6～12 个月才明显出现。

原发性（婴幼儿）先天性青光眼可有多种前房角镜检查发现，主要特征：①宽开角（没有虹膜粘连），小梁网非常少或没有色素沉着；②周边虹膜平坦或凹陷性前附止，前者平坦高附止在巩膜嵴及其前或后水平位置，后者虹膜前基质组织环绕房角圆周并沿着巩膜嵴向上延伸并终止在邻近前界线的小梁网上，高附止的虹膜边缘常形成一扇形线，通常比正常婴幼儿眼更向前附止（不能辨认出睫状体带），房角隐窝缺乏；③房角小梁网组织的透明性降低，影响小梁网、巩膜嵴和睫状体带的观察；房角隐窝缺乏或部分形成，巩膜嵴发育不良或睫状肌纤维伸入小梁网内等。

在许多婴幼儿原发性先天性青光眼的前房角镜检查中，曾发现小梁网上存在一层表面粗糙、闪辉的异常膜样组织（Barkan 膜），它似乎将周边虹膜向前牵拉，有时直到 15 岁时尚能观察到这种不完整的膜，房角切开术正是根据这种理论而设计。不过，病理学家一直争论该膜是否真的存在，因为组织标本的光镜或电镜检查未能发现其存在的证据。其他描述的发现：①周边虹膜被一层细薄、蓬松组织覆盖，曾称谓"晨雾"现象（Lister morning mist）；②周边虹膜前基质发育不良和平坦变薄，虹膜根部表面显露出色素上皮和迂曲的血管环袢，称谓"海蛇"（Loch Ness monster）；③房角内大量非色素性和色素性葡萄膜网组织存留。

伴有其他先天发育异常的先天性青光眼，比较常见的有 Axenfeld-Rieger 综合征、虹膜发育不良或虹膜房角发育不良（IH 或 IGD），Sturge-Weber 综合征、先天性无虹膜、神经纤维瘤病、Marfan 综合征等，它们的前房角改变可参阅本书有关章节。

四、继发性青光眼

（一）与晶状体有关的继发性青光眼

晶状体肿胀和前移引起瞳孔阻滞，使后房压力增

高，将周边虹膜推向前方并紧贴小梁网，导致急性眼压升高和房角闭合。

晶状体向某侧不全脱位时，前房角镜检查可发现房角宽度不均匀，在悬韧带断裂处的房角隐窝显得加深，在晶状体向前倾斜处的房角则变窄或闭合。晶状体及玻璃体嵌在瞳孔区或晶状体完全脱入前房，均可引起瞳孔阻滞和房角闭合。在外伤性晶状体脱位时，常常发现伴有其他外伤性房角异常。

晶状体溶解性青光眼的眼压急剧升高，其临床表现与原发性闭角型青光眼急性充血发作颇为相似，但前者房角镜检查显示为宽开角，下方房角内常会发现白色或褐黄色沉着物与结晶状体，偶尔形成假性前房积脓。

（二）眼部炎症继发性青光眼

急性或慢性复发性前葡萄膜炎（虹膜睫状体炎），由于虹膜与晶状体粘连引起瞳孔闭锁或膜闭，从而导致虹膜膨隆和房角闭合，这种房角粘连闭合常超越Schwalbe线。前葡萄膜炎也可由于周边虹膜和睫状体水肿，小梁网表面的炎症渗出或前房渗出物的沉积，引起没有虹膜膨隆的周边前粘连和房角闭合（多见于下象限房角）。这种类型周边前粘连的部位可在睫状体带、巩膜嵴、后部小梁网或跨越 Schwalbe 线达到角膜背，其形状可呈细索状、柱状、圆锥状、帐篷状或宽底状，有时在这些粘连的下方仍然存在容许房水进入的隧道样间隙。随着前葡萄膜炎的长期不愈或屡次复发，周边前粘连的程度与范围也不断加重和扩展，直到累及房角的大部或全周并引起持续性眼压升高。由于粘连下方可能还允许房水进入小梁网和排出眼外，加上虹膜睫状体炎使睫状体房水分泌减少，所以也可发现前房角虽有广泛周边前粘连，但眼压仍维持正常的例子。

周边部（中间型）葡萄膜炎的房角闭合，可能是由于小梁网炎症渗出物（KP）引起周边前粘连所致，KP呈灰白色或稍带黄色的半透明绒球状或冻胶状结节（类似虹膜表面的 Busacca 结节，又称 Berlin 结节），部分还出现虹膜红变，相对少见的急性房角闭合情况，见于睫状体急性炎症引起的睫状体剧烈水肿和前移、严重后葡萄膜炎的大范围渗出性视网膜脉络膜脱离导致晶状体-虹膜隔向前推移。

葡萄膜炎也可通过炎症细胞或组织碎屑阻塞小梁网孔，房水蛋白增加和黏稠性增高，小梁网炎症，前列腺素增加，对皮质类固醇高敏升压作用等因素引起继发性青光眼。前房角镜检查发现房角仍然开放，但可见小梁网上色素沉着增多或有土豆渣样胶状渗出物（Berlin 结节）。

Fuchs 睫状体炎综合征的房角发现，通常不会存在周边前粘连和房角闭合，但小梁网上常可发现少量纤细、脆弱和分支较少的新生血管（罕见虹膜表面上有新生血管），因其不如新生血管性青光眼房角上所见到的血管那么明显，故前房角镜检查有时不易发现。这种细小的新生血管特别脆弱，前房角镜检查时易引起出血和流入前房。

青光眼睫状体炎综合征在眼压增高时房角开放，有时在小梁网上可见到类似角膜后的类羊脂状沉着物，呈细小、孤立、扁平、无色素的灰白色沉着物。前房角镜检查有助于和原发性开角型或闭角型青光眼相鉴别。

（三）眼外伤继发性青光眼

各种类型眼外伤引起的继发性青光眼，发病机制比较复杂，临床表现（包括前房角）也有较大差异。非穿通性眼外伤（钝挫伤）可引起房角后退（撕裂）和青光眼，前房角镜检查发现：房角显著增宽和变深，虹膜根部附止后移和变钝，睫状体带增宽，葡萄膜小梁网组织破裂致角巩膜小梁网、巩膜嵴或睫状体带裸露及虹膜突断裂，有时可发现伴随发生的虹膜根部断离或周边前粘连。房角后退的范围可以是很小部分，也可能累及全周，范围愈广引起眼压升高的可能性愈大，一般认为范围超过240°者较易发生青光眼。由于浅度的房角后退很难与正常区别，因此应与未受伤眼作仔细地前房角镜检查比较。为了避免进一步损害眼组织结构和促使前房积血，眼外伤后的前房角镜检查应推迟到外伤后至少 6 周以上。另外，由于有些正常眼的前房角镜检查也可发现很宽的睫状体带，借助超声生物显微镜检查可作鉴别。

非穿通性眼外伤引起眼内出血（前房内或玻璃体内积血），通过不同的发病机制可分别发生若干类型继发性青光眼，如前房积血性青光眼、溶血性青光眼、血影细胞性青光眼或血铁质沉着性青光眼。它们的前房角呈现为开角、小梁网色泽较深略呈红棕色或红褐色（血铁质沉着性青光眼），小梁网较多黄褐色细胞沉着乃至在下方房角形成假性前房积脓样改变（血影细胞性青光眼）。

穿通性眼外伤通过瞳孔阻滞或周边前粘连引起继发性闭角型青光眼，前房角镜检查呈现粘连闭合常跨越过 Schwalbe 线。眼内铁锈沉着引起的继发性青光眼，房角为开角，小梁网色泽较深，角膜后表面和晶状体前囊下出现铁锈色素沉着是最具特征性的改变。

（四）其他

新生血管性青光眼的房角发现：来自虹膜根部的新生血管干跨过睫状体带、巩膜嵴及到达小梁网后，形成行径不规则的细小分支和树枝状末梢,随后沿血管干形成的纤维血管膜收缩,使周边虹膜的前基质组织向前和粘连到巩膜嵴、小梁网及 Schwalbe 线(通常不会超越前界线),这种周边前粘连使房角呈"拉链"式关闭。

虹膜角膜内皮综合征的房角发现:多为单眼发病,可见大范围的周边虹膜前粘连,该粘连远远超过 Schwalbe 线,通常在裂隙灯下不用前房角镜也可看见该粘连位于周边角膜的背面,再者小梁网上常有大量粗糙的黑色素颗粒或斑块沉着。本病应与自幼双眼发病的先天性眼前节发育不良(A-R 综合征的 Rieger 异常)的房角宽厚帐幕状虹膜突样组织(胚胎学不完全分离的虹膜组织残留)相鉴别,由于两者有类似的虹膜、瞳孔与房角改变。A-R 综合征房角镜检查可发现后胚胎环。

色素播散综合征或假性剥脱综合征的房角发现:小梁网上都有浓厚的色素沉着,达到 Scheie 3 级。前者角膜后表面可见 Krukenberg 梭形分布的色素沉着,后者在小梁网上、晶状体表面的中央和周边区域以及瞳孔缘上发现灰白色的假性剥脱物质沉着。假性剥脱综合征房角 Sampolesi 色素线征明显。

五、青光眼手术后的前房角镜检查

术后前房角镜检查可以核查手术切口部位是否恰当,操作是否符合要求;对不成功的手术还可找到手术失败的原因,采取补救措施,或吸取经验教训,提高手术质量。

(一)周边虹膜切除术(激光或手术切除)

房角检查可见到周边虹膜缺损及角巩缘切口的痕迹,有时周边虹膜切除孔很靠近虹膜根部,所以单纯利用裂隙灯检查常常不能见到缺损处,但前房角镜检查可判断是否存在有效的贯穿孔,缺损处有否残留色素上皮层或是否被其他组织或炎症机化膜所堵塞。如发现堵塞为色素组织或机化膜则可利用激光通过前房角镜加以清除或重新再作虹膜激光孔。另外,施行周边虹膜切除术后,定期房角随访观察对评价房角是否变宽(解除瞳孔阻滞)及周边前粘连是否尚在进行,尤其房角是否随年龄增长而变化是十分重要的。如果术后不变宽或粘连仍在发展,应考虑非瞳孔阻滞机制(高褶虹膜综合征或爬行型慢性闭角青光眼)的存在。

(二)睫状体剥离术

手术区域可见狭窄的梭形裂隙,此裂隙为睫状体与巩膜分离而形成。在巩膜侧有时可见断裂的睫状体组织残端,由于瘢痕化而呈白色的线条。如不能查见这种裂隙或发现裂隙已被机化组织堵塞,则提示手术可能失败。

(三)小梁切开术或房角切开术

手术区域切开处可见位于巩膜嵴前方并与虹膜面平行的狭长形白色凹陷缺口(通常位于 Schlemm 管部位),缺口两侧为残留小梁组织的不规则边缘,经此缺口可直接看见 Schlemm 外壁的巩膜面,有时在缺口的中央可见一条完整的桥样 Schlemm 管内壁组织(小梁切开术)。时间久后缺口渐趋不明显,只遗留少许凹陷,且在切口处常有机化膜或周边前粘连的虹膜组织。

(四)巩膜灼瘘术

手术区域可见半透明狭窄条状瘢痕,常嵌有少许虹膜组织或色素,一般不能发现裂隙,这可能是灼瘘的内口残留薄层深部角巩膜组织或切口及其周围已被一层薄纱状机化膜遮盖。

(五)小梁切除术或巩膜切除术

手术区域可见坑状缺损,有时可能有少许虹膜组织条索或色素嵌置于缺损边缘,一般不影响滤过。周边虹膜切除孔恰与坑状缺损区相对。前房角镜检查可证实手术部位是否正确和是否存在有效的滤过内口。有些手术失败是因为滤过内口完全被虹膜、玻璃体或机化膜堵塞。如果滤过口外部尚属通畅,可利用激光清除滤过口上堵塞的组织,以免再次手术。

(六)非穿透性小梁手术

手术区域可见一层菲薄透明或半透明膜,该膜位于巩膜嵴前方,向前越过 Schwalbe 线(小梁 - 后弹力膜窗),透过该膜可见其后透明液腔或植入物,有时膜的表面上含有色素颗粒沉着。前房角检查可评价小梁 - 后弹力膜窗的厚薄(通透性),范围大小,巩膜内液腔是否存在,有否穿破或周边前粘连存在。如果小梁 - 后弹力膜窗通透性差或存在周边前粘连,可利用激光行小梁 - 后弹力膜穿刺、粘连分离或小梁膜切开。

(叶天才)

主要参考文献

1. 周文炳,彭大伟,叶天才. 临床青光眼. 第 2 版. 北京:人民卫生出版社,2000,64-93.

2. 叶天才,王宁利. 临床青光眼图谱. 北京:人民卫生出版社,2007,43-56.

3. 陆道平. 正常眼与闭角青光眼的周边前房深度. 中华眼科杂志,1979,15:77.

4. 茅祖裕. 中国人正常前房角与年龄及屈光的关系. 中华眼科杂志,1981,17:98.

5. 赵名媛. 50 岁以上正常人前房角镜检查. 中华眼科杂志,1983,19:291.

6. 杨国华. 从滤过性手术后前房角镜检查论青光眼手术成败的因素. 眼科研究,1986,4:20.

7. 王宁利,周文炳,叶天才,等. 原发性闭角型青光眼的临床研究. 中华眼科杂志,1995,31:133.

8. Scheie HG. Width and Pigmentation of the angle of the anterior chamber: A system of grading by gonioscopy. Arch Ophthalmol,1957,58:510-512.

9. Shaffer RN. Gonioscopy, Ophthalmoscopy and Perimetry. Trans Am Acad Ophthalmol Otolaryngol,1960,64:112-125.

10. Forbes M. Gonioscopy with corneal indentation. A method for distinguishing between appositional closure and synechial closure. Arch Ophthalmol,1966,176:488-492.

11. Spaeth GL. The normal development of the human anterior chamber angle: a new system of descriptive grading. Trans Ophthalmol Soc UK,1971,91:709-739.

12. Palmberg P. Gonioscopy. In: Ritch R,Schields MB,Krupin T. The glaucoma. vol(1). 2nd ed. St Louis: Mosby,1996, 445-470.

13. Grants WM,Schunan JS. The angle of the anterior chamber. In: Epstein DL,Allingham RR,Schumate JS. Chandler and Grants glaucoma. 4th ed. Baltimore: Williams & Wilkins,

1997,51-83.

14. Agarwal A,Gonioscopy. Dada T,Muralidhar R. special gonioscopy techniques and angle pathology. In: Garg A, Melamed S,Mortensen JN,et al. Mastering the techniques of glaucoma diagnosis and management. Jaypee Brothers Medical Publishers(P)Ltd,New Dehhi,india,2006,48-64.

15. Stamper RL,Lieberman MF,Drake MV. Becker-Shaffer's Diagnosis and Therapy of the Glaucomas. 8th ed. St Louis: Mosby Elsevier,2009,68-90.

16. Salmon JF. Gonioscopy. In: Shaarawy TM,Sherwood MB, Hitchings RA,Crowston JG. glaucoma. vol(1). 1st. ed. Saunders Elsevier,2009,173-183.

17. Cohn H,Gonioscopy:Why do indentation? In: Giaconi JA,et al.(eds). Pears of glaucoma management. Springer-Verlin Berlin Heidelberg,2010,113-122.

18. Longmuir R. Gonioscopy. In: Schacknow PN,Samples JR (eds). The glaucoma Book:A practical- based approach to patient care. Springer Science Business Media,LLC, 2010,283-291.

第六章
超声生物显微镜检查

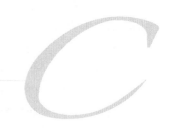

第一节 概 论

超声生物显微镜（ultrasound biomicroscope，UBM）是 20 世纪 90 年代初加拿大医师 Pavlin 等设计的超高频超声诊断系统。由于仪器换能器的频率高，最大分辨率可达 50μm，因此可以获得高分辨率的图像。超声生物显微镜主要用于眼前段的检查，可以在非侵入条件下清晰地显示虹膜、睫状体、晶状体赤道部和悬韧带、后房、周边玻璃体、眼外肌止端等结构。在活体状态下，实时、动态地获得任意子午线的眼前段结构二维图像，弥补了裂隙灯显微镜、前房角镜及普通超声检查在眼前段成像的不足。超声生物显微镜的出现为眼前段疾病的诊断以及相关疾病发病机制的探讨提供了新的手段。

一、超声生物显微镜的工作原理

超声生物显微镜（UBM）的基本工作原理与普通 B 型超声基本相同，主要在以下方面有所发展：①换能器；②高频信号工作；③精确地控制换能器的运动。UBM 的工作原理如图 6-28。

40～100MHz 的换能器在 4mm 的视域中实现线性扫描。在每一个线性移动位置，都传送一个超声波脉冲。返回换能器的背向散射回声转换为无线电频率的信号。这个无线电频率的信号被放大、处理及检波，并在影像显示屏上以每秒 5～10 帧的成像速率显示超声图像。

二、超声生物显微镜设备

UBM 主要组成部分有探头、控制系统、图像显示

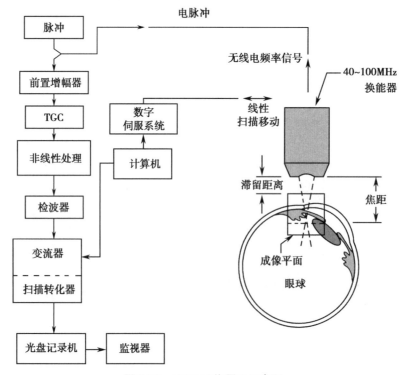

图 6-28　UBM 工作原理示意图

器、图像存储系统等。

探头主要由换能器组成。将电能转化为声能以及将声能转化为电能的关键工作由换能器来完成，因此换能器是超声成像系统中最重要的组成部分。它直接影响成像的分辨率、对比度和灵敏度。目前临床上应用的 UBM 为 50MHz 的换能器，因为 50MHz 的频率可以同时提供较高的分辨率及合理的穿透性，最适合眼科的诊断应用。

也正是因为其所具备的高频、高分辨率的特点，所以最初的设备显示的范围只有 5mm×5mm，其仅可显示一个方向的房角，如果想观察一个完整的子午线的眼前前段，需要将 3～4 幅图像拼接才可以完全显示。新一代的全景超声生物显微镜的出现，最大可以实时显示 6mm×12mm 的图像，弥补了既往仪器的不足，为检查者提供了更直观的超声图像（图 6-29）。

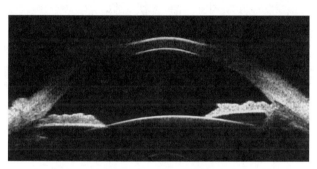

图 6-29　全景超声生物显微镜眼前段图像

应用全景 UBM 可以实时显示完整的眼球前段结构特点，包括角膜、角巩膜缘、巩膜、虹膜、瞳孔、前房、晶状体前囊、后房和睫状体等结构。（此图片由王宁利教授提供）

第二节　检 查 技 术

一、检查前准备

（一）患者的准备

检查前向患者进行必要的解释，消除恐惧心理，使其配合检查。UBM 为水浴检查法，需用眼杯，因此检查前被检眼需进行表面麻醉。对于年幼儿童检查前可给予适量镇静剂。如患者为角膜穿孔或角膜裂伤，进行检查前要先放置角膜接触镜。

（二）仪器的准备

检查前需要对仪器进行相应的调整，调整仪器的增益、设定探查深度、聚焦点的距离、时间增益补偿以及延迟的设置，根据不同的检查部位做出相应的设定。

（三）眼杯及耦合剂的选择

UBM 为水浴技术，因此设计有专用眼杯，其特点为上口直径较下口大，而深度较浅。眼杯直径在 18～28mm 之间，一般成人适用 22mm 和 24mm 的眼杯，儿童可用 18mm 的眼杯。耦合剂要求有极好的透声性，对眼部无刺激，而且要有一定的黏稠度，防止检查过程中由于眼球运动而导致液体流失。

二、检 查 方 法

在检查过程中患者保持仰卧位，首先对受检眼进行表面麻醉，然后根据患者睑裂大小选择合适的眼杯并将眼杯置入睑裂内，注入耦合剂，将气泡排出。检查过程中必须保持探头与受检部位垂直，这是获得最佳图像的唯一途径。

常用的检查法有放射状检查法及水平检查法：

1. 放射状检查法　可获得眼球矢状切面的二维图像。检查时自 12 点方位开始顺时针检查一周，注意使探头与角膜缘始终保持垂直。这种方法是观察眼前节疾病最重要的检查方法，尤其是对前房角及睫状体疾病的观察更具优势（图 6-30a）。

2. 水平检查法　可获得眼球冠状切面的二维图像。将探头与角膜缘平行（垂直矢状切面）检查。这种检查法常用于界定病变的侧向范围、观察某一范围内睫状突的情况、睫状体与巩膜的固着情况等（图 6-30b）。

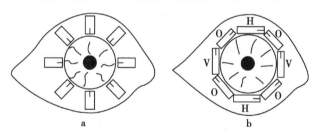

图 6-30　超声生物显微镜检查法示意图
a. 放射状检查法　b. 水平检查法

第三节　正常眼的 UBM 图像

一、角膜、巩膜、角巩膜缘

（一）角膜

UBM 显示角膜前表面表现为两条平行的带状强回声，即角膜上皮层和前弹力层（Bowman 膜）；其后为回声强度均匀一致的低回声区，即角膜基质层；角膜后表面也表现为带状强回声，为角膜后弹力层（Descemet 膜）和角膜内皮层。角膜内皮层仅为单层细胞，Descemet 膜为角膜内皮的基底膜，所以在 UBM 上难以区分，共同表现为一强回声带（图 6-31）。

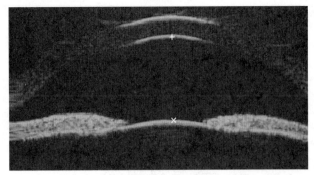

图 6-31　角膜与中央前房 UBM 图像

（二）角巩膜缘

UBM 图像可见巩膜与角膜之间呈一三角形由强至弱的移行区，为角巩膜缘。在移行区前房面可探及鹰嘴样的强回声嵴为巩膜突（图 6-32）。

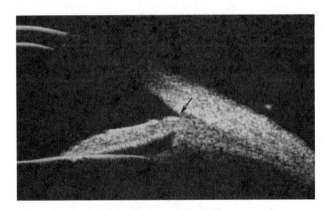

图 6-32　角膜缘、周边前房、虹膜 UBM 图像

（三）巩膜

UBM 显示巩膜较角膜的回声更强、更均匀，可与邻近的角膜、表层结膜组织、睫状体及周边部脉络膜区分。当眼球转动时可以充分暴露眼球前表面的眼外肌及附着于巩膜的止端，此处巩膜最薄而巩膜突处巩膜最厚，可以定量测量（图 6-33）。

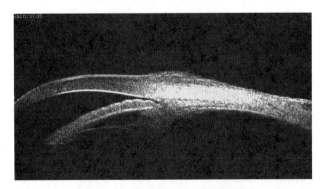

图 6-33　巩膜、眼外肌止端 UBM 图像

二、前房和前房角

UBM 检查前房为无回声区，前界为角膜内皮，后界为虹膜前表面、晶状体的瞳孔区及睫状体前部。前房内充满房水，其周围结构表现为不同的回声强度，因此前房界限清晰可见。UBM 可以弥补其他检查手段的不足，精确测量中央前房的深度及任何一条子午线断面上任何一点的周边前房深度。

UBM 检查可以清楚显示前房角结构，其中巩膜突的识别有重要意义，对 UBM 图像中异常房角改变及房角开放程度的测量均是重要的解剖标志。UBM 不能显示小梁网结构，但可以巩膜突为标志，推测出小梁网的位置。

三、虹　　膜

UBM 图像中，正常虹膜自瞳孔缘至根部均为均匀的中强回声，其结构可以完整地显示，位于虹膜表面的隐窝清晰可见。

四、睫　状　体

睫状体的 UBM 图像在垂直矢状切面中为类三角形中强回声区，与虹膜、巩膜和玻璃体界限清晰。虹膜根部处为睫状体冠部，可见睫状突，向后延伸为睫状体平坦部。睫状体与眼球壁紧密相连。在冠状切面可探查到多个睫状突，表现为平行排列条带状回声（图 6-34）。

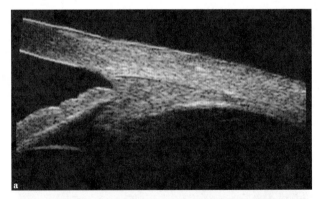

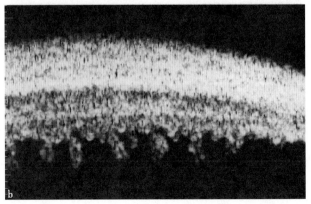

图 6-34　睫状体 UBM 图像

a. 睫状体矢状面　b. 睫状突冠状面

五、后 房

UBM 可以在活体状态下实时观察后房。后房由虹膜后表面、睫状体冠部内侧面、晶状体赤道部及玻璃体前界膜之间的一个间隙，其内充满房水，表现为无回声区。

六、晶状体和悬韧带

由于仪器条件限制，UBM 图像只能清晰地显示晶状体前囊、赤道部及部分悬韧带，而后囊及附着于晶状体赤道部后囊的悬韧带不能探测。晶状体囊表现为强回声，晶状体皮质及核为无回声区，悬韧带为条状中强回声（图 6-35）。

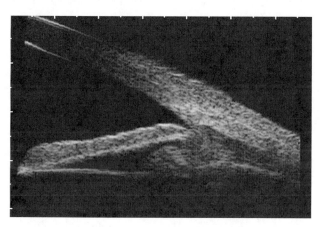

图 6-35　晶状体、后房 UBM 图像

七、周边玻璃体

玻璃体为无色透明的胶体，其中 99% 为水分，因此 UBM 检查表现为无回声区。

第四节　青光眼的 UBM 检查

一、与青光眼相关的眼前段结构参数的测量

（一）前房深度

在垂直眼球任何一个子午线方向获取 UBM 图像，前房正中角膜内皮表面至晶状体前表面之间的垂直距离为前房深度（anterior chamber distance，ACD）（图 6-36）。

（二）反映房角开放程度的参数

1. 房角开放距离$_{500}$（angle opening distance，AOD$_{500}$）　在巩膜突前 500μm 处小梁网上一点，垂直角膜做一直线与虹膜相交，两点间的距离为房角开放距离$_{500}$。

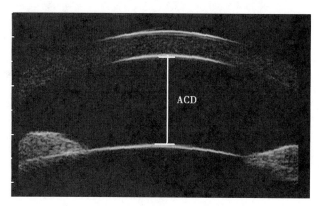

图 6-36　前房深度的参数测量方法

2. 小梁虹膜夹角（$\theta 1$）　以巩膜突为顶点，其前 500μm 处小梁网上一点与巩膜突之间的连线，和相应虹膜上一点与巩膜突之间的连线的夹角为小梁虹膜夹角。

（三）反映瞳孔阻滞力的参数

虹膜晶状体接触距离（iris-lens contact distance，ILCD）可反映瞳孔阻滞力的大小。

（四）反映虹膜形态及位置的参数

1. 虹膜膨隆程度　虹膜悬韧带距离（iris zonule distance，IZD）及虹膜晶状体夹角（θ_2）可反映虹膜膨隆程度。自虹膜内表面至睫状突与悬韧带的接触点做垂线，此距离为虹膜悬韧带距离。虹膜内表面与晶状体前表面的夹角为虹膜晶状体夹角。

2. 虹膜厚度（iris thickness，IT）　IT1、IT2、IT3 分别表示周边部、中周部及靠近瞳孔缘处的虹膜厚度。测量时注意以虹膜色素上皮为基线，垂直进行测量。

3. 虹膜根部附着位置　虹膜根部可附着于巩膜突或睫状体前部或睫状体后部。

（五）有关睫状体的参数

1. 睫状体厚度（ciliary body thickness，CBT）　指 12 点眼球子午线方向垂直于角巩膜缘的直线所截获的睫状体厚度最大值。

2. 睫状突厚度（ciliary process thickness，CPT）　指 12 点眼球冠状横切面，连续测量相邻 3 个睫状突厚度的平均值。

3. 睫状突长度（ciliary process length，CPL）　在眼球垂直或水平子午线方向，以睫状突尖端与晶状体悬韧带连接点作睫状突长轴线，所截获的睫状突长度最大值。

4. 睫状体晶状体距离（ciliary body lens distance，CBLD）　晶状体前囊下上皮在晶状体赤道部末端的投影为一端点，与相对的睫状突顶点之间的距离。睫状体晶状体距离反映睫状环的大小。

5. 反应睫状体位置的参数

(1) 小梁睫状突距离(trabecular ciliary process distance，TCPD)和虹膜睫状突距离(iris ciliary process distance，ICPD)：自巩膜突向前 500μm 处小梁网上一点，向虹膜做一垂线，延伸至睫状突，两点之间距离为小梁睫状突距离，在此线上，虹膜内表面至睫状突的距离为虹膜睫状突距离。

(2) 巩膜睫状体夹角(θ_4)：巩膜外侧面与睫状突长轴的夹角(图 6-37)。

二、原发性闭角型青光眼的 UBM 图像特征

超声生物显微镜应用于临床弥补了前房角镜的不足，UBM 图像中房角深部、虹膜形态、厚度、附着位置以及后房结构清晰可见，使我们更全面地了解原发性闭角型青光眼眼前段的解剖结构特点。据此证实我国闭角型青光眼发病机制的多样性。目前临床将其分为急性闭角型青光眼和慢性闭角型青光眼两类，而后者又分为高褶综合征和虹膜膨隆型两型。王宁利根据原发闭角型青光眼的 UBM 形态变化特点及发病机制，将其分为单纯瞳孔阻滞型、单纯非瞳孔阻滞型和多种机制共存型。下面将结合原发闭角型青光眼的临床分型和形态特点对其 UBM 的特征进行阐述分析。

(一)前房浅、晶状体相对位置前移

急性闭角青光眼和慢性闭角型青光眼的 UBM 图像检查显示与正常眼相比，前二者的中央前房深度变浅、晶状体相对位置前移。急性闭角型青光眼与慢性闭角型青光眼相比，前者的前房更浅、晶状体位置更前移。

(二)房角开放距离 500(AOD₅₀₀)

AOD$_{500}$原发闭角青光眼较正常眼小。

(三)虹膜晶状体接触距离

虹膜晶状体接触距离原发闭角青光眼较正常增大。

(四)虹膜形态

急性闭角型青光眼可见周边虹膜明显向前膨隆，周边前房变浅，房角明显变窄甚至关闭。而在高褶综合征病例，周边虹膜相对比较平坦，但在房角入口处急转使房角变窄或关闭。

(五)虹膜厚度及虹膜附着位置改变

急性闭角型青光眼周边虹膜厚度较薄，附着位置偏后，而高褶综合征周边虹膜较厚，附着位置靠前。

(六)睫状体的改变

1. 睫状突厚度　睫状突厚度在急性闭角型青光眼、慢性闭角型青光眼与正常眼相比均增厚。

2. 睫状体位置　原发闭角型青光眼中，反映睫状体位置的参数小梁睫状体距离变短、巩膜睫状体之间的夹角变小，说明睫状体位置向虹膜根部前移。这种现象在高褶综合征病例表现更突出。

3. 睫状体晶状体距离　急性闭角型青光眼的患者二者之间的距离明显缩短。

综上所述，原发性闭角型青光眼(primary angle closure glaucoma，PACG)的 UBM 图像特征表现为：

(1) 原发性急性闭角型青光眼的眼前段特点为：前房浅、晶状体相对位置偏前，瞳孔位置相对靠前；房角狭窄；虹膜晶状体接触距离增大；虹膜根部明显向前膨隆，周边虹膜厚度较薄，虹膜根部附着位置相对偏后；睫状体位置相对偏后。

(2) 高褶综合征：前房较急性闭角型青光眼相对较深，瞳孔缘相对靠后，晶状体位置靠后且虹膜形态有其特征性表现，即根部虹膜不向前膨隆，比较平坦，而在房角入口处急转使房角变窄甚至关闭，而且虹膜根部厚度增加，附着位置偏前，睫状体位置偏前。

(3) 慢性闭角型青光眼虹膜膨隆型表现为：根部虹膜膨隆，同时伴有虹膜根部肥厚或睫状体前移或二者同时存在(图 6-38)。

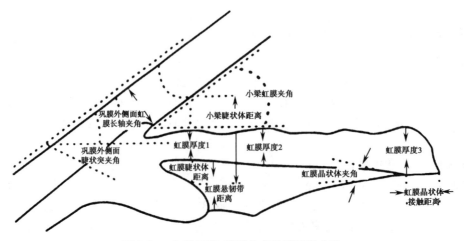

图 6-37　有关虹膜、睫状体参数的测量方法

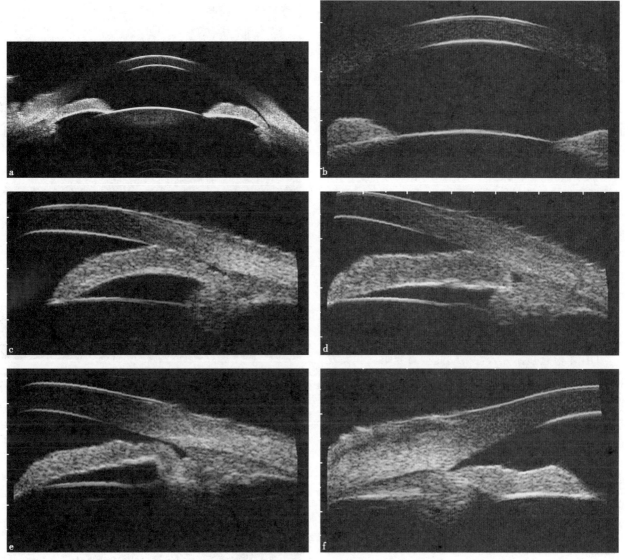

图 6-38　原发闭角型青光眼的超声生物显微镜图像

a. 全景 UBM 图像：虹膜膨隆，部分房角关闭，睫状突位置前移（王宁利教授提供）　b. 前房深度较正常变浅　c. 虹膜根部膨隆，表明由于瞳孔阻滞，后房压力高于前房压力　d. 虹膜根部较正常增厚，虹膜部分与角膜相贴，遮挡巩膜突，房角部分关闭　e. 高褶虹膜综合征 UBM 图像　f. 虹膜晶状体接触距离增大

在原发性闭角型青光眼不同病例中眼前段结构的不同，表明其房角关闭机制的多样性：急性闭角型青光眼绝大多数病例是由于瞳孔阻滞造成房角关闭，高褶综合征是非瞳孔阻滞因素，慢性闭角型青光眼虹膜膨隆型是混合因素造成。

三、恶性青光眼的 UBM 图像特征

恶性青光眼（malignant glaucoma）通常是指由于睫状环阻滞，造成房水不能由后房经晶状体与睫状突之间的间隙进入前房，而逆流入玻璃体，形成水囊，致使晶状体虹膜膈前移，前房变浅或消失，房角关闭，引起眼内压升高，多发生于闭角型青光眼手术后。这类病例的眼球存在发病的解剖基础，即角膜小、眼轴短、前房浅、房角窄、晶状体厚、睫状体相对位置偏前及睫状突增厚、前旋，睫状体与晶状体之间距离近（睫状环小）。当恶性青光眼发作时，UBM 图像显示晶状体虹膜膈前移、前房变浅或消失，睫状体明显水肿，睫状突肿胀前旋，堆积在虹膜根部，睫状突与晶状体赤道部完全相贴，后房消失。北京同仁医院一组 31 例恶性青光眼统计，其中有 18 眼（58.1%）为睫状环阻滞造成，另外 13 只眼（41.9%），睫状突与晶状体之间存在窄的间隙，其恶性青光眼的发生不是睫状环阻滞引起。近来一些学者认为这是由于虹膜晶状体阻滞造成房水逆流至玻璃体，而使晶状体虹膜膈前移所致。UBM 检查

对恶性青光眼的诊断有着重要意义。

恶性青光眼 UBM 图像特点：

（1）晶状体虹膜隔前移，前房变得极浅或消失。

（2）虹膜与晶状体相贴，接触范围增大。

（3）睫状体水肿增厚，睫状突肿胀前旋，抵于虹膜根部，堆积在虹膜根部和前移的晶状体赤道部之间的间隙中。

（4）睫状突与晶状体相贴或有狭窄间隙，同时可见玻璃体前界膜与睫状体平齐，后房消失。后房消失是诊断恶性青光眼的特征性标志。

（5）UBM 图像显示部分病例存在睫状体环形浅脱离，睫状体上腔存在少量液体。睫状体环形脱离推动已肿胀的睫状突向眼球中轴移动、前旋，进一步促使房角关闭和睫状突与晶状体之间的阻滞，使房水逆流至玻璃体内（图 6-39）。

四、先天性婴幼儿型青光眼的 UBM 图像

UBM 检查显示先天性婴幼儿型青光眼巩膜突发育异常，虹膜附着位置靠前，睫状突发育异常，部分病例可见睫状肌纵行纤维附着于小梁网。这些改变为探讨先天性青光眼发病机制提供了解剖依据。另外可见由于眼球增大、角膜水肿造成的眼前段的相应改变。

1. 角膜、角巩膜缘和巩膜　先天性青光眼由于角膜水肿混浊、眼球变大，UBM 检查可见角膜前后表面两条强回声带欠清晰，角巩膜缘增宽，角膜和角巩膜缘结构模糊，巩膜变薄。

2. 前房加深　与同龄正常婴幼儿相比前房明显加深。

3. 前房角改变

（1）巩膜突发育不良：UBM 图像中可见正常巩膜突呈三角形高回声嵴，而先天性青光眼巩膜突欠清。

（2）虹膜根部附着靠前。

（3）房角隐窝消失。

（4）部分病例可见睫状肌纵行纤维附着于小梁网上。

4. 虹膜平坦，组织比正常婴幼儿薄

5. 睫状突发育异常　先天性青光眼睫状突的厚度、长度均大于正常婴儿，且向内移位，即与虹膜相贴。此外，有一些病例表现为睫状突发育不良较正常婴儿小（图 6-40）。

五、继发性青光眼的 UBM 图像

（一）色素播散综合征和色素性青光眼

UBM 检查下可见虹膜中周部变薄，虹膜向后凹陷，与晶状体表面及悬韧带广泛接触，发生摩擦。Karickhoff 和 Pavlin 等认为这类患者前后房之间存在压力梯度，

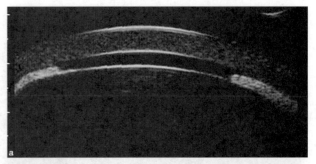

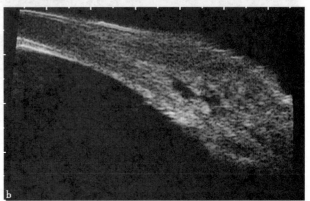

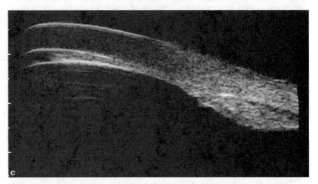

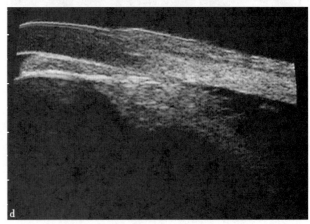

图 6-39　恶性青光眼的 UBM 图像

a. 虹膜——晶状体隔位置前移，前房显著变浅，周边完全消失　b. 手术的滤过通路尚可分辨，虹膜与晶状体广泛接触，滤过口被前移的晶状体完全遮挡　c. 晶状体赤道与虹膜根部、睫状突完全相贴，后房完全消失，形成睫状环阻滞　d. 睫状体与巩膜之间可见无回声区，睫状突向晶状体赤道方向移动，加重睫状环阻滞

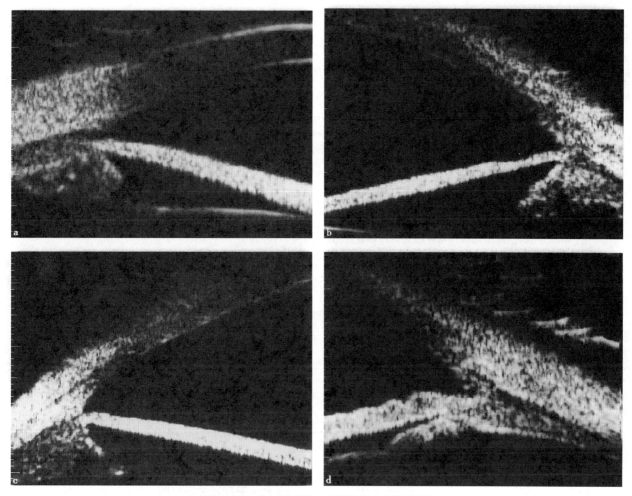

图 6-40　先天性婴幼儿型青光眼 UBM 图像

a. 正常婴儿的眼前段 UBM 图像　b. 先天性青光眼虹膜根部附着于巩膜突前　c. 先天性青光眼虹膜根部附着于巩膜突
d. 先天性青光眼睫状体纵行肌附着在小梁网上

前房压力大于后房压力，使虹膜与晶状体相贴，引起反向瞳孔阻滞，而造成虹膜向后凹陷。当应用缩瞳剂或行虹膜切除术后，虹膜变平直（图 6-41）。

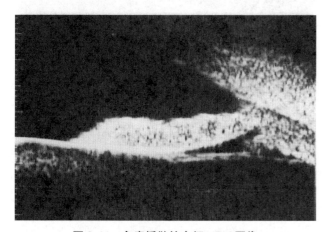

图 6-41　色素播散综合征 UBM 图像

虹膜后凹，与晶状体接触距离增大，虹膜部分与晶状体悬韧带相贴

（二）继发性房角关闭性青光眼

虹膜前粘连继发房角关闭，常见于眼前段的炎症，或由于房角有异常膜组织存在所致，如虹膜角膜内皮综合征、新生血管性青光眼。UBM 显示同一眼不同子午线存在不同程度的前粘连（图 6-42）。

（三）房角后退性青光眼

眼球钝挫伤致睫状肌撕裂时，UBM 显示睫状肌内出现裂隙状无回声区，前房加深，房角后退增宽加大，呈钝圆状。睫状体与巩膜仍然联系紧密（图 6-43）。

（四）血影细胞性青光眼

外伤或手术所致前房或玻璃体积血后数周至数月，红细胞发生变性。变性的红细胞即血影细胞，呈球形，细胞膜韧性发生改变，不易通过小梁网孔，而阻塞小梁网引起眼内压升高。UBM 显示血影细胞性青光眼房角开放，前房内的血影细胞呈颗粒状高回声（图 6-44）。

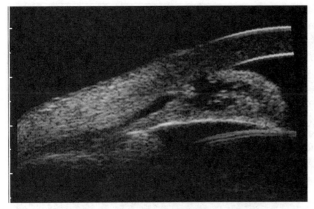

图 6-42 继发性房角关闭 UBM 图像

虹膜内部回声部分减低,虹膜部分与角膜相贴。符合虹膜角膜内皮综合征的形态改变

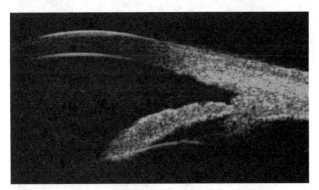

图 6-43 房角后退性青光眼 UBM 图像

房角形态圆钝,睫状体带增宽,虹膜、睫状突和角膜、巩膜之间形成钝角

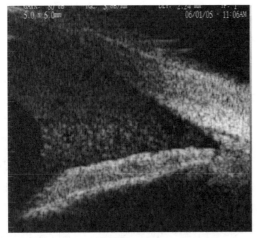

图 6-44 血影细胞性青光眼 UBM 图像

前房内可见均匀点状回声,将整个的房角结构填充

(五)晶状体膨胀继发青光眼

角膜由于水肿 UBM 显示前后表面强回声带欠清晰,两者之间的低回声区结构模糊;前房自周边至中央均变浅;晶状体由于水肿膨胀 UBM 表现为片状强回声区,晶状体赤道部增厚;虹膜晶状体接触距离增大;房角关闭。

(六)晶状体脱位继发青光眼

晶状体脱位常见于外伤后,或先天性疾患如 Marfan 综合征、Marchesani 综合征等。晶状体完全脱位可用裂隙灯和 B 型超声波诊断仪明确诊断。当不完全脱离时 UBM 检查显示其优越性,可以清晰观察到悬韧带断裂的位置及范围、晶状体移位情况、前房深度的改变、前房角的改变、虹膜与晶状体之间的关系,玻璃体是否突入前房。当晶状体脱位是外伤所致时,还可以同时观察是否有房角后退等损伤(图6-45)。

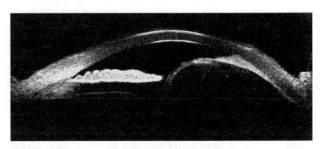

图 6-45 晶状体脱位继发青光眼 UBM 图像

全景 UBM 实时显示,晶状体向一侧的房角方向移位,虹膜受晶状体的影响向角膜方向移位,完全遮挡巩膜突(王宁利教授提供)

(七)无晶状体青光眼

UBM 显示瞳孔一周均与玻璃体前表面相贴,玻璃体与瞳孔区在同一水平面或向前突出瞳孔区,虹膜向前膨隆,前房变浅,房角关闭,后房自然存在。其房角关闭是由于瞳孔阻滞引起(图6-46)。另一类病例可见玻璃体与睫状突粘连或有机化膜,后房消失。显示同时还存在睫状环阻滞。

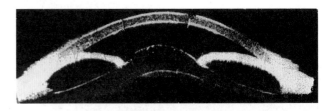

图 6-46 无晶状体眼继发青光眼的 UBM 图像

(八)人工晶状体眼青光眼

人工晶状体眼青光眼可由于虹膜与人工晶状体粘连,瞳孔阻滞引起房角关闭,眼内压升高;也可由于人工晶状体位置异常,其襻位于虹膜后,向前推虹膜,严重时可造成房角粘连,或人工晶状体严重倾斜其光学部与虹膜之间位置异常,致虹膜向前膨隆,房角关闭(图6-47)。

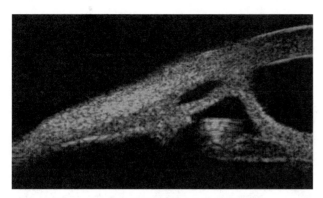

图 6-47 人工晶状体眼青光眼 UBM 图像

六、UBM 在青光眼早期诊断中的应用

（一）UBM 暗室实验

1. UBM 下传统暗室试验 在临床实践中已发现在浅前房、窄房角的眼中仅有一小部分发生闭角型青光眼，为了早期诊断及时治疗，通常采用传统的暗室试验结合前房角镜的检查，以期筛查闭角型青光眼的高危眼，进行及时治疗。UBM 问世后进行 UBM 暗室试验，具有更多的优点。

试验方法：先在自然光线下测量眼内压及进行 UBM 房角检查，然后在暗室做传统的暗室试验，2 小时后在暗红光下测量眼内压及 UBM 检查。UBM 检查 4 个象限的房角，每个象限在 2 个子午线方向扫描，然后对 UBM 图像进行分析，了解暗室后房角关闭情况。

敏感性和特异性：UBM 采用高频超声技术及水浴方法，检查时探头不接触眼球，所以可以非侵入、无干扰地在自然状态下对眼前段结构进行活体检查。UBM 暗室后房角关闭情况可见，不论范围大小均不会漏诊，同时避免了房角镜检查由于光线及房角镜压迫可造成一些被检查眼已关闭的房角重新开放，提高了阳性率，即表明其敏感性较传统的暗室试验加房角检查法高。由于本方法同时避免了单纯以眼内压大于或等于 1.07kPa（8mmHg）为标准的假阳性，所以提高了其特异性。总之本试验较传统方法有较高的敏感性和特异性，为闭角型青光眼的早期筛查、早期诊断提供了更为有效的方法（图 6-48）。

2. 应用 UBM 在明暗光状态下对房角形态观察 较之传统的暗室实验，结合现在对青光眼的房角关闭的发病机制的理解，我们对传统 UBM 下暗室实验进行了改进。检查方法为：分别在明、暗光线下对前房角的形态进行观察，但与传统 UBM 下的暗室实验不同之处在于，明光线与暗光线检查之间不需在暗室内等待 2 小时，取而代之的是明光线检查之后随即进入暗光线进行 UBM 检查。与传统暗室实验相同，对明、暗

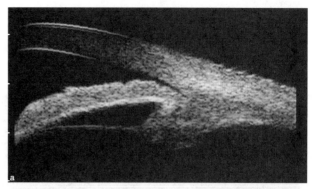

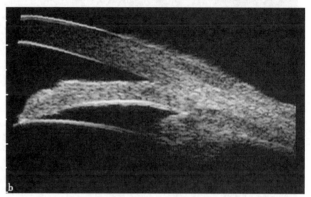

图 6-48 UBM 暗室实验图像
a. 暗室实验前　b. 暗室实验后

光线下的房角开放情况进行观察记录，判断是否有发生青光眼的可能。

具体检查方法如下：首先在正常的室内光线下对眼的房角形态进行观察，分别选择 12 点、3 点、6 点、9 点的房角形态进行观察。随即将检查室的光线调暗，同样观察 12 点、3 点、6 点、9 点的房角形态较明光线下发生的变化。

检查结果的判定 明光与暗光状态下房角形态变化超过 180°，表明明、暗光状态下的房角形态观察为阳性。反之则为阴性（图 6-49）。

（二）UBM 与前房角镜两种方法检查前房角的比较

自从 Salzmann（1914）、Koeppe（1919）研制前房角镜以来广泛应用于临床，对青光眼的分类、诊断和治疗起到了关键的作用，极大地推动了青光眼科研及临床工作的发展。但是，UBM 在非侵入的条件下对前房角进行检查，能更客观地反映前房角的情况。

（1）房角镜检查利用裂隙灯光源照明同时房角镜直接压迫眼球，由于光线及机械性干扰，影响虹膜及房角形态的观察，特别是在窄角情况下观察不到房角深处及房角顶点，因此对房角入口的宽度的判断结果与实际情况有差异，相对较宽。而超声生物显微镜采用的是高频超声波及水浴方法，对眼球没有光线及机

械性干扰，并且这种高频超声波能穿透眼部不透明的组织（如虹膜、前部巩膜、角巩膜组织），在窄角情况下也能清楚地确定巩膜突位置及房角入口夹角的宽度，

测量结果能真正代表自然状态下的房角宽度。

（2）房角镜检查仅能观察到虹膜前表面的形态，而超声生物显微镜可观察到虹膜前后表面的形态，并能

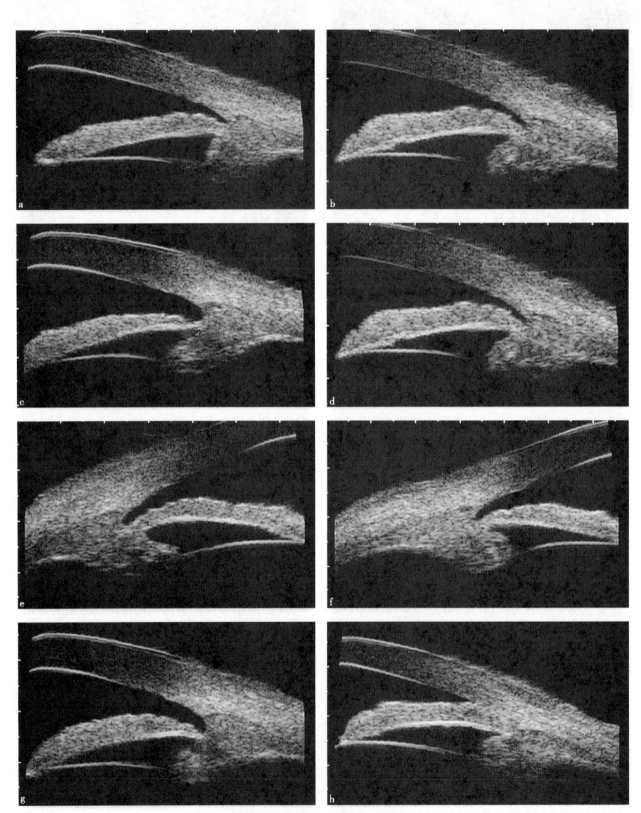

图 6-49 明暗光状态下房角形态变化图像

a、b、c、d. 分别为正常光源状态下的 12 点、3 点、6 点、9 点房角图像　e、f、g、h. 分别为暗室状态下的 12 点、3 点、6 点、9 点房角图像；发现：12 点得房角形态无显著变化；3 点、6 点处的房角暗光较明光变窄；9 点处房角暗光状态下完全关闭

测量虹膜根部的厚度。

（3）房角镜检查对虹膜根部附着位置在窄角情况下很难明确，而超声生物显微镜检查可明确观察到。

（4）房角镜检查对睫状体情况及后房情况是盲区，而超声生物显微镜检查清楚可见。

（5）房角镜检查是半定量、定性的检查结果，而超声生物显微镜检查可以进行精确的定量测量。

（6）房角镜检查可发现房角新生血管、出血等色泽变化，而超声生物显微镜不能观察。

由此可见超声生物显微镜对前房角的检查优于房角镜，但不能取代房角镜，两者应互为补充。

七、UBM 在青光眼手术后的应用

（一）小梁切除术

UBM 可以在活体眼上直接观察小梁切除术后滤过泡形态及滤道内、外口和巩膜瓣的情况，对评价滤过泡功能、分析手术失败原因、指导治疗有重要意义。

1. 滤过泡 UBM 检查 可将滤过泡分为以下 4 种形态（图 6-50）：

低回声型滤过泡：滤过泡内呈中低回声，滤过泡内可见小的无回声区及巩膜瓣下的滤过通道；高回声型滤过泡：滤过泡呈强回声，巩膜瓣下通道多数可见；囊样包裹型滤过泡：为大的囊样液腔，周围被中强回声的薄壁包裹；扁平型滤过泡：只见滤道内口，巩膜瓣下通道及滤过泡均不见。其中低回声型滤过泡为理想的功能型滤过泡。

2. 滤道内、外口及巩膜瓣下通道 UBM 可观察其是否通畅，是否有瘢痕形成，是否有虹膜、玻璃体阻塞内口等。

（二）非穿透性小梁切除术

非穿透性小梁切除术后 UBM 检查显示在深层巩膜瓣下形成透明液间隙，部分患者结膜瓣下有滤过泡形成。该手术要求切除 Schlemm 管内壁及邻管组织，手术区仅保留小梁网及邻近的角膜后弹力层，UBM 检查可观察手术区小梁网附近保留的组织是否过厚，深层巩膜瓣厚度是否恰当，并可观察手术的其他并发症（图 6-51）。

（三）房水引流装置植入术

UBM 可观察进液管位置及管腔是否通畅。当进液管通畅时，管腔内房水呈无回声区，管壁呈强回声。当管腔被血液或炎性渗出物阻塞时，管腔内呈中低回声（图 6-52）。

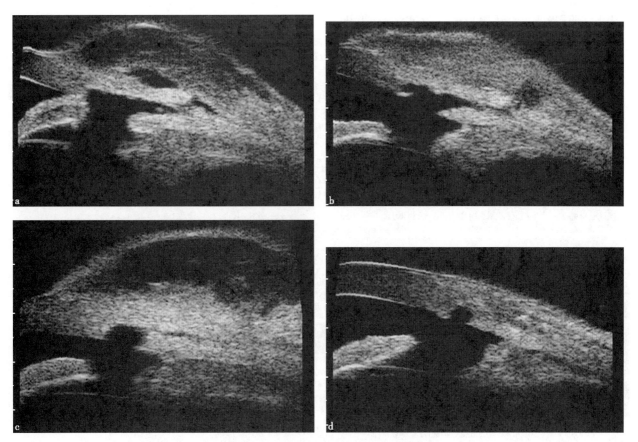

图 6-50 不同类型滤过泡的 UBM 图像

a. 低回声型滤过泡　b. 高回声型滤过泡　c. 囊样包裹型滤过泡　d. 扁平型滤过泡

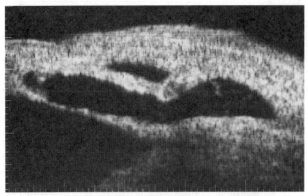

图 6-51 非穿透性小梁切除手术后 UBM 图像

巩膜层间可见不规则形无回声区，角膜后弹力层呈膜状回声将前房与巩膜内的滤过泡分隔，前房不直接与滤过泡相交通

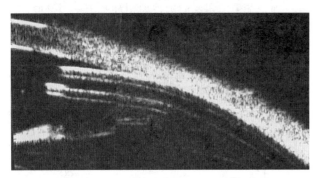

图 6-52 房水引流装置植入术后 UBM 图像

巩膜下至前房内可见双带状强回声，内为均匀的无回声区，前段位于前方内，表面与前房相交通

（四）抗青光眼术后睫状体脱离

UBM 检查可见睫状体 360° 全周脱离，巩膜与睫状体之间为无回声区，睫状突位置前移前旋，晶状体位置前移，前房变浅（图 6-53）。

超声生物显微镜的出现，弥补了裂隙灯显微镜、前房角等光学检查方法对眼前段检查的不足。它不受屈光间质清晰程度、眼内压的高或低等条件的影响，可以

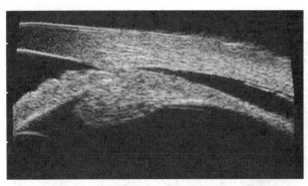

图 6-53 抗青光眼术后睫状体脱离 UBM 图像

睫状体与巩膜之间可见无回声区，前房与睫状体上腔之间无交通

在任何条件下无创伤、实时地对眼前段进行成像，尤其可以对其他检查方法无法观察的后房、睫状突等眼前段结构进行多角度、实时观察。当然，新型检查仪器的出现，如前段 OCT 的出现，对 UBM 的眼前段成像是一个新的挑战。前段 OCT 可以完整地观察眼前段结构，因其分辨能力较 UBM 高，所以能够较 UBM 更清晰地观察角膜激光手术后的角膜瘢痕，可以实时显示完整的眼前段，测量同一平面上的一侧房角到另一侧房角的直径，为眼内镜植入手术提供帮助。但是，受光学相干成像原理的自身条件限制，光线难以穿透色素上皮结构，前段 OCT 对后房、尤其睫状体的成像清晰程度较 UBM 显著下降，因此，UBM 目前仍然为后房、睫状体的最佳观察手段。充分了解各种检查方式的特点，扬长避短，有效结合可以更好地显示眼部的结构。

总之，超声生物显微镜的出现，为眼前段疾病尤其青光眼的诊断提供了一种全新的诊断方法。它的出现提供了一种可以实时状态下观察眼前段尤其房角结构的检查方法，为更好地理解青光眼的房角形态改变与青光眼发病机制之间的关系，以及治疗方法选择、治疗效果的观察等提供了更有力的保证。

（刘 磊 杨文利）

主要参考文献

1. 杨文利，刘磊. 超声生物显微镜测量正常人眼前段结构的初步研究. 中华眼科杂志, 1997, 33: 85-87.

2. 王涛，刘磊. 应用超声生物显微镜探讨原发性闭角型青光眼的发病机制. 中华眼科杂志, 1998, 34: 365-368.

3. 刘磊，王涛. 睫状环阻滞型青光眼的超声生物显微镜检查. 中华眼科杂志, 1998, 34: 178-182.

4. 朱晓青，李志辉. 应用超声生物显微镜检测原发性婴幼儿型青光眼的眼前段形态特征. 中华眼科杂志, 1999, 35: 300-304.

5. 杨文利，刘磊，等. 应用超声生物显微镜检查及诊断眼部睫状体脱离. 中华眼科杂志, 1999, 35: 194-196.

6. 陈虹，林丁. 滤过泡形态的超声生物显微镜观察. 眼科, 2001, 10: 217-219.

7. 王宁利，刘文. 活体超声显微镜眼科学. 第 2 版. 北京: 科学出版社, 2011, 109-118.

8. Pavlin CJ, Foster FS. Ultrasound Biomicroscopy of the Eye. New York: Springer, 1995, 63-97.

9. Pavlin CJ, Sherar MD. Subsurface ultrasound microscopic imaging of the intact eye. Ophthalmology, 1990, 97: 244-250.

10. Pavlin CJ, Harasiewicz K. Clinical use of ultrasound biomicroscopy. Ophthalmology, 1991, 98: 287-295.

11. Pavlin CJ, Harasiewicz K. Ultrasound biomicroscopy of anterior segment structures in normal and glaucomatous eyes. Am J Ophthalmol, 1992, 113: 381-389.

12. Wang N, Wu H, Fan Z. Primary angle closure glaucoma in Chinese and Western populations. Chin Med J(Engl), 2002, 115: 1706-1715.

13. Gazzard G, Friedman DS, Devereux JG, et al. A prospective ultrasound biomicroscopy evaluation of changes in anterior segment morphology after laser iridotomy in Asian eyes. Ophthalmology, 2003, 110: 630-638.

14. Ang MH, Baskaran M, Kumar RS, et al. National survey of ophthalmologists in Singapore for the assessment and management of asymptomatic angle closure. J Glaucoma 2008, 17: 1-4.

15. Wang B, Congdon NG, Wang N, et al. Dark Room Provocative Test and Extent of Angle Closure: An Anterior Segment OCT Study. J Glaucoma 2009.

16. He M, Lu Y, Liu X. Histologic changes of the iris in the development of angle closure in Chinese eyes. J Glaucoma 2008, 17(5): 386-92.

17. Kumar RS, Baskaran M, Chew PT, et al. Prevalence of plateau iris in primary angle closure suspects an ultrasound biomicroscopy study. Ophthalmology 2008, 115: 430-4.

18. Sakai H, Morine-Shinjyo S, Shinzato M, et al. Uveal effusion in primary angle-closure glaucoma. Ophthalmology 2005, 112: 413-9.

19. Foster PJ, Johnson GJ. Glaucoma in china: how big is the problem? British Journal of Ophthalmology. 2001, 85: 1277-1282 [PMC free article] [PubMed].

20. He M, Foster PJ, Johnson GJ, Khaw PT. Angle-closure glaucoma in East Asian and European people. Different diseases? Eye. 2006, 20: 3-12.

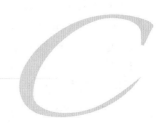

第七章
青光眼的眼底改变

持续的高眼压可导致进行性青光眼性视乳头损害而引起失明。近年的研究发现,在青光眼的发病过程中可出现视网膜神经纤维层的改变,而且它可发生在视乳头损害和视野缺损以前。了解青光眼性视乳头损害和视网膜神经纤维层缺损,对青光眼的诊断和治疗是很重要的。

第一节 视 乳 头

一、视乳头的解剖

视网膜神经节细胞发出轴索形成视网膜神经纤维层(retinal nerve fiber layer,RNFL),神经纤维聚集形成视乳头(optic nerve head),然后呈90°急转弯通过筛板,穿出眼球形成视神经。视乳头由轴索、血管和神经胶质组织构成。正常视乳头含有 100 万~150 万个轴索,这些轴索被星形胶质细胞分隔成大约 1000 个神经束。视乳头直径平均 1.5mm(范围为 1.1~1.8mm),垂直径较横径略大。轴索穿过筛板后因包被有髓鞘,该部视神经变粗,横径为 3mm。视网膜血管从视乳头处穿过。人在出生时视神经较细,几乎没有髓鞘。筛板后视神经的髓鞘主要是在出生后一岁以前完成。筛板的结缔组织在出生时也未完全发育,婴儿视乳头易形成青光眼性凹陷及其凹陷的可逆性与此有关。随着年龄增长,轴索数目轻度减少,软脑膜和纤维隔在视神经中所占比例有所增加。

(一)视乳头分区

视乳头从前到后分为 4 区。

1. 表面神经纤维层(surface nerve fiber layer) 为视乳头最表面的一层,由视网膜神经纤维层延续而来,为致密的神经纤维,表面覆以内界膜。

2. 筛板前区(prelaminar region) 由神经纤维、星形胶质细胞及较多的胶质组织构成。此区周围与脉络膜相连。

3. 筛板区(lamina cribrosa region) 由结缔组织板

层构成,含有致密的胶原纤维,板层上有许多孔洞,星形胶质细胞位于板层间及孔的周围。神经纤维束通过筛板离开眼球。筛板与巩膜相连。

4. 筛板后区(retrolaminar region) 此区星形胶质细胞减少,神经纤维有髓鞘,故此处视神经增粗一倍。神经纤维束间有结缔组织隔(图6-54)。

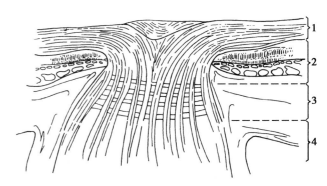

图 6-54 视乳头纵剖面示意图
1. 表面神经纤维层 2. 筛板前区 3. 筛板区 4. 筛板后区

(二)视乳头的血液供应

视乳头的血管包括毛细血管、小动脉和小静脉,唯一较大血管是视网膜中央动静脉,偶尔有睫状视网膜动脉。

1. 动脉

(1)表面神经纤维层:主要接受视网膜中央动脉分支的血供,其颞侧主要由视乳头周围放射状毛细血管供应,也接受视乳头周围脉络膜向心支的血运。

(2)筛板前区:接受睫状后短动脉的血运,可直接来自睫状后短动脉的分支或从视乳头周围脉络膜发出的间接分支。

(3)筛板区:由睫状后短动脉供应,血管可来自睫状后短动脉的直接分支或由 Zinn-Haller 动脉环发出。

(4)筛板后视神经:接受睫状后短动脉和视网膜中央动脉的血供。前者来自软脑膜血管。视网膜中央动脉分支供应此区的中央部分。

由上述可见,视乳头主要接受睫状后短动脉的血供，只有表面神经纤维层及筛板后区的中央部分受视网膜中央动脉供应。常是由眼动脉发出2～3支后睫状动脉主支，每一支又分出很多睫状后短动脉（图6-96）。

视乳头的毛细血管丰富，但彼此不吻合，所以在小动脉发生阻塞时很少形成侧支循环。视乳头的毛细血管与脉络膜的不同，而与视网膜毛细血管相似，有丰富的周细胞，内皮细胞无孔，对荧光素不渗漏。

2. 静脉 视乳头的静脉回流主要是通过视网膜中央静脉，有少量血液流入脉络膜血管系统，在视网膜与脉络膜之间形成交通。有时这些交通支扩大形成视网膜睫状静脉，将视网膜血液引流到脉络膜循环或形成睫状视神经静脉，使脉络膜血液流入视网膜中央静脉（图6-55）。

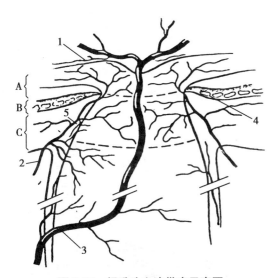

图6-55 视乳头血液供应示意图
上方：视乳头表面 下方：球后视神经
1. 视乳头周围放射状毛细血管 2. 睫状后短动脉 3. 视网膜中央动脉 4. 视乳头周围脉络膜分支 5. Zinn-Haller 动脉环
A. 表面神经纤维层 B. 筛板前区 C. 筛板区

（三）神经胶质组织

视乳头的轴索与血管之间有连续的神经胶质组织，它也覆盖于视乳头的各部分。Elschnig 内界膜位于视乳头表面，与视网膜的内界膜相连。Elschnig 内界膜的中央部分加厚，称为 Kuhut 新月面。视乳头周围也有神经胶质组织，介于视乳头与视网膜之间者称为 Kuhut 中间组织，将视神经与脉络膜分开者为 Facoby 边缘组织。在表面神经纤维层，筛板前区和筛板区的神经胶质主要为星形胶质细胞，而筛板后区主要为少突胶质细胞。

（四）结缔组织

巩膜管及筛板由结缔组织构成。筛板由10余层连续的具有许多孔洞的板层组成，神经纤维束从孔中

通过。对人眼和猴眼的研究发现，孔洞的大小及其周围的支撑结缔组织的多少有明显的区域性差别。筛板上方及下方的孔较鼻侧和颞侧者大，结缔组织和胶质组织则较鼻侧和颞侧明显薄（彩图6-56、彩图6-61，见书末彩插；图6-57～图6-60）。由于这种解剖结构的特点，筛板各区域对高眼压的抵抗力将产生明显差别。视乳头上下极由于所含胶原纤维最少，因而受挤压和扭曲最重，故通过上下极的神经纤维束受损较重。筛

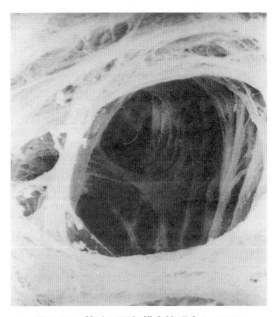

图6-57 筛孔正面扫描电镜观察（×1000）
神经纤维已被组织酶消化清除，可以见到10余层板层相叠，孔的直径在不同平面可有所不同

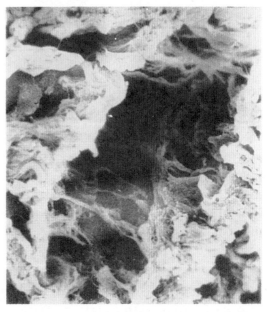

图6-58 巩膜筛板的10余层板层相叠加，其孔洞相连形成孔道，神经纤维从孔中通过，图中显示其中一个孔道的纵剖面，神经纤维已被组织酶消化清除（扫描电镜，×1200）

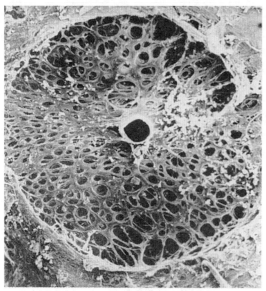

图 6-59　视乳头筛板的玻璃体面
表面及筛孔中的组织已被清除，组成筛孔的支撑结缔组织的多少有明显的区域性差别，上下方的孔较鼻颞侧者大，结缔组织则较鼻颞侧明显少（扫描电镜×60）

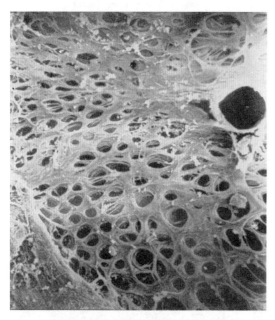

图 6-60　筛板中筛孔的大小及其周围支撑结缔组织的多少有明显的区域性差别，图中左上为筛板鼻侧，结缔组织较密集，高眼压下不易变形。下方为筛板下极，结缔组织较少，对高眼压的抗力减低，易使筛孔变形挤压神经纤维（扫描电镜×100）

板结构的特点在青光眼性视乳头损害发生机制中的作用，将在本章后部分详细讨论。

眼球后部视神经周围有脑膜包绕，从软脑膜内面延伸的血管结缔组织形成轴索束间的纵行隔膜。

（五）轴索分布

视网膜神经节细胞发出的轴索形成视网膜神经纤维层，向眼球后极部聚集并旋转 90°形成视神经。轴索在视网膜神经纤维层及视乳头呈特征性排列，视网膜被水平缝分成上下两半，黄斑中心凹位于水平缝的稍下方，其纤维进入视乳头颞侧水平子午线下方。黄斑部的纤维形成乳头黄斑束进入视乳头的颞侧。颞侧周边部水平缝上下方视网膜神经节细胞发出的轴索在黄斑部的上下方呈弓形排列，称为弓形纤维，分别进入视乳头的上下方。视网膜鼻侧的神经纤维呈放射状直接进入视乳头鼻侧（图 6-62）。从视网膜周边部发出的神经纤维位于神经纤维层的深层，进入视乳头的周边部。发自近视乳头部位神经节细胞的纤维位于神经纤维层的浅层，进入视神经的靠中心部（图 6-63）。

在青光眼发病过程中，弓形纤维最易受损。乳头黄斑束最初在视神经颞侧，至视神经远端则散在分布，约占视神经的 1/3，并与黄斑以外的纤维相混合。这可以解释在早期青光眼性视神经萎缩为什么仍保留中心视力。

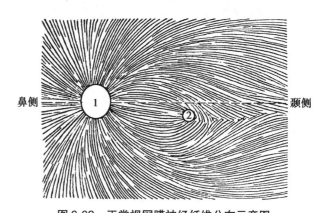

鼻侧　　　　　　　　　　　　　　　颞侧

图 6-62　正常视网膜神经纤维分布示意图
1. 视乳头　2. 黄斑
黄斑区纤维进入视乳头颞侧，颞侧水平缝上下方纤维弓形排列，称为"弓形纤维"，分别进入视乳头上下方；鼻侧神经纤维呈放射状直接进入视乳头鼻侧

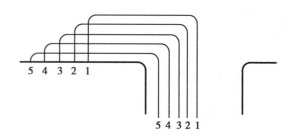

图 6-63　视网膜神经纤维层排列方式示意图
视网膜周边部发出的神经纤维位于神经纤维层的深层，进入视乳头的周边部，近视乳头的纤维位于浅层，进入视乳头较中央部

二、青光眼性视乳头损害的发病机制

从 19 世纪中叶以来，关于青光眼性视神经萎缩的病因，一直存在着争论。1858 年 Müller 提出机械学说（mechanical theory），认为升高的眼压直接压迫轴索，使之死亡。同年，von Jaeger 提出血管学说（vascular theory），认为视神经萎缩的根本原因是血管异常。最初，机械学说得到广泛的支持。1892 年，Schnabel 倡议青光眼性视神经萎缩病因的另一种概念，即海绵状萎缩，当神经成分萎缩时产生空隙，而使视乳头向后凹陷。

直到 20 世纪前叶，机械学说始终处于支配地位。至 1925 年 LaGrange 和 Beauvieux 使血管学说得以普及。1968 年 Lempert 提出了轴浆流在青光眼性视神经损害中的作用，他又复兴了机械学说，但并不排除缺血所致的可能影响。

（一）神经损害的血管学说

此学说认为，青光眼所致视乳头结构和功能的损害主要是由于缺血。这种缺血可能因眼压升高所致或者由于不相关的血管性疾患。Hayreh 等支持此观点。他们认为，当视神经的灌注压即平均动脉压减去眼压，不足以供应视神经适当的血流时，将产生视神经损害。灌注压不足可能是由于眼压升高不伴有动脉压升高或动脉压下降不伴有眼压升高。

后来 Anderson 又推进了此学说，他提出视神经血供自动调节障碍，可增加视乳头对压力所致缺血的易感性。也有假设认为，青光眼的视网膜神经节细胞的丢失与氧化应激有关，眼血流减少可能导致组织缺氧，使活性氧堆积，而使视乳头受到损害。有研究表明，在实验青光眼中活性氧的水平明显升高。基质金属蛋白酶（MMP）是主要的基质降解酶和 MMP-9 在青光眼患者血液中增高。氧化应激也导致非特异性内皮素 -1 增高。这些标志物在视网膜神经节细胞死亡和组织重建中起一定作用。有报道发现 MMP-9 和内皮素 -1 在实验性青光眼和原发性开角型青光眼中增高。因为单纯用眼压升高不能解释所有青光眼，所以人们更认识到血管性学说的重要性。例如正常眼压性青光眼，和一些曾有眼压升高的历史、但眼压控制在正常范围或者低于正常范围者，仍有进行性的视野丢失。有更多的证据证明，在青光眼病因方面血管性危险因素也起到重要作用。

原发性开角型青光眼的全身性血管危险因素：

（1）糖尿病：糖尿病被认为是视网膜和视乳头的微血管损害和血管调控障碍。有研究表明，高血糖引起的血管改变，导致视乳头增高了对原发性开角型青光眼的易感性。已知高血糖伴有眼压升高可阻碍小梁网的功能。胰岛素抵抗伴有眼压升高。虽然已有数据表明糖尿病与原发性开角型青光眼有关联，但在糖尿病与原发性开角型青光眼之间的直接关系尚不完全了解。Blue Mountains Eye Study 报道，在调整年龄和性别后，在一横断面研究中，糖尿病和原发性开角型青光眼有明显相关。Beaver Dan Eye Study 也得到同样的发现。但相反的，Tayside Study 和 Baltimore Eye Study 未能得到同样相关的发现。

（2）高血压病：对于高血压病与开角型青光眼的发生是否有关仍无一致意见。有一些研究认为有相关，在 Blue Mountains Eye Study 中在校正其他一些混乱的因素包括眼压以后，高血压是明显地与 POAG 有关。作为可能的一种相关机制，在高血压与 POAG 中，高眼压和全身高血压引起的慢性微血管损害和自动调节障碍可导致视神经的缺血性改变。但是，Leske 等在 Barbados Eye Study 中未发现高血压与 POAG 有相关。全身血压的昼夜节律改变尤其是夜间血压过度下降是 POAG 的一个危险因素。Demailly 指出正常眼压性青光眼患者卧位血压差别较大，表明姿式性低血压可能是正常眼压性青光眼的一种危险因素。Kaiser 等观察了 POAG、正常眼压青光眼及健康者的 24 小时血压，报告称 POAG、正常眼压青光眼比正常人的平均血压要低。这些研究表明，仅全身血压，而且其控制系统与 POAG 及正常眼压青光眼的病因有关。

（3）原发性开角型青光眼的眼局部血管危险因素：研究表明，POAG 与眼血流降低相关。一些报告指出，青光眼患者有眼血流降低现象。Nagata 等报告提到，眼血流循环障碍、由眼底荧光血管造影观察到的充盈缺损，在正常眼压青光眼患者比 POAG 出现较早。这表明在正常眼压青光眼与眼压升高的 POAG 血循环障碍是一重要的病因。但是，目前没有足够的证据证明眼血流下降是出现在青光眼开始以前。所有临床已诊断的青光眼病例已有相当明显的视神经损害和近 50% 的视网膜神经纤维丢失，伴有青光眼的视网膜神经节细胞丢失，可能是继发的对血供需求的减少，需作纵向研究以确定眼球血流减少是 POAG 的原因。

眼灌注压曾被考虑是 POAG 的重要危险因素，而且它是眼血流的重要决定因素。眼灌注压的定义是动脉血压与眼压的差值。眼灌注压低导致眼血流下降，虽然自动调节可能代偿并维持一定程度的眼血流。Tielsch 等表明眼灌注压低可伴有 POAG。与此相一致的是治疗高血压使血压降低，因为使眼灌注压下降，而使视野损害加重。

（4）青光眼患者的视网膜血管管径改变：有一些

研究用标准的视网膜成像方法观察视网膜血管管径与青光眼的相关性。Blue Mountains Eye Study 报告，普遍性小动脉变细与 POAG 的视乳头凹陷明显相关。Beijing Eye Study 也发现青光眼的平均视网膜小动脉的管径较窄。而 Rotterdam Eye Study 报告则没有这种相关。

综上所述，虽然眼压升高仍是青光眼的主要病因，但是越来越多的证据表明，血管性危险因素是青光眼的重要致病因素。青光眼患者与正常人相比有眼血循环性障碍，但是没有有信服的证据表明眼血循环的功能性与结构性改变是发生在青光眼最初发生以前。这是由于难于确定青光眼是何时开始的，而且绝大多数研究对象是已诊断的青光眼病例，应作伴有青光眼的血管性危险因素的纵向研究。

（二）神经损害的机械学说

此学说认为，青光眼性视乳头凹陷和功能障碍是由于在筛板处的压力不平衡，对组织产生机械性压缩和牵拉的直接结果。这种压力不平衡是由于筛板板层被压缩扭曲，因而挤压从筛孔中通过的轴索。这种挤压和牵拉导致轴浆流阻滞，导致视网膜神经节细胞及其轴索死亡，使神经视网膜盘沿变窄，视乳头凹陷。在 70 年代后期和 80 年代早期以灵长类作实验发现在眼压急性升高后，轴浆流在筛板处发生阻滞，受损的视网膜神经节细胞发生凋亡。凋亡为在无炎症情况下，脱氧核糖核酸断裂，染色质凝聚，细胞皱缩。此过程伴有胶质细胞被激活，并由星形胶质细胞进行组织重建。这种改变是由升高的眼压所激发。这种机械力导致一系列的不可逆性视神经损害，使神经纤维及其支持组织发生结构萎缩和功能障碍。由于萎缩的组织不需要营养，在组织萎缩以后继发相应的血供减少。基于此学说，降低眼压是阻止视神经损害的有效方法。现在一些药物及手术可以减缓视野丢失的进展。但是，有一些青光眼患者，眼压控制在恰当的水平后，视野丢失仍在继续进展。

脑脊液压力在青光眼发病机制中的作用：许多研究表明，开角型青光眼的眼压范围从正常值的低值到明显升高，导致将其分为高眼压性青光眼（眼压高于 21mmHg）及正常眼压性青光眼（眼压在正常值范围以内）。以医院为基础的研究表明，正常眼压性青光眼的眼压日夜曲线在正常范围内，并伴有低血压和血管痉挛的症状。所以，一般认为正常眼压性青光眼的发病机制有血管性因素的成分。为什么高眼压性青光眼和正常眼压性青光眼除眼压明显不同以外，两者的视乳头形态极为相似。假使正常眼压性青光眼有部分血管性致病因素，为什么其视乳头形态与血管性视神经病性的视乳头形态又明显不同呢？

从筛板以外的眼的后段来考虑，在视乳头的外表面，筛板与视神经的筛板后区相连；从视乳头的内表面看，视乳头陷凹的底部是由筛板构成。筛板的主要功能是视网膜神经节细胞的轴索和视网膜中央静脉穿出眼球；视网膜中央动脉进入眼球；在眼内腔和眼外腔之间形成屏障以稳定眼内压，由于这种屏障功能，筛板可阻止房水从玻璃体腔漏出到围绕视神经球后部分的球后脑脊液腔。因为筛板在较高压力的眼内腔和压力较低的眼后腔之间形成边界，在筛板两侧存在一个压力梯度，即眼内压力减去球后脑脊液腔的压力。这种经筛板的压力梯度，当筛板的一侧或两侧的压力不正常的升高和（或）降低的时候，对于眼部疾病是很重要的。这种不正常的压力梯度影响视神经纤维及其顺向和逆向的轴浆流。

经筛板的压力差的重要性可举例说明，假设比较眼压分别为 20mmHg 和 40mmHg 的两只眼睛，眼压为 40mmHg 的眼睛的眼内压力比眼压为 20mmHg 的眼睛内的压力只高 2.5%，因为"眼压"这一词是一种误称。我们眼科医师所谓的"眼压"只是经角膜的压力差，在眼压为 20mmHg 的眼睛内的真正压力为 780mmHg［760mmHg（大气压）＋20mmHg］，眼压为 40mmHg 的眼睛内的真正压力为 800mmHg。同样推理，潜水 100m 处，眼内真正的压力大约为 11 倍（11 个大气压），但并没有发生青光眼急性发作，因为经角膜的压力差并没有改变。同样在高空飞行并不能治疗青光眼，因为其经角膜的压力差没有改变，虽然因为大气压较低，眼内的真正压力有明显下降。

但是，对于视神经，并不是经角膜的压力差，而是经筛板的压力差（眼压减眼眶脑脊液压力）和经筛板的压力梯度。它是压力差与眼内腔（伴有眼压）和球后腔（伴有眼眶脑脊液压）之间距离的关系。假设倒立或吹喇叭引起眼压升高，则应考虑到由于体位改变或脑静脉压力改变，眼眶脑脊液压力也有相应改变。尚不清楚视神经本身的组织压力是多大，参与了经筛板对抗眼压的对抗力量。

经筛板的压力梯度（trans-lamina cribrosa pressure gradient）：经筛板的压力梯度决定于眼内腔与眼球后充满液体的腔之间的压力差和距离。这两个腔的距离主要决定于筛板的厚度。结果，很高度的近视眼的筛板变薄，可能是高度近视眼的青光眼易感性高的原因。组织形态学研究表明，在非高度的近视眼在青光眼晚期筛板会变薄。这种青光眼相关的筛板变薄，可能是晚期青光眼损害进展、危险增加的原因。

经筛板的压力差（trans-lamina cribrosa pressure

difference）：经筛板的压力差依赖于眼压和球后脑脊液压。假使眼压升高和（或）脑脊液压力降低均可导致经筛板压力差升高。

早在1976年Volkov即指出，从发病机制上，脑积液压力低可引起青光眼性视神经病变。Yablongsky、Ritch和Pokorny（1979）曾假定围绕视神经的不正常的脑脊液压力可能是引起正常眼压性青光眼的气压性视神经损害的原因。在一个实验性研究中，实验人员在大池（cisterna magna）内插管，将颅内压降低到大气压以下5cm水柱，一只眼前房内插管使眼压降至比大气压稍高。3周以后，未改变眼压的眼睛出现了典型的青光眼性视神经损害，相反地，眼压也降低的眼睛其视神经未出现变化。研究人员假设，对于发生青光眼，降低颅内压将和升高眼压有相同的作用。

Berdahl等对31 787例为非眼科原因在11年间作了腰穿患者的病历作了回顾性分析。他们选择了28例有开角型青光眼和49例无青光眼的对照组，非青光眼组患者的平均脑脊液压力（13.0mmHg±4.2mmHg）明显高于（$p < 0.001$）开角型青光眼组（9.2mmHg±2.9mmHg）。在另一组同样设计的研究中，Berdahl等回顾性检查了62 468例，在1985年至2007年作过腰穿患者的病历。其中57例为原发性开角型青光眼，11例为正常眼压性青光眼，27例为高眼压症，105例为对照。脑脊液的压力在原发性开角型青光眼明显低于年龄相匹配的无青光眼组（$p < 0.0001$）（分别为：9.1mmHg±0.77mmHg，11.8mmHg±0.71mmHg）；正常眼压性青光眼的脑脊液压力比对照组低（8.7mmHg±1.16mmHg 比 11.8mmHg±0.71mmHg；$p < 0.01$）。而高眼压症组的脑脊液压力比年龄相匹配的对照组高（12.6mmHg±0.85mmHg 比 10.6mmHg±0.81mmHg；$p < 0.05$）。

最近的一个前瞻性研究，对43例开角型青光眼（14例眼压正常，29例眼压升高）及71例对照组（没有青光眼患者）作了腰部脑脊液压力测量。腰部脑脊液压力在正常眼压性青光眼（9.5mmHg±2.2mmHg）明显低于（$p < 0.001$）高眼压性青光眼（11.7mmHg±2.7mmHg）或对照组（12.9mmHg±1.9mmHg）。经筛板的压力差在正常眼压性青光眼（6.6mmHg±3.6mmHg）和高眼压性青光眼组（12.5mmHg±4.1mmHg）明显高于（$p < 0.001$）对照组（1.4mmHg±1.7mmHg）。

综上所述，考虑到下述情况：①对于视神经的生理和病理生理重要的是经筛板的压力差（而不是经角膜的压力差，即所谓的眼内压）；②研究表明，在三个充满液体的腔内，即全身性动脉血压、脑脊液压和眼内压，其压力是生理性相关联的；③实验研究表明，低

的脑脊液压力可能在正常眼压性青光眼的发病机制中起一定作用；④临床研究曾报道，正常眼压性青光眼患者较正常人的脑脊液压力明显低，并且经筛板的压力差较大。我们可以推断，正常眼压性青光眼可能伴有低脑脊液压力。全身血压尤其是在夜间，可能生理性地伴有低的脑脊液压力，它可导致不正常的经筛板的高压力差，这可类似于脑脊液压力是正常的，而眼压是升高的。这种模型可以解释为什么正常眼压性青光眼倾向于有低的全身血压，及为什么正常眼压性青光眼与高眼压性青光眼视乳头的形态非常相似，而与直接血管源性视神经病变的形态不同。

（三）有关研究

近年来，在青光眼性视神经损害病因的研究方面，积累了大量新的信息。对于过去的一些认识，需用现代技术进行研究的发现重新进行评价。

1.组织病理学研究　人类青光眼的组织病理检查，虽然不能完全解释青光眼性视神经损害的发病机制，但是它是研究其改变的最直接的方法。过去的标本多为晚期青光眼，可能导致对早期病因的误解。近年来，试图对各期青光眼从临床观察与组织病理改变相联系进行研究，使有些观点得以澄清。

（1）神经胶质的改变：过去的研究曾认为，神经胶质支架组织的丢失，发生在神经组织损失之前。但是以后的研究表明，在早期青光眼并不是胶质细胞选择性的丢失，而是进展期青光眼中，神经轴索丧失后唯一残存的细胞。

Fuchs 1916年报告，以光镜检查青光眼视乳头，有神经胶质细胞丢失。但在当时尚无准确的眼压及房角检查，故不能得知所查患者确属何类青光眼。Anderson和Hendrickson于1975年提出，眼压升高所致早期神经胶质细胞丢失可能形成视乳头凹陷，它似乎是发生在视野缺损以前。神经纤维因失去胶质组织的支持，使其毛细血管功能或轴索健康受损而导致神经细胞死亡。

Quigley等1979～1981年在人类青光眼及灵长类实验性青光眼的研究表明，没有证据支持选择性的神经胶质细胞丢失，导致早期视乳头凹陷或神经纤维死亡的论点。他们没有发现星形神经胶质细胞的不成比例的丢失。在早期青光眼，神经纤维已消失，但紊乱的星形胶质细胞仍存留。在中度视神经萎缩后，星形胶质细胞充填原为神经轴索所占据的空间，并吞噬死亡的神经纤维碎片。在青光眼损害的后期，星形细胞合成细胞外基质，神经纤维完全消失。

星形细胞占视乳头组织的10%，当所有神经纤维均消失时，虽然所有神经胶质细胞均保留，视乳头仍

呈现空虚的外观。在进展期青光眼，筛板被压向后凸，并向四周扩展进入脉络膜及巩膜，视乳头的表面积较正常扩大3倍。原有数量的胶质细胞分布在此增大的面积上，故看起来比原有量减少，这可能是Fuchs认为神经胶质选择性受损的原因。

（2）血管的改变：过去曾有报告，青光眼视乳头的毛细血管有选择性丢失，但绝大多数受检标本是已失明或近于失明的眼球，且未能采用定量的方法。以后的研究，在人和灵长类青光眼均未能发现视乳头有选择性毛细血管丢失。在进展期的标本，巩膜筛板仍有毛细血管存留。在早期，中等度和严重期视神经损害，用定量影像分析方法，毛细血管与神经组织的比例并未见减少，仅血管管径变细，而神经胶质组织有明显增生，遮挡了检眼镜下对血管的观察。

既往也曾报告，在慢性青光眼，视乳头周围视网膜放射状毛细血管有选择性丢失。但以后的研究未能发现此血管系统的萎缩与视野缺损间有相关性。人青光眼视网膜组织学研究发现，视网膜的损害只限于神经节细胞和神经纤维层萎缩，而视网膜毛细血管并无不成比例的丢失。

（3）筛板的改变：很久以前已认识到筛板后凸是晚期青光眼性视神经萎缩的特征性改变。为了解青光眼性损害如何发生，最好是先了解损害发生于何处。对此，过去有许多争论，该时缺乏现代的组织学检查技术。近年来Quigley等对已知临床病史的80只青光眼眼球的研究，包括早期可疑青光眼到严重损害的各期青光眼，这些材料表明，青光眼性神经纤维损害是在视乳头的巩膜筛板区，在此区有些轴索因轴浆淤积而肿胀。Vrabec的一组人青光眼以及Gaasterland等和Quigley等的猴眼实验性慢性青光眼，也证实视神经纤维损害的部位是在巩膜筛板区。

Emery等首先用扫描电镜观察到人青光眼眼球的筛板塌陷并向后突出。Radius等阐明，在人青光眼有小凹样凹陷，常位于视乳头的上下方。Quigley等检查人眼视神经横断面，其纤维丢失有特殊的形态。弓形区暗点是青光眼的特征性改变，此区的纤维进入视乳头的上下方，而青光眼性神经纤维丢失在上下极较明显，最易受损区域的形态颇似沙漏。因为损害的部位是在巩膜筛板，而且呈沙漏形，Quigley等研究认为，筛板的解剖可能与损害的形态有关。他们用扫描电镜发现，正常筛板上下极的筛孔较大，其单位面积内支架组织较鼻、颞侧少。Radius和Gouzales也证实，筛板上下方较薄弱。

我国傅培等用扫描电镜及组织切片方法对正常成人巩膜筛板进行观察，并用计算机图像分析仪对筛孔的分布及结缔组织在筛板不同部位所占百分比进行测定分析。结果表明，上下象限，尤其是周边部，大筛孔的比例明显高于鼻颞侧，而其结缔组织所占百分比较少，尤以下方象限最少。鼻侧象限不但结缔组织密度高，而且筛孔平均面积小，分布均匀。在组织切片中见到筛孔周围的胶原纤维束呈切线方向排列，在各区分布不均匀。

从这些观察可以阐明青光眼视神经损害的机制。当眼压升高时，有两种力量作用于筛板，一种是由内向外推的力量，使筛板板层压缩并向后凸出；第2种是高眼压对巩膜壁的压力，牵拉筛板板层附着处的视乳头沿。这两种力量导致筛板板层形状的扭曲。这种改变将对从筛孔中通过的神经纤维及筛板中的毛细血管施加压力。由于筛板各部分所含支持组织的多少不同，对高眼压的抗力也有差别。视乳头上下极的胶原纤维最少，受压缩及扩张最早而且最重，因而通过该区域的神经纤维受损较重。筛板的区域性结构差别可以解释沙漏状的萎缩。

（4）轴索的改变：青光眼的早期视乳头凹陷的真正原因是轴索的丢失，损害发生在筛板处。开始时，所有轴索均受损，其上下极处损害较重，当神经损害继续进展，上下极部的易损性更明显。灵长类的实验性慢性眼压升高时，筛板向后方及侧方移位而挤压轴索。在成年人青光眼的早期，筛板向后弓的幅度不足以解释检眼镜下观察到的凹陷，但足以压迫轴索。

2. 荧光血管造影改变

（1）视乳头的正常荧光图像分为三期：

1）视网膜动脉前期：为筛板和筛板前区的睫状后动脉的充盈。

2）视网膜动静脉期：为视乳头表面来自视网膜小动脉的浓密毛细血管丛的充盈。

3）晚期：包括10～15分钟的视乳头延迟染色，可能是筛板结缔组织中的荧光素。猴眼标本研究表明，渗漏可能来自附近的脉络膜。

实验性高眼压对荧光血管造影图像的影响有助于对正常眼和青光眼在高眼压情况下眼部血管相对易损性的了解。在猴眼，高眼压对眼部血管系统最易损害的部位似乎在视乳头的筛板前区。

高眼压对视乳头周围脉络膜易损性的研究结果是不一致的。猴眼的荧光血管造影表明，此血管系统对高眼压有明显的易感性。人青光眼患者有相似的视乳头周围脉络膜充盈延迟。其他因素如舒张期血压升高，在正常眼或青光眼的眼也可能使视乳头周围脉络膜充盈延迟。然而，这种延迟似乎是对高眼压敏感，也有人提出视乳头周围脉络膜紊乱对青光眼性视神经萎缩起作用。但是，正常眼的荧光血管造影也有相似的延迟或不规则的脉络膜充盈。正常眼的视乳头周围脉络膜毛细血管对人为的高眼压是相对有抗力的。再者，低压性青光眼和原发性开角型青光眼的荧光血管造影研究不能证明视乳头周围脉络膜的低灌注使视神经的灌注低下。绝大多数的猴眼和正常人眼研究表明，高眼压下脉络膜循环比视网膜血管更易受损害。

（2）青光眼的视乳头荧光图像：

1）充盈缺损：有比较性和绝对性两种。①比较性充盈缺损，为视乳头某一部位的荧光出现比较缓慢或不完全。睫状后短动脉为分区供应，所以某个象限的视乳头周围脉络膜荧光与相应部位的视乳头荧光的出现时间可与邻近部位不一致。这种充盈迟缓常见于视乳头鼻侧，而在青光眼患者，相对充盈缺损可出现在视乳头的任何部位。目前，对此改变的确切意义尚不了解，在视野上也未找到相应的联系。但有人认为，相对性充盈缺损可以发展为绝对性充盈缺损。②绝对性充盈缺损，是指视乳头某一部位出现弱荧光区，此弱荧光区在荧光造影过程中始终都存在。正常眼在生理凹陷底部有时可有小的绝对性充盈缺损，但其他部位则无此现象，而青光眼性者出现在凹陷壁上。用立体荧光血管造影观察，对视乳头充盈缺损的定位更加精确。Adam 等曾观察一组患者，70% 正常眼在凹陷底部可见到小的充盈缺损，而青光眼的充盈缺损主要在凹陷壁或凹陷壁和凹陷底部均有，甚至盘沿上也有。有凹陷壁充盈缺损者视野缺损率显著增高。绝对性充盈缺损常发生于青光眼，尤其是低压性青光眼的患者，并有报告与视野缺损相关。这种充盈缺损可为限局性或弥漫性。限局性者反映了对压力易感的血管受损，主要发生在视乳头的上下极，为低压性青光眼的典型改变。弥漫性者代表长期的眼压升高。

2）凹陷底部荧光素渗漏：凹陷底部血管可有荧光素渗漏现象，发生在大血管干上，早期及晚期青光眼病例均可见到。曾有人观察两组青光眼病例，约 70% 凹陷底部有荧光素渗漏，它开始于静脉期到后期，漏出的荧光素使整个青光眼凹陷着色，形成强荧光区。

3）视乳头周围脉络膜充盈迟缓及充盈倒置：视乳头周围脉络膜充盈迟缓曾被视为是青光眼的改变。由于正常人视乳头周围脉络膜充盈时间就不一致，因而难于区分正常与病理之间的界限。其他疾病，如前部缺血性视神经病变、视网膜色素变性等，有时也出现视乳头周围脉络膜充盈迟缓。一般只在晚期青光眼患者才见到这种改变，而多数青光眼并无这种体征，故这种改变似乎没有特异性。

充盈倒置是指睫状血管系统比中央血管系统荧光素出现的时间晚。正常情况下，睫状血管系统比中央血管系统提前 0.5～1.5 秒充盈，少数人可同时出现。但晚期青光眼患者，睫状血管系统充盈时间比中央动脉晚，有时可晚 2.5 秒。这种改变符合供应视乳头及视乳头周围脉络膜血管的睫状后短动脉，在眼压升高或全身血压降低情况下，比视网膜中央血管系统更易受累的看法。

目前尚无可靠的方法活体测量人视乳头的血流。荧光血管造影是显示视乳头表层血管的。但是，巩膜筛板的毛细血管被胶原板所包绕，在临床血管造影中不能被看到。另外，荧光血管造影不能对血流进行定量测定。Spaeth 的研究表明，青光眼视乳头充盈较正常眼慢，但是并未能提供视乳头所需适当营养的直接信息。

充盈延缓可能由于多种因素所致，如视乳头解剖改变，由于视乳头凹陷致使眼动脉至视网膜的距离加长，而血流速度和氧的携带可能正常。荧光充盈速度受许多因素影响，包括注射的浓度和速度。Hayreh、Schwartz 等发现，青光眼视乳头在荧光血管造影时可有血管减少或无血管的区域，认为这是缺乏适当血流的证据。多数已发表的关于充盈缺损的病例均是有明显轴索丢失的眼睛。在中度和重度损害时，神经轴索的丢失伴有成比例的毛细血管的丢失。因此，在中度或重度损害视乳头的前部在荧光血管造影时自然只有少数血管被看见。Quigley 等曾观察到，在这种情况下，充盈缺损区的巩膜筛板毛细血管是通的，但是在血管造影时未能看到。所以，他提出充盈缺损究竟是组织丢失的结果抑或是其原因，假使是原因，在前瞻性研究中它应出现在神经丢失之前，血管荧光造影未能提供神经轴索缺乏恰当营养的直接证据。

3. 实验性青光眼的血流研究 因为我们无法测量人青光眼患者眼的血流，最近曾在动物青光眼模型上用准确的方法测量血流。已积累的证据不支持血流减少是青光眼病因的一部分。Quigley 等曾用激光照射小梁网造成猴眼的慢性眼压升高，其眼压水平、视乳头凹陷改变、神经纤维萎缩等与人慢性青光眼的改变极相似。用准确定量的方法比较每只动物青光眼与对侧正常眼的血流。静脉注射碘安替比林（iodoantipyrine），它可迅速有效地通过血脑屏障，任何时点在视乳头组织的浓度是与血流成比例的。注射本身并不影响血流。用放射自显影方法测定组织切片中氚 - 碘安替比林（3H-iodoantipyrine）含量。在急性高眼压下，眼压低于 75mmHg 时，没有明显的血流减少。慢性青光眼有轻度、中度和重度损害的动物，眼压为 25～45mmHg，青光眼眼的血流不低于正常眼，视乳头上下极的血流改变也不明显。Sossi 和 Anderson 发现，猫眼急性眼压升高在临床范围以内[较平均血压低 25mmHg 或更多]，可保持正常血流。Weinstein 等的结果表明，全身血压有相当程度的升高或降低时，视乳头的血流可保持在稳定的水平。这些实验对临床医师特别重要，因为过去许多报告指出，臂血压的改变将影响视乳头的血流。从 Weinstein 的工作可清楚看到，当全身血压改变时，我们不必顾虑视乳头的血流将有变化。有些医师不用可乐定（clonidine）治疗青光眼，因为它能降低血压，将不利于视乳头的灌注压。由上述研究得知，影响血压的药物不伴有可测得的视乳头血流改变。

4. 自动调节　在猫眼的研究表明，视乳头有自动调节（autoregulation）作用以代偿血压的改变。眼压升高在平均血压以下 25mmHg，猫眼视乳头的血流仅轻度受影响，只有在眼压极度升高时，筛板的血流才减少，说明视乳头有自动调节。在猴眼视乳头氧张力的研究中也表明，自动调节可代偿灌注压的改变。曾有人认为，这些观察不能除外缺血是青光眼视神经萎缩的可能病因。

Sossi 和 Anderson 认为，当眼压升高时，正常视乳头能够维持稳定的血流。但是他假设在青光眼可能没有正常的自动调节。他们提出，血循环中的血管收缩剂可能影响视乳头的血流。但 Weinstein 等发现一种强的血管收缩药间羟基去甲麻黄碱（mataraminal）能影响全身血管，而视乳头的血流没有改变。Quigley 等的猴眼青光眼模型产生典型的凹陷和神经丢失，他们用测量视乳头血流的直接实验证据表明，它们的自动调节是正常的。过去的临床观察支持这种观点，即青光眼损害是由于血管功能障碍。例如 Harrington 观察到，突然低血压发作可产生青光眼样视神经病变。Quigley 认为，原发性开角型青光眼没有血流量不足与上述观察之间并无矛盾。Harrington 所描述的情况可能是在原有的青光眼视神经病变基础上又发生了血流障碍。但是，单纯因为一次缺血发作而使病情恶化并不表明其原发损害是由于血管机制。低血压患者，其以前的青光眼性视野缺损加重很可能是两种病变过程加在一起所致。绝大多数有休克发作的患者并不发生青光眼性视神经病变。

5. 轴浆流的观察　轴浆流（axoplasmic flow）或轴浆运输是指轴浆沿着神经轴索移动。这种移动包括快相（fast phase）和慢相（slow phase）两种。快相移动速度为 410mm/d，可能提供物质给轴索的突触泡、轴膜和粗面内质网。慢相移动速度为 1～3mm/d，据认为它有助于轴索的保持和生长。轴浆流可为顺向（从视网膜到外侧膝状体）或逆向（从外侧膝状体到视网膜）。

常用猴子做动物模型来研究轴浆流。向玻璃体内注射氚标记的亮氨酸（tritiated leucine），氨基酸结合到视网膜神经节细胞的蛋白中，该蛋白从神经节细胞轴索到视神经，用以作放射标记蛋白的顺向移动。逆向移动的研究可通过电镜观察某些未标记神经元的成分如线粒体的聚积或将辣根过氧化物酶注入外侧膝状体，研究它向视网膜的移动。这些模型可用来研究导致轴浆流阻滞的因素，这可能与人眼青光眼性视神经萎缩有关。

眼压对轴浆流的影响：猴眼眼压升高使轴浆流在筛板处受阻，包括快相、慢相、顺行和逆行。在猴眼，快相轴浆运输受阻常发生在视乳头的上方、颞侧和下方。眼压升高高度和持续时间影响视乳头轴浆流阻滞的开始、分布及程度。眼压升高导致轴浆流阻滞的机制尚不清楚，有两种学说，即机械学说与血管学说。

机械学说认为，视乳头的物理改变如筛板后凸所致筛孔错位，可导致轴浆流阻滞。曾观察到眼压升高导致轴浆流阻滞，而视乳头的毛细血管循环正常，动脉氧分压升高。也有报告，低眼压引起了轴浆流阻滞，以致有些学者认为，在视乳头处的压力差别不论是升高或降低，都可引起机械性变化，压迫轴索束。Quigley 认为，筛板形状改变所产生的力远远超过由眼压升高在视乳头处所造成的压力梯度。正常的梯度是眼压减去视神经组织压力，大约为 10mmHg。在慢性青光眼，如眼压为 30mmHg 将产生压力梯度 20mmHg。但是，相邻筛板板层错位、挤压和筛孔变形所产生的剪切力远超过此压力。在实验情况下，这些作用所产生的压力使轴浆运输受到阻滞。

下述观察与机械学说相矛盾。当猴颅压升高时，并不使快相轴浆流阻滞。在眼压也升高时，虽然筛板处的压力梯度下降，但并不能防止轴浆流阻滞。这表明，眼压升高所致轴浆流阻滞不是单一的机械机制。又如，轴索损害在神经束内不是由于绞缠作用所预期的限局性损害，而是弥漫性的；轴浆流阻滞的部位与纤维束的横断面积、筛孔的形状或束间纤维隔的密度等不相关。

血管学说认为，缺血在眼压升高所致轴浆流阻滞中至少起一定作用。曾有报告，在猴眼阻断后睫状动脉可使慢相和快相轴浆流受阻，视网膜中央动脉阻塞曾伴有快相顺向和逆向轴浆运输阻滞。另外在猫眼，示踪物在筛板处的聚积与灌注压成反比。在用血管紧张素引起全身高血压者，眼压引起的轴浆流阻滞较重。

下述观察与压力诱发的轴浆流阻滞的血管机制相矛盾。结扎猴右侧颈总动脉，使眼动脉压较左侧约低 10～20mmHg，并不明显影响使轴浆流阻滞所需眼压升高的程度。用摘除的鼠眼球研究逆向轴浆流阻滞时，虽然没有血循环的影响，而且筛板只有一单层板层，仍可发现与眼压有直接关系。因而，在眼压引起的轴浆流阻滞中，很可能在缺血和机械作用之外尚有其他因素或是其他因素与此二因素均起作用。

6. 血管功能不全和含氧水平 Quigley 提出，关于神经纤维丢失是由于血管功能不全的理论曾被广泛接受，但多数报告是根据间接的证据。为了更直接地研究此问题，应对损伤的部位，即筛板处的血管进行研究。过去的报告常用缺血一词，但其含意不确切。根据中枢神经系统的血供表明，神经轴索通过轴浆运输得到其所需营养。假如将一纤维置于一容器中，将培养液中逐渐去除营养物，只要有氧及极少量钙存在，神经轴索的功能将正常进行，并不明显需要葡萄糖和氨基酸，因这些物质可来自轴浆运输。

Ernest 曾用不同的方法显示，虽然眼压明显升高，视乳头的含氧水平仍能够保持稳定。这种保持正常氧含量的能力表明，眼压升高并未减少血流，或者血流虽减少但未影响氧的传输，此现象称为自动调节。过去曾以间接的证据表明视乳头处没有自动调节。在青光眼损伤中，第二种判断组织含氧水平的作用的方法是增加组织含氧量以阻止神经损害的发生。Bunt 等以猴眼作急性青光眼模型并使其吸入 100% 氧气，但是不能使视神经免受损害。Quigley 等将急性青光眼模型置于 3 个大气压的高压氧仓内，吸 100% 氧气，其组织氧含量较正常者高 20 倍，但它的轴浆流阻滞与吸普通空气的动物相似。这些动物试验表明，筛板处主要的血管功能 - 氧的供给，不受升高眼压的影响。

7. 视乳头出血 Quigley 等的人眼和猴眼的资料均表明，当青光眼性视神经萎缩进展时，在组织中血管所占比例是不变的，与原发性视神经萎缩一样，毛细血管是有萎缩的。视乳头处的毛细血管为连续的血管丛，从视网膜伸向球后有髓鞘的视神经。当筛板被压缩并失去周围神经纤维束的支撑时，血管丛将受牵拉伸长，某一血管被拉破，则在视乳头的表面神经纤维层发生火焰状出血。Drance 等曾指出，这种出血常发生在有进行性视神经损害的青光眼上。这与上述解释，出血是由于筛板压缩和神经组织丢失是一致的。对于视乳头出血，应加强临床治疗也无分歧意见，但对于出血的原因则有不同看法。有人认为是由于视乳头缺血而致出血，但并无直接证据表明，这种自发出血是由于血管机能不全。

8. 总结 目前的证据表明，轴浆流阻滞可能与青光眼视神经萎缩的病因有关。但是，引起这种阻滞的原发原因是机械因素还是血管因素，或者尚有其他改

变引起最终的神经轴索丢失尚不清楚，可能这些因素均起一定的作用。正如 Spaeth 所说，在青光眼的视神经萎缩中，有一种以上的机制存在。由于低压性青光眼和高眼压性青光眼的视野改变有差别，因而提出，在眼压较低的青光眼，可能主要是由于缺血，而眼压高者主要是由于机械作用。

近年来由于临床及实验研究的进展，对视乳头及其在青光眼过程中的改变有更多的了解。巩膜筛板的物理改变是青光眼性视神经损害的病因之一。由于猴眼中等眼压升高可以产生与人青光眼相同的视乳头损害，所以，眼压升高在青光眼损害中的主要作用再度被强调。巩膜筛板结构的区域性差别与青光眼视神经纤维丢失的形态很相配。由于视乳头各区域结缔组织的强度不等，而产生典型的视野缺损。用目前方法检查，视野正常的可疑青光眼的视神经纤维计数已有相当的缺失。应该努力开发更早期发现青光眼损害的客观的和心理物理检查方法。有人认为，最近的研究优势不支持血管功能不全是青光眼视神经病变的可能参与因素的观点。血流、毛细血管完整性和氧传输等研究似乎表明，巩膜筛板的血供对于眼压升高并不敏感。

三、视乳头的临床检查

临床医师应熟悉视乳头的临床形态，从而提供早期青光眼的诊断证据。

（一）正常视乳头形态

1. 视乳头大小 视乳头大小在个体间差异很大，大约为 $0.80\sim6.00\text{mm}^2$。视乳头的面积，除 $3\sim10$ 岁儿童以外，与年龄无关。与屈光度的关系，在 $-5.00\sim+5.00\text{D}$ 范围以内，视乳头大小与屈光度数无关。最近 Britton 等在一个流行病学调查中发现，近视每增加 1 屈光度，视乳头轻度增大 $1.2\%\pm0.15\%$。Jonas 等报告，$>+5.00\text{D}$，视乳头比正视眼明显小，$>-8.00\text{D}$ 视乳头较正视眼明显大。Chi 等报告，视乳头大小与人种有关，高加索人种相对较小，墨西哥、亚洲、非裔美国人种逐次较大。可以推测，视乳头大小与种族所决定的皮肤色素有关。Budde 等在最近的研究中显示，在高加索人种中未发现视乳头大小与虹膜颜色有关，表明在同一人种中，视乳头大小与色素不相关。

在诊断青光眼性视神经病变时，视乳头大小是很重要的，因为视乳头大小与视乳头凹陷大小及神经盘沿大小有关。Bengtsson 等及 Jonas 等资料表明：视乳头越大，视乳头凹陷及神经视网膜沿越大。一个大视乳头有大的凹陷可能是正常的，而一个小的凹陷在一个很小的视乳头中可能是青光眼性损害。

我国学者报告，视乳头横径均值为 $1.686\text{mm}\pm$

0.4826mm（1.3989～1.8977mm），竖径均值为 1.7549mm±
0.5154mm（1.4323～1.8957mm），视乳头面积为
2.4487mm²±1.3767mm²（1.1093～3.2416mm²）。刘磊
等报告为 2.40mm²±0.50mm²（1.24～3.88mm²）。

2. 视乳头的形状　视乳头的形状在个体间变异很
大，视乳头大致呈竖椭圆形，Jonas 等报道视乳头的竖
径大约比横径大 7%～10%。视乳头的最大直径常是
与竖径相同，而最小直径常是与横径相同。在近视性
屈光不正＜-8.00D 者中，正常眼和青光眼在视乳头形
状方面无大的区别。在高度近视眼＞-12.00D 者视乳
头的形状更拉长呈卵圆形，位置更斜。它表明近视性
牵拉导致的继发性大视乳头，在视乳头各方向的牵拉
力不同，可以假定在高度近视的眼睛，这也是这种眼
睛相对地容易造成青光眼性视神经纤维丢失的一种
因素。

3. 生理凹陷　乳头中央部常有一凹陷和苍白区
（pallor），前者称生理凹陷（physiologic cup）或杯（cup），
后者为颜色对比较白或苍白。正常情况下生理凹陷与
苍白区的大小及部位相同，但并非经常如此，尤其是
在患病情况下。

正常人群中，生理凹陷的大小差异很大，正常人
视网膜神经节细胞轴索数约为 100 万～150 万，视神经
所穿过的巩膜孔大小为 0.7～4.4mm²。视乳头大小与
巩膜孔一致，而巩膜孔大小的差别将导致生理凹陷大
小的不同。当 100 万神经纤维通过小的巩膜孔时，其
中央仅有小的生理凹陷或者无凹陷，而同样数目的神
经纤维经过大的巩膜孔时，将形成大的生理凹陷。这
两种视乳头的盘沿面积几乎相等，而凹陷大小差别很
大，使视乳头的形态迥然不同（彩图 6-64、彩图 6-65，
见书末彩插）。大视乳头伴大凹陷常使青光眼的诊断
发生困难。

生理凹陷的大小以杯 / 盘（C/D）表示，即凹陷直
径与视乳头直径之比。可测量其竖径（C/D（V））及横
径（C/D（H））。此方法为 Armaly 所介绍。一般人群
中 C/D 的分布因检查方法不同而有所差别，用直接检
眼镜检查呈非常态分布，绝大多数眼睛为 0.0～0.3，只
有 1%～2% 为 0.7 或更大。但是用立体的方法检查则
呈常态分布，C/D 均值为 0.4，大约 5% 为 0.7。在一项
研究中，比较了两种检查视乳头凹陷的方法，用 Hruby
镜作立体检查的结果较直接检眼镜检查为大，C/D 均
值前者为 0.38 后者为 0.25。Armaly 报告 C/D＜0.3
者占 67%。在 Framinghan 研究中 C/D（V）≥0.5 者为
11%，C/D（H）≥0.5 者为 11.5%。

同一个体双眼生理凹陷大小常是对称的。正常人
群中双眼生理凹陷相差超过 0.2 者仅占 1%。Armaly

曾测量 1098 例正常人的 C/D，92% 双眼相差不超过
0.1，99% 不超过 0.2，他认为双眼相差 0.2 可能是病
理性的。Kirsch 报道生理凹陷多为圆形或横椭圆形，
Weisman 报告 C/D（V）较 C/D（H）大 0.2 或 0.2 以上者
仅占 4%。所谓竖椭圆形凹陷并不是指凹陷的真正几
何形状而是指 C/D（V）＞C/D（H）。

李美玉等对 2286 例正常人 4556 只眼的 C/D 调查
结果为小凹陷明显偏多，C/D（H）≤0.3 者占 66.86%，
≤0.5 者占 94.17%，≥0.6 者为 5.83%；C/D（V）≤0.3 者
占 64.01%，≤0.5 者占 96.87%，≥0.6 者为 3.13%。因为
近 95% 的人 C/D 在 0.6 以下，所以考虑用 0.6 作为普
查青光眼的筛选标准。双眼 C/D（H）相差≤0.2 者占
98.33%，相差＞0.2 者仅占 1.67%。双眼 C/D（V）相差
≤0.1 者占 96.87%，相差＞0.1 者仅占 3.13%。双眼相差
0.2 可作为筛选标准。凹陷呈圆形者占 69%，横椭圆形
者占 29.87%，而竖椭圆形者仅占 1.13%，其中 C/D（V）
与 C/D（H）相差 0.1 者为 1.08%，相差 0.2 者仅 0.05%。
因此可考虑 C/D（V）大于 C/D（H）可作为青光眼筛选
对象。

生理凹陷的大小与遗传有关，为多基因、多因子
遗传。当遇到大凹陷时，应检查患者的父母、子女或
兄弟姐妹的 C/D 大小以助区别生理性大凹陷或青光
眼性凹陷。

早期的研究认为生理凹陷大小与年龄无关，而近
年来的研究则发现凹陷与苍白区均随年龄增长而有轻
度增加，这种变化可能与视乳头直径随年龄呈缓慢且
稳定的加大有关。盘沿面积没有变化，当视乳头变大
时，盘沿宽度变窄，凹陷变大。另外也曾有报告称，视
神经轴索的数目也随年龄增大而有所减少。但是凹陷
随年龄扩大是渐进的，应与青光眼性凹陷较快的进展
相区别。凹陷大小与性别无关。屈光不正与生理凹陷
的直径也无关系。

生理凹陷多位于视乳头的中央，其形状可为锥形、
柱状或圆形或者由上述形状的一部分组合成不同的形
状如一侧为圆形、另侧为柱状等。用不同的检查方法
可影响对 C/D 大小的估计，用立体的方法检查常比用
检眼镜检查为大。上极较下极陡。

C/D 的大小在开角型青光眼的诊断上有一定参考
价值，但不应把它作为唯一的依据，因在正常人与青
光眼患者间有重叠现象，有些大凹陷是生理性的，而
有些小凹陷却为病理性，应结合视乳头的其他改变进
行综合分析。

4. 盘沿　视乳头凹陷缘与视乳头缘之间为由轴索
构成的神经组织，称盘沿（disc rim）或神经视网膜沿，
正常呈橘红色，其中含有毛细血管，略高于视乳头边

缘。正常眼视乳头边缘与凹陷边缘平行。

长期以来，眼科医师多注意视乳头凹陷的情况而对盘沿讨论较少，但是在青光眼实际上是盘沿的改变导致凹陷和视野的改变。C/D 仅是间接测量视乳头神经组织的相对数量。80 年代初期国外学者对视乳头面积及盘沿面积进行测量，摄取视乳头立体照相，确定视乳头及凹陷的边界，以计算机图像分析仪或求积仪计算视乳头及凹陷的面积，并测量角膜曲率半径、眼轴长度和屈光度，按 Littmann 曲线和公式求出眼屈光系统及照相机光学系统的放大率，将测得面积以放大率矫正后即得到视乳头及凹陷的实际面积，两者之差为盘沿面积。

（1）盘沿的大小：盘沿是青光眼形态学诊断的主要部分，其大小与视乳头大小相关。视乳头越大，视神经纤维的数量越多，盘沿越大。在正常人群中，个体间变异很大，在正常人和早期青光眼患者间重叠很大。为达到较大的诊断力度，可对盘沿作分区测量，颞下区和颞上区比整体盘沿更有预报价值，因为在早期和中期青光眼，下方和上方盘沿最易丢失。

（2）盘沿的特征：正常眼的盘沿特征是基于视乳头为竖椭圆形，视乳头凹陷为横椭圆形，盘沿的特征是下方（Inferior）最宽，其次相继为上方（Superior）、鼻侧（Nasal），渐变窄，最后是颞侧（Temporal）最窄，即 Werner 所命名的 ISN'T 规律。盘沿的这种特征性形状是诊断视野缺损前的早期青光眼性视神经损害的最主要的特征。

文献报道盘沿正常均值为 $1.13mm^2 \pm 0.37mm^2 \sim$ $2.09mm^2 \pm 0.60mm^2$，我国学者分别报告为 $1.77mm^2 \pm$ $0.32mm^2$（范围为 $1.15mm^2 \sim 2.79mm^2$），$2.15mm^2 \pm$ $1.18mm^2$（范围为 $0.92mm^2 \pm 3.09mm^2$）。

Bengtsson 指出正常人视乳头大小有很大差异，而盘沿大小相对恒定。Airaksinen 等指出，盘沿反映视神经纤维数量，受视乳头大小影响较少。Caprioli 等对正常眼、可疑青光眼及青光眼的视乳头图像分析表明，正常眼与青光眼、可疑青光眼与青光眼之间，盘沿面积的差异有显著性，所以盘沿面积测量对青光眼早期诊断有一定意义。Britton 等指出盘沿面积与视乳头面积之间有显著相关性。我国学者也发现，正常人群中盘沿面积变异较大与视乳头面积呈正相关，正常眼与青光眼的盘沿面积有一定重叠范围，单纯测量盘沿面积对青光眼诊断价值不大。考虑到上述影响，学者们提出根据视乳头大小确定盘沿的 95% 正常范围下限值。Britton 等报道小视乳头的盘沿最低限度是 $0.80mm^2$，大视乳头者为 $1.36mm^2$。刘磊等提出小乳头者为 $1.22mm^2$，大视乳头者为 $1.75mm^2$。李景波等报

道早期青光眼盘沿面积，小于同等凹陷大小的正常对照组，说明盘沿面积反映了青光眼视乳头组织的缺失，是鉴别视乳头有无获得性改变较之凹陷测量更敏感的指标。黄丽娜等进一步研究，正常人眼的盘沿面积与视盘面积比值不受视盘面积大小的影响，其敏感性优于盘沿面积和杯盘比值，在青光眼的早期诊断中具有一定价值。

（二）青光眼性视乳头改变

青光眼的主要病理过程是神经节细胞轴索的丢失。当轴索丢失后盘沿神经组织量减少，导致盘沿和视乳头凹陷形态的改变。

检眼镜下青光眼性视乳头改变包括以下各项：

1. 视乳头凹陷扩大
（1）限局性；
（2）同心圆性；
（3）加深，暴露筛板；
（4）垂直与水平不成比例；
（5）双侧不对称。

2. 盘沿丢失
（1）弥漫性变薄；
（2）限局切迹。

3. 视乳头的苍白增加
（1）中央区的苍白；
（2）盘沿的苍白；
（3）苍白的全面分析。

4. 血管改变
（1）视乳头上视网膜血管的改变
1）血管向鼻侧移位；
2）血管屈膝；
3）环形血管暴露。
（2）火焰状出血
（3）视网膜小动脉变细

5. 视乳头周围萎缩 下面分述其中较重要的变化及其他有关问题：

（1）视乳头凹陷扩大（enlargement of the optic cup）：盘沿神经组织丢失可致视乳头凹陷扩大。可分为以下几种方式：

1）限局性扩大（focal enlargement）：盘沿神经组织的选择性丢失主要发生在视乳头的上下极，下极较上极更为常见，并轻度偏向颞侧，因而使凹陷向垂直方向或斜向扩大。凹陷限局性扩大为盘沿出现小的缺损，发生在颞下方，曾被称为极性切迹、限局切迹或小凹样改变。当限局缺损扩大加深时，该部盘沿形成一锐利鼻侧边缘，常靠近一个较大视网膜血管。限局性缺损可扩展达视乳头边缘，该区盘沿完全消失，视网

膜血管如经此处则呈屈膝状（彩图6-66，见书末彩插）。

2）同心性扩大（concentric enlargement）：青光眼性凹陷可呈同心性扩大。由于正常视乳头变异很大，凹陷的普遍性、同心性扩大与生理性大凹陷不易区别。青光眼性凹陷的同心性扩大的特点是盘沿呈同心性变窄。虽然盘沿的某些区域可能更窄一些，但没有盘沿某一区域明显变窄的现象。Pederson 和 Anderson 在一纵向研究中发现，视乳头凹陷的普遍性扩大是青光眼进行性视乳头改变最常见的形式。这种变化发生在视野缺损以前（彩图6-67，见书末彩插）。

尚不清楚为什么有些患者在上下极发生限局性神经组织丢失，而另一些人则是神经纤维的弥漫性丢失或两种形式并存。曾有报告以筛板结构的差别来解释在青光眼损害中上下极部易受损伤的原因。有些研究人员发现，在眼压中度升高及低眼压的眼睛易发生限局性纤维丢失，而同心性扩大多见于高的眼压。但是，Pederson 和 Anderson 未发现上述关联。但他们认为，当疾病进展时，这两种视神经损害的形式是连续发生的，开始时是神经纤维的弥漫性丢失，继而发生小的限局性缺损。但 Quigley 以组织学检查证明，开始为神经纤维的限局性丢失，然后为弥漫性纤维丢失。

当看到大凹陷时，应考虑其是否为病理性。生理性大凹陷的盘沿宽度均匀一致，尤其是上下极不应较其他方向狭窄。如 C/D 大于0.6，而上下盘沿不窄，则可能是生理性的。生理性凹陷多位于视乳头中央，而青光眼性者视乳头颞侧盘沿常较窄，而呈偏心性。当凹陷越大、越深、越偏向一侧，越应考虑为病理性。生理性大凹陷与遗传有关，检查其直系亲属的凹陷，有助于鉴别先天性与后天性改变。

3）凹陷加深（Deeping of cup）：在有些病例，早期青光眼性凹陷的改变是凹陷加深，这只发生在病前筛板不暴露者。如圆锥形凹陷，在凹陷底部组织变稀疏，呈半透明薄膜状。继之筛板前的支架组织消失，有薄纱样组织悬挂，薄纱消失后即露出筛板，可见灰色筛孔，称筛板斑征（laminar dot sign）。此后不再加深，而是向底部扩大，使凹陷壁变陡，筛板显露面积逐渐扩大。在大多数病例筛孔呈点状，有些呈条纹状，后者伴有视野缺损者较多。血管架空越过加深的凹陷上，以后沉于凹陷底部（图6-68、图6-69）。

4）凹陷垂直扩大（vertical enlargement of cup）：早期盘沿组织丢失常发生在视乳头的上下极，故凹陷垂直扩大较水平方向明显，故青光眼性凹陷呈垂直椭圆形。但是，正常视乳头和凹陷常呈竖椭圆形，故竖椭圆形凹陷不能都认为是病理性的，应考虑凹陷形状与视乳头形状的关系。根据视乳头的形状，当垂直方向

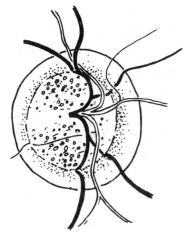

图6-68　视乳头凹陷加深，筛板暴露，显现点状灰色筛孔

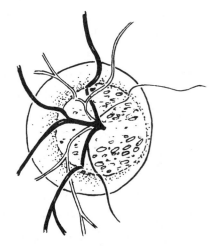

图6-69　视乳头凹陷加深，筛板暴露，显现条纹状筛孔，常伴视野缺损

的凹陷比预期的大时，应怀疑为青光眼性损害。换言之，C/D（V）明显大于 C/D（H）时应怀疑为青光眼性改变。

5）双侧凹陷不对称（asymmetry of cupping）：正常人双侧凹陷对称，如果双侧凹陷不对称，相差0.2或大于0.2，应注意视野是否有改变。双眼凹陷的对称性较凹陷的大小更有意义（彩图6-70，见书末彩插）。

6）晚期青光眼视乳头改变：盘沿完全消失，凹陷达视乳头边缘，所有血管均从视乳头边缘屈膝爬出，视乳头颜色苍白。此情况也称锅状视乳头凹陷（bean pot cupping），因组织切片横断面上筛板明显后移且视乳头边缘呈穿凿状。

（2）盘沿组织丢失（loss of disc rim）：过去着重注意视乳头凹陷的变化，但它实际上是反映盘沿组织丢失。盘沿面积测量可定量观察盘沿神经组织丢失情况，以此指标区分早期青光眼及正常眼较 C/D 有意义。

青光眼盘沿丢失在病程的不同阶段易受侵的部位

不同，在轻度青光眼性视神经损害，主要是颞下方和颞上方易受损。在中度进展期，颞侧水平方向的盘沿呈现相对明显的丢失；在明显进展期的青光眼，残留的盘沿仅位于鼻侧，鼻上部分较鼻下者残留较多。这种受侵顺序为：颞下，颞上，水平颞侧，鼻下和鼻上，与视野缺损进展顺序相对应。最早的视野改变发生在鼻上象限，在近绝对期青光眼仅颞下方存在岛状视野。这表明，对于早期诊断青光眼，应特别注意检查盘沿颞下方和颞上方的青光眼性改变。应该牢记青光眼盘沿丢失是弥散性的，但是在疾病的不同阶段伴有好发部位的更明显的损害。以往的研究表明，下述因素与青光眼盘沿丢失的模式有关：①生理性的盘沿形态是下极和上极较鼻侧和颞侧宽。②筛板下方和上方的筛孔较大，鼻侧和颞侧的筛孔较小；而筛孔间的结缔组织面积在筛板上下方较鼻颞侧小，因而上下方孔的面积和筛板总面积之比较大，所以上下方容易发生青光眼性视神经纤维丢失。③用扫描电镜检查青光眼患者筛板，其向后凸出主要发生在筛板的下方和上方。④视乳头筛板的周边部较厚，通过该处的视神经纤维束的行程，较通过中心者稍弯曲，导致周边部的视神经纤维束较早受损。⑤细的和粗的视网膜神经纤维呈区域性分布。从中心凹发出的细的神经纤维主要进入视乳头颞侧，对青光眼的易感性较差，粗的神经纤维主要起源于眼底周边部的视网膜神经节细胞，进入视乳头的下方、上方和鼻侧，对于青光眼较敏感。这可以解释为什么颞侧水平方向主要包括细神经纤维的盘沿丢失较颞下或颞上部盘沿包括细的和粗的纤维的区域盘沿丢失较晚。但是相矛盾的是，在显著进展的青光眼仅残存鼻侧盘沿，而该处主要是粗的视网膜神经节细胞轴索。

在非青光眼性视神经病变，并不常伴有盘沿丢失，盘沿的形状也没有明显改变。

碟子样改变（saucerization）：是一种不常见的青光眼性视乳头改变。为生理凹陷周围的盘沿逐渐倾斜或后退，而生理凹陷没有改变，很像一个碟子，与杯（cup）不同，杯很像一个茶杯。碟子样改变可侵及视乳头的一部分或全部，它是肯定的青光眼性改变（图6-71）。

（3）视网膜中央血管主干从筛板表面穿出的部位：青光眼性盘沿丢失的局部易感性，与视网膜中央血管干从筛板表面穿出部位之间的距离有关。距离血管干穿出部位越远处的盘沿，有越明显的青光眼性盘沿丢失，并有相应的神野缺损。视乳头周围萎缩也与视网膜中央血管的穿出部位有关。最近一个研究发现，在青光眼眼距离中央血管穿出部位，越远处的视乳头周围萎缩范围越大。

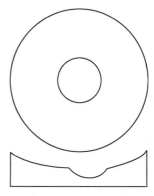

图6-71　青光眼视乳头的"碟子样改变"

中央为视乳头生理凹陷，周围盘沿逐渐倾斜，低于视网膜平面，纵剖面观如碟子样

（4）视乳头的苍白增加（increased pallor of the optic disc）：视乳头的苍白增加是青光眼性视神经损害的一个重要标志。应将苍白与凹陷区分开来，但是有时不易区别。凹陷是三维结构，根据小血管弯曲确定其轮廓，而不是按颜色区分，所以只能用立体的方法才能准确判定其边界，而苍白则可用二维的方法来测量。Schwartz认为，苍白代表胶质中无血管区。而Quigley等的研究表明，苍白不是毛细血管密度下降的结果，而是盘沿神经组织变薄，使组织结构和透明度发生变化。盘沿变薄使毛细血管总量减少，致使从视乳头的胶原部分有更直接的反射，使反回光线呈白色。荧光血管造影在视乳头苍白区可显示有小血管。

对苍白的测量是困难的，因在随访时屈光间质情况明显影响苍白测量的结果。如用视乳头照片测量，则照相方法与底片的冲洗均可造成误差。应用摄影测绘法（photogrammetry）引申出的一些比色计法或光密度法（colorrimetric or densitometric method）来测量视乳头的苍白区，可测量视乳头不同点的相对光反射。

测量苍白的方法有以下几种：①画出中央苍白区的界限，计算苍白区面积与视乳头面积的比率；②在盘沿上选择几点测量其苍白程度（值）；③苍白的全面分析，记录视乳头全部各点的苍白值。

1）中央苍白区（central area of pallor）：Schwartz将苍白定义为在视乳头上最大颜色对比区。这种位于视乳头中央或稍偏心区域为生理凹陷底部的苍白区，有薄层神经纤维和胶质组织覆盖在胶原构成的筛板表面。划出苍白区的边界，以求积仪或计算机求出苍白区及视乳头的面积，苍白区以占视乳头总面积的百分率表示。正常眼的苍白区随年龄略有增大，最大颜色对比一般与凹陷大小一致；在早期青光眼，苍白区比凹陷小。在单次检查和随访研究中苍白区与视野改变是一致的。

2）盘沿苍白（pallor of the neuroretinal rim）：盘沿的颜色也很重要。青光眼性视乳头，盘沿由正常的粉红色变为苍白、半透明的萎缩组织。有些病例盘沿颜色改变而中央苍白区无变化或者两者均有变化。

3）苍白的全面分析（global analysis of pallor）：用Rodenstock视乳头分析仪，在视乳头约1000个点测量相对苍白值（relative pallor value）。用这些数据制成累积苍白直方图（cumulative pallor hitogram），该程序构成全视乳头的苍白图（pallor map），包括中央苍白区和盘沿。

神经视网膜盘沿苍白：视神经损害的典型体征是视乳头进行性变白，尤其是盘沿颜色变白。在非青光眼性视神经病变盘沿变白比青光眼性者明显。换言之，如盘沿非常白则非青光眼性视神经病变的可能性较青光眼性者可能性大。盘沿苍白是区分青光眼性和非青光眼性视神经病变的一个指标。在青光眼视乳头总体的苍白是视杯和盘沿的总和，主要是由于视杯扩大。

苍白可用复杂的技术定量测量，也可简单地用检眼镜检查。

6. 血管改变（vascular changes）

（1）血管形态的改变（change in configuration of vessels）：当青光眼视乳头凹陷扩大时，视乳头上的视网膜血管走行和形态可能有改变。

1）血管向鼻侧移位（nasalization of vessels）：视网膜血管沿凹陷鼻侧边缘进入眼内，假使凹陷大，血管看起来移向鼻侧。过去认为视网膜血管向鼻侧移位是青光眼的特征，现在认识到凡是大凹陷，不论是生理性或是青光眼性，都可有这种现象。

2）血管屈膝（kneeling of vessels，或Sharply angled vessels crossing the cup margine）：有些眼睛的脉络膜巩膜管的后孔较前孔大，在大凹陷时，凹陷边缘呈穿凿状，视网膜中央血管沿凹陷底部及其壁走行，当达穿凿悬垂的边缘下方时，血管消失，行至边缘表面时又能看见，这种血管屈膝爬行现象是青光眼性视乳头凹陷的典型体征，但也可见于先天性大凹陷，并不是青光眼所特有的。

3）环形血管暴露（baring of circumlinear vessel）：正常视乳头可能有1～2根视网膜血管的分支沿凹陷的颞侧边缘走行，称为环形血管。当凹陷扩大时，此血管离开凹陷边缘而显露在扩大的凹陷内，血管可保持在视网膜水平，悬在凹陷之上，也可随凹陷下沉，位于凹陷底部。凹陷缘环行血管暴露是视神经损害的体征，常见于青光眼，但是也可见于视神经萎缩、缺血性视神经病变和大的生理凹陷。

4）视网膜中央动脉搏动（pulsation of central retinal artey）：当眼压升高到视网膜中央动脉的舒张压或后者降至眼压水平时，就会出现动脉搏动。但是，主动脉瓣闭锁不全、大动脉瘤、全身血压降低、严重贫血等全身疾病时也可出现。

5）视网膜小动脉的直径变细：青光眼性和非青光眼性视神经病变均有弥漫性视网膜血管变窄。血管直径普遍变窄是视神经损害的典型体征，而并非青光眼所独有的特征。从病因的观点看，它表明血管减少不是造成青光眼性视神经纤维丢失的原因，而是继发于视网膜表层对血供需求的减少。在正常人视网膜小动脉局部变窄随着年龄增长而加重。在视神经萎缩眼中比正常眼更为明显。限局性小动脉变窄的严重性在青光眼性和非青光眼性视神经损害中无明显差别。最近一项研究用眼底照相和荧光血管造影观察表明，视神经病变眼的视乳头周围小动脉限局性变窄是真正的血管管径狭窄，而不是检眼镜检查时的技术误差。

（2）视乳头出血（disc hemorrhages）：视乳头出血呈火焰状或片状，位于视乳头表面神经纤维层，有时可扩展到视乳头周围视网膜，但主要部位是在视乳头上，有时发生在视乳头较深部位而呈圆形。据报告，81%的视乳头出血位于浅层，19%位于深层。据估计，大约1/3青光眼患者在其过程中曾有出血，低压性青光眼较开角型青光眼更为常见。有人分别报告高眼压青光眼患者中发生率为7%和9%，低压性青光眼为20.5%和21.7%。视乳头出血常发生于视乳头的上方及下方。Shihab报告，70%在颞下方，18%位于颞上方，其余12%位于视乳头其他区域。出血时间短，但可再次发生，故有时就诊时可见，而再次就诊时已消失或于同一部位或新的区域发生新的出血。有报告，出血持续2～35周不等，92%至少持续4周，大多数持续2个月。12%～64%的患者有再次出血。视乳头出血不是诊断青光眼的唯一病征，但却是青光眼患者的一种重要表现。它可能是青光眼性视神经损害的先期表现，常发生在视网膜神经纤维层缺损、盘沿切迹和视野缺损之前。在正常人群中，视乳头出血的发生率很低，据报告为0.33%～0.5%。如在正常眼压者发现有视乳头出血，可能是低压性青光眼的早期。如果眼压偏高，则可能为青光眼。如果已排除其他眼病和全身性疾病，包括使用抗凝剂所致的视乳头出血，应考虑视乳头出血是青光眼早期损害的一种体征（彩图6-72，见书末彩插）。视乳头出血多见于青光眼的早期到中度进展期，到青光眼晚期则少见。

视乳头出血在诊断方面的重要性在于它的高度特异性。有2项流行病学研究发现，在非青光眼患者中，仅1%有视乳头出血，这种为99%的高特异性，有助于青光眼的早期诊断，因为它在正常眼中极为罕见，视乳头出血常表明有青光眼性视神经损害，甚至是在视野缺损出现以前，并表示青光眼有进展。但是，另一方面青光眼的视乳头出血的发生率并不高，即敏感性低，所以作为单一因素，它在青光眼普查中不能作为一个有用的指标。

视乳头出血的病因尚不清楚，有人提出是由于筛板的快速移动，使视乳头表面的小血管破裂而在视乳头表面有出血，但是临床上，在眼部钝挫伤后，常有明显的短时间的眼压升高，并不发生视乳头的片状或火焰状出血。也有人提出是由于视乳头周围视网膜表面的放射状血管网的小动脉，小静脉或毛细血管有异常而引起视乳头出血。一般认为视乳头出血表明局部缺血，但是视乳头出血从不伴有棉絮状渗出，而后者是视网膜神经纤维层缺血性梗死的典型体征。

7. 视乳头周围萎缩（peripapillary atrophy）　数十年来，临床医师已注意到在进展期青光眼视神经病变的眼睛有增大的明显的视乳头周围萎缩区。曾使用过各种不准确的名称，如巩膜唇、视乳头周围晕、脉络膜巩膜弧形斑、青光眼晕等。现已公认，在进行性青光眼性视神经萎缩，在视乳头周围脉络膜区可有获得性改变而且可以进展。尚不明确的是识别视乳头周围萎缩是加强了对青光眼的认识还是预示其进展。

在正常眼和青光眼可发现白色巩膜管，但是在明显的视乳头改变的眼中，巩膜管更为明显（彩图6-73，见书末彩插）。

Wilensky和Kolker将视乳头周围改变分为晕和萎缩并进行分级，发现在有或无青光眼的患者，晕的程度是相同的，但萎缩的程度在青光眼患者明显重。Anderson等建议在局限性青光眼性视神经损害与视乳头周围萎缩间可能有联系。他们认为一个弧形斑的区域可能表明该处解剖上较薄弱，并对青光眼性损害特别易受损害。视乳头是中枢神经系统中唯一的一个血脑屏障的窗口。细胞外物质弥散到视乳头，可能是血液中血管活性物质如血管紧张素与视乳头血管接触使血管痉挛而缺血。在视乳头周围萎缩，由于缺乏色素上皮，此窗口扩大，所以，弥散的面积就变大。这可以解释，在一些眼中视乳头周围萎缩的部位和青光眼性损害之间的关系。视乳头周围萎缩和特异性的青光眼性改变的同时存在似乎是有联系的，但不必是因果关系，例如，在一些研究中，视乳头周围萎缩的改变与视野改变相关，并且表现为对一些高眼压症以后发展为青光眼有预测性。但另有关于高眼压症发展为青光眼的研究未能表现出密切关联。有些有争论的研究可能

是由于对视乳头周围萎缩的分区标准不一致所致。

Jonas等对青光眼视乳头周围区作了临床和组织病理方面的深入研究，概括起来包括以下内容：

（1）在青光眼Elschnig巩膜环更明显，更容易被看见。

（2）视乳头周围视网膜萎缩的出现频率及程度，在青光眼比正常眼及高眼压症者更大。

（3）视乳头周围视网膜萎缩常出现于颞下方。在正常眼位于鼻侧者罕见，但在青光眼鼻侧常见。

（4）大区域的beta型的萎缩在正常眼不常见，但常见于青光眼。

（5）beta区的部位一般与神经盘沿丢失最明显的部位明显相关。

（6）视乳头周围萎缩的部位常与视野缺损的部位相关。

（7）在青光眼眼伴有豹纹状眼底、浅凹陷、弥漫性视网膜神经纤维萎层缩和较低眼压者，视乳头周围萎缩更常见。

（8）无青光眼性视神经损害的眼睛，视乳头周围萎缩发生的频率与程度与正常眼无差别。

（9）在不对称性青光眼，其不对称的视乳头周围萎缩与其他损害的体征有很好的相关性。

在检眼镜下，视乳头周围脉络膜视网膜萎缩可分为中央的β区和周边的α区，周边的α区的特点是不规则的低色素和高色素区，为脉络膜视网膜层变薄，其外侧与视网膜相连，内侧与β区相连，其特点是可以看见巩膜和大的脉络膜血管，或可看到视乳头周围的巩膜环。内侧的β区的形态是视网膜色素上皮层和脉络膜毛细血管的明显萎缩，可清楚地看到大的脉络膜血管和巩膜，脉络膜视网膜组织变薄，其外侧紧连α区，其内侧与视乳头周围的巩膜环相连，如果两个区域均存在，β区总是比α区贴近视乳头。

和组织学相比较，β区是视网膜色素上皮层细胞完全丢失和视网膜光感受器明显减少。α区是视网膜色素上皮不规则。与心理物理学检查相对应，β区是绝对性暗点，而α区是相对性暗点。吲哚氰绿血管造影在晚期于视乳头周围区有低荧光者，在青光眼患者中占2/3，而对照眼中仅有20%，这些低荧光区可能是色素遮挡背景荧光或者是在脉络膜毛细血管层没有血管组织。

在正常人α区和β区都是常发生在颞侧水平部位，而且是最大的，继之为颞下区和颞上区，并且极罕见于鼻侧区，而且是最小的。α区可出现在所有正常眼，因而较β区常见，在正常眼平均频率约为15%～20%。α区和β区应与高度近视眼的近视性巩膜弧形斑和倾

斜视乳头下方的巩膜弧形斑相区别。高度近视眼的近视性巩膜弧形斑和非高度近视眼的青光眼性 β 区在组织学上是有区别的。在近视性弧形斑区，只有内界膜和视网膜神经纤维层或是其残片覆盖于巩膜上，但是在青光眼性 β 区，在残余的的视网膜和巩膜之间有 Bruch 膜和脉络膜。

在正常眼和非青光眼性视神经萎缩者，α 区和 β 区的大小，形状和频率没有明显区别。在青光眼性视神经萎缩眼中两种区域都比正常眼者大，而且 β 区比正常眼出现的频率大。两种区域的大小及 β 区的频率与下述变量明显相关，即青光眼性视神经损害的严重程度、如盘沿丢失、视网膜血管直径变窄、视网膜神经纤维层的可见度和视野缺损明显相关。一个大的、环绕视乳头全周的 β 区称为"青光眼晕"，常伴有浅的青光眼性视杯，视盘出血的发生率低，有限局性视网膜神经纤维层缺损，向心性的盘沿丢失和几乎正常的眼压。视乳头周围脉络膜视网膜萎缩常位于盘沿丢失的部位。

对于视乳头周围萎缩与青光眼之间关系的观点是不一致的，一些临床研究发现，双眼视乳头萎缩的差别是与两侧盘沿面积差别及平均视野缺损差别显著相关的。在单侧青光眼，患眼的视乳头周围萎缩明显，较对侧眼大，β 区的发现也较对侧眼明显多。在个体间相比，在视乳头周围萎缩与青光眼性视神经萎缩程度之间是相关的。在视乳头周围萎缩区域扩大和发生频率增加与盘沿面积减少之间是显著相关的。最近一个随访研究显示，视乳头周围萎缩尤其是 β 区进展是一些高眼压症发展为青光眼的早期发现。Quigley 等认为在高眼压症患者，视乳头周围萎缩的出现和大小与以后发生视乳头和视野损害是相关的。一项关于正常眼压性青光眼的研究中显示，视乳头出血与乳头周围萎缩的大小密切相关，提示在青光眼性视神经病变的形态学诊断中视乳头周围萎缩的重要性。在非青光眼性视神经病变中并不导致视乳头周围萎缩扩大。也有报告距视网膜中央血管从筛板穿出部位越远处的 β 区越大。

从病因学方面推侧，视网膜血管干在对抗青光眼性筛板变化中可起到稳定的作用，使筛板不易扭曲和后凸。这种假说可从青光眼性眼的筛板照相呈 W 形得到支持。筛板的上方和下方部位比血管干穿出的筛板中心处更向后凸。而一般的血管干从鼻上方象限穿出，则得不到血管干支持的颞下区就会比鼻上区大，结果颞下区的变形就会比鼻上区大。这就可以解释在一个正常形状和正常血管穿出处的眼睛为什么盘沿切迹常出现在颞下方而不是颞上方。从这种机械

机制学说以外，人们也可以假设从血管学说考虑，在血管干附近的血供较离血管干远的部位要好。但是尚未发视网膜中央血管有分支血管营养筛板处的视神经纤维。

中央视网膜血管干作为一种稳定因素来对抗筛板变形的作用，但是还不容易解释中央视网膜血管干的出处和视乳头周围萎缩之间的关系。同样地，目前还不清楚在视乳头内部神经视网膜盘沿丢失和相应视乳头周围区脉络膜视网膜萎缩区扩大之间为什么存在空间相互关系。一种可能解释为筛板向后凸出时，视乳头边缘的 Bruch 膜也被向后牵拉，导致压迫视乳头周围毛细血管，结果造成视网膜色素上皮层及深层视网膜的损害。离中央视网膜血管干距离越远，筛板向后凸越明显，对视乳头周围脉络膜毛细血管的压迫越明显。但是，另一种临床表现与这种假说不相符合，在青年性开角型青光眼伴有高眼压者常有深而陡视杯边缘，但常没有明显的视乳头周围萎缩。这种不一致可以下述假设来解释，视乳头周围萎缩比盘沿丢失需要更长的时间来形成；所以，在高眼压的青光眼，深而陡的视杯，相对快地形成视神经损害，盘沿丢失可能比视乳头周围萎缩形成的早一些。青光眼性视乳头周围萎缩部分依赖于与中央视网膜血管穿出处的距离的病因尚不清楚，需进一步研究。

8. 其他有关问题

（1）青光眼凹陷的可逆性（reversal of glaucomatous cupping）：一般认为，青光眼性视乳头损害和视野缺损是不可逆的，这在绝大多数病例是正确的，尤其是在神经组织已真正丢失时。但有些情况下凹陷可能是可逆的。常见的是小儿患早期青光眼，尤其是一岁以内者，术后眼压得到控制，凹陷可明显缩小。也有报告成年人近期发生的青光眼凹陷，用药物或手术治疗眼压明显下降后，凹陷得以恢复。年老患者可能因为巩膜组织的弹性下降，凹陷不易恢复。

（2）凹陷扩大而不伴视野缺损（cupping without visual field defect）：视神经的球外部分受压迫后可发生视野缺损，一旦压迫被及时解除，视野可戏剧性地复原，因而压迫可以损伤但并未破坏视神经。青光眼治疗后，视野也可能有轻度恢复，这种恢复绝不会很大。绝大部分青光眼在出现视野缺损以前已有一定数量的神经纤维丢失。当轴索死亡，它们在巩膜管内占据的空间减少，凹陷扩大。Quigley 发现，视神经组织丢失 40% 时，用 Goldmann 视野计尚查不出视野缺损。所在，视神经损伤可能已发生并且进展却查不出视野缺损。当视野检查方法得到改进并建立了正常数据以作视野比较分析，才能更早检出视野缺损。目前对于视

乳头凹陷进行性扩大而不伴视野缺损，应考虑是早期青光眼的指标。

（3）近视眼的青光眼性视乳头及视野改变（myopic disc and visual field in glancoma）：近视眼的青光眼诊断是一个特殊问题，许多近视眼因青光眼而使视力受到相当损害而未引起医师的注意。造成诊断困难的原因有：①筛板与视网膜间的距离比正视眼和远视眼明显短。此距离的平均值正常人约为 0.7mm，而近视眼者为 0.2～0.5mm，因此近视眼的完全性青光眼凹陷的深度只是一般青光眼凹陷的 1/2；②其青光眼性视乳头改变的特征常被视乳头斜形插入和视乳头周围萎缩所掩盖。因巩膜硬度低，用 Schiotz 眼压计所测眼压如未经矫正则常偏低。③生理盲点扩大常错误地被认为是由于近视性弧形斑。眼底后极部或周边部的葡萄肿可能产生不规则的屈光不正，而影响视野检查。尤其是在现代视野检查应用低强度的视标时，应戴适当眼镜矫正屈光性暗点。医师应随时警惕近视患者中的青光眼，因这种患者中青光眼的发病率较高。

（4）相对性传入性瞳孔反应缺陷（relative afferent pupillary defect，RAPD）：青光眼性视神经萎缩的另一临床体征是可能伴有 RAPD，或称 Marcus-Gunn 瞳孔。它是任何原因所致单侧或不对称性视神经损害的一种瞳孔改变。Kohn 注意到双眼视野不对称的青光眼患者存在 RAPD，即使在双眼不等的眼压升高及视乳头凹陷不对称而动态 Goldmann 视野检查正常的情况下，也可观察到 RAPD。因而他认为，RAPD 是视野缺损之前的青光眼早期体征。Thompson 报告，视野缺损的范围与 RAPD 呈正相关。

瞳孔对光反射的传入弧与视觉传入纤维由视网膜至视束走行一致，在视交叉，传入纤维部分交叉，部分不交叉，交叉纤维稍多于不交叉纤维，分别为 53% 及 47%。这种不平衡使正常眼的直接对光反射与间接对光反射不相等，从而导致瞳孔不对称，这在一侧视束完全阻断的患者中可以观察到。实际上，由于交叉纤维与不交叉纤维数量不等，造成的瞳孔缩小的幅度差值很小，瞳孔描记测得的差值约为 0.075mm，临床上可以忽略。因此，当一只眼的瞳孔传入纤维受损导致直接对光反射减弱时，该眼的间接对光反射正常。通过比较该眼的直接对光反射和间接对光反射的差别，就可表示该眼的瞳孔传入纤维受损程度，此即 RAPD。RAPD 是视交叉前瞳孔传入纤维受损的体征。Thompson 利用不同透光率的滤光片置于健眼或相对好眼之前以减弱刺激光强，以滤光片的透光率（对数单位）表示 RAPD 的程度。以光源分别照射患眼（或相对差眼）和健眼（或相对好眼），观察两眼的直接对光反射和间接

对光反射达到平衡所需滤光片的透光率大小，透光率愈高，RAPD 愈轻微，透光率愈低，RAPD 愈严重。一般认为 RAPD 小于 3 个对数单位无病理意义。

检查在暗室中进行，因暗适应条件下瞳孔开大，当光线刺激视网膜时容易观察瞳孔运动缩小情况。将已知透光率的滤光片置于相对好眼之前，以点光源照射相对好眼，然后迅速照射相对差眼，观察两眼的瞳孔运动情况，选择合适的滤光片使两眼瞳孔运动达到平衡，即直接对光反应与间接对光反应的瞳孔收缩幅度和速度相等。记录该滤光片的透光率（对数单位），即为 RAPD。

（三）青光眼视神经损害的鉴别诊断

1. 视乳头先天性异常（developmental abnormalies of optic disc）　有些先天性视乳头异常可与青光眼性凹陷相似，甚至有的还伴有神经纤维束性视野缺损。

（1）先天性视乳头缺失：可包括全部视乳头，视乳头变大、凹陷，或为部分性缺损，血管从缺损的边缘爬出，但其视野缺损是不进展的（彩图 6-74，见书末彩插）。

（2）先天性视乳头小凹（pit）：是一种非典型视乳头缺损，为一限局性凹陷，呈灰白色，常位于视乳头颞侧或颞下边缘，也可位于其他部位，可为单个或 2～3 个，常伴有黄斑部或黄斑以外的浆液性视网膜脱离而致视力障碍。曾有报告经长期观察，小凹可扩大（彩图 6-75，见书末彩插）。

（3）牵牛花综合征（morning glory syndrome）：为一种特殊的视神经缺损。视乳头呈漏斗状葡萄肿性向后凹陷的缺损，累及视乳头及其周围视网膜，周围绕以有色素团块的隆起环。血管可迂曲扩张或明显变细且平直，血管前行，越过粉红色隆起缘，呈放射状。隆起的视乳头周围组织和正常视网膜分界不清，周边视网膜一般正常。常并发视网膜脱离，多局限于后极部（彩图 6-76，见书末彩插）。

2. 视神经和视交叉的压迫性损害　视神经和视交叉的压迫性损害所致视神经萎缩一般与青光眼性凹陷不同。二者可通过临床检查鉴别。但是，有时非青光眼性视神经萎缩有一定程度的凹陷而可疑为青光眼。青光眼凹陷常比苍白区大，当苍白区大于凹陷时，应考虑为非青光眼性疾病。

3. 缺血性视神经病变　急性缺血性视神经病变有时可出现与青光眼相似的凹陷，但其视野改变与青光眼者不同。

4. 青光眼性和非青光眼性视神经病变的鉴别　二者视网膜小动脉均变窄，视网膜神经纤维层可见度下降。限局性视网膜神经纤维层缺损可见于青光眼，也可见于一些非青光眼性视神经损害，如视乳头玻璃疣

和长期存在的视乳头水肿。青光眼性视神经病变与非青光眼性视神经萎缩相比，青光眼性者视乳头陷凹扩大、加深、盘沿变窄。而在非青光眼性者只有前部缺血性视神经病变之后，及少数蝶鞍内或蝶鞍上肿瘤出现视乳头陷凹扩大和盘沿丢失。非青光眼性视神经损害不出现视乳头周围萎缩，它可能有助于区别青光眼性和非青光眼性视神经病变。

四、视乳头的检查方法

为早期发现青光眼性视乳头损害或监测青光眼的进展，均需详细观察并记录视乳头的形态，以便准确地判定病变过程中所出现的细微的青光眼性改变。目前临床常用的方法包括直接检眼镜、裂隙灯加前置镜或接触镜检查和眼底照相，近年来还有新的检查仪器如计算机视乳头图像分析仪等，可提供更精确的数据。

（一）直接检眼镜检查

直接检眼镜检查为最常用而且对患者没有痛苦的检查方法，可在小瞳下检查，光源要亮，光圈小。此方法的缺点是无立体感，但可利用在视乳头不同平面上的聚焦及视差作用，获得视乳头、凹陷、凹陷壁及盘沿的立体图像。在一些特殊情况下，如瞳孔很小又不宜散瞳、因干燥或上皮水肿而致角膜表面不规则、眼球震颤或不能使眼球稳定的患者、未成熟期白内障患者等，加用 Koeppe 前房角镜可使眼球稳定，另手持直接检眼镜进行眼底检查，可以较清楚地看清眼底，但需利用检眼镜上的凸透镜片。

测量视乳头凹陷的简便方法是测量竖径和横径的杯盘比值，以小血管弯曲爬行来确定凹陷的边界而不是以颜色变浅处作指标。

当视乳头表面与视网膜面在同一水平，凹陷壁是直的，其边缘境界清楚易于确定，但有些视乳头鼻侧神经组织较多、隆起，而颞侧纤维较少、较低，或者颞侧特别倾斜不易区别凹陷的颞侧边缘时，应仔细观察颞侧斜坡中有无不在同一平面、小血管走行弯曲的地方，该处即是凹陷的颞侧缘。如视乳头颞侧有弧形斑或视乳头周围有青光眼晕，应注意勿将晕的边缘误认为视乳头缘而得出错误的判断。

（二）裂隙灯及 Hruby 镜或接触镜检查

此方法的优点是可获得视乳头的立体正像，但是需要患者配合而较直接检眼镜费时间，通过小瞳孔不易观察视乳头。Hruby 镜的缺点是视野小，患者不易固定。Goldmann 接触镜需放置接触镜在结膜囊内，患者可有不适。当视乳头的形态可疑时，应采用裂隙灯检查，近视眼视乳头的浅凹陷用窄的裂隙可显得较明显，在早期白内障患者用此法较易观察。

（三）裂隙灯及高度凸透镜检查

用 60 或 90 屈光度凸透镜置于患者眼前，可使裂隙灯成为间接检眼镜，在眼底形成倒像，其优点是使用简便、可产生立体像、观察视野大，但为倒像且较小，检查时瞳孔需要散大。用这种间接检查法测得的杯盘比值常较小。

上述各种检查方法不需特殊设备，简便易行，便于临床应用。但是检查结果为医师的主观判断，即使是很有经验的眼科医师，对于同一患者在不同时间的检查结果或数位医师对同一患者同一时间的检查结果常有差异。

对视乳头情况最好作永久性记录，视乳头画图是比较简单实用的方法，需要医师有熟练的技术、细心观察。可刻一圆形图章，其中有 4 条横线及竖线，将该图分成 2/10 视乳头直径的小方格。将此图章盖印于病历记录纸上，在其上画图可较准确。凹陷的锐利边缘用实线表示，斜坡边缘从底部开始的部位用虚线表示，斜坡的外缘在达视网膜表面时以细实线表示，将虚线与细实线以放射状线相连，即为斜坡状凹陷壁的范围。如有斜坡壁中某部有突然加深处，可用向心性弧形断线表示。凹陷底部暴露筛孔处画小圆圈（图6-77）。

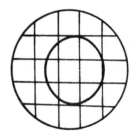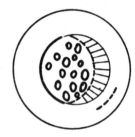

图6-77　视乳头的记录方法

将视乳头用水平及垂直各 4 条直线将其分成 2/10 视乳头直径的小方格（左图）。凹陷锐利缘用实线表示；斜坡边缘从底部起始处以虚线表示，外缘达视网膜表面处为细实线，虚实线间以放射状线段相连，即为斜坡壁范围。斜坡壁突然加深处以向心性弧形断线表示，凹陷底部筛孔暴露处画小圆圈（右图）

（四）眼底照相

视乳头照相对于青光眼患者的随访非常重要，可以比较视乳头的变化。20 世纪初 Nordenson 发明了第一台眼底照相机，其后不久又有眼底立体照相机问世。视乳头的平面照相可记录视乳头的形态，视乳头的立体照相可提供更多的信息。视乳头立体照相可由真的立体和假的立体效果（true stereo or pseudostereo effect）所获得。真立体像是以立体间接检眼镜原理或分光镜所同时拍摄的视乳头像。假立体效应是连续照两张视乳头像，照第二张像时将相机移动小的角度或应用 Allen 立体分离器。假立体像适于临床常规观察，如需获得视乳头凹陷的深度、容积等的可重复的定量分析，则需真的同时进行立体照相。

（五）青光眼视神经的定量检测

将在第三节中阐述。

第二节 视网膜神经纤维层

青光眼是由于眼压升高而引起视神经损害和视野缺损，最后可导致失明的一种常见眼病。在 40 岁以上人群中，约 5%～8% 眼压高于正常范围，但视乳头和视野正常。1960 年以前，绝大多数青光眼患者得到治疗，以降低眼压。但是经过 5～10 年观察发现，上述患者中不经过治疗仅 10% 发生了视乳头改变及视野缺损，即发展为青光眼，而其他人没有视功能损害。Hollow 和 Graham（1966）建议，将眼压高于正常值范围而无视乳头损害及视野缺损者称为高眼压症，把他们与真正的开角型青光眼患者以及正常人群加以区别。最近发现，有些视野检查正常的可疑青光眼患者，已经有了视神经损害，对于这些眼睛则考虑给予治疗以阻止损害的进展。对于鉴别哪些人将会发展为真正的青光眼是当前青光眼处理中的一个重要问题。

学者们正从多方面探索青光眼的早期诊断方法。Hoyt（1973）发现，在青光眼的早期，视网膜神经纤维层可出现限局性萎缩。这种视网膜神经纤维层的改变是细微的，但是可以用直接检眼镜或裂隙灯加接触镜观察出来，并且可以用眼底照相机拍出，尤其是用无赤光线看得更清楚。Sommer 对高眼压症患者每年做一次视网膜神经纤维层照相及视野检查，在最后发现视野缺损的患者中，每只眼均有持续的视网膜神经纤维层异常，平均发生在视野缺损出现前 1～5 年，最早的可发生在 5 年以前。90% 的有视野缺损者中，可以准确地辨认出视网膜神经纤维层缺损，并且可以将可疑青光眼中虽然视野检查正常、但是已有损害的患者区分出来。现在认为，这些眼睛将是最快会发生视神经损害者，因而需要积极考虑治疗。神经纤维层检查并不能代替视野检查，而是提供更多信息的一种补充方法。

人类眼睛大约有 100 万个神经节细胞，其轴索经过视网膜聚积到视乳头，该处厚度大约 0.5mm。神经纤维呈束状，当达到一定厚度时，这些纤维束将光线反射回来呈白色条纹。神经纤维层越厚，白色条纹越亮。在黑色背景下纤维束最容易被观察到，用无赤绿色光检查这种效果更为明显。绿色光线被色素上皮和脉络膜的黑色素吸收，使神经纤维束在黑色背景下呈现出来。检眼镜和裂隙灯上的标准绿色滤光片可很好地增强视网膜神经纤维层的可见度。

视网膜神经纤维旋转进入视乳头，组成盘沿。神经纤维组织的多少决定视乳头凹陷的大小。视网膜神经纤维层检查较视乳头的立体检查有什么优点呢？有些病例可很容易从视乳头查出损害，神经纤维层检查只是对视乳头改变加以肯定；有些病例，视乳头正常，神经纤维层检查也证明对视乳头的判断是正确的；但有许多情况不易判断其视乳头是正常抑或不正常，此时神经纤维层的形态可提供有用的信息。神经纤维层为一薄层，当很少量的轴索丢失时，用恰当的方法在神经纤维层上即可被观察到。

一、视网膜神经纤维层的解剖

关于神经纤维层的纤维排列曾有不同认识，Wolff 和 Penman（1950）认为，视乳头周边部的纤维来自视网膜的周边部。以后的研究发现，视网膜周边部的神经纤维位于神经纤维层的深层，进入视乳头的周边部。距视乳头较近处发出的神经纤维位于神经纤维层的较浅层，进入视乳头的较中心部位。Airaksinen 和 Alanko 通过临床观察支持上述观点。

Quigley 和 Addicks 研究，在灵长类眼距视乳头 2 个视乳头直径处的神经纤维层厚度为小于 40μm，距视乳头较近处其厚度明显增加，在上、下方可达 200μm，在鼻侧及乳斑束区域大约为 60μm。

在正常眼，视网膜神经纤维层呈灰白色放射状条纹。组织学检查这些条纹是由胶质组织分隔的纤维束所组成，在颞侧和鼻侧近视乳头处的视网膜为细的条纹，每个条纹含一个神经纤维束。但在厚的弓形区条纹较宽，每个条纹中含数个神经纤维束。

二、正常视网膜神经纤维层眼底所见

正常视网膜神经纤维层在视乳头周围呈灰白色、稍混浊、均匀细微的放射状条纹，位于视乳头附近者最厚，呈粗糙的相互交织的条纹，向周边部渐变薄，可追踪到距视乳头 2～3 个视乳头直径远处，以后逐渐消失。左眼的 11:00～2:00，4:00～7:00（右眼 10:00～1:00，5:00～8:00）处，即上下弓形纤维束处最清楚，2:00～4:00 间和鼻侧的神经纤维层较薄，不易看清。但实践后此区也可看见细的灰白色条纹，神经纤维层离视乳头越远、越薄，就越不清楚（彩图 6-78，见书末彩插）。

在离视乳头 2 个视乳头直径处，神经纤维层开始有不同程度变薄，而且散开呈羽毛状，在明亮的神经纤维层反光条纹之间，有向周边逐渐加宽的暗带，应注意勿与限局性萎缩的暗带相混淆。

视网膜血管埋于神经纤维层中，使血管中心光反射呈不规则的弥散反光，小血管呈交叉状阴影，仅模糊可见。儿童及年轻人视网膜光反射较强，为从内界膜来的正常反射，在动静脉旁有平行于血管的、宽的强反光，在反光之间可呈现出相对暗的区域，当移动检眼镜的光线时，其形状和位置都有变化，而神经纤维层的条纹的形状、走行和部位不因光线的移动而改变（彩图6-79，见书末彩插）。

三、视网膜神经纤维层萎缩

1. 限局性萎缩（focal atrophy of nerve fibers） 在上下弓形纤维束有暗淡的裂隙或沟，常位于距视乳头2个视乳头直径以内，延伸到视乳头附近。弓形裂隙可很窄，但常为多条，使神经纤维层萎缩呈耙形或呈梳发样外观。先是细梳发样，后为稀疏梳发样。当出现裂隙状缺损时，常查不出视乳头及视野异常（彩图6-80，见书末彩插）。较宽的沟形成楔形缺损，其色调较附近视网膜稍暗，与周围正常神经纤维相比，境界分明，易于辨认。如楔形很宽，常易被忽略，应注意与其周围区域相比较。如用立体镜观察，可见此处变薄。楔形缺损是相邻神经纤维束的限局损伤，视野常出现限局性盲点。由极早期梳发样改变进展到楔形缺损，大致需要4~10年。光镜检查，萎缩区神经纤维层明显变薄，严重者可消失（彩图6-81，见书末彩插）。

2. 弥漫性萎缩（diffuse atrophy of nerve fibers） 神经纤维层弥漫性变薄是青光眼较常见的早期改变，较难确定，尤其是在早期。可从两方面发现轻度弥漫性萎缩：①视网膜血管除靠近视乳头的最大血管外，均位于神经纤维层内，使视网膜血管壁较模糊。正常眼小动脉和小静脉的第一和第二分支由于被神经纤维层覆盖而模糊不清。轻度弥漫性神经纤维层萎缩使血管的第一分支裸露，可清楚看到血管壁，中度和重度萎缩可看清更小的血管。所以，确定神经纤维层缺失的第一个方法是检查血管壁的清晰度。②将疑为萎缩区与同一眼的其他区域比较，比较上、下弓形区的灰白色程度是否相同，如不同则暗的区域为弥漫性萎缩；或比较双眼相同部位神经纤维层的差异，如怀疑右眼颞上弓形区有弥漫性萎缩，则和左眼颞上弓形区相比较。

当萎缩进展时，视网膜表面呈暗斑点状，视乳头周围血管的轮廓清楚，其光反射是连续的，在血柱旁有灰色条纹，萎缩的晚期小血管收缩消失（彩图6-82，见书末彩插）。

视网膜光反射类似限局性萎缩与真正萎缩的鉴别：颞上下支血管主干附近的弧形反光是从内界膜来

的反光，可能与宽的神经纤维层的弧形缺损相混淆，但这种反光是亮的、不连续的、非线条形的。这种反射趋向于离开神经纤维束的弓形径路，有时融合在一起。两片反光之间的类似神经纤维束缺损假象，仍可见到正常的视网膜条纹及颜色。

仔细检查血管有助于区分正常的神经纤维层与不清楚和弥漫性萎缩。如果视网膜血管表面有强反光的条纹越过，并部分覆盖血管，提示有一定程度的神经纤维层存在。在神经纤维层萎缩时，血管壁看得很清楚，在粗糙的视网膜表面，血管轮廓对比鲜明，好像裸露在视网膜表面。如血管上无极亮反光，血管壁境界也不清楚，则可能有视网膜神经纤维存在。年轻人及眼底色素较暗者神经纤维层较清楚，易于辨认；年龄较长、屈光间质不清及眼底色素较少者不易看清神经纤维层。Quigley等在一组175例患者中有12%因为看不清楚而不能判断神经纤维层的状况（彩图6-83、彩图6-84，见书末彩插）。

当神经纤维层自视乳头向外渐变薄时，可见暗亮相间隔的区域，但不会到达距视乳头1个视乳头直径的范围内。

四、视网膜神经纤维层检查方法

可用直接检眼镜、裂隙灯加接触镜进行检查或眼底照相。在眼底色素较少的眼睛加绿色滤光片可看得较清楚，我国人用普通光线即可看清。用直接检眼镜在小瞳下即可检查。用裂隙灯加接触镜检查则需将瞳孔极度散大，对侧眼前加固定灯光以调整眼球位置。先寻找神经纤维层图像，如未能看到，则有3种可能：①聚焦不良；②眼底色素少，背景太亮；③神经纤维层萎缩。应重新聚焦以获得较清晰图像，如此时能看清条纹，则在上下弓形区处最明显。

神经纤维层照相最好用30°眼底照相机，一般可不加滤光片，必要时在照相机前加删去560nm的滤光片，用黑白或彩色反转片。用立体眼底照相机同时照两张相片或普通眼底照相机连续照两张，在照第二张时将相机位置移动3°~5°。用立体镜可以观察神经纤维层的立体图像。

神经纤维层的临床研究曾应用神经纤维层照相的方法，但是这并不意味着观察神经纤维层必须应用照相。事实上，在小瞳孔或屈光间质不清者，临床检查较之照相更为准确。有时神经纤维层照相是为了便于做常规的神经纤维层观察，尤其是对一些配合不好的患者，因照相需时短暂，可获很好聚焦。另外，神经纤维层照相便于双眼对比。当然，对于长期随访、纵向研究，神经纤维层照相是非常有用的。

五、视网膜神经纤维层检查的敏感性

组织学检查表明，视网膜神经纤维层厚达 50μm 即可产生足够亮的反射，在眼底检查时即可被看到，但较此更薄者就不能呈现明显的可见条纹。同样一个楔形缺损，当萎缩区较邻近正常的神经纤维层丢失超过 50μm 时可被辨别出来。在视乳头处，一个宽 0.25mm 的楔形缺损，丢失 50μm 的组织，表明 15 000 条轴索纤维已经死亡，此相当于神经纤维总数的 1%。动物模型观察，当神经纤维层丢失达该区域的 50% 时，临床上即可看出神经纤维层萎缩。在人类临床及组织研究中发现，Goldmann 视野计检查正常的可疑青光眼中，可有大量的神经纤维层丢失，可高达 40%。一般而言，临床可看出的弥漫性萎缩时其萎缩的纤维已超出此量。神经纤维层检查有足够的敏感性以发现早期的青光眼性损害。当神经纤维层萎缩加重时，常在中等度的弥漫性萎缩上有 2～3 个限局性缺损。检查者常注意这些限局性楔形缺损，但是仔细观察其他受损区可看出血管比较裸露。

当弥漫性萎缩呈均匀分布时，神经纤维层的图像不但变薄，而且灰色条纹显得更有条理，如同画的一样。原来正常排列的较乱、厚的神经纤维层反射的亮度降低，而呈现更清楚的互相分离的条纹。这种变化为中度到重度萎缩。在重度弥漫性萎缩，所有条纹均消失，全部血管均裸露，血管壁明显易见，并能看到血柱。正常情况下，透明的血管壁是看不见的，因为其表面及周围均有神经纤维层将其遮挡。在此期弓形区的神经纤维层严重丢失，而相对的在黄斑区尚可有部分神经纤维层存留。

Quigley 和 Airaksinen 等报道，在有视野缺损的开角型青光眼中，有神经纤维层缺损者分别为 84% 和 94.74%，李美玉等和申尊茂等报告为 88.9%～93.7%。用视乳头改变可以正确分辨出 82%～86% 有视野缺损眼。因此这两种方法的敏感性是相似的。

李美玉等报道，开角型青光眼的对侧眼视野正常眼及可疑开角型青光眼中，有神经纤维层萎缩者分别为 53.8% 和 20.6%，Quigley 等者分别为 28% 和 13%。开角型青光眼对侧眼发展为有视野缺损的可能性很大，其中有神经纤维层萎缩者较正常人及可疑开角型青光眼者明显高。如果认为神经纤维层萎缩能预示将来发生视野缺损，则在可疑开角型青光眼中神经纤维层的特异性较视乳头凹陷大。以上改变也可表明神经纤维层萎缩可发生在视野缺损以前。在正常眼中仅有 0.8% 有裂隙状萎缩，其比率很小，即神经纤维层检查在青光眼诊断中的特异性（99.2%）很高。但在有视野缺损眼中，仍有 11.1% 无神经纤维层萎缩。说明神经纤维层检查尚有一定限局性。

神经纤维层萎缩与视野改变的部位是一致的。神经纤维层萎缩类型与视野缺损程度之间的关系：裂隙状为轻度，楔形为轻度和中度，弥漫性者可见于轻、中、重各种程度的视野缺损者。

神经纤维层检查方法简单，易于掌握，可直接观察神经纤维本身的改变，当丢失量达其厚度 1/2 时，临床即可表现出来，其敏感性及特异性均较高，可作为青光眼诊断的一个指标。但是，对神经纤维层的判断是主观的，并需有足够的经验，计算机图像分析能够对神经纤维层改变作出诊断及定量化分析。

（李美玉）

第三节　青光眼视神经的定量检测及盘沿的形态分析

多数研究表明，青光眼的视神经形态损害早于视功能的改变，又属客观性检查，所以以视神经形态的检查是青光眼早期诊断研究的重点。然而青光眼早期诊断的问题尚未根本解决，"可疑青光眼"这一不明确的诊断仍在教科书中出现。现代激光及计算机技术的进步为视乳头及视网膜神经纤维层（retinal never fiber layer，RNFL）的定量检测提供了新的方法。在诊断方面，任何眼病的检测没有像青光眼视神经分析仪那样，采用如此多高新技术，但是这些仪器及方法仍有其局限性。目前，我们还难以期望依靠某一种或几种仪器完全解决青光眼早期诊断的问题。多数青光眼专家认为，发现及诊断青光眼视神经的早期病变，起决定因素的不是仪器，而是临床经验。

青光眼视神经检测的目的有 2 个：

（1）初诊时的诊断，评价视神经是正常或病理性的改变。如果某研究只是通过统计学的 t 检验，证实某指标在正常组与青光眼组有显著性差异，这对临床疾病的诊断是不够的。因为我们在临床中面对的是每一个患者，只有通过这些指标敏感性（青光眼患者中检出的阳性率）及特异性（正常人群中检测的阴性率）的评价，才能知道其正确诊断的概率是多少。

（2）随诊时进行视神经监测，青光眼的治疗过程中需判断视神经损害有否进展。国外许多青光眼专家提出，21 世纪青光眼治疗方案的确定不应仅仅参照眼压的高低，而应该以视神经是否改变为指标调整治疗方案。因为随着青光眼诊断方法的改进，正常眼压性青光眼的发生比率越来越高，以眼压为指标会贻误此类青光眼的治疗时机。再者可疑青光眼的确诊必须通

过多年的视神经随诊监测。评价某仪器监测视神经损害的敏感性主要是评价其检测的可重复性。即不同时间、不同操作者对同一患者的多次检测中，其检测值变异越小、重复性越好，其监测的敏感性则高。

青光眼视神经定量测量仪的分类，根据检测方法分类有 5 种：

（1）眼底照相及计算机图像处理，通过立体眼底照相机获取视乳头及 RNFL 的影像，在计算机立体观测系统下人工勾画视乳头的杯、盘边界，并计算诸多诊断参数。

（2）共焦激光扫描仪（confocal scanning laser ophthalmoscope，CSLO），主要测量视乳头表面形状，即拓扑分析（topography）。

（3）激光扫描偏振仪（scanning laser polarimetry），主要测量 RNFL 的厚度。

（4）相干光断层扫描（optical coherence tomography，OCT），也是测量 RNFL 的厚度。

（5）视网膜厚度分析仪（retinal thickness analysis，RTA），检测黄斑部的 RNFL 厚度。

根据检测部位分类有两类：

（1）视乳头检测：如眼底照相图像分析系统及共焦激光扫描仪。

（2）RNFL 检测：如激光扫描偏振仪、相干光断层扫描、视网膜厚度分析仪等。

一、眼底立体照相及计算机图像处理

立体眼底照相是采用较早的青光眼传统检查方法，观测立体眼底图像即可准确地勾画视盘及视杯的边界，也有助于分辨 RNFLD 的情况，特别是视网膜色素上皮减少 RNFL 显示不清楚时。所以多数青光眼专家认为立体眼底照相是青光眼视神经形态的标准检查，因为它提供的信息量最多、最直接。在此基础上借助计算机图像处理技术，可进行视乳头及 RNFL 的定量分析。日本 Topcon 及 Nidek 公司均为其生产的立体眼底照相机配备了计算机图像处理系统。与 CSLO 相比，此类仪器在原始影像下视盘的边界更容易勾画，盘沿部分不会包括视杯内的血管。20 世纪 90 年代初北京市眼科研究所研制的青光眼视神经分析系统，在计算机立体显示技术下进行视盘及视杯边界的勾画，进行视盘、盘沿各参数的测量；将随诊的立体图像校正叠加后，用闪烁法进行定性比较，采用原始图像的比较可排除血管搏动等影响，有较好的敏感性及特异性；用相关分析法进行随诊图像视杯边界的自动搜索及比较；以鼻侧视盘的 RNFL 灰度为标准，用阈值分割法进行 RNFL 发布的分析，便于发现模糊图像的 RNFLD。英

国公司 1999 年生产的 Discam 青光眼视神经分析仪，采用数码照相实时显示视乳头的立体图像。

尽管这些图像处理系统采用人工勾画视盘、视杯边界，但是经训练后其测量的重复性好。Discam 随诊监测也是采用立体图的闪烁法，其立体图像的校正叠加可自动执行，不满意时手工校正。此仪器非常实用，青光眼专家既可利用经验评估原始立体图，又可利用计算机图像处理技术定量测量，国外许多著名的眼科医院都在使用此仪器。这类仪器的优点是临床实用性强；提供的信息量全，既有视乳头的形态分析，又有 RNFL 的情况。缺点是其结果的客观性不如以下介绍的几种检测仪器，其操作需要训练及经验。

二、共焦激光扫描仪

（一）技术原理

共焦激光扫描仪也称视乳头拓扑分析仪，或称共焦激光断层扫描（confocal scanning laser tomographs）。实际上称此类仪器是断层扫描是不准确的，它并不能进行视乳头深层断面结构的显示，它只是描绘视盘表面地形图。目前生产此仪器的厂家主要有两个，HRT 是德国海德堡的产品，TopSS 是美国激光诊断公司的产品。HRT 使用 670mm 的半导体激光，进行 x 轴、y 轴（256×256 像素点）32 个层面（z 轴）的扫描（图 6-85），只有聚焦在眼底视盘表面的反射光才能通过针孔被探测器接收，每个层面间隔 50～75μm。每层扫描只记录聚焦点，再将 32 个层面对聚焦点总合，即构成视乳头的拓扑图。

测量时首先需人工勾画视盘边界，以此建立标准参考平面，其建立在颞侧视盘边界 350°～356° 处，低于参考平面 50μm 定义为视杯（图 6-86）。由此可见其视盘、盘沿及视杯的立体测量并不是完全客观的、仪

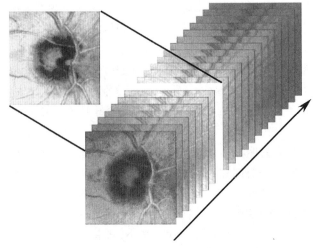

图 6-85　共焦激光扫描仪对视盘进行的 32 个层面的扫描

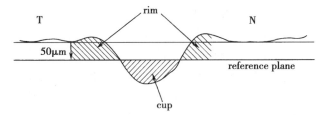

图 6-86 视杯定义的示意图，参考平面下 50μm 定义为视杯

器自动测量的。它仍受不同操作者经验的影响，即使是同一操作者，因每次确定参考点位置不同、勾画视盘边界大小不一，另外受扫描过程中视盘血管搏动因素的影响，每次得出的结果会不一样。为了减少上述影响因素，此类新型仪器连续扫描三次，取均值作为基准值，在一定程度上提高了可重复性。HRT 通过视盘表面的立体测量可提供许多参数，如盘沿的面积及容积、视杯的面积及容积、杯盘面积比等等。此外它还可以测量相对的 RNFL 厚度，之所以称之相对厚度，因为它不能对 RNFL 进行断层扫描及测量，它只是通过计算标准参考平面到视盘周围一定范围的视网膜表面高度差来确定 RNFL 厚度的，因此其实际应用受一定影响。

（二）可重复性检验及准确性

不同的研究均报告 HRT 测量的可重复性好。Brigatt 的研究发现容易发生变异的部位在视盘的边界（人工勾画的差异）及沿血管区的盘沿（血管搏动的影响）。Weinreb 的研究认为，如果连续测量三次取平均值，可使单次测量可重复性的变异从 35.5μm 缩小到 25.7μm。所以他建议每眼需扫描三幅图，取其平均值。Zangwill 认为要提高可重复性需散大瞳孔，特别是对小瞳孔或白内障的患者。

Zangwill 研究认为临床评估杯盘比与 HRT 视盘立体测量的参数是一致的。不同的研究均报告青光眼患者的 RNFL 厚度比正常者 RNFL 变薄，并认为 HRT 测量的视神经改变情况与视功能损害相关一致。Weinreb 将 HRT 各象限、上下方及整体 RNFL 的厚度，与自动视野相应部位及整体的缺损进行比较，结果是两者在相应各象限及上下方的改变呈线性相关，但是两者的总体值不相关。

（三）敏感性及特异性

各种方法检测的敏感性及特异性与选用的青光眼损伤程度直接相关，如果青光眼组的患者均为晚期，以此与正常眼进行判别分析，其敏感性会偏高。如果是早期、中期青光眼与正常眼进行判别分析，其敏感性会明显下降。

此类研究一般采用自动视野的平均缺损值（mean

defect，MD）来表示青光眼的损害程度。Wollstein 的研究用线性回归模式分析视盘及盘沿面积，HRT 检测早期青光眼的敏感性是 84%，特异性是 96%。Bathija 用多因素判别分析法检测早期青光眼，其敏感性为 50%，特异性为 82%。Broadway 也是用多因素判别分析法对不同类型的青光眼进行了研究，结合了视杯形态、盘沿容积等参数，敏感性最低的类型是老年硬化型青光眼（66.7%），因为这类视盘多为浅碟状，视杯的大小常被低估。敏感性最高的类型是局部缺血型青光眼（93.2%），因为此类视盘多有切迹（图 6-87、表 6-3）。

表 6-3　321 只正常眼及 238 例早期青光眼
HRT 检测分类的情况

	正常范围	可疑范围	异常范围
正常眼	79%	14%	7%
早期青光眼	14%	19%	67%

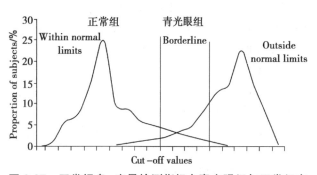

图 6-87　正常视盘，定量检测指标在青光眼组与正常组有较大的重叠

Iester 的研究认为 HRT 检测高眼压症与正常眼在视盘形态上无差异，特别是对小视盘者（<2mm），其敏感性低。也就是说正常人视盘大小的变异影响到其定量分析的意义。Jonas 的研究发现正常人视盘面积的大小可相差 7 倍，盘沿面积的大小可相差 5 倍。

（四）优点及不足之处

HRT 可进行青光眼视盘及 RNFL 客观、准确的定量测量。它能在 1 秒钟内获得视盘实时、三维立体数据的采集。检查时无强光刺激感，患者很容易接受这种检查。对轻度白内障患者，不需散瞳也能进行检查。

共焦激光扫描仪同其他影像技术一样还未被临床广泛接受的原因很多。①因正常眼视盘大小及形态的变异明显，造成正常值与异常情况又很大的重叠，其敏感性及特异性达不到临床要求。②其技术上的局限性尚未解决，如标准参考平面需操作者人工确定；视盘的立体测量受眼压及血管搏动的影响，如同自动视野阈值检测中的短期、长期波动，因而随诊监测视神经有否改变时应考虑测量误差的可信限。

三、偏振激光检测仪

（一）技术原理

偏振激光检测仪也称视神经分析仪（nerve fiber analyzer，NFA），其新型机简称 GDx。此仪器采用相互垂直的两束偏振激光（780nm）扫描 RNFL，RNFL 的微管是平行一致排列的，平行于 RNFL 排列的光反射比垂直于 RNFL 的光反射快，通过敏感的探测器可准确地记录到两束光反射回来的时间，两者反射的时间差称为偏振延迟值，通过测量 RNFL 的偏振延迟值来反映 RNFL 的厚度。GDx 的扫描分辨率为 256×256，共 65 536 个点，扫描时间为 0.7 秒。为了标准化的表示RNFL 的状况，它在视盘周围其直径 1.7 倍处进行 RNFL 的环形测量（其带宽 10 个像素点），正常的 RNFL 厚度曲线应为双峰型，上下方 RNFL 较厚形成峰，鼻颞侧 RNFL 较薄形成谷。GDx 还建有正常人不同年龄组的数据库，它提供了几十个测量参数，通过与正常值比较提供了是否正常的提示。此外 GDx 系统还应用神经网络诊断程序来综合分析诸多参数，其划分了 0～100 个等级，数字越大，青光眼的可能性越大。一般来说小于 30 为正常，大于 70 为青光眼。GDx 可快速、客观地定量检测视盘周围的 RNFL 的厚度，其测量值有很好的可重复性。但是角膜、晶状体的屈光状况会影响 GDx 的测量结果。

（二）可重复性及准确性

NFA Ⅰ型检测的可重复性并不高，改进的 NFA Ⅱ型使其检测的可重复性明显提高。Weinreb 的研究 NFA Ⅱ型可重复性的变异系数为 4.5%，Chi 的研究报告对正常眼及青光眼检测其可重复性的变异系数分别为 3.4% 及 10.2%。由于研究认为在血管处产生较高的变异，新的第三代软件—GDx 程序可自动地去除血管部分。GDx 的新型 VCC 可进行个性化的角膜偏振系数的校正（彩图 6-88，见书末彩插）。它首先测量黄斑部的角膜偏振轴向，角膜因素的偏振伪信号会在黄斑处显示，如彩图 6-129 左侧上、中图，有黄斑部的纵向、横向伪信号，下图无黄斑部的伪信号。然后测量视盘周围的 RNFL 偏振图，并对角膜产生的偏振伪信号去除，产生右侧图的稳定偏振图。

Weinreb 将两只猴眼去除角膜及晶状体，用透镜与眼后半球吻合，使眼压保持在 10～20mmHg，用 GDx 对视网膜 15 个部位进行测量，最后证实 GDx 测量的偏振延迟值与组织学测量 RNFL 的厚度是一致的。

Morgan 用 GDx 对一只猴眼视网膜的 216 个点进行活体测量，为了校正角膜双折射的影响，厂家对眼前节的补偿进行调整，尽管上、下方及颞侧的 RNFL得到很好的相关性，但是鼻侧的相关性不好。笔者曾对近视眼激光术后及青光眼术后的患者进行观察，其延迟曲线的高峰有明显的移位，可能是术后角膜不规则散光对测量产生了影响。Weinreb 对正常人的检测中得出以下符合正常 RNFL 分布特性的结论：①视盘上下极的偏振延迟值最大；②血管处 RNFL 的偏振延迟值小，由于血管占据部分 RNFL 的位置；③越远离视盘，RNFL 偏振延迟值越小；④随着年龄增大，偏振延迟值变小。Weinreb 通过黄斑部的测量，校正或消除角膜及晶状体的双折射作用。

（三）敏感性及特异性

总的来说，GDx 检测的延迟值如同共焦激光断层扫描在正常人群中有较大的变异，正常值与青光眼值有较大的重叠。为了在 GDx 诸多参数中找出最为敏感的指标，笔者提出调制参数的算法，因为我们在分析正常组及各期青光眼组的平均延迟曲线的特征时发现，谷底基线部分（鼻、颞侧的 RNFL）在青光眼与正常眼组间变化不明显，而双峰（上、下方的 RNFL）依青光眼程度的加重而降低。为此笔者提出用峰顶减谷底的调制参数，利用调制参数可明显地提高 GDx 对早期青光眼诊断的敏感性及特异性。Tjon-Fo-Song 对正常组及青光眼组进行检测，其敏感性为 96%，特异性为 93%，其结果好的原因可能是其选用的青光眼组损伤程度比较重，其平均视野缺损（MD）为 −10.33dB。Carcia-Sanchez 有关类似的研究，其敏感性为 78%，特异性为 86%。总之多数研究认为相对值指标如调制参数及上方/鼻侧比值等参数最为敏感。

（四）优点及不足之处

GDx 提供了客观、定量、准确的 RNFL 厚度测量方法，它操作简单，不需散瞳，三分钟可检测完一个患者，笔者在美国进行青光眼筛查体会到，患者最容易接受此项检查。它完全是自动的测量，不像共焦激光断层扫描需要人为地设置标准参考平面。它有正常的数据库，检测后有正常、可疑、异常的提示，并采用先进的神经网络系统进行综合指标的辅助分析。此外 GDx 可用于非青光眼性视神经病变的分析。

不足之处：作为单一检查项目，GDx 测量的参数在正常眼与早期青光眼组间中有较大的重叠。如同其它的影像技术，它还没建立青光眼早期诊断及视神经监测的理想参数。此外 GDx 对眼前节的补偿设置还不能完全中和角膜及晶状体的双折射作用，有研究报告眼前节、后节的病理改变会产生 RNFL 样的伪信号，譬如角膜的激光手术会使延迟曲线高峰偏移，视盘周围萎缩环会产生 RNFL 样的强信号。

四、相干光断层扫描仪

（一）技术原理

OCT 进行视网膜断层扫描的工作原理类似 B 超扫描，不同的是 OCT 采用的是特定波长的激光扫描（850nm），而 B 超采用的是声频扫描。如同 B 超扫描声频越高，其分辨率越高，但穿透力越差。扫描激光波长越短，其分辨率越高，穿透力越差。OCT 进行视盘周围 RNFL 的环形扫描直径为 3.4mm，一周有100 个轴向扫描点，即 100 个 A 超扫描点，每点间隔110μm，纵向的分辨率为 10～17μm。扫描时间约为 1秒钟，图像处理约为 1 分钟。由于通过不同组织界面会产生不同亮度的光反射强度，不同的反射强度用伪彩色标记，RNFL 的部位可自动的勾画出来，并测量出每个象限 RNFL 的平均厚度。

（二）可重复性及准确性

为了确定多大的扫描环适于 OCT 断层扫描分析，Schuman 对正常眼及青光眼视盘周围以直径为 2.9mm、3.4mm、4.5mm 的环分别进行扫描，测量其重复测量RNFL 的标准差为 10～20μm，并认为 3.4mm 直径的扫描环可重复性最好。关于 OCT 视网膜扫描后 RNFL的边界如何定位，Baumann 的研究认为人工操作比完全自动操作的可重复性好，人工操作的变异系数为10%，标准差为 9～16μm。Ozden 的研究认为增加扫描点的密度可改善可重复性，每象限 25 个扫描点时变异系数为 25.9%，每象限 100 个扫描点时变异系数为11.9%，两者有非常显著性差异。

OCT 对 RNFL 的测量与组织学的测量是一致的。研究显示随着视盘扫描环直径的扩大或年龄增大，OCT测量 RNFL 的厚度逐渐变薄；青光眼组 RNFL 的厚度比正常眼组的 RNFL 薄；用 OCT 检测青光眼 RNFL 的厚度与自动视野检测的缺损程度相关；无赤光照相中的楔状 RNFL 缺损在 OCT 扫描中也能显示出来。Schuman对七只试验性猴青光眼进行视神经的监测，OCT 可显示这种线性的 RNFL 变薄，而正常对照眼始终无改变。

近年来出现的频域 OCT（SD-OCT），每秒钟可进行 26 000 次 A 扫描，比第三代 OCT（如 Stratus OCT）快 65 倍，轴向分辨率达到 5μm。某些频域 OCT 还有黄斑去视网膜神经节细胞复合体厚度扫描模式（彩图6-89，见书末彩插）。

（三）敏感性及特异性

总的来说，OCT 对早期青光眼敏感性低，对中、晚期青光眼均能显示 RNFL 缺损。

（四）OCT 在青光眼随诊中的应用

OCT 可监测青光眼的神经纤维层损害进展，应用

视盘扫描模式获得视盘周围 6×6mm² 面积的神经纤维层厚度以及 RNFL 厚度地形图。OCT 检测神经纤维层损害进展分为三种形式，即 RNFL 厚度地形图显示 RNFL 厚度有明显变化，且有连续两次以上的随诊RNFL 厚度检测均证实：

（1）与基线已出现的青光眼 RNFL 缺损相比，随诊的 RNFL 缺损范围扩大，在已存在的 RNFL 缺损范围的边缘出现 RNLD。

（2）在基线 RNFL 缺损基础上，随诊的 RNFL 缺损程度加重，RNFL 厚度进一步减少，而 RNFL 缺损范围无扩大。

（3）除基线已出现的青光眼 RNFL 缺损外，在其他范围（与原有 RNFL 缺损边缘相差 2 像素以上的部位）出现新的 RNFL 缺损。研究发现在大多数青光眼神经纤维层损害进展的 OCT 检测中，以原有 RNFL 缺损范围扩大这种进展形式为最多见（85.7%），而另外两种形式 RNFL 缺损程度加深和新出现 RNFL 缺损相对较少。应用 OCT 检测 RNFL 厚度地形图的客观检查方法相较主观评价无赤光 RNFL 照相的 RNFL 变薄，前者更方便、有效。

RNFL 缺损范围扩大为最多见的 RNFL 损害进展的形式也说明青光眼 RNFL 缺损进展是按照一定顺序进行的。立体眼底照相观察青光眼视乳头盘沿丢失最早从颞下方盘沿开始，而 OCT 检测 RNFL 缺损也发现，青光眼 RNFL 丢失最早也从颞下方开始，OCT 监测青光眼视盘周围 RNFL 缺损进展多以基线 RNFL 缺损范围扩大为最常见表现也证实，青光眼进展多从下方开始，以后逐渐波及各象限。研究证实应用 OCT 检测 RNFL 厚度是评价青光眼治疗中是否发生进展及预测视野恶化的有效方法。

（五）优点及不足之处

OCT 可提供客观、定量、可重复的 RNFL 的测量方法，与上述两种仪器不同的是它可进行视网膜的断层扫描，对 RNFL 进行直接的测量，角膜的屈光因素不会影响其测量结果。检查时多不需散瞳也可有效地采集图像。OCT 还可以进行眼前节的断层扫描，如房角、角膜等。不足之处：屈光间质混浊如明显的白内障会影响 OCT 成像。不同年龄组、不同种族、不同屈光状态的正常数据库有待完善。研究证实提高扫描分辨率可改善其可重复性。

五、视网膜厚度分析仪

视网膜厚度分析仪（retinal thickness analysis，RTA）利用 6 条并排的裂隙激光束（如同裂隙灯显微镜侧切观察角膜），投射在视网膜黄斑部，通过此 6 条侧切的

光带反映视网膜黄斑的厚度。通常我们都是观察视盘周围的 RNFL 的分布及厚度，而 RTA 对青光眼患者测量黄斑的 RNFL 厚度，其理由如下：

青光眼视神经的损害表现在视盘及 RNFL 的改变，整个视网膜约 50% 的节细胞集中在黄斑部，黄斑部的节细胞有多层。据研究正常人黄斑区的节细胞数变异很小，而其周边部的节细胞数变异很大。鉴于黄斑部节细胞及其轴索量大、正常人中变异小，因此期望测量黄斑部的视网膜厚度能反映早期青光眼的视神经损害。但是众所周知早期青光眼视神经损害的特点表现在颞下、颞上方的盘沿丢失，乳头黄斑束的 RNFL 缺损不是早期青光眼损害的特点。Zeimer 用 RTA 对 18 例 29 只眼具有半侧视野损害或局限视野损害的患者，眼底照相显示 RNFL 缺损者进行视网膜厚度分析，结果与正常受试者相比，黄斑区视网膜厚度明显下降。杨智宽用 RTA 检测青光眼后极部视网膜厚度的 9 个点进行判别分析，其敏感性和特异性分别为 73.1% 和 78.5%。

Asrani 认为，立体眼底照相检查视神经仍是金标准，RTA 提供了青光眼视神经检查新的客观指标，在早期青光眼的检查中 RTA 的结果与视神经检查是相关的，但长期随诊及正常的数据资料尚未建立。

RTA 的局限性：屈光间质混浊，如明显的白内障会影响 RTA 的检查。检查时需散大瞳孔 5mm 以上。糖尿病视网膜病变、高度近视眼（＞7D）、年龄＜25 岁内界膜反光强会影响 RTA 的结果。非常早期的青光眼局限性 RNFLD 在黄斑区外，RTA 难以发现。

六、青光眼视神经分析仪的临床应用评价

1. 作为青光眼早期诊断的辅助检测 多数的研究认为，立体眼底照相仍是青光眼视神经的标准检查，一般情况下有经验者观测视乳头及 RNFL 的立体照片比视神经定量检测系统可靠。由于正常视乳头的立体拓扑分析及 RNFL 厚度测量中有较大的变异，因而这些仪器作为单一的青光眼检查在临床上使用均受到限制。再者各种青光眼表现的多样性，目前青光眼早期诊断仍建立在综合检查的基础上，需结合临床传统的视神经检查、视野检查，它会给我们提供独到的信息。GDx 如能解决角膜、晶状体双折射的影响，OCT 如能进一步提高检测的分辨率，其临床诊断价值将进一步提高，又可能替代传统的青光眼视神经检测方法。

2. 青光眼的筛查 由于青光眼发病隐蔽，据国外资料统计在发达国家半数以上、发展中国家 90% 以上的开角型青光眼是在查体时发现的。因此进行简单、快捷的青光眼筛查十分重要。这些影像技术进行扫描图像处理不到 3 分钟，患者当时就能得到结果，多不需

散瞳，所以适于青光眼的筛查，特别是 GDx、HRT，然而这些仪器应设计的更小、便于携带，更重要的是它们应该找出敏感性、特异性更好的指标。目前眼科流行病学调查多使用非散瞳眼底照相机，特别是采用数码眼底照相，当时可显示患者眼底图像，又免除了购置胶卷及冲洗费用。非散瞳眼底照相操作简单、检测快，每日可查 200 余人。如组织好筛查人群，此筛查成本低。更重要的是此方法还可检查眼底病变，如糖尿病视网膜病变等。

3. 监测青光眼视神经的变化，指导青光眼的治疗 Airaskinen 对青光眼视神经的随诊监测中发现，50% 的视神经改变是线性进展的，25% 是偶发性进展的，25% 是弧线性进展的。青光眼患者每年平均有 3% 的盘沿面积丢失。而现在的影像技术检测可重复性的变异系数均大于 5%，他怀疑现代技术是否能检测出如此小的改变。HRT 检测时均进行 3 次扫描取其平均值，提高了可重复性。造成此问题的原因除技术本身外，还有血管搏动因素的影响。笔者既往采用立体视下闪烁比较法，首先将先后的立体视盘像校正叠放好，然后快速、交替的显示两幅立体像，随诊图像某部位的变化处会有跳动感，无变化处是稳定不变的。用这种方法既简单又可靠，完全可除外血管搏动的因素。但是这种方法不能立体测量，它只能检测面积的改变。近年来开发了眼病数码照相软件控制下的闪烁比较法，用于检测青光眼进展。

应强调上述这些仪器还在不断地更新软件及硬件，这对仪器的发展是有利的，但由于其技术的改变，测试的基准也发生了变化，新仪器使我们失去了老患者进行长期跟踪监测的可比资料，这是临床研究最大的遗憾。眼底照相虽是传统检查方法，但其可作为长期保存的资料，可以弥补仪器更新造成资料丢失的遗憾。

Spaeth 在美国眼科学会成立 100 周年的会上对青光眼视神经检查的意义及作用进行了很好的概括，他认为：①青光眼视盘评价无金标准；②评价青光眼的视盘形态因人而异；③图像分析仪只能定量测量，不能进行形态识别；④同步立体眼底照片在评价视盘中最有价值；⑤青光眼视盘的改变多种多样，没有固定的最初表现；⑥发现个体的视盘改变在青光眼诊断中最重要。

在视盘的测量及评价中，弥漫性视神经损害难以早期发现，目前对此还需 2～3 年的视神经随诊监测。青光眼盘沿形态（不仅仅是面积）改变是青光眼研究的重点。在 RNFL 的测量及评价中，屈光间质混浊及视网膜色素上皮缺损仍是评价及检测 RNFL 的难点，与 OCT 相比，GDx 检测时受屈光间质混浊的影响较小。传统的无赤光 RNFL 照相受屈光介质清晰度的影响很

大，因为评价 RNFL 时要看到其羽毛状的纹理，笔者通过计算机处理技术的阈值分割法可显示 RNFL 的大体分布形态，有效地解决了轻度白内障患者检查青光眼的问题。然而解决视网膜色素上皮缺损者 RNFL 评价的问题比较难。GDx 在视盘周围萎缩环产生很强的伪信号，OCT 在萎缩环处的信号明显减弱，可能是缺少色素上皮层界面反射的原因。如何解决这一难点可能是设计新仪器、进行技术改进的重要方面。

七、青光眼盘沿的形态分析

由于正常视盘的大小可相差 6～7 倍，视盘大者视杯亦大，反之亦然。如同过去用 C/D 大于 0.6 作为诊断青光眼的标准不合理，现在如果用盘沿面积或容积作为诊断青光眼的指标也是武断的。因此 Speath 认为青光眼视盘定量的评价没有金标准，并提出青光眼的视神经评价应进行形态分析。所谓盘沿形态分析就是观测不同象限的盘沿宽度变化。过去我们把青光眼视神经评价的注意力放在视杯上，对其形态的描述是：正常视杯是横椭圆形，青光眼视杯是竖椭圆形。其实青光眼视神经病理改变的部位在盘沿，我们很少对其形态描述。目前对正常眼盘沿的形态描述是：下方盘沿最宽，上方盘沿次之，鼻侧盘沿较窄，颞侧盘沿最窄。此为 ISNT 法则，即 Inferior（下方），Superior（上方），Nasal（鼻侧），Temporal（颞侧）。

为了进一步研究青光眼的盘沿形态，我们对早期青光眼与正常眼盘沿形态进行比较，正常眼又根据视盘的大小，分为正常大小视盘、正常小视盘、正常大视盘 3 组，每组 45 只眼。每 10° 测一个盘沿宽度，将一周的盘沿宽度从颞侧、上方、鼻侧、下方依次展开形成彩图 6-131 曲线。正常眼盘沿宽度的曲线特点是上方、下方盘沿形成双峰，即上方、下方盘沿宽。而青光眼的盘沿曲线无双峰，其最高点在鼻侧处。彩图 6-90（b）是根据彩图 6-90（a）绘制各组的视盘、盘沿示意图。

正常大视盘者与青光眼都有较大的视杯，两者 C/D 近似，如果注意力放在观察视杯上两者不易区分。如果注意观察盘沿宽度，特别是以自身的鼻侧盘沿宽度作为标准，比较下方、上方盘沿宽度（青光眼易丢失处），不难看出正常视盘者上方、下方盘沿宽度大于其鼻侧，而青光眼组其下方或上方盘沿宽度小于鼻侧。因此在评价青光眼视神经时应注意观察盘沿，将下方或上方盘沿宽度与鼻侧盘沿比较，这对鉴别生理性大视杯特别重要。生理性大视杯的 C/D 可 0.8，但其下方及上方的盘沿宽度大于鼻侧盘沿宽度。相反有些青光眼视盘其 C/D 比 <0.6，但下方或上方盘沿小于鼻侧盘沿，这时应注意其对应的 RNFL 是否有缺损，如彩图 6-90（c）。高度近视眼时视盘斜入，颞侧视盘可能看不到，我们仍可遵循此原则，以鼻侧盘沿宽度为标准，观察其鼻侧盘沿向下、向上延伸时是变窄（青光眼），还是变宽（生理性）。

八、青光眼视神经损害的分级

青光眼损害的分级对青光眼诊断、治疗方案确定至关重要，但是目前对青光眼视神经损害的分级尚无临床统一标准，因为 C/D、盘沿面积等定量指标的变异大。Spaeth 等提出参考视盘大小的情况下，以盘沿宽度（最窄处）为标准进行分级，共分 7 级（表 6-4）。

此分级标准由于参考视盘大小，较为复杂。为了理解其分级的原则，将其简单地归纳为此表右列的简略法。Spaeth 将青光眼损害的标准定为盘沿宽度 <0.2，但需参考视盘大小，小视盘盘沿宽度需 <0.3，大视盘盘沿宽度需 <0.1。此外在确定视盘大小时需考虑屈光度，在屈光度 >5D 时我们观察到的视盘是被放大或缩小的。近视眼的视盘应比观察的小，远视眼的视盘应比观察的大。

Jonas 根据青光眼视神经损害的规律进行分级，青光眼首先下方或上方盘沿丢失（多数下方盘沿先丢

表 6-4　Spaeth 青光眼视神经损害分级（盘沿相对宽度）

分级	小视盘（<1.5mm）	中视盘（1.5～2mm）	大视盘（>2mm）	简略法
0a	0.5	>0.4	>0.3	
0b	0.4～0.5	0.3～0.4	0.2～0.3	
1	0.3～0.4	0.2～0.3	0.1～0.5	>0.2
2	0.2～0.3	0.1～0.2	0.05～0.1	轻微<0.2
3	0.1～0.2	<0.1	0.01～0.05	明显<0.2
4	<0.1	<45°为0	45°为0	<45°为0
5	<45°为0	45°～90°为0	45°～90°为0	45°～90°为0
6	45°～90°为0	90°～180°为0	90°～180°为0	90°～180°为0
7	>90°为0	>180°为0	>180°为0	

失），然后颞侧盘沿丢失，最后鼻侧盘沿丢失，对青光眼视神经损害进行简单分级，共分5级（表6-5）。

表6-5　Jonas青光眼视神经损害分级

分级	标准	描述
1	下方或上方盘沿轻微丢失	下方或上方盘沿宽度略微<鼻侧盘沿宽度
2	下方或上方盘沿明显丢失	下方或上方盘沿宽度明显<鼻侧盘沿宽度
3	下方和上方盘沿均丢失	2个象限盘沿丢失
4	颞侧盘沿也丢失	3个象限盘沿丢失
5	鼻侧盘沿也丢失	4个象限盘沿丢失

此分级方法简单实用，如结合前述盘沿形态分析的理论，以自身鼻侧盘沿宽度为标准，可不需考虑视盘大小的因素。

由于青光眼视神经损害的原因及表现多样化，为青光眼视神经损害分级造成困难。Spaeth的分级方法定量明确，可作为研究青光眼视神经损害及青光眼专业的临床参考标准。但为了临床实践方便，宜简化分级标准。

（徐　亮　李建军）

主要参考文献

1. 傅培，李美玉. 人眼巩膜筛板结构的研究. 中华眼科杂志，1994，30：369.

2. 余敏斌，周文炳，叶天才. 原发开角型和正常眼压型青光眼早期视野及视网膜神经纤维层损害的比较. 中华眼科杂志，1997，33：173.

3. 徐亮. 视神经分析仪在青光眼早期诊断中的作用. 见：葛坚，孙兴怀，王宁利主编. 现代青光眼研究进展. 北京：科学出版社，2000，93-99.

4. 刘杏，凌运兰，周文炳，等. 光学相干断层成像术对原发性开角型青光眼视网膜神经纤维层的定性和定量检测. 中华眼科杂志，2000，36：420-424.

5. 杨智宽，杜蜀华. 用视网膜厚度分析仪测定正常眼及青光眼后极部视网膜厚度. 中华眼科杂志，2000，36：124-128.

6. Yanagi M，Kawasaki R，Wang JJ，et al. Vascular risk faetors in glaucoma: a review. Clinical and Experimental Ophthalmology，2011，39：252-258.

7. Tielsch JM，Katz J，Sommer A，et al. Hypertension，Perfusion pressure，and primary open-angle glaucoma. A population-based assesment. Arch Ophthalmol，1995，113：216-221.

8. Jonas JB. Role of cerebrospinal fluid pressure in the pathoge-nesis of glaucoma. Acta Ophthalmol，2011，89：505-514.

9. Ren R，Jonas JB，Tian G，at al. Cerebrospinal fluid pressure in glaucoma，a prospective study. Ophthalmology，2010，117：259-266.

10. Berdahl JP，Allingham RR，Johnson DH. Cerebrospinal fluid pressure is decreased in primary open-angle glaucoma. Ophthalmology，2008，115：763-768.

11. Berdahl JP，Fautsch MP，Stinnett SS，at al. Intracranial pressure in primary open-angle glaucoma，normal tension glaucoma and ocular hypertension: a case control study. Invest Ophthalmol Vis Sci，2008，49：5412-5418.

12. Jonas JB，Budde WM，Panda-Jonas S. Ophthalmoscopic evaluation of the optic nerve head. Surv Ophthalmol，1999，43：293-320.

13. Tezel G，Kolker AE，Wax MB，at al. Parapapillary chorio-retinal atrophy in patients with ocular hypertension. II. An evaluation of progressive changes. Arch Ophthalmol，1997，115：1509-1514.

14. Healey PR，Mitchell P，Smith W，at al. Optic dish hemorr-hages in a population with and without sign of glaucoma. Ophthalmology，1998，105：216-223.

15. Jonas JB，Fernandez MC. Shape of the neuroretinal rim and position of the central retinal vessels in glaucoma. Br J Ophthalmol，1994，78：99-10.

16. Bathija R，Zangwill L，Berry CB，et al. Detection of early glaucomatous structural damage with confocal scanning laser tomography. J Glauocma，1998，7：121-127.

17. Broadway DC，Drance SM，Mikelberg FS. The ability of scanning laser ophthalmoscopy to identify various glaucomatous optic disc appearances. Am J Ophthalmol，1998，125：583-604.

18. Xu L，Chen PP，Chen YY，et al. Quantitative nerve fiber layer measurement using scanning laser polarimetry and modulation parameters in the detection of glaucoma. J Glaucoma，1998，7：270-277.

19. Baumann M，Gentile RC，Liemann JM，Ritch R，et al. Reproducibility of retinal thickness measurements in normal eyes using optical coherence tomography. Ophthalmic surg lasers，1998，29：280-285.

20. Ozden RG，Ishikawa HI，Liebmann JM，et al. Increasing sampling density improves optical coherence tomography measurement reproducibility. J Glaucoma，1999，8：238-241.

21. Zeimer R，Asrani S，Zou S，et al. Quantitative detection of glaucomatous damage at the posterior pole by retinal thickness mapping. Ophthalmology，1999，105：224-231.

22. Caprioli J, Coleman AL. Blood Pressure, perfusion pressure, and glaucoma. Am J Ophthalmol, 2010, 149: 704-712.

23. Ren R, Jonas JB, Tian G, et al. Cerebrospinal fluid Pressure in glaucoma. Ophthalmology 2010, 117: 259-266.

24. Bengtsson B, Leske MC, Yang Z, et al. Disc hemorrhages and treatment in the early manifest glaucoma trial. Ophthalmology, 2008, 115: 2044-2048.

25. Flammer J, Mozaffarieh M. What is the present pathogenetic concept of glaucomatous ptic neuropathy? Surv Ophthalmol, 2007, 52 (Suppl 2): S162-S173.

26. Pemp B, Georgopoulos M, Vass C, et al. Diurnal fluctuation of ocular blood flow parameters in patients with primary open-angle glaucoma and healthy subjects. Br J Ophthalmol, 2009, 93: 486-491.

27. Leung CK, Choi N, Weinreb RN, et al. Retinal nerve fiber layer imaging with Spectral-Domain Optical Coherence Tomography. Ophthalmology, 2010, 117: 2337-2344.

28. Prata TS, De Moraes CG, Teng CC, et al. Factors affecting rates of visual field progression in glaucoma patients with optic disc hemorrhage. Ophthalmology, 2010, 117: 24-29.

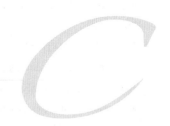

第八章
青光眼的视野改变

第一节　青光眼视野检查发展简史

　　视野、视野学及视野计的发展，经历一个长达两千多年的历史。早在公元前 450 年，古希腊的 Hippocrates 就提出了"偏盲"视野和视野缺损的概念。而到 1667 年，法国的 Mariotte 发现了视野中"生理盲点"的存在，就是著名的"Mariotte 暗点"。英国科学家 Newton 还提出"视交叉"的概念，为之后 100 年间各行业科学家及患者对于视交叉纤维走行和对应视野的探索打开了大门。

　　虽然视野的概念逐渐渗透在包括眼科、神经科等在内的许多学科里，但视野的检查一直是空白的。直到 1856 年，德国人 von Graefe 应用自制的平面视野计检查青光眼患者，首次描述了青光眼旁中心区视野缺损，如中心暗点和环形暗点等，同时提出青光眼视野缺损可发生在视力下降以前，而此时的生理盲点在视野描述图中的位置仍处于中心 0° 处，目的是想让视野同当时常规使用的 Helmholtz 检眼镜检查的眼底所见相匹配。之后，Forster 和 Aubert（1862）发明弧形视野计，即著名的 Forster 视野计，使视标在视野的不同部位到检测眼的距离是恒定的，并将视野检查范围扩大到了 45°，对周边视野和中央视野都有很好的描记，也提出了青光眼患者也常表现为周边视野收缩。两年后，英国人 Carter 在视野计的改造中将注视点定在了 0°，这样，视野所见和视网膜上的位置刚好相反，右眼生理盲点设定在注视的右侧，左眼生理盲点设定在左侧，更加容易理解视野检测的结果了。19 世纪初，丹麦人 Bjerrum、Ronne 和 Traquair 等采用平面视野屏（Tangent screen）对青光眼进行深入研究，强调了青光眼中心视野缺损的重要性，并证实了典型的青光眼视野缺损的特点。Traquair 还指出没有一种眼病与视野的关系比青光眼更密切，使得视野计及其检查技术在青光眼的临床应用中受到了广泛的重视。

　　1945 年，瑞士人 Goldmann 研制出可同时检查中心视野和周边视野的投射式半球形视野计，精确控制了背景照明、刺激光标的大小和强度，以及注视及视网膜适应等，即标准的动态视野检查计。Goldmann 视野计持续流行 30 年，为临床视野检查提供了理想的检查仪器，也为发展更精确的现代视野计奠定了基础。采用 Goldmann 视野计进行定性和定量视野检查，让人们对青光眼视野改变进行了重新评价，认识到旁中央暗点、鼻侧阶梯、颞侧扇形缺损等是青光眼早期视野改变。1958 年，德国人 Harms 和 Aulhorn 还开发了 Tubinger 手动视野计，其通过递增光标刺激强度测定静态光阈值，绘制出"视岛"的横切面图，增加了定量视野检查的精度，但因检查耗时较长未能在临床普及。1971 年，巴勒斯坦人 Armaly 和加拿大人 Drance 根据青光眼病中容易受损害的视野部位，采用 Goldmann 视野计，使用阈上值静态检查方法，发展出了青光眼检测的筛选策略。

　　20 世纪 70 年代初期，Fankhauser、Lynn 和 Heijl 等人开始致力于计算机自动视野计的研制，从 Octopus 视野计开始，计算机自动视野计问世。在过去 30 年内，国外不同厂家陆续推出了各种自动视野计，如 Humphrey 视野分析仪、Octopus 自动视野计、Oculus 自动视野计等。我国研制的 TBC 视野计、QZS 视野计在国内也已投入临床使用。自动视野计的临床应用，显著提高了青光眼视野检查的敏感性，也使临床视野检查进入了静态阈值定量检测的新纪元。

　　30 多年来，由于自动视野计精确而快速的定量检测，以及方便的资料储存和统计优势，在世界范围内，自动视野计已逐步取代了手动视野计，成为评价视野的标准检查。随着自动视野计的更新改进，分析软件的进一步开发应用，人们对青光眼视野改变的认识也在不断深入和更新。

第二节　视野计简介

　　目前视野计种类繁多，仅自动视野计就有数十种，这里仅就最基本、最常用的几种视野计作一简介。

一、平面视野计

1889 年，Bjerrum 发现，当时常规的视野检查只能反映视野的轮廓，而中央 30° 内的视野的精细描记却十分缺乏，于是其改造了平面视野计（图 6-91），即 Tangent 视野屏，重新开始普及这一视野屏，由于经济简便，至今仍在沿用。

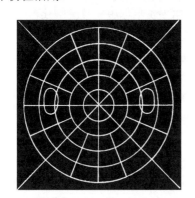

图 6-91 平面视野计

视野屏一般由无反光黑天鹅绒或黑布制成，背面衬以白布，通常为长宽各 1m 或 2m，中心 0° 为固视点，于 8° 或 12° 等分子午线上在背面以黑线作径线标记；在离中心 5°、10°、15°、20° 及 25° 处用黑线作环形标记。平面视野计以不同大小无反光白色或彩色圆盘制成视标，直径有 1mm、2mm、3mm、5mm 和 10mm，安置在一黑色细长杆上。

检查时，检查距离为 1m 或 2m，受检者头部固定在头颏架上，常用照明为 7ft 烛光。手动平面视野计常规以"视标直径 / 距离"记录视标大小和检查距离，如 2/1000（mm）。该手动视野计设计和操作简单，却对视野师技能的要求很高。平面视野计检查时，视野师应保持观察受检者的眼睛以了解受检眼固视情况，而不应去注意视标杆或视标的移动，这样视野师才能知道受检者反映"看见"时，受检眼有无移动。通过翻转技术使视标突然呈现或突然消失，在等视线内进行超阈值静点检查，可提高平面视野计检查的敏感性。

这些中心 30° 视野范围内仔细的检查技术，重新强调了 Graefe 对于中央视野重要性的观点。

二、弧形视野计

1869 年，波兰人 Forster 和 Aubert 开发了弧形视野计（图 6-92），即著名的 Forster 视野计。其典型设计为半径 330mm 的半环弧形板，以手持视标或投射光标作为刺激物，通过旋转半环弧形板于不同角度可测定视野的不同径线。弧形视野计多为白色背景，弧形板背面刻有偏心度。弧形视野计常用于测定周边等视

线。所采用的视标和检查距离记录为：视标直径 /330（mm）。设计者认为应该保持视标在视野的不同部位到眼睛的距离的恒定，该视野检查将范围扩大到了 45°，并测定出了视野的外界。

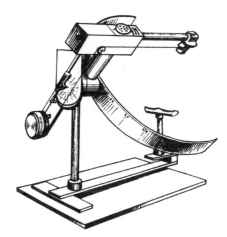

图 6-92 弧形视野计

三、Goldmann 视野计

早在 1872 年，德国人 Scherk 就开发了半球形的视野计，消除了在弧形视野计中令人分心的背景，还解决了视野计内面均匀照明的技术。而到了 1945 年，瑞士人 Goldmann 进一步发明了 Goldmann 视野计（图 6-93），为一种半球形投射式视野计，是临床上最常用的标准手动视野计。

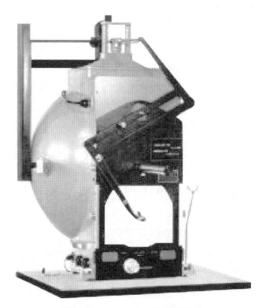

图 6-93 Goldmann 视野计

Goldmann 视野计投射半球内面为均匀乳白色，背景照度 31.5 阿熙提（apostilb, asb），以不同大小和亮度的投射光标作为刺激物，光标最亮可达 1000asb。

Goldmann 视野计光标刺激强度可随意调节，在视野计后面有三个横槽，分别控制着光标的亮度和大小。第一横槽为亮度细调节，标有 a、b、c、d、e 五个挡位，光标刺激强度从 a 挡到 e 挡以 0.1 对数单位（1dB）递增。第二横槽为亮度粗调节，标有 1、2、3、4 四个挡位。从 1 挡到 4 挡，光标刺激强度以 0.5dB 递增。第三横槽标有罗马数字 0、Ⅰ、Ⅱ、Ⅲ、Ⅳ、Ⅴ 六个挡位，各挡通过不同口径的光圈控制光标大小，从 0 挡到 Ⅴ 挡，光标面积分别为 $1/16mm^2$、$1/4mm^2$、$1mm^2$、$4mm^2$、$16mm^2$ 和 $64mm^2$。各挡位光标刺激强度递增梯度相当于 0.5dB。通过三个横槽各挡位的不同组合，即可得到一系列刺激强度不同的标准光标。Goldmann 视野计光标的投射位置也可通过一多关节传动操纵杆随意调节，按比例在视野记录图上进行定位。视野计后面右下方有一光标开关旋钮，控制光标的出现或消失。

Goldmann 视野计可灵活用于中心视野和周边视野检查，主要用于动态等视线检查和超阈值（阈上值）静点检查。虽然 Goldmann 视野计也可做静态阈值定量检查，但因耗时太长而较少应用。由于 Goldmann 视野计的背景照明，光标大小、光标亮度均可标准化，检查中还可通过望远镜精确监控受检眼的固视情况，使其在之后的 30 年间十分盛行。

四、计算机自动视野计

目前临床应用较多的自动视野计有三大系列，Octopus 视野计、Humphrey 视野分析仪和 Oculus 视野计。现代自动视野计具有人性化特征，视野师容易操作，受检者易于理解，检查时间缩短，受检者不易疲劳。自动视野计在快速检测光阈值的同时，还可自动监控受检者的合作情况，结果可重复性较好，其内存的正常值和统计程序，有助于视野资料的阅读分析，尤其是近年发展的随访检测分析软件更为青光眼和视路疾病等一系列疾病的随访分析提供了强大而可靠的保证。自动视野计主要用于视网膜光阈值的静态阈值定量检测，某些计算机自动视野计也配备有动态视野检查。

（一）Humphrey 视野分析仪系列

此视野仪为半球形投射式视野计，背景亮度 31.5asb，光标亮度 0.08～10 000asb。目前常用的 Humphrey 视野分析仪有 4 种型号（HFAⅡ-Models720、740、745 和 750/750i）（图 6-94），内置了针对不同疾病视野损害特点的多种检查程序，还通过不同的检测策略在不降低灵敏度和特异性的前提下大大缩短了检测的时间。另外，Humphrey 视野分析仪内置的 STATPAC™/STATPAC2™ 统计分析软件包和完善的正常值，不仅可以进行单

个视野的包括光敏感度数值、灰度、总偏差和模式偏差的分析，还可以进行青光眼半视野检测（glaucoma hemifield test，GHT）、青光眼改变概率分析（glaucoma change probability analysis，GCP）、线性回归（linear regression）以及最新的青光眼进展分析（glaucoma progression analysis，GPA）等进展随访分析。Humphrey 视野仪还配有动态视野检查和筛查程序（阈上值视野检测），以及用于极早期青光眼视野缺损分析的蓝黄视野检测程序。近年 Humphrey 公司还推出了倍频视野计（Frequency Doubling Perimetry，FDP），适用于青光眼的早期快速筛查。

（二）Octopus 自动视野计系列

此视野仪也是半球形投射式视野计，背景亮度 4～31.5asb，光标亮度 0.002～1000asb。Octopus 301 为 30° 投射视野计，Octopus 101 视野计则可作 90° 视野检测（图 6-95）。Octopus 视野计的中心视野常规做静态阈值检查，Octopus 101 也可进行计算机辅助

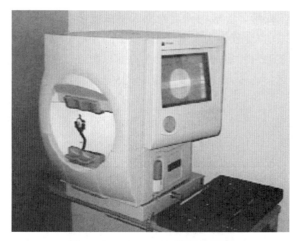

图 6-94 Humphrey 视野分析仪

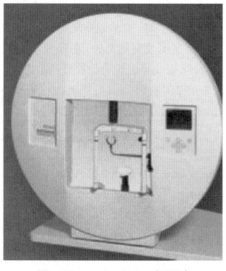

图 6-95 Octopus 101 视野计

的半手动动态周边视野检查，视野师可控制检查速度，光标强度和光标大小，检查结果可用等视线表达。Octopus 的趋向化视野检查程序（tendency oriented perimetry，TOP）可作快速视野检查，其检查时间短，受检者不易疲劳，结果可重复性好。Octopus 视野计也有蓝黄视野检测程序，用于早期青光眼检查。Octopus 101 的比较分析软件（如 Peri Trend）也能很好地同时对一系列视野检查进行分析，并以颜色编码表达分析结果，清楚地揭示视野发展的趋势。

（三）Oculus 视野计系列

此视野仪为导光纤维视野计，背景亮度 32asb，光标亮度 0.32～9428asb。Oculus Easyfield 为一便携式 30° 静态视野计，仅重 15 磅。Centerfield 视野计和 Centerfield Plus 视野计可作蓝黄视野检查和自动动态视野检查，受检者通过改变固视目标，也可作 70° 范围视野检查。TwinField 视野计为全 90° 视野计，可进行手动视野检查和静态阈值检查等（图 6-96）。

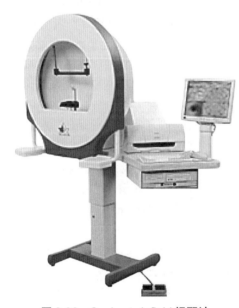

图 6-96　Oculus twinfield 视野计

自动视野计一般设计有多种检查程序，针对不同的疾病视野缺损的特点排列和分布视野范围内的抽样检测位点，包括不同的筛选程序和阈值程序，医师可根据不同受检对象或不同疾病选用相应程序。

筛选程序使用超阈值静点检查，一般可用于普查，定性或半定量地分析疾病的存在与否，对筛选出的青光眼患者再进一步进行静态阈值检测。如在全视野筛查试验，例如 Octopus 07 程序或者 Humphery 全视野 120 点程序，如果丢失超过 10 点或者 2 个以上相邻点丢失，应该怀疑视野异常，除非发现有明确的非青光眼原因，对这样的患者应进一步作阈值视野检查。

阈值程序是最常用的静态检测方法。对于青光眼，最常见的测试程序是中心视野范围 24° 和 30° 的程序，例如 Octopus 的 32、G1 和 G2 程序，Humphery24-2 和 30-2 程序。这些程序使用 6° 栅格（每个检测位点间距）进行测试，测试点从水平中线 3° 上下开始分布，有利于对该线附近缺损的诊断。一般认为中心 30° 视野检查基本能反映有无青光眼视野损害，大多数静态视野计还配有 30°～60° 检查程序，可用于怀疑周边视野向心性收缩的疾病的检查。

附：视野计光照度单位及其换算

Goldmann 视野计最大光标亮度为 1000 阿熙提（apostilb，asb），通过选择不同灰度的滤光片衰减光强度即可得到所需要的光标亮度。光衰减程度以对数单位（log-unit）或分贝（decibels，dB）为计量单位，0.1 个对数单位相当于 1dB。1.0 个对数单位（10dB）的滤光片可将光衰减至原光强度的 1/10，即将光标亮度从 1000asb 减弱至 100asb；2.0 个对数单位（20dB）的滤光片则可衰减光至原光强度的 1/100，光标亮度从 1000asb 减弱至 10asb（表 6-6）。

表 6-6　Goldmann 视野计光标亮度对应关系

asb	衰减		分贝
	滤光片组合	对数单位	
4e	0.0	0	1000
4d	0.1	1	800
4c	0.2	2	630
4b	0.3	3	500
4a	0.4	4	400
3e	0.5	5	320
3d	0.6	6	250
3c	0.7	7	200
3b	0.8	8	160
3a	0.9	9	130
2e	1.0	10	100
2d	1.1	11	80
2c	1.2	12	63
2b	1.3	13	50
2a	1.4	14	40
1e	1.5	15	32
1d	1.6	16	25
1c	1.7	17	20
1b	1.8	18	16
1a	1.9	19	13

asb 为欧洲照明单位,也是临床视野检查常用的照度单位。asb 相当于 1 流明(lumen)/每平方米投射面积。近年为了达到国际标准化,国际视野学会推荐以新烛光/每平方米为照度单位(cd/m²),asb 与 cd/m² 的换算公式为 asb/3.15＝cd/m²。

asb 是绝对照明单位,即一种视野计 31.5asb 背景照明亮度与另一种视野计 31.5asb 背景照明亮度完全相等。对数单位和分贝则是相对照明单位,它们代表在某一特定视野计,从最大刺激强度衰减光线的量。

第三节 检测青光眼视野缺损的方法

视野检查对于青光眼的早期诊断和病情进展监控十分重要,尤其是当医师们需要鉴别高眼压症和早期青光眼,需要了解青光眼视功能有无损害、损害有无进展以及了解对青光眼的各种治疗效果时,视野检查不可缺少。虽然目前对于早期青光眼视功能损害的检查还有色觉分辨力、对比敏感度等方法,但迄今为止,视野检查仍然是临床青光眼诊断和随访最可靠而常用的方法。

一、视野检查的基础知识

(一)光及其计量单位

光本质上是一种电磁波。一般将人眼所能觉察的电磁波称为光或可见光,这部分可见光的波长在 770～390nm 之间。不同波长的电磁波,人眼可感受为不同颜色。

由于研究角度不同,对光的定量测量方法也不同。物理学上通常采用电磁波的辐射能量作为光亮度单位,即一个灯泡所辐射的能量用瓦特(Watts,W)为单位表示,而对于投射在物体表面的能量则以瓦特/平方米(W/m²)表示。另一方面,在照明工程和视野学方面,则注重测量光的可见程度,人眼对不同波长光感受的敏感性不同,即使辐射能量相同,不同波长光的可见性仍不同。正常明适应眼对波长为 555nm 的绿光最敏感,而当波长增至 770nm 以上(红外线),或减至 390nm 以下(紫外线)时,人眼对其敏感性变为零。因此,除了光的物理量外,人眼视觉生理特性也起着重要作用,人眼对光的感受实际上是光能的物理量和视觉生理量相互作用的结果。某一波长光线的瓦特值(物理量)乘以人眼对该波长的相关效率系数(生理量)即等于光通量(luminous flux)。可见视野检查属于一种心理物理检测。

虽然现已制订了一个国际光计量单位标准(CIE 标准),即新烛光/平方米(Nit),不少国家和地区仍

在沿用自己的光计量单位。美国文献有时仍使用毫朗伯(millilambert),而欧洲文献则常用阿熙提(asb,apostilb)作为亮度单位。视野计蓬勃发展于欧洲,所以仍用 asb 为光照明亮度的单位。

Goldmann 视野计光标强度常用对数单位(log unit)表达,而计算机自动视野计打印结果则多以分贝(dB,decibel)为单位表示,即视野中光敏感度用分贝数(dB)来表示,这两种相关单位有时会产生混淆。对数单位是任何一种基本单位(如 mg、ml、asb 等等)以 10 为底的对数,每一对数单位即基本单位以 10 为底的幂,如 2 个对数单位＝10²＝100 基本单位。计算机自动视野计所采用的 dB 值也由对数单位转换而来,即 1dB＝0.1 对数单位。dB 值不是一个绝对值,而是视野检查中使用的相对值,其实际值依赖于视野计的最大照明度。一般而言,它指所采用视野计最大光亮强度衰减值的对数。在实际的视野检测中,分贝数(dB、值)代表视网膜的光敏感度,而不是光标亮度。0dB 表示视野计能产生最大亮度的光标强度(如 Humphrey 视野计的 10 000asb),而 51dB 则表示视野计产生的光标最小亮度 0.08asb。因此分贝数越高光敏感性越高,越能看到亮度低的光标;而分贝数越低则光敏感性越低,需要很亮的光标才能被看到。标准视野检测采用Ⅲ号白色视标,一个经过良好训练的年轻人中央凹能够辨认最小亮度的视标敏感度大约在 38～40 分贝,而 40 分贝以上已超出人类的视觉分辨能力。

虽然在视野检查中,我们测定背景光和光标的亮度,然而从生理学家的观点,更注重视网膜上影像的亮度。早在 1922 年,Troland 就通过瞳孔面积来推算光标的"视网膜照度",1 个 Troland 单位为在 1 平方毫米瞳孔面积时,亮度为 1 新烛光/平方米的视网膜照度。Troland 单位用于视野检查似乎更符合生理学观点,然而有两个实际问题限制了 Troland 单位的临床应用,即 Stiles-Crawford 效应(光束通过瞳孔中心和(或)非中心可产生不同的视网膜照度)和屈光间质混浊效应,虽然前者通过数学处理在一定程度上可得以校正,但屈光间质混浊的不规则性和不可定量性难以克服,而且其影响视野检查的效应甚至大于瞳孔面积本身。目前多数视野学家已在临床视野检查中放弃了视网膜亮度的计算。尽管如此,实际视网膜亮度在视野学仍然是一个重要参数,因此,在检查视野、解释和比较结果时,必须记录和考虑瞳孔面积或瞳孔直径的大小。

在彩色视野检查中,有色光线的参数十分复杂。不同波长的光线,人眼感受为不同颜色,如波长为 430nm 的光线产生紫色感觉,波长 460nm 对应为蓝色,而波长增加至 650nm,则感受为红色。彩色光线具有三个

主要参数：颜色（波长）、饱和度（纯度）、亮度（辐射强度），其物理刺激强度较难控制。而且，任何一种颜色也可以通过混合其他两种或多种颜色得到，两个看起来颜色、饱和度均相同的光标可以在光谱成分上完全不同，两者对人眼的刺激值也不相同。因此，在研制或应用彩色视野计时，必须考虑这些参数。近年有人采用干涉滤光片或激光产生单色光，可望使彩色视野检查标准化。

（二）差别光阈值

人眼视觉系统感知光线强度绝对值的能力较差，但分辨不同强度光线差别的能力较强。视网膜光敏感度可通过差别光阈值（differential light threshold）来测量。心理物理学上，定义为在恒定背景照明下，刺激光标的可见性为 50%，该刺激光标的强度即为差别光阈值。差别光阈值的倒数也就是视野的光敏感度，在进行实际的标准程序视野检测时，健康正常年轻人的最大光敏感度大约稍低于 40dB，而中心 30° 视野范围内的正常光敏感度在 20～40dB 之间。存在视野缺损者，敏感度将大大下降。即使仪器最亮的视标都不能辨认的视野区产生绝对缺损，称为盲区或暗点。

在视野检查中，光标的可见性取决于其亮度、面积、颜色、呈现时间、呈现方式和背景照度。

1. 光标亮度和光标面积　光标亮度与刺激强度呈正比，光标越亮，刺激强度越大。在光标亮度不变的情况下，由于空间积累（spatial summation）效应，光标面积越大，受到刺激的感光细胞越多，合并后的光信息越多，刺激强度也越大。因此，空间积累效应意指来源于多个相邻感光细胞的光信息综合到单个或数个神经节细胞。光标面积与刺激强度有一定比例关系，视野学上，光标的面积和亮度可粗略进行换算，如在 Goldmann 视野计上，Ⅰ4e（面积 0.25mm²，亮度 1000asb）、Ⅱ3e（面积 1mm²，亮度 315asb）和 Ⅲ2e（面积 4mm²，亮度 100asb）三种光标刺激强度大致相当。典型的生理盲点大小大约 5°～7°，而所有 Goldmann 检测光标从 Ⅰ～Ⅴ 号，均远远小于生理盲点的大小，一个生理盲点大小相当于大约 200 个Ⅲ号光标或 12 个Ⅴ号光标大小，这样检测出的暗点和生理盲点是不易混淆的。绝大部分视野检查最常使用的是 Goldmann Ⅲ光标，而Ⅴ号光标常用在严重视野缺损或者蓝黄视野检测中。

2. 光标呈现时间　光标呈现时间的长短也影响其可见性，光标呈现时间过短，可因光刺激量积累不饱和而降低光标的可见性。因光标呈现时间增加使其可见性增加，为时间积累或综合（temporal summation or integration）效应。时间积累效应提示光信息在视路传递过程中有一个延迟，在先到达某感光细胞的光子效

应尚未完全消失之前，随后到达的光子可附加其上，产生一个刺激量较大的综合刺激。一般这种时间积累效应在 0.1 秒钟内即可基本完成。因此，多数自动视野计所设计的光标呈现时间为 0.1～0.2 秒，此时光标呈现控制在非常短的时间里，光标可辨率随呈现时间的延长而增长。常规手动视野计光标静态呈现时间为 0.5～1.0 秒，时间再延长，更多地增加光标呈现时间并不能产生更强的积累效应，可辨率将不决定于呈现时间，而且由于局部适应效应（Troxler 效应），光标持续数秒钟后可能"消失"。这种光标"消失"时间随视野偏心度增加而缩短，即越靠周边视野，局部适应效应发生越快。

3. 光标呈现方式　一般动态光标较静态光标更容易被看见，其主要原因是动态光标在移动过程中可产生一定空间和时间积累作用，此外人视觉系统对动态物体的反应也更敏感。虽然人眼对动态光标和静态光标的感知性有一定差别，但正常情况下，两者差别不是很大。在临床视野检查中，一般不考虑这种差异。不过，因为移动本身是一种刺激，在做动态视野检查时，应仔细控制和标准化光标移动速度和移动方向，一般采用 2°/ 秒的速度匀速移动，光标总是从不可见区向可见区移动。

4. 背景照度及其与光标的对比度　不同视野计背景照度，检测所得到的视岛轮廓不同，较明亮的背景检测，中心视野表现为一陡峭的尖峰，而较暗背景下，视岛尖峰变为相对钝平。不同背景照度也影响视野缺损的形态。国际视野学会在 1979 年规定标准视野计背景光亮度（即 Goldmann 视野计背景光亮度）为 31.5asb。这一最小亮度几乎接近白天的光亮度，适合于人眼的明视力功能，检测明视力功能的优点在于，光标可见性决定于光标的对比度而不是作用于杆细胞的绝对亮度。

差别光阈值的测定要求受检者识别出一定背景刺激和光标刺激两者之间的最小差异。因此，视野计背景照明与光标亮度之间的对比度越大，光标越容易被看见。反之，两者对比度越小，光标越不容易被发现。

（三）光阈值的波动性

不同时间检查，视野结果并不完全一致，无论等视线位置或光阈值高低均有一定波动，根据产生波动的间隔时间不同，光阈值的波动又可分为短期波动和长期波动。

1. 短期波动（short-term fluctuation，SF）　视野检查属一种心理物理测验，要求受检者对光刺激反映"看见"或"看不见"。若光标与背景照明的亮度差异很小，受检者多不能看见光标，而二者差异足够大时，受检

者则总是可看见光标。在视野检查过程中，光标从阈下刺激逐渐递增到阈上刺激的过程中，光标的可见率为 0%～100%，即从全无到全有两个极端之间有一个过渡区，过渡区的中点，可见率为 50%，即真实阈值。

测量差别光阈值较精确的方法是在恒定背景照明下，用不同刺激强度的光标在某检查点反复多次呈现，弱刺激光标总是不可见（可见率为 0），而强刺激光标总是可见（可见率 100%），如某一光标被察觉的机会为50%，该光标的刺激强度即为该检查点的阈值。然而，这种耗时的光阈值测定方法在临床上并不实际，取而代之，自动视野计采用比较粗略的递增法或阶梯法来测定光阈值，即光标在检查点上以 2～4dB 步长递增，视野结果则以受检眼从看不见到刚可看见的光标刺激强度作为估计阈值，该估计值实际上为在 0%～100%的可见率区间某点上受检眼"碰巧"看见的光标刺激值。立即在同一检查点再测试，该光标不一定能再被看见。复测结果，受检者再次看见的可能是刺激强度更弱或更强的光标。因此，用不同刺激强度的光标在同一个点上多次复测，可出现在一定范围内，可见光标刺激强度围绕真实阈值的 S 形曲线分布，即看见频率曲线（图 6-97）。

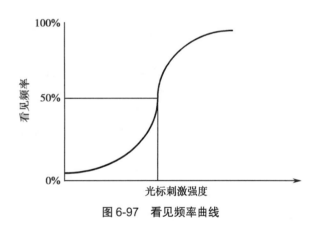

图 6-97　看见频率曲线

在视野学上，单次视野检查中（一般在 20 分钟内），对相同点做多次光阈值测定出现的离散称为短期波动。SF 是评价和定义局部视野缺损的基础，即任何局部光敏感度下降值需大于 SF 才有意义。一般正常人 SF 为 1.5～2.5dB。另一方面，某些疾病，如早期青光眼，在确切暗点出现以前，在即将出现暗点的视野部位可首先表现为光阈值离散，即表现为 SF 的增加。

影响 SF 的主要因素有：①测定光阈值的方法；②视网膜光敏感性，SF 与视网膜光敏感度呈反比关系；③受检者的合作情况；④年龄；⑤假反应率。

在动态视野检查，反复多次用同一光标在同一部位检查，所测出的等视线位置也有一定离散。其原因

与静态光阈值短期波动相同，即一光标从不可见区逐渐移向可见区的过程中，也要经历一个从可见率为 0%的视野区域到可见率为 100% 的区域，在这两个区域之间，有一个可见率逐渐增加的过渡带（图 6-98）。因此，多次检查所测出的等视线位置也有一定波动。动态等视线位置波动的大小与视岛的坡度、光标移动路线与等视线的角度有关。

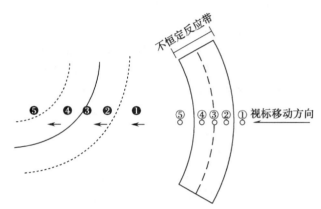

图 6-98　动态视野检测等视线测绘

2. 长期波动（long-term fluctuation，LF）　由于不同时间视觉系统的生理反应状态有一定差异，在不同时间所测得的光阈值也不完全相同。间隔数小时或数日两次检查结果的不一致称为长期波动。LF 可分为齐性和非齐性波动两种成分，前者在波动方向和程度上等量影响整个视野，为 LF 的主要成分，后者则对不同视野区产生不同方向和不等量的影响。LF 在一定程度上影响视野检查的可重复性，因此，LF 的知识是定量视野复查和比较的前提。除不同时间视觉系统的生理反应存在差异这一主要因素外，学习效应、受检者的精神状态、眼压波动等因素也影响 LF 值。一般正常人齐性 LF 为 1～1.2dB，非齐性 LF 为 0.8～1.3dB，在视野缺损眼，LF 值可明显增加。

二、视野检查程序及方法

根据不同受检对象和不同检查目的，一般有两类检查程序可供选用：

（一）筛选程序

1. 一般筛选程序　主要用于普查和体检。这类程序可快速检测相关视野区域，常用于大规模群体普查，尤其是大多数个体属正常人的群体。

2. 特殊筛选程序　主要针对疑有某种特殊疾病的患者，如眼科门诊患者、专科门诊患者，用于检测有无某种特殊类型的视野缺损。例如，对可疑青光眼患者常选用青光眼筛选检查法（Armaly-Drance Technique）检查有无旁中心暗点和鼻侧阶梯。

（二）阈值程序

阈值程序主要用于：①对异常视野进行定量；②对某些需要随访的患者，监测病情变化，如第一次阈值定量检查建立视野缺损程度基线，在治疗后或一定时间后复查缺损有无好转或有无恶化；③科研。

视野检查是一种主观检查方法，只有受检者本人才知道他是否看见光标。完成视野检查的关键在于受检者能准确应答他所看见的光标。受检者需要理解在视野检查中要求他在固视于某点的同时，应答他所能察觉到在视野屏内某区域内出现的光标。如受检者是第一次进行视野检查，视野师应做一些必要的示范检查，务必使受检者熟悉这样一个检查程序：当他保持注视固视点时，会有另一个光标在视野不定部位出现，他看见光标并作出应答后，光标将消失，然后他应该等待另一光标的出现。在自动视野计检查，则应当告诉受检者光标将以短暂闪光方式出现，光标闪现后即消失，然后视野计有一等待受检者应答的间隔时间，他应该尽快应答。在视野检查的过程中，除了计算机自动的固视监测外，视野师在一旁的及时监控也是十分必要的。因此，视野这一主观检查结果的可靠性，很大程度上取决于视野师的引导与监控，以及受检者的正确理解与操作。

一般习惯上，视野检查先右眼后左眼。如果受检者是第一次做视野检查，可先检查视力较好一眼。一眼检查完毕，休息10～15分钟，再行另一眼检查。

三、一般视野检查法

临床上常用的视野检查方法有动态视野检查和静态视野检查。

1. 动态视野检查 用同一刺激强度光标从某一不可见区，如从视野周边不可见区向中心可见区移动，以探查不可见区与可见区分界点的方法称为动态视野检查（kinetic perimetry）。对某一光标来说，在视野周边不可见区是阈下刺激，在视野中心可见区是阈上刺激，而在阈下刺激区和阈上刺激区之间存在一阈值带。动态视野检查即为从视野周边部向中心移动光标来探查阈值带的方法。动态视野检查主要用于测绘等视线和暗点范围。实际上，暗点的边界也属等视线，因为等视线的定义是用某一光标检查时，不可见区与可见区的交界线。暗点等视线与一般等视线的不同之处在于前者包围的区域是某光标看不见的，而后者包围的区域是某光标可看见的。在探测暗点范围时，也应遵循光标总是从不可见区移向可见区的原则，即从暗点中心不可见区向四周可见区移动光标。

动态视野检查的优势在于易行而快速，但动态技术检测浅而小的暗点时，敏感性较差。

2. 静态视野检查 静态视野检查法（static perimetry）又可分为静态阈值检查法和阈上值静点检查法。

（1）静态阈值检查法：光标不动，通过逐渐增加光标刺激强度测量视野中某一点的光敏感度或光阈值的方法称为静态阈值检查法。在视野某点上静态呈现一光标，若该光标刺激强度很弱，受检眼不可见，该光标为阈下刺激；如所呈现光标的刺激强度足够大，受检眼总是可见，该光标则属阈上刺激。在阈下刺激光标和阈上刺激光标之间，有一个可见率为50%的光标，即阈值光标。静态阈值检查法即通过从阈下刺激逐渐增加刺激强度以探测刚可被受检眼看见的光标，该光标的刺激强度即代表该点的阈值。目前计算机自动视野计采用测定光阈值的方法主要有两种：①递增法（ascending），即光标以较小的间隔、相等的步长从小到大增加刺激强度，以受检眼从不可见到第一次看见的某刺激强度光标作为光阈值。②阶梯法（staircase），即递增和递减两种方法的合并，如一个光标被看见，下一个测试光标自动递减刺激强度，反之如光标未被看见，则递增刺激强度。近年生产的自动视野计多采用阶梯法测定光阈值，如Humphrey视野分析仪阈值检查程序，首先呈现一个估计受检眼可见的阈上刺激光标，在受检者反应证实光标被看见后，光标刺激强度以4dB步长递减至受检眼看不见，然后又以2dB步长递增至受检眼再次看见，即以该刺激强度光标作为该点的光阈值（图6-99）。

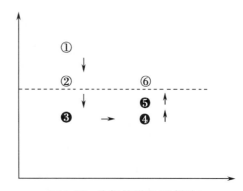

图6-99 光阈值测定（阶梯法）

（2）阈上值静点检查法：在某一视野范围内，如某一等视线内，用阈上值光标静态呈现来探查暗点的方法称为阈上值静点检查法。其基本原理是在一等视线上，某光标为阈值光标，但该光标在等视线内则属阈上值光标，正常人，除生理盲点外，阈上值光标在等视线内任何一点均应看见，若某点看不见，则可能存在暗点。

早期阈上值静点方法主要采用单一水平（one-level）

阈上值光标检查整个视野区。以后经改进，又根据受检者的年龄，选用同龄正常人标准阈上值光标（年龄相关法，standard-for-age），或根据视网膜敏感性随偏心度增加而逐渐降低的规律，按视岛坡度补偿性采用外推法计算各检查点的期望阈值（偏心补偿法，eccentricity-compensated），并在期望阈值基础上增加6dB进行阈上值检查，从而避免单一水平阈上值光标在受检区中心部刺激强度偏高，而在周边部刺激强度偏低所造成的中心区浅暗点漏诊，而在周边部出现假性暗点等误差。近年为了增加检查精确性，又采用了阈值相关法（threshold-related），即根据个体受检眼视网膜的敏感水平，确定该个体眼的阈上值光标。首先在中心视野内一点或数点测定阈值，在所测阈值基础上，按视岛坡度采用外推法和内估法计算各检查点的期望阈值，并相应增加6dB进行阈上值检查。

在阈上值静点检查中，所有未看见点均应重复测试，因为正常人也可能因眨眼，或"走神"而未能应答少数光标的呈现，同一检查点至少两次未看见才可认为是不可见点。有些计算机程序在不可见点上增加光标刺激强度反复测试，从而将不可见点分为相对暗点和绝对暗点，或直接在不可见点上进行光阈值测定。阈上值静点检查法快速，相对容易解释，多用于视野筛选检查。

若受检者在阈上值静点检查中反应不恒定，同一检查点有时看见，有时看不见，出现这种情况的原因有二：①受检者配合差，注意力不集中。②视网膜敏感性下降。如不恒定反应发生在整个视野，受检者配合问题居多；如不恒定反应仅仅出现在视野某个局部，则提示局部可能有浅暗点存在。有研究表明，在可重复性暗点出现以前，往往就表现为这种局部光阈值波动增加。因此，对于局部不恒定反应要特别注意探查有无浅暗点。

目前有几种新型计算机自动视野计既可以做静态视野检查，也可以做动态视野检查，如 Octopus 101、Humphrey 750、Oculus TwinField 视野计。有研究表明，中心视野静态检查和周边动态检查的合并可以在较短时间更全面地了解视野全貌，而且有22%的青光眼因合并周边视野异常而验证了中心视野检查所提示的诊断，4%的青光眼仅表现有周边视野异常。

四、手动视野计检查基本方法

自动视野计检查主要按计算机程序工作，而手动视野计检查手动视野计检查则全靠视野师操作。因此，视野师的技能是手动视野计检查的重要环节，其重要性甚至大于视野计本身的优劣。

虽然手动视野计现在已不常用，但其检查方法和原理是其他视野计尤其是自动视野计的基础，因此下面以 Goldmann 视野计为例，对手动视野计基本检查方法作一介绍。手动视野计主要是进行动态视野检查，检查结果以不同强度视标的等视线显示，现代自动视野计的动态视野检查结果和其相同，此以自动视野计结果示意（图6-100）。

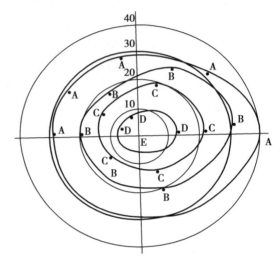

图6-100　动态视野检查的等视线

（一）插入视野记录纸

松开视野计侧面视野纸垫板旋钮，将视野记录纸插入垫板前窄缝中，调节视野记录纸使其两边的横线及下方的长竖线分别对准视野图框上的三个"V"形槽，旋紧旋钮固定视野记录纸。

（二）安置受检者

遮盖非受检眼，调整视野计及受检者坐凳高低使其舒适地坐于视野计前，下颌和前额分别固定于额架和头靠上。调整头位旋钮使受检者头位和受检眼眼位至正确位置，此时视野师可通过望远镜看到受检眼正好位于望远镜十字中心。通过望远镜中微尺，可测量受检眼的瞳孔直径。

（三）选用适合的矫正镜

根据受检眼的屈光状态和受检者的年龄选用适合的矫正镜，即在受检眼最佳远视力所需矫正镜基础上，根据受检者年龄加用适合的检查矫正镜（表6-7）。

如受检眼同时有散光，一般给镜原则是，柱镜<0.25D可忽略不计；柱镜在0.50~0.75D时，可在原球镜基础上加相应正负号0.25D球镜代替柱镜；如柱镜>1.00D则应球镜、柱镜联合使用。一般球镜置后（更靠近受检眼），柱镜置前，并按正确轴向安置。如果受检眼为-3.25D以内近视，可以不用矫正镜。对于-3.25D的近视，则应根据受检者年龄，在原镜基础上加减年龄对应凸球镜来确定检查矫正镜。对于使用睫状肌麻痹剂的受检者，需要应用 +3.25D 矫正镜。矫正镜仅用于检查中心 30° 范围视野，检查周边视野时应移开矫正镜及其镜架，因矫正镜镜框影响周边视野检查。近年有报道镜框对中心视野阈值定量检查也有一定影响，因此，应选用窄金属边缘全口径镜片，并调整镜架使镜片尽可能靠近受检眼，但以不接触睫毛为宜，同时应注意调整使受检眼位于镜片中心。

如果受检者戴有接触镜，且矫正远视力在 1.0 以上，可直接根据受检者的年龄加用适合的矫正镜。若检查矫正镜大于 ±6.00D，最好让受检者戴接触镜检查。白内障摘除术后无晶状体眼，应戴远视力矫正接触镜，加用 +3.25D 球镜检查，非多焦的人工晶状体眼，也需在最佳远视力所需矫正镜基础上，加用 +3.25D 球镜，因为晶状体摘除后即丧失了调节能力。

表 6-7　中心视野检查矫正镜选择参考标准

年龄（岁）	视野计半径或检查距离			
	30cm	33cm	42.5cm	50cm
30～40	+1.00D	+1.00D	+0.50D	
40～45	+1.50D	+1.50D	+1.00D	+0.50D
45～50	+2.00D	+2.00D	+1.50D	+1.00D
50～55	+2.50D	+2.50D	+2.00D	+1.50D
55～60	+3.00D	+3.00D	+2.50D	+2.00D
>60	+3.25D	+3.00D	+2.50D	+2.00D

（四）示教和指导受检者

嘱受检者固视视野计中心的固视目标。告诉受检者每当察觉视野范围内出现光点时立即按蜂鸣器，表示已看到光标。视野师可选用不同大小和不同亮度的光标在不同视野部位静点呈现，同时通过望远镜观察受检眼的固视情况，确保受检者反应时受检眼未移动。通过这样的示教，使受检者了解将有不同大小、不同亮度的光标在不同部位出现。

一般需要这样告诉受检者："始终保持注视正前方的固视点，在视野屏其他位置将出现闪亮光点，这些闪现的光点可明可暗，可大可小，一旦你发现光点出现，请立即按一下蜂鸣器"。

在 Goldmann 视野计后面右下方有一光标开关旋钮，当旋钮旋至开的位置，向下压下旋钮，光标即熄灭，反之，当旋钮旋至关的位置，压下旋钮，光标出现。在示教时，应将光标开关旋钮旋至关的位置，视野师左手将定位操纵杆固定于视野某点上，右手压下旋钮使光标静点呈现约 1 秒钟，当受检者应答后，视野师立即松开右手，开关旋钮自动弹回，光标熄灭。通过这样的操作步骤，使受检者了解视野基本检查程序，即：光标出现→应答→光标消失。不熄灭光标可能会使受检者感到迷惑，他不知道你是否在期待他再次应答。

（五）测绘中心视野等视线等视线和生理盲点

1. 确定中心等视线阈值光标　在水平径线两侧和垂直径线上下 25° 偏心度处四个点上静态呈现光标，按 0.5 对数单位递增刺激强度，即 I 1e→I 2e→I 3e→I 4e→II 4e……→V 4e 递增，每次光标呈现 1 秒钟，如受检者未看见，递增为上一级光标，直至受检者第一次反应看见光标为止。可选用四点中最弱或最强的光标作为中心等视线阈值光标。另一种简单有效的确定中心等视线阈值光标的方法是，仅在颞侧水平径线 25°，生理盲点外方测定受检眼可见的最弱光标作为阈值光标。正常眼中心等视线阈值光标一般为 I 2e。

2. 测定生理盲点　生理盲点范围用阈值光标在颞侧水平径线 15° 处（生理盲点中心）静点呈现约 1 秒钟，确信受检眼未看见后，依次向 8 个方向放射状移动光标，记录从不可见区到可见区的交点，8 个交点的连线即生理盲点范围。检查生理盲点主要有两个意义：①了解受检眼固视情况；②发现可能潜在的生理盲点异常（如扩大）或与生理盲点相连的暗点。

监测受检眼固视情况的方法有很多，如通过望远镜、电视屏幕直接观察；通过眼动仪或生理盲点监测法（Heijl-Krakau 法）监测。后者利用生理盲点全无感光的特性，在检查过程中，不时在生理盲点中央呈现强刺激光标，如光标呈现时受检者反应，则说明受检眼固视不好。

3. 测绘中心等视线　首先将光标静态呈现在视野周边部，等待 1 秒钟，受检者无反应，证实光标在期望等视线以外，然后光标向视野中心方向直线以 2°～4°/秒匀速移动，至受检眼看见并反应，立即停止光标移动，同时放松光标开关旋钮熄灭光标，右手持铅笔记录光标被看见的部位。每隔 15°～30° 检查一个点，每次光标呈现应在期望等视线外 15° 左右，检查中，应通过望远镜不断观察受检眼的固视情况，受检者每次反应前瞬间的固视尤为重要，如发现受检者反应前眼球转动，则不予记录并重新复查该点。各检查点的连线即为中心等视线。

在心理物理学上，察觉一物体的出现比察觉一物体的消失更容易，判断也更确切。因此，在动态等视线检查中，光标应总是从不可见区移向可见区，即检查生理盲点时，光标应从生理盲点中心向四周移动，而检查中心等视线时，光标应从周边向中心移动。若等视线压陷或等视线呈不规则形（如鼻侧阶梯、破出视野周边部的弓形暗点），光标则应垂直移向预期等视线。光标移动方向垂直于等视线时，受检者反应较为恒定，而光标移动方向斜向或平行于等视线则常常得到很不恒定的受检者反应。光标每次移动前均应静态呈现1秒钟，确信受检者未看见后再移动。在做动态等视线检查时，还应注意光标每次出现的部位和间隔时间应稍不规则，使受检者不知道下一个光标将在何时何处出现，完全顺时钟或逆时针方向或极规则的间隔时间呈现光标则可能产生期望性和习惯性应答误差。

（六）测绘周边等视线

1. 确定周边等视线阈值光标　　正常人鼻侧视野边界约为60°，因此可选择鼻侧水平径线55°略偏上或偏下处（避开水平合缝）确定周边等视线阈值光标，即在鼻侧径线55°处静点呈现一阈下光标，然后按 I 2e→ I 3e→ I 4e→Ⅱ4e……→V4e 顺序以0.5对数单位步长递增光标刺激强度，选择受检眼第一次看见的光标作为周边等视线阈值光标，该光标一般可动态测绘接近最大的视野边界，即鼻侧等视线可达60°左右。

如在鼻侧55°处，V4e 光标（Goldmann 视野计最大最亮的光标）受检眼仍看不见，表明该受检眼鼻侧周边视野可能已缩小，此时可用 V4e 光标在鼻侧水平径线上下动态测出一局部等视线，然后在该等视线内5°处测定周边等视线阈值光标，目的是寻找一个即可测出受检眼最大或接近最大的等视线，而刺激强度又最弱的光标。

2. 测绘周边等视线　　用阈值光标按测定中心等视线同样的方法每隔15°～30°测绘一个点，最后各点连线即为周边等视线。测定周边等视线时，光标移动速度可略快，一般为3°～5°/秒。动态等视线检查每眼至少要测绘中心和周边二条等视线，根据需要，也可加测多条等视线。

（七）阈上值静点检查

在某一光标测绘的等视线内，该光标即属阈上值光标，该光标在其等视线范围内任何一位点均应被看见，因此在某些选择的点上静态呈现阈上值光标可以发现有无暗点。阈上值静点的检查方法是在所选择的检查点上静态呈现光标1秒钟，受检者反应，光标熄灭，移动操纵杆定位于另一检查点，重复上述检查。如某点看不见，再次复查，仍看不见记录为阳性。

应该注意，在阈上值静点检查中，光标从一检查点移向另一检查点时，必须熄灭光标。每次光标静态呈现1秒钟后，无论受检者有无反应，也应立即熄灭光标，长时间呈现光标可能导致误差。光标呈现的部位及间隔时间也应略不规则，避免期望性或习惯性反应所引起的误差（在自动视野计，阈上值静点检查部位

为随机呈现）。检查中，视野师也应始终通过望远镜观察受检眼的固视情况。

在作 Goldmann 视野计检查中，除通过望远镜观察受检眼有无转动外，也可以采用盲点监测法了解受检眼的固视情况，即在检查中不时用小而亮的光标（如 I 4e）在生理盲点中央静态呈现，抽查受检者有无反应，若受检者反应，说明固视不好。

上述 Goldmann 视野计基本检查方法也适用于其他类型手动视野计，如正切视野屏，可采用一可翻转光标，即在黑色小棍前某一个面上固定光标，旋转小棍在不同角度时，光标可突然出现和突然消失，用此方法同样可做阈上值静点检查。

（八）记录

视野检查完毕，应完整记录受检者的姓名、年龄、性别、眼别、检查日期、瞳孔直径、视力及矫正视力、检查所用的矫正镜符号及其度数，并在视野图上标明各等视线光标刺激强度（不同等视线也可采用不同颜色铅笔描绘，习惯上，应用偏深色的铅笔描绘强刺激强度光标测出的等视线，用偏浅色的铅笔描绘弱刺激强度光标测出的等视线）。如有暗点，则应注明暗点的深度，如"I 2e 不可见"，"I 3e 可见"等。必要时，视野师还应注明其他有助于分析视野的指标，如受检者的合作情况、结果的可靠程度，以及眼压等。最后视野师应签名以示负责。

五、特殊手动视野计检查技术

（一）如何发现和定量暗点

暗点的定义是在视野范围内，某点或某区域与其四周相邻区域比较光敏感度下降的地方。除了生理盲点和正常的血管暗点外，视野中所有暗点都属异常。血管暗点仅仅在视野高度放大的正切视野屏上，用小光标仔细检查时可查见，其典型表现为从生理盲点上下方伸出的树枝状暗点，并与从视盘发出的大血管形态相对应。

在阈上值静点检查中，如在某一点光标二次呈现均看不见，则可能存在暗点。以该点为中心，用测绘生理盲点同样的方法，向四周动态测绘看见区和看不见区的分界线即可测绘出暗点的范围。

一旦发现暗点，除了需要测绘暗点的位置、大小和形状外，还应继续进一步测定暗点的深度和坡度。测定暗点深度的方法是，在暗点中心静态递增光标刺激强度，直至受检眼看见光标或直至用最大刺激强度光标仍不可见为止。检查视野的目的不仅是去发现某点某区域不可见，更重要的是去测量该点该区域尚存的视觉功能，即测定需多大刺激强度该点该区域才可

见（暗点定量检查），以便日后作为复查和判断暗点有无加深的依据。

计算机自动视野计阈上值静点检查可自动将所查出暗点进行定量或半定量，即直接显示暗点的阈值或用不同符号将暗点分为相对暗点和绝对暗点。相对暗点指增加光标刺激强度暗点即消失者；而绝对暗点则指增加光标至最大亮度仍不可见，生理盲点即为典型的绝对暗点。

暗点的坡度检查则是用不同刺激强度光标测绘暗点的范围。一般暗点中心常为暗点最深处，如用不同刺激强度光标所测绘的暗点范围大小差异大（即各等视线间隔距离较大），说明暗点为斜坡状边界；而用不同光标检查暗点范围接近（各等视线间距离较小），则说明暗点边界陡峭。一般说，斜坡状浅暗点容易变化，在一定条件下有可逆性，而边界陡峭的深暗点多属非活动性暗点。

（二）如何发现和定量局限性压陷

视野局部光敏感度下降，但未形成暗点者称为局限性压陷，表现为等视线局限性压陷。与暗点不同，暗点四周均围以相对正常的视野区，而局限性压陷至少有一个方向（通常为远心方向）没有明确的边界。鼻侧阶梯、颞侧等视线楔形压陷，即为典型的局限性压陷。虽然局限性压陷与暗点在视野图上表现不同，但两者有着共同的基础——局部光敏感度降低，而且两者也有着密切的关系，一个暗点向周边扩大，突破等视线即转变为局限性压陷，而一条经过暗点的等视线也表现出典型的局限性压陷。

局限性压陷主要体现在等视线的形态改变上，由于视网膜光敏感性随偏心度增加而逐渐降低，同一偏心度光敏感度大致相等。因此，正常等视线多呈较光滑的圆弧形，某局部等视线向内收缩即形成局限性压陷。局限性压陷比较容易发现，但仅某一检查点内陷不一定是局限性压陷，除非再次或多次复查该点得到证实，在等视线内外邻近处静点检查也可证实等视线的真实位置。

同样，一旦发现局限性压陷，也应进一步探测压陷的范围及深度。压陷的范围可通过递增递减光标刺激强度在同一部位测绘多条局部等视线，直至一条新等视线不再压陷，或向外至用最大刺激强度光标检查仍有压陷，向内至证实压陷与生理盲点相连为止。根据受累等视线的多少及压陷的范围即可判断压陷的程度，如 I 2e 等视线局限性压陷，增加一级光标刺激度，即用 I 3e 光标检查，等视线不再压陷，即说明压陷局限在 I 2e 与 I 3e 两条等视线之间。

局限性压陷的深度可通过压陷的幅度或根据压陷

区某点与邻近同一偏心度正常视野相应点的阈值差而确定，如 I 3e 等视线局限性压陷到达原正常 I 2e 等视线位置，或压陷区某点需 I 3e 光标才可见，而相应同一偏心度正常视野区 I 2e 光标即可见，均说明该压陷深度为 0.5 对数单位。

在自动视野计中，检查结果以数字或灰度图表达，使局限性压陷的范围和深度一目了然。

根据临床初步诊断，视野师可针对不同患者进行选择性重点检查，如对可疑青光眼患者，应对旁中心区作密集静点检查，以探测有无暗点，并在鼻侧水平径线上下每隔 5° 详细检查该处等视线有无压陷，以期发现鼻侧阶梯。

（三）弥漫性压陷

全视野光敏感度一致性降低表现为弥漫性压陷。弥漫性压陷的常见原因有：①弥漫性视网膜损害；②弥漫性视神经损害；③视网膜前因素，如老年、屈光间质混浊、瞳孔过小、未矫正的屈光不正等。在动态视野检查，弥漫性压陷表现为等视线一致性向心性缩小，各等视线所包围的视野面积较正常缩小。在计算机视野计检查，弥漫性压陷则表现为灰度图普遍加深或阈值一致性增高（分贝数一致降低）。

在动态视野计检查，正常周边等视线表现为一种"拥挤"现象，其原因是正常人用 I 4e 或 II 4e 光标即能测出最大视野边界（极限），进一步增加光标刺激强度检查，视野范围不会更大，刺激强度更大的光标所测等视线只会在视野极限上与 I 4e 或 II 4e 光标等视线重叠。这些刺激强度更大的光标所测"等视线"并不代表阈值等视线，因为这些光标不是视野边界上的最弱可见光标。当出现弥漫性压陷时，周边视野向心性缩小，最先表现为阈值等视线的收缩，而刺激强度更大光标"等视线"仍可正常。因此，如用 V 4e 甚至 III 4e 光标往往发现不了早期弥漫性压陷，除非压陷已很严重。笔者倡议总是应用阈值等视线检查最大视野边界。

（四）青光眼视野筛选检查法

青光眼视野筛选检查的目的是快速确定视野有无缺损。一个理想的筛选检查程序应该有较高的敏感性（能检测出大多数视野缺损）和较高的特异性（假阳性少），同时检查时间不长。一般每眼视野筛选检查不应超过 10 分钟。针对不同疾病，集中检查缺损最容易出现的视野敏感区可能在有限时间内提高检查效率。

目前最常用的青光眼筛选检查法为 Armaly-Drance 法（Armaly-Drance Technique），其重点检查青光眼视野缺损最常发生于旁中心区和鼻侧周边部，检查程序简介如下：

（1）在颞侧水平径线 25° 处用递增法静态确定中

心视野阈值光标。

（2）用中心视野阈值光标：①测绘生理盲点；②测绘中心等视线；③于5°、10°、15°环线与各径线交点，以及5°内四个点上（共76点）做阈上值静点检查。

（3）在鼻侧水平径线55°用递增法静态确定周边视野阈值光标。

（4）用周边视野阈值光标测绘周边等视线。

Armaly-Drance 法是一种高效率的青光眼视野筛选检查法。每眼检查时间大约7分钟。若检查中发现有未看见的静点，或有局部等视线压陷，则需要进一步探测有无暗点，暗点的范围和深度，或在压陷处加测多条局部等视线，以了解局部等视线压陷的范围和深度。视野师不但应熟悉视野计检查程序和检查技巧，而且也需要掌握临床各种疾病视野改变的特征。例如对于青光眼患者应注意有无旁中心暗点和鼻侧阶梯，具备一定临床知识的视野师可根据不同病种选用有效的检查程序和检查方法，有重点地去检查某些易损区域，提高视野检查的敏感性和特异性。

六、自动视野计检查法

现代自动视野计多采用人机对话形式输入受检者的一般资料和选择检查程序，除安置和指导受检者需要视野师进行外，视野检查全过程及结果记录、打印均由计算机自动完成。除了传统的动态检查外，自动视野计还配备了静态阈值检测和阈上值筛选检测几种方法，更加全面和定量地反映视野的改变。下面以Humphrey 视野分析仪为例简单介绍自动视野计基本检查法，动态检测法不再详述。

Humphrey 视野分析仪开机后，视野计首先自动校正各级光标刺激强度，视野师可根据显示屏上的"菜单"用光笔输入受检者的一般资料，如姓名、年龄、出生日期、视力、矫正镜符号及度数、瞳孔直径等，并根据临床要求或不同病种选择有关的检查程序。

由于正常视野范围很大，且受检者的耐力有限，不可能通过一次视野检查就获得详细的全视野资料，故临床视野检查是一种"抽样检查"，通常为在特定的部位选择50～100个点作为视野检查"样本"位点，即根据不同疾病常见视野缺损的部位和缺损形态，设计或选择一系列"敏感点点阵"，作为不同的检查程序。Humphrey 视野分析仪有筛选、阈值、自动诊断三种检查程序供选择。

1. 筛选程序（Screening test） Humphrey 视野分析仪筛选检查的目的，只是为了确定视野任何位点有无敏感度异常。其原理为某一光标等视线内属于超阈值（阈上值），在此等视线内某位点看不见理应可见的

超阈值光标则可能存在异常（等视线压陷或暗点）。筛选程序的阈上值检测，检测方便，耗时较短，但提供的信息较少，可靠性偏低，只能用正常、相对暗点或绝对暗点来定性，而不能提供明确的定量数据。这一检测常用于群体普查，特别适用于绝大多数为正常人，仅少数有视野缺损的群体，如对社区居民进行青光眼或视路系统疾病的筛查，易于发现中到重度的视野缺损，对于后者的视野丢失尤为敏感。常用于青光眼视野检查的筛选程序有 Armaly 中心84点程序（Central Armaly）和 Armaly 全视野98点程序（Armaly Full Field）。

Humphrey 视野计对于阈上值光标的选择，除了考虑用年龄和每一受检者30°的个体阈值来检测25°范围内的视野外，还合理地根据视网膜敏感度随视野偏心度增加而逐渐降低的规律，补偿性地按偏心度增减刺激强度，采用阈值相关阈上值静点检查，避免了单一强度的光标造成中心区的浅暗点漏诊和周边部的假性暗点误诊。Humphrey 视野计有三种结果打印输出模式可供选择（图6-101）。

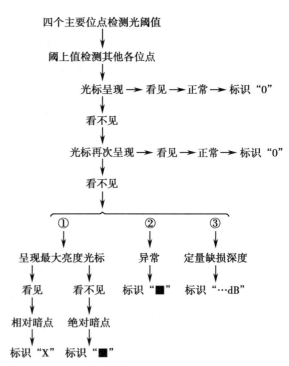

图6-101 阈值相关阈上值静点检查的三种打印输出模式

2. 阈值程序（Threshold test） Humphrey 视野分析仪的阈值静点检测是直接定量检测各检查位点的光敏感度 dB 值，即在视野中各检测点呈现一系列不同刺激强度的光标，受检者刚能感受到的刺激强度（50%可见性）即为该点视网膜光敏感度或阈值，以此来定量描述视野改变的程度。

绝大部分青光眼的诊断与治疗几乎完全依靠中心

视野的检测,很少的早期青光眼患者会首先出现中心30°以外的视野丢失。以 Humphrey 视野仪为例,标准的中心 30-2 或 24-2 检测程序的位点分布模式是神经系统视野检测的最好标准,也是青光眼视野检测最常选用的程序,检测中心视野 30°/24° 范围内的 76/54 点,点间距离 6°(图 6-102)。这是在诊断敏感性、特异性和耗时之间的最佳平衡选择,做更多点或更大范围的检查,耗时增加而信息量却增加不多。其中 24-2 程序在实践中更为常用,节约了更多的检测时间,30-2 程序在已有视野丢失的病例随访中更为有用。Octopus 视野仪中类似的程序为 32 阈值程序(76 点)、G1 或 G2 程序(59 点)。

对于仅残存中心管状视野的晚期青光眼患者,间距 6° 的点阵既耗时又无意义,已不足以满足疾病的分析,此时可选用中心 10-2 程序(Central 10-2),在中心 10° 范围内的 68 个点,以 2° 为点间距的更为密集的格栅,更能放大晚期青光眼残余的中心视野情况(图 6-102)。如患者仅存中心 5° 视野,则可选用 Humphrey 黄斑程序,检查中心 5° 16 点,也可选用 Octopus 类似的 61 或 62 程序。

Humphrey 视野仪选用阶梯法给予光标刺激。首先在偏心度 15° 环上四个主要点上测定光阈值(Demo 检测),从阈上刺激开始检查,受检者反应后,视野计以 4dB 步长降低光标刺激强度,直至受检眼看不见,然后又以 2dB 步长增加刺激强度,直至受检眼重新看见的光标作为光阈值。根据四个主要点的光阈值,计算机计算邻近点的起始刺激强度,以此类推依次完成全部检测位点的光阈值测定。计算机自动视野计的优点之一是具有记忆功能,它并不是反复在一个点上进行光阈值测定,而是在不同点上随机呈现光标,因此对某一点的光阈值测定是间隔性地测量,避免了受检者期望反应性的误差。

阈值程序的定量检测分析较细致,易于发现小的旁中心相对暗点,但检查繁琐,速度较慢。尤其是使用全视野阈值检查策略(Full Threshold Strategy),耗时较长,患者易疲劳,波动大,患者难以接受。研究者因此开发了耗时较短而同时有较好敏感度、特异性和可重复性的阈值检查策略——瑞典交互式阈值检测(Swedish Interactive Threshold Algorithm, SITA),又包括 SITA 标准策略(SITA-Standard)和 SITA 快速策略(SITA-Fast)。其参考邻近点反应来选择刺激光标的强度,对估计的阈值不断更新,如果患者反应快,测试节

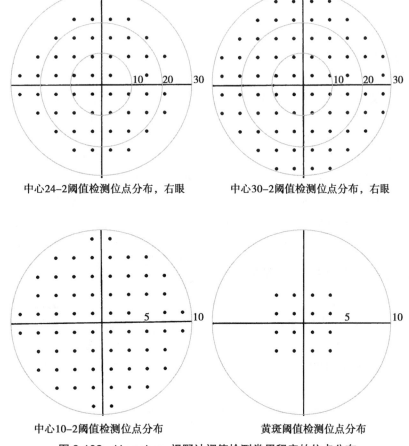

中心24-2阈值检测位点分布,右眼 　　中心30-2阈值检测位点分布,右眼

中心10-2阈值检测位点分布 　　黄斑阈值检测位点分布

图 6-102 Humphrey 视野计阈值检测常用程序的位点分布

奏就加快；当测量错误达到一定水平时，阶梯检查程序中断，减少了刺激呈现次数和检查时间。由于降低了患者疲劳所产生的变异度，SITA 标准策略比全阈值检测可获得更高的光敏感度，总偏差和模式偏差概率分析的视野缺损较旧程序的深且界定更准，可有效区分正常和异常视野，并能更好随访视野变化，而所用时间仅是后者的一半。SITA 快速策略比 SITA 标准策略耗时还少 30%，而结果的准确性和可重复性并不丢失，成为年轻患者、检查配合者或曾接受过阈值程序检测患者的首选。由于优化的阈值检测策略使得检测时间大为缩短，高效的阈值检测甚至可以和阈上值检测的完成时间相同，所以不能提供定量数据的筛选程序阈上值检测，对于早期青光眼的视野丢失也不如阈值检测敏感，在临床上已不再常用于青光眼的筛查和诊断。

检查完毕，视野计自动打印结果，除了受检者的一般资料、固视丢失率、假阳性率和假阴性率外，视野结果还会给出包括 dB 数值图、灰度图、总偏差数值/概率图和模式偏差数值/概率图，以及视野指数等信息。视野计除了单次视野检测结果外，还可以综合打印并统计分析多次随访检测的结果，具体见本章稍后关于视野分析和随访分析的阐述。

最后，值得一提的是，受检者数十分钟坐在视野计前一动不动地注视着固视点，并要对不断出现的光标迅速作出应答，并非易事，疲倦或紧张时常发生。视野师应不时友好地提醒和鼓励受检者集中注意力，完成检查。如受检者难以坚持，可适当请受检者闭目休息数分钟再继续检查，多数自动视野计应答按钮也是暂停开关，受检者按住应答按钮不放，视野计即暂停检查。过度疲乏往往使检查结果不可靠，应注意避免。

对于可疑青光眼患者，视野检查的目的是发现最早期视野损害，如果最初的检查未能检出视野缺损，其检查结果则可作为定量基线，供日后复查比较。对于已确诊的青光眼患者，则也需要将初始检查结果作为随访基线，定期复查，定量比较以判断病情有无进展。

七、影响视野检查的生理和心理因素

（一）年龄

年龄是影响几乎所有物理检查的主要因素。随年龄增加，视网膜敏感性下降，等视线向心性缩小，同时光阈值波动也增大。年龄增加光敏感性降低以周边部视网膜更明显。按 Octopus 的标准，24 岁以后，年龄每增加 10 岁，平均光敏感度下降 1dB。这种年龄相关的视野变化的主要原因有：①随年龄增加，视网膜神经节细胞衰退，神经纤维的数目减少。老年人随年龄

增加，每年自然丧失的神经纤维数目约 5600 根；②老年人晶状体变浑浊，透光率减少，从而降低了光标的实际刺激强度；③反应时间延长，在动态视野检查中，反应时间延长可使所测定的视野范围小于实际可见的视野范围。

（二）受检眼的明适应或暗适应程度

在暗适应状态，除黄斑中心凹外，视网膜对光的敏感性提高，视岛峰尖相对变为扁平。反之，在明适应状态，黄斑部的功能处于最佳状态。人眼明适应过程较快，在 1～2 分钟内即可完成，但完全性暗适应过程较慢，视锥细胞暗适应需要 5～10 分钟，而视杆细胞则需 30 分钟或者更长时间才能完全达到暗适应。视野计恒定的背景照明除与光标刺激形成一定的对比外，另一重要作用即维持视网膜的适应状态。多数视野计背景照明标准为 31.5asb，在这种照明条件下，视网膜通过自动调节，适应背景照明水平，视锥细胞和视杆细胞分别在某种敏感状态下接受光刺激。因此，在做视野检查时，受检眼应充分适应视野计背景照明，否则不同适应程度可使视网膜处于不同的应激状态，得到不同的视野检查结果。同理，在不同的背景照明条件下，视网膜应激状态也不同。有人认为在暗光背景下，对青光眼视野缺损的检出更为敏感，如 Octopus TBC 视野计就设计了背景照明为 4dB 的暗背景。应该注意的是，采用暗光背景视野计检查时，必须使受检查眼更充分地适应。背景越暗，所需适应时间就越长。最重要的是，受检者每次接受视野检查，视野计的背景照明必须一致，否则因视网膜应激状态不同，会得到不同的视野检查结果。

（三）瞳孔大小

瞳孔过大或过小均可影响视野检查结果，其中，瞳孔过小对视野检查的影响更为明显。视网膜照明与瞳孔直径的平方大致呈正比，如瞳孔直径从 4.75mm 缩小至 1.5mm，由于进入眼内的光量减少，实际视网膜照明可减少 1 个对数单位，使视网膜从明适应向中等照明适应、或从中等照明适应向暗适应转移，从而可能引起平均光敏感度下降或等视线向心性缩小。一般做视野检查时，要求瞳孔直径 >3mm。另一方面，瞳孔过大可增加晶状体的像差效应，减小景深，影响视网膜成像的质量。

（四）屈光不正

未矫正的屈光不正不能使光标在视网膜平面形成焦点，而未形成焦点的模糊物像比实际物像面积略大，亮度略暗。在视野检查中，一个模糊光标对视网膜的刺激强度的影响取决于视网膜成像的部位。与中心视网膜比较，周边视网膜有更好的空间积累效应。物像

面积增大所增加的刺激强度可在一定程度上弥补物像亮度降低所减少的刺激强度，因此，在检查35°以外视野时，未矫正的屈光不正对检查结果影响较小。然而，在空间积累效应相对较差的中心视网膜，可因未形成焦点的模糊光标亮度降低，以及光标与背景的对比度减小，使有效刺激强度下降，从而可产生假性弥漫性光敏感度降低或等视线向心性缩小。因此，在检查中心30°范围视野时，应常规根据受检眼的屈光状态和受检者的年龄选用适合的矫正镜。

此外，不同大小的光标在失去聚焦后刺激强度的改变也不同。大光标在失去聚焦后面积增大和亮度降低效应相对较小，而未聚焦的小光标（如Goldmann视野计Ⅰ、Ⅱ号光标）亮度降低效应则较为明显。因此，用小光标检查中心视野时，应特别注意选用正确的矫正镜。

矫正镜度数不正确，欠矫或过矫均会影响视野检查结果。+1.00D球镜过矫可使视网膜平均光敏感度降低3.6dB，+2.00D球镜过矫，平均光敏感度将降低5.3dB。

局部性近视（如后巩膜葡萄肿）或局部性远视（如黄斑高起）可以出现所谓屈光性暗点，这种暗点可用镜片使局部视网膜成像准确聚焦后消失，但此时又可因其他部位视网膜成像不能聚焦而使原屈光性暗点周围视野区域光阈值增高。

（五）固视情况

在视野检查中，固视的好坏对结果精确性影响很大。良好的固视是完成视野检查的必要条件，固视不良者，甚至生理盲点也不能定位。然而，由于生理性眼动的存在，在一般视野检查中，绝对的固视几乎不可能。人眼生理性眼动有两种基本形式：①随意性眼动，眼动的方向和幅度可由意志控制；②固有性眼震，不由意志控制。

随意性眼动包括习惯反射和主动寻找目标，当周边视野出现闪烁光标或移动光标时，受检眼很快转移视线去查看和确认光标的出现，这是一种习惯反射。有时受检者为了及时发现光标，也可能不时主动去寻找光标。随意性眼动可通过训练和主动合作得到克服。

固有性眼震的眼动幅度较小且较恒定，其主要生理功能是克服黄斑部的局部适应效应，以免中心视觉"消失"。固有性眼震不能人为控制，因此难以实现绝对固视。

为了避免固视不好对视野检查结果的影响，多数计算机视野计都设计有固视监测程序，以生理盲点监测法最多见。也有视野计通过连续观察眼动来监测固视情况，如受检者反应同时眼球移动，则不记录该点检查结果。

（六）学习效应

初次接受视野检查者在再次复查时，等视线常比初次结果略大，这种通过熟悉检查程序而使视野扩大的现象称为学习效应。学习效应在检查周边部视野时更明显，其原因是周边部视网膜属实践较少的感光区，越是周边视力，使用的机会越少，通过实践可能增加周边部视网膜的敏感性，但随视野复查的次数增多，学习效应的影响变小。

（七）人为因素

1．镜片架边缘　如果患者矫正镜片偏心或距眼太远，其边缘就会投射到中心30°内。

2．矫正镜片　如果需要矫正而未矫正，或使用错误的矫正镜片，常常会造成视野弥漫性压陷。

3．高假阳性率　患者在没有光标刺激出现时有反应，记录为假阳性反应。当假阳性反应高于30%，测试结果不可靠。高假阳性率可以导致视野中出现不可思议的高敏感值。

4．高假阴性率　当患者对某一位置已证实可以看见的刺激没有反应，记录为假阴性反应。当假阴性反应高于30%，测试结果不可靠。假阴性反应提示患者的视野可能并不像测试结果那样差。然而医师应该注意，如果患者有明显视野缺损，如边界清晰的典型暗点，高假阴性率并不证明结果不可靠。

（八）其他

视野检查时间过长可使受检者疲劳，假阳性错误增多，其结果不稳定也不可靠。一般认为，视野检查每眼不宜超过15～20分钟。

受检者的智商、文化水平和对视野检查的理解程度也影响视野检查结果。其他可影响视野检查结果的因素有：受检者注意力集中程度、合作程度、平均反应时间、上睑位置，以及全身一般健康状况等。

八、青光眼视野检测方法的特异性和敏感性

一个理想的视野检查方法对于所有存在视野缺损眼检查结果都应该是阳性，而对于没有视野缺损眼检测结果都应该是阴性，即视野检测方法应具有较高的敏感性和较高的特异性。然而，追求更高的敏感性必然会降低特异性。我们应根据实际受检对象选用有较高敏感性和合理特异性的检查方法。

每一种视野检查方法都有相应的敏感性和特异性。简言之，敏感性和特异性告诉了我们两个基本信息：如果受检眼存在暗点，那么检测出暗点的可能性是多少？相反，如果受检眼没有暗点，那么检测结果是正常的可能性又是多少？

$$敏感性 = \frac{检出异常眼}{实际异常眼} \times 100\%$$

$$特异性 = \frac{检出正常眼}{实际正常眼} \times 100\%$$

目前即使最好的视野检查方法也不能使敏感性和特异性同时达到100%，多少会出现一定比例的假阴性（实际异常眼未检出者）和假阳性（实际正常眼而检测结果为异常者）。选择视野检查方法的一般原则是，对于患病率高的人群，如青光眼专科门诊初诊患者，选用敏感性较高的检查方法，尽可能不漏诊早期患者；对于一般人群的筛选检查，则应选用特异性较高的检查方法，以避免过多的假阳性出现。

因此，视野检查阳性结果包括了真阳性和假阳性，阴性结果也包括真阴性和假阴性两种情况。对于只阅读视野检查结果的临床医师来说，他们最关心的是，一个阳性结果，它确实是异常的可能性有多大（阳性期望率）？一个阴性结果，它确实是正常的可能性有多大（阴性期望率）？应用 Bayes 公式可以计算出这两种可能性：

$$\frac{阳性}{期望率} = \frac{敏感性 \times 患病率}{敏感性 \times 患病率 + (1-特异性) \times (1-患病率)}$$

$$\frac{阴性}{期望率} = \frac{特异性 \times (1-患病率)}{特异性 \times (1-患病率) + (1-敏感性) \times 患病率}$$

举一个例子，采用一敏感性为90%，特异性85%的视野检测方法对一组青光眼患病率为30%的人群进行检查，

$$阳性期望率 = \frac{0.90 \times 0.30}{0.90 \times 0.30 + (1-0.85) \times (1-0.30)}$$

$$= \frac{0.27}{0.375} = 0.72（72\%）$$

$$阴性期望率 = \frac{0.85 \times (1-0.30)}{0.85 \times (1-0.30) + (1-0.90) \times 0.30}$$

$$= \frac{0.595}{0.625} = 0.95（95\%）$$

也就是说，在这种条件下，视野检查为阳性者真实是异常的可能性有72%，视野检查为阴性者的确是正常的可能性是95%。

Bayes 公式是一个理论公式，它为临床医师提供了判断一次性视野检查结果真实性的依据。然而，对于多次反复接受视野检查的患者来说，视野检查结果的可重复性就足可验证其真实性。

第四节 青光眼视野检查的新方法

青光眼特征性视乳头和视网膜神经纤维层的损害，在理论上应伴有相应视野改变（图6-103）。然而，临床研究和病理生理研究均表明，有患者的眼底已有明显改变，或视网膜神经纤维丧失已达相当程度（20%～40%），但用常规视野计检查的结果仍可属正常，提示现有视野计及其检查方法对早期青光眼的诊断和发现不够敏感。而青光眼早期视野改变轻微，且有差异，现有常规视野检查常常难以明确这种早期的缺损。因此，许多临床视野学家以及视野计研发人员多年来一直围绕着如何能够发现早期青光眼视野改变这一目标，从青光眼视神经损害的病理机制、视觉生理，视野检查的敏感性、特异性以及可靠性等方面对现有视野计进行不断的改良和完善。

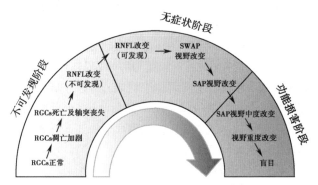

图 6-103 青光眼结构和功能发展全过程

视网膜神经节细胞可分为几种亚类型，如 P 细胞（parvocellular cell）、M 细胞（magnocellular cell）和小细胞（small-bistratified cell）。P 细胞占节细胞的80%，直径较小，传导速度慢，对高空间频率和低时间频率敏感（易于感受细小物体以缓慢速度闪烁的刺激）；M 细胞约占节细胞的15%，直径较大，传导速度快，对低空间频率和高时间频率敏感（易于感受宽大物体进行快速闪烁的刺激），与运动觉和闪烁觉有关；而 small-bistratified 细胞是一种特殊形状的细胞亚群，接受连接蓝色视锥细胞的双极细胞的信息，与视力和色觉有关。上述各类节细胞接受信息的视网膜范围有相当大的重叠，常规的视野计并不能选择性地检查不同类型的节细胞功能。研究表明，青光眼可能选择性首先损害某种亚类型节细胞，如大的视网膜神经节细胞最易受到损害，特别是在疾病的早中期。常规白光标/白背景视野计不能选择性检测特殊类型节细胞的损害，因此检测结果只能代表所有节细胞的功能，对于早期青光眼仅有某一类型的节细胞功能损害时的情况就无法反

映。正常节细胞和受损节细胞的共同作用，可能掩盖了疾病本身的病理表现。理论上，能选择性或突出地检测易损类型节细胞的技术对青光眼视野缺损的检出更敏感。如果青光眼早期选择性损害的是 M 细胞，测量 M 细胞功能的检查方法就可以用来确诊早期青光眼。下面简单介绍几种目前正在探讨和完善之中的新型视野检查方法。

一、高通分辨视野检查

高通分辨视野检查（high-pass resolution perimetry，HPRP）测定周边视觉空间分辨力，用以检测视网膜小神经节细胞的功能。高通分辨视野检查可反映正常视觉细胞的数目，如果神经节细胞在青光眼亚临床期就已有丧失，高通分辨视野检查则可能在常规视野检查发现异常以前检出早期视野改变。

高通分辨视野计采用大小不同的环形光标检查，光环内外有一暗边，光环亮度 $25cd/m^2$，暗边亮度 $15cd/m^2$，光环亮度及其暗边的平均亮度与背景照明（$20cd/m^2$）相等。这种特殊的光标背景设计"滤除"了低空间频率，而只让高空间频率通过（高通）。高通分辨视野检查阈值变异小，易于进行"阶梯式"阈值测定。

理论上，随着青光眼损害的进展，视网膜神经节细胞逐渐减少，患者只能看见较大的环形光标。因此，所要求的环越大，表明剩余的正常神经节细胞之间相距越远（细胞越稀疏）。

典型地，高通分辨视野检查测定中心 30° 视野 50个点的光环阈值，使用 14 种大小不同的光环检查，最小光环为 0.8° 视角，以 0.1log 单位步长递增光环大小，光环呈现时间 165ms。

单眼高通分辨视野检查时间约 6 分钟，受检者易于接受，可靠性与常规视野检查相当。高通分辨视野检查发现的视野缺损在位置上与常规视野检查有很好的一致性，但缺损程度更重，提示高通分辨视野检查对视野缺损的检测更为敏感。此外，有研究表明采用高通分辨视野检查，长期波动较常规视野检查小。因此，理论上高通分辨视野检查用于视野的追踪随访，可较真实地反映视野改变进展与否。

二、图形分辨视野检查

当某一图形投射于视网膜上，传递该视网膜区域视觉冲动的神经节细胞对所接受的信息初步分析、整合并进行编码后，再将编码信息传至视觉中枢。图形中不同的光亮度、波长、颜色饱和度、对比度、直线与曲线对视网膜来说是不同的信息，这些信息决定了视皮质内被兴奋细胞的空间排列和时间排列，最后在视觉中枢形成图形意识。因此，图形感受过程涉及一定视网膜区域神经节细胞的整体功能，例如神经节细胞丧失必然导致信息编码紊乱，从而影响图形分辨力。根据图形感受理论，Drum 及其合作者设计了图形分辨视野检查图形分辨视野检查（pattern discrimination perimetry）。

图形分辨视野应用个人微机检查，采用一黑白相间、整齐的棋盘图形作为视标，视标大小随偏心度增加而增大。背景为随机动态，黑白相间，看上去杂乱无章的图形。视标与背景之间的相干性可通过改变视标图案进行调节，在 0～100% 范围变化。100% 相干性表示视标为纯黑白棋盘图案，而 0 相干性视标则与背景图案一致。相干性的百分数越高，视标越容易辨认。通过测定受检眼最低可辨认的视标相干性来确定分辨阈值。图形分辨阈值与视网膜神经节细胞减少程度成正比，即随神经节细胞减少数量增加，分辨阈值增高。

据报道，图形分辨视野检查有较高的敏感性和特异性。与常规视野检查比较，两者有较好的一致性，然而，图形分辨检查的临床价值及其影响因素有待于进一步研究。

三、蓝黄视野检查

大量研究表明，青光眼对色觉的损害以短波长为早而重，因此，近年有人设计了蓝色光标 - 黄色背景视野检查（blue-on-yellow perimetry），或称短波长视野检查（short-wavelength automated perimetry，SWAP）。Octopus 101、Humphrey 750 和 Oculus TwinField 视野计均可实施蓝黄视野检查。这种检查方法采用黄色背景来中和和降低感受中 - 长波长（红色和绿色）锥细胞的敏感性，从而得以单独检查感受短波长（<475nm）（蓝色）锥细胞和与之相连的小神经节细胞的功能，将视功能的复杂性最简化。同时，黄色背景也可中和杆细胞的敏感性，以减少它们的参与效应。一般应用 1.8° 的 440nm 波长光标（Goldmann V 号蓝色光标），呈现时间 200ms，$100cd/m^2$ 黄色背景进行检查。

采用蓝黄视野检查时应特别注意晶状体混浊对视野检查的影响，白内障也有选择性阻碍短波光线透过的特点。研究表明，选用 $89cd/m^2$ 黄色背景能最大程度地消除晶状体混浊对视野检查的影响。也有人通过测定晶状体吸收率来补偿白内障对光线的吸收效应。

蓝黄视野检查和常规白色光标 - 白色背景的视野检查结果有较好的一致性，但前者检出的缺损面积更大，缺损深度更重，提示蓝黄视野检查对视野缺损的检出更敏感，能检测出更为早期的青光眼视野缺损，其敏感性和特异性分别为88%和92%。在其他许多疾病的检测中，SWAP也比标准的视野检测更为敏感，如神经眼科疾病、年龄相关性黄斑变性、周期性偏头痛，以及糖尿病性黄斑水肿等。但是，蓝黄视野检查费时，个体间波动、短期波动和长期波动均较大，因此其要求更大的正常值范围，用于视野随访也不够精确。

四、周边位移阈值

周边位移阈值（peripheral displacement threshold）用于测定视觉系统察觉一线条或光点的最小移动度。周边位移阈值的高低取决于黄斑以外的视网膜神经节细胞正常与否，此外，偏心度、照度、线段长度、位移持续时间等因素也影响周边位移阈值。

研究表明，周边位移试验与常规视野检查比较，所检出的缺损在部位上有很好的一致性，但在部分青光眼患者，周边位移试验检出的视野缺损更重。据Fitzke等报道，一组高眼压患者平均周边位移阈值为5.49～8.10分（弧长），而正常人平均周边位移阈值为3.23～3.82分，但其临床意义有待于进一步研究。

五、闪烁和时间调节视野检查

闪烁和时间调节视野检查（flicker and temporal modulation perimetry）用于测定不同视野部位临界停闪频率（即在客观知觉上，超阈值闪烁光标刚好不再闪烁的时间频率）。另有一种检查技术称为时间调节视野检查，其采用一系列闪烁频率测定周边视网膜能感受的最小对比度（阈值）。时间分辨力，特别是在高闪烁频率，代表大神经节细胞功能。闪烁阈值随年龄和偏心度增加而增高，而模糊影像或加用灰色滤光片对闪烁阈值影响较小。从临床初步应用情况看来，闪烁视野检查对检测青光眼视野缺损的敏感性较高，但其特异性较低。

六、全视野心理物理学测验

全视野心理物理学测验（whole-field psychophysical tests）采用一低照度全视野刺激光对一已暗适应眼进行阈值测定。本检查方法在理论上对检测早期青光眼视野缺损有较高的敏感性，目前有一种假说认为青光眼首先选择性损害视网膜大神经节细胞，视网膜大神经节细胞在暗光照明和中等照明下特别敏感，而且视网膜大神经节细胞仅占视网膜神经节细胞的10%，没有"多余功能"，故在低照明度下，很可能发现早期视网膜大神经节细胞丧失所引起的视野损害。

全视野暗光阈值测验首先由Glovinsky及其合作者设计，先行30分钟暗适应，暗光阈值测定约需4分钟左右。全视野暗光阈值受晶状体混浊、瞳孔大小影响，但不受年龄影响。初步研究表明，全视野心理物理学测验检测青光眼视野缺损敏感性为77%～86%，但目前本检查方法特异性尚不够强，正常人与青光眼患者的检查结果仍有较大重叠。

七、倍频视野检查技术

倍频视野检查（frequency-doubling technology perimetry，FDTP）是一种新的视野检测技术。所谓倍频错觉现象，就是当每度1个周期以下的宽黑白条纹进行15Hz以上快速转换（一低频率光栅作高速相位反转）时，人的视觉感受到的条纹数（光栅频率）是实际数的一倍，因此称为倍频。这种错觉由大神经节细胞感知，主要是M细胞的亚型，占M细胞的10%～25%。由于青光眼早期感受"倍频现象"的功能减低，倍频视野检查即被设计用于检测此视网膜大神经节细胞的功能损害。

倍频视野计以一每度0.25周期的正弦光栅作为对比刺激光标，光栅设计为正方形，直径10°，以25Hz转相闪烁，即是由快速转换的黑白条纹组成的方块（低空间频率的正弦光栅进行快速变换闪烁）。在C-20程序，共检测20°范围内17个视野区。视野计通过逐渐增加光栅对比度，以检测受检眼第一次能够分辨光栅的对比度，即能感受到的最小对比敏感度（阈值）。

倍频视野计的优点是小巧便携，检查时间短（阈值检查4～5分钟，筛选程序1分钟左右），屈光间质和瞳孔对检查结果的影响相对较小，可重复性好，检测早期青光眼视野缺损的敏感性和特异性分别为85%和90%，而对于中晚期青光眼视野缺损，其检测敏感性可达97%，十分适用于青光眼视野筛选检查。其缺点是获得的信息较少，量化精度不够，对青光眼的长期随访监控分析能力不足。

八、运动自动视野检查

运动自动视野检查（motion automated perimetry，MAP）在均匀灰色背景上呈现一簇随机运动的点阵，通过改变各点运动方向，在30°范围内检测14个非连续性圆形区的运动感知阈值。这些检测区分布在神经纤维束性视野缺损最可能发生的部位。20个点随机呈现在检测区内，各自随机向上下左右四个主要方向作直线匀速运动，8.3°/秒。根据各点运动方向一致性的程度，相干性可为0～100%，运动方向完全一致时，相干性为100%，不同相干性的运动感知阈值不同。

运动自动视野检查测定视网膜大神经节细胞的功能。对早期青光眼视野缺损的检出，运动自动视野检查比常规视野检查更敏感，其缺点检查耗时多、波动大，不适宜视野随访。

第五节　青光眼视野改变

众所周知，房角异常和眼压升高已不再是青光眼诊断的唯一标准或必要条件，其诊断更多依据于特征性的视神经萎缩和视野缺损。由于正常人群视盘形态变异较大，正常视盘和早期青光眼视神经萎缩往往难以鉴别，生理性大杯常常被诊断为青光眼，而小视盘青光眼损害又不易被识别而常常被漏诊。另外，青光眼的中心视力一般仅在晚期才表现下降，而对比敏感度、色觉和暗适应对于衡量青光眼损害仍缺乏特异性。因此，在很多情况下，特征性视野改变成为青光眼更可靠的诊断依据，因此视野检测在青光眼诊断和治疗方面至关重要。尤其是确诊青光眼后的疾病进展和疗效的随访，视野检测成为必不可少的标准项目。

一、正常视野

（一）正常视野的概念

认识正常视野是鉴定异常视野，特别是轻微异常视野的前提。然而，目前仍难以对正常视野作一个确切的定义。在手动视野检查，虽然平均等视线正常值已有报道，但是由于受检者和视野师两方面的原因，正常等视线大小存在很大的波动。除非已有明显的视野缩小，仅仅依靠等视线大小来分析，很难判断视野正常与否。因此，对等视线的分析，等视线的形态比等视线的大小更为重要。相对地，自动视野检查的正常值较为可靠，其在很大程度上排除了视野师方面的偏因，然而，静态视野检查个体之间仍存在较大差异。

目前多数自动视野计均存储有不同年龄组正常值。

正常视野有两个含义：①视野的绝对边界达到一定范围；②全视野范围内各部位光敏感度属正常，即除生理盲点外，正常视野内不应有光敏感度下降区或暗点。

正常视野光敏感度以中心固视点最高，随偏心度增加光敏感度逐渐下降，生理盲点敏感度为0。

（二）视岛

Traguair 将视野描绘为一个三维空间的视岛（island of vision）（图 6-104），视岛的面积代表视野的范围，海拔高度代表光敏感度。视网膜上每一点在视岛上都有相对应位置，与黄斑中心凹相对应的固视点光敏感度最高，构成视岛的顶峰；而与周边部视网膜相对应的周边视野光敏感度较低，构成海拔较低的视岛周边部；生理盲点则在视岛颞侧形成一垂直深洞。

从视岛的任一径线作一垂直剖切，即可得到一张二维剖面图，剖面图垂直轴代表视敏度，水平轴上各点代表该径线上的不同偏心度。自动视野计阈值定量检查可在任一径线上快速测绘出"静态切削"（static cut）剖面图。

（三）等视线

视岛上任何一点的垂直高度即表示该点的光敏感度，同一垂直高度各点的连线称为视岛的等高线，即在视野学上称为等视线（isopter），即在同一等视线上各点的光敏感度都是相等的。因视野不同偏心度敏感度不同，用不同刺激强度的光标可相应测绘出多条大小不同的等视线圈。正常视岛旁中央部坡度较平缓，而视岛周边部特别是鼻侧周边部坡度较陡峭。因此，用刺激强度增减步长相等的多个光标可测绘多条等视线，在中心视野各等视线相间距离较大，而周边视野

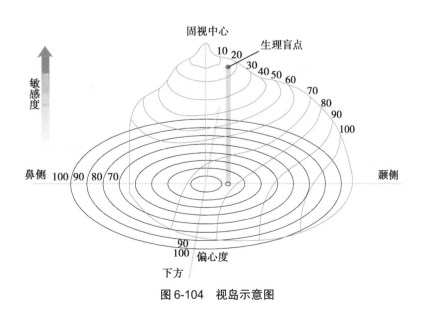

图 6-104　视岛示意图

尤其是鼻侧各等视线则相对较为拥挤。

与动态视野检查等视线表达不同，静态视野检查多以各检查点的光阈值或灰度图打印结果。正常眼静态视野中心区光敏感度值（dB值）最高，随偏心度增加，dB值下降，数字化显示了视岛的轮廓。灰度图则以不同等级灰度水平直观地显示视野的概况。每一灰度水平代表一个光敏感度等级。两种灰度水平交界线相当于等视线，如在21～25dB灰度水平与26～30dB灰度水平的交界线以内，所有26dB刺激强度的光标均可见，该交界线即为26dB光标的等视线。

正常人双眼等视线大小大致相等，形态基本一致，双眼中心视野平均光敏感度也基本对称。研究表明，同一正常人双眼光敏感度的平均差异仅为0.65dB。

（四）生理盲点

视乳头本身无感光功能，相应在视野中心固视点颞侧的旁中心区有一绝对性暗点，即生理盲点。生理盲点可分为两个部分：①绝对暗点与视乳头相对应，其大小与光标刺激强度无关；②相对暗点围绕绝对暗点，与视乳头周围视网膜和大血管区相对应，该部视网膜敏感性较低，增加光标刺激强度可能看见光标。因此，在一定条件下，所用光标刺激强度越小，测出的生理盲点就越大。如所测等视线与生理盲点上下方或颞侧缘接近，该等视线可与生理盲点边缘互相融合而形成所谓生理盲点外露。因此，正常人特别是高龄者或有视乳头周围萎缩者也可以表现有生理盲点扩大或生理盲点外露。

（五）视野的分区

以固视点为中心，视野可分为四个象限。水平径线把视野分为上下两部分，垂直径线再将视野分为各1/4象限。遵循眼光学系统小孔成倒像原理鼻侧视网膜所见的物体投射为颞侧视野，颞侧视网膜所见的物体投射为鼻侧视野，上、下视网膜则分别与下、上方视野相对应。

从实用的观点，又可将视野分为30°范围内的中心视野和30°以外的周边视野。而5°～25°习惯上称为旁中心区或Bjerrum区。

（六）视野正常值

1. 正常视野的边界及生理盲点大小　一般正常单眼视野外界上方55°，鼻侧65°，下方75°，颞侧100°。由于眼眶和鼻梁的影响，视野的外界略呈向颞侧突出的不规则椭圆形。左右眼视野叠加构成的双眼视野水平范围约200°，垂直范围130°（往上约60°，往下约70°），水平范围中间重叠区约120°，在双眼的最颞侧周边各有约30°范围（颞侧新月区）不重叠。最有效的视力范围在中央30°视角内，可提供清楚的视觉影像

与色彩资讯。越往视野周边越不精确，主要借对明暗强度的反应辨识视觉线索，周边视觉仅供视者维持一般方向感与空间动态活动的察觉。

生理盲点中心距固视点颞侧15.5°，水平径线下1.5°。正常生理盲点边界整齐的垂直椭圆形，垂直径约为7.5°，水平径约5.5°。

2. 正常等视线　大致呈光滑的圆弧形，与视岛轮廓相对应，等视线圈略呈水平椭圆。不同等视线之间的间距，上方比下方略"拥挤"，在颞侧较大，在鼻侧则相对较"拥挤"，这与视岛坡度颞侧较平坦而鼻侧较陡相一致。

3. 阈值检查结果　目前市场上出售的各种自动视野计软件设置中多有每一个年龄组阈值正常值，来自大规模多中心的研究结果。当阈值测定后，视野计自动将每一个检测位点的测得值与同年龄组相应位点的正常值进行比较。一般阈值检测结果主要以数字打印和灰度图打印表达。

数字打印有三种基本形式：①光敏感度打印，打印出各检查位点的dB值；②正常值偏差打印，打印出各检查点测得值与相应年龄正常值的差值；③期望值偏差打印，即利用少数主要检查点的阈值，根据视岛坡度规律，估计其余各点的期望阈值，打印值为实际测得值与期望阈值之差。

灰度图则根据不同等级光敏感度，以不同灰度显示。灰度图比较直观，一般高敏感度区用浅灰度表示，低敏感度区用深灰度表示。根据敏感度即dB值的大小，每5dB降低，增加一级灰度。因此正常视野中央固视点处灰度最低，越向周边灰度越大，生理盲点为一绝对暗点，所以该处灰度最大。正常视野同一灰度范围内不应有更深灰度区。

正常人视野各部位的敏感度主要取决于两个因素：①年龄：一般各个年龄组视野的各个部位均应有一个正常阈值范围，不同年龄、同一部位的正常值也不同；②偏心度：随着偏心度的增加，敏感度降低。正常人双眼平均光敏感度差异不大，周边视野的变异大于中心视野，因此对于中心视野正常而周边视野有改变的结果，在判断时一定要慎重。

4. 阈上值静点检查结果　结果主要以符号图表达，即用不同形态的符号表示检查点可见或不可见，相对暗点或绝对暗点。超阈值静点检查的原理一般是在相应年龄正常阈值或期望正常阈值的基础上再增加6dB刺激强度进行检查。因此理论上，正常人对所有超阈值静点都应该看见，检查结果在所有受检位点均显示"看见符号"。应该注意，有时正常人也可能因眨眼，或"走神"而未能应答少数光标的呈现，对个别未看见点，

特别是位于受检区周边的位点，不能简单视为异常。同一检查点至少两次未看见才可认为是不可见点。

二、青光眼视野缺损的解剖学基础

青光眼视野缺损典型表现为视交叉前性损害，其基本形式为神经纤维束性视野缺损，这类缺损的形态和发展均遵循视网膜神经纤维的分布和行径。

视网膜神经纤维大致可分为三个部分：①乳头黄斑束神经纤维，起源于黄斑部，呈直线状进入视乳头颞侧；②弓形神经纤维，来自黄斑颞侧及上下方，分别从颞侧水平合缝上下方呈弧形绕过黄斑，进入视乳头上下极，弓形神经纤维在视野上投射于上下 Bjerrum 区和鼻侧周边部，这些区域是青光眼视野缺损的好发部位；③鼻侧放射状神经纤维，起源于视网膜鼻上和鼻下象限，呈放射状直线进入视乳头鼻侧（图 6-105）。

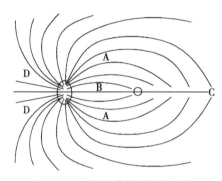

图 6-105　视网膜神经纤维分布
A：弓形纤维　B：乳斑束　C：水平缝合　D：鼻侧纤维

视网膜神经纤维特定的分布和行径来源于胚眼的发育过程。在胚胎早期，黄斑中心凹位于眼底颞侧周边部，所有神经纤维均呈放射状分布，随着胚眼的发育，黄斑中心凹逐渐向眼底后极部迁移，致使黄斑颞侧形成一无血管、无神经纤维跨越的解剖学空隙（即水平合缝）。黄斑位置的迁移也使黄斑颞侧及其上方的神经纤维由放射状走向变为弧形走向，形成弓形神经纤维。

近年对青光眼视乳头损害的病理组织学研究表明，青光眼性视乳头及神经纤维层的选择性损害的原因是：①视乳头上下极筛板网眼较大，而水平极筛板网眼则相对较小，视乳头上下极局部结缔组织相对较稀疏。在病理性高眼压的作用下，视乳头上下极筛板网眼较易受压变形，使通过该部位的神经纤维首先遭受损害，这可能是青光眼较易损害弓形神经纤维，导致 Bjerrum 区及鼻侧周边部视野缺损的原因之一。②位于视乳头上下极的弓形神经纤维密度较高且更为拥挤，较易受到缺血性病变影响，也构成选择性易损因素。③从视网膜剖面观，起源于视网膜周边部的神经纤维走行于神经纤维层的深层（靠近脉络膜），进入视乳头的周边部，而起源于视网膜后极部的神经纤维则走行于神经纤维层的表层（靠近玻璃体），进入视乳头的中心部。后者在视乳头表面行程相对较长，视乳头缺血性损害较易累及这些神经纤维，这可能也是青光眼中心视野较易受损的原因。

三、青光眼视野改变的类型

青光眼视神经损害有三种情况，相应可产生不同类型的视野损害：①局限性损害：由某局部视神经纤维丧失引起，典型表现为选择性视乳头上下极损害，青光眼杯垂直径扩大，盘沿出现切迹，楔形视网膜神经纤维层缺损，相应视野改变为 Bjerrum 区暗点（旁中心暗点）和鼻侧阶梯。②弥漫性损害：由视神经纤维弥漫性丧失引起，表现为青光眼杯一致性扩大，弥漫性视网膜神经纤维层变薄，视野损害包括弥漫性压陷、等视线向心性缩小等。③混合性损害：即上述两种损害形式同时存在，这种混合性损害较为常见，表现为存在弥漫性损害的背景下，又以某局部损害更重。不同形式视野损害的发生发展情况也有所不同，弥漫性损害常常与病理性高眼压有关，而局限性损害则与缺血有密切关系。

从视野改变的部位和形态来分，常见青光眼视野缺损又有：

（一）旁中心暗点

青光眼视乳头损害可首先累及某层面某一束神经纤维，使由该束神经纤维传导的相应视网膜局部所产生的视觉冲动不能传入，因此在视野上产生孤立的局限性暗点。旁中心暗点为最多见的一种青光眼早期视野缺损，占 75% 左右。旁中心暗点在出现时多为单个或多个孤立的浅暗点。早期暗点有一定波动，时有时无，大小也不稳定，随病情发展，旁中心暗点变为恒定，且暗点范围扩大，缺损深度增加。也有少数旁中心暗点一开始就表现为深暗点，或浅暗点内含有较深的核心区。典型的旁中心暗点位于 Bjerrum 区，近似圆形或椭圆形，并有沿弓形神经纤维走行分布和发展的趋势（图 6-106）。在自动视野计检查，旁中心暗点表现为数个相邻的超阈值静点不可见或局部相邻数点光敏感度下降，四周则是相对正常的光敏感度区。在自动视野计，典型视野缺损的命名来源于动态视野检查图上缺损的形态。然而，静态视野检查点是以栅格样形式排列的，视野图上缺损形态没有动态检查那样光滑的暗点轮廓。

（二）鼻侧阶梯

鼻侧阶梯也是较常见的早期青光眼视野缺损，占

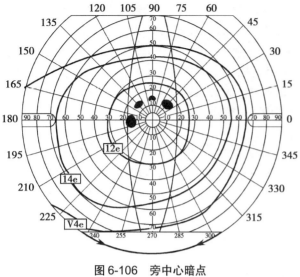

图 6-106　旁中心暗点

早期青光眼视野缺损的 20%～75%。鼻侧阶梯表现为在鼻侧水平径线上下方等视线错位或光阈值不对称（图 6-107）。鼻侧阶梯可出现在某一条等视线，也可以表现为从中央到周边的多条等视线，但在不同部位鼻侧阶梯的形态略有不同。位于周边部的鼻侧阶梯常呈锐角错位，中心视野阶梯多为钝角。而位于中间地带的鼻侧阶梯则趋于呈直角。一般认为，鼻侧阶梯错位 >5°才有意义，因为正常人视网膜上下半存在轻度的敏感性差异，从而可能表现有 <4°的"生理性阶梯"。

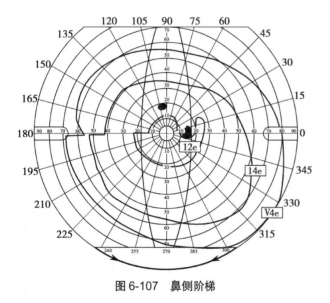

图 6-107　鼻侧阶梯

　　鼻侧阶梯在青光眼视野检查中占有较重要的地位，其原因是：①鼻侧阶梯容易发现；②鼻侧阶梯常常合并其他类型的视野缺损，如旁中心暗点；③鼻侧阶梯有助于鉴别诊断，如小瞳孔、屈光间质混浊可引起等视线全面压陷，但不会引起鼻侧阶梯。

（三）颞侧楔形压陷

　　颞侧楔形（扇形）压陷典型表现为尖端指向生理盲点的扇形或楔形颞侧局部等视线内陷或同一形态的光敏感度降低区（图 6-108）。颞侧楔形压陷占早期青光眼视野改变的 3%～8.5%。虽然这种视野改变不多见，其可以是青光眼视野缺损的唯一表现，而且有时青光眼视野缺损的恶化也仅仅表现为颞侧楔形缺损的扩大。

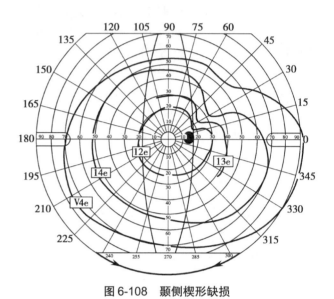

图 6-108　颞侧楔形缺损

（四）弓形暗点和环形暗点

　　典型的弓形暗点表现为颞侧与生理盲点相连，鼻侧终止于水平径线的镰刀状暗点，暗点颞侧较窄而鼻侧较宽（图 6-109）。弓形暗点可为相对暗点或绝对暗点，但最常见的是相对性弓形暗点中有一个或多个致密的核心区。上下方弓形暗点在鼻侧水平径线上互相融合即形成环形暗点。

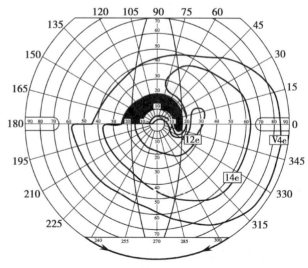

图 6-109　弓形暗点

（五）管状视野和颞侧视岛

晚期青光眼多在环形暗点基础上再向心性收缩，仅残存中心管状视野和（或）颞侧视岛（图6-110），中心管状视野和颞侧视岛能幸存较久的原因，可能与视乳头在水平两极筛板孔小、结缔组织相对致密，使黄斑纤维和鼻侧纤维对高眼压的机械性损伤的耐受性较高有关；而且放射状分布鼻侧纤维较上下 Bjerrum 区纤维稀疏，不易受压和缺血；此外，黄斑部神经纤维数目多、在视乳头上分布较广、不容易完全受损，也是中心管状视野能维持到疾病晚期的因素。

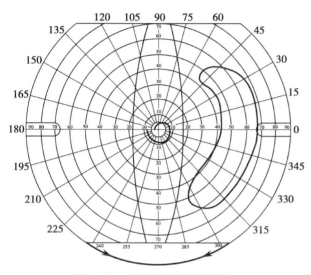

图6-110 管状视野及颞侧视岛

（六）弥漫性视野压陷或普遍敏感性降低

弥漫性视野压陷（generalized depression）也是一种常见的青光眼视野改变。研究表明，约40%的青光眼视野改变表现有等视线向心性缩小，其中15%为唯一改变。不少作者认为，青光眼弥漫性视野改变常常出现在局限性视野缺损以前，其他反映弥漫性损害的视功能指标，如对比敏感度、色觉试验、暗适应也常在局限性视野缺损出现之前就发生紊乱，说明弥漫性压陷是青光眼视功能损害的一个重要指标。

但是值得注意的是，并非所有青光眼早期都表现有弥漫性损害，一些已有明显局限性视野缺损的青光眼，只有31%伴有等视线收缩。比较客观的看法是，青光眼视野损害存在多种形式，局限性视野缺损是青光眼特异性较高的体征，而弥漫性损害可以是青光眼的一种早期改变，其有较高敏感性，但特异性不高。一些非青光眼情况，如老年、疲劳、屈光间质混浊，或视野检查时瞳孔过小，也可产生弥漫性视野压陷。不过，在临床上具有双眼不对称眼压升高、不对称青光眼杯、一眼相对性传入性瞳孔障碍的患者，此眼视野出现弥漫性压陷，或降低眼压后视野压陷改善，则具有青光眼诊断的意义。

（七）生理盲点扩大和生理盲点外露

生理盲点扩大和生理盲点外露过去一直被认为是青光眼早期视野改变，但这些改变也可出现在屈光间质混浊、瞳孔缩小、未矫正的屈光不正或老年等情况。生理盲点扩大和生理盲点外露解释比较困难，特异性较差，但生理盲点扩大呈弓形向鼻侧延伸，形成火焰状暗点（Seidel暗点），则有一定临床意义。

四、青光眼视野缺损的分期

为了知道什么是青光眼最早视野改变，Drance（1978）对35只视野尚属正常的原发性开角型青光眼进行追踪研究，每4个月做一次视野检查，直到出现可重复性视野缺损，这时的缺损作为青光眼最早期改变较有代表性。追踪结果表明，51%的患者首次出现的视野改变为伴有鼻侧阶梯的旁中央暗点，26%仅有旁中央暗点，20%仅有鼻侧阶梯，3%为扇形缺损。Flammer等（1984）进一步应用阈值定量检查，发现早期青光眼在尚未出现暗点以前，就可以表现局部短期波动的增加。目前已证实，在短期波动增加的区域随之常常会有暗点出现。也有研究表明，在局限性视野缺损出现以前，部分青光眼患者表现为弥漫性视野压陷。上述研究为青光眼视野缺损提供了分期依据。

根据动态视野计定性检查，青光眼视野缺损大致可分为早、中、晚三期。

（1）早期青光眼视野缺损：包括旁中心暗点、鼻侧阶梯及颞侧楔形压陷。

（2）中期青光眼视野缺损：弓形暗点、环形暗点及鼻侧象限性缺损。

（3）晚期青光眼视野缺损：仅残留管状视野或伴有颞侧视岛。

Hart 和 Becker（1982）提出一种新的分期法，将青光眼视野改变分为三期：

（1）阈值下期：其标志为眼压增高，或有视乳头、视网膜神经纤维层改变，可能伴有某些其他视功能紊乱，如对比敏感度，色彩分辨力异常，但视野检查仍属正常。

（2）阈值期：用敏感的视野计检查，可发现浅而易变的暗点。

（3）进展期：表现为典型的缺损，暗点加深，范围扩大。在进展期，即使眼压控制在临界值水平，也较难阻止视野缺损的进一步发展。

五、青光眼早期暗点的分布

了解青光眼最早期视野缺损出现的部位，不但有助于缺损的早期发现，也有助于设计更敏感的检测方法。Aulhorn（1977）研究了一组400名青光眼患者视野暗点的频率分布，结果表明：①暗点主要分布在上、下方Bjerrum区；②上方暗点围绕视野中心呈弧形分布，而下方暗点则略偏向鼻侧。Heijl等进一步提出，最早出现的青光眼视野暗点主要分布于偏心度15°环上下。笔者也曾对一组诊断为阈值下期的早期青光眼患者进行追踪随访，经过2.5年的定期随访复查，部分青光眼从反复正常视野发展为可重复性视野缺损，其中以旁中心暗点最为多见，这些暗点又最多见于上Bjerrum区，邻近生理盲点处。鼻侧阶梯也以上方视野以及中心视野较多见。根据Drance报道，青光眼早期视野缺损2/3集中在中心视野，1/3的缺损分布在周边部。目前多数研究均表明，青光眼早期视野缺损多位于上方视野，上、下方视野缺损之比为2:1～3:2，这与Quigley（1988）发现的青光眼视乳头损害多见于颞下方的病理解剖特征相吻合。

六、青光眼视野缺损的发展

青光眼视野缺损的发展有何规律性？暗点的范围和深度是否同时在进行性加重？新的暗点什么时候会出现？当周边视野出现缺损时是否中央视野也总是有改变？视野改变的进展与眼压存在着什么关系？抗青光眼治疗对视野缺损进展有无影响？Mikelberg和Drance的研究试图回答这些问题。他们对48例原发性开角型青光眼患者进行随访，平均追踪年限7.5年。结果表明，87.5%的患者视野进行性发展，10.4%的患者视野保持稳定不变，而有2.1%的患者视野改善。视野缺损进展最常见为深度增加占78%，暗点范围扩大占52%，出现新暗点占49%。暗点深度增加是视野发展最多见的方式，其次为暗点扩大或出现新暗点，因此，在进行青光眼视野检查时，除应对缺损深度进行定量检查外，仔细测绘暗点的大小和对过去未受累视野区的检查也很重要。缺损深度、暗点范围扩大和出现新暗点这三种视野缺损的进展方式也可同时发生。

笔者曾报道青光眼视野损害典型发生发展模式，青光眼最早期视野损害表现为短期波动值的增加，随之出现旁中央暗点，伴有或不伴有鼻侧阶梯。旁中央暗点随着Bjerrum区神经纤维的走行而分布，暗点的数目多少不等。随着病情的进展，位于Bjerrum区的暗点扩大，相互融合，并与生理盲点相连形成弓形暗点，此时大多数病例都伴有普遍性敏感性下降或等视线向心性收缩。最终发展，患者可仅残存中心管状视野和（或）颞侧视岛。

另一方面，Mikelberg（1986）观察了青光眼视野

缺损的时间变化率，提出暗点进展有三种方式：①直线进展，即暗点呈匀速进行性发展，占49%；②曲线进展，多为早期进展缓慢，后期进展加速，占20%；③突发性进展，表现为相对较长的稳定期和短暂的发作性恶化交替出现，占7%。长期观察结果，三种方式视野缺损进展的速率大致相同。

Hart等报道了98只视野有相对性暗点的青光眼，经过治疗，22只眼暗点一度消失了，但追踪观察在5年内又在原来缺损的区域出现暗点，而且深度变深。另外67只眼的视野损害呈慢性进行性发展而没有发现暂时性改善，其余9只眼视野损害表现为发作性急剧进展。

由此可见，青光眼视野损害的发展过程至少有5种方式：①暗点进行性匀速扩大和加深；②暗点"发作性"扩大和加深；③出现新的暗点或扇形缺损；④普遍性敏感性下降或等视线向心性收缩；⑤视野缺损逆转或改善。

综上所述，青光眼视野缺损发生发展的一般规律是，在病理性眼压升高超过视神经耐受限度时，视乳头发生缺血或机械性损害。在神经纤维拥挤、相对供血较差而且筛板孔大的情况下，结缔组织薄弱的视乳头上下极首先受累，使通过该部的弓形神经纤维受到损伤，在视野Bjerrum区产生相应的旁中心暗点或合并有鼻侧阶梯。随病情进一步发展，旁中心暗点加深，范围扩大，并与其他新出现的暗点互相融合形成弓形暗点或环形暗点。弓形暗点再继续向周边和中心发展，并与周边鼻侧压陷或阶梯融合（即弓形暗点"破出"鼻侧周边），产生陷入生理盲点的象限性大缺损，最后残留中心管状视野及颞侧视岛。

导致视野恶化的危险因素有眼压升高，青光眼杯扩大，视乳头出血，视网膜神经纤维层缺损，阳性青光眼家族史，病理性近视加重，合并有视乳头局部缺血的全身血管性并发症等。随着病情的发展，视神经纤维丧失量的逐渐增加，残余神经纤维对眼压升高的耐受性越来越差，使视野缺损恶化加速。因此，对已经出现视野缺损，特别是中晚期缺损的青光眼患者，应尽量充分降低眼压，一般应<16mmHg为宜。有人追踪观察晚期青光眼术后眼压控制程度与视野缺损发展的关系，当眼压<15mmHg时，视野可保持不变或进展不明显，而眼压>15mmHg时，视野缺损恶化比例明显增加。

七、各类青光眼视野改变

（一）急性闭角型青光眼

闭角型青光眼急性发作期由于视力下降、角膜水肿，难以测出视野的实际情况。由于在发作期多有急

性视网膜视神经缺血,发作缓解后可发现视野弥漫性压陷,周边视野比中心视野更明显。在眼压控制正常一段时间后,视野压陷可能有所恢复,取决于急性发作时眼压增高幅度和持续时间长短,以及视网膜神经纤维损害的程度。

(二)开角型青光眼

原发性开角型青光眼的病程以慢性眼压增高、视神经进行性损害为特点,其视野损害也经历一个慢性进行性发展过程。原发性开角型青光眼视野损害源于视乳头及其神经纤维损害,与神经纤维在视网膜上的走行相对应,产生特征性神经纤维束性视野缺损。早期典型表现为旁中心暗点、鼻侧阶梯形成,以后旁中心暗点扩大,融合形成弓形暗点或环形暗点,弓形暗点再与周边鼻侧压陷融合,产生象限性大缺损。

(三)慢性闭角型青光眼

慢性闭角型青光眼病程与开角型青光眼相似,视野缺损的发生发展过程也相似。

(四)正常眼压性青光眼

多数学者认为正常压性青光眼为原发性开角青光眼一种特殊类型。其视野缺损的扩展常越过黄斑区,累及中心5°范围,而原发性开角型青光眼罕见这种情况。这种青光眼的暗点多较深、边缘陡峭,多见于上方视野,视野恶化往往为突发性的。

八、青光眼视乳头损害和视野缺损的关系

青光眼性视乳头损害常伴有相应部位的视野缺损。例如,视乳头下极部盘沿有切迹、视野检查可能发现上方 Bjerrum 区暗点。因此,根据视乳头检查结果,在一定程度上,可预测视野有无缺损以及视野缺损的位置,从而给视野师提供了判断结果的佐证。即客观的视乳头检查,可给主观的视野检查提供了验证其结果是否可靠的依据。

青光眼视乳头和视网膜神经纤维层的改变在理论上应伴有相应视野缺损。然而,临床研究和病理生理研究均表明,仍然有相当数量的病例,其视乳头和神经纤维层的改变与视野的缺损存在不一致的情况。若视乳头呈正常橘红色,无青光眼杯,但有明显的视野缺损,医师则应高度怀疑视野检查结果的可靠性或考虑非青光眼性视野缺损。现在已有很多学者提出,功能损害可能在结构损害之前,尤其是功能损害早期存在明显波动时。另一方面,若有明显青光眼杯,或视网膜神经纤维丧失已达相当程度者,也需要仔细进行视野检查以了解有无缺损。若用常规视野计检查,结果仍可属正常,则有两种可能的解释:①青光眼视乳头损害出现于视野缺损之前,这一观点现已被大多数学者认同。由于相邻感受野之间彼此有一定重叠,视网膜神经节细胞可表现出一定程度的"多余功能"。在单一或散在多个神经节细胞死亡后,其功能可由周围的神经节细胞代偿而不表现出视野缺损。②目前视野检查仪器及其检查方法尚不够敏感。

此外,有明显青光眼杯但无视野缺损,在眼压增高的患者中已有报道,很多患者被归为高眼压症或生理性大视杯。这是因为青光眼杯是由于组织液及神经胶质丧失或神经纤维丧失所致尚不明确,而且杯的进展也常出现在视野缺损发展前。因此,怀疑为早期青光眼的患者,应强调作细致的视乳头检查,并精确的记录,以早期发现青光眼。

Drance 等观察到青光眼患者视乳头可发生裂隙样出血,有时可见青光眼杯继而向视乳头出血区扩大,相应部位出现视野缺损或原有视野缺损恶化。

对某些同时患有某种眼底病(如年龄相关性黄斑变性、眼底出血)的患者,眼底病变本身也可影响视力和视野检查结果,此时对视乳头的评价尤为重要。然而,在晚期青光眼,盘沿极度变薄,这种晚期青光眼杯的进一步变化很难被察觉,此时视野检查对病情的监测更有价值。

九、眼压控制后视野改变

自从 Mackenzie(1835)发现高眼压与青光眼有关以来,青光眼一直被明确定义为一种因眼压升高引起视神经萎缩的疾病。如果眼压长期维持在一定的高度,那么几乎所有人都会发生青光眼视神经病变和视野缺损。

青光眼为一种眼压超过视神经耐受水平的疾病,这一定义解释了眼压高于统计学正常范围的患者,经过修正也适于眼压正常的青光眼患者。它根据眼压定义青光眼,同时认为个体间视神经对高眼压损害的敏感性不尽相同。这一压力依赖性学说构成了既往关于青光眼概念的主要基础。尽管治疗青光眼的初衷通常是企图保护视功能,然而几乎所有现有治疗方法仅旨在降低眼压。

传统观念认为,青光眼视野缺损无可逆性。但近年有研究表明,部分患者在眼压控制后,视野缺损的确有所改善,这主要见于在治疗前眼压较高的患者、年轻患者和某些同时在使用增加视神经血流供应药物的患者。

然而,对于眼压高且已有视乳头和视野损害的患者,虽然采用药物或手术治疗使眼压控制在正常范围,也只能阻止大约 2/3 患者的病情进展,其余 1/3 视乳头和视野损害仍会继续发展。因此,眼压及其降压与青

光眼病程进展与否并非绝对相关，仅仅针对眼压进行降压治疗并不能控制所有青光眼。也有可能，那些经过降眼压治疗病情仍继续发展的病例，降低眼压起到了一定减缓病变发展的作用，但这尚未得到证实。

种种临床迹象表明，眼压增高并非是青光眼的唯一致病原因。除眼压外还存在年龄、种族、近视、糖尿病、高血压卒中、周围血管病、血管痉挛、青光眼家族史，以及一些尚未被认识的情况等多种危险因素。这些非眼压因素仅仅是增加了对高眼压损害的敏感性，还是它们本身就可引起视神经和视野损害？很可能，青光眼发生是眼压因素引起，也可能是非眼压因素引起，或者是多种危险因素共同作用的结果。这些因素中，多数因素才刚开始被确定和认识。目前，青光眼的治疗多是仅针对单一危险因素即眼压的降低，只有少数研究旨在选择性治疗青光眼视神经病变。如果使用各种方法以最大程度降低眼压，但视野损害仍继续恶化，这种情况也就不足为奇了。因此，对青光眼的治疗除了降低眼压外，还应对其他可能致病因素予以重视。

青光眼眼压控制后，如果青光眼杯继续扩大，视野进一步丧失，对这种情况应仔细评估，其可能原因有：

（1）眼压控制不够低，视神经损害程度越重，其残余神经纤维对眼压的耐受性越差。对晚期病例，要求眼压比一般水平更低，以防止进一步恶化，对已有视野缺损的青光眼患者，最好能使眼压控制在16mmHg以下，晚期病例眼压应控制在14mmHg以下。

（2）眼压有昼夜波动的情况，一两次眼压检查不能发现眼压高峰值。门诊时间内眼压虽在正常范围，但在下班时间眼压可能呈病理性升高。一天中，清晨的眼压多在最高水平。因此，即使日间进行四次眼压检查，也不足以证明眼压不高，而24小时眼压波动检查对指导青光眼治疗颇有帮助。

（3）眼压测量误差：用Schiötz眼压计测眼压，仅在已知患眼的球壁硬度为正常者可以反映其真实眼压。近视眼因其球壁硬度低，Schiötz眼压计测量结果可能正常，但其校正眼压显著增高。即使采用目前相对较为可靠的Goldmann压平眼压计测量眼压，也可能存在误差。研究表明，中央角膜厚度是压平眼压测量的主要误差因素。中央角膜厚度每增加0.18mm，压平眼压测量值增高1mmHg。正常人中央角膜厚度存在相当的变异，而这种变异可使眼压值误差高达±10mmHg。因此，至少有一部分"眼压高"而视乳头、视野正常的高眼压患者是由于中央角膜较厚而被误诊的正常个体。另一方面，也有部分具有高眼压特征的原发性开角型青光眼患者可能因中央角膜较薄而被误诊为"正

常眼压性青光眼"。对于眼压控制，视野继续损害的青光眼患者应特别注意其中央角膜厚度有无变异，必要时应根据有关公式计算校正眼压。

（4）眼压虽然控制满意，但其他非眼压因素仍在损害视神经：视神经供血不足时，青光眼视野缺损也可恶化。贫血、动脉粥样硬化、颈动脉阻塞、严重外伤、溃疡病出血、颞动脉炎以及全身大量应用抗高血压药物后血压迅速下降均可引起视神经局部贫血，而加剧视野缺损。

（5）眼部滴用肾上腺素：某些患者的黄斑部病变（如囊样黄斑部水肿）可能与局部滴用肾上腺素有关，尤其在无晶状体眼。当残留的中心管状视野进行性恶化时，应考虑到此种可能性。

（6）视网膜脱离：在使用强缩瞳剂治疗青光眼患者特别是伴有高度近视眼的患者，可能并发视网膜脱离，其特征为眼压下降、视野缩小。

（7）人为因素：视野检查为主观检查，应排除人为误差。其次，瞳孔大小、晶状体透明度改变也可影响视野检查结果。因此，在追踪与比较视野改变时，应严格控制检查条件的可比性，即视野师、操作技术、照明条件、视标大小、患者合作情况等都要求一致。

第六节　青光眼视野检查结果的分析

一、概　　述

青光眼视野检查的目的是：①检测有无视野缺损。视野缺损是青光眼诊断的主要指标之一，尤其在原发性开角型青光眼，一旦发现视野缺损并伴有眼压增高或视乳头改变即可确定诊断。②监测病情的进展情况。对于青光眼患者的随访，连续视野检查结果的比较是判断病情有无进展的敏感指标。视野缺损如果稳定无变化意味治疗有效，而缺损进行性发展则是需要加强治疗的指征。

视野检查属一种主观视功能检查，检查结果受到多种因素影响，因此给视野结果的解释带来一定困难。目前尚没有一种绝对的判断标准或硬指标以评价视野，对视野结果的解释在相当程度上仍依赖于医师的临床经验和对视野检查方法学的理解。例如，某患者的受检眼中心视野鼻下方边缘处有2～3点光敏感度下降，如受检眼伴眼压高、视乳头颞上方盘沿有切迹，这样的视野改变可判断为青光眼视野缺损；然而，如受检眼无任何其他异常改变，同样的视野结果可能判断为正常，鼻下方数点光敏感度下降可能被考虑为矫正镜框或受检者鼻梁的影响。如果临床检查发现晶状

体混浊或有视网膜病变，即使存在高眼压，只要视乳头属正常，类似的改变又可能考虑与白内障或视网膜病变有关，而不是青光眼所致。青光眼视野缺损几乎都伴有视乳头损害，若视野缺损明显而无视乳头损害，应仔细寻找其他非青光眼因素。对一个可疑的异常视野结果，根据不同的临床表现可能作出不同的解释。在临床佐证不足的情况下，推迟作结论，进行更详细地临床观察或重复视野检查更为明智。

医师的临床判断和解释固然带有一定程度的主观性，但对于本身即属主观性的视野检查结果，临床判断迄今仍是最准确的评价方法。视野检查可由计算机自动完成，但计算机并不会根据受检者的其他临床资料来解释结果，这就需要视野师或眼科医师全方位评价，尽可能给出可信而合理的视野解释和分析。

二、自动视野检查结果分析的基础知识

虽然自动视野计对大多数眼科医师来说已不再是新事物，然而以大量数据资料为特征的检查结果仍然令不少人感到困惑。面对让人眼花缭乱的数字和符号，要与既往十分熟悉的手动视野检查计所得到的等视线图联系起来，的确需要有一个再认识的过程。要正确分析和解释检查结果，有必要掌握检查结果中的基本参数及其意义。

（一）自动视野计检查结果的可靠性指标

在对视野检查结果进行分析以前，首先应明确结果的可靠性，自动视野计检查一般设计有三种"捕捉试验（catch trials）"来评价结果的可靠程度。

1. 假阳性反应或假阳性错误（false-positive errors，FP） 测量的是患者即使在未看见视标时仍然按下应答按钮的趋势。在投射型自动视野计检查过程中，可因光投射装置转动或"快门"开闭而发出声响，为避免受检者仅仅根据声响反应而并未真正看到光标，视野计不时发出类似的声响而不呈现光标，在这种"模仿呈现"时，如受检者反应，记录为一次假阳性错误。高假阳性错误率表明受检者过于紧张，则结果不可靠，有假阳性的可能（即在未看见的点上受检者仍有反应）。有一类具有欣快感的患者常常出现此类应答过度，视野显示增高的假阳性率，数据图和灰度图中都显示难以解释的高敏感度，甚至出现灰度图连生理盲点都没有的一片低灰度。

2. 假阴性反应或假阴性错误（false-negative errors，FN） 测量的是即使一个显而易见的视标出现时，患者仍未能按下应答按钮的趋势，即视野计不时在某些已证实为可见点部位呈现刺激强度更大的光标（仅呈现在阈值敏感度已经测出以及高于阈值9分贝的检测

位点上），如受检者无反应，则记录为一次假阴性错误。高假阴性错误率表明受检者注意力不集中，而结果有假阴性的可能（即在某些应该可看见点上受检者仍无反应），但假阴性率的解释因视野缺损的存在而显得复杂。青光眼患者的高FN率与患者是如何进行检测的行为无关，相反却反映出青光眼视野重复性的降低。总之，从异常视野中所出现的高FN率中很难得出什么结论，其价值很有限。

一般假阳性错误率和假阴性错误率在5%左右，若假阳性错误率和假阴性错误率超过20%，说明检查结果可靠性差。在Humphrey视野仪中还常以"假阳性应答次数或假阴性应答次数/抽查次数"的分数来记录，超过可靠性的则在其后出现"XX"标识结果不可靠（图6-111）。

3. 固视丢失（fixation losses，FL） 用以评估患者在整个检测过程中是否能稳定地盯住固视点。在检查过程中，自动视野计不时在生理盲点中央呈现高刺激强度的光标（生理盲点监测法），或者在一些设备中通过检查固视追踪记录来监测受检眼的固视情况。如光标呈现在生理盲点时受检者反应，记录一次固视丢失。高固视丢失率表明受检眼固视差。

大部分Humphrey视野计的新机型中具备的固视追踪系统能精确至1°～2°，并将从正确固视点的偏差表示为视野打印结果图下方记录的偏离图示（固视记录）。即使是经验丰富的视野检测患者也会偶尔出现固视错误，这种固视模式的检测结果通常是可靠的。如果固视记录显示在长时间的固视不良中夹杂着正确固视，那么检测结果的可靠性就有所降低。长时间固视不良的检测结果中，视野缺损将没有明确的边界，而且比实际缺损要浅得多。

Caprioli还设计了视野可靠性记分标准来评价结果是否可靠（表6-8），根据记分标准，若记分为0，说明结果可靠；记分为1～2，结果大致可靠，记分为3～5，结果可疑；记分>5，则说明结果不可靠，解释应慎重。

Octopus视野计通过计算可靠性因子（reliability factor，RF）以评价结果可靠程度，RF总和了假阳性错误率和假阴性错误率。如果RF>15，表明结果可靠性差。

（二）自动视野计检查结果显示方式

自动视野计具备一系列分析软件包，根据多中心研究的正常数据，可以直接在打印结果中输出每一个体的视野情况与正常值之间对比的分析结果（单视野分析）（图6-111），也可以输出每一个体不同次视野的随访分析结果。以Humphrey视野仪为例，标准阈值检测的结果可以多种格式之中的任一种打印出来，如

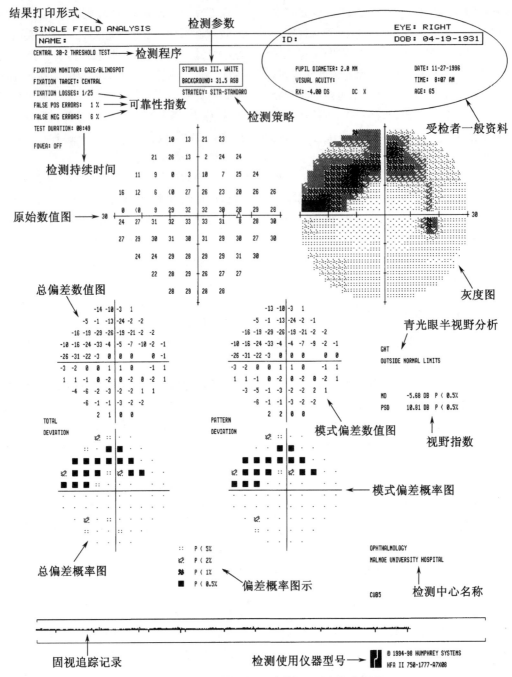

图 6-111 Humphrey 视野计单视野分析打印报告

表 6-8 视野结果可靠性记分

可靠性指标	判断标准	记分	可靠性指标	判断标准	记分
假阴性错误率	<8 次捕捉试验	0	短期波动	4.0dB	1
	≥10%, <20%	1	光标呈现总数量	>550（标准 30-2 程序或 G1 程序）	1
	≥20%, <30%	2		>400（标准 24-2 程序）	1
	≥30%	3	视野师主观评价	好	0
假阳性错误率	>8 次捕捉试验	0		一般	1
	>20%（≥8 次捕捉试验）	1		差	2
固视丢失率	>15%	1		极差	3

单视野分析图、随访系列图、青光眼进展分析图等。单视野分析只适用于单个视野的分析，而其他分析的目的是从一系列检测中寻找变化趋势。所有的这些打印结果，都会同时或分别包含以下基本结果。

1. 数字打印（numeric printout）　数字打印有三种基本形式（图 6-111，彩图 6-112，见书末彩插）：①每一个位点的单纯光敏感度数值打印（values），打印出各检查点 dB 值。dB 值是计算其他信息的原始数据，直接使用未经处理的数字性数据来分析视野，要求比一般医师对每一检测位点正常敏感度范围的知识更多。②正常值离差打印（difference-from-normal printout），在 Humphrey 称总偏差（total deviation），而 Octopus 称比较值（comparisons），打印出各检查点测得值与相应年龄正常值的差值（dB 值）。正常值离差反映弥漫性视野缺损和局限性视野缺损的总和。③期望值离差打印（difference-from-expected printout），在 Humphrey 称模式偏差（pattern deviation）。而在 Octopus 称矫正比较值（corrected comparisons），即利用少数主要检查点的阈值，根据视岛形态规律，估计其余各点的期望阈值，打印值为实际测得值与期望阈值之差。因为期望值离差已将弥漫性改变如屈光介质浑浊的普遍敏感度下降的成分减除，其主要反映有无局限性视野缺损。

在 Octopus，比较值或矫正比较值≤4dB 时，用"+"表示；>4dB，则显示具体差值。差值越大，表示缺损越深。Humphrey 则直接打印各检查点总偏差数值或模式偏差数值，正值表示高于正常敏感度，负数表示缺损。负数值越大，缺损越深。视野检查结果图常并列总偏差数值图和模式偏差数值图（Humphrey 视野计），或并列比较值和矫正比较值（Octopus 视野计）有助于对弥漫性和局限性视野缺损作出鉴别诊断（图 6-111，彩图 6-112）。可能出现三种情况：①总偏差（或比较值）和模式偏差（或矫正比较值）均显示正常，表明在统计学范畴内，视野属于正常；②总偏差（或比较值）异常，而模式偏差（或矫正比较值）正常，则表明单纯弥漫性视野损害，见于青光眼弥漫性视野损害，也可以发生于屈光间质混浊等视网膜前因素；③总偏差（或比较值）和模式偏差（或矫正比较值）均显示异常，这种情况应从相应的总偏差（或比较）概率图和模式偏差（或

矫正比较）概率图进一步对比两图视野缺损的范围和形态，如两者大致一致，提示存在单纯局限性视野缺损（彩图 6-113，见书末彩插），如总偏差（或比较值）缺损的范围明显大于模式偏差（或矫正比较值），或形态明显不一致，则说明弥漫性视野损害和局限性视野缺损同时存在（彩图 6-114，见书末彩插），局限性视野缺损主要显示模式偏差（或矫正比较值）异常。对于青光眼而言，局限性视野缺损比弥漫性敏感度下降有更大的诊断特异性。

2. 灰度图（grayscale 或 grayscale of values）　根据不同光敏感度等级，以不同灰阶显示。Humphrey 视野计中高敏感度区用浅灰度，低敏感度区用深灰度表示（图 6-111）。患者视野的灰度级表示有助于让人立即了解任何视野缺损的大小和严重程度，各灰度变量的敏感度差为 5dB（图 6-115）。新型 Octopus 采用不同颜色来表示不同等级光敏感度（见彩图 6-113）。灰度图比较直观，使有缺损的部位显而易见，但是灰度图比较粗糙，图中大部分打印点由内推法计算，有时可能产生误导，临床上常用于中晚期青光眼的判断，早期往往会导致误诊和漏诊。

3. 概率图（probability map）　概率图显示视野中某点测得值与相应正常值之间的统计学差异。视野计会将上述总偏差（或比较值）和模式偏差（矫正比较值）数值图进一步用概率图直观显示出来。在概率图中，患者低于 5%、2%、1% 和 0.5% 同年龄段正常人群的敏感度被用适当的符号标记出来，使弥漫性和局限性视野缺损的鉴别诊断更加一目了然。例如，一个 2% 的符号表示只有不到 2% 的正常人具有与此相同甚至更低的敏感度，即在正常人中该位点出现这种改变的概率不到 2%，这些符号的统计学意义显示在打印图的下方（图 6-111，彩图 6-112）。P 值越小，异常的可能性越大。

概率图的巨大意义在于它们忽略掉正常范围内的变化，而细小但有意义的、极可能被忽视的变化却能突显出来。初期的视野缺损通常在概率图中比在灰度图中能更早地反映出，而且有助于淡化常见的假性图形，例如眼睑导致的上方视野敏感度的下降，这种假性图形在灰度中往往被过分强调。值得注意的是，模

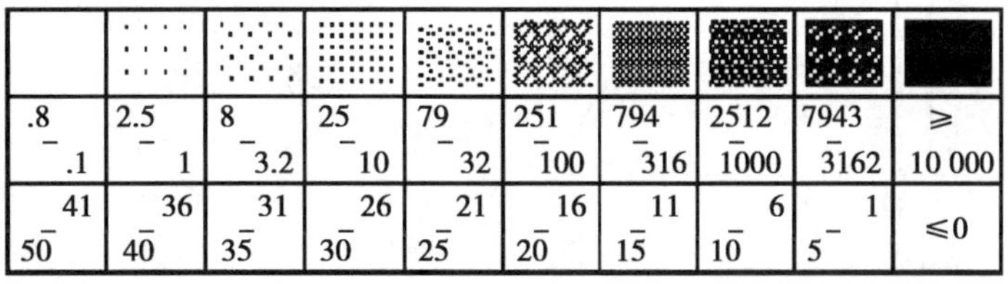

SYM											
ASB	$\frac{.8}{.1}$	$\frac{2.5}{1}$	$\frac{8}{3.2}$	$\frac{25}{10}$	$\frac{79}{32}$	$\frac{251}{100}$	$\frac{794}{316}$	$\frac{2512}{1000}$	$\frac{7943}{3162}$	≥10 000	
DB	$\frac{41}{50}$	$\frac{36}{40}$	$\frac{31}{35}$	$\frac{26}{30}$	$\frac{21}{25}$	$\frac{16}{20}$	$\frac{11}{15}$	$\frac{6}{10}$	$\frac{1}{5}$	≤0	

图 6-115　Humphrey 视野计灰度图的灰度级底纹及其对应的 asb 值和 dB 值

式偏差图中对均匀敏感度下降的校正是以总偏差图中最佳位点的敏感度为基础的。因此，如果视野缺损非常严重以至于最佳位点均为盲，那么模式偏差图将不能突出局部缺损，这种情况在灰度图也非常明显。

4. 累计缺损曲线图（Bebie curve）　为 Octopus 视野计所设计，横坐标表示所检测的位点数，纵坐标表示缺损 dB 值。图中标记了正常值上下限曲线，中间一条曲线为 90% 的正常人的正常值曲线（见彩图 6-112）。如有视野缺损，检测结果曲线下移并以红线显示。曲线下移越靠近横坐标，表示缺损越重。一条等量下移（平行于正常值曲线）的曲线说明有弥漫性视野压陷，而以坐标图右侧局部线段下移为主的曲线提示局限性视野缺损。

5. 符号图（symbols）　用不同形态的符号表示检查点可见或不可见，以及相对暗点或绝对暗点（见图 6-101，图 6-116）。符号图主要用于表达阈上值静点检查（筛查）结果，在阈值检查中，也用于显示视野缺损的概率。

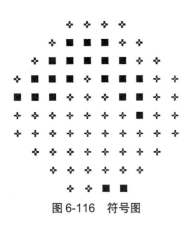

图 6-116　符号图

6. 剖面图（profile）　可从不同角度显示视岛的轮廓，将视岛以某一子午线垂直剖开，可得到视岛某一径线静态切削图。该经线上的阈值点连接起来，构成峰形的阈值曲线（图 6-117）。

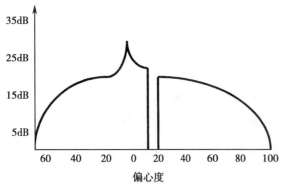

图 6-117　视岛剖面图

三、自动视野检查结果分析

（一）阈上值静点检查结果分析

1. 阴性结果　即所有检查点均能被看见。阈上值静点检查阴性结果表明在一定概率下视野属正常，但并不意味视野绝对正常。应该考虑该检查方法光标刺激强度是单一水平还是阈值相关，检查点的分布范围和间距。单一水平刺激强度光标可以检出受检区周边部暗点，但也可能漏诊中心区同一深度的暗点。同样，受检点与受检点之间的距离过大可能漏掉较小的暗点，如自动视野计常用的受检点间距为 6°，其可能漏诊 <6° 的小暗点。因此，阈上值静点检查阴性结果应从所采用方法的敏感性方面进一步估计结果属正常的概率。

2. 可疑或阳性结果　任何人在阈上值静点检查中均可能因眨眼或"走神"而未看见一点或数点，即使对所有未看见点均经再次复查，仍可能有少数点记录为"未看见"，尚无绝对标准判断这种情况属正常或异常，但可根据以下特征进行评价：①相邻数点看不见与散在数点看不见相比，前者属视野异常的可能性大。②在看不见的点上，增加光标刺激强度复查仍看不见，多为异常。③不可见点位于受检区中心部比位于周边部者意义更大。④看不见点分布于青光眼视野缺损好发部位，如 Bjerrum 区或鼻侧时有较大诊断意义。⑤多次复查，看不见点位置不变，属异常的可能性大。

（二）阈值定量检查结果分析

根据阈值定量检查结果，可从局限性缺损和弥漫性压陷两方面进行分析。

1. 局限性缺损　青光眼早期可选择性损害视神经某局部神经纤维束，而其他部位视神经纤维仍正常或相对正常时，表现为局限性视野缺损。青光眼局限性视野缺损典型出现在视野某特定区域。一般来说，青光眼局限性视野缺损的特异性较高，也较容易认识。理论上，在不超过视神经纤维总量 5% 的一束纤维丧失，就足可产生一个明显的暗点。

局限性缺损主要通过对缺损区光敏感度与其他相对正常视野区光敏感度的比较而认识：①与周围邻近点光敏感度比较。②与相对应视野区光敏感度比较，即垂直径线左右相对应点或水平径线上下相对应点比较。③与对侧眼相对应视野区光敏感度比较。④与正常值或期望值比较，一般在典型易受损部位 1 点光敏感度下降 10dB，相邻 2 点光敏感度下降 8～9dB，相邻 3 点以上的点群光敏感度下降 5～6dB 可考虑局限性缺损。单一点下降≥10dB 是不正常的，但其不如一簇点群改变有意义，因为一簇点群的改变时，各点之间可以互相印证。

在判断有无局限性视野缺损时，也应考虑短期波动这一基本因素。短期波动是一次性视野检查中光阈值出现的离散。形成短期波动的主要原因在于测定光阈值的方法，自动视野计打印出来的光阈值实际上是在光标可见率为 0%～100% 区间某点上"碰巧"被看见的某一光标，并不一定是正好可见率为 50% 的光标，因此打印值只能作为估计值。估计阈值与实际阈值之间存在一定的差距，根据短期波动值，我们可以用正态曲线下面积分布的规律来估计实际阈值范围，如某检查点测得值为 21dB，短期波动为 1.6dB，实际阈值在 21dB±2×1.6dB（17.8～24.2dB 范围）的可能性为 95%，故某检查点比周围邻近点光敏感度下降 3～4dB 可能仅仅是由于短期波动的原因，而不是异常改变。

阈上值静点检查结果的判断法则，也适用于阈值定量结果分析，如多个相邻点光敏感度下降，视野缺损的可能性大，而单一或少数散在点光敏感度下降则意义不大。此外，视野诊断应总是参考患者的其他临床资料，如上方 Bjerrum 区相邻数点光敏感度下降，伴有视乳头下方切迹和眼压增高，则无疑是青光眼视野缺损。

Caprioli 提出一套判断局限性视野缺损的标准（表 6-9），表中丢失值由测得值与正常值或邻近点阈值比较得出。

表 6-9　中心 30° 局限性视野缺损的判断标准

宽松（loose）标准	≥2 个相邻点，丢失值≥5dB
	≥1 个相邻点，丢失值≥10dB
	鼻侧水平径线上下，阈值差异≥5dB，范围≥2 个相邻点
中等（moderate）标准	≥3 个相邻点，丢失值≥5dB
	≥2 个相邻点，丢失值≥10dB
	鼻侧水平径线上下，阈值差异≥10dB，范围≥2 个相邻点
严格（strict）标准	≥4 个相邻点，丢失值≥5dB
	≥3 个相邻点，丢失值≥10dB
	鼻侧水平径线上下，阈值差异≥10dB，范围≥3 个相邻点

Humphrey 视野计的 STATPAC 策略中，根据青光眼上下方视野损害不对称的特点，比较水平中线上下相对应的点群之间的差异，以确定结果有无青光眼视野损害，称为青光眼半视野检测（Glaucoma Hemifield Test，GHT）（图 6-118）。GHT 将上、下半视野分别分成相应的五个区域，将上半视野中出现的局部缺损与下半视野中对应镜像区域的缺损进行对比，即把上半视

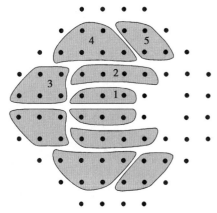

图 6-118　青光眼半视野检测

野五个区的模式偏差概率数值与相应镜像下半视野的数值作比较，具有较高的敏感性和特异性。

（1）当上半视野五个区域中的一个或更多个，其敏感度显著不同于所测下半视野对应区域时（P＜0.01），显示"正常界限外（Outside Normal Limits）"的信息。

（2）当视野中对应两个区域之间的差异超过了大多数正常人（P＜0.03），但还未达到"正常界限外"水平，这些区域就被标志为"临界（Borderline）"。

（3）当即使是最佳检测位点敏感度也低于或高于仅 0.5% 正常人群的水平时，GHT 将显示"普遍敏感度下降（General Depression）"或"异常高敏感度（Abnormally High Sensitivity）"。但是当上半视野和下半视野之间的敏感度差异大得到"正常界限外"标准时，将不再显示"普遍敏感度下降"。

（4）当未达到以上任何有意义的界限时，就显示"正常范围内（Within Normal Limits）"。

青光眼早期视野缺损主要为旁中心暗点、鼻侧阶梯，由于水平合缝上下方神经纤维在功能上相互独立，视野水平经线上下缺损度常不一致，缺损很少跨越水平合缝，早期用 GHT 进行上、下半视野对比，容易得出两者的区别。但当两者的差异＞1% 或任两簇对应位点的总体缺损度 P＞0.5% 时均统一划为"超出正常界限"，就会显得分级界限十分模糊，敏感性降低，尤其晚期青光眼的上、下半视野差异并不明显，这个问题更为突出。另外应该注意的是，GHT 的区域图形非常适于青光眼视野损害尤其是早期的诊断，但即使 GHT 分析可以分辨出大多数异常视野，它却不适用于其他疾病。

2. 弥漫性压陷　除了局限性缺损外，青光眼也可以引起弥漫性视野压陷，而且弥漫性压陷也属于一种早期青光眼视野改变。弥漫性视野压陷多见于眼压较高的病例，其导致视神经轴突弥漫性损害，并产生青光眼杯的一致性扩大，使全视网膜光敏感度弥漫性下降。

弥漫性压陷也主要通过定量比较而认识：①与正常值比较，明显的弥漫性压陷较易认识，其平均光敏感度比正常值下降 10dB 以上。但由于阈值波动性的干扰，轻度弥漫性压陷较难发现，一般 95% 的正常人平均光敏感度在正常值 ±3dB 范围内，而 99% 正常人平均光敏感度在正常值 ±4～5dB 范围内。因此，平均光敏感度下降 >5dB 可考虑弥漫性压陷，但如有其他临床体征，如青光眼视乳头改变，平均光敏感度下降 3～4dB 也可考虑弥漫性压陷。②与对侧眼比较，同一正常人双眼平均光敏感度具有相当的对称性，95% 正常人双眼平均差值仅 1dB，99% 正常人平均差值为 1.4dB。因此，在除外双眼屈光参差，单眼屈光间质混浊等因素后，双眼平均光敏感度差值 >2dB 可考虑一眼存在弥漫性压陷。由于双眼发病先后不一，或双眼视神经受累程度不一，在视野上表现为损害程度不对称。视神经视野损害程度不对称是青光眼重要特征之一。因此，根据双眼视野定量计分的比较，可能发现青光眼视野损害。③自身前后比较，慢性青光眼视神经损害多经历一个逐渐发展的过程，自身前后比较常可发现这种进展性变化。

与局限性视野缺损相比，弥漫性视野压陷的诊断相对比较困难。弥漫性压陷也可由视网膜前因素，如屈光间质混浊、瞳孔缩小、未矫正的屈光不正等引起。虽然轻度弥漫性视野压陷与正常视野有较大重叠，医师不应过分强调弥漫性压陷的非特异性，而应该仔细寻找其原因。如果弥漫性压陷不能用视网膜前因素解释，则应考虑存在弥漫性视神经损害。在双眼损害程度不对称性青光眼，如弥漫性压陷出现在眼压较高一眼，视盘损害较明显一眼，或伴有相对性传入性瞳孔障碍一眼，均有助于明确诊断。

（三）利用综合视野指数判断

计算机自动视野计的优点之一是阈值定量，数字化表达，因此通过视野指数的计算和分析，可判断视野正常与否，异常视野属弥漫性还是局限性。Humphrey 视野计打印视野指数及其 P 值，显示正常人出现这种变化的概率。Octopus 视野计则打印出各视野指数正常值范围。常用的视野指数有：

1. 平均光敏感度（mean sensitivity，MS） MS 为受检区各检查点光敏感度的算术平均数，该指标反映视网膜平均光敏感度，现已不常用。MS 对弥散性视野受损较敏感，在局限性视野缺损时变化较小。

2. 平均缺损（mean defect，MD） MD 为受检眼光敏感度与同年龄正常人光敏感度之差的均数。各种视野缺损均可使 MD 增高，但 MD 在反映弥漫性视野缺损方面更为敏感，其受局限性视野缺损的影响相对较小，正常人 MD 为 0±2dB。视网膜节细胞弥漫性丧失，MD 即可增高，节细胞丧失 20% 时，MD 可增加 5dB 左右。

要注意的是，虽然 Octopus 和 Humphrey 都以 MD 作为弥漫性视野缺损的指数，但是 Octopus 的 MD 为平均缺损，MD 值增高表示缺损；而 Humphrey 的 MD 为平均偏差（mean deviation），是总偏差数值的加权平均值，其为负数，负数值越大，缺损越重，并以 P 值显示异常的概率。

3. 缺损变异（loss variance，LV）和矫正缺损变异（corrected loss variance，CLV） LV 和 CLV 反映视野的空间性离散，是 Octopus 采用的局限性缺损指标。CLV 已用短期波动值矫正，故不受时间离散的影响。LV 和 CLV 减去了 MD 值，因此突出了局限性缺损。正常人或有弥漫性视野压陷者，LV 为 0～6dB，CLV 为 0～4dB，而在各种局限性视野缺损（如旁中心暗点、鼻侧阶梯、局限性压陷），LV 和 CLV 值增加。

4. 模式标准差（Pattern Standard Deviation，PSD）和矫正模式标准差（Corrected Pattern Standard Deviation，CPSD） 两者都是反映由局部视野缺损所引起的视野不规则性，是 Humphrey 视野计所采用的指标。PSD 表示检测患者视岛的形态与同年龄正常参考视岛相差的程度，PSD 低表示视岛坡度平缓，PSD 高则表示视野中有局限性缺损或变异。CPSD 表示患者视岛总的形态和同年龄正常视岛形态究竟相差多少。PSD/CPSD 与 LV/CLV 的意义相同，同时这两个指标还在其后以 P 值显示异常的概率。现在，CPSD 在新型的 Humphrey 视野检测报告中已不再常规出现。

根据 MD 和 LV（CLV）或 PSD（CPSD）的关系，可以大致判断视野缺损的类型（表 6-10）。

5. 短期波动（short-term fluctuation，SF） SF 为一

表 6-10 MD 和 PSD(CPSD)/LV(CLV)的关系

MD		PSD（CPSD）/LV（CLV）	意义
Humphrey-MD	Octopus-MD		
正常	正常	增高	局限性视野缺损
负值增高	正值增高	正常	弥漫性视野缺损
负值增高	正值增高	增高	弥漫性视野缺损＋局限性视野缺损

次性视野检查光阈值出现的时间性离散。短期波动主要提供三个信息：①结果是否可靠。②根据短期波动值，可估计实际阈值范围。③青光眼早期可表现 SF 增高。局部光阈值离散增加可能是该部位即将出现视野缺损的先兆。在视网膜神经节细胞受损早期，细胞并未死亡，仅表现为一定程度的功能紊乱；此外，部分节细胞丧失后，剩余节细胞负担加重出现"疲劳"，也可能表现为局部光阈值不稳定。因此 SF 增加可能是一种早期青光眼视野损害指征，特别是当假性反应率正常，视野结果可靠，SF 的增高更有意义。正常短期波动值为 1.5～2.5dB。

常用视野指数计算公式：

$$MS = 1/m \sum_{i=1}^{m} x(i)$$

$$MD = 1/m \sum_{i=1}^{m} z(i) \qquad z(i) = n(i) - x(i)$$

$$LV = 1/m - 1 \sum_{i=1}^{m} [z(i) - MD]^2$$

$$CLV = LV - SF^2$$

m 为检查点数；n(i) 为在 i 位点的同年龄组正常阈值；x(i) 为在 i 位点测得的阈值；SF 为短期波动。

6. 长期波动（Long Term Fluctuation，LF） 是不同时间多次视野检查出现的不一致现象，是视野定量比较的前提。

在应用视野指数作视野分析时应特别注意，统计学上的异常并不完全代表临床异常。相比，概率图和 GHT 在诊断中更为有用，因为与视野指数不同，它们还将视野缺损的位置和相互之间的定位关系考虑在内。早期视野损害的诊断不应该以视野指数为基础；实际上，当患有慢性疾病的患者在概率图或 GHT 上产生非常明显的早期视野损害时，所有的指数还常常在正常范围内。而视野指数 MD 和 PSD 所提供的附加信息的价值也许在科学研究中更大，在这些研究中它

们可被用来将研究眼分为代表疾病不同阶段的组别，有时可用于个别患者的临床随诊。总之，视野学分析诊断总是应该参考患者的其他临床资料，如眼压、视盘情况等，在一定框架范围内进行诊断。

（四）青光眼视野缺损的分级

计算机自动阈值视野检查是现代青光眼诊断、治疗、疗效评价和随访的核心。视野检查的目的在于首先要发现早期视野缺损，辅助诊断和评估病变程度，同时确定视野丢失模式以进行鉴别诊断，然后在疾病的过程中监测视野是进展、稳定还是有所改善。单纯地根据视野的缺损形态，或单纯地依赖自动视野计的视野指数来判断视野的缺损和其进展，是非常不可靠的。因此，对视野缺损程度进行分级或分期就显得十分关键。因此，研究者们纷纷提出了各种视野分级方法，以期全面地了解视野检查带给临床的有用信息。

1. 基于视野损害形态的分级方法 青光眼视野缺损的形态和发展遵循视网膜神经纤维的分布和行径，因此青光眼结构与功能损害之间、视野改变和神经纤维损伤位置间具有对应性。基于视野缺损形态的分级方法有很多种，大体上都很类似，见本章第五节第四部分（青光眼的视野缺损分期），这些方法可直观地反映青光眼损害发展的特征性变化，如与视野定量分析方法结合，可反映神经纤维层受损的位置和程度。此类方法在临床进行个体评估时简单实用，但无法对多次视野或多个患者以及不同研究间大样本进行标准化的具有可比性的分析。

2. 半定量的视野分级方法 自动视野计静态阈值检测问世后，有学者将视野缺损形态与视野参数结合，开始进行视野半定量分析。Hodapp、Parrish 和 Anderson（1993）根据 Humphrey 视野计 30-2 全阈值检测程序的模式偏差概率图，将视野缺损分为 3 级，这就是经典的 H-P-A 法（表 6-11）。这一方法以两个条件为标准：①视野缺损程度，即模式偏差概率图中缺损位点的数

表 6-11 H-P-A 视野分级方法

诊断为青光眼性视野缺损的最低标准：
　①两次视野检查 GHT 均为"超出正常界限"；
　②或连续两次视野检查中青光眼视野缺损的典型部位出现≥3 个非边缘区缺损位点，模式偏差图上缺损位点 P＜5%，且其中 1 点 P＜1%；
　③或连续两次视野的 CPSD＜5%；

具体分级	MD 值	模式偏差图		中心 5°范围内位点改变
		缺损度 P＜5%	缺损度 P＜1%	
早期缺损	＜-6dB	＜18 点	＜10 点	光敏度均≥15dB
中度缺损	＜-12dB	＜37 点	＜20 点	光敏度均＞0dB，仅一个半视野中有光敏度＜-15dB 的位点
严重缺损	＜＜-12dB	≥37 点	≥20 点	至少一个位点光敏度＜0dB，两个半视野均有位点光敏度＜-15dB

量及平均缺损（Mean Deviation，MD）作为标准。②缺损位点与固视点的距离。H-P-A法定义了诊断为青光眼性视野缺损的最低标准，在决定何时进行青光眼治疗以及如何进行治疗方面作用显著。但此系统要求对每个视野都进行精确分析，耗时费力，因此多用于回顾分析。Mills（2006）在H-P-A法基础上曾提出改良的6级分级方法，但也存在未考虑临床因素，未考虑缺损形态和位点等欠缺而依然不理想。

Brusini等（1996）根据Humphrey视野计的24-2/30-2程序，或Octopus视野计的G1/G1X/G2程序，提出新的青光眼分级系统（Glaucoma Staging System，GSS）（图6-160）。以MD为横轴，CPSD为纵轴，用曲线将视野缺损分为6级，两斜线分为3组。上方区域是以MD降低为主的弥漫性视野缺损，下方则是以PSD增加为主的局限性缺损，中间区域为混合性缺损。GSS将视野缺损的严重程度考虑在内，对视野进行快速分级，在评估视野结构缺损及监测视野进展方面也有一定作用。后来（2006），又发布了改进版GSS-2（Enhanced Glaucoma Staging System，eGSS）（图6-119），GSS-2经过计算重新得出视野分级曲线，0-1期间新增"临界期"，还增加了PSD、LV两个参考值。GSS与GSS-2仅利用平均缺损（Mean Deviation，MD）、矫正模式标准差（Corrected Pattern Standard Deviation，CPSD）等数值即可在图表中得出一个坐标点，从而快速、准确地对视野进行分级；该系统将视野缺损形式分为弥漫性、局限性及混合性，临床工作中可以此对视野做出很方便的初步分析。

在Humphrey视野仪中的STATPAC统计软件包中，Hejil等（1987）曾设计了用五组数字描述视野缺损形态的盒形图（box plot summaries）（图6-120），曲线顶部及底部的点分别代表MD最大及最小值，箱体部

分两端代表MD四分位数，中线代表中位数。根据箱线图的位置、形态及尾部信息，将视野缺损分为三种：①弥漫性视野缺损：盒体形态未发生改变，但位于图表偏下方。②局限性视野缺损：盒体位于正常位置，但出现较长的尾部。③混合性视野缺损：盒体位于图表下方，出现较长的尾部且/或盒体下限增长。Shin等（1991）根据盒形图数据把视野缺损分为5级，使盒形图也能简便地进行视野量化分级。盒形图虽比较客观、标准，但应用并不简便，耗时较多；它并未提供视野缺损的位置和形态，导致不同的缺损会被划为同一级；且其仅能用于Humphrey视野计，使用时需要额外打印一张检查结果，这些都限制了它的应用。Octopus视野计内置的智能盒形图程序（Intelligent Box Plot）可自动对MD、丢失方差（Loss Variance，LV）和矫正丢失方差（Corrected Loss Variance，CLV）值进行分析，得出视野缺损分级水平指示图（Defect Level Indicator），将视野缺损分为5级：正常视野（Norm）、边缘期、早期（Level 1）、中期（Level 2）及晚期视野缺损（Level 3），有类似的功效。

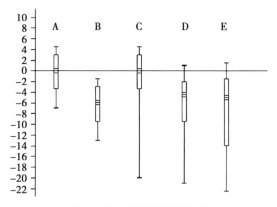

图6-120 视野盒形图分析

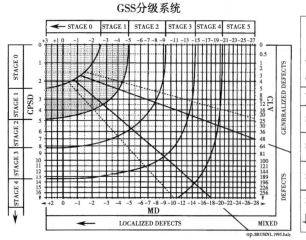

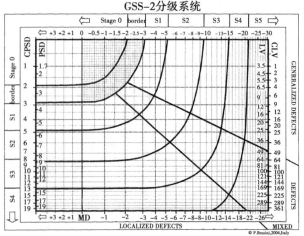

图6-119 GSS与GSS-2分级系统

Humprey 视野计的统计软件包里还有著名的青光眼半视野检测（Glaucoma Hemifield Test，GHT），这在前面已经有详细的叙述。GHT 易发现损伤较轻的局限性缺损，主要用于检测青光眼早期视野异常，但其并未将青光眼早期可能出现的轻度弥漫性敏感度下降考虑在内；GHT 并未完全区分局限性与混合性视野缺损，它们均被划为"超出正常界限"，其分析结果缺乏一定精准性。

3. 定量的视野分级方法　自动视野计在结果中都会显示平均缺损参数如 MD，以及局部缺损参数如 LV/CLV 或 PSD/CPSD 等，很多研究者即把这些参数综合起来，根据差分指数、乘积指数等方法，从数值大小及改变以期判断视野的分级及是否恶化，但这些方法并未将视野缺损程度同缺损形式结合起来，其评分准确性值得考虑。在几个大型多中心临床研究中，采用考虑了视野参数、缺损形态及位点等因素的定量视野分级法，对于定量分析视野有了新的认识。

进展期青光眼干预研究（Advanced Glaucoma Intervention Study，AGIS）的青光眼视野分级（1994），是基于 Humphrey 视野计 24-2 阈值检测程序下总偏差图中的正常阈值缺损深度和数量，提出了 AGIS 评分（图 6-121），评分 0（正常）～20（最差）（表 6-12）。周边位点变异较大，而中央位点较小，周边位点至少降低 9dB 才有意义，而旁中央区降低 5dB 即有意义。在这个评分标准中，每个半视野最高评分为 9 再加上、下 2 个鼻侧区域，共 20 分，分为 5 级：0 分 = 正常视野，1～5 分 = 轻微视野缺损，6～11 分 = 中等视野缺损，12～17 分 = 严重视野缺损，18～20 分 = 绝对期视野缺损。AGIS 评分用来评估和监测青光眼患者病情变化的准确性得到认同，但由于计算的复杂性，对初学者来说仍然困难且耗时，在日常的青光眼随机临床诊断中并不适用。

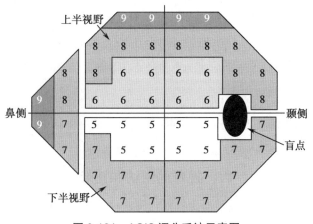

图 6-121　AGIS 评分系统示意图

表 6-12　AGIS 评分方法

AGIS 评分范围从 0～20 分（1 簇指至少 3 个相邻位点）：
鼻侧 6 个位点中至少 1 簇缺损位点构成鼻侧缺损，位点可跨越水平中线；
鼻侧区域水平中线上方或下方有 1 个以上缺损位点，而中线对侧区域没有缺损，构成鼻侧阶梯；
半侧视野出现 1 簇缺损位点形成半视野缺损，上 / 下半视野中存在至少 1 簇缺损；
缺损位点具体评分：
①鼻侧缺损或鼻侧阶梯，加 1 分；鼻侧区域 6 个位点中的 4 个及以上阈值降低 >12dB，再加 1 分。
②半视野缺损中有 3～5 个缺损位点，加 1 分；6～12 个位点，加 2 分；13～20 个位点，加 3 分；若多于 20 个位点，加 4 分。
③若半侧视野中缺损位点一半及以上阈值降低 ≥28dB，加 5 分；≥24dB，加 4 分；≥20dB，加 3 分；≥16dB，加 2 分；≥12dB，加 1 分；每个半侧视野最多加 5 分。
④半侧视野没有 1 簇缺损位点，但包括至少 2 个相邻位点，且其中 1 点阈值降低 >12dB，加 1 分。

青光眼治疗初始合作研究（Collaborative Initial Glaucoma Treatment Study，CIGTS）应用了与 AGIS 类似的方法（1999）。在 Humphrey 视野计总偏差概率图上，根据缺损位点的 P 值进行评分，$P < 5\%$ 的位点计为 1 分，$P < 2\%$ 为 2 分；$P < 1\%$ 为 3 分；$P < 0.5\%$ 为 4 分；若仅有一个单独的缺损位点，其相邻位点中没有 2 个以上缺损位点（$P < 5\%$），则计为 0 分。该方法根据视野的全部 52 个点计算分数，从 0 分至 208 分，然后把所得分数分别除 10.4，即得出 0 分（无视野缺损）至 20 分（所有位点都有缺损）。CIGTS 可用于视野随访，与 2 次基线视野平均值相比，连续 3 次随访检查中恶化 ≥3 分则判定为视野进展。

最近，圣保罗大学的研究中心提出了圣保罗大学青光眼视野分析系统（The University of Sao Paulo Glaucoma Visual Field Staging System，USP-GVFSS），利用 Humphrey 视野计的视野指数、半视野缺损、缺损位点是否在中心 5° 范围内及其与生理盲点的位置关系进行分级。此方法将视野缺损形态和严重程度均考虑在内，增加了临床实用性，若视野缺损涉及两个半视野，即使其余评估条件相同，其诊断及治疗措施也与仅一个半视野缺损的患者不同。但该方法并未给出视野缺损的明确分级，加之其记录结果的特殊性，给视野评估带来一定难度。

综合起来，Aulhorn & Karmeyer 分级仅靠形态学判断，缺乏对缺损程度等的分析；GHT 的"超出正常界限"分级太模糊；H-P-A 法仅靠 MD 即判定为严重视野缺损，缺乏对缺损类型、位置等因素的考虑；AGIS、CIGTS 分级较准确，但计算繁琐、费时；GSS-2 则较快速、准确分析出视野缺损的程度、类型，适用于临床视野评估。而理想的视野缺损分级方法应该是标准化、客观、可重复、简单易用，可同时用于临床分析和科研，能应用于所有视野计，能提供视野缺损的形态、类型、位置和深度等特征，与结构性损伤有高度一致性，能监测随访中视野的微小改变，能做成软件用于日常临床工作。青光眼疾病进程十分复杂，而视野又是一项主观性很强的功能检查，目前存在的这些方法还称不上绝对的标准化的分级分期方法，使用者一定要结合多方面因素来权衡和考虑。

四、手动视野计检查结果分析

（一）可靠性评价

对于手动视野计检查结果的分析，同样应首先评价其可靠性。手动视野计检查的可靠性取决于受检者对视野检查的理解程度，在检查中的合作情况以及视野师的技能。在检查过程中，视野师可根据受检眼的固视情况及受检者的反映情况评价结果的可信程度，因此，解释手动视野计检查结果的最佳人选应是视野师本人。

（二）结果分析

1. 阴性结果　一般表示视野正常，但是应该注意有无假阴性结果。由于方法学上的误差，手动视野计检查可能出现假阴性结果。主要误差有：①所采用的检查方法不适用于受检者病种。②阈上值静点检查点间距过大，未检出小暗点。③单一水平刺激强度光标，未能发现受检区较中心部位的暗点。④测定等视线时，邻近两点间距过大，遗漏局限性压陷。⑤受检眼固视差。

2. 阳性结果　手动视野计检查阳性结果主要表现为暗点和等视线压陷。

（1）暗点：视野结果上的暗点表明在缺损部位二次以上阈上值静点未看见，且经动态检查（测绘暗点边界）所证实，因此，一旦出现暗点即可考虑为异常视野。一般说，较大、较深位于受检区中心部的暗点意义较大，而较小、较浅位于受检区周边部的暗点意义较小。有时所有阈上值静点受检者均应答"看见"，但某些敏感的受检者会告诉你在视野某个区域光标显得特别暗淡，这往往提示浅暗点的存在，此时你应该选用刺激强度略小的光标再次做等视线和阈上值静点检查来证实有无暗点。

（2）等视线压陷：判断等视线局限性压陷主要根据等视线的轮廓变化。正常等视线为比较光滑的圆弧形，局限性压陷表现为某一段等视线与相邻等视线相比出现内陷。由于等视线的位置也受到光标移动速度、受检者的反应时间等因素影响，局部等视线压陷必须经重复检查证实，一般局限性压陷标准为 >10°～15°，而且同一部位多条等视线压陷比单一等视线压陷更有意义。

局部等视线压陷因视路受损部位不同而表现为不同形态，在神经纤维束性视野缺损，局限性压陷尖端总是指向生理盲点或有向生理盲点发展的趋势，而视交叉或视交叉后损害偏盲性压陷则趋于向固视点发展。有时上睑下垂可造成上方周边等视线压陷，而眼镜边框可造成周边部等视线的压陷，避免这种假性视野缺损的办法是检查上方周边等视线时嘱受检者睁大眼睛或暂时用胶布条提高上睑，尽量用细金属边框或无框眼镜或矫正镜片，甚至角膜接触镜。

判断弥漫性等视线压陷（视野向心性缩小）的依据与判断弥漫性光敏感度下降一样，即以受检眼等视线与同年龄正常人，与对侧眼或自身前后相应等视线比较而作出结论。一般在青光眼弥漫性视野压陷，各等视线缩小的次序为先中心后周边，故早期压陷多首先表现在中心等视线。在判断弥漫性等视线压陷时，也应排除屈光间质混浊、瞳孔过小等视网膜前因素。一般局部等视线压陷比弥漫性等视线压陷更具特异性，即等视线的轮廓改变比等视线的大小变化更有诊断价值。

五、一般分析步骤

1. 方法学背景　何种视野计？手动还是自动检查？何种方法或程序？检查范围？检查点数及间距？阈上值静点检查是单一水平或是阈值相关？检查时受检眼的瞳孔直径？是否用矫正镜？

2. 可靠性评价　根据固视丢失率，假阳性、假阴性反应率，短期波动值，或根据受检者的合作情况等方面评价结果的可靠性。

3. 判断视野属正常或异常　根据定量比较（与正常值比较，与期望值比较，与对侧眼比较，同一眼与相对应点比较），以及视野指数等指标判断视野正常与否。

4. 缺损性质描述　如为异常视野，进一步描述缺损种类、部位、形态、深度及大小，是否双眼性，是否对称。

5. 综合评价　参考患者其他临床资料，如眼压、视乳头情况等作出视野诊断，并与过去的视野结果比较，判断有无进展。

六、视野的随访和比较

青光眼以慢性进行性视神经视野损害为特点，是最适合用视野检查来判断其病情进展的一类眼病。理论上,青光眼的视野缺损自然进展率为 0.23 单位 / 个 / 年。也就是说,一个青光眼患者的视野缺损由早期发展到晚期大概需要 30 年。很多研究计算得出,如果抗青光眼治疗有效,青光眼患者的视野缺损进展可以减少至少 20%。这就需要青光眼医师根据患者定期随访的视野结果和其他临床资料,及时察觉病情的进展,采取必要的干预措施,以延缓疾病的发展。同样,过度的治疗也会产生不必要的副作用和风险,所以,随访还要注意评估相应的视野进展的速率和当下的治疗是否威胁到患者的生存质量。

眼科医师多已熟知青光眼视野的各期表现,但青光眼的视野变异性很大。即使检测时间间隔很短,同一眼单个检测位点的阈值在不同次的检查中可以不同。在发生确切新的缺损之前,诸如此类不断增加的局部波动十分特异。判断青光眼的视野进展往往需要至少 3 次以上的检查结果,只依靠一次视野结果可能会造成患者终生的遗憾。另外,伴随青光眼的视野缺损,生理性的、年龄相关性的神经纤维缺损导致的视野改变也在发生,这样,病理性与生理性的视野改变会叠加在一起。如果把年龄对正常视野的影响也考虑进去,将使青光眼视野缺损进展模式的研究变得更为复杂。

在多次规律的视野随访分析中,经过对比更容易发现视野的异常改变。幸运的是,大多数青光眼的视野进展相对缓慢,使医师能充满信心地帮助患者在发现可能变化之前找到它们。在青光眼的诊治工作中,对视野的定期随访和比较有助于医师掌握病情的进展情况。视野的追踪复查应注意两个关键问题:①区分是真正视野变化和还是正常波动。②视野变化是否与青光眼的进展有关。但是,视野检查作为一种物理学检测,其结果常会受到许多主观因素的影响,可重复性又相对较差,因此进一步深入的视野分析,尤其在随访中如何把握视野的转归,已成为大多数眼科医师棘手的问题,这需要眼科医师扎实的理论基础和长期的经验积累。

(一)基线的建立

视野的基线尤为重要,这是随访比较的基础。一般选择最早的两个检测,即全阈值检测和 SITA 标准或快速程序中的一个,但首次视野检查并不一定是最佳的基线。由于学习效应的不同,第二次检查与第一次结果之间可能出现较大差异。如果两次检查结果相似,这两次结果即可作为基线;如果两次检查结果差异较大,则应该在近期内做第三次甚至更多次检查,直到与第二次结果相仿,才是日后复查较好的基线。如果基线初定是全阈值检测,而后来进行了三次以上

的 SITA 程序检测,则应尽快将基线转为 SITA 程序。另外,在进行了手术等治疗或该眼受伤后应重新定位基线,有学习效应的检测结果也应移除。

在间隔数周内的两次或多次检查结果也可合并取均值建立一个档案(master file)基线。

(二)随访方法

为使结果有更好的可比性,随访检查必须保证受检条件一致,最好采用相同的方法,如同一视野计、同一程序和策略、相同的视野计背景照明和光标刺激强度、相同瞳孔大小和相同矫正镜片等。

在此要强调的是,在计算机自动视野计上,如果输入资料前后不一致,计算机往往默认为不同的受检者。所以每次输入患者基本资料时,务必要输入和以前的检测相同的资料,比如相同拼写的名字和出生年月日,或者找出该视野计中储存的原资料,在相同的视野号下检查。这样除了具有可比性外,还可方便地利用视野计的统计学软件调出所有的视野系列,并进行比较分析、回归分析和进展分析等,而且计算机可选择快速阈值策略自动在基线基础上检测,快速发现问题所在。

若复查结果与基线比较有所变化,不论是恶化还是好转,应短期内再次复查视野予以证实,一般不能只靠两次检查结果的比较就判断视野恶化或好转,依靠可重复性的结果才能作出正确的结论。

在选择检测策略时,快速阈值策略可用较短时间完成复查,该策略根据受检眼过去的档案基线,在各检查点平均阈值的基础上加 2dB 进行检查。如果受检者反应,可判断视野无恶化。如果受检眼未看见某点,则计算机会自动对该点进行阈值定量检查。快速阈值策略主要适用于视野损害不太重且较稳定的受检者,对于视野损害进展较快的患者,则以选用与原始基线检查方法相同的阈值程序为好,其可能发现更轻微的变化。

随访检查间隔时间的长短取决于患者病情发展的速度。如对于眼压基本控制,病情进展较慢青光眼患者,一般可半年复查一次视野,而对于眼压控制不满意,病情发展较快或有并发症的患者,则需要在短期内进行密集的随访,以掌握病情的变化。

(三)判断视野进展的基础

视野检查是一种物理学测验。作为一种主观检查,视野检查结果受到诸多因素的影响,可重复性相对较差,给随访视野和判断视野有无进展带来相当的困难,这项工作甚至比视野诊断更困难。

判断视野缺损有无进展的基本方法是比较。复查结果与基线阈值进行点对点比较即可揭示变化,然而

问题并非这么简单，视野变化至少有三个起源：生理波动效应、检测误差、疾病进展或好转。

生理波动包括短期波动和长期波动，短期波动也是一种检测误差，而长期波动则使不同时间视野检查结果不一致。

视野检查的可重复性是视野定量比较的基础，但这种可重复性受到长期波动的影响。由于视觉系统在不同时间中应激性有一定轻微差异，因此不同时间所测定的光阈值有一定离散，即长期波动。正常人长期波动值为2～3dB，它在正常视野和异常视野中均存在。在做自身前后比较时，平均光敏感度较前下降>3dB才可考虑视野损害进展，该标准也适用于判断视野的逆转。自身前后比较的另一前提是每次检查必须保证受检条件一致。根据一系列视野检查结果来判断较为可靠，而单凭两次结果比较则可靠性低。此外，学习效应也是视野非真实变化的原因之一。在青光眼的患者中，光敏感度的长期波动和短期波动都会在视野中明显增加，干扰视野师发现真正的改变。

鉴于以上原因，只有当视野变化量超过生理波动量，才能判断是疾病进展导致的视野恶化还是疾病好转引起的视野改善。明显进展较易认识，但轻微进展则较难判断，需要一定数量的检查点发生变化；或变化程度达到一定量，而且这种变化具有可重复性才可判断视野进展。因此，从这种生理波动中甄别出真正的青光眼视野缺损或进展，成了一项复杂的任务，需要建立一个具有一定敏感性和一定特异性的判断标准。一个好的判断标准不但应根据变化的程度（量），还应参考变化的部位（离心度）、基线阈值、视野平均敏感度以及基线是来源于一次还是多次视野检查全面考虑和进行判断。

与正常视野相比，异常视野的短期波动和长期波动均明显增高。与正常视野比较，已有青光眼视野缺损的患者，特别是中晚期视野缺损者，长期波动的增高可达3～4倍。而且在敏感度降低的点上，波动更明显，因此判断异常点有无进一步恶化更加困难。例如，某点从26dB降至19dB（下降7dB），另一点从10dB降至3dB（同样下降7dB），可能前者的要有意义得多，而后者则不一定有意义。实际上，敏感度小于15dB的点，即使下降10dB也可能属生理性波动。对于局限性的缺损，那些独立存在的位点的dB值改变即使再大，也不如成簇位点出现的dB值改变有意义。

视野恶化主要表现有三：暗点加深、暗点扩大、在过去正常视野区出现新暗点。因此，在做视野随访时，应特别注意对原暗点的定量检查和探测有无新暗点。视野进展方式又有二：①渐进性发展，表现为一系列复查结果随时间增长而逐渐变化。②突发性进展，表现为相对较长的稳定期和短暂的发作性恶化交替出现。对前一种情况应定期复查视野，而后一种情况则应在恶化期增加复查频率。

（四）判断方法

那么，如何从数次视野检测中甄别出真正的视野进展呢？即使是一个有丰富临床经验的医师也不敢100%作出决断。目前，用来判断青光眼视野进展的方法有很多种，以自动视野计为检查基础的方法主要有四种：临床评估系统、线性趋势外推法、逐点线性回归分析，以及青光眼进展分析等四类。这些方法都有自己的优势和不足，而且每一种方法都有使用的特定条件；同时，也没有一种方法是完美的、能够完全清楚地评判出视野的进展。目前，最理想的判断青光眼视野缺损进展的方法，应该是合理地运用各种方法，并联合临床其他观测指标，来综合分析并评判视野的改变。

1. 临床评估 根据检查时间先后按次序将患者一系列视野检查结果平铺于桌面，直观而主观地比较和评价各次检查结果，比较灰度图的密度变化，dB值的增减，总偏差和模式偏差等等。综合评价视野总体发展趋势、变化的程度和变化的性质。可由多个视野师或青光眼医师完全主观地分析，施行双盲法评估视野的缺损。但是，这种方法的随意性，以及每一个视野师分析能力和选择分级标准的差异，决定了其结果极差的可重复性。从一个视野师到另一个视野师所使用的判别标准的差异较大。

以Humphrey视野计为例，临床评估时除了对比每一次单视野结果，还可以方便地使用随访系列图（overview printout）。此图中，不仅能给出单视野的重要信息，还有序排列出所有检查结果的原始阈值数值图、灰度图、总偏差和模式偏差概率图，还有可靠性和视野指数等指标，更容易理解和直观分析（图6-122）。用这种方法，可以很直观地观察到缺损的范围和深度，以及随着随访时间的推移，其发生的直观改变，同时还可以识别出早期的学习效应对视野检测的影响。但应该注意尽量采用相同的检测策略，比如将原来的全阈值策略改变成SITA标准策略，视野检测的结果就会出现因检测策略改变而带来的微小改善，这可能会掩盖中央区一个微小而又实际恶化了的视野改变。

2. 利用分析软件比较 计算机自动视野计为视野随访提供了很方便的统计分析软件。采用计算机视野计中的比较（compare）程序，如STATPAC2（Humphrey视野计）、DELTA（Octopus视野计）软件，可以将复查结果与过去的基线自动进行"点对点"比较，通过统计分析得出进展分析结果。

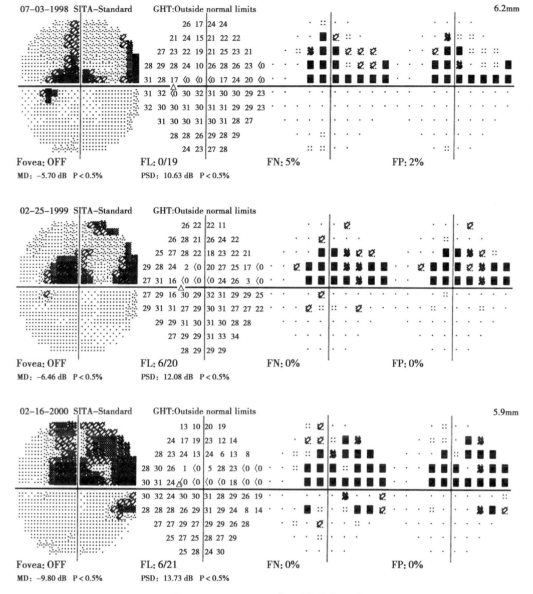

图 6-122 Humphrey 视野计随访系列图

以 Humphrey 视野计为例,只要有足够数量的具有可比性的视野随访系列结果,除了上面说的随访系列图和青光眼半视野分析(GHT)外,视野计还可以提供青光眼改变概率分析(glaucoma change probability plots,GCP)、盒形图(box plot summaries)以及附带的 MD- 时间图和 PSD- 时间图的改变分析(change analysis),还有最新的 HFAⅡ-i Humphrey® 青光眼进展分析(glaucoma progression analysis,GPA)等等。

(1)青光眼改变概率分析和线性回归分析:通过两种线性回归分析(Linear regression)方法,可获得两种分析结果:①在视野的不同检测位点进行线性回归分析,形成青光眼改变概率分析(Glaucoma Change Probability Plots,GCP)。每个位点得出不同的发展斜率,斜率为负(P＜0.05),相应位点表现出来明显而持续的阈值降低,具有统计学意义;斜率为正(P＜0.05),可能是具有学习效应的检测结果。每一个回归斜率的趋势和统计学意义会用不同的标识来标记,如"▲"标识"恶化","△"标识"好转",而"X"标识"超出数据库范围",从而突出那些有明显缺损的位点,并且可以判断相邻位点之间的缺损关系,视野计还会对视野中心区的位点给予更多的加权分析。虽然 GCP 的光芒现在已被最新 GPA 所掩盖,但多年来已被成功地应用在 NIH 资助的早期青光眼研究中以确定视野损害的进展。②基于一系列视野检测结果的线性回归分析,获得盒形图(box plot summaries),以及附带的 SF- 时间图、MD- 时间图、PSD- 时间图和 CPSD- 时间图的改变分析(change analysis)(图 6-123)。见本章半定量分级方法的阐述。

对视野缺失速度超过 1dB/ 年（周边缺失 2dB/ 年）的视野结果进行分析，在预测和早期发现视野缺损的能力上，两种回归具有同样的效果，对中心视野缺损的判断具有较高的一致性，而对于变异性较大的周边部视野缺损的判断一致性较差。两者之间的差别在对青光眼视野恶化方式的判断上，GCP 分析对早期突然的、阶梯式的进展十分敏感，而线性回归分析更能充分利用所有检测结果，对逐渐而持续的进展更敏感。

（2）青光眼进展分析软件：2003 年，Carl Zeiss Meditec 公布了这一 HFA II-i 最新的升级产品，青光眼进展分析软件（glaucoma progression analysis，GPA）。该软件建立在北美、欧洲、亚洲的早期青光眼诊断试验（Early Manifest Glaucoma Trial，EMGT）的数据基础之上的。通过分析一系列的 III 号白色视标的全阈值策略（可作

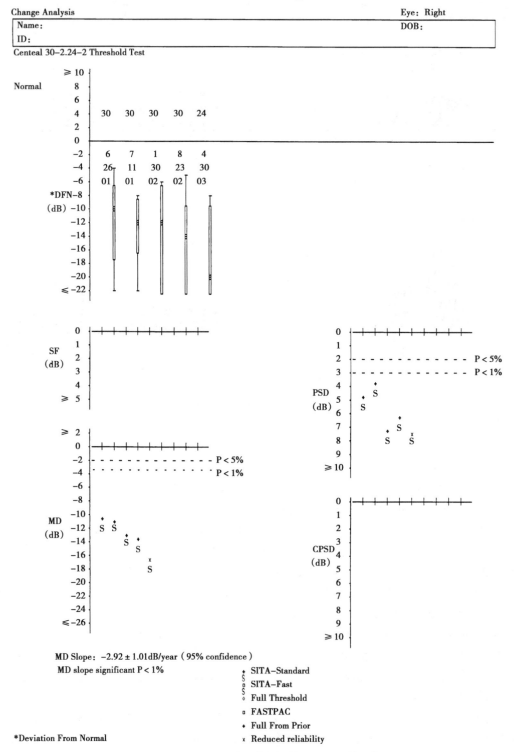

图 6-123　Humphrey 视野计多次视野检测结果线性回归分析图

为基线）、SITA 标准及快速策略（可作为随访）的视野检测，校正了由于眼部屈光介质或其他因素诸如白内障对视野的影响，在各阶段检测与基线检测的对比中，帮助视野师发现任何大于临床上典型变异的视野改变，弥补了视野检测惯有的多变性。

1）一代 GPA：早期的 GPA 用简单三角形标示符、警示语（GPA Alert™）以及进展速率斜率图（Rate of Progression Plot）来表示这些具有可重复性的视野持续改变，有利于视野师在打印结果中的青光眼进展分析图（Progression Analysis Plot）准确识别或排除受检者的典型的进行性进展（图 6-124）。

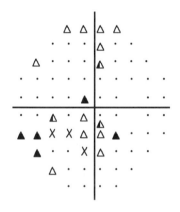

Likely Progression

See GPA printout for complete analysis

Baseline Exams:
11-27-1997   12-15-1998

Previous Follow-up Exams:
04-18-2001   04-18-2002

△ P < 5% Deterioration
▲ P < 5%（2 consecutive）
▲ P < 5%（3+consecutive）
X Out of Range

图 6-124　Humphrey 视野计 GPA 青光眼进展分析标识图

通过随访总偏差和模式偏差的检测，在进展分析图中的不同位点给出以下标识。一个"△"白色三角（Open Triangles）显示该点与基线相比至少出现了一次进展性改变（P < 0.05），在病情稳定的患者中，散在的白色三角并不少见。"▲"半黑三角（Half Triangles）表示在两次随访中，同一位点和基线比较，阈值连续下降（P < 0.05）；"▲"全黑三角（Full Triangles）显示在三次随访中，同一位点和基线比较，阈值连续下降（P < 0.05）。"X"则表示基线视野损害较大，如 MD 超过了 20dB，无法进行评估。

进展分析图中又通过统计分析，在每一个检测下

方给出是否进展的明确而简洁的 GPA 警示语（GPA Alert™）：在两个连续检测中出现的三个或以上的位点有显著性改变，称作"可能的进展（Possible Progression）"；在三个或更多检测中出现的三个或以上的位点有显著性改变，可称作"极可能的进展（Likely Progression）"；改变无统计学意义者，称为"没有可检测到的进展（No Progression Detected）"。

进展速率斜率图：比较各检测结果的平均变异（MD）的斜率（Slope），可显示视野损害进展的速度，这也反映在打印结果中。

2）二代 GPA：最新的 GPA 称为指导性进展分析（Guided Progression Analysis），在原来的 GPA 分析基础上，通过事件分析（Event Analysis）和趋势分析（Trend Analysis）来识别和定量青光眼的视野进展（图 6-125）。

两种分析的目标有所不同。事件分析就是一代 GPA 的部分，要确定视野中是否存在有统计学意义的恶化。而趋势分析的目的在于评估进展速率以及此速率下患者视觉功能的走势。其在一代的基础之上，除了关注 MD 的线性回归，以及 PSD 外，提出了全新的视野指数（Visual Field Index，VFI），也称为 GPI（Glaucoma Progression Index，GPI），以百分数表示，取值范围为 0～100%。趋势分析通过 VFI 随年龄变化的斜率图，可以推算未来 5 年内损害的可能趋势，简单而直观（图 6-126）。VFI 这一新的参数相比 MD 而言，受屈光介质的影响要明显小得多，而且考虑了中央区视野损害的更多权重。

举例说明，如果患者 VFI 斜率过大，说明视野进展速度快，如果不采取干预措施，还未等到生命的结束可能已经没有视功能；而如果 VFI 斜率小，说明视野进展缓慢甚至趋于稳定，即使现在眼压未到经验性目标眼压理论值，在患者的生命过程中也足以保证有效的生活视力，尤其是年长者，在现阶段完全没有必要强行再进一步改变用药方案甚至施行手术，给患者带来不必要的风险和麻烦。就这一点，趋势分析给眼科医师带来了较为简便而明确的分析方向，对临床工作作出了巨大贡献。当然，如果患者危险因素增加，或出现了其他并发症等，视野基线就需要重新确定，VFI 的斜率和进展趋势也会相应改变，医师也需要重新评估，即使帮患者做出积极地治疗方案调整。

（五）判断标准

目前尚无公认的判断视野恶化或好转的标准，但以下指标有助于青光眼视野恶化的判断：①出现新缺损。②缺损进一步加深≥10dB。③暗点扩大范围≥3个相邻点，丢失值≥5dB。④视野恶化伴随视乳头相对应改变，如青光眼杯扩大、出现新切迹等。当然，最后

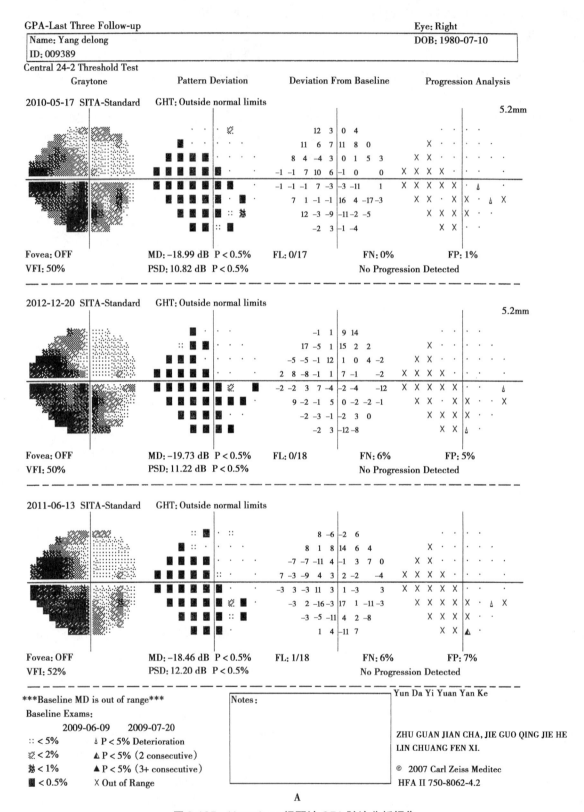

图 6-125 Humphrey 视野计 GPA 随访分析报告

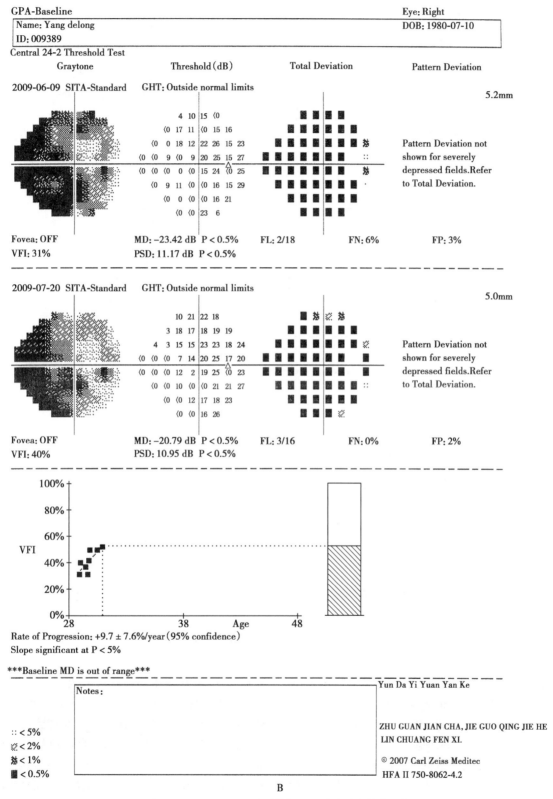

图 6-125　Humphrey 视野计 GPA 随访分析报告（续）

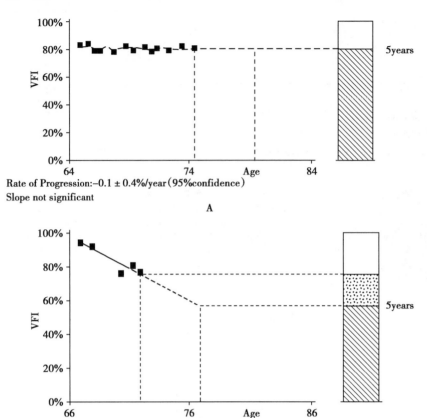

Rate of Progression:-0.1 ± 0.4%/year（95%confidence）
Slope not significant

A

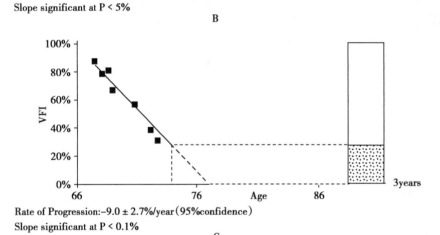

Rate of Progression:-3.7 ± 2.7%/year（95%confidence）
Slope significant at P < 5%

B

Rate of Progression:-9.0 ± 2.7%/year（95%confidence）
Slope significant at P < 0.1%

C

图 6-126　GPA 分析中的 VFI 趋势分析

结论仍需结合基线 dB 值的高低加以考虑。一个基线敏感度为正常的点下降 5dB 即可能有意义，而基线敏感度本身已有异常的点（如基线 dB 值为 10～15dB）再下降 8～10dB 可能仅仅是生理波动。

　　总之，在青光眼的随访中，一定是将视野和患者其他情况密切联系来指导临床诊疗。不论在青光眼的哪一期，尤其是疑似青光眼时，出现视野的恶化，均预示着应该采取相应的对策了，比如最关键的降眼压，在治疗过程中我们又可以不断地随访来调整治疗方案。如果新出现的暗点更靠近中心注视点，那么更需

要尽快处理，但眼压的骤降很可能会危及中心视力，这十分需要临床医师的关注。又比如晚期青光眼，视野已经缩到了中心 5°～10°，患眼可能无法承受手术的打击，但假如方法得当，术后可以使其中心 5°内甚至其附近位点的光敏感度明显提高，较好地保存患者的中心视力，维持仅有的视觉质量，提高患者的生活质量。这就要求我们仔细地分析视野随访结果中这些残余位点的光敏感度。在治疗随访中，经过多次视野检查，如果结果趋于平稳，说明患者的眼压水平已经降到满意的目标眼压，即使此时的眼压不在临床经验

的低值, 甚至高于正态分布的正常值, 该青光眼患者也达到了个体化治疗的目的。在进一步的治疗中, 通过定期随访来稳定它们或再调整。

(陈晓明 袁援生 马 嘉)

主要参考文献

1. 陈晓明, 吴振中, 蒋幼芹. 追踪观察青光眼 Bjerrum 区光阈值改变的临床意义. 中华眼科杂志, 1992, 28: 153.

2. 陈晓明, 吴振中, 蒋幼芹. 青光眼最早期视野缺损的特点及其频率分布. 中华眼科杂志, 1992, 28: 206.

3. 陈晓明, 吴振中, 蒋幼芹. 青光眼视野缺损发生的危险因素——多因素 Logistic 回归分析. 中华眼科杂志, 1991, 27: 331.

4. 陈晓明, 吴振中, 蒋幼芹. 早期青光眼视野改变及视乳头改变与视野缺损的关系. 中华眼科杂志, 1987, 23: 7.

5. 袁援生, 陈晓明. 现代临床视野检测. 北京: 人民卫生出版社, 1999, 1-60.

6. 袁援生, 马嘉, 张慧. Humphrey 视野检测分析原则. 第 3 版. 北京: 人民卫生出版社, 2005, 4-72.

7. 马嘉, 袁援生. 如何面对视野检查的随访分析. 眼科. 2007, 16 (1): 9-11.

8. 李美玉. 青光眼学. 北京: 人民卫生出版社, 2004, 183-260.

9. Heijl A, Patella VM, Eengtsson B. The Field Analyser Primer: Effective Perimetry (the 4th edition). Carl Zeiss Meditec, Inc. 2012.

10. Brusini P, Johnson CA. Staging functional damage in glaucoma: review of different classification methods. Surv Ophthalmol. 2007, 52: 156-79.

11. Heijl A, Bengtsson B, Chauhan BC, et al. A comparison of visual field progression criteria of 3 major glaucoma trials in early manifest glaucoma trial patients. Ophthalmology. 2008, 115: 1557-65.

12. Ng M, Sample PA, Pascual JP, et al. Comparison of Visual Field Severity Classification Systems for Glaucoma. J Glaucoma. 2011, 29: 1-11.

13. Chen Xiaoming, Wu Zhengzhong, Jiang Youyin. Automatic perimetry in detecting early glaucomatous visual field defects. Chiese Medical Journal. 1992, 105: 298.

14. Chen Xiaoming. How to recognize early glaucomatous visual field loss. In: Yuan Jia-Qin, Arthur Lim Siew Ming. The frontier of ophthalmology in the 21st century. Tianjin: Tianjin Science and Technology Press. 2001, 534-40.

15. Sample PA, Bosworth CF, Weinreb RN. Short-wavelength automated perimetry and motion automated perimetry in patients with glaucoma. Arch Ophthalmol. 1997, 115: 1129.

16. Johnson GA, Adams AJ, Casson EJ, Brandt JD. Progression of early glaucomatous visual field loss as detected by Blue-on-yellow and standard white-on-white automated perimetry. Arch Ophthalmol. 1993, 111: 651.

17. Johnson CA. Standardizing the measurement of visual fields for clinical research. Ophthalmology. 1996, 103: 186.

18. Heijl A. visual field changes in early glaucoma and how to recognize them. Surv Ophthalmol. 1989, 33 (supply): 403.

19. Seamone C, LeBlance R, Rubillowicz M, et al. The value of indices in the central and peripheral visual field for the detection of glaucoma. Am J Ophthalmol. 1988, 106: 80.

20. Brubaker RF. Delayed functional loss in glaucoma. Am J Ophthalmol. 1996, 121: 473.

21. Stewart WC, Chauhan BC. Newer visual function test in the evaluation of glaucoma. Surv Ophthalmol. 1995, 40: 119.

22. Delgado MF, Nguyen NT, Cox TA, et al. Automated perimetry: a report by the American Academy of Ophthalmology. Ophthalmology. 2002, 109: 2362.

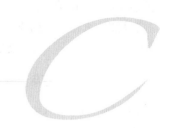

第九章
青光眼的心理物理学及电生理改变

应用于青光眼视功能损害评价的主观视功能检查方法，除视野外，尚有色觉分辨力和对比敏感度。许多研究表明，青光眼早期可选择性损害蓝 - 黄视觉，这些改变可发生在视野缺损以前，色觉障碍与视野缺损程度相关。青光眼患者的对比敏感度也有改变，早期表现为高频部分的空间对比敏感度下降，部分为低频空间对比敏感度下降，晚期为全频率下降。时间对比敏感度在青光眼早期为中频段损害明显。对比敏感度改变也可出现在视野缺损以前。但是，青光眼早期的色觉和对比敏感度改变与正常人有重叠，特异性不高。

视觉电生理检查也应用于青光眼视功能的检测，由于青光眼是一种损害视网膜神经节细胞及视神经的疾病，所以主要是视觉诱发电位检查，尤其是图形视觉诱发电位，其典型青光眼性改变为潜伏期延长和振幅降低。多数研究认为，图形视觉诱发电位对视神经损害非常敏感，部分没有视野改变的原发性开角型青光眼或高眼压症患者，可检测出异常的图形视觉诱发电位，但也部分已有明显视野缺损的原发性开角型青光眼患者其图形视觉诱发电位仍然正常。有学者提出应用大方格、快转换率和小刺激野的刺激或分象限刺激方法可提高其敏感性。研究表明，起源于视网膜神经节细胞的图形视网膜电图比图形视觉诱发电位更敏感。

心理物理学检查已进入临床应用，这些实验在青光眼诊断和处理中的地位尚未确定。与一些组织病理研究结合起来，心理物理学检查已经使我们更加理解了青光眼是怎样影响视功能。视觉诱发电位能检测青光眼患者是否有视神经损害及其受损的程度和范围。许多研究表明，这种方法是可行而且敏感的，对其波型的分析是根据客观数据进行的，可避免检查者主观判断可能引起的误差。

一、心理物理学检查

过去认为，原发性开角型青光眼先侵犯周边和旁中心的视功能，直到晚期，中心视功能才受侵，这是基于仅用 Snellen 视力表来测定中心视力。这种方法只能测定在接近最大对比度下的分辨力，而忽略了对日常视功能很重要的其他参数，如色觉、察觉低对比度物体的能力等。Quigley 等指出，在用 Goldmann 动态视野计或 Snellen 视力表可测出青光眼损害以前，已有 50% 的视神经纤维丢失。随着青光眼的进展，整个视神经的神经纤维密度下降，而仅能测出的功能改变只是周边视野缺损。这些组织病理研究表明，青光眼神经纤维损害有两种方式：①局限性：在视乳头的上下极。②弥漫性：侵及所有的神经纤维。

临床上青光眼性局限性损害可表现为视乳头垂直椭圆形凹陷、盘沿切迹或视网膜神经纤维层楔形缺损。其功能性改变为视野的弓形暗点。弥漫性青光眼性损害表现为视乳头凹陷呈同心性扩大和神经纤维层普遍变薄。弥漫性神经纤维丢失在功能方面与动态视野检查的向心性收缩和静态阈值视野检查的阈值普遍低下相关联。当神经纤维弥漫丢失时，黄斑功能受侵的机会将增多。青光眼侵犯黄斑部的证据来自对瞳孔功能、心理物理学试验和电生理检查的研究。传入瞳孔障碍是对视网膜内层和黄斑功能的视神经不对称性损害的指标，不仅出现在单侧性或不对称性视神经病，也发生于单侧性或不对称性青光眼。在不对称性凹陷甚至大凹陷侧尚无视野缺损时，也曾观察到有传入性瞳孔障碍。Thompson 等报告瞳孔障碍与总的视野丢失相关联。这些瞳孔改变强有力地说明，与中心视功能有关的神经纤维在青光眼的早期即受侵犯。近来有关色觉和对比敏感度的检查支持此假说。

1. 色觉（color vision） 色觉检查主要是针对中心凹的功能。传递颜色信息的神经通路可能与传递光觉者不同，但二者最终均通过神经节细胞层。色觉的形成需要视网膜的高度完整性，在一些视网膜和视神经疾病的早期即受侵犯。青光眼直接损害神经节细胞及其轴索，因此色觉易受损害。

青光眼可有色觉障碍。绝大多数研究认为，在青光眼发病过程中，蓝 - 黄色觉比红 - 绿色觉易受侵犯而且更严重。一般而言，色觉障碍与视野缺损程度相关。但是，偶尔也有视野缺损已达进展期而色觉仍正常。色觉障碍常发生于青光眼的极早期，有时在视野改变出现以前。Lakowski 等报告指出，对高眼压症患者随访 5 年，有色觉障碍的眼睛 77% 发生了视野缺损，而无色觉障碍者仅 19% 出现视野缺损。Motolko 等对双眼眼压升高、视野正常而视乳头凹陷不对称的患者，用色盲检查镜（anomaloscope）检查发现，凹陷大的眼睛中 93% 有色觉异常。Hamill 等对高眼压症患者的观察表明，色觉障碍并不经常与凹陷的程度相关。Breton 等在矫正了年龄因素的研究中以 Farnsworth-Munsell 100 Hue 检查，在可疑青光眼和原发性开角型青光眼均未能发现色觉异常与定量视野改变有明显相关。此结果与 Motolko 等的研究是矛盾的，后者以色盲检查镜检查发现色觉障碍，在区分青光眼与正常眼是很敏感的，虽然该研究未矫正年龄因素。Airaksinen 等的研究表明，青光眼的色觉障碍与弥漫性神经纤维缺损密切相关。袁援生等用 Fransworth-Munsell 100 Hue 试验检查，开角型青光眼患者 86.6% 蓝绿色分辨力下降。大多数的研究表明，在青光眼的早期色觉可受侵犯，有时甚至发生在其他视觉障碍以前，但是这种改变也常发生在正常眼，所以降低了色觉检查作为青光眼性损害指标的价值。目前，色觉障碍只能作为早期青光眼性损害的一种参考体征。

2. 对比敏感度（contrast sensitivity）　对比是两个可见区域平均照度的差别。对比敏感度是测量能够察觉两个区域照度差别的能力。假使这两个区域在空间彼此相连，察觉照度差别的能力为空间对比敏感度。如可见区域在时间上顺序出现，这种察觉照度差别的能力称为时间对比敏感度。对比阈值是能区别出间隔排列的条栅而不看成为均匀的灰色（空间对比试验）或使顺序出现的光呈闪烁光而不是稳定的光线（时间对比试验）的最小照度差。对比敏感度值是最亮和最暗条栅的照度的差值除以二者之和。频率是每度视角的条栅数或者每秒钟内的闪烁数。

屈光不正、年龄、暗适应和瞳孔大小等可影响对比敏感度。下述情况可使对比敏感度下降，如戴角膜接触镜、弱视、白内障、角膜混浊、缺氧、视神经病、青光眼、黄斑病或神经系统疾病，不同情况对对比敏感度的影响也各异。屈光间质混浊或人工的中心暗点使所有频率的对比敏感度均下降；而屈光不正、弱视、缺氧、多发硬化、其他神经病、黄斑病及大脑病变趋向于影响高频率的敏感度；某些视网膜病和青光眼使低频率的敏感度下降。

（1）青光眼的空间对比敏感度（spatial contrast sensitivity in glaucoma）：Campbell 和 Green 最早注意到青光眼者的空间对比敏感度下降，因所用方法复杂，只限于实验室研究。1978 年 Arden 设计了逐渐增加对比度的正弦光栅图片，包括六种频率（0.2、0.4、0.8、1.6、3.2 和 6.4 周 / 度，试验距离 50cm）。该试验方法简单，每眼只需数分钟。在视神经和黄斑部病变的检查中，Arden 正弦光栅图对于检测视力下降较 Snellen 视力表或视觉诱发电位敏感。

Arden 和 Gacobson 对正常眼、高眼压症和青光眼患者的研究发现，青光眼患者对比敏感度下降程度与视野缺损程度密切相关。在中等程度或进展期青光眼组与正常人很少有重叠。在青光眼患者中，较高的频率（3.2 和 6.4 周 / 度）似乎容易受侵。

有些研究者对于 Arden 光栅图在青光眼的诊断和治疗方面提出一些异议。Sokol 等用此检查，在青光眼患者与年龄相匹配的正常人之间未发现任何差别。Stamper 等发现可疑青光眼和青光眼与正常眼相比较，对比敏感度的丢失差别有显著性。但是在三组间有很大重叠。而且，高频率并不比低频率更多受累。Lundh 也报告了类似的结果。Hyvarinen 等发现，对比敏感度下降并不是因疾病而特异的，而是青光眼常伴有白内障及弱视，在作结论以前应将这些原因除外。

绝大多数研究认为，青光眼空间对比敏感度下降，而且在此病相对早期即可能发生。但是，Arden 光栅图的结果有差异，尚未证实有很大的诊断特异性。Regan 和 Neima 用另一种方法，以低对比度的 Snellen 表来查对比敏感度发现，在青光眼和高眼压症者对比敏感度下降。

黄斑病和 3 度的人工中心暗点可抑制空间对比敏感度，此证据强有力地支持用普通方法测量的空间对比敏感度很大程度是由黄斑介导的。Motolko 等用电视显示表明，在青光眼的很早期只有用中心视力测量的空间对比敏感度受侵，甚至发生在视野缺损以前。他们发现对比敏感度下降与青光眼的严重程度相关。

一些研究曾指出，对比敏感度下降的形式可能有助于鉴别白内障和其他屈光间质混浊使所有频率的对比敏感度均下降，而青光眼是高频率的下降。Ross 等提出，轻型青光眼高频的对比敏感度下降；在进展期青光眼，所有频率的对比敏感度似乎都下降。Stamper 等用 Arden 光栅图查，青光眼患者于各种频率下对比敏感度下降均无差别。

袁援生等采用静态正弦光栅（0.5～22.8 周 / 度）中心视觉对比敏感度检查仪（CSF）测定中心视力≥1.0 的原发性开角型青光 85 例 109 只眼，和高眼压症患者 18 例 32 只眼。结果为青光眼患者 94.5% 的 CSF 降低，早期以高频部分（11.4～22.8 周／度）降低（88.9%），随着病情的进展，低频部分也逐渐受累，至中晚期表现为全频降低（92.8%）；高眼压症患者亦有43.7%表现为高频降低。认为中心视觉对比敏感度检查对于早期诊断和评估青光眼患者视功能损害有辅助作用。田宁等在0.5～22.8C/D的空间频率范围内用0.5、1、3、6、11.4和22.8C/D 6个垂直静态正弦波光栅测量了31例（50只眼）开角型青光眼患者的对比敏感函数，并将其结果与视力及视野检查结果进行比较。结果表明：在视力和视野正常的患者中即可出现对比敏感度函数异常；患者对比敏感度函数改变的形态是多样的，视力正常的患眼多出现低频、中频对比敏感函数异常。视力异常者以高、中频异常较多见。由于在对比敏感度函数曲线上，不同频率区域的对比敏感度函数值可能代表视网膜不同部位的功能状态。当不同部位的神经纤维受损害时，就可能引起不同形态的对比敏感度函数改变。当病损累及黄斑区时，可引起高频区对比敏感度函数改变；病变分别累及黄斑周围区或视网膜周边部时，则分别引起中频区或低频区对比敏感度函数改变。由于青光眼患者可能出现中心或旁中心视野缺损，也可能出现周边部或全部视野的改变，因而其对比敏感度函数的改变形态也是多样的。对比敏感度函数是一种形觉功能定量检查方法，在开角型青光眼患者中其改变可以出现在视力和视野改变之前。随着病情进展，对比敏感度函数也可能进行性变化。

Richman等研究了各种视功能对青光眼患者的重要性，他们对192例各种程度视功能减退的青光眼患者作了标准的视功能评估，包括：视敏度、对比敏感度、视野、立体视、视乳头损害分级和眼压。用基于执行的全面视功能检测（comprehensive performance-basde measure of visual function）和有关视功能的残疾评估（Assesment of Disability Related to Vision, ADREV）客观检查，和国家眼科研究所（NEI）的25项视功能问卷的主观检测，经统计分析，结果是，ADREV与双眼视敏度（r＝-0.79；P＜0.001）和双眼对比敏感度（r＝0.80；P＜0.001）高度相关。单眼和双眼视野检查与进行ADREV的能力相关，但相关性减弱（P＜0.05）。结论是在预测青光眼患者日常活动的能力时，在视功能中最重要的是双眼视敏度和对比敏感度。

综上所述，尽管应用不同的方法及正常人与青光眼之间有相当的重叠，但是大多数研究表明，青光眼作为一个总体而言，确有一定程度的空间对比敏感度下降。此过程似乎是由黄斑介导的，并且至少是与青光眼损害的程度是相关的。有些研究者表明，空间对比敏感度下降出现在视野缺损以前。

（2）青光眼的时间对比敏感度（temporal contrast sensitivity in glancoma）：早在1947年Campbell和Ritter曾指出，在青光眼的旁中心视野有弥漫性闪烁敏感度下降。其后被其他作者所证实。这些研究发现，青光眼患者在30°视野以内有闪烁融合功能改变，发生在平面视野检查出现异常以前。但是所研究的患者数量少而且闪烁融合的参数也不确切。

Tyler用调制闪烁试验发现，在高眼压症和青光眼患者比对照组的时间对比敏感度下降。大多数青光眼患者在中等度频率（10～30Hz）时间对比敏感度下降，但其他频率者无改变。有研究表明，相当数量的青光眼患者，甚至是早期患者，在中央5°视野有时间对比敏感度下降。下降程度与周边视野缺损程度和视乳头凹陷的程度相关。Stamper等的研究强有力地表明，时间对比敏感度比空间对比敏感度能更好地将青光眼和正常眼区分开来。

空间和时间对比敏感度障碍的检测，对预后的意义尚不肯定，需要长期随访的研究。确定对比敏感度在青光眼诊断及处理中的地位仍需进行更多工作。在发现青光眼方面，色觉和对比敏感度障碍较之用自动阈值视野检查全视网膜光敏度更敏感。不论这些检查的诊断和预后价值如何，这些结果均支持中心视功能损害可发生于青光眼的早期。

（3）黄斑光敏度（macular light sensitivity）：Herman等用Octopus静态视野计测量中央8°视野内58个点，绘出黄斑光敏度详图，少数青光眼患者表现光敏度阈值下降。

心理物理学检查已从实验室进入临床应用。这些试验在青光眼诊断和处理中的地位尚未确定。但是与一些组织病理学研究结合起来，心理物理学检查已显著地增加了我们对青光眼如何影响了视功能的理解。

青光眼致视神经损害有三种方式：①选择性地损伤视乳头上下极的神经纤维。解剖上可见视乳头凹陷呈垂直椭圆形、盘沿切迹和视网膜神经纤维层楔形缺损。与此型损害相关的功能性改变为典型的弓形视野缺损。②神经纤维的弥漫性损害，解剖上为视乳头凹陷同心性扩大和神经纤维层普遍变薄。功能方面可能表现为动态视野的普遍收缩、视网膜光阈值普遍下降和中心视功能改变，如色觉障碍、对比敏感度下降、黄斑光敏度下降和传入性瞳孔障碍。这些发现也可发生于其他情况，包括年龄、白内障和屈光间质混浊。由于它们的非特异性，视乳头凹陷同心性扩大、弥漫性视网膜神经纤维层缺损和视野普遍性收缩未能像局限性改变那样被临床用来发现和处理青光眼。或许将来增强色觉和对比敏感度检查的特异性，可增加其估价弥漫性损害的诊断价值。③混合性损害，包括弥漫性和局限性两种改变。

虽然色觉和对比敏感度检查对青光眼的诊断和预后判断的特异性较差，但是它们可表明，在青光眼的早期黄斑区视功能有减退。据估计，黄斑区的神经纤维丢失达80%时，视力仍可为1.0，而用一般的视野检查法不能发现早期的功能改变。青光眼所致解剖和功能损害是极复杂的，青光眼患者的中心视功能不全比以往我们所认为的要多见。

二、电生理检查

对患者怀疑其有青光眼是基于视乳头的结构改变或者眼压升高，并用静态自动视野计（SAP）评定其有功能丢失。但SAP是一种患者的主观检查方法，而且当视野出现缺损时，已有相当数量大约25%～30%节细胞丢失。早期诊断的目的，是要发现在视野改变以前已经出现了的早期青光眼性损害，这样就可以在尚未出现不可逆性视乳头损害和视野丢失以前进行治疗。30多年以来，人们对各种视网膜电图（electroretinogram，ERG）和视觉诱发电位（visual-evoked potential，VEP）进行了研究，认为它们是有希望作为可供选择的客观检查方法的。

电生理检查是青光眼性损害的客观视功能检查方法，其中三种是最有希望的，即图像视网膜电图（pattern electroretinogram，PERG）、视网膜电图光适应的负反应（photoptic negative response of the electroretinogram，PhNR）和多焦视觉诱发电位（multifocal visual-evoked potential，mfVEP），这些可检测到静态视野计查不出的早期青光眼性损害。但是这些检查方法，目前已有的仪器只能作为静态自动视野检查的一种补充而不能取代它。多焦视觉诱发电位是这些方法中唯一可提供局部损害地形信息者。最近的研究表明，多焦视觉诱发电位反应的信号与神经节细胞丢失可能存在线性关联。对于这些检测与神经节细胞的关系尚缺乏全面的了解，仍需进行纵向和前瞻性研究。

1. 图像视网膜电图（pattern electroretinogram，PERG）　它是应用清晰成像于视网膜的黑白翻转的棋盘格刺激视网膜时，从角膜面记录到的电位反应。当反转频率相对慢时（典型的是2～6翻转/s）产生瞬态PERG，相对快时（大约16翻转/s），产生稳态PERG，瞬态PERG的成分有N35、P50和N95。N35为在翻转后35ms时的小负波，P50为在翻转后50ms时的明显正波，N95为在翻转后95ms时的较宽的负波。N95是由节细胞产生的动作电位，它可被tetrodotoxin消除，并在猴实验性青光眼及人的青光眼及其他视神经病变

中明显减小。P50不受tetrodotoxin影响，但在猴及人的青光眼减小，但程度较N95小。虽然关于P50的起源还不是很肯定，它可能是由节细胞体产生，或是由节细胞体远端的结构产生。Viswanathan等提供证据表明N95来源于视乳头的胶质细胞。他们假设这些反应实际上是胶质细胞对源于节细胞的动作电位产生的细胞外改变的反应。这种假设对于早期发现青光眼性损害有重要意义，它提示由于近视乳头部位的胶质细胞损害或节细胞损害，可致PERG的N95在疾病的早期下降。一些研究表明PERG对于早期青光眼可能是一种有用的检测方法。Bath报告了初步的但是令人鼓舞的纵向研究结果，并指出稳态PERG对早期节细胞损害更敏感。Bayer等对36例双眼视乳头异常但只有单眼SAP异常患者作了倍频视野（FDT）、短波自动视野（SWAP）及PERG检查，在SAP异常眼，三种检查均为异常，SWAP（94% sensitivity，92% selectivity）和PERG（92% sensitivity，92% sectivity）比FDT（75% sensitivity，89% selectivity）的结果较好。该研究的主要目的是比较SWAP、FDT和PERG对SAP正常眼检测出损害的能力，SWAP（accuracy of 74%）比PERG（accucy of 71%）FDT（accucy of 68%）稍好。SWAP和FDT联合的准确性增加到82%，作者建议二种检查均应该采用。Bayer和Erb发现在原发性开角型青光眼诊断以后出现SAP进展方面，SWAP和FDT较PERG略好一些。

Ventura等用PERGLA（专为青光眼设计的PERG），对200例可疑青光眼（根据视乳头异常、视野正常）和42例早期青光眼（EMG）作了稳态PERG检查。在可疑青光眼中52%有振幅、潜伏期异常和两眼间振幅和潜伏期不对称，在EMG中以上改变为62%。他们认为PERG对青光眼的发生和发展有预测作用。

Tafreshi等比较了PERG与SAP、SWAP、FDT区分青光眼和健康眼的准确性。对象为54例92只青光眼，42例83只对照眼。PERG检查用PERGLA。检查的ROC曲线下面积（area under the receiver operating characteristic curves）为：PERG的振幅为0.744（95%可信区间为0.670，0.818）；SAP的PSD为0.786（0.720，0.853）；FDT的PSD 0.818（0.758，0.879）；SWAP的PSD为0.732（0.659，0.806）。在特异性为95%时，SAP和FDT的PSD的敏感性较PERG振幅明显高；在特异性为80%时，各种检查的敏感性相似。一致性为轻度到中度。他们的结论是PERG振幅的诊断准确性与SAP和SWAP相似，比FDT较差。但是PERG的优点是客观检查。

Nortb等报告了青光眼和高眼压症早期视功能损

害的电生理改变。对 30 例开角型青光眼、23 例高眼压症患者及 28 例健康对照者作了单眼图像视网膜电图（PERG）和 L&M（长和中波长）锥细胞 PERG 和 S（短波长）锥细胞 PERG。青光眼的诊断是根据三位青光眼专家对数字视乳头立体影像的评估，用 SLO 和 OCT 检查视乳头和视网膜神经纤维层。与对照组比较高眼压症与开角型青光眼组的所有类型 PERG 的平均振幅均下降。在高眼压症组 N95 和 L&M 通道的光适应负反应（PhNR）明显下降（与对照组比较分别为 19% 和 18%）；开角型青光眼与对照组比较分别下降 30% 和 22%。）在开角型青光眼组 PERG P50-N95 是最敏感的电生理检测。用 SLO 检测的杯 - 盘面积比是最敏感的影像指标，影像与电生理指标有中等度相关关系，但是统计学无显著性。结论是以视乳头形态来分类的开角型青光眼和高眼压症，两组均有明显的电生理丢失。结构和电生理检测之间的中等度相关表明，这是评价病理过程中的不同方面；电生理检查可用于视网膜神经节细胞死亡以前的功能不良的定量检测。

PERG 和视野检查结果不一致：PERG 和视野检测视功能的不同方面，所以 PERG 和视野检查结果常是分离的，尤其是在疾病的早期。PERG 是中央部视网膜的节细胞对阈上刺激引起的电活动的直接和客观测量。PERG 是一个总体反应。视野是对中央部和更周边部视网膜区域局部对阈值刺激的主观反应，它决定于视网膜节细胞功能及视网膜后因素。视网膜后因素加重或伪装视网膜节细胞敏感性的下降。加重因素包括膝状体 / 皮质成分，因青光眼引起的传入神经阻滞，及非特异性皮质成分，因不同情况影响年龄相关的大脑而使反应下降。伪装因素包括皮质的可塑性，它有一种倾向填补由青光眼所致的传入神经阻滞引起的视野缺损。

在高眼压症、可疑青光眼于中心视野尚无视野缺损时，常出现 PERG 异常，它常是由于广泛的节细胞功能不良。Bayer 等指出 PERG 与视野的互补作用，当标准视野检查正常时，PERG 增加了 SWAP 检测原发性开角型青光眼性视神经损害的可能性。PERG 异常也可能是预测今后视野丢失的有用的指标。

当视野检查有局限性视野缺损而 PERG 检查正常时，可能是由于大部分中心部节细胞功能正常而表现为 PERG 正常。Hook 等指出，由多焦 VEP 证实有视野丢失的患者中有 30% 用瞬态 PERG 查不出视野缺损。因正常人节细胞数量差异很大，所以 PERG 振幅的范围也很大。Hook 等建议，当个体节细胞和 PERG 振幅基线高时，青光眼引起的节细胞丢失量应足以使 PERG 振幅下降到较低的耐受范围以下。

Caprioli 等提出，弥漫性和限局性视野缺损可能是由于不同机制的视神经损害所致。弥漫性视野敏感性下降是压力依赖性的，是继发于弥漫性轴索功能不良，引起视神经陷凹同心圆性扩大，盘沿均匀性变窄，其视野未出现异常而 PERG 常为异常，反映出节细胞弥漫性功能不良。而限局性视野缺损的压力依赖性较弱，这种限局性缺损是由于血管因素或限局的神经毒性因素而加快了节细胞的死亡，视野出现限局性绝对性盲点，假使大多数节细胞尚未受损，则 PERG 仍然正常。当视野正常而 PERG 不正常时，将引起我们近一步的怀疑。另一方面，当视野不正常，不需要用 PERG 来确定疾病的诊断。当视野异常而 PERG 正常时，则使我们增强信心，说明有相当大量的有功能性节细胞存在。

PERG 的假阳性改变：糖尿病性视网膜病变、帕金森病、黄斑变性、中心皮质性或后囊下白内障均可使 PERG 振幅下降。这表示 PERG 在青光眼和其他前视路病变中的应用有局限性。

（1）视网膜电图的光适应负反应（photoptic-nective response of the elctroretinogram，PhNR）：传统的 ERG 是将电极置于角膜，用均匀闪光照射全视野而记录下来的。近年来，一般认为节细胞促成全视野（Ganzfeld）ERG 的作用是很小的，但是在特殊的记录情况下，在 ERG 的正 b 波之后可记录到一个慢的负电位，它来源于节细胞，于 75ms 处达到最大。需用红色闪光选择性地刺激锥细胞，用蓝色背景光抑制杆细胞并直接记录电流以突出该慢反应。Viswanathan 等首先在猴实验性青光眼识别到此反应并称之为"光适应负反应"（phtopic negative response，PhNR）。后来他又在开角型青光眼患者中发现 PhNR 较正常人者小。Colotro 等也发现开角型青光眼患者的 PhNR 降低，但其波幅与正常人者有重叠。这些研究中患者例数较少。所有这些研究中开角型青光眼的 PhNR 波幅和对照组均有重叠。Viswanathan 等报告特异性为 90%（对照组中 10% 误分为青光眼），敏感性为 83%（青光眼组中 17% 被分到正常组）。

（2）多焦图像视网膜电图（multifocal pattern electro-retinogram，mfERG）：为了建立视网膜局部功能不良和局部视野缺损之间准确的关系，曾设计多焦 ERG，刺激视网膜小的区域（典型的是中心 48° 的 103 个小区域），以假随机顺序给 / 撤闪光引出限局空间的 ERG，它和传统的闪光 ERG 没有本质的区别，在青光眼中运用效果是失败的。为了增加多焦技术来发现青光眼所致节细胞功能不良，将刺激改为多焦图像视网膜电图。Stiefelmeyer 报告，即使在晚期绝对性盲点也未能发现与限局性视野缺损相关的限局性异常振幅。在中度和进展期青光眼 mfERG 的变化也很小。目前，在青光眼患者没有临床应用价值。

总结：PERG 是一种临床有用的工具。当 PERG 不正常时，可进一步增加对患有青光眼的可疑，可预测青光眼的发生，也可预测早期视野丢失患者的进展，甚至可根据功能不良的恢复而提供治疗有效性的信息。较早的治疗可挽救功能不良的节细胞，避免视野缺损的进展。

当 PERG 正常时并不能除外青光眼，医师应根据已有的危险因素继续保持对青光眼的可疑。在筛查青光眼时，PERG 不能取代视野，而应作为一种补充。PERG 正常可表明大多数节细胞是有功能的，但也应继续随诊；如变坏可作为进展的一种标志。

2. 视觉诱发电位（visual evoked potential, VEP）视觉诱发电位是刺激视网膜，在远离眼球的枕区所记录到的电位反应，它能直接或间接地反映视网膜、视路和视皮质的功能。按所用刺激的不同分为：

①闪光视觉诱发电位（flash visual evoked potential, FVEP），它是应用均匀的闪光刺激视网膜，经放在枕区的头皮电极所记录到的电位反应，它主要反映视路的传导和视皮质的功能。临床最早应用的视觉诱发电位是闪光视觉诱发电位，由于它的波形、潜伏期和振幅极易受刺激的物理参数和受检者的生理因素的影响，正常变异和个体间的差异较大，所以临床的实用价值受到一定限制。

②图像视觉诱发电位（pattern visual evoked potential, PVEP）：是应用清晰成像于视网膜的翻转黑白棋盘格刺激视网膜，并经枕区的头皮电极记录到的电位反应。它主要反应视觉系统形觉的功能和视路的功能。这种视觉诱发电位成分简单，潜伏期稳定，振幅较恒定，是评价视功能的一个较好的指标。视觉诱发电位检查已广泛用于各种视神经疾病的诊断。青光眼是一种神经节细胞和视神经功能发生障碍的疾病，故视觉诱发电位检测对于青光眼的早期诊断可能是一种有用的方法。由于视觉诱发电位是一种客观检查视功能的方法，比视野检查较少依赖于患者的合作，对于检测极早期的损害将有很大意义。

据报道，青光眼患者的视觉诱发电位潜伏期延长和波幅降低。视觉诱发电位潜伏期与视乳头凹陷增大和视野缺损有关联。视野缺损的大小和位置都能影响视觉诱发电位的潜伏期。Howe 等报道，有青光眼性视野缺损的 30 只眼中，16 只眼的视觉诱发电位潜伏期延长，正常眼中无一例出现异常的视觉诱发电位潜伏期。高眼压症 40 只眼中有 9 只眼有视觉诱发电位潜伏期延长。值得注意的是，在 30 只有视野缺损的青光眼中，有 14 只眼出现正常视觉诱发电位，其中许多视野缺损已明显地侵犯到黄斑部。这可能是由于视神经的未受累成分仍能将信息无延迟地传到外侧膝状体，所以潜伏期正常，或者 Goldmann 视野计检查出的绝对暗点内仍有残存的视功能，用较高照度的刺激屏幕，暗点内残存的神经节细胞仍可引出视觉诱发电位。一些高眼压症者的视觉诱发电位潜伏期异常延长，这可能是亚临床视神经损害的反映，而未被其他检查所发现。

我国葛坚等检测正常人 40 只眼，开角型青光眼 76 只眼的图形视觉诱发电位，发现后者的 P1 潜伏期明显延长。徐亮等为探索图形视觉诱发电位对原发性开角型青光眼的早期诊断价值，对 42 只正常眼及 34 只开角型青光眼进行了不同颜色（白、红、蓝）、不同图形（中格、大格及遮盖中央）的图形视觉诱发电位检查，在青光眼组与正常对照组的比较中，前者在各种刺激条件下均有 P100 潜伏期延长。在青光眼组中，各刺激条件间，图形视觉诱发电位的异常率没有显著性差异。邵慧等报道了在彩色图形刺激下青光眼和高眼压症图形视觉诱发电位的变化。用白 / 黑、红 / 黑、蓝 / 黑刺激的图形视觉诱发电位，青光眼组比正常组潜伏期明显延长，依次为 10.67ms、15.41ms、12.85ms（P<0.001）；波幅明显降低，依次减少为 1.82μV、1.62μV、2.01μV（P<0.01）。高眼压症与正常组相比，三种颜色刺激 P1 波潜伏期无明显差异，蓝 / 黑刺激波幅下降 0.99μV（P<0.05），另两种颜色刺激波幅均无显著差异。以均数 ±2SD 为 P1 波潜伏期的正常范围，青光眼组超出正常范围的百分比为白 / 黑占 20%，红 / 黑占 40%，蓝 / 黑占 36%；高眼压症组超出正常范围的百分比为白 / 黑占 3%，红 / 黑占 10%，蓝 / 黑无超出者。庞琳等采用不同亮度、对比度和不同波长的图形刺激，检查了正常组 63 只眼，可疑青光眼组 58 只眼，原发性开角型青光眼组 31 只眼和低压性青光眼组 14 只眼的图形视觉诱发电位。原发性开角型青光眼组中 51.6%、可疑青光眼组中 10.3% P1 潜伏期延长，振幅无显著差异。因正常人视觉诱发电位的波形高耸，而青光眼的波形圆钝，基底变宽，波顶变平，为定量分析波型变化，以振幅高与基底宽之比作为波形指数，开角型青光眼组中 32.3%、可疑青光眼组中 19% 该指数显著降低，而正常组中仅 1.6% 表现异常。波形指数对病理性和生理性 P1 振幅降低有鉴别意义。视觉诱发电位在青光眼的早期诊断中有较大的假阳性率。

用视觉诱发电位检测高眼压症和青光眼患者是否有视神经损害及其程度和范围，许多研究表明这种方法是可行而且敏感的,对细微损伤也可检测出来。对视觉诱发电位波形的分析是根据客观数据,可避免检查者主观判断可能引起的误差。

多焦视觉诱发电位(multifocal visual evoked potential,mfVEP):应用多焦技术,视觉诱发电位可以在视野的许多区域同时被记录到,检测 mfVEP,患者注视展示的方格图案,典型的是包括 60 个区域,这种展示与 Humphrey 视野计的 24-2 所示的视网膜区域是相同的。mfVEP 是基于 Sutter mfVEP 技术,经 Baseler,Sutter 等发展,可从视野中获得局部 VEP 反应。该技术包括传统的 VEP 记录技术,其展示为各分区的、由特殊软件控制的、独立的刺激引起单一连续的 EEG 信号,经过复杂的计算,提取每个独立区域产生的 VEP 反应。目前所用的是从视野中心 20°~25°,60 个区域同时产生的多个 VEP 反应。Baseler 等曾提出 mfVEP 临床应用是受限制的,因为正常人从相同部位所得到的反应的变异很大。后来经 Graham 和 Hood 等改进,mfVEP 开始在临床有其作用,尤其是在青光眼处理方面。

记录 mfERG 的仪器可以记录 mfVEP。最近又有 AccuMap system 是仅用于记录 mfVEP 的。mfVEP 可以检测出节细胞或视神经的限局性损害。它可提供功能性损害的地形图信息,但 PERG 和 PhNR 只能提供单一数据。充分的证据表明 mfVEP 可检测到由青光眼所致的限局性节细胞损害,在许多病例 mfVEP 客观视野丢失与主观视野检查相似。Goldberg 等发现,在 100 例有 SAP 视野缺损的青光眼患者中,97 例 mfVEP 异常,在 29 只对侧眼 SAP 正常者中,有 1/2 以上 mfVEP 异常。Fortune 等发现,在 36 例根据视乳头形态和 SAP 视野缺损诊断为青光眼者中 mfVEP 的敏感性为 97%,特异性为 90%。

Hood 和 Greenstein 基于比较 mfVEP 振幅和局部视野缺损,他们得出结论为,mfVEP 可以查出 SAP 未查到的损害,或则相反的结果。假设 SAP 查的结果是可信的,两种检查常是一致的,但并不是经常一致。他们预言 mfVEP 检测在发现、处理和研究青光眼方面是一种强有力的工具,但是不能代替 SAP。

mfVEP 在临床上可以发现在中心和离心的视野中视信号传递的小的异常并展示这些缺损的地形改变。它与 mfERG 共同可提供视路病变的客观证据。如果 mfVEP 与视野检查同时作则更为理想。

mfVEP 可以除外非器质性视功能丧失、诊断和随访视神经炎或多发性硬化、评估不可信的或有问题的视野检查结果并随访疾病的进展。结合 mfERG 可以区分视网膜外侧(视网膜节细胞以前)和节细胞和(或)视神经病变。在记录和分析 mfVEP 反应时遇到的困难较全视野 VEP 检查大,所以,目前 mfVEP 检查或分析最好由对这种技术有经验的眼科医师和电生理医师共同来作。

Wangsupadilok 等报告了用 mfVEP 检测青光眼进展的方法。将开角型青光眼 87 例分为两组,第一组 43 例在 50 天内重复作了 2 次 mfVEP;第二组 44 例,在第一次检查后至少 6 个月重复作了检查。用 60 个分区的图像翻转圆靶作单眼 mfVEP 检查。作单眼分析和两眼之间的分析,比较两次检查的数据。计算视野中在 P<5% 水平的异常检测点的总数(总分)和在一簇中的异常测试点的数目(簇的大小)。第一组的数据用来度量检查-再检查的变异性,与疾病的进展无关。第二组数据提供可能用作评估进展的测量方法。结果是第二组中两眼之间的及单眼的第一次和第二次检查结果比较中,总分的差别均有显著性(P<0.05),在簇大小方面两眼之间比较差异也有显著性。第一组中总分及簇大小差异均无显著性。结论是用多焦视觉诱发电位检测总分及簇大小的变化,可作为评估青光眼进展的一种方法。

(才 瑜)

主要参考文献

1. 袁援生,吴振中,蒋幼芹. 视觉对比敏感度诊断早期青光眼的评价. 中华眼科杂志,1989,25:84-87.

2. 田宁,吴德正,吴乐正. 开角型青光眼的对比敏感度测定. 中华眼科杂志,1990,26:6-9.

3. 庞琳,李美玉. 原发性开角型青光眼视觉诱发电位的改变及波型指数的分析. 中华眼科杂志,1992,28:282-286.

4. 才瑜,Lim BA,Chi L,等. 应用 Accumap 多焦视觉诱发电位客观视野检查法观察晶状体混浊对青光眼视野检测结果的影响. 中华眼科杂志,2006,42:972-976.

5. Richman J,Lorenzana LL,Lankaranian D,et al. Importance of visual acuity and contrast sensitivity in patients with glaucoma. Arch Ophthalmol,2010,128:1576-1582.

6. Hood DC. Objective measurement of visual function in glaucoma. Current Opinion in Ophthalmology,2003,14:78-82.

7. Bach M,Hoffmann MB. Update on the pattrn electroretinogram in glaucoma. Optometry and Vision Science,2008,85:386-395.

8. Ventura LM,Porciatti V. Pattern electroretinogram in glaucoma. Current Opinion in Ophthalmology,2006,17:196-202.

9. Tafreshi A,Racette L,Weinreb RN,et al. Pattern eletrore-

tinogram and psychophysical test of vissual function for discriminating between healthy and glaucoma eyes. AM J Ophthalmol, 2010, 149: 488-495.

10. Nortb RV, Jones AL, Drasdo N, et al. Electrophysiological evidence of early functional damage in glaucoma and ocular hypertension. Investigative Ophthalmology and Vissual Science, 2010, 51: 1216-1222.

11. Hood DC, Odel JG, Winn BJ. The multifocal visual evoked potential. J Neuro-Ophthalmol, 2003, 23: 279-289.

12. Kluwer W. The diagnostic significance of the maltifocal pattern visual evoked potential in glaucoma. Current Opinion in Ophthalmology, 1999, 10: 140-146.

13. Wangsupadilok B, Greenstein VC, Kanadani FN, et al. A method to detect progression of glaucoma using the multifocal visual evoked potential technique. Doc Ophthalmol, 2009, 118: 139-150.

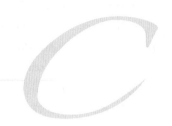

第十章
原发性青光眼

原发性青光眼是指病因机制尚未充分阐明的一类青光眼。根据眼压升高时前房角是关闭或是开放，又可分为闭角型青光眼和开角型青光眼。

原发性闭角型青光眼根据其起病的急缓程度及临床经过可分为急性闭角型青光眼和慢性闭角型青光眼，也有作者在两者之间增加亚急性闭角型青光眼的分类。但笔者以为所谓亚急性闭角型青光眼是向急性闭角型青光眼或慢性闭角型青光眼发展的一个中间阶段。一些患者通过多次亚急性发作最终发生急性发作，而一些患者通过多次反复小发作最终演变为慢性闭角型青光眼，所以仍主张根据临床表现将闭角型青光眼分为急性和慢性两种临床类型。

原发性开角型青光眼中包括眼压升高的开角型青光眼、正常眼压性青光眼和分泌过多型青光眼。另外本章中还讲述高眼压症。

第一节　原发性急性闭角型青光眼

【概述】　急性闭角型青光眼好发于 40 岁以上妇女。男女两性之比约为 1∶4。开始发病可见于 30～90 岁，40 岁以上发病者占 90% 以上，而 80% 以上的患者又集中在 41～70 岁之间。情绪激动、长时间在暗环境工作及近距离阅读、气候变化季节更替都可能导致它的急性发作。瞳孔阻滞是这类青光眼发生的主要机制，也就是说急性闭角型青光眼患者绝大部分为瞳孔阻滞型，但也有少数患者为非瞳孔阻滞型（详见本章高褶虹膜综合征部分）。

【临床表现】　根据急性闭角型青光眼的临床经过及疾病转归可将其分为临床前期、先兆期、急性发作期、缓解期、慢性期、绝对期。

1. 临床前期　从理论上讲临床前期指急性闭角型青光眼发作前，眼部尚未见任何病理损害的闭角型青光眼。但是在临床上则很难从窄房角的人群中区分出这类患者，所以临床上一般指一眼发生了急性闭角型青光眼，对侧眼和患眼一样具备发生闭角型青光眼的解剖特征，有可能发生急性闭角型青光眼，但目前尚未发生闭角型青光眼的情况。

2. 先兆期　又称前驱期，约 1/3 的急性闭角型青光眼在急性发作前往往可出现间歇性的小发作史。患者劳累或较长时间在暗环境中工作或近距离阅读后出现轻到中度眼球胀痛，一过性黑矇，经休息或睡眠后自行缓解。每次发作时眼压达中度升高，有时可出现虹视。开始时每次发作间隔时间较长，如数周到数月，以后逐渐转向频繁，最后导致急性发作。

3. 急性发作期　是急性闭角型青光眼的危重阶段。患者自觉剧烈眼痛及同侧头痛，常合并恶心、呕吐，有时可伴有发热寒战、便秘以及腹泻等症状。常见的眼部症状有：

（1）视力下降：急性发作期的视力多系急剧下降，严重者仅见眼前指数，甚至只留光感。其原因，一方面由于角膜水肿；另一方面也是重要的一面，由于高眼压引起视神经普遍性缺血。如果持续高眼压不解除，不久即可发展成失明。眼压如能迅速下降，视力可以明显改善，甚至于个别失明数周的病例，手术降压之后，还可以恢复一些有用视力。

（2）疼痛：急性闭角型青光眼引起的疼痛的程度因人而异，患者可以感觉眼部不适及眼周围胀感，严重的甚至出现眼痛和头痛。通常眼局部充血越明显，疼痛越严重。疼痛沿三叉神经分布区，也可局限于眼部或者扩展反射到前额、耳部、上颌窦及牙齿等处。如不细心检查，容易造成误诊，值得注意。

（3）眼压升高：急性发作期可突然发生眼压升高。一般均在 5.20kPa（40mmHg）以上，个别严重病例可达 13.4kPa（100mmHg）以上。对于这类病例，如不及时治疗，往往于 24～48 小时内即可失明，有人称其为暴发性青光眼。一些病情较轻的病例，由于高眼压所致的瞳孔散大，可使瞳孔阻滞解除，未经治疗，眼压可以恢复至正常或接近正常范围。多数病例经治疗后眼压可下降。

（4）充血：眼压开始升高时，不一定合并眼球表层充血。如果眼压持续升高，并超过眼内静脉压时，即发生静脉充血，开始为轻度睫状充血，继而全部结膜及巩膜充血。有时可出现轻度结膜水肿，甚至眼睑水肿。虹膜血管也会出现充盈。当发生充血之后，就可能出现房水闪辉，并开始疼痛。

（5）角膜水肿：急性发作期患者几乎全部主诉视物模糊及虹视，这是由于眼压突然升高引起角膜水肿所致。它是急性闭角型青光眼诊断指征之一。角膜水肿倾向于累及全角膜，但也有仅中央部水肿而周边部正常者。如果眼压升高至 5.20kPa（40mmHg）以上，即可出现角膜水肿。但是眼压缓慢升高者，经过数月至数年，眼压虽达 9.23～10.87kPa（70～80mmHg），仍不发生角膜水肿。另一方面，一些病例病情严重，且已持续 24 小时以上，虽经治疗使眼压下降，但角膜水肿仍继续存在，以裂隙灯显微镜作光学切面检查，可见角膜厚度增加，合并后弹力层皱褶，一般经过一次急性发作后角膜内皮数可减少 33%。经过数天甚至数周以后，角膜才逐渐透明。局部滴甘油之后，仍不易使之清晰，就是使用高渗剂也不容易改变这种角膜水肿状态。这种情况可能是房水经过受损害的内皮侵入角膜的结果。因此角膜的透明度有赖于角膜内皮细胞的恢复。

急性发作期的角膜混浊除由于角膜上皮水肿外，还由于突然眼压升高使角膜板层扩张，中断它们的光学连续。混浊角膜的作用就像一个衍射光栅（diffraction grating）将白色光线分裂成为彩虹样的颜色成分，产生典型的彩环（蓝紫绿色最近光源），也就是虹视症。任何眼屈光间质的混浊，如瞳孔区角膜面的黏液、角膜瘢痕、低压性角膜水肿、晶状体初期混浊以及各种原因引起的玻璃体混浊等，都可以出现灯光周围类似晕轮之发光，但一般说来没有颜色出现。

（6）瞳孔散大：由于眼压升高超过动脉灌注压水平时可导致瞳孔括约肌麻痹或部分括约肌萎缩，结果出现瞳孔散大，这是青光眼与虹膜睫状体炎重要鉴别点之一。瞳孔中度散大呈垂直椭圆形。瞳孔常呈固定状态，光反应及调节反应均消失。一般原发性开角型青光眼不出现这样的瞳孔改变。一些病情较轻的病例降压后瞳孔可恢复常态。眼压特别高且合并明显周边虹膜前粘连者，虽施手术或药物治疗使眼压降至正常范围，但终生瞳孔保持散大状态。

（7）虹膜萎缩：在高眼压状态下，供给虹膜的动脉可能发生局部循环障碍，结果局部缺血，以致发生节段性虹膜基质萎缩，有时上皮层也萎缩。通常发生于上方虹膜，其他部分也可出现。接近瞳孔缘之萎缩变得比较明显。另一些病例由于持续性高眼压的影响，

引起虹膜普遍缺血，虹膜也出现普通萎缩。萎缩区之虹膜表面附着尘状色素颗粒。虹膜薄甚至前后房可以贯通。这种虹膜完全萎缩区如果发生在近瞳孔缘部分，在临床上具有一定意义。它可以防止瞳孔阻滞的形成，故能防止急性闭角型青光眼的再发生，因而无须施周边虹膜切除术即可达到青光眼治愈之目的。

（8）房水闪辉：由于静脉充血，一些蛋白质溢出到房水内，导致房水闪辉，这是常见的眼部症状，但是这种闪辉通常不十分显著。晚期病例房水内可见游离色素。虹膜表面、角膜后面、晶状体前囊以及房角的小梁面均可以看到这种棕色色素沉着。如果出现严重的房水混浊，应考虑排除继发性青光眼之可能。个别严重病例可发生前房无菌性积脓。

（9）虹膜后粘连及周边虹膜前粘连：由于急性发作期晶状体前囊同虹膜接触面比较密切，再加上虹膜充血及蛋白渗出，可能会出现轻度虹膜后粘连，但不像虹膜睫状体炎那样严重。

持久周边虹膜前粘连一般不发生于开始发病后数小时之内，但也有持不同意见者，认为时间因素不是主要的，主要在于严重的充血、明显地纤维性渗出、虹膜水肿及角膜水肿等有助于周边虹膜前粘连的形成。特别是充血越严重，纤维性渗出越明显，持久性粘连的机会就越大。这一类患者在眼压下降后，房角仍然闭塞不再开放。

（10）前房角闭塞：前房角闭塞是本症重要体征之一。以房角镜检查证明周边部虹膜与小梁面相贴。若未形成周边虹膜前粘连，眼压下降后，闭塞之房角可再开放。若已形成持久周边虹膜前粘连，不仅加压后，就是眼压下降也不会变宽，焦点线无移位。当青光眼急性发作时，角膜常显示不同程度水肿，在局部麻醉下点 2～3 滴甘油后，暂时恢复角膜的透明度，有助于详细检查眼内情况。

（11）晶状体改变：严重的急性闭角型青光眼可以引起晶状体改变，在瞳孔区之晶状体前囊下可见半透明瓷白色或乳白色混浊斑点，有人描述为青光眼斑。在发病早期可表现为大片状，随着眼压下降，这种片状混浊可以出现部分再透明，结果呈点状、絮状或半球状等。典型的变化是长圆形或点状混浊，位于晶状体纤维末端。它倾向于沿晶状体纤维缝合分布，因此常呈放射状。一些病变较轻者，只出现少数散在小点，呈不规则的排列。青光眼斑的发生，被认为是高眼压下造成的营养障碍的结果。随着年龄增加，青光眼斑可被透明皮质推向深层。这些斑点混浊不出现于晶状体后皮质及被虹膜遮盖的晶状体前面。青光眼斑对急性闭角型青光眼的诊断特别是回顾性诊断有一定价值。

（12）眼底：青光眼急性发作期眼压急骤升高，可直接造成对视神经的损害，视乳头充血、水肿，视乳头周围血管出血，有时可发生视网膜中央静脉阻塞（可以是急性眼压升高造成的结果，也可以是造成急性闭角型青光眼的诱因）。急性眼压升高可造成视神经纤维及视网膜节细胞以及光感受器的损害，如果高眼压持续时间太长，将遗留下不可逆性严重损害。眼底检查可发现无明显视杯扩大性的视乳头苍白。

急性发作期视野改变可表现为非特异性的向心性或上方视野缩窄、盲点扩大、视神经纤维束损害性视野缺损、中心视野缺损等。

如果眼压得到及时控制，病情缓解后，患者视野可恢复正常，但遗留不同程度的色觉、对比敏感度损害。

4. 缓解期　急性闭角型青光眼经治疗或自然缓解后，眼压可恢复至正常范围。眼部充血，角膜水肿消退，中心视力恢复至发作前水平或略有降低，房角重新开放。这些患者房角遗留不同程度粘连性关闭，小梁网遗留较大量色素，尤其以下方房角处为甚。这时有少部分患者由于瞳孔括约肌麻痹或虹膜节段性萎缩穿孔解除瞳孔阻滞之外，大部分患者激发试验仍可激发眼压升高。急性闭角型青光眼缓解期是暂时的，如在此期及时行周边虹膜切除术，可解除瞳孔阻滞，达到预防再次急性发作的目的。

5. 慢性期　急性发作期未经及时、恰当的治疗或由于房角广泛粘连，可迁延为慢性期。急性症状没有完全缓解，眼压中度升高，角膜基本恢复透明，房角检查发现广泛粘连关闭。如果在此期得不到恰当治疗，眼底和视野则发生和慢性闭角型青光眼相似的损害。

6. 绝对期　由于急性发作期治疗延误或其他期未能得到恰当治疗，眼失明后称之为绝对期。绝对期的临床症状主要是高眼压，眼部检查除可见急性发作后的眼部体征外，晚期绝对期青光眼尚可合并角膜钙化、虹膜及小梁网纤维血管膜形成及白内障等。

【诊断要点】

（1）患者具有发生原发性闭角型青光眼的眼部解剖特征。

（2）急性眼压升高，房角关闭。

（3）单眼发病患者作对侧眼检查，发现同样具有发生原发性闭角型青光眼的眼部解剖特征。

（4）眼部检查可见上述各种急性高眼压造成的眼部损害体征。

【激发试验】　暗室试验是为原发性闭角型青光眼筛选、设计的一种激发试验。早期的设计者以患者暗室试验前后的眼压变化作为判断指标，认为眼压升高≥8mmHg者为阳性，采用这种判断方法则存在以下问题：一方面，通常只有在房角功能关闭＞1/2时眼压才会升高，如果仅根据眼压的变化标准确定试验的阳性和阴性结果，当房角功能关闭范围＜1/2时，眼压将不升高或稍微升高，则可能被判为阴性结果，增加了漏诊机会；另一方面，部分患者暗室试验后的眼压升高并非由房角关闭引起，如果单纯以眼压升高为标准，会增加假阳性结果，使诊断的特异性下降，增加误诊率，所以采用这一方法其诊断的敏感性和特异性均较低。

超声生物显微镜（ultrasound biomicroscopy，UBM）暗室试验结果以眼压升高和房角关闭为阳性判断标准，可使暗室试验的敏感性由 31.8% 提高到 68.2%，同时又避免了仅以眼压升高为标准所致的假阳性结果的产生。有学者应用前节光学相干断层成像技术（OCT）替代 UBM 进行暗室激发试验，因为前节 OCT 操作起来简单、方便、速度更快，同时它不受光照影响，并能够记录暗室条件下房角的动态变化。

【鉴别诊断】

（1）由于急性闭角型青光眼急性发作期可出现剧烈头痛及消化道症状，所以可能掩盖眼部情况而被误诊为内科或其他科疾患而延误治疗。为了避免这一情况发生，对于非眼科医师而言，掌握急性闭角型青光眼的基础知识是十分重要的。

（2）除急性闭角型青光眼外，血影细胞性青光眼，晶状体膨胀、晶状体溶解性、晶状体半脱位引起的青光眼，新生血管性青光眼，葡萄膜炎引起的继发性青光眼均可引起眼压急性升高，甚至遗留下高眼压造成的眼部损害体征。为了和上类情况进行鉴别，其中最重要的是作对侧眼的检查。对于原发性闭角型青光眼而言，双眼往往具有同样的解剖特征，如果发现对侧眼不具有同样特征，则应作进一步检查，作出鉴别诊断。

（3）本病与急性虹膜睫状体炎及急性结膜炎的鉴别诊断在一般教科书内已介绍，此处不再赘述，但必须强调提出此三种病在治疗上有相互矛盾之处。因此，错误的诊断将导致病情恶化，甚至造成失明的可能。

（4）和原发性（传统型或典型）恶性青光眼的鉴别诊断：由于原发性恶性青光眼临床表现及眼部解剖体征和本病有许多类似方面，因此很易造成误诊。另外，由于两病的处理原则不同，由于误诊可造成严重的损失，所以两者的鉴别诊断是非常重要的。恶性青光眼也具有眼前段狭小的特征，但往往和本病相比眼前段更为狭小、晶状体厚度更厚、眼轴更短、晶状体相对位置更靠前。前房变浅和本病不同，虹膜表现为和晶状体前面一致性向前隆起，最为重要的是当用缩瞳剂治疗后，病情恶化（详见恶性青光眼一节）。

【治疗】 急性闭角型青光眼治疗的目的有：①解除瞳孔阻滞。②重新开放房角。③预防视神经进一步的损害。为了达到以上目的，在急性闭角型青光眼治疗中有以下原则需要遵循：①急性闭角型青光眼属眼科急诊范围，应争分夺秒地给予恰当处理，以免造成视功能不可挽回的损失。②未经有效而适当的药物治疗前，高眼压状态下切勿匆忙施行手术。否则由于术中、术后严重并发症而带来严重后果。③眼压控制后，切忌突然停药，应逐渐减药，可先停全身用药，如高渗剂、碳酸酐酶抑制剂，以后再停局部用药，例如β受体阻滞剂。④停药后48小时以上、1/2以上房角开放、眼压恢复正常范围者，可选择周边虹膜切除术，虽然用药使高眼压下降，但不能恢复至正常范围，且功能小梁开放不到1/2者不必停药，应及时施行滤过手术。⑤对侧眼如果合并浅前房窄角者，应及早行预防性周边虹膜切除术，在未行手术之前应滴用缩瞳剂，以免激发其发作。

1. 药物治疗　药物治疗的目的是迅速控制眼压，为激光或手术治疗创造条件。

在高眼压状态下[眼压高达6.63kPa（50mmHg）以上]，瞳孔括约肌对缩瞳剂反应差，频繁使用缩瞳剂不但达不到治疗目的，反而可带来严重的副作用，例如胆碱能危象，所以应先选用高渗剂如20%甘露醇，合并糖尿病者可选用同等量异山梨醇，另外可供选用的高渗剂还有50%甘油盐水及尿素等，同时可口服碳酸酐酶抑制剂。眼局部可使用肾上腺素能受体阻滞剂或碳酸酐酶抑制剂控制眼压，在应用上述药物后，眼压降至中等水平时可开始局部使用缩瞳剂，例如不同浓度的毛果芸香碱，开始时半小时一次，使用了3～4次后改为每天四次。

一些作用强的胆碱酯酶抑制剂如氟磷酸二异丙酯（DFP）、优目缩（Humorsol）及碘磷灵（pholine iodide），可使眼局部血管扩张，甚至有引起眼压升高的危险，故禁用于本症。除了受体阻滞剂以外，其他肾上腺素降眼压药物，因为具有不同程度的散瞳作用，故对本症慎用。

眼局部炎症的控制也是十分重要的，特别是对于准备行滤过手术的患者更为重要。眼局部或全身并用糖皮质激素及吲哚美辛类药物控制眼局部炎症反应，为手术治疗创造有利条件。

除上述治疗外，还应注意辅助治疗，如果患者便秘可给予硫酸镁30g溶于60ml水中口服，既能达到通便作用又有降压作用。患者如果疼痛剧烈，可注射0.5ml吗啡，既可以止痛，又有缩瞳作用，对于开放已闭塞的房角有辅助作用。如果患者烦躁不安而失眠时，可给以苯巴比妥或氯丙嗪使其充分休息，以配合青光眼的治疗。

2. 激光虹膜周边成形术和前房穿刺术　这两种手术也可作为急性闭角型青光眼的一线治疗。

激光虹膜周边成形术避免了周边虹膜永久粘连，也能解除新鲜的周边虹膜前粘连，同时使高眼压和炎症反应对小梁网滤过功能的影响最小化。前房穿刺即刻降低眼压，也就阻止了由于急性眼压增高引起的视神经和小梁网的继发损伤，但前房穿刺不能从根本上解除瞳孔阻滞，所以建议前房穿刺后要继续应用降眼压药物直到行周边虹膜切除术为止。同时，前房穿刺术本身也为消除角膜水肿、尽快实施周边虹膜切除术创造了条件。

3. 激光虹膜周边切开术　闭角型青光眼急性发作缓解后，应尽快实施激光虹膜周边切开术。另外急性发作的对侧眼因为具有与发作眼相似的解剖和生理特征，也需要一并给予激光虹膜周边切开术，以预防发生急性发作。目前激光周边虹膜切除术有取代手术周边虹膜切除的趋势，但在以下情况仍可选择手术周边虹膜切除术：①房角关闭1/2左右，眼压在正常值上限，如果行激光周边虹膜切除术，可能由于脱落的色素加重残余房角小梁的损害，激光术后眼压升高，这种情况可选择手术周边虹膜切除术。②激光虹膜穿孔失败或激光孔反复被堵塞。③周边角膜混浊，不利于行激光周边虹膜切除术。④患者由于身体其他原因不能配合激光手术（手术方式及操作要点见手术章）。

4. 青光眼滤过性手术　对于已形成广泛周边虹膜前粘连者，房角粘连关闭超过1/2以上，特别是急性闭角型青光眼慢性期应选择滤过性手术。由于急性闭角型青光眼的特殊性例如眼前段狭小的解剖特征，所以不同于其他青光眼，其滤过术后发生浅前房甚至恶性青光眼的概率较大。另外，由于急性发作期炎症反应的影响，术后滤过泡瘢痕化的机会也较多。对于这类青光眼目前常选择的滤过手术方式为复合式小梁切除手术，即术中巩膜瓣密闭缝合、巩膜可拆除缝线技术及纤维抑制剂联合使用。

由于滤过手术和周边虹膜切除手术相比，发生并发症的概率较大，所以有一些学者提出房角关闭超过1/2达3/4、眼压超过正常范围，但局部使用降眼压药物可使眼压控制在正常范围的患者也可选择周边虹膜切除术，解除瞳孔阻滞，术后按残余青光眼处理，局部使用降眼压药物，并严密追踪观察。如果眼压控制良好可长期局部用药控制，如果眼压控制不良则考虑行房角分离或小梁切除手术。

5. 晶状体摘除联合后房型人工晶状体植入术　急

性闭角型青光眼发作患者，其瞳孔阻滞往往是导致房角关闭的主要原因，因为病程短，房角关闭也大多是黏附性的，小梁网也没有受到不可逆的损伤。这类患者在接受晶状体摘除联合后房型人工晶状体植入术后，前房显著加深，房角加宽，整个晶状体虹膜膈后移，房水流出系数增加，降眼压效果显著，术后不需要降眼压药物的辅助治疗就可以取得满意的降眼压效果。但是毕竟晶状体摘除联合后房型人工晶状体植入术是一种内眼手术，具有相应的风险性，眼科医师不能过分扩大手术的适应证，尤其对摘除透明晶状体治疗急性闭角型青光眼仍有很大的争议性，所以对于采用晶状体手术治疗急性闭角型青光眼应保持谨慎态度。

第二节　原发性慢性闭角型青光眼

【概述】 原发性慢性闭角型青光眼好发于亚洲人群，特别是东亚及东南亚地区的人。在我国，慢性闭角型青光眼占原发闭角型青光眼总数的50%以上。该病发病年龄较急性闭角型青光眼早，可早到17岁。30岁以上发病者占94%，30岁以下者占6%，男女比例约为1:1，其中双眼发病者占85.2%，单眼者占14.8%。其中有仅40%患者在发病过程中无任何症状，甚至在偶尔体检中发现严重视功能损害甚至失明，所以它是我国最常见的不可逆性致盲眼病。

慢性闭角型青光眼不同于急性闭角型青光眼。目前研究发现，慢性闭角型青光眼和急性闭角型青光眼比较，都存在共同的眼解剖特征，但其房角关闭的临床过程则不同，对治疗的反应也不同。值得注意的是，关于原发性闭角型青光眼的发病机制，笔者研究发现中国闭角型青光眼房角关闭呈多样性及多种机制共存型。西方人的闭角型青光眼发生以瞳孔阻滞为主，中国人存在虹膜附着点靠前、周边虹膜肥厚、睫状体前位等非瞳孔阻滞因素。和急性闭角型青光眼相比，慢性闭角型青光眼中央前房深度较急性闭角型青光眼略深，相对性瞳孔阻滞强度较急性闭角型青光眼小。慢性闭角型青光眼中有很大一部分病例在周边虹膜切除术解除瞳孔阻滞后，周边前房无明显加深、房角仍狭窄，散瞳或在自然状态下仍可发生房角关闭，所以提出慢性闭角型青光眼中除瞳孔阻滞型外，尚存在其他非瞳孔阻滞因素。由于慢性闭角型青光眼发病机制的复杂性，其临床经过也表现为多样性，其中约有2/3的病例有间歇性小发作病史，而1/3的病例则无任何症状。另外，它们对治疗的反应也不同，部分病例经周边虹膜切除解除瞳孔阻滞后，阻止了房角进行性关闭，而有较大部分病例采用上述治疗后仍未能控制房角进

行性关闭。

中国闭角型青光眼房角关闭呈多样性及多种机制共存型，慢性闭角型青光眼不是单纯一种类型的闭角型青光眼，它是由临床经过相同但发病机制不同的一些亚型组成。根据西方人闭角型青光眼发病机制建立的治疗模式不适合中国人群，了解疾病的发病机制可以指导临床医师对闭角型青光眼患者采用个体化的、有针对性的预防和治疗模式。

【临床表现】

1. 病史　约2/3以上的慢性闭角型青光眼者有反复发作的病史。发作时表现为或多或少的眼部不适、发作性视矇及虹视，部分病例兼有头昏或头痛。这种发作冬季比夏季要多见一些。情绪紧张、过度疲劳、长时间阅读或近距离工作、看电影、失眠及下象棋等因素常常参与发作。有些妇女在月经期前后或月经期表现出规律性的发病。

所有患者都认为经过睡眠和充分休息可以使眼压恢复正常，自觉症状消失。甚至晚期病例也有同感，但症状不能完全缓解，病程越长，睡眠对治疗的作用越小。极少数患者主诉早晨出现症状。在病程的早期，发作性眼压升高及其伴随症状，间隔数月才发作一次。在发病过程中，间隔时间越来越短，发作时间越来越长。有些病例，直至几乎每晚发作才到医院就诊。

另外，不到1/3的慢性闭角型青光眼患者却无任何自觉症状，也像原发性开角型青光眼那样，偶尔遮盖健眼，始发现患眼已失明或视力有严重障碍。对于这类患者若不详细检查前房角，往往误诊为原发性开角型青光眼。

2. 外眼及眼底情况　通常在高眼压状态下眼球局部并不充血，当眼压升高时，一般角膜是透明的，表现为或多或少的上皮性水肿。这种情况取决于眼压的高低。高眼压状态下通常瞳孔轻度散大，瞳孔光反射大部分正常，少数病例迟钝。

眼底检查可见早期视乳头完全正常，到了发展期或者晚期，则显示程度不等的视乳头凹陷及视神经萎缩。视乳头的变化取决于疾病发展的阶段。

3. 眼压变化　本症的眼压升高是发作性的。开始的发作具有明显的间隔时间，晚上仅持续数小时，在睡前达到最高峰，充分睡眠和休息后可自然缓解。随着疾病的发展，高眼压持续时间要长一些，几天才可以缓解，甚至不用药不能缓解。尚有一部分病例眼压虽超过了正常范围，但缺乏明显自觉症状，并且保持良好视力，这样给诊断上带来一定困难。早期的慢性闭角型青光眼患者在两次发作之间，测量眼压是正常的，24小时眼压差也在正常范围内，但是发展期病例

由于反复发作，虹膜根部同小梁面接触造成小梁组织损伤。另一方面，由于前房角持续闭塞，发作时间长了往往引起不同程度的周边虹膜前粘连，因而它的基压渐渐升高，在间歇期也不能恢复至正常眼压水平。

4. 前房角变化 慢性闭角型青光眼房角形态不是千篇一律的。瞳孔阻滞型慢性闭角型青光眼房角形态和急性闭角型青光眼类似，虹膜根部附着点靠后，房角隐窝深，周边虹膜中度到高度膨隆，房角狭窄，但房角在各个象限宽度有明显差异。一般上方象限房角最窄，其次为鼻侧、颞侧、下方。这类房角发生关闭总是先发生于上方房角，由上向下进行，下象限房角最后受累。房角关闭区和开放区分界清楚。粘连关闭可超过功能小梁网甚至达到 Schwalbe 线。这类房角也可表现为反复发作性功能关闭，功能关闭时由于周边虹膜和小梁网反复接触而造成小梁网功能损害。房水流畅系数下降，造成眼压升高，甚至出现视神经及视野损害，但不发生房角粘连性关闭。另外，有些患者房角表现为多个象限内不同程度的房角关闭，关闭区和开放区分界清楚，粘连关闭区相对应的周边虹膜不同程度局限性膨隆，房角镜检查加压后，膨隆区很少减轻。如果作超声生物显微镜检查多可发现该区域虹膜及睫状体有多发性囊肿存在，房角关闭和这些囊肿有关。

另外，有很大一部分慢性闭角型青光眼房角形态与上述不同，表现为虹膜根部附着点靠前、房角隐窝较浅、周边虹膜轻度或中度膨隆、周边虹膜厚并向房角处堆积。房角关闭表现为爬行性粘连，即开始粘连发生于房角最深处，以后逐渐向上达巩膜嵴、小梁网，甚至 Schwalbe 线，所以房角开放区和关闭区之间呈逐渐过渡性分界。这种房角形态的慢性闭角型青光眼多表现为无任何症状，房角关闭的机制除瞳孔阻滞外可能尚有非瞳孔阻滞因素的参与。

5. 视野改变 慢性闭角型青光眼早期如果未能得到及时有效的治疗，房角关闭进行性增加，眼压持续性增高，可造成类似原发性开角型青光眼视神经损害，出现视乳头萎缩及视杯扩大、视神经纤维丢失，并出现相应的视野损害。本症视野损害的程度和发作的次数及高眼压持续时间有关。如不及时治疗，终致失明。

【诊断及鉴别诊断】

1. 慢性闭角型青光眼的诊断要点有：

（1）具备发生闭角型青光眼的眼部解剖特征。

（2）有反复轻度至中度眼压升高的症状或无症状。

（3）房角狭窄，高眼压状态下房角关闭。

（4）进展期至晚期可见类似原发性开角型青光眼视乳头及视野损害。

（5）眼前段不存在急性高眼压造成的缺血性损害体征。

2. 鉴别诊断 其中最重要的是和窄角性开角型青光眼的鉴别诊断。高眼压下房角的检查是至关重要的，如果在高眼压状态下检查证实房角是关闭的则诊断为慢性闭角型青光眼；如果高眼压状态下房角虽然狭窄，但完全开放则为开角型青光眼。另外也可采用特殊的缩瞳试验进行鉴别（见激发试验一节）。但是对于上面提到的反复发作性房角功能关闭，造成小梁网继发性损害，但房角未发生粘连性关闭，这类慢性闭角型青光眼和窄角性开角型青光眼做出鉴别诊断有时是十分困难的。如果患者有反复发作性眼压升高病史，小梁网可见继发性损害的体征，如遗留的虹膜色素等，则做出慢性闭角型青光眼的诊断。如果上述症状及体征不明显则较难作出判断。采用明暗环境下房角检查或明暗环境下超声生物显微镜房角检查则有助于鉴别（见特殊检查一节）。

【治疗】 随着对慢性闭角型青光眼发病机制认识的加深，对慢性闭角型青光眼的处理也发生了相应的变化，即针对不同的亚型采取针对性的处理。

1. 早期病例的处理 近几年随着超声生物显微镜技术的应用，为慢性闭角型青光眼根据发病机制分类提供了手段（见概述），可对不同亚型做出分型诊断。

在无超声生物显微镜的单位也可根据慢性闭角型青光眼对治疗前后的反应以及治疗前后的前房形态、房角变化做出分型诊断。

早期瞳孔阻滞性慢性闭角型青光眼施行周边虹膜切除术后，周边前房加深、房角增宽，散瞳条件下无虹膜向房角方向堆积，对周边虹膜切除治疗反应良好，则不需作进一步处理。非瞳孔阻滞性或混合机制性所致慢性闭角型青光眼在施行周边虹膜切除术后周边前房变化不明显，甚至无变化，房角仍狭窄，散瞳条件下周边虹膜向房角方向堆积，阻塞房角。对这类病例，应再做氩激光周边虹膜成形术，使周边虹膜离开房角，增加房角宽度，避免房角进行性的关闭，并需作长期定期随访及房角检查。另外有一些病例对缩瞳剂治疗反应良好，加用缩瞳剂后房角增宽，所以也有学者主张使用低浓度毛果芸香碱，以预防房角进行性关闭。但是，毛果芸香碱会增加眼前段充血，长期使用可使瞳孔散大不良，给今后可能施行的白内障或其他内眼手术带来困难，所以笔者不推荐长期使用毛果芸香碱。另外，有一部分早期病例在行周边虹膜切除术后周边虹膜仍膨隆，并表现和晶状体前表面一致性膨隆则应考虑有晶状体阻滞的参与，这类患者使用缩瞳剂后有诱发恶性青光眼的可能,应禁用缩瞳剂。对于随访条件差的患者一般更不主张长期使用缩瞳剂预防房角进行性关闭。

2. 进展期病例的处理 分两种情况可选择不同的治疗方式:

(1)房角关闭在 1/2～3/4,眼压在 2.67～4.03kPa(20～30mmHg),眼局部加用抗青光眼药物后,眼压可控制在正常范围,可选择施行周边虹膜切除术并根据前述原则联合或不联合虹膜成形术,阻止房角进行性关闭,但可能遗留一定的永久性眼压水平偏高的残余青光眼。对于残余性青光眼可长期局部使用 β 受体阻滞剂或碳酸酐酶抑制剂等降眼压药物控制眼压,并作长期随访,如果用药后眼压仍不能完全控制,视功能进行性损害,可考虑施行滤过性手术。

(2)房角关闭 1/2 以上,眼压在 4.01kPa(30mmHg)以上,眼局部加用各类抗青光眼药物后眼压不能控制在正常范围,可选择滤过性手术治疗。

3. 晚期病例的处理 晚期慢性闭角型青光眼房角完全关闭,用药后眼压不能控制,必须施行滤过性手术。

【高褶虹膜构形和高褶虹膜综合征】

1. 高褶虹膜综合征(plateau iris syndrome) 高褶虹膜综合征指的是一类较少见的非瞳孔阻滞性闭角型青光眼,多见于女性,发病年龄较瞳孔阻滞性闭角型青光眼年轻(多在 30～50 岁)。这类青光眼患者中央前房通常不是很浅,周边虹膜平坦,在房角入口处周边虹膜陡然向后转折(呈屈膝状转折),形成一狭窄的房角结构。如果以房角隐窝为基准,整个虹膜形态呈地理学描述的高坪地貌形态故取名为 plateau iris。国内学者结合这类青光眼的特征,将其译为高褶虹膜。具有这种解剖结构的患者当瞳孔散大时,周边虹膜可阻塞小梁而导致眼压升高,临床上可表现为急性过程(类似急性闭角型青光眼临床表现),也可表现为慢性过程(类似慢性闭角型青光眼临床表现)。眼压升高的程度通常和"高坪"的高度有关,如果其高度达Schwalbe 线水平,瞳孔散大时周边虹膜可完全阻塞小梁网则导致眼压急骤升高。这种情况有些学者则将其称为完全性高褶虹膜综合征。如果"高坪"高度较低,周边虹膜仅阻塞部分小梁网则眼压可能表现正常或轻度、中度升高,称之为不完全性高褶虹膜综合征。高褶虹膜综合征的诊断除了临床检查发现患者有上述眼解剖特征外,最重要的是对周边虹膜切除术治疗的反应。这类闭角型青光眼早期行周边虹膜切除术后在自发性或药物性瞳孔散大情况下,房角仍可发生关闭,导致青光眼的急性发作,因此称之为高褶虹膜综合征。

2. 高褶虹膜构型(plateau iris configuration) 具

有上述解剖特征者均被称之为高褶虹膜构型,包括以下几种情况:

(1)患者具有上述解剖特征,在散瞳状态或自然状态下并未发生房角关闭。

(2)患者具有上述解剖特征,但早期施行周边虹膜切除术后阻止房角关闭,散瞳条件下房角开放。

(3)具有上述解剖特征并已发生闭角型青光眼但尚未施行周边虹膜手术,不知对该手术的治疗反应如何的病例。

可以这样认为,高褶虹膜构型是发生高褶虹膜综合征的解剖基础。有高褶虹膜构型者发生高褶虹膜综合征的可能性极大,但也有不发生高褶虹膜综合征的可能,但是高褶虹膜综合征者肯定有高褶虹膜构型特征。

3. 发生机制 近几年,随着眼科超声生物显微镜的应用,人们对高褶虹膜综合征的发病机制有了深入地认识。研究人员通过超声生物显微镜检查发现,这类闭角型青光眼睫状体及睫状突位置较正常眼靠前、虹膜根部短、虹膜根部附着点靠前、周边虹膜较厚。前移的睫状突从后方将周边虹膜推向房角,造成上面描述到的房角及周边虹膜特征形态。房角关闭一方面和前移的睫状突有关,另一方面和附着靠前的周边虹膜堆积有关。这种解剖特征的形成有两方面因素:一方面眼轴较短,另一方面为睫状体及周边虹膜的特殊结构。

Orgul 等认为,这种特殊解剖是由于短眼轴者在胚胎发育过程中睫状体从虹膜根部及周边虹膜分离不完全造成的。

4. 处理 如果诊断一旦成立则应行氩激光周边虹膜成形手术,或使用缩瞳剂治疗。在未行周边虹膜切除术前,这类患者只能被诊断为高褶虹膜构型,所以有这种特征的闭角型青光眼施行周边虹膜切除术后应严格进行追踪随访,必要时作散瞳试验。即使散瞳试验结果为阴性,也不能完全排除高褶虹膜综合征的诊断,还应密切观察随访。

【危险窄房角的评价及处理】

1. 原发性闭角型青光眼对侧眼的处理 原发性闭角型青光眼对侧眼和发作眼相比一般具有同样的眼部解剖特征,如果对它不行预防性周边虹膜切除术,过5～10 年期间有约 75% 的患者对侧眼可发生房角关闭,所以应行预防性周边虹膜切除术或激光周边虹膜切除术。对于由于特殊原因暂时不能接受手术的患者,应局部应用缩瞳剂预防发作。除非对侧眼有以下情况者可考虑不行预防性周边虹膜切除术:

(1)双眼屈光参差,对侧眼前房深度明显深于发作眼,房角在窄Ⅱ或更宽。

(2)对侧眼为无晶状体眼或人工晶状体植入眼前房深度>2.5mm以上。

2. 危险窄房角的评价和处理 正常人群中具有上述闭角型青光眼眼部解剖特征的人数为原发性闭角型青光眼的10倍以上,也就是说具有这种眼部解剖特征的人群仅有不足1/10的人发生闭角型青光眼。如何从这些人群中将可能发生闭角型青光眼病例筛选出来,并及早进行预防性周边虹膜切除手术,一直是青光眼工作者关心的问题,但遗憾的是到目前为止,尚没有一可靠的方法去预测他们中哪些人将发生闭角型青光眼,也就是说尚无有效方法在闭角型青光眼发作前作出诊断。

但是闭角型青光眼无论是急性闭角型青光眼或是慢性闭角型青光眼,如果失去早期治疗的机会,均可造成严重的视功能损害。另外,由于近几年激光周边虹膜切除手术安全性、可靠性的提高,基于临床观察、房角评价等,一些学者则提出了对这类患者进行预防性周边虹膜切除术的指征。笔者结合我国情况,对这些指征进行了归纳总结:

(1)中央前房深度越浅发生闭角型青光眼的机会越大(中央前房深度在2.0~2.5mm之内发生闭角型青光眼的概率为1%,中央前房深度在1.8~1.9mm者概率增至19%,1.6~1.7mm者达40%,1.3mm者则几乎100%发生闭角型青光眼),中央前房越浅者越应行预防性周边虹膜切除术。

(2)危险窄房角者同时具有明确家族史者发生闭角型青光眼机会增加。

(3)危险窄房角者作暗室房角镜检查证实有房角功能关闭者,或者超声生物显微镜暗室房角检查发现房角功能关闭者。

(4)房角镜检查发现小梁网有周边虹膜功能关闭后遗留的损害。

(5)暗室试验或暗室加俯卧试验强阳性者。

(6)危险窄房角者,同时由于眼底疾病需经常散瞳检查或行激光治疗的病例,例如糖尿病视网膜病变者。

(王宁利)

第三节　睫状环阻滞性青光眼

【概述】 睫状环阻滞性青光眼又名恶性青光眼,首先由 Von Graefe(1869)描述。它是一种少见但又非常严重的青光眼,发生于抗青光眼手术后,施手术的闭角型青光眼中约2%~4%发生本症。文献上描述的典型的恶性青光眼病例系抗青光眼手术后数小时、数日以至数月发生本症,且发生在有晶状体眼之原发性闭角型青光眼,然而近10多年来已报告一些恶性青光眼病例系发生于恶性青光眼晶状体摘除之后、以前无青光眼之眼晶状体摘除之后、开角型青光眼手术之后、点缩瞳剂之后。开角型青光眼手术后接受缩瞳剂治疗者、睫状体痉挛及水肿病例、外伤及葡萄膜炎、视网膜脱离巩膜捆扎术后、真菌性眼内炎者以及一些没有施过手术或滴缩瞳剂治疗之眼,也可发生本症。到底上述这些病例是否应该属于典型的恶性青光眼抑或类似典型恶性青光眼,目前尚难以断定,尚需作进一步研究。

一般认为,恶性青光眼只发生于闭角型青光眼,特别是手术时,眼压虽低(用药物控制)但房角闭塞者,术后存在着发生恶性青光眼的可能。但房角闭塞并非引起恶性青光眼的先决条件,因为一些开角青光眼术后和以前未患青光眼的眼睛,同样也会发生恶性青光眼,这个问题值得进一步探讨。然而恶性青光眼常发生于抗青光眼手术之后,手术技术操作是否与它有关?根据文献报告,典型的恶性青光眼可发生于各种青光眼手术之后,如周边虹膜切除术、睫状体分离术、全层巩膜切除术、角巩膜环钻术以及小梁切除术等,并未表明哪一种易患恶性青光眼,而且晶状体摘除术后也有发生恶性青光眼者。因此,手术技术操作与本症发生无明显联系。

【发病机制】 对恶性青光眼的发病机制目前尚不明确,下述是几种比较流行的学说(图6-127、图6-128、图6-129)。

1. 玻璃体内"水袋"形成学说 这一学说首先由 Shaffer(1954)提出,以后由许多学者所接受。假设房水潴留在玻璃体后脱离之后,导致虹膜-晶状体或虹膜-玻璃体隔前移,引起前房普遍变浅,加重生理性瞳孔阻滞,甚至引起房角闭塞,导致眼压升高,借助超声

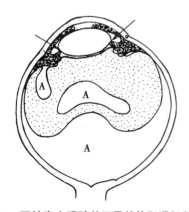

图6-127　恶性青光眼睫状环晶状体阻滞机制示意图
睫状突与晶状体赤道部同位,导致房水(A)向后倒流潴留在玻璃体内伴晶状体-虹膜向前移位

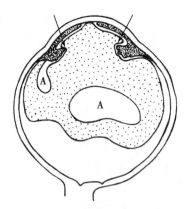

图 6-128　无晶状体眼恶性青光眼睫状环玻璃体阻滞示意图
睫状突与前玻璃体面相贴导致房水向后倒流，引起玻璃体及虹膜向前移位

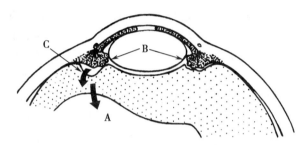

图 6-129　前玻璃体膜可能参与睫状环晶状体阻滞
A. 向后倒流　B. 近玻璃体基底　C. 部分破坏导致房水倒流

波检查，可以证明玻璃体腔内水袋的存在。导致房水向后转移的机制尚不清楚，最大可能由于睫状体 - 晶状体阻滞所致。

2. 睫状体 - 晶状体（或睫状体 - 玻璃体）阻滞学说　有人已经观察到恶性青光眼患者睫状突的顶端向前转压迫有晶状体眼的晶状体赤道部或无晶状体眼的前玻璃体膜，这就阻塞了房水向前流的通道。故有人主张将恶性青光眼称谓"睫状环阻滞性青光眼"以代替恶性青光眼。房水循环发生机械阻滞的原因，可能与典型的恶性青光眼患者具有小眼球、小角膜、前房浅、晶状体厚以及视轴短等解剖因素有关，再加上滴缩瞳剂、外伤、手术及葡萄膜炎等诱因，可使睫状体水肿或痉挛，促使睫状体与晶状体（或玻璃体）进一步相贴近，从而导致眼压升高。

3. 玻璃体及玻璃体前界膜阻滞学说　有人已提出玻璃体前界膜可能参与恶性青光眼的形成，Epstein 及其同事（1979）对正常人及小牛眼摘除眼球作灌注试验，支持 Grant 对恶性青光眼发病机制的假设，他认为恶性青光眼者的玻璃体及玻璃体前界膜通透性降低，影响液体向前引流。由灌注实验表明，当眼压升高时，通过玻璃体的液体流抗力也增加，因此导致经过玻璃体凝胶移动之液体减少。这种抗力增加可能由于玻璃

体浓缩及其向前移位，因而前周边玻璃体与睫状体及晶状体赤道部处于同位相贴状态，减少了玻璃体前界膜可通过液体的有效区，进一步加重了玻璃体凝胶内液体向前移动的阻力。由于前后玻璃体的压力差，使浓缩的玻璃体凝胶向前移位，导致前房变浅。

4. 晶状体韧带松弛学说　Chandler 及 Grant（1962）已经提出恶性青光眼者的晶状体 - 虹膜前移可能由于晶状体韧带松弛或软弱无力以及玻璃体的压力所致，另一些学者也提倡这一学说，而且认为晶状体韧带松弛系由于持续性房角闭塞的结果或者由于手术、缩瞳剂、炎症、外伤或其他不明原因引起的睫状肌痉挛的结果。由于晶状体韧带松弛，晶状体前后径增加，晶状体 - 虹膜隔前移，导致前房变浅。

【临床表现】

（1）两侧眼球常有解剖结构异常，如眼轴短、角膜直径小、前房浅、晶状体厚度大、晶状体相对位置偏前及晶状体韧带松弛软弱等。

（2）前房普通变浅是本症重要体征之一，也是与瞳孔阻滞性青光眼主要鉴别点。这是由于玻璃体内房水潴留，导致晶状体 - 虹膜隔或无晶状体眼之玻璃体 - 虹膜隔前移，使前房变浅甚至消失。

（3）眼压升高也是恶性青光眼的基本体征。给予缩瞳剂后不仅不能降压，反使眼压升高。由于缩瞳剂与其他降压药（包括口服及局部滴眼剂）合用，常常掩盖了这一特征性反应，甚至影响诊断，值得注意和重视。

（4）本症的诱因常常是内眼手术、外伤、葡萄膜炎及缩瞳剂等，也有无任何诱因而发生本症者。

（5）高眼压状态下，虹膜高度膨隆、房角闭塞。在施抗青光眼手术时，如房角处于闭塞状态，则术后发生本症的可能性大。但也有报告发现房角开放甚至以前没有发生过青光眼者发生了本症。

（6）本症多见于女性，男女之比约为 1 : 2，常两眼同时或先后发病。曾有报告称，双眼发病约占 53.6%，单眼者约占 46.4%；45 岁以上患者占 57.15%，45 岁以下者占 42.85%；最高年龄为 70 岁，最低为 13 岁（图 6-130、图 6-131、图 6-132）。

【诊断】　睫状环阻滞性闭角型青光眼并不罕见，但应与瞳孔阻滞性闭角型青光眼相鉴别。这两种青光眼治疗方法不同，甚至互相矛盾。若混淆诊断，往往造成不良后果。注意以下几点，对二者的鉴别诊断有帮助：

（1）用裂隙灯观察前房深度，瞳孔阻滞性青光眼的中央前房深度为中等深度，周边虹膜膨隆；而恶性青光眼前房普遍变浅，甚至消失。

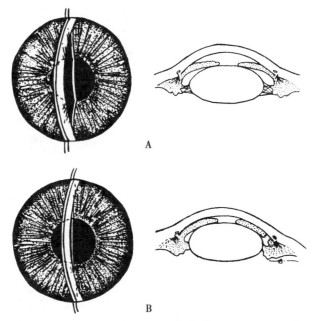

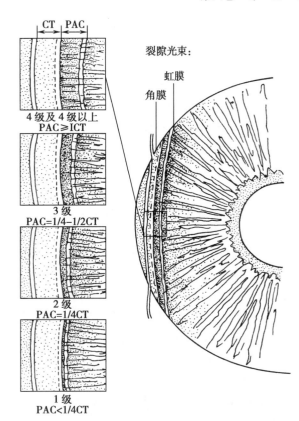

图6-130　瞳孔阻滞性青光眼及恶性青光眼眼前段差别示意图

A.瞳孔阻滞性青光眼的中央前房为中等深度,周边虹膜向前膨隆,缺乏开放的虹膜切除　B.恶性青光眼的全部晶状体-虹膜隔向前移位伴中央前房显著变浅或消失,周边虹膜切除孔存在

图6-131　借助于邻近角膜厚度(CT)比较来估计周边前房深度(PAC)

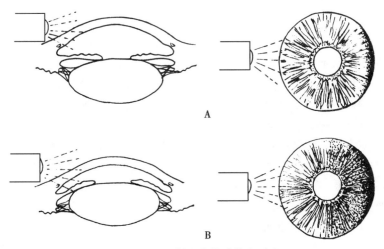

图6-132　用斜照光估计前房深度

A.深前房,几乎是全部虹膜可被光线照射　B.虹膜向前膨隆时,仅近光源部分虹膜被照亮,远端1/2虹膜被阴影覆盖

（2）观察周边虹膜切除口情况具有较大诊断价值,如果虹膜切除口明显开放,就不大可能是瞳孔阻滞性青光眼,而是恶性青光眼。如果未能证明虹膜切除口的存在,瞳孔阻滞性青光眼未能排除,应施激光虹膜切除术以助诊断。

（3）缩瞳剂对瞳孔阻滞性闭角型青光眼多数是有益的,但对恶性青光眼常常无效,甚至引起眼压升高、前房变浅,导致病情恶化。

（4）散瞳睫状肌麻痹剂对瞳孔阻滞性闭角型青光眼,常被认为是有害的,但对恶性青光眼是最有效的治疗药物。滴药后常使患者眼压下降,前房变深。

（5）由于眼外伤或葡萄膜炎,停止应用散瞳睫状肌麻痹剂及皮质类固醇治疗以后眼压逐步升高者,须注意有发生恶性青光眼的可能,应作进一步检查。

(6)患者存在着眼解剖结构异常如小眼球、小角膜、前房浅、晶状体厚、眼轴短以及晶状体韧带松弛等,在房角闭塞状态下施抗青光眼术,术后前房不恢复或恢复后又变浅合并眼压升高者,即诊断为睫状环阻滞性闭角型青光眼;也有术后数周、数月以至数年以后发生本症者。

(7)治疗青光眼时,一般医师习惯将缩瞳剂与其他降压药(如高渗剂及碳酸酐酶抑制剂)合用,若有恶性青光眼状态存在,则降压效果不显著。此时考虑单独试用毛果芸香碱,并加强其滴药浓度及滴药次数,密切观察眼压及前房深度变化情况,用药后如果眼压升高及前房变浅,应疑为恶性青光眼,需作进一步检查。

(8)对于可疑性青光眼病例,必须反复交替试滴作用弱的散瞳睫状肌麻痹剂及缩瞳剂,并密切观察瞳孔、前房深度及眼压三者间变化的关系,并不难确定诊断。

【治疗】 恶性青光眼一旦确诊,进一步施行一般抗青光眼手术往往无效,并有招致病情恶化的危险;滴缩瞳剂不能降压,反而导致眼压升高。局部滴散瞳睫状肌麻痹剂、全身用高渗剂及碳酸酐酶抑制剂是治疗本症的基础,局部及全身使用皮质类固醇是对本症有效的辅助治疗方法。

1. 药物治疗

(1)散瞳睫状肌麻痹剂:属于这类药物有阿托品、东莨菪碱、后马托品、乙酰环戊苯(Cyclopentolate)及托吡卡胺(Tropicamide)等。用这些药物的溶液滴眼,每天2～4次,可以使睫状肌松弛,睫状环阻滞缓解,晶状体韧带紧张,因而晶状体-虹膜隔向后移位,相对性瞳孔阻滞也可缓解。前房恢复,眼压下降。对于有些晚期病例,药物疗效不满意;也有极少数病例需结膜下注射散瞳合剂才能达到治疗效果。

(2)高渗剂:常用的高渗剂有甘油盐水、甘露醇、尿素、山梨醇等。这些药物可以使玻璃体脱水,减少玻璃体内房水潴留,因而使眼球后段体积减小,这就为晶状体-虹膜隔向后移位提供有利条件。高渗剂与散瞳睫状肌麻痹剂合并使用往往可以收到更满意的治疗效果。

(3)碳酸酐酶抑制剂:常用的有乙酰唑胺及双氯非那胺(双氯磺酰胺),对治疗本症来说,疗效不如高渗剂,也需与散瞳睫状肌麻痹剂合用。若与肾上腺素能β受体阻滞剂(普萘洛尔、噻马洛尔等)合并使用,可能对减少玻璃体内房水潴留有益。

(4)皮质类固醇:一些典型的恶性青光眼常常由于葡萄膜炎、外伤及内眼手术导致睫状体水肿所诱发,应用皮质类固醇治疗有助于减轻炎症、减少渗出、减轻睫状体水肿及防止晶状体或玻璃体同睫状体粘连。因此局部及全身使用皮质类固醇是恶性青光眼有效的辅助治疗方法。

应用上述药物治疗控制眼压后,仍需长期用散瞳睫状肌麻痹剂,每天1～2次滴眼,根据眼压情况,适当结合应用降眼压药。

2. 手术治疗

(1)睫状体扁平部抽吸玻璃体积液及前房注射液体或空气:Chandler(1968)首先报告此手术方法用来治疗典型的恶性青光眼,其操作步骤见图6-133。

1)先在透明角膜缘作一板层斜面切开,为下一步前房注入空气作准备。

2)在颞下方切开球结膜,暴露巩膜,在角膜缘后3～5mm处作表面电烙,以角膜缘后3.5mm为中心作放射状巩膜切开,长约2～3mm。

3)用止血钳在12mm处夹住18号针头,通过已散大之瞳孔,在检眼镜观察下,针头自颞下巩膜切口向视乳头方向刺入12mm深,然后向前后移动针头,划破后玻璃体膜,让液体自动流出,或抽出1～1.5ml液体,眼球即变软。

4)通过预作的角膜缘切口,注射少量平衡盐液于前房,使眼球部分恢复球形。不必使眼球恢复正常压力,否则有引起眼压升高的危险。

5)局部滴阿托品溶液,以后继续用此药物治疗。

(2)晶状体摘除术:当患者用最大限度药量仍不能降压,晶状体明显混浊或一眼已施晶状体摘除时,适于作此手术,需同时切开玻璃体前界膜。多数病例可获得成功的治疗效果。

(3)后巩膜切开及前玻璃体切割术:一些学者细心进行玻璃体切割以除去部分前玻璃体,对治疗本症

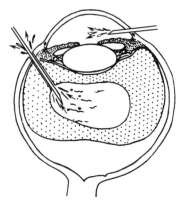

图6-133 经平坦部作后巩膜切开抽吸玻璃体及前房内注入空气

有一定疗效。但有潜在的严重并发症的可能，应慎重采用此治疗方法。

（4）激光治疗：通过虹膜切除区进行氩激光光凝睫状突，继而用药物治疗，已有报告可缓解恶性青光眼，推想这是由于破坏了睫状环晶状体阻滞所致。一些发生在晶状体囊内摘除术后的恶性青光眼，可能是由于玻璃体前界膜通透力降低所致。有报告用 YAG 激光在玻璃体前界膜打孔，可取得满意疗效，勿须施前玻璃体切割术。

（5）冷冻治疗：曾有报告睫状体冷冻治疗恶性青光眼，推测其降压机制在于睫状体及玻璃体本身的改变。

3. 对侧眼的处理

（1）一眼发生恶性青光眼，另一眼在相似的条件下，有很大可能性也要发生恶性青光眼，此已为许多学者公认。若对侧眼眼压正常，房角开放，可试滴缩瞳剂数天，滴药后如果眼压升高、前房普遍变浅，表示此眼存在着易患恶性青光眼的因素。任何内眼手术均有诱发恶性青光眼发作的危险。

（2）如果对侧眼已处于闭角型青光眼早期，应尽早施周边虹膜切除术或激光虹膜切除术；如果已达发展期或晚期闭角型青光眼，施行抗青光眼手术后，应注意早期控制炎症，适当滴散瞳睫状肌麻痹剂。

（王宁利　周文炳）

第四节　原发性开角型青光眼

2002 年，国际共识小组公布了开角型青光眼的定义，现已被广泛接受。开角型青光眼是一种视神经病，具有典型的结构性和功能性损害，即视乳头损害和视野缺损。这两种损害是由于视网膜神经节细胞死亡及其轴索丢失所致的特征性改变。视网膜神经节细胞的轴索经视乳头穿过到眼球外，常在视乳头上留有凹陷区称为视杯，临床上以杯盘比值来描述其大小。当青光眼侵犯更多的视网膜神经节细胞及其轴索时，杯盘比值进行性变大。结构性改变临床上可用检眼镜或影像仪器观察到视杯变大、加深，它是由于视网膜神经节细胞轴索的丢失和支持视乳头的结缔组织的变形。

轴索丢失所致的结构性改变，也可通过视乳头周围视网膜神经纤维层变薄而检测到。特征性的功能丢失是用视野检查法检测中心 30° 以内的光敏感度。国际共识小组对青光眼的定义是，当视野检查有 3 个或以上测试点在正常变异范围以外，并且在同一眼睛，杯盘比值较 97.5% 的一般人口者大。这些标准是为了确保结构性改变不是健康个体的简单的典型变异，而是已经发生了结构和功能损伤。

现在认为，眼压的水平不是定义开角型青光眼的标准。开角型青光眼的眼压常在正常范围以内。在亚洲多数开角型青光眼患者的眼压与正常人相似，但是，眼压越高，越容易出现开角型青光眼。因而开角型青光眼不是升高的眼压的直接后果，而是与其伴随的因素有关，例如由此压力引起的对巩膜和视乳头的应力和血流及压力水平之间的相互作用。现在认为，凡是有特征性的视乳头改变及特征性的视野缺损，且房角是开放的，不论其眼压是升高或在正常范围内，均称为开角型青光眼，但临床上还是将伴有眼压升高，且不伴有眼部或全身其他疾病所引起的上述视乳头及视野改变者称为原发性开角型青光眼。

本病发病隐蔽，常无自觉症状，多为常规眼部检查或健康普查时被发现。绝大多数患者眼压升高是由于房水流畅系数下降。眼压升高造成视神经损害的机制尚不清楚，多数学者认为是由于机械性压迫轴索或视乳头缺血，或者两种机制并存。原发性开角型青光眼具有遗传因素，随年龄增长发病率增高。尚有一部分患者有青光眼性视神经损害和视野缺损，但眼压不升高，称为低压性青光眼或正常眼压青光眼。而另一部分患者眼压高于正常值范围，但其视乳头和视野无青光眼性损害，称为高眼压症。从上述两种情况看，视神经对眼压的耐受力存在着明显的差别，有些视神经对压力很敏感，而另一些具有很强的抗力。

原发性开角型青光眼眼压升高，主要是小梁网对房水排出的阻力增加，阻力主要位于小梁网的内皮网，又名近管组织或邻管组织。小梁网的网眼可根据房水压力的大小而扩大或缩小。在小梁网细胞间隙中含有胶原及弹性纤维状物质，并有较多的粘多糖及纤维连结蛋白、基膜蛋白等糖蛋白，这些物质由小梁细胞不断合成与分解，小梁细胞还参与粘多糖的水化，并具有吞噬作用，可清除房水中的色素及细胞碎屑，必要时可脱离小梁连同所吞噬的物质随房水流出，以保持滤道的通畅，通过胞质中的微丝收缩牵引小梁，使小梁柱间的空隙加大，使房水易于外流。房水排出阻力增加的机制尚不完全清楚。既往多通过组织病理学进行研究，并认为是由于房水流出通道的病理改变，如邻管组织中有斑块状物质堆积，在电镜下表现为形态不同的均质性嗜锇酸物质的局灶性沉着，这些物质阻塞房水通道或妨碍小梁的营养，影响小梁功能；小梁网胶原纤维和弹性纤维变性；小梁柱互相融合，使小梁间隙变窄或消失；小梁内皮细胞减少，Schlemm 管内壁内皮的吞饮细胞减少，Schlemm 管塌陷、关闭，集液管狭窄等。但以上改变受取材及制作病理标本的影响，而且以上改变发生的先后，哪些是原发改变、哪些是发病的原因或者是高眼压所致的继发性变化，至今尚无定论。以上病理变化，不能完全解释开角型青光眼眼压升高的原因。

近年来通过小梁细胞的体外培养，对小梁细胞的结构和功能、小梁细胞的代谢、药物对小梁细胞功能的影响、小梁细胞外基质、细胞骨架，细胞膜受体等进行了广泛的研究，倾向于小梁细胞的形态和功能异常，使房水排出阻力增加而导致眼压升高。由于小梁细胞外基质如粘多糖、胶原蛋白、弹性蛋白、非胶原糖蛋白等的成分及含量的改变使小梁网网眼狭窄和塌陷；小梁细胞内的细胞骨架，如微丝、微管、中等纤维等的含量和成分异常，使小梁细胞的收缩性下降，小梁细胞间网眼变小，而使房水流出受阻。随着研究方法的不断改进，将会逐渐深入揭示原发性开角型青光眼的发病机制。

【流行病学】 原发性开角型青光眼的患病率，由于所调查的人群、检查方法和诊断标准不同，因此各报告的差别较大。过去，不是以视乳头损害和视野损害作诊断，而是以眼压升高及房水动力学异常作诊断，故发病率较高。欧美的多数研究发现，40 岁以上人群患病率为 0.5%～1.0%。Stromberg、Hollocos 和 Graham、Banks 等在 40 岁以上人群中，Bengtsson 在 55～70 岁人群中，以视乳头和视野改变作为诊断标准，其原发性开角型青光眼的患病率分别为 0.41%、0.47%、0.76% 和 0.86%。Kahn 和 Milton 在 52～85 岁人群中，以视野改变作为诊断标准，其患病率为 1.43%。Podgor 等报告指出，55 岁的人群患病率为 0.2%，70 岁人群患病率为 1.1%。

Leske 在开角型青光眼流行病学回顾中报道：在世界范围内有许多以人群为基础的研究，绝大多数是基于 40 岁及其以上人群的调查，随着年龄增长患病率明显升高，从这些全面的研究中可以看出，在查出的开角型青光眼中，至少有一半的患者以往未被诊断出来；半数患者的眼压在正常范围以内，在不同的人群中其发生频率不同（至少 1/3 到 1/4）；大约半数是在年龄高的分组中，并且有明显的祖先差异。他引用 Rudricka 等以荟萃分析方法，对不同祖先的 40 岁及以上人口的开角型青光眼的患病率（Prevalence）及 95% 可信区间（以括号内数字表示）总结如下：欧洲"白种人"为 2.1%（1.6，2.7），非洲"黑种人"为 4.2%（3.1，5.8），亚洲人为 1.4%（1.0，2.0），总计为 2.1%（1.7，2.6）。男 / 女患病率比较及 95% 可信区间（以括号内数表示）为：欧洲"白种人"为 1.5（1.2，1.7），非洲"黑种人"为 1.3（1.1，1.6），亚洲人为 1.4（1.1，1.8），总计为 1.3（1.2，1.5）。

从上述世界范围的数据看，在 40 岁及以上的人群中，研究报告的患病率估计，在欧洲为 1%～3%，亚洲为 1%～4%，澳大利亚为 2%～3%。非洲的患病率明显高，差别也很大，尼日利亚为 1%，加纳超过 8%，说明在非洲人口中青光眼发生频率的异质性。非洲加勒比人的患病率高达 7%～9%，他们主要来源于西非，该处为高发区。在美国，各研究报告的患病率不同，主要是各研究对象的祖先不同。将一些个体研究归结在一起，美国全国的估计患病率为 1.86%（95% 可信区间为 1.75%～1.96%），年龄≥40 岁。

从以上内容可以得出，由于祖先不同开角型青光眼的患病率不同。在 40 岁及以上人群中总体患病率为 2.1%，非洲后裔的患病率最高。这种不同的结果，在公共卫生方面，不同祖先群体中，因青光眼而盲目者也有差异。青光眼是第二位致盲眼病，主要是因为患开角型青光眼致盲的人，在全球盲人中占 12%。在非裔人群中，开角型青光眼是第一位致盲性眼病，1/3 的盲目是因为开角型青光眼。

我国 13 个省市普查结果，30 岁以上患病率为 0.57%。在欧美国家中，原发性开角型青光眼是最常见的一种类型，占全部青光眼的 60%～70%。我国原发性开角型青光眼较原发性闭角型青光眼明显少，顺义县的调查中，后者是前者的 3.7 倍。

1. 发病率 Bengtsson（瑞典，1989，随访 10 年）报道，在 1511 名人中发生 26 例，每年平均发病率为 0.24%；Mukesh 等（澳大利亚，2002，随访 5 年）报告，在 327 名人口中发生 12 例，发病率为 0.10%/ 年；de Voogd 等（荷兰，2005，随访 6 年）报道，在 6780 名人口中发生 29 例，发病率为 0.12%/ 年；Leske 等（West Indies，2007，随访 9 年）报告在 3222 名人口中，发生 125 例，发病率为 0.50%/ 年，调查对象为黑种人发病率明显高。

未经治疗的高眼压症患者，经过 5～10 年观察，发展为开角型青光眼者各报告差异也较大，为 3.2%～35%。

2. 年龄 原发性开角型青光眼的患病率随年龄增加而增高。Leibowitz 等报告，55～59 岁为 0.5%，每增加 5 岁为一年龄组，其患病率分别为 0.7%、0.9%、1.7%、2.0%，80～85 岁组为 4.4%。本病虽多发生于老年和中年人，但是也可发生于年轻成人。一般而言，开角型青光眼较闭角型青光眼发病年龄小。

3. 性别 虽然有研究报告称男性较多或女性较多，但两性间的患病率并无明显差异。

4. 种族 包括我国人口在内的亚洲人、爱斯基摩人等的发病率较低。有报告称黑人较白人的患病率高,而且发病年龄较早,病情较重。

5. 遗传因素　原发性开角型青光眼具有遗传性和家族性,其遗传方式尚不十分清楚。多数学者认为是多基因多因子遗传。据报告,5%～50%的患者有家族史,一级亲属中发生原发性开角型青光眼的危险性为4%～16%。眼压、房水流畅系数和杯盘比值等与遗传有关。本病患者的一级亲属中,房水动力学异常者较正常人的同级亲属中者多。原发性开角型青光眼的多基因遗传,很可能是间接通过眼压等因子而不是直接通过本病遗传。

早发型的青光眼如先天性青光眼和伴有发育异常的青光眼有些是遵循孟德尔定律。但是成年时出现的青光眼的遗传呈复合的性状,而没有明显清楚的模式。在最近的一个基因研究中,3%～5%开角型青光眼患者中发现有 myocillin 编码的 MYOC 基因有缺陷,其发生频率在不同的研究人群中有所不同。其他报告有些"正常眼压性青光眼"患者中,OPA1 基因呈多态性和 OPTN 基因突变。这些数据表明,有些基因曾被识别(如 MYOC, OPTN),但是仅占开角型青光眼的很小的比例。最近的研究也发现了一些有兴趣的染色体位点,是研究的热点,但仍需在此领域作更多的工作。因为开角型青光眼是由基因和其他一些因子联合所引起的,在基因和环境相互作用方面需着重进行研究。收集广泛的环境暴露和基因为基础的数据,可能提供很有价值的信息。基因流行病学新的、快速发展的方法,有望解开开角型青光眼的多因子的起源。

【临床表现】　原发性开角型青光眼发病隐蔽,进展极为缓慢,故不易被察觉。早期一般无任何症状。当病变发展到一定程度时,可有轻度眼胀、视力疲劳和头痛。有些年轻患者可表现为眼压明显升高而出现虹视、视物模糊等症状。中心视力一般不受影响,而视野逐渐缩小。晚期当视野缩小呈管状时,则出现行动不便和夜盲等症状。有些晚期病例有虹视或视物模糊,最后视力完全丧失。

1. 眼压升高　测量眼压是简单而重要的检查方法。开角型青光眼的眼压波动幅度大,眼压水平升高,大多数患者眼压在22～40mmHg之间,有些病例可明显高于此值。波动幅度增大可能比眼压升高出现更早。眼压正常范围为10～21mmHg,双侧相似或相等。绝大多数正常人的眼压是在正常值范围以内,不致引起眼组织的损害。当眼压超出正常值后,容易产生组织损害,应引起警惕。但每个眼球对眼压的耐受程度差别很大,例如,在正常值范围以内的眼压对某些患者可引起视乳头损害,而另一些人眼压大于30mmHg,经多年密切观察,视乳头和视野均无病理改变。所以

必须根据患者所不能耐受及能产生组织和功能损害的压力而确定其病理值。

正常眼压在一日之内有波动,不能仅凭少数几次测量来确定患者的眼压状况,应测量24小时眼压情况,即眼压日曲线。测量方法是在24小时内每4小时测量一次,第一次最好是在起床前测量。中华眼科学会青光眼学组暂定测量时间为:上午5、7、10点,下午2、6、10点。眼压日差小于5mmHg为正常,大于8mmHg者为病理性。大多数正常人早晨眼压最高,以后逐渐下降,夜间眼压最低,午夜后又渐升高;也有早晨眼压最低而下午眼压升高者。

不能仅仅根据眼压升高而无视乳头损害及视野缺损就诊断为青光眼。在眼压升高的个体中,有些是开角型青光眼的早期表现,经过密切随访观察,以后出现了视乳头和视野损害,有些并不发生上述损害。眼压高只是一个发展为开角型青光眼的危险因素,而且是最重要的单一危险因素。发展为青光眼性损害的危险程度与眼压的水平有关。曾有报告对307例患者的研究表明,在不同压力情况下,视神经发生损害的百分率不同。眼压为25～29mmHg时,7%发生视乳头损害。眼压每增高5mmHg,视乳头损害的发生率分别为14%、52%、61%、73%、83%、83%,当眼压大于60mmHg时,70%发生视乳头损害。

2. 房水流畅系数降低　开角型青光眼房水流畅系数(C值)下降。在青光眼的早期,C值波动较大。C值下降常出现在明显眼压升高以前,但是单次C值测量对诊断的价值不大。由于对青光眼概念的改变,眼压描记在临床诊断青光眼的作用也发生了变化。如同眼压升高不能诊断为青光眼,只是C值降低也不能作为诊断依据。眼压描记在对青光眼的发病机制和抗青光眼药物作用的了解方面,曾经是极有价值的。但对于临床诊断和治疗青光眼的作用是有争论的,目前已不作为青光眼的常规检查项目。眼压和C值异常只是提醒医师应更密切观察患者。

3. 视乳头损害和视网膜神经纤维层萎缩　视乳头的青光眼性凹陷萎缩是诊断的可靠依据,视网膜神经纤维层萎缩可直接反映青光眼所致轴索的丢失,可发生在视野缺损以前,对于鉴别哪些高眼压症者容易发展为青光眼有重要参考价值。有关内容已在本篇第五章内详细叙述。

4. 前房角　原发性开角型青光眼的前房角为开角,一般为宽角;有些也可为窄角,但是在眼压升高时房角并不关闭,无发育性房角异常。

5. 视野缺损　青光眼视野缺损是原发性开角型青光眼的重要诊断依据。青光眼性视野缺损具有特征性,

其视野损害与视网膜神经纤维层的分布和走行及青光眼性视乳头损害和视网膜神经纤维层萎缩相一致，纤维束性视野缺损是青光眼性视野缺损的特征性变化。现概述如下：

（1）早期改变：

1）旁中心暗点：在自动视野阈值检查中，表现为局限性视网膜光敏感度下降。常在中心视野 5°～30° 范围内有一个或数个比较性或绝对性旁中心暗点。有时在绝对性暗点周围有比较性暗点，其典型分布区域是在 Bjerrum 区。鼻侧分布范围较宽，颞侧范围较窄。有的靠近中心注视点，有的远离中心点 20°～30°，暗点的宽度为 2°～10°，在鼻侧以水平线为界。

2）鼻侧阶梯：为视网膜神经纤维束损害的特征性改变，表现为一条或多条等视线在鼻侧水平子午线处上下错位，形成鼻侧水平子午线处的阶梯状视野缺损。由于神经纤维受损害程度不同，不一定每个等视线上均查出鼻侧阶梯。可仅累及周边等视线或中心等视线，也可能从中心到周边多条等视线受累。鼻侧阶梯常合并旁中心暗点。当中心视野不能确切分析时，周边部鼻侧阶梯有一定诊断意义。

（2）进展期改变：当病情进展，几个旁中心暗点可以融合或与生理盲点相连，形成典型的弓形暗点。弓形暗点是典型的神经纤维束型视野缺损。由于视乳头的一束神经纤维受侵，暗点从生理盲点开始，围绕注视点 10°～20° 内呈弓形达鼻侧水平线上。鼻侧较颞侧宽，与视网膜颞侧弓形神经纤维束的排列相对应。弓形暗点可为比较性或绝对性，一般不是从生理盲点开始，当其延伸到生理盲点时，在该处的暗点也不是最致密的。病情进一步发展，视野缺损加重，上下方弓形纤维受损则形成双弓形暗点，多数上下弓形不对称，在水平线上相遇，形成两个阶梯，下方者常靠近中心注视点。

新的神经纤维损害容易发生在接近原来损害的部位，使暗点加宽。向中心侧进展较慢，向周边侧进展较快，特别是在鼻上象限，最后在此处突破与周边缺损相连，形成鼻上视野缺损。随着病情进展，缺损可以扩展到鼻下方形成全鼻侧视野缺损。以后从周边部各方向逐渐向中心收缩。

（3）晚期改变：从中期到晚期没有明显界限，晚期视野大部分丧失，仅残存 5°～10° 中心小岛，即管状视野。此时还可能保留 1.0 的中心视力，而视野缺损已达注视点附近。残留的小视野常呈横椭圆形，鼻侧有水平阶梯。这种小视野可保持相当长的时间，缺损常由鼻侧向中心注视点进展，当注视点受侵犯则视力可突然丧失。

自动视野计静态阈值视野中还发现早期青光眼视野损害可表现为视网膜光阈值波动增大和弥漫性视网膜光阈值升高。但弥漫性视网膜光阈值升高是否是青光眼早期视野损害尚有争议，因为有许多因素如屈光间质不清，屈光不正，年龄等均可导致视网膜光阈值增高。生理盲点延长，生理盲点外露，血管暗点等也因为影响因素多，现在都不认为是早期青光眼的特征性改变。

另外，下述情况为非典型的青光眼性视野改变：①扇形视野缺损：青光眼早期可单独出现颞侧或鼻侧周边视野压陷或缺损，一般呈扇形，尖端向中心部，边界不沿水平线。这种视野改变属神经纤维束缺损，因为 Bjerrum 区的神经纤维束最容易受高眼压的影响，因而被认为是青光眼性改变。有研究认为颞侧扇形压陷是早期青光眼的表现，但仅有鼻侧压陷，对青光眼的诊断意义不大。②周边视野收缩：虽然在青光眼的视野改变中常见，但是屈光间质不清，瞳孔缩小或年龄因素等均可使周边视野缩小，因而对青光眼没有诊断价值。但是如果单眼高眼压，伴有周边视野收缩，可能为青光眼的早期改变。如果视野收缩进展，应进一步检查。

【诊断】 原发性开角型青光眼的诊断标准采用全国青光眼学组提出的标准：

（1）青光眼性视乳头损害和（或）视网膜神经纤维层缺损。

（2）青光眼性视野缺损。

（3）眼压＞21mmHg。

（4）前房角开放。

具有以上 4 项或具有 1、3、4 或 2、3、4 者才能诊断为原发性开角型青光眼，激发实验阳性不作为诊断依据。

【早期诊断】 目前对于原发性开角型青光眼的诊断是必须具备眼压升高及其所造成的视乳头损害及视野缺损，而且房角是开放的。在一般人群中，有一些人眼压高于 21mmHg，而其视乳头及视野均正常，其中仅约 10% 可能发展为真正的青光眼。而其中哪些人会产生青光眼性视乳头及视野损害，以便早期得到诊断，及时进行治疗，防止发生不可逆性视功能损害；而又对于哪些不产生视功能损害者不予以不必要的治疗，这是眼科学者长期研究探索的问题。现就下列问题进行讨论。

1. 危险因素 原发性开角型青光眼在发生明显的视野缺损以前没有任何症状和可引起注意的体征。为了早期发现本病患者，需要进行详细检查。开角型青光眼常伴有下述危险因素，可根据患者所具有危险因素情况决定是否需要密切观察。当患者有持续眼压升高而无明显的视乳头或视野损害，医师应根据另一些危险因素情况，以决定哪些人需更密切的观察或在未出现肯定的损害以前即开始治疗。

（1）高眼压：眼压升高是发展为开角型青光眼的最重要的单一危险因素，眼压愈高，出现视乳头和视野损害的可能性愈大。个体眼球对压力的耐受性不同，有些眼压升高不明显的患者也可能发生视乳头损害。眼压水平进行性升高者达到一定高度后将会产生损害。

近年来，关于眼压在原发性开角型青光眼早期诊断上的地位的认识有很大进展。以人群为基础的研究表明，正常的眼压并不是正态分布，事实上是偏向较高一侧。这种偏向右侧的实际含义是通常的标准以高出平均值 2 个标准差即代表不正常可能不实用。这一统计学事实及很大比例的青光眼患者的眼压低于 21mmHg，所以不能仅仅根据眼压来确定是否患有青光眼。有些个体眼压高于 21mmHg 并不意味着不正常和可能发生青光眼性视乳头损害和视野缺损；另一方面，眼压低于 21mmHg 也不意味着正常和不会发生青光眼性损害。对于原发性开角型青光眼可能并没有区分正常眼压和异常眼压的确切界限。由于许多人眼压升高但永不发展为青光眼，许多青光眼患者眼压正常，所以高眼压并非导致青光眼性视神经损害的唯一因素。

近年来提出靶眼压的概念，即视网膜神经节细胞所能耐受的眼压阈值，超过这一阈值将导致神经节细胞的损害，不同个体或该个体的疾病的不同阶段的靶眼压不相同。目前尚无判定个体患者靶眼压的确切方法，如能建立准确的个体靶眼压的测量方法，对于原发性开角型青光眼的诊断，治疗及保护视功能将有重大深远意义。

（2）视乳头凹陷：发展为开角型青光眼的第二最危险的因素是青光眼性损害出现以前生理凹陷的大小。大而深的凹陷对压力的耐受较差，容易产生青光眼性损害。

正常人很少双侧凹陷不对称，但常发生于青光眼患者。凹陷不对称是后天性改变并且与高眼压有关。

凹陷进行性扩大是最重要的危险因素之一，可发生于视野缺损以前，故需详细记录凹陷大小。除用杯盘比值以外，可以绘图，最好是眼底照相，定期观察凹陷大小，如有进展，表明视乳头组织受损，并应考虑开始治疗。

（3）中央角膜厚度：中央角膜厚度（CCT）影响眼压的测量值已被广泛接受，CCT 较薄测出的眼压值较真实的眼压低；而 CCT 较厚，测出的眼压值较真实眼压值高。最近认识到 CCT 是开角型青光眼发生的一个预示因素，其机制尚不清楚。CCT 和开角型青光眼的相关关系最初是在 Ocular Hypertension Treatment Study 的报告中，在有高眼压症的人中，薄的 CCT 是发展为开角型青光眼的一个强的预测因素。后来在随访 9 年的 Barbados Eye Studies 中，在非洲后裔中以人群为基础的研究显示，CCT 薄增加了开角型青光眼发生的危险。CCT 与开角型青光眼之间的关系尚不清楚，CCT 可能简单的反映眼组织的结构特征，通过这种机制而影响开角型青光眼的危险。薄的 CCT 也可能因生物力学如增加弹性而加重了视神经对青光眼性损害的易感性。

（4）青光眼家族史：青光眼家族史阳性者是发展为青光眼的一个重要危险因素。

（5）高度近视：高度近视患者中开角型青光眼的发生率高。同样，在开角型青光眼和高眼压症及低压性青光眼中近视的发生率也高。近视眼易受高眼压的损害，而且所产生的凹陷较浅，不易辨认。近视眼的巩膜硬度低，用压陷眼压计测量眼压常偏低，应进行矫正。

（6）糖尿病：糖尿病患者的青光眼发病率为 12.6%，比正常人群的发病率明显增高。伴有糖尿病的青光眼患者在较低眼压情况下，比不伴有糖尿病的青光眼患者容易产生进行性青光眼性损害。在糖尿病患者中，不并发增生性视网膜病变者发生高眼压者较多。开角型青光眼患者糖耐量试验阳性率也比非青光眼者高。

（7）全身血管病：由于视乳头慢性缺血是发展为青光眼视野缺损的一种原因，故应考虑全身血管因素对青光眼的作用。曾有报告，全身严重的低血压意外，可能伴有突发性青光眼视野缺损。低血压和高血压均使视神经损害的危险性增加。

眼灌注压：对维持人体内环境稳定、生理调节节律起很重要的作用。也有一些生理调节影响眼及眼病，例如眼压在 24 小时之内有变化，近来也发现其他一些因素如全身血压、眼灌注压和眼血流也遵循一定的生理调节模式。眼压升高是青光眼的最危险因素，而且目前是唯一可治疗的因素。在一些眼压已控制很好的青光眼患者，病情仍在进展，因此了解眼的其他因素的生理调节变化可能影响青光眼是很重要的。

累积的数据表明，夜间血压的变化是青光眼的潜在危险因素，最近研究认为不仅夜间的低血压，而且超过生理性血压变化的进一步下降，可能是更危险的因素。

眼灌注压定义为 2/3 的平均血压减去眼压。可进一步分为收缩期灌注压(收缩期血压—眼压)和舒张期灌注压(舒张期血压—眼压)。夜间的血压变化及灌注压的另一确定因素—眼压也有其生理调节变化模式。健康人夜间眼压明显高于白天眼压,其峰值在夜间终末刚要醒来之前。夜间眼压升高部分原因是由于体位改变,睡眠时为卧位,但是这种生理调节的眼压升高在没有体位改变情况下也可测到。在青光眼患者也已观察到类似的改变。青光眼患者的眼压和血压生理调节的改变,使夜间眼灌注压降低,并加大灌注压的日夜波动。有证据表明,这种眼灌注压的波动与临床疾病的严重程度和进展有关联。在一些青光眼患者眼灌注压的自动调节有障碍,当眼压和血压波动大时导致缺血性损伤。

眼血流的生理调节变化在目前已出版的文献中尚未能达成共识。已有明确证据表明,在青光眼有眼血流调节障碍,但是眼血流的生理调节变化及它们对疾病状况的作用需要进一步确定。今后的研究应该扩大样本量和观察更长时间后的功能结果,在测量眼血流时应尽量减少对患者眼的干扰。眼血流测量技术也应更准确、重复性高。

总之,逐渐增多的证据表明,一些与青光眼血管性病因有关的危险因素受生理调节变化的影响。只是眼压每天的变化不能完全解释青光眼的病理生理。非生理性的夜间血压下降和眼灌注压的较大范围波动明显地与青光眼的发生与发展相关联。其机制包括眼血流自我代偿障碍,在血压和眼压发生变化时,不能维持适当的灌注而致缺血性损害。但是,关于夜间眼血流变化在文献中尚未达到共识。对眼血流 24 小时的改变需进行更多的工作。今后研究应着重在血压、灌注压和血流的生理调节变化与患者功能结果的关联方面。解释这些变量随着时间如何相互作用影响青光眼的进展,将有益于治疗性干预的制定。

Caprioli 等代表青光眼血流讨论组发表有关血压、灌注压和青光眼的论文,他们曾复习文献并与青光眼、流行病学、血流测定及心血管生理专家进行讨论。结果是目前尚无准确、可重复地临床测量视乳头和相关的血管床血流的方法。在人口为基础的研究中,低眼灌注压和低血压伴有青光眼危险的增加。但是没有证据支持以增加血压来治疗青光眼的价值。因为我们缺乏哪些微血管床的灌注对于青光眼是重要的决定性的信息和评估其血流的适当的方法。并且用升高血压来提高眼灌注压和血流的设计也存在心血管安全的考虑,目前并不适用。

2. 青光眼视神经病变的形态学检查 视网膜神经节细胞的不可逆性丢失在青光眼的典型表现为视乳头凹陷和视网膜神经纤维层的限局性和弥漫性萎缩。目前的证据表明,视神经损害发生在视野缺损以前。例如在高眼压症治疗研究(Ocular Hypertension Treatment Study, OHTS)中,1/2 以上的患者在发展为最初诊断青光眼时,在视野出现异常之前先测到视乳头的改变。在过去 10 年中,在青光眼的诊断和治疗中,视乳头和视网膜神经纤维层的影像学检查得到较广泛的应用。

(1)视乳头照相:立体视乳头照相是一种简单、便宜的方法,可获得视乳头三维、彩色图像。在临床工作中,是对可疑青光眼结构损害最常用的、客观的记录方法。检眼镜或裂隙灯检查视乳头的立体形态,在病历上绘图,也是发现和记录青光眼性视神经病变的重要方法。但是,因为它是主观的、定性的评估,在区分视乳头为正常或青光眼性时评估者之间或评估者在不同时间所作的评估有相当大的差别,甚至在青光眼专家中也有类似情况。在 OHTS,早期青光眼临床试验(Early Manifest Glaucoma Trial, EMGT)和欧洲青光眼防治研究(European Glaucoma Prevention Study, EGPS)三个临床试验中均用眼底照相评估视乳头损害作为试验终点。

近年来,以计算机为基础的技术有极大的进展,对视乳头可提供客观的、可重复的、定量评估。主观评估方法较之定量评估视乳头也有其优势,包括一些不能定量的指标,如出血和苍白。视乳头的正常变异范围很大,在区分视乳头为正常或青光眼方面,定性变量较定量指标的特异性更强。视乳头的主观评估也可使医师了解一些非青光眼性改变对视功能检测的影响。

通过检眼镜、裂隙灯生物显微镜或视乳头立体照相的手动的和主观的对视乳头的检查仍是检查青光眼患者的主要方法,可能的话最好有一些客观检查记录。

(2)共焦激光扫描检眼镜(Confocal scanning laser ophthalmoscope, CSLO):能提供对视乳头及眼后节的定量三维图像。商品仪器为海德堡视网膜断层扫描仪(Heidelberg Retinal Tomograph, HRT)。对于用立体眼底照相所诊断的正常人与早期青光眼患者,HRT 立体参数和 Moorfield 回归分析具有相似的区分能力。HRT 区分正常眼和有青光眼性视野缺损眼的敏感性为 51%～97%,特异性为 75%～95%。HRT 的许多参数,以单变量和多变量分析,与发展为青光眼有关,预测值最大的为平均轮廓线高度、盘沿面积和平均视杯深度。有少数研究对眼底立体照相分级和 HRT 检测青光眼作比较,认为立体照相分级的功效较 CSLO 好,但是这些研究中是由青光眼专家对眼底立体照相进行分级,这可能不能反映一般临床医师的评估能力。有些研究报告眼底照相的诊断准确性与 HRT Moorfield 回归分析的结果相当，并且在高眼压症治疗研究预测模型和危险因素计算器中，HRT 线性 C/D 比率与立体眼底照相的 C/D 比率可以互换应用。

（3）激光扫描偏振仪（scanning laser polarimetry，SLP）：包括共焦扫描激光检眼镜和偏振激光束；当偏振光经过双折射的视网膜神经纤维层时，可产生一个可测量的相移，它与视网膜神经纤维层的厚度是相关的。

SLP 最初的商品机为 GDx 神经纤维分析仪，它有一个固定的前节补偿装置，用来补偿眼的其他双折射结构，如角膜和晶状体。但是不同个体有不同的角膜补偿，所以新的装置是附有可变的角膜补偿（GD$_x$-VCC）以个体化补偿前节双折射。一些研究表明，将 VCC 加入 GD$_x$，加强了该仪器检测青光眼和其相关的视野缺损的能力。

有研究表明 GD$_x$-VCC 诊断的准确性好，青光眼测定曲线下面积值（area-under-the-curve values，AUCS）为 0.90～0.978。有研究比较 GD$_x$-VCC 和视网膜神经纤维层眼底照相，发现两种技术与相关半侧视网膜的损害是相关的，GD$_x$ 的最好参数比视网膜神经纤维层照相的参数有更高的分辨能力。最新的一种技术是强化的角膜补偿（enhanced corneal compensation，ECC），为了补偿噪声和信号的比率。最近研究表明，GD$_x$-ECC 较 GD$_x$-VCC 增强了视网膜神经纤维层测量与视功能之间的相关性。

（4）相干光断层扫描仪（Optical coherence tomography，OCT）：OCT 可直接—实时观察视网膜病变，可直接定量测量视网膜结构，较 CSLO 和 SLP 分辨率高。目前商品有时域 OCT（Stratus OCT），轴向可分辨 10um。OCT 原型 I 型、II 型和 Stratus 测量视网膜神经纤维层均有很好的重复性，其测量与青光眼的状态和视网膜神经纤维层的形态相关联。OCT 能识别视网膜神经纤维层缺损，其位置与视野缺损一致。有些研究表明，上方和下方象限具有最好的区分有青光眼性视野缺损和对照组（AUC 0.79～0.952，上方；AUC 0.863～0.971，下方），尤其是下方/颞下方（6 点和 7 点钟）和上方/颞上方（11 点和 12 点钟）的 AUC 最大。

虽然 OCT 原有设计是评估视网膜的厚度，但是软件的改进也能分析视乳头；Stratus OCT 的参数如 C/D 及盘沿容积的 AUCs 相当于视网膜神经纤维层最好的参数。OCT 对于黄斑容积的评估也有用，在技术上较测量视网膜神经纤维层容易。但是，有些研究用黄斑部、视网膜神经纤维层和视乳头的测量来比较，Stratus OCT 区分正常眼和青光眼的能力，发现乳头和视网膜神经纤维层有最好的区分能力，而测黄斑的全视网膜

厚度没有区分力。为了使黄斑区厚度在区分青光眼方面有临床价值，应区分视网膜内的层次。

有些研究直接比较三种定量影像仪对于区分青光眼与对照眼的能力，发现没有明显差别，Mederiros 等比较了三种影像技术最常用的型号（HRT II ONH scan，GD$_x$ VCC RNFL scan 和 Stratus OCT Fast RNFL scan），结果表明各种仪器最佳参数的 AUCs 几乎是相当的。

青光眼造成视乳头、视网膜神经纤维层、神经节细胞层和内丛状层的结构损害。眼底照相评估视乳头，对于诊断和治疗可疑青光眼和青光眼患者仍然是最主要的方法，但是上述技术是强有力的工具有助于临床医师早期诊断青光眼。它们提供了客观、定量的分析，并以专家的水平，对眼的结构进行标准化的解释。这些技术也有利于早期发现功能性损害，并加强对结构—功能一致性的评估。美国眼科学会对于眼科青光眼诊断影像技术的循证医学的回顾得出以下结论：视乳头和视网膜神经纤维层影像仪器为临床医师提供了定量信息。基于对可得到的技术的直接对比研究，没有单一的影像仪在区分青光眼和对照者方面较其他仪器更好。在许多医疗单位影像检查越来越重要。在临床实践中结合其他定义青光眼诊断和进展的参数从影像仪器得到的信息是有用的。

3. 视野检查

（1）标准自动视野检查（standard automated perimetry，SAP）：在以前的临床试验中，虽然以 SAP 作为评价视功能的标准，但 SAP 有其局限性。SAP 以小的（0.47degree）、白色闪光（200msec）在一个暗的（31.5asb）白色背景上评估不同的光敏感度。因为所有类型视网膜节细胞对这种刺激均有反应，SAP 是一种非选择性试验。SAP 不能提供恰当的敏感度检测到早期的青光眼改变。一些患者在 SAP 能检测到功能缺损以前已有大量的节细胞丢失（25%～50%）。另外，SAP 及此处所讲的视功能测试各项检查之间变异较大，尤其在有视野缺损区域，以致难于确定在系列检查中视野是否在恶化。例如在高眼压病治疗研究中，在用 SAP 最初测出的视野异常，在重复视野检查中未能肯定其为异常，所以在第二年将研究终点由最初设定的连续 2 次异常改为连续 3 次异常。一些特殊视功能的心理物理学检查方法已发展为检测视网膜不同类型节细胞的视功能。

（2）短波长自动视野检查（short-wavelength automated perimetry，SWAP）：青光眼对色觉的损害以短波长最早最重，因而设计了蓝色光标，黄色背景视野检查（blue-on-yellow perimetry）。这种检查方法采用黄

色背景来中和感受中、长波长锥细胞的敏感性，从而得以单独检查感受短波长（<475um）锥细胞和与之相连的小神经节细胞的功能。同时黄色背景也可中和桿细胞的敏感性，以减少其参与效应。一般应用 440um 波长、1.8°光标，呈现时间 200ms，100cd/m² 黄色背景进行检查。Humphrey 和 Octopus 视野计均可作蓝黄视野检查。SWAP-SITA 检查平均约需 4min。

用蓝黄视野检查时，应注意晶状体混浊对视野检查结果的影响。蓝黄视野检查结果和 SAP 有较好的一致性。蓝黄视野（SWAP-full threshold，FT）检查对视野缺损的检出更敏感，能比 SAP 早 3-5 年测出视野缺损，但个体间波动、短期波动和长期波动均较大。

（3）倍频视野计检查（Frequency-doubling technology perimetry，FDT）：当一低频率光栅作高速相位反转时，人眼感觉为光栅频率增加一倍，故称为倍频。这种错觉由大神经节细胞感知，倍频视野计用于检测视网膜大神经节细胞（约占 1/10）的功能。商品机有 Matrix Peimeter C-20 或 N-30 程序，分别有 17 及 19 个视野区。光栅直径为 10°，以 25Hz 反相闪烁，视野计通过逐渐增加光栅对比度，以检测受检眼第一次能分辨光栅的对比度。检测时间约 5min。绝大多数研究用这种仪器。最近又有 24-2 程序，检测视野中心 24°的 54 个区域，加上中心凹区。

FDT 的优点是重复性变化较 SAP 和 SWAP 小，检查时间短；缺点是获得的信息较少，精度不够，检查结果受年龄相关性白内障及后囊下白内障的影响。

早期的证据表明，对于早期青光眼性缺损较标准视野检查更敏感，适用于青光眼的筛查。Matrix Perimetry 与 FDT Perimetry 高度相关，表明 Matrix Perimetry 可以和 FDT-N30 同样用于检测早期青光眼视野缺损，有利于较好地与 SAP 相比较。

研究发现，联合应用不同的视野检查有利于对青光眼早期损害检测的敏感性而不降低其特异性。例如 SAP-SITA 和 SWAP-FT 或 FDT-N30；或 SAP-SITA 和 Matrix 24-2，FDT，以及 SWAP 与其他联合应用比各自单独用好。

青光眼导致三种视网膜神经节细胞丢失，即小细胞型、大细胞型和小双层细胞丢失。在各种不同检查之中哪一种先测出视野丢失是有个体差异的。当两种或以上视野检查出现异常时，青光眼首先侵犯视网膜的相同的区域。在每种检测中新的较快的阈值方法，与其旧的型号相关性很好，其优点是缩短了检查时间。以视野确定青光眼的诊断需有重复检查的结果。在一种检测或多种检测中，可在视网膜的同一区域重复得到损害的证据。

青光眼是需要得出临床诊断的一种疾病。但是对其发生和进展没有判断的金标准。目前结构的和功能的检查技术，因为缺乏肯定的手段，我们目前很难获得有关结构或功能技术的确实的相关敏感性和特异性。结构和功能评估技术的进步，对于青光眼的诊断和进展提供了更客观的精确的资料，比既往主观的、粗糙的方法有很大进步。

结构的影像学技术已经Ⅱ级研究证实，在区分青光眼和健康者方面至少和专家阅读视乳头立体照相一样地好。这表明，结构影像技术可使各种水平的医师能够达到专家的水平，以标准的、客观的及定量的方式来评估视乳头和视网膜神经纤维层。功能和结构评估的一致，对于确定是青光眼还是健康眼，青光眼是稳定还是进展有更大的肯定性。横向和纵向研究表明，在早期青光眼可测出的结构性和功能性损害改变的相关性是很小的。所以在疾病的每个时期作结构和功能检查来评估青光眼是很重要的。

评估进展，在功能方面用 SAP，在结构方面用 CSLO（HRT）是最成熟的。在结构和功能技术方面，这是一个很快进展的领域。我们预期将来的技术进展将会更早地、更准确地发现青光眼及检测到其进展。

【鉴别诊断】 原发性开角型青光眼需与本病的主要体征相似的情况相鉴别，包括眼压升高、视乳头凹陷萎缩和视野缺损；还需要与各种继发性青光眼相鉴别，如剥脱综合征、色素播散综合征、外伤、眼前节炎症、亚急性或慢性房角关闭、上巩膜静脉压升高、Axenfeld 和 Rieger 综合征及激素性青光眼等。通过详细病史询问和眼部检查常可加以区别。

视乳头凹陷是青光眼的典型体征，但并不是确诊的标准。曾有报告，前部缺血性视神经病变和视神经受压性损害可出现视乳头凹陷。有时视乳头缺损或视乳头小凹可被误认为扩大的视乳头凹陷。一般讲，青光眼所致凹陷较苍白区大，而视神经疾病者视乳头凹陷小于苍白区。

有些疾病可致弓形或神经纤维束性视野缺损，如脉络膜视网膜疾患，包括近视性退行性变、非典型的视网膜色素变性、光感受器退行性变、动、静脉分支阻塞和近视乳头的脉络膜视网膜炎等；视乳头损害，包括视乳头的玻璃疣、小凹、缺损、视乳头炎、慢性视乳头水肿等；视神经损害，包括缺血性视神经病变、球后视神经炎、脑垂体瘤、脑膜瘤和视交叉处蛛网膜炎等。

【治疗】 原发性开角型青光眼治疗的目的是控制疾病的发展或尽可能延缓其进展，使患者在存活期间能保持好的视功能，大多数病例可通过降低眼压达到此目的。因为患者的视神经对压力的耐受力不同，因而不可能规定一种眼压水平可保持病情稳定，有的患者眼压在 15mmHg 而损害仍在进展，而另一些患者眼压达 30mmHg 尚可耐受相当长时间而不出现损害。一般讲，眼压越高，可能发生进行性损害的危险越大。视神经或视野的损害进展则应加强治疗而进一步降低眼压。另外，所选用治疗应尽量减少给患者造成的不便和并发症，以便患者能遵嘱用药。

近年来一些多中心、随机研究已确定降低眼压可以阻止或减缓青光眼的进展。高眼压症治疗研究（Oculer Hypertension Treatment Study，OHTS）表明，眼压下降 20%，在 5 年随中，由高眼压症转化为青光眼者下降 50%。早期青光眼治疗研究（Early Manifest Glaucoma Treatment Study，EMGTS）首先提供明确证据，降低眼压使青光眼进展减少 1/2。初始青光眼治疗协作研究（Collaborative Initial Glaucoma Treatment Study，CIGTS）比较了早期青光眼手术治疗和药物治疗的疗效及安全性，结论是在两组均达到靶眼压，在 5 年随访中，没有明显的视野丢失。进展期青光眼干预研究（Advanced Glaucoma Intervention Study，AGIS）证实，在进展期青光眼，眼压越低，发生进展的越少。在这一组一般患者中，平均眼压达 12.3mmHg 者，视野未发生进展。

治疗的效力也可用基于生活质量的工具和记分来量化，即使只是被诊断为青光眼也会降低患者的生活质量。CIGTS 表明，药物治疗和手术治疗的患者的生活质量校正的年份（quality-adjusted life-years，QALY）是相同的。这是因为近 10 年来一些新的局部用药的问世，如前列素类药物，它比旧的药物药效强而且全身安全性好，并且一天只用一次，增强了患者的依从性和持续用药。这些降眼压药物的应用，使青光眼手术量明显减少。其他治疗效果的改进包括新的激光治疗的应用，如选择性激光小梁成型术（SLT）可以有效且安全地降低眼压。

1. 何时开始治疗　当眼压很高足以导致最后失明时均应开始治疗。不能对所有患者均选一定的眼压水平使其病情不进展，而是根据具体患者情况决定。主要考虑其眼压高度、视乳头和视野状况，其他危险因素也应考虑，如年龄、近视、青光眼家族史、全身情况，如高血压、糖尿病、心血管疾患等均可增加发生青光眼性损害的危险性。眼压 30mmHg 而无视乳头损害及视野缺损或其他危险因素时，可密切观察而不予治疗，以避免心理压力、经济负担和治疗的副作用，应向患者讲清随访的必要性。眼压高于 30mmHg 应开始治疗。如有视神经损害，尤其是当眼压升高、损害进展时则应治疗。如眼压升高，并有视乳头损害和视野缺

损，则明确需要治疗。

2. 阈值眼压和靶眼压　正常人的视网膜神经节细胞随着年龄的增长每只眼睛每年将丢失 5000 个。年龄及青光眼所致视网膜神经节细胞的丢失是由于凋亡。眼压升高将增加视网膜神经节细胞的丢失率。所谓阈值眼压即指不引起视网膜神经节细胞的丢失率大于年龄所致的丢失率的眼压。但是个体间阈值眼压不同且无法确定。临床上可根据患者情况确定靶眼压。

靶眼压或称目标眼压是指达到该眼压后，青光眼的病情将不继续进展。靶眼压可根据视神经损害情况及危险因素制定。对靶眼压不能确实知道，只是推测。在达到靶眼压后还要根据视神经及视野的进一步变化及病史中其他因素，不断地调整改变靶眼压。

临床工作中医师常注意稳定眼压而忽略一过性峰值眼压，而这种一过性高眼压可损害视网膜神经节细胞。房水排出易度可对抗峰值眼压。增加房水排出的药物优于减少房水生成的药物。应设法达到靶眼压并注意该药物的作用机制。增加房水排出易度者更具有保护性。

3. 眼压控制的参考指标　作为一般规律，视神经损害和视野缺损愈严重，为避免视功能进一步丢失，应将眼压降得愈低。当视乳头和视野已严重受损，尤其是注视区受到威胁时，需要强有力的治疗使眼压降得很低。可对每一个患者制定理想的、可接受的及边缘的眼压水平。如果所制定的眼压水平正确，而且眼压可降至理想或可接受的水平，则将可能避免青光眼性损害进展。例如，视乳头正常，未查出视野缺损，则理想的眼压为 21mmHg 以下，可接受眼压为 26mmHg 左右，30mmHg 为边缘眼压，后者常需开始或增加治疗。当一个患者的视乳头完全凹陷苍白，视野缺损侵及注视区，理想眼压为 8mmHg，在此眼压水平，视功能进一步丢失的危险性很小；可接受的眼压可能是 12mmHg，损害进展的危险也很低；边缘眼压为 16mmHg，损害加重的危险将明显升高，需加强治疗甚至需要手术。这样规定的眼压水平是根据临床经验武断确定的，目前尚无方法确定多高的眼压对某一具体视神经可阻止其损害的发生或进展。

如果用药物治疗可容易地达到理想眼压，且仅有极少副作用，则治疗是满意的。常是只达到可接受的眼压水平，而要追求理想眼压常会发生很多副作用。确定理想眼压也可参考治疗前后眼压状况，如眼压在 40mmHg 发生了中等度视神经损害，则将眼压降低至 20mmHg 的低值是可接受的。如果在治疗前眼压为 20mmHg 以上发生了类似的视神经损害，则眼压降

至 10mmHg 才可能是恰当的。如果患者的预期寿命不长，而且青光眼性视神经损害在其有生之年不会有明显进展，则可不必开始或加强其治疗。假使有另外的危险因素或以前的损害在较低眼压情况下发生，则其理想的眼压应向下调。

4. 药物治疗　可供选择的药物有：前列腺素类药物、β 肾上腺素能受体阻滞剂、肾上腺素能药物、缩瞳剂、局部碳酸酐酶抑制剂及全身应用碳酸酐酶抑制剂。高渗剂对于暂时控制急性高眼压有效，不用于慢性高眼压的长期治疗。

（1）常用的抗青光眼药物：

1）前列腺素类药物：为新一类抗青光眼药物，为青光眼药物治疗的又一重大进展。具有显著的降低眼压作用，可持续至少 24 小时，故每日只需用一次。降低眼压机制是增加巩膜 - 葡萄膜外流，而不影响房水生成，对眼前节组织营养有益。最早（1996 年）提供临床应用的为适利达（Latanoprost，Xalatan）为 0.005%，每晚一次。以后相继又有卢美根（Bimatoprost，Lumigan）0.03%，每日 1 次，曲伏前列素（Travoprost，Travatan）0.004%，每日 1 次。适利达等前列腺素类药物降低眼压效果好，为最有效的局部用药，点药次数少，每晚 1 次可持续恒定降低眼压，与其他抗青光眼药物合用均有辅助作用。无全身副作用，可作为一线药物应用。局部副作用为部分患者虹膜颜色加深，睫毛变粗变长等。另有 Unoprostone（Rescula）为 0.15%，每日 2 次。

2）β 肾上腺素能受体阻滞剂：常用药物有 0.5% 噻马洛尔（Timolol）、0.5% 贝他根（Levobunolol，Betagan）、1%～2% 美托洛尔（美开朗，Mikelan）、0.5% 贝特舒（Betaxolol，Betoptic）等。以上药物降低眼压作用可维持 12～24 小时。降低眼压的机制是减少房水生成，不影响瞳孔及调节。

前三种是非选择性 β 受体阻滞剂，对 β₁、β₂ 受体均阻滞。β₁ 受体的作用是使心收缩力加强，心率和传导加快，当 β₁ 受阻滞后，可产生心动过缓、血压下降、晕厥等副作用。β₂ 受体的作用是扩张支气管及血管的平滑肌，当 β₂ 受体被阻滞后，可发生支气管痉挛、哮喘、血管收缩等副作用，故有上述疾病者禁用。贝特舒为选择性 β 阻滞剂，选择性阻断 β₁ 受体而不阻断 β₂ 受体，故减少发生支气管痉挛的危险，不影响血管调节，但对心率仍有影响。

3）肾上腺素能神经药物：此类药物的优点是每日只用 1～2 次，对调节没有明显影响。常因其局部过敏反应而使应用受限。特别应注意的是在无晶状体眼或假晶状体眼可引起黄斑病变，其发生率大约为 20%，停药后可自愈。

地匹福林（Dipivefrin）为一种肾上腺素前药，其本身无作用，入眼后经水解为肾上腺素而发挥其药理作用。因其亲脂性强，对角膜有较强穿透力，明显低的浓度即可达到治疗效果，其 0.1% 溶液相当于 1%～2% 肾上腺素的效果，因而副作用少，故易于耐受，每日用药 1～2 次。降低眼压机制是增加房水排出。

酒石酸溴莫尼定（Brimonidine，Alphagan，阿法根）：为 α₂ 肾上腺素能受体兴奋剂，具有高度 α₂ 受体选择性，无 α₁ 受体介导的副作用，如瞳孔开大，血管收缩等。降眼压机制是减少房水生成及增加巩膜 - 葡萄膜外流。临床应用 0.2% 每日 2～3 次，降低眼压效果与噻吗洛尔相似，优于贝他舒。没有心、肺副作用。有视神经保护作用，可作为一线药物。

4）缩瞳剂：缩瞳剂分为短效和长效两种，毛果芸香碱是主要的短效药。长效剂为碘化磷酰胆碱（phospholine iodine，echothiophate）等。

毛果芸香碱的效果好，而且局部和全身副作用小，因而长期以来被广泛应用。其缺点为作用时间短，用药次数多，因而给患者带来不便，不宜配合治疗。年轻人可引起波动性睫状肌痉挛和近视，老年人患白内障者可因瞳孔缩小而视力下降，这两种患者常不能耐受此短效缩瞳剂。目前缩瞳剂已不用于开角型青光眼的长期治疗。

5）局部碳酸酐酶抑制剂：为减少全身应用碳酸酐酶抑制剂的全身副作用，研制出局部滴眼剂，1995 年应用于临床。杜噻酰胺（Dorolamide，Trusopt）的降眼药效果较噻马洛尔稍弱，与贝特舒相似。与 β 阻滞剂合用有协同作用，哮喘、心脏病等不能耐受 β 阻滞剂者用此药安全。不影响瞳孔大小。长期应用不伴全身应用碳酸酐酶抑制剂的副作用。剂量为 2%，作为初始治疗，每日 3 次；与 β 阻滞剂合用，每日 2 次。

此类局部碳酸酐酶抑制剂尚有：Brinzolamide（Azopt）1%，Cosopt 为 2% Dorolamide 和 0.5% Timolol 的固定混合制剂。

口服碳酸酐酶抑制剂：常用的是乙酰唑胺（Acetazclamide，Diamox）片剂或缓慢释放胶囊和醋甲唑胺（Methazolamide）片剂。过去常是在考虑做激光小梁成形术或滤过性手术以前，应用碳酸酐酶抑制剂。应用此类药物应注意，因常有副作用，有时副作用很严重而患者并不意识到与该药有关。常见的症状包括抑郁、性格改变、疲倦无力、嗜睡、食欲不振、体重下降、性欲低下、感觉异常及胃肠功能紊乱等。肾结石的发生率高应引起注意。另外可引起恶病质，包括再生障碍性贫血、白细胞减少、粒细胞缺乏、血小板减少，个别病例可因骨髓抑制而死亡。这些并发症虽罕见但极严重。对磺胺类药物过敏者禁用。现在由于有多种新的抗青光眼局部药物可供选择，已不长期应用全身碳酸酐酶抑制剂作为开角型青光眼的治疗。

（2）初始用药的选择：β受体阻滞剂的疗效较强，所需用药次数少（每日2次），不影响瞳孔及调节，从20世纪70年代后期一直作为原发性开角型青光眼的初始用药，但是它可引起严重的心肺副作用，一些患者不能应用。近年来的新药如前列腺素类药物适利达，降眼压效果好，每日只需用药1次，而且浓度很低，为0.005%，无全身副作用，已被用来作为首选药物。α₂肾上腺素能兴奋剂阿法根降眼压效果好，也无全身副作用，较地匹福林副作用小，因不兴奋α₁受体，不引起瞳孔开大及血管收缩，目前也作为一线药。缩瞳剂常不用做开始用药，因其用药次数多，副作用较多不易为患者所接受及配合。

（3）单眼用药试验：采用一眼用药，一眼作为对照的方法来评价药物的疗效。这种试验方法可以确定单一药物的疗效，停用无效的药物，以免不必要的副作用、经济浪费和带来的不便。单侧试验也可避免停用实际是有效而被认为是无效的药物，例如由于眼压日夜波动，眼压峰值可掩盖药物的降压作用。

单侧试验需要双眼眼压相近或保持恒定的比率，而且双眼眼压日夜波动相似。但实际情况常非如此，尤其是当一眼在短期内眼压不能被控制时。单侧试验后还需随访对照眼在加用药物后是否能被控制。

（4）联合用药：当单一药物不能控制眼压时，可更换其他药物，而且目前可供选择的新药很多，可多试几种，如仍不能控制，则需联合用药。一般来讲，两种药物单独应用时均有效，当联合用时，不能起到两种药物的完全相加作用。两种药物的相加作用在某种程度上依赖于其降眼压机制是否相似，作用相同者相加作用较小，作用不同者相加作用较大。现在有一些固定联合制剂如适利加为适利达和噻吗洛尔的固定联合制剂，用固定联合制剂比用两种单独药物减少滴药次数，较为方便，可提高患者的依从性，减少防腐剂的副作用，而效果与用两种单独药物是相似的。

（5）最大剂量药物治疗：最大剂量药物治疗是指没有合适的药物可以加用。不应将最大剂量药物治疗理解为在考虑非药物治疗以前，已联合应用最强力量的前列腺素类药物、β受体阻滞剂、缩瞳剂、肾上腺素能药物和碳酸酐酶抑制剂等。在确定每一具体患者的最大剂量药物治疗时，需考虑许多因素。

无效的药物应停用，不应包括在最大剂量药物治疗中；不能耐受的药物，例如哮喘患者不能应用非选择性β受体阻滞剂，眼部副作用如年轻人不能耐受缩

瞳剂或全身副作用如碳酸酐酶抑制剂所致者；患者不能配合按时用药，尤其在使用毛果芸香碱时，患者常于就诊前注意点药，而其他时间不按时用药。当就诊时眼压正常，而青光眼损害有进展时，应仔细询问用药情况；患者不愿意或不能按时随诊以观察其疗效，这种患者常常不按时用药，应更多考虑进行激光或手术治疗。

（6）选择药物的趋势：因为有许多新的、更强有力的降眼压药物可供应用，所以在用药选择方面有了明显的变化：①维持眼压最简单的方法是用一种药物而不联合用多种药物。②前列腺素类药物作为一线用药。③用促进房水排出的药物比抑制房水生成的药物有益于眼部营养。④β阻滞剂的应用将减少，因其全身副作用。

5. 激光治疗　氩激光小梁成形术（argon laser trabeculoplasty, ALT）可作为开角型青光眼在进行滤过手术以前的治疗方法，至于它是否可代替药物治疗目前还有争议。这种治疗可使70%～80%的病例眼压下降，但术后仍需继续应用强的药物治疗，其降低眼压幅度较小，最多可下降6～10mmHg，不适用于眼压过高的患者。这种治疗降压效果不持久，过一段时间后眼压又会升高，经随访氩激光小梁成形术后眼压已控制者，每年约有5%～10%的患者眼压又失去控制。

选择性激光小梁成型术（Selective laser trabeculoplasty, SLT）为用Q开关的倍频钕：YAG激光器作小梁成型术。这种技术选择性地作用于小梁色素细胞，故名选择性小梁成型术，仅使小梁色素细胞受到损害，而没有热损伤或对周围无色素细胞和小梁胶原束的损伤，减少了对小梁结构的破坏。SLT可有效地降低眼压。

6. 手术治疗

（1）手术时机的选择：对于开角型青光眼的治疗原则传统是先用药物治疗，当用最大可耐受的药物而病情不能控制时，采用激光治疗，如果仍不能有效控制，才考虑手术治疗。这种原则的制定是基于抗青光眼性滤过手术会发生较严重的并发症。但是，在临床工作中我们常见到一些经历药物、激光小梁成形术治疗而眼压无法控制最后才进行手术治疗的患者，其视功能已受到严重的损害，甚至已发展到晚期。针对上述情况使学者们考虑应针对不同的病例，不同的眼压水平和视功能受损害程度，考虑不同的治疗方法。

近年来对于开角型青光眼最初用药物治疗还是用手术治疗存在争论。一般是按前述观点用药物作为起始治疗，但是药物可能有许多副作用，患者不一定能按医嘱用药，而且长期效果也存在问题。长期用药物治疗的患者中，很大一部分患者视野有进行性损

害,用药时间越长,视野缺损可能更严重,而且在诊断时仅为轻度视野损害者因未能进行及时有效治疗,比已有严重视野缺损者进行性视野丢失更严重。另一方面长期局部药物治疗可影响滤过手术的成功率。有研究表明长期用药者小梁切除术的成功率明显低于未用药组。球结膜活检结果表明,长期药物治疗,球结膜天疱疮样反应的危险性较未用药者增加。球结膜和眼球筋膜中的淋巴细胞、成纤维细胞等明显增加,这些慢性炎症改变,使滤过手术后滤过泡容易瘢痕化而导致手术失败。长期应用 β 肾上腺素能受体阻滞剂治疗的患者,滤过手术后容易发生包囊化滤过泡。对已确诊的原发性开角型青光眼患者随机分为 3 组,分别采用药物、激光和小梁切除术进行前瞻性研究,多数研究结果表明,小梁切除术比药物治疗组及氩激光小梁成形术组眼压控制成功率高,早期手术者很少发生视野损害的进展。以小梁切除术作为初始治疗的研究表明,早期手术可获得稳定的眼压控制,手术成功率较高,而且很少发生视野损害进展。目前,许多医师对原发性开角型青光眼早期手术采取积极的态度,当药物治疗或氩激光小梁成形术不能将眼压控制到理想水平时,就应采用手术治疗。

一些学者如 Cairn、Watson、Jay 等建议手术治疗作为原发性开角型青光眼的起始治疗,他们认为在目前设备及技术情况下,小梁切除术是一种相当安全的方法,手术降低眼压的幅度常较药物者大,80% 以上的病例可获得满意的控制,而且较严重并发症的发生率并不高。笔者认为原发性开角型青光眼可先用药物治疗,如药物控制不满意,应较早决定手术治疗,不可犹豫不决而延迟手术,我们在临床工作中常遇到一些病例,在不理想的药物控制下常使病情达到进展期甚至到晚期,视乳头凹陷萎缩及视野缺损均很明显。在前列腺素类药物问世以来,药物治疗的疗效显著提高,需早期手术的病例明显减少。

(2)小梁切除术:小梁切除术为目前常规采用的术式。影响手术成功率的重要因素是术后滤过道瘢痕化和并发症。由于显微手术技术的发展,术中及术后应用抗代谢药物以防治滤过道的纤维化,激光重新打通粘连的滤过道等技术的应用,显著地提高了小梁切除术的成功率。手术技术改良如作较密的巩膜瓣缝合,采用可拆除缝线或激光断线术,可减少术后早期的浅前房和低眼压及其所引起的并发症,于术后 3～15 天内拆除或切断巩膜瓣缝线以调整适当的房水滤过量。随着手术技术的提高,小梁切除术的一些严重并发症如白内障的发生及进展和视力丧失等并不像过去认识的那么严重,尤其是小视野患者因手术而致突

然视力丧失者已极少见,故医师不必过分考虑而延迟或放弃手术。

(3)非穿透性小梁手术:非穿透性小梁手术为近年来开展的一种新的抗青光眼手术,在不切通前房的情况下,切除 Schlemm 管外壁、构成其内壁的近管组织和部分透明角膜基质,仅留一层菲薄小梁及狄氏膜窗,起到房水引流作用,浅层巩膜瓣下的深层巩膜,大部被切除,仅留极薄一层。这种手术的降眼压效果与小梁切除术相似,但并发症显著减少。

这类手术包括:Krasnov 设计的窦小梁切开术,将Schlemm 管外壁切开,使房水通过小梁网渗出,再经Schlemm 管断端进入 Schlemm 管,然后经外集液管进入血循环,但术后形成瘢痕,手术成功率不高,未被广泛应用。Fyodorov 等提出了深层巩膜切除术。Kozlov等及 Mermound 等分别进行了深层巩膜切除术联合胶原植入。Stegmann 等实施了黏弹剂 Schlemm 管切开术,他在做深板层角膜移植时,发现狄氏膜可使房水通过,认为这是一条新的房水排出通道,故建议在作深层巩膜切除时,部位应靠前并进入透明角膜,仅留一层狄氏膜窗;从深层巩膜切除两侧的 Schlemm 管断端,注入黏弹剂,使 Schlemm 管及集液管扩张,目的是使从狄氏膜渗出的房水经 Schlemm 管断端进入已扩张的 Schlemm 管而排出眼外。Sourdille 等在深层巩膜切除床上放置交连透明质酸钠生物胶,取得了满意疗效。经过上述改进,非穿透性小梁手术的降眼压效果明显,与小梁切除术相似,而手术并发症显著减少。

手术要点:非穿透小梁手术深层巩膜瓣切除的范围分为两种:①外部小梁切除术:切除含有 Schlemm管外壁的深层巩膜瓣,并要撕除构成 Schlemm 管内壁的近管组织,它是房水外流阻力的主要部位,残留的滤过膜表面积较小而且菲薄,仅包括内部小梁网,即角巩膜小梁网及葡萄膜小梁网。手术操作较容易和安全,降眼压速率快。方法是当 Schlemm 管外壁随着深层巩膜一起被掀起后,向前稍作剥离并暴露前部小梁,可看到后部小梁表面的浅灰色组织,用显微镊夹住巩膜突并向后轻柔牵拉,见灰色组织的前边缘裂开,夹住此边缘,将此层 Schlemm 管内壁撕去。②非穿透性深层巩膜切除术:将深层巩膜瓣向前剖切,越过 Schwalbe 线,暴露狄氏膜。切除深层巩膜组织后残留的滤过膜表面积较大,残留的小梁组织相对较厚。Schlemm 管内壁未被撕除,手术形成的滤过膜是由小梁网及狄氏膜组成,其降眼压速率较慢,暴露狄氏膜过程易引起穿破。非穿透性深层巩膜切除术的关键是暴露狄氏膜,Schlemm 管外壁随着深层巩膜一起被剥开后,先在此水平沿巩膜瓣两侧向前各作一个放射状

切开，长约 1~1.5mm，其深度接近狄氏膜但切勿切通前部小梁及狄氏膜，然后用海绵棒从深层巩膜瓣内侧轻轻地向前推，以剥离前部小梁，越过 Schwalbe 线后即可见房水明显渗出，沿此平面继续向前推动深层巩膜瓣，使角膜基质与狄氏膜分离，其前端进入透明角膜 1~1.5mm。

现代非穿透性小梁手术是上述两种技术的结合。深层巩膜瓣切除的范围包括深层巩膜、Schlemm 管外壁、构成其内壁的近管组织及部分邻近透明角膜基质。深层巩膜切除要极深，基底仅留极薄一层巩膜，可透见下方黑色葡萄膜。从浅层巩膜瓣下巩膜床后端向前分离深层巩膜瓣，当达到角膜稍后的光滑环行纤维时，即是巩膜突，其前方即是 Schlemm 管，在此平面继续向前分离即可将 Schlemm 管外壁掀开，此时可见房水缓慢渗出。如深层巩膜剥离得不够深，Schlemm 管外壁未能随深层巩膜瓣被掀开，则可用撕囊镊将其外壁夹住，撕下一条组织。一旦 Schlemm 管外壁被打开，即可见房水渗出，此时改用海绵棒前推深层巩膜瓣，进入透明角膜约 1mm，这样易于将其与狄氏膜分开，此时有大量房水缓慢渗出，再用镊子将 Schlemm 管内壁撕下。经上述分离可形成一薄层透明的小梁网 - 狄氏膜窗，该膜光泽，平坦，不前突，无虹膜膨出，并可见大量房水缓缓流出。此手术难度较大，需深入了解角膜缘部的解剖结构，并且有娴熟的手术技巧，术中因担心穿透小梁或狄氏膜，可能残留组织较厚，则无房水渗出，达不到降眼压目的；剥离太薄则可能穿孔，如为小穿孔，无虹膜膨出，则可按原计划完成手术；如穿孔太大，有虹膜膨出，则将虹膜切除，改为小梁切除术，因深层巩膜瓣向前剥离较多，应仔细判断小梁切除的恰当位置。

为防止浅层巩膜瓣与深层巩膜床粘连，有些作者在深层巩膜瓣切除后所造成的巩膜瓣下减压房中，植入胶原或透明质酸钠生物胶膜。

非穿透性小梁手术的降眼压机制：此手术改善房水引流的机制尚不完全清楚，现在一般认为，房水经残留的内部小梁网 - 狄氏膜窗渗出到浅层巩膜瓣下的减压房后，可经三条途径流出：①外滤过途径。②葡萄膜巩膜房水排出途径。③经 Schlemm 管断端进入 Schlemm 管，外集液管流入血循环。Stegmann 等施行的黏弹剂小管切开术，术中向 Schlemm 管中注入黏弹剂，目的是使 Schlemm 管及外集液管扩张，增加该通道的房水排出易度。Mermoud 等在减压房内植入胶原是为了增加结膜下的外滤过功能。Sourdille 等报道仅16.6% 的术眼有滤过泡，认为外滤过不是主要途径，而减压房及植入物的持续存在可能增加了葡萄膜巩膜的

外流作用。Chiou 等对深层巩膜瓣切除术后患者行超声生物显微镜检查，发现胶原植入物可使巩膜瓣下腔持续存在，房水经残留的小梁网 - 狄氏膜窗达巩膜瓣下，他们推测房水是经此达结膜下间隙，并经薄的巩膜达脉络膜上腔。胶原在术后 6~9 个月完全吸收，但巩膜瓣下间隙持续存在。叶天才等 UBM 观察透明质酸钠植入物在术后 3 个月开始降解吸收，部分患者可维持 6~9 个月，巩膜瓣下减压房逐渐出现不同程度缩窄。他们认为虽然此种手术不一定需要形成滤过泡，但有外滤过功能者似乎眼压控制更理想。李美玉报告，67.9% 的患者存在功能性滤过泡，表明外滤过道是降低眼压的主要途径之一。目前认为非穿透性小梁手术仍然是一种外滤过手术，不同之处是未穿透前房。

疗效与并发症：最近的非穿透性滤过手术大多是非穿透性深层巩膜切除术与外部小梁切除术两种技术的结合，平均随诊时间约 12~36 个月，完全成功率为 44.6%~75.6%，加抗青光眼药物的成功率为 79%~97.7%。Mermoud 等比较了深层巩膜切除联合胶原植入物和小梁切除术各 44 只眼术后 24 个月的疗效，完全成功率，深层巩膜切除联合胶原植入物组为 69%，而小梁切除术组为 57%，两者无明显统计学差异，前者用药成功率为 95%。Stegmann 等报告黏弹剂小管切开术成功率为 82.7%，用药成功率为 89.0%。Dahan 和 Drusedan 报告一组病例作非穿透性小梁手术，巩膜瓣下无植入物，平均随访 46 个月，平均眼压从 30.4mmHg 降至 15.4mmHg，平均下降 50%。李美玉报告，平均随访 9 个月，完全成功率为 42.8%，加药成功率为 96.4%。叶天才等的结果为平均随访 6.6 个月，完全成功率为 56.0%，加药或术后行残存小梁网激光穿刺治疗眼压 ≤21mmHg 者为 44.0%。

非穿透性小梁手术因不穿透前房，术中不发生眼压突然降低，因而术后早期并发症如低眼压、浅前房及脉络膜脱离等并发症明显减少，滤过性手术的晚期并发症低眼压性黄斑病变、滤过泡炎、眼内感染等的发生率也较低。

7. 青光眼的视神经保护 神经保护是对患病的神经组织，通过干扰其损伤和死亡径路，以保护其组织并维护其功能。30 年来曾在实验室和临床试验中研究众多药物用于急性和慢性神经疾病。Helen 等复习了有关文献，虽然有数百种神经保护药物在动物疾病模型中有限制神经损伤的作用，但均未能应用于临床。有 2 种神经保护药物在人类临床试验中表明可改善结果，被美国食品和药品管理局批准应用，即 riluzole 用于肌萎缩侧索硬化和 memantine 用于中度到重度阿尔茨海默病，但是这些药物对这些疾病过程也未能获得

戏剧性冲击作用。

近来，神经保护曾延伸到视神经疾病，如青光眼、非动脉性前部缺血性视神经病变和 Leber 遗传性视神经病变。两个尚未发表的大的、平行、随机临床试验，关于 N-methye-d-aspartate antagonist，memantine 对开角型青光眼视神经保护的研究未表明其有效性。

有两个最大的慢性进展性开角型青光眼患者口服 memantine 的临床试验，这些公司资助的试验登记了世界范围的 2200 例患者，随访至少 4 年。试验结果虽未发表，但在 2007 年和 2008 年两次宣布两个试验均未达到预期结果。第一次宣布："在统计学分析计划中，选择了两种视功能检测来评估 memantine 对青光眼的有效性。作为主要的终点的功能检测没有显示 memantine 对保持视功能有益。在几项应用次要的功能检测显示大剂量的 memantine 较安慰剂组统计学有显著性。"第二次宣布："虽然研究表明接受大剂量 memantine 组疾病的进展较小剂量 memantine 组明显慢，但与安慰剂组比较无明显益处。所以研究未能达到主要的终点，也不足以重复第一次三期试验的结果。"

因为肾上腺素能激动剂在动物实验中有神经保护作用，在低眼压性青光眼治疗研究中，正常眼压性青光眼患者用酒石酸溴莫尼定（brimonidine，阿法根）或噻马洛尔。噻马洛尔作为阿法根降眼压效果的对照，而没有神经保护作用。尚未见其结果的报告。

【预后】　原发性开角型青光眼的预后与视神经受损程度、眼压高度、视乳头组织的易损性、全身血管性疾病、患者对治疗的配合以及治疗是否及时恰当等有关。一般认为，视乳头凹陷重者预后差，因为受损严重的视乳头仅剩余少量轴索，所以，每个纤维的丢失将是很重要的。有些专家提出，对于明显受损的视神经为了使青光眼稳定，需将眼压降至正常低值甚至低于正常的眼压。

有些眼睛可在一段很长时间内耐受高眼压，而另一些在正常眼压情况下也可出现进行性损害。这种现象常被解释为视乳头对压力引起损害的耐受性不同。其他如视神经的灌注压和患者对治疗的配合等也是重要因素。少数人认为，治疗不能改变原发性开角型青光眼的自然过程。但是，绝大多数专家认为在绝大多数患者控制眼压可使病情稳定或减缓其过程。但是不要认为成功的降低眼压就能使病情稳定，有些患者经治疗后眼压明显下降，而视野缺损仍继续进展。患者应理解，治疗后眼压虽下降，但仍需终身定期就诊观察。医师也必须区分进行性青光眼性损害和视功能波动，以及随年龄增长的缓慢的视功能下降。

（李美玉）

第五节　正常眼压性青光眼

（一）概述

1. 定义　正常眼压性青光眼（normal tension glaucoma，NTG 或 normal pressure glaucoma，NPG）属于原发性青光眼，目前临床上认为是眼底和视野出现特征性的青光眼性损害，而眼压（昼夜眼压曲线测量）最高水平始终不超过正常范围上限（21mmHg）的一种临床状况。

从临床看，正常眼压性青光眼相对于通常伴有高眼压的原发性开角型青光眼（high pressure- primary open-angle glaucoma，HPG），特殊性在于：虽然眼压依然处于生理水平，但视神经却发生了与 HPG 同样的病理损害。"高眼压与青光眼间关系"的传统观念被彻底打破，青光眼的定义至今既不完善也不统一，眼压作为危险因素而被排除在定义以外。另外一种观点认为，正常眼压性青光眼尽管"眼压正常"，与 HPG 并无差异，其病因、发病机制和临床表现没有什么本质差异。需要指出的是，所谓"正常眼压"是指患者的真实眼压确实处于正常范围以内，并非仅仅眼压计"测量眼压"的正常。临床研究表明，中央角膜厚度（CCT）对"测量眼压"有一定影响，即真实眼压相同时，角膜较厚可出现高测量值；反之，角膜较薄则出现低测量值，所以应注意排除"测量眼压"正常而真实眼压不正常的特别情况。

此外，正常眼压性青光眼曾被称为低眼压性青光眼（low tension glaucoma 或 low pressure glaucoma）。

2. 归类　正常眼压性青光眼是否存在，学术上尚有争议，临床上却被作为一个单独类型。但青光眼的整体分类体系还不完善，正常眼压性青光眼的归属尚未确定，文献中观点不一，从现行青光眼分类以病因和病理生理为基本依据看，应属于"原发性开角型青光眼（POAG）"的范畴，作为其中一个亚型更为合理。以前，国内对 NPG 的归类也无明确意见，2008 年，中华眼科学分会青光眼学组制订的原发性青光眼诊断和治疗专家共识中明确规定：POAG 包括两个并列的亚型，即 HPG 和 NPG。

3. 临床流行病学　不同研究和人群中报告的患病率相差甚大。既往资料认为，正常眼压性青光眼的人群患病率为 0.15%，约占整个 POAG 的 18%～20%。新近研究认为，东亚和东南亚老年人群中，POAG 最多地表现为正常眼压性青光眼，比例高达 60%，近年国内也有类似报告。日本 40 岁以上一般人群中正常眼压性青光眼的患病率为 HPG 的 4 倍。从患者性别看，国外报道女性多于男性,国内报道男性多于女性。发病年龄上,正常眼压性青光眼大于 HPG。迄今,虽有少数几个正常眼压性青光眼家系的报道,但大多数患者属于散发性病例,与屈光不正间也未发现有明确的关联。

(二)发病机制

正常眼压性青光眼病因不明,"眼压升高与视神经损害间因果关系"的传统理论受到挑战,血管或缺血以及多因素学说促成了青光眼的病因学研究。文献报告中除各种血管性因素外,还有基因和多种自身免疫性紊乱,甚至被视为眼科奥茨海默病(Ocular Alzheimer's disease),但迄今,缺血等学说均难以从病理生理学上对视神经结构和功能的特征性损害给出合理的解释。或许,多种因素可能分为两个层次或范畴:一是病因学阶段的启动因素,二是病生学阶段的参与因素。血管性病变等因素的作用仅仅在于降低了视神经对压力性损害的抵抗能力。

正常眼压性青光眼依据目前的临床定义,眼压即使真正正常,正常的衡量标准仅是正常范围的上限即 21mmHg,从统计学看,正常群体眼压水平的数值分布区域大致有三:一是极少数人高至 21mmHg 以上,二是只有少数人可达 21mmHg,三是大多数人处于平均值左右或者以下。从临床诊断和治疗主张个体化的观点看,"个体正常眼压"并不简单地等同于"群体正常眼压",任一个体的正常眼压一律规定为不超过正常上限(10~21mmHg 中上限是下限的 2 倍),具有很强的人为性。例如,某一患者发病前、后眼压分别为 11mmHg、21mmHg,采用上限衡量正常与否,显然不合理。所以,现行定义下诊断的正常眼压性青光眼实际上存在着"伪正常眼压性青光眼"的可能。真正的正常眼压性青光眼,发病前后的眼压始终如一地保持在低于 21mmHg 的某一水平附近(单眼波动<5mmHg,符合生理性波动范围)。但是,眼压正常,对视乳头筛板并非没有压迫作用;如果筛板组织学结构薄弱(包括发育性缺陷、退行性改变、乃至获得性异常),眼压与筛板间压力和抗力关系失衡。基础研究表明,视神经损害的病理改变实质上为视网膜节细胞凋亡;临床研究表明,正常眼压性青光眼中视神经损害也是眼压依赖性的。

近年的最新证据为眼压学说提供了有力支持:一是高眼压症、NTG、HPG 和正常人不同分组受试者颅内压的病例对照研究,高眼压症的颅内压高于正常人,而 NTG 和 HPG 患者的颅内压低于正常人;二是 NTG、HPG 和正常人三组受试者筛板厚度的病例对照研究,青光眼患者的筛板厚度小于正常人、NTG 的筛板厚度小于 HPG,并且两组青光眼患者中筛板厚度均

随病情加重而变薄。

综合迄今的上述研究成果(图 6-134),正常眼压范围下界为 10mmHg,房水引流系统下游上巩膜静脉压约 10mmHg、视乳头筛板后区颅内压约 10mmHg,三者间呈现的压力平衡是否存在着某种病因学和病生学关系,分析认为:视乳头筛板的组织学差异或连同筛板后结构例如颅内压异常等导致其与眼压间关系失衡或跨筛板压压差(translaminar pressure difference)增加可能是正常眼压性青光眼乃至 HPG 视神经损害发生的起始因素。病理损害一旦开始,病理生理学过程中可有诸多因素参与,例如:筛板上下两区域结构薄弱以致不能承受正常水平的眼压,导致筛板内血供障碍和胶质细胞异常反应等,而轴浆传输阻滞引起脑源性神经营养因子剥夺,结果启动上下弓形区内节细胞的凋亡。临床上表现为,眼底视盘上下盘沿的缩窄和视杯的纵向扩大加深以及上下弓形区内神经纤维层缺损,视野相应部位和形态的缺损。

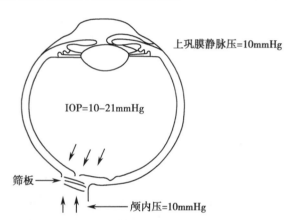

图 6-134　眼压和视乳头筛板与上巩膜静脉压和颅内压的关系

关于正常眼压性青光眼的致病基因,2002 年发现了视神经病变诱导蛋白基因(optineurin, OPTN),基因位点为 10P13。此外,1998 年发现的 GLCIE,属于眼压正常的原发性开角型青光眼,基因位点为 10P14-P15。

(三)临床表现

除眼压不高于 21mmHg 外,正常眼压性青光眼的临床表现相似于 HPG。该病病程隐匿,症状缺乏或没有特异性。体征参照 HPG,主要集中在下列 4 个方面:

1. 眼压　临床上,正常眼压性青光眼的眼压虽然处于正常范围,但具体水平不一。国内文献报道,不同患者间平均眼压有的接近上界,有的接近下界,总体位于 16mmHg 附近。国外文献报道,大多数患者的眼压接近上界。从生理学看,眼压是否正常,除单一峰值外,还体现于昼夜曲线的波动幅度和双眼对称性,但迄今主要着重于峰值。关于眼压峰值,多数认

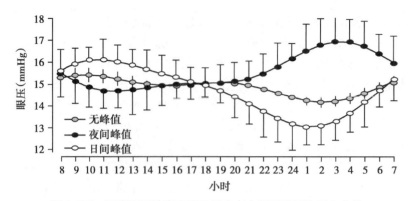

图6-135 正常眼压性青光眼三组患者中眼压的平均昼夜节律
眼压曲线采用非线性回归方法进行数学模拟,分为夜间峰值型、日间峰值型和无峰值型,曲线上线段代表24小时内眼压的平均波动(均值±标准误)

为出现于夜间,睡眠体位致使巩膜上静脉压升高。至于后两项指标,从有限的文献报告看,患者昼夜眼压分布双眼对称,波动形态呈单峰式曲线,波动幅度约为4mmHg。最近一项临床研究采用严格的临床方法(包括夜间采取卧位、使用Tonopen眼压计并且与Goldmann眼压计相比较、每小时测量一次并且借助脑电图监测以尽量减少干扰睡眠)和数学方法,测量和分析了正常眼压青光眼患者的昼夜眼压曲线,眼压曲线依据峰值表现分为三种类型,大多数为日间峰值型或夜间峰值型,极少数为无峰值型(图6-135)。

2. 眼底改变 眼底的结构性改变包括视盘改变和RNFL改变两个方面。正常眼压性青光眼与HPG的眼底改变有无异同,各家研究结果不一。一种观点认为,正常眼压性青光眼中视盘损害更多地表现为盘沿缩窄和切迹以及视乳头脉络膜视网膜萎缩(PPCA)和盘沿出血。从临床看,盘沿出血相对常见、有时是最早可见的一个体征,可以反复出现,多见于视盘的颞下或颞上盘沿区域,呈条片或火焰状,骑跨于盘缘上,出血及其反复提示视神经组织损害的发生或进展(图6-136)。

某些研究根据视盘表现将正常眼压性青光眼分为两种情况:

(1)老年硬化型:主要见于伴有血管疾病的老年患者,盘沿呈苍白浅斜坡状。

(2)局灶缺血型:盘沿有局灶性深切迹、位于上极或下极。

3. 视野损害 视野损害属于功能性损害,正常眼压性青光眼与HPG间视野损害在部位和形态上有无不同,迄今也无一致意见。某些研究认为,正常眼压性青光眼相对于HPG,早期视野缺损多呈局灶性,程度更致密、边界更陡峭、部位更靠近甚至侵入中心固视区(图6-137)。

4. 前房角 对于正常眼压性青光眼,前房角无疑

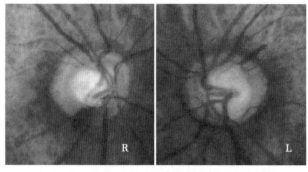

图6-136 正常眼压性青光眼视盘盘沿出血
右眼颞下盘沿和左眼颞上盘沿分别出现片状和条状出血

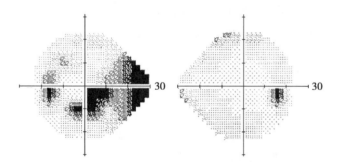

图6-137 正常眼压性青光眼的视野损害(灰度图,Humphrey视野计)
左眼:下弓形缺损合并鼻上和鼻下阶梯(注意下弓形缺损中鼻下部分侵入固视区);右眼:正常

是开放的。从房水循环的病理生理学上分析,如果前房角关闭作为原因预先存在,则不可能还有作为结果的“眼压正常”。但应注意,前房角开放在解剖上存在既可以“宽”,也可以“窄”的两种情况。

(四)诊断和鉴别诊断

1. 诊断 青光眼诊断指标包括四项,即眼压、房角、眼底和视野。对于POAG,诊断有效性的指标为眼底和视野。正常眼压性青光眼的诊断标准上,目前国

内外文献均参照 HPG：青光眼性眼底和视野损害，自然状态下眼压峰值不超过 21mmHg，房角开放，排除其他可能导致类似视神经损害的有关病变。

（1）眼压：最高不超过 21mmHg。眼压作为一个诊断指标，仅取决于正常上限，对正常眼压性青光眼已失去定性诊断价值，意义仅在于与 HPG 相鉴别。眼压的测量和评价应注意下列问题：

1）采用 Goldmann 压平眼压计，迄今仍为金标准。如有条件，也可采用动态轮廓眼压计（DCT）。

2）测量昼夜眼压曲线：眼压曲线给出峰值、单眼波动幅度和双眼对称性三项指标，如果波动幅度或双眼差异较大，即使最高不超过 21mmHg，应排除早期 HPG 的可能性。迄今，眼压曲线测量限于测量条件诸如时间点的多少和分布、患者夜间睡眠和体位的自然状态、眼压计类型等，还不是真正意义上的眼压曲线。现在，最新的接触镜传感器式眼压计（the sensimed triggerfish contact lens sensor）已经开始应用，能够于实际生活状态下进行昼夜 24 小时的连续和动态眼压测量，测量结果为眼压图（intraocular pressure profile）（图 6-138）。

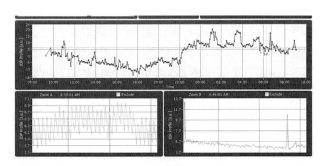

图 6-138　接触镜传感器式眼压计的眼压图：曲线代表相应于昼夜周期内眼压变化的波动幅度
眼压图上栏中信号共计 288 个数据点，每点相应于 30 秒测量数据的中位数，每次测量间隔 5 分钟。下栏中左面 Zoom A 示患者睡眠中，眨眼信号不见；右面 Zoom B 示患者渐清醒，眨眼信号偶见

3）注意角膜厚度（CCT）的影响：CCT 对"测量眼压"有影响是肯定的，问题是正常眼压性青光眼与正常人和 HPG 患者三组群体间角膜厚度有否差异尚无肯定意见，但针对具体患者时 CCT 测量有助于完善个体化诊断。

（2）眼底和视野改变：二者是视神经损害分别在结构和功能上的表现，正常眼压性青光眼与 HPG 间有无差异尚无肯定答案。部分作者认为其差异表现在如下方面（表 6-13）：

由于眼压已无定性诊断作用，眼底和视野改变的早期发现格外重要。HPG 的诊断一般是在眼压升高的

表 6-13　POAG 中两个亚型间眼底和视野改变的差异

	HPG	正常眼压性青光眼
视盘外观	视杯同心圆形、较深、盘沿均等对称、没有切迹	壁陡峭偏心圆形、较浅、壁呈斜坡状
		上下两极丢失较重
	出血少见	多见
	PPCA 少见	多见
RNFLD	趋于广泛性萎缩	趋于局限性萎缩
视野改变	普遍丢失、通常累及周边、暗点较浅、边界呈斜坡状	局限损害、暗点为局灶性、致密、通常靠近固视区
视盘外观与视野损害间的关系	二者关系密切	视盘损害程度与视野状态间不成比例

PPCA：视盘旁脉络膜视网膜萎缩；RNFLD：视网膜神经纤维层缺损

基础上，只要眼底改变或视野改变其中一条即可确诊。与其不同的是，正常眼压性青光眼中眼底改变或视野改变只有一条、尤其视野改变迟于眼底改变或不典型时，确诊依据似不充分，需要二者相互印证，由此增加了诊断难度。所以，应考虑现今诊断技术中眼底和视野两种检查方法各自的灵敏性和特异性，已有研究提出早期诊断采用"视野前诊断（preperimetric diagnosis）"的问题。

（3）前房角：呈开放状态，应注意"前房角在解剖上狭窄但在功能上开放"情况的存在，实际上相当于 HPG 中的"窄角型开角性青光眼"。

2．鉴别诊断　包括三个方面：

（1）眼压方面：应排除其他不同情况的青光眼和某些影响眼压的因素。

1）HPG：未测量眼压曲线、昼夜眼压变异较大、或由于测量时间点或患者体位的关系未能发现升高的眼压；患者合并高度近视眼时巩膜硬度较低、或单纯角膜厚度较薄，未注意矫正。

2）其他类型青光眼中眼压间歇性升高：闭角型青光眼间歇期、青光眼睫状体炎综合征。或既往有眼压升高史的"顿挫性青光眼（glaucoma in remission）"："耗竭性"青光眼（burned-out glaucoma）、激素性青光眼、继发于外伤或炎症等的青光眼，上述各种情况中均为过去曾因眼压升高而引起视神经损害，现在眼压因升高的原因被解除而恢复正常，或因年老和疾病而发生房水低分泌。

3）全身因素：患者因心血管疾病而服用 β 阻滞剂或强心苷类药物。

（2）眼底方面：应排除类似青光眼的非青光眼性视神经病变。

1）视盘先天性异常

2）缺血性视神经病变（尤其动脉性）

3）炎症性视神经病变

4）视神经和（或）视交叉压迫性病变（肿瘤、动脉瘤、囊肿）

5）脱髓鞘疾病

（3）视野方面：主要应排除能够引起视网膜弓形区内视野缺损的非青光眼疾病。

1）视盘先天性异常：视盘小凹、视盘缺陷等

2）视神经炎

3）缺血性视神经病变

4）视网膜分支动脉或静脉阻塞

5）视神经压迫性损害

6）视乳头玻璃疣

7）慢性视乳头水肿

8）视盘邻近区脉络膜视网膜炎和脉络膜视网膜瘢痕

青光眼性眼底和视野改变一般具有高度特异性，同时注意临床上其他原因和类型的视神经损害通过临床病史和眼科检查予以排除。

（五）治疗

1. 治疗目的　正常眼压性青光眼患者的自然病程是有差别的，有些病情进展不可阻止，而另外有些却为相对良性的过程。如果某一患者视神经损害程度较轻、眼压曲线中峰值位于正常范围平均值以下而且波动幅度较小、没有相关的危险因素、尤其随访中视神经损害进展速率较慢、患者年龄较大，同时考虑到药物的疗效、安全性、可耐受性、费用和对患者生活质量的可能影响等问题，可暂予观察而不予治疗。否则，应采取积极的治疗措施。

治疗的根本目的在于阻止病变进展以保护视功能，治疗手段从理论上包括眼压降低和视神经保护两条途径。关于"视神经保护"，迄今尚无一种药物获得严格临床资料的直接证实，目前临床上主要手段依然是降低眼压。所谓"目标眼压"正是将降低眼压与保护视神经相结合的一个概念，具体是指通过治疗获得一个稳定的眼压范围，在其上限水平以下视神经损害的进展能够最大程度地延缓甚至停止。但实际上，目前还没有准确预测和具体测量的可行方法。目标眼压因不同患者而不同，同一患者也因不同病程而不同。一般认为，确定目标眼压应考虑下列几个因素：视神经损害的程度、眼压高度、损害进展的速率、其他危险因素（近视眼、糖尿病、家族史、高血压、低血压、偏头痛、周围血管性疾病 - 雷诺病、缺血性血管疾病等）、患者预期寿命（或预期视力年数）。另外，目标眼压并非一经确定即一成不变，是否足够和有效应通过视神经损害的现状与以前（包括基线）资料的随访比较，进行定期评估。

正常眼压性青光眼相对于 HPG，眼压本已"正常"，对降眼压药的反应较差；需要的目标眼压更低、降压难度更大。正常眼压性青光眼协作研究（The Collaborative Normal Tension Glaucoma Study）表明，降低眼压至少对部分患者是有益的，降低幅度应达到其基线水平的至少 30%，对于严重的晚期患者，应争取眼压降低靠近 10mmHg 甚至更低。具体治疗措施的选择包括药物、激光或手术，以药物治疗为首选。

2. 降低眼压　局部降眼压药目前已多达六大类，即 β 受体阻滞剂、前列腺素类衍生剂、肾上腺素能激动剂、碳酸酐酶抑制剂、缩瞳剂和复方制剂，每一大类又包括多个不同的品种：

（1）前列腺素类降眼压药：目前国内外共有三种，即拉坦前列素（适利达）、曲伏前列素（苏为坦）和贝美前列素（卢美根）。三者降压效果相似，降幅均达 30% 以上，对夜间眼压的降压效果优于其他药物，此外对深色虹膜患眼的降压效果较好。根据青光眼的房水动力学异常和药物的作用机制，前列素类降眼压药是开角型青光眼的一线用药，尤其适于正常眼压性青光眼。

（2）β 阻滞剂和肾上腺素能激动剂：均包括非选择性和选择性两类，目前临床上常用的非选择性 β 阻滞剂例如噻马洛尔等和高度选择性的 α2 肾上腺素能激动剂溴莫尼定、以及毛果芸香碱三类，降压效果相似，约为 20%～25%。上述 β 阻滞剂和溴莫尼定的夜间降压效果相对较差，其中各种 β 阻滞剂对深色虹膜患眼的降压效果也较差。此外，肾上腺素能激动剂中还有以前常用的相对选择性 α2 激动剂对氨基可乐定和非选择性的地匹福林（肾上腺素前体药）等。

（3）选择性 β_1 阻滞剂：包括倍他洛尔（贝特舒）和局部碳酸酐酶抑制剂，包括多佐胺和布林佐胺两种，现在国内应用的是布林佐胺（派立明）。两类药物的降压效果相似，属于第三等级，均为 20% 左右。

（4）复方制剂：目前国外已有由上述各种单剂中任何两种所组成的多种复方制剂，例如现在已经进入国内的拉坦噻吗滴眼剂（适利加滴眼剂，拉坦前列素和噻吗洛尔的复方制剂）。该剂型药物不仅具有相互加强的降压疗效，减少副作用，而且可以提高患者的用药依从性。

（5）单独使用一种局部药物通常不足以达到满意的降压效果，此时应依据药理作用机制加用其他药物，或采取激光以至手术。

氩激光小梁成形术应用于临床已有多年,近年又有选择性激光小梁成形术(SLT),其远期效果尚不肯定或效果有限,但对于不愿意接受手术或对手术有高危因素的患者,不妨一试。尤其 SLT,其应用比较安全,可以重复。

滤过性手术对于正常眼压性青光眼,手术指征相对严格,要求通过手术获得很大的降压幅度,许多临床医师认为眼压应降到正常低界甚至亚正常的水平(6～10mmHg),小梁切除术通常需要联合应用 MMC 或 5-FU 等辅助药物,甚至采用全厚巩膜穿透的滤过手术,以期获得更低的术后眼压。严格的术后随访对获得满意的术后效果有重要意义。

3. 其他辅助治疗 对于正常眼压性青光眼、尤其中晚期患者,在眼压降到可以接受的水平的情况下,应注意相关危险因素的内科治疗,同时考虑给予营养神经和改善血流的药物。

从青光眼及其相关药物本身看,上述局部降眼压药中,实验研究提示:倍他洛尔和多佐胺分别可以改善脉络膜血流和增加视网膜血流,溴莫尼定增强视网膜节细胞存活能力。

此外,钙通道阻滞剂(尼莫地平等)可以改善视神经的功能和血流,已有研究表明,全身钙通道阻滞剂治疗后患者对比敏感度改善或视野损害进展得到缓解。但也有研究未能证实上述作用,况且全身应用钙通道阻滞剂对患者血压有副作用,其发生率又较高,有鉴于此,钙通道阻滞剂应谨慎使用。

(任泽钦)

第六节　分泌过多性青光眼

分泌过多性青光眼(hypersecretion glaucoma)是一特殊而罕见的开角型青光眼。其特殊性在于发病机制为房水生成过多,而房水排出正常,结果依然导致眼压升高。有作者估计其患病率不超过青光眼总数的2%。该病病因不明确,一般认为与血管神经功能失调有关,患者多伴有高血压病。

(一)临床表现

该病多见于 40～60 岁的女性,房角开放,眼压升高多为 25～35mmHg,但呈间歇性。不同时间测量眼压可见眼压波动较大,波动幅度与房水生成增多的速率和持续时间以及排出易度的代偿能力有关。房水生成速率达到 4～5μl/min 时,多数眼压将会增高,尤其老年人小梁网代谢功能有限。房水排出能力多为正常低限,房水生成增加时容易引起眼压升高。由于眼压升高呈间歇性,眼底视乳头损害和视野损害均相对较

轻,进展也相应较慢,大多患者预后良好,但眼压若持续性增高,并且未能进行及时有效的治疗,也可造成严重的眼底和视野损害。

(二)诊断

主要是弄清眼压升高的机制。

眼压的单纯测量不能确诊,眼压升高期间进行眼压描记(必要时须重复)对确诊有重要价值。眼压描记可以发现,房水流畅系数正常,而房水生成增多。有作者主张,对于眼压升高的患者,如果房水流畅系数正常〔一般为 0.25～0.60μl/(min·mmHg)〕而房水流量超过 4.00μl/min(正常为 1.838±0.05μl/min),即诊断分泌过多性青光眼。

眼压描记时应注意排除检查者和患者人为因素的影响,尤其需要注意选择合适的砝码和矫正眼壁硬度,以避免测量误差。

(三)鉴别诊断

1. 眼压升高的原发性开角型青光眼 眼压升高的原因在于房水流出阻力增加。对于疑似患者,应首先了解昼夜眼压曲线情况,然后在眼压高峰期间进行眼压描记。如果房水流畅系数≤0.11μl/(min·mmHg),而房水流量正常,则排除分泌过多性青光眼。

2. 巩膜上静脉压升高引起的继发性开角型青光眼 房水外流通路中,小梁网通道是压力依赖性的。所以,巩膜上静脉压升高致使小梁网内外压力梯度缩小、房水外流减少,引起眼压升高。眼压描记显示,房水流畅系数可以正常,也可以降低。但此时,导致巩膜上静脉压升高的眼局部或其他系统的疾病所呈现的临床症状和体征有助于鉴别诊断,例如海绵窦动静脉瘘、眼眶肿瘤或炎症、内分泌性突眼、纵隔肿瘤等。

(四)治疗

针对房水分泌增多的发病机制,首选使用抑制房水生成的局部降眼压药,例如:各种β受体阻滞剂、碳酸酐酶抑制剂(多佐胺滴眼剂或布林佐胺滴眼剂)、α-2 激动剂(溴莫尼定滴眼剂等)和复方制剂(噻吗洛尔或多佐胺滴眼剂等);如果视功能已有损害,眼压持续升高而药物效果不满意时,可考虑睫状体激光光凝等类似手术。

其他针对改善房水排出的药物、激光或手术等治疗方法难以奏效。

(任泽钦)

第七节　高 眼 压 症

自 19 世纪中叶 von Graefe 宣称青光眼患者因眼压升高可导致视乳头凹陷性萎缩这一重要发现以来,

临床实践观察反复证实了大多数已明确诊断的青光眼患者都具有眼压升高这一特征。于是，临床医师逐渐形成了这样一个传统的观念——眼压升高就是青光眼，而眼压升高必然要引起视乳头的凹陷性萎缩，继而发生视野缺损。根据大组群体眼压调查结果，正常人的眼压平均值（M）约为 15～16mmHg，标准差（SD）为 2.5～3.0mmHg。按上述标准，正常人群中眼压在 M±SD 范围内者约占 67%，在 M±2SD 范围内者占 95%，M±3SD 者占 99.75%。Leydhecker 等引用这一概念，认为当眼压≥20.5mmHg 时，应视为有可疑青光眼；当眼压≥24mmHg 时，肯定有青光眼。然而，越来越多的流行病学调查资料表明，正常眼压均值加 2 倍标准差（M＋2SD）这一数据，只能看作正常与不正常分界线的近似值，决不能把它看作一个精确的阈值。

据 Hollows 等的研究，在 40 岁以上的群体中，眼压超过 M＋2SD 这一标准者占 5%，但在 50 岁以上及 70 岁以上的群体中，分别上升到 10% 及 15%。具有典型视乳头凹陷性萎缩及视野缺损的开角型青光眼患者，其发病率显然也有随年龄增长而增高的趋向，即 45～54 岁为 0.1%；55～64 岁为 0.6%～0.7%；65～74 岁为 1.1%～1.3%；75～85 岁为 2.3%，但其实际数字，要较单纯眼压高于 M＋2SD 的人数少得多。换言之，不能仅仅因为眼压超过正常人群中的高限而诊断为开角型青光眼。另一方面，许多研究表明青光眼视乳头凹陷性萎缩和视野缺损的发生、发展又与眼压的高度呈正相关。因此，又不能把眼压≥M＋2SD 的人群与眼压在 M＋2SD 范围的人群相提并论，而需要给以应有的关注。Hollows 和 Graham（1966）建议用"高眼压症（ocular hypertension）"一词，将它们与真正的开角型青光眼患者和正常人加以区别，但也有人称它为疑似青光眼（glaucoma suspect）或青光眼前期（pre-glaucoma）。Shaffer 认为采用后两个术语，可能更利于引起患者和医师的警惕，有利于随访观察的加强，及时给予处理以减少青光眼性损害的发生。不过，目前绝大多数的文献和教科书以及临床实际工作中，仍沿用高眼压症一词。

一、定 义

高眼压症是指多次眼压测量其双眼数值均在正常人群眼压的高限以上，房角开放且无表现异常，虽未予治疗，经长期（多年）随访仍不引起青光眼视乳头改变或视野损害的一种状态。目前大多数文献中都把正常眼压的高限定为 21mmHg。已如前述 21mmHg 这一数值，是根据正常人平均眼压加 2 倍标准差［即 16＋（2×2.5）］推算出来的。通常人群的正常生理值，是通过代表该群体中个体的一组资料，采用 Gaussian 曲线（正态分布曲线）分析确定的统计学范围（95% 可信限）。从统计学角度来看，有 97.5% 无眼部病症的人群中，眼压的高限不超过 21mmHg。但实际眼压的分布却并不符合 Gaussian 曲线，而是偏向了正常眼压高限一侧的非正态分布，也就是说正常人群中眼压超过 21mmHg 的实际人数要比统计概率 2.5% 来的多。因此这一数值带有人为的性质，正如 Hoskins 所说的那样，超过 21mmHg 并非代表生理上的不正常，而是统计学上的不正常。但也不能否认，绝大多数高眼压性开角型青光眼，其眼压确实是超过 21mmHg 的。显然，在超过 21mmHg 的眼压中，交叠了部分生理性高眼压和病理性青光眼的患者。文献中高眼压症下限有规定为 20mmHg、21mmHg、22mmHg、23mmHg，甚至 24mmHg 的，但绝大多数是以 21mmHg 为标准，因为人们已经习惯将正常人群以正态分布来确定其眼压值的正常范围。因此，21mmHg 仍应认为是一个有用的临床指标，以便把那些十分需要或不需要密切随访的人加以区分。

那么，高眼压是否有最高的眼压限值呢？高眼压症的上限文献中有的超过 30，甚至可达 40～50mmHg，但目前大多倾向于不超过 30mmHg。多数学者也将 30mmHg 作为衡量是否需要进行治疗的尺度之一。因为实验研究和临床观察发现，眼压超过 30mmHg 时，发生视网膜视神经损害的可能性大为增加，并且眼压达 30mmHg 以上时，正常人黄斑部毛细血管的微循环障碍即出现。

无论是高眼压或开角型青光眼，都是双侧性，两眼情况应属一致。如果一眼已有明确的青光眼性视乳头或（和）视野变化，另一眼即使仅有眼压升高而没有视乳头或（和）视野缺损，也应诊断为开角型青光眼而不是高眼压。同样，双眼眼压高而一眼已有肯定的视网膜神经纤维层缺损、视杯切迹、视盘上或盘周围视网膜上有出血，应诊断为开角型青光眼；有可疑的青光眼性视乳头改变，如双眼杯盘比差值 >0.2，双眼的视盘盘沿宽度明显不匀称等，即使目前的形态学检查未能发现异常，视野尚未受损，也应高度警惕开角型青光眼的可能性。

虽然我们有了上述的相关定义，但迄今还没有一种大家都公认的学说来解释高眼压症的发生。

二、发 病 率

一致的看法是高眼压症远较开角型青光眼为多见，前者约为后者的 10～15 倍。就总体而言，高眼压症的发生率约为 6%，而开角型青光眼约为 0.5%。在普通人群中，高眼压症的发生率约为 2%，而 40 岁以上的人群中的不同报道高达 4%～10%，女性较男性更多见。我国虽未见到大组群体的调查报告，但临床实践中给人们的印象也并不少见。高眼压症的发生率在不同人种中有差异。文献报道，白种人的发生率≥21mmHg 为3.1%～8.6%，>21mmHg 为 0.5%～7%；黑人的发生率≥21mmHg 为 7.4%，>21mmHg 为 2.2%～12.7%；黄种人的发生率≥21mmHg 为 1.4%。一般来说，随年龄增长，眼压的正常平均值也随之增高，但流行病学调查显示在中国和日本，正常人群的眼压平均值是随年龄增长而下降的。或许可能与西方人的高眼压症发生率较高、东方人的高眼压症发生率较低有关，但需进一步的研究依据支持。

高眼压者除了眼压高于正常均值加 2 个标准差这一必需条件外，还需确认眼底及视野都属正常。实际上，要对高眼压症的发病率作精确测算实非易事。原因较多，主要有：

（一）对视网膜视乳头形态正常与否的识别

检测评价视网膜视乳头的形态特征很重要，以判断分析是否存在青光眼性视神经病变的早期体征以及进展状况。原来只注重视乳头形态，现在同时也注重视乳头旁视网膜的形态变化。即使是视乳头，其相关的评价指标除了经典的杯盘比值扩大外，还有盘沿宽度变窄、视杯切迹、视盘表面及其周围的小出血以及视盘上血管走向变化等。除了视乳头的改变外，其邻近区域的视网膜和脉络膜改变也可以帮助判断是否存在早期青光眼性损害，如出现视网膜神经纤维层损害，对这种损害现在的认识又扩展到黄斑区的神经节细胞复合体受损，可以通过频域 OCT 检测更早期发现其异常。此外，视乳头旁脉络膜萎缩灶（透见脱色素的白色巩膜组织的 β 区和透见带有色素改变的脉络膜大血管组织的 α 区），目前认为与青光眼性视神经病变也有必然的联系。

如果检眼镜下不能够识别，需借助特殊的眼底影像检查如共焦激光检眼镜（CSLO）、视神经分析仪（NFA）、光学相干断层扫描仪（OCT）等定量检测视乳头旁的视网膜神经纤维层厚度及其动态变化来协助判断。

（二）对视功能正常与否的判别

较早的文献报道是以 Goldmann 视野计的检测结果为依据的，但 Goldmann 视野计对早期青光眼性视野损害的检出率往往不高。正如同 Quigley 指出的：当轴突纤维损害不到 50% 时，在 Goldmann 视野计上常不能发现异常。传统的视野检查如 Goldmann 视野仪、弧形视野计等是属于动态视野的定性检查，已难以用作早期青光眼的诊断。目前针对早期青光眼的视野检查主要是阈值定量检测的静态视野，即测出视野中每点的实际敏感度，可以监测到微小的变化，并作出统计学概率判断。但视野检查属于一种主观检查，即物理学检查，可受多项因素的干扰，因此分析结果时应考虑到患者的配合程度、视野检查的可靠性参数，排除其他伪象，并结合眼压和眼底的形态来作综合分析判断。视野损害也可见于其他眼病和神经系统、血管系统等疾病。此外，目前现有的临床视野检查方法需视神经纤维受损达一定程度后方能检测出，虽然其诊断青光眼的特异性要高于眼底的形态学改变，但敏感性却不如眼底形态变化。因此当一时难以判断是否存在视野损害时，可作定期的随访检查，对比分析视野变化，不要单独依据一次视野检查就排除或确定早期青光眼的诊断。近年一些特殊的视功能检查，如蓝黄视野计（以短波长蓝色视标投射在黄色背景上）和倍频视野计（以低空间频率正弦光栅快速转换的闪光刺激作为视标）受到关注，它们对早期青光眼性视野损害的检出率，均高于常用的静态阈值视野计，可能更有助于高眼压症与早期开角型青光眼的鉴别诊断。其他一些评估视功能的手段如对比敏感度的测试，多焦视觉诱发电位检查等的综合应用，也可补充视野检查的不足，将有助于早期开角型青光眼从高眼压症中鉴别出来。

三、相 关 因 素

诊断高眼压症，首先是眼压测得准确与否，对眼压测量值的评价应充分考虑眼压测量时的各种相关因素。目前临床应用的眼压测量方法均是间接的眼压测量值。所以，针对测得的高眼压，要辨别可能造成高眼压假象的种种情况。主要有采用的眼压测量方法，测量时的技术操作和被检者自身因素的影响。

（一）眼压测量方法

目前国际通行的标准眼压测量法是压平眼压计测量法，被公认为最准确的眼压测量法，即依据压平恒定面积的角膜所需外力（测压头推进时的力量）推算眼压：P（眼压）＝FC（外力）/A（压平面积）。其特点在于不受眼球壁硬度影响，较客观地反映了真实的眼内压力。但目前我国多数医院眼科尚未使用或很少采用压平眼压计测量眼压。压陷式眼压测量是通过外力（仅限于眼压计自身重量）作用使眼球容积发生变化而推算的眼压值，易受眼球壁硬度和角膜形态等因素影响，因而有产生偏差的可能。近 20 余年来，使用非接触眼压计者逐年增多，其优点在于操作简便，不需接触眼球，不必使用表面麻醉剂，避免了交叉感染的机会。但非接触眼压计的准确性不如压平眼压计，且受角膜形态(如角膜不平整、水肿、斑翳等)的影响较大。非接触眼压计系机械、光学和电子为一体的设备，易受环境因素(如温度、湿度、尘埃等)的影响，从而发生测量值的偏差。其实非接触眼压计如同电脑验光仪，压平眼压计如同检影验光。压平眼压计对操作技术要求较高，测量结果更准确。因而应强调在临床工作中使用压平眼压计，尤其对可疑青光眼及近视眼患者，一定要使用压平眼压计测量眼压，这样才能真实反映患者的眼压状况。

(二)眼压测量技术

测量眼压时技术操作不当也会影响眼压值。用Schiötz眼压计测量时，如果检测者的手指施压于患者眼球，眼压计置放于角膜表面时倾斜，眼球表面麻醉不充分；非接触眼压计的喷气探头未对准角膜中央区，监测系统接受角膜表面反射光线的镜面有尘埃；压平眼压计的荧光素浓度不合适，荧光环偏位等，均将产生眼压值的测量偏差。压陷式眼压计测量时患者为平卧位，压平眼压计和非接触眼压计测量时患者为坐位，对眼压测量也有一定影响。因此应规范眼压测量技术，以获得准确的眼压值。此外，各类眼压计的定期校正亦是正确测量眼压的基本保证。

临床上常常见到中小学生视力检查时用非接触眼压计测量眼压，发现了不少高眼压。我们经过观察分析，这类高眼压大多数是眼压测量偏差所致。造成少年儿童眼压测量偏差的主要原因有以下两点：

(1)生理因素：少年儿童的眼睫毛较长，而且黄种人的睫毛多朝向前下方，非接触眼压计喷出的气流恰好吹在上眼睑的部分睫毛上，往往造成眼压偏高的假象。如用手指轻轻上提上眼睑可以避免长睫毛对该法测量眼压的影响。

(2)心理因素：少年儿童在进行眼压测量时，容易受非接触眼压计喷出的气流"叭"声的惊吓，出现反应性眨眼、闭睑，甚至头位移动，影响眼压测量的准确性。因此，在进行眼压测量时，应充分注意上述因素对NCT法测量结果的影响。建议采用压平眼压计检测眼压，以减少测量误差。此外，临床眼科医师对获取的异常眼压值要慎重分析，需结合其他临床检查结果，进行全面而综合地分析，不能武断地作出高眼压症或青光眼的诊断。

(三)被检者自身的因素

被检者的眼局部因素以及配合度均对眼压测量结果有重要影响。如被检者紧张、屏气、眼睑痉挛、小睑裂或大眼球、眶压高等眼球外压力影响，眼球表面异常如泪膜(泪液量和成分)、角膜(曲率、水肿、云翳等)及角膜厚度异常等均可影响眼压测量值。因此，测量

眼压时应因人而异采取适宜的测量方法和测量技术，充分注意其特殊性。测量眼压前需向患者具体说明检查要求，以争取患者的配合。

近年来对直接影响眼压测量的角膜这个主要因素，研究和关注的最多，其对眼压测量值的影响包含有三个方面：中央角膜的厚度(central corneal thickness)、角膜的曲率形态和角膜的生物张力(弹性)。

Hansen(1971)发现正常人中央角膜的厚度变异较大。生理状况下中央角膜的厚度存在明显的个体差异，文献曾经报道中央角膜的厚度最厚达900μm的病例，我们临床测量到的中央角膜厚度(A超)最薄为460μm，最厚为732μm。由于中央角膜厚度的不同，用Goldmann眼压计所测得的眼压值也有变化。Goldmann眼压计的标定，是以中央角膜的厚度520μm为基准的。这一问题自20世纪90年代以来，随着角膜屈光手术的开展，注意到了角膜形态，尤其是角膜厚度对眼压测量值的影响，并逐渐得到临床医师们的重视。据各方报道，普遍认为高眼压症的中央角膜厚度值要较正常人或开角型青光眼患者的中央角膜厚度值为大。Brandt和Beiser(2000)等对进入"高眼压症治疗研究"(OHTS)项目中的1298例高眼压症作中央角膜厚度测定，其中绝大部分是白种人及非洲裔美国人，也有极少数为亚洲或太平洋岛国及西班牙裔人士。结果发现除非洲裔美国人的中央角膜厚度均值为555.7μm±40μm外，白种人及其他族裔的中央角膜厚度均值均明显高于520μm这一理想的正常值(范围从564.4±30.3μm～589.4±27.2μm)。即使是非洲裔美国人的中央角膜厚度均值，也已高出理想正常值约36μm。吴玲玲和铃木康之(2000)等在日本测定一组高眼压症的中央角膜厚度均值为582±32μm，明显高于正常人、开角型青光眼和正常眼压性青光眼。肖明和孙兴怀在上海测得一组高眼压症的中央角膜厚度均值为588±28μm。由此可见，高眼压症的中央角膜厚度值偏高绝非偶然。提示在高眼压群体中的一部分人，其眼压水平超过正常人均值加2倍标准差，可能由于中央角膜厚度较大所致，并非真正眼压升高。另一方面，如果中央角膜厚度值偏低，则也可能有部分真正早期开角型青光眼患者的眼压值落在正常范围而混迹于正常人群之中。现今，中央角膜厚度值已成为青光眼临床工作中的一个必要检测项目。至于中央角膜厚度偏离520μm的数值与眼压增减之间的关系，各家报道很不一致。Ehlers及Bramsen(1975)等对一组白内障手术前的患者作前房内插管测量眼压，认为中央角膜厚度改变70μm可使眼压变动5mmHg。肖明和孙兴怀认为高眼压症的中央角膜厚度值与眼压呈正相关，中央角膜厚度变动

23.6μm，眼压相应变化 1mmHg。综合文献报道，由于眼压受中央角膜厚度影响，如实际厚度低于设定值，即角膜薄，可低估眼压 5～10mmHg；如实际厚度高于设定值，即角膜厚，可高估眼压 7～10mmHg；其变化范围为 0.19mmHg/10μm～1.42mmHg/10μm 不等。提示要把中央角膜的厚度对眼压的影响确立一个公认而可靠的标准，也有一定难度。目前有些青光眼诊治专家已将角膜厚度测定作为眼压矫正的常规，如临床上沿用 1mmHg/20μm 来换算矫正虽较方便，也只能视为小样本的大致估计。此外，一些公司研发了带有测定中央角膜厚度的矫正眼压计，也没有得到普遍认可。因为其将中央角膜的厚度按照某一公式折算后自行计算出矫正后的眼压值，所依据的样本数据库资料还是很有限的。

临床上遇到眼压测量值较高而又无其他青光眼支持依据的患者时，可以做角膜厚度测量，以排除角膜厚度因素对眼压的影响。同样，在诊断正常眼压性青光眼时，也要考虑中央角膜的厚度偏薄造成的眼压正常假象。

此外，角膜的曲率形态对眼压测量值也有影响，通常较陡的角膜所测眼压值偏高，而较平坦的角膜所测眼压值偏低；角膜散光中每 4.00D 的循规散光低估眼压 1mmHg，而逆规散光则高估眼压 1mmHg。同样也认识到角膜的生物张力（弹性）会影响到眼压的测量，目前还在研发相关的检测设备如角膜弹力计等。虽然已有针对角膜屈光手术后眼压测量的轮廓眼压计出现，但比较困惑的是如何确定角膜的厚度、形态、弹性三者对间接眼压测量值的影响度。

综上所述，使我们有理由相信，现在已被诊断为高眼压症的群体中，很可能混杂着一部分由于角膜特性变化所导致的假性"高眼压"现象，以及由于测试手段和判别能力的限制而未被发现的早期开角型青光眼患者，这对高眼压症发病率的评价将造成一定的偏差。

（四）少年儿童高眼压症

临床上常见有些少年儿童的高眼压是眼压测量误差或中央角膜偏厚造成的假象，但也有不少是真正的高眼压症。我们的一组研究发现，少年儿童高眼压症多发生在 10 岁左右，眼压常呈波动性，眼压值多数超过 30mmHg。这些孩子一般无自觉不适症状，也无影响视力等主诉。长期随访发现多数孩子于青春期后眼压趋于正常，我们称之为"青春期的眼压波动或高眼压症"，可能与少年儿童生长发育时期体内激素水平和自主神经功能不稳定有关。这里有个问题，判定少年儿童高眼压症是否能依据上述基于成年人的正常人群眼压值？Fan 等（2011）对 50 名 5～14 岁的健康少年儿童，采用 Goldmann 压平法测量，眼压为 10～36mmHg，平均 15.9mmHg ± 5.5mmHg；采用非接触法测量，眼压为 8～32mmHg，平均 15.7mmHg ± 5.1mmHg。Kageyama 等（2011）对 180 名 6 个月龄至 15 岁的健康少年儿童，采用 NCT 法测量眼压，眼压为 10～28mmHg，平均 15.1mmHg ± 2.6mmHg。由此可见，少年儿童的眼压正常范围上限很可能高于 21mmHg。少年儿童高眼压症多表现为一段时期内反复的 Goldmann 眼压测量值偏高，一般超过 30mmHg，非接触法测量甚至可以达到 40mmHg 以上，但并无自觉不适和影响视力情况，也无其他眼部异常体征，角膜、RNFL、视网膜神经节细胞复合体厚度及视野均在正常范围。因此，不能用高眼压症通常的眼压上限不超过 30mmHg 来框定。对眼压值 30mmHg 以上的少年儿童，也应进行全面、综合分析，以确保诊断的准确性。建议今后进一步开展多中心、大样本的临床研究，及早建立我国少年儿童的眼压数据库。

四、临床演变过程与开角型青光眼的关系

高眼压症大多数通过眼压普查或在门诊常规眼压测量时被发现。经历一个长时间的演变过程后，少数患者可以导致视神经和视野的损害，实际上发展成为开角型青光眼。

（一）高眼压症的临床演变过程

高眼压症的发展，表现为一种缓慢而比较良性的过程。通过长期观察，可观察到绝大多数高眼压症眼压稳定或有下降趋势。Schwartz（1980）对 60 例高眼压症进行平均 42 个月的追踪观察，发现 67% 的眼压稳定，20% 趋于下降，13% 眼压继续升高。Linner（1976）对 152 例中度高眼压症连续观察 10 年，眼压平均下降 2mmHg，结合眼压描记并与 451 例眼压 <21mmHg 的正常人相对照，发现正常人在 10 年内眼压也下降约 1.5mmHg，从而认为中度高眼压症的眼压升高主要由于房水量增多，随年龄增长，房水产量减少，眼压也趋于下降。Stromberg 对 325 例眼压 >21mmHg 者随访 10 年，发现高眼压的人数减少了将近一半，从而也认为随着时间的推移，房水产量逐渐减少是主要原因。Blumenthal 在观察眼压与季节的关系时，也推测内分泌的变化，特别是皮质激素与季节性眼压波动之间，可能有某种联系。还有作者提到高眼压与颈椎病等疾病的关联。Shiose（1989）在一篇关于眼压的综述中指出，日本人的群体眼压分布曲线中，眼压随着年龄增高而降低，这和西方人的情况却刚好相反。赵家良（2002）观察到中国 50 岁以上人群随着年龄增长，眼压有下降趋势。Sorensen（1978）对 55 例

高眼压症随访 15 年，在 39 例未经治疗的人中有 20 例（51%）眼压下降至 20mmHg 以下，19 例（49%）不变。Nagasubramanian（1981）对 75 例高眼压症随访 3～15 年，23 例（31%）眼压上升，52 例（69%）不变或下降。魏厚仁观察的 40 只眼高眼压症中，34 只眼停药随访 3～12 年（平均 6.8 年），有 30 只眼的眼压恢复正常，仅 4 只眼仍然偏高，但未发现视乳头及视野的损害。这种随着时间推移，眼压渐趋稳定或有所下降的自然过程，与开角型青光眼缓慢进展并加重的病程形成鲜明对照。

同样，在少年儿童高眼压症中绝大部分并未出现视神经和视野损害，也表现为一种良性过程，长期观察也显示大多数患儿在青春期后眼压呈稳定状态或自行下降趋势，可能与其自主神经和内分泌系统的发育完善有关。这种随着时间推移，眼压渐趋稳定或下降的自然演变过程，与发育性青光眼的眼压缓慢上升并造成视神经渐进性损害的病理过程同样形成了鲜明的对照。

高眼压症的这些主要演变转归，不仅提示我们其发生的可能机制，并且提醒我们要严格掌握其治疗的适应证，并在评价疗效时也应把原属自然稳定或下降的眼压趋向考虑在内。

（二）高眼压症与开角型青光眼的关系

相继进行的一系列针对高眼压症的临床研究，不仅丰富了原发性开角型青光眼的鉴别诊断，而且还观察到其中的一部分高眼压症患者会最终发展成为青光眼。研究提示高眼压症潜在着随眼压升高而发生青光眼的危险倾向：未经治疗者 5～10 年后发生青光眼性视野损害不超过 10%。Kass 等引述文献报道，指出高眼压症经 4～14 年随访，发生开角型青光眼者仅占 0～9%；Linner（1980）也认为高眼压症发展成为开角型青光眼的危险性随着眼压的升高而增高，但不超过 10%。Krupin（1988）说得更具体：根据可以确认的视野损害或进行性视乳头凹陷为标准，高眼压症转化为开角型青光眼的概率不会超过每年 1%。尽管高眼压症发展缓慢，很少引起视乳头凹陷和视野损害，但毕竟具有和开角型青光眼共同的重要病理生理背景——眼压高于正常值上限。事实上，也确实有一部分高眼压症最后转变为开角型青光眼。Becker 虽不同意把开角型青光眼和高眼压症混为一谈，然而却说"……高眼压症从定义上讲是一种可疑青光眼……。我喜欢称患者为高眼压症，但当我们称呼每一个高眼压症时，在我们思想上要想到可疑青光眼。"为了研究高眼压症与开角型青光眼之间的内在联系，眼科医师们正致力于探索高眼压症向开角型青光眼转化的预测性指标。

通过对由高眼压症转变为开角型青光眼患者的进一步分析，发现一些容易导致视乳头和视野损害的"危险因素"。

1. 眼压水平 普遍的看法是眼压越高，导致青光眼性视乳头或视野损伤的可能性越大。Goldmann 认为眼压 >25mmHg 者，将有许多人发生视野损害。Phelps 也认为眼压高度与视野损害频度之间成正比。眼压在 20～25 之间者，视野损害的概率不到 1/10，如眼压升至 30mmHg，其概率增加到 1/3～1/2。Armaly 等对 5 886 只眼随访了 13 年，眼压在 16mmHg～19mmHg 之间者，视野损害的发生率为 1.4%，而基础眼压超过 23mmHg 者，视野损害率为 8.4%。Sommer 所提供的资料同样表明眼压在 26mmHg～30mmHg 之间或 30mmHg 以上者，较眼压在 21mmHg～25mmHg 之间者的视野受损相对危险性，分别增加 4.4 倍及 15.3 倍。Kerr 及 Nelson 等把高眼压症的眼压水平≤25mmHg 者称为"低风险高眼压"，眼压 >25mmHg 者称为"高风险高眼压"，发现高风险者的搏动性眼内血流量和开角型青光眼患者同样降低，提示眼压超过 25mmHg 时，是视功能易受损害的先兆。这说明了眼压水平对预测高眼压症预后的重要性。

2. 杯盘比值 杯盘比值越大，发展成青光眼的机会越多。Yablouski 对 105 例高眼压症作随访观察，发现杯盘比在 0.6 以下，眼压 <28mmHg 者，5 年内发生视野损害者仅为 2%，如杯盘比 >0.6，眼压≥28mmHg 者，5 年内发生视野损害者达 100%。该组患者中 11 例的双侧杯盘比值相差 >0.2，其中 10 人在大杯盘比值的一侧产生视野缺损。尽管 Kitazawa 通过对已由高眼压转化为开角型青光眼的患者的各项临床参数进行特异性和敏感性分析后，发现 C/D≥0.5 或双眼 C/D 比值相差 >0.2 不是判别预后的可靠指标，但多数作者还是认为 C/D 比值在判别预后和决定是否治疗的过程中，具有参考价值。

3. 中央角膜的厚度 众多的临床研究表明，中央角膜厚度与是否发生青光眼以及青光眼疾病的预后密切相关。美国眼科学会的临床诊治指南（PPP）中就将角膜厚度作为发生青光眼危险因素的Ⅱ级证据，即同样眼压水平的个体，其中央角膜厚度薄的容易发生青光眼，而且视神经视野损害进展的概率也大。

4. 其他危险因素 包括阳性青光眼家族史、老年、眼局部使用激素后眼压升高、高度近视、糖尿病、高血压、心血管疾病、免疫性疾病、黑色人种等。

上面这些因素，既是衡量高眼压症向开角型青光眼演变可能性大小的标尺，也是判别开角型青光眼预后的指标。

五、治疗与处理

许多临床研究资料表明，未经治疗的高眼压，观察 5～10 年后发生视野缺损者不到 10%。如果不加选择地对所有高眼压进行治疗，充其量也只对 1/10 的人带来好处。其余的人非但没有必要，反而会增加他们的精神负担，浪费了药物，还面临着药物毒副作用的风险。这对以往所用的传统抗青光眼药物来说更是如此。如强烈的缩瞳剂可诱发白内障、视网膜脱离；肾上腺素可加剧高血压，引起心绞痛或心律不齐；噻马洛安可加重支气管哮喘发作，导致心脏房室传导阻滞的危险；碳酸酐酶抑制剂可引起肢体发麻、食欲减低、精神不振、电解质紊乱、血尿或肾绞痛等。Linner 用缩瞳剂治疗高眼压者的一只眼，随访 5 年的 59 人中 1 例的非治疗眼发生了视功能损害，1 例的治疗眼发生视功能损害，另 2 例双眼视功能均受损害。Graham 把 201 例高眼压者分成三组，第一组 102 人滴生理盐水，第二组 62 人滴肾上腺素，第三组 37 人滴毛果芸香碱，2 年后产生视野损害者仅 1 人，不管用药与否，患者的眼压都趋于下降，治疗组并没有显示优越性。David 等将 117 只高眼压分为 2 组第一组 50 只眼进行治疗，第二组 67 只眼未予治疗，发现经治疗者并不能防止青光眼的发生，也不对高眼压的进程产生任何影响。因此多数作者都倾向于对高眼压者作严密观察而不是轻易投药。只是对具有眼压 >30mmHg，视乳头有出血，和（或）视网膜神经纤维层缺损，阳性青光眼家族史，高度近视，滴激素后眼压升高等"危险因素"者，才考虑治疗。但从 20 世纪 90 年代以来，抗青光眼药物有了举世瞩目的新进展。以拉坦前列素为代表的前列腺素衍生物类药物，以溴莫尼定为代表的 α_2 肾上腺素受体激动剂，以杜塞酰胺为代表的局部用碳酸酐酶抑制剂等具有用药量少，降压作用强而持久，全身性不良反应少等优点，大大提高了病员对药物的耐受度和依顺性。本世纪初，一系列有关开角型青光眼的多中心研究如高眼压治疗研究（OHTS，Ocular Hypertension Treatment Study，高眼压症治疗研究小组）等，进一步肯定并强调了降低眼压对阻止青光眼性视功能损害的正面意义，对高眼压的治疗问题，也变得较为积极和重视。Kass 和 Heuer 等将进入 OHTS 课题组中的高眼压者分为二组，一组给予局部用降压药，另一组不给药仅作观察。其结果治疗组中患者的平均眼压，下降了 22.5%，而观察组只下降 4.0%。60 个月后，治疗组中累计发生开角型青光眼的概率为 4.4%，而观察组高达 9.5%。Kerr 和 Nelson 等测量了高眼压者，开角型青光眼患者和正常人的搏动性眼内血流量（POBF），发现

高眼压者的眼压≥26mmHg 时，其 POBF 的降低程度，和开角型青光眼患者的情况十分相似。提示≥26mmHg 这一眼压水平，已足以降低视乳头的血液灌注量，而对视功能构成了潜在的威胁，也从另一方面反映了对基础眼压较高的高眼压者及时进行预防性治疗的必要性。美国眼科协会也建议高眼压者眼压 >30mmHg 时应给予治疗，至少使之下降基础眼压的 20%，即达到 25mmHg 以下。话虽如此，但决不提倡对所有高眼压者一概进行治疗，因为高眼压和开角型青光眼之间，毕竟不能简单地划上等号。即使是在 OHTS 中提示接受降眼压药物治疗的高眼压症患者 POAG 的发病率比随机入组到单纯观察组的患者低 50%（治疗组 4.4% vs 观察组 9.5%），但是，这仍然意味着药物治疗可能对于超过 90% 的患者是没有必要、没有意义的。因此，高眼压症的药物治疗策略仍需要探讨。值得注意的是，OHTS 的Ⅰ期与Ⅱ期研究经过 13 年的随访，虽然结果显示早期治疗可显著降低具有多个危险因素患者的 POAG 发病率，但早期治疗对于那些低风险者并没有影响，其作者们也不主张对所有高眼压，特别是眼压在临界值者都给予治疗，只对中度或高度危险的高眼压者，才给予局部降眼压药。2010 年 OHTS 第二阶段的研究结果修正了原来的结论，认为只针对那些具有青光眼高危因素的高眼压症患者治疗才可能使患者获益。

此外，对于少年儿童的高眼压症患儿应注意系统观察，因为这些患儿应用局部降眼压药物的治疗效果并不理想，难以用药物将眼压控制在 21mmHg 以下；而且眼压测量值随季节变化明显，冬天寒冷时眼压升高特别显著，而夏天则会相应降低；24h 眼压测量显示多数眼压高峰出现在上午且波动较大，而夜间则较为平稳；此外，眼压升高的同时间段，患儿的平均心率也会相应增加。长期随访观察结果显示，有些高眼压患儿可在半年或数年后，眼压自行恢复到正常范围，而且多数是在青春期发育结束后眼压恢复正常。这一现象可能与少年儿童的自主神经系统功能不稳定有关。我们的研究显示有些高眼压症患儿与自身内分泌变化有关，尤其是自主神经功能紊乱、自主调节障碍及体内肾上腺皮质激素的周期性变化等。少年儿童正处于身心发育和紧张学习期，自主神经系统同样也处于变化较多的阶段，此时可能会影响眼压的稳定性。我们将这种现象称为"青春期的眼压波动或高眼压症"。

对缺乏青光眼诊断依据的高眼压症少年儿童，只要眼压不进行性升高，患儿无明显的不适主诉，就不要急于行干预性治疗，应密切随访，观察眼压、视乳头形态、RNFL 和视网膜神经节细胞复合体厚度及视野

等指标的变化。采取药物治疗和手术干预措施要谨慎，以避免可能带来的药物不良反应和眼部创伤风险。我们认为如果眼压处于较高水平（≥25mmHg）且呈波动性，但并无视神经损害迹象，可每 3～6 个月检测 1 次视乳头形态（最好有定量分析）、RNFL 和视网膜神经节细胞复合体厚度、阈值视野；如果眼压进行性持续升高，则应每 1～2 周测量眼压 1 次，至少连续测量 3 次，其眼压呈逐次上升趋势，而且越来越高，一般超过 30mmHg 时，就应给予降眼压药物治疗。对所有高眼压症者来说，不论是否治疗，随访观察都是必不可少的措施。时间往往是判别青光眼与高眼压症的最后试金石。在随访的时间问题上，虽然没有统一标准，但眼压水平是大多数医师首要关心的问题。Armaly 提议，当眼压在 21～24mmHg 时，每半年一次，如伴有危险因素，则为 4 个月一次；眼压为 25～30mmHg 时，每 4 个月一次，如伴有危险因素，则考虑给予适当药物治疗；眼压在 30mmHg 以上时，则应用药物治疗，每 4 个月随访一次。大多数的学者都同意这样的处理方式。

综上所述，有关高眼压症小结如下：

（1）高眼压症是一种眼压超过正常分布曲线的高限（平均值加 2 个标准差，通常定为 21mmHg），经多年自然发展仍不引起青光眼性视野或（和）视乳头改变的一种临床现象。由于高眼压症中有一小部分人，经若干年后可能转变为开角型青光眼，密切随访眼底及视野变化十分必要。

（2）在 40 岁以上的人群中，高眼压症平均患病率约为 8%，远较开角型青光眼为高，但任其自然发展，经 5～10 年后产生视野损害者不足 10%。说明高眼压症和开角型青光眼不是一回事。

（3）由于中央角膜厚度不一，可使 Goldmann 眼压值发生改变，以致部分高眼压症者的眼压被高估，部分开角型青光眼患者的眼压被低估。因此，中央角膜厚度的测定，已成为诊治高眼压症和开角型青光眼的临床工作中不可缺少的项目。同时还应关注角膜曲率以及角膜弹性对眼压测量的影响。

（4）高眼压症与早期开角型青光眼之间，并不存在着明确的鉴别标志，但却具有一个共同而重要的病理生理学背景——高眼压。某些"危险因素"的存在，是高眼压症向开角型青光眼过渡可能性大小的参考指标，也是决定治疗与否的一种依据。

（5）高眼压症的病因机制尚不清楚，可能有关因素有：房水分泌过多、自主神经功能紊乱、激素等内分泌功能改变等。

（6）严密观察是对待高眼压症的重要措施，除非

眼压经常≥30mmHg，或眼压在 25～30mmHg 之间波动并伴有其他青光眼危险因素者外，一般不轻易用药治疗。总之，仅仅依靠单一眼压指标来诊断高眼压症是不科学的，需要将视网膜视乳头的形态学和视功能（视野）检查共同综合分析，而这些评价手段也不是单单一次就定论，要经过长期随访多次重复后才能明确。因此，临床工作中我们可以根据眼压、视盘、视野等初步作出一个倾向性判断，但高眼压症的明确诊断是一个排除了青光眼诊断的长期过程。

（孙兴怀 嵇训传）

主要参考文献

1. 彭大伟，李绍珍，李美玉，等. Latanoprost 与噻吗洛尔治疗开角型青光眼及高眼压症的临床对照研究. 中华眼科杂志，2000，36：285.

2. 叶天才，张秀兰，余敏斌，等. 非穿透性小梁手术联合透明质酸植入物治疗开角型青光眼. 中华眼科杂志，2001，37：273.

3. 李美玉. 非穿透性小梁手术联合透明质酸钠生物胶植入术的临床疗效观察. 中华眼科杂志，2001，37：404.

4. 任泽钦，李美玉. 正常眼压性青光眼的临床及其相关研究. 中华眼科杂志，2002，38：766-768.

5. 任泽钦，李美玉，乔荣华，等. 正常眼压性青光眼中眼压与视野间的关系. 中国实用眼科杂志，2003，21：765-768.

6. 任泽钦，李美玉，乔荣华，等. 正常眼压性青光眼确诊时各指标间病变程度的关系. 中国实用眼科杂志，2004，22：15-19.

7. 王宁利，刘文. 活体超声生物显微镜眼科学. 第 2 版. 北京：科学出版社，2010.

8. 孙兴怀. 对青光眼诊治过程中眼压的评价. 中华眼科杂志，2003，39：451-453.

9. 孙兴怀. 谨慎诊治少年儿童高眼压症. 中华眼科杂志，2012，48：

10. Contor L. Achieving Low Target Pressure With Today's Glaucoma Medications. Surv Ophthalmol, 2003, 48[Suppl 1]: S8-S16.

11. Brandt JD, Beiser JA, et al. Central Corneal Thickness in the Ocular Hypertension Threatment Study(OHTS). Ophthalmology, 2001, 108: 1779-1788.

12. Kass MA, Heuer DK. The Ocular Hypertension Treatment Study: A randomized trial determines that topical ocular hypotensive medication delays or prevents the onset of primary open angle glaucoma. Arch Ophthalmol, 2002, 120: 701-713.

13. Kerr J, Nelson P. Pulsatile Ocular Blood Flow in Primary

Open-Angle Glaucoma and Ocular Hypertension. Am J Ophthalmol, 2003, 136: 1160-1113.

14. Leske MC. Open-angle glaucoma-An epidemiologic overview. Ophthalmic Epidemiology, 2007, 14: 166-172.

15. Quigley HA. Glaucoma. Lancet, 2011, 377: 1367-1377.

16. Keltner JL, Johnson CA, Anderson DR, et al. The association between glaucomatous visual fields and optic nerve head features in the ocular hypertension treatment study. Ophthalmology, 2006, 113: 1603-1612.

17. Sharma P, Sample PA, Zangwill LM, et al. Diagnostic tools for glaucoma detection and management. Surv Ophthalmol, 2008, 53 (Suppl 1): S17-S32.

18. Mansouri K, Leite MT, Medeiros FA, et al. Assesment of rates of structural change in glaucoma using imaging technologies. Eye, 2011, 25: 269-277.

19. Werne A, Harris A, Moore D, et al. The Circadian variations in systemic blood pressure, ocular perfusion pressure, and ocular blood flow: risk factors for glaucoma? Surv Ophthalmol, 2008, 53: 559-567.

20. Caprioli J, Coleman AL. Blood pressure, perfusion pressure, and glaucoma. Am J Ophthalmol, 2010, 149: 704-712.

21. Danesh-Meyer HV, Levin LA. Neuroprotection: Extrapolating from neurologic diseases to the eye. Am J Ophthalmol, 2009, 148: 186-191.

22. Jhn P. Berdahl, Michael P. Fautsch, Sandra S. Stinnett and R. Rand Allingham: Intracranial Pressure in Primary Open Angle Glaucoma, Normal Tension Glaucoma, and Ocular Hypertension: A Case-Control Study. Invest. Ophthalmol. Vis. Sci. 2008, 49: 5412-5418.

23. John P. Berdahl, R. Rand Allingham, Douglas H. Johnson. Cerebrospinal Fluid Pressure Is Decreased in Primary Open-angle Glaucoma. Ophthalmology. 2008, 115: 763-768.

24. Hae-Young Lopilly Park, So Hee Jeon, Chan Kee Park. Enhanced Depth Imaging Detects Lamina Cribrosa Thickness Differences in Normal Tension Glaucoma and Primary Open Angle Glaucoma. Ophthalmology. 2012, 119: 10-20.

25. Renard E, Palombi K, Gronfier C, et al. Twenty- four Hour (Nyctohemeral) Rhythm of Intraocular Pressure and Ocular Perfusion Pressure in Normal- Tension Glaucoma. Invest Ophthalmol Vis Sci. 2010 Feb; 51 (2): 882-889.

26. Kass MA, Gordon MO, Gao F, et al. Delaying treatment of ocular hypertension: the ocular hypertension treatment study. Arch Ophthalmol, 2010, 128: 276-287.

27. Kass MA, Heuer DK, Higginbotham EJ, et al. The ocular hypertension treatment study: a randomized trial determines that topical ocular hypotensive medication delays or prevents the onset of primary open-angle glaucoma. Arch Ophthalmol, 2002, 120: 701-713.

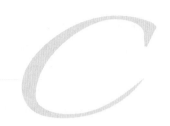

第十一章
继发性青光眼

第一节　炎症相关性青光眼

炎症相关性青光眼为继发性青光眼，根据发病机制不同分为闭角型与开角型。炎症相关的继发性开角型青光眼，可因小梁网水肿、角膜内皮细胞功能减退、葡萄膜炎的纤维素性渗出物和（或）炎性细胞阻塞小梁网、前列腺素介导的炎症反应，以及炎症破坏血-房水屏障后睫状体产生浆液样房水阻塞小梁网导致房水引流受阻。炎症相关的继发性闭角型青光眼，可因血-房水屏障被破坏后，房水中含有的蛋白质及纤维素性渗出物增加，沉积在眼内形成虹膜后粘连引起，如果不及时治疗最后可导致虹膜膨隆及房角关闭；与此同时，周边虹膜组织水肿及位于前房角处的炎症碎屑物质机化后，易形成周边虹膜前粘连（peripheral anterior synechia，PAS）。房角镜检查可显示炎症遗留的 PAS 特点为形态及前粘连的高度不一，据此可与原发性闭角型青光眼相区别。此外，眼部发展炎症时，因睫状体肿胀及前旋，加上葡萄膜有炎性渗出物，继而导致前房变浅及房角关闭。炎性渗出物的大型 KP 也可阻塞前房角导致房角关闭。严重的后部葡萄膜炎，可表现为继发性广泛性渗出性视网膜脱离、虹膜-晶状体隔前移位，最终导致闭角型青光眼。

一、继发于病毒感染的炎症相关性青光眼

病毒性前葡萄膜炎最常见于单纯疱疹病毒（Herpes Simplex Virus，HSV）及水痘带状疱疹病毒（Varicella Zoster Virus，VZV）以及少数见于巨细胞性病毒（cytome-glavirus，CMV）感染。患者有单纯疱疹病毒感染史或体征以及眼部检查的特征性发现，有助于诊断及提供 HSV 与 VZV 病原体间的鉴别；而与 VZV 感染相关的前葡萄膜炎，常出现在带状疱疹感染后，并伴有角膜知觉丧失，也可出现角膜假性树枝状浸润性病变。最近的研究认为，另一种病毒即风疹病毒（Rubella Virus），感染后除引起前葡萄膜炎，还可能与 Fuchs 异色性

虹膜睫状体炎（又称为 Fuchs 葡萄膜炎综合征，Fuchs Uveitis Syndrome，FUS）的发病机制相关。现有研究显示，大多 FUS 异色性虹膜睫状体炎患者有针对风疹病毒的抗体，或受累眼的前房液中有风疹病毒的核糖核酸。

以上两种病毒性前葡萄膜炎，因病毒入侵后导致的角膜炎、葡萄膜炎、梁网炎或房水中的炎症细胞、纤维素及浆液性蛋白均可导致眼压升高，引起继发性青光眼。病毒性前葡萄膜炎继发性青光眼的发生率约为 13.1%。临床上可表现为急性、慢性或间歇性，多数患者对抗病毒药物及降眼压药物的治疗反应好，仅极少数患者需行抗青光眼手术治疗。

Wensing 等回顾性研究比较 106 例前述 3 种病毒性前葡萄膜炎的临床特征，诊断是以眼内液分析为依据：即采用 Goldamnn-Witmer coefficiet（GWC）指数分析眼内液中 HSV，VZV 的抗体及风疹病毒的 PCR- 反应。发现结膜充血、角膜水肿、陈旧性 KP 和（或）后粘连多出现在单纯疱疹病毒及水痘带状疱疹病毒相关的前葡萄膜炎；而并发性白内障及眼压升高在 3 种类型病毒感染中均为 40% 或稍多一点。

3 种类型的单纯疱疹病毒性前葡萄膜炎均以单眼受累（80%～97%）、角膜出现树枝状或阿米巴状溃疡（40%）或实质层病变（60%）KP（70%～84%）及发展成青光眼（18%～30%）为特征。以角膜实质性病变伴有青光眼者最常见（96%～100%），而多形性角膜溃疡占极少数（4%）。但是，临床上对鉴别单纯疱疹病毒、水痘带状疱疹病毒及风疹病毒相关性前葡萄膜炎上存在着很大挑战，因每种感染均有很长的炎症病史，且均可出现虹膜萎缩、异色或眼压升高。

（一）临床特征

单眼出现多次急性虹膜炎发作病史，应警惕为单纯疱疹病毒性。其临床特征如下：

（1）典型表现：虹膜萎缩、弥散性的星状 KP 及眼压升高。

（2）角膜出现疤痕，或知觉下降，或合并虹膜节段

性萎缩，多为单纯疱疹病毒或水痘带状疱疹病毒感染。

（3）巨细胞病毒感染引起的前葡萄膜炎虹膜萎缩常为斑块状或弥漫性，且无后粘连。不仅可见到虹膜实质层萎缩，而且也可见到虹膜色素上皮层萎缩。

（4）风疹病毒感染性前葡萄膜炎表现为：弥漫性细小的星状 KP，分布超过 Arlt 三角应予怀疑病毒性；弥漫性虹膜萎缩或虹膜异色；无虹膜后粘连；多伴有后囊下白内障，玻璃体炎。荧光素眼底血管造影可显示周边视网膜血管渗漏、视乳头高荧光，白内障摘除术后发现黄斑囊样水肿。

（5）眼压：多数急性虹膜炎患者表现为眼压低，而眼压升高的急性虹膜炎患者应考虑单纯疱疹病毒性，虽然也有其他原因引起的高眼压性葡萄膜炎。

（6）未用扩瞳剂也可出现瞳孔扩大。

（二）治疗

单纯疱疹病毒相关性前葡萄膜炎需采用口服阿昔洛韦 400mg，5 次／天，联合 1% 醋酸泼尼松龙混悬剂（1% prednisone acetate，百力特）局部点眼，4～8 次／日，以及睫状肌麻痹剂或扩瞳剂，如 0.5% 托吡卡胺 2～4 次／日；需注意局部抗病毒药物仅用于治疗疱疹性角膜上皮炎，但对疱疹性前葡萄膜炎治疗无效。如已采用 1% 醋酸泼尼松龙混悬剂点眼，在炎症消退后需经过数月的时间缓慢减少点眼次数，如由每天多次逐渐减少至每天一次、隔天一次及每周两次。

急性发作期的疱疹性葡萄膜炎也需采用口服阿昔洛韦 800mg，5 次／天；或伐昔洛韦（valacyclovir）1000mg，每日三次；或泛昔洛韦（famciclovir）250mg～500mg，每八小时一次。如已确诊为巨细胞病毒感染，需口服更昔洛韦（ganciclovir）1000mg，每日三次（一年）。

如伴有眼压升高或继发性青光眼，除采用以上抗病毒治疗外，还需给予降眼压药物，如 β- 受体拮抗剂、α- 受体激动剂或碳酸酐酶抑制剂滴眼液点眼或口服。如患病毒感染继发青光眼的同时又出现角膜上皮炎症，应给予抗病毒滴眼液滴眼，如 0.1% 阿昔洛韦、更昔洛韦凝胶及 0.1% 吗啉胍等。

眼压升高一般继发于炎症，在炎症消退后眼压可恢复正常。如炎症消退后眼压仍高，应警惕出现青光眼性视神经损害的可能性。约 12% 患者在炎症消退后仍需继续治疗青光眼，其中包括需行抗青光眼滤过性手术。

经过长期上述治疗效果不佳者，应考虑巨细胞病毒感染所致，其临床表现与以上的病毒性前葡萄膜炎相似，为了确诊需抽取房水标本作 PCR 检查以证实为 CMV 病毒感染。

总之，在治疗病毒性葡萄膜炎的同时，检测眼压及尽早处理眼压升高是十分重要的。一般治疗此种类型的继发性青光眼常需数月或终生。

二、继发于眼前节炎症相关性青光眼

（一）巩膜炎及浅层巩膜炎

临床上根据巩膜炎症受累的解剖部位，可将巩膜炎分为前部巩膜炎与后部巩膜炎；又可根据炎症的特征分为弥漫性、结节性或坏死性巩膜炎。巩膜炎是一种潜在性威胁视力的眼病。

【临床表现】 巩膜炎往往表现为眼部深层严重疼痛及发红，且伴有不同程度的眼前节或后节紧邻组织的炎症。非坏死性、非感染性巩膜炎是最常见的前巩膜炎。有一些全身病变也可合并前部巩膜炎，最常见为风湿性关节炎，其他如带状疱疹病毒性眼病、棘阿米巴性角膜炎、弓形虫病、肾病、全身性系统性红斑狼疮，以及其他的全身性免疫系统疾病。

前部巩膜炎的炎性部位，多局限在角膜缘后 3～5mm 处，一般不发生眼压升高，但弥漫性前巩膜炎多波及角巩膜缘部。由于炎症累及巩膜深层组织，小梁组织直接受累水肿，阻滞了房水外引流而致眼压升高。若合并严重前葡萄膜炎时，可导致周边虹膜前粘连，若存在广泛的前粘连，往往会出现持续性高眼压，可造成青光眼性视神经损害。

此外，巩膜炎导致青光眼的发病机制，也可能与患巩膜炎时使用皮质类固醇治疗有关。炎性结膜水肿及巩膜静脉压增高，可引起继发性开角型青光眼，也可能与原已存在的开角型或闭角型青光眼有关。

弥漫性及结节性巩膜炎以不同程度的巩膜充血为特征，临床上多为良性；而坏死性巩膜炎合并风湿性关节炎，常表现为重度炎症，若未及时治疗可导致眼组织不可逆性损伤，此型巩膜炎约占巩膜炎的 10%，比其他类型的巩膜炎并发青光眼的危险度高些。

继发性青光眼可出现在前部或后部巩膜炎，但以前部较常见。其机制常与继发于虹膜睫状体炎或周边虹膜前粘连后小梁网组织受损有关；而后部巩膜炎继发性青光眼常因睫状体脉络膜渗出，随之出现视网膜脱离，引起继发性房角关闭。

浅层巩膜炎为良性、自限性眼病，包括轻度至中度疼痛及上巩膜组织充血水肿，虽易复发，但罕见对眼部的永久损害。应指出的是，全身用激素或非甾体类激素抗炎治疗，均不能缩短浅层巩膜炎病程，且可能导致眼压升高，引起皮质类固醇性青光眼或白内障。

【治疗】 治疗浅层巩膜炎继发性青光眼，应直接针对引起眼压升高的机制，常需局部或全身激素及非甾体类药物的联合治疗，其中应警惕激素引起的继发性眼压升高。治疗包括局部点用 1% 醋酸泼尼松龙混悬剂（商品名：百力特）以控制炎症；采用 β- 受体阻滞剂、α- 受体激动剂或碳酸酐酶抑制剂滴眼以降低眼压。如出现睫状体脉络膜渗出继发性闭角型青光眼，可加用麻痹扩瞳剂；禁用缩瞳剂，因为其可进一步促使前房变浅，导致房角关闭。

最近 Sohn 等多中心研究采用结膜下注入曲安奈德（triamocinolone）2～8mg，治疗非坏死性、非感染性前部巩膜炎。经 2～3 年追踪观察，一次注射后 97% 患者的症状与体征均得到改善。经 2 年观察 67.6% 无复发，4 年追踪 50.2% 无复发。与此同时，可大大减少或停止全身使用皮质类固醇或免疫抑制剂的服用剂量。

仅仅在结膜及巩膜炎症已得到完全控制时，方可考虑行手术治疗继发青光眼。但应注意在已发生过炎症的巩膜上施行手术，术后极易引起组织过度瘢痕增殖，容易造成滤过道阻塞以致手术失败。

（二）葡萄膜炎

葡萄膜炎为一非特异性名称，炎症可累及任何部分的葡萄膜，以及玻璃体、视网膜、巩膜，其病因非常复杂，眼压升高及继发性青光眼是葡萄膜炎常见的并发症。葡萄膜炎患者中青光眼的发病率为 10%～20%。近来据伦敦 Moorfeilds 眼科医院统计：慢性葡萄膜炎及 Fuchs' 虹膜异色葡萄膜炎、青光眼睫状体炎综合征及疱疹性葡萄膜炎的患者中有 10%～40% 出现眼压升高。其原因是多方面的，但往往由炎症的活动性未能得到控制、抗炎治疗不充分、采用皮质类固醇治疗的并发症，或抗青光眼药物治疗不够充分所致。

【发病机制】 葡萄膜组织的炎症可改变房水引流动力学，其机制包括炎症碎屑阻塞小梁网、周边虹膜前粘连或瞳孔阻滞以及类固醇性青光眼等。葡萄膜炎的临床病程可为急性、慢性或复发性，甚至在炎症稳定期均有可能发生继发青光眼。患者的症状随病变轻重不一。

在临床实践中，葡萄膜炎患者眼压既可能正常，也可能降低或升高。因睫状体炎引起房水生成降低，或因葡萄膜炎时释放的前列腺素增加了葡萄膜巩膜的外引流，均可导致眼压降低。因葡萄膜炎时小梁网细胞受到细胞因子（如 IL-1，TGF-β）的影响；房水的蛋白质含量增高增加了房水的黏滞度；严重的睫状体炎后的小梁网低灌注而增加了小梁网的引流阻力；或小梁网炎的本身；或因皮质类固醇引起的小梁网功能丧失；或因房角关闭（葡萄膜炎时出现的瞳孔阻滞、虹膜 - 睫状体隔前移、周边虹膜前粘连或新生血管形成），以及

虹膜 - 小梁角处的色素沉着、细胞或炎性碎屑、炎症性结节等，均为葡萄膜炎引起眼压升高的原因。

此外，除了用皮质类固醇类药物点眼、口服、静脉注射治疗葡萄膜炎外，近年来国内外眼科临床又引入曲安奈德玻璃体内注射治疗非感染性葡萄膜炎，也可有效地控制炎症。注射后约有 6% 的患者出现眼压升高，但均可用药物治疗控制眼压，而无一例发生青光眼性视神经病变。

葡萄膜炎继发性青光眼可表现为开角型及闭角型青光眼，其眼压升高机制如下：

1. 开角型青光眼

（1）小梁网炎症及炎性物质阻塞小梁网：急性炎症期的小梁网炎症反应及小梁的功能减低，导致小梁网组织肿胀和内皮细胞功能减退，炎性碎屑堆积于小梁网或其他房水引流通道内，包括纤维素、白细胞及巨噬细胞。这些有形成分有的粘在一起，有的被蛋白酶分解后，积聚在小梁网或邻近 Schlemm 管，阻塞房水引流通道引起眼压升高。有些虹膜睫状体炎局部的炎性细胞，在房角镜下可查见位于小梁网表面的 KP，从而改变了房角的正常结构；此外，在眼内急性炎症期，葡萄膜组织还可释放炎性介质，如前列腺素、细胞活素及一氧化氮均可破坏血 - 房水屏障，使血管渗透性增加、房水内蛋白质含量增多、房水黏稠度增高，致使房水排出更加困难，眼压升高。

（2）小梁网炎后小梁功能减退：小梁网炎症过程中，直接受到损伤引起房水引流功能下降。小梁网炎也可出现在无睫状体炎的轻度前葡萄膜炎，因小梁细胞功能减退、小梁网区集聚组织碎屑、小梁网眼孔的直径缩小而引起房水引流障碍。

（3）炎症后血管渗透性改变：因组织结构改变，如睫状上皮的血 - 房水屏障损伤，引起血管渗透性改变。从而在长年累月复发性慢性炎症的静止期，也可表现出房水闪辉，说明从眼内正常运转前列腺素及其他炎性物质的机制已受到破坏。

2. 闭角型青光眼

（1）周边虹膜前粘连引起的房角关闭：葡萄膜炎常伴有隐蔽而不可逆性小梁网改变，即炎性期肿胀的周边虹膜与小梁网相贴，炎性渗出物机化后引起永久性粘连，即周边虹膜前粘连。有时内皮细胞膜或纤维血管膜可覆盖于小梁网表面，形成永久性阻塞。前粘连有不同的形态、广度和高度。葡萄膜炎所致的周边虹膜前粘连与原发性闭角型青光眼的虹膜膨隆所致的房角闭塞不同。前者的虹膜粘连多形成柱状，后者为虹膜全层受累而粘连，即虹膜全层均被拉向房角前壁。

（2）虹膜后粘连所致的房角阻塞：急性、复发性虹膜睫状体炎，尤以在渗出型虹膜睫状体炎时，未及时使用睫状肌麻痹剂及扩瞳剂治疗，虹膜炎症及房水中的蛋白质及纤维素性渗出质，可导致虹膜后粘连。完全虹膜后粘连常引起瞳孔膜闭或瞳孔闭锁，以及前、后房间的房水引流通道阻滞。发生在瞳孔缘处的后粘连，因后房中的房水不能经过瞳孔流入前房而潴积于后房，后房压力上升推虹膜向前，造成虹膜向前膨隆，导致房角关闭及眼压升高。

（3）睫状体前旋：睫状体组织炎性肿胀而向前旋，可引起无瞳孔阻滞的继发性闭角型青光眼，可出现在睫状体炎、睫状体肿胀，以及环状脉络膜脱离时。

【临床表现】

1. 急性虹膜睫状体炎　典型的急性虹膜睫状体炎表现为眼前节充血、前房液中有细胞及闪辉，以及瞳孔缩小，有时出现 KP 及前玻璃体中的炎性细胞。虽然炎症可导致房水引流阻力增加，由于炎症可引起房水生成减少，临床上多数患者眼压保持正常或降低。但在诊断急性虹膜睫状体炎合并或不合并青光眼时，最易发生的错误是与原发性急性闭角型青光眼及其后遗症相混淆，因急性闭角型青光眼发作后，眼压常降低或保持正常。与急性虹膜睫状体炎相似，眼前节充血及房水内有隐蔽的闪辉与细胞。两者鉴别的特征之一是病史，急性闭角型青光眼发作后，多出现虹膜节段性萎缩及瞳孔散大，其中最重要的是裂隙灯检查周边前房变浅，以及房角镜检查房角变窄或关闭；而急性虹膜睫状体炎在房角镜检查下，房角是开放的。

2. 复发性及慢性虹膜睫状体炎　临床上有些复发性及慢性虹膜睫状体炎具有明显特征及特殊命名，包括青光眼虹膜睫状体炎综合征、Fuchs 虹膜异色综合征、中间葡萄膜炎等；严重的葡萄膜炎合并继发性青光眼的患者，有时合并关节炎，尤以在青年性类风湿性关节炎时，以及某些交感性眼炎病例可出现严重青光眼。大多数复发性或慢性虹膜睫状体炎病例无特殊的或明显特点，而且致病原因通常不明。无特异性的慢性虹膜睫状体炎体征，如前房中的细胞、闪辉及角膜 KP，时有时无，且持续很长时间，代表治疗不彻底。由于慢性病程及眼压明显升高，青光眼在某些病例中成为严重问题。

另有些病例由于长期的慢性前部炎症，长期房水生成率减退而处于低眼压状态，经过治疗炎症消退后，若房水生成恢复正常，眼压可正常；但若因继发于小梁网炎症改变，导致的房水引流障碍，眼压可升高。另有些病例当炎症控制后，可出现用任何药物都不能控制的眼压升高。此时，需迫使我们在减少抗炎治疗

与容许轻度炎症存在之间作判断与选择，或者在施行具有高危险度的青光眼手术间作选择。

对于残留青光眼的处理与原发性青光眼相同，可用 β- 受体阻滞剂及碳酸酐酶抑制剂治疗。如果需行抗青光眼滤过性手术，术前、术中及术后均需全身使用激素或免疫抑制剂治疗，以免引起活动性炎症复发，亦可提高手术成功率。

【治疗】

1. 药物治疗

（1）扩瞳剂：不论是否同时合并青光眼的急性虹膜睫状体炎，局部都应滴用扩瞳 - 睫状肌麻痹剂，以预防或拉开虹膜后粘连，避免因瞳孔缩小引起的瞳孔闭锁。扩瞳剂可增加葡萄膜 - 巩膜外引流，促使血 - 房水屏障稳定，有助于降低眼压，以及减少血浆成分渗漏至房水；同时也可减轻睫状肌痉挛，减少患者的疼痛及不适症状。

（2）皮质类固醇类药物：炎症引起房水引流阻力增加，局部短期内使用激素可改善房水引流。1% 醋酸泼尼松龙混悬剂是临床上治疗葡萄膜炎最常用的皮质类固醇滴眼液，其作用力较强而持久，且副作用最少，多作为治疗葡萄膜炎的首选药物。如炎症合并青光眼持续数周后，眼压升高多为需要解决的问题。此时，应首先考虑是否为激素性青光眼，典型的激素性青光眼发生在用药后 7～10 天，但也有更早发生的病例。

如全身激素治疗长达 6 月或以上，更易发生眼压升高或激素性青光眼。此时应请葡萄膜炎专家共同协助处理，需减少或停止使用皮质类固醇治疗，也应考虑联合免疫抑制剂治疗，如环孢素 -A、甲氨蝶呤、环磷酰胺，甚至采用抗 -TNF-α 抗体治疗（如 infliximab，或 etanercept），以控制炎症而减少皮质类固醇用量；或改用较少引起眼压升高、但抗炎作用较低的激素，如 0.1% 或 0.02% 氟米龙（fluorometholone），或 0.5% 氯替泼诺（loteprednol）。

用皮质类固醇治疗葡萄膜炎引起的眼压升高，需考虑眼压升高的机制，即房水分泌与房水引流两方面的因素所引起。皮质类固醇可抑制睫状体炎症，使睫状体分泌房水功能恢复正常；如果炎症已破坏房水引流通道，睫状体炎症消退房水分泌功能正常后，可能会出现眼压升高，其原因显然不是继发于使用激素。但若因小梁网炎症引起的眼压升高，经激素治疗后房水引流功能得到改善，眼压可恢复正常，因此，眼压水平代表房水生成与引流间的平衡状态，也可间接地反应治疗后葡萄膜炎症的控制状态。

（3）非甾体抗炎治疗：全身使用非甾体抗炎药物（如双氯酚酸钠、吲哚美辛等）在行葡萄膜炎并发性白

内障手术前后,可能减轻术后炎症反应,但此类药物仅可抑制轻度的前部葡萄膜炎,常不作为治疗葡萄膜炎首选药物。

(4)免疫抑制剂:由于激素的副作用限制了在葡萄膜炎的应用,对某些严重的可威胁视力,且合并使用激素有禁忌证的全身病的葡萄膜炎患者,可考虑使用免疫抑制剂,但在使用前应仔细考虑其副作用并权衡其利弊。

2. 抗青光眼药物治疗 继发于慢性虹膜睫状体炎的眼压升高需用房水生成抑制剂治疗,包括局部应用β受体阻滞剂、α₂受体激动剂和(或)全身或局部应用碳酸酐酶抑制剂。一般禁用缩瞳剂,因可加重眼前节炎症,以及增加后粘连形成,造成完全性瞳孔阻滞(虹膜膨隆)。

3. 手术治疗 药物治疗下眼压不能控制,且合并青光眼的慢性前葡萄膜炎,应针对房水引流受阻的机制进行手术治疗。

(1)激光治疗:瞳孔阻滞(如虹膜膨隆)病例可行激光虹膜切开术,但若在急性炎症时,由于纤维蛋白及炎性细胞存在,往往激光虹膜孔易被堵塞,而需行虹膜切除手术。对继发于炎症所致的青光眼,术前应作前房角镜检查以了解虹膜周边前粘连的情况,如已存在广泛虹膜周边前粘连,不宜采用激光虹膜切开术,因术后可激发炎症加剧反而升高眼压。

(2)常规手术:葡萄膜炎继发性青光眼行滤过性手术易于失败,术前对控制炎症的重要性有时不能过分强调,因为青光眼性视神经损伤对患者视力威胁很大,故不可能在术前完全控制炎症下再行手术。但必须注意术前及术后需加大抗炎治疗,手术操作中局部应用抗代谢药物,如5-氟尿嘧啶、丝裂霉素C,以尽量减少滤过道瘢痕形成,可提高具有高风险度患者的手术成功率。术前、术中及术后均需全身使用激素或免疫抑制剂治疗,以免引起活动性炎症复发,也可促使手术成功。

房水引流物植入术治疗炎症继发性青光眼的成功率,较小梁切除术优越。近年来经过临床实践与研究其成功率大为提高。(详见第十四章第四节房水引流物置入术)。

对于术后残留青光眼的处理与原发性青光眼相同,可用β受体阻滞剂及碳酸酐酶抑制剂治疗。

(3)睫状体破坏性手术:睫状体冷冻术、经巩膜激光睫状体光凝术及超声波睫状体破坏术,均可用于治疗炎症所致的难治性青光眼,其作用机制是破坏睫状体上皮分泌房水功能,降低眼压,但术后可因低眼压而发生眼球萎缩。

三、继发于细菌感染性青光眼

1. 梅毒性继发性青光眼 梅毒是梅毒螺旋体(treponema pallidum)感染引起的性传播的慢性全身性疾病。如果未经治疗,临床上将经过四期病程:即潜伏期、一期、二期及三期。梅毒感染常波及全身主要器官。眼部梅毒可以出现在任何期的梅毒感染中,其表现为间质性角膜炎,前、中、后部葡萄膜炎,脉络膜视网膜炎,视网膜炎,视网膜血管炎,视神经炎及视神经病变。

梅毒继发性青光眼多出现在先天梅毒性角膜间质炎及成人型梅毒。大约有15%的先天性梅毒患者出现角膜间质炎,症状开始出现在出生后约20天,表现为双眼流泪、畏光、角膜深层新生血管形成、角膜浸润及虹膜睫状体炎。作血清学试验,如VDRL试验及梅毒螺旋体血凝试验(TPHA)阳性即可确诊。青光眼可出现在先天性梅毒的急性间质性角膜炎的发作期,或炎症消退后的早期。

有两种类型的青光眼可出现于陈旧性角膜间质炎患者:深前房型多在陈旧性炎症期;闭角型多出现在眼前节短小的患者,此型可行虹膜切除术治疗。

2. 麻风性继发性青光眼 麻风病也可致盲,主要因麻风性葡萄膜炎而致盲。有报道指出,麻风患者中约有10%合并青光眼,其中1/2伴有麻风性葡萄膜炎,表现为急性(成形性)或慢性葡萄膜炎。治疗应包括抗麻风菌药物及抗眼部炎症药物,以减轻眼部并发症。

3. 急性化脓性角膜炎 急性化脓性角膜炎一般为细菌感染所致,尤其是慢性泪囊炎常为角膜细菌性感染的主要病因。比较常见的化脓性角膜炎是匐行性角膜溃疡及铜绿假单胞菌性角膜溃疡。在本病的早期,如果炎症未能及时控制,虹膜、睫状体受细菌毒素刺激发生剧烈炎症,虹膜、睫状体血管扩张,瞳孔缩小、房水混浊、含有大量白细胞和纤维素性渗出物,沉着于前房内可形成前房积脓,此时极易引起虹膜后粘连和(或)周边虹膜前粘连。若角膜溃疡向周围及深部发展,可导致溃疡穿孔,前房消失,而促使周边虹膜前粘连的形成。在穿孔后的角膜溃疡炎症修复期,形成粘连性角膜白斑。近角膜中央部的粘连性白斑,常使前房变浅或完全消失,而导致继发性闭角型青光眼,常易被临床忽视。角膜白斑因所在部位、大小及其与瞳孔关系不一,对视力可有不同程度影响。

本病的治疗,应采取一切措施迅速控制炎症。使用扩瞳剂或睫状肌麻痹剂,预防或减少虹膜后粘连。待炎症恢复,溃疡面愈合,允许测量眼压时应测量眼压。若因瘢痕形成引起角膜弯曲度及眼球壁硬度不正常,用Goldmann眼压计测量,结果不够准确,故需与指压相结合，最好采用 Tono-pen 眼压计或 iCare 回弹式眼压计测量，其准确性较高且易于消毒。如果眼压升高，需给予局部或口服房水生成抑制剂，以降低眼压，待炎症稳定或消失后，如眼压仍不能控制则考虑行滤过性手术。

第二节 外伤相关性青光眼

眼外伤相关性青光眼为多因素引起的眼病。眼部钝挫伤、撕裂伤、化学性物质损伤、电磁性放射性损伤或手术性损伤均可引起青光眼。眼压升高可出现在伤后的数天内，或发生在数年后。房角可开放也可关闭。受伤眼可出现明显损伤的体征或与临床体征非常不相称的情况。

实际上，有发生青光眼倾向的眼，在眼外伤后的早期阶段多出现低眼压，而不是高眼压，因损伤导致的睫状体挫伤及炎症、睫状肌撕裂分离可增加葡萄膜巩膜引流；或经小梁网至 Schlemm 管的滤过道撕裂，或因巩膜、角膜穿透伤引起眼球变形，均可导致睫状体分泌房水减少，但经过治疗损伤组织愈合与修复后，低眼压可逐渐转变为高眼压。

眼外伤后眼压的增高虽因由多种原因引起，但均因房水经小梁网引流受阻所致。如外伤后可引起房角后退、出现血影细胞、晶状体损伤、周边虹膜后粘连、原睫状体裂离的裂隙愈合修复、上皮内生等。

眼前节的外伤性青光眼以发生在钝挫伤后最常见。瞬间的钝力从正面击伤于眼球的一瞬间，眼球压缩性变形，角膜及前部巩膜向后移位，眼球向中纬线部的方向发生代偿性扩张。Campbell 用绘图方式描述眼内的 7 个组织环圈组织，当眼球受钝挫伤的外力压迫时，因来自前 - 后方向的压力直接传导至眼球壁中纬线部，该部的球壁组织突然扩张，但房水与玻璃体不能被压缩，外力直接传递到这 7 个环圈组织上，环状组织圈扩张而裂伤，可表现为：

（1）瞳孔括约肌撕裂，出现瞳孔对光反应降低或损伤性瞳孔开大的不规则瞳孔。

（2）虹膜根部损伤的虹膜根部离断。

（3）前部睫状撕裂或前房角后退。

（4）睫状肌纤维在巩膜突附着处的离断，即睫状体脱离。

（5）小梁网前部小梁组织的撕裂。

（6）悬韧带断裂导致的晶状体震颤、晶状体半脱位或全脱位。

（7）锯齿缘的视网膜附着处的解离，即锯齿缘裂离及视网膜脱离（图 6-139）。

以上 7 个环形组织的裂伤均可引起急性或慢性的眼压升高与青光眼。

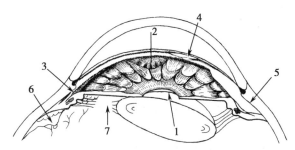

图 6-139 钝挫伤可致眼前段各部位组织裂伤图
1. 瞳孔括约肌 2. 虹膜根部裂离 3. 房角后退 4. 小梁裂离 5. 睫状体裂离 6. 视网膜裂离 7. 悬韧带断裂

此外，眼球钝挫伤也可引起眼后段组织损伤，如视网膜裂孔（视网膜脱离）、脉络膜破裂、巩膜破裂及视神经损伤。

一、钝挫伤早期青光眼

1. 钝挫伤合并眼部炎症 钝挫伤后常出现眼前节炎症，裂隙灯下检查发现前房内细胞及房水闪辉，可伴有眼压升高。如在房角镜下不能发现小梁网水肿及小梁直接受伤，且难以发现前房角改变，可采用 UBM 检查以发现前房角损伤。眼前节组织受钝挫伤后，多因炎性细胞及组织碎屑阻塞小梁网的外引流，而出现暂时性眼压升高。采用激素治疗可治愈或可自限性治愈。

2. 小梁网损伤 眼部钝挫伤后早期经房角镜或 UBM 检查，可发现损伤导致的小梁网改变，如全层小梁网裂伤或瓣状撕裂，同时也可合并不同程度的眼前节炎症，眼压可升高或不升高，取决于房水生成量。往往在外伤的早期因房水在小梁网处短路，可直接进入 Schlemm 管故眼压可低于正常。一旦小梁网损伤已愈合，若在伤后晚期作房角镜或 UBM 检查难以查见小梁网改变。伤后晚期发生眼压升高多与较广泛房角后退有关。

3. 外伤性前房积血 眼前节受伤后最常见的并发症是前房积血，临床上前房积血是指前房内出现循环的红细胞。临床上应记录前房积血的程度，在裂隙灯下测量前房内积血平面的高度，并记录前房积血的等级即：Ⅰ度——前房积血平面低于 1/3 前房；Ⅱ度——前房积血平面在 1/3~1/2 前房；Ⅲ度——前房积血在 1/2 至接近全前房；Ⅳ度——前房积血完全充满全前房。如果全前房充满积血可损伤房水循环，导致前房内的氧气浓度减少，积血会变成黑色的凝块，此乃出现并发症的恶性征兆，常可引起瞳孔阻滞及继发性闭角型青光眼。

眼球钝挫伤后伴前房积血也增加了眼压升高及青光眼发生的概率，中等的眼压升高是指眼压比正常水平高 10mmHg，它可出现在 30% 外伤性前房积血患者中，由于大多数患者有健康的视神经，在短期内可以耐受中等升高的眼压，一旦前房中的红细胞经房水引流道消散后，眼压可自行恢复正常，但钝挫性眼外伤后不同患者的眼压升高情况常有不同，若眼压持续在 35mmHg 以上超过 5～7 天，青光眼性视神经损伤的危险性会增高。

最常见的前房积血并发症有：①小梁网受损，房水外引流减少；②葡萄膜炎；③玻璃体积血合并前房充满红细胞；④前房反复出血，发生率为 3.5%～38% 不等。因出血后 2～5 天，血凝块开始收缩及溶解，原来受损的血管可重新出血。眼球钝挫伤后低眼压或高眼压患者、前房积血大于 50% 患者、高血压患者、服用阿司匹林患者，增加了复发性前房积血危险性。一般情况下，复发性前房积血均较为严重且常导致青光眼及角膜血染。

此外，不是所有的前房积血均由钝挫伤引起，也可出现在穿透性眼外伤、眼内手术及虹膜新生血管形成，以及原有瞳孔缘区外伤、人工晶状体眼及肿瘤等。

钝挫伤患者在伤后数周，需扩大瞳孔仔细检查有无视网膜裂孔、视网膜裂离及脉络膜破裂存在，并应详查房角是否存在后退等情况。

约有 4%～35% 受钝挫伤后的患者出现反复性前房积血，常一些眼部并发症同时存在，如角膜血染、视神经萎缩及眼压升高。多数患者眼压升高的原因为小梁网被红细胞阻塞，少数也可能因血凝块引起瞳孔阻滞。

前房积血合并镰状细胞贫血者引起视神经损伤最危险。这些患者的视神经对只有轻微升高的眼压均十分敏感，可能与镰状细胞疾病时视神经血流减少有关。

外伤性前房积血合并青光眼的第一线药物治疗，包括房水生成抑制剂、局部滴用激素及睫状肌麻痹剂，以减轻虹膜炎症及减少因水肿引起的房水引流通道受阻，例如 β 受体阻滞剂、α₂ 受体激动剂、碳酸酐酶抑制剂。此外，限制患者活动、多卧床休息并予以双眼包扎，也有助于前房积血吸收。

手术适应证为对药物治疗反应差、可能具有青光眼性视神经损伤和（或）角膜血染者。手术方法包括前房穿刺术、血凝块清除术（如机械性逼出、冷凝法娩出、超声乳化或血凝块切割吸出）、周边虹膜切除术及小梁切除术。应尽量清洗出前房内的积血，最佳时间是出血后第 4 天，因为此时血凝块有些收缩与周围组织较少粘连。经一般治疗后如果眼压仍未降至正常，

可反复冲洗或改用上述方法之一进一步处理。作前房穿刺及前房冲洗术时，以采用手工同步灌注冲洗系统最为简单而有效，但需注意在手术的全过程中应保持前房，尽量在手术者的直视下操作，避免因操作不慎而损伤晶状体；或可将黏弹剂如透明质酸钠，注入前房将血块略微分离后便于娩出，但值得一提的是不需要将整个血凝块全部清除，而仅需将前房内循环的游离红细胞清除，因为红细胞可阻塞房水外引流，导致眼压升高。此外，亦可在角膜缘作一大切口后，用超声乳化或玻璃体切割方法吸出血凝块。若不能完全清除血凝块，且前房很浅则需行虹膜切除术，以解除瞳孔阻滞。

4. 化学性眼外伤 碱性物质对眼组织具有穿透性，破坏眼球组织而导致青光眼，而酸性物质对眼组织的损伤轻些，很少引起青光眼。许多研究证明受伤后最初 10 分钟内眼压可剧增至 40～50mmHg，虽短时间内有下降至正常的趋势，但 1～2 小时后又逐渐上升，眼球壁胶原的皱缩为最初出现眼压上升的原因，以后的第二次眼压上升高峰，以前列腺素的释放为主要原因。受伤数周至数月后眼压升高，多因周边虹膜前粘连的形成导致闭角型青光眼所致。

在受化学性眼外伤的当时，临床医师多因注意力集中在处理角膜改变，而易于忽略眼压升高。处理化学性眼外伤的眼压升高，多采用局部或全身的房水生成抑制剂，由于缩瞳剂可使化学性烧伤所致的眼前节炎症加剧，故不宜使用。如果角膜烧伤不忌用激素，可局部用激素滴眼剂及睫状肌麻痹剂，有助于稳定血 - 房水屏障。过去常采用的前房穿刺术，现已较少用。

5. 手术性眼外伤 眼内手术如白内障摘除术、青光眼滤过性手术、或角膜移植术等，手术后均可出现眼压升高，同样的情况亦可发生于激光手术后，如激光虹膜切开术、小梁成形术及后囊膜切开术，眼压升高虽可达 50mmHg 或更高，但多为暂时性的，仅仅持续数小时或数天，其确切机制未完全明了，但与术中色素的释放、炎性细胞与组织碎屑的出现，组织的机械性变形引起小梁网与房角关闭均有关。此外，眼内手术中的辅助用药，如前房内滞留了黏弹剂，可引起短暂的甚至严重的眼压升高，弥散性的黏弹剂（透明质酸钠）比滞留性的黏弹剂易于引起眼压升高些。此时的眼压升高即使时间短暂，亦可对易感个体造成视神经损伤，如果原已有青光眼者可导致视神经损伤加剧。升高的眼压可增加视网膜及视神经缺血危险，故术后或激光后立即测量眼压十分重要，如发现眼压明显升高需作处理，通常可选用 β- 受体阻滞剂、α₂ 受体激动剂或碳酸酐酶抑制剂，有时还需用高渗剂。

二、钝挫伤晚期青光眼——房角后退性青光眼

房角后退在一般眼外伤中的发生率常很低，但在眼球钝挫伤后的房角后退或小梁网损伤的发生率约为60%～94%。钝挫伤后发生青光眼的高峰期在一年内及伤后10年左右。房角后退患者中10年后约6%～20%出现迟发性青光眼。在眼球钝挫伤导致青光眼中，以睫状肌的环形肌及子午线形肌裂伤、虹膜根部后移位最为典型，前房角镜检查下出现睫状体带增宽，且常合并小梁网撕裂。房角后退性青光眼是一种慢性、单侧性继发性青光眼，常出现在伤后数月、数年甚至数十年。临床表现很像原发性开角型青光眼，但它具有独特的临床表现，如房角镜下可查见小梁网色素沉着；UBM检查可发现睫状体分离及房角入口宽度加大。此外，眼部受钝挫伤后，如伴有前房积血、眼压升高、前房角后退大于180°及伴有晶状体脱位者，易于发展成青光眼。

【发病机制】　早期眼压升高的机制尚不清楚，有人认为因小梁网水肿，渗透性降低或睫状肌自巩膜突附着处分离，造成房水流出受阻。有些伤后早期眼压升高的病例，随眼压下降后，有一个潜在性低眼压期。多数人解释为可能因外伤时，小梁网或睫状体裂口达到脉络膜上腔，房水自裂口排出；或伴有轻度睫状体炎，房水分泌减少之故。低眼压期过后的眼压升高，可能与小裂口自发性闭合有关。至于迟发性青光眼，Wolff和Zimmerman认为房角后退只能说明以往有钝挫伤史，而并非晚期青光眼发生的原因，其真正原因是在钝挫伤后数年小梁网组织增生或退行性变性所致的小梁网间隙及Schlemm管闭塞。睫状肌的环形纤维与纵形纤维分离后瘢痕化萎缩；纤维组织增生形成玻璃膜覆盖于小梁网内表面，与角膜后弹力层相连续，延伸到后退的房角上，并覆盖于睫状体的纵形纤维上，甚至可延续至虹膜表面，房水引流严重受阻导致眼压升高，引起继发性开角型青光眼。

【临床表现】　通常在钝挫伤早期因睫状体分泌减少及炎症和（或）从受伤的小梁网引流增加，或经睫状体裂离区的脉络膜上腔流出房水增加，眼压可能下降。因而房角后退性青光眼发病机制取决于受伤后的时期，早期阶段的眼压升高为小梁网炎症及与循环在前房中的血细胞及炎症产物有关，此种反应常持续数周至数月，在此时期眼压多正常，患者多认为"平安无事"，但医师需警惕可能仅为短暂的眼压正常，应作密切追踪，至少每半年检查一次。

眼钝挫伤后易引起房角后退，占外伤性前房积血病例的50%～100%。房角后退合并青光眼的发生率与房角受损范围有关，如果房角后退范围在240°或以上，发生青光眼的危险性最大。需经房角镜及超声生物显微镜仔细检查才能确诊房角后退与否。

房角后退表现在房角的某些区睫状体带增宽，严重者甚至暴露出睫状突及巩膜突呈现异常白色，有时合并小梁网裂伤、虹膜根部裂离或睫状体裂离。睫状体损伤结疤后，使房角入口闭塞，甚至发生虹膜周边前粘连。最有用的检查是同时作双眼的前房角镜检查，采用两个Koeppe直接前房角镜，同时比较受伤眼与对侧眼相同象限的房角状态。

此外，应特别注意检查是否存在：①面部或眼睑皮肤有无原受外伤的瘢痕。②前房是否明显变深。③瞳孔括约肌裂伤。④虹膜缺损，虹膜震颤及晶状体震颤。⑤ Vossius 晶状体环，即晶状体前囊3～4mm色素环。⑥局部小梁网凹陷或裂伤。⑦巩膜突异常变白或十分清晰。⑧下方的房角有暗棕褐色沉着物（即残余的前房积血）。

【治疗】　早期阶段治疗与原发性开角型青光眼相似，可采用药物治疗，如β受体阻滞剂、α_2受体激动剂及碳酸酐酶抑制剂。使用毛果芸香碱有可能加重眼压升高，因缩瞳剂对葡萄膜巩膜有刺激，而在钝挫伤后葡萄膜巩膜引流是该眼房水引流的主要途径。眼外伤后绝大多数病例眼压会自然下降，即使对药物暂不敏感，也不应过早手术治疗。只需严密观察视乳头与视野的变化，尽可能延缓手术治疗，因手术反而会加重病情。

迟发性房角后退性青光眼，出现眼压升高系继发于扩张至角膜后弹力层的小梁网瘢痕组织，且两者间有相连的"玻璃膜"状瘢痕组织覆盖，而引起房水引流受阻所致。因而可解释为什么迟发的病例对药物或激光治疗反应均差的原因。

对于晚期病例，用最大耐受剂量的药物治疗仍无效时，方可考虑行滤过性手术，术中联合应用5-氟尿嘧啶或丝裂霉素C，可提高术后控制眼压的成功率。必要时可行房水引流物植入术。

第三节　出血相关性青光眼

出血相关性青光眼包括前房积血、血影细胞性青光眼、溶血性青光眼及含铁血黄素性青光眼，其中以前房积血为最常见，多由眼球钝挫伤或内眼手术引起。尚有少见的自发性前房积血包括眼内肿瘤、新生血管性青光眼、眼球胆固醇沉着病及镰状细胞病等引起的继发性青光眼。

一、前房积血与青光眼

1. 钝挫伤性前房积血（见本章第二节）

2. 内眼手术合并前房积血　眼内出血是内眼手术的严重并发症，可发生于术中、术后的早期和晚期，在行抗青光眼手术中多因损伤了睫状体而发生前房积血。如在术中向前房内注入空气泡，使眼压一过性升高，可起到压迫止血作用。也可将1：1000肾上腺素液滴于出血处止血。必要时需采用双极电凝予以止血。术后早期的前房积血，多为少量和自限性的，一般不导致严重后果，只需给予保守疗法如限制患者活动，采取双眼包扎及头高半坐卧位，以加快前房积血吸收。如果原患有青光眼，因红细胞不易通过有病变的小梁网，故出血吸收时间较长；若合并眼压高时需给予β受体阻滞剂、α₂受体激动剂，或碳酸酐酶抑制剂，或高渗剂以减少房水生成降低眼压。另外，还应考虑到，长时间处于高眼压状态，可造成对已受损的视神经进一步损伤，需及时施行前房穿刺术清除前房内积血。

二、血影细胞性青光眼

Campbell等（1976）首先报道在玻璃体积血以及眼球钝挫伤、视网膜疾病或内眼手术时出现前房积血，在玻璃体内可发现变性的红细胞，此种红细胞又称为"血影细胞"，可阻塞小梁网导致眼压升高，从而命名为血影细胞性青光眼（ghost cell glaucoma）。

视网膜血管病变或眼外伤时常出现玻璃体积血，但此种来自血流的红细胞罕有通过玻璃体前界膜的屏障到达前房。然而在某些情况下，多在突然的眼外伤或手术时，特别是白内障摘除术或玻璃体切割术后，因玻璃体前界膜不完整，出血性物质可进入前房，导致重度的开角型青光眼。新鲜血液进入玻璃体内开始呈红色，因红细胞渐渐失去红色的血红素，进而变性成血影细胞，在受伤后的2～4周内变为浅黄褐色，其形态由正常红细胞的双凹面盘形变成含有Heinz小体的球形。血影细胞性青光眼多在玻璃体积血合并玻璃体前界膜破裂后3～4周内发生，房水内出现无数小的血影细胞，眼压升高可高达30～70mmHg，而房角开放。

【发病机制】　Campbell的实验解释了在此种情况下发生眼压升高的原因。正常红细胞呈双凹面盘形，质地柔软可塑性强，具有较大的变形能力，可以通过比其直径小的空间（如小梁网）。正常的红细胞一旦发生退行变后即变成血影细胞，失去细胞膜的柔软性，而不能通过细小间隙。此现象已在离体标准微细滤孔过滤实验中得到证实。在摘除的人眼球上进行实验后，Campbell指出新鲜的人体红细胞可从前房经房水引流通道进入房水静脉，仅可导致轻度房水流畅度下降，与此同时实验还证明来自人体红细胞的血影细胞与新鲜的红细胞不同，其细胞膜的硬性增加，故不能从前房角房水引流系统流出，反而阻塞引流系统引起眼压升高。

【临床表现】　眼压升高可达30～70mmHg，伴有头痛、眼痛和角膜水肿。裂隙灯显微镜下可见房水内有许多细小的浅黄褐色颗粒，随房水循环而浮动，呈现咔叽布的颜色。当房水内大量血影细胞沉积在前房下方时，则形成"假性前房积脓"状态。在裂隙灯下，也可偶见前房积血呈分层条纹样外观，这是由较轻的浅黄褐色的血影细胞位于较重的深红色的红细胞之上所形成。前房角镜检查为典型开角，也可见少量至大量的浅黄褐色细胞覆盖于小梁网表面。

【诊断】　在玻璃体积血后3～4周内的任何时候，如出现眼压升高达30～70mmHg，同时前房内的房水中出现大量的极细小细胞，但角膜内皮后壁无KP，应考虑可疑血影细胞性青光眼。

病史中有新鲜或陈旧的玻璃体积血，或严重的前房积血，其原因可来自眼外伤、内眼手术，如白内障摘除术的术后早期或术前已存在玻璃体积血，或因视网膜血管性疾患发生的玻璃体积血，以及伴有玻璃体前界膜受损的病史。此外，眼压升高及裂隙灯检查也很重要。

最重要诊断依据为活体标本的细胞学检查：抽取新鲜的房水立即在相差显微镜下作检查，不要用干燥的标本，也不需将标本染色、离心或过滤，即发现大量的具有特征性的含Heinz小体的红细胞。

房角镜检查前房角正常，但前房内若有大量的血影细胞，可能见到小梁网变为浅咖啡色，重症患者应与炎性细胞形成的前房渗出物或积脓区别。

【鉴别诊断】　许多患者的前房出现无数细胞，伴有重度开角型青光眼，易被误认为炎性细胞而诊断为虹膜炎或葡萄膜炎，给予局部或全身皮质类固醇治疗。这样做一般是无益的，因激素可延缓红细胞从眼内重吸收。

由于前房中的血影细胞呈浅黄棕色，在裂隙灯显微镜检查下，若将玻璃体内与前房内的细小细胞作比较，两者的颜色一样，是血影细胞的特征。但是，该病也可被误认为术后眼内炎，两者主要鉴别之点为无炎性KP。

该病还需与另外一些类型的出血性青光眼鉴别，如溶血性青光眼、房角后退性青光眼及含铁血黄素性青光眼。其中值得注意的是溶血性青光眼，其发病原因和临床表现，均与本病相同。区别仅在于阻塞小梁网间隙的是溶血过程中出现的是巨噬细胞而不是血影细胞，经细胞学检查即鉴别。

【治疗】 依照病情的严重程度决定采用药物或手术治疗。如眼压不是很高可能对药物治疗有反应（房水生成抑制剂），治疗后如果能将眼压控制在 30～40mmHg，且角膜无水肿，患者不觉疼痛，在数周内血影细胞可能自行消散（但是需警惕皮质类固醇潜在的副作用），而眼压可逐渐降低。然而，如果玻璃体内的出血量大，需经很长时间，甚至不可能向前缓慢弥散进入前房，而从房水流出道引流。若眼压高达 60～70mmHg 很少能用药物治疗降低眼压，而需行手术治疗。全身用高渗剂只是暂时有降低眼压的作用，对经药物治疗眼压仍持续在 40～50mmHg 的患者需行手术治疗。对伴有视网膜或视神经血管阻塞倾向的患者，经药物治疗后眼压虽可达 24～30mmHg，例如镰状细胞贫血者，也需行手术治疗使眼压降得更低些。

手术治疗包括在角膜上作一小的前房穿刺口后，用平衡盐溶液尽可能冲洗前房内的血影细胞。通过此手术既能抽取房水标本进行诊断性细胞学检查，而且也是一种有效的治疗措施。具体方法：在颞上方的角膜缘作一长约 3mm 的板层角膜切口；在切口底部以 1ml 注射器针头刺入前房，抽取房水约 0.2ml，用来进行细胞学检查时使用；继而切穿切口全长，用 5ml 注射器及弯形双管针头进入前房，在朝向血影细胞沉着最多处作抽吸，同时灌注平衡盐溶液，反复冲洗前房角，尽量清除前房内所有血影细胞。若前房中的血影细胞多，而玻璃体内无或很少血影细胞，行前房穿刺很能奏效；但若玻璃体内有大量陈旧出血时，往往行前房穿刺术不能长久控制眼压，数天后前房内又可出现来自玻璃体的血影细胞，眼压将再度升高，需再做前房穿刺冲洗。有学者提出对反复前房积血患者，宁愿行玻璃体切割术，而不反复行前房穿刺术。

玻璃体切割术可能对清除来自玻璃体腔的陈旧性积血有效，与此同时前房也可得到清洗，眼压多会下降。有报道指出玻璃体切割术对治疗青光眼有效，但需彻底冲洗玻璃体腔，使遗留的陈旧积血尽量减少。

如果即使采用以上方法，前房中的血影细胞仍反复出现，且伴有眼压高，需采用其他的方法降低眼压，如进行睫状体冷冻术或激光睫状体光凝术以减少房水分泌。

三、溶血性青光眼

Fenton 和 Zimmerman（1963）首先报道玻璃体大量积血后发生急性继发性开角型青光眼。其发病机制及临床表现与血影细胞性青光眼基本相同，而其特点为积聚在玻璃体内的红细胞溶解、变性并被巨噬细胞吞噬。巨噬细胞体内充满了血液的碎屑及红细胞变性的血红蛋白，巨噬细胞阻塞了小梁网引起眼压升高，称为溶血性青光眼（phacolytic glaucoma）。裂隙灯下可见前房有带红色的细胞漂浮于房水内。房角镜检查为开角，并有典型的棕红色色素覆盖于小梁网。房水细胞学检查有棕色的巨噬细胞。超微结构研究显示：小梁网间隙内有红细胞、吞噬血液的巨噬细胞、色素沉着及小梁网的内皮细胞退行性变。

治疗：药物治疗及手术治疗（参阅血影细胞性青光眼）。

四、含铁血黄素性青光眼

含铁血黄素性青光眼（hemosiderosis glaucoma）是一种罕见的出血性青光眼，发生于眼外伤后或其他原因所致的长期反复性玻璃体积血后，也可见于前房积血的病例。含铁血黄素症与铁锈症相似，其不同之处是含铁血黄素的铁来自变性的红细胞，而不是来自眼内异物。变性的红细胞释放出的血红蛋白被小梁网内皮细胞吞噬，血红蛋白释放出铁，产生铁锈沉着于小梁网。本病仅在作眼球摘除手术后，经病理组织学检查显示铁染色阳性的退行性小梁网方能确诊。

第四节 晶状体相关性青光眼

晶状体相关性青光眼有许多类型，其临床表现可为开角型或闭角型青光眼。现将临床常见类型分述如下：

一、晶状体脱位引起的青光眼

晶状体全脱位（dislocated lens, ectopia lentis）或半脱位的患者约 45%～83% 发生继发性青光眼。眼压升高时，在裂隙灯显微镜下可观察到半脱位的晶状体，或突入前房的玻璃体在瞳孔区阻塞房水引流通道。晶状体半脱位时，出现前房的一侧变浅，房镜下可发现该侧房角变窄或关闭。晶状体脱位多见于钝挫性眼外伤引起的晶状体悬韧带断裂后，导致晶状体向前或向后移位，因脱位的晶状体及玻璃体阻塞瞳孔，可引起瞳孔阻滞。在脱位的状态下，晶状体与虹膜及玻璃体的相对位置均发生了变化，后房的房水流经瞳孔至前房的排出通道阻塞，以及脱位的晶状体对睫状体的刺激，房水生成可增多，加之房角关闭眼压将急剧升高，而引起急性继发性闭角型青光眼。但是，临床上出现的匐行性房角关闭，也可表现为亚急性或慢性闭角型青光眼。以上多种因素导致眼压升高，这些因素可单独或合并存在，故晶状体脱位引起青光眼的机制较为复杂。

晶状体全脱位进入玻璃体后，玻璃体的容积增加而被推向前，瞳孔区可发生玻璃体疝而阻塞瞳孔；也可因玻璃体内全脱位的晶状体不断与睫状突接触，致使房水分泌增多，引起继发性开角型青光眼。另外，有些患者因长期瞳孔阻滞，发生了虹膜周边前粘连，因而在瞳孔阻滞状态消除时，眼压可依然升高。如果晶状体全脱位入玻璃体中，可出现玻璃体前移至前房；同时，全脱位入玻璃体的晶状体可出现钙化现象，晶状体漂浮在玻璃体内或与视网膜粘连，导致玻璃体阻滞性青光眼。

晶状体前脱位入前房时，青光眼发生率约为78%～93%，表现为急性闭角型青光眼症状，但前房极深，虹膜后倾，光照射检查时透明晶状体呈现黄色反光，类似前房中的一滴大油珠。如晶状体已变混浊，常呈灰色扁豆状，附于角膜后面。由于晶状体紧贴角膜后壁或与角膜后壁粘连，可造成角膜内皮损伤，角膜失代偿而水肿混浊。少数患者的晶状体蛋白发生分解，引起葡萄膜炎性反应，前房角及小梁网被巨噬细胞堵塞。

晶状体脱位并发青光眼的治疗，应根据具体情况作不同处理。

（1）晶状体前脱位继发性青光眼时，为眼科急诊，应尽快处理。术前如点扩瞳剂，晶状体可坠入后房，或被收缩的瞳孔括约肌嵌顿在瞳孔区，导致来自晶状体后方的压力增大，促使晶状体更向前移位。有两种治疗方法可供选择，即重新将晶状体复位至后房，或行晶状体摘除术。如果晶状体透明，采用前法较保守且安全；仅仅将患者处于仰卧位并将瞳孔尽量扩大，使晶状体向后自行复位，轻压角膜中心可能有助于复位。

行晶状体摘除术时，角膜缘切口应足够大，并可预置Flieringa环。对于已嵌入瞳孔，未完全脱入前房的晶状体，可用毫针从颞下方角膜缘刺入前房，穿过晶状体直达对侧角膜缘，使晶状体固定，再作晶状体摘除术。或行超声乳化或囊内摘除晶状体并联合玻璃体切割术。

（2）晶状体全脱位入玻璃体时，有些患者多年无任何不良反应，可进行观察。对于合并有眼压升高或引起炎症反应者，应尽早摘除晶状体。

（3）对于晶状体半脱位合并眼压升高者，多主张采用保守疗法，给予扩瞳剂能解除瞳孔阻滞，控制眼压。当不能解除瞳孔阻滞时，可先行虹膜周边切除术，或行超声乳化摘除晶状体联合玻璃体切割术。

处理的关键是仔细作眼科检查，决定是否存在瞳孔阻滞，如果出现了瞳孔阻滞，需行激光或手术虹膜切除术；若瞳孔阻滞反复发作，为了保存视力，需行晶状体摘除术，施行晶状体摘除术采用的方法，应视晶状体半脱位的实际情况而定。可作常规囊外摘除术或超声乳化摘除术，或经平坦部晶状体摘除术联合玻璃体切割术。

二、晶状体膨胀引起的青光眼

老年性白内障膨胀期，或眼球受钝挫伤或穿透伤后，晶状体纤维或囊膜损伤而引起晶状体膨胀所致的青光眼。多因瞳孔阻滞或晶状体膨胀足以直接导致房角关闭。应及时行白内障手术对恢复视功能并治疗青光眼都很重要。

膨胀期白内障继发青光眼的诊断并不困难，临床表现为眼压急剧升高、眼部混合性充血、前房变极浅、瞳孔散大固定，同时伴有晶状体明显混浊肿胀即可诊断。但是，对某些另一眼有原发性急性闭角型青光眼发作病史的患者，诊断可能有些困难。此时的关键是确定晶状体混浊的程度，只要晶状体明显混浊，伴有水隙即确定诊断。

采用缩瞳剂治疗本病有效，常在缩小瞳孔后，眼压可得到控制。严重病例可合并使用碳酸酐酶抑制剂和高渗剂。虽然有些医师选用β受体阻滞剂治疗，但首先还应使用缩瞳剂，以便增加虹膜的张力，将虹膜拉向中央区，避免或减少虹膜周边部前粘连，为手术治疗及术式的选择创造良好条件；随后可用β受体阻滞剂替代缩瞳剂，以减少缩瞳剂的血管扩张作用所引起的眼部反应，但用药物治疗仅能暂时降低眼压及缓解症状。因此，在眼压得到控制后，应及时施行手术治疗，以眼压控制在正常水平后48小时，再施行手术的效果较好。在此期间，眼部血管舒缩反应基本恢复正常，眼球处于相对安静状态，术后眼部反应也较轻。

对晶状体膨胀期继发性青光眼施行手术时，可根据病程的长短、眼压控制情况、前房角的改变以及对视力的要求等，分别采用虹膜周边切除术、白内障摘除术或白内障青光眼联合手术，也可联合人工晶状体植入术。

如果晶状体未完全混浊，且尚存有一定视力，可作虹膜周边切除或激光虹膜切开术；对于完全混浊或接近完全混浊的晶状体，如果眼压升高在数小时后迅速得到控制，瞳孔缩小，房角开放，可作白内障摘除术；如果病程较长，房角有广泛粘连，则应施行白内障摘除联合小梁切除术，在控制眼压的同时，使患者的视力获得增进。对于短暂发作的晶状体膨胀而眼压又及时得到控制的病例，为了获得良好的视力，也可同时植入人工晶状体。

三、晶状体溶解性青光眼

出现在成熟期或过熟期白内障，经晶状体囊膜漏出的晶状体蛋白质引起的炎性青光眼，称为晶状体溶解性青光眼（phacolytic glaucoma）或晶状体蛋白性青光眼（lens protein glaucoma），系一种继发性开角型青光眼。因老年人晶状体的蛋白质成分改变，高分子量的晶状体蛋白质增加，在成熟期或过熟期白内障时，可经晶状体囊的微细开口释放出晶状体蛋白质。由于蛋白质沉积物的炎性反应，前房中充满了含晶状体物质的吞噬细胞，及炎性碎屑物阻塞小梁网，引起眼压升高导致继发性青光眼。近代实验室研究结果对其发病机制及临床分类均有更深入的了解。

Flocks（1955）首先提出晶状体溶解性青光眼的命名，在过熟期白内障时，前房出现了从晶状体囊膜漏出的蛋白质，并认为吞噬细胞吞噬了晶状体物质及漏出到晶状体外的白内障的液体（又称 Morgagnian fluid）后膨胀，阻塞了小梁网而引起眼压升高。此后 Goldberg 经过微孔滤过实验，认为此型青光眼的发病机制系含蛋白质的物质以及吞噬细胞均可阻塞房角所致。

【发病机制】 Epstein 等强调，眼压的升高是由高分子可溶性晶状体蛋白质对房水排出通道的直接阻塞引起的。他们发现，婴幼儿期晶状体缺乏这种蛋白质，5～20 岁青少年，其含量只占晶状体可溶性蛋白的 1% 以下，以后随年龄的增长含量会逐渐上升，70 岁以上的老年人，其含量可达 5%～15%。白内障患者的这种晶状体蛋白含量随病程而增加，约为同年龄组的 2～3 倍，而晶状体溶解性青光眼患者的房水中含量更高。因此，可溶性晶状体蛋白质从过熟期白内障的晶状体囊膜漏出，严重地阻塞房水引流通道，为主要的发病机制。然而，巨噬细胞在晶状体溶解性青光眼中的作用，主要为清除前房内的晶状体物质及清除房水引流道中的蛋白质。但是，Yanoff 及 Scheie 为一名小儿作并发性白内障手术时，发现前房内有吞噬细胞而眼压并未升高。此外，Dueker 将在兔腹腔中吞噬了油的大量吞噬细胞，注入兔眼前房的实验中，并未观察到眼压升高。

【临床表现】 本病多见于 60～70 岁老年人，均有视力减退的长期白内障病史，起病突然，表现为眼痛、结膜充血、视力锐减，伴同侧头痛，同时常伴有全身症状，如恶心、呕吐、眼压急剧升高，常为 30～50mmHg，有些患者可达 80mmHg 以上。通常表现为角膜弥漫性水肿，有时可见角膜微型囊样水肿，房水中的细胞及前房闪辉反应非常显著，但无角膜后壁沉着物，房角始终保持开放且无任何可观察到的房角异常。

前房中的细胞碎屑呈层状位于房角处，极少数病例有时可查见前房积脓。白色颗粒状物（集聚的晶状体蛋白质）也可见于前房。伴有因晶状体物质释放后，晶状体的体积减少而引起前囊膜皱缩的成熟期、过熟期或囊性白内障的表现。晶状体溶解性青光眼罕见于未成熟期白内障，如为未成熟期白内障青光眼，眼压不很高且急性发作多不明显。罕见的晶状体溶解性青光眼病例，有时亦可伴有自发性或外伤性晶状体后脱位至玻璃体内。

炎性沉着物如分散的细胞或聚集的 KP 可出现或不出现在角膜内皮上。前房内的细胞反应一般情况下多为中等，也可很低。

【诊断】 病史及临床表现可帮助诊断，例如如突然眼红肿、疼痛，严重程度如急性闭角型青光眼发作，但常单眼受累。由于晶状体溶解性青光眼出现在成熟期或过熟期白内障，通常有数月或数年视力逐渐下降的既往病史。当青光眼急性发作时，视力急剧下降，有时光感及光投射不准确，但并非白内障手术的禁忌证。前房深，房角镜检查显示房角开放，且无其他异常。房水中和前房角处有灰色点状物漂浮或附着，晶状体前囊显灰色斑点等特征。

对于典型晶状体溶解性青光眼病例一般不会误诊，其特征是伴有炎症的白内障，同时眼压升高。用 β 受体阻滞剂、α_2 受体激动剂、碳酸酐酶抑制剂及高渗剂等药物治疗后，症状仅能暂时获得改善，因眼压升高的原因为晶状体溶解所致，故不能治愈，最后眼压无法控制，需行白内障摘除术。

可行前房穿刺术检查房水，采用微孔滤过性技术后在相差显微镜下，可见到典型的已吞噬物质的吞噬细胞，其数目与青光眼的严重程度不成正比。值得注意，如果经过激素治疗后可能在抽出的房水中找不到吞噬细胞。

【鉴别诊断】

1. 急性眼压升高 急性眼压升高合并晶状体溶解性青光眼需与瞳孔阻滞性青光眼、新生血管性青光眼、葡萄膜炎继发性青光眼以及外伤引起的继发性青光眼（包括急性房角后退性青光眼及血影细胞性青光眼）相鉴别。

2. 过熟期白内障 通常眼压迅速升高达到很高水平，但有时眼压是逐渐升高。具有单侧严重青光眼合并过熟期白内障，以及全部或部分晶状体溶解性青光眼患者的症状，且对药物治疗无反应，需行手术摘除白内障。

3. 未成熟期白内障 仍有一定视力的少数未成熟期白内障患者，出现晶状体溶解性青光眼，可能与后皮质局限性液化有关。表现为混浊的晶状体前皮质有辐射状水裂，而且前房极浅，瞳孔开大且呈固定状态，光反应消失，晶状体前囊与瞳孔缘紧贴，房角关闭，房水中可见少数色素。本病的前房深，瞳孔呈轻度或中度开大，而且尚有对光反应，房角开放，房水和前房角有灰白色或黄褐色点状物漂浮或附着。未成熟期白内障引起的晶状体溶解性青光眼是很难诊断的，在临床上作初次检查时，难以明确是未成熟期白内障合并葡萄膜炎，或者是葡萄膜炎及晶状体引起继发性青光眼。一般需先采用药物治疗葡萄膜炎继发性青光眼，如局部激素、麻痹扩瞳剂、β-受体阻滞剂、α_2受体激动剂及碳酸酐酶抑制剂，若治疗数周或数月后葡萄膜炎及青光眼均逐渐恶化，眼压升至更高水平，则应行白内障手术治疗，手术后葡萄膜炎及青光眼很可能均会消退。为了明确诊断，在术前应行前房穿刺术，检查房水中是否有典型吞噬的巨噬细胞或高分子量的晶状体蛋白质。

在临床上需注意在白内障囊外摘除手术后、白内障超声乳化手术后或晶状体外伤后所致的晶状体相关性青光眼，不应与晶状体溶解性青光眼相混淆，不应诊断为晶状体溶解性青光眼。

4.晶状体蛋白过敏性青光眼 有白内障囊外摘除术史或晶状体外伤史，由于虹膜充血肿胀以及广泛的虹膜粘连，常表现为瞳孔缩小，光反应消失，前房可变浅，房水闪辉征明显，房水中含有大量的多形核粒细胞，甚至有前房积脓样外观，房角关闭或变窄，常有虹膜周边前粘连，前房、玻璃体或小梁网有残存的晶状体皮质。

5.原发性急性闭角型青光眼 眼压急剧升高，视力骤降甚至无光感，前房浅，房角关闭，角膜后壁大量色素性KP，常伴有虹膜节段性萎缩和晶状体青光眼斑，瞳孔开大呈椭圆形，瞳孔对光反应消失。

【治疗】 本病在确诊后首先应给予药物降眼压，如β受体阻滞剂、α_2受体激动剂、碳酸酐酶抑制剂及高渗剂等；若伴有炎症，应同时采用控制炎症的治疗。但是，晶状体溶解性青光眼对药物治疗反应较差且多为暂时性，眼压多持续在很高水平。因此，对晶状体溶解性青光眼应及时行白内障摘除术，通常在术后数天眼压可降至正常。

手术操作中，需作适当大的白内障手术切口，对松弛的悬韧带及易脆且薄的晶状体囊膜，操作需特别小心，应将皮质完全清洗干净；同时，还需指出患晶状体溶解性青光眼时，晶状体核一般非常硬，故不宜施行白内障超声乳化摘除术。

四、晶状体皮质性青光眼
（晶状体皮质残留引起的青光眼）

在行白内障囊外摘除术、超声乳化术，晶状体外伤后或 Nd：YAG 激光后囊膜切开术时，晶状体囊膜受损伤，晶状体的皮质及囊膜游离至前房内，阻塞小梁网的房水引流可引起继发性开角型青光眼。其严重程度取决于溢出的晶状体皮质量、眼内炎症反应程度以及小梁网对异物的清除功能。一般情况下，伤后数日内发生，但亦有罕见的病例出现在晶状体手术或外伤后很长时间，晶状体才逐渐释放皮质。

晶状体皮质性青光眼的患者常有明显眼痛、眼红及视力减退史，检查时如眼压急剧升高可出现角膜水肿、晶状体碎屑或炎性细胞附着在角膜内皮上，眼压升高时房角开放，房水中有大量细胞、闪辉及大块的白色晶状体皮质物。如果柔软的皮质在前房内可能出现前房积脓。若以上情况持续一段时间，很可能形成周边虹膜前粘连及虹膜后粘连。

与晶状体皮质相关引起的眼压增高及炎症的治疗，与晶状体溶解性青光眼相同。如果残留的晶状体皮质不多，用一般药物如皮质类固醇滴眼、麻痹扩瞳剂、β-受体阻滞剂、α_2受体激动剂、碳酸酐酶抑制剂，治疗葡萄膜炎及继发性青光眼，在炎症吸收及眼压下降后，残留的皮质可完全吸收。若眼压上升的幅度与残留的皮质量及炎症严重程度无关时，或经治疗后炎症不能控制且眼压仍高时，应及时行手术清除残留的晶状体皮质。

五、晶状体过敏性青光眼

晶状体过敏症（phacoanaphyaxis）为肉芽肿性炎症的罕见眼病，发生在行白内障囊外摘除术后、超声乳化摘除术后，可合并或不合并玻璃体脱出，或眼球穿透伤后晶状体囊壁破裂，经一段潜伏期后，患者对其自身晶状体蛋白质的免疫性过敏反应。组织病理学检查显示损伤的晶状体中有广泛的多形核粒细胞浸润，以及被淋巴细胞、上皮样细胞及巨细胞形成的肉芽肿性炎症带包绕。偶然炎症可波及小梁网而引起眼压升高。临床表现常多变，多数患者表现为中等度的前房反应，在水肿的角膜内皮层上及晶状体前表面伴有 KP，此外，还有低度玻璃体炎，虹膜前粘连或后粘连形成及前房中可能发现残余的晶状体物质。但在临床上虽经眼科详细检查，常难以诊断晶状体过敏症，多在眼球摘除术后经组织病理学检查方可确诊。

诊断晶状体过敏性青光眼必备的标准有：

（1）在房水或玻璃体标本中，必须存在多形核粒细胞。

（2）房水中有一定量的晶状体蛋白质或晶状体物质，可解释青光眼的发生，因而晶状体过敏症偶伴有眼压升高，方可称为晶状体过敏性青光眼（phacoanaphylactic glaucoma）。

晶状体过敏性青光眼需采用皮质类固醇及房水生成抑制剂治疗，以减轻炎症及降低眼压。如药物治疗未获成功，残留的皮质应通过手术予以清除。

六、Nd：YAG 激光后囊膜切开术后眼压升高

在行 Nd：YAG 激光后囊膜切开术后数小时内，眼压出现急剧升高，可达 60mmHg 以上，并持续至少 24～36 小时。行 Nd：YAG 激光后囊膜切开术后，无疑应仔细观察眼压 1～2 天，并对明显的眼压升高患者予以及时处理。其发生机制可能因手术后，游离的细小的晶状体碎屑物质或可溶性晶状体蛋白质经前房进入前房角，导致眼压升高，可能属于"晶状体 - 物质"或"晶状体 - 蛋白质"引起的青光眼。另外，手术眼对 Nd：YAG 激光能量的吸收引起的炎症性反应或机械性作用，亦可能引起眼压升高。

七、无晶状体眼及假晶状体眼的青光眼

在无并发症的白内障手术后出现眼压升高，称为无晶状体性青光眼（aphakic glaucoma），多发生在白内障术后较晚期。如果青光眼发生在常规白内障摘除术后早期，多出现在白内障手术中有并发症者。对每例患者来说，白内障手术后的青光眼可因一种或多种机制引起，其发生的原因十分复杂且难以处理恰当。若青光眼发生在白内障联合人工晶状体植入术后，则称假晶状体眼的青光眼（pseudophakic glaucoma），或人工晶状体眼的青光眼。

白内障摘除术后的任何时期均可出现青光眼。现已有报道指出对闭角型青光眼患者行白内障摘除术，术后对眼压控制不但无影响而且可能有帮助。术后眼压升高可为暂时性或永久性，而植入人工晶状体不一定为导致眼压升高的直接原因。

1. 开角型青光眼 术后一周内，原已患原发性开角型青光眼者，可能因前房积血、炎症碎屑或其他物质，如色素或残留的晶状体皮质，阻塞小梁网。此外，残留的黏弹剂，尤以透明质酸钠，可导致开角型青光眼。预防方法包括改用其他黏弹剂，如硫酸软骨素或甲基纤维素。硫酸软骨素的黏稠性比透明质酸钠低 20 倍，可能不会导致更多的眼压升高。在手术结束时应尽可能取出黏弹性物质，甚至可预防性给予乙酰唑胺或醋甲唑胺。此外，因血 - 房水屏障被破坏，形成了浆液样房水、术后虹膜炎引起小梁功能受累，及术后炎性细胞可阻塞小梁网间隙亦可引起眼压升高。

另外，在术后中期（一周后）因前房内的玻璃体存留，可发生无晶状体性开角型青光眼。在此阶段如伴有前房积血、炎症、残留的晶状体碎屑均可能引起青光眼。术后数周的眼压升高，应警惕出现皮质类固醇性青光眼。若术中发生玻璃体积血及玻璃体前界膜损伤时，退行性红细胞进入无晶状体眼的前房，阻塞小梁网间隙可导致血影细胞性青光眼。

术后晚期（2 月后）因后发性白内障行 Nd：YAG 激光晶状体囊膜切开术后，可出现眼压升高，术后应尽量预防眼压升高，并在后囊膜切开术后数小时内观察眼压状态。后囊膜切开口直径不宜过大，不应超过 3mm，不但可获良好的视力增进，且激光能量极小，眼压升高的危险性亦少些。术后晚期由于白内障手术切口处新生血管形成或植入的人工晶状体与虹膜和（或）睫状体摩擦，在数月或数年后，可能出现前房及玻璃体积血导致眼压升高。

2. 闭角型青光眼 无晶状体眼多因周边虹膜前粘连，造成永久性房角关闭导致瞳孔阻滞继发性青光眼。位于虹膜前后表面的膜性机化物，亦可引起瞳孔关闭，只有行虹膜切除术才可预防或减少瞳孔阻滞发生。但许多无晶状体眼或假晶状体眼，虽未作虹膜切除术，也不出现瞳孔阻滞，而另有些眼虽作了虹膜切除术，却发生青光眼。现今，在作常规白内障摘除术，特别联合后房型人工晶状体植入术时，一般不作虹膜切除术。甚至有些医师反对作虹膜切除术，认为虹膜切除术可引起某些并发症，如术中出血或术后黄斑囊样水肿。但也有报道指出：作白内障囊外摘除术联合后房型人工晶状体植入术时，未作虹膜切除术易出现瞳孔阻滞，故提出在所有行白内障囊外摘除术联合人工晶状体植入术时，均应作虹膜切除术。

笔者的经验认为在急性瞳孔阻滞时，往往不易行激光虹膜切开术，因为眼压升高引起的虹膜组织充血、水肿及炎症，加上角膜水肿，以及虹膜周边部可能与角膜相接触，使激光手术操作困难，难以达到手术目的，而且很可能在术中出现虹膜出血及角膜内皮损伤，故不宜急于行激光虹膜切开术。

经透明角膜切口及巩膜隧道切口作超声乳化白内障摘除术时，行虹膜切除术有一定难度。如为有丰富操作经验的医师行超声乳化，比现代囊外摘除术对眼部损伤轻微些，因而减少了行虹膜切除术的必要性。现笔者只在下列情况时，术中联合行虹膜切除术：估计术后炎症反应较重；手术操作较困难者，如术中虹

膜脱出较频或出现后房压力过高,需过多操作虹膜;或虹膜脱出发生在浅前房或短眼轴眼患者。总之,我们主张行虹膜切除术应因患者的情况而异。

周边虹膜前粘连所致永久的不可逆性前房角损害,亦可因非瞳孔阻滞因素引起。如在白内障手术前有可能已患闭角型青光眼。严重的术后炎症或前房积血,可引起进行性虹膜周边前粘连以致房角关闭。虹膜红变(常见于视网膜缺血)时,手术本身可加速新生血管形成,术后眼组织的炎性反应亦可导致房角关闭。在白内障手术中,如发生晶状体核或皮质掉入玻璃体腔内,术后常出现慢性炎症、周边虹膜前粘连的形成均可引起青光眼。

前房形成迟缓:白内障术后5天或5天以上无前房,继而出现持续性虹膜周边前粘连可引起小梁网损伤。术中切口缝合不良或术后切口愈合差,导致虹膜嵌顿于切口内,均可引起进行性房角关闭,其严重程度取决于虹膜损伤及炎症程度。

【治疗】

1. 药物　无晶状体性开角型青光眼应以药物治疗作为第一线处理,因为药物治疗常有效,但抗青光眼手术的成功率,比有晶状体眼的青光眼低些。开始时可选用前列腺素衍生物、β受体阻滞剂或碳酸酐酶抑制剂及高渗剂,此外也可用强力缩瞳剂,但应注意有可能引起视网膜脱离。最好不用肾上腺素,因30%的无晶状体患者,点用肾上腺素后有出现黄斑囊样水肿的危险,但拉坦前列腺素滴眼降眼压后,引起的黄斑囊样水肿发生率极低。

2. 激光手术

(1)激光小梁成形术:如氩激光小梁成形术,或选择性激光小梁成形术,可在具有正常房角标志的无晶状体眼甚至假晶状体眼上施行,可能比滤过性手术获得的降眼压效果明显。

(2)虹膜切开术:瞳孔阻滞时可作氩激光或 Nd∶YAG 激光虹膜切开术,不仅对治疗有效,而且有助于鉴别瞳孔阻滞及房水反流所致的眼压升高。

(3)氩激光周边虹膜成形术:瞳孔阻滞伴虹膜角膜接触的病例,在行虹膜切开术前,使手术区局部虹膜变薄且皱缩而加深前房。

(4)后囊膜切开术:若瞳孔阻滞在后囊膜处或前部房水返流时,切开后囊膜以建立囊膜后间隙与前房间的交通。

(5)Nd∶YAG 激光玻璃体松解术:出现在白内障囊内摘除术后的因玻璃体前移而致虹膜切口阻塞,形成的虹膜玻璃体阻滞,可在虹膜切口处作激光玻璃体松解术。

(6)激光睫状体光凝术:可用二极管激光(波长810nm)、氩激光及连续波型 Nd∶YAG 激光,破坏睫状体或使睫状体收缩以解除房水反流。

3. 常规手术

(1)滤过性手术:理论上认为能在有晶状体眼上做的滤过性手术,也能在无晶状体眼上施行,但后者的成功率常较低些。

(2)全层滤过性手术:如经典的巩膜灼滤术。虽有研究指出与板层巩膜灼滤术比较,其术后并发症较高,在无晶状体眼及假晶状体眼上,尚不知道是否比板层滤过性手术,如小梁切除术的长期成功率高些。

(3)非穿透性小梁手术:其基本操作在巩膜瓣下进行(除最内层保留外),使房水流出时保持正常的前房深度。但操作难度较大,且需购置特殊植入物。

(4)房水引流物植入术:行常规滤过性手术后因瘢痕形成导致手术失败的无晶状体眼或假晶状体眼性青光眼的患者,采用此型手术十分有效。现今的多数房水引流物均置于赤道部附近的眼球壁,有的植入物放置的部位甚至达赤道部以后。房水引流置入物可分为两种类型:即有阀门装置及无阀门装置(详见青光眼手术章第四节)。

(5)激光睫状体光凝术:对晚期青光眼视功能低下且眼压高,而患者的症状较重且难以忍受者,经以上治疗无效时,可采用激光睫状体光凝术对睫状体进行破坏。

总之,在治疗无晶状体眼或假晶状体眼性青光眼前,最重要是应判断青光眼发生的病理生理机制。对眼部进行仔细检查有助于思考诊断的线索,包括前房深度及前房的反应状态;有无功能性虹膜切除口;前房角状态;视乳头及视野的特征性改变,可以了解眼部的总体状态,而人工晶状体的有无可能或不可能在青光眼的发病机制中起作用。一般来说,除非有指针需作特殊处理,如出现瞳孔阻滞或房水反流,只要眼压能够控制,患者对药物耐受好,均应坚持药物治疗。许多患者药物治疗可维持终身,有时甚至包括口服碳酸酐酶抑制剂,特别是在手术效果不佳或不宜手术和(或)预计患者的寿命不长时。常规的滤过性手术对无晶状体眼及假晶状体眼,比有晶状体眼成功率要低些。结膜瘢痕、前房中的玻璃体、房水质量的改变,以及术后并发症的出现,较常见于无晶状体眼及假晶状体眼,以上均为导致滤过性手术失败率高的原因。

虽然人工晶状体可能是引起青光眼的原因之一,但摘除人工晶状体常无指征,且对控制眼压不一定有帮助。相反,摘除人工晶状体可增加青光眼手术失败概率,或引起其他的并发症。

第五节　药物相关性青光眼

有很多药物与青光眼有关，我们需了解何种青光眼可能被药物诱发及其机制，对那些可引起闭角型青光眼急性发作或引起开角型青光眼加剧的特殊药物应有所认识。这些药物通过不同作用机制可产生的副作用应予以了解。这样才能有助于医师能预见药物可能发生的问题，对有些罕见的属于开角型青光眼禁忌的药物，只要我们稍加留意仍有许多药物可以安全地使用，或者仍然可对已行虹膜切除术或激光虹膜打孔术的患者使用。实际上，对未确诊或未治疗而可能引起房角关闭，或有可能发展成闭角型青光眼的患者，采用某些影响精神治疗的药物，并非绝对禁忌，但医师应了解可能引起副作用的药物并应提高警惕。

有些全身用药可引起瞳孔扩大，例如影响精神的药物、抗抑郁症药物、抗痉挛药物、抗组胺药物、单胺氧化酶抑制剂、抗帕金森病药物，以及自主神经系统药物，对某些患者可能引起急性闭角型青光眼发作。磺胺类药物因可引起晶状体肿胀，也可使房角进一步变窄或关闭。此外，还有些药物可引起眼压已控制或未确诊的开角型青光眼的眼压升高。

应识别这些具有危险因素的患者并预防问题发生。首先需对所有青光眼患者、浅前房者，或远视者作前房角镜检查，并了解青光眼患者的治疗药物可能引起的副作用。对那些可能出现房角关闭的患者，在用药前需作预防性激光虹膜打孔术，且应经常询问与了解患者是否出现其所使用药物的副作用。

一、皮质类固醇性青光眼

皮质类固醇引起的青光眼为开角型青光眼，发生在眼部或全身使用皮质类固醇激素后，包括滴眼液或眼膏、眼周注射、外用于皮肤、全身吸入及口服或注射皮质类固醇后，引起眼压升高，称皮质类固醇性青光眼（corticosteroid glaucoma），简称激素性青光眼。其临床表现及病程与原发性开角型青光眼相似，除眼压升高外，房水流畅度也降低，而房角开放，最后发生青光眼性视乳头损害及视野缺损。眼局部用皮质类固醇激素者比全身用药者发生率高，但如原患有原发性开角型青光眼者，对局部使用皮质类固醇激素引起的眼压升高更敏感。Armaly 与 Becker 研究指出：虽然所有较长时间采用激素治疗的患者均可出现眼压改变，但在正常人群中只有 5%～6% 在地塞米松或倍他米松滴眼 4～6 周后，可出现眼压升高，眼压升高至少 6mmHg 或持续在 20mmHg 或更高；其中有少数表现为"高"反应者，即比原眼压升高 16mmHg 以上或可达 32mmHg 以上。Armaly 注意到皮质类固醇滴眼后，正常眼的眼压平均升高 19%，而有些"高反应"者，在用药后第 1 周末，即出现眼压升高。其中多数为原发性开角型青光眼患者，或其一级亲属，以糖尿病与高度近视眼者易感性更高，而且眼压升高比正常人更快，称"高反应者"。另有报道指出：大于 50% 的原发性开角型青光眼，在滴用皮质类固醇第 2 周时，其眼压比基线升高大于 15mmHg。甚至有些患者在眼部频滴激素后，如 0.5% 地塞米松滴眼液，3～5 天内眼压即出现升高。另有些长期采用低剂量皮质类固醇治疗的患者，用药数月后眼压可能不升高，致使诊断有一定困难。

在停止使用皮质类固醇激素后眼压升高能持续多久？一般情况下眼压仅短期升高，Armaly 与 Becker 报道多数患者在停药数天至数周后可恢复，所有患者均在 2 周时眼压恢复至原基线。皮质类固醇激素应用的时间长短或者眼压的高度不能预测眼压下降所需时间。但需指出在采用皮质类固醇治疗数年后一旦停用，眼压可能不会降低。

原发性开角型青光眼患者，用皮质类固醇激素后更易发生眼压升高。在此组人群中皮质类固醇激素试验有 94%～100% 为阳性，眼压至少升高 6mmHg，或眼压在 20～31mmHg 间，其中有 1/2 为"高反应"者，眼压升高至少 16mmHg 或眼压高达 31mmHg 以上。

所有途径使用皮质类固醇激素均可引起眼压升高，但全身用药出现眼压升高比局部滴用者较少。眼周注射也可出现眼压升高，特别是长效激素如地塞米松（局部滴眼剂，包括"的确当"滴眼液）、曲安奈德（triamcinolone acetonide）最易引起眼压升高，因这些制剂的作用不但强，且为长效的皮质类固醇激素。药物可持续性释放长达数月，一旦出现眼压升高，很难在短期内使眼压降低，有些患者需行手术清除沉积于眼周的残留皮质类固醇药物方可控制眼压。其他如皮肤疾病外用或内科疾病使用的皮质类固醇喷雾剂，吸入皮质类固醇激素均可能引起眼压升高亦需注意。

【发病机制】　皮质类固醇性青光眼的小梁网组织学检查发现有不同表现，主要是因房水流畅度下降引起眼压升高。有些未发现任何病理组织学改变，而另有一些发现小梁网过多聚集类似基底膜物质，因而认为皮质类固醇性青光眼涉及多种发病机制。短暂的生物化学改变如开始细胞外基质出现蛋白聚糖，以后有些眼组织学的改变，但生物化学改变在数日或数周内可逆转，而组织结构改变更为缓慢或为永久性改变。

1. 病理生理学方面　Armaly 及 Francois 认为小梁网的粘多糖（mucopolysaccharides），包括糖氨多糖

（glycosaminoglycans）及蛋白聚糖（proteoglycans）的改变，致使房水外流阻力增加而眼压升高。人眼组织的细胞培养实验研究证实皮质类固醇可改变房水引流道的细胞外基质成分。同时，也观察到小梁网细胞吞噬作用受到抑制，引起小梁网中的碎屑集聚，最终增加了房水外引流阻力。有研究者从复杂的小梁网细胞模型中证明：地塞米松可增加细胞间的紧密连接蛋白质，从而改变液体力学传导率，而致眼压升高。

2. 与原发性开角型青光眼的关系 原认为对皮质类固醇激素呈明显敏感"高反应者"的正常眼，与原发性开角型青光眼患者一样，对青光眼具有相似的隐性遗传基因的遗传特征，高反应者以后发展为青光眼危险性更大，但后续的研究工作不支持此假说；高反应者并未具有较高频率发展成开角型青光眼。为什么开角型青光眼中有大量的"高反应者"？解释之一可能是小梁网原有的状态所致。开角型青光眼的房水引流系统受累，以及糖氨多糖或者其他成分的改变，可能对已有房水引流阻塞的眼比正常眼有较明显作用。在正常眼中因皮质类固醇引起小范围小梁网阻塞，可能仅影响小部分房水引流通路。

【临床表现】 采用皮质类固醇滴眼后，出现眼压升高最早可在用药后一周内或可迟至数年才出现眼压升高。临床上，应对长期使用皮质类固醇者定期观测眼压。不可忽视的是许多皮质类固醇性青光眼患者往往因眼部的小问题要求医师或其本人长期到药店购买皮质类固醇滴眼剂，而无任何不适之感，因而缺乏警惕性；目前在国内市场上有许多含激素（如地塞米松）的复方消炎滴眼液出售，且药物说明书未予警示，有些医师对眼红患者长期给予此类药物的处方，而未提醒患者有可能引起眼压升高的危险，且未嘱咐患者使用皮质类固醇滴眼液后需定期测量眼压。

自 20 世纪以来，眼科临床新进展之一是采用去炎舒松（曲安奈德）4mg/0.1ml 经平坦部作玻璃体内注射治疗糖尿病性黄斑水肿、视网膜静脉阻塞、渗出性年龄相关性黄斑变性及其他一些内眼疾病。最近的报道指出使用此种治疗后，有高达 40% 的患者需加用药物控制升高的眼压。Jonas 等（2005）采用玻璃体内注射曲安奈德 20mg 后观察了 9 个月的眼压升高情况，发现有 44%，15% 及 2.5% 的患者眼压升高分别达 21mmHg，30mmHg 及 40mmHg。据 Roth 等（2009）报道在玻璃体内注射曲安奈德 4mg/0.1ml，≥1 次后，出现眼压升高的 929 例患者中，经追踪观察平均 14±6.9 月，于 6 月、12 月，18 月及 24 月发现眼压 >21mmHg 者，分别为 28.2%，34.6%，41.2% 及 46.2%；眼压≥25mmHg 者，分别为 14.6%，19.1%，24.1% 及 28.2%。并指出一般

均可用药物治疗控制眼压，仅仅极少数（0.3%）需行手术治疗。

最近台湾学者 Lau 等（2008）报道了一组中国患者玻璃体内注射曲安奈德后眼压升高的情况，回顾性观察了从 2003 年至 2005 年共 147 例患者中有 64 例（43.5%）出现眼压升高。男性眼压升高的危险性较大；≤55 岁比 >50 岁的患者有顽固性眼压升高的危险，因而指出需仔细追踪此组患者。

皮质类固醇性青光眼通常与开角型青光眼极为相似，其临床表现随患者的年龄而不同。如果发生于婴幼儿，可出现类似于先天性青光眼的表现，角膜直径增大，且呈雾状水肿，后弹力层破裂，视乳头凹陷扩大。与此相反，成年人很可能表现为过去接受皮质类固醇治疗的正常眼压青光眼，因而皮质类固醇性青光眼的临床表现既伴有其他眼病情况，但又有其不同的临床表现。例如，一位浅前房患者使用皮质类固醇后可出现慢性闭角型青光眼。眼压虽升高但无任何自觉症状；部分患者可出现青光眼性视野损害，但停药后眼压下降却不知道视神经及视野受损，直到晚期出现典型的青光眼性视乳头和视野改变，而房角是开放的。又有个别患者可出现急性青光眼的症状，但房角镜检查正常。若为全身或双眼应用皮质类固醇，则双眼的眼压升高，如为单眼滴用，则用药眼的眼压升高。

【诊断】 主要依据患者有局部或全身使用皮质类固醇史，停药后眼压下降，可作出诊断。大多数病例表现为慢性过程，眼压逐渐上升，类似于开角型青光眼。但个别年轻病例可表现为急性眼压升高，其特点是用药后眼压升高，停药后眼压即恢复正常。临床上也可以见到停药后眼压仍长期升高的病例，这可能是由于眼压升高已引起房水排出通道的永久性损害的缘故，这些病例若继续使用皮质类固醇，则可使青光眼症状加重，病情加剧发展，最终难以避免致盲。

【治疗】 最重要是认识并尽早处理皮质类固醇性青光眼。采用任何途径给予皮质类固醇激素治疗的患者，均需定期测量眼压，此病的关键在于眼科医师需提高警惕与预防。如若发现眼压升高，应改用非甾体类抗炎药物，尽量改用对眼压影响较小的类固醇激素如 0.05% 氟米龙（Fluorometholone，FML），1% 甲羟松（Medrysone），0.5% 氯替泼诺（Loteprednol，露达舒）等，及时停用长效作用的皮质类固醇激素，如地塞米松（包括"的确当"滴眼液）或强的松龙滴眼液。不应让患者自行在市场上购买激素，医师给患者开激素处方时，药物量应尽量少些，并嘱咐复查时要测量眼压。若一旦考虑为皮质类固醇性青光眼，应立即停止使用皮质类固醇，经观察数周后眼压常可自行下降，如果

眼压仍不能降低需及时用降眼压药物治疗，目前尚无对抗皮质类固醇的药物。

较难处理的是慢性葡萄膜炎患者用皮质类固醇激素治疗时，伴眼压升高，是否因皮质类固醇导致或因炎症本身引起的眼压升高，此时可增大激素用量并使用数日，以抑制炎症反应。若随着激素用量增加而眼压下降，则不是皮质类固醇反应，而多系炎症所致的眼压升高；如果眼压保持原有水平或升高，则应考虑为激素反应，可能因房水引流受阻或房水分泌增多所致，则应及时将激素减量。可减少滴药次数或改用对眼压影响较小的药物。如若仍需继续使用激素，应同时使用降眼压药物。

对于病程长，停用皮质类固醇激素后，使用抗青光眼药物仍不能控制眼压的皮质类固醇性青光眼，应采取滤过性手术治疗。手术后为了控制炎症反应及防止滤过道瘢痕形成，仍可继续局部滴用或结膜下注射皮质类固醇激素，但需密切观察眼压情况。

【预防】 首先注意不要滥用皮质类固醇药物，特别是对原发性开角型青光眼患者及其亲属、高度近视眼，以及对皮质类固醇呈高敏反应者，更应慎重。对于病情需要者，在使用皮质类固醇的同时，注意观察眼压，必要时选用对眼压影响较小的皮质类固醇药物，以防发生皮质类固醇性青光眼。

地塞米松是最强的眼用皮质类固醇激素，因而其副作用的出现率较高（如青光眼，白内障等），其乙醇混悬液比磷酸钠溶液的抗炎作用稍强。

泼尼龙是一种人工合成的氢化可的松，已作为标准的抗炎治疗用药。其醋酸混悬液比磷酸钠溶液的组织穿透性强，但临床对此差别的重要性尚不明确。因为泼尼龙亦具有高强度，它引起的眼压升高与白内障发生率亦较高。

二、非皮质类固醇药物

1. 可加剧原发性开角型青光眼的药物 虽然糖皮质激素可引起或加剧开角型青光眼，但还有一些非类固醇类药物，如多稀紫杉醇（docetaxel）与紫杉醇（paclitaxel），均为新型的抗癌药物。它们引起眼压升高及青光眼机制尚不明了。有一例患者在用多稀紫杉醇后，出现了双眼高眼压的开角型青光眼，伴青光眼性视乳头凹陷及视野暗点。另一例患者发展成双眼视野缺损，半年后眼压升高。虽然已知道多稀紫杉醇可引起水潴留及紫杉醇具有毒性，但尚不知道其中哪种药物可引起或不引起眼压升高。也有可能这些患者在接受化学治疗时，同时采用过低剂量或高剂量的皮质类固醇治疗的缘故。

2. 可引起闭角型青光眼的药物

（1）肾上腺能激动剂：α-肾上腺能激动剂具有扩大瞳孔作用，对原为浅前房者可引起急性闭角型青光眼。常用于扩瞳检查眼底的去氧肾上腺素滴眼液，有轻度扩瞳作用，可引起瞳孔阻滞，大约有 0.03% 的非选择性患者可出现急性闭角型青光眼。阿泊拉可乐定为 α_2-肾上腺素能药物，具有很轻的 α_1-肾上腺素能激动作用。临床上，也观察到个别原有闭角倾向者，在用阿泊拉可乐定点眼后，出现急性闭角型青光眼。

在全身使用麻黄碱治疗流感或手术麻醉时，或用肾上腺素治疗或预防休克及心房震颤后，也有出现急性闭角型青光眼的病例。采用麻黄碱及奈甲唑啉（即鼻眼净，naphazoline）用于鼻腔喷雾，治疗鼻出血也可引起急性闭角型青光眼，而且可能为双眼性。药液流入一侧的鼻泪管后经鼻黏膜吸收进入体内，甚至可进入血浆，与静脉注射相似。

喷雾用的 β_2-拮抗剂，如柳丁氨醇、沙丁胺醇（舒喘宁）及特布他林等，是 β_2-特异性肾上腺素能激动剂，用于治疗哮喘或慢性阻塞性肺病，以扩张支气管，但可经角膜及结膜吸收后，瞳孔部分扩大，以及瞳孔阻滞导致房水从后房流入前房受阻。与此同时，周边虹膜被推向前达到小梁网而阻塞房水引流，均可引起暂时性房角关闭而致眼压升高。此种情况较常出现在原有窄房角或浅前房者，但柳丁氨醇是否可增加房水生成，尚不清楚。刺激睫状体的 β_2-肾上腺能受体可促进分泌房水；房角关闭因抗乙酰胆碱制剂如异丙托溴铵（ipratropium）的副交感神经抑制作用，致使瞳孔开大加剧，因为此类药物可经角膜及结膜被全身吸收。

此外，有些药物具有间接的拟交感神经作用，而引起急性闭角型青光眼，如三环类抗抑郁药物米丙嗪（amipramine）、单胺氧化酶抑制剂（monamine oxidase inhibitors），特别在鼻腔内使用可卡因时更易发生。

（2）抗胆碱药物：托品卡胺系短效抗胆碱药物，用于作眼底检查的其他扩瞳剂，如阿托品、后马托品及环喷托酯（cyclopentolate）均有长效抗胆碱作用，可松弛睫状肌及扩大瞳孔，较易引起急性闭角型青光眼。

异丙托溴铵（Ipratropium bromide）为抗毒蕈碱药物，与舒喘宁（salbutamol）合用于慢性阻塞性肺病急性加剧时的治疗。已有报道用异丙托溴铵后，出现急性闭角型青光眼的病例。原有窄角的个体约 15% 用沙丁胺醇及异丙溴铵后，可出现暂时的急性闭角型青光眼。其原因可能为 β_2-肾上腺素能药物，如异丙托溴铵，可从面罩溢出，经角膜弥散而引起瞳孔开大，对可疑闭角或闭角的患者不利。

此外，常用阿托品治疗与全身麻醉有关的心动过缓。已有在全身麻醉下行腹部、整形、面部及内镜手术，术后发生急性闭角型青光眼的报道。个体在多种因素下，例如使用过抗胆碱药物（阿托品、东莨菪碱及肌肉松弛剂）、肾上腺能药物（麻黄碱、肾上腺素）易引起术后的急性闭角型青光眼。术前患者承受精神紧张及黑暗引起的瞳孔扩大，也可引起青光眼发作。Ates等推荐麻醉师在术前可采用手电灯光斜照法检查术者的眼前段，以估测患者的前房深度，可帮助预测是否用上述药物后有无房角关闭的危险；对有急性闭角型青光眼危险的患者，术后应用毛果芸香碱滴眼缩瞳，以预防急性发作。因为患者术后在镇静或昏睡状态下，急性闭角型青光眼的症状易于被疏忽或误判，任何患者出现红眼，及主觉比术前的视力减退时，均应立即作眼科检查。

Corridan 等报道了一例眼睑痉挛患者，围绕眼睑注射肉毒杆菌毒素后（botulinum toxin）迅速出现急性闭角型青光眼。因将肉毒杆菌毒素注射在眼周，药液可向睫状神经节弥散，而阻断了由胆碱能支配瞳孔的神经，此并发症虽然罕见，但应予注意。

（3）胆碱能药物：毛果芸香碱具有缩小瞳孔增加房水引流作用，用以治疗某些类型的青光眼，但也可能引起急性闭角型青光眼。因瞳孔缩小后可因虹膜-晶状体隔前移，导致完全性房角关闭；也可同时减少房水经脉络膜巩膜途径流出，对原已存在小梁网外引流受阻的患者更成问题。处理此种情况，必须停止使用毛果芸香碱，再按急性闭角型青光眼治疗。悬韧带较弱的眼或剥脱综合征的眼，使用缩瞳剂很容易引起房角关闭。Ritch 等报道过开始为开角眼，经滴用缩瞳剂数年后发展成慢性房角关闭的病例。

乙酰胆碱及卡巴胆碱（carbachol）均有缩瞳作用，在手术中使用以缩小瞳孔，特别在白内障摘除术中，对易感患者均可引起瞳孔阻滞。

（4）抗抑郁症与忧虑症药物：

1）选择性血清素重吸收抑制剂：血清素即5-羟色胺（5-HT），为当今应用最广泛的抗抑郁剂，治疗抑郁症。但具有抗胆碱副作用，可引起原有闭角倾向的闭角型青光眼急性发作。其中包括选择性血清素（serotonin）重吸收抑制剂，如文拉法新（venlafaxine）、氟伏沙明（fluvoxamine）、舍曲林（sertraline）、西酞普兰（citalopram）及依他普仑（escitalopram）。据文献报道，用上述药物治疗时，与血清素相关的副作用中，以急性闭角型青光眼最常见。其主要机制为这些药物可增加突触前的血清素的重吸收，增加突触间隙中的胺类利用度。因其具有弱的抗胆碱作用，促进肾上腺素的活动性，影响血流，以及扩瞳作用，可能是引起急性闭

角型青光眼的原因。De Guzman 及 Zelefsky 等用超声波检查证实在急性闭角型青光眼时，出现睫状体上腔渗漏。经实验室及临床研究发现指出：此类药物可影响瞳孔大小、房水动力学及视乳头血流，因而建议在选择性血清素重吸收抑制剂应用前应考虑：对不明确有青光眼危险因素的患者（如阳性家族史、轻度或高度远视眼、白内障患者，等）在用此类药物前，应请眼科会诊；老年患者在使用此类药物前及治疗期间，应检测血清电解质、定期测量眼压；对有出血危险因素者，至少应作视乳头及视野检查或多普勒检测视乳头血流。

2）三环及四环类抗抑郁药物：使用此类药物时常可出现轻度抗胆碱及肾上腺素活动性的作用及瞳孔扩大。对有闭角倾向者，可引起急性闭角型青光眼。三环类抗抑郁剂有丙咪嗪（imipramine）、阿米替丁（amitriptyline）及普罗替林（protriptyline），四环类抗抑郁剂如马普替林（maprotiline），它们的正常剂量均可产生缩瞳作用。

本类药物中以阿米替丁的抗胆碱作用最强，如过量服用可引起急性闭角型青光眼发作。已有报道，用正常剂量的丙咪嗪可激发急性闭角型青光眼。以上这些药物在给青光眼患者使用时应有所警惕。

3）其他抗抑郁剂：另有 2 种非三环类抗抑郁药物，氟西丁（fluoxetine）及米安色林（mianserin）也可能与急性闭角型青光眼有关。氟西丁有抗胆碱功能，但米安色林却无。此外，单胺氧化酶抑制剂，亦有轻微抗胆碱作用，如服用中毒剂量，也有引起瞳孔扩大及急性闭角型青光眼发作的可能。

（5）非儿茶酚胺肾上腺素能激动剂：本类药物有苯丙胺（ampetamine）、右苯丙胺（dextroamphetamine）、美坦西林（methamphetamine）及苯甲曲嗪（phendimetrazine），均用于治疗肥胖症的减低食欲剂。前三者也可用于处理嗜眠症发作及轻度的儿童脑功能障碍。其中毒剂量对易感个体，可出现瞳孔扩大引起青光眼。

（6）抗组胺药物：抗组胺药物是一组具有拮抗组胺作用的药物。包括：

1）组胺 H1 受体拮抗剂：此类药物常具有很弱的抗胆碱作用，但若短时间过量服用可引起发热、面部潮红及瞳孔开大，如阿托品样的中毒反应。抗组胺药物中只有盐酸异丙嗪（promethazine HCl）有记载可引起特发性晶状体肿胀，但无引起青光眼的报道。对于治疗及预防眼压升高，应及时停用抗组织胺药物，并按照急性闭角型青光眼处理。

2）组胺 H2 受体拮抗剂：包括西米替丁（cimetidine）及雷尼替丁（ranitidine），临床上用于治疗胃及食管反

流性疾病。此类药物具有弱的抗胆碱副作用，可引起瞳孔扩大及窄房角青光眼，但其对眼压的作用不一。因在大脑及颅内与颅外的血管壁上，及眼表与胃部均有 H2 组织胺受体。

治疗及预防西咪替丁与雷尼替丁引起的眼压升高，应及时停药，并按照急性闭角型青光眼治疗。临床上，有用西米替丁及雷尼替丁，治疗十二指肠溃疡引起眼压升高的个例报道。

（7）血管紧张素转化酶抑制剂：血管紧张素转化酶抑制剂已广泛用于治疗高血压，有约 0.7% 患者用此制剂及抗血管紧张肽 II 受体拮抗剂引起血管神经性水肿；最近有一篇报道记录了坎地沙坦坦庚塞（基）（candesartan cilexetil-induced）引起的脉络膜血管性水肿综合征，合并浅前房而导致恶性青光眼发作。治疗此种情况与处理急性闭角型青光眼相同，可能还需行手术引流脉络膜渗漏。

（8）磺胺类及抗生素药物：

1）磺胺类药物：有些磺胺类药物与急性闭角型青光眼有关：如乙酰唑胺，氢氯噻嗪（hydrochlorothiazide）及磺胺甲基异噁唑（复方新诺明，cotrimoxazole）。

托吡酯（topiramate）是氨基磺酸盐替代的单糖，具有抗癫痫作用。自 1955 年以来，有数篇出现眼部副作用的报道，包括急性闭角型青光眼、短暂的近视及脉络膜渗漏。多数的副作用出现于妇女（89%），也可出现在儿童与成年男性。85% 的病例出现在用托吡酯后的前 3 周，有 3 例出现在用双倍剂量后的数小时，仅仅一例出现在治疗后的 49 天。

超声生物显微镜检查可较好地了解其潜在机制。睫状体水肿引起悬韧带松弛、晶状体增厚、睫状体向前外侧旋转，睫状体可能达到睫状肌附着处的巩膜突，引起晶状体及虹膜前移位，与此同时发生浅前房。常伴有脉络膜脱离及睫状体上腔渗漏。出现继发性闭角型青光眼，但无瞳孔阻滞，因而行虹膜打孔术无效。

处理托吡酯引起的急性闭角型青光眼需停药，但需与处方医师商量，停药后可能会出现原有的全身情况。所有报道的病例，在不停药的情况下，无一例能治愈，如果在停药后再加上药物治疗，数小时或数天后眼压可恢复正常。如果不能认识此种情况，可能会出现严重后果。已有 7 例患者出现永久视力丧失的报道。

2）其他抗生素：使用某些抗生素后如新霉素、黏菌素、卡那霉素、链霉素、杆菌肽，可产生一种肌无力综合征，表现为窒息、颅内肌肉及平滑肌松弛性瘫痪，常合并幻觉，惊厥及昏迷。由于黏菌素及新霉素具有神经肌肉阻断力，而伴有麻醉作用，可能出现瞳孔开大，但以上药物尚无引起青光眼的报道。

（9）抗凝剂：在大量的玻璃体、脉络膜或视网膜下出血后，可出现急性继发性闭角型青光眼，这是一个抗凝治疗后罕见的并发症。过量使用抗凝剂，或原已有渗出性年龄相关性黄斑病变及真性小眼球均为其危险因素。也有用肝素及低分子肝素，如依诺肝素（enoxaparin）及华法林（warfarin）后引起急性闭角型青光眼的报道。

华法林是一种抗凝剂，可引起双眼出血性视网膜脱离，致使虹膜 - 晶状体隔被推向前。有一例服用华法林的真性小眼球患者，引起急性窄角青光眼，这可能是因为眼球小更增加了此种危险性。

治疗与预防眼压升高应首先停止服用华法林，并按照急性闭角型青光眼处理。由于其原因可能是非瞳孔阻滞机制，故虹膜打孔术无效。除了按一般的闭角青光眼治疗外，可能需要行手术引流脉络膜的渗漏 / 出血。

第六节　综合征相关性青光眼

一、虹膜角膜内皮综合征

虹膜角膜内皮综合征（iridocorneal endothelial syndrome，ICE 综合征）　多单眼发病，多见于 20～50 岁，女性多于男性。其表现为角膜内皮异常、进行性虹膜基质萎缩、广泛的周边虹膜前粘连、房角关闭及继发性青光眼的一组疾病。

Harms（1903）最先报道单眼青光眼合并虹膜萎缩及虹膜裂孔病例，并命名为"原发性进行性虹膜萎缩"（progressive iris atrophy）。半个世纪后，Chandler（1956）报道了一组类似病例，不同之处为以角膜内皮营养不良及角膜水肿为主要特征，而虹膜改变仅限于基质层的轻微萎缩，可伴有瞳孔移位、眼压正常或轻度增高，但无虹膜裂孔的综合征，称"Chandler 综合征"。Chandler 认为此病系角膜内皮层异常，且其外观如同被有锤击敲打的银色粉末。进行性虹膜萎缩与 Chandler 综合征的青光眼，均以进行性房角关闭为特征。

Cogan-Reese（1969）描述了两例以虹膜表面呈现多发性色素性小结节为特征，伴有明显虹膜周边前粘连、房角处有类似后弹力层的异常基底膜。并指出虹膜表面结节可与虹膜基质萎缩及 Chandler 综合征的表现同时存在。经组织学检查虹膜病变具有痣的特征，故提出了"虹膜色素痣综合征（Cogan-Reese syndrome）"的命名。

随着近代对本组疾病的病因学、发病机制及大量的临床病理研究，更充实了对本组眼病的认识。根据

Campbell 膜学说，指出其关键是角膜内皮缺陷，导致角膜水肿、进行性前房角关闭及以虹膜异常，且合并青光眼为基本病变。虽然有些学者曾提出过对诊断命名术语的修正，曾提出过如"原发性增生性内皮变性"（primary proliferative endothelial degeneration）、"虹膜角膜变性"（iridocorneal degeneration）及"虹膜角膜内皮综合征"等。但现已广泛采用 Eagle 等提出的"虹膜角膜内皮综合征"的命名。将原发性进行虹膜萎缩、Chandler 综合征及虹膜色素痣综合征，列为同属于一类疾病的三种不同的变异，三者均以角膜内皮缺陷为基本病变，并伴有虹膜改变及眼压升高的共同特征。但在病程的初期，三者又有各自的临床特点：原发性进行性虹膜萎缩合并瞳孔变形、瞳孔移位及虹膜裂孔；Chandler 综合征有早期角膜水肿；而虹膜色素痣综合征则以多发性细小的色素性虹膜结节为特征。由于虹膜萎缩不是其主要的与基本的特征，所以"进行性虹膜萎缩"仅单独代表 3 种临床变异中的第一种类型。

【病理机制学说】 虹膜角膜内皮综合征的确切病因至今尚未明了。由于很少有家族史以及角膜组织学的明显改变，而又出现在出生后，故认为为后天获得性眼病而不是遗传性或先天性眼病。其特征为小梁网及虹膜面，被增生的角膜内皮细胞及后弹力层物覆盖，最后渐渐发展成闭角型青光眼。根据目前临床及组织病理学研究，有以下几种学说：

1. Campbell 膜学说 最初 Rochat 与 Mulder（1924）观察到虹膜根部与角膜周边部粘连在一起，瞳孔向粘连侧的方向移位，与其相对应的虹膜侧，受到牵拉伸展而变薄，与此同时又有一单层由内皮细胞组成的玻璃膜，覆盖着病变区的前房角及虹膜。Campbell（1978）基于对 82 例原发性虹膜萎缩的临床观察及 10 例眼球摘除标本的组织学研究，提出了膜学说。他指出其基本病变始于角膜内皮异常，表现为角膜水肿，并有一单层内皮细胞及类后弹力层组织组成的膜，越过开放的前房角，向虹膜延伸，覆盖于虹膜前表面，随着此膜的收缩，导致虹膜周边前粘连、小梁网被膜遮盖、房角关闭、瞳孔变形且向周边虹膜前粘连显著的方向移位，与其相对应象限的虹膜被牵拉而变薄，重者可形成虹膜裂孔，与此同时发生继发性青光眼。

2. 缺血学说 虹膜供血不足可能为原发性进行性虹膜萎缩的发病机制。Zentmayer 认为虹膜血管硬化缺血。De Schweinitz 提出系局部炎症的毒素引起虹膜缺血。Heath 认为虹膜开大肌的节段性缺血，引起某象限开大肌萎缩，瞳孔向虹膜萎缩相对应象限方向移位，最后虹膜周边前粘连及膜形成导致青光眼。

3. 神经嵴细胞（neural crest cells）学说 Bahn（1984）提出神经嵴细胞系间叶组织，分化成角膜内皮及实质层。在角膜内皮显微镜下，早期的 ICE 综合征内皮细胞明显小，与婴儿时期的相似。因而推测由于原始的神经嵴细胞异常增生，导致各型的 ICE 综合征。

4. 病毒感染学说 由于在角膜内皮细胞层观察到了淋巴细胞存在，推测可能为病毒引起的慢性炎症。虽然 Phelps 对 13 例 ICE 综合征患者的血清学检查未证实 Epstein-Barr 病毒感染，但 Pavlin 对 25 例 ICE 患者的角膜标本经 PCR 检测，发现其中 16 例在角膜内皮细胞层内，有单纯疱疹性病毒的 DNA，故认为可能来自单纯疱疹病毒感染，而正常人的角膜及其他慢性角膜病患者的标本中无此发现。

除以上学说外，尚有炎症学说：认为本病由眼内的低度炎症引起，但大多数临床病例，不仅无活动性炎症反应，且组织学检查也不支持炎症。另有原发性虹膜缺陷学说：认为与局部营养障碍、开大肌缺失等虹膜缺陷有关。

当今在以上众多学说中，以 Campbell 膜学说最受重视。

【临床特征】

1. 一般表现 ICE 综合征基本为单眼受累，常见于中年人，且多为女性，男女之比为 1:2～5，无遗传倾向，罕有家族史，无全身合并症或合并其他眼病，虽多为白人，但我国也屡见报道。原发性进行性虹膜萎缩、Chandler 综合征及 Cogan-Reese 综合征，虽为三个不同的病，实际上代表一个疾病的不同变异。由于病变的轻重程度不一，则表现出不同的类型。三者中以原发性进行性虹膜萎缩较多见，均以角膜内皮细胞退行性变为基本，三者间的区别主要是虹膜改变。

ICE 综合征具有慢性、进行性病程，由早期进入晚期需十多年。早期可出现视力模糊及间歇性虹视，在晨起时多见。开始多为角膜异常及虹膜萎缩，后因角膜水肿，虹膜周边前粘连加重而眼压升高。因此，在不同的病程阶段视力有不同程度受累，从轻度的雾视到显著的视力减退，到病程晚期因角膜水肿加剧及青光眼性视神经损伤，往往有严重视功能损伤，以清晨起床时视力更差些，因为经过夜间闭眼睡眠后角膜水肿加剧，而在白天角膜暴露于空气后可脱水。与此同时常伴有眼痛、头痛等继发性青光眼症状。早期多在偶然的机会下作眼科检查时被发现，第一个体征多为虹膜异常，表现为瞳孔变形、多瞳症或虹膜出现暗斑样小点状结节。

2. 三型共有表现 以角膜、前房角及虹膜异常为典型 ICE 综合征的改变。

（1）角膜病变：角膜内皮改变是 ICE 综合征的主

要特征，以 Chandler 综合征更为常见，多伴有角膜水肿，而青光眼的严重性比其他两型较低。裂隙灯检查见中央区角膜后部有细小银屑样的特征性改变，类似 Fuchs 角膜营养不良，但颗粒较细些。在高倍率显微镜的角膜内皮照相或角膜内皮显微镜检查下，可见到角膜内皮细胞的特征性改变。其特征为：角膜内皮细胞弥漫性异常，表现为不同大小、形状、密度的细胞以及存在着细胞内的暗区，内皮细胞丧失清晰的六角型外观，故称这些细胞为"ICE 细胞"。这些细胞可慢慢的弥撒并遮盖及全角膜。

近来，有学者用角膜内皮显微镜（specular microscope）检查 ICE 综合征患者的角膜内皮细胞，发现有不同程度的异常，表现为细胞中心出现亮点，亮点的周围有暗区，而在整个内皮细胞的周围出现光带。这些均为 ICE 综合征的特征，可以用于鉴别其他的角膜内皮疾病，如后部多形性营养不良、Fuchs 营养不良及中胚叶发育不良。

此外，孙兴怀等（2009）报道采用共焦显微镜检查 12 例中国 ICE 综合征患者，显示异常的"上皮样"内皮层，发现其特点为细胞核显著反光及丧失细胞原有大小及形态的规则性。并按其特性分为两型：①型 - 细胞大小及形态相对整齐，与正常的内皮细胞相似，但失去了六边形，而呈现明显不一的"鹅卵石样"细胞核。②型 - 内皮细胞的大小及形状更不规则，在细胞核接近细胞膜的边界处，常出现高度反射不一的细胞核。此两型的角膜实质层神经纤维常增厚变形，合并高反光的核。因而认为 ICE 综合征的角膜内皮细胞，可称为多形性上皮样的内皮细胞。

（2）前房角病变：广泛的虹膜周边前粘连是 ICE 综合征的另一特征。周边前粘连可达到或超越 Schwalbe 线。可由初起细小锥状的周边前粘连逐渐加剧，发展到具有宽基底的或桥状的周边前粘连，最终可达到整个房角而引起眼压升高。大约有一半的 ICE 综合征患者出现青光眼，出现在进行性虹膜萎缩及 Cogan-Reese 综合征比 Chandler 综合征较严重。虽然青光眼的发生与前粘连引起的房角关闭程度相关，但亦有观察报道全房角均开放的病例。前房角的组织病理学研究揭示：有由一单层内皮细胞及类似后弹力层的基底膜，覆盖在开放的房角区及已形成周边前粘连的房角区。

（3）虹膜病变：基于虹膜异常状态的不一，3 种类型的 ICE 综合征又有各自的不同表现。进行性虹膜萎缩以显著的虹膜萎缩合并不同程度的瞳孔移位及葡萄膜外翻为特征。后者出现在周边前粘连最显著的对侧区，且虹膜进行性萎缩以虹膜伸张及溶解形成的虹膜孔洞为特征。因为孔洞的伸拉，造成其相反方向的瞳孔变形，同时伸拉区的虹膜变薄而形成孔洞。

经荧光素血管造影研究指出，如果溶解的孔洞不伴有瞳孔变形或虹膜变薄，则不是膜形成引起的周边虹膜前粘连所致，而因合并虹膜缺血所致。

3．三型不同的表现　虹膜病变是区别三种类型的 ICE 综合征的基本点，但三型均有以下的各自特征。

（1）原发性进行性虹膜萎缩：病程的初期前房角宽、眼压正常，以后中周边部虹膜基质呈斑块状萎缩，并逐渐累及色素上皮层，最终形成虹膜孔洞。瞳孔向虹膜周边前粘连方向移位而变形；同时虹膜周边前粘连的牵拉常合并瞳孔缘区色素上皮层外翻。当虹膜基质萎缩溶解变薄时，在裂隙灯检查下难查见虹膜血管。临床上可见到两种形式的虹膜裂孔。

1）牵引性裂孔：由于膜的收缩，被牵引的虹膜伸展处变薄，基质萎缩撕裂，色素上皮溶解而形成裂孔。

2）溶解性裂孔：裂孔处无明显色素层外翻或虹膜变薄，作荧光虹膜血管造影可证实此种裂孔由缺血所致。临床上，溶解性裂孔比牵引性裂孔少见（图 6-140）。

（2）Chandler 综合征：继发于角膜内皮营养不良的角膜水肿，伴轻微的虹膜萎缩、瞳孔移位，有些病例可检查不出虹膜改变。病程中期可出现一定程度的虹膜基质萎缩及瞳孔移位，但可无虹膜基质萎缩而引起的虹膜孔洞。由于虹膜色素上皮层可保持相对的完整性，虹膜色素上皮层不显外翻或仅轻度外翻。眼压可正常或仅中等升高。经长期追踪观察，周边虹膜前粘连多不进展，病程进展非常缓慢。因角膜水肿可造成前房角镜检查困难，偶可误诊为原发性开角型青光眼。

临床上亦可见到介于原发性虹膜萎缩与 Chandler 综合征的变异型，其虹膜病变较明显，但无虹膜裂孔形成。

（3）Cogan-Reese 综合征：虹膜虽可出现不同程度萎缩，但本病以虹膜表面呈现弥散的色素性小结节及虹膜痣为主要特征。因弥漫性角膜内皮细胞增生，并累及房角与虹膜，而形成周边前粘连，导致继发性闭角型青光眼。瞳孔向周边前粘连处移位，可伴有瞳孔缘区的色素层外翻，但虹膜裂孔少见。裂隙灯检查：初期虹膜面有细小稀疏浅黄色结节，以后转变成深棕色，围绕着结节的虹膜基质很平坦，但失去其正常虹膜结构外观。有些 ICE 综合征病例，患病多年后在虹膜表面才出现结节。Scheie 及 Yanoff 提出虹膜病变有两种类型：其一为虹膜面的结节如小岛状隆起，由高密度含色素性实质组织组成，结节的周围被覆盖在虹膜面及越过前房角的内皮层与类似后弹力层结构的基底膜样组织包绕；另一类型表现为虹膜表面如天鹅绒

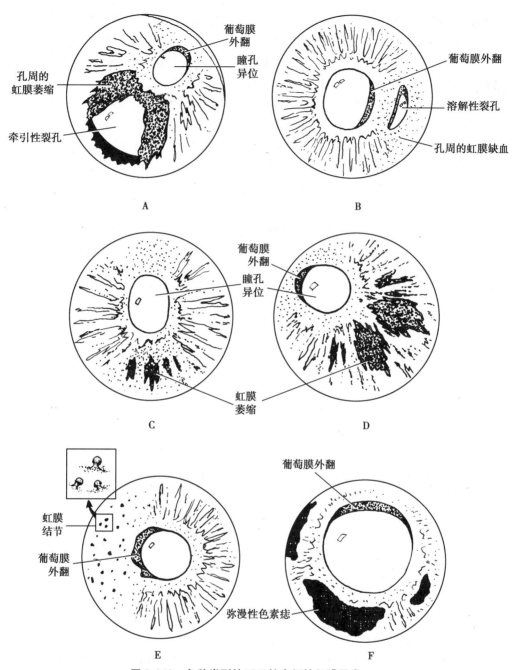

图6-140 各种类型的ICE综合征的虹膜异常

A. 合并虹膜前粘连的进行性虹膜萎缩 B. 进行性虹膜萎缩合并溶解性裂孔 C. 合并轻度瞳孔异位及虹膜萎缩的Chandler综合征 D. 合并进行性瞳孔异位及虹膜萎缩的Chandler综合征,无虹膜裂孔 E、F. Cogan-Reese综合征

样的旋涡状,虹膜隐窝消失。以上两种类型的虹膜病变,出现在同一眼上是罕见的。

【鉴别诊断】 有些角膜与虹膜疾病合并青光眼,可能与不同类型的ICE综合征相混淆,应予以鉴别。

1. 角膜内皮疾病

(1)Fuchs角膜内皮上皮营养不良(Fuchs' endothelial-epithelial dystrophy):系角膜内皮原发性营养不良,与ICE综合征较为相似,但无前房角及虹膜改变,此点可

与ICE综合征鉴别,且其角膜基质水肿为继发性。为双眼发病具有家族遗传性倾向,女性多见,年龄多在40岁以上。裂隙灯检查见后部角膜面呈银屑状外观,易与ICE综合征相混淆。组织病理学检查见后角膜弹力层增厚,有赘生物向其后方突出,因角膜水肿,基质层浸泡在液体中,松解呈板片状,有时液体与细胞碎屑可将前弹力层与实质层分开,上皮层水肿形成大泡。有10%～15%病例合并青光眼。

（2）后部多形性营养不良（posterior polymorphous dystrophy，PPMD）：虹膜及前房角受累很像 ICE 综合征，系常染色体显性遗传的双眼性疾病，有家族遗传倾向，儿童期多见，为终身性极缓慢进行性病程，主要为角膜病变。裂隙灯检查见角膜后弹力层处，有多形性地图样的不透明体聚集，增厚的后弹力层，如厚带状伴赘生物，导致内皮失代偿而引起角膜水肿。少数有虹膜周边前粘连，引起瞳孔变形、瞳孔缘色素上皮层外翻及继发性青光眼。临床上与 Chandler 综合征相似，但 Chandler 综合征常为单眼、无家族史，与本病比较其病程进展相对较快，同时两者的裂隙灯检查所见，亦有明显区别。组织病理学检查：房角可被角膜内皮层覆盖，但异位的内皮细胞形态与 Chandler 综合征不同，具有上皮细胞特征。

2. 虹膜溶解性疾病

（1）Axenfeld-Rieger 综合征：系中胚叶发育不全的疾病，表现为双眼虹膜基质发育不全，具有宽广的虹膜周边前粘连、瞳孔异位、色素上皮层外翻、虹膜萎缩及裂孔形成，偶有虹膜结节，合并闭角型青光眼者占 50%。为先天性有家族史，一般在童年后期及成年早期发病。可合并完全性或部分性无齿畸形、上颌骨发育不全等全身表现。此外，尚有显著的 Schwalbe 线环前移。本病应与 Cogan-Reese 综合征鉴别，后者为单眼，常见于中年女性，并有虹膜色素性结节的特征。

（2）无虹膜（aniridia）：双眼发病且多为常染色体显性遗传，有家族史，常合并其他眼部先天异常，如小眼球、小角膜、晶状体缺损、小视乳头、脉络膜缺损及晶状体中有先天性细小的不透明体。亦可伴有全身先天异常，如智力发育不全、四肢及外耳畸形、多指（趾）畸形等。裂隙灯检查见残留的虹膜根部组织。前房角镜检查偶见条索状残留的虹膜根部组织，或异常的中胚叶组织，覆盖在小梁上或在残留的虹膜根部组织上。无虹膜需与罕见的大部分虹膜缺失的原发性进行性虹膜萎缩相鉴别。

（3）虹膜劈裂症（iridoschisis）：双眼发病，见于老年人，表现为自发性虹膜前基质层分裂及松解。但无虹膜孔洞，亦偶有角膜水肿及继发性闭角型青光眼。

（4）晶状体及瞳孔异位（ectopia lentis et pupillae）：系外胚叶发育不良性疾病，累及双眼，常染色体隐性遗传，多有血缘婚姻家族史。眼部表现为晶状体小、晶状体及瞳孔移位而变形、用扩瞳剂不易散大瞳孔及虹膜括约肌萎缩。可出现单眼复视。晶状体脱位是引起继发性青光眼的原因。

3. 虹膜结节及弥漫性色素病变

（1）神经纤维瘤病（Von Recklinghausen）：系神经外胚叶发育不良、多为单眼，亦可为双眼的常染色体显性遗传病。因神经元、Schwann 细胞、神经纤维及色素细胞增生，导致葡萄膜增厚。眼组织可广泛受累，如眼睑、眼眶、葡萄膜、视网膜、角膜、睑结膜及球结膜。裂隙灯检查见虹膜面有色素性结节，其形态与 Cogan-Reese 综合征不同，较扁平且无茎，且伴有虹膜异色及虹膜新生血管。若前房角或虹膜根部被侵犯，可形成周边前粘连，引起继发性青光眼。

（2）弥漫性虹膜恶性黑色素瘤：临床上常将虹膜痣综合征误诊为恶性黑色素瘤而行眼球摘除，故两者鉴别颇为重要。因两者均可出现瞳孔异位、虹膜外翻及虹膜变形。但 ICE 综合征的特征是角膜内皮的滴状改变、周边虹膜前粘连、虹膜萎缩、多方位的瞳孔异位或虹膜外翻，而以上特征在虹膜恶性黑色素瘤很罕见。但房水中可查出游离的瘤细胞，可伴有轻度虹膜炎。

（3）结节病性葡萄膜炎：结节病为一病因不明的内源性慢性全身疾病，约有 10%～50% 患者眼部受累。虹膜面及瞳孔缘可散在灰白色或黄灰色小结节，多有前部葡萄膜炎症表现（羊脂状 KP、房水闪辉），往往合并视网膜、脉络膜及玻璃体病变。因小梁网炎症肿胀、被渗出物阻塞或周边前粘连形成，可引起继发性青光眼。

【治疗】 治疗 ICE 综合征时应针对角膜水肿与继发性青光眼进行治疗。早期用药物治疗，由于此类继发性青光眼的房水引流道，被膜状组织及虹膜周边前粘连阻塞，故宜采用房水生成抑制剂治疗，比改善房水流畅度的药物有效。常用的有 β- 受体阻滞剂如噻吗酰胺，α₂ 受体激动剂如阿法根滴眼液，及房水生成抑制剂如布林佐胺（派立明）滴眼液、多佐胺滴眼液等。为减轻角膜水肿，可加辅助治疗，如高渗盐水点眼、配戴软性接触眼镜。此外，多瞳症患者也可试行配戴中心区有孔的不透明接触眼镜，以提高视力。

对角膜水肿而眼压正常或仅轻度增高，且无视乳头及视野改变的青光眼，可行角膜移植术，其成功率约 70%，但术后多需加用抗青光眼药物。

若视乳头已损害，最终多需手术治疗，以控制眼压。可选用的手术有小梁切除术、房水引流物植入术，晚期病例可试行经巩膜半导体激光睫状体光凝术，或睫状体冷冻术。在做滤过性手术时可联合应用抗代谢药物如 5- 氟尿嘧啶，或丝裂霉素 C，可能对较长期控制眼压有益，且可以减少术后降眼压药物的应用。国外学者认为，小梁切除术联合应用抗代谢药物，与单独行小梁切除术相比，至少可以对中期的 ICE 综合征综合征获得更好的疗效。

由于 ICE 综合征为慢性进行性疾病，术后内皮细胞与类后弹力膜样的组织仍在继续生长，不但可直接长入滤过泡内，覆盖滤过泡内壁，且可越过角巩膜手术区，向前房角内生长，因此，随着时间的推移及病程发展，对眼压与角膜水肿的控制也会越来越困难。有人提出在做滤过性手术时，切口边缘可试用电烙术，以防术后内皮细胞增生导致手术失败。术后的功能性滤过泡仅能维持5～10年，往往虽重复手术，眼压仍不能得到控制，可试行 Nd：YAG 激光重新开放阻塞的房水引流滤过道，获得眼压降低，但病程始终仍在继续进行中，最终因角膜内皮细胞丧失而导致大泡性角膜病变及难以控制的晚期青光眼而丧失视功能。Huang 等（2009）采用角膜深板层内皮移植术（deep lamellar endothelia keratoplasty, DLEK）治疗7例ICE综合征患者，术后视力均获迅速提高，且并发症低。而最近报道在内皮细胞体外培养试验中用免疫毒素可抑制细胞增生。如果实验证实病毒颗粒出现在角膜内皮中，可采用抗病毒治疗。

二、青光眼睫状体炎综合征

青光眼睫状体炎综合征（glaucomatocyclitis crisis，或 Posner-Schlossman syndrome，以下简称青 - 睫综合征）。Posner 及 Schlossman 于1948年详细地阐述了本病，其特征为小梁炎症。首次发作多在20～50岁，50岁以上者少见。该病以反复发作的轻度前部葡萄膜炎及明显眼压升高为特征。一般为单眼发病，但双眼可在不同时间发病。

【发病机制】 随着近代科技的发展，对本病的发病学说有些新进展，提出了感染学说。如 Takusagawa 等（2011）提出的新观点：认为在发病机制中巨细胞性病毒起着重要作用；因而提出采用更昔洛韦点眼剂，有最大的潜力减少复发，但有待继续追踪观察，因青光眼睫状体炎综合征常经数月或数年才复发。

Choi 等（2010）提出幽门螺旋菌感染是本综合征的病因。他们采用免疫酶联吸附试验检测了40例青光眼睫状体炎综合征患者及正常对照组73例，阳性滴定度＞15u/ml，其阳性结果：患者组80%，对照组56.2%，两组差异有显著统计学意义。

【临床表现】 青 - 睫综合征的临床主要表现为以下几点：

（1）单眼发病，偶有双眼受累但单眼先后发病。

（2）发作时眼压升高且常反复性发作，间隔时间可数月至1～2年。眼压可高达40～70mmHg，每次发作持续时间一般1～3周，可自行消散，少数可延续一个月，罕有延续两月者。

（3）发作时仅有轻度不适，可伴有轻度视物模糊及轻度虹视，即使在发作高峰时也没有像急性闭角型青光眼那样视力减退、头痛、眼痛等症状明显。

（4）发作时眼压虽高但无充血或仅轻微睫状充血、轻度瞳孔扩大或对光反应迟钝、轻至中度角膜上皮水肿、房角开放，房水中有轻度闪辉及少数细胞浮游。眼压升高2～3天后方出现角膜内皮沉着物，为灰白色、细小或大而扁平，呈羊脂状，一般为1～20个但不超过25个，集于角膜下方1/3处或隐伏在房角小梁网上，KP 的数目及部位可能每天都有改变，眼压恢复正常后数天至一个月内消失。眼压波动时可重新出现或不出现 KP，因而推测眼压升高可能系前列腺素介导的小梁网炎症所致。

（5）虽经反复发作的轻度睫状体炎，但无虹膜后粘连。玻璃体内也无炎性细胞。

（6）有些患者在一生中仅发作过1～2次，而另一些反复发作经历15～20年在发作间歇期眼压正常且无永久性视功能损害，但呈现一条规律，即随着年龄增长，发作的频率可逐渐减少，最后发作终于停止而60岁以后几乎无此病。

（7）高眼压状态下前房角开放，无周边虹膜前粘连。

多年来的观点认为青光眼睫状体炎综合征，从无青光眼性视乳头及视野改变以及在发作间歇期房水动力学恢复正常，然而，现已认识到某些青光眼睫状体炎患者有潜在性开角型青光眼，而在发作间歇期房水动力学异常。由于反复发作或已有潜在开角型青光眼的某些患者，可出现青光眼性视神经损伤及视野改变，故对此类病例诊治时，需注意长期追踪复查是否同时存在着原发性开角型青光眼，避免漏诊延误治疗。

【治疗】

药物治疗：青 - 睫综合征是一种自限性眼病，但可复发，常用眼局部或全身抗青光眼药物治疗。任何类型的葡萄膜炎均应避免用缩瞳剂，也可采用β受体拮抗剂、α_2 受体激动剂及碳酸酐酶抑制剂以降低眼压及改善症状。因发作时房水中的前列腺素增加，有学者提出可全身或局部使用非甾体抗炎药物。又因本病为自限性，患者可耐受发作时中度增高的眼压，偶有病例因进行性青光眼性视乳头及视野损伤需行滤过性手术。成功的手术也只能预防眼压升高，而不能预防炎症复发。在发作期间局部应用皮质类固醇，可减轻炎症以增加房水引流。

高眼压时需要口服碳酸酐酶抑制剂。服用吲哚美辛可以抑制生物合成前列腺素，对治疗本症可达到部分降压效果。氟灭酸（Flufenamic acid）不仅能抑制前列腺素的合成，并可直接对抗前列腺素的生物效应，故较吲哚美辛的作用更好些。但是，药物治疗不能预防本病的复发，皮质类固醇药物也不应长期使用，以免发生皮质类固醇性青光眼。

近来有采用抗病毒药物如口服更昔洛韦或缬更昔洛韦（valgancyclovir），或静脉注射更昔洛韦治疗青光眼睫状体炎综合征后，发作次数明显减少的报道。

三、Fuchs 虹膜异色性虹膜睫状体炎 / 葡萄膜炎

Fuchs 虹膜异色性虹膜睫状体炎 / 葡萄膜炎，又称 Fuchs 综合征（Fuchs heterochromic iridocyclitis/uveitis），系特殊类型的低度的慢性虹膜炎症，以虹膜实质萎缩、白内障形成及青光眼为特征。表现为斑点状虹膜实质萎缩、前房轻度炎性反应以及细小圆形或星状 KP，且其特征为在角膜内皮上的 KP 边缘间带细丝状，常伴后囊下白内障及继发性青光眼。90% 为单侧隐匿性，多为 30～40 岁的中年人，男女发病率相等，患者常多无症状直到出现白内障或玻璃体混浊时，继发性开角型青光眼约占患者的 15%。前房角镜检查可发现多发性跨过小梁网的细小血管，与新生血管形成不同，不与纤维膜组织合并存在，常不伴有虹膜周边前粘连及继发性闭角型青光眼。这些血管十分脆弱，可能发生自发性或外伤性前房积血。

【临床表现】 患者常无自觉症状或仅主诉单眼视力下降，眼部检查可发现以下体征。

1. 虹膜异色 虹膜脱色素及前界膜、实质层与色素上皮层萎缩为本病的主要特征。虹膜呈无结构的天鹅绒外观或结构疏松状颜色变浅，色素上皮萎缩以瞳孔缘虹膜的蜷缩轮的色素最早受累，初期表现为瞳孔缘色素脱落消失。虹膜实质萎缩由瞳孔缘开始，扩展至瞳孔括约肌达虹膜周边部，但因我国人虹膜呈深棕色且质地较厚，不易发现虹膜轻度变浅的体征。虹膜萎缩需借助放大镜或裂隙灯的高倍镜下，或用后部映照照射法检查，并仔细与健侧虹膜对比最易发现。斑点状虹膜色素上皮变性萎缩，在裂隙灯下虹膜部分透光，瞳孔缘区尤为显著。虹膜质地疏松呈虫蛀蚀后的外观。约 1/3 病例虹膜实质层前表面有白色半透明结节称 Busacca 结节；出现在瞳孔缘瞳孔括约肌处的结节称 Koeppe 结节，虹膜也可发生新生血管称红变（rubeosis），但无虹膜后粘连。眼前节荧光素血管造影，可显示瞳孔区虹膜血管渗漏但不是新生血管。

2. KP 以细小的灰色多形性为特征。有时为圆形小点状或星状 KP，角膜内皮细胞层出现细小微丝状物在 KP 与 KP 之间，偶见色素性 KP。KP 一般以弥散性分布于全角膜的内皮面最具典型性，但亦可见到分布于角膜下方及中央区的 KP。由于仅为轻度慢性睫状体炎，眼前节无充血，房水闪辉轻微，前部玻璃体及房水中有少数细胞。瞳孔对光反应一般不受影响。

3. 白内障 由于长期存在睫状体炎，常引起并发性白内障，发病率为 80%。开始以晶状体后囊下皮质混浊为特征，以后发展至晶状体全部。此外，此类白内障过熟期常引起晶状体溶解性青光眼。

4. 继发性青光眼 为本病的一种严重并发症。其发生率为 13%～59% 不等，平均约为 25%。因房水中蛋白质成分改变或小梁网炎症最终瘢痕形成引起房水引流障碍导致眼压升高，以开角型青光眼最为典型，但也可包括继发于粘连性房角关闭、新生血管性、晶状体溶解性及反复前房积血性青光眼。病程与原发性开角型青光眼极相似。前房角镜检查，可见小梁色素沉着、轻度细小周边虹膜前粘连，可有易碎的细小血管呈桥样位于房角处，极易因轻微创伤发生前房积血，如行前房穿刺时，常在穿刺点的对侧处呈线状出血。此点是虹膜异色性睫状体炎的一个特殊现象。

多数青光眼继发于小梁炎症后瘢痕形成或硬化导致房水外引流功能减退。有一些小梁切除术后的小梁标本经病理组织学检查显示，在小梁网表面出现膜形成，导致房角关闭。青光眼是本病过程中常见的晚期并发症。

5. 新生血管 在房角镜检查下可发现睫状体带表面、巩膜突及小梁网上出现细小的新生血管。

6. 其他 前玻璃体点状混浊及视网膜脉络膜瘢痕，类似弓形虫性视网膜脉络膜炎病变。

【病因及发病机制】 该病发病原因尚不清楚，故有多种发病机制学说，如：

1. Fuchs 学说 自胎儿期到出生后体内存在着有害因子，使葡萄膜发育受限，引起虹膜异色。

2. 交感学说 虹膜色素含量低与交感神经缺损有关。

3. 遗传学说 虹膜异色性睫状体炎可具有家族性，因而推测可能与遗传有关。

4. 血管学说 基于病理组织学观察，虹膜血管受累，疾病最早出现房角与周边虹膜毛细血管异常。

5. 免疫学说 因患者的房水中存在淋巴细胞及浆细胞，故推测为免疫反应导致的炎症。

6. 病毒学说 近几年来，因发现患者的房水中有风疹病毒抗体或风疹病毒的 DNA，提出了病毒学说。基于美国一项重要的临床 - 基础流行病学研究的调查显示：自从推行风疹疫苗接种计划后，Fuchs 异色性虹膜睫状体的发病明显减少，故提出 Fuchs 综合征不是特异性的，而是风疹相关性前葡萄膜炎。学者们已发现在接受过活病原菌疫苗后，出现结膜炎或葡萄膜炎

的患者眼中，出现短暂的风疹病毒 DNA；以及也出现在虹膜萎缩、先天性风疹病毒感染的虹膜炎及白内障患者，故提出 Fuchs 综合征不是特异性的，而是一种综合征，也是一种眼病。

【病理】 虹膜各层细胞均萎缩，表现为色素细胞数量减少、结构改变、黑色素细胞呈圆形，失去树状突起，黑色素颗粒减少，伴虹膜基质及瞳孔括约肌的纤维变性，瞳孔括约肌变薄及硬化，瞳孔开大肌也有坏死的斑片，虹膜血管玻璃样变性和管腔变窄。慢性非肉芽肿性虹膜睫状体炎及小梁炎，小梁组织内见到淋巴细胞和浆细胞，伴炎性膜覆盖于小梁网上。

【治疗】 一旦诊断为本病，应立即使用 1% 醋酸泼尼松龙（1% 百力特）混悬液点眼，每小时一次后，炎症及 KP 吸收或消散，应考虑为类似 Fuchs 综合征。如果炎症只是短暂的减轻，应加用抗病毒治疗，如考虑为单纯疱疹病毒或带状疱疹病毒感染，可采用泛昔洛韦（valacyclovir）1000mg，每日 3 次；如治疗失败，应考虑为巨细胞细胞毒感染，需改用缬更昔洛韦（valganciclovir）900mg，每日两次。经抗病毒治疗后效果显著，即诊断病毒性前葡萄膜炎。皮质类固醇不能彻底治愈本病，但可减少 KP 数量及减轻炎症反应。因视力减退系白内障引起，若长期应用皮质类固醇也可促进白内障形成。全身使用皮质类固醇对本病无效故应予禁用。对虹膜异色性睫状体炎引起继发性青光眼，可试用房水生成抑制剂与 α_2 受体激动剂，如药物治疗后眼压难以控制，应考虑行滤过性手术，且在术中应联合应用抗代谢药物。若白内障与青光眼同时存在，且用药物治疗难以控制青光眼，应在白内障摘除术前先行青光眼滤过性手术。有文献报道 Fuchs 综合征合并白内障时，在行现代白内障囊外摘除术联合人工晶状体植入术后，其疗效较合并其他类型的葡萄膜炎满意，术后睫状体炎可减轻或消退，故认为白内障与睫状体炎同时存在，且在未发生继发性青光眼时，争取早日施行白内障摘除术。

四、剥脱综合征性青光眼

剥脱综合征（exfoliation syndrome, pseudoexfoliation）系多种眼组织出现的一种异常蛋白质，阻塞了小梁网引起小梁功能减退、眼压升高导致的青光眼。表现在晶状体的前表面中纬线区、虹膜表面、前房角、悬韧带或睫状突上，有灰白或蓝白色无定形蛋白质碎屑物质积聚。小梁网常有明显的色素沉着，有时可扩展达 Schwalbe 线。与其相伴的剥脱性青光眼对药物治疗反应，比原发性开角型青光眼差些。Lindberg（1917）首先描述某些慢性青光眼的瞳孔缘有灰白色或蓝灰色碎

屑物质沉着，并揭示此沉着物部分来源于剥脱的晶状体前囊。Malling（1923）将晶状体前囊沉着物，划分为 3 个区域。Dvorak-Theobald（1954）经组织化学检查证明，晶状体前囊的碎屑物，不同于晶状体囊膜，且病变未累及晶状体囊膜，因而提出假性剥脱，以区别高温下吹玻璃工人的晶状体囊真性剥脱。Sunde（1956）发现并提出因眼内多处组织有剥脱物质存在，故以"剥脱综合征"的命名较适宜。

近 20 年来许多研究证明，剥脱物不仅限于晶状体前囊，且可见于有基底膜的其他眼组织上，如悬韧带、角膜、虹膜、睫状体、小梁网、前玻璃体面以及眼球外的某些组织，如结膜血管及近眼球后极部的眶组织中，故又可称为基底膜综合征。

剥脱综合征的分布虽遍及全球，但具有地域性特点。以斯堪的那维亚国家为高发区。多见于白人，而我国较少见，以新疆维吾尔族人多见，且主要分布在南疆地区。我国夏恒儒（1983）报告 2 例，叶天才（1989）报告 13 例。香港的中国人大于 60 岁的发病率为 0.4%；新加坡的华人大于 40 岁为 0.2%，大于 60 岁为 0.7%。剥脱综合征常见于 69～75 岁，很少小于 40 岁，有随年龄增长，发病率增加的趋势。无性别差异，是否有遗传性尚不知道。多为单眼，亦可随时间的进行，发展成双眼。剥脱综合征合并青光眼的发病率为 0～93%，且多为开角型青光眼，亦有 20% 为闭角型青光眼。

【病理及发病学说】 剥脱综合征的特异性病理机制及剥脱物质的成分迄今仍未知，但基于患剥脱综合征的眼组织，具有独特的光学显微镜及电镜下的超微结构改变，其慢性病理过程，及异常的纤丝状基质的过度产生，或不能充分粉碎或两者同时存在，乃是确诊本病的特征。

以往的免疫组织化学研究显示：剥脱物质系复合的糖蛋白/蛋白聚糖的结构，其抗原决定部位涉及基底膜及弹力纤维系统。近代的免疫组织化学检查显示：病变区有特征性的小纤维丝，其周围环绕着无定形的不同弹性纤维抗原，如弹性蛋白、弹性蛋白原、淀粉体 P、玻连蛋白及弹性微丝，如微纤维蛋白 -1、微纤丝 - 相关的糖蛋白（MAGP-1），及隐藏的转移生长因子（TGF-β1）、结合蛋白质（LTBP-1）及（LTBP-2）糖复合物组成的基质及微纤维的亚组组成。

近来，用液态色层分析耦合串联质谱分析法研究亦显示：剥脱物质由弹性微丝的微纤维蛋白 -1、微纤维蛋白 -2、及玻连蛋白、蛋白聚糖粘蛋白聚糖及多功能蛋白聚糖、细胞外的分子伴侣凝聚素、交叉 - 连接的赖氨酰胺氧化酶及其他蛋白质组成。

现已发现剥脱综合征的眼前节组织中，主要涉及细

胞外基质代谢及细胞应激力方面的一组基因有不同表现，提出了剥脱综合征潜在的病理生理机制有：弹力微丝成分，酶的交叉连接过程，转移生长因子（TGF-β1），蛋白水解的不平衡，金属基质蛋白酶（MMP）与它的组织抑制剂（TIMPsD）间的不平衡，增加了细胞氧化应激力，以及损伤了细胞的应激力等。

剥脱物质的特征及来源学说归纳如下：

1. 剥脱物质特性　经电镜及组织化学研究显示：剥脱物质的超微结构为交错排列呈网状，偶呈卷曲状的短圆形微纤维组成。微纤维直径 20～30nm，长约 1～3μm。微纤维中含微纤维蛋白及粘多糖酸。

2. 有关剥脱物质来源学说

（1）沉着物学说：剥脱物质由晶状体前囊下的上皮细胞综合而成，继而沉着于晶状体表面。但是，在已行白内障囊内摘除后的眼，剥脱物质仍继续产生，说明晶状体在形成剥脱物中不是主要的。也有人提出剥脱物质来自虹膜，因虹膜的前界膜、色素上皮层及血管壁上均有剥脱物质存在。

（2）局部产生学说：认为剥脱物质来源于晶状体囊的退行性变或晶状体上皮细胞代谢异常，随着年龄老化，晶状体上皮层的剥脱物，逐渐经囊膜移向其表面。

以上两种学说尚不能解释所有的临床表现，因此有人提出剥脱与沉着同时发生的观点。

3. 眼组织的病理改变

（1）结膜与角膜：电镜下见角膜缘处的球结膜及睑结膜血管的内皮细胞近基底膜处，有典型的微纤维颗粒状物。角膜内皮细胞内可见被吞噬的剥脱物。

（2）小梁网：小梁网间隙及 Schlemm 管内，有剥脱物质沉着。超微结构显示剥脱物质积聚于小梁网内皮细胞下及 Schlemm 管的内、外壁上，甚至在内皮细胞内的空泡中。

（3）虹膜：瞳孔缘区有剥脱物质黏附。剥脱物质散布于虹膜的基质、隐窝、前界膜上、括约肌及开大肌的肌纤维间、虹膜的后表面以及围绕虹膜血管。电镜检查见剥脱物质位于内皮细胞下，并伴有基底膜破裂及退行性变。

（4）晶状体及悬韧带：典型的晶状体改变可分为 3 个区即：①中央区：透射电镜下见到含微纤维丝的剥脱物、散在的细胞器官及色素颗粒。在光学显微镜及电镜下，见晶状体囊膜与剥脱物质间，仅有极疏松的贴附，因而易被外来的机械性接触而抹去。②中间区：光镜与电镜检查，此区无剥脱物质存在，该区晶状体囊膜也正常。③周边颗粒区：光镜及电镜下，该区晶状体的前囊表面有细小树枝状剥脱物质存在，有时含色素。偶见因剥脱物质的存在引起虹膜后粘连。此外，晶状体的前、后中纬线区及悬韧带上均可见剥脱物质。

（5）睫状体：睫状突被剥脱物质包裹如羽绒状，且剥脱物质与睫状上皮细胞牢固地粘着。

（6）玻璃体：玻璃体前膜上有剥脱物沉着。

【临床表现】

1. 一般临床表现　剥脱综合征的病程进展非常缓慢，可长达 10～20 年。眼前节具有许多极轻微而又重要的改变，须扩瞳后在裂隙灯下仔细检查方可识别：

（1）结膜：失去正常的角膜缘血管形态。在进行性病例中，可出现新生血管以及睫状前血管充血。

（2）角膜：角膜内皮层后面有时出现弥散的簇状或片状细小无定型的碎屑状剥脱物质沉着，中央区可伴少量色素。与色素性青光眼的 KP 形状不同，少有 Krukenberg 梭状色素性 KP 沉着。

（3）虹膜及瞳孔：经中纬线区巩膜作透照法检查，可发现最具特征性改变：近瞳孔缘区的虹膜呈现不规则"蛾食"状或"旋涡"状的虹膜色素脱失斑块，而虹膜的周边部则无此体征；瞳孔缘区出现灰白色头皮屑样或雪片状小片，多数在未扩瞳时可查见，但若瞳孔太小可隐藏在瞳孔缘后。虹膜前表面有粗大颗粒状色素沉着区，很少出现虹膜震颤。据叶天才（1989）报道的 13 只眼，均可见瞳孔缘色素褶皱缺失和小梁网色素沉着，他指出这是假性剥脱综合征患者早期而易被忽略的体征。

（4）前房及前房角：前房角多为开角，闭角相对少见。瞳孔未扩大时偶见前房内少量色素浮游，扩瞳后色素性浮游物明显增加，而前房深度与正常眼多无区别。小梁网色素沉着加剧，色素分布不均匀，在 Schwalbe 线上方有时出现环形色素沉着线，称 Sampaolesi 线，但此线不如色素播散综合征明显。此外，房角内可有少量分散状态的碎屑状剥脱物。

（5）晶状体：常合并核性白内障，须扩瞳后方可详查晶状体表面病变，可将其分为 3 区：即半透明的中央区、颗粒状的周边区与中间的透明区（图6-141）。中央区直径 1～2.5mm，边界清楚，其边缘有剥脱碎屑物，但约 18%～20% 患者无中央盘状区；而周边的颗粒区往往存在，因虹膜后表面与晶状体前囊接触的程度不一。该区宽度也不等，此区常有放射状的内界，及有卷曲边缘的膜状无定型碎屑状剥脱物。连接着中心区与周边区的中间带，偶见桥状的剥脱物。剥脱综合征往往伴有白内障尤以核性白内障常见，可能与晶状体代谢转运液体的上皮细胞层的基底膜改变有关。

（6）睫状体及悬韧带：用睫状体镜（cycloscope）检查，在晶状体中纬线区、悬韧带及睫状突上可有剥脱

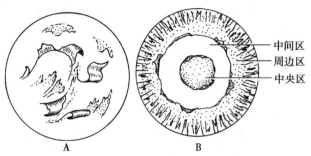

图6-141 两种类型的晶状体前囊剥脱

A. 来自晶状体前囊具有卷曲边缘的透明膜 B. 具有三区的剥脱综合征

物质积聚。常见悬韧带松弛，偶伴有晶状体震颤及半脱位。

（7）玻璃体：前玻璃体膜上有剥脱物质积聚。有报道称，在白内障摘除后数年，玻璃体面上的剥脱物质仍继续增多，因而进一步说明剥脱物质不是来自晶状体囊膜。

2. 合并青光眼时的临床表现 单眼剥脱综合征合并青光眼的发病率约为15%，且多为开角型青光眼，亦有少数合并闭角型青光眼。但与开角型青光眼的临床表现具有轻微不同：基本为单眼或不对称性；潜在性眼压升高的速度较快；视神经损害往往比原发性开角型青光眼要重些，即视野丧失与视乳头损害均明显些；而对药物及手术治疗的反应也差些，且常需手术治疗；病程早期对激光小梁成形术反应较好些；未合并青光眼者，眼部滴用皮质类固醇的反应与原发性开角型青光眼不同，眼压升高多不明显或与正常人相似。因而认为剥脱综合征系因沉着在小梁网的剥脱物质引起的继发性青光眼。

Sbeity等（2008）用UBM检查研究17只单眼剥脱性青光眼患者的悬韧带，将其对侧眼作为对照眼，发现患眼的悬韧带有不同程度的病变表现：如悬韧带的粗细不均匀或断裂、悬韧带上的斑块状物沉着、悬韧带出现弥漫性颗粒或增厚，甚至悬韧带完全断裂。并观察到悬韧带的异常出现在临床体征前，其主要部位在睫状体冠部及晶状体周边区。与此同时，还发现17只对照眼中有2只眼的悬韧带亦有相同表现。

【剥脱综合征合并青光眼的发病机制】 由于种族及年龄不同，剥脱综合征未合并青光眼的发病率可低到0.0001%或可高达53%；而剥脱综合征合并青光眼的发病率，在国外由于不同作者所研究的群体不同，所得结果也大有不同，可从0%到93%。一般情况下，仅少数剥脱综合征患者可伴有青光眼，大多数经多年追踪观察也不伴发青光眼。国外报道，大约有10%～

30%的原发性开角型青光眼，经仔细检查可发现眼前节的剥脱物存在。近来，国外学者检测了剥脱综合征患者行白内障手术中的房水与其对侧眼的房水作自身对照研究，发现患者房水中的8-异前列腺素明显增加及维生素C含量明显减少，因而对剥脱综合征提供了自由基引起的氧化性损伤的病理生理学机制。

王宁利等（2009）对51例剥脱综合征合并或不合并青光眼的患者及125例正常对照组对其基因群作单核苷酸多肽直接测序检测，发现我国人的剥脱综合征患者与基因LOXLI中的rs1048661与rs2165241有明显相关。

以往学者们普遍认为剥脱综合征患者出现慢性眼压升高，是因小梁网的房水外引流受阻，主要因剥脱物质的积聚与堵塞所致。虽然剥脱物质沉着出现在整个小梁网，但主要的积聚与病理改变处位于Schlemm管内侧壁的近集合管组织中，该处是房水引流最大的阻力处，因剥脱组织的沉积物出现在此关键区而增厚，且沉积物沿着Schlemm管壁的内皮细胞而产生的。剥脱物质逐渐地积聚在近集合管处，并导致眼压升高及青光眼性视神经损伤，以及和Schlemm管壁的退行性改变相关，这些改变包括Schlemm管的管腔变窄、存贮组织碎屑及更晚期可出现阻塞。此过程代表小梁网的剥脱物质积聚与青光眼的发展及进行间的关系，同时也提示治疗需着重于改善房水外引流，应针对改变近集合管腔的面积，可获得持久的眼压下降。

除了剥脱物质阻塞小梁外引流外，色素弥散及房水中蛋白质浓度增加，外引流阻力亦会增加，均为导致眼压升高的原因。色素增加是剥脱综合征突出的特征之一，也可能作为早期诊断的表现，色素增加可出现在剥脱物质沉着的瞳孔缘或晶状体前囊上。临床上，单眼的剥脱综合征患者的小梁网色素沉着，常比未受累的对侧眼重些；而开角型青光眼或无青光眼的眼，比剥脱综合征眼的小梁网色素沉着要少些。

临床上，剥脱综合征常常为单眼，但为什么是单侧其原因尚不明。虽然结膜的剥脱物质及虹膜异常，几乎在另眼组织的异常均可在电镜检查下发现，而临床检查对未受累眼常不能发现。可能因机体的免疫系统介导，对另眼存在着保护性机制。此外，不是所有的剥脱综合征眼都会眼压升高，而且在正常眼压眼也可发现有广泛的剥脱物质沉着在小梁网上。因此，提示或许有其他因素：如代谢障碍、遗传因素及疾病的病程不同，有可能影响从剥脱综合征到高眼压症再到剥脱性青光眼的进展过程。

近来，Johnson等（2008）进一步的前瞻性年龄匹配的对照组研究结果指出：剥脱综合征的眼压升高是因葡萄膜巩膜引流途径受阻所致，而不是小梁网的剥脱物质积聚或Schlemm管壁的退行性改变。其关键原因是血浆及房水中高半胱氨酸的含量增高、眼前节的β1生长因子增加，细胞外基质的基质金属蛋白酶的活动性下降，以上均可破坏细胞外基质的完整性及稳定性。由于睫状体的细胞外基质，在房水引流中具有重要作用，葡萄膜巩膜的房水引流通道阻塞是剥脱综合征眼压升高的主要原因，且是毋庸置疑的。同时，剥脱综合征患者为什么对常用治疗青光眼的β-阻滞剂，α₂-激动剂及碳酸酐酶抑制剂的降眼压作用较差？其原因也是因房水引流阻塞导致眼压升高的主要部位是在葡萄膜巩膜引流道，与上述降眼压药物的作用机制不同相关。

【诊断与鉴别诊断】

1. 诊断　根据裂隙灯检查下眼部的特征性改变如：瞳孔缘有典型灰白色小片状头屑样剥脱物，及瞳孔缘色素皱褶部分或全部缺失；扩瞳后见晶状体前囊表面沉着物的3个区。扩瞳后可见游离色素释放于前房内，以及角膜内皮的色素沉着物。作房角镜检查时，用Koeppe镜比Zeiss或Goldmann房角镜更为适宜。如查见小梁区色素沉着，有助于诊断。与此同时，应查眼压、视野及视乳头等，以明确有无合并存在的青光眼。

2. 鉴别诊断

（1）色素播散综合征：最易与剥脱综合征相混淆。前者的前房角有高浓度的色素沉着带，及角膜后壁的Krukenberg梭形色素沉着为主要特征，且患者多为近视眼的年轻人。透照法检查虹膜的中周部，显示病变区呈裂隙状色素缺失。

（2）虹膜炎继发性青光眼：虹膜炎时房水闪辉阳性，有细胞浮游，并伴有虹膜周边前粘连或后粘连，患者一般较年轻，且可合并全身性疾病，如青年性类风湿性关节炎，而眼前部无剥脱物质沉着。

（3）其他类型的晶状体剥脱症

1）真性晶状体剥脱症（晶状体囊分层症，capsular delamination）：本病可因眼外伤、重度葡萄膜炎及暴露于高温作业等引起。裂隙灯检查见因晶状体前囊分裂的透明的伴有卷曲边缘的薄片，与本病的剥脱物呈霜样不同，且常不伴有青光眼。

2）原发性家族性淀粉样变性病：系全身性疾病合并某些眼部表现。可伴有青光眼。虹膜及瞳孔缘、晶状体前囊有灰白色薄片状剥脱物，以及前房角处的色素沉着。

【治疗】　治疗原则同开角型青光眼，但剥脱综合征对药物治疗的反应，比原发性开角型青光眼差。尽管病程早期行激光小梁成形术比其他类型青光眼疗效好些，但以后又往往失败，可能与剥脱物继续沉积于小梁网及葡萄膜巩膜引流通道有关。激光小梁成形术的降眼压机制，可能为生物学反应，即增强房水引流道对剥脱物质的吞噬作用，而不是机械性引流房水作用，故需长期追踪观察疗效。

应予指出当代的所有治疗青光眼药物均不能治愈本病，多次激光小梁成形术仅仅为尽可能延缓病程。早期可采用拟胆碱药如毛果芸香碱。因本病多为老年患者，晶状体核多已硬化，多不宜用缩瞳剂，而可采用α₂受体激动剂、β受体阻滞剂及前列腺素类滴眼液，或局部用的碳酸酐酶抑制剂等。

前列腺素类滴眼液的降眼压机制，部分是通过重新构建睫状体的细胞外基质，而增加房水的葡萄膜-巩膜引流通道，因而治疗剥脱综合征性青光眼特别有效，至少也与用于治疗高眼压症及原发性开角型青光眼的疗效相当，而且比采用β-受体阻滞剂/毛果芸香碱联合治疗，或β-受体阻滞剂/碳酸酐酶抑制剂的降眼压效果更佳。但需警惕：具有正常眼压的剥脱综合征患者可能比无剥脱综合征的患者，有较大的危险性发生青光眼及青光眼进行性进展，因而更需要定期复查。

手术治疗可选择小梁切除术，或其他滤过性手术，其成功率与原发性开角型青光眼相似，但术后眼部炎性反应较强。虽然有人提出，行晶状体摘除术有助于眼压的控制，但术后多只有短时效果，因术后玻璃体前界膜上仍继续不断地有剥脱物质沉着，故单纯行晶状体摘除术，不能达到治疗目的。

五、色素播散综合征合并青光眼（色素性青光眼）

由眼前段色素播散引起的继发性开角型青光眼称色素性青光眼（pigmentary glaucoma）。Krukenberg在19世纪晚期，首先发现垂直性的角膜内皮色素沉着，认为系胚胎早期的先天发育异常，近似瞳孔膜的先天异常。Von Hippel（1901）认识到系色素阻塞房水引流导致的眼压升高；直到Sugar（1966）复习了25年来的147例病例，明确提出其特征为：角膜内皮色素播散出现在近视眼，伴有透照检查的虹膜缺损，小梁网出现浓密色素沉着及眼压升高。同时提出色素播散综合征（pigment dispersion syndrome）及色素性青光眼的命名。此型青光眼占西方国家青光眼的1.0%～1.5%，而我国青光眼中较少见。其特征为双眼中周部虹膜后表层色素缺失，伴有色素沉积于角膜后面、小梁网、虹膜及晶状体等眼内组织中。经透照法检查虹膜显轮辐状透光区，自虹膜色素上皮层释放色素，经房水循环而沉着于晶状体悬韧带、晶状体、角膜后壁、虹膜前表面、小梁网及周边部视网膜上，经过较长时间后，因色素集聚于房水引流道中，有部分病例眼压升高发展成色素性青光眼。

当代对色素播散综合征及色素播散性青光眼定义如下：

（1）色素播散综合征：虹膜色素播散到眼内，可能伴有眼压升高或青光眼，常双眼受累。

（2）色素性高眼压：色素播散综合征伴有高眼压，但无青光眼性视神经病变。

（3）色素性青光眼：色素播散综合征，合并青光眼性视神经病变。

【临床表现】

1.色素播散综合征 男女发病率几乎相等，但色素性青光眼以男性多见，其发病率为78%～93%，男女之比约3∶1，且多伴有轻度、中度近视，近视平均为-3.50D。发病年龄多为20～50岁，很少见于青春期或老年人。少有家族史，但有种族特征，白人多见，有色人种少见，东方人罕见。一般情况下，患者多无症状，但若处于青光眼发展阶段，在较大的体力活动或扩瞳后，可引起虹膜色素颗粒释放于房水中，偶可引起眼压突然升高、角膜轻微水肿、视力模糊及虹视、轻微眼痛。

2.症状 多数色素性青光眼患者无症状。有报道称，有些患者可出现头痛，发作时视物模糊，特别在体育锻炼后，易出现虹视，可能因过强的身体锻炼导致虹膜色素阵发性释放，合并眼压升高的缘故。

3.裂隙灯显微镜及前房角镜检查 色素播散体征主要表现在虹膜、角膜及前房角。

（1）虹膜：色素颗粒播散在虹膜基质内，因而某些双眼非对称性病例，患侧虹膜表面可显色素沉着。同时，周边部虹膜轻度向其后方的晶状体悬韧带呈塌陷状态，偶伴有轻度虹膜震颤。因色素播散综合征不伴有任何眼外及眼内炎症，故无虹膜前粘连或后粘连及房水中的炎性细胞。用裂隙灯的透照法检查虹膜色素上皮的缺损，即在窄光带下用同轴光源照射（即与虹膜垂直平面上）至患者的瞳孔内可寻找到虹膜透照缺损区，此法应作为常规检查，约86%的患者可出现此体征。多出现在虹膜的中部-周边部。此外，亦可采用后部经巩膜作透照法检测出虹膜色素上皮缺失。

（2）角膜及晶状体：由于房水循环对流作用，房水内的色素颗粒常沉着在晶状体及周边部角膜内皮上，可被内皮细胞吞噬，角膜后壁的色素沉着多呈弥散状，偶可呈垂直梭形状，称为Krukenberg梭。此梭虽常见于色素性青光眼，但不是每个病例均有，不能作为诊断

依据。经组织学检查Krukenberg梭显示角膜内皮细胞内及细胞表面均有色素颗粒，提示系内皮细胞的吞噬作用所致，而色素沉着不完全是表面现象。在扩瞳状态下也可查见色素沉着在晶状体悬韧带上及晶状体后囊膜上形成环形色素沉着称Zetmayer环或Sheie环。

（3）前房及前房角镜检查：通常前房很深，而周边虹膜向后凹陷，偶见循环在房水中的色素颗粒，不应误认为炎性细胞。房角为完全开放的宽角，睫状体带较宽，最主要的表现为浓密一致性暗棕色的色素带，密集在小梁网的全周，但以下方小梁网区最显著；在Schwalbe线前方（图6-164）的房角区可见薄层细而色深暗的色素沉着带，与剥脱综合征相似的Sampaolesis线，也是以下方较明显。因周边虹膜向后塌陷，往往有很宽的房角。此外，常伴有丰富的虹膜小突，附着于巩膜突的前方。

在进行房角镜检查时，若能经瞳孔查见晶状体中纬线部，可见到晶状体后囊表面、后部悬韧带纤维上的附着处或玻璃体前表面与晶状体间，均有色素集聚。

4.虹膜透照法检查 采用导光纤维透照器，在暗室内进行。检查者需先经暗适应过程，然后将透照探头置于下睑皮肤的颞侧或颞侧的巩膜上，可见到经瞳孔区的后部眼底的红光反射，在虹膜的中周边部呈现典型的轮辐状的红色透光区（图6-142及图6-143）。

5.眼后部检查 大约有20%～33%的色素播散综合征与色素性青光眼患者，可查见格子样视网膜变性。色素播散综合征中有12%的眼可出现视网膜裂孔，比正常眼较多出现；有5.5%～6.6%的眼可出现视网膜脱离。

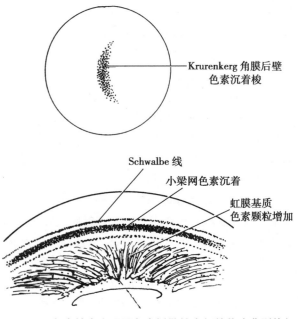

图6-142 色素性青光眼及色素播散综合征的临床典型体征

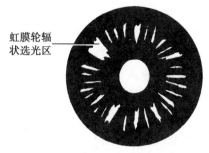

虹膜轮辐状选光区

图 6-143　透照法检查虹膜的典型病变

6. 眼压　色素性青光眼的眼压多在 30～40mmHg 范围，且具有昼夜眼压波动大的特点。国外有一对色素性青光眼的长期追踪分析研究，显示在初次诊断时有 25% 患者眼压大于 31mmHg，有 12.5% 患者的眼压大于 39mmHg。一般说来，色素性青光眼在初诊时的眼压比原发性开角型青光眼的眼压呈现升高的趋势。值得注意的是在作运动后或扩瞳后因虹膜突然释放了大量色素眼压可显著升高。

7. 眼底及视野检查　一般情况下，视乳头及视网膜神经纤维层的改变与原发性开角型青光眼无区别，但色素播散愈明显其青光眼性视神经损伤愈严重，此点与小梁网色素沉着量相关。此外，视野改变亦与原发性开角型青光眼相似，但进展稍快，据统计有 28%～44% 的患者，在 11～17 年出现进展，可能与眼压高有关。

【临床病程】　在色素播散综合征患者中，仅部分经若干年后发展成青光眼，亦有一些从不发生青光眼。从色素播散综合征发展成青光眼需 12～20 年。Migliazzo（1986）观察 13 例色素播散综合征患者中，10 例（76%）在 15 年内确诊青光眼，其余 3 例在 20 年后才确诊为青光眼。Scheie（1981）报道 407 例（799 眼）色素播散综合征，仅 25%～50% 患者合并青光眼，发病比原发性开角型青光眼早 15 年，其小梁网的色素量与眼压水平的高低呈比例，即在双眼患者中，色素多的眼常发生青光眼。Shields 认为虽然随着年龄增长，晶状体增厚、瞳孔缩小以及相对性瞳孔阻滞增加、调节力减弱，周边虹膜前移而离开悬韧带，因此色素性青光眼有自发性减轻的趋势。但色素性青光眼比原发性开角青光眼更难控制。

Farrar 及 Shields（1989）对 93 例色素性青光眼及 18 例色素播散综合征分析研究其青光眼发生有以下的危险因素：①确诊为色素播散综合征的较年轻男性患者；②男性比女性易发生色素播散综合征合并青光眼；③屈光不正：即色素播散综合征平均为 −2.0D，而合并青光眼者平均为 −3.50D。

据 Epstein 观察，开始眼压正常、房水流畅度正常的色素播散综合征患者，最后无一例发展成青光眼；而开始眼压正常、房水流畅度异常者，却往往发展成青光眼，故认为眼压描记检查房水流出度，具有估计预后的作用。

卿国平及王宁利等（2009）报道从 2006～2007 在北京同仁医院青光眼专科就诊的 18 例色素播散综合征患者，男性 12 例，女性 6 例，平均年龄 35.5 岁（22～49 岁），近视眼屈光度数为 −5.20 ± 5.8D；初诊眼压 33.7 ± 10.5（16～56）mmHg，其中的 15 例（83.3%）确诊为色素性青光眼；并指出中国人最常见的色素播散综合征的体征：小梁网色素沉着、晶状体悬韧带和（或）晶状体的后部周边区表面色素颗粒沉着；而不常见到虹膜中周部缺损的轮辐状红色透光区。

【组织病理学检查与发病机制】

1. 关于色素播散机制　Campbell（1979）对 17 例色素性青光眼与 20 例正常眼对照组的眼球标本，作病理组织学研究，发现有裂隙状虹膜透光区的眼球，该区虹膜的上皮色素丧失，病变区附近的虹膜收缩，晶状体悬韧带呈束捆状，几乎与虹膜周边的轮辐状缺损相接触。而正常眼球的虹膜周边部呈平坦状，其色素上皮层与前部悬韧带间有 0.3～0.5mm 的间隙区。光学显微镜检查见悬韧带区有许多开放的细胞，细胞内的色素颗粒暴露，虹膜基质出现中央沟；吞噬细胞含色素颗粒。扫描电镜显示：病程早期虹膜呈现不完全缺损时，细胞膜已有破损，并释放出细胞内的色素颗粒。至发展期虹膜后表面的整个色素上皮层缺失，虹膜表面光滑。透射电镜也显示缺损区的虹膜基质及神经上皮色素层均充满着巨噬细胞浸润，而无明显的细胞坏死、炎性细胞及血管病变。

根据以上观察 Campbell 提出了机械性摩擦学说，以解释色素来自虹膜后表面的色素上皮层。由于年轻人近视眼的眼球继续增大，一般至 20～30 岁时达高峰，随之睫状体与晶状体间的睫状体环也增大，造成了周边部虹膜向后塌陷，致使该处虹膜与晶状体悬韧带相接触。加之，男性眼球一般大于女性，虹膜多呈后陷状态。因而虹膜后表面与悬韧带间来回不断地摩擦，引起色素不断地释放与播散（图 6-144）。

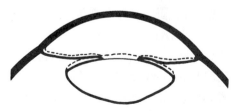

图 6-144　色素播散综合征的虹膜轮廓与其相匹配对照组的虹膜轮廓比较，最大的差别是在中周边部

Davidson（1983）采用照相技术测量 37 例色素播散综合征的中心及前房周边的虹膜形态，并计算前房容积。结果显示患者比相匹配的正常组周边部虹膜形态及前房容积均有显著性差异。因而提出前房过深，合并虹膜中周边部向后呈塌陷状态，可作为色素播散综合征的发病危险因素。此研究也支持 Campbell 的机械摩擦学说。

2. 关于青光眼机制

（1）小梁网色素集聚学说：经组织病理学检查，在小梁细胞中见到色素及细胞碎屑，机械性小梁网阻塞或小梁网变性及硬化阻塞了房水引流通道。虽然，许多学者证明小梁网色素沉着程度与眼压升高的水平一致，但也有人证明重度的小梁网色素沉着，而无眼压升高者。因此，色素沉积于小梁网还不足以说明色素性青光眼的严重性及持续性。

（2）联合房角异常学说：因有些患者的小梁网虽呈现浓密的色素带并无青光眼。可能因色素颗粒的大小不一或小梁内皮细胞对色素的反应不一，在能否阻塞房水引流上，起着重要作用；或者是有些小梁网具有相对的清除色素颗粒的功能，而另一些小梁网已受损。因此，有些学者提出房角发育性异常，如先天性房角畸形、虹膜先天性萎缩或退行性变，阻碍了房水引流。Sugar 认为上述先天畸形，在青光眼的发生中，可作为附加因素，而不是原始的基本因素。

Richardson 根据以上观察，提出了色素性青光眼发病机制假说，认为房水引流障碍及青光眼的发生可分两个阶段。

第一阶段为色素播散期：从虹膜的色素上皮层释放色素，而小梁网间隙正常。经过短期的色素集聚，小梁网间隙被色素急性阻塞，引起暂时性眼压升高。由于内皮细胞对色素的吞噬作用，可造成细胞自身溶解，进一步加剧了小梁网集聚细胞碎屑及色素。第一阶段仅伴有低度或间歇性眼压升高，如果小梁网具有自身修复能力，临床上可能出现可逆性病程。若一旦丧失了修复力，小梁组织发生不可逆性退行性变，则进入第二阶段，即发生不可逆转的青光眼。

【诊断及鉴别诊断】

1. 诊断依据 具有色素播散综合征的体征及眼压升高、青光眼性视野与视乳头改变。其中以虹膜透照法检查见中周边部虹膜轮辐状透光区，最具有特征性。加上裂隙灯检查见角膜后壁的 Krukenberg 梭形色素沉着，但需指出 Kurkenberg 梭不是诊断色素播散综合征必备条件，因它在其他眼病时，如剥脱综合征亦可出现。前房深、虹膜面较平坦并有色素沉着。瞳孔扩大后见晶状体后表面近赤道部色素沉着。前房角镜检查

为宽房角及且小梁网上呈现致密的色素沉着带。若具备虹膜体征及部分其他体征，同时伴有病理性高眼压、青光眼性视野与视乳头改变，则可诊断为色素性青光眼。若无青光眼性视野、视乳头改变及病理性高眼压，则只能诊断为色素播散综合征。

2. 鉴别诊断 色素性青光眼应与以色素播散作为体征的常见眼病相鉴别。

（1）剥脱综合征性青光眼：一般在 60 岁以上发病，很少低于 40 岁，且 50% 均为单侧。具有地域性分布，无性别差异，但有种族倾向的特征，与近视无关。透照法检查可能出现虹膜缺损、小梁网上色素沉着及眼压升高，但透照法检查虹膜可显瞳孔缘区或中央区地图样萎缩出现的透光区，而不是在虹膜的中周部透光。其最大的特征是在瞳孔缘及晶状体前囊区，有灰白色细屑状剥脱物。而色素性青光眼，色素广泛地播散在眼前节组织上，除了中周边部虹膜呈轮辐状透光区外，尚可有角膜后壁的 Krukenberg 梭形色素沉着。小梁网的色素沉着呈现斑块状，而不像色素播散综合征 / 色素性青光眼的小梁网色素沉着呈浓密一致性。

（2）前葡萄膜炎、虹膜睫状体囊肿、眼内手术后、外伤性房角后退以及发作期的急性闭角型青光眼等，虽小梁网上有色素沉着，但很少累及房角的全周；亦无中周边部虹膜典型的透光区，且色素播散综合征很少单眼发病，根据病史、裂隙灯及房角镜检查，易于鉴别诊断。

【治疗】 色素性青光眼治疗原则同原发性开角型青光眼，因其具有发病年龄早、眼压波动大的特点，且在病程的第一阶段，小梁网具有自身修复力，故仅在偶发的高眼压期需药物治疗；如进入第二阶段，小梁网无修复力，则应坚持药物治疗，必要时需手术治疗。原则同原发性开角型青光眼。

1. 药物治疗 常为色素播散综合征第一线治疗。理论上讲，应考虑以可减少虹膜后部与晶状体及悬韧带接触的药物作为首选。例如：

（1）毛果芸香碱：几乎成为最理想治疗色素性青光眼的药物，因其具有缩瞳作用，可降低眼压、防止瞳孔扩大、逆转虹膜后膨、可抑制人体运动时因释放色素引起房水引流受阻而导致眼压升高，以上的作用机制均与虹膜形态改变有关。但是，毛果芸香碱也可引起副作用，如调节痉挛、视网膜脱离、白内障形成及全身副交感神经的副作用，如口干。特别不幸的是，伴有近视眼的相对年轻患者，很难忍受缩瞳状态，因缩瞳可引起近视性屈光不正短暂加剧以及夜间视力差等种种不适。

（2）α- 受体激动剂：与治疗其他类型的青光眼相

比较,肾上腺素及地匹福林对色素性青光眼特别有效。因色素播散综合征及色素性青光眼患者对肾上腺能药物有高度敏感性,但这些药物的副作用也应予考虑,如可引起结膜充血及结膜肾上腺色素沉着症。目前可考虑选用溴莫尼定滴眼液。

(3) β-受体阻滞剂及碳酸酐酶抑制剂:均可用于治疗色素性高眼压症或色素性青光眼,但对抗色素综合征均无特异性作用。

(4) 前列腺素衍生物:为有效降眼压药物,但对抗色素播散综合征无特异性作用。此类药物可增加葡萄膜巩膜引流通道降低眼压,对色素播散综合征及色素性青光眼患者有利。已有一年期对色素性青光眼的前瞻性、随机、对照性试验研究报道显示:在降眼压方面,拉坦前列腺素比噻吗心胺更有效。此类药物可增加虹膜色素沉着,但不会加剧色素播散,因其主要是对虹膜基质细胞含色素量的影响,而不影响色素上皮层,故不是用于治疗色素性青光眼的禁忌证。可考虑作为第一线用药。

(5) α-受体拮抗剂:达哌唑(dapiprazole)与百里胺(thymoxamine)可抑制α-肾上腺能在瞳孔扩大肌中的受体,具有缩瞳作用,从而可逆转虹膜后膨,减少色素释放。与此同时,不引起睫状肌收缩或毛果芸香碱引起的对调节的影响。因滴眼后可改变虹膜轮廓,故可减少因运动引起的眼压升高。但目前仍无对照性研究,故临床上未能广泛采用。此外,滴用后患者多有刺激症状,目前国内外市场尚无本品供应。有报道经长期使用可出现局部副作用,如灼热感、难以忍受的充血。

2. 激光治疗

(1) 激光小梁成形术:氩激光小梁成形术对治疗色素性青光眼特别有效。其疗效不像治疗原发性开角型青光眼,可能因患者的色素性小梁网可吸收较大能量的激光所致。年轻人比老年人更有效,因年轻患者的色素沉着多在内侧小梁网,而老年患者的小梁网色素多围绕着 Schlemm 管,可能是最内侧的小梁网细胞吸收能量较多而有效地改善了房水引流;但其成功率随时间的推移而下降,据报道 6 年成功率仅为 45%,可能因小梁网出现继发性损伤或瘢痕形成之故。选择性激光小梁成形术具有对小梁网损伤小于氩激光的优点,只有色素细胞才能吸收激光能量。但事实上有报道认为选择性激光小梁成形术对某些色素性青光眼患者,可出现持续性眼压升高,故采用此型激光时,应更慎重,激光术后需密切观察。

此外,从技术方面说,对色素性青光眼患者施行激光小梁成形术时,必须采用最小的激光能量,如每一氩激光的激光斑低到 300mW,或每一选择性激光斑

0.4mj。特别在有较大量的色素出现在前房结构中(如较年老的患者),需用更低的能量,这样方能尽可能减少术后因激光能量的过度吸收导致的眼压升高,以及随之而来的小梁网瘢痕形成。

(2) 激光虹膜切开术:Kurwa(1966)报道首例采用虹膜激光切开术治疗色素性青光眼,但不能提供对疗效的病理生理学解释。直到 Campbell(1991)后开始注意到术后虹膜后膨的形态变平坦,逆转了瞳孔阻滞及虹膜后膨,使前后房压力均等,以进一步预防色素播散的发展。并指出激光虹膜切开术对 40 岁以下的患者更有效,可能年轻人多为活动期患者。与此同时,又观察到激光虹膜切开术不是对所有的色素播散综合征 / 色素性青光眼都有效,因为虹膜切开术的作用只是使虹膜平坦,减少色素释放,所以仅仅在虹膜后膨明显的急性期有效,而对小梁网已有损伤和(或)进行性青光眼患者无效,因为它本身不能降低眼压,仅仅在色素性青光眼出现前,作为预防性手术有效。但其中也存在着矛盾,对无本病表现的患者,若行虹膜切开术,在术中可释放色素,进一步导致小梁网损伤以及眼压显著上升。因而,提出了激光虹膜切开术的适应证为:①已确诊为色素播散综合征,且伴有虹膜后膨、身体锻炼时出现眼压升高或瞳孔扩大者。②另眼已确诊为色素性青光眼的色素播散综合征患者。③具有功能性小梁网,即未治疗的状态下,眼压能控制。

3. 手术治疗　当药物或激光治疗不能控制眼压时,采取手术治疗最有效。由于本病有一共同的奇怪特征"小梁网在吸附色素",可能行手术治疗是色素播散综合征及色素性青光眼两者共同的指针。术前需权衡术后白内障及视网膜脱离的发生率可能升高。虽然在手术初期对色素播散综合征较有效,但进入病程中期后结果也比较失望。目前尚无对非穿透性小梁手术治疗色素综合征疗效的资料,因此滤过性手术仍为首选。色素性青光眼患者的平均年龄要比原发性开角型青光眼的患病年龄轻些,在术中应考虑加用抗代谢药物,如丝裂霉素 C,但需对年轻的近视眼患者术后,发生低眼压有较高的危险应有所警惕。此外,为避免玻璃体基底对周边部视网膜的牵引,应尽量减少术中发生浅前房。事实上,我们需记住色素性青光眼,往往合并较高的周边部视网膜变性及营养不良,因而可引起较高的视网膜裂孔形成及孔源性视网膜脱离的危险性。术后需仔细地检查与监测视网膜。

六、Sturge-Weber 综合征(脑面多发性血管瘤病、脑三叉神经血管瘤病)

Sturge-Weber 综合征又称脑面多发性血管瘤病

（encephalofacial angiomatosis）、脑三叉神经血管瘤病（encephalotrigeminal angiomatosis），系一罕见的散发性神经皮肤综合征，累及静脉的微血管系统。主要表现为颅内血管异常的软脑膜血管瘤病，病变的同侧面部扁平形微血管畸形（称葡萄酒痣），通常沿三叉神经分布的单侧颜面部，偶可出现于双侧的颜面部，可合并开角型青光眼，青光眼是最严重威胁患者视功能的并发症，青光眼或高眼压症的发病率为15%～70%。眼压升高及青光眼的发病机制为前房角被机械性阻塞，其原因系浅层巩膜动静脉分流增加了上巩膜静脉压，或因脉络膜或睫状体血管瘤引起房水分泌增多。病理组织学研究发现：睫状肌前位，Schlemm管扩大，近集合管的间隙被血管结构的结缔组织代替，甚至Schlemm管本身也成为血管瘤组织的一部分。

有60%的患者为早发性，出现在出生时或婴儿早期；其他30%的患者出现在儿童期，同时在临床表现上可观察到2种类型：

（1）先天性中胚叶房角异常：此类型的青光眼出现在出生后早期，常伴有牛眼、屈光参差或弱视及进行性视乳头凹陷扩大加深，对青光眼药物治疗反应极差。有时房角异常可出现在以后合并有浅层巩膜静脉曲张及静脉压增高者。

（2）系眼眶与眼球周围组织的血管瘤引起浅层巩膜及眼眶静脉压升高而导致青光眼。此类型中无牛眼等表现，而初始的病史为"红眼"，伴有青春期或月经初潮时出现的青光眼，如能及时检查眼压常很高，但仅有早期青光眼杯。患儿可合并脑膜血管瘤而出现癫痫，因脑膜血管瘤可出现钙化，在1岁后可行放射学检查以确诊；亦可合并脉络膜血管瘤及浅层巩膜血管瘤。

【治疗】

1. 药物治疗 一般常先采用药物治疗，特别是房水生成抑制剂可降低眼压。此外，前列腺素制剂如拉坦前列腺素等亦有显著降眼压作用，且不受浅层巩膜静脉压升高的影响，因而可用于治疗因浅层巩膜静脉压增高的青光眼，如Sturge-Weber综合征及甲状腺相关性眼病合并青光眼。虽用最大限度药物治疗如果眼压仍高，可能引起视神经及视野损伤，则需手术治疗。

2. 激光治疗 近年来，有报道采用脉冲染料激光光凝术（pulsed dye laser photocoagulation）治疗颜面部血管瘤，可成功地减少美容瑕疵。

3. 手术治疗 如果药物治疗未获成功，可单独行小梁切除术或小梁切除术联合小梁切开术，若单独行小梁切开术往往不能获得成功。但必须注意在此类青光眼术中开放前房时，最严重的术中并发症是因脉络膜血管瘤急性扩张，常合并脉络膜上腔出血及视网膜

下渗出，导致睫状体推虹膜-晶状体隔前移及前房变浅。手术的后期有大型脉络膜脱离伴有持续性浅前房或无前房倾向，因开角型青光眼与合并持续性浅层巩膜静脉压升高有关。由于巩膜静脉及涡静脉引流来源于不同部位的眼组织血液，但浅层巩膜静脉压增高，说明了异常升高的静脉压亦影响了患者的脉络膜静脉系统，导致葡萄膜渗出增加，亦可解释晶状体、睫状突及虹膜被推向前及前房变浅的原因。因此，术中需作前房灌注或前房内注入黏弹性物质，保持眼压在正常或略高于正常水平，以防止术中并发症的发生。

为了避免发生术中浅前房，在尚未作眼球切口时可先作后巩膜切开术加以预防，即在巩膜作切口进入潜在性的脉络膜上间隙，如术中出现葡萄膜组织渗出液，随即被引流而不致引起无前房，同时亦可减少术后的脉络膜脱离。因此，对浅层巩膜静脉压增高且需行手术的病例，应先作后巩膜切开术有助于减少术中及术后并发症。但在行后巩膜切开术过程中，必须十分小心避免损伤脉络膜，否则会引起灾难性的严重出血。

如用以上治疗后虽未成功，但在眼压升高的同时脉络膜血管瘤的扩张可得到控制，当瘤体组织瘢痕化后，再行滤过性手术有时脉络膜血管不再扩张而获得成功。其他手术如房水引流物置入术，在充满黏弹剂的前房中植入房水引流管，亦可作为滤过性手术失败后的另一选择。

（蒋幼芹）

第七节 血管疾病相关性青光眼

该病是一组眼部血液循环异常或血管结构、功能异常导致眼的房水循环障碍，表现为眼压升高的继发性青光眼，主要有：①与引起眼部缺氧（尤其眼后节缺氧为主）的血管性疾病相关，最终表现为眼内前房角血管新生的统称新生血管性青光眼（neovascular glaucoma）。②多系眼眶疾病如Graves眼病等，或眼部异常血管如发育性的Sturge-Weber综合征或获得性的动静脉瘘等，最终表现为巩膜静脉压升高，影响房水正常循环进而眼压升高的一类继发性青光眼。

一、新生血管性青光眼

临床上最初将眼压升高伴眼内出血都称为出血性青光眼（hemorrhagic glaucoma，1871年Pagenstecher最先使用），还有称为血栓性青光眼（thrombotic glaucoma）、充血性青光眼、红变性青光眼（rubeotic glaucoma）和血管功能不全性青光眼等。1906年Coats报道了在视网膜中央静脉阻塞眼的虹膜上有新生血管的组织病理发

现，1928 年 Salus 报道了糖尿病患者虹膜上新生血管的同样发现。房角镜检查引入临床后 Kurz（1937 年）将临床观察到的房角内新生血管与伴随这些血管的结缔组织的组织病理发现相联系，认为是这种结缔组织的收缩引起了粘连性房角关闭。Weiss 等 1963 年建议称为新生血管性青光眼（neovascular glaucoma），从此一直被广泛采用至今。

【病因机制】 导致新生血管性青光眼的病因有多达 40 余种不同疾病，差不多都是广泛累及眼后节缺氧或局部性的眼前节缺氧，主要有视网膜中央静脉阻塞、糖尿病视网膜病变及其他疾病，各约占 1/3。

视网膜中央静脉阻塞根据有否视网膜缺血分缺血型（占 25%）和非缺血型（占 75%）两种，自然病程中无一例非缺血型发展为新生血管性青光眼，而缺血型中则有 18%～60% 发生，多在静脉阻塞后 2～3 个月时发出，80% 的病例在 6 个月内发生。主要通过眼底荧光血管造影来显示有否视网膜毛细血管非灌注区来判断缺血与否，注意非缺血型也能转变为缺血型。糖尿病是一重要危险因素，也是视网膜中央静脉阻塞发生的一个危险致病因子。另外，研究人员还注意到原发性开角型青光眼与视网膜中央静脉阻塞有关，认为是机械性压力作用所致，因此将视网膜中央静脉阻塞视作为原发性开角型青光眼的危险因素之一。此外，80% 发生视网膜静脉阻塞时的患眼眼压较对侧健眼的眼压要低，认为这是代谢性酸中毒抑制了房水形成所致。

增生性糖尿病性视网膜病变中约 22% 发生新生血管性青光眼，糖尿病中 1 型占 15% 且多伴增生性视网膜病变，2 型占 80% 且多伴黄斑病变。成人双眼新生血管性青光眼或虹膜新生血管化病例几乎均为糖尿病性视网膜病变所致，但发生视网膜病变与出现虹膜新生血管或新生血管性青光眼的时间间隔不清楚。临床发现在已有糖尿病性视网膜病变的患眼中，施行白内障手术、玻璃体视网膜手术后更易发生新生血管性青光眼，手术创伤可能对血眼屏障产生负面影响，但主要还是与原先的糖尿病性视网膜病变及视网膜缺氧有关。

其他较多见伴发新生血管性青光眼的眼部疾病有：视网膜中央动脉阻塞（1%～17%），眼内肿瘤如恶性黑色素瘤（0.5%～15%），视网膜母细胞瘤自然病程的虹膜新生血管化可达 30%～72%，玻璃体视网膜手术后的虹膜新生血管化也可高达 23%～32%。此外还见于诸如眼内血管性疾病的 Coats 病、静脉周围炎、镰状血细胞病；其他眼病有慢性葡萄膜炎、早产儿视网膜病变、虹膜异色症、剥脱综合征、巩膜炎、眼内炎、交感性眼炎、视神经纤维瘤病、原发性虹膜萎缩、网状组织细胞肉瘤、转移性癌、眼外伤、Sturge-Weber 综合征合并脉络膜血管瘤、视网膜脱离，甚至白内障摘除等手术之后。眼外血管性疾病如颈动脉阻塞病、颈动脉海绵窦瘘、无脉症、巨细胞性动脉炎等也可是新生血管性青光眼的病因。

正常状况和疾病状况下都会发生新生血管，前者的血管形成是可被机体调控的，而后者则是不受机体调控且生长无规律的。那么病理性的新生血管形成有何前提条件呢？早在 50 年代 Ashton、Wise 等就阐述了视网膜缺血、毛细血管和静脉阻塞等导致视网膜缺氧，如果缺氧的细胞不死亡，它们将产生血管形成因子（vasoformative factor）或血管刺激因子（vasostimulating factor），且这种因子可以弥散到眼前部刺激虹膜形成新生血管，是缺氧代谢导致了新生血管化。大量的临床或动物实验研究均支持此学说，目前已认识到的与血管形成有关的因子众多，主要是多肽因子如肝素结合性生长因子（Heparin-binding growth factors）——主要有血管内皮细胞生长因子（vascular endothelial growth factor，VEGF），酸性和碱性成纤维细胞生长因子（aFGF 和 bFGF），血管形成蛋白（angiogenin），血小板衍生性内皮细胞生长因子（PDECGF），转化生长因子 α 和 β（transforming growth factors，TGF-α 和 TGF-β），和肿瘤坏死因子 α（TNF-α）等。其他具有血管形成活性的非多肽物质有：各种生物胺包括组胺（blogenic amines）、乙酰胆碱和 5- 羟色胺（血清素，serotonin）；某些脂类如前列腺素 E 系列；激活的巨噬细胞产生的白介素 -1（interleukin-1），肥大细胞产生的多种细胞外间质降解酶，以及视网膜色素上皮细胞产生的分裂素（mitogen）等。血管形成的控制也很关键，这方面的相关抑制因子有：蛋白酶抑制因子包括胶原酶抑制因子、金属蛋白酶抑制因子（metalloproteinases inhibitor）、血纤维蛋白溶酶原激酶抑制因子（plasminogen activator inhibitor）、尿激酶抑制因子（由 RPE 产生）、amiloride、galardin（竞争性基质金属蛋白酶抑制剂）、肝素和肝素片段与皮质类固醇结合共同产生抗血管形成因子作用等，抑制内皮细胞的有干扰素 α（INF-α，interferon-α）抑制内皮细胞迁移和延伸，血小板因子 4（PF4）抑制内皮细胞增生和迁移等；中和生长因子的有 bFGF 的单克隆抗体，另外有抗内皮细胞的血管形成抑制剂如烟曲霉素（fumagillin，抗生素）及其合成类似物 AGM-1470，可阻止管腔形成。血管形成的刺激因子和抑制因子的平衡和控制是正常和病理性血管形成的主要区别，新生血管性青光眼中这种平衡是怎样被破坏的尚在广泛深入的研究中。

目前尽管对新生血管性青光眼虹膜红变的病因仍

不十分清楚，但视网膜缺氧导致了新生血管的学说仍为大多数人所接受和支持。在糖尿病视网膜病变患者作玻璃体切割或晶状体摘除后，虹膜红变的发生率高，说明玻璃体和晶状体在结构上起到一定的屏障作用，可阻止血管生成因子向前扩散。由此推测晶状体隔在防止虹膜红变方面起到一定的作用。

【病理特征】 各种病因所致的新生血管性青光眼的组织病理相同。新生血管以内皮细胞芽的形式从位于瞳孔附近虹膜基质的小动脉环处毛细血管上长出，进而变成小球样的血管芽，随后发展至虹膜表面，引流至虹膜及睫状体的静脉。组织病理学所见起源于虹膜和睫状体动脉的新生血管，在虹膜周边部互相联络成"周边部新生血管网"，在房角的新生血管环绕小梁网周围，其分支进入纤维化的Schlemm管内，偶有进入集合管者。新生血管管壁很薄，排列不规则，由内皮细胞组成，无肌层或更多的外膜及支撑组织。电镜下显示内皮细胞之间交界处是开放的，细胞内胞质减少，其细胞间隙、通透性和基底膜都有改变，血房水屏障功能不全，易于漏出荧光素和其他物质是其特征。新生血管性青光眼的纤维血管膜由增生的肌成纤维细胞（myofibroblast，成纤维细胞平滑肌分化）组成，膜的纤维部分透明，临床上见到的虹膜表面新生血管实际上是在这层肌成纤维细胞层下。也因这层透明膜伸长到小梁网上阻碍了正常房水与小梁网组织的直接接触引流，导致眼压升高，这使得临床上眼压升高的程度有时与房角内的新生血管程度不成比例。平滑肌成分的收缩可解释瞳孔缘处虹膜色素异常外翻以及周边虹膜前粘连的形成。通常认为增生的新生血管和肌成纤维细胞是肉芽组织的主要组成部分，虹膜的新生血管化可能是机体组织修复过程出错所致。

临床上观察到全视网膜光凝术后虹膜新生血管消退，从动物实验研究中观察到这种新生血管的消退是由巨噬细胞来清除的。同时伴存的开角型青光眼常也随之解除，认为肌成纤维细胞膜也一定是消退了。复旦大学附属眼耳鼻喉科医院在临床上观察到47%的新生血管性青光眼患眼在眼压得到控制后（仅仅施行青光眼引流阀手术）虹膜表面的新生血管会完全消退，而部分患眼当眼压再次升高时，新生血管又复出现。这种眼压控制后新生血管消退的原因是虹膜新生血管生存的内环境发生了改变，推测一是与眼压的下降使眼内组织缺血缺氧状况得以改善，二是与青光眼引流手术降低了积聚在房水中的新生血管生长支持因子浓度，使得虹膜新生血管赖以生存的"营养因子"缺乏有关，值得深入研究。某些房角长期粘连的患眼中可见到角膜内皮细胞和Descemet膜可穿过粘连延伸到虹膜表面，在很少新生血管时病理上也极易被误认为正常开角。

【临床特征】 新生血管性青光眼的共同表现有眼痛、畏光，视力常为数指～手动，眼压可达60mmHg以上，结膜中到重度充血，常伴角膜水肿、虹膜新生血管、瞳孔缘色素外翻，房角内有不同程度的周边前粘连。Shield（1986）将自虹膜新生血管形成至发生新生血管性青光眼的临床病理过程分为三期即青光眼前期、开角型青光眼期和闭角型青光眼期。

1. 青光眼前期（虹膜红变期） 最初可见细小的新生血管芽呈典型的微小毛细血管扩张，多位于瞳孔缘或前房角，如用房角镜检查时稍施压力即使其消失，瞳孔扩大也可遮蔽瞳孔周围的细小新生血管，因此要在扩瞳前作细致的裂隙灯检查。随着病程进展，新生血管可以从瞳孔周围延伸开呈不规则蜿蜒而行，临床上特征性地出现在虹膜的表面，呈细小弯曲不规则的红线走向虹膜根部。新生血管发生在或延及房角时，可见其穿过睫状带和巩膜突呈树枝状布于小梁网上。正常状况下房角内有时也可见毛细血管，但其血管是在巩膜突后面，如小梁网上见到血管则一定为异常。有时可见新生血管由虹膜大动脉环处生发长到小梁网上。房角内的新生血管，常常像从一树干上分出的树枝那样，细小的毛细血管分布在数个钟点范围的小梁网上，需高倍放大和在明亮光照下仔细检查这些房角内的早期征象。虹膜荧光血管造影有荧光素渗漏，在新生血管发生之前即可见到瞳孔缘血管及虹膜放射状血管扩张和荧光素异常漏出。糖尿病性视网膜病变和视网膜中央静脉阻塞发生的虹膜红变在临床上表现相同，但经聚硅酮（silicone）注射后可见前者的新生血管，分布紧密而平整。视网膜中央静脉阻塞后引起的这一期改变常是短暂的，而糖尿病性视网膜病变引起者多持续数年亦可无变化。

2. 开角型青光眼期 随着病程进展这些新生血管可以完全遮盖原来虹膜表面的纹理结构，而呈相对光滑的外观。由于新生血管管壁菲薄，能透见到其内血柱故表现为典型的虹膜红变，颜色鲜红，前房水常有细胞、蛋白等炎性反应。前房角仍然开放，房角新生血管伴有的纤维组织以及纤维血管膜难以在房角镜下看见，但可阻塞小梁网引起眼压增高。临床表现可类似青光眼的急性发作，突然感到患眼不适、眼疼、充血，眼压常常达40～50mmHg，角膜水肿，有时还可以发生前房积血。

3. 闭角型青光眼期 最终虹膜及房角表面的纤维血管膜收缩，拉紧血管呈桥状架于房角内，随后虹膜也被牵扯向小梁网，形成周边前粘连，前房角完全粘闭。虹膜前表面的纤维血管膜收缩，将虹膜后面的色素层拉向瞳孔缘，造成瞳孔领的色素明显外翻，见到此征通常在同一子午线上伴有前房角粘闭。瞳孔括约肌也被拉到虹膜前面来，形成瞳孔固定扩大。晚期病例的新生血管可通过粘连处长到晶状体的表面，并导致白内障的发生发展，在已施行白内障摘除和（或）人工晶状体眼，新生血管可以整个累及晶状体后囊膜或人工晶状体。新生血管性青光眼的后期，完全粘闭的房角像拉链样呈现非常光滑的虹膜角膜粘连线，此时新生血管数量可以减少，应注意勿误作正常房角。

虹膜新生血管化的进展变化很大，可发展迅速在数天内完全粘闭房角，也可数年之内保持稳定而不累及房角，这种相对静止状况可以突然活跃而进展，也可在某个时期完全消退。一般临床上见到视网膜中央静脉阻塞引起的虹膜新生血管较糖尿病性视网膜病变的要粗大且不规则。

某些眼压缓慢升高的患者，如角膜内皮健康，即使眼压高达 60mmHg 以上也可无角膜水肿。因同时存在原发性眼病视力状况大多数很差，有的中心视力可以尚好，依原发病对视功能的损害程度而不同。

【诊断与鉴别诊断】 有虹膜新生血管体征且伴有眼压升高，新生血管性青光眼诊断即明确。关键是临床上还需要进一步寻找造成虹膜新生血管的原发疾病，多数根据既往眼病和全身性系统疾病是能够明确的，但也有部分病例无法提供以往的眼部疾病和全身疾病史，又因为青光眼眼压升高常常导致角膜水肿混浊，加之瞳孔固定后粘连，使得眼后部难以视见，造成新生血管性青光眼的病因不明。对于这些病例，应该常规进行 B 超检查，以除外眼内占位性病变或其他伴随的眼部疾病可能，必要时应做 CT 或 MRI 检查。

【治疗与预防】 本病属于典型的难治性青光眼，晚期药物治疗无法控制，手术治疗也不易达到眼压的控制。即便是控制了眼压，也由于原发性眼病加之青光眼的损害，视功能往往很差，因此预后不良。对本病做到可能性预防及早期治疗是非常重要的。

1. 预防 凡对可能引起视网膜缺血损害的血管性病变，及早作全视网膜激光光凝是防止发生虹膜红变及新生血管性青光眼的一个有效措施。特别是经荧光血管造影证实有广泛性毛细血管无灌注区者，虹膜红变发生率很高，视网膜激光光凝几乎不可避免。在荧光造影时瞳孔缘周围有异常荧光素渗漏时亦是施行预防治疗的指征。对有虹膜红变而尚未发生新生血管性青光眼的病例，也需要作视网膜激光光凝治疗。但CVOS 小组（1995 年）对 181 例视网膜中央静脉阻塞患眼的前瞻性、多中心、随机分组研究结果显示，全视网膜激光光凝治疗组与对照组随访 36 个月，虹膜红变和（或）房角新生血管的发生率无统计学差异。因此，主张在视网膜中央静脉阻塞患眼出现虹膜新生血管前，不予全视网膜激光光凝治疗，可以待到发现虹膜新生血管时再给予视网膜光凝治疗，对预防新生血管性青光眼的发生起到同样的作用。而对于糖尿病性视网膜病变的患眼，一旦发现视网膜缺血的无灌注区，就应该针对性给予视网膜光凝治疗。综合来说，由视网膜中央静脉阻塞患眼引起的虹膜新生血管较由糖尿病性视网膜病变引起的对预防性视网膜激光光凝治疗的效果要差。

2. 治疗

（1）光凝和冷凝治疗：首要的是控制或消退虹膜新生血管。发生虹膜新生血管化时，可采用全视网膜激光光凝术，经瞳孔（最早在 1955 年，Meyer-Schuickerath）或经内镜（最早在 1981 年，Charles）途径施行；也可全视网膜冷凝术，房角激光光凝术（最早在 1966 年，Farnarier 等）。如虹膜新生血管形成眼压已升高则根据不同情况予以治疗。在开角型青光眼期或闭角型青光眼周边虹膜前粘连未超过 270°，在术前仍可作全视网膜激光光凝术以减少或消退眼前节新生血管的形成。如屈光间质混浊，不能施行全视网膜光凝时，可试行经巩膜的全视网膜冷凝以减少或消退新生血管。直接光凝前房角新生血管，对早期病例有效，可能防止进一步恶化。在 CVOS 小组（1995 年）的前瞻性、多中心、随机分组研究中发现，对两组已出现虹膜红变和（或）房角新生血管的患眼，再加用全视网膜激光光凝治疗，该两组最终新生血管性青光眼的发生率是相同的。尽管如此，CVOS 小组还是建议在视网膜中央静脉阻塞患眼出现虹膜新生血管时，给予全视网膜激光光凝治疗。临床上，激光光凝术需要较为透明的屈光间质，以利于设定的合理激光能量从眼内达到视网膜组织。否则，可采用巩膜外的冷凝术来减少视网膜组织的异常代谢，以期达到消退新生血管的目的。

此外，也可以通过激光光凝或冷凝睫状体来破坏睫状突的房水分泌功能，达到降低眼压的目的。但术前根据破坏的睫状突与预期的降眼压之间量效关系计算很困难，临床上实施起来往往难以达到预期疗效，并且手术眼的炎症反应往往很重，患者较为痛苦。

（2）药物治疗：当发生新生血管性青光眼时，除了全视网膜光凝减少或消退虹膜新生血管等上述治疗外，加用以减少房水生成的降眼压药（β- 肾上腺素受体阻滞剂、α₂- 肾上腺素受体激动剂、碳酸酐酶抑制剂等）治疗。但不宜用胆碱能激动剂（缩瞳剂）和前列腺素衍生物等抗青光眼药物，因为不但无效且易引起炎性反应,加重症状。此外,滴用 1% 阿托品滴眼液、皮质类固醇滴眼液可减少眼部充血、炎症反应及减轻疼痛。全身应用高渗脱水剂如甘露醇在短期内(7～10天)可以控制眼压,但长期应用将逐渐失去其降眼压的作用,因为高渗胶质可以通过新生血管渗漏到眼内,使眼内与血管内的胶体渗透压压差减小甚至消失,不能起到高渗脱水的治疗作用。

近年来,随着 AMD 新生血管的药物治疗进展,也将 VEGF 拮抗类药物如 Avastin(贝伐单抗)、Lucentis(雷珠单抗)、Macugen(哌加他尼钠)、VEGF-trap 等用于新生血管性青光眼眼内注射,均能在短期内有效地抑制眼内新生血管,为进一步的青光眼引流手术赢得宝贵的时间窗,但并不能治疗青光眼本身。这类生物性多肽药物即便是 AMD 的治疗,随着临床应用病例的积累,也还存在其安全性、远期并发症的问题,需要进一步大样本、长期的临床研究来验证评价。

(3)手术治疗:是治疗新生血管性青光眼的主要手段,手术方法有滤过性手术、人工引流装置手术以及睫状体破坏手术等。滤过性手术常常需联合应用抗代谢药,为了防止术中出血,在进行虹膜切除时可先轻轻烧灼要剪除的虹膜,或采用 VEGF 拮抗剂眼内注射待虹膜新生血管消退后(往往是在注药后 2 周,可维持约 2 周)再择期施行滤过性手术。滤过性手术的远期成功率较低,一般在 30%～50% 左右,失败的原因是滤过道很快被纤维血管膜长入而瘢痕化。人工引流装置手术,尤其是青光眼引流阀植入手术用于新生血管性青光眼获得较为满意的效果,复旦大学附属眼耳鼻喉科医院的一组 63 例新生血管性青光眼术后 1 年成功率为 76%,术后 2 年成功率达到 73%,因为临床上还没有观察到虹膜的新生血管膜能够长到悬于前房中的硅胶引流管上的情况。其他的前房引流植入物如 ExPRESS 引流钉,理论上也同硅胶引流管,但缺点是引流钉很短,如果周边虹膜前粘连太多,可能将此短小的引流钉包埋在虹膜组织中。

对于眼压不能控制且已无有用视力的终末期或绝对期新生血管性青光眼,减缓眼痛等症状为主要治疗目的,可用药物如阿托品和皮质类固醇滴眼液抗炎治疗。手术方面除前述的手术方式外,可选用睫状体破坏性手术如睫状体冷凝、热凝、光凝等,对不能或不愿接受这些手术的可行球后酒精注射解痛。除非有严重前葡萄肿等,一般不轻易施行眼球摘除术。

(4)对症治疗:如果那些眼压不能控制且已无有用视力的终末期或绝对期新生血管性青光眼,眼痛表现为异物感、流泪等症状为主的角膜大泡性病变时,可选戴软性角膜接触镜治疗,夜晚不需要取出。复旦

大学附属眼耳鼻喉科医院孙兴怀等报道一组 56 例 56 眼绝对期青光眼角膜大泡性角膜病变长期配戴亲水软性角膜接触镜治疗,解除大泡性角膜病变的症状效果良好。最长的已随访观察十余年,是一简便易行又有效的治疗方法。

二、继发表层巩膜静脉压升高的青光眼

自从 Ascher(1942 年)首先在人眼上观察到透明的房水流入表层巩膜静脉的现象后,表层巩膜静脉在青光眼的诊断和治疗中影响作用的研究一直受到关注。表层巩膜静脉压是影响房水从小梁与 Schlemm 管这一主要路径(又称为压力依赖性房水外流路径)外流的因素之一,因此如果巩膜静脉压升高将进而影响到眼压的升高。正常表层巩膜静脉压平均 8～10mmHg,但依其所用测量器械及方法不同而有所差异。

【病因机制】 导致表层巩膜静脉压升高继发青光眼的原因可归为以下三类。

1. 静脉回流受阻 可以是甲状腺相关性眼病(Graves 眼病)的眶静脉部分回流障碍所致,或见于上腔静脉综合征所引起的。球后肿物、海绵窦血栓形成偶然发生眶静脉引流受阻而发生青光眼。先天发育异常的血管组织如 Sturge-Weber 综合征继发青光眼也有这一因素的作用。

2. 动静脉瘘 由于血流量增加造成静脉压升高。眶内自发性的动静脉瘘很少见,但鉴于颅内和眶内静脉系统的丰富联系,颅内动静脉瘘往往引起眼部静脉曲张,进而造成静脉压的升高。颈动脉 - 海绵窦瘘最为多见,常见于颅底骨折外伤,亦见于自发性动脉穿孔如颈内动脉破裂、先天性或动脉粥样硬化的动脉瘤。

3. 特发性 原因不明,临床上以年轻女性为多见,往往双眼。一部分可能系静脉引流系统中有局部的受阻,或存在未被发现的局限性动 - 静脉瘘。

【临床特征】

1. 一般临床特征

(1)眼表:患眼有不同程度的表层巩膜血管及球结膜血管扩张迂曲,类似充血状像兔眼。如果在手术中打开球结膜后能够更清晰地观察到巩膜表面有更多的,且更加明显,像蛇行样的迂曲充盈血管。有的病例眼睑皮下血管明显曲张,可伴有眼球突出,甚至眼球搏动。

(2)眼压:眼压增高的幅度大约与表层巩膜静脉压升高的数值相近,卧位时通常会更高些。但是,长期表层巩膜静脉压升高的患眼,眼压增高可以大大超过表层巩膜静脉压升高的数值。

(3)房角:房角镜检查呈开角表现,常能见到 Schlemm 管充血的现象，是为表层巩膜静脉压升高使得血液反流所致。但这种现象也可见于正常眼，尤其房角镜检查压迫眼球时，故对表层巩膜静脉压增高的诊断仅有参考价值。

（4）眼压描记：表层巩膜静脉压增高时一般房水流畅系数（C 值）正常。在早期可出现 C 值的增加，系 Schlemm 管部分扩张所致。但在长期表层巩膜静脉压升高的情况下 C 值常常降低，即或在表层巩膜静脉压恢复后 C 值仍在较低的水平，这是由于持续升高的表层巩膜静脉压造成了房水外流管道系统的损害。

（5）眼底：表现为典型的青光眼性视乳头损害，相应有青光眼性视野损害。增高的视网膜中央静脉压表现为不同程度的眼底静脉血管扩张迂曲，可以导致视网膜中央静脉血栓形成、出血和继发新生血管性青光眼。

2. 常见继发青光眼类型的临床特征　表层巩膜静脉压升高继发青光眼，有的病例伴有特征性的临床表现易于诊断，如上腔静脉综合征和严重的动静脉瘘，而有些病例则需要仔细观察。

（1）上腔静脉综合征：上部纵隔病变造成上腔静脉回流受阻时，可以引起上腔静脉综合征。开始症状为眼睑轻度水肿，结膜及表层巩膜静脉充盈，继而发生眼球突出，颜面、颈部水肿和发绀。同时引起颅内压升高，发生头痛、眩晕甚至惊厥。眼部表层巩膜静脉压升高与眼压升高，卧位眼压比坐位升高更为明显。视网膜中央静脉表现为迂曲扩张，视网膜水肿。由于颅内压同时升高，致使视乳头青光眼性凹陷常不明显。

（2）颈动脉 - 海绵窦瘘：在动静脉瘘中最为多见。典型的颈动脉 - 海绵窦瘘多发生于头部外伤之后。特征性的表现是搏动性眼球突出伴搏动性耳鸣杂音和眼眶痛。眶静脉系统血流受阻则使眼眶静脉及软组织瘀血，眼睑和球结膜水肿，表层巩膜静脉曲张瘀血，视网膜中央静脉表现为不同程度的扩张迂曲，视网膜水肿、渗出。在眼眶周围可听到血流杂音，当压迫颈动脉时则声音减弱。典型的病例可在眼部打到眶内血管搏动。由于眼内灌注压降低，视力可明显降低和并发眼部缺血综合征。大约一半病例有复视，1/3 病例有眼痛。由于两侧海绵窦瘘在颅内交通，一侧颈动脉 - 海绵窦瘘可以造成双侧或交替性搏动性眼球突出。另一型非典型的自发性颈动脉 - 海绵窦瘘，多发生于中老年，女性，无外伤史。表现为表层巩膜静脉和结膜静脉扩张充盈，眼球突出多不明显，无搏动性耳鸣，此型称为红眼短路综合征或称硬脑膜综合征。

颈动脉 - 海绵窦瘘病例大约 60% 伴有眼压升高，继发性青光眼的机制有：颈动脉 - 海绵窦瘘的动脉血液与静脉血液混合一起时眶静脉压及表层巩膜静脉压升高，致使眼压升高。此外，颈动脉 - 海绵窦瘘时涡静脉压力升高，整个葡萄膜充血，继而导致瞳孔阻滞、前房角关闭引起急性闭角型青光眼；或因动脉血流减少，造成眼部缺血，引起葡萄膜炎症反应，继发房角粘连损害；或引起虹膜红变，导致新生血管性青光眼。

（3）眶部静脉曲张：此病单侧性，为先天性或继发于眶内，颅内动 - 静脉瘘或由血管瘤发展而来。其特点为间歇性眼球突出，一般在弯身低头或 Valsalva 动作时发作，在间歇期眼球多呈内陷。患者眼睑、眼眶前部可见静脉曲张。X 线平片呈眼眶扩大，B 型超声波图可见球后有液体密度的间隙，CT 检查眶内静脉曲张呈一软组织肿块，动脉造影为阴性所见，静脉造影呈血管畸形。两次眼球突出间隙的表层巩膜静脉压一般正常，故很少发生继发性青光眼。但反复的眼球突出，表层巩膜静脉压升高，也可发生青光眼性视乳头病变及视野损害。大多数病例的视功能预后较好。

（4）Sturge-Weber 综合征：又称颜面血管瘤综合征，系先天性胚胎早期血管发育畸形，面部和脑血管呈瘤样异常扩张。表现为面部沿三叉神经分布区见葡萄样紫红色皮肤血管瘤，有 50% 的病例可累及颅内和发生青光眼。血管瘤累及眼睑者，无论累及颅内与否，都可伴有表层巩膜静脉压升高和继发青光眼，尤其是累及上睑的。青光眼可发生在任何年龄，但大多数见于儿童时期，可有"牛眼"表现。几乎所有发生青光眼的患者都有表层巩膜血管瘤样异常，同时存在房角和脉络膜血管瘤。此外，受累及处的虹膜色深黑，偶见视网膜血管曲张，卧位时眼压可明显升高。有的患眼仅仅在手术中打开球筋膜后才见到弥漫的巩膜血管瘤样异常。青光眼多由表层巩膜静脉压升高所致，某些病例也可有明显的房角和脉络膜血管瘤造成的浅前房和房角关闭的因素。

（5）甲状腺相关性眼病：又称 Graves 眼病，浸润性突眼，甲状腺相关性免疫眼眶病等，是导致成人单眼和双眼眼球突出的最常见原因。病理改变主要为眼外肌水肿、淋巴细胞浸润、肌肉变性坏死及纤维化，眶内球后脂肪和结缔组织成纤维细胞活跃，粘多糖沉积和水肿。临床表现常见有上眼睑退缩和眼球突出，复视及眼球运动受限。由于常伴眶内充血、浸润和眼外肌肥大，以及眼睑退缩的张力，使得眼眶内压力增高，可引起表层巩膜静脉压升高，导致青光眼性视功能损害。本病常伴有眼球壁的硬度降低，应使用压平眼压计测量眼压。但不同的眼位可以造成所测量的眼压明显差异，尤其是眼球向上注视时会伴随较明显的眼压升高。此外，注意眶尖部过度肥大的眼外肌也可造成压迫性视神经病变。

（6）特发性表层巩膜静脉压升高：多见于青年患者，也可发生在老年人，可有家族倾向性。疾病过程与原发性开角型青光眼相似，但表层巩膜静脉压明显升高，眼睛外观充血像兔眼，房水流畅系数常降低，房角 Schlemm 管内可有或无血液。大部病例是双侧受累，可以最终发生严重的青光眼性损害。表层巩膜静脉压升高的原因不明。小梁切除标本显示靠近 Schlemm 管小梁板层压缩且有细胞外沉着及小梁组织玻璃样变，但难以判断此为原发抑或继发性变化。

【治疗】 针对表层巩膜静脉压增高的原因治疗，若病因得到解除，眼部情况可迅速恢复或继发性青光眼得到控制。如发生青光眼，其治疗的原则与原发性开角型青光眼相同。减少房水生成和改善房水流出易度的药物治疗能起到一定的降眼压效果，但由于升高了的表层巩膜静脉压常常限制了眼压的下降幅度，即眼压往往不会低于已增高的表层巩膜静脉压。促进非压力依赖性途径房水流出的降眼压药如前列腺素衍生物滴眼液可能更适合这一类的青光眼。药物治疗难以达到阻止青光眼性损害时应考虑手术，可以获得较低的眼压，但滤过性手术的并发症较多。由于静脉压升高，眼内毛细血管压亦升高，血管充盈、葡萄膜组织充血，滤过性手术易于发生脉络膜渗漏，甚至有暴发性出血的危险。所以在施行滤过性手术时应特别谨慎。

第八节　眼部占位性病变相关性青光眼

眼部占位性病变导致的继发性青光眼，主要见于眼球内的良、恶性肿瘤，眼球外的占位性病变如 Graves 眼病也可因静脉回流受阻（详见前一节所述）而发生青光眼，但很少见。成人葡萄膜的恶性黑色素瘤、儿童的视网膜母细胞瘤以及髓上皮瘤是最常见继发青光眼的原发性眼内肿瘤。此外，由全身其他部位转移到眼部的癌症、眼外局部恶性肿瘤的侵犯也可引起继发性青光眼。

【病因机制】 眼部占位性病变继发青光眼可以是开角型、闭角型或混合型，其发生与否主要取决于肿瘤的类型、大小、部位、生长速度，肿瘤对邻近组织的影响作用以及个体对肿瘤细胞的免疫反应等。主要机制是房水流出通道受阻，具体表现为：眼内容积增加顶推晶状体虹膜隔向前移，瞳孔阻滞；或直接压迫房角造成房角关闭；眼内肿瘤细胞脱落，阻塞房角；或肿瘤直接侵犯房水引流系统造成引流房水功能障碍；或肿瘤组织坏死，导致炎症反应、出血、新生血管等，也

可造成房角粘连关闭。眼外肿瘤主要是阻碍房水静脉或涡静脉回流；或直接侵犯角巩膜缘的房水引流系统，继发青光眼。

【临床特征】

1. 视网膜母细胞瘤　是儿童眼内最常见的恶性肿瘤，可以伴有继发性青光眼。临床表现与肿瘤的发展进程和分期有关，常常分为四期：①眼内期；②继发性青光眼期；③眼外增殖期；④全身转移期。自然病程中继发性青光眼期平均约七个月，青光眼期的视网膜母细胞瘤可似先天性青光眼（3 岁以内儿童，水眼）或青光眼合并角巩膜葡萄肿（牛眼）。这个时期的肿瘤向前生长成很大的肿块，在眼前段造成的破坏性较大，但向后蔓延的不多，转移到颅内的较少、较晚。造成青光眼的原因有：肿瘤细胞脱落、播散阻塞前房角；或肿瘤坏死组织及炎性细胞堵塞房角；或见于在视网膜下生长的肿瘤，引起广泛渗出性视网膜脱离，发生炎症性瞳孔阻滞、房角关闭；或是肿瘤不断增大，眼内容积增加，使得晶状体虹膜隔前移、前房变浅，房角关闭；或是肿瘤呈高度增生、坏死、新生血管生长，常常有虹膜新生血管形成，可引起自发性前房出血，继而引起新生血管性青光眼。复旦大学附属眼耳鼻喉科医院复习眼球病理切片上，发现约有 70% 的青光眼期视网膜母细胞瘤可见到虹膜表面有新生血管，房角组织也常被累及。视网膜母细胞瘤眼的房角组织被肿瘤细胞侵犯，不仅发生青光眼，而且也是肿瘤向前经角巩膜缘蔓延到眼外的主要途径。这时视网膜母细胞瘤的病程也就从青光眼期过渡到眼外增殖期发展。此外，我们临床中还见到原发性先天性青光眼患眼同时发生视网膜母细胞瘤的病孩，眼球摘除后的病理显示其房角发育不良，但肿瘤只局限在眼球的后部，前房内及房角没有肿瘤细胞，也没有任何炎症等其他病理改变。

2. 青少年黄色肉芽肿（juvenile xanthogranuloma）黄色肉芽肿为婴幼儿和青少年的良性、自限性眼病，多为单眼患病。临床上表现为头和颈部皮肤发生原发性散在的黄色丘疹样病变，同时虹膜也有橙红色至浅棕色甚至暗黑色色素性病变，可发生自发性前房积血或葡萄膜炎，可因房角受到肿瘤压迫、前房积血、继发性葡萄膜炎而引起继发性青光眼。根据病史和临床特殊所见即诊断，如果行前房穿刺见到组织细胞和 Touton 巨细胞则更有助于诊断。

3. 髓上皮瘤（medulloepithelioma）又称视网膜胚瘤（Diktyoma）是儿童期的原发性肿瘤，多来自睫状体的非色素上皮，在虹膜或睫状体可见灰白色肿瘤或囊肿。有一些髓上皮瘤是恶性的，但死亡率很低。其发生青光眼是由于虹膜新生血管及周边虹膜前粘连，

或肿瘤直接侵犯房角，或多发肿瘤囊肿脱落阻塞房角，并常见有浅前房。

4. 恶性黑色素瘤　是成年人最常见的原发性眼内恶性肿瘤，肿瘤可侵犯葡萄膜的一部分或多处。虹膜和睫状体的恶性黑色素瘤常可合并青光眼，有报道发病率为41%～45%，而脉络膜恶性黑色素瘤合并青光眼的发病率仅为14%。

（1）前部葡萄膜恶性黑色素瘤：原发于虹膜实质部位的黑色素瘤，大多数是由痣恶变而来，80%好发在下方虹膜，特别近瞳孔缘侧多，用裂隙灯和前房角镜即看到，UBM可以显示虹膜后面的情况。大部分起于睫状体的黑色素瘤，从前方很难看到瘤体。用前房角镜检查可见其位于虹膜和晶状体之间，有些原发于睫状体的黑色素瘤逐渐扩展穿过周边虹膜在前房角镜下可以见到像在虹膜实质处的一个结节样肿物。UBM是很好的检查手段，可以清晰地显示肿瘤的部位和累及的范围，以及与邻近组织结构的关系。前部葡萄膜恶性黑色素瘤通常是由于小梁网受阻、房水流出障碍而引起继发性青光眼，其中以开角型多见。

缓慢生长的虹膜或房角顶部的睫状体黑色素瘤，多由于肿瘤呈环状生长，肿瘤组织细胞可直接扩展、侵犯、破坏小梁网，或肿瘤细胞种植到小梁网，造成眼压升高。黏附率较差的黑色素瘤也可释放色素细胞，引起房角小梁网的阻塞而继发青光眼。因吞噬了坏死黑色素瘤黑色素颗粒的巨噬细胞堵塞小梁网，或是小梁细胞自身吞噬了黑色素瘤的黑色素颗粒而引起的青光眼，称黑色素瘤溶解性青光眼（Melanomatic glaucoma）。另一种生长于虹膜的低度恶性黑色素瘤形似木薯，呈现为弥散的浅色、结节状黑色素簇，又称木薯样黑色素瘤（Tapioca melanoma）。此类黑色素瘤患眼中有1/3病例并发青光眼，是由于结节状肿瘤累及房角所致。前部葡萄膜恶性黑色素瘤也可以发生闭角型青光眼：虹膜浅表面的弥散性黑色素瘤可以引起周边虹膜前粘连，睫状体的黑色素瘤可顶推虹膜组织，造成浅前房和房角关闭，最终继发青光眼。睫状体的黑色素瘤发生坏死者相对较多，坏死广泛的可引起眼内炎，也可引起局灶性巩膜炎。即使不发生坏死，也可由于前房内有肿瘤细胞的散播而表现为炎性渗出反应，可以造成房角的粘闭，继发青光眼。临床上我们曾遇到以急性虹膜睫状体炎伴继发性青光眼为首诊表现，待炎症控制后作房角镜检查时发现原发性疾病是位于房角内的虹膜和睫状体恶性黑色素瘤。

（2）脉络膜恶性黑色素瘤：偶可发生急性闭角型青光眼，因肿瘤本身生长到一定大的程度使晶状体虹膜隔向前移位所致。黑色素瘤发生坏死者常有炎性反应，可引起继发闭角型青光眼。脉络膜恶性黑色素瘤多伴有渗出性视网膜脱离，或位于赤道部的肿瘤压迫涡静脉造成脉络膜静脉回流障碍，从而使虹膜睫状体前旋，关闭房角。病程较长的可引起虹膜红变，发生新生血管性青光眼。有时可因眼内炎或出血而掩盖本病，所以当视网膜脱离和青光眼同时发生在同一眼时，应警惕并除外可能伴存的脉络膜恶性黑色素瘤。

葡萄膜恶性黑色素瘤伴青光眼时，肿瘤往往较大而且伴有广泛的视网膜脱离，或伴有肿瘤瘤细胞直接浸润、种植房角的眼内播散，易发生全身肿瘤转移和死亡。组织病理学研究显示在伴发青光眼的恶性黑色素瘤患眼中其房水流出系统、睫状神经和前睫状血管孔道、巩膜导水管（尤其是涡静脉）以及视神经内均可见有肿瘤细胞，是为向眼外转移的通路。虹膜和睫状体的恶性黑色素瘤虽有转移和发生青光眼的危险，但较脉络膜恶性黑色素瘤者的预后要好。

5. 转移性恶性肿瘤　全身恶性肿瘤眼部转移最常见的部位是葡萄膜，并较眼部原发性恶性黑色素瘤要多见，其他部位依次是眶部、视网膜、视乳头、眼睑及结膜。肿瘤栓子进入眼内的途径，通常是沿着后短睫状动脉到达脉络膜，所以转移到脉络膜的远较虹膜睫状体的为多，原发灶多来自肺和乳腺（西方国家以乳腺癌第一，肺癌次之）。恶性淋巴瘤、恶性浆细胞瘤和白血病往往累及全葡萄膜，临床上多以虹膜睫状体炎的症状出现。如恶性肿瘤转移至眼前节者则易引起继发青光眼。青光眼的发病机制基本上与原发性葡萄膜恶性肿瘤的相同：前房角小梁网被肿瘤细胞覆盖或被肿瘤组织浸润，进而发生继发性开角型青光眼；或由于虹膜受肿瘤挤压致使房角关闭，或肿瘤组织刺激造成虹膜睫状体炎、前房积血、虹膜红变等，均可导致周边虹膜前粘连而继发性闭角型青光眼。少数皮肤的恶性黑色素瘤转移至眼球内，可因坏死的肿瘤细胞和含有黑色素的巨噬细胞进入房水，而形成特征性的黑色前房积脓并继发青光眼。当怀疑眼内有转移性恶性肿瘤时，房水细胞学检查有助于明确诊断。

6. 眼内良性肿瘤　伴发青光眼的眼内良性肿瘤多累及到眼前段，常见的有虹膜痣、囊肿，其他的有血管瘤、腺瘤、平滑肌瘤及黑色素细胞瘤等。

（1）虹膜痣：临床常见在虹膜实质表面有一个或数个小而散在的平坦或稍隆起的色素病灶。弥漫性色素痣或无色素性色素痣可以直接扩展至房角，累及小梁网而发生青光眼。有些易与恶性黑色素瘤相混淆，甚至导致不必要的手术治疗。Jakobiec等（1981）对原诊断为恶性黑色素瘤的189例作了回顾性临床病理研究，其中有80%为不同细胞型的色素痣。进行虹膜血管造影,抽取房水做细胞学检查或活体组织病理学检查,有助于两者鉴别。此外,虹膜痣综合征(Cogan-Reese syndrome)以虹膜表面结节性或弥漫性色素灶为特征,属于虹膜角膜内皮综合征的一种,常常继发闭角型青光眼。

(2)虹膜或睫状体囊肿:分原发性和继发性两种。原发性者发生于虹膜和睫状体上皮层,很少发生于虹膜和睫状体的实质,大多数原发性囊肿是静止的。如果是逐渐增大的囊肿,则可能引起闭角型青光眼,这种情况多见于睫状体及虹膜多发性囊肿,尤其是睫状体的多发性囊肿可以顶推虹膜根部,造成前房角狭窄和关闭。少数病例可发生囊肿的自发性破裂,引起严重的炎症反应,或是黏液性囊肿释放大量黏液阻塞房角,继发青光眼。继发性囊肿多为外伤或手术植入性,一般总是进行性发展的,临床上可分为三个时期:无症状期、刺激症状期和继发性青光眼期。继发性囊肿较原发性者易引起炎症及青光眼。裂隙灯显微镜和房角镜检查有助于发现异常,UBM 检查可以清晰地显示虹膜睫状体囊肿的形态及其与房角的关系。

(3)其他良性肿瘤:葡萄膜血管瘤如 Sturge-Weber综合征常伴发青光眼(见前一节所述)。源于前葡萄膜上皮的腺瘤,常累及睫状体,又称 Fuchs 腺瘤,少见但多发生于老年人,可因其色素弥散而致青光眼。平滑肌瘤(leiomyoma)系从睫状肌起源的少见肿瘤,临床上常误为黑色素瘤而行眼球摘除,生长缓慢,并发青光眼者少见。黑色素细胞瘤(melanocytomas)属于良性,多发生于视乳头呈深棕色色素团,很少发生在脉络膜、睫状体及虹膜。虹膜睫状体的黑色素细胞瘤可以直接扩展至房角,或因坏死的黑色素细胞色素播散阻塞小梁网或引起眼内炎症反应,导致继发性青光眼。

【治疗】 眼部占位病变所致的继发性青光眼在针对病因治疗前应及时地采用药物降眼压,保护视功能。如果伴有眼部炎症反应,还应该给以抗炎治疗,良性肿瘤可用皮质类固醇,恶性肿瘤用非甾体类抗炎药。青光眼药物治疗是一过渡措施或补充治疗手段,大多数的病例需要手术治疗。

恶性肿瘤继发青光眼的患者预后差。发生继发性青光眼的视网膜母细胞瘤眼通常需要摘除眼球。眼部髓上皮瘤局限者可作部分虹膜睫状体及肿瘤切除治疗。多数伴有青光眼的葡萄膜恶性黑色素瘤,预后很差,一般建议眼球摘除。转移性恶性肿瘤继发青光眼的治疗主要针对肿瘤本身,按不同情况给予各种治疗,转移癌大多数对放射治疗敏感,也可采用化学药物治疗或激光光凝治疗。青光眼的治疗多为对症性,如降眼压止痛、抑制炎症反应等,必要时也可施行眼球摘除术。恶性肿瘤继发青光眼无论在诊断性检查和手术操作时,都应小心谨慎,不要人为地增加眼压,以防肿瘤细胞向外播散。如果房角已有肿瘤累及的患眼施行眼球摘除手术时,建议先烧灼所有表层巩膜静脉并足量药物降眼压,以减少手术中难以避免的人为眼球施压,最大程度防止肿瘤细胞向球外播散。如患眼为唯一尚存有用视力的眼,可试行局部切除治疗。

伴发青光眼的眼内良性肿瘤如果病变静止,则可以只针对青光眼手术治疗,如 Sturge-Weber 综合征、虹膜痣。虹膜或睫状体囊肿发生青光眼时,需要联合手术切除虹膜囊肿或睫状体囊肿,伴有继发青光眼的植入性囊肿往往难以完整切除,容易复发。虹膜表面的囊肿也可试行激光切开术,但有时会引起严重的炎症反应。青少年黄色肉芽肿伴有继发性青光眼,推荐局部应用皮质类固醇联合放射治疗。

第九节 眼部手术相关性青光眼

近年来,随着各领域诊疗技术的进展,与眼部手术相关的继发性青光眼的构成发生了转变。在成熟的超声乳化白内障摘除术普及以前,大切口的囊外白内障摘除术继发的青光眼比较多,现在相对较少。随着视网膜玻璃体手术广泛开展,尤其是眼内填充物硅油、气体的使用,继发性青光眼的比例明显上升。而角膜移植手术朝向成分性角膜移植技术推进,相对地继发性青光眼发生率有所减少。但无论手术治疗技术和继发青光眼的原发眼部手术构成比怎么变化,这一类的继发性青光眼主要是医源性的,应当引起重视。

一、无晶状体眼和人工晶状体眼的青光眼

白内障手术后继发青光眼的发生率随着手术年代的变迁文献报道有很大的差异。Duke-Elder 报道白内障手术后青光眼发生率高达 12%,而 Francois 综述中为 0.7%~7%,与眼显微手术技术的改进有关。一般来说,白内障手术、超声乳化手术比囊外摘除手术少,囊外摘除手术比囊内摘除手术少,人工晶状体囊袋内植入比睫状沟植入少,后房型人工晶状体要比前房型和虹膜型人工晶状体少。近年来白内障摘除和人工晶状体植入术飞跃发展,尤其是角膜无缝线小切口的术式改进,折叠式囊袋内人工晶状体植入,各种黏弹剂的开发应用,新型人工晶状体的改进设计以及超声乳化手术设备、技术的不断改进和推广应用,无晶状体眼和人工晶状体眼手术后眼压升高和青光眼的发生率逐步减少,但同时由于复杂病例的手术也带来一些新的问题如人工晶状体悬吊手术、带虹膜隔的人工晶状

体植入以及有晶状体眼的眼内接触镜植入等,容易发生继发性的青光眼。如果发生持续的眼压升高,将对视功能造成不可逆转的损害。作为普及性的白内障复明手术来说,了解和认识手术后的眼压升高和青光眼的发生,并及时妥当的处理尤为重要。

【病理机制】 白内障和人工晶状体手术后的眼压升高和青光眼,病程上可以是暂时性的,也可是持续性的。其发生机制有多种,可为开角型和闭角型,或二者兼有。大多数认为手术眼原来的眼压水平和先前已存在的青光眼,与白内障手术后的眼压升高和青光眼的控制无关,甚至白内障手术还有助于眼压的控制,尤其是早中期的闭角型青光眼。

1. 暂时性眼压升高 均发生在手术后早期,多为可逆性、自限性的眼压升高,其原因可能与下列因素有关:

(1)手术炎症和(或)黏弹性物质残留:手术创伤可引起小梁组织的水肿,术后可发生不同程度的炎症,虹膜色素可能脱落播散,手术中应用的黏弹剂未能抽吸干净而残留在前房内。上述状况中炎性细胞、纤维蛋白、色素颗粒或残留的黏弹性物质可以广泛堵塞小梁网,引起暂时性眼压升高。这是白内障手术后早期暂时性眼压升高的最常见原因。

(2)晶状体物质残留:在囊外摘除手术或超声乳化手术,甚至晶状体切除手术后,未能完全清除的晶状体皮质、囊膜等碎片可以堵塞小梁网间隙,引起眼压升高,尤其是有晶状体物质残留于玻璃体内时较易发生青光眼。这种情况多见于白内障手术瞳孔没有足够扩大或手术操作刺激引起术中瞳孔缩小,影响了周边晶状体皮质的吸出;另一种情况是手术医师盲目追求快速完成手术,忽略了细致的晶状体皮质清除吸出操作。还往往与残留黏弹剂一起造成术后较重的炎症反应有关。此外,后发障的 Nd:YAG 激光切开术也可由于晶状体后囊膜碎片的释放堵塞小梁网间隙,引起急性眼压升高。

(3)前房角扭曲变形:由于角巩膜切口缝合过紧发生角膜深层实质性水肿,前房角镜下可见一条白色嵴沿角巩膜切口内缘突入前房,遮盖房角,附近小梁网扭曲变形,影响房水外流而引起眼压升高。这种状况见于角巩膜缘大切口的囊外或囊内白内障摘除手术。

(4)晶状体悬韧带溶解:又称酶性青光眼,发生在用 1:5000～1:10 000 的 α 糜蛋白酶液进行白内障囊内摘除术之后。其特点为选择性的溶解晶状体悬韧带,将小节纤维分解为大小均匀长度约 100nm 的小碎片,堵塞了小梁网间隙所致的房水排出障碍;也有认为酶破坏了血-房水屏障或酶直接对小梁网和睫状体

的毒性作用所致。后面两种情况可见于边远地区或基层的白内障复明手术,尤其是白内障囊内摘除术已很少开展。

(5)玻璃体脱入前房:尤其是成型的玻璃体脱入前房,可堵塞小梁网引起急性眼压升高。如果不积极采取手术清除,往往难以自限而发展成持续的眼压升高。

2. 持续性的眼压升高 上述的暂时性眼压升高状况如不能及时解除也可转成持续性的眼压升高,但更常见的是下述的多种原因。

(1)瞳孔阻滞:白内障手术后瞳孔阻滞引起房角关闭粘连曾经是无晶状体眼中青光眼的最常见原因。其发生与以下因素有关:①手术后严重的炎症反应可产生瞳孔缘的全后粘连,造成瞳孔阻滞。②人工晶状体面阻滞瞳孔可见于各种类型的人工晶状体,尤其是虹膜固定型和前房型。后房型人工晶状体在后囊膜或悬韧带松弛时易于向前移动与瞳孔相贴,引起瞳孔阻滞。这种情况也可发生在无晶状体眼的后囊膜直接与虹膜相贴阻滞瞳孔,使房水积聚在后囊膜与玻璃体前界面之间,形成"Petit 腔隙",将虹膜-后囊膜隔前推阻塞房角。③玻璃体前界面与虹膜的直接接触,早期尚有渗透性,中期与瞳孔括约肌形成粘连,后期可与整个虹膜后表面粘连。这种瞳孔阻滞情况多见于圆形瞳孔的白内障手术后,也可发生在 Nd:YAG 激光后囊膜切开术伴玻璃体疝时。④眼内填充物手术,白内障人工晶状体手术眼前房或后房的空气泡,尤其是无晶状体眼玻璃体视网膜手术中填充的大容积膨胀性气体,可将虹膜前推与角膜相贴。玻璃体腔的硅油注入或由于量太多或因体位不当,常可阻滞瞳孔。

(2)周边虹膜前粘连:除了因上述瞳孔阻滞造成的房角关闭粘连外,大部分白内障人工晶状体手术眼的继发闭角型青光眼病例是由于术后伤口渗漏引起较长时期的浅前房所致,一般认为手术后 5 天及以上的周边浅前房最终会形成周边虹膜前粘连。手术技术和技巧差,切口闭合不当或手术后切口裂开,均可发生进行性的房角粘连关闭。此外,手术后眼内迁延性炎症;或植入的人工晶状体不在囊袋内或睫状沟内,其襻顶在周边虹膜后面,前房型人工晶状体的襻直接刺激小梁组织;或手术中后囊膜破裂有玻璃体脱出而又处理的不理想;或人工晶状体眼发生囊袋阻滞综合征,均可引起或加重周边虹膜前粘连。少数情况下,角膜内皮细胞受到病理刺激可转化为成纤维细胞或成肌细胞,破坏房角结构,产生周边虹膜前粘连。

(3)眼内炎症:手术后严重的炎症或迁延性炎症,与术者的显微手术技术和经验有一定的关系,白内障囊内或囊外摘除时玻璃体脱出处理不当;白内障囊外

摘除时晶状体皮质抽吸不干净，大块晶状体皮质残留；超声乳化手术时间过长、能量过大；植入人工晶状体时人工晶状体襻没有在囊袋内或睫状沟内，而在周边虹膜后面。这些情况均可造成明显和持续的炎症反应以及颗粒物质堵塞小梁网间隙，导致持续性的眼压升高。我们在临床上遇到多例白内障超声乳化手术后的继发性青光眼，虹膜后有大量的晶状体皮质残留，葡萄膜炎症反应明显，共同的特点是超声乳化手术时间短，未能充分抽吸皮质。

（4）眼内积血：大量前房积血可增加眼内容积并堵塞房水的外流通道，造成眼压升高；反复的眼内出血不仅造成小梁组织的损伤和变性，还可引起周边虹膜前粘连导致房角的进行性关闭。在白内障人工晶状体手术后数月或数年发生的眼内出血，或为 Swan 综合征（白内障切口处血管形成），或为人工晶状体长期摩擦虹膜和（或）睫状体所致。在后囊膜破裂的无晶状体眼或人工晶状体眼中，较长期的玻璃体积血可引起血影细胞性青光眼、含铁血黄素性青光眼。

（5）皮质类固醇性反应：手术后长期眼局部应用皮质类固醇滴眼液，尤其是对皮质类固醇呈高阳性反应的个体如近视眼，有原发性开角型青光眼家族史等患者。

（6）新生血管：在糖尿病患者，尤其是眼部有增生性糖尿病性视网膜病变的患者，白内障手术后易于发生眼前段的新生血管。白内障囊内摘除比囊外摘除手术、后囊膜破裂比后囊膜完整的手术更易于促进虹膜新生血管的形成，这与晶状体玻璃体的机械屏障作用受到损坏，病变视网膜释放的新生血管生长因子等易于达到眼前段组织有关。

（7）上皮植入或纤维膜长入：白内障手术操作不当、切口闭合不良，角膜结膜的上皮细胞从伤口长入眼内，可导致上皮膜直接覆盖小梁网，或造成周边虹膜前粘连，或形成上皮膜阻滞瞳孔，发生青光眼。如果手术切口对合不良的同时又伴有眼内组织或异物的嵌塞，常见有虹膜、玻璃体、晶状体囊膜或皮质的碎片、棉花纤维等，可诱使纤维膜的增殖和长入，并累及房角等组织，最终引起青光眼。

【临床特征】

1. 症状　白内障人工晶状体手术后术眼在眼压升高时多有眼部胀疼、视力模糊或术后一度明显改善的视力又下降。如果发生角膜水肿，还可以伴有虹视现象。手术后早期这些症状往往被手术损伤反应的表现所掩盖，同时也可能未被医师注意和重视，当某些症状持续不退或逐渐加重时才发现是眼压升高。而手术后的慢性眼压升高通常没有明显的自觉症状，有的仅

表现为视力模糊或视力下降。临床上有的医师习惯只检查眼前段，归因于术后干眼、屈光不正、后发障等所致而忽略了眼压和眼底的检查，一旦发现时大多已有明显的视神经和视野损害。

2. 体征　明显的眼压升高会造成角膜水肿混浊，长期的眼压升高会造成明显的青光眼性视神经损害表现。临床诊断主要从前房的深度、前房的反应、角膜或巩膜的切口、虹膜的形态、瞳孔粘连、人工晶状体、玻璃体、房角等状况观察，并作眼压、眼底和视野等青光眼检查。

（1）前房深度：无晶状体眼或人工晶状体眼的前房通常较有晶状体眼的要深，如果周边前房明显较中央浅，尤其是伴有瞳孔后粘连或虹膜膨隆时，高度提示存在有瞳孔阻滞。如果前房普遍变浅，可以是切口渗漏或伴有脉络膜脱离所致，也可以是各种原因的瞳孔阻滞引起。如果前房呈不均匀的深浅，则为人工晶状体位置不正或有晶状体韧带断裂、玻璃体疝的存在。前房浅或完全消失，为恶性青光眼的可能性更大。

（2）前房反应：一般白内障手术后的反应很轻，尤其是操作熟练的医师和成熟的超声乳化技术。如果手术后有较为明显的前房反应，除了警惕感染外，要注意观察眼压情况。与继发青光眼相关的房水改变可有炎性或色素性 KP、细胞浮游和 Tyndall 现象、纤维素渗出、积血块或红细胞、土黄色的血影细胞、灰白色的晶状体皮质颗粒等。我们遇到多例白内障人工晶状体手术后继发青光眼的患眼，施行青光眼手术过程中，在打开前房房水外流时见到多量呈乳糜状浑浊的残留晶状体皮质物质从虹膜后面溢出，是为白内障手术后持续葡萄膜炎症反应的根源。此外，应注意在手术结束时未能抽吸干净术中使用的黏弹剂，多呈现为均匀一致的凝胶状，残留在前房中也可加重前房的炎症反应。

（3）白内障切口：主要是角膜或巩膜的切口闭合不良状况，错位、扭曲或裂开，缝合过松或过紧、过浅或过深，可表现为伤口渗漏、低眼压、眼内组织的疝嵌等。时间较长的病例可发生进行性的周边前粘连，甚至角结膜上皮或纤维组织长入眼内。Barnardino、Allen、和 Theobald 等报道白内障摘除后，经组织学证实上皮长入的发生率 0.09%～0.11%，带有上皮碎片的器械或遗留于眼内的纤维海绵和缝线通道，以及角膜切口超声乳化术时间较久致使切口闭合不好，均可能造成上皮长入前房。裂隙灯检查：自伤口处见有上皮长入，向前可沿角膜后面生长，为半透明或透明的灰色薄膜，呈毛玻璃样，并有一扇形增厚的边缘。向后面生长可扩展到虹膜面，使虹膜变得僵平，其范围

要比长到角膜后面者广泛得多,但很难看清。有时上皮可向后扩展至睫状体平坦部和玻璃膜上,边缘有孔,有时呈卵圆孔,此点可与角膜的后弹力膜脱离以及炎性膜等相鉴别,上皮膜本身无血管形成又可与新生血管膜相鉴别。

(4)虹膜形态及瞳孔粘连:白内障人工晶状体手术后虹膜呈平直状,甚至后退状,在无晶状体眼可见虹膜震颤。如果见到虹膜前膨又伴有瞳孔缘的全粘连,是为手术后炎症所致的病理性瞳孔阻滞,早期眼压尚正常,时间一久必然继发青光眼。手术后炎症所致病理性瞳孔阻滞的另一种表现是虹膜呈后陷状,这种情况不仅有瞳孔缘的后粘连,而且整个虹膜均与人工晶状体或晶状体后囊膜,甚至玻璃体前界膜全粘连。见到局限性的虹膜膨隆,其后可以是玻璃体疝出,也可能是人工晶状体的位置不正,还可是局部较多晶状体皮质的残留、黏弹剂或空气泡的残留。这些状况除了引起局部的周边虹膜前粘连外,都会因炎症反应最终伴有瞳孔后粘连的形成。如果伴有白内障手术切口渗漏,则往往在相应处形成虹膜嵌顿粘连以及瞳孔移位,范围较广的患眼会造成眼压升高。

(5)人工晶状体:早期的虹膜固定型或瞳孔固定型人工晶状体、襻与光学部没有夹角的后房型人工晶状体容易引起瞳孔阻滞性青光眼。前房型人工晶状体的襻可以损伤房角组织,尤其是人工晶状体有移位时损伤范围较广,可导致青光眼的发生。后房型人工晶状体在发生虹膜嵌闭综合征、瞳孔夹持综合征、囊袋阻滞综合征等都可造成瞳孔阻滞和周边虹膜前粘连,继发青光眼。人工晶状体植入的位置不当,其襻或光学部可以损伤睫状体、虹膜,引起炎症、出血以及色素脱落等,尤其是人工晶状体悬吊手术,都可能继发青光眼。还有一种情况,即短眼轴、小眼球或小角膜眼白内障手术植入相对较大直径的人工晶状体,会在原本较拥挤的眼前节造成周边虹膜前粘连,继发青光眼。

(6)房角:对揭示无晶状体眼或人工晶状体眼的青光眼发病机制、病因诊断及分类非常必要。除了周边虹膜前粘连的病理性房角改变外,还可找到一些造成眼压升高的特殊表现:小梁网大量黑色素沉积提示有手术中损伤虹膜较明显、手术后人工晶状体表面或襻反复摩擦虹膜导致大量色素脱落播散的可能;小梁网呈黄色改变提示手术后曾有出血、溶血的可能;如被影子样细胞沉积覆盖,提示玻璃体积血导致的血影细胞性青光眼可能;如失去小梁网的形态结构,提示白内障手术切口或缝线损伤、伤口处上皮膜或纤维膜长入可能;房角内见到新生血管膜,尤其多见于糖尿病控制不良的患者白内障手术后。

3.眼压测量　白内障人工晶状体手术后的眼压测量是及时发现眼压升高的必要手段。由于手术的影响往往使得医师和患者对手术后短期内的眼压测量都有所顾虑。应该说只要手术眼没有明显的眼部刺激症状,手术后第一天就可以作任何方式的眼压测量,通常可在手术后第三天测量眼压。眼压测量的方式可以选择非接触式眼压计(NCT),优点是不用眼局部麻醉剂,避免可能的交叉感染和眼表损伤,并且操作简便;缺点是易受手术眼的眼表不规整、角膜水肿以及角膜斑翳等的影响。压平式眼压(Goldmann眼压计)测量是公认的、受干扰最少的方法,虽然操作技术要求较高、操作过程较为复杂,但至少在明确是否诊断青光眼时应提倡普遍应用。压陷式眼压(Schiötz眼压计)测量易受眼球壁硬度影响,但与非接触式眼压计相比,尤其适用于角膜水肿或有斑翳、白斑的手术眼眼压测量。

【治疗与预防】　手术前良好设计手术方案和全面做好术前准备,手术医师不断提高手术操作技术和技巧,手术后根据术中以及术后观察的情况及时给予恰当的药物治疗,可以避免或大大降低白内障人工晶状体手术后眼压升高继发青光眼的发生。

1.药物治疗　白内障术后早期暂时性眼压升高大多始于6～7小时内,一般不超过30mmHg,如果手术眼不伴其他眼部异常体征,只要常规抗炎治疗,通常在一周内恢复正常。前房角扭曲变形,升高的眼压多在36小时内自行恢复。雪堤样白色嵴可在术后数月内逐渐退缩消失。酶性青光眼(α糜蛋白酶)其眼压升高为自限性,一般多在48～72小时内恢复正常,目前这类手术已很少应用。但在高危眼如原先有青光眼病史、糖尿病性视网膜病变、眼底出血、视神经萎缩或视神经缺血性病变等状况,即使短时间眼压升高仍可使视乳头受到进一步损害,白内障人工晶状体手术后可以给予预防性降眼压药物治疗。当手术后眼压升高的程度临床观察判断有视神经损害威胁及可能影响角巩膜切口闭合、愈合,或患者有眼痛不适症状时,应该给予抗青光眼药物治疗。一般短期应用减少房水生成的降眼压药物,术后立即的预防性用药常选口服碳酸酐酶抑制剂如乙酰唑胺,手术后第一天也可选用局部滴眼液如β受体阻滞剂(噻吗洛尔等)来预防眼压的升高。如果手术后已发生了眼压升高,其药物治疗除了某些瞳孔阻滞的病例可用强扩瞳剂和睫状肌麻痹剂外,一般程度的眼压升高可选用β受体阻滞剂、碳酸酐酶抑制剂(布林佐胺等)、α₂受体兴奋剂(溴莫尼定等)等一种滴眼液就可有效地控制眼压。如果眼压较高,则需要联合用药,甚至根据病情全身降眼压药物治疗。

皮质类固醇药物对控制伴有严重炎症的眼压升高

常很有帮助，但要注意皮质类固醇应用的不良反应和相对禁忌证。非甾体类抗炎药可有效抑制炎症介质前列腺素的合成，也能减轻术后眼压升高反应，且避免了皮质类固醇的不利之处，常用滴眼液普拉洛芬和双氯芬酸钠，口服吲哚美辛和阿司匹林等。

无晶状体眼或人工晶状体眼手术后的眼压升高和继发性青光眼药物治疗，避免使用缩瞳剂和肾上腺素制剂。因为手术后常伴有炎症反应，又眼压升高的原因可能存在瞳孔阻滞，使用缩瞳剂往往会加重病情；使用肾上腺素有发生黄斑囊样水肿（有文献报道可高达30%）的危险。

2. 激光治疗　无晶状体眼或人工晶状体眼发生瞳孔阻滞时扩瞳剂虽可减轻阻滞，但仍常需作周边虹膜切除（开）术才能使瞳孔阻滞根本解除。最好应用氩激光或 Nd∶YAG 激光作一个或一个以上的虹膜切开，尤其是手术后炎症反应明显的患眼，多个虹膜切开孔可以避免炎症再次使部分虹膜切开孔闭锁。氩激光或 Nd∶YAG 激光还可作渗出机化膜的切开，以解除瞳孔阻滞，沟通前、后房的房水循环。对房角结构标志清楚的青光眼患眼，可作激光小梁成形术，尤其是伴有小梁网色素沉着的病例效果较好，但前房内充满玻璃体则效果就差。如果无晶状体眼或人工晶状体眼发生睫状环阻滞性青光眼（恶性青光眼），可用 Nd∶YAG 激光作晶状体后囊膜切开术和激光玻璃体前界膜切开松解术，以建立玻璃体腔与后房的交通，再配合睫状肌麻痹剂、抗炎症药物的治疗，解除青光眼状况。激光还可以分离、松解局部前粘连的虹膜，预防进行性周边前粘连的可能。对于顽固性的青光眼，激光睫状体破坏手术是最后的选择治疗手段。方式有多种：穿透巩膜的睫状体光凝、经瞳孔的睫状体光凝以及眼内镜下的睫状体光凝。

3. 手术治疗　周边虹膜切除术是传统的瞳孔阻滞治疗手段，其手术部位应避开虹膜后面可能有玻璃体疝出的地方以及人工晶状体襻所在之处。适用于有晶状体眼的滤过性手术都可用于白内障人工晶状体手术后的青光眼，但需要根据具体的患眼状况来选择相应的手术方式。继发性闭角型青光眼如果房角关闭粘连一半以上常规先作小梁切除术，但应避开有玻璃体疝或脱溢的部位，以免玻璃体堵塞滤过口。如果术眼伴有炎症表现或有一定的结膜下瘢痕，则需要联合应用抗代谢药物。继发性开角型青光眼可以选择小梁切除术或非穿透小梁手术治疗，如果是有晶状体后囊膜破裂或虹膜后有玻璃体的患眼，则非穿透小梁手术是最佳的方法，因为该手术可防止手术中前房消失和玻璃体的脱出，成功率高，并发症少。此外，也可以尝试

ExPRESS 引流钉植入手术。在角结膜缘组织破坏严重、广泛瘢痕化的患眼，引流盘位于眼球赤道部的人工植入物引流手术是较为合适的治疗选择，目前都选用带有压力控制的青光眼引流阀植入。无论施行上述何种青光眼滤过手术（非穿透小梁手术除外），如果患眼前房有玻璃体存在，一定要进行前段玻璃体的切除；如果患眼还残留较多的晶状体皮质，一定要彻底清除，否则手术难以建立有效的滤过通道。此外顽固性的青光眼可试行睫状体剥离术或睫状体冷凝、光凝手术，但疗效不理想，后者过度治疗发生眼球萎缩的危险性大。

二、角膜移植术所致青光眼

角膜移植术术后继发青光眼是常见的严重并发症，主要见于穿透性角膜移植术，也可发生在近年来开展的角膜内皮移植术。升高的眼压一方面损害角膜植片内皮细胞的功能，是仅次于植片排斥反应导致角膜移植失败的主要原因之一，另一方面还造成视神经的不可逆性损害，最终导致视功能的丧失。穿透性角膜移植术后青光眼其发生率国外文献报道为10%～60%，国内文献报道为9.7%～19.6%。发生率不同可能与病例选择、手术技术条件以及诊断标准等有关。随着眼显微手术技术和免疫药物等研究的发展，角膜移植术适应证扩大，虽然与伤口渗漏和植片粘连有关的术后早期青光眼发生率有所下降，但是眼前段病变越来越复杂，继发青光眼仍是手术后常见的严重并发症。

【发病机制】　角膜移植术后青光眼的发病机制十分复杂，常常是多种机制共同导致了眼压升高，常见的机制有：

1. 小梁网塌陷　正常眼的小梁网由于存在角膜后弹力层的前支撑和晶状体 - 悬韧带完整系统的后支撑结构，因此维持着相应的形态并起到正常的房水引流功能。Olson 和 Kaufman 提出"小梁网塌陷"的概念，认为角膜移植术后青光眼的发生与小梁网塌陷有关。穿透性角膜移植术切断了后弹力层，使小梁网失去了前面的支撑。研究发现大植片角膜移植术后房水流出量下降更明显，可能与其更易于减弱角膜后弹力层对小梁网的前支撑作用有关。如果是无晶状体眼，晶状体的摘除使小梁网失去了悬韧带的张力，又减弱了后面的支撑。如此失去了前后两面支撑的小梁网就更易于塌陷，造成房水流畅系数下降，眼压升高。成分角膜移植如板层角膜移植避免了角膜移植对小梁网的影响，减少了青光眼的发生。临床研究也表明白内障的手术方法明显影响到穿透性角膜移植联合白内障摘除手术后的青光眼发生率，联合囊内摘除术其发生率为

74%，而联合囊外摘除术则为45%。

2. 虹膜前粘连　虹膜前粘连造成前房角房水排出明显受阻，存在两种形式。一种是较常见的虹膜与角膜植片/植床对合处粘连，临床上较多见，特点是周边前房浅但仍然存在。主要原因是由于角膜植床或植片水肿增厚，或虹膜炎性水肿增厚，或者角膜植片/植床对合不良，从而使两者较易接触、粘连；或者缝合植片时将虹膜组织缝在一起。一旦虹膜与角膜植片/植床对合处发生粘连，很可能进一步扩展到全周形成环行粘连，导致眼压急性升高。另一种形式是周边虹膜前粘连，患眼术前常有不同程度的虹膜前粘连，尽管术中进行了周边虹膜粘连分离，术后及时重建前房，但还是较易形成周边虹膜前粘连，甚至加重前粘连。周边虹膜前粘连还可发生在联合白内障摘除或人工晶状体植入术后（详见本节的"无晶状体和人工晶状体眼的青光眼"）。多次眼内手术创伤、前房内积血和严重炎症渗出时发生虹膜前粘连的可能性就更大。穿透性角膜移植术使用比植床稍大的植片有助于前房深度的恢复，可避免周边前房过浅而致的术后虹膜前粘连。

3. 其他　角膜植片与植床缝合处弥漫性渗漏可引起虹膜前移，导致前房变浅、房角关闭。术前存在的浅前房、窄房角，角膜移植术术中低眼压引起脉络膜脱离也可使晶状体位置前移，加重瞳孔阻滞。角膜移植术后的炎症反应使瞳孔缘与晶状体、人工晶状体或玻璃体前界膜发生粘连，或瞳孔区玻璃体疝的形成，也是常见的病理性瞳孔阻滞。此外，炎症反应也可以累及睫状体，导致睫状体水肿、痉挛及以巩膜突为中心向前移位、旋转，顶压周边虹膜，使前房角关闭。角膜内皮移植术的内皮移植片与植床贴合不好或偏位，也可引起周边虹膜前粘连。任何形式的角膜移植术后用皮质类固醇药物来预防免疫排斥反应和治疗术后炎症反应，在敏感个体也可能导致皮质类固醇性青光眼。

【临床特征】

1. 危险因素　穿透性角膜移植术后青光眼发生的常见危险因素有：无晶状体眼、术前存在的青光眼、联合手术、虹膜前粘连、眼前段感染性炎症、大植片角膜移植及手术自身问题等。在无晶状体眼角膜移植术后青光眼的发生率25%～70%不等，术后早期有报道高达60%～90%。术前有青光眼病史者角膜移植术后眼压升高的发生率为20%～80%不等，是无青光眼病史者的3～10倍。有认为术前药物控制眼压的所需剂量越大，术后眼压失控的危险性也越高，在这些青光眼患者中存在剂量-效应关系。术前的青光眼即使已施行手术控制了眼压，术后眼压再次升高的发生率仍明显增高。角膜移植联合其他内眼手术时由于眼内操作多、损伤大、术后炎症反应重，对小梁组织的损伤也大，因而青光眼的发生率高。Chien观察了155例角膜移植术的连续病例，12%发生了早期青光眼。其中单独作穿透性角膜移植术的有5%，联合白内障摘除及人工晶状体植入术、联合虹膜分离术的各有19%，联合玻璃体手术的有25%发生了青光眼。术前存在的虹膜前粘连也是角膜移植术后青光眼发生的危险因素，虹膜前粘连的范围越大，术后眼压升高的可能性越大。最近研究表明，在单纯疱疹病毒性角膜炎、基质性角膜炎的活动期施行穿透性角膜移植术较易发生青光眼，高危病例如角膜溃疡穿孔、前房消失作为急诊施行角膜移植术则术后发生青光眼的风险更大。如果角膜病变范围广泛，需要作直径8mm以上的大植片角膜移植或全角膜、带角巩膜缘移植时，术后青光眼的发生率明显增加。手术设计、操作方面的问题如角膜植片/植床比例较小、或植片缝合过紧时容易发生前房角拥挤改变，尤其在无晶状体眼术后易于发生青光眼。此外，角膜移植术后前房内黏弹剂的残留也是术后早期眼压升高的常见原因之一。

2. 临床表现　由于角膜移植术后植片水肿、散光及植床角膜混浊等影响到高眼压所导致的常见角膜特征，也影响到前房角和眼底的观察以及眼压的准确测量、视野的评判，加之术后青光眼起病隐匿，临床表现往往不典型。临床上如角膜移植术后患者出现术眼胀疼、头痛、视力下降，尤其伴有恶心、呕吐时，要注意发生青光眼的可能。检查发现有角膜上皮水肿、植片隆起、缝线崩脱、伤口裂开、前房变浅或形成不良、瞳孔变形阻滞，或术后长期出现角膜瘘及环状虹膜前粘连者，特别要警惕青光眼的发生。

角膜移植术后青光眼的主要诊断指标是眼压，诊断标准目前还不一致，目前多数学者主张符合下列条件之一即可诊断：①术后三天后连续两天眼压高于26mmHg，需要抗青光眼治疗（药物和手术）者；②术后第一天出现急性高眼压的临床表现，眼压大于30mmHg需用手术治疗者；③术前已有青光眼病史，术后病情加重，眼压大于26mmHg需要其他药物或手术来控制者。但是应用何种眼压计才能准确测量眼压是诊断角膜移植术后青光眼的关键。临床上Goldmann压平式眼压计是测量眼压的金标准，它要求中央角膜（直径至少大于3.06mm的范围）表面光滑，弯曲度规则，无散光以及泪膜正常。但是，角膜移植术后早期往往存在严重散光、术后角膜上皮损伤及泪膜结构破坏等均影响荧光素环的观察，也就限制了压平眼压计的应用。非接触眼压计就更不适合眼表结构不规则的角膜移植术后眼。常用的压陷式Schiötz眼压计可用于这类病例的眼压测量，但对角膜曲率明显改变的角膜移植术后患眼则所测眼压是不准确的。笔式 Tono-pen 眼压计是一种便携式电眼压计，与角膜接触面积小（头部直径 1.5mm），操作简单方便，不需要荧光素染色，并且使用消毒的一次性乳胶套可避免术后交叉感染。在正常角膜者与 Goldmann 眼压计进行的比较研究结果表明两者之间有很好的一致性。Tono-pen 眼压计用于角膜移植术后的眼压测量，结果也有较好的准确性和可重复性。

由于角膜瘢痕及水肿等原因限制了房角结构的观察，前节 OCT 以及 UBM 可以较为满意地检测手术后眼前段包括角膜、虹膜、前房、前房角等，UBM 还能观察后房、睫状体及晶状体等的形态结构及其相互关系，为角膜移植术后青光眼的诊断和病因分析提供了良好手段。

【治疗与预防】 角膜移植术后青光眼的治疗除了控制眼压、阻止视神经视功能的损害外，对维持角膜植片透明和减少其他术后并发症也极其重要。因其青光眼的发生机制不同，且又伴有原来眼病变的影响，治疗常需要综合考虑。首先要针对青光眼的发生机制治疗，同时积极地、及时地控制眼压。目前治疗角膜移植术后青光眼的方法有药物和手术。

1. 药物治疗 首先选择抗青光眼药物治疗，主要是抑制房水的生成。可选用 β 受体阻滞剂、α₂ 受体激动剂、碳酸酐酶抑制剂等滴眼液，或联合两种、三种药物使用。拟胆碱能剂可通过睫状肌收缩牵拉巩膜突和小梁网而促进房水排出，对闭角型青光眼可收缩瞳孔、拉紧虹膜避免前粘连以及开放房角。但一般不主张应用拟胆碱能剂，因为有破坏血 - 房水屏障功能，加重眼部炎症和角膜植片免疫排斥反应的危险。拟肾上腺素药也能破坏血 - 房水屏障功能，且长期使用可能导致植片内皮细胞减少，以及引起单纯疱疹病毒性角膜炎复发和无晶状体眼角膜移植后黄斑囊样水肿。前列腺素衍生物制剂主要通过增加葡萄膜巩膜途径外引流而降低眼压，需要房角开放并且能见到睫状带，但不适合有眼部活动性炎症的病例，因为可能有促发和加重炎症的不利作用。仍不能控制眼压时则联合应用全身降眼压药物如碳酸酐酶抑制剂、高渗脱水剂。

2. 手术治疗 经药物治疗失败的角膜移植术后青光眼病例应采用手术降眼压。如果球结膜没有广泛瘢痕化，首先应该考虑选择小梁切除术联合应用抗代谢药物（丝裂霉素 C，5- 氟尿嘧啶），因为大多数角膜移植患眼（无晶状体眼、眼外伤、化脓性角膜溃疡等）的眼前段存在着组织炎症病理改变。如果球结膜瘢痕广泛、严重，或眼前段组织炎症明显，则联合应用抗代谢

药物的小梁切除术成功率也很低，需要施行青光眼房水引流阀植入术，将房水从前房经导管引流到位于赤道部的引流盘周围来降低眼压。有压力控制阀的青光眼房水引流阀（又称青光眼引流阀）手术成功率相对高，并发症少。文献报道其眼压控制率为 71%～86%，甚至高达 96%，角膜植片保持透明率为 71%～88%。如果患眼已不适于青光眼引流阀手术，则只好选择睫状体破坏性手术治疗。睫状体破坏性手术有睫状体冷凝、睫状体光凝等手术方法。睫状体冷凝术简便易行，但要达到对睫状突的有效破坏作用往往难以量化，且必须穿过一些眼部组织结构（结膜、巩膜、睫状肌、血管等），因而手术疗效的预测性较差，组织损伤大，并发症较多包括疼痛、出血、黄斑水肿、炎症反应、低眼压、眼球萎缩和角膜移植失败等。应用于角膜移植术后青光眼的睫状体光凝术主要有经巩膜的和经眼内镜的两种方式，主要优点是可选择性地破坏睫状突、对眼部组织的损伤减少，相对于睫状体冷凝术一定程度上增加了术后疗效的预测性、降低了术后并发症。尤其是经眼内镜的睫状体光凝术，曾有报道随访两年的手术成功率为 82%。但临床上这类手术总体的预测性和最终疗效均较差。

3. 预防 角膜移植尤其是穿透性角膜移植术后青光眼是难治性青光眼之一，针对其可能的发生机制，在角膜移植术中或术后采取有效的措施可以将青光眼的发生几率降到最低。这些措施包括：术中进行必要的虹膜前粘连分离和虹膜成形、良好的角膜植片缝合及前房重建等可以避免虹膜前粘连的增加，尤其是现今已开发出可术中使用的前节 OCT，为手术中的角膜移植片与植床的满意对合提供了保障；植片缝合时维持正常的前房深度，避免缝线的过紧可以减少前房角拥挤变形；手术结束时将前房内的黏弹剂尽可能抽吸干净；在无晶状体眼角膜移植采用比植床大 0.5mm 的植片有利于房角开放。术后如有切口对合不良、移植片移位、房水渗漏及前房延缓形成等情况，应及时修复创口，避免发生虹膜前后粘连；如有瞳孔阻滞应及早施行虹膜切除（开）术；积极、恰当的抗炎症治疗，预防性降眼压药物的合理使用等。

三、玻璃体及视网膜脱离手术所致青光眼

玻璃体手术伴眼压升高是常见的并发症，发生率为 20%～40%，甚至有报道在玻璃体注气术中达 100%。单纯的视网膜脱离手术术后青光眼发生率报道在 0.57%～16% 不等。玻璃体及视网膜脱离手术所致青光眼在术后第一天即可发生，多为急性眼压升高，也可发生在术后半年以上，表现为隐匿性或慢性的眼压

升高。发生的青光眼可以是闭角型、开角型，或两种因素均有。随着视网膜玻璃体手术的广泛开展和复杂性手术的日趋增多，这一类的继发性青光眼越来越多，也越来越引起临床上的重视，因为一旦发生，不仅更加重了视网膜神经功能损害，而且治疗处理也常常较为棘手。

【发病机制】 玻璃体和视网膜脱离手术后青光眼的发生主要原因是房水流出受阻，可分为两个方面：房水循环路径的扰乱和手术应用的辅助材料影响。

1. 闭角型青光眼 手术导致的眼内炎症和静脉回流障碍可使睫状体充血、肿胀和（或）脱离，以巩膜突为支点向前旋转，顶推周边虹膜向前关闭房角；脉络膜的水肿、渗出和出血，以及脉络膜脱离均累及睫状体，促使睫状体的水肿前旋，使前房变浅，导致完全或部分房角关闭。常见于视网膜脱离巩膜环扎术、巩膜外加压术或两种以上联合术式，以及全视网膜光凝术等，尤其巩膜外加压范围较大且位于深部并压迫或损伤涡静脉者。组织病理学方面发现所有的巩膜外加压术后引起的急性闭角型青光眼，其脉络膜上腔均存在不等量的血性或浆液性液体。视网膜玻璃体手术中的气体注入术过多地注入气体，尤其是膨胀气体，可顶推整个晶状体 - 虹膜隔前移，关闭房角；硅油注入术注入过多硅油也可顶推整个晶状体 - 虹膜隔前移，或在无晶状体眼玻璃体腔的硅油可直接造成瞳孔阻滞，或术后患者没有很好遵照医嘱保持俯卧体位致使玻璃体腔内的气体或硅油顶推整个晶状体 - 虹膜隔前移，关闭房角；手术后残留在无晶状体眼前房的全氟化碳液体（重水）也可阻塞 6 点位周边虹膜切除孔，引起瞳孔阻滞。视网膜玻璃体手术后如果创伤炎症反应较重，在保持俯卧位状态下可以使炎症细胞、渗出物沉积于前房角，造成堵塞或周边虹膜前粘连，导致房水引流障碍；长期的葡萄膜炎症也是造成周边虹膜前粘连的因素之一，可导致继发闭角型青光眼。此外，术前就存在的闭角型青光眼眼前段解剖结构特征的眼，术后散瞳和维持俯卧位，类似青光眼激发试验引起房角关闭或前房变浅，均可诱致急性闭角型青光眼的大发作。

2. 开角型青光眼 单纯玻璃体切除术其眼压升高可能与前列腺素的释放、红细胞溶解和炎症性玻璃体混浊物阻塞小梁网有关；玻璃体腔注入气体或硅油术后的俯卧体位，就可以造成巩膜静脉压的升高，进而眼压升高；硅油乳化进入前房，组织学检查见到小梁网被微小硅油泡沫、色素细胞和充满硅油的巨噬细胞所堵塞，可阻碍房水通过小梁网外流；术后炎症使小梁网功能失常，原先存在原发性开角型青光眼的患眼这时眼压更易升高；孔源性视网膜脱离使葡萄膜巩膜途径房水引流增加，当视网膜复位时经视网膜裂孔和葡萄膜巩膜流出途径被迅速封闭，小梁网引流房水负担量增加，也可导致眼压升高；术后长期使用皮质类固醇激素也是玻璃体视网膜术后开角型青光眼的因素之一，尤其是高度近视眼患者。此外，近年来玻璃体腔注射曲安奈德治疗各类黄斑水肿，往往在较敏感者引起顽固性的高眼压——皮质激素性青光眼，且与用药次数明显相关（详见本章"药物相关性青光眼"一节）。也有认为黄斑裂孔手术使用转化生长因子 -β2 可增加房水生成，引起眼压升高。

【临床特征】

1. 危险因素 患眼有原发性闭角型青光眼的解剖结构特征，或患者有青光眼家族史，或手术前的"基础"眼压偏高，以及高度近视眼、无晶状体眼、糖尿病患者，都是视网膜玻璃体手术后发生眼压升高和青光眼的相关危险因素。手术操作造成损伤更是术后发生眼压升高和青光眼的重要因素，如前所述的视网膜脱离手术巩膜环扎过紧、巩膜外加压块过宽、位置偏后过深等，玻璃体切除和眼内填充术的膨胀气体量和浓度、硅油的注入量和分子量等，以及视网膜冷凝、光凝的范围和程度等。术后的特殊体位如长时间的俯卧位、趴头位，不恰当的处理如不及时彻底的抗炎治疗，或长期应用皮质类固醇激素抗炎治疗，或对曲安奈德高敏感等，都是发生眼压升高和青光眼的危险因素。

2. 临床表现 多于术后第一天下午出现急性眼压升高，症状和原发性急性闭角型青光眼相似。有时被认为是视网膜术后的炎症反应，尤其容易与全麻术后反应相混淆，不易被发现，轻症者更易被忽略。一般多因角膜水肿不能看清眼底时始发现眼压升高。其前房变浅与瞳孔阻滞所致的原发性急性闭角型青光眼的外形有些不同：虹膜表面不是弓形向前突出呈典型一致的虹膜膨隆，而是中周部稍平，该处前房深度反而稍深。患者恶心、呕吐、眼部疼痛、一般无虹视。视力可仅有光感甚至无光感，眼睑肿胀，眼部充血，角膜上皮水肿或后弹力层皱褶，前房浅或正常，房角关闭或开放，有时与玻璃体视网膜手术反应不易区别。用压平式眼压计或 Tono-pen 眼压计测量眼压升高可以帮助鉴别诊断，但应注意术后眼睑肿胀和角膜上皮缺损、水肿、显著散光等对眼压准确测量的影响。非接触眼压计不适宜玻璃体视网膜手术后的眼压准确测量。Schiötz 眼压计易受玻璃体视网膜术后巩膜硬度改变的影响。

硅油或膨胀气体填充术后的早期就可发生青光眼，往往在手术结束后几个小时以内，可以是一过性的眼压升高或持续高眼压。硅油填充术后早期在无晶状体眼可发现 6 点位周边虹膜切除孔被渗出膜封闭，瞳孔区一层致密膜形成；也可见瞳孔散大，硅油充满前房。晚期则表现为硅油乳化、房角粘连或虹膜红变，眼底特征性的青光眼视乳头病变，眼压持续升高等。

【治疗与预防】 正确合理的治疗玻璃体和视网膜脱离手术后青光眼，须针对各种发病机制来处理。

1. 药物治疗 睫状体前旋引起的闭角型青光眼在大部分病例用药物能有效地治疗。术后前房变浅或部分变浅，眼压升高，应立即滴用强力的睫状肌麻痹剂阿托品，而不用缩瞳剂，因其可使睫状肌收缩、睫状体充血而加重病情。局部或全身使用皮质类固醇或非甾体类抗炎药有利于减轻睫状体水肿，减轻眼部炎症和充血，防止周边虹膜前粘连。同时局部滴用抗青光眼药如 β 受体阻滞剂、$α_2$ 受体激动剂、碳酸酐酶抑制剂，必要时可口服碳酸酐酶抑制剂和静脉滴注高渗脱水剂以快速降低眼压。经过治疗一般于 1～4 天（68%）或一周内（84%）脉络膜脱离变平，前房深度逐渐恢复，房角重新开放，眼压自然下降。对经用最大耐受剂量的降眼压药物，高眼压仍持续一周或一周以上者，应尽快手术治疗。术后眼压观察和处理原则：术后不同时间内测量眼压（最好用 Goldmann 或 Tono-pen 眼压计），眼压 <25mmHg，抗炎治疗并观察；眼压在 25～30mmHg，需局部滴用抗青光眼药；如果眼压 31～40mmHg，采用 2～3 种局部抗青光眼药物或加口服碳酸酐酶抑制剂；眼压 >40mmHg，则必须加用碳酸酐酶抑制剂和高渗脱水剂治疗。

玻璃体和视网膜脱离手术后常常伴有较明显的炎症反应，发生青光眼时选用局部抗青光眼药理论上不宜滴用前列腺素衍生物类降眼压药，因为这类药物可以加重炎症反应、恶化病情。但临床实际上在玻璃体视网膜手术后引起的高眼压治疗过程中，相当一部分患者使用这类滴眼液的降眼压效果较好，甚至于好过其他类降眼压药，值得进一步的深入探究。当然，这类抗青光眼药对于房角完全关闭的继发青光眼是无效的。

2. 手术治疗 在药物治疗无效时，或无法通过药物治疗来解除青光眼的患眼，应及时采用手术方法处理。在膨胀气体填充术的患眼首先可作穿刺放出部分填充气体，如无效也可考虑做玻璃体和前房穿刺放液。在无晶状体眼如有纤维渗出膜造成的瞳孔阻滞，可施行激光切开或手术切除来解除。硅油引起的青光眼一般需要手术干预，首选硅油部分取出术，防止硅油造成的瞳孔阻滞以及硅油进入前房与前房角小梁网接触导致其内皮细胞变性、硬化和小梁网的塌陷。

较严重的玻璃体和视网膜脱离手术后青光眼往往需施行滤过性手术，但在大多数病例，尤其是反复视网膜脱离手术和硅油填充的患眼，由于球结膜常常广泛瘢痕化，小梁切除术不仅操作困难，而且滤过通道容易瘢痕化，即使联合应用丝裂霉素等抗代谢药，青光眼手术的成功率仍较低。对这些难治性青光眼，房水引流物植入术是一较为理想的滤过性手术。目前常选择带有压力调控的引流阀，主要有 Krupin 和 Ahmed 两种，房水通过一根开口插入前房的硅胶管，将房水引流到缝置于赤道部前巩膜上的引流盘处，再由眼眶内组织吸收。其优点是利用人工的硅胶管穿越广泛瘢痕的球结膜区域引流房水，并且导管的另一端有压力阀来控制房水的引流量，眼内的硅油也可以通过导管和阀门引流。我们的临床应用体会是青光眼引流阀置入手术尤其适合于这一类的青光眼，其成功率远高于小梁切除等滤过性手术，可达 67%～89%。

对于玻璃体腔注射皮质激素导致的继发性青光眼，可以先用降眼压药物治疗，主要是促进房水外流的降眼压药。也可以采用选择性激光小梁成型术（SLT）治疗，往往获得较好的降眼压效果。对于顽固性的高眼压，最好将玻璃体腔内残留的颗粒状曲安奈德混悬液完全切除，以去除皮质激素的持续作用，常常眼压会逐步自行下降。如果高眼压持续不降，又有青光眼性视神经损害出现，应考虑施行滤过性手术治疗。

睫状体破坏性手术是最后的治疗选择，尤其是还残留视功能的患眼。目前常用的手术方式有睫状体冷凝和激光睫状体光凝术，一般在上述手术多次治疗失败、难以再施行时才采用。应注意控制睫状体的破坏量，以免造成眼球萎缩的严重后果。

3. 预防 根据临床经验，采取一定的措施可以预防玻璃体及视网膜脱离手术后眼压升高和青光眼的发生，如巩膜环扎和外加压松紧适当，避免位置过后；手术中使用最少需要量、低浓度的膨胀气体，如 18%～20% SF_6 或 12%～16% C_3F_8；掌握硅油的注入量；尽量减少视网膜冷凝、光凝的范围等。术后积极而又合理的抗炎治疗，术后第一天起就注意监测眼压。必要时对具有上述危险因素的患眼，可考虑给予预防性局部或全身降眼压药物治疗，以避免眼压升高和青光眼带来的进一步视功能损害。

（孙兴怀）

主要参考文献

1. 李美玉. 青光眼学. 北京：人民卫生出版社，2004.

2. 倪逴. 眼的病理解剖基础与临床. 上海：上海科学普及出版社，2002.

3. Ozer PA, Yalvac IS, Satana B, et al. Incidence and risk

factors in secondary glaucoma after blunt and penetrating ocular injury. J Glaucoma, 2007, 16: 685-690.

4. Jonas JB, Degenring RF, Kreissing I, et al. Intraocular pressure elevation after triamcinolone acetonide injection. Ophthalmology, 2005, 112: 593-598.

5. Lau LL, Chen KC, Lee FL, et al. Intraocular pressure elevation after intravitreal Triamcinolone Acetonide injection in a Chinese populaton. Am J Ophthalmol, 2008, 146: 573-578.

6. Roth DB, Verma V, Realin T, et al. Intraocular hypertension after intravitreal triamcinolone acetonide injection. Ophthalmology, 2009, 116: 455-460.

7. Costaghliola C, Parmeggiani F, Semmeraro F. Selective serotorin reuptake inhibitors: A review of its effects on intraocular pressure. Current Neuropharmaclogy, 2008, 6: 293-310.

8. Yves Lachkar, Boussida W. Drug-induced acute angle closure glaucoma. Current Opinion in Ophthalmology 2007, 18: 129-133.

9. Wensing B, Relvas LM, Caspers LE, et al. Comparison of Rubella Virus and Herpes Virus Associated Anterior Uveitis. Ophthalmology, 2011, 118: 1905-1910.

10. Sallam A, Sheth HG, Habat-Wilner Z, et al. Outcome of raised intraocular pressure in uveitic eyes with and without corticosteroid-induced hypertensive response. Am J Ophthalmology, 2009, 148: 207-213.

11. Shields CC, Shields MV, Viloria V, et al. iridocorneal endothelial syndrome masquerading as iris melanoma in 71 cases. Arch Ophthalmol, 2011, 129(8): 1025-1029.

12. Le QH, Sun XH, Xu JJ. In-Vivo confocal microscopy of iridocorneal endothelia syndrome. Int Ophthamol, 2009, 29: 11-18.

13. Takusagawa HL, Liu Y, Wiggs JL. Infectious theories of Posner-Schlossman syndrome. International Ophthalmology Clinics, 2011, 51: 105-115.

14. Choi CY, Kim MS, Kim JM, et al. Association between Helicobacter Pylori infection and Posner-Schlossman syndrome. Eye, 2010, 24: 64-69.

15. Cunningham Jr ET, Baglivo E. Fuchs heterochromic iridocyclitis- syndrome, disease, or both? Am J Ophthamol, 2009, 148: 479-481.

16. Chen L, Jia LY, Wang NL, et al. Evaluation of LOXLI polymorphisms in exfoliation syndrome in a Chinese population. Molecular Vision, 2009, 15: 2349-2357.

17. Qing G, Wang N, Tang X, et al. Clinical characteristics of pigment dispersion syndrome in Chinese patients. Eye, 2009, 23: 1641-1646.

18. American Academy of Ophthalmology: Basic and Clinical Science Course Section 10: Glaucoma. Lifelong, 2010-2011.

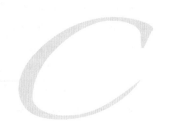

第十二章
混合性青光眼

第一节　概述与定义

混合性青光眼(mixed glaucoma)(联合机制,combined mechanism)是青光眼发病由两种或两种以上的病因所致。从严格意义上讲,按目前以解剖为基础的青光眼分类来讲,前房角改变几乎很少既有开放的房角,又有关闭的狭房角共存。另以两种原发性青光眼的患病率来计算临床上遇到的两种原发性青光眼的概率是微乎其微的。如以原发性开角青光眼患病率约为 0.2%,原发性闭角青光眼患病率约为 1%,则两种原发性青光眼共存的混合机制发生概率仅为 0.2%×1%＝0.002%,即 2/100 000 而已。Hyams(1977)报道 276 例接受周边虹膜切除术的闭角青光眼患者中,仅 3 眼为狭角型开角青光眼,6 眼为可能的混合性青光眼(2.2%),作者也认为混合开角与闭角青光眼几率是罕见的。周文炳等(1978)将混合型青光眼定义扩大为三种类别:①两种原发性青光眼并存;②原发性青光眼与继发性青光眼并存;③两种不同的继发性青光眼并存。因此,目前临床诊断为混合性青光眼者多为始发病为单一种类,继发小梁网、前房角等损害机制所致。如原发性开角青光眼患者接受滤过性抗青光眼手术,术后发生浅前房和(或)葡萄膜炎,导致继发性前房角关闭者;或外伤性房角后退(房角劈裂)、小梁网炎症、晶状体前倾脱位、玻璃体疝等两种以上机制导致青光眼者。

第二节　混合青光眼的分类

青光眼的发病机制研究提供了从基因突变角度理解混合性青光眼的新视角,如 TIGR/MYOC 基因与 CYP1B 基因的等位变异(双基因突变者多见于先天性青光眼和青少年性青光眼),单纯 TIGR/MYOC 基因突变则多见于成人原发性开角青光眼,两者间平均发病年龄相差可达 20 多岁;超声生物显微镜(UBM)的临床应用,将原发性闭角青光眼发病归结为三类:瞳孔

阻滞型、非瞳孔阻滞型、混合机制(联合机制),其中混合机制应为典型的发病表现类型。此类原发性闭角青光眼的前房角为中等狭窄,虹膜末卷上行爬行附着粘连于小梁网,既造成前房角关闭,又引起继发性小梁损害。随着青光眼发病机制研究进展及早期诊断方法发展,青光眼的病因分类将会显现出临床重要性,并且与现行分类并存,更有利于青光眼诊治。

一、原发性开角青光眼合并原发性闭角青光眼

理论上,原发性开角青光眼与原发性闭角青光眼并存的混合性青光眼是少见的。但在某些患者,其房角静态下狭窄而动态下开放,如窄角型开角青光眼患者,眼轴较短,随年龄增加,晶状体前曲率增加,晶状体虹膜隔前移,静态下前房角之虹膜末卷长期与小梁网相接触引起继发性小梁损害,也能导致前房角粘连。原发性开角青光眼合并原发性闭角青光眼(primary open angle glaucoma combined by primary angle-closure glaucoma)患者的眼底视神经损害及视功能损害往往与房角粘连关闭程度不相吻合。

二、原发性闭角青光眼合并继发小梁损害

部分原发性慢性闭角青光眼患者表现为混合机制发病,即瞳孔阻滞与非瞳孔阻滞并存。瞳孔阻滞造成前房角粘连关闭,非瞳孔阻滞因素由虹膜末卷与小梁网多次接触与脱开而导致继发小梁损害。原发性闭角青光眼合并继发小梁损害(primary angle-closure glaucoma with trabecular damage)患者房角膜粘连闭合程度也与其严重的视网膜神经纤维层损害和视野缺损不相吻合。

原发性急性、亚急性闭角型青光眼在高眼压下房角均关闭,虹膜与小梁网相贴;而在低眼压下房角开放,虹膜与小梁网分开。在多次反复发作高眼压后,小梁的房水外流功能可能受到损害,此时,即使没有明显的周边虹膜前粘连,但由于有继发小梁的损害,因此,眼压描计 C 值的降低与房角粘连的范围不相

称,行周边虹膜切除术后,即使房角已重新开放,但 C 值无改善,眼压不能降低,这是较多见的一种混合性青光眼类型。

三、窄角性开角青光眼合并继发房角粘连

窄角性开角青光眼合并继发房角粘连(narrow angle and open angle glaucoma combined by secondary angle synechiae)即窄角型开角青光眼与继发房角粘连并存。窄角型开角青光眼应为较多见。虹膜周边部小梁网长期接触既能造成虹膜周边前粘连与前房角粘连关闭,也能加剧小梁损害。

四、原发性开角青光眼术后 浅前房合并房角粘连

尽管复式小梁切除术和青光眼微创手术的发展及应用,抗青光眼术后浅前房或前房消失发生率已较低,但还有原发性开角青光眼术后浅前房合并房角粘连(flat anterior chamber after surgery for primary open angle glaucoma combined by secondary angle synechiae)患者出现。周边前房变浅乃至消失加剧虹膜周边前粘连发展以及房角粘连产生。结果此原发性开角青光眼由于术后的继发性闭角青光眼,成为混合性青光眼。

五、青光眼睫状体炎综合征 合并原发性开角青光眼

青光眼睫状体炎综合征(简称青睫综合征)是一种继发于葡萄膜炎的开角型青光眼,本病具有眼压增高,但自觉症状轻微,眼压升高时可见角膜背羊脂状 KP,房水少见闪辉。少部分患者的小梁网上亦见有灰白色沉着,病变反复发作,但对视神经功能与视野损害较小。文献报道和我们的经验均注意到本综合征可与原发开角型青光眼合并存在,形成混合性青光眼,出现与青睫综合征不同的症状和体征。炎症消退后,眼压不能降至正常范围,却出现典型的原发性开角青光眼视神经功能损害。因此,对于此类青睫综合征的病例,均应注意有无合并原发性开角型青光眼。青光眼睫状体炎综合征合并原发性开角青光眼(glaucomatocyclic crisis combined by primary open angle glaucoma)患者还应该注意长期随访,部分患者会发生 ICE 综合征。

六、原发性开角青光眼合并 糖皮质激素性青光眼

原发性开角型青光眼(primary open angle glaucoma)患者属糖皮质激素眼压升高反应高度敏感的人群,诊断为糖皮质激素性青光眼的患者,如果应用糖皮质激素的时间和用药量与视神经和视功能损害不一致,即用药时间短且用量小,而视神经功能损害严重,停用糖皮质激素后眼压不降,甚至进行性上升,则应考虑糖皮质激素性青光眼与原发性开角青光眼两种类型混合性青光眼的可能性。

七、剥脱综合征合并开角青光眼或闭角青光眼

剥脱综合征(Exofoliation syndrome)是一组年龄相关的细胞外基质异常退行性病变症候群。少量点状的、白色的、卷曲纤维状细胞外基质物可沉积在许多眼内组织,最常见者为瞳孔缘与晶状体前囊。

晶状体前囊有特征性改变:①中央盘状区,与瞳孔直径等大;②周边部颗粒带;③中间透明带。瞳孔缘色素皱褶消失或瞳孔周围虹膜透明区可能是本病虹膜色素上皮早期变化体征。小梁网色素沉着也是典型体征之一,色素沉着为不规则散在、具有超过 Schwalbe 线的倾向。该类患者时常合并开角青光眼与闭角青光眼,其机制可能为剥脱的物质沉积在邻管组织,导致 Schlemm 管和邻管组织变性,引起眼压升高,致开角青光眼。此外,当剥脱综合征者具浅前房窄房角时,晶状体悬韧带松弛软弱,致使晶状体前移,虹膜组织硬变及弹性降低,瞳孔缩小,可致房角粘连闭合,引起闭角青光眼。

八、新生血管性青光眼

新生血管性青光眼(neovascular glaucoma)是由于广泛眼后节缺氧或局部性的眼前节缺氧,血管形成的刺激因子与抑制因子的平衡被打破,代偿性新生血管因子分泌合成增加,虹膜和房角新生血管(病理性血管)膜形成,则早期可致小梁网损害(开角期),晚期可以导致牵引性房角粘连合并继发小梁损害,同时由于缺血缺氧加剧了视盘及视网膜神经纤维层损害,形成一种难于处理、预后不良的混合性青光眼。

九、继发性开角青光眼合并继发性闭角青光眼

特发性炎症、葡萄膜炎、外伤后炎症等均可导致小梁网损害,引起继发性开角青光眼,如果炎症反复发生,则可导致虹膜周边前粘连而致继发性闭角青光眼。

十、上巩膜静脉压增高合并先天性青光眼

先天性青光眼患者合并上腔静脉综合征、颈动脉—海绵窦瘘、眶局部的动静脉瘘或眶静脉曲张症等情况时,会引起眶静脉回流的障碍,眶压升高,眼静脉压升高,前睫状静脉回流障碍,最后引起上巩膜静脉压升高与眼内压升高,形成混合性青光眼。

十一、两种基因突变引起的家族性青光眼 / 青少年青光眼

近年来已报告导致青光眼的候选突变基因达二十多个。其中经由家系连锁调查及全基因组关联研究（GWAS）突变基因筛选已被证实与青光眼发病有确切作用的候选致病基因有 TIGR/MYOC、CYP1B1、OPTN、WDR36、NTF4 等。已有文献报道和我们的研究结果表明，家族性开角青光眼中 TIGR/MYOC 基因突变频率比较散发的原发开角青光眼患者高 2～4 倍。单纯 TIGR/MYOC 基因突变者，发病平均年龄 51 岁（48～64 岁），两种基因突变者：TIGR/MYOC 基因和 CYP1B1 基因，发病年龄为 27 岁（23～38 岁）。我们报道的一个四代青光眼家系 GZ.1，经过数年的追踪和基因突变的筛查，发现该家系中两种基因突变者发生青光眼的频率为 50%。青光眼的基因研究为理解混合青光眼提供一个新的视角，可以理解糖皮质激素性青光眼、青少年型青光眼或家族性开角青光眼为混合性青光眼。

十二、外伤性房角后退（劈裂）合并晶状体脱位继发房角粘连合并小梁炎症合并玻璃体阻滞

外伤所致房角劈裂或小梁炎症反应，房水外流功能均可能受到损害，可引起继发性开角型青光眼；而外伤所至晶状体脱位继发房角粘连、玻璃体阻滞，可引起虹膜膨隆、房角周边前粘连或房角闭塞，从而成为多种继发性青光眼的混合。

十三、恶性青光眼

恶性青光眼（malignant glaucoma）是否归入混合性青光眼尚有不同看法。传统观点是归入继发性青光眼或归入单列恶性青光眼。从其发病机制来看，实应归入混合性青光眼。

抗青光眼手术后，或滴用缩瞳剂治疗青光眼后，出现前房消失，眼压不断升高，可诊断为恶性青光眼。多发生于慢性闭角型青光眼术后，由于睫状体的肿胀或肥大，晶状体悬韧带松弛，导致晶状体虹膜膈前移，瞳孔缘被晶状体前部紧紧顶住，并且将虹膜推向小梁网和角膜，关闭房角，前房极浅或消失，由于睫状环阻滞、瞳孔阻滞、晶状体阻滞、房角阻滞、玻璃体阻滞等阻断房水向前流动，房水即向后进入玻璃体腔或玻璃体后间隙，玻璃体腔内压力增高，又进一步将晶状体虹膜膈向前推，形成恶性循环。

近年来对恶性青光眼的处理有些新的原则。除了传统的抗炎、散瞳、前房形成联合后巩膜切开，脉络膜上腔引流术，最后行晶状体摘除术或联合前段玻璃体切除术外，我们曾对 32 例此类患者，首选超声乳化白内障摘除加折叠式人工晶状体植入术也取得较好的疗效。但需注意观察术后患者前房状况，约 50% 患者术后可能会再次发生浅前房或前房消失，此时应联合前段玻璃体切除术。

十四、Schwartz 综合征

Schwartz 综合征（Schwartz syndrome）是继发于孔源性视网膜脱离后的青光眼症候群，包括患眼裂孔源性视网膜脱离、眼压升高、房水闪辉和浮游细胞，当手术复位脱离的视网膜后，眼压可回复正常、房水闪辉和浮游细胞均可消失。以前的研究认为，Schwartz 综合征的青光眼表现主要是由于房角后退、炎症反应和视网膜色素上皮细胞释放色素颗粒所致。最近的的研究认为，其青光眼的表现主要是由于光感受器细胞外节通过视网膜裂孔迁移堵塞小梁网所致。因此，从发病机制可以认为 Schwartz 综合征的青光眼是混合机制青光眼。

（葛　坚）

主要参考文献

1. 周文炳. 临床青光眼. 北京：人民卫生出版社，2000.

2. 葛坚，郭彦. 白内障超声乳化联合后房型折叠式人工晶状体植入治疗恶性青光眼疗效观察. 中国实用眼科杂志，2001，19（2）：121-123.

3. 葛坚. 眼科学. 北京：人民卫生出版社，2000，142-169.

4. Ishikawa H et al. Quantitative assessment of the anterior segment using ultrasound biomicroscopy, Current Opinion in Ophthalmology 2000，11：133-139.

5. Shields MB et al. Classification of the glaucoma, in Ritch R et al: The glaucomas, clinical Science. 2ed. Mosby-year book. Inc. 1996，P717-725.

6. Stamper RL et al. Combined-mechanisms glaucoma in Becker-shaffer's diagnosis Mosky. 1999，P350-360.

7. Hyams SW et al. Mixed glaucoma. British J. Ophthalmology，1977，61：105-106.

8. Vincent AL et al. Digenic inheritance of early-onset glaucoma：CYP1B1，a potential 9. modifier gene. Am. J. Human Genetics. 2002，70（2）：448-460.

9. Shimizu S. Age-dependent prevalence of mutations at the GLC1A locus in primary open-angle glaucoma. Am. J. Ophthalmology，2000，130（2）：165-179.

10. Wu Durm D. Genetic basis for glaucoma. Current Opinion in Ophthalmology，2002，13：55-60.

11. Ritch R. Exofoliation syndrome. Current Opinion in Ophthalmology，2001，12：124-130.

12. Gutierrez C，Merayo J，Cuevas J，et al. Glaucoma related with photoreceptor outer segments in aqueous humor. Schwartz-Matsuo syndrome. Arch Soc Esp Oftalmol. 2001，76（5）：315-318.

13. Matsuo T. Photoreceptor outer segments in aqueous humor：key to understanding a new syndrome. Surv Ophthalmol. 1994，39（3）：211-33.

14. Majo F，Delbosc B，Montard M，Monnot PH et al. Rhegmatogenous retinal detachment and hypertension：Schwartz-Matsuo syndrome. J Fr Ophtalmol. 1998，21（9）：707-711.

15. Khan AO. Genetics of primary glaucoma. Curr Opin Ophthalmol. 2011，22（5）：347-355.

第十三章
发育性及儿童型青光眼

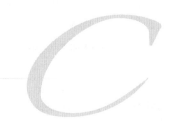

发育性青光眼（developmental glaucoma）是胚胎期和发育期内眼球房角组织发育异常而致房水排出障碍所引起的一类青光眼，多数在出生时异常已存在，但可以到青少年期才发病表现出症状和体征。曾有先天性青光眼（congenital glaucoma）之称，分为原发性婴幼儿型青光眼（primary infantile glaucoma），原发性少年儿童型青光眼（juvenile glaucoma）和伴有其他发育异常的青光眼（glaucoma associated with developmental disorders）三类。Duke Elder 发现在一般眼病患者中发育性青光眼占 0.01%～0.04%，而在盲人院中占 2%～15%。上海盲童学校（1981～1982）的 180 名盲童中，发育性青光眼 14 例，占 7.8%，天津盲童学校（1987）的 88 名盲和低视力儿童中发育性青光眼 3 例，占 3.4%。发育性青光眼的发病率在出生活婴中约为万分之一，大约有 70% 属原发性。原发性婴幼儿型青光眼由于病变眼球增大明显，曾经被称为"牛眼"（buphthalmos），但目前牛眼一词已很少应用，且只是指其中的继发性青光眼而言；也因有角膜水肿而被称为"水眼"（hydrophthalmos）。早在 Hippocrates（公元前 460～377），Celsus（公元一世纪）和 Galen（公元 130～201）时代已经知道"牛眼"（buphthalmic eye，cow's eye），16 世纪时曾有不少关于"牛眼"的描述。1869 年 von Muralt 将此种病例归于青光眼的一种类型，这一观察很快得到许多眼科医师的证实。此后各国学者对发育性青光眼的病因、治疗方法等方面都有大量的研究。一般将 3 岁作为婴幼儿型青光眼与少年儿童型青光眼的分界线，因为 3 岁以后眼球基本上不再因眼压升高而伸展扩大。

少年儿童型青光眼曾经一度以 30 岁前患病的年龄为界限来诊断，但非常不科学。曾称青少年型青光眼，也不合理，因为青年的年龄定义上限至少是 35 岁。目前认为儿童、少年中发育性青光眼与原发性开角型青光眼的区别在于前房角内是否存在有房角的发育异常，如果见到前房角内有中胚叶组织残留等发育异常，则诊断为发育性少年儿童型青光眼，否则为原发性开角型青光眼。伴有其他先天异常的青光眼

均有明显的眼部和（或）全身发育异常，常常是以综合征的形式表现。此外，儿童期的青光眼也可以由其他眼病或全身疾病、外伤、手术，甚至药物等因素造成，这属于继发性青光眼范畴（详见第十章继发性青光眼）。发育性青光眼的遗传性，有明确家族遗传史的约 10%，目前大多数认为是多基因遗传。病理解剖上发育性青光眼有三类发育异常：①单纯的小梁发育不良（trabeculodysgenesis），有两种形式：一种是小梁网表面呈点条状或橘皮样；另一种是虹膜前基质呈凹面状向前卷上遮蔽巩膜突，越过小梁网止于 Schwalbe 线。②虹膜小梁网发育不良（iridotrabeculodysgenesis），除了小梁发育不良外，表现为虹膜轮辐（卷）缺损、隐窝明显减少；虹膜基质增生，前基质增厚呈天鹅绒状粗糙外表；虹膜结构缺损；以及无虹膜；虹膜血管异常等。③角膜小梁发育不良（corneotrabeculodysgenesis），有周边部角膜（透明角膜 2mm 内）病变，通常环绕整个角膜；中周部角膜病变，通常呈节段性；中央部角膜病变，中央基质变薄混浊；小角膜和大角膜等。

发育性青光眼的发生机制是由于房角发育的遏制，阻止了虹膜睫状体的后移，虹膜呈高位插入小梁网内，并且小梁网板层和 Schlemm 管以及集液管的发育形成不完全，导致房水外流阻力增加。

第一节　原发性婴幼儿型青光眼

原发性婴幼儿型青光眼患儿多在出生时已存在眼部异常，通常在 3 岁以前发病，典型的临床表现为畏光、流泪、眼睑痉挛、角膜增大、混浊水肿、眼压增高，最终导致视神经萎缩。该病具有发病年龄小、病情发展快等特点，病理性的高眼压造成的视神经不可逆性损害导致了大量盲童和低视力儿的产生。

【流行病学及遗传学】　原发性婴幼儿型青光眼是发育性青光眼中最多见的一型，约占发育性青光眼的 65%～75%，无全身或眼部其他先天异常，其新生儿罹患率存在明显的种族和地域差异。西方国家平均发病

率为 1:10 000（1:5000~1:22 000），其中最高的是在斯洛伐克的吉普赛人群，曾报道达到 1:1250。我国汉族人群的婴幼儿患病率为万分之一。可发生在出生前、出生时或出生后最初三年，但 80% 以上在出生后一年内发病。双眼累及者约 60%~75%，可以同时或先后起病，两眼的严重程度也常有不同。男性患儿较多，约占 65%~76%。大多数的原发性婴幼儿型青光眼属于散发病例，仅有 10%~12% 的患儿有家族史。有报道散发病例与遗传亦高度相关，且不同病例间存在异质性。青光眼致病基因遗传方式大多为常染色体隐性遗传，少数家系显示为常染色体假显性遗传，现代的观点倾向于多基因或多因子遗传。

关于遗传方式有两种学说：

1. 常染色体隐性遗传学说　以 Francois 为代表的统计文献（1961 年）报告 1171 例患儿中的 151 例有家族史，占 12.8%。家族成员发病者以同胞为多，同代发病率（包括患儿本人）应为 25.5%，用 Just-Weinberg 矫正公式算出的矫正同代发病率为 9.8%，外显率为 40%。同时患儿的亲代有 8.1% 的近亲通婚史。这些都说明本病为常染色体隐性遗传。

也有少数家族有连续传代史，这可以用患者与杂合子通婚，子代 50% 呈现疾病的"假显性遗传"来解释。如按本病在总人口中发病率为 0.008% 计算，人群中杂合子率为 2.8%（假定外显率为 40%），患者与外表正常者通婚，约有 1/36 的机会与杂合子通婚；倘与近亲通婚，则遇到杂合子的机会更大。

我国对原发性婴幼儿型青光眼的遗传问题也做了一些调查：通过黑龙江、上海两个大组家系分析，显示亲代近亲通婚率较高（分别为 4% 和 5.9%），同胞患病率也较高，上海家系矫正的同代发病率为 12.5%（Fisher 矫正值）。北京和天津的 396 例有家族史记载的患儿中，无近亲通婚史，有 17 例的家族成员中有青光眼，其中 14 例为同胞患病者。

2. 多因子学说　是由 Fraser（1967）、Merin（1972）等提出。因为原发性婴幼儿型青光眼两性发病率不等，男性多于女性；同代发病率实际仅为 3%~11%，又明显低于预期的隐性遗传发病率 25%，亲代发病率与子代相近；再加上双生子调查，同卵双生子发生原发性婴幼儿型青光眼的一致率低于 1.0，这些都支持多因子遗传。

Demeneis 等（1979）用复杂的遗传学统计方法研究了 374 例原发性婴幼儿型青光眼的一级、二级、三级亲属发病率。根据分析结果，单用一种遗传方式都不能满意解释。因此认为可能有遗传异质性，即本病包括了多种不同类型，其遗传方式分别为多因子、隐性、

显性等，甚至还可能包括一些性连锁隐性遗传在内。

原发性婴幼儿型青光眼同胞发病率相对较高。某些调查显示在确诊有原发性婴幼儿型青光眼的家庭中，生育第 2 胎发病的机会较一般家庭要多，且与已患病孩子的性别有关：如第 1 胎为男孩，第 2 胎发病机会为 3%；若第 1 胎为女孩，第 2 胎得病机会则几乎为零。原发性婴幼儿型青光眼虽子代发病率较低，但也应对其子女加以注意，以便早期诊断早期治疗。我们遇见有两个家系都是三代患病的原发性婴幼儿型青光眼。

目前，致病基因定位的主要方法有基于家系样本的连锁分析和基于大样本的病例对照关联研究。共发现并报道三个主要的与婴幼儿型青光眼发病相关的基因座：GLC3A（2p21）、GLC3B（1p36.2-p36.1）和 GLC3C（14q24.3）。仅在 GLC3A 位点找到了确切的致病基因——CYP1B1，该基因在不同人群患者中的突变率和突变模式相差很大，从阿拉伯和吉普赛人的 90%~100%，到印度尼西亚、摩洛哥、印度和巴西的 30%~50%，再到日本的 20%。陈宇虹和孙兴怀等对 116 名中国汉族散发病例的研究显示，仅有 17.2% 的患者为 GLC3A 突变致病。由此说明在各个人群特别是中国汉族的婴幼儿型青光眼患者中存在着其他的致病基因。基因座 GLC3B 是 1996 年对 4 个与 CYP1B1 基因不相关的家系中通过连锁分析得到的，定位于 1p36.2-p36.1，约 3cM 的染色体内部。在此区域内共有 16 个小梁网特异表达的基因。第三个候选区域 GLC3C 是在一个多代的常染色体隐性遗传的先天性青光眼家系分离得到的，定位于 14q24.3，约 2.9cM。最近，在巴基斯坦两个近亲婚配的 PCG 大家系的研究中，致病基因定位到了这一位置的附近，并发现了一个新的致病基因 LTBP2。LTBP2 是一类潜在的转化生长因子结合蛋白，邻近 GLC3C 区域上游。

由于青光眼多为隐性致病，同时我国已基本消除近亲婚配现象，因此在中国汉族人群很少有青光眼的大家系来开展遗传学研究。基于这一情况，陈雪莉和孙兴怀等选择了 152 个不携带 CYP1B1 基因突变的三联家系样本进行 GLC3C 候选区域与婴幼儿型青光眼关系的研究。在 GLC3C 区域内发现了和婴幼儿型青光眼强相关的信号，为寻找汉族人群先天性原发性青光眼的致病基因提供了参考和方向。

【病理与发病机制】　虽然目前普遍认为原发性婴幼儿型青光眼眼压升高的机制是由于前房角发育异常导致房水外流受阻，但迄今为止，关于前房角分裂发育、分化异常、小梁发育异常以及如何产生此种异常等病理和发病机制的精确过程，仍未完全明了，还存在许多有争论的问题。事实上，前房角的形成、房角

网状组织的分化和 Schlemm 管的出现,经历了十分复杂的生物发育过程,其中任何一个环节出了问题都可能发生房水外流不畅。

临床病理研究发现原发性婴幼儿型青光眼的房角组织病理学改变有:虹膜附着靠前,虹膜突存在。巩膜嵴未发育,睫状肌纵形纤维直接附着于小梁网上。小梁网粗细、长短不等,构成小梁网的"小梁束"异常变粗,排列紧密或相互融合,小梁板压缩,网眼变窄,内有蛋白、细胞碎片等沉积物。在小梁网眼内破碎的细胞器和变性的蛋白沉积物中,有不同程度的纤维化。Schlemm 管呈裂隙或线状狭窄,表面覆以原始间叶组织,在 Schlemm 管区内皮下存在一种无定形物质,内皮细胞有变性和坏死,细胞器稀少,核糖体增多,内质网扩张或溶解,胞质内有空泡形成并见大量微丝,线粒体肿胀。多数学者未见 Barkan 和 Worst 等所描述的无渗透性薄膜,但见到小梁形成的致密物,在光镜下不能分辨为单个细胞或薄的板片,给人以连续膜的错觉。小梁板片处于拉紧状态,当周边虹膜后退时尤为明显。Maumenee 注意到,因睫状肌纵形纤维异常附着于小梁,肌肉收缩时使小梁板片紧密,小梁间隙封闭,造成房水流出阻力增加。Maul 在做组织学检查时发现红细胞可穿过内侧的小梁间隙,而在受压缩的外侧小梁间隙及邻近 Schlemm 管区则未见红细胞,表明病变发生于该部。

20 世纪 90 年代以来针对房角组织的胚胎发育研究成为青光眼研究领域的一个热点。研究前房角的发育主要着眼于两方面:一是 Schlemm 管及巩膜突的发生和分化,二是构成前房角的几个重要组织结构的相互位置变化。在正常的胚胎发育过程中,胎龄 5 个月时其小梁区表面有葡萄膜组织覆盖,到胎龄 7 个月时此葡萄膜开始后退,小梁区前部完全暴露于前房中。随着胎儿的增长,葡萄膜亦继续后退,至出生时睫状体前端已后退到其在巩膜突的附着处,此时小梁区表面完全裸露。如果此时小梁区表面仍有葡萄膜组织残留或睫状体肌纤维覆盖,则为先天发育异常。研究发现凡有虹膜组织紧贴小梁区表面的,小梁的分化就差,表现为小梁网眼少且不规则,内皮细胞萎缩变性,胞质内有空泡,Schlemm 管不存在;而无虹膜组织贴附区域的小梁则发育稍好,至多只是轻度的发育不良,内皮细胞生长活跃,小梁网的网眼腔隙内有基膜样物质沉积。实验胚胎学的研究表明头面部中胚叶组织是从神经嵴起源,房角网状组织并非全部来自中胚叶组织,而是有很大一部分来源于从神经嵴起源的神经外胚叶组织,如角膜的基质细胞和内皮细胞、房角小梁网的内皮细胞以及虹膜的基质细胞等。因此,有学说认为虹膜的正常位置可能对其附近小梁网的发育有诱导作用。当虹膜位置发生异常,贴附于小梁网表面时,有可能产生一种隔离作用或组织接触性抑制作用,使小梁网的正常发育受到干扰,导致小梁网的发育处于不正常状态。虹膜贴附于小梁网表面很可能使存在于房水中的某种小梁网发育刺激因子不能发挥作用,前房角的发育、分化受阻。

关于原发性婴幼儿型青光眼的发病机制尚存在各种不同的理论,较具代表性的有以下几种学说:

1. Barkan 膜 Otto Barkan 认为原发性婴幼儿型青光眼前房角覆盖一层不渗透的薄膜,阻碍房水流出。Worst 支持这一理论,并认为该膜为残存中胚叶组织的无渗透性表面膜,正常情况下应裂开,但在原发性婴幼儿型青光眼却持续存在。Hansson 等用扫描电镜观察证明小梁网有连续的内皮表面层,在胎儿正常发育的最后数周形成空隙,而在原发性婴幼儿型青光眼则可能是发育异常使这一无渗透性薄膜继续残留。一些临床医师支持在正常胚胎发育中有一连续的内皮细胞性膜(Barkan 膜)衬覆在小梁原基表面这个观点,设想此膜异常残留或没有孔隙形成就会引起房水外流受阻,导致原发性婴幼儿型青光眼发生。因此房角切开术就是切开这一表面组织,使虹膜根部后移,房水得以外流而降低眼压。外路小梁切开术后房水外流明显增加,也可能与此膜的断开有关。但从病理组织学上一直没有足够证据来表明此膜的存在。一些支持此膜存在的学者认为,这可能是难以得到疾病早期的标本,或者在标本制作过程中此膜受到破坏的结果。但 Anderson、Maumenee 等认为即使在合适的标本中,光镜下也未发现任何膜的证据。

2. 前房角中胚层分裂不完全 胚胎发育学中前房角是由眼前部原始中胚叶组织裂开并经过萎缩、分化等所形成。Allen、Burian 及 Braley 等认为早期充填在前房角的中胚叶组织,在胚胎发育过程中分裂(cleavage)不完全,造成了前房角的发育异常。

3. 前房角中胚层萎缩不完全 Mann 提出正常房角的形成并不是由于分裂而是中胚叶间质的萎缩吸收过程。原发性婴幼儿型青光眼的病因学基础是这种中胚叶组织未完全萎缩所致,前房角内的中胚叶组织异常残留阻碍了房水的外流。

4. 睫状肌附着异常 Maumenee 观察到睫状肌异常地附着于小梁网,可将巩膜嵴突压向前外方,因而使 Schlemm 管变得非常狭窄。还有原发性婴幼儿型青光眼组织病理学标本显示患眼根本未见 Schlemm 管存在,这些都是房水外流阻碍的原因。

5. 小梁网分化异常 Smelser 及 Ozanics 认为原发

性婴幼儿型青光眼的发生是由于前房角中胚叶组织在胚胎发育过程中重新排列分化为小梁网时发生错误所致。电镜研究观察到原发性婴幼儿型青光眼的葡萄膜部小梁网结构致密，有的患眼 Schlemm 管的内皮细胞下存在一层较厚的不定型物质，这些支持该学说。

6. 神经嵴细胞发育受阻　Kupfer 及 Kaiser-Kupfer 提出原发性婴幼儿型青光眼中有些类型的缺陷系神经嵴细胞（neural crest cell）的移行或胚胎感应器的终末诱导缺陷所导致的发育异常。胚胎发育研究表明角膜基质和内皮、小梁网、睫状肌、葡萄膜基质、巩膜等是源于神经嵴细胞，支持这一学说。该学说还可以解释一些合并其他异常的发育性青光眼（如 Rieger 综合征），因为眶骨、结缔组织也是来源于神经嵴细胞的，其发育受阻亦可影响到其他组织如面部、骨、齿、软骨和脑膜的发育。

7. 综合学说　由于上述各个学说均难以圆满地解释原发性婴幼儿型青光眼的发病机制，Worst 首先提出综合学说，它包括萎缩和重吸收理论，但不同意原始中胚叶组织裂开学说，认为巩膜嵴发育不全使得睫状肌纵形纤维部分终止于小梁网上。此外，胚胎发育期间前房角有单层内皮组织遮盖，出生后在婴幼儿型青光眼中所见的前房角异常组织残留，被认为即是 Barkan 膜的构成。Smelser 对胚胎发育中的人眼和猴眼小梁进行透射电镜观察，发现房角结构的分化是由于间质组织的逐渐疏散而非分裂。Wulle 赞同其观点，认为在胚胎早期前房角细胞重新排列，形成小梁内侧早期中胚叶间质。Hansson 认为发育胚胎的小梁表面层（相似于内皮）在最后几周即行分裂，此过程受阻则常残存非渗透性的细胞状膜。Anderson 指出前房角的发育过程除了分裂和萎缩外，还包括与角膜和巩膜发育相关的葡萄膜组织后移以及葡萄膜的各层次沿巩膜内面复位的过程。如果小梁网的胶原性组织过早成熟或过度形成，则可阻止睫状体和周边虹膜的后移而导致前房角发育异常。因此，目前关于原发性婴幼儿型青光眼发病机制的综合理论学说是：源于神经嵴细胞的前房角发育过程受阻，造成了小梁网的不同平面发育异常、睫状体和虹膜的向前附着到小梁网上以及 Schlemm 管的异常，通过某种或多种机制导致房水外流障碍。

【临床特征】　原发性婴幼儿型青光眼的临床过程各异，Bardell 等统计 30% 存在于出生时，88% 发生于出生后第 1 个月。Becker 和 Shaffer 发现 60% 的病例在出生后前 6 个月内诊断，80% 以上的病例在 1 岁内得到诊断。原发性婴幼儿型青光眼虽然也是以高眼压造成视神经的损害为特征，但由于婴幼儿时期的眼球

及其婴幼儿自身仍处于发育活跃阶段，因此不同于其他年龄的青光眼患眼和患者，常具有其独特的临床症状及体征。

1. 畏光、流泪和眼睑痉挛　常常是这类患儿首先表现出的症状，因高眼压引起角膜上皮水肿刺激所致。早期可以是较强光线下有畏光表现，随着病情进展，逐步出现流泪、眼睑痉挛。由于婴幼儿不会主诉，常常表现为用手揉眼、烦躁、喜欢埋头等行为。严重者在一般光线下即表现畏光，强光下患儿面部隐藏在母亲怀中，表现为典型的畏光、流泪及眼睑痉挛三联症。尤其是眼压升高导致 Descemet 膜破裂（Haab 纹）时，角膜水肿、畏光、流泪均突然加重，患儿烦闹哭吵，不愿睁眼，常常埋头以避免光线的疼痛刺激。

2. 眼球和角膜扩大　临床上不少患儿就诊是因家长发现眼球增大。单眼患儿容易被发现异常，就诊较早，而双眼患病的则常常易忽略，以至于发展到一定严重程度时才被察觉。儿童眼球的胶原纤维富于弹性，3 岁以前发生眼压升高常导致眼球增大，尤其是角膜和角巩膜缘组织。由于原发性婴幼儿型青光眼的眼压升高是逐步的病理过程，眼压升高的初始阶段，眼球被动扩张以缓解眼内压力起到自我保护的作用，患眼的角膜和角巩膜缘逐渐增大。当眼压升高的速率或程度超过了眼球的扩张代偿时，角膜发生云雾状水肿混浊。随着病情进展，角膜和角巩膜缘进一步增大，角膜的后弹力膜层（Descemet 膜）和内皮细胞层被伸展，最终导致破裂，房水进入角膜内，角膜水肿混浊加重（并与眼压升高所致的弥漫性水肿混合），但眼压可暂时得到一定程度的缓解。角膜内皮细胞很快移行修复，角膜水肿逐步消退。后弹力膜层的断裂边缘卷缩，当内皮细胞层形成新的基底膜时，产生透明状边缘，留下永久性的后弹力膜层破裂纹，即形成婴幼儿型青光眼特征性的 Haab 纹（Haab 于 1863 年首次描述）。Haab 纹位于角膜近中央部分呈典型的水平方向线纹，如发生在周边部，则线纹与角膜缘平行或呈曲线状。我们临床上见到最大角膜横径达到 23mm 的病例，即整个睑裂区只有角膜，看不到结膜和巩膜组织。在角膜直径小于 12.5mm 时一般不会出现后弹力膜层破裂，3 岁以后也很少发生因眼压增高而造成的后弹力膜层破裂。该病理过程可以反复发生。当角膜后弹力膜层破裂时，患儿的畏光、流泪及眼睑痉挛三联症均突然明显加重。长期持续的眼压升高将导致角膜云翳样瘢痕，上皮缺损甚至溃疡。

婴幼儿型青光眼的发生常常因眼前部的特殊表现而不易观察到眼球的整体变化。通常由于高眼压的影响，整个患眼被动扩张，眼球的纵径和横径都增大。

眼球扩大的病理变化包括角膜、角巩膜缘（前房角）、巩膜和视乳头（巩膜管、筛板）等组织的延伸。晚期病例常常出现角膜或角巩膜缘葡萄肿，也常因角巩膜缘的扩大导致晶状体悬韧带伸展、断裂而发生晶状体半脱位。巩膜也可因眼压增高而缓慢扩张，由于巩膜变薄在一些患儿可显露下面葡萄膜的颜色，呈现"蓝巩膜"的外观。眼压升高所致的角膜扩展主要发生在3岁以前，而巩膜的改变可延续较晚，有的甚至到10岁左右，因细胞外的结缔组织随着生长发育不断增加，巩膜不再扩张。因此，3岁以后眼压仍继续升高的患儿，可有进行性近视的表现。婴幼儿型青光眼即使眼压控制到正常，已扩大的眼球，在早期病例可有部分回缩，尤其是角膜和角巩膜缘，但不会完全恢复到原来正常大小。

3. 屈光不正　由于眼压升高造成的眼球和角膜扩大引起患眼明显的屈光不正，是婴幼儿型青光眼的又一临床特点。较早期或较轻的病例，有时是以视力不好就诊，拟为屈光不正治疗的。更多的情况是，往往这类青光眼的严重性转移了临床医师的注意力，忽略了其屈光不正的特殊表现。Robin等报道原发性婴幼儿型青光眼59例102只眼，有2/3为3.0D以上近视，屈光参差大于2.0D（球镜或柱镜）者占31%，单眼或不对称性近视散光的屈光参差更为普遍。Bnughton的一组单眼原发性婴幼儿型青光眼，全部有屈光参差，患眼平均近视4.95D。复旦大学附属眼耳鼻喉科医院长期随访一组手术后眼压已稳定控制了的原发性婴幼儿型青光眼38例64眼，屈光不正以近视为主，在小于6岁年龄组病例中占80%，平均−3.7D；在6～13岁年龄组病例中占69%，平均−7.0D。但其近视屈光度与患眼的眼轴增长不完全符合：小于6岁年龄组病例平均增加2.84mm（约相当−8.0D），6～13岁年龄组病例平均增加3.46mm（约相当−10.0D）。散光在小于6岁年龄组病例中占50%（其中一半为规则散光），而6～13岁年龄组病例中则占83.3%（角膜地形图检查显示多为不规则散光），屈光度（等效球镜）平均为2.75D。两年龄组病例的屈光参差分别61.5%和61.9%，屈光度两眼最大相差8.75D。这组原发性婴幼儿型青光眼的屈光状态特点是：近视和散光多，屈光度数高，有不规则散光，与眼球不均匀扩大、角膜损伤变形有关，屈光参差多见单眼患者或双眼发病但程度不同的患者。

4. 视乳头杯凹扩大　原发性婴幼儿型青光眼的视神经改变与少年儿童和成年人的青光眼不同。视盘凹陷在婴幼儿患者中发生较迅速，往往短时期的眼压升高就可以造成明显的视杯扩大。这种视盘凹陷是均匀性的扩大且较深，与婴幼儿眼球壁易于受眼压升高而

扩展有关。在早期病例的大杯凹并不代表视神经纤维的丧失，只是视乳头部的巩膜管和筛板随着眼球增大而相应地扩张的结果。但长期的持续眼压升高如同对角膜的影响作用一样，就会造成视神经的损害，但临床上严重的患眼往往因水肿混浊的角膜而不能或难以视见眼底的视神经形态结构改变。婴幼儿型青光眼患者眼压控制正常后视盘的凹陷可能会缩小，早期病例（尤其是1岁以内的婴儿）可以完全恢复到正常状态。这种视乳头凹陷的逆转要比增大的角膜回缩来得明显，可能与其局部的解剖结构特征有关。婴幼儿时期眼球壁的结缔组织尚未成熟且富有弹性，解剖薄弱区巩膜筛板及巩膜管易受高眼压作用后移、扩大，同样眼压正常后也易于回弹。成年人则不然，眼压下降后，视乳头凹陷很难缩小。当然，原发性婴幼儿型青光眼视乳头凹陷的可逆变化还与病情和病程密切相关。

【诊断检查】　原发性婴幼儿型青光眼呈现典型表现，如角膜增大、混浊、Haab纹，眼压升高，视乳头的杯凹扩大等，易于作出诊断。但这些病例或多或少已经发生了视功能的直接损害，并且还会因眼球解剖结构的改变影响视功能的健康发育而间接地造成进一步的损害。因此，早期诊断非常必要，应根据家长亲属的观察、患儿的临床表现特征及细致的眼科检查作出综合判断。临床上有不少原发性婴幼儿型青光眼的患儿因畏光、流泪、角膜水肿混浊就诊而误为角膜炎症的。在婴幼儿出现畏光、流泪、眼睑痉挛、眼球和角膜扩大等其中的任一表现，就应警惕青光眼的可能，并作如下的检查：

1. 初诊检查　首先观察患儿畏光、流泪和眼睑痉挛的情况。最好是处于自然光线下，不直接接触患儿观察其眼睛的自然状况；随后可在室内灯光照明环境中观察；再用手电筒直接照射患儿眼部观察其眼睛的反应，以判断患儿畏光、流泪和眼睑痉挛的具体情况和严重程度。同时，对角膜大小及清晰度、前房深度、虹膜、瞳孔等作出初步的印象判断。遇见不肯配合或不愿意睁眼的患儿，接诊医师要有耐心，可采用各种方式方法如玩具、声响、鲜艳色彩以及喂奶等来诱使其睁眼。

2. 镇静催眠后检查　在初诊检查发现可疑患眼，或患儿哭闹难以观察时，可给患儿口服或灌肠水合氯醛（Chloral hydrate）使之入睡后再完成检查。10%水合氯醛溶液催眠效力较强，作用迅速而长久，无副作用，不易引起蓄积中毒。用药后15分钟起效，口服及直肠用药均可迅速吸收。小儿常用参考量是30～50mg/kg或1ml/岁。患儿熟睡后，轻轻拉开患眼眼睑，观察角膜、前房、虹膜、瞳孔等体征，并可做角膜横径测量。如果角膜不是明显的水肿混浊，进行眼底视盘检查。

如有必要,可在眼局部表面麻醉后进行眼压测量。

3. 全身麻醉下检查 可以完全避免患儿不合作的影响,进行更加全面的专科检查,得到更多的相关信息,有助于分析诊断。即使婴幼儿在上述镇静催眠检查后,有时还需在全身麻醉下作进一步的检查,包括房角镜检查、UBM检查。通常可将检查安排在手术前,如果明确青光眼的诊断,即可在完备手术知情同意书的前提下进行相关的抗青光眼手术治疗。所有检查项目均要作记录,以便今后的随访对照。

(1) 角膜检查:包括角膜直径、水肿混浊程度及后弹力层破裂情况等。

1) 角膜直径:通常用测径器(或圆规)作角膜横径测量,结果以毫米记录,精确到 0.5mm。正常新生儿的角膜横径为 10~10.5mm,生后第一年增加 0.5~1.0mm。生后第 1 年角膜直径超过 12.0mm 应高度怀疑为婴幼儿型青光眼。复旦大学附属眼耳鼻喉科医院的一组 72 例 116 只眼婴幼儿型青光眼病例角膜横径范围是 11.0~15.5mm,平均 13.2mm。

2) 角膜水肿混浊:早期病例因上皮下及上皮层水肿而呈轻度淡淡的角膜混浊。有时不易辨认,可以在手术显微镜下置放前房角镜检查,此时容易看清角膜的水肿和混浊纹。如果实质层也发生水肿,混浊就很明显。急性角膜水肿见于角膜后弹力层破裂的患眼,其角膜成为灰白色,如同轻度化学伤的角膜外观。长期、严重的角膜水肿会造成永久性的瘢痕,更加重了角膜的混浊,即使眼压得到控制也不能恢复透明。

3) 角膜后弹力层破裂:观察患眼角膜深部是否存在 Haab 纹,不同部位的表现各有特点:近角膜中央区为水平方向线纹,周边部则呈曲线状或与角膜缘平行状。前房角镜检查能更加清晰地看到。

(2) 眼压测量:原发性婴幼儿型青光眼的眼压一般在 30~50mmHg,也有高达 80mmHg 以上者。与原发性开角型青光眼的诊断治疗评价一样,眼压值虽然重要和必需,但不是原发性婴幼儿型青光眼的唯一诊断和治疗评价指标。眼压测量的影响因素较多,如婴幼儿麻醉的深浅、测量的眼压计和手法以及病变的大眼球等。

1) 全身麻醉的影响:与麻醉程度及药物本身的作用有关。在麻醉兴奋期可使眼压升高,而在深麻醉期则可使眼压降低。所有的麻醉剂均可影响眼压,但程度不一。目前对婴幼儿青光眼的常规检查大多采用氯胺酮(ketamine)基础麻醉,且具有镇痛作用,一般不需麻醉前用药。氯胺酮小儿肌内注射 4~8mg/kg,注射后在 10 分钟内生效,作用仅延续 30 分钟左右,清醒后还可再继续睡眠数小时。氯胺酮有兴奋交感神经作用,可使血压增高和心率增快,因而也可使眼压轻度升高。但在应用中并未发现有临床意义的眼压变化,Quigley 也认为肌内注射氯胺酮麻醉后的眼压与清醒时的眼压无甚差别。近年来,也采用起效迅速(约 30 秒)、短效的静脉用全身麻醉药丙泊酚(2,6-二异丙基苯酚)作儿童麻醉,静脉麻醉诱导在 >8 岁的患儿需要约 2.5mg/kg,低于这个年龄所需的药量更大。通过持续输注或重复单次注射能够维持麻醉所要求的深度,通常 9~15mg/(kg·h)的给药速率或每次给予 25mg(2.5ml)至 50mg(5.0ml)的量能够获得满意的麻醉。目前未发现丙泊酚对眼压有影响,但该药没有止痛作用,检查或手术时都需要加用局部麻醉药。

2) 眼压计及测量手法:眼压计本身可以导致眼压的测量误差。Schiotz 眼压计测眼压时可因角膜水肿、角膜表面变形及弯曲度的改变以及球壁硬度等多种因素影响。手持式压平眼压计避免了婴幼儿眼球壁硬度带来的误差,但受到眼球结构改变所致的角膜曲率半径偏平、角膜混浊等的影响,还需要荧光素染色。Tono-pen 眼压计(笔式)其测压头面积小(直径仅 1.5mm),并用消毒的一次性乳胶套与角膜接触,可避免患眼微生物感染,操作简单方便,不受角膜整体形态和曲率的影响,是目前理想的婴幼儿型青光眼眼压测量方法。由于患眼眼球增大,无论用哪一种眼压计测量眼压,都应注意避免眼睑的影响,拉开眼睑时不要压迫眼球,可以用弹簧开睑器或眼睑拉钩轻轻上提来帮助开睑。

3) 病变大眼球的影响:患眼的解剖结构改变对眼压的测量存在两方面的影响。一是眼球增大使得眼眶内容物饱满,眼睑呈紧绷状,如果测量眼压时未注意到眼睑的影响,往往可使测得的眼压偏高。二是眼球增大使得自身球壁变薄、角膜曲率变平,加之角膜水肿,常常可使测得的眼压偏低。

(3) 前房及前房角:患眼的角膜和角巩膜缘扩张较明显,前房一般都明显加深。前房角的检查目的主要是寻找确定青光眼原发性或继发性类型的证据,以及为手术方案的选择和设计提供眼局部病理解剖依据。该项检查只要角膜不是明显水肿混浊,就应该进行。直接在手术显微镜下用 Goldman 房角镜查看患眼的房角,很是方便易行。典型的原发性婴幼儿型青光眼房角形态,常见厚实的深棕色带覆盖在从整个小梁网到周边虹膜的区域,虹膜根部累及的宽窄不一。放大显微镜倍数可见该深棕色带是条索状中胚叶组织,即为临床上所称的虹膜突或梳状韧带。有的区域稀疏呈发丝样,有的区域密集呈树根样,向前分布覆盖于巩膜突和小梁网上。未见棕色带的房角,看不到小梁网结构,为致密的无结构样区带,与虹膜根部附着处直接相连。没有经验的医师常常将这些改变误认为是虹膜周边前粘连。病情较轻的原发性婴幼儿型青光眼,其房角发育在某些区域可以较好,能见到正常或接近正常的小梁网结构。同一患眼中发育正常与发育障碍的房角区域可以交替存在于不同象限。如果是角膜水肿混浊明显的患眼,可以通过 UBM 来检查前房角,还可以观察角膜、前房、瞳孔、虹膜、后房、睫状体以及与晶状体、玻璃体的关系,复旦大学附属眼耳鼻喉科医院的一组病例观察显示,UBM 同样能够发现这些患眼的前房角发育异常,最多见的是虹膜根部前位,小梁网区域被覆有异常组织,同时虹膜较薄,睫状体相对较小、睫状突则呈细长状,考虑后者与整个眼球被高眼压扩展变大有关。

(4)眼底检查:主要是观察视乳头是否存在青光眼性改变。原发性婴幼儿型青光眼的视乳头凹陷有其特征:扩大的杯凹位于视盘中心,既圆又深,与婴幼儿眼球的发育密切相关。李静贞等(1985)对 200 例新生儿视盘形态的特点进行了研究,发现正常新生儿杯盘比值(C/D)频数分布呈明显偏态,C/D 值偏小的占多数,400 只眼中无视盘杯凹者占 31.25%;C/D≤0.3 者占 95.75%;>0.3 者占 4.25%;≥0.6 者仅 0.05%。两眼 C/D 相等者 74.5%,相差≤0.1 者 97%,表明在正常新生儿中两眼 C/D 基本相符。Shaffer 及 Richardson 报告正常小儿中 C/D>0.3 者为 2.7%(26/936),两眼视盘杯凹不对称者为 0.6%(3/468),而青光眼中 C/D 大于 0.3 者为 61%(52/85),单眼青光眼患者两眼视盘杯凹不对称者为 89%(24/27)。Hoskins 等报道正常婴幼儿(46 只眼)中 C/D≤0.3 者占 88%,而原发性婴幼儿型青光眼(95 只眼)中 >0.3 者占 94%。上述资料表明 C/D 大于 0.3 虽非病理标准,但在 1 岁以内的小儿应引起高度怀疑,两眼视盘杯凹不对称也具有较大的诊断参考价值。

4. 分析判断 大多数病例在全身麻醉下进行全面检查后依据上述的表现特征不难作出正确的诊断。如所测眼压正常,但其他婴幼儿型青光眼的临床体征存在,亦可诊断为原发性婴幼儿型青光眼。眼压在正常范围可能受前述的多因素影响而使测得眼压偏低。Hoskins 等(1981)对一组正常婴幼儿(74 只眼)和原发性婴幼儿型青光眼(159 只眼)在全身麻醉下测量眼压结果是:正常婴幼儿有 12%≥21mmHg,而原发性婴幼儿型青光眼≥21mmHg 的占 91%。如果缺乏角膜扩大和视乳头杯凹不明显,即使眼压有所偏高,也暂不下诊断。在上述检查不能明确时,应告诉家长密切观察患儿的症状表现,定期随访,可以经过 4～6 周后再复查,观察角膜、眼压和眼底的变化以获取更多的诊断支持证据。

【鉴别诊断】 有几种需与原发性婴幼儿型青光眼鉴别的常见眼病,主要是因为这些疾病的某些症状或表现与原发性婴幼儿型青光眼相似,但不会同时出现畏光、流泪、眼睑痉挛、角膜扩大和 Haab 纹、视乳头杯凹扩大等全部特征。其他重要的病史包括家族史(特别是同胞)、妊娠期间母亲感染(尤其是病毒性)史及出生史(是否产钳助产),对怀疑青光眼和其他疾病相鉴别非常有用。

1. 大角膜(magalocornea) 是一种少见的先天异常,双眼发病,90% 见于男性,属性连锁隐性遗传。角膜透明,直径常为 14～16mm。大角膜可伴深前、虹膜震颤以及屈光度异常。房角正常或小梁网色素较多,也可有明显的虹膜突。但大角膜无后弹力层破裂、眼压增高及视乳头杯凹扩大等原发性婴幼儿型青光眼征象,视功能无损害。曾有报告某些家系中有一部分患者为大角膜而另一些则发生了青光眼,因此有人认为它是与原发性婴幼儿型青光眼具有相关基因疾病的一种不同表现型。临床上,对任何大角膜病例均应加强随访,特别注意有无眼压和视乳头变化。大角膜也可因眼前段增大,晶状体悬韧带脆弱断裂,发生晶状体半脱位,引起继发性青光眼。根据大角膜本身的特点及其相应表现不难与原发性婴幼儿型青光眼区分。

2. 角膜产钳伤 分娩难产时用产钳助产不当可损伤新生儿的眼球,造成角膜后弹力层破裂而致角膜水肿。这种后弹力层破裂常为多发性、呈垂直或斜行条纹,与原发性婴幼儿型青光眼所致的水平性或与角膜缘同心的后弹力层破裂不同。角膜产钳损伤常为单眼,左眼多于右眼,因为出生时的胎儿多为左枕前位。相应眼睑皮肤及眼眶周围组织常同时有外伤征象。角膜后弹力层破裂纹终身存在,角膜水肿可持续一个月或以上,但角膜不扩大,眼压正常或偏低,视乳头正常。根据其特征性表现和产钳助产史,易于与青光眼鉴别。

3. 先天性遗传性角膜内皮营养不良 为出生时的一种常染色体隐性遗传性疾病。临床表现畏光、流泪及视力下降,其特点是双眼角膜水肿混浊,但角膜大小正常,无眼压升高。初起时角膜雾样水肿、实质层呈毛玻璃样混浊,角膜中央较重,逐渐向周边扩展,最后全角膜弥漫性极度增厚。后期角膜可有带状变性、瘢痕及新生血管。系角膜内皮细胞明显减少或缺乏所致。

4. 角膜虹膜发育不良 临床见到一些病例出生时双眼角膜弥漫性混浊呈灰白色,甚至不能透见前房内的虹膜和瞳孔,角膜不扩大,眼压也不升高或在临界值左右。UBM 检查显示角膜明显增厚,前房角发育基本正常。这些病例的与婴幼儿型青光眼的区别在于虽然角膜水肿混浊明显，但没有 Haab 纹，眼压不高或随访中没有进行性升高。随着年龄的增长，角膜水肿混浊会逐渐消退，3～6 个月后可以视见瞳孔，虹膜颜色为灰色，1 岁左右整个角膜基本变得透明，虹膜颜色转为灰棕色，多伴有瞳孔偏大，角巩膜缘结构往往不清晰。

5. 泪道阻塞　可有泪溢，但无畏光，通常见于新生儿泪道发育不全。在正常发育眼，泪鼻管下端的开口处有一半月形瓣膜称 Hasner 瓣，有阀门作用。泪溢的新生儿常因鼻泪管下端残膜而致阻塞，检查见眼球正常。如果发生新生儿泪囊炎，常常伴有黏脓性分泌物，累及角膜时可有畏光和眼睑痉挛。但角膜无扩大，压迫泪囊常有较多脓性分泌物。必要时可在全身麻醉下检查并做泪道冲洗，甚至探通治疗。

6. 高度近视　与原发性婴幼儿型青光眼易混淆的是其大眼球表现，尤其是单眼患者。缺乏畏光、流泪、眼睑痉挛、角膜扩大和 Haab 纹等表现，眼底视乳头入口倾斜，周围有近视弧以及脉络膜萎缩斑等病理性近视眼的特征，眼轴明显增长。随着年龄增大，近视度数和眼轴可逐步增加，但眼压正常。

7. 视乳头先天性小凹（optic pits）　是视乳头上的一种发育异常。表现为视乳头上边界清晰的圆形或椭圆形凹陷，多位于颞侧（约占 3/4）或中央视乳头上，常常是眼底检查时偶尔发现。先天性小凹多为单眼，大小从 1/6 到 1/3 的视乳头直径，深度为 2～7D 不等，多数为一个。先天性小凹的壁陡峭，色灰白或黄白，边缘有神经纤维、血管及胶质组织。患者无自觉症状，但视野检查可表现为各种不同形态的视野缺损。与原发性婴幼儿型青光眼的区别在于视乳头先天性小凹是静止的，且没有角膜扩大、水肿混浊及眼压升高等表现。

8. 视乳头生理性大视杯　也是一种视乳头的发育异常，有认为是胚胎发育过程中原始上皮乳头（Bergmeister papilla）过度萎缩所致。除了视杯凹陷大以外，不伴有其他的与青光眼相关的临床表现。生理性大视杯在人群中有报道 C/D≥0.5 占 6%，可有家族倾向性。在同一家系中，可有几个或几代成员具有形态相似的视乳头大视杯。复旦大学附属眼耳鼻喉科医院对 56 个生理性大视杯家系调查发现，一级亲中生理性大视杯占 53.9%，二级亲中生理性大视杯占 57.1%；双亲中有生理性大视杯的占 87%，其中父母均为生理性大视杯的占 13%。提示生理性大视杯的发生与遗传有关，可能为常染色体显性遗传。这种生理性大视杯的盘沿正常，杯凹均匀，没有视网膜视神经的任何损害，视功能正常，更没有原发性婴幼儿型青光眼的特征性临床表现。

【治疗】　原发性婴幼儿型青光眼原则上一旦诊断应尽早手术治疗。抗青光眼药物在孩童的安全性难以评价，且如有不良反应患儿通常也不会自诉。因此，仅用作短期的过渡治疗，或适用于不能手术的患儿。

1. 药物治疗　由于儿童身体状况及婴幼儿青光眼的特殊性，其药物治疗不仅要考虑降眼压的效果，而且要根据儿童的生理特点以及各种青光眼药物的特性来选择。此外，还要将婴幼儿青光眼的表现及药物治疗的要求、注意事项告诉患儿家长，并取得其配合。药物治疗的原则是选择低浓度和全身影响小的制剂，如 0.25% 噻吗洛尔，0.25% 倍他洛尔，1% 毛果芸香碱，1% 布林佐胺等滴眼液。不主张全身用药，如果短期应急治疗口服乙酰唑胺为 5～10mg/kg 体重，1～2 次/日。滴药时要避免患儿哭闹，将药液挤出眼外，影响疗效；同时要压迫泪囊区，防止药液经鼻泪道和鼻腔的黏膜吸收而产生全身的不良反应。近年欧洲已经通过多中心临床试验批准 0.005% 拉坦前列素滴眼液 1 次/天用于先天性青光眼的治疗。对于手术未能完全控制眼压者，或有其他病残，预期寿命短或全身麻醉有危险而不适于手术的患儿，需要较长期药物治疗，尤其要注意全身的药物不良反应，必要时应与儿科医师共同处理。

2. 手术治疗　原发性婴幼儿型青光眼的早期诊断及早期手术治疗是争取较好预后的关键。对 3 岁以下患儿可选用外路小梁切开术（trabeculotomy ab externo）或前房角切开术（goniotomy），3 岁以上及所有伴角膜混浊影响前房角视见的病例均适于外路小梁切开术。特点是术后不需滤过泡引流，其房水循环仍为生理性的外流途径。从手术效果来看，首次手术成功率高，患儿在 1～24 个月龄，尤其 1～12 个月龄时手术成功率高，术后畏光、流泪、睑痉挛症状多数很快解除。外路小梁切开术和房角切开术可多次施行，如失败则选择小梁切除术等其他滤过性手术。

（1）外路小梁切开术：此手术是经巩膜切口，暴露 Schlemm 管，从管内钝性切开 Schlemm 管内壁及小梁网，使房水进入 Schlemm 管而重新建立有效的房水外流途径治疗青光眼的一种显微手术。该手术是公认的治疗原发性婴幼儿型青光眼的理想手术，并发症少，其疗效与前房角切开术相同，不需要特制的房角镜和训练有素的助手，对手术器械和操作技术的要求也不如前房角切开术高。对因角膜混浊而无法施行前房角切开术的婴幼儿型青光眼，外路小梁切开术更是首选的手术方式。万一在手术中找不到 Schlemm 管不能完成小梁切开时，可以临时改做小梁切除术。具体的手术方法可参见青光眼手术治疗章节。找到

Schlemm 管并准确切开小梁是该手术成功的关键。由于婴幼儿型青光眼的眼球扩大，使得病理状况下的角膜缘解剖标志发生改变，可以变得模糊不清，甚至完全消失，Schlemm 管难以确认。另外，Schlemm 管发育不全或内壁存在隔膜，以及晚期病例的长时间眼压升高挤压 Schlemm 管可使其成为一潜在的腔隙等等，均是术中寻找 Schlemm 管困难的主要原因。因此，根据患眼病理变异准确定位角膜缘解剖标志很重要，我们曾经手术过一晚期婴幼儿型青光眼，其角膜缘扩大达到 7.0mm 的宽度。显然，这些眼球扩大的患眼，其 Schlemm 管会随着角膜缘的扩大而相应地后退。在手术显微镜下用 Goldmann 房角镜做前房角结构的观察和前房角顶点的定位，对术中准确寻找和正确切开 Schlemm 管非常有用，可以大大提高小梁切开术的手术成功率。该手术术后处理有一特殊要求，即于手术结束时就给予 1% 毛果芸香碱滴眼，术后 3 次／日，通常用药持续 3 个月。目的是通过收缩瞳孔将虹膜根部拉离小梁切开处，以保持小梁切开间隙与 Schlemm 管腔之间的畅通。孙兴怀等（1994）报道的原发性婴幼儿型青光眼 80 例 128 只眼，除了 2 例 2 只眼手术中未找到 Schlemm 管而改行小梁切除手术外，其余均成功地施行了外路小梁切开术。其中有 9 例 13 只眼施行了 2 次、1 例 2 只眼施行了 3 次的小梁切开术。手术后平均随访 15.2 个月的单纯手术成功率达 90%。与其他抗青光眼手术相比，外路小梁切开术的并发症少且多不严重。最多见的是手术中前房积血，可达到 81%，但严重出血仅 3.6%，绝大部分（85.5%）于手术后 3 天内完全吸收。有观点认为轻度前房积血是准确切到 Schlemm 管的特征，因为表层巩膜静脉内的血液能通过小梁切开处反流到前房。另有 8 只眼发生了局限性周边角膜后弹力层的小片撕脱损伤，但长期随访均无角膜水肿等后遗症。文献报道的其他并发症还有：睫状体或脉络膜脱离，虹膜脱出，虹膜根部断离，晶状体脱位、混浊，角膜血染，虹膜周围前粘连等，这些并发症大多系手术操作不当，误伤周围组织所致。

（2）房角切开术：是治疗原发性婴幼儿型青光眼的经典手术，根据 Barkan 膜理论设计，从前房角切开覆盖于小梁网上的 Barkan 膜，即打开一通道使房水流向 Schlemm 管。一旦切开靠近 Schwalbe 线处角巩膜小梁部前面的残存中胚叶组织膜，虹膜附着就后退，睫状肌对小梁网纤维牵拉被中断，即可减少小梁网压力，增加房水排出而降低眼压。手术在 Barkan 前房角镜及手术显微镜下进行，助手用齿镊固定上下直肌以便转动眼球，术者用 Barkan 前房角切开刀从周边角膜入眼，穿过前房到对侧房角，切开紧靠 Schwalbe 线下

方的角巩膜小梁网。房角切开时，即见虹膜后退，房角隐窝加宽。手术成功的关键在于角膜清晰可清楚分辨房角的详细结构，如角膜水肿混浊则难以施行。李美玉（1990）报告 14 例 19 只眼做了直视下前房角切开术，有 2 只眼做了 2 次手术，其余均为一次手术成功。术后随访 8 个月以上（其中平均随访 27 个月以上者 11 例 16 只眼），3～8 个月的婴儿眼压控制率为 90%，2～9 岁者则为 33.3%。

（3）滤过性手术：目前多数医师对原发性婴幼儿型青光眼早期患儿都主张采用外路小梁切开术或房角切开术。手术失败者，甚至首次滤过性手术失败者，也可重复施行上述手术。在无条件或无法施行上述手术术式时，才选用小梁切除术治疗原发性婴幼儿型青光眼，方法同成年人。但要注意婴幼儿型青光眼扩大的眼球这一特殊病理状况，剥制巩膜瓣时要防止切穿眼球壁，切除小梁和周边虹膜时谨防玻璃体脱出，因为眼球明显扩展后往往存在晶状体韧带的断裂。有报道原发性婴幼儿型青光眼施行滤过性手术并发症最多见的是玻璃体脱出。此外，该手术是一结膜下的滤过性手术，在生长发育非常旺盛的婴幼儿常常难以建立持久的房水外滤过通道。如果多次手术失败，也可施行青光眼引流阀植入物手术，选择儿童型的引流阀，但同样存在纤维瘢痕包裹的问题。

文献报道外路小梁切开术的疗效从 71%～100% 不等，一次手术成功率为 80%～84%；房角切开术的疗效从 63%～92% 不等，一次手术成功率为 33%～75%。McPherson 注意到为最终控制眼压，外路小梁切开术所施行手术次数较房角切开术的要少。二者比较，Luntz 和 Livingston、Rothkoff 和 Blumenthal、Qigley 及 Anderson 等认为外路小梁切开术和房角切开术的疗效相当，但前者的手术适应证更为广泛，即使角膜混浊也适用。Harms 和 Dannheim、McPherson 等认为外路小梁切开术优于房角切开术，尤其是一次手术成功率。

【术后随访与预后】 手术效果的最初体现是患儿畏光、流泪和眼睑痉挛的缓解。对青光眼控制的评价除症状外，还有体征。角膜直径和视盘 C/D 的变化是判断原发性婴幼儿型青光眼病情是否控制或进展的两项重要指标。眼压是一重要因素，但有时干扰因素较多，对比手术前后眼底 C/D 比值的变化更有意义，C/D 比值不变或减小说明控制良好，如 C/D 比值增大则说明病情仍在进展。婴儿角膜直径的继续增大与成人青光眼的视野进行性缩小一样，都是眼压未控制的明显表现。手术后 4 周应在全身麻醉或药物诱导睡眠下再作患眼的全面检查，除测量眼压外，还要观察角膜大小、混浊、水肿以及眼底视乳头凹陷等状况。1 岁以内

的早期患儿当眼压控制后，视乳头杯盘比可以在数天或数周内很快减小。因此，视盘改变为诊断和随访原发性婴幼儿型青光眼提供了最可靠的参数。

手术后眼压的控制与角膜横径的大小、术前眼压升高的程度密切相关，角膜横径较小的患眼术后眼压控制较好，而术前眼压较高的患眼术后眼压控制欠佳。患眼眼压升高、角膜扩大反映了患者病程较长，病变较重。陈雪莉等评价小梁切开术治疗原发性婴幼儿型青光眼的远期疗效及其相关影响因素。回顾性分析经过首次小梁切开术治疗的原发性婴幼儿型青光眼 164 例（257 只眼）的术前基本情况，包括发病年龄、发病 - 手术时间、术前平均眼压、角膜透明度和角膜横径，并随访患儿的术后眼压；以术后眼压升高且使用 1～2 种局部降压药无效作为手术失败的标准。采用多元 Logistic 回归（Stepwise 逐步回归法）分析筛选手术失败的危险因素，采用 Cox 回归（Stepwise 逐步回归法）分析影响手术成功时间的相关因素及各时点手术成功率曲线的描记。结果中位数随访时间 30.9（8.6～58.3）个月，随访率 89.02%。多元 Logistic 回归分析得到术前眼压（P = 0.047）和角膜透明度（P = 0.019）为手术失败的危险因素，其比值比分别为 ORIOP = 1.408，ORCLA = 1.691。Cox 回归生存分析提示角膜透明度为与手术成功时间相关的因素（P = 0.008），其比值比为 ORCLA = 1.632。结论是角膜透明度较眼压值更稳定的反映了病情的轻重，术前角膜透明度评分联合眼压值可预测术后眼压控制效果。

大多数患儿手术后眼压很快得到控制，但也有部分患眼术后短期内眼压偏高，可能与炎症反应、手术创伤有关，随着时间的推移眼压自行降至正常范围。如果术后眼压在 30mmHg 以下，不应立即判断为手术失败，更不需要急于再次手术，应有 3 个月以上的继续随访观察。

对儿童青光眼的处理，还应注意到视功能的恢复治疗。手术后眼压控制的患眼，其视功能状况不一定理想。除了直接的青光眼性视神经损害外，还有高眼压造成患眼解剖结构改变的多因素影响。常见的有角膜损害（Haab 纹、斑翳），屈光不正（包括近视、散光及屈光参差），斜视弱视等。手术后随访中屈光不正的检查须更为细致，复旦大学附属眼耳鼻喉科医院对手术后眼压已稳定控制了的原发性婴幼儿型青光眼长期随访的结果显示，视功能状况影响患者视力的主要因素是屈光不正性弱视（本组病例中视力≥0.4 的仅占 35%），远视和高度散光对视力的影响也较大，屈光参差中近视度数较深者视力较差。由于屈光参差或斜视所致的弱视可先行屈光矫正及试行弱视治疗，最简单

的方法是遮盖疗法。Richardson 认为用屈光矫正及遮盖法治疗弱视，可获良好的视力。Morgan 报道达到合作年龄的患儿中，有 58% 经弱视治疗视力可提高至 0.4 或以上。因此，对于手术后眼压控制的原发性婴幼儿型青光眼，应注意其视功能的改善，才是完整的治疗。

第二节　原发性少年儿童型青光眼

原发性少年儿童型青光眼通常是指 3 岁以后至发育成熟之前少年儿童期发病的发育性青光眼。发病机制与原发性婴幼儿型青光眼相同，但青光眼的体征出现较晚，没有眼球、角膜扩大的外观特征，可能与这一年龄阶段眼球的角膜和巩膜对抗高眼压的能力较强有关。

【临床特征】 此类青光眼与原发性开角型青光眼有相似的临床表现，起病隐匿，早期一般无自觉症状，不易发现。大多数患者直到有明显视功能损害时如视野缺损才注意到，当发展至一定程度时可出现虹视、眼胀、头痛甚至恶心症状。也有不少患者因其他眼病就诊而被发现为青光眼者，如有的以近视眼，有的甚至以废用性斜视为首次就诊症状。由于 3 岁后眼球壁的弹性比婴幼儿差，所以眼压增高后眼球及角膜外观仍正常，但部分病例可因巩膜持续伸展而表现为近视的增加。以至于有的病例一直认为是近视加深，不断地更换眼镜，待到视力不能被矫正时才就诊，已经是中心视野受到损害。这类青光眼可促进近视的发生与发展，而近视眼对青光眼的损害也易感，两者可互相影响。一旦发生青光眼，由于同时存在近视眼，可干扰临床检查。少年儿童型青光眼的视盘病理凹陷表现浅而宽，不如原发性开角型青光眼视盘凹陷那样典型和容易识别。房角一般呈宽角，虹膜附着位置较前，可见较多的虹膜突（梳状韧带）或中胚叶组织残留。其病程进展与原发性开角型青光眼相同。

【诊断】 临床依据眼压、视乳头、视野、房角等检查综合分析判断，与原发性开角型青光眼的区别在于前房角的发育不良体征。原发性少年儿童型青光眼较易误诊及漏诊，文献报道误诊和漏诊率可高达 40%。主要是与少年儿童自身的健康、卫生保健意识不强，以及这类青光眼的隐匿表现有关。由于患者中大多数为在学校读书的少年儿童学生，近距离用眼较多，是近视多发和进展的年龄组，因而青光眼造成的视功能减退和损害很容易被误认为是近视眼的缘故。因此，对于近视加深较快（如每年加深 1.0D 以上）或易有眼疲劳表现的少年儿童，应作眼科的系统检查以排除青

光眼的可能。必要时进行定期的随访检查。

复旦大学附属眼耳鼻喉科医院对一个典型的呈常染色体显性遗传的少年儿童型青光眼家系的所有成员进行青光眼候选基因筛查时发现该家系是 MYOC 基因 P370L（c.1109C > T）突变所致。该突变具有起病早、发展迅速、药物疗效差的特点。该研究探讨了中国少年儿童型青光眼家系与 MYOC 基因突变的关系，提出了在家系中可利用候选基因筛查疑似青光眼的成员，进行症状前诊断，并追踪随访得到证实。与此同时，该项目组还通过对 152 个排除了 CYP1B1 基因突变的核心家系（少年儿童型青光眼患者加正常双亲）GLC3C 位点进行 STR 及 SNP 分型，采用传递不平衡检验的分析方法验证了其在中国汉族患者中与发病相关，并将高风险单倍型（rs2111701-rs4020123-rs4903696-rs11159318-rs177216：TAACG）的阳性区域锁定在一个很小的区域（22Kb）。提出可以尝试将 MYOC 基因突变位点 Pro370Leu 作为少年儿童型青光眼的临床前筛查，以期重点随访和早期诊断。

【治疗】 对原发性少年儿童型青光眼的治疗可参照原发性开角型青光眼的处理原则。但往往药物治疗效果较差，与房角的发育不良相关。由于少年儿童时期对组织创伤的修复愈合能力强，因此手术治疗的效果也不理想。早期患者首先选用药物治疗（与原发性开角型青光眼的相同），年幼的患者可试行外路小梁切开术治疗。其近期的手术成功率可达 90%，但远期的疗效降到仅 40%（随访 15.2 个月）。多数患者因病情属中晚期而需作小梁切除术或非穿透小梁手术等其他滤过性手术，而且需要术中和（或）术后应用抗代谢药以减少滤过通道的瘢痕。原发性少年儿童型青光眼属于难治性青光眼之一，药物治疗和手术治疗的预后均较差。

第三节 合并其他发育异常的儿童型青光眼

许多累及到眼部的先天异常疾患（包括综合征）可并发青光眼，尤其是累及到眼前节的发育异常更容易发生青光眼。合并的青光眼可以发生在出生前、出生时、婴幼儿期、儿童期，甚至更大年龄阶段。合并其他发育异常的青光眼诸如累及房角发育不良的 Axenfeld 异常、Rieger 异常或综合征、Peters 异常、Sturge-Weber 综合征及风疹综合征（rubella syndrome）等，此类异常多数致病原因与原发性婴幼儿型青光眼不同。并且对用于治疗原发性婴幼儿型青光眼的外路小梁切开术、房角切开术等效果差。偶有小梁发育不全（trabecular

dysgenesis）与其他发育异常同时存在，可以用受损组织为同一神经嵴细胞来源解释。有些病例如青光眼合并 Sturge-Weber 综合征，其前房角在组织学上与原发性婴幼儿型青光眼相同，在青光眼的病因上，表层巩膜静脉压的增高可能是附加原因。风疹综合征的前房角在临床上和组织病理学上均与原发性婴幼儿型青光眼相似。属于这类的儿童型青光眼者有多种，现将较为常见者分述于下。

一、Axenfeld-Rieger 综合征

这是一组发育异常性疾病，大多数在婴幼儿和儿童期发现，可呈家族性，为常染色体显性遗传，双眼发病，无性别差异，但也有散发病例的报道。约 50% 的患者发生青光眼，较多见于儿童或少年期。如仅有角膜和房角的病变，称 Axenfeld 异常，如还有虹膜的病变，则称 Rieger 异常，如伴有眼外的发育缺陷，则称为综合征。近年来的研究认为这两种发育缺陷是同一起源的不同程度表现，因此 Shield 等又统称其为 Axenfeld-Rieger 异常或综合征。

【病因及病理机制】 Axenfeld-Rieger 异常或综合征病因机制最初的观点认为是发育畸形的一类疾病。Reese 认为是前房角不完全分化而导致眼前节中胚叶组织发育异常，提出前房角劈裂综合征包括 Axenfeld 异常、Rieger 异常、Peter 异常等三类疾病。在胚胎 4 至 6 个月时前房形成并分化成前房角结构，此时如果角膜与虹膜间的中胚叶组织分化停滞，细胞和组织残留，就会导致眼前节的异常。近来的研究揭示，神经嵴细胞是 Axenfeld-Rieger 异常或综合征最可能受累的原始组织。从神经嵴细胞发育而来的眼前节组织在胚胎末期发育受阻，导致虹膜和前房角原始内皮细胞的不正常和房水排出系统的变异。

组织病理上角膜周边部可见增厚突起并向前移位的 Schwalbe 线，是由致密的胶原核心和覆盖其上的后弹力层及单层内皮细胞组成。Shield 认为，前房角的原始内皮细胞层发育异常使角膜内皮与小梁内皮层的连接处向前移位，此处内皮细胞层代谢异常，致周边部后弹力膜异常或后弹力膜样结构覆盖于小梁网，从而形成 Schwalbe 线增厚、前移。周边虹膜组织条索与虹膜基质组织相似，虹膜基质，特别是边缘部分发育不良，周边虹膜附着于小梁网后部。某些病例的虹膜或前房角表面，被一层薄膜状结缔组织或伴有玻璃膜的增生内皮所覆盖，这种病理形态上的改变与虹膜角膜内皮综合征的组织病理学改变十分类似，因此有人认为这两组疾病可能有类同的病理背景。小梁网外层通常被压缩，一些病例的 Schlemm 管退化或缺如。小

梁切除的标本电镜检查可见小梁网致密、显著变窄或无小梁间隙，板层由胶原纤维形成的结缔组织核心构成，被一层厚的基膜物质包绕。发生青光眼的机制，与广泛的虹膜周边前粘连有关，但也可能由小梁网、Schlemm 管系统本身的发育缺陷所致。

【临床特征】

1. Axenfeld 异常　Axenfeld 于 1920 年首先描述。属最轻微的边缘性中胚叶发育异常，只表现为 Schwalbe 线的增厚和突起，并向角膜中央移行。裂隙灯检查时可见一条与角膜缘平行的白线，位于后弹力层的平面上，通常称为角膜后胚胎环（posterior embryotoxon）。它可以是一个完整的环，但更多见的是不连续的弧形白线或仅在某一象限内存在。在一般人群中的发现率可达 8%～15%，大多属于正常变异，无重要临床意义。Axenfeld 异常是除了角膜后胚胎环外，还有广泛的边缘部中胚叶组织发育异常，表现虹膜萎缩以及虹膜周边部有条索状组织跨越房角而黏附于 Schwalbe 线上。这种条索粗细不一，可以是一种稍带折光的后弹力层组织或伴无血管的虹膜基质组织，呈小嵴状，也可连成一片，所以在裂隙灯下即可看到角膜后边缘部有棕灰色的组织黏附。在粘连之间，有时可见到外观正常的房角结构或有多量色素黏着于小梁上。

2. Rieger 异常及 Rieger 综合征　1935 年 Rieger 报道了与 Axenfeld 异常类似但同时合并有虹膜萎缩和裂孔形成的病例。于是将本病看成是 Axenfeld 异常的进一步发展，虹膜基质的发育不全更为严重，常出现瞳孔异常，房角的条索状组织更广泛。如伴有其他系统的异常，特别是面骨的发育畸形和牙齿的发育异常，即称为 Rieger 综合征。多为双眼患病，角膜缘部界线常难以分辨，但中央部角膜通常透明。Schwalbe 线的增厚和突出是一种典型表现，有数量不等的虹膜周边部条索与之粘连，有时可连成一片并将虹膜向粘连的方向牵引，使瞳孔变形和移位。虹膜基质常有明显萎缩，只留下一些基质支架和下方的色素上皮层，有时色素上皮层也萎缩而洞穿，形成假性"多瞳症"。虹膜的荧光血管造影可见到瞳孔周围血管变细和弯曲，并伴有渗漏及节段性充盈缺损。

房角异常也是 Rieger 异常的一个重要组成部分，并认为它与继发的青光眼有密切联系。在疾病的早期，有时尚能见到部分开放的房角，但也常被数量不等的中胚叶组织跨越或覆盖。大多数病例在就诊时已有眼压升高，房角结构也常因广泛的周边虹膜前粘连而无法看到。偶尔可在粘连之间显露出一小部分房角结构。

眼部还可以有其他一些非特征性的异常改变，如小角膜、扁平角膜、角膜局限性混浊、虹膜缺损、无虹膜、晶状体异位、白内障、脉络膜发育不良、视乳头发育不良、黄斑变性、小眼球、眼球震颤、斜视、上睑下垂等。

Rieger 综合征的全身其他异常，突出地表现为面骨和牙齿的发育不良，形成具有特征性的面容：眦部分离过远、鼻梁宽扁、面颊平坦、下颌尖锐而前突、反咬牙、缺齿、齿列稀疏、齿冠尖削、牙齿的齿冠中央有缺口等。此外，全身异常还包括听力障碍、智力低下、心血管缺陷、脊柱畸形、尿道下裂、眼皮肤白化病、垂体腺异常及许多神经和皮肤疾病。

【诊断】　根据其临床特点诊断并不困难，但要注意并不是每一种变异都在一个人身上充分表现出来。即使在一个家族中同时有几个成员患病，每个患者的眼部和全身异常的表现也可各不相同。

Axenfeld 异常：裂隙灯检查见角膜后部近角膜缘处有白线样结构，房角镜检查主要是 Schwalbe 线明显增粗和前移。

Rieger 异常：除了上述改变外，还存在虹膜的异常。虹膜从轻微基质变薄到显著萎缩伴裂洞形成不等，瞳孔移位，色素外翻。Rieger 综合征的眼外异常最常见的是牙齿和颌面骨的发育缺陷。

Axenfeld-Rieger 异常或综合征合并青光眼较多，发生率在 50% 以上。因此一旦发现，必须进行常规眼压测量、前房角和眼底检查，必要时作视野检查。眼压的升高多呈渐进性，临床症状不很明显，其眼压升高水平大致上与粘连程度成正比例。也有部分病例虽然前房角已有明显异常，但眼压尚且正常，应严密随访。

【治疗】　针对 Axenfeld-Rieger 异常或综合征合并的青光眼进行治疗。婴幼儿时期发病的可参照原发性婴幼儿型青光眼的治疗原则进行。发生在年长儿童的继发性青光眼，治疗原则上与原发性少年儿童型青光眼相同。药物治疗无效者可考虑手术，根据病变眼的异常状况选择相应的手术方式，如房角切开术、外路小梁切开术或滤过性手术。我们临床上观察到有两例双眼继发青光眼患者，在小梁切除术眼压控制正常多年后，其中一眼的角膜逐步失代偿，完全水肿混浊，同时晶状体也完全混浊，而原来较浅的前房依旧。

二、Peters 异常

1897 年 von Hippel 报告一例伴有双眼角膜中央混浊和混浊的角膜与虹膜粘连，合并青光眼的"牛眼"病例。1906 年 Peter 较为系统地描述了一些相关的病例，现今称为 Peter 异常。

【病因及病理机制】　Peter 异常在出生时就已存在，大多数为散发性病例且多为双侧性。其病因机制尚未阐明，仍有争论，主要有宫内感染、晶状体泡从表层外胚叶分离不完全和神经嵴细胞发育障碍等学说。Tripethi 认为中央部角膜的缺陷是由于在胚胎 10～14mm 时，视杯边缘第一和第二间叶细胞（mesenchymal cells）停止向内生长；角膜后弹力层异常和内皮细胞的丧失，是由于原发性间叶细胞的缺陷，这一缺陷可能进一步受到晶状体泡分离延迟或分离不全的影响；晶状体混浊和角膜晶状体条索的形成，则可能与外胚叶的缺陷有关。总之，Peter 异常的不同表现，是与形成角膜内皮、角膜基质和虹膜基质的间叶组织不同程度发育缺陷有关。它可以同时伴有或不伴有晶状体泡的异常。

Kupfer 则用神经嵴细胞迁徙过程中的某种障碍或终末诱导的某种缺陷来解释包括 Peter 异常在内的眼前部中胚叶发育不全和继发性青光眼的各种变化。角膜基质的迁徙或终末诱导失常，可导致一系列的角膜混浊及发育异常。内皮细胞的缺陷可以引起后弹力层的缺损以及角膜正常含水量的失调，这种异常的内皮细胞可能格外有"黏"性，从而导致角膜虹膜粘连。虹膜基质的部分或全部消失可对其下的虹膜色素上皮产生继发影响，造成一系列的瞳孔异常和色素上皮的缺损。如果虹膜基质的缺陷发展到一定程度，足以影响到邻近组织，如晶状体及其悬韧带时，即可产生晶状体异位和前极性白内障。小梁内皮细胞的迁徙或终末诱导过程中的障碍，可使正常房水外流阻力发生变异而导致眼压升高，这种眼压升高，不一定和虹膜条索粘在角膜及小梁网上的数量成比例。

【临床特征】　Peter 异常的病例 80% 为双侧，其临床特征是角膜中央先天性白斑，相应部位的后弹力层和角膜内皮细胞变薄或消失，并见中央虹膜粘连到白斑的周边部。角膜中央部混浊明显，混浊角膜的后部基质有缺损，一般仅在角膜近边缘处有一极窄的透明区，前房常较浅。早期，角膜毛玻璃样、水肿及上皮剥脱，青光眼可加剧角膜水肿，如眼压正常，水肿常可有所消退，角膜瘢痕很少有血管长入。周边部角膜透明，但角膜缘常常巩膜化。中央部虹膜可与后部角膜的缺损边缘发生粘连，有时也可与晶状体粘连在一起。偶尔可见在晶状体前囊和角膜后壁之间有条索互相连接。虹膜与角膜的粘连可局限一处或多处，或延展至360° 范围。角膜白斑较小或虹膜前粘连较轻的患眼，则可见前极性的白内障。房角发育不良不如 Rieger 异常那样普遍，但由于角膜混浊，房角镜检查常难以进行。UBM 可以较好地显示裂隙灯难以观察到的一些表现，尤其是可以清晰地显示角膜中央白斑后面的角膜基质和后弹力层缺失，以及与虹膜、晶状体的相互关系。约 50%～70% 的病例可发生青光眼。

【诊断】　根据病变累及角膜中央部分、虹膜及晶状体等上述特征性的临床表现，不难作出诊断。UBM 对明确角膜白斑后病变及诊断很有帮助。如有眼压升高，即可诊断合并继发性青光眼。眼压的测量最好用 Tono-pen 眼压计测定，减少或不受角膜白斑的影响。

【治疗】　对于 Peter 异常病例的青光眼治疗，主要是抗青光眼手术，通常选用小梁切除术。角膜白斑可用角膜移植术，植片常需 7mm 以上，最好选用年轻供体材料，但手术效果难以预测。角膜内皮下的纤维细胞，常可引起角膜后膜的形成，而使植片变为混浊。

三、先天性无虹膜

无虹膜（aniridia）是一种以虹膜发育不良为主要特征，累及全眼球的双眼发育性疾病，其特征为先天性的正常虹膜缺如，但"无虹膜"一词实际是一种误称，因为还残留有虹膜根部只是临床上难以察见，房角镜或 UBM 检查显示并没有完全无虹膜者。有些合并症在出生时已存在，另一些则可延至儿童期或成年早期才发生。此外，部分患者还可伴有全身性的异常，包括智力低下、泌尿生殖器发育异常和 Wilms 瘤。

【病因及病理机制】　发病率约为十万分之一，男女两性发病相同，常有家族史。多数患者为常染色体显性遗传且常伴有 Wilms 瘤，其中某些患者的第 11 对染色体短臂缺失。散发患者多为隐性遗传，且常伴有小脑运动失调、智力迟钝或生殖器异常等。

从临床表现来看，更多的证据支持神经外胚层和神经中胚层在发育过程中都出现发育障碍，而致患者眼部的多种发育异常。胚胎第 2 个月时中胚层发育障碍阻碍了视杯缘的生长，神经外胚层在胚胎第 3 个月时发育障碍，使视杯缘不发育，导致虹膜不发育及其他外胚层发育缺陷如视网膜、黄斑发育异常等。遗传突变和环境因素相互作用是造成形态学异常的基础。环境因素中包括感染性、化学性和物理性的致畸因素，也可能是导致虹膜发育不良的致病因素。有报道动物实验中小鼠的胚胎缺乏维生素 A，可致虹膜发育不良及泌尿生殖系统异常。房角发育异常是青光眼发生的病理基础，无虹膜患者的房角结构可发生进行性改变，残留的虹膜基质形成虹膜前粘连，似一层膜覆盖于小梁网的功能滤过区。同时一部分患眼的前房角小梁组织结构也存在发育异常，有的还见中胚叶组织残留。

【临床特征】　先天性无虹膜眼的虹膜根部常有宽窄程度不同的残余虹膜，还可以伴有多种眼部异常。由于虹膜缺损程度不同，故临床表现不一，但都有畏光、睑眼及皱眉等表现。视力差并可能进行性减退，与虹膜缺如、黄斑中心发育不良、角膜混浊、白内障、青光眼及屈光不正等有关。临床上有些患眼用手电筒或在裂隙灯检查时就可看见残存的周边虹膜，而有些只能在房角镜下才能见到残余的虹膜根部组织。有较多患者早期就有周边角膜血管翳及角膜混浊，随年龄增长逐渐进展至角膜中央部。偶有小角膜、角膜硬化症及角膜与晶状体粘连的报道。晶状体发育异常以先天性局限性晶状体混浊为多见，亦可有晶状体异位或局部先天性缺损，发生进行性的白内障则可使视力明显减退。无虹膜亦可伴有脉络膜缺损、瞳孔残膜、小视乳头、斜视及上睑下垂等，如伴黄斑中心的发育不良可导致眼球震颤。

无虹膜患者并发青光眼的大约有 50%～75%，青光眼的发生与房角的状态有关。没有青光眼的患眼，房角镜检查可见虹膜的残端保持着虹膜正常的平面，根部的虹膜未与小梁粘连，"瞳孔缘"无外翻。当伴有青光眼时，残留的虹膜则逐渐向前覆盖到小梁网，一旦功能小梁部分被阻挡，眼压就会逐渐升高。青光眼的严重程度与房角粘连情况有相关性。婴儿或非常年幼的幼儿已发生青光眼时，房角最大的变化是虹膜基质呈锯齿状粘于不同距离的房角壁上，或从周边残留的虹膜基质越过睫状体带及巩膜突粘于小梁网上。通常经过数年之后，这些粘连的虹膜逐渐变得致密、变宽以及色素增多，并向前迁徙，使以前可以查见的睫状体带，巩膜突及小梁网都难以窥见。随着房角的进行性改变，眼压自然也随之升高。

合并全身异常及疾病，主要有无虹膜 Wilms 瘤综合征，约有 25% 至 33% 先天性散发无虹膜患者在 3 岁前发生。除肾脏 Wilms 瘤外，并有智力迟钝、泌尿生殖系异常或颅面部畸形、低耳位等。该综合征与一般的无虹膜相比发育障碍较重并伴有其他系统的先天异常，而且家族性者罕见。散发性无虹膜伴泌尿生殖系统先天异常和智力低下被称为 ARG 三联征，认为与 11 号染色体短臂的中间缺失有关。此外，全身异常可见于腺母细胞瘤、小脑共济失调、半侧身体肥大畸形、隐睾、小头和唇裂。

【诊断】 临床上对该先天性异常易于作出诊断。在合并眼部及全身异常的基础上，无虹膜可有 4 种类型：①伴有眼球震颤，角膜血管翳，青光眼，而且视力减退；②有明显的虹膜缺损，但视力较好；③伴有 Wilms 瘤（无虹膜 -Wilms 瘤综合征）或其他泌尿生殖系统的异常；④伴有精神发育迟缓。

【治疗】 先天性无虹膜合并青光眼者可先试用药物治疗。即使应用药物治疗可以使患眼眼压得到暂时的控制，但不能阻止病情发展，故药物治疗最终还是会失去作用的。如果房角已发生广泛粘连的病例，药物治疗效果常不满意，宜采用手术治疗。可试行各种抗青光眼手术，如房角切开术、外路小梁切开术或小梁切除术，这类青光眼的手术治疗效果常常不满意。据报道，小梁切除术在这类青光眼的成功率要较房角切开术和外路小梁切开术高。晶状体混浊对视力造成影响者，应行白内障摘除术，但要注意这类患眼的晶状体悬韧带较脆弱。戴深色眼镜可能有助于减少光线对眼部的刺激和对黄斑的损害，改善畏光症状。

四、永存原始玻璃体增生症

永存原始玻璃体增生症（persistent hyperplastic primary vitreous，PHPV）是一种在出生时即出现的先天眼部异常，系原始玻璃体未退化，并在晶状体后方增殖的结果，其并发的青光眼是闭角型青光眼。

【病因及病理机制】 是原始玻璃体和玻璃体样血管系统发育障碍所致。原始玻璃体是表面外胚叶、神经外胚叶和中胚叶的共同产物，随着玻璃体动脉长入视杯，在原始玻璃体内又增加了毛细血管成分。在胚胎第 6 周之后，晶状体囊膜形成，玻璃体与晶状体之间的关系中断，原始玻璃体的发育终止。永存原始玻璃体增生症主要是原始玻璃体异常的持续存在并过度增长，并且玻璃体内固有血管和来自睫状血管的分支血管也发生持续增生。睫状突与膜状组织的周边部联结在一起，并在眼球发育时向中央牵拉，其结果在次级玻璃体内形成一个致密的晶状体后纤维血管膜团块。该纤维血管膜团块可造成自发性眼内出血、晶状体膨胀混浊或异位、浅前房和房角发育延缓。当晶状体和眼球其他部分生长速度超过此纤维血管膜团块时，晶状体的后囊常会发生破裂，因而很快形成白内障，并导致晶状体膨胀。晶状体后纤维血管膜团块的自发性出血可进入膜组织、玻璃体及晶状体内，纤维组织和血管可伸展到后囊膜的缺损处。视网膜的周边部可与纤维血管膜团块相连续。此类继发性青光眼的病理机制，可能是因晶状体后囊膜破裂引起晶状体膨胀，从而导致瞳孔阻滞和房角关闭；也可能是因晶状体后纤维膜收缩引起的虹膜 - 晶状体隔前移所致或两者兼有之。

【临床特征】 眼球多小于正常，90% 为单眼发病，见于婴幼儿。表现为部分或全部白瞳症，浅前房，晶状体后可见白色膜状组织，有时膜组织内含有血管。瞳孔扩大后可看见晶状体周围有被拉长了的睫状突，是为该症的特征性表现。部分患眼的晶状体后囊破裂混浊并膨胀，而导致继发性闭角型青光眼的发生。尚可见晶状体前囊破裂，不常见的虹膜血管形成。此症的并发症还有眼内出血,继发性青光眼和角膜混浊等。高眼压可使婴幼儿眼球的角巩膜缘膨胀扩大,最终可形成"牛眼"。

【诊断】 本病症最突出的表现是晶状体后纤维血管膜团块,常常以白瞳症就诊。在儿童应与其他原因所致的白瞳症相鉴别,如先天性白内障、视网膜母细胞瘤、未成熟儿视网膜病变等。B 超、CT 及 MRI 等影像检查有助于明确诊断,UBM 可以帮助明确青光眼的房角病变。

【治疗】 永存原始玻璃体增生症持续性增生,若晶状体混浊、前房变浅时,可做晶状体切除并同时切除晶状体后增殖的纤维血管膜团块,以防青光眼的发生。如果已经并发闭角型青光眼时,则按闭角型青光眼的治疗原则处理。这类患眼的视力预后往往很差。

五、真性小眼球

真性小眼球(nanophthalmos)是胎儿发育过程中,眼球在胚胎裂闭合以后停止发育所致的一种先天性发育异常。往往并发闭角型青光眼。

【病因及病理机制】 胚胎在原始视泡发育后,因各种原因导致眼球的发育停滞,均可成为小眼球。如果在原始视泡凹陷变为视杯的过程受到影响而发生阻碍,则可产生先天性囊状小眼球。

根据胚胎发育所受到的影响不同,小眼球可分为三种类型:胚裂闭合后眼球发育停滞,完全不伴其他异常,仅眼球体积较正常小者称为单纯性或真性小眼球(nanophthalmos),真性小眼球可有家族遗传性,遗传方式可为常染色体隐性或显性遗传,也有散发的病例。因胚裂闭合不全,合并各种先天畸形者,称为缺损性小眼球。继发于其他先天畸形而与胚裂闭合不全无关者,称为并发性小眼球。有关小眼球的病理生理机制研究表明,其眼球各种组织结构的比例不相称,即所谓晶状体/眼球容积比值(lens/eye volume ratio)偏高,因此眼前节显得很拥挤。Singh 等用超声波测量 22 只真性小眼球,其晶状体占眼球平均容积的 12.16%,而正常眼仅为 4% 左右。此外,晶状体厚度也大于正常呈现球形晶状体。相对大而前移的晶状体可增加与虹膜的接触而产生瞳孔阻滞,导致房角变窄或关闭,引起闭角型青光眼。

【临床特征】 临床上三种类型中,主要是真性小眼球多并发青光眼。是一类少见的先天性异常,一般为双侧。单眼发病者伴有同侧面部发育不良,甚至同侧躯体也发育不良。双侧发病可表现身体短小,形成全身侏儒的一部分。临床表现主要有三个特征:眼球小、高度远视或伴有黄斑变性及后期出现青光眼。

1. 眼球小 通常眼裂较小,眼球的体积约为正常眼的 2/3,眼球的矢状径为 16～19mm,垂直径为 14～17mm,角膜直径常小于 10mm。前房很浅,房角狭窄。视网膜发育不良,血管细而屈曲,可伴有视网膜囊肿或黄斑异常,视乳头隆起呈假性视乳头炎外观。

2. 屈光不正 真性小眼球的屈光状态通常为高度远视,可达 +11～+23D,但也有报道为高度近视者,可达 -10D。屈光不正可能由于角膜或晶状体形态变异,以及轴性屈光不正等因素参与,并且可以呈现进行性改变。大多数患者视力低而又矫正不佳,这与视网膜发育不良有关。一些患者还伴有斜视和眼球震颤。

3. 青光眼 真性小眼球并发闭角型青光眼常见,与眼前段小而晶状体相对过大或前房角存在胚胎组织等因素有关。这类青光眼多在中年人发病,但也有儿童发病的报道。多数呈慢性闭角型青光眼特点,眼压进行性缓慢升高。

袁守隅等(1986)报告 10 例真性小眼球患者,这批患者中只有一例为散发,9 例均有家族史。远视 +10D～+17D,眼轴长度 14～19mm,小睑裂,眼球深位于眶内。有 9 例的矫正视力在 0.6 以下,可能与黄斑发育不良或弱视有关。具有随年龄增加而发生闭角型青光眼和自发性葡萄膜渗漏倾向。

【诊断】 通常临床上将眼球轴长≤19mm 的患眼诊断为真性小眼球。典型的小眼球具有眼球小、角膜小、前房浅、房角窄、巩膜厚、晶状体大小正常或球形晶状体、黄斑发育不良等临床特征。由于眼球、睑裂和角膜较小,应注意对眼压测量的影响,最好采用压平眼压计或 Tono-pen 眼压计。

【治疗】 真性小眼球并发的闭角型青光眼治疗效果很差,是一种具有潜在破坏性的眼病,处理不当不仅可以致盲,而且还可能最终丧失眼球。此种青光眼药物治疗效果不理想,缩瞳剂治疗呈反象性反应,会加重病情。手术治疗易发生严重并发症,如恶性青光眼、严重脉络膜渗漏、脉络膜暴发出血、玻璃体积血及渗出性视网膜脱离等。为减少术后浅前房和恶性青光眼,可考虑同时施行晶状体摘除加滤过性手术,但术后的视力矫正很困难。因为,术中常规的人工晶状体直径较大不宜植入,且矫正度数可高达 50D,难以获得。Brockhurst 报告 5 例患者,手术后因发生葡萄膜渗漏而失败。袁守隅等(1986)报告 10 例真正小眼球患者,有 4 例患者发生闭角型青光眼。其中 2 只眼进行滤过性手术,由于术后前房不形成而最终视力丧失。另 2 只眼作了周边虹膜切除术,一只眼术后 5 年发生恶性青光眼,另一只眼 3 年后发生自发性脉络膜脱离及视网膜脱离,手术失败导致失明。Singh 等统计

15 只眼的手术疗效，包括周边虹膜切除术，但有 60% 的眼压不能控制，86.6% 因发生并发症而视力减退，半数降至眼前指数。Simmons 用激光房角成形术或激光虹膜切除术治疗早期青光眼患者，初步获得一定效果。由于真性小眼球所致的青光眼病情复杂，预后很差，所以施行抗青光眼手术必须采取十分谨慎的态度。我们的临床经验提示，对真性小眼球患者的浅前房不需要进行周边虹膜切除或激光切开术，因为不仅不能起到加深前房的作用，而且手术创伤的炎症反应还可能刺激或诱发眼压升高。如果眼压开始升高，也主张先用除缩瞳剂以外的其他降眼压药物治疗，尽量将手术延后施行。如必需手术治疗，我们的临床经验是小梁切除手术中，进入前房之前预先于巩膜床上做一小的全层巩膜切开，穿透到睫状体脉络膜上腔，可以一定程度防止术中或术后发生恶性青光眼、脉络膜渗漏等严重并发症。

（孙兴怀）

主要参考文献

1. 袁守隅. 真正小眼球. 中华眼科杂志, 1986, 22: 207.

2. 李美玉. 前房角切开术治疗婴幼儿型青光眼. 中华眼科杂志, 1990, 26: 340.

3. 孙兴怀. 外路小梁切开治疗发育性青光眼. 中华眼科杂志, 1994, 30: 253-257.

4. 陈雪莉. 小梁切开术治疗原发性婴幼儿型青光眼效果的多因素分析. 中华医学杂志, 2009, 89(7): 453-456.

5. Gencik A, Gencikova A, Ferak V. Population genetical aspects of primary congenital glaucoma. I. Incidence, prevalence, gene frequency, and age of onset. Hum Genet, 1982, 61(3): 193-197.

6. Sarfarazi M, Akarsu AN, Hossain A, et al. Assignment of a locus(GLC3A)for primary congenital glaucoma (Buphthalmos)to 2p21 and evidence for genetic heterogeneity. Genomics, 1995, 30(2): 171-177.

7. Akarsu AN, Turacli ME, Aktan SG, et al. A second locus (GLC3B)for primary congenital glaucoma(Buphthalmos) maps to the 1p36 region. Hum Mol Genet, 1996, 5(8): 1199-1203.

8. Bejjani BA, Stockton DW, Lewis RA, et al. Multiple CYP1B1 mutations and incomplete penetrance in an inbred population segregating primary congenital glaucoma suggest frequent de novo events and a dominant modifier locus. Hum Mol Genet, 2000, 9(3): 367-374.

9. Mashima Y, Suzuki Y, Sergeev Y, et al. Novel cytochrome P4501B1(CYP1B1)gene mutations in Japanese patients with primary congenital glaucoma. Invest Ophthalmol Vis Sci, 2001, 42(10): 2211-2216.

10. Belmouden A, Melki R, Hamdani M, et al. A novel frame shift founder mutation in the cytochrome P450 1B1(CYP1B1) gene is associated with primary congenital glaucoma in Morocco. Clin Genet, 2002, 62(4): 334-339.

11. Sitorus R, Ardjo SM, Lorenz B, et al. CYP1B1 gene analysis in primary congenital glaucoma in Indonesian and European patients. J Med Genet, 2003, 40(1): 9-12.

12. Panicker SG, Mandal AK, Reddy AB, et al. Correlations of genotype with phenotype in Indian patients with primary congenital glaucoma. Invest Ophthalmol Vis Sci, 2004, 45 (4): 1149-1156.

13. Chakrabarti S, Kaur K, Kaur I, et al. Globally, CYP1B1 mutations in primary congenital glaucoma are strongly structured by geographic and haplotype backgrounds. Invest Ophthalmol Vis Sci, 2006, 47(1): 43-47.

14. Chen Y, Jiang D, Sun X, et al. CYP1B1 and MYOC mutations in 116 Chinese patient with primary congenital glaucoma. Arch Ophthalmol, 2008, 126(10): 1443-1447.

15. Firasat S, Riazuddin SA, Hejtmancik JF, et al. Primary congenital glaucoma localizes to chromosome 14q24.2-24.3 in two consanguineous Pakistani families. Mol Vis, 2008, 14: 1659-1665.

16. Chen X, Chen Y, Wang L, et al. Confirmation and further mapping of the GLC3C locus in primary congenital glaucoma. Front Biosci, 2011, 16(6): 2052-2059.

17. Arnold C, Christopher PH, Bernadette M. Global report on birth defects: The hidden toll of dying and disabled children. New York: March of Dimes Birth defects Foundation, 2006.

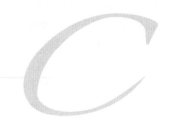

第十四章
青光眼的药物治疗

青光眼治疗的最终目的是停止或逆转青光眼造成的视神经和视网膜节细胞的损害。虽然现在认为眼压增高不是造成视神经损害的唯一因素，但仍是已知的可被用来控制导致视神经损害的最主要的危险因素，降眼压仍是最重要的治疗手段，也是视神经保护治疗的基础。目前，临床上所能采取的治疗手段中，药物治疗与激光和手术相比，相对安全，多数情况下当列为首选治疗方法。20世纪90年代以来，抗青光眼新药的涌现，用药选择方面有明显变化。前列腺素类药物，以其独特的符合生理特征的降低眼压机制，良好的降压效果，安全，副作用小等特点，被临床普遍应用，在发达国家和国内一些城市，已选作一线用药。α2肾上腺素激动剂-溴莫尼定，局部用碳酸酐酶抑制剂-布林佐胺，显示出良好的降压效果。β受体阻滞剂的应用有所减少，但噻吗洛尔仍是有效的降眼压药物。目前，青光眼的药物治疗，有很大的选择空间。在用药方法上，联合用药，复合制剂的出现，增强了药物疗效，提高了患者的依从性。为避免重复，本章讨论的重点为青光眼药物的主要作用机制与临床应用，较少涉及药效及药物动力学。

第一节　青光眼药物治疗的原则

1. 不同类型青光眼药物选择的原则　完善的青光眼处理，首先通过全面临床检查，确定青光眼的类型、评估疾病的发展阶段和影响疾病进展的危险因素，了解患者的生活方式，健康状况和预期寿命等情况，比较采用治疗的收益和风险，做出治疗方案。选择何时开始治疗，采取何种治疗方式。目前，对闭角青光眼的治疗，原则上一旦确诊，主要治疗是手术。早期激光虹膜切开或手术虹膜切除，都有良好的效果，但急性闭角性青光眼和一些高眼压者，首先需迅速控制眼压，防止视神经进一步损害，并促使房角开放，减少炎症，瞳孔缩小，为手术安全创造条件。慢性闭角性青光眼手术后眼压控制不良的患者，仍需药物治疗。对开角性青光

眼，高眼压症和正常眼压性青光眼的治疗，近几年来国际上发表的围绕青光眼多中心临床随机对照研究的范本：高眼压症治疗研究（Ocular hypertension treatment study，OHTS），正常眼压青光眼研究（normal tension glaucoma study，NTGS），早期表现青光眼治疗研究（early manifest glaucoma treatment study，EMGT），初期青光眼治疗协作研究（collaborative initial glaucoma treatment study，CIGTS），进展期青光眼干预研究（adranced glaucoma interveation study，AGIS），氟尿嘧啶滤过手术研究（fluorouracil filtering surgery study，FFSS），青光眼激光试验（glaucoma laser trial，GLT），研究结果在确凿证据的基础对青光眼诊断治疗中存在争议的问题提供了解答依据，还很好地解答了青光眼临床中基本问题，都强调了降低眼压对青光眼患者视神经保护的重要意义，借鉴这些研究成果，可作为我们处理青光眼的重要参考资料。对大多数继发性青光眼，在治疗原发病的同时，多数需用抗青光眼药物。儿童青光眼常须早期手术，对手术后眼压控制不良或伴有眼部或全身发育异常者，也需要药物治疗。综上所述，从某种意义说，各型青光眼都需要药物治疗。

2. 不同类型药物选择的思考　众多的青光眼药物在选择时，了解药物作用机制，不良反应和影响药物生物效价的各种因素等，都很重要。理想的药物应降压效果好，降压作用持续时间长，治疗效果不随时间推移减低或消失，与其他药物配伍性能好，便于联合用药，全身和局部的副作用小，并具有改善视乳头血流，保护视神经的功效。根据药物的化学结构和药理学作用，现有青光眼治疗药物，一大类为通过减少房水生成（β-受体阻滞剂，α2-肾上腺素受体激动剂和碳酸甘酶抑制剂），另一大类为增加小梁排出或葡萄膜巩膜外流（前列腺素类药，缩瞳药）达到降压目的。不影响房水生成而增加房水排出的药物，有利于眼前部的营养代谢，是更符合眼生理的降眼压药物如前列腺素类药物，应列为首选。选择性β1受体阻滞剂和α2受体激动剂，均初步表明具有视神经的保护作用。随着

视网膜节细胞损伤机制和保护研究的进展，视神经保护治疗越来越受到重视，选择药物时要给与关注，研发新的保护视神经药物和其他保护措施，会使青光眼的治疗进入一个新的领域。

3. 青光眼药物治疗的个体化策略

（1）眼压控制水平的个体化目标，哪种眼压水平能保护青光眼视神经功能不继续恶化，每个患者各有不同，即每个患者的安全眼压水平不一样，应根据出现视野损害时的眼压水平，视神经损害程度及进展速度，存在的可能发展的危险因素，危险因素数目和强度，同时还要关注与患者日常生活质量相关的进展速度，设定目标眼压，从概念上称为"靶眼压"。这个目标范围的眼压，要求把视神经的损害和影响进展的危险因素，维持在开始治疗的阶段。靶眼压是个动态概念，确立目标眼压后，需在追踪过程中进行评估，假如设定目标眼压范围是适当的，多数患者能用药物控制眼压。如果用最大耐受量药物治疗，仍达不到目标眼压，视神经视野继续进展，需要把目标眼压进一步降低，同时考虑视神经病变的非眼压因素，或进而需要氩激光或选择性小梁成形术或随后行滤过性手术。目前，尚无可靠手段，确定每一个青光眼患者目标眼压，国外常用的有两种方法：①以诊断时眼压基线为标准，开角性青光眼要求眼压下降 20%～30%，进展期青光眼要求下降 40%，正常眼压性青光眼下降 30%，高眼压症下降 20%。②根据病情和视功能程度，保持相对的眼压水平。开角性青光眼保持 14～18mmHg，进展期 15mmHg，晚期 10～12mmHg，正常眼压性青光眼 10～12mmHg 为最好。眼压高度与视野损害成正比，临床表明眼压≤18mmHg 无视野损害或小，＞18mmHg 视野会明显进展，当已知患病时的眼压，不知道患病前的眼压时，可考虑以正常眼压 15～16mmHg 作目标眼压，这可能符合多数人的情况。

（2）青光眼患者的年龄、健康状况，生活方式，个性特征，和经济状况均与药物治疗密切相关。如儿童青光眼发病机制与成人有别，用药时应考虑儿童青光眼特点，药代动力学特点，药物对生长发育的影响，和低体重较少的血容量，对剂量变异的影响，特别是年龄较小的婴幼儿。目前尚无专为儿童设计的抗青光眼药物，选用药物应从低浓度开始。对老年患者同时患的其他眼病和全身病，应予关注，β受体阻滞剂、肾上腺素类药物，能产生严重的，甚至致命的全身反应。Ⅱ级Ⅲ级房室传导阻滞、支气管哮喘等应禁用β受体阻滞剂。严重的呼吸性酸中毒，不宜用碳酸酐酶抑制剂，即使一般的其他全身病，也要考虑眼用药物对其作用和影响。年轻的青光眼患者和一些特殊职业患者，不能耐受缩瞳剂致睫状肌痉挛带来的一系列不适感。关于妊娠和哺乳期患者的用药信息很少。据报告碳酸酐酶抑制剂在啮齿类可致畸变，前列腺素类药物可增加宫缩，β受体阻滞剂乳汁中含量很高，因此，妊娠和哺乳期患者尽可能不用这些药。病情需要可选择其他疗法如激光小梁成形术。

（3）患者对药物的耐受性与药物的副作用。患者对药物的敏感性，耐受性有差异，但多能耐受一定范围的药物治疗。耐受性与药物的副作用密切相关，同时与患者对治疗目的的了解，年龄、教育水平，用药后的效果，视功能损害的程度以及对失明的恐惧程度等问题有关。对青光眼药物治疗重要性、长期性有足够认识的人，对药物的耐受能力和顺从性会逐渐增加，可以耐受小的和轻微的副作用。如事先告知患者缩瞳药会有暂时性的眉弓痛，视物模糊，前列腺素类会引起的结膜充血，睫毛和虹膜改变时，用药过程中出现这些症状时，仍可坚持用药。任何一种药物使用前，应向患者说明用药目的、时间及可能发生的副作用，当有不适症状时，随时复诊。

4. 掌握正确的用药方法。

（1）当制定药物治疗计划或改变治疗计划时，凡双眼病相似者，应先在一眼用药，另一眼作对照，以便对药物效果作出客观的科学的评价，单眼用药试验能较好的鉴别药物的效果或眼压的自然波动，但也存有质疑，因有些药物单眼用药，对侧眼压同样下降，如噻吗洛尔。

（2）开始选择药物应考虑药物强度，浓度和用药频率，开始治疗时，除存在极高的眼压外，通常选单一品种、最低浓度、最少滴眼频率，并能达到最佳效果的药物疗效为原则，依据药物的效力，安全性，耐受性和患者的情况和需要进行个体化选择。对每一个体说，任何一种药物都有理由选为第一线用药，但前列腺素类降眼压效果，全身安全性好，多被选为一线用药。Van der Valk 2005 年在 Ophthalmology 上发表文章，对常用的 8 种抗青光眼药物的相对降压效果进行评价，列表如下，供作选择药物时的参考：

药物名称	峰值降压率 %	谷值降压率 %
0.5% 倍他洛尔	23	20
0.5% 噻吗心安	27	16
2% 多佐胺	22	17
1% 布林佐胺	17	17
0.2% 溴莫尼定	26	18
0.005% 拉坦前列素	31	28
0.004% 曲伏前列素	31	29
0.003% 贝美前列素	33	28

（3）联合用药：现有研究表明约 50% 的青光眼患者需要联合用药。当一种药物不能控制眼压，或开始用药效果好，但随时间推移而作用降低或消失时，则可和其他药物联合应用，联合用药时应考虑两种药物是否有相加作用。一般来说，降压机制不同的药物比作用机制相同的药物联合作用效果好，但两药联合应用，眼压下降的幅度低于两药单独应用时下降值之和。联合用药分非固定处方和固定处方两类，前者同时使用的药物放在各自的眼药瓶内，点眼次数会较多是其缺点，后者把两种药放在一个眼药瓶内，叫复合制剂，其优点是：两种药有协同作用；增加疗效；减少滴眼次数；取消两种用药间的等候时间；减少防腐剂导致的角膜上皮损害；提高患者的依从性；改善滤过性手术的预后；同时有可能减轻患者的经济负担。缺点是：两种药物最佳滴眼次数可能不同，这样就不能使两种药物同时发挥最大的效果，可出现一种药物过量而另一种药物成分不足，达不到治疗效果。目前复合制剂，多以 β 受体阻滞剂噻吗洛尔和其他类药物的组合，如 Xalacom（50μg/ml 拉坦前列腺素 + 0.5% 噻吗洛尔），用来治疗其他药物不能控制的高眼压仍然有效，能控制夜间和次日晨间的眼压，比但单一用药效果好，另有 Cozopt（0.5% 噻吗洛尔 + 2% 哌立明）；combigan（0.2% 酒石酸溴莫尼定 + 0.5% 噻吗洛尔）；Ganfort（3ug/ml 贝美前列腺素 + 0.5% 噻吗洛尔）；Duo-Trav（40ug/ml 曲伏前列腺素 + 0.5% 噻吗洛尔）等。急性青光眼发作时，常需局部药物和全身药物联合应用，希望以最快速度使眼压恢复正常，挽救视力。

（4）客观评价药物疗效：药物治疗过程中，除应定期测眼压外，还需要定期检查眼底和视野，24 小时眼压曲线。临床表明一些健康人和青光眼患者夜里眼压高，并伴低血压，低血压引起的视乳头灌注压下降，是青光眼发展的危险因素，应予重视。对药物治疗失败的病例，应判断是药物无效或是患者顺从性差或治疗中的缺陷，一些无效或效果不理想的病例，常常是不能按时用药，漏点药，用药方法不当造成的。据统计大约青光眼患者用药量仅为处方的 70%，但确认最大耐受量药物不能满意控制眼压，视功能有恶化趋势时，毫不犹疑的改行激光或手术治疗。

（5）改善患者对治疗的依从性：鉴于目前我国青光眼患者对青光眼的知晓率低，对其后果严重性，治疗的长期性认识不足。因此，眼科医师有责任让患者了解青光眼是会导致不可逆盲目的眼病，但早期诊断和治疗是可以预防的。只有当患者理解治疗目的，治疗措施，预期目标后，才会主动参加执行治疗计划。了解可能的副作用，将会提高对药物的耐受性，也会

按医嘱用药，定期随诊。患者了解到用药量不足或过量滴药，点眼药方法不当，药瓶、滴管接触眼睑、睫毛和结膜，可引起污染等危害，就可能主动掌握正确的点眼方法；滴眼后轻闭眼睑 3～5 分钟，以保持药液与角膜接触或压迫泪囊，防止眨眼引流药物进入鼻泪道系统，以减少全身的副作用。点两种药物者，相隔至少 5 分钟，防止互相稀释和外溢，以保证治疗效果。医师和患者沟通十分重要，良好的医患关系，能使患者增加治疗信心，做到密切配合，主动治疗，确切反馈治疗过程中的效果，不良反应和问题。

第二节　前列腺素类药物

前列腺素类（prostaglandins，PGS）是一有别于传统抗青光眼药物的新药，高浓度可引起眼部炎症升高眼压，而低浓度可通过增加葡萄膜巩膜外流降低眼压。目前认为是最具有潜力和最有效的局部降压药。它的应用是青光眼治疗上的重要进展和突破。目前市场上供应的前列腺素药物有 4 种：拉坦前列素，贝美前列素，曲伏前列素和乌诺前列酮。拉坦前列素在 1996 年被美国 FDA 批准用于临床，是此类药物中第一个用于治疗青光眼的药物，目前在发达国家和国内一些城市已成为第一线治疗青光眼的药物。

一、拉坦前列腺素

1. 作用机制　拉坦前列素滴眼剂（latanoprost，Xalatan，适力达）为丙基脂前列腺素 F2a 的右旋异构体，其降压机制在于增加葡萄膜巩膜途径房水流出率，而不影响房水生成和房水流畅系数。临床前资料证实其增加葡萄膜巩膜外流，是由于它可使睫状体平滑肌松弛，使肌束间隙增大。另一种重要的作用可能是睫状肌细胞外基质发生改变，使 I 型和 II 型胶原减少，并使 I 型、II 型、III 型和 IV 型基质金属蛋白酶增加。这些金属蛋白酶可以缓解细胞外基质，减少睫状肌纤维间透明质酸引起的阻力，有利于房水经葡萄膜巩膜引流。由于它不影响房水分泌与流畅系数，因而有利于眼前段的营养代谢。本药不影响心率和血压，不影响瞳孔大小、屈光状态、调节和泪液分泌。在使用上每日傍晚一次滴药，能使 24 小时眼压恒定下降，这点优于噻吗洛尔，后者夜里降压效果差，可能导致的灌注压不足，是造成青光眼视乳头病变的重要原因之一。有报告表明拉坦前列腺素在健康人能提高眼的灌注压，视乳头血流速度，和搏动性眼血流量，但这些观察多数只限于短期效应，有待于更深入长期研究和观察。

2. 临床应用

（1）开角型青光眼、高眼压症：0.005% 拉坦前列腺素每日滴眼一次，降压效果很好，使患者的基础眼压下降 20%～40%，傍晚滴眼一次比早晨用药有更好的降压效果。Alm 报告一组青光眼和高眼压症，共 829 位志愿者分三组，用 0.005% 的拉坦前列腺素每日一次，分傍晚及早晨两组和另一组 0.5% 噻吗洛尔每日两次，观察比较六个月的降压效果。结果表明：白天眼压降低率：噻吗洛尔 27%，拉坦前列腺素早晨用药组 31%，晚上用药组 35%，晚上用拉坦前列腺素白天眼压下降 37%，拉坦前列腺素白天夜里均能明显降低眼压。Hedman 等报告 532 例用拉坦前列腺素两年后的效果，眼压平均下降 8.9mmHg（34%），其中 20% 因虹膜颜色增加，眼压控制失败而停药。眼压控制失败的患者中，又以开角性青光眼为多，通常开角性青光眼就比高眼压症的控制率低。治疗开始时眼压较高的，用拉坦前列腺素有失败高的危险。英国多中心研究 227 例开角型青光眼和高眼压患者，使用拉坦前列腺素 2 年的结果表明，眼压平均降低 8mmHg，并在 2 年内保持稳定，无漂移现象，其疗效与 0.5% 的噻吗洛尔每日 2 次接近或更明显。单剂量降压幅度平均范围在 15%～40% 之间。长期降压幅度约 25%～30%，同样证明拉坦前列腺素有很好的降压效果。国内王英蓉等进行单盲前瞻性研究、与噻吗洛尔对照，通过 12 周严密观察，表明两组用药后白天和夜里平均眼压和眼压波动均明显下降，但 0.005% 的拉坦前列腺素组，夜里眼压和眼压波动均低于噻吗洛尔。

（2）正常眼压性青光眼：因葡萄膜巩膜房水外流为非眼压依赖性系统，所以拉坦前列腺素适用于正常眼压性青光眼。用此药后白天和晚上疗效相似，有持续恒定的降眼压效果。而且有研究表明在正常眼压性青光眼，降眼压同时并能增加眼的灌注压。

（3）慢性闭角性青光眼：一些研究表明拉坦前列腺素对房角部分关闭和全部关闭的慢性闭角性青光眼也有良好的作用。不受房角关闭范围的影响。一多中心对 1090 例慢性闭角型青光眼进行研究，拉坦前列腺素白天眼压降低 31%，峰值 34% 谷值 31%，噻吗洛尔眼压降低 23%，峰值降低 21% 谷值降低 21%。另有一组亚裔 137 例慢性闭角型青光眼，房角关闭 1/2 的患者，用拉坦前列腺素 12 周，眼压从 25.04mmHg±2.5mmHg 下降到 17.5mmHg±5.0mmHg。Aung 对 32 例行周边虹膜切除术术后眼压高于 21mmHg，需用 1～2 种药物控制眼压的青光眼分两组，分别用拉坦前列腺素和 0.5% 的噻吗洛尔，两周后拉坦前列腺素组眼压下降 8.8mmHg，噻吗洛尔组下降 5.7mmHg。一组 14 例朝鲜族慢性闭角性青光眼患者房角 360 度前粘连，用拉坦前列腺素，三月后眼压从基线 30.3mmHg±4.5mmHg 下降到 21.5mmHg±5.9mmHg。一组 36 例患慢性闭角性青光眼的日本人，虹膜切除术后以单用拉坦前列腺素和噻吗洛尔＋多佐胺比较，12 周后拉坦前列腺素组眼压下降率 33%，眼压从 22.2mmHg±2.0mmHg 到 14.8mmHg±1.9mmHg；联合组下降 24%，从 22.5mmHg±2.2mmHg 到 17.1mmHg±2.7mmHg。以此说明虹膜切除术后的闭角性青光眼眼压升高，拉坦前列腺素可有效的降低眼压。拉坦前列腺素用于闭角性青光眼的降眼压作用机制不是很清楚，可能是通过部分开放的房角，通过睫状体增加房水引流，或可能是通过尚未完全明确的葡萄膜巩膜旁道起作用。

（4）儿童青光眼：拉坦前列腺素可安全的用于儿童青光眼，但由于儿童青光眼的多样性和多种用药，与成人相比，一般的降压效果较差，年龄较大的儿童和青少年开角性青光眼有较好的效果。一般前列腺素类不作儿童青光眼一线用药，除非不能用 β 肾上腺素类或用其他药物无效。

（5）巩膜上静脉压升高的青光眼：如甲状腺功能障碍和 Sturge-Weber 综合征也可应用。

（6）药物的相互作用：因拉坦前列腺素药是通过葡萄膜巩膜外流降眼压，和其他减少房水生成药物联合应用呈现相加作用，适用于其他药物眼压不能控制的患者和已接受最大耐药剂量的难治性青光眼，可进一步降低眼压。拉坦前列腺素、曲伏前列素，贝美前列素均可联合房水生成抑制剂噻吗洛尔，再提高眼压下降率，比单用效果好。Polo 对原单用 0.5% 噻吗洛尔，0.005% 拉坦前列腺素。眼压控制不理想者，及 0.005% 拉坦前列腺素 0.5% 噻吗洛尔非固定联合剂，眼压已控制的青光眼三组患者，换用 0.005% 拉坦前列腺素和 5% 噻吗洛尔复合剂，每晚一次。观察三个月，原单用噻吗洛尔和单用拉坦前列腺素组，眼压满意控制，两组眼压低于 20mmHg 者达 100%，低于 18mmHg 15mmHg 者分别为 87.5%，56.3%，原非固定联合组与固定联合组眼压变化无差异，结果说明，复合制剂有满意降压效果，且可替代非固定联合用药，减少用药次数，增加患者的依从性，现用于临床的 0.005% 拉坦前列腺素和 5% 噻吗洛尔复合制剂（Xalcom），0.04% 曲伏前列腺素＋0.5% 噻吗洛尔（DuoTrav），0.03% 贝美前列腺素＋0.5% 噻吗洛尔（Ganfort），等均有较好疗效。拉坦前列腺素也可和口服碳酸酐酶抑制剂 - 醋氮酰胺或局部用布林佐胺联合，一报告 24 例青光眼口服醋氮酰胺 250mg 每日两次，眼压降至 19.5mmHg 联合拉坦前列腺素每日一次，15 天后眼压下降 16.8mmHg（15%），和布林佐胺联合同样有降压效果。拉坦前列腺素和局部拟胆碱药物联合理论上存在矛盾，因为胆碱能药物为直接刺激睫状肌，使之收缩开放小梁网改善房水出率，同时胆碱能减少葡萄膜巩膜外流，也可能减少肌肉纤维间的间隙，而抑制拉坦前列腺素的作用，但临床结果表明毛果芸香碱不损害拉坦前列腺素的降压效果，通过房水荧光光度计等方法证明两药有相加作用，已行毛果芸香碱治疗的患者加用拉坦前列腺素眼压可再降低。Fristrom 报告 20 例高眼压症，开始用 2% 毛果芸香碱每日三次或拉坦前列腺素每日一次，一周后单用毛果芸香碱眼压下降 14.3%，单用拉坦前列腺素眼压下降 23.4%，然后毛果芸香碱后 + 拉坦前列腺素，眼压再下降 7.4%，拉坦前列腺素后 + 毛果芸香碱眼压下降 14.2%，证明两证两药联合药效相加。其机制可能是由于毛果芸香碱引起的睫状肌收缩不是持续最强的收缩，而拉坦前列腺素可使拟胆碱药所致的睫状肌收缩松弛，因而葡萄膜巩膜外流通路未完全被阻塞。前列腺素类药物之间互相联合转换应用文献的报告较少，Stewart 等报告 41 例患者用乌诺前列酮 + 拉坦前列腺素具有相加的降眼压作用。另一研究报告称与单用拉坦前列腺素比较没有相加作用。但临床上确也发现少数人，拉坦前列腺素无效时，改用另一种前列腺素如曲伏前列素可进一步降低眼压。

3. 不良反应及注意事项　患者滴用拉坦前列腺素顺从性好，局部副作用少见，一般不需停药。因拉坦前列腺素是第一个用于治疗青光眼的药物，临床应用时间长，出现的副作用在同类药物中报告最多，而且因果关系不很明确，因此有些副作用在药物临床实验中不曾出现，也可能新的副作用会在其他用药个体中出现。

（1）眼部：

1）患者中有 5%～15% 的人有结膜充血、表现轻重程度不同，如用药前向患者说明，多数能耐受。

2）一些病例报告拉坦前列腺素和单纯疱疹性角膜炎有关。兔眼膜型表明，拉坦前列腺素可使单纯疱疹性角膜炎加重和复发。因此，有单纯疱疹性角膜炎病史患者，当改变药物种类，开始用青光眼药物治疗时应很慎重。也有用拉坦前列腺素致角膜表层上皮病变的报告。在一个为期一年的临床观察中，比较拉坦前列腺素，拉坦前列腺素噻吗洛尔复合剂和噻吗洛尔三种治疗，有相似长期的角膜病变，但很少有角膜内皮密度和厚度改变。

3）眼内炎症：大剂量拉坦前列腺素类药引起房水细胞闪光和缩瞳等炎症反应，但降眼压的剂量在动物和人均未看不到。

4）极少数患者用拉坦前列腺素会发生前葡萄膜炎、黄斑水肿和黄斑变性，并因此而影响视力，停药后症状改善，再用药可再次出现，用非甾体类抗炎药物可以缓解和抑制此种副作用。这些与患者自身的易感性有关，如既往有葡萄膜炎及内眼手术史（无晶状体眼和人工晶状体眼），对有囊样黄斑变性危险因素患者，小心使用这类药物。禁用于活动性虹膜炎和近期内眼手术的患者。用药后密切随访，检查眼底有黄斑水肿的证据时立即停用。

5）最常见的有意义的副作用是眼周围皮肤，虹膜色素增加，毛发增多和睫毛变粗变长，个别出现倒睫，双行睫。用药一年后虹膜色素改变率为 11%～23%。虹膜改变常见于绿棕色或蓝灰色虹膜，也同样发生于褐棕色虹膜。嘱咐患者擦净眼周围皮肤过多的眼滴剂，以减少这些面积与药物的接触。有某些敏感者的个体，用药几个月后虹膜色泽变黑，停药后不见消退。色素增加不是由于色素细胞的增加，而是色素细胞内的黑色素增加，前列腺素可能调节正常生理性的交感神经诱导虹膜色素加深。在动物和人中均未发现虹膜色素增加有任何进一步引起的反应。这类药物对睫毛的影响在美国允许 0.003% 的曲伏前列素用于治疗睫毛稀少者。

6）1%～4% 的患者出现眼干、眼痛、眼睑水肿、畏光。少于 1% 的患者出现结膜炎。

7）少数人出现过敏性接触性皮炎、虹膜囊肿和单纯疱疹性皮炎。

（2）全身：所有临床都报告都表明对血压、心率无影响。一组 141 例新诊断的青光眼，开始用药时做心血管和呼吸系统检查，后用倍他洛尔，溴莫尼定，拉坦前列腺素，卢美根，或噻吗洛尔。三个月后复查，除噻吗洛尔伴心率减慢外，其他用药者没有发现心血管和呼吸系统，统计学上有意义的变化。另一研究比较 24 例患有哮喘者，用拉坦前列腺素和安慰剂 6 天的结果，呼吸功能和哮喘症状无变化。另文报告用 1%～2% 患者出现胸痛、肌肉痛、关节痛、背痛及过敏性皮肤反应。

二、贝美前列素

1. 作用机制　贝美前列素（Bimatoprost, Lumigan, 卢美根）是一类新降眼压药前列腺酰胺家族中的成员之一，是人工合成的前列腺酰胺类似物。这类化合物的药理作用非常独特，它不激动人的前列腺素 F2a 敏感受体和所有已知的前列腺素受体，缺乏一些与前列腺素 F2a 有关的活性，但临床上却发现该类药物有很强的降眼压作用。其降眼压机制是双重的，即增加房水经葡萄巩膜外流和增加小梁网途径外流,对房水生成无抑制作用。正常志愿者用 0.03% 的药物可使眼压下降 20%,房水流出的张力阻力下降 26% 及使房水流出的表面阻力下降 31%,房水经葡萄膜巩膜外流增加 50%,房水流畅系数增加 5%。

2. 临床应用

(1) 开角型青光眼和高眼压症:0.03% 浓度降眼压效果最好,每日一次,可使青光眼患者的基础眼压下降 31.5%,其疗效明显优于 0.5% 的噻吗洛尔。用药后最大降压效果出现在用药后 2 小时,至少持续 24 小时,和拉坦前列腺素相比有相同的降压效果。可做为拉坦前列腺素的替代治疗,贝美前列腺素与 0.5% 噻吗洛尔的新型复合制剂,患者耐受性好,与单用其中任何一种相比降压效果更满意。

(2) 慢性闭角性青光眼:在一大组 1090 例患者的随机临床实验中,对比观察昼夜眼压曲线,贝美前列素使眼压平均下降 26%,峰值降低 28%,谷值降低 27%,与噻吗洛尔比较(眼压下降 23%,峰值 22%,谷值 21%)降压效果更好。另一些研究也表明贝美前列素与拉坦前列腺素能有效的降低慢性闭角性青光眼的眼压。

3. 不良反应

(1) 眼部:不良反应较少,易被患者接受,短期用药唯一的不良反应是结膜轻度充血,与用药的频率有关,每日用药一次发生的频率明显低于每日两次用药者。用药 3 个月以上可见结膜充血,睫毛增多变长、眼痒,发生率 5%。本品对血 - 房水屏障的通透性无影响。

(2) 全身:局部用药对心率、血压、血液、血生化、尿常规及呼吸功能没有影响。

三、曲伏前列素

1. 作用机制　曲伏前列素(Travoprost,苏为坦)为合成前列腺素 F2a,是异丙酯酸前体,通过角膜吸收,滴眼后很快被角膜酯酶水解成为生物活性的游离酸。游离酸对前列腺素受体有高度的亲和力和激动作用,使睫状肌上前列腺素受体激活,致睫状肌松弛,肌束间隙加大,降解肌纤维间基质,结果使房水经葡萄膜巩膜通路排出增加,引起眼压下降。同时曲伏前列素还能通过激活作用,激活细胞内信息传导的级联反应,进而促进肌醇三磷酸及甘油三酯的生成,将细胞中的钙离子动员起来,增加细胞基质金属蛋白酶前体的更多释放,而液压的传导性也随之提高,促进房水进一步流出。睡前滴眼不但降压效果好,且昼夜眼压波动小。可保持眼眼压稳定,不影响房水产生有利于眼部组织营养代谢。

2. 临床应用

(1) 适用于开角型青光眼,高眼压症,正常眼压性青光眼,药效和拉坦前列腺素降眼压作用效果相似。0.004% 曲伏前列素每日滴眼一次,可使眼压下降 6.69～9.02mmHg,降压作用大约出现在用药后 2 小时,12 小时达降压峰值,晚上用药可保证早晨获得理想的眼压控制,明显大于 0.5% 噻吗洛尔每日两次的降压值(−7～−5.2mmHg)。一组包括 426 例患者单用噻吗洛尔不佳者,加用曲伏前列素 6 个月后眼压显著下降。本品比 0.005% 拉坦前列腺素较早达到眼压降低的稳定状态,眼压控制可达 24 小时。当青光眼不能耐受其他降压药物治疗或其他药物治疗无效时可选用。

(2) 可有效的降低慢性闭角性青光眼的眼压。

3. 不良反应及注意事项

(1) 眼部:①最常见的眼部不良反应是眼部充血,发生率 35%～50%,其中多数为轻度,不需任何治疗即可恢复,仅少数(3%)的患者因结膜充血而停药。②5%～10% 的患者出现视力下降,眼部不适,异物感,眼痛,眼痒。③1%～4% 的患者出现睑缘炎、白内障、结膜炎、干眼、角膜炎、畏光、流泪及结膜下出血。④长期用药可引起眼周围皮肤和虹膜颜色变深,睫毛变长变密的情况,与拉坦前列腺素相似。

(2) 全身:全身不良反应占 1%～5%,包括心绞痛、焦虑、关节炎、背痛、胸痛、气管炎、感冒综合征、抑郁、消化不良、头痛、高胆固醇血症、高血压、低血压、感染、前列腺功能紊乱、尿失禁和尿道感染。

(3) 慎用于葡萄膜炎,无晶状体、人工晶状体或有黄斑水肿危险的患者和孕妇。

(4) 曲伏前列素含的苯扎氯铵,它会被角膜接触镜吸收。戴接触镜的患者用药前应取出角膜接触镜,用药后 15 分钟可重新戴上。

四、乌诺前列酮

1. 作用机制　乌诺前列酮(Unoprostone,Rescula)为前列腺素 F2a-1- 异丙基酯,系 PGF2,进入前房抵达作用部位,发挥降眼压效应。其降眼压的确切机制尚不清楚。一些学者推测乌诺前列酮可能通过从小梁及葡萄膜巩膜两种通道增加房水排出。基础研究表明用本品后房水流畅系数和葡萄膜巩膜外流系数均增加。房水生成无改变。临床研究表明能使开角型青光眼和正常眼压型青光眼的眼压下降。但近来文献对比研究表明,其降压作用不如拉坦前列腺素。但初步证实本品有增加视神经血流及保护视神经作用。可能防止视网膜神经节细胞凋亡。

2. 临床应用　本品 1994 年在日本,2000 年开始在美国应用，中国无此品出售，可用于不能耐受其他青光眼药物治疗，或其他药物治疗无效的开角型青光眼或高眼压症。日本用 0.12% 的浓度每日两次，用药后眼压从基线下降 11%～23%。另一和噻吗洛尔比较研究表明，效果不及噻吗洛尔或相当于 0.5% 噻吗洛尔每日 2 次的作用。另一组 108 例开角性青光眼用本品和拉坦前列腺素比较，拉坦前列腺素组眼压平均下降 6.7mmHg，用本品组眼压平均下降 3.3mmHg，降压效果不及拉坦前列腺素。高眼压症的治疗有类似结果，对正常眼压性青光眼有效，有观察表明用药 12～24 个月，眼压平均下降 2mmHg。在培养的人眼睫状体平滑肌细胞表明，和拉坦前列腺素，曲伏前列素相比，本品增加某些组织基质金属蛋白酶抑制剂的活性，此发现可以解释本品为什么和拉坦前列腺素类其他药降眼压效果有差别。

3. 不良反应与注意事项　眼部和全身的副作用与拉坦前列腺素相似且更少。虹膜颜色改变及睫毛增粗现象亦可出现。在治疗过程中出现的另一些眼部病变，应通过长期观察澄清了与用药的关系，如眼出血、白内障、玻璃体损害等。最常见的全身不良反应为流感综合征。发生率 6%，另有 1%～5% 患者出现过敏、背痛、气管炎、咳嗽、头痛、头昏、高血压等。发现时及时治疗。

第三节　肾上腺素能受体阻滞剂

一、β 肾上腺受体阻滞剂

第一种 β- 受体阻滞剂心得安，先用于治疗心绞疼，心律不齐和高血压，并发现口服或静脉给药有降眼压作用，但有较多的副作用。以后逐渐发展多种局部用 β- 受体阻滞剂，用于治疗青光眼。自 20 世纪 70 年代发现噻吗洛尔具有明显的降眼压以来，它一直是最常用最有效的抗青光眼药物之一。近年来不断有新的 β- 阻滞剂问世，新的药物按其对 β 受体阻滞强度，选择性质和特点与噻吗洛尔有所不同，为青光眼的治疗提供了更多的选择。此类药物选择性的和儿茶酚胺竞争与 β 受体拮抗产生阻断效应。有一些选择性的阻断心脏 β1 受体，使心肌收缩减弱，心率减慢，心排出量减少，心肌耗氧量下降。阻断血管 β2 受体，使外周阻力增加，阻断支气管 β2 受体，诱发或加重支气管哮喘发作。有些 β- 受体阻滞剂除阻断 β- 受体外尚有各自具有程度不等的局部麻醉作用和内在拟交感活性。β- 受体阻滞药通过作用于睫状体抑制房水生成 50%，相应降低眼压 20%～30%。有证据表明 β- 受体阻滞剂

白天减少房水生成，但夜里睡眠时几乎无作用。当全身吸收时，非治疗对侧眼眼压亦降低。局部 β- 受体阻滞剂加全身用药，效果无叠加作用。

1. 噻吗洛尔（Timolol，噻吗心安，马来酸心安）

（1）作用机制：本药为非选择性 β- 受体阻滞剂，无内在拟交感活性和局部麻醉作用，能使正常人和青光眼患者的眼压降低，而无视力、调节和瞳孔大小的变化。常用的浓度为 0.25%～0.5% 溶液，每日两次。用药后 30～60 分钟开始降压，2 小时达最大降压效应，作用持续 24 小时，每 12～24 小时滴眼一次，持续降压效果可达 2～3 周。90% 的病例开始用药作用明显，但几天或几周后作用降低，眼压缓慢上升，这种现象叫"短期脱逸"。一些病例（约 10%～20%）用药数月至一年后，药效降低，这种现象称"长期飘移"，但这种作用有很大的个体差异性。

（2）临床应用：

1）开角型青光眼和高眼压症：因本药对瞳孔和调节无影响，特别适用于年轻人，高度近视和核性晶状体混浊的老年人，每日两次点眼，降眼压较毛果芸香碱每日四次点眼效果为优，毛果芸香碱多因眼压控制欠佳或用药后视力下降而停药。

2）闭角型青光眼，大多数急性和慢性闭角型青光眼需手术，手术前需先控制眼压，当眼压很高时，可能由于高眼压引起虹膜缺血致瞳孔扩约肌麻痹，缩瞳药物不能使瞳孔缩小，可先用噻吗洛尔，联合高渗剂使眼压降低，然后再用缩瞳药，充分发挥缩瞳的作用，打开关闭的房角，亦减少频繁用毛果芸香碱的副作用，但药物治疗不能取代手术。急性发作缓解后，依房角开放情况，行激光或虹膜周边切除术或滤过性手术。

3）继发性青光眼，大多数继发性青光眼，可用噻吗洛尔治疗。适用于前房积血引起的高眼压、白内障术后高眼压、炎症性高眼压。虽有人认为噻吗洛尔破坏血 - 房水屏障，但房水蛋白测定和荧光血管造影发现，血管通透性并不增加。

4）儿童型青光眼：有报道表明噻吗洛尔可使 2/3 的儿童青光眼眼压降低，对年龄较大的儿童和无其他先天异常的儿童效果较好。一组包括 67 例（100 眼）儿童青光眼，18 岁前开始用噻吗洛尔，观察 2.5 年，其中 30 人（40 眼）平均眼压下降 21.3%，不需要手术和其他治疗，多数眼压稳定，副作用小。用 0.5% 浓度者中仅两人停药，一为 10 岁因哮喘，一为 17 岁因心动过缓而停药。但年龄较小的儿童型青光眼，因其疾病的变异和眼压观察的困难，用药的副作用就较多，可能与其血容量小，血浆药物浓度高有关。曾有调查儿童用 0.25% 噻吗洛尔的血浆浓度（5 岁是 3.5ng/ml，3 周

大是 34ng/ml),大大超过了成人用 0.5% 噻吗洛尔的血浆浓度含量(0.34～2.45ng/ml),临床上儿童用药应从 0.25% 的溶液开始,滴眼每日 1～2 次,如眼压控制后,可改为每日滴眼一次,新生儿要特别小心,警惕窒息。门诊患者初次用药要观察 1～2 小时,并注意压迫泪囊,减少药物吸收量。

5)噻吗洛尔凝胶为改进后的剂型,此型在室温下呈液态,滴眼后在结膜囊内形成胶状并覆盖于眼表面,增加了药物的黏度,延长与眼球的接触时间,提高药物的眼部吸收和减少全身吸收。每日一次用药即可。

6)药物的相互作用,近年来集中于用药方法及联合用药方面的研究,临床上无论非固定联合用药或复合制剂,多是以噻吗洛尔为基础和多种青光眼药物联合,如和缩瞳剂,局部碳酸酐酶抑制剂,a2 肾上腺素能受体激动剂,前列腺素类等联合应用。0.5% 噻吗洛尔 +2% 杜塞酰胺的复合剂,商品名为 Cozopt 是目前使用最多的复合剂,该制剂对眼压高于 30mmHg 的患者有明显效果,而且初步证明还可改善眼局部的血液循环,其疗效相当于拉坦前列腺素。噻吗洛尔和前列腺素类的复合剂尚有:0.005% 拉坦前列腺素 +0.5% 噻吗洛尔,0.03% 贝美前列素 +0.5% 噻吗洛尔,0.004% 曲伏前列素 +0.5% 噻吗洛尔等,临床报告显示患者耐受性好,降压幅度优于其中单一种药物。噻吗洛尔和胆碱能激动剂复合制剂,20 世纪 80 年代用于临床,现很少应用。

(3)不良反应:

1)眼部:①外眼刺激症状,烧灼感、疼痛、异物感、流泪、结膜充血、角膜点状上皮病变,知觉减退,上睑下垂;②过敏性睑缘炎结膜炎;③长期用药影响泪膜黏液层,泪液分泌减少,角结膜干燥;有报告伴随用药出现类天疱疮样病变。但这些病例中多同时用其他药物,只极少数单用噻吗洛尔,且有研究表明噻吗洛尔不直接刺激人眼 tenon 囊成纤维细胞增殖,这种病变可能是由于抗青光眼药物的刺激导致的慢性炎或药物中防腐剂引起的,已有研究表明青光眼药物所含防腐剂会改变组织的形状增加炎症反应,这可能影响滤过性手术的成功率;④个别戴接触镜并用噻吗洛尔者,出现角膜糜烂,并用局部类固醇者,在角膜浅实质层呈现磷酸钙沉淀;⑤继发黄斑囊样水肿;⑥无晶状眼可能导致低眼压及脉络膜脱离,视网膜脱离;⑦葡萄膜炎及个别白内障患者晶状体混浊加重。

2)全身:①心血管系统:心动过缓、心律不齐、低血压和昏厥,心脑传导阻滞或死亡。②呼吸系统:诱发支气管哮喘发作,有支气管阻塞性疾病者,可在瞬间减少呼气的容量,有致呼吸困难死亡的报告。少

年儿童可出现呼吸困难,窒息。③中枢神经系统:约 10% 的病例发生抑郁、发音困难、焦虑、幻觉、头痛、疲劳、软弱、视力减退、嗜睡,精神行为分离、定向障碍和精神障碍,原有重症肌无力症状加重等。④消化系统:恶心、痉挛、腹泻、厌食。⑤皮肤:皮疹、脱发。因此 β 受体阻滞剂应禁用于窦性心动过缓,Ⅱ° 或 Ⅲ° 房室传导阻滞,心源性休克,肺动脉高压后左心衰竭,充血性心力衰竭,支气管痉挛和哮喘,肺阻塞性疾病和过敏者。⑥性功能低下和阳痿。⑦免疫系统:系统性红斑狼疮。⑧过敏反应为:血管神经性水肿、荨麻疹。以上症状常出现在老年人,很难肯定和药物的因果关系。

(4)注意事项:

1)长期用噻吗洛尔出现作用减弱或消失,称为长期漂移现象,有报告用药 2 年后仅 30% 患者的眼压得到控制。这种长期漂移现象持续至停药后 60 天。以后患者对受体的敏感性又恢复至原来的水平。因此可采取与其他药物交替使用的方法,达到眼压的稳定降低。用药过程中定期复查眼压,调整治疗方案。

2)用药前必须询问病史,作全身检查尤其心肺功能情况。滴眼后按压泪囊部可减少药物的全身吸收,用药后压迫泪囊部 2 分钟,可使血浆的药物浓度减少 50%。可减少和避免心肺并发症。

3)糖尿病患者 β- 受体阻滞剂可掩盖急性低血糖症状,阻滞机体对低血糖的正常生理反应。因此对糖尿病患者慎用,对自发性低血糖或接受胰岛素以及口服降糖药的患者也要慎用。

4)噻吗洛尔不单独使用于闭角型青光眼。

5)本品慎用于婴幼儿。

6)患者正接受钙通道拮抗剂,儿茶酚胺拮抗剂(如利血平)洋地黄类,奎宁丁等药物者,加用 β 阻滞剂应慎重。因可引起房室传导阻滞,低血压,心动过缓。

7)右旋噻吗洛尔(D-timolol),其分子式与左旋噻吗洛尔一样,但空间结构不同,这样结构使它与 β- 受体结合能力不同,D- 噻吗洛尔阻滞 β 受体的作用仅为 L- 噻吗洛尔的 1%,因此临床降压与对周身的影响存在差异。1% D- 噻吗洛尔,单次用药,日曲线与长期观察均有明显的降压作用且降压起效快。3 个月用药其降压幅度与 L- 噻吗洛尔相比为 22.3% 和 21.4%,对脉搏,血压无明显影响,用药较安全。

2. 倍他洛尔(Betaxolol,贝特舒,倍他心安)

(1)作用机制:本药是目前临床上唯一的选择性 β1 受体阻滞剂,无局麻作用和内源性拟交干活性。它对 β1 肾上腺素受体的亲和力比对 β2 受体的亲和力高 20 倍,对 β2 受体无抑制作用,意味着对支气管的平滑肌作用很小,对支气管没有收缩作用,可减少支气管

痉挛的危险，它的降压能力低于非选择性β阻滞剂。由于在血浆中的浓度较低，其影响心率和脉搏的作用比其他β阻滞剂轻。倍他洛尔的降压机制同噻吗洛尔，主要是抑制房水生成，同时具有 Ca^{2+} 拮抗作用，可以舒张 K^+ 与 Ca^{2+} 引起的动脉收缩，全身应用可产生明显的血管扩张，具有直接扩张血管作用。已证明它能显著减轻对缺血大鼠的神经节细胞的损害。增加眼血流，直接保护视神经节细胞。

（2）临床应用

1）临床上用于治疗各型青光眼和高眼压症，临床证明对心脏的抑制也较噻吗洛尔少，对有哮喘或其他呼吸道阻塞性疾病的患者也可以安全使用。0.25%～0.5% 倍他洛尔可使眼压下降30%～50%。其降压效果比噻吗洛尔、贝他根稍差，与卡替洛尔基本相同，但可使眼部血管扩张，增加灌注压，改善眼部微循环，故该药对开角性青光眼和高眼压症患者，对视野具有良好的长期保护作用。常规用 0.5% 的浓度每日两次滴眼。眼压控制良好后，可改为每日1次。

2）倍他洛尔有混悬型和水溶液两种，其混悬型，使其在眼部作用时间明显延长，达到缓释，控释的效果，有利眼部的充分吸收，减少经鼻泪管的流失，使局部刺激性减少，全身副作用降低，0.25% 的混悬型即可达到 0.5% 溶液相同的疗效。

3）联合用药：与缩瞳药，碳酸酐酶抑制剂，联合有协同作用。

（3）不良反应：

1）眼部：可有眼烧灼感、刺痛、眼干、眼痒、偶有异物感，视物模糊，畏光流泪，分泌物增多，点状角膜炎，角膜知觉减退等。

2）全身：本药的显著优点是对呼吸和循环系统的影响小但需严密观察，随用药时间延长，个别患者不能耐受，偶有心率减慢，呼吸困难，支气管痉挛。心脏传导阻滞，充血性心力衰竭等。本药也很少诱发中枢神经系统的副作用，偶有头痛、疲劳、头晕、失眠、嗜睡、抑郁。也偶有消化系统功能紊乱、恶心、呕吐、便秘、荨麻疹、脱发和舌炎。

（4）注意事项：

1）窦性心动过缓，Ⅱ度或Ⅲ度房室传导阻滞，心衰，心源性休克者禁用。

2）已有肺功能低下者慎用。

3）不单独使用于闭角型青光眼。

4）重症肌无力慎用。

5）对孕妇和儿童的安全性未定。

3. 左布诺洛尔（Levobunolol，贝他根，左旋丁萘酮洛尔）　左布诺洛尔为非选择性β-受体阻滞剂，对β1、β2 受体均有阻滞作用，其降压机制与噻吗洛尔相同，主要是减少房水生成。临床用于治疗开角型青光眼和高眼压，滴用 0.5% 的溶液，每日两次，眼压降低 4.5～9mmHg。眼压下降率为 18.7%～25.5%。连续用药四周，眼压持续降低，眼压下降率 10.1%～18.8%，峰值效应出现在滴药后 2～4 小时，长达 24 个月的连续用药，眼压控制稳定，未发现"长期飘移"现象，降压效果大致相同于噻吗洛尔，美替洛尔而低于倍他洛尔。本品对原发性开角性青光眼具有良好的降压效果，对某些继发性青光眼，高眼压症，手术后眼压未完全控制的闭角性青光眼以及其他药物或手术无效的青光眼，加用本药可进一步增强降眼压效果。左布诺洛尔还可用于预防白内障手术后高眼压，以及激光后囊切开术后的眼压升高。本药与毛果芸香碱、乙酰唑胺联合应用与噻吗洛尔相同，效果有相加作用。

不良反应与注意事项同噻吗洛尔，其他少见的不良反应有心率变化，呼吸困难，头痛，头晕，一过性共济失调，嗜睡，瘙痒及荨麻疹。

4. 卡替洛尔（Carteolol，喹诺酮心安，美开朗）　卡替洛尔为非选择性β-受体阻滞剂，它与其他β-受体阻滞剂主要的区别是具有内在拟交感活性，其临床意义在于可减少副作用，如支气管痉挛、心动过缓和血管收缩。对心血管疾病患者较为安全。但目前对局部用药引起的心动过缓还有争论。其降压机制主要是抑制房水生成，对房水经葡萄膜巩膜外流、房水流出易度和巩膜上静脉压无影响，一些研究表明本药具有增加眼血流作用。

临床上对原发性开角型青光眼有良好的降压效果，滴用 1% 和 2% 的卡替洛尔的降眼压效果相同，每 12 小时一次，1 小时开始降压，降压峰值出现在用药后 4 小时，其降压效果同 0.5% 噻吗洛尔每日 2 次。对某些继发性青光眼，手术后眼压控制不良的闭角型青光眼及其他药物无效的青光眼，加用本药可进一步增加降压效果，适用于不能耐受其他抗青光眼药物或其他药物引起眼刺激和睑缘炎患者。适用于有干眼症的老年青光眼患者，由于本品具有内在拟交感活性，适用于中枢神经疾患如抑郁症或高血脂患者。

卡替洛尔的副作用，眼部副作用比噻吗洛尔轻，但与其他β受体阻滞剂不同的是，应用 1% 卡替洛尔可引起中度的角膜麻醉。卡替洛尔的内在拟交感活性特点，有助于减轻心肺的副作用，但偶可见心律失常、心悸、呼吸困难、无力、头痛、失眠等。同样禁用于支气管哮喘或有哮喘史者，严重肺阻塞疾病，窦性心动过缓，Ⅱ°、Ⅲ°房室传导阻滞明显心衰，心源性休克及对本药过敏者。

5. 美替洛尔（Metipranolol，美替卜拉洛） 美替洛尔为非选择性 β- 肾上腺素阻滞剂，无内在拟交感神经活性及局麻作用，基础研究表明本品通过抑制房水生成降低眼压，其作用与不良反应与噻吗洛尔相似。临床用于治疗开角型青光眼：用药后 30 分钟眼压开始下降，下降高峰在用药后 2 小时，下降率 30%，眼压下降可持续 24 小时。治疗高眼压症：0.3% 浓度每日两次滴眼，6 周后眼压下降 21%，应用 0.6% 浓度眼压下降 31%，0.3% 的浓度在降压效果，眼部耐受性及全身副作用方面与 0.5% 的噻吗洛尔相似。已有报告应用不同浓度的美替洛尔和毛果芸香碱混合液治疗青光眼，剂量分别为 0.1% 美替洛尔和 2% 毛果芸香碱，0.1% 美替洛尔和 4% 毛果芸香碱，0.3% 美替洛尔和 2% 毛果芸香碱，0.3% 美替洛尔和 4% 毛果芸香碱。国内市场无此类药物出售。

本药一种特殊的不良反应是用后出现肉芽肿性葡萄膜炎，英国一家医院用 0.6% 浓度的发生率达 14%，经处理后，全部病例炎症消失，在英国只限用不含防腐剂 0.1%～0.3% 的美替洛尔，推测葡萄膜炎的发生与配方有关。美国用此药葡萄膜炎发生仅为罕见病例。

6. 尼普洛尔 阻断 α1 和 β 受体，促进房水排出且抑制房水生成降低眼压，并可扩张眼部血管，增加血流，促进视网膜节细胞周围区及中心区细胞再生与增殖，对视神经保护有意义。在一项长达一年 68 例开角性青光眼和高眼压患者参加的临床试验中，发现 0.25% 尼普洛尔滴眼能显著降低眼压，平均 4.5mmHg。不良反应发生率 12.5%，随后多中心，双盲试验也发现其作用与 0.5% 噻吗洛尔相当。引起的心动过缓支气管痉挛等不良反应较少，但最好禁用于心脏病和哮喘。

二、α肾上腺素受体阻滞剂

通过抑制虹膜开大肌引起缩瞳，对房水动力学的功能作用不清楚，不用于青光眼的长期治疗。

1. 胸腺氧胺（Thymoxamine，百里胺）

（1）主要作用：百里胺系选择性 α1 受体阻滞药和去甲肾上腺素的竞争拮抗药。用 0.1%～0.5% 的溶液滴眼，产生缩瞳而不引起睫状肌的收缩，最大缩瞳作用在用药后 45～60 分钟，持续 2 小时，缩瞳系散大肌受抑制的结果，对开角型青光眼的眼压、房水流畅系数和房水生成无明显的影响。

（2）眼科应用：本药有缩瞳作用，但又不加剧闭角型青光眼的瞳孔阻滞，在引起缩瞳的同时不伴随产生浅前房，睫状肌痉挛，亦不改变晶状体的位置和大小，是安全的缩瞳药。因而用于治疗闭角型青光眼和对抗肾上腺素药物散瞳诱发的青光眼急性发作，也可用于治疗色素性青光眼和色素播散综合征。另外，尚可用于鉴别闭角型青光眼和窄角的开角型青光眼以及混合型青光眼。对虹膜切除后仍有眼压升高可能者，滴用此药可作为预测方法之一。

（3）不良反应：全身用药可致面部发红、头晕，腹泻和低血压，局部用药短期研究无严重副作用，局部滴药有烧灼感和结膜充血，有文献报道可致轻度上睑下垂，使退缩的睑裂变窄，因此，可用于治疗继发于甲状腺疾病引起的眼睑退缩。

2. 达哌拉唑（Dapiprazole） 作用同胸腺氧胺，用于对抗眼检查引起的散瞳，具有缩瞳和降眼压作用。0.5% 溶液每日 3 次治疗闭角型青光眼，预防闭角型青光眼和激发试验阳性的房角闭塞，对前房深度和晶状体厚度无明显的影响。

3. 另一些 α1 受体阻断药

（1）哌唑嗪（Prazosin）为 α1 受体阻断药，口服降血压和周围血管扩张，兔实验，001%～0.1% 滴眼，通过抑制房水生成，产生与剂量相关的降眼压作用，0.1% 溶液滴眼，2 小时达最大降压效应，持续 6～8 小时，不影响瞳孔直径，高浓度滴眼可降低血压。

（2）柯楠辛碱（Corynanthine）动物实验 2%～5% 溶液滴眼降低眼压，降压机制可能增加葡萄膜巩膜外流，实验表明不影响房水生成和排出。

（3）拉贝洛尔（Labetalol）为 α- 和 β- 肾上腺素受体阻滞剂，在兔眼可产生明显的确降压效果，人眼降压效果差。

（4）Bunazosin 0.025%～0.2% 溶液滴眼，可使健康人眼压下降，其机制推测是增加葡萄膜巩膜外流。

第四节　拟肾上腺素药物

拟肾上腺素药是一类化学结构上与肾上腺素相似的胺类药物，直接与肾上腺素受体结合，其作用与兴奋交感神经的效应相似，故又叫拟交感药。由于肾上腺素受体有 α 和 β 两种，选择作用于不同型受体的拟似药，和拮抗药有相应的分类。目前用于临床的有两种拟肾上腺素药：①主要作用于 α 受体和 β 受体的药物：肾上腺素药、地匹福林等。②主要作用 α 受体的药物：可乐定、阿可乐定、溴莫尼定等。

一、作用于 α 受体和 β 受体的拟肾上腺素药

此类药物包括肾上腺素（epinephrine）和地匹福林（dipivefrin，保目明，二戊酰肾上腺素，普鲁品）：肾上腺素对房水动力学和眼压的作用受许多因素的影响，作用机制较为复杂。肾上腺素能同时兴奋 α 和 β 两种

肾上腺素受体,减少房水分泌和改善房水流出易度,降低眼压曾用于治疗开角型青光眼和高眼压症。后来地匹福林曾代替肾上腺素使用于临床。地匹福林为一种肾上腺素前体药,其本身无活性,入眼后在角膜组织中水解为肾上腺素而发挥其药理作用。直接作用于交感神经,刺激 α- 和 β- 肾上腺素受体,地匹福林有更大的亲脂性,增加了角膜穿透力,降压作用增强,用其 0.1% 浓度与 1%～2% 的肾上腺素的功效相当,每 12 小时滴眼一次,用药后 30～60 分钟眼压开始降低,眼压下降 15%～20%,1～4 小时最低,12～24 小时恢复到基线水平。但终因多数患者不能耐受这类药副作用而停药。全身副作用包括头痛,血压增高,心动过速,心律不齐,神经质。眼部副作用包括肾上腺素红在结膜角膜和接触镜上沉着,瞳孔散大,促进闭角性青光眼发作倾向,过敏性睑结膜炎,加重无晶状体眼和人工晶状体眼黄斑水肿等,此类药在临床上已不再使用,被选择性肾上腺素 α₂ 受体激动剂代替。

二、作用于 α 受体的拟肾上腺素药

1. 可乐定(Clonidine) 临床眼科应用此药源于它用作降血压剂时发现有降眼压作用,而用于治疗青光眼。0.125%～0.5% 的浓度用于正常人和青光眼患者,可持续降眼压 6～8 小时,比 2% 毛果芸香碱的降压作用略低。滴眼液适用于开角型青光眼,与缩瞳联合治疗闭角型青光眼。它不产生缩瞳作用,对视力和调节无影响,不引起支气管痉挛心率减慢,因而适用于有哮喘、冠心病和不适用噻吗洛尔的病例,特适用于伴高血压的青光眼患者。常用 0.125%、0.25%、0.5% 可乐定滴眼液,每日 3 次。其不良反应:局部用药降低血压作用明显,因而,有可能会引起眼局部灌注压下降,减少视乳头的灌注压,低血压患者禁用。部分患者出现口、鼻、眼发干,轻微散瞳,乏力困倦,便秘等,停药后症状消失。

2. 阿可乐定(apraclonidine) 是一个相对选择性 α₂ 受体激动剂,是可乐定的衍生物,对血 - 脑屏障的穿透力下降,不易进入中枢神经系统,对血压调节系统的抑制较少,避免了可乐定的严重不良反应。是一个有效的降眼压药物,正常人滴眼后房水生成大约减少 1/3。

(1)临床应用:

1)0.5% 或 1% 的盐酸溶液用于治疗短期眼压升高。特别是眼前节激光后的高眼压,防治氩激光小梁成形和氩激光及钕 -YAG 激光虹膜切除术后的眼压升高,术前 1 小时和术后用阿可乐定滴眼,可有效的对抗眼压升高而无副作用。

2)0.5% 浓度可长期用于治疗开角性青光眼。一组长 90 天的对比研究,0.25% 或 0.5% 阿可乐定每日三次滴眼,比 0.5% 噻吗洛尔每日两次效果为优,且它不影响睡眠时的房水流出,白天平均降压率 30%,夜里可达 27%。

3)可预防和治疗白内障摘除术后、全视网膜光凝及玻璃体和视网膜手术后的眼压升高,具有保护血房水屏障作用。

4)急性高眼压的暂时处理,或用于预防诊断性扩瞳时眼压升高的危险。临床上用 0.25%～1% 浓度,作预防性用药时提前 1 小时给药,短期给药用 1% 溶液,每日 3 次,长期给药用 0.25% 或 0.5% 溶液,每日 2～3 次。因本品可发生局部过敏和快速过敏反应限制了其长期使用。

(2)不良反应:

1)眼部副作用:最常见的副作用是滤泡性结膜炎和过敏性皮炎,发生率约 36% 或更多,表现眼红和眼痒,睑周围出现红斑和水肿,皮肤有鳞屑,停药后可消失。文献报告 64 例长期用 1% 阿可乐定治疗患者 48% 发生过敏反应。另一些副作用有眼睑退缩、瞳孔散大、结膜苍白、烧灼感、畏光、眼痛等,这些是由于 Muller 肌,虹膜括约肌,动脉平滑肌对 α₁ 肾上腺素受体的交叉反应。

2)全身不良反应:常见口,鼻发干,发生率与剂量有关。0.5% 的浓度不常出现;中枢神经系统症状常见有疲劳、乏力、发生率为 5%～15%。

3)其他的不良反应有低血压,头痛、腹泻、腹痛、胃不适、呕吐、心率缓慢、心悸、胸闷、味觉异常等。禁用于对阿可乐定过敏者,严重的心血管疾病。对哺乳期妇女和儿童不推荐使用此药。

3. 溴莫尼定(Brimonidine,阿尔法根,Alphagan) 溴莫尼定为相对选择性 α₂ 受体激动剂,对 α₂ 受体的激动作用是阿可乐定的 28 倍,可乐定的 10 倍。对 α₂ 受体的亲和力为 α₁ 受体的 1000 倍,较少引起 α₁ 受体介导的副作用如扩瞳、眼血管收缩等。溴莫尼定通过抑制房水生成和增加葡萄膜巩膜外流降低眼压。现认为溴莫尼定能抑制房水生成的机制是通过激活睫状体内的 α₂ 受体抑制 cAMP 合成,使房水生成减少。

(1)临床应用:

1)开角型青光眼高眼压症:0.2% 溶液每日两次或三次滴眼,长期治疗青光眼有很好的降眼压效果,一组双盲随机临床观察,降压作用与 0.5% 噻吗洛尔相当,优于 0.25% 倍他洛尔每天两次。0.2% 溴莫尼定和 0.5% 噻吗洛尔复合剂,每日两次的效果,优于单一用溴莫尼定每日三次,噻吗洛尔每日两的效果。另一研

究 0.2% 溴莫尼定和 2% 布林佐胺有同样的降眼压效果和 0.005% 拉坦前列腺素每日一次相比峰值降压效果相当,但谷值效果较差,因其全身安全性较 β 受体阻滞剂好。特别适用于对 β 受体有绝对或相对禁忌证的患者。作治疗开角型青光眼的长期用药,0.5% 浓度可使眼压下降 30%,0.2% 浓度下降 22%,0.08% 浓度大约下降 16%。

2）预防氩激光小梁成形术的高眼压,术前用 0.5% 溴莫尼定单次滴眼,或术后立即用药,或术前后各滴眼 1 次,可减少术后出现眼压高峰的患者明显减少。

3）本药无更低浓度滴眼液,应警惕在婴幼儿和年幼儿童用此药的全身副作用。

4）降眼压外,在一兔和鼠眼视神经压轧损伤模型中,发现溴莫尼定通过神经保护机制减少视网膜节细胞的丧失,这些发现也被近来在视网膜缺血模型中,视网膜节细胞死亡的保护效果得到证实。其神经保护作用可能是由于抑制缺血引起玻璃体内谷氨酸和天门冬酸的升高并增加视网膜内脑原性神经因子的含量。但它对人眼的神经保护保护作用还不很清楚。

（2）不良反应及注意事项：

1）眼部副作用：与阿可乐定有相似的副作用,但低于阿可乐定,眼过敏发生率 15%、滤泡性性结膜炎发生率 4.8%～9%,其他结膜苍白、烧灼感、眼干、眼睑水肿、痒、视物不清等,多数患者可耐受。

2）全身副作用：常见的副作用是口、鼻发干。心血管副作用很少,仅有轻度降血压作用。中枢神经系统症状：常见有疲劳、乏力、嗜睡、抑郁、晕厥、头晕、头痛、焦虑,发生率 4%～29%。因为有中枢神经系统抑制作用,应小心使用于老年人和儿童。儿童用药常发生嗜睡情况,因此 5 岁以下儿童慎用本品,在美国禁用于 5 岁以下的儿童。

3）用单胺氧化酶抑制剂（MAOI）和三环抗抑郁者禁用。

4）严重的心血管疾病,肝脏疾病,同时应用 β 受体阻滞剂,抗高血压药或糖苷类心脏病的药物,精神忧郁,大脑或冠状动脉功能不全,雷诺氏病,直立性低血压,血栓闭塞性脉管炎者禁用。

第五节　胆碱能药物

胆碱能类药物的作用机制大体相同。凡药物能直接与胆碱受体结合,产生与乙酰胆碱相似的作用称拟胆碱药。这类药物又称副交感神经拟似药或胆碱能激动剂。因均有缩瞳作用,临床上通常称为缩瞳剂。若药物结合不产生或极少产生类似乙酰胆碱的作用,且妨碍与乙酰胆碱结合,阻断传出神经冲动的传递,产生与乙酰胆碱相反的作用,称抗胆碱药。乙酰胆碱从神经末梢的囊泡释放后,能迅速被胆碱酯酶水解。因此,凡能通过抑制胆碱酯酶活性,阻止乙酰胆碱水解,从而保护内源性乙酰胆碱的药物,称抗胆碱酯酶药。随着降眼压效果好副作用少的新药出现,胆碱能药物在青光眼的应用受到限制,主要用于闭角性青光眼,且因其价格较便宜,宜被患者接受。

一、直接作用的拟胆碱药

（一）毛果芸香碱（pilocarpine, 匹罗卡品）

是一个老而有效的抗青光眼药物,自 1875 年问世以来,已有 100 多年的历史。在用药过程中,不断改进剂型,给药方法,提高了疗效,减少了副作用。至今仍然是治疗闭角型青光眼基本药物和首选药物。临床上常用其硝酸盐,浓度 0.5%～4%,常用 1%～2% 滴眼液,4% 的浓度效果达高峰。滴眼后 10～15 分钟开始缩瞳,1 小时后眼压明显下降,持续降眼压 4～8 小时,眼压降低 15%～22.5%,临床上宜每日 4 次滴眼,人眼对毛果芸香碱的缩瞳反应存在着明显的个体差异。棕色虹膜眼对其反应不如蓝色虹膜好。

1. 降压机制

（1）治疗闭角型青光眼依靠其缩瞳作用。毛果芸香碱滴眼后,使瞳孔括约肌收缩,虹膜向中心拉紧,减少虹膜组织在房角的堆积,牵拉周边的虹膜使之离开小梁网,使房水流经小梁,并进入 Schlemm 管,眼压下降。但如果眼压过高≥50mmHg,瞳孔括约肌可因缺血使缩瞳药不起作用。在这种情况下应联合其他的药物,如高渗剂、碳酸酐酶抑制剂或局部 β 肾上腺素能阻滞剂,使眼压充分降低,才能发挥这类药物的缩瞳作用。

（2）治疗开角型青光眼其降压机制是改善房水流畅系数。药物兴奋巩膜突和小梁相连的睫状肌,使巩膜突向后移动,牵拉小梁使其网眼扩大,这种形态上的改变,是增加房水引流降低眼压的客观依据。

2. 临床应用

（1）闭角型青光眼急性发作时眼压急剧升高,瞳孔散大,用毛果芸香碱滴眼缩瞳,是综合降眼压的重要措施之一。可每 10～15 分钟滴眼一次,共 2 小时,然后改为每日 4 次。

（2）急性闭角型青光眼间歇期,低浓度,少次数滴眼有可能防止急性发作,为达达到根治目的,此期正确的处理是激光虹膜切开或周边虹膜切除术。

（3）治疗闭角型青光眼经激光虹膜切开,或周边虹膜切除术后眼压仍偏高的残余性青光眼。

（4）对开角型青光眼，毛果芸香碱已不是一线用药，可作为其他药物效果不佳时的辅助用药。

（5）慢性闭角型青光眼，毛果芸香碱效果不佳，可和其他药物如β受体阻滞剂联合应用。

（6）儿童用药：可能因一些先天性青光眼，房角发育异常，睫状肌向前插入小梁网，睫状肌收缩牵拉小梁网或Barken膜使房角变窄，导致房水经小梁网外流进一步减少，故缩瞳剂对儿童效果较差，已被新药代替，通常只用于房角切开或小梁网切开术手术前后缩瞳。

（7）色素播散综合征所致高眼压，通过缩瞳消除虹膜和晶状体悬韧带间的接触，防止色素性青光眼进一步发展，或增加房水流出降低眼压。

（8）药物相互作用：缩瞳类药有相同的作用机制，同类药物相加不增加降压效果。但和阿可乐定，溴莫尼定，碳酸酐酶抑制剂联合提高降压效果。虽然毛果芸香碱是减少而拉坦前列腺素增加葡萄膜巩膜外流，但拉坦前列腺素联合毛果芸香碱可增加降眼压效果。

3. 不良反应及注意事项

（1）眼部：

1）由于睫状肌痉挛和缩瞳作用，主要表现暗光下的视物模糊，视力波动，调节性近视、头痛、眉弓痛、眼周围痛、眼睑颤搐等。多见于年轻人和核性白内障患者，因而影响患者的生活质量和依从性。用直接拟胆碱药，通常应从低浓度开始，或用毛果芸香碱凝胶代替水溶液。也可通过交替使用β受体阻滞剂，α₂肾上腺素激动剂，避免长期持续缩瞳引起的永久性瞳孔缩小，后粘连等并发症。

2）缩瞳药可使晶状体前移，厚度增加，前房变浅，诱发或加重房角关闭，致闭角型青光眼急性发作，或恶性青光眼。应及时调整用药，开始用缩瞳药物，应作前房房角镜检查，估价房角变窄情况。对房角很窄和球形晶状体的患者，应特别注意。

3）睫状肌收缩牵引视网膜，引起视网膜裂孔或脱离，用药前作周边眼底检查，当有视网膜玻璃体病变，视网膜裂孔，视网膜脱离病史，高度近视和无晶状态者，另选用不缩瞳的药物。

4）长期使用可出现无症状弥散状角膜病变晶体混浊。

5）因缩瞳剂可破坏血-房水屏障，致虹膜炎，加重术后炎症反应，和术中出血的可能，术前尽可能停用，如眼压高可用其他药物代替，有虹膜炎的患者禁用。

6）长期用毛果芸香碱可引起滤泡性结膜炎，过敏性结膜炎和皮炎。

7）有报告对儿童可致虹膜色素上皮囊肿，或直接刺激泪腺，泪小点狭窄引起溢泪。

（2）全身：毛果芸香碱滴眼液很少引起全身反应。极少见的情况可发生在治疗急性闭角型青光眼时，短期频繁大剂量用药，表现为毒蕈碱样作用，如胃肠道、呼吸道、尿道、汗腺的平滑肌刺激症状，出汗、流泪、流口水、恶心、呕吐、腹痛、腹泻、支气管痉挛、肺水肿、尿潴留、心率减慢、心脏收缩力减弱、心动过缓、房室传导阻滞，低血压甚至呼吸中枢抑制而死亡。中毒症状轻时，立即停药，重时用阿托品（阿托品2mg，皮下注射，每5分钟一次，总剂量为2～20mg，直到症状减轻），或解磷定注射（25mg/kg，加入5%葡萄糖500ml，静脉点滴）。急性闭角型青光眼，点药后瞳孔已缩小，眼压已下降，而出现恶心呕吐时，应考虑药物中毒的可能性。

4. 毛果芸香碱改良剂型　由于较多的副作用和需要频繁用药，给患者带来的不便，给药方法上已有多方面的改进，包括以下几个方面：①膜控释放系统（ocusert-Pilo）；②浸泡软性亲水接触镜（presoaked hydrophilic lenses）；③毛果芸香碱凝胶（Pilocarpine gel, Pilopine gel）；④毛果芸香碱多聚体（Pilocarpine polymer, piloplex）等。这些改良剂型增加了药物和眼的接触时间和对角膜的穿透力，减少了用药频率，提高了患者的耐受性，减少了副作用。

（二）氯化氨甲酰胆碱（Carbacholine）

为合成的胆碱衍生物，直接作用于睫状肌胆碱神经末梢，抑制胆碱酯酶的间接作用而产生缩瞳，效果与毛果芸香碱相似。临床上常用的浓度为1.5%～3%水溶液，每日3～4次点眼，因含有四价氮，经角膜的穿透力差，需加用辅助剂氯化苯甲烃氨，以增加角膜的穿透力。本品可作为毛果芸香碱和其他缩瞳剂的代用品，但产生的头痛和调节痉挛比毛果芸香碱严重。本药配成0.01%浓度，在白内障手术术终时注入前房快速缩瞳，防止术后眼压升高。

（三）乙酰奎宁（Aceclidine）

为合成药，作用和持续时间与毛果芸香碱相似，常用浓度为0.5%～2%，可作毛果芸香碱过敏或抗药时的代用品，但致调节痉挛的作用较毛果芸香碱小，因此推荐用于年轻人。

二、抗胆碱酯酶药

（一）碘化磷酰胆碱（phospholine iodine, echothiophate iodine, 碘磷灵）

为长效的抗胆碱酯酶药，主要用于治疗开角型青光眼或无晶状体型青光眼，用药浓度为0.03%～0.05%，12～48小时1次，0.03%的浓度与4%的毛果芸香碱相当。用药后4～6小时眼压最低。每日1次点眼即可。本品对光和热敏感，水解即变色，变色的溶液无效且刺激大，用药前宜新鲜配制，冷冻保存。本药副作用较大，常见刺痛、结膜充血，瞳孔边缘色素增生，虹膜后粘连，虹膜囊肿，白内障及可能诱发网膜脱离等，临床上已很少应用此药。

（二）毒扁豆碱（physostigmine，Eserine，依色林）

为短期的、可逆的胆碱酯酶抑制剂，常用为0.5%～1%的溶液，4～6小时一次，或0.25%的油膏，每日2次，或在夜间点用，防止夜里眼压升高，滴眼后数分钟即可缩瞳，1～2小时作用最大，持续4～6小时。本品遇光和热易氧化变色，如溶液变红色时，不能应用。长期应用会产生刺激，引起滤泡性结膜炎、眼睑皮肤退色等。本品另一作用是解除抗胆碱能神经药物的毒性，当阿托品或东莨菪碱中毒时，皮下或静脉注射本品数分钟即可消除。本品1～4mg即可消除200mg甚至更大量阿托品所致的谵妄和昏迷。

（三）氟磷酸二异丙酯（isoflurophate，DFP，异氟磷）

为缩瞳作用强，持续时间久的胆碱酯酶抑制剂，一般用0.12%～0.25%的溶液，12～48小时一次，用药后30分钟，眼压开始降低，24小时作用最大，持续1至数天，也可用其0.25%的无水花生油溶液或油膏，12～72小时一次，但油膏易引起过敏反应，油溶液与眼睑接触能迅速水解失效，本品引起强烈的缩瞳、睫状肌痉挛和头痛，目前很少应用。

（四）溴化地美卡林（Demcarium）

为稳定长效的抗胆碱酯剂，常用剂为0.12%～0.25%，12～48小时1次，用药后30分钟开始降压，24小时作用最大，持续一至几天。用其他药物无效时，改用此药多能奏效。

第六节　碳酸酐酶抑制剂

碳酸酐酶抑制剂（Carbonic Anhydrase inhibitors，CAIs）是唯一全身可应用的治疗慢性青光眼的药物。可用于治疗各种类型的青光眼，即使房角关闭或流出系数很低的情况下亦可应用。口服价格便宜效果好，但因有明显的全身副作用而受到限制，只能作短期治疗。近些年来CAIs的局部用药获得普遍应用，虽降眼压潜力不及口服，但具有全身副作用少的优点，可用于青光眼的长期治疗。碳酸酐酶抑制剂减少房水生成的可能机制是抑制睫状体内碳酸酐酶的活性，而降低眼压。CAI存在于体内许多组织，肾皮质、胃黏膜、红细胞、肺、脾和中枢神经系统，也存在于眼组织，如角膜内皮、虹膜色素上皮、睫状突的色素上皮和非色素

上皮、Müller细胞、视网膜的色素上皮。碳酸酐酶催化下述反应式：

$$CO_2 + H_2O \xrightleftharpoons{I} H_2CO_3 \xrightleftharpoons{II} H^+ + HCO_3^-$$

促使二氧化碳水化成碳酸并进一步分解为氢离子和碳酸根离子，其浓度受碳酸酐酶的影响。当与阳离子钠（Na^+）形成碳酸氢钠（$NaHCO_3$）时，引起房水的高涨，渗透压增加，吸收水分，房水生成量增加，碳酸酐酶抑制剂抑制碳酸酐酶活性，使HCO_3^-生成减少，从而使房水生成减少而降低眼压。有许多证据表明，乙酰唑胺可减少房水生成的50%～60%。另一些研究者认为，碳酸酐酶抑制剂间接影响房水的生成，不同种的非色素上皮产生的房水为酸性或碱性，然后需要碳酸酐酶作用下产生的氢离子和重碳酸离子作细胞内的缓冲系统，保持细胞内的pH，有利于离子运转中的活性，碳酸酐酶抑制剂干预此平衡系统，间接减少房水生成。也有人提出碳酸酐酶抑制剂是通过改变全身的酸碱或电解质平衡而影响房水生成。用碳酸酐酶抑制剂可产生利尿作用和代谢性酸中毒，但这是暂时性的，不能解释用碳酸酐酶抑制剂产生的长期的降眼压作用，而且其他的利尿剂并不能降低眼压。

由于疾病和药物所致的酸中毒常伴眼压降低，因此有人提出碳酸酐酶抑制剂的降眼压与血的pH改变有关。持相反观点的人认为眼压降低的幅度、时间和经过与血的pH无关。此外，尚有报道碳酸酐酶抑制剂降眼压与前葡萄膜的血管收缩和上巩膜静脉压的降低有关。总之，碳酸酐酶抑制剂的作用机制尚未完全了解。

一、全身应用的碳酸酐酶抑制剂

（一）常用药物

1. 乙酰唑胺（acetazolamide；Diamox；醋氮酰胺）为第一个用于眼科的碳酸酐酶抑制剂，制剂有125mg、250mg片剂和500mg的缓释胶囊，标准用药剂量为250mg，每六小时一次口服，缓释胶囊500mg，每日2次口服。口服250mg，60～90分钟开始降压，3～5小时最低，持续4～6小时，血中浓度逐渐下降，90%的药物在24小时内由尿中排出，小儿用量为5～10mg/kg，每4～6小时1次。口服缓释胶囊500mg，2～4小时眼压开始下降，8小时最低，12～24小时恢复到基线水平，也可从肠胃道外给药，500mg溶于10ml蒸馏水内，静脉注射，静注后数分钟开始降压，15～30分钟眼压最低，4～6小时恢复到基线水平。使用该药可从小剂量开始，逐渐增加剂量，小剂量亦有降压效果，且副作用小。

2. 醋甲唑胺　醋甲唑胺（methazolamide，尼目克

司）在消化道内吸收慢，从体内排泄慢，因此血浆中有效浓度持续时间长，比乙酰唑胺高 50 倍。抑制碳酸酐酶的作用比乙酰唑胺强 60%，降压作用大 3～4 倍，50mg 的醋甲唑胺相当于 250mg 的乙酰唑胺，成人剂量 25～100mg，每日两次，但初始应从小剂量 25mg 每日两次，可使眼压下降 4～5mmHg。如一周后降眼压效果不理想，剂量可加大到 50mg，每日两次，口服后 1～2 小时产生降压作用，4～6 时降压效果最大，12～24 小时恢复到基线水平，其降压作用慢，不适于急性闭角型青光眼，而适用于对乙酰唑胺不能耐受或不能控制的开角型青光眼和其他类青光眼。因用量小副作用较小，较少引起肾结石。但因易于弥散入眼和中枢神经系统，可出现有关症状，如疲劳、抑郁和嗜睡。

3. 二氯磺胺（dichlorphenamide）和乙氧基醋唑磺胺（ethoxzolamide）为老的利尿剂，口服有降眼压作用，眼科不再应用。

（二）适应证

1. 开角性青光眼单用局部滴眼剂不能控制眼压时，加用碳酸酐酶抑制剂，可使大多数开角型青光眼眼压控制，并作为长期的治疗用药，与缩瞳剂、肾上腺素、地匹福林和 β 受体阻滞剂联合，其效果有相加作用，乙酰唑胺和噻吗洛尔的联合应用有较详细的研究。其作用并非绝对相加，Kass（1982）报告乙酰唑胺可抑制房水生成 46%～49%，噻吗洛尔使眼压下降 36%～39%，两药联合可使眼压下降 61%～62%。

2. 急性闭角性青光眼发作时，口服或静脉注射乙酰唑胺联合 β- 受体阻滞剂及毛果云香碱，可使眼压迅速下降，为激光虹膜切除或周边虹膜切除创造条件。

3. 慢性闭角性青光眼术后的残余性青光眼。

4. 继发性青光眼 碳酸酐酶抑制剂对治疗自限性继发性青光眼，如外伤性青光眼是有用的药物。也可用于其他继发性开角型青光眼。

5. 婴幼儿青光眼和少年儿童青光眼，能使眼压有效下降 20%～30%。术前用药使眼压降低，角膜透明，利于检查和手术。偶尔对手术失败或不能手术的病例，也可较长期用碳酸酐酶抑制剂治疗。但长期用药时，可发生酸中毒、嗜睡和食欲减退。

6. 滤过性手术后无前房或浅前房，病因属滤过性过强的病例，短时间内给予乙酰唑胺可有效的抑制房水生成，减少滤过，促使前房形成。但无前房或浅前房伴房水分泌减少的病例不宜用。

（三）不良反应及注意事项

1. 感觉异常 几乎所有的用药者，开始均有手指、足趾、口唇周围的异常感觉，麻木和蚁走感以及尿频，一般不需要停药，用药几周后可消失。由于利尿作用排尿频率增加开始治疗时几乎都会发生，但利尿作用不是降眼压的因素。

2. 症状较常见的有味觉异常、口苦口酸感，金属味，恶心、胃烧灼感、消化不良、腹泻等。与药物对胃黏膜刺激有关，可同时用制酸剂和饭后服药等措施使其减轻。

3. 电解质紊乱，大剂量碳酸酐酶抑制剂伴随重碳酸盐的排泄，可致代谢性酸中毒、常发生在大剂量用药，应避免用于肝功能低下、肾衰竭、肾上腺皮质功能减退、高血氯酸中毒患者，也不宜用于低血钾、低血钠或肺阻塞的患者。一组包括不适、疲劳、体重减轻、厌食、焦虑、抑郁和性欲减退的综合症状被认为与酸中毒有关。有实验治疗表明，加用碳酸氢钠，或醋酸钠可使上述症状减轻。大剂量阿司匹林和碳酸酐酶抑制剂合用可致严重的酸碱失衡和水杨酸盐中毒。

4. 及时补钾。但对大多数人来说，血钾的丢失是暂时性的，常规补钾似无必要。

5. 与磺胺有关的反应 碳酸酐酶抑制剂属磺胺类药，必须警惕磺胺类药的不良反应。肾结石在用碳酸酐酶抑制剂的病例中发生率明显增高，用碳酸酐酶抑制剂后，尿路结石的发生率是用药前和不用药患者的 11～15 倍。结石形成的确切机制尚不明，推测为碳酸酐酶抑制剂使尿中的枸橼酸和镁的浓度减少，使钙盐沉着，以及产生的尿碱化作用，促使结石形成。结石多发生在用药的头 1 年内，用醋甲唑胺时，尿路结石的发生率较少。但此类药中任一药物均可引起，因此有尿路结石的病例不宜用碳酸酐酶抑制剂治疗。其他与磺胺有关的副作用，尚有剥脱性皮炎，超敏性肾病和急性近视。全身用药引起的暂时性近视是与磺胺相关的反应。超声扫描提示用药后的近视伴前房变浅，而无晶状体增厚，说明睫状体水肿导致晶状体 - 虹膜隔前移，也说明由于晶状体 - 虹膜隔前移是房角关闭的机制。

6. 血恶病质虽罕见但很严重，包括再生障碍性贫血、颗粒细胞减少、中性粒细胞减少、血小板减少，个别病例可因骨髓抑制而死亡。这种反应可能与特异体质有关。非特异质病例停药后可改善。骨髓抑制现象多在用药后的前半年内，因此，用药前和用药的过程中应定期复查血常规，并作密切的临床观察。

7. 另一些与磺胺相关副作用包括皮肤斑疹、麻疹及 Stevens-johnson 综合征，碳酸酐酶抑制剂可致鼠胎儿畸变，人类罕见，仅一例报告，且母亲在妊娠 8～12 周时也曾服抗胆碱能药盐酸双环胺，与磺胺因果关系不能肯定。对孕妇应避免使用，特别是孕期前 3 个月内。口服乙酰唑胺后少量药物可自母乳中排出，因而哺乳期慎用。

8. 已有报告碳酸酐酶抑制剂可引起多毛症(Hirsutism)。

9. 精神抑郁和错乱,停药后可恢复正常。

二、局部应用的碳酸酐酶抑制剂

局部用碳酸抑制剂可减少全身的副作用,是半个多世纪眼科学者的不懈追求,终于寻找到增加碳酸酐酶抑制剂穿透角膜能力的配方和设计出一些能增加角膜穿透力的新配方。这些新药制剂在青光眼动物模型研究中,显示出良好的降眼压作用。近10年来盐酸多佐胺及布林佐胺研制成功,以及噻吗洛尔和多佐胺的复合剂 Cozopt 问世,为青光眼的治疗增加了更多的选择。

1. 多佐胺(Dorzolamide 哚唑拉胺,杜塞酰胺,MK507,Trusopt) 多佐胺具有亲水性和亲脂性二重特点,极易穿透角膜到达睫状体而发挥抑制房水生成的功能,局部应用血浆内浓度低,不足以产生全身的副作用。

(1)临床应用:治疗各种类型的青光眼。

1)开角型青光眼和高眼压症,2%的多佐胺滴眼后 2 小时,眼压下降作用最大,眼压下降率 17%~27%,每日 3 次滴眼,眼压下降率 23%,滴用 6 个月,55% 的患者眼压下降率 24%,总的降压效果与毛果芸香碱、倍他洛尔相似,较噻吗洛尔稍弱,低于口服服乙酰唑胺。

2)用于 β 受体阻滞剂的辅助治疗。

3)用于毛果芸香碱的代替治疗。

4)不能耐受 β 受体阻滞剂及需要一种以上药物治疗的患者,是最好的辅助药物。

5)多佐胺与噻吗洛尔的合剂(Cozopt),是目前使用最多的复合制剂,该制剂对眼压高于 30mmHg 的患者有很显著疗效,而且可以改善眼部血液循环,患者对该制剂的耐受性较好。本药的优点是不引起心血管及呼吸系统的副作用,用于治疗有哮喘、心脑疾病的青光眼患者。一组儿童青光眼研究证实用噻吗洛尔每日一次加 1% 多佐安每日两次,显示更有效,更耐受,优于溴莫尼定和拉坦前列腺素作用相当。Siesky B 等最近综合多中心文献复习和 meta 分析,初步得出结论,局部碳酸酐酶抑制剂,特别是当多佐胺和噻吗洛尔联合应用时,能增加视网膜中央动脉,睫状后短动脉血流速度,减少血流阻力,有助于改善视乳头血流,保护视神经,但需研究确立测量眼血流方法的金标准,进一步证明其作用和作用机制。

(2)不良反应:

1)眼局部用药的副作用常见的是刺痛和过敏反应(10%),表层点状角膜病变(10%)和暂时性近视。

2)局部用药全身的副作用少见。有时可感到口苦、金属味,用药后的前几天可有胃肠道不适、头痛、恶心、疲劳、荨麻疹,未见有全身用药时严重的副作用如再生障碍性贫血、Stevens-Johnson 综合征。

2. 布林佐胺(brinzolamide azopt,派立明) 布林佐胺是一种最新型的局部碳酸酐酶抑制剂。可选择性,高亲和力及明显的抑制碳酸酐酶同工酶Ⅱ的活性,有效降低眼压,滴眼后可快速进入眼组织,在虹膜、睫状体、脉络膜、视网膜、晶状体和血液中有较长的半衰期,但血浆中浓度低,不足以出现全身酸中毒和其他全身用药的副作用。兔试验表明还有增加视乳头的血流量,这一点对人眼青光眼治疗十分有益。

(1)临床应用:

1)单独用于治疗开角型青光眼和高眼压症,应用浓度研究有 0.3%、1%、2%。3%,每日滴眼 2 次后 3 种浓度疗效无显著差异,2% 多佐胺每日两次,降压效果最好,峰值眼压产生于点眼后 2 小时,峰值眼压下降率 21.5%,谷值时眼压下降率 18.9%。

2)对 β 受体阻滞剂无效或有禁忌证患者单独用药。

3)联合用药,布林佐胺与噻吗洛尔合用的降压疗效优于单用噻吗洛尔,两者有相加作用,眼压从基线下降 3.31~4.13mmHg。布林佐胺与前列腺素类药物联合应用,均显示叠加作用。

4)兔眼试验用 2% 布林佐胺每日点眼两次一周后,激光多普勒血流测定仪结果表明视乳头的血流量明显增加。一些临床观察也显示此类药能增加视网膜中央动脉和睫状后短动脉血流循环。

(2)不良反应:

1)常见的是滴眼后口有苦味感和眼的一过性刺痛,暂时性视物模糊,偶然的过敏反应,推测与其 pH 值低有关。用 0.3% 和 1% 浓度布林佐胺,眼刺痛的作用明显少于 2% 多佐胺,有局部用药致眼周围皮炎的报告,但不能排除防腐剂的影响。

2)有报告开角型青光眼和高眼压症用药引起角膜厚度增加,但无临床意义。理论上因碳酸酐酶同工酶Ⅰ和Ⅱ传递到角膜内皮会影响角膜的透明度,这对健康眼无临床意义,但在敏感者可能出现角膜水肿。

3)局部用药某些人可出现严重的副作用,如血小板减少,多形性红斑。

第七节 高 渗 剂

高渗剂(hyperosmotic agents)是一组全身应用后快速降眼压的化合物。当口服或静脉注射高渗剂后,血浆渗透压可迅速增加,当血浆渗透压增加至 20~

30mOsm/L 时，房水与玻璃体则处于相对的低渗状态，由于血 - 眼的渗透压梯度差，通过视网膜和葡萄膜血管从眼内吸收水分进入血浆，使玻璃体的容积减少，达到降低眼压的目的。用高渗剂后青光眼的降压效果比正常眼更显著。高渗剂的降压效果和持续时间受下列因素的影响：

1. 药物在体内的代谢和排出　在体内不被代谢或代谢很慢的药物，静脉注射后，能使血浆渗透压迅速升高，引起组织脱水。这些药物又能迅速从尿中排出，在肾小管中使尿液渗透压升高，因而增加尿量及电解质排出，故又称高渗性脱水剂。

2. 药物可分布在细胞外液或细胞内液。分布在细胞外液的药物（如甘露醇），对血浆渗透压产生较大的作用。同时分布在细胞外液和细胞内液中的药物（如尿素），对血浆渗透压影响较小。

3. 药物对眼的穿透率　能迅速穿透入眼内的药物（如酒精），产生渗透压梯度作用差，而穿透慢的药物（如甘油）则产生较好的作用。药物对眼的穿透力与药物的分子量大小有关。因此，分子量大，不能穿过血房水屏障的药物，才能满足达到维持血 - 房水渗透压差的要求。迅速穿透入眼的药物，可使渗透压梯度逆转，以致使眼内渗透压高于血浆渗透压，致血浆内液体入眼，眼压反跳性升高。

高渗剂降压的另一种机制是经过中枢神经系统下丘脑的渗透压感受器。即血浆渗透压升高时，渗透压感觉器受到刺激，出现反射性的眼压下降。在实验动物和人，用小量的高渗剂，血浆渗透压增加不明显，或在血 - 眼渗透压梯度建立以前，出现了迅速的降压效果，可以说明这种中枢作用。总之，高渗剂依靠压力梯度，从眼内吸收水分，通过下丘脑的渗透压感觉器，减少房水生成。后一种机制需要进一步研究。

一、全身应用的高渗剂

（一）静脉给药的高渗剂

1. 甘露醇（mannitol）　是最有效的静脉降眼压的药物，为首选的静脉滴注高渗剂。主要分布在细胞外液中，眼内穿透力很差，不参加体内代谢，由肾小球滤过，不被肾小管重吸收，原型从尿中排出，因本药注射后血尿素氮不升高，可用于肾功能不良者，对心脏无毒性，用于心血管病患者，未发现意外的损害。因其不参与体内代谢，糖尿病患者亦可应用，常用量为 1～3g/kg，配成 20% 溶液静脉注射或静脉点滴，给药后 10～20 分钟开始降压，30～60 分钟作用最大，持续 5～6 小时，但用 0.5g/kg 的低剂量，也可降低眼压，20% 溶液稳定，对血管和皮下组织的刺激较尿素小。

甘露醇的溶解度有限，20% 的溶液使用前应先加温使结晶状体溶解，静脉滴注时应加血液过滤器装置，避免其结晶状体入静脉内，以降眼压为目的的应用甘露醇时，滴注速度应较快，速度为 10ml/min，宜在 30 分钟内滴注完毕。

2. 尿素（urea）　尿素分子量小，不易透过血 - 房水屏障，能维持较大的血浆房水渗透压差，降低玻璃体内压、眶内压和眼压。玻璃体脱水在尿素类渗透剂降压作用中起重要的作用。玻璃体因脱水体积缩小使前房加深。

静脉给药将其溶于 10% 的转化糖溶液中，配成 30% 的溶液。常用剂量 1～1.5g/kg，静滴速度 90～120 滴 / 分，30～60 分钟注射完毕，注射后 15～30 分钟开始降压，45～60 分钟效果最佳，持续 4～6 小时。尿素亦可口服，口服量 1～1.5g/kg，溶于糖浆中，口服后 2～3 小时眼压下降，7 小时后恢复治疗前的水平。

注意事项：①尿素不稳定、陈旧的溶液分解出氨，有毒性，故应新鲜配制。溶解作用系吸热反应，新配的溶液温度低，使用时需预温，但加热不得超过 50℃，否则亦易分解出氨来。②尿素溶液漏到血管外，可产生严重的血栓性静脉炎和组织坏死，静脉注射时必须保证在血管内。③两种高渗剂混合液的研制和临床应用，是高渗剂在青光眼应用的一个进展。如甘油果糖注射液（布瑞得）是降低颅内压高渗输液用药，降颅内压同时改善脑微循环，增加脑血流量，促进脑能量代谢，并能清除自由基，从而使神经元得到保护。本品具有对肾功能、水、电解质、血糖影响小，无反跳现象等优点。应用此药降眼压有效，但作用较缓慢，适用于肾功能不良的高眼压患者。

（二）口服高渗剂

比静脉给药作用小，开始作用慢，由于胃肠道的吸收程度不一，效果较难预测，但安全，不增加心脏患者的心血管负荷。

（1）甘油（glycerol）：甘油是常用的口服高渗剂，通常按 1～1.5g/kg 溶于 0.9% 氯化钠内，配成 50% 溶液备用（50% 溶液 1.5～3ml/kg），口服后 10～30 分钟开始发挥作用，最大的降压效果在 45 分钟～2 小时，持续作用 4～5 小时。口服甘油后迅速被吸收由肝脏代谢，不从肾脏排泄。因此与其他的高渗剂相比，利尿作用小。另外，药物分布在细胞外液，眼穿透力差，增加了对血浆高渗作用。但服甘油后其吸收因人而异，所以降压效果表现有明显的个体差异。

甘油的不良反应：①具有引起恶心的甜味，特别是儿童服用时，需要加入冰块，或和果汁混合。②甘油大部分在肝中转化为葡萄糖、糖原，口服后血糖升高,产生尿糖,对原发性高血糖和酮症的病例应特别小心。③每克甘油产生 4.32kJ 的热量,和高渗利尿剂联合应用会引起脱水,产生短时期的头痛、眩晕。

（2）异山梨醇 isosorbide）：是一种副作用比甘油少的有效口服高渗剂,口服后在胃肠道吸收快,不参加代谢,不产生热量,95% 的药不变的从尿中排出,但药物分布在体液中,眼穿透力好。临床上配成 40% 的溶液,按 1～1.5g/kg 给药,用药后 20～30 分钟开始降压,最大效用在 45 分钟～2 小时,持续 4～5 小时,对正常人和青光眼均有降压作用,降压的程度决定于开始的眼压水平,一般的可降压 30%。异山梨醇与甘油比较,很少产生恶心呕吐,可适用于儿童,但易引起腹泻。因不产生热量,可用于糖尿病患者。

（三）临床应用

1. 高渗剂用于处理急性眼压升高和紧急情况下的急速降压措施。急性闭角型青光眼急性发作时,眼压极度升高,致虹膜括约肌缺血,局部用缩瞳剂如毛果芸香碱常不能缩小瞳孔,高渗剂将眼压降低后,缩瞳剂易于发挥缩瞳作用,使房角开放。同时,玻璃体的脱水作用,使晶状体虹膜隔后移,前房加深。一旦急性发作被控制,可尽快争取行激光虹膜切开或虹膜切除手术。

2. 继发性青光眼　高渗剂可用于术前,或作为控制眼压的手段,防止视神经损害,眼挫伤性青光眼伴前房积血时,常可在几日内自行缓解,积血自行吸收,但控制暂时性高眼压,常需用高渗剂,每日可依病情给高渗剂 1～4 次。激光虹膜切开术后和小梁成形术后暂时性高眼压,用甘油和异山梨醇治疗,通常有效。炎症明显和新生血管性青光眼,最好选用甘露醇,因这种药眼的穿透力差。对有糖尿病的人,异山梨醇是最好的选择,它不产生热量。

3. 恶性青光眼　在恶性青光眼的治疗中高渗剂使玻璃体脱水,减少玻璃体的压力,有利于前房的恢复。50% 的恶性青光眼可用药物保守治愈。在使用高渗剂的同时,联合强力散瞳睫状肌麻痹剂（如 2% 阿托品、10% 去氧肾上腺素每日 4 次）、口服碳酸酐酶抑制剂、β 受体阻滞剂和皮质激素,症状缓解后,较长时期的持续用阿托品,防止复发。

4. 术前准备　一些角膜手术,视网膜脱离手术在低眼压状态下进行更安全,术前用甘露醇可使玻璃体脱水眼压降低利于手术进行。

5. 不良反应及注意事项　高渗剂的副作用较为常见。一般症状轻微,但严重时可以致命,严重的全身并发症多由静脉内给药而引起。对老年人以及有严重心、肝、肾病患者,要特别小心谨慎,避免大量高速度

的注入。

（1）头痛、背痛、过敏反应,暂时性血容量增加致心血管负荷过重,发冷,发烧,较常见,为用药后大脑皮质脱水而皱缩,脑血管受牵引所致。

（2）口服药常见暂时性恶心、呕吐。特别口服甘油时,与其甜味太重有关,可加用调味品缓解。

（3）低血钠,诱发嗜睡、迟钝、定向力障碍、癫痫发作和昏迷,肺水肿,酸中毒,无尿而死亡。对肾衰病例用药要特别小心,注意检查,血浆电解质和尿量。一旦出现中毒症状,血液透析是最佳选择,也可作腹膜透析,但排出药物较慢。

（4）已有报告脱水可致脑皮质皱缩,硬脑膜下出血,矢状窦和脑表面静脉破裂出血。

（5）对甘露醇过敏反应者,表现呼吸窘迫,发绀和荨麻疹,一旦发生,立即停药,采用对症疗法,应用肾上腺素、苯海拉明、皮质激素和氨茶碱等。

二、眼局部应用的高渗剂

临床引起角膜水肿的因素很多,角膜水肿严重影响角膜的透明度,妨碍对眼内病变的详细检查,如急性闭角型青光眼发作期,角膜雾状混浊,无法进行前房角镜检查。在用降眼压药物同时局部高渗剂的应用,通过滴眼或眼浴,可迅速消除这种水肿。眼局部高渗疗法的目的是增加泪膜的渗透压,促使角膜水分流入泪膜,再通过泪液被动排除。常用的局部高渗剂有 5% 的氯化钠（sodium chloride）50%,100% 的甘油,30%～50% 的葡萄糖。其中一般患者对 5% 氯化钠能耐受而甘油和葡萄糖滴眼可引起刺痛感。

第八节　另一些抗青光眼药物和视神经保护剂

治疗青光眼的主要目标降低眼压,对单纯眼压升高造成的视神经病变的遏制缓解起了决定性作用,但眼压控制不能完全阻止视网膜视神经节细胞（RGCs）继续凋亡,因其凋亡的机制是多因素且复杂的,可能的原因有机械性损伤,视网膜缺血,兴奋性毒素刺激性谷氨酸释放,神经营养因子缺失,一氧化氮的细胞毒性作用,凋亡相关基因的启动,钙离子超载,氧自由基的氧化等联合作用,直接影响线粒体,最终导致 DNA 断离,细胞变性凋亡,针对这些凋亡的激发因素,采取相应保护视神经的措施越来越受到重视。视神经保护即使那些未受损的或仅部分受损的或正处于毒性内环境中临近死亡的视网膜神经节细胞得以存活或延长生存时间。因此,视神经保护有更广泛的综合的概

念，即包括通过药物、激光或手术有效的控制眼压，对视网膜节细胞进行保护，也包括降眼压以外，用于各种原因导致的视神经损伤，有利于视神经生存的策略。近年来国内外学者开发和研制了不少视神经保护剂，种类繁多，但多处于临床实验或动物实验阶段，疗效及副作用并不明确。到目前为止，在美国尚无一种得到FDA批准的用于治疗以非降眼压为基础的视神经保护药，原因是对这些药物终端效果的评定，过去是以眼压降低为指标，新的以非眼压为基础治疗效果，终端评定方法，标准尚未建立，但有一些药物已被批准，正在进行临床实验。随着相关工作的完善，使青光眼的治疗已进入了一个新的领域。就现有知识开展视神经保护治疗是有一定效果和可能的。下列措施可用于青光眼视神经保护治疗。

一、以降眼压为基础的抗青光眼药物

这些药物已注册正在作临床试验或初步临床使用。

1. 前列腺素类药物（Prostanoid Agents） 他氟前列腺素（tafluprost DE-085）是新的合成前列腺素 F2a（PGF2a）衍生物，是该类药物中第一个不含防腐剂的制剂，2008 年开始在日本和和欧洲投入临床使用。2012 年 2 月被美国 FDA 批准用于治疗青光眼。在一随机双盲 643 人开角性青光眼，用 0.0015% 他氟前列腺素每天一次和 0.5% 噻吗心安，每天两次，行 12 周对比研究。结束时他氟前列腺素组从基线 23.8～26.1mmHg 下降到 17.4～18.6mmHg。噻吗洛尔组从 23.5～26.0mmHg 下降到 17.0～18.5mmHg，另一组由 8 个国家进行的三期临床试验和拉坦前列腺素比较 402 例 24 个月观察他氟前列腺素组眼压下降 7.1mmHg 拉坦前列腺素下降 7.7mmHg，表明他氟前列腺素是有效且耐受性好的降眼压药。无防腐剂和含防腐剂两种剂型获得同样效果。不良反应包括结膜充血和睫毛变化（4%～20%），无严重不良反应。

2. 细胞支架调节剂及细胞信息通道剂（cellular cytoskeletal modulators；Cellular signaling pathway）

（1）利尿酸（ethacrynic acid）属于细胞支架调节剂。在本类药物中利尿酸是一种前体药，属于巯基反应性利尿剂，该药因改变小梁网形状而降低眼压，在培养的小梁网眼细胞表现肌动蛋白，α- 辅肌动蛋白和纽带蛋白的显著变化。猴眼前房内注射，增加房水流出易度使眼压降低，但发生角膜毒性。人眼临床实验，眼压虽能降低，但同样有相关角膜和小梁毒性。为此临床应用受到一定限制，但近有报告用 5～15μl（3.3～9.8μg）的利尿酸，对 5 位联合用药不能控制的进展性开角性青光眼前房内注射，用药前眼压 26～46mmHg，

用药后所有患者眼压在 9～31mmHg，持续三天，一周后逐渐恢复原来水平，两月后检查无发现角膜和前房的副作用，角膜内皮计数无变化。因而该药有可能成为有潜力的抗青光眼药物。

（2）Latrunculins（Lat）是从海生的海藻中分离出来的大环内酯类药物，是肌动蛋白敏感剂。由于阻断和降解小梁网肌动蛋白细胞骨架交联网而起治疗作用，在猴眼局部用 Lat B 治疗可使房水流出增加，眼压降低，对角膜无不良影响，实验眼组织学改变包括：小梁网细胞胶原层微丝完整性消失，Schlemm 管内壁细胞中见微丝重排，近小管区出现大空泡，角膜内皮无变化。基于这些在小梁网显示的选择性改变，其混合物 INS115644 正在临床实验。

（3）奥美沙坦酯（olmesratan，DE-092）是选择性血管紧张素Ⅱ受体桔抗剂，内科用于治疗高血压。肾素 - 血管紧张肽系统在眼表达是这类药试验降眼压的理由。正在日本进行临床实验，评价其降眼压的安全和有效性。

（4）洛美利嗪（lomerizine DE-090）是一种新的二本哌嗪衍生物类钙桔抗剂，第三代哌嗪类脑血管扩张药，现被认可用于治疗偏头痛。经研究提示可保护神经细胞，对抗视网膜神经毒性，改善血液循环，副作用小。可能治疗正常眼压性青光眼引起的神经元损害，目前在日本进行临床实验。

3. 醋酸阿奈（anecortave acetate） 是一种新生血管生成抑制激素，但无皮质类固醇活性，很少有抗炎和免疫抑制的作用。临床实验已用于治疗年龄相关性黄斑变性。Bobin A 等对 6 例（7 眼）局部药物不能控制眼压的开角性青光眼，将醋酸阿奈缓释剂 24mg 结膜下注射，用药前眼压 31.3mmHg±11.3mmHg，治疗一周后下降 9.5mmHg±4.5mmHg，（下降率 32.7%±16.8%），6 个月眼压持续下降[8.4±5.4mmHg（29.6%±12.4%）]，12 个月[9.5±5.7mmHg（34.0%±15.9%）]，降眼压效果显著，未发现与药物和注射相关并发症，是最有希望推荐用于治疗青光眼的药物。

二、青光眼视神经保护剂

1. 钙离子通道阻滞剂 钙离子通道阻滞剂可直接阻断神经节细胞的钙离子通道阻断兴奋性氨基酸诱导的神经毒性并可改善视神经的血流灌注，具有舒张血管作用，还可能有降眼压的趋势，机制不明，有人认为与增加房水流出易度有关。临床治疗青光眼的钙离子通道阻滞剂，文献报告的大都推荐用于有血管痉挛表现和正常眼压性青光眼。

（1）硝苯地平口服 30mg，每天一次，通过彩色多

普勒图像分析测定，治疗后 1 个月、4 个月、6 个月，球后血管血流速度，视野及对比敏感度检查，部分患者眼部血流无明显改变，部分患者治疗后眼动脉的血流速度确有明显增加，对比敏感度也有明显改进。

（2）尼伐地平 2mg 每日两次口服，治疗正常眼压性青光眼 33 例，观察三年，与安慰组相比，可延缓视野进展，脉络膜血流增加，说明可改善视乳头的血流，但血压和脉率在基线和组间差别没有变化。

（3）维拉帕米（异搏定）0.125% 的溶液滴眼，有降眼压作用。长期口服可维持视野稳定。

（4）氟桂利嗪被认为可用于治疗正常眼压性青光眼伴有偏头痛者，效果好。

以上这些治疗心血管疾病的药物都具有降血压作用，而低血压又可能降低视乳头灌注压，反加重视神经的损伤，因而用本类药作常规治疗青光眼的副作用必须给予关注。

2. 兴奋性毒素和 MDNA 受体拮抗剂　谷氨酸和天门冬酸是主要的视网膜兴奋性毒素，在生理情况下，谷氨酸存在于神经末梢谷氨酸囊泡内，释放后作用于其受体（NMDA，AmPA，KA，L-P 和亲代谢受体），很快被酶降解和神经元胶质细胞重新摄取而清除。它是重要的兴奋性神经递质，但在病理情况下细胞外介质谷氨酸浓度升高时，过度刺激其受体神经细胞，具有明显的毒性作用。谷氨酸通过其受体介入了青光眼视网膜节细胞的凋亡，玻璃体离体内高浓度的谷氨酸本身，就能杀死神经节细胞，过高浓度谷氨酸，会抑制视网膜神经节细胞对谷氨酸的摄取，并刺激细胞进一步释放谷氨酸，造成细胞外液中谷氨酸浓度更高，死亡的细胞释放谷氨酸对邻近的细胞有毒性作用，造成恶性循环。一些研究证实谷氨酸受体拮抗剂，可用于减轻和预防多种神元病变的不可逆损伤，从而达到保护视网膜神经节的作用。目前研究，以下 NMDA 受体拮抗剂有可能用于保护 RGCs。

（1）美金刚胺（memanyine）是一种非选择性 NMDA 受体拮抗剂，可阻断谷氨酸的毒性作用。本品已用于治疗帕金森病，血管性痴呆和老年痴呆 20 多年，副作用小，2010 年批准作视神经保护剂作后期临床实验治疗青光眼，2010 年底报告效果不显著。

（2）双素西平（dizocipine MK 801）是非竞争性 NMDA 受体阻断剂，对谷氨酸毒性作用起剂量依赖性阻断作用，10ug 可完全阻断谷氨毒性作用。眼科显示能阻断由兴奋性氨基酸低氧对视网膜神经节细胞产生的损伤作用，对高眼压造成的视网膜缺血实验模型，有改善视网膜神经节细胞死亡的作用及抑制缺血所致的细胞核内的 DNA 的裂解。在伴有轴突受损的实验

性鼠神经损伤中显示有视神经保护作用，能改善视功能，但在另一方面，它又有加重轴浆流阻滞作用。

（3）犬尿喹啉酸（Kynurenic acid KYNA）是内源性色氨酸的代谢产物，能竞争性的结合 NMDA 受体上的甘氨酸，从而阻断 NMDA 介导视网膜神经节细胞损伤。左旋犬尿氨酸（L-kynurenine，L-Kyn）是生物合成 KYNA 的前体药。动物实验表明鼠体内注 L-Kyn 能阻断 NMDA 诱导的视网膜神经节细胞死亡，保留光感。

3. 一氧化氮合酶抑制剂　一氧化氮（NO）是在一氧化氮合酶（NOS）作用下由左旋精氨酸产生，NO 可抵抗内皮素的缩血管作用，具有调节视盘循环的生理功能，高浓度的 NO 具有很强的毒性，弥散到突触间隙的 NO 还能刺激谷氨酸的释放，进一步加重神经毒性。NOS 抑制剂可竞争性的抑制 NO 的活性，减轻 NO 的神经毒性。一组鼠实验模型，将眼压升到中等高度，利用 NOS 抑制剂胍氨酸（aminoguanidine）治疗六个月，结果发现未治疗的出现视乳头苍白，杯状凹陷和节细胞死亡特征，而治疗组正常。利用逆行标记的方法，进行视网膜节细胞计数，治疗组视网膜节细胞丧失不到 10%，未治疗组丧失 36%，表明胍氨酸对视网膜节细胞受到缺氧，兴奋性毒素损害时有防止作用。

4. Rho 激酶抑制剂（Rho kinase inhibitors）　Rho 激酶抑制是一类丝氨酸 / 苏氨酸蛋白激酶。通过调节细胞骨架组织、细胞黏附、细胞移动、平滑肌收缩和基因表达发挥生物学作用。有 ROCK 1 和 ROCK 2 两种类型，一些 ROCK 抑制剂（INS117548，DE-104，和 RKI9832）通过改变小梁网细胞骨架改善房水流出，降低眼压，现在在临床实验，代表一种新的降眼压方法。

5. 神经营养因子　外源性神经营养因子具有促进 RGCs 存活和损伤后的轴突再生。目前，认为与 RGCs 关系密切的有神经营养因子（NGF）脑源性神经营养因子（BDNF）、神经营养素 3，4/5（NT3，4/5）、睫状神经营养因子（CNTF）和胶质源性营养因子（CDNF）等，其中 BDNF 作用最强，保护视神经的功能在体内外青光眼模型中均得到证实，为青光眼的治疗提供了可能，但其给药方式、剂量及临床疗效观察有待进一步研究。最近有报告神经生长因子眼滴剂，在猫眼伴视神经节细胞死亡青光眼模型，治疗 7 周，显示有益效果。青光眼患者治疗 3 个月，电生理显示有持续进步，但数量少观察时间短，作解释要谨慎。

6. 抗氧化剂　氧自由基在缺血性细胞损伤中起重要作用，它含有未匹配电子，直接与脂质，核酸蛋白发生反应促进兴奋性毒素释放导致细胞死亡。研究证实青光眼视神经损伤与氧化有关。氧自由基清除剂包括过氧化氢酶、超氧化物歧化酶等内源性酶系统，以及

维生素 C、维生素 E 等抗氧化的维生素。视网膜节细胞缺血后再灌注产生大量的氧自由基，直接供应外源性维生素 C 和维生素 E 或启动内源性酶系统，可防止视网膜 RGC 的凋亡。此外松果体分泌的内源性激素褪黑素的抗氧化作用受到重视，但抗氧化剂在青光眼的作用有待证实。

7. 免疫调节剂（Immunomodulation） 一组正常眼压性青光眼 67 人，30% 的人有免疫性疾病，而对照组仅有 8%，推测患者血清中存在一些理病理性物质，可能与神经损伤有关。类似的研究也表明正常眼压性青光眼患者的血清中非器官特异性自身抗体水平增高，单克隆蛋白及视紫红质抗体均高于正常人，提示正常眼压性青光眼可能是自身免疫调节紊乱，导致视网膜及视神经的某些成分改变而具有抗原性，从而引发自身免疫反应，导致视神经节细胞损害。目前，T 细胞有关研究表明，免疫系统的调节在青光眼视神经变性中，具有双刃剑的作用。免疫调节效应不是神经保护就是神经性损伤，保护免疫反应主要与 T 细胞有关。有研究证实活化的 T 淋巴细胞能进入正常的中枢神经系统，行使免疫监视作用。T 淋巴细胞介导的免疫反应在中枢神经系统可以起到神经元保护作用。其机制包括修复先天和后天的两种细胞，产生壁龛结构阻止进展，因此有人提出活性疫苗接种。正在使用的疫苗是 T 细胞疫苗和 DNA 基疫苗。如果自体免疫反应不足，用适当抗体制成疫苗，在特定时间和预先确定的最佳剂量的疫苗注射，为青光眼患者进行补充，可能对视神经有保护作用。这种 T 细胞介导的神经保护机制还提供了一些细胞因子，如干扰素、神经营养因子，起到了积极的作用。最近在一鼠眼急性高眼压模型研究中，证明疫苗对 RGCs 的保护作用。用共聚化合物 -1（醋酸格拉替雷 Glatiramer acetate，cop-1），即一种有四种氨基酸合成抗原疫苗和溴莫尼定或 Mk-801 比较，在 0.9% 生理盐水注入前房使眼压迅速升高一小时后，评价节细胞生存，第一周死亡减少 23%，第二周进一步减少 7%，接种 cop-1 疫苗当天，节细胞死亡减少 50%，同样的用溴莫尼定前房内注射，也达到了视神经保护作用，但 Mk-801 显示无作用。

8. 热休克蛋白（heat shock protein HSP） HSP 是一组结构高度保守的蛋白质家族，广泛存在于各种原细胞和真核细胞内，在细胞的正常活动中发挥重要作用，应急状态下 HSP 表达增多，发挥内细胞保护作用，在 HSP 的五大家族中，HSP70 在保护视神经方面发挥很重要的作用。Kelly 等研究发现，使 HSP70 表达增加的大鼠神经元和整合了含有 HSP70 基因的大鼠神经元，均对缺血和损伤表现出了更高的耐受性，HSP70 在青光眼的动物模型中，显出的视神经保护作用的启示是在 RGCs 中诱导出足够的 HSP70，即会提高在青光眼损伤中和应激中 RGCs 的存活率。

9. 基因治疗和以细胞为基础的治疗（Gene-based and cell-based treatment） 基因治疗是将外原性基因导入目的细胞并使其表达，从而达到治疗的目的。随着基因工程技术的进展，人们将神经生长因子或神经递质基团转移到易于存活的成纤维细胞中并移植到中枢神经系统，通过持续分泌神经生长因子或神经递质维持神经系统的存活，或促进创伤的修复。一个鼓舞人心的报告是球结膜下注射以腺病毒为载体替代缺陷基因，治疗 12 名 8～12 岁有 RPE65 的 leber 先天性黑矇的结果。追踪 2 年，所有患者的主，客观视力检查，都有很大的改善，所有患者达到能走动的视力。一个 8 岁儿童接近达到与正常同龄儿童相等的光敏感度。就现在对青光眼基因的了解没有与先天性黑矇可比的基因表型，因此对改变靶组织（如小梁）缺陷基因，使其功能增强，是值得考虑的。另一种是以细胞为基础的治疗，如 T- 细胞或干细胞代替有缺陷的滤帘细胞和神经节细胞。

10. 中药 国内自 20 世纪 70 年代，大量的临床和实验室研究多着重于中药方面。中药治疗疗青光眼，目前主要以活血化淤、益气利水、祛风、滋补肝肾为主，现代医学证明活血化淤中药具有扩张血管，增加血流量，改善视神经供血增强视网膜血管，视神经耐缺氧能力，降低血黏度，改善轴浆流，清除缺血后再灌注产生的氧化自由基。文献相继报告了葛根素、三七、川芎嗪、白蒺藜、银杏叶提取物，灯盏细辛（益脉康）、丹参、复方血栓通等药物，对已控制眼压的青光眼治疗，取得了一定的疗效。其中如益脉康，其主要成分为灯盏细辛，有效成分为总黄酮，有视神经保护作用。被多中心临床研究证实，可用于治疗青光眼视神经病变，有助于扩大或保护视野。银杏叶中含有黄酮和二萜内酯等化学成分，具有清除氧自由基，抗血小板活化因子，抗细胞凋亡，加速神经冲动传导，易化突触传导的作用。动物实验表明可提高受损伤的海马神经元活力，提高大鼠神经元特异性核蛋白阳性细胞数，减少神经元的凋亡。

（杨国华）

主要参考文献

1. 陈祖基. 眼科临床药理学. 北京：化学工业出版社，2002，318-330.
2. 胡英，庄曾渊，张丽霞，等. 青光眼神经保护的研究进展. 中国医药导报，2011，8（29）：8-10.

3. 钱志刚, 柯敏, 黄钢, 等. 拉坦前列腺素与曲伏前列腺素治疗原发性开角型青光眼和高眼压有效性和安全性的Meta分析. 中国循证医学杂志, 2011, 11 (8): 965-970.

4. 邹绚, 段宣初, 沈荐. 青光眼治疗新策略. 中国实用眼科杂志, 2009, 27 (2): 97-100.

5. 乔春艳, 唐炘, 王宁利. 儿童青光眼的药物治疗. 国际眼科纵览, 2009, 33 (1): 1-5.

6. 王英蓉, 李诗阳, 底煜. 拉坦前列腺素降低高眼压的临床疗效及安全性观察. 实用药物与临床, 2009, 12 (5): 368-369.

7. 魅力克木, 艾山, 具尔提, 等. 多佐胺和噻吗心安联合应用与拉坦前列腺素比较治疗开角型青光眼的系统评价. 中国询证医学杂志, 2009, 9 (3): 350-354.

8. 王建平, 张德秀, 马勇. 曲伏前列腺素与布林佐胺治疗开角型青光眼或高眼压的临床研究. 国际眼科杂志, 2009, 9 (8): 1550-1512.

9. 秦宁. 布林佐胺联合贝特舒治疗青光眼高眼压临床观察. 中国现代药物杂志, 2010, 4 (21): 160-161.

10. 陈爱菊, 高和香. 布林佐胺治疗青光眼的降眼压疗效及安全性观察. 实用医学杂志, 2009, 23 (10): 1676-1678.

11. Allingham RR, Dam jiKF, Freedman S, et al. Shields Textbook of Glaucoma. Sixth Edition. Wolters Kluwer 2011, 389-443.

12. Van der valk R, Webers CAB, Shouten JS, et al. Intraocular pressure-lowering effects of all commonly Used Glaucoma Drugs: A meta-analysis of randomized clinical trials. Ophthalmology. 2005, 112 (7): 1177-1185.

13. American Academy of Ophthalmology The Eye M.D. Association. Glaucoma. Basic and clinical science course, section 10, 2008-2009, 167-186.

14. Cheng JW, Cai JP, Li Y, et al. A Meta-analysis of Topical Prostaglandin Analogs in the Treatment of Chronic Angle-Closure Glaucoma. J Glaucoma. 2009, 18 (9): 652-657.

15. Polo V, Larrosa JM. Larrosa JM, Ferreras A, et al. Effect on diurnal intraocular pressure of the fixed combination of Latanoprost 0.005% and Timolol 0.5% Administered in the evening in glaucoma. Annals of ophthalmolog. 2008, 40 (3&4): 157-162.

16. Aung T, Chan YH, H. Chew PTK. Degree of angle closure and the Intraocular Pressure-lowering effect of latanoprost in subjects with chronic angle-closure glucoma. Ophthalmology. 2005, 112 (2): 267-271.

17. Sherwood MB, Craven ER, Chou C. et al. Twice-daily 0.2% brimonidine -0.5% timolol fixed-combination therapy vs monotherapy with timolol or brimonidine in patients with glaucoma or ocular hypertention: 12-month randomized trial. Arch Ophthalmology, 2006, 124 (9): 1230-1238.

18. Siesky B, Harris A, Brizendine E, et al. Literature Review and Meta Analysis of Topical Carbonic Anhydrase Inhibitors and Ocular Blood Flow. Surv Ophthalmology. 2009, 54 (1): 33-46.

19. Lesk MR, Koulis T, Sampalis F, et al. Effectiveness and Safety of Dorzolamide-Timolol Alone or Combined with Latanoprost in Open-angle Glaucoma or Ocular Hypertension. Ann Pharmacother, 2008, 42: 498-504.

20. Hamacher T, Airaksinen J, Saarela V, et al. Efficacy and safety Levels of preserved and preservative-Free Tafluprost are equivalent in patients with glaucoma or ocular hypertension: results from a pharmacodynamics analysis. Acta Ophthalmol. 2008, 86; 242: 14-19.

21. Weinreb R, Kaufman PL. The glaucoma research community and FDA Look to the future: A Report from NEI/FDA CDER Glaucoma Clinical Trial Design and Endpoints symposium. Invest Ophthalmology Vis Sci. 2009, 50 (4): 1497-1505.

22. Danesh-Meyer HV, Levin LA, Perspectives Neuroprotection: extrapolation from neurologic diseases to the eye. Am J Ophthalmol. 2009, 148 (2): 186-191.

23. Robin AL, Clark AF, Covert DW, et al. Anterior Juxtascleral Delivery of Anecortave Acetate in Eyes with primary Open-Angle Claucoma: A pilot Investigation. Am J Ophthalmol. 2009, 147 (1): 45-50.

24. Simon GJB, Bakalash S, Aloni E, et al. A Rat model for acute rise in intraocular pressure: immune modulation as a therapeutic strategy. Am JOphthalmol. 2006, 141 (6): 1105-1111.

第十五章
青光眼的手术治疗

第一节 概 论

无论青光眼性视神经视功能损害的机制是机械压力学说，还是血供障碍学说，或二者兼有之，目前针对青光眼治疗最为普遍和最为有效的措施就是降低眼压。青光眼降眼压治疗的方法有药物和手术（包括激光），其中以手术降低眼压的幅度最大。随着对青光眼眼压升高和房水循环病理生理机制的认识不断深入，青光眼降眼压药物的研究和新药的开发取得了重大进展，为治疗青光眼提供了更多的药物选择。但是很多青光眼如闭角型青光眼、婴幼儿型青光眼和大多数继发性青光眼首选手术治疗，即便是对开角型青光眼的治疗大多采用先药物后手术的模式，其许多病例最终也还是需要手术治疗。随着靶眼压概念的提出，患者的青光眼病情越严重，所要求达到的靶眼压就越低（＜12mmHg）。这样的较低眼压水平也往往需要通过手术才能达到。因此，手术（包括激光手术）仍是青光眼治疗的主要手段之一，而且手术设计和技术操作也在不断创新和改进。

对于开角型青光眼，激光通常是作为药物与手术之间的过渡措施，但近年来开发出的选择性激光小梁成型术由于安全性好，也逐步成为与药物一样的首选治疗方式。此外，Jay和Murray（1988）通过对药物治疗和早期手术（小梁切除）治疗的二组开角型青光眼患者的随访观察，发现手术治疗组的患者无论从眼压控制的效果和保护视功能免受损害的程度来看，都较药物治疗组为优，手术治疗仍占有重要地位。

药物治疗不仅要有充沛的药源，充分的经济承受能力，还要有定期复查，患者的恒心及配合等其他条件的保障。从我国现状来看，在一定时期和一些地区离开上述要求还有不少距离，有提倡及时手术治疗的必要性。

抗青光眼手术就是围绕着如何有效地降低眼压而又尽可能减少对眼组织结构和生理功能的破坏与干扰

这两个前提来设计的一系列外科措施。临床医师大多数能够较快地学会做青光眼手术，但是要做好青光眼手术却并不是件易事。除了具备较好的显微手术操作技巧外，不仅要熟悉正常眼的生理解剖，还要熟悉青光眼的眼局部病理解剖结构（尤其是角巩膜缘）以及青光眼手术伴随的一系列病理生理改变，遵循有效解除青光眼房水循环障碍、降低眼压，而又尽可能减少对眼部组织结构和生理功能破坏与干扰的手术原则。

此外，对不同青光眼手术作用机制的深入理解，是掌握青光眼手术指征、正确运用于各种青光眼手术治疗的根本。

一、手术解剖标志

1. 角巩膜缘 绝大部分的抗青光眼术，都是围绕着角巩膜缘这一重要部位进行的，熟悉这一特定部位的解剖标志是正确掌握手术进路的关键，对做好每一个青光眼手术，减少手术并发症，至关重要。

角巩膜缘是角膜和巩膜的移行区，由于透明的角膜嵌入不透明的巩膜内，并逐渐过渡到巩膜，从子午线切面看，就像角膜为一楔子嵌入了巩膜的凹槽内，所以在眼球表面和组织学上没有一条明确的分界线（图6-145）。角巩膜缘解剖结构上是前房角及房水引流系统的所在部位，临床上又是许多内眼手术（包括青光眼手术）切口的标志部位，因此十分重要。一般认为角膜缘前界位于连接角膜前弹力层止端与后弹力层止端的平面；后界定于经过房角内的巩膜突或虹膜根部并垂直于眼表的平面。活体外观上，角巩膜缘部即可见各约1mm宽的前部半透明区，即从前弹力层止端到后弹力层止端的区域，以及后部的白色巩膜区，即后弹力层止端到巩膜突或虹膜根部，包含有小梁网和Schlemm管等组织结构。角巩膜缘的宽度以上方最大，下方次之，鼻侧和颞侧较小，个体之间和种族之间存在差异，一般来说中国人的角巩膜缘多较西方人的要宽些。中国成年人活体裂隙灯测量（吉民生）上方角巩膜缘平均为1.43mm（女性）和1.75mm（男性），

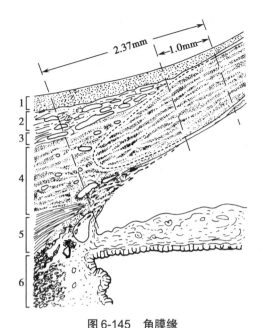

图 6-145　角膜缘

1. 结膜　2. 结膜基质　3. 眼球筋膜和上巩膜组织　4. 角膜缘,包括巩膜内静脉丛和 Schlemm 管来的集合管　5. 睫状肌的子午向纤维　6. 睫状肌的放射形及环形纤维

尸体眼测量上方角巩膜缘平均为 2.58mm(林文秉)及 2.37mm(倪逴)。

角巩膜缘解剖组织形态从眼内、眼外来看可分为内部的前房角壁结构和外部的角巩膜沟结构。前房角壁由位于眼球内面的角巩膜交界处,略偏巩膜侧,呈环行凹陷的巩膜内沟及其包含的小梁网组织和深部的 Schlemm 管所构成,前缘为角膜后弹力层止端即 Schwalbe 线,后缘为巩膜突。角巩膜(外)沟是位于眼球表面角膜和巩膜过渡区的环行浅凹外观,由于角膜与巩膜的曲率半径不同而形成。此沟位于球结膜止端与 Tenon 筋膜止端之间,因其为球结膜和结膜下组织所填,临床上难以辨别出沟凹,只有手术切开和翻转球结膜后才能识别,是重要的内眼手术切口标志。

从手术解剖来看角巩膜缘,可将角巩膜缘分为前后两部分。前部为角膜和巩膜组织的交叠区,活体上呈半透明的灰蓝色区带,平均宽度约为 1.0mm,如从该半透明区的后界垂直切入眼内,则切口在 Schwalbe 线或其稍后处,即相当于小梁网的前部无功能区。角巩膜缘的后部主要为小梁网及 Schlemm 管,它们深埋于巩膜内沟中,手术中表层巩膜瓣剥制后如 Schlemm 管充血时更容易识别该区带,为非穿透小梁术关键部位。

熟悉正常眼的角巩膜缘解剖结构对正确施行青光眼手术切口十分重要。当然应随时考虑到个体之间存在的差异,尤其是在病理状况下角巩膜缘会发生变异,如原发性婴幼儿型青光眼眼球扩大,我们测量到该类患者最大的角巩膜缘扩张达 7mm。此外,对于原发性闭角型青光眼,由于眼球相对较小,角巩膜缘的宽度也相应较窄,更重要的是上方的房角往往已经粘连关闭,因此选择切口的部位应适当前移,以策安全。

2. 球结膜和球筋膜　在手术暴露角膜缘的过程中,必须先完成结膜瓣。熟悉球结膜及其与周围组织的联系可以减少结膜分离时的过度损伤,较好地保持结膜瓣的结构完整性,有利于创口的愈合和功能性滤过泡的形成。

球结膜及结膜下的眼球筋膜(即 Tenon 膜)是覆盖于眼球前部巩膜表面,止于角巩膜缘部的组织。球结膜是结膜的最薄和最透明部分,可被推动。组织学上为一黏膜,分为不角化的多层鳞状上皮和杯状细胞组成的上皮层,和含有血管、淋巴管、浆液腺(Krause 腺和 Wolfring 腺)及纤维(胶原纤维和弹力纤维)组成的固有层。球结膜与巩膜之间有眼球筋膜疏松相连,在角巩膜缘附近 3mm 以内与球筋膜、巩膜融合。球结膜上皮在角巩膜缘处逐渐由典型的 4～5 层柱状上皮转变为 10 层左右的复层鳞状角膜上皮,此过渡区域即为角膜缘干细胞所在部位。

眼球筋膜是一结缔组织膜,由胶原纤维和弹力纤维构成,包绕整个眼球,与巩膜之间借结缔组织小束疏松相连,又称为 Tenon 囊。其前部较薄,与直肌肌鞘融合,前端附着于角巩膜缘的后界处,与球结膜止端相距约 1～2mm,即角巩膜外沟的前端为球结膜止点,后端为球筋膜止点。球筋膜在角巩膜缘处附着牢固,此外,于颞上和鼻上象限的前部局限区域,球筋膜与巩膜表面紧密附着。球筋膜在儿童和青年人中较丰富,随年龄增长逐渐变薄,老年人的球筋膜往往很薄,有些前 1/3 与球结膜融合难以分辨,整个结膜瓣显得十分脆弱,分离结膜瓣时容易穿破,在操作时应格外小心。

因此,青光眼手术暴露角巩膜缘结构过程中,熟悉球结膜和球筋膜的组织解剖,可以减少结膜瓣分离时的过度损伤,较好地保持其完整性,并有利于创口的愈合和功能性滤过泡的形成。制作球结膜瓣时,充分利用于球结膜止点与球筋膜止点之间的角巩膜外沟这一潜在间隙。作以穹隆部为基底的结膜瓣,紧靠球结膜的最前附着点(相当于角膜前弹力层止点处)剪开,暴露角巩膜外沟,球筋膜附着点也清楚可辨。作以角膜缘为基底的结膜瓣时,球结膜和球筋膜一起向前分离,会感到结膜瓣不容易达到透明角膜缘,需施加一点锐性剥离,将球筋膜附着处分开,才能充分暴露角巩膜缘区域,但要避免球结膜附着点的撕裂。

3. 巩膜　现代青光眼手术小梁切除和非穿透小梁

手术,均要剥制一巩膜瓣,因此熟悉手术区域的巩膜结构也十分重要。组织学上巩膜分为表层巩膜、巩膜实质层和棕黑板层,主要由致密而相互交错的胶原纤维组成。表层巩膜有致密的血管结缔组织,而巩膜实质层几乎不含血管,但在角巩膜缘后的巩膜区域有巩膜内血管丛(房水静脉)分布,青光眼手术时巩膜床上的出血点常常是切断这些血管所致。巩膜的厚度在不同部位及不同屈光度眼球之间存在一定差异,正常眼球巩膜最薄处为眼外肌附着处约 0.3mm,从直肌附着处向前到角巩膜缘之间的巩膜厚约 0.8mm。病理性近视眼的巩膜较薄,而高度远视眼和真性小眼球的巩膜则较厚。巩膜纤维被切断后其断端收缩,且组织内纤维细胞很少,因此不易愈合,有利于巩膜瓣下青光眼滤过通道的建立。

二、手术分类

青光眼手术治疗的直接目的是解除青光眼眼压升高的发病机制或降低已升高了的眼压。随着对各类青光眼病因、发病机制的深入认识,科学技术的日新月异发展,临床实践的不断探索,青光眼手术治疗的方式方法也越来越多。了解各种手术方式的设计原理和作用机制,有助于我们正确选择适应证治疗青光眼。从治疗原理上来看,众多抗青光眼手术一般可以分为以下三大类:

(一)解除机械性阻塞、疏通生理性房水循环途径的手术

1. 闭角型青光眼 目的是防止房角关闭阻塞,即使正常前房角的小梁组织免受虹膜堵塞的威胁。众所周知,闭角型青光眼眼压升高的原因,是由于周边虹膜和房角小梁组织接触或粘连,房水流出受阻。虹膜与小梁组织的接触,在前房很浅,房角狭窄,虹膜与晶状体前部密切接触,具有相对性瞳孔阻滞状态的眼球上最易发生。为了平衡前后房之间的压力,消除瞳孔阻滞,施行周边虹膜切除手术或激光虹膜切开术,以及激光周边虹膜成形术等,使膨隆的虹膜平展,狭窄的房角加宽,消除或减少虹膜根部与小梁接触,进而减少发生粘连的机会,但对眼压控制的效果还取决于小梁网固有的引流功能是否已经受到损害。如房角已有大面积的粘连或虽无广泛粘连但小梁网本身已有不可逆转的病理变化,房水无法顺利通过小梁,则虽然解除了前后房之间的压差,加宽了房角,但眼压可能仍得不到控制。

2. 睫状环阻滞型青光眼(恶性青光眼) 这类青光眼的主要病理机制在于睫状体的肿胀或肥大、前旋,晶状体悬韧带松弛,导致晶状体虹膜膈前移,瞳孔缘被晶状体前部紧紧顶住,并将虹膜整个推向小梁网和角膜,前房消失,房角关闭。房水在睫状突、晶状体赤道部和前玻璃体界面的附近向前流动被阻滞后(睫状环阻滞),返流向玻璃体腔或玻璃体后间隙积聚(房水错向引流),玻璃体内压力增高,又进一步顶推晶状体虹膜膈向前,产生恶性循环。手术的目的是解除睫状环阻滞,可用激光光凝睫状突,使其收缩而解除阻滞,也可采用晶状体玻璃体切除术,需将玻璃体前界膜尽量完全切除,使玻璃体腔与后房贯通,方能使睫状环阻滞解除,房水进入前房房角外引流。

3. 原发性婴幼儿型青光眼 原发性婴幼儿型青光眼的房角切开术(内路)和小梁切开术(外路)是针对房角发育过程的中胚叶组织残留覆盖于小梁网上,或小梁网自身发育不良,或虹膜附着偏前等因素阻碍了房水从小梁网途径外引流而设计的手术方式。主要的降眼压机制是切开病变的小梁网,房水直接进入 Schlemm 管,从原房水生理循环途径外引流。

4. 开角型青光眼 开角型青光眼的氩激光小梁成形术,是采用激光在房角小梁网上作不穿透的烧灼,组织中的胶原纤维皱缩,牵拉或绷紧了邻近组织,从而增宽了激光点瘢痕之间的小梁孔隙,或激活了小梁细胞,从而改善房水流出易度,降低眼压。近十余年开发的选择性激光小梁成型术是通过一定的激光能量刺激小梁细胞,使其重新活化来清理小梁网路径上异常堆积的细胞外间质,减少房水外流阻力,达到降低眼压的治疗作用。可以反复施行,且不影响药物治疗和未来的滤过性手术。

(二)重建房水外流途径的滤过性手术

这是治疗青光眼的主要手术方式,即人为地在角巩膜缘处建立一条滤过通道,将房水引流到眼外,以降低眼压。这类手术主要适用于小梁网功能严重受损,房水不能通过小梁网和 Schlemm 管外流,从而引起眼压升高的各种类型青光眼,如原发性闭角型青光眼的进展期、原发性开角型青光眼、发育性青光眼和大部分的继发性青光眼等。常用的滤过性手术方式有小梁切除术、巩膜咬切术或灼滤术、虹膜嵌顿术、非穿透小梁术和导管植入物引流术等。导管植入物引流术是利用一根植入前房的开放导管将房水引到眼球外位于角巩膜缘后 10~20mm 处的引流盘,通过围绕该盘的纤维包裹壁向周围组织渗透,并被眶内毛细血管和淋巴管吸收,达到降眼压的目的。而小梁切除手术等与其不同的是在角巩膜缘附近区域建立滤过道进行房水引流。房水从前房角处的滤过内口(小梁切除口、巩膜咬切口),在非穿透小梁手术则为残留的角巩膜和葡萄膜部小梁网滤栅,进入巩膜外流通道或穿过薄薄

的巩膜板层瓣外流。主要的房水引流途径是沿巩膜瓣缘进入球结膜下间隙，或直接由结膜下结缔组织中的毛细血管和巩膜表层血管或结膜的淋巴系统吸收；或由手术床毛细血管断端形成的解剖通道直接与巩膜深部静脉丛交通；或穿透球结膜进入泪液（尤其是薄壁囊变滤过泡）。其他的房水引流途径可能有：经巩膜床渗透进入睫状体上腔，或经切开的 Schlemm 管断端引流，尤其是在非穿透小梁术中。

（三）破坏睫状体，减少房水生成的手术

这类手术主要是通过破坏睫状突来减少房水生成，从而平衡房水循环、降低眼压。本法常不属首选，适用于那些滤过性手术反复施行仍失败、眼压仍高，或视功能已接近丧失，症状仍不能消除的晚期病例。睫状体破坏性手术的主要方式有：①睫状体冷凝术，是利用冷凝冰晶作用来破坏组织细胞，使睫状体上皮细胞和睫状体血供受到破坏来降低房水分泌；②睫状体激光光凝术，可经巩膜、或经瞳孔、或借眼内镜直视下用激光直接凝固、破坏睫状突，减少房水分泌；③睫状体高能超声波治疗术，将高能量的超声波聚焦在睫状体部位，主要是利用其超声能破坏睫状突的房水分泌功能，也可能使治疗区域的巩膜变薄而产生穿透巩膜的微滤过，或导致局部的睫状体脱离来降低眼压。

上述睫状体破坏性手术的术后反应均较强烈，过度的睫状体破坏易于造成眼球萎缩等严重后果。因此，这类手术只适用于绝对期或近绝对期的顽固性青光眼，对于视功能尚好或独眼残存视功能眼不提倡，如果使用，尤要慎重。

第二节　虹膜切除术

虹膜切除术（iridectomy）用于青光眼的治疗，最早见于 Albrecht von Graefe 报道（1857 年）的大节段虹膜切除（a large-sector iridectomy）治疗急性青光眼，随后认识到采用小的虹膜切除术也同样有效。但真正理解虹膜切除术治疗闭角型青光眼的作用机制，直到 Edward J. Curran 提出相对瞳孔阻滞发病机制理论（1920 年）时才阐明。在 Otto Barkan 依据房角镜检查将青光眼分为开角和闭角两种形式（1938 年）后，针对具有瞳孔阻滞倾向的患眼选择周边虹膜切除术作为防止房角急性关闭的预防术式，才被广泛地接受。

一、周边虹膜切除术

【适应证】 该手术适用于具有相对性瞳孔阻滞、虹膜膨隆的闭角型青光眼。周边虹膜切除术在国外已基本上被激光虹膜切开术所取代。但在我国还有它的

实用价值，因为我国闭角型青光眼的发病率高，在广大边远地区乃至中小城市中，要配备价格昂贵的激光器，非短期内可以实现。此外，我国的原发性闭角型青光眼，其虹膜基质厚、色素深，激光不易穿透，如能量过大，又会引起大量色素脱落和虹膜炎症反应，存在着对小梁网房水引流系统损害的潜在危险。近期有报道激光周边虹膜切开术在有色人种的长期疗效远低于白种人。此外，在角膜存在混浊（如斑翳等）的病例，则难以施行激光手术。而周边虹膜切除术操作容易，所需器械国内均能供应，对眼球的创伤甚少，费用低廉，可以在门诊条件下施行，因此符合国情，仍有其临床实用价值。

1. 原发性急性闭角型青光眼　处于临床前期、前驱期（先兆期）和间歇缓解期的原发性急性闭角型青光眼可以单独施行周边虹膜切除术，因为这些患眼具有相对瞳孔阻滞、虹膜膨隆、房角关闭或关闭的倾向，但未发生周边虹膜前粘连，或虽有粘连但范围较小，不足以影响原来的小梁网正常引流房水的功能。一般来说，房角功能性小梁网开放 1/2 圆周以上，眼底视乳头和视野无损害，眼压正常或单用缩瞳剂 1% 毛果芸香碱滴眼液每日 2～3 次能够控制在 21mmHg 以下的患眼，施行周边虹膜切除术后可以预防急性闭角型青光眼的发作或病程的进展。

2. 原发性慢性闭角型青光眼　对原发性慢性闭角型青光眼的早期和相对"正常"的对侧眼可以单独施行周边虹膜切除术，但这类青光眼的发病机制除了瞳孔阻滞外，尚有其他的病理因素，如不完全的高褶虹膜，或根部虹膜的多嵴突，或睫状体的肥大前旋等。因此，单纯周边虹膜切除术可能效果欠佳，术后需密切随访。尤其是高褶虹膜型青光眼，如能同时进行周边虹膜成形术可能效果更好，否则术后仍需滴用缩瞳剂。

3. 继发性青光眼　对于伴有病理性瞳孔阻滞的继发性青光眼，如虹膜炎所致的瞳孔缘广泛后粘连、玻璃体手术硅油填充和无晶状体或人工晶状体眼的虹膜后粘连等，造成虹膜明显膨隆和前房变浅，但尚未形成广泛的周边虹膜前粘连时，单独的周边虹膜切除术可有效地解除瞳孔阻滞，开放房角引流房水。但如果同时伴有较广泛的周边虹膜前粘连，单纯的周边虹膜切除术则难以控制青光眼。

此外，作为标准的滤过性手术（如小梁切除术）的重要组成部分，周边虹膜切除术是一个不可缺少的重要步骤，目的是防止房水经滤过口外流时将周边虹膜吸堵在滤过内口处而阻断滤过通道的眼内外交通。同时在闭角型青光眼周边虹膜切除术还能起到解除瞳孔阻滞和加深前房的作用。

【手术方法】

1. 术前准备 除了内眼手术的常规准备（术眼清洁、预防性抗生素滴眼等）外，强调的是术前根据前房角镜的检查来明确房角状况，尽量选择已经发生粘连的前房角方位作为手术切口部位，目的是避免手术创伤可能带来的功能小梁部位的损害。如果房角没有粘连，则通常选择在鼻上方，一是该处的房角最窄，二是为今后可能施行的内眼手术（如白内障、青光眼滤过手术）留有易于操作的部位。

2. 术眼麻醉 通常用局部麻醉，表面滴用 0.5% 丁卡因 1～2 次后，在邻近手术方位的球结膜下注射少许 2% 利多卡因或 0.75% 布比卡因（不加肾上腺素）即可。亦可只用表面麻醉，术前滴用 0.4% 盐酸奥布卡因或 0.5% 丙氧苯卡因（爱尔卡因）2～3 次，一般麻醉作用可持续 15～20 分钟。

3. 手术方式

（1）固定眼位：可作上直肌肌腱的缝线向上牵引固定，或作周边角膜部的缝线向下牵引固定，让手术切口部位暴露于手术显微镜的视野中央。如果操作技术娴熟，也可不作缝线牵引固定，嘱患者术眼向下方偏颞侧转动并固视即可。

（2）制作结膜瓣：于鼻上方角结膜缘剪开球结膜长约 5mm，作以穹隆部为基底的小结膜瓣宽约 2～3mm；也有作以角膜缘为基底的小结膜瓣，切口略高些。但二种方式均要充分暴露角巩膜缘区带，细致热灼止血，但不要过度。

（3）进入前房切口：在止血后的角巩膜缘半透明区内用锐利的小刀（根据术者的习惯选择宝石刀、剃须刀片或小圆头刀、尖头刀）作垂直于球壁的切口长约 2.5～3mm，逐步进入前房，切穿后会立即有少许房水外渗。注意切入前房时用力不可过大，以免伤及虹膜甚至晶状体；切口的内口与外口宽度要一致，切缘光整，否则周边虹膜将难以自行脱出。如果手术部位房角有明显粘连，手术切口应选在角巩膜缘半透明区的前部，因为粘连处易于出血；如果该处房角没有粘连，则在半透明区的后界切入，内口恰好通过 Schwalbe 线。

也有不作结膜瓣，直接在透明角膜上作切口，即在角结膜缘前无血管的周边透明角膜处作垂至于眼表或略向后倾斜的切口 3mm 长入前房，但这种切口术式的周边虹膜脱出较为困难。

（4）周边虹膜切除：在确认内外切口均已贯穿后，按压切口的后唇（巩膜侧），虹膜根部即可自行脱露于切口处，此时瞳孔略向此方位移位。用虹膜镊镊住切口处的虹膜组织，略为提起，用显微剪以与角膜缘平行的方向，紧贴角巩膜缘平面剪去全层虹膜。随后用

虹膜复位器轻压切口后唇，可见房水流出，虹膜自行回退。如果虹膜组织不能自行复位，可用虹膜复位器轻轻按摩切口处，见到瞳孔复圆并且居中，周边虹膜切除的缺损区也随之呈现。如果切口偏前，或术前频繁使用缩瞳剂，或瞳孔有后粘连时，则周边虹膜就难以自行脱出。这种情况下可谨慎地用虹膜镊略为伸入切口内，镊取周边虹膜并轻轻地外提，见到瞳孔移位或切口外见到虹膜组织时即可，再作如前所述的剪除。切忌虹膜镊在前房内乱抓和镊住虹膜后用力向外牵拉。剪除虹膜组织后，轻压切口后唇见到房水外流并带出色素上皮，才能保证全层切透了周边虹膜组织。

（5）切口处理：结膜瓣下的角巩膜缘切口如果小且闭合好，可以不缝合，仅作球结膜切口缝合即可，否则应作缝合。通常用 10/0 尼龙线缝合角巩膜缘切口一针，达到水密，并将线结拉入针道内。

（6）术毕处理：手术结束时一般前房不应消失，瞳孔不作缩瞳或扩瞳处理，可给予少许抗生素和皮质类固醇眼膏涂眼，包纱布眼垫。

【术后处理】 没有并发症的周边虹膜切除术，术后第一天前房已恢复且多较术前更深，裂隙灯检查房水清澈，几乎没有反应，瞳孔圆且居中，对光反应灵敏，周边虹膜缺损贯通，只需眼局部滴用抗生素及皮质类固醇滴眼液，每日 3 次共 2 周即可。球结膜切口缝线如需拆除可在术后 5 天进行。

术后如周边前房未见明显加深，则应于术后 2 周时复查前房角镜，观察前房角是否较术前加宽。如未加宽，应密切随访，必要时作暗室俯卧试验，或有条件者作 UBM 检查，以明确是否存在非瞳孔阻滞的因素。

【并发症及其预防、处理】 施行周边虹膜切除的术眼，相对条件较好，视功能也正常，尤其是临床前期眼对患者来说仍认为是"正常眼"，因此虽然该手术的操作较为简便，但临床医师切不可将其视为一个"小手术"而不予重视，更要注意避免因手术并发症而造成的视功能损害。常见的术中、术后并发症有以下几种：

1. 前房积血 少量的前房积血多由角巩膜缘切口流入，因此作角巩膜缘切口前应细致烧灼止血。较多量的前房积血往往是角巩膜缘切口太小，牵拉周边虹膜时撕裂虹膜血管；或是切口位置偏后或切口恰在房角粘连处，切除虹膜时损伤虹膜血管甚至睫状体前部的动脉环；也可见于作角巩膜缘切口时用力过猛突然进入前房，刀尖刺伤虹膜根部和睫状体血管所致。损伤动脉血管时，往往出血量多且很快充满整个前房，甚至造成眼压升高。因此，术前认真检查房角，确定手术部位，熟悉术眼的角巩膜缘解剖结构特点，正确选择角巩膜缘切口位置，掌握手术要领，操作轻巧细

致，通常可避免发生前房积血。手术操作不熟练的医师，进入前房的切口宁可偏前些，操作更要轻柔些。

如果术中发生了前房积血，应立即用棉棒在切口处略施压力，耐心等待片刻，一般1～2分钟后即可达到止血目的。出血止住后，可轻压切口后唇排出前房积血，但不要强求完全排净，继续完成整个周边虹膜切除术。少量前房积血无需特别处理，多在术后1～2天自行吸收。大量前房积血时，由于不能视见前房内的情况，加之闭角型青光眼的前房本身较浅，术中关闭角巩膜缘切口后多不作前房穿刺冲洗，以免损伤眼内组织结构。可予双眼包扎，半卧位，全身和局部应用皮质类固醇，如眼压高则加用高渗脱水剂如甘露醇静脉滴注或口服碳酸酐酶抑制剂降眼压。术后观察1～2天，见积血下沉形成液平，部分虹膜显露，提示自行吸收的可能性较大，继续保守治疗观察。如果积血变成黑色凝块，虹膜瞳孔仍不能视见，则应考虑手术排放前房积血。一般作颞侧周边透明角膜穿刺口，尽可能任其自然排出。必要时可用虹膜复位器从鼻侧角膜面协助"撵"出前房积血，或用生理盐水（最好是平衡盐液）冲洗前房。不要从穿刺口伸入镊子到前房内抓取凝血块，因为易于损伤虹膜、晶状体及角膜，甚至造成再出血。前房积血排完后要形成前房，并整复虹膜，避免与角膜穿刺口形成前粘连。

2. 虹膜色素上皮残留　多见于周边虹膜组织不能自行脱出，用镊子镊拉虹膜组织作虹膜剪除时，只剪除了虹膜基质层而残留色素上皮层未被切穿。这种情况的发生与术眼虹膜瞳孔有后粘连、术前使用过多过强的缩瞳剂以及术中角巩膜缘切口偏小或偏斜靠前有关。如术中发生虹膜切除处色素上皮层残留，可先压切口后唇，利用房水外流冲出色素上皮层。如失败，则适当扩大切口让其自然脱出后，再镊取切除。如术后发现周边虹膜切除处色素上皮层残留（裂隙灯后照法，该处不透光），可用激光击射色素上皮层，形成穿透来补救。如无激光设备，则需再手术。

3. 浅前房或前房不形成　有效的周边虹膜切除术前房应较术前加深，术后第一天即可测量眼压。如果发现前房变浅或消失，应考虑以下两种情况：

（1）浅前房伴低眼压：直接原因是角巩膜缘切口闭合不良、房水外渗所致，一般前房不会消失，如有球结膜瓣常可见有意外滤过泡出现。应检查角巩膜缘切口是否有虹膜组织嵌顿（多伴瞳孔移位），缝线是否松脱，如发现这些情况应尽快手术处理。否则，可以先试加压包扎2～3天，如无效，应重新缝合切口。

（2）浅前房伴眼压升高：这种情况有2个可能。一是周边虹膜切除口被血凝块阻塞或残留色素上皮层

未穿透，或角巩膜缘切口闭合不良虹膜组织脱嵌后周边虹膜切除口粘闭，原先闭角型青光眼的瞳孔阻滞未能解除，术后又包眼垫诱至瞳孔散大，激发眼压升高。裂隙灯检查易于明确病因，如果是血凝块阻塞周边虹膜切除口，多能在数天内自行吸收解除，仅需加用缩瞳剂即可。其余二种状况如前所述处理。另一种浅前房伴眼压升高的可能是睫状环阻滞性青光眼，即恶性青光眼。虽为少见，但如果发生，一般病情均较严重，前房可以完全消失。易发生于眼轴短、角膜小、晶状体大、前房特别浅的患者，尤其是手术操作较粗、对眼球刺激较大时。一旦发生，应立即给予1%阿托品滴眼，麻痹睫状肌，解除睫状环阻滞，同时眼局部和全身应用皮质类固醇和降眼压药物治疗。如果药物治疗不能缓解，则需手术介入处理（详见有关章节）。

4. 反应性虹膜炎　常系手术操作不当，过多刺激虹膜所致，多见于虹膜脱出困难时反复抓取虹膜，或脱出的虹膜过多，回纳困难的术眼。此外糖尿病、葡萄膜炎等患者也易于发生虹膜炎症反应。一般这种创伤性的虹膜炎症较轻，多无眼痛，房水闪辉（+）～（++），很少有纤维素渗出，瞳孔对光反应仍灵活。局部滴用皮质类固醇后炎症反应较快消退，为防止可能的瞳孔后粘连，可适当给予短效的睫状肌麻醉剂如0.25%的托吡卡胺滴眼。青光眼术后的虹膜损伤性炎症应与眼内感染鉴别，后者虽然罕见，但却是毁灭性的并发症。如果出现明显眼部刺激症状和眼痛，前房房水混浊浓重，或出现絮状渗出物及前房积脓，眼球混合性充血，病情进展迅速，应考虑为眼内感染，立即给予相应的抢救治疗。

5. 晶状体损伤　周边虹膜切除手术引起的晶状体损伤可有几个相关手术步骤：一是作角巩膜缘切口进入前房时用力不当刀尖损伤晶状体；二是虹膜脱出困难时，伸入前房抓镊虹膜时损伤晶状体；三是切除虹膜后，用虹膜复位器伸入前房内整复虹膜时损伤晶状体。通常，如果晶状体损伤严重，术后第一天即可出现明显的外伤性白内障，术眼视力明显减退，甚至很快发生晶状体的膨胀，不得不在短期内做白内障手术。但多数情况下晶状体的损伤较轻，白内障的发展缓慢，视力减退也是逐渐发生，却远快于正常生理性白内障的发展。有时轻微的晶状体损伤仅表现为虹膜缺损区附近的晶状体局限性混浊，可以长时间不进展，对视力影响不大。规范操作，手术器械不进入前房内是避免晶状体损伤的基本措施。

6. 眩光和复视　如果周边虹膜切除过多形成大的缺损区时，就会引起类似"双瞳孔"样的单眼复视，或造成明显的眩光感；此外，如果周边虹膜切除部位选

在睑裂区或下方时，即使缺损区较小，由于没有眼睑的遮挡，也会出现眩光，严重者可有单眼复视。所以通常手术部位均选作在上方眼睑能够遮挡处，并且切除的周边虹膜大小要适宜。轻度的眩光，经过一段时间后患者会逐步适应，严重眩光和复视会给患者带来生活和工作上的干扰，有的长时间也难以消除，除非该术眼出现了明显白内障后才可能消除，否则需要手术修补。

二、节段虹膜切除术

节段性虹膜切除术（sector iridectomy）是将手术部位的虹膜从瞳孔缘处（包括瞳孔缘）一起剪除，形成该处的扇形节段性虹膜缺损。如前所述，这是最早的治疗急性闭角型青光眼的虹膜切除手术。由于损坏了瞳孔的完整性，现在已很少施行该术式，只是在处理特殊病例时才酌情选用。

【适应证】 有周边虹膜切除术的适应证，但同时又具备下列眼部特殊情况：

1. 瞳孔光学区遮挡 在角膜中央有混浊斑翳、前粘性白斑等遮挡瞳孔光学区的患眼；瞳孔领有先天残膜遮挡的患眼；葡萄膜炎后瞳孔区有机化膜遮挡的患眼等。节段性虹膜切除术不但可以解除瞳孔阻滞，而且还能起光学增视窗的作用。

2. 虹膜严重萎缩 如急性闭角型青光眼大发作后瞳孔散大固定且虹膜萎缩的患眼。由于缺血坏死和瞳孔括约肌的损伤，虹膜组织失去弹性，作周边切除后难以再回纳复位，反而容易堵塞在滤过内口处，导致滤过性手术失败。

随着科学技术的不断发展，即使是有上述适应证的特殊病例，也越来越少施行节段性虹膜切除术。在有较好条件的医疗单位，可采用联合手术的方式获取解除瞳孔阻滞的同时又尽量保持了生理性圆瞳孔，提高视功能的质量。如伴有角膜混浊的患眼可以联合穿透性角膜移植术；瞳孔膜闭的患眼可行瞳孔缘膜切除和后粘连分离联合白内障摘除，以及人工晶状体植入术等。急性闭角型青光眼大发作后亦可施行晶状体摘除及人工晶状体植入术或联合青光眼滤过性手术，必要时再行瞳孔修复缝合术。

【手术方法】 术前准备和麻醉均与周边虹膜切除术相同。节段性虹膜切除术切口需要稍大，一般都取角膜缘进路，故通常备有结膜瓣。与周边虹膜切除术不同的是角巩膜缘切口较大约 4～5mm，全层切穿入前房后，按压切口后唇，让虹膜自行脱出，直到看见瞳孔缘。如果虹膜脱出不够或瞳孔缘有粘连，则需用虹膜镊镊住虹膜组织轻轻向外牵拉，直到瞳孔领的上缘

暴露在切口之外。再用显微剪紧贴角巩膜缘切口处将包括瞳孔缘在内的虹膜从根部一并剪除。虹膜复位器眼球外轻轻向角膜中央区方向按摩，直到被切断的虹膜瞳孔缘回复原位，缺损的虹膜区两侧柱整齐对称。角巩膜缘 10/0 尼龙线水密缝合。通常术毕用药除了抗生素和皮质类固醇外，尚需涂 1% 阿托品眼膏，包眼垫。

【并发症及其预防、处理】 除了周边虹膜切除术的并发症以外，节段性虹膜切除术可能发生瞳孔缘区的虹膜"桥"样残留，可造成单眼复视。术中可应用黏弹剂（透明质酸钠）形成和加深前房，然后小心伸入显微镊或人工晶状体钩将残留的虹膜"桥"拉出切口外剪断或剪除。万一手术后才发现，可试行激光切开。要避免这一并发症，切除虹膜时一定要见到瞳孔缘并将其剪除。

第三节 滤过性手术

青光眼的滤过性手术（glaucoma filtering surgery）是治疗青光眼的主要手术方式，滤过性手术的基本原理就是通过切口性手术人工重新建立眼的房水外引流通道，即在角巩膜缘上造一瘘口，使房水由眼内通过造瘘口流向眼外结膜下，以达到降低眼压的目的。常用的手术方式有虹膜嵌顿术，巩膜咬切术，巩膜灼瘘术，小梁切除术，非穿透性滤过术等，目前应用最广泛的是小梁切除术，而且从临床实践来评价，现代设计开发的各类抗青光眼手术的远期疗效均没有超越经典的小梁切除手术。

简单回顾青光眼滤过性手术的历史沿革。早在 19 世纪 William Mackenzie 企图采用巩膜造口和虹膜包埋术（sclerostomy and iris inclusion，1830）来降眼压，此后 Louis DeWecker 建立了带过滤性瘢痕的前巩膜切开和虹膜切除术（anterior sclerotomy and an iridectomy，1869）。Felix LaGrange 描述了第一种经典的、经时间考验的滤过性手术：巩膜虹膜切除术（sclerecto-iridectomy，1906），Robert Henry Elliott 的带虹膜切除的角巩膜环钻术（cornea-scleral trephination with iridectomy，1909）是第一个有预期成功率的慢性青光眼滤过性手术。1918 年深入认识到青光眼的解剖和病理生理：成功的滤过性手术是房水从前房引流到结膜下间隙，发生滤过和吸收的结果。这以后的五十年青光眼滤过性手术技术的进展局限在前房和结膜下间隙之间的引流方式的变化上，Harold Sheie 推广了巩膜灼瘘术和虹膜切除术（sclerotomy by scleral cautery and iridectomy，1958）。鉴于建立在结膜下的薄壁滤

过性手术的滤过过畅、脉络膜脱离、浅前房、角膜失代偿、白内障进展、低眼压性视网膜病变和远期滤过泡感染等并发症，Krasnov 初试了窦切开术（sinusotomy，1968），Cairns 叙述了小梁切除术（trabeculectomy，1968）等新方法。前者即现代非穿透性小梁手术原型，由于操作较困难当时未得到预期的推广。小梁切除术最初的设计概念是切除部分小梁，使房水从 Schlemm 管切断端口内引流，但随后的临床和病理均证明房水是通过松松的巩膜瓣边沿，部分可能穿透薄薄的巩膜瓣直接进入结膜下间隙引流的。因此，现今公认为滤过性手术标准的是将有部分厚度的巩膜瓣适度地缝合覆盖于小梁切口上（但并不强调一定切在小梁处）以提供一定房水流出阻力的改良小梁切除术，这大大减少了全厚巩膜切除滤过术的并发症。此后，有多种多样围绕小梁切除术的改良式，如为获得较低术后最终眼压将巩膜瓣做的薄些（≤1/3 厚度）、巩膜瓣仅略大于滤过切口、为减少或避免术后浅前房的术后可松解或可拆除的巩膜瓣调节缝线等。

【适应证】 这种手术主要适用于小梁功能严重受损，房水不能通过小梁网途径流入眼外，从而引起眼压升高的各型青光眼，如：开角型青光眼，先天性青光眼，闭角型青光眼的进展期，和大部分的继发性青光眼。任何类型的青光眼，药物治疗的效果不良或已无法耐受，激光小梁成形术（对开角型青光眼）也无法使眼压降至安全阈值，视功能面临严重威胁或已有的视功能损害日益加重时，应考虑施行滤过性手术。继发性青光眼中，除伴有眼内肿瘤、活动性葡萄膜炎症或因晶状体源性、前房大量积血、血影细胞等所引起的特殊类型继发性青光眼外，凡符合上述条件者，也可考虑施行滤过手术。

单纯根据眼压是否越过 21mmHg 这一统计学正常高限来决定是否需行滤过性手术是带有片面性的。换言之，在可能耐受的药物治疗或激光小梁成形术后，如果眼压降至 21mmHg 左右或以下，但视功能继续恶化者，滤过手术仍有指征。这对视乳头已有严重损害的患者，或同时伴有心血管功能不全、糖尿病、高度近视等"危险因素"时，视乳头对眼压抵抗力愈差，对降压的要求也愈高。

鉴于我国目前的具体情况，抗青光眼药物的供应还不能满足边远地区的需要，在药物治疗下随访观察的条件也不够理想，青光眼防治知识的普及也还远远不够，过分强调或依赖药物治疗，往往事与愿违，终于导致难以挽回的视功能损害。这方面的教训是值得汲取的。也有不少报道，认为长期使用抗青光眼药或经氩激光小梁成形术后再作滤过手术，其眼压控制的效果要较未经药物或激光治疗者来得差。这一问题值得引起临床专家们的关注。

【手术方法】

1. 术前准备 可分全身与局部两方面。

全身准备：包括安定情绪，实事求是地解释手术的必要性与成败因素，医师在谈话中要流露出对病员的同情心和负责精神，使患者解除顾虑，对紧张焦虑的患者，可在术前一天晚上给予镇静剂服用。有全身系统疾病的，应该控制好不影响眼部手术的施行。常见有影响的系统疾病如高血压、糖尿病，应作相应的内科治疗，血压宜控制在 150/90mmHg 以下，血糖不宜超过 7.0mmol/L；有心、肺、肝、肾功能不全者应请内科会诊，必要时在内科医师的监护下进行手术；有咳嗽的患者，要进行有效的治疗后方能手术，因为术中、术后发生咳嗽都有可能引起眼内容脱出、前房积血、前房不形成等并发症。

眼局部准备：通常需要了解手术眼的青光眼类型（闭角还是开角）、视功能（视力和视野）以及眼压状况。术前的准备工作主要包括清洁结膜囊，降低眼压，抑制眼部炎症反应。有慢性泪囊炎者，应先作泪囊鼻道吻合术或泪囊摘除术，以消除感染源，同时滴用抗生素滴眼液每 2 小时一次，一周后作结膜囊细菌培养，无致病菌生长者才能施行手术。泪道通畅，结膜囊外观正常者，术前 3 天开始滴用广谱抗生素滴眼液如氧氟沙星每天 3～4 次，或一天滴用 6 次，一般多能达到结膜囊相对无菌的要求。眼压最好能控制在正常范围。必要时可在术前 0.5～1 小时静脉滴注甘露醇 1～1.25gm/kg 体重，或术前 2 小时口服乙酰唑胺 500mg 来降低眼压并尽量控制在 30mmHg 以内。偶有青光眼病情严重药物无法降低，不得已需要立即施行手术者，可计划在切开前房之前，通过睫状体扁平部穿刺，吸出玻璃体内积液（需术前检查评价存在玻璃体的液化）来降低眼压；或者做周边角膜穿刺前房，放出少许房水来降低眼压。闭角型青光眼急性发作后往往伴有充血及虹膜炎症反应，需及时用皮质激素加以控制，如 0.1% 地塞米松滴眼液每天 4～6 次，必要时可全身用药或在球旁注射地塞米松等，并适当推迟手术时间。减轻炎症反应的同时也有利于眼压的控制。此外，闭角型青光眼由于病情需要，术前只需用一般量的缩瞳剂如 1% 毛果芸香碱每天 3～4 次即可，通常不必停用。但如用高浓度（>2%）毛果芸香碱，或其他更强的缩瞳剂如碘依可酯（phospholine iodide）等，则应改用低浓度的缩瞳剂 48～72 小时再行手术，以免增加术中出血、恶性青光眼以及术后虹膜炎的机会。

2. 麻醉 除儿童、精神病、老年痴呆等不能配合手术,或精神紧张难以合作、高血压难以控制的患者需用全身麻醉外,几乎所有抗青光眼手术都可在局部麻醉下进行。

消毒前用 0.5% 丁卡因表面麻醉 2 次,间隔 5 分钟。在眼部及手术眼结膜囊消毒铺巾后,再行眼局部浸润麻醉。一般滤过性手术单独应用球结膜下浸润麻醉已能顺利完成,对于情绪较紧张,睑裂狭窄而配合不良的患者,需辅以眼轮匝肌麻醉和(或)球旁、球后麻醉,必要时可给予镇静剂。

目前我国常用的局部麻醉剂有 2% 利多卡因(lidocain, xylocaine)及 0.75% 布比卡因(bupivacaine, marcaime)等。后者的麻醉作用开始时间较晚,约需 3 分钟,但持续时间较长,可与快速短效的麻醉剂如利多卡因合用而获得最佳的麻醉效果。实际上抗青光眼手术的时间一般不长,单独使用利多卡因亦可得到满意的麻醉效果。

3. 手术步骤　各种滤过性手术的操作基本一致,只是在制作巩膜瓣下的人工滤过通道时方法有所不尽相同。

(1) 小梁切除术:以 Cairns 的保护性巩膜瓣小梁切除手术式式为基础,详细叙述如下。

1) 开睑器拉开上下眼睑,局部麻醉后,用 5/0 或 6/0 缝线作上直肌缝线牵引,或 8/0 缝线上方周边角膜缝线牵引以固定眼球转向下方。要注意尽量减少对眼部组织的损伤,如上直肌旁血管损伤出血,过度牵引还可造成眼心反射,心率明显减慢,或引起眼胃肠反射,发生恶心感。周边角膜缝线牵引时,务必在显微镜下操作,以避免针道太浅造成缝线切割角膜表层组织、针道太深穿透前房。

2) 通常选择上方为手术区域,在远离预计做滤过区域的球结膜处进针作结膜下注射麻醉剂 2% 利多卡因 1.5ml。这里应该注意打麻醉药时就要避开计划的结膜滤过区域,否则一个小小的针孔在结膜菲薄的患眼滤过泡区域,也将会导致术后的渗漏、浅前房。

3) 作以角膜缘为基底的结膜瓣时应在距离角结膜缘至少 8mm 高的球结膜处剪开结膜,并逐层剪开球筋膜,向前分离到较好暴露角巩膜缘半透明区。这种结膜瓣的优点是术后滤过泡形成好、渗漏少,术中应用抗代谢药时对角膜有保护,患者的术后眼部刺激小;缺点是操作较麻烦,尤其是在穹隆部较短或有瘢痕的患眼,而且结膜瓣的高度也受到一定的限制。还要注意剪开球结膜球筋膜时不要一下子剪到底,那样很容易损伤下面的上直肌,甚至将部分上直肌的肌腱剪断。

如做以穹隆部为基底的结膜瓣,则在角结膜缘处剪开球结膜和球筋膜并于一侧做纵形剪开长约 5～8mm,向后分离到较好暴露巩膜区域。这种结膜瓣的优点是操作简便,损伤较小;缺点是术后容易有滤过渗漏,滤过泡形成不好,如果术中应用抗代谢药也容易损伤角膜。因其结膜切口在角结膜缘,一是有可能损伤角膜缘干细胞,二是切口缝合的缝线在术后一段时间内对该术眼的刺激较大。

制作结膜瓣时如果球结膜发生破损,应换位到完整结膜瓣区域继续以下手术步骤。如果是在已经制作巩膜瓣以后才发现,则应将球筋膜填充在球结膜破损处下方缝合修补。这种情况往往是助手帮助牵拉球结膜时用力不当或不注意用镊子夹持在球结膜瓣的中央(尤其是原本较薄的球结膜)而不是球结膜球筋膜切口边缘处所造成。

4) 在此区域内用水下电凝器或各类热灼器进行局部的烧灼止血,范围略大于预计巩膜瓣切口 2mm。但要避免过度烧灼造成表层巩膜组织焦炭状,那样容易加重组织损伤和炎症反应,不利于有效滤过通道的建立。同样,如果止血不够,即便是术后的少量渗血,容易形成蛋白凝血块或造成前房积血,也不利于有效滤过通道的建立。

用合适的小刀片(如 15 号圆头刀、尖头刀、宝石刀或剃须刀片等)在已止血区域制作约 4mm×5mm 大小的巩膜瓣,巩膜切口深达约 1/2 巩膜全厚。制作巩膜瓣的厚薄,应根据目标眼压来调整。如需要术后较低眼压的患眼,巩膜瓣做的薄些约 1/3 厚。如果是小眼球的患眼,巩膜瓣做的厚些,可以防止引流过畅诱发恶性青光眼。

将切缘的后角用显微细齿镊夹住并轻轻上提,再用刀片与球壁平行将巩膜瓣在同一平面内与底部巩膜床剥离,直至进入到角膜的透明区内约 2mm。制作巩膜瓣时提前切穿到前房,房水外流后前房变浅或消失、眼压低、眼球变软,均不利于继续剥切,此时可经周边角膜穿刺口注入透明质酸钠等黏弹剂形成前房和适当提高眼压,再继续手术。

5) 如果患眼球筋膜丰富、存在滤过瘢痕高危险因素,或是前次手术后滤过通道瘢痕失败眼,此时可酌情用适当浓度的抗代谢药(如 0.2～0.4mg/ml 的丝裂霉素 C,25mg/ml 的 5- 氟尿嘧啶)棉片置于结膜瓣和巩膜瓣下一定时间(通常 1～5 分钟不等),丝裂霉素一定要新鲜配制,5- 氟尿嘧啶从注射液中直接抽取。将要使用的药液,饱和地吸附在为 10mm×15mm 的棉片或泡沫海绵片上,置于分离后的巩膜床上,并将巩膜瓣翻回,将棉片夹在中间,不要加压,以防药液挤出向周围弥散。再将结膜瓣翻转,轻覆在巩膜瓣上,静待计划放置的时间到后，去除带药棉片，用足够量的生理盐水冲洗结膜下及巩膜床。

6）用锋利线刀在颞侧离角膜缘约 1mm 的透明角膜上呈 10° 角作一前房穿刺的斜行角膜切口备用。

7）在巩膜床的角巩膜缘半透明过渡带的后缘（开角型）或中间（闭角型）作一垂直切口进入前房，切口长度为 3mm。如有虹膜脱出，应作一虹膜根部剪开使后房房水流出以缓解压力，再稍加整复，使虹膜回退眼内。

8）用小梁剪刀自切口向前房方向插入，分别在两端向前作两侧的纵行剪切口长约 1～1.5mm。显微细齿镊持小梁组织一角，再用小梁剪刀将（1～1.5）mm×（2.5～3）mm 的一小块角巩膜缘组织（即小梁组织）全部剪下。此时见滤过口呈规则的长方形组织缺损区。小梁切除应位于居中的部位，两侧距巩膜瓣边缘 0.5～1mm，以使巩膜瓣的两侧有足够的覆盖，防止引流过畅导致的浅前房。

9）用虹膜镊夹住暴露在滤过口内的虹膜稍上提，用虹膜剪或小梁剪平行角膜缘方向作一宽基底的周边虹膜剪除，缺损边缘应超过滤口范围。在巩膜瓣或结膜瓣外按摩小梁切除处，整复虹膜，通常上方虹膜缺损区清楚可见。但有明显老年环时不易看到，这种状况下只要使瞳孔恢复到居中位置并呈圆形即可。

剪除虹膜后发生前房或切口处出血，此时只要耐心地用棉签按压在小梁切除口和虹膜切除处 1 分钟，绝大多数都会止住的。如果出血实在不易止住，在棉签上滴几滴 1% 肾上腺素再按压，即可很快奏效。

10）提起巩膜瓣检查小梁切除口和虹膜周边切除处没有组织残留和嵌顿，通常可见到 2～3 个睫状突。复位巩膜瓣，用 10/0 尼龙线将巩膜瓣的两个后角各缝一针，线结拉入巩膜瓣下，以防术后缝线断端刺穿结膜滤过泡带来不适合相关的并发症（渗漏、感染等）。缝线结扎松紧度以巩膜瓣自然对合，干棉签擦拭后见到房水从巩膜瓣边缘缓缓渗出为宜。或用带圆钝针头的平衡盐液（BSS）或经预制的周边角膜穿刺口注入前房，观察巩膜瓣处的引流状况。如果存在过度渗漏引流，应重新或加缝巩膜瓣。

还有一种方法避免过度引流，就是做可调节缝线，即手术及时将巩膜瓣缝合的过紧一些以减少房水外流，待到术后前房形成后再逐步松解或激光断线，以期达到较为理想的滤过状态。这种方法的缺点是术后处理较为麻烦，也容易给患者带来一些不适刺激感，甚至暴露在眼表的缝线会带来潜在感染的机会。

11）用 8/0 吸收缝线分别将球筋膜和球结膜对位连续缝合；或用 10/0 尼龙线缝合球筋膜，5/0 丝线缝合球结膜。这样的缝合虽然麻烦一些，却可以避免一次性缝合两种组织不当时将球筋膜嵌于球结膜伤口内所造成的伤口愈合不良或术后伤口裂开。此外，球筋膜与球结膜的分别对位缝合解剖复位好，使得伤口平整，即便是滤过瘢痕后的再次手术也容易分离开。

12）术毕应见到前房已经形成。如果形成不理想，应该从原先的颞侧周边角膜预置穿刺口注入平衡盐液来形成前房。通常涂抗生素和皮质类固醇眼膏，眼垫包眼，不需要加压包扎。如果存在恶性青光眼危险因素，或术毕即便是前房注液也形成不良，或术中操作损伤较多、前房反应较重，应给予阿托品眼膏涂眼处理。

（2）巩膜咬切术：同小梁切除术，只是将小梁切除的剪刀换成巩膜咬切器将要切除的小梁组织咬切掉。

（3）巩膜灼瘘术：此术式现今已很少使用。结膜瓣的制备同巩膜咬切术。充分暴露角巩膜缘。将 12 点方位角膜缘表面的小血管电灼凝固，用小圆头刀或剃须刀片在角膜缘蓝色过渡区中央作一长约 3.5mm 的半穿透切口，然后用电热丝或加热后的大头针，在切口内进行灼烙，灼烙时要使切口两端均匀受热，否则两端将残留过多未被灼透的组织而减少滤过口的面积。由于高热使切口两旁及底部组织的破坏和收缩，切口逐渐变宽、加深，反复灼烙数次后底部组织越来越薄，最终穿通。但穿通处常常只是一点或数点，很难遍及切口全长，此时房水溢出，虹膜已显露，继续烧灼已不可能，且有损伤虹膜及晶状体的危险，故只能用刀片将未穿破的组织切透，需被切透的组织越少越好，而且应该是已经充分受热而缺乏再生能力的，否则内口会牢固愈合，不具有滤过功能。在灼烙的过程中，不要使结膜瓣受到热损伤。虹膜周边切除的要求与操作同巩膜咬切，但由于瘘口一般均较毛糙，虹膜的整复不如巩膜咬切术时来得容易，因此在作周边虹膜切除时不要过多地把虹膜向外牵拉，否则切除后仍有多量虹膜脱出于切口之外而不得不多次复位，增加了损伤晶状体和术后虹膜炎反应的机会。待瞳孔复圆，虹膜缺损满意显露时，即可缝合结膜瓣。

（4）非穿透性滤过手术：所谓非穿透性滤过手术，是指在一薄层巩膜瓣下，切除一部分连同 Schlemm 管及内皮部小梁在内的深层巩膜组织，使房水比较容易地通过分隔前房的薄层残留小梁结构——"小梁后弹力层隔膜"（trabeculo-Descemetic membrane）渗入巩膜层间的"房水池"，从而进入巩膜内的房水引流系统和（或）脉络膜、睫状体上腔，或球结膜下，以降低眼压的一组手术。

自 20 世纪 80 年代中期以来，经过"外路小梁切除术"、"黏弹剂Schlemm管切开术"、"深部巩膜切除术"、"准分子小梁切除术"等原理一致、术式不同的沿革，目前用得较多的术式是"非穿透性小梁手术"。其主要适应证是原发性开角型青光眼，即小梁网前没有机械阻挡的这类青光眼，其特点是不进入眼球内的球壁手术。

为减少巩膜间手术区内过度瘢痕增殖，促成"房水池"的顺利形成，还可同时植入生物相容性可降解的胶原条、透明质酸钠凝胶片、不能吸收降解的高分子材料合成膜片等巩膜瓣下填充物，和（或）加用抗代谢药物。非穿透性小梁手术的术前准备，与标准小梁切除术相同，但房角镜检查非常重要，根据房角状况选择拟行手术的区域小梁网前应没有任何机械性阻挡物。房角中胚叶组织较多以及小梁网发育不良等青光眼则不适用。远期的眼压控制疗效同小梁切除术。以Kasnov的深层巩膜切除手术术式为基础叙述如下：

手术步骤的麻醉，固定眼球，剪开球结膜球筋膜，以及做第一层（表层或浅层）巩膜瓣等操作，均同前述的小梁切除术。注意浅层巩膜瓣一般选作方形，边长5mm略大于小梁切除术的（为巩膜瓣能够覆盖其下植入物所设计），且厚度不超过全层巩膜的1/3，以便留有足够厚度的巩膜组织，供作第二层（深层）巩膜瓣。

然后调整手术显微镜至更大倍数（通常要10～12倍），于已做好的巩膜床上再作深层巩膜瓣，可选作方形（边长3.5～4.0mm）或梯形（底边长3.5mm）的层间巩膜瓣，剥切深层巩膜瓣的要求较高，难度较大，要求该瓣深达90%～95%的巩膜厚度，剥离面要平整，直达角巩膜缘并能够直接切开Schlemm管的外壁，再向前进入透明角膜约0.5～1.0mm。剥切完成深层巩膜瓣后，能透见底部的浅蓝色睫状体组织但又未穿透和暴露葡萄膜组织。制作深层巩膜瓣时如果太深会切穿巩膜到睫状体上腔，可见到棕黑色的睫状体组织。此时若切穿口<1mm可以不作处理；若较大，可用10/0尼龙线缝合切穿口后继续剥制层间巩膜瓣。

如果深度恰当，沿此层间瓣平面向前剥离至切开Schlemm管。此时可见一扁平管腔被打开，有时见房水从管内壁（一层淡灰色或透明的膜，可带少许色素颗粒）渗出。在管腔的前端继续用锋利的刀尖在这一平面向透明角膜方向剖切角巩膜缘组织，Schlemm管的外壁也就被一并剥去，即所谓Schlemm管"去顶"（unroof）。如深层巩膜的剥切厚度不够，需要另行"去顶"操作。先辨认巩膜突，显微镜下巩膜突是靠近角膜缘的一狭条白色略带光泽的致密环形纤维带，Schlemm管紧靠在它的前缘。可用无齿平头镊（撕囊镊）将Schlemm管的外壁撕去（"去顶"），有时可见房

水徐徐渗出，前房仍保持原有深度。切开Schlemm管后常常在两侧管的断口处有出血，这是房水静脉的血液倒流所致，不需要特别处理，也难以通过烧灼止血。

接着用无齿小平头镊将Schlemm管内壁膜及部分近小管小梁网组织镊住后轻轻撕去。如果镊持Schlemm管内壁膜困难，或难以撕去，可以用细小的湿棉签轻轻地在切开的Schlemm管内壁上反复擦拭将这一层膜状物（即Schlemm管的内壁膜连同其下的内皮部小梁）去除，仅留下一层透明的细网状小梁组织（即剩留下的角巩膜部和葡萄膜部小梁网），并能透见前房角处的虹膜纹理。此时房水渗出明显，但又不穿透进入前房。随后，将深层巩膜瓣在其前端已分离处紧贴角膜缘用Vannas剪小心剪去。这样，一个与深层巩膜瓣形状一致的深层巩膜空隙即"房水池"就显露出来。部分术者主张进一步在此空隙的前缘，相当于Schlemm管位置的前方，用小棉签或海绵拭子作轻微按压，使后弹力层自角膜缘分离0.5～1mm，以增加房水的渗透易度，促使术后"房水池"的建立。如果是微穿孔，通常房水外流明显，前房可略变浅但瞳孔不会上移，可以滴用消毒的1%毛果芸香碱滴眼液1～2滴收缩瞳孔后继续手术，但切勿施加任何压力于术眼。如果在微穿孔处见到周边虹膜脱出、嵌顿（多伴有瞳孔上移）或前房明显变浅，甚至消失，则只能改行小梁切除术了。

通常需在深层巩膜瓣切除后的巩膜层间空隙植入填充物，也可以注入黏弹剂来填充，填充物的目的是减少浅层巩膜瓣与巩膜床的粘连，以利于房水的外引流。巩膜瓣下植入物有可吸收的生物性材料透明质酸钠凝胶片、脱水的胶原条，和用人工晶状体材料制作的非吸收性高分子材料合成膜片。胶原条和不吸收材料要用9/0可吸收缝线或10/0尼龙线固定在巩膜床上1针，线结同样拉入巩膜瓣下。透明质酸钠凝胶则无法缝线固定。至此，本手术的关键操作基本完成。

最后将第一层巩膜瓣复位，用10/0尼龙线将其两后角松松地缝合就行，主要起到不让巩膜瓣下的植入物随意滑动即可。最后用8/0可吸收线依次缝合球筋膜及球结膜。术毕不用扩瞳药，其他处理与标准小梁切除术完全相同。如果存在前房较浅及瞳孔略有上移，可以滴用消毒的1%毛果芸香碱滴眼液1～2滴收缩瞳孔。有些术眼有少许前房渗血，通常不需处理。

非穿透性滤过手术的降压机制有几种解释：①房水从前房经比较容易透过的剩余小梁网组织以及后弹力层撕开"窗"，到达巩膜瓣下的"房水池"，经Schlemm管的断端，然后经集合管进入表层巩膜静脉的生理途径引流；②房水从房水池经池底部菲薄的巩膜残存结构，进入脉络膜上腔和（或）睫状体上腔，经

葡萄膜巩膜途径引流；③从房水池透过第一层（浅层）巩膜瓣，进入球结膜下形成滤过泡，这也是经典的小梁切除手术房水滤过引流途径。目前多数认为是上述多种机制的综合效果，其中结膜下滤过可能是主要的作用。因而，防止或减少结膜瓣及巩膜瓣下过度瘢痕增殖的必要措施仍不能忽视。

（5）虹膜嵌顿术：虹膜嵌顿术近年来已较少被采用，因为虹膜嵌顿后瞳孔不呈圆形，有碍美观，光学效果也较差，也顾虑虹膜嵌在眼外，有引起交感性眼炎的可能，但实际上后者的发生率并不比其他滤过性手术更高。临床上对一些闭角型青光眼急性大发作后和某些严重钝挫伤后继发性青光眼，患眼瞳孔已呈永久性扩大不能缩小，虹膜萎缩，充血及高眼压一时无法消除而又不得不作手术时，虹膜嵌顿术较其他类型的滤过性手术更有优越性，因为手术简单，全部操作都可在眼外进行，对眼内组织的干扰较小，术后反应轻，持续时间短，术中并发症少，即使术前眼压偏高，充血未退也可施行；效果也较满意，故仍有它的应用价值。

显微镜下手术。如充血严重时，麻醉剂中可加适量 1 : 1000 肾上腺素。上直肌固定及以角膜缘为基底的结膜瓣与前述的方法相同。在已止血区域的巩膜上制作一较小梁切除术略大些的 5mm×6mm 约 1/2 厚度的巩膜瓣（为保证足够的引流间隙而设计），在此平面剥制巩膜瓣到角膜的透明区内约 2mm。如球筋膜丰富，则同前使用抗代谢药处理。

在巩膜床的角巩膜缘半透明过渡带的中间作一平行于角膜缘的切口进入前房，切口长度为 5mm，内外口的宽度应保持一致。切穿进入前房后，虹膜往往因高眼压即自动脱出。此时，分别用显微镊夹住靠近切口两端的虹膜，轻轻外拽，直到 12 点处的瞳孔缘暴露在切口之外。要注意的是切穿到前房的切口要比常规小梁切除口长，否则虹膜堆积在切口处没有足够的流出通道引流房水。

再用虹膜剪将脱出的虹膜在切口中央作与角膜缘垂直的剪开，从 12 点的瞳孔缘直到虹膜根部，使虹膜均匀地分为两部分。剪断脱出虹膜一定到其根部，否则其中央的引流口不够宽会影响降眼压效果。再用两把显微镊分别夹住两侧的虹膜基底部，轻轻向左、右两侧扯开，顺势分别将虹膜组织嵌在切口两端，根部即被离断。此时角巩膜缘切口中央 1/3 或 2/5 的前后唇均可清楚看到，其间不留任何虹膜残片，中间有一约 2~3mm 宽的缝隙。见到房水缓缓渗出，瞳孔呈"U"字形，瞳孔的下缘仍在原位。将虹膜向两侧扯开时，一是动作要尽量轻柔，二是要镊住根部虹膜，否则会撕下虹膜组织并较易出血。如果发生出血，可用含

1% 肾上腺素的棉签按压 1 分钟即可止住。

用平衡盐液冲洗去除表面的色素及凝血块后，将脱在巩膜床上的两股虹膜置于巩膜瓣下。嵌置在外的虹膜不必再多扰动，把色素上皮翻转朝外的做法非但没有必要，反而会引起大量色素脱落，使原已十分脆弱的虹膜组织进一步遭受破坏，诱发炎症反应，不利于滤过泡的建立。复位巩膜瓣、球筋膜和球结膜切口同小梁切除术。

术毕通常涂抗生素和皮质类固醇眼膏，以及阿托品眼膏，眼垫包眼。

（6）几种改良和合并应用术式：除非穿透性滤过手术外，一些临床医师对抗青光眼手术作了某些改良或合并应用，如巩膜灼瘘合并周边虹膜嵌顿；巩膜咬切合并周边虹膜嵌顿，小梁切除术合并深层巩膜切除，小梁切除合并小梁组织条嵌顿，小梁切开联合小梁切除术等，并认为较原有经典的滤过性手术更为有效。我们认为抗青光眼滤过手术的术式虽有多种多样，但基本原理应该是相同的：即建立一个有滤过功能的滤口，防止结膜下及巩膜瓣组织的过度瘢痕化。为了达到上述要求，除需完成必要的手术步骤外，尽量减少对眼组织的破坏与干扰，缩短手术后的炎症反应时间和修复过程，对功能性滤过泡的建立至关重要。在能够达到同样目的的前提下，操作愈复杂、次数愈多，组织的损伤愈大，术后的反应时间和程度也愈长、愈重，建立功能性滤过泡的可能性就愈小，在选用或新设计复合术式的时候，要充分考虑到这个因素，权衡利弊。

【手术并发症及其处理】 滤过性手术的并发症可发生在术中或术后。但如果重视抗青光眼手术围手术期的处理，术前准备工作周全，适应证选择得当，术中操作精确，术后观察仔细，处理及时，绝大多数并发症是可以避免的。

1. 结膜瓣穿破 角膜缘为基底的结膜瓣如夹持不当，可被镊子撕破，在咬切巩膜或烧灼巩膜时，咬切器或电烙器也可使结膜瓣受损而穿破，结膜瓣穿破同时会伴有引流过畅导致的浅前房或前房消失。如穿破口大，或其位置正对滤过口，则必须给予缝合。如穿孔处的眼球筋膜尚完整，应先用 8/0 可吸收缝线将穿破口对应的眼球筋膜与结膜破口对好，用同一缝线缝合，只要破口下面有一层眼球筋膜垫底，破孔常很快愈合，前房也自然形成。但由于增加了不应有的损伤，对功能性滤过泡的形成，会带来或多或少的不利影响。

2. 前房积血 可发生在术中或术后。发生在术中的，多因切口偏后，损伤睫状体，或因牵拉、回纳虹膜过重、过多，损伤虹膜血管所致。如滤口的位置不超过角膜缘过渡带的后缘，一般不会伤及睫状体。在手

术显微镜下，睫状体色调较深，且不像虹膜那样容易自行膨出于伤口之外。如发现有葡萄膜膨出而瞳孔无移位，尤其是高度远视眼的患者常常睫状体肥大会在小梁切除后顶在虹膜后，切不可轻易剪切，应该将周边虹膜轻轻提起一些再做剪切。剪除虹膜时，应一次完成，剪去的量大小适中，伤口外无多余的虹膜残存，这样可以减少虹膜整复的困难。术后出血常因意外碰撞，剧烈咳嗽或见于有糖尿病、高血压动脉硬化的老年患者，为避免意外伤害，术后短期内应给保护性眼罩。有全身疾病时，应加强术后治疗及护理。

小梁切除术后往往可见少量前房积血，这可能来自巩膜瓣层间的巩膜床深丛血管的断端，术中烧灼止血不够彻底所致。大多数前房积血均为少量，无需特殊治疗。只要前房已形成，积血在下方，可取半卧位，待其自行吸收。只有当大量积血，前房全部充满血液，特别伴有眼压升高时，应考虑排放。如积血发生在手术当时，可通过术中预备的角膜穿刺口，用平衡盐液冲洗前房，让血液自滤口内排出。如发生在术后，则可在下方角膜缘作小切口灌洗排放，排放完毕后，整复虹膜，注入黏弹剂形成前房，并缝合角膜缘切口，尽可能避免虹膜前粘连。

3. 玻璃体脱出 不常发生。可见于婴幼儿型青光眼（牛眼），钝伤后或伴有眼内异物的继发性青光眼（液化玻璃体），高度近视眼，无晶状体性青光眼，术前高眼压难以控制在35mmHg以下的各型青光眼。关键的预防措施是术前降低眼压，术中进入前房切口不宜靠后。眼压难以控制时，除常用降压药物外还可加作球后及眼轮匝肌麻醉和一定的球外加压软化眼球，必要时可在切开进入前房前先在巩膜床后缘睫状体扁平部做眼内穿刺吸出少许玻璃体内液体。"牛眼"患者的角巩膜缘扩大甚多，正常解剖标志难以辨认，进入前房时更应尽可能偏前。钝伤后继发青光眼应该常规做UBM检查，以明确有否晶状体韧带断裂和潜在的虹膜后玻璃体疝，如有或可疑，滤过性手术部位尽量避开此处。或者施行非穿透性小梁手术，或不作周边虹膜切除的青光眼植入物引流手术。已可见玻璃体进入前房者，宜同时行晶状体玻璃体切除术，否则术中玻璃体脱出几乎不可避免。一旦发生玻璃体脱出，应及时尽量清除干净，但嵌于滤口内的成形玻璃体常难使之全部返回，可在滤口处注入适量的黏弹剂来推挡回玻璃体。如果处理不好，多数日后将堵塞滤口，使手术归于失败。

4. 暴发性脉络膜上腔出血 多见于术前长期高眼压，晚期青光眼，高度近视眼或眼球明显扩大的儿童青光眼，如同时伴有高血压和（或）血管硬化、糖尿病

的患者，以及老年人更有风险。暴发性脉络膜上腔出血多发生在术中，也可发生在术后。一旦发生，患者顿觉眼痛，眼压急骤升高，眼球坚硬，玻璃体顶推虹膜睫状体、晶状体赤道部向小梁切口处鼓出，如不及时关闭切口，玻璃体，甚至视网膜都可能相继被逐出，因而又有驱逐性脉络膜上腔出血之称。这时术者应尽快关闭切口，回纳脱出的葡萄膜并将巩膜瓣复位，牢固缝合。如为全层滤过口，则应将结膜瓣复位。紧急时应用适当的器械暂时顶压住滤口，不让眼内容脱出。同时快速静脉滴注甘露醇250ml，给予止血药静脉使用，并采取让患者镇静的措施。待病情稳定后，可据初步判断积血的主要部位，在其眼底隆起最高处作后巩膜切开排放血液，或试在鼻下或颞下象限切开巩膜放血，切口可不缝合。术后继续采取药物止血、降眼压和加用抗炎治疗。暴发性脉络膜上腔出血一旦发生能否保护住眼内容不让脱出，是预后好坏的关键，能及时降低眼压，关闭伤口不使眼内容脱失，一般仍可获得较好视力。否则，患眼多会丧失视力并眼球萎缩。如果是术后迟发性的出血，多数先用上述相同的药物治疗，待到病情稳定后一周，此时出血已经液化，再行后巩膜切开放血。如果出血进入玻璃体腔，则需要在巩膜切开放血的同时，做玻璃体视网膜手术，往往需要填注硅油来平复视网膜，这种情况视力预后差。

5. 浅前房或前房不形成 大致有以下几种情况：

引流过畅最为常见。检查可见眼部平静，上方滤过区弥散隆起，边界不清，甚或伴有滤区以外的球结膜水肿。角膜透明，前房中央存在（Ⅰ度浅前房），房水闪光极轻微，虹膜小环外的周边部虹膜仍与角膜接触，眼球极软。如这种情况仅见于术后48小时内，可以视为正常，前房形成后不会对内滤口造成不良影响。如48小时后仍无好转，应进一步滴用1%荧光素，检查结膜切口有无渗漏现象，如有渗漏，应重新缝合。否则可施以轻压包扎，即在眼垫外相当于上方滤过区加一条状纱布卷，然后用弹力绷带轻轻压迫包扎，使纱布卷不发生移位即可。如加压后仍无改善，眼压仍低，又无脉络膜脱离，时间已超过5天应考虑拆去结膜缝线，探查巩膜瓣滤过情况，如巩膜瓣边缘有显而易见的房水外渗，可直接加缝一针。对灼瘘或咬切术的滤口过大情况处理，可作一半厚巩膜瓣向前翻转，作2针固定覆盖滤口，再将结膜瓣复位。术后滴用阿托品及皮质激素，充分麻痹睫状肌，减轻组织创伤反应，促进滤过泡形成。

脉络膜脱离也不少见。术眼也相对安静，前房变浅可为Ⅰ度或Ⅱ度（虹膜与角膜接触直到瞳孔缘部），眼球软，房水常呈阳性Tyndall现象，瞳孔不易散大，眼

底可见一个或多个棕灰色球形隆起,严重时,隆起可延伸至晶状体后部,不用检眼镜在裂隙灯下也可看到。脉络膜脱离大多因术中眼压突然降低,脉络膜血管扩张,大量血浆漏出液积聚到脉络膜上腔而引起。如切口太后,或术中对睫状体扰动太甚,致使睫状体从巩膜突处脱离,房水流向后方,也可以引起睫状体 - 脉络膜脱离。术前降低眼压,切开前房时不使眼压突然下降,术毕立即恢复前房,不使低眼压的时间持续过久,掌握解剖要领,精心操作等等,都是预防脉络膜脱离的有效方法。我们的印象是:除术前眼压偏高,机械损伤等因素外,闭角型青光眼较开角型青光眼易于发生;术前有充血及虹膜炎性反应者较没有充血的易于发生;年老患者较年轻患者易于发生。脉络膜脱离一般不需特殊处理,数天后即开始消退,即或继续存在,前房也会自行恢复。但如患眼常伴充血,前房房水混浊,瞳孔不易扩大并有后粘连趋向,72 小时后前房仍不见明显好转者,除滴用阿托品,皮质激素,给予高渗药物等积极措施外,可以尝试静脉滴注低分子右旋糖酐 500ml/ 天,连续 7 天,脉络膜脱离多能吸收恢复。如果出现角膜内皮皱折或滤过泡消失,应作巩膜切开排液和前房成形术。巩膜切口选在隆起最高处,角膜后 4～6mm,如有多处脱离,一个切口排放不完全时,可另作切口。切口不要太长,2mm 已足以使脉络膜上腔积液自然流出。这样排液后巩膜切口不必缝合,最好能够烧灼使之哆开,以利在短期内继续起到引流作用。如排液后前房当即形成,可不必再另行恢复前房,否则,可通过角膜穿刺注入透明质酸钠形成前房。术后药物治疗仍应继续,直至炎性反应消退。

最严重的情况莫过于前房消失合并眼压升高,提示房水向后积集于玻璃体内,形成所谓"恶性青光眼"。多在术后 2～3 天内发生,但也可较晚才出现。这种并发症更多见于角膜小,前房浅,眼轴短的闭角型青光眼。术前眼压偏高并长期应用缩瞳剂者更易发生。恶性青光眼时,浅前房常呈Ⅱ度或Ⅲ度(晶状体虹膜全部与角膜紧贴),眼压可高达 40mmHg 以上,眼球充血,疼痛及压痛,角膜水肿,瞳孔缩小不易扩大,眼底常难以看清。出现上述情况后应立即滴用 1% 阿托品每日 4 次,5% 去氧肾上腺素(Phenylephrine)每日 2 次,0.1% 地塞米松每日 4～6 次,并予静脉滴注甘露醇或口服甘油,均为每公斤体重 1～1.2g,每日 1～2 次,口服乙酰唑胺 250mg 每日 2 次。经上述综合性药物治疗后约有 50% 的病例能够见效。药物治疗 48 小时后眼部情况尚无改善应考虑手术吸出玻璃体内积液,同时做前房形成。对无晶状体眼,可试用 YAG 激光作玻璃体前界膜切开,人工晶状体眼应作 YAG 激光后囊膜和

玻璃体前界膜切开术。如原已作了扇形虹膜切除,睫状突能够见到的眼球,则可通过三面镜用氩激光照射睫状突,使其收缩而离开晶状体赤道部。玻璃体抽吸及前房内注射黏弹剂后仍不见效者,应考虑彻底的前段玻璃体切除术或合并晶状体切除术。

术后持续浅前房,或前房不形成,原则上愈早恢复愈好,因为虹膜与角膜接触的时间愈短,前房恢复后形成永久性周边前粘连的机会愈少,滤过内口保持通畅的可能性也愈大,但究竟能等待多少时间,尚难定论。我们曾经遇到浅前房持续 28 天,一旦恢复后仍能建立有效滤过泡的例子,但多数患者发生虹膜周边粘连的程度与范围与浅前房持续时间成正比关系。一般来说,如果滤过通畅,术眼安静,前房无明显炎性反应,瞳孔能满意扩大,周边虹膜前面,特别是边缘虹膜缺损处,已有少量房水存在时,药物治疗观察时间可持续 2 周左右。相反如眼部刺激症状明显,滤过区平坦,或仅有的中央前房房水呈较浓密的房水闪辉现象(>++),瞳孔又不易扩大者,应及早采取针对性的手术干预措施。

6. 白内障 术前晶状体透明,术后立即发生晶状体混浊者,必然系术中误伤所致。不使器械直接进入前房,是避免这一并发症的基本要求。术前已有晶状体混浊者,术后白内障进一步发展的可能性高达 50%。原有晶状体混浊的老年闭角型青光眼患者,白内障进展更快。患开角型青光眼的年轻人,术前晶状体如无混浊,手术顺利,术后发生白内障的可能性几乎不存在。但术后有持续性虹膜炎症,瞳孔后粘连,前房不形成,较长时间的脉络膜脱离,或因各种原因反复多次手术者,即使原来晶状体完全透明,也可逐渐发生混浊。长期用皮质激素者,也会加速白内障的发展。

7. 非穿透性滤过手术的并发症 鉴于非穿透性滤过手术在手术过程中前房始终存在,眼内组织未经任何扰动,因此,本节中所提到的 3～6 项并发症,基本上不会在本类手术中出现。但非穿透性手术也有其特有的并发症。例如在分离深层巩膜时穿破球壁,使脉络膜或睫状体暴露或膨出;撕去 Schlemm 管及其邻接的小梁组织时发生微穿孔或穿孔;后弹力层脱离;前房积血等。前房积血是因为切开了 Schlemm 管,眼压下降后,部分术眼的 Schlemm 管断端有血液(从房水静脉而来)反流并透过小梁网进入前房。但一般程度较轻,多在常规皮质激素滴眼治疗后短期内完全吸收。葡萄膜组织暴露时,原则上应予修补。尽可能争取继续手术,待手术的关键部分完成,浅层巩膜瓣复位缝合后,一般无大后患,甚至还能够起到加强脉络膜上腔房水引流作用。小梁网及后弹力层隔膜的微穿孔,仅有房

水外渗,前房稍稍变浅而不消失者,术中可能被忽略,直到术后检查前房角时,才见到一个或数个小点状或嵴状虹膜根部前粘连。如术中发生微穿孔时,即使未见虹膜膨出,也主张滴用消毒的1%毛果芸香碱滴眼液收缩瞳孔,拉紧虹膜根部,以防房水外流时将虹膜根部吸附到非穿透小梁网处,造成堵塞和粘连。如有较大范围的周边虹膜脱出,估计重新纳回可使破口继续扩大,造成难以弥补的损伤时,宁可将膨出的虹膜加以切除,改成一个类似穿透性小梁切除术的术式,以策安全。术后发现微穿孔有局部虹膜吸附但用缩瞳剂拉不开时,如考虑到有损引流功能的可能,可试用YAG激光将其分离,必要时可加作激光小梁网后弹力层隔膜穿刺。后弹力层脱离如面积不大又靠近角膜缘,估计不会扩展,对角膜透明度也不影响者,可继续观察,否则应考虑穿刺排出脱离腔中的液体,再在后弹力层脱离缘的远侧前房内注入透明质酸钠等高黏弹性物质,将脱离的后弹力层顶回,有望能逐渐愈合。

8. 丧失残余视力 曾经认为视野在10°以内的晚期青光眼,滤过手术后残余视力完全丧失的可能性极大,实际上并非如此。我们发现即使视野已缩小至中央5°范围,中心视力仍有0.3或更好者,滤过手术后残存视功能丧失的危险性不很大。但对于管状视野累及固视点的患眼,或仅剩小颞岛的患眼,则稍重的手术创伤、术后的脉络膜脱离等就有可能使残余视功能丧失。对晚期患眼的滤过性手术,术前应尽可能降低眼压,最好在20mmHg以下。不用加有肾上腺素的麻醉剂作球后麻醉。手术方式上,非穿透性小梁手术安全,穿透性滤过手术风险较大。手术操作要尽量轻柔,将创伤降到最小,切开前房时排放房水宜缓慢,术毕即时形成前房,以缩短术后持续低眼压的时间。加强术后观察,确保前房及时稳定形成,滤过通畅。避免手术并发症,及时发现和妥当处理术后并发症是关键。B族维生素、三磷腺苷(ATP)类等药物对保护视功能和防止视功能丧失的效果还不确切。

(孙兴怀 嵇训传)

第四节 房水引流物植入术

这是一类利用各种材料制作的引流房水装置,通过一定途径将该装置的一端植入到眼球前房内,再经由该装置的内部将房水从前房引流到眼外的一定区域,从而降低眼压的手术。本质上也是一种滤过性手术,只是利用了人工材料制作的管道系统代替原来利用眼球壁自身组织形成的滤过通道。

【适应证】 房水引流植入物(aqueous drainage implant)的安置需要特殊的手术技术,且可能发生严重的术中和术后并发症,故房水引流植入物置入术仅适用于对常规滤过性手术效果差的难治性青光眼(refractory glaucoma),包括:

(1)各种原因所致的新生血管性青光眼(neovascular glaucoma,NVG):如糖尿病性视网膜病变、视网膜中央静脉或动脉阻塞、视网膜静脉周围炎、慢性葡萄膜炎、颈动脉栓塞性疾病等所致的新生血管性青光眼。

(2)无晶状体眼或人工晶状体眼的青光眼。

(3)先天性青光眼:多次手术失败的发育性或青少年性青光眼。

(4)多次滤过性手术失败的原发性青光眼。

(5)葡萄膜炎性青光眼。

(6)其他类型的继发性青光眼:外伤性青光眼(房角后退及上皮内生继发性青光眼),虹膜角膜内皮综合征,角膜移植术后继发性青光眼及继发于视网膜光凝术后或玻璃体手术后的青光眼,伴有角膜缘360°结膜下纤维化的青光眼等。

对于广泛视网膜光凝术后仍有活动性的新生血管性青光眼、伴有严重葡萄膜炎的无晶状体眼或人工晶状体眼的青光眼、伴有角膜缘360°瘢痕的青光眼以及有广泛虹膜前粘连的闭角型青光眼,常规滤过性手术预后极差,房水引流物置入术可作为首选手术。而在其他类型的青光眼中,一般不首选这类手术。此外,对于年龄较大(如70岁以上)、筋膜较薄甚至缺如的病例,慎重选择此类手术,因为手术切口可能无法水密缝合,从而导致引流盘外露。

【术前准备】

1. 全身准备 由于接受这类手术的青光眼患者(例如新生血管性青光眼)可能同时患有糖尿病、高血压、肾病等,术前患者的全身准备十分重要,需积极控制血糖和血压。术前尽量采用联合用药控制眼压,但全身用药时间不宜过长,避免出现药物的副作用和耐药性,必要时作前房穿刺放出部分房水,以降低眼压。

2. 眼部准备 重视眼部原发病的治疗,如视网膜血管性疾病引起的新生血管性青光眼,在术前尽可能行广泛视网膜光凝术或行视网膜冷冻术,并对拟置入引流管部位的房角及虹膜新生血管行氩激光或半导体激光光凝,必要时在术前肌注止血药物,注意不用缩瞳剂。如有条件,可考虑玻璃体腔或前房内注射抗血管内皮生长因子(VEGF)药物,如Lucentis或Avastin等,待虹膜及房角新生血管消退后再行手术,则可减少术中及术后前房及玻璃体积血的发生率,提高手术成功率。葡萄膜炎继发青光眼患者应加强眼部的抗炎治疗,术前局部给予糖皮质激素和非甾体类激素(如双氯芬酸钠、普拉洛芬)等治疗;如虹膜膨隆明显,可先用 Nd∶YAG 激光作虹膜打孔,沟通前后房,以加深前房,便于引流管置入。

3. 房水引流物的选择 术前根据患者病情,术后拟得到的靶眼压水平;眼部条件,包括前房深度,可利用的结膜范围,是否需行视网膜脱离复位手术或玻璃体切割术及引流装置的特点选择合适的房水引流物,确定手术部位和适当的联合手术。

目前常用的几种房水引流物根据眼压控制要求均设计有不同规格型号的房水引流装置。如术后拟得到较低的靶眼压,可选用表面积较大的双盘 Molteno 装置或大面积的 Baerveldt(350mm^2)装置,但要求可利用的手术区域较大。伴有房水生成减少或慢性脉络膜炎的患者,和曾经有过睫状体破坏性手术的患者应使用表面积较小的置入物。Schocket 装置由于引流管和环形硅胶带相连,手术范围大,可用于同时需作视网膜复位或玻璃体手术者。Whites 房水分流泵由于在术后有人工控制眼压的特点,适合于具有高度纤维组织增生的特殊病例。对于有可能发生术后浅前房的病例和有晶状体眼最好选择限制性房水引流物。无晶状体眼可选用非限制性房水引流物。对于儿童,术前作眼部超声图像检查,测量眼轴,了解眼球的大小,以便选择合适的房水引流物。如无适合于儿童用的房水引流物,也可将用于成人的房水引流物的引流盘后部 1/3 小心剪除。在临床实际工作中,有时可获得的房水引流的种类有限,所以引流物的选择只能根据现有条件和手术者的经验酌情而定。

4. 手术部位的选择 术前根据结膜情况、前房深度以及房角是否有新生血管,考虑引流盘与引流管置入的位置。最好选择颞上象限,操作空间大,离视神经最远;其次是鼻上象限和颞下象限。尽量避开前次手术结膜瘢痕处再手术。如前房甚浅或无前房,但后房深者,亦可将引流管置入后房或玻璃体腔内。

5. 手术方式的选择 对于一些难治性青光眼,不能期望一次手术就能治愈,而要根据不同的眼部情况,设计不同的手术方案,包括应用多种手术联合。

(1)根据前房深度及房角状态设计术式:对于前房较深、房角较宽者,如无晶状体眼或人工晶状体眼的青光眼、多次滤过性手术失败的开角型青光眼、晚期先天性青光眼、部分活动性新生血管性青光眼、视网膜玻璃体手术后的青光眼,采用房水引流物置入术联合应用丝裂霉素 C(mitomycin C,MMC);而对于前房较浅、房角偏窄合并白内障但视功能较差者,可同时联合现代白内障囊外摘除或超声乳化白内障手术及术中应用 MMC;而视功能较好者,可同时植入人工晶状体。

(2)根据眼部情况设计术式:对于后囊膜缺损的无晶状体眼的青光眼,应行玻璃体切割联合房水引流物置入术。对于复杂的眼外伤,房角结构严重破坏、较多的晶状体皮质已与眼内组织粘连、广泛的虹膜组织损伤、或有植入性虹膜囊肿、因外伤已行多次手术者,应设计玻璃体切割或晶状体玻璃体切割联合房水引流物置入术。

(3)根据眼病设计术式:对于葡萄膜炎引起的瞳孔膜闭,同时并发白内障者,应设计白内障摘除联合房水引流物置入术。对于活动性的新生血管性青光眼,应考虑行玻璃体腔内注射抗血管内皮生长因子(VEGF)药物,随后行玻璃体切割联合眼内激光光凝及房水引流物置入术。

(4)丝裂霉素 C 的应用:预后极差和筋膜较厚的病例,如新生血管性青光眼和较年轻的患者,术中加用 MMC。放置方法:完成制作结膜瓣后,充分暴露两条直肌之间的巩膜至赤道部,将含有浓度为 0.4mg/ml MMC 的吸血海绵片或棉片(4mm×6mm 大小),放在拟置入引流盘位置的巩膜表面(图 6-146),时间 3~5 分钟不等,具体根据筋膜情况与靶眼压水平而定。然后用超过 100ml BSS 液充分冲洗。但在房水引流物置入术中联合应用 MMC 是否有作用,目前仍没有定论:部分学者认为 MMC 没有作用,也有学者认为其可以提高手术的成功率。另有学者提出需延长术中 MMC 的使用时间(0.5mg/ml,4~10min,平均 8min),才能发挥作用。

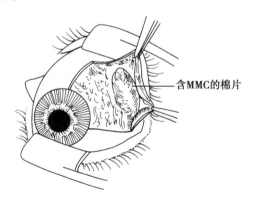

——含MMC的棉片

图 6-146 MMC 棉片放置在赤道部附近引流盘拟固定的部位

总之,复杂术式的设计,应根据患者的眼部情况、术者的手术操作技术熟练程度及处理术中并发症的应变能力来决定。

【手术方法与术中注意事项】 一般情况,在局部麻醉(如球周麻醉)下进行手术,儿童需作全身麻醉,特殊病例可选择表面麻醉加少量结膜下浸润麻醉。目前常用的房水引流物因赤道部附近巩膜外附着物主要有硅胶带和引流盘两种,故手术操作略有区别。

引流盘式房水引流物置入术操作法:

1. 非限制性房水引流物置入术的手术方法　这些装置有 Molteno、Baerveldt、国产 HAD 房水引流物等。以 HAD 房水引流物为例,介绍中南大学湘雅二医院目前常用的基本手术步骤:

(1)房水引流物的准备:先用 1ml 皮试小针头接 BSS 液冲洗引流管,排出引流管腔内的气体。亦可检查引流管腔是否通畅,如不通畅则不能用于手术。

(2)制作结膜瓣:两条直肌之间作一以角膜缘或穹隆部为基底的结膜瓣达 90°范围,用结膜剪潜行分离筋膜与后部巩膜,达眼球壁赤道部后方。作以角膜缘为基底的结膜瓣,切口离角膜缘 6～8mm。若年龄大筋膜薄或原有较大范围的结膜手术瘢痕,需作以穹隆部为基底的结膜瓣,加两侧球结膜子午向剪开(图 6-147)。而双盘 Molteno 装置或大面积(350～500mm²)Baerveldt装置需作相邻两个象限的球结膜切口。

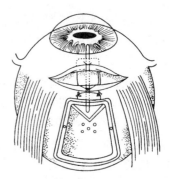

图 6-148　在引流管末端旁放置调节线(5-0 Prolene 线),用 6-0 Vicryl 缝线将调节线与引流管一起结扎,使引流管腔完全阻断

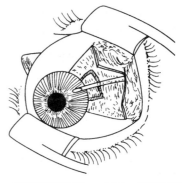

图 6-149　修剪引流管(呈 45°角),管口斜面朝向前方

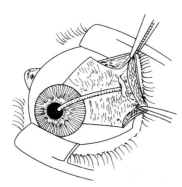

图 6-147　作以穹隆部为基底的结膜瓣,将引流盘置入赤道部附近

(3)固定引流盘:暴露角膜缘区及后部巩膜,将引流盘滑入两条直肌间的结筋膜下,使其前缘距角膜缘约 8～10mm,随后用 5-0 丝线或涤纶线经引流盘前方两个固定孔,缝合两针固定缝线于浅层巩膜上,并将线结埋入固定孔内。

(4)结扎引流管:在引流管-引流盘连接处稍靠前的引流管旁放置一段长约 30mm 的 5-0 聚丙烯缝线(调节线,直径 145μm),其两端分别置于结膜下,然后用 6-0 可吸收缝线(结扎线)将引流管后端与聚丙烯缝线一起结扎,使引流管腔完全阻断(图 6-148),如术前眼压很高,可在线结前方的引流管上用 1ml 皮试小针头扎一小孔。若术后早期出现药物治疗下不能控制的高眼压,则可随时在表面麻醉下将聚丙烯缝线拔除,使引流管腔开放一半,眼压降低。

(5)修剪引流管:将引流管前端摆放在角膜表面,从角膜缘测量确定引流管置入前房内所需的长度,通常在角膜缘内 2mm 处用直的组织剪将引流管斜形(呈

45°角)剪断,使其斜口朝向前方(图 6-149)。

(6)角膜缘区穿刺:在手术象限中央时钟位置的角膜缘区稍靠后,相当于角巩膜沟处用 22 号或 23 号(B-D 针头)针头或国产 10ml 注射器针头作角膜缘区穿刺,针尖平行于虹膜面,必要时可同时注入黏弹剂或 BSS 液加深前房。作好角膜缘区穿刺,确保引流管在前房内的位置适中是手术成功的关键。必须选用斜面直径与引流管外径一致(0.63mm)的锋利针头,如进口 23 号 B-D 针头,力争一次穿刺成功,以减少术后引流管周围的房水渗漏和引流管移动;同时,应注意穿刺位置应在角膜缘后唇,先略斜向角膜缘,刺穿大部分角膜缘组织后则平行于虹膜面继续向前进入前房。若前房变浅,通过针头向前房内注入 BSS 或空气重建前房。在此之前还应先作一预置前房穿刺口,以便在引流管置入前后重建前房,确保引流管在前房内的位置适当。如穿刺失败,可在其附近再次穿刺。无晶状体眼在穿刺时可适当靠后一些。引流管在前房内的长度须有 2.5～3.0mm,新生血管性青光眼和儿童应稍长一些(3.0～4.0mm)。若引流管太长,需重新修剪;太短,则需将引流盘稍向前移动,重新固定。

(7)置入引流管:用无齿镊夹住引流管前端,沿角膜缘穿刺针道,将引流管前端插入前房内,安置在周边

前房正中央，居角膜与虹膜面之间，长约 2.5～3.0mm，调整引流管前端，使管端斜口朝向角膜。引流管置入一定要在保证前房存在的条件下进行，如果作角膜缘区穿刺后前房消失，则应重建前房后再置入引流管。于角膜缘后 1mm 处，用 10-0 尼龙线作"8"形缝合，固定引流管一针于巩膜上，以防引流管移动或退缩。

（8）异体巩膜片遮盖引流管：剪取 4mm×8mm 大小纯甘油保存的异体巩膜片放在含有 4ml 庆大霉素的 20ml BSS 液中复水后，覆盖于引流管行程上方（前端需达角膜缘区），在其四个角处分别用 10-0 尼龙线间断缝合一针固定于浅层巩膜上（图 6-150）。若异体巩膜片来源困难，也可用阔筋膜、心包膜代替或在制作完结膜瓣后，安置引流盘之前，按常规小梁切除术方法制作自体巩膜瓣，但巩膜瓣稍大，约 4mm×6mm，1/2 巩膜厚度；或制作巩膜隧道。

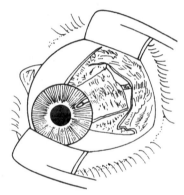

图 6-150　异体巩膜片（6mm×8mm）遮盖引流管，并固定于浅层巩膜上

（9）缝合结膜瓣：10-0 尼龙线分层原位缝合筋膜及球结膜切口。若为以穿隆部为基底的结膜瓣，两侧子午向球结膜切口亦需连续缝合，并在置入引流管位置，加作一针褥式缝合，将球结膜缝合于角膜缘内透明角膜上（先用刀片刮除部分角膜上皮）以防结膜退缩，引流管外露。

此外，对于非限制性房水引流物，除结扎引流管外，还可采用其他缝线技术包括引流管周围的结扎线和（或）放在管腔内可以去除的外部缝线，以限制术后早期房水的引流量，减少术后早期浅前房低眼压等并发症的发生。

（10）置引流管腔内阻塞线：

1）将单根可吸收的 5-0 或 6-0 的缝线或 4-0 铬线放入引流管腔内（图 6-151），以求在术后短期内阻止房水流出，促使前房形成。约 4 周（少数达 8 周）后，缝线自行吸收，管腔开放，此时引流盘周围包囊形成，眼压保持在正常范围内。

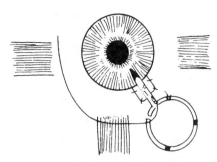

图 6-151　置引流管腔内阻塞线

2）将 3-0 聚丙烯缝线一端放入上半部（远端）引流管腔内，另一端在引流盘上方，从上直肌和水平肌肉下方经过，直达下方巩膜面，然后用 5-0 涤纶缝线将其固定于巩膜上，6 周后局麻下在结膜上作一小切口将 3-0 聚丙烯缝线去除。

（11）作引流管腔外结扎线：

1）用 7-0 或 8-0 聚丙烯缝线，或 8-0 尼龙线在近引流盘处将引流管紧紧地结扎。术后眼压升高时，在三面镜或 Hoskins 镜下用氩激光（蓝 - 绿波长）将缝线松解。

2）引流管眼内部分（前房端）作管腔外结扎线：引流管剪取适当长度置入前房前，先在其末端用 10-0 聚丙烯缝线或 2 根单丝 8-0 尼龙线间断分开打结。打结采用"2，1，1"，使引流管腔接近或完全闭塞。7～10 天后，用氩激光将线结击断，引流管开放，允许房水流出。线结松开后，结扎线通常落至下方房角或通过引流管流入结膜下间隙。

3）滑结（"rip-cord"）技术：采用 7-0 尼龙线作为可松动缝线。该缝线在角膜上皮层表面露出 2mm，然后穿过板层角膜，在返折的巩膜瓣内面及引流管入前房处的一侧出来，穿过引流管的后方。用镊子夹住位于引流管末端的缝线绕三圈后打结，以形成一个能完全封闭管腔的滑结。尼龙线外端放在内眦或外眦部。若术后眼压升高，则松开滑结去除缝线。

（12）管腔内外缝线同时应用：

1）在引流管腔内放进 5-0 尼龙线（直径为 145μm），管腔外用 7-0 可吸收缝线结扎。术毕或术后眼压升高时，拔除管腔内 5-0 尼龙线。

2）将一根 5cm 长单股 3-0 非可溶性超聚酰胺缝线在引流管 - 引流盘连接处放入引流管内，起阻塞作用。在接近引流盘处用双套环的 9-0 尼龙线或 8-0 可吸收缝线在管腔外打结，将引流管腔和 3-0 非可溶性超聚酰胺缝线缝线之间的空隙完全封闭，保证无房水从引流管内流出。3-0 非可溶性超聚酰胺缝线放在结膜下，其末端远离引流管 1～2 个象限；术后 2～5 周在裂隙灯无菌和局麻条件下，作 1mm 长切口将其去除。此外，亦可在引流管的近端和远端部分用 8-0 或 6-0 可吸收缝线的针尖刺穿引流管，作 2～3 个排液裂隙，起着暂时性的阀门作用，以保证术后早期有少量房水流出，防止术后高眼压。

（13）分期置入术：手术分两期完成。第一期，将引流盘固定于浅层巩膜上，不将引流管放进前房，但通常在其他部位加作小梁切除术；第二期，2～6 周后将引流管置入前房，此时引流盘周围已有纤维囊膜形成，该囊膜对房水流出将产生阻力作用，从而避免术后浅前房低眼压的发生。分期手术常用于术后有发生脉络膜上腔出血或浅前房的高危险眼，如无晶状体或人工晶状体眼，特别是原有玻璃体脱出、高度近视、先天性青光眼、浅前房和闭角型青光眼。

2. 限制性房水引流物置入术的手术方法　目前常用的这类房水引流物有 Ahmed（图 6-152）、Krupin、OptiMed 等装置。手术方法除术中不需结扎引流管或阻塞引流管腔外，其余步骤与前述的非限制性房水引流物置入术的手术方法基本相同。如有发生浅前房的高危险眼，可于术毕向前房内注入少许黏弹剂，加深前房，升高眼压。

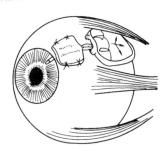

图 6-152　Ahmed 阀门引流物置入的部位

硅胶带式房水引流物置入术操作法　这类房水引流物有 Schocket 装置和 Joseph 装置。前者引流管末端无限制成分，术中需结扎引流管或阻塞引流管腔，方法见前；后者引流管末端有限制成分，术中不需结扎引流管或阻塞引流管腔。其中 Schocket 装置置入术，简称前房引流管分流入环扎带术（图 6-153），由于目前国内基本不再采用，故此处不再赘述。

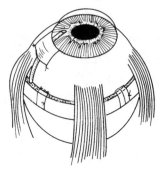

图 6-153　Schocket 装置引流管分流入环扎带的位置

改良 Schocket 置入术：仅做 90° 的硅胶带固定，其长度以跨过两个直肌为宜，可使手术大为简化，损伤减少，亦可获取得满意的降压效果。如果为视网膜脱离环扎术后的患者，则可利用原有环扎带固定装置，其余手术操作同上。

总结目前常用的房水引流物置入术共有的基本步骤及术中注意事项：①依巩膜外附着物引流盘或硅胶带的大小作球结膜切口；②分离出 1～2 条直肌或不分离肌肉；③将巩膜外附着物安置在赤道部以后的筋膜下并固定于浅层巩膜上，其前缘距角膜缘约 10mm；④准备异体巩膜片或作自体巩膜瓣（4mm×6mm，1/2 巩膜厚度）；⑤作前房穿刺以便重建前房；⑥修剪引流管前端成斜面，约呈 45°；⑦用 21～23 号 B-D 针头作角膜缘区穿刺，穿刺针头的斜面直径应与引流管外径一致；⑧将引流管前端置入前房内，居角膜与虹膜面之间，管口斜面向角膜，长约 2.5～3mm；⑨缝合自体巩膜瓣或采用异体巩膜片（4mm×8mm）遮盖引流管，原位缝合结膜瓣；⑩结膜下注射激素及抗生素。

【术后处理】　房水引流物置入术术后处理基本相同。常规的局部用药包括滴用抗生素滴眼液 2 周，1% 醋酸泼尼龙滴眼液和扩瞳滴眼液约 3～4 周。如出现较重葡萄膜炎性反应，则改用 1% 百力特滴眼液频繁滴眼，必要时加用环磷酰胺 100～200mg 溶于 20～30ml 生理盐水中，静脉推注，每日 1 次，连续 5～7 天，以后改环磷酰胺片 50mg 口服，每日 2～3 次，持续 1 月左右。

出院后每周或每 2 周复查并逐渐延长至半年随访一次。重点观察视功能、引流管在前房内的位置及管口情况、后部滤过泡等内容。严密观察眼压，如果眼压升高至临床不能耐受水平，可局部加用抗青光眼药物（通常为 β 受体阻滞剂或 α 受体激动剂），必要时加用碳酸酐酶抑制剂，禁用缩瞳剂。若术后早期出现药物治疗下不能控制的高眼压，则可在表面麻醉下去除引流管的调节线，如将聚丙烯缝线拔除，使管腔部分开放，眼压下降。

【术后眼部超声图像评价】　为了解术后是否已建立后部滤过泡，可根据眼压及前房等情况，选择时机作眼部超声图像检查，评价后部滤过泡的功能，以决定进一步治疗方案。

1. 检查方法　眼睑表面涂耦合剂后，嘱患者眼球向引流盘所在象限区域注视，将探头轻置于引流盘对应象限的眼睑皮肤上进行检查。

2. 引流盘和滤过泡的超声图像特征

（1）A 型超声图像：引流盘表现为位于巩膜波峰后的较高反射波峰；滤过泡表现为近引流盘较高反射

波峰后的较低反射区或液性暗区，滤过泡的最大高度即为较低反射或液性暗区与较高反射波峰间的最大距离。

（2）B型超声图像：滤过泡可从引流盘上下表面的回波区域加以确定。如果不存在后部滤过泡，虽很难区别引流盘与眼眶软组织的正常回波，但可通过观察增厚的引流盘边缘产生的影像与相对较薄的无阴影中心区来确定引流盘的位置。若观察到邻近引流盘声像的薄回波线，即表明引流盘表面有液体存在。此外，还可发现引流盘区的巩膜是否变平。

引流盘的位置可通过对引流盘的纵切面和横切面观察来确定。横切面显示引流盘的水平侧面，而纵切面能显示引流盘的后边缘和与视神经的关系。

3. 后部滤过泡的分级与分型 术后可根据滤过泡超声图像的高度，参考 Lloyd 标准将其分为五级——0 级：无滤过泡或不确切滤过泡；Ⅰ级：滤过泡最大高度 <2mm；Ⅱ级：滤过泡最大高度 2～5mm；Ⅲ级：滤过泡最大高度 5～8mm；Ⅳ级：滤过泡最大高度≥8mm。Ⅰ～Ⅳ级滤过泡根据液体在引流盘表面的位置又将其分为两型——A 型：引流盘上表面存在液体；B 型：引流盘上下表面均有液体。分级与分型可以结合运用，可作为评价不同房水引流物功能的指标。

4. 检查意义 术后眼部超声图像检查对评价房水引流物置入术的作用有其独特优点。根据滤过泡存在与否判断引流管是否开放。术后眼压升高时，超声图像检查有助于判断引流管是否发挥功能。有滤过泡，则说明引流管是开放的，眼压升高可能为术后早期高眼压阶段，应积极药物降压，若远期随访眼压难以控制时，则可能为包囊型无功能性滤过泡，需行滤过泡的针刺修复术或瘢痕化囊壁切除术，无效则需再次行抗青光眼手术或睫状体破坏性手术；未发现滤过泡，则说明引流管已被阻塞，或是由于引流管腔外的结扎线未被吸收或去除，或是由于引流管口被血凝块、虹膜、纤维素性渗出质或玻璃体阻塞，这意味着需要针对不同原因予以处理，先考虑去除结扎线。如果结扎线已经吸收或去除，则需用 Nd:YAG 激光或行玻璃体切割去除引流管口阻塞物。术后发生低眼压，且临床检查滤过泡不确切时，行眼部超声图像检查，发现有滤过泡，则意味着低眼压或是由于房水生成减少，或是由于引流管经角膜缘穿刺处周围有房水漏出，或是由于脉络膜或视网膜脱离所致；无滤过泡则意味着低眼压是由于滤过泡壁过度引流所致，再作相应处理。

此外，眼前节 OCT 可以清晰地显示角膜和前房结构，实现前房的生物学测量，也可以显示引流物置入术术后引流管的形态和位置及与周围组织的关系，对

术后的治疗有指导意义。OCT 的非接触特性使其在术后可立即检查，而且可以用于儿童病例。引流物的边界表现为与其周围组织之间反射率的改变。另外眼前节 OCT 还可以测量引流管伸入前房的长度，观察引流管与虹膜的相对位置、引流物穿过巩膜的角度和引流物处巩膜的厚度等。若术后出现角膜水肿或引流管退缩，裂隙灯及房角镜难以观察到前房内引流管的情况，此时眼前节 OCT 可以用来观察引流管的位置和确定引流物的类型，指导临床决策。但是 OCT 不能观察从睫状体平坦部置入的引流管。

【置入物在青光眼手术中的作用机制】 各种青光眼滤过性手术的成功，主要依赖于两方面因素，一是房水能否顺畅通过手术切口流出前房，二是流出前房的房水能否顺利经过眼球外组织扩散吸收。房水引流物由置入前房内的引流管和与之相连的巩膜外附着物组成。引流管将房水引流至位于赤道部附近的巩膜外附着物上，形成永久性的房水引流通道。赤道部附近的巩膜外附着物在该区域内形成和保持了一个房水蓄积池，亦称后部滤过泡，这较角膜缘区滤过泡有许多优点。首先，眼后部结膜有很大的潜力，允许置入物机械性扩张筋膜下空间，并在此形成大的后部滤过泡。其次，引流管无需经过前部的结膜可以直接与后部滤过泡相通，而远离了眼部炎症反应的主要部位，引流管远端管口免遭纤维膜性堵塞。最后，前后结膜在房水渗透性方面存在差异，后部球筋膜及结膜可能使细胞外间隙及血管更有效地吸收房水。

研究表明，巩膜外附着物周围形成的包裹或包囊，其囊膜为一层与筋膜相分离的薄膜，囊的内表面是一开放性的胶原网，并不衬覆双层立方形上皮，所以不是一个真正的囊。但目前对房水引流出后扩散的确切机制尚不明确，一般认为引流物中引流盘很可能只是促进形成一个位置后移的功能性滤过泡。眼压降低是由于房水经压力依赖性的被动弥散穿过囊壁，降压幅度取决于囊壁对房水弥散的阻力和滤过泡表面总面积，因而囊壁越薄和滤过泡面积越大则降压效果越好。

总之，房水引流物置入术后眼压水平依赖于引流管的通畅程度、滤过泡表面积的大小及滤过泡囊壁的渗透能力。

【手术并发症】 各类房水引流物置入术的术中及术后并发症基本相似。据报道术后并发症约占 50%～70%，且有 20 余种。其中多数并发症是滤过性手术共有的，但另一些是与引流物直接相关的特殊并发症。后者主要表现为房水分流功能失调。在行房水引流物置入术的患眼中，并发症之所以较多见和较严重，原

因在于这些眼所患青光眼的难治性、复杂性和严重性，而不是由于引流物本身所致。

1. 术中并发症

（1）固定置入物及剥离巩膜瓣时，特别是在已行过数次手术的眼球上再次手术，其巩膜变薄，表面不规则，有可能在缝针时发生眼球壁穿孔及脉络膜组织暴露。

（2）作角膜缘区穿刺或引流管置入位置偏后，可能出现前房积血、睫状体出血及玻璃体脱出。如针道与虹膜面不平行，置入的引流管可能弯曲，与角膜内皮、虹膜或晶状体接触。

2. 术后并发症

（1）早期并发症：通常发生在术后数天内。①前房积血；②低眼压或高眼压；③浅前房或无前房；④脉络膜脱离、渗漏、出血；⑤引流管与角膜内皮接触；⑥角膜水肿、角膜上皮病变、角膜溃疡；⑦瞳孔阻滞；⑧血凝块、虹膜、玻璃体阻塞引流管近端管口；⑨葡萄膜炎；⑩前房积血。

（2）后期并发症：可在术后几周甚至数月或数年后出现。①虹膜或玻璃体阻塞引流管近端管口；②角膜内皮失代偿、局限性角膜混浊、带状角膜变性、角膜后膜形成；③引流管接触角膜内皮、从前房回缩脱出、远端管口阻塞；④局限性晶状体混浊、白内障形成加速；⑤复发性前房积血或玻璃体积血、玻璃体混浊；⑥高眼压；⑦结膜糜烂、引流管外露或引流盘脱出。

3. 其他少见并发症 ①孔源性或牵引性视网膜脱离、视网膜前膜形成；②迟发性脉络膜上腔出血；③眼内炎；④瞳孔膜形成；⑤恶性青光眼；⑥慢性葡萄膜炎；⑦眼球萎缩；⑧视网膜中央动脉或分支静脉阻塞；⑨局灶性非坏死性巩膜炎；⑩斜视与复视等。

总之，术后并发症发生的主要部位有四个：

（1）眼前节／引流管近端：①与引流管直接相关的并发症（管口阻塞、引流管接触角膜内皮、引流管从前房内退出、慢性葡萄膜炎、角膜内皮失代偿）。②与引流管间接相关的并发症（前房积血、浅前房、低眼压、脉络膜脱离、瞳孔阻滞）。

（2）沿引流管行程本身（结膜糜烂、引流管外露、缝线结扎过紧阻塞管腔）。

（3）引流管的远端管口（继发于纤维膜形成的阻塞）。

（4）后部滤过泡：尽管引流管开放，但从滤过泡区引流的房水不充分，眼压仍高，多为包囊型滤过泡。

其他方面，术后远期眼部问题，如白内障加速形成、脉络膜上腔出血、视网膜脱离、脉络膜脱离、眼内炎、局灶性非坏死性巩膜炎、斜视与复视、眼球萎缩等。

房水引流物置入术最常见的术后并发症是持续性低眼压和无前房。脉络膜上腔的浆液性渗漏、出血或脱离，前房积血、角膜内皮失代偿或植片混浊为主要的术后并发症。

同一种房水引流物治疗不同类型的青光眼，各种并发症的发生率不尽相同；同一种类型青光眼应用不同的房水引流物，其并发症的发生率也不完全相同。

4. 常见并发症的发生原因与处理

（1）术后眼压升高：

1）短暂性眼压升高：这种可逆性眼压升高发生在术后的第 4 周并可持续到 12～16 周，可能与房水激惹滤过泡，引起的炎症反应有关，应用缩瞳剂会加重这种情况。与小梁切除术后出现包裹性滤过泡期的机制相似。随着时间推移，滤过泡的功能将得到改善，可能与滤过泡的胶原组织重新塑型而渗透性增加有关。此外，短暂性眼压升高也可能与局部用皮质类固醇反应有关，这可发生在用药超过 6 周后。此时，可局部用降眼压药物控制眼压。

2）引流管口及管腔内阻塞：引流管前房内管口被阻塞的原因主要有引流管置入位置偏后或术后浅前房持续时间较长，引流管口被虹膜阻塞；或因前房积血较多，被血凝块阻塞；或被无晶状体眼的玻璃体或硅油阻塞；或因术后前部葡萄膜炎性反应较重，被前房内纤维素性渗出质或炎症碎屑阻塞。处理方法：积极控制葡萄膜炎症，及时重建前房，加用药物治疗，促进前房积血吸收，必要时需用 Nd：YAG 激光去除阻塞物，或行玻璃体切割术，使引流管口重新开放。必要时用附在 2ml 注射器（内含 BSS 液）的 27 号针头，经角膜穿刺进入前房并套入眼内引流管腔内，稍微加压推注液体以恢复管腔通畅和重建滤过泡。此外，房水分流受阻也可发生在引流管远离前房处，通常需要在术后 2 周后作引流管中部管壁纵行小切口，用细小钩状物清除管腔内阻塞物，如血凝块、纤维素或调节缝线等。

3）管外受压：引流管外结扎缝线激光断线或拆除未成功时，或因引流管外巩膜瓣的压迫和硅胶带下部致密的瘢痕组织压迫所致，可去除或适当松解。

4）后部滤过泡瘢痕化：发生在术后数周，早期可辅助应用结膜下注射抗代谢药物 5-氟尿嘧啶。有研究表明选用有肝素结合的聚合物材料制成的硅胶带或引流盘，可减轻后部滤过泡的瘢痕化。

对于非限制性房水引流物，我们在术中结扎引流管（6-0 缝线）并采用调节缝线（5-0 缝线），虽可减少术后早期浅前房的发生，但由于引流管被部分或完全阻断，部分患者术后早期眼压仍高，而前房深度保持正常。我们的经验是先用药物控制眼压，无效时则在表麻下作结膜小切口，拔除调节线（5-0 缝线），大部分病例眼压会下降；少部分病例眼压仍不降低，可结合眼部按压；必要时需在局麻下拆除引流管的结扎线（6-0 缝线），使引流管腔完全开放，眼压才得到控制。但需谨防房水引流过畅，眼压过低。

（2）浅前房、低眼压：系房水引流物置入术后最常见的并发症，发生的原因主要有穿刺口处引流管周围渗漏、脉络膜脱离、拆除结扎线后房水引流过畅、房水生成减少或眼球外一过性的压力增加（如眨眼、眼睑挤压等）等。我们研究发现，浅前房的发生主要与术后引流管结扎线被拆除或吸收后，房水引流过畅，眼压下降较快，部分病例合并脉络膜脱离有关。通过 B 型超声图像检查证实脉络膜脱离后，大部分病例经再次手术行巩膜切开放液重建前房后前房恢复。部分病例迟发性浅前房发生在术后半年以上，并伴眼压升高，类似睫状环阻滞性青光眼，原因尚不清楚。

（3）前房积血：术中大多发生在新生血管性青光眼患者，作角膜缘区穿刺或置入引流管时损伤虹膜新生血管所致。术后复发性前房积血多见于虹膜红变者，与玻璃体积血、混浊重，手术前后无法作广泛视网膜光凝术有关。无眼压高的前房积血可用药物保守治疗或无需特殊处理。在引流管通畅时，血液可通过引流管自前房流出而消散。如出血量较大，可考虑前房或玻璃体腔内注射抗血管内皮生长因子（VEGF）药物。

（4）并发性白内障或白内障加速形成：前者常见于前房内的引流管位置靠后，与晶状体接触者，多局限于接触区域；而后者多与术后浅前房持续时间过长，或反复多次手术，或原有视网膜疾病未得到有效控制有关。可行手术摘除白内障，但需考虑手术过程中引流管对前房稳定性的影响。

（5）引流管外露及引流盘脱出：术中采用异体巩膜片遮盖整个引流管自角膜缘达引流盘前缘，一般很少发生引流管外露。但房水引流物对机体而言仍然是一种异物，所以可能会产生排斥反应。如果引流盘固定位置离角膜缘太近，无厚实的筋膜或巩膜瓣遮盖，或固定引流盘的线结未埋入固定孔内，刺破结膜，导致局部结膜糜烂，引流管外露或引流盘脱出。对于引流管外露，如果有房水渗漏或引起眼部刺激症状，需再次手术行异体巩膜片遮盖和结膜修补或移植术。若引流盘脱出，则需取出引流盘，另选位置置入新的房水引流物。

（6）脉络膜上腔出血或渗出：常因术后低眼压所致。严重者可合并玻璃体积血和视网膜脱离而造成视力极度受损，甚至导致眼球萎缩。脉络膜上腔出血者

可先药物保守治疗，而脉络膜上腔渗出伴浅前房者大多需手术治疗。

（7）视网膜脱离：系房水引流物置入术后相对少见而严重的并发症，常由严重的渗出性或出血性脉络膜脱离所致，也可由于玻璃体疝进入引流管后牵引视网膜或术中粗心造成巩膜脉络膜视网膜穿孔而引起。常需行视网膜脱离复位术或联合行玻璃体切割术。

（8）角膜内皮失代偿：由于前房不形成或形成迟缓，引流管前端直接接触角膜内皮或虹膜与角膜内皮接触，从而影响了角膜内皮功能，甚至角膜内皮细胞丧失，导致角膜水肿。处理的方法是以预防为主。选择合适的引流装置，并采取相应的措施避免术后前房形成迟缓，避免引流管在前房内与角膜相接触。

（9）眼外肌功能障碍：多见于双盘 Molteno 或 Baerveldt 装置，因其引流盘面积较大，置于毗邻的两条直肌上，可能影响了肌肉的运动，导致术后出现某种程度的复视、斜视和眼球运动受限。轻度斜视、复视，可用棱镜矫正，严重者需取出房水引流物。

【手术失败病例的处理】

1. 引流管远端阻塞的处理　对于术后远期怀疑引流管远端阻塞而导致手术失败的病例，可采用弯针头冲洗引流管近端使引流管的阀门或远端管口开放。手术方法如下：先在角膜缘内 0.5mm 处作前房穿刺口，将注射黏弹剂用的弯针头，套在盛有 BSS 液的 5ml 注射器上，经角膜穿刺口进入前房后，将其尖端插入引流管近端管腔内，然后快速注入 1～2ml BSS 液，去除引流管远端阻塞物并观察后部滤过泡是否立即扩大，眼压是否下降。如果冲洗不通，表明引流管远端仍有阻塞，用 25 号脊髓穿刺针的通管丝（钢丝）经前房穿刺口插入引流管并向引流盘的方向探通，这样可使阻塞的引流管开放，然后再向引流管内重复注射 BSS 液，促使后部滤过泡形成。

2. 后部包囊型滤过泡壁的针刺修复术　房水引流物置入术后，引流盘周围的后部滤过泡壁由于过度增厚或包囊化，导致纤维包囊形成，尽管引流管和引流盘功能正常，仍会在很大程度上限制房水的吸收，眼压因此升高，此时可采用针刺修复术，促使功能性滤过泡形成。手术方法如下：滴表面麻醉剂和血管收缩剂（如 5% 或 10% 去氧肾上腺素或复方托吡卡胺），常规消毒，上开睑器。裂隙灯下，引导患者向引流装置所在区域的对侧象限注视。将 30 号针头接上 1ml 注射器，然后用刀片夹持器将针头折弯两次，形成枪刺样弯曲（bendbayonet）。针头在结膜下进入后部滤过泡附近，再小心前进 3～5mm，避免刺破血管或针道表面的结膜，然后将针头尖端转向引流盘表面的滤过泡壁，

穿透纤维包囊或筋膜囊肿。在囊壁上扎多个小孔,最后原路退回针头。通常在针刺部位可观察到滤过泡的变化情况,纤维化滤过泡扩大或包囊壁的紧张性下降。包囊明显或筋膜较肥厚的病例,可在远离针刺部位,结膜下注射 5-FU 5mg 或 MMC(0.4mg/ml MMC 溶液)0.05ml。术后局部滴用皮质类固醇眼药水,并停用 1~2 种抗青光眼药物,必要时,可重复作滤过泡壁的针刺修复术。该手术的成功率与引流盘的表面积有关,表面积越大,手术成功率越高。

3. 后部滤过泡囊壁切除术 对于存在厚壁包囊型滤过泡,在最大耐受量药物治疗下眼压仍 >25mmHg 的病例,可考虑切除滤过泡的囊壁。手术方法如下:先作前房穿刺,在角膜缘区作结膜切口,将原有结膜瓣重新打开,小心将结膜瓣从纤维化的滤过泡壁分离出来,同时观察引流盘表面是否存在房水。继用弯针头从引流管远端逆向冲洗以证实引流管是否存在完全阻塞或部分阻塞。随后用 7-0 可吸收缝线暂时性结扎引流管,暴露引流盘表面的滤过泡壁,用维纳斯剪将其完全切除。最后连续缝合密闭结膜瓣。若眼压降低,经预置的前房穿刺口向前房内注入 BSS 液。如果手术失败,则需考虑另选部位重新置入新的房水引流物。

4. 引流管脱出的重新置入 手术适应证为:①前房内引流管被虹膜、玻璃体或其他碎屑阻塞,不能用氩激光或 Nd:YAG 激光处理者;②引流管从自体或异体巩膜瓣下外露,尤其是表面结膜有糜烂者;③儿童病例由于眼球扩大导致引流管从前房内退出者。术前应作详细检查,了解房角状态、巩膜的厚度和引流管的可用长度。手术方法如下:①仔细剖分球结膜,制作结膜瓣,暴露引流管及其附近的巩膜。如果结膜粘连较重,可在结膜下注射生理盐水有助于剖分。②制作巩膜瓣:制作方形巩膜瓣,包括引流管上下的巩膜,该巩膜瓣应足够大,以便遮盖拟选择的新的位置的引流管,但最好选用异体巩膜片。③重新置入引流管:将引流管从原来位置的前房内抽出,然后另选位置用23 号针头作角膜缘区穿刺,重新置入引流管,使引流管在前房内有足够的长度(2.5~3mm)。必要时注入黏弹剂或空气重建前房,最后用 10-0 尼龙线缝合巩膜瓣及结膜瓣。④若引流管仍不够长,可采用管腔比引流管稍大的硅胶管,套在引流管外,或引流管延长装置(tube extender),将引流管加长,然后置入前房内。

【手术疗效评价】 影响手术成功的因素有:①青光眼的类型:新生血管性青光眼的眼压控制较其他类型青光眼差,这可能是由于新生血管因子引起的在引流管和引流盘周围的纤维组织过度增生,导致引流管阻塞或滤过泡壁的过度纤维化而失出滤过功能。②引流盘的表面积:引流盘的表面积越大,所形成的纤维包膜就越大,房水引流就越通畅,眼压也就越低,但其并发症的发生率随之增高,且这种表面积的增大并不是无限的。③引流盘周围的纤维化:是手术失败的主要原因。由于赤道部引流盘周围过度的纤维化和相对不透水的纤维包囊形成,导致房水引流受阻,手术失败。这一点与小梁切除术失败类似,可能它们存在类似的病理解剖学基础。

1. 同一类型引流物不同材料的比较 前瞻性和回顾性的研究表明硅胶引流盘(新型)的 Ahmed 装置降眼压效果比传统的聚丙烯引流盘更显著,而且并发症的发生率更低。此类研究提供了关于材料生物特性与临床疗效关系的重要信息。但是也有研究认为两种材料临床疗效相似,甚至硅胶 Ahmed 装置置入术的并发症发生率更高。

2. 不同房水引流物之间的比较 Hong 总结往年的文献,得出结论:5 种房水引流物(未改良 Molteno、改良 Molteno、Baerveldt、Ahmed 和 Krupin 引流物)治疗难治性青光眼,在眼压控制和视功能保持方面有相同的效果,最后一次随访,眼压均较术前下降50% 以上。但是在近 5 年的文献报道中,直接比较不同房水引流物的疗效的研究仅限于 Baerveldt 与 Ahmed 两种装置之间的比较,2011 年报道的 ABC 研究,通过多中心(16 个临床中心、27 位手术医师)、随机、对照试验比较有阀门 AHMED 引流物(AGV FP7,184)与无阀门 Baerveldt 引流物(BGI 101-350)的远期效果和并发症,结果表明,尽管术后 1 年平均眼压 AGV 组稍高,但术后早期和严重并发症的发生率,AGV 组比 BGI 组略少;还需要更长时间(5 年)的随访比较。

此外,亦有回顾性研究显示,Ahmed 术后早期眼压控制较好(1 天,1 周),但有较高的高眼压期发生率,即置入术后 1~2 个月眼压升高,并且有较高的远期滤过泡包囊化发生率;Baerveldt 的低眼压发生率在术后2 天比较高。

3. 房水引流物置入术与其他术式的比较

(1) Ahmed 置入术与内窥镜下睫状体光凝术的比较:Lima 将 68 例患者随机分到 Ahmed 组和光凝术组,平均随访接近 2 年,结果表明两者成功率无差异,但是引流物组的并发症较多,如脉络膜脱离、浅前房等。

(2) 房水引流物置入术与小梁切除术的疗效比较:长引流管远离了眼部炎症反应的主要部位,引流管远端管口纤维膜性堵塞的发生率减低。前后结膜在房水渗透性方面存在差异,后部球筋膜及结膜可使细胞外间隙及血管能更有效地吸收房水,使得房水引流物置入术的手术成功率较常规小梁切除术高。但是近年来的文献报道多认为房水引流物置入术与小梁切除术联合或不联合 MMC 的疗效相似。

Gedde 组织的 TVT（引流物置入术与小梁切除术的比较，Tube Versus Trabeculectomy，TVT）研究，患者随机分为 Baerveldt 组（107 例）和小梁切除术＋MMC（105 例）组。随访 1 年后，Blaerveldt 组眼压为 12.4mmHg±3.9mmHg，小梁切除术＋MMC 组为 12.7mmHg±5.8mmHg。Baerveldt 组使用青光眼药物为 1.3±1.3 种，小梁切除术＋MMC 组为 0.5±0.9 种；结果表明：Baerveldt 置入术与小梁切除术＋MMC 组的降眼压效果相似，但是小梁切除术＋MMC 组术后的用药更少。随访 5 年研究表明，房水引流物置入术有较高的成功率；小梁切除术＋MMC 组再次手术率较高，两种术式眼压相同；两种术式平均用药种类没有差异；小梁切除术＋MMC 组术后早期并发症发生率较高，远期并发症和严重并发症发生率没有差异，视力丧失比例相同。

4. 不同类型青光眼接受房水引流物置入术疗效的比较 由于研究的人群、随访时间和评价标准不一样，很难对不同的房水引流物的手术效果进行整体评价，但可以明确的是青光眼的类型是影响手术效果的主要因素。Schwartz 归纳各家报道的手术效果，总结出新生血管性青光眼为 22%～78%，葡萄膜炎性青光眼 75%～100%，发育性青光眼为 44%～100%，曾行白内障手术眼为 50%～88%，既往滤过性手术失败眼为 44%～88%。与小梁切除术一样，随着时间的推移，房水引流物置入术手术成功率逐年降低，前 3 年每年约下降 10%～15%。对于先天性青光眼或者无晶状体眼青光眼的儿童患者，房水引流物置入术手术效果比较理想。

【新型的房水引流物】

1. Ex-Press 微型青光眼引流物（Excessive Pressure Regulation System），过高压力调节系统，或称为 Ex-Press Mini Glaucoma Shunt 该装置是一种似箭头无阀门的不锈钢铆钉状引流物，现有 3 种型号（R-50、P-50、P-200，图 6-154）。不足 3mm 长的金属装置将房水从前房分流入结膜下腔，其外径是 0.4mm（相当于 27 号针头），中央有一个空腔（管腔内径为 50μm 或 200μm）。最初，Ex-Press 引流物被设计为在角膜缘附近经巩膜置入前房内，引流盘则固定于结膜瓣下，在角膜缘附近形成一个滤过泡，此种手术术后并发症发生率较高。目前生产商推荐将引流盘固定于巩膜瓣下（彩图 6-155，见书末彩插），相当于改良的小梁切除术，现在该术式的有效性和安全性已在临床中得到了充分

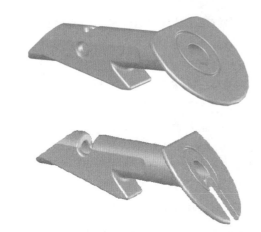

图 6-154 目前常用的两种不同型号的 Ex-Press 微型青光眼引流物

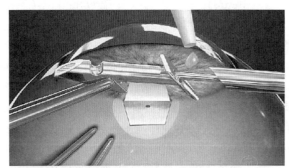

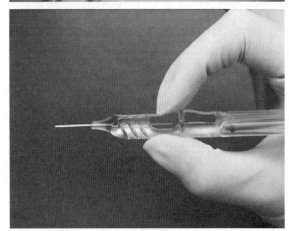

图 6-156 Ex-PRESS 推注系统 EDS

肯定，降眼压效果与小梁切除术相同，但具有更少的低眼压，更少的脉络膜渗漏，更少的术后并发症等优点。Ex-Press 推注器的出现，带动了小切口抗青光眼手术的发展，使得置入引流物的过程更加简易和快速（图 6-156）。

2. Eyepass 青光眼引流物（Eyepass Glaucoma Implant，GMP Vision Solutions，Ft. Lauderdale，Florida，USA） 它是一种由硅橡胶制成的 Y 型泄液管（引流管），将房水直接由前房分流入 Schlemm 管，而不经过小梁网阻力部位（彩图 6-157，见书末彩插）。Y 型引流

物的两个臂将房水从前房通过 Y 型引流物的主干经顺时针和逆时针方向分流入 Schlemm 管腔。手术步骤：在正上方作以穹隆为基底的结膜瓣，然后作基底 4mm 长、2/3 厚度的三角形巩膜瓣，打开 Schlemm 管外壁，用黏弹剂扩张管腔，把 Y 形管的两臂轻轻完全插入 Schlemm 管，前房穿刺，把 1mm 长的硅管联合端插入前房。Eyepass 植入后不需要缝线固定，巩膜瓣用 10-0 尼龙线水密缝合，结膜瓣用 9-0 可吸收缝线缝合于角巩缘。Brown 为 11 例青光眼患者置入这种引流物，6 个月研究表明，眼压下降了 30%，且没有明显的手术并发症发生。但需要更多的研究和长期随访以确定该引流物是否比目前常用的青光眼引流装置更优越。

3. iStent 小梁网分流微支架（Glaukos Corp., USA） 用经肝素处理后的钛金属制作的 L 型微型支架（图 6-158）。Spiegel 等主持的多中心非随机对照研究，观察白内障摘除联合 iStent 微支架植入效果治疗白内障合并青光眼，对 47 例患者先行透明角膜切口的白内障超声乳化手术，然后直接通过颞侧手术切口进行支架植入，术后 6 个月平均眼压为 15.8±3.0mmHg，70% 的患者不再需要使用抗青光眼药物。主要并发症有支架不能植入及支架移位，未出现角膜内皮损伤、过多出血、虹膜损伤或前房积血等并发症。

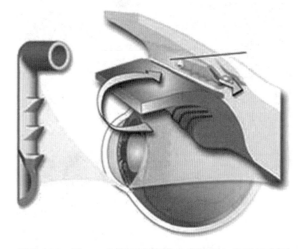

图 6-158 iStent 小梁网分流微支架及置入位置示意图

4. 小梁网旁路引流管分流器（trabecular meshwork bypass tube shunt） Spiegel 等对连续 5 例（6 只眼）开角型青光眼置入小梁旁路引流管分流器（外径 0.15mm、内径 0.05mm、长 8mm，Acritec，Germany），引流管远端置入 Schlemm 管、近端置入前房内（彩图 6-159，见书末彩插）。这种非常小的引流管在前房和 Schlemm 管之间建立一种直接联系，起到小梁旁路的作用，结果表明能降低眼压和减少抗青光眼药物的应用，而没有

明显的副作用。但眼压降低幅度受上巩膜静脉压的影响。

5. 金制微型引流物（Gold micro-shunt implant, GMS） 由 24 克拉纯金制成的 44μm 厚的 GMS（彩图 6-160，见书末彩插），通过一个很小的结膜切口，大约在 15 分钟内即可完成置入，连通前房和脉络膜上腔（内引流），而不形成滤过泡（彩图 6-161，见书末彩插）。2006 年已获准在欧洲使用。Simon 对 67 例青光眼进行了临床试验，术前平均眼压 28mmHg，随访 2 年，眼压平均下降 40%，并且很少发生并发症。

6. 其他房水引流物 Acosta 设计了一种新的引流物，其主要特点有：使用了新的生物材料；体积小而且可折叠；引流管无阀门，且内径仅为 65μm，可以减少术后低眼压的发生；引流管内壁涂以丙三醇，可避免内壁粘在一起。该引流物使用了一种新型生物材料：苯乙烯 -b- 异丁烯 -b- 苯乙烯（styrene-b-isobutylene-b-styrene）。这种多聚物具有质软、惰性、可折叠、耐热的特性。该引流物近端置入前房，远端置于结膜下；但尚未正式用于临床。

【总结】 理想的房水引流物应该是对眼部损害最小，能很好地减少术后低眼压等并发症的发生，获得良好的近期和远期眼压控制效果，并能调整切口愈合状态，减少瘢痕化，价格优惠。当前的青光眼引流装置仍被许多问题所困扰，如未达最佳标准的设计、没有应用理想的生物材料、缺乏控制引流盘周围成纤维反应的创新，导致手术成功率不佳和意想不到的并发症发生。

房水引流物为多次滤过性手术失败或行传统滤过性手术失败危险性高的难治性青光眼提供了一种新的手术方法。在所有这些患者中，并发症发生率增加是肯定的，但手术成功率也令人鼓舞。严格掌握适应证，并需要熟练的手术操作技巧和手术并发症的处理技术，才能使手术成功率提高，手术并发症得到控制。随着房水引流物的设计及其手术技术的改进，房水引流物置入术的成功率不断提高，并发症逐渐减少，置入物将在难治性青光眼的手术中得到越来越多的应用。

在过去几年里，房水引流物的设计一直朝着显效、安全、简便、微创的方向发展。随着手术技术的改进和材料生物相容性的改良，更加可靠的阀门特征，生物化学和分子方法以调节伤口的愈合状态（即滤过泡壁的厚度和包囊化）以及纳米技术在青光眼引流装置中的应用，相信在不久的将来可能会开创引流物置入手术的新时代。

（段宣初 蒋幼芹）

第五节 睫状体破坏性手术

睫状体破坏性手术，旨在用不同方法破坏部分睫状体的房水产生功能而降低眼压。睫状体破坏可以通过激光光凝、冷凝、超声治疗等手术方式来实现，但在破坏睫状体与降低眼压的量效之间，还缺乏可比较准确预计的判断方法。往往是破坏过量会造成不可逆性的低眼压，最终导致眼球萎缩；破坏不足，眼压还是不能达到理想的控制，在这方面还有待于进一步研究。因此，临床上多用于其他方法无法控制的高眼压患眼和有明显不适、疼痛的绝对期青光眼，且尽量做较为保守的睫状体破坏，可以分次反复施行，以使该手术对残留视功能的影响减到最小和保全眼球。

超声治疗是将高能量的超声波聚焦在睫状体部位，利用其超声能破坏睫状突的房水分泌功能，产生局部的睫状体脱离，治疗区域巩膜变薄产生穿透巩膜的微滤过来达到降眼压的目的。但该项技术有一定的设备要求，手术效果及并发症尚难预测，临床较少应用。下面主要介绍临床较常用的睫状体冷凝术和激光光凝术，可依据各单位的设备和技术条件来选择何种手术方式。

【适应证】 以往只用于其他抗青光眼手术均无法生效，视功能已丧失，但眼压仍高，并有难以忍受疼痛的终末期青光眼作为缓解症状之用。近年来激光光凝以及冷凝治疗积累了较多经验，能较满意地降低眼压并有可能保留残存的视功能。因此对于仍有部分残留视功能，其他滤过性手术（包括植入物引流术）均不能控制眼压的各类顽固性青光眼，以及无法施行其他抗青光眼手术的难治性青光眼，也作为选择手术。

一、睫状体冷凝术

睫状体冷凝术是利用冷凝冰晶作用来破坏组织细胞，使睫状上皮细胞、睫状体血供受到破坏来减少房水生成，降低眼压。设备简单，易于施行，但手术效果和并发症同样地难以预测。

【手术方法】 睫状体冷凝术是经球结膜直接进行的，因此不宜作球结膜下浸润麻醉，只需滴0.5%丁卡因作表面麻醉即可，对个别精神紧张、耐受程度较差的人应加作球后麻醉。睫状体冷凝部位可任意选择，通常选在下半周，第一次手术的范围，一般不宜超过180°圆周。因为作为一种破坏性手术，应该遵循"宁稍不足，不可过度"这一条原则。冷凝术前结膜囊内的泪液或药液都要用棉棒吸干，以防冷凝时的冰晶将扩展开来而损伤其他眼部组织。用一个卷紧的棉棒来代替镊子或其他器械，既可固定眼球位置，也可随时吸取泪液。选用的二氧化碳或一氧化二氮冷凝器，温度不应高于−70℃，冷凝头以2mm直径较为适当。紧贴在角膜缘后2.5mm（指冷凝头的中心位置）的眼球表面，脚踏开启冷凝器，待仪器温度表显示稳定在−70℃后开始计时，每点持续冷凝60秒钟。冷凝完毕，松开脚踏，自行解冻，待冷凝头和眼表组织自然脱离后，方可移开冷凝头。不可在未解冻时就强行拉开冷凝头，那样会将局部的眼表组织撕拉伤，更不可用生理盐水浇洒，以免结成巨大冰块，损伤角膜。半周冷凝点共约6～8个，均匀分布即可。为达到较好的减少睫状体房水生成效果，可以在原来的各位点反复再冷凝一次。

【术后处理】 术毕可在结膜下注射地塞米松2.5mg抗炎治疗，加1%阿托品眼膏解痉治疗，纱布眼垫包扎。术后用药与青光眼滤过性手术类似，因常常有术后眼部疼痛和眼压升高的反应，可预防性给予皮质激素和降眼压药治疗，出现并发症的处理见本节相关内容。

二、睫状体激光光凝术

这类睫状体破坏手术是基于用激光的爆破效应（Nd：YAG激光）或热凝固效应（氩激光）来破坏睫状体组织，减少房水生成，达到降低眼压的作用。方式有在睫状突区眼表经巩膜的激光破坏术，经瞳孔或经眼内镜的直视下激光光凝睫状突的破坏术。前者是利用特殊的光纤激光探头置于睫状体区域的结膜表面穿透巩膜，释放一定的激光能量，通过对睫状上皮组织的破坏和睫状体的血供破坏来达到降眼压的目的。后者是直接将激光对准睫状突进行光凝破坏来达到降眼压的目的。与睫状体冷凝术相比，激光光凝术的术后炎症反应明显减轻，患者的承受性也相对较好，尤其是直视下的激光光凝能够准确破坏睫状突上皮组织，降眼压效果相对较好，对其他眼部组织（巩膜、结膜）几无损伤，并发症也少。详见第十六章青光眼的激光治疗。

三、手术并发症及其处理

1. 球结膜水肿 主要见于冷凝术，也可见于经巩膜的激光光凝术后。主要是手术创伤引起的组织炎症反应所致。水肿可以很严重，使结膜脱出于睑裂之外而引起患者惊恐，只要滴用皮质激素即能较快消退。

2. 剧烈疼痛 这主要是睫状体组织水肿、渗出坏死所引起的反应性症状，通常伴有前房内纤维素样渗出物，虹膜色素脱落，虹膜后粘等现象。术后眼压升高也是造成眼痛的原因之一。主要见于冷凝术后，也可见于经巩膜激光光凝术后。可频滴皮质激素滴眼液以及 1% 阿托品每天 3～4 次。反应特别严重者，可同时球结膜下注射地塞米松或甲泼尼龙，以及全身静脉滴注皮质激素治疗。口服水杨酸制剂以及止痛药对缓解症状可有所帮助。

3. 眼压升高　可能与睫状体受到刺激，房水分泌增多，炎症反应将原本还有一定量的外流通道也完全堵塞等有关。在手术后 1～2 天内可能有暂时性的高眼压，加强抗炎治疗的同时可给口服乙酰唑胺 250mg 每日 2～3 次，共 3 天。如眼压极度升高，口服乙酰唑胺不能缓解者，应静脉滴注 20% 甘露醇 1.0～1.2g/kg。尤其是非绝对期青光眼要尽快降低眼压，以防残余视力完全丧失。

4. 脉络膜上腔出血　很少见。主要表现为剧烈的眼部疼痛，可达难以忍受的程度。同时伴有眼压升高，如果这些症状不能用相应的葡萄膜炎反应来解释，应高度怀疑脉络膜上腔出血的可能。B 超检查对确诊脉络膜上腔出血有很大帮助。一旦被证实应立即作巩膜切开，排放血液，症状可迅速缓解，其余参照滤过性手术后的这一并发症处理。

5. 眼前段坏死　虽很少发生，但预后严重，常以眼球萎缩而告终。表现为术后葡萄膜反应难以控制，大量虹膜色素脱落，浓重的前房混浊，纤维素性渗出物。可发生较多量的前房积血，过低眼压。虽可试用大量皮质激素药物（全身和局部），抗前列腺素制剂等治疗，但往往难以奏效。为防止产生这一严重的并发症，掌握适合的破坏手术量是关键。首次手术时，不宜超过半周，这对已有眼组织供血不足的病例如糖尿病、心血管功能不全的患者，尤应警惕。

6. 晶状体混浊及低眼压　这是后期并发症，白内障更为多见，与过度冷凝、光凝，睫状体破坏过多有关。

四、再次手术问题

睫状体破坏手术后的 1～3 天内，可能有暂时性眼压升高，必要时可给适当的降压药物。通常 72 小时后眼压开始下降，抗青光眼药物可减量或停用。在术后 2～3 周内，眼压可进一步降低，但约 1 个月后又稍回升，然后稳定在一定水平。

如术后一月眼压仍无明显下降，说明睫状体破坏量不足，应考虑在另半周再作睫状体的破坏手术；如果术后一月眼压有下降，但不能达到安全水平，即 20mmHg 以下，则可再作 1/4 圆周的睫状体破坏。如经 2 次手术，已涉及 360° 范围，眼压仍不能下降者，第 3 次手术能见效的可能性极少，而并发症的机会则明显增加，故应慎重。如患眼眼压仍然偏高，视功能已丧失或无法挽回，而症状已有明显缓解者，不必过分强调将眼压控制到正常范围而再次手术，以策安全和避免眼球萎缩。

第六节　儿童青光眼手术

临床实践证明，药物治疗对儿童青光眼的眼压控制效果很不理想。药物不良反应也不易及时发现，长期药物治疗，可能会对小儿的全身健康带来不良影响，一些对成人被认为可安全使用的抗青光眼药物，对儿童的安全性就要慎重考虑，因为许多降眼压药物均没有在儿童人群中进行有伦理委员会批准的临床试验评价。因此儿童青光眼特别是原发性婴幼儿型青光眼和伴有其他先天异常的青光眼，以及大部分少年儿童型青光眼，因为系前房角和房水引流系统发育不良造成，原则上都需施行手术治疗。众多青光眼手术中内路房角切开术和外路小梁切开术是治疗儿童青光眼的首选手术。这两种手术都是针对房角发育过程的中胚叶组织残留覆盖于小梁网上，或小梁网自身发育不良，或虹膜根部附着偏前等因素阻碍了房水从小梁网途径外引流而设计的手术方式，手术后从原房水生理循环途径外引流。主要的降眼压机制是切开阻碍房水外流的小梁网，使房水直接进入 Schlemm 管，或是手术后重新分化形成正常的小梁组织，使房水得以引流。外路小梁切开术比内路房角切开术有更加广泛的临床适应证，尤其是角膜水肿、混浊，难以视见房角结构的病例。但这两种手术方式均不适宜伴有眼部明显发育异常的病例。

一、内路房角切开术

是基于 Barkan 膜造成前房角房水引流障碍学说，用锋利的细刀从房角内将此层发育异常膜和（或）发育异常的小梁网切开，让房水直接与 Schlemm 管交通并引流的手术。原理上应该是最符合生理性房水引流途径的一种抗青光眼手术。

【适应证】　主要适用于房角发育不良所致的原发性婴幼儿型青光眼，但角膜必须透明，能够从手术用的房角接触镜看见前房角内结构。以往曾有报道认为角膜直径超过 14mm 时，房角切开的成功率就明显降低，实际上角膜直径的大小，只能作为估计病程长短及病情轻重的标志之一，不能被看做为决定手术成败的关键因素。

【全身麻醉下的术前检查】　由于婴幼儿不能很好配合，眼部系统检查必须在全身麻醉下进行。尽管氯胺酮有导致眼压升高的潜在可能性，但往往被麻醉过程中其他的肌肉松弛药物所抵消，实际上影响并不大。

但对尚待确诊的临界性病儿则不能仅仅根据眼压略为偏高而下诊断，这时角膜直径和眼底视乳头杯盘比这两项指标，更具有参考价值，如果这两项指标仍属正常，则应观察1～3个月后，再作检查。切不可草率诊断，匆忙施行手术。

全身麻醉下检查至少应包括：眼压、角膜透明度及横径、房角和虹膜形态、眼底视乳头杯盘比等四项。眼压的测量以笔式眼压计 Tono-pen 最为合适，也可以采用手持式压平眼压计、Schiötz 眼压计测量。测量时注意婴幼儿的眼睑较小，可用弹簧开睑器或小儿眼睑拉钩轻轻地上提开睑，不给眼球任何外加压力。角膜横径用分规器或测微尺在显微镜下测量角膜缘 3：00～9：00 间的直径。用 Goldmann 房角镜的反射镜在显微镜下可以较方便地看清患眼的角膜透明度和 Haab 纹状况，如果水肿混浊不是很明显，可以通过转动房角镜观察到各方位前房角状况（详见第十二章发育性及儿童性青光眼），还可以通过调整焦距经房角镜的中央区直接看到眼底视乳头及周围视网膜状况。如有可能最好同时用 A 超测量眼轴长度和做 UBM 检查，后者在角膜水肿混浊妨碍视见眼内结构的患眼尤其具有临床价值，可以帮助明确前房角结构的病理改变，有利于病因判断和手术方案的制定，以及手术的实际操作。检查完毕后如诊断已可确立，则在家属知情同意后紧接着进行手术。

【特殊手术器械】 房角切开术除需要质量较好的手术显微镜外，还需两种特殊器械：房角切开用接触镜和房角切开刀。

最常用的手术前房角镜有 2 种：一种为 Worst 型（图 6-162），镜子的边缘有 4 个孔，利于缝合固定，镜的一侧有一切迹，使部分角膜暴露，以便从该处进入切开刀，镜子的内面与角膜表面之间需用平衡盐液或黏弹剂填充，这种镜子可使前房角结构放大 2 倍。但手术时显微镜必须倾斜，因为手术需从一侧角膜缘进刀伸至对侧前房角，这会对分辨力带来一些不利影响。另一种为 Barkan 型（图 6-163），是一种棱镜式的接触镜，放在角膜上后在显微镜垂直位下能看清房角结构，使用比较方便，但镜面与角膜之间也需液体或黏弹剂填充，在镜子的前表面中央有一凹陷，便于用斜视钩按住固定。

房角切开刀应有锋利的尖端并具有 1.5mm 宽度两侧均有利刃的刀叶，刀颈细长，前端细，后端粗，粗的一端不能大于 1.5mm，这样撤刀后房水不会流失过多而使前房消失。为保证术中前房始终形成并维持一定深度，也有把房角切开刀设计成中空的针状如 Worst 房角切开刀（图 6-164），持柄的一端可与平衡盐

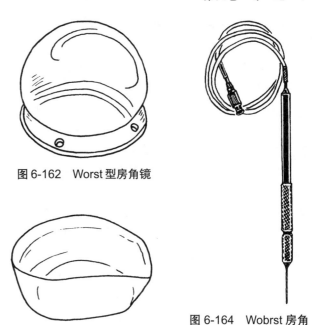

图 6-162 Worst 型房角镜

图 6-163 Barkan 型房角镜

图 6-164 Wobrst 房角切开刀

水瓶连接，在连续灌注的情况下手术。这种切开刀还可在一旦发生前房积血时加速灌注液的流量，升高眼压，达到压迫止血的目的。现在维持前房也可以用黏弹剂来填充，但手术后有可能引起暂时性眼压升高。

【手术方法】 术前需将瞳孔缩小。为使眼球固定在适当的位置上，可同时预置上、下直肌肌腱缝线。通常选在颞侧角膜缘进刀，将房角镜的平直缘（Barkan 型）或有切迹（Worst 型）的一边放在颞侧。用平衡盐水或黏弹剂充填房角镜与角膜间的界面，不使有丝毫空气存留，然后固定。调整显微镜的焦点，使将被切开的房角清晰可见。调好灌注液的流速（通过调整输液瓶与眼球之间的高度差）后，在颞侧透明角膜的边缘部进刀，与虹膜面保持平行，但又不触及虹膜及晶状体，穿过前房到达对侧前房角，在虹膜根部附着点较前一些的小梁带区，稍稍刺入小梁组织，然后向两侧各划开 2 个钟点范围的小梁网，总长度约 1/3 周。应注意的是进入小梁组织不需太深，在划开房角组织时，切不可伤及虹膜根部组织，否则可能引起大量前房积血，使手术不能进行。如进刀的位置和深度恰当，前房积血的机会很少，即使有少量积血，只要稍稍抬高输液瓶，加速液流，升高眼压，一般即可停止。切口完成后，即可见到虹膜根部位置后退，房角增宽，在小梁网的后部出现一条灰棕色的裂隙。撤刀以前务使前房加深，撤刀后保持前房不变浅。术毕滴毛果芸香碱缩小瞳孔，并滴用或涂用皮质类固醇和抗生素。

【术后处理】 术后如果有前房积血，应该将头位倾向房角切开的对侧，以使积血远离小梁切开口，避

免将切开处堵塞和粘连。术后滴毛果芸香碱保持瞳孔
收缩状以拉紧周边虹膜，也是为了保持房角切开口的
开放，并滴用皮质类固醇和抗生素直至手术后组织反
应完全消退，通常需一个月。

【并发症的预防和处理】 主要并发症来自对虹膜、
晶状体的意外损伤及切口部位和深度的不适当。前房
积血多时，应该做周边角膜穿刺前房放血和冲洗。如
果发生外伤性白内障，也只能手术摘除处理。要避免
这些并发症首先要求手术者有娴熟的技巧和丰富的经
验。房角切开术必须在直观下进行，切忌盲目操作，
因此手术时的能见度至关重要，这就要求有高质量的
手术显微镜和适合的前房角镜，另外合适的房角切开
刀也很重要。在整个手术的过程中，前房不能变浅或
消失，必须保持连续灌注或使用黏弹性剂如透明质酸
钠填充，这对初学的医师来说可能更有必要，并维持
足够的眼压。手术后要将前房内的黏弹剂冲洗干净以
免术后眼压升高。一旦误伤虹膜或晶状体，都无法再
予弥补，故应防患于未然。预防并发症的两条原则是：
看不清眼部结构时不动刀；前房变浅或消失时，停止
一切操作，立即形成前房后再继续。

二、外路小梁切开术

是基于前房角与 Schlemm 管腔之间的发育异常
导致房水外流受阻，在巩膜表层瓣下寻找到 Schlemm
管，从眼外向眼内切开该管的内壁即 Schlemm 管腔与
前房之间的发育异常组织，让房水直接进入 Schlemm
管引流来降低眼压。也同内路房角切开术一样是最符
合生理性房水引流途径的一种抗青光眼手术。

【适应证】 原发性婴幼儿型青光眼，以及部分少
年儿童的发育性青光眼。适用范围较房角切开术更
广，在角膜有水肿混浊看不清前房的情况下也可施行。

【全身麻醉下的术前检查】 同内路房角切开术。

【特殊手术器械】 小梁切开器。常用的有两种：一
种为 Mcpherson 改良的 Harms 型（图 6-165），左、右配
对。这种切开器有 2 个长 10mm 的弧形平行探针，直
径为 0.2mm，两个探针的间距为 3mm。距手柄远端的
一个插入 Schlemm 管供切开小梁用，近端的一个则在
眼外作为导向杆以控制小梁切开器进入 Schlemm 管内
的方向和深度。另一种为 Luntz 型（图 6-166），也有一
对相互平行的探针和导向杆组成，探针直径为 0.2mm
它与指示器之间的距离为 1mm，它的转柄中央一段为
一套管用于固定导向杆，可直接依托在角膜上保证探
针在 Schlemm 管内的位置正确。

【手术方法】 通常全身麻醉下施行，开睑、牵引
固定眼球、结膜瓣制作和巩膜瓣制作等步骤基本与小

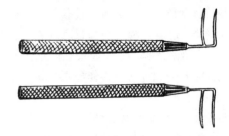

图 6-165 Mcpherson 改良 Harms 型小梁切开器

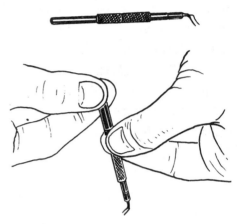

图 6-166 Luntz 弓型小梁切开器

梁切除术相同，只是结膜瓣、巩膜瓣可以适当小些，能
够暴露足够的手术野即可。用锋利线刀在颞侧离角膜
缘约 1mm 的透明角膜上呈 10° 角作一前房穿刺的斜行
角膜切口备用。

调整显微镜至更大倍数（通常要 10～12 倍），用尖
头刀片或剃须刀片或宝石刀以角巩膜缘移行带后缘
为中心，向前向后延伸 1mm，作一长约 2mm 的纵行切
口。缓慢加深切口并随时分开切缘两旁的组织，注意
有无清澈液体自切口内渗出。寻找到 Schlemm 管是
手术的关键。术前应该尽量查房角，明确变异的角巩
膜缘结构，不要以角结膜缘来定位。应该在剥制巩膜
瓣后的巩膜床上来定位病变眼的角巩膜缘部，即在灰
蓝色的角巩膜缘移行带与白色不透明巩膜的交界处找
Schlemm 管。作巩膜床纵行切开寻找 Schlemm 管要在
较高倍显微镜下操作，用刀尖轻轻下划，逐渐深入，感
觉快要切开管壁时可用刀尖往上挑。如切划过快、太
深，很容易穿破球壁引起虹膜脱出、前房消失，而不能
完成该手术。一旦 Schlemm 管的外侧壁被切开，常可
见到清澈的液体缓缓渗出而前房深度并不改变。

取一段长约 3cm 的 5/0 黑色尼龙线自切开的一侧
断端口插入 Schlcmm 管。如位置正确，则可毫无阻力
地深入管内 1cm 以上。摆动未插入的游离线段时插入
管内的线段仍保持在腔内不移位，则可以肯定所切开
的确是 Schlemm 管。以同样方法可作另一侧探通证

实。换用小梁切开器，在上方导向杆与角巩膜缘弧度一致的引导下，将小梁切开探针插入一侧的 Schlemm 管断端，无阻力地推进探针全长 4/5 以上。向前房方向用手指捻动小梁切开器的持柄至接近 90°（但不要将切口处的小梁网切开，以免虹膜脱出），使探针平行虹膜面切开小梁网滑进前房，同时缓慢向外完全抽退出探针，一侧的小梁切开完成。注意找到 Schlemm 管用小梁切开器的探针插入时应该没有或少有阻力，在刚划破小梁网进入前房的一刹那，术者常可感受到如同戳破一张薄纸的感觉。换用另一方向的小梁切开器用同法作另一侧切开。

做完小梁网切开后抽退出切开器探针时，最好让助手用一棉签轻轻在巩膜床 Schlemm 管切开端口处施加压力不让房水大量流出，同时也可阻止前房积血（经常有少量前房积血，是眼压降低后血液从 Schlemm 管反流所致，属正常状况）。作小梁切开术应在保持一定深度前房的前提下进行，否则容易发生各种手术并发症如虹膜损伤出血、角膜后弹力层撕脱等。如前房明显变浅或消失（常常会发生在一侧小梁已完成切开的情况下），则应通过周边角膜穿刺口向前房注入 BSS 或黏弹剂加深前房后再做。两侧小梁切开均完成后，如前房完全消失，也应通过角膜穿刺口来形成前房。以注入黏弹剂为好，一是可以比水溶液保持较长时间，二是还能起到止血的作用。

完成两侧小梁切开后用 10/0 尼龙线水密缝合巩膜瓣，结膜瓣 8/0 可吸收缝线复位。术毕即滴消毒的 1% 毛果芸香碱滴眼液一滴于术眼，用于收缩瞳孔拉紧虹膜使被切开的房角保持开放状态。涂抗生素和皮质类固醇眼膏，眼垫包眼。

【术后处理】 通常小梁切开术后 90% 以上的术眼会有少量前房积血，无需特别处理，大多数在术后三天内完全吸收。有认为少量的前房积血是准确切开了 Schlemm 管的佐证，因眼内压力降低后巩膜房水静脉的血液倒流从 Schlemm 管内壁小梁切开处进入前房。如有中等量前房积血，应控制头位使血液沉积在远离小梁切开的部位，否则积血会沉积在小梁切开处造成堵塞和粘连。

术后用药与其他青光眼手术不同的是除了抗生素和皮质类固醇滴眼液（通常 2 个月）外，必须滴 1% 毛果芸香碱滴眼液 3 次 / 日，并持续用药 3 个月。目的是将虹膜根部拉离切开的小梁网处，以保持切开处的通畅。

术后 1 个月随访应在 10% 水合氯醛口服诱导睡眠后检查术眼，主要观察角膜透明度及其直径、眼压、眼底，有条件的可在全身麻醉下加查前房角。

【并发症的预防及处理】 最多见的是切开 Schlemm 管后发生明显的前房积血，甚至充满整个前房。此时，应利用预做的周边角膜穿刺口用 BSS 或生理盐水作前房冲洗，直到能够视见虹膜、瞳孔结构。儿童前房积血很快会凝结成块，并可很快见到血块收缩分解。如果已经形成凝块，周边能够见到虹膜或中央见到瞳孔的一部分，不必强行冲洗取出，可让其自行吸收。

找不到 Schlemm 管或找错了 Schlemm 管是该手术难以进行或不能起到有效降低眼压的主要原因。用尼龙线探通是否 Schlemm 管时，如果摆动未插入的游离线段时插入管内的线段有移位，表明位置不正确，应该重新寻找 Schlemm 管。如果在这个切口处无法确定是 Schlemm 管，可换移到一旁的巩膜床上再做另一个纵形切口继续寻找。

小梁切开探针在 Schlemm 管内推进明显受阻，多为插入有问题。一是要根据上方的导向杆与角巩膜缘弧度一致的方向推进；二是在 Schlemm 管内推进时将小梁切开器轻轻上提，这样可以避免误入深部的睫状体上腔或假道内。如果探针在 Schlemm 管内推进明显受阻，切勿强行做向前房的切开，以免造成角膜损伤或虹膜损伤大出血。应该退出重新探明 Schlemm 管后再插入。

在向前房方向用手指捻动小梁切开器时，如果在前房近房角处看不到（应该要看到）小梁探针的头端，则表明探针误入虹膜后，应立即退出，重新寻找和确认 Schlemm 管后再插入。

小梁切开时将角膜的后弹力层撕脱，如果面积较小无需处理。如果面积较大（比如约一个象限），则应该在术毕时通过预做的周边角膜穿刺口注入黏弹剂将其复位。

如果在寻找 Schlemm 管时将小梁网切穿入前房，则无法施行小梁切开术，只能改行小梁切除术。如果在做小梁网切开时将切口处的小梁网也切开了，则该处的虹膜会脱嵌于切口处，瞳孔上移。这样只好施行小梁切除，即所谓的小梁切开联合小梁切除术。

第七节　青光眼白内障联合手术

青光眼患者伴有白内障的情况临床上经常遇见，尤其是随着年龄增长，出现白内障是自然的趋势。问题是对两者同时并存的病例，如何处理？我们要掌握好这样的原则：即保障患者的最大利益，也就是应该以治疗控制神经损害的青光眼为主，因为其失明后目前是不可逆性的。在此前提下，有几种治疗策略可供选择。①如果青光眼患者伴有的白内障还没有手术指征时,对白内障无需治疗处理,仅仅针对青光眼治疗,或药物或手术。②如果青光眼的发生和发展是与晶状体有密切关系的,尽管没有足够的白内障手术指征时,也可考虑晶状体的单纯手术摘除治疗或青光眼白内障联合手术。③如果青光眼患者伴存的白内障有手术指征时,可以是药物控制青光眼的前提下,仅做白内障手术;也可以分别进行抗青光眼手术和白内障摘除的分期手术;或者是青光眼白内障的联合一期手术。

【适应证】 青光眼和白内障联合手术,是在 20 世纪 70 年代以后,眼科显微手术的技巧日趋成熟,人工晶状体特别是后房型人工晶状体广泛应用之后逐渐发展起来的。原先的青光眼联合白内障囊外摘除手术,其切口大并且是在同一切口内操作的,其并发症明显较分别施行白内障或抗青光眼手术为多,所以只有当青光眼保守治疗无效,白内障已严重干扰视力,两者均需通过手术来解决,而患者又不愿接受二次手术,或远离医师,随访不便,但急于希望提高视力的情况下,才选作青光眼白内障联合手术。随着白内障超声乳化吸除术的普及开展,透明角膜小切口技术的应用,以及折叠式人工晶状体的问世,如今的青光眼白内障联合手术并发症已明显减少,手术的安全性和手术质量均大大提高。虽然如此,我们在施行青光眼白内障联合手术前后还应考虑以下一些因素,并作好必要的思想认识和围手术期的准备工作,做到有备无患。①瞳孔不易扩大。②晶状体韧带容易断裂。③虹膜色素容易播散。④房角可能进一步粘连、破坏。⑤暴发性脉络膜上腔出血的机会要较单纯白内障手术为多。⑥易于发生角膜内皮功能失代偿。⑦术后暂时性眼压升高的可能虽有减少,但依然存在。⑧有滤过泡形成时,不宜戴接触镜。⑨滤过泡的功能有可能逐渐降低使眼压变得不易控制。⑩后发障的机会较多。据报道联合手术后约 50% 的患者仍需继续用降眼压药,有 25% 的患者可减药或停药,另 25% 需增加降眼压药量,才能使眼压控制在 21mmHg 以下。由于原发性闭角型青光眼的眼前节因眼球解剖结构的特征相对拥挤,尤其是伴有白内障时更是促进了房角的狭窄和关闭,因此,摘除白内障对解除眼前节的拥挤状态和开放前房角是有利的。当有白内障手术指征且房角粘连性关闭超过 180° 圆周时,就应该施行青光眼白内障的联合手术。而原发性开角型青光眼药物控制不理想,如果同时又有白内障的手术指征时,也可以施行青光眼白内障的联合手术。不过,在青光眼进入晚期,残留管状视野时,应该综合分析评价联合手术的手术创伤对残存的视功能带来进一步损害的风险,要酌情考虑是否分期手术更加安全。此外,继发性青光眼中,如果系晶状体脱位、膨胀、破碎等因素引起,或参与其中,且估计单纯的晶状体摘除还不能解除青光眼的,或单纯抗青光眼手术术后晶状体因素明显影响其降眼压效果的,应该考虑施行联合手术。

【手术方法】 常用的联合手术方式有小梁切除联合白内障囊外摘除术,小梁切除联合白内障超声乳化吸除术,青光眼植入物引流联合晶状体切除术,非穿透小梁术联合白内障超声乳化吸除术等。虽然现行的小梁切除联合白内障超声乳化吸除术取代经典的小梁切除联合白内障囊外摘除术已成趋势,但后者对基层和边远地区还是有一定的实用性。文献报道小梁切除术联合白内障囊外摘除的术后无需降眼压药物眼压控制率在 55%～89% 不等,但远期功能性滤过泡的维持率只有 22%～41%;而联合白内障超声乳化吸除术的术后无需降眼压药物眼压控制率可高达 92%,远期功能性滤过泡的维持率达 80%。

小梁切除联合白内障囊外摘除或超声乳化吸除术的具体操作可以是同一切口的联合,也可以是连续切口的联合,或者是分别切口的联合手术。经典的小梁切除联合白内障囊外摘除术更多采用的是连续切口,而目前的小梁切除联合白内障超声乳化吸除术更多采用的是分别切口,因为这种术式是基于超声乳化透明角膜小切口技术的优势,对青光眼手术的滤过功能影响最小。当然,青光眼植入物引流联合晶状体切除术和非穿透小梁术联合白内障超声乳化吸除术,都是分别切口的联合手术。

1. 小梁切除联合白内障囊外摘除术 这类联合手术往往是做以穹隆部为基底的球结膜瓣,将青光眼巩膜瓣剥制到角巩膜缘处时,再沿巩膜瓣的前端在巩膜床上作角膜缘全层切口并向两侧(也可以是任何一侧)的延长,整个切口约 10mm 长,足够施行囊外白内障摘除。通常是先将白内障囊外摘除手术(详见白内障手术章节)完成后,再于巩膜瓣下的角巩膜缘处切除小梁组织、周边虹膜组织等青光眼小梁切除手术(详见本章)操作,水密缝合角膜缘的白内障切口达青光眼的巩膜瓣边缘,然后再缝合巩膜瓣保持一定的房水渗出引流功能,最后水密缝合结膜瓣切口。术后处理注意不常规用阿托品眼药,加强抗炎治疗。术后第一天根据裂隙灯显微镜检查前房情况酌情是否需要使用睫状肌麻痹剂治疗,如果需要尽量用短效的药物制剂。

2. 小梁切除联合白内障超声乳化吸除术 这类联合手术原则上也与联合白内障囊外摘除术相同,先行白内障摘除。方法上不同的是由于超声乳化吸除术的切口较小,有常规小梁切除术巩膜瓣下的超声乳化切口吸除白内障后再行小梁切除;也可以是白内障手术在巩膜上做角巩膜隧道切口（距离角膜缘约 3～4mm）吸除白内障后，利用其隧道来做青光眼滤过手术的巩膜瓣，即在隧道外壁巩膜的两侧，用 Vannas 剪朝向角巩膜缘剪开，将隧道的前壁改变为巩膜瓣。再进行小梁切除和周边虹膜切除来完成小梁切除术。这两种方法的特点是白内障、青光眼手术均在同一切口入前房，即一步法。优点是手术操作方便，看似组织损伤小，但实际上在同一切口进入前房的操作多使关键的小梁切除滤过口处组织损伤重，反而术后容易形成炎症反应和滤过通道的瘢痕化，最终眼压控制的较差。

另外一种联合手术的方法是在透明角膜上作小切口，先单独完成超声乳化白内障摘除及人工晶状体植入，接着再作标准的小梁切除术，即所谓二步法。分别两个切口做白内障及青光眼，多在颞侧或颞上方周边透明角膜做白内障的小切口进行超声乳化吸除术，在正上方做青光眼的小梁切除术。这种方式因白内障与青光眼的手术相互间影响小，从手术疗效上来看具有较好的远期眼压控制率。也是现在提倡的联合术式。临床上多数是先将青光眼的巩膜瓣剥制完成后，再行白内障的超声乳化手术，最后做小梁组织切除和周边虹膜切除，缝合巩膜瓣及结膜瓣。提请注意的是，如果先将小梁切除术做好再做白内障手术的话，会因为白内障手术中的晶状体皮质碎片等随着灌注冲洗进入并滞留在滤过通道内，容易造成堵塞和术后的炎症反应，最终瘢痕化而使眼压失控。如果先做好白内障症再做小梁切除术，会由于眼内压的暂时性降低造成巩膜瓣剥制的困难。

3. 青光眼植入物引流联合晶状体切除术　主要适用于外伤性青光眼伴有晶状体的脱位或破碎，以及部分严重的恶性青光眼病例，需要联合晶状体和前段玻璃体的切除术治疗。一般是先将青光眼植入物的引流盘先缝线固定在近赤道部（稍前面）的巩膜表层，然后进行前段玻璃体和晶状体的切除术，待术眼前房洁净和空间加深后再按照青光眼植入物引流术的要求，选择适当的部位做巩膜小隧道前房穿刺，完成前房插管操作等青光眼手术。青光眼植入物以选择具有压力阀控制的装置为好，术后即能降低眼压且又不至于眼压过低。

4. 非穿透小梁术联合白内障超声乳化吸除术　这种联合手术的适应证一定是开角型青光眼伴有手术指征的白内障病例，两者均需要通过手术来达到治疗目的。先行白内障手术，以选择透明角膜小切口为最佳，完成后再换成常规非穿透小梁手术的方法进行。切不可先行非穿透小梁手术再行白内障手术，那样的话，菲薄的小梁组织很容易被白内障超声乳化术中明显升高的前房灌注压冲破，非穿透小梁手术也就失败了。

小切口青光眼白内障人工晶状体植入联合手术的整个操作过程，都是在前房不消失的情况下进行的，比之以往的传统方法，其术中、术后恢复期的并发症要少得多，是一个值得提倡的手术方法。

【术后处理】　青光眼白内障联合手术不同于其他青光眼手术的是进行了白内障摘除和人工晶状体的植入，前房空间明显加深，有利于窄房角的开放。同时青光眼的滤过性手术也受到白内障手术创伤的影响，炎性房水以及可能残留的晶状体皮质、黏弹剂和虹膜色素颗粒的脱落等因素，均使滤过通道发生瘢痕化的危险性增加。因此，联合手术后的抗炎治疗尤其重要，切不可因手术操作顺利而有所忽视！常规眼局部术后三天频滴皮质激素滴眼液，每 1～2 小时一次，如果前房炎症反应较重，可以加用短效睫状肌麻痹剂滴眼保持瞳孔的活动状态，皮质激素球结膜下或球旁注射，必要时可全身静脉滴注。待炎症明显改善后恢复皮质激素常规滴眼次数，停用睫状肌麻痹剂。术后还要注意观察滤过泡的形成情况，如果在术后早期因炎症反应而影响引流功能，必要时可以结膜下注射抗代谢药物如 5-Fu 来预防纤维瘢痕的形成。

【并发症的预防及其处理】

1. 术后短暂高眼压　虽合并作了滤过手术，暂时性高眼压仍可发生，尤其是有明显前房炎症的术眼。一般加强抗炎治疗即可，如果眼压明显升高应术后给予减少房水生成的降眼压药物治疗，这对视功能已有严重损害的患眼更为重要。

2. 葡萄膜炎反应　亦为短暂性，常与手术操作粗糙，分离后粘连瞳孔，或晶状体皮质残留过多有关，可滴用皮质激素，待其自行消退。炎症反应明显的要酌情滴用睫状肌麻痹剂。扩大瞳孔后如晶状体皮质残留不多，且较松散，吸收常较完全；如皮质量多，破囊面积不够大，部分皮质仍被包裹，则应考虑再冲吸一次，如残留皮质和玻璃体混在一起，则应作前段玻璃体切除术。

3. 后囊破裂　破囊时用力过大，或不均匀，娩出晶状体核时压迫过度，冲吸皮质时操之过急前房频频消失，对残囊的过度牵引或直接戳破后囊，都可使后囊破裂。破口小，玻璃体膜尚完整，可能只形成玻璃体疝。如残留皮质松动，不靠近破口，仍可缓缓试吸，尽可能减少残留皮质的量，但多数情况下后囊一旦破裂，玻璃体随即涌入前房，或脱出于切口之外，进一步吸取皮质已不再可能，这时应作前段玻璃体切除，连同残存皮质一并切除，直至前房内不再有成形玻璃体。

4. 脉络膜上腔暴发性出血　虽属少见，但预后严重,因为联合手术操作、损伤相对于青光眼、白内障的单独手术都要多,发生的几率也相对多些。娴熟的手术技巧,微创手术的理念,适当缩短手术时间等对同样危险度的病例,会降低这一灾难性并发症的风险。具体的危险因素和防范措施以及处理,参见青光眼的滤过性手术一节。

第八节 青光眼术后处理以及再次手术

虽然手术的操作是青光眼手术的关键环节,但术后处理对保障青光眼手术的疗效也是至关重要的。一个完美的抗青光眼手术操作完成后,如果术后的一些并发症处理不及时或处理不好,可以使该手术前功尽弃,眼压最终得不到有效控制。而针对术后出现的问题及时、妥当的术后处理,又往往可以弥补一个不是那么顺利的抗青光眼手术操作,同样可以达到抗青光眼手术预期的目的。因此,临床眼科医师不仅要掌握好抗青光眼手术的操作技巧,还要注重青光眼围手术期的处理,尤其是术后的认真细致观察,及时发现问题并妥当处理好。

一、术 后 处 理

1. 术后观察及用药 术后第1天应进行裂隙灯检查前房、滤过泡、结膜切口等情况,并检测眼压、视力,必要时还要检查眼底。术后的前三天很关键,大多数的并发症是发生在这个时期,务必细致观察。

任何一种抗青光眼手术,如前房及时形成,炎症反应轻微,滤过泡弥散,眼压正常偏低,视力与术前相当或略降低,表示术后一切正常。每天滴用抗生素3～4次,皮质激素3～4次,持续至少1个月。眼垫可半遮挡。瞳孔保持自然状态,不用扩瞳药处理。如果前房有较明显炎症反应,应加强皮质激素滴眼每天5～6次,必要时可以球旁注射;同时可予短效的扩瞳药滴眼每天3次,以保持瞳孔的活动而防止后粘。一旦炎症消退即恢复到常规用药。

2. 术后浅前房或前房不形成 术后第1天如果明显浅前房或前房没有形成的,应该结合眼压情况来考虑:①眼压高的,按恶性青光眼处理。除抗炎治疗外眼局部加用阿托品滴眼3～4次,减少房水生成的抗青光眼药物以及全身20%甘露醇250ml静脉滴注治疗。待前房形成良好,眼压降至正常,停用全身降眼压用药并逐步减停局部降眼压药。如果药物治疗能够缓解,一般阿托品滴用次数可逐步递减到每天1次但要维持滴用2个月,甚至更长时间。②眼压低的,滤过手术后前房不形成或浅前房:如中央部前房仍存在,

瞳孔居中,虹膜周边切除处清晰可见,且无明显炎症反应,则局部滴用抗生素、皮质激素及短效的睫状肌麻痹剂如0.5%托吡卡胺或2%后马托品,可观察7天左右。此外,应分析是否有以下三种情况:如仅仅是滤过泡过于弥漫,可以适当加压包扎处理;如系结膜切口有渗漏,较轻或较小的,可以加压包扎促进愈合处理,否则应重新手术缝合;考虑是脉络膜脱离的,并检眼镜检查视见或B超证实,此种情况前房通常不会消失,可以适当给予扩瞳剂和加强皮质激素用药治疗。如果是较严重或顽固的脉络膜脱离,可以加用低分子右旋糖酐500ml静脉滴注/天,连续用7～10天。

如果抗青光眼术后浅前房或前房不形成,药物治疗无明显改善或无效时应手术干预,详见本节的再次手术。

3. 术后前房积血 积血量少<1/3前房容积者,半卧位使积血离开瞳孔区和手术滤过口处,按一般术后药物治疗,只要加强皮质激素滴眼就行。如有活动性出血,通常前房积血量多,应该全身给予止血剂治疗。积血充满前房或积血虽没有充满前房但迟迟不吸收者,如呈凝块状的,应前房注射tPA(组织凝血激酶)少许来溶解;如呈液性的,应考虑在下方近角膜缘的周边角膜作切口排放,再通过前房穿刺口用BSS灌洗前房,最后用黏弹剂恢复前房,并加强皮质激素的抗炎治疗。

4. 术后滤过泡状况 滤过手术的目的是形成有效的滤过泡。如果滤过泡过于弥漫状,通常前房会偏浅些、眼压偏低些,可以如常处理或参照术后浅前房的处理。

如果滤过泡不明显说明滤过区引流不足,眼压正常或略偏高但前房深度正常,虹膜周边切除清晰可辨,不与周围组织接触,瞳孔保持圆形居中不移位。这种情况在术后第一天就发现的,多系滤过通道有蛋白凝血块堵塞所致,可在裂隙灯观察下用手指经上睑适当按压术眼,此时见到滤过泡即刻出现眼球变软即停,不要使前房明显变浅。术后常规抗炎药物治疗。如果按压眼球后并未见到结膜下的滤过泡出现,说明滤过通道存在较大阻力。一是滤过内口可能有机械性堵塞,应该做房角镜检查(或前节OCT或UBM检查),如发现是周边虹膜残留堵塞滤过内口,或滤过内口残留有小梁组织膜瓣的,应给予激光击射来解除,一旦穿透即刻可见滤过泡的出现。二是如果没有发现这些堵塞,那就是巩膜瓣缝合的太紧了,应该松解缝线(激光断线、针拨断线或松解可调节缝线)来调整,一旦松解也是即刻可见滤过泡的出现,眼压随即下降。还有一种情况,就是明显的虹膜堵塞滤过内口,瞳孔明显

向滤过区移位，甚至在巩膜瓣下见到虹膜组织嵌顿。造成此种状况的原因主要是滤过过畅，再加上一个意外的眼球外压促使而成。轻度的可在表面麻醉下用虹膜复位器在滤过泡上轻轻向前房方向按摩，以回纳脱出滤过口的虹膜组织，同时滴用缩瞳剂来回拉虹膜并维持瞳孔缩小状况，以免虹膜再次脱出。如果虹膜脱出较多，或时间较久，或上述回纳处理无效者，均应该再次手术处理。

如果按压后滤过泡能够出现但术后短期内仍然是滤过不理想，除外眼部组织机械性堵塞的，可加做眼球按摩每日 2 次，每次半分钟，使滤过泡微隆呈水肿状，眼压降低即可。加强抗炎治疗的同时可给予人工干扰素滴眼液每天 4 次以减缓滤过区的纤维血管增殖。根据组织创伤肉芽形成的病理过程，术后 2～3 周是关键点，此时应随访观察滤过通道是否有过快愈合的瘢痕趋势，如有应该酌情予以术眼按摩或结膜下注射抗代谢药 5-Fu 溶液 5～10mg（可每周 2～3 次）来调整创伤愈合过程，以期形成并维持有效的滤过通道引流房水。我们的临床经验体会是：术后短期内由于滤过不畅导致的眼压上升，通常在 30mmHg 以内的，不主张即给降眼压药物治疗，因为那样会减少房水经滤过通道的外流，反而加速滤过区瘢痕的形成。应该着重挽救滤过通道的建立，可根据具体情况采用包括眼球按摩、抗代谢药物、巩膜瓣的激光断线、结膜下的滤过泡针拨分离等措施，大多数的病例还是有效的，不应该轻易放弃滤过手术的房水引流功能作用。有关手术干预处理，详见本节的再次手术。

5. 术后拆线　通常术后 5～7 天拆去结膜缝线，依据缝线的性质可有不同：丝线的组织反应重可以早些，单丝尼龙线的组织反应轻可以迟些。可吸收缝线不用拆，通常 8/0 的可吸收线要术后 1～2 月才完全吸收，组织反应较重的，也可以在缝线松弛失去作用时拆除。皮质激素和抗生素滴眼一般用到术眼炎症反应完全消退，可随病程逐渐减少直至停止。虽然过早拆线不利于结膜伤口的水密愈合，但过迟拆线也不利于手术滤过的形成。临床上有些医师遇见滤过手术后前房形成不及时的病例，不敢按时拆结膜缝线。其实，有些术眼浅前房是由于结膜缝线的针道孔有细微的渗漏引起，尤其是结膜菲薄的术眼，在按时拆线后 1～2 天结膜针孔就愈合，前房也自然形成了。

二、再次手术的选择

大多数青光眼手术后的并发症可以通过上述的各种保守（非手术）方法处理来解决，但也有一些需要通过再次手术干预才能解决问题。青光眼患者往往不愿意接受再次的手术，同样手术医师也往往不希望再次手术。这就需要依据术眼状况作出全面分析，权衡利弊，准确判断应该采取的最合理措施。如果确需要手术处理才能解决的，就应该及时果断施行，因为如果失去及时再次手术的时机，其抗青光眼的预期目的就不能达到，有的并发症甚至会使该术眼的视功能损害进一步加重而不能挽回。再次手术时机应依据并发症的严重程度是否危及术眼的手术预期目的、相关组织结构的功能状况，以及视功能安全来及时把握，包括术后短期内发生的切口渗漏、前房不形成、恶性青光眼、大量前房积血、严重脉络膜脱离，以及术后较远期发生的包裹性滤过泡、滤过泡漏以及滤过手术后引流失效眼压失控等。下面主要就前房形成术，玻璃体腔抽液术，巩膜切开排液术，晶状体摘除术，前段玻璃体切除术，以及包裹性滤过泡的再建术，滤过泡漏的修补术，滤过失败后的再手术等进行简述。

1. 前房形成术　青光眼滤过性手术后如果浅前房一直形成不好，并且滤过泡逐步缩小将失去房水引流功能时，就应该进行前房形成术。因为如果一直保守药物治疗，待到前房形成时已经没有了滤过泡引流房水的作用，那也就失去了原先滤过性手术的意义。另外一种情况是如果前房不形成，出现角膜内皮的皱折水肿，有功能失代偿的危险时，也应该及时施行前房形成术。

单纯的前房形成术相对比较简单，表面麻醉下就可进行，敏感者可以做结膜下的浸润麻醉。用一次性锋利的 4 或 5 号针连接带有透明质酸钠黏弹剂注射器，在颞侧周边角膜处轻轻穿刺进入前房，注意针头的斜面完全进入角膜基质且头部的内腔能在前房侧见到时，开始推注黏弹剂，否则会将黏弹剂注入角膜层间的。待此处前房已有一定空间后再将针头的整个斜面推进前房，继续缓慢推注黏弹剂直至整个前房的形成，眼压适中。退出针头即可，如果针道内有黏弹剂外溢，可用棉签轻压一会儿。术后继续皮质激素和抗生素滴眼，可加用扩瞳剂或睫状肌麻痹剂滴眼。要注意的是穿刺进入前房时切勿用力过猛，要非常细心和耐心，否则容易刺穿虹膜并损伤晶状体的。如果前房形成的同时，黏弹剂又从滤过口溢出到结膜下滤过泡隆起明显时，说明滤过太畅，可在术毕涂抗生素皮质激素眼膏后嘱患者术眼向下看，同时加用一块纱布卷压在上睑处并适当加压包扎。

以前的前房形成术常常是注入生理盐水或 BSS，但维持不够久，容易很快流失；注入空气泡，虽可维持较久，但容易对角膜内皮细胞造成损伤，现在多不采用。

2. 玻璃体腔抽液术　适用于术前高眼压难以药物

控制，施行滤过性手术有一定风险的青光眼，以及术后发生了恶性青光眼的术眼。无论是哪种状况，前提是一定要事先判断有玻璃体的液化腔，否则就不能从中抽出液体的。进行玻璃体腔抽液术前可以通过 B 超检查来明确玻璃体液化腔的存在。

滤过性手术的玻璃体腔抽液是在拟行滤过性手术区巩膜瓣制作好后，在巩膜床的后缘，即距离角巩膜缘 4～5mm 做睫状体扁平部的穿刺。恶性青光眼时可在颞下方球结膜下浸润麻醉，做角膜缘为基底的球结膜瓣，暴露其下巩膜，止血后在角膜缘后 4～5mm 处，做睫状体扁平部的穿刺位点。取一次性锋利的 7 号针头连接在 2ml 注射器上，在离针尖 12mm 处作记号标记，用针头穿破巩膜和睫状体扁平部，朝向眼球后极部进入玻璃体腔，进针深度不能超越其标记处，轻轻左右上下摆动约 2mm，然后缓慢抽吸，通常即可顺利抽出透明或略带微黄的液体。注意抽吸时要固定针头的位置，在阻力大不易吸出液体时切不可用力猛吸，应稍改变针头的深度或略作摆动，再行试吸，一般均能吸出。如果是为降低手术时的高眼压状态，一般抽吸出 0.5ml 足矣。如果是恶性青光眼术眼的处理，则需要抽吸出 1.0～1.5ml 往往眼球才明显软化。抽吸完成后退出针头，穿刺口用棉签按压一会就行。

滤过性手术可以继续进行。在恶性青光眼的术眼，此时大多数可以见到前房也逐步形成和加深。如果前房仍没有形成或形成不够深，可以联合施行周边角膜穿刺前房形成术。术眼的结膜切口缝合后，涂抗生素皮质激素眼膏和阿托品眼膏，包眼垫。

3. 巩膜切开排液术 适用于顽固的滤过性手术后睫状体脉络膜脱离，往往伴有浅前房或前房不形成。也适用于脉络膜上腔出血还没有进入玻璃体腔的术眼，不过一般需要在出血发生一周后才施行，因为此时脉络膜上腔的积血已经液化，容易排除。根据眼底检查所见的脉络膜脱离部位，选择脱离最广泛、隆起最高的象限为巩膜切开排液处。作球结膜下以及球旁浸润麻醉，做穹隆部为基底的球结膜瓣，暴露巩膜。在离角膜缘 6mm 处（脉络膜上腔出血的术眼可以往后些，在 10～12mm 处）的巩膜表面烧灼止血后，用剃须刀片或尖头刀片做 3mm 长的横向切口，逐层切开全层巩膜直至睫状体脉络膜上腔，此时即见液体流出，呈微黄色或透明样（积血则呈暗红色）。如果液体溢出不明显或与眼底检查所见的脉络膜脱离隆起程度不相应，用眼外肌拉钩或虹膜复位器轻轻按摩赤道部附近的巩膜，使积液充分排出，眼球变软，前房可能当即形成。如仍不形成，则可联合进行前房成形术。术毕缝合球结膜切口，常规术后用药。注意如果有大量的积

液排出，眼压往往很低，容易在术后不久又形成脉络膜的脱离。我们的临床经验是：保持巩膜排液口的开放，将巩膜切口烧灼使之哆开，因为切口缘烧灼后更不易自行闭合。同时前房穿刺注入黏弹剂以尽量不使眼压过低。如果眼压还是很低，可以尝试经睫状体扁平部穿刺向玻璃体腔注入一定量的透明质酸钠来提高眼压，但有眼内组织损伤的风险，没有经验者不能贸然进行。术后应加强皮质激素抗炎治疗。

4. 晶状体摘除术 滤过性手术后需要施行晶状体摘除的主要有两种情况：一是低眼压且前房形成不良较久的术眼，容易发生晶状体混浊，尤其是有晶状体膨胀时前房又更不易形成，且明显影响视力。二是恶性青光眼的术眼，经药物治疗和玻璃体腔抽液手术治疗仍然不能缓解的。这两种情况往往需要与前段玻璃体手术一起进行。

浅前房或无前房的晶状体摘除手术，由于前房条件的限制，会带来手术操作难度和并发症风险的明显增加。主要有两种方式：一是晶状体的超声乳化吸出术或囊外摘除术，二是晶状体的切除术。应该根据术眼前房深度、角膜内皮（如果能够检测到）、晶状体核硬度以及眼压等情况，当然还要结合术者对各类晶状体手术技术的掌握及经验来综合分析选择。这类手术通常需要表面麻醉结合球旁或球后麻醉进行。术眼眼压较低的，术中大多能够通过周边角膜穿刺用黏弹剂加深前房者，手术相对风险较小且容易实施，可进行晶状体的超声乳化术或囊外摘除术。如果术前眼压较高，或完全没有前房，估计难以用黏弹剂加深前房的，应联合前段玻璃体抽吸或玻璃体切除术先进行玻璃体腔减容来降低眼压和加深前房后在进行晶状体的摘除。如果是恶性青光眼，主张施行晶状体和前段玻璃体的彻底切除术，以打破晶状体 - 玻璃体与睫状突之间的阻滞环，才能解除恶性青光眼状况。需要进行经睫状体扁平部路径的晶状体玻璃体切除术，术中晶状体的后囊膜和玻璃体的前界膜都要切除，使得玻璃体腔与后房、前房均无阻相通才行。有的病例还需要将基底部的玻璃体彻底切除干净，即便是能够施行晶状体超声乳化或囊外摘除术的，也要将中央后囊膜切去且范围要大。一期手术不主张植入人工晶状体。具体手术操作详见白内障手术和玻璃体手术章节。术后加强抗炎治疗，恶性青光眼者还要局部加用睫状肌麻痹剂阿托品治疗。

5. 前段玻璃体切除术 主要是恶性青光眼的手术治疗，是最彻底的手术干预。用于恶性青光眼治疗的前段玻璃体手术一定是从睫状体扁平部入眼，在导光纤维的照明下将晶状体韧带附近以及睫状体周边的基

底部玻璃体皮质连同前界膜一起切除干净。如果是通过角膜切口经瞳孔径路的前段玻璃体切除或是经睫状体扁平部入路仅仅将瞳孔区及其周围的前部玻璃体切除，往往不能够解除恶性青光眼状况。此外，前段玻璃体切除术如果是用于晶状体摘除术的辅助手段以降低眼内容积和加深前房目的，则不强求像恶性青光眼手术治疗中那样彻底的玻璃体切除。如果是对无晶状体眼或人工晶状体眼的青光眼手术，要切除前房中或瞳孔区的玻璃体，以防滤过性手术眼外引流时的房水流动将玻璃体带到滤过通道或引流管腔中，可以做经角膜切口的前段玻璃体切除术。具体操作详见玻璃体手术章节。

6. 包裹性滤过泡的再建术 包裹性滤过泡约在滤过手术后 2 周左右开始形成，表现为滤过泡局限性隆起，边界清楚，周围球结膜充血，眼压一度控制但又逐渐升高，按摩眼球不能使滤过泡弥散，眼压也不降低，但前房深度正常，房角镜检查滤过内口开放，无虹膜前粘连或其他组织碎片残留，说明滤过内口仍然贯通，房水可以从前房引流到巩膜瓣和结膜瓣周围但无法充分弥散到结膜下组织，而被包裹在一个很局限的范围内。这种情况多与眼球筋膜被分离后过度增殖有关。故又称为眼球筋膜囊肿（Tenon's capsule cyst）。常见于眼球筋膜特别丰满的年轻人。有 70%～80% 的包裹性滤过泡可以通过保守治疗包括局部应用低浓度的皮质激素、结膜下的抗代谢药（常用 5-Fu）注射以及适度的眼球按摩而逐步消退。

如果见到明显的滤过泡包囊形成，应该进行结膜下的针刺拨离滤过包囊壁的手术。表面麻醉后，用锋利的一次性 5 号针头距离包囊壁 10mm 处的结膜下进针，该针连带有 2% 利多卡因麻醉剂的注射器，边推麻药边前行至滤过泡包囊壁处，注射麻药将结膜组织与球筋膜组织分离开有一定的空间。或换用连带有透明质酸钠的注射器，推注一定量的黏弹剂将此空间维持，再用针头刺入包囊壁并在同一平面做水平向分离，即刻见到房水流出到结膜下间隙，而隆起的滤过泡塌陷。此时如果需要扩大包囊壁的穿刺口（过小的穿刺口容易自行闭合），需要再注射黏弹剂填充将滤过泡顶起后进一步分离，否则容易刺穿结膜组织导致渗漏。退出针头后，可以在周围的结膜下注射 5-Fu 减少纤维增殖。如果穿刺过程中刺到血管则引起结膜下的出血，可以用棉签压迫止血后继续，也可在麻醉药中加入少许的 1% 肾上腺素事先收缩血管防止出血。出血较多影响视见结膜下结构时，不宜盲目操作，可等出血基本吸收后再施行。如果针刺拨离包囊壁的穿刺口再愈合，可以酌情进行多次，前提是眼压的升高是由于存

在围堤样的滤过泡壁限制了房水的向外扩散。如果结膜瓣、巩膜瓣与巩膜床已经紧密粘连，则失去针拨分离的适应证。

如经上述治疗 3 个月不见效，眼压仍不能控制者应考虑进行手术治疗。手术治疗的原则有二：①原路滤过道再通术，即分离并切除原滤过区的结膜下筋膜瘢痕组织（往往呈增厚的围堤或帽子样包绕着巩膜瓣区域），重建滤过区。术中应充分清除瘢痕结缔组织，细致彻底止血但又不使组织过度损伤。如眼球筋膜过度丰满，可以适当予以切除。术中使用含丝裂霉素 C（MMC）的棉片贴敷滤过周围的瘢痕区域，并用生理盐水或 BSS 充分冲洗手术野。术后局部滴用皮质激素，并结膜下注射 5-FU 以防止再度瘢痕增殖，争取得到较好的结果。②选择另一部位再作一次滤过性手术（见后）。

7. 滤过泡漏的修补术 多见于具有薄壁功能性滤过泡的患者。自巩膜瓣下滤过性手术广泛应用以来，这种并发症已明显减少，但由于术中抗代谢药的使用不规范或指征扩大化，近年临床又逐渐增多。由于滤过泡渗漏，眼内外直接交通引起眼内炎的潜在危险极大，严重渗漏还可导致长期浅前房，低眼压，炎性房水，促使白内障的加速发展，黄斑水肿以及黄斑囊样变性的形成，而威胁视觉功能，故应及时加以处理。轻微者，局部给予促进组织生长愈合的药物并加压包扎，一般数天后渗漏处即愈合。如果保守治疗无效，或反复出现渗漏，或渗漏明显者应该手术修补。球结膜下注射麻醉药后沿角结膜缘剪开球结膜并向穹隆部分离，切除滤过泡渗漏处的变性球结膜（通常组织病理学检查是无细胞纤维结构的物质），眼球筋膜尽量保留，以便利用覆盖滤过区。分离球结膜及筋膜瓣尽可能使其松动。然后将眼球结膜和筋膜下拉转移覆盖住滤过区，用 8/0 可吸收线作水密缝合固定在角膜缘的表层基质上。如球结膜缺损过多，覆盖滤过区时张力过大，可考虑作松弛切口，或利用周围球结膜转移覆盖。如果剪去变性球结膜后见到原滤过区的巩膜瓣溶解（系抗代谢药物造成的巩膜瓣坏死），应该用球筋膜或异体巩膜组织块覆盖作为巩膜瓣修补缝合。经过这样处理后，渗漏可被制止，但也可能失去有效滤过功能，造成术后眼压升高。如果只将球结膜松解拉下覆盖缝合，往往术后还会有薄壁滤过泡的渗漏和低眼压。因此，修补滤过泡要酌情利用原有组织适当填补，恰到好处，使术后眼压恢复正常。术后一般只需滴用皮质激素或非甾体抗炎药，如果角结膜缘缝合伤口处有细微渗漏，可以加用促进组织细胞生长的滴眼液治疗，必要时加压包扎处理。如果眼压有轻度升高，可以继续抗炎治

疗观察，或适当按摩眼球即可。如眼压明显升高引起不适症状，应该给予降眼压药治疗。按摩眼球的同时，可以结膜下注射抗代谢药 5-Fu，以调节伤口愈合过程，达到理想的滤过状态。

8. 滤过失败的再手术　这种情况在再次手术中占有一定的比例，尤其多见于年轻人、有瘢痕体质者和眼局部有炎症（包括术前的各种炎症和手术引起的创伤炎症）的青光眼滤过性手术患者。在再次手术前，应考虑以下一些问题：①为什么手术会失败？②这些导致失败的因素在再次手术时能否设法避免？③如何克服前几次手术对再次手术带来的困难？④成功的把握有多少？总的来说，再次手术的成功率要比首次手术的小，手术次数越多，成功机会就越少。因此争取首次手术成功是十分重要的。为探索前次手术失败的原因，不仅要对患眼进行详细检查，还要详细询问前次手术前、手术中及术后的情况，最好能查看有关原始记录，特别对手术并发症的产生与处理方式及其结果要有充分了解，从而设法避免。再次手术的时机一般是等前次手术的创伤炎症完全消退后再施行为好，通常与前次手术要间隔 3 个月。除了如前所述能够原路再通的术眼以外，最好避开原手术部位另选手术部位，通常选在颞上方、颞侧或鼻上方，鼻侧手术野不仅暴露困难操作也不顺手，一般不选用。下方结膜囊易受污染，可能会增加术后感染的机会，通常不考虑。再次手术的方式，可以是经典的小梁切除术，也可以是植入物引流术，甚至是睫状体破坏术。当然在选择适当手术方式（参见各种手术的适应证）的同时，手术部位的选择也很重要。如再行滤过手术部位时，除了考虑操作方便，球结膜、球筋膜等外眼因素外，还要结合房角及虹膜的情况。有广泛虹膜周边前粘连的部位，周边虹膜切除的大小和范围，常不易掌握，滤口重新被前粘虹膜堵塞的机会较大，应力求避开；同样，如将滤过口做在有晶状体前移或局部脱位的地方，将会导致滤过口被晶状体赤道部或玻璃体堵住，因此也应避开。

此外，再次手术也同样存在滤过通道瘢痕的问题。避免手术后结膜下成纤维细胞的过度增殖是建立功能性滤过泡的关键所在。相关研究揭示了滤过手术后结膜下组织过度瘢痕增生的生理病理过程：手术的创伤，使手术区结膜下，巩膜表层及虹膜的血管受损，释放血浆蛋白和各种血细胞，在组织因子（tissue factors）的作用下，血浆或血液凝结成一种胶样的纤维蛋白——纤维连接蛋白基质，继而炎性细胞、新生毛细血管以及来自创口边缘的成纤维细胞进入基质，使其逐渐分解。成纤维细胞进一步合成纤维连接蛋白，实质胶原（蛋白）（interstitial collagens）和氨基葡聚糖（glycosaminoglycans），

形成纤维血管性结缔组织或称肉芽组织。随着肉芽组织的逐步成熟，血管及成纤维细胞大大减少，最后为坚实的结膜下瘢痕所代替。从以上的瘢痕增生过程中，可以看出成纤维细胞的增生和转移起着十分重要的作用，但是，能使成纤维细胞向伤口内转移和聚集的因素十分复杂，可能涉及一系列目前还不十分肯定的生化物质的参与，如淋巴因子、补体、血小板生长因子等等，特别是后者，被认为对成纤维细胞更具有化学趋化作用和促分裂作用。临床医师应采取各种措施来阻止或减少成纤维细胞的过度增殖，以确保术后滤过功能的建立。①精细的手术操作，减少组织创伤。一切滤过性手术，都必须在手术显微镜下进行，分离切割组织时要轻巧，止血要彻底，烧灼止血不能过度，残留的血块、组织残屑要用生理盐水或 BSS 冲洗干净。②防止外来异物潴留在伤口内，诱发异物肉芽反应。手套上的滑石粉、棉花纤维等是最常见的外源性异物，必须严格防止落入手术野。③减少术后创伤组织的血管反应。主要用皮质激素，以局部滴用或球结膜下注射为主。如伴有严重葡萄膜反应时，应同时采用全身给药（静脉滴注或口服）。术后保证前房如期形成，尽量减轻和缩短创伤反应的程度和时间，并采取抑制瘢痕过度增生的措施对再次手术的患者来说，更显得极其重要。

随着术式安全性的提高，临床医师注重于对存在高危失败因素病例手术成功率的研究。经过不断的探索，在 20 世纪 80 年代后期开始比较普遍地接受对滤过通道存在高危险失败因素的青光眼病例术中、术后应用抗增殖药物作为一种滤过性手术的调节治疗，其中最常用的是抗代谢药 5- 氟尿嘧啶（5-FU）和丝裂霉素 C（MMC）。针对滤过性手术药物调节治疗的不断实践和经验积累，又认识到了其利与弊，临床医师们又开始新的改良探索：巩膜瓣下或结膜瓣下的药物缓释系统植入、可吸收降解生物材料（如透明质酸生物胶、胶原引流条以及羊膜等）的填充，期望提高青光眼滤过性手术成功率和减少手术并发症。这些均已在临床上实际应用，获得了一定的预期效果，但远没有解决青光眼滤过通道瘢痕化的难题。

（孙兴怀　嵇训传）

主要参考文献

1. 嵇训传. 周边虹膜切除术对闭角型青光眼的预防效果. 中华眼科杂志, 1979, 15: 65.

2. 孙兴怀, 嵇训传, 褚仁远, 等. 青光眼滤过术后浅前房原因探讨. 中华眼科杂志, 1995, 31（1）: 39-42.

3. 段宣初, 蒋幼芹, 熊小玲. 国产房水引流置入物治疗顽固

性青光眼近期疗效观察. 中华眼科杂志, 1997, 33 (2): 121-124.

4. 郭文毅, 宋月莲, 孙兴怀, 等. Ahmed 青光眼阀植入术治疗难治性青光眼. 中华眼科杂志, 1997, 33 (6): 417-420.

5. 傅培, 李美玉. 提高青光眼手术治疗的水平. 中华眼科杂志, 1998, 34 (3): 165-166.

6. 叶天才, 张秀兰, 余敏斌, 等. 非穿透性小梁切除术联合透明质酸植入物治疗原发性开角型青光眼. 中华眼科杂志, 2001, 37 (4): 274-277.

7. 葛坚, 郭彦, 刘奕志, 等. 超声乳化白内障吸除术治疗闭角型青光眼的初步临床观察. 中华眼科杂志, 2001; 37 (5): 355-358.

8. 王宁利, 吴河坪, 叶天才, 等. 非穿透小梁手术术中和术后早、中期并发症及疗效分析. 中华眼科杂志, 2002, 38 (6): 329-334.

9. 邹绚, 段宣初. 青光眼房水引流装置研究新进展. 中华眼科杂志, 2009, 45: 567-573.

10. 孙兴怀. 我国青光眼手术治疗中存在的问题. 中华眼科杂志, 2009, 45 (1): 5-7.

11. 陈雪莉, 陈宇虹, 金晓红, 等. 小梁切开术治疗原发性婴幼儿型青光眼效果的多因素分析. 中华医学杂志, 2009, 89 (7): 453-456.

12. 卢奕, 孙兴怀. 恶性青光眼诊断与治疗中几个值得重视的问题. 中华眼视光学与视觉科学杂志, 2011, 13 (4): 241-243.

13. 倪逴. 眼的病理解剖基础与临床. 第2版. 上海: 上海科学普及出版社, 2002.

14. 李美玉. 青光眼学. 北京: 人民卫生出版社, 2004.

15. Cairns JE. Trabeculectomy. Am J Ophthalmol. 1968, 66: 673.

16. Dellaporta A. Combined trabeculectomy and cataract extraction. Ophthalmic Surg. 1985, 16: 487.

17. Spiegel D, Kobuch K. Trabecular meshwork bypass tube shunt: initial case series. Br J Ophthalmol. 2002, 86: 1228-1231.

18. Costa VP, Azuara-Blanco A, Netland PA, et al. Efficacy and safety of adjunctive mitomycin C during Ahmed Glaucoma Valve implantation: a prospective randomized clinical trial. Ophthalmology. 2004, 111: 1071-1076.

19. Gedde SJ, Schiffman JC, Feuer WJ, et al. Three-year follow-up of the tube versus trabeculectomy study. Am J Ophthalmol. 2009, 148: 670-768.

20. Budenz DL, Barton K, Feuer WJ, et al. Ahmed Baerveldt Comparison Study Group. Treatment Outcomes in the Ahmed Baerveldt Comparison Study after 1 Year of Follow-up. Ophthalmology. 2011, 118: 443-452.

21. Christakis PG, Tsai JC, Zurakowski D, et al. Ahmed II. The Ahmed Versus Baerveldt study: design, baseline patient characteristics, and intraoperative complications. Ophthalmology. 2011, 118: 2172-2179.

22. Gedde SJ, Schiffman JC, Feuer WJ, et al. Tube versus Trabeculectomy Study Group. Treatment outcomes in the Tube Versus Trabeculectomy (TVT) study after five years of follow-up. Am J Ophthalmol. 2012, 153: 789-803.

23. Razeghinejad MR, Fudemberg SJ, Spaeth GL. The changing conceptual basis of trabeculectomy: a review of past and current surgical techniques. Surv Ophthalmol. 2012, 57: 1-25.

24. Spaeth GL, Meyer HD, Goldberg I, et al. Ophthalmic Surgery: Principles and Practice. 4th edition, Saunders. 2012.

第十六章
青光眼的激光治疗

第一节　激光原理及生物学效应

激光的英文词 laser 是 light amplification by stimulation emission of radiation 的字头缩写语，意为激光工作物质受激辐射后放大产生的光输出。由于激光具有独特的性质以及眼的光学特点，激光治疗已经成为治疗青光眼的一种可供选择的方法。对于因瞳孔阻滞引起的闭角型青光眼，Q 开关钕：YAG 激光或氩激光虹膜切除术已经替代了手术治疗，除非是在没有激光器的情况下。对于原发性开角型青光眼，当药物治疗后降低眼压效果不满意，或者患者依从性差，激光小梁成形术可以提供安全的、常常是有效的治疗，而且比侵入性手术治疗如小梁切除术的并发症少。在药物和手术治疗两者不能控制的青光眼中，施行激光睫状体光凝术可以取得较好的疗效。由于在激光治疗过程中激光本身可以产生一些危险，因此有必要了解激光产生的基本原理，以及激光作用于眼部组织的生物学效应。这对于正确地选择和使用眼用激光，了解激光治疗青光眼的机制，争取获得更好的治疗效果是必要的。

一、激光的基本原理

1. 光　光包括可见光、紫外光和红外光等。激光也是光的一种，都属于电磁波。电磁波具有波样特性，可以解释光的折射、干涉等宏观现象。电磁波是以波长来表现其波样特性的。波长是光波中两个连续的波峰间的距离。不同波长的电磁波以不同方式与生物组织相互作用。电磁波又具有微粒样特性，可以解释原子水平的现象，如光的吸收、原子或分子的光辐射、荧光等。光子的能量与光的波长有关。

2. 原子的能级　原子由原子核和围绕原子核运动的电子组成。电子在不同的轨道上运动（图 6-167）。它们只能存在于一定能量级水平的轨道上。当电子由一个轨道转移到另一轨道运动时，电子的能量会发生变化。电子在最内层轨道运动时，电子处于最低能量

状态，称为电子的基态。电子在各个较外层的轨道上运动时，电子处于较高的能量状态，称为电子的激发态（图 6-168）。具有激发态电子的原子称为激发态的原子。

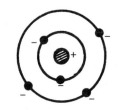

图 6-167　电子在不同轨道上运动

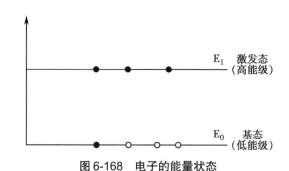

图 6-168　电子的能量状态
○为处于基态的电子　●为处于激发态的电子

3. 受激吸收　如果原子吸收光子，而光子的能量水平等于两个相邻轨道电子能量级水平之差时，在低能量级轨道上的电子就被激发到高能量级轨道。这一过程称为受激吸收（图 6-169）。引起受激吸收的光子可能是由于荧光或闪光灯照射产生连续波范围内的光子；也可以通过其他的过程将电子激发到高能量水平，例如电流中的电子的碰撞可以激发离子激光（如氩激光或氪激光）或准分子激光（如氟化氙）中的离子。

4. 自发跃迁　处于高能级的电子是不稳定的，总是向着低能级跃迁。当受激电子从激发态能量水平下降到基态能量水平时，受激但没有离子化的原子很快地回复到它的正常状态（基态）。受激原子所具有的多余能量，就以光子的形式释放出来，所释放的能量等于激发态能量水平和基态能量水平之差。这一过程称

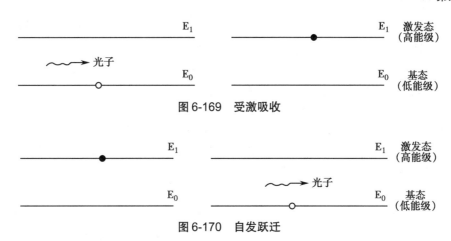

图 6-169　受激吸收

图 6-170　自发跃迁

之为自发跃迁或荧光（图 6-170）。在荧光辐射中光子不具有良好的方向性。

　　通常，电子从激发态高能量水平回复到它的基态能量水平时，并不是一个简单的跃迁，而是通过多种选择、竞争的途径。其中每个途径可能由一系列产生光子的转移和较快的非辐射性的转移所组成。这样，当单一类型的激发原子回复到基态时，就可以产生几种不同波长的光子。

　　5. 受激辐射　具有激发态电子的原子被光子撞击，而这光子的能量又等于电子在较高与较低能量级水平之差时，这一外界入射的光子可以激发原子释放一个光子，而使原子回到它的基态。这一过程称为受激辐射（图 6-171）。被激发态原子释放的光子具有与激发它释放的入射光子相同的波长、方向和位相。这样一个单一的光子就可以产生 2 个相同的光子。受激辐射具有产生相同特性光子的连锁反应的潜能。通过受激辐射产生的光被称之为激光。

　　6. 原子的亚稳态　一个原子在它许多可能的激发态中的某一状态下所持续的时间称为这种状态下的荧光寿命。大多数原子的荧光寿命是很短的，典型的是 ns 级或更短。但是一些原子具有相对长的荧光寿命的激发态能量级水平，称作为原子的亚稳态。受激的原子必须能存在于亚稳态，才是有用的产生激光的活性工作物质。当电子从亚稳态的能量水平转移到次级较低能量水平时，才能释放产生激光的光子。

　　7. 粒子数反转　是产生激光的必要条件之一。受激吸收与受激辐射的过程是相互矛盾的。在热平衡条件下，电子处于低能级的原子数总是多于电子处于高能级的原子数。只有利用外来能量进行激发，人为地使电子处于高能级的原子数超过电子处于低能级的原子数，才能使受激辐射超过受激吸收，从而得到光的放大。这种选择性增加高能级原子数，使之与正常分布相反，称为粒子数反转。实现粒子数反转必须具有 2 个条件：①具有能够在能级之间实现粒子数反转的激光工作物质，可为气体、固体或液体等。②具有可以激发原子体系处于亚稳态的外加力量，即泵浦，包括光泵、气体放电等。

　　8. 激光的产生　原子的亚稳态和粒子数反转对于产生激光是必需的，但还是不够的。产生激光还需要圆柱形或长方形的谐振腔。通常谐振腔的构成是将特殊类型的原子或分子放入腔中，腔的两端各有一个反射镜，其中一端是全反射镜，另一端为部分反射镜（图 6-172）。包含适当的亚稳态的原子或分子的物质被称为激光的活性介质。然后利用泵浦源，如闪光灯或电流，在谐振腔内产生粒子数反转。

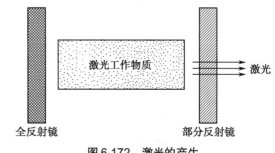

图 6-172　激光的产生

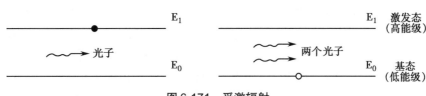

图 6-171　受激辐射

通过自发跃迁，谐振腔内一定量激发态的原子回复到它的基态，产生荧光。当荧光产生的光子撞击激发态原子时，就产生具有相同方向、波长和位相的2个光子。这些光子又撞击其他激发态原子，最后导致在谐振腔内产生不断运动的光子流。谐振腔两端的反射镜使这些光子不断地往返运行，并使其方向重新调整，沿着腔的长轴运行，形成谐振。运行的光子不断地激发其他处于激发态的原子，发生受激辐射。通过荧光或受激辐射产生的光子如果不沿平行于腔轴的方向运行，就只能从谐振腔中散逸。

谐振腔两端的反射镜中有一个是部分反射镜，称为激光输出端。部分沿着腔轴来回运动的光子由此端逸出，产生激光。

9. 提高激光效力的方法　如果将激光的能量在很短时间内释放出来，就会增加激光的功率。功率指单位时间内产生的能量，即功率（瓦）=能量（焦耳）/时间（秒）。通常，只要对谐振腔开始泵浦，就几乎同时开始产生激光。如果激光活性介质的原子有足够长的亚稳态寿命，就可以在谐振腔内放一个不透明的开关阻止腔内的光子流从部分反射镜中逸出，即阻止激光的产生，直至形成非常高的粒子数反转，才使光子流在很短时间内释放出来。这样的开关叫做 Q 开关（qualityswitching）。Q 开关有许多种类，包括主动 Q 开关（常称为 Q 开关）和被动 Q 开关（也称为锁模）。大多数眼用激光器应用声 - 光晶状体作为主动 Q 开关，将两个极化滤过器放于谐振腔的输出端，并使第 2 个滤过器的极化方向与第一个滤过器的极化方向呈 90°角。第 2 个滤过器是由声 - 光晶状体组成，当有适当的电流通过时，就会突然旋转 90°角，而使谐振腔内光子流通过，使激光在很短的时间内释放出来。眼内激光中常用的被动 Q 开关是锁模方式。在这种情况下，谐振腔内的光子流被一个颜色小囊阻止输出。这个颜色小囊具有电流通过时被漂白的特性。当电流通过时，小囊被漂白，激光就在很短时间内输出，所以也起到 Q 开关的作用。

主动 Q 开关可以产生 10^{-9} 秒级的脉冲，被动 Q 开关产生 10^{-12} 秒级的脉冲。

二、激光的特点

激光与普通光一样，都是由光子组成的。就某一个光子来说，无论它来自于激光束还是普通光束，本质上没有差别。但对由光子组成的光束来说，则激光光束与普通光束有着本质的区别。

普通光束是从普通光源发出的光子组成。这些光子的振动方向、位相和频率以及传播方向都是互不相关、各不相同的，是非相干光。而激光束是由激光器发光中心发出的光子组成，这些光子都以相同的振动方向、位相和频率，以及相同的传播方向传播。它们互相关联，是相干光。激光具有许多特点：

1. 单色性　激光释放出来的光仅为一种波长的光，或有时有数种波长的光结合起来，但很容易分开，因而可以得到单色的纯光。在晶状体系统内，单色光不产生色差，因而可以将其聚焦为一个很小的点。

2. 方向性　激光器仅输出在两个反射镜间沿谐振腔长轴通过的光子，这样可使输出的光子平行前进。激光的光束很窄，分散很慢。激光的方向性能使其在晶状体系统内很容易聚焦于一个小点。

3. 相干性　光波的相干度数为光波的电磁场在不同的空间和时间内有规律和有预测地改变的程度。激光的空间相干性好意味着通过激光束横截面的光子间有极好的位相关系。激光的时间相干性好意味着激光的波长不随时间的改变而改变。激光投射构成的一个面称为激光小斑。它是由高度相干光反射产生的干扰最小的小光斑。由于眼用激光的相干性可以增进聚焦，因此它如同方向性一样重要。

4. 极化性　极化性是相干性的另一方面。很多激光发射出直线的极化性光。在激光系统，光的极化性使激光最大限度地通过激光媒介，不被反射而散失。

5. 亮度　在医疗应用时，激光最重要的性能为光的亮度或强度。激光可以产生人类已知的最强光源。光的亮度为每单位面积的光的强度。激光的能量可以在空间高度集中，它包括光能量在发光方向上的集中和发光面积上的高度集中。激光能量也可以在时间上高度集中，可将光能量压缩在极短时间里发射。激光能量也能在单位频宽内高度集中。

总之，激光的单色性、方向性、相干性、极化性及亮度构成了激光的重要特点，因此它成为一种十分有用的医疗工具。由于眼球结构的特点，激光可通过眼球大部分组织，因此激光在眼科，包括青光眼的治疗中，特别有用。

三、激光的生物学效应

激光作用于眼部组织后被吸收或散射。原来的激光参数可能发生变化，眼部组织也可能发生一系列变化。所有这些变化都称为激光生物学效应，前者为第 1 类激光生物学效应，是激光诊断的基础；后者为第 2 类激光生物学效应，是激光治疗的基础。

在激光生物学作用过程中，通常首先发生物理和化学变化，再由这些理化变化导致组织发生形态或功能方面的变化。这些理化变化为一级激光生物学作用,组织方面的变化为次级激光生物学作用。前者是后者的原因,后者是前者的结果,所以又称前者为激光生物学作用机制。

1. 激光生物学作用机制 眼球各层组织吸收激光能量后产生的一级作用主要有光致热效应、光致化学效应、巨脉冲激光的强电场作用和光致压强作用。

(1) 光致热效应:生物组织吸收激光的光子后,光能变为热能,引起组织温度升高。当温度升高到一定范围时,组织发生改变,即为激光的致热效应。根据热致局部组织反应水平,又可分为热致温热、光凝固、光气化、光炭化作用。组织温度升高时可以引起组织蛋白和大分子物质的变性坏死。温度更高时,细胞内、外的水分变成蒸气。由于急剧的气化和组织膨胀产生压强,可以迫使组织分离。温度继续升高会形成炭化。影响光致热效应水平的因素很多,但主要影响因素是激光功率密度的高低、受照组织对相应波长的激光能量吸收率和激光持续作用时间的长短。在治疗时,当作用对象即待照射组织确定后,就要选择激光波长、功率密度和作用时间,以便达到所要求的热效应水平。

(2) 光致化学反应:生物组织吸收激光能量后,将光能转变成化学活化能所导致的化学反应称为光化学效应,一般分为 4 种类型:光致分解、光致氧化、光致聚合和光致敏化。在眼科中常应用光致分解和光致敏化。前者典型例子是波长 193nm 的氟化氩准分子激光可以作为"冷光刀"分解生物分子化学键,切割角膜。后者典型例子是用光放射治疗法治疗脉络膜黑色素瘤。

导致光致化学效应的活化能也可能来自热能,包括光致热效应所产生的热能。

(3) 巨脉冲激光的强电场作用:光是在时间和空间上变化着的电磁场。由于生物组织与光波段内电磁场的作用而导致一系列生物效应过程称为光的电磁场作用。能对生物组织起作用的主要是电场。对于普通光,以往因其光功率密度低而没有注意到它的电场的生物作用。但由于激光具有光能量在空间高度集中的特性,其光功率密度极高,因而其电场强度也极高。这样高的电场强度,即使通过透明的屈光介质,也会引起一系列的生物效应:

1) 高场强产生谐波:由于高场强的非线性效应使原来的正弦波电场变成了畸变极化波。这种畸变波可以展开成基波、2 次谐波、3 次谐波……和直流分量之和。这些谐波多为紫外光,正处于蛋白质和核酸等生物大分子的光化作用光谱范围之内,可被它们强烈地吸收,使其损伤、变性。

2) 场致自聚焦:由于高场强可增加物质的折射率,而且光束轴线上的电场最强,所以受照组织起到类似正透镜的作用,使光束聚焦,加强了生物反应的水平。

3) 场致电离:当激光的功率密度超过 $10^9 W/cm^2$ 时,其电场强度可使照射组织的局部产生等离子体:使电子游离,成为电离态,产生大量化学活性很强的自由基,形成致密的气体云。但就其整体来说,正负电荷密度几乎相等,故称为等离子体。等离子体是物质的不稳定状态,会急剧膨胀,产生冲击波和声波,会有切割组织的作用。当等离子体中的自由电子和离子再次结合形成原子时,就在照射的局部产生火花。

4) 场致伸缩:生物组织是液晶状体结构,而强电场可致晶状体中的离子发生位移,产生极化,导致引力,使结构发生形变,因而交变的电场可致收缩或伸张,称之为场致伸缩。

5) 场致受激散射:由于生物组织的不均匀性,因而它吸收激光后会发生散射。当场强足够强时,可使这些散射由自由散射成为受激散射。这种散射光的光强很强,可致细胞损伤。

6) 场致击穿:超过一定的场强值以后,可使气体、水和透明固体击穿。

(4) 光致压强作用:

1) 辐射压强:激光束是由无数具有运动质量的场粒子,即光子所组成。当用激光束照射生物组织表面时,表面组织每吸收一个光子,相应地就得到了一份光子动量。因为冲量等于动量的变化,表面组织得到的光子动量就转化为对吸收物质的压力。这种直接由于光子动量变化所致的压强称为光的一次压强,又称光的辐射压强。在青光眼激光治疗时所用的光切开术所需的压强作用,主要是应用了二次压强,即由激光的热作用或强电场作用所导致的压强作用。

2) 热致汽化反冲压强:当 Q 开关激光的高功率密度激光束被生物组织吸收时,在作用点急剧升温,并迅速沸腾,形成一股气流向外喷射,对生物组织产生巨大的反冲力。

3) 热膨胀压强:在组织内部如眼球等封闭体系内受热升温,达气化时压强随温度升高而增加。

4) 体膨胀超声压强:当用强激光照射组织并被吸收时,热导致迅速膨胀,膨胀时在边界产生超声弹性振动,声振动的压强值与激光功率密度的平方根成正比。

5) 受激散射超声压强:在强激光作用下发生受激散射时,伴随着产生声波频率可达 1010Hz 的超声波。

6) 场致收缩压强:电场作用于不同介电常数的物质,使之发生形变而产生了压力,称为场致伸缩压强。

2. 激光的治疗原理 当眼组织吸收特定波长和足够能量的激光后,主要发生了凝固或透切等改变。每一类改变常常是上述一级作用过程中理化因子综合作用的结果。发生凝固的机制中既有热损伤，也有化学损伤的作用。造成透切时既有压强、电击穿，也有热效应和光化学效应等作用。

（1）激光凝固原理：由于可见光范围的激光能量能够大部分透过眼屈光间质而进入眼底，并为眼底色素组织吸收后转变为热能或化学能，使受照处组织致伤，直至凝固，形成组织机化粘连。在实际应用时，由于黑色素能吸收的有关波长的激光并不能被氧化血红蛋白吸收，以及能使眼底造成凝固的激光未必能够透过眼屈光介质，所以需选用合适波长的激光。此外，激光的凝固效果还与激光的辐射强度与持续曝光时间长短有关。

（2）连续激光汽化、切割和打孔原理：用高功率密度的连续波作用于生物组织，当生物组织吸收热能使温度上升到100℃时，含水量占60%~80%的组织内的液体开始沸腾。然后因为相变出现蒸气压力。但由于表面的封闭作用，这些蒸气压力被局限起来，犹似高压锅。当组织内因继续吸收激光能量而使局部温度和蒸气压力进一步迅速提高，直至气压超过了封闭组织的弹性限度时，蒸气冲破表面喷射而出，组织碎片也被气流挟着冲出。由于激光的连续作用，将刚离体的组织碎片燃烧。因为碎片微粒的热容量极少，所以燃烧时可见耀眼的白炽光。气化是指对组织或病灶进行面状烧灼。若线状气化即为切割。若点状气化即为打孔。热效应是气化的原因。汽化可致切割和穿孔，但热效应并不是切开和穿孔的唯一机制，化学效应也可引起组织切开。眼用的激光透切，更主要是由压强作用或激光的高电场击穿所致。

（3）脉冲激光透切原理：氩激光束可以透过屈光介质到达虹膜，并被富含色素和水的虹膜吸收，产生热效应至气化水平，所形成的气化压力可使作用点处虹膜组织产生微爆炸，从而达到透切虹膜的目的。

Q开关钕:YAG激光可对眼部无色素组织施行光切开术。其主要是利用激光所致的压强作用和强电场的击穿作用。由于持续作用时间非常短，其热弛豫时间几乎为零，所以切口处几乎无热损伤。

四、青光眼治疗中常用的激光器

随着激光技术在眼科领域的应用和发展，激光治疗青光眼的研究也越来越广泛、深入和普及，各种激光器如红宝石激光器、Q开关红宝石激光、连续输出及脉冲输出的氩激光、二氧化碳激光、染料激光、钕:YAG激光、钬:YAG激光、氟化氩准分子激光，以及真空二极管激光器等相继应用。

1. 用于光凝固的激光器　市售可供临床青光眼激

光治疗的激光器包括：

（1）带有导光纤维将激光输出到位于裂隙灯活体显微镜上终端释放系统的氩、氪或二极管激光源的激光器。裂隙灯活体显微镜上终端释放系统用于观察靶组织，直接将瞄准光和治疗光释放到靶组织的需要治疗部位。

（2）带有导光纤维将激光输出到特殊设计的释放器顶端的二极管或长脉冲或连续波钕:YAG激光源的激光器。

导光纤维释放系统可使裂隙灯活体显微镜不受阻碍地移动，也使治疗部位的激光能量接近于均匀分布。与输入导光纤维的激光相比，从导光纤维输出激光的空间相干性较小，这可以导致获得的最小光斑直径比同样空间相干性的激光所得的光斑要大。

市售的眼用氩激光器可提供双色光（488nm 蓝光和514.5nm 绿光）或纯绿光（514.5nm），眼用氪激光器提供红光（647nm 和676nm）。可选择的激光器有纯氩激光、纯氪激光和氩-氪激光的。其他能用于光凝固和光气化的激光器有氪激光（531nm 绿光、568nm 黄光、或647 红光）、铜蒸气激光（510nm 绿光或578nm 黄光）、倍频钕:YAG激光（532nm）、有机颜料激光（在577nm 黄光至630nm 红光间可调）、金蒸气激光（628nm）、二极管激光（近红外波长，常见的为805~840nm）、钕:YAG激光（1064nm）、铥、钬、铬:YAG激光（其中钬激光为2.1μm 红外光），和铒:YAG激光（2.9μm 红外光）。近来钬和铒激光在青光眼中应用得较少，原因是它们与组织相互作用时，在主要引起光气化的同时，在被气化的目标周围出现光凝固带。

2. 用于光气化的激光器　眼用钬激光器可以经导光纤维释放连续的、相对长脉冲（300ms）、波长为2000nm 的红外光。这一波长的光在水中的吸收率高，当组织辐照度较高时可使组织气化，而周围组织的凝固相当有限。经导光纤维释放到可高度聚焦输出光的特殊形状的蓝宝石顶端的机头的连续波钕:YAG激光中可获得相似的辐照度。以导光纤维直接接触靶组织进行巩膜切除时，光气化是有用的。从释放系统的顶端所得的辐照度足以气化组织。术者可以经结膜下角膜缘巩膜作一细窄的通道进入前房角，或从角膜穿刺口将导光纤维伸入前房至前房角，再释放激光穿通巩膜，作一细窄通道。这两种方法都能达到全层巩膜穿通滤过的作用。

3. 用于光切开的激光器　市售的用于光切开的激光器由下列几个部分组成：

（1）体积相对小、高功率、Q开关的钕:YAG激光器，应用空气或内部的循环水冷却，可产生不可见的波长为 1064nm 的红外光。

（2）直接耦合的镜片系统将红外光释放到裂隙灯活体显微镜。

（3）用于瞄准聚焦的可见的、低功率、连续波的氦氖光（632.8nm），或可产生红光的二极管激光。

（4）用于在裂隙灯活体显微镜工作距离聚焦瞄准光和治疗光为一个小光斑的镜片系统。

（5）用于观察靶组织、聚焦瞄准光、保证钕：YAG 激光聚焦于靶组织作用部位的裂隙灯显微镜系统。

钕：YAG 激光是以钕（neodymium）为激光工作物质的固体激光。钕被散布于人造宝石钇铝石榴石（yttrium-alumin-garnet）中，所以又被称为掺钕钇铝石榴石激光。所输出的光位于光谱不可见部分，需用红色氦氖激光作为瞄准激光。当激光聚焦于组织时，可在 2～3ns 内产生电离子效应，产生等离子区。由于等离子区迅速膨胀产生冲击波，使靶点组织受到机械性震荡导致物理性损伤，从而产生微爆破作用而破碎。因此这种激光的作用不取决于色素组织对激光能量的吸收，它几乎不产生热，能切割任何眼内组织，即使是透明膜。在氩激光难以穿透的厚的深棕色或浅蓝色虹膜中，用这种激光可获得满意的效果。

在人眼应用钕：YAG 激光进行激光虹膜切除术后，切开的虹膜部位无明显的晚期闭合趋势。钕：YAG 激光在虹膜切除术中比氩激光有许多优点，为治疗闭角型青光眼提供了新的途径。

第二节　解除眼内房水流动受阻的激光治疗

一、激光周边虹膜切除术

激光虹膜切除术的安全性高、能够获得与切开性虹膜切除术相似的效果，以及容易被患者接受，已经在很大程度上替代了切开性虹膜切除术。它适用于涉及瞳孔阻滞增加而引起的各种类型的闭角型青光眼，以及对前房角可能关闭的患者进行预防性治疗。在有经验的激光治疗者手中，其成功率几乎可以达到 100%。当应用 Q 开关钕：YAG 激光施行虹膜切除术后，虹膜孔洞晚期封闭的情况极少发生。

应用光能代替手术刀穿过角膜来施行虹膜切除术始于 1956 年 Meyer-Schwickerath 显示应用氙弧灯完成虹膜切除术，但是由于发生晶状体和角膜混浊等并发症较多，这一方法没有得到普遍应用。Q 开关的钕：YAG 激光和氩激光都能安全地施行虹膜切除术。手术可以在表面麻醉下施行。术后恢复期相对很短。

与手术虹膜切除术相比，激光虹膜切除术有许多优点。它不会引起患者不适，避免了内眼手术后伤口裂开、无前房、白内障形成、感染和严重出血等危险。现在手术虹膜切除术只应用于：①多次激光虹膜切除术后虹膜孔洞反复关闭的严重的炎性青光眼；②角膜混浊眼；③患者身体过于虚弱或不合作，不能坐于裂隙灯前时；④在没有激光器的条件下。

【适应证和禁忌证】

1. 激光虹膜切除术的适应证如下：

（1）由于原发的或继发的瞳孔阻滞增加所引起的前房角关闭或闭角型青光眼。对于瞳孔阻滞引起的急性闭角型青光眼，可以药物治疗降低眼压，使角膜透明后施行激光虹膜切除术。

（2）一只眼确诊为原发性闭角型青光眼的对侧眼。

（3）一眼抗青光眼手术后发生恶性青光眼、对侧眼应施行预防性激光虹膜切除术，避免对侧眼急性闭角型青光眼的发作和恶性青光眼的发生。

（4）真性小眼球施行内眼手术有发生脉络膜上腔渗出的高度危险，预防性虹膜切除术可以避免内眼手术。

（5）手术虹膜切除术后未将虹膜全层切透者。

（6）在眼压升高、前房角窄的眼中，激光虹膜切除术可以鉴别眼压升高是否由于开角型或闭角型青光眼引起。

（7）窄前房角的原发性开角型青光眼进行激光小梁成形术之前，可先行激光虹膜切除术，以便容易地观察前房角，提供施行激光小梁成形术的条件。

（8）色素性青光眼中，激光虹膜切除术可使前、后房房水的压力平衡，消除了逆向瞳孔阻滞引起的虹膜两侧压力差所导致的虹膜面后凹。

（9）玻璃体切除术施行硅油眼内填充后发生的瞳孔阻滞。

2. 禁忌证　由于严重葡萄膜炎、虹膜角膜内皮综合征或新生血管性青光眼引起的角膜中度水肿或混浊、瞳孔极度散大、角膜与虹膜相接触、无前房、前房角完全粘连关闭时，不宜施行激光虹膜切除术。

【术前一般准备】　开始激光虹膜切除术之前，必须核查激光束的聚焦情况。

术前应当对患者进行充分解释，消除顾虑。

滴用缩瞳剂可以使瞳孔缩小，拉紧周边部虹膜，使其变薄，进行激光治疗时容易穿通虹膜。也可以使周边部虹膜距离角膜稍远一些，使激光治疗时更好地保护角膜。激光虹膜切除术前一小时应当滴用 1% 或 2% 毛果芸香碱滴眼液。

进行激光周边虹膜切除术前应当滴用表面麻醉

剂，可以滴用2%利多卡因或0.5%丙美卡因溶液。

激光虹膜切除术最好通过覆盖一层抗光反射的镀膜接触镜进行。通过控制接触镜，可以减少影响激光准确击射的治疗眼眼球运动。使用接触镜有助于眼睑分开、激光束的聚焦、治疗组织的放大，以及减少光反射引起的激光能量的减少。接触镜所用的检查液可减轻角膜组织吸收激光能量后产生的热效应。常用的接触镜为Abraham接触镜（图6-173），为一直径8mm、+66屈光度的平凸镜，粘着于Goldmann接触镜表面，覆盖一层抗光反射的镀膜。当激光束通过该镜聚焦于虹膜时，它可使焦点50μm的光斑缩小为30μm的光斑，使功率增加约4倍。同时，由于在虹膜表面正确地聚焦，使通过角膜的光线相对分散，使作用于角膜的激光功率减少，因而也减少了激光对角膜的损伤。使用接触镜时必须清洁消毒。因为接触镜上的镀膜可被丙酮和酒精溶解，因此不能用这两种物质消毒，以免损坏接触镜。可将接触镜浸泡于2%戊二醛水溶液中10分钟，消毒效果满意。

原发性闭角型青光眼急性发作后角膜水肿会妨碍完成激光周边虹膜切除术。应当先用药物控制眼压，解除角膜水肿。有时可将甘油滴入眼结膜囊内来解除残留的角膜水肿。如果角膜仍有混浊而不能进行虹膜切除术时，可以应用氩激光虹膜成形术或瞳孔成形术来解除闭角型青光眼急性发作。

周边虹膜切除的部位应靠近虹膜中周部。选择于虹膜周边部是为了避开虹膜-晶状体接触区，以免损伤晶状体。但虹膜切除部位过分位于周边，可能因角膜老年环的遮挡妨碍观察，并增加激光灼伤角膜的危险，减少虹膜吸收激光能量。虹膜切除部位应当位于平视时上睑可以遮盖的部位，以免术后产生复视或眩光。虹膜切除部位应当避开上方12点钟处，这是因为

术中激光烧灼时产生的气泡会积聚在这一区域，妨碍完成手术。当切开虹膜有出血时，如果切口做在12点钟处，出血有可能向下流动，遮挡瞳孔区，而使患者感觉明显的视物模糊。鼻上方的位置比较好，这是由于在理论上讲可以减少激光损伤黄斑部的危险。不管虹膜切除选择于何处，瞄准激光务必避开黄斑中心凹。如果选择的虹膜切除部位有虹膜陷窝，就应当在该处进行虹膜切除，这是因为陷窝处虹膜较薄，容易穿通。在浅色虹膜眼中，进行氩激光虹膜切除时应选择有色素斑的部位，以便增加激光能量吸收和虹膜穿通的机会。

当术中看到虹膜切除部位出现色素云和前房加深时，提示虹膜已被穿通。但直接看到晶状体囊膜和悬韧带是确认虹膜孔洞穿通的唯一方法。在无晶状体眼，因为玻璃体与虹膜后表面粘连，就需要做多个虹膜切除，以便房水流入前房。

【钕∶YAG激光虹膜切除术】 Q开关钕∶YAG激光（波长1064nm）在施行周边虹膜切除术时是很有用的。它是应用光切开的作用来完成虹膜切除，因此它不依赖于虹膜色素的多少，无论虹膜是何种颜色，都能很好地完成虹膜切除术。与氩激光相比，Q开关钕∶YAG激光完成穿通性虹膜切除术比较省时，所需的激光能量比较少。在角膜雾状混浊眼中，钕∶YAG激光比氩激光更容易进行虹膜切除术。钕∶YAG激光完成的虹膜孔洞晚期关闭的可能小。

使用Q开关钕∶YAG激光时，激光能量的设置决定于每个激光器所产生的能量密度。重要的是术者在治疗患者前，要熟悉所用激光器的能量特点，并试验检查激光的聚焦是否良好。对于单次烧灼可以提供多次爆破的激光器，开始使用时应用的能量为每次爆破1～3mJ，这对于大多数虹膜是有效的。如果应当单次爆破的激光器，通常需要应用较高一些能量。对于一

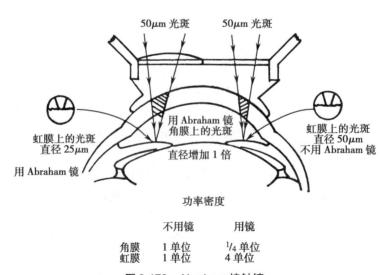

图6-173　Abraham接触镜

些特别厚的棕色虹膜，就需要设置高能量（2～5mJ）。

在进行治疗时，将激光束仔细地聚焦是非常关键的。可以通过接触镜将激光束聚焦于虹膜表面。因为钕:YAG激光是不可见的，所以采用氦氖激光束作为瞄准光线。由于激光烧灼时从聚焦点产生的冲击波会冲向术者，因此最好将激光束的聚焦点位于虹膜基质内。可以将两束红色的氦氖瞄准光线聚焦于虹膜表面的一个点，然后向前稍微移动，使焦点位于虹膜基质内一定深度，这时单点再次变成两个点，表示聚焦的位置在虹膜表面之后的基质内。当激光烧灼时产生的冲击波冲向术者时，如果治疗眼前房很浅时，就会出现损伤角膜内壁的危险。当应用Q开关钕:YAG激光完成虹膜切除后应用激光来扩大虹膜孔洞时，有可能伤及晶状体，因此是危险的。很小的虹膜切除孔（<0.1mm）对于预防随后的瞳孔阻滞可能是不够的，而且更有可能以后被色素所堵塞。如果术者不能确定所做的虹膜切除孔大小是否恰当时，最好选择另一部位以稍高的能量再做一个虹膜切除孔，而不是再用钕:YAG激光来扩大孔洞，或者可以考虑以后应用氩激光来扩大虹膜孔洞。

如果首次击射钕:YAG激光没有穿通虹膜，可以直接在同一部位应用较低能量或较少烧灼进行再次治疗。重复治疗最好在首次治疗后一段时间再进行，这是因为首次治疗所产生的色素颗粒会使前房变得混浊，减少到达虹膜的激光能量。如果数次击射激光后，前房的透明度会明显受到影响，进一步击射激光也不会得到很好的效果。遇到这种情况时，最好请患者平静地坐上10～15分钟，使前房内色素沉积下来，一旦前房变得透明，就可以继续完成激光治疗。在特别难处理的患者中，可请患者几天后回来再进行治疗。此时，原来虹膜激光击射部位发生局限性萎缩而变薄，一般都能完成虹膜切除。

【氩激光或固体激光虹膜切除术】 氩激光和固体激光在较低能量时和较长曝光时间时可以产生组织凝固作用，而在应用高能量时可由于快速的汽化作用而产生爆破作用。

起光凝固作用的激光在作用于含色素量不同的组织时，对组织的作用也是不同的。由于这一情况，在应用氩激光和固体激光进行虹膜切除术时，应当根据虹膜的颜色和虹膜对激光的反应而对所用的技术进行调整。虽然Q开关钕:YAG激光在施行虹膜切除术时应用很普遍，但是应用光凝固的激光施行虹膜切除术在许多情况下仍然是一种较好的选择。在激光虹膜切除时，吸收激光能量的发色团是位于虹膜基质后的色素上皮层。以下将虹膜颜色分为浅棕色、深棕色和浅蓝色三类来分别讨论氩激光或固体激光虹膜切除术。

（1）浅棕色虹膜：在应用氩激光或固体激光施行虹膜切除术时，术者通常选择虹膜前基质比较薄的部位作为虹膜切除的部位，常常位于陷窝的基底部。在激光瞄准时，特别是在扩大虹膜孔洞时要避开眼底后极部，以免穿通虹膜后激光光线伤及黄斑部。在激光烧灼虹膜时，可以产生一个深凹，这一体征表明虹膜相对较软，吸收激光能量较好，因而容易完成虹膜切除术。

开始时激光能量设置为600～1000mW，光斑大小50μm，曝光时间0.02～0.05秒。然后重复应用激光烧灼首次击射所产生的深凹中部，可以在虹膜基质上形成200～300μm大小的切口。当穿通虹膜色素上皮层时，可以看到从切口处飘浮出来的色素云。将曝光时间减少至0.02s，清除切口深部的色素上皮层，使虹膜切口的直径至少为0.2mm。这样做的最好方法是将三分之二的激光光线瞄准切口边缘的虹膜色素上皮层，三分之一的激光光线对准虹膜切口，来削除开始时所做的虹膜小切口的边缘。采用上述方法通常会在10～20次烧灼后会在浅棕色虹膜上形成切口。

（2）深棕色虹膜：致密的色素多的深棕色虹膜的表面较为均一，而没有明显变薄的区域。当激光烧灼时应用的曝光时间超过0.05秒时就常常发生炭化，在虹膜表面烧灼处出现黑色的闪光样物质。再在该处进行激光烧灼就很难穿通虹膜，而是在每次烧灼后在虹膜表面形成单个小泡凝聚在一起，或是在虹膜表面溅落多个细小的小泡。当发生炭化时，即使不是完全不可能，但也就很难再在这一部位穿通虹膜。因此要选择另一部位再进行虹膜切除术，或者改用Q开关钕:YAG激光来完成虹膜切除术。

为了避免虹膜发生炭化，应当将曝光时间减少为0.02～0.05秒，能量设为400～1000mW，光斑大小为50μm。如果能在虹膜上形成一个适当的小凹，就继续应用这一激光设置来击射同一部位，慢慢地将聚焦点向前推移，直至在虹膜切除口看到典型的色素云，表明虹膜已经穿通。然后采用与浅棕色虹膜中所采用的同样方法来扩大虹膜切口。

如果激光击射后不能在虹膜上形成小凹，或者所形成的小凹太小，就应当以200mW的梯度来增加激光的能量，直至获得能够完成虹膜切除的有效激光能量。但是激光的能量很少需要超过1000mW。曝光时间不能达到0.1秒以上，这是因为曝光时间长会很容易引起虹膜的炭化。通常需要20～50次激光击射才能够完成虹膜切除术。

（3）浅蓝色虹膜：蓝色或浅灰色虹膜中，基质的色素很少，不能足够地吸收激光能量。当激光击射虹膜时，能量可以直接穿过虹膜基质，使基质保持完整，而将虹膜后面的色素上皮层切开。采用透照法可以发现虹膜的缺损，但虹膜表面的基质层仍然保持完整。随后击射激光也都会穿过虹膜，而不会切穿虹膜。

在少见的情况下，可以在浅蓝色虹膜上发现一个带有色素的小区域适合施行虹膜切除术，它很像浅棕色虹膜一样对氩激光或固体激光有良好的反应。如果没有发现合适的带有色素的小区域，可以采用较长的曝光时间击射激光，使相应部位的虹膜色素上皮层产生热量，这些热量会传递至虹膜基质层，而将其穿透。开始时激光设置为能量200～400mW，光斑大小200μm，曝光时间0.1秒，以便使虹膜上皮层产生的热量传至虹膜基质层。然后将光斑大小减少为50μm，能量增加为600～1000mW，曝光时间0.02～0.1秒，来进行穿透虹膜的治疗。如果虹膜基质层明显地受到了处理，表现为呈团块状和混浊的改变，就应用这样的激光设置继续治疗，直至穿透虹膜。如果在20～40次激光击射后仍未穿通虹膜，就应当选择一个新的部位采用替代的方法进行治疗。

一种替代方法是在虹膜色素上皮层穿通之前在激光击射的基质部位制作一个气泡，气泡会占据虹膜基质的部分位置，起到一个凹面镜的作用，然后将激光光束的击射点瞄准气泡的顶端，气泡就会将激光能量传向虹膜基质层，将其击穿后暴露虹膜色素层。制作气泡时需要较高的能量，约为1200～1500mW，光斑大小为50μm，曝光时间为0.5秒，击射基质后会产生气泡。当气泡的直径约为0.5mm时，在其移动之前，就将激光束瞄准气泡顶端处击射。少数情况下需要第3次激光击射。这种高能量的激光击射会在虹膜上产生一个陷凹，其基底则为虹膜色素上皮层。然后应用较短曝光时间（0.05～0.1秒），较低能量（400～600mW）去除色素上皮层，如同处理棕色的虹膜一样。

另一种替代方法是应用低能量激光进行收缩烧灼。将激光设置为能量200mW，光斑大小200μm，曝光时间0.1～0.2秒，击射虹膜拟穿通部位的两侧或其周围，将这一部位拉紧，继续击射激光，便能容易地穿通虹膜（图6-174，图6-175）。

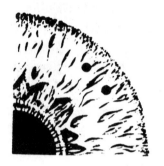
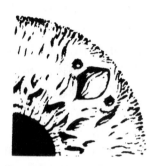

图6-174　在椭圆状虹膜隐窝两侧收缩灼伤

【术后处理】　术后立即开始滴用1%强的松龙眼药水，手术当天每小时1次。术后第2天开始每天滴用4次，持续1周。

术后1小时后测量眼压。如果眼压升高，可局部滴用降眼压药物，或口服乙酰唑胺，控制眼压。术前滴用的降眼压药物在术后继续使用，但缩瞳剂应当停用。

随诊检查时，应注意虹膜孔洞是否通畅。有晶状体眼中，通过虹膜切除处看到晶状体囊膜时，表明虹膜孔洞通畅。仅根据虹膜切除处红光反射不能足以证明虹膜孔洞是通畅的，因为当虹膜切除处仅残留一层透明膜时，也会产生红光反射。术后应当重复前房角镜检查，估计前房角开发程度、前房角粘连关闭的部位、确定是否有高塬虹膜的因素。

如果一眼发生闭角型青光眼，应当仔细检查对侧眼。一般地说，对侧眼常常需要预防性激光虹膜切除术，除非双眼前房深度明显不对称。

【激光虹膜切除术的并发症】　激光虹膜切除术的并发症很少。但是如同任何手术一样，仍然可以发生并发症。其中最重要的是术后眼压急剧升高。因为这种情况可引起视功能严重下降，应当特别注意。

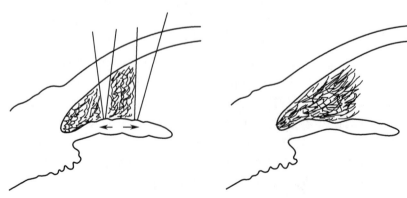

图6-175　矢状切面表示收缩灼伤的作用（左）及虹膜基质变薄和绷紧（右）

（1）暂时视物模糊：术后即可发生。可能由于视网膜色素被漂白、色素弥散、眼前节炎症反应，或使用接触镜时所用的甲基纤维溶液所引起。一般无需特殊处理。

（2）虹膜炎：激光虹膜切除术后，会产生一定程度的虹膜炎，但症状轻微，数日后即消退，少数病例中会持续较长时间。虹膜最初的改变发生于虹膜切除部位的附近，包括虹膜水肿、坏死、色素细胞消失、包含色素的巨噬细胞和不规则形颗粒在色素上皮细胞层上的沉积。组织病理学检查发现，氩激光虹膜切除术后有严重的水肿和组织破坏，Q 开关钕：YAG 激光虹膜切除术后虹膜穿孔边缘组织发生改变。

为防止术后虹膜炎，激光虹膜切除术后应常规滴用糖皮质激素滴眼液。

（3）眼压升高：虹膜切除术后眼压升高通常发生于术后 4 小时内。眼压升高的程度通常较轻，为暂时性的，容易被控制。术后眼压升高超过 10mmHg 大约会在 17%～27% 患者中见到，但也有术后眼压立即升高。眼压升高的程度可能与所用激光能量、虹膜色素脱落程度和术前房水流畅系数有关。在以激光虹膜切除术为预防性治疗的眼中，术后眼压升高的发生率较低。如果在术前眼压水平较高，前房角虽然相当狭窄但仍然开放的眼中，虹膜切除术后发生眼压升高的可能性较大。在这些眼中，虽然前房角不完全关闭是引起眼压升高的部分原因，但是小梁的功能也不是很好的。激光虹膜切除术所引起的损伤以及色素的释放加重了小梁网的负担，导致术后眼压明显升高，甚至达到需要施行眼外滤过术的程度。

对于激光虹膜切除术后眼压升高，可以应用缩瞳剂、β 肾上腺素能抑制剂、碳酸酐酶抑制剂或高渗药物治疗，能显著降低眼压升高的严重程度。激光虹膜切除术后眼压持续升高，会使小梁产生轻度或重度损伤，使昼夜眼压波动增大。因此对接受激光虹膜切除术后患者，要严密监测眼压。激光虹膜切除术后眼压持续升高、对药物无反应的病例，实属罕见。

为预防激光虹膜切除术后眼压升高，可以在激光虹膜切除术的术前和术后各滴一次 α 受体兴奋剂溴莫尼定滴眼液。

（4）白内障：氩激光和固体激光虹膜切除术后，可产生晶状体局部及前囊膜下混浊。随着应用的激光能量增加，这种晶状体混浊的发生也会增加。经长期观察，这种混浊并不会发生进行性进展。

在猴中实验表明，Q 开关钕：YAG 激光虹膜切除术可以使晶状体囊膜破裂。这种情况也可以在人眼中发生，表明激光治疗时准确地聚焦是极为重要的。幸好在临床上这种情况极为少见。

有理由推测激光虹膜切除术对于眼来说是一次外伤。同时术后经常发生的轻度虹膜炎也会干扰晶状体的代谢。这些都会加剧白内障的形成。

在一些施行白内障囊外摘除术的患者中，发现施行过氩激光虹膜切除术区域的晶状体悬韧带变弱，可以推测激光周边虹膜切除术有可能损伤了这些悬韧带。

（5）前房积血：由于虹膜组织经光致热效应后产生热凝固，因此氩激光虹膜切除术后罕见出血。但有时术后数日发生前房积血，合并眼压升高。

Q 开关钕：YAG 激光虹膜切除术时在虹膜切除处不能凝固虹膜血管，因而在虹膜切除处常见小出血。偶尔出血很多，形成少量前房积血，但会迅速吸收。激光治疗时用接触镜轻压眼球，有助于控制出血。也可以应用氩激光凝固出血的血管，或在钕：YAG 激光虹膜切除前凝固虹膜切除处的虹膜血管。在新生血管青光眼中进行激光虹膜切除术时，应当采用氩激光来进行。

（6）角膜损伤：激光虹膜切除术常会发生角膜上皮层损伤，特别是应用高能量激光时，或者角膜表面存在发色团如荧光素时，以及角膜上皮层有轻度水肿时，就可以出现小的白色的灼伤。因此在激光虹膜切除术前应当清除眼球表面的所有荧光素钠等染料。当角膜上皮层发生灼伤时，一般可以在 1～2 日内消失，而不会产生长期的不良作用。在激光治疗时应用接触镜可以在大多数患者中减少角膜灼伤。

如果前房很浅，治疗部位的虹膜距离角膜很近时，应用氩激光、固体激光或钕：YAG 激光施行虹膜切除术时，可能会发生角膜内皮层的损伤。如果激光治疗部位有气泡贴在角膜内皮层，或者没有很准确地瞄准激光束，那么应用光致热的激光能量就可能产生角膜内皮层的损伤。

角膜上皮层和内皮层的灼伤会减少角膜的透明度，减少到达虹膜的激光能量，使激光虹膜切除术难于施行。如果发生灼伤，应当减少激光能量和曝光时间。如果改变激光设置后仍然不可能避免角膜进一步的损伤，就应当选择一个新的部位进行虹膜切除术。广泛的角膜内皮层损伤可导致持久性角膜水肿。应用钕：YAG 激光治疗接近于角膜内皮层的虹膜时，可以在角膜后弹力层引起细小的玻璃样裂纹。

应用钕：YAG 激光施行虹膜切除时，如果瞄准很差，或者释放激光能量时患者头部向后移动，都有可能损伤角膜基质层，在受累部位产生一系列细小的小泡，称为角膜内气肿，好像损伤的挡风玻璃一样。这种情况可能在一个多小时消散，不会产生临床不良后果。

（7）瞳孔异常：激光虹膜切除术后，与虹膜切除处相对的瞳孔缘可呈尖形。虹膜切除处愈靠近瞳孔缘，瞳孔异常则愈严重。完成虹膜切除的激光能量愈大，瞳孔异常也愈严重。氩激光虹膜切除术后瞳孔异常的程度可能比钕：YAG激光虹膜切除术后严重。但一般来说，激光虹膜切除术后瞳孔异常的程度很小，常是暂时的，外观的改变不引人注意，也不会影响视力。

（8）复视和眩光：如果激光虹膜切除孔很小，术后复视和眩光少见。但如果孔洞大，则可发生复视和眩光。虹膜切除孔位于鼻侧或颞侧睑裂部时，则易产生复视，虹膜切除孔位于上方虹膜时，能被上睑遮盖，可避免复视。

（9）虹膜后粘连：激光虹膜切除术后的虹膜后粘连可发生于瞳孔与晶状体之间，或者虹膜切除处和晶状体之间。这种情况在钕：YAG激光虹膜切除术后较少见。术后滴用糖皮质激素滴眼液可减轻虹膜后粘连。滴用散瞳剂后有可能将粘连分离。

（10）虹膜切除孔的阻塞：激光虹膜切除孔洞的阻塞可以发生在术后晚期，也可以在术后短期内发生。术后短期内发生的阻塞是由在房水中循环的虹膜组织碎片或虹膜切除处上皮细胞层脱落物在虹膜孔洞处积聚所致。晚期的阻塞常由局部色素上皮增生而引起。氩激光虹膜切除术后，色素上皮的增生较显著，常于术后6周至12周，约三分之一的患者需重新治疗。Q开关钕：YAG激光虹膜切除术后，虹膜穿孔处不规则，色素弥散少，但在晚期色素增生，约16%的患者发生虹膜孔洞阻塞。对于葡萄膜炎患者，无论采用何种激光治疗，均常会发生虹膜孔洞阻塞。

其他引起激光虹膜孔洞关闭的原因包括形成薄的透明纤维膜，和虹膜孔洞边缘的虹膜色素再生。这种关闭的特点是孔洞边缘的虹膜色素均匀地向孔洞中央生长，而不是从基质层向前发展阻塞孔洞。孔洞处的虹膜可发生后粘连，使虹膜孔洞功能性关闭。

对于关闭的虹膜孔洞，很容易重新穿通。氩激光虹膜切除术后，如果孔洞多次阻塞，可用钕：YAG激光治疗，保持孔洞畅通。偶尔随着时间的延长，需要扩大激光虹膜孔洞。

（11）视网膜损伤：氩激光虹膜切除术应用接触镜后，赤道部至锯齿缘间视网膜损伤明显减少。视网膜损伤常发生于虹膜已经穿通，但又要扩大孔洞的情况下。意外的黄斑中心凹的光凝固偶有发生。为避免这种情况，应当将激光束置于合适的位置。在小眼球中进行激光虹膜切除术后，可能会产生脉络膜和视网膜脱离。应用钕：YAG激光时，如果将激光束聚焦于距视网膜2～3mm之内时，有可能发生视网膜微小穿孔。

二、激光周边虹膜成形术

激光周边虹膜成形术是围绕虹膜周边击射一圈收缩灼伤，引起虹膜基质收缩，从而增宽前房角。这是一种简单有效的方法，可以使关闭的前房角重新开放，防止前房角进一步关闭。

【适应证和禁忌证】

1. 适应证

（1）不宜施行激光虹膜切除术的急性闭角型青光眼：药物治疗无效的急性闭角型青光眼由于角膜水肿、前房浅和严重的炎性反应，不宜进行激光虹膜切除术。采用激光周边虹膜成形术进行治疗可能会得到良好效果。在闭角型青光眼急性发作期，虹膜根部直接与小梁组织相接，尚未形成周边前粘连。在虹膜周边击射一圈收缩烧灼，就足于使虹膜收缩，将虹膜周边部与小梁网分开。

（2）高塬虹膜综合征：这种综合征引起的闭角型青光眼不是由于瞳孔阻滞，而是虹膜根部的位置异常靠前，而使周边部虹膜与小梁组织接触所致。激光周边虹膜成形术可使周边部虹膜变薄，前房角开放。

（3）与晶状体有关的闭角型青光眼：在由于晶状体从后面"前推"虹膜的机制所导致的闭角型青光眼中，虽然瞳孔阻滞可能存在，但虹膜切除术常无效。这类青光眼包括睫状环阻滞、晶状体膨胀、晶状体半脱位，以及各种原因引起的睫状体水肿所致的晶状体向前移位所致的闭角型青光眼。睫状体水肿可以因全视网膜激光光凝、巩膜环扎术等而引起。在这些情况下，激光虹膜切除术后，周边部虹膜仍与前房角前壁相接触，前房角依然关闭。激光虹膜成形术常使关闭的前房角全部或部分开放。

（4）激光小梁成形术前的辅助治疗：一些开角型青光眼病例的前房角狭窄，进行激光小梁成形术很困难。可以施行360°范围的氩激光或固体激光周边虹膜成形术，使前房角加宽（图6-176～图6-178）。有些眼的前房角大部分可以看见，但是由于虹膜形态不规则或由于虹膜上皮细胞囊肿，使部分前房角变窄。用氩激光进行局部收缩灼伤，足于将这些变窄的前房角加宽，以便施行激光小梁成形术。

当需要联合施行激光周边虹膜成形术和激光小梁成形术时，如果周边虹膜成形术的范围较小，术后可以立即施行激光小梁成形术。如果周边虹膜成形术的范围很广泛，最好隔天再进行激光小梁成形术，这是因为这两种激光治疗都有可能引起眼压升高。

（5）小眼球：小眼球由于解剖因素，容易发生闭角型青光眼。即使进行激光虹膜切除术后，其前房角仍

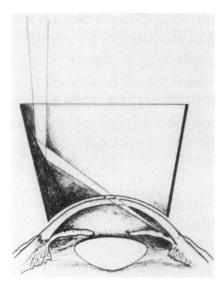

图 6-176　应用 Goldmann 接触镜使激光束折射,治疗虹膜周边部

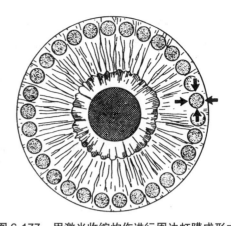

图 6-177　用激光收缩灼伤进行周边虹膜成形术

激光收缩灼烧虹膜一周,尽可能地靠近周边虹膜,每一激光灼伤使虹膜基质向灼伤处收缩(箭头),解除虹膜与小梁网接触

然会持续关闭。激光周边虹膜成形术常可以开放或加宽前房角,避免可能发生严重手术并发症的手术治疗。

2.禁忌证

(1)严重角膜水肿或混浊:闭角型青光眼急性发作进行药物治疗后,其角膜轻、中度水肿,并不是施行激光周边虹膜成形术的禁忌证。严重角膜水肿或混浊时,施行激光治疗可能会遇到困难,因为角膜水肿或混浊时,需要较高的激光能量,才能达到治疗目的。但高能量激光会损伤角膜。结膜囊内滴用甘油可以暂时促使角膜透明。

(2)无前房:这种情况下,激光烧灼虹膜将会损伤角膜内皮细胞层。此时没有必要进行周边虹膜成形术,因为周边虹膜收缩,对增宽前房角没有什么作用。

【方法】　激光周边虹膜成形术可以应用氩激光或固体激光器完成。治疗在表面麻醉下进行。术前滴

2%毛果芸香碱眼药水,将虹膜尽量拉紧。由于原发性闭角型青光眼急性发作或其他情况,有些患者不可能缩小瞳孔。但一般情况下虹膜可以被拉紧,便于进行激光周边虹膜成形术。由于滴缩瞳剂后可以使晶状体轴性增厚,前房变浅,使病情恶化,因此激光周边虹膜成形术后就没有必要继续滴用缩瞳剂。

产生虹膜收缩灼伤的主要氩激光参数为光斑 500μm,曝光时间 0.5s,功率 200～400mW。放置好角膜接触镜,将瞄准光束对准于虹膜最周边部。激光周边虹膜成形术失败的最常见原因是将激光灼伤斑置于虹膜中周部而不是虹膜的极周边。一个有用的方法是将圆形的瞄准光斑部分地覆盖在角膜缘巩膜上,使在巩膜上的瞄准光斑呈新月形,嘱患者向着瞄准光束方向注视,以便将激光束烧灼到虹膜周边部分。

治疗后虹膜收缩反应即刻可见,常在虹膜灼伤部位见到周边前房加深。如果某一部位治疗后未见虹膜收缩和周边前房加深,提示该处有周边虹膜前粘连。如

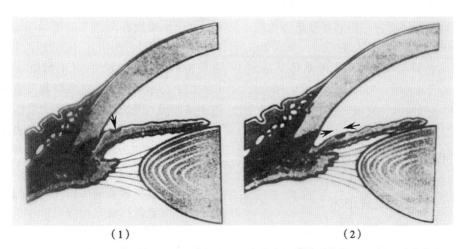

(1)　　　　　　　　　　　(2)

图 6-178　击射收缩灼伤(箭头)于虹膜周边,导致周边虹膜基质收缩(1),并开放前房角(2)

果治疗后在激光烧灼部位有气泡产生或色素释放入前房，则需要减小激光能量。一般浅色虹膜比深色虹膜需要更强的能量。开始治疗时，对褐色的虹膜用 200mW，浅色的虹膜用 300mW。以后调整氩激光能量直至见到虹膜基质收缩。在浅灰色虹膜中有时用 200μm 的光斑就可以获得很明显的虹膜基质收缩。用较小的光斑，则需要更多的激光灼伤才能达到相同的效果。用高能量激光治疗可能破坏虹膜基质，并释放较多的虹膜色素。

激光周边虹膜成形术时，在 360° 范围的虹膜周边部做 24～36 个烧灼点，相邻两个烧灼点之间的间隔约为两个烧灼点直径。治疗时尽可能避免烧灼可以见到的放射状血管。如果相邻的烧灼点太靠近，虹膜可能发生坏死。如果上述治疗不足，可加做 20～30 个烧灼点。

有角膜老年环的患者，仍然可以进行激光周边虹膜成形术。前房极浅和角膜水肿是激光虹膜切除术的相对禁忌证，但激光周边虹膜切除术仍然可以进行。

【术后处理】 包括滴用糖皮质激素滴眼液 3～5 天；测量眼压。如果眼压升高，应当进行降眼压治疗。

【并发症】 术后常见轻度虹膜炎，对糖皮质激素治疗反应良好。少数治疗眼中虹膜炎会持续数日，患者可能有刺激不适的感觉。

由于激光虹膜成形术常用于周边前房浅的患者，可以产生弥漫性角膜内皮细胞层灼伤。与激光虹膜切除术所见的致密、边界清楚的角膜灼伤相反，是较大、较淡的混浊。若角膜内皮细胞层灼伤在手术初期发现，可以在进行周边部虹膜灼伤之前，先在虹膜较中心处，做一个激光虹膜收缩灼伤，使前房加深，以便使更多的周边部虹膜收缩，减少不良后果。实际上，所有角膜内皮细胞层灼伤可在数日内消失，并不是严重的并发症。如同其他眼前节激光治疗一样，术后眼压可暂时升高。没有发现晶状体混浊或出血等并发症。

【再次激光周边虹膜成形术】 激光虹膜成形术后疗效持续时间的长短变异很大。长期有效是可能的，但需要密切观察前房角是否再次发生关闭。有些患者需要再次治疗。这种情况最常发生于晶状体从后面"前推"虹膜而引起的青光眼。对这些患者应定期检查前房角。必要时再次进行激光周边虹膜成形术。

第三节 解除房水外流受阻的激光治疗

一、激光小梁成形术

早期，对开角型青光眼激光治疗的目的是试图穿通小梁，使房水直接进入 Schlemm 管，从而减少房

水外流阻力。但是这种治疗的降眼压作用是暂时的。1979 年 Wise 和 Witter 发现散布于前房角的小的、非穿通性氩激光烧灼可以长期地降低眼压，这种治疗方法称为氩激光小梁成形术（argon laser trabeculoplasty，ALT），得到普遍接受。除了应用氩激光外，激光小梁成形术（laser trabeculoplasty，LTP）还可以应用固体激光和二极管激光完成，目前所用的激光器有 488nm 和 514.5nm 氩激光、532nm 固体激光和 810nm 二极管激光。所用激光的波长不同可产生不同的吸收和散射的作用。但一般认为，ALP 的效果最好。

【适应证和禁忌证】

1. 适应证

（1）原发性开角型青光眼经药物治疗不能控制病情者。

（2）继发性开角型青光眼，如假性晶状体囊膜剥脱性青光眼、色素性青光眼，虽经药物治疗，仍然不能控制病情者。

（3）低眼压性青光眼，特别是眼压在正常范围的较高值时，LTP 有一定的降眼压效果。

上述类型的开角型青光眼即使在眼外滤过手术后，仍然可进行 LTP。

2. 禁忌证

（1）LTP 不适宜于不合作、角膜水肿及屈光间质混浊的患者。前房角完全关闭时，LTP 无效。

（2）相对禁忌证包括继发于葡萄膜炎的青光眼、青少年型青光眼和年龄小于 35 岁的青光眼患者。

【作用机制】 LTP 降眼压的确切机制尚不清楚。荧光光度测定研究显示 ALT 对房水生成没有明显影响。眼压描记则显示这种治疗增加房水排出，从而降低眼压。Wise 和 Witter 认为以光斑大小 50μm、曝光时间 0.1 秒，功率 1000mW 的氩激光局部烧灼小梁网，可以使色素组织吸收激光能量产生热的作用，小梁薄片中胶原收缩。在全周小梁网上施行一系列激光烧灼后，可使小梁网在全周方向绷紧缩短，将内层小梁网向瞳孔方向牵拉，分开了小梁薄片，扩大了小梁网孔，并使 Schlemm 管腔扩大，从而增加房水外流。

LTP 后小梁网的生化或细胞反应包括增加了与维持小梁网房水外流相关的细胞的复制率。而且发现氩激光 LTP 后小梁基质内溶基质素的表达增加。溶基质素的活性增加可以增加小梁蛋白多糖的降解，这就可以导致房水外流的增加。

总之，虽然目前对 LTP 的作用机制尚未充分了解，但它可能包括激光治疗后产生的机械的、细胞的和生物化学特性之间复杂的相互作用，应当进行进一步的研究。

【方法】 通常应用连续波氩激光器进行 LTP。常用蓝绿色光。与单用绿光相比,术后的眼压改变和并发症的发生率并没有差别。氪激光器也能用于激光小梁成形术。应用氪红激光(波长 647.1nm)或氪黄激光(波长 568.2nm)在激光小梁成形术中也得到较好的效果。

应用氩激光进行 LTP 时,需用带有抗反光涂膜的 Goldmann 三面镜。利用其最小的镜面(倾斜 59 度角)释放激光能量。Goldmann 前房角镜更适合于睑裂较紧的患者。

由于激光小梁成形术后眼压常常升高,术前降眼压药物在术后应当继续使用。术前 1 小时应滴用降眼压药物,以避免术后眼压升高。

准确地将激光能量输送到需要烧灼的部位,是 LTP 成功与否的关键。术者需要在术前仔细地调整裂隙灯目镜,以便更好地聚集。

治疗前滴用 0.5% 丁卡因眼药水进行表面麻醉。一般不需要球后麻醉,除非患者有眼球震颤或注视很差时。

患者坐于裂隙灯前,角膜前放置装有甲基纤维素溶液的角膜接触镜。一般先治疗下方半周。瞄准光线对准色素性和非色素性小梁的交界处,一般位于小梁网的前半部。击发的激光光束应垂直于小梁,以便更好地聚集。正确地选择激光烧灼的位置是很重要的。如果烧灼位置太靠后,发生炎症和粘连的可能性就增大。如果烧灼在角膜上,就会引起角膜内皮细胞在小梁表面过度地生长。清楚地了解前房角的标志在 LTP 中是非常重要的。

当使用氩激光进行 LTP 时,激光的主要参数为光斑 50μm,曝光时间 0.1s,开始治疗的功率为 600~700mW。如果前房角的色素重,术者应从更低的功率开始进行烧灼。为了防止术者接受过多的光照和更好地聚集,瞄准光线应保持暗一些。如果反光妨碍操作,应调节裂隙灯的光照部分,使其稍偏离中心。

在首次激光烧灼后,应当根据组织反应来调整激光能量,以便得到最合适的组织反应,使烧灼处发白,并出现很小的气泡(图 6-179)。如果烧灼处出现大气泡;或有色素喷出,就需要减少激光功率。应用过高的激光能量会增大术后发生前房角粘连的可能。小梁在各个象限的色素程度不同。为了得到理想的激光烧灼效果,需要在整个治疗过程中,随时调整氩激光功率。如果小梁网没有色素,就可能看不到组织反应。在这种情况下,应用最大的功率为 1000~1200mW。

一般在 360° 范围的小梁网做 100 个均匀排列的激光烧灼点。但这样治疗术后发生眼压升高的可能性较

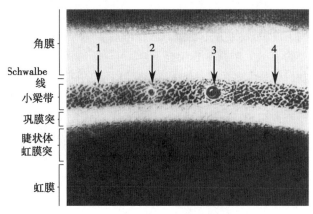

图 6-179 氩激光治疗小梁网的疗效反应
1. 不足 2. 适当治疗 3. 超量治疗 4. 术后

大。在 180° 或 360° 范围的小梁网做 50 个均匀排列的激光烧灼点,其降眼压作用与 360° 范围做 100 个烧灼点的作用相似,但术后眼压升高的可能性减少。因此,氩激光 LTP 可分两期进行。第 1 期治疗时,只在 180° 范围做 50 个激光烧灼点。对于多数治疗眼,眼压可得到满意地控制。如果有些眼的眼压控制不满意,可在第 1 期治疗后 1 个月再在余下的 180° 小梁网做 50 个激光烧灼点,进行第 2 期治疗。

在窄前房角眼中,很难进行 LTP。如果瞳孔阻滞明显,就需先做周边虹膜切除术。通常,可以请患者向角膜接触镜的反射镜方向注视,以便容易地烧灼小梁。在有些患者中,则需先做周边虹膜成形术,使虹膜变平,才能清楚地看到小梁。周边虹膜成形术通常使用的氩激光参数为光斑 500μm,曝光时间 0.5s,功率 150~300mW。激光烧灼点是在虹膜周边部。可用或不用角膜接触镜。激光烧灼虹膜后可见到组织收缩,虹膜根部变平。

如果前房角有虹膜周边前粘连,最好避免在其旁边开放的前房角进行 LTP,这是因为术后的炎症可能使虹膜周边前粘连的范围增加。

【术后处理】 术后立即滴用糖皮质激素滴眼液,如 1% 泼尼松龙,每 10 分钟 1 次,持续 1 小时。以后每天滴用 4 次,持续 4~7 天。这样可以减轻 LTP 术后发生的前部葡萄膜炎。

术后 1 小时应检查眼压。如果眼压升高,需用局部或全身的降眼压药物来控制眼压,并观察患者,直至不用高渗药物后眼压维持正常。术后即刻滴用 2% 毛果芸香碱可以有效地防止术后眼压升高。术前 1 小时和术后即刻滴用 α_2 肾上腺素能兴奋剂,如 0.2% 溴莫尼定(brimonidine)滴眼液在降低 ALT 术后眼压升高反应中有显著作用。

LTP 后应继续应用术前的降眼压药物。术后几周内 LTP 的效果并不稳定。应在术后 4～6 周决定治疗是否有效。如果眼压明显下降，可逐渐减用降眼压药物。但是大多数患者仍需继续应用术前的降眼压药物。

术后还须在裂隙灯下观察是否有虹膜炎。必要时检查前房角，确定是否有虹膜周边前粘连发生。

【疗效】 大多数研究认为 LTP 能够满意地控制眼压。但是长期的研究表明 LTP 的作用随着时间推移而明显下降，从术后 1 年的成功率 77%，下降到 5 年时 49%，10 年时 32%。LTP 可以引起小梁网的热凝损伤，小梁薄片断裂，以及小梁网周围胶原纤维的热损伤。这些损伤可以部分地解释治疗后的炎症反应、小梁网的瘢痕、周边部虹膜前粘连以及有时发现的 LTP 后眼压升高。当 LTP 与药物治疗联合应用时也是有效的。虽然 LTP 后大多数患者仍然需要继续应用降眼压药物，但是约有三分之一至二分之一的患者可以减少术前的用药。这对于不能耐受药物治疗患者来说是有利的。而且 LTP 的效果不会受患者用药依从性的影响。

氩激光 LTP 对于大多数开角型青光眼是有效的。但有许多因素影响 ALT 的降眼压作用。术前眼压较高者，在 ALT 后会有较大幅度的眼压下降。但是，即使术前眼压大于 4.0kPa 者，ALT 也会有较高的失败率。与此相反的是，在眼压"正常"的正常眼压性青光眼中，ALT 也可能获得有用的眼压下降。

影响 ALT 效果的另一个因素是青光眼的类型。原发性开角型青光眼、假性晶状体囊膜剥脱性青光眼和色素性青光眼对 ALT 的降眼压反应好。后两类青光眼中 ALT 容易成功的原因很可能是由于小梁网上色素增加。在色素性青光眼中，年轻患者比年老患者对 ALT 的持续降眼压反应要好。其他类型青光眼，包括无晶状体开角型青光眼、虹膜切除术后的闭角型青光眼对 ALT 有一定效果，但疗效不如上述类型的青光眼。

ALT 对多次青光眼手术失败的眼一般没有效果，但单次小梁切除术失败的病例可能在 ALT 后得到满意的眼压控制。继发于葡萄膜炎的青光眼、前房角后退青光眼、先天性和青少年型青光眼对 ALT 的反应很差。

一般认为年轻患者对 ALT 的反应差，但在色素性青光眼中年轻患者的反应要比年老患者好一些。黑人和白人对 ALT 的反应没有明显差异。

关于重复施行 ALT 的疗效，如果在 360° 范围的小梁已进行 ALT，没有获得成功，那么就不应当再考虑重复施行 ALT，而应当施行眼外滤过术。重复施行 ALT 的效果比首次治疗要差，而且术后暂时性眼压升高的发生率相对较高，因此不主张重复施行 ALT。

【并发症】 LTP 术后可有一些并发症发生，包括暂时性眼压升高、虹膜炎、虹膜周边前粘连和角膜改变等。

1. 暂时性眼压升高 氩激光 LTP 术后即刻发生暂时性眼压升高是 LTP 的最为严重的早期并发症。在大多数治疗眼，这种眼压升高是暂时的，持续时间不会超过 24 小时。但在有些眼中，眼压显著升高，持续时间很长，可以导致视野进一步缺损，特别是在 ALT 之前视野已有明显缺损者中。在大多数病例中，这种眼压暂时性升高发生于术后 2 小时内，但有些治疗眼可以在术后 4～7 小时发生暂时性眼压升高。因此术后 1 小时检查眼压是很有必要的。对于晚期青光眼病例，术后应密切观察 24 小时。

ALT 术后眼压升高可能与术眼小梁网的色素程度有关。在有活动炎症的眼中施行 ALT，术后眼压可能会显著升高。组织病理学研究提示，ALT 术后眼压升高的机制是炎性反应，并有纤维素物质和组织碎屑阻塞了小梁网。

2. 视野缺损继续发展 可能由于暂时性或持续性眼压升高导致视野缺损继续发展，但在眼压并未超过术前水平的病例中也有发生。视野缺损继续发展的可能机制是：①眼压未能足够地降低；② LTP 未能消除昼夜眼压波动的高峰；③除眼压外，影响视野缺损可能还有其他因素。

3. 虹膜炎 常见，一般很轻，迅速消退，偶尔可以持续数月。虹膜炎的发生与术后血房水屏障暂时性破坏有关。一般术后短期滴用糖皮质激素眼药水就可以控制虹膜炎。

4. 虹膜周边前粘连 比较常见，常发生于激光烧灼处，为帐篷样小粘连。这些粘连对术后眼压控制没有明显影响，但对远期疗效的影响尚不清楚。

5. 出血 不常见。可能由于无意中激光凝固了虹膜根部血管或意外伤及了环状睫状体血管。如有出血，可用角膜接触镜轻压眼球，就可能止住出血。如果发现出血处，可用氩激光凝固之（主要激光参数：光斑大小 200μm，曝光时间 0.3s，功率 200mW）。出血不会影响术后眼压控制。

6. 角膜并发症 角膜擦伤或灼伤可能会发生，但并不重要，角膜上皮灼伤约术后数小时即消失。内皮细胞层的灼伤会导致角膜局部水肿。术后 1～4 个月，角膜中央区细胞数没有明显改变。术后眼压显著升高也会合并角膜水肿。

7. 疼痛 一般少见。如意外地光凝睫状体带，可产生疼痛。如发生严重的虹膜睫状体炎可有眼痛、畏光。用抗炎治疗，常可治愈。

二、选择性小梁成形术

1995 年 Latina 等报道采用 Q 开关的倍频钕：YAG 激光器，以低能量、脉冲时间为 3～10ns、波长为 532nm 的激光施行小梁成形术。由于这种技术选择性地作用于小梁色素细胞，因此称为选择性小梁成形术（selective laser trabeculoplasty，SLT），术后仅有孤立的小梁色素细胞的损害，而没有热损伤或对周围无色素细胞和小梁胶原束的损伤，减少了对小梁网结构的破坏。目前已证实 SLT 可有效地降低眼压，其作用具有可重复性。

【适应证和禁忌证】

1. 适应证 与氩激光小梁成形术相同。尤其适用于氩激光小梁成形术失败者，SLT 可以重复施行，对眼组织无明显损伤作用，可以作为开角型青光眼的首选治疗。它也可以与其他治疗方法联合应用。对色素性青光眼、假性囊膜剥脱性青光眼和青少年型青光眼也有较好效果。它还适用于依从性差、不能坚持用药或缺少降眼压药物的患者。

2. 禁忌证 先天性青光眼禁用。继发于炎症的青光眼慎用。

【作用机制】 SLT 确切的作用机制尚不清楚。SLT 所用激光的脉冲时间极短，仅为 3～10ns。黑色素的热弛豫时间大约为 1μs。热弛豫时间是指一个色质将电磁能量转化为热能所需的绝对时间。由于 SLT 所用激光的脉冲时间远小于黑色素的热弛豫时间，使黑色素没有足够时间将电磁能转化为热能，因此 SLT 击射后不释放热能，击射点周围非色素组织就不会受到损伤，激光仅作用于小梁色素细胞。因为 SLT 的激光斑较大，为 400μm，全宽的小梁网均可被照射，因此在单位面积所接受的激光能量（mJ/cm²）较小，可以避免波长为 1064nm、Q 开关的钕：YAG 激光的光学机械性损伤作用。

临床上已证实 SLT 作用于小梁网色素细胞可降低眼压，提示 SLT 可在细胞水平起作用。它可能通过巨噬细胞的移行或吞噬作用清除小梁网的残留物，或者通过刺激形成健康小梁组织，来增加小梁网的房水外流功能。动物研究表明，SLT 术后的猴眼小梁网的单核细胞和巨噬细胞的数量比未施行 SLT 的对照组增加 5～8 倍。推测 SLT 对色素细胞的损伤产生了细胞因子和趋化因子，这些因子围绕着单核细胞，促使其激活并转化为巨噬细胞，吞噬并清除小梁组织的残留色素颗粒，然后经 Schlemm 管进入血液循环。这些被认为是施行 SLT 后眼压下降的机制之一。

【方法】 SLT 操作步骤与氩激光小梁成形术相同。治疗眼术前滴用表面麻醉剂、0.2% 溴莫尼定（brimo-nidine）滴眼液。角膜前放置装有甲基纤维素溶液的 Goldmann 三面镜或前房角镜。将激光束聚焦于色素小梁网，光斑大小为 400μm。

在施行 ALT 时所用的能量以观察到小梁变白或小梁网内出现气泡为准，而 SLT 则要求见不到小梁网内形成气泡。为了确定每只眼适宜的能量水平，开始时将钕：YAG 激光能量设在 0.8mJ，作为初始能量，然后以 0.1mJ 为单位逐渐增加，直至达到小梁网内气泡形成所需的邻界能量。如果在初始能量时或已经设定的能量时可见小梁网内气泡形成，则将激光的能量以 0.1mJ 为单位逐渐递减，直到看不到气泡形成。这一能量就是"治疗能量"。对于小梁网色素有明显变异的患者，如果治疗时小梁网内有气泡产生，就应将治疗能量调低。

治疗时采用单脉冲模式，在前房角 180° 的范围内击射 50±5 个激光斑，激光斑之间邻接，但不相互重叠，整个小梁网宽度范围均被照射。每次击射后都要注意小梁网内是否有气泡产生。选择性小梁成形术操作方法简便，凡有氩激光小梁成形术操作经验的眼科医师，均可容易掌握。

【术后处理】 激光治疗后，眼部滴用 1% 泼尼松龙滴眼液，每日 4 次，持续 4～7 天。

【疗效】 已有报告，开角型青光眼患者接受 SLT 术后 1 年的眼压比术前平均下降 4.92mmHg。前瞻性临床研究也表明，对于已用最大量药物治疗仍然不能控制眼压或曾施行 ALT 但失败的开角型青光眼病例都有较好的疗效。ALT 和 SLT 对降低开角型青光眼的眼压幅度相差不大，但是对于 ALT 失败的患者，采用 SLT 再次治疗的效果比 ALT 好。

【并发症】 并发症很少，其中包括治疗眼轻微疼痛不适、眼红、一过性眼压升高。术后可有一过性前房炎症反应，一般情况下 24 小时后即可消失。此外，还可能发生视力模糊、角膜水肿、角膜损伤，但极少发生。经过适当的药物治疗后均可消失。在治疗的患者中，未见周边虹膜前粘连的发生。

三、准分子激光小梁切除术

氟化氩气体准分子激光器，发射波长 193nm 光线。这种紫外光线可引起光切除的作用，将组织破碎为可以蒸发的碎屑，可以进行角膜表面的切削。但是这种激光的能量不能应用导光纤维来传导，因此不能在前房内应用。波长为 308nm 的准分子激光能量是可以应用导光纤维传导的，因而可以用于施行经内路的巩膜切除术，制作一个滤过泡，或者施行小梁切除术，使房水经制作的瘘道流入 Schlemm 管。这种波长的激光对治疗部位的邻近组织不会产生热损伤作用，不会在小梁网上形成瘢痕。由于通过导光纤维将激光能量直接传递到治疗部位，所以对周围组织很少干扰。应用这种激光没有止血的作用，是一个缺点，特别在有炎症的眼中。进行治疗时巩膜可以吸收大部分准分子激光能量。在前房角关闭的患者中，如新生血管性青光眼、前房角关闭的闭角型青光眼禁用这种方法。这是因为激光不能到达小梁而是直接接触前房内的房水。

【方法】 准分子激光小梁切除术于 1998 年开始应用于临床，通过减少小梁邻管区域和 Schlemm 管内壁房水外流阻力，来治疗大多数开角型青光眼。它以短脉冲（80ns）、波长 308nm 氯化氙（XeCl）准分子激光进行治疗，所释放的激光能精确地去除阻碍房水外流的组织，对周围的组织只产生很轻微的热损伤。准分子激光小梁切除术可在局部麻醉下施行。在施行角膜缘前房穿刺后，前房内注射黏弹剂来加深前房。术者将导光纤维引入前房内，向前移动，接触到前侧的小梁网。导光纤维的位置可以通过前房角镜下或内窥镜下直接观察来确定。做 4～10 个开口进入 Schlemm 管。有少量血流反流是常见的，但没有严重后果。然后从前房内撤出导光纤维，去除黏弹剂。对患者进行术后观察。准分子激光小梁切除术切除了小梁、小梁的邻管组织和 Schlemm 管内壁，而没有损伤 Schlemm 管外壁和外集合管。术后不会产生巩膜瘘管和滤过泡。

【疗效】 不同的研究评估了单独的准分子激光小梁切除术以及准分子激光小梁切除和晶状体切除联合手术的疗效，都显示出良好的效果。但是尚缺乏多中心的随机对照试验来证实这些结果。

四、其他的激光巩膜切除术

眼外滤过手术是治疗青光眼的常用手术，一直在不断发展中。由于通常的滤过手术具有失败的危险，激励人们寻找更加可靠的手术方法。最理想的滤过手术应具有下列特点：没有或仅有少量出血；操作时间很短；适用于各种类型青光眼；无或很少有并发症；能在门诊进行；具有 10 年以上的长期成功率应在 90%以上。由于通常的滤过手术并发症发生率很高，术前难以估计手术的成功或失败，因而开始应用激光进行青光眼滤过术。

随着对于产生激光机制的进一步了解，和各种新技术的应用，各种多样激光系统的开发得到了促进。导光纤维的应用使激光释放系统有了很大改进。已经成功地应用钕：YAG 激光、染料激光、308nm 氯化氙（XeCl）准分子激光、氟化氩准分子激光、铒：YAG 激光、二极管激光、钬：YAG 激光等在前房角部位进行巩膜穿孔治疗。激光巩膜切除术可经内路和外路进行，前者是将激光或释放激光的探头穿入前房，在前房内完成巩膜切除术。后者是经眼球外表面完成巩膜切除术。经外路巩膜切除术。

激光巩膜切除术提供了眼外滤过术中减少组织操作的方法，可减小伤口愈合反应。然而全层巩膜切除术并发症的发生率仍然很高。除了用准分子激光器所做的外层小梁切除术外，大多数激光巩膜切除术均是全层巩膜切除术。对于激光器操作方法和术后处理的改进将会增加激光巩膜切除术的成功率。今后，理想的激光巩膜切除术是可以作为青光眼滤过手术的首选手术。在有晶状体眼、无晶状体眼、人工晶状体眼中，都具有对组织操作少的优点，并具有很高的远期成功率。

第四节　激光睫状体光凝术和激光治疗青光眼的其他方法

一、激光睫状体光凝术

如果青光眼患者采用其他疗法失败，或者对所用的疗法有所禁忌，可以应用破坏部分睫状体的方法，有可能减少房水生成，从而降低眼压。破坏睫状体常常考虑为治疗青光眼的最后手段。这种方法对于控制眼压升高是有效的，但是可以发生明显的并发症。在成功的病例中术后炎症、眼压升高、虹膜炎、疼痛，甚至一些病例中丧失视力都是常见的。早期尝试破坏睫状体的手术包括穿通睫状体透热术和睫状体电解术。这些方法成功率很低，术后低眼压发生率很高。虽然睫状体冷冻术的效果较好，但术后眼球萎缩和视野丧失率很高，特别是在新生血管性青光眼中。患者的年龄、性别以及术前眼压水平不会影响到手术的成功。

激光睫状体光凝术是应用激光破坏睫状突，达到减少房水生成的目标。它可以在直视下直接应用各种激光来凝固睫状突，或者经巩膜应用 1064nm 钕：YAG 激光以致热的连续波模式或 810nm 二极管激光来完成。直接光凝睫状突可以经瞳孔或在前房内施行，具有确保激光直接接触睫状体上皮，减少破坏眼内组织的优点。由于大多数青光眼患者并没有经瞳孔进行睫状体光凝术所需的大瞳孔和透明的屈光间质，因此以钕：YAG 激光或 810nm 二极管激光施行经巩膜的睫状体光凝术更为常用。近年来，内窥镜下施行睫状体光凝术也变得越来越常用。

以下分述几种激光睫状体光凝术：

1. 经瞳孔氩激光睫状体光凝术 术前瞳孔应当充

分散大,最少需要见到14个睫状突,治疗才可能有效。最好在表面麻醉下进行。不需要球后麻醉,球后麻醉反而影响操作,这是因为术中要求患者变动注视方向,以便较好地暴露睫状突。治疗时应用 Goldmann 三面镜,仔细聚焦于睫状突顶上。激光参数调至使每个睫状突顶部变为苍白色。所用参数:凝固斑 $50\sim200\mu m$,曝光时间 $0.1\sim0.2s$,功率 $600\sim1000mW$。注意避免烧灼粗大的毛细血管以免出血。如有出血发生,可用适当参数的氩激光(凝固斑 $200\mu m$,时间 0.2 秒,能量 $150\sim350mW$)凝固血管。每次击射 $10\sim15$ 个睫状突,最多为 35 个睫状突($180°$)。

几种因素可能会影响手术的成功,其中一个重要因素为烧灼睫状突的数目。如要控制好眼压,最少需烧灼四分之一周的睫状突。由于在相当多的眼中没有足够的睫状突可供激光烧灼治疗,因此不能采用此法。

经瞳孔击射睫状突,最重要是选择适当参数,致睫状突发白。暴露于激光束的前房角位置也是重要的,这是因为每个睫状突治疗范围有限。青光眼的类型对疗效的影响也很重要。无晶状体青光眼中成功率较高。此法治疗恶性青光眼有效,其机制为激光使睫状体收缩,缓解睫状环阻滞。

术后并发症相对很轻。很多患者发生暂时性角膜上皮改变。这可能与术前已存在角膜水肿有关。其他并发症包括出血及轻度虹膜炎。出血常为暂时性,可用激光凝固止血。虹膜炎对糖皮质激素反应良好。

此法可以导致术后严重的眼内炎症,应当滴用糖皮质激素滴眼液,每日至少 4 次,持续 $3\sim6$ 日。滴用睫状肌麻痹剂以减轻症状。要密切监测术后眼压,如有眼压急剧升高,应当给予患者口服碳酸酐酶抑制,如乙酰唑胺 500mg 或醋甲唑胺 100mg。如果术后眼压降低不理想,$4\sim6$ 周内可重复治疗。

2. 经巩膜激光睫状体光凝术 钕:YAG 激光非常适宜于经巩膜光凝固睫状体。它的 1064nm 波长光线穿通巩膜比氩激光(488nm)、氩绿激光(518nm)要好。兔组织病理学研究显示钕:YAG 激光选择性地破坏睫状突,而对覆盖其上的组织损伤甚少。在人眼中临床疗效良好。

施行经巩膜激光睫状突光凝术时通常需要球后麻醉,才能使患者在术中保持舒适的状态。术者可以用手指或应用开睑器分开术眼眼睑。激光的能量可由裂隙灯释放系统来释放,称为非接触法;或者应用导光纤维,将其头部直接置于治疗部位的球结膜上,称为接触法。

(1)非接触法:术前滴用缩血管药物,如 α 受体兴奋剂溴莫尼定滴眼液可以减少结膜血管吸收激光能量,从而减少发生球结膜下出血的可能性。应用一个特殊的角膜接触镜对于施行非接触法是有用的,可以帮助控制眼球运动,压迫球结膜,协助将激光击射到适当位置。将激光光束聚焦于角膜缘后 $1\sim2mm$ 的结膜上,激光光束大致与视轴平行。一般要避开 3 点和 9 点钟位置,以免伤及后长睫状体血管。由于不同的激光器输出的能量有所不同,因此所选用的激光能量也是有变化的。一种方法是应用 $0.5\sim2.75J$ 能量水平,在 $360°$ 结膜和巩膜上,均匀地击射 $32\sim40$ 个点。如果在 $270°$ 范围的结膜和巩膜上,均匀地击射 $16\sim18$ 个点,则可以减少并发症的发生率。曝光时间一般为 $10\sim20ms$。有些术者应用的能量高至 8J,效果可能更好。

(2)接触法:所用的激光能量水平与非接触法相同或稍降低一些。导光纤维的头部置于角膜缘后 $0.5\sim1.0mm$,尽可能地垂直于巩膜。

在应用上述两种经巩膜施行睫状体光凝时,都可能损伤睫状体上皮和睫状肌、邻近的虹膜以及视网膜。也要格外注意避免过度地破坏睫状体,否则会导致术后低眼压,甚至发生眼球萎缩。

常见的术后并发症为视力下降、葡萄膜炎、疼痛、出血和眼压萎缩。密切监测术后眼压,如有眼压急剧升高,应当给予患者口服碳酸酐酶抑制,如乙酰唑胺 500mg 或醋甲唑胺 100mg。

术后滴用糖皮质激素、阿托品滴眼液。应用术前所用的降眼压药物,但不再滴用缩瞳药。如果术后眼压控制不理想,可以在 2 周内重复治疗。

3. 内窥镜下睫状体光凝术 为了更准确地对睫状体上皮进行光凝治疗,避免损伤周围的组织,一些术者应用内窥镜探头和释放激光的光导纤维经角膜缘切口伸入眼内,可以直接看清和破坏睫状突。但这是一种侵入性技术,需要无菌操作技术。目前内窥镜下睫状体光凝术正在进行实验室研究之中,也已经用于临床。这种方法对于无晶状体眼或人工晶状体眼以及与白内障超声乳化吸除术联合应用时都是很有用的。

在内窥镜下睫状体光凝术后,一些术者在激光治疗的角膜缘区域筋膜下注射地塞米松,以便减少术后炎症反应。有些术者在术后给予滴用糖皮质激素滴眼液和阿托品滴眼液。

通常,术眼在术后遮盖一天。术后给予镇痛药,滴用糖皮质激素滴眼液,如 1% 泼尼松龙,每天 4 次;阿托品滴眼液,每日 2 次。然后逐渐减少滴眼次数,直至完全停药。术前滴用的降眼压药物应当继续使用,但是应当停用缩瞳剂。对于相当多患眼,重复治疗是必要的,但是激光击射的点数要减少,以免发生过度治疗后导致低眼压或眼球萎缩。

二、其他的激光治疗方法

激光治疗已经广泛地与青光眼手术，如小梁切除术联合应用，如激光松解结膜下巩膜瓣缝线、激光开放滤过通道、激光封闭睫状体脱离的裂隙等，要比采用侵入性手术方法安全。

（一）激光断线术

小梁切除术后，在术后初期眼压升高是一个很难处理的问题。有些患者可能与巩膜瓣缝线结扎太紧有关。若巩膜瓣用黑尼龙线缝合，可用氩激光通过结膜，将缝线切断，松弛巩膜瓣的张力。缝线可以很容易地在控制下切断。滤过手术时巩膜瓣可以严密缝合，减少术后早期滤过过盛。在术后期间，根据需要滤过的程度，将缝线切断。

【方法】　在表面麻醉下进行。滴用 2.5% 去氧肾上腺素滴眼液，使浅层结膜血管收缩变白。应用 Hoskins 接触镜或 Ritch 接触镜，将缝线上结膜压平，深层血管发白。经小心聚焦后，用几个激光击射（光斑 50～100μm，曝光时间 0.02～0.15 秒，功率 200～1000mW），即可将缝线切断和松开。切断缝线后，需要进行裂隙灯检查，并测量眼压。指压眼球，对促进房水流出很有帮助。当理想的滤过程度达到时，停止激光治疗，以免滤过过多，产生低眼压和浅前房。术后初期，需要滴用糖皮质激素滴眼液，减少眼外部瘢痕形成。

【并发症】　主要并发症为滤过过盛，导致低眼压和浅前房。如果发生这些并发症，包扎眼部 12～24 小时，常可恢复正常。理论上，还可能撕破或灼伤结膜，产生伤口漏，但实际上很少发生。

（二）重新开放滤过口

1. 经外路氩激光重新开放滤过口　青光眼眼外滤过术的失败常由于巩膜浅层和球结膜下瘢痕形成所致。应用氩激光可以在原来具有滤过功能的全层巩膜穿通处重建滤过功能。有时青光眼眼外滤过术后因色素组织聚集于结膜下以前有功能的滤过泡处，堵塞巩膜切口的外口处。应用氩激光可将堵塞处重新开通。

【方法】　治疗眼滴用表面麻醉剂。患者坐于激光器前。在滤过泡上放置 Abraham 镜，将氩激光聚焦于结膜下色素组织。主要激光参数为光斑 50～100μm，曝光时间 0.1～0.2 秒，功率 300～1000mW，烧灼至结膜下色素消失，或形成气泡。手术成功者，滤过泡立即隆起，眼压降低。术后指压眼球，促进房水流出。术后滴用糖皮质激素 4～7 天。

【并发症】　可能会灼伤结膜或使结膜破裂，导致滤过泡渗漏。仔细地将激光束聚焦于结膜下组织，并限制激光能量，仅使色素消失或至气泡刚刚形成，可以避免发生并发症。

2. 经内路氩激光巩膜瘘口再造术　眼外滤过术后，可由于眼内巩膜造口处阻塞所致。如果这些阻塞由色素组织引起，可用氩激光治疗。

【方法】　治疗眼表面麻醉后，置放前房角镜，精确地将氩激光聚焦于巩膜内口的色素组织。调整能量直至烧灼色素组织至气泡形成。主要激光参数为光斑 50μm，曝光时间 0.1s，功率 700～1500mW。给予足够治疗后，常见巩膜内口扩大，眼压降低，滤过泡隆起。

术后指压眼球，促进房水从巩膜瘘口处流出。术后滴用糖皮质激素 4～7 天。

【疗效和并发症】　术前滤过泡的功能情况为估计预后的重要因素。指压眼球后眼压下降明显，表示疗效会很好。这也许与眼球外部瘢痕形成不严重有关。术后眼压急骤升高者罕见。术后可能会有轻度虹膜炎，对滴用糖皮质激素滴眼液有效。

3. 经内路钕:YAG 激光巩膜瘘口再造术　眼外滤过术巩膜瘘口的内部阻塞常与非色素组织有关，阻塞物可以是晶状体囊膜、晶状体皮质、玻璃体或纤维组织。Q 开关钕:YAG 激光的作用不依赖于色素组织，为治疗以上情况提供了可能。

【方法】　治疗眼滴用表面麻醉剂。在 Goldmann 前房角镜下进行激光治疗。准确地将激光束聚焦于阻塞物的水平是非常重要的，可以避免伤及邻近组织。激光参数为能量 3.5～5mJ，烧灼 100～400 次。有时需要调整激光能量，直至堵塞的组织破坏。烧灼可穿过巩膜造口，直至巩膜瓣的基底。此法也可以开通巩膜内口，使房水流出。

术后处理与经内径氩激光治疗相同。术后立即指压眼球和滴用糖皮质激素，每日 2～4 次，至少持续滴用 4～7 周。

术后成功与否，决定于术前滤过泡的功能。

【并发症】　采用本法治疗后的并发症很轻，但术后可能发生急性眼压升高。偶尔有轻度虹膜炎或出血，但常能自愈。

（三）氩激光瞳孔成形术

以氩激光对虹膜组织击射收缩灼伤，可改变瞳孔大小、形状和位置。用小能量激光烧灼瞳孔括约肌称为激光瞳孔散大术（photomydriasis），或将瞳孔向光学位置较好的方向牵拉，称为激光瞳孔成形术（corloplasty）（图 6-180）。

青光眼患者缩瞳治疗后常有视力减退，特别伴有白内障时。如果用药物散大瞳孔，视力或视野有可能进一步恶化。对于这种患者，可考虑应用氩激光瞳孔散大术。

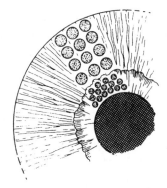

图 6-180　瞳孔成形术联合虹膜成形术
用小能量激光烧灼瞳孔括约肌

如果患者有晶状体移位，晶状体周边可阻塞瞳孔，使视力明显下降。若瞳孔能移位，超过晶状体周边，同时配戴无晶状体的矫正眼镜，视力可显著提高。对于这类患者，施行瞳孔成形术常可获得成功。有些患者的瞳孔因各种原因而上移，瞳孔成形术可将瞳孔向下移向视轴。此外，激光瞳孔成形术可消除由瞳孔阻滞所致的闭角型青光眼急性发作。

【方法】　施行氩激光瞳孔成形术，多数患者可在表面麻醉下进行。在手术过程中，角膜接触镜可较好地控制眼球转动。激光瞳孔散大术的目标是围绕瞳孔边缘做虹膜收缩灼伤，使瞳孔括约肌瘢痕形成而不影响瞳孔扩大肌。调整激光参数：光斑，第 1 圈治疗时为 200μm，第 2 圈为 500μm，曝光时间 0.2～0.5 秒，功率 150～600mW，使虹膜表面慢慢地产生收缩，而对虹膜组织不产生气泡或灼伤。在瞳孔缘，击射一圈 200μm 灼伤。应当仔细操作，避免激光进入瞳孔而伤及视网膜。在第 1 圈治疗后，再用 500μm 大小的光斑做第 2 圈虹膜灼伤，结果使瞳孔显著扩大。

术后，患者继续滴用术前用的降眼压药物，滴用糖皮质激素滴眼液，每日 4 次，持续 7～10 天。如果疗效不佳，可以重复治疗。一般在首次治疗后 1～3 周进行。在重复激光治疗前，对有些患者先用散瞳剂，可能更有好处。

另一种治疗方法是在虹膜根部与瞳孔之间击射收缩灼伤，仅使瞳孔扩大肌纤维产生瘢痕增生，就可对抗缩瞳肌。此外，对于窄前房角眼，将周边部虹膜从小梁网拉开，也可得到益处。方法：在瞳孔缘与虹膜根部间击射一周相连接的 500μm 光斑，开始用低能量，然后调节激光参数直至虹膜基质收缩而不产生气泡或炭化。可在 1 周内重复此手术。

氩激光瞳孔成形术可通过对局部虹膜的治疗，将瞳孔缘拉至原来位置，或拉到一个理想的光学位置，如在晶状体半脱位患者中。在准备牵拉瞳孔缘的区域，于虹膜睫状区内击射一排光斑大小为 500μm 的烧灼点，调整激光参数使虹膜面收缩，但不产生气泡或炭化。在第 1 排灼伤的周边，击射第 2 排烧灼点。

【并发症】　术后可发生虹膜炎，并有虹膜色素的播散。可应用糖皮质激素滴眼液进行治疗，效果好，虹膜炎能得到控制。大多数治疗眼中，术后眼压会升高，需要局部或全身的降眼压治疗。少数治疗眼可发生虹膜出血。没有发现晶状体混浊、虹膜进行性萎缩及持续的眼压升高。

（四）氩激光关闭睫状体剥离缝隙

睫状体剥离缝隙可由睫状体剥离术、眼内手术意外或外伤所致，结果会引起低眼压，导致视乳头及黄斑水肿，合并脉络膜渗出。虽然睫状体剥离可以自行关闭，但常常需要外科治疗。应用氩激光可以恢复低眼压合并意外发生的睫状体剥离缝隙。

【方法】　治疗眼滴用表面麻醉剂。角膜前放置一前房角镜。如果前房很浅，加压前房角镜可加深前房。氩激光主要参数为光斑 50～200μm，曝光时间 0.1～0.2s，功率 300～800mW，击射裂隙边缘和深部，使组织发白。术后滴用糖皮质激素和睫状肌麻醉剂 1 周。如无显著进步，此术可于 1～2 周内重复治疗。

【疗效】　可获得满意效果，眼压长期维持正常。虽然治疗前低眼压为时很久，治疗后患眼黄斑无病理改变，视力也显著增加。

【并发症】　在治疗后头 2 周，可产生急性眼压升高，常常很严重，眼部需用 β 阻滞剂和碳酸酐酶抑制剂。有的患者需服用高渗剂。这种并发症常为暂时性，除非损伤了房水外流通道。

（赵家良　胡　铮）

主要参考文献

1. 卢信义. 激光眼科学. 北京：人民卫生出版社，1983.

2. Hillenkamp F: Interaction between laser radiation and biological systems. In: Hillenkamp F, Pratesi R, Sacchi CA, editors: Lasers in biology and medicine. New York, Plenum Press, 1980.

3. 金家炽，胡铮，刘小力. 原发性闭角型青光眼的氩激光治疗. 中华眼科杂志，1986，2：33.

4. 金家炽，胡铮. 氩激光治疗闭角型青光眼的技术及其并发症的探讨. 中华眼科杂志，1987，23：1.

5. 刘磊，张淑芳，于秀芬. Nd：YAG 激光虹膜切除术疗效分析. 中华眼科杂志，1989，25：273.

6. 蒋幼芹，刘旭阳，吴振中. 掺钕钇石榴石激光虹膜切除术的远期疗效观察. 中华眼科杂志，1991，27：225.

7. Fleck BW, et al. A randomized, prospective comparion

of Nd：YAG laser iridotomy and operative peripheral iridotomy in fellow eyes. Eye，5：315，1991.

8. Quigley，HA. Long-term follow-up of laser iridotomy. Ophthalmology，1981，88：218.

9. Latina M，Park C：Selective targeting of trabecular meshwork cells: In vitro studies of pulse and continuous laser interactions. Exp Eye Res，1995，60：359.

10. Latina，M，Anthony. Tumbocon J. Selective laser trabeculoplasty：a new treatment option for open angle glaucoma. Curr Opin Ophthalmol，2002，13：94.

11. Glaucoma Laser Trial Research Group：The Glaucoma Laser Trial（GLT）and glaucoma laser trials follow-up study. 7.Results. Am J Ophthalmol 120：718，1995.

12. Schwartz AL，Love，DC，and Schwartz，MA. Long-term follow-up of argon laser trabeculoplasty for uncontrolled open angle glaucoma. Arch Ophthalmol，1985，103：1482.

13. Ticho，U，Nasher，R. Laser trabeculoplasty in glaucoma. Ten-year evaluation. Arch Ophthalmol，1989，107：844.

14. Nagar M，et al. A randomized，prospective study comparing selective laser trabeculoplasty with latanoprost for the control of intraocular pressure in ocular hypertension and open angle glaucoma. Br J Ophthalmol 89：1413，2005.

15. Nangia V. Schuman JS. Advances in Laser sclerectomy. Seminars in Ophthalmology，1992，7：148.

据国内多数学者的统计，我国正常人的眼压范围为 10～21mmHg。眼压低于正常值的低限 10mmHg 者称为低眼压（hypo-tension）。Leydhecker 测量了一万只正常眼的眼压，其数值在 10～21mmHg 者占 95.5%，其中大约有 2% 的个体眼压在 10mmHg 以下，他主张将眼压低于 6.5mmHg 者称为低眼压。个体对低眼压的耐受性不尽相同，低于正常低限的眼压并不都会引起眼组织结构和视功能的损害，但过低的眼压和过高的眼压一样，都属于病理状态，长期的眼压过低，不仅可以引起眼球组织和功能的破坏，甚至可能导致眼球萎缩而丧失视功能。

第一节 原发性低眼压

原发性低眼压（essential hypotension）甚为罕见，是指不伴有全身疾患或其他眼部疾病的低眼压，一般发生于双眼。

其原因尚不明了，可能与遗传有关，其眼组织与功能正常，无需治疗。

第二节 继发性低眼压

【病因】 由于全身或眼部疾病而使眼压低于正常值低限者称为继发性低眼压（secondary hypotension）。引起继发性低眼压的原因很多，无论是造成房水生成量减少或房水排出量过多的因素均可导致眼压偏低甚至过低而无法维持眼球的正常结构和功能，可以是单眼或双眼。临床上常见于以下各种情况。

一、眼 外 伤

眼外伤是产生低眼压最常见的原因之一。当发生开放性眼外伤时，由于眼内容物的流失加上创口未能得到及时有效的闭合或缝合后的伤口愈合不良，形成角膜、巩膜瘘而使房水持续外漏即可造成低眼压。高度近视伴发的后巩膜葡萄肿在遭受轻微的眼外伤时即可发生破裂而造成低眼压。闭合性眼外伤后也可由于睫状体受损导致房水分泌受抑制和血管舒缩不稳定等而发生低眼压。严重外伤后，特别是发生睫状体脱离者，可发生持续低眼压。

二、玻璃体视网膜病变

视网膜脱离时，有人认为是由于在此种病理情况下眼内液可通过视网膜裂孔进入视网膜下间隙，由 RPE 细胞泵出，经由脉络膜循环而吸收，或经视盘周围组织排出，即房水的非常规引流增加而造成低眼压。但 Dobbie 则认为，视网膜脱离者的低眼压系由于房水生成的减少所致，多数患者的房水流畅系数和房水流量均下降，但房水流量下降的程度大于房水流畅系数下降程度，因而出现低眼压。也有研究发现视网膜脱离患者常伴有明显的眼内炎症，从而认为低眼压可能为炎症所致。目前关于视网膜脱离时低眼压的确切机制尚不十分清楚。前部增生性玻璃体视网膜病变也可能因睫状体受牵拉而影响其接受来自脉络膜的血液供应而造成房水分泌减少，造成低眼压。有研究表明仔细切除玻璃体基底部彻底去除增生性病变可以在一定程度上提高此类患者的眼压。

三、眼 科 手 术

1. 抗青光眼手术后 抗青光眼手术包括小梁切除术、小梁切开术、各种引流物植入手术后等虽均以降低眼压为手术目的和手术成功的标志，但是若眼压过低，或低眼压状态持续存在就成为病理性低眼压。抗青光眼术后低眼压常见于以下情况：①滤过过强，常由于滤过手术巩膜瓣缝合不够紧密或滤过口过大，巩膜瓣覆盖欠佳导致房水流出过快、过多；引流管内部或周围渗漏过多等。②抗代谢药物的使用：特别是术中术后丝裂霉素、5- 氟尿嘧啶的使用，均可因药物对睫状体的毒性而造成房水分泌减少，容易造成部分患者术后长期眼压偏低，甚至可引起黄斑水肿而影响视功能；③结膜瓣漏，常见于采用以穹隆为基底的结膜瓣的小梁切除术后，多因老年人结膜过薄、缝合欠佳、术后早期眼球不当加压或过早按摩及抗代谢药物的使用等；④脉络膜脱离，术前眼压过高，术后降压速度过快或患者伴有其他眼部因素均可致脉络膜脱离；⑤术中切口的部位不当，过于靠后而损伤了睫状体，造成睫状体脱离；⑥睫状体冷冻或激光光凝术后，多由于冷冻或光凝过度所致，较多见于睫状体冷冻术后。

2. 白内障手术　常由于手术伤口密闭欠佳或切口内遗留组织嵌顿而出现渗漏致房水流出过多，特别是透明角膜切口术后发生渗漏甚至造成眼内炎的报道相对较多。另外，白内障手术也可由于手术切口不当，位置过于靠后，误伤了睫状体致睫状体脉络膜脱离或由于术后经久不愈的眼内炎症所致。现今白内障手术日趋成熟，后一种情况已较为少见。

3. 视网膜玻璃体手术　巩膜环扎或外加压术在巩膜表面缝合操作时不慎穿透巩膜壁，特别是巩膜壁较薄的高度近视眼或年龄较小的儿童患者较易发生。玻璃体切除手术巩膜切口未缝合或未能密闭缝合等也可造成术后伤口渗漏而致房水流出异常增多而致低眼压，特别是25G玻切系统应用于玻璃体视网膜手术以来，术后早期低眼压的报道明显增加，这是因为术后巩膜上遗留的直径约0.5mm的伤口通常不予缝合，有时可能造成术后早期液体外渗而发生低眼压甚至引起脉络膜脱离或出血、视网膜或玻璃体嵌塞、眼内炎等。在增生性视网膜病变行视网膜切除术也可造成低眼压，该种手术甚至被建议用于治疗少数青光眼患者的顽固性高眼压，其原因与视网膜脱离时的低眼压相似。

4. 其他眼科手术和操作　外眼手术或眼部手术行直肌悬吊甚至行球后注射时不慎致眼球壁穿通又未能及时闭合伤口所致，如胬肉切除术、斜视矫正术、穿透性角膜移植术，后者也可由于植片缝合欠佳而发生术后因伤口渗漏甚至瘘道形成而发生低眼压。

四、眼 内 炎 症

葡萄膜炎可由于前列腺素类炎症介质物质的释放而增加房水经脉络膜巩膜通道的排出，同时严重且经久不愈的各种原因所致的葡萄膜炎或感染性眼内炎患者由于长期炎症导致睫状体血管闭塞和组织损害，造成睫状体血流减少，睫状体功能损害，引起房水分泌功能低下而造成低眼压。炎症渗出机化形成的睫状膜通常位于睫状体和晶状体后腔之间，除了牵拉引起睫状体低灌注减少睫状体的房水分泌外还可能牵拉致睫状体脱离而造成低眼压。

五、全身性疾病

糖尿病性昏迷常可伴有低眼压，严重者可出现整个角膜塌陷，其他一些全身性疾病如脱水，酸中毒，尿毒症性昏迷也可能引起急性低眼压。其原因尚不清楚，根据房水的超滤过学说，血浆渗透压升高到一定程度即可能导致低眼压。另外新陈代谢毒素损害了毛细血管和神经性调节功能也可能在其中起着某种作用。

后天性肌强直患者几乎全部合并有低眼压，并伴有眼球塌陷，随之发生肌强直性白内障，有研究表明可能与房水流出易度增加有关。但是先天性肌强直患者却不发生低眼压，据此可作出鉴别诊断。各种原发性贫血，特别是粒细胞缺乏症和恶性贫血，可伴有一定程度的低眼压，巨细胞性动脉炎，心脏输出量和循环血量减少，循环功能不全等，也都常伴有低眼压。无脉症和颈动脉阻塞、广泛性巨细胞动脉炎（颞动脉炎）也可导致眼动脉压降低致眼球灌注不良，而引起低眼压。此外还常伴有前节炎症、白内障、黄斑水肿、血管扩张及中周部视网膜出血等临床表现。

刺激交感神经可以引起血管的收缩反应，使眼压有轻微降低。颈交感神经节切除后引起低眼压的情况较常见。三叉神经发生病变时如带状疱疹，也可能因局部神经轴突反射紊乱而出现低眼压的现象。

还有一些药物和射线也可能抑制房水的分泌而引起低眼压，如碳酸酐酶抑制剂、G毒毛旋花甙等。已有报道用于巨细胞病毒性视网膜炎治疗的昔多呋韦（cidofovir）可引起低眼压。一些局部或全身应用的麻醉剂，如常用的芬太尼、异丙酚、七氟醚、琥珀胆碱及贝托卡因等均可能瞬时降低眼压。

【发病机制】　人眼的正常房水生成的速率大约为$2\mu L/min$，排出主要包括小梁网-Schlemm管途径及葡萄膜巩膜外流途径，前者为主要途径，即房水自前房经小梁网、Schlemm管、房水静脉等表层巩膜静脉丛以压力依赖的方式排出。眼压正常即超过表层巩膜静脉压（约为9mmHg）时，大部分房水经由此途径排出；另有约10%的房水则经由葡萄膜巩膜途径外流，即自前房经睫状肌间隙进入睫状体、脉络膜上腔，而后经脉络膜或巩膜血管流出，此通路为非压力依赖性。除了外伤或手术造成眼球壁完整性的破坏而引起眼内容物过度丢失可引起低眼压外，当各种原因引起房水生成速率较正常降低10%以上即低于葡萄膜巩膜途径外流速率或存在房水流出道，主要是非主要途径发生结构和功能异常的情况下，眼压也可能低于巩膜表层静脉压而发生低眼压。前者如长期葡萄膜炎导致睫状体上皮房水分泌低下，后者则多见于手术或外伤所致的睫状体解离、睫状体脉络膜脱离及一些其他眼部或全身的病理性情况。睫状体解离指由于外伤或手术造成睫状体与巩膜突分离，使房水直接由前房进入睫状体脉络膜上腔而导致房水流出过多。至于睫状体脉络膜脱离发生低眼压的机制究竟是由于房水分泌减少抑或是房水的葡萄膜巩膜外流增加目前尚不清楚。

【临床表现与诊断】 急性发生者，视力明显下降，因眼轴长变短而发生屈光度变化，睫状充血，角膜塌陷，后弹力层有皱褶，前房 Tyndall 现象阳性，视网膜水肿和脱离，视乳头水肿等，四条直肌附着的巩膜处出现深沟。有时患眼伴有明显疼痛。

慢性者症状不明显，可有间歇性眼痛，出现慢性而又隐蔽的虹膜睫状体炎，玻璃体混浊，如有睫状体脉络膜脱离时，一方面可能加重低眼压，甚至发生脉络膜渗漏或出血；另一方面由于前房变浅，可形成虹膜周边前粘连而发生继发性青光眼。多数患者引起的视力障碍，乃由于蛋白性血浆自眼后极部血管渗漏，导致黄斑区水肿，呈现放射状或星芒状皱褶，脉络膜皱折多呈水平方向，视网膜血管异常扭曲充盈。如果眼压上升至 7.5～12mmHg 以上，眼球后段的水肿便可消失。低眼压由于影响晶状体的营养和代谢常引起晶状体混浊，特别是原有晶状体混浊者，往往可加速白内障的发展。由于低眼压，眼睑的压迫使角膜变形而引起屈光改变，也是产生视力障碍的原因之一。

根据病史及详尽的眼部检查不难发现上述典型的临床症状与体征，结合眼压测量，低眼压的诊断并不困难。由于低眼压多为继发性，还可借助于房角检查、荧光素染色、B 型超声、超声活体显微镜、荧光血管造影、CT 及血沉、血糖、血肌酐等实验室检查进一步寻找和确定病因以指导治疗。特别应当注意眼部和全身的伴发疾病、外伤史、用药史等。超声活体显微镜有助于观察和发现睫状膜的形成、睫状体解离、睫状体脉络膜脱离。B 型超声有助于诊断视网膜脉络膜脱离。荧光血管造影和 OCT 均有助于发现视网膜和脉络膜皱褶。

【病理改变】 轻度、短时间的低眼压一般不会造成眼组织的病理改变，不影响视功能。但严重的低眼压或低眼压的持续存在将引起严重的眼球结构和功能改变，一方面眼球壁因眼压过低而失去支撑，导致眼球形状及眼球结构位置关系的改变；另一方面，低眼压改变了眼部各种血管的跨血管壁压力差和通透性。特别是视网膜和脉络膜的血管外膜在解剖学上为单层内皮细胞的血窦，没有肌膜和纤维结缔组织，低眼压状态可以造成这些血管外的压力降低，导致血管发生被动性扩张、充血和渗出，犹以血管丰富的睫状体最

为严重，血浆成分进入血管外组织间隙，广泛的组织水肿造成睫状体、脉络膜、视网膜脱离，房水成分的改变可造成晶状体代谢异常而继发白内障，玻璃体也可发生混浊、液化及其他退行性变。随着液体的积聚和葡萄膜血管显著的充血，睫状体和脉络膜上腔的液体可以是浆液性的，也可为血性。严重的低眼压还可导致视盘和黄斑的水肿，黄斑区及周围呈星芒状改变，但也可累及整个眼球后极部。由于后极部球壁的塌陷，脉络膜和视网膜出现不规则皱褶，如果这些皱褶持久存在，色素上皮将发生改变，作眼底荧光血管造影时可见到相应的荧光线。Newell 把这些皱褶归因于 Bruch 膜与紧邻的脉络膜毛细血管层的粘连，如果没有这种粘连，当脉络膜充血时，色素上皮就容易摆脱脉络膜毛细血管层而不产生皱褶。

低眼压的进一步发展，可以发生角巩膜表层的增厚，随之角膜出现双重轮廓线，这是由于前弹力膜皱褶和后弹力膜皱褶所引起，最后整个角膜发生塌陷。如果低眼压持续存在，睫状体的持续炎症和水肿可以引起睫状体上皮的破坏和睫状体周围的机化，RPE 可发生骨化生而形成眼内骨样组织形成，炎症物质如组胺、前列腺素等可进一步加重低眼压，引发恶性循环而导致房水分泌功能受到严重破坏，进而随着眼球组织的全面萎缩，眼球变软，可呈方形，最终发生眼球痨的病理改变。

【治疗】 需针对病因采取药物或手术治疗。轻度的低眼压，可先观察，若为手术后的伤口渗漏，可进行眼部加压包扎，促进伤口愈合，使前房恢复、眼压升至正常，如果包扎 7 天左右，前房仍不恢复，就应尽快施行伤口修复及前房形成术。对于术后早期滤过过强可采取加压包扎、眼内注射黏弹剂或气体暂时性升高眼压、形成前房等待滤过泡瘢痕形成，至于较长时间的低眼压，则可采用激光、注射自家血促进粘连形成等方法限制滤过，对于顽固性滤过过强则可能需要手术减少巩膜滤过或滤过泡覆盖等方法彻底减少房水流出。

对于眼部有明显炎症者，应同时加强控制炎症，注意散瞳，以防止发生虹膜后粘连。对于外伤或手术所致睫状体脱离者，应努力找到与前房相通的裂口，可用激光光凝或手术闭合裂口，也有人用其他方法如外部透热或冷冻治疗封闭裂口。若裂口较小可首选氩激光治疗，一般采用 100μm 大小的光斑，功率 0.5～1.0W，持续时间 0.1～0.2 秒，在裂口及周围击射。若裂口较大则需要手术缝合。事先应通过前房角镜和超声活体显微镜查明裂口范围以便确定切口的范围。详细的手术步骤见有关章节。裂口封闭后一般前房即可迅速形成，但术后常可有短暂的高眼压，可能是由于

术前较长时间的低眼压导致房水分泌相对亢进所致，一般数天后即可恢复正常，因此术后可适当应用降眼压药物控制暂时性高眼压。糖皮质激素可控制与低眼压相关的眼内炎症，常可有效控制炎症所致的低眼压，阻断低眼压与炎症的恶性循环，也可在一定程度上改善其他原因造成的低眼压。

视网膜脱离患者的低眼压通常可通过及时的视网膜脱离复位术或加眼内硅油填充而得到有效的治愈。彻底的玻璃体基底部切除常可有效治愈牵拉性睫状体脱离，有效改善低眼压。玻璃体腔内注入气体和黏弹剂同样可以暂时性升高眼压，保护视功能。

全身情况引起的低眼压只能通过及时治疗原发病，如降低血糖、改善肾功能或肾脏透析、改善心脏功能、及贫血状态得到缓解，迄今为止临床上尚无理想的能长期有效升高眼压的药物。拟副交感神经药物可刺激房水生成，降低葡萄膜巩膜外流，可在一定程度上改善低眼压，但可能加重炎症，一些患者用后出现眼疼等不适。异波帕明（ibopamine）是最近用于治疗低眼压的一种新的非选择性多巴胺（DA）类去氧肾上腺素前体药物，在体内转变为去氧肾上腺素（epinine），为多巴胺受体（DAl、nA2）和肾上腺素受体（β1、β2）激动剂，有研究报道该药可较安慰剂升高眼压2～4mmHg。

【预后】 低眼压若不能得到及时治疗常会造成视功能严重受损，预后较差。及时去除低眼压的病因常能有效逆转低眼压造成的眼球结构和功能改变。但是长期低眼压造成的一些慢性眼部改变如：视网膜色素上皮萎缩、巩膜增厚甚至骨化却通常无法逆转，最终演变为眼球痨而丧失视功能。

（潘英姿 陈彼得）

主要参考文献

1. 李美玉. 青光眼学. 北京：人民卫生出版社，2004，539-545.
2. Chardler PA. A major cause of hypotony. Am J Ophthal，1961，52：601.
3. Pellaporta A. Hyposecretion of hypotony：experimental hypotony through detachment of the uvea. Am J Ophthal. 1964，58：785.
4. Maumenee AE. glaucoma hypotony. Highlights Ophthal. 1966，9：28.
5. Norton EWD. A characteristic fluorescein angiographic pattern in choroidal foedo. Proc R Soc Med. 1969，62：119.
6. Lakhanpal RR. Outcomes of 140 consecutive case of 25-gauge transconjunctiva surgery for posterior segment disease. Ophthalmology，2005，112：817-824.
7. O'Connell SR, et al. The surgical management of hypotony. Ophthalmology. 2000，107：318-323.
8. Ugahary LC. Topical ibopamine in the treatment of chronic ocular J Ophthalmol. 2006，141：571-573.
9. Howard FF. Ocular Hypotony：A Review. Comp Ophthalmol Update. 2007，8（1）：29-36.

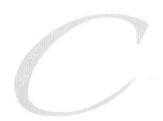

一、解剖部分

1. 眼轴长度　22.66 mm±0.74mm，男性：22.97mm，女性：22.35mm

2. 角膜直径（单位：mm）：

	水平直径	垂直直径
新生儿	9.96±0.11	9.47±0.33
0.5 岁	10.62±0.23	10.12±0.21
1 岁	10.94±0.22	10.42±0.19
1.5 半	11.28±0.10	10.69±0.24
2 岁	11.42±0.08	10.80±0.24
2.5 岁	11.54±0.11	10.93±0.17
3 岁	11.80±0.03	10.96±0.03
成年	11.80±0.04	10.96±0.19

3. 中央角膜厚度（CCT）　在正常人中个体差异较大，活体光学法测定均值约 515μm，超声测量法均值约 541～544μm。文献报道，压平眼压测量值在 CCT 为 520μm（光学测量法）时最准确，CCT 每增加（减少）100μm，眼压测量值将升高（降低）约 7mmHg。

4. 角膜曲率半径　前表面 7.84mm，后表面 6.8mm。

5. 前房深度

（1）正常成人前房中轴深度约 3.0～3.5mm。

（2）超声波测量法：2.60±0.33mm，男性 2.69±0.31mm，女性 2.51±0.33mm。

（3）手电筒侧照法前房深浅分级标准（手电筒自被观察眼的颞侧角膜缘处水平向鼻侧投照）：

深前房：光线照亮整个虹膜达到对侧角膜缘；

中前房：光线达到或越过鼻侧虹膜小环；

浅前房：光线仅达鼻侧瞳孔区虹膜或更小范围。

6. 使用裂隙灯观察周边前房深浅

陆道平法：角膜缘 6 点处周边前房深度≤1/3CT（角膜厚度）为浅前房。

Van Herick 法：颞侧角膜缘周边前房深度≤1/4CT 为浅前房。

7. 瞳孔直径（mm）

新生儿	2～2.5
1 个月到 2 岁	3～3.5
2～15 岁	4～5
15～50 岁	3～4
50～80 岁	2～3
80～90 岁	1.5～2

8. 晶状体　直径：9～10mm，厚度：4.15±0.50mm，相对位置：0.21±0.01。

前曲率半径 9mm，后曲率半径 5.5mm。

9. 玻璃体腔长度　15.31mm±0.80mm。

10. 正常盘沿宽度　符合 ISNT 原则，即下方最宽，其次上方，再次鼻侧，颞侧最窄。如果下方或上方盘沿窄于鼻侧，应警惕其可能为病理性改变。视盘形态变异可影响盘沿分布。

神经纤维：每侧视神经含约 100 万根神经纤维。

视杯视盘比值（杯／盘，C/D）：正常值与病理值重叠较大，≤0.3 占 90%，双眼差 <0.2。单眼 C/D≥0.6，或双眼差≥0.2 为青光眼筛查标准。

二、检查部分

1. 眼压（以 Goldmann 压平眼压计测量值为准）

正常参考范围：10～21mmHg（1.33～2.79kPa），病理值：>21mmHg（坐位），≥23mmHg（卧位）。

24 小时眼压波动范围：正常值：≤4mmHg（0.53kPa），病理值：≥8mmHg（1.06kPa）。

双眼眼压差：正常值：≤4mmHg（0.53kPa），病理值：≥5mmHg（0.66kPa）。

2. 眼压描记

房水流畅系数（C）：正常值：0.19～0.65，病理值：≤0.12。

房水流量（F）：正常值：1.838±0.05。

压畅比（PO/C）：正常值：≤100，病理值：>120。

眼球硬度（E）：正常值：0.0212±0.0002。

3. 暗室试验、俯卧试验、暗室加俯卧试验

正常值：试验后眼压升高 1.57～2.63mmHg（0.20～0.35kPa）。

病理值：试验后眼压升高≥8mmHg（1.06kPa）或试验后眼压≥30mmHg（4kPa），伴房角部分或全部关闭。

4. 眼底血管荧光造影

臂—脉络膜循环时间：平均 8.4s

臂—视网膜中央动脉循环时间：5.4～14.7s，平均8.8s

视网膜中央动脉血压（弹簧式视网膜血管血压计）：正常值：60～80/30～40mmHg（8.00～10.67kPa/4.00～5.33kPa）

5. 视野

生理盲点：竖径 7.5°±2°，横径 5.5°±2°，其中心在注视点颞侧 15.5°，水平中线下 1.5°处。

手动视野计正常视野范围：颞侧 100°、鼻侧 60°、上方 60°、下方 75°。

Goldmann 视野计：I_{4e} 等视线上方为 42°、鼻侧 52°、颞侧 62°、下方 52°，I_{2e} 等视线上方 20°、鼻侧 24°、下方 24°、颞侧 32°。

目前，标准自动视野检查结果是否存在异常尚无一致的判定标准，在未引进统计学分析软件时，Caprioli 提出局限性视野缺损判定标准：

宽松标准：旁中心弓形区内，单独一个点光灵敏度下降≥10dB，2 个相邻点下降≥5dB；跨鼻侧水平中线，相邻 2 处上下相差≥5dB。

中等标准：旁中心弓形区内，2 个相邻点每点灵敏度下降≥10dB，3 个相邻点下降≥5dB；跨鼻侧水平中线，相邻 2 处上下相差≥10dB。

严格标准：旁中心弓形区内，3 个相邻点每点光灵敏度下降≥10dB，4 个相邻点下降≥5dB；跨鼻侧水平中线，相邻 3 处上下相差≥10dB。

在引进统计学分析软件后，青光眼早期视野异常的评判不再以灵敏度下降的具体数值为标准，更强调灵敏度下降的显著水平，以 Humphrey 视野计为例，GHT（青光眼半视野对比检查）显示"正常外"和（或）模式标准差（PSD）的 p＜5% 时，提示可能存在青光眼视野损害；模式偏差概率图中，旁中心弓形区或鼻侧水平中线上或下等易损区出现可重复的 3 个或 3 个以上连在一起的受损簇点（每点的 P＜5%，其中至少一点 P＜1%），且这些异常具有可重复性，并可以由眼底视盘的相应改变解释，即有诊断意义。

短波长视野计及倍频视野计：

近年来，临床上还常用到两种新型的视野检查方法，短波长视野计（short-wavelength automated perimetry,

SWAP），也称蓝 - 黄视野计（blue-on-yellow perimetry）检查及倍频视野计（frequency-doubling technology perimetry, FDT）检查。SWAP 选择性地检查感受蓝色短波长（475nm）的视锥细胞，FDT 选择性地检查对运动和对比度较敏感的大直径节细胞（M 细胞），从理论上均能更早期检测出青光眼的视神经损害。但 SWAP 检查耗时较长，易受年龄和白内障影响，个体间及检查中波动较大，故尚未广泛用于青光眼的诊断，而多用于已存在明显或可疑盘损害而标准视野检查尚正常的患者，以验证青光眼的诊断或检测早期细微的视野进展。FDT 检查耗时短，敏感性高，但受特异性较低的影响，目前也未广泛用于青光眼的诊断，而主要用于青光眼的筛查。这两种检查当下也缺乏一致的评估标准。有学者提出 SWAP 的异常判定标准为：模式标准差（PSD）的 p＜5%，或青光眼半视野对比检查显示"正常外"，或者模式偏差概率图中存在典型的青光眼暗点：5 个或 5 个以上点 p＜5%；3 个或 3 个以上连在一起的簇点，每点的 p＜5%；2 个或 2 个以上的相邻点 p＜1%。就第一代 FDT 异常的界定，有学者提出的标准为：2 个检测块 p＝5% 或 1 个检测块的 p＝1%（亦有选择 p＝0.5%）。就第二代 FDT 即 Matrix FDT 的异常标准，有文献定为：模式偏差概率图中，旁中心弓形区或鼻侧水平中线上或下等易损区出现可重复的 3 个或 3 个以上连在一起的受损簇点（每点的 p＜5%，其中至少一点 p＜1%）；也有学者建议参照 SWAP 的异常判定标准。

6. 与青光眼相关的影像学检查　目前临床上常用到一些与青光眼相关的影像学检查。超声生物显微镜主要用于闭角型青光眼，与房角镜互为补充。海德堡视网膜断层扫描仪、相干光断层扫描仪及偏振激光扫描仪主要用于视盘形态及 / 或其周围神经纤维层的定量评估，在青光眼病情随访中有一定意义，用于诊断时应结合其他临床表现，不可基于单独某一仪器的结果诊断青光眼；视盘形态变异会影响检查结果，在评估时应谨慎。上述几项检查尚无公认的正常值，在此简述阅读检查报告应关注的指标或参数。

（1）超声生物显微镜（ultrasound biomicroscopy, UBM）：巩膜突是重要的标志性结构。以房角处虹膜前表面与角巩膜后表面相贴范围越过巩膜突视为功能小梁网受累（房角关闭）。房角开放程度的量化参数主要有房角开放距离 $_{500}$ 和小梁虹膜夹角。如果确诊或怀疑患者为闭角型青光眼，应该注意虹膜是否膨隆、虹膜附着点位置、虹膜根部厚度、虹膜后表面与睫状体前表面的夹角（正常 46°～60°）等。

（2）共焦激光扫描检眼镜（confocal scanning laser

ophthalmoscope），以海德堡视网膜断层扫描仪（Heidelberg retinal tomograph，HRT）为代表，主要用于视盘形态的分析。HRTII 报告单（HRTIII 中指标有所不同）的解读：在地形图中观察视杯和盘沿的大体分布；在反射图及 Moorfields 回归统计结果中重点观察上下方尤其是颞上、颞下盘沿面积的分布是否正常（√为正常，？为临界，×为异常）；视乳头边界处的视网膜神经纤维层（RNFL）轮廓曲线应有双峰样表现；各项视盘形态指标中应注意盘沿面积（值过小有意义）、盘沿容积（值过小有意义）、RNFL 平均厚度（值过小有意义）、视杯形状测量（值过大有意义）和轮廓线高度变异（值过小有意义）等。地形图标准差≤30 显示图像质量较好，≤40 显示图像质量尚可接受，若＞40 则显示图像质量不好。

（3）相干光断层扫描仪（optical coherence tomography，OCT），有多种品牌和版本，主要用以观察视网膜神经纤维层（RNFL）厚度。分析结果时应注意上下方尤其是颞上、颞下的 RNFL 厚度，过薄有意义；TSNIT 曲线（以视盘为中心，直径 3.45mm 环形区域的 RNFL 厚度曲线，自颞侧正中起始，经上方、鼻侧、下方，再回到颞侧正中）应有双峰表现，若低平有意义。

（4）偏振激光扫描仪（scanning laser polarimetry，SLP），代表产品为 GDx，配有可变角膜补偿装置的为 GDx-VCC，主要用于视网膜神经纤维层的观察。从伪彩图及厚度偏离图中了解视网膜神经纤维层厚度的整体状况；RNFL 曲线应有双峰表现，若低平有意义；具体数值有 TSNIT 平均值（颞侧一半、上方、鼻侧、下方、颞侧另一半的 RNFL 厚度平均值）和上方 RNFL 厚度及下方 RNFL 厚度（此 3 个指标测量值过小有意义）、TSNIT 标准差（过小有意义）、神经纤维层厚度指示值（NFI，过大有意义）。

（李　梅　沈亚云）

第七卷

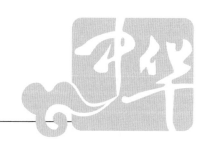

葡萄膜、视网膜和玻璃体病

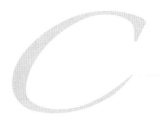

第一节　葡萄膜缺损

在眼的先天异常中，葡萄膜发育畸形并不少见，其中又以葡萄膜缺损较多。葡萄膜缺损的患病率为0.05‰～0.26‰，约占全世界儿童致盲性疾病的10%。由于眼在早期发育为胚眼的过程中，胚裂闭合发生紊乱而融合不全，导致相关位置的葡萄膜发育不全而出现一系列的组织缺损。同时，相应部位的神经上皮结构，即视杯发育的神经上皮和色素上皮也发育不全。因此，这种眼内的先天性缺损常包括葡萄膜和视杯形成的各种组织，在眼底为视盘和脉络膜、视网膜，在睫状体和虹膜则包括它们的两层上皮组织。并且，因胚裂位于视杯的下方略偏鼻侧，这些眼内组织的缺损也都在下方偏鼻侧。上述这些因胚裂生长发育紊乱并处于胚裂特定位置的眼组织缺损，被称为眼的典型性缺损。而发生于胚裂以外，由其他原因导致的眼组织缺损，被称为非典型性缺损。如黄斑缺损，即是一种特殊的非典型性缺损。

一、典型性缺损

典型性缺损发生于原始视泡内陷与胚裂闭合之间的阶段，在胚长7～20mm（第5～7周）期间。与胚裂有关的组织结构全部受累者称为完全性缺损，这些组织包括视盘、视网膜和脉络膜、睫状体、虹膜，甚至影响到晶状体，即胚裂全程闭合障碍。但这种情况很少发生，多数为部分性缺损，表现为眼底的或虹膜睫状体各自的单独缺损，或两者都有一定范围的缺损。

1. 眼底的典型性缺损　眼底的典型性缺损多数是限于脉络膜和视网膜的缺损。也有同时存在胚裂位置其他组织缺损，如视盘或睫状体或虹膜受累者。60%以上的病例为双眼发生畸形。脉络膜视网膜典型性缺损在检眼镜下表现为眼底下方略偏内侧有透见白色巩膜背景的缺损区，通常呈卵圆形，其后界可距视盘下

界不远，间或缺损也包括视盘在内。缺损区的前端可延伸至眼底下方周边，偶尔包括睫状体和虹膜。缺损区大多较局限，呈圆或椭圆形，或沿胚裂位置为几处分离和孤立的缺损区。有些病例有呈舌状的正常视网膜插入缺损区，或将缺损区分隔成两部分甚至更多的部分，形成所谓桥形缺损。

缺损的边缘多数界限清楚，并常有色素沉着。缺损区常表现一定程度的凹陷向眼外扩张，显著者呈囊肿样。少数缺损区内有少许正常视网膜血管。有时缺损内隐约见粗大的脉络膜血管，但这些血管都极稀少。患者的中心视力一般不受很大影响，常能查出与缺损区相应位置的视野缺损。8.1%～43%的脉络膜视网膜缺损伴有视网膜脱离，偶伴先天性侏儒痴呆综合征（Noonan综合征）及牵牛花综合征，但罕见视网膜下新生血管（多位于缺损的边缘区），尤其是当缺损波及视盘时。

组织病理学检查证实眼底缺损区巩膜变薄甚至扩张。脉络膜完全缺如或仅有一层残缺的较大血管，缺损处无Bruch膜。正常的视网膜色素上皮止于缺损区边缘或延伸入缺损区成为一层小而畸形的细胞。视网膜在缺损区成为含一两层不规则排列细胞的薄膜，且有囊样间隙，胶质增生和菊花团形成。但也有不少检查标本见脉络膜视网膜融合为一层未分化的膜。

2. 睫状体和虹膜的典型性缺损　睫状体可出现单独的典型性缺损，或作为胚裂完全性缺损的一个部分。睫状体小而窄的缺损不易被发现。如有大而宽的缺损，因缺损部两侧的睫状突增生，两层外胚叶组织折叠并突入玻璃体腔呈息肉状，有时可形成较大的上皮性囊肿。缺损区底部充有疏松血管性结缔组织，有的可表现为突起的嵴。

虹膜在下方偏内的缺损，若又伴有脉络膜视网膜下方缺损时，易于明确是来源于胚裂前端的闭合不良，视杯边缘未能在缺损处生长虹膜组织。但也有人认为虹膜是在胚裂闭合以后发生，如虹膜缺损与胚裂的闭

合有关，则应有相应的睫状体缺损，单独的虹膜缺损可以是其他原因所致。

3. 视神经入口处的缺损 视神经入口处的缺损可表现为完全性典型性缺损的一部分，也可能是在胚裂近端并有较大区域的脉络膜视网膜缺损。视神经入口处缺损通常呈卵圆形，可以毗连视盘，或占据视盘的一部分或大部分甚至全部视盘区。如存在一部分视盘结构，则表现为白色缺损区止端上方一个界限清楚但视盘不完整的粉红色区。这种眼底缺损多为单眼发病。

视神经入口处缺损的临床表现各异，轻者类似一较深的生理性凹陷，重者则凹陷大而且深，有时还伴有球后囊肿。眼底见白色缺损区为圆形或竖卵圆形，比正常视盘大 2 至数倍。大多数患眼的视盘区成深度达 30D 的陷窝，视盘区表面呈白色，扩张凹陷处呈灰色。若存在一部分视盘组织呈粉红色，视网膜血管从此处通向视网膜。眼的其余结构可能正常，也可以伴有其他异常。

（罗成仁 张学东）

二、非典型性缺损

眼组织的非典型性缺损除黄斑缺损偶有发现以外，发生于眼底其他部位或虹膜睫状体者很少，现概述如下。

1. 眼底的非典型性缺损 眼底的非典型性缺损除绝大多数位置与典型性者不同外，其他的临床表现则大体相仿。在缺损的位置有视功能缺陷，表现为视野中的暗点。有少数病理解剖资料发现可能发生的改变为缺损区无脉络膜和 Bruch 膜，视网膜神经上皮层的外部形成皱褶，色素上皮和神经上皮均可有多数囊肿。还常见视杯外层缺少色素，视网膜退行变性，脉络膜毛细血管发育不良和巩膜内层缺如等。

眼底非典型性缺损发生的原因不明。据推测有几种可能：①外胚叶缺陷：表现为视杯的附加裂隙和切迹，可能是一种视杯的原发性缺陷，或者是永存中胚叶组织的机械性影响；②中胚叶缺陷：表现为脉络膜发育异常，且色素上皮血管异化引起分化紊乱；③早期宫内炎症引起的发育障碍。

黄斑缺损是较多见的一种眼底非典型性缺损，有部分病例显示有家族遗传性。通常表现为黄斑区横椭圆或圆形的缺损区，边界清楚，边缘可规则或不规则。大小可从一个至几个视盘直径不等。缺损区内色素分布的多少不一，可有三种类型。

（1）色素性黄斑缺损：缺损区表现为一显著的色素斑团。在其浅面的视网膜血管正常，但脉络膜毛细血管缺如。缺损区内露白的间隙中可见较大的脉络膜

血管呈网络状或血管瘤样外观。

（2）无色素性黄斑缺损：外观呈凿孔状，缺损区底部露大片白色巩膜，常有一定程度的巩膜向外扩张，无视网膜和脉络膜血管，缺损区周围常有不规则色素包绕。在色素性与无色素性缺损两型之间可有多种不同程度的中间类型。

（3）黄斑缺损伴异常血管：这种类型较少见，与黄斑缺损伴发的异常血管可有：①视网膜和脉络膜血管的异常交通；②缺损区中央发生血管入玻璃体，甚至向前达晶状体。

黄斑缺损患者的视力极差，且几乎都为近视，可发生眼球震颤，中心视野可查出中央绝对暗点。偶有伴视盘缺损、视网膜色素变性、先天性黑矇、脉络膜新生血管的报告。病理检查曾经证实为缺损区无脉络膜或脉络膜无毛细血管。有些还发现有中胚叶增生，并有色素上皮和视网膜破坏，疑为与过去存在过炎症有关。

2. 睫状体和虹膜的非典型性缺损

（1）睫状体缺损出现于非典型性位置，缺损包括肌肉和外胚叶各层，后者常在缺损边缘处增厚成皱褶或息肉状突起。常伴有虹膜缺损和晶状体缺损。缺损的底部常有血管性结缔组织，其中可含有发育良好的中胚叶组织如软骨结节等。缺损有时与玻璃体血管残余或晶状体血管膜相连。

（2）虹膜的单纯性或非典型性缺损一般不合并葡萄膜其他部分的缺损。缺损累及整个虹膜节段直至与睫状体连接处者，称为全部性缺损，否则为部分性。后者可表现为瞳孔缘的切迹，虹膜的孔洞，或近睫状体缘即虹膜根部脱离的缺损。如缺损累及虹膜组织的全层，称为完全性虹膜缺损，仅累及外胚叶或中胚叶部分者，称为不全缺损或假性缺损。若有瞳孔膜衍生之中胚叶组织从缺损区跨越则称桥形缺损。

单纯性虹膜缺损发生率约为人口的 1/6000，无性别和单双侧眼的差异。缺损形状通常为梨形或三角形，较宽的底朝瞳孔缘，也有呈裂隙状者。缺损的大小范围变异很大，甚至有超过一个象限或半周者。色素上皮常覆盖缺损部的虹膜边缘。缺损出现的方位，据估计在内侧、下方或外侧者各约占 20%，上内、上外或正上方者各占约 10%。缺损区多数为单一性，但一眼也可有多个缺损。单一缺损又不伴其他严重异常者常不影响视力。

组织学检查发现虹膜除缺损区外，其余部分发育正常。虹膜全部性缺损者可累及睫状体，缺损区边缘瞳孔括约肌完全缺失，缺损区基底虹膜残根处表现为视泡末端的多数皱褶和结节，色素上皮覆盖其边缘。还

可同时在眼底出现类似的非典型性缺损区。此外，也有非典型性虹膜缺损伴发典型性脉络膜缺损的病例。

葡萄膜缺损常合并其他发育性疾病。眼部主要合并无眼球或小眼球，因在发育的过程中，胎裂未闭，非正常的视网膜组织可通过胎裂的边缘外翻形成凸起的囊袋。囊袋增大可完全或者部分占据眼眶容积而阻碍眼的正常发育，前者形成无眼球，后者则为小眼球。全身主要合并颅面畸形如唇裂、骨缺损如拇指发育不全、泌尿生殖系统异常如马蹄肾等。出现并发症可能与胎裂不闭合的发生时间有关，发生时间晚可只出现单纯性葡萄膜缺损，反之则可合并眼部其他病症甚至全身系统疾病。

葡萄膜缺损多是散发病例，但也有常染色体显性遗传、常染色体隐性遗传、性连锁遗传模式。研究表明，胎裂闭合可能与 *CRYBA4*、*GDF6*、*PAX2*、*PAX6*、*SHH* 等基因相关。此外，环境因素也有一定影响，如母亲怀孕期间维生素 A 的缺乏被认为与胎儿的葡萄膜缺损有关。

（罗成仁　张学东）

三、虹膜和睫状体的先天异常

1. 虹膜的先天异常

（1）无虹膜：是一种较少见的先天畸形，据统计其发生率为 1:64 000～1:96 000。肉眼观察能见到前房角有短小虹膜组织结节者为部分性无虹膜。须借助前房角镜检查才能发现虹膜残端者为临床上的无虹膜。绝大多数患者为双眼受累，个别单眼的病例其对侧眼也常有虹膜发育不良。

无虹膜眼临床上表现为极度的大瞳孔区，占据整个角膜范围。聚光照明检查时，在角膜缘内可见眼内晶状体的赤道边缘，有的还可察见晶状体悬韧带的细纤维和其后方睫状突的尖端。患眼无虹膜遮光，患者有畏光症状。视力很差，常有眼球震颤，经常导致弱视。组织学检查发现黄斑中心凹发育不良。患者常有远视，少数为近视眼。这种异常多半是静止性，但因有些患者前房角小梁区有异常的中胚叶胚胎组织阻塞，可引起高眼压，发生水眼或青年性青光眼。对患者常只能作症状治疗，可戴有色角膜接触镜，以减轻畏光不适的感觉。患者常因进行性角膜、晶状体混浊或青光眼而失明。

无虹膜眼常伴有其他眼部畸形，可同有小角膜及形状异常呈锥形或呈现混浊，间或有蓝巩膜，前房过浅或过深。晶状体可能有异位，且绝大多数患者的晶状体有板层性或前后极混浊或弥散性混浊，少数还有晶状体缺损。常同时伴睫状突发育不全，偶尔有永存

瞳孔膜。玻璃体内多见永存玻璃体动脉和纤维组织条索。视网膜周边部偶见弥漫性退变。间或有小眼球、斜视等明显的先天异常。还可伴发周身的骨骼畸形，如颜面骨发育不良、多指（趾）、爪形足和身躯矮小等。偶发外耳畸形，有时还可伴有不同程度的智力发育障碍及泌尿生殖系统异常等。

无虹膜的组织病理学特征是前房角有一条原始结构的细小虹膜组织残端，其中肌肉组织发育不全或缺如。色素上皮常在游离缘呈皱褶，或外翻覆盖于残端表面，有的表现为中胚叶沿发育不良的视泡前端向后折叠。前房角的小梁常有变异，Schlemm 管常缺如，房角常见中胚叶组织阻塞。睫状突稀少或缺如，但偶有正常者。神经节细胞常表现发育不良，且黄斑中心凹经常缺如。

本病遗传倾向特别明显，多为常染色体显性遗传，家系成员的患者中虹膜缺损可出现多种形状的变异。也有父母近亲结婚者子女有一人以上发病的报告。无虹膜的发病机制不明，神经外胚叶的原发性缺损与中胚叶异常发育致使外胚叶缺乏引导或受阻抑，均被认为可能是导致本病的重要因素。此外，研究发现位于染色体 11p13 的 *Pax6* 基因可出现多种突变类型（移码、缺失、错义突变等），*Pax6* 基因突变被认为是无虹膜的遗传学基础。

（2）虹膜基质前层增生：在正常发育的情况，虹膜表面中胚叶层，即虹膜瞳孔板层的虹膜部分，终止于虹膜小环，萎缩后残存的纤维组织分布于虹膜隐窝中。如出现发育异常，则成为一层厚膜，宛如双层虹膜。这一表层虹膜附膜可止于虹膜领状带，但时常超越领状带并附于虹膜瞳孔区的浅面。增生膜可围绕部分或整个瞳孔，也可以是较小的条索状结构。显著的虹膜附膜可完全盖住瞳孔区，膜上可有不规则形孔洞，无对光反射能力，形如假性多瞳孔，可看到孔洞后面的虹膜瞳孔缘。有时附膜可连于晶状体前囊，相连处晶状体呈现混浊。这种虹膜基质前层增生的附膜多数与遗传无关，少数为常染色体显性遗传。

（3）虹膜基质发育不全：虹膜基质可出现程度不同的发育不全，这些异常可累及中胚叶基质的前叶或两层的全层，或虹膜的一个节段以及瞳孔区或全部虹膜。若基质发育不全为普遍性，则虹膜失其正常构形，可隐约透见外胚层为褐色背景，括约肌为黄色带。限局性基质发育不全则为虹膜隐窝中的两层中胚叶组织全缺损，表现为虹膜的小窝，其底部呈现黑色色素上皮。还有一些表现为虹膜扇形菲薄区，常位于下方，也可能与胚裂发育有关。虹膜基质发育不全若伴有色素上皮缺失，则表现为虹膜上有半透明的小陷窝。此

外,当有一种少见的瞳孔周围虹膜发育不全,不但虹膜两层中胚叶缺损,并累及外胚叶的结构,即色素上皮和括约肌,瞳孔大而不规则,外观与无虹膜相似。

上列各型虹膜中,胚叶发育不全多半为常染色体显性遗传,有少数为常染色体隐性和性连锁隐性遗传的报告。患者或家族成员中可伴发瞳孔异常、角膜混浊、白内障和视网膜发育不全等。另外,约85%的唐氏综合征患者有虹膜基质发育不全。

(4)虹膜肌肉异常:虹膜肌肉异常经常表现为先天性小瞳孔,因为瞳孔开大肌缺失。该病为十分罕见的先天异常,有常染色性显性遗传倾向,相关基因位于13q31-q32,但具体的相关基因尚待发现。缩小的瞳孔在平常的日光下直径小于2mm。多半双眼罹患,两侧大小不同。患眼虹膜常无环形收缩皱褶、瞳孔反射运动甚微或缺如,对可卡因或其他类似的扩瞳剂的反应甚小。由于瞳孔括约肌没有开大肌的拮抗,瞳孔持续收缩。又因括约肌的反射性影响,调节痉挛持续存在,故患者表现为暗光下视力不良。滴用扩瞳剂如后马托品类型者可使瞳孔散大增加视力,或作增视性虹膜切除手术。

患先天性瞳孔开大肌肉发育不全的小瞳孔眼,其他眼组织可为正常,也可伴有虹膜萎缩、小角膜、小晶状体、近视、发育性青光眼及永存瞳孔膜等。蜘蛛肢体综合征的患者,偶有伴发这种先天异常者。组织检查证实虹膜上皮前层应发生瞳孔开大肌纤维处未形成肌肉的突起。开大肌部分缺失者则见肌纤维末端不规则地位于虹膜基质内,在周边无稳固的附着点,故不能对括约肌起拮抗作用。

(5)先天性瞳孔异常

1)瞳孔大小不等:正常的瞳孔双侧等大,并有同等的反射活动,一般日光下眼在休息状态,瞳孔直径2.5~4.0mm,左右眼瞳孔可稍有差异。如两眼瞳孔的大小差别超过20%,则为先天畸形。正常人眼约2%可以出现这种异常,但两侧差异多在2.0mm以内,平均约差0.5mm。并不合并其他畸形,对功能变无影响,可呈不规则性常染色体显性遗传。曾经有同卵双生子出现一致性异常的报道。

2)多瞳孔:真正的多瞳孔症极为罕见,一般的所谓多瞳孔病例都是虹膜上的缺损性穿孔,并非真正的瞳孔,不具有瞳孔括约肌和开大肌组织。这些假瞳孔随真瞳孔的缩小和开大而启闭。假瞳孔可呈裂隙状等异常形态。

3)瞳孔异形:瞳孔形态的先天异常多表现为裂隙状瞳孔,很少发生。在暗光环境或扩瞳剂作用下这种瞳孔可呈圆或卵圆形,也可仍保持裂隙形状。此种畸

形多为双眼对称,不少患眼在裂隙的一端有结缔组织联系,表明这种异常可能与发育过程中血管残留的机械性障碍有关。但尚有一种理论认为这种畸形是一种返祖现象,因为有些动物,如猫也是裂隙状瞳孔。患眼如没有其他先天畸形,一般不影响视力。瞳孔异形还可有方形和梨形等,更为罕见。

4)瞳孔异位:正常发育的瞳孔位于虹膜正中稍偏内和下方,轻度异位者也并不少见。明显异位者则较为罕见,可位于虹膜周边。常为双眼对称,也可出现于两眼相反的部位,单侧发生者少见。多数异位的方位为向上和向外,且瞳孔常呈卵圆或是不规则形,反射活动常不灵敏。虹膜可粘连于异位瞳孔偏向一侧的角膜缘处,有时瞳孔缘见条索组织,可能与发生畸形有关。

瞳孔异位眼常有近视,并常伴有晶状体异位,且晶状体多现不全脱位,脱位的方向与瞳孔异位偏向的方向相反,但也有在相同方向或中间位者。有的有晶状体发育不良或白内障。此外,还可合并有永存瞳孔膜、虹膜和眼底缺损、永存玻璃体动脉、水眼或小眼球等。瞳孔异位眼虹膜的结构大体上正常,一般在瞳孔旁较窄的一侧较厚,而宽的一侧较薄。这种先天异位常有常染色体显性遗传的倾向。

(6)虹膜色素上皮层异常:虹膜色素上皮层发育不全比较多见,用透照法检查见虹膜呈半透明。色素上皮层增生则较少发生,且临床上不能发现。表现于虹膜瞳孔缘的先天异常在检查中最显而易见。

1)虹膜瞳孔缘色素上皮增生:虹膜瞳孔缘色素上皮增生是由于外胚叶生长肥厚并现外翻,或因边缘窦出生时未闭形成囊样扩张。正常虹膜两层色素上皮恰在瞳孔缘形成上皮皱褶的镶边。若色素缘增生则色素上皮可铺至虹膜表面,甚至达虹膜睫状区,遮盖一部分虹膜,因系黑色,外观似虹膜缺损。增生外翻的色素上皮常呈多数放射形和绒状的条形突起。组织结构来源于后层色素上皮,并常伴发虹膜基质的痣样色素增生,还可有其他外胚叶异常如虹膜缺损。此外,可能合并的其他先天异常还有虹膜与晶状体前囊粘连、永存瞳孔膜或小眼球等。单纯性病例未发现有遗传倾向,但合并有其他严重畸形者则可能有遗传性。

2)绒球:另一种虹膜瞳孔缘的先天异常为上方色素上皮呈绒球状生长,双眼发生。绒球主要呈两种形状,一为圆形,被中胚叶组织覆盖和局限;另一为单纯由色素上皮形成扁平和卷曲的板层,有时也现突起。两种形态可出现于同一眼内。这种先天畸形基本上是静止性,但有时第一型可成为囊状或实性团块,间或脱入前房,或一端在前房中漂浮。组织学检查有蒂的

绒球为色素上皮延伸。多数患者有常染色体显性遗传的特征。

3）先天性虹膜内翻：先天性瞳孔缘全部或部分向后翻转并不多见，这种畸形有时伴永存瞳孔膜。发生的原因可能与前玻璃体条索或瞳孔血管膜等异常有关。有的病例在内翻处有虹膜萎缩并开大肌缺失。有些有虹膜色素上皮与角膜内皮粘连。这一畸形可能与胚胎发育中的炎症有关。

（7）先天性虹膜囊肿

1）虹膜基质内囊肿：常单眼发病，基质内囊肿在虹膜中胚层内成一相当大的半透明泡，可静止若干年再长大，逐渐增大的囊肿可引起角膜水肿、青光眼、虹膜炎、晶状体半脱位。组织结构类似植入性上皮囊肿，囊肿壁含数层上皮细胞，偶有黏液细胞和杯状细胞。有可能为胚胎表面外胚叶内陷入中胚叶组织引起，或发生晶状体的细胞移位所致。治疗方法有：单纯抽吸，囊肿内注射三氯乙酸，激光光凝，冷冻治疗，虹膜切除等。

2）色素上皮囊肿：色素上皮囊肿位于虹膜后面，有两种类型，一是由于原始视泡两层未能融合，另一为神经外胚叶前层细胞移行于虹膜中胚叶基质。前者属于囊性绒球，位于瞳孔缘，伴有永存或过度发育的边缘窦，视杯两层可在任何部分发生不融合，成为一或多个囊肿，位于虹膜后面或睫状体上皮。如继续长大，最后出现于瞳孔缘，有时可引起晶状体脱位。第二种类型的囊肿壁为色素性，也可位于虹膜基质内而与色素上皮有或无联系。

（8）永存瞳孔膜：永存瞳孔膜是眼内常见的先天异常，曾称为瞳孔残膜。其中少数患者可为遗传性病例。出现这种异常是由于瞳孔部的第一和第二中央动脉弓及其伴同的中胚叶组织，在胚胎发育过程中萎缩和消失不完全所致。在新生婴儿中常可观察到不同程度的永存瞳孔膜，即残存的闭塞血管和中胚叶组织。但随着年龄增长，大部分婴儿眼内残膜逐渐消失，不消失者即成为永存膜。永存瞳孔膜发起于虹膜表面的中胚叶层，一般始于虹膜小环，也有发自虹膜睫状区边缘者。从这些永存的条索或膜样结构在虹膜表面的特定位置，与平常虹膜炎发生的后粘连迥异。永存瞳孔膜并富伸缩性而不影响瞳孔的运动。除非患眼晶状体或是角膜有伴发的损害，或永存膜过于严密遮蔽瞳孔，一般并不影响视力。按永存瞳孔膜的位置差异，大致有下述几个类型。

1）永存瞳孔膜全位于虹膜：表现为纤细组织起于虹膜小环并架在虹膜瞳孔部上，而不覆盖于瞳孔区内。也偶有残膜支架的一部分超过瞳孔缘凌驾于瞳孔缘附近的瞳孔区，但不附着于晶状体上。另有一些受累眼可表现为虹膜瞳孔板肥厚，从虹膜小环伸张到或超过瞳孔缘，在虹膜前面呈花边状，甚至在虹膜表面成一个孔。还有少数病例，从虹膜小环长出一完整的膜遮盖瞳孔全部或一部分。膜上可有一两个孔。也可完全无孔而严重妨碍视力，便须作虹膜切孔的增视手术。

2）永存瞳孔膜附着于晶状体：①膜性条带或细纤维状永存瞳孔膜起于虹膜表面，另一端在瞳孔区附着于晶状体前囊，在晶状体附着处可见限局性白色晶状体混浊。有少数病例永存膜致密，晶状体较广泛混浊，影响视力严重，可作手术治疗。偶尔有这种永存性残膜连于晶状体的核心位置，并被外层生长的晶状体质包绕着。②有一些受累眼在晶状体前囊有孤立并分散的色素，并不与虹膜相连，色素的形状各异，裂隙灯观察多半呈星形，位于瞳孔区内，有些色素聚集成团，或有细长的突起纵横交错，甚至有密集成膜状者。这些都归咎于胚胎瞳孔血管膜的残留。

3）永存瞳孔膜与角膜粘连：永存膜与角膜粘连者少见，为起于虹膜小环的细线状纤维组织经过前房而附着于角膜后壁，附着角膜处常显混浊。常无其他炎症迹象，有可能为前房形成时期发生的异常。

2. 睫状体的先天异常

（1）睫状体不发育或发育不全：睫状体不发育或发育不全常见于有显著畸形的眼，睫状突常很小或缺如。小眼球或无虹膜的患眼常有这种改变。此外，先天性调节麻痹的患眼也可能是由于睫状肌未发育完善所致。

（2）睫状突移位：睫状突向前或向后移位可为原发性的先天异常，也可继发于其他眼部畸形。伴有眼部其他畸形者如先天性前葡萄肿，虹膜嵌入角膜，则睫状突被牵引向前移位，但睫状肌的位置不变，并且被脉络膜和视网膜的前部覆盖。另一方面，如果有永存晶状体纤维血管膜阻碍虹膜向前生长或者晶状体不全脱位于玻璃体内发生牵引，则睫状突向后移位。

（罗成仁 张学东）

第二节 白 化 病

一、概 述

白化病（albinism）是一种先天遗传性疾病，大多数为常染色体隐性遗传，男女均可患病，部分为 X 连锁隐性遗传，男性患者更多。它是由于黑色素合成通路上多种基因突变引起酪氨酸酶缺乏或功能减退，黑色素合成发生障碍从而导致皮肤、毛发呈白色或白里带黄，眼睛各结构如虹膜、视网膜等呈部分或完全无色素的一种色素缺乏症。大多数患者均有皮肤、毛发色素的缺乏，少数患者仅眼睛受累而皮肤、毛发色素正常，主要表现为严重畏光、眼球震颤、斜视、屈光不正等，还有极少数患者只有眼底改变即视网膜色素上皮层及脉络膜色素缺乏，而皮肤、毛发、虹膜色素正常从而形成特殊的眼底貌。近年来随着分子生物学的发展、基因技术的进步，目前已经发现多个白化病的致病基因及相关基因突变，基因与表型之间的关系、基因对预后和治疗的指导作用亦在不断研究之中，使得我们对白化病眼病有了新的认识，促进了我们对整个疾病的理解。

二、眼白化病的流行病学

白化病的患病率约为 1/17 000，但是不同类型白化病的患病率在不同人群中各不相同。1 型眼皮肤白化病在大多数人群中的患病率约为 1/40 000，但在非裔美国人中非常罕见。2 型眼皮肤白化病是最常见的眼皮肤白化病类型，在非裔美国人中的患病率最高，约为 1/10 000。3 型眼皮肤白化病在白种人和亚洲人种均罕见。4 型眼皮肤白化病在日本白化病患者中可达 18%。眼白化病的患病率大概在 1/50 000。

三、眼白化病分型及眼部表现

（一）分型

白化病的临床分型主要可分为两大类，眼白化病（ocular albinism，OA）和眼皮肤白化病（oculocutaneous albinism，OCA）。另一些疾病除有白化病表现外还合并其他一些临床表现，称为白化病相关综合征，如同时具有免疫功能低下的 Chediak-Higashi 综合征和具有出血倾向的 Hermansky-Pudlak 综合征。眼白化病通常仅累及眼睛，眼皮肤白化病可累及眼睛、皮肤和毛发（彩图 7-1，见书末彩插）。

眼皮肤白化病又可进一步分为酪氨酸酶阳性和酪氨酸酶阴性的眼皮肤白化病。酪氨酸酶阴性的眼皮肤白化病又称为完全性白化病，所有的眼部结构都缺乏色素。酪氨酸酶阳性的眼皮肤白化病又称为不完全性白化病，尚能合成部分黑色素，眼部结构保留部分色素。

然而，随着白化病致病基因的发现，过去白化病的分型方法已逐渐退出临床，取而代之的是以致病基因为基础的分子生物学的分型（表 7-1）。根据致病基因的不同，经典的眼皮肤白化病可分为 4 型，分别由 TYR、P 基因、TYRP1 和 SLC45A2 基因突变导致；眼白化病可分为 2 型，X 连锁遗传的 1 型眼白化病（OA1），由 GPR143 基因突变导致，以及常染色体隐性遗传的

眼白化病（AROA），通常是 TYR、P 基因突变导致，又被认为是眼皮肤白化病的轻微表型。虽然各类型白化病的致病基因或基因突变不同，但是最终均影响黑色素合成表现出相似的临床表现，因而基因检测、分子生物学诊断是白化病基因咨询的有力工具。

表 7-1 白化病分型

分型	致病基因	基因位点
眼皮肤白化病（OCA）		
OCA1	TYR	11q14-q21
OCA2	P 基因	15q
OCA3	TYRP1	9q23
OCA4	SLC45 A2（MATP）	5p
眼白化病（OA）		
OA1	GPR143	Xp22.3
白化病相关综合征（略）		

*TYR = Tyrosinase（络氨酸酶），TYRP1 = Tyrosinase-related protein I（络氨酸酶相关蛋白 1），MATP = Membrane-associated transporter protein（膜相关转运蛋白），GPR143 = G-protein coupled receptor 143（G 蛋白偶联受体 143）

（二）眼部表现

所有类型的眼皮肤白化病和眼白化病都具有相似的眼部表现，眼部组织由于缺乏色素，进入眼内的光线可全部透过眼球壁被反射回来，因而，有人认为这样的眼球就像照亮的"灯笼"一样呈现一片红色。患者的眼部表现可包括严重的畏光、不同程度的先天性眼球震颤、虹膜色素缺乏而呈半透明状、视网膜色素上皮色素缺乏、中心凹发育不良、屈光不正，有时合并一些色觉受损。一个特征性的表现是视交叉处神经纤维交叉过多导致斜视以及立体视的下降，若患者无视交叉处神经纤维错乱可基本排除白化病。

虽然目前白化病的多个致病基因已经明确且眼皮肤白化病致病基因 TYR、OCA2、SLC45A2 均参与黑色素的合成，但是它们影响视网膜和视觉系统的发育从而出现眼球震颤、中心凹发育不良等的具体机制并不清楚，有的研究发现 TYR 基因突变比 OCA2 等其他基因突变对临床症状的影响更大，它可能通过与其他基因如 MC1R 基因一起影响视觉功能。眼白化病致病基因 GPR143 编码的蛋白的受体可能是左旋多巴，而左旋多巴是黑色素合成的前体，是细胞周期调节发挥抗有丝分裂作用，在视网膜和视神经发育中发挥关键作用。GPR143 基因突变可能通过左旋多巴影响黑色素合成引起相应临床表现。

1. 眼球震颤　通常在出生后 3 个月内即出现，之前患儿可有固视差的表现，被认为是视觉成熟延缓或大

脑视觉受损。垂直眼震更为常见，有时与点头运动有关。开始时多为慢速、大幅的震颤，但是随着年龄增长，眼震有变弱的趋势，但是很难完全消失。眼震的幅度和频率可随水平注视位点不同而改变。眼震最弱的注视点称为零点。零点处由于眼震的减弱更利于视网膜成像，因而此时获得的视力最佳。因而，零点位于非中心点处的患者会代偿性地转头以获得更好的视力。

2. 虹膜色素缺乏　正常情况下，由于虹膜色素上皮（IPE）的阻挡作用，入射光线通常只能通过瞳孔从眼球反射出来。然而白化病时，IPE色素缺乏导致虹膜呈半透明状，反射光线可直接透过虹膜，瞳孔呈红色反光。根据虹膜色素上皮所含黑色素的多少对虹膜透明度进行分级，共分为4级。1级：黑色素含量轻度减少，IPE可见点状色素缺失，虹膜呈点状半透明状；2级：黑色素含量中度减少；3级：黑色素含量明显减少，仅残留少量黑色素；4级：无黑色素。由于点状半透明虹膜在一些正常的浅肤色人群中存在，因而单凭该体征诊断白化病并不可靠。

3. 眼底色素缺乏　由于视网膜色素上皮中黑色素的缺乏，使得眼底在白色巩膜背景下暴露无遗，呈黄白色或淡橘黄色，而正常人一般为深红色，视网膜周边部色素缺乏更为明显。视盘一般呈粉红色，边界不清，同时在视网膜血管下可见有丰富旁支联系、无反光的脉络膜血管，多呈网状分布，与视网膜血管不易区分。黄斑部脉络膜血管积聚的涡状静脉的汇集窦及其贯穿巩膜的部位也常清晰可见（彩图7-2，见书末彩插）。根据黄斑部脉络膜血管的可见程度将白化病眼底改变进行分级，共分为3级。1级：黄斑部脉络膜血管清晰可见；2级：黄斑部脉络膜血管可见但不清楚；3级：黄斑区脉络膜血管不可见。这种对眼底改变的临床分级能在临床研究中对研究人群进行更为准确的描述和分类，是开展白化病眼底研究的有力工具。一般认为，黄斑部的RPE黑色素含量越多，患者视力越好。

4. 中心凹发育不良　主要表现为中心凹变浅或消失以及中心凹反射消失。中心凹区域不明显，有时视网膜血管可从正常无血管的小凹处穿过。OCT可以发现视网膜厚度变薄。一些X连锁遗传致病的男性患者仅有中心凹发育不良而无其他临床表现。

5. 视力下降　大多数白化病患者的最佳矫正视力在20/40到20/200之间。X连锁的眼白化病OA1是一种非进展性疾病，而且视力往往到青春期时会稍有改善并终身保持稳定。

6. 视交叉异常纤维排列　主要是视交叉处过多的交叉纤维，即来自右眼的视纤维几乎全部直接投射到左半球，这种异常能通过VEP检查发现。

四、眼白化病的诊断

OCA和OA的诊断主要依靠临床症状，包括皮肤、毛发色素缺乏和上述眼部表现。但是由于各个亚型的临床表现相似，仅根据临床表现诊断是不够的，需要通过基因检测对白化病进行分子生物学的诊断，但是并非一定需要基因检测才能确诊白化病。目前临床上可检测 *TYR*、*OCA2*、*SLC45A2* 和 *GPR143* 基因，而 *MATP* 基因检测目前还仅限于科研。此外，还能对携带者进行致病基因筛查和产前基因筛查（表7-2）。

表7-2　白化病基因的临床检测

基因名称	检测方法	检测的突变	检测率
TYR	序列分析	TYR突变	OCA1A：2个突变83%，1个突变17%
			OCA1B：2个突变37%，1个突变63%
OCA2（P基因）	靶突变分析	2.7kb缺失	未知
	序列分析	除2.7kb缺失及其他片段缺失外的其他序列突变	未知
	缺失/重复分析	2.7kb缺失及其他外显子或整个基因缺失	未知
SLC45A2	序列分析	序列突变	未知
	缺失/重复分析	外显子或整个基因缺失	
GPR143	序列分析	序列突变	男性90%，女性43%
	缺失/重复分析	外显子或整个基因缺失	男性48%，女性48%

（一）TYR基因检测

约85%通过序列分析确定的TYR致病突变均位于编码区、内外显子边界以及5'启动子和3'非编码区。剩余的那些致病突变位于基因的调节区或内含子内，影响基因转录，但是目前的技术尚无法检测那些突变。

（二）OCA2基因检测

大多数非非洲裔OCA2型患者为杂合子。大约1/3的非非洲裔患者通过序列分析仅发现一个突变，可位于编码区、内外显子交界和5'和3'端上游。接受了全基因编码区测序的患者中约20%仅有一个致病突变。

（三）SLC45A2基因检测

大多数OCA4型患者为杂合子，序列分析仅在大约 27% 的患者的该基因编码区和内外显子交界处发现一个突变。很可能其他等位点还存在其他致病突变，然而至今，能够检测这些突变的技术还未应用到 *SLC45A2* 的检测上。Rooryck 等人在一名白化病患者发现 *SLC45A2* 第 4 外显子的缺失。

（四）*GPR143* 基因检测

GPR143 是目前已知的唯一可引起 X 连锁眼白化病的基因，采用测序和缺失 / 重复分析在男性患者中的检测率可达到 90%。48% 为基因内删除突变，43% 为点突变。

五、基 因 咨 询

所有 4 型 OCA 均是常染色体隐性遗传。因而患者的父母都是致病基因的携带者，而患者的后代亦都是致病基因的携带者。但多数情况下，白化病患者没有明确的阳性家族史。若家族中有一人患病，其他家族成员应进一步进行携带者基因检测和产前基因筛查。目前可在孕 10～12 周时从绒毛膜上或从培养的绒毛膜细胞里取 DNA 进行产前基因筛查。

六、基因型 - 表型的相关性

多个研究发现，白化病致病基因和临床表型的相关性较差。在眼皮肤白化病中，仅 OCA1 型时，*TYR* 基因突变与临床表型的关联性较好。*TYR* 基因的完全缺失可引起 OCA1A 型的临床表现，由于酪氨酸酶功能的完全丧失，黑色素合成通路被彻底阻断，因而体内几乎无黑色素合成。*TYR* 基因非缺失性突变可导致酪氨酸酶功能减退从而引起 OCA1B 型的临床表现，由于体内尚有一定量的黑色素，因而 OCA1B 型临床表现较 OCA1A 型轻。另一方面，基因型 - 表型的相关性在 *P*、*TYRP1* 以及 *MATP* 基因突变中的临床意义并不大。由于目前缺乏对 *TYRP1* 及 *MATP* 基因编码的蛋白的功能监测的技术，以及相应的 OCA3 型、OCA4 型相关临床数据的缺乏，这些类型白化病的诊断及预后的判断还有待进一步研究。在眼白化病中，目前没有发现基因型 - 表型的关联性。

七、治 疗

目前，白化病眼病尚无有效的根治措施，仅能针对患者出现的各种症状进行对症治疗，如纠正屈光不正、斜视、眼球震颤，佩戴太阳镜等。眼底改变亦是不可逆的，没有有效的治疗方法。

八、预 后

白化病患者的寿命与正常人相比并无明显缩短，但是他们患皮肤癌的风险高于正常人，因而提倡定期进行皮肤检查以期早期发现病变。

九、研 究 展 望

虽然目前研究已明确白化病眼病的致病基因，但是这些基因编码的蛋白质的生物学功能尚不完全清楚，具体的致病机制还有待进一步研究。同时一些临床病例并非目前已知的基因突变造成，是否还存在其他一些尚未发现的致病基因突变亦需要我们继续探索。

（陈有信）

主要参考文献

1. 丛日昌，宋书娟，刘英芝. 先天性无虹膜家系的基因突变点的研究. 中华眼科杂志，2006，42：113-117.
2. Chang L, Blain D, Bertuzzi S, et al. Uveal coloboma: clinical and basic science update. Current opinion in ophthalmology，2006，17：447.
3. Kokotas H, Petersen M. Clinical and molecular aspects of aniridia. Clinical genetics 2010，77：409-420.
4. Rennie I. Don't it make my blue eyes brown: heterochromia and other abnormalities of the iris. Eye，2012，26：29-50.
5. Grønskov K, Ek J, Brondum-Nielsen K. Oculocutaneous albinism. Orphanet J Rare Dis，2007，2：43.
6. Richard AL. Ocular Albinism, X-Linked. Gene Reviews，2011.
7. Summers CG. Albinism: classification, clinical characteristics, and recent findings. Optom Vis Sci，2009，86：659-662.
8. Gargiulo A, Testa F, Rossi S, et al. Molecular and clinical characterization of albinism in a large cohort of Italian patients. Invest Ophthalmol Vis Sci，2011，52：1281-1289.
9. Preising MN, Forster H, Gonser M, et al. Screening of TYR，OCA2, GPR143，and MC1R in patients with congenital nystagmus, macular hypoplasia, and fundus hypopigmentation indicating albinism. Mol Vis，2011，17：939-948.
10. Lopez VM, Decatur CL, Stamer WD, et al. L-DOPA is an endogenous ligand for OA1. PLoS Biol，2008，6：236.
11. Tamio S. Oculocutaneous Albinism Type 4. Gene Reviews，2011.
12. Rooryck C, Morice-Picard F, Elçioglu NH, et al. Molecular diagnosis of oculocutaneous albinism: new mutations in the OCA1-4 genes and practical aspects. Pigment Cell Melanoma Res，2008，21：583-587.
13. Richard AL. Oculocutaneous Albinism Type 2. Gene Reviews，2012.

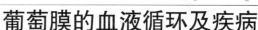

第二章

葡萄膜的血液循环及疾病

第一节　脉络膜血液循环

脉络膜循环是全身血流流速[单位：ml/(min·g)]最高的微循环之一。事实上，以每克组织而言，流经脉络膜的血流是流经肾皮质血流的4倍以上。任何一段时间内，眼球全部血液的70%以上都蕴含于脉络膜毛细血管。脉络膜循环不仅供养脉络膜，更重要的是可营养光感受器-视网膜色素上皮复合体。除此之外，它还具有一定的散热作用。因此，脉络膜循环十分重要。了解脉络膜循环的结构及特点对于理解各种疾病的病理生理学非常重要，本节主要介绍脉络膜循环的基本构成及特点以及对脉络膜循环的相关检查。

一、脉络膜循环的结构

（一）基本结构

与身体大部分血管系统不同的是，脉络膜动脉和静脉并不平行分布（图7-3）。

1. 动脉系统　脉络膜动脉均来自眼动脉，即颈内动脉的第一分支。睫状后动脉是眼动脉的主要分支之一，一般有2支，位于视神经鼻侧的称为鼻侧睫状后动脉，它供应脉络膜鼻侧部分的血液；位于视神经颞侧的为颞侧睫状后动脉，供应脉络膜颞侧的血液。因此，由于鼻侧与颞侧睫状后动脉各自供应鼻侧或颞侧脉络膜部分的血液，导致在视神经或其周围出现一垂直的带状生理性脉络膜灌注不良区，称为分水带（watershed zone），但有时可见一支变异的睫状后动脉。在穿入巩膜之前，这些动脉各分出一支睫状后长动脉（long posterior ciliary artery，LPCA）和数量不等的睫状后短动脉（short posterior ciliary artery，SPCA）（图7-4）；因此，总共可产生2支LPCA和15～20支SPCA。睫状后长动脉（LPCA）在距视神经3～4mm处进入巩膜，在巩膜内通过脉络膜上腔前行，沿水平子午线到达邻近锯齿缘的分支点。在锯齿缘处，每支LPCA向后发出3～5条分支以供养远达赤道部的脉络膜毛细

血管。此外，这部分脉络膜毛细血管还可由睫状前动脉（anterior ciliary artery，ACA）的折返支所供养。而SPCA在视神经周围的后部巩膜进入脉络膜上腔后再分出7～10支小分支。这些小分支呈放射状向赤道部伸展，呈现尖朝向后极部，底朝向赤道部的三角形供血区域。这种血流动力学特点是临床上发生"三角形缺血综合征"的解剖学基础。鼻侧和颞侧睫状后短动脉小分支在巩膜内互相吻合形成Haller-Zinn环，该动脉环并不是完整的圆环。从Haller-Zinn环发出的分支供应的区域有前部视神经周围的软膜、视神经筛板区、视盘周围的脉络膜、睫状视网膜动脉。

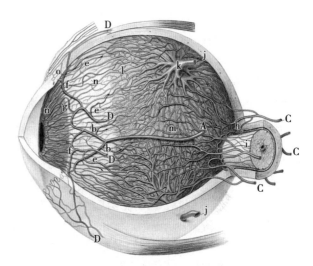

图7-3　葡萄膜层血供示意图

睫状后长动脉（A）分支大锯齿缘（b），供应脉络膜前部的毛细血管。睫状后短动脉（C）分支形成后部脉络膜毛细血管。前睫状动脉（D）返回支也供应脉络膜毛细血管（e）以及前部大动脉环（f）。其分支形成虹膜大环（g）。睫状后短动脉在视盘参与形成Zinn环（h），其小支参与视神经的动脉网。涡静脉（J）由脉络膜上腔分支静脉（l）汇集到壶腹部（k）形成。m、n为小的脉络膜静脉分支。巩膜静脉窦引流静脉进入睫状前静脉后涡静脉（引自Hogan MJ，Alvarado JA，Weddell JE. Histology of the Human Eye. Philadelphia：WB Saunders，1971.）

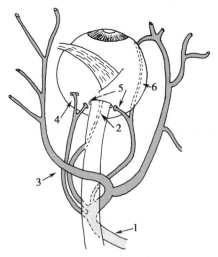

图 7-4　眼动脉主要分支

1.眼动脉　2.视网膜中央动脉　3.睫状动脉　4.睫状后长动脉　5.睫状后短动脉　6.脉络膜上腔静脉

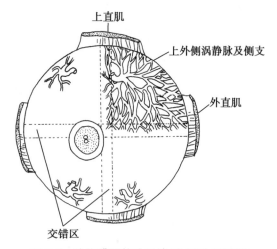

图 7-5　脉络膜涡静脉系统（从眼球后面观）

2. 静脉系统　脉络膜的静脉引流主要通过涡静脉系统，次要通过睫状体的睫状前静脉引流。通常眼的4 个象限中各有一条涡静脉，有时某个象限会有一条以上的涡静脉。这些涡静脉的结构与其他小静脉近似，最大直径 300μm。涡静脉在其壶腹部的末端处变窄，在直肌之间流向各自象限的后部巩膜（图 7-5）。血流通过后毛细血管小静脉进入遍布内层巩膜的传入小静脉，而每条涡静脉可通过壶腹部（宽 1.5～2.0mm，长可达 5mm）与传入小静脉相连。此后，涡静脉汇入眼（眶）上静脉（superior ophthalmic vein，SOV）和眼（眶）下静脉（inferior ophthalmic vein，IOV）。SOV 完成眼球大部分的静脉汇流，最终可穿过眶上裂到达海绵窦。而 IOV 发出一分支到 SOV，而后循其径穿过眶下裂到达翼状静脉丛（图 7-6）。

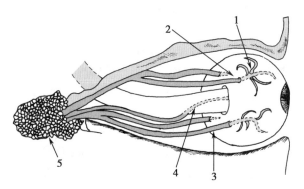

图 7-6　静脉回流

1～4.涡静脉　5.海绵窦

3. 毛细血管系统　脉络膜毛细血管是脉络膜的毛细血管层，主要由睫状后短动脉形成，为视网膜的外1/3 层提供营养（图 7-7）。毛细血管几乎呈直角自小动脉分出，黄斑区小动脉量多而行径较短，黄斑区的脉络膜毛细血管密度最大，因此黄斑下的脉络膜动脉压最高，这是黄斑区易罹患病变的解剖因素。脉络膜毛细血管基底膜、Bruch 膜和视网膜色素上皮层细胞间的连结是血眼屏障的重要组成部分。

脉络膜毛细血管最早于 1702 年由 Hovius 描述，于 1838 年由 Eschricht 命名。这些毛细血管管径较大（直径 40～60μm），但管壁很薄。管径大可允许一次通过 2～3 个红细胞，而身体大部分其他部位的毛细血管每次只允许通过 1 个红细胞。毛细血管的内皮细胞之间没有紧密连接，但是壁上存在有横膈膜的多重微孔

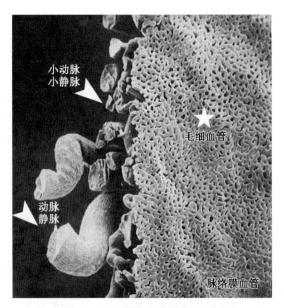

图 7-7　脉络膜毛细血管三维图像

（引自 Zhang HR. Scanning electron-microscopic study of corrosion casts on retinal and choroidal angioarchitecture in man and animals. Prog Ret Eye Res, 1994, 13: 243-270.）

（600～800Å），内侧边尤为显著（图7-8），另一侧亦可见微孔，但数量很少。内皮细胞的核常位于毛细血管的外侧边，因而这一侧很少有产生微孔的空间。荧光造影时荧光分子可从毛细血管的这些微孔渗漏从而显影。外侧壁有时可见周细胞。血管之间有结缔组织，以提供对血管系统的支持，此外还可见成纤维细胞和神经纤维。

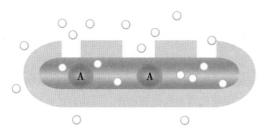

图7-8 脉络膜毛细血管结构

（二）脉络膜毛细血管的结构构型

脉络膜毛细血管的结构构型很独特，对脉络膜行使其功能至关重要。应用平铺标本制备和基于体内荧光造影的三维模型的几项研究显示，脉络膜毛细血管是一个功能独立的小叶嵌合体（图7-9）。该构型包含一个前毛细血管中央小动脉，它将血液排空到周围的后毛细血管小静脉。该系统具有多条小静脉因而允许血流快速通过，实现从动脉到静脉的快速过渡，这在身体其他毛细血管系统中很少见。然而，脉络膜毛细血管的这种结构构型有区域性变异，Yoneya 和 Tso 用（腐蚀）血管铸型和扫描电镜的方法研究了人的脉络膜的血管构型，他们发现后极部的脉络膜毛细血管的确具有上述小叶构型。但是，他们提出赤道部的毛细血管在前毛细血管中央小动脉和后毛细血管小静脉之间提供了一个更直接的通路，而且毛细血管在赤道部呈一种梭形构型。周边部的小动脉和小静脉血管相互间更近似平行，脉络膜毛细血管与小动脉和小静脉之间以直角形式相连，于是产生这种类似梯形的构型。该区域这种更有效的毛细血管的存在可解释黄斑区的血流量增加。脉络膜血流构型的区域性差异可能对进一步理解影响脉络膜的局部疾病过程非常重要。

二、脉络膜循环的特点

前文中已经提到，脉络膜循环是眼血供最丰富的结构也是全身血流流速最高的微循环之一，脉络膜动静脉不平行，脉络膜毛细血管内皮细胞缺乏紧密连接但是存在多重微孔，此外，毛细血管还具有独特的小叶构型。另外，整个脉络膜血管的结构是节段性的，节段性供血从睫状后动脉的分支开始，涡静脉系统中也对称存在。每一个终末脉络膜小动脉向一个独立的脉络膜毛细血管小叶供血，再由静脉系统引流。因而，虽然脉络膜毛细血管在解剖上是一个独立、相互交联的毛细血管层，但是功能上由于小叶构型的存在而呈现节段性供血的特点。

脉络膜循环还是一个高通量低氧供体系，为灵长类和低等哺乳类动物的视网膜提供了大部分的氧气供应。从脉络膜血管弥散出来的氧气也滋养了灵长类动物黄斑的无血管区。脉络膜的高通量可以在温度变化时保护眼睛，在视网膜循环不足时增加视网膜的氧供。脉络膜的血管阻力主要由自主神经控制。交感神经系统主要由脑神经节控制，涉及神经肽 Y。脑神经节受刺激可导致血管收缩。副交感神经系统通过面神经来调节，机制不明。当灌注压变化时脉络膜循环具一定的自动调节功能。

三、脉络膜循环的检查

有关眼底血流的检查目前主要方法有，激光多普勒测速仪、激光多普勒血流仪、扫描激光多普勒血流仪等，但这些方法主要用于视网膜血流的检测。以下两种方法目前在临床已经比较普遍地用于脉络膜循环状况的检查。

（一）吲哚菁绿血管造影

吲哚菁绿脉络膜血管造影（indocyanine green angiography，ICGA）是 20 世纪 70 年代、20 世纪 80 年代发展起来的主要显示脉络膜循环结构即生理病理特征的眼底血管造影技术。ICGA 是用吲哚菁绿（ICG）为染料，近红外光或红外激光为激发光源，通过高速摄影或实时摄像并经计算机图像处理系统记录眼底尤其是脉络膜循环动态图像的一种技术。ICG 又称靛青绿或福氏绿，是一种三碳菁染料，最大吸收波长 805nm，最大荧光波长 835nm，均在近红外光范围内，对 RPE 的

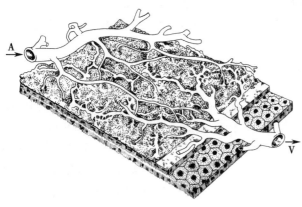

图7-9 脉络膜毛细血管的小叶结构构型图
（引自 Hayreh SS: Segmental nature of the choroidal vasculature, Br J Ophthalmol，1975，59：631.）

穿透性高达 90%,且血液中的血红蛋白仅吸收微量的 ICG 荧光,因而 ICGA 能较好地穿透浓厚出血、浊性渗出液及 RPE 和脉络膜的色素。它与血浆蛋白结合率高达 98%,主要与脂蛋白相结合形成较大体积的 ICG 血浆蛋白复合体。这种大的结合蛋白分子决定了 ICG 的渗透性较弱,且较缓慢。因此,对一些微小血管病变如小管径的典型 CNV、视网膜微小血管的扩张,由于 ICG 渗透性较弱的特点,使得我们难以采用 ICGA 判断这些微小血管的渗透性改变。ICG 具有亲脂和亲水的双重特性,这种特性在解释一些病灶发生的强弱荧光方面有重要意义。ICG 以整分子形式由肝实质细胞排入胆汁而不再经过肠肝循环,故对眼组织无染色,且短时间内允许重复造影。

有关 ICGA 的分期尚无统一标准。目前主要用两种方法对 ICGA 的图像进行时间上的描述。按造影时间段分期,分为造影早期、中期及晚期。造影早期指染料注入 5 分钟内,该期的脉络膜血管荧光最强,大的脉络膜动脉、静脉及视网膜血管均可见到。造影中期指染料注射后 5～20 分钟,此期脉络膜静脉开始模糊,逐渐与朦胧的脉络膜毛细血管融为一体,成为弥散性均匀一致的脉络膜荧光。造影晚期指染料注射后 20～40 分钟,ICG 血浆清除第 2 个高峰在染料注入后 1 小时的特性保证了后期像的可观察性,该期的视盘荧光暗黑,脉络膜大血管呈弱荧光轮廓。由于大分子结构的 ICG2 血浆蛋白复合体的渗透性较弱,而早期像受到正常脉络膜血管荧光和视网膜血管的干扰作用,因而一些病变的后期像的观察比早期像更为重要。按造影的确切时间描述,如注射后×分×秒、造影×分×秒等(图 7-10,图 7-11)。

正由于 ICGA 的各种特性使得 ICGA 在脉络膜新

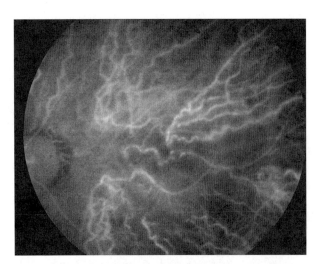

图 7-10　吲哚青绿血管造影早期。可见睫状后短动脉向周边伸展

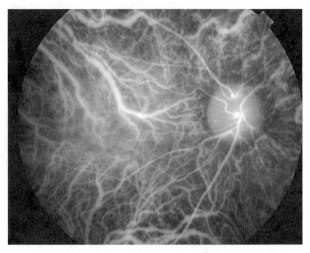

图 7-11　吲哚青绿血管造影中期。可见脉络膜静脉的分支形态

生血管的显示、某些眼底肿瘤、对特发性息肉状脉络膜血管病变等眼底疾患的诊断方面,显示了独特的优越性。

(二)脉络膜厚度检查

在 EDI SD-OCT 问世前,脉络膜厚度都是靠尸检获得,而没有活体内测量数据。根据尸检组织学研究结果,脉络膜厚度在 $170\mu m$ 到 $220\mu m$ 之间。脉络膜是一个高度充满血流的血管结构,其厚度与眼压、血流灌注压、内源性一氧化氮的含量、舒血管活性因子及内源性儿茶酚胺有关。死亡后,所有这些影响脉络膜厚度的因素均消失,且尸检分析前所用的组织固定液引起组织收缩,影响厚度测量。因此,组织学分析仅能提供一个粗略的估计,并不能真实反映活体脉络膜厚度。

频域相干光断层深度增强成像术(enhanced depth imaging spectral-domain optical coherence tomography,EDI SD-OCT)的出现打破了这一僵局,它在传统 SD-OCT 基础上进一步靠近受检眼睛,使更深层组织位于 SD-OCT 接近零延迟的最大敏感位置,从而使这些低信号区的敏感度增强,提供脉络膜在上、视网膜在下的反向断层扫描图像,通过软件将图像进行翻转即可得到传统图像。与传统 OCT 相比,此图像更能清晰地显示脉络结构,有助于准确地评估脉络膜横断面结构及其厚度。目前,Cirrus HD-OCT4000 和 Spectralis 开发的 EDI SD-OCT 已有报道。此外,德国海德堡提供的 Spectralis 系统还增加了眼球追踪和降噪功能。EDI SD-OCT 技术的出现,为观察脉络膜特征及疾病相关改变,提供了非侵入性的、直观的、可重复测量的工具。它能够较准确地在活体上测量眼底的各项参数,在评估各种眼底疾病,尤其是黄斑疾病的眼底参数改变方面，有着较为重要的临床应用价值（图 7-12）。但目前关于该技术的研究较少，仅限于正常人及有限的几种疾病，且样本量较小。因此，尚有待于设计开展大规模、随机对照试验来进一步评估其安全性及有效性。

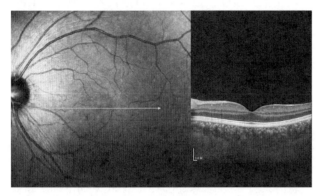

图 7-12　OCT 检查可以从横断面看到脉络膜的结构，间接了解脉络膜循环的状况

（陈有信　古洵清）

第二节　息肉样脉络膜血管病变

一、概　　述

息肉样脉络膜血管病变（polypoidal choroidal vasculopathy，PCV）是一种类似于新生血管性老年黄斑变性（nAMD），以出血、色素上皮脱离（PED）和神经上皮脱离为特征的渗出性黄斑病变。发病机制不清，目前大部分学者仍认为其是新生血管性老年黄斑变性的一种亚型。

PCV 在非白种人群（包括黑人、西班牙裔及亚裔）中更为常见。据报道，PCV 在中国人及日本人渗出性 AMD 中发病率高于高加索人。如不进行吲哚菁绿血管造影（ICGA）检查，其真实的流行病学及影响往往被低估。ICGA 应用的普及，大大提高了对 PCV 的诊断。

息肉状脉络膜血管病变最初由 Yannuzzi 等在 1982 年美国黄斑病学会年会上提出，表现为一系列患者（10/11 例为女性）视网膜下的息肉状血管病变，伴有浆液性及出血性视网膜色素上皮（RPE）脱离。此类疾病最初被称为特发性息肉状脉络膜血管病变（IPCV）。Kleiner 等在 1984 年描述了一种独特的发生于黑人中年女性的黄斑区出血性疾病，以反复的视网膜色素上皮下出血为特征，命名为后极部葡萄膜出血综合征（PUBS）。后来，同批作者又发现 PCV 更广泛的临床特征，可以发生在各种年龄、性别及不同人种。本章以后内容均采用 PCV 命名，提出 IPCV 及 PUBS 仅为了解其历史发展。

过去 10 年对渗出性黄斑病变特别是亚太地区对 PCV 认识有了引人注目的进展。PCV 圆桌会议专家小组建议，PCV 应被定义为血管造影上吲哚菁绿造影剂注入后 6 分钟内出现的脉络膜循环来源的单个或多个的结节样强荧光区，伴或不伴脉络膜异常分支血管网。有的患者眼底可见到视网膜下橘红色结节，对应吲哚菁绿造影高荧光区。PCV 的诊断有赖于 ICGA。视网膜医师如果不能进行 ICGA 检查，一般不能做出 PCV 的诊断。本章后面还有有关 PCV 临床诊断的内容。

二、发 病 机 制

PCV 被认为是原发的脉络膜循环异常，以脉络膜内层血管网末端动脉瘤样膨大或向外突起为特征，常表现为橘红色的球形息肉状结构。从组织学上看，PCV 主要累及从脉络膜大中血管层分出的内层血管。

Kuroiwa 曾报道了 PCV 的组织病理学特征，标本来源于 5 例 ICGA 确诊的 PCV 患者手术所取。结果显示动脉硬化是 PCV 患者脉络膜血管的重要病理学改变。另外一个有关组织病理学的报道是 Nakashizuka 等对 5 例 PCV 患者 5 只眼手术取得的标本进行病理学研究，发现任一标本上都很少见到肉芽组织；另一方面，所有标本都有大量的渗出性改变及渗漏，所有的血管都有透明样变，并有脉络膜毛细血管消失，即使在 RPE 完好的病例。此组病例还通过免疫组化证实 PCV 与脉络膜新生血管（CNV）不同。CD-34 作为血管内皮表达的标记物，通过 CD-34 染色显示了血管内皮的不连续性，透明样变的血管上平滑肌肌动蛋白（SMA）阴性，平滑肌细胞的断裂及损伤引起血管扩张。血管内皮细胞上 VEGF 抗体阴性。这些组织病理学发现提示脉络膜血管的透明样变，与动脉硬化一样，是 PCV 的特征性改变。由于组织标本病例较少，尚不能确定是 PCV 特异性改变还是年龄性变化。

对 CNV 和 PCV 的基因研究在已发表文章中仍有争议。我们最近通过 meta 分析对 AMD 的 CNV 和 PCV 的关系进行了研究。结果显示很多基因与 PCV 和 CNV 有共同的联系。例如，单核苷酸多态性 rs10490924（TT：GG，位于 ARMS2 基因，之前用来识别 LOC387715）与 CNV 之间的合并比值比是 4.23（95% CI 3.53～5.06），然而与 PCV 之间的比值比是 5.13，（95% CI 3.40～7.75）（数据尚未发表）。补体因子 3（C3）基因中的 rs9332739 与 CNV 之间有普遍的联系。此外，补体因子 H（CFH，rs1061170，CC：TT）和 SERPING1（C1 抑制剂，rs2511989，GG：AA）也发现了类似的趋势。已经证实，Kondo 等于 2008 年确定的弹性蛋白基因可以破坏 Bruch 膜的弹性。他发现一个共同的弹性蛋白基因（*ELN*）变异与 PCV 的易感性显著相关。

此外还有一系列的 meta 分析，对 CNV 和 PCV 危险因素之间的合并比值比进行了研究。我们发现 CNV 和 PCV 有许多共同的危险因素，如吸烟和糖尿病。例如，吸烟和 CNV 之间的合并比值比为 1.82（95% CI 1.22～2.70），而吸烟和 PCV 之间的合并比值比为 1.51（95% CI 1.06～2.16，数据未发表）。糖尿病和 CNV 之间的合并比值比为 1.66（95% CI 1.05～2.63），和 PCV 之间的合并比值比为 1.94（95% CI 1.29～2.92，数据未发表）。然而，高血压和 CNV 之间的合并比值比为 1.02（95% CI 0.77～1.35），而和 PCV 之间的合并比值比为 1.60（95% CI 1.1～2.18，数据未发表）。因此，高血压仅与 PCV 有关。这与病理结果一致，即 PCV 病变使血管壁增厚和透明样变，与高血压表现类似。

三、临床特点

（一）人口学资料

拟诊为新生血管性 AMD 患者中 PCV 的患病率为：美国 7.8%，比利时 4.0%，意大利 9.8%，希腊 8.2%，日本 23.0%～54.7%，中国 22.3%～33%，韩国 24.6%。年龄不同，患病率也有所不同。总的来说，黑人、日本人和其他亚洲人的 PCV 患病率高于白种人，而 AMD 在白人中患病率非常高，黑人中较低。亚洲人中两种疾病的患病率都较高。

虽然早期的报告表明，PCV 主要发生于中年妇女，而且典型的 PCV 比经典型 AMD 发病早 10～20 年，最常见于 50 岁到 65 岁之间的患者。然而有报道，中国患者平均年龄为 66.1 岁 ±9.6 岁。白人 PCV 患者通常年龄更大。后来又认为男女性均会患上 PCV（亚洲男性患者比女性患者更多见）。尽管也有报道女性比男性更易受累，但中国患者中仍以男性居多。PCV 通常是双眼疾病。如一只眼睛发生 PCV，大多数患者对侧眼最终都会发生类似病变。

PCV 的自然病程多样化。可以相对稳定，也可以因反复出血渗漏而丧失视力，脉络膜萎缩（伴或不伴纤维化瘢痕）。仅有橘红色结节，或结节及少量视网膜下出血而没有硬渗，仍可能为良性临床病程，视力稳定。

PCV 与其他疾病的联系尚不确定。已经有关于 PCV 伴发严重血小板减少和大出血的报告，还与镰状细胞病和辐射有关。一些专家认为应监测 PCV 患者的高血压和血小板计数，高血压在老年人中常见，而且多在医院就诊期间已有监测，但血小板数据还没有常规监测。病因中遗传和环境因素的作用还不确定，需要进一步研究。

（二）临床表现

临床上，PCV 以隆起的橙红色病变为特征，往往伴随 RPE 结节状隆起，该隆起用检眼镜和接触镜裂隙灯生物显微镜检查法进行常规眼底检查时可以看到。通过相干光断层扫描（OCT）可以很容易地显示 RPE "指状"隆起及"双层征"。PCV 还有一个特点，是只有 ICGA 检查才能发现的息肉状病变。病变可以表现为息肉状或成串呈葡萄状（彩图 7-13，见书末彩插）。结节状病变与浆液性渗出和出血有关，可能导致 RPE 有时还有神经上皮层的脱离。还可伴有反复的视网膜下出血及玻璃体积血（彩图 7-14，见书末彩插）。

息肉状病变主要位于黄斑区，但也可能是确认偏倚，因为 ICGA 往往会只检查该区域。有报告称，69.5% 的息肉状病变位于黄斑区，15% 的 PCV 病变位于颞侧视网膜血管弓下，4.5% 的 PCV 病变位于视盘周围（视盘边缘周围一个视盘直径范围内）。PCV 病变也可位于中周部视网膜。

PCV 病变可以是活动的也可以是非活动的（图 7-15）。如果有以下临床、OCT 或荧光血管造影（FA）表现之一，则可认为 PCV 为活动性：视力下降 5 个及以上字母（ETDRS 对数视力表）；视网膜下液（不论有无视网膜内积液）；色素上皮脱离；视网膜下出血或荧光渗漏（表 7-3）。目前对 PCV 活动性判定没有公认的标准；对活动性及有症状 PCV 应开始治疗，对活动性无症状 PCV 可以考虑治疗。

脉络膜血管通透性增高，据报道是中心性浆液性脉络膜视网膜病变的特点（CSC），可能在 PCV 的发病

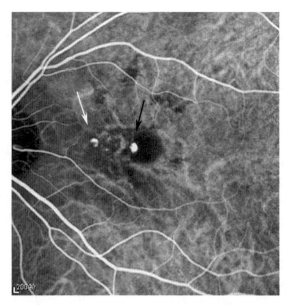

图 7-15　73 岁男性 PCV 患者的 ICGA，左眼视力下降 7 个月。黄斑区可见两个息肉样结构。黑箭头所示非活动性息肉，白箭头所指为周围有低荧光的活动性息肉样病变

机制中起一定作用。也有弹性假黄色瘤患者继发血管样条纹和 PCV 的报道。

一些 PCV 患者可能发生 CNV。PCV 可产生缺血性改变、炎症、RPE 损害和 Bruch 膜断裂。这些变化可促进 CNV 生成,继而产生纤维化及瘢痕。

表 7-3 活动性 PCV 特点

神经上皮层脱离
色素上皮层脱离
视网膜下脂质渗出
FFA 上活动性表现为渗漏高荧光,多为"隐匿型"
视网膜下出血
息肉状病灶周围有液体(ICGA 显示低荧光晕)

注:PCV:息肉状脉络膜血管病变;FFA:荧光眼底血管造影;ICGA:吲哚菁绿血管造影

(三)血管造影特点

PCV 在 ICGA 比 FFA 上表现更直观,因为吲哚菁绿吸收并发射近红外光,很容易穿透 RPE,增强对脉络膜病变的观察。而且吲哚菁绿对血浆蛋白的亲和力意味着它不会像荧光素那样从脉络膜血管中泄漏,因此会对脉络膜病变展现的更多。PCV 主要累及脉络膜内层血管。近年来,ICGA 检查已被认为是 PCV 诊断的金标准,并且是区分新生血管性 AMD 不同亚型如 PCV、视网膜血管瘤样增生、典型 AMD 的手段。PCV 的 ICGA 特点包括:脉络膜内层分支血管网,结节样息肉状动脉瘤或异常分支血管网末端膨大,对应眼底的视网膜下橘红色结节、造影早期 6 分钟内脉络膜循环来源的单个或多个结节状强荧光区(低荧光晕)(表 7-4)。息肉状病变和(或)相关血管搏动的报告较少,且只有使用视频 ICGA 才能观察到。

表 7-4 PCV 的 ICGA 特点

息肉状病变在 ICGA 上表现为典型的结节状高荧光区,及下列造影表现之一:
脉络膜内层血管来的分支血管网,结节样的息肉状血管瘤或异常分支血管网末端膨大,低荧光晕(造影 6 分钟内出现)
ICGA 视频上可以见到息肉样病变搏动

常规眼底检查发现血管性黄斑病变有以下特点之一时,应考虑行 ICGA,辅助诊断 PCV:临床可见的橘红色视网膜下结节、自发性大量视网膜下出血(如果没有严重到完全阻挡 ICGA 图像),以及某些情况下有切迹的出血性色素上皮脱离(PED),或对抗 VEGF 治疗无反应。总的 PCV 病变区指的是 ICGA 上显示的所有息肉病变和分支血管网(BVN)区域。这对于激光和光动力学治疗很重要。

四、分 类

日本 PCV 研究小组对 PCV 进行了分类。该专家小组提出将 PCV 细分为三类:

(1)静止性 PCV:息肉状病灶,但没有视网膜下或视网膜内的液体或出血。

(2)渗出性 PCV:有渗出但无出血,可能包括视网膜感觉层增厚、神经上皮层脱离、视网膜色素上皮脱离及视网膜下脂质渗出。

(3)出血性 PCV:任何出血,伴或不伴渗出性改变。

五、鉴 别 诊 断

(一)新生血管性年龄相关性黄斑变性

较多作者将 PCV 归类为新生血管性 AMD 的亚型。由于有相似的特征,血管内皮生长因子(VEGF)水平升高、相似的组织学、生长因子和受体抗体的表达,PCV 被视作 AMD 中 CNV 的一部分或与之类似的病变(彩图 7-16A,见书末彩插)。也有认为 PCV 是一种单独的原发于脉络膜的疾病。已有报道,PCV 中血管内皮生长因子水平的上升低于 AMD 或近视性 CNV。PCV 中血管内皮生长因子水平为轻到中度增高。PCV 的临床特征与新生血管性年龄相关性黄斑变性也不同。PCV 是从脉络膜内层向外层视网膜或 RPE 突起的息肉状结构,RPE 大多完好,而新生血管性 AMD 脉络膜产生的新生血管芽可以侵入和穿破 Bruch 膜,或通过 Bruch 膜缺损处,在 RPE 下(CNV Ⅰ型)或视网膜神经上皮下(CNV Ⅱ型)生长。从脉络膜向 RPE 下往内生长的新生血管是隐匿性 CNV 最重要的病理学改变(彩图 7-16B,见书末彩插)。OCT(彩图 7-16C 和 F,见书末彩插)有助于了解这两类临床疾病对视网膜结构影响的差异,也有助于对 PCV 和新生血管性 AMD 进行鉴别诊断。

(二)中心性浆液性脉络膜视网膜病变

中心性浆液性脉络膜视网膜病变(CSC)的特点是透明液体积聚,圆形的黄斑区浆液性视网膜脱离。一般认为这是视网膜色素上皮水平上的一处或多处损害,使浆液得以从脉络膜毛细血管扩散至视网膜下引起的限局性渗漏。有人推测是脉络膜毛细血管的微循环长期紊乱导致漏出液积聚于 RPE 下间隙。脉络膜高通透性和 RPE 屏障功能受损导致积聚于 RPE 下的液体最终通过 RPE 进入神经上皮层下。ICGA 加深了我们对 CSC 的了解。学者们一致发现 CSC 患者的 ICGA 显示脉络膜的通透性增高。ICGA 上的多灶性脉络膜强荧光斑代表多处脉络膜血管高通透区域。

已有 PCV 表现为 CSC 的报道。有持续和（或）复发性渗出，多处视网膜色素上改变的 CSC 有时难以与 PCV 鉴别。对这种患者，ICGA 在区分这两种疾病上较为有用。既然 CSC 和 PCV 在危险因素、自然病程、视力预后和治疗方面均不同，准确的临床诊断是非常重要的。

六、治　疗

（一）热激光光凝

激光光凝可能有效，特别是对中心凹外的 PCV，但需要较频繁的随诊。部分研究对已报道的视力结果进行了分析，发现 ICGA 指导下的激光光凝成功地稳定并改善了 55%～100% 眼的视力，但 13%～45% 的眼睛发生视力减退。与仅对息肉病变光凝相比，整个病变的光凝更有效。

（二）光动力疗法

维替泊芬光动力疗法（PDT）的血管封闭作用可使息肉病灶萎缩消退。已证实经过三次以下的 PDT 治疗后能使息肉样病变完全消退并使渗出吸收，视力下降少于 15 个 ETDRS 字母，或在治疗 1 年以后使 80%～100% 患者的视力提高。对于初治患者，应治疗 ICGA 上显示的整个 PCV 病变（息肉和分支血管网）。

已报道的维替泊芬光动力疗法的常见并发症是视网膜下出血，PCV 复发，分支血管网（BVN）渗漏，及纤维化瘢痕形成。视网膜下出血较常见，可导致玻璃体积血最终预后不佳。病变较大和血管网渗漏是 PDT 后出血的危险因素。

（三）抗 VEGF 治疗

最近的研究表明，抗 VEGF 治疗对新生血管性 AMD 的 CNV 有效。由于在 PCV 患者中也观察到 VEGF 含量增加，因此理论上抗 VEGF 治疗对 PCV 也可能有效。结果表明，玻璃体腔内注射抗 VEGF 有助于减轻黄斑水肿，玻璃体腔内注射雷尼单抗使 4/12（33%）眼，贝伐单抗使 1/11（9.09%）眼息肉状病变减小，说明单独使用抗 VEGF 药物对控制息肉样改变是有限的。

（四）联合治疗

EVEREST 是一项对 PCV 患者的多中心、双盲、ICGA 指导的随机对照试验研究。患眼采用维替泊芬光动力单一疗法，0.5mg 的雷尼单抗单一疗法或两者的联合治疗。联合治疗和 PDT 单一疗法在第 6 个月时使息肉完全消退，两者均优于雷尼单抗单一疗法（表 7-5）。联合治疗也有利于最佳矫正视力（BCVA）和中央视网膜厚度（CRT）的改善（图 7-17）。

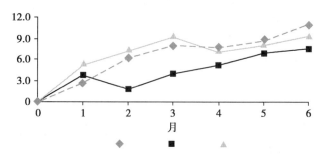

图 7-17　EVEREST 试验最佳矫正视力较基线的变化（字母数）

最近的一个较大型对照病例研究的作者报告称，PDT 联合贝伐单抗治疗的早期最佳矫正视力比仅采用 PDT 单一治疗好（3 个月时最佳矫正视力相比基线变化的均值在两组治疗的差异 $P=0.0016$；12 个月时，$P=0.048$）。联合治疗相比 PDT 单一疗法，还可降低 PDT 引起的出血[分别为 3/61（4.9%）与 15/85（17.6%）]，但不影响病变消退和复发。这些试验结果支持将 ICGA 引导的维替泊芬光动力学疗法（不论是否联合雷尼单抗）作为标准首选治疗。随着新的抗 VEGF 药物的出现，PCV 的治疗选择将会更多。

（黎晓新　陈有信）

第三节　脉络膜渗出与脱离

正常情况下，除视盘周围、巩膜突、涡状静脉和睫状神经在赤道区穿过巩膜处，脉络膜与巩膜有紧密连接外，其他大部分区域，脉络膜与巩膜间仅由少量纤维结缔组织疏松相连，两者间存在一潜在腔隙，即脉络膜上腔。该腔的压力等于或略小于眼压。如果这种压力关系遭到破坏，液体会积聚于脉络膜上腔称之为脉络膜脱离。由于睫状体和脉络膜在解剖上的延续性，脉络膜脱离常合并睫状体脱离。

表 7-5　EVEREST 脉络膜息肉样血管扩张消退率（6 个月结果）

完全消退率	Verteporfin PDT + ranibizumab（$n=18$）	Verteporfin PDT（$n=21$）	Ranibizumab（$n=21$）
Patients with complete regression of polyps, n（%）	14（77.8）*	15（71.4）*	6（28.6）
Comparison vs ranibizumab	49.2%（$P=0.0018$）	42.9%（$P=0.0037$）	—

* 代表有统计学意义的差异

【临床表现】 除非脉络膜脱离波及黄斑区，一般很少有视力减退，如眼底后极部有扁平的脉络膜脱离，患者有轻度的视力下降和视物变形，相应部位的视野有缺损及周边部缩小。如脉络膜脱离广泛，并且持续时间长，则视力障碍不易恢复，严重者视力仅为眼前指数，视野缺损也为永久性。

疾病早期见眼底锯齿缘附近有带状模糊区，水平方向较为明显。这种病变可以自行消退。但如继续发展，则在眼底周边部呈现一灰褐或棕黑色、不透明且边缘清楚的局限性隆起，其表面的视网膜正常并无脱离。脉络膜脱离的大小、高低、形态各不相同，由于被涡状静脉分隔，脉络膜脱离有时表现为几个局限性球状或半球状的隆起，在球形隆起之间有低谷。水平方向的脉络膜脱离，范围要比上下方向者为大。视神经周围的脉络膜脱离常表现为扁平状脱离，因这个部位有较多后短睫状动脉及神经经巩膜进入脉络膜与巩膜紧密接触，限制脉络膜脱离的发展。眼底表现为后极部浅脱离，表面呈放射状或波纹状或线状细褶，表明脉络膜脱离伴有视网膜脱离，常见于眼球钝伤后。此外，严重的脉络膜脱离，无论在眼底的部位或形态如何，复位后视网膜都要出现皱褶。

脉络膜脱离通常在 1～2 周内自行消失，不留痕迹。但如脱离时间较长，则眼底可遗留斑驳状、颗粒状或线状色素改变。长期脉络膜脱离的严重病变，可并发低眼压、浅前房或无前房。虹膜出现后粘连或周边前粘连后，房角闭锁又可能发生继发性青光眼。

眼内手术时如发生驱逐性脉络膜上腔出血，因出血突然且量大，可迫使眼内容，包括虹膜、晶状体、玻璃体、葡萄膜甚至视网膜从开放的伤口脱出。出血当时，由于眼压的突然增高或由于凝血块直接刺激了睫状神经，患者多伴有剧烈眼痛。紧急关闭手术切口，出血停止后，大量脉络膜上腔的血液可渗至视网膜下或玻璃体内，或突破巩膜突附着点，进入前房，产生高眼压并可致角膜血染。前房或脉络膜上腔的血液液化后，可被房水静脉引流至巩膜表层，使巩膜黄染。如不作进一步处理，眼内血液机化导致视网膜、睫状体脱离，最后眼球萎缩，这是最严重的后果。病情轻者，脉络膜脱离可逐步吸收而消失。

【发病机制】 脉络膜组织血流占眼球血液总量的70%，是一高度血管化的组织，另一方面，脉络膜毛细血管内皮细胞间存在间隙，血管通透性高；血管非终末支，有广泛的交通支。由于这些因素，脉络膜上腔病变实际上是源于脉络膜血管的病变。脉络膜脱离多见于以下几种情况：

（1）外伤性眼病或眼部手术后，如急性眼球穿孔伤、眼球钝伤、白内障或抗青光眼手术及孔源性视网膜脱离术中放液后。正常情况下脉络膜上腔内的生理性压力比前房及玻璃体内的压力大约低 0.267kPa（2mmHg）。当手术或外伤时，眼压突然下降，脉络膜血管扩张，从脉络膜血管壁渗出的浆液至脉络膜并使脉络膜上腔积液而发生脱离。视网膜脱离做巩膜手术时，广泛、过度的冷凝、电凝；玻璃体手术时间过长，灌注压偏低，大面积的激光光凝均可引发术中或术后的脉络膜脱离。严重的眼外伤也可直接损伤脉络膜大血管、睫状动脉和涡状静脉，引起脉络膜上腔出血，外伤如伴有大量脉络膜及视网膜出血，提示伤情严重，预后甚差。

（2）巩膜手术中涡状静脉受压或先天性巩膜增厚，如真性小眼球，使脉络膜静脉回流障碍。

（3）巩膜炎、葡萄膜炎、小柳 - 原田病、交感性眼炎等炎症疾病使血管通透性改变。

（4）低蛋白血症等重度血管障碍性疾病所引起的血浆胶体渗透压降低。

（5）脉络膜新生血管出血。但有少数原因不明者，称为自发性脉络膜脱离或自发性脉络膜渗漏。

脉络膜上腔积聚的液体可以是渗出液、漏出液、血液或者三者皆有。习惯上液体以渗出液或漏出液为主的称为脉络膜渗出性脱离。以血液为主的则称为脉络膜上腔出血。外伤或内眼手术后脉络膜上腔病变以严重程度可分为：脉络膜水肿增厚；脉络膜上腔血肿；脉络膜渗出性脱离；脉络膜上腔出血；驱逐性脉络膜上腔出血。后者危险最大，预后也最严重。

【诊断】 一般根据病史及眼底表现可作出诊断。可以配合以下辅助检查。巩膜透照，可区别脉络膜上腔是渗出液或血液。B超作用尤为突出：可以明确脱离的部位，根据脉络膜上腔的密度区分渗出性脱离或出血性脱离，尚可显示有无占位及视网膜脱离等伴随情况。荧光素眼底血管造影（FFA）助于鉴别脉络膜黑色素瘤和脉络膜脱离。ICGA可鉴别视网膜色素上皮下出血与脉络膜脱离。此外，UBM、CT、MRI 均有助于脉络膜脱离的诊断与鉴别诊断。外伤性的低眼压病例需做房角或 UBM 检查以除外睫状体房角漏。

【治疗】

1. 保守治疗 明确去除诱因后，多数无严重并发症的脉络膜脱离和脉络膜上腔血肿只需观察或药物治疗，如 1% 阿托品点眼、糖皮质激素局部点眼、Tenon 囊下注射或全身应用。数天或数周内脉络膜可复位，不留或少有并发症。实际上视网膜脱离行环扎术后，大部分成功病例都会有周边脉络膜或睫状体的轻度环形脱离，数天后即能自愈。内眼手术后仅发现有脉络膜脱离，但前房正常者，不需手术治疗，可以自然恢复。

2. 手术治疗

（1）伤口漏：内眼手术后1周，如前房未恢复或极浅，并且眼压低，应仔细检查伤口愈合情况，有无组织嵌塞或伤口对合不良，如有，应给予修复。如伤口平整，可加压包扎以防止房水外流，以利于伤口愈合。多数患者经过积极处理，1周内脉络膜脱离可以复位，前房恢复，眼压恢复正常。

（2）前房消失、房角关闭：日后可继发性闭角型青光眼。处理：经角膜缘向前房注入平衡盐溶液（balanced salt solution，BSS）、Healon或消毒空气形成前房。并在脉络膜隆起最高处放出脉络膜上腔积液。应注意若有大量液体流出，眼压过低，可能导致脉络膜再脱离。无晶状体眼可继续向前房注入BSS，有晶状体眼则经睫状体平坦将BSS注入玻璃体腔以恢复眼压。

（3）大量脉络膜上腔出血：特别是两侧脉络膜隆起度高，甚至相互接触、不能控制的高眼压、持续疼痛，以及伴有其他玻璃体视网膜并发症如大量玻璃体积血、视网膜脱离或视网膜嵌顿等，需手术处理。手术时间在出血后7～14天，此时脉络膜上腔的血凝块液化，便于放出。同时角膜水肿、眼内炎性反应趋于消退或稳定，易于手术进行。术前行B超检查，核实脉络膜上腔血液积聚最多的部位、液化状况及玻璃体视网膜状态，并参考原手术伤口愈合的情况，作出手术决定。巩膜切口放血多需结合玻璃体视网膜手术。手术步骤：①牵引四条直肌。②形成及冲洗前房：灌注针从角巩缘插入前房，开启以便持续灌注、维持眼压。③巩膜切开：根据B超所示，选在最高处，常在颞下象限距角巩缘6～10mm处做一长约3mm巩膜切口，必要时可在其他象限再做切口。巩膜切开可不缝合，任其开放引流。④放置玻璃体手术灌注管，行玻璃体视网膜复位手术，注意导光纤维与玻璃体手术器械与虹膜面平行缓慢引入，以免损伤已向前移位的视网膜。

现将常见的葡萄膜渗漏综合征阐述如下：

1963年以来Schepes首先以葡萄膜渗漏（uveal effusion）的病名作病例报告。1982年Gass等将特发性浆液性脉络膜、睫状体和视网膜脱离者称为葡萄膜渗漏综合征（uveal effusion syndrome），需要排除低眼压、眼内炎症及眼内肿瘤等所致者，并分为特发性及继发性，前者为正常眼球，后者为真性小眼球。葡萄膜渗漏是由于已知或未知的原因，眼内脉络膜毛细血管浆液性渗出异常增多，积聚于脉络膜及（或）视网膜下腔，导致脉络膜和睫状体脱离及渗出性视网膜脱离。

【临床表现】 本病好发于中年男性，常为双侧性脉络膜浆液性脱离，双眼可同时发生，或一眼先发病，

数月后，另眼也开始发病。患者主诉有慢性进行性视力减退，视力疲劳。因睫状体脉络膜脱离引起调节障碍，形成近视。坐位时的视力比卧位时为好。上方视野有进行性缺损。检查见眼前节常为正常，偶见前房内有少许浮游细胞。眼压低，前房角为开角。晚期睫状体有严重脱离时房角变窄，甚至闭锁，虹膜周边前粘连，发展为闭角型青光眼。有时患者诉头痛，伴有颅内压增高，脑脊液中蛋白增多。

眼底表现：睫状突至赤道部脉络膜有扁平或分叶状或呈环形的脱离。如睫状体受累，前房可变浅，甚至前房角有不同程度的关闭。时间稍长，视网膜色素上皮及玻璃膜受损，脉络膜的积液通过损伤的色素上皮屏障至视网膜神经上皮下，形成渗出性视网膜脱离。脱离常在眼底下方，呈半球状或球形。视网膜下液量多且清澈，视网膜表现为菲薄而透明的外观。随病情进展，视网膜可多呈球形甚至全部脱离，甚至遮盖视盘并突至晶状体后。脉络膜渗漏患者头位或体位改变时，视网膜下液受重力改变而移位，故视网膜脱离的部位随时移动。时间长久后，视网膜下的液体逐渐浓缩。患眼一般无炎症表现，周边部视网膜内可有小渗出点，视网膜下有条状或点状渗出附着于视网膜的后面。视网膜有时有小出点或微血管瘤，后极部偶见小病灶。病程缓慢，轻者数月至2～3年恢复，重者可达5～6年之久。渗漏吸收视网膜复位后，视网膜下有胡椒状或成堆的色素沉着。复位后还可以复发，再次复位后，常于后极部近黄斑区有细小的脉络膜视网膜萎缩斑。视网膜复位之后，病情轻者视力可完全恢复正常，重者可为眼前指数并在上方有永久性的视野缺损。病情十分严重者，视网膜呈永久性全脱离，虹膜全部后粘连，虹膜红变，继发性青光眼或眼球萎缩。

【辅助检查】 FFA检查早期部分病例除轻微色素紊乱外可无任何改变，晚期视网膜色素上皮有增生、脱失及迁移表现，其中色素增生表现为豹斑，多位于后极部及下方，但无染料渗漏。ICGA极早期即可见随时间增强的广泛而明显的脉络膜强荧光，并一直延续到晚期阶段，提示可能存在脉络膜高通透状态。眼部B超可见部分眼球直径较小，并可见脉络膜脱离。UBM可见睫状体和脉络膜脱离。MRI及CT可见部分眼球体积较小，巩膜壁明显增厚及视网膜下液积聚。

【治疗】 本病药物治疗效果差，以为常用大剂量激素，泼尼松开始100mg/d，1～2周，较快减少至有效维持量6～8个月，期间仔细观察不良反应，脉络膜渗漏的治疗需长期才能见效。对于非特发性葡萄膜渗漏，提倡早期诊断并及时进行手术治疗。可通过眼底、B超确定睫状体脉络膜脱离的存在，极早期依靠UBM

检查帮助诊断。目前常用的手术方式为带巩膜瓣的板层巩膜切除术，可于赤道部的颞下及鼻下象限分别做4mm×5mm 大小，2/3 巩膜厚度的巩膜瓣，然后切除巩膜瓣下 3mm×4mm 大小的巩膜组织，暴露脉络膜，然后松缝合巩膜瓣，紧密缝合筋膜及球结膜，术后可予高渗剂或口服乙酰唑胺促进积液吸收。

（秦　波　古洵清）

第四节　脉络膜缺血

随着荧光素眼底血管造影技术的广泛应用，对脉络膜血管性疾病的认识不断深入。其中报告较多的为脉络膜缺血。

【原因】　脉络膜缺血是由于脉络膜动脉阻塞引起，阻塞可由下列多种疾病所致。

1．全身性疾病　颞动脉炎、恶性高血压、妊娠中毒症、慢性肾小球肾炎、结缔组织病（如系统性红斑狼疮、硬皮病、结节性动脉周围炎等）、出血性休克、血液性疾病（如镰状细胞贫血、红细胞增多症、血小板减少性紫癜等）、高脂血症和雷诺病（Raynaud disease）等。

2．局部血管性疾病　在麻醉等情况下眼球受压，颈动脉疾病（动脉粥样硬化、狭窄或阻塞），光凝意外导致脉络膜动脉闭塞，外伤，后睫状动脉或其分支动脉硬化或粥样化。

由于阻塞发生于脉络膜不同的血管，通常有两种类型：①后睫状动脉或其分支阻塞所致的脉络膜缺血；②脉络膜毛细血管阻塞所致的脉络膜缺血。

【临床表现】　急性脉络膜缺血患者，常因视力下降甚至失明就诊。它们的眼底表现，依阻塞血管的大小、数量和病变的时期而定。新鲜的病变在阻塞的血管分支供应区域，视网膜外层和视网膜下出现灰白色水肿。若后睫状动脉一支主干（外侧或内侧后睫状动脉）阻塞，则于其供应的一侧眼底出现水肿混浊。若两侧均阻塞，则整个眼底呈灰白水肿。睫状后短动脉的分支一般在阻塞后一小时，荧光血管造影可见相应区域血管无荧光素充盈，1 周后缺血情况好转，2～3 周后大部分恢复，但少数患者数周后仍可见充盈迟缓，通常在 3 周至 1 个月后荧光血管造影显示正常。随着灰白色水肿逐渐吸收，局部成脉络膜视网膜色素变性病变，逐渐出现色素颗粒，典型的表现为三角形的色素瘢痕区域，其顶点指向视盘，底边朝向周边部，称为三角综合征。

临床上许多脉络膜缺血的患者常合并视网膜中央动脉阻塞或缺血性视盘病变，对这些患者常注意了视网膜和视盘病变而忽略了同时存在的脉络膜缺血。

临床上可见的各种急性脉络膜缺血性病变有：

1．Elschnig 斑　它代表着一种局部的脉络膜梗阻，由于供应单一脉络膜毛细血管小叶的终末脉络膜小动脉的阻塞而产生。可见于上述各种全身病。

2．多灶性急性缺血性脉络膜病变　Gass（1968）首次报告时称之为急性后极性多灶性盘状色素上皮病变。本病起病急，视力急剧下降，多发生于青壮年，通常双眼发病，亦见于单眼。急性期眼底后极部可见散在多数小黄白色圆形斑，边界不清，大小不一，有时可见融合病灶。恢复期可遗留散在的脱色素斑及色素沉着，偶可见金箔样反光。荧光血管造影，在脉络膜循环与动脉早期，病变范围有大片无荧光区，于动静脉期，无荧光区内逐渐出现点状荧光，并逐渐增加，至成弥漫性荧光。较陈旧的病变，因脱色素或色素增殖，而荧光表现不同，色素脱失处显窗样缺损的早期透见荧光，色素增殖处则为色素遮挡荧光。这种荧光特征，有不同的解释，Gass 认为早期低荧光是由于色素上皮自身的混浊、肿胀遮蔽了脉络膜荧光所致，晚期由于 Bruch 膜被破坏，使荧光素自脉络膜扩散至病变部的色素上皮而呈强荧光。

Deutman 等解释早期低荧光系由脉络膜毛细血管的炎症阻塞致荧光充盈迟缓或无灌注所致，晚期则由于脉络膜 - 视网膜屏障的损害致使荧光素漏出造成强荧光。

Gass 认为视网膜色素上皮是在本病最早受累的组织。Deutman 等则认为本病是一种局限于脉络膜毛细血管层的局限性脉络膜炎，即由于脉络膜毛细血管的炎症性阻塞而继发了色素上皮的改变。Hayreh 认为本病事实上是一种脉络膜缺血的病变，由于脉络膜小动脉的阻塞所致，因而主张称为“多灶性急性缺血性脉络膜病变”。

本病病因尚不明确。临床报告不少病例合并周身及眼部他处炎症，加大脑血管炎、病毒性脑膜炎及呼吸道感染等。国内张承芬等（1985）报告病例，合并感冒者最多，尚有面神经瘫、鼻窦炎、OT 试验阳性以及眼部合并葡萄膜炎、巩膜炎与视盘炎者。设想本病为脉络膜毛细血管前小动脉对不同原因的炎症反应，可为周身血管反应的一部分。

Gass 认为本病一般无须特殊治疗，视力预后良好，如能查出可疑的致病原因，可作针对治疗。皮质激素治疗可缩短疗程，取得满意效果。其他尚可用阿司匹林、吲哚美辛、血管扩张剂及维生素类药物。

此外，地图状脉络膜病变（geographic choroidopathy）、手术后急性脉络膜缺血、颈动脉疾病、光凝意外、外伤等亦可引起急性脉络膜缺血疾病，还有认为 Harada 病亦属此类疾病。

慢性脉络膜缺血性疾病：通常认为老年黄斑变性代表着一种慢性的脉络膜缺血性疾病，其脉络膜新生血管形成的原因，是由于脉络膜缺血所致。

（秦　波　古洵清）

第五节　葡萄膜新生血管

一、虹膜新生血管

虹膜新生血管（neovascularization of iris，NVI）亦称虹膜红变（rubeosis iridis），是指虹膜组织发生新生血管形成，并非虹膜原发性疾病，而是继发于多种眼病和某些全身疾病，由于可形成纤维血管膜导致房角粘连关闭继发青光眼，这种新生血管引起青光眼治疗往往难以控制，是临床致盲的常见疾病之一。早期的发现和治疗十分重要。

【病因】　只要是能引起视网膜脉络膜广泛缺氧或前节缺氧的眼部和（或）全身疾病都可引起虹膜新生血管的形成。新生血管是虹膜组织缺氧代偿的病理生理变化。

在引起新生血管的病因中，大多数为缺血性疾病引起，其中增殖型糖尿病视网膜病变、视网膜中央静脉阻塞是最常见的病因。非缺血病因为少数，但因治疗方法和原则不同需明确。

（1）视网膜缺血：增殖型糖尿病视网膜病变、视网膜中央静脉阻塞、颈动脉阻塞所致的眼缺血综合征、视网膜中央动脉阻塞、长期视网膜脱离、放射性视网膜病变、早产儿视网膜病变等。

（2）炎性疾病：葡萄膜炎、白塞氏病、Eales病、小柳原田综合征（Vogt-Koyanagi-Harada syndrome，VKH）、系统性红斑狼疮等。

（3）眼内肿瘤：视网膜母细胞瘤、虹膜／脉络膜黑色素瘤、淋巴瘤、转移癌等。

【临床表现】

1. 虹膜表现　瞳孔缘附近虹膜表面微细新生血管芽、丝或血管球是虹膜新生血管最早期的体征。往往需要通过高倍裂隙灯下仔细观察方可发现。随着虹膜新生血管的发展，虹膜的周边或基底部（包括虹膜基质内）相互连成新生血管丝、或是网状。血管粗细不一。随着纤维血管膜的形成，虹膜表面正常凹凸不平结构呈现平滑，黯淡，瞳孔缘色素膜外翻、瞳孔强直、极度散大，常常是继发青光眼晚期的表现。

2. 前房房角　分为三个阶段。早期阶段新生血管仅位于虹膜时，房角无变化。当新生血管从虹膜根部跨过睫状体时，可见小梁网前单个或枝状新生血管，此时房角仍开放，眼压不受影响。当小梁网表面伴有纤维血管膜形成，可导致局限或广泛的虹膜前粘连。纤维血管膜小梁网的覆盖和房角粘连、房角关闭共同作用导致眼压升高。房角的不同阶段表现可为治疗原则和方法提供依据。

3. 前房积血　当虹膜新生血管粗大时常可引起自发性前房积血，和（或）前房内细胞炎性反应。出血少时可迅速吸收，而大量出血时，可因血细胞阻塞小梁网引起阻塞性眼压升高，炎性细胞反应可使虹膜粘连、房角关闭。

4. 青光眼　眼压升高可伴眼疼，局部睫状充血，刺激征等青光眼表现。当角膜水肿明显时，虹膜新生血管结构判断不清，为眼底原发疾病判断带来困难。

5. 原发疾病的表现　屈光间质清晰时，原发病可以观察清晰判断，在青光眼时期，眼底常不能窥入，则原发病判断困难，常常通过对侧眼检查、全身病等综合判断。

【诊断】　主要依据裂隙灯检查，在新生血管早期，常常需高倍镜下仔细检查判断。虹膜血管造影可清晰显示正常和异常虹膜血管情况，并可见血管渗漏。在高眼压情况下，由于压力作用使新生血管变细收缩，一旦前房穿刺的快速降压，新生血管常常快速扩张、粗大，易引起出血。

【治疗】

1. 针对原发病的治疗　在虹膜仅有新生血管出现而未发生青光眼、屈光间质清晰的情况下，明确原发疾病诊断，积极针对原发病治疗，特别是对视网膜缺血性疾病，早期广泛的光凝可控制虹膜新生血管发生发展，或使已发生的虹膜新生血管消退。早期视网膜光凝十分重要，虹膜新生血管出现是全视网膜光凝的指征。

对于炎症或内眼手术后严重炎性反应所致的虹膜新生血管或类似新生血管样的虹膜血管扩张，在局部类固醇和降眼压治疗后，新生血管或扩张的血管可逐渐消退和恢复。对于继发于肿瘤的虹膜新生血管患者，则根据肿瘤性质、部位进展期行肿瘤手术：放疗、冷冻或眼球摘除术。

在临床上常常是由于新生血管引起青光眼或屈光间质不清、原发病的诊断和相应的针对性治疗十分困难。详细了解全身疾病史，通过对侧眼底检查等对判断原发病有所帮助。

2. 新生血管性青光眼的治疗　新生血管性青光眼的发生常常意味着疾病的终末期到来，而对眼压不能控制、剧烈疼痛、视功能急剧损害的状态是常见的致盲原因之一。治疗常常棘手，大多采用睫状体冷凝、球后注射无水酒精，甚至行眼球摘除等破坏性治疗方法。

新生血管性青光眼的治疗其困难在于：引起新生血管性青光眼的病因众多，其中大多数的缺血性病因本身无特殊而有效的治疗方法，加上高眼压发生时角膜、晶状体或玻璃体混浊等引起的屈光间质不清导致原发病无法确定和干涉治疗；眼内丰富的新生血管可引起自发性出血或进行手术时出血，传统的青光眼治疗方法难以控制疾病发展，而手术则有发生出血的高度风险。

近年来，血管内皮生长因子（vascular endothelial growth factor，VEGF）在血管形成等方面的作用得到深入研究，抗 VEGF 药的临床应用对新生血管性青光眼治疗策略思路发生变化。一方面抗 VEGF 药有利于缺血性疾病的控制和治疗，另一方面可暂时使虹膜和眼内新生血管消退，为选择抗青光眼手术或原发病的治疗手术提供了时机，降低了手术风险。目前这种以抗VEGF 药为启动和（或）核心的联合治疗方案是虹膜新生血管性青光眼的主要治疗模式。在选择治疗方案时首先要根据患者视功能状况决定治疗原则，如有残存视功能应积极采用联合治疗方案，其关键在于原发病的有效干涉治疗和眼压有效控制。可根据不同阶段选择治疗方案。在新生血管未达到房角时阶段：以控制原发病治疗为主体治疗，积极进行全视网膜光凝，联合抗 VEGF 药下同时进行其他辅助治疗，如玻璃体手术、眼内光凝等；当眼压增高，房角未关闭时抗 VEGF药联合降眼压药物，积极尽早行眼底视网膜光凝等治疗；当房角关闭时，抗 VEGF 药联合抗青光眼手术如房水引流阀或滤过手术联合抗代谢药治疗等则是首选方式。

在新生血管性青光眼治疗中需要掌握的原则：在屈光间质清晰时或经抗 VEGF 药、手术治疗后屈光间质清晰时，先尽快尽早进行全视网膜光凝；房角关闭与否是选择联合房水引流阀或滤过术等抗青光眼手术的指征。影响新生血管性青光眼治疗效果的因素是多方面的，并且治疗过程可能是多次、重复和（或）组合式治疗，在制订治疗方案时则应以患者的病因、视功能存留、疾病进展分期、患者个体条件等综合考虑，制订适应患者的个体化治疗方案。

新生血管性青光眼的治疗已从先前以缓解症状为主要目的转化为以控制原发病、降眼压、改善和维持视功能为目的的治疗方式，这种以抗 VEGF 药为启动或核心的联合治疗方法可使部分新生血管性青光眼患者得到视功能的维持和保留。

（戴　虹　古洵清）

二、脉络膜新生血管

脉络膜新生血管（choroidal neovascularization，CNV）又称视网膜下新生血管，是脉络膜毛细血管异常生长通过 Bruch 膜的裂口而扩展于 Bruch 膜与视网膜色素上皮（RPE）之间，或突破视网膜色素上皮于神经视网膜之间，或位于神经上皮内生长，当病灶位于黄斑区可导致严重的视功能损害，是主要的致盲病因。由于针对新生血管的治疗方法有了新的突破和进展，早期发现和及时治疗对临床预后十分重要。

【病因】 脉络膜新生血管形成的确切原因仍不十分清晰。血管再生在许多正常的生理过程中起着十分重要的作用，包括伤口修复、低氧性损伤、生殖等。在正常情况下这是一个受到高度调控的过程，当某些因素打破调控的平衡，引起持续性不可调控的血管再生，即称为新生血管。这些位于色素上皮上或下、视网膜组织内的新生血管发生渗漏、出血和最终的纤维化病变可致视功能损害。

在血管生成中血管生成因子 - 血管内皮生长因子（vascular endothelial growth factor，VEGF）是促使新生血管形成的重要因素，VEGF 刺激血管通透性增加、细胞增殖和炎症导致 CNV 生成。尽管脉络膜新生血管的病因繁多，但其基本的病理生理反应是相同的。

【分类】 CNV 分类众多，每一种分类都有相应的临床意义。

（一）按病因分类及临床意义

多种病理改变均可导致 CNV 形成，引起 CNV 的病因包括：

1. 变性性疾病 如老年性黄斑变性、病理性近视、眼底血管样条纹等。

2. 遗传性疾病 Best 病、Stragards 病等。

3. 炎症性疾病 特发性脉络膜新生血管膜、弓形体视网膜炎、多灶性葡萄膜炎、匐行性脉络膜炎、慢性葡萄膜炎等。

4. 肿瘤 脉络膜骨瘤、脉络膜转移癌、脉络膜恶性黑色素瘤、脉络膜血管瘤。

5. 外伤 脉络膜裂伤、眼内异物。

6. 医源性 多种激光术后、视网膜冷凝术后。

引起 CNV 的病因复杂，在 CNV 的诊治过程中，要根据 CNV 病灶各自的病变特点及伴有的临床其他表现进行区别，尽量在 CNV 的治疗上采用相同的方法和原则，但对那些能发现明确病因并能进行相应治疗的 CNV 患者，如炎症性病变、肿瘤等，病因学治疗尤为重要。

（二）按距黄斑中心凹的位置分类及临床意义

根据 CNV 病灶距黄斑下无血管中心（foveal avascular zone，FAZ）的位置关系可分为：

1. 中心凹下 CNV 指 CNV 位于 FAZ 中心下。

2. 中心凹旁 CNV CNV 位于 FAZ 中心 200μm 以内，但不在 FAZ 中心之下。

3. 中心凹外 CNV CNV 位于 FAZ 中心 200μm 外。

该分类对治疗 CNV 方法的选择有重要意义。中心凹下、中心凹旁 CNV 病灶直接光凝可引起永久性视力损害，应避免采用直接的光凝方法，选择抗 VEGF 药、光动力疗法（PDT）、滋养血管光凝等方法。而对于中心凹外直接光凝效果较好，在目前的国际上 AMD 治疗指南中对于中心凹外的 CNV 病灶的治疗推荐可采用直接光凝，亦可采用中心凹下或中心凹旁的 CNV 病灶治疗方法。

（三）按 CNV 病灶与 RPE 位置关系分类及临床意义

1. Ⅰ型 CNV CNV 病灶未突破 RPE 细胞层位于其下，又称 RPE 下型。

2. Ⅱ型 CNV CNV 病灶突破 RPE 细胞层位于其上或神经上皮层内，又称 RPE 上型。

3. 混合型 CNV RPE 细胞层上、下均有 CNV 病灶存在。

此分类的主要临床意义在于选择合适的 CNV 病灶进行手术。当 CNV 位于 RPE 层下（Ⅰ型）时，在取出 CNV 病灶时将不可避免损伤较多的 RPE 细胞层，术后视功能较差；当 CNV 病灶突破 RPE 层，在切开视网膜神经上皮层后可较少涉及 RPE 细胞。临床上Ⅱ型 CNV 是手术切除的指征，而Ⅰ型 CNV 病灶不适宜采用手术去除。

（四）按 FFA 分类及临床意义

按美国光凝研究组研究（macular photocoagulation study group）将 FFA 的 CNV 表现分为两种基本类型。

1. 典型性 CNV 特点为 FFA 早期时，可呈现边缘清晰 CNV 病灶高荧光轮廓，可表现为不同形状，如花边状、绒团状，随造影时间延长染料进行性渗漏积聚，CNV 边缘模糊。

2. 隐匿性 CNV 缺乏典型 CNV 荧光表现，但存在渗漏，即在造影早期阶段不能显示清晰 CNV 边缘。根据其不同表现又分为两类：①血管性 PED：在 FFA 早期出现小而不规则 RPE 下强荧光区，后期强荧光区扩大增强，视网膜色素上皮下腔有染色剂聚积，这种渗漏提示新生血管位于 Bruch 膜和 RPE 之间；②不明来源的后期渗漏：FFA 早期点状边缘不清晰的荧光渗漏，通常在注射染色剂后 2 分钟才开始出现，晚期有不规则边缘不清 RPE 下渗漏，呈现斑点状无源状强荧光，常伴有视网膜下出血遮蔽荧光。

隐匿性 CNV 的两种分类，有时区别不清，实际上这两类 CNV 病灶均位于 RPE 层下，血管性 PED 时，PED 隆起较高，之下往往有渗漏，而第二类患者 RPE 可略隆起，少或不伴有渗漏，结合 OCT 可能对分类有帮助。

在 PDT 应用于治疗 CNV 后，根据病灶内含典型 CNV 成分的多少分为四种类型：

（1）完全典型性 CNV（purely classic CNV）：指整个病灶区域均为典型 CNV 成分，无隐匿性 CNV 存在。

（2）典型为主性 CNV（predominantly classic CNV）：指典型性 CNV 成分占整个病变区域的 50% 或以上。

（3）轻微典型性 CNV（minimally classic CNV）：指典型性成分占整个病变区域的 50% 以下。

（4）隐匿无典型性 CNV（occult with no classic CNV）：指整个病灶均为隐匿性成分无典型性 CNV 存在。

如何理解 FFA 造影时 CNV 病灶不同的表现形式，其主要原因为 CNV 与 RPE 细胞层不同位置相关。当 CNV 病灶位于 RPE 层之上时（Ⅱ型 CNV），由于没有或少有 RPE 层遮挡，在 FFA 造影早期即可显示边缘清晰的 CNV 整个病灶，而 CNV 病灶位于 RPE 层之下（Ⅰ型 CNV），由于 RPE 遮蔽，在 FFA 造影早期通过 RPE 层之间间隙或局部缺损显示点状或不规则 CNV 病灶荧光，即为隐匿性 CNV 表现。在隐匿性 CNV 中，又可根据 RPE 层抬起程度和伴有的渗漏分为两型。OCT 可清晰显示 CNV 病灶与 RPE 细胞层相互关系，根据 OCT 检查可帮之我们理解和解释不同表现形式的 FFA 征象。许多病灶兼具典型性和隐匿性特征，属混合性病灶。

此分类是 CNV 基本描述分类。在无抗 VEGF 药、PDT 前主要采用热激光光凝治疗，在中心凹外的典型 CNV 病灶符合激光光凝标准。自 PDT 应用临床后，发现典型性或典型性为主的 CNV 病灶 PDT 疗效较好，是 PDT 治疗适应证。而在目前所采用的抗 VEGF 药治疗，在其指南中不论是典型性、隐匿性或混合型一线治疗方法均为抗 VEGF 药，在典型性 CNV 中可选抗 VEGF 药联合 PDT 治疗，目前尽管抗 VEGF 药对不同类型 CNV 治疗均有疗效，但一般来说典型性 CNV 病灶对各种治疗较隐匿性反应好。

（五）按 ICGA 分类及临床意义

吲哚菁绿（ICG）是一种可以代替荧光素用于脉络膜循环的染色剂，它与血浆蛋白结合，不会从脉络膜血管小孔中流出，而留在血管腔内，可更好地反映脉络膜血管形态特征，对于 CNV 病灶检查是对 FFA 很好的补充，特别是当 FFA 诊断为隐匿性 CNV 时，ICGA 可帮助确定 RPE 层下的 CNV 病灶的范围、边界、活动性、有无 CNV 病灶滋养血管。CNV 的 ICGA 形态特征分类：

1. 焦点状 CNV　又称为热点状 CNV，≤1PD 范围，边缘较清晰或荧光较明显。

2. 斑点状 CNV　指 CNV 病灶 >1PD 范围，边缘清晰或不清楚，斑点状 CNV 强度一般较焦点 CNV 要弱。

3. 结合型　混合型 CNV。

ICGA 对于分析隐匿性 CNV 病灶非常有帮助，是鉴别、确定特发性息肉状脉络膜血管病变（PCV）的金标准。对 CNV 病灶内滋养血管可很好显示。在高速摄影检查时可区分 CNV 病灶血管成分，如毛细血管型、小动脉型，对选择抗 VEGF 药或联合 PDT 有指导意义。

（六）按CNV病灶活动程度分类及临床意义

根据 FFA 或 ICGA 造影、OCT、眼底表现将 CNV 分为：

1. 活动性 CNV 病灶　造影早期显示渗漏，随时间延长渗漏增加，边缘不清，显示血管进行性渗漏。OCT 伴视网膜水肿，包括视网膜层间神经上皮层下或 RPE 隆起，CNV 病灶反射团往往边缘部不清晰。眼底检查渗出性病灶边缘不清，伴水肿出血。

2. 非活动性 CNV 病灶　造影早期无渗漏表现，造影晚期时出现病灶染色边缘清晰，代表了病灶较少含有血管成分，纤维化成分为主。OCT 显示视网膜水肿吸收，眼底检查无出血，病灶瘢痕化。

此分类的意义在于治疗过程中活动性 CNV 病灶积极采用干涉治疗，而非活动性 CNV 病灶干涉治疗无效或可能增加病灶纤维瘢痕化。

【诊断】
（一）症状

根据 CNV 病灶部位不同对视功能影响不同，位于黄斑区 CNV 病灶可形成视力下降、视物变形、扭曲，而位于黄斑中心凹外或黄斑区外的病灶，对中心视功能无影响，仅在眼底检查时发现。

（二）检查

1. 荧光素眼底血管造影（FFA）　是诊断 CNV 病灶的金标准。早期的高荧光显影、持续的荧光渗漏、形成局限的强荧光区是 CNV 的基本表现。

2. 吲哚菁绿血管造影（ICGA）　在 CNV 的诊断中起补充作用，在隐匿性 CNV 病灶中，由于 CNV 病灶被 RPE 层或病灶表面的出血、渗出所遮蔽，FFA 往往不能清晰显示 CNV 病灶全部状况，ICGA 可显示 CNV 病灶范围、部位、滋养血管等，对于疑似视网膜血管瘤样增生（RAP）或 PCV 以及区分非血管形成与血管形成性 PED，ICGA 检查则是必需的。

3. 相干光断层扫描（OCT）　OCT 在 CNV 疾病诊断、疗效判断和随诊中具有十分重要的意义。在国际上最新的 CNV 疾病治疗指南中已将 OCT 作为随诊检查的首要检查方法。OCT 技术巨大改进，分辨率提高，可更清晰地判断视网膜组织和 CNV 病灶的变化情况，可定性、定量对 CNV 病灶进行检测，OCT 可清晰显示高反射 CNV 病灶部分与 RPE 层相互关系，帮助 CNV 分型，并可通过相关的视网膜病变——包括视网膜层间水肿、视网膜下积液、PED 隆起等反映 CNV 病灶活动程度，检测病情进展，指导治疗。由于 OCT 分辨率提高能发现细小变化，是反映 CNV 病灶活动性较好的指标。三维立体测量技术的应用可更清晰显示 CNV 变化，快速、无创的 OCT 检查在 CNV 治疗管理中起重要作用。

4. 眼底检查　检眼镜下的 CNV 病灶可显示其大小不同的渗出灶伴有或不伴有视网膜水肿、出血、渗出等，多数情况下检眼镜下的表现可诊断 CNV，尽管造影、OCT 检查对 CNV 病灶有很好的特异性，但是检眼镜检查仍是诊断和随诊检查的基础。对于 CNV 的检查则确定 CNV 病灶范围、类型、大小及位置。

【治疗】
（一）针对病因的治疗

对于有明确病因的 CNV 病变，如炎症、结核、肿瘤等首先进行相应的治疗，如激素、抗结核、抗代谢治疗等。

（二）针对CNV病灶大的治疗

首先根据 CNV 病灶的位置选择不同治疗方案，在黄斑中心凹外或黄斑区外的 CNV 病灶可选择 CNV 病灶的直接光凝，而对于中心凹下或中心凹旁的 CNV 病灶的治疗是今年来眼科领域进展最为引人注目的。

1. 抗 VEGF 药　包括 Lucentis、Macugen、Avastin 等在内的抗 VEGF 药已成为包括老年性黄斑变性在内的黄斑区 CNV 病变的一线治疗选择。在最新的国际和国内的 AMD 指南中，对于不同类型 CNV 病灶都是首选的治疗方法，甚至包括黄斑中心凹外的病灶。循证医学的研究和大量临床经验显示抗 VEGF 药能有效控制 CNV 病灶发展，提高视力。抗 VEGF 药的临床应用为 CNV 疾病的治疗带来了希望。

2. 光动力治疗（PDT）　在抗 VEGF 药应用前，PDT 是 CNV 疾病的主要治疗方法。通过光敏剂特异性与 CNV 病灶中的毛细血管结合，激光激发光敏剂活性，阻塞病灶中的毛细血管，从而达到使病灶萎缩的目的，具有稳定 CNV 病灶、延缓视力下降的作用。尽管目前抗 VEGF 药作为 CNV 的一线治疗方法，但是在某些情况下，如隐匿性 CNV、不能除外 PCV、较大 CNV 病灶、单一抗 VEGF 药疗效不好、CNV 病灶中有滋养血管、较大范围 PED 等可选择抗 VEGF 联合 PDT 治疗方案。

3. 其他

（1）手术治疗：包括手术去除 CNV 新生血管膜、联合自体 IPE 细胞移植或联合自体 Bruch 膜移植等。但由于手术并发症多、技术要求高、手术风险大，已不是CNV 疾病治疗的主要方法。

（2）经瞳孔透热疗法（TTT）：通过激光的热效应功能作用于 CNV 病灶，达到使病灶萎缩、稳定病情的作用。由于激光时不可避免对 CNV 病灶上、下视网膜脉络膜组织同样发生破坏所用，影响患者视功能。

（3）放疗：小剂量的放射治疗，可使病灶萎缩，但放疗同时可对视网膜组织产生损伤。

（戴　虹　古洵清）

第六节　葡萄膜渗漏综合征

葡萄膜渗漏综合征（uveal effusion syndrome, UES）是由涡静脉回流障碍或脉络膜血管通透性增加，导致脉络膜毛细血管浆液性渗出异常增多，聚集于脉络膜及视网膜下腔，引起脉络膜脱离 / 视网膜脱离等一系列眼底改变为主的综合征，可发生在真性小眼球和眼轴正常患者。该病最早由 Schepens 等提出，后 Gass 等将特发性浆液性脉络膜、睫状体和视网膜脱离称为葡萄膜渗漏综合征。低眼压和炎症，包括眼外伤、巩膜炎、葡萄膜炎、内眼术后、青光眼等亦可继发葡萄膜渗漏，不属此综合征范畴。

（一）病因及分类

1. 特发性葡萄膜渗漏　原因不明，可伴发脑脊液蛋白异常，压力增加，无细胞增多。

2. 真性小眼球葡萄膜渗漏　真性小眼球体积较小，巩膜较厚，增加了涡静脉外流阻力，导致脉络膜毛细血管慢性进行性充血和液体渗漏。

Uyama 又将此病分为 3 型：1 型为小眼球，2 型为正常眼球，两型均有巩膜异常增厚，3 型为正常眼球巩膜。

（二）发病机制及病理生理

1. 巩膜壁厚度增加　涡静脉在巩膜层间的路径长，导致涡静脉引流受阻。

2. 巩膜成分异常　胶原纤维直径增大，排列异常，发生淀粉样变性及蛋白聚糖等异常沉积，巩膜弹性下

降，涡静脉及巩膜导水管径变窄，排出障碍。

3. 睫状体或脉络膜脱离　回流障碍导致葡萄膜充血水肿，脉络膜血管淤血，通透性增加，液体外渗聚集在脉络膜上腔导致脉络膜脱离，分离的组织间隙聚集大量嗜酸性蛋白渗出物，少量淋巴细胞浸润。

4. 视网膜色素上皮变性及增殖，RPE 细胞泵功能损害，丧失紧密连接，脉络膜渗出液随之进入视网膜下腔，引起浆液性视网膜脱离。

（三）临床特点

1. 临床表现　特发性葡萄膜渗漏好发于男性，可双眼同时或先后发病。真性小眼球患者往往有大于 +8D 远视，眼轴多小于 18mm，角膜直径偏小或正常。早期症状不明显，视力轻度下降，视物局部遮挡感，晚期视网膜脱离累及黄斑区时，视力显著下降。

2. 体征　眼压正常或增高，可伴上巩膜静脉扩张，眼前段正常或轻度炎症反应，小眼球患者前房偏浅。眼底改变：周边脉络膜呈脱离隆起，表面光滑，逐渐发展可呈全周环形隆起，脉络膜渗出液突破视网膜色素上皮层进入视网膜下，出现下方球状浆液性视网膜脱离，视网膜脱离随体位移动。如病情发展严重，视网膜下积液增多，可导致视网膜全脱离。部分患者周边视网膜面可见小出血点。

3. 辅助检查　①眼部 B 超：脉络膜增厚，睫状体脉络膜脱离呈环形或半球状粗大弧形带状回声，与球壁之间呈液性暗区。视网膜水肿或脱离状。②UBM：巩膜厚度增加，巩膜与睫状体脉络膜之间为无回声暗区。③FFA：可见线状、网状、分支状多种形态的遮蔽荧光，呈放射状围绕后极部或视盘分布。④ICGA：早期后极部呈现脉络膜渗漏增强的不均匀强荧光，晚期荧光减退。⑤MRI 及 CT：眼球体积较小及巩膜壁明显增厚，视网膜下液体聚集。⑥脑脊液：少数病例压力增高伴蛋白含量增加。

（四）诊断与鉴别诊断

1. 诊断　双眼同时或先后发病，慢性发展。早期视力轻度下降，周边有遮挡感，随着病情加重，视力明显下降。眼前段检查多无明显异常，可有表层巩膜血管扩张，眼底豹斑样改变，睫状体、脉络膜脱离及渗出性视网膜脱离。早期 B 超和 UBM 可见特征性改变。

2. 鉴别诊断

（1）泡性视网膜脱离：一种特发性视网膜色素上皮病变，早期后极部多个灶性视网膜神经上皮和灰黄色视网膜色素上皮脱离，后期大范围的视网膜光滑隆起及游走性视网膜下液，伴特征性视网膜下纤维素性条块样渗出。无脉络膜脱离。FFA 显示广泛视网膜色素上皮渗漏。

（2）裂孔性视网膜脱离伴脉络膜脱离：多见于老年人、高度近视眼、无晶状体眼和曾行玻璃体手术眼。先出现裂孔性视网膜脱离再发展为脉络膜脱离，玻璃体炎症较重，容易形成 PVR。

（3）脉络膜睫状体黑色素瘤：多位于眼底周边部，呈局限性实性隆起，合并浆液性视网膜脱离，B 超及 MRI 可助鉴别。

另外，本病还需与后部巩膜炎、急进性高血压视网膜病变、VKH 及系统性疾病如黏液性水肿、多发性骨髓瘤等鉴别。

（五）治疗

本病药物治疗效果欠佳，手术可使脱离脉络膜视网膜复位，方法如下：

1. 涡状静脉减压术　在涡静脉出口前 4～5mm 做平行角膜缘的长约 5mm 巩膜层间切口，在水平切口的两端向后做两条放射状切口到涡静脉出口平面，正方形板层巩膜切除深度达透过巩膜床能见到蓝灰色的脉络膜，注意 4 个象限均需开窗减压。

2. 巩膜板层切除术　避开涡静脉在其前方做一 5mm×7mm，约 2/3 厚度的板层巩膜切除，同时在巩膜床上做一个 2mm 的前后向线性切口，深度达脉络膜。

3. 巩膜瓣下巩膜切除术　于赤道部的颞下和鼻下象限分别作 4mm×5mm 大小、2/3 巩膜厚的巩膜瓣，然后切除巩膜瓣下 3mm×1mm 大小的巩膜组织，暴露出脉络膜，疏松缝合巩膜瓣，紧密缝合筋膜及球结膜，对于少数复发病例，可再行手术，于赤道部的颞上及鼻上象限行同样术式。极少数顽固病例，可行巩膜全层切除术，重复手术时可使用丝裂霉素 C，以降低术后瘢痕化反应。

（六）预后

该病病程缓慢，预后较差，若不干预，随后发生的睫状环阻滞青光眼、新生血管性青光眼和视网膜全脱离可致完全失明。

（徐格致）

主要参考文献

1. 张承芬. 眼底病学. 第 2 版. 北京：人民卫生出版社，2010.

2. 李美玉. 青光眼学. 北京：人民卫生出版社，2004.

3. 刘家琦，李凤鸣. 实用眼科学. 第 3 版. 北京：人民卫生出版社，2010.

4. 魏文斌，陈积中. 眼底病鉴别诊断学. 北京：人民卫生出版社，2012.

5. 戴虹，杨絮，喻晓兵，等. 抗血管内皮生长因子单克隆抗体 Ranibizumab 治疗渗出型老年性黄斑变性临床观察. 中华眼底病杂志，2008，24：160-163.

6. 戴虹，喻晓兵，龙力，等. 抗血管内皮生长因子单克隆抗体 ranibizumab 治疗渗出型老年性黄斑变性方案的探讨. 中华眼底病杂志，2010，26：9-12.

7. Spaide RF, Koizumi H, Pozonni MC, et al. Enhanced Depth Imaging Spectral-Domain Optical Coherence Tomography. Am J Ophthalmol, 2008, 146：496-500.

8. Maruko I, Iida T, Saito M, et al. Clinical characteristics of exudative age-related macular degeneration in Japanese patients. American Journal of Ophthalmology, 2007, 144：15-22.

9. Hwang DK, Yang CS, Lee FL, et al. Idiopathi polypoidal choroidal vasculopathy. J Chin Med Assoc, 2007, 70：84-88.

10. Liu Y, Wen F, Huang S, et al. Subtype lesions of neovascular age-related macular degeneration in Chinese patients. Graefe's Archive for Clinical and Experimental Ophthalmology, 2007, 245：1441-1445.

11. Criteria for diagnosis of polypoidal choroidal vasculopathy. Nippon Ganka Gakkai zasshi, 2005, 109：417-427.

12. Shinsuke O, Kohel I, Yasuki I. Differences in macular morphology between polypoidal choroidal vasculopathy and exudative age-related macular degeneration detected by optical coherence tomography, RETINA, 2009, 29：793-802.

13. Nakashizuka H, Mitsumata M, Okisaka S, et al. Clinico-pathologic findings in polypoidal choroidal vasculopathy. Invest Ophthalmol Vis Sci, 2008, 49：4729-4737.

14. Klein RJ, Zeiss C, Chew EY, et al. Complement factor H polymorphism in age-related macular degeneration. Science, 2005, 308：385-389.

15. Dewan A, Liu M, Hartman S, et al. HTRA1 promoter polymorphism in wet age-related macular degeneration. Science, 2006, 314：989-992.

16. Nakashizuka H, Yuzawa M. Hyalinization of choroidal vessels in polypoidal choroidal vasculopathy. Surv Ophthalmol, 2011, 56：278-279.

17. Kondo N, Honda S, Ishibashi K, et al. LOC387715/HTRA1 variants in polypoidal choroidal vasculopathy and age-related macular degeneration in a Japanese population. Am J Ophthalmol, 2007, 144：608-612.

18. Kondo N, Honda S, Ishibashi K, et al. Elastin gene polymorphisms in neovascular age-related macular degeneration and polypoidal choroidal vasculopathy. Invest Ophthalmol Vis Sci, 2008, 49：1101-1105.

19. Scassellati-Sforzolini B, Mariotti C, Bryan R, et al. Polypoidal choroidal vasculopathy in Italy. Retina, 2001, 21：121-125.

20. Li XX. Study in depth for the PCV, a subtype of neovascular

AMD. Chinese J of Ocular Fundus Diseases, 2012, 28: 433-435.

21. Byeon SH, Lee SC, Oh HS, et al. Incidence and clinical patterns of polypoidal choroidal vasculopathy in Korean patients. Jpn J Ophthalmol, 2008, 52: 57-62.

22. Hou J, Tao Y, Li XX, et al. Clinical characteristics of polypoidal choroidal vasculopathy in Chinese patients. Graefes Arch Clin Exp Ophthalmol, 2011, 249: 975-979.

23. Okubo A, Arimura N, Abematsu N, et al. Predictable signs of benign course of polypoidal choroidal vasculopathy: based upon the long-term observation of non-treated eyes. Acta Ophthalmol, 2010, 88: 107-114.

24. Yuzawa M, Mori R, Kawamura A. The origins of polypoidal choroidal vasculopathy. Br J Ophthalmol, 2005, 89: 602-607.

25. Japanese Study Group of Polypoidal Choroidal Vasculopathy. Criteria for diagnosis of polypoidal choroidal vasculopathy. Nippon Ganka Gakkai Zasshi, 2005, 109: 417-427.

26. Costa RA, Navajas EV, Farah ME, et al. Polypoidal choroidal vasculopathy: angiographic characterization of the network vascular elements and a new treatment paradigm. Prog Retin Eye Res, 2005, 24: 560-586.

27. Okubo A, Hirakawa M, Ito M, et al. Clinical features of early and late stage polypoidal choroidal vasculopathy characterized by lesion size and disease duration. Graefes Arch Clin Exp Ophthalmol, 2008, 246: 491-499.

28. Byeon SH, Lew YJ, Lee SC, et al. Clinical features and follow-up results of pulsating polypoidal choroidal vasculopathy treated with photodynamic therapy. Acta Ophthalmol, 2010, 88: 660-668.

29. Sasahara M, Tsujikawa A, Musashi K, et al. Polypoidal choroidal vasculopathy with choroidal vascular hyperpermeability. Am J Ophthalmol, 2006, 142: 601-607.

30. Baillif-Gostoli S, Quaranta-El Maftouhi M, Mauget-Faÿsse M. Polypoidal choroidal vasculopathy in a patient with angioid streaks secondary to pseudoxanthoma elasticum. Graefes Arch Clin Exp Ophthalmol, 2010, 248: 1845-1848.

31. Lee MW, Yeo I, Wong D, et al. Argon laser photocoagulation for the treatment of polypoidal choroidal vasculopathy. Eye (Lond), 2009, 23: 145-148.

32. Hirami Y, Tsujikawa A, Otani A, et al. Hemorrhagic complications after photodynamic therapy for polypoidal choroidal vasculopathy. Retina, 2007, 27: 335-341.

33. Kokame GT, Yeung L, Lai JC. Continuous anti-VEGF treatment with ranibizumab for polypoidal choroidal vasculopathy: 6-month results. Br J Ophthalmol, 2010, 94: 297-301.

34. Gomi F, Ohji M, Sayanagi K, et al. One-year outcomes of photodynamic therapy in age-related macular degeneration and polypoidal choroidal vasculopathy in Japanese patients. Ophthalmology, 2008, 115: 141-146.

35. Gomi F, Sawa M, Wakabayashi T, et al. Efficacy of intravitreal bevacizumab combined with photodynamic therapy for polypoidal choroidal vasculopathy. Am J Ophthalmol, 2010, 150: 48-54.

36. Chen YL Wen F, Sun ZH, et al. Polypoidal choroidal vasculopathy coexisting with exudative age-related macular degeneration. Int Ophthalmol, 2008, 28: 119-123.

37. Milko EI, Diego D, Ute W, et al. Intravitreal Bevacizumab (Avastin®) in the Treatment of Neovascular Glaucoma. Am J Oph, 2006, 142: 1054-1056.

38. Sohan SH. Neovascular glaucoma. Prog Retin Eye Res, 2007, 26: 470-485.

39. Brown DM, Kaiser PK, Michels M, et al. Ranibizumab versus verteporfin for neovascular age-related macular degeneration. N Engl J Med, 2006, 355: 1432-1444.

40. Brown DM, Michels M, Kaiser PK, et al. ANCHOR Study Group. Ranibizumab versus verteporfin photodynamic therapy for neovascular age-related macular degeneration: Two-year results of the ANCHOR study., 2009, 116: 57-65.

41. Rosenfeld PJ, Brown DM, et al. MARINA Study Group. Ranibizumab for neovascular age-related macular degeneration. N Engl J Med, 2006, 355: 1419-1431.

第一节　葡萄膜炎的病因学

一、内因性葡萄膜炎病因的变迁

内因性葡萄膜炎由于种族、遗传、地域、社会、环境的不同而有很大的差异，而时代的变迁也成为病因变化的重要原因之一。结节病在美国、欧洲很常见，结节病是欧洲很常见的葡萄膜炎病因，而结核是中东常见的葡萄膜炎病因。Vogt-小柳原田病多发生在亚洲和欧亚国家，Behçet病在古"丝绸之路"的国家多发，如土耳其、中国、日本、伊朗和沙特阿拉伯等，鸟枪弹样脉络膜视网膜病变主要发生在西方国家，而拟组织胞浆菌病则主要在美国尤其是俄亥俄州的密西西比地区高发。我国葡萄膜炎的病因中以Vogt-小柳原田病、类风湿关节炎伴发的葡萄膜炎和Behçet病为多。

感染性葡萄膜炎在发展中国家较发达国家发病率高，可以达到全部葡萄膜炎的30%～50%。发展中国家的感染性葡萄膜炎包括弓形体病、结核、盘尾丝虫病、囊尾幼虫病、麻风病、钩端螺旋体病、弓蛔虫病等，而发达国家的感染性葡萄膜炎很少，主要是单纯疱疹病毒感染和弓形体病，结核、梅毒非常少见。

而时代的变迁和社会的发展，也使得疾病的病因发生了改变，如20世纪30～40年代，中国的结核、梅毒患者较多，因而结核和梅毒性的葡萄膜炎也多见，随着抗生素的广泛应用，结核和梅毒基本上被消灭，而后在20世纪末期，出现了艾滋病，从而也就有了艾滋病所致的葡萄膜炎和由于免疫力缺陷导致的巨细胞病毒性葡萄膜炎（表7-6）。近些年结核的发病又呈上升趋势，梅毒也死灰复燃，梅毒性葡萄膜炎的报道也不罕见。以往Behçet病是日本最常见的葡萄膜炎病因，而近来的证据表明，结节病已经替代Behçet病成为日本最常见的葡萄膜炎病因。另外，伪装综合征也随着肿瘤的发病率和种类的增多常有报道，较多的是眼部淋巴瘤的病例。表7-7、表7-8总结了不同年代不同国家和地区的葡萄膜炎的病因。

表7-6　20世纪40～70年代内因性葡萄膜炎病因的变迁

病因	Guyton Woods（1941）	Woods（1953）	Schlaegel（1965）	Schlaegel（1966—1978）
结核	79%	23%	4%	0.3%
梅毒	16%	7%	0	2.0%
结节病	1%	6%	5%	2.0%
布氏杆菌病	0	7%	0	0.2%
弓形体病	0	26%	27%	16%
拟组织胞浆菌病	0	0	22%	32%
中间葡萄膜炎	0	0	0	8%
其他（包括病毒）	3%	13%	13%	9.5%

表 7-7　20 世纪 80 年代各种类型葡萄膜炎的发病率

	孙世珉 600 例 （1988）	例数 （%）	臼井正彦 278 例 （1986）	例数 （%）	Henderly 600 例 （1987）	例数 （%）
1	Vogt- 小柳原田病	85（14.2）	Behçet 病	70（25.2）	中间葡萄膜炎	92（15.3）
2	伴风湿病关节炎的前葡萄膜炎	82（13.7）	结节病	42（15.1）	风湿病性关节炎	50（8.3）
3	中间葡萄膜炎	66（11.0）	Vogt- 小柳原田病，交感性眼炎	41（14.7）	弓形体病视网膜脉络膜炎	40（7.0）
4	Behçet 病	28（4.7）	中间葡萄膜炎	27（9.7）	结节病	23（3.8）
5	急性后极部多发鳞状色素上皮病变	18（3.0）	伴关节炎的前葡萄膜炎	19（6.6）	拟眼组织胞浆菌病	21（3.5）
6	结核性肉芽肿性前葡萄膜炎	16（2.7）	病毒性	10（3.4）	Vogt- 小柳原田病	20（3.3）
7	结节病	13（2.2）	青光眼 - 睫状体炎综合征	8（2.9）	巨细胞病毒	15（2.5）
8	中心性渗出性视网膜脉络膜炎	12（2.0）	桐泽型葡萄膜炎	6（2.2）	疱疹性	15（2.5）
9	桐泽型葡萄膜炎	6（1.0）	弓形体病视网膜脉络膜炎	6（2.2）	Behçet 病	11（1.8）
10	交感性眼炎	5（0.8）	糖尿病	4（1.4）	急性后极部多发鳞状色素上皮病变	11（1.8）
11	弓形体病视网膜脉络膜炎	3（0.5）	晶状体过敏性	2（0.7）	桐泽型葡萄膜炎	8（1.3）
12	其他（包括病灶、感染、感冒、糖尿病等）	48（8.0）	钩端螺旋体病	2（0.7）	全身感染	3（0.5）
			溃疡性结肠炎	5（1.5）	交感性眼炎	2（0.3）
13	共计	382（63.7）		242（87.0）		40（66.7）

表 7-8　2000 年后不同地区葡萄膜炎病因

	Bodaghi（2001）法国（n=927）	杨培增（2005）中国（n=1752）	Gritz（2004）美国（新发病例 382）	Islam（2002）阿拉伯（n=200）	Singh（2004）印度（n=1233）	Sengun（2005）土耳其（n=300）
前葡萄膜炎	28.5%	45.6%	70.2%	59.5%	49.2%	43.6%
特发性	3.9	27		29	30.2	17
HLA-B27 + 强直性脊柱炎	5	4.6		4	6.4	1.7
青少年特发性关节炎相关性	2.7	2			1.6	1.7
单疱或带疱性	8.8	1.5		15	0.9	3
Fuchs 虹膜异色性	2.7	5.7		3.5	2.5	2.7
晶状体相关性		1				
结节病	1.9	0.1		0	1.9	0.6
外伤性		0.9				
中间葡萄膜炎	15%	6.1%	2.9%	6.5%	16.1%	9%
特发性	11.3	6.1		4.5	14.7	7.3
结节病	0.4	0			0.6	0
多发硬化	1.6	0		0.5		0
后葡萄膜炎	21.6%	6.8%	2.1%	13.5%	20.2%	26.6%
弓形体病性	8.4	0.1		6.5	1.7	7.3
视网膜血管炎		0.05				0.6
特发性	3.5	5.6			4.9	4.7

	Bodaghi （2001） 法国 （$n=927$）	杨培增 （2005） 中国 （$n=1752$）	Gritz （2004） 美国 （新发病例382）	Islam （2002） 阿拉伯 （$n=200$）	Singh （2004） 印度 （$n=1233$）	Sengun （2005） 土耳其 （$n=300$）
拟眼组织胞浆菌病						
弓蛔虫病性						0.3
巨细胞病毒性视网膜炎		0.2			0.2	
匐行性脉络膜炎		0.3			5	
急性多灶性鳞状色素上皮病变					0.3	0.3
急性视网膜坏死	1.5	0.1			0.6	0.7
鸟枪弹样视网膜脉络膜病变	4.4					
结节病	0.3					
全葡萄膜炎	35%	41.5%	5.0%	20.5%	14.7%	20.6%
特发性	13.1	6.2		6.5	1.4	5
结节病	3.7	0.1		3	1.4	1
Vogt-小柳原田病	2	15.9		2.5	3.6	1
多灶性脉络膜炎伴全葡萄膜炎						1.3
Behçet病	5.9	16.5		6.5	1.8	26
结核	4	0.74		10.5	10.1	1.3
不确定炎症部位			18.8%			

（杨　柳　孙世珉）

二、葡萄膜炎的病因

葡萄膜炎的病因主要分为外因性、内因性和继发性三种,外因和内因又分成感染性和非感染性病因。这种分类方法较全面地涵盖了葡萄膜炎发病的途径和原因。也有直接将葡萄膜炎的病因以感染和非感染性的分类。另外,伪装综合征是一类表现类似葡萄膜炎的疾病,而不是真正的免疫相关性炎性改变,需与葡萄膜炎鉴别,常单独列出。

（一）外因性病因

外因性病因是由外界致病因素引起。

1. 感染性外因　如眼球穿通伤、内眼手术及角膜溃疡穿孔,易引起化脓性眼内炎,其感染源是:①来自患者的结膜、皮肤或眼附近的感染灶,特别是慢性泪囊炎;②术中使用污染的敷料和药液等;③手术伤口愈合不良以及术后晚期感染,如抗青光眼手术的结膜滤泡感染。外因感染的病原体细菌比真菌多,以革兰阳性细菌为最多见,如白色葡萄球菌、金黄色葡萄球菌、链球菌等;革兰阴性菌以铜绿假单胞菌为多;真菌性眼内炎多为念珠菌的感染。

2. 非感染性外因　有机械性、化学性、热性损伤

以及毒性刺激。机械性眼损伤其程度与作用力平行,严重者可发生局限性虹膜坏死、萎缩。化学性烧伤以碱性和酸性为多,前者更严重,不仅角膜被破坏,而且可引起严重虹膜睫状体炎。有机物的刺激如毒性植物、昆虫刺和毒液等可引起渗出性葡萄膜炎。毛虫毛在结膜角膜可发生灰红色、黄色小结节;进入虹膜引起结节性虹膜炎并可发生前房积脓,称为结节性眼炎(ophthalmia nodosa)。眼内铜异物可发生非感染性化脓性葡萄膜炎。此外,眼局部应用强缩瞳剂可使虹膜血管通透性增强,长时间应用可发生虹膜后粘连。

（二）继发性病因

1. 继发于眼球本身的炎症　如角膜炎、巩膜炎、视网膜炎等。

2. 继发于眼球附近组织的炎症　如眼眶脓肿经涡状静脉的血栓性静脉炎传播至脉络膜引起葡萄膜炎;化脓性脑膜炎沿蛛网膜下腔、视神经鞘进入眼内引起全眼球炎。

3. 继发于眼内毒素刺激　在某种情况下眼组织吸收毒性或刺激性物质而发生葡萄膜炎。这种炎症往往是慢性的,易复发,有以下数种。

（1）萎缩性葡萄膜炎(atrophic uveitis):萎缩性葡

萄膜炎发生于失明变性的眼球，因坏死组织、细胞毒素（cytotoxins）所致，有时是过敏因素。其临床特点是业已萎缩的眼球仍有周期性发炎，刺激症状明显；由于睫状膜的牵引，牵拉晶状体向后，使前房变深，房水混浊，眼压低下；患眼已无光感。

（2）伴有视网膜脱离的葡萄膜炎（uveitis with retinal detachment）：长期视网膜脱离，视网膜下液体的异常蛋白刺激或过敏而引起的慢性葡萄膜炎，导致虹膜后粘连甚至继发性青光眼。

（3）慢性出血性眼炎（chronic hemophthalmitis）：眼内有大量出血可引起轻度或一过性葡萄膜炎，也偶见于出血性疾病或紫癜病反复出血以后，更多见于外伤后。可能是对血红蛋白中铁成分的反应。

（4）肿瘤坏死所致的葡萄膜炎（uveitis due to necrotic neoplasms）：多见于坏死性肿瘤，特别是恶性黑色素瘤。由于肿瘤的细胞毒素或者是反复出血的结果，偶尔是由于内因性微生物感染引起炎症。因此，对屈光间质不清，眼压高而又原因不明的葡萄膜炎应当作超声波检查除外眼内肿瘤。

（三）内因性病因

内因性葡萄膜炎是葡萄膜炎的主要类型，由各种原因引起，需要细致检查和全面分析，以确定病因。

1. 感染性内因　病原体或其产物通过血行播散，从身体其他部位进入眼内，例如有明显感染灶的转移性眼内炎或发生于感染源已清楚的疾病过程中。很多病原体可引起内因性葡萄膜炎。

（1）细菌感染：内源性化脓性细菌性眼内炎较过去少见，可能是因细菌性败血症大都能及时得到有效的控制，而不致累及眼球。内源性感染性葡萄膜炎的病原微生物大都与非化脓性细菌感染有关。

1）结核（tuberculosis）：根据个体的抵抗力，对结核的免疫状态，感染细菌的数量以及毒力的不同而有不同的临床表现。结核杆菌可直接侵犯葡萄膜组织，引起结核性肉芽肿性病变，也可由迟发性超敏反应引起炎症。

2）麻风病（leprosy）：由麻风杆菌感染所致，多表现为慢性肉芽肿性前葡萄膜炎，前房和病变组织内可找到耐酸性细菌。

3）布氏杆菌病（brucellosis）：常在疾病的慢性恢复期发生前葡萄膜炎，也可发生脉络膜炎。皮肤试验或血凝试验阳性。

4）淋病（gonorrhea）：有尿道炎、前列腺炎、关节炎病史，偶可发生前葡萄膜炎。

5）脑膜炎球菌病：全身表现为脑膜炎症状，可发生轻度前葡萄膜炎或全眼球炎。血和脑脊液培养阳性。

6）眼奴卡菌病（nocardiosis）：是致命但可治疗的，主要表现为肺部和播散性脓肿的全身病，眼部受累罕见，细菌多通过血行感染眼部，表现为眼痛、前葡萄膜炎、脉络膜脓肿，甚至全眼球炎。

7）巴通体病（bartonellosis）：也就是猫抓病，是由汉塞巴尔通体，一种多形性革兰阴性短小杆菌感染所致。眼部表现主要是视神经视网膜炎，也可表现为葡萄膜炎。

8）Whipple 病：是一种罕见的由 *tropheryma whippelii* 感染所致的多系统疾病，又称肠原性脂肪代谢障碍。眼部侵犯罕见，可表现为双眼全葡萄膜炎和视网膜血管炎。

（2）螺旋体感染

1）梅毒（syphilis）：先天梅毒性视网膜脉络膜炎表现为椒盐样眼底，后天梅毒多见于第二期梅毒，表现为纤维蛋白性前葡萄膜炎或视网膜脉络膜炎。梅毒抗体检查呈阳性反应。

2）钩端螺旋体病（leptospirosis）：葡萄膜炎出现在全身病的后期。从血、尿中可分离出螺旋体；补体结合和血凝试验阳性。

3）Lyme 病：是由蜱媒介的一种疏螺旋体（borrelia burgdorferi，BB）感染所致的疾病。最初发现于美国康涅狄格州的 Lyme 城因而得名。侵犯多个系统如神经、心脏、关节、淋巴结以及眼部，早期出现皮肤环形红斑。表现为肉芽肿性葡萄膜炎或弥漫脉络膜炎，BB抗体阳性。

（3）病毒感染：多种病毒可以引起内因性葡萄膜炎，其类型有下列几种，以前 4 者较为多见。

1）单纯疱疹性病毒（herpes simplex virus，HSV）：疱疹性角膜炎常并发前葡萄膜炎称为疱疹性角膜 - 虹膜睫状体炎；另一种疱疹性虹膜睫状体炎是由病毒直接作用于葡萄膜所致。严重者发生融合性角膜后沉着或前房积血。

2）水痘带状疱疹病毒（varicella-zoster virus，VZV）：往往与角膜炎同时发生。有两种：一种是渗出性前葡萄膜炎；另一种虹膜上有疱疹，常有色素性角膜后沉着和前房积血。

3）Kirisawa（桐泽）型葡萄膜炎：又称急性视网膜坏死（acute retinal necrosis，ARN），是由疱疹病毒感染造成的，包括单纯疱疹病毒和水痘带状疱疹病毒。表现为急性全葡萄膜炎伴有视网膜动脉周围炎，血管闭塞而致视网膜坏死，裂孔形成，最后引起视网膜脱离。

4）巨细胞病毒包涵体病：是由巨细胞病毒（cytomegalovirus，CMV）感染所致。本病可见于婴幼儿，通过胎盘传染，眼部表现为视网膜脉络膜炎。后天性者多发生于免疫功能低下的患者如器官移植后或恶性肿瘤长期使用免疫抑制剂，特别是艾滋病（AIDS）患者更为多见，表现为视网膜坏死、出血和渗出，典型的表现似比萨饼样。

5）艾滋病（acquired immunodeficiency syndrome，AIDS）：由人类免疫缺陷病毒（human immunodeficiency virus，HIV）所致，可表现为视网膜微血管异常甚至视网膜坏死。

6）流行性感冒：在流感的恢复期可发生急性非肉芽肿性前葡萄膜炎，预后良好。

7）腺病毒感染：可发生急性前葡萄膜炎，刺激症状明显。

8）风疹（rubella）：多发生于婴儿，其母在怀孕初期曾患风疹。病变侵犯眼后节，视网膜有色素性改变。

9）麻疹（measles）：多为先天性，视网膜血管变细，视网膜水肿，可遗留色素性视网膜病变。

10）腮腺炎（mumps）：腮腺炎病后9～14天，可发生前葡萄膜炎或视神经视网膜炎。

11）Epstein-Barr（EB）病毒感染：EB病毒属于疱疹病毒，是B淋巴细胞亲和病毒，可引起传染性单核细胞增多症，也可发生多灶性脉络膜炎等。

12）嗜人T淋巴细胞病毒Ⅰ型（human T-lymphotropic virus type Ⅰ，HTLV-Ⅰ）相关性葡萄膜炎：这是一种人类反转录病毒，分布于世界各地，特别是日本西南部。可引起成人T细胞白血病和HTLV-Ⅰ相关性脊髓病，也可引起内因性葡萄膜炎。

（4）真菌感染：以念珠菌多见。

1）白念珠菌（candida albicans）：白念珠菌败血症患者，眼内炎的发生率达30%～80%。近年来由于广泛应用免疫抑制剂及皮质类固醇，真菌性眼内炎的病例有所增加。眼底表现为局限性病灶，也可引起前房积脓。

2）组织胞浆菌病（histoplasmosis）：拟眼组织胞浆菌病综合征（presumed ocular histoplasmosis syndrome，POHS）多见于美国。肺部有粟粒状病变，眼部表现视网膜脉络膜炎，黄斑部可发生脉络膜新生血管膜，致视力严重下降。我国尚未见此病的报道。

3）芽生菌病（Blastomycosis）：是化脓性虹膜炎的少见病因，偶发生于全身病患者。

4）其他如球状孢子虫病，马鼻疽病、隐球菌，孢子丝菌病等也可发生前葡萄膜炎或脉络膜炎。

（5）原虫感染

1）弓形体病（toxoplasmosis）：是欧美国家葡萄膜炎的多见病因。眼病多为先天感染后于生后复发，眼部表现为视网膜脉络膜炎。

2）阿米巴病（amebiasis）：可发生前葡萄膜炎或脉络膜炎。

3）锥虫病（Trypanosomiasis）：可引起轻度前葡萄膜炎，也有角膜-葡萄膜炎的报告。

4）其他少见的原虫病如兰氏贾第鞭毛虫（Giardia lamblia）和杜氏利什曼鞭毛虫（Leishmania donovani）是前葡萄膜炎和后葡萄膜炎的极少见病因。

（6）寄生虫病

1）弓蛔虫病（toxocariasis）：是通过摄取犬弓蛔虫或猫弓蛔虫卵所污染的土壤和蔬菜而被感染。卵在人肠内孵化成幼虫侵入肠壁，再经过血液或淋巴进入人体各器官。眼表现为局部肉芽肿性病变或慢性眼内炎。

2）蛔虫病（ascariasis）：蛔虫卵可侵入黄斑部，表现为1/5～1/6PD大小的病灶，光照射可活动，也可引起出血性脉络膜炎或急性前葡萄膜炎。

3）囊尾蚴病（cysticercosis）：有钩绦虫卵从肠道经血液入眼至脉络膜，主要存在于视网膜下和玻璃体内，极少数可在前房、虹膜和晶状体内。在眼内产生严重的葡萄膜炎。

4）引起葡萄膜炎的其他少见寄生虫：丝虫病（filariasis）、盘尾丝虫病（onchocerciasis）、血管圆线虫病（angiostrongyliasis）、包虫病（echinococcosis）、血吸虫病（schistosomiasis）、眼蛆病（ophthalmomyiasis）。

2．非感染性内因　很多内因性葡萄膜炎检查不出病原体，往往有免疫异常表现，伴或不伴有全身病。这是内因性葡萄膜炎的重要部分。

（1）有免疫表现不伴有全身病的葡萄膜炎

1）晶状体源性葡萄膜炎：晶状体源性葡萄膜炎（lens-induced uveitis or phocoanaphy, acticlens-induced uveitis or phocoanaphylactic）多发生于白内障手术后，晶状体外伤囊膜破裂后，或是成熟期、过熟期白内障晶状体囊通透性增加，晶状体蛋白漏出暴露，引起自身免疫反应。可溶性晶状体蛋白有α、β、γ，其中以α抗原性最强，是诱发本病的重要抗原。它可分为三种类型：①晶状体过敏性眼内炎（phacoanaphylactic endophthalmitis）：这是最严重的类型；②晶状体毒性葡萄膜炎（phacotoxic uveitis）：实际是前者的轻型，故两者统称为晶状体性葡萄膜炎（phacogenic uveitis）；③晶状体溶解性青光眼（phacolytic glaucoma）。晶状体溶解性青光眼是巨噬细胞吞噬了从过熟期白内障完整的囊膜中逸出的液化晶状体蛋白，堵塞前房角而引起，它与晶状体过敏性眼内炎的发病机制有所不同。

2）交感性眼炎（sympathetic ophthalmia）：是指一眼受穿通伤或内眼手术后，发生双眼弥漫性肉芽肿性全葡萄膜炎。原因不明，有感染和过敏学说，很可能是两者共同作用的结果。由于外伤及某种因素，正常眼组织遭受破坏，机体对此作为异体抗原的免疫识别而引起超敏反应。实验证明应用中等量的 S- 抗原可制成与交感性眼炎相似的动物模型。近年来又强调抑制性 / 细胞毒性 T- 细胞对色素细胞、光感受器等的破坏作用。根据眼外伤与发病的时间，肉芽肿性炎症反应和体外细胞免疫检查的结果，说明本病是一种迟发型自家免疫性葡萄膜炎，并发现患者的 HLA-AⅡ检出率高，可能有遗传基因易感性。

3）Fuchs 虹膜异色性虹膜睫状体炎（hetorochromic iridocyclitis）：本病特征是虹膜异色，白色角膜后沉着和并发性白内障。原因不明，病理证明虹膜和小梁网有大量浆细胞；并发现患者房水内有较高水平的免疫复合物，因而认为这些免疫复合物在虹膜小血管形成血栓使血管闭塞。荧光血管造影也发现虹膜缺血和新生血管形成，可解释虹膜异色、继发性青光眼以及前房穿刺易引起前房丝条状出血，即所谓 Amsler 症。

4）青光眼 - 睫状体炎综合征（glaucomato-cyclitis）：为单眼继发性开角型青光眼。眼压往往中度升高，伴有少量羊脂样角膜后沉着，可自行缓解，但过一时间又有发作。真正原因不明。本病发病急，推测可能有过敏因素，95% 患者有其他过敏素质。

5）中间葡萄膜炎（intermediate uveitis）：以往称为周边葡萄膜炎（periuveitis）或睫状体平部炎（pars planitis）。病变位于睫状体平部和眼底周边部，眼前节炎症轻。原因不明，可能与免疫有关，如对链球菌或某些病毒以及视网膜抗原有超敏反应；又有证明患者循环免疫复合物增加。Snyder 等发现本病患者抗神经节苷脂抗体（antiganglioside antibodies）增加，从而说明本病可与多发性硬化症伴发。

（2）伴有全身改变的葡萄膜炎：这类葡萄膜炎也多伴有免疫异常改变。

1）伴有风湿性关节炎的前葡萄膜炎：多年来认为葡萄膜炎与风湿病性疾病有关。发生前葡萄膜炎的关节炎主要有以下几种：①强直性脊柱炎（ankylosing spondylitis）：表现为急性非肉芽肿性前葡萄膜炎，多有反复，88% 患者 HLA-B27 为阳性；②青少年特发性关节炎（juvenile idiopathic arthritis）：为慢性疾病，多发生于 16 岁以下，引起的前葡萄膜炎有两型：严重者为慢性，多见于女孩，无充血及刺激症状，故有白色葡萄膜炎（white uveitis）之称，抗核抗体多为阳性；另一种为急性，多见于男孩，伴有多发关节炎，HLA-B27 阳性率高；③ Reiter 病：本病包括非特异性尿道炎，多发性关节炎和眼部炎症，眼部炎症除结、角膜炎外还可发生前葡萄膜炎；④银屑病性关节炎（psoriatic arthritis）：可

发生急性非肉芽肿性虹膜睫状体炎。

2）结节病性葡萄膜炎：结节病（sarcoidosis）主要侵犯肺和末梢淋巴结，25% 有眼部病变，最多见为葡萄膜炎。原因不明，多有免疫异常表现如 T- 淋巴细胞功能低下或 B 细胞活力增强。眼主要表现为肉芽肿性前葡萄膜炎、脉络膜视网膜炎以及视网膜静脉周围炎等。

3）Vogt- 小柳原田病（Vogt-Koyanagi-Harada disease，VKH）：Vogt 和小柳（Koyanagi）先后报告一种伴有白发、脱发、皮肤白斑、听力障碍和脑膜刺激症状的双眼弥漫性葡萄膜炎。以后原田（Harada）报告相似的葡萄膜炎并伴有视网膜脱离。本病病因不明，一般认为是病毒感染和自身免疫的综合因素。Mimura 实验证明患者确实存在色素细胞相关抗原特异性的细胞毒性 T 淋巴细胞（cytotoxity T lymphocyte），其活性在发病初期及迁延型病例明显增加，提示在发病早期色素细胞致敏的淋巴细胞在免疫过程中发挥效应。本病患者不仅 HLA-Bw54 高而且 HLA-DR 抗原检出率更高，说明其发病机制与免疫遗传基因有关。

4）Behçet 病：为一种慢性全身多系统疾病。土耳其医师 Behçet 首先提出本病的特点：复发性口腔黏膜溃疡、生殖器溃疡及葡萄膜炎等。病因不明，可能是某种因素诱发的一种自身免疫性疾病。主要病理改变是闭塞性血管炎，与免疫机制有关，多认为是免疫复合物的一种 Arthus 反应。其他如纤维蛋白溶解系统功能低下，高凝状态；中性粒细胞功能异常，活性氧亢进；中毒因素以及遗传因素（HLA-B5 高）都可能参与发病机制。近年来又认为链球菌感染与 Behçet 病有关。

5）伴有胃肠道疾病的葡萄膜炎：有如下几种：①溃疡性结肠炎（ulcerative colitis）：是一种原因不明以溃疡为主的慢性结肠炎，除胃肠症状外可并发关节炎、结节性红斑和前葡萄膜炎。眼部表现为复发性非肉芽肿性前葡萄膜炎。有人报告将患结肠切除后，前葡萄膜炎未有复发，因此可能与免疫因素有关。②肉芽肿性回肠结肠炎（granulomatous ileocolitis，Crohn 病）：是一种免疫性疾病，女性多于男性。2% 患者可发生非肉芽肿性前葡萄膜炎，还可发生巩膜炎、球后视神经炎以及眼外肌麻痹等。③ Whipple 病：是一种肠脂质性营养不良症，胃肠吸收不良，影响各系统。可发生眼内炎，其特点是玻璃体有小圆形白色混浊。

6）血清病：是免疫复合物性疾病。有全身症状如发热、皮疹、关节炎和淋巴结肿大等。接受异型血清注射后 2～3 周可发生急性前葡萄膜炎。

7）结节性多动脉炎（polyarteritis nodosa）：为全身结缔组织病，中小动脉壁受累。10%～20% 有眼部损

害，除角巩膜和视网膜动脉炎外，可发生前葡萄膜炎和视网膜脉络膜炎。

8）系统性红斑狼疮（systemic lupus erythematosus，SLE）：是一种免疫复合物性疾病，除侵犯肾、皮肤、心脏等全身组织外，也可引起前葡萄膜炎、视网膜脉络膜炎，眼底有渗出和出血。

9）伴有皮肤病的葡萄膜炎：有如下各种：①酒渣鼻：可发生前葡萄膜炎，常伴有虹膜新生血管；②结节性红斑：可出现双侧葡萄膜炎，可能是一种过敏性表现，不过 Behçet 病和结节病也可发生结节性红斑；③扁平苔藓：能发生严重脉络膜炎；④化脓性皮炎：可引起化脓性前葡萄膜炎，甚至化脓性全眼球炎。

10）伴有中枢神经系统疾病的葡萄膜炎：除 Vogt- 小柳原田病、结节病、Behçet 病等可并发神经系统异常以外，葡萄膜炎也见于多发性硬化症（multiple sclerosis）。后者是中枢神经系统脱髓鞘疾病。

11）代谢障碍性疾病：如：①痛风性前葡萄膜炎是由于嘌呤代谢异常所引起的疾病，表现为高尿酸血症，慢性关节炎，并可发生急性渗出性前葡萄膜炎；②青年糖尿病患者的虹膜红变，可合并发生虹膜炎，可能是虹膜血管异常渗漏所致，也可能是一种非特异性炎症。

12）Kawasaki（川崎）病：为小儿急性热性皮肤黏膜、淋巴结综合征。可发生急性非肉芽肿性前葡萄膜炎，但预后良好。

（四）伪装综合征

伪装综合征（masquerade syndrome，MS）是与葡萄膜炎表现相似的疾病，对于该类疾病的认识在临床上非常重要，要正确地鉴别诊断，避免遗漏和误诊误治一些严重的肿瘤性疾病。伪装综合征可分为肿瘤性和非肿瘤性两大类。

1. 非肿瘤性伪装综合征

（1）视网膜色素变性（retinitis pigmentosa）：可以有玻璃体细胞，甚至黄斑囊样水肿。

（2）眼缺血综合征（ocular ischemic syndrome，OIS）：颈动脉阻塞导致同侧眼球缺血为眼缺血综合征。由于缺血致低灌注压，组织缺血，细胞坏死而引起炎症反应。表现视力下降和眼痛。

（3）Schwartz 综合征：孔源性视网膜脱离后脱落的视网膜外节碎片经后房进入房水循环堵塞小梁网而引起眼压升高。Schwartz 综合征表现的葡萄膜炎并非真的炎症，手术封闭裂孔视网膜复位后，葡萄膜炎表现消失，眼压恢复正常。

（4）眼内异物：眼内异物可由于机械性、化学、毒性或炎症性刺激造成葡萄膜组织，导致前后节的炎性反应。

（5）色素播散综合征（pigment dispersion syndrome）：色素播散综合征是虹膜和（或）睫状体的色素释放进入前房，呈颗粒状浮游，容易与前葡萄膜炎混淆。色素颗粒可以沉积于角膜内皮、小梁网、晶状体后表面、悬韧带和前玻璃体。该病多发生于白人，男性，高度近视者。

2. 肿瘤性伪装综合征

（1）淋巴瘤（lymphoma）：各种淋巴瘤可以引起眼内淋巴瘤，出现葡萄膜炎样表现，非 Hodgkin 淋巴瘤更易引起眼内淋巴瘤，包括中枢神经系统的非 Hodgkin 淋巴瘤和全身非 Hodgkin 淋巴瘤眼内转移。眼侵犯可先发生于中枢神经系统和全身其他部位的表现，也有仅限于眼部表现者。

眼部表现包括视力下降，眼充血，前房炎性体征：角膜后 KP、前房闪光和细胞，眼底可有视网膜下黄色浸润、视网膜血管炎等多种表现。

（2）白血病（leukemia）：白血病性视网膜表现有中心白心的出血、棉絮斑，有时可以侵犯玻璃体腔和脉络膜，造成玻璃体腔有白血病细胞，渗出性视网膜脱离，甚至有时可以导致前房积脓。

（3）葡萄膜黑色素瘤（uveal melanoma）：约 5% 的葡萄膜黑色素瘤患者出现眼内炎症，包括浅层巩膜炎、前或后葡萄膜炎、眼内炎或全眼球炎。

（4）视网膜母细胞瘤（retinoblastoma）：肿瘤细胞浮游在前房常被误诊为前葡萄膜炎，1%～3% 的肿瘤患儿表现似眼内炎症，可以出现假性前房积脓，这种假性前房积脓可随体位活动。凡是儿童出现白瞳症、斜视或葡萄膜炎需要除外视网膜母细胞瘤。

（5）青少年黄色肉芽肿（juvenile xanthogranuloma）：主要侵犯皮肤和眼部，皮肤病变为红黄色病灶，眼部可侵犯虹膜，出现自发性前房积血。

（6）转移性肿瘤（metastatic tumor）：成年人最常见的眼内恶性肿瘤是转移癌，最多见的是肺癌和乳腺癌。转移至脉络膜可以表现为轻度玻璃体混浊、渗出性视网膜脱离，偶有黄斑囊样水肿。转移至前葡萄膜可以表现前房细胞、虹膜结节、虹膜红变、眼压升高等。

（7）双侧弥漫性葡萄膜黑素细胞增殖（bilateral diffuse uveal melanocytic proliferation，BDUMP）：双侧弥漫性黑素细胞瘤伴有全身恶性肿瘤，表现迅速视力下降、白内障、多发的色素性或非色素性鳞状虹膜和脉络膜结节。

（8）葡萄膜淋巴样增生（uveal lymphoid proliferation）：葡萄膜是一个淋巴样增生的部位，有一些分化较好的小淋巴细胞浸润，表现类似慢性葡萄膜炎，出现无痛性单眼或双眼视力逐渐下降，眼痛、眼红、畏光的前葡萄膜炎，或是多灶性奶油样脉络膜病变。

（9）癌相关视网膜病变（cancer-associated retino-pathy，CAR）：全身肿瘤合并的视网膜病变，早期可以表现为视力丧失，但眼底正常，以后出现视网膜血管白鞘、RPE 紊乱和视盘苍白，组织学证实感光细胞破坏，有免疫因素参与。

（杨　柳　孙世珉）

三、葡萄膜炎的免疫发病机制

葡萄膜炎是一类非常复杂的疾病，其病因和类型多达 100 余种，主要包括以下几大类：①感染性葡萄膜炎，包括细菌性眼内炎、真菌性眼内炎、病毒性葡萄膜炎等，此种类型所占比例较低，一般在 10% 以下；②外伤和手术后的葡萄膜炎，此种炎症往往呈一过性，被称为外伤或手术后的炎症反应，但也有外伤或手术后诱发免疫反应最后导致葡萄膜炎的发生（如交感性眼炎）；③伪装综合征，是本质不属炎症但临床表现为葡萄膜炎的一类疾病，主要包括眼内恶性肿瘤、恶性肿瘤的眼内转移、一些退行性病变、视网膜脱离、眼缺血综合征等；④（自身）免疫反应诱导的葡萄膜炎，此类占葡萄膜炎总数的绝大多数，又可分为特定类型葡萄膜炎和特发性葡萄膜炎，前者是指 Vogt-小柳原田综合征、Behçet 病、Fuchs 综合征、强直性脊椎炎伴发葡萄膜炎等一类具有特定临床表现和进展规律的葡萄膜炎类型，后者是指能够排除各种感染因素、各种特定类型和各种因素所致的伪装综合征后的葡萄膜炎。不管是特定类型还是特发性葡萄膜炎，免疫或自身免疫反应是它们的发病基础，本章节主要探讨此类葡萄膜炎的发病机制。

（一）眼组织的免疫特点

眼内组织富含免疫细胞，葡萄膜中有丰富的免疫细胞，已经证明在小鼠、大鼠及人类葡萄膜组织中有丰富的巨噬细胞和 HLA-DR 抗原阳性（Ia 阳性）细胞，在人的视网膜中也有网状分布的巨噬细胞、CD45+ 细胞和 HLA-DR 抗原阳性细胞，这些细胞在正常情况下具有抵抗外来病原体入侵的作用，也具有吞噬消化和处理局部产生的代谢产物的作用，还可能将抗原提呈给免疫细胞诱发免疫反应和炎症。

葡萄膜血流丰富，脉络膜是机体血流量最丰富的组织，大量的血流量保证了外层视网膜的营养，并能及时带走局部产生的代谢产物，维持局部微环境的稳定性和温度的恒定性，同时巨大的血流量及有窗孔的血管内皮细胞也使得血液中一些有害成分甚至一些感染因子有更多的机会在脉络膜组织内沉积，并引起炎症改变。

眼组织内有多种引起自身免疫反应并能引起葡萄膜炎的抗原，已经证明视网膜中有视网膜 S 抗原、光感受器间维生素 A 类结合蛋白（interphotoreceptor retinoid-binding protein，IRBP）等抗原，葡萄膜中有黑色素相关抗原（详见后）。这些抗原在正常情况与免疫系统隔绝，或进入前房后被前房周围的抗原提呈细胞所吞噬和加工，再通过一些目前尚不清楚的途径传至脾脏，在脾脏内产生抑制性免疫反应，从而对这些抗原发生耐受（详见后），进而避免和预防炎症的发生。此过程中如出现异常，即可能被机体免疫系统所识别，进而引起免疫反应和炎症疾病。

眼内是免疫赦免部位。目前已经清楚，眼内有两个典型的免疫赦免部位，一个是前房，另一个是视网膜下，前者研究的比较清楚，被称为前房相关的免疫偏离（anterior chamber associated immune deviation，ACAID）。所谓前房相关免疫偏离是指抗原引入前房后诱导出补体依赖性抗体，但并不能诱导出迟发型超敏反应，因为迟发型超敏反应总是伴有组织的损伤，此种反应的缺如对机体是一种保护作用。

有关前房相关免疫偏离形成的确切机制目前尚不完全清楚，一般认为前房周围的抗原提呈细胞捕捉处理抗原后，将信号传递至脾脏，在脾脏诱导出多种调节性 T 细胞，如 CD4+CD25+ 调节性 T 细胞、CD4+PD-1+ 调节性 T 细胞、CD8+Foxp3+ 调节性 T 细胞、CD8+CD94+ 调节性 T 细胞，从而对迟发型过敏反应起到抑制作用。在 AC4ID 形成过程中一些分子如 Tim-3、GATA-3、LAG-3、CTLA-4、吲哚胺 2,3-加双氧酶 Indoleamine 2,3-dioxygenase（IDO）等也起着重要作用。

在机体预防葡萄膜炎发生的 ACAID 动物模型中，我们发现：①调节性 CD4+PD-1+T 和 CD4+CD25+Foxp3+T 细胞显著上调，而且过继转移这些调节性 T 细胞能够显著抑制抗原特异性的迟发型超敏反应；CD8+Foxp3+T 细胞具有免疫调节作用，而且这群调节性 T 细胞在 ACAID 中显著上调。提示这些调节性 T 细胞的产生在 ACAID 的形成中起到了重要作用。② ACAID 鼠脾脏 Tim-3 表达增高，Tim-3 是一种膜蛋白，表达于分化的 Th1 细胞，并对它们有抑制作用，我们研究发现，在抗原注入前房后的早期（3 天），Tim-3 在脾脏表达升高，7 天后则逐渐降低，提示它在 ACAID 形成早期可能通过抑制 Th1 细胞而发挥作用。③发现 IDO 参与了 ACAID 形成，IDO 是一种色氨酸代谢的限速酶，在母胎界面的免疫耐受中起重要作用，我们研究发现，在 ACAID 诱导过程中，脾脏中 IDO 的 mRNA 和蛋白表达水平均显著升高，用 IDO 的抑制剂可显著抑制 ACAID 的形成，并能促进 IFN-γ 的产生，表明 IDO 可能通过抑制 Th1 细胞参与 ACAID 的形成。

（二）与葡萄膜炎有关的眼部抗原

眼组织中有多种自身抗原，它们可在某些情况下诱发免疫反应并引起葡萄膜炎，常见的抗原有以下几种。

1. 视网膜 S 抗原　是 20 世纪 60 年代发现的一种可溶性抗原，分子量为 50 000～55 000 道尔顿，主要分布于动物及人的感光细胞、松果体细胞内，对热有一定的耐受性，它可特异性地与光兴奋和磷酸化的视紫红质结合，抑制光依赖的环一磷酸鸟苷二酯酶，进而调控 cGMP 的分解，参与光化学转化这一生理过程。

视网膜 S 抗原可通过离子交换层析的方法来提取和纯化，牛眼、人眼视网膜中有丰富的视网膜 S 抗原，因此它们通常作为"原材料"提取这一抗原。国内杨培增等用离子交换层析的方法从牛视网膜中提取了高纯度的视网膜 S 抗原。视网膜 S 抗原与弗氏完全佐剂联合免疫可在豚鼠、小鼠、大鼠、兔子、猴子等诱发出实验性自身免疫性葡萄膜炎（葡萄膜视网膜炎）（experimental autoimmune uveoretinitis，EAU），常用剂量为 25～50μg，诱导的炎症在不同动物虽然有很大差别，但多表现为前葡萄膜炎、后葡萄膜炎或全葡萄膜炎，近年来人们用人工合成的方法合成视网膜 S 抗原多肽，发现一些多肽片段与弗氏完全佐剂联合免疫动物也能诱发出相似于人葡萄膜炎的动物模型。

早年研究发现人类葡萄膜炎患者血清中存在着抗视网膜 S 抗原的抗体或有对视网膜 S 抗原特异反应的淋巴细胞，但各家研究结果差别很大，并且并不是所有患者均有此种特异性反应。最近我们研究了 Behçet 病患者对人工合成的 40 条 S-Ag 多肽的免疫反应，发现在活动期患者中 56.5% 对混合 S-Ag 多肽发生反应，而静止期患者仅 25% 有此种反应，此种反应主要表现为周围血单核细胞与视网膜 S 抗原多肽一起培养后 γ-干扰素、α-肿瘤坏死因子产生增加。

2. 光感受器间维生素结合蛋白（IRBP）　是 20 世纪 70 年代发现的一种糖蛋白，分子量约 140 000 道尔顿，主要存在于光感受器间基质中，在光感受器和视网膜色素上皮之间的维生素 A 转运过程中起着载体作用。

IRBP 来自于神经视网膜的细胞，有研究表明，它主要来自视杆细胞，占 75%，少量来自视锥细胞和内颗粒层。牛眼和人眼视网膜中富含 IRBP。杨培增等曾用离子交换层析和 Con A 亲和层析的方法从牛视网膜中序贯提取纯化了视网膜 S 抗原和 IRBP。

IRBP 由 1264 个氨基酸组成，其多个肽链片段（第 273-283 位、521-540 位、531-550 位、621-640 位、661-680 位、701-720 位、1121-1140 位、1131-1150 位、1181-1191 位）具有致葡萄膜炎活性。国内外许多学者用 IRBP 或其多肽片段与弗氏完全佐剂联合免疫豚鼠、Lewis 大鼠、B10RⅢ小鼠等均可诱发出 EAU 模型，目前使用较多的片段是 IRBP161-180（SGIPYIISYLHPGNTILHVD），所诱导的模型表现为严重的虹膜睫状体炎、视网膜炎或视网膜血管炎，但多表现为急性和自限性炎症，与人类葡萄膜炎的慢性或复发性炎症尚有较大不同。

3. 其他眼部抗原　已发现视网膜 A 抗原、P 抗原、S-100 蛋白质、视网膜色素上皮细胞抗原、葡萄膜黑色素抗原、晶状体抗原等也可能与葡萄膜炎发生有关，总体而言这些抗原研究得比较少，有些抗原引起的免疫反应在葡萄膜炎发病中的作用尚未完全肯定。

（三）葡萄膜炎与细胞免疫反应和细胞因子

隐蔽的自身抗原暴露于免疫系统，或自身抗原由于理化或生物因素而发生改变，或外来抗原与自身抗原有交叉反应，均可被抗原提呈细胞所吞噬、加工处理后提呈给免疫细胞，从而诱发一系列的免疫反应，进而引起疾病，即所谓的自身免疫性疾病。葡萄膜炎（其中多数非感染原因所引起的类型）通常被认为是自身免疫性疾病或自身炎症性疾病（如 Behçet 病）。近年研究发现，除了抗原提呈细胞外，体内有以下三群细胞即 Th1 细胞、Th17 细胞和调节性 T 细胞在葡萄膜炎发生中起着重要作用。

近年研究表明，葡萄膜炎的发生主要与 CD4⁺T 细胞有关。CD4⁺T 细胞是一群在获得性免疫反应中起重要作用的辅助性 T 淋巴细胞。根据细胞功能及其所产生的细胞因子，可分为至少以下四个亚类：即 Th1 细胞、Th2 细胞、Th17 细胞和诱导的调节性 T 细胞（iTreg）。

1. Th1 细胞　为 naïve CD4⁺T 细胞在抗原提呈细胞分泌的细胞因子 IL-12 和 IFN-γ 的作用下分化而成，T-bet 和 IFN-γ 分别为其特异性的转录因子和细胞因子。以往研究发现，在葡萄膜炎的动物模型中 Th1 细胞显著增多，而且将 Th1 细胞过继转移至正常小鼠也可诱导出葡萄膜炎。我们研究发现，在活动期 Behçet 病患者、Vogt-小柳原田综合征患者的外周血单个核细胞（peripheral blood mononuclear cells，PBMCs）的 T-bet 和 IFN-γ mRNA 和蛋白表达水平均显著高于静止期患者和正常人，而且活动期患者外周血中 IFN-γ⁺CD4⁺T 细胞数量也显著增多，经过免疫抑制剂治疗后葡萄膜炎得以控制，Th1 细胞的比例也显著下降；在活动期 Behçet 病患者中，视网膜 S 抗原（S-Ag）可以显著诱导 PBMC 分泌 IFN-γ，表明 Th1 细胞参与 Behçet 病的发生和发展。在内毒素诱导的葡萄膜炎（endotoxin-induced uveitis，EIU）模型中，我们也发现在炎症高峰期 T-bet 的表达显著上调，提示 Th1 细胞在内毒素诱导的葡萄膜炎中也可能起着一定作用。

2. Th17 细胞 为 naïve CD4⁺T 细胞在抗原提呈细胞分泌的 IL-1β、IL-6 和 IL-23 的作用下分化而成，RORγt 为其特异的转录因子，IL-17 和 IL-22 为其特异的细胞因子。已有研究发现，在 EAU 模型中，Th17 细胞的比例在炎症高峰期显著升高，而且用抗 IL-17 抗体可以显著抑制炎症的发生和发展，将 Th17 细胞过继转移给正常小鼠可诱导出 EAU 模型。我们探讨了 IL-23、IL-17 在 Vogt- 小柳原田综合征中的作用，发现活动期患者表达高水平的 IL-23p19、IL-23 和 IL-17，IL-23 可使患者 PBMCs 产生大量 IL-17，而且外周血中 IL-17⁺CD4⁺T 细胞比例显著升高，这些结果提示 IL-23/IL-17 在 Vogt- 小柳原田综合征发病中可能起着重要作用。在 Behçet 病的研究中也发现相似的结果。通过细胞系研究发现，IL-17A 和 IL-17F 可以促进视网膜色素上皮细胞（ARPE）分泌炎性因子和破坏 ARPE 的屏障功能。根据这些结果我们在国际上第一次提出 IL-23/IL-17 通路在葡萄膜炎发病中起着重要作用的观点。研究还发现：①在活动期 Vogt- 小柳原田综合征患者的血清中 IL-21 和 IL-7 表达显著升高，而且这些因子可以自反馈促进 CD4⁺T 细胞分泌 IL-17，表明高表达的 IL-21 和 IL-7 可能通过促进 Th17 细胞参与该病的发生和发展；②在活动期 Vogt- 小柳原田综合征患者血清中，IL-27 和 1,25(OH)2D3 表达降低，而它们可以显著抑制 Th17 细胞的分化和发展，表明这些因子的低表达导致了更多 Th17 细胞的产生，从而参与疾病的发生和发展；③ IFN-a 可以抑制 Behçet 病患者 CD4⁺T 细胞和 PBMC 分泌 IL-17，表明 IFN-α 可以通过抑制 Th17 细胞而起到治疗作用。

3. Treg 细胞 主要功能为维持免疫耐受和机体的免疫平衡，避免自身免疫性疾病的发生。根据其来源不同可以分为 nTreg 和 iTreg 两类细胞，nTreg 在胸腺内发育并经过自身抗原刺激后在胸腺内被阳性选择后产生，又称胸腺依赖性 Treg 细胞；iTreg 细胞为在外周接受各种抗原刺激或长期的慢性炎症诱导出的 Treg 细胞。iTreg 细胞主要有两大类，即 CD4⁺CD25⁺Foxp3⁺Treg 和 Tr1 细胞。Tr1 细胞为 naïve CD4⁺T 细胞在 DC 分泌的细胞因子 IL-27 作用下诱导而成，CD4⁺CD25highFoxp3⁺Treg 为 naïve CD4⁺T 细胞在 TGF-β 和 IL-2 的作用下诱导而成。以往动物模型中研究发现 Foxp3 的基因突变鼠或敲除鼠对多种自身免疫性疾病动物模型的敏感性增强。最近研究表明，在多种自身免疫性疾病中，CD4⁺CD25⁺Foxp3⁺Treg/CD4⁺CD25high Treg 细胞和 Tr1 细胞数量下降和（或）功能降低。我们研究发现在 Vogt-

小柳原田综合征活动期患者 CD4⁺CD25highFoxp3⁺Treg 细胞比例降低，其转录因子叉头框 P3（forkhead box P3，FoxP3）表达降低，它们对 CD4⁺CD25-T 细胞的抑制作用显著降低，表明 CD4⁺CD25highTreg 细胞功能降低和数量减少是该病多发和慢性化发病的一个重要机制。并发现活动期 Vogt- 小柳原田综合征患者的 naïve CD4⁺T 细胞在 Tr1 诱导条件的作用下分泌 IL-10 的水平显著低于静止期患者和正常人，表明 Tr1 细胞的诱导能力降低是 Vogt- 小柳原田综合征发病的一个重要因素。我们在 EAU 中研究发现：CD4⁺CD25⁺Foxp3⁺T 细胞数量和免疫调节功能与 EAU 的发展呈正相关，过继转移 CD4⁺CD25⁺Foxp3⁺T 细胞到 EAU 鼠中可以显著抑制炎症的诱导。表明在 EAU 的发展过程中，这群调节性 T 细胞被显著诱导出来并参与炎症的消退。

（杨培增 孙世珉）

四、葡萄膜炎发生中的遗传因素

已发现多种类型葡萄膜炎的发生中有遗传因素参与，早年研究发现急性葡萄膜炎特别是伴有强直性脊柱炎、炎症性肠道溃疡、Reiter 综合征、银屑病性关节炎等的急性葡萄膜炎与 HLA-B27 抗原相关，Behçet 病与 HLA-B5（B51）显著相关，Vogt- 小柳原田（VKH）综合征与 HLA-DR4、DRW53 相关。近年来随着新的研究方法的出现，研究者鉴定了一系列的葡萄膜炎相关的基因（表 7-9）。

（一）天然免疫相关的基因

1. Toll 样受体（Toll-like receptors，TLRs） TLRs 是参与天然免疫的一类重要蛋白质分子，也是连接天然免疫和适应性免疫的桥梁。TLRs 是单个的跨膜非催化性蛋白质，可以识别来源于微生物的具有保守结构的分子。当微生物突破机体的物理屏障，如皮肤、黏膜等时，TLR 可以识别它们并激活机体产生免疫细胞应答。研究者对 TLR2、TLR4、TLR7、TLR9 多个多态与 Behçet 病相关性进行了研究，发现 TLR4 多态与 Behçet 病显著相关；研究发现 TLR4 多态与另外一种葡萄膜炎类型急性前葡萄膜炎不相关。

2. NOD2 NOD2 是 CARD15（caspase-recruitment domain）编码的蛋白，属于 NACHT-LRR 家族成员。最近研究发现低频 NOD2 突变 Arg702Trp、Leu1007fs 与高加索人 Behçet 病保护性相关。

（二）继发性免疫应答相关的基因

1. HLA 复合物 HLA 复合物位于人 6p21.3 区，共有 224 个基因座位，其中 128 个为功能性基因。HLA 复合体分为三个区域，即 Ⅰ 类基因区、Ⅱ 类基因区和 Ⅲ 类基因区。HLA 抗原与葡萄膜炎的相关性已得到广泛的证实。研究发现 HLA-B51 与 Behçet 病显著相关；HLA-DR4、DRW53 与 VKH 综合征显著相关。

2. PTPN22　蛋白酪氨酸磷酸酶非受体型 22（prorein tyrosine phosphatase nonreceptor 22，PTPN22）位于 1p13.3-p13.1，编码一种淋巴样特异性磷酸酶（lymphoid specific phosphatase，LYP）。LYP 的磷酸酶活性能使 T 细胞中的酪氨酸激酶 Lck 的已磷酸化（有活性）的 394 位酪氨酸去磷酸化从而负性调节 T 细胞受体（TCR）信号转导。多个研究小组研究了 PTPN22 620W 与葡萄膜炎的相关性，发现其多态与 VKH 综合征、急性前葡萄膜炎不相关，而在英国和中东人群中 PTPN22 620W 与 Behçet 病显著相关，在中国人群中 PTPN22 rs2488457、rs1310182、rs3789604 多态与 Behçet 病不相关。这些研究提示 PTPN22 遗传变异在不同葡萄膜炎类型中起着不同的作用。

（三）吞噬细胞细胞因子

包括白细胞介素 1-α、β，IL-10，IL-18。

1. IL-1　基因簇位于染色体 2q12-2q13，编码 3 个炎症因子相关基因 IL-1α、IL-1β 和 IL-1 受体拮抗剂（IL-1RN）。炎症因子 IL-1 在 Behçet 病中的作用已获经证实，研究发现 IL-1α2889C 和 IL-1β+5887T 单体型与对 Behçet 病易感性相关。另一项研究发现 IL-1β+3953T 等位基因和 TT 基因型个体对 Behçet 病易感。

2. IL-10　是一种 CD4$^+$ Th2 细胞因子，能够抑制 Th0 细胞向 Th1 细胞的转化、炎症细胞的迁移和致炎细胞因子的产生，在细胞免疫和体液免疫中发挥举足轻重的作用，在多种自身免疫性疾病中扮演重要角色。最近的研究发现 IL-10 基因多态与 Behçet 病、交感性眼炎、非感染性葡萄膜炎等多种类型葡萄膜炎相关。

3. 人白介素 -18 基因（IL-18）　编码 193 个氨基酸前体蛋白，与 mIL-18 有 65% 同源性，N 端也有类似的信号序列，亦无 N 端糖基化位点和疏水信号肽位点。IL-18 能诱导 T 细胞和 NK 细胞产生 IFN-γ。以往的研究发现 IL-18 启动子多态与多个种群 Behçet 病显著相关。

（四）共刺激分子

细胞毒性 T 细胞（cytotoxic T cell，Tc 或 CTL），也称杀伤性 T 细胞，是在效应阶段的效应 T 细胞。它能特异性杀伤带抗原的靶细胞。CTL 细胞的杀伤力较强，可反复杀伤靶细胞，而且在杀伤靶细胞的过程中本身不受损伤。我们课题组的研究发现 CTLA-4$^+$ 49 位点与 VKH 综合征显著相关。CTLA-4 多态与 Behçet 病的相关性呈现人群的异质性，其在韩国人、土耳其人及突尼斯人 Behçet 病中显示一定的相关性，而与中国人群 Behçet 病并不相关。CTLA-4-318C/T 可能与

表 7-9　葡萄膜炎遗传易感性相关基因概述

基因	疾病
TLR4	Behçet 病
NOD2	Behçet 病
HLA-B51	Behçet 病
HLA-DR4，DRw53	VKH 综合征
PTPN22	Behçet 病
IL-1	Behçet 病
IL-10	Behçet 病，交感性眼炎，非感染性葡萄膜炎
IL-18	Behçet 病
CTLA4	Behçet 病，VKH 综合征，Fuchs 异色性睫状体炎
CD40	Behçet 病
CCR1/CCR3	Behçet 病
STAT4	Behçet 病，VKH 综合征
IL23R	Behçet 病
STAT3	Behçet 病
IL17	VKH 综合征
MCP-1	Behçet 病
SUMO4	Behçet 病
UBAC2	Behçet 病

Fuchs 异色性睫状体炎相关。CTLA-4 多态与急性前葡萄膜炎易感性不相关。

CD40（Bp50）是与 T 细胞和 B 细胞功能有关的一种表面抗原，主要表达于 B 细胞、胸腺上皮细胞、活化的单核 / 巨噬细胞、树突状细胞。我们课题组的研究发现 CD40 单核苷酸多态 rs4810485、rs1883832 与 Behçet 病相关，而与 VKH 综合征和 Fuchs 综合征不相关。

（五）Th1 细胞分化有关的基因

CCR1、CCR3 编码的趋化因子属于 G 蛋白偶联的受体超家族成员，其在炎症因子募集和活化中发挥重要作用。我们课题组最近研究发现 CCR1，CCR3 基因分别独立与 Behçet 病易感性相关。CCR1/CCR3 SNP rs13092160 不同基因型与 CCR1、CCR3 基因的表达呈现一定的相关性，提示 SNP rs13092160 可能通过影响基因的表达，参与到疾病发生中。

STAT4（信号转导和转录激活因子 4 抗体）可以促进幼稚 CD4$^+$T 细胞分化成 Th1 细胞。以往的研究发现 STAT4 多态可能与 Behçet 病和 VKH 综合征均显示相关性。

（六）Th17 细胞分化有关的基因

已有的研究证实 IL17/IL23 信号通路上的多个基

因如 *IL23R*、*IL17*、*JAK2*、*STAT3* 参与多种自身免疫疾病的发生。最近研究发现 *IL23R*、*STAT3* 基因多态与 Behçet 病显著相关，*IL17* 多态与 VKH 综合征相关。Th17 细胞分化相关基因 *MCP-1* 多态显示了与 Behçet 病的相关性，而与 VKH 综合征不相关。

（七）泛素通路相关基因

泛素化是一种重要的蛋白质翻译后修饰，控制着细胞内许多重要的生理生化过程。泛素通路可以介导蛋白质降解，还可参与 DNA 损伤修复，介导炎症信号转导，调控蛋白质转运，甚至促进蛋白质合成等。最近研究发现泛素通路相关基因 *SUMO4*、*UBAC2* 多态与 Behçet 病显著相关。这些研究暗示泛素通路可能参与 Behçet 病的发生过程。

（杨培增　孙世珉）

第二节　葡萄膜炎的分类及临床表现

一、葡萄膜炎的分类

葡萄膜炎有多种分类方法，常用的有解剖位置分类、病因分类、临床及病理特征分类、病程分类等。

（一）根据解剖位置分类

解剖位置分类方法很早即已提出，2005 年葡萄膜炎命名标准化工作小组在国际葡萄膜炎研究组制定的解剖位置分类基础上，对其进行了完善和补充，此后刊登于 2005 年的《美国眼科学杂志》上（表 7-10）。

表 7-10　葡萄膜炎命名标准化工作组订订的葡萄膜炎解剖位置分类

类型	炎症主要部位	包括类型
前葡萄膜炎	前房	虹膜炎
		虹膜睫状体炎
		前部睫状体炎
中间葡萄膜炎	玻璃体	睫状体平坦部炎
		后部睫状体炎
		玻璃体炎
后葡萄膜炎	视网膜或脉络膜	局灶性脉络膜炎
		多灶性脉络膜炎
		弥漫性脉络膜炎
		脉络膜视网膜炎
		视网膜脉络膜炎
		视网膜炎
		神经视网膜炎
全葡萄膜炎	前房、玻璃体和视网膜或葡萄膜	

根据解剖位置葡萄膜炎可以分为 4 类，即前葡萄膜炎、中间葡萄膜炎、后葡萄膜炎和全葡萄膜炎。前葡萄膜炎是指发生于虹膜及前部睫状体的炎症，在前葡萄膜炎严重时可引起反应性黄斑水肿和视盘水肿；中间葡萄膜炎是指发生于睫状体平坦部、玻璃体基底部的炎症，常累及周边视网膜和脉络膜，不少患者尚有眼前段受累（如出现 KP、前房闪辉、前房细胞、虹膜后粘连、房角粘连等）和眼后段受累（如囊样黄斑水肿、视盘肿胀、视网膜血管渗漏）；后葡萄膜炎是指脉络膜、视网膜的炎症，常伴有玻璃体炎症反应，一些患者尚可出现炎症"溢出"至眼前段的表现，如前房闪辉、前房少量细胞等；全葡萄膜炎是指眼前、后段同时或先后受累。

（二）病因分类

根据病因葡萄膜炎可以分为感染性葡萄膜炎和非感染性葡萄膜炎两大类，感染性葡萄膜炎又分为细菌性、真菌性、病毒性、寄生虫感染等类型，非感染性葡萄膜炎则包括风湿性疾病伴发的葡萄膜炎、自身免疫性葡萄膜炎、自身炎症性葡萄膜炎、创伤或伤性葡萄膜炎（葡萄膜炎症反应）、伪装综合征、药物性葡萄膜炎等类型。

（三）临床及病理特征分类

根据患者临床表现和病理学特征可将葡萄膜炎分为肉芽肿性和非肉芽肿性两大类，前者可由多种感染因素引起，也可由自身免疫反应所致，主要表现为羊脂状 KP、虹膜 Bussaca 结节、Koeppe 结节、虹膜肉芽肿、脉络膜肉芽肿等，此种炎症通常表现为慢性炎症，常见的代表疾病有 Vogt- 小柳原田综合征、交感性眼炎和结节病，而非肉芽肿性炎症则主要由免疫反应或伤性刺激所引起，表现为前房大量炎症细胞、尘状 KP、前房积脓、玻璃体细胞、视网膜水肿等。此种炎症多为急性炎症，常见的类型有急性前葡萄膜炎、Behçet 病性葡萄膜炎等（表 7-11）。

表 7-11　肉芽肿性和非肉芽肿性葡萄膜炎的区别

表现	肉芽肿性葡萄膜炎	非肉芽肿性葡萄膜炎
发病	多隐匿或缓慢	急性发病，进展快
病程	通常较长，多迁延不愈	一般较短，可有自限性
复发	常见	较为常见
睫状充血	+	++～+++
疼痛、畏光、流泪	通常无或不明显	常见，通常较为明显
KP	羊脂状	尘状或星状
前房闪辉	+～+++	+～++++

续表

表现	肉芽肿性葡萄膜炎	非肉芽肿性葡萄膜炎
前房细胞	+～+++	+～++++
前房积脓	（-）或少见	可有
虹膜结节	西米状或"胶冻状" Busacca 结节和 Koeppe 结节、虹膜肉芽肿	绒毛状 Koeppe 结节，偶尔可出现绒毛状 Busacca 结节
房角羊脂状 KP 样结节	可有	无
玻璃体	雪球状、串珠状混浊，玻璃体后界膜羊脂状 KP 样沉着物	多为尘状混浊，有较多的炎症细胞
脉络膜	结节状损害、肉芽肿、Dalen-Fuchs 结节	弥漫性水肿、渗出
视网膜	可出现视网膜血管旁蜡烛斑样改变	弥漫水肿、渗出
病理检查	类上皮细胞、巨噬细胞形成的肉芽肿	淋巴细胞、浆细胞、中性粒细胞浸润

（四）按病程分类

根据疾病进展过程，可将葡萄膜炎分为急性炎症和慢性炎症两大类。急性葡萄膜炎的病程少于 3 个月，而慢性炎症则持续时间超过 3 个月，急性葡萄膜炎多为非肉芽肿性炎症，慢性葡萄膜炎则多为肉芽肿性炎症。

二、葡萄膜炎的临床表现

葡萄膜炎是一类复杂的疾病，不同类型葡萄膜炎的临床表现有很大不同，一些患者可出现明确的症状，有些患者有严重的临床表现，一些患者无或有轻度视力下降，有些则有严重的视力下降，甚至失明。下面分别叙述葡萄膜炎常见的临床表现。

（一）前葡萄膜炎的临床表现及并发症

1. 前葡萄膜炎的症状

（1）疼痛：见于急性炎症，由睫状肌受刺激收缩产生痉挛性睫状神经痛以及充血肿胀的虹膜和睫状体组织和毒性物质刺激睫状神经末梢所引起。疼痛不仅限于眼部，并可沿三叉神经的分布放射到同侧眉弓和颊部，光刺激或眼球受压时更明显。如同时伴有疱疹病毒性角膜炎、前部巩膜炎或青光眼时疼痛更为剧烈；慢性炎症一般无疼痛或有轻微眼胀和不适感。

（2）畏光、流泪：多见于严重的急性虹膜睫状体炎，常与眼痛相伴发生，这是三叉神经受刺激的反射作用，同时尚可伴有眼睑痉挛。

（3）视力减退：急性炎症视力下降通常不明显，但反复的炎症发作或慢性炎症通常可因以下原因引起视力下降或视力严重下降：①屈光间质不清，包括角膜内皮、房水、晶状体前表面、玻璃体的炎症细胞或纤维素性渗出物；②睫状肌反射性痉挛，引起暂时性近视；③并发症，如角膜带状变性、并发性白内障、继发性青光眼和囊样黄斑水肿等。

2. 前葡萄膜炎的体征

（1）睫状充血：是以睫状血管为主的角膜周围血管网的充血和浅层巩膜血管扩张，充血位于角膜缘，色暗红，严重者并发结膜充血和水肿。这种充血也见于其他疾病如急性闭角型青光眼和角膜炎。

（2）前房闪辉、前房浮游物和前房细胞：裂隙灯检查正常前房水为光学透明区。炎症时虹膜睫状体血管扩张，通透性增强，房水内蛋白和细胞增加，使房水混浊。裂隙灯下前房内的光束成为灰白色光带，称为前房闪辉（aqueous flare）；前房内可见多种多样的浮游物，如出现大小均一的灰白色尘状颗粒，多为炎症细胞，被称为前房细胞，也可出现肿瘤细胞、色素颗粒、纤维性渗出物等，前房细胞是活动性炎症的重要体征。中性粒细胞为主的大量白细胞由于重力的作用，常沉集于前房下方形成前房积脓（hypopyon），多见于 Behçet 病、伴有强直性脊柱炎或 HLA-B27 阳性的前葡萄膜炎患者。房水中大量红细胞则形成前房积血（hyphaema）。

前房内浮游物不一定是葡萄膜炎所致。视网膜母细胞瘤患者前房内可出现肿瘤细胞，形成假性"前房积脓"与前房积血。小儿有自发性单眼前房积血和浮游物者应注意此病。幼年黄色肉芽肿（juvenile xanthogranuloma）患者皮肤和虹膜有结节，结节上毛细血管破溃出血亦可发生前房积血。其他如恶性黑色素瘤、白血病、非霍奇金 B 细胞淋巴瘤患者的前房内也可有浮游细胞，这些疾病所表现的葡萄膜炎被称伪装综合征（masquerade syndrome）。对伪装综合征的认识在临床上非常重要，不仅有利于葡萄膜炎的鉴别诊断，且可避免漏诊恶性肿瘤而危及患者生命。此外，变性疾病、特发性视网膜脱离、视网膜色素变性、使用散瞳和缩瞳剂均有可能引起前房闪辉。

（3）角膜后沉着物（KP）：正常房水的对流是由温差引起的。角膜与外界空气的接触面，更由于泪液的蒸发致角膜侧房水的温度要低于虹膜侧，造成角膜后面的房水向下流动，近虹膜表面者上流。房水中的炎症细胞、渗出物随房水向下流动而沉着在角膜内皮者被称为角膜后沉着物。正常角膜内皮一般不易出现角膜后沉着，虹膜睫状体炎症时不仅房水混浊且角膜内皮肿胀再加其吞噬功能，促成有形物质在角膜后沉着。典型者呈三角形，尖端向上，也可出现角膜中央区分布和弥漫分布的 KP。根据炎症性质的轻重和时间的长短，角膜后沉着物的大小、形态、数量、分布及外观各不相同，有以下各种类型。

1）细小尘状 KP：主要由中性粒细胞、淋巴细胞或偶有浆细胞沉积而成。多见于非肉芽肿性炎症，但在有些肉芽肿炎症的某一阶段，也可出现尘状 KP。

2）中等大小 KP：主要由淋巴细胞沉积于角膜内皮形成，主要见于 Fuchs 综合征、青光眼睫状体炎综合征（青 - 睫综合征）和病毒性前葡萄膜炎。中等大小 KP 有时具有毛刺样的突起，被称为星状 KP，是 Fuchs 综合征的典型表现之一。

3）羊脂状 KP：主要是由巨噬细胞和类上皮细胞组成，相互融合形成较大的略呈圆形灰色、灰白色羊脂状，不易消失，但可逐渐变扁平萎缩，陈旧者带有色素外观。多见于肉芽肿性炎症，如结核、结节病、交感性眼炎、Vogt- 小柳原田综合征等，发生于房角的羊脂状 KP 叫作房角 KP。

4）色素性沉着物：角膜后壁细小色素颗粒沉着，为葡萄膜的色素细胞或含有黑色素的残留细胞，说明曾患过虹膜炎。但疱疹病毒性虹膜睫状体炎时，往往有较大棕色 KP。前房内的渗出物不仅可沉积于角膜后壁，也可沉着于前房角、晶状体前表面和玻璃体。

角膜后沉着物不一定均是由葡萄膜炎所引起，以下一些情况需注意鉴别：①恶性黑色素瘤、视网膜母细胞瘤等肿瘤或肿瘤坏死细胞可附着于角膜后；②急性青光眼发作，虹膜脱落的色素可沉着在角膜后，甚至有反应性灰色沉着及虹膜后粘连，易被误诊为急性虹膜炎，但瞳孔呈开大状；③小儿和青年的正常眼偶有细胞沉着在角膜后壁中心呈垂直线称为 Türk 线，为生理性现象；④色素性青光眼角膜后壁的 Krukenberg 梭形色素沉着；⑤视网膜色素变性和近视眼也可出现色素性角膜后沉着物。此外，少数人有生理性角膜后壁色素颗粒并常伴有晶状体前表面的色素颗粒。

（4）瞳孔变小变形：由于虹膜组织的水肿和细胞浸润以及渗出物的毒性刺激，使瞳孔缩小，对光反应迟钝或消失。虽然炎症同时刺激了括约肌和开大肌，但由于括约肌发育较完整，作用强，故瞳孔缩小。瞳孔缩小或对光反应迟钝是急性虹膜睫状体炎与急性结膜炎和急性青光眼的重要鉴别点之一。瞳孔缘肿胀的虹膜及渗出易使虹膜与晶状体前囊发生粘连，由于粘连的部位、范围不同，可形成多种多样外观的瞳孔，如梨形瞳孔、梅花状瞳孔、不规则形瞳孔等。早期使用扩瞳剂可预防虹膜后粘连的发生。

（5）虹膜纹理不清和虹膜结节：虹膜炎症充血，组织水肿和细胞浸润，使虹膜纹理不清，色暗而无光泽。

虹膜结节大致上分为几种类型：① Koeppe 结节，位于瞳孔缘，可表现为绒球状外观或"西米状"（"胶冻状"）外观，前者是由非肉芽肿性炎症所致，后者是由肉芽肿性炎症所致；② Busacca 结节，是位于虹膜实质内的结节，半透明状，是由肉芽肿性炎症所致；③虹膜肉芽肿，是虹膜内大的单个或多个肉芽肿，多见于结节病和其他肉芽肿性炎症；④其他，麻风引起的虹膜结节表现为虹膜表面的白色斑点或麻风瘤，梅毒可表现为虹膜蔷薇疹、丘疹、梅毒瘤，视网膜母细胞瘤可出现黏附于虹膜表面的球形结节；⑤虹膜膨隆，虹膜广泛后粘连，特别是全后粘连。

（6）前房角改变：虹膜根部可出现结节状渗出易引起房角粘连，小梁可有充血和新生血管。在病毒性前葡萄膜炎时，房角可出现大量色素沉着。

（7）晶状体后间隙混浊：晶状体后间隙为晶状体中心后的光学空隙，中央为漏斗状玻璃体管的前部。睫状体炎和中间葡萄膜炎时蛋白和渗出细胞可出现在晶状体后间隙，与前房同样表现为闪辉和细胞。晶状体后间隙细胞往往提示患者为虹膜睫状体炎或前部睫状体炎。

3. 前葡萄膜炎的并发症

（1）角膜混浊

1）角膜病变：严重的眼前节炎症常伴角膜后弹力层皱褶，在慢性炎症特别是病毒性前葡萄膜炎反复发作时，可引起角膜内皮功能失代偿导致角膜混浊，甚至出现角膜大泡状改变。角膜葡萄膜炎患者可出现角膜混浊、角膜实质新生血管。当角膜内皮细胞严重水肿和广泛脱落时，脱落部位有渗出物沉着，逐渐机化遗留永久性混浊，裂隙灯下角膜后壁光带增宽。

2）角膜带状变性：多发生于慢性前葡萄膜炎患者，表现为睑裂部角膜的前弹力层有钙质沉着，早期多见于 3、9 点角膜缘附近，混浊由角膜缘的两侧开始向中心部进展，形成水平的带状混浊，近中心部较窄，多见于儿童的前葡萄膜炎、慢性虹膜睫状体炎和慢性复发性 Vogt- 小柳原田综合征患者。好发于睑裂的原因有多种解释：如睑裂部易接受光化射线（actinic rays）的作用；角膜和空气间的化学性交换发生变化；炎症反应影响角膜代谢，炎症时 CO_2 产量减少，pH 低，易引起钙的沉着。当混浊影响视力时可局部应用 sodium versenale 药物排出钙质，或用 0.3% EDTA 液（ethylene diamine tetrascetic acid）冲洗，使沉积前弹力层的钙盐被螯合而清除。

（2）虹膜后粘连和前粘连：由于炎症细胞、纤维细胞及蛋白渗出物等机化引起虹膜与晶状体前表面粘连，形成虹膜后粘连；与前房角组织粘连形成房角粘连；虹膜周边部与角膜内皮粘连被称为虹膜前粘连。慢性炎症通常比急性炎症更易引起粘连。初起的后粘连可用散瞳剂拉开，但在晶状体前表面遗留下色素成为炎症的遗迹。如渗出物机化则粘连牢固不能用散瞳剂拉开。瞳孔缘发生环形后粘连或虹膜后表面完全与晶状体前表面相互粘连，称瞳孔闭锁（pupillary seclusion），瞳孔闭锁同时伴有瞳孔区膜状物覆盖被称为瞳孔膜闭。瞳孔闭锁使房水滞留在后房，由于后房压力增高，推虹膜向前，形成虹膜膨隆（iris bombe）；虹膜后粘连或前粘连均可引起继发性青光眼。

（3）并发性白内障：这是较严重的并发症，我国对300只眼葡萄膜炎致盲原因的分析发现，并发性白内障占首位，为35.82%。此种并发症多见于慢性前葡萄膜炎。有实验证明葡萄膜炎并发性白内障与前列腺素E有关。晶状体后囊薄且无上皮细胞，可能是混浊常出现在后囊下的原因。开始后囊反光强，继而囊下出现混浊，逐渐向轴心和周边部发展形成圆盘状，也可出现前囊下混浊、晶状体全混浊。在炎症有效控制的情况下可行白内障手术或白内障超声乳化联合人工晶状体状植入手术。Fuchs综合征并发性白内障虽有灰色KP也可行白内障超声乳化联合人工晶状体状植入术。

（4）眼压改变：继发性青光眼是前葡萄膜炎的常见并发症之一。继发性青光眼的原因：

1）炎症渗出物堵塞房角：炎症时血管扩张，血浆蛋白、细胞、纤维素渗出，房水蛋白含量增加，黏稠度高，故房水排出缓慢，眼压上升，此种情况可见于少数急性前葡萄膜炎患者。

2）虹膜前后粘连：虹膜全后粘连引起瞳孔阻滞或周边前粘连影响小梁功能，均可引起眼压升高，此多见于反复发作的急性前葡萄膜炎或慢性前葡萄膜炎。

3）小梁炎症：炎症时小梁肿胀，网眼变小，房水排出缓慢；炎症还可引起神经房水反射至小梁间隙闭锁；慢性炎症使小梁纤维变性硬化以及Schlemm管狭窄甚至闭锁，使小梁丧失功能。病毒性前葡萄膜炎往往引起小梁网炎症，导致眼压升高。

4）新生血管形成：长期慢性的虹膜炎症产生虹膜红变可伴有房角纤维血管膜形成，影响房角功能。

5）睫状体环阻滞性青光眼：炎症可引起睫状体肿胀，悬韧带松弛，晶状体前移，前房变浅，瞳孔开大，眼压上升。

6）前列腺素作用：已知炎症时前列腺素形成，可致血-房水屏障功能破坏，血管扩张，血管通透性增加，眼压升高，瞳孔缩小。

葡萄膜炎有时表现为低眼压，见于以下情况：①急性虹膜睫状体炎，炎症影响睫状上皮分泌功能，房水分泌减少致眼压低下，炎症消退后眼压可恢复，此种情况引起的低眼压通常是轻度低眼压；②渗出性睫状体脉络膜脱离；多见于Vogt-小柳原田综合征的后葡萄膜炎期或前葡萄膜受累期，炎症治愈后可恢复正常；③眼球萎缩：睫状体的慢性炎症导致睫状膜形成，睫状体功能完全丧失。

（5）虹膜萎缩：炎症后虹膜组织萎缩变薄，色素脱失颜色变浅，纹理不清，并可引起瞳孔缘色素膜外翻。虹膜萎缩有两种形态：①弥漫性虹膜萎缩，见于慢性炎症，侵犯虹膜各层，后照法检查可见虫噬状半透明样改变，Fuchs性虹膜睫状体炎即表现为广泛弥漫性虹膜萎缩；②局限性虹膜萎缩，疱疹病毒性虹膜睫状体炎可引起虹膜单个灶状或多发性灶状虹膜萎缩，愈后遗留小瘢痕或较大的白色萎缩斑；③青光眼、虹膜外伤、进行性虹膜萎缩以及一些缺血性疾病、神经性疾病也可引起虹膜萎缩，从各自不同的病史和体征可资鉴别。

（6）虹膜新生血管：虹膜新生血管不是虹膜的原发疾病，常继发于眼底病和全身性疾病。虹膜表面的新生血管伴有增殖称虹膜红变，常见于缺血性视网膜病变，如糖尿病性视网膜病变、视网膜中央静脉阻塞、Coats病、Eales病等。也见于伴有虹膜完全后粘连的慢性葡萄膜炎患者，如Vogt-小柳原田综合征、Behçet病、交感性眼炎等。

（7）屈光不正：视网膜后极及黄斑部水肿可引起暂时性远视；葡萄膜炎活动期因睫状肌痉挛可表现为近视。Vogt-小柳原田综合征在急性炎症消退后可引起近视，持续多年的慢性葡萄膜炎长期应用睫状肌麻痹剂可引起人为的远视。

（二）后葡萄膜炎临床表现及并发症

后葡萄膜炎包括脉络膜炎、视网膜炎、视网膜血管炎、脉络膜视网膜炎、视网膜脉络膜炎等多种类型，这些类型常伴玻璃体混浊。

1. 后葡萄膜炎的症状 患者一般无疼痛、流泪等刺激症状，多表现为视功能障碍。

（1）视力减退：视力减退程度取决于病变的部位和玻璃体混浊的轻重。黄斑部及其附近的病变早期即出现视力下降或严重下降，可伴有眼前黑影，这是由于玻璃体混浊所致，也常是中间葡萄膜炎的主诉症状。

（2）视功能紊乱的其他表现：炎症累及视网膜细胞时，出现闪光感、视物变形、视物变小（细胞间的渗出使细胞间距加大所致），视物变大（视细胞堆积在一起多个细胞受刺激所致）。病变位于黄斑者症状更明显，相当于病变部位可出现自觉性暗点（阳性暗点）。严重病例的后期，视网膜遭受严重破坏，不能再感受光的刺激，产生所谓阴性暗点，即患者可能无感觉，但视野检查时可发现相应病变部位有暗点。

2. 后葡萄膜炎的体征及其鉴别诊断

（1）玻璃体混浊：各种原因所造成的玻璃体透明度的下降均称为玻璃体混浊，它可以是玻璃体的自身改变，如玻璃体变性；也可以是外来物质如炎症细胞、炎症渗出物、色素颗粒、出血以及异物、寄生虫等进入玻璃体而产生。视网膜炎、视网膜血管炎常伴有明显的玻璃体混浊，而脉络膜炎一般玻璃体混浊较轻。玻璃体细胞的消退通常落后于炎症的消退，这是因为玻璃体无血管，进入玻璃体的细胞难以被及时清除所致。严重的前葡萄膜炎也常有前部玻璃体混浊和前玻璃体细胞。炎症混浊包括富有蛋白的血浆渗出、炎症细胞、红细胞或组织碎片。混浊物大小不等，细小混浊是由淋巴细胞、浆细胞、巨噬细胞及纤维蛋白组成；渗出严重时蛋白和细胞可聚集成星状、片状和条状，有时形成雪球状。炎症晚期玻璃体胶样结构被破坏，形成粗大混浊或条索。葡萄膜炎常可引起玻璃体后脱离，这是由于玻璃体胶质液化所致。葡萄膜炎也可伴发玻璃体积血，这是严重的并发症。出血是由于视网膜血管破裂所致，见于伴有视网膜血管炎的葡萄膜炎、Behçet病、中间葡萄膜炎等。裂隙灯下新鲜的玻璃体积血可见到红细胞和凝血块，陈旧性者见密集的淡而小的色素颗粒，系血红蛋白分解的产物。玻璃体积血可以吸收，但铁离子仍可损伤组织，加重炎症反应，并能机化。玻璃体混浊程度常与炎症平行，也与炎症部位有关。

1）前部炎症：细胞位于晶状体后间隙和前部玻璃体。主要成分为中性白细胞、淋巴细胞、浆细胞和巨噬细胞，多呈细小均匀一致的颗粒。

2）后部炎症：后葡萄膜炎范围广泛，并且与玻璃体接近，因而玻璃体易受炎症影响混浊显著。混浊主要位于玻璃体中、后部，靠近病灶部位更明显；多为粗大不规则和散在的混浊或条状混浊杂有色素点。混浊物主要由多种细胞、细胞碎片和纤维条索等组成。Behçet病发作时多为弥漫性混浊，急性视网膜坏死综合征常在疾病发生2～3周后引起严重玻璃体混浊。

3）中间葡萄膜炎：早期晶状体后间隙闪辉阳性并有浮游细胞，前三分之一及玻璃体基底部有灰白色细小尘状混浊，以后在慢性进展过程中出现粗大颗粒状混浊，甚至形成膜状混浊。中间葡萄膜炎常出现下方玻璃体内雪球状混浊，也有小球相互连接成珍珠串样，这种混浊见于结节病。

有时眼底无明显病灶但玻璃体有明显混浊物，可见于活动性的视网膜血管炎、视网膜脱离以及淀粉样变性病和Whipples病等。

（2）脉络膜病灶、视网膜病灶、脉络膜视网膜病灶或视网膜脉络膜病灶，根据疾病过程，病灶分布以及组织损伤的主次而有不同表现。

1）不同病变时期的表现：新鲜病灶和陈旧性瘢痕灶，表现有所不同。炎症初期由于脉络膜血管扩张，通透性增加，引起组织水肿和细胞浸润。局限性病灶眼底表现为圆形或不规则形，边界不清，有时轻微隆起。不伴水肿时呈淡黄色或中心为黄色或灰黄色的白色病灶；炎症逐渐吸收后，脉络膜趋于萎缩，边界清晰的形成陈旧性病变，往往伴色素沉着，轻者仅累及脉络膜毛细血管层和视网膜色素上皮，使较大的脉络膜血管外露，并可见色素紊乱；重者脉络膜全层萎缩，暴露出其下的巩膜组织，形成边界清楚的白色萎缩斑，周围有色素沉着。有时弥漫性浆液性渗出吸收以后，色素明显脱失，眼底呈红色，即所谓"晚霞状"眼底，见于 Vogt- 小柳原田综合征和交感性眼炎。不同疾病有不同的瘢痕性改变：结节病脉络膜炎渗出形成小萎缩斑；弓形体病瘢痕大，边缘色素沉着明显；梅毒等病变产生的弥漫性脉络膜视网膜炎后，形成椒盐样眼底，Behçet病眼底无明显色素性瘢痕，但在少数患者可出现类似视网膜色素变性样的改变。

2）不同组织损伤的病灶表现：①以视网膜炎症为主的视网膜脉络膜炎，视网膜有炎症细胞浸润，表现为视网膜水肿和炎症渗出，致视网膜颜色变白，严重者眼底模糊不清，可伴有血管炎，血管白鞘或出血。炎症消退时血管鞘也消失。常见的类型有弓形体病，巨细胞病毒、念珠菌、单纯疱疹感染等。②以脉络膜炎为主的脉络膜视网膜炎病灶位于视网膜血管下，为黄白色或灰白色，结核、梅毒、肉芽肿性病变以及 Vogt-小柳原田病、交感性眼炎等可引起此种改变。③以RPE和脉络膜毛细血管层为主的病变，往往是脉络膜毛细血管前小动脉的缺血性病变，如急性后极部多发性鳞状色素上皮病变、匍行性脉络膜炎等引起的病灶。其他如中心性渗出性脉络膜视网膜炎（Rieger型），拟组织胞浆菌病性脉络膜炎在黄斑部有出血和渗出呈盘状脱离。

3）眼底病灶类型：根据病灶分布情况而有不同类型。①局限性，为1～2个限局性病灶，多位于后极，有时病灶靠近视盘，易与急性视盘炎混淆。②播散性，为孤立而散在的病灶，多少不一，大小不等，一般为1/4～1PD。急性渗出期时间较短，有时新旧病灶同时存在，梅毒、结核、急性后部多发鳞状色素上皮病变等可引起此种病变。③弥漫性，常侵犯全部或大部分眼底，玻璃体混浊明显，愈后有色素上皮的色素紊乱和堆积，有时类似视网膜色素变性样改变，称继发性视网膜色素变性。Behçet病、Vogt-小柳原田病等属此类型。

3. 后葡萄膜炎异常表现的鉴别疾病

（1）瞳孔区的异常表现：瞳孔区呈白色称白瞳症（leukocoria），如化脓性眼内炎的渗出物或脱离视网膜在晶状体后呈白色或黄白色，一般称为假性黑矇猫眼。

（2）视网膜异常：后葡萄膜炎的大片渗出或肉芽肿性病变有时与非炎症性疾病相似，应予鉴别。

1）眼内肿物：如视网膜母细胞瘤和脉络膜转移瘤与脉络膜肉芽肿性疾病与团球状结核相似。

2）视网膜变性疾病：视网膜色素变性有时像陈旧性视网膜脉络膜炎，故后者有假性视网膜色素变性之称。

3）黄斑部盘状脱离：弓形体病、拟眼组织胞浆菌病和中心性渗出性脉络膜视网膜病变都可有黄斑部病变，应与老年黄斑变性、血管样条纹等鉴别。

4）视网膜脱离：脉络膜炎继发视网膜脱离与孔源性者不同，后者是先有视网膜脱离，以后才出现葡萄膜炎，又如Coats病后期和视网膜劈裂都可发生视网膜脱离。

4. 后葡萄膜炎的并发症

（1）黄斑前膜：又称视网膜前纤维增生或玻璃纸样黄斑病变（cellophane maculopathy），黄斑表面反光增强如同皱褶的玻璃纸样，是炎症影响内界膜的结果。形成原因可能有：①炎症致玻璃体浓缩牵引视网膜表面；②内界膜分离伴玻璃体细胞增殖膜牵引视网膜；③胶质细胞通过内界膜到视网膜表面。

（2）黄斑部及视盘水肿：多见于后葡萄膜炎或全葡萄膜炎，特别病变靠近视盘和后极者；严重的前葡萄膜炎也可引起视盘和黄斑水肿。视盘轻度水肿充血，边界不清。有时视盘水肿和黄斑水肿是Vogt-小柳原田病的早期体征。发生机制可能是在视盘处无内界膜，易受炎症影响；黄斑部的Henle纤维容易贮积液体。黄斑水肿呈放射状或弥散的强反光，也可出现囊样黄斑水肿，并可发展成黄斑裂孔。黄斑水肿多见于Behçet病和中间葡萄膜炎。囊样黄斑水肿表现为黄斑视网膜增厚，囊样黄斑水肿在荧光素眼底血管造影检查时显示出花瓣样的液体积留。

（3）视神经炎：葡萄膜炎可使视盘有反应性充血水肿，当急性炎症波及视盘，充血水肿更明显，特别是Vogt-小柳原田病可发生视神经炎；Behçet病视盘血管可发生闭塞性血管炎，缺血以致视神经萎缩；其他如弓形体病、结节病、梅毒、巨细胞视网膜炎、交感性眼炎等都可影响视神经。

（4）视网膜血管炎：视网膜血管炎是后葡萄膜炎的一个常见表现，可表现为视网膜毛细血管炎、视网膜静脉炎或视网膜动脉炎，也可两种或三种血管炎同时存在。

1）视网膜毛细血管炎：检眼镜下看不到血管炎的改变，但可出现玻璃体混浊、视网膜水肿、黄斑囊样水肿等，荧光素眼底血管造影表现为毛细血管荧光素渗漏，可伴有黄斑囊样水肿、毛细血管无灌注等改变，见于以下疾病：①结节病，呈广泛或局部的视网膜毛细血管荧光素漏出；②Behçet病，通常呈弥漫性毛细血管渗漏，视盘毛细血管扩张；③中间葡萄膜炎，荧光素眼底血管造影显示毛细血管渗漏，常伴有视网膜静脉受累。

2）视网膜静脉炎：视网膜血管炎以静脉炎或静脉周围炎为主，血管周围有血管鞘，视网膜出血、水肿，尤其易发生于黄斑部；炎症严重时有静脉血栓形成，循环障碍引起缺血状态而产生新生血管。Eales病是一种发生于中青年的特发性视网膜静脉周围炎，典型表现为视网膜静脉血管鞘、视网膜出血和新生血管形成。Packer（1983）提出视网膜静脉周围炎是细菌性眼内炎的早期体征。静脉周围炎也是结节病的主要特征之一。霜样树枝状视网膜血管炎是一种少见的视网膜静脉炎，其特点是双眼视力急剧减退，前房和玻璃体有轻度炎症反应，眼底后极和周边部有广泛的视网膜静脉周围炎症浸润，形成白色鞘膜，呈霜样树枝状外观。

3）视网膜动脉炎：葡萄膜炎也可表现为视网膜动脉炎或动脉周围炎，如结节病除引起静脉周围炎以外也可引起视网膜动脉炎；Behçet病后期可出现视网膜动脉炎并可引起视网膜梗死；弓形体病除引起静脉炎外在视网膜动脉壁可出现灰黄色渗出物；急性视网膜坏死早期在眼底周边部有大片灰白色混浊，并出现典型视网膜动脉炎的改变；梅毒性炎症也可出现动脉炎伴有视网膜出血。

（5）视网膜下新生血管：这是由于炎症破坏了血-视网膜外层屏障，使来自脉络膜的新生血管进入视网膜下，好发于黄斑部，呈灰色局限性隆起。非活动性新生血管很少引起自觉症状，一旦发生渗出和出血有可能导致视网膜局限性浆液性或出血性脱离，患者突感视力减退，视物变形或出现中心暗点，反复发作后视力受损严重。荧光素眼底血管造影是发现和定位视网膜下新生血管的重要方法。新生血管膜见于弓形体病、Behçet病、Vogt-小柳原田综合征、拟眼组织胞浆菌病及匍行性脉络膜炎。

（6）视网膜脱离：可出现以下三种形式的视网膜脱离。

1）渗出性视网膜脱离：严重葡萄膜炎时RPE受损，外屏障遭破坏，液体由脉络膜向视网膜下漏出引起渗出性视网膜脱离,见于 Vogt- 小柳原田综合征、交感性眼炎。

2)牵引性视网膜脱离:玻璃体炎症形成索条牵引引起视网膜脱离。

3)孔源性视网膜脱离:视网膜由于炎症往往在萎缩病灶的边缘或在视网膜坏死变薄区出现裂孔而致脱离,如急性视网膜坏死。

(7)视网膜劈裂:少数情况下可发生视网膜劈裂,内层平滑隆起,OCT 有助于诊断。

(8)脉络膜脱离:正常情况下眼压、毛细血管内压和渗透压三者处于动态平衡,当它们失调时,液体自毛细血管进入组织间隙,脉络膜毛细血管的内皮细胞结合疏松,眼部炎症合并低眼压时,大量液体自脉络膜毛细血管进入脉络膜上腔形成棕黑色的脉络膜脱离,可伴有视网膜脱离。见于巩膜炎、Vogt- 小柳原田病、交感性眼炎和中间葡萄膜炎等,也发生在内眼手术时。

(9)玻璃体萎缩:玻璃体胶原纤维变性聚集成条索,其中的透明质酸解聚,玻璃体体积缩小形成胶冻样混浊,随眼球运动而颤动。玻璃体萎缩如与视网膜粘连可引起视网膜脱离。严重葡萄膜炎晚期可引起玻璃体萎缩或液化。

(10)眼球萎缩:是葡萄膜炎的严重后果。睫状体附近渗出物机化形成纤维膜(睫状膜)牵引视网膜脱离;睫状体本身由于炎症形成瘢痕使房水分泌减少,最后眼球缩小,眼压低下,视力完全丧失。

(杨培增　孙世珉)

第三节　葡萄膜炎的治疗

前已述及葡萄膜炎是一类复杂的疾病,在治疗方面应根据病因、类型、炎症发生部位和性质以及患者自身情况等进行治疗。感染引起的炎症应给予相应抗感染治疗,非感染性炎症宜用糖皮质激素和(或)其他免疫抑制剂治疗,前葡萄膜炎宜局部治疗,后、中间、全葡萄膜炎则主要全身治疗,急性炎症宜短期治疗,慢性炎症则应长期治疗。

一、局 部 治 疗

局部治疗对前葡萄膜炎十分重要,前葡萄膜炎应给予扩瞳剂、糖皮质激素点眼剂点眼治疗。

(一)扩瞳

1. 扩瞳的作用　①解除瞳孔括约肌和睫状肌痉挛,并有止痛作用;②减少睫状肌对睫状血管的压迫,改善局部血循环增强血流,有利于渗出吸收;③降低血管通透性,减少渗出;④瞳孔开大,预防虹膜后粘连的发生,或及时拉开新鲜的虹膜后粘连,保持瞳孔的活动性。

2. 常用的扩瞳剂

(1)阿托品(atropine)0.5%～2.0%:为作用最强的睫状肌麻痹剂,作用可持续 1～2 周,有滴眼液、眼膏和凝胶等多种制剂,用于急性严重的前葡萄膜炎,每日点眼 1～2 次。

(2)东莨菪碱(scopolamine)0.25%～0.5%:有较强的扩瞳和睫状肌麻痹作用,药效持续约 5 天,用于对阿托品过敏的严重前葡萄膜炎。

(3)后马托品(homatropine)1%～5%:持续扩瞳 2 天,易缓解,不引起睫状肌的完全麻痹。用于中度的前葡萄膜炎。能保持瞳孔的活动性,预防在瞳孔开大情况下虹膜后粘连的发生。

(4)优他民(euphthalmine, eucatropine)5%～10%:有轻度睫状肌麻痹作用,扩瞳作用维持 4 小时,适用于轻度前葡萄膜炎。

(5)乙酰环戊苯(cyclopentalate、cyclogyl)0.5%～2.0%:有较强的扩瞳和睫状肌麻痹作用,但持续时间仅数小时,高峰在 45 分钟内,用缩瞳剂后 6 小时可缓解,适用于轻和中度前葡萄膜炎以及不需要经常扩瞳者。晚上用药,可预防虹膜后粘连的发生。

(6)托吡卡胺(tropicamide, mydriacyl)1.0%～2.0%:由莨菪酸衍生物合成,扩瞳力强而快,又有睫状肌麻痹作用。用后 20 分钟作用达高峰,持续 6 小时,用于轻度前葡萄膜炎。

(7)去氧肾上腺素(phenylephrine,又称新福林 neosynephrine)2%～10%:为合成的拟交感神经性药物,兴奋瞳孔开大肌,用药后 20～40 分钟产生强扩瞳效应,但无睫状肌麻痹作用,药效持续 4～10 小时。主要用于拉开新形成的虹膜后粘连和扩瞳检查眼底(老人禁用高浓度)。

(8)复方托吡卡胺(tropicamide composite):为 0.5% 托吡卡胺和 0.5% 盐酸脱氧肾上腺素的混合液,对副交感神经和交感神经均起作用,扩瞳强而快,作用时间短,用于轻、中度前葡萄膜炎。优于去氧肾上腺素,是临床上常用的药物。

当虹膜已有后粘连且这种粘连发生时间较短时,可结膜下注射混合扩瞳剂,常用者有两种:一是 1% 阿托品、4% 可卡因和 0.1% 肾上腺素的等量混合剂;另一种是 0.5% 去氧肾上腺素、0.4% 后马托品和 1% 普鲁卡因等量混合剂。每次注射 0.1～0.2ml,应注射于靠近新形成的虹膜后粘连的近角膜缘处的结膜下。

3. 扩瞳注意事项　①点用扩瞳剂须以棉球压迫泪

囊部 5 分钟,防止药液流入鼻腔而被鼻黏膜吸收,此对儿童、老年人尤为重要;②扩瞳可能激发急性闭角型青光眼,使用过程中应注意眼压变化,老年人或浅前房者更要警惕,可先试用弱扩瞳剂再用强扩瞳剂,以策安全;③注意药物浓度,小儿应使用较低浓度;④注意药物的副作用,及时发现,及时治疗。

4. 常用扩瞳剂的副作用

(1)阿托品:可引起过敏性结膜炎、眼痒、睑皮肤潮红、结膜充血等副作用,停用后通常自行好转。有过敏者改用其他扩瞳药。阿托品中毒现象较多发生于小儿,由于药液浓度高或未压迫泪囊部所致。表现为颜面潮红、口渴、烦躁不安、心动过速等。一旦发生,应停药并尽快多饮水促其排出,必要时及时请内科会诊处理。

(2)去氧肾上腺素:主要兴奋 α 受体,用药后外周血管收缩,血压上升,也可引起反射性心动过缓及各种严重心血管疾病。副作用的发生与药物浓度和剂量直接相关。Fraunfeloler 等(1978)收集用 10% 去氧肾上腺素点眼引起副作用的 33 例患者中,发现 15 例发生心肌梗死,也有发生脑血管意外者,尚有报告一例急性虹膜睫状体炎,先用 1% 阿托品,后又用 10% 去氧肾上腺素棉片,最后发生蛛网膜下腔出血,可能是阿托品的阻断迷走神经作用,使去氧肾上腺素的反应加强。Mathews 报告一例疑有室间隔缺损小儿用 10% 去氧肾上腺素点眼后出现急性肺水肿。此外尚有报道发生肺栓塞者。此药还可引起头痛、心悸、呕吐、全身出汗等,并可发生过敏症状,出现喘息性支气管炎。有严重冠心病、高血压心血管病、甲状腺功能亢进者要慎用,更不能用浓度为 10% 的液体。因可引起胎儿缺氧,所以孕妇禁用。阿托品有增强去氧肾上腺素作用的特点,因此不能同时点用两种高浓度药物。目前经常应用的复方托吡卡胺因含有肾上腺素,其作用与去氧肾上腺素近似,老年人和心血管疾病者都要慎用。

(二)局部抗炎治疗

1. 局部糖皮质激素治疗

(1)作用:降低毛细血管通透性、抑制炎症细胞浸润和渗出,并可抑制成纤维细胞增殖、减少胶原纤维变性和细胞间质增生。

(2)给药方法:根据炎症部位和病变的轻重缓急,选用不同的用药途径和剂量。

1)滴眼剂:主要用于前葡萄膜炎和前房有炎症反应者,有醋酸可的松、醋酸泼尼松和醋酸泼尼松龙(0.25%～0.5%)、地塞米松滴眼剂或眼膏多种制剂。眼膏多用于晚间临睡前,达到缓慢吸收延长药物作用的效果。糖皮质激素滴眼剂一般易于穿透角膜,在房水

中达到有效浓度,因此点眼是最常用的治疗前葡萄膜炎的方法。对急性严重的炎症可给予地塞米松或醋酸泼尼松龙频繁点眼,最初频度可为 15 分钟～1 小时点眼一次,炎症减轻后可降低点眼频度,并应更换作用较弱的糖皮质激素点眼剂。

2)糖皮质激素眼周注射:眼周注射包括:结膜下注射、前 Tenon 囊下注射、后 Tenon 囊下注射和球后注射四种途径。

A. 结膜下注射:强力扩瞳剂是治疗新鲜虹膜后粘连的一个常用方法。结膜下注射糖皮质激素通常可被点眼的方法所取代,因此一般不需要该方法治疗,但在患者有严重的前房积脓或大量纤维素渗出时,或患者对糖皮质激素点眼剂不能耐受(如出现角膜上皮改变)时,可给予糖皮质激素结膜下注射,如给予地塞米松 2.5mg 结膜下注射,必要时可重复使用,但一般不宜多次反复应用。

B. 前 Tenon 囊下注射:效果与结膜下注射达到的效果相似,因此它通常可被结膜下注射所取代。

C. 后 Tenon 囊下注射:是用于治疗单侧中间葡萄膜炎或后葡萄膜炎,特别是伴有黄斑囊样水肿的视网膜血管炎的一种治疗方法。通常选用作用时间长的制剂,如曲安西龙,每次注射 15～20mg,1 个月后可重复注射。反复注射可引起眼压升高、白内障等副作用,也可出现注射本身所致的一些并发症,所以不宜反复多次注射。

D. 球后注射:所起作用与后 Tenon 囊下注射的效果相似,由于球后注射易引起视神经损伤等并发症,所以可被后 Tenon 囊下注射方法所取代。

玻璃体内注射或缓释装置的植入:对于一些严重的后葡萄膜炎或顽固性后葡萄膜炎、病毒性视网膜炎或眼内炎,全身用药或眼周注射难以在玻璃体内达到有效浓度,可考虑进行药物玻璃体内注射,对非感染性炎症可考虑给予糖皮质激素玻璃体内注射,通常选用曲安西龙,每次注射 2～4mg,可重复注射。但由于该药易引起白内障、眼压升高等副作用,反复注射增加眼内感染和损伤的机会,因此应权衡利弊,慎重选择。此外,非感染性葡萄膜炎的炎症虽然发生在眼局部,但疾病的根源在于全身免疫反应,玻璃体内注射药物可在局部发挥强大作用,但对全身免疫反应则无或有很小作用,因此在局部药物浓度消失后,葡萄膜炎往往复发。因此正确评价这一治疗方法的有效性和局限性,局部治疗联合全身用药既可解决局部严重的炎症又可抑制全身的免疫反应,因此应根据患者的情况选择合适的治疗方法。对于感染性葡萄膜炎则应给予相应的抗感染制剂或联合糖皮质激素玻璃体内注射,

对于细菌、真菌性眼内炎往往需联合玻璃体切除术。

玻璃体内植入缓释装置以缓慢持久释放糖皮质激素是最近研发的一种新的治疗方法，目前国外正在进行临床试验，已有制剂用于葡萄膜炎的治疗。此种方法同样存在着引起眼压升高和白内障的风险以及不能抑制全身免疫反应等问题。

2. 非甾体消炎剂点眼治疗 非甾体类抗炎药主要通过抑制花生四烯酸代谢产物发挥抗炎作用，在外伤或眼前段手术后的前房炎症发生中，花生四烯酸代谢产物是重要的炎症介质，因此对此类炎症应使用非甾体类抗炎药点眼治疗，其他原因所致的前房炎症，也可能有花生四烯酸代谢产物的参与，也可给予此种药物点眼治疗。

二、全身治疗

（一）肾上腺皮质激素

主要是使用糖皮质激素，它是治疗葡萄膜炎的常用药物。

1. 糖皮质激素的生物合成和调节 人体肾上腺皮质分泌的糖皮质激素的生物合成直接受垂体前叶分泌的促肾上腺皮质激素（ACTH）控制，而ACTH的分泌又需要丘脑的促肾上腺皮质激素释放因子（CRF）的刺激，该系统称为下丘脑-垂体-肾上腺轴（hypothalamus-pituitary-adrenal axis），简称为HPA轴。血浆中糖皮质激素水平的升高又反馈作用于CRF、ACTH，抑制其分泌，使肾上腺皮质分泌和糖皮质激素合成减少；而且其分泌有自发性的昼夜节律，因此，给药时应考虑这些特点，尽量减少药物的副作用。

2. 糖皮质激素的药理作用 见本书的有关章节。

3. 全身应用糖皮质激素的适应证及禁忌证 全身应用适用于经局部治疗效果不明显的严重前葡萄膜炎、中间葡萄膜炎、后葡萄膜炎或全葡萄膜炎。

全身应用皮质激素前必须注意有无用药的禁忌证，如活动性消化道溃疡、肺结核、精神病、严重高血压、糖尿病、心肌梗死、创伤修复期，妊娠特别是在早期以及某些全身及眼病如疱疹性角膜炎、真菌感染等都应禁用或慎用。

4. 全身常用的糖皮质激素制剂按作用时间的长短一般分为三种，即短效、中效、长效（表7-12）。

5. 全身应用皮质激素的原则和方法

（1）用药原则：根据炎症程度和发病急缓以及患者自身情况决定药量，尽量采取短期用药，但对严重病例要早用，且量要足，以便及时控制炎症，对于慢性炎症则选用适宜剂量长期应用，以达持久控制炎症之目的。大剂量皮质激素治疗2周以上者不宜突然停用，应根据病情和患者自身情况逐渐减量。

（2）用药方法：应根据血浆皮质醇水平的日夜循环规律决定给药的最佳时间。早晨7:00～8:00皮质醇分泌量最高，以后逐渐下降，午夜的分泌量最低。血液糖皮质激素水平对CRF、ACTH的分泌有负反馈作用，早晨HPA处于分泌高峰时，它对血液中糖皮质激素变化引起负反馈作用的敏感性最低，而在午夜HPA活动处于低水平时，对外源性激素的负反馈作用最敏感。因此早晨7:00～8:00一次顿服药的方法对HPA的抑制效应最小，符合生理要求，可减少副作用。全身用药以口服泼尼松为主。

用药剂量：一般于早晨7～8时一次顿服，开始量一般为1～1.2mg/（kg•d），以后根据炎症减轻程度逐

表 7-12 常用糖皮质激素药物的比较

类别	药物	对受体的亲和力	对水钠的影响（比值）	对糖代谢的影响（比值）	抗炎作用（比值）	等效剂量（mg）	半衰期（分）	半效期（小时）
短效								
	氢化可的松	1.0	1.0	1.0	1.0	20	90	8～12
	可的松	0.01	0.8	0.8	0.8	25	90	8～12
中效								
	泼尼松	0.05	0.6	3.5	3.5～4.0	5	>200	12～36
	泼尼松龙	2.2	0.6	4.0	4.0	5	>200	12～36
	甲泼尼龙	11.9	0.6	5.0	5.0	4	>200	12～36
	曲安西龙（去炎松）	1.9	0	5.0	5.0	4	>200	12～36
长效								
	地塞米松	7.1	0	30	26～30	0.75	>300	36～72
	倍他米松	5.4	0	33～35	25～35	0.60	>300	36～72

渐减量，开始每1~2周减量一次，每次减5mg，待减至20mg/d，此剂量应维持一段时间后再减量。急性前葡萄膜炎以局部用药为主，严重者可短期口服泼尼松，治疗时间一般不超过2个月。

6. 糖皮质激素的副作用及其防治

（1）全身副作用

1）类肾上腺素皮质功能亢进症：大剂量长期应用可引起此种副作用，主要表现为满月脸、痤疮、多毛、低血钾、水肿、高血压、糖尿病等。长期用药者应同时补充钾盐，进低盐、高蛋白饮食，减少碳水化合物摄入，并定期测血压和尿糖。

2）诱发或加剧消化性溃疡、出血：消化道溃疡者应慎用或禁用糖皮质激素，在治疗过程中发现消化道溃疡表现者应到相关科室治疗。

3）诱发精神症状：长期大剂量使用可引起失眠、精神紊乱或失常，轻者应减量，并给镇静剂，严重者应停药。

4）并发或加重感染：用药前注意全身有无感染病灶，对确诊为感染的患者应加用相应的抗感染治疗，并应注意调整糖皮质激素的用量。

5）骨质疏松和肌萎缩：老人和小儿尤当注意，应补充钙盐和维生素D，促进钙的吸收，必要时注射苯丙酸诺龙。长期服用皮质激素可发生股骨头坏死，应予重视，对于使用大剂量激素者，特别是老年患者应定期监测有无股骨头坏死的改变，如发现异常，应减药或停药。

6）停药后不良反应：出现急性肾上腺危象，由于患者自身肾上腺皮质分泌减少所致，表现为恶心、呕吐、腹痛、血压低下、昏迷或酸中毒症状，多发生于应激状态如接受大手术或全身感染时，或长期用药突然停药时。应立刻静脉点滴氢化可的松，并纠正电解质紊乱。

（2）眼部副作用

1）糖皮质激素性白内障：其发生率与激素用量和用药时间成正比。早期混浊位于后极部的晶状体后囊下，混浊为细小点状，并掺有空泡或结晶聚集成颗粒状，与炎症后并发性白内障相似，后期引起晶状体全混浊。

2）糖皮质激素性青光眼：地塞米松和倍他米松易引起眼压增高，特别是有青光眼发生倾向者，停用糖皮质激素后眼压可恢复正常。眼局部应用，特别是玻璃体内注射更易引起眼压升高，眼压升高的机制与前房角黏多糖有关：黏多糖有调节眼压的作用，已证明前房角组织中存在着不溶性酸性黏多糖。眼压过低时前房角的黏多糖更趋浓缩，小梁间隙变小，房水外流阻力增大；眼压上升到一定程度时，前房角细胞溶酶体释放水解酶，解聚黏多糖，小梁间隙变大，增加房水外流。糖皮质激素可破坏黏多糖的正常转变，使不溶性酸性黏多糖增加，导致小梁变厚，影响房水排出而致眼压升高。

3）诱发真菌、疱疹病毒性角膜炎，并可延缓角膜创伤的修复，甚至引起角膜穿孔。

（二）其他消炎剂

这是针对某些化学炎症介质如组胺、激肽和前列腺素等的拮抗剂，可缓解炎症代谢物质的作用。这种古老的抗炎药物由于糖皮质激素的强大抗炎作用已稍显逊色。

1. 水杨酸类　如水杨酸钠和阿司匹林。

（1）主要作用及机制：具有解热、镇痛、消炎及抗风湿作用。对炎症、免疫反应及结缔组织代谢均有抑制作用，并能抑制血小板黏聚。作用机制有：①抑制前列腺素（PGS）合成，可抑制花生四烯酸代谢过程中所需要的环加氧酶（cyclo-oxygenase），从而抑制PGS的形成。炎症时局部环加氧酶活性升高，PGS形成加速，眼内PGS含量升高，可引起血-房水屏障的破坏而出现一系列炎症表现，水杨酸类可抑制这种反应；②抑制血小板聚集，血小板容易黏附于损伤处血管壁上的胶原，黏附的血小板和胶原可释放血栓素2和二磷酸腺苷及其他因子，导致血小板更多地黏附在一起，甚至形成血栓。阿司匹林可干扰血小板与胶原间的作用，减少血小板聚集。

（2）眼科临床应用：此药早年报道可用于治疗急性视网膜坏死和Behçet病的视网膜血管炎，但目前已很少使用。

（3）副作用及注意事项：①胃肠道刺激症状，如恶心、呕吐、食欲不振，由于水杨酸离子被胃黏膜吸收后，集聚在黏膜和毛细血管细胞上而产生局部刺激作用，减少保护胃壁的黏液形成，使胃黏膜血管收缩，致局部贫血，甚至坏死，因此消化道溃疡者禁用；②出血，水杨酸钠有对抗维生素K的作用，长期服用可使血中凝血酶原减少，阿司匹林降低血小板黏附性，干扰凝血过程可造成出血，故年老体弱，动脉硬化伴高血压，肝、肾功能损害以及孕妇要慎用，特别在分娩前两周禁用，以免造成婴儿颅内出血；③中毒症状，长期大量服用可出现头痛、头晕、耳鸣，甚至发热、皮疹以及白细胞降低。副作用明显时应停药。

2. 吲哚美辛（indomethacin，消炎痛）　为吲哚类衍生物，系阿司匹林的同类药物，作用相似。

（1）主要作用及机制：有消炎、解热、镇痛作用；抗炎、抗风湿的效果比阿司匹林强。作用机制：①抑制 PGS 的合成；②抑制参与炎症过程中的细胞趋化因子；③抑制溶酶体膜的释放；④抑制炎症代谢产物；⑤抑制黏多糖的生物合成；⑥对抗血小板聚集，防止血栓形成；⑦减轻免疫反应和过敏反应。

（2）眼科应用：有报道此种药物可用于治疗幼年型慢性关节炎伴发的葡萄膜炎，但其作用尚未能得到大多数学者的认同。常用量每次 25mg，每日 2～3 次。

（3）副作用及其注意事项：吲哚美辛可引起以下副作用：①胃肠道症状，与阿司匹林引起者相似，长期应用可致胃功能减退，黏膜变性或脱落，严重者甚至并发出血和穿孔；②中枢神经症状，常见有头痛、头晕、失眠、耳鸣、精神抑郁或错乱；③中性粒细胞减少；④少数病例可发生肝肾功能损害；⑤眼部副作用，Grahan（1988）综合文献报道指出吲哚美辛可致色觉异常、夜盲、视野缩小、角膜沉着性混浊、黄斑部色素紊乱等。停药可恢复。

3. 布洛芬（brufen） 作用与阿司匹林相似，毒性反应较轻，有报道可用于儿童前葡萄膜炎的治疗。常用量每次 200mg，每日 3 次。

（三）免疫抑制剂

目前可使用的免疫抑制剂有多种，如烷化剂（环磷酰胺、苯丁酸氮芥）、抑制嘌呤合成的药物（硫唑嘌呤、麦考酚酸酯）、抑制白细胞功能的药物（秋水仙碱、氨苯砜）、环孢素、FK506、雷帕霉素（西罗莫司）、人基因重组 α- 干扰素和针对肿瘤坏死因子的生物制剂（包括抗肿瘤坏死因子的抗体和可溶性肿瘤坏死因子的受体）。

葡萄膜炎免疫抑制剂的应用如下：

1. 适应证及禁忌证 适用于以下情况：①对糖皮质激素治疗无效或不能继续应用糖皮质激素并有失明危险的严重性非感染性葡萄膜炎，如 Behçet 病、交感性眼炎等；②用药禁忌证，如活动性肺结核、消化道溃疡、真菌感染、急性传染病以及肝肾功能严重异常的患者；③用前医师应充分了解所用药物的特点和副作用，并能密切随访病例；④用药前要向患者和家属说明可能产生的副作用，以争取患者及家属的配合。

2. 治疗中副作用的监测 用药前常规检查白细胞及血小板、肝肾功能和血糖，用药前还应排除结核等全身感染，用药后应每 1～2 周复查血常规、肝肾功能，发现问题应减量，严重者应停药，并做相应处理。

3. 葡萄膜炎常用的免疫抑制剂

（1）环磷酰胺（cyclophosphamide）：为氮芥衍生物，可口服或静脉注射。大量糖皮质激素、氯喹、巴比妥、维生素 A 和碘化钾均可提高其活性，因此与以上药物合用时应注意，特别对用大量糖皮质激素的患者，如再加用环磷酰胺时，应减少激素剂量，以免加重环磷酰胺的毒性。口服常用量为每日 1～2mg/kg（或 50～100mg）分 2 次服，有人建议饭前 1～2 小时服用，以免食物内的磷酸酶消耗其活性。静脉注射，每日 100～200mg 加入 20ml 生理盐水内缓慢注入，每日或隔日注射 1 次。此药有骨髓抑制作用，并能引起出血性膀胱炎，此外尚有引起不育等副作用，在使用前应向患者详细解释此药的副作用，在治疗过程中应定期进行相应检查。

（2）苯丁酸氮芥（chlorambucil）：作用与环磷酰胺相似，药效较为温和，毒性较小，对血小板有抑制作用。Mamoa 等（1970）首先报告用本剂治疗 Behçet 病获得良好效果，并为以后的报告所证实。剂量为每日 0.1～0.2mg/kg 或 5～10mg。国内杨培增推荐每日 0.1～0.2mg/kg 连续用药数月，然后逐渐减量，可发挥持久效果。此药毒副作用与环磷酰胺相似，但相对较轻，引起男性不育的副作用较环磷酰胺明显。

（3）硫唑嘌呤（azathiopurine, imuran）：在肝内分解为 6- 巯基嘌呤（6MP）而发挥免疫抑制作用，作用比 6MP 强，毒性小，但大剂量可导致中毒性肝炎。因此肝肾功能不全及孕妇禁用。此外它还可引起骨髓抑制、胃肠道反应、高敏感性综合征、继发感染、脱发等副作用。一般用量为每日 1.0～2.5mg/kg。

（4）甲氨蝶呤（methotrexate, MTX）：通过抑制二氢叶酸还原酶的活性对细胞代谢发挥抑制作用。服用后 50%～90% 从尿中排出，肾功能不全者禁用。常用剂量为每周 7.5～15mg，一次口服，也可给予静脉注射。此药具有骨髓抑制、肝毒性、肺毒性等，在治疗过程中应密切观察，以免出现严重的毒副作用。

（5）环孢素（ciclosporin）是从土壤真菌提取的一种含有 11 个氨基酸的环状 11 肽（cyclicpeptide），脂溶性，可抑制淋巴细胞转化，特别是对辅助 T 细胞有抑制作用，近年研究发现它可抑制 IL-17、IFN-γ、RORgammat 和 T-bet，并能抑制 Th1 和 Th17 细胞的分化。CsA 不同于其他免疫抑制剂，它对骨髓细胞没有毒性作用，也不影响 B 细胞抗体的产生，常用药量为 3～5mg/（kg·d），主要用于 Behçet 病、Vogt- 小柳原田综合征等顽固性非感染性葡萄膜炎。此药有肾毒性、肝毒性、心血管毒性（血压升高）、神经毒性（肢体震颤，严重者可引起精神异常），还可引起牙龈增生、多毛、月经紊乱等副作用。

（6）秋水仙碱（colchicine）：是治疗痛风的古老药物，其主要作用为抑制白细胞趋化，可用于以白细胞趋化强为特征的 Behçet 病，也可用于胶原病和风湿性疾病。它由秋水仙种子提取，化学构造由 1 个苯环和两个带 7 个碳的环组成。其作用：①抑制白细胞游走因子的释放；②抑制中性白细胞吞噬时释放的溶酶体酶；③抑制多核细胞释放激肽（kinin），从而抑制激肽所致的血管通透性增加；④还可抑制前列腺素。此药主要用于治疗 Behçet 病。一般用量为 0.5mg，每日 2 次，症状减轻后减至每日或隔日 0.5mg。主要副作用是影响生育和胃肠道刺激症状；长期应用可发生造血功能障碍，末梢神经麻痹、脱发、肾功能异常。用药时应每 1～2 周检查白细胞和血小板，并注意定期进行肝肾功能检查。

（7）FK506：1989 年从链霉菌的培养液中分离出来的大环脂类抗生素，FK506 与 CsA 相同，都是通过亲免疫素（immurophilin）形成复合物而发挥作用。在肝内进行代谢，代谢产物由尿和粪排出，作用是 CsA 的 10～100 倍。已发现它对辅助 T 细胞、嗜碱性粒细胞、肥大细胞有抑制作用。它不仅是强效的免疫抑制剂，并有抗真菌特性。

FK506 在眼科的应用始于日本。治疗自身免疫性眼病的常用量为 0.1～0.15mg/（kg·d）。主要用于各种免疫抑制剂无效的 Behçet 病患者，但有关此药治疗 Behçet 病和其他类型葡萄膜炎的报道很少，其效果尚有待于进一步观察。

FK506 主要副作用有：①胃肠道症状，如呕吐等；②神经系统症状，如头痛、失眠等；③肾功能异常；④糖耐量改变等。目前资料表明静脉给药副作用较大，口服副作用较小。应用 FK506 治疗眼病目前仍处于探索阶段，需要进一步总结经验。

（8）英夫利昔单抗（infliximab）：是一种来源于小鼠的抗肿瘤坏死因子的嵌合单克隆抗体，主要适用于强直性脊椎炎、类风湿性关节炎、银屑病性关节炎，近年来在国外有人用于治疗对常规免疫抑制剂无效的 Behçet 病性葡萄膜炎以及强直性脊椎炎伴发的葡萄膜炎。目前尚无统一的有关此药的使用方法，用量一般为 3～10mg/kg，一般于初次静脉注射后，第二、第六周再次静脉给药，以后每 6～8 周给药一次。

此种生物制剂的治疗效果已被证实，但问题是停药后尚不能预防疾病的复发，由于它价格昂贵，并且在国内尚未被批准用于葡萄膜炎的治疗，限制了其在葡萄膜炎治疗中的应用。此种生物制剂的副作用有全身性感染、输液反应、血小板减少、肝炎、恶性肿瘤等。

（9）依那西普：是肿瘤坏死因子的可溶性受体，通过与肿瘤坏死因子结合而发挥对该因子的抑制作用。其适应证与英夫利昔单抗相似，一般给予 25mg 皮下注射，每周 2 次。副作用有注射部位溃烂、感染、继发性感染、骨髓抑制、皮肤过敏性疾病、哮喘、胃肠道反应、血压升高、神经系统异常等，此种生物制剂在我国也未获批准用于治疗葡萄膜炎。

（10）人基因重组 α- 干扰素：目前研究表明此种生物制剂可以促进 Th1 细胞反应、增强自然杀伤细胞的毒性和 T 淋巴细胞的功能，抑制 T 淋巴细胞黏附于血管壁、抑制血管炎的发生，最近研究表明，抑制 IL-17⁺ 细胞，抑制 IL-17 的产生，并能上调调节性 T 细胞（Tregs）。杨培增研究组发现，将人类 α- 干扰素注射至 B10RIII 小鼠的视网膜下，发现可显著抑制实验性自身免疫性葡萄膜炎的发生和严重程度，同时可抑制淋巴细胞的增殖和 IL-17 的产生。

此种生物制剂在国外已用于治疗 Behçet 病性葡萄膜炎，治疗所用剂量为每日 $6×10^6$IU，皮下注射，治疗 2～8 周后可改为每日 $3×10^6$IU，治疗 3～4 个月后可改为隔日使用 $3×10^6$IU。此种药物在我国尚未批准用于治疗葡萄膜炎。副作用有感冒样的症状、注射部位红肿、白细胞减少、脱发、纤维性肌瘤、甲状腺炎、银屑病加重、癫痫加重、自身抗体形成等。

（杨培增　孙世珉）

主要参考文献

1. 杨培增. 葡萄膜炎诊断与治疗. 北京：人民卫生出版社，2009.

2. American Academy of Ophthalmology. Introocular inflammation and uveitis. 2010-2011.

3. Meng Q, Yang P, Li B, et al. CD4＋PD-1＋T cells acting as regulatory cells during the induction of anterior chamber-associated immune deviation. Invest Ophthalmol Vis Sci, 2006；47：4444-4452.

4. de Smet MD, Taylor SR, Bodaghi B, et al. Understanding uveitis: the impact of research on visual outcomes. Prog Retin Eye Res, 2011；30：452-470.

5. Li B, Yang P, Zhou H, et al. T-bet expression is upregulated in active Behçet's disease. Br J Ophthalmol, 2003；87：1264-1267.

6. Bodaghi B, Touitou V, Fardeau C, et al. Ocular sarcoidosis. Presse Med, 2012；41：e349-e354.

7. Zhao C, Yang P, He H, et al. S-antigen specific T helper type 1 response is present in Behçet's disease. Mol Vis, 2008；14：1456-1464.

8. Chen L, Yang P, Zhou H, et al. Diminished frequency and function of CD4＋CD25high regulatory T cells associated with active uveitis in Vogt-Koyanagi-Harada syndrome. Invest Ophthalmol Vis Sci, 2008；49：3475-3482.

9. Jiang Z, Yang P, Hou S, et al. IL23R gene confers susceptibility to Behçet's disease in a Chinese Han population.

Ann Rheum Dis，2010，69：1325-1328.

10. Taylor AW. Ocular immune privilege. Eye（Lond），2009，23：1885-1889.

11. He H，Yang P，Jiang L，et al. Upregulation of CD94 on CD8 + T Cells in Anterior Chamber-Associated Immune Deviation. BMC Immunology，2008，9：53-64.

12. Chen Y，Yang P，Li F，et al. The effects of Th17 cytokines on the inflammatory mediator production and barrier function of ARPE-19 cells. PLoS ONE，2011，6：e18139.

13. Liu X，Yang P，Wang C，et al. IFN-alpha blocks IL-17 production by peripheral blood mononuclear cells in Behçet's disease. Rheumatology，2011，50：293-298.

14. Li F，Yang P，Liu X，et al. IL-21 upregulation and promotion of IL-17 production in chronic/recurrent Vogt-Koyanagi-Harada disease. Arch Ophthalmol，2010，128：1449-1454.

15. Chi W，Zhu X，Yang P，et al. Upregulated IL-23 and IL-17 in Behçet Patients with Active Uveitis. Invest Ophthalmol Vis Sci，2008，49：3058-3064.

16. Sun M，Yang P，Du L，et al. Contribution of CD4 + CD25 + T cells to the regression phase of experimental autoimmune uveoretinitis. Invest Ophthalmol Vis Sci，2010，51：383-389.

17. Wang C，Tian Y，Ye Z，et al. Decreased IL-27 in association with an increased Th17 response in Vogt-Koyanagi-Harada disease. Invest Ophthalmol Vis Sci，2012，53：4668-4675.

18. Meguro A，Ota M，Katsuyama Y，et al. Association of the toll-like receptor 4 gene polymorphisms with Behçet's disease. Annals of the rheumatic diseases，2008，67：725-727.

19. Sada T，Ota M，Katsuyama Y，et al. Association analysis of Toll-like receptor 7 gene polymorphisms and Behçet's disease in Japanese patients. Human Immunology，2011，72：269-272.

20. Fakhfakh Karray E，Bendhifallah I，Zakraoui L，et al. Association of small ubiquitin-like modifier 4 gene polymorphisms with rheumatoid arthritis in a Tunisian population. Clinical and experimental rheumatology，2011，29：751.

21. Pratap DS，Lim LL，Wang JJ，et al. The role of toll-like receptor variants in acute anterior uveitis. Molecular vision，2011，17：2970-2977.

22. Kappen JH，Wallace GR，Stolk L，et al. Low prevalence of NOD2 SNPs in Behçet's disease suggests protective association in Caucasians. Rheumatology（Oxford），2009，48：1375-1377.

23. Martin TM，Bye L，Modi N，et al. Genotype analysis of polymorphisms in autoimmune susceptibility genes，CTLA-4 and PTPN22，in an acute anterior uveitis cohort. Molecular vision，2009，15：208-212.

24. Horie Y，Kitaichi N，Katsuyama Y，et al. Evaluation of PTPN22 polymorphisms and Vogt- Koyanagi-Harada disease in Japanese patients. Molecular vision，2009，15：1115-1119.

25. Hou S，Xiao X，Li F，et al. Two-stage association study in Chinese Han identifies two independent associations in CCR1/CCR3 locus as candidate for Behçet's disease susceptibility. Human Genetics，2012，131：1841-1850.

26. Chen F，Hou S，Jiang Z，et al. CD40 gene polymorphisms confer risk to Behçet's disease but not to Vogt_Koyanagi_Harada syndrome in a Han Chinese population. Rheumatology，2012，51：47-51.

27. Hu K，Hou S，Jiang Z，et al. JAK2 and STAT3 polymorphisms in a Han Chinese Population with Behçet's disease. Invest Ophthalmol Vis Sci，2012，53：538-541.

28. Meguro A，Ota M，Katsuyama Y，et al. Association of the toll-like receptor 4 gene polymorphisms with Behçet's disease. Annals of the rheumatic diseases，2008，67：725-727.

29. Sada T，Ota M，Katsuyama Y，et al. Association analysis of Toll-like receptor 7 gene polymorphisms and Behçet's disease in Japanese patients. Human immunology，2011，72：269-272.

30. Fakhfakh Karray E，Bendhifallah I，Zakraoui L，et al. Association of small ubiquitin-like modifier 4 gene polymorphisms with rheumatoid arthritis in a Tunisian population. Clinical and experimental rheumatology. 2011，29：751.

31. Kappen JH，Wallace GR，Stolk L，et al. Low prevalence of NOD2 SNPs in Behçet's disease suggests protective association in Caucasians. Rheumatology（Oxford）. 2009，48：1375-1377.

32. Hou S，Yang P，Du L，et al. SUMO4 gene polymorphisms in Chinese Han patients with Behçet's disease. Clinical immunology. 2008，129：170-175.

33. Horie Y，Kitaichi N，Katsuyama Y，et al. Evaluation of PTPN22 polymorphisms and Vogt-Koyanagi-Harada disease in Japanese patients. Molecular vision. 2009，15：1115-1159.

34. Baranathan V，Stanford MR，Vaughan RW，et al. The association of the PTPN22 620W polymorphism with Behçet's disease. Annals of the rheumatic diseases. 2007，66：1531-1533.

35. Atan D，Fraser-Bell S，Plskova J，et al. Cytokine polymorphism

in noninfectious uveitis. Investigative ophthalmology & visual science. 2010, 51: 4133-4142.

36. Atan D, Turner SJ, Kilmartin DJ, et al. Cytokine gene polymorphism in sympathetic ophthalmia. Investigative ophthalmology & visual science. 2005, 46: 4245-4250.

37. Remmers EF, Cosan F, Kirino Y, et al. Genome-wide association study identifies variants in the MHC class I, IL10, and IL23R-IL12RB2 regions associated with Behçet's disease. Nature genetics. 2010, 42: 698-702.

38. Htoon J, Nadig A, Hughes T, et al. IL18 polymorphism is associated with Behçet's disease but not lupus in patients from Turkey. The Journal of rheumatology. 2011, 38: 962-963.

39. Du L, Yang P, Hou S, et al. No association of CTLA-4 polymorphisms with susceptibility to Behçet disease. The British journal of ophthalmology. 2009, 93: 1378-1381.

40. Spriewald BM, Lefter C, Huber I, et al. A suggestive association of fuchs heterochromic cyclitis with cytotoxic T cell antigen 4 gene polymorphism. Ophthalmic research. 2007, 39: 116-120.

41. Chen F, Hou S, Jiang Z, et al. CD40 gene polymorphisms confer risk of Behçet's disease but not of Vogt-Koyanagi-Harada syndrome in a Han Chinese population. Rheumatology (Oxford). 2012, 51: 47-51.

42. Hou S, Xiao X, Li F, et al. Two-stage association study in Chinese Han identifies two independent associations in CCR1/CCR3 locus as candidate for Behçet's disease susceptibility. Hum Genet. 2012, 131: 1841-1850.

43. Hu K, Hou S, Jiang Z, et al. JAK2 and STAT3 polymorphisms in a Han Chinese population with Behçet's disease. Investigative ophthalmology & visual science. 2012, 53: 538-541.

44. Jiang Z, Yang P, Hou S, et al. IL-23R gene confers susceptibility to Behçet's disease in a Chinese Han population. Annals of the rheumatic diseases. 2010, 69: 1325-1328.

45. Park G, Kim HS, Choe JY, et al. SUMO4 C438T polymorphism is associated with papulopustular skin lesion in Korean patients with Behçet's disease. Rheumatology international.

2012, 32: 3031-3037.

46. Hou S, Shu Q, Jiang Z, et al. Replication study confirms the association between UBAC2 and Behçet's disease in two independent Chinese sets of patients and controls. Arthritis research & therapy, 2012, 14: R70.

47. Jabs DA, Nussenblatt RB, Rosenbaum JT. Standardization of Uveitis Nomenclature (SUN) Working Group. Standardization of uveitis nomenclature for reporting clinical data. Results of the First International Workshop. Am J Ophthalmol, 2005, 140 (3): 509-516.

48. Heo J, Sepah YJ, Yohannan J, et al. The role of biologic agents in the management of non-infectiousuveitis. Expert Opin Biol Ther, 2012, 12: 995-1008.

49. Foster CS. Principles of diagnosis and therapy//Foster CS, Vitale A. ed. Diagnosis and Treatment of Uveitis. Philadelphia: W.B. Saunders Company, 2002: 141-235.

50. Deuter C, Stübiger N, Zierhut M. Interferon-α therapy in noninfectious uveitis. Dev Ophthalmol, 2012, 51: 90-97.

51. LeHoang P. The gold standard of noninfectious uveitis: corticosteroids. Dev Ophthalmol, 2012, 51: 7-28.

52. Larson T, Nussenblatt RB, Sen HN. Emerging drugs for uveitis. Expert Opin Emerg Drugs, 2011, 16: 309-322.

53. Chi W, Zhu X, Yang P, et al. Upregulated IL-23 and IL-17 in Behçet Patients with Active Uveitis. Invest Ophthalmol Vis Sci, 2008, 49: 3058-3064.

54. Kaçmaz RO, Kempen JH, Newcomb C, et al. Cyclosporine for ocular inflammatory diseases. Ophthalmology, 2010, 117: 576-584.

55. Chi W, Yang P, Li B, et al. IL-23 promotes CD4+ T cells to produce IL-17 in Vogt-Koyanagi-Harada disease. J Allergy Clin Immunol, 2007, 119: 1218-1224.

56. Pujari SS, Kempen JH, Newcomb CW, et al. Cyclophosphamide for ocular inflammatory diseases. Ophthalmology, 2010, 117: 356-365.

57. Liu X, Yang P, Wang C, et al. IFN-alpha blocks IL-17 production by peripheral blood mononuclear cells in Behçet's disease. Rheumatology, 2011, 50: 293-298.

第四章
葡萄膜视网膜炎各论

第一节　感染性葡萄膜炎与视网膜脉络膜炎

一、角膜葡萄膜炎

角膜葡萄膜炎又称角膜虹膜炎或角膜虹膜睫状体炎，是指因角膜炎症性疾病累及虹膜或虹膜睫状体所造成的虹膜或虹膜睫状体的炎症。角膜葡萄膜炎可见于病毒性角膜炎、细菌性角膜炎、真菌性角膜炎和免疫性角膜炎。

【临床表现】　引起前葡萄膜炎病毒性角膜炎多为基质型，典型地表现为角膜基质水肿混浊，相应部位出现 KP，一般为中等大小，常伴有色素沉着，前房可出现炎症细胞和闪辉，虹膜可有后粘连，虹膜局灶性萎缩和脱色素，常伴有眼压升高，可出现轻度至中度睫状充血或混合性充血，反复发作者可因角膜内皮失代偿而出现角膜大泡状变性。

细菌性角膜炎所致的虹膜睫状体炎，则多见于毒性强烈的细菌感染，角膜出现溃疡，溃疡底部及周围有致密的浸润病灶和组织水肿，病变进展迅速，可出现多个病灶融合，伴有前房积脓。

真菌性角膜炎所致的虹膜睫状体炎通常有典型的角膜病变，角膜浸润病灶致密，呈牙膏样或苔垢样外观，可出现周围卫星状浸润病灶，前房积脓呈黏稠状、牙膏状或污秽状。

【诊断】　病毒性角膜炎引起的虹膜睫状体炎通常根据典型的角膜基质炎症、带色素外观的羊脂状或中等大小 KP、虹膜萎缩病灶即可做出正确诊断；细菌性角膜炎则应根据典型的角膜病变及病灶涂片染色或细菌培养结果；真菌性角膜炎应根据典型的角膜牙膏状浸润病灶和实验室检查进行确诊，病灶刮片发现真菌和菌丝或真菌培养阳性可做出明确诊断。

【治疗】　病毒性角膜炎所致的虹膜睫状体炎可给予抗病毒药口服治疗，由于此种炎症多是免疫反应所致，因此还应给予糖皮质激素滴眼剂点眼和口服治疗。对于细菌性或真菌性角膜炎所致的虹膜睫状体炎或前房炎症反应，应给予有效的抗感染治疗（参见有关章节），并给予睫状肌麻痹剂点眼治疗。

（杨培增　古洵清）

二、化脓性眼内炎

眼内炎（曾称眼内容炎）可分为感染性、非感染性或伪装综合征。本章仅论及由细菌或真菌引起的感染性眼内炎，是临床最常见的化脓性眼内炎，由于病情凶险，发展迅猛，对眼组织和视功能破坏极大，若医治不及时，炎症向巩膜、眼外筋膜和眶组织发展，可进展为"全眼球炎"，甚至"眶蜂窝织炎"，因此是眼科急诊救治的主要病种之一。

【病因】

1. 致病菌　化脓性眼内炎的致病菌主要为细菌和真菌，以细菌更常见。以往眼内炎以毒力较强的致病菌如金黄色葡萄球菌、溶血性链球菌和铜绿假单胞菌多见。近半个世纪以来，由于抗生素、激素和免疫抑制剂的广泛使用、人工晶状体植入术的普及，以及实验室检查技术的提高，眼内炎致病菌的种类变得繁多，常见致病菌也有了变化，一些条件致病菌如表皮葡萄球菌、白色葡萄球菌、蜡样芽孢杆菌等占显著地位，真菌感染也日益增多。根据上海复旦大学附属眼耳鼻喉科医院统计资料（2008.6—2010.9），眼内炎玻璃体标本共 294 份（眼），病菌培养阳性的 154 份（阳性率 52.4%），菌种依次为葡萄球菌 75 眼（占 48.7%）、革兰阴性菌 29 眼（18.8%）、真菌 25 眼（16.2%）、链球菌 16 眼（10.4%）、其他革兰阳性菌 9 眼（5.8%）。

2. 感染途径　根据致病菌侵入眼内组织的途径不同分为外源性和内源性两类。

（1）外源性眼内炎：包括外伤后眼内炎或内眼手术后眼内炎。穿孔伤（包括眼内异物）后眼内炎占全部眼内炎的 40%～70%，其中细菌占 74%，真菌占 26%。农业性外伤要考虑真菌感染可能。眼内手术后眼内炎占全部眼内炎的 10%~20%，其中白内障手术为 0.07%~0.13%、二期人工晶状体植入术 0.4%、玻璃体手术 0.046%~0.07%、抗青光眼手术 0.06%~1.8%、穿透角膜移植术 0.11%~0.18%。病原体主要来自眼睑、泪囊和结膜，以革兰阳性球菌为主，占 70% 以上。

术后眼内炎根据起病的时间和分离的常见致病菌可分为：

1) 急性起病眼内炎：发生在眼内手术后 6 周内。常见致病菌为凝固酶阴性葡萄球菌，金黄色葡萄球菌，链球菌属，革兰阴性菌。

2) 慢性或延迟起病眼内炎：起病时间在术后 6 周以上。常见致病菌有丙酸痤疮杆菌，凝固酶阴性葡萄球菌，真菌。

3) 滤过泡相关眼内炎：通常发生在术后几月或几年。常见致病菌有链球菌属，嗜血杆菌属，革兰阳性菌。

(2) 内源性眼内炎：有体表或体内如皮肤、脑膜、心内膜、消化道、尿道及肺部等感染性病灶，致病菌经血循环转移至眼内，常伴有发热、白细胞计数及中性增高等败血症史。常见致病菌为链球菌、流感嗜酸杆菌、脑膜炎奈瑟菌等。大手术后、糖尿病患者、免疫功能低下和长期应用激素和抗生素者为眼内炎的高危人群，尤其要警惕真菌感染。

【临床表现】

1. 潜伏期　致病菌入眼后，在眼内生长繁殖并产生外毒素及内毒素，引起眼组织剧烈的炎症反应而出现一系列临床症状。这一潜伏期的长短因致病菌的毒力、数量、被感染者的反应性及防治程度的差异而不同，一般为 3 天左右。表皮葡萄球菌、白色葡萄球菌等条件致病菌、使用抗生素治疗以及真菌感染等的潜伏期较长可达数周；而毒力强的金黄色葡萄球菌、溶血性链球菌、铜绿假单胞菌、蜡样芽孢杆菌感染的潜伏期可短至数小时，且症状剧烈、发展迅速。

2. 症状和体征　典型的化脓性眼内炎有显著的表现，例如眼红肿、痛、畏光流泪、视力急剧减退，眼睑和结膜充血水肿、角膜水肿混浊甚至出现基质脓疡、前房大量细胞或有积脓、虹膜肿胀纹理不清、瞳孔缩小或伴渗出膜、晶状体可有混浊甚至皮质溶解、玻璃体呈灰白色颗粒或碎片状混浊甚至形成脓疡，瞳孔区黄白或灰白色反光取代正常的橘红色眼底反光，眼底模糊不清。

眼球穿孔伤者，常可发现角巩膜伤口有脓性分泌物或坏死组织；白内障术后者，可在角巩膜切口或缝线部位发现脓性分泌物、晶状体囊袋内有脓性分泌物积聚；丙酸痤疮杆菌所致的眼内炎在人工晶状体囊袋周围可见白色斑块并常伴有慢性肉芽肿性炎症。青光

眼术后发生眼内炎多为迟发性，因滤过泡过薄或有瘘管形成继发感染所致，可见滤过泡变混浊及泡周充血等，有时还可见到脓性混浊物由滤过口向前房内弥散；内源性者发病早期常可见到眼底：视网膜水肿、血管扩张出血、孤立或融合的灰白或黄白色病灶，常伴以全身的菌血或毒血症状，并可能找到原发感染病灶及其相应的症状体征。

超声波检查能了解玻璃体混浊的程度和部位、有无视网膜脱离，以及炎症有无累及眼周筋膜和眼外肌，在眼内炎的诊断与治疗随访中具有重要作用。整个病程中动态的超声检查，可掌握病情的进展，有助于对治疗效果和预后作出判断。

近年来，由于蜡样芽孢杆菌引发的眼内炎常呈暴发起病，应予足够的重视，其临床特点是：①有眼球穿通伤史，致伤物多沾有泥土或草屑；②潜伏期较短，甚至数小时即可发病；③症状重且发展快，眼内组织出血坏死，治疗不及时很快发展成全眼球炎；④可伴全身症状，如发热、白细胞分类计数升高等。

3. 转归　化脓性眼内炎可严重损害眼球组织，导致角巩膜的溃烂穿孔、晶状体混浊溶解、玻璃体混浊机化、牵引性视网膜脱离、视神经萎缩等，最后以眼球痨而告终。急性严重病例，有时需作眼球摘除或眼内容剜除。

部分病例炎症可向眼球表面的筋膜，甚至向眶内组织蔓延，导致全眼球炎和眶蜂窝织炎，此时眼痛加剧、眼睑和结膜高度充血水肿、眼球突出固定并常伴发热等全身症状。若炎症侵及颅内，则可引起危及生命的海绵窦血栓形成及化脓性脑膜炎。

【诊断】

1. 临床诊断　典型的临床表现容易诊断，对非典型的病例，以下情况可供参考：①眼球穿通伤或内眼手术后，出现眼痛并持续加重、视力下降、前房有渗出、房水和玻璃体大量细胞和闪辉，应考虑眼内炎。应仔细检查伤口、缝线的情况，并明确有无眼内异物滞留。外伤性眼内炎的诊断有时候因为外伤本身的创伤及修补手术后的炎症反应而容易混淆或延误诊断。诊断要点是密切随访患者，一般来说外伤本身所致的炎症反应会随着时间逐步减轻而并发眼内炎则正相反。眼外伤如果伴有晶状体破裂损伤或者延迟取出的眼内异物（大于 24 小时）则眼内炎的发生率明显增加。②有发热史的单或双眼红痛、视力减退、眼底渗出病灶、玻璃体混浊，应考虑内源性眼内炎的可能。应进一步作全身检查，寻找原发病灶；做血培养和全身潜在感染部位的培养，以明确致病菌。③大手术后、免疫力低下或长期使用激素和抗生素者，是化脓性眼内

炎的高危人群，如出现发展迅速的葡萄膜炎，应高度怀疑眼内炎。

2. 病原诊断　明确致病菌以便选择有效抗生素是眼内炎药物治疗的关键。

（1）根据病史和临床表现初步判断致病菌：起病急骤、临床表现严重者往往为感染毒力强的细菌，多为革兰阳性球菌（如金黄色葡萄球菌、溶血性链球菌）或革兰阴性杆菌（如铜绿假单胞菌），也可能为蜡样芽孢杆菌。农业环境中受伤或致伤物沾有植物碎屑、泥尘的眼内炎，多由真菌或蜡样芽孢杆菌引起。长期使用激素、抗生素或免疫抑制剂者，多为真菌感染；内源性眼内炎者如已确定原发病灶的致病菌，则眼内炎的病源应视为同种致病菌。

（2）根据实验室检查确定病原菌：实验室检查是诊断眼内炎的最重要依据，可以明确致病菌。细菌培养阳性者应进一步作菌种鉴定和药物敏感试验，据此选用有效抗生素。常用的方法是涂片和培养，标本采自角巩膜伤口或滤过泡表面的分泌物，房水、玻璃体、取出的眼内异物等。其中以玻璃体的标本阳性率最高，尤其是经过离心后的玻璃体液。标本在采集和检查过程中必须做到及时送检和避免受污染，否则可出现假阴性或假阳性。每个标本应同时作细菌和真菌两方面的检查：细菌涂片用革兰染色，培养用牛肉汤或血平板；真菌涂片需先用 KOH 溶解标本中的角蛋白后，在显微镜下寻找菌丝和孢子，培养用沙包平板。涂片法的优点是能快速判断细菌或真菌，并能大致区分出革兰阳性菌或阴性菌、球菌或杆菌，有时还能分辨出芽孢，据此可初步选用有效抗生素；培养需 3～7 天才有结果，优点是能确定菌种，并能作药敏试验而选用敏感抗生素。遗憾的是目前细菌培养阳性率还不高（37%～58%），病程、用药情况、取标本的部位、标本的浓度和实验操作等都可影响培养的结果。为了提高培养的可靠性，同一标本时作两份培养，相同的结果可排除污染的可能性。疑为丙酸痤疮杆菌时需作厌氧菌培养。

【防治】

1. 眼内炎的预防措施

（1）穿孔伤后眼内炎的预防：①伤后立即妥善缝合伤口；②尽早取出眼内异物并送细菌培养；③全身或局部选用抗生素并密切观察 3 天以上；④对于是否需预防性玻璃体腔注射抗生素尚存争议。但对于明显污染的眼内异物，合并晶状体破裂的眼后节外伤或早期明显的前房细胞怀疑眼内炎的患者可考虑预防性玻璃体腔注射抗生素。

（2）手术后眼内炎的预防：①有急性结膜炎、慢性泪囊炎或颜面部疖、痈等感染病灶者，需在炎症控制、

培养阴性后再作内眼手术；②内眼手术前应局部应用抗菌眼药水；③推荐用聚维酮碘消毒手术野（包括眼部皮肤和结膜囊，尤其睫毛根部）；④提倡塑料消毒巾将眼睑皮肤及睫毛完全包裹，不与手术野接触；⑤手术器械严格消毒，手术中避免污染；⑥手术结束时，结膜囊涂抗生素眼膏或球结膜下注射广谱抗生素。

（3）凡眼球穿通伤、内眼手术后，或者有发热、白细胞计数升高等全身症状者，若有眼痛并有葡萄膜炎的表现，尤其日趋严重时，要高度怀疑眼内炎的可能，采取相应措施，并逐日密切观察病情发展。

2. 眼内炎的治疗原则　化脓性眼内炎能迅速而严重地破坏眼组织、损害视功能，如不及时有效地控制炎症，将会造成视力丧失和眼球萎缩的严重后果；若能及早控制可望保留全部或部分视功能。因此，一旦怀疑为眼内炎，即应积极治疗。眼内炎的治疗包括药物治疗和必要时的手术治疗。

（1）药物治疗：除了局部应用扩瞳剂如 1% 阿托品外，主要是选用有效的抗生素。

1）抗生素的选择：由于病原菌的检查需待时日且阳性率较低，因此在明确病原之前，可选用涵盖绝大多数革兰阳性和阴性菌的广谱抗生素。若疑为真菌感染，则可选用两性霉素和氟康唑（大扶康）。当病原菌明确后，再根据药敏试验进行调整。

2）给药途径的选择：①全身用药。由于血眼屏障，许多药物不能进入眼内。虽然炎症使血眼屏障受到破坏，但进入玻璃体腔内的药物也难以达到有效的治疗浓度。眼内炎玻璃体切除研究（endophthalmitis vitrectomy study，EVS）显示静脉用抗生素对视力预后并无益处，但此项研究是针对白内障术后眼内炎，对外伤性眼内炎和内源性眼内炎还是要考虑全身用抗生素。②球结膜下或眼球旁注射，绝大部分抗生素难以渗入玻璃体腔内，即使球旁注入较大剂量，也仅少数可进入前房达到治疗浓度，且维持时间短，需每天多次注射。因此这一给药途径主要用于治疗眼前段的炎症，特别适合滤过泡或角巩膜伤口有感染者，不宜作为眼内炎的首选给药途径。③药液滴眼。不少抗生素能很好透过角膜进入前房，其在前房的浓度较球结膜下注射更高，但维持时间短，需频繁点药，而且难以渗入玻璃体内，故局部滴眼也以治疗眼前段的感染为主。一般可配制加强浓度的抗生素眼药频繁滴眼。④玻璃体腔内注射。将有效剂量的抗生素直接注入玻璃体腔内，是目前治疗眼内炎最常用及有效的给药方式。

（2）手术治疗

1）玻璃体腔穿刺注药术

A. 药物及剂量：玻璃体腔内注射抗生素首先见

于 Sallmann 的实验研究（1944 年），将青霉素注入眼内成功地治愈了实验性葡萄球菌性眼内炎。之后，对许多抗生素在眼内的治疗浓度及其对眼组织的毒、副作用进行了大量的实验研究，已确定了能安全注入玻璃体腔的抗生素不下 30 种，但常用的仅是少数几种。万古霉素是杀菌剂，对革兰阳性菌有效，极少发生耐药。有效浓度 1mg/0.1ml 眼内注射可很好耐受。头孢噻甲羧肟（或称头孢他啶，ceftazidime）是 β- 内酰胺酶稳定的第三代头孢菌素，对大多数革兰阴性菌有强效杀菌效果，且对部分革兰阳性菌如金黄色葡萄球菌亦有效。眼内注射的剂量为 2.25mg/0.1ml。而早期 EVS 推荐使用的阿米卡星（丁胺卡那霉素）（400μg/0.1ml）因氨基糖苷类的眼内毒副作用，已被头孢他啶取代。真菌感染时一般选用两性霉素 5μg/0.lml。

B．方法：表面麻醉。取 1ml 空针吸抽取 0.1ml 药液，含有上述剂量药物备用。用 5 号或 7 号注射针，自颞上或颞下角膜缘后 3.5～4mm（儿童 3mm）向眼球中心刺入达玻璃体腔内，最好针尖能插入玻璃体脓液内，抽吸 0.2ml 或更多的玻璃体，固定针头并退下针管，将针管内的玻璃体标本立即送检，同时接上吸有抗生素溶液的针管，向玻璃体腔内缓缓注入药液，拔出针头，穿刺部位用棉签轻压片刻即可。

C．注意事项：①刺入眼内时，针头应朝向眼球中心；抽吸及注药过程中针头要固定，避免移动而损伤晶状体或视网膜。②注入眼内的药物及剂量应严格控制，以免造成眼内组织的严重损害。若需两种药物，最好分开注入。③抽取玻璃体如不顺畅，系针头被脓液或纤维物堵塞，不能强行抽吸，更忌针头在玻璃体腔内捣动，可改用较粗的针头抽吸，但注药时仍用细针头。④玻璃体腔注药后 48～72 小时，如眼内炎症无明显好转或加重，需考虑重复玻璃体活检和注药或行玻璃体切除术。

2）玻璃体切除术：严重的细菌感染可产生内、外毒素和蛋白分解酶，损害眼组织。即使注入的抗生素能有效地抑杀致病菌，炎症仍将继续。因此，对严重眼内炎进行玻璃体切除术同时配合抗生素治疗，可大大提高治疗效果。

A．手术优点：①切除玻璃体，有助于恢复玻璃体的透明性；②迅速而较彻底地去除病原菌及其内、外毒素；③获取标本明确病原体及进行药物敏感试验，玻璃体手术可到脓疡部位采集足够量的玻璃体标本，检查的阳性率提高；④由于切除了炎性玻璃体，减少了日后发生玻璃体视网膜增殖，引起继发性视网膜脱离的危险性；⑤将抗生素直接导入眼内。手术中可用含抗生素的灌注液，或术毕向玻璃体腔内注药。

B．手术适应证：白内障术后的眼内炎，玻璃体腔注射抗生素多数可治愈，EVS 显示只有当视力降至手动以下玻璃体手术的效果才优于单纯玻璃体腔注药；对于外伤性眼内炎如诊断明确手术指征可适当放宽，特别是真菌感染或合并眼内异物；内源性眼内炎经积极抗菌治疗，临床症状尤其玻璃体混浊无改善甚至加重者。

C．手术方法：三通道玻璃体切除，尽量安全清除玻璃体尤其脓性玻璃体。玻璃体内的炎性渗出可形成不规则、多层次的膜状结构，应与水肿或脱离的视网膜仔细区别后才切除。若有玻璃体机化并与视网膜粘连形成视网膜前膜，不易去除时，不必勉强，留待以后再处理。同样的道理，年青人无玻璃体后脱离时，不强求剥去后皮质，因炎症时视网膜充血、水肿，易引起严重的出血或撕破视网膜。后极部视网膜表面如有脓液滞留（脓池），可小心地用笛针吸除。术中偶可发现视网膜下脓肿，可切开相应部位的视网膜吸除脓液。廓清玻璃体腔后，如见视网膜脱离或裂孔，过氟化碳液体压平视网膜后，用光凝或冷凝封闭裂孔，最后以气体或硅油填塞。

D．手术注意点：①前房有大量脓性渗出物或周边玻璃体积聚大量黏脓液时，可能要切除透明晶状体且不植入人工晶状体；②对已植入人工晶状体的眼内炎，大多数情况下初次玻璃体切除术不需摘除人工晶状体，但应行后囊切除打开囊袋，以利于抗菌药物弥散；③炎症期视网膜充血、水肿，容易引起出血、产生裂孔；巩膜切口附近也易发生医源孔，术中、术后出现视网膜脱离并发症者高达 20.7%，远远高于单纯玻璃体切除的 5%；而且再手术的成功复位率很低，为此，手术中应特别小心操作，术毕应全面仔细地检查眼底，发现视网膜裂孔或脱离，立即处理。

（常　青　陈钦元）

三、结核性葡萄膜视网膜炎

结核病是由结核杆菌感染引起的一种肉芽肿性临床疾病，至今依然是单一感染因素引起死亡人数最多的疾病。20 世纪 40 年代中期，随着抗结核药物的发现和临床应用，其患病率得到明显控制。然而近 20 年来，结核病在世界范围内又有死灰复燃的趋势。2009 年 WHO 报告全世界已有约 20 亿人即三分之一的人携带结核分枝杆菌，每年约有 900 万人发病，300 万人死于结核病，占世界总死亡人数的 4%，且主要集中在发展中国家。中国是世界上 22 个结核病高负担国家之一，目前我国结核病年发病人数约 130 万，占全球发病的 14.3%，位居全球第 2 位。随着结核病发病率的逐年上升趋势，眼部结核病患者也不断增加，结核性眼部病变占全身结核病的 1.4%～5.74%。眼部结核来源于体内的感染，除直接由结核杆菌感染或急性粟粒型结核为全身散播外，一般很少有活动性肺结核，身体其他处包括肺部的结核病灶多已钙化或痊愈。

【发病机制与临床类型】 葡萄膜结核同全身其他各部分的结核病一样，临床上的表现是多种多样的，结核病变过程，一方面取决于结核菌的数量及其毒力，另一方面取决于机体的抵抗力及眼组织的敏感性，Rich 以下列公式表示：

$$病损程度 = 细菌数量及毒力 \times 机体敏感性 / 机体抵抗力$$

这些因素使葡萄膜结核的临床和病理变化极为复杂，在临床诊断和鉴别诊断中值得注意。

葡萄膜结核因患者的不同免疫反应，按病变性质可以分为两种主要类型。第一型是单纯的结核菌感染，乃由结核菌直接侵犯眼组织所致。由于体内相对静止的结核病灶经常向血流播散少量的结核杆菌，引起轻微的菌血症，而全身可以不发生症状，当其滞留于眼组织时，即可引起眼结核性病变。眼的葡萄膜血管丰富，血流比较缓慢，有利于细菌的停留，所以葡萄膜结核在眼结核中比较多见。此型特点为慢性增殖病变，多无严重的炎症反应。第二型为过敏反应所致，病变非由结核杆菌的直接侵害，而是组织对结核菌蛋白的变态反应性炎症，其特点为急性病变伴有明显的炎性渗出。

若按结核性葡萄膜炎的多种临床表现，则由于其发病的缓急，有急性和慢性类型；因不同的病变形态有结节型、团球型、渗出型和成形型；根据病变的部位又可分为结核性虹膜睫状体炎和结核性脉络膜炎。

（一）结核性前葡萄膜炎

可表现为虹膜睫状体结核感染与渗出性（弥漫性）过敏性炎症。

虹膜睫状体结核：多见于儿童或青年人，临床表现虹膜和睫状体部出现典型的结节，为肉芽肿性疾病，有下列类型：

（1）急性粟粒性结核：较少见，通常是机体其他部位有活动性结核病灶，由于抵抗力低，而致结核菌经血流播散。虹膜上出现胡椒状小结节，近虹膜根部特别明显，结节呈灰黄色或带红色。患眼畏光、角膜周围充血，有小的白色角膜后沉着物，有时首先表现为弥散性虹膜炎，随后虹膜上才见结节。

（2）慢性粟粒性结核：当感染细菌数量少或毒力弱，或患者免疫力较强时，表现为慢性粟粒性结核改变，在虹膜上出现灰黄色或浅红色小结节，可增大至2～3mm。一般多位于虹膜小环及瞳孔缘附近，或近

虹膜根部，也称 Koeppe 结节，其表面可见新生血管。临床见炎症轻微，角膜后面可见羊脂状沉着物，视力损害多不严重，此型预后较好，结节吸收可不留痕迹。但临床上偶见严重者，表现为弥散性渗出性炎症，甚至前房积脓或积血，重症者愈后往往遗留局部瘢痕，甚至破坏整个眼球。

（3）团球型结核：病变缓慢发展，自觉症状多较轻微。在虹膜或睫状体上发生结核结节，逐渐扩大，可与附近的结节融合成团球状，表面有较多新生血管。肿块向前增大，甚至可充满前房，可被误诊为恶性肿瘤而摘除眼球，以上虹膜睫状体结核，在病程发展中均可出现浆液性纤维素性渗出物、出血和干酪样前房积脓。若前房角受累，可发生继发性青光眼。如病变向前继续发展，累及角膜可引起结核性硬化性角膜炎或角膜实质炎，亦可出现继发性白内障，甚至在角膜缘处穿破，发生全眼球炎，最后眼球萎缩。睫状体团球状结核患者症状往往比较严重，在结核患处的巩膜大部分受累，充血隆起，甚至发生穿孔，眼球因干酪化而破坏萎缩。偶尔病变播散至全身，造成粟粒性结核。

（4）弥漫性过敏性虹膜睫状体炎：较为多见，通常累及双眼，炎症损害常无特异性表现，有复发倾向，多见于成年人和以往有结核病史者，对结核菌素高度敏感，临床上可分为两种类型：

1）急性成形性虹膜睫状体炎：表现为明显的炎症，患眼疼痛充血较甚，未见肉芽肿样结节，但瞳孔缘出现半透明的 Koeppe 结节，颇有诊断价值。

2）慢性复发性虹膜睫状体炎：多见于年龄较大（约 50 岁）的女性，为高度渗出性的虹睫炎，易发生广泛的虹膜后粘连，有较多较大的羊脂状角膜后沉着物。玻璃体常有明显混浊，以致不能查清眼底。病变慢性进行，易复发，最后可致患眼失明。

（二）结核性后葡萄膜炎

眼球后节的结核病主要侵犯脉络膜，视网膜的损害多继发于脉络膜病变。脉络膜结核多发生于年轻人，可见有以下几种损害：

1. 急性粟粒性结核　本症是全身粟粒性结核的一种眼部表现，有报道在患者死前短期内出现，多见于结核性脑膜炎患者，常为双眼发病。常见眼底后极部视网膜下出现 0.5～2mm 大小黄白色圆形小结节（彩图 7-18A，见书末彩插），可迅速增大或融合成较大的病灶，边界不清楚。病变处视网膜轻度水肿，视盘大都正常，伴有颅内压增高者，可发生视乳头水肿。及时治疗，疗效较好者，眼底病变吸收后遗留白色瘢痕，其周围有色素沉着。

2. 慢性结核性播散性脉络膜炎　多见于青年人，

双眼常同时受累。后极部脉络膜见散在灰黄色圆形小结节病灶,边缘不清楚。这些病灶有时可融合成较大结节,至 1/3～1/2 视盘直径大小,病变浅面的视网膜水肿,甚至发生坏死,常有玻璃体混浊,且常伴有睫状体炎。经治愈者随着病变的吸收,病灶由瘢痕组织代替,其边缘逐渐清楚,由黄白色变成白色,周围有色素沉着围绕,中央可见残存的脉络膜大血管。患眼视力障碍程度与病灶的位置和范围有关,视野检查时可发现相应的不规则形暗点。

3. 脉络膜结核瘤 比较少见,较多发生于青年人,偶见于儿童及成年患者。常为单眼出现一个位于眼底后极较大的脉络膜结核病灶,可达 1～4 个视盘直径大小。因常位于黄斑部而严重损害视力。病变早期呈灰白色,边界欠清,渐渐增大成带黄色球状隆起(彩图 7-18B,见书末彩插),须与脉络膜肿瘤鉴别,避免摘除眼球。病灶表面及周围常见小的出血斑,常有玻璃体混浊。病变经数月逐渐萎缩,出现白色萎缩斑,周围有色素沉着。病变有相对静止性,但有时可发生一次或多次复发,通常为瘢痕周围出现新的结节病灶。

4. 渗出性结核性脉络膜炎 为非特异性炎症,有反复发作倾向,分急性成形性炎症和慢性复发性炎症两种,前者多见于青年人,后者多见于老年人。前者眼底可见黄白色或灰白色渗出性病灶,常为单个圆形或椭圆形,或周围有"卫星"斑点围绕。可见于眼底各处,但好发于周边部。大小与视盘直径相近或略大。玻璃体混浊,并常合并虹膜睫状体炎。炎症消退后于眼底留下萎缩区,常有色素沉着,也可能在病灶区边缘或邻近炎症复发。

(三)慢性结核性全葡萄膜炎

整个葡萄膜都受累的葡萄膜炎,病变较轻而逐渐发展,有一定的视力障碍,偶见虹膜瞳孔缘有小结节,少量角膜后沉着物,晶状体后极轻度混浊,玻璃体轻度混浊。病变反复发作或持续发展多见,可致虹膜后粘连而视力显著下降,严重者甚至发生继发性青光眼致患眼失明。

【预后】 结核性葡萄膜炎在有效抗结核药物发明以前,预后往往较差,粟粒性结核常是致命的疾病,增殖型常导致眼球丧失;渗出性炎症,因其长期性和复发倾向,常使患眼严重视力丧失。自从有效抗结核药物问世以来,其预后已大为改观。然而及时和正确的诊断仍然是影响预后的重要因素。

【诊断】 尽管葡萄膜结核是最常见的眼部结核,但其诊断仍是临床上面临的巨大挑战,因为只有当病灶中检测或培养出结核杆菌时,才能真正确诊为葡萄膜结核。由于眼内结核活检取材困难,一般应用眼内

液来进行培养或染色,但常常又因获取的液量较少以及细菌浓度较低,培养及实验室检查结果通常都是阴性。另外,葡萄膜结核伴有全身其他系统的感染未被检出,或是患者的结核菌素皮肤试验(tuberculin skin test, TST)呈现阴性,这些均是影响葡萄膜结核的确诊因素。所以,大部分葡萄膜结核患者的诊断都冠以"可疑"(presumed)二字,临床诊断主要根据典型的眼底改变及病史,参考结核的实验室检查和某些特殊辅助检查进行综合判断分析,甚至诊断性治疗也常常是被用来协助诊断的方法之一。所以,眼科医师必须对葡萄膜结核有高度的警惕性,熟悉其临床表现,对可疑的患者要详细询问病史,详尽检查以便及早诊断。以下几个方面在诊断时须全面考虑:

1. 某些类型的结核病 是具有特征性的,如急性粟粒型结核和结核瘤,常可根据其临床特征而作出诊断。而渗出性葡萄膜炎则较难定其病因,同时须注意排除其他原因引起的葡萄膜肉芽肿性疾病,如结节病、梅毒、麻风和弓形体病等。脉络膜的结核瘤,还要与葡萄膜的黑色素瘤、视网膜母细胞瘤鉴别。而结核性病变一般抗感染治疗效果差,患眼较少剧痛,常为慢性病程,并且易复发。

2. 葡萄膜结核的特殊检查及眼部辅助检查

(1)全身特殊检查

1)TST 皮肤试验:是目前最常用且最简捷的结核分枝杆菌感染诊断方法,Abrahams 和 Schlaegel 认为其对诊断脉络膜结核尤为重要。但由于结核菌素纯蛋白衍生物中含有许多分枝杆菌种类所共有的抗原分子,因此 TST 诊断结核病的特异性差,不能准确判定阳性的试验结果究竟是因 BCG 接种、接触环境中多种非结核菌的分枝杆菌后造成的致敏,还是真正的结核菌感染所致。即便如此,皮肤试验由于简便且直观,其优点仍然胜过其他诊断方法。

2)胸部 X 线 /CT 检查:胸部影像学检查可提供活动性或者复发的肺结核证据。

3)细胞免疫介导的结核菌干扰素释放试验(T-cell interferon gamma release assays, TIGRA):是近年来采用酶联免疫吸附测定或酶联免疫斑点法,定量检测受检者全血或外周血单核细胞对结核分枝杆菌特异性抗原的 IFN-γ 的释放反应。有研究表明,TIGRA 提示葡萄膜结核感染的特异性和敏感性均优于 TST。

(2)眼部实验室检查

1)眼内液的涂片及抗酸染色。

2)眼内液细菌培养。

3)眼内液 PCR 检测结核杆菌的基因序列。前两项常因获取的眼内液量较少以及细菌浓度较低,结果

大多为阴性，PCR是一项非常有用的早期诊断葡萄膜结核的技术。

（3）眼部影像学检查

1）荧光素眼底血管造影（fundus fluorescein angiography，FFA）：脉络膜结节早期为低荧光，后期呈强荧光。脉络膜结核瘤早期即表现为强荧光并伴有表面视网膜毛细血管的扩张，随后荧光逐渐增强，最后出现与渗出性视网膜脱离区对应的荧光素积存。多灶性脉络膜炎病灶早期低荧光，后期为强荧光。匍行性脉络膜炎早期病灶边缘低荧光，后期进展的边缘弥漫性荧光染色。

2）吲哚菁绿荧光素造影（indocyanine green angiography，ICGA）：早中期病灶为低荧光斑点，后期呈强荧光，脉络膜血管早期模糊，后期呈带状强荧光区，而且这种ICGA表现是可逆的，因此可用来监测脉络膜结核的治疗效果。虽然脉络膜结核的FFA和ICGA影像学特征比较典型，但眼科医师要清楚其他原因导致的脉络膜炎也可表现为同样的征象，因此，FFA和ICGA是脉络膜结核检查的必需手段，但不是特异性的鉴别手段。

3）超声及CT/MRI检查：用于脉络膜结核瘤与眼内肿瘤的鉴别。

3.葡萄膜结核的诊断性治疗　对于高度可疑的葡萄膜结核患者，但影像学及实验室检查均无明显结核感染的证据时，诊断性治疗对诊断葡萄膜结核确有帮助。应用异烟肼、利福平、乙胺丁醇及吡嗪酰胺联合治疗4～6周，观察病变对治疗的反应，如果病灶明显消退，则诊断性治疗的结果为阳性，可继续按照抗结核治疗方案进行全程用药。应当避免采用单药对可疑葡萄膜结核患者进行治疗性试验，这可导致耐药菌的出现，从而增加下一步治疗的难度。抗结核治疗应在结核专科医师的指导和监督下进行，眼科医师主要监测葡萄膜病灶对治疗的反应。

【治疗】　葡萄膜结核的治疗应遵照下述原则：眼的局部治疗，杀灭病原体，增强患者的抵抗力，降低任何可能出现的敏感性。目前已有许多有效的治疗。

局部治疗包括扩大瞳孔和热敷，用链霉素结膜下注射（每周2～3次，每次0.3g），或其滴眼剂滴眼，或作电离子导入。慎用皮质类固醇滴眼剂。

全身治疗首先要设法增强患者的机体抵抗力，足量的多种维生素食物，新鲜空气和阳光，充分的休息。

规范的抗结核治疗：葡萄膜膜结核的治疗方法与肺结核和肺外结核治疗相似，必须坚持早期、联用适量、规律和全程用药的原则，不可随意更改方案或无故随意停药，亦不可随意间断用药。美国疾病控制中心建议，前2个月应用异烟肼、利福平、乙胺丁醇和吡嗪酰胺联合治疗，然后根据治疗反应调整药物类型和数量，再持续治疗4～7个月。初治患者按照上述原则规范治疗，其疗效高达98%，复发率低于2%。对于葡萄膜结核而言，抗结核的疗程与停止治疗的时间点均无循证医学的资料可供参考，也无大规模的临床试验结论可依，目前只能由眼科医师和结核专科医师根据临床表现并参考其他肺外结核的治疗经验来共同制订。一般而言，抗结核治疗2个月后，脉络膜病灶减小或者完全消失，周围出现色素环，黄斑水肿消退。如果治疗2个月后眼部病情无改善，而且药敏试验表明无耐药菌株产生，应当考虑其他诊断；如果出现耐药菌株，则应咨询结核专科医师给予其他抗结核药物继续进行治疗。

以往的临床和实验研究表明，在抗结核治疗的过程中应用皮质类固醇激素辅助治疗，可以减轻因迟发型超敏反应造成的眼内组织损伤，并能降低葡萄膜结核的复发率。但是，皮质类固醇激素切忌单独使用，否则可加剧细菌的繁殖引发全眼球炎，或者激活潜伏的结核感染从而引发全身结核。联合激素的最佳剂量尚不清楚，但对于超敏反应引起的葡萄膜炎，$1mg/(kg\cdot d)$初始剂量的泼尼松并无明显的副作用，然后根据炎症的反应逐渐减量。

抗结核治疗的同时应监测药物对全身以及眼部的副作用。乙胺丁醇可能会出现视神经炎、红绿色觉障碍、中心暗点、视盘水肿以及视神经萎缩等毒性反应，因此用药过程中应监测患者的视力、视野以及色觉。乙胺丁醇导致的视力障碍一般在停药后2～4个月恢复。异烟肼、利福平和吡嗪酰胺均具有肝毒性，应对肝功能进行定期检测。利福平还可引起明显的前部葡萄膜炎，局部滴用皮质类固醇激素眼药水可显著抑制炎症。

（张美霞　古洵清）

四、梅毒性葡萄膜视网膜炎

梅毒（syphilis）是经性传播或血源性感染的由梅毒螺旋体（treponema pallidum）引起的疾病。在宫内感染者被称为先天梅毒，出生后感染和成人感染者称为获得性梅毒。先天性梅毒和后天梅毒均可引起眼部病变，其中以葡萄膜炎为常见而又重要的表现。

梅毒及其所致的葡萄膜炎曾在世界各地广泛流行，随着青霉素的问世和使用以及科学卫生知识的普及和防范措施的推广应用，梅毒的发病率已大大降低，特别是我国20世纪50～70年代此病已几乎绝迹。但在20世纪90年代后，我国梅毒死灰复燃，特别是随着艾滋病的迅速传播，梅毒发病率呈上升趋势，梅毒性葡萄膜炎日趋常见。最近杨培增等报道了2004年8月到2011年1月来自全国各地的19例梅毒性葡萄膜炎患者的资料,其中2004年8月至2008年3月在中山眼科中心诊断治疗了6例患者,而2008年4月至2011年1月在重庆医科大学就诊治疗了13例患者。由于患者系来自全国各地,这一数据大致说明梅毒性葡萄膜炎确实在国内迅速增多。

(一)先天性梅毒

先天性梅毒可引起多种全身改变和眼部改变,全身病变包括营养障碍、消瘦、皮肤萎缩、皮疹、皮肤小疱、扁平湿疣、梅毒疹、树胶肿、口角与肛周放射性皲裂或瘢痕、梅毒性皮炎、骨膜炎、软骨炎、关节腔积液、鼻中隔穿孔、马鞍状鼻、马刀胫、楔状齿、神经性耳聋等;眼部表现有角膜基质炎、角膜葡萄膜炎、急性虹膜睫状体炎、脉络膜视网膜炎、视网膜色素变性样改变。

(二)获得性梅毒

获得性梅毒可分为4期,即一期梅毒、二期梅毒、潜伏期梅毒和三期梅毒。

一期梅毒指感染后2~6周,在梅毒螺旋体入侵部位出现硬下疳,可溃烂进展为溃疡,但可自行痊愈;二期梅毒是指梅毒螺旋体侵入机体后4~10周,在血中播散并引起弥漫性皮疹和淋巴腺病;潜伏期梅毒是指患者无任何症状和体征,一些患者可处于潜伏期,永不复发,但也有患者在机体抵抗力降低时进入三期梅毒;三期梅毒表现为皮肤黏膜、骨骼、心血管和神经系统等多种病变。

二期梅毒、三期梅毒常引起葡萄膜炎,少数潜伏期患者也可发生葡萄膜炎。

梅毒引起的葡萄膜炎在临床表现上呈多种多样改变,可是前葡萄膜炎、中间葡萄膜炎、后葡萄膜炎、全葡萄膜炎。以往报道前葡萄膜炎最为常见,但在最近杨培增等报道的19例(35眼)梅毒性葡萄膜炎中,前葡萄膜炎仅发生于14眼(40%),而后葡萄膜炎发生于30眼(85.7%),主要表现为玻璃体混浊和视网膜炎,还可表现为视盘炎和视网膜血管炎,并发现,视网膜多发性黄白色圆形视网膜病变和后玻璃体膜类似羊脂状KP是梅毒性后葡萄膜炎具有提示诊断作用的病变。

(三)诊断

根据患者病史和临床特征常可发现梅毒的可疑病例,患者全身表现有重要参考价值。梅毒螺旋体的直接观察、PCR检测等有助于诊断,但血清学检查是常用的检查方法,对诊断通常有确诊作用。血清学检查一般分为两大类,一类为非特异性试验,另一类为特异性试验,前者是用于测定血清中抗宿主某些自身抗原的抗体的试验。最常用的非特异性试验有两种:

一种为性病研究实验室试验(venereal disease research laboratory,VDRL),另一种为快速血浆反应素试验(rapid plasma reagin,RPR),两种试验均是定量测定血清中的抗心脂抗体。它们是定量测定抗密螺旋体抗原的方法,最常用的试验方法有两种:一种为荧光素密螺旋体抗原吸附试验(fluorescent treponemal antigen absorption,FTA-ABS),另一种为微血凝集素测定试验(microhemaglutination assay for treponema pallidum,MHA-TP)。

VDRL或RPR呈现"阳性反应",往往提示有活动性疾病,多见于二期梅毒;随着有效治疗,疾病痊愈或进入潜伏期,实验结果转为"阴性";有些患者不经治疗,随着时间延长,也可转为"阴性"。FTA-ABS或MHA-TP试验呈现"阳性反应"结果是表示患者感染了梅毒螺旋体,此种阳性结果往往维持终生。一些疾病可出现RPR和VDRL假阳性结果,非典型肺炎、疟疾、接种疫苗可引起短期(不超过6个月)的假阳性结果,系统红斑狼疮、麻风和老年人可出现持久的假阴性结果。一些疾病可引起FTA-ABS假阳性结果,系统红斑狼疮、类风湿性关节炎、胆汁性肝硬化等都可引起持久的甚至是终生的假阳性结果。所以在对患者进行此项检查时应注意患者的全身疾病或病史。

脑脊液的梅毒血清学试验:对脑脊液进行梅毒血清学试验有助于确定神经梅毒,并且对指导治疗有一定的价值。随着有效的治疗,脑脊液蛋白水平逐渐降低,细胞计数于6~12周恢复正常,如这些参数无变化,往往提示应重新给予治疗。

青霉素是治疗梅毒及梅毒性葡萄膜炎的主要药物。对于一期、二期及早期潜伏梅毒(感染1年之内的潜伏期梅毒)可给予普鲁卡因青霉素G 80U,肌内注射,每天1次,连续10~15天;或给予苄星青霉素G 240万U肌内注射,每周1次,连续3周;对于三期梅毒及晚期潜伏梅毒(感染超过1年的潜伏期梅毒),可给予普鲁卡因青霉素G 80万U肌内注射,每日1次,连用3周,或给予苄星青霉素G 240万U肌内注射,每周1次,连续3周;对于梅毒性葡萄膜炎和神经梅毒,则应给予青霉素G 1800万~2400万U/d静脉滴注,连用10~14天,为了加强效果,可联合苄星青霉素G 240万U肌内注射,每周1次,连用3周。

青霉素过敏者可给予四环素或红霉素0.5g口服,每日4次,或给予多西环素0.1g口服,每日2次。

对于有前葡萄膜炎者,应给予糖皮质激素滴眼剂点眼,点眼频度则宜根据炎症的严重程度而定,还应给予睫状肌麻痹剂和非甾体类抗炎药滴眼剂点眼治疗。

(杨培增 古洵清)

五、麻风性葡萄膜炎

麻风病(leprosy)是由麻风杆菌感染所致的一种传染病。多由破损的皮肤或黏膜侵入人体,在气温高而潮湿的地带发病率较高。主要侵犯皮肤、皮下结缔组织和神经,也可以侵犯眼睛。麻风病眼部表现的发生率世界各国报告有很大差别,在6%～90%之间,它与患者年龄和病程有关,40岁以上和病程10年以上者眼部并发症明显增多。此外还与麻风的类型有明显的关系,瘤型(L型)麻风眼部并发症最多也最严重,其次为结核样型(T型)麻风,界限型(B型)麻风眼部并发症最少且最轻。

麻风病眼部表现有眉毛、睫毛脱落、倒睫、兔眼症,角膜和晶状体混浊,急或慢性葡萄膜炎等,多累及双眼,病变进行很慢。葡萄膜炎以前葡萄膜炎最多见。

麻风杆菌通常大量存在于瘤型麻风病灶,同样,虹膜、睫状体,以及脉络膜和视网膜病灶都可发现麻风杆菌。

【临床表现】

1．慢性麻风性前葡萄膜炎　为麻风病常见的一种眼部损害。起病缓慢,初无明显刺激状,虹膜表面逐渐散布白色珍珠状小结节,数量渐渐增加,靠近瞳孔缘部较多。结节内含有白细胞和麻风杆菌,这是虹膜麻风特有的病征。此外,还有其他慢性前葡萄膜炎的表现,角膜后面有沉着物,虹膜后粘连。炎症持续不愈或经多次反复后病变可扩散至脉络膜成全葡萄膜炎。

2．急性弥漫性成形性前葡萄膜炎　比较少见。临床上这种麻风性炎症与非特异性渗出性炎症表现相似而难于鉴别。突然发病,有明显眼痛和睫状充血,经反复发作后导致虹膜全部后粘连。

3．孤立的小麻风瘤　少见,它出现于前房角,逐渐发展而累及虹膜、睫状体、前部脉络膜和巩膜,最后可发生巩膜穿破而眼球萎缩。

4．脉络膜麻风　可见于单眼或双侧眼,为白色局限的病灶,常伴有色素增殖,病灶数月多少不一,大小不等,可从针尖大小至与视盘大小相仿。小病灶与虹膜上的小麻风瘤相似,通常位于眼底周边部近锯齿缘处,较少见于赤道以后。

麻风病所致低视力和盲的三大主要原因是角膜病、葡萄膜病和白内障形成。

【病理】　葡萄膜的麻风病灶与身体各处的病灶相似,为肉芽肿性病理变化。病灶(结节)有淋巴细胞、大单核吞噬细胞、成纤维细胞和偶见多核白细胞浸润,并可见麻风菌和广泛区域的坏死。

【诊断】　根据全身的典型表现,包括皮肤和神经损害的临床症状体征和眼部的特殊体征,诊断通常并不困难。组织切片或房水中酸性染色菌的存在对可疑病例的确诊更有帮助。

【治疗】　用氨苯砜及其衍化物、利福平全身用药,对早期眼病可有抑制作用,亦有用链霉素结膜下注射而获良效。此外,局部按葡萄膜炎处理原则治疗。

(杨　柳　古洵清)

六、猫　抓　病

猫抓病(cat-scratch disease,CSD)是由汉塞巴尔通体,一种多形性革兰阴性短小杆菌感染所致的良性自限性疾病。世界各地都有发生,美国发病率是9.3/10万人,以10岁以下的儿童多见。猫作为巴尔通体的宿主,通过猫抓或咬人而致病。

【临床表现】

1．全身表现　包括轻中度的流感样症状、淋巴结肿大。在皮肤被猫抓伤或咬伤后3～10天出现红疹、水疱或脓疱,1～2周后才出现淋巴结肿大。少见但严重的表现包括脑病、无菌性脑膜炎、骨髓炎、肝脾疾病、肺炎、胸膜和心包积液。

2．眼部表现　猫抓病有5%～10%的患者侵犯眼睛,后节和神经眼科的异常多见,后节受累发生于1%～2%的患者,最主要的表现为神经视网膜炎,也可以表现为结膜炎。

(1)结膜炎:感染后3～10天内出现,主要症状包括:轻度异物感、眼睑水肿、结膜充血和流泪。

(2)神经视网膜炎:出现突然视力下降,发生在全身流感样症状出现之后2～3周,单眼视盘水肿多发,也可见双眼,可不对称,伴有周边视网膜脱离,然后2～4周后出现黄斑瘢痕形成。8～12周可吸收。神经视网膜炎可以伴有前节和玻璃体炎症反应。猫抓病也可以表现为散在、限局性或多灶性视网膜和(或)脉络膜损害,大小50～300μm。

原来特发性星芒状黄斑变性以及后来重新命名为Leber特发性星芒状神经视网膜炎,现在认为三分之二是汉塞巴尔通体感染所致。

(3)其他:还可以有视网膜动脉和静脉阻塞、限局性黄斑区神经视网膜脱离伴有视网膜炎,视网膜前膜,视盘炎性肿块,中间葡萄膜炎,视网膜白点综合征,眼眶脓肿,孤立的视盘水肿,和全葡萄膜炎。

【诊断】　猫抓病的诊断主要依赖于典型的临床表现和血清学检查确诊。血清学检查包括:

(1)间接荧光抗体试验(IFA)测定汉塞巴尔通体抗体的抗体,滴度1:64为阳性,其敏感性88%,特异性94%。

（2）IgG 酶免疫测定（EIA）的敏感性 86%～95%，特异性 96%。

（3）Western blot 试验。

猫抓病诊断通过单项检查，IFA、EIA 检查 IgG 或 IgM 滴度阳性均可确定。其他检查包括细菌培养：常需几周时间；皮肤试验敏感性 79%～100%，特异性 90%～98%；PCR 技术检查细菌 16S 的 rRNA 基因或汉塞巴尔通体的 DNA。

【治疗】 猫抓病是一种自限性的疾病，全身和视力的预后较好。有关抗生素对猫抓病的治疗效果尚无确切证据，但是早期应用可缩短病程，加快视力恢复。对于严重的全身或眼部表现可以用抗生素治疗，可以使用多西环素、红霉素、利福平、环丙沙星、磺胺类等8 岁以上的患者典型的方案是多西环素 100mg 每天 2次口服，持续 2～4 周，非常严重者，可以静脉应用多西环素，或者加用利福平 300mg 每天 2 次口服，治疗延续至 4 个月。儿童猫抓病可用阿奇霉素治疗。对于复发性特发性神经视网膜炎，免疫调节剂的治疗可能有效。

（杨 柳）

七、弓形体病

弓形体病（toxoplasmosis）为世界性分布的人畜共患寄生性原虫病，其病原体为刚地弓形体（toxoplasma gondii）。原虫为细胞内寄生，猫科动物为其终末宿主、人和其他哺乳动物为中间宿主。通过人胎盘使胎儿感染而引起先天弓形体病，也可通过消化道、破损的皮肤黏膜，日常密切接触感染动物，以及输血或器官移植感染而引起后天获得性弓形体病。先天弓形体病是人类先天感染中最严重疾病之一，病死率较高，主要临床表现为畸形儿，生长发育低下，眼脑病等。获得性弓形体病病情较轻，病死率较低，但临床表现复杂且常不典型，主要累及淋巴结、中枢神经和心脏等器官。

弓形体感染引起的眼部病变，以视网膜脉络膜炎最为常见。在欧美各国，弓形体性视网膜脉络膜炎占全部葡萄膜炎的 30%～50%，是现在明确原因的葡萄膜炎中的第一位。在我国，于恩庶等 1957 年首先在福建猫及家兔体内分离出弓形体。谢天华（1964）在江西报告一例 1 岁半患儿，除智力低下、癫痫外，双眼小眼球，眼球震颤，一眼瞳孔闭锁，另眼视盘表面渗出，其内侧见隆起病灶，边缘有出血，黄斑部可见一斑块。脑脊液接种小白鼠分离出弓形体，为我国第一例弓形体病例报告。随后，广东、北京等地又有报告。

【临床表现】 弓形体病的临床表现，因感染方式（先天或后天）以及感染原虫的数量和年龄等的不同而有很大差别。

1. 先天性弓形体病 由于母体患弓形体病而引起胎盘感染，并转移至胎儿。一般在妊娠早期感染引起胎儿流产、早产；妊娠后期感染时发生死产及分娩先天性弓形体病婴儿。其主要病变为视网膜脉络膜炎、脑水肿、脑钙化斑及精神与运动障碍，即以中枢神经系统被侵害的症状为主。

先天性弓形体病的眼部表现，多以视网膜脉络膜炎为主要病征，尚可见有小眼球、无眼球、先天性无虹膜、脉络膜缺损、玻璃体动脉残存、视神经萎缩、先天性白内障和斜视等，眼底改变可分陈旧病灶和再发病灶两类。

陈旧病灶：患儿眼底检查可见呈瘢痕性改变，其急性期多发生于胎儿期或生后不久。典型的陈旧病灶常为双侧性，多位于黄斑部，有时见于视盘的周围或赤道部，罕有周边部者。病灶 2～3 个视盘直径大小，病灶中央为灰白色增殖组织，无新生血管，周围为黑色素沉着，呈锯齿状排列，病灶与其周围正常视网膜境界清楚。在主要病灶周围可有 1 至数个小的黑色素增生灶，为炎症再发的结果。

再发病灶：眼弓形体病多半为先天性感染的再发，约 1/3 的先天性病例有可能再发，再发的年龄多在 11～40 岁。再发病的原因有多种，如寄生在视网膜内原虫包囊的破裂增殖，或对包囊内容物和组织破坏物的蛋白过敏，或由带病原体的细胞进入眼组织所致，常发生在陈旧病灶的边缘或其周围。急性期表现为局灶性黄白色渗出病灶，该处视网膜水肿，轻度隆起，边界不清。单一病灶约为 1 个视盘径大小。病灶区内视网膜血管受累，管径不规则，动脉呈节段状改变，静脉周围伴白鞘，玻璃体混浊，亦可引起前葡萄膜炎，虹膜后粘连。一般病程经过 2～3 个月后炎症逐渐消退，血管炎消失，病灶境界清楚，边缘逐渐出现色素，1～2 年后呈典型的陈旧病灶。

2. 后天性弓形体病 成年人获得性弓形体眼病，以慢性表现较多，尤其是缺乏先天性弓形体病的其他症状，而血清抗体滴度增高的病例，可认为是新感染或获得性弓形体病。

后天性全身弓形体感染并发眼部症状者少见，如发生眼部损害，其临床表现为局限性渗出性视网膜脉络膜炎，与先天感染之再发病例所见相同。可单眼或双眼发病，患眼视力下降，眼底病变多位于黄斑部或视盘周围，病灶处视网膜灰白色水肿，境界不清，2～3个月后视网膜水肿渗出逐渐消退，最后呈瘢痕性病灶。此乃由于原虫经血流侵入视网膜组织，引起炎性病灶并在其中繁殖，导致组织反应及坏死，并引起脉络膜的继发性反应。

【诊断与鉴别诊断】 眼部弓形体病诊断应具备以下条件：眼底病变的临床过程和表现形态符合上述典型眼弓形体病的特征；血清学检查抗弓形体抗体阳性；除外引起眼底相似病变的其他可能病因。由于眼底弓形体病临床表现比较复杂，并且经常不易与其他脉络膜视网膜炎鉴别，因此，实验室检查、血清学抗体测定是诊断本病的主要依据。并且，由于抗体水平高低与眼病严重程度无明显相关关系，凡血清抗弓形体抗体阳性，无论效价高低，只要有典型的临床表现和眼底改变，即可诊断眼弓形体病。此外，应尽量排除其他常见的葡萄膜炎病因，如结核、梅毒、病毒等引起的脉络膜视网膜炎。

【治疗】 对眼部弓形体病采取的治疗措施取决于病变的性质、部位、严重程度和发病的不同时期。陈旧病灶一般无须治疗；局限性渗出性病灶可用抗弓形体药物治疗；再发病灶是包囊破裂引起过敏反应或释出原虫再行感染，也应给予抗弓形体药物合并皮质类固醇治疗；病变消退后可作预防性光凝固术。

1. 抗弓形体病化学药物治疗

（1）乙胺嘧啶（pyrimethamin）：为治疗弓形体病常用药，国产名为息疟定，也用于治疗疟疾。其作用机制乃二氢叶酸还原酶抑制剂，使二氢叶酸不能还原成四氢叶酸，致核酸合成减少，使虫体繁殖受抑制。成人最初每日50～100mg分2次服用，一周后改为每日25～50mg。与磺胺类药物联合应用具有协同作用，可增加疗效8倍以上。本药长期服用能引起毒性反应，导致巨细胞性贫血、血小板和白细胞减少等，停药可自行恢复。一般5～10天为一疗程，间歇10天再服第二疗程。用药期间给叶酸每日15mg，可减少或防止其副作用。

（2）磺胺类药物：常用药物为磺胺嘧啶（sulfadiazine）、磺胺二甲基嘧啶（sulfamethazine）、三甲氧苄胺嘧啶（即磺胺增效剂 trimethoprim，TMP）、磺胺甲基异噁唑（sulfamethoxazole），目前以复方新诺明（磺胺甲基异噁唑和三甲氧苄胺嘧啶合剂）为首选药物。服药期间应注意药物反应和副作用。

（3）其他药物：常用药物还有螺旋霉素、林可霉素、克林霉素（氯林可霉素）等。这些药物副作用小，无胎盘毒性作用，因此可用于治疗孕妇弓形体病。螺旋霉素还可用于预防性治疗，使获得性弓形体病孕妇、儿童患先天性弓形体病的发病率明显下降。

2. 皮质类固醇激素 全身或局部应用可明显减轻炎症，改善眼部症状，提高视力。在应用皮质激素的同时，必须合并应用抗弓形体病的特异性治疗药物，因为单用皮质类固醇激素可使病情恶化。

3. 光凝治疗 陈旧病灶的复发是眼部弓形体病的特征，近年来应用光凝技术照射陈旧病灶周围，以破坏周围组织中的弓形体包囊及过敏性组织，以不影响视盘黄斑束为原则，减少病灶的播散和复发。但光凝治疗不适用于急性期与活动性病变，应用光凝治疗时还应注意，勿损伤视盘黄斑纤维束，对中心凹附近区域也要慎用。此外，亦有作冷冻治疗者，但效果不如光凝固术。

（秦 波 古洵清）

八、钩端螺旋体葡萄膜炎

钩端螺旋体病是一种由黄疸出血型钩端螺旋体所致的传染病，多见于我国南方农村。病原寄生于猫、狗、猪、牛、马、鼠等，接触宿主或患者粪尿污染的水源或泥田时，病原体可通过黏膜或皮肤而侵入人体致病。因此，常可从稻田或在洪水后暴发流行，可伴有眼部并发症。其潜伏期4～20天（2周左右），随后发生急性全身症状，高热、畏寒、头痛、眼痛，特别是腓肠肌痛，淋巴结肿大，结膜充血和巩膜黄疸等表现。

钩端螺旋体病的眼部病变，除急性结膜炎和巩膜黄疸发生于急性期外，其他改变多发生于急性期末或恢复期，一般为发病16～42天，多为双眼发病，以葡萄膜炎多见。

钩端螺旋体性葡萄膜炎，以前部葡萄膜炎较多，男性患者多见，多为双眼发病，其发生率国内报告为27.8%～38.6%，国外为8%～44%。

【临床表现】 钩端螺旋体性虹膜睫状体炎可分为急性轻型、慢性重型和复发型。轻型者有轻度睫状充血，角膜后细小沉着物，前房水轻度尘埃状混浊，可能有轻度虹膜后粘连，无玻璃体混浊。重症者较少见，症状较重，可出现较多的虹膜后粘连，玻璃体混浊，常可同时累及后部葡萄膜而成全葡萄膜炎，病程往往较长，预后较差，可严重损害视力。复发型者较少见，症状常较重。临床常见为轻型者，炎症渗出多属浆液性，少见纤维素性者。

钩端螺旋体性脉络膜视网膜炎，见于钩端螺旋体病的急性期，即在病后的1～2周发现，其发生率为19.2%。表现为玻璃体混浊，视盘充血，视网膜水肿、出血和渗出。乃早期钩端螺旋体与其毒素随血流播散，通过脉络膜的感染而引起脉络膜视网膜炎。

钩端螺旋体性虹膜睫状体炎的发病机制，尚难肯定。Fischer（1952）和杨以嘉（1957）曾从患者眼前房水中分离出病原体，有人认为钩端螺旋体可长期生存在虹膜的上皮细胞，故其发病可能由于病原体的存在及其毒素与过敏所致。

【诊断】 钩端螺旋体葡萄膜炎的诊断若仅从眼局部表现较难确诊，须结合全身病史和症状并从流行病学方面全面考察。血清补体结合试验与凝集反应有诊断价值。急性期血培养或眼前房水标本分离，部分病例可发现钩端螺旋体。

【治疗】 全身用青霉素治疗效果佳，眼局部须根据葡萄膜炎情况用抗生素、皮质激素和散瞳剂等治疗。早期及时获得确切治疗者，预后多良好。

（秦　波　古洵清）

九、莱姆病

莱姆病（Lyme disease）是以蜱为主要传播媒介，由伯氏疏螺旋体（borrelia burgdorferi）感染所引起，累及皮肤、关节、心脏、神经、眼等多系统的自然疫源性疾病。因 1975 年 Steere AC 在美国康涅狄格州的 Lyme 镇首次发现此病而得名；1982 年 Burgdorferi W 等从蜱体内分离出螺旋体，莱姆病的病原从而被确定。

【流行病学】 莱姆病呈世界性流行，在亚、欧、美、非、大洋洲等 70 多个国家的发病率呈逐年上升趋势。莱姆病在我国分布广泛，东北、西北林区和华北的部分地区是主要疫区，春夏之交为发病高峰期，与蜱类的活动高峰和季节消长特点相符。

【病因和致病机制】 莱姆病的病原体是伯氏疏螺旋体；传染源为储存宿主，主要是啮齿动物和鸟类；媒介是蜱，传播途径主要为蜱叮咬时经唾液将螺旋体传染给人和其他动物；人群普遍易感。伯氏疏螺旋体在人体内致病机制尚在研究中，可能与病原体本身的作用、免疫逃避、细胞因子或自身免疫等相关。

【临床表现】

1. 全身表现　潜伏期为 3～32 天，平均 7 天，临床上有典型的慢性游走性红斑和关节炎，常伴有心脏和神经系统受损症状。根据病程发展分为三期：

Ⅰ期（局部感染期）：一般在蜱叮咬后 1～3 周出现，见于大多数病例，典型的游走性红斑是莱姆病最重要和最常见的临床特征，斑块呈粉红或蓝红色，多中央消退成正常肤色而外缘色红，无明显隆起，还可有流感样、脑膜炎样症状。

Ⅱ期（感染扩散期）：病程在数周至数月以后，心脏、神经系统均可受累。心脏损害最常见的是心律失常、心肌炎，神经系统损害症状表现为脑神经炎或脑神经麻痹（如面神经麻痹、展神经麻痹等）、脑膜炎、脑炎、外周神经炎等。

Ⅲ期（持续感染期）：主要表现为关节炎，可在感染后数周或数年内间歇反复发作，通常为单侧关节肿胀和疼痛。还可有慢性萎缩性肢端皮炎、记忆困难、皮质盲、痴呆等。

2. 眼部表现　莱姆病的眼部表现多种多样，无特异性。除不直接累及晶状体外，几乎所有眼及眼眶组织均可受累：结膜炎、角膜炎、浅层巩膜炎、后巩膜炎、葡萄膜炎、视网膜血管炎、视网膜分支静脉阻塞、视神经炎、视盘水肿、缺血性视神经病变、视神经萎缩等，还可有畏光、眼痛、色觉异常、眼内肌麻痹、展神经麻痹、A-R 瞳孔、Horner 综合征、眶周水肿等。葡萄膜炎是最常见的眼部病变，以肉芽肿为主，可表现为前葡萄膜炎、中间葡萄膜炎、脉络膜炎（多灶性，偶为弥漫性）、玻璃体炎、全葡萄膜炎甚至全眼球炎等。除结膜炎、畏光为Ⅰ期表现外，眼部病变主要发生在Ⅱ、Ⅲ期。

在我国，王光璐等与艾承绪合作，于 1989 年至 1990 年观察莱姆病患者 51 例（88 只眼），其中视网膜血管炎最为常见（78.4%），次之为葡萄膜炎（14.7%）。视网膜血管炎主要表现为视网膜血管管径不均、血管白鞘或白线、末端闭塞和吻合、视网膜新生血管形成、无灌注区、出血斑、渗出等，并可引起反复玻璃体积血、严重的视网膜和玻璃体的增殖机化。

【实验室检查】 莱姆病的实验室检查主要分为病原体分离及血清学检查两部分。

受累组织病原学检查是确诊莱姆病的直接证据，但直接镜检难以区分伯氏疏螺旋体和其他螺旋体，而伯氏疏螺旋体培养阳性率低，PCR 法则受各种因素的影响较大。对临床上考虑莱姆病的患者，眼内液如玻璃体切除液中查找伯氏疏螺旋体或培养阳性可确诊。

血清学检查是目前常用的实验室诊断方法，在莱姆病患者血清、脑脊液、关节液等标本中检测到特异性 IgM 或 IgG 抗体即可明确诊断。血清学检查结果与疾病所处的阶段有密切关系，抗体的产生一般需 2～4 周，达到可测定的水平可能需 6 周以上，应用抗生素治疗后血清学检查也可出现假阴性。间接免疫荧光试验（IFA）是首先用于检测莱姆病的抗体反应，但受主观影响大，假阳性率高。IFA 诊断效价目前美国确定为血清效价≥1∶256 为阳性，我国和欧洲为血清效价≥1∶128 为阳性。目前大多数实验室常用的方法为酶联免疫吸附测定（ELISA），敏感性和特异性更高，但其他螺旋体病如梅毒、钩端螺旋体病也可呈阳性结果。免疫蛋白印迹试验（WB）可作为鉴定假阳性结果的方法，用于确诊。

【诊断】

1. 病史　是否到过疫区工作或旅行史、宠物接触史及蜱叮咬史。

2. 典型的临床表现　如有游走性红斑，或至少有一种晚期表现（肌肉骨骼系统病变、神经系统病变、心血管系统病变)并经实验室证实,可判断为莱姆病。

3. 实验室检查　培养伯氏疏螺旋体可以确诊,但除由皮肤活检取样外,很少成功。血清学仍是主要方法,首先应用 ELISA 或 IFA 法,当有阳性或可疑标本时,应用 WB 法确认。

对居住或工作在林区,或有疫区暴露史、被蜱叮咬史的原因不明的眼病,尤其是葡萄膜炎病例,应考虑进行莱姆病病原体、血清抗体及其相关检查,特别是合并有神经、皮肤、心脏或关节异常者。

【治疗】　抗生素治疗有效,在病程早期应用效果最佳。通常口服阿莫西林或多西环素等 2～3 周,表现为神经系统症状和严重心脏病的患者应静脉注射头孢曲松或青霉素等。莱姆病患者可根据眼部病情在口服抗生素治疗的基础上给予糖皮质激素治疗。眼前段受累者可给予糖皮质激素点眼和睫状肌麻痹剂,眼后段受累者,给予口服泼尼松治疗。表现为视网膜血管炎的病例应行荧光素眼底血管造影检查,若发现大片视网膜血管无灌注区,还需配合激光光凝治疗。发生不能自行吸收的玻璃体积血或牵拉性视网膜脱离者,应行玻璃体手术。

【预后】　眼部病变早期发现早期治疗效果较满意,未及时治疗者可出现多种病变的复发或慢性化。

(张　风)

十、眼组织胞浆菌病

与组织胞浆菌病相关的眼部异常的最早描述见于 1942 年 Reid 等对一例死于急性播散性组织胞浆菌病患者的报道。目前临床所称的眼组织胞浆菌病是指无玻璃体炎症表现的眼底出现边界清晰的萎缩灶、视盘周围的脉络膜视网膜瘢痕和黄斑区的脉络膜新生血管膜(CNV)等改变,组织胞浆菌素皮肤试验呈阳性等一系列临床表现。由于未能从患者的眼内分离出病原体,因此文献中有将此病命名为眼拟组织胞浆菌病综合征和眼拟组织胞浆菌病。

【流行病学】　眼组织胞浆菌病的病因被认为是通过先前呼吸道感染荚膜组织胞浆菌而开始。该菌为二相真菌,属子囊菌纲。菌丝体期在土壤中生长,酵母期则存在动物体内。原发性组织胞浆菌病可通过吸入孢子或菌丝片段而感染。虽然全身的组织胞浆菌感染可发生在世界各地,其中也包括中国,尽管欧洲等地也有该病的报道,但眼组织胞浆菌病似乎仅是美国俄亥俄州和密西西比河流域的地方病。

该病主要发生在 30～40 岁的中青年人,无明显性别差异,黄斑的盘状瘢痕多见于白种人,其他眼底病变则无明显的种族差异。多为双眼受累。

【临床表现】　眼组织胞浆菌病常不出现眼前段和玻璃体的炎症反应,但具有如下特征性眼底改变:

1. 黄斑区或周边部散在局灶性脉络膜萎缩性瘢痕,较视盘小,好似在内层脉络膜上"打孔"(组织斑)。

2. 视盘旁脉络膜视网膜萎缩瘢痕(视盘旁萎缩)。

3. 黄斑部 CNV 或出血性视网膜脱离(活动性盘状病灶)。

4. 黄斑部纤维血管性盘状瘢痕,由 CNV 或出血性视网膜脱离缓解后形成(盘状瘢痕或静止性盘状病变)。

眼组织胞浆菌病不出现前房和玻璃体炎症表现,临床上也难以见到早期的播散性脉络膜炎病灶。因为这些黄灰色小点状病灶通常是散布在眼底,炎症轻微且为自限性,故多不引起症状。临床上常见到的是炎症病变后所遗留的瘢痕性病变,称为组织胞浆菌斑。典型的组织胞浆菌斑表现为边界清楚、略微凹陷的圆形或椭圆形的脱色素脉络膜视网膜萎缩斑,犹如凿孔机在活页纸上所打出的圆孔。由于受病变的程度及深度的影响,有些萎缩斑中可见色素沉着或有色素环绕其外,也可表现为一黑色圆点,外有一脱色素晕环。组织胞浆菌斑的大小多在 1/4～3/4 视盘直径,数量从数个至数十个不等,多为 4～8 个,常随机分布在双眼后极部到赤道部的眼底。少数患者可在赤道部附近出现与锯齿缘平行的脱色素条纹。在条纹中可单行排列数量不等的色素性组织胞浆菌斑。视盘周围可出现萎缩斑及色素改变,70% 的患者可双眼受累。黄斑区 CNV 可引起视网膜下出血、渗出和脂质沉着,常为视力下降的主要原因。CNV 在视网膜下多表现为灰绿色、毛玻璃样外观。部分患者 CNV 或出血性视网膜脱离在后期可形成黄斑的纤维血管性盘状瘢痕。

荧光素眼底血管造影检查仅针对引起视觉症状的 CNV 患者。造影早期可见新生血管的形态。组织胞浆菌斑根据其色素的改变表现为边界清晰是车轮状强荧光斑或遮蔽荧光。吲哚菁绿眼底血管造影在后极部可出现多灶性的强荧光斑。

【病因和病理】　推测眼组织胞浆菌病与组织胞浆菌的感染有关。这种推测基于患者均在美国俄亥俄州和密西西比河流域居住以及组织胞浆菌素皮肤试验阳性,但至今在眼组织胞浆菌病患者的典型病灶中仍无法分离出病原体,也未能培养出组织胞浆菌,而仅在一例眼组织胞浆菌病的慢性脉络膜病变患者摘除眼中分离出荚膜组织胞浆菌 DNA,因此无法满足 Koch 原则。组织病理学检查主要显示视网膜下纤维及血管增生。其发病机制多认为是在初始的全身感染时期,脉络膜的局部感染导致萎缩性瘢痕,进而破坏 Bruch 膜的完整性。若感染累及视网膜色素上皮和脉络膜毛细血管，可进展成视网膜浆液性和出血性脱离，病变消退后形成纤维血管性瘢痕。变态反应或其他因素可促使在萎缩性瘢痕的部位发生 CNV。来自 CNV 的血液和浆液集聚在视网膜色素上皮下，进一步破坏视网膜的各层结构，最终形成盘状纤维瘢痕。

【诊断及鉴别诊断】 临床上可根据组织胞浆菌病特征的眼底改变，而不伴玻璃体或眼前节的炎性反应以及阳性组织胞浆菌素皮肤试验等作出诊断，但应注意与一些眼底出现白色斑点的疾病进行鉴别。

多灶性脉络膜炎伴全葡萄膜炎的眼底改变与组织胞浆菌病极为相似，但有明显的前房及玻璃体的炎性表现。常有生理盲点扩大，多焦 ERG 显示持续弥漫性损害。鸟枪弹样视网膜脉络膜炎多见于老年人，眼底为多发性奶油色样病灶，无色素沉着，但常有玻璃体炎性细胞浸润。急性后极部多灶性鳞状上皮病变也多见于年轻患者，也可形成眼底萎缩斑，但病灶较大，且形态不规则，并主要位于后极部，急性期病灶荧光素眼底血管造影早期为遮蔽荧光，后期则为强荧光。

【治疗】 眼组织胞浆菌病的治疗主要是针对 CNV 的处理。中心凹外、近中心凹及中心凹鼻侧和视盘旁 CNV 均可采用激光光凝，中心凹下 CNV 则需光动力学疗法治疗。Gass 曾建议每日 40～100mg 泼尼松口服，持续数周，以治疗中心凹下 CNV，但远期效果有待观察。玻璃体视网膜手术取出中心凹下 CNV 的短期视力结果较为乐观，但长期随访显示术后 CNV 的复发率高于中心凹外或近中心凹 CNV 光凝后的复发率。抗真菌药治疗该病无效。

（张军军）

十一、猪囊尾蚴病

猪囊尾蚴病（cysticercosis），俗称囊虫病，是链状带绦虫即猪肉绦虫（taenia solium）的幼虫（囊尾蚴）寄生于人体组织所引发的一系列病症。人为链状带绦虫的终宿主同时也是中间宿主，囊尾蚴可以侵犯人体多种脏器，破坏相应组织的结构和功能，眼是极易受侵部位之一，包括眼内的玻璃体及视网膜，眼眶的肌肉和神经等。眼内囊尾蚴最早由 Sommerring（1830）在一女性患者眼的前房中发现，之后 Schott（1836）成功地从机体中分离出囊尾蚴，von Graefe（1854）首次检出玻璃体囊尾蚴，并经手术取出，以后相继有不少文献报告。本病世界各地均有散发，我国以东北、华北及西北地区患病率较高。患者男多于女，好发于 20～40 岁的青壮年，常单眼患病，部分双眼同时患病，一般眼内为单个虫体，也有多个虫体共寄一眼。囊尾蚴可寄

生在眼的任何部位，但以玻璃体囊虫最多见（51.6%），其次为视网膜下较多（37.1%），少数可见于结膜、眼肌及眶内组织。囊尾蚴寄生会造成严重的眼组织及视功能损害。

【病因及发病机制】 病原体为猪囊尾蚴，虫体为白色半透明的囊状物，呈球形或椭圆形，直径 5～8mm，其内充满透明的囊液，囊壁由外部的皮层和内部的间质层组成，间质层有一向内翻卷收缩的头节。人体猪囊尾蚴病是由于人体吞食了混有猪绦虫卵或节片的食物被感染所致，猪或野猪等动物是链状带绦虫的中间宿主，人是终宿主，也可是中间宿主。当虫卵或节片被吞食后，卵在小肠内经消化液作用，胚膜破裂，六钩蚴逸出，然后利用其小钩和分泌物，侵入小肠壁随血及淋巴液循环向身体各个部位播散，寄生于机体各个器官和组织。在寄生部位，虫体逐渐长大，体中细胞溶解形成充满液体的空腔，约 10 周发育成为囊尾蚴。此时人成为猪肉绦虫的中间宿主，患猪囊尾蚴病，在人体囊尾蚴不能再发育成绦虫，无传染性，而猪作为中间宿主则不然，具有传染性。当人进食未煮熟的含有囊尾蚴的猪肉后，囊尾蚴经消化液作用，其头节翻出，吸附于肠壁，颈节逐渐分裂形成连串的体节，经 2～3 个月后发育成为成虫。此时人成为猪肉绦虫的终宿主，患肠绦虫病，绦虫可以产卵随粪便排出，具有传染性。人体绦虫病和囊虫病的发病流程如图 7-19 所示。

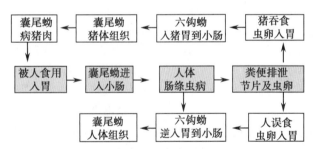

图 7-19 人体绦虫病和囊虫病的发病流程示意图
中间带底色的框道为人体绦虫病发生发展与传播，上下框道为人和猪共患囊虫病的发生与发展

眼部囊尾蚴病与全身感染一样，经肠壁侵入的六钩蚴可随血流经颈内动脉进入眼动脉，分布到眼动脉所支配的所有组织，尤其是睫状后短动脉，被污染的机会最多。睫状后短动脉分支多、血流量大、流速相对滞缓，六钩蚴容易由此进入脉络膜至视网膜下，或穿过视网膜进入玻璃体，发育成为视网膜下或玻璃体内囊尾蚴。也有少部分通过中央动脉进入视网膜，寄生于视网膜前的神经纤维层与内界膜之间，也可以游入玻璃体中成为玻璃体囊尾蚴。眼部其他组织包括眼

睑、结膜、眶内组织等同样可由相应的血管系统受到感染而发病。猪囊尾蚴寄生在眼内可直接造成眼组织机械性的损伤，也可由异体抗原引起葡萄膜视网膜的免疫性炎症反应，另外由于虫体代谢产物的毒性作用，也可以引起眼组织的中毒性损害，尤其死亡虫体分解释放出的毒性产物危害最为严重。除此之外，视功能间接的损害还常见于脑囊虫病，患者常有头痛、恶心、呕吐等脑膜刺激症状，高颅压常致视盘水肿、出血，最终造成视神经萎缩，严重损害视功能，以至于失明。

【流行病学】　猪囊尾蚴病的流行病学调查表明，链状带绦虫病患者是唯一的传染源，患者粪便中排出的虫卵对本人及周围人群均有传染性，它在小肠内寄生的时间越长，发生囊尾蚴病的危险性就越大。

人体猪囊尾蚴病是因为人食入了绦虫病患者粪便中的绦虫卵而造成的，自身感染是最主要的感染途径，包括自体内感染和自体外感染，但也可以由他体感染而来。自体内感染是由于绦虫病患者肠道逆蠕动的关系，将其虫卵及节片由肠反流入胃中而引起自身感染，自体外感染是由于绦虫病患者误食被污染含有自体虫卵的食品引起自身感染。他体感染即异体感染，患者本人无肠绦虫病，而是摄入染有链状带绦虫虫卵的食物而引起感染。

调查资料显示，猪囊尾蚴病的流行区域与猪带绦虫病分布相同，其易感人群以青壮年较多（83.8%），男多于女（75.29%；24.71%）。流行因素主要是人食肉的生活习惯和食用方法不当，首先感染猪带绦虫病而引发猪囊尾蚴病。新近的研究表明，猪囊尾蚴病在我国流行的区域和感染人群有不断上升的趋势，同时呈现出一些新特点。例如：原以猪囊尾蚴病农村患者居多的发病状况相比，而现时则城市的患者比例增多，城乡患病率的差别正在缩小；原以青壮年居多的易感人群相比，而现时则儿童患者有上升的趋势；原以流行区域仅局限于我国的东北、西北和华北地区相比，而现时则已确认在我国流行和分布范围相当广泛，遍及全国各地，流行区域扩大，分布由相对集中变为相对分散。了解这些新特点新变化，对制订猪囊尾蚴病的防治措施尤为重要。

【临床表现】　囊尾蚴感染的不同阶段和寄生的不同位置，可有不同的临床表现。

1. 症状　眼内囊尾蚴在早期幼虫很小时，或者虫体位于眼底周边部，此时患者多无自觉症状。当虫体生长增大时，会导致渐进性无痛性的视力减退。但寄生在眼底后极部的囊尾蚴，尤其是位于黄斑部者，常即早出现症状，患者主诉眼前可有逐渐增大的圆形或椭圆形暗影，视力减退、视物变形。寄生在视网膜下

或局部视网膜脱离时可出现相应部位的视野缺损。视盘部位的囊尾蚴常引起象限性视野缺损。一般情况下，虫体因有囊膜包裹，毒性反应较轻，患者可以耐受，一旦幼虫死亡，包裹内释放的毒性产物会引起严重的葡萄膜及眼内炎症反应，睫状充血并有疼痛感，视力极度下降甚至失明。玻璃体囊尾蚴由于虫体蠕动范围大，患者常能感觉到眼前有变形的类圆形、球状阴影在游动，玻璃体混浊，有弥漫性的飞蚊症感觉。

除眼部症状以外，若合并有脑囊尾蚴病，患者可出现头疼、头晕、癫痫等神经精神症状。寄生在体表的囊尾蚴可以在患者的眼睑或皮肤的皮下及肌肉内触及圆形或椭圆形的结节。若有肠道绦虫寄生，可在粪便中发现有白色节片。

2. 眼内所见　用检眼镜及裂隙灯显微镜检查可发现眼内猪囊尾蚴的虫体及其相关病变。

（1）玻璃体内囊尾蚴：虫体游动寄生在玻璃体内（彩图 7-20，见书末彩插），用检眼镜或裂隙灯三面镜检查，可以发现玻璃体内有游动的球形或椭圆形灰白色半透明的囊体，囊壁光滑，边缘常有金黄色珍珠样的反光。仔细观察囊体可有自发性的蠕动，有时可以看到呈三角形的头节伸出，在玻璃体内摆动。眼内囊尾蚴最先波及的是视网膜和玻璃体，除典型的虫体形态表现外，常伴发有不同程度的玻璃体变性及灰白色尘埃状浑浊。视网膜可出现水肿、渗出及破损等，严重的可发生膜状纤维增生，引起牵拉性视网膜脱离。

（2）视网膜下囊尾蚴：虫体寄生在视网膜下（彩图 7-21，见书末彩插），用检眼镜或裂隙灯三面镜检查可见视网膜局限性隆起，其下可见有球形或椭圆形黄白色肿物，呈囊泡样，边界清楚并有金黄色反光边。视网膜血管迂曲于囊泡样隆起之表面，周围可有视网膜水肿、渗出或出血，仔细观察可见囊体有蠕动感，甚至于可见囊体在视网膜下移位。由于渗出性炎症反应的关系可出现局限性的视网膜脱离，严重者可有大面积脱离或全脱离。当囊体攻破视网膜时，可见局部有视网膜裂孔形成，并导致视网膜脱离。

（3）视网膜内囊尾蚴：囊体位于视网膜内界膜与视网膜神经纤维层之间，也称为视网膜前囊尾蚴。在视网膜表面可见一边界清楚的灰黄色囊泡样隆起，并有金黄色反光边，因内界膜的限制使囊体相对固定，无游走性，但仍有蠕动感（彩图 7-22，见书末彩插）。

（4）前房及眼内其他部位囊尾蚴：裂隙灯显微镜检查可在前房内看到游动的虫体，伴随有较重的前部葡萄膜炎反应，以虹膜炎为主，睫状充血，角膜后壁有沉着物（KP），前房有炎性细胞渗出，闪辉明显，刺激症状较重，视力显著下降。寄生在视盘部位或视盘周围

的囊尾蚴，常会引起视盘水肿或变形，视力下降并有视野缺损。

【诊断】 根据裂隙灯显微镜及检眼镜眼底检查，依据囊尾蚴的特殊形态及蠕动现象即可诊断。但在玻璃体混浊或有严重葡萄膜炎反应时，对眼底无法窥视者，或因虫体周围水肿渗出较多，遮盖虫体，不能观察到蠕动，尤其是虫体死亡难以确定者，则需要做出特殊检查以协助诊断。

1. 荧光素眼底血管造影（FFA）检查 适于屈光间质较好，而眼底检查难以确定的病例。荧光造影的表现取决于囊尾蚴寄生的位置、发育程度以及视网膜脉络膜损害的状况。一般情况下，在造影早期视网膜前或视网膜下囊尾蚴，虫体处均呈遮蔽性低荧光。若为视网膜下者仅显示虫体处背景荧光减弱，视网膜血管荧光充盈仍然正常可见。在造影后期囊尾蚴寄生处及其周围可出现荧光素渗漏，虫体表面可呈现均匀或不均匀的强荧光表现，也有的不出现荧光着染。对游走性的视网膜下囊尾蚴，在虫体近邻处似原虫体所在部位，常会看到视网膜脉络膜萎缩斑，此处早期为弱荧光，后期为荧光染色，或者出现透见荧光，或染色相间的征象，可意示虫体移位特征。对虫体死亡者荧光造影多有不同的表现，多数病例因毒性反应引发视网膜组织水肿、渗出以至于坏死，荧光造影可显现相应的荧光表现，但也有被机体组织自行消解吸收，或被纤维包裹形成瘢痕结节的病例，FFA 及相干光断层扫描（OCT）联合检查不仅可以了解视网膜组织毒性损害情况，更能观察到独特的形态表现（彩图 7-23，见书末彩插）。

2. 声像学检查 B 型超声为实时成像，对眼部囊尾蚴的形态、大小、位置关系以及生存状态均有很好的显示，尤其是具有特征性诊断意义的虫体蠕动波，在临床不能看到或不明显时，而 B 超的发现率可高达 68%。典型的眼内囊尾蚴可探及在纤细光环中有强回声球形光斑，生存状态下的玻璃体囊尾蚴和视网膜下囊尾蚴都可见到特有的光环和囊尾蚴蠕动现象（图 7-24）。死亡的虫体呈强回声光斑伴声影，无蠕动。眶内囊尾蚴多寄生在眼外肌或肌附着处，由于囊泡近邻组织反应，声像学表现为眼肌增厚，蠕动时囊体之球形光斑时大时小。

3. 影像学检查 计算机体层摄影（computed tomography，CT）及磁共振成像（magnetic resonance imaging，MRI）技术，除对眼部囊尾蚴能很好地显示外，对合并其他部位特别是脑部者更有特殊的诊断价值。它不仅能看到虫体的形态、位置及生存状态，而且对其并发症如脑水肿、脑积水等也能较为明确地判断，目前 CT 及 MRI 已成为囊尾蚴病不可缺少的检查手段。依据

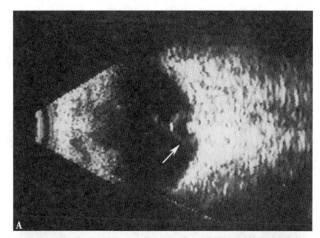

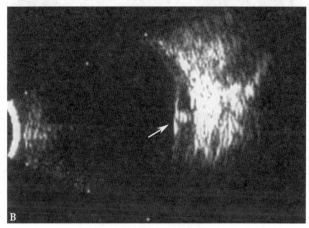

图 7-24 声像学检查

A. 玻璃体囊尾蚴（存活期）声像图，玻璃体内可见光环，环内一强回声球形光斑 B. 视网膜下囊尾蚴（存活期）声像图，脱离的视网膜光带下可见强回声球形光斑

囊虫所在部位和病变状况不同，CT 及 MRI 也有不同的表现，存活期囊尾蚴的囊泡及其头节对比鲜明的影像表现，具有特征性的诊断意义。眼内存活的囊尾蚴，CT 常表现为环形的低密度区，其内有点状高密度影。死亡的虫体多有钙化斑，CT 表现为高密度区，增强扫描不强化（图 7-25）。

MRI 检查 T1 加权像，囊泡为低信号，其内的头节为高信号，对比鲜明，T2 加权像囊泡则呈高信号（图 7-26）。CT 及 MRI 对合并有脑部囊尾蚴者和眶内囊尾蚴都有相似影像特征。

4. 实验室检查 实验室检查有助于全身囊虫病的诊断，但对眼部并无特异性。对合并患有肠绦虫病者可在粪便中查到虫卵或节片，一般血常规检查除嗜酸性细胞增多，血沉可加快以外，其他多都正常。免疫学检测可以辅助囊尾蚴的诊断，目前常用的操作简捷且较比灵敏的方法有间接红细胞凝聚试验（indirect haemagglutination，IHA），酶联免疫吸附法（enzyme-

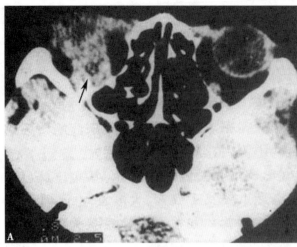

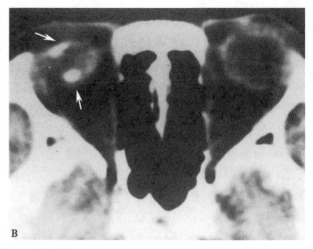

图 7-25　眼部囊尾蚴病影像检查

A. 眶内囊尾蚴 CT 平扫,右侧眶内软组织块内可见一低密度环(黑箭),内有斑点状稍高密度影　B. 右眼多发性囊尾蚴,CT 平扫在眼的前部及后部可见有致密钙斑(白箭)

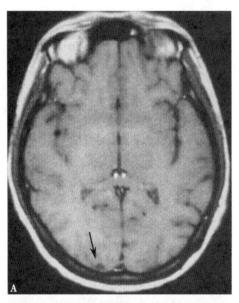

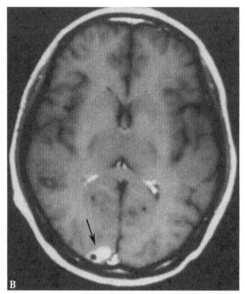

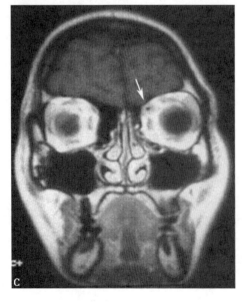

图 7-26　眼及脑囊尾蚴病例(患者女性,27 岁)MRI 像

A. T1 加权像,右侧枕叶有一囊泡呈低信号,其内可见头节影　B. T1 加权像,增强,右侧枕叶囊泡不强化,其周围可见强化,提示有肉芽肿形成　C. T2 加权像,眼眶冠状位,右侧上斜肌内可见囊泡影,手术摘除病理检查为囊尾蚴

linked immunosorbent assay，ELISA），斑点酶联免疫吸附法（dot enzyme-linked immunosorbent assay，dot-ELISA）等。IHA 操作简单，灵敏度和特异性也较高。ELISA 法的敏感度与特异性和 IHA 相同，其阳性平均效价要高于 IHA。除此之外，免疫 PCR 是近年发展起来的一种高度灵敏性基因检测技术，具有特异性强，灵敏度高的特点，但检测规范及假阳性等问题尚待研究。对眼部囊尾蚴病，如果血免疫学检测呈阳性反应，可以帮助诊断，但阴性者也不能完全排除本病，免疫学检测也有出现假阳性反应的可能，因此确定诊断还要结合临床综合分析。

5. 活体组织检查　对皮下结节，包括眼睑及结膜疑诊囊虫者应常规做活体组织检查，病理切片中见到囊腔内含有囊尾蚴头节为其特征。

【治疗】眼内囊尾蚴一旦确诊应尽快手术取出，对合并有肠绦虫及全身囊尾蚴者，在眼内囊尾蚴手术取出后，随即行药物驱虫治疗。

1. 手术治疗　对结膜下囊虫可在手术显微镜下直接切开结膜分离虫体取出。前房内囊尾蚴较为少见，其葡萄膜反应较重，常出现急性虹膜睫状体炎，可适当应用激素减轻反应，同时尽快取出虫体。手术在角膜缘经隧道式切口进入前房，在囊尾蚴的下方或后方注入黏弹剂，用注吸器推压或吸出虫体。对玻璃体内和视网膜下囊虫则需通过玻璃体手术治疗。运用玻璃体手术既可以完整地取出囊体，减少因囊尾蚴破裂致异性蛋白反应，又可以切除病变的玻璃体，分离解除牵引灶，恢复屈光间质的透明性，并防治视网膜脱离。闭合式三切口玻璃体切除手术适用于玻璃体、视网膜内及视网膜下囊尾蚴的取出。对玻璃体囊尾蚴，手术切除浑浊变性的玻璃体，游离出囊体，然后吸出。视网膜下囊尾蚴可在寄生部位切开视网膜，游离出囊体，然后吸出，同时作视网膜光凝封闭视网膜裂孔。若合并有牵引性视网膜脱离，可同时切除牵引灶，激光或冷冻封闭裂孔，必要时作气体或硅油填充。玻璃体手术的兴起极大地提高了眼内囊尾蚴病的治愈率，早期患者不仅能顺利成功取出，保存了眼球，大部分视力还有所改善。

2. 药物驱虫治疗　对合并有肠绦虫或全身囊尾蚴者，特别是合并有脑囊尾蚴或侵犯视神经者，当眼内囊尾蚴手术取出后要同时进行药物驱虫治疗。目前常用的药物有吡喹酮（praziquantel）、阿苯达唑（albendazole）、氯硝柳胺（niclosamide）等。吡喹酮又名环吡异喹酮，为广谱驱虫药物，不仅对肠绦虫有较高的疗效，对囊尾蚴也有很高的杀灭作用。驱绦虫一般剂量为 15～25mg/kg（儿童 15mg/kg），一次口服。治疗脑囊虫病每日 20mg/kg，分 3 次口服（体重 >60kg 只按 60kg 计），9

日为一疗程，间隔 3～4 个月再继续第 2 疗程，当无明显颅内压增高时，总量可用到 180mg/kg。阿苯达唑，又名丙硫达唑、抗蠕敏、扑尔虫，为广谱驱虫药物，对绦虫及囊尾蚴均有较好的疗效。治疗脑囊虫病每日量 15～20mg/kg，分 2 次口服，10 日为一疗程，停休 15～20 日，再继续第 2 疗程，一般 2～3 疗程即可。氯硝柳胺又名灭绦灵，主要用于驱肠虫，成人口服一次 1g，隔 1 小时后再服一次，共 2 次。脑囊虫用驱虫药治疗时常有反应性颅内压增高，使原有的头痛、癫痫或精神症状加剧，治疗时应以注意。对颅内或侵犯视神经的重症猪囊尾蚴病患者，许多学者推荐应用阿苯达唑联合激素冲击治疗，在减轻视神经损害保护视功能方面取得了很好的临床效果。然而，也有报告仅使用激素同样起到了很好的临床效果，分析其原因可能是当时囊虫已死，应用激素平抑了死囊虫释放毒素引发的炎症反应之故，因此，激素治疗对本病视力的保护具有重要临床意义。

【预后】取决于囊尾蚴在眼内的寄生部位、存活时间及手术能否顺利取出。对寄生于眼底周边的囊尾蚴若能尽早取出一般预后良好，治愈后一般能保存较好的视功能。若寄生于黄斑部者即使手术取出也将严重影响视功能。囊尾蚴在人体组织内可存活 3～5 年，在眼内可存活 1.5～2 年，存活的时间越长对眼的损害就越大。眼内囊尾蚴一旦死亡，虫体分解产物的毒性作用可产生强烈刺激，造成严重的葡萄膜反应。眼内炎症可导致玻璃体混浊，增生性粘连牵引，继发视网膜脱离，还可并发白内障，继发青光眼以及视神经萎缩等，最终导致眼球萎缩而失明。因此对死亡的囊体也应尽力取出，终止毒性反应。

（郭希让）

十二、眼弓蛔虫病

眼弓蛔虫病（ocular toxocariasis）又称眼弓首线虫病，是由侵入人体内的犬或猫弓蛔虫的幼虫移行到眼内所引起的感染性疾病。对其致盲重要性的认识最先是由其他领域的研究引发的。Beaver 及其同事 1952 年首先描述了弓蛔虫感染的全身表现，并将其定义为内脏幼虫移行症，即一些寄生蠕虫的幼虫侵入非正常宿主后，虽不能发育为成虫，却可在体内移行引起局部或全身性病变。Wilder 则在 1950 年最先发现线虫幼虫感染是儿童致盲的重要原因。后经 Nichols 在 1956 年对 Wilder 所搜集病理切片的复查，确认其中的 5 个标本为犬弓蛔虫幼虫。犬弓蛔虫是寄生于狗体内的常见蛔虫，也是引起内脏幼虫移行症及眼弓蛔虫病的最常见病因。

【寄生虫生活史】　犬弓蛔虫的受精卵随粪便排出犬类的体外，在适宜的条件下发育成感染性虫卵，当其被犬或人类吞食后，在小肠内孵出幼虫，经肠壁进入淋巴系统或门静脉循环，进而到达全身各个器官，如肝、肺、脑、肾、心以及肌肉和眼球等。在人体内，幼虫常被嗜酸性粒细胞形成的炎性肉芽肿包裹，弓蛔虫的生命周期到此结束，但幼虫在这种情况下仍可保持数年生命力。在成年狗体内，幼虫通常也不继续发育，但在怀孕的母犬体内，宿主反应可发生改变，之前被包裹的幼虫可能重新表现出移行性，可通过胎盘进入发育中的犬胚胎。在新生犬或幼犬体内，进入肺部的幼虫可通过咽喉进入肠道，并迅速发育为成虫。

【流行病学】　系统性内脏幼虫移行症常发生于6个月至4岁的婴幼儿，平均发病年龄2岁。发热、易怒、面色苍白、厌食及不适是患儿常见的临床表现。该病轻者仅有轻到中度嗜酸性粒细胞增多，而无其他临床症状；重者可表现为暴发性致死性疾病，如肺炎、充血性心衰或惊厥。眼弓蛔虫病多见于4岁以上的小儿，平均发病年龄8岁，多为单眼及眼内单个幼虫感染，常有幼犬接触史，但多无全身的内脏幼虫移行症表现和嗜酸性粒细胞增多，提示系统性弓蛔虫病与眼弓蛔虫病似乎没有太大关联，因此弓蛔虫可能在人体内引起两种相对独立的疾病。

【临床表现】　由于患儿多为单眼发病，外眼无明显炎症表现，而且表述能力又限制了其对视力下降症状的描述，故常以斜视和白瞳症为就诊的主要原因。其所致眼内炎通常可分为4种类型：慢性眼内炎、后极部肉芽肿、周边肉芽肿样炎性团块及非典型表现。

文献最先报道的犬弓蛔虫所致眼内炎的病理表现便是慢性眼内炎（玻璃体脓肿）。大多数病例表现为玻璃体致密的炎症性屈光介质混浊以及视网膜脱离。严重的急性期病例可发生前房积脓性肉芽肿改变，玻璃体炎性细胞浸润致眼底难以清晰观察，偶尔透过混浊的玻璃体可见眼底黄白色团块或视网膜脱离。急性炎症期后可进入瘢痕期，纤维细胞膜长入玻璃体腔或形成睫状体膜。有时炎症消退后玻璃体重新变得透明，可在后极部或周边观察到白色纤维膜。另外，部分患儿可见视盘水肿或炎症、弥漫性脉络膜视网膜炎或视网膜下存活的幼虫。

后极部肉芽肿在早期可呈边界不清的视网膜下或视网膜内炎性肿块。随炎症的消退，这些团块的边界逐渐清晰，病灶多为1/2～2PD大小，多位于视盘的颞侧。随病程进展，肉芽肿处形成致密的纤维性玻璃体增殖条带，可引起牵引性视网膜脱离。该类型的眼弓蛔虫病在确诊时中心视力往往已经丧失，晚期还可能

发生后极部脉络膜新生血管。

周边炎性肿块是眼弓蛔虫病最常见的表现，即周边视网膜的白色致密团块，外观呈局限球形。部分的病例炎症弥散，可呈"雪堤样"改变。从周边的炎性团块延伸至后极部或视盘的纤维增殖条带，以及视网膜内的纤维瘢痕可致牵引性或裂孔性视网膜脱离。周边炎性团块可对局部视网膜造成牵引，进而形成周边视网膜皱襞。

非典型表现包括：①视盘炎和视盘水肿；②活动性视网膜下线虫；③弥散性脉络膜视网膜炎。弓蛔虫引起的眼前节改变如结膜炎、角膜炎、局灶虹膜结节以及晶状体改变，并无相关组织病理学依据，均为经验性诊断。

血清抗体的酶联免疫吸附试验（ELISA）对弓蛔虫的感染具有91%的敏感性和90%的特异性。尽管美国疾病控制及预防中心认为血清ELISA滴度在1:32以上即可诊断弓蛔虫病，但多数人认为如果眼部具有弓蛔虫病的症状和体征，1:8的滴度就足以证实眼弓蛔虫病，而且眼内液的ELISA检测更具诊断价值。

【病因及病理】　眼部病变形成的原因为弓蛔虫幼虫直接损伤或与炎症和瘢痕化有关的继发性损害。主要病理改变为由弓蛔虫幼虫所引起的嗜酸性肉芽肿反应，在蛔虫幼虫激惹产生的嗜酸性肉芽肿中，幼虫被嗜酸性细胞包围在中央，外层围绕单核细胞、组织细胞、上皮细胞和巨细胞。肉芽肿附近可见继发性视网膜前膜及纤维星形细胞、胶原、嗜酸性细胞和浆细胞。

【诊断与鉴别诊断】　临床上可根据疾病特点及ELISA检测等辅助检查来诊断眼弓蛔虫病。眼弓蛔虫病应特别注意与散发性的单眼视网膜母细胞瘤（RB）的鉴别，因两者的治疗原则完全不同。另外，还应注意与细菌或真菌引起的感染性眼内炎、早产儿视网膜病变（ROP）、家族性渗出性玻璃体视网膜病变（FEVER）、Coats病和原始玻璃体持续性增生症（PHPV）等其他疾病进行鉴别诊断。

RB的发病年龄多在2岁以内，眼部无炎症表现及增殖膜形成，病灶增长迅速，且CT等影像学检查常可见钙化灶。感染性眼内炎常有外伤史或手术史，外眼有明显的充血等炎症表现，玻璃体和房水的细胞学检查或细菌学检查将有助于鉴别诊断；内源性眼内炎的患儿多有免疫缺陷性疾病或近期有脓毒血症等病史，血培养有助鉴别诊断。ROP为早产的低体重儿，双眼周边部视网膜发生增生性血管改变和膜的形成。FEVER为双眼视网膜的血管异常和膜形成以及明显的渗出性改变，同时具有家族遗传性。PHPV虽为单眼，但其为先天性疾病，小眼球、视盘至晶状体后的纤维

血管茎及晶状体后纤维血管性增生是其特征。Coats病则主要表现为视网膜毛细血管扩张和脂质渗出。

【治疗】　眼弓蛔虫病的治疗主要以对症为主。抗寄生虫药物如噻苯达唑、阿苯达唑、甲苯达唑和乙胺嗪可以杀死弓蛔虫，但少数人认为死亡的幼虫会加重眼的炎症反应。对于眼内的炎症可使用皮质类固醇和睫状肌麻痹剂治疗。通过激光直接光凝幼虫可凝固虫体蛋白，以减轻异体蛋白所致的免疫反应。玻璃体视网膜手术被广泛用于眼弓蛔虫病的治疗，主要针对玻璃体纤维增生和视网膜牵引等并发症。对药物反应不佳的病例可考虑早期采用玻璃体切除手术，以利眼内炎症的消退。

预防弓蛔虫病感染除注意培养小儿良好的卫生习惯外，主要是通过兽医对 4 周龄内的幼犬进行适当的抗寄生虫治疗，对怀孕的母犬也应再次给药以防止胎内感染。

（张军军）

十三、弥漫性单眼亚急性视神经网膜炎

弥漫性单眼亚急性视神经网膜炎（diffuse unilateral subacute neuroretinitis，DUSN）是一种由线虫视网膜下移行导致的进行性眼组织损害的临床综合征。早期表现为多灶性脉络膜炎及视神经炎，晚期表现为视神经萎缩、视网膜血管狭窄以及播散性视网膜色素上皮改变。DUSN 最初早 Gass 发现和描述，该病常发生于健康儿童和青年，可引起一眼严重视力丧失，偶有双眼受累者。

【流行病学】　DUSN 主要发生于美国东南部、加勒比地区、拉丁美洲、巴西及其他的热带或亚热带地区，近年来，在德国、加拿大和我国也有此类病例报道。

【病因和发病机制】　DUSN 是由一活动性、白色的、两头逐渐变细的线虫致病，线虫长度为 $400\sim2000\mu m$，最大直径可为长度的 1/20，由于虫体具有活动性，固定性差，辨认是何种线虫非常困难，但报道认为犬钩口线虫、浣熊拜林蛔线虫及恶丝虫均可能引起 DUSN。犬钩口线虫的宿主是狗，常发生在美国东南部，感染三期幼虫长度大约为 $650\mu m$，幼虫首先在皮肤内移行，能在人等动物体内组织存活数年甚至数月而大小及形状不发生改变。浣熊拜林蛔线虫二期幼虫是一种容易感染浣熊肠道的寄生虫，长度为 $1000\sim1500\mu m$，感染其他动物后常引起脑膜脑炎，但感染人类罕见，DUSN 患者罕见的浣熊接触史及罕见的神经系统受累似乎并不支持该线虫作为 DUSN 的病因之一。我国曾报道一例 DUSN 患者经玻璃体手术完整取出虫体，经鉴定为华裔吸吮线虫。因此 DUSN 的病因可能与地域及环境有关。

DUSN 的发病机制可能是由于虫体的移行所致视网膜外层结构组织的机械性破坏，或者是与虫体代谢产物的毒性作用相关的弥漫性内层及外层视网膜炎。后者的早期表现是视力的急剧下降及 ERG 的改变，后期视神经节细胞丧失，视网膜血管狭窄。DUSN 患者的视网膜炎症反应及破坏表现呈多变性，反映了宿主对不同微生物免疫反应及强度的不同。

【临床表现】　该病通常累及单眼，但也有双眼受累的报道，早期表现为视力下降，部分患者可有睫状充血、前房细胞及闪辉、KP 等，玻璃体为轻度或重度的炎症反应，眼底视盘水肿，视网膜上可见复发性成簇易消散的灰白或黄色外层病变，活动性病灶附近有时可以观察到线虫，呈白色反光，两端锥形，检眼镜下可见线虫活动并在视网膜下移行（彩图 7-27，彩图 7-28，见书末彩插）。视网膜上的白色病灶可能是线虫移行路径上的炎性反应。晚期患者常表现为进行性视力下降，视神经萎缩，视网膜血管狭窄，播散性视网膜色素上皮变性。DUSN 早期 FFA 表现为视盘毛细血管荧光素渗漏，晚期呈强荧光，活动性病灶 FFA 为早期为弱荧光后期荧光着染，可能有静脉管壁的染色。随着病程进展，病灶表现为不规则的透见荧光。FFA 检查对寻找线虫并无帮助，ICGA 显示广泛的点状强荧光，虫体在造影晚期呈强荧光，表明 ICGA 对疾病诊断和虫体的定位有指导意义；近年来有研究表明 OCT 可对虫体进行视网膜层次定位，通过对视网膜神经纤维层（RNFL）进行测量，发现 RNFL 的厚度与视力预后相关。受累眼的 ERG 在 DUSN 的所有病程阶段均表现为幅值中度或重度下降，在疾病的晚期 b 波下降大于 a 波。

【诊断与鉴别诊断】　DUSN 的诊断主要依靠反复发作的眼底活动性灰白色外层视网膜病变及查见线虫。间接检眼镜及全视网膜镜的应用有助于发现线虫。血清学研究、粪便检查及外周血涂片对 DUSN 的诊断价值不大。如果在数周或数月内，一眼在邻近区域反复出现和消失视网膜下白色病变，是线虫持续存活强有力的证据。

DUSN 可与多种其他疾病表现类似，早期应与巨细胞病毒或其他病毒细菌引起的视网膜感染、急性后极部多发性鳞状色素上皮病变（APMPPE）、多发性一过性白点综合征（MEWDS）、匍行性脉络膜炎及可能引起视盘水肿的疾病如视神经视网膜炎、视盘水肿相鉴别。巨细胞病毒或真菌、细菌引起的视网膜炎症改变通常侵犯视网膜内层，抗病毒药物或抗生素治疗有效，眼底检查可见病变明显好转；APMPPE 及匍行性脉络膜炎当病变累及中心凹时视力会有明显的下降，所造成的视网膜色素上皮的损害是永久性的。

MEWDS 所造成的病变虽然也局限于视网膜外层，但是不需任何治疗，眼底和视功能在数月内可恢复正常。当 DUSN 发展至晚期时应与视网膜色素变性（RP）及缺血性视神经病变相鉴别，RP 患者眼底有骨细胞样色素沉着及后囊下白内障，DUSN 患者一般不会出现该临床表现。视神经萎缩的患者要寻求病因，晚期的 DUSN 与其他疾患引起的视神经萎缩有时难以鉴别。

【治疗】　DUSN 的治疗主要有抗线虫药物、激光光凝虫体及玻璃体切除手术治疗等。

临床上如果发现视网膜下有明确的移行性线虫存在，早期合理地使用大能量、长曝光时间的激光光凝是有效破坏线虫、减少光凝并发症及提高视力的有效手段。

抗线虫药物对于 DUSN 患者根除线虫是无效的，但是对一些有玻璃体轻中度炎症并且视网膜屏障功能破坏的患者治疗可能有效。

对于虫体所在位置明确的 DUSN 患者，为了鉴定线虫的种属，可以考虑玻璃体切除手术切开视网膜取出虫体进行寄生虫学鉴定，但由于手术可能会引起医源性视网膜裂孔及术中虫体活动等原因造成视网膜的进一步损害，因此一般不建议手术治疗。

（张美霞）

十四、人类免疫缺陷病毒感染与获得性免疫缺陷综合征的眼底改变

人类免疫缺陷病毒（human immunodeficiency virus，HIV）感染，获得性免疫缺陷综合征（acquired immunodeficiency syndrome，AIDS），又称艾滋病，是全球性的瘟疫。40%～70%HIV 感染者和 AIDS 患者出现眼部病变，尸检报告 95% 有眼部病损，国外文献报道 1%～2% 的患者眼部为首发病变。

（一）流行病学

1981 年美国报告首例 AIDS。1983 年 Barre-Sinoussi 等首次从 AIDS 患者的淋巴结中分离出人类免疫缺陷病毒 I 型（human immunodeficiency virus type 1，HIV-1）。1984 年人们明确了 HIV-1 为导致 AIDS 的病原微生物。1985 年我国境内第一例 AIDS 病例在北京协和医院确诊并报告。2001 年北京协和医院眼科确诊了 1 例以眼部为首发症状的 AIDS 并发 CMV 视网膜炎，并在国内首次报道了"人类免疫缺陷病毒感染及获得性免疫缺陷综合征患者眼部病变的诊断与治疗"。

随着 AIDS 综合预防及干预措施的逐渐深入，AIDS 疫情上升速度有所减缓，但 AIDS 流行因素仍广泛存在，感染人数以 18%～29% 的速度递增。目前全球 HIV 感染者和 AIDS 患者已达 5600 万，死亡人数 1390 万，每天新增加感染者 16 000 多人。我国 AIDS 疫情报告截至 2011 年底，我国存活的 HIV 感染者和 AIDS 患者达 78 万人（62 万～94 万人），其中 AIDS 患者 15.4 万人（14.6 万～16.2 万人）；2011 年新发 HIV 感染者 4.83 万人，死亡 2.8 万人（2.5 万～3.1 万人）。

（二）病因学

【病原】　HIV 为一种反转录病毒，其基因组中只含有 RNA。该病毒可感染多种类型的人类细胞，但其所引起的病理改变主要是由于感染 $CD4^+T$ 淋巴细胞所致。HIV 病毒可存在于人体的泪液中、房水里、玻璃体内，还可以存在于角膜、视网膜和视神经等部位。

【免疫病理学特点】　人类感染 HIV 病毒后，作为靶细胞的 $CD4^+T$ 淋巴细胞进行性减少，人体细胞免疫功能显著下降（通常 $CD4^+T$ 淋巴细胞 <200 个 /mm^3），而进入 AIDS 期，AIDS 是 HIV 感染最严重的表现。同时可发生多种机会性感染，如原虫、细菌、病毒等或继发性恶性肿瘤。

（三）HIV 视网膜病变

HIV 视网膜病变是 HIV 感染后最常见的眼底病变。发生率占 40%～60%，而 89% 的尸检标本中可见出视网膜微血管病变。其发病率随 $CD4^+T$ 淋巴细胞数的降低而升高。

【临床表现】　患者一般无自觉症状。

【眼底表现】　主要表现为棉絮斑（彩图 7-29，见书末彩插），同时可有视网膜出血、视网膜微血管瘤。棉絮斑常出现在后极，眼底表现和荧光素眼底血管造影所见与糖尿病视网膜病变引起的棉絮斑类似，其发病机制可能与糖尿病性视网膜病变相同，即由于缺血引起视神经节细胞轴浆运输阻塞而造成胞质物质积聚。

【荧光素眼底血管造影】　荧光素眼底血管造影显示毛细血管非充盈区，出血遮挡背景荧光，微血管瘤呈现高荧光点（图 7-30）。

【治疗】　在全身高效抗反转录病毒疗法（highly active antiretroviral therapy，HAART）的治疗下，随着 $CD4^+T$ 淋巴细胞数的增加，棉絮斑会自行消退。

（四）巨细胞病毒性视网膜炎

巨细胞病毒（cytomegalovirus，CMV）性视网膜炎是 AIDS 患者晚期最常见的眼部机会性感染，是眼部最严重并发症。常发生于 $CD4^+T$ 淋巴细胞计数低于 50 个 /mm^3 的患者。在 HAART 应用之前，30%～40% 的 AIDS 患者合并 CMV 性视网膜炎。其中 30%～50% 累及双眼。应用 HAART 治疗以后，CMV 性视网膜炎的发生率明显下降，但其仍为 AIDS 患者首位致盲原因。

【病因】　HIV 感染者免疫功能严重下降，进入 AIDS 期，此时 CMV 是最常见的引起机会性感染的病原体。

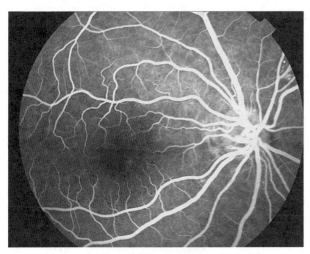

图 7-30　右眼 HIV 视网膜病变 FFA 图片
显示毛细血管非充盈区,微血管瘤呈现高荧光点

【临床表现】　患者可出现眼前漂浮物、眼前闪光、视力下降、视野缺损,甚至视力丧失。

【眼底表现】　主要为进行性、坏死性视网膜炎伴出血,同时合并视网膜血管炎,眼底特点可形象地描述为"奶酪加番茄酱样视网膜炎"(彩图 7-31,见书末彩插)。病变部位可发生在后极部(视盘和黄斑附近),也可发生在周边部,亦可表现为多灶性(彩图 7-32,见书末彩插)。晚期视网膜萎缩呈灰色,视网膜血管硬化、狭窄,视网膜色素上皮(retinal pigment epithelium,RPE)萎缩,可透见脉络膜血管(彩图 7-33,见书末彩插)。可发生视网膜脱离,纤维胶质瘢痕,脉络膜炎,最终导致失明。病变消退后再次出现进行性视网膜炎,在以前感染的视网膜边缘又出现颗粒状白色斑点。与眼底病变不相符的是玻璃体透明或反应轻微。

【荧光素眼底血管造影】　荧光素眼底血管造影显示早期病变区遮挡背景荧光,晚期荧光染色;病变区内视网膜血管荧光渗漏,出血遮挡荧光(彩图 7-34,彩图 7-35,见书末彩插)。

【并发症】　视网膜脱离发生率占 17%～34%。CMV 确诊后 1 年,50% 的患者出现视网膜脱离,双眼视网膜脱离发生率占 54%～81%。

【治疗】

1. 感染科治疗　应用 HAART 诱导患者的"免疫恢复"(immune recovery)状态,取得很好的疗效。AIDS 患者的生存率明显提高,有效地控制了疾病的进展。HAART 包括蛋白酶抑制剂和至少两种核苷类似物。2005 年北京协和医院眼科与感染科合作,首次在我国 AIDS 患者的房水中检测到 HIV 病毒,当时患者血浆中 HIV 病毒检测呈阴性,因此抗 HIV 病毒治疗不能中断。

2. 眼科治疗　HIV 视网膜病变目前眼科尚无有效治疗方法。

CMV 视网膜炎的治疗包括:

(1)更昔洛韦:静脉给药。静脉给药的剂量:5mg/kg,静脉点滴,每 12 小时 1 次,用药 3 周;以后给予维持量 5mg/kg,静脉点滴,每日 1 次,用药 4 周。治疗有效的表现为患眼眼底病变减轻或消失,同时 CD4$^+$T 淋巴细胞计数提高。

(2)更昔洛韦:玻璃体腔注射。经全身抗 HIV 病毒治疗,CD4$^+$T 淋巴细胞计数提高至 200 个 /mm^3 时,眼底病变继续进展,视力亦进行性下降,应及时采取更昔洛韦玻璃体注药治疗,可挽救患者视力,获得良好的治疗效果。每次药物剂量为 400μg,如需要重复注射可每周 1 次。

(3)缬更昔洛韦(Valganciclovir):口服 900mg,每日 2 次,用药 2～3 周;维持量 900mg,每日 1 次。

(4)膦甲酸(Foscarnet):静脉给药,60mg/kg,每日 3 次;维持量 90～120mg/kg,每日 1 次。

(5)西多福韦(Cidofovir):静脉给药。

【预防措施】　随着全球及我国 HIV/AIDS 患者的数量不断增加,眼科临床中接触 HIV/AIDS 患者的机会也将不断增加。经过 6 年研究,2011 年北京协和医院眼科与感染科合作首次在我国 HAART 治疗有效的 AIDS 患者的泪液中发现 HIV 病毒。因此做好预防工作对保护医护工作者和前来就诊的患者,防治医源性感染是非常重要的。避免被 HIV 污染的针头或其他尖锐的器械扎伤,避免开放的皮肤伤口与 HIV 感染者和 AIDS 患者所用的物品接触。普通的预防措施参照预防血源性传染的标准:检查和接诊每一位患者前用肥皂洗手,然后用毛巾彻底擦干。检查 HIV 感染者和 AIDS 患者眼部时应戴用一次性手套,检查结束后需要彻底洗手。乙醇或 10% 漂白粉消毒液清洗眼压计和诊断性角膜接触镜;角膜接触镜验配过程中所用的器具在每次使用后需用过氧化氢溶液进行消毒。手术过程中使用一次性手套、防护面具、防护眼镜等。重复使用的医疗用品和手术器械应当严格按照处理乙型肝炎病毒污染物的方法消毒。

(叶俊杰)

十五、急性视网膜坏死综合征

急性视网膜坏死综合征(acute retinal necrosis syndrome,ARN)是由水痘带状疱疹病毒或单纯疱疹病毒感染引起的一种炎症性疾病。在临床上主要表现为:起始于中周部并向后极部推进的视网膜坏死病灶、以视网膜动脉炎为主的视网膜血管炎、中度以上的玻璃体混浊和后期发生的视网膜脱离。

此病在文献中尚被称为"桐泽型葡萄膜炎(Kirisawa's uveitis)或 Kirisawa-Urayama type uveitis, Kirisawa type uveitis"、"周边视网膜坏死伴有血管原因所致的视网膜脱离"、"坏死性血管闭塞性视网膜炎"等。

【流行病学】　此病在世界各地均有发生,未发现种族差异。男性稍多于女性,发病年龄为 4 岁至 90 岁,但多发生于 15～75 岁。单眼或双眼受累,双眼受累患者中,双眼发病间隔多在 1～6 周,但也可长达 30 年。

【病因及发病机制】　有关此病发生的确切病因及机制目前尚不完全清楚,一般认为水痘带状疱疹病毒或单纯疱疹病毒感染与此病有关。据统计,单纯疱疹病毒所引起的 ARN 发病年龄平均为 34 岁,而带状疱疹病毒所致者的平均发病年龄为 51 岁。这些病毒可能通过直接侵犯视网膜而导致视网膜坏死,也可能通过诱发免疫反应引起或加重视网膜的坏死。

【眼部表现】

1. 症状　发病初期常出现单侧眼红、眼痛、眶周疼痛、刺激感或异物感,一些患者通常诉有视物模糊、眼前黑影,早期一般无明显的视力下降,但在后期由于黄斑区受累及视网膜脱离可出现显著的视力下降。

2. 体征

(1)眼前段病变:ARN 的原始受累部位在中周部视网膜,眼前段是继发受累,因此,眼前段反应一般较轻,但个别也可有较严重的前房反应,可出现轻度睫状充血,尘状或羊脂状 KP,轻度至中度前房闪辉,少量和中等量前房炎症细胞,散在虹膜后粘连,偶尔引起前房积脓。此种炎症与其他多种原因引起的前葡萄膜炎不同,它通常引起眼压升高,因此,对于发病早期即有眼压升高者应考虑到此病的可能性。一些有免疫缺陷的患者可同时伴有病毒性角膜炎,一些患者尚可出现弥漫性巩膜外层炎、巩膜炎、眼眶炎症等。

(2)眼后段病变:眼后段改变主要有视网膜坏死病灶、视网膜动脉炎为主的视网膜血管炎和玻璃体炎症反应。

视网膜坏死病灶最早出现于中周部视网膜,呈斑块状"拇指印"或大片状黄白色坏死病灶,坏死病灶显得致密、增厚,并从中周部向后极部视网膜推进。后期发生视网膜萎缩并有椒盐样色素沉着。

视网膜血管炎通常累及视网膜动脉,静脉也可受累,表现为血管炎、血管闭塞(血管变为白线),此种血管炎不但可发生于视网膜坏死区域内,也见于外观正常的视网膜,可伴有点状或片状视网膜出血。

玻璃体炎症反应是此病的一个重要特征,几乎所有患者均可出现,早期表现为轻中度炎症反应,玻璃体混浊、炎症细胞浸润,随后玻璃体混浊加重,影响眼底检查,后期则引起玻璃体液化、增生性改变和牵引性视网膜脱离等。

除上述改变外,一些患者尚可出现视神经炎、视盘水肿、黄斑水肿、传入性瞳孔缺陷等改变。

3. 并发症　ARN 最常见的并发症是视网膜脱离,发生率可高达 75%,多发生于疾病发生 1 个月后,可表现为裂孔源性视网膜脱离,也可表现为牵引性视网膜脱离等。

ARN 尚可引起增生性玻璃体视网膜病变、视网膜新生血管、并发性白内障、视神经萎缩、眼球萎缩等。

【全身改变】　患者一般无全身改变,一些患者在眼部病变之前可有眼带状疱疹、单纯疱疹病毒性皮肤溃疡、水痘、病毒性脑炎等,也可出现低热、头痛、颈项强直、脑神经麻痹、中枢神经系统病变等。

【诊断】　ARN 的诊断主要根据典型的临床表现和辅助检查结果,对可疑患者可进行玻璃体、视网膜活组织检查、房水和玻璃体抗体测定等检查。

1. 典型的临床特征　①中周部视网膜坏死病灶,并逐渐向后极部视网膜推进;②以视网膜动脉炎为主的视网膜血管炎;③中等度以上的玻璃体混浊和炎症反应;④后期发生的裂孔源性或牵引性视网膜脱离。

2. 荧光素眼底血管造影检查可有以下多种改变　①视网膜动、静脉节段性扩张、染料渗漏和血管壁染色;②视网膜渗出、染料渗漏,呈斑片状强荧光;③出血遮蔽荧光;④动脉期可看到局灶性脉络膜灌注缺损,此种改变与局部脉络膜炎症细胞聚集及视网膜色素上皮的损害有关;⑤视网膜中央动脉或其分支的阻塞;⑥在静脉期,活动性视网膜炎区无或仅有少量的视网膜灌注,动脉和静脉内荧光均显示突然"截止"的外观,此种荧光"截止"像对于 ARN 的诊断很有帮助,但也应注意此种改变也可见于巨细胞病毒(cytomegalovirus,CMV)性视网膜炎和玻璃体内注射氨基糖苷类药物对视网膜的毒性反应;⑦于再循环期可以看到视盘染色,尤其在合并视神经炎者更为明显;⑧黄斑囊样水肿;⑨在疾病恢复阶段,由于视网膜色素上皮的改变可以出现窗样缺损。

3. 侵入性诊断方法和实验室检查　①活组织检查:对可疑患者可行诊断性玻璃体切除和(或)视网膜活组织检查,标本可用于病毒培养、组织学和免疫组织化学检查、PCR 检测、原位杂交等检查,以确定是否为病毒感染。②房水和玻璃体抗体检测:眼内液中发现单纯疱疹病毒或水痘带状疱疹病毒抗体对诊断有一定帮助。③其他实验室检查:其他实验室检查虽然对诊断无重要帮助,但可用于排除其他一些疾病,如排除结核性葡萄膜炎、梅毒性葡萄膜炎、弓形体性视网膜脉络膜炎等,也可用于监测治疗过程中药物的一些副作用,如肝肾功能、血常规检查等。

【诊断标准】 美国葡萄膜炎学会研究和教育委员会曾制订了以下标准:①周边视网膜出现一个或多个坏死病灶,病灶边界清楚,黄斑区的损害尽管少见,但如果与周边视网膜同时存在,则不能排除 ARN 的诊断;②如果不使用抗病毒药物治疗,病变进展迅速;③疾病呈环状进展;④闭塞性视网膜血管病变伴有动脉受累;⑤玻璃体和前房显著的炎症反应,视神经受累、巩膜炎及眼痛有助于诊断,但不是诊断所必需的。ARN 的诊断不依赖于坏死的范围,只要符合上述标准,即可做出诊断。

【鉴别诊断】 ARN 应与多种类型的葡萄膜炎及其他疾病相鉴别,这些疾病包括进展性外层视网膜坏死综合征(progressive outer retinal necrosis syndrome)、巨细胞病毒性视网膜炎、弓形体性视网膜炎等。

进展性外层视网膜坏死综合征也是由疱疹病毒引起的一种视网膜坏死性疾病,表现为迅速进展的坏死性视网膜炎,但它主要发生于免疫功能低下的个体,并且一般不出现视网膜血管炎和前房炎症反应,玻璃体炎症轻微或无,易于累及后极部视网膜等,这些特点都有助于与 ARN 的鉴别。

巨细胞病毒性视网膜炎主要发生于免疫功能抑制者。视网膜炎进展缓慢,早期即累及后极部视网膜,病变多沿血管弓分布,并常累及视神经。视网膜炎症部位不像 ARN 出现全厚致密的坏死病灶,而表现为一种颗粒状外观的坏死灶,易伴发视网膜出血,附近往往有色素沉着,并且玻璃体的炎症反应也较轻微,这些特点有助于两者的鉴别诊断。

弓形体性视网膜炎在欧洲、美洲是常见的后葡萄膜炎类型,但在我国少见。典型的改变为累及黄斑区的病灶,在陈旧性病灶周围出现多发性新鲜的卫星病灶。在免疫功能低下者,弓形体可引起广泛的视网膜坏死及严重的玻璃体炎,但此种病变可发生于视网膜的任何部位。房水、玻璃体和血清抗弓形体抗体检测有助于诊断和鉴别诊断。

【治疗】 早年的治疗主要用阿昔洛韦静脉滴注和口服,近年来不少学者使用新型的抗病毒药物如更昔洛韦、膦甲酸、泛昔洛韦,这些药物或用于静脉注射或玻璃体内注射。但根据 Tibbetts 等对美国 4 个诊治中心从 1981 年到 2008 年诊治的 58 例患者的资料分析发现,早年单纯使用阿昔洛韦患者的视力预后与近年使用多种新的抗病毒药物治疗患者的视力预后相似,视网膜脱离发生率也相似(两者发生率均接近 50%)。

1. 阿昔洛韦 阿昔洛韦口服吸收率较低,因此一般在治疗初期应静脉途径给药。一般成人用量为每次 15mg/kg,在 1 小时内输完,每日 3 次,连用 10 天~3 周后改为口服,每次 400~800mg,一日 5 次,连续用药 4~6 周。

抗病毒药物玻璃体内注射,目前推荐的方法有以下几种:① foscarnet,1.2~2.4mg/0.1ml 玻璃体内注射;② ganciclovir,200~2000µg/0.1ml 玻璃体内注射。

2. 丙氧鸟苷 此药主要用于治疗巨细胞病毒性视网膜炎,在用阿昔洛韦治疗 ARN 无效时可以考虑应用丙氧鸟苷。一般成人用量为每次 5mg/kg,静脉滴注,1 小时内输完,每 12 小时 1 次,连续治疗 14~21 天,以后改为维持剂量 5mg/(kg·d),每周 5 次。

3. 糖皮质激素 本病的发生可能有免疫反应的参与,因此可使用糖皮质激素全身治疗。但由于药物可使病毒扩散,所以应在有效抗病毒治疗的前提下使用糖皮质激素,一般选用泼尼松口服,所用剂量为 1~1.2mg/(kg·d),使用 1 周后减量,治疗时间为 2~6 周。对于有前房炎症反应者应同时给予糖皮质激素、非甾体类消炎药和睫状肌麻痹剂点眼。

4. 抗凝剂 可使用少量抗凝剂治疗,口服小剂量的抗凝剂,如阿司匹林 50~200mg,一日 1 次或 2 次,可能有助于减轻视网膜血管炎。

5. 中医治疗 应根据中医辨证的原则施以相应的中药治疗,中药治疗可促进炎症恢复,并可减少药物的副作用。

6. 手术治疗 有人认为,在坏死病灶与健康视网膜间作激光光凝治疗可预防视网膜脱离的发生。不过激光的损伤可能加重原有的炎症反应和视网膜坏死,因此,应在激光光凝之前给予糖皮质激素,以减轻它的损伤反应。对于出现视网膜新生血管者,可给予激光光凝治疗。

玻璃体切除术可用于裂孔源性和牵引性视网膜脱离,可根据患眼具体情况,联合眼内光凝、玻璃体内长效气体或硅油填充、巩膜扣带术等。近年来 Hillenkamp 等总结了 27 例(30 眼)ARN 患者的资料,其中 20 眼用传统治疗方法治疗,另 10 眼在这些治疗基础上又进行了早期玻璃体切除治疗,发现早期进行玻璃体切除治疗可以降低视网膜脱离的发生率,但对视力预后的作用尚不清楚。

【预后】 ARN 患者的预后与以下多种因素有关:①单纯疱疹病毒所致的预后好于带状疱疹病毒所致者;②视网膜脱离者的视力预后较未脱离者视力差;③早期及时治疗效果优于未能及时治疗者;④玻璃体注射 foscarnet 可能有助于改善患者的视力预后。

(杨培增)

十六、巨细胞病毒性视网膜炎

巨细胞病毒（cytomegalovirus，CMV）是一种有包膜的双股 DNA 疱疹病毒，又被称为第 5 型人类疱疹病毒。在人群中，巨细胞病毒有相当高的感染率。对免疫功能正常的个体，一般不引起疾病，但对免疫功能低下者，它可引起胃肠道、中枢神经系统、肺部疾病和视网膜炎等，其中视网膜炎是最常见的疾病之一，宫内感染者中约 15% 出现视网膜炎。巨细胞病毒性视网膜炎是人类免疫缺陷病毒感染者最常见的机会感染。

【感染途径】 CMV 感染可分为先天性感染和获得性感染两大类。感染途径有：①通过密切接触而感染；②性接触感染；③输入含有病毒的血液、血制品或通过器官或组织移植而感染；④宫内感染或在分娩过程中感染。

【临床表现】

1. 先天性或儿童期感染 可引起胎儿死亡和流产，存活者常有低体重、肝脾肿大、黄疸、瘀斑、呼吸窘迫、小头畸形、智力发育迟缓、耳聋、癫痫、运动障碍和行为异常；眼部可表现为无眼球、小眼球、视网膜炎或视网膜脉络膜炎，极少数情况下，可引起虹膜睫状体炎。

2. 获得性感染 见于获得性免疫缺陷综合征及各种原因所致的免疫功能抑制者。全身表现有发热、头痛、肌肉疼痛、咽痛、肝脾肿大、淋巴腺病、食管炎、结肠炎或回肠炎、间质性肺炎、肝炎、大脑炎、心肌炎、关节炎、周围神经病、血小板减少等。

眼部改变主要表现为视网膜炎。患者通常诉有视物模糊、暗点、眼前黑影、闪光感或视力下降等症状。眼底检查可发现散在的黄白色坏死性视网膜病灶，通常伴有轻度玻璃体炎症反应和视网膜出血。

CMV 性视网膜炎可分为两种类型，一种为暴发型或水肿型，病变多沿视网膜大血管分布，外观为致密、呈融合的白色混浊，常伴有视网膜出血和视网膜血管鞘，难以看到相应部位的脉络膜；另一种为懒惰型或颗粒型，表现为轻至中度的颗粒状视网膜混浊斑，病灶密集分布，但与视网膜血管无关，出血少见，视网膜血管鞘也较为少见。

两种类型的视网膜炎均有干燥的外观和颗粒状边缘，病损的推进边缘通常锐利。在无有效治疗的情况下，通常持续进展，在数周内发生全层视网膜坏死。

CMV 性视网膜炎尚可伴有虹膜睫状体炎和霜样树枝状视网膜血管炎。

【眼部并发症】 CMV 性视网膜炎可引起裂孔源性视网膜脱离，发生率为 13.5%～29%；少数患者可出现浆液性视网膜脱离；近 1/3 的患者出现视神经炎，后期可发生视神经萎缩。

【诊断】 CMV 性视网膜炎的诊断主要根据患者免疫功能低下、典型的眼底改变和全身性病变，对可疑患者应进行实验室检查和辅助检查，帮助诊断和鉴别诊断。

1. 血清学检查 测定血清抗 CMV 抗体可确定患者有无近期的活动性感染，动态测定 CMV 抗体特别是 IgG 抗体，抗体效价增加 4 倍以上，对诊断有重要帮助。

2. 病毒分离培养 患者的血、尿、唾液、玻璃体标本或视网膜脉络膜活组织检查标本均可用于病毒分离和培养，发现病毒对诊断有重要帮助。

3. 聚合酶链反应（PCR） 可用于测定房水、玻璃体、视网膜下液及视网膜组织中 CMV 的核酸；原位杂交技术可确定眼组织中 CMV 的 DNA，阳性结果支持 CMV 性视网膜炎的诊断。

4. 荧光素眼底血管造影 检查荧光素眼底血管造影可确定炎症的部位、范围及性质。CMV 性视网膜炎可出现以下改变：小动脉充盈延迟、出血或色素堆积造成的荧光遮蔽、血管渗漏和相对低荧光（视网膜坏死区）等改变。

【鉴别诊断】 CMV 性视网膜炎应与水痘带状疱疹病毒或单纯疱疹病毒引起的急性视网膜坏死综合征、进展性外层视网膜坏死综合征、Behçet 病性视网膜炎、梅毒性视网膜炎、弓形体性视网膜脉络膜炎等葡萄膜炎相鉴别。

【治疗】

1. 丙氧鸟苷可抑制疱疹病毒复制，是治疗 CMV 性视网膜炎的一线药物。成人用量为 5mg/kg，静脉滴注，每 12 小时一次，治疗 14～21 天后改为维持剂量 5mg/(kg•d)，可口服或静脉给药，每周用药 5 天，应终生用药维持。此药也可用于玻璃体内注射，每次 2000μg，每周 2 次，维持剂量为每周 1 次。由于反复玻璃体内注射可引起许多并发症，因此主要适用于严重粒细胞减少、不宜进行全身治疗的患者和威胁患者视力的黄斑和（或）视神经损害的患者。已有玻璃体内缓释装置释放丙氧鸟苷来治疗 CMV 性视网膜炎，发现有较好的治疗效果。

丙氧鸟苷全身应用可引起肾功能障碍、中性粒细胞减少、血小板减少、贫血、肝肾功能障碍、发热、皮疹等多种副作用，因此，在用药过程中应定期检查肝、肾功能和血常规，并注意随访监测其他副作用。

2. 膦甲酸 Foscarnet（trisodium phosphonoformate，Foscarvir）治疗 CMV 性视网膜炎的诱导剂量为 90mg/kg，静脉注射，一日 2 次，连用 2～3 周，以后改

为维持剂量 90mg/（kg·d）。也可用于玻璃体内注射，诱导期每次注射剂量为 2400μg，每周注射 2 次，维持期为每周注射 1 次。

此药可引起肾功能障碍、嗜睡、烦躁、头痛、癫痫等副作用。

3．西多福韦（Cidofovir）治疗　CMV 性视网膜炎的诱导剂量为 5mg/kg，每周静脉注射 1 次，连用 2 周，然后改为每两周注射 1 次。此药可引起肾功能障碍，并可引起葡萄膜炎。

【中医辨证施治】　CMV 性视网膜炎多属正气虚弱和外邪侵犯所致，治宜补气固本和清热解毒。在治疗过程中应根据患者的具体情况在总的治疗原则基础上，加减相应的药物。

【预后】　在高效抗病毒治疗（即所谓的鸡尾酒治疗法）应用之前，CMV 视网膜常导致严重的视力降低或视力丧失，此种治疗方法已显著改善了患者的视力预后、降低了视网膜脱离的发生率和另眼视网膜炎的发生率。

（杨培增）

十七、免疫重建葡萄膜炎

高效抗反转录病毒疗法（highly active antiretroviral therapy，HAART，亦称鸡尾酒疗法）为 HIV/AIDS 患者的治疗带来了转机。这种疗法能够使患者的免疫功能重建，将 HIV/AIDS 从一种致死性的"世界瘟疫"转变为可控制的慢性感染性疾病。但是当患者免疫功能重建，CD4⁺T 淋巴细胞数量增多，血浆中病毒载量降低时，患者却出现病情反复、恶化，甚至死亡。这一现象称为免疫重建炎症综合征（immune reconstitution inflammation syndrome，IRIS）。IRIS 在眼部则表现为免疫重建葡萄膜炎（immune reconstitution uveitis，IRU）。

【发病机制】　发生在 HAART 治疗 3 个月内的 IRIS 可为原有活动性机会性感染的扩大反应，而后期的 IRIS 则为免疫系统恢复对体内残留的无活性的病原体特异性免疫反应后而诱发的。通常导致 IRIS 的是死亡或残存的病原体，能诱发感染发生和持续进展。

【发病率】　各地区发病率报道差异较大，美国大于澳大利亚，为 0.109～0.83/ 人年，Lin 等报道我国台湾地区的发病率为 24.4%，近年报道为 15.5%。

【临床症状】　患者出现视力下降、眼前漂浮物，甚至视力丧失。

【眼部表现】　炎症反应可累积眼的前、后节。主要表现为前部葡萄膜炎（彩图 7-37，见书末彩插）和玻璃体炎，也可出现继发性白内障、视神经炎、囊样黄斑水肿（cystoid macular edema，CME）、黄斑前膜、黄斑

孔、视网膜脱离、增生性玻璃体视网膜病变（proliferative vitreoretinopathy，PVR）、视神经萎缩、周边部缺血区、周边部视网膜新生血管等。前部葡萄膜炎多见于应用 Cidofovir 的患者，多出现于玻璃体腔注射 Cidofovir 后的最初几周。玻璃体炎主要表现为玻璃体内炎性细胞和混浊，眼底模糊（图 7-38），炎性细胞来源尚不明确，推测可能来源于视网膜血管和睫状体。

【OCT】　相干光断层扫描（optical coherence tomography，OCT）显示 IRU 黄斑水肿为弥漫性黄斑水肿、黄斑囊样水肿和浆液性视网膜脱离三种类型。

【荧光素眼底血管造影】　可显示直接或间接检眼镜无法检出的黄斑水肿。

【治疗】　目前治疗上主要应用糖皮质激素和抗 CMV 的药物。曲安奈德（triamcinolone acetonide，TA）玻璃体腔注射 4mg/0.1ml 可有效减轻 IRU 所致的黄斑水肿及视力下降，口服更昔洛韦 900mg/d 对于减轻黄斑水肿和提高视力有效（彩图 7-36，见书末彩插）。

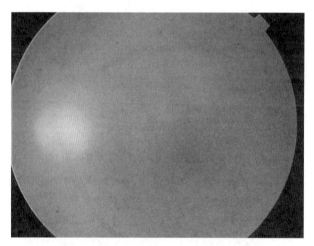

图 7-38　彩图 7-35 同一患者左眼眼底图像
患者免疫功能重建后出现了玻璃体炎，眼底模糊

（叶俊杰）

第二节　非感染性葡萄膜炎、视网膜炎

一、风湿性疾病与葡萄膜炎

（一）幼年型特发性关节炎

幼年型特发性关节炎（juvenile idiopathic arthritis，JIA），也称为幼年型类风湿性关节炎或幼年型慢性关节炎，是一种发生于 16 岁以下的病因和发病机制尚不完全清楚的关节炎，主要累及膝、踝、腕关节。它一般分为三种类型，即系统型、多关节型和少关节型。系统型的典型表现为发热、皮疹、肝脾肿大、淋巴腺病，

后期可出现多关节炎,此种类型不易伴发葡萄膜炎。多关节型是指关节炎症发生的最初 3 个月内(有人认为 6 个月内)受累关节达 5 个或 5 个以上,此型可引起或伴发葡萄膜炎;少关节型是指关节炎症发生的最初 3 个月内(有人认为 6 个月内),受累关节为 4 个或 4 个以下,此型易于引起或伴发葡萄膜炎。

【流行病学】 幼年型慢性关节炎可发生于 16 岁以下任何年龄,但多发生于 1～3 岁。发病率为(10～28.7)/10 万,患病率为(65～148)/10 万,女性多于男性。

【病因和发病机制】 幼年型慢性关节炎的发生可能与Ⅱ型胶原、视网膜 S 抗原等引起的免疫反应、病毒感染以及遗传因素等有关。

【临床表现】

1. 关节和其他全身性改变

(1)系统型:患者出现发热、皮肤斑疹、肝脾肿大、淋巴腺病,以后可出现关节炎,累及手、腕、踝、肘、膝、髋、肩关节等,少数患者也可出现心包炎、胸膜炎等。

(2)多关节型:患者可有低热、肝脾肿大、皮下结节、食欲低下等表现,关节炎多累及膝、踝、腕等关节,关节炎的反复发作可引起类似类风湿性关节炎所致的关节畸形。

(3)少关节型:患者的全身性表现较轻或不存在,但可有皮疹。关节炎主要累及膝关节,其他易于受累的关节有踝、腕、指、趾、骶髂关节和脊椎等,关节炎表现为关节肿胀,反复发作可出现关节变形。

2. 葡萄膜炎 幼年型慢性关节炎主要引起或伴发慢性虹膜睫状体炎,大多数为双眼受累,可同时或先后发病,典型地表现为慢性非肉芽肿性虹膜睫状体炎,通常无睫状充血,KP 为尘状、中等大小或羊脂状,少量前房炎症细胞和轻度至中度前房闪辉,易于引起带状角膜变性、并发性白内障、虹膜后粘连等并发症。

少数患者出现急性虹膜睫状体炎、视网膜脉络膜炎、全葡萄膜炎和视网膜血管炎等。

【诊断】 此病的诊断主要根据关节炎及全身其他改变和典型的三联征(慢性虹膜炎、角膜带状变性和并发性白内障)。骨和关节的 X 线检查有助于确定关节炎和关节的畸形;活体超声显微镜检查可发现多种改变,如睫状体附近渗出物、睫状体肿胀、脱离、萎缩、脉络膜脱离、房角狭窄或关闭、睫状体平坦部附近的渗出物等,但这些改变不是本病所特有的特征。超声波检查对确定玻璃体和视网膜改变有一定的帮助;对于怀疑有后葡萄膜炎的患者,在屈光介质许可的情况下可进行荧光素眼底血管造影检查;抗核抗体检测对疾病的诊断有一定的帮助;此外,患者可有贫血、白细胞升高、血沉加快等异常,但这些也不具有特征性。

有关幼年型慢性关节炎的诊断标准目前有多个,其中以美国风湿病学会和欧洲抗风湿病联盟的标准最为常用,表 7-13 比较了两种标准的异同。

表 7-13 ACR* 和 EULAR** 制订的幼年型慢性关节炎标准的比较

	ACR	EULAR
发病年龄	<16 岁	<16 岁
关节炎	>6 周	>3 个月
	关节肿胀或关节腔渗出液,并且具有以下 3 项中的两项: 关节活动时疼痛或受限、压痛、局部发热	
发病 6 个月后分型	少关节型(<5 个关节)	少关节型(<5 个关节)
	多关节型(>4 个关节)	多关节型(>4 个关节)
	系统型(关节炎、发热、皮疹)	系统型(关节炎、发热、皮疹) IgM-RF*** 阴性
其他	排除幼年型强直性脊椎炎、幼年型炎症肠道疾病、幼年型银屑病性关节炎	包括幼年型强直性脊椎炎、幼年型炎症肠道疾病、幼年型银屑病性关节炎,但排除其他类型的幼年型关节炎

*ACR:美国风湿病学会
**EULAR:欧洲抗风湿病联盟
***IgM-RF:IgM 类风湿因子

【鉴别诊断】 幼年型慢性关节炎伴发的葡萄膜炎应与多种原因引起的慢性前葡萄膜炎、视网膜母细胞瘤、白血病等所引起的伪装综合征相鉴别。

【治疗】 关节炎的治疗应就诊于风湿病专科。眼科的治疗主要包括治疗葡萄膜炎和葡萄膜炎所致的并发症。

1. 前葡萄膜炎的治疗

(1)急性前葡萄膜炎治疗:通常使用糖皮质激素、非甾体类抗炎药和睫状肌麻痹剂点眼,点眼的频度和时间应根据患者前葡萄膜炎的严重程度及前房有无炎症细胞而定。一般而言,糖皮质激素应在前房炎症细胞消失后立即停药,非甾体类抗炎药和睫状肌麻痹剂可使用较长时间。

(2)慢性前葡萄膜炎治疗:通常首先选用糖皮质激素、非甾体类抗炎药和睫状肌麻痹剂滴眼剂点眼,可联合非甾体类抗炎药口服。若治疗效果不佳,应在上述治疗基础上联合糖皮质激素全身治疗,但所用剂量不宜过大,时间不宜过长,以免引起生长发育迟缓等多种全身副作用。如经上述治疗后效果仍不理想时,应加用免疫抑制剂,如联合甲氨蝶呤、苯丁酸氮芥、环孢素、硫唑嘌呤、环磷酰胺等,由于此类药物往往有多种副作用，如肝肾功能损害、骨髓抑制、不育、神经系统异常等，因此应严格掌握适应证，在治疗过程中应密切随访观察，以免引起严重后果。

（3）后葡萄膜炎和全葡萄膜炎的治疗：幼年型慢性关节炎伴发的后葡萄膜炎和全葡萄膜炎一般需全身使用免疫抑制剂，如选用糖皮质激素、甲氨蝶呤、环孢素、苯丁酸氮芥等。可选择两种甚至多种免疫抑制剂联合应用，以减少单种药物的用量和副作用。

2．并发症的治疗

（1）并发性白内障：幼年型慢性关节炎伴发的葡萄膜炎易于引起白内障，对这些患者应在葡萄膜炎彻底控制后才进行白内障手术治疗。葡萄膜炎一般需在规范化使用免疫抑制剂治疗1年后才能得到较好的控制，在葡萄膜炎未能有效控制前，一般不宜行手术治疗。我们已遇到多起在炎症未完全控制的情况下施行手术的患者，术后患者的葡萄膜炎更难以控制，以至不少患者视力严重丧失或完全丧失。葡萄膜炎完全控制后，多数患者对白内障超声乳化及人工晶状体植入术有较好的耐受性。但也有一些患者术后出现反复发作的或慢性炎症。应在手术前、后使用有效的抗炎剂和免疫抑制剂。

（2）继发性青光眼：首选药物治疗，无效时再根据患者的具体情况选择手术治疗，如激光虹膜周边切除术、小梁手术等。手术应在积极抗炎和免疫抑制剂治疗的前提下进行。

（3）带状角膜变性：轻度的带状角膜变性不需要治疗，严重者可用乙二胺四乙酸螯合后行表层角膜切削术联合羊膜移植术，或者作光学治疗性角膜切除术。

（杨培增）

（二）Reiter 综合征

Reiter 综合征是一种少见的发生于肠道感染或泌尿生殖道感染后的疾病，临床上表现为关节炎、尿道炎、结膜炎、葡萄膜炎、皮肤黏膜病变等。

男性发病多于女性，多见于中青年，在 Kiss 等统计的 25 例患者中，平均发病年龄为 37.3 岁（23～62 岁）。

【病因和发病机制】　与此病相关的病原体为：福氏痢疾杆菌、鼠伤寒沙门菌、肠炎沙门菌、猪霍乱沙门菌、耶尔森菌 3 型和 9 型、弯曲杆菌属、人类免疫缺陷病毒、布鲁杆菌、淋球菌、海德尔堡沙门菌、肺炎克雷伯菌和沙眼衣原体等。但在关节腔和眼部病变的组织中并未发现病原体的存在，因此，有人认为，感染因素可能通过分子模拟、与受体或 HLA-B27 抗原的反应等引起此病。

【临床表现】　此病可累及机体的任何器官，出现多系统、多器官的病变，但主要引起关节炎、尿道炎（宫颈炎）、眼部炎症（结膜炎、葡萄膜炎、角膜炎、巩膜炎），其他尚可引起环状龟头炎、足跟痛、口腔溃疡、黏液性皮肤角化病、指甲受累、主动脉炎等。

1．关节炎　关节炎是此综合征最常见的表现之一，发病率达 90% 以上，多发生于尿道炎或肠道感染后的 1 个月内。可表现为单关节炎或多关节炎，主要累及手关节（71%）、足关节（70%）、膝关节（68%）、踝关节（52%）、腕关节（37%）、肘关节（27%）、髋关节（25%）等。关节炎通常呈非对称性和游走性，可表现为急性、慢性或复发性关节炎。腊肠状脚趾或指（趾）炎是该综合征的一个典型表现。

2．泌尿生殖系统改变　泌尿生殖系统改变是另外一个常见的表现，发生率达 12.5%～100%。患者通常有尿频、排尿困难、黏液性或黏液脓性分泌物，可表现为前列腺炎、精囊炎、附睾炎、睾丸炎、膀胱炎、宫颈炎、阴道炎、尿道炎等。

3．眼部病变

（1）结膜炎：结膜炎是最常见的眼部病变之一，发生率达 58%～74%，表现为乳头状或滤泡性结膜炎，出现黏液脓性分泌物，可伴有耳前淋巴结肿大。结膜炎多累及双侧，通常持续 7～10 天，呈自限性过程。

（2）葡萄膜炎：不同作者报道的葡萄膜炎发生率有很大差别，最低者为 2.3%，最高者达 88%。葡萄膜炎通常于肠道感染或泌尿道感染后 2～4 周出现，表现为急性非肉芽肿性前葡萄膜炎，出现眼红、眼痛、畏光等症状，检查发现尘状 KP、前房闪辉、前房炎症细胞，严重者可出现纤维素性渗出，甚至前房积脓。少数患者的前葡萄膜炎可伴有黄斑囊样水肿、视盘水肿。最近 Kiss 等报道在 25 例患者中 64% 发生后葡萄膜炎，10 例患者出现中间葡萄膜炎。前葡萄膜炎持续时间为 3～12 周，约一半患者的葡萄膜炎有复发。葡萄膜炎反复发作可引起虹膜后粘连和继发性青光眼等并发症。

（3）其他眼部病变：角膜病变也是常见的表现，据报道 64% 的患者发生角膜炎，此病可引起点状角膜上皮损害、上皮糜烂、上皮下和前实质层浸润等多种角膜病变，还可引起巩膜炎和巩膜外层炎。

4．皮肤黏膜病变　此病可引起多种皮肤黏膜病变，如黏液性皮肤角化病、指（趾）甲下脓疱、甲松解、口腔溃疡、口腔黏膜的无痛性斑点、地图状舌、环状龟头炎、尿道旁糜烂、非特异性腺体和阴茎龟头糜烂等。

5．其他改变　此病尚可引起系统性淀粉样变性、主动脉炎、心肌炎、血栓性静脉炎、胸膜炎、脑神经麻痹、周围神经病变等。

【诊断】　此病的诊断主要根据肠道感染或泌尿生

殖道感染病史，典型的关节炎、尿道炎、结膜炎（葡萄膜炎）三联症及皮肤黏膜病变。X线检查、骨扫描、磁共振检查可以发现早期的关节病变，对诊断有一定帮助。患者HLA-B27抗原阳性对诊断也有较大帮助。

目前国际上尚无满意的诊断标准，1986年Lee等曾提出一诊断标准（表7-14），1991年欧洲脊椎关节病研究组提出了Reiter综合征的两个进入标准，对诊断有一定帮助。

1996年在第三届国际反应性关节专题讨论会上，提出了反应性关节炎（Reiter综合征通常被认为是反应性关节炎）的诊断标准。由于1991年和1996年标准主要基于关节炎改变，不易为眼科医师掌握，现将1986年Lee等的标准介绍如下，以供临床医师参考。

表7-14　Reiter综合征诊断标准（Lee，1986）

主征：多关节炎
结膜炎或虹膜睫状体炎
尿道炎
黏液性皮肤角化病或环状龟头炎
次征：关节病变：跖筋膜炎、跟腱炎、下背疼痛、骶髂关节炎、脊椎炎
眼部病变：角膜炎
泌尿生殖系统改变：前列腺炎、膀胱炎
皮肤黏膜病变：无痛性口腔黏膜病变、银屑病样皮疹、指（趾）甲病变
胃肠道病变：腹泻
实验室检查：HLA-B27抗原阳性、白细胞增多、血清蛋白电泳显示α1、α2和γ球蛋白增多，滑膜液分析显示炎症性改变
判定：确定型Reiter综合征
（1）3个或4个主征
（2）2个主征和3个或3个以上次征
拟Reiter综合征
2个主征和2个次征
可疑Reiter综合征
2个主征和1个次征

【鉴别诊断】　Reiter综合征所引起的葡萄膜炎应与急性特发性前葡萄膜炎、强直性脊椎炎伴发的葡萄膜炎、银屑病性关节炎伴发的前葡萄膜炎和炎症性肠道疾病伴发的前葡萄膜炎及Behçet病等相鉴别。

急性特发性前葡萄膜炎是一种较常见的葡萄膜炎，其临床表现与Reiter综合征伴发的前葡萄膜炎相似，但前者仅有眼部病变，没有全身病变，而后者往往有多系统多器官受累的表现，此有助于两者的鉴别。

强直性脊椎炎伴发的前葡萄膜炎，在临床上与Reiter综合征伴发的前葡萄膜炎非常相似，但前者往往有腰

骶部疼痛或晨僵病史，骶髂关节X线拍片对诊断有重要帮助，并且这些患者一般无泌尿道和肠道感染病史，也不伴有或很少伴有皮肤黏膜病变，这些特点都有助于两者的鉴别诊断。

银屑病性关节炎伴发的急性前葡萄膜炎典型地表现为复发性炎症，易引起并发性白内障和继发性青光眼，这些患者有典型的皮肤鳞屑改变，一般不难与Reiter综合征伴发的葡萄膜炎相鉴别。

炎症性肠道疾病伴发的葡萄膜炎可表现为急性非肉芽肿性前葡萄膜炎，也可表现为肉芽肿性前葡萄膜炎，还可引起视网膜炎、视网膜血管炎。Reiter综合征则主要引起非肉芽肿性前葡萄膜炎。虽然两种疾病都可有肠道病变，但Reiter综合征主要出现腹泻，葡萄膜炎发生前有肠道病变，葡萄膜炎发生后则无肠道病变；而炎症性肠道疾病引起的为慢性复发性腹泻、脓血便、腹部肿块，在葡萄膜炎发生后肠道病变仍存在，这些特点有助于两者的鉴别。

Behçet病可引起非肉芽肿性前葡萄膜炎，但更多的是引起全葡萄膜炎和视网膜血管炎，易伴发前房积脓和视网膜幻影血管，全身病变包括有痛性复发性口腔溃疡、多形性皮肤病变、阴部溃疡，主要累及膝关节和踝关节的关节炎。根据这些特点，一般易于将Behçet和Reiter综合征区别开来。

【治疗】

1. 葡萄膜炎应给予糖皮质激素（如0.1%地塞米松滴眼剂、醋酸泼尼松龙滴眼剂）、非甾体类抗炎药和睫状肌麻痹剂滴眼剂点眼治疗。点眼频度应根据患者葡萄膜炎的严重程度而定，严重炎症者可给予糖皮质激素滴眼剂点眼，每15分钟～1小时一次，非甾体类抗炎药滴眼剂每日4～6次，1%～2%阿托品眼膏涂眼每日1～2次，连用2～3天后改为2%后马托品眼膏，每日1～2次；当炎症减轻时，则相应降低用药频度；对出现反应性视盘水肿或黄斑囊样水肿的患者，可给予糖皮质激素后Tenon囊下注射或短期给予泼尼松（30～50mg/d）口服治疗；对于复发性顽固性葡萄膜炎可给予非甾体类抗炎药、硫唑嘌呤[1～2mg/(kg·d)]、甲氨蝶呤（每周7.5～15mg）、苯丁酸氮芥[0.1～0.2mg/(kg·d)]、环孢素等全身治疗。

2. 结膜炎　患者的结膜炎一般不需治疗，严重者可给予糖皮质激素、非甾体类抗炎药滴眼剂点眼治疗，也可根据中医理论辨证治疗。

3. 角膜炎和巩膜炎　可给予糖皮质激素、非甾体类抗炎药滴眼剂点眼治疗。巩膜炎可予糖皮质激素口服治疗，或联合其他免疫抑制治疗。

（杨培增）

（三）炎症性肠道疾病

炎症性肠道疾病（inflammatory bowel disease）包括溃疡性结肠炎（ulcerative colitis）和 Crohn 病（Crohn disease）两种类型。两种疾病均可引起或合并葡萄膜炎。

【流行病学】 炎症性肠道疾病多见于美国、英国、斯堪的纳维亚半岛，患病率高达（40～100）/10 万。而南美洲、前苏联、日本和我国则较为少见。有关性别差异目前尚不清楚，有人认为男女比例相似，也有人发现女性多于男性。

【病因和发病机制】 与炎症性肠道疾病发生有关的因素有感染因素（耶尔森菌、胚胎弯曲杆菌空肠亚科、病毒）、过敏因素、自身免疫反应和免疫遗传等，目前倾向于以下观点：此病可能是在遗传背景的基础上，由感染因素造成机体的免疫反应所引起。

【临床表现】

1. 全身表现

（1）胃肠道改变：溃疡性结肠炎典型地表现为弥漫性浅表黏膜溃疡，患者左下腹疼挛性腹痛、黏液便或脓血便、脱水、电解质紊乱、食欲减退、体重减轻、贫血等；Crohn 病的特征性改变是非干酪样坏死性肉芽肿，患者出现右下腹绞痛、腹泻、便秘、恶心呕吐、体重减轻、贫血、腹腔内脓肿、肛周脓肿或瘘管等。

（2）关节炎：患者可出现单关节炎或少关节炎，以膝、踝关节受累最为常见，表现为游走性关节红肿、疼痛，持续 1～2 个月，一般不遗留关节畸形。一些患者可出现骶髂关节炎和脊椎炎，与强直性脊椎炎所致者相似，这些患者易于发生急性非肉芽肿性前葡萄膜炎。

（3）其他全身表现：患者可出现结节红斑、坏疽性脓皮病、口腔溃疡、肝胆疾病、前列腺炎等。

2. 眼部改变

（1）葡萄膜炎：8%～14% 的炎症性肠道疾病患者发生葡萄膜炎。最常见的类型为急性非肉芽肿性前葡萄膜炎，出现眼红、眼痛、畏光、睫状充血、前房闪辉和前房炎症细胞、前房纤维素性渗出或积脓等表现，也可表现为肉芽肿性前葡萄膜炎、脉络膜炎、脉络膜视网膜炎、视神经网膜炎、视盘炎、中间葡萄膜炎和全葡萄膜炎等类型。在全葡萄膜炎和后葡萄膜炎的患者中，多表现为肉芽肿性炎症。

（2）巩膜炎：2%～10% 的患者出现急性巩膜外层炎或急性巩膜炎，也可表现为结节性巩膜炎、坏死性巩膜炎或弥漫性巩膜炎。巩膜炎可反复发作，严重者可引起巩膜软化（巩膜葡萄肿）或穿孔。

（3）其他：炎症性肠道疾病可引起结膜炎、角膜上皮或上皮下灰白色点状浸润、浅基质层片状浸润、周边角膜溃疡、眼眶炎性假瘤等改变。

【诊断】 主要根据典型的肠道病变及其病史、内镜检查发现肠道浅表溃疡或非干酪样坏死性肉芽肿及葡萄膜炎的临床表现。在临床工作中，对于葡萄膜炎患者，详细询问患者有无肠道疾患病史对确定诊断至关重要。在我们遇到的漏诊病例中，均是由于忽略了询问病史，或因不了解炎症性肠道疾病与葡萄膜炎之间的联系。

【鉴别诊断】 溃疡性结肠炎和 Crohn 病虽然均可引起葡萄膜炎，但两者的全身性临床表现和眼部表现都有所不同，如溃疡性炎结肠炎易于引起黏液脓血便、毒性巨结肠、肠穿孔、癌变、口腔溃疡、急性非肉芽肿性前葡萄膜炎；而 Crohn 病则易于引起腹部肿块、狭窄性瘘管、脓肿、结节性红斑、慢性肉芽肿性前葡萄膜炎、巩膜外层炎、视神经炎等，肠道内镜检查对鉴别诊断有重要帮助。

炎症性肠道疾病伴发的葡萄膜炎应与强直性脊椎炎伴发的葡萄膜炎、银屑病性关节炎伴发的葡萄膜炎、Reiter 综合征伴发的葡萄膜炎、结核性葡萄膜炎、肠型 Behçet 病性葡萄膜炎等相鉴别。

【治疗】

1. 肠道病变 可选用糖皮质激素、柳氨磺胺吡啶治疗，对于效果不佳者，可选用甲氨蝶呤、硫唑嘌呤、苯丁酸氮芥、环孢素等治疗。并应就诊肠道疾病专科，以获得正确的治疗。

2. 葡萄膜炎 前葡萄膜炎的治疗与其他类型的前葡萄膜炎相似，一般选用 0.1% 地塞米松滴眼剂或醋酸泼尼松龙滴眼剂点眼，点眼频度应根据患者葡萄膜炎的严重程度而定；非甾体类抗炎药滴眼剂点眼，每日 3～5 次；2% 后马托品眼膏涂眼，每日 1～2 次或隔日 1 次。对于出现视盘水肿或黄斑囊样水肿的患者，可短期服用中等剂量的糖皮质激素。对于中间葡萄膜炎，后葡萄膜炎和全葡萄膜炎患者，一般宜选用糖皮质激素全身治疗，如泼尼松 40～60mg/d，早晨顿服，治疗约 2 周后，逐渐减量，维持量为 15～20mg/d，维持时间一般在 4 个月以上。若使用糖皮质激素效果不佳时，宜改用或联合应用其他免疫抑制剂如苯丁酸氮芥、环磷酰胺、环孢素、硫唑嘌呤等免疫抑制剂。合并有关节炎者应给予甲氨蝶呤。

对于巩膜炎、巩膜外层炎、眼眶炎性假瘤、视神经炎，应给予糖皮质激素口服治疗，效果不佳时应联合其他免疫抑制剂治疗。有眼前段受累者尚应给予糖皮质激素、非甾体类抗炎药、睫状肌麻痹剂点眼。

不管是肠道病变还是关节和眼部病变，均可在上述治疗的基础上联合中医辨证治疗。

（杨培增）

（四）银屑病性关节炎

银屑病性关节炎（psoriatic arthritis）是银屑病中的一种类型，典型地表现为慢性复发性鳞屑性皮肤损害和慢性复发性侵蚀性多关节炎，眼部可出现葡萄膜炎和结膜炎。

【流行病学】　银屑病在人群中的患病率为 1%～3%，其中 5%～7% 的患者发生关节炎，在合并关节炎的患者中，7%～20% 发生葡萄膜炎。

【病因和发病机制】　此病可能与链球菌属、葡萄球菌属的感染有关，已发现 HLA-B27 抗原与伴有关节炎和葡萄膜炎的银屑病密切相关。

【临床表现】

1. 皮肤病变　典型地表现为多发性皮肤斑块和鳞片，多见于身体的屈面，一些患者出现指甲和趾甲受累，表现凹陷、褪色和裂解等。

2. 关节病变　可出现周围性关节炎和（或）脊椎炎，表现为关节肿胀、疼痛、活动受限，严重的反复发作的关节炎可导致骨溶解、关节畸形等。

3. 眼部病变　典型地表现为急性非肉芽肿性前葡萄膜炎，出现眼红、眼痛、畏光、视物模糊或视力下降，检查有睫状充血或混合充血、前房闪辉、前房炎症细胞，严重者前房内出现大量纤维素性渗出物和前房积脓，可伴有反应性视盘水肿或黄斑囊样水肿。此种前葡萄膜炎易于引起继发性青光眼和并发性白内障，治疗不及时可致视功能丧失。少数患者可出现视网膜血管炎。

此病尚可引起结膜炎、巩膜炎和巩膜外层炎、表层点状角膜炎、表层或深部角膜混浊、溃疡、角膜新生血管等改变。

【诊断】　银屑病的诊断主要基于特征性的皮肤病变，关节炎主要根据关节的表现和 X 线检查，葡萄膜炎和其他眼部病变通过眼科检查即可确定诊断。

【鉴别诊断】　此病应与强直性脊椎炎、Reiter 综合征、炎症性肠道疾病等伴发的葡萄膜炎相鉴别。

【治疗】　皮肤和关节病变可由相应的专科处理，葡萄膜炎应给予积极治疗。

由于本病的葡萄膜炎症易于引起虹膜后粘连及继发性青光眼，预防虹膜后粘连和消除新鲜的虹膜后粘连是改善患者视功能的关键，因此，使用睫状肌麻痹剂和扩瞳剂非常重要，通常选用 2% 后马托品眼膏点眼；对新鲜虹膜后粘连，点眼未能解开者应结膜下注射强力散瞳合剂（1% 阿托品、1% 可卡因、0.1% 肾上腺素等量混合）0.1～0.2ml。

糖皮质激素和非甾体类抗炎药滴眼剂的选用和点眼的频度应根据患者的炎症情况而定。

对于顽固的前葡萄膜炎、合并视网膜血管炎或巩膜炎、角膜溃疡等严重的炎症，可给予环孢素、苯丁酸氮芥、甲氨蝶呤等治疗。

（杨培增）

（五）系统性红斑狼疮

系统性红斑狼疮（systemic lupus erythematosus，SLE），亦称全身性红斑狼疮，是一种累及多器官的慢性自身免疫性炎症性结缔组织病。常见于青年育龄妇女，男女之比约为 1∶9，15～40 岁是发病高峰，在少数幼儿及老年患者中，女性病例亦多于男性（2∶1～3∶1）。

【病因及发病机制】　病因不明，有三种可能：①免疫遗传背景：SLE 在不同种族中发病率有明显差异，有色人种高于白人；同一家族多人发病（达 13%）；同卵双胎发病一致率达 24%，而异卵双胎为 2%；HLA 分型：与 HLA-A1，B8，DR3，DQ 有相关性；与表达补体激活经典途径成分（如甘露聚糖结合蛋白，Fcγ 受体）基因的差异以及一些细胞因子（如肿瘤坏死因子 α、白介素 -10、白介素 -6）的基因多态性有相关性。②环境因素：物理因素如日光、紫外线，药物如磺胺类药、青霉胺等；某些食物成分如苜蓿芽，EB 病毒感染等作用，均能诱发 SLE。③性激素：患者无论男女，体内雌酮羟基化物均有增高；非性腺活动期的女性即小于 13 岁或大于 55 岁，发病率明显低于育龄期；妊娠可诱发 SLE；动物研究证实雌激素可促进小鼠自身抗体的产生和小鼠 SLE 的发病；对于人体，雌激素可增加人体内抗体的含量，干扰自身反应性初始 B 细胞的诱导耐受，而雄激素可以抑制抗体的产生。

发病机制不完全清楚，近期研究认为：SLE 可能是在免疫遗传背景上，由环境因素或（及）性激素影响下导致的免疫应答异常，免疫复合物形成、沉积而引起的多器官组织损伤。在 SLE 的发病过程中，自身抗体与细胞表面结合可以引起血小板减少，溶血性贫血及弥散性神经系统疾病，免疫复合物的沉积则引起严重的肾功能损害及眼部损伤，同时一旦自身抗体与细胞表面结合或者免疫复合物形成即可通过经典途径激活补体引起组织损伤。

【眼部表现】　干眼及视网膜血管病变是 SLE 最常见的眼部表现，视网膜血管阻塞常引起严重视力丧失。

干眼出现在 1/4～1/3 的患者。患者主诉眼干、眼痛及视物模糊，眼科检查可见角膜上皮病变，泪膜不正常，泪液分泌减少，严重时可见丝状角膜炎、角膜溃疡或角膜瘢痕。

眼周皮肤损伤表现为眼睑皮肤色素沉着，粗糙，鳞片状；睑缘炎，睑部湿疹。眶周组织水肿少见。

眼前节其他组织受累少见，包括周边溃疡性角膜炎，间质性角膜炎，角膜内皮炎，结节性或弥散性浅层巩膜炎，急性前葡萄膜炎。对于SLE患者，行角膜激光治疗近视需特别谨慎，有报道术后出现角膜实质混浊、溶解性角膜溃疡、伤口愈合延迟。

3%～29% SLE患者出现眼底损害。检眼镜下所见极不一致，比较典型和常见者为棉絮斑（图7-39）、火焰状出血、视盘及（或）视网膜轻度水肿、视网膜静脉扩张迂曲、动脉狭窄。

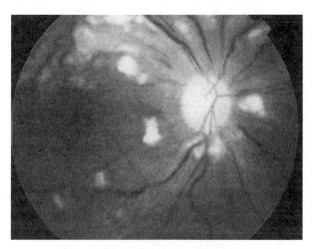

图7-39　SLE患者，多片视网膜棉絮斑

棉絮斑一般位于眼底后极部，数量一至数个，大小为1/4～1PD，是由于视网膜毛细血管前动脉炎性闭塞而致神经纤维层缺血。FFA：早期相当于棉絮斑处为无灌注区，其中往往可看到黑色细丝状闭塞的末梢血管。造影后期，无灌注区周围有荧光渗漏。

视网膜出血多数为神经纤维层散在的火焰状小出血斑，亦有较大或深层出血。出血常位于视盘附近或黄斑处。部分病例还能见到视网膜前出血和玻璃体积血。

视盘、视网膜的水肿混浊，通常并不严重。视网膜色素上皮层或（及）神经上皮层脱离、球后视神经炎、缺血性视神经病变也偶有报道。

累及脉络膜者，眼底可见灰白色粟粒样病灶；虹膜睫状体炎亦间有发生。此外，SLE尚可引发后部巩膜炎。

其他：瞳孔改变，脑神经麻痹，眼球运动障碍，核间性眼肌瘫痪，以及视野缺损也有报道。

以上眼部改变在全身病变进展时出现，缓解时逐渐消失。SLE为涉及多种器官的疾病，全身情况复杂多变，眼底等所见亦并无特征性，不足为诊断依据。但其出现与消失，常标志着全身病情的进展或缓解，可供内科治疗时参考。

【诊断与治疗】　患者常因视力障碍等原因由内科转来会诊时发现。如首诊于眼科，诊断主要根据全身情况，如低热、关节疼痛、干咳、气急等主诉及见到面部皮肤有日光暴晒促发的蝶形红斑、甲周红斑和指（趾）甲远端下红斑时，则怀疑眼底损害可能由SLE引起，如实验室检查显示血沉快，血粘度增高，白细胞降低，IgG、IgA、IgM均增高，类风湿因子阳性，则SLE的可能更大，当请内科会诊或转诊，作进一步检查如血清学（包括抗核抗体、抗双链DNA、抗Sm、抗Ku、抗PCNA、抗核糖体P等）、寻找狼疮细胞等以求确诊并及时治疗。

干眼症可采用阶梯型疗法：补充人工泪液，泪点阻塞，局部点用环孢素。

角膜炎、急性前葡萄膜炎、浅层巩膜炎一旦发生，按各该常规处理，如局部应用糖皮质激素、环孢素等。

眼底受累应首先考虑全身用药，如糖皮质激素及免疫抑制剂的应用。血浆置换减少循环中的免疫复合物及抗体。静脉免疫球蛋白输注尤其适用于活动期SLE并发感染的情况，抗凝及抗血小板药物的应用等。近年生物制剂（如利妥昔单抗——美罗华）的应用也有报道。

眼部可玻璃体腔内注射长效糖皮质激素；视网膜血管炎并发大量无灌注区，应考虑全视网膜光凝；并发玻璃体积血及牵拉性视网膜脱离时应做玻璃体手术。

（六）结节性多发性动脉炎

结节性多发性动脉炎（polyarteritis nodosa, PAN）或名结节性动脉周围炎（periarteritis nodosa）、坏死性血管炎（necrotizing angiitis），由Kussmaul和Maier于1886年首先报道，属结缔组织病，炎症累及全身多器官的中、小动脉，其中肾脏损害最多。发病率为（1.6～33）/百万人·年，男性患者多于女性，约4:1。发病年龄不限，多数在40～60岁之间。

【病因和发病机制】　病因未明。①可能与抗体介导的免疫反应有关；②一部分病例是对青霉素、磺胺类等药物的过敏反应；③可能与乙型肝炎病毒、丙型肝炎病毒的干扰有关。发病机制不清。

【全身常见病变的临床表现】　PAN患者除有发热、疲劳，体重减轻，精神萎靡，肌肉疼痛，多关节疼痛外，常见的全身病变有：①75%～85%有肾脏损害，有两种不同表现，可单独或同时存在。一种是叶间动脉和弓动脉等中动脉的急性炎症，炎症后期形成动脉梗死，使肾皮质缺血而引起蛋白尿、镜下血尿、高血压及肾功能不全。如果动脉破裂，则有发作性腰痛，肉眼血尿。另一种为坏死性肾小球肾炎，有轻度蛋白尿，镜下血尿及高血压。严重者，上述改变更趋明显。②周围神经系统受累：表现为非对称性多发性神经病变，运动和感觉障碍，最初多表现为足下垂。③肠道损害：肠黏膜因动脉阻塞缺血发生溃疡，患者主诉腹痛、恶心、呕吐和（或）便血，粪便检查潜血阳性。当溃疡进一步发展引起肠穿孔时，出现腹膜炎的症状与体征。④皮肤病变：部分病例可见沿中动脉分布的皮下结节，直径 3～4mm，表面肤色不变或呈玫瑰色、鲜红色，有触痛，结节中心坏死后形成溃疡。此外，网状青斑、红斑、紫癜、大疱、坏疽等亦可发生。⑤心血管损害：多见冠状动脉供血不足，心肌梗死。⑥肺部不受累。

【眼部表现】　10%～20% 的病例发生眼底或其他眼组织病变。由于脉络膜富有中、小动脉，所以脉络膜的急性渗出性结节性多动脉炎报道较多。结节位于视网膜下，灰白色，边界朦胧，严重时可引起渗出性视网膜脱离。此种眼底改变能在短期内自行消退。脉络膜病变势必影响视网膜、视盘，因此常见视网膜水肿、棉絮斑、火焰状出血、Roth 出血斑；视盘水肿及视盘周围渗出斑、线状出血等。视网膜血管也可直接受累，视网膜血管炎致视网膜中央动脉或其分支阻塞，视网膜分支静脉阻塞有时也能见到。但因结节性动脉炎最易引发肾病，其中约 60% 有继发高血压，上述眼底所见，也可能由于肾性高血压引起。

除眼底表现外，周边溃疡性角膜炎、表层巩膜炎、坏死性巩膜炎也较常见；虹膜睫状体炎、结膜炎、结膜下出血、干眼症等间或可见。

其他：缺血性视神经炎，脑神经麻痹，眼球突出，黑矇，同侧偏盲，眼球震颤也有报道。

【组织病理】　PAN 引起的眼部损害，其组织病理改变与其他器官基本一致。开始，中小动脉管壁的中层有散在节段状类纤维蛋白变性或坏死，继而侵犯内、外层。病损处有时可见瘤状膨隆，也可因内膜肥厚、内径狭窄而致血栓形成。管壁外围有中性粒细胞、嗜酸细胞、淋巴细胞及浆细胞等浸润，有时还可见到巨噬细胞。静脉管壁偶亦受累。

【诊断与治疗】　诊断主要依靠病史、全身症状和体征，确诊需活检。包括眼底在内的眼部改变并无特征性，实验室检查亦无特异性，白细胞总数增多、嗜酸性细胞增多、血沉快、蛋白尿、血尿、尿中发现管型等可供诊断参考。

高度怀疑 PAN 时应请有关科室会诊或转诊。如果出现视网膜中央动脉主干或其分支阻塞及偶有的静脉分支阻塞，给予相应治疗。视网膜出现无灌注区，考虑光凝；并发玻璃体积血时，如果不能及时吸收可考虑行玻璃体手术。

（张美芬）

（七）皮肌炎

特发性炎性肌病（idiopathic inflammatory myopathies）是一组以四肢近端肌肉受累为突出表现的异质性疾病，以皮肌炎（dermatomyositis）和多发性肌炎（polymyositis）最为常见。皮肌炎主要累及皮肤和横纹肌，临床特点是肢体近端肌、颈肌和咽肌组织出现炎症或变性改变，导致对称性肌无力和肌萎缩，可累及多个系统，亦可伴发肿瘤。不伴有皮肤损害者称为多发性肌炎。

【病因与病理改变】　皮肌炎和多发性肌炎的确切病因及发病机制尚不清楚，与遗传、药物、病毒感染以及免疫功能异常等多种机制有关。皮肌炎的病理特点是炎症位于血管周围或在肌束间隔周围，以 B 细胞和 $CD4^+T$ 细胞浸润为主，束周萎缩是其特征性改变。多发性肌炎的病理学表现为肌纤维大小不一、变性、坏死和再生，病变周围 $CD8^+T$ 细胞浸润。

【临床表现】　皮肌炎可见于任何年龄，女性略多见；多发性肌炎多见于成人。多数患者缓慢起病，部分患者有不规则发热、头痛、关节痛、倦怠和乏力等前驱症状。肌肉和皮肤病变是两组主要症状，皮损往往先于肌肉数周至数年发病，部分患者肌肉和皮肤同时发病。

1. 皮肤病变　皮肤损害多样，眶周皮疹是特征性皮肤损害，表现为上睑或眶周皮肤水肿性紫红色皮疹，这种皮疹还可出现于颊部、鼻梁、颈部、前胸和肩背部。掌指关节和指间关节伸面出现紫红色斑丘疹，伴有毛细血管扩张、色素改变和表面覆盖细小鳞屑（Gottron征）。甲根皱襞可见毛细血管扩张和瘀点，甲皱及甲床有不规则增厚。躯干部亦可出现皮疹，呈弥漫性或局限性暗红色斑疹或丘疹，通常无疼痛或感觉异常。慢性病例中有时尚可出现多发性角化性小丘疹、斑点状色素沉着、毛细血管扩张、皮肤萎缩和色素脱失。

2. 肌肉病变　常先累及四肢横纹肌，出现四肢近端肌无力，患者常主诉乏力、肌肉疼痛和运动痛，常有抬臂、头部运动或下蹲后站起困难。当咽、食管上部和腭部肌肉受累时出现声音嘶哑和吞咽困难，心肌受累可产生心力衰竭。肺部受累较常见，主要有间质性肺炎、肺纤维化或胸膜炎，出现胸闷、气短、咳嗽、咳痰、呼吸困难和发绀等。

3. 眼部表现　皮肌炎可累及眼部，引起多种眼部病变。①眼睑皮肤病变：为皮肌炎早期改变，表现为眼睑肿胀，近睑缘处可见明显扩张的树枝状毛细血管，偶见顶端有针头大小瘀点的迂曲毛细血管，眼睑周围皮肤出现不同程度水肿紫红色斑片具有一定特征性；②白内障：与长期使用糖皮质激素有关；③结膜病变：表现为结膜表面血管迂曲扩张；④巩膜病变：表现为巩膜外层炎或巩膜表层血管迂曲；⑤葡萄膜炎；⑥眼底改变：出现视网膜静脉阻塞、视网膜血管炎或霜枝样视网膜血管炎改变，表现为视网膜静脉迂曲扩张、视网膜出血、棉絮状渗出，晚期可出现视网膜新生血管；⑦眼肌受累：出现眼球运动障碍和复视。Akikusa 等总结 81 例青少年皮肌炎患者资料，45 例患者（55.6%）出现眼部病变，主要表现有眼睑异常（45.7%），糖皮质激素相关性白内障（17.1%），视网膜出血、棉絮斑或脉络膜视网膜瘢痕等。

【诊断】 皮肌炎的诊断标准包括：

（1）对称性四肢近端肌无力，伴有或不伴有吞咽困难或呼吸肌无力；

（2）肌活检显示为肌纤维变性、坏死或伴有炎性渗出；

（3）血清肌酸激酶升高；

（4）肌电图显示为肌源性损害；

（5）特征性皮肤损害有眶周水肿、皮疹或 Gottron 征。具备上述 1～4 项中任何 3 条者可确诊为多发性肌炎，具备第 5 条和上述 1～4 项中任何 3 条者可确诊为皮肌炎。

常用辅助检查包括：

（1）部分患者出现红细胞沉降率和 C 反应蛋白升高；

（2）急性期患者血清天冬氨酸转氨酶或丙氨酸转氨酶明显增高；

（3）可查见抗核抗体、抗组氨酸（Jo-1）抗体、抗 Mi-2 抗体和抗信号识别颗粒（signal recognition particle，SRP）抗体等自身抗体。

【鉴别诊断】 主要鉴别疾病包括：

（1）系统性红斑狼疮：皮损呈颧颊部水肿性蝶形红斑，指（趾）关节伸面暗红斑和甲周周围的水肿性紫红斑，系统病变中以肾脏受累及为主。

（2）系统性硬化病：初期有雷诺现象，颜面和四肢末端肿胀、硬化萎缩为特征，肌肉病变表现为间质性肌炎。

（3）风湿性多肌痛症（polymyalgia rheumatica）：上肢近端发生弥漫性疼痛，伴全身乏力、消瘦，血清肌酸激酶正常，肌电图正常或轻度肌病性变化。

（4）嗜酸性肌炎（eosinophilic myositis）：为亚急性发作的肌痛和近端肌群无力，血清肌酶可增高，肌电图显示肌病变化，肌肉活检显示肌炎伴嗜酸性粒细胞浸润。

【治疗】 糖皮质激素是各型皮肌炎患者的首选治疗药物，严重者应用大剂量糖皮质激素口服治疗，逐渐减量，维持用药 2 年以上。重症病例可先采用大剂量甲泼尼松龙静脉冲击治疗，然后再改用泼尼松口服治疗。单用糖皮质激素效果欠佳时，可联合应用甲氨蝶呤、硫唑嘌呤、环孢素或环磷酰胺等免疫抑制剂治疗。顽固性患者也可给予静脉注射免疫球蛋白治疗。

一般治疗包括急性期卧床休息，适当进行肢体运动，以防肌肉萎缩。炎症控制后适当锻炼，给予高热量、高蛋白饮食，避免感染。按摩、推拿、水疗或透热电疗等可防止肌肉萎缩或挛缩。

【预后】 多数病例为慢性渐进性发展，2～3 年内趋向恢复，部分病例反复发作。早期诊断和合理治疗可使本病获得满意的长时间缓解，少数急性发病者预后不良，常死于严重的进行性肌无力、吞咽困难、营养不良以及吸入性肺炎或反复肺部感染所致的呼吸衰竭。发病年龄愈大，伴发肿瘤的机会越大。

（郑曰忠）

（八）系统性硬化病

系统性硬化病（systemic sclerosis）又称为硬皮病（scleroderma），是一种以皮肤及各系统胶原纤维进行性硬化和萎缩为特征的结缔组织病。女性较多见，发病年龄多在 20～50 岁。根据受累组织不同分为 5 个亚型：①局限性皮肤型硬化病（limited cutaneous sclerosis）：皮肤增厚限于肘（膝）远端，可累及面部或颈部；②CREST 综合征（CREST syndrome）：为局限性皮肤型硬化病亚型，表现为钙质沉着（calcinosis）、雷诺现象（Raynaud's phenomenon）、食管运动功能障碍（esophageal dysmotility）、指（趾）端硬化（sclerodactyly）和毛细血管扩张（telangiectasia）；③弥漫性皮肤型硬化病（diffuse cutaneous sclerosis）：除面部、肢体远端皮肤增厚外，还累及肢体近端和躯干部；④无皮肤硬化的硬化病（sine scleroderma）：无皮肤增厚表现，但有雷诺现象、特征性内脏表现和血清学异常；⑤重叠综合征（overlap syndrome）：弥漫性或局限性皮肤硬化病与其他诊断明确的结缔组织病同时出现，例如合并有系统性红斑狼疮、多发性肌炎/皮肌炎或类风湿关节炎等。

【病因与病理改变】 系统性硬化病的病因及发病机制尚不清楚，主要与遗传、感染、结缔组织代谢异常、血管异常以及免疫功能异常等有关。病理改变早期表现为胶原纤维束肿胀，血管周围以 T 淋巴细胞浸润为主；晚期表现为真皮明显增厚，胶原纤维束肥厚、硬化，血管壁增厚，管腔狭窄或闭塞，皮脂腺萎缩，汗腺减少。甲皱毛细血管显微镜检查显示毛细血管祥扩张和正常血管结构消失。内脏损害主要表现为间质及血管壁胶原纤维增生及硬化。

【临床表现】

1.早期改变 初期多表现为雷诺现象和隐袭性肢

端和面部肿胀,手指皮肤逐渐增厚,也可出现多关节受累症状。发病前可有不规则发热、胃纳减退或体质下降等。

2. 皮肤损害 常从手开始,手指手背皮肤发亮、紧绷,手指皱褶消失,汗毛稀疏。继而面部或颈部受累,上胸部和肩部有紧绷感觉,颈前可出现横向厚条纹,仰头时感到颈部皮肤紧绷;面部皮肤受累时表现为面具样面容,口周出现放射状沟纹,口唇变薄、鼻端变尖,受累皮肤可有色素沉着或色素脱失。

3. 肌肉 受累并不少见,主要症状有肌无力、弥漫性疼痛。有些病例可出现类似于多发性肌炎的临床表现,肌肉受累明显者可发生肌萎缩。

4. 骨和关节损害 主要症状有多发性肌肉关节疼痛。轻者关节活动受限,重者关节强直、挛缩或畸形;以手指关节改变最为常见,手指可完全僵硬、变短、变形。

5. 内脏损害 舌系带挛缩致使活动受限。食管受累常见,表现为吞咽困难,多伴有呕吐、胸骨后或上腹部饱胀或灼痛感。心血管系统受累时表现为心肌炎、心包炎或心内膜炎,出现气急、胸闷、心绞痛或心律失常,严重者可致心力衰竭,甚至发生心源性猝死。呼吸系统受累较为常见,初期表现为肺活量减少、咳嗽和进行性呼吸困难,重者出现广泛性肺间质纤维化和肺动脉高压。肾脏小血管受累较常见,出现慢性蛋白尿、高血压或氮质血症,严重时可导致急性肾衰竭。神经精神系统受累时出现多神经炎、癫痫样发作、脑血管硬化或脑出血等。

6. 眼部表现 ①眼睑受累:最为常见,主要表现为眼睑肥厚僵硬、睑裂闭合不全、睑缘炎、眼睑皮肤毛细血管扩张和眼睑下垂,眼眶周围皮肤水肿和特征性皮肤紫红斑;②结膜病变:结膜毛细血管扩张、充血、胬肉和睑裂斑,多数患者有干燥综合征表现和干眼症状(37%～79%);③角膜病变:较少见,表现有点状上皮性角膜炎、丝状角膜炎、边缘性溃疡性角膜炎或暴露性角膜炎;④巩膜病变:可出现巩膜外层炎或坏死性巩膜炎;⑤葡萄膜病变:出现虹膜炎、葡萄膜炎或脉络膜硬化;⑥眼底病变:出现视网膜微血管病变,如视网膜动脉阻塞、视网膜静脉阻塞或视网膜血管炎改变,表现为视网膜出血、棉絮斑、水肿或渗出等,也可出现脉络膜血管病变或缺血性眼症改变;⑦视神经受累:出现视神经病变或球后视神经病变,最终可导致视神经萎缩;⑧眼外肌受累:出现眼肌麻痹、眼球运动障碍和复视,眼眶脂肪受累时可出现脂肪萎缩、水肿或纤维化,严重者可出现眼球内陷;⑨白内障:较常见,主要与老龄和长时间应用糖皮质激素有关;⑩青光眼:

表现为开角型青光眼或正常眼压性青光眼。Zannin 等总结 750 例儿童系统性硬化病患者资料,有 24 例患者(3.2%)出现眼部症状,主要表现为眼睑及附属器病变(10 例),眼前节炎症(前葡萄膜炎和巩膜外层炎)7 例,其他病变有麻痹性斜视和假性视盘水肿等。

【诊断】 系统性硬化病的诊断要点:①主要条件:手指及掌指(跖趾)关节近端皮肤增厚、紧绷、肿胀,并逐渐累及面部、颈部、躯干部和整个肢体;②次要条件:手指硬化、指尖凹陷性瘢痕或指垫消失、双肺基底部纤维化。具有主要条件或两个以上次要条件者即可诊断为系统性硬化病。此外,雷诺现象、多发性关节炎或关节痛、食管蠕动异常、皮肤活检出现胶原纤维肿胀和纤维化、血清抗核抗体、抗 Scl-70 抗体和抗着丝点抗体阳性均有助于诊断。

【鉴别诊断】 主要鉴别疾病包括成人硬肿病、硬化性黏液水肿、嗜酸性筋膜炎或混合结缔组织病。

【治疗】 本病目前尚无特效治疗方法,早期治疗目的在于阻止新的皮肤或内脏受累,晚期治疗目的在于改善已有的症状。主要治疗措施主要包括抗炎和免疫调节治疗、针对血管病变的治疗和抗纤维化治疗。糖皮质激素对病变早期的炎症水肿、关节肌肉病变以及间质性肺炎有效。免疫抑制剂的疗效不肯定,常用药物有硫唑嘌呤、环孢素、甲氨蝶呤或环磷酰胺等。钙离子拮抗剂可缓解皮肤雷诺现象,前列腺素衍生物具有扩张血管,抑制血小板聚集和改善微循环作用。胍乙啶(guanethidine)和甲基多巴能抑制雷诺现象。干扰素 -α、青霉胺(D-penicillamine)和秋水仙碱能抑制新胶原合成,对皮肤增厚硬化或雷诺现象有一定疗效。

【预后】 系统性硬化病通常呈缓慢发展,部分轻型病例可自行缓解,预后良好。延迟诊断治疗和出现内脏病变者预后不良,部分患者常死于肾衰竭。

(郑曰忠)

(九)复发性软骨炎

复发性软骨炎(relapsing polychondritis)是一种少见的自身免疫性疾病,主要累及耳廓、鼻、喉、气管软骨,在眼部易引起巩膜炎、巩膜外层炎和葡萄膜炎。

有关此病的发病机制目前尚不完全清楚,可能是对Ⅱ型、Ⅳ型和Ⅵ型胶原的自身免疫反应所致。

【临床表现】 全身表现有发热、体重减轻、疲乏、盗汗、淋巴结肿大等。

耳廓软骨炎是最常见的改变,表现为单侧或双侧耳廓红肿疼痛,呈反复发作,后期可出现耳廓软骨破坏,少数患者可引起听力下降、神经感觉性耳聋和前庭功能障碍。

鼻软骨炎较为常见，出现面部红肿和压痛，常伴有鼻塞、流涕、鼻出血，后期出现马鞍状鼻畸形。

喉、气管、支气管受累可有声嘶、咳嗽、呼吸困难、哮喘等。一些患者可出现关节炎、主动脉炎、心肌炎、皮肤紫癜、结节性红斑、肾小球肾炎等。

眼部表现有巩膜炎、葡萄膜炎和角膜炎。巩膜炎可是弥漫性、结节性或坏死性；葡萄膜炎可是虹膜睫状体炎、视网膜血管炎；角膜炎可为周边溃疡性角膜炎，严重者可致角膜穿孔。

【诊断】 此病诊断主要根据上述临床表现，血沉加快、贫血、白细胞增多、血小板增多等对诊断有一定帮助，喉、气管、支气管影像学检查对诊断有较大的价值。

【治疗】 通常给予糖皮质激素和其他免疫抑制剂治疗，常用的免疫抑制剂有硫唑嘌呤、甲氨蝶呤、苯丁酸氮芥、环磷酰胺。必要时可使2种或多种免疫抑制剂。

【预后】 全身性血管炎可致患者死亡，巩膜炎、角膜炎和葡萄膜炎如不能得到有效控制可致患者严重视力下降或视力丧失。

（杨培增）

二、晶状体相关的葡萄膜炎

晶状体相关的葡萄膜炎（lens-associated uveitis）是晶状体蛋白诱导的一种炎症性疾病。文献中曾被称为晶状体溶解性葡萄膜炎（phacolytic uveitis）、晶状体毒性葡萄膜炎（phacotoxic uveitis）、晶状体过敏性葡萄膜炎（phacoallergic uveitis）或晶状体过敏性眼内炎（phacoallergic endophthalmitis）、晶状体抗原性葡萄膜炎（phacoantigenic uveitis）、晶状体源性葡萄膜炎（phacogenic uveitis）、晶状体诱导的葡萄膜炎（lens-induced uveitis）等。

【病因及发病机制】 有关晶状体抗原诱导葡萄膜炎的机制目前尚不完全清楚。已有动物实验表明，将晶状体抗原和佛氏完全佐剂免疫动物后，刺破晶状体囊膜可诱发葡萄膜炎。人类晶状体相关的葡萄膜炎多发生于眼球穿通伤或白内障手术之后，推测晶状体蛋白抗原大量暴露造成的免疫反应可能导致了葡萄膜炎。最近研究发现，一些厌氧菌感染可能通过佐剂效应而促进葡萄膜炎的发生。也有人认为，晶状体蛋白可能作为单核细胞的趋化物质，通过募集单核细胞而引起炎症反应。

【临床表现】 晶状体相关的葡萄膜炎在临床上可表现为全葡萄膜炎或眼内炎、慢性眼前段炎症和双侧慢性葡萄膜炎三种类型。

1. 全葡萄膜炎或眼内炎 患者于白内障术后（多为囊外摘除术后）或眼球穿通伤（往往伤及晶状体）后1至数周甚至数月出现眼红、眼痛、畏光、视力下降等症状，检查发现患眼有睫状充血或混合充血、前房内有大量炎性渗出物，显著的前房闪辉和大量炎症细胞，少数炎症严重者甚至出现大量纤维素性渗出或前房积脓，可有明显的玻璃体炎症反应。如得不到及时有效的治疗，炎症可迅速加重。

2. 慢性葡萄膜炎 受伤眼或手术眼出现慢性虹膜睫状体炎，常有羊脂状KP、前房闪辉、前房炎症细胞、晶状体后间隙炎症细胞，并发生虹膜后粘连。此种炎症用糖皮质激素滴眼剂点眼治疗后迅速减轻，但易于复发。只要残余的晶状体物质不被清除，此种葡萄膜炎即不能被完全治愈。长期反复发作的虹膜睫状体炎可引起虹膜新生血管、睫状膜形成、继发性青光眼等并发症。

3. 双侧慢性葡萄膜炎 此种类型少见，单侧眼球穿通伤或单侧白内障术后出现双侧慢性葡萄膜炎，出现KP、轻度前房闪辉、少量前房炎症细胞，少数患者可表现为中间葡萄膜炎，偶尔有眼后段受累。

【诊断及类型】 葡萄膜炎易于诊断，但要确定出晶状体相关的葡萄膜炎有时较为困难。虽然眼球穿通伤、白内障手术史对诊断有一定帮助，但确定诊断往往需要进行组织学检查。超声波检查发现玻璃体内有残存的晶状体碎片，房水或玻璃体细胞学检查及培养有助于排除感染性眼内炎。

组织学检查可发现不同的改变，根据这些改变大致上可分为6种类型：①伴有或不伴有非肉芽肿性前葡萄膜炎的巨噬细胞反应；②晶状体过敏性眼内炎；③晶状体诱导的肉芽肿性炎症；④晶状体溶解性青光眼；⑤感染性晶状体相关的葡萄膜炎；⑥残余期及瘢痕形成。

【鉴别诊断】 晶状体相关的葡萄膜炎应与眼球穿通伤后或白内障术后眼内炎、交感性眼炎、特发性葡萄膜炎、强直性脊椎炎伴发的葡萄膜炎、Reiter综合征伴发的葡萄膜炎、银屑病性关节炎伴发的葡萄膜炎、炎症性肠道疾病伴发的葡萄膜炎、幼年型慢性关节炎伴发的葡萄膜炎、结核性葡萄膜炎、梅毒性葡萄膜炎等相鉴别。

眼球穿通伤后或白内障术后眼内炎有两种类型，一种为急性术（伤）后眼内炎，常发生于术（伤）后2～7天内，表现为眼红、眼痛、畏光、流泪、视力下降、眼睑肿胀、结膜水肿、角膜水肿及浸润、前房内有大量炎症细胞、前房积脓或纤维素性渗出、玻璃体混浊、视网膜静脉周围炎、视网膜坏死等；另一种类型为迟发型术

（伤）后眼内炎，发生于白内障术后或眼球穿通伤后数周或数月，症状较轻，可有眼红、眼痛、畏光、流泪、视力下降等，可出现羊脂状 KP、前房闪辉和前房炎症细胞。根据上述表现，外伤后或术后急性眼内炎一般不难与晶状体相关的葡萄膜炎相鉴别，但迟发型术（伤）后眼内炎则易于与晶状体相关的葡萄膜炎相混淆。鉴别的要点为迟发型术（伤）后眼内炎可出现人工晶状体表面肉芽肿性沉积物、晶状体囊袋内奶油色斑，甚至囊袋内积脓，组织学检查和眼内标本培养可确定诊断。

晶状体相关的双侧葡萄膜炎主要发生于白内障摘除术后及损伤晶状体的眼球穿通伤后，双眼先后发病，主要表现为轻度至中度的前葡萄膜炎，偶尔引起中间葡萄膜炎和眼后段受累，玻璃体和前房炎症细胞主要为中性粒细胞，清除晶状体物质后炎症不再复发。而交感性眼炎则发生于各种眼球穿通伤和内眼术后，双眼常同时发病或间隔时间短，主要表现为全葡萄膜炎，也可表现为后葡萄膜炎或前葡萄膜炎，可引起脉络膜增厚、浆液性视网膜脱离，病程长者可出现 Dalen-Fuchs 结节、晚霞状眼底改变，玻璃体和房水中的细胞主要为淋巴细胞。根据上述特点，一般可以将它们区别开来。

【治疗】 对于确定为晶状体相关的葡萄膜炎患者，应立即进行手术，清除残存的晶状体物质，并给予糖皮质激素、非甾体类抗炎药、睫状肌麻痹剂等滴眼剂治疗。一般不需要全身使用糖皮质激素，在炎症严重时，可给予泼尼松 30～40mg/d，早晨顿服，治疗时间一般不超过 2 周；对合并细菌感染者，应给予敏感的抗生素治疗。

（杨培增）

三、异色性虹膜睫状体炎

异色性虹膜睫状体炎（heterdchromic iridocyclits，HI）是一种慢性非肉芽肿性虹膜睫状体炎。早在 1843 年，Lawrence 已有报道，1906 年，因 Ernst Fuchs 做了详细的临床观察和病理组织学研究，获得公认，故又称 Fuchs 异色性虹膜睫状体炎。

【病因与发病机制】 至今为止，两者均未明确，可谓众说纷纭，莫衷一是。主要有下列几种观点：

1. Fuchs 曾推测，胎儿期或出生之初，有某种因素抑制了葡萄膜正常发育，导致虹膜异色。以后在此基础上又在不明病理因素作用下，引起持续却甚轻微的炎症，逐渐出现 KP、房水混浊、玻璃体混浊、虹膜萎缩，继而有晶状体代谢障碍或房水排出困难，发生并发性白内障或继发性青光眼。

2. Bistis（1898）、Latz（1908）、Mayou（1910）及其

后不少学者，在分别观察了 HI 与 Horner 综合征、Parry-Romberg 综合征的关系和动物实验（切除一侧交感神经）后认为：HI 与支配眼内的交感神经径路阻断，诱发营养缺陷（trophic defect），从而使黑色素颗粒形成受到抑制有关；同时，此因素还能使虹膜血管通透性增强及随之而来的蛋白渗漏、房水混浊和炎症介质的释放。

3. 极少数病例有家族史，但概率很低，不足以证明 HI 之遗传性。但患者和正常人群比较，虽无 HLA-A 或 B 抗原分布之差异，而 HLA-CW3、HLA-DRW53 频率却低于正常，因而提示与 HLA 相关的遗传因素可能起一定作用。

4. HI 患者房水中存在浆细胞、淋巴细胞，炎症可能是免疫反应所引起（O'Connor，1985）。Francois 等（1960）应用电泳法首先发现房水 γ 球蛋白水平相对升高。之后，Dernouchmps（1982）通过相对浓度比（RCR）法证实 80% 病眼房水内有 IgG 合成，（RCR≥0.65）。Murray 等（1990）亦获得了近似结果。Murray 的研究，见到 63% 病例有局部 IL-6 产生。外周血可溶性 IL-2 受体水平升高，标志着 HI 患者存在全身淋巴细胞激活。据 La Hey（1988）的资料，约 90% 患者体内有对角膜上皮的自身抗体。70% 患者对角膜抗原（主要是 54kD）有细胞免疫反应，不仅显著高于健康对照组，也高于其他类型葡萄膜炎。此外，还有认为与循环免疫复合物（Dernouchamps，1977）、α 晶状体蛋白抗原反应（Hammer，1975）或某些病原微生物（结核、链球菌、弓形体）感染性免疫（Shpaket，1975）有关，等等。以上种种免疫学研究，表明免疫系统参与了 HI 的发病和发展过程。

【病理组织学】 Fuchs 本人在 HI 虹膜标本中，光镜下已发现淋巴细胞、浆细胞浸润和 Russell 小体（沉着于虹膜表面的结晶样体）等非特异性慢性虹膜炎症之所见。以后电子显微镜检查亦有相同结果，偶见少量肥大细胞、组织细胞、大颗粒单核细胞、嗜酸性细胞。此等细胞亦可游离于房水中。

虹膜各层结构均有萎缩，并累及所有细胞，如成纤维样细胞、黑色素细胞、平滑肌细胞、上皮细胞。在前界层和基质层，黑色素细胞不仅数量减少，形态也有改变，呈圆形，失去树枝样突起，所含有的黑色素体变得小而不规则，数量显著减少。在色素上皮层除上皮细胞减少外，黑色素体则无太大异常。在基质层除萎缩外还有弥漫性纤维化改变，此种改变亦累及瞳孔括约肌，使其变薄硬化。电镜下，基质内的成纤维样细胞和黑色素细胞中存在众多孤立的线粒体，表明萎缩过程始于内质网。虹膜血管方面，有报告管壁呈玻璃样变性并伴有管腔狭窄，也有报告内皮细胞增

生者。虹膜神经方面，发现瞳孔开大肌内神经轴索与
Schwann 细胞减少，或见到虹膜无髓神经纤维多有变
性改变。

以上所有虹膜标本均取自晚期发生并发症后切除
的虹膜或摘除的眼球。无论光镜或电镜下所见，与其
他类型的慢性虹膜睫状体炎并无不同。HI 的早期组
织学改变还不明了，因此 Goldberg 认为，至今为止，要
从组织学上加以鉴别尚有困难。

【临床表现】　HI 不多见，据法国一组大样本流行
病学调查，群体发病率为 1.8/10 万；占所有葡萄膜炎
总数的 1.2%～4.5%（Vadot，1990）。年龄范围分布较
广，但绝大多数在 40 岁左右。因患者在出现并发症
前，除偶感视力朦胧外无其他自觉症状，易被忽略，故
实际发病时间可能远远低于就诊年龄。

HI 90% 以上为单眼受害，左、右眼无差异。种族、
性别方面亦无太大出入。全身体检阴性。

HI 病程冗长，炎症轻微，缓慢而起伏。即使 KP 存
在，也不见睫状充血（极少例外）。KP 具有特征性，呈
白色比较透明的小圆点或星状，弥漫性分布。KP 之间
不融合，有时有纤维样细丝连接，细丝多时外观有如
絮状渗出。KP 能自行消失、再度反复。Tynddall 现象
大多阴性，少数弱阳性，个别阳性。

如与健眼对照，病眼虹膜颜色不同程度地浅于健
眼，此一特征性改变是因虹膜前界层、基质层、色素上
皮层萎缩所致。我国人除维吾尔族之外，虹膜多呈淡
褐色至深褐色，轻度异色者不易辨认，严重者有似天
鹅绒状外观，偶有血管暴露。虹膜萎缩始于前界层，
进而基质层，最后色素上皮层。用裂隙灯强光束自瞳
孔射入虹膜后方，虹膜有虫蚀样透光时，提示色素上
皮层也已陷于萎缩。

病程之初，瞳孔小于健侧，至后期常有不规则散
大，提示瞳孔括约肌损害。Koeppe 结节、Busacca 结节
亦能遇见，但不发生虹膜后粘连。

HI 使虹膜睫状体血管通透性加强或新生血管形
成，血 - 房水屏障遭受破坏，如静脉注射荧光素钠，用
裂隙灯显微镜加钴蓝滤光片检查，可见到虹膜荧光渗
漏及无灌注区。

前房角是开放的，偶见有微细血管。是否新生血
管，尚未定论。有人在前房穿刺术后，发现多数病例
前房角有线状出血，出血在 24 小时内完全吸收，不留
痕迹，再穿刺则再出血，称 Amsler 征，认为属 HI 特征
之一。对此也有持异议者。

部分病例脉络膜被累及，所以 Jones（1990）建议将
HI 改名为 Fuchs 异色性葡萄膜炎。突然发生玻璃体有
灰白色细点状或膜样混浊，是脉络膜炎症的指征。而

Franceschett 却认为脉络膜损害是一种变性并非炎症。
Kimura 提出，周边部脉络膜视网膜病灶之少见，是因
部位隐蔽，检查时易遗漏。

【并发症】　并发性白内障是 HI 最常见的并发症，
发生率几乎百分之百。发生于病程后期。开始于晶状
体后囊下并很快扩展至整个皮质，混浊呈浅棕色。与
其他慢性葡萄膜炎并发白内障相同，无特异性。

部分病例后期可发生继发性开角型青光眼。导致
眼压升高的原因还不清楚，Fuchs 本人认为是房水内蛋
白浓度增大，房水外流量下降的结果。以后的研究更有
其他学说。归纳如下：①小梁网炎或硬化；② Schlemm
管萎缩或塌陷；③前房角新生血管；④虹膜末卷前粘
连；⑤晶状体囊壁溶解剥脱；⑥长期使用糖皮质激素
点眼等。

【诊断与鉴别诊断】　诊断主要根据下列临床特征：
①绝大多数单眼发病，病程冗长起伏，发生并发症前
视力不受影响；②病眼虹膜色泽不同程度地浅于健侧；
③有明显的特征性 KP，Tyndall 现象阴性或弱阳性，无
睫状充血或极为轻微（quiet white eye），亦无疼痛、畏
光等炎症刺激症状；④弥漫性虹膜萎缩；⑤不发生虹
膜后粘连。

HI 当与下列疾病鉴别：

1. 由交感神经损害引起的虹膜异色交感神经损害
可使虹膜脱色，已为动物实验所证实。临床上如 Horner
综合征、Parry-Romberg 综合征。Horner 综合征除单
眼虹膜异色而无虹膜睫状体炎症迹象外，尚有上睑下
垂、眼球内陷、瞳孔缩小、患侧面部皮肤无汗等体征，
同时有导致交感神经损害的原因可查（外伤、手术、
Pancoast 肿块、主动脉瘤、颈内动脉血栓等），一般易于
判别；Parry-Romberg 综合征罕见，亦为单眼，眼部病
变除无 KP 外与 HI 基本相同，可从患侧面部有无肌肉
进行萎缩予以鉴别。

2. 单纯虹膜异色症为虹膜发育异常，无炎症，双
眼多。

3. 其他原因慢性虹膜睫状体炎引起的弥漫性虹
膜萎缩可见色素 KP、晶状体前囊色素沉着、虹膜后粘
连等。

4. 有继发性青光眼的 HI 应与青光眼 - 睫状体炎
综合征（glaucomatocyclitic crises syndrome）鉴别。两
者均属继发性开角型青光眼，但后者 KP 圆形、较大、
在角膜后呈三角形分布、KP 之间无细丝样联系，且虹
膜无异色。

【治疗及预后】　HI 虽病程冗长，但炎症反应轻微，
不发生虹膜后粘连，因此不需扩瞳。亦无必要使用糖
皮质激素，一是不敏感，二是长期使用反可促使白内

障或青光眼形成。因此 HI 的治疗主要治疗其并发症。

1. 并发性白内障　HI 为单眼病，白内障发生于病程后期，人工晶状体植入很少或并不加重炎症反应，超声乳化联合人工晶状体植入为首选术式，术后视力大多可达 0.5 以上。不过术中易出血，亦易发生悬韧带断裂。如术前有青光眼，术后常致青光眼加重。

2. 继发性开角型青光眼　基本同原发性开角型青光眼，可用药物治疗，药物不能控制时，考虑眼外引流手术。

（王光璐　杨培增）

四、中间葡萄膜炎

中间葡萄膜炎（intermediate uveitis）是一组发生于睫状体平部、玻璃体基底部和周边视网膜与脉络膜的炎症性和增生性疾病。Fuchs 于 1908 年首先报道此病，将其称为慢性睫状体炎（chronic cyclitis）。此后，在文献中曾有多种名称，如周边部葡萄膜炎（peripheral uveitis）、后部睫状体炎（posterior cyclitis）、睫状体平坦部炎（pars planitis）、玻璃体炎（vitritis）等。由于这些名称均不能反映该病特征，甚至使人误解，为了避免混乱，国际葡萄膜炎研究协作组于 1979 年将其命名为中间葡萄膜炎，此名称在 1983 年得到国际眼科学会认可。

有关此病的发病率目前研究报道较少，其在葡萄膜炎中的比例也报道不一，据报道在葡萄膜炎中所占的比例为 0.1%～15.3%。在我国此种类型相对少见，据杨培增等的报道，在 1752 例葡萄膜炎中，中间葡萄膜炎 106 例，占 6.1%。此种葡萄膜炎多见于 40 岁以下的青壮年，儿童亦有发病，男性略多于女性。70%～80% 的患者为双眼受累，炎症程度与病灶部位也可不对称。炎症的轻重似乎与年龄相关，年幼者的炎症往往相对地重于年长者。由于病变部位隐蔽，直接检眼镜不易被发现，临床上常有误诊或漏诊的现象。随着三面镜、双目间接检眼镜使用的日益普及，检出率有所提高，特别是超声生物显微镜问世之后，更有助于本病的发现与诊断。

【病因与发病机制】　此病的病因和发病机制尚不完全清楚。目前认为与多种因素有关：如某些食品、病原微生物的过敏反应、对视网膜 S 抗原和光感受器间维生素 A 类结合蛋白的自身免疫反应、循环免疫复合物在血管壁和玻璃体的沉积等均可能导致此病的发生。

【临床表现】　中间葡萄膜炎大多数发病隐匿，患者可出现眼前黑影、轻度眼红、视物模糊或视力下降。检查最主要的表现为玻璃体雪球状混浊、睫状体平坦部和玻璃体基底部雪堤样改变。雪球状混浊是此病典型临床特征，表现为致密的圆形白色浑浊小团，常贴附于后玻璃膜，邻近视网膜。雪堤样改变是睫状体平坦部和玻璃体基底部的一种渗出性和增生性改变，是中间葡萄膜炎的特征性改变。呈白色或黄白色，从睫状体平坦部和玻璃体基底部伸向玻璃体腔，早期病变多限于下方睫状体平坦部，随着疾病进展，此种病变往往对称性地从两侧向上方睫状体平坦部延伸，最后可累及睫状体平坦部全周。活动期病变呈突出致密光滑外观，前缘锐利，炎症消退时则出现病变干燥、皱缩。

不少患者尚可出现眼前段改变，如轻度睫状充血、羊脂状或尘状 KP，前房闪辉 +～++，前房细胞 +～++，可出现虹膜后粘连、柱状房角粘连。眼底也可出现多种改变，如黄斑囊样水肿、弥漫性视网膜水肿、视网膜血管炎、视网膜血管周围炎、视网膜新生血管、视网膜出血、增生性玻璃体视网膜病变、视网膜脱离、视盘水肿、周边脉络膜新生血管、脉络膜视网膜萎缩等改变。

【并发症】

1. 并发性白内障　是最常见的并发症之一，发生率达 31%～58.8%。其发生与病程和炎症活动性及持续有密切的关系。在早期 Berger 晶状体后间隙出现混浊，随着进展，混浊加剧，逐渐形成焦黄色"锅巴"样疏密不等网状膜状物，附着于晶状体后囊，进而后囊下皮质发生混浊。此外，长期应用糖皮质激素亦可促进白内障的形成。

2. 黄斑囊样水肿和变性　眼底检查与 FFA 检查，发现 1/5～1/2 病例有黄斑囊样水肿。有的还出现色素紊乱、增殖改变。水肿和其他原因引起的并无差异，微囊样水肿被 Henle 纤维间隔成放射状，FFA 显示不完全或完全的花瓣样改变。此种细胞外水肿持续较长时间后，发展成囊样变性。并可由此形成黄斑裂孔、视网膜前膜。

3. 继发性青光眼　前房角胶样渗出、虹膜周边前粘连、房角粘连等均可导致继发性闭角型青光眼。长期糖皮质激素点眼可诱发激素性青光眼。

4. 视网膜出血及玻璃体积血　视网膜出血可因新生血管引起，也可因玻璃体皱缩导致视网膜静脉撕裂所致。视网膜出血可导致玻璃体积血。

5. 视网膜脱离或脉络膜脱离　可发生渗出性视网膜脱离、牵拉性视网膜脱离或裂孔源性视网膜脱离。双目间接检眼镜联合巩膜压迫检查眼底周边部，有助于确定视网膜裂孔。脱离范围大小不一，脉络膜脱离时周边眼底呈暗灰色隆起，合并睫状体脱离时可使前房变浅甚至消失，B 型超声和 UBM 有助于发现此类病变。

6. 视神经损害　视盘水肿多见于儿童患者，在疾病后期可出现视神经萎缩、视盘血管炎、视盘前或附近增殖改变等。

【诊断与鉴别诊断】　此病发病部位隐蔽，容易漏诊或误诊。诊断主要依赖周边部眼底检查所见，三面镜检查对诊断有重要帮助。因此，对主诉飞蚊症、视物模糊或下降的中青年患者，应详细检查其玻璃体、前房角、Berger 晶状体后间隙、锯齿缘附近周边眼底，荧光素眼底血管造影时发现视网膜血管炎对诊断有一定帮助，UBM 检查可发现睫状体平坦部的渗出及增生性改变。

对出现少量 KP 眼压升高者，应注意与青光眼睫状体炎综合征（glaucomatocyclitis syndrome）相鉴别，视网膜周边部血管显示白鞘者，应注意与视网膜静脉周围炎、视网膜边缘部血管炎等相鉴别。

【治疗与预后】　对前房有炎症者可选用短效或中效的睫状肌麻痹剂和糖皮质激素点眼。糖皮质激素长期持续点眼时应警惕激素性白内障和青光眼的发生。

对于有特定病因者如结核、梅毒应给予相应的抗感染治疗。对于特发性者，有人提出用四步方案治疗：首先给予糖皮质激素；无效者或患者不能耐受时，则改用冷凝或透热；对反复发作的患者或伴有玻璃体牵引者，应行玻璃体切除术；对于玻璃体切除术仍不能控制炎症者，应改用其他免疫抑制剂，主要的药物为环磷酰胺、环孢素和苯丁酸氮芥。但是，有人对此方案提出异议，认为在治疗时不应拘泥于此种"四步治疗方案"。最近，也有人提出五步治疗方案：①后 Tenon 囊下注射糖皮质激素，如有眼前段受累，尚需联合糖皮质激素滴眼剂点眼；②如后 Tenon 囊下注射糖皮质激素 3 次后炎症仍有复发，则应加用非甾体类抗炎药口服，如有黄斑囊样水肿，应点用非甾体类抗炎药滴眼剂；③经上述治疗后炎症仍然存在或复发者，应短期使用糖皮质激素；④后 Tenon 囊下注射 6 次后炎症仍有复发，则应给予周边视网膜冷凝或间接激光光凝；⑤如上述治疗无效则应进行玻璃体切除术或选用其他免疫抑制剂。杨培增根据我国患者的特点和治疗体会提出以下三步治疗方案：①首先局部或全身使用糖皮质激素；②糖皮质激素治疗效果不佳者，应改用或联合其他免疫抑制剂；③各种药物治疗无效时，可行冷凝、激光光凝或玻璃体切除术，并同时全身使用免疫抑制剂。

有关治疗的适应证，一些作者认为对于视力低于 0.5 者才给予治疗。作者认为只要患者有活动性炎症即应给予治疗，因为这些炎症在得不到及时有效治疗时往往累及眼前段和视网膜，并引发一些并发症。对

于有眼前段炎症者应给予睫状肌麻痹剂和糖皮质激素滴眼剂点眼治疗，应注意根据炎症消退情况逐渐降低点眼频度或停药糖皮质激素点眼剂，以免引起白内障或激素性青光眼。对于单眼受累者可给予糖皮质激素后 Tenon 囊下注射，必要时可重复注射，但应注意药物引起眼压升高等副作用。对于双眼受累者，通常选用糖皮质激素口服治疗，初始剂量一般为 1mg/kg，一般 1～2 周减量，以后根据患者情况逐渐减量，维持量为 15～20mg/kg。

苯丁酸氮芥是一常用有效的药物，成人初始剂量为 6mg/d，以后根据炎症控制情况逐渐减药。环磷酰胺与苯丁酸氮芥属同一类药物，但作用更为强烈，一般成人初始剂量 50～100mg/d，治疗过程中应注意这两种药物所致的骨髓抑制、不育等副作用。其他可选择的药物有环孢素[3～5mg/（kg·d）]、硫唑嘌呤、甲氨蝶呤等。

手术治疗有冷凝、透热、激光光凝、玻璃体切除术等。冷凝可以消除新生血管和缺血组织，有助于减轻炎症渗出，也可减少玻璃体纤维增生；透热可能闭塞新生血管、封闭渗漏点和引起与抗原抗体炎症反应不同的修复性炎症反应等。激光光凝主要用于消除视网膜新生血管。

玻璃体切除手术对中间葡萄膜炎的治疗作用可能包括以下几个方面：①清除炎症细胞和抗原抗体复合物；②改善眼内液流循环，有利于清除有毒有害物质；③消除玻璃体抗原储存库作用；④消除玻璃体牵引，预防出血和视网膜撕裂；⑤减轻或消除黄斑囊样水肿。主要适应证有：①持续密集的玻璃体混浊；②难以吸收的玻璃体积血；③牵引性视网膜脱离；④视网膜前膜；⑤用免疫抑制剂不能控制的中间葡萄膜炎。

并发性白内障通常在炎症彻底控制的情况下进行手术治疗，可行白内障超声乳化及人工晶状体植入术。

（王光璐）

五、Vogt- 小柳原田综合征

Alfred Vogt（1906）和小柳美三（1914）先后报道了一种伴有毛发变白、脱发、皮肤脱色斑及听力损害的双眼葡萄膜炎，称 Vogt- 小柳综合征（Vogt-Koyanagi syndrome）。1926 年原田永之助报道了一种伴有视网膜脱离的双眼渗出性葡萄膜炎，称原田病（Harada's disease）。随后研究发现 Vogt- 小柳综合征和原田病实际上是一种疾病不同时期的表现，在疾病早期表现为弥漫性脉络膜炎，常伴有渗出性视网膜脱离，而在后期往往表现为反复发作的肉芽肿性前葡萄膜炎。此病可伴有脑膜炎等全身改变，曾被称为葡萄膜炎大脑炎

（uveoencephalitis）。也有人认为它不是综合征而是一种病，因此被称为 Vogt- 小柳原田病。

本病多见于中国人、日本人、印第安人，据杨培增等统计，在 1752 例葡萄膜炎中 VKH 综合征有 278 例，占 15.9%。发病年龄以 30~40 岁居多，10 岁以下及 50 岁以上均少见，男女发病比例相似。

【病因及发病机制】　有关此病的确切病因和发病机制目前尚不完全清楚，一般认为它是一种自身免疫性疾病，葡萄膜中的黑素相关抗原、光感受器间维生素 A 类结合蛋白、视网膜 S 抗原均可能是诱发自身免疫反应的抗原，Th17 细胞、Th1 细胞的过度反应及调节性 T 细胞功能紊乱和数量降低在此病发生中可能起着重要作用。在此病发生前往往有病毒感染存在，提示病毒感染可能通过目前尚不清楚的途径，造成抗体免疫功能紊乱，从而引发对眼部抗原的免疫反应。越来越多的研究发现，此病发生中有遗传因素参与，它与 HLA-DR4、DRw53 相关，目前还发现了一些免疫相关基因的基因多态与其发病相关。

【病理】　本病的病理组织学改变与交感性眼炎相似，炎症病变主要由上皮样细胞、巨噬细胞组成，葡萄膜中浆细胞浸润多见并伴有程度不等的色素上皮紊乱、增生，脉络膜毛细血管及相应视网膜损害，并可见色素吞噬细胞与成纤维细胞，这些与交感性眼炎有所不同。此外，本病病理组织切片中也有表现为非肉芽肿性，局灶性非特异性炎症反应者。

【临床表现】　Vogt- 小柳原田综合征患者在疾病不同时期有不同的临床表现。Moorthy 等于 1995 年将此病分为前驱期、葡萄膜炎活动期、葡萄膜炎静止期和葡萄膜炎反复发作期。杨培增等总结了我国 410 例患者的临床资料，发现我国患者有典型的临床进展规律，根据这一进展规律提出了以下新的分期方法，文章发表在 *Ophthalmology* 上。

1. 前驱期　指葡萄膜炎发病前 1～2 周内，一些患者出现感冒样的症状，如头痛、鼻塞、流涕、咽痛，一些患者尚可出现颈项强直、头皮过敏、头晕、耳鸣、听力下降等表现。

2. 后葡萄膜炎期　指眼病发生后 2 周内，患者主要表现为弥漫性脉络膜炎，可伴有视盘炎、渗出性视网膜脱离、视网膜神经上皮脱离。

3. 前葡萄膜炎受累期　指眼病发生后 2 周至 2 个月，此期患者眼底病变与后葡萄膜炎期相似，但此期往往出现前葡萄膜受累的表现，主要是出现轻度前房闪辉和少量及中等量的前房细胞，一般不出现虹膜后粘连、KP、虹膜结节等改变，此期可出现耳鸣、听力下降、白发、脱发等全身改变。

4. 前葡萄膜炎反复发作期　患者此时眼底活动性病变往往消退，出现晚霞状眼底和多灶性脉络膜视网膜病灶，出现典型肉芽肿性前葡萄膜炎，并常反复发作，可伴有耳鸣、听力下降、白癜风等改变。

【诊断】　主要根据患者典型的病史和临床表现进行诊断，患者无眼球穿通伤、内眼手术病史，这是此病与交感性眼炎的重要区别之一。有关此病的诊断标准，早年美国葡萄膜炎学会提出了 Vogt- 小柳原田综合征的诊断标准，1999 年在洛杉矶召开的第一届国际 Vogt- 小柳原田综合征会议上提出了一个新的标准（表 7-15）。此标准相当繁杂，对于非葡萄膜炎专业的医师而言难以把握。杨培增根据我国患者的临床特点和进展规律，提出了适合我国患者的诊断标准（表 7-16），此种标准简单易于掌握，可使医师在疾病任何阶段均可做出正确诊断。

表 7-15　Vogt- 小柳原田病诊断标准（1999 年洛杉矶修订标准）

完全型 Vogt- 小柳原田综合征（应具有以下 5 种表现）

1. 初次发生葡萄膜炎之前无眼球穿通伤及内眼手术史
2. 无提示其他眼病的临床或实验室检查依据
3. 双眼受累（根据患者就诊时所处病阶段应符合 a 或 b）
   a. 早期表现
   （1）必须具有弥漫性脉络膜炎的改变（具有或不具有前葡萄膜炎、玻璃体炎症反应或视盘充血），表现为下列情况之一者
   ①病灶区出现视网膜下积液
   ②大泡状渗出性视网膜脱离
   （2）如眼底表现不明确；应具有下列改变
   ①荧光素眼底血管造影显示，病灶区脉络膜充盈延迟，多个病灶区域的点状荧光素渗漏，大片状强荧光区，视网膜下荧光素积存和视盘染色
   ②弥漫性脉络膜增厚，超声波检查无后极部巩膜炎表现
   b. 晚期表现
   （1）病史提示原有 3a 中的表现，或有下面（2）或（3）的改变，或有（3）中的多项改变
   （2）脱色素（具有以下一项即可）
   ①晚霞状眼底改变
   ② Sugiura 征
   （3）其他眼部改变
   ①钱币状脉络膜视网膜色素脱失性瘢痕
   ②视网膜色素上皮细胞聚集和（或）移行
   ③复发性或慢性葡萄膜炎
4. 神经系统或听觉系统改变（检查时可能已不存在）（以下任何一项均可）
   a. 假性脑膜炎（不适、发热、头痛、恶心、腹痛、颈项强直或几项表现同时具备；但仅有头痛不足以确定假性脑膜炎）

续表

b. 耳鸣

c. 脑脊液淋巴细胞增多

5. 皮肤表现(不在神经系统或眼部表现前出现,以下任一项均可)

a. 脱发(完全型:1～5项表现;)

b. 白发(不完全型:1～3和4、5任一项)

c. 白癜风(拟:仅有眼部表现1～3项)

不完全型 Vogt- 小柳原田综合征(必须具有标准 1～3 和 4 或 5 的表现)

1. 初次发生葡萄膜炎之前无眼球穿通伤或内眼手术史

2. 无提示其他眼病的临床或实验室依据

3. 双眼受累

4. 神经系统或听觉系统异常:与上述的完全型 Vogt- 小柳原田病的表现相同

5. 皮肤表现:与上述完全型 Vogt- 小柳原田病的表现相同

拟 Vogt- 小柳原田病

1. 初次发生葡萄膜炎之前无眼球穿通伤或内眼手术史

2. 无提示其他眼病的临床或实验室依据

3. 双眼受累:与上述完全型 Vogt- 小柳原田病眼部病变相同

表 7-16　Vogt- 小柳原田病诊断标准

(摘自杨培增著《葡萄膜炎诊断与治疗》有修改)

临床描述:

1. 无眼外伤或内眼手术史

2. 眼外表现(可是 1 或多种,少数患者可无):头痛、耳鸣、听觉异常、脱发、白发、头皮过敏现象、白癜风等

3. 眼部表现

(1) 初发者

a. 双眼弥漫性脉络膜炎、视盘水肿、视网膜神经上皮脱离、渗出性视网膜脱离

b. 荧光素眼底血管造影检查显示多灶性强荧光和视网膜下染料积存(多湖状强荧光)

(2) 复发者

a. 反复发作的以肉芽肿性前葡萄膜炎为特征的双侧全葡萄膜炎

b. 晚霞状眼底改变

c. Dalen-Fuchs 结节,或多灶性脉络膜视网膜萎缩病灶

d. 荧光素眼底血管造影显示窗样缺损或虫蚀样荧光表现

判断:1+2+3(1)可以确定诊断

　　　1+3(2)也可以确定诊断

【治疗】　后葡萄膜炎期和前葡萄膜受累期主要使用糖皮质激素治疗,一般初始剂量为 1～1.2mg/(kg•d),待炎症控制后逐渐减量。

对于伴有严重视网膜脱离或对糖皮质激素不敏感或葡萄膜炎反复发作的患者,通常需联合糖皮质激素和其他免疫抑制剂,如环磷酰胺(50～100mg/d)、硫唑嘌呤(50～100mg/d)、苯丁酸氮芥(0.1mg/kg•d)、环孢素[3～5mg/(kg•d)]等治疗。由于这些药物均有一些副作用,甚至是严重的副作用,在用药期间应定期进行肝肾功能、血常规、血糖等相关检查,以避免副作用的发生。对于眼前段受累者应根据情况给予糖皮质激素点眼剂、睫状肌麻痹剂点眼治疗。非甾体类抗炎药点眼剂点眼可能有一定效果,也可选用。中医辨证施治对一些全身表现、减少一些免疫抑制剂的副作用以及葡萄膜炎的恢复都可能有一定作用。

(杨培增　王光璐)

六、交感性眼炎

交感性眼炎(Sympathetic ophthalmia)于 1830 年由 Mackenzie 详细介绍临床表现,并且此名一直沿用至今。1905 年 Fuchs 详细描述了组织病理特点。此病是一个历史久远,极具眼科特色的眼病。此病为双侧性弥漫性肉芽肿性葡萄膜炎,在一眼意外遭受穿通伤或内眼手术(手术可看成为治疗而有计划地对组织造成的外伤)后,经历数日甚至数十年发生的特殊性葡萄膜炎。受伤眼称为"激惹眼",另 1 只眼并未受伤也发生了同样的眼病称为"交感眼",一眼外伤双眼患病,这种情况在其他眼病或全身性疾病中并未见到。

此病患病率一般认为男性较多、儿童青少年较多,这可能与男性及上述年龄段发生外伤机会较多有关。因为从手术引起的交感性眼炎来分析,并无性别和年龄的偏向。多种手术可引发此病,如白内障摘除术、睫状体分离术、虹膜切除术、虹膜粘连分离术、视网膜脱离复位术、玻璃体切除术(0.01%,1982,Gass),随着手术器械和手术技术的改进,如当今白内障主流手术已是超声乳化摘除术,对眼组织的损伤越来越小,有利于降低此病的患病率,但并不能完全避免此病的发生。

【临床表现】　当受伤眼炎症突然加重和交感眼也出现炎症时,即畏光流泪视力下降,并有睫状充血瞳孔对光反应迟缓、房闪阳性及角膜后沉着物,提示可能发生了交感性眼炎。炎症程度轻重不一,进展亦可有差异。有的病例也可无明显前节炎症,只表现为后节炎症。眼底病变表现为:

1. 弥漫型　眼底可见一个或多个限局性视网膜脱离区,很快融合在一起呈多湖状,颇类似原田病的表现。严重者形成渗出性视网膜脱离。

2. 多灶型或结节型(图 7-40)　眼底可见散在多个灰白色微隆起的网膜下结节,可散布于整个眼底。颇类似急性后极部多灶性鳞状色素上皮病变(acute posterior

multifocal placoid pigment epitheliopathy, APMPPE)。此外，尚可累及视盘呈视乳头炎。晚期色素上皮改变比较明显呈晚霞样眼底。并可见色素播散以及 Dalen-Fuchs 结节吸收后遗留的小点状瘢痕。一眼受伤至双眼发病的间隔时间差异极大，从伤后 5 天至 66 年不等，80% 在伤后 3 个月内发病，但 2 周内犯病者极罕见。90% 在伤后 1 年内发病。伤后 4～8 周发病者多见。此病自然发展过程，常是一个漫长多变复杂的过程。急性期后常有一个长短不等的相对安静期，尔后呈慢性长期过程，并发症有白内障、继发性青光眼、渗出性视网膜脱离、视神经萎缩最终眼球萎缩。

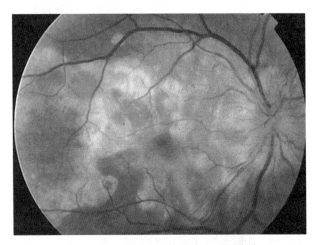

图 7-40　多灶型交感性眼炎右眼眼底像

视盘边界不清。静脉充盈。后极部上下血管弓间可见多数大小不等黄白色病变，有的融合，病变均位于血管下方。网膜及黄斑水肿。此例男性左眼外伤后摘除，术后 2 个月右眼视力下降至眼前指数。诊断交感性眼炎。给予泼尼松口服治疗，治疗 1 周后，视力恢复至原水平

荧光素眼底血管造影（FFA）：在弥漫型眼底病变造影时，病变处呈现细点状渗漏，而后多呈湖状荧光，一如原田病造影所见。在结节型眼底病变造影时，病变处早期呈低荧光晚期荧光着染，和急性后极部多灶性鳞状色素上皮病变造影相似，但着染常不均匀。

【组织病理】　不论是弥漫型还是多灶型，患眼的脉络膜呈肉芽肿样浸润，其中主要为淋巴细胞，一些上皮样细胞，巨噬细胞、浆细胞、嗜伊红细胞、色素等。在弥漫型炎症反应可避开脉络膜毛细血管层，而在结节型能引起脉络膜毛细血管阻塞，和炎性色素上皮脱离即 Dalen-Fuchs 结节，结节位于视网膜色素上皮和 Bruch 膜之间，晚期成瘢痕及色素增生。视网膜一般无炎症表现，视神经及其周、巩膜导血管周可有肉芽肿性浸润。

【发病机制】　一般认为在眼受伤后，淋巴细胞（改变了的 T 细胞）对视网膜的 S 抗原（网膜光感受器膜的蛋白）以及对脉络膜黑色素细胞抗原的自身免疫反应，也有认为可能有遗传因素与多种 HLA 有关联。

【鉴别诊断】

1. 原田病　交感性眼炎与原田病在眼底表现和 FFA 上颇相似，而全身其他症状如秃发、皮肤白斑、耳鸣等，两种病均可发生，但后者比前者更多见。后者无外伤史。

2. 急性后极部多灶性鳞状色素上皮病变　此病在发病后短期可自行退行，对视力的影响也较轻，预后较好。

【治疗】　最好是预防它的发生。在显微手术下，仔细清理伤口，关闭穿通伤口。尽一切努力以保存视力。当然如果眼严重受伤已不能辨认组织，或眼内容丧失或无功能，则应于伤后 2 周内行眼球摘除术。一旦发生交感性眼炎，受伤眼是否摘除一直是争议话题。Winter 在 257 例经组织证明患有交感性眼炎的研究表明，摘除受伤眼对交感眼并无好处。皮质激素类药物如泼尼松，虽不能预防此病的发生，但是对控制炎症极有帮助。开始时口服用量要足，以后逐渐减量至维持量。炎症控制后至少用半年。也可合并球旁注射治疗。如泼尼松类药物反应不佳时，才考虑加用免疫抑制剂如苯丁酸氮芥、环孢素等。

【预后】　在皮质类固醇药物应用前，此病预后不良。现在广泛采用皮质类固醇治疗后，临床表现已有改变，很少见到晚期并发症，预后大为改观，Chan 等在 32 例应用皮质类固醇以及免疫抑制剂治疗的回顾性报告中，最终视力达 ≥0.5 者占 50%。多数眼保留有用视力。由于此病在缓解期后又复发之间的间歇期可以很长，建议应长期随访。

（王光璐　杨培增）

七、Behçet 病

Behçet 病是一种影响全身多器官的自身炎症性疾病，在文献中曾被称为眼、口、生殖器综合征。Behçet 病分布于世界各地，但比较集中于地中海沿岸、中东及远东地区，有人认为它是沿着古丝绸之路传播的，因此把它称为"丝绸之路病"。据日本流行病学调查，人群发病率为 (8.3～10)/10 万，自 20 世纪 90 年代以来有所下降。据杨培增等对 1752 例葡萄膜炎分析发现，Behçet 病有 289 例，占 16.5%。

本病常累及双眼，同时或先后另眼发病。男女之比约 2∶1，也有女性略多于男性的报道，多发于中青年，平均发病年龄在 30 岁左右。

【病因及发病机制】　此病的病因和发病机制目前尚不完全清楚，已有研究提示与单纯疱疹病毒或溶血

性链球菌感染有关；还有研究发现口腔黏膜抗原、唇细胞胞浆抗原、视网膜 S 抗原、唾液酸、光感受器间维生素 A 结合蛋白、血管基底膜等诱发的自身免疫反应在该病发生中起着重要作用。Th1 和 Th17 细胞过度激活与调节性 T 细胞功能和数量降低可能是发病的重要机制。但病毒或细菌感染诱发免疫反应的机制目前尚不清楚。此外，还发现遗传因素与此病发生密切相关，早年研究发现 HLA-B5、B51 与此病强烈相关，近年研究还发现 HLA-B5（B51）与该病密切相关。综合现有资料，可作出如下概括：Behçet 病是在免疫遗传背景的基础上，由感染因素与机体免疫系统相互作用而引起的免疫调节功能失常（Th1 细胞、Th17 细胞功能亢进、调节性 T 细胞功能降低）、中性粒细胞移动趋化能力增强、凝血功能亢进等导致的多器官损害的一种慢性迁延性疾病。

【临床表现】　临床表现复杂，有四项主要和五项次要指征。四项主要指征是：①反复发作的阿弗他口腔黏膜溃疡；②多形性皮肤病变，主要有皮肤结节样红斑、皮下栓塞性静脉炎、毛囊炎样皮疹、皮肤对刺激过敏；③生殖器溃疡；④反复发生的非肉芽肿性虹膜睫状体炎或（及）视网膜炎。五项次要指征是：①关节红肿疼痛；②消化道病变；③附睾炎；④栓塞性血管病、动脉瘤；⑤中枢神经系统受累（脑干综合征、脑膜脑炎综合征等）。

在病程经过中，以上四项指征全部出现者称为完全型；出现其中三项，或虽无三项，但有复发性非肉芽肿性虹膜睫状体炎、视网膜血管炎伴口腔黏膜溃疡等另一项主要指征者，称为不完全型。

Behçet 病患者中，有眼病变者占 70%～85%。以眼病变为主要表现者，称眼型 Behçet 病，20%～25% 的患者出现前房积脓，单纯表现为虹膜睫状体炎者少见，多数表现为全葡萄膜炎或后葡萄膜炎，眼底病变典型地表现为视网膜血管炎。

口腔溃疡多是 Behçet 病的最初表现，但也有少数患者以眼病为最初表现。

1. 眼病变　眼病变中最常见的为葡萄膜炎，少数患者尚可出现角膜炎、巩膜炎等改变。前葡萄膜炎可有睫状充血，也可无睫状充血，前房积脓可是热性前房积脓（伴有睫状充血）也可是寒性前房积脓（不伴睫状充血），前房积脓多具有易流动的特点，可反复发作，对糖皮质激素敏感，点眼后 1～3 天内通常消退。玻璃体混浊是 Behçet 病性全葡萄膜炎和后葡萄膜炎的常见体征，有时可出现下方玻璃体内雪球状混浊，也可出现玻璃体积血、增殖改变。眼底改变可出现视网膜棉絮斑、出血、血管鞘，后期常发生视神经萎缩、视网膜

萎缩、视网膜血管闭塞（视网膜血管呈白线状，又被称为幻影血管）、增生性改变等。

荧光素眼底血管造影对发现视网膜血管改变有重要的价值，常表现为广泛视网膜微血管渗漏，可伴有视网膜毛细血管无灌注区、视网膜血管壁染色、视盘炎等改变。OCT 检查可发现黄斑囊样水肿、视盘水肿、黄斑裂孔、黄斑区神经上皮脱离、视网膜增殖等改变。UBM、ICGA、B 超等检查对判断疾病引起的眼部改变及评价治疗效果也有一定的价值。

由于葡萄膜炎反复发作和病程迁延，患者往往出现多种并发症，如并发性白内障、继发性青光眼、视网膜分支静脉阻塞、视网膜脱离、视网膜萎缩、视神经萎缩、黄斑变性、萎缩、黄斑裂孔、眼球萎缩等。

2. 反复发作的口腔溃疡　溃疡好发于口唇、颊部黏膜及舌部。溃疡初起为红色略高起的斑点，1～2 天内变成圆形或类圆形浅溃疡，有清楚的红色边缘，表面有白色或黄白色假膜覆盖，大小自 2～12mm 不等。溃疡一般在 7～10 天之间愈合，大多数不留瘢痕。

3. 多形性皮肤病变，结节性红斑是常见的皮肤病变，多见于下肢，红斑轻度隆起，质硬，有触痛，多于 10～14 天消失，消失处遗留色素沉着。毛囊炎、痤疮样皮疹也是常见皮肤病变，此外尚可出现皮肤溃疡，皮肤过敏反应是此病的一个特征性改变，典型地在皮肤针刺处出现丘疹，甚至脓疱。

4. 反复发作的生殖器溃疡　好发于阴囊、阴茎、阴唇，亦可发生于阴道及肛门周围。溃疡比口腔黏膜溃疡要深，愈合后可留有瘢痕。

5. 反复发作的多关节炎　最多见于膝关节，踝、肘、腕关节次之。关节红肿疼痛，大多非对称性，持续时间不长，不出现关节畸形。

此外，全身大、中、小血管炎症，特别是四肢浅或深层血栓性静脉炎；消化道与中枢神经系统病变，有时也可出现。

【病理】　所有受害器官的基本病理改变为血管炎。大多为渗出性，少数为增生性，或两者兼而有之。急性渗出性病变表现为管腔充血、血栓形成，管壁及其周围组织纤维蛋白样变性，并有中性粒细胞浸润和红细胞外溢。中性粒细胞核常破碎成核尘。有明显的水肿、纤维素渗出、脓疡形成。

【诊断与鉴别诊断】　有关此病的诊断，目前尚无确定的实验室诊断方法，主要根据临床体征，阳性体征越多，诊断越可靠。对出现反复前房积脓的患者要高度怀疑此病。

有关此病的诊断标准目前国际上有多个，但使用最多的为国际 Behçet 病研究小组制订的标准（表 7-17）。

表7-17　国际Behçet病研究组制订的标准

1. 复发性口腔溃疡（一年内至少复发3次）
2. 下面四项中出现两项即可诊断
（1）复发性生殖器溃疡或瘢痕
（2）葡萄膜炎
（3）多形性皮肤损害
（4）皮肤过敏反应试验阳性

皮肤过敏反应试验对此病的诊断有重要帮助，具体方法是：前臂屈面皮内注射生理盐水0.1ml，48小时出现直径大于2mm红色硬结或小脓疱、小丘疹者为阳性，提示中性白细胞趋化性增强。

本病需与Reiter综合征、Stevens-Johnson综合征鉴别。Reiter综合征、Stevens-Johnson综合征均可发生前部葡萄膜炎或结、角膜等眼部炎症，亦可有口腔、生殖器溃疡及皮肤红斑、关节炎等与本病相似的全身病变。但Reiter综合征通常无眼底改变，踝及骶髂关节X线检查发现关节病变；并常有尿道炎、慢性前列腺炎等改变。Stevens-Johnson综合征亦无眼球后节炎症，皮肤、黏膜主要为大疱性病变，且多数病例有高热、干咳等呼吸道症状。

【治疗】　糖皮质激素局部给药，如0.1%地塞米松，0.12%、0.125%、0.5%、1%泼尼松龙等均可用于眼前段炎症的患者，对于严重的炎症，应给予滴眼剂频繁点眼，此外尚应给予睫状肌麻痹剂点眼治疗。

环磷酰胺（cyclophoshpamid）、硫唑嘌呤（azathioprine）、瘤可宁（苯丁酸氮芥，chlorambucil）、甲氨蝶呤、环孢素、秋水仙碱等均可选择使用。对于一些用上述药物治疗无效的Behçet病患者，目前国际上已开始使用生物制剂治疗，使用的生物制剂主要有α-干扰素。抗肿瘤坏死因子抗体或肿瘤坏死因子的可溶性受体，这些生物制剂价格昂贵，副作用及停药后复发仍是令人头痛的问题，此外这些生物制剂在我国尚未批准用于Behçet病的治疗。

中医中药对Behçet病有一定的治疗作用，但应根据中医辨证合理用药，而不是用一个方剂或一个成药治疗所有患者。一般而言，中医中药作为西药的一个辅助性手段，有助于炎症的控制和全身病变的消除，此外对免疫抑制剂的副作用可能还有一定的抑制作用。

【预后】　Behçet病是非感染葡萄膜炎中最为棘手的一种类型，特别是男性患者，发病年龄越小者越难以控制。早期给予适当的免疫抑制剂治疗可使不少患者的炎症得到完全或部分控制，恢复有用的视力。延误治疗或患者出现多种并发症常可致视力严重下降或

丧失，杨培增等对来自全国各地的437例Behçet病患者治疗随访观察，发现初诊时视力在0.05及以下者占36.3%，经治疗和随访47个月后降为20.4%。Kaplan-Meier分析显示在发病1、3、5、10年丧失有用视力的可能性分别为6.4%、10.7%、24.5%和62.2%。

（杨培增　王光璐）

八、眼 结 节 病

结节病，亦译作类肉瘤病（sarcoidosis）。是指一种病因尚不完全清楚、累及多系统多器官的非干酪样坏死性肉芽肿性疾病。

类肉瘤病常侵犯肺、淋巴结、皮肤、眼、骨关节、肝脏等器官，也可累及神经系统、脾、肝、心、腮腺、肌肉等多种系统和器官，以不发生干酪样变性肉芽肿为特征。眼受累的患者，通常会伴有全身性病变，但也有少数病例，眼病十分典型而全身检查却无阳性发现，此被称为眼类肉瘤病。

类肉瘤病在世界各地均有发生，但以美国东南部和欧洲的斯堪的纳维亚半岛最为常见，近年来日本报道的病例迅速增多，被认为是日本葡萄膜炎的一个常见而又重要的类型。此病在我国时有报道，但总体印象此病并非常见，据杨培增等的报道，在1752例葡萄膜炎患者中类肉瘤病仅有3例。

【病因】　此病病因尚不完全清楚。早年认为此病与结核杆菌、松树花粉、分枝杆菌噬菌体、空气中可传播的抗原、丙酸杆菌（短棒菌苗）、EB病毒、单纯疱疹病毒感染等有关；近年研究认为此病可能是一种自身免疫性疾病，遗传因素也可能参与此病的发生。1997年Ishihara等调查北欧地区人群发现，HLA-B8、HLA-DR阳性者易患类肉瘤病。

类肉瘤病几乎可以累及眼的所有组织，如眼睑、眼外肌、泪腺、结膜、角膜、巩膜等，但以葡萄膜及视网膜的损害最为多见。据国外文献介绍，类肉瘤病患者中1/4～1/2有葡萄膜炎；有葡萄膜炎的类肉瘤病患者在整个葡萄膜炎中占0.2%～6.7%。女性多于男性（2:1～3:1）；双眼发病多于单眼（5.9:1）。各年龄段均可患病，但存在两个发病高峰，即20～30岁和50～60岁。

【临床表现】

1. 虹膜睫状体炎　类肉瘤病的眼部病变中以虹膜睫状体炎最常见，在眼受累的患者中占22%～70%，在类肉瘤病性葡萄膜炎中占69%～94%。急性虹膜睫状体炎相对少见，多发于青年人，多为单眼受累，可反复发作。发作时常有眼痛、睫状区触痛、畏光、流泪等刺激症状，检查发现有睫状充血、灰白色细小尘状KP、Tyndall现象阳性，前房有大量炎症细胞、瞳孔缩小。

全身常伴有皮肤结节性红斑及肺门淋巴结肿大。慢性虹膜睫状体炎比急性虹膜睫状体炎常见,多发于中年,多为双眼受累,同时或先后发病,病程迁延持续,睫状充血、眼痛等炎症刺激症状较轻,KP 呈密集的羊脂状,可出现虹膜 Koeppe 结节和 Busacca 结节,一些患者可出现单个或多个虹膜肉芽肿。虹膜易发生后粘连,因此也易于发生并发性白内障、继发性青光眼等并发症。全身检查可发现肺门淋巴结肿大、纵隔淋巴结肿大、冻疮样狼疮、骨质囊肿等病变。

2. 小梁炎 4.9%～8.5%的类肉瘤病患者中,前房角下方 Schwalbe 线及小梁网出现肉芽肿性结节,Candler 称之为类肉瘤病小梁炎。结节为微红略带黄色的半透明粟粒状隆起,多少不等,有时互相融合。结节附近偶可见到新生血管和丝状虹膜末卷前粘连。前房角大多为开角,但当丝状前粘连严重时可使房角关闭。眼压一般保持正常,也可增高。通常不出现睫状充血,一般不出现眼痛等急性炎症的表现。

3. 中间葡萄膜炎 无论在体征、症状方面都与常见的特发性中间葡萄膜炎基本一致,典型地表现为玻璃体内小雪球样渗出团,通常位于玻璃体基底部,近视网膜,大小约 1/5PD,往往呈串珠样排列,但一般不出现特发性中间葡萄膜炎那样的睫状体平部的雪堤(snow bank)状病变。

4. 后葡萄膜炎 类肉瘤病导致的葡萄膜后节炎症,比前节少见。前后节炎症发生之比约为 4:1,后节炎症时前节常无或仅有轻度炎症。

5. 脉络膜视网膜炎 检眼镜下,可见境界比较清晰的圆形或类圆形黄白色小结节,1/3～1/2PD 大小,有如油蜡小滴,称为蜡烛斑。蜡烛斑位于视网膜静脉附近,多少不一,数月内可自行吸收,亦可历数年而不变。此种病灶可能为血管壁上皮样细胞肉芽肿结节,FFA 检查发现有血管壁缺损。蜡烛斑消失后,遗留黄白色萎缩斑,可伴有色素沉着。玻璃体内可见散在的、自小点状至 1PD 大小不等的球形灰白色渗出物,常连接成串珠状,大多位于眼底下方的视网膜前面。检眼镜检查时,可见其投向视网膜的阴影,此为本病特征之一。

6. 视网膜静脉周围炎 在类肉瘤病引起的眼底病变中,以视网膜静脉周围炎最为常见。静脉旁有白鞘和出血,亦可出现周边部小静脉闭塞白线。上述静脉附近的蜡烛斑及玻璃体内串珠样小球渗出,在部分病例中亦可见到。炎症损害较大静脉分支时,偶可引起玻璃体积血。类肉瘤病极少累及视网膜动脉。当动、静脉管壁均见节段状白鞘时,称类肉瘤病性视网膜血管炎。

7. 脉络膜肉芽肿 有两种类型,一为散在的多发性脉络膜小结节,位置较深,呈暗黄色。ICG 造影早期显示低荧光斑,晚期呈强荧光;另一种结节较大,最大可达 8PD,呈黄白色或灰黄隆起,附近视网膜可以发生脱离。肉芽肿亦可穿破视网膜而突入玻璃体内,临床上易被误诊为脉络膜恶性肿瘤。肉芽肿消退后遗留大片脉络膜视网膜萎缩斑,色素增生。脉络膜肉芽肿一般不伴有前葡萄膜炎症。FFA 检查病灶早期为荧光遮蔽,继而渗漏(肉芽肿表面有新生血管),晚期着染。

8. 视神经损害 大多为继发于脉络膜视网膜炎的视盘水肿或视神经炎;亦有因颅内、眶类肉瘤病使颅内或眶内压增高而导致双眼或单眼的视盘水肿,如长期不能缓解,最终可发展为继发性视神经萎缩。部分病例视神经直接受到类肉瘤病侵袭,形成视神经肉芽肿。由于视神经纤维遭受挤压,不仅损害视功能,还可累及瞳孔传入径路出现瞳孔反射障碍。视神经前段的肉芽肿在检眼镜下可见视盘隆起,略呈粉红色,严重者可突入玻璃体腔,有时因肉芽肿的压迫,还能引起视网膜静脉阻塞。类肉瘤病球后神经炎也可能为视神经后段的小肉芽肿所引起。视神经管内段、颅内段的肉芽肿,可致视力急剧下降,CT 或 MRI 检查可见视神经管扩大等改变。位于视交叉处的肉芽肿,有相应的视野改变,也可出现下丘脑、垂体、内分泌方面的症状和体征。

【并发症】 类肉瘤病性后葡萄膜炎比前葡萄膜炎易于发生并发症,慢性炎症比急性炎症易于出现并发症。最常见的并发症为继发性青光眼,发生率为 2.3%～50%,并发白内障也是常见的并发症,此外尚可引起虹膜后粘连、虹膜前粘连、黄斑囊样水肿、视网膜脱离、视网膜下新生血管、角膜带状变性等。

【病理】 发生于任何器官的类肉瘤病肉芽肿结节,组织学改变是一致的。为抗原和巨噬细胞、T 细胞、抗体间的反应所形成。

显微镜下,肉芽肿结节以上皮样细胞积聚为主,有的可见多核巨细胞。其外围有淋巴细胞、单核细胞及成纤维细胞浸润。小结节可集合成团球状大结节。部分标本的结节内,巨细胞具有双折光性结晶包涵体,即为 Schaumann 小体。类肉瘤病肉芽肿结节不出现干酪样变和 Schaumann 小体,是与结核性结节病理组织学鉴别的主要依据。此等改变亦偶见于结核菌毒性低、机体免疫力较高和组织过敏性较低的结核性结节中;也可见于真菌感染、麻风病、弓形体病、球孢子病、铍中毒(berylliosis)及异物形成的肉芽肿结节中。类肉瘤病结节内有时也能发生颗粒状坏死。

发生在虹膜、睫状体、脉络膜、视网膜神经上皮及色素上皮（RPE）的类肉瘤病肉芽肿性结节，与其他器官的病理组织学所见相同。临床上所谓散在多发性脉络膜小结节，病灶局限于 RPE 下，实际上并不侵犯脉络膜。在视网膜静脉周围炎或血管炎标本中，管壁可见结节样肉芽肿性浸润，甚至血管壁完全由上皮样细胞所替代。但也有个别病例，整个视网膜散布着粟粒状小结节但不影响血管。类肉瘤病发生急性虹膜睫状体炎为非肉芽肿性炎症，病理组织学改变如同皮肤结节性红斑，是一种对免疫致敏的继发性反应。

免疫组织化学提示，类肉瘤病发生葡萄膜肉芽肿结节中有 T 淋巴细胞，其中辅助性 T 淋巴细胞数量明显高于抑制性 T 淋巴细胞，主要分布于肉芽肿结节周围。

【诊断与鉴别诊断】 尽管上述类肉瘤病所致的葡萄膜炎有着某些特征性改变，但仅凭裂隙灯显微镜及检眼镜所见，很难与其他原因引起的葡萄膜炎、脉络膜视网膜炎、视网膜血管炎、视神经病变相鉴别，因此一定要结合全身检查。当葡萄膜炎伴有皮肤结节性红斑、斑状丘疹、胸片或 CT 发现双侧肺门淋巴结肿大时，应高度怀疑类肉瘤病性葡萄膜炎，Kveim 实验阳性对诊断有重要帮助。

Kveim 实验是以活动性类肉瘤病患者皮下结节或淋巴结组织作为抗原，加生理盐水制成 1:10 混悬液，取 0.15ml 作前臂皮内注射，6～8 周后局部形成结节，组织切片检查发现非干酪样上皮样细胞肉芽肿，即为阳性。Kveim 实验在类肉瘤病葡萄膜炎患者中阳性率可达 80%～90%，但目前尚无标准抗原供应，实际应用有很大困难。

取皮肤、结膜、支气管黏膜的病灶进行病理检查，证实有非干酪样坏死性肉芽肿，如有 Schaumann 小体则更能支持诊断。

类肉瘤病性葡萄膜炎尚未出现全身类肉瘤病阳性体征时，常难以诊断。血清血管紧张素转化酶（angiotensin convertin enzyme，ACE）测定是必要的。如 ACE 升高并除外 Gaucher 病、麻风病、甲状腺功能亢进及糖尿病，即可作出诊断。

此外，红细胞沉降率加快、白细胞总数偏低、嗜酸性粒细胞增多、血清球蛋白与白蛋白比例倒置、α 和 β 球蛋白升高、血清溶菌酶升高、高血钙、高尿钙等实验室检查结果，亦可提供诊断参考。

近年有一些新的检测方法，如体外 Kveim 实验（Kveim macrophages inhibiting factor test）、镓 -67 扫描（67-Gallium scan）、抗类肉瘤单克隆抗体等，对本病诊断将提供新的支持。

【治疗】 类肉瘤病性虹膜睫状体炎应给予糖皮质激素点眼剂，对严重的炎症，每 2 小时点眼一次，随着病情好转，应逐渐降低点眼频度，此外尚应给予睫状肌麻痹剂。

类肉瘤病性脉络膜视网膜炎、视网膜静脉周围炎、脉络膜肉芽肿、视神经病变和中间葡萄膜炎，应全身给予糖皮质激素，如泼尼松 30～60mg 上午 8 时前顿服，病情缓解后渐次减量，维持量通常为 15～20mg/d，应持续数月。如糖皮质激素治疗无效，可加用或改用环孢素、环磷酰胺、苯丁酸氮芥等免疫抑制剂。应用免疫抑制剂时，应定期检查肝、肾功能及血常规等，以免引起严重的药物副作用。

（王光璐）

九、匍行性脉络膜炎

匍行性脉络膜炎（serpiginous choroiditis），又名地图状脉络膜炎或名地图状螺旋状视盘周脉络膜病变（geographic helicoid peripapillary chiroidopathy，GHPC）。它是一种较比少见通常为双侧的慢性复发性炎性疾病。中壮年健康者多见，也可见于年轻及年长者。此病无种族及性别偏向，无家族史。亦无并发全身疾病，与药物外伤过敏亦无关联。

此病早期常无症状，直至黄斑受侵才感视力下降。视力下降程度得看黄斑受累程度而定，可以严重受损。患者起初也可先在一眼发病，另眼尔后才发病。双眼病变并非总是对称一致。患眼通常眼前节正常，偶尔见到有前节炎症反应。眼压正常。1/4～1/3 患者玻璃体可见细胞。

眼底病变形态：①最常见的是急性期呈灰白色病变，边缘呈匍行状或犬牙交错，常绕视盘向周边扩展（彩图 7-41，见书末彩插），或从视盘颞侧开始（彩图 7-42～彩图 7-45，见书末彩插），向黄斑进展至中纬部。新病变常从老病灶边缘发生，呈指状息肉样或伪足样向外扩展，进展的病变边缘呈灰白水肿。②病变也可孤立地发生于中周或周边部，尔后与原有病变相连融合。③首发在黄斑部但较少见，如发生，黄斑病变则向视盘和周边部进展。一般经历数周或数月后，病变退行呈灰色斑驳状萎缩灶，并有纤维增生。其下的脉络膜血管萎缩，在病变附近可见色素增生。复发灶多与萎缩灶相连而继续往前进展。25% 新生血管常从患者陈旧或亚急性病变边缘长出，而不见于急性病变，一旦发生新生血管，常合并出血渗出纤维化，致使中心视力严重受损。

此病可合并其他眼病，前葡萄膜炎、视网膜血管炎、视网膜分支静脉阻塞、视网膜脱离、视网膜色素上皮脱离、视神经和视网膜新生血管形成。

此病常复发，复发距初发时间不定，数周数月甚至数年后复发，一旦复发大部分眼底均受累。

眼底自发荧光及荧光素眼底血管造影像（FFA）（图7-46～图7-48）：在急性期病变呈低荧光，其后病变呈活动性进行性的边缘为高荧光，边缘模糊，如血管有炎症，静脉壁可着染。晚期病变由于其周脉络膜毛细血管的荧光向内渗漏而呈高荧光。如，有纤维增生，则着染荧光。陈旧萎缩病变中还可见到脉络膜大血管。吲哚菁绿血管造影（ICGA）检查，在急性炎症期，不论造影早晚病变区均呈低荧光区。早期病变边缘不清楚，晚期则边缘锐利。有时呈淡的荧光晕。在有些病例除病变区外，尚可见局灶性高荧光区，而眼

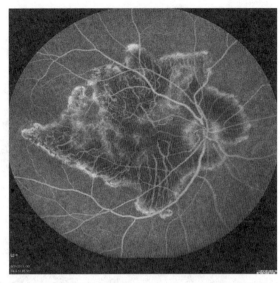

图7-48　右眼FFA 8.51秒，病变区仍呈低荧光，边缘荧光着染。区内残留组织显荧光

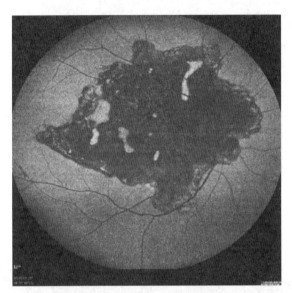

图7-46　右眼自发荧光像
病变区基本不显荧光。残余的未被破坏的RPE处显荧光

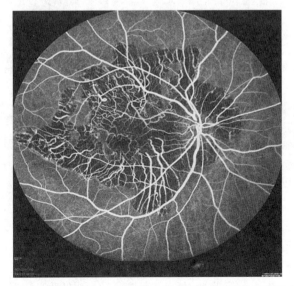

图7-47　右眼FFA 0.37秒，病变区呈低荧光，可见脉络膜血管。其间残留少量正常组织与上图残余显荧光处相对应

底上并未见相应病灶。一般而言，ICGA所显示的病变范围要大于FFA。在亚急性期，病变内脉络膜毛细血管和小动脉持续呈低荧光或充盈迟缓。但可见中及大脉络膜血管，病变边缘也不如急性期清楚。晚期病变区低荧光远不如急性期清楚。在痊愈期，由于RPE和脉络膜毛细血管萎缩，在造影早期病变区显示低荧光或充盈迟缓，在晚期病变区的低荧光已不那么明显且不均匀。

OCT检查（图7-49）：在陈旧病变显示视细胞层萎缩变薄，脉络膜毛细血管层萎缩。

【鉴别诊断】　此病主要需与APMPPE病相鉴别。后者病变为圆形或椭圆形，多分布于后极部，病变不引起纤维化。所引起的脉络膜萎缩和视力障碍均较轻微。较少复发。

【发病原因及病理】　病因未明。病变主要侵及脉络膜内层RPE并继发网膜改变。病理显示在脉络膜有弥漫性和局灶性淋巴细胞浸润，在病变边缘亦有大量淋巴细胞及不同程度的RPE增殖。病变区RPE和光感受器细胞丧失。Bruch膜有破裂，纤维胶质细胞由此进入增生扩展。

【治疗】　黄斑病变或病变侵及黄斑，采用皮质类固醇类药物（口服或局部注射）或许有帮助。Hooper&Kaplan采用三联疗法（Azathioprine，环孢素和泼尼松）治疗5例，仅作了初步尝试。也有单采用环孢素治疗者。

【预后】　视力常严重受损，特别是首发黄斑病变者，预后不佳。

（王光璐）

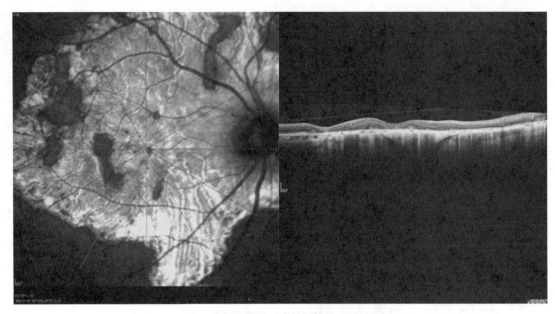

图7-49 右眼黄斑区放射扫描的 OCT 图像
黄斑中心区网膜下有增生膜,视细胞层萎缩及脉络膜毛细血管层萎缩

十、急性后部多灶性鳞状色素上皮病变

急性后部多灶性鳞状色素上皮病变(acute posterior multifocal placoid pigment epitheliopathy,APMPPE),也有建议称为急性多灶缺血性脉络膜病变(Acute multifocal ischemic choroidopathy,AMIC)。最早在1968年由 Gass 首先报告。其主要特点为急性视力下降、后极部视网膜下黄白色鳞片状病灶和自愈性。其发病原因不明。可伴有其他系统的炎症,如脑部和肾脏的炎症,以及全身的感染性的炎症,因此有可能是全身炎症在眼部的非特意性表现。发病年龄跨度为8~57岁,但20~50岁中年人多发。无明显性别和种族差异。一般双眼发病,但可有先后。

【临床表现】 急性视力下降,可为轻度甚至严重视力下降,视病变是否侵及黄斑及其程度而定。

病变形态来如彩图7-50(见书末彩插)。

(1)发病早期,后极部视网膜下黄白色鳞片状病灶是最常见的,病变边缘不清,1/8~1/4 视盘面积大小。有些病灶可以融合。约1周后病变可退行,逐渐形成瘢痕色素沉着。而新的病灶又可出现,因此可同时看到新旧病灶(彩图7-51~彩图7-53,见书末彩插)。

(2)随着病情的发展,周边部亦可出现病变,不过形态有所不同,呈卵圆形或长条形,呈放射状排列。

(3)较少见到单个的较大的黄斑病变(图7-54),可误认为病毒感染致脉网炎症或缺血。病变处可合并限局性视网膜脱离、水肿、出血、视网膜血管炎、视神经炎和葡萄膜炎。前节可有浅层巩膜炎和虹膜炎的表现。

此外,还可有脑血管炎或阻塞,脑脊液改变、头痛、听力下降或眩晕,此时则应与原田病相鉴别。

荧光素眼底血管造影(FFA)特点(图7-54,图7-55):在造影早期,鳞状灶相应处为低荧光,随着时间的延长,低荧光灶逐渐荧光渗漏,晚期高荧光不退。恢复期,色素脱失处和萎缩斑可表现为透见荧光改变,色素沉着处有荧光遮挡。

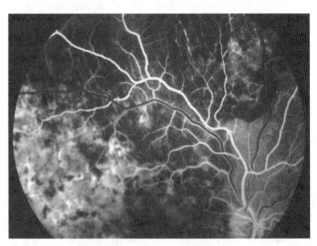

图7-54 右眼 FFA 图像 16 秒。 病变处呈低荧光,颞侧大片区呈不均匀荧光,陈旧病变着染荧光

吲哚菁绿血管造影(ICGA)特点:鳞状灶相应处为低荧光,低荧光处仍可见脉络膜大血管。脉络膜血管可充盈迟缓,与眼底所见和 FFA 相比,ICGA 能显示更多的病灶。造影晚期,低荧光灶变小。表明低荧光灶为脉络膜小血管充盈不全所致。恢复期低荧光灶减少,残留

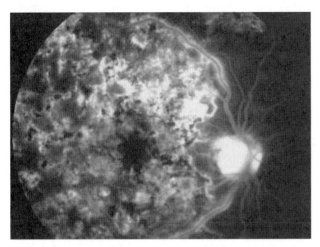

图 7-55 右眼 FFA 图像 5 秒，鳞状灶着染荧光，勾画出病变范围，散在色素遮蔽荧光。视盘呈高荧光

的低荧光灶为脉络膜萎缩性改变或色素沉着所致。

相干光断层扫描（OCT）检查（图 7-56～图 7-59，彩图 7-60，见书末彩插）：在陈旧病例，病变处视网膜变薄，IS/OS 层及 ELM 层不见或不完整，限局脉络膜毛细血管层萎缩。

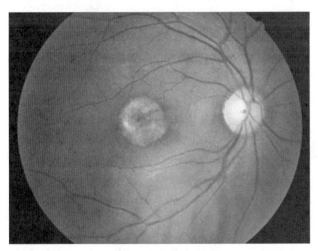

图 7-56 右眼眼底像

黄斑中心有一 1PD 圆形边界清楚的陈旧病灶

【发病机制】 Gass 对于造影时病变处呈低荧光的可能解释有：

（1）病变处脉络膜血管未充盈。

（2）肿胀的 RPE 遮蔽荧光，并提出病变可能由感染所致，有可能为病毒感染。吲哚菁绿造影的应用，更多学者倾向于病变处的低荧光，是黄斑下脉络膜毛细血管前小动脉可能为炎性引起的梗死，致脉络膜小叶缺血呈低灌注。认为视网膜色素上皮（RPE）改变是继发性的。周边部病变呈卵圆形或条形，也与周边部的脉络膜小叶的形态相一致。

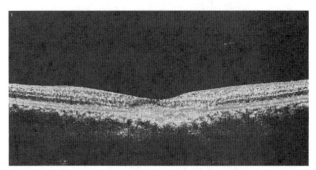

图 7-57 右眼 OCT 垂直扫描图像

黄斑中心在 RPE 水平有一不均匀增厚的光反射带（瘢痕），该处 IS/OS 层、RPE 和脉络膜毛细血管层结构均不能分辨

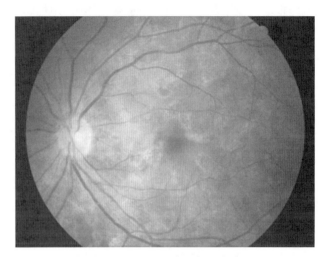

图 7-58 同上患者左眼眼底像

视盘及血管正常。后极部可见多数鳞状圆形边界清楚的陈旧病灶，并有色素沉着。黄斑未受累

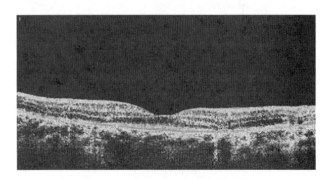

图 7-59 左眼 OCT 垂直扫描图像

黄斑中心正常。黄斑旁区上下方 RPE 光带不连续，IS/OS 层不可见，相应脉络膜毛细血管层不同程度萎缩

【自然病程】 鳞状病灶 2～5 周后逐渐消退，遗留色素沉着和脱失。视力的恢复需要更长的时间。Gass 在 30 例患者观察 1 年后发现 59 只眼中仅有 2 只眼视力未能达到 0.6 以上。也有报告 80% 患者视力可恢复至 0.5 以上，但反复发作并影响黄斑者，视力预后较差，复发较少见但可发生。

【并发症】 很少发生渗出性视网膜脱离。脉络膜新生血管较为罕见。

【治疗】 由于大多数患者视功能恢复不错，并非必须治疗。此病病变若合并视网膜脱离或累及视神经者（较易于复发），或病变累及黄斑或视力不佳者，最好采用皮质激素类药物治疗，至少可缩短病程。

（王光璐）

十一、多发性一过性白点综合征

多发性一过性白点综合征（multiple evanescent white dot syndrome，MEWDS）于 1984 年由 Jampol 等首先报道。该综合征是一种少见、病因不明、急性、多灶性的位于视网膜深层或视网膜色素上皮的白色点状病变，通常单眼发病，多见于年轻女性，具有发病急、病程短暂、视力恢复良好、无全身并发症及后遗症等特点。

【流行病学】 MEWDS 单眼发病约占 87.3%。多见于年轻成人，发病年龄 10～67 岁，平均 26.8 岁。女性居多，约占 78.6%。文献以欧美病例为多，但日本、东南亚及中国亦有报道。

【临床表现】 大多数患者以突然视力下降和闪光感为主要临床症状，部分患者可出现视野暗点。视力多为轻中度下降，范围为 1.0～0.05。眼前节正常。眼底检查可见多发性散在分布的白色点状病灶，位于视网膜深层及色素上皮层，分布在血管弓附近的后极部和黄斑周围，但多不累及中心凹，越近赤道部病灶越少且越模糊。典型病灶为近似圆形，大小不等，为 100～500μm，色淡且边界模糊，极似低功率激光在视网膜上形成的光凝反应。中心凹处常可见细小的色素颗粒。部分病例的视盘边界不清，少数病例急性期玻璃体内可有极少量细胞和血管白鞘（彩图 7-61，见书末彩插）。

荧光素眼底血管造影（FFA）早期可见白点状病灶处簇状强荧光，后期可见病灶轻度荧光素染色和视盘毛细血管渗漏（图 7-62）。吲哚菁绿血管造影（ICGA）早期无异常表现，晚期则出现明显的以视盘为中心向周围放射散布的低荧光暗点，其位置多与眼底白点病灶相对应，但其直径大于其他检查所见的相应病灶，且数量明显多于白点病灶，提示脉络膜侧病变重于视网膜侧病变且更为持久，视盘周围的低荧光区多呈外缘毛刺状的环形（图 7-63）。

相干光断层扫描（OCT）显示病灶位于视网膜光感受器层外层，表现为视网膜神经上皮 IS/OS 层光带紊乱、变薄、反光减弱或完全消失，而光感受器细胞、RPE 和脉络膜并无异常。视野可呈多种形态的改变，

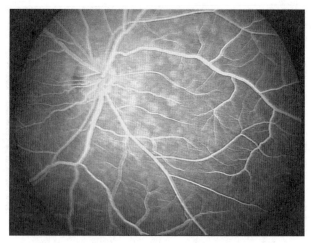

图 7-62 FFA 显示相应病灶处视网膜点状强荧光斑

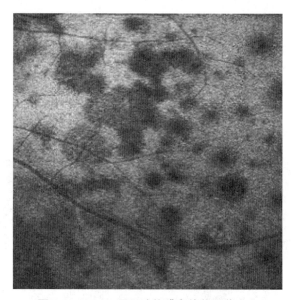

图 7-63 ICGA 显示脉络膜点片状弱荧光斑

而以生理盲点扩大最为常见，尤其是 ICGA 出现视盘环形低荧光的病例。另外，部分病例可见弓形暗点、旁中心暗点或中心暗点。电生理检查显示 ERG a 波和早期光感受器电位振幅降低，提示光感受器外节受累。局部 ERG 检查显示振荡电位恢复延迟，提示内层视网膜部分受累。多焦视网膜电图显示与暗点对应的抑制区，而全视野视网膜电图则表现为广泛的电位抑制。

大多数 MEWDS 患者的病程短暂，眼底的白色病灶常在 1～2 周内消失，FFA 和眼电生理的异常表现可迅速消失，视力多在 3～10 周内恢复至发病前水平，但视野生理盲点的扩大及 ICGA 的低荧光暗区却可存留相对较长时间。该综合征痊愈后眼底多不遗留痕迹，部分病例仅在黄斑区残留轻微的色素上皮色素改变，FFA 检查时偶见窗样缺损。偶见复发病例。

MEWDS 虽多为单眼发病，但亦有双眼病例报道，

其中多数患者是一眼出现视觉症状后，在就诊检查时发现无症状眼也有类似病变。

【病因和病理】 引发MEWDS的具体原因尚不明确。目前尚无确凿的证据支持MEWDS是一种病毒性或免疫原性疾病。多数人认为该病的发生可能与一系列易感基因有关，这些基因可能使机体更易发生免疫失调，加之环境因素的诱发作用，从而导致MEWDS发病。尽管ICGA提示脉络膜存在炎症而导致脉络膜毛细血管血流异常，以及视野生理盲点扩大提示视神经可能受累，但多数人认为MEWDS的白点病灶出现在视网膜色素上皮层和外层视网膜以及异常的电生理表现，提示本病主要是视网膜色素上皮-光感受器复合体的功能异常。

【诊断与鉴别诊断】 临床上可根据疾病的特点及眼底血管造影、视野和眼电生理检查进行诊断。应注意由于眼底的白点病灶在短期即可消失而仅存生理盲点扩大和ICGA呈现的脉络膜低荧光斑，临床容易漏诊和误诊，同时应与一些眼底出现白色斑点的其他疾病进行鉴别。

急性后极部多灶性鳞状色素上皮病变（APMPPE）也多见于年轻患者，并具有视力在短暂的下降后迅速恢复、眼底出现可消退的视网膜色素上皮鳞状病灶并伴有视盘炎和玻璃体炎等表现，但APMPPE多为双眼发病，病灶较大且位置更深、颜色较黄且更为浓厚，FFA早期为遮蔽荧光，后期为强荧光。

多灶性脉络膜炎与MEWDS有许多相似的表现，常累及健康年轻女性，导致急性视力下降和眼底白点病灶。但其是一种反复发作的脉络膜的炎性病变，病灶较为深层且分布并非以后极部为主，并可能导致黄斑区的脉络膜新生血管。反复发作是其特点，白点病灶消退后形成的脉络膜瘢痕可与新发病灶共存。利用多焦ERG可加以区分：多灶性脉络膜炎显示广泛的功能受损，急性期后部分恢复或无法恢复；而MEWDS虽然在病程初期会出现大幅度、与视野缺损相对应的局部抑制，但随着病情的好转，这些抑制几乎可以完全恢复至基线水平。

鸟枪弹样视网膜脉络膜病变表现为视网膜色素上皮层或更深层面上的多发性、乳白色病灶。与MEWDS的不同之处在于其在老年人多发，常双眼受累，玻璃体炎症和视网膜血管渗漏均较重。另外，急性发病不是鸟枪弹样视网膜脉络膜病变的特征，而该病变患者中HLA-A29的检出率高达90%。

【治疗】 该病为自限性疾病，一般无须治疗，视力多可恢复接近发病前水平。

（张军军）

十二、点状内层脉络膜病变

点状内层脉络膜病变（punctate inner choroidopathy，PIC）是一种累及脉络膜内层（即脉络膜毛细血管与Bruch膜）及视网膜色素上皮（RPE）的炎症性疾病。该病由Watzke于1984年首先报道，其病因及发病机制尚未阐明。既往认为该病较罕见，但近年的研究表明，PIC在国内是一种并少见的脉络膜视网膜炎性疾病。

【临床特征】

1. 一般资料 我们分析了75例中国人PIC患者的临床资料，显示国人发病年龄为17～61岁，平均年龄32岁，72%患者为女性，双眼受累约占一半（49%），患者的症状主要表现为视物模糊、眼前暗点及视物变形等。80%的患者为近视，其发病前的中位数等效球镜为-7D。PIC并发CNV是导致患者视力下降的主要原因，本组病例中，76%患眼并发了CNV，其中17%为双眼并发。5例活动期患者接受了较全面的实验室检查，未发现相关阳性结果。25例患者接受PPD皮试、胸片、弓形体抗体和EB病毒抗体检查，其中4例PPD皮试阳性，但胸片正常，1例患者EB病毒抗体阳性。从上述资料可以看出，国人PIC的发生具有以下特点：①好发青年女性，欧美国家更是高达90%以上的患者为女性，但国人PIC男性发病亦不少见（约占病例的1/4）；②80%的患者有近视，近视度数大多在-7.0D左右，欧美国家报道85%患者为近视，但近视平均度数比我们的低，约为-4.0D；③约2/3患眼并发CNV，与国外的报道比例相近。

2. 眼底表现 后极部存在数个<300μm（约小于2个盘缘旁静脉直径）的黄白色活动性视网膜下病灶是PIC的眼底典型表现，尤其应注意在视盘周围区域的寻找（彩图7-64，见书末彩插）。临床上往往活动性病灶与陈旧性色素萎缩灶并存，因此小的类圆形色素性萎缩灶也是PIC诊断的重要线索，但这种色素性萎缩灶随着病程的演变，其大小可以大于或小于300μm（彩图7-65，见书末彩插）。黄斑区小的青灰色病灶伴出血、渗出是PIC并发CNV的眼底表现。

3. 眼底血管造影表现 ①FFA表现：活动性病灶于造影静脉早期即呈强荧光，后期染色或轻微渗漏；大部分活动性病灶的大小为60～200μm之间，绝大多数位于后极部，偏好于上下血管弓之间及视盘鼻侧；较少累及中周部；活动性病灶数目从1个到56个不等，多在10个以内。大部分陈旧性病灶于造影早期表现为中心萎缩性弱荧光，内可透见部分脉络膜血管，后期透见巩膜染色，病灶边缘可见透见荧光及色素遮蔽荧光；少数小的陈旧性病灶亦可表现为类圆形透见荧光伴色素增生遮蔽荧光；陈旧性病灶的范围可大于或小于 300μm，甚至互相融合形成大的色素性萎缩病灶。FFA 可清晰显示 PIC 并发 CNV 的位置及范围，初发的 CNV 大部分位于中心凹旁或中心凹外，数目可一个或数个（图 7-66）；应注意 PIC 并发的 CNV 与活动性病灶

的鉴别，该 CNV 于 FFA 动脉期或动脉前期就可见边界清楚的网状、车辐或类圆形 CNV 轮廓，周围常绕以色素增生遮蔽荧光，静脉期即可见明显染料渗漏；而活动性病灶静脉期才出现强荧光，后期染色或轻微渗漏（彩图 7-67，见书末彩插）；少数患眼 FFA 显示有节段

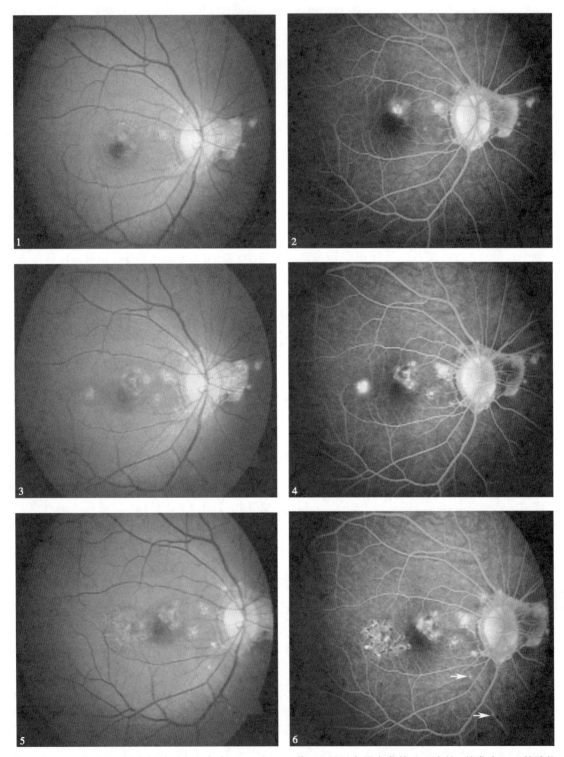

图 7-66 21 岁的 PIC 患者初诊时右眼底彩照（1）和 FFA 像（2）显示盘周多发的 PIC 病灶，并发中心凹外脉络膜新生血管。3 个月后（3，4），原有 CNV 退行瘢痕化，黄斑颞侧又新发脉络膜新生血管灶。6 个月后（5，6），新发 CNV 退行伴视网膜下伪足样纤维化，并迅速色素化；视盘下方显露 2 个新的 PIC 病灶（箭）

性视网膜静脉扩张伴染料渗漏或管壁着染（彩图7-64，见书末彩插）；一些伴有高度近视的PIC患眼，其视盘周围的PIC炎性活动灶或萎缩灶常不容易发现，需注意辨识（彩图7-68，见书末彩插）。②ICGA表现：活动性病灶于ICGA全程呈圆形或卵圆形弱荧光，该炎性弱荧光在ICGA后期更清晰；ICGA早期部分活动性弱荧光病灶边缘可见脉络膜血管扩张性强荧光，后期在弱荧光的病灶边缘绕以晕状强荧光；ICGA显示的这些类圆形弱荧光灶范围常大于眼底彩照和FFA所见；约1/3患眼的ICGA显示出眼底彩照和FFA不可见的炎性弱荧光灶，如不及时治疗，这些弱荧光灶可发展累及RPE而于眼底和FFA显现出来（彩图7-64，见书末彩插）。

4. OCT表现　PIC病灶的OCT具有以下特征：①活动病灶表现为外层视网膜200～400μm（最大900μm）的中等强度反射的肉芽肿性结节，可伴RPE和Bruch膜的消融；②PIC病灶退行时肉芽肿所在的外层视网膜结构消失，其上的内层视网膜下陷，可嵌顿于RPE和Bruch膜的破口，形成V字形的萎缩外观；③陈旧的萎缩灶可有RPE增殖（色素化），逐渐填补RPE和Bruch膜的破口。

【诊断】　一般来说，PIC的诊断需符合以下几点：①无眼前节及玻璃体炎症；②眼底后极部可见散在黄白色奶油状活动性小病灶（病灶<300μm）及大小不一的类圆形陈旧性色素萎缩灶；③FFA显示黄白色活动性小病灶于造影早期呈强荧光，后期染色或轻微渗漏；④排除其他白点综合征：如多灶性脉络膜炎伴全葡萄膜炎（MCP）、弥漫性视网膜下纤维化、急性后极部多发鳞状色素上皮病变（APMPPE）、多发性一过性白点综合征、匐行性脉络膜炎等。

【鉴别诊断】　鉴于PIC患眼易并发CNV、好发高度近视及后极部可见多灶性视网膜下类圆形萎缩灶或活动性炎性灶，临床上应注意其与特发性脉络膜新生血管（ICNV）、病理性近视黄斑病变及多灶性脉络膜炎伴全葡萄膜炎（MCP）的鉴别。

1. ICNV　在既往PIC误诊病例中，中心性渗出性脉络膜视网膜病变（idiopathic choroidal neovascularization, ICNV）是最常见的病种。究其原因可能与两种疾病均好发于中青年人群、黄斑区均可见视网膜下出血及就诊医师对PIC认识不足有关。PIC与ICNV的鉴别要点如下：①ICNV患眼黄斑区为单个独立的CNV病灶，而PIC并发CNV患眼为一个或多个CNV灶伴后极部类圆形视网膜下活动性或萎缩性病灶；②ICNV无伴高度近视及其他眼底改变，而PIC常有-7.0D左右的高度近视；③PIC的发病年龄一般比ICNV早，且

PIC女性更多见。

2. 病理近视性黄斑病变　国人PIC患眼常伴-7.0D左右的高度近视，因此需注意与病理近视性黄斑病变相鉴别。PIC与病理近视性黄斑病变的鉴别要点如下：①病理近视性黄斑病变常有漆样裂纹，而PIC极少有伴漆样裂纹；②病理近视黄斑病变的萎缩呈弥漫性或不规则形状的局灶性萎缩，而PIC的萎缩呈类圆形小灶萎缩；③病理近视性CNV伴周围漆样裂纹；而PIC并发CNV伴后极部黄白色视网膜圆点状病灶。

3. 多灶性脉络膜炎伴全葡萄膜炎（MCP）　由于PIC与MCP的眼底均可见散在的视网膜下类圆形活动性或萎缩性病灶，临床上需注意两者的鉴别诊断，以下几点有助于临床上PIC与MCP的区分：①急性期MCP伴有眼前节及玻璃体炎症体征，而急性期PIC无眼前节及玻璃体炎；②MCP的活动性病灶>300μm，而PIC的活动性病灶<300μm；③MCP的病灶（活动性及陈旧性）多见于眼底中周部，而PIC病灶中周部少见；④国外资料显示，MCP的平均发病年龄（45岁）比PIC的要大（29岁）；⑤MCP并发CNV的危险性比PIC要小（28%对76%）；⑥MCP的活动性病灶于FFA早期显示为弱荧光，后期染色；而PIC的活动性病灶FFA早期呈强荧光，后期轻渗漏或染色。

【治疗】　PIC与MCP一样，同属于脉络膜炎性疾病范畴，其治疗上常需应用皮质类固醇甚至免疫抑制剂。此外，由于大部分PIC患眼并发CNV而严重危害患者视功能，因此对PIC并发CNV的治疗更显重要。

1. 糖皮质激素治疗　①全身服用：在除外患者无全身应用强的松的禁忌证后，可口服泼尼松：首次剂量1mg/kg，逐渐减量，根据后极部炎症病灶的消散情况，服用期限1.5～3个月；如患眼合并节段性视网膜血管炎，激素服用期限可适当延长；②眼局部应用：根据病情及患者的全身情况，可选择于患眼玻璃体腔、球周或Tenon囊下局部注入皮质类固醇药物（如TA）。应用皮质类固醇有助于早期活动性炎性病灶或并发的小于100μm的初发CNV消退。

2. 免疫抑制剂治疗　严重病例或PIC合并视网膜血管炎的患眼，除了全身或局部应用皮质类固醇外，还可考虑联合其他免疫抑制剂治疗（如环孢素、干扰素等）。

3. 并发CNV的治疗　由于PIC患眼常并发CNV，临床上在应用糖皮质激素抗炎基础上，还需针对CNV进行治疗。因此，联合治疗是PIC并发CNV最有效的治疗方法：①联合抗VEGF治疗：由于PIC并发的CNV往往为毛细血管型CNV，患眼玻璃体腔注射抗VEGF药物（Lucentis或Avastin）可取得较好疗效；

②联合激光光凝治疗：如 PIC 患眼并发的 CNV 位于中心凹外（中心凹外 CNV），可在糖皮质激素控制脉络膜炎症基础上，光凝该中心凹外 CNV；③联合光动力学疗法（PDT）：由于 PDT 的副作用之一是可加重光照区域的炎症反应，因此 PIC 并发 CNV 患眼不主张在未控制脉络膜炎症下单独 PDT 治疗；但对于 CNV 范围较大伴出血渗出较严重的患眼，亦可考虑全身或局部应用糖皮质激素联合 PDT 治疗；④抗 VEGF 联合 PDT 治疗：PIC 并发 CNV 的患者，如果全身有应用糖皮质激素的禁忌证，可考虑抗 VEGF 联合 PDT 治疗，患眼亦可取得较好疗效。

总之，PIC 是一种累及脉络膜内层及 RPE 的炎症性疾病，好发于中青年女性及中高度近视患者，因大部分患眼并发 CNV 而影响患者的视功能。PIC 在中国并不少见，临床上常需与特发性 CNV、病理近视性黄斑病变、多灶性脉络膜伴全葡萄膜炎相鉴别。确诊 PIC 后，还需做皮肤结核菌素试验（PPD）或结核免疫三项、胸片（除外结核及结节病）及抗弓形体抗体（IgM、IgG）检查，以排除相关病因及应用糖皮质激素的禁忌证。糖皮质激素联合抗 VEGF 治疗是 PIC 并发 CNV 的有效方法。

（文　峰）

十三、多灶性脉络膜炎伴全葡萄膜炎

多灶性脉络膜炎伴全葡萄膜炎（multifocal choroiditis and panuveitis，MCP）是 1984 年由 Dreyer 和 Gass 命名的一种原因不明的后极部多发性脉络膜视网膜的炎性病变，可伴发前部葡萄膜炎和明显玻璃体炎症。文献报道中的点状内层脉络膜病变（punctate inner choroidopathy，PIC）和弥漫性视网膜下纤维变性综合征（diffuse subretinal fibrosis，DSF）与多灶性脉络膜炎伴全葡萄膜炎有许多相似之处，因此这些病变是同一病种的不同表现还是三个不同的独立病种，目前尚无定论。本节主要讨论 MCP（彩图 7-69，见书末彩插）。

【流行病学】　MCP 多见于无其他系统疾病的青年女性（75%～100%），发病年龄 6～69 岁，平均约 35 岁。无明显的种族倾向及地域分布。双眼发病占 66%～79%，但双眼症状可不对称。视力为 1.0 至光感，但多为 0.4～0.5。患者多为近视。

【临床表现】　大多数患者主诉为视力下降、视野暗点、闪光感和飞蚊症。双眼发病占 66%～79%，但双眼症状可不对称。视力为 1.0 至光感，但多为 0.4～0.5。眼部检查 50% 左右的患者可见轻中度前葡萄膜的炎症表现如角膜后沉着、虹膜后粘连、房水细胞和闪辉现象，76% 以上的患者出现轻中度的玻璃体炎性

细胞。玻璃体的炎症表现常较前房更为明显。急性期眼底检查见多发性圆或椭圆形的黄白色病灶位于 RPE 和脉络膜毛细血管层，大小为 50～1000μm，数量可从数个到百个以上，多出现于视盘附近，并散布到后极部至中周部的眼底，病灶可呈单个或成簇分布，周边部的病灶还可平行锯齿缘呈单列线状排列。偶见少量视网膜下积液。随着病程的进展，病灶渐变为边界整齐多伴有色素的萎缩性瘢痕。部分患者出现视盘水肿和充血，后期可在视盘周围发生萎缩灶。10%～20% 的患者出现黄斑囊样水肿，25%～46% 可发生黄斑或视盘周围的脉络膜新生血管膜。

荧光素眼底血管造影检查，急性期病灶在造影早期为低荧光，随着时间延长荧光逐渐增强，后期呈强荧光。陈旧的瘢痕在造影时表现为窗样缺损的荧光形态。视盘水肿、黄斑囊样水肿和脉络膜新生血管膜病例，还可见相应的荧光形态。吲哚菁绿眼底血管造影检查后期可见多发性的无荧光暗点，其数量多于检眼镜和荧光素血管造影时所见之病灶，多分布在后极部及视盘附近。视野检查可见生理盲点扩大、旁中心暗点，尤其是在吲哚菁绿眼底血管造影中出现视盘周围弥漫性低荧光的病例。电生理检查尤其是多焦 ERG 可呈现不同程度的弥漫性异常改变。

MCP 可持续存在多年，许多患者可出现单眼或双眼的反复发作。复发的炎症常表现为前房和玻璃体炎症或脉络膜瘢痕的外围水肿，偶见新的病灶出现。反复发作的病例常严重影响视力并易诱发脉络膜新生血管膜形成。

【病因和病理】　MCP 的病因目前仍不清楚，推测与病毒感染有关。组织病理学检查显示脉络膜血管的炎症表现并伴有早期的新生血管膜形成、RPE 的增生及大量的淋巴细胞浸润。

【诊断与鉴别诊断】　临床可根据疾病特点及辅助检查对 MCP 进行诊断，但应注意与一些眼底出现黄白色斑点的其他疾病进行鉴别诊断。

DSF 和 PIC 与 MCP 同样多发于青年女性，为深层视网膜、RPE 和脉络膜的多发性黄色斑点状炎症，后期均可导致脉络膜视网膜的点状瘢痕形成，只是前者似乎是 MCP 的后期表现，而后者或许是病变轻微的 MCP。若要将三者视为独立的病种，与 MCP 不同的是 DSF 在后期可出现视网膜下明显的纤维化样改变，而 PIC 缺乏前房和玻璃体的炎症表现，并且眼底病灶在荧光素眼底血管造影的早期就呈现为强荧光。

眼拟组织胞浆菌综合征的眼底表现与 MCP 极为相似，但无前房和玻璃体的炎症表现，患者无性别差异，有在组织胞浆菌病发病区停留的病史或阳性的组

织胞浆菌素皮肤试验,生理盲点扩大的视野改变少见。鸟枪弹样视网膜脉络膜病变多见老年人并多为HLA-A29表型,病灶缺乏像 MCP 那样伴有色素的瘢痕。多发性一过性白点综合征的病程短暂,病灶位于外层视网膜,色白且淡,一般不形成脉络膜瘢痕。急性后极部多灶性鳞状色素上皮病变眼前段多无炎症表现,部分患者可见玻璃体炎症细胞,眼底病灶较大且形状多样,病变痊愈后多不复发。

【治疗】 对于有明显的炎症表现的病例,目前多采用皮质类固醇全身或局部给药,多数患者症状可显著改善。对皮质激素治疗反应不佳的部分患者,可试用免疫抑制剂。中心凹以外的脉络膜新生血管膜可采用激光光凝治疗,累及中心凹的脉络膜新生血管膜可考虑光动力疗法(photodynamic therapy,PDT)治疗,但常显示较高的复发率。有报道口服皮质类固醇后脉络膜新生血管可发生萎缩,另有少数患者接受玻璃体视网膜手术取出脉络膜新生血管膜,但术后最终视力多无改善。对于有明显玻璃体炎症者可行玻璃体切除,但有报道认为手术无助于诊断和改善视力预后。

(张军军)

十四、多灶性脉络膜炎伴弥漫性视网膜下纤维化

多灶性脉络膜炎是一种相对少见的后葡萄膜炎,一些患者可伴发弥漫性视网膜下纤维化,其病因和发病机制尚不完全清楚,可能与免疫因素、感染(如结核杆菌感染)等因素相关。

【临床表现】

1. 症状 患者多为双眼受累,但双眼受累程度可有很大不同,视物模糊和视力下降是常见的症状,不少患者可伴有中心暗点,也可出现视物变形、闪光感。

2. 体征 早期可见多发性小的圆形眼底病变,边界模糊,位于视网膜色素上皮和内层脉络膜水平。这些病变如得到及时正确治疗后可完全消退,不留任何瘢痕,也可遗留下凿孔状边缘的萎缩病灶或形成脉络膜视网膜瘢痕;如疾病未得到有效治疗可出现视网膜下纤维病灶,活动期纤维膜增厚、致密和光滑,边界模糊,常伴有相应视网膜水肿,病变静止时,纤维膜皱缩、变薄、边界清晰;还可出现另外一种病变即视网膜下新生血管膜,多位于黄斑区,易引起新生血管。

多灶性脉络膜炎可伴有轻度的前房反应,如尘状 KP、前房闪辉、前房炎症细胞,甚至可出现散在虹膜后粘连,也可伴轻至重度玻璃体反应。

【诊断】 此病的诊断主要根据典型的临床表现,FFA 显示病灶高荧光和多灶性荧光遮蔽,伴有视盘荧

光素渗漏、黄斑囊样水肿等。对可疑感染的患者应进行相应检查,以排除结核等感染所致的可能性。

【治疗】 对感染引起者应给予相应的抗感染治疗,对于非感染因素引起者给予糖皮质激素口服或联合其他免疫抑制剂治疗,在治疗过程中应根据所用药物进行相应的检查,如肝肾功能、血常规、血糖等,如发现异常应调整用量或停药。

(杨培增 文 峰)

十五、鸟枪弹样视网膜脉络膜病变

鸟枪弹样视网膜脉络膜病变(birdshot retinochoroidopathy)是 Ryan 和 Maumenee 在 1975 年的 Willer 会议上首先报道的一种少见的慢性眼内炎症性疾病。其临床特征为双眼底多发性、散在分布的奶油色脱色素病灶,常伴有黄斑囊样水肿、视盘水肿以及玻璃体炎症。

【流行病学】 该病多发生于中老年患者,发病年龄多在 20~60 岁之间,平均发病年龄约 50 岁。无性别差异。文献报道多见于北欧人,占葡萄膜炎专科门诊病例的 1%~2%。

【临床表现】 鸟枪弹样视网膜脉络膜病变患者通常有不同程度的渐进性视力下降,常伴眼前黑影飘动。视力下降在发病初期可为单眼,随病程进展几乎均演变成双眼,但在下降程度上双眼多不对称,而且常出现患者自觉有明显的视力下降但检查结果仅为轻度下降的情况。少数患者有闪光感、夜盲或色觉异常。

眼前节检查无充血,偶见前房浮游细胞或细小的角膜后沉着以及虹膜后粘连。玻璃体有明显的炎性细胞浸润,且在活动期炎细胞可聚集成羊脂状小团沉积在后极部玻璃体表面。

眼底检查可见双眼底多发、奶油样的脱色素病灶,呈圆形或椭圆形,大小 50~1500μm,边界不清,偶见融合,以放射状分布在从后极部到赤道部的眼底,多见于视盘附近及下方或鼻侧区域,常沿着脉络膜大血管分布,多不累及黄斑中心凹。病灶位于视网膜外层、色素上皮层和脉络膜内,其表面的视网膜多无明显变化,病灶内或边缘亦无色素沉着。常见黄斑囊样水肿和视盘水肿,并可伴视网膜血管的炎性改变,如静脉鞘的形成、小动脉缩窄、血管扭曲或视网膜出血。

荧光素眼底血管造影显示多数病灶在造影早期为遮蔽荧光,晚期为轻度强荧光,部分在检眼镜下清晰可见的奶油色病灶在造影时却无异常改变,因此荧光血管造影的异常程度常轻于检眼镜所见。相反,吲哚菁绿眼底血管造影可清晰显示其他检查无法查见的病灶,表现为边界清晰的脉络膜无荧光暗点。荧光素眼底血管

造影可见视网膜及视盘的血管渗漏、管壁着色及黄斑囊样水肿等异常荧光形态，少数患者可出现视网膜新生血管的荧光影像，但未见毛细血管无灌注区。ERG检查提示 a 波正常，而 b 波振幅下降且潜伏时延迟。

本病的自然病程尚不清楚。这种慢性病变常有起伏并延续多年，约有 20% 的病例视力降低 3 行以上，其中 1/3 的病例至少一眼的视力低于 0.01。黄斑囊样水肿和视神经萎缩是影响视力的主要原因。

【病因和病理】 鸟枪弹样视网膜脉络膜病变的病因尚不明确，推测为与 HLA-A29 等位基因密切相关的自身免疫性炎性疾病。组织病理学显示病灶处大量的淋巴细胞浸润。病灶的位置相对较深，可能是色素上皮反应不明显而不形成色素迁移的原因之一。视网膜新生血管的形成与炎症刺激有关而非视网膜缺血所致。

【诊断与鉴别诊断】 临床上可根据疾病的特点及辅助检查诊断鸟枪弹样视网膜脉络膜病变，但应注意与一些眼底出现斑点和玻璃体炎的疾病相鉴别。荧光素眼底血管造影及吲哚菁绿眼底血管造影有助于鉴别诊断。

中间部葡萄膜炎的玻璃体浸润有时会与鸟枪弹样视网膜脉络膜病变相混淆，但前者无眼底奶油色病灶，后者则没有周边部雪堤样渗出。原田病双眼的炎症表现与本病类似，但其多有浆液性视网膜脱离而无奶油色眼底斑点，视网膜下液吸收后可出现明显的脉络膜视网膜萎缩。交感性眼炎的玻璃体炎症和眼底黄白色病灶也与本病相似，但对侧眼多有外伤和手术史。急性后极部多灶性鳞状色素上皮病变和多灶性脉络膜炎伴全葡萄膜炎也可出现脉络膜病灶伴玻璃体炎，但其眼底萎缩病灶常伴有色素改变。眼内淋巴瘤可呈现葡萄膜炎的表现，但病灶与本病不同。

【治疗】 鸟枪弹样视网膜脉络膜病变的治疗方法尚未确定。目前多采用皮质类固醇全身给药或 Tenon 囊下注射，部分黄斑囊样水肿的患者在治疗后视力可明显好转，但也有报道疗效不佳的情况，尤其是对远期视力的影响。免疫抑制剂如环孢素可用于皮质类固醇激素治疗效果不佳的病例。视力变化、视网膜电图检查结果、眼底血管造影表现、黄斑 OCT 以及视野检查等有助于指导药物剂量和疗程的选择和调整。

（张军军）

十六、急性特发性生理盲点扩大综合征

急性特发性生理盲点扩大综合征（acute idiopathic blind spot enlargement syndrome，AIBSE 或 AIBES）在 1988 年首先由 Fletcher 等人报道，是一种以生理盲点扩大而不伴有相应视盘或视盘周围视网膜改变为主要特征的脉络膜视网膜疾病。女性多见，表现为急性起病的闪光和以生理盲点为中心的颞侧视野缺损。

【病因】 AIBSE 的病因不清，因为此病女性多发，有人推测可能是激素水平、遗传因素等诱导疾病的发生。而多焦 ERG、视敏度以及 OCT 的检查提示疾病定位于光感受器细胞外节。

【临床表现】 该病女性多见，累及单眼多于双眼，起病急，患者主诉闪光感和颞侧暗点，视力大多正常，少数可有不同程度的下降。部分患者出现色觉障碍。大多数患者眼底表现可无明显异常，少数表现为视盘轻度充血或水肿，视盘周围局灶视网膜深层色素改变（萎缩或脱色素斑点、灰黄色晕轮）。

荧光素眼底血管造影早期可正常，较常见异常为晚期视盘周围 RPE 着染呈高荧光改变，视盘亦可有高荧。吲哚菁绿血管造影报道视盘周围低荧环，晚期（35分钟）后极部和视盘周围多发的小低荧光点。

视野检查见边缘清晰的以生理盲点为中心的颞侧盲区，而其大小与视盘扩大的程度不相称。与多发性一过性白点综合征（multiple evanescent white dot syndrome，MEWDS）不同，AIBSE 的视野缺损一般不恢复。

AIBSE 患者的电生理检查，全视野 ERG 往往正常。多焦 ERG 显示鼻侧中心凹旁与盲区相对应处波幅下降，潜伏期延长。有人对 AIBSE 患者进行视敏度检测，发现采用黄光背景下蓝视标（B/Y）模式较白光背景下白视标（W/W）模式所测得的盲区范围更广，提示 AIBSE 患者蓝锥细胞视敏感度下降。

Sugahara 等人曾对一例患者行 OCT 检查，发现外界膜（ELM）、IS/OS 线完整而 COSTs（cone outer segment tips）线缺失。

大部分 AIBSE 患者病程较短，视觉症状在 3～4 个月中迅速恢复，而部分患者的症状会持续较久。视野缺损不恢复但一般也不进展。

【诊断】 AIBSE 的诊断主要根据临床表现：急性的生理盲点扩大而无相应的眼底改变，常有闪光，mf-ERG 检查提示视网膜功能异常。

【鉴别诊断】 MEWDS、急性区域性隐匿性外层视网膜病变（acute zonular occult outer retinopathy，AZOOR）、多灶性脉络膜炎（multifocal choroiditis，MFC）、点状内层脉络膜病变（punctate inner choroidopathy，PIC）、急性黄斑部神经视网膜炎（acute macular neuroretinitis，AMNR）等疾病也好发于女性，有闪光、视野缺损等与 AIBSE 相似的表现，有人认为这些疾病在发病机制和病因学上具有某种程度的相关性，可能是同一种疾病

的不同表现。但是 AIBSE 很少有眼底的改变，单眼多见，视野缺损表现为生理盲点扩大，且永久存在，全视野 ERG 正常。这些特征有助于疾病的鉴别诊断，同时也支持 AIBSE 是独立的一个疾病。

【治疗】 无有效治疗。不治疗视力可恢复，但视野缺损不恢复。

（常　青）

十七、急性区域性隐匿性外层视网膜病变

急性区域性隐匿性外层视网膜病变（acute zonular occult outer retinopathy，AZOOR）于 1993 年由 Gass 首先描述，它是一种少见的、病因不明的、以一个或几个区域发生外层视网膜功能急性损害为特征的眼病。中青年女性多发，可累及单眼或双眼，主要表现为急性起病的闪光，视野缺损，视网膜电图检测（ERG）异常，早期眼底改变轻微，晚期出现节段性视网膜色素上皮萎缩。

【流行病学】 AZOOR 发病的平均年龄为 36.7 岁，76% 为女性。白种人多见。发病初期 62% 的患者表现为单眼，之后有约 1/3 的患者另外一眼发病。我国报道的 AZOOR 病例并不多，一方面可能由于 AZOOR 发病少，也可能因有些患者仅有主诉，眼底和荧光素血管造影（FFA）检查正常，视野和电生理检查被忽视而无法确诊。

【病因及发病机制】 目前 AZOOR 的病因不明。可能与感染或自身免疫性疾病有关。它的发病机制存在两种主要的假说，分别以 Gass 和 Jampol 为代表。Gass 推测 AZOOR 源于视神经和锯齿缘部光感受器细胞的病毒感染，这两处部位缺乏神经上皮，使光感受器层直接和血液循环接触容易发生病原微生物入侵。病变静止期，病毒通过感光细胞相互传递扩散，细胞仍维持正常功能。急性期，病毒感染引发机体迟发型免疫反应，造成感光细胞功能障碍。AZOOR 患者大多伴有近视，近视眼眼轴较长以及视神经斜行嵌入巩膜，使之更易于受到病毒侵害。这一理论解释了 AZOOR 患者常见的生理盲点扩大和周边视野缺损。Gass 认为这理论适用于 AZOOR 综合征，除 AZOOR 外，还包括急性特发性生理盲点扩大综合征（AIBSE）、多发性一过性白点综合征（MEWDS）、点状内层脉络膜病变（PIC）、多灶性脉络膜炎和全葡萄膜炎（MFC）、拟眼组织胞浆菌病（POHS）和急性黄斑神经视网膜病变（AMN）。

Jampol 和 Becker 认为 AZOOR、MEWDS、MFC、PIC 等属于独立的临床疾病，和系统性自身免疫性疾病类似，这组自身免疫性疾病也常见于年轻女性。患者体内本身就有非致病特异基因群，位于某个特定的

基因位点。免疫失调或特定环境因素，激发它们和其他基因之间相互作用，导致病变发生。患者体内主要组织相容性抗原和环境因素的差异可导致不同的临床表现。

对于 Jampol 的这个理论，Gass 发表了不同的看法，他认为原发病毒感染和之后的免疫触发并不矛盾，AZOOR 患者双眼发病不对称，使用皮质类固醇激素治疗收效甚微，患者血液中未检测到相关抗体，均不支持其为原发自身免疫性疾病。

【临床表现】 患者多为中青年女性，常有近视。发病前数天或数周可有类似病毒感染症状。单眼或双眼出现一个或多个区域急性视野缺损，常同时伴有闪光感。闪光形式多样，持续时间较长，在亮光下明显。AZOOR 患者视力受累程度轻，74% 的患者初诊时视力大于等于 20/40。

患者眼前节一般无异常，有部分患者可出现相对传入性瞳孔阻滞（RAPD）。23% 的患者可见玻璃体细胞，通常程度轻微，与眼底改变和视野缺损有关。目前认为，没有玻璃体细胞浸润的患者视力更易恢复，也很少发生类似视网膜色素变性（RP）的改变。初诊时，76% 的 AZOOR 患者眼底表现正常。RPE 的斑驳样色素改变或类似区域性的 RP 改变见于 12% 的患者，可同时伴有黄斑囊样水肿（CME）。单纯的 CME 和视网膜血管异常在 AZOOR 患者中不常见。Gass 曾对 51 例 AZOOR 患者进行了 3 年以上的随访研究，结果显示：52% 的患眼最终眼底表现正常，43% 的患眼表现为区域性 RP，10% 的患眼出现区域性 RP 样改变同时伴黄斑囊样水肿，3% 的患者除了区域性 RP 样改变外，还可见视网膜血管鞘。

视野缺损是 AZOOR 患者的特征性表现，也可作为其复发的检查指标。患者视野检查双眼不对称，有多种表现形式。75% 为包括生理盲点扩大在内的视野缺损。病变早期，最常见生理盲点扩大伴中心暗点。20% 的患者仅表现为生理盲点扩大，其他患者除生理盲点扩大外还伴周边视野缩小或环形暗点。长期的视野损害主要表现为生理盲点扩大和周边视野缩小，分别占 87% 和 50%。大多数病例在症状出现后 6 个月内视野损害稳定。

荧光素眼底血管造影在 50% 的患者可出现异常。主要源于 RPE 的改变，色素脱失处显示窗样缺损，色素增殖处则为荧光遮蔽。少数患者也可出现视网膜血管着染，渗漏，血管变细，脉络膜充盈延迟，黄斑囊样水肿，视盘着染和周边高荧斑点样改变。关于 AZOOR 患者的吲哚菁绿血管造影报道不是很多，有限的研究显示最常见的 ICG 表现为病变区域低荧光。

对于眼底和 FFA 均正常的 AZOOR 患者，相干光断层扫描（OCT）也能发现视网膜结构的改变。包括光感受器内外节 IS/OS 层中断或不规则，内、外核层变薄或消失，RPE 不完整，视网膜厚度减退。这些改变常对应于视野缺损及多焦 ERG 异常的区域。眼部结构的改变有时也可先于症状出现。

视网膜电生理（ERG）是诊断 AZOOR 不可或缺的辅助检查。99% 的患者 ERG 检查异常，对于 ERG 正常的患者需质疑 AZOOR 的诊断。一般来说，全视野 ERG 足以诊断。表现为潜伏期延迟，明适应，暗适应振幅降低。视网膜功能异常与视野缺损的区域往往相吻合。有时，尽管双眼全视野 ERG 处于正常范围，但峰值和潜伏期等具体参数双眼间差异很大，这种差异同样有重要临床诊断价值。多焦 ERG 表现为振幅减低，眼电图（EOG）显示患眼光峰电位减小。

大多数 AZOOR 患者在发病 6 个月时病程趋向稳定。Gass 报道有 26% 的患者视力和视野有不同程度改善。15% 的 AZOOR 患者病程中出现一次或多次复发，平均复发出现时间为 46 个月。尽管出现复发，但视力多恢复良好。

【诊断与鉴别诊断】　根据好发人群，临床症状，视野和 ERG 检查异常即可对 AZOOR 作出诊断。但临床上还需根据眼底的表现和其他疾病进行鉴别诊断。

1. 白点综合征　它是一组疾病的总称，包括急性后极部多灶性鳞状色素上皮病变（APMPPE）、MEWDS、MFC、PIC、鸟枪弹样脉络膜视网膜病变、弥漫性单侧亚急性神经视网膜病变、匐行性脉络膜病变等。这些疾病与 AZOOR 有许多相似的特征，如多见于年轻女性，临床表现为视力下降、闪光和暗点。但最主要的鉴别点在于 AZOOR 眼底缺乏特征性的黄白色病灶，这些病灶主要累及外层视网膜、RPE 和脉络膜。如 MFC 早期在眼底后极或周边即可见位于外层视网膜和脉络膜小的黄白色病灶，随后出现伴色素边界的穿凿样改变，一般双眼发病，有明显的玻璃体炎。而 PIC 相同的病灶只局限在后极部，且没有玻璃体炎症。MEWDS 与 AZOOR 很难鉴别，尤其是在患者延误就诊时，此时眼底视网膜小的白色斑点已消退，患者同样主诉单侧视力急性下降，可有 RAPD，ERG 异常。通过仔细检查黄斑部，MEWDS 可发现橘黄色颗粒样改变，且视力和视野一般数月恢复正常。AZOOR 的视野缺损永久存在。

2. 自身免疫性视网膜病变（AIR）　AIR 包括癌相关视网膜病变（CAR）、黑色素瘤相关视网膜病变（MAR）和非肿瘤性自身免疫性视网膜病。患者也表现为闪光感和视野缺损。然而与 AZOOR 相比，病变进展缓慢，且病情不稳定。早期，眼底可能正常，随后即发生弥漫性视网膜脱色素，视网膜血管变细。ERG 可表现为负波型。除此以外，多种抗视网膜抗体特别是抗 -recoverin 抗体被认为是建立 CAR 诊断的重要依据，可与 AZOOR 相鉴别。

3. 急性特发性生理盲点扩大综合征（AIBSE）　AIBSE 与 AZOOR 特征相似，不同之处在于 AIBSE 以单眼受累为主，无进展性的视野丧失，闪光感随时间消退。FFA 表现为视盘着染，渗漏。黄斑鼻侧局部 ERG 异常，而全视野 ERG 正常。

4. 球后视神经炎　年轻女性，亚急性视力下降，有视野缺损，有时也伴闪光，RAPD，眼底无明显改变，这些特征在 AZOOR 患者也可出现。但 AZOOR 患者一般视力下降不明显，无眼球转动痛及色觉异常，视野缺损以生理盲点扩大常见，ERG 异常，视觉诱发电位（VEP）基本正常，可与视神经炎相鉴别。

此外，如果患者存在视网膜血管炎，需要与不同形式的葡萄膜炎包括梅毒、结核、结节病、白塞病进行鉴别诊断。晚期出现 RPE 的改变，需要与 RP、先天性静止性夜盲、毯层视网膜营养不良等鉴别。根据上述疾病各自的血清学特征，眼底改变及电生理特点，较易与 AZOOR 鉴别。

【治疗】　目前 AZOOR 尚缺乏有效的治疗方法。糖皮质激素、抗生素、抗病毒药和免疫抑制剂并未被证实有效。

（常　青）

第三节　伪装综合征

伪装综合征（masquerade syndromes）是指能够引起类似葡萄膜炎临床表现的一类非炎症性疾病。但也有人将细菌性眼内炎、真菌性眼内炎归类于伪装综合征，还有人将由邻近组织炎症蔓延引起的葡萄膜炎也归类于伪装综合征。作者认为后两种情况的本质是炎症，不宜归类于伪装综合征。

伪装综合征在临床上常见的有眼内肿瘤或全身肿瘤的眼内转移，视网膜脱离、视网膜色素变性、色素弥散综合征等也可出现前房细胞、玻璃体细胞等类似葡萄膜炎的改变。

一、眼内淋巴瘤

眼内淋巴瘤（intraocular lymphoma）可是起源于中枢神经系统（包括视网膜）的淋巴瘤，也可是原发性眼内淋巴瘤，不伴有中枢神经系统受累。它多见于 50 岁以上的成人，也可见于儿童和青壮年，多是双眼受累，双眼可同时发病或先后发病。

【临床表现】 患者可有头痛、行为改变、意识模糊、轻偏瘫、运动和感觉障碍、脑神经麻痹、癫痫等表现。眼后段受累较眼前段受累常见，常见的眼部改变为多发性黄白色奶油状视网膜病灶，可伴有视网膜出血、坏死和视网膜血管炎等改变，常伴玻璃体混浊，也可有前房闪辉、细胞等改变。

【诊断】 对于老年人发生的葡萄膜炎、糖皮质激素治疗无效的葡萄膜炎应高度怀疑此种疾病，可行超声波检查、荧光素眼底血管造影、CT、磁共振等检查，必要时应行眼内组织活检和脑脊液检查。

【治疗和预后】 主要给予放射治疗和化学治疗。患者预后较差，据报道 5 年生存率不足 5%。

二、视网膜母细胞瘤

视网膜母细胞瘤（retinoblastoma）是发生于视网膜光感受器前体细胞的恶性肿瘤，多发生于 3 岁以下的儿童，少数患者可致伪装综合征。

【临床表现】 患者于疾病早期可见扁平、半透明的眼底病变，可伴钙化病灶。随着疾病进展可见白瞳症或斜视，视网膜可见圆形或椭圆形边界不清的黄白色隆起肿物，可伴有视网膜血管迂曲、扩张、出血和视网膜脱离。一些患者出现类似前葡萄膜炎的临床表现如睫状充血、KP、前房积脓（通常为假性前房积脓）、虹膜结节等改变。

【诊断】 根据典型的临床表现，此病的诊断一般并不困难，但是出现类似前葡萄膜炎的改变时，由于眼底难以看清楚，往往诊断较为困难。对这些患者应进行超声波检查和 CT 检查，必要时可行眼内活组织检查。

【治疗】 视网膜母细胞瘤可根据情况给予光动力学治疗、化学治疗、冷冻治疗、放射治疗等（详见有关章节）。

三、葡萄膜恶性黑色素瘤

葡萄膜恶性黑色素瘤（malignant melanoma）是最常见的眼内原发性恶性肿瘤，其中尤以脉络膜黑色素瘤和睫状体黑色素瘤为常见。

【临床表现】 虹膜黑色素瘤常表现为虹膜的肿物，可伴有羊脂状 KP、前房炎症细胞、前房闪辉、继发性青光眼等改变。

脉络膜恶性黑色素瘤眼底可见呈穹隆状、分叶状肿物，伴渗出性视网膜脱离等改变，也可见玻璃体细胞、混浊等改变。

【诊断】 主要根据虹膜和眼底的肿物及典型的临床表现，间接检眼镜联合巩膜压陷、巩膜透照检查、超

声波检查、CT、磁共振、荧光素眼底血管造影、吲哚菁绿血管造影等检查有助于诊断和鉴别诊断。

【治疗】 对于小的黑色素瘤可行局部切除术或局部巩膜板敷贴放射治疗，对于大的肿瘤可行眼球摘除术。

（杨培增）

第四节 骨髓移植后受体抗供体病

眼部移植物抗宿主疾病（ocular graft-versus-host disease，GVHD）发生于 40%～80% 的骨髓移植后患者，可出现在急性期（骨髓移植后 3～4 周内）或慢性期（骨髓移植 100 天以后）。急性 GVHD 眼部受累非常少见，大概 10% 的急性 GVHD 患者有眼部表现，是预后差的指标之一。慢性期眼部 GVHD 更为常见，临床表现比急性 GVHD 更为严重。眼部 GVHD 一般不会引起永久的视功能丧失，但是常影响患者的生活质量。

【病因学】 供体 T 淋巴细胞将受体的抗原识别为外来抗原是最主要的机制，另外也与患者的原发疾病、骨髓移植后的药物治疗及放射治疗有关。

【眼部表现】 干眼是 GVHD 最常见的并发症，40%～76% 的 GVHD 患者出现干眼，也是 GVHD 的最早表现。另外，干眼的严重程度与 GVHD 严重程度有关，可出现点状角膜炎、持续角膜上皮缺损、角膜溃疡甚至穿孔。

约 12% 的急性或慢性 GVHD 患者出现一种特征性的非感染性假膜性结膜炎，表现为严重球结膜水肿、血水样分泌物及结膜假膜形成。结膜 GVHD 分四期：1 期表现为结膜充血；2 期表现为球结膜水肿或血水样分泌物或两者兼有；3 期表现为结膜假膜形成；4 期是在假膜性结膜炎基础上出现角膜上皮腐烂；其中 3 期结膜 GVHD 最常见。眼部 GVHD 越重，预示着越严重的急性或慢性全身 GVHD。

GVHD 患者白内障发病率较高，主要与长期糖皮质激素应用及骨髓移植前全身放射治疗有关。

后节表现：GVHD 患者可以出现各种后节并发症，包括微血管视网膜病变伴有棉絮斑、视网膜及玻璃体积血、脂样物沉积、视盘水肿、感染等。但是，出现这些后节并发症很难确定是 GVHD 所致还是原发疾病或与化疗、放疗有关。但是，微血管视网膜病变是慢性 GVHD 的眼部表现。

其他眼部表现：中心性浆液性脉络膜视网膜病变及后巩膜炎也可见于 GVHD 患者；GVHD 的皮肤病变也可累及眼睑，表现为皮炎、睑裂闭合不全、眼睑内翻或外翻、睫毛脱落及白癜风；非感染性葡萄膜炎也可

见于 GVHD 患者，常出现于全身 GVHD 加重时，要注意与感染性葡萄膜炎与伪装综合征鉴别。

【治疗】 GVHD 所致干眼主要选择不含防腐剂的人工泪液，必要时考虑用高浓度的眼表润滑剂、治疗用角膜接触镜及湿房护理。对于重症干眼，可以用 20% 的自体血清滴眼剂点眼。另外，眼表滴用 FK506 或 1% 环孢素滴眼剂（6~8 次/天）对于治疗眼表 GVHD 有益，必要时可考虑泪小点栓塞或睑裂缝合术。一旦角膜穿孔，可考虑羊膜覆盖或角膜移植手术。对于 GVHD 所致的眼后节病变，在排除感染或伪装综合征的前提下，必要时可给予全身糖皮质激素或免疫抑制剂（如环孢素）治疗。

（张美芬）

第五节　葡萄膜炎并发症及处理

葡萄膜炎是致盲眼病，1/3 病例病因不明，难施有效治疗；多数病程漫长，持续多年，使患者对治疗的依从性降低；再加长期用药，难免会产生一些药物的毒、副作用。因此疾病本身或治疗过程中会出现一些并发症，这些并发症将进一步加重葡萄膜炎对视力的损害。不过不少并发症如能及时认识并正确处理，是可以预防或治疗的。现将葡萄膜炎的常见并发症及处理分述如下。

（一）眼前节并发症

1. 角膜带状变性　见于长期、慢性葡萄膜炎，尤其是儿童患者，如幼年特发性关节炎合并前葡萄膜炎、VKH 综合征以及结核性视网膜脉络膜炎等。最早在睑裂部位，角膜的鼻及颞侧边缘，Bowen 膜及浅基质层出现灰白色的钙质沉着。混浊逐步从两侧向中央发展，最后相互连接成带状。混浊位于周边时，一般无症状；波及瞳孔区域时有视力下降；当沉积的钙质变致密且高低不平时，会刺穿角膜上皮而有疼痛、流泪等刺激症状。对有症状的患者，可手术去除钙质。常用方法是表面麻醉，刮去病变表面上皮后，将浸有 2% EDTA 的棉片放置角膜上 30 分钟，咬合钙质加以去除。去除后不光整的角膜表面再用激光切削法加以平整。角膜上皮 24~48 小时愈合。或直接采用治疗性角膜浅层切削术，板层角膜移植亦可考虑。不过，原发病变继续存在时，带状变性可能会复发。

2. 并发性白内障　是葡萄膜炎最常见的并发症，发生率高达 50%。其成因是长期的葡萄膜炎症，使睫状体分泌房水的质与量发生变化，从而影响晶状体代谢，晶状体渐变浑浊。其次也与长期局部与全身使用皮质激素有关。大量实践证实葡萄膜炎后的并发性内

障可以手术摘除，并可安全地植入人工晶状，如 VKH 综合征并发性白内障，植入人工晶状体后，多数能恢复 0.2~0.5 的视力，但前提是眼后节无严重的黄斑病变，如脉络膜新生血管膜或黄斑萎缩等。异色性睫状体炎的手术效果更为良好。摘除葡萄膜炎并发性白内障，首先，要了解葡萄膜炎的病因，感染性葡萄膜炎如弓形体脉络膜视网膜炎，手术前后使用抗生素，预防术后感染复发。即对非感染性葡萄膜炎也要求术前严格控制炎症至少 3 个月后方可考虑手术，手术前后 1~2 周还需加强抗炎处理，否则术后葡萄膜炎易复发，大量纤维素性渗出，造成虹膜后粘连、瞳孔闭锁、人工晶状体前后机化膜，人工晶状体夹持、移位，继发性青光眼以及眼后节并发症（如黄斑水肿、黄斑前膜等），使手术最后归于失败或视力难于达到预期效果。其次，手术时动作务必轻巧。小切口超声乳化手术由于切口小、创伤轻、手术时间短，比囊外摘除手术更适合葡萄膜炎的晶状体摘除。对有发生继发性青光眼可能的病例，做角膜切口，留下完整的结膜可为今后引流手术创造条件。同时患有后节病变的，应植入直径较大的人工晶状体，便于检查眼底。Alio 对比了四种人工晶状体材料（PMMA、表面涂肝素 PMMA、acrylic 与硅胶），术后短期前房反应四种人工晶状体无差别，长期观察 acrylic 比硅胶质材要好，发生后发性白内障的几率较低。须要注意的是，并发性白内障及黄斑水肿同是葡萄膜炎的最常见并发症，葡萄膜炎患者行白内障摘除及人工晶状体植入后，更常发生黄斑水肿，使一度因摘除了混浊晶状体得到提升的视力又复下降，往往就是由于黄斑水肿加重的缘故，可做 OCT 证实。这是对成人葡萄膜炎并发白内障的处理，对儿童尤其幼年特发性关节炎伴白内障，早年，因植入人工晶状体并发症多且视力预后差，有作者采用晶状体加前玻璃体及后囊切除，术后配戴接触镜的方法来矫正视力。近年因注重了手术前后积极控制炎症及加用免疫抑制剂甲氨蝶呤（methotrexate）后，手术效果大为提高，且避免了使用接触镜的并发症。总之，手术前、后加强控制葡萄膜炎症，术时减少手术创伤，术后密切观察并积极处理可能发生的炎症，是预防白内障术后葡萄膜炎复发，人工晶状体能安全植入并获得理想效果的关键。

3. 继发性青光眼　约占 10%~30%。病因多种多样，急性期因小梁网水肿，炎性细胞沉积小梁网与房水蛋白含量增加，流出阻力增加等因素造成眼内压的升高，这些因素通过治疗炎症常能得到缓解。慢性期则由虹膜后粘连，瞳孔闭锁、膜闭，以及周边虹膜前粘连所造成。虹膜环形粘连后，前后房交通断绝，房水

积聚于后房而产生高眼压，此时需行引流手术减压。只要手术前后控制好葡萄膜炎症，小梁切除结合抗增生药物如丝裂霉素（mitomycin C，MMC）或5-氟尿嘧啶（5-flourouracil，5-FU）或是阀门管植入手术的降压效果可达70%，不过随着时间的延长，疗效逐步下降，可能需加用降压药物或再次手术。至于一直认为葡萄膜炎病例不适用前列腺素类降压药的观点，正被一些作者质疑。由于前列腺素类药物的强大降压作用，我们对一些炎症处于稳定期，用其他降压药无效的葡萄膜炎继发性青光眼病例，最后加用前列腺素类药物，眼压得到有效控制，避免了抗青光眼手术。不过观察的病例数还不多，需要继续观察。葡萄膜炎抗青光眼手术后的主要并发症为白内障发展，约50%病例需要摘除白内障。由于高眼压对视神经的损害是不可逆的，相对白内障而言，我们更重视青光眼的发生与发展。早期发现，早期治疗显得十分重要。

4.睫状膜　是指发生在睫状体部位的纤维机化膜，其收缩不仅牵拉周边视网膜发生牵拉性视网膜脱离，而且牵拉睫状体使睫状体脱离而致眼球萎缩，是葡萄膜炎的严重并发症。见于长期且严重的葡萄膜炎病例，如幼年特发性关节炎合并前葡萄膜炎及急性视网膜坏死综合征等。除一般的角膜后沉着物、虹膜后粘连，瞳孔变形外，前房加深、眼内压降低是其特征，眼压常在10mmHg以下。超声生物显微镜（UBM）能显示睫状体表面的增生膜及睫状体脱离等。处理较困难，玻璃体手术切除晶状体、剥除睫状膜可能对个别病例有效。

（二）眼后节并发症

1.黄斑水肿　是最常见也是对视力影响极大的并发症。是葡萄膜炎患者视力减退的重要原因之一。见于包括前葡萄膜炎、中间葡萄膜炎，后葡萄膜炎及全葡萄膜炎，而以中间葡萄膜炎及全葡萄膜炎最多。发生率可高达52%。产生黄斑水肿的原因是在炎症时，视网膜内、外屏障破坏，血浆进入周围组织，容易在疏松的外网状层、内核层以及视网膜下积聚。其他尚有玻璃体的牵拉因素，由于葡萄膜炎症导致玻璃体液化与过早发生的不全后脱离，会牵拉黄斑区视网膜。黄斑水肿可通过检眼镜检查，表现为黄斑局部的水肿与隆起。眼底荧光血管造影是了解黄斑水肿的最常用也是最可靠的方法，可见荧光素从视网膜毛细血管内渗出，造影后期则聚集在视网膜外网状层形成花瓣样的高荧光影。自相干光断层扫描（OCT）应用于临床后，以其简单、直观、无创，便于重复检查等优点，已成为当前检查黄斑水肿不可省略的工具。OCT上黄斑水肿有黄斑弥漫性水肿，表现为黄斑区视网膜海绵样增

厚；囊样水肿在视网膜的外或内层有一个个圆形或椭圆形的囊腔；以及黄斑视网膜脱离三种类型。由于黄斑水肿及视网膜下积液的存在，黄斑厚度增加，可以进行测量。厚度一般与视力成负相关。治疗后，随着病情好转，黄斑水肿减退，囊腔消失，视网膜脱离消退，黄斑厚度与形态也恢复原状。故OCT不仅用于诊断黄斑水肿，且常用来评估治疗的效果。黄斑水肿需要治疗，长期水肿可能导致黄斑裂孔及黄斑萎缩的发生，使视力永久受损。至于治疗方法，由于水肿的产生与炎症有关，首先考虑抗炎治疗，局部及全身皮质激素最常用，其他免疫抑制剂亦可考虑。当这些失效后，玻璃体腔注射皮质激素或抗VEGF也常使用，免疫抑制也有报道。顽固病例确有玻璃体腔注射抗新生血管因子见效的。长期未予治疗的黄斑水肿可产生一系列黄斑视网膜病变，如黄斑板层孔、全层裂孔，黄斑萎缩等，使视力丧失成永久性，而这也能从OCT检查得到证实。

2.黄斑前膜　长期葡萄膜炎症，在黄斑部视网膜表面产生纤维增生膜，影响视力。黄斑前膜为在黄斑区的视网膜表面出现一层薄膜或厚膜。薄膜半透明，厚膜则成白色。不透明膜阻挡光线的进入，影响视力；膜的收缩，牵拉视网膜产生高低不平的皱褶，光线难于聚焦；膜收缩还牵拉视网膜血管，发生渗漏，造成黄斑水肿，这些因素的综合使视力受到影响。极少数病例通过自发玻璃体后脱离，前膜自动消失。大多数病例需行手术剥除。手术剥膜宜选择合适时机，要待炎症完全控制后，若过早剥膜会因葡萄膜炎的持续存在，使黄斑前膜再次发生。

3.玻璃体黄斑牵拉　玻璃体发生后脱离，但在黄斑区域仍与视网膜紧密粘连，使未完全脱离的后皮质成吊床样，牵拉力量使黄斑发生水肿与增厚，亦可与伴有的黄斑前膜一起影响视力。如炎症消退，可进行手术剥除。不过我们也观察到一些病例，经过1～2个月，随着玻璃体完全性后脱离的发生，黄斑牵拉也随之消失。故对一些病例，不妨观察一时期，等待其自愈。

4.视网膜下新生血管膜　这是葡萄膜炎的一个严重并发症，如不及早治疗，形成瘢痕将使视力障碍成为永久性。多种葡萄膜炎后期都可发生新生血管，如VKH综合征、结核性葡萄膜炎、多灶性脉络膜炎、内层点状脉络膜炎等等。视网膜下新生血管以典型性为多，表现为局部的灰黑色隆起，可伴周围视网膜下或视网膜内出血。荧光血管造影与OCT检查予以证实。因其性质与炎症有关，治疗首先采用抗炎药物，如球旁注入糖皮质激素及全身使用抗炎治疗。不见成效

时,可考虑玻璃体内注入激素,不仅促使新生血管衰退,并可起到控制葡萄膜炎的作用。当然要注意激素的副作用,眼内压升高及白内障加速发展等。这些措施都不见效时,光动力(PDT)治疗亦可考虑,近年玻璃体内注入抗VEGF药物治疗成功的报道逐年增加。

5. 黄斑板层孔及黄斑裂孔 长期黄斑水肿,尤其是囊样水肿,视网膜内层变薄,如再加上玻璃体后皮质或黄斑前膜的牵拉因素,内层视网膜破裂形成黄斑板层孔。板层孔对视力影响小。根据玻璃体手术经验,板层孔如伴玻璃体或黄斑前膜牵拉,手术去除牵拉因素后,板层孔多能闭合,且常伴视力显著提高。板层孔如进一步发展可能形成全层孔,全层孔对视力影响大,其处理如同特发性黄斑孔,做玻璃体手术,不过手术效果特别是对视力的效果不及特发性黄斑孔显著。

6. 黄斑萎缩 长期黄斑病变不论是黄斑水肿或黄斑前膜或是血管阻塞性病变导致黄斑缺血,最后结果可能都是黄斑萎缩。OCT上黄斑中心凹视网膜厚度减低,常在70μm以下,黄斑感光细胞内外节联系中断,感光细胞层丢失或伴色素上皮萎缩。此时视功能多半严重受损。

7. 牵拉性视网膜脱离 见于犬弓蛔虫病,Eales病等,前者由于玻璃体内炎症产生牵拉条索,后者则由于视网膜血管炎致血管阻塞,缺血增生而产生增生性玻璃体视网膜殖病变。黄斑外的局部牵拉性脱离不影响视力的可以观察,脱离累及黄斑时应尽早手术干预,切除玻璃体内的牵拉条索,复位视网膜以恢复部分视力。

8. 继发孔源性视网膜脱 局部视网膜因炎症变薄弱,再加上玻璃体条索的牵拉因素,薄弱视网膜易被撕裂成孔而成继发孔源性视网膜脱离。最典型的例子是急性视网膜坏死综合征以及Eales、Behçet病等。孔源性网膜脱离不同于牵拉性脱离,它发展快,数周内可发展成全视网膜脱离而失明,不能等待。应在治疗炎症的同时,积极手术复位视网膜。通常是通过玻璃体手术,切除炎性玻璃体,解除牵拉,封闭裂孔使网膜复位。

9. 视神经萎缩 多见于Behçet病、急性视网膜坏死综合征、梅毒性视网膜脉络膜炎等。可能是多种因素联合作用的结果,如炎症损坏视网膜、视神经纤维、供应视盘及视神经血管炎症造成的缺血以及病程中可能发生的高眼压等。只有及时有效的处理葡萄膜炎症及其并发症,可能预防视神经萎缩的发生。

（三）玻璃体手术在葡萄膜炎中的应用

玻璃体手术已被广泛用于眼内炎症或肿瘤的诊断,如眼内炎病例,通过玻璃体手术取得玻璃体标本,可了解致病菌作为选择抗菌药物的根据。伪装综合征中诊断眼内淋巴瘤等,已成为眼科的一个重要诊断措施。它在治疗葡萄膜炎的并发症,如前述的黄斑前膜,黄斑水肿,尤其是视网膜脱离等中,也都成为主要治疗手段并被广泛使用。但它对治疗葡萄膜炎本身有何意义或价值,目前尚未取得共识。一般认为它对中间葡萄膜炎有治疗作用,能去除玻璃体内的炎性混浊物而提高视力。对其他葡萄膜炎症,有人认为它能减少玻璃体腔内积蓄的抗原、抗体及其他炎性介质,从而减少炎症的复发或降低复发的严重程度;也有报道玻璃体手术后,炎症较易控制;皮质激素的使用量减少甚至可停药。我们曾对一些葡萄膜炎,如Behçet病及犬弓蛔虫病做了玻璃体手术,术后葡萄膜炎症确有好转,近期复发减少,但不能防止长久不复发。

（王文吉）

主要参考文献

1. 杨培增. 葡萄膜炎诊断与治疗. 北京:人民卫生出版社,2009.

2. 张承芬. 眼底病学. 第2版. 北京:人民卫生出版社,2010.

3. 杨培增. 临床葡萄膜炎. 北京:人民卫生出版社,2004.

4. 种晓琴,许宏冰,张琦. Lyme病的临床表现与治疗. 医学动物防制,2010,26:310-320.

5. 张震,杨培增,周虹颜,等. 幼年型慢性关节炎伴发葡萄膜炎患者的临床特征和诊断及治疗. 中华眼科杂志,2005,41:346-349.

6. 李雍龙. 人体寄生虫学. 第7版. 北京:人民卫生出版社,2008:132-137.

7. 杨培增,王红,张震,等. 强直性脊椎炎伴发葡萄膜炎的临床特征和治疗. 中华眼科杂志,2005,41:515-518.

8. 陈新谦,金有豫,汤光. 新编药物学. 17版. 北京:人民卫生出版社,2011:132-137.

9. 周红颜,杨培增,黄祥坤,等. HLA-B27抗原与前葡萄膜炎的相关性及其临床意义. 眼科研究,2000,18:196-197.

10. 中华医学会风湿病学分会. 多发性肌炎和皮肌炎诊断及治疗指南. 中华风湿病学杂志,2010,14:828-831.

11. 马翠萍,杨培增,方旺,等. Fuchs综合征的临床特征及漏诊和误诊分析. 中华眼底病杂志,2005,21:360-362.

12. 中华医学会风湿病学分会. 系统性硬化病诊断及治疗指南. 中华风湿病学杂志,2011,15:256-259.

13. 杨培增,张震等. 葡萄膜炎的临床类型及病因探讨. 中华眼底病杂志,2002.

14. Shirodkar A R, Pathengay A, Flynn H W Jr, et al. Delayed-versus acute-onset endophthalmitis after cataract surgery. Am J Ophthalmol, 2012, 153(3): 391-398.

15. Yang P，Zhang Z，Zhou H，et al. Clinical patterns and characteristics of uveitis in a tertiary center for uveitis in China. Curr Eye Res，2005，30：943-948.

16. Lingappan A，Wykoff CC，Albini TA，et al. Endogenous fungal endophthalmitis: causative organisms，management strategies，and visual acuity outcomes. Am J Ophthalmol，2012，153（1）：162-166.

17. Yang P，Zhang N，Li F，et al. Ocular manifestations of syphilitic uveitis in Chinese patients. Retina，2012，032（9）：1-9.

18. Bodaghi B，Touitou V，Fardeau C，et al. Ocular sarcoidos. Presse Med，2012，41：349-354.

19. Fang W，Zhou H，Yang P，et al. Aqueous flare and cells in Fuchs syndrome. Eye 2009，23：79-84

20. John HK，Elizabeth ASD，Alice TL，et al. Risk of Cataract in Persons with Cytomegalovirus Retinitis and the Acquired Immune Deficiency Syndrome. Ophthalmology. Ophthalmology，2012，119（11）：2343-2350.

21. Yang P，Fang W，Jin H，et al. Clinical features of Chinese patients with Fuchs' syndrome. Ophthalmology 2006，113：473-480.

22. Fisher C，Sen D. Juvenile idiopathic arthritis: in adolescence and beyond. Br J Hosp Med（Lond），2012，73：564-570.

23. Yang P，Ren Y，Li B，et al. Clinical characteristics of Vogt-Koyanagi-Harada syndrome in Chinese patients. Ophthalmology 2007，114：606-614.

24. Zannin ME，Birolo C，Gerloni VM，et al. Safety and efficacy of infliximab and adalimumab for refractory uveitis in juvenile idiopathic arthritis: 1-year followup data from the Italian Registry. J Rheumatol，2013，40：74-79.

25. Yang P，Fang W，Meng Q，et al. Clinical features of Chinese patients with Behçet's disease. Ophthalmology 2008，115：312-318.

26. Fraga NA，de Oliveira Mde F，Follador I，et al. Psoriasis and uveitis: a literature review. An Bras Dermatol，2012，87：877-883.

27. Chi W，Yang P，Li B，et al. IL-23 promotes CD4[+] T cells to produce IL-17 in Vogt-Koyanagi-Harada disease. J Allergy Clin Immunol. 2007，119：1218-1224.

28. Tidman MJ. Improving outcomes in patients with psoriasis. Practitioner，2013，257：27-30.

29. Duca I，Ramírez de la Piscina P，Estrada S，et al. Steroid-refractory ulcerative colitis and associated primary sclerosing cholangitis treated with infliximab. World J Gastroenterol，2013，19：590-593.

30. Chu M，Yang P，Hu R，et al. Elevated serum osteopontin levels and genetic polymorphisms of osteopontin are associated with Vogt-Koyanagi-Harada-disease. Invest Ophthalmol Vis Sci. 2011，52：7084-7089.

31. van der Horst-Bruinsma IE，Nurmohamed MT. Management and evaluation of extra-articular manifestations in spondyloarthritis. Ther Adv Musculoskelet Dis，2012，4：413-422.

32. Matsuda J，Kaburaki T，Kobayashi S，et al. Treatment of recurrent anterior uveitis with infliximab in patient with ankylosing spondylitis. Jpn J Ophthalmol，2013，57：104-107.

33. Meng Q，Liu X，Yang P，et al. PDCD1 genes may protect against extraocular manifestations in Chinese Han patients with Vogt-Koyanagi-Harada syndrome. Mol Vis，2009，15：386-392.

34. Ke Hu，Lei B，Kijlstra A，et al. Male sex，erythema nodosum，and electroretinography as predictors of visual prognosis after cataract surgery in patients with Behçet disease. J Cataract Refract Surg，2012，38：1382-1388.

35. Klein HE，Krohne SG，Moore GE，et al. Postoperative complications and visual outcomes of phacoemulsification in 103 dogs（179 eyes）：2006-2008. Vet Ophthalmol，2011，14：114-120.

36. Jad A，Céline T，Bahram B，et al. Fuchs' heterochromic cyclitis: a post-infectious manifestation of ocular toxoplasmosis? Int Ophthalmol，2013，33（2）：189-194.

37. Liu X，Yang P，Wang C，et al. IFN-alpha blocks IL-17 production by peripheral blood mononuclear cells in Behçet's disease. Rheumatology（Oxford）. 2011，50：293-298.

38. Stunf S，Petrovec M，Zigon N，et al. High concordance of intraocular antibody synthesis against the rubella virus and Fuchs heterochromic uveitis syndrome in Slovenia. Mol Vis，2012，18：2909-2914.

39. Patel SV，McLaren JW. In Vivo Confocal Microscopy of Fuchs Endothelial Dystrophy Before and After Endothelial Keratoplasty. JAMA Ophthalmol，2013，7：1-8.

40. Hou S，Yang Z，Du L，et al. Identification of a susceptibility locus in STAT4 for Behçet's disease in Han Chinese in a genome-wide association study. Arthritis Rheum，2012，64：4104-4113.

41. Güngör SG，Akova YA，Küçüködük A，et al. Bilateral corneal infiltrates and uveitis in a pediatric patient with presumed ocular sarcoidosis. Ocul Immunol Inflamm，2013，21：1-3.

42. Jiang Z，Yang P，Hou S，et al. IL-23R gene confers suscep-

tibility to Behçet's disease in a Chinese Han population. Ann Rheum Dis. 2010, 69: 1325-1328.

43. Jovanović SV, Jovanović ZD, Radotić FM, et al. Clinical aspects of posterior uveitis in ocular sarcoidosis. Acta Clin Croat, 2012, 51: 247-253.

44. Umur KA, Tayfun B, Oguzhan O. Different ophthalmologic manifestations of sarcoidosis. Curr Opin Ophthalmol, 2012, 23: 477-484.

45. Bernard C, Kodjikian L, Bancel B, et al. Ocular sarcoidosis: when should labial salivary gland biopsy be performed? Graefes Arch Clin Exp Ophthalmol, 2013, 251: 855-860.

46. Xiongzhe Zhang, Feng Wen, Chengguo Zuo, et al. Clinical features of punctate inner choroidopathy in Chinese patients. Retina, 2011, 31: 1680-1691.

47. Amer R, Lois N. Punctate inner choroidopathy. Surv Ophthalmol, 2011, 56: 36-53.

48. Zhang H, Liu ZL, Sun P, et al. Intravitreal bevacizumab as primary treatment of choroidal neovascularization secondary topunctate inner choroidopathy: results of a 1-year prospective trial. Retina, 2012, 32: 1106-1113.

49. Dietrich-Ntoukas T, Cursiefen C, Westekemper H, et al. Diagnosis and treatment of ocular chronic graft-versus-host disease: report from the German-Austrian-Swiss Consensus Conference on clinical practice in chronic GVHD. Cornea, 2012, 31: 299-310.

50. Inamoto Y, Chai X, Kurland B F, et al. Validation of measurement scales in ocular graft-versus-host disease. Ophthalmology, 2012, 119: 487-493.

51. Bélair ML, Kim SJ, Thorne JE, et al. Incidence of cystoid macular edema after cataract surgery in patients with and without uveitis using optical coherence tomography. Am. J Ophthalmol, 2009, 148: 128-135.

52. Van Gelder RN, Leveque TK, et al. Cataract surgery in the setting of uveitis. Curr Opin Ophthalmol, 2009, 20: 42-45.

53. Alió JL, Chipont E, BenEzra D, et al. Comparative performance of intraocular lenses in eye with cataract ofand uveitis. J Cataract Refract Surg, 2002, 28: 2096-2108.

54. Ossewaarde-van Norel J, Berg EM, Sijssens KM, et al. Subfoveal Serous Retinal Detachment in patients with uveitic macular edema. Arch Ophthalmol, 2011, 129: 158-162.

55. Leder HA, Jabs DA, Galor A, et al. Periocular Triamcinolone Acetonide Injections for Cystoid Macular Edema Complicating Noninfectious Uveitis. Am J Ophthalmol, 2011, 152: 441-448.

56. Acharya NR, Hong KC, Lee SM. Ranibizumab for refractory uveitis-related macular edema. Am J Ophthalmology, 2009, 148: 303-309.

57. Bélair ML, Kim SJ, Thorne JE, et al. Incidence of Cystoid Macular Edema after Cataract Surgery in Patients with and without uveitis using optical coherence tomography. Am J Ophthalmol, 2009, 148: 128-135.

58. Mansour AM, Arevalo JF, Ziemssen F, et al. Long-term visual outcomes of intravitreal bevacizumab in inflammatory ocular neovascularization. Am J Ophthalmology, 2009, 148: 310-316.

59. Rouvas A, Petrou P, Douvali M, et al. Intravitreal ranibizumab for the treatment of inflammatory choroidal neovascularization. Retina, 2011, 31: 871-879.

60. Kramer M, Axer-Siegel R, Jaouni T, et al. Bevacizumab for choroidal neovascularization related to inflammatory diseases. Retina, 2010, 30: 938-944.

61. Essex RW, Tufail A, Bunce C, et al. Two-year results of surgical removal of choroidal neovascular membranes related to non-age-related macular degeneration. Br J Ophthalmol, 2007, 91: 649-654.

62. Jancevski M, Foster CS. Cataracts and uveitis. Curr Opin Ophthalmol, 2010, 21: 10-14.

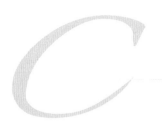

第一节　葡萄膜老年性萎缩

葡萄膜和身体其他组织一样，随着年龄的增长而逐渐出现衰老和萎缩性改变，包括葡萄膜的血管、基质和色素上皮等。葡萄膜的老年性萎缩是老年人的葡萄膜组织由于代谢失调而引起的退行性变。其病变进展缓慢，依病变发生的不同部位，可分为虹膜萎缩、睫状体萎缩和脉络膜萎缩。虹膜的萎缩性病变又可分为基质的变性与萎缩和色素上皮萎缩。前者表现为虹膜颜色变淡，虹膜隐窝变浅或消失，由于虹膜血管壁的增厚与硬化，常可导致老年人瞳孔强直性缩小。后者多发生在 50 岁以上的老年人。虹膜色素上皮退色，脱离的色素可播散于前房，亦可沉积于虹膜的表面、晶状体囊上、角膜内皮及小梁网，因此晚期易继发青光眼和白内障。睫状体的萎缩主要表现为睫状肌的变薄和结缔组织的增生，睫状突因玻璃样变而增厚，向前突出后推向虹膜根部，导致前房变窄，影响房水循环。由于睫状肌的萎缩常可形成老视。脉络膜的萎缩主要表现在血管方面，尤以动脉硬化转变为不透明的白色条纹更为显著，静脉也有部分类似的变化。部分血管发生收缩甚至阻塞，而其他部分则代偿性扩张，在硬化性病变的区域内出现典型的豹纹状眼底，根据发生的部位可分为弥漫性脉络膜萎缩、视盘周围和中心性脉络膜萎缩、中心性局限性脉络膜萎缩。无论何种类型，当侵犯至黄斑区时，均可导致中心视力的明显下降。

一、虹膜的老年性改变

1. 虹膜基质萎缩与变性（iris stromal atrophy and degeneration）　老年人虹膜基质结构变薄，虹膜纹理紊乱变平，虹膜小窝消失。特别在瞳孔褶边（frill）及虹膜小血管环可完全消失，其结果可见褐色括约肌。虹膜因色素弥散性脱失而变为带灰色。当虹膜变性时，血管可转变成白色线条，少数血管内尚残存血液，

结缔组织大部分被玻璃样物质代替。以上改变可遍及整个虹膜，但亦可局限于瞳孔缘附近，萎缩可形成勾（furrow）。虹膜可有色素脱失，色素颗粒分布在虹膜表面、晶状体前囊、角膜内皮及小梁网上。有时虹膜面出现大小不等的多处萎缩斑，基质只留下几束纤维，残余的纤维可游离并卷缩浮游在房水中。有时萎缩区扩大，基质完全消失，常在虹膜周边部分表现为色素上皮完全裸露。

临床上，虹膜的老年性改变最明显的是变薄和隐窝的变浅，变薄在瞳孔边缘很明显，使得括约肌变明显，血管周围的胶原组织增多，特别在前部基质，但后部基质变疏松，有时会形成囊样结构。在 60~70 岁的患者中，虹膜结缔组织和基质黑素细胞减少，或肌纤维细胞增多。

前房角发生的老化改变为小梁网明显硬化、胶原物质沉积，前房角细微结构增厚，相当数量透明蛋白及纤维组织积存，内皮细胞玻璃样变，房水通道变形和狭窄，房水流出受阻，因而导致青光眼的发生。

2. 虹膜色素上皮脱色素及增生（iris pigment epithelial depigmentation and proliferation）　50 岁以上的老年人，虹膜的色素上皮有一定程度的退色。后部虹膜上皮脱色素在 60 岁以上人群发生率为 90%，在 80 岁以上人群发生率为 100%。这在瞳孔缘很明显，最终整个瞳孔区脱色素，瞳孔区变得非常不整齐，脱失的色素会布满前房，包括小梁网，晶状体和角膜内皮。随年龄增长，虹膜色素脱失的程度和范围可更为显著和广泛。这些现象常与虹膜基质层萎缩和瞳孔边缘玻璃样变性相伴发并同时进展。色素颗粒游离脱失，常沉积在前房周围组织上，如虹膜表面和晶状体表面。有少数情况，虹膜色素沉积于角膜后面呈弥散或排列成垂直的纺锤状，即所谓"Krukenberg 纺锤"；并且色素颗粒在房角小梁网上特别密集，甚至导致青光眼。虽然在很多老年人会看到，但它并不是一个真正的老化现象。随着年龄增大，瞳孔缘色素细胞增殖，但这些细胞是巨噬细胞群的Ⅰ型 Koganei 细胞，随着脱色素的加重

会更加明显。在后部虹膜色素上皮微原纤维沉积和复制，提示可能和早老性表皮脱落性疾病有联系。此外，还有一种与此相反的老年改变，即色素增生。多半是在不规则的瞳孔缘上某一点存在的色素细胞增生，形成黑色的小疣。另外，瞳孔缘的虹膜色素边缘随老年人年龄逐渐增大，其黑色边缘的范围也随着年龄增长而逐渐加宽。

3. 老年性瞳孔缩小（senile miosis） 或随年龄增长瞳孔缩小，已经被很多作者提到，而且随年龄增长瞳孔对光反射减弱，病理组织学关于这种现象有很多解释。一些学者认为基质变薄、玻璃样化和血管硬化，使得虹膜更加僵硬，随着括约肌萎缩力量的减弱，使瞳孔变小。另一些学者认为开大肌在年轻时控制瞳孔对光反射，随着年龄增长力量减弱，所有都集中于延长瞳孔的对光反应时间。去甲肾上腺素受体的数量和敏感性，并不随着年龄的增长而降低，虽然存在争议，但除屈光间质清晰，小瞳孔在老化上并不是很重要。Kasthurirangan 等（2006）研究了年龄对静态和动态瞳孔反应的影响，发现瞳孔的反应速度随着年龄的增长略有降低。

婴儿的瞳孔较小，是由于开大肌发育不全，逐渐成长后瞳孔稍大，但到老年后瞳孔又缩小。许多作者认为这是由于虹膜血管和基质的硬化及玻璃样变所致。也有人提出系因瞳孔开大肌较括约肌易于萎缩，或老年人的副交感神经张力更占优势的缘故。老年人瞳孔缩小，对光反应较迟钝，但并不影响视力。

（陈　松　聂爱光）

二、睫状体的老年性改变

1. 睫状体的改变（changes in the ciliary body） 睫状体和虹膜有很多相同点，但也有很多重要的不同点。早在 1855 年 Helmholtz 就报道了随年龄增长睫状体结构和功能的改变，睫状体的老年改变通常为睫状突体积增大、延长，且分支增多，而与晶状体边缘靠近；人到中年，睫状体变大变短，位置比年轻人更接近巩膜突，睫状体前部随年龄的改变在 55 岁以后更加明显，并向前内与虹膜接近使后房变窄，且虹膜根部被推向前与角膜接近，使已经硬化的前房滤角更易发生阻塞，形成青光眼的诱因。与这些改变相对应，组织学检查发现睫状突基质疏松的细胞组织被致密的结缔组织代替。首先睫状体血管壁发生透明样变性和增厚，然后基质发生同样改变。晚期睫状突基质甚至转变为均匀一致的透明性物质。同时，基底 Bruch 膜变厚而失去均匀一致的外观。其外部呈颗粒状并有钙质沉着，而内网状纤维变厚。睫状体的弹力组织也增加，特别在

后部和睫状肌之前，在前房角内侧，形成一个弹力纤维环，这种现象更易见于老年人近视眼。

2. 睫状肌的改变（changes in the ciliary muscle） 睫状肌萎缩明显，纤维变薄，细胞核稀少，肌纤维间组织增加，最后玻璃样变，时有脂肪滴或钙化颗粒沉着。虽然睫状肌随年龄增长整体上是膨胀的，但形态学的研究发现随年龄增长睫状肌萎缩，不明显的细胞核的减少和肌肉变细，主要是纵行肌和网状肌，而环形肌不明显，Croft MA 等（2009）用超声生物显微镜（UBM）测量睫状肌的运动。研究表明睫状肌运动振幅随着年龄的向心力的睫状体运动有所减少。实际上，随年龄增长环形肌在增多。Nishida 和 Mizutani 认为这种现象可以部分地解释睫状体前部体积增加，但环形肌纤维的萎缩是仍然存在的，虽然程度要比其他结构轻。伴随着前部结构的变化，睫状体的纵行肌缩短，从 30 岁时的 4mm 到 70 岁的 2mm。这些改变缩小了睫状体和晶状体之间的空间（Petit 空间），使睫状沟变宽，虹膜根部前移，房角变窄。同时肌肉进行性萎缩，在周围的连接组织更加明显，内部连接组织变得致密，细胞成分变少，特别在网状区，使得胶原成分由 40 岁时的 20% 增加到 60 岁时的 50%。环形纤维区与网状分离，在 50 岁时更加明显，随着虹膜的老化，基质中的血管壁玻璃样化，结果血管变细，特别在睫状突经睫状肌亦有不同程度的萎缩及纤维变薄。胞核稀少，细纤维之间组织增殖，最后发生透明样变性伴偶尔出现的脂肪及钙质颗粒沉积。退变重者肌纤维本身可发生萎缩及变性，这种改变在高度远视眼更为明显，可能与这种屈光状态睫状肌的经常性紧张有关。有的在 40 岁便可出现这种改变，由于睫状肌纤维功能减弱可能早期出现老视，并且因肌力不足造成调节力下降。启动房角通路困难也可能与导致青光眼的发生有关。

3. 睫状上皮的改变（change of the ciliary epithelium） 两层睫状上皮都可影响。无色素上皮表现变性，最多见脂肪滴沉着，也可发生于有色素的改变。随年龄增长，与年轻人相比，睫状突变大变长色素减少，有时伴有脂肪或钙化，无色素的睫状突上皮更易发生脂肪化。无色素的睫状突上皮变得弹性增加，在睫状突形成结节，有时会深入玻璃体腔，视网膜色素上皮（retinal pigment epithelium，RPE）细胞也会存在这些结节，但不参与结节的增生。在发展的病例这些腔逐渐融合并形成囊腔，虽然一些学者认为在睫状体的 Fuchs 腺瘤这种增生更明显，但存在争议的是这一过程以老年人改变发展为病理性改变。在老年人睫状体扁平部的囊肿更常见，在 40 岁以上患者中占 24%，在 70 岁以上患者中占 34%，在平均人口中发生率占 16%。囊肿介于

无色素和 RPE 之间,充满酸性黏多糖,能够被透明质酸酶消化,所以被认为是透明质酸。基于这一点,它们很像周边视网膜的囊样变性,这些睫状体色素上皮的囊肿可以增生,形成位于囊肿基底部的纤维斑,通常包括来自睫状体下部的血管(Snell 斑)。已有报道囊中发生巨大的扩张,在多发性骨髓瘤的骨髓瘤蛋白,老年患者中,睫状体扁平部的色素上也会发生局部的结节性增生,但没有囊肿的形成。

(陈　松　聂爱光)

三、脉络膜的老年性改变

脉络膜位于葡萄膜的后部,为一棕色的软膜,从视神经延伸至锯齿缘,类似于脑的蛛网膜。葡萄膜有丰富的血管和色素,73% 的眼部血流进入脉络膜,其主要功能是供应外层视网膜所需的氧和营养,特别对维持黄斑区的生理代谢和功能起着极为重要的作用。脉络膜血管的解剖研究,其中较为突出的技术有:碱性磷酸酶组织化学技术观察脉络膜毛细血管小叶结构,吲哚菁绿和荧光素造影观察脉络膜的血液循环,树脂铸型联合扫描电镜观察脉络膜血管的三维立体结构。

脉络膜与葡萄膜的其他部分相同,主要是发生血管的老年性改变,包括位于脉络膜的动脉、小动脉。在小动脉的内膜有脂肪沉着和变性,开始脉络膜血管壁内皮有脂肪沉着。肌肉层脂肪性退行变性并逐渐为纤维组织代替,最后整个血管壁成透明样变性,管腔收缩甚至闭塞,形成白色线状。静脉亦有相应的退变,管壁结缔组织增加。动脉变性也反映在脉络膜毛细血管,小血管壁变厚,管腔变窄或闭锁。所有改变特别靠近后极部,直接围绕视盘者,形成所谓老年性视盘周围晕。

由于脉络膜血管的退行变性,影响 RPE 代谢紊乱,RPE 退行变性及增殖,并导致 Bruch 膜的视网膜部分发生胶质沉着,形成圆形隆起的"玻璃膜疣(drusen)",有时有钙化的赘生物覆盖,并有退化的 RPE。Reiner A 等(2010)实验研究脉络膜血流与全身血压(BP)的变化,发现高血压引起血流过多可能导致外层视网膜的氧化损伤,而在低血压血流不足可能导致脉络膜血管扩张,造成视网膜营养供给和废物清除异常,可发生与年龄有关的视网膜病变和视力减退。此外由于 Bruch 膜弥散性增厚,通常从视盘开始向周边延伸,并可发生钙化。偶尔也可见到 Bruch 膜有裂缝,外观类似血管样条纹症(angioid streaks)。因此老年人眼底可呈现豹纹状,形态如近视性改变,出现脉络膜大血管暴露的萎缩斑。RPE 细胞与脉络膜毛细血管的相互作用非常显著,维持正常脉络膜循环的生理功能,

如果 RPE 受损将导致 Bruch 膜的沉积物的积聚并导致其功能的损害,其主要成分脂类可降低 Bruch 膜的水压传导性(hydraulic conductivity),并使 Bruch 膜易受损,影响 RPE 细胞与脉络膜毛细血管之间的交换。RPE 细胞与脉络膜的毛细血管的相互作用也有许多报道,RPE 细胞和脉络膜毛细血管的生理调节平衡可能因各种因子生成条件以及 Bruch 膜传导性改变而受到扰乱。Marshall 等报道脉络膜毛细血管基底膜随年龄增加而增厚,可导致脉络膜与 RPE 细胞的相互关系发生阻碍。Ramrattan 等采用脉络膜毛细血管管径长度的总和与所测得区域长度比例作为脉络膜毛细血管密度,发现脉络膜毛细血管密度在年长者眼中有显著降低。张勇进等应用改良 Masson 三色组织染色法及电脑图像分析软件对正常眼 Bruch 膜厚度、脉络膜毛细血管的密度及脉络膜厚度的老年性改变进行定量分析。结果 Bruch 膜增厚与年龄有关,而脉络膜毛细血管的密度及脉络膜厚度的改变与年龄之间无显著的相关关系。证实 RPE 细胞与脉络膜循环的关系。研究发现(2010)随着年龄的增长,玻璃膜疣的形成与 RPE 氧化损伤和基因突变有关。

脉络膜随着年龄的增长可发生萎缩,称年龄相关性脉络膜萎缩(age-related choroidal atrophy)。近年来,用谱域相干光断层扫描仪(SD-OCT)检查脉络膜的厚度及结构,有作者(2012)用 SD-OCT 检查没有眼底疾病的黄斑区脉络膜厚度,共检查 54 只眼,发现中心凹下脉络膜厚度平均为 159μm,并随年龄每增长 10 岁脉络膜厚度减少约 16μm。原有 AMD 的患者,脉络膜厚度明显变薄。虽然有患者患地图状萎缩和 CNV,但是并无典型的 AMD 或 RPE 病变,认为这种脉络膜变薄主要发生于老年人,并且视力下降的症状是近期发生的,因此为获得性的,并将之称为年龄相关性脉络膜萎缩,又称为老年性脉络膜硬化。组织病理学研究发现这些患者脉络膜严重萎缩,尤其是中、小血管层,并伴有脉络膜色素细胞的破坏。视网膜细胞和色素上皮细胞胚胎来源相同,而脉络膜来源于不同胚层。在年龄相关性脉络膜萎缩患者,视力明显下降,其主要异常是在脉络膜,而不是像 AMD 那样主要是视网膜细胞的病变。Spaide(2009)采用 OCT 测量脉络膜厚度,推测与年龄有关的脉络膜萎缩与 AMD 有关,存在青光眼的患者脉络膜萎缩风险较高。马俊等(2012)应用 SD-OCT 测量脉络膜厚度,发现年龄相关性脉络膜萎缩主要发生于老年人,其后极病变类似于或同时伴有典型的 AMD 改变。患有年龄相关性脉络膜萎缩具有发生青光眼的高风险性,以往研究证明青光眼与脉络膜硬化有关。视神经部分供血来源于脉络膜,青光眼

患者特别是正常眼压性青光眼多数伴有视盘旁萎缩。青光眼本身并不引起视盘旁萎缩。视盘旁萎缩的大小已被证明与青光眼盘沿丢失有关。视盘旁萎缩通常还伴有豹纹状眼底改变，类似于高度近视眼底改变。可能由于视神经的灌注压受到眼压、血液供应等多种因素的影响。因此年龄相关性脉络膜萎缩可能是通过影响视神经的血供而导致青光眼的发病率上升；也可能是患有年龄相关性脉络膜萎缩的患者同时患有影响视神经血液供应的其他血管性疾病。

（陈　松　聂爱光）

第二节　继发性葡萄膜萎缩

人的葡萄膜对各种有害的刺激都可发生进行萎缩，葡萄膜可由于炎症、外伤、高眼压、青光眼、神经性疾病和缺血等因素的影响产生萎缩，这种萎缩称为继发性葡萄膜萎缩，以炎症后萎缩(post-inflammatory atrophy)为最常见。正常眼脉络膜 Bruch 膜是脉络膜循环与视网膜循环之间的屏障。但此屏障易受外伤、炎症、光凝、手术、肿瘤和营养不良性疾病的影响，使之破裂，造成脉络膜的损害，并可造成继发性脉络膜萎缩。

一、葡萄膜炎症后萎缩

1. 虹膜萎缩(iris atrophy)　任何长期虹膜炎症都可引起虹膜萎缩，往往是弥漫性侵犯全组织。前部葡萄膜由于长期炎症的影响，其渗出物机化，血管损害可导致萎缩。首先可见虹膜颜色失去光泽，而呈暗棕色或泥土色，虹膜变薄，纹理不清，呈丝瓜络状。虹膜的基质层变薄而收缩，使 RPE 由瞳孔缘处向外翻。此外色素脱落或色素增殖成点状或团状，在裂隙灯光照射下，虹膜可透见光亮。由于血管壁纤维化或阻塞，血管可呈白色线状。局限性萎缩亦可形成裂孔。有时虹膜表面有新生血管，虹膜后粘连，瞳孔缘或瞳孔区可见白色机化物。有时虹膜萎缩是限局性呈斑块状。在渗出性虹膜睫状体炎，萎缩斑常位于虹膜大环及小环或瞳孔缘附近，在毛细血管吻合之处。严重病例在虹膜形成孔，特别靠近虹膜较薄的睫状区，由于瞳孔锁闭后房压力高更促进这种情况的形成。如结核、梅毒、麻风、疱疹等的结节性或限局性病变可引起部分或完全虹膜萎缩。Herz 等(2008)观察棘阿米巴角膜炎发生快速进展的晶状体混浊，可继发眼前段炎症、虹膜萎缩及继发性青光眼。有人报告虹膜角膜内皮综合征(ICE)和虹膜痣综合征也可继发虹膜萎缩。

虹膜萎缩的组织病理切片常表现为虹膜组织普遍性萎缩、血管高度硬化，有时可完全消失，仅残留新生血管。基质层充满扁平细胞代替色素母细胞(chromatophores)，其间有透明样变性物质。但肌纤维往往保持较长时间，最后为透明结缔组织代替。内皮细胞可无改变，有时增殖为数层，表现为结节状，有时可形成一种透明样膜似与角膜后弹性膜相连续。

2. 睫状体萎缩(ciliary body atrophy)　持久性睫状体炎症后也可发生萎缩，萎缩的睫状体组织完全为增生的结缔组织代替，常有玻璃样变性，血管硬化，肌纤维变薄，睫状体变平变小。睫状突数目减少，发生皱缩并变薄，悬垂于玻璃体内。萎缩重者眼压下降，并导致整个眼球营养不良和眼球萎缩。

3. 脉络膜萎缩(choroidal atrophy)　后部脉络膜炎症后，病变区可出现弥散性或局限性萎缩斑。炎症后病变的脉络膜组织为结缔组织及神经胶质所代替，脉络膜和视网膜萎缩融合成一大片，形成黄白色瘢痕块。RPE 增殖、脱失色素夹杂在瘢痕组织之间。有时在炎症损害区内脉络膜和视网膜萎缩脉络膜毛细血管消失，仅留有脉络膜大血管，严重者脉络膜组织完全丧失，从而暴露出巩膜，萎缩斑呈白色有色素散在。由于脉络膜炎导致 RPE 和视网膜感觉层被破坏，形成脉络膜视网膜瘢痕，使视网膜外层与 Bruch 膜融合，脉络膜毛细血管及脉络膜血管层以纤维组织所代替，其上的视网膜感觉层和支持细胞变性和机化。在脉络膜和视网膜与脉络膜之间可能含有血铁质(hemosiderin)、胆固醇结晶、钙、软骨甚至有骨形成代替致密的结缔组织。根据萎缩的部位不同，有不同的视力和视野损害。葡萄膜炎黄斑中心凹萎缩可能是一个中间葡萄膜炎、后葡萄膜炎、全葡萄膜炎的并发症。一些致病因素，可能引起葡萄膜炎后期继发中心凹萎缩。RPE 和脉络膜的炎症损伤，可引起这些组织的功能障碍和萎缩，导致缺氧和营养障碍损害了黄斑，造成中心视力损害，尤其是黄斑光感受器变性是黄斑萎缩严重后遗症。后部脉络膜炎也可继发中心凹萎缩，Forooghian 等(2009)采用 HD-OCT 观察后葡萄膜炎，认为在各种葡萄膜炎综合征眼内炎症可并发中心凹萎缩，可能是抗体介导的感光细胞损害导致 RPE 和(或)脉络膜萎缩，黄斑囊样水肿，黄斑缺血继发闭塞性视网膜血管炎，CNV，视网膜脱离，HD-OCT 可能有助于确定继发黄斑中心凹萎缩患者视力丧失。

其他各种脉络膜视网膜炎如结核性脉络膜视网膜炎(tuberculous chorioretinitis)、梅毒性脉络膜视网膜炎(syphilitic chorioretinitis)、弓形体病脉络膜视网膜炎(toxoplamosis choroidoretinitis)和鸟枪弹样脉络膜视网膜病变(birdshot choroidoretinopathy)均可引起脉络膜视网膜萎缩斑。弓形体病脉络膜视网膜炎后脉络膜视网膜萎缩病灶，大小自1PD至数PD不等，类圆形，境界清楚，多数位于后极部，病灶面为黄白色的神经胶质增生和杂有深褐色的色素斑点，病灶边缘处色素比较浓密，可见脉络膜大血管（彩图7-70，见书末彩插）。眼底猪囊尾蚴病（cysticercosis）引起脉络膜视网膜炎，出现纤维组织增生、视网膜感光细胞脱失和脉络膜萎缩。多灶性脉络膜炎伴全葡萄膜炎（multifocal choroiditis and panuveitis, MCP）随着病程的进展，病灶渐变为边界整齐多伴有色素的萎缩性瘢痕。部分患者出现视盘水肿和充血，后期可在视盘周围发生萎缩灶。

（陈 松 聂爱光）

二、外伤性葡萄膜萎缩

1. 外伤性虹膜睫状体萎缩（traumatic iris and ciliary body atrophy） 眼球挫伤以后可引起明显的虹膜萎缩，这往往由于眼球暂时性缺血，血管麻痹性扩张，血管内皮细胞受损，虹膜因供血不足发生脱色素。挫伤严重萎缩为弥漫性或斑状，伴有色素紊乱，侵犯虹膜睫状体并可伴有晶状体脱位和瞳孔变形。

2. 外伤性脉络膜萎缩（traumatic choroidal atrophy） 脉络膜挫伤可引起脉络膜的出血、炎症、破裂以及脱离。挫伤若引起脉络膜反应，渗出及出血可位于视网膜下或脉络膜上腔，形成脉络膜脱离或视网膜脱离，眼底可见到青灰色实性隆起。出血或渗出物吸收后可留下重度色素沉着及白色机化块。眼挫伤还可引起脉络膜破裂，裂口通常呈新月形，弯向视盘，病变区脉络膜产生萎缩。眼底检查可见有弥散性线状、块状不规则黄白色杂以脱色素斑块。外伤性脉络膜炎继发于出血、渗出和组织坏死。陈旧的眼内异物有机化物包裹，呈白色的团块，边缘可有色素增生或脉络膜萎缩区。铁质沉着症（siderosis bulbi）眼底后期视网膜萎缩，脉络膜脱色素与色素沉着并存，脉络膜血管硬化，脉络膜萎缩（彩图7-71，见书末彩插）。

外伤性脉络膜萎缩可能是弥漫性或限局性，常伴有色素性改变和增殖改变。如果黄斑未受累，中心视力尚可。RPE的出血性脱离是脉络膜破裂的晚期并发症，这可能是由于从脉络膜破裂处进入黄斑视网膜下新生血管破裂所引起，外伤脉络膜萎缩也严重。

（陈 松 聂爱光）

三、缺血性葡萄膜萎缩

1. 缺血性虹膜萎缩（ischemic iris atrophy） 葡萄膜组织由于血液供给减少或切断可发生萎缩，缺血性葡萄膜萎缩常由于青光眼、重度眼球挫伤、急性炎症及眼内肿瘤。缺血性萎缩的特征是虹膜实质性萎缩、虹膜变薄。虹膜表面、瞳孔缘可见散在或局限性白色块状物。如前睫状动脉受损，虹膜呈扇形萎缩，可见眼肌手术时，表现虹膜基质萎缩，虹膜变薄，色变淡浅。Kim等（2011）报告皮肤填充剂隆鼻注射液与低眼压眼缺血的情况。注射后，患者立即表现出一个典型的眼底视网膜中央动脉阻塞导致的视力永久丧失，前、后段缺血的症状包括严重的角膜水肿，虹膜萎缩，视网膜肿胀，最终出现渗出性和牵引性视网膜脱离导致眼球萎缩。

2. 缺血性睫状体萎缩（ischemic ciliary body atrophy） 各种原因破坏睫状体血管系统均可造成睫状体萎缩，如热能（电凝）、电化学能（电解）、放射能（β-射线）、致冷剂、光能（激光）、超声波及微波等。如抗青光眼睫状体冷冻术是通过人工致冷产生的低温效应直接破坏睫状体上皮及血管系统，造成睫状体萎缩，亦可引起前节缺血，低眼压严重时可致眼球萎缩。Furino C等（2007）采用超声生物显微镜观察的眼部缺血综合征造成睫状体缺血情况，发现视网膜中央和睫状后动脉血流量显著降低和血管阻力增加，慢性缺氧，影响虹膜和睫状体。睫状体缺血减少房水的生成导致低眼压，可造成睫状体萎缩。

3. 缺血性脉络膜萎缩（Ischemic choroidal atrophy） 当脉络膜血液供给切断或明显减少，可发生脉络膜组织萎缩，萎缩明显时以纤维瘢痕组织代替，边缘都有色素增生，并有视网膜变性。眼局部脉络膜缺血常见于麻醉时的眼球受压，光凝意外脉络膜动脉闭塞，外伤，血管炎症，后睫状动脉或其分支动脉硬化或粥样化，狭窄或阻塞所致的三角综合征。而脉络膜亦可由于缺血及血液供给中断，造成组织坏死、脉络膜血管几乎消失。RPE细胞出现增殖或脱失，色素呈不规则团状散布。

急性脉络膜毛细血管缺血性病变如脉络膜毛细血管前小动脉阻塞所致的急性多灶性缺血性脉络膜病变。脉络膜循环与视网膜外层密切相关。Buettner实验证明脉络膜循环被破坏3小时后RPE和感光细胞即可坏死。脉络膜血管的结构与功能可能依赖于RPE的调节作用，同时脉络膜血液循环又是RPE唯一的营养来源。近来认为脉络膜毛细血管-Bruch膜-RPE复合体病（choriocapillario-Bruch membrane-retinal pigment epithelium complex, CBRC）与脉络膜循环功能有关，如AMD、玻璃膜疣、匐行性脉络膜萎缩（serpiginous choroidal atrophy）及视网膜周边部变性等。

（陈 松 聂爱光）

四、青光眼性葡萄膜萎缩

青光眼性葡萄膜萎缩有两种类型，一是急性青光眼后虹膜萎缩；另一种是慢性青光眼长期持续性眼压增高的葡萄膜萎缩，都是由于高眼压导致眼球缺血所致。

1. 急性闭角型青光眼虹膜萎缩（acute angle closure glaucoma iris atrophy） 在急性高眼压状态下，供给虹膜的动脉发生局限性循环障碍，产生局部缺血，导致节段性虹膜基质性萎缩；有时上皮层也发生萎缩。在眼压急剧上升12小时以上，虹膜变薄，括约肌变薄坏死。瞳孔散大，呈垂直卵圆形，对光反应及集合反应消失。少数病例虹膜有劈裂症者前层分离，虹膜中部及根部形成前粘连，进一步阻塞前房角。持续性高眼压则引起虹膜普遍性缺血萎缩。萎缩区的虹膜表面附着尘埃状色素颗粒。虹膜表面也可呈斑块状色素脱落。虹膜的基质及RPE层在同一区域萎缩时，虹膜菲薄甚至穿孔，透照时可见红光反射。尘埃状色素可沉积在角膜后及小梁网上。Loon等（2005）研究表明急性闭角型青光眼发作造成虹膜缺血萎缩，视力影响不明显。

2. 慢性青光眼（chronic glaucoma）虹膜萎缩 先天性或后天性眼压长期持续性增高，可并发葡萄膜的萎缩。虹膜普遍萎缩变薄，可发生血管硬化，基质收缩RPE外翻，一般萎缩较广泛，但也可发生小的斑状萎缩。较大的孤立斑状萎缩有时如同虹膜劈裂，肌纤维消失并有广泛RPE紊乱，色素母细胞（chromatophores）消失，RPE细胞破坏，其色素游离到角膜内皮、前房角、同样睫状突萎缩、肌组织萎缩、代替以纤维组织，全睫状体扁平。

任何青光眼长期高眼压都可产生葡萄膜萎缩。严重者在组织上仅有一菲薄的葡萄膜。在长期进展性青光眼可发生限局性巩膜葡萄肿或巩膜膨隆，脉络膜萎缩，视网膜也表现进行性萎缩和变性。

（陈　松　聂爱光）

五、视盘旁萎缩

视盘旁萎缩（peripapillary atrophy，PPA）又称视盘周围脉络膜萎缩（peripapillary choroidal atrophy，PPCA）、巩膜唇（scleral lip）、视盘周围晕（peripapillary halo）、青光眼晕（halo glaucomatous），是人群中较常见的眼底特征，尤其多见于高度近视和老年人，也可见于患者。早在20世纪初Elsching和Biicklers把青光眼患者的脉络膜视网膜萎缩命名为青光眼晕。Jonas根据检眼镜下视盘旁萎缩的位置和形态特征，把视盘旁萎缩分为α区和β区，α区是指外侧与视网膜相邻、内侧与B区或视盘边界相邻的区域，其特征是色素的

不规则脱失和沉着；β区是指内侧与视盘边界相连，外侧被α区包绕的区域，其特征是RPE和脉络膜血管层的明显萎缩，裸露出巩膜和大的脉络膜血管。早期研究表明，视盘旁萎缩的基本病变的脉络膜血管系统。周卉等（2002）发现视盘旁萎缩的α区代表RPE的色素性和结构性变化，β区代表视盘旁组织更严重的损害，即RPE细胞完全丧失合并有邻近光感受器和脉络膜毛细血管丧失。PPA更常见于眼压较低的正常眼压性青光眼，认为与视盘血管因素有关，PPA区血管缺乏，血液灌注不足，使视盘及视盘旁视网膜脉络膜组织更脆弱，对局部的损害因素更敏感。还有人认为PPA的形成是压力依存性的，眼压升高，导致已有青光眼性损害的视盘周围区域进行性萎缩。Weiter等用光电显微镜观察正常人的萎缩区，发现视盘旁萎缩区缺少脉络膜血管层、RPE和光感受器；脉络膜的动静脉明显减少；除了视盘旁的几处缺损，Bruch膜基本完整；萎缩区的Müller细胞分泌出一种变厚的厚膜。后来研究发现，青光眼视盘旁萎缩区的病理机制可能是脉络膜灌注减少。

视盘旁萎缩在老年人中更为常见，尤其是年龄大于60岁的女性中。随着近视的增加视盘旁萎缩发生率增加，高度近视更为常见。近视弧（myopic conus）发生的原因之一，是在近视眼的眼球伸张中，RPE层被牵拉，离开乳头边缘，使没有色素上皮层掩盖的脉络膜血管暴露出来。暴露的脉络膜可以离开视盘，使其后面的巩膜暴露出来，也可发生萎缩。萎缩后的残余组织盖在巩膜上，因而形成大小不同，黄、白相间和残余色素的弧形区。刘维锋等（2010）研究高度近视眼近视弧形态与近视性眼底病变发生的关系，发现白色脉络膜萎缩弧、环形弧的出现，均应警惕近视性眼底病变的发生。

高眼压症和青光眼的视盘旁萎缩呈进展型，20世纪初就有人开始描述视盘旁视网膜脉络膜萎缩与青光眼的关系，把青光眼患者的脉络膜视网膜萎缩命名为青光眼晕。研究表明，视盘旁萎缩的进展可能是高眼压症患者向青光眼转变的早期体征，视盘旁萎缩与青光眼的视盘参数、视野缺损及视盘浅层出血有一定关系，随着病程的进展，盘沿面积变小，脉络膜视网膜炎变大，盘沿面积缺损越明显的区域视盘旁萎缩越大。Jonas等认为视盘旁萎缩与平均视野缺损成正比，与视网膜神经纤维层的指数成反比。Sugiyama等发现视盘旁萎缩较大的青光眼患者视盘出血明显增加，推测视盘旁萎缩与视盘循环障碍有关。Araie等研究发现，视盘旁萎缩与视盘面积的比值是影响视野缺损损害进展的重要因素。因此，视盘旁萎缩的发生率、大小、结

构及其位置对于青光眼视神经损害的早期发现、进展的判断和青光眼的分型，以及揭示青光眼视神经纤维层丢失的机制是有价值的。视盘旁萎缩弧的扩大与青光眼的进展明显相关。Jonas 等强调了 β 区视盘旁萎缩弧在青光眼视神经病变的早期诊断中起重要作用，并且基线时较大面积的 β 区视盘旁萎缩弧是青光眼视神经病变进展的高危因素。因此基线时有 β 区视盘旁萎缩弧以及基线时 β 区视盘旁萎缩弧面积较大者均是青光眼进展的高危因素，Budde 和 Jonas 的研究显示，在青光眼患者的随诊过程中，青光眼进展组与未进展组相比视盘旁萎缩弧扩大的比例明显增高，但是视盘旁萎缩弧扩大发生的概率很低。视盘旁 β 区萎缩弧与青光眼视神经损害的进展明显相关，β 区萎缩弧的扩大可作为监测青光眼视神经损害进展的有效指标之一。

视盘旁萎缩程度在临床检查中可从呈不规则色素沉着到 RPE 严重丧失，后者可引起视盘旁区域透见巩膜和脉络膜大血管。健康的 RPE 调控着脉络膜毛细血管结构与功能，它的破坏导致脉络膜毛细血管萎缩，视盘旁萎缩扩展和面积增大的可能意味着视盘旁组织对损伤的易感性较高。研究表明，青光眼视盘旁萎缩不依赖于眼压水平。然而，高眼压对发生视盘旁萎缩的影响尚不清楚。眼压升高很有可能通过对视神经损害的同时损伤 RPE 和脉络膜而造成视盘旁萎缩，或者是在原已存在晕轮或弧形斑的眼高眼压选择性地进一步损害视盘旁组织。许多疾病在视盘旁区可引起萎缩性和色素性改变。甚至缺少某一特定疾病时，色素性改变也可作为随年龄增长的一种自然现象。除了获得性改变外，某些视盘旁组织排列紊乱和色素性破坏似乎源于发育，与视盘的先天构型有关。当存在眼轴进行性变长导致近视时，视盘旁组织可能也存在某些改变。在出现高眼压症前无论视盘旁组织改变是否存在，在青光眼进展过程中与视盘损害同时发生的视盘旁组织的进一步损害都是可能的。王涵（2008）组织学研究指出在原发性开角型青光眼（primary open-angle glaucoma，POAG）中，视神经旁脉络膜毛细血管内腔塌陷导致毛细血管对此区域的血供不良可能是视盘旁萎缩发生的重要原因，视盘旁萎缩检测方法包括检眼镜和裂隙灯检查是最简单的常用方法，视盘旁萎缩的分区就是按检眼镜下所见来区分的，眼底照相可以记录视盘旁萎缩，是长期随访观察视盘旁萎缩的有用工具。随着各种计算机眼底图像分析装置的问世，精确测量视盘旁萎缩的面积和体积已成为可能。如海德堡视网膜断层扫描仪（Heidelberg retina tomograph，HRT）中有视盘旁萎缩的测量程序。FFA 可反映视盘旁萎缩的血供，在正常情况下，造影早期 α 区呈现高荧光，β

区呈现低荧光，造影晚期 β 区呈重度低荧光。

有些眼底病在视盘旁区可引起萎缩性和色素性改变，视盘与视盘旁组织血液供应类型或某些区域解剖构型的个体变异可造成不同个体对损伤反应的变异。由于视盘周围流域分界（watershed zone）区，以及垂直走向流域分界区的存在，视盘旁区必然成为缺血性损伤的潜在部位。视盘和邻近视盘旁组织的低灌注常能通过荧光素眼底血管造影（fundus fluorescein angiography，FFA）显示。青光眼患者视盘旁脉络膜自身调节紊乱已被共焦扫描激光吲哚菁绿血管造影（indocyanine green angiography，ICGA）显示。组织病理学研究显示，在青光眼视盘旁萎缩区内有脉络膜毛细血管管腔萎陷（collapsed）。Maruko 等（2011）使用 OCT 检查视盘倾斜综合征（TDS），并做 FFA 和 ICGA，探讨黄斑部脉络膜和巩膜的变化，以确定浆液性视网膜脱离（SRD）的形成机制。中心凹下脉络膜比较薄，在 TDS 中心凹下巩膜增厚于黄斑葡萄肿边缘。RPE 萎缩的面积在 ICGA 低荧光区；脉络膜毛细血管闭塞，随后可能会导致 SRD。Manjunath 等（2011）用高分辨率 SD-OCT 研究 PPA 患者的视盘周围视网膜形态学变化，定性评估和定量 PPA 视网膜和视网膜神经纤维层厚度与正常对照组有显著差异。

（陈　松　聂爱光）

六、神经源性萎缩

神经源性虹膜萎缩（neurogenic atrophy）见于睫状神经节及神经梅毒性疾病以后，特别是在脊髓痨。可能是由于周边神经单位（neuron）的病损而非中枢性的。早期症状为轻度脱色素，以后发生虹膜基质萎缩，虹膜变薄，纹理消失，色晦暗而无光泽，通常伴发瞳孔麻痹，小梁变薄呈白色线状，近瞳孔缘 RPE 层退色，但无虹膜后粘连。斑状萎缩往往伴有不规则瞳孔，脊髓痨时瞳孔反射异常。三叉神经眼支的病变可造成角膜感觉的传入神经异常或中断，其特征是角膜感觉减退或消失，角膜上皮更新受阻，从而出现一系列角膜的病变，统称为神经源性角膜炎。可导致虹膜萎缩，常见于带状疱疹和单纯疱疹病毒引起的角膜葡萄膜炎，也可见于麻风病。

（陈　松　聂爱光）

七、继发性玻璃体视网膜变性疾病的脉络膜视网膜萎缩

1. Wagner 玻璃体视网膜变性（Wagner's vitreoretinal degeneration）　本病由 Wagner 于 1938 年首先描述，因此又称 Wagner 病。此病的特征，在晶状体后有一大玻

璃体浓缩增厚的膜与光学清亮的空间，视网膜细窄并有血管外周色素鞘围绕，常有 RPE 萎缩与脉络膜萎缩变薄，有限局性脉络膜毛细血管缺如。有些病例还合并视神经萎缩。常为双侧患病。常染色体显性遗传。早期眼底脉络膜有不规则的稀薄色素，呈花纹状斑片。在石板灰色的背景上显示清晰的脉络膜血管。当病变进行，在变薄的 RPE 区内，可见小的不规则的深色素点。萎缩区内有大的脉络膜血管显露，视网膜与萎缩区内脉络膜可有牢固粘连。裂隙灯显微镜检查可发现晶状体后玻璃体内有一片纱幕样混浊，玻璃体中央出现液化，呈透明的光学空间，继而发生后脱离，纱幕样混浊逐步演化成细纱状，三面镜下可见细纱状混浊之一端附着于周边部视网膜表面，其余则游离漂浮于液化的玻璃体内。此后，细纱状混浊渐次融合增厚，形成疏密不一的半透明膜，浓厚处如蜡滴状，稀薄处成为孔隙。赤道部及其前后视网膜血管有膜样物遮盖，有的能见到血管白鞘与格子样变性，如果上述玻璃体与视网膜粘连广泛，可发生视网膜裂孔而导致视网膜脱离。后部眼底可见视盘血管倒置、退色，沿视网膜血管有色素改变，有时还有视网膜放射状皱褶。FFA 在赤道部及附近有透见荧光，提示 RPE 萎缩，脉络膜毛细血管充盈不全，视网膜末梢血管无灌注，黄斑常无异常。在多数病例中，当尚未发生白内障之前，中心视力无明显下降（包括矫正视力），但周边视野有明显缩小。白内障常发生于 20 岁之后。

2. Stickler 综合征（Stickler's syndrome）　本病是一种进行性结缔组织疾病，为常染色体显性遗传，眼底表现玻璃体变性、脉络膜视网膜变性、视网膜脱离及后极部脉络膜视网膜萎缩（posterior chorioretinal atrophy，PCRA）改变。

3. 雪花样玻璃体视网膜变性（snowflake vitreretinal degeneration）　本病是进行性遗传性眼底退变性疾病，为常染色体显性遗传，特点为轻度近视、白内障、漂浮于液化玻璃体内的条索、视网膜变性和脉络膜视网膜萎缩。

4. Goldmann-Favre 玻璃体视网膜变性（Goldmann-Favre vitreoretinal degeneration）　本病又名玻璃体-毯层-视网膜退行变性，是一种少见的累及玻璃体、RPE 与视网膜脉络膜变性疾病，并可继发脉络膜萎缩。

5. 原发性进行性弥漫性视锥细胞变性伴有靶样黄斑损害（primary progressive diffuse cone dystrophy with "bull's eyes" macular lesion）　本病为常染色体隐性遗传病。眼底检查可见双侧黄斑部对称的靶心样病灶，靶心样病灶不仅损害 RPE 层，脉络膜毛细血管也发生萎缩。

（陈　松　聂爱光）

八、其他继发性脉络膜萎缩

脉络膜毛细血管-Bruch 膜-RPE 复合体（CBRC）是由密切相关的三层组织组成。在病变过程中很少仅限于一种组织，凡波及此复合体内的一部分病变，都会相互影响，而引起一系列疾病。其病因有炎症性、非炎症性变性以及遗传变性疾病等（参考有关章节）。与 CBRC 密切相关的继发脉络膜视网膜萎缩的疾病常见以下几种：

1. 年龄相关性黄斑变性（age-related macular degeneration，AMD）　AMD 又称老年性黄斑变性（senile macular degeneration），为多发生于 50 岁以上患者的黄斑区 CRBC 退行性病变。临床上包括萎缩型（atrophic）和渗出型（exudative），萎缩型最终结局是黄斑区形成地图状萎缩（geographic atrophy），主要眼底表现脉络膜毛细血管萎缩、Bruch 膜增厚和 RPE 萎缩等引起的黄斑区脉络膜视网膜萎缩变性。FFA 在疾病晚期 RPE 萎缩区内出现脉络膜毛细血管的萎缩、闭塞而呈现弱荧光，甚至可见脉络膜的大血管，有时可见巩膜着色。地图状萎缩 ICGA 早期就呈现因脉络膜血管缺乏而致的弱荧光区，其内残余的脉络膜大中血管清晰可见，造影晚期的弱荧光区显得更清楚。FFA 晚期可出现轻重不一的巩膜染色。陈松等（2002）对 73 例萎缩型 AMD 患者 95 只眼的彩色眼底照相、FFA 和 ICGA 进行分析，结果发现在 RPE 色素脱失与萎缩区内 FFA 晚期斑片状强荧光，ICGA 呈现为斑片状强弱相间荧光，有脉络膜毛细血管缺损，仅见脉络膜大血管。近期报告（2011）AMD 的 CNV 中心凹萎缩患者在光动力学治疗（photodynamic therapy，PDT）后可发展为黄斑裂孔，因 PDT 可导致脉络膜肿胀，使中心凹萎缩处发生裂开。经过长期观察和 OCT 检查发现主要在外层 RPE 的变化。Sarks 等（2006）发现 AMD 盘状瘢痕发展晚期由于 RPE 和脉络膜循环发生障碍会变得萎缩，造成视野盲点持续扩大。由于 RPE 供给脉络膜营养损失，细胞就会死亡，造成脉络膜萎缩。大多数地图状萎缩发生于伴有明显玻璃膜疣的患者，并随玻璃膜疣消退而进展，RPE 变性比玻璃膜疣更显著。在年轻的患者，这种局灶性萎缩可以散在存在许多年，但当 AMD 波及间隔区的 RPE 时，局灶性病变就开始不规则扩大、融合。有晚期 AMD 改变的脉络膜萎缩患者，有地图状萎缩、RPE 下可见相对静止的新生血管。产生 CNV 的原因有很多，脉络膜为视网膜供应氧气和其他代谢物质能力的降低导致血管内皮生长因子释放增加，从而引起新生血管的生成。

组织学检查地图状萎缩上层光感受器细胞的丧失

继发于萎缩区域 RPE 细胞丧失。脉络膜毛细血管可能也缺乏。实验结果揭示了当 RPE 细胞被清除或已经萎缩时，脉络膜毛细血管继发性消失。地图状萎缩与继发于周围视网膜的基底层状沉积和基底线状沉积的 Bruch 膜增厚紧密相关。所以，如果没有 CNV 的生长，地图状萎缩被认为是 AMD 进程的末期。组织病理学检查显示地图状萎缩区域 RPE 的缺失，伴有覆盖其上的光感受器的继发性丧失。脉络膜毛细血管可能缺失。有实验结果示当 RPE 缺失，脉络膜毛细血管继发消失。Green 等认为脉络膜血管障碍能引起所有外层视网膜变性，在地图状萎缩中并未看到。Friedman 等提出脉络膜阻力可能与 AMD 和地图状萎缩有关。地图状萎缩与 Bruch 膜的沉积、变厚有关。

色素上皮脱离（pigment epithelium detachment, PED）相关的地图状萎缩可在 PED 塌陷后出现，特别是大的软性融合性玻璃膜疣融合形成的玻璃膜疣样 RPE 脱离。RPE 脱离无变化时，患者仍可保持满意视力。最终，脱离区的 RPE 功能衰竭，视力下降，脱离区平复，出现迅速发展的萎缩区。后期地图状萎缩，脉络膜大血管减少，暴露的脉络膜动脉可能出现白鞘，甚至无血流。组织学检查表明，动脉管壁纤维化，而管壁并未增厚，管腔正常，血管白鞘是由于管壁不规则增厚，在变薄的脉络膜中呈扁平状，形成脉络膜萎缩。

2. Stargardt 病（Stargardt's disease） 1909 年 Stargardt 发表了 2 个家系的黄斑萎缩性损害合并有视网膜黄色斑点沉着（fundus flavimaculatus with macular dystrophy）。以后有些作者将 Stargardt 病称为少年型黄斑营养不良（juvenile macular dystrophy），因为本病具有 2 种特殊征候：黄斑椭圆形萎缩区及其周围视网膜的黄色斑点。Stargardt 病临床上常见为单独的黄斑部萎缩变性，或合并全眼底黄色斑点。多为常染色体隐性遗传，少数为显性遗传，双眼发病，病变对称。病变早期眼底可无明显改变，随着病变的进展，黄斑中心反光消失，色素紊乱，呈灰暗色。病程逐渐发展，黄斑区有横椭圆形或圆形、边界清晰的变性病灶，呈金箔样反光。晚期眼底后极部可出现视网膜神经上皮、RPE 及脉络膜毛细血管萎缩，仅见脉络膜大血管及白色巩膜。在病程经过中萎缩区周围又出现黄色斑点，萎缩区又扩大，如此非常缓慢而又不断地发展，可侵及整个后极部，但一般不超出上下颞侧视网膜中央动静脉所环绕的范围，更不会到达赤道部。FFA 显示双黄斑区呈对称性的靶心状改变或牛眼样荧光征象，约 90% 患者荧光造影出现脉络膜湮灭征（choroidal silence sign）。在黄斑部能见到陷于硬化、萎缩的脉络膜血管，并有形态不

规则的色素斑，说明脉络膜毛细血管亦已损害。Irvine 等推测这种损害是继发的，是由于视网膜神经上皮层外层及色素上皮层长期失去功能与代谢的一种废用性萎缩。FFA 可见整个萎缩区呈斑驳状强荧光，其周围与黄色斑点相应外有虫蚀样小荧光斑。此种斑驳状和虫蚀样荧光斑是一种因色素上皮损害而显示的透见荧光。Wroblewski 等（1995）采用 ICGA 发现黄斑部可见不同程度的脉络膜血管闭锁，由于 RPE 及脉络膜毛细血管的萎缩，其脉络膜血管形态更加清楚，造影晚期改处呈现均一致的低荧光。视野检查在初期已可发现中心暗点，进行期后，有与萎缩区大小相应的中心相对暗点，周边视野一般无改变。色觉障碍初期即可检出，以后逐渐加剧。全视野 ERG 无明显异常，多焦点视网膜电图（mERG）则有显著改变，提示中心凹损害严重。EOG 光峰与暗谷比值（LP/DT）正常或下降。

3. 卵黄样黄斑变性（vileflifora macular degeneration） 1905 年 Best 第一次报告 1 个家系中有 8 名成员患卵黄状黄斑营养不良（vitellifor macular dystrophy）。卵黄样黄斑变性又称 Best 病，该病由 Adams 于 1883 年首次发现。此病在病情发展过程中，形态变化很大，临床上又称为多形性黄斑变性（polymorphic macular degeneration）。Best 病为先天性或遗传性黄斑变性，为常染色体显性遗传。本病黄斑区 Bruch 膜系先天不正常，此膜一致性变厚产生卵黄样变性。随着病程进展，此膜破裂变成碎片即卵黄样破裂。最后黄斑区形成视网膜脉络膜萎缩斑，有色素堆集并透见白色巩膜。临床上根据不同的眼底表现分为卵黄病变前期（以眼底正常而 EOG 异常为特征）、卵黄病变期（RPE 水平蛋黄样损害灶）、卵黄破碎期（黄色损害突破 RPE 进入视网膜下腔或形成假性蓄脓外观）及萎缩期（圆盘状视网膜脉络膜萎缩）四期。病变最后吸收色素上皮与邻近的感光细胞趋于萎缩，形成瘢痕，患者视力蒙受永久性损害，残留浓厚的中心暗点。

4. 玻璃膜疣（drusen） 玻璃膜疣为黄白色透明的胶样物沉积于脉络膜的玻璃膜疣所致的表现。可分为遗传性玻璃膜疣和老年性玻璃膜疣。通常玻璃膜疣为分散的、单个的、融合成较大圆形，甚至地图状外观。病灶边缘处伴有色素增殖，引起 RPE 的萎缩。玻璃膜疣发展的结果是 RPE 消失，产生萎缩区，此时玻璃疣亦消失。最后导致萎缩区与脉络膜毛细血管功能不全，可能是产生萎缩的原因。开始小的点状玻璃膜疣，首先在中心凹周围发生萎缩，表现为细网状色素增生带，而与玻璃膜疣无关。萎缩围绕中心凹并在其周围呈马蹄状扩展，可有多个区域同时进展，鼻侧和颞侧通常

最晚会合，而中心固视点多半不受影响。晚期脉络膜毛细血管可发生地图状萎缩，暴露大的脉络膜血管。典型地图状萎缩的发展是在基底有玻璃膜疣或色素的改变。当玻璃膜疣消退，局灶性病变可能发生在消退的地方，扩大、进展成地图状萎缩。斑点状的低色素区域也倾向于地图状萎缩的发展。进展经过很多阶段。

5. 点状内层脉络膜病变(punctate inner choroidopathy, PIC) PIC 是一种少见的多灶性脉络膜视网膜炎症性疾病，典型地发生于青年女性近视患者，表现为后极部散在分布位于 RPE 和内层脉络膜水平的黄白色小点状病灶并进行性萎缩，缺乏前葡萄膜炎和玻璃体炎体征，呈自限性过程，通常不伴有眼前段和玻璃体炎症，多数患者视力预后良好。患者主诉有单眼眼前黑影、闪光感、暗点、视物模糊和视力下降，视力下降多为轻度下降(0.5 以上)，一些患者可有严重视力下降(可降至 0.04)，无眼红、眼痛等表现，不伴有全身性疾病。典型的改变为双侧眼底出现多发性散在的黄白色圆形病变，50～300μm 大小，位于视网膜色素上皮和内层脉络膜水平，主要集中于后极部，一些病变可伴有浆液性视网膜脱离，通常于数月后这些病变消退，遗留下视网膜色素上皮紊乱，或遗留下萎缩性脉络膜视网膜瘢痕，后者以后逐渐变成为凿孔状边缘的萎缩灶。OCT、FFA 和 ICGA 检查对诊断有一定帮助。萎缩病灶在 FFA 早期表现为透见荧光，或萎缩性中心灶弱荧光、边缘透见荧光。萎缩病灶表现为典型的凿除状萎缩灶，随时间延长，病灶内逐渐有色素增生，浆液性视网膜脱离者可见染料渗漏至视网膜下，在出现脉络膜视网膜萎缩时则可见荧光缺损，它还能显示 CNV，ICGA 可以发现后极部多发性弱荧光斑。张雄泽等(2010)观察 PIC 眼底改变，萎缩病灶表现为视网膜下的组织凿除状病灶，直径 50～2000pm，可伴不规则的色素增生，新鲜的萎缩病灶表现为视网膜边界清楚的组织凿除状的灰黄色或灰色病灶；陈旧的萎缩病灶表现为色素性萎缩灶，另有色素增生不规则位于病灶中心或内部边缘，同一患眼内多发的萎缩病灶其病灶直径差别较大。邻近的萎缩病灶可融合成线形或星形的大病灶。聂黎黎等(2005)报告一例 PIC 患者双眼呈对称性分布在后极部、围绕黄斑中心凹，散在大小均匀、边界清楚、位于视网膜血管之后的类圆形黄白色萎缩斑，其周边围绕以较小的视网膜色素上皮肥厚及萎缩斑。

（陈 松 聂爱光）

第三节 原发性萎缩

一、虹膜角膜内皮综合征

（一）概述

虹膜角膜内皮综合征(iridocorneal endothelial syndrome, ICE)是由角膜内皮异常引起的一组疾病，包括特发性进行性虹膜萎缩、Cogan-Reese 综合征(虹膜色素痣综合征)和 Chandler 综合征。主要临床表现包括角膜内皮增生、角膜水肿、虹膜萎缩、房角粘连和继发性青光眼。治疗主要针对角膜水肿和继发性青光眼。

（二）历史

Harms 于 1903 年最先报道了青光眼合并虹膜萎缩和虹膜裂孔形成的病例，命名为"原发性进行性虹膜萎缩"。1956 年，Chandler 报道了一组类似病例，称为"Chandler 综合征"。1969 年，Cogan-Reese 描述了"Cogan-Reese 综合征"。三者的基本病理变化均为异常的角膜内皮增生，都出现虹膜萎缩，但具有各自的特点。鉴于此，Scheie 和 Yanoff 在 1975 年以及 Yanoff 在 1979 年提出了 ICE 的概念。

（三）病因学及发病机制

发病的起始和关键环节是角膜内皮异常，但角膜内皮改变的病因不明，发病机制的相关假说包括膜形成、炎症反应和单纯疱疹病毒或 EB 病毒感染。异常的角膜内皮细胞增殖，并移行跨越房角，到达虹膜前表面，可能还会到达虹膜后表面，引起角膜水肿、虹膜色素痣和结节；移行细胞形成的膜样组织收缩导致虹膜萎缩、虹膜孔形成和瞳孔变形；虹膜周边前粘连引起眼压增高和继发性青光眼。ICE 患者的角膜标本中检测到单纯疱疹病毒 DNA，房水中也可分离出单纯疱疹病毒。角膜标本的内皮细胞发生化生，表达各种角蛋白。

（四）临床表现与分型

多见于中青年女性，男女之比为 1:2～1:5，白人多见，单眼发病，无遗传倾向，罕有家族史，无全身并发症或合并其他眼病。

临床分型：根据虹膜的改变分为 3 个临床类型，即特发性进行性虹膜萎缩、Chandler 综合征和 Cogan-Reese 综合征。共同的表现是角膜内皮异常、虹膜病变、虹膜周边前粘连和继发性青光眼(图 7-72)。特发性进行性虹膜萎缩是最常见的类型，多见于年轻女性，有明显的瞳孔异位，瞳孔缘色素外翻，虹膜基质和色素上皮广泛慢性进行性萎缩，形成虹膜孔，产生假多瞳症。Chandler 综合征多见于年轻女性，以角膜内皮功能障碍和角膜水肿为突出表现,可发生大泡性角膜炎,仅虹膜基质轻度萎缩,不形成穿孔,伴或不伴有瞳孔异位,瞳孔缘色素外翻不突出。Cogan-Reese 综合征多见于中年女性,虹膜表面出现结节样或弥漫性色素病变,虹膜很少穿孔,瞳孔缘色素外翻,伴随不同程度的瞳孔异位和虹膜萎缩(图 7-72,图 7-73)。

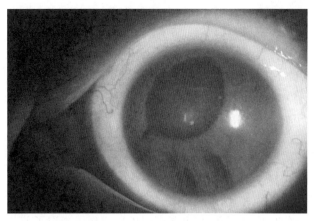

图 7-73 Cogan-Reese 综合征
眼前节像示瞳孔移位、瞳孔缘虹膜色素外翻和虹膜结节形成

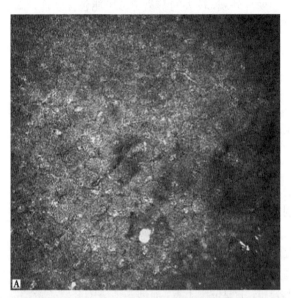

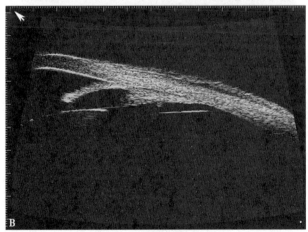

图 7-72 虹膜角膜内皮综合征
患者女性,39 岁。A. 角膜共焦显微镜检查示角膜内皮异常增生 B. UBM 检查示周边虹膜前粘连

患者的症状取决于哪种病变占主要地位。在特发性进行性虹膜萎缩,通常主诉是虹膜外观的改变(如多瞳症);在 Chandler 综合征,患者的主诉常常是继发于角膜水肿的视物障碍;在 Cogan-Reese 综合征,瞳孔异色症是常见主诉。ICE 自然病程为慢性进行性。在不同的病程阶段视力有不同程度的受累,早期可出现轻度的雾视及间歇性虹视,晨起多见;晚期往往有严重的视功能损害,视力显著减退,伴有眼痛、头痛等继发性青光眼症状。裂隙灯下可见角膜后部呈现出细微

的斑点状外观,类似于 Fuchs 角膜上皮营养不良,但比其更粗糙。角膜内皮显微镜常常发现角膜内皮细胞异常,其特征是在大小和形状上不同程度的多形性,在初期可能表现为脱屑样内皮病变。

(五)诊断与鉴别诊断

详细地进行眼部检查,诊断应无困难。诊断依据:①多见于中青年女性,单眼发病;②角膜内皮异常,角膜水肿;③虹膜萎缩、形成孔洞或结节,瞳孔变形,虹膜异色;④房角粘连,眼压升高。Cogan-Reese 综合征的虹膜损害可能与恶性黑色素瘤混淆,但角膜和房角的异常易于鉴别。

(六)治疗及预后

ICE 的治疗原则是控制角膜水肿和继发性青光眼,治疗难度大,保守治疗和外科治疗效果常常不理想。

1. 角膜水肿 首先进行药物治疗,高渗盐水及角膜营养药物点眼,可配戴软性角膜接触镜。角膜失代偿而眼压控制良好者,可在适当的时机进行穿透性角膜移植,但成功率较低。

2. 继发性青光眼 通常需要联合多种方法控制眼压。首先使用药物控制升高的眼压,由于房水引流通道被膜样组织及虹膜周边前粘连阻塞,故宜采用减少房水生成的药物。若视盘和视野出现损害,需考虑手术治疗,可选用滤过手术、睫状体光凝/冷凝术和引流阀植入术等。常规滤过手术失败率较高,并易发生较术前更严重的角膜水肿,预后不良,可在术中加用抗代谢药物,以提高手术成功率。

(王雨生 陈 松 聂爱光)

二、虹膜劈裂症

(一)概述

虹膜劈裂症是一种罕见的、主要见于老年人的、

双眼原发性虹膜基质萎缩病变，最常见的表现是年龄相关性虹膜萎缩并发青光眼。一般无须特殊治疗，但应规律随访和监测，并治疗青光眼相关改变。

（二）历史

Schmitt 于 1922 年最早描述此病；Loewenstein 和 Foster 于 1945 年首次使用"虹膜劈裂症"这个名称。

（三）病因学及发病机制

虹膜劈裂症的致病原因及机制尚不清楚。相关假说包括：①房水中因青光眼产生的溶解物质造成虹膜萎缩。②衰老。随着年龄增加，前部虹膜基质中血管硬化加重，虹膜收缩和扩展时的剪切作用撕裂了前部和后部之间的组织。③老年人的一种特发性虹膜萎缩症。但有人提出虹膜劈裂症时虹膜的血管及其灌注均正常，与特发性虹膜萎缩的情况不同。④外伤。外伤后眼压上升产生沿着开大肌的剪切力导致前后基质的分裂。⑤虹膜劈裂症是虹膜基质萎缩的一种罕见表现，起因于间歇的或急性眼压升高后虹膜基质缺血。⑥虹膜劈裂症可能是眼前节解剖异常的一部分。⑦与晶状体半脱位有关，脱位的晶状体与虹膜摩擦可能是发生虹膜劈裂症的机械促发因素。⑧感染和免疫。有许多病例报道虹膜劈裂症患者同时患有梅毒引起的间质性角膜炎，而且其中部分患者患有开角型青光眼，推测存在免疫相关机制。⑨与使用缩瞳剂有关。对于青光眼在虹膜劈裂症发病机制中的作用尚有争议，尚不明了虹膜劈裂症是眼压升高的原因还是结果。有人推测虹膜劈裂症发生于房角关闭之前，破裂的基质纤维形成前粘连阻碍了房水经小梁流出，但有学者对大量同时患有虹膜劈裂症和闭角型青光眼的患者进行观察，研究两者之间的关系后提出闭角型青光眼可能为原发性。

（四）组织病理学

组织病理学研究显示虹膜基质发生纤维变性和显著萎缩，前部基质与后部基质肌层分离，虹膜色素上皮和其后的开大肌正常，虹膜血管基本正常，有些血管内皮变薄、管腔膨胀。有时，后部基质的分离可能伴随色素层不规则的色素沉着。电镜显示基质明显变薄，受累区域的胶原纤维减少，而基质内血管和神经的外观正常。角膜的改变不常见，如果出现，变性的角膜内皮位于虹膜劈裂症的上方，可能与游离的虹膜纤维条带接触角膜内皮有关。

（五）临床表现与分型

主要发生于老年人，通常在 60～70 岁，但有年轻人受冲击、震荡外伤后发病的病例报道。多为散发，但也有家族性发病，可伴有先天性小眼球、房角窄、白内障、圆锥角膜和晶状体半脱位等其他眼部异常。常为双眼发病，病变对称，呈进行性发展。因虹膜角膜接触可能引发大泡性角膜病变和角膜内皮失代偿。

临床特点：①虹膜劈裂症通常发生于下方，局部扇形虹膜基质劈裂为两部分。裂隙灯检查见前层为大量色素条带和白色萎缩条带组成的疏松组织，一端固定于睫状肌或括约肌处，另一端游离漂浮于前房，形成所谓的麦片外观，较大的游离部分可能包含血管。② 2/3 以上的病例伴随青光眼，如闭角型青光眼、房角后退性青光眼和开角型青光眼。③ UBM 检查可显示房角窄、周边散在前粘连、弥漫性或散在虹膜基质病变而色素上皮完整，基质分离区域虹膜向前弓状膨出，下方象限虹膜角膜接触。④虹膜荧光素血管造影示病变累及区域的内侧瞳孔缘到外侧虹膜的血管灌注正常。

（六）诊断与鉴别诊断

通过评估临床表现、发病年龄、是否双眼发病、病情是否进展以及是否伴随青光眼等进行诊断。需要鉴别诊断的主要是其他两种虹膜基质异常，即 ICE 和虹膜角膜的神经分泌病变（Axenfeld-Rieger 综合征）。在虹膜劈裂症，发病晚，通常在 60～70 岁；常为双眼发病，对称，进行性。虹膜出现基质分裂而无裂孔，呈扇形分布，主要位于下方，前部基质萎缩并有条带漂浮于前房。瞳孔圆，对光和调节反应正常，通常没有角膜改变，除非前部虹膜条带接触角膜内皮。ICE 的发病年龄一般是 30～40 岁，单眼发病、进行性，可见虹膜基质萎缩，有或没有裂孔，周边前粘连伸展到 Schwalbe 线。瞳孔可能是异位的，甚至可能出现多瞳，角膜内皮异常。Axenfeld-Rieger 综合征出生即发病，具有先天性特征，双眼发病，不对称、不进展。有轻度虹膜基质变薄、萎缩和裂孔形成，周边前粘连位于 Schwalbe 线前。瞳孔可能不规则，角膜内皮出现与周边前粘连相应的改变。

（七）治疗及预后

2/3 以上的虹膜劈裂症患者同时患有青光眼，也可能在将来罹患青光眼。因此，所有虹膜劈裂症的患者都应该排除慢性开角型青光眼和间歇性闭角型青光眼，进行标准的青光眼相关检查（包括视力、视野、眼压、前房角镜、UBM 和视盘分析），并规律随访和监测青光眼相关改变。

（王雨生　陈　松　聂爱光）

三、无脉络膜症

（一）概述

无脉络膜症（choroideremia，CHM），又称毯层脉络膜营养不良（tapetochoroidal dystrophy，TCD），是一种罕见的、X 连锁隐性遗传的、进行性家族性致盲眼病，由编码 Rab 护卫蛋白 -1（Rab escort protein，REP-1）的 CHM 基因缺失或突变引起。男性发病，其表现是脉络膜毛细血管、RPE 和光感受器的进行性变性，通常直至晚期也不累及黄斑。最常见的症状包括夜盲和周边视野缺损。尚无有效治疗办法。

（二）历史

Mauthner 于 1872 年首次将 CHM 确定为有别于视网膜色素变性、回旋状脉络膜视网膜萎缩和脉络膜硬化而独立的一种疾病。他将这种脉络膜视网膜营养不良疾病命名为"无脉络膜症"，认为是脉络膜的先天性缺失。此名称并不恰当，该疾病的性质其实是早年发生的进行性变性，只是在疾病晚期才有脉络膜缺失的表现。1942 年，Goedboled 和 Waardenburg 分别发现 CHM 是 X 连锁隐性遗传的。1948 年 McCulloch 等首次进行了该病的家系报道，发表了有关一个患 CHM 的爱尔兰裔加拿大家庭的长篇报道，确认该病的遗传方式有别于典型性视网膜色素变性。但"无脉络膜症"的名称一直沿用至今。

（三）病因学及发病机制

CHM 是 X 连锁隐性遗传，CHM 基因缺失或突变引起 Rab 蛋白的异戊二烯基转移酶（Rab geranylgeranyl transferase，Rab GGTase）的分子缺陷，导致多种 Rab 蛋白异戊烯化障碍，但其确切发病机制尚未阐明。

通过对受累家族的连锁分析和克隆技术将 CHM 的致病基因（CHM 基因）定位于 Xq21.2，全球患者中的 1/4 是 CHM 基因突变导致一个终止密码子的出现，截断了蛋白产物，导致男性患者正常蛋白产物的缺失；约 12% 的病例为 CHM 基因缺失。此基因编码 REP-1，是 Rab 蛋白（存在于质膜和细胞器膜中的一类调节型小分子 GTP 结合蛋白，Ras 超家族中最大的亚家族）的 Rab GGTase（也称 CHM 蛋白）的 A 组分。Rab 蛋白控制细胞内的囊泡运输系统，进行细胞内吞和胞吐作用。有功能的 Rab 蛋白必须包含一个异戊二烯基。Rab GGTase 催化 Rab 的异戊烯化，即将疏水脂链插入蛋白质，帮助它们与膜连接，并帮助它们与其他蛋白相互作用的翻译后过程。Rab GGTase 由 2 个组分组成，即 A 组分和一个催化元件（B 组分）。A 组分即 REP-1，与 Rab 蛋白结合，将 Rab 交给催化元件促其异戊烯化。Rab 蛋白异戊烯化障碍可导致 RPE 吞噬作用和光感受器外节与溶酶体间相互作用的缺陷。

对 CHM 病变局限于眼部的原因推测是：CHM 患者缺乏 REP-1，导致 Rab27a 异戊烯化不足、蛋白功能不良，RPE 和脉络膜特别依赖于 Rab27 的功能，故 Rab27 分子缺陷的效应主要体现在眼部；由常染色体基因无脉络膜症样基因（choroideremia-like gene，CHML）编码的、与 REP-1 类似的另一个蛋白是 REP-2（又称 CHML 蛋白），REP-1 与 REP-2 在全身广泛分布。CHM 患者缺乏 REP-1，但可产生 REP-2。REP-1 是对维持视网膜功能很重要的特殊 Rab 蛋白的异戊烯化所必需的，眼外 REP-2 弥补 REP-1 的缺乏，这可能是该病没有系统表现的原因。

对于 CHM 病变的过程，有学者认为此病是 RPE 原发变性，继发脉络膜毛细血管和视网膜外层变性；另一种推测为 Rab27 可在 RPE 和脉络膜毛细血管表达，但不在光感受器表达，故 CHM 的主要异常在 RPE 和脉络膜毛细血管，继发光感受器变性；McCulloch 提出脉络膜的萎缩引起继发性 RPE 和光感受器丢失；而目前基于动物模型研究和 CHM 患者的病理学观察的结果认为，CHM 中组织变性的过程不依赖于原发病变在某种细胞或某层组织结构，这些结构的变性是分别发生的。

X 染色体失活假说：女性致病基因携带者的临床表现有巨大变异性可能是由于 X 染色体的随机失活。此假说认为女性携带者的体细胞中只有一条 X 染色体是活化的，另一条 X 染色体在胚胎早期失活。失活的染色体可能是父系的，也可能是母系的。因此，女性携带者的细胞可能是表达缺陷基因的，也可能是正常的，取决于哪条 X 染色体随机失活。父系和母系的活化 X 染色体比例可能不对称，当携带致病基因的 X 染色体比例较大、过度表达，就产生了临床上发现的携带者，而如果只有小部分活化 X 染色体携带致病基因，则几乎发现不了异常。这个比例的变化导致女性携带者视网膜和脉络膜中表达缺陷的细胞比例不同，引起携带者眼底表现和 ERG 检测结果等的巨大差异。此外，CHM 基因和 CHML 基因的组织特异性表达是保持 X 染色体失活过程中 Rab 蛋白异戊烯化正常平衡所必需的，这个平衡能够在除了眼之外的重要器官中保持，当 X 染色体失活联合 CHM 基因突变时，导致 REP-1 表达水平跌至关键水平之下，引起女性携带者眼底病变的进展。

（四）组织病理学

男性患者和女性携带者眼球的病理学检查为研究此病的自然病程提供了重要的信息。统观各类报道，CHM 的进展会威胁脉络膜毛细血管、RPE 和光感受器解剖和功能的完整性，而表层的神经视网膜中双极细胞和神经胶质细胞仍存在。

组织病理学检查发现不同程度的脉络膜血管、RPE、光感受器和视网膜外层变性萎缩，脉络膜毛细血管、RPE 和视网膜的病变相对独立，与在小鼠 CHM 模型上观察到的类似。还可有 RPE 的不规则增厚和脱色素，尤其在赤道部，Bruch 膜也可增厚。赤道部脉络膜和视网膜萎缩最严重，黄斑区相对健康，但也有报道黄斑区域视网膜和脉络膜萎缩，RPE 和 Bruch 膜完全消失。通常 65 岁以上的患者除了上述改变外还会有内层视网膜胶质增生、视网膜神经胶质细胞移行穿过破裂的 Bruch 膜和视网膜前膜形成，部分患者脉络膜中有炎细胞，脉络膜血管和虹膜基质血管的内皮出现病变。年轻些的患者，未报道视网膜脉络膜界面的神经胶质的或炎性改变，但有报道在脉络膜内发现轻度 T 淋巴细胞浸润。电镜见 RPE 附近的巨噬细胞内有三层的曲线状结构，其意义未明。RPE 旁边的光感受器外节减少，RPE 顶端的绒毛状结构未包绕外节。年轻患者的病理学资料极匮乏，有报道年轻男性患者的 RPE、视网膜外节和脉络膜血管严重的弥漫性变性，局部有 T 淋巴细胞和视网膜神经胶质细胞浸润，提示在病变活动期有炎症反应。保存下来的 RPE 和其深层的脉络膜毛细血管被描述为"玫瑰花结样"。在"玫瑰花"中，有少量充满色素的巨噬细胞。通过电镜观察到这些巨噬细胞黏附于外节，呈弯曲杆状，可能存在吞噬功能异常。

女性携带者组织学显示脉络膜、RPE 和光感受器外节的斑片状缺失，正常区到异常区有明显界限。相比而言，RPE 的病损范围更大。

（五）临床表现与分期

男性患病，双眼对称，特征是夜盲和周边视野缺损，典型的症状在 20～30 岁之间出现，呈缓慢进行性发展，但中心视力常可保留到疾病晚期。可伴发 von-Hippel 病、肥胖、耳聋、垂体功能减退和智力低下，这些伴随疾病很可能由于 X 染色体上邻近基因缺失，与 CHM 的基因缺陷无直接联系。女性携带者罕有上述症状。表型存在较大的变异性。

1. 视力　夜盲是首发症状，一般在 10～20 岁出现，但常常在数年后才被注意到。随着脉络膜和视网膜的缓慢进行性萎缩，往往在中年即达到法定盲，中心视力可保存到病程晚期，40～50 岁；晚年视力几乎完全丧失。也会出现不同的情况，有患者在儿童期已失明，而 65 岁患者仍保存正常视力。中心视力丧失前色觉正常。CHM 患者的近视患病率较高，一般是轻度，随 CHM 进展近视度数会增加。

2. 眼底表现　男性患者病变严重程度、进展速度存在家族内和家族外的变异性。开始为弥漫性 RPE 和脉络膜毛细血管萎缩，最终眼底广泛的全层脉络膜血管萎缩。根据眼底改变将本病分为三期。①初期：最早的眼底改变通常见于儿童期，包括非特异性色素沉积、赤道部和视盘周围 RPE 的细小颗粒状萎缩，眼

底呈现椒盐状外观。小点状色素沉着常位于视网膜浅层，偶尔可沿视网膜血管分布，形态与视网膜色素变性中所见的骨细胞样色素沉着明显不同。常有局限性脉络膜毛细血管萎缩。②中期：赤道部脉络膜毛细血管和 RPE 萎缩向后级部进展、视盘周围的萎缩向赤道部进展。RPE 和脉络膜毛细血管的丧失导致其下的脉络膜血管暴露，形成融合的扇形区域，常可透见黄白色巩膜。在赤道部萎缩的扇形区域之间可能见到散在的健康 RPE 条带。黄斑区的脉络膜血管和远周边的色素常可保留到很晚期。眼底病变一般没有明显的边界。③晚期：广泛的脉络膜视网膜萎缩，透见巩膜，偶尔在远周边、黄斑和视盘周围可见到残留的白色不规则的线状脉络膜大血管。整个眼底散布圆形或不规则的色素团块（彩图 7-74，见书末彩插）。只有黄斑区保留着孤立的相对正常的色素上皮和脉络膜毛细血管。一般到 40 岁以后才会出现视网膜血管变细、减少和视盘苍白。偶尔出现 CNV。眼底改变并非严格按分期发展，偶尔在疾病早期黄斑区就可严重受累。分期不依赖于年龄，1 岁时即可出现明显的眼底改变，22 个月时就可出现全脉络膜萎缩。有报道 4～6 岁患者眼底见中周部和周边钱币形 RPE 和脉络膜毛细血管萎缩区域进行性融合，未累及黄斑。

3. 视野　视野检查结果与眼底病损有密切的相关性，出现与视网膜病损对应的多个暗点。随疾病进展，出现环形暗点和周边视野缩小。生理盲点扩大也常见。最终视野严重缩小，仅存中心及颞侧视岛，直至完全失明。

4. 视觉电生理检查　病程早期即可有 ERG 和 EOG 异常。早期 ERG 明适应可正常，暗适应异常出现较早较严重，视杆细胞反应波幅下降、潜伏期延长，视锥细胞反应波幅最初正常或下降，即使波幅正常，视锥细胞潜伏期也可能延长。视杆、视锥细胞混合波幅常常下降。随着疾病进展产生相应的 ERG 反应下降，平均每 4～6 年波幅下降 50%，在中晚年完全熄灭。EOG 的改变比 ERG 明显，基线电位明显下降，晚期几乎测不到，光峰消失。有报道患者在儿童期虽已出现眼底病变，但电生理反应得以相对保存，提示相对于 RPE 和脉络膜毛细血管水平的损害，其表层的神经视网膜的解剖和功能损伤较小。

5. FFA　FFA 常用于 CHM 的诊断和鉴别诊断，特别是在疾病的早期 FFA 的异常较检眼镜下更加明显。疾病初期，视网膜循环正常，RPE 萎缩和色素沉着表现为赤道部和后极部散在的斑驳状透见荧光、夹杂大小不一的遮蔽荧光斑点，局限性脉络膜毛细血管萎缩表现为斑片状弱荧光区，其间可见较粗大的脉络膜血

管影像，造影后期病变边缘荧光略增强，为萎缩区边缘的脉络膜血管轻度渗漏所致；中期，存留的脉络膜毛细血管呈现强荧光，紧邻的扇形弱荧光区为脉络膜毛细血管和 RPE 萎缩区，色素条带处可呈弱荧光，为遮蔽荧光；晚期，视网膜脉络膜充盈迟缓，整个眼底 RPE 和脉络膜血管严重丧失，大的脉络膜血管也发生退化，大部分区域并无毛玻璃样脉络膜背景荧光，早期可见视网膜血管和脉络膜大血管充盈，后期见广泛无荧光区。残存的脉络膜大血管无荧光素渗漏，因此多无巩膜着染。黄斑区的脉络膜毛细血管通常是正常孤立的。色素沉积的区域产生遮蔽荧光。

6. OCT　在疾病最早期，视网膜变厚，但层次正常。其后，光感受器丢失，不依赖于或伴随 RPE 改变，然后视网膜变薄。另有报道儿童 CHM 患者的 RPE 和脉络膜毛细血管萎缩，而其表层的视网膜虽然层次紊乱，但厚度正常。相反，RPE 保存的区域视网膜层次和厚度都正常。

7. 携带者表现　女性携带者病情一般稳定，临床表现差异较大，反映了 X 染色体随机失活的影响。携带者通常是没有视觉症状的，在晚期当病变累及后极部时最多只会有轻度的夜视力差、畏光和（或）旁中心暗点。很少的携带者病变累及黄斑出现严重视力损害。女性携带者几乎都有眼底斑点状 RPE 萎缩及视网膜下黑色不规则的色素沉着，但病变严重程度存在较大差异，从赤道部非常轻微的 RPE 异常到 CHM 患者的典型眼底表现。常可见到白色玻璃膜疣样病灶和视盘周围 RPE 和脉络膜萎缩，晚期病例可出现 RPE 和脉络膜的斑片状变性。女性携带者的眼底表现可分为 5 期：Ⅰ期，眼底检查完全正常，或在中周部有轻度的色素改变；Ⅱ期，可见片状 RPE 和脉络膜变性；Ⅲ期，出现盘周改变和中周部白色玻璃膜疣样的小点状沉积；Ⅳ期，整个视网膜散在许多白色小点，黄斑区色素上皮层破坏；Ⅴ期，出现与男性患者相似的眼底改变，脉络膜明显萎缩。FFA 见 RPE 萎缩呈窗样缺损或广泛的强荧光。男性患者的视野改变也可见于女性携带者，但进展较慢。ERG 可从正常到临界异常，约 15% 的携带者有异常反应，暗适应可出现异常，但 EOG 通常正常。FFA 改变一般较少，与色素异常对应。OCT 可见视网膜增厚和重塑。

（六）诊断与鉴别诊断

诊断较困难，依据包括各种检查所见的病损形态、遗传方式、特征性的晚期黄斑功能的保存及分子诊断 / REP-1 突变分析。

主要鉴别诊断包括同样有弥散脉络膜萎缩的回旋状脉络膜视网膜萎缩、弥漫性脉络膜毛细血管萎缩和 X 连锁视网膜色素变性（表 7-18）。氨基酸分析、遗传分析和检查家族成员的眼底情况对诊断和鉴别诊断有帮助。此外，尚需与风疹性视网膜病变和甲硫哒嗪中毒性视网膜病变区别。有时高度近视和 X 连锁眼白化病也难以与 CHM 鉴别。

表 7-18　无脉络膜症与弥漫性脉络膜毛细血管萎缩、X 连锁视网膜色素变性和回旋状脉络膜视网膜萎缩的鉴别

	无脉络膜症	弥漫性脉络膜毛细血管萎缩	X 连锁视网膜色素变性	回旋状脉络膜视网膜萎缩
遗传方式	X 连锁隐性	常染色体显性	X 连锁	常染色体隐性
性别	男性	无性别倾向	男性	无性别倾向
症状	夜盲、视野缩小、视力下降	夜盲、视野缩小、视力下降	夜盲、视野缩小、视力下降	夜盲、视野缩小、视力下降
发病	儿童期，发展速度各异	中年起病，常在 20～40 岁	10 岁内，发展快	10 岁左右
眼底表现	赤道部 RPE 和脉络膜萎缩，向中心扩展；色素沉积：初期椒盐状，中晚期条状、团块状	豹纹状眼底，典型萎缩灶自黄斑或视盘向四周扩展，仅限于 RPE 和脉络膜毛细血管层，暴露白色网状脉络膜大血管，视盘蜡黄、血管变细	典型的骨细胞样色素沉积、视盘蜡黄、血管变细、黄斑囊样水肿、黄斑前膜	回旋状周边 RPE 和脉络膜萎缩，程度均一，病变边界锐利，向中心扩展
伴随病变	轻度近视	无	轻到中度近视、散光、后囊下白内障	高度近视、后囊下白内障、脑电图和肌电图异常、Ⅱ 型肌纤维异常
视野	环形暗点、生理盲点扩大—管状视野、中心及颞侧视岛	中心暗点、环形暗点，向心性收缩	环形暗点—管状视野	与存留的健康视网膜的范围符合
电生理	早期暗适应反应下降、晚期熄灭	EOG 明显不正常，ERG 低下	早期暗适应反应下降、晚期熄灭	早期暗适应反应下降、晚期熄灭

续表

	无脉络膜症	弥漫性脉络膜毛细血管萎缩	X连锁视网膜色素变性	回旋状脉络膜视网膜萎缩
血管造影	初期斑驳状透见荧光和遮蔽荧光，中晚期RPE和脉络膜缺如，残留黄斑	在脉络膜萎缩区内显示裸露的大中型脉络膜血管	遮蔽荧光、黄斑囊样水肿影像	脉络膜萎缩区：早期透见荧光、晚期弱荧光晚期病例巩膜着染
分子检测	REP-1突变	环腺苷酸浓度升高，光感受器间维生素A结合黏蛋白减少	RP2和RPGR突变	血鸟氨酸浓度高、OAT突变
治疗	无	无	治疗黄斑囊样水肿	饮食治疗、补充Vit B$_6$

（七）治疗及预后

本病尚无有效治疗办法。建立遗传咨询对防止本病发生具有重要意义。男性患者的所有儿子均健康，所有女儿均为携带者。女性携带者的儿子中有50%患病，女儿中50%为致病基因携带者。在CHM家族，分子诊断可准确检测出女性携带者。妊娠时绒毛膜DNA分析可以排除此病。虽然REP-1基因型的检出可诊断CHM，但不能为CHM患者提供可靠的预后信息。

（王雨生　陈　松　聂爱光）

四、回旋状脉络膜视网膜萎缩

（一）概述

回旋状脉络膜视网膜萎缩（gyrate atrophy，GA）是一种罕见的常染色体隐性遗传疾病，其特点是进行性、代谢性视网膜脉络膜变性，主要由鸟氨酸转氨酶（ornithine aminotransferase，OAT）缺乏引起。具有特征性的眼底回旋状损和高鸟氨酸血症。有多种治疗方法，但效果有争议。

（二）历史

最初是Jacobson于1888年和Cutler于1895年将此病描述为不典型视网膜色素变性，1896年Fuchs命名为目前的名称。此病极其罕见，Usher在1935年回顾了此前所有的26例病例，得出常染色体隐性遗传的结论。Kurstjens在1965年进行了大范围的回顾，世界范围内只找到44例，总结了许多典型的眼底表现。1908年Garrod提出缘于先天性代谢异常的原发性视网膜变性，这是第一种被揭示的此类疾病。1973年Simell和Takki发现了相关的高鸟氨酸血症，从代谢和生物化学角度揭示了此病的发病机制，GA成为一种有可能治疗的代谢性视网膜变性疾病。到1995年，文献统计世界上报道了约150例经生化检查证实的病例，其中约1/3来自芬兰。

（三）病因学及发病机制

本病通常为常染色体隐性遗传，但也有极少数常染色体显性遗传病例的报道。目前致病基因已定位于染色体10q26，编码OAT，因缺失、插入、剪接位点碱基对改变和错义突变导致基因功能丧失。OAT是一种依赖磷酸吡哆醛（PLP）的、核编码的线粒体基质酶，OAT基因突变导致该酶缺乏，引起相应的反应产物缺乏和继发的依赖反应或过多的底物聚集，产生毒性或促使另一个反应产生毒性产物。对GA机制的推测有：

1. 高鸟氨酸血症假说　患者均伴高鸟氨酸血症，视网膜和RPE线粒体内鸟氨酸浓度升高、产生毒性、诱发变性。体内和体外实验表明，高浓度鸟氨酸或它的代谢产物会对RPE细胞产生毒性。血中长期（数年以上）和高浓度（超过600μmol/L）的鸟氨酸会引起视网膜的毒性。间断的高水平鸟氨酸不会引起视网膜损害。血鸟氨酸水平恒定在250～600μmol/L不会引起视网膜损害，或者视网膜变性会非常缓慢地进展。血鸟氨酸水平在250μmol/L以下不会造成视网膜病变，短期低剂量或短暂的高剂量摄入鸟氨酸对视网膜是安全的。但也有研究表明，血中鸟氨酸升高并非引起眼部异常的直接原因。

2. 磷酸肌酸（phosphocreatine，PCr）缺乏假说　因为线粒体内鸟氨酸水平上升对精氨酸-甘氨酸脒基转移酶的竞争性抑制，血浆、组织和尿中肌酸（creatine，Cr）和肌酐减少。PCr在能量代谢中有重要作用，视网膜和脉络膜内PCr储备缺乏可导致细胞功能障碍和细胞死亡。肌肉的病变可能也是PCr缺乏的结果。对GA患者基底神经节的蛋白磁共振谱分析发现脑中Cr储备减少，支持高鸟氨酸血症导致慢性Cr缺乏和视网膜、中枢神经系统和肌肉内PCr储备减少的推论。

3. 脯氨酸缺乏假说　二氢吡咯羧化物（Δ^1-Pyrroline-5-Carboxylate，P5C）是鸟氨酸与脯氨酸之间的中间产物，由OAT和P5C合酶合成。生理浓度鸟氨酸对P5C合酶有抑制作用，OAT缺乏导致P5C减少。因此，在GA，形成P5C的两条通路都出现障碍。P5C水平下降导致脯氨酸合成减少或P5C的调节作用受损，视网膜细胞内脯氨酸缺乏引起眼病。在一些患者观察到脯氨酸合成减少；另有一些患者，虽然血清脯氨酸水平正常，但脉络膜和视网膜中脯氨酸缺乏可能引起回旋状脉络膜视网膜病损。

4. 脱羧产物（多胺）过剩假说 鸟氨酸脱羧酶产物过多对脑、肝和肾产生毒性。

几乎所有维生素 B_6 不敏感的芬兰血统患者的 OAT 基因出现 2 个突变（*Leu402Pro* 和 *Arg80Thr*）。少见的维生素 B_6 敏感型患者（少于 5%）是 OAT 基因的 Glu318SLys 突变的纯合子或 Val332Met 突变或 Glu318Lys 突变的杂合子。

（四）组织病理学

高鸟氨酸血症是 GA 的基本特征，鸟氨酸水平是正常值的 10～20 倍（空腹晨起血浆鸟氨酸为 400～1400μmol/L（正常为 40～120μmol/L，平均 60～80μmol/L）。这种代谢紊乱的最主要靶器官是眼，因此主要的病理变化发生在眼部：①眼前节：组织活检显示结膜上皮细胞和基质成纤维细胞的变化。电镜下，这些细胞内出现嗜锇颗粒（推测是脂质或脂肪滴）、高尔基体肥大伴胞内膜破裂和溶酶体堆积。角膜内皮、无色素睫状体上皮、虹膜平滑肌和睫状体细胞中的线粒体扩大、嵴断裂、并可见低电子密度的基质。②眼后节：病损区外层视网膜、RPE、脉络膜毛细血管和大多数脉络膜血管缺如。RPE 缺失的区域，光感受器与 Bruch 膜直接接触。部分患者外颗粒层中有圆管状玫瑰花样结构，名为视网膜成管现象（retinal tubulation）。电镜下，光感受器内也有线粒体扩大、嵴断裂，但程度较轻。RPE 内无线粒体异常。

组织学异常同样发生在其他组织器官：①骨骼肌：McCulloch 和 Marliss 最早报道 1 名患者Ⅱ型骨骼肌纤维的肌膜下出现异常沉积、萎缩和管性聚合（tubular aggregates），此发现后来被很多研究者证实。迄今为止，所有活检标本的Ⅰ型纤维外观和数量正常。在男性患者，管性聚合还可见于周期性瘫痪、甲亢患者及酗酒者等和一些正常人，但在女性，除了 GA 患者，很少在其他情况下出现。管性聚合被认为是一种解毒机制或对损伤的反应，可能是肌肉变性的结果，最终所波及的纤维消失。②肝：活检发现异形的、伸长的、分段的线粒体，被认为是高鸟氨酸血症的直接结果。③白细胞：Alder 异常，即所有白细胞中含有粗大的嗜苯胺蓝颗粒。

（五）临床表现与分型

发病不限于任何地理或种族群体，但报道的病例中，近一半是芬兰血统（均为维生素 B_6 不敏感型）。已有病例报道的国家或人种包括芬兰、法国、英国、威尔士、苏格兰、瑞典、黎巴嫩、西班牙、葡萄牙、意大利、墨

西哥、德国、日本、尼加拉瓜、犹太人、巴西、匈牙利、土耳其、阿尔及利亚和印度等。在芬兰，GA 的发病率为 1：50 000，在其他地方的发病率小于 1/1 000 000。中国大陆也有一些临床病例报道。

1. 视力 特征是进行性视力损害，大部分患者 10 岁前出现夜盲，但矫正视力正常。之后视力逐渐下降，这种因视网膜变性引起的缓慢进行性不可逆视力损失，通常在 40～60 岁致盲。中心视力可能因黄斑囊样水肿、视网膜前膜或晚期萎缩波及黄斑而丧失。少数患者因中心凹出现回旋状病变，中心视力较早就有减退。多数患者两眼视力下降程度一致。偶尔，患者的一眼视力下降非常显著，与另一眼不符，可能出现较差眼的传入性瞳孔障碍和外隐斜。每位患者视力的损害程度不尽相同，部分取决于高鸟氨酸血症的严重程度，也可能归因于不同家族 GA 基因突变的差异（如维生素 B_6 敏感型的病情较轻）。90% 的病例有 -6～-10D 以上的高度近视和 2D 以上的散光。

2. 晶状体 10～20 岁常发生明显的后极部后囊下型白内障，并发展成广泛的皮质混浊，偶见前囊膜下的纤维斑块。

3. 睫状体 可见睫状突异常短小。

4. 玻璃体 玻璃体浓缩，常有成簇的云雾状纤维。个别患者在青春期出现反复的玻璃体积血。

5. 眼底 典型表现是从较正常视网膜向脉络膜视网膜几乎完全萎缩的快速过渡。患者十几岁时即可出现眼底改变，早期萎缩灶为铺路石样 RPE 和脉络膜毛细血管萎缩，逐渐融合。典型病损为赤道部成片的脑回状、边界清楚的脉络膜萎缩灶，形态不规则。在萎缩区之间的视网膜正常，萎缩区与正常视网膜之间可由较窄的色素带分开（彩图 7-75，见书末彩插），这些色素区域代表功能不正常的视网膜和色素上皮。一些患者的色素分界线内可见结晶沉着。萎缩病损随时间扩大和融合，呈环状向周边和后极部扩展。脉络膜视网膜萎缩为全层损伤，可见残留稀疏的脉络膜大血管。晚期病例正常眼底结构消失，似无脉络膜症，除黄斑区有一岛屿状正常的视网膜外，整个眼底呈黄白色，视盘呈蜡黄色或淡红色，视网膜血管极细。黄斑中心凹的回旋状病损通常在晚期病例出现，很少情况下在病程早期即可出现，有时在出现明显的萎缩改变以前黄斑区可呈颗粒状外观。视盘周围回旋状病损较常见，常常伴随中心视力的下降。视网膜和色素上皮萎缩的区域可能见到脉络膜大血管。个别患者可出现 CNV 和中心凹盘状出血。

6. FFA 回旋状病变区因色素上皮脱色素或萎缩在造影早期即呈边界清晰的强荧光，其强度变化与背

景荧光一致，为透见荧光。随病变区脉络膜毛细血管丧失，形成的萎缩斑表现弱荧光，其间可见残余的脉络膜大血管。毗邻回旋状病损的外观健康的视网膜边缘有轻度荧光素渗漏（图7-76）。造影后期，由于周围有功能的脉络膜毛细血管渗漏荧光素，使萎缩斑边缘染色。晚期病例的脉络膜全层萎缩区在造影早期为弱荧光，随时间推移后期荧光略增强，为巩膜着染的表现。视网膜血管充盈正常，检眼镜下表现正常的区域荧光像正常。

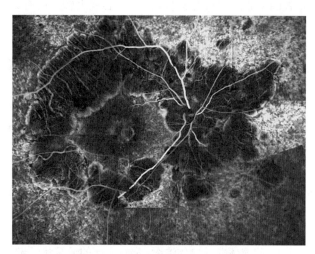

图7-76　回旋状脉络膜视网膜萎缩

同彩图7-75患者。荧光素血管造影示后极部萎缩区内见粗大的脉络膜血管，邻近回旋状病变的正常视网膜边缘在造影晚期略呈强荧光

7. 视野　视野多数与检眼镜下所见存留的健康视网膜的范围一致（图7-77）。如果出现视盘周围病损，则会有相应的生理盲点扩大。功能性视野偶尔会比检眼镜下观察到的健康视网膜的范围小得多，通常与大的视盘周围病损有关。

8. 视觉电生理　在疾病早期即出现ERG和EOG的明显异常。早期全野ERG即降低，没有正常的ERG记录。视杆细胞和视锥细胞的a波和b波波幅常常严重降低（低于10μV），甚至熄灭，提示视杆细胞和视锥细胞系统共同受损，偶尔有患者ERG仅降低50%～75%（可记录到100～300μV）。直流电ERG提示c波仅在疾病很早期能记录到。c波在a波和b波之前消失提示病变起始于RPE。一些患者在30Hz闪烁测验中潜伏期延迟。窄带滤波器叠加技术能够检测到低于1μV的ERG变化，可客观监测病损的进展情况。暗适应曲线通常是单相延迟的，并比正常提高约3log单位。EOG光峰/暗谷比显著下降，与ERG的降低一致。视觉诱发电位作为视力的直接反映个体差异大。

9. 频域OCT（spectral domain optical coherence tomography，SD-OCT）　显示视网膜内多发囊样腔隙和神经节细胞层高反射沉积物。虽然年轻患者的后极部看上去保存尚好，但中心凹增厚。

10. 眼底自发荧光（fundus autofluorescence，FAF）　能够显示神经感觉层功能障碍的范围，均可见黄斑水肿。

瞳孔外观、对光和调节反应、眼球运动、立体视、色觉、眼压通常正常。

本病可累及全身其他组织器官，目前已发现其他累及的器官和组织有：①脑：Taki首先报道GA普遍存在脑电图（electroencephalogram，EEG）异常和临界的智力功能低下，两者可以不同时存在于同一患者。GA患者可出现脑白质变性病灶、早发性脑萎缩和血管周围间隙（Virchow腔）的数量显著增加。脑部的变性、萎缩改变和异常的EEG可能是GA的临床特点之一。②周围神经系统：可见感觉运动末梢神经病变，多数是轻度无症状的神经病变，少数为有症状的周围神经

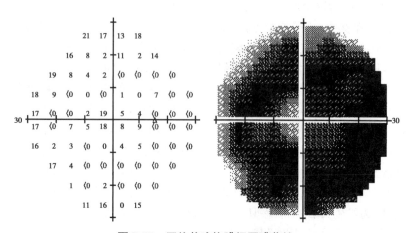

图7-77　回旋状脉络膜视网膜萎缩

同彩图7-75患者。视野检查示与检眼镜下所见脉络膜视网膜萎缩范围基本一致的视野缺损

病变。神经病变与眼底改变的严重程度相关，有神经病变的患者眼部病情重。③骨骼肌：GA患者的三角肌肌电图有非特异性异常，提示轻度到中度骨骼肌肌病。肌病的进展比脉络膜视网膜病变缓慢，但同样受到代谢缺陷的影响。腿部肌肉CT和MRI也可发现异常。④毛发：脱发。

11. 临床分型　根据对维生素B_6补充治疗的反应分为维生素B_6敏感型和不敏感型（详见治疗）。

（六）诊断与鉴别诊断

本病依据以下5项主要特征很易诊断：①典型的眼底回旋状视网膜和脉络膜病损：赤道部融合的脑回状、边界清楚的脉络膜和视网膜全层病变，仅存一些脉络膜大血管，病损之间有色素带分隔，病损扩展但不会波及锯齿缘，锯齿缘可见大量色素沉积，仅在晚期病例会侵入黄斑血管弓内。常见视盘周围回旋状病损。②早发性白内障：在青少年期开始的晶状体后囊下混浊，几乎均在30岁时发展为伴弥漫性皮质混浊的后囊下白内障。③高度近视伴明显散光：目前报道的病例中有大概90%的患者有−6~−10D甚至更高度的近视，伴随2D或更高的散光。个别病例可能仅有轻度近视和散光。④高鸟氨酸血症：普遍有极度的高鸟氨酸血症。所有的体液（全血、血浆、脑脊液、房水和尿）中的鸟氨酸含量均较正常水平高10~20倍。如缺乏此特点，应考虑别的诊断。⑤常染色体隐性遗传，或少数情况呈显性遗传。到目前为止，所有眼代谢疾病的患者均有家族史。只要一个家族中有一名患者或携带者就可能确认遗传方式。三个主要特征是高度近视散光、后囊下白内障和典型的眼底病变。若无典型的眼底表现和高鸟氨酸血症，不能诊断为GA。

本病需与多种全身和眼部疾病鉴别。常误诊为"非典型性视网膜色素变性"。诊断困难主要因为罕见。通过简短的家族史询问可以很快确定常染色体隐性遗传方式。病理性近视（通常高于−15D）有时会出现后极部、视盘周围或周边部簇状圆形全层脉络膜视网膜萎缩，常导致中心视力严重下降。但是，与GA的病损形态不同。有人描述"中心性回旋状病变"，可能是匐行性脉络膜萎缩的晚期表现，而非独立的遗传性脉络膜病变。大范围的铺路石样变性可与GA类似，通常见于下方象限周边，但GA不是节段性的，而是累及眼底360°。高鸟氨酸血症不是GA特有的。有两种其他情况。一种综合征（未名）有高鸟氨酸血症、肾性糖尿、全氨基酸尿症、智力低下，眼部无异常；另一种是同型瓜氨酸尿综合征（HHH综合征），一种罕见的常染色体隐性遗传疾病，眼部正常。

杂合子没有任何眼部异常，因此对杂合子的筛查必须依靠生化或遗传学检测。鸟氨酸不会在出生后快速升高，因此对于新生儿，尿氨基酸筛查不能检测到GA病例。

（七）治疗及预后

治疗旨在纠正代谢异常，然而究竟哪种代谢改变是病因尚未明确，因此对治疗造成很大困难。目前主要通过激活OAT活性、降低血中氨基酸水平以及加速鸟氨酸由肾脏排出以纠正高鸟氨酸血症来延缓或阻止病变进展，但效果不一。治疗策略主要是饮食营养干预，如饮食限制和补充维生素B_6等。未来有望通过酶替代、基因疗法或干细胞疗法等从根本上治愈本病。

1. 补充维生素B_6　维生素B_6是OAT的辅因子。补充维生素B_6可以激活残存的OAT活性，继而降低血清中的鸟氨酸水平，但仅对部分患者有效。根据患者对维生素B_6的治疗反应（标准定为血浆中鸟氨酸水平降低50%）可将本病分为两个亚型：维生素B_6敏感型和不敏感型。一般而言，治疗反应良好者较反应差者病情轻。这两种亚型可能代表了同一基因不同的等位突变。对所有新发现的GA患者要进行标准的维生素B_6反应性检测，包括体内和体外（检测体外培养的患者来源成纤维细胞的OAT活性）。

（1）维生素B_6敏感型：只有大约5%的患者对维生素B_6治疗有反应，补充吡哆醇（维生素B_6的4-甲醇型）能够降低20%到超过50%的血鸟氨酸浓度。口服吡哆醇的剂量没有确定，需要根据患者病情改变，因为个体对吡哆醇的敏感度差异很大。剂量范围是15~750mg/d，目前吡哆醇的通常推荐剂量是300mg/d。补充吡哆醇后血清鸟氨酸水平下降的患者，长期治疗能够延缓或阻止病变进展。有报道补充吡哆醇后，血清鸟氨酸下降伴随血清赖氨酸水平正常化和P5C上升，ERG改善，视功能损失和眼底病损进展减慢。补充维生素B_6的好处是简便易行，因此患者的依从性较好。

（2）维生素B_6不敏感型：对于体内外检测显示对补充吡哆醇无反应者，不应继续给予维生素B_6治疗。可试采用其他治疗方法。

2. 限制精氨酸摄入　精氨酸是鸟氨酸的前体，对维生素B_6不敏感患者，通过限制饮食中的精氨酸含量可将体内鸟氨酸水平控制到正常或接近正常，所以限制饮食中的精氨酸是高鸟氨酸血症的一线治疗。因为精氨酸是所有天然蛋白质的组分，所以治疗中需要患者极度减少蛋白质的摄入，并将日常必需的饮食中的蛋白质替换为人工合成的包含除精氨酸之外其他所有必需氨基酸的复合物。在病例报道和非随机临床试验中，摄入半合成低蛋白、低精氨酸饮食[0.8g/（kg·d）]明显降低了血浆中鸟氨酸浓度，某些患者降到正常值的上限或稍高。长期随访发现只要坚持治疗，眼部症状和视功能损失的进展能够明显延缓，视力、视野、暗适应和 ERG 都有改善。最理想的是在任何可检测到的视网膜病损出现前开始低鸟氨酸饮食，能够延缓病变进展。但是，如果鸟氨酸水平下降幅度较小，则病情会持续进展。这种疗法主要的风险是，如果过分限制精氨酸，精氨酸和鸟氨酸水平都很低，会影响尿素循环，从而产生高氨血症。患者会出现恶心、嗜睡等症状，静脉给予精氨酸后能迅速恢复。根据经验，高氨血症的风险非常低，精氨酸限制的程度要控制在鸟氨酸水平不低于正常。因此，患者必须在严格代谢监控下进行治疗。该疗法的优点是患者可逐步达到预设的鸟氨酸靶水平。一旦达到，不但鸟氨酸水平正常，赖氨酸、谷氨酸、谷氨酰胺和氨水平都可正常化。问题在于，半合成低蛋白、低精氨酸饮食限制非常严格且味道很差，患者的顺应性常常不够，仅有 20% 的患者能够坚持。

3. 补充赖氨酸或氨基异丁酸（α-aminoisobutyric acid）　血中赖氨酸和氨基异丁酸浓度升高能够减少精氨酸和鸟氨酸在肾的重吸收，从而增加精氨酸和鸟氨酸经泌尿排泄。长期口服赖氨酸 4～5g/d 对高鸟氨酸血症的效果报道不一，有的降低 20%～40%，有的没有明显作用。另报道，口服赖氨酸 10～15g/d 可有效减少血浆鸟氨酸浓度 21%～31%，每天 15g 比 10g 更有效。口服赖氨酸可能是其他疗法的有效补充，能够增强吡哆醇补充和低蛋白饮食降低鸟氨酸的效果。但是，赖氨酸治疗并不适用于正在进行半合成低蛋白、低精氨酸饮食的患者，在这样的饮食中添加赖氨酸可能导致精氨酸缺乏，引起高氨血症，损害免疫系统和产生其他副作用。对大剂量补充赖氨酸的长期安全性还没有系统的研究，但是，目前的证据提示长期每天补充 3～6g 赖氨酸很可能是安全的。虽然这个范围的剂量对于降低血清鸟氨酸浓度的效果没有较大剂量好，但可能还是有一些益处的。目前的各项研究尚未观察眼部情况的变化。氨基异丁酸仅用在血浆鸟氨酸浓度较高时，鸟氨酸浓度下降时疗效也下降，因此不适用于长期控制鸟氨酸水平，尚未实际应用。

4. 补充脯氨酸　每天补充 2～10g 脯氨酸，随访 2～5 年中，病情进展停止或进展的程度比预想的缓慢，未报道副作用。应当注意的是，某些患者的血浆脯氨酸浓度是正常或升高的，尚不知对于这些患者，补充脯氨酸是否合适。当考虑对患者补充脯氨酸，应该测量血浆脯氨酸浓度，并且综合考虑。

5. 纠正 Cr 缺乏　推测 Cr 水平降低损害了能量代谢，从而引起视网膜脉络膜萎缩和肌肉异常。对 GA 患者补充 1.5g Cr/d（正常成年人每日需要 2g）5 年，在治疗结束时，骨骼肌形态学（Ⅱ 型肌纤维萎缩和管性聚合）有明显改善，治疗中断后肌肉萎缩复发。Cr 补充并不能减缓或阻止脉络膜视网膜病变。治疗失败的原因可能有：补充量不够、Cr 不能通过血 - 眼屏障、眼和肌肉的改变是不同机制引起。此治疗不影响鸟氨酸水平。Cr 补充对神经病变无效。

6. 未来的治疗

（1）酶置换：对于先天性代谢障碍是很好的策略，但还有很多未解决的问题，包括分离并纯化足够的酶、可能的免疫反应等。

（2）基因疗法：利用病毒和质粒将功能性人类 OAT 基因导入体细胞，从而增加 OAT。但实验中观察到载体产生的毒性和过高的 OAT 活性引起线粒体破裂。

（3）去除毒性鸟氨酸：体外培养的表达 OAT 的上皮角质细胞能够代谢鸟氨酸，将这种皮肤移植给 GA 患者有望保持血浆鸟氨酸在正常范围。

（4）治疗效果评估：几乎所有 GA 患者有中度视力下降，存留中心 40° 或更少的视网膜，周边视网膜和脉络膜完全缺失，ERG 熄灭，呈单相暗适应曲线，没有治疗能够恢复病损区的视功能。因此，必须在随访期内谨慎检查。此外，此病的自然病程需长期记录，而且其罕见性和临床症状进展的多样性使得评估困难。目前的证据已经证明精氨酸限制疗法和维生素 B_6 补充（在维生素 B_6 敏感型）降低鸟氨酸的策略对延缓病变进展有一定效果。

（陈　松　王雨生　聂爱光）

五、原发性脉络膜毛细血管萎缩

本病曾称为弥漫性脉络膜硬化（choroidal scleroses），因在眼底可见到脉络膜血管呈黄白色，推测为血管硬化。但 FFA 及病理组织学检查不支持，文献已改为脉络膜毛细血管萎缩（choriocapillaries atrophy）。本病是脉络膜血管异常，脉络膜的毛细血管及 RPE 出现不同程度的萎缩。早期脉络膜毛细血管萎缩在检眼镜下不易发现，FFA 可呈高荧光，FFA 未发现有血管硬化的现象，视网膜、脉络膜充盈时间正常。随着脉络膜血管萎缩的加重，眼底可出现色素紊乱和光感受器的异常。随着病程的进展，脉络膜硬化呈现黄白色。晚期视网膜脉络膜萎缩，眼底可见裸露的白色巩膜上穿过几条大的脉络膜血管。组织病理切片上亦未发现脉络膜血管狭窄或阻塞。脉络膜萎缩可能的发病机制是由于脉络膜活力的下降和 RPE 及光感受器继而受到损害，加重了脉络膜营养不良。脉络膜萎缩是否原发于脉络膜尚存在疑问。Krill（1977）认为此病是继发于 RPE 层病变的废用性萎缩（disuseatrophy）。

本病是一种退行变性，它可伴随视网膜的退行变性及 RPE 的改变。根据临床表现，可见三种类型，即弥散型、视盘周围型及黄斑型。这三种不同的部位是否为同一种疾病的不同眼底表现不能肯定，因它们具有不同的遗传特征。故有可能为不同的独立疾病。

1. 弥满性脉络膜毛细血管萎缩（diffuse choriocapillaries atrophy） 本病最初由 Stanford、Morton（1885）描述，多数为常染色体显性遗传，少数病例为常染色体隐性遗传或有散发。而 Walkstein（1983）报告一例合并 Klinefelter 综合征，而后者为性染色体异常疾病。近年来生化研究结果表明本病为感光系统的某些遗传生物学改变，主要为环腺苷酸（cAMP）浓度升高，光感受器间维生素 A 结合黏蛋白（IRBP）减少。

临床表现：患者中年起病，常在 20～40 岁。

（1）视功能异常：因病程而有所不同，早期即有夜盲和暗适应障碍，中心视力可正常，根据病变部位不同，视力减退的程度不一样，当眼底中心区明显改变时，视力可严重下降，甚至到手动或光感。开始时视野可出现中心暗点、环形暗点，亦可呈向心性收缩，最后可为管状。色觉紊乱，但为非典型性。有时有夜盲，暗适应低于正常，日渐严重。眼电图（EOG）明显不正常，ERG 低下，亦可为熄灭型。

（2）眼底表现：眼底早期呈斑驳状，色素紊乱，可见有黄色点状物及水肿，形如炎性表现。随着年龄的增加，病情逐渐发展，到 60 岁时，脉络膜即显广泛性萎缩。由于 RPE 萎缩、脱色素及转移堆积，眼底呈豹纹状，暴露出大的脉络膜血管为白色网状。管壁增厚，管腔内血流少，也有血管似全闭塞，如白色条带状。典型的病变自黄斑或视盘四周开始，逐渐向四周扩展。病变晚期可有周边 RPE 及覆盖其上的神经上皮受累，眼底表现为色素播散与堆积。视网膜血管变细、视盘呈蜡黄色。

（3）FFA：早期视功能正常时，眼底可为正常或轻微异常。视力下降时的 FFA 在脉络膜萎缩区内，显示裸露大、中型脉络膜血管。

2. 绕视盘型脉络膜萎缩（peripapillary choroidal atrophy） 此型比较多见，为常染色体隐性遗传，发病年龄与弥散性脉络膜萎缩相同，父母常有血族联姻史。

（1）组织病理：为眼球后部的脉络膜 Bruch 膜逐渐变薄和断裂，最后形成萎缩斑。脉络膜毛细血管呈进行性萎缩最后消失；较大的脉络膜血管通畅无损伤，RPE 出现斑状萎缩。病变开始于视盘周围，相当于视盘附件的血管环小分支受累，使视盘周围的脉络膜首先发生萎缩。也可开始于黄斑部。

（2）临床表现

1）视功能改变：患者视力减退程度随病变部位而异，早期视力正常，当黄斑部受累时，则出现中心暗点。周边视野正常，一般无完全性夜盲，但病变广泛时，夜间视力减退。

2）眼底改变：脉络膜萎缩首先出现在视盘周围（图 7-78），病程缓慢。萎缩性改变可以静止，亦可逐渐扩散到黄斑及眼球后部，其中可见脉络膜大血管。病变的边界模糊不清，病变尚可向周边部扩展。

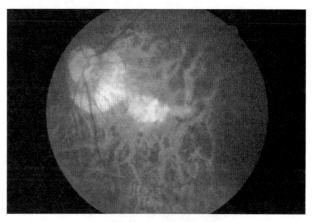

图 7-78 绕视盘型脉络膜萎缩
左眼视盘周围可见脉络膜萎缩

（3）诊断与鉴别诊断：根据双眼对称、家族史及眼底特殊改变，多能作出诊断。此病早期与老年视盘周围晕、中央晕轮状脉络膜萎缩、老年黄斑部盘状变性以及后极部炎性改变等难于鉴别，故应追踪观察。

3. 中心性脉络膜萎缩（central choroidal atrophy） 发病年龄与视盘周围脉络膜萎缩相同，一般在 20～40 岁之间。亦有 15 岁时即发现，50 岁以后完全发展，其遗传方式为常染色体隐性遗传，故可能为同一疾病的不同表现。幼年时即有轻度中心视力障碍和昼盲现象，进展缓慢易被忽视。直至视功能有明显损害才来就诊，自觉症状可到 50 岁才开始。本病为遗传病，无有效的治疗方法。且患者视力预后很差，造成中心视力的永久性损害。

（1）组织病理：病变为后极部脉络膜毛细血管完全消失，较大的脉络膜血管也出现萎缩，视网膜的外层及 RPE 也可消失。

（2）临床表现

1）视功能改变：幼年即有中心视力不良及昼盲现象，随年龄增长而逐渐加重，有中心暗点，周边视野正常，无夜盲。病者大多有色觉障碍。

2）眼底改变：中心性脉络膜萎缩开始于黄斑部，可为静止型亦可扩散到周边部。初起时，黄斑部出现渗出物及水肿，类似黄斑变性，数年后逐渐发展成一境界清楚的圆形或卵圆形 2～4PD 萎缩区，有时合并 RPE 破裂（彩图 7-79，见书末彩插）；其上 RPE 及脉络膜毛细血管消失，晚期脉络膜大血管暴露，眼底可见稠密的黄白色线条，形似硬化，故以往有中心性脉络膜硬化之称。

（3）诊断与鉴别诊断：根据病史、眼底改变和视力改变不难作出诊断。早期应与 AMD 及各类炎性脉络膜视网膜病变和中央轮回状脉络膜萎缩相鉴别。

（王雨生　陈　松　聂爱光）

六、中心性晕轮状脉络膜营养不良

（一）概述

中心性晕轮状脉络膜营养不良（central areolar choroidal dystrophy，CACD）是一种遗传性视网膜脉络膜异常，男女性均可受累。主要影响黄斑，导致黄斑区视网膜和脉络膜毛细血管层的边界清晰的原发性萎缩。目前尚无有效治疗。

（二）历史

1884 年 Nettleship 首先报告此病，该病曾有许多名称，包括中心性晕轮状脉络膜硬化（central areolar choroidal sclerosis）、中心性晕轮状脉络膜萎缩（central areolar choroidal atrophy）、中心性血管硬化（central angiosclerosis）和中心性老年性脉络膜炎（central senile choroiditis），但 CACD 是此病最恰当的名称。

（三）病因学及发病机制

大多数 CACD 病例是常染色体显性遗传病，也有报告为常染色体隐性遗传，基因位点定位于 17 号染色体短臂。常染色体显性遗传的 CACD 遗传变异不尽相同，但最常见的原因是外周蛋白（peripherin）/RDS 基因变异。到目前为止，已经发现 peripherin/RDS 基因的 5 种不同的变异：p.Arg142Trp、p.Arg172Trp、p.Arg172Gln、p.Arg195Leu 和 p.Leu307fsX83，其中多数为 p.Arg142Trp 变异，绝大多数 p.Arg142Trp 突变携带者来自芬兰东南部。基因突变具有明显的外显不全特性，使得 CACD 貌似常染色体隐性遗传或散发。外显不全者占突变携带者的 21%，导致疾病的严重程度有显著差异，表型的严重程度取决于突变等位基因的表达强度，但大多数突变携带者的黄斑出现典型的 CACD 病损。表型的差异还可能由于其他基因的影响，如 RPE65 基因可能是视网膜变性中对光损害易感性的调节子，也有可能是环境对表型的影响。大多数学者认为本病的原发病变位于 RPE，而脉络膜毛细血管的萎缩是继发的。推测 142 号密码子突变致病的病理生理机制是：精氨酸置换为色氨酸影响了 peripherin/RDS 蛋白的结构，导

致视锥细胞和视杆细胞外节功能不良。光感受器功能紊乱和细胞外基质的相互作用引起光感受器外节和 RPE 交界的改变，导致 RPE 吞噬外节增加，RPE 细胞中脂褐素和毒性副产物的水平提高（如 FAF 所示），引起 RPE 和光感受器凋亡。最后，RPE 和脉络膜毛细血管萎缩，出现典型的"打孔样"CACD 病损。而病变仅局限于黄斑部的原因尚不清楚。

（四）组织病理学

所有病理组织学研究显示萎缩区域光感受器、RPE 和脉络膜毛细血管缺失伴纤维瘢痕形成，与临床所见相同。临床观察和实验研究提示 RPE 萎缩为原发病变，接着发生脉络膜毛细血管萎缩。在萎缩区的周围区域，RPE 内大量脂褐素造成细胞极度膨胀、变形，而表层的光感受器仅部分萎缩。

（五）临床表现与分期

1. 症状　发病多从 10 余岁开始，最早期的症状是出现旁中心暗点、阅读困难、暗适应差和眩光。随病程缓慢进展，黄斑光感受器功能障碍导致视力明显下降，一般发生在 30～60 岁之间，平均年龄为 46 岁。视力损失起始时间受突变类型和突变基因外显不全影响，部分患者可到老年仍无症状，p.Arg172Trp 或 p.Arg195Leu 突变的视力损害起始时间通常在 40 岁之前，142 号密码子突变的视力损害通常出现在 55 岁左右。

2. 眼底表现　表型变异明显，从仅有旁中心凹轻度色素沉积的相对正常眼底到黄斑区萎缩。最早期的眼底表现是细微的，包括黄斑区中心凹反光弥散、黄斑区限局性色素脱失与色素沉着相间呈现出椒盐状外观。随着年龄增长，病损逐渐扩大，最终形成本病特征性的双眼对称的圆形或椭圆形界限分明的凿孔样中央萎缩区（彩图 7-80，见书末彩插）。根据眼底表现分为 4 期：Ⅰ期，通常为青少年，中心凹周围轻度色素改变；Ⅱ期，1.5 个到数个视盘直径的圆形或椭圆形轻度萎缩性色素脱失；Ⅲ期，中心凹外边界清晰的 RPE 和脉络膜毛细血管萎缩区；Ⅳ期，萎缩区累及中心凹。当脉络膜视网膜萎缩到达黄斑中心、即将累及中心凹，但视力尚好时，划分为Ⅲ～Ⅳ期。CACD 的病程多变，一些患者不会进展到Ⅳ期、Ⅲ期甚至Ⅱ期。大多数患者需要 20 多年从Ⅱ期进展到Ⅲ期，而从Ⅲ期到Ⅳ期（有严重的毛细血管损失）会快一些，平均 6.4 年。

3. FFA　病变早期表现为斑点状透见荧光，晚期表现为境界清楚的脉络膜毛细血管无灌注的弱荧光，可见其深层残留的脉络膜血管。病变区边缘因色素脱失而表现为环形强荧光（图 7-81）。

4. FAF　在 CACD 的诊断和随访中，FAF 是很有用的。使用 FAF 检测 RPE 的萎缩（黑色）和脂褐素的

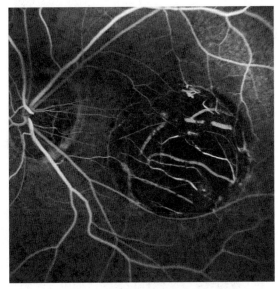

图 7-81　中心性晕轮状脉络膜营养不良

荧光素血管造影示黄斑区境界清楚的圆形脉络膜毛细血管萎缩区，可见粗大的脉络膜血管，色素沉着相应处遮蔽荧光

增加（亮点），可发现小的、临床前的病损，还可密切监测病损的扩大。平均 11 个月即可看到 FAF 的进展，每 18 个月，脉络膜视网膜萎缩区域平均扩大 0.61mm²。

5. 视觉电生理　在病程的早期 ERG 通常正常，但在晚期脉络膜和视网膜大片萎缩时视杆和视锥反应会出现轻度到中度的异常，尤其在中心凹周围。多焦 ERG（mfERG）显示 P1/N1 幅度降低，P1/N1 潜伏期延迟，视网膜功能异常范围大于可见的萎缩区域。mfERG 的值下降的区域，通常可检测到暗点。CACD 的 ERG 中光感受器功能不良的程度受突变类型影响。*P.Arg142Trg* 变异引起的 CACD 即使到Ⅳ期，全野 ERG 的光适应和暗适应一般也在正常范围内，不会进展到全视网膜杆锥细胞功能不良。p.Arg172Trp 突变会出现更广泛的视锥细胞或杆锥细胞功能不良。*P.Arg195Leu* 突变也会引起全视网膜视锥细胞或杆锥细胞功能不良。根据 RPE 功能障碍的程度，EOG 可以是正常或轻度异常。

6. 视野　85.7% 的患者具有中心暗点。周边视野正常。

（六）诊断与鉴别诊断

诊断依靠眼底表现和 perippherin/*RDS* 突变分析，基因分析有助于遗传咨询。病变早期黄斑区仅表现为色素紊乱的椒盐状外观时诊断较困难，后期发展为典型病损时诊断并不困难，但也需与卵黄样黄斑变性、视锥细胞营养不良及 Stargardt 病相鉴别。其他类型的中心性脉络膜营养不良，没有 CACD 典型的孤立椭圆形病损。这些中心性脉络膜毛细血管萎缩常常伴随

起初局限于黄斑区的进行性色素斑点和斑片状脉络膜毛细血管萎缩。随时间进展，萎缩扩大并最终累及整个后极部。对于这种中心性脉络膜萎缩，通常中央 RPE 和脉络膜毛细血管萎缩逐渐过渡为周边基本正常的视网膜和脉络膜。在老年患者，迟发性 CACD 可能与干性 AMD 混淆，尤其是外显不全的病例。两者有相同的临床特征，如地图状萎缩和玻璃膜疣样沉积，且起病年龄也有可能重叠。AMD 患者也有可能具有 peripherin/*RDS* 基因突变，但这种突变在 AMD 中很可能没有重要意义。有助于鉴别的特点包括：在 CACD 早期，黄斑区有色素减退的卵圆区。相反，早期 AMD 常表现为黄斑内弥散的硬和（或）软玻璃膜疣，或中心凹周围网状色素沉着带。AMD 的地图状萎缩常起源于大的融合的玻璃膜疣或中心凹周围的色素沉着带。地图状萎缩的区域通常被玻璃膜疣或小的地图状卫星灶包绕。不像 CACD，晚期 AMD 的地图状萎缩的边界常有色素沉着带。在 FAF，CACD 的斑驳状眼底比早期 AMD 出现频率更高（85% 比 5.6%）。AMD 的萎缩进展率为平均每年扩大 1.52mm²，明显高于 CACD 的每 18 个月 0.61mm² 的进展率。CACD 可能出现玻璃膜疣样改变，尤其在病损的边缘，在 FAF 上为强荧光，但 AMD 的玻璃膜疣一般不出现强的自发荧光。这也许反映了这些玻璃膜疣样病损的发病机制和成分的不同。SD-OCT 和 FAF 可见 100% 的干性 AMD 出现网状玻璃膜疣（reticular drusen），而这种玻璃膜疣在 CACD 未见。虽然外层视网膜萎缩是晚期 CACD 和干性 AMD 的常见临床表现，但高分辨率 SD-OCT 和 FAF 可以分辨 CACD 和 AMD 的微结构改变的区别。CACD 发生 CNV 的概率远较 AMD 低。

（七）治疗及预后

目前尚无有效治疗。视力预后差，一般稳定在 0.1，造成中心视力的永久性损害。

（王雨生　陈　松　聂爱光）

七、变性近视的脉络膜萎缩

（一）概述

变性近视（degenerative myopia）又称病理性近视（pathologic myopia），占近视的 27%～33%，患病率为 1.7%～2%，为世界第 4～7 位永久性致盲眼病。近视度数高于 −6.00D，视功能异常，眼球前后轴进行性延长，眼底多有病理性变化，如近视弧、豹纹状眼底、漆裂纹（lacquer crack）、后巩膜葡萄肿、CNV 形成及 Fuchs 斑等。

（二）病因学及发病机制

变性近视的发病原因尚不明确，一般认为是遗传

和环境因素共同作用的结果。遗传在变性近视中起着重要的作用,大多数变性近视属先天疾患,但遗传方式极为复杂。全身健康状况、生活环境、长期从事近距离用眼工作等后天环境因素可助长近视程度的加深。发病机制包括作用于巩膜胶原的各种因素,如长期视觉障碍改变激素平衡导致巩膜胶原减弱、眼底微循环障碍致巩膜胶原纤维破坏等。眼底改变多是眼轴过分延长的后果,当眼球壁向后进行性伸展,颞侧视网膜血管张力增强,导致近视弧形成和脉络膜视网膜萎缩。但Fuchs斑和漆裂纹与眼轴增长没有直接关系,漆裂纹是机械性的RPE-Bruch膜-脉络膜毛细血管复合体上愈合的裂纹,而Gass认为Fuchs斑是由于黄斑区发生CNV引起黄斑盘状脱离,最后瘢痕机化和色素增生形成。

(三)组织病理学

变性近视的病变主要在赤道部和后极部,尤其在后极部有广泛的组织学改变。

1. 巩膜　巩膜变薄,在后极部形成葡萄肿,纵向纤维所含胶原束直径减小,横纹消失。超微结构的改变显示其微纤维结构和生长紊乱。

2. 睫状体　主要是环形肌纤维变薄、萎缩。

3. 脉络膜和视网膜　变性近视改变最初涉及的是脉络膜毛细血管、Bruch膜和RPE。脉络膜变薄,基质色素丢失,血管减少。伴随脉络膜的萎缩,视网膜也变薄,黄斑区更为明显,萎缩区的RPE消失。RPE增生的地方形成Fuchs斑,其上覆盖着一层胶状无细胞的渗出物。超微结构显示脉络膜毛细血管变薄、萎缩和消失,RPE在变性之前比正常的细胞更扁平、更大,在某些部位RPE和光感受器细胞完全被Müller细胞替代。Bruch膜发生各种变化,如变薄、劈裂和破裂,弹力纤维断裂。

(四)临床表现与分型

1. 主要症状　远视力降低、近视力正常,矫正视力差,并有视物变形和飞蚊症。辐辏减弱,可有眼位外斜或外隐斜。眼球明显变长、向外突出,角膜较正常更凸,前房深。瞳孔较大而光反应迟钝。玻璃体变性液化混浊。

2. 眼底变化　一般常有视盘倾斜、近视弧及豹纹状眼底,可合并漆裂纹、后巩膜葡萄肿、CNV形成及Fuchs斑等。

(1)豹纹状眼底:因RPE和脉络膜色素变薄,暴露出脉络膜血管和血管间的色素。局部脉络膜萎缩可表现为圆形或不规则形、广泛、孤立或多发的黄白色区,边界清晰可有色素聚集。萎缩区中可见黄白色脉络膜血管。这种萎缩性改变在后极部尤其黄斑部明显

(彩图7-82,见书末彩插),导致中心视力受损。FFA示萎缩区呈弱荧光,造影早期其表层视网膜血管充盈大致正常,无渗漏。晚期有荧光染料着染。

(2)近视弧:由于RPE和脉络膜毛细血管被从视盘边缘拉向巩膜葡萄肿最深的区域,在视盘颞侧形成了边缘清晰的、苍白的半月形斑,其内RPE和脉络膜缺如,露出巩膜的内侧面(彩图7-83,见书末彩插)。有时在白色弧形斑的外侧还有棕红色弧形斑,其中含脉络膜血管和色素,两个弧形斑的边缘常有色素。约10%病例的弧形斑环绕视盘,甚至侵入黄斑区。少数弧形斑位于视盘鼻侧,称为反常性近视弧形斑。位于视盘下方合并下部巩膜膨隆,称为Fuchs视盘下弧形斑。

(3)漆裂纹:是变性近视眼底改变中一种独特的损害,是Bruch膜最典型的病变、黄斑变性的标记。虽然它本身相对无害,但是病情恶化相对早期的改变,它的出现预示着中心视力预后不佳。由Scarpa在1806年首先报告,其发生率是4.3%,易于发生于眼轴超过26mm的眼,在后极部已有组织变性的近视眼发病最多,有漆裂纹样病变的眼,绝大多数有巩膜后葡萄肿、眼轴明显变长和颞侧弧形斑改变。多数漆裂纹位于黄斑,17%与颞侧弧形斑相连,呈线状或星状,纤细、粗细不均、黄白色,单条或多条,常交叉或呈网状。漆裂纹位于视网膜的最深层,其边缘常可见到细的色素颗粒。如果漆裂纹变大,可以看到脉络膜血管从其后方穿过,该处视网膜内层和血管大致正常。根据漆裂纹的数量和损害的宽度,将病变分为两级:一级为只有1或2条裂纹,二级为后极部有网状的3条或多条交错的裂纹。根据裂纹的部位可将其分为两类,一类与近视弧相连的裂纹,另一类是位于黄斑区的裂纹。有漆裂纹的患者会有确切的视力减退及中心视野缩小。FFA检查可发现早期漆裂纹呈不规则、不连续的强荧光线,这是由于部分萎缩的脉络膜毛细血管血运异常产生的,并随着血液循环荧光中度增强。晚期线状损害呈模糊不清的强荧光区。在单纯的漆裂纹病变中,视网膜内或视网膜下没有荧光素渗漏。造影早期和晚期的假荧光以及晚期的损害区荧光素染色与RPE-Bruch膜-脉络膜毛细血管复合体上愈合的裂隙相符合。由于漆裂纹的形成与RPE-Bruch膜-脉络膜毛细血管复合体断裂有关,其间有脉络膜毛细血管的缺失,因此,在ICGA早期漆裂纹内荧光亮度较周围强,但在中、后期,由于脉络膜中、大血管荧光逐渐消退,漆裂纹内荧光亮度也逐渐减弱,与周围脉络膜毛细血管层相对正常的区域形成鲜明对比,呈线状、网状、粗细不均的暗荧光条纹。漆裂纹的发生和扩大与黄斑部出血有关。

在无 CNV 的情况下,发生黄斑出血的临床表现是视力突然下降,伴有视物变形,常发生在 10～20 岁。视网膜下出血集中、致密、呈圆形,部位深而且常集中在中心凹,没有视网膜脱离,出血完全遮盖了相应的漆裂纹样病变。典型的线状、白色漆裂纹出现前可有出血。在 96% 的病例中,黄斑出血与漆裂纹有关,大多数出血可在同一部位反复发生。这种与 CNV 无关而只与漆裂纹有关的出血无须处理,通常在 1～3 个月自行吸收,视力预后较好。也有人认为,尽管出血可以吸收,但可引起轻微的视力减退,这可能与血液对黄斑部的毒性作用有关。

(4) Fuchs 斑:脉络膜萎缩重者,后极部有圆形或椭圆形的色素斑,即 Fuchs 斑(彩图 7-82,见书末彩插)。大小为 1/3～3/4PD,稍隆起,中心常为灰色或棕黑色,位于视盘黄斑之间或黄斑区。Fuchs 斑附件常有出血和变性近视眼的其他改变,其本身有时扩大变为不规则形,或分解为散在的色素斑点,但从不完全消失。

(5) 后巩膜葡萄肿:当眼球后部显著增长,后极部形成局限性巩膜膨隆,即为后巩膜葡萄肿(图 7-84),与眼轴伸长和脉络膜视网膜萎缩密切相关。可很早出现,随年龄增大而逐渐加重。90% 的变性近视眼有后巩膜葡萄肿。50 岁以上患者发生后巩膜葡萄肿的概率和严重程度更大。后巩膜葡萄肿的边缘可呈斜坡,陡峭的边缘出现暗棕色的半月形线条,视网膜呈屈膝状爬出。严重后巩膜葡萄肿与更加严重的近视性视网膜变性有关。一眼可有多个后巩膜葡萄肿。具有 2 个以上后巩膜葡萄肿的眼比只有 1 个的眼更常发生近视性脉络膜视网膜萎缩。脉络膜毛细血管层、较大血管层和色素层变薄在后巩膜葡萄肿内尤其明显,脉络膜下巩膜的显现,更增加了眼底苍白色的表现。随着病情的进展,眼底的牵张表现更明显。当病变累及黄斑时,常使中心视力减退。

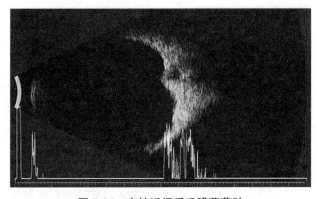

图 7-84 变性近视后巩膜葡萄肿
A/B 超示眼轴显著增长,后极部形成局限性巩膜膨隆,即后巩膜葡萄肿

(6) CNV:黄斑部及其附近的变性改变是严重威胁视力的主要并发症。CNV 是变性近视黄斑病变重要的病理改变之一。CNV 在眼轴长于 26.5mm 的变性近视眼中的发生率为 5%～10%。视网膜下新生血管长入黄斑区引起突然的无痛性视力下降,通常伴有视物变形。检眼镜下呈圆形或椭圆形的黄斑损害区,通常病变不大,局限在中心凹附近。视网膜有浅脱离,出血并不广泛,大致局限在视网膜神经感觉层下,硬性渗出罕见。CNV 主要分布于漆裂纹或萎缩斑的边缘,可以是独立的、与以前的变性改变无关。变性近视的 CNV 可以表现为完全典型性、典型性为主型和隐匿性 CNV,但以典型性多见,较局限,且少见视网膜下渗出。FFA 示 CNV 边界清晰,在造影早期新生血管即显影,之后迅速渗漏荧光素至视网膜下间隙和 CNV 周围,并互相融合,使病灶边界模糊不清。晚期病变处仍呈强荧光(图 7-85)。整个造影过程中,年轻患者的 CNV 荧光亮度增强不多,而且局限于 CNV 边缘;而老年患者的 CNV 渗漏较明显,这种渗漏增强与年龄相关性变性改变有关,因此,只有 55 岁以下的患者才能确认是否为单纯的近视性 CNV 生长。变性近视 CNV 分为活动期、瘢痕期和萎缩期。活动期的主要损害是纤维血管膜的增生伴有周围的渗出和出血。FFA 显示有轻度的染料渗漏,OCT 检查表现为 RPE 上的强反射圆顶状突起,CNV 周围没有明显的视网膜下液聚积。瘢痕期通常是 CNV 出现后 3～6 个月,出血自发吸收,CNV 形成灰白色瘢痕病灶,同时伴有致密的色素沉着,称 Fuchs 斑。OCT 检查见 CNV 表现为强反射,其深层的脉络膜反射明显降低。至萎缩期,通常为 CNV 出现几年后,CNV 退化,周围为边界清晰的圆形脉络膜视网膜萎缩区。OCT 表现为脉络膜扁平状强反射。中心凹下 CNV 是变性近视的主要特征之一,可引起多数患者的视力丧失。漆裂纹与 CNV 的发生关系密切。有 CNV 的眼要比没有 CNV 的眼发生漆裂纹的概率高。FFA 显示 CNV 是从漆裂纹发出或与漆裂纹相连。脉络膜视网膜萎缩区中心可以沿漆裂纹扩大,漆裂纹最终消失在较大的脉络膜视网膜变性区中。

(五)诊断与鉴别诊断

主要根据检眼镜检查所见和眼底荧光造影、OCT 判断评估变性近视的眼底病变。其中,ICGA 对漆裂纹的发现率为 89%,而 FFA 仅为 28%。CNV 的检出率 ICGA 为 57%,FFA 为 56%。ICGA 检查有 70% 的 CNV 在漆裂纹中,提示 ICGA 能够较好地确定 CNV 与漆裂纹的关系(图 7-86)。FFA 对 CNV 的诊断率较高,但 ICGA 还可观察伴有视网膜下出血的 CNV 的生成情况。

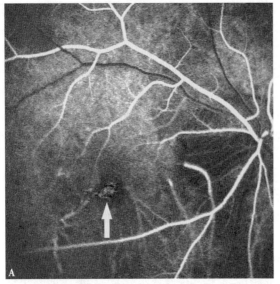

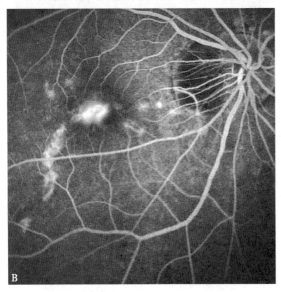

图 7-85　变性近视并发脉络膜新生血管

荧光素血管造影图像。A. 造影早期新生血管即显影（白箭）B. 荧光素渗漏至视网膜下间隙和 CNV 周围，并互相融合，使病灶边界模糊不清，病变处呈强荧光

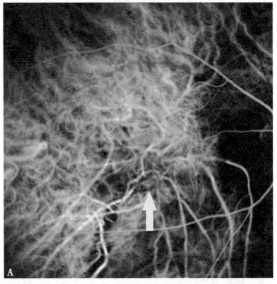

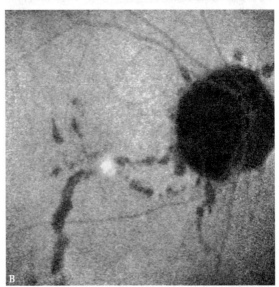

图 7-86　变性近视并发的脉络膜新生血管与漆裂纹的关系

吲哚青绿血管造影示漆裂纹与 CNV 的发生关系密切，可见 CNV 可从漆裂纹发出或与漆裂纹相连。A. 白箭示新生血管 B. 漆裂纹

（六）治疗及预后

在变性近视眼，出现漆裂纹和萎缩预示视力预后不良，因为有发生 CNV 的危险，引起中心视力急剧下降。视力丧失的程度与 CNV 距中心凹的距离有关。出现 Fuchs 斑也是视力预后变化的因素，因 Fuchs 斑外可能再出现萎缩，破坏偏心注视，导致中心视力再度下降。

目前尚无特殊有效的方法制止变性近视的发展。最重要的措施是定期随访、及时发现和治疗严重威胁视力的眼底病变。

1. 矫正屈光不正　配镜和手术治疗，包括角膜屈光手术和眼内屈光手术，虽然变性近视患者因弱视或眼底改变而不能完全矫正，但可消除视力疲劳，显著改善变性近视患者的屈光状态，但这些治疗不能改变变性近视眼底改变的自然进程。变性近视的并发症、眼底的病理改变特别是黄斑部及其附近的改变仍是威胁患者视力的最重要的原因。

2. 防止近视进展　有人提倡儿童期的阿托品治疗，相信这种方法能够减缓单纯近视的进展，但这种治疗未获得普遍接受，大多数人认为此法对变性近视的控制无效。据信后巩膜加固术，即用腱索、阔筋膜或巩膜以及合成材料等加固巩膜，可阻止眼轴进行性延长和巩膜葡萄肿的进展，稳定近视度数，阻止和改善黄斑部变性的发生发展，增加视网膜、脉络膜的血液循环，从而改善视功能。然而，这种疗法有很大争议，而且其疗效尚未通过妥善设计的前瞻随机对照研究证实。

3. CNV 的治疗　FFA 确定 CNV 的位置对视力预后评估以及指导治疗有重要价值。对于年轻的变性近视 CNV 患者，CNV 较小、位于旁中心凹，视力较好者，可以随访观察，他们的视力预后较好。而年龄较大，CNV 面积较大、并位于黄斑中心凹下，初始视力较差的患者预后也差。需根据 CNV 的部位、类型、病程等选择不同的治疗方法，包括光动力疗法、经瞳孔温热疗法、视网膜下 CNV 剥离手术、黄斑转位术、玻璃体腔内注射长效糖皮质激素或抗新生血管药物、激光光凝术等。

（王雨生　陈　松　聂爱光）

八、匍行性脉络膜萎缩

（一）概述

匍行性脉络膜萎缩（serpiginous choroidal atrophy，SCA）也称匍行性脉络膜炎（serpiginous choroiditis），是一种罕见的、慢性进行性复发性眼内疾病，病因未明。通常双眼发病，累及 RPE 和脉络膜毛细血管层，病变起自视盘，扩展至整个后极部。根据临床表现，可分为视盘周围型、黄斑型和 Ampiginous 型。早期发现和及时干预，可防止发生永久性视力损害。

（二）历史

Junius 于 1932 年最早将此病描述为"绕视盘视网膜脉络膜炎"（peripapillary retinochoroiditis）。此后，该病被赋予许多不同的名称，如视盘周围脉络膜硬化（Sorsby，1939）、螺旋形视盘周围脉络膜视网膜变性（Franceschetti，1962）、地图状螺旋形视盘周围脉络膜病变（Schatz，1974）、地图状脉络膜病变（Hamilton，1974）和地图状脉络膜炎（Baarsma，1976）等，直至1987 年被 Gass 命名为 SCA。黄斑型最早于 1987 年由 Hardy 和 Schartz 描述。我们目前所知的完整临床特点和 FFA 表现是在 20 世纪 70 年代提出的。众多的命名和各异的病情反映了这种疾病表现的多样性。

（三）病因学及发病机制

病因未明，非遗传性。可能的病因包括自身免疫、感染、血管病变和变性，但目前还没有一个能获得临床和实验室证据的良好支持。尽管有不同的研究试图揭示相关的感染因素、免疫异常和血管异常，但发病机制仍未明，可能是各种病因、不同机制均可造成起病，然后会聚到一个共同的通路产生一种临床疾病。

1. 自身免疫　临床可见一些患者具有玻璃体炎、前部葡萄膜炎，且在脉络膜和血管壁可见淋巴细胞浸润。研究发现，芬兰人中 MHC 分子 HLA B7 与 SCA

有关，以及某些 SCA 患者补体因子 C3 减少，这些是自身免疫病因学的进一步证据。SCA 患者对视网膜 S 抗原过敏。当使用类固醇和多种抗炎药物治疗时，SCA 患者的活动病变加速消退，提示炎症在 SCA 发病机制中的重要作用。

2. 感染　SCA 的发病机制中可能涉及各种感染原。一些患者的结核菌素试验呈现高反应性，其中部分有肺结核病史或接触史，然而，抗结核治疗却对 SCA 无效。但也有报道经结核菌素试验和胸片诊断结核的 SCA 患者，抗结核治疗临床反应良好、视力提高。故推测 SCA 的一个亚型可能是活动性结核性脉络膜炎或结核触发的自身免疫反应。

病毒感染也是可能的病因，虽然大多数病例的血清学检查不支持该病因，但很多患者的房水标本中都可检出水痘带状疱疹或单纯疱疹病毒。抗病毒治疗未见临床反应，在抗病毒药物治疗期间有可能复发。

3. 血管疾病　SCA 有可能是一种血管病变，原发或继发于系统疾病，相关的疾病包括结节性多动脉炎、雷诺病等。血管闭塞可能是重要的发病因素，源于一个或数个睫状短血管和相应脉络膜毛细血管网的阻塞。但是，支持血管病变病因学的证据很少。

4. 变性　因为疾病是慢性进行性的，在 40～50 岁间发病，故推测变性是主要的病因。但是该病的病程、不对称的表现、缺乏家族关联和复发过后视力恢复不是变性的典型表现。

（四）组织病理学

主要组织学发现是病损区脉络膜毛细血管、RPE 和光感受器萎缩。受累最严重的组织是脉络膜毛细血管，会完全萎缩，而大血管无明显改变。整个脉络膜有中度弥漫性淋巴细胞浸润，在病损的边缘更为明显。虽然大部分 RPE 萎缩，但有少数区域的 RPE 肥大，与临床所见边缘区色素沉着相符。Bruch 膜受损区纤维胶质瘢痕进入视网膜下间隙。视网膜静脉壁有淋巴细胞浸润。

（五）临床表现与分型

SCA 是罕见的疾病，在大多数有关葡萄膜炎的流行病学调查中，SCA 不足后部葡萄膜炎的 5%。此病常发生于健康的中青年，男性发病率较女性高，无种族差别，没有家族倾向。大多数 SCA 不伴有全身系统疾病。

1. 临床病程　是进行性的，特点是多次复发，间隔期不定，可以是数月到数年。通常双眼发病，但典型的表现是单眼中心视力下降、视物变形或暗点。此病病程隐匿，高达 30% 的患者没有任何症状，很多患者直到病变累及黄斑引起中心视力丧失时才就诊，中心凹周围病损消退后视力不会完全恢复。大概 2/3 患者出现症状时单眼或双眼眼底已有广泛的瘢痕形成，视力永久丧失的风险很高。一些患者的病变进展只能通过连续的眼底照相发现（彩图7-87，见书末彩插）。多次复发和新的脉络膜毛细血管萎缩区形成的结果是75%以上的患者单眼或双眼视力损失，尽管接受治疗，但是最终有25%以上患者的视力低于0.1。频繁的复发也增加继发CNV的风险，中心凹的外层视网膜萎缩和（或）CNV发生是SCA患者视力损害的主要原因。大部分患者前节和前部玻璃体检查正常，没有炎细胞或前房闪辉1/3病例存在非肉芽肿性后葡萄膜炎和玻璃体中色素细胞。

2. 眼底表现　眼底视盘周围螺旋形的病损是本病的特征，但存在变异。根据眼底病变的部位和范围，分为视盘周围型（典型性）、黄斑型和Ampiginous型，有不同的临床表现。

（1）视盘周围型（典型性）：大概80%的SCA是典型性或称视盘周围型。活动期初期见边界不清的淡灰色斑片或起自视盘周围的奶油黄色视网膜下浸润，继而病损以阶梯形式扩展，进展期见不规则螺旋状病损，视网膜通常水肿，有时会发生严重的视网膜脱离。这些活动的病变可在6~8周后自行消退，遗留一片累及脉络膜毛细血管和RPE的萎缩区。在受累眼可看到不同时期消退的多个病损是该病的特点。复发常常发生在前次萎缩瘢痕的边缘，但不一定。每一个活动期后，地图状或螺旋状脉络膜毛细血管和RPE的萎缩就扩大一些。疾病向周围进展时可见被萎缩区包绕的岛状正常外层视网膜和脉络膜毛细血管。在长期受累眼，视网膜下纤维瘢痕形成、脉络膜萎缩和邻近组织的色素沉着是主要的特征。

（2）黄斑型：Munteanu报道5.9%的SCA为黄斑型。脉络膜视网膜螺旋形病损起始或主要累及黄斑部，但不与视盘相连。由于早期波及中心凹和继发CNV的风险更高，视力预后更差。黄斑型和视盘周围型在人口特征和FFA特征上没有差别。

（3）Ampiginous型（非典型性变异）：偶尔病损也可发生在周边，孤立的或多发的，被称为多灶匍行性脉络膜炎、Ampiginous脉络膜炎或难治性鳞状脉络膜视网膜炎。与典型性视盘周围型SCA相比，这些Ampiginous脉络膜炎较少累及中心凹。前节炎症、玻璃体炎或复发次数无区别。鉴于相似的人口特征、血管造影表现和临床病程，Ampiginous脉络膜炎可能是SCA的变异。

3. FFA和ICGA　SCA的FFA没有特异的表现，各型之间无明显差别。在萎缩区域，主要表现是早期因脉络膜毛细血管萎缩产生的弱荧光，进而在病损边

缘出现强荧光，最终深层的巩膜和纤维瘢痕呈现弥散的晚期荧光素着染。在旧病变周边的活动性病变，表现为早期遮蔽荧光，晚期弥散着染和进行性渗漏。对于活动病变区早期弱荧光是否代表炎症造成灌注障碍或原发性脉络膜无灌注尚有争议，但更倾向于后者。因为SCA原发于脉络膜毛细血管和RPE，故ICGA更适于评估病情。ICGA的特点是，从早期到晚期的弱荧光（图7-88），提示脉络膜毛细血管无灌注和相应的原发性脉络膜毛细血管炎性病变。与早期相比，晚期弱荧光区域缩小，推测可能是脉络膜毛细血管灌注延迟而不是无灌注。在ICGA，弱荧光的区域可能比临床观察到的和FFA显示的病损区域更大。在一些报道中，FFA未观察到病变，但在ICGA有。在临床前期，毗邻弱荧光区域的晚期强荧光可能代表着炎症活动区，在ICGA可见脉络膜血管渗漏。只有通过ICGA才能正确判断病损的范围，能清晰显示炎症进展的边缘，ICGA是鉴别诊断和随访的重要手段。

4. 视野　与眼底病损相应的绝对暗点或相对暗点。在活动病变，尤其是中心凹周围或中心凹的病变，暗点通常密集并随时间增加，数月后病变消退，暗点可能减轻。

5. 视觉电生理　因为原发病变在视网膜下，故ERG和EOG对疾病进展的评估帮助不大。大多数病例正常，除非有大范围的晚期病变。

6. 并发症　最常见和对视力有严重影响的并发症是CNV，发生率为13%~35%。偶尔，CNV可能是SCA的第一表现。其他并发症有视网膜分支静脉阻塞、静脉周围炎、色素上皮脱离、视网膜脱离、黄斑囊样水肿、视盘新生血管和前部葡萄膜炎等。

（六）诊断与鉴别诊断

主要根据进行性复发性病程和眼底病变特点进行诊断。黄斑型类似许多其他黄斑病变，诊断困难，可能误诊为其他黄斑病变，如AMD、弓形体病和黄斑营养不良。

鉴别诊断：主要与累及脉络膜毛细血管的疾病进行鉴别，包括急性后极部多灶性鳞状色素上皮病变（acute posterior multifocal placoid pigment epitheliopathy，APMPPE）、眼结核、外层视网膜弓形体病和脉络膜缺血。虽然有相似的临床和血管造影特点，但这些情况与SCA是有区别的，且治疗有显著不同。

1. APMPPE　Lyness和Bird在1984年描述了一种复发性APMPPE，累及双眼，发病常比SCA更年轻、更对称。1/3患者在脉络膜炎、视力急剧下降开始之前曾患病毒性疾病。APMPPE的急性病损与SCA是相似的，病损在后极部，都是淡黄色，累及脉络膜、

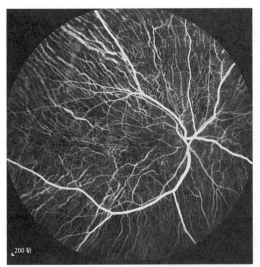
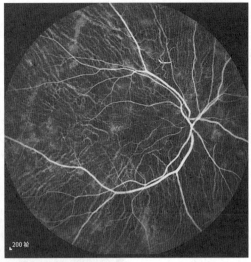
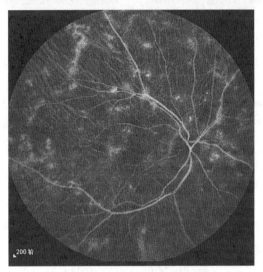

图 7-88 匐行性脉络膜萎缩
患者吲哚青绿血管造影中从早期到晚期呈弱荧光,提示脉络膜毛细血管无灌注

视网膜和 RPE。不同的是病损呈多灶性、分散,且不是旧病损的扩大。血管造影中,APMPPE 的急性病损与 SCA 的早期遮蔽荧光和晚期强荧光难以区别。主要的区别是临床病程,APMPPE 病损通常能在 2 周内自然消退,留下斑驳的 RPE,没有明显的脉络膜萎缩。大多数 APMMPE 的视力预后是极好的,视力常能完全恢复。虽然 APMPPE 也会继发 CNV,但罕见。

2. 弓形体病 弓形体病的脉络膜视网膜瘢痕和 SCA 的萎缩性瘢痕难以区分。与 SCA 相似,此病的复发常发生在陈旧病损的边缘,而且有类似的 FFA 和 ICGA 表现。然而,弓形体病的活动性病变的特点是有明显的玻璃体炎症,与 SCA 不同。弓形体血清学检测阳性。

3. 结核 结核感染可累及脉络膜,产生与 SCA 相似的脉络膜瘢痕。眼部结核往往有玻璃体炎,并有全身症状,如体重减轻、食欲下降和发热,结核菌素皮肤试验阳性。抗结核治疗后病损可消退,视力改善。

4. 多灶性脉络膜炎 多灶性脉络膜炎患者往往有明显的玻璃体炎和前部葡萄膜炎。病损直径 20～200μm,分布于整个眼底,后极部更多。虽然两者的血管造影表现相似,早期弱荧光和晚期的着染,但多灶性脉络膜炎病损更小。

5. 脉络膜缺血 脉络膜缺血的血管造影表现与 SCA 类似。有报道睫状视网膜动脉阻塞后的病损类似 SCA,因此,推测血管阻塞是 SCA 的发病因素之一。应排除可引起后部睫状血管阻塞的因素,如高血压、DIC、血小板减少性紫癜和系统性脉管炎(包括系统性红斑狼疮和结节性多动脉炎)。

6. 其他 其他炎症疾病和感染,如结节病、梅毒、组织胞浆菌病等,可能累及脉络膜毛细血管和 RPE,

与 SCA 的临床表现相似。

（七）治疗及预后

视力预后与病损是否累及旁中心凹和中心凹直接相关。SCA 的病程长，多次复发和进行性瘢痕形成最终累及中心凹，导致视力预后很差。如不治疗，活动性病变在经过数月的逐渐扩展后消退，病损可能活动长达 9 个月。治疗的目的是在复发时快速控制活动病变，并防止再次复发和疾病的进展。因为隐匿性和病程进展，对治疗效果的评估需要长期的随访。对于中心凹外的病变，视力不是进展与否的客观依据。即使中心视力保存，旁中心萎缩病灶会造成暗点，并是 CNV 的潜在病灶。

对应于不同的病因学推论，有不同的治疗尝试，包括抗生素、抗病毒药物、抗代谢药物和免疫抑制疗法。但是，随访资料很有限，长期治疗仍是难题。

1. 糖皮质激素　全身给药和球后注射糖皮质激素可有效控制活动病变，并缩短活动期。然而，糖皮质激素不能防止复发，患者常常在减量或停止治疗时复发。因此，短期治疗不能改变疾病的自然病程和视力预后，除非长期持续给药。

2. 免疫抑制药物　全身性免疫抑制对延长缓解期和提高最终视力可能有效，包括环孢素、硫唑嘌呤和麦考酚酸莫酯。可单一口服环孢素或联合使用。可能需要长期用药，治疗期间可防止复发，部分患者可成功停药不复发。

3. 三重疗法　联合疗法包括环孢素、硫唑嘌呤和泼尼松龙，可迅速控制炎症、促进视力恢复。据报道，8 周后减量，部分患者在减量过程中复发，其他患者在三种药物或硫唑嘌呤和泼尼松龙低剂量维持期进一步缓解。三重疗法对炎症控制好，副作用小。

4. 烷化剂和抗代谢药　烷化剂如环磷酰胺和苯丁酸氮芥、或者阿糖胞苷联合硫唑嘌呤用于糖皮质激素、常规免疫抑制疗法和三重疗法治疗失败的严重难治性 SCA，能迅速控制炎症，获得长期的无药缓解。但是由于严重的副作用，应用有限。使用烷化剂需注意潜在的威胁生命的并发症。应用前要取得患者知情同意。

基于目前的报道，对 SCA 患者的治疗是梯度的，控制活动病变的一线药是全身和眼周给予糖皮质激素，同时使用免疫抑制剂维持。如无效，可考虑类似三重疗法的联合疗法或烷化剂。最初治疗应该迅速控制活动病变，之后维持免疫抑制至少 6 个月，以防止复发。随后的治疗根据疾病的严重程度、体格情况（如年龄和系统性疾病），并考虑生育力和对初期治疗的反应进行选择。需要权衡治疗效果和副作用的风险。鉴于该病进展隐匿，连续的眼底彩色照相和血管造影以及

Amsler 表的自我监测都有助于早期发现复发和病变进展。黄斑型因为其难治的破坏性病程，早期诊断和迅速治疗有助于防止威胁视力的并发症发生。

对于 CNV，早期发现和及时干预，可防止发生永久性视力损害。可行氩激光光凝术、吲哚青绿介导的光栓疗法、玻璃体内注射抗新生血管药物等。

（王雨生　陈　松　聂爱光）

九、眼底血管样条纹

（一）概述

血管样条纹（angioid streaks）是 Bruch 膜的弹力纤维层变性皲裂所致，较少见。Bruch 膜弹力纤维层的断裂呈现以视盘为中心向周围走行的条纹样改变，状似血管走行，病变本身不影响视力。

（二）历史

Doyne 于 1889 年首次描述该病，由 Knapp 于 1892 年予以命名。

（三）病因学及发病机制

血管样条纹的实质为全身性弹力纤维组织广泛变性在眼底的表现。本病约 50% 不伴发全身病，为特发性血管样条纹；其余 50% 则合并有全身弹力纤维组织病变。

（四）组织病理学

组织病理学检查示广泛钙化变性的 Bruch 膜发生线状裂隙，其边缘呈锯齿状。裂隙周围的 RPE 可正常。Bruch 膜的最早病理性改变表现为 Bruch 膜不规则增厚，并有呈嗜碱性染色的灶性钙盐沉积，这种变性主要累及 Bruch 膜的中胚叶成分，即弹力层。最后，在后极部 Bruch 膜上出现裂口。这种钙化变性不仅见于 Bruch 膜，还见于皮肤、微动脉等组织内的弹性纤维。Bruch 膜的弹性纤维变性导致其韧性下降，因此，眼球转动对视盘处产生的牵引力，使得视盘周围变性的 Bruch 膜易于破裂。黄斑区视网膜代谢旺盛，脉络膜血管丰富，因此，当有血管样条纹通过黄斑时，从脉络膜毛细血管而来的新生血管易于通过 Bruch 膜的裂隙进入黄斑神经感觉层下。有病理学检查发现，通过 Bruch 膜裂隙生长的新生血管与脉络膜毛细血管相连。

（五）临床表现与分型

病程冗长，一般双眼发病，但程度不一。发病年龄多开始于青少年，男性居多。

1. 症状　不论血管样条纹的数量多少，其对于视力的损害并不严重，若血管样条纹未走行到达黄斑或未继发 CNV，患者可无自觉症状，临床上所见的单纯性血管样条纹多为常规眼底检查时偶然发现。本病的严重并发症在于黄斑部 CNV 生成，发生率为 72%。若

黄斑部血管样条纹并发 CNV，可诱发无痛性、急性视力下降，常伴视物变形、中心或旁中心暗点，视力损害程度取决于 CNV 引起的色素上皮脱离、出血或继发萎缩累及的范围。患者出现视力障碍而就诊时，多数已有 CNV 及其继发改变。从发现血管样条纹至出现 CNV 可长达数年或数十年。在晚期，血管样条纹变得模糊，后极部色素上皮和脉络膜毛细血管弥漫性萎缩。

2. 眼底表现　患者眼前节多无异常，眼底后极部可见斑驳样、不规则色素斑（通常在黄斑颞侧），视网膜深层有极多微小的橘色小点。Bruch 膜裂纹扩大形成典型的血管样纹，从视盘周围发出，呈放射状，宽窄、长短不一（彩图 7-89，见书末彩插）；条纹的颜色可因其色素改变或纤维组织增生程度而异，通常呈棕红色或灰白色，纤维组织增生明显时呈灰色。条纹的边缘清晰，但参差不齐，位于视网膜神经感觉层下，愈近视盘逐渐增宽，走行清晰；距离视盘愈远，逐渐变窄，走行模糊，其间又有分支或交错。条纹表面或周围常有色素脱失与色素增生形成的斑点，在某些部位密集，形成橘皮状斑驳样眼底；有时可见脉络膜萎缩斑，使条纹有时呈断续状态。25% 的患眼伴有视盘玻璃膜疣。形成黄斑部 CNV 时，检眼镜下可见黄斑部有不规则的类圆形病灶，呈灰白色或黄白色，位于神经感觉层下，病灶周围或表面可伴有出血（彩图 7-90，见书末彩插）。出血可位于神经感觉层下或 RPE 下等不同层次。病程长者，病灶周围的神经感觉层可有囊样水肿。并发黄斑囊样水肿时可见黄斑区神经感觉层增厚和花瓣状水肿。最后，CNV 膜逐渐机化形成瘢痕，致黄斑部皱缩。偶尔 CNV 可出现在视盘边缘。

3. FFA 表现　依病变程度和累及范围而异。①Bruch 膜破裂及其相应部位 RPE 受损、而脉络膜血管相对完好时呈现透见荧光，即血管样条纹在动脉前期（脉络膜期）即显影，其亮度随背景荧光的改变而增减，但形态无明显变化，呈窗样荧光或透见荧光。这是血管样条纹最常见的荧光表现。②条纹中央的脉络膜毛细血管萎缩或灌注不良，而条纹边缘荧光素着色时出现荧光染色，血管样条纹在造影早期呈弱荧光，造影过程中，其边缘亮度逐渐增强（图 7-91）。③Bruch 破裂后裂隙中央的脉络膜血管萎缩或断裂导致无灌注时出现弱荧光，血管样条纹在造影期间始终表现为弱荧光，这种弱荧光可持续到造影后期，多在邻近视盘处较宽的条纹中见到。④RPE 增生或条纹下脉络膜毛细血管破裂出血时血管样条纹处出现遮蔽荧光。⑤眼底的橘皮样斑驳状病灶中色素脱失和增生产生斑驳状荧光，为透见荧光与遮蔽荧光相间。⑥发生 CNV 时，通常情况下 CNV 为典型性，造影早期可见 CNV

形态清晰，随造影时间的延长，CNV 因渗漏致荧光素范围扩大；若 CNV 已机化成为瘢痕，则早期弱荧光，后期因荧光素染色，荧光亮度逐渐增强。⑦因 CNV 持续渗漏，致浆液在视网膜神经感觉层间聚集，引起黄斑囊样水肿时可见 CNV 渗漏的荧光素在黄斑区神经感觉层间的囊腔内积存，形成以中心凹为中心的花瓣状强荧光。

4. ICGA 表现　①大部分血管样条纹于造影中期（荧光素染料注射后 10～15 分钟）荧光亮度增强，至晚期（30～45 分钟）仍呈强荧光，形态清晰。这种条纹状强荧光在视盘周围、黄斑区甚至中周部均可见到，可能与条纹内 RPE 断裂或萎缩有关，其间脉络膜毛细血

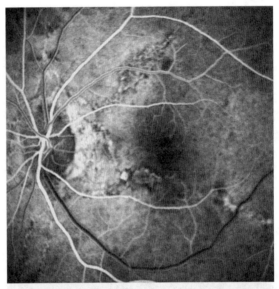

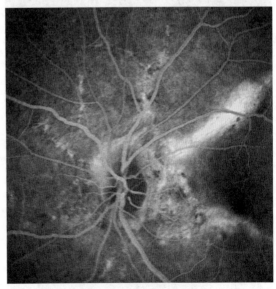

图 7-91　眼底血管样条纹

荧光素血管造影早期血管样条纹即显影，其间夹杂点片状弱荧光；造影后期部分荧光随背景荧光而增减，部分呈强荧光，为荧光素着染

管层因无 RPE 遮挡，愈近造影后期，荧光亮度与眼底正常区域对比更为明显；②若条纹处 RPE 和脉络膜毛细血管萎缩，则条纹中心呈线状弱荧光，其边缘可因组织着染或 RPE 色素脱失呈强荧光表现，中黑外亮荧光在造影后期较明显；③后极部眼底散在的、大小不等的弱荧光斑，可散在或相互交织，其境界在造影后期最为清晰，可能是 RPE 和脉络膜毛细血管小叶萎缩或色素增生的缘故（图 7-92）。

由于血管样条纹并发的 CNV 以典型性为主，通常情况下 FFA 能较好显示 CNV 的形态、范围，但当 CNV 继发出血较多时，ICGA 可清楚显示出被出血所掩盖的 CNV。有些 CNV 于 ICGA 早期能显示出来，晚期明显染色或渗漏，这意味着 CNV 为活动性。而有

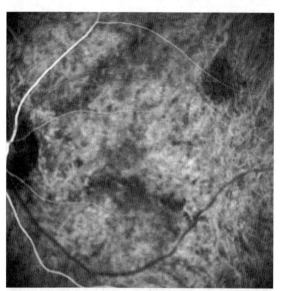

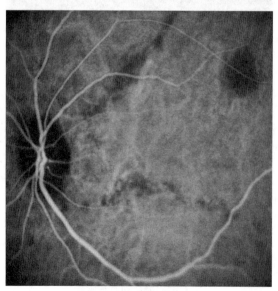

图 7-92　眼底血管样条纹
吲哚青绿血管造影时条纹始终呈线状弱荧光，提示相应处 RPE 和脉络膜毛细血管萎缩

些 CNV 造影早期不明显，但晚期却呈现边界清晰的 CNV 染色，即静止性 CNV。

5. OCT　有血管样条纹而没有 CNV 眼的脉络膜厚度正常，但发生 CNV 后厚度明显变薄。继发的 CNV 多以典型性为主，因此，OCT 图像可见 CNV 相应部位的 RPE- 脉络膜毛细血管层破裂，局限性反射增强，呈纺锤状或绒球状，边界较清晰。CNV 持续渗漏，可导致视网膜水肿，主要表现为视网膜神经感觉层厚度增加或神经感觉层间反射减低，低反射区扩大，甚至出现神经感觉层间囊样腔隙（囊样水肿）。CNV 常伴有视网膜或视网膜下出血。在 OCT 图像中表现为 RPE 出血性脱离或神经感觉层出血性脱离，出血可遮挡其下方组织的反射，相应部位的视网膜则隆起。

6. 临床分期　血管样条纹分为 3 期。第一期：眼底出现色素性条纹，但条纹未累及黄斑，不影响患者视力。第二期：条纹向黄斑部延伸，并发黄斑部 CNV，有视网膜下出血、渗出。患者中心视力严重下降，且不易恢复。第三期：黄斑部 CNV 机化形成瘢痕，患者中心视力永久受损。

7. 全身表现　本病约 50% 不伴发全身病，其余 50% 则合并有全身弹力纤维组织病变，其中，合并有弹力纤维性假黄瘤（pseudoxanthoma elasticum，PXE）者称为 Gronblad Stranberg 综合征。PXE 是目前最常见的伴血管样条纹的病变，此外还有畸形性骨炎、心血管病、镰状细胞贫血、血色素沉积症、珠蛋白生成障碍性贫血和许多不太常见的疾病。

（1）PXE：是一种遗传疾病，常染色体显性和隐性方式都存在，发病率 1∶25 000～1∶100 000，是由染色体 16p13.1 上的 ABC 转运蛋白基因 *ABCC6* 突变引起，造成跨膜运输的减少或缺失，引起细胞外物质的堆积、弹性纤维钙化。表型存在变异性，主要病变是出现皮肤、血管壁和眼 Bruch 膜中弹性纤维的钙化和断裂。最常见的皮肤损害表现为象牙色或黄色的丘疹，直径为 1～3mm，呈直线或网状排列，可相互融合成斑块，使皮肤呈橘皮状。有时较大的融合性皮损处可有钙质沉积，甚至出现淤斑或溃疡。皮损主要位于颈部和大的曲肌面，很少发生于面部。许多 PXE 可见皮肤变得皱褶、松弛，在妊娠期皮肤皱褶表现更明显。除了皮肤的损害，类似的淡黄色皮损也可出现于下唇的内面、口腔内的舌面、软腭、鼻、喉、胃、膀胱、阴茎、直肠和阴道黏膜，皮肤黏膜的损害可长期存在而不消退。可发生高血压、严重的心血管疾病、周围动脉及胃肠道出血。没有明确的治疗方法。

（2）畸形性骨炎：又称 Paget 病或变形性骨炎，是一种慢性进行性骨代谢异常疾病，该病多发生于 40

岁以上人群，男女比例为2:1，有家族遗传倾向的占14%。畸形性骨炎常伴耳聋，发生血管样条纹的患者不足2%。该病骨吸收和骨生成均增加，其发展分为三个阶段：①溶骨或"热"阶段：此阶段破骨细胞增多，功能活跃，有大量骨吸收；②溶骨和成骨混和阶段：此阶段破骨细胞减少，成骨细胞逐渐增多；③成骨硬化阶段：此阶段细胞活动相对减少，骨破坏停止，骨髓主要被纤维组织所替代。由于成骨活动增强和骨中Ⅰ型胶原裂解，血清中的碱性磷酸酶和尿中的羟脯氨酸的水平都上升，这两者与病变的程度和疾病的活动密切相关。20%～80%的患者累及髂骨和股骨上段，其他常见部位为脊柱、胫骨和颅骨等。畸形性骨炎的X线摄片表现为病变骨的皮质和松质界限消失，骨小梁粗大稀疏、密度不均、排列紊乱，呈条索状高密度影交织的网格状改变。

（3）心血管系统损害：心血管系统的症状和体征表现为心绞痛、心动过缓、高血压病、限制性心肌病、主动脉瓣脱垂和狭窄、心内膜和心室瓣膜纤维增厚、猝死，此外，还会出现逐渐加重的动脉硬化症，可导致动脉粥样硬化性心脏病及间歇性跛行。

（4）镰状细胞贫血：病因是血红蛋白基因中的一个核苷酸的突变导致该蛋白分子中β-链第6位谷氨酸被缬氨酸取代，使患者的血红蛋白分子容易发生凝聚，导致红细胞变成镰刀状，容易破裂引起溶血性贫血。

（六）诊断与鉴别诊断

对眼底较大范围进行详细检查，根据特征性的眼底表现，不难作出诊断。为了确定血管样条纹患者是否伴有全身病应行相应检查，包括头颅骨、脊柱及下肢骨的X线摄片，血清碱性磷酸酶、血清钙和磷的化验，血红蛋白电泳及皮肤活检等。

鉴别诊断：本病需要与眼底有条纹状改变的疾病和伴发CNV的疾病相鉴别。

1. 近视性脉络膜萎缩 变性近视随着眼轴的伸长，RPE和脉络膜伸展和变薄，出现钱币形圆形萎缩、扩大并融合，暴露出脉络膜血管和血管间的色素，大的脉络膜血管常在后极部暴露。此外，后极部Bruch膜破裂，发生漆裂纹，类似血管样条纹，位于视网膜的最深层，邻近的RPE及脉络膜毛细血管层也被波及，可有出血及色素增生，也可合并CNV。因此，变性近视眼底改变不易与血管样条纹相区别。鉴别诊断的要点为：变性近视眼除眼轴明显增长外，检眼镜下可见视盘颞侧有明显的萎缩弧或视盘周围脉络膜视网膜萎缩，RPE及脉络膜广泛变薄，呈豹纹样眼底，暴露的脉络膜血管粗大、迂曲且密集。而漆裂纹在后极部散在分布，呈很细的线形或星状、粗细不规则的黄白色表现，以黄斑部多见。FFA及ICGA有助于鉴别诊断。

2. 色素性静脉旁视网膜脉络膜萎缩 极为少见，病变区域因视网膜脉络膜萎缩呈青灰色。病变累及双眼，两侧对称，位于视盘周围并向四周放射状延伸，需与血管样条纹相鉴别。但前者病变区域位于视网膜静脉两侧，常可见大量色素斑块沉着于静脉周围。

3. 其他黄斑部CNV疾病 渗出性AMD、特发性CNV和卵黄样黄斑变性等，虽也有黄斑部CNV，但无血管样条纹。

（七）治疗及预后

目前尚无有效方法治疗血管样条纹。若血管样条纹未累及黄斑区，患者可无自觉症状，因此，对于尚无CNV的血管样条纹可定期随诊，观察病情变化；若出现CNV，则应根据CNV的位置、病理学特征予以治疗。目前，可供选择的治疗方法有PDT、吲哚青绿介导的光栓疗法（IMP）、激光光凝术、玻璃体内注射抗新生血管药物及手术治疗等。

1. PDT 血管样条纹继发的CNV是PDT非标准适应证，在许多研究中，效果较好。但也有学者认为传统的PDT治疗参数并不适合血管样条纹并发的CNV治疗，虽然PDT在短时间内可以促使CNV闭塞、萎缩，但从长远看，PDT也可能同时加重了RPE的损害，或促使治疗部位炎性反应加剧，使血管生长因子表达量增加，从而使CNV复发。

2. IMP 吲哚青绿作为光敏剂的IMP疗法已用于治疗血管样条纹继发的CNV，效果较好。

3. 激光光凝术 需避免治疗接近中心凹的病变，因为治疗后的瘢痕生长会覆盖黄斑，导致进一步视力损失。对于因血管样条纹继发的CNV，即使其位于中心凹外，也不推荐利用激光进行光凝治疗。在PXE，Bruch膜有破裂的倾向，因此激光光凝CNV可能随后复发。然而，在某些患者，成功的激光可根除CNV。

4. 手术 通过手术摘除CNV膜或进行黄斑转位使中心凹离开CNV所在部位。

5. 药物 抗血管内皮生长因子（VEGF）疗法已成为许多CNV疾病的一线用药，基于目前的临床证据，玻璃体腔内注射抗VEGF制剂也可能是治疗本病伴发CNV的最佳选择之一，但就其有效性和安全性尚未见大样本的临床观察报道。

（王雨生 陈 松 聂爱光）

十、色素性静脉旁视网膜脉络膜萎缩

（一）概述

色素性静脉旁视网膜脉络膜萎缩（pigmented para-venous retinochoroidal atrophy，PPRCA）是一种罕见的

视网膜脉络膜变性疾病,病因不明,特点是沿视网膜静脉分布的骨针样色素沉着和毗邻静脉周围色素改变的脉络膜视网膜萎缩。PPRCA一般不影响视力,故其发现通常是偶然的。对其自然病程有争议。尚无有效治疗。

(二)历史

Brown于1937年首先报道此病,当时称为放射状脉络膜视网膜炎,之后的曾用名包括先天性视网膜色素沉着、条纹状视网膜脉络膜炎和静脉旁视网膜变性等。1962年Franceschetti提出现名。

(三)病因学及发病机制

病因不明。几乎所有病例均为散发,没有充分的遗传学证据。由于许多感染性或炎性疾病可以表现类似的视网膜脉络膜萎缩,因而有人认为本病可能是感染性或炎性疾病的结果。

(四)临床表现与分型

大多数患者无症状,往往是在眼科常规检查中发现了特征性的眼底改变。部分患者出现无痛性视力下降、瞳孔相对性传入障碍。外眼和眼前节多正常,视功能正常。典型眼底表现为视盘周围有一圈灰白色或略带青灰色的视网膜脉络膜萎缩环,宽1/2～1PD不等。斑片状萎缩带由视盘呈放射状沿视网膜静脉主干向周边部延伸,边界清楚,宽1/2～2PD。萎缩区内可见一些节段状的脉络膜血管,常有色素游离沉积于视网膜静脉周围的视网膜内,表现为大小不一的骨针样色素斑点,有的色素位于血管表面而遮盖部分血管(彩图7-93,见书末彩插)。一些患者的色素沉着呈袖套状围绕在视网膜静脉周围。多数患者视盘、黄斑和视网膜血管管径正常。眼底改变呈双侧对称性。检眼镜下,多数患者病情无进展,但也有一些患者病变可以缓慢加重,最终导致视功能明显损害。极少数患者伴黄斑改变,可引起中心视功能损害。

眼底血管造影表现:FFA可以勾勒出色素上皮萎缩的区域,显示的病变程度和范围较无赤光和彩色眼底像所见要明显。萎缩带的荧光表现可不一,有的视盘周围和静脉周围的萎缩带在动脉前期或动脉早期即开始显影,以后荧光逐渐增强,其亮度随背景荧光消退而减弱,即透见荧光,表明色素上皮的萎缩。有的造影时萎缩带中央始终呈弱荧光,可见节段状脉络膜大血管,表明此区不但有色素上皮萎缩,而且脉络膜中小血管和毛细血管也已破坏;造影后期萎缩带边缘荧光逐渐增强,为周围正常的脉络膜血管渗漏所致。有的患者在紧邻视盘周围的萎缩区呈弱荧光,并见少许脉络膜血管,而其余的萎缩区呈透见荧光。这些不同的表现,可能反映着不同的病程。但有时同一患者

同一眼底不同的萎缩区域荧光表现也不相同,有的萎缩斑呈透见荧光,有的脉络膜血管充盈迟缓或缺损呈弱荧光。静脉两旁萎缩区内的色素斑点可遮挡部分背景荧光,造影时始终呈弱荧光,为遮蔽荧光。视网膜血管充盈正常。视盘、黄斑以及色素改变区以外的视网膜血管正常。未见荧光素渗漏现象。ICGA可见轻到中度脉络膜毛细血管萎缩,脉络膜毛细血管萎缩部分扩张,在FFA显示为强荧光。ICGA可示疾病缓慢进展,尤其在老年人。

色觉正常。视觉电生理正常或仅有轻微的损害。周边视野损失,有与萎缩病灶相符的暗点。每年的平均变化为视力下降2%、视野损失0.3%、0.5Hz的ERG波幅下降3.4%、30Hz的ERG波幅下降6.7%。

(五)诊断与鉴别诊断

依据病史、症状和典型的眼底改变诊断。视网膜色素变性、类肉瘤病、视锥变性和脉络膜视网膜炎等许多视网膜疾病偶尔也可表现静脉旁色素性改变,但它们的视网膜功能和临床病史与本病截然不同,诊断时应将其排除。需要鉴别的疾病还包括血管样条纹、盘周螺旋状脉络膜视网膜变性和脉络膜视网膜炎等,色素性萎缩带沿静脉分布的特点是鉴别诊断的要点。

(六)治疗及预后

目前尚无有效的治疗办法。对眼底有静脉旁萎缩的患者应彻底检查,以期找出潜在的病因。

(陈　松　王雨生　聂爱光)

主要参考文献

1. 张承芬. 眼底病学. 第2版. 北京:人民卫生出版社,2010.
2. 王雨生. 脉络膜新生血管性疾病. 北京:人民卫生出版社,2007.
3. 陈松. 现代老年性黄斑变性基础与临床研究. 天津:天津科学技术出版社,2006.
4. 马俊,吴宪巍,崔巍,等. 年龄相关性脉络膜萎缩18例临床分析. 国际眼科杂志,2012,12:495-498.
5. 刘志强,杨荣,闫素霞,等. 多灶性脉络膜炎临床前期眼底血管与吲哚菁绿血管造影分析. 中国实用眼科杂志,2010,28:653-655.
6. 王涵,徐亮,杨桦,等. 不同类型青光眼和正常人视盘旁萎缩弧β区的比较研究. 眼科,2008,17:20-24.
7. 王涵,朱奇,张劲松. 正常人与原发性开角型青光眼和闭角型青光眼视盘萎缩弧β区发生率的比较. 国际眼科杂志,2010,10:469-471.
8. 张莉,杨桦,王爽,等. 青光眼视神经损害进展的一致性分析研究. 中国实用眼科杂志,2011,29:763-766.
9. 张亚琴,徐亮,张莉,等. 原发性开角型青光眼视神经损

害进展与眼压波动及视盘旁萎缩弧扩大的关系. 眼科，2012，21：39-41.

10. 解蕊，杨继红，吴子旭. 病理性近视黄斑病变相关因素分析及其 OCT 形态学研究. 中国实用眼科杂志，2010，28：40-43.

11. 刘维锋，石安娜，曾瑛，等. 高度近视眼弧形斑形态与眼底病变关系的研究眼科新进展，2011，31：842-845.

12. 张雄泽，文峰，左成果，等. 点状内层脉络膜病变的临床特征分析. 中华眼底病杂志，2010，26：409-413.

13. Croft MA，McDonald JP，Nadkarni NV，et al. Age-related changes in centripetal ciliary body movement relative to centripetal lens movement in Monkeys. Exp Eye Res，2009，89：824-832.

14. Reiner. A，Mar. ND，Zagvazdin. Y，et al. Age-Related Impairment in Choroidal Blood Flow Compensation for Arterial Blood Pressure Fluctuation in Pigeons. Invest Ophthalmol Vis Sci，2011，52：7238-7247.

15. Gouras P，Ivert L，Neuringer M，et al. Topographic and age-related changes of the retinal epithelium and Bruch's membrane of rhesus monkeys. Graefes Arch Clin Exp Ophthalmol，2010，248：973-984.

16. Forooghian F，Yeh S，Faia LJ，et al. Uveitic Foveal Atrophy：Clinical Features and Associations. Arch Ophthalmol，2009，127：179-186.

17. Herz NL，Matoba AY，Wilhelmus KR，et al. Rapidly progressive cataract and iris atrophy during treatment of Acanthamoeba keratitis. Ophthalmology，2008，115：866-869.

18. Charbel Issa P，Scholl HP，Helb HM，et al. Unilateral pigmented paravenous retinochoroidal atrophy. Klin Monbl Augenheilkd，2007，224：791-793.

19. Maruko I，Iida T，Sugano Y，et al. Morphologic choroidal and scleral changes at the macula in tilted disc syndrome with staphyloma using optical coherence tomography. Invest Ophthalmol Vis Sci，2011，52：8763-8768.

20. Rishi P，Kasinathan N，Sahu C. Foveal atrophy and macular hole formation following intravitreal ranibizumab with/without photodynamic therapy for choroidal neovascularization secondary to age-related macular degeneration. Clin Ophthalmol，2011，5：167-170.

21. Jonasson F，Sander B，Eysteinsson T，et al. Sveinsson chorioretinal atrophy：the mildest changes are located in the photoreceptor outer segment/retinal pigment epithelium junction. Acta Ophthalmol Scand，2007，85：862-867.

22. Spaide RF. Age-related choroidal atrophy. Am J Ophthalmol，2009，147：801-810.

23. Forooghian F，Yeh S，Faia LJ，et al. Uveitic foveal atrophy：clinical features and associations. Arch Ophthalmol，2009，127：179-186.

24. Kim YJ，Kim SS，Song WK，et al. Ocular ischemia with hypotony after injection of hyaluronic acid gel. Ophthal Plast Reconstr Surg，2011，27：152-155.

25. Varsha Manjunath，Heeral Shah，James G. Fujimoto，et al. Analysis of peripapillary atrophy using spectral domain Optical Coherence Tomography. Ophthalmology，2011，118：531-536.

26. Rohan W. Essex，James Wong，Samantha Fraser-Bell，et al. Punctate Inner Choroidopathy Clinical Features and Outcomes. Arch Ophthalmol，2010，128：982-987.

27. Radgonde Amer，and Noemi Lois. Punctate Inner Choroidopathy. Surv Ophthalmol，2011，56：36-53.

28. Ninios K，Jonescu-Cuypers CP，Seitz B. Glaucoma with primary iris malformations. Axenfeld-Rieger syndromes，ICE syndromes（essential iris atrophy，Chandler's syndrome，Cogan-Reese syndrome），aniridia. Ophthalmologe，2011，108：585-593.

29. Wang HB，Hu YX，Feng X. Corneal endothelial decompensation secondary to iridoschisis in degenerative myopic eyes：a case report. Int J Ophthalmol，2012，5：116-118.

30. Gogaki E，Tsolaki F，Tiganita S，et al. Iridoschisis：case report and review of the literature. Clin Ophthalmol，2011，5：381-384.

31. Sergouniotis PI，Davidson AE，Lenassi E，et al. Retinal structure，function，and molecular pathologic features in gyrate atrophy. Ophthalmology，2012，119：596-605.

32. Hayasaka S，Kodama T，Ohira A. Retinal risks of high-dose ornithine supplements：a review. Br J Nutr，2011，106：801-811.

33. Smailhodzic D，Fleckenstein M，Theelen T，et al. Central areolar choroidal dystrophy（CACD）and age-related macular degeneration（AMD）：differentiating characteristics in multimodal imaging. Invest Ophthalmol Vis Sci，2011，52：8908-8918.

34. Gundogan FC，Dinç UA，Erdem U，et al. Multifocal electroretinogram and central visual field testing in central areolar choroidal dystrophy. Eur J Ophthalmol，2010，20：919-924.

35. Nagaoka N，Ohno-Matsui K，Saka N，et al. Clinical characteristics of patients with congenital high myopia. Jpn J Ophthalmol，2011，55：7-10.

36. Moriyama M，Ohno-Matsui K，Hayashi K，et al. Topographic

analyses of shape of eyes with pathologic myopia by high-resolution three-dimensional magnetic resonance imaging. Ophthalmology, 2011, 118: 1626-1637.

37. Fledelius HC, Goldschmidt E. Eye shape and peripheral visual field recording in high myopia at approximately 54 years of age, as based on ultrasonography and Goldmann kinetic perimetry. Acta Ophthalmol, 2010, 88: 521-526.

38. Wyrwicka A, Jurowski P. Serpiginous choroidopathy-spectrum of fundus changes in 3 years of follow up. Klin Oczna, 2010, 112: 53-56.

39. Kirkwood BJ. Angioid streaks. Insight, 2011, 36: 18-19, 30.

40. Georgalas I, Tservakis I, Papaconstaninou D, et al. Pseudo-xanthoma elasticum, ocular manifestations, complications and treatment. Clin Exp Optom, 2011, 94: 169-180.

41. Chan WM, Lim TH, Pece A, et al. Verteporfin PDT for non-standard indications-a review of current literature. Graefes Arch Clin Exp Ophthalmol, 2010, 248: 613-626.

42. Hernández-Da Mota SE, Chacón-Lara A. Bilateral pigmented paravenous chorioretinal atrophy: a case report. Case Report Ophthalmol, 2011, 2: 228-231.

43. Verbraak FD. Antivascular endothelial growth factor treatment in pseudoxanthoma elasticum patients. Dev Ophthalmol, 2010, 46: 96-106.

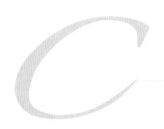

第一节 葡萄膜囊肿

一、原发性虹膜囊肿

原发性虹膜囊肿起于虹膜的神经上皮，即虹膜的两层色素上皮。长于瞳孔缘的，表现为瞳孔缘有单个，多数为多个色素小绒球，并可双眼发生；长于虹膜中间部的，易将虹膜推向前方，使局部虹膜呈现表面光滑的隆起，透照不透光，这时需与虹膜、睫状体的黑色素瘤相鉴别，通过 UBM 检查发现虹膜后有高反射的囊壁与无回声的囊腔即可诊断；而虹膜与睫状体的连接部是囊肿的最好发部位，其生长也将使虹膜前移，使局部虹膜变平坦，如有多个，可能导致房角关闭并发生继发性青光眼，同样易与黑色素瘤混淆，通过 UBM 检查显示的囊肿特征可得到确诊。囊肿也可脱落，经瞳孔入前房停留在虹膜上，UBM 的囊性改变与无宽广的基底可与虹膜黑色素瘤鉴别。

（魏文斌）

二、继发性虹膜囊肿

继发性虹膜囊肿，以植入性囊肿最多见，又分为植入性囊肿、珍珠肿与上皮植入三种。其他尚有长期使用抗青光眼药物引起的继发性虹膜囊肿以及寄生虫囊肿等。

（一）虹膜植入性囊肿

发生于穿通性外伤或眼内手术后，以外伤后多见。在角膜，更常见的是结膜的上皮细胞通过角膜或角巩膜缘伤口进入眼内，凭借虹膜丰富的血管与营养，在虹膜上生长成囊肿。眼内手术时还可通过手术器械，将结膜上皮细胞带入眼内，种植在虹膜上。

【临床表现】 虹膜中周或周边有单个透明的囊肿，小的如米粒，大的可占据大部分前房。囊壁透明，如含有较多色素，亦可呈棕色或棕黑色而需与虹膜黑色素瘤相鉴别，不过其囊肿特性仍与黑色素瘤的实质性肿物不同。囊内液体透明或因含有细胞碎屑而变黄色。虹膜囊肿在一段时间内可保持稳定，不增长或略有长大，但也有持续长大而导致并发症的。大囊肿可致瞳孔变形，与角膜内皮长期接触而使角膜变混浊，虹膜睫状体炎，以及因堵塞前房而出现眼压增高。

【病理】 为单层立方上皮所组成，囊内含清液，亦可有细胞碎屑。

【诊断与鉴别诊断】 根据外伤或手术史，有穿通伤口或手术切口瘢痕，虹膜上有透明或半透明的囊样肿物，一般都能确诊。如有疑问，通过超声生物显微镜（UBM）检查，发现高反射的囊壁及低反射的囊腔可确定。UBM 检查能进一步了解囊肿的范围及与周围组织的关系，对设计治疗方案有帮助。

【处理】 小囊肿无增长倾向，也无症状的可定期观察。较大囊肿或伴有虹膜睫状体炎或继发性青光眼时需及时治疗。囊肿的治疗比较困难，过去有向囊腔内注入化学物质如碘、三氯化碳等，因可泄漏到前房而不再使用。激光治疗虽可在一段时间内使囊肿消失，但复发较常见。玻璃体切除手术在需同时去除晶状体的病例中可考虑，不过很难将前房角的上皮清除干净，以致术后复发。较为彻底的方法还是手术切除。先向前房注入黏弹性物质，尽可能分开囊壁与虹膜的联系，直到不能再分离的种植处，然后在此处切开角巩膜缘，切口尽可能偏后，以便能清除隐藏在房角内的上皮，打开并掀起角膜瓣后，将囊肿连同粘连的虹膜一起切除。近来有报道应用穿刺囊肿的方法。

（二）前房珍珠肿

甚少见。多数为睫毛的毛囊上皮细胞，在眼球遭受穿通外伤时，被带入眼内在虹膜上生长而成。角化的上皮构成囊壁，形成白色带光泽的圆形或椭圆形的实质性肿物，形似珍珠而得名。UBM 显示典型的三层结构，外层呈中度反射相当于囊肿的上皮，中层低反射相当于变性上皮细胞、黏液及炎症碎屑，中心高反射为变性的角化上皮及胆固醇结晶。珍珠肿也常引起继发性虹膜睫状体炎及青光眼，治疗为将肿物随同病变虹膜一起切除。

（三）上皮向内或向下生长（epithelial ingrowth or downgrowth）

通常由于眼前节手术切口愈合不良、虹膜、晶状体囊膜或玻璃体嵌顿伤口，再加术后持续低眼压，使结、角膜上皮细胞通过未愈合的切口向眼内生长。此病在白内障囊内摘除的年代多见，是白内障术后摘除眼球的重要原因。不过现今在经角膜切口作超声乳化的病例中也有发生。结、角膜的上皮细胞经未愈合的伤口入眼后，沿角膜后面、虹膜表面生长。在角膜后生长时，形成由一层细胞组成的半透明的薄膜，不过向瞳孔的进行缘由于细胞层数增多而浑浊且呈波纹状变得容易辨认。有疑问时，可作前房穿刺将角膜后的细胞刮除，了解其为上皮或内皮细胞。虹膜表面生长的上皮使虹膜纹理不清，最好的辨认方法是通过氩激光照射，上皮细胞变白可确认。虹膜上皮细胞可通过瞳孔向后，沿睫状体及玻璃体前皮质表面继续生长。上皮在眼内的持续生长，可导致顽固的虹膜睫状体炎；上皮覆盖房角及周边虹膜前粘连导致继发性青光眼可使视力完全丧失，并伴疼痛而摘除眼球。本病治疗困难且易复发。早期，角膜后的上皮可能通过经角膜冷冻予以摧毁；当上皮已覆盖整个角膜时，只有作角巩膜移植手术。覆盖局部虹膜或睫状体的上皮，可作虹膜或虹膜睫状体切除；玻璃体前皮质上的上皮，作玻璃体切除。总之，本症的有效治疗方法不多，疗效差，故重在预防。如有发生，当及早确诊，及时诊疗。

（四）继发性虹膜囊肿

长期使用缩瞳剂如毛果云香碱可在虹膜的瞳孔缘产生多个透明的小囊肿，停药后可能消失。

寄生虫如猪囊尾蚴在极少数情况下，可见于虹膜上。具体可参看猪囊虫病章。

（魏文斌）

第二节　虹膜、睫状体肿瘤

一、虹膜肿瘤

虹膜肿瘤以雀斑、色素痣最多，次为黑色素瘤、转移癌，其他如平滑肌瘤、血管瘤、淋巴瘤以及肿物如肉样瘤病、异物等均可在虹膜上形成肿块。诊断主要根据详尽的病史，全身检查；裂隙灯，房角镜，超声生物显微镜检查以及必要时的细针穿刺活检或切除活检等。

虹膜及睫状体色素痣与黑色素瘤参看葡萄膜黑色素瘤章。

虹膜平滑肌瘤为良性肿瘤，临床少见。起源于虹

膜的瞳孔括约肌或扩大肌，也有起自血管平滑肌的。肿瘤好发于瞳孔缘或虹膜根部，表现为边界清楚的局部隆起，色白。表面可有血管。与虹膜无色素性黑色素瘤无论在临床或组织病理上均难分，只有局部切除后通过免疫组织化学与电镜加以鉴别。

血管瘤的血管比其他肿瘤丰富。因属良性肿瘤，小肿瘤无增长倾向的可定期观察，较大肿瘤可切除行病理检查，明确诊断并治疗。

虹膜转移性肿瘤的发生率次于脉络膜。与脉络膜转移癌一样，原发灶男性以肺癌，女性以乳腺癌最多见，较少的有来自消化道、肾、甲状腺与睾丸的肿瘤。临床表现为虹膜上有粉红或黄白色肿物，可单个或多个，或累及双眼。肿瘤血管较多，可伴前房积血、虹膜睫状体炎及假性前房积脓。UBM 检查显示肿瘤形态不规则，有较高的内反射。原发肿瘤的存在常能帮助诊断；疑难病例可采用细针穿刺或切除病理检查明确诊断。治疗用全身化疗或外放射以防止继发性青光眼，已有青光眼者只能摘除眼球来解除症状。

（魏文斌）

（一）虹膜痣

【概述】　虹膜痣（nevus of iris）是虹膜浅基质层内异常的色素细胞的聚集。临床上常见。偶可发生恶性变。原因不明，多为先天性。白种人比有色人种多见。神经纤维瘤病患者常伴有多个虹膜痣。

【临床表现】　一般无症状。下方虹膜，近瞳孔缘区域好发。临床上分为两种类型：局灶性虹膜痣和弥漫性虹膜痣。

1. 局灶性虹膜痣　虹膜近瞳孔缘或中周部，周边部，偶见房角处大小不一，边界清晰，轻度隆起，一般为棕黑或深黑色，色素变异较大，典型的虹膜痣无血管。绝大多数虹膜痣稳定不发展，极少数可影响邻近组织，近瞳孔缘虹膜痣可致瞳孔变形，瞳孔缘色素外翻，但并不表明虹膜痣恶变。

2. 弥漫性虹膜痣　较扁平，常累及整个或部分虹膜。有些是虹膜痣综合征（Cogan-Reese 综合征）的一种临床表现。Cogan-Reese 综合征与原发性虹膜萎缩，Chandler 综合征同归于虹膜角膜内皮综合征（iridocorneal endothelial syndrome, ICE 综合征），临床表现为单眼青光眼，角膜水肿，虹膜异色，虹膜基质粗糙外露，虹膜多发结节瞳孔变形，瞳孔缘色素外翻，虹膜周边前粘连。其病理机制为特发性角膜内皮增生伴有继发性虹膜病变。

【组织病理】　虹膜浅基质层内聚集的良性梭形色素细胞，为小及中等大小的色素细胞，部分有圆形和气球样色素细胞。细胞内色素多少不等。

【诊断】　通过裂隙灯显微镜检查,虹膜痣诊断比较容易。

超声生物显微镜(ultrasoundbiomicroscopy,UBM)检查有助于与虹膜黑色素瘤相鉴别。虹膜痣 UBM 表现:虹膜异常隆起,边界清晰但不规则,内反射均匀,部分病例表面呈"脐样"改变或称为"火山口"样改变。病变后界欠清晰,可有轻度的声衰减(图 7-94)。

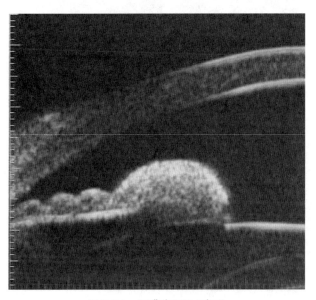

图 7-94　虹膜痣 UBM 表现

【鉴别诊断】　虹膜痣需与虹膜黑色素瘤和眼黑色素细胞增生症(ocular melanocytosis)相鉴别。

1. 与虹膜黑色素瘤鉴别　主要靠定期观察,UBM 检查有助于与虹膜黑色素瘤鉴别,其内回声较虹膜黑色素瘤强,边缘清晰锐利,病变较小局限。当病灶直径超过 3mm,厚度超过 1mm,或伴有晶状体混浊,继发青光眼,虹膜新生血管,睫状体受累,眼前段色素播散时,应高度警惕虹膜黑色素瘤。

2. 眼黑色素细胞增生症　是一种累及表层巩膜、结膜、角膜、睑板、虹膜、前房角、脉络膜等眼部多处组织的黑色素沉积病。部分病例可发生恶性变。

【治疗】　虹膜痣很少恶性变,可定期观察,最好定期进行裂隙灯照相。一般不需治疗。弥漫性虹膜痣合并青光眼者需行手术治疗。局灶性虹膜痣明显增大者,可行虹膜节段性切除术。

【预后】　预后好,不影响视功能。少数弥漫性虹膜痣合并青光眼者视力预后不好。

(二)虹膜黑色素瘤

【概述】　虹膜黑色素瘤(melanoma of iris)少见,占葡萄膜黑色素瘤的 6%～9.5%。Reese 报道 271 例葡萄膜黑色素瘤,原发于虹膜的 23 例。好发于白色人种。发病年龄较后葡萄膜黑色素瘤早 10～20 岁,平均为 42～47 岁。无明显性别差异,左右眼发病率相似,双眼发病者极少。

【临床表现】　一般多无症状,多数是无意中发现虹膜颜色改变或虹膜上有黑点。部分患者晚期因肿瘤坏死而继发前葡萄膜炎或前房积血,继发青光眼而出现眼红、眼疼等症状。

虹膜黑色素瘤可发生于虹膜的任何部位,但好发于下方虹膜,其次为颞侧、鼻侧和上方。

虹膜黑色素瘤大小不一,可充满前房,与角膜内皮接触,一般瘤体直径超过 3mm,厚度超过 1mm。

瘤体色素多少不一,可以是黑色,或是棕褐色,也可以无色素。

病灶分为局灶性和弥漫性两种。前者边界清晰,轻度隆起,表面光滑,其周围有时可见细小的卫星病灶。后者为虹膜广泛增厚,呈皮革样外观。

裂隙灯显微镜检查可直接观察病变的表面,可见病变表面的血管、不均匀的色素等。部分病例可见前房色素及细胞浮游,或沉积于前房角,形成"黑色积脓"。肿瘤坏死可致前房积血。房角镜检查可了解前房角是否受累。

普通超声检查难以探查到虹膜肿物。UBM 检查可清晰地显示虹膜病变,病变处虹膜形态改变,限局增厚,呈梭形或半球形,边界清晰,内回声较均匀,与周围组织间分界清晰。并可了解睫状体是否受累,鉴别睫状体黑色素瘤累及虹膜(图 7-95)。

【组织病理】　多数虹膜黑色素瘤是由分化较好的梭型细胞 A 型或 B 型组成。极少数含有上皮样黑色素瘤细胞。黑色素瘤细胞一般先在虹膜基质内生长,

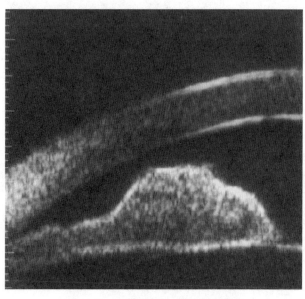

图 7-95　虹膜黑色素瘤 UBM 图像

随瘤体长大,可突破虹膜前界膜向前房生长或突破虹膜色素上皮层向后房生长,也可浸润前房角、小梁网,极少数可累及睫状体。

【诊断】 本病的诊断主要靠病史和密切地观察。定期裂隙灯照相和 UBM 检查尤为重要。尤其是要鉴别睫状体黑色素瘤累及虹膜,还是虹膜黑色素瘤侵及睫状体。如虹膜黑色素性肿物,明显地增长,瘤体表面粗糙,有新生血管者应警惕虹膜黑色素瘤。

【鉴别诊断】

1. 虹膜痣 虹膜痣一般病变较小,扁平,定期观察无明显变化。

2. 虹膜异色 仅为虹膜表面局限的色素沉着或脱失,UBM 检查无异常发现。

3. 虹膜囊肿 对于位于虹膜前表面的囊肿,用裂隙灯显微镜检查一般可以诊断,囊肿的前表面虹膜菲薄。而位于虹膜后、睫状沟内的囊肿一般需要借助 UBM 检查进行诊断。虹膜囊肿的 UBM 表现为虹膜形态异常变化,有异常隆起。虹膜囊肿外有一薄的囊壁而内为无回声区,边界清晰与周围组织能明确分辨,部分囊肿内呈"蜂窝状"多囊壁分隔样改变。UBM 检查同时可以对病变的大小,是否导致房角关闭,是否累及睫状体等进行观察(图 7-96)。

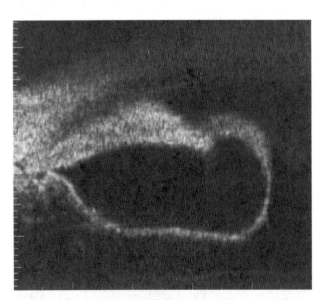

图 7-96 虹膜囊肿 UBM 图像

4. 虹膜转移癌 表现为虹膜实性占位性病变,色素少或无色素,表面不光滑,可见新生血管,增长快。UBM 检查可见虹膜表面弥漫性、实性隆起,与虹膜组织紧密接触,病变内回声均匀,形态不规则,可侵及房角结构。确定诊断靠找到原发病灶和病理组织学检查(图 7-97)。

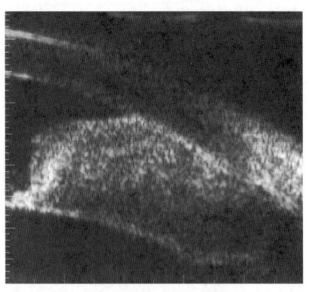

图 7-97 虹膜转移癌 UBM 检查所见

5. 虹膜平滑肌瘤 临床上很难与虹膜黑色素瘤鉴别,鉴别诊断要靠病理组织学检查。

【治疗】 对于很小的虹膜黑色素性肿瘤可以定期密切观察。

对于生长较快的患者,可行肿瘤局部切除术。病变范围不大,肿瘤未累及前房角者则行节段性虹膜切除术。仅累及小梁网者,可行虹膜小梁切除术。睫状体受累者,则行虹膜睫状体切除术。

对于弥漫性或病变范围超过 5 个钟点,或继发青光眼视功能已丧失,则考虑行眼球摘除术。

【预后】 比睫状体和脉络膜黑色素瘤预后好。虹膜黑色素瘤转移率低,约 2.4%～3.5%,死亡率为 3%～5%。Ashton 报道 101 例虹膜黑色素瘤虹膜切除术后随访 5～20 年,未发现死亡者。对视功能影响不大,如继发青光眼,可使视力下降。

(魏文斌)

二、睫状体肿瘤

睫状体肿瘤以黑色素瘤为多。其他有来自睫状体色素上皮的腺瘤、腺癌及无色素上皮的肿瘤。Zimmerman 将无色素上皮肿瘤分为先天性和获得性两类。先天者称为髓上皮瘤(medulloepithelioma),并据其有无其他组织成分的参与分为畸胎瘤与非畸胎瘤,两者又各分良性与恶性肿瘤。睫状体无色素上皮的获得性肿瘤也分腺瘤、上皮增生性病变。除上皮来源的肿瘤外,睫状体还有起源于平滑肌的平滑肌瘤与神经来源的神经鞘瘤与神经纤维瘤;其他如血管瘤、淋巴瘤,转移癌也偶有发生。

睫状体肿瘤早期由于部位隐蔽,瘤体较小,一般无临床症状,不易早期发现,常被漏诊、误诊。裂隙灯显微镜检查发现部分区域虹膜膨隆,前房变浅,或晶状体移位,不明原因的晶状体混浊等征象时应警惕本病。

除了常规的检查方法之外,超声生物显微镜(ultrasound biomicroscopy,UBM)对睫状体及虹膜肿瘤的早期诊断有重要价值。UBM 是一种利用超高频率(50~100MHz)超声对眼前段组织结构进行类似显微镜检查的新型影像学检查方法,其特点是成像清晰、分辨率高,可以清晰地显示角膜、前房、房角、晶状体、睫状体等组织结构,尤其突出的是可以清晰地显示后房结构,弥补了以往在活体组织上无法详尽检查后房情况的不足,对眼前段肿瘤的诊断有其独到之处。UBM 可以测量病变的厚度,确定肿瘤的范围,并可以观察病变大小的变化,为随诊提供定量依据。在常规检查方法未能显示之前,UBM 即可清晰地显示出早期睫状体肿瘤。对眼前段肿瘤的鉴别诊断亦有重要价值,是区别虹膜肿瘤和累及前房角部虹膜的原发性睫状体肿瘤的最佳方法。因此,UBM 已成为睫状体肿瘤的临床诊断、鉴别诊断、治疗方式选择、随诊等方面的重要手段。

睫状体肿瘤的 UBM 表现:①病变边界清晰,睫状体限局隆起增厚,形态呈半球形,或蘑菇形。②病变内回声不均匀,近球壁回声强,远球壁回声弱。部分可见斑点状高回声团;部分病例病变内可见圆形无回声区,为病变内的血管。③部分病变边缘伴发虹膜囊肿。④继发改变:虹膜形态变化,睫状体上腔渗漏。⑤无脉络膜凹及挖空现象。由于国人的睫状体肿瘤发生率较低,在现有条件下仅能对病变的大小、病变与周边组织的关系等进行观察,尚不能对睫状体肿瘤的良、恶作出较准确的 UBM 诊断,高度超过 5mm 的肿瘤无法测量其大小,需结合普通超声检查。结合彩色超声多普勒检查、B 超检查、巩膜透照试验,以及 MRI 检查有利于本病的诊断。

(一)睫状体黑色素瘤

【概述】 由于睫状体部位隐蔽,睫状体黑色素瘤(melanoma of ciliary body)不易早期发现,诊断困难。据文献报道睫状体黑色素瘤占葡萄膜黑色素瘤 9%~12%。Martin-Jones 报道 263 例葡萄膜黑色素瘤,仅累及睫状体的占 4.5%,累及睫状体和虹膜的占 1.3%,累及睫状体和脉络膜的占 2.28%。国内郭秉宽(1978)报道经病理证实的葡萄膜黑色素瘤 65 例,原发于脉络膜的 40 例,睫状体与脉络膜连接处 12 例,虹膜与睫状体连接处 3 例,睫状体 1 例,虹膜 1 例,全葡萄膜 4 例,部位不明的 4 例。发病年龄最小为 6 岁,最大为 83 岁,50 岁以上多见。男女发病率相近。左右眼发病无差别,双眼患病的罕见。好发于白种人。

【临床表现】 肿瘤较小时一般无任何症状,常规眼部检查也难以发现。瘤体增大时,可有眼前黑影遮挡。瘤体挤压晶状体,可引起屈光状态变化,严重者可致晶状体脱位或混浊,视力明显下降。肿瘤侵犯前房角继发青光眼,可有眼红、眼疼症状。

睫状体黑色素瘤相应区域的巩膜充血,血管扩张,部分可见粗大迂曲的血管。累及前房角和虹膜时,可见黑色肿物。肿瘤推挤虹膜,肿瘤所在区域虹膜膨隆,前房变浅。肿瘤推挤晶状体,可致晶状体移位,或限局性混浊,甚至完全混浊。散大瞳孔后,裂隙灯显微镜检查可直接观察到虹膜后的肿物,多为大小不一,表面光滑的黑色肿物。侵犯前房角小梁网可继发青光眼。肿瘤坏死,前房可有色素游离和沉积,亦可有前房积血,玻璃体混浊,玻璃体积血,渗出性视网膜脱离等。少部分睫状体黑色素瘤呈弥漫性生长,累及整个睫状体,此种类型较早发生视网膜脱离和眼外蔓延,预后差。笔者对 1996.1—2001.6 间经局部肿瘤切除和病理检查的 22 例睫状体肿瘤进行回顾性分析,术前视力为指数至 0.9,小于 0.05 的 4 例,0.05 至 0.3 的 5 例,大于 0.3 的 13 例。多数病例表现为近周边部虹膜组织限局性膨隆,房角变浅,散瞳后检查可见虹膜后或晶状体后棕黑色或灰黄色半球形肿物,晶状体限局性混浊或限局性赤道部凹痕 6 例,完全混浊 3 例,渗出性视网膜脱离 4 例,虹膜受累 4 例,巩膜受累 1 例,2 例高眼压分别为 28mmHg 和 37mmHg。

【组织病理】 睫状体黑色素瘤是由梭型细胞 A 型和 B 型细胞以及上皮样黑色素瘤细胞组成。上皮样细胞成分越多,预后越差。肿瘤向前可累及虹膜,向后可侵犯脉络膜,亦可浸润巩膜向眼外蔓延(图 7-98)。

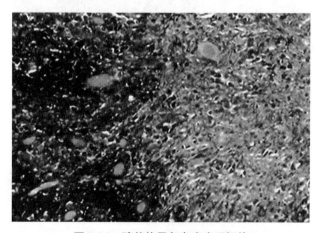

图 7-98 睫状体黑色素瘤病理切片

【诊断】 睫状体黑色素瘤早期由于部位隐蔽,瘤体较小,一般无临床症状,不易早期发现,常被漏诊、误诊。裂隙灯显微镜检查发现部分区域虹膜膨隆,前房变浅,或晶状体移位,不明原因的晶状体混浊等征象时应警惕本病(图7-99)。

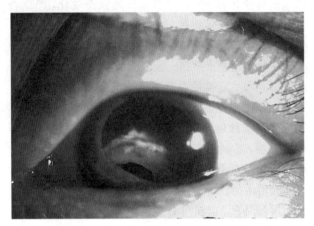

图7-99 睫状体黑色素瘤裂隙灯照相

除了常规的检查方法之外,超声生物显微镜(ultrasoundbiomicroscopy,UBM)对睫状体及虹膜肿瘤的早期诊断有重要价值(图7-100)。

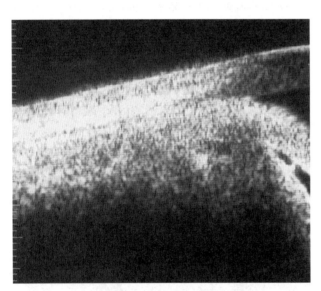

图7-100 睫状体肿瘤的UBM检查所见

结合彩色超声多普勒及B超检查(图7-101)以及巩膜透照试验,MRI检查有利于本病的诊断。MRI显示T1加权为高信号,T2加权为低信号(图7-102,图7-103)。

【鉴别诊断】

1. 睫状体囊肿 表面光滑,无进行性生长。UBM检查可明确诊断。

2. 睫状体黑色素细胞瘤 睫状体黑色素细胞瘤为良性肿瘤,临床上无法与睫状体黑色素瘤相鉴别,除黑色素细胞瘤一般外观呈深黑色为其特点外,要靠组织病理学鉴别,主要区别点为黑色素细胞瘤主要由体

积较大、圆形或多边形的黑色素细胞组成,细胞大小均匀一致,肿瘤细胞含有大量的浓密的黑色素颗粒,细胞核小,呈圆形,无细胞异型性及病理核丝分裂象。

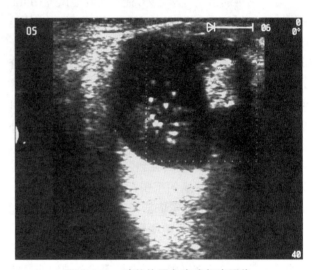

图7-101 睫状体黑色素瘤超声图像

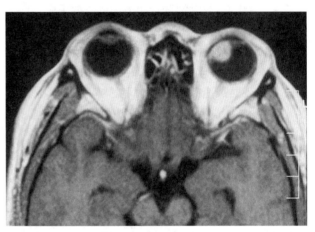

图7-102

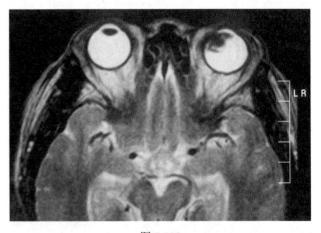

图7-103

图7-102及图7-103 左眼睫状体黑色素瘤

图7-102为T1WI、图7-103为T2WI,MRI显示左眼球内肿块,T1WI呈高信号,T2WI为低信号,肿块累及晶状体

3. 睫状体腺瘤　睫状体无色素上皮腺瘤边界清晰，表面光滑，淡粉色，无色素，其 UBM 图见图 7-104。增生的睫状体无色素上皮细胞是构成肿瘤的主要成分，上皮增生形成不规则条索样或巢状结构，胞质淡染，细胞间可见有较多的呈粉染、无结构的基底膜样物。

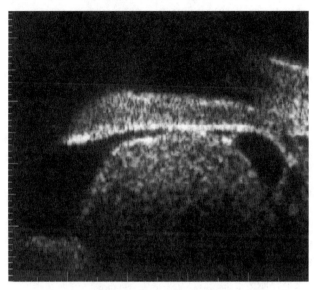

图 7-104　睫状体无色素上皮腺瘤 UBM 图像

4. 睫状体神经纤维瘤　周围神经纤维增生，边界清晰，表面光滑，瓷白色，无色素，组织致密。UBM 检查病变内回声均匀，回声强。

5. 其他睫状体肿瘤　如睫状体血管瘤、睫状体平滑肌瘤、睫状体转移性肿瘤等均需组织病理学检查与之鉴别。

【治疗】　睫状体肿瘤由于其独特的解剖位置，临床检查及确定诊断较为困难，临床上确定肿瘤的部位、判断肿物的可能组织来源、病理类型和必要的鉴别诊断对决定肿瘤的治疗方案、手术方法、预后评估具有重要价值。以往认为原发于睫状体的肿瘤多为恶性黑色素瘤和黑色素细胞瘤，多呈棕黑色或棕褐色。李彬总结 52 例睫状体肿瘤的组织标本，病理检查证实 57.7% 为良性病变，43.3% 为恶性肿瘤，睫状体神经上皮来源及神经源性肿瘤的发生率达 38.5%，占第一位，睫状体恶性黑色素瘤为 26.9%，占第二位，睫状体黑色素细胞瘤为 17.3%，居第三位。笔者报道的 22 例的病例结果为睫状体恶性黑色素瘤 9 例，睫状体无色素上皮腺瘤 6 例，睫状体黑色素细胞瘤 4 例，神经纤维瘤 2 例，神经鞘瘤 1 例。因此对于睫状体肿瘤不轻易采取眼球摘除术。

1. 局部切除术　多采用局部板层巩膜睫状体切除术式。

（1）适应证包括：①睫状体或虹膜睫状体的良性肿瘤；②睫状体或虹膜恶性肿瘤，大小不超过 4～5 个钟点，无眼部及全身转移表现，亦无其他系统的恶性肿瘤；③术眼仍有一定视力。

（2）方法：①全身低血压麻醉或局部麻醉。② 360° 角膜缘结膜切口，四直肌牵引线，暴露肿瘤部位的角巩膜及巩膜。③从角膜缘切口至肿瘤外 2～3mm，做以穹隆为基底的板层巩膜瓣，厚达巩膜厚度的 2/3～4/5，并做 2～3 对预置缝线。亦有作者做全层巩膜瓣或者采用 T 形巩膜切口等。放射状巩膜切口不影响直肌者无须断直肌止端。④透照试验明确肿瘤界限，沿肿瘤周围电凝一周。⑤沿肿瘤边缘约 1mm 切穿巩膜，轻提巩膜瓣即可见肿物。睫状体黑色素瘤颜色较黑，正常睫状体呈棕黑色，表面光滑。剪除板层巩膜，睫状体肿瘤及部分虹膜，虹膜未被肿瘤侵犯者，可仅行周边虹膜切除。⑥迅速覆盖巩膜瓣，结扎预置缝线，整理切口，间断缝合密闭切口。必要时需行异体巩膜移植。⑦合并有大量玻璃体积血或严重玻璃体脱出者应行闭合式玻璃体切除，眼内光凝，膨胀气体或硅油眼内充填。如肿瘤较大侵及锯齿缘或脉络膜视网膜，应结合巩膜扣带术。

2. 巩膜表面敷贴放疗　肿瘤不太大，高龄患者，单眼，或对手术有恐惧者，可选择巩膜表面敷贴放疗。

3. 眼球摘除术　肿瘤大小超过 5 个钟点，或弥漫性肿瘤侵犯整个睫状体者，或患眼已无视力，年龄大，身体状况不佳者，应行眼球摘除术。

4. 眶内容剜除术　肿瘤已向眼外蔓延，或眼球摘除术后眶内肿瘤复发者则行眶内容剜除术。

【预后】　单纯睫状体黑色素瘤预后一般比脉络膜黑色素瘤好。但脉络膜黑色素瘤累及睫状体者预后差，因为此种情况多为肿瘤较大，上皮样细胞成分较多，恶性程度高。

我们体会随着玻璃体手术技术的完善，睫状体局部切除可选择性用于治疗睫状体肿瘤，对于年轻患者或肿瘤性质难以确定或良性肿瘤患者可优先考虑局部肿瘤切除术。

曾有报道睫状体肿瘤行单纯局部切除术，多因眼内出血、玻璃体脱出、视网膜脱离等并发症而丧失视力。睫状体切除难免发生玻璃体积血及脱出。联合玻璃体手术有利于肿瘤的精确定位，完整切除肿瘤，减少手术并发症，提高成功率。术中应用异体巩膜移植加固手术区，有利于密闭切口及维持眼球外形。玻璃体积血是常见的并发症，术中电凝、过氟化碳液体应用、采用全身低压灌注麻醉可降低出血发生率。

一般认为切除 2～5 个钟点的睫状体肿瘤，手术是安全的,肿瘤过大者手术并发症亦增加。Barrada 观察切除 6 个钟点的睫状体肿瘤,术后 1 个月眼压正常,切除 7～8 个钟点的睫状体肿瘤,术后 5 个月仍持续低眼压。笔者有 2 例肿瘤累及 4 个钟点以上,术后眼压小于 10mmHg。Shields 报道累及小于 1/3 象限的睫状体肿瘤伴虹膜侵犯者中,40% 术后最终视力≥0.6,16%～19% 的睫状体肿瘤伴脉络膜侵犯者,最终视力≥0.6。笔者行 22 例睫状体肿瘤局部切除术,肿瘤基底直径为 4～16mm,隆起度 4～12mm,病理诊断为睫状体黑色素瘤 9 例,其中 3 例混合细胞型,1 例上皮样细胞型,5 例梭形细胞型。睫状体无色素上皮瘤 6 例,睫状体黑色素细胞瘤 4 例,睫状体神经纤维瘤 2 例,神经鞘瘤 1 例。术后经 2 个月至 5 年 3 个月随访,平均 28 个月。术后最佳矫正视力 0.05 至 1.0,0.05～0.3 的 7 例,大于 0.3 的 15 例。临床检查及 UBM、超声检测 1 例睫状体黑色素瘤术后 5 年肿瘤复发而行眼球摘除术,1 例肿瘤超过 15mm 的术后 2 年半肝转移。局部板层巩膜睫状体切除玻璃体视网膜联合手术治疗睫状体肿瘤不仅可以保存眼球,更重要的是保留有用视力。该术式是治疗睫状体肿瘤的安全有效方法。但对于恶性黑色素瘤的远期效果、适应证范围等仍有待进一步观察。

(二)睫状体其他肿瘤

1. 睫状体黑色素细胞瘤　为良性肿瘤,除一般外观呈深黑色为其特点外,临床上无法与睫状体黑色素瘤相鉴别,要靠组织病理学诊断。主要区别点为黑色素细胞瘤主要由体积较大、圆形或多边形的黑色素细胞组成,细胞大小均匀一致,肿瘤细胞含有大量的浓密的黑色素颗粒,细胞核小,呈圆形,无细胞异型性及病理核丝分裂象。

2. 睫状体色素上皮肿瘤　睫状体色素上皮的腺瘤与腺癌极少发生。临床表现与黑色素瘤相似,不过肿瘤为深黑色,不似黑色素瘤为灰黑或棕色;它突现于正常色素上皮上,也不像黑色素瘤逐渐过渡到正常组织。瘤组织较脆弱,瘤组织或色素颗粒可脱落到前房及玻璃体,甚至发生玻璃体积血。病变以局部侵犯视网膜或脉络膜为主,极少发生转移。病理上深黑色的瘤细胞排列成泡状、管状或混合状;漂白后显示出瘤细胞大,呈多边形,胞质丰富有颗粒,圆形或椭圆形核位于一侧。治疗:较小的肿瘤用 UBM 进行定期检查,观察其生长速度。如持续生长可做局部睫状体或虹膜睫状体切除,过大肿瘤或产生并发症如青光眼时行眼球摘除。

3. 睫状体无色素上皮肿瘤　睫状体无色素上皮肿瘤如为先天性,来自未分化的髓上皮,则称为髓上皮瘤,为睫状体上皮最常见的肿瘤,但不及视网膜母细胞瘤多见。症状多出现在儿童期,以视力下降,疼痛,虹膜、睫状体肿块及白瞳症为主;由于胚胎性肿瘤阻止了局部悬韧带的发育,与肿瘤部位对应处的晶状体缺损是本病的特征之一。很小的肿瘤可以无症状,大肿瘤形态不规则,色白、粉红或灰,在睫状体,前部脉络膜或虹膜根部生长,甚至穿出巩膜。肿瘤内可有髓上皮分泌的房水或玻璃体物质组成囊肿,囊肿数量不等,可能多个,联系松散,因而可以脱落游离于前、后房或玻璃体中。超声检查睫状体区有高反射、不规则,伴有囊性变的肿瘤是本病特征。MRI:T1 加权像为高密度影,T2 加权像为低密度影。组织学上瘤细胞排列成索,伴有不规则囊腔。非畸胎瘤主要含有分化不良的多层,片状或束状的神经上皮,也称为视网膜胚瘤(diktyoma)。畸胎瘤则含有眼内组织不应有的其他组织如软骨、横纹肌母细胞、脑膜或室管膜等。Broughton 与 Zimmerman 将以下几点作为诊断髓上皮瘤良恶性的标准:①具有分化不良的神经母细胞,伴或不伴玫瑰花结(rosetters);②瘤细胞的多形性与分裂象超过视网膜、睫状体在胚胎发育阶段所应有的;③存在如软骨肉瘤、横纹肌肉瘤或胚胎肉瘤样区域;④侵犯葡萄膜、角膜、巩膜,伴或不伴眼外扩展。

睫状体无色素上皮的获得性肿瘤与先天性肿瘤不同的是:它起源于已发育好的睫状体上皮,常见于老年人。可以是真性肿瘤或仅为上皮的反应性增生。如为真性肿瘤,分为良性的腺瘤及恶性的腺癌,其临床表现与睫状体黑色素瘤相同,常被误诊为无色素性黑色素瘤。病理显示腺瘤为圆形表面光滑的无色素肿块,由无色素的立方或柱状细胞组成,排列成索条或管状。而腺癌更易侵犯周围组织,显微镜下显示更多恶性肿瘤特征。

Fuchs 腺瘤又称假上皮瘤样增生(pseudoepitheliomatous hyperplasia),为获得性、良性增生性病变,多见于老年人。病变起于睫状体突起部的无色素上皮,表现为白色带闪光的实质性肿物,可多发或累及双眼,常在其他眼病摘除眼球进行病理检查时意外发现。病理显示为睫状体无色素上皮的良性增生,细胞排列成片、条索或乳头状。

睫状体上皮源性肿瘤的恶性程度一般不高,即使恶性也多以侵犯邻近组织为主,较少发生远处转移。总的治疗原则是很小的肿瘤可以通过 UBM 随访观察,了解有无生长;较大的做虹膜、睫状体或板层巩膜睫状体切除;更大的肿瘤或有眼外蔓延或并发青光眼时做眼球摘除。

4. 睫状体平滑肌瘤　睫状体平滑肌瘤少见,来自睫状体的平滑肌或血管平滑肌,属良性肿瘤。临床上也有睫状体黑色素瘤的一系列表现。如肿瘤所在区域的上巩膜血管扩张（看门神血管，sentinel vessels），肿瘤增大将虹膜向前推而致局部前房变浅，大肿瘤可伴晶状体的半脱位或局部混浊，晚期并发继发性青光眼、视网膜脱离等。但是其也有与黑色素瘤的不同之处：如好发于年轻女性；不含或少含色素，透照检查能透光；肿瘤在睫状体脉络膜上腔生长而不在睫状体实质内（可用 UBM 证实）。正是由于此种生长方式，可以行板层巩膜睫状体切除来治疗本病来获得较好效果。光镜下肿瘤由排列紧密的无色素细胞组成，胞浆伊红染色，核排列成栅状或束状，与无色素黑色素瘤或神经源性肿瘤很难区分，只能通过免疫组化及电镜检查鉴别。

肿瘤对肌肉特异性的肌动蛋白呈阳性反应，而对黑色素特异抗原或神经标记物呈阴性反应。电镜下瘤细胞内可见发育完好的肌梭，说明起源于平滑肌。治疗根据肿瘤大小决定，很小的肿瘤可以密切随访其生长情况，肿瘤在 1/3 圆周范围内可以考虑局部切除，大肿瘤或有青光眼时需做眼球摘除。

5. 睫状体神经源性肿瘤 睫状体神经源性肿瘤有神经鞘瘤与神经纤维瘤。前者起自包裹睫状神经的 Schwann 细胞，非常少见，临床上与无色素黑色素瘤很难区分，也可引起虹膜向前移位，局部晶状体混浊，侵犯房角致继发性青光眼等。辅助检查如透照、荧光血管造影、B 超、CT 与 MRI 均难鉴别。必要时可作细针穿刺活检以明确诊断。神经纤维瘤源于神经嵴，眼内可起自睫状神经，极少见，常伴神经纤维瘤病。

其他睫状体肿瘤，如睫状体血管瘤、睫状体转移性肿瘤等均需组织病理学检查与之鉴别。

限局性睫状体肿瘤可采取局部切除术，局部切除联合玻璃体手术适合大部分病例。病变广泛难以彻底切除或继发青光眼已经散失视功能者宜采用眼球摘除术。

（魏文斌）

第三节 脉络膜黑色素瘤

【概述】 脉络膜黑色素瘤是成人最常见的眼内原发性恶性肿瘤，眼部群体发病率为 0.02%～0.06%。国内其发病率仅次于发生在儿童的视网膜母细胞瘤，居眼内肿瘤的第二位。上海（1978）统计占住院病例的 0.045%，在葡萄膜黑色素瘤中占 88%。发病部位：以脉络膜多见，占 78%～85%，其次为睫状体，占 9%～12%，虹膜占 6%～9.5%。眼别：左右眼相近。多为单眼发病，双侧罕见。种族：有色人种与白色人种患病率之比为 1∶165～1∶250。地理环境：北美发病最多，欧洲

次之，亚洲及拉丁美洲较少，非洲少见。发病年龄与性别：文献报道发病年龄最小为 7 个半月，最大 83 岁，平均 40～50 岁。国内郭秉宽报道，31～60 岁发病者占 73.8%，而 51～60 岁为好发年龄。男性稍多于女性，约占 56%。促发眼病：神经纤维瘤病，痣及先天性眼黑色素沉着病可促发本病。Shields 随访 17 年的 3706 例葡萄膜黑色素瘤有 16 例（0.4%）为孕妇，年龄为 30 岁左右，平均诊断时间为妊娠 6 个月，其发病与妊娠及内分泌的关系尚不确定。遗传因素：Singh 对 4500 例葡萄膜黑色素瘤患者进行家族调查，发现有 27 个家族共 56 人患本病，0.6% 有家族史。其他因素：阳光照射，某些病毒感染，接触某些致癌化学物质等可能与本病发病有关。

【病因】 尚不明了。

【临床表现】

1. 临床症状 脉络膜黑色素瘤如位于眼底周边部，早期常无自觉症状。如位于后极部，患者早期常主诉视力减退，视野缺损，视物变形，眼前黑影，色觉改变，持续性远视屈光度数增加等。肿瘤增大，继发视网膜脱离时，视力严重下降。

2. 临床检查所见 整个病程大体上可分成眼内期、继发性青光眼期、眼外蔓延及全身转移期的四个阶段，但四期演变不一定循序渐进；例如有的病例，未经青光眼期而已有眼外蔓延或全身转移。临床检查所见与病程的不同，表现也不一样。

（1）眼内期：肿瘤的生长有结节型和弥漫型扩展两种形式，因此眼底也有不同所见。

1）结节型生长：肿瘤起始于脉络膜大、中血管层的肿瘤。外受巩膜、内受 Bruch 膜限制，初期只能沿脉络膜平面向四周缓慢扩展，隆起度不高，呈圆形或类圆形灰黄色乃至灰黑色斑块，覆盖其上的视网膜无明显改变。此后，肿瘤处脉络膜不断增厚，隆起度不断增高，从后面将视网膜顶起。该处色素上皮层陷于部分萎缩及部分增生，使肿瘤表面的视网膜显得凹凸不平和色素紊乱。一旦 Bruch 膜与色素上皮层被突破，肿瘤失去原有限制，在视网膜神经上皮层下迅速生长，形成一个头大、颈窄、底部宽广的蘑菇状团块。视网膜随之隆起，在肿瘤颈部斜坡处则因液体积聚而形成浆液性脱离。有时，视网膜下液体受重力影响向下沉积，在距离肿瘤远处，出现低位视网膜脱离（dependent detachment of the retina）（彩图 7-105，见书末彩插）。

少数早期病例，肿瘤虽小，却已在对侧锯齿缘处出现视网膜脱离。Fuchs 称之为锯齿缘脱离（ora serrate detachment），认为此一情况对诊断上颇有意义，锯齿缘脱离的发生机制现尚不清楚。

由于肿瘤生长迅速，血供障碍而发生肿瘤组织的大量坏死，可诱发剧烈眼内炎症或眼压升高，部分合并玻璃体积血，此时眼底已无法透见。

少数肿瘤起于睫状神经尚在巩膜导水管内一段过程中；或是肿瘤始发处和涡静脉在巩膜上的通路十分接近，此时肿瘤很快向眼外蔓延，不引起上述眼底改变。

2）弥漫型生长：此型少见，Shields 报道 3500 例脉络膜黑色素瘤中，弥漫型生长的 111 例占 3%。肿瘤沿脉络膜平面发展，增长缓慢，病程冗长。逐渐占据脉络膜全层，呈弥漫性扁平肿块，厚度一般为 3～5mm，不超过 7mm。Bruch 膜大多完整，视网膜很少累及，仅在个别病例发现视网膜脱离。在肿瘤未损及黄斑时，尚保持较好视力。

该型肿瘤易于发生眼外转移，可能为肿瘤早期进入脉络膜上腔，范围宽广，破坏巩膜或沿巩膜神经血管孔道向外蔓延的机会较多所致。预后差，3 年和 5 年的肿瘤转移率分别为 16% 和 24%。眼球摘除术后 5 年死亡率为 73%。

（2）青光眼期：早期时，眼压不仅不高，有时反而降低。当肿瘤不断增大占据了球内一定空间后，眼压增高是易于理解的。但也有一部分病例，肿瘤体积不大，眼压却显著升高，其原因很可能与肿瘤位于静脉附近（特别是涡静脉），导致静脉回流障碍有关。另外，也可能因肿瘤组织坏死激起的炎症反应或瘤细胞播散于前房角所引起。Shields（1987）对 2111 例葡萄膜黑色素瘤患者进行研究，2% 的脉络膜黑色素瘤发生继发性青光眼，新生血管性青光眼最常见，其次是晶状体虹膜隔前移所致的闭角型青光眼。此外，黑色素溶解性青光眼，溶血性青光眼也可发生。

（3）眼外蔓延期：经巩膜导血管扩散。涡静脉和其他穿通巩膜的血管和神经通道称巩膜导血管是脉络膜黑色素瘤眼外扩散最重要的途径。此外肿瘤直接侵入巩膜，穿破巩膜，也向球外蔓延，假如在赤道部后穿破，向眶内增长，表现为眼球突出及球结膜水肿。并可在短期内破坏眶壁及鼻窦而侵入颅内，经视神经筛板沿血管神经导管向后蔓延者极为少见。假如穿破在眼球前段球壁，则穿破常在睫状体平坦部相应处。脉络膜黑色素瘤眼外扩散并非少见，文献报道发生率为 10%～23%。

（4）全身转移期：主要是经血行转移，肝脏转移最早而且也最多见，心、肺次之；中枢神经系统罕见。

整个病程中，均可因肿瘤全身转移而导致死亡。愈到晚期，全身转移率愈高。据统计，早期肿瘤有全身转移者占 33%，青光眼期为 44%，眼外蔓延期剧增为 91%。手术后如有复发，死亡率为 100%。

3．特殊检查

（1）荧光素眼底血管造影（fundus fluorescein angiography，FFA）：造影早期，肿瘤处以无荧光为主要表现，少数病例在无荧光的背景下出现迂曲盘旋的异常血管形态。动静脉期有的肿瘤血管与视网膜血管同时显现，呈双循环现象。随荧光造影时间延长，多数病例出现高荧光亮点及毛细血管扩张。造影晚期呈现高低荧光混杂的斑驳状荧光，染料向外扩散，有的在肿瘤外围形成一高荧光晕或弧。

（2）脉络膜血管造影：也称吲哚菁绿血管造影（indocyanine green angiography，ICGA）。脉络膜黑色素瘤的 ICGA 可有多种荧光表现。在它的生长过程中，因为毒素、坏死、机械性推挤对其周围组织可造成损害，也影响血管通透性；瘤体的色素、厚度、内在血管的多少和渗漏的程度都可影响它的荧光强弱。如将血管和色素两种因素相比较，前者更为重要，血管多而色素少的肿物荧光显强，反之显弱。厚的肿物常有大口径血管存在，荧光可偏强。

非色素性黑色素瘤病例的 ICGA 荧光，与周围脉络膜荧光相比，瘤体可呈现弱荧光、强荧光或等荧光。大部分病例可显示内在瘤体血管，这是诊断此病的特征之一。这些滋养血管常于染料注射后 20 秒内就显影，有大、中、小三种不同管径及不规则的血管分支，在造影早期数分钟内就可出现血管壁染色，造影中晚期染料逐渐渗漏致使肿瘤组织染色。有些肿瘤血管的管径和分支形态与周围正常脉络膜血管很相似，但肿瘤血管的以下几个特征有助于两者的鉴别：①肿瘤血管的随机分布性；②较大血管旁有不规则的细小分支；③肿瘤血管壁有染色；④肿瘤血管可呈现斑驳状不规则染料渗漏，渗漏的染料可积存于肿瘤内及其下的视网膜脱离腔内。轻度隆起的非色素性脉络膜黑色素瘤，由于其内在血管较少，ICGA 难以显示或仅发现少量的血管结构。肿瘤越厚，肿瘤血管的特征就越明显，可表现为血管明显扩张。一旦 ICGA 发现这些特征性的异常血管，就可确诊为脉络膜黑色素瘤。轻度隆起的非色素性脉络膜黑色素瘤，由于其内在血管较少，ICGA 难以显示或仅发现少量的血管结构。

大多数轻度隆起的色素性脉络膜黑色素瘤于 ICGA 早期和晚期表现为边界清楚的弱荧光。这种弱荧光是由瘤体色素、致密的肿瘤细胞或缺乏明显的肿瘤内血管所引起，但也有一些病例晚期表现为边界模糊的轻微强荧光。这种晚期强荧光一般均匀一致。当色素性脉络膜黑色素瘤进一步增大、隆起度增高，此时由于瘤体内含有较多的肿瘤血管，瘤体色素的遮蔽作用相对减弱，因此肿瘤内的荧光强度增强，类似于无色素性脉络膜黑色素瘤的荧光表现。肿瘤血管的管径、走行和血管的染色、渗出情况以及血管的异常形态如发夹样弯曲、螺旋状或剪刀形改变等也类似于无色素性脉络膜黑色素瘤，单从 ICGA 上难以区分是色素性的还是非色素性的脉络膜黑色素瘤。

（3）超声检查

1）A 型超声：Ossoinig 利用标准化 A 超探查脉络膜黑色素瘤，其表现为：①实体性；②肿瘤表面波突然升起；③内部低反射性；④病理波快速自发的运动。脉络膜黑色素瘤的超声衰减显著，A 超扫描病理波峰峰顶连线与基线成 45°～60° 角，而其他眼内肿瘤则缺乏此超声特征。

2）B 型超声：隆起 2mm 的肿物即可显示，有以下特征：①形状呈半球形或蘑菇状。②边界：在肿瘤表面有视网膜时，在声像图上前缘连续光滑，接近眼球壁时消失。③内回声：黑色素瘤的边缘血管呈窦样扩张，故声像图上则前缘回声光点多而强，向后光点渐少，接近球壁形成无回声区，即所谓"挖空现象"。④脉络膜凹：肿瘤部位的脉络膜被瘤细胞浸润，与前部之"挖空"区连接，形成局部脉络膜无回声，与轴位眼球壁相对比，有一盘状凹陷带，约 65% 患者可发现此征。前部的脉络膜黑色素瘤此征不明显。⑤声影：因声衰减较著，肿瘤较高时，眼球壁及球后脂肪回声较低或缺乏回声区，用低灵敏度检查，声影更易发现。⑥继发改变：可显示玻璃体混浊及继发视网膜脱离。肿瘤穿破巩膜后，可见相邻眶脂肪内出现低或无回声区（图 7-106）。

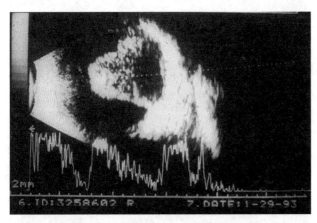

图 7-106 脉络膜黑色素瘤 B 型超声图像

脉络膜黑色素瘤继发视网膜脱离的特点：①远距离的视网膜脱离特点，当脉络膜黑色素瘤较小其周围及表面视网膜脱离还不明显时，常在它的对侧或对侧的周边部发现视网膜脱离。所以应充分散瞳查眼底，B超检查时不要漏掉对侧的视网膜脱离。②泡状视网膜

脱离，呈多个大泡甚至达晶状体后方而掩盖了藏在"谷中"的瘤体，常发生于起自乳头旁的脉络膜黑色素瘤。

而肿瘤的组织分型与超声图像的关系国内外学者有过很多的研究，Coleman（1977）提出半球形挖空明显的多为上皮样细胞型，Flndl（1978）对 33 只有组织病理资料的脉络膜黑色素瘤的分析认为内回声在梭形细胞型和混合型、上皮细胞型定量 A 超是类似的，因此通过内回声信号高度不能区别细胞类型，在超声内回声与可见病理组织的色素沉着程度之间无相关性。

3）彩色超声多普勒检查（color Doppler imaging, CDI）：显示肿瘤内出现异常血流信号，表现为睫状后动脉直接供血，频谱分析表现为中高的收缩期和较高的舒张期低速低阻型血流频谱。Leib（1990）首先研究 28 例脉络膜黑色素瘤的患者，其中 26 例的病变内部可以发现血流信号，25 例在肿瘤的基底部发现明显的血流信号，且为静脉型血流。在其中 2 例患者的肿瘤的后极部可以看到睫状后动脉直接供养之。Guthoff（1992）对 62 例脉络膜黑色素瘤患者的检查获得了与 Leib 相似的结论。并且计算出异常血管的血流速度：PSV（18.8±7.6）cm/s，TAMX（12.3±5.3）cm/s。这一结果较正常的眼动脉血流速度低，较正常的视网膜中央动脉血流速度高，且血流速度的高低与瘤体体积大小无明显的相关性（彩图 7-107，见书末彩插）。

杨文利（1997）总结 23 例脉络膜黑色素瘤，所得结论与文献报道基本一致，只是异常血管的平均血流速度为（5.19±3.37）cm/s。较文献报道偏低。曾报道利用彩色超声多普勒对脉络膜黑色素瘤的放射性敷贴治疗效果进行观察，瘤体内的血流速度较未治疗前的血流速度明显下降，血流信号减少。2 例行 X 刀治疗的脉络膜黑色素瘤获得类似结果。因此彩色超声多普勒的应用，对于保存视力的肿瘤治疗的疗效观察增加了一种新的手段。

近年彩色超声多普勒的应用避免把基底扩大的血管误认为"挖空"更提高了鉴别诊断的能力。

（4）CT：多表现为向眼内突出的半球形或"蘑菇"状均质的实性病变，边界清晰，强化后呈较明显的均质强化，较大肿瘤内可出现坏死，呈不均质强化，需与脉络膜血管瘤及脉络膜转移瘤鉴别。

（5）磁共振（MRI）：脉络膜黑色素瘤组织内含有的黑色素物质具有顺磁作用；在 T1WI 玻璃体为低信号，肿瘤为高信号；T2WI 玻璃体为高信号，肿瘤为低信号。无色素性脉络膜黑色素瘤 T1WI 及 T2WI 均为低信号。MRI 可发现肿瘤侵犯巩膜及眶内组织。视网膜和脉络膜出血，由于出血后血色素分解产物正铁血红蛋白的铁具有顺磁作用，会造成假象需警惕避免误

诊,强化扫描有助于鉴别。还有组织坏死,囊样变性等因素对结果也有影响。

(6)巩膜透照:有主觉法(Wheeler 法)及他觉法两种。前者用透照器的亮点置于肿瘤的巩膜面,如果亮点完全位于肿瘤区患者无光感,如光点洛在肿瘤区以外,便有光感。后者将亮点置于可疑肿瘤巩膜面,轻轻滑动,并自充分扩大后的瞳孔观察其光亮度,如亮点恰在肿瘤处,瞳孔内无光线透出,反之则可见到眼底红光。

(7)放射性同位素试验:^{32}P 吸收试验对鉴别脉络膜黑色素瘤和眼内其他良性肿瘤有重要意义。因该试验有创伤性,一般很少应用。

(8)针吸细胞学检查及诊断性玻璃体手术:对疑难病例的诊断有价值,但需考虑到是否会促使肿瘤扩散以及诊断性玻璃体手术并发症。

【组织病理】

1. 肿瘤起源 肿瘤绝大多数始发于脉络膜大血管层和中血管层(图 7-108)。关于瘤细胞的起源,Reese(1967)认为有两种可能,一种来自睫状神经鞘膜细胞,即 Schwann 细胞;另一种来自葡萄膜基质内成黑色素细胞(stromal melanoblast),也就是一般所称的色素携带小胞(chromatophore)。前者发生率高,约占全部葡萄膜恶性黑色素瘤的 4/5;后者则仅为 1/5。

2. 组织细胞学分类 按照瘤细胞形态及排列结构,Callender(1931)将本病分成 4 型:

(1)梭形细胞型(spindle cells type):又分 A、B 两型。瘤细胞核染色质较细,核仁不太显著的小梭形细胞为 A 型;染色质颗粒较粗,核仁较显著的为 B 型(图 7-109)。

(2)束状细胞型(fascicular cells type):主要由 B 型梭形细胞构成,呈典型的栏栅状排列,且以毛细血管或淋巴管为中心。

(3)上皮样细胞型(epithelioid cells type):瘤细胞肥大,圆形或多角形。胞浆内常含有较多色素。瘤细胞散布在相当量的网状基质内。

(4)混合型(mixed type):梭形细胞和上皮样细胞兼而有之(图 7-110)。

3. 组织学特征 脉络膜黑色素瘤总是恶性的,但以细胞成分不同而恶性程度有所不同。梭形细胞(特别为其 A 型)因其分化较好,恶性程度较低,上皮样细胞反之。混合型的恶性程度亦以两种细胞所占比重而异,即上皮样细胞越多,恶性程度越高。

电子显微镜下,梭形细胞中有桥粒(desmosome)存在,足以加强细胞间联系,可能是梭形细胞型不易发生转移,预后因而较好的原因之一。

瘤组织内血管相当丰富,其中不少血管管壁并不完整,甚至管腔外周围直接由瘤细胞环绕所成。这是肿瘤易于出血及全身性转移的一种原因。

脉络膜恶性黑色素瘤虽以富有黑色素为其特点,但也可完全不含色素,称为无色素性黑色素瘤(amelanotic melanoma)。外观上瘤细胞内虽无色素颗粒分布,而

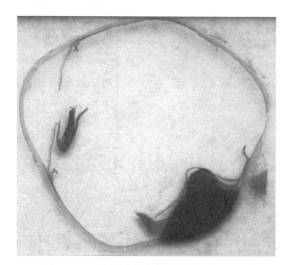

图 7-108 脉络膜黑色素瘤眼球病理切片

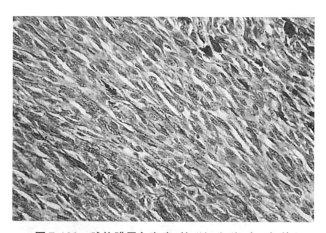

图 7-109 脉络膜黑色素瘤(梭形细胞型)病理切片

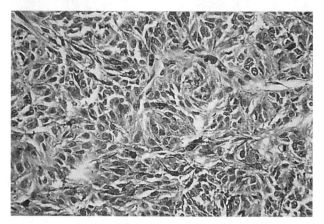

图 7-110 脉络膜黑色素瘤(混合细胞型)病理切片

dopa 试验仍为阳性，说明仍有产生色素能力。色素含量多少与恶性程度无关。

4. 眼内组织继发性病变 Bruch 膜破裂，视网膜色素上皮萎缩与增生，玻璃膜疣，地图状分布的橘黄色素（为吞噬了变性的视网膜色素上皮细胞的脂褐质和黑色素颗粒的巨噬细胞团），限局性视网膜色素上皮脱离，光感受器变性和消失，玻璃体色素和瘤细胞播散，少数坏死性肿瘤而致玻璃体积血，虹膜新生血管。

【诊断】 随着临床医学和诊断技术的不断提高，脉络膜黑色素瘤正确诊断率明显提高。但仍有一部分病例诊断困难，有关脉络膜黑色素瘤的误诊与漏诊问题在国内外文献时有报道。Zimmerman（1973）发现 2339 例摘除的眼球标本中，平均有 11% 的葡萄膜黑色素瘤漏诊。Litricin 对 298 例病理组织证实为葡萄膜黑色素瘤的眼球标本进行复查，结果证明也有 8% 的漏诊。Ferry 和 Shields 分别对 7877 例和 5889 例后部葡萄膜黑色素瘤的眼球标本进行分析，发现屈光间质透明的标本中（分别为 529 例和 208 例），一些类似葡萄膜黑色素瘤的病变被误诊为葡萄膜黑色素瘤的例数竟高达 19%～20% 的惊人比例。因此对于脉络膜黑色素瘤的诊断应综合所有的临床资料，综合分析，谨慎判断。

除详细询问病史和临床症状，详细进行临床检查，特别是检眼镜检查可作诊断根据外，还必须注意下列情况。

1. 肿瘤早期 部分病例可有视物变形、变色，个别病例表现远视度数持续增加，提示后极部脉络膜有占位性病变，将视网膜向前推移。

2. 视野检查 恶性黑色素瘤的视野缺损大于肿瘤的实际面积。蓝色视野缺损大于红色视野缺损。

3. 眼前段检查 脉络膜黑色素瘤邻近处的角膜知觉可以减退。邻近处巩膜，虹膜血管可以扩张。虹膜可合并有虹膜痣，虹膜新生血管，瞳孔缘色素外翻。肿瘤坏死时，可合并有虹膜睫状体炎，前房积脓，前房色素沉积，前房积血等。

4. 巩膜透照 巩膜透照的诊断价值，并不可靠；例如视网膜色素上皮层下积血亦可将光线遮盖，体积很小或囊肿色素甚少的肿瘤，光线也可透出。

5. FFA 综合分析造影早期，动静脉期和晚期整个过程，注意和脉络膜血管瘤，脉络膜转移癌相鉴别。

6. 超声探查 可检出肿瘤实体性声像图。当屈光间质混浊检眼镜无法检查时，或伴有严重的视网膜脱离，肿瘤被其掩盖时，则更有价值。但面积小于 2mm²、隆起度小于 1.5mm 的小肿瘤，有时也难于检出。

7. CT 扫描及磁共振成像（MRI） CT 扫描可见眼环的局限性增厚，向球内或球外突出。增强检查，由于瘤血管丰富，血 - 视网膜屏障破坏，涡静脉受累而出现强化。但与超声探查相同，无论 CT 扫描或磁共振，一是无法定性，二是对于体积过小的肿瘤，亦受限制。

8. 眼压 视肿瘤的位置大小及各种并发症的不同，眼压可以正常，减低或升高。前部脉络膜黑色素瘤瘤体挤压晶状体和虹膜，可关闭房角继发青光眼。肿瘤坏死，巨噬细胞吞噬瘤细胞，色素颗粒，或坏死残渣等游离到前房导致眼压升高。也可因虹膜新生血管而致新生血管性青光眼或前房积血眼压升高。

9. 全身体检 因脉络膜恶性黑色素瘤最易经血液循环向肝脏转移，肝脏超声探查和肝脏闪烁扫描可以检查有无肿瘤转移。同样，胸部 X 线摄片或 CT 扫描等，也是必要的。

【鉴别诊断】

1. 脉络膜痣 一般来说，良性黑色素瘤是静止性的，不隆起或微微隆起，表面视网膜及其血管无异常，OCT 和裂隙灯显微镜光切面检查易于证明；视野如有缺损，应与肿瘤实际面积相符；超声波探查和 CT 扫描均属阴性，与恶性者不同。

2. 脉络膜出血和视网膜色素上皮层下出血 眼底像与本病十分相似。FFA 在鉴别诊断上极为重要。出血灶处脉络膜荧光被遮蔽而呈境界清楚的无荧光区，动脉及静脉期也只能见到视网膜动静脉爬行于无荧光区表面，与本病多湖状荧光斑及肿瘤面有新生血管渗漏不同（彩图 7-111，见书末彩插）。

3. 脉络膜血管瘤 多发生于眼底后极部的橘红色实性占位病变，隆起度不高，表面可有色素。超声检查孤立型在玻璃体内可探及扁平或半圆形实性隆起，与球壁回声紧密相连，内回声均匀，为中强回声，声衰减不明显。病变边缘整齐，界限清晰，没有脉络膜凹陷和声衰减。部分病例可同时伴有视网膜脱离。弥漫型在玻璃体内可探及平实性病变，病变范围较大。内回声与孤立型基本相同。彩色多普勒超声检查：瘤体的内部发现斑点状的血流信号，频谱分析为高收缩期高舒张期低阻力的动脉型血流。FFA 显示瘤体于动脉前期或动脉早期出现不规则网状荧光，至动静脉期染料渗漏呈强荧光区，其间夹杂弱荧光斑点，晚期染料渗漏更明显；而 ICGA 于脉络膜荧光刚开始出现的 1～5 秒内可清晰显示瘤体由脉络膜血管团所组成，随后染料渗漏，荧光增强、融合，呈强荧光灶。通过眼底检查，超声检查，FFA 和 ICGA 检查，两者不难鉴别（彩图 7-112～彩图 7-114，见书末彩插，图 7-115）。

4. 渗出性年龄相关性黄斑变性 极易与本病混淆。两者的荧光造影有时不一定有太多差异。CT 扫描及超声检查则有助于鉴别。

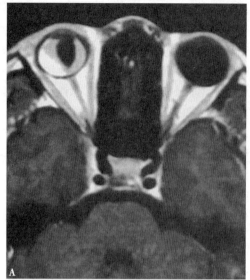

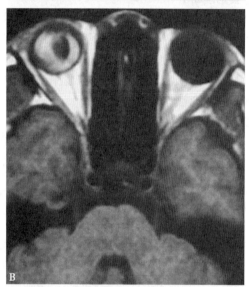

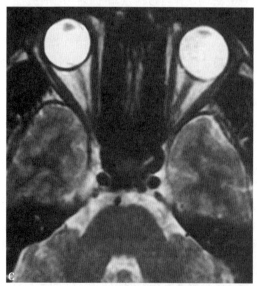

图7-115 右眼脉络膜血管瘤MRI

A为T2WI、B为T1WI、C为增强后T1WI，MRI显示右眼球内肿块，T1WI呈低信号，T2WI为明显高信号，增强后明显强化，玻璃体腔呈异常长T2短T1信号，未见强化

5. 脉络膜转移癌 一般沿脉络膜水平方向蔓延，隆起度不高，边缘无明显分界，肿瘤颜色黄色、黄白色，很少呈局限隆起，和本病相反；转移癌起病急，且发展迅速。本病则在突破Bruch膜前生长缓慢。另外如能发现原发病灶（如乳腺癌、肺癌等），当然是鉴别诊断上最有力的根据。如伴有视网膜脱离时，仅凭检眼镜检查难与本病鉴别，需借助超声，FFA和ICGA检查（图7-116，彩图7-117，图7-118，彩图7-119，彩图见书末彩插）。

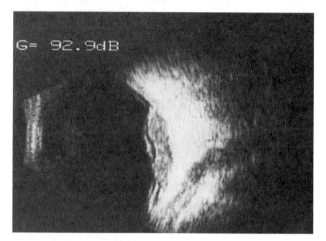

图7-116 脉络膜转移癌B型超声图像

6. 脉络膜黑色素细胞瘤 为良性肿瘤。极少见。临床无法与脉络膜黑色素瘤鉴别。靠组织病理检查鉴别。

【治疗】

1. 一般治疗原则 传统的患眼摘除术，在国内仍为治疗葡萄膜恶性黑色素瘤的主要手段。但国内外不少学者对眼球摘除术的有效性产生了怀疑，一些研究者认为眼球摘除不能免除转移的可能性，甚至可能有助于肿瘤的播散。定期观察，光凝治疗，放射治疗（如巩膜表面敷贴放疗、电荷粒子束放疗、伽马刀治疗等），局部切除术等方法在不少国家已成为主要的治疗手段。在选择治疗方法时应考虑到以下一些因素。

（1）视力：在不影响生命预后的前提下，尽可能保存患眼的视力，采取保守疗法。如果肿瘤生长迅速，视力丧失已不可逆转，或肿瘤较大，已经丧失视力者，一般需摘除患眼。当患眼是患者唯一有视力的眼，对侧眼视力差时，在不改变生命预后的前提下，尽可能避免摘除眼球，以挽救有用的视力。

（2）肿瘤大小及部位：直径小于10mm、厚度小于3mm的较小的脉络膜黑色素瘤，通过超声波、眼底照相等检查，生长并不活跃者，应进行定期观察。直径10～15mm、厚度3～5mm中等大小的肿瘤，可选择定

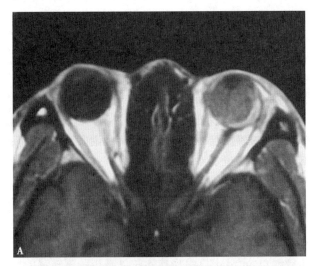

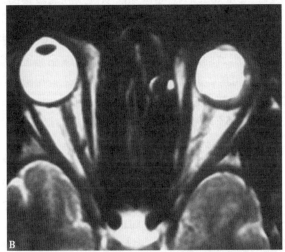

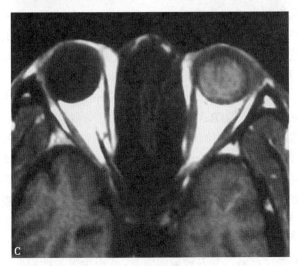

图 7-118 左眼脉络膜转移癌（肺癌）**MRI**

A 为 T2WI、B 为 T1WI、C 为增强后 T1WI，MRI 显示左眼球壁不规则增厚，T1WI 呈低信号，T2WI 为等信号，增强后明显强化，玻璃体腔呈异常略短 T1 信号，未见强化

期观察，放射治疗，局部切除或眼球摘除。直径超过 15mm、厚度 5～10mm 的较大的肿瘤，可以选择放射治疗，局部切除或眼球摘除。对于厚度超过 15mm 的大肿瘤，最安全的措施是眼球摘除。近赤道部生长活跃的小的或中等大的黑色素瘤，可以采取放射治疗或局部切除术，而同样大小的肿瘤如位于后极部，通常采用放射治疗。视盘附近的黑色素瘤可以放疗，但包绕视神经的肿瘤应行眼球摘除术。

（3）肿瘤的生长特征：脉络膜黑色素瘤大多数呈结节状，肿瘤的基底直径比厚度大 2 倍左右，可选择局部切除或放射治疗。弥漫性生长的黑色素瘤其基底直径比厚度大许多倍，甚至呈环绕眼球生长致葡萄膜普遍增厚，容易发生广泛性视网膜脱离，视神经浸润及眼外蔓延，保守治疗效果差，最好选择眼球摘除术。巩膜外轻度蔓延且有完整包膜者亦不是放疗或局部切除的禁忌证，对于巩膜外大范围的蔓延，边界不清者宜眼球摘除，大块的眶内转移宜选择眶内容物剜除术。

（4）患者全身状况：全身状况好的，瘤体较大且视力已经丧失者，宜选择眼球摘除术。有严重全身病患者宜采取保守治疗。已经发生全身转移的患者亦不强调眼球摘除。对于心理素质较好者，即使是中等大小的肿瘤，亦可选择放疗或局部切除术，对于恐惧或忧虑症患者，即使是小的肿瘤亦常采取眼球摘除术。

2．定期观察 对于部分生长缓慢的脉络膜恶性黑色素瘤或疑为恶性者，暂不采取其他治疗方法而定期观察是合适的。

初诊患者的较小的脉络膜黑色素瘤，表现为静止状态，通过眼底照相及超声波检查未发现其生长者；大部分静止状态的中等大的脉络膜黑色素瘤；表现出缓慢生长迹象的大部分小的或中等的肿瘤，高龄患者或患有全身疾患者；患者唯一有视力的眼所患的小的或中等大的缓慢生长的脉络膜黑色素瘤均可定期随访，每 3～4 个月检查一次，包括荧光素眼底血管造影（FFA）、眼底照相、超声波、视野、视力等眼部检查及全身体检，注意肿瘤大小、厚度、色素多少及分布，有无视网膜脱离等，如无变化每半年复查一次，随访中发现肿瘤生长者应采取其他治疗措施。对于视盘及黄斑区附近的肿瘤，更应密切观察。对于初诊时疑为脉络膜黑色素瘤者也应密切随访观察 4～6 个月，如病情无变化改为 6 个月至 1 年随访一次。Gass 随访 5 年疑似脉络膜黑色素瘤 116 例，其中有 47 例（41%）肿瘤长大。临床上亦发现少数小的肿瘤，其厚度不超过 2mm，而在短期内迅速生长和转移者，对于这些生长迅速者不能长期观察，早做眼球摘除。

3．光凝治疗 激光光凝适用于高度≤5D，范围≤

30°，表面无视网膜脱离的脉络膜恶性黑色素瘤，肿瘤部位必须易被光凝包绕，肿瘤不邻近视盘或接近视网膜中央血管，屈光间质清晰，瞳孔能充分散大，患者同意的情况下可光凝治疗。对于局部切除术中，肿瘤周围的正常组织切除不够充分，可能遗留的残余肿瘤，或术后复发的小肿瘤亦可采取光凝治疗。

光凝方法采用"先包围后歼灭法"，在肿瘤外围正常组织作 2 排完整光凝包围，激光参数为：功率 500mW，光斑大小 500μm，时间 0.5 秒，以强浓白色光斑为宜，5 周后可在色素瘢痕处重复光凝 1～2 次，以确实阻断其血液供应，而后再光凝肿瘤本身。光凝后需长期密切随访观察，每 3 个月检查一次，至少 2～10 年，有光凝 8 年后复发者。随访检查包括眼底照相，超声波，视力，视野，荧光素眼底血管造影检查等，如治疗成功，肿瘤区域无血管，无荧光渗漏。

4. 经瞳孔温热治疗　经瞳孔温热治疗（transpupillary themotherapy，TTT）一直被用于治疗全身性癌症，如皮肤黑色素瘤、乳腺癌等。1996 年 Shields 采用经瞳孔温热治疗脉络膜黑色素瘤，14 个月随访显示，正确地应用温热治疗可以使 94% 厚度小于 4.0mm 的脉络膜黑色素瘤得到控制，对于中度大和大的肿瘤，温热治疗联合巩膜表面敷贴放疗，86% 的患者肿瘤完全变平。

5. 光动力学治疗　眼部肿瘤的光动力学治疗（photodynamic therapy，PDT）是光敏剂在较低能量、特定波长的光激发下通过光化学反应（非热效应）造成血管的阻塞，使得肿瘤组织缺血缺氧，间接破坏肿瘤细胞。光敏剂与生长较快的组织如肿瘤、胚胎、新生血管组织等具有较强的亲和力，可在肿瘤组织内形成高浓度的聚集。目前国内外光化学疗法主要应用于表浅的肿瘤，如：膀胱癌、支气管肺癌、消化道肿瘤、女性生殖器肿瘤及皮肤、皮下组织肿瘤，被证实有效。以往由于光敏剂的缺点，避光时间长（达 3 周～1 个月），其特定波长短，对肿瘤穿透深度受到限制。近年来国内外在光敏剂研究方面有了重大进展，新一代光敏剂克服了代谢慢的缺点，避光时间大大缩短为 1～2 天，激光以红光为主。国外 Vertepafin 用于脉络膜新生血管膜已通过 FDA 批准用于临床。国内卟啉甲醚用于膀胱癌、血红斑痣等已取得好成绩。选用进口、国产光敏剂进行较小、部位近黄斑区的脉络膜黑色素瘤进行治疗有望获得进展。

6. 眼球摘除术　患眼眼球摘除是治疗葡萄膜黑色素瘤的传统方法。但 20 世纪 70 年代末及 80 年代初许多学者发现眼球摘除治疗后 2 年患者死亡率比定期观察的患者高，并分析了眼球摘除手术可能促使肿瘤转移，提高死亡率。由于局部切除及放射治疗等保守

疗法的改进，既可保留眼球保存部分视力，亦不改变生命预后。多数较小的肿瘤通过观察，发现其生长及转移的倾向性很小。尽管检查手段有改进，但仍有误诊为脉络膜黑色素瘤而行眼球摘除的病例发生。由于以上因素，目前欧美国家已不再把眼球摘除作为治疗脉络膜黑色素瘤的首选方法。

（1）适应证：肿瘤大，患眼已失明，不宜放疗或局部切除的病例；已有视网膜全脱离或继发青光眼的后部肿瘤；随访证实小的或中等大小的肿瘤，继续长大并侵犯视神经者。

（2）方法：20 世纪 70 年代末 80 年代初，不少学者发现眼球摘除后患者死亡率比随访观察者高，但尚不能断定眼球摘除是否会促进肿瘤转移，有人建议采用非接触（non touch）眼球摘除法以减少肿瘤转移的风险，尽可能操作轻巧，分离眼球周围组织时剪刀要靠近眼眶，必要时做外眦切开，目的是减少对眼球的挤压与牵拉所致的眼压升高，以减少肿瘤细胞通过血循环转移的可能。亦有人建议切断视神经之前用液氮冷冻肿瘤基底部，或者在眼球摘除之前 2～3 周，采用 X 线或电荷粒子束照射肿瘤，但这些方法治疗对降低死亡率无统计学意义。

Joenson 对眼球摘除的病例随访 25 年，术后 1 年肿瘤转移的发生人数形成高峰，半数以上在 3 年内转移。李彬对 106 例经病理证实葡萄膜黑色素瘤的 30 年观察中，眼球摘除后 1 年即可发生转移，在术后 8.5 年甚至 22.5 年亦可发生。国外文献报道，20%～50% 最终死亡于转移性疾患，李彬报道为 34.95% 死于转移。多数学者认为眼球摘除之前就已存在不易发现的亚临床转移灶，术前，术中及术后采取化疗，免疫治疗等辅助性治疗措施以提高眼球摘除后患者的存活率。

7. 放射治疗　早在 1930 年 Moore 首先介绍了用放射性检查镭（Ra）插植肿瘤内部治疗葡萄膜黑色素瘤，随后 Stallard 用镭针以及相继发展的钴（Co）、碘（I）、钌（Ru）、铱（Ir）、金（Au）、钯（Pa）敷贴放疗等，利用放射线损伤肿瘤细胞的 DNA 来破坏肿瘤细胞，损伤肿瘤血管使肿瘤组织发生缺血坏死。目前用于治疗脉络膜黑色素瘤的放射疗法包括巩膜表面敷贴放疗，电荷粒子束放疗，伽马刀治疗。经过几十年的临床观察，放射治疗已取得令人鼓舞的效果，在不少国家已成为治疗脉络膜黑色素瘤的最主要治疗方法之一。

（1）适应证：生长活跃的体积小的脉络膜黑色素瘤，或经过随访发现肿瘤增长者；中等大小或一部分大的肿瘤，但远离视盘及黄斑区，经治疗尚能保持一定视力者；患眼为唯一有视力的眼，另一眼已经失明者均可考虑选择放射治疗。

（2）方法

1）巩膜表面敷贴放疗（episcleral plaque radiotherapy）：Stallard 于 1966 年报道用放射性核素镭和钴 60 巩膜表面敷贴放疗葡萄膜黑色素瘤，随后又有多种放射性核素如钌 -106，碘 -125，铱 -192，钯 -103，金 -198 等，应用最多的是碘 -125 和钌 -106。在不少国家巩膜表面敷贴放疗已成为治疗脉络膜黑色素瘤最常用的方法。国内也已研制出碘 -125 巩膜表面敷贴器，也已用于临床（图 7-120，图 7-121）。

目前使用的放射性核素中，钌 -106 辐射的是 β 射线，其余均为 γ 射线。其放疗效应的生物学机制是损伤肿瘤细胞的 DNA 使肿瘤细胞死亡；损伤肿瘤血管内皮组织最后使血管闭合，以及肿瘤发生缺血缺氧坏死；巩膜表面敷贴放疗所引起的肿瘤坏死产物可促进免疫反应，有利于控制肿瘤的转移。

根据肿瘤的位置、高度、基底范围选择不同大小及形状的巩膜表面敷贴器以及所需照射剂量。所选择的巩膜敷贴器大小应比肿瘤基底部宽 2mm 以上。依据肿瘤高度及放射性核素特性，用计算机算出达到所需照射剂量时巩膜敷贴器应放置的时间，一般葡萄膜黑色素瘤顶部需照射剂量为 8000～10 000CGY，基底部需照射剂量为 35 000CGY。

手术可在局麻或全麻下进行，沿角膜缘 360° 环行剪开球结膜，做 4 条直肌牵引线，暴露肿瘤所在部位的巩膜，用巩膜透照法确定肿瘤基底边缘，并做好标记，在标记处缝置敷贴器，术眼盖上防护罩后定时观察，达到所需放疗时间时再去掉敷贴器，术后每 3 个月复查一次，1 年后改为半年复查一次，检查内容除一般眼部检查外，还包括眼底照相，荧光素眼底血管造影，超声检查等。

脉络膜黑色素瘤对巩膜表面敷贴放疗具有较好的敏感性，疗效若以肿瘤高度下降来衡量，其有效率钴 -60 为 96%，碘 -125 为 89%，钌 -106 为 89%，钯 -103 为 82.6%，铱 -192 为 84%。放疗后肿瘤消退的病理特征为：肿瘤细胞有丝分裂活动下降并导致明显的坏死灶，肿瘤血管基底膜增厚，血管周围纤维化，肿瘤组织炎症反应及淋巴细胞浸润，蛋白性渗出，细胞呈脂性变。临床上放疗后肿瘤消退的特征有：最常见的早期反应是视网膜下液减少，消失，但有 10% 的病例出现视网膜下液暂时性增加，这种现象不表示肿瘤的增长；超声扫描发现肿瘤厚度变薄或皱缩；荧光素眼底血管造影检查可发现肿瘤血管逐渐减少。

90% 以上放疗后 1 年肿瘤较放疗前缩小，其中大部分在放疗后 1～29 个月肿瘤消退，放疗 1 年后肿瘤可继续缩小，消退，但速度较慢，一旦肿瘤消失或代以平坦的瘢痕便表示肿瘤完全消退。

大多数临床资料均显示葡萄膜黑色素瘤巩膜表面敷贴放疗后的 5 年存活率优于或等于眼球摘除术，碘 -125 放疗后的 5 年存活率为 89%，钴 -60 为 86%，钌 -106 为 84%，铱 -192 为 93%。巩膜表面敷贴放疗后的存活率，视力与电荷粒子束放疗，局部切除相似。

脉络膜黑色素瘤经巩膜表面敷贴放疗后不仅大部分保存了眼球，部分还可保存一定视力。Stallard 首次用钴 -60 治疗 100 例脉络膜黑色素瘤，其中 69 例肿瘤均消退，6 例因肿瘤转移而死亡，其中 3 例眼底无活动性肿瘤，38 例视力维持在 0.1～0.3 之间，其余保持有用视力。临床资料显示，经长期随访，钴 -60 敷贴器放疗后 45% 的患眼视力保持在 0.1 以上，碘 -125 敷贴器放疗后 45.3% 的患眼视力保持在 0.2 以上，28.1% 放

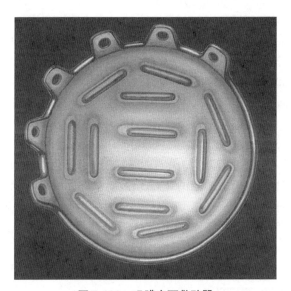

图 7-120　巩膜表面敷贴器

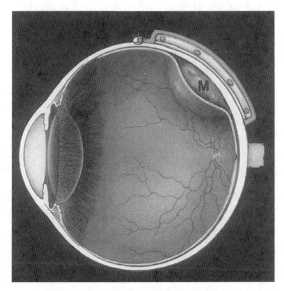

图 7-121　巩膜表面敷贴器治疗模式图

疗前后的视力相差在 2 行以内。[106] 钉敷贴器放疗后 48.5% 视力保持在 0.2 以上，[192] 铱敷贴器放疗后视力提高或不变的占 65%。视力预后取决于肿瘤的位置、大小，所选择的巩膜敷贴器种类以及放疗前后有无视网膜病变，视力减退或丧失的主要原因为放射性视网膜病变。

巩膜表面敷贴放疗较其他治疗方法具有明显的优点，将会成为脉络膜黑色素瘤治疗的最常用的方法，继续探索最佳照射剂量，选择更合适的放射性核素，更准确的剂量分布设计，联合光凝，药物等其他方法以减少照射的总剂量，减少并发症的发生，进一步提高疗效。

2）电荷粒子束放疗：自 1975 年美国率先采用电荷粒子束放疗（charged particle radiotherapy）治疗葡萄膜黑色素瘤至今，全球已有 500 余例患者接受电荷粒子束治疗。目前常用的有 2 种电荷粒子束，一种是质子（proton）束，另一种是氦离子（helium ion）束。通过加速器产生高能带电粒子束来照射肿瘤。高能电荷粒子可以汇聚成粒子束，高能电荷粒子的大部分能量会在突然停止运动时释放，即 Bragg 峰现象，通过控制电荷粒子束的 Bragg 峰的位置使放射剂量更精确地照射于肿瘤组织，且分布均匀，肿瘤之外的眼内组织不受损伤，因此，电荷粒子束放疗其并发症较少。

局麻或全麻，360° 结膜切开，4 直肌牵引缝线，肿瘤定位并在巩膜面做好标记，在肿瘤边缘的巩膜表面缝合 4～5 个钽环，照射范围包括肿瘤及其周围 1.5mm 正常组织，7～10 天内共照射 5 次，总剂量为 50～70Gy。

电荷粒子束放疗 5 年存活率为 80%～85%，局部肿瘤复发率为 2%～3.6%，电荷粒子束放疗后的视力取决于肿瘤的高度及其位置，以及与黄斑及视神经的关系。Seddon 总结葡萄膜黑色素瘤 562 只眼经电荷粒子束放疗，肿瘤距视盘或黄斑区不超过 3mm 者，放疗后 2 年内 47% 的患眼视力丧失，而距视盘或黄斑超过 3mm 者，放疗后 2 年 28% 视力丧失。因此，探索更适宜的照射剂量，改进照射方法以及联合其他疗法将能获得更好的疗效，进一步减少并发症的发生率。

3）伽马刀治疗：用高能 [60] 钴的 γ 射线，单丝高能量聚集于病灶区，产生摧毁性生物效应，破坏肿瘤组织。对病灶周围组织不产生放射性损伤，酷似手术切除病变组织。目前国外文献中已有上百例脉络膜黑色素瘤患者接受了伽马刀治疗。

球后及球周麻醉，360° 结膜切口，四直肌牵引缝线并固定于眶缘，使眼球固定；安装定位头架，CT 及 MRI 影像检查并定位，计算机进行照射剂量模拟显示，肿瘤边缘不少于 50～60Gy 剂量，注意保护晶状体及视

神经；采用多枪技术进行伽马刀治疗，总放射时间为 20 分钟左右。

Marchini（1996 年）报道伽马刀治疗葡萄膜黑色素瘤 36 例，随访 3～28 个月，17 例（47%）肿瘤消退，18 例（50%）肿瘤无变化，1 例（3%）肿瘤复发，6 例（17%）发生严重并发症，2 例（6%）因肿瘤复发或继发青光眼摘除眼球。治疗后 35% 视力保持 0.2 以上，35% 为手动至 0.1，15% 无光感。但远期疗效尚有待于进一步观察。

（3）并发症：各种放疗方法均可致并发症，最常见的是放射性视网膜病变和视神经病变，其次是辐射性白内障，玻璃体积血，放射性葡萄膜炎，干燥性角结膜炎，其他少见的并发症有巩膜坏死，新生血管性青光眼等。放疗并发症多发生于晚期，并发症的原因除放射线照射所引起之外，与肿瘤组织本身所产生的新生血管因子、肿瘤坏死所引起的炎症反应等均有关。

8. 局部切除　自 1914 年 Raubitschek 首先提出手术治疗葡萄膜恶性黑色素瘤以来，仅有少数报道采取局部肿瘤切除以替代传统的眼球摘除术。1961 年 Stallard 提出对独眼葡萄膜恶性黑色素瘤如放疗失败时可采用局部手术切除，以保留患眼，挽救视力。1972 年 Peyman 在动物实验研究眼球壁切除的可行性之后，对手术方法进行改进，采用全厚层或部分板层巩膜葡萄膜切除术取得一定的效果。1988 年 Shields 等提出局部板层巩膜葡萄膜切除术式，减少了手术并发症，已成为治疗葡萄膜恶性黑色素瘤较为理想的方法之一。

（1）手术适应证和方法

1）局部板层巩膜脉络膜切除术（partial lamellar sclerouvectomy）

A. 适应证：包括：①肿瘤最大直径 <16mm 的脉络膜黑色素瘤，且中心部位在赤道附近；②无视网膜或玻璃体肿瘤种植，无全身转移表现，全身情况较好；③患者拒绝眼球摘除或独眼患者；④尚有一定视力。

B. 方法：术前 2～4 周行激光光凝或巩膜外冷冻肿瘤基底部周围，使脉络膜视网膜粘连。①采用低压全身麻醉，使血压下降，可减少术中驱逐性出血和玻璃体积血。②沿角膜缘做 360° 结膜切口，四直肌牵引线。③用透照法确定肿瘤边界并做标记。亦可在间接检眼镜直视下定位。选择合适的 Peyman 眼篮并牢固地缝置于各直肌止端下，小环置于肿瘤表面的巩膜处，使肿瘤完全置于小环区域内。缝置眼篮对眼球起支撑作用，防止眼球塌陷玻璃体外溢。④在肿瘤外缘作大半圆形或多角形基底向后级的板层巩膜瓣，厚度达全层巩膜的 3/4～4/5。⑤再次确定肿瘤边界，沿肿瘤边缘作电凝，以防止术中肿瘤细胞扩散及脉络膜出血。

⑥闭合式玻璃体切除系统准备，放好灌注管，但暂不灌注，做好平坦部巩膜切口，保持眼压偏低，以减少术中玻璃体脱出，降低驱逐性出血的危险性。亦可先行视网膜切开，暴露瘤体，注入全氟化碳液体后在瘤体周围正常脉络膜组织处电凝，游离瘤体。⑦沿肿瘤边缘切穿巩膜，轻提巩膜内层，沿肿瘤边缘剪除板层巩膜，脉络膜肿瘤及附着于肿瘤上的视网膜。迅速覆盖巩膜瓣，整理切口，间断或连续缝合密闭切口。⑧行闭合式玻璃体切除，沿肿瘤周围的视网膜行眼内光凝，用膨胀气体或硅油眼内充填，必要时联合巩膜扣带术。

2）眼内脉络膜视网膜局部切除术

A．适应证：后极部距视盘 2PD 范围内，直径 <2PD 的脉络膜黑色素瘤，无视神经及眼外侵犯，无全身转移证据，全身状况良好。

B．方法：术前数周在肿瘤表面及周围进行激光光凝。①眼内视网膜脉络膜切除术：采用闭合式玻璃体切除手术。在肿瘤边缘切开视网膜，使肿瘤与周围脉络膜及其下巩膜分离，但留下一侧边缘暂不分离。眼内激光光凝瘤体周围及表面。用玻璃体切除系统切除肿瘤。再进行完全性玻璃体切除和气液交换，膨胀气体或硅油眼内充填。②眼内视网膜瓣下脉络膜切除术：主要适用于离黄斑中心凹较近的小的脉络膜黑色素瘤。采用闭合式玻璃体切除术，在距肿瘤边缘 1PD 处做 180° 视网膜电凝，行视网膜切开，掀开视网膜瓣，暴露脉络膜肿瘤。肿瘤表面及周围眼内光凝。分离肿瘤与周围脉络膜及其下的巩膜，切除肿瘤。行完全性玻璃体切除和气液交换，视网膜切开处行眼内光凝，膨胀气体或硅油眼内充填。

3）眼内肿瘤剥除联合玻璃体手术

A．适应证：赤道及赤道后肿瘤，基底较窄，肿瘤高度大于基底直径者。

B．方法：采用闭合式玻璃体手术，行晶状体玻璃体切除，注入"重水"，电凝肿瘤周围的视网膜和脉络膜，行视网膜脉络膜切开是瘤体与周围视网膜脉络膜组织完全分开，推动瘤体使其与局部巩膜分离，让瘤体完全游离悬浮于重水中。补充重水使瘤体悬浮至瞳孔区。做角巩膜切口娩出瘤体。关闭切口，眼内光凝，硅油充填。

（2）手术并发症

1）玻璃体积血：是最常见的并发症，占 60%～79%。术前瘤体周围激光光凝或冷凝治疗，可减少瘤体的血流，术中电凝烧灼瘤体周围的葡萄膜，使用全氟化碳液体，采用低压灌注麻醉等有助于减少术中及术后玻璃体积血。轻度玻璃体积血，术后 2～4 周可吸收，严重玻璃体积血需行玻璃体切除术。

2）视网膜脱离：是常见并发症之一（8%～17%）。手术中累及玻璃体，视网膜，术后玻璃体增殖可发生牵拉性视网膜脱离，需行玻璃体切除联合巩膜扣带术，术前瘤体周围激光光凝，术中行全玻璃体切除，可减少玻璃体增生牵拉，减少术后视网膜脱离的风险。

3）晶状体混浊：睫状体肿瘤接触或推压晶状体，可致晶状体混浊或脱位，术中可联合晶状体摘除，亦可待术后晶状体混浊加重后再次手术。术中晶状体损伤，气体或硅油充填术后常可使晶状体混浊加重，可二期行白内障摘除术。

此外，前房积血、浆液性脉络膜脱离、术后感染、黄斑前膜、黄斑囊样水肿、葡萄膜炎、继发青光眼、交感性眼炎、低眼压等并发症亦可发生，及时发现、积极治疗，可能收到好的效果。

（3）结果

1）治疗后患者存活率：Shields 采用局部切除术治疗脉络膜黑色素瘤 95 例，其中 14 例病理证实并非脉络膜黑色素瘤，81 例脉络膜黑色素瘤其病理检查结果为 35 例（43%）为梭形细胞型，46 例（43%）为混合细胞型或上皮样细胞型。笔者所治疗的 150 多例长达 10 年的观察，其死亡率和同期眼球摘除者并无差异。多数作者研究认为，局部板层巩膜脉络膜切除术与脉络膜恶性黑色素瘤其他治疗方法相比，治疗后 5 年存活率无显著性差异。Shields 手术治疗 81 例，平均随访 4 年，6% 发生肿瘤转移和死亡。如果把下列因素视为危险因素：年龄 >60 岁，肿瘤基底直径较大；肿瘤为上皮样细胞型或混合型；无辅助性治疗；较大肿瘤复发或残存而行眼球摘除；扩散到眼球外的小的残存瘤或小复发瘤而行眼球摘除。当危险因素为 2 个以下时，15 年存活率为 92%，当危险因素为 3 个以上时，3.5 年的存活率为 30%。多数作者研究认为，局部板层巩膜脉络膜切除术与脉络膜恶性黑色素瘤其他治疗方法相比，治疗后 5 年存活率无显著性差异。

2）肿瘤复发率：不存在危险因素（危险因素包括上皮样细胞型，大的肿瘤，距黄斑及视盘小于 1PD）时，4 年肿瘤复发率为 6%，存在 2 个以上危险因素时，4 年复发率为 57%。Shields 报道 81 例局部板层巩膜脉络膜切除的患者，11% 肿瘤完全切除后复发，而复发者与上皮样细胞型肿瘤有关。因此认为只要完整切除肿瘤，该手术方法并未增加肿瘤复发及转移的机会。笔者回顾分析 45 例经组织病理学检查证实为葡萄膜黑色素瘤的患者行局部切除手术治疗的临床资料。分析患者年龄、性别、肿瘤最大直径、肿瘤部位、有无视网膜脱离、手术前后眼压、视力等基线资料以及手术方法、是否联合治疗等干预手段与生存预后的相互关系。

将各因素作为协变量与肿瘤转移复发预后建立 COX 回归模型。结果显示各因素中，肿瘤最大直径和高度（P=0.04）、手术后眼压（P=0.03）、病理分型（P=0.04）、巩膜有无浸润（P=0.03）、肿瘤部位（P=0.01）、切除完整与否（P=0.00）与转移和复发有显著相关意义。术后 20～40 个月为肿瘤复发转移高发期。

3）视力：局部板层巩膜脉络膜切除术不仅可以保存眼球，更重要的是可以保留有用视力。有报道治疗后 5～7 年，患眼视力与同期局部放射治疗的患眼基本相同，24% 术后 5 年获得手术前相同或更好的视力。Shields 报道 95 例平均随访 5 年的脉络膜恶性黑色素瘤，20 例（21%）术后视力保持 0.6 以上，25 例（25%）5 年后仍保持 0.6。视力好坏与肿瘤位置尤其与黄斑及视神经距离有密切关系。Lee 报道 23 例视盘或黄斑中心凹 1～2PD 范围内的小脉络膜黑色素瘤，行眼内局部脉络膜视网膜切除术，术后随访 7 个月～7 年（57% 随访 4 年以上），最终视力为无光感～0.5，43%≥0.05。Peyman 的 20 例手术，平均随访 19 个月，尚未发现肿瘤复发或转移，50% 视力≥0.05，但亦有发生增生性玻璃体视网膜病变和视网膜脱离者，该方法对一定范围内的脉络膜黑色素瘤的治疗不失为一种有益尝试，但疗效尚有待进一步观察（彩图 7-122，见书末彩插）。

【预后】　国外文献报道，脉络膜黑色素瘤 20%～50% 最终死于转移，李彬（1990）对 106 例葡萄膜黑色素瘤经 1～23.5 年随访，34.95% 最终死于转移。肿瘤经血液循环转移，肝脏占首位（64.86%），其次为皮肤，皮下组织为 13.5%，胃 10.81%，肺、骨骼为 8.11%。放疗后 5 年死亡率为 11%～25%，不同放疗方法疗效相近，通过眼球摘除与巩膜表面敷贴放疗，眼球摘除与电荷粒子束放疗，巩膜表面敷贴放疗与电荷粒子束放疗，巩膜表面敷贴放疗与局部切除术的初步比较，结果显示预后与治疗方法无关。肿瘤基底直径≥12mm，年龄大，巩膜及睫状体被侵犯者，眼球摘除、放射治疗以及局部切除术等预后均不佳。

影响脉络膜黑色素瘤患者预后的因素包括：①患者年龄：李彬报道的 103 例葡萄膜黑色素瘤，<50 岁组 73 例中发生转移的 21 例（28.77%），≥50 岁组 30 例中转移者 16 例（53.33%），说明年龄在 50 岁以上者预后差，可能与其免疫功能降低有关，患者免疫防御功能降低可能有助于肿瘤转移。②肿瘤最大基底直径：肿瘤基底直径≤12mm 者预后较 >12mm 为好。李彬报道 61 例肿瘤最大基底直径 >12mm，其中 32 例（52.46%）发生转移，42 例≤12mm 患者中，仅 5 例（11.90%）转移。肿瘤基底越大，接触和破坏血管的可能性增大，与巩膜接触面积越大，眼球外蔓延的可

性越大，导致肿瘤转移的危险性增大。③肿瘤最大高度：肿瘤最大高度越过 12mm 者，其预后比小于 12mm 者明显差。④肿瘤所在部位：肿瘤前缘如位于赤道部前，其预后较位于赤道部后要差，肿瘤向前进一步侵及睫状体，其预后更差。72 例肿瘤在赤道前者，发生转移的 31 例（43.06%），肿瘤前缘在赤道部后的 31 例中 6 例转移（19.53%），侵犯睫状体的 41 例中 23 例（56.10%）转移，未侵犯睫状体的赤道前肿瘤 31 例，6 例（19.35%）转移，差异均有显著性。⑤有无球外蔓延：肿瘤侵犯巩膜导管及巩膜壁组织，其预后差，李彬报道 38 例肿瘤侵犯巩膜导管，19 例发生转移（50%），未侵犯巩膜导管的 65 例中，18 例发生转移（27.69%）。25 例肿瘤侵犯巩膜壁，其中 14 例（56%）发生转移，77 例巩膜未受侵犯，22 例（28.57%）发生转移。18 例肿瘤球外蔓延，11 例转移（61.11%），85 例无球外蔓延者，26 例转移（30.59%）。⑥肿瘤细胞类型：细胞类型是影响脉络膜黑色素瘤预后的最重要的因素，梭形细胞型预后较好，混合细胞型及上皮样细胞型预后差。小的肿瘤常以梭形细胞型多，大肿瘤以上皮样及混合型占优势。Zimmerman 等（1979）对 1625 例术后 5 年以上追踪观察的结果，梭形细胞 A 型死亡率较低（小于 5%），B 型及束状型较高（14% 左右），上皮样细胞型最高（70%），混合型略优于上皮样细胞型（51%）。

脉络膜黑色素瘤是成人最常见的眼内原发性恶性肿瘤。现有的各种局部治疗方法并未很有效地改善患者的生命预后。通过对肿瘤的病因和发病及转移机制的深入研究，亚临床转移灶的早期诊断及早期治疗，全身治疗，各种局部治疗方法的改进与完善，以及对各种局部治疗方法进行大样本前瞻性长期随机对照研究，能够保存患者眼球和一定视力的治疗方法来替代眼球摘除术，并希望最大限度地改善患者生命预后。

（魏文斌）

第四节　脉络膜血管瘤

脉络膜血管瘤是一种先天良性血管错构瘤，根据脉络膜受累及范围的不同，脉络膜血管瘤分为孤立性或弥漫性两种类型。孤立性脉络膜血管瘤表现为眼底孤立橘红色隆起肿块而不伴有全身表现。弥漫性脉络膜血管瘤侵犯大部分脉络膜组织，受累眼底呈现明亮红色反光，常常伴有皮肤、眼部或中枢神经系统异常，为 Sturge-Weber 综合征的眼底表现。

【病理】　脉络膜血管瘤由大小不同的血管组成，血管壁为单层内皮细胞，管腔大小不一，血管壁之间有纤维组织形成间隔。脉络膜血管瘤的血管形态可

分为 3 型：①毛细血管型，由毛细血管组成；②海绵窦型，管腔较大，血窦腔状，多见于孤立性血管瘤；③混合型，由毛细血管型和海绵窦型两类血管组成，多见于弥漫性脉络膜血管瘤。从组织病理学检查看，弥漫性脉络膜血管瘤与邻近的脉络膜无明显界限；孤立性者与周围的脉络膜组织之间有压缩的脉络膜黑色素细胞和脉络膜板层界限。血管瘤表面视网膜神经上皮层常出现广泛的囊样变，且逐渐发展，互相融合，形成视网膜劈裂。视网膜神经上皮内有含脂褐质色素的巨噬细胞。视网膜色素上皮可见纤维化甚至骨化改变，此外，渗出性视网膜脱离常见。

【临床表现】

1. 孤立性脉络膜血管瘤　肿瘤本身生长较缓慢，多数患者于 30～60 岁发病。早期自觉症状少，最初症状为眼前黑影或视力下降、视物变形、眼前闪光或漂浮物以及进展性远视，部分患者可出现视野缺损。孤立性脉络膜血管瘤多位于赤道后，典型表现为后极部或视盘旁边界清晰类圆形橘红色 / 杏黄色隆起，瘤体表面可见色素沉着，后照法透红光。渗出性视网膜脱离是常见的并发症，其程度与瘤体血管的通透性有关。渗出性视网膜脱离一旦累及黄斑导致视力下降或视物变形。长期渗出性视网膜脱离可继发视网膜囊样变性、视网膜劈裂。肿瘤表面及周围视网膜色素沉着，视网膜下纤维化形成并不少见。若肿瘤邻近视盘，可出现典型前部缺血性视神经病变的视野表现即与生理盲点相连的扇形缺损，随着病情发展最后视野可全部消失。

2. 弥漫性脉络膜血管瘤　为 Sturge-Weber 综合征的眼底表现。Sturge-Weber 综合征又称脑 - 眼 - 颜面血管瘤，属斑痣性错构瘤病中一种，其最常见的临床表现为沿颜面三叉神经分布的皮肤毛细血管瘤，同侧脉络膜血管瘤，脑部血管瘤和青光眼。单眼居多，双眼脉络膜血管瘤合并双侧颜面部血管瘤偶见。眼部常表现为弥漫性、扁平或轻度隆起、边界不清的番茄色样眼底改变，黄斑部尤为明显。瘤体表面视网膜血管扭曲。随着瘤体缓慢生长，可继发视网膜水肿、视网膜囊样变甚至劈裂形成，色素上皮退行性改变。瘤体广泛持续渗出形成渗出性视网膜脱离，严重的可发展至视网膜全脱离，最终视力丧失。此外，眼部的并发症还包括并发性白内障、虹膜新生血管形成、继发性青光眼。

【诊断】

1. 孤立性脉络膜血管瘤　详细的眼底检查包括直接检眼镜、裂隙灯前置镜、双目间接检眼镜检查等。眼底荧光造影检查有特征性表现和诊断价值。造影动脉期或动脉前期即呈现不规则脉络膜血管形态荧光，

随之荧光迅速渗漏、融合扩大呈浓密强荧光，杂以散在更强荧光，晚期渗漏更为明显，部分患者造影晚期瘤体基底外缘可见弱荧光环或弧，附近组织可有荧光素着染（彩图 7-123B，见书末彩插）。吲哚青绿造影（ICG）是目前观察脉络膜循环和脉络膜血管性疾病的最佳手段，对于该病具有重要的鉴别诊断价值。ICG 早期可见网状的肿瘤血管性高荧光，随后荧光渗漏、融合呈强荧光。ICG 晚期由于瘤体内染料一部分从瘤体自身血管排空，一部分渗入瘤体周围脉络膜和视网膜下腔，形成瘤体内强弱荧光交杂，而周围为边界清晰强荧光环包绕的"桑葚样荧光"，又称为"冲刷现象（dye wash out）"。B 超检查提示实性扁平占位性病变，常伴有浆液性视网膜脱离。其回声强度往往和周围脉络膜回声一致。A 型超声表现为瘤体内高反射，具有特征性，可协助诊断。近年来随着相干光断层扫描（OCT）技术的应用发展，其无创、简便而成为重要的辅助诊断手段。OCT 可以观察瘤体表面及黄斑区视网膜下积液，提供视网膜及色素上皮病变的细节信息。不仅如此，OCT 可动态观察视网膜下液及黄斑水肿的吸收情况，是治疗后随访及预后评价的重要工具。脉络膜血管瘤在 MRI 上表现为 T1、T2 加权均为高信号有助于与脉络膜黑色素瘤及脉络膜转移癌相鉴别。

2. 弥漫性脉络膜血管瘤　凡合并颜面血管瘤的脉络膜血管瘤，经过详细的眼底检查可作出诊断。但如血管瘤位置较深或色素上皮明显增生或有视网膜脱离则诊断较困难。FFA 早期即显荧光，很快渗漏出现边界不清强荧光，但对脉络膜血管瘤全貌显示不清。ICG 早期可较清晰显示脉络膜血管瘤结构，晚期脉络膜血管瘤明显渗漏呈弥散性强荧光，具有诊断价值（彩图 7-124B，C，见书末彩插）。B 超检查常常提示广泛脉络膜增厚，表现不典型时须与健眼对照。增强 CT 或 MRI 可协助诊断。

【鉴别诊断】

1. 无色素性脉络膜黑色素瘤　肿块为黄色或黄褐色，瘤体表面常常可见位于深部细小色素及 drusen 样改变。超声检查显示瘤体呈实性低回声，典型表现为"蘑菇"外观。荧光血管造影显示早期低荧光，动静脉期呈斑驳状荧光并持续到晚期。ICG 造影可见异常形态肿瘤内血管，晚期无"冲刷现象"。MRI 多表现为 T1 加权高信号，T2 加权低信号。

2. 脉络膜恶性黑色素瘤　眼底表现为灰色、灰褐色肿物，后照法检查不透红光。超声检查有助于诊断，典型者表现为圆顶状或"蘑菇状"，瘤体内低到中等反射。荧光造影动静脉期根据肿瘤内血管数量及是否存在坏死等不同可表现为斑驳状荧光、斑点状强荧光或

遮蔽性低荧光，有时静脉期可见迂曲粗大肿瘤内血管与视网膜血管同时显影呈"双循环征"，晚期若瘤体内血管丰富则渗漏明显呈弥漫性高荧光。

3. 脉络膜转移癌 眼底常表现为黄色扁平或隆起肿块。和孤立性脉络膜血管瘤常为单侧、单发不同，脉络膜转移癌可表现为多灶性肿块，双侧发病亦不少见。荧光素眼底血管造影显示早期无荧光，晚期呈斑驳状荧光。MRI 多表现为 T1 加权高信号，T2 加权低信号。

4. 出血性色素上皮脱离 常见于年龄相关性湿性黄斑变性（AMD）和息肉样脉络膜血管病变（PCV）中脉络膜新生血管渗漏破裂所致。眼底表现为后极部边界清晰圆形或卵圆形灰黑色隆起灶。荧光血管造影早期见与病灶一致的无荧光暗区，整个造影期其范围与形态保持不变。继发于 AMD 时 ICG 造影常于出血低荧灶内或边缘呈"热点状"或斑状新生血管性高荧光；继发于 PCV 时 ICG 造影可见单个或多个结节状高荧光（息肉样病灶）伴或不伴异常新生血管网。

5. 湿性老年性黄斑变性时黄斑区水肿、渗出或机化均可表现为黄色或灰黄色隆起病变。荧光造影可见新生血管性高荧光伴明显渗漏或着染，常伴有浆液性或血性视网膜神经上皮脱离和（或）色素上皮脱离。

6. 中心性浆液性视网膜病变伴黄斑区浆液性视网膜脱离。荧光造影静脉期后极单个或多灶性色素上皮水平渗漏灶，后期渗漏呈墨渍或烟囱样扩大。超声检查无脉络膜实质性占位。

【治疗】 对于无症状孤立性脉络膜血管瘤仅需观察。一旦血管瘤病灶对视力构成威胁或造成视力损害则需及时治疗。治疗的主要目的是促进视网膜下液及黄斑水肿吸收，阻止黄斑区光感受器及视网膜色素上皮发生不可逆退行性病变，达到保持或提高视力的目的。孤立性脉络膜血管瘤治疗方法包括激光光凝、经瞳孔温热疗法（TTT）、敷贴放射治疗、外放射、质子束放射及光动力疗法（PDT）。

氩激光光凝为治疗孤立性脉络膜血管瘤重要方法。Shields 等报道 86 例孤立性脉络膜血管瘤经氩激光后 62% 患者视网膜下液吸收，71% 患者视力保持稳定或提高。光凝的目的并非破坏整个肿瘤，而是封闭瘤体表面的脉络膜血管，阻止其渗漏，促进视网膜下液的吸收。激光曝光时间为 0.1～0.2 秒，光斑直径 100～250μm，功率为 250～500mW，光凝时激光直接照射在需要治疗的部位上。通常由于瘤体表面视网膜有浆液性脱离，对激光的反应较弱，可先在肿瘤外缘正常处光凝包绕瘤体，待视网膜下液部分吸收时逐步向瘤体中部追加光凝。光凝治疗应避免过量，以免过早形成网膜下纤维膜，影响后续激光治疗。根据瘤体大小及

视网膜下积液的程度不同，常常需要多次光凝。视网膜下积液愈少，光凝效果愈好。复发率高是其主要缺点。对于中心凹下脉络膜血管瘤，即使光凝治疗成功但中心视力难以恢复。

放射治疗（包括敷贴放射治疗、外放射、质子束放射等）对于孤立性脉络膜血管瘤同样有效。放射治疗可使瘤体显著缩小，视网膜下液吸收，稳定或提高视力。放射治疗特别适用于累及中心凹下脉络膜血管瘤或伴广泛泡状视网膜脱离不适用于激光治疗或激光光凝失败患者。

和氩激光相比，经瞳孔温热疗法 TTT，采用的二极管激发光，波长为 810nm，具有更深的穿透力，大大减轻对内层视网膜的损伤。TTT 适用于位于赤道后肿瘤，肿瘤基底直径 <10mm、厚度 <4mm 且肿瘤表面视网膜下积液相对较少病例。由于 TTT 治疗可导致治疗区域脉络膜视网膜萎缩，不适用于累及中心凹脉络膜血管瘤。TTT 治疗相关并发症包括视网膜分支静脉阻塞、视网膜纤维化等。

光动力疗法应用于治疗孤立性脉络膜血管瘤取得了令人鼓舞的效果。其中报道病例数最多的一组为 Bioxadera 等采用治疗 AMD 标准的 PDT 剂量对 32 例孤立性脉络膜血管瘤进行治疗，随访一年结果显示 93% 患者视网膜下液吸收，60% 视力提高，27.5% 视力保持稳定。Zhang 等对中国人群 25 例脉络膜血管瘤经 PDT 治疗后随访 12～60 个月，所有患者瘤体不同程度明显退缩，44% 视力提高，56% 视力保持稳定。和传统热激光不同，PDT 治疗采用光敏剂维速达尔通过光化学原理选择性破坏脉络膜血管内皮细胞，闭塞病灶脉络膜血管，而对视网膜血管及神经感觉层组织无明显损害。目前的临床研究结果表明 PDT 治疗脉络膜血管瘤安全有效，在缩小肿瘤的同时使视网膜复位，提高或稳定视力，是治疗包括黄斑区脉络膜血管瘤在内的孤立性脉络膜血管瘤首选方法（彩图 7-125，见书末彩插）。

弥漫性脉络膜血管瘤由于病灶范围广、边界不清，多累及中心凹及视盘，治疗较为棘手。治疗的主要目的是促进视网膜下液吸收同时尽量减少对视网膜神经上皮损伤。此外，由于病变进展、长期广泛渗出性视网膜脱离可继发新生血管性青光眼，及时治疗可大大降低青光眼的发生率。目前报道的治疗方法包括外放射、敷贴放射治疗、质子束放射及光动力疗法（PDT）。研究表明低剂量放射治疗可使瘤体缩小，促进视网膜下液吸收，而对周围眼部组织损伤很小，使患者视力提高或保持稳定。放射治疗潜在眼部并发症包括白内障、放射性视网膜病变、视盘病变及晚期中心凹下纤

维化等等。最近,多个作者应用 PDT 成功治疗弥漫性脉络膜血管瘤,随访 4 个月～5 年,所有患者黄斑区视网膜下液吸收,视力改善,部分患者瘤体退缩。

（徐格致）

第五节　脉络膜骨瘤

脉络膜骨瘤（choroidal osteoma）是 1978 年由 Gass 等正式命名的位于脉络膜的良性骨性肿瘤。

【流行病学】　脉络膜骨瘤多见于 20～30 岁的健康女性青年,因肿瘤生长及视力变化缓慢,所以临床就诊年龄明显晚于肿瘤发生年龄。国内男性病例约占 40%,比例高于国外报道。单眼发病多见,双眼发病仅占 28%,在双眼病例中有多个家系报道,呈现出遗传倾向。

【临床表现】　脉络膜骨瘤的患者多无症状,出现症状者表现为视力下降、视物变形和视野缺损等,80% 的病例视力在 0.5 以上,10% 的病例视力低于 0.1,至今仅有 1 例报道双眼视力完全丧失。慢性的视力障碍多为肿瘤表面的视网膜变性所致,而急性的视力下降多由黄斑区的脉络膜新生血管产生。

外眼及眼前段正常,眼底清晰可见。眼底检查见肿瘤主要位于视盘边缘或视盘附近（彩图 7-126,见书末彩插）,多呈扇形,也可环绕视盘呈地图状,少数肿瘤可单独出现在黄斑中央区,近似圆形或椭圆形。双眼病例的病变多为对称分布,部分可不对称或先后发病。瘤体呈黄白色或橙红色,颜色深浅与表面视网膜色素上皮的变薄及脱色素的程度有关,并受骨质钙化程度的影响。时间较长的瘤体中心部分,色素上皮的变性和钙的沉积较为明显,颜色趋于白色,而周边部新生部分则多呈橙红色。瘤体的表面可见散在的色素斑块。肿瘤呈扁平状生长,边界清楚并常有圆钝的伪足状突出,发病时间较长的肿瘤表面平滑但呈丘陵状高低起伏,视网膜血管除随肿瘤表面形状起伏走行以外,无其他异常表现。肿瘤大小多在 2.0～22mm 之间,隆起高度为 0.5～2.5mm。有时可见由肿瘤深部发出短的血管分支在瘤体表面所形成的蜘蛛状血管丛,这些血管丛并不引起出血和渗出。33%～58% 的病例可发生脉络膜新生血管膜,多位于黄斑中心凹附近,可引起视网膜下出血及渗出。

部分脉络膜骨瘤可缓慢的增长,与正常骨组织的重构特性相似,部分骨瘤可见自发性的吸收,尤其是在视盘边缘的部分,是形成肿瘤表面丘陵状的外观的主要原因,吸收后的部位呈凹陷状萎缩,完全吸收部位可透见巩膜。

荧光素眼底血管造影的早期,病变处呈斑片状强荧光,晚期为弥漫性荧光染色（图 7-127）。A 型超声波检查可见肿瘤的高回声峰,B 型超声波检查可见肿瘤的强反射在图像上所呈现的鳞片状光带,波纹形的光带可反映出丘陵状的肿瘤表面,降低增益后,眼内其他组织回声消失,但肿瘤回声仍然存在（图 7-128）。CT 扫描检查脉络膜骨瘤呈现与眶骨一致的高密度影像（图 7-129 和图 7-130）。

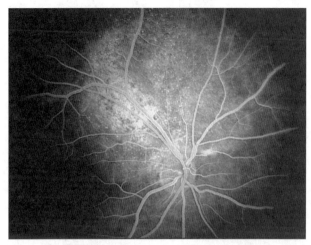

图 7-127　荧光素眼底血管造影,肿块后期荧光素染色呈强荧光,视网膜血管未见异常

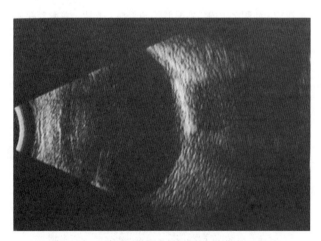

图 7-128　B 超显示眼球后壁肿瘤的带状强回声

【病因和病理】　脉络膜骨瘤的病因尚不明确,推测其为一种迷芽瘤,但典型的迷芽瘤并无类似脉络膜骨瘤的性别倾向,在成人期亦不增长。在脉络膜骨瘤显示出明显遗传倾向的多个家系报道中,主要为双眼病例,其中包括母女、父子、姐弟及双胞胎患病,而在单眼病例中未见类似表现。

组织病理学显示脉络膜骨瘤由致密的骨小梁及衬以内皮细胞的大血窦和毛细血管所组成,可见大量的成骨细胞、骨细胞和破骨细胞。骨小梁间的髓腔可见

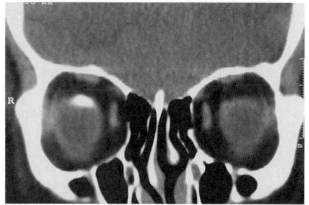

图 7-129

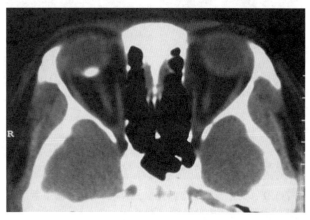

图 7-130

图 7-129 和图 7-130 右眼脉络膜骨瘤 CT 片。右眼后极偏上方见一与眶骨密度近似的肿块影

疏松的纤维血管成分、肥大细胞和泡沫间质细胞。脉络膜毛细血管变薄或消失，脉络膜黑色素细胞向肿瘤表面或巩膜移行，肿瘤表面的部分 RPE 变得扁平和局灶性色素脱失，可见含色素颗粒的噬黑色素细胞聚集在 Bruch 膜上。

【诊断与鉴别诊断】 临床可根据眼底表现及 CT 检查对脉络膜骨瘤进行诊断。对双眼病例应注意家系调查，同时应注意与巩膜脉络膜钙化（sclerochoroidal calcification）、眼内骨化（intraocular ossification）、脉络膜血管瘤、脉络膜转移癌、眼内淋巴瘤、无色素的脉络膜恶性黑色素瘤和脉络膜的炎症等相鉴别。

巩膜脉络膜钙化临床表现为轻度隆起的眼底黄白色地图状病灶，CT 及超声波检查可见与脉络膜骨瘤相同的影像。但巩膜脉络膜钙化多见于中老年患者，病灶多位于周边部眼底，表面有时呈现火山岩状隆起。患者可伴有以低钾性代谢性碱中毒为特征的常染色体隐性遗传性综合征。组织病理学检查病灶主要为无细胞、不定形的嗜碱性物质。

眼内骨化常发生在由外伤、炎症或先天性发育异常等原因所致的长期萎缩眼内，CT 和超声波检查可见与脉络膜骨瘤相同眼内骨质影像。但眼内骨化常因并发性白内障或其他的眼前段异常而无法查见眼底，影像学检查眼轴短于正常眼，视力丧失及病史有助于鉴别诊断。组织病理学检查在化生的骨质中，多无血管成分，亦无脉络膜骨瘤中所见到的成骨细胞和破骨细胞，仅有少量的类似骨细胞样的细胞，其细胞核小且浓缩，表明该骨质本身无增长能力。

脉络膜血管瘤、脉络膜转移癌、眼内淋巴瘤和无色素的脉络膜恶性黑色素瘤的形态非地图状，表面圆滑无丘陵状起伏，可伴有浆液性视网膜脱离，而脉络膜炎症常有玻璃体的细胞浸润，CT 及超声波检查有助于与这些疾病的鉴别诊断。

【治疗】 无症状的脉络膜骨瘤以临床观察为主，因其为良性肿瘤且视力损害多不严重，目前尚无方法可限制肿瘤的生长。因视网膜下新生血管膜位于中心凹附近，激光光凝治疗多影响视力，可考虑光动力疗法治疗或眼内注射抗 VEGF 药物治疗。

（张军军）

第六节 眼内淋巴瘤

眼内淋巴瘤为少见的眼内恶性肿瘤，仅占眼病的不到 0.01%。一度曾称之为网状细胞肉瘤，现已确定属淋巴细胞来源。眼内淋巴瘤根据其主要受侵部位分三大类：①中枢神经系统——眼淋巴瘤，此型原发于中枢神经系统或眼，很少伴有身体他处淋巴瘤；②原发于脉络膜的淋巴瘤；③身体他处的淋巴瘤，随血液循环转移到眼，以转移到脉络膜最多。

（一）中枢神经系统——眼淋巴瘤

本病为非霍奇金 B 细胞大淋巴瘤，主要侵犯中枢神经系统与眼的玻璃体及视网膜。近年来发病明显增加，可能与 AID 病的发病率增加有关，但在我国还与我们对本病认识的提高相关。据复旦大学附属眼耳鼻喉科医院病例，发病年龄在 41～84 岁间，平均（55.69±12.55）岁。男女无明显差异，可能女性稍高。80% 双眼受累。眼部症状往往先于神经系统症状，眼淋巴瘤患者最后 85% 发生中枢神经系统淋巴瘤，并是导致患者死亡的主要原因。先有中枢神经系统淋巴瘤的患者中，15%～25% 以后将发生眼内淋巴瘤，也有两处同时发生的。原发性眼内淋巴瘤的主要症状为无痛性视力下降及飞蚊症。检查以表现单纯玻璃体炎者最多，达 50% 以上。玻璃体内可见簇状、片状或云雾样灰白色细胞浸润，周边部浓密，向中央渐稀疏，视网膜可无病变（彩图 7-131，见书末彩插）。其次为视网膜深层色素上皮下有黄白色、扁平的肿瘤浸润病灶，大小不一，可融合成片，视网膜病变可伴有或不伴玻璃体混浊（彩图 7-132，见书末彩插）。上述两种为眼内淋巴瘤的典型表现，非典型表现则多种多样。有沿血管旁浸润，有如树枝挂霜样血管炎；肿瘤侵犯视网膜表现为黄白色的视网膜坏死灶，如同急性视网膜坏死综合征表现；由于色素上皮遭破坏可出现渗出性视网膜脱离；少数情况下也有表现为孤立的眼内肿瘤；瘤细胞如侵犯视盘，则有类似视神经炎或视盘水肿的表现。极少数的情况下肿瘤可自行消退，原病灶处出现斑点状的色素上皮增生或去色素改变。眼前节可有角膜后 KP、虹膜结节、房水细胞及闪辉征阳性，这些体征缺乏特异性，但虹膜无后粘连往往提示非葡萄膜炎症。辅助检查方面：B 超显示局部球壁隆起或弥漫性球壁增厚，内反射呈低回声。荧光血管造影早期浸润病变呈低荧光，后期呈高荧光，可能伴有血管炎改变。OCT 在色素上皮与 Bruch 膜间有高反射物质为其特征改变（图 7-133）。

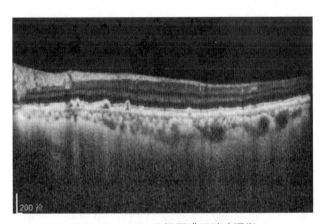

图 7-133　OCT 示视网膜下肿瘤浸润

【诊断与鉴别诊断】 由于本病少见且临床表现又多种多样，常很难与视网膜脉络膜的感染、炎症或肿瘤区分，因而诊断常被延误。总之，中老年人过去从无葡萄膜炎病史，近期出现了葡萄膜炎，通过各种检查未发现病因，且对皮质激素治疗反应不佳时，要警惕眼内淋巴瘤的可能。与其他疾病的鉴别，当病变主要表现为色素上皮下的黄白色浸润时，要与鸟枪弹样脉络膜视网膜病变（birdshot choroidoretinopathy）、肉样瘤、急性后极部多发性鳞状色素上皮病变（APMPPE）等鉴别。表现为灰白色的视网膜坏死时需与急性视网膜坏死综合征、巨细胞病毒视网膜炎、弓形体病、结核或梅毒性视网膜脉络膜炎等鉴别；表现为瘤样隆起时，应与脉络膜转移癌或无色素性黑色素瘤鉴别。主要

表现为玻璃体浑浊，而无明显视网膜病变时应与中间葡萄膜炎鉴别。当眼底特征、实验室、影像学检查，甚至经过短时间的治疗试验，仍不能确诊时，要考虑伪装综合征，而眼内淋巴瘤是其中最重要的疾病。要仔细询问神经系统症状，多半为性格或智能的改变，作 MRI、CT 有无颅内占位，腰椎穿刺检查脑脊液中有无淋巴瘤细胞。神经系统的阳性发现结合眼部又有淋巴瘤的典型表现，眼内淋巴瘤的诊断可以成立。如若神经系统检查阴性，临床仍高度怀疑时，应作玻璃体活检，切除未经稀释的混浊玻璃体送细胞病理查找异常淋巴细胞。细胞学检查目前是诊断眼内淋巴瘤的金标准。眼内淋巴瘤细胞大，为正常淋巴细胞的 2～4 倍，胞质少，核异型性大，核深染，有多个偏中心排列的明显核仁，见分裂象（彩图 7-134，见书末彩插）。除细胞形态外，免疫细胞化学、流式细胞仪标记细胞，如白细胞（CD45）、B 淋巴细胞（CD20）（彩图 7-135，见书末彩插）、T 淋巴细胞（CD45）阳性。绝大多数眼内淋巴瘤为非霍奇金大 B 细胞，当细胞标记为 B 细胞时基本即可诊断。玻璃体标本的上清液用酶联免疫吸附试验（ELISA）检测 IL-10∶IL-6 的比值对诊断亦有帮助，淋巴瘤分泌 IL-10，炎症细胞产生 IL-6，如 IL-10∶IL-6 的比值 >1，虽乏特异性，但倾向于淋巴瘤。PCR 基因重排能提高诊断阳性率，免疫球蛋白重链（IgH）基因重排检测，有病例分别检出 CDR3，CDR3＋FR3A 基因片段阳性支持诊断。玻璃体活检因瘤细胞数量不多，往往还混杂许多反应性淋巴细胞或坏死细胞，难以一次确诊而需再次甚至多次手术取材。当玻璃体无明显混浊而无材可取时，只能做损伤性较大的视网膜活检。还应注意的是淋巴瘤细胞脆弱易溶解，术前 1 周停用激素；切除玻璃体时用低频率以减少细胞的损伤；标本取得后，即刻送实验室，并由有经验的细胞病理医师检查，这些措施可提高检测的阳性率。玻璃体手术不仅可作为诊断用，同时也起到一定的治疗作用，切除混浊的玻璃体后，患眼视力往往有所提高。

【治疗】 单眼眼内淋巴瘤无中枢神经受累的，可考虑眼局部治疗，玻璃体腔注药与外放射是目前的主要方法。药物有甲氨蝶呤（methotrexate，200～400mg/0.1ml）及抗 CD20 抗体（rituximab，1mg/0.1ml），但需重复注射。甲氨蝶呤的主要并发症有结膜充血、角膜上皮病变与白内障。rituximab 则可引起低眼压。淋巴瘤对放射敏感，常用剂量为 40Gy，分次照射（分剂量 1.5～2.0Gy）。治疗后也常复发。复发病例不宜再作放疗而改化疗。如伴有中枢神经肿瘤，目前多采用大剂量甲氨蝶呤全身化疗或椎管内注入。

【预后】 淋巴瘤预后差，治疗后，眼内或颅内复发

多见，最后常死于颅内淋巴瘤，平均寿命3年。不过积极治疗能使患者在复发间隙期间获得较高的生活质量。

（二）原发性脉络膜淋巴瘤

本病极少见。过去一度称之为反应性淋巴样细胞增生或脉络膜假瘤。现认为是原发于脉络膜的低度恶性B细胞小淋巴瘤。好发于老年人，男性多，单眼多见。症状有视力下降或视物变形。早期眼底出现黄白色单个或融合病灶，以后发展成弥漫性脉络膜增厚。因病程长，常有色素上皮增生伴萎缩，类似豹纹样的改变。渗出性视网膜脱离常见，高度脱离的视网膜将虹膜晶状体隔前移而有继发性青光眼。渗出性视网膜脱离以及高眼压产生的头痛、眼痛，使患者长期误诊为后巩膜炎或葡萄膜炎，不规则或断续地使用皮质激素治疗而不愈。B超检查示脉络膜增厚及低回声内反射。本病有向球外蔓延的倾向，向前蔓延在球结膜下见到三文鱼样的粉红色结膜增厚。肿块不随结膜移动，说明它非结膜原发肿瘤而是球内肿瘤穿出巩膜向外蔓延的结果；向后发展，则在紧贴眼球的视神经周围出现肿块。结膜下病变是活检取材的最佳场所，既简单又有效地明确诊断。仅有球后蔓延时，B超引导下的球后细针穿刺活检亦可考虑。无球外组织可供活检的情况下，脉络膜活检成为最后的选择。治疗本病用大剂量糖皮质激素，疗效欠佳时，局部低剂量放射治疗常能使视网膜脱离消退，肿瘤消失，视力提高。

少数患者可能伴有身体他处淋巴瘤，因此眼内肿瘤一经确诊后，宜请血液或肿瘤科医师进行全身检查评级并治疗。

（三）全身淋巴瘤转移至葡萄膜

患者往往已知患有淋巴结、消化道或泌尿道等处淋巴瘤。转移到虹膜除表现为虹膜结节外，也出现"假性前房积脓"。前房穿刺找到肿瘤细胞可明确诊断。葡萄膜中以转移到脉络膜最多。表现为弥漫浸润或孤立的肿块，常伴渗出性视网膜脱离，表现与脉络膜原发淋巴瘤甚相似。考虑转移性脉络膜淋巴瘤时，应作全身包括胸、腹、盆腔的CT或MRI与全身淋巴结检查。

（王文吉）

第七节　脉络膜转移癌

身体其他部位的恶性肿瘤经血液循环转移至脉络膜称为脉络膜转移癌。脉络膜血管丰富，血流缓慢，脉络膜转移癌占葡萄膜转移性肿瘤的85%～88%，好发于中老年。近年来随着医疗水平的提高、肿瘤患者生存期的延长，脉络膜转移癌的发病率有所增加。

【发病率】 由于眼动脉自颈内动脉呈直角分支，与颅内转移癌相比眼内转移癌仅占恶性肿瘤患者的1/150 000～1/130 000。血液中的癌栓经颈内动脉，眼动脉及其分支包括睫状后短动脉、睫状后长动脉或视网膜中央动脉进入眼内。脉络膜由20多条睫状后短动脉供血，经血流入眼的癌栓到达脉络膜远较经睫状长动脉到达虹膜、睫状体为易，且脉络膜血管床面积大，血流入口和出口比较狭小，血液流入脉络膜后流速减缓，癌栓容易在此处滞留形成转移灶，是恶性肿瘤眼部转移最好发的部位。由于血供关系，脉络膜转移癌多数位于脉络膜的后极部、视神经黄斑部周围，故患者早期即有视力下降。

脉络膜转移癌的原发肿瘤类型可见于乳腺、肺、肾、胃肠道、肝、甲状腺、睾丸及前列腺等部位的肿瘤。国外报道女性以乳腺癌常见（40%～70%），男性以肺癌为最常见的原发灶（10%～15%）。而国内文献报道肺癌转移发病率最高，其次为乳腺癌。可能与我国肺癌发病率较高而早期诊断率较低有关。

脉络膜转移癌约25%双眼发病，双眼发病常有先后，偶有同时受累。由于左侧颈总动脉直接从主动脉弓发出，而右侧则需经过无名动脉，故左眼转移癌较右眼发病率高。

【临床表现】 脉络膜转移癌最常通过视神经周围的睫状后短动脉进入后极部脉络膜，在此浸润生长形成病灶，故患者早期出现视力下降，且进展迅速，可伴闪光感或飞蚊。如肿瘤生长在后极，可出现进行性远视及中心暗点。转移癌常伴有渗出性视网膜脱离，出现相应范围的视野缺损。肿瘤生长快，浸润压迫睫状神经所致眼痛头痛出现早，这是转移癌区别于脉络膜其他肿瘤的一个特点。晚期肿瘤若向前发展可将虹膜晶状体隔推向前，前房变浅，房角关闭发生继发性青光眼，出现眼痛、眼压增高以及上巩膜血管的迂曲扩张。

眼底检查常发现于眼底后极部，可见扁平隆起的视网膜下实性肿物，一个或多个，圆形或卵圆形，多呈灰黄色或黄白色，大小不一，边界不清，部分可见表面视网膜血管扩张、迂曲，周围可见色素沉着及黄白色渗出和出血点。黄斑区水肿、发暗，呈灰色，周围有放射状条纹；视盘周围的肿瘤常呈弥漫性生长，脉络膜受累范围大，视盘出现水肿，甚至出现棉绒斑。常伴有继发性视网膜脱离。玻璃体一般很少受累，无明显混浊。肿瘤不穿破玻璃膜，不呈"蘑菇云状"向玻璃体腔内生长亦极少破坏球壁向眶内扩张。

【病理】 葡萄膜富于血管且组织疏松，转移癌常沿脉络膜平面发展，呈弥漫性扁平状结构。肉眼观察：切面呈灰白色或灰黄色，边界欠清楚，其癌细胞的细胞形态、结构特点和生长方式保留了原发肿瘤的特点。光镜下观察：转移癌主要破坏脉络膜上腔及大、中毛细血管层，扁平分布，与周围组织分界不清，少有累及视网膜色素上皮、Bruch 膜。有时可见癌细胞侵犯视盘或筛板后视神经。肿瘤组织学类型有腺癌、鳞癌和未分化癌。腺癌多来源于肺部和乳腺。癌巢沿脉络膜扁平分布，癌细胞为立方形或假复层柱状上皮细胞，排列成腺腔或条索状，细胞核异型性明显，可见病理性核分裂象。鳞癌瘤细胞呈低分化，圆形或多边形，染色深浅不一，密集排列呈巢状，巢间仅见少量间质，细胞核分裂象多见。未分化癌瘤细胞体积较小，细胞核与细胞质比例明显增大，核深染，核异型性明显，病理性核分裂象多见，瘤细胞弥散分布，肿瘤组织内可见坏死灶。腺癌以血循环转移为主，而鳞癌多经淋巴管转移。由于脉络膜血流丰富，而眼内又无淋巴组织，故癌细胞容易经血循环转移至脉络膜形成转移癌，所以脉络膜转移癌中腺癌占绝大多数，鳞癌相对较少。

【诊断】 首先仔细询问全身有无原发肿物或手术史，通过体检、影像学检查仔细搜寻原发病灶及身体其他转移灶。其次根据眼底病变的特点，如眼底病灶呈多发性或双眼患病则有助于诊断。眼底检查发现后极视网膜下黄白色扁平隆起，虽然扁平表面仍可有起伏，但一般不超过 3mm。很少见到如脉络膜黑色素瘤样呈蘑菇样生长者。转移灶表面均有渗出性视网膜脱离，并常波及黄斑部影响视力，出现早期严重的视力下降。结合超声、造影和 MRI 等辅助检查有助于做出正确的诊断。

辅助检查：

1. 超声检查 A 超扫描显示中至高的瘤内反射波，借此常可与黑色素瘤的低或中度的内反射相鉴别。B 超显示与球壁相连的眼内实性占位病变，隆起病灶扁平且基底较宽，表面高低不平，有的病变仅表现为脉络膜增厚。肿瘤内回声较多，强弱分布不均，可伴有视网膜脱离。

2. 眼部 CT 扫描 可见眼后节扁平状软组织密度肿块影，单个或多发，密度不均匀，边界欠清，可有轻度增强。部分仅表现为眼环局限性不规则增厚。

3. MRI 扫描 可见病变位于眼球后壁，表现为眼环局限性或弥漫性增厚、隆起或呈扁平状肿块，边界较清楚，在 T1WI 上病灶呈等信号，在 T2WI 上呈高信号或等信号，信号均匀或不均匀，Gd-DTPA 增强后有较明显异常对比增强表现。

4. 荧光素眼底血管造影（fundus fluorescein angiography，FFA）检查 转移癌的瘤体主要由癌细胞、少量间质细胞及血管构成，因此 FFA 动脉期瘤体部位呈现较暗背景荧光，以后病变区呈深层斑点状、针尖样不规则高荧光，后期病灶内融合，呈现为斑块状持续高荧光区，边界清晰。

5. 吲哚青绿血管造影（indocyanine green angiography，ICGA） 无论是早期或晚期肿瘤病灶均表现为低荧光和遮蔽荧光，造影晚期可有少许斑驳样强荧光。如果瘤体扁而薄，可透过肿瘤见到下面的脉络膜血管。

FFA 可以帮助我们较好了解脉络膜转移癌对视网膜血管及色素上皮的影响，而 ICGA 则可以清晰显示肿瘤的范围和异常脉络膜血管。两者相结合，有助于脉络膜转移癌的诊断。

6. OCT 检查 肿瘤灶呈现点状不规则高反射，并伴视网膜色素上皮脱离和神经上皮脱离。

当非侵入性诊断方法均不能诊断时，可行玻璃体细针穿刺取得脉络膜标本作活检及免疫组化检查帮助诊断。

【鉴别诊断】

1. 无色素性脉络膜黑色素瘤 无色素性脉络膜黑色素瘤也可出现眼底的黄白色病灶，FFA 可见视网膜血管及肿瘤血管双循环现象。常为单侧发生的孤立性病灶，多位于眼底周边部，早期即出现渗出性视网膜脱离。

2. 脉络膜血管瘤 脉络膜血管瘤多为单眼发病，表现为中度隆起的椭圆形、橙红色病灶，生长缓慢，多位于后极部。FFA 检查在脉络膜期即可见到瘤体本身血管形态，渗漏迅速，出现浓密的高荧光并相互融合。孤立性脉络膜血管瘤在 FFA 早期瘤体内部即出现网状异常血管荧光，随时间延长迅速渗漏，晚期呈范围与瘤体一致的强荧光团，且荧光强度往往高于转移瘤。ICGA 早期显示瘤体内部异常血管，与周围背景荧光变化一致，晚期随染料排空而消退，即"冲刷"现象。ICGA 与 FFA 晚期的表现差异是鉴别两种疾病的重要依据。

3. 脉络膜骨瘤 脉络膜骨瘤亦多发于眼底后极部的黄白色扁平隆起，表面可有色素脱失或沉着，形状不规则，常有伪足样突起，晚期黄斑部视网膜下可出现新生血管。FFA 表现为早期高荧光，造影过程中荧光逐渐增强，可伴出血或脉络膜新生血管，超声检查和 CT 扫描可以发现病灶钙化或骨质样改变。

4. 脉络膜黑色素瘤 因含有大量色素，脉络膜黑色素瘤多为灰黑或棕黑色隆起，隆起高，表面光滑；其超声检查多表现为半球形或蘑菇形，肿瘤边缘部分较光滑，内部回声较强且均匀，后部可有脉络膜凹陷征。而脉络膜转移癌多表现为后极部黄白色扁平隆起病灶基底较宽，表面高低不平，内部回声不均匀，隆起高度很少超过 3mm。此外，双眼肿物或单眼多灶性脉络膜肿物通常是转移癌的特点。FFA 图像显示造影早期两种肿瘤都呈低荧光，FFA 图像中所见到的针尖样高荧光渗漏多见于脉络膜转移癌。而造影晚期肿瘤边缘呈现高荧光晕，多见于脉络膜黑色素瘤。造影早期直至晚期，肿块中见到大片低荧光常见于脉络膜黑色素瘤，脉络膜转移癌除非中央大面积坏死很少见到。在 MRI 图像上恶性黑色素瘤与转移癌信号明显不同，具有特征性表现，即在 T1WI 上病灶呈高信号，在 T2WI 上呈低信号，这是由于黑色素瘤含有黑色素颗粒，能分泌出一种稳定的游离根，它具有加权像顺磁性增强效应。所以，MRI 较容易将脉络膜转移癌与黑色素瘤区分开来。

5. 原发性眼内淋巴瘤　多为双眼罹患或先后发病，表现为玻璃体混浊和细胞悬浮，视网膜下呈黄白色地图样浸润，有同样颜色和质地的小卫星灶与之相连，其上视网膜色素上皮细胞积聚，FFA 图像显示病灶早期有遮蔽荧光，以后荧光逐渐增强，有轻度渗漏，部分患者 CT 和 MRI 检查显示中枢神经系统淋巴瘤。

【治疗】　脉络膜转移癌的治疗原则：既要摧毁肿物、减轻痛苦、改善患者的生活质量，又要防止过度治疗，并维护部分有用视力。具体包括全身治疗和眼局部治疗。前者主要根据原发肿瘤的情况选择手术治疗联合手术后放射治疗或化学治疗，病情晚期不能手术者选择放射治疗或者化学治疗。近年来经瞳孔温热疗法、眼局部放射治疗（尤其是敷贴、质子束和伽马刀治疗法）以及眼部辅助疗法（光动力学疗法、玻璃体腔注射新生血管抑制剂）既可以避免眼球摘除，又能使眼局部转移灶缩小，改善了患者生存期间的生活质量。对诊断不明、继发性青光眼眼痛难忍又无视力的患者，可考虑行眼球摘除术。

【预后】　脉络膜转移癌确诊后的平均生存期已从 1974 年的 7 个月提高至 2007 的 17 个月。原发癌为肺癌者预后最差，Kreusel 等报道平均生存期为 1.9 个月，乳腺癌较好，平均生存期为 21 个月。

（许　迅）

主要参考文献

1. 黄叔仁，张晓峰. 眼底病诊断与治疗. 第 2 版. 北京：人民卫生出版社，2008：284-290.

2. 周金琼，魏文斌. 葡萄膜黑色素瘤经巩膜表面敷贴放射治疗的预后及其影响因素. 国际眼科纵览，2009，33：81-85.

3. 周金琼，魏文斌，王光璐，等. 敷贴放射联合经瞳孔温热疗法治疗脉络膜黑色素瘤的初步观察. 中华眼底病杂志，2011，27：29-32.

4. 周旻，江睿，张艳琼，等. 原发性眼内淋巴瘤 13 例. 中华眼底病杂志，2012，28：245-248.

5. 周旻，陈钦元，王文吉，等. 原发性眼内恶性淋巴瘤二例. 中华眼科杂志，2003，39：442-444.

6. 魏文斌. 脉络膜黑色素瘤多中心随机对照研究 22 年回顾. 国际眼科纵览. 2009，33：73-80.

7. Wei WB, Yang WL, Hu SM, et al. Local exision of ciliary body tumors: a long-term prospective cohort study in China. Chin Med J, 2008, 121: 2152-2156.

8. Tsipursky MS, Golchet PR, Jampol LM. Photodynamic therapy of choroidal hemangioma in sturge-weber syndrome, with a review of treatments for diffuse and circumscribed choroidal hemangiomas. Surv Ophthalmol, 2011, 56(1): 68-85.

9. Boixadera A, García-Arumí J, Martínez-Castillo V, et al. Prospective clinical trial evaluating the efficacy of photo-dynamic therapy for symptomatic circumscribed choroidal hemangioma. Ophthalmol, 2009, 116(1): 100-105.

10. Zhang Y, Liu W, Fang Y, et al. Photodynamic therapy for symptomatic circumscribed macular choroidal hemangioma in Chinese patients. Am J Ophthalmol, 2010, 150(5): 710-715.

11. Pe'er J, Hochberg FH, Foster CS. Clinical review: Treatment of vitreoretinal lymphoma. Ocul Immunol Inflam, 2009, 17: 299-306.

12. Rajagopal R, Harbour JW. Diagnostic testing and treatment choices in primary vitreoretinal lymphoma. Retina, 2011, 31: 435-440.

13. Purvin V, Van Dyk HJ. Primary reticulum cell sarcoma of the brain presenting as steroid-responsive optic neuropathy. J Clin Neuro-ophthalmol, 1984, 4: 15-23.

14. Coupland SE. Vitreous biopsy: Specimen preparation and interpretation. Monogr Clin Cytol, 2012, 21: 61-71.

15. Margolis R, Brasil OF, Lowder CY, et al. Vitrectomy for the diagnosis and management of uveitis of unknown cause. Ophthalmology, 2007, 114: 1893-1897.

16. Yeh S, Weichel ED, Faia LJ, et al. 25-Gauge transconjunctival sutureless vitrectomy for the diagnosis of intraocular lymphoma. Br J Ophthalmol, 2010, 94: 633-638.

17. Kitzmann AS, Pulido JS, Mohney BG, et al. Intraocular use of rituximab. Eye(Lond), 2007, 21: 1524-1527.

18. Berenbom A, Davila RM, Lin HS, et al. Treatment outcomes for primary intraocular lymphoma: Implications for external beam radiotherapy. Eye(Lond), 2007, 21: 1198-1201.

19. Jahnke K, Thiel E, Abrey LE, et al. Diagnosis and manage-

ment of primary intraocular lymphoma: An update. Clin Ophthalmol, 2007, 1: 247-258.

20. Coupland SE, Damato B. Understanding intraocular lymphomas. Clin Exp Ophthalmol, 2008, 36: 564-578.

21. Chan CC, Fisson S, Bodaghi B. The future of primary intraocular lymphoma (retinal lymphoma). Ocul Immunol Inflamm, 2009, 17: 375-379.

22. Cao X, Shen D, Callanan DG, et al. Diagnosis of systemic metastatic retinal lymphoma. Acta Ophthalmol, 2009, 89: e149-154.

23. Hong JT, Chae JB, Lee JY, et al. Ocular involvement in patients with primary CNS lymphoma. J Neurooncol, 2011, 102: 139-145.

24. Frenkel S, Hendler K, Siegal T, et al. Intravitreal methotrexate for treating vitreoretinal lymphoma: 10 years of experience. Br J Ophthalmol, 2008, 92: 383-388.

25. Yeh S, Weichel ED, Faia LJ, et al. 25-Gauge transconjunctival sutureless vitrectomy for the diagnosis of intraocular lymphoma. Br J Ophthalmol, 2009, 94: 633-638.

26. Cassoux N, Giron A, Bodaghi B, et al. IL-10 measurement in aqueous humor for screening patients with suspicion of primary intraocular lymphoma. Invest Ophthalmol Vis Sci, 2007, 48: 3253-3259.

27. Kreusel KM, Bechrakis NE, Wiegel T, et al. Incidence and clinical characteristics of symptomatic choroidal metastasis from lung cancer. Acta Ophthalmol, 2008, 86: 515-519.

28. Kreusel KM, Beehrakis NE, Krause L, et al. Incidence and clinical characteristics of symptomatic choroidal metastasis from breast cancer. Acta Ophthalmol Scand, 2007, 85: 298-302.

29. 黎蕾, 王文吉, 陈荣家, 等. 脉络膜转移癌荧光素眼底血管造影特征及其与脉络膜黑色素瘤的鉴别诊断. 中华眼底病杂志, 2011, 47: 27-34.

30. 丁宁, 史雪辉, 田蓓, 等. 脉络膜转移癌荧光素和吲哚青绿血管造影的影像分析. 眼科, 2010, 19: 344-347.

31. Soysal HG. Metastatic tumors of the uvea in 38 eyes. Can J Ophthalmol, 2007, 42: 832-835.

32. Stallard HB. Pigmented tumours of the eye. Proc R Soc Med, 1961, 54: 463-468.

33. Peyman GA, Dodich NA. Full-thickness eye wall reaection: An experimental approach for treatment of choroidal melanoma. I. Dacron graft. Invest Ophthalmol, 1972, 11: 115-121.

34. Shields JA, Shields CL. Surgical approach to lamellar sclerouvectomy for posterior uveal melanoman. Ophthalmic Surg, 1988, 19: 774-780.

35. Barrada A, Peyman GA, Palacio MN. Limitation of iris and ciliary body resection in primates. Retina, 1984, 4: 119-122.

36. Shields JA, Shields CL, Shah P, et al. Partial lamellar sclerouvectomy for ciliary body and choroidal tumors. Ophthalmology, 1991, 98: 971-983.

37. Damato BE, Paul J, Foulds WS. Risk factors for residual and recurrent uveal melanoma after trans-scleral local resection. Br J Ophthalomol, 1996, 80: 102-108.

38. Peyman GA, Juarez CP, Diamond JG, et al. Ten years experience with eye wall resection for uveal malignant melanomas. Ophthalmology, 1984, 91: 1720-1725.

39. Peyman GA, Charles H. Internal eye wall resection in the management of uveal melanoma. Can J Ophthalmol, 1988, 23: 218-223.

40. Pavlin CJ, McWhae JA, McGowan HD, et al. Ultrasound biomicroscogy of anterior segment tumors. Ophthalmology, 1992, 99: 1220-1228.

41. Anand R. Photodynamic therapy for diffuse choroidal hemangioma associated with Sturge Weber syndrome. Am J Ophthalmol. 2003; 136 (4): 758-760.

42. Bains HS, Cirino AC, Ticho BH, et al. Photodynamic therapy using verteporfin for a diffuse choroidal hemangioma in Sturge-Weber syndrome. Retina. 2004; 24 (1): 152-155.

43. Huiskamp EA, Muskens RP, Ballast A, et al. Diffuse choroidal haemangioma in Sturge-Weber syndrome treated with photodynamic therapy under general anaesthesia. Graefes Arch Clin Exp Ophthalmol. 2005; 243 (7): 727-730.

44. Singh AD, Rundle PA, Vardy SJ, et al. Photodynamic therapy of choroidal haemangioma associated with Sturge-Weber syndrome. Eye. 2005; 19 (3): 365-367.

45. Olson JE, Janney CA, Rao RD, et al. The continuing increase in the incidence of primary central nervous system non-Hodgkin lymphoma: a surveillance, epidemiology, and end results analysis. Cancer, 2002, 95: 1504-1510.

46. Peterson K, Gordon KB, Heinemann MH, et al. The clinical spectrum of ocular lymphoma. Cancer, 1993, 72: 843-849.

47. Char DH, Ljung BM, Miller T, et al. Primary intraocular lymphoma (ocular reticulum cell sarcoma) diagnosis and management. Ophthalmology, 1988, 95: 625-630.

48. Gass JD, Sever RJ, Grizzard WS, et al. Multifocal pigment epithelial detachments by reticulum cell sarcoma. A characteristic funduscopic picture. Retina, 1984, 4: 135-143.

49. Farkas T，Harbour JW，Davila RM. Cytologic diagnosis of intraocular lymphoma in vitreous aspirates. Acta Cytol，2004，48：487-491.

50. Demirci H. Shields CL，Chao AN，et al，Uveal metastasis from breast cancer in 264 patients. Am J Ophthalmol，2003，136：264-271.

51. Ardjomand N，Kueharezvk M，Langmann G. Transpupillary thermotherapy for choroidal metastases. Ophtalmologica，2001，215：241-244.

52. Wang TJ，Chen MS，Yang CM，et al. Subthreshold TTT for early resolution of foveal subretinal fluid in choroidal metastasis. Retina，2006，26（4）：391-395.

53. Pamer Z，Kovacs B. Transpupillary thermotherapy for choroidal metastases. Magy Onkol，2005，49：59-64.

54. Rosset A，Zografos L，Coucke P，et al. Radiotherapy of choroidal metastases. Radiother oncol. 1998，46：263-268.

55. Shields CL，Shields JA. Potter PD，et al. Plaque radiotherapy for the management of uveal metastasis. Arch ophthalmol，1997，115：203-209.

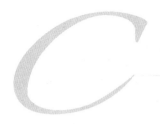

视网膜来自胚胎的原始视杯，是大脑的延伸，外层发育为单层的视网膜色素上皮细胞，内层发育为神经视网膜。视网膜是视感受器的重要组织，光线投射于视网膜上，产生光化学反应，激发神经冲动，通过视网膜的神经元传递至大脑视中枢，产生视觉。

视网膜的组成包括神经外胚叶和构成血管的中胚叶成分。神经组织部分，主要包含三重神经元结构：第一神经元为视细胞（视锥与视杆细胞），第二神经元为双极细胞，第三神经元为神经节细胞。

视网膜组织结构复杂而且精密，代谢极为旺盛。由视网膜中央动脉和睫状动脉分别组成视网膜和脉络膜的血管供应，这些血管系统循环障碍都将造成视网膜的损害。视网膜中央血管系统属于终末血管，当主支或分支动脉发生阻塞时，其所供应的视网膜内层组织将立即缺氧，终致变性坏死。

第一节　眼底的正常结构和分区

一、视网膜的正常结构

视网膜分为神经视网膜和单层的视网膜色素上皮两部分。神经视网膜以三重神经元的细胞之间形成的突触和由神经节细胞发出的轴突为主线构成通向大脑视中枢的成分，含有9种不同形态和功能的细胞和结构。故视网膜共有10层结构，从外向内依次为：

1. 视网膜色素上皮　由单层排列整齐的六面柱形细胞构成。视网膜色素上皮细胞顶部的细胞膜有许多微绒毛，视细胞的外节插入其中，形成色素上皮与视细胞之间的广泛联系。在细胞基底部与脉络膜毛细血管内皮细胞的基底膜联合构成 Bruch 膜。相邻的色素上皮细胞之间从基底至顶部具有连接小带、桥粒连接及紧密连接等，构成视网膜的外屏障（血 - 眼屏障），阻止大分子物质由脉络膜通向视网膜。

视网膜色素上皮细胞具有吞噬作用，不断吞噬和消化视细胞外节脱落的节盘。

视网膜色素上皮还具有生物泵功能，把脉络膜血液中的液体、盐、维生素 A 等物质输送到视网膜的视细胞以供其营养，还将视网膜下的液体输入脉络膜毛细血管而排出。

色素上皮含有较多的色素颗粒，可以减少光的散射和吸收透过巩膜来的光线而使视网膜获得较好的图像。

色素上皮细胞死亡后不能再生，依靠邻近的色素上皮相互移动以填补细胞死亡后的空缺。在发生病变时，色素上皮可以从其附着层脱离、迁移、增殖并获得巨噬细胞样和成纤维细胞样的细胞形态参与病理改变。

视网膜色素上皮细胞还具有参与视黄醇代谢、合成黏多糖以保证神经视网膜与色素上皮的黏合作用、免疫功能及分泌多种细胞因子和生长因子等多种功能。

2. 视锥和视杆细胞层　分为外节、连接体和内节三部分。视锥细胞在黄斑部密集，在视网膜周边部分分布稀少；接受光刺激后，在细胞内部引起光化学改变并转化为视觉神经冲动，向以后的神经元传递，产生明亮环境中的视力和色觉。视杆细胞在黄斑部缺如，向视网膜周边时逐渐增多；司暗视力。

3. 外界膜　它并非是膜，而是视细胞之间、视细胞与 Müller 细胞之间和 Müller 细胞之间的粘连小带。

4. 外核层　为视锥和视杆细胞的细胞体，有细胞核及细胞质。

5. 外丛状层　为第一和第二神经元突触的位置，是视锥和视杆细胞伸出的轴突和双极细胞树突及水平细胞、Müller 细胞的突起等相互连接的突触构成疏松的网状结构。黄斑区的外丛状层较厚，该处的视细胞轴突最长且走行方向倾斜，在中心凹处走向几乎与内界膜平行，失去网状结构，呈纤维状排列，称为 Henle 纤维层。

6. 内核层　主要为双极细胞核所构成，还包含有水平细胞、无长突细胞、Müller 细胞的细胞核及视网膜毛细血管。

7. 内丛状层　为第二、三神经元的突触所在；此层还包含无长突细胞的突起、Müller 纤维及视网膜血管分支。

8. 神经节细胞层　主要为神经节细胞，并含有 Müller 纤维、神经胶质细胞和视网膜血管的分支。

9. 神经纤维层　以第三神经元神经节细胞的轴突沿视网膜平行走行而成，还有 Müller 纤维、神经胶质细胞以及丰富的视网膜血管。

10. 内界膜　主要由 Müller 细胞的基底膜及胶质细胞组成。

二、眼底的分区

为便于描述眼底的正常形态和病变位置，常将眼底进行分区。有几种划分的方法。

（一）象限划分

用双目间接检眼镜观察到的眼底，以睫状神经和睫状动脉按子午线方向，将眼底划分为 4 个象限。

1. 水平分界线　睫状长神经和睫状长动脉为水平的分界线，于赤道后 2PD 处出现，至锯齿缘部变得模糊或消失。睫状长神经因有神经外膜，表面微有反光，宽度约 1/3PD。与之伴行睫状长动脉位于神经的上或下方。

2. 垂直分界线　眼底解剖学的垂直子午线的上端偏向颞侧、下端偏向鼻侧；左眼是 1 点钟至 7 点钟的连线，右眼与之对称则是 11 点钟与 5 点钟的连线。睫状短神经及睫状短动脉仅少数位于垂直子午线附近。

（二）同心圆划分

分为后极部、周边部和远周边部。以中心部圆形和两个环行区共 3 个同心圆来表示。

1. 后极部　指眼底后极部中央 30° 以内的范围，包括视盘、黄斑及后极部视网膜血管弓。后极部的前缘为涡静脉巩膜内口的后缘连线，此连线位于赤道线后 2PD。

2. 周边部　眼底赤道部前、后各 2PD 的环行区，为涡静脉的分布区。涡静脉形态可有 4 种类型：①无涡状的静脉，即各静脉分支直接汇集于巩膜内口。②不完全型涡静脉，为部分静脉分支汇集成涡静脉，部分分支直接通过巩膜开口处。此型少见。③完全型涡静脉，所有静脉支均汇集呈涡状，然后通过巩膜内口。④涡静脉出巩膜前形成壶腹。

3. 远周边部　即锯齿缘两侧约 1PD 宽的环行区。是锯齿缘、睫状体平坦部和玻璃体的基底部。通过双目间接检眼镜结合巩膜压迫法检查，可以查到远周边

部视网膜的全貌。锯齿缘是发育分化的一个移行带，有很多形态上的变异。婴儿的锯齿缘呈对成的波纹状，距睫状突较近，以后眼球鼻、颞侧的发育不对称，约至 7 岁时达到成人形态。鼻侧锯齿呈扇贝状，颞侧锯齿短浅呈波纹状。此区内的小动脉或小静脉无论从形态或颜色上都难以区别，只有沿其走行向后追踪方可确定。越至周边血管越变细小，在锯齿缘后 2PD 处动脉先消失，静脉有时接近锯齿缘。远周边部血液供给差，容易发生退行性改变，除常见到的囊样变性外，也可见格子样变性、铺路石样变性、脉络膜视网膜变性、变性性视网膜劈裂、色素斑，甚至有视网膜裂孔。睫状体平坦部的颜色较视网膜深，无血管，表面光滑，有时可见 1 个或多个小囊肿。

第二节　正常眼底的形态

一、视网膜的后极部

（一）视盘

视盘是视神经在筛板以前的部分，也是视神经球内段在检眼镜下的可见部分，又称视盘。由视神经纤维组成，该处无光感受器，是生理的盲区。位于眼底后极中心偏鼻侧处。正常视盘的平均直径是 1.5mm，称为 1PD（即 1 视盘直径）。呈椭圆形，一般垂直径稍长。因视神经进入眼球的角度不同，可呈横位、斜位、竖位或横位三角形等。视盘的颜色是透过视盘上透明的神经纤维所反映出的浅层和深层毛细血管的色调，通常为橘红色。由于视神经纤维在视盘上厚薄分布的不同，视盘的红色并不均匀一致。鼻侧较红，颞侧较淡；中央凹陷处色更浅，甚至呈白色。影响视盘颜色的其他因素有屈光状态、年龄、肤色、血红蛋白的多少等，如近视眼视盘色较浅，远视眼色较深；婴儿的视盘色淡，青年人呈鲜红色，老年人微黄红；眼底背景色淡的视盘显淡，背景色深者则显红。在无赤光线下，视盘呈黄白色。

视盘中央为视网膜各象限视神经纤维的汇合处，在视盘中心或近中心处形成一淡或灰白色的凹陷，称为生理凹陷（或生理杯），依神经纤维的走行和排列的疏密及神经胶质组织的多少，凹陷的形态、大小、深浅不同。少数人生理凹陷不显。生理凹陷鼻侧的神经纤维厚且毛细血管较多，故凹陷的鼻侧缘明显。一般远视眼的视盘生理凹陷小，近视眼者则较大。正常眼的生理凹陷有的可以较大，但绝不到视盘的边缘，且颞侧盘沿壁不陡峭，视网膜中央血管自凹陷走出时不呈屈膝状。生理凹陷可稍偏颞侧，向颞上、下或鼻侧偏

位的极少。凹陷呈竖椭圆形的有可能是病态。一般正常人视盘生理凹陷的形态、大小双眼对称。通常生理凹陷的形状与视盘的形状相关,其大小以杯(生理凹陷)盘(视盘)比值代表。杯盘比在正常眼约为 0.3 左右,不超过 0.5。

视盘的边缘均匀一致。有些正常人在生理凹陷的底部可见到视神经纤维穿过巩膜时的灰色小点状筛孔。视盘的边缘应当是清晰的。然而鼻侧及上下缘因神经纤维密集常显模糊。偶见呈羽毛状的有髓鞘神经纤维。高度近视眼的视盘鼻侧常显模糊,高度远视眼的颞侧缘也显模糊,呈假性视神经炎外观。正常视盘的边缘偶有点状或条状色素沉着,但视盘上沉着色素多是病理性的,常见于长期视网膜脱离或视网膜经过大面积或过量的冷冻后,游离的色素也可沉着于黄斑部或眼底其他部位。视盘上能见到 10 余条浅在血管,为比较粗大的小动脉和小静脉。视神经萎缩时,血管变细,数目减少。视盘中心部有视网膜中央动、静脉,偶有来自睫状后短动脉的睫状视网膜动脉,此动脉可出现于视盘的任何部位,一支或多支,但多数自视盘颞侧缘呈钩状突出,走向黄斑部,大小、粗细不一。

正常视盘周围的视网膜,呈均匀一致的橘红色,但可有不同程度的变异。

1. 巩膜弧或巩膜环 呈白色弧状。系脉络膜和视网膜色素上皮未达到视盘的边缘,因而暴露了其下的巩膜。巩膜弧多位于视盘的颞侧缘,其常在视盘边缘与脉络膜弧之间。多见于视神经斜入或老年人的眼底。其可随年龄增长而扩展,形成老年性视盘周围环状萎缩,称巩膜环。

2. 脉络膜弧与色素弧 较多见,长短、宽窄不等,多位于视盘的颞侧或稍向上、下偏斜,也可呈环状。极少数位于视盘的下方。如果视网膜色素上皮超过脉络膜到达视盘边缘,或脉络膜在视盘边缘有色素增生则形成色素弧或色素环。如脉络膜先于视网膜色素上皮达到视盘边缘,通过视网膜可透见脉络膜的色素和血管,形成脉络膜弧或环。脉络膜弧多见于近视眼和近视散光眼。高度近视眼的弧大且宽,随近视程度的加深脉络膜弧亦逐渐增大。

(二)视网膜中央血管

视网膜中央动脉是人体上唯一能用检眼镜被直接观察到的小动脉,它在一定程度上反映全身小动脉的状况。中央动脉为终末动脉。通过对视网膜中央血管的观察有助于了解脑、肾血管的状况。视网膜中央动脉来自眼动脉,在眼球后约 10mm 处由内下方或稍偏处进入视神经,再从视盘穿出,分布于视网膜的内层。

1. 视网膜中央血管的分支和走行 因进入视盘后分支部位的不同,可呈 5 种类型:Ⅰ型是由一个主干从视盘后进入眼内。Ⅱ型是在视盘表面,血管分为上下两支。Ⅲ型是在视盘后方时已分为两支,以后分别进入眼内。Ⅳ型为第二级分支后进入眼内,在视盘面看到 4 支动脉。Ⅴ型为第三级分支后进入眼内,视盘表面有 8 支动脉。各支动脉管径的粗细可不一致。但双眼的血管比较对称。

视网膜中央动脉为终末动脉,分支之间不相吻合。其管径在视盘面最粗,渐至周边渐细。以动脉分 4 支为例,呈放射状分布于鼻上、鼻下、颞上及颞下 4 个象限的视网膜。动脉的主支亦因其所在部分而命名。视网膜中央动脉分支为两类,为对生分支和旁生分支。前者为双叉分支,逐渐由粗至细直至周边;后者自血管两侧分出,供应局部视网膜。颞上和颞下视网膜动脉在黄斑部的上下方的走行呈对称的弓形,再分出大约相等的小支分布于后极,上下支之间有一流域界限。后极部小血管有 10～14 条,其中仅半数进入黄斑区,在中心凹外 0.4～0.5mm 处终止。此区内的视网膜血供由脉络膜血管营养。视网膜血管供应视网膜内层的营养,主干以至毛细血管前支皆位于视神经纤维层的浅层,紧邻内界膜。当其向周边延伸时,分出小分支与相应的小静脉互相交叉。在锯齿缘部先于静脉消失。

视网膜静脉与动脉伴行,大多位于动脉的外侧稍深处。静脉较动脉弯曲。动、静脉的排列和分支相互交叉。视网膜静脉的分支汇入 1 个或 2 个主干,经视盘的中心穿出眼球。视网膜的浅层和深层毛细血管网,位于内核层和外丛状层之间,检眼镜不能看到。

2. 视网膜血管的管径、血柱和中央反光带 由于正常视网膜血管的管壁和血管周边血浆层几乎是透明的,因此直接观察到的血管直径取决于红细胞柱的大小,它可代表血管的管径。视盘附近的视网膜中央动脉管径,最粗 134μm,最细 90μm。动脉血柱的凸面呈均匀的黄白色发亮的反光带,称血管的中央反光,其宽度占管径的 1/4～1/3。静脉也有很窄的反光,但不及动脉明显。正常视网膜的动脉管径与静脉管径的比例约为 2:3 或 3:4。观察两者的比值时,应选择同级的血管或相近的动脉和静脉。如果两者的比值不正常,应区分是动脉抑或是静脉的病变。

3. 视网膜血管的交叉 视网膜中央血管有大量的分支,彼此交叉;可以是动脉和静脉的交叉,也有静脉和静脉的交叉。交叉的角度呈锐角或直角,大支血管交叉较少,小支交叉多。颞侧血管走行长,因而交叉也较多。正常动、静脉交叉前、后管径一致。交叉处,静脉多数位于动脉的后面,透过动脉可见后面静脉的轮廓。少数静脉位于动脉的前面呈反转交叉。交叉处动静脉具有共同的外膜，当动脉发生硬化时，后面的静脉受压变形，因此通过静脉血柱的改变，可了解动脉硬化的程度。

4. 视网膜血管的搏动　正常眼看不到视网膜动脉的搏动。高眼压和主动脉瓣闭锁不全时出现动脉搏动。而视网膜静脉搏动较常见，多出现在动脉舒张期，属于生理性。检查时如轻压眼球，先出现静脉搏动，重压眼球造成为人高眼压时，动脉也有搏动，临床上应用此现象测量视网膜中央动脉压。

5. 视网膜血管的颜色　正常时，视网膜动脉的血柱呈鲜红色。静脉血柱呈暗红色，两者容易区分。当全身病或血液病时，眼底血管的颜色可有改变；严重贫血时，视网膜静脉的颜色显浅。红细胞增多症时，动脉的颜色变深，动脉与静脉的颜色几相接近。

6. 眼底的其他血管　①睫状动脉：除前已述及表现为视盘颞侧的钩状动脉外，也有分布在视网膜其他位置的，有时检眼镜下很难区分，但通过荧光素血管造影可以清楚鉴别。②脉络膜血管：豹纹状眼底病例可见到视网膜后面呈网状的脉络膜血管。③涡状静脉：双目间接检眼镜可以清晰地看到位于赤道部的各种形态的涡状静脉。

（三）黄斑部

1. 形态　黄斑位于视盘颞侧缘外 2～2.5PD，稍偏下约相当于视盘下缘水平，因该区域中央富含类胡萝卜素，特别是叶黄素和玉米黄素而得名。类胡萝卜素不仅具有抗氧化功能，而且能吸收进入眼内的蓝光等短波长可见光线以减少光损伤。黄斑的范围稍大于视盘，近似圆形或横椭圆形。中心微凹，呈斜坡状，最凹处称黄斑中心凹。出生后 4～6 个月黄斑部始发育完成。青年人常见黄斑反光晕，随年龄增长，其境界渐不明显。黄斑呈暗红色或红褐色，是眼底后极部色调最暗的区域。黄斑部视网膜内层最薄，仅为他处视网膜厚度的 1/2。位于其下的色素上皮层致密；同时脉络膜毛细血管层厚，血管丰富。检眼镜投射的光线被黄斑的倾斜面作不规则反射，光线不能集中反射到检查者的眼内，有时因色素上皮排列关系，反射光线规则分散。该部呈颗粒状外观。用无赤光检查或在离体眼球上，黄斑部呈淡黄色。

黄斑中心凹距视盘颞侧缘约 2PD，相当于视盘下缘水平，直径约为 0.1mm。检查时见针尖大小的光亮点，称中心凹反光。随投射光线方向的改变，此反光点有移动现象。老年人的中心凹反光可稍弥散或呈密集的点状。中心凹反光较弥散或呈漂浮状也可能是生理性变异，除双眼对比检查外，应参考视力进行判断。黄斑外缘的视网膜较厚，检查时，可见圆、椭圆或弧形

反光，须与中心性浆液性脉络膜视网膜病变、黄斑部视网膜浅脱离等的光晕相鉴别。

2. 黄斑的组织、生理特点　黄斑部是视网膜感光最敏锐的部位，其组织解剖特点：

（1）黄斑部的视网膜极薄，中心凹底部视锥细胞易接受光的刺激。

（2）中心凹底部只有多而密集的视锥细胞，每个视锥细胞只和 1 个双极及 1 个神经节细胞相连接。盘斑束的纤维几乎占视神经的一半。

（3）黄斑中心约 0.5mm 直径范围无视网膜血管，高度透明。

（4）黄斑部呈浅倾斜面可以避免光线的吸收和弥散。

但是黄斑部 Henle 纤维此处液体沿其纤维走行而存在，造成黄斑囊样水肿，呈蜂窝状、囊腔状，液体也不易消散，容易继发变性而损害视力。

二、视网膜的周边部

间接检眼镜结合巩膜压迫检查法，能查见眼底的最前部分，即远周边部视网膜。该区供血差，容易发生病变，且早期病变时患者并无自觉症状。

（一）视网膜周边部

即赤道部，为赤道前后各 2PD 的区域。双目间接检眼镜可见该部的全貌。为涡静脉所在，能看到各种形态的涡静脉。以其巩膜出口处的后缘连线作为后极部的分界线。有时可见巩膜开口处有色素沉着，但无病理意义。

（二）视网膜远周边部

此区是锯齿缘向睫状体的移行部分及玻璃体的基底附着部，即锯齿缘两侧各 1PD 的环行区。锯齿缘在角膜缘后约 8mm，鼻侧缘较颞侧缘稍近。远视眼较近视眼为近。鼻侧的锯齿深、大，呈扇贝状，颞侧的小而平，呈波纹状。视网膜呈灰色，其上有小血管，但难区分是动脉或是静脉。相邻的睫状体平部呈棕色，表面无血管，此处也是玻璃体的基底部，宽 1PD 多。除非有撕裂或脱离等病变时，很少被看到。视网膜远周边部发育性变异极大：

1. 齿突和缘凹的变异　齿突的尖端指向睫状体，齿突之间向后的弧形凹陷称为缘凹，其大小及形状具个体差异，但双眼对称。可以是大齿突、小缘凹、叉状齿突、环形齿突或桥状齿突等。其中以大缘凹者较多见，多位于鼻侧水平位。沿齿突及缘凹常可见串珠样小囊样变性，呈一行或多行排列。近视眼者多见且较宽，小囊肿相互融合后即成视网膜劈裂；囊变也是产生视网膜裂孔的基础。临床上认为正常眼的远周边能

见到各种变性甚至视网膜小圆孔，但因基底部玻璃体不液化，因而不发生视网膜脱离。

2. 辐射状实性皱襞　形状不规则，长 0.5～1.5PD，不透明，表面视网膜有囊样变性，自锯齿缘的前缘向后呈放射状垂直于缘凹或齿突，多数为一个，也有多个者，多位于鼻侧水平位，有时合并颗粒球或其他变性，婴儿时即出现，随年龄增长无改变，可能是发育异常，有人认为是视网膜与色素上皮黏附，发育过程中缘凹向后牵拉视网膜，产生组织过多而成皱襞。

3. 颗粒球　多见于锯齿缘的后部，是混沌的灰白色斑块，表面呈颗粒状，也有呈球形、碎片或稍突出于视网膜表面，也有漂浮于玻璃体中者，任何年龄均可发现，不随年龄增长而增长，也可能是生长发育变异。

（张　风　高丽琴　罗成仁）

第三节　眼底病变的基本特征

一、视网膜血管病变

视网膜血管构成血视网膜的内屏障。

（一）视网膜中央动脉的病变

正常视网膜血管壁透明。发生病变时，有时可见血管壁或血管中央反光带的改变。高血压可致动脉痉挛，中央动脉血柱变细或粗细不匀。动脉发生硬化时，中央反光带的反光增强、增宽或宽窄不均，随病情进展愈益加重和明显，血管走行变平直，外观似铜丝状。最严重时，因血管壁增厚，很难看见管内的血柱，状似白色的细银丝。视网膜动脉和静脉交叉处，静脉受压的形态改变是诊断动脉硬化的重要体征。

若在巩膜筛板处或视盘附近的视网膜动脉管腔内，见到黄白色粥样斑，该处血管管径变粗，多系来自颈动脉的胆固醇栓子。如动脉因管壁硬化或栓子阻塞，使管腔完全堵塞，血流中断，其所供应的视网膜发生缺血性苍白水肿。视网膜动脉内膜的炎性增殖或视网膜动脉周围炎等也可使管腔狭窄，甚至成白色线条状，但眼底荧光素血管造影血流并不一定中断。全身重度贫血或血液病，血红蛋白很低时，动脉、静脉血柱颜色变浅，两者颜色接近。

（二）视网膜中央静脉病变

任何病因所致静脉回流受阻，均导致视网膜静脉迂曲、扩张。依回流障碍的程度，静脉可由轻度扩张至高度怒张，甚至呈腊肠状。动脉、静脉交叉处的远端，静脉充盈、扩张更为明显。原发或继发性红细胞增多症，除视网膜静脉高度迂曲扩张外，由于血红蛋白的增加，动、静脉血柱颜色相似，呈暗红色。视网膜色泽呈紫色，称为视网膜发绀。

（三）视网膜的侧支循环

视网膜血管一旦发生阻塞，阻塞区附近的循环末梢单位（毛细血管前微动脉、毛细血管和毛细血管后微静脉）出现代偿性扩张，正常情况下不能见到的小血管此时可看到。动脉分支阻塞时，在阻塞处可见动脉与动脉相连的侧支血管。静脉阻塞后则可有静脉到静脉的侧支。糖尿病视网膜毛细血管阻塞区可见动脉和静脉的连接。中央静脉阻塞时也常在视盘上见到襻状的静脉。这些血管都在视网膜平面，不突出内界膜，荧光造影多无荧光素渗漏。

（四）新生血管

新生血管是对循环障碍产生的代偿或反应性改变。视网膜血管受损后，来自视网膜的血管增长到内界膜上或视网膜外层的无血管区。眼底可见到条、带状或丛状血管。其大小、形态及走行均无一定规律。往往伴有纤维组织。临床上有时只见到血管，也有时只见到纤维组织。目前认为出现新生血管的机制主要是由于循环障碍造成视网膜组织缺氧，因而产生血管增生因子。广泛视网膜光凝后新生血管可以消失也支持这种学说。新生血管沿内界膜生长，有时突入玻璃体内，是玻璃体积血常见的原因。从形态上有时难与侧支血管相区别。不过新生血管管腔大，无内皮细胞间的紧密连接，因此眼底荧光素血管造影时，迅即出现荧光素外漏。

（五）视网膜微动脉瘤

呈小红点状，肉眼所见难和小出血斑相区别，偶见呈球形、较大的动脉瘤。微动脉瘤由内皮细胞、基底膜和周细胞构成，也有由毛细血管的一侧膨胀而成。好发于毛细血管阻塞区的周围。多见于糖尿病视网膜病变，且在疾病早期便出现。眼底检查只能看见较大的微动脉瘤，荧光眼底血管造影能明确和清晰地显示微动脉瘤，数量远较肉眼所见者为多。

二、视网膜出血

全身及眼部病变常影响视网膜血管，使通透性增加，红细胞外溢，形成视网膜的出血斑，常发生在神经纤维层和内核层之间。依出血斑在视网膜位置的深浅和出血的厚薄，色泽由鲜红至暗红不等。陈旧出血呈棕色。

1. 火焰状出血　多位于视盘附近视神经纤维比较浓密的部位，位置表浅也称浅层出血，沿神经纤维分布呈火焰状或条状，色鲜红。循环改善后，出血斑消退也较快，往往不留痕迹。

2. 点状、斑状出血　多呈圆形，位两核层之间，分布在很多微小空腔内。因位置深在，颜色也较深红，亦称深层出血。它吸收较慢，常遗留色素或结缔组织增生，小点状出血需与微动脉瘤相鉴别。

3. 视网膜前出血　多见于黄斑部，可发生于神经纤维层与内界膜之间，或内界膜与玻璃体后界膜之间。出血量较多，受重力作用，上方有一整齐的水平面，并能随头位的变动而移动。

4. 视网膜下出血　出血多来自视网膜下新生血管或脉络膜。视网膜下薄层出血带深红色。量多时呈暗紫色，并可将视网膜内层推向玻璃体而显隆起，需注意与脉络膜恶性黑色素瘤区别。

5. 玻璃体积血　玻璃体本身无血管，出血均来自视网膜、脉络膜与睫状体。依出血的量，玻璃体由轻度混浊到不能见到眼底红光反射。新鲜出血时可见出血斑块，陈旧出血由于血红蛋白分解而成淡棕色尘状混浊。

三、视网膜渗出

按其性质、所在部位及形状，常见的有以下三种：

1. 棉絮状渗出　边缘模糊的白色絮状物，大小、形态不规则，以往误称其为软性渗出斑，实系毛细血管前微动脉梗死引发的神经纤维层缺血性坏死。多分布在视盘周围。可以单独存在或相互融合。一般数周后可以消失，边缘先消退成灰色斑，后分解成颗粒状，最后完全吸收。

2. 硬性渗出　系由病变毛细血管渗出的液体被吸收后，留下的类脂质与蛋白形成的黄白色斑点，位于视网膜两核层之间。喜聚集成堆，常围绕渗漏的毛细血管成环状或半环状排列，过去亦称为环状视网膜病变。量多时尚可融合成大片或散在小点状。可存在数月至数年。如病因未除，渗出斑被吸收后，又出现新的渗出。

3. 黄斑部星芒状渗出　黄斑部星芒状渗出硬性渗出物沉积于黄斑部 Henle 纤维间，因受纤维分布的限制，以中心凹为中心呈放射状排列如星芒；或不完全则呈扇形，多位于黄斑部的鼻侧。多见于急性高血压或视神经网膜炎等。

四、视网膜水肿

视网膜呈大片乳白色混浊，神经纤维层弥漫性水肿，视网膜动脉细小，多见于视网膜动脉阻塞和挫伤所致的视网膜震荡。

五、色 素 沉 着

大片或斑点状者可为先天性黑变症，较少见。常见的有脉络膜视网膜病变后期，可见各种形态的色素沉着及脱色素斑。视网膜变性疾病，色素上皮的色素颗粒被神经胶质及血管外膜细胞吞噬后沉积于血管壁上。视网膜脱离手术时，过度冷凝常致色素游离，沉着于视盘或黄斑部。

六、神经胶质增生

视网膜是神经组织，许多视网膜的损害都可引发神经胶质的增生。而视网膜外层由脉络膜供血，故视网膜的创伤愈合往往伴有结缔组织增生。

七、视网膜前膜

常见于后极部，多位于颞侧上下弓形血管之间。轻症时仅呈玻璃纸样外观，视网膜表面反光增强。严重时检眼镜下能查见厚薄不同的白色膜，后极部血管受牵拉行径变直，小血管则变弯曲。见于视网膜的各种疾病包括光凝术后，也有原因不明而称特发性视网膜前膜。

八、病变的测量

为了描述和记录眼底的正常状态或病变，如视盘凹陷、视盘水肿、视网膜脱离、眼底肿瘤、视网膜病灶及视网膜裂孔等必须采取统一的测定标准。

1. 大小和距离的测量　以视盘直径或视盘表面大血管直径作为单元进行对比。视盘直径约为 1.5mm。如病变位于视盘颞下约 2PD，即约 3mm，横径 1PD，即约为 1.5mm。对较小的病灶，则可用视盘表面的静脉直径作为测量单元。

2. 高度和深度的测量

（1）直接检眼镜测量：看清眼底病变的高处和最低处所用的两种透镜屈光度之差即为其隆起度或凹陷度。3D（屈光度）约等于 1mm；如为无晶状体眼，则 3D 约等于 2mm。对眼底肿瘤的测量，目前均根据 B 型超声波图像，测量肿瘤基底的最大宽度及其高度，以观其进展及治疗效果。

（2）双目间接检眼镜测量：因双眼观察立体感强，容易明辨眼底的凸凹情况。尤其对轻度突起或陷凹的病变，可以一目了然。也以自身的视盘直径作为测量病变大小、距离的标准。

第四节　绘制眼底图

眼底所见很难描述详尽，眼底摄影是较好的记录方法，但需备有眼底照相机。一般应用可绘制眼底图，简单易行。它对直接检眼镜或三面镜检查均实用。不过,间接检眼镜检查时可以一边检查一边绘图,绘出的形象、位置比较真实确切。手术时,将此图贴于墙上,供手术参考,术后还可将术中的发现作修改补充。

(一)眼底图纸

为了便于绘制及保存,选择较好的纸张。图由三个同心圆及 12 条放射线组成;最内的圆形区表示后极部,中间的环形相当赤道部,最外的环形区则是锯齿缘、睫状体平部及玻璃体的基底部。放射线表示各时钟方位的子午线。

(二)眼底病变的颜色标志

用颜色铅笔绘制。按国际惯例,视网膜动脉、出血斑用红色表示;视网膜静脉用蓝色;正常视网膜用淡红色;脱离的视网膜为淡蓝色;视网膜变性区在红色背景上画蓝叉;视网膜变薄区用蓝色按形态画出,其内画红线;视网膜裂孔用蓝色勾画出其形态,内涂红色;用黑色表示色素;脉络膜脱离涂棕色;脉络膜和视网膜的渗出画黄色;绿色表示屈光间质和玻璃体的病变;锯齿缘画蓝色波浪曲线。

(三)画图的方法

将图纸平放于被检查者的胸部,图纸的方向与被检眼的方向相反,即图中 6 点方向对着被检眼的 6 点。行双目间接检眼镜检查。先画视盘、黄斑部及大血管分支,周边主要画静脉,因静脉走行长,便于看清病变与其相互的关系。随着检查的进行,将病变画在图纸上,图纸放正后,即成眼底图。检查及画图务求详尽,以便通过图形可以了解眼底的全貌。

(罗成仁)

第二章
视网膜的先天异常

视网膜为眼球壁的内层，占眼底结构的很大部分。视盘与视网膜在胚胎组织的发生和发育，均来源于同时期的神经外胚叶，在解剖和功能上有紧密联系，出现的先天异常和畸形有一些相伴发生的改变。现将这些眼底先天异常的主要表现概述如下。

第一节　眼底血管先天异常

眼部血管的先天畸形除永存玻璃体动脉以外均比较少见。其中无视网膜血管尤其罕见，文献上仅有很少的报告，这种异常多伴有其他眼部和大脑畸形。临床见到的眼底先天性血管畸形约有下列几种。

（一）永存玻璃体动脉

永存玻璃体动脉是眼内最多见的血管异常。玻璃体动脉属于眼胚胎时期的暂时性血管系统，在胚长5mm时经胚裂进入视杯。胚眼逐渐形成的过程中，在玻璃体腔中分支，组成玻璃体固有血管，作为原始玻璃体的血管供应，并向前汇入晶状体血管膜。玻璃体固有血管在胚长40mm（9周）时发育至极盛，60mm（11周）时开始退行。胚胎7个月时已不通血流，8个月退行完全，玻璃体内动脉全部萎缩。在早产婴儿偶可见到未完全退行的玻璃体动脉，年长后或成人眼内的玻璃体动脉遗迹残留，则成为永存玻璃体动脉，少数有血管未闭，多数为条索组织残存，有时伴有神经胶质鞘膜或相关的中胚叶发育异常。部分或全部永存玻璃体动脉为人眼最常见的先天性发育异常，这些形状各异的血管残迹，有下述几种主要的分布情况。

1. 玻璃体动脉　玻璃体动脉从视盘到晶状体全部残留，呈细线状或条索状，有的还有血液流通，常有一些纤维性或胶质性组织伴行。这种血管退行残余条索发生的皱缩牵引有时可引起晶状体混浊或脱位。也有在眼球增长发育过程中条索中断而残留一端在视盘前，另一端在晶状体后面。

2. 玻璃体动脉后段　永存玻璃体动脉后段，于视盘上，通常在视网膜中央动脉浅面，表现为白色结节。

有时为一通畅血管或一闭塞条带，长短不一，伸入玻璃体内，随眼球的活动呈蛇行状摆动，其末端可分为细线状，或终止于一球形结节。

还有一种较常见的视盘前膜，是 Bergmeister 原始视盘和中胚叶纤维与胶质组织残余，覆盖于视盘和视网膜动脉，薄膜呈半透明，大小厚薄不一，有时可延伸于其周围视网膜上。

此外，视盘前玻璃体动脉囊肿为一少见的先天异常。囊肿小而圆，可为多数，也可是双眼发生。有的囊肿有蒂突入玻璃体内。

3. 玻璃体动脉止端　永存玻璃体动脉止端，附着于晶状体后面，常位于晶状体后极鼻侧偏下。这种血管残端呈螺旋状，游离的尾端在玻璃体内浮动。有的在晶状体后面呈细丝状，偶尔伴有大量纤维组织，并可表现为囊肿浮动于前部玻璃体中。

（二）睫状视网膜动脉

睫状视网膜动脉为由后短睫状动脉直接发出的支，或 Haller-Zinn 环发出的毛细血管增大，或极少数情况下直接由脉络膜血管发出，分布于视网膜黄斑区。典型的睫状视网膜动脉从视盘边缘出现，呈弯钩形的手杖柄或伞柄状，与视网膜中央动脉没有联系。通常只有一支，少数有两支或更多。大多位于颞侧，也有在视盘鼻侧者。约90%为单侧眼出现。凭检眼镜检查判断，这种血管异常的发现率约为人群的20%。荧光眼底血管造影检查的发现率约为30%。睫状视网膜动脉在视网膜中央动脉系统出现荧光前1～2秒与脉络膜循环一齐充盈。

睫状视网膜静脉很少发生。睫状视网膜动脉多数供应黄斑区，并供应其分布所在部位的视网膜血循环。据估计睫状视网膜动脉发生阻塞的病例约占所有视网膜动脉阻塞的5%。

（三）视网膜血管形态和分布的异常

1. 视网膜血管分支和行径异常　偶见视网膜中央静脉在视盘上分支数目异常，或在视盘周围有环行静脉吻合，或视盘上有小静脉环袢或分支交通。视网膜中央动脉在视盘上可不分成两支而为三个主要分支。视网膜中央血管系统的行径异常可有不同的形态，如视网膜上半动脉或静脉血管分支供应下方象限的视网膜；或反之，下半的血管供应上半的视网膜。

2. 视网膜血管屈曲扩张　视网膜中央血管先天性屈曲扩张发生于静脉较动脉多，血管屈曲可以是局部性或普遍性，可累及单眼或双眼，有时合并有面部或身体其他部位的血管瘤。患者常无自觉症状。扩张的静脉管径虽大为增粗，但仍显正常的深红色与血柱的光反射，无病理性静脉淤滞迹象。这种异常间或合并指趾畸形。

3. 视网膜血管异常交叉　正常情况下视网膜动静脉都不发生两侧血管彼此交叉，因发育过程中视网膜各部由其各自相近的血管芽萌发供应。偶尔有视盘上和接近视盘处鼻侧血管与颞侧互相交叉者。

4. 异常黄斑血管　眼底黄斑很少出现异常血管分支。偶有视网膜颞下动脉或静脉主干发出分支越过视网膜水平缝并布于黄斑，也有从颞上血管发出异常分支跨过黄斑区者。

（四）视网膜巨血管症和动静脉交通

先天性视网膜巨血管症通常指跨越黄斑区异常粗大的静脉血管，供应或引流视网膜水平缝上下两侧的血循环。约有1%的眼，一支视网膜血管延伸至水平缝上或下方一定程度，并从其分出较大的支穿过黄斑中心，间或还有一些小支跨越黄斑无血管区。眼的视力不受影响。

荧光眼底血管造影发现，有些视网膜巨血管症存在小的动静脉交通，称为第Ⅰ度或轻度动静脉交通。但上述程度较轻的视网膜巨血管症并不一定都有这种动静脉交通。有较为显著的先天性视网膜动静脉交通者，可见有进、出视盘的巨大血管，称为有第Ⅱ度动静脉交通。若视网膜血管动静脉交通十分显著，视网膜血管非常扩张、粗大和屈曲，且互相缠绕呈藤蔓状，不能分清动静脉血管，称为第Ⅲ度动静脉交通。有第Ⅱ、Ⅲ度动静脉交通的先天性血管异常者，称为视网膜蔓状血管瘤。

先天性视网膜动静脉交通呈蔓状血管瘤者，血管异常可限于视网膜，常不进展，视力正常或有一定影响。有的患者伴有面部、口腔黏膜、头皮、颅骨或中枢神经系统的血管异常。若视网膜、皮肤和颅脑血管同时存在先天异常，称为 Wyburn-Mason 综合征。可以出现头痛、上睑下垂、眼肌麻痹、面神经麻痹、同侧性偏盲、语言障碍、偏瘫或癫痫，还可发生蛛网膜下出血和水肿，且常智力迟钝。

（五）视盘前血管袢

视盘前血管袢从视盘上的血管发出并突入玻璃体腔 1.5～5.0mm。通常血管袢的两端，即起点和止点，都在视盘血管上，偶尔也有起点在视盘止端在视网膜血管者。另有极少数血管袢两端都在视网膜血管则称为视网膜前血管袢。这些血管袢与胚胎性永存血管没有联系。血管袢十之八九为动脉性，可有一个或多个升支和降支。袢的形态呈弯弓形或螺旋状，有的有白色胶质鞘包绕。患眼视力一般不受影响，故不易被发现。

第二节　视网膜的色素异常

眼底的先天性色素异常，主要是由于视网膜色素上皮发生的异常，表现为黑色素过分增多与色素缺乏两种类型，分述于后。

（一）视网膜色素上皮先天性肥大

视网膜色素上皮先天性肥大在临床上表现为视网膜上一种孤立的圆形色素增多区域，不高出视网膜表面，边界整齐清楚，且常被一色素较少黑色较淡的环围绕。组织学观察病变区视网膜色素上皮比正常肥大，有一单层大色素上皮细胞，包含较正常大的色素颗粒。这一色素上皮肥大区域浅面的光感受细胞有退行性变。临床检查证实病变的相应区域有视野缺损。这种色素改变与一般眼底炎症继发和后遗色素改变的区别主要在于后者的界限粗糙不齐，而先天性者的边缘整齐。此外，眼底色素痣或黑色素瘤从眼底隆起且周界不很清晰，也可与这种先天异常互相鉴别。并且先天性视网膜色素上皮肥大没有恶化和增长的倾向。

（二）视网膜黑变病

先天性视网膜黑变病在视网膜上黑色素改变的范围较广，或为多灶性黑色素群集分布。常为单眼发生，非进行性。可以表现为一侧眼底的一个黑色或深褐色斑团，也可以为多数群集的色素斑团。这些色素斑的直径为 0.1～3.0mm，形圆，有些排列形状宛如熊爪的足迹。色素增殖常位于视网膜与脉络膜之间，亦有在视网膜血管的浅面者。一般不影响视力。组织学检查见视网膜色素上皮层有色素细胞堆积，此处的光感受细胞发育不良，有色素细胞移行于视网膜内。

（三）视盘先天性色素沉着

视盘上的先天性色素沉着有不同的形态。如斑点状沉着、一致性沉着、色素沉着于视盘上的色素性小窝内，以及黑色素细胞瘤等。色素的来源可以有视网膜和脉络膜，具体病例常不易判定色素的来源。在正常情况，视盘上偶见少许细小的斑点色素，若十分显著则有可能是先天异常。脉络膜性色素沉着常在视盘边缘，在盘外围呈环形、星月形或楔形分布。有时与视网膜中央血管伴行或呈孤立的大片状，间或整个视盘被黑色素遮盖。有少数情况视盘上的色素来自视网膜色素上皮，多半是由于胚胎早期外来色素陷入视盘的胶质层内，也可能是视蒂内原始细胞的化生，发育成为具有色素上皮细胞的特征。

（四）白化症

白化症指人体黑色素缺乏的先天异常，眼为本病经常累及的器官。周身毛发、皮肤和眼全部受累者称为全身性白化症，单纯眼部罹患的称眼部白化症。白化症按色素缺乏的不同程度，又分为完全性与不完全性两类。此外，还有一种在毛发、皮肤或眼组织中只有一部分区域无色素的部分性白化症。较多表现为白色额发，前额皮肤中线或中央旁的无色素带，或从颏部到腹部正中有斑驳状无色素带，还常累及肢体下段的皮肤。白化症在人类分布虽广，在色素较多的种族发生也较多，并有很多移行程度不同的类型。

眼为白化症常犯的器官。白化眼又以不完全性和部分性者较多。一般说来，眼内葡萄膜在正常情况下，种族之间和个人之间都有差异，但视网膜色素上皮所含的色素量比较恒定。眼白化症的程度，主要决定于视网膜色素上皮色素缺少的程度，并且也是引起本病症状的基础。

白化眼一般的临床表现为白色眉毛和睫毛，虹膜发育不良，呈浅灰白色；瞳孔区呈红色反光；眼底为鲜红或橙红色，视网膜和脉络膜血管以白色巩膜为背景明显可见；视盘的红色因其周围境界的鲜明红色而不易分辨。眼底检查不能发现黄斑和中心凹。患眼常为高度近视并有散光。由于上述病变，患者视力很差，常有水平性眼球震颤，也有为轮旋性者。视野常缩窄并有中心暗点。眼组织因缺色素，常有过多弥散光线入眼，引起畏光和目眩，令患者眯眼皱眉。患眼的色觉、光觉和暗适应功能一般尚正常。完全性白化症患者的白化眼程度最重，临床症状也最显著。

完全性白化症主要是由于缺乏酪氨酸酶，正常情况下此酶能转化蛋白质代谢的中间产物"多巴"（dopa，3，4-二羟苯 a-氨基丙酸）为黑色素。此酶缺乏则色素细胞颗粒不能形成色素沉着。部分性白化症则可能是这种酶系统的功能性不足所致。完全性白化症以男性患者较多，还可同时伴有周身的发育不良和智力障碍等。完全性和不完全性白化症都为常染色体隐性遗传病，间或有显性遗传的报告。单纯的眼部白化症患者也以男性多见。偶尔有眼部白化症的病变只限于眼底者，主要为性连锁隐性遗传，少数表现为常染色体显性遗传。部分性白化症以黑种人患者为多，常为常染色体显性遗传。

对于眼白化症尚无针对病因的有效治疗，可矫正屈光异常，配戴有色眼镜或着色角膜接触镜，以减轻畏光眩目的症状。

第三节　视盘的先天异常

（一）视神经未发育与发育不全

视神经未发育很罕见。患者无光感，瞳孔无直接对光反射。常同时为小眼球，有白内障或眼底视网膜脉络膜缺损，并可能与中枢神经系统不发育相伴发。组织学检查发现视网膜无神经节细胞和视神经纤维层。可能是由于胚胎早期中胚叶组织未长入眼球，以致神经节细胞未发育。

视神经发育不全偶有发生，可单眼或双眼受累，男性较多。视盘明显较小，色苍白，视盘周围有浓淡不一的黄白色环，眼底血管正常，黄斑中央凹反射正常或消失。患者有不同程度视力障碍，少数为正常，也有只存光觉者。多数患眼发生内斜视，双眼患者常有眼球震颤。患眼可能有视野的部分缺损，广泛缩窄或乳头黄斑束暗点，以及不对称的双颞侧或鼻侧偏盲等。此外，还可伴有小眼球、无虹膜和眼组织缺损等先天异常。颅内伴发症较多见无脑畸形和水肿。

B 型超声检查可发现部分患眼的视神经较正常者细小，X 线摄片可见少数患眼有视神经管狭窄。约三分之一患眼视网膜电图 B 波轻度降低，视觉诱发电位无波形或有较重影响。组织学检查见视盘主要含增生的胶质组织，大部分视神经内未发现明显的神经组织。视网膜神经纤维层变薄或缺如。神经节细胞数目减少或消失。视网膜外层和血管基本正常。

视神经发育不全的病因尚不明了，有少数常染色体显性遗传的报告。有一些病例可能与孕母服用苯妥英钠或奎宁等药物，或糖尿病与细胞巨病毒感染有关。其发病机制可能为视网膜神经节细胞发育的缺陷。

（二）视盘的大小和形状异常

视盘的大小形态异常包括大视盘、视盘的形状和位置异常、双视盘、视盘大生理凹陷和假性视神经炎等，分述于下。

1. 大视盘　正常视盘大小的变异为 1.60mm±0.20mm（竖径和横径的平均数）。大视神经盘常超过正常平均值 3 个标准差，过去报道的病例多在 2.10～2.50mm 之间。通常发生于单侧眼，尚未发现明显的遗传倾向。受累眼视力常不受影响，生理盲点有相应扩大。视神经孔大小常在正常范围或稍偏大，视神经管一般正常。大视神经盘很少伴发其他全身的先天异常，也有甚少伴蝶筛脑膨出、腭裂和下颌面骨发育不全的报道。

2. 视盘的形状和位置异常　正常视盘的轻度形态变异比较多见，明显的先天性较少发生，可以呈显著的卵圆形、竖椭圆形、横椭圆形或斜椭圆形，并可略现四方形、三角形、多边形、半月形或肾形等。高度变形的视盘边缘常有弧形斑。视神经从异常位置进入眼球致眼底视盘异位者少见，曾经有视盘向颞侧异位的病例报告，黄斑也向颞侧移位，视轴呈正γ角，眼表现为外斜视的外观。

3. 双视盘　视盘成双者十分罕见。有一种简单的"双盘"，为从视盘两个分开的凹陷穿出两组分开的视网膜血管。但较多为两个分开的视盘有不完全融合，或彻底分开，每个视盘各有分开的血管分布，或者由两个视盘中的主要视盘的交通支动脉供应。电脑断层扫描检查证实球后有两条视神经，并有两个视神经孔。两个视盘中的一个较小者称为"副盘"，常位于另一正常视盘的下方或眼底其他位置。这种先天异常多为单眼发生，视力可正常。患眼有两个生理盲点。可伴有斜视及眼球震颤和隐睾、肥胖和生殖器发育不全。尚未发现明显的家族或遗传倾向。

4. 视盘大生理凹陷　正常视盘上的凹陷程度不一，主要决定于巩膜视神经孔的大小和 Bergmeister 原始视乳头组织萎缩的程度。一般情况下，视神经穿过筛板处形成一小的生理凹陷。先天性大凹陷则异常增大和加深，有时宛如视盘缺损。视网膜血管从其边缘呈屈膝状爬出，呈青光眼样凹陷或缺损样凹陷。但先天性大生理凹陷限制于视盘境界之内，除偶尔到达颞侧缘，一般并不侵犯极边缘处；并且有时仅表现为视盘的一部分凹陷。青光眼视盘凹陷为视盘全面下陷，且边缘清晰如火山喷口状潜行于脉络膜孔下。

5. 假性视神经炎　假性视神经炎，或称假性视盘水肿，与先天性视盘凹陷相反，为视盘处的神经纤维堆积并有过量神经胶质，呈隆起的外观，是一种较常见的先天异常。约80%为双眼对称。轻者仅视盘鼻侧缘的境界模糊不清并现肿胀；显著者视盘整个膨隆，血管拥挤，颜色发红颜似充血，隆起可高达10届光度。这种先天异常几乎都见于眼球较小的远视眼，偶有家族倾向。假性视神经炎的外观易与病理性的神经炎或视盘水肿相混淆，应注意鉴别诊断，前者的特征为先天性，非进行性，无出血渗出，动脉无改变以及静脉无淤血，并常合并远视屈光不正等。

（三）先天性视盘小凹

先天性视盘小凹为视盘内圆形或卵圆形局限性的陷窝，检眼镜下呈灰色外观（彩图7-136，见书末彩插）。约半数以上位于视盘的颞侧。小窝若紧邻视盘边缘，绝大多数在靠近小窝处有视盘周围的脉络膜视网膜病变。小窝的大小 0.1～0.7PD 不等；深度最多者可达 25D，平均为 5D。15% 左右为双眼发生，有小窝的视盘一般都比正常增大。多数为视盘上单一小窝，两个或更多者极少。这种畸形与周身先天异常无特定联系，亦未发现遗传倾向，虽曾有少数家族发生的报告。

有视盘小凹的眼，约 40% 出现限于黄斑区的浆液性视网膜脱离，脱离的高度一般不超过 1.5mm，发生的年龄平均为 30 岁。绝大多数视网膜脱离者都是小窝位于视盘颞侧缘者。许多脱离的视网膜发生囊性改变，约 25% 的视网膜脱离眼发生黄斑板层或全层裂孔。对视网膜脱离者视网膜下液的来源有一些推测，有可能来自小窝和黄斑孔，可能是小窝内的血管渗漏，也可能为脉络膜渗漏，或者是经小窝漏出的脑脊液。

对视盘小凹并发视网膜脱离的病例，在邻近小窝处作视盘周围激光光凝治疗可促进视网膜下液吸收，但与没有裂孔又未经治疗而自然痊愈的病例比较，视力改善的程度尚不能肯定有很大的优越性。视盘小凹患眼除非有上述并发症，视力一般不受影响或影响不大。

（四）视盘的先天性缺损和牵牛花状异常

视神经入口处的缺损临床上偶有发现。可表现为胚裂缺损的一部分。常见视盘下半的部分性缺损，上端存在一部分视盘结构，在白色缺损区上方表现为一界限清楚的粉红色不全视盘。缺损区下方还常连有脉络膜及视网膜缺损。视盘缺损的表现各异，缺损区一般比正常视盘面积大数倍，呈圆或直立卵圆或不规则形，并有深的陷窝。患眼的其余部分可能正常，间或伴有身体骨骼或其他畸形。

近 30 年来报告了一种牵牛花综合征，也是一种视神经入口处的先天畸形，多为单眼罹患。视盘比正常增大，中部明显凹陷并呈胶质组织的外观，边缘为隆起而带有脉络膜视网膜色素改变的环围绕，从这种变异视盘中部四周发出呈放射形的血管 20～30 支，径直延伸到视网膜周边部，这些血管的大小和形态相似，在检眼镜下常不易区分动静脉。畸形的视盘形状似牵牛花（彩图7-137，见书末彩插）。患眼视力多在 20/100 或以下。这种先天异常的发病机制不明，有时合并与视盘相连的非裂孔性视网膜脱离。尚未发现遗传性的病例。

（五）先天性视盘倾斜

视盘向下方倾斜是较少见的先天异常。眼底检查见视盘水平径较竖径长，常有鼻下方弧斑。眼底鼻下象限色素比其他部分稀少。在弧斑象限的眼球壁常向外凸起呈鼻侧眼底扩张，这种先天异常又称为 Fuchs 缺损、反转性近视或视盘转向不良等。视力可有轻度障碍。眼底扩张者，可有相对性的颞侧视野缺损，双眼畸形者出现双颞侧偏盲。但用 Goldmann 定量视野检查，增大视标面积则视野正常，用镜片矫正眼壁扩张区的视力以后，视野缺损也减轻或消失。本病无遗传性，可能与胚裂的部分性闭合不良有关。

（六）视盘周围葡萄肿

视盘周围葡萄肿是一种少见的畸形，表现为视盘周围的葡萄肿样凹陷，凹陷的深度通常为 8～20D，视盘本身常为正常。多数为单眼受累，视力不一定减退。在凹陷区的外缘常呈脉络膜萎缩的改变。间或在眼底检查时看见葡萄肿外陷的壁视收缩活动，这种收缩运动的原因不明。曾经有报告在先天性视盘缺损并有葡萄肿改变的眼中，发现过巩膜内有平滑肌。此外，还有人发现过视盘周围葡萄肿随呼吸运动有同步的搏动。总之，这种先天畸形很可能与后巩膜的发育异常有关。

第四节　眼底的其他先天异常

（一）有髓鞘神经纤维

视神经纤维的髓鞘形成是从中枢向周围生长，人在出生时生长到筛板之后并停止生长。间或在生后 1 个月之内仍向前继续生长，成为不透明的视网膜神经纤维，是一种出生后的发育异常。这种异常占眼科患者的 0.3%～0.6%，男性发生者约为女性的一倍，双眼性者约占 20%，大多数无遗传倾向。眼底表现为与视盘边缘相连的白色斑块，斑的边缘呈羽毛状，视网膜血管可部分或全部被其遮盖。偶有在视盘附近但不与视盘边缘相连者。黄斑极少见不透明神经纤维鞘。视力一般不受影响，髓鞘纤维较厚者可在视野相应处有暗点。受累眼有少数伴高度近视或其他眼部或颅面部发育畸形。

（二）视网膜皱襞

视网膜皱襞视网膜皱襞有轻重两种类型，都是视网膜内层异常增殖所致。轻型者比较多见。轻型中有少数可能是发育过程中由视网膜以外结构牵引的结果。重型者又称为镰状视网膜皱襞。

1. 增殖性皱襞　典型的先天性视网膜皱襞常起于视盘，向颞侧水平方向扩展（彩图 7-138，见书末彩插），直达锯齿缘部。单纯的增殖性皱襞与玻璃体或玻璃体血管系统无牵连，皱襞累及视网膜一或二核性层，也可影响整个视网膜神经层。这种先天性视网膜增生过长的倾向还表现为经常出现的玫瑰花团形成，但不累

及色素上皮层。通常是双眼性，并可伴有小角膜、小睑裂、永存瞳孔膜、内斜视和眼球震颤等。少数继发性的先天皱襞则常伴有玻璃体动脉残迹等。

2. 镰状视网膜皱襞　常为颞侧偏下的视网膜增殖隆起呈镰状隔膜，多数从视盘发起，向锯齿缘和睫状体延伸，经常为双眼对称，常伴有玻璃动脉残迹。还可同时有广泛的呈帐篷样的视网膜脱离。视网膜中央动脉血管的分支常从视盘分布于皱襞之上。组织学检查证实隔膜由视杯内层组织构成，皱襞本身及视网膜都有异常的增殖，表明是胚胎早期的紊乱。本病有遗传倾向，传递方式为性连锁隐性遗传。

（三）风疹性视网膜病变风疹性视网膜病变

孕母感染风疹病毒出生的婴儿可发生先天性视网膜病变、斜视和白内障，通常为孕三个月内发生感染引起，据估计胚胎此时继发于感染受累的机会大于 50%。先天性风疹视网膜病变为较多见的眼表现，其特征为弥散性视网膜色素紊乱，呈椒盐状视网膜病变。在荧光眼底血管造影下所见比检眼镜检查时更为显著。多为双眼受累。无白内障、青光眼等伴发者，对视力影响不大。近年有发生视网膜下新生血管膜的病例报告，视力有较严重的减退。本病视网膜电图检查常为正常。

（四）Leber 先天性黑矇

这是一种先天性视网膜营养不良性退变。受累婴儿重度视力不良，甚至完全丧失光感，常表现眼球游动性的转动或震颤，但瞳孔反射活动可能正常。婴儿常有不停地用手指戳自己眼眶的指 - 眼体征。眼底改变不一，有的患者可以正常，但也有视盘苍白，视网膜血管细窄，视网膜周边部椒盐状色素改变，脉络膜血管暴露，有时还可发现黄斑色素沉着等。有些病例早期眼底正常，以后逐渐出现上述改变。视网膜电图波幅低平或有少许反应。有的病例可合并锥形或球形角膜和白内障。本病多数表现为常染色体隐性遗传，虽然有少数显性遗传的病例。

（罗成仁）

主要参考文献

1. 北京工农兵医院眼科，中国医学科学院首都医院眼科. 眼底病. 北京：人民卫生出版社，1978：1-20.

2. 傅守静. 视网膜脱离诊断治疗学. 北京：北京科学技术出版社，1999：1-15.

3. 李凤鸣，罗成仁. 眼的先天异常. 北京：人民卫生出版社，1990.

4. Brown GC, Tassman WS. Congenital Anomalies of the Optic Disc. New York: Grune & Straton, 1983.

5. Brown GC. Congenital Fundus Anomalities//Duan TD. Clinical Ophthalmology. Philadelphia: Harper & Row, 1982.

6. Duke-Elder S, Cook C. System of Ophthalmology. vol Ⅲ. part 1. London: Kimpton, 1963.

7. Mann I. Development Abnormalities of the Eye. 2nd ed. London: BMA, 1975.

8. Mckusick VA. Mendelian Inheritance in man. 4th ed. Baltimore: Jonhs Hopkins, 1975.

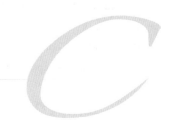

第三章
视网膜血管疾病

许多眼部或全身其他组织器官的疾患常常影响视网膜的血管。如破坏视网膜血管自动调节功能和（或）屏障功能，就可产生血管本身和其他继发病变，包括血管壁形态的改变、血管硬化、渗漏、水肿、出血、渗出和新生血管等。视网膜血管在一定程度上可以反映全身血管特别是心、脑、肾及血液循环系统等重要器官和组织的血管变化，在临床上具有特殊的意义。

引起视网膜血管变化并导致视网膜病变的原因很多，包括一些眼局部和全身性疾患对视网膜血管的影响，主要可归纳为以下几类：①视网膜血管的机械性阻塞：由血管内部栓塞或血栓形成，或外部压迫导致视网膜血管阻塞，如视网膜动脉阻塞或视网膜静脉阻塞。②视网膜血管炎症性疾病或免疫复合物侵犯血管壁：如视网膜静脉周围炎，巨细胞动脉炎，视网膜血管炎，急、性视网膜坏死等。③全身性血管病：高血压或动脉硬化可产生各种视网膜病变，如恶性高血压、妊娠高血压疾病等。血压过低，如颈动脉阻塞或狭窄，无脉病等可产生低压性视网膜病变。④全身血液病：如贫血、白血病、白蛋白异常均可产生不同的视网膜病变；血红蛋白异常引起镰状细胞视网膜病变。⑤代谢性疾病：如脂肪代谢、糖代谢异常产生糖尿病性视网膜病变等。⑥视网膜血管异常和发育异常：如 Coats 病、von Hippel 病、早产儿视网膜病变、Wyburn-Mason 综合征、视网膜海绵状血管瘤等。

虽然视网膜血管病有各种类型和不尽相同的临床表现，但他们导致局部视网膜病变的病理损害基本上相似，如各种视网膜血管病均可产生出血、渗出、微血管瘤和新生血管等改变。因而从病理改变的角度可将视网膜血管病的一些异常症状归纳为六个方面（Frank，1988）：①视网膜血流改变：在不少血管疾病，为促进血流增加，发生代偿性静脉扩张迂曲，如视网膜静脉阻塞、糖尿病性视网膜病变、von Hippel 病、血黏度增高、Wyburn-Mason 综合征等。②血 - 视网膜屏障破坏症状：视网膜出现出血、脂类沉着、水肿或囊样水肿等，为许多视网膜病的共同体征。③视网膜血管

阻塞：由于栓塞或血栓形成等造成视网膜大动脉或大静脉阻塞，或小动脉以及毛细血管闭塞。④微血管病变：许多视网膜血管病可产生毛细血管微血管瘤，如糖尿病性视网膜病变、视网膜静脉阻塞等。微血管瘤形成的原因尚不完全清楚，可能与血管内皮细胞和周细胞受损有关。⑤新生血管形成：为许多视网膜血管病特别是有大片毛细血管无灌注区的常见并发症。多发生于糖尿病性视网膜病变、视网膜静脉阻塞、早产儿视网膜病变、镰状细胞视网膜病变和视网膜静脉周围炎。⑥终末期：视网膜血管病变最后可以缓解或自然消退，如镰状视网膜病变，新生血管可停止发展；部分糖尿病视网膜病变因全身情况的改善而缓解。但有的病例无灌注区不断扩大而产生新生血管和增殖，也可一直发展至视力严重丧失的终末期。致盲最严重的并发症为牵拉性视网膜脱离和新生血管性青光眼。

第一节　视网膜血管阻塞

一、视网膜动脉阻塞

视网膜中央动脉供应视网膜内层，睫状后动脉发出分支形成的脉络膜毛细血管供应视网膜外层，它并发出分支形成睫状视网膜动脉。有 15%～30% 的眼有睫状视网膜动脉供应视网膜内层小部分地区，特别是它供应黄斑区范围的大小有重要的临床意义。视网膜中央动脉为终末动脉，它的阻塞引起视网膜急性缺血，视力严重下降，是导致盲目的急症之一。睫状血管系统彼此有交通，故阻塞性疾病不多见。如果眼动脉发生阻塞则其分支视网膜中央动脉和睫状后动脉缺血，使视网膜内层和外层营养全部断绝，其致盲率更高，后果更严重。

视网膜动脉阻塞首先由 von Graefe 于 1859 年描述，其特征有三：①视力突然丧失；②后极部视网膜呈乳白色混浊；③黄斑区有樱桃红点。

【**发病率**】　视网膜动脉阻塞发病率约为 1/5000，

比视网膜静脉阻塞少见,约为后者的1/7。多发生在老年人,Arruga 报告发生在 60～70 岁者占 73%;Brown、Augsburger 报告本病平均年龄为 62 岁;Wills 眼科医院所见本病 338 例,平均年龄 58.5 岁,30 岁以下者仅占 8%;个别报告有 9 岁发病者。多为单眼发病,左右眼发病率无差别。双眼发病者少见,仅占 1%～2%,个别报告有高达 13% 者。男性比女性发病率高,男女之比约为 2:1。

【病因】 本病多发生在有高血压(64%)、糖尿病(24%)、心脏病(28%)、颈动脉粥样硬化(32%)的老年人。青年患者比较少见,发病者常伴有偏头痛(1/3)、血黏度异常、血液病、口服避孕药和外伤等诱因,或因风湿性心脏病有心内膜赘生物者。

导致视网膜血管发生阻塞的直接原因主要为血管栓塞、血管痉挛、血管壁的改变和血栓形成,以及从外部压迫血管等。可为单因素致病,也可以是上述诸因素综合致病。

1. 血管栓塞 主要为各种类型的栓子进入视网膜中央动脉导致血管阻塞。栓子常位于筛板处,因视网膜中央动脉经过筛板时管径变窄,特别是老年人该处组织硬化,栓子更易在此处存留;其次栓子常位于后极部动脉分叉处。常见的栓子有以下几类:

(1)胆固醇栓子:为栓子中最常见者,约占 87%。栓子来源有 67.5% 发生于颈动脉、主动脉或大血管有进行性粥样硬化的患者。由于粥样斑坏死,溃疡暴露在血流中,含有胆固醇的物质脱落成为栓子,进入视网膜中央动脉。这种栓子比较小,呈黄色反光,通常位于颞侧支动脉分叉处,尤以颞上支最易受累。可为单个栓子阻塞;也可为多数性,栓子位于黄斑周围多支小动脉处,引起血流受阻。阻塞程度因栓子大小而异。几天后栓子移行至血管远端,约 3 个月后可完全消失。

(2)血小板纤维蛋白栓子:常见于缺血性心脏病、慢性风湿性心脏病和颈动脉栓塞的患者。由于血管硬化,内皮细胞受损,致内壁失去光滑性,且内皮下增殖,管腔变窄,血小板和纤维蛋白聚集在血管内皮粗糙面形成血栓性斑块,斑块脱落后可进入视网膜血流。这种栓子比较大,呈灰白色小体,可完全阻塞视网膜血流,患者突然完全失明。较小的栓子可在纤溶作用下数天后完全消失,血液循环恢复。大的栓子则可在血管内机化,导致该处血管壁白鞘形成。

(3)钙化栓子:比较少见,占视网膜栓子的 4%。来源于钙化的主动脉瓣或二尖瓣,或升主动脉和颈动脉的粥样硬化斑,患者常有风湿性心脏病或其他心瓣膜病。栓子多为单个,色白无光泽,呈卵圆形,比较坚

固。栓子位于筛板附近或进入第一级分支,不易吸收,长期位于视网膜动脉内。

(4)其他少见栓子:包括肿瘤栓子,如心房黏液瘤;脂肪栓子见于长骨骨折患者;脓毒栓子见于亚急性细菌性心内膜炎;硅栓子见于作各种成型或美容手术注入硅制剂者;药物栓子偶可发生于在眼周围注射可的松者;其他尚有气栓子、滑石粉栓子等。

2. 血管痉挛 发生于血管无器质性病变但血管舒缩不稳定的青年人,有早期高血压的患者,也可发生于有动脉硬化的老年人。轻度的视网膜血管痉挛,患者感到短暂的视力模糊。强烈的阵发性血管痉挛可使血流完全阻断,产生一过性黑矇。如果痉挛迅速缓解,视力可恢复正常。痉挛发作频率和时间长短随病情程度而异,可多日一次至一日数次,持续时间数秒至数分钟不等,反复多次痉挛也可使视功能受损。血管痉挛常可因其他原因而诱发,如冲洗阴道、冲洗鼻窦或姿势改变。也可在各种感染性疾患,如流感或疟疾等,或外源性毒素,如烟、酒、奎宁等中毒时发生。血管痉挛还常合并有偏头痛或听力减退。

3. 血管壁的改变和血栓形成 由于动脉硬化或动脉粥样硬化,血管内皮细胞受损,内皮下增殖变性,使血管内皮粗糙、管腔变窄,易于形成血栓。各种炎症也可直接侵犯动脉壁产生动脉炎,如巨细胞动脉炎、全身性红斑狼疮、多发性结节性动脉炎、硬皮病以及皮肌炎等。炎症使血管壁细胞浸润、肿胀、阻塞管腔。炎症、感染或毒素也可刺激血管,发生痉挛、收缩和阻塞。

4. 血管外部压迫 如青光眼、视盘埋藏性玻璃疣、视网膜脱离手术如巩膜环扎术、眼内注入膨胀气体、眼眶手术创伤、过度电凝止血、球后肿瘤或外伤致球后出血,以上各种原因导致眼压和眶压的增高,均可诱发视网膜动脉阻塞。

视网膜中央动脉阻塞常为多因素致病,既有血管病变的基础,也合并有栓塞或其他诱因而综合致病。

【临床表现】 根据视网膜动脉阻塞部位分为中央总干阻塞、分支阻塞、前毛细血管小动脉阻塞和睫状视网膜动脉阻塞。

1. 视网膜中央动脉阻塞(central retinal artery occlusion) 阻塞部位在筛板附近或筛板以上部位。根据阻塞程度可分为完全性和不完全性阻塞。完全性者症状严重,发作迅速,视力可突然丧失,甚至降至无光感。部分患者(24%)有先兆症状,即曾经有突然单眼出现一过性黑矇,数秒或数分钟后视力恢复的病史。反复多次发作,最后视力突然丧失。眼部检查瞳孔开大、直接对光反射消失或极度迟缓。眼底检查后极部神经纤维层和神经节细胞层由于雾样肿胀而增厚,尤以后

极部黄斑区节细胞数量多的地区明显。视网膜乳白色弥漫性水肿混浊，一般出现在阻塞后1～2小时，也有报告发生在阻塞后10分钟者。由于脉络膜循环正常，透过菲薄的黄斑组织可见脉络膜血管呈现的红色，故黄斑区呈樱桃红点（彩图7-139，见书末彩插）。如有睫状视网膜动脉供应，则该区视网膜呈一舌形橘红色区；如果这支睫状视网膜动脉供应黄斑，则中心视力可以保留。视盘色淡，如同时合并有缺血性视盘病变，则颜色更淡，边界模糊，轻度水肿。视网膜中央动脉及其分支变细、管径不规则，小动脉几乎不可辨认，指压眼球引不出动脉搏动。静脉管径也变细，血流停滞呈节段状，可在血管内来回移动。有的患者有少许火焰状出血和少量棉絮斑。视野可完全丧失，呈管状视野，或颞侧留一小片岛状视野。ERG检查，完全性阻塞呈典型的负相波，由于b波起源于内核层，故b波降低，而a波起源于视细胞层，由脉络膜血管供应，故呈现负波型。发病2～6周后，视网膜水肿逐渐消退、视网膜内层恢复透明呈暗红色调，黄斑区樱桃红点消退，出现脱色素和色素增生，由于视网膜内层萎缩，视网膜水肿消退后视功能也不能恢复。视网膜中央动脉和静脉均变细，可伴有白鞘，有的动脉呈银丝状，视神经萎缩，视盘色苍白。极少数患者同时合并有视网膜中央静脉阻塞，则可见视网膜有大片出血，血管隐没于水肿的视网膜组织中，容易漏诊动脉阻塞，根据患者视力突然下降至无光感或手动可以鉴别，静脉阻塞一般不如动脉阻塞视力下降迅速而严重。

有的患者视网膜动脉阻塞不完全，视力下降程度不很严重，视网膜动脉轻度狭窄，视网膜轻度水肿混浊，预后比完全性者稍好。

眼底荧光血管造影检查，由于血管阻塞程度、部位和造影时间的不同，荧光图像有很大差异。阻塞后几小时或数日造影，臂至视网膜循环时间和视网膜循环时间均延长，表现为动脉和静脉充盈迟缓。阻塞的中央动脉管腔内无荧光素灌注，而视盘来自睫状动脉的小分支可充盈，荧光素由视盘毛细血管进入视盘处的中央静脉形成逆行充盈。由于动脉灌注压低，管腔内荧光素流变细，或呈节段状，荧光素不能进入小动脉末梢和毛细血管而形成无灌注区。特别是黄斑周围小动脉荧光素充盈突然停止如树枝折断状。围绕黄斑区的小血管偶可见有轻度渗漏和血管瘤样改变。数周后，在不完全阻塞的病例，血流或可完全恢复，荧光造影可无异常发现。但有的病例仍可有毛细血管无灌注区，动脉管径变细等。

2. 视网膜分支动脉阻塞（branch retinal artery occlusion）　多由栓子或血栓形成所致。颞侧分支常受累，

尤以颞上支为多。Brown根据85个胆固醇栓子分析：位于颞侧者占88%，鼻侧者占12%，颞上支者占56%，颞下支者占44%。视力受损程度和眼底表现根据阻塞部位和程度而定。阻塞点通常在围绕视盘的大血管处或大的分叉处，可见阻塞处血管内有白色或淡黄色发亮小体。阻塞支供应的视网膜呈扇形或象限形乳白色水肿，如波及黄斑也可出现樱桃红点。受累分支动脉变细，相应静脉也变细，视野呈象限缺损或弓形暗点。ERG正常或有轻度改变。荧光血管造影，阻塞动脉和相应静脉充盈比未阻塞支延迟；有的病例在栓子堵塞的血管壁有荧光素渗漏。2～3周后视网膜水肿消退，阻塞支动脉变细并有白鞘。荧光血管造影表现恢复正常。少数病例阻塞支与未阻塞支在视网膜上形成动脉-动脉侧支；或与视盘上的睫状血管形成睫网侧支。

3. 前毛细血管小动脉阻塞（precapillary arteriole occlusion）　视网膜前毛细血管小动脉急性阻塞可能与血管内皮受损、血栓形成、血管炎症或异常红细胞阻塞及其他因素有关。可见于高血压、糖尿病或放射病所致视网膜病变、滑石视网膜病变，或全身性红斑狼疮、镰状细胞视网膜病变、白血病等血液病。由于前小动脉阻塞，导致局部缺血，抑制了神经纤维轴浆运输，轴浆细胞器聚集肿胀、断裂形成似细胞体（cystoid body），检眼镜下呈棉絮状软渗出斑。荧光血管造影可见斑状无灌注区，邻近毛细血管扩张，有的扩张如瘤样，晚期荧光素渗漏。根据前小动脉阻塞范围大小和部位，视力可正常或下降，视野正常或有暗点。数天或数周后棉絮状斑消失，小动脉重新灌注，重建的毛细血管床呈迂曲状态。晚期由于视网膜内层局部变薄，透明度增加，形成局限凹面反光区，说明该处视网膜曾经有缺血改变。

4. 睫状视网膜动脉阻塞（cilioretinal artery occlusion）　临床上偶可见到睫状视网膜动脉阻塞，Brown报告27例年轻人动脉阻塞有5例为睫状视网膜动脉阻塞。大多数位于视网膜乳头黄斑区，如果睫状视网膜动脉走行长供应黄斑，则视力受损严重，如不供应黄斑则中心视力影响不大。眼底呈一舌形或矩形乳白色水肿区，相应视野缺损。其发展过程同分支动脉阻塞。

【鉴别诊断】　总干和分支动脉阻塞应与以下疾病鉴别。

1. 眼动脉阻塞　眼动脉阻塞虽然发病率低，仅占3%，但影响视功能更为严重。由于患者视网膜内层和外层均无血液供应，故视网膜乳白色水肿混浊更重。40%的患者眼底无樱桃红点。因脉络膜血供受阻，脉络膜和视网膜色素上皮皆因缺血而混浊水肿。荧光血

管造影眼动脉阻塞尚可见点状荧光素渗漏,位于视网膜深层。病变晚期后极部特别是黄斑部有较重色素紊乱。两者鉴别点见表7-19。

表7-19 眼动脉阻塞和视网膜中央动脉阻塞的鉴别

症状	视网膜中央动脉阻塞	眼动脉阻塞
视力	数指~手动	常无光感
眼底急性期		
樱桃红点	存在	缺乏或存在
视网膜水肿混浊	轻度至中度	中度至重度
晚期	无色素紊乱或很轻	有色素紊乱
荧光血管造影	视网膜血流受损	视网膜和脉络膜血流受损
ERG	b波降低	a波和b波降低或消失

2. 缺血性视盘病变 分支动脉阻塞和不完全总干阻塞应与缺血性视盘病变鉴别。后者视力可正常或有程度不等的降低,但不如动脉阻塞者严重。视野也可为象限缺损,但常与生理盲点相连。眼底视盘水肿、色淡、边界模糊,有的有小片出血。而视网膜动脉阻塞则视网膜雾状水肿较重。荧光血管造影缺血性视盘病变表现为视盘充盈不均匀,低荧光和高荧光区对比比较明显。而视网膜动脉阻塞表现为充盈迟缓、动脉变细和(或)灌注不足。

【并发症】 Henkind 和 Wise 认为由于视网膜内层因缺血坏死没有能力诱发新生血管,故新生血管和新生血管性青光眼也很少发生。Duke 等复习了 168 例视网膜中央动脉阻塞患者,发现 28 例有虹膜新生血管形成,发病率为 16.6%。Hayreh 报告 64 只眼视网膜中央动脉阻塞和 44 只眼分支阻塞,认为分支动脉阻塞无新生血管发生,中央动脉阻塞有 12 只眼发生了新生血管,其中 10 只眼产生了新生血管性青光眼,但这 10 只眼中有 9 只眼同时有颈内动脉供血不足。他认为视网膜动脉阻塞一般不会产生新生血管及青光眼,除非同时合并有颈内动脉狭窄,造成长期视网膜动脉低灌注缺血。慢性缺血和视网膜动脉阻塞是颈动脉病的两个独立特征(详见颈动脉病),可同时发生,也可一先一后。但 Brown 报告一例视网膜中央动脉阻塞,视盘和房角产生了新生血管和青光眼,没有发现有颈动脉病,其发病机制尚需进一步探讨。

【预后】 视网膜对缺血非常敏感,有报告缺血半小时视网膜即坏死,也有报告动物实验证实猴眼视网膜能耐受缺血 90~100 分钟。Hayreh 统计一组患者,视网膜中央动脉阻塞 1 个半小时视力恢复仍佳。一般

而论,本病视力预后较差,因阻塞的部位和程度不同而有不同结局。一般患者就诊时间较晚,失去抢救时机。Brown 追踪 60 例视网膜中央动脉阻塞患者,视力在 0.1 以下者占 73%,0.2 以上者占 27%。Augsburger 报告 34 例,0.2 以上者占 35%。有睫状视网膜动脉供应黄斑者预后好,91% 的患者最后视力可达 6/6~6/24。

【治疗】 对发病时间较短者应按急诊处理,发病 48 小时内处理最好,否则治疗效果不佳。

1. 降低眼压 使动脉灌注阻力减小。可采取按摩眼球,至少 15 分钟,使眼压下降,或作前房穿刺,也可口服或静脉注射乙酰唑胺等。

2. 吸氧 95% 氧和 5% 二氧化碳混合气体,可增加脉络膜毛细血管血液的氧含量,从而缓解视网膜缺氧状态并可扩张血管。白天每小时吸氧一次,每次 10 分钟;晚上每 4 小时一次。

3. 血管扩张剂 急诊时应立即吸入亚硝酸异戊酯或舌下含化硝酸甘油。球后注射妥拉唑啉 25mg 或 12.5mg,每日或隔日 1 次。静脉滴注罂粟碱 30~60mg,每日 1 次。也可口服烟酸 50~100mg,每日 3 次。

4. 纤溶制剂 对疑有血栓形成或纤维蛋白原增高的患者可应用纤溶制剂。静脉滴注或缓慢推注尿激酶 100 000~200 000U;或用去纤酶静脉点滴(详见视网膜静脉阻塞的治疗)。治疗过程中应注意检查血纤维蛋白原,降至 2g/L 以下者应停药。

5. 其他 可口服阿司匹林、双嘧达莫等血小板抑制剂和活血化瘀中药。此外,根据可能的病因,降低血压,治疗颈动脉病,有炎症者可用皮质激素、吲哚美辛等药物以及神经支持药物等。以上治疗可综合应用,务求视力恢复至最大限度。同时作全身详细检查以尽可能去除病因。

二、视网膜静脉阻塞

视网膜静脉阻塞(retinal vein occlusion)是比较常见的眼底血管病。分支静脉阻塞于 1877 年首先由 Leber 描述,而视网膜中央静脉阻塞则于 1878 年由 von Michele 命名。本病特点是静脉扩张迂曲,沿静脉分布区域的视网膜有出血、水肿和渗出。随着电镜、激光和眼底照相等技术的发展,对本病的病因、分类、并发症、预后和治疗有了进一步的认识和提高,但治疗效果尚不理想。

【发病率】 本病比视网膜动脉阻塞多见。大部分病例发生在中年以上,国外报告的年龄比我国大。分支静脉阻塞比总干阻塞者的年龄更大。Hayreh 报告 681 例,平均 64.8 岁,总干和分支阻塞年龄无差别。我国患者发病年龄较小,我们统计 913 例(944 只眼),年

龄 15～89 岁，平均（52.8±11.9）岁；患者的性别差异不大，在 913 例中，男性 443 例占 48.5%、女性 470 例占 51.5%；眼别常为单眼发病，左右眼无差别；双眼发病者较少，占 3%～6.8%，且常先后发病，很少同时受累。

【分类】 根据血管阻塞发生的部位不同分为总干阻塞、半侧阻塞和分支阻塞。总干阻塞部位在筛板处或筛板之后，发病率各家报告不同，Hayreh 报告 49.93%，Oshikiri 报告 24.6%，我们的报告占 43.0%；半侧阻塞部位在视盘上或视盘边缘，发病率较低，各家报告的范围在 3%～13.4%。分支阻塞又可分为主干分支阻塞和黄斑分支阻塞，主干分支阻塞的压迫点位于筛板之前、视盘边缘或围绕视盘 1～2PD 的范围内，黄斑分支阻塞系引流黄斑的小分支静脉受压。无论主干或黄斑的分支阻塞，其压迫点都在动静脉交叉处。分支阻塞的发病率各家报告不一，为 48%～69.4%，其中黄斑分支阻塞约占 27%。根据阻塞程度不同，即完全或不完全阻塞有不同表现。

关于视网膜静脉阻塞的分型虽尚有争论，但有不少作者同意 Hayreh 将本病分为缺血型和非缺血型两类。缺血型的特点是：①视网膜有多量出血和棉絮状斑，视盘和视网膜明显水肿；②视力严重受损，常降至 0.1 以下；③荧光血管造影有大量视网膜毛细血管无灌注区、动静脉短路、微血管瘤或新生血管形成；④视野检查有大而浓密的中心或旁中心暗点；⑤晚期可产生虹膜新生血管和（或）新生血管性青光眼；⑥其他：如视网膜电图常显示 b 波低平。缺血型的发病率各家报告不同，Hayreh 报告 23.9%，Minturn 报告 35%，张惠蓉报告 67.1%。有作者报告非缺血型可转变为缺血型，其转变率为 7%（Hayreh）、9.5%（Minturn）和 20%（Zegarra）。但 Kohner 等不同意这种分型，代表了一部分作者的观点，认为本病临床上不同的表现仅是疾病严重程度的差异，可根据病情分为轻度和重度两种。

【病因】 视网膜静脉阻塞的病因比较复杂，为多因素致病。与高血压、动脉硬化、血液高黏度和血流动力学异常等有密切关系。

1. 血管壁的改变 视网膜动脉硬化在视网膜静脉阻塞发病中占重要地位，有 80%～95% 的患者同时有动脉硬化。最常发生阻塞的部位在筛板区和动静脉交叉处。在这两个部位，视网膜中央动脉和静脉靠得很近，相邻血管壁共有一外膜，被同一结缔组织膜包裹。动脉硬化时，受硬化外膜的限制，静脉受压管腔变窄，且管壁内皮细胞受刺激增生，管腔变得更窄，血流变慢，甚至停滞，导致血小板、红细胞和纤维蛋白原沉积而形成血栓。当同时有高血压、糖尿病或血液病时更易加重这种变化。

另一方面，视网膜静脉本身的炎症或炎症产生的毒素也可使静脉管壁增厚，内膜受损，内皮细胞增生，表面电荷发生改变，以致血小板聚集，纤维蛋白原网络血液细胞成分而形成血栓。静脉的炎症可来自病毒感染、结核、梅毒、败血症、心内膜炎、肺炎、脑膜炎、鼻窦炎以及其他全身免疫病或血管病。外伤使静脉管壁直接受损也可产生这些改变。

2. 血液流变性的改变 近年来发现血液成分的改变，特别是黏度的改变与视网膜静脉阻塞的发病有关。在正常情况下，红细胞表面带有负电荷，故彼此排斥而能悬浮于血液中。当高脂血症、高蛋白血症或纤维蛋白原增高时，这些脂类和纤维蛋白原可包裹于红细胞表面而使其失去表面的负电荷，因而容易聚集形成团块并与血管壁粘连。同时由于纤维蛋白原含量增加或脂蛋白及其球蛋白含量增多，均可增加血浆黏度和全血黏度、使血液变黏稠，增加血流阻力，更易形成血栓。视网膜静脉阻塞患者有高脂血症者占 61%～82%（张惠蓉，小尺胜子）。Ring 等报告本病患者血液黏度和纤维蛋白原增高。张惠蓉等和 McGrath 也报告本病患者全血黏度和血浆黏度增高。Trope 发现伴有毛细血管无灌注区和（或）新生血管的患者血黏度增高更明显。此外，血液中凝血系统和纤溶系统不平衡，任何原因使血小板聚集性和释放反应增强（张惠蓉、Walsh、Priluck、Pandolfi），β 凝血蛋白和血小板第 4 因子含量增高（Dodson），均可促使血小板聚集性增强，易于形成血栓。

3. 血流动力学的改变 眼压的增高在本病发病因素中有一定意义。本病同时合并原发开角型青光眼者占 10%～20%，甚至有报告高达 50% 者（Vannas，Frucht）。由于眼压增高，首先影响筛板区视网膜中央动脉灌注，并且静脉受压影响静脉回流，产生血流淤滞而形成血栓。也有人认为眼压增高可刺激筛板区中央静脉使内膜细胞增殖，管腔变窄，导致血流动力学改变而形成血栓。其他病变，如心脏功能代偿不全、心动过缓、严重心律不齐、血压突然降低或血黏度增高等，都可引起血流动力学的改变，使血流减慢，特别在筛板和动静脉交叉处阻力更大、血流更缓甚至停滞，促进血栓形成。

此外，外伤、口服避孕药或过度疲劳等均可为发病的诱因。总之，视网膜静脉阻塞常为多因素致病，既有血管异常也有血液成分的改变或血流动力学异常的因素。

【临床表现】

1. 视网膜中央静脉阻塞（central retinal vein occlusion） 分为两种类型：

（1）轻型：又称非缺血型（nonischemic）、高渗透型

（hyperpermeable）或部分性（partial）阻塞。自觉症状轻微或全无症状。根据黄斑受损的程度，视力可以正常或轻度减退，视野正常或有轻度改变。眼底检查：早期：视盘正常或边界轻度模糊、水肿。黄斑区正常或有轻度水肿、出血。动脉管径正常，静脉迂曲扩张，沿着视网膜 4 支静脉有少量或中等量火焰状和点状出血，没有或偶见棉絮状斑，视网膜有轻度水肿（图 7-140）。荧光血管造影视网膜循环时间正常或稍延长，静脉管壁轻度荧光素渗漏，毛细血管轻度扩张及少量微血管瘤形成。黄斑正常或有轻度点状荧光素渗漏。晚期：经过 3～6 个月后视网膜出血逐渐吸收，最后完全消失。黄斑区恢复正常或有轻度色素紊乱；少数患者黄斑呈暗红色囊样水肿，荧光血管造影呈花瓣状荧光素渗漏，最后形成囊样瘢痕，致视力下降。部分患者视盘有睫状视网膜血管侧支形成，形态如瓣状或花圈状，静脉淤滞扩张减轻或完全恢复，但有白鞘伴随。没有或偶有少量无灌注区，没有新生血管形成，视力恢复正常或轻度减退。部分轻型视网膜中央静脉阻塞患者可发生病情恶化，转变为重症缺血型静脉阻塞。

半圆形液平面。动脉管径正常或变细；静脉高度扩张迂曲如腊肠状，或呈环状起伏于水肿的视网膜中，静脉血柱由于缺氧呈暗红色，严重者由于血流停滞，红细胞聚集在血管内，呈现颗粒状血流。视网膜严重水肿尤以后极部明显。大量片状点状出血，沿静脉分布，严重者遍布整个眼底。从表浅层毛细血管层渗出的出血呈火焰状，从深层血管层渗出的出血为点状或斑状。严重者围绕视盘形成大片花瓣状出血，甚至进入内界膜下造成舟状视网膜前出血，更重者穿破内界膜成为玻璃体积血。视网膜常有棉絮状斑，随病情加重而增多（图 7-141）。这种棉絮状斑是由于急性前毛细血管小动脉闭塞抑制了神经纤维层的轴浆运输而形成。视网膜电图 b 波降低或熄灭，暗适应功能降低。荧光血管造影，视网膜循环时间延长，偶有臂视网膜循环时间延长，视盘毛细血管扩张，荧光素渗漏超过视盘边界；由于大片出血掩盖了毛细血管床形成无荧光区，从缝隙中可看到静脉管壁有大量荧光素渗漏。毛细血管高度迂曲扩张，形成多量微血管瘤。黄斑有点状或弥漫荧光素渗漏，如有囊样水肿则形成花瓣状或蜂窝状荧光素渗漏。

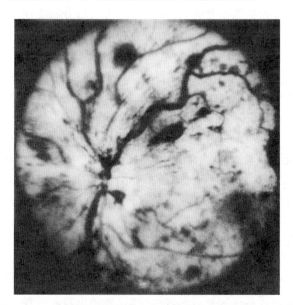

图 7-140　非缺血型视网膜中央静脉阻塞，视网膜仅有少量出血

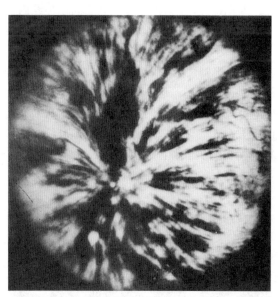

图 7-141　缺血型视网膜中央静脉阻塞，视网膜有大量出血和棉絮斑

（2）重型：又称缺血型（ischemic）、出血型（hemorr-hagic）或完全型（complete）阻塞。

1）早期：大多数患者有视物模糊、视力明显减退，严重者视力降至手动，合并动脉阻塞者可降至仅有光感。可有浓密中心暗点的视野缺损或周边缩窄。眼底检查可见视盘高度水肿充血，边界模糊并可被出血掩盖。黄斑区可有明显水肿隆起和出血，可呈弥漫水肿或成囊样水肿。黄斑囊样水肿为小泡状，排列成花瓣形或呈蜂房样。还可有出血位于囊内，形成半月形或

2）晚期：一般在发病 6～12 个月后进入晚期，视盘水肿消退，颜色恢复正常或变淡，其表面或边缘常有睫状视网膜侧支血管形成，呈环状或螺旋状，比较粗大；或有新生血管形成，呈卷丝状或花环状，比较细窄，有的可突入玻璃体内，在眼底飘浮。黄斑水肿消退，有色素紊乱，或花瓣状暗红色斑，提示以往曾有黄斑囊样水肿。严重者视网膜胶质增生，成纤维细胞聚集形成继发性视网膜前膜，或掺杂有色素的瘢痕形成，

视力严重受损。动脉管径大多数变细并有白鞘，有的完全闭塞呈银丝状。静脉管径不规则，也有的变窄有白鞘伴随，特别是炎症所致者更明显。视网膜出血和棉絮状斑吸收；或留有硬性渗出，吸收较慢，一般在一年或数年内完全吸收。毛细血管闭塞，甚至小动脉和小静脉也闭塞，形成大片无灌注区。有的视盘和视网膜有新生血管形成，可导致玻璃体积血，纤维增殖，牵拉性视网膜脱离；有的可发生新生血管性青光眼。荧光血管造影可见视盘有粗大侧支或新生血管，后者有大量荧光素渗漏。黄斑可正常或残留点状渗漏或花瓣状渗漏，或表现为点状或片状透见荧光。动脉管径变细，静脉管壁基本不渗漏或有局限性渗漏。毛细血管闭塞形成大片无灌注区，从视网膜周边部开始，呈岛状，以后进展可连成片状，重者可进展至赤道部甚至视盘周围。无灌注区附近常有动静脉短路、微血管瘤或（和）新生血管形成。本病眼压早期正常、晚期如合并新生血管性青光眼则可急剧升高。

2. 半侧性视网膜静脉阻塞（hemi-central retinal vein occlusion）　在视网膜血管发育过程中，玻璃体动脉经过胚裂进入视杯，至胚胎3个月时，动脉两侧出现两支静脉进入视神经，正常人在视盘之后的视神经内彼此汇合形成视网膜中央静脉。通常在出生后其中一支消失，留下一支主干。然而某些人可遗留下来，形成2支静脉主干。半侧性阻塞即是其中一支主干在筛板处或视神经内形成阻塞。这一型阻塞在临床上比较少见，发病率为6%～13%。通常1/2视网膜受累（图7-142）。偶可见1/3或2/3视网膜受累。其临床表现、病程和预后与视网膜中央静脉阻塞类似，如有大片无灌注区，也可产生新生血管性青光眼。

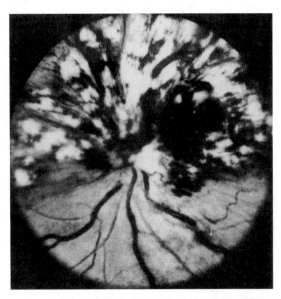

图7-142　上半侧视网膜静脉阻塞，仅在上半侧视网膜有出血

3. 视网膜分支静脉阻塞（branch retinal vein occlusion）　分支静脉阻塞以颞侧支最常受累，占90%～93%，其中又以颞上支阻塞最多见，占62%～72%，鼻侧支阻塞极少，发病率在1.5%～3.0%。黄斑小分支阻塞比主干分支阻塞预后较好，因为黄斑小分支引流的范围小且该处毛细血管层厚，产生无灌注区的可能性小，即使产生面积也很小，故引起晚期并发症新生血管的可能性小。与此相反，主干阻塞则并发症较多。

（1）早期：视力减退的状况根据压迫点位于静脉主干或小分支而有不同，阻塞位于主干和黄斑分支者，视力有不同程度减退，不供应黄斑的分支阻塞，视力可不受影响，视野有与视网膜受损区域相对应的改变。眼底检查视网膜动脉常变细有硬化改变。阻塞点在动静脉交叉处，该处静脉常位于动脉之下、受硬化动脉的压迫管径变细呈笔尖状，甚至看不见静脉血流，若静脉位于动脉之上则在动脉表面走行如过桥状，管径也变窄或不规则。有时可见血管阻塞点处有白色纤维组织增生如细纱状或薄膜状，动静脉被包裹在薄膜内，但静脉受压管径变细，甚至不能辨认。阻塞点远端静脉迂曲扩张如腊肠状，沿静脉呈现扇形分布的视网膜浅层和深层出血，重者也可有视网膜前出血或玻璃体积血。视网膜水肿增厚，可见棉絮状斑。如侵犯黄斑则黄斑区水肿隆起，并可为出血掩盖，还可产生黄斑囊样水肿。视盘及其他处视网膜正常。荧光血管造影能查见受累静脉充盈迟缓，阻塞点处静脉呈笔尖状或完全压断无荧光血流通过。造影晚期阻塞点静脉可呈现高荧光点，表示血管内皮细胞受损；阻塞点远端静脉扩张，管壁有荧光素渗漏。毛细血管迂曲扩张形成微血管瘤，也有渗漏。视网膜出血多者可掩盖荧光。黄斑拱环可部分断裂，有点状荧光素渗漏。如有黄斑囊样水肿则形成不完全花瓣状高荧光。

（2）晚期：通常在发病6个月以后出血逐渐吸收，水肿消退，视盘黄斑区出现星状或不规则形点状硬性渗出或黄斑颞侧有环状渗出，这种渗出吸收较慢。黄斑水肿消退，留下色素紊乱或囊样变性瘢痕。伴行动脉产生继发性硬化，管径变窄有白鞘伴随。偶见小动脉闭塞呈银丝状。受累静脉管径恢复或粗细不均，在阻塞处血流完全恢复，也可部分恢复，或完全闭塞呈银丝状，静脉管壁有白鞘，小静脉可闭塞。阻塞点附近和视网膜水平缝处可见侧支形成。有大片毛细血管闭塞者，可发生视盘和视网膜新生血管，一年或数年后可突然发生玻璃体积血。荧光血管造影见受累静脉荧光充盈正常或仍有延迟。管壁一般无渗漏或偶有局限渗漏。阻塞处静脉变细或完全无荧光素流通过，其附近和水平缝处常有侧支血管形成。侧支形成途径有二,即阻塞支与邻近未阻塞静脉形成侧支,或阻塞静脉本身在阻塞段与非阻塞段形成侧支。严重主干阻塞可有大片无灌注区,从周边部向后一直延伸至赤道部,甚至后极部。这种病例常常在视盘和(或)无灌注区的边缘有新生血管,呈卷丝状、花圈状或海团扇状,晚期有大量荧光素渗漏。在无灌注区附近常有动静脉短路(图7-143)。

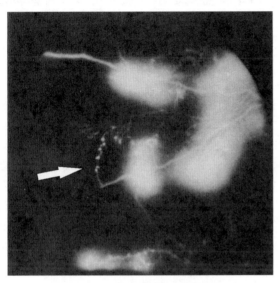

图 7-143　视网膜分支静脉阻塞
193.6秒荧光像,动静脉短路(箭头)

【诊断和鉴别诊断】　根据视网膜静脉阻塞的眼底表现特征,如静脉高度迂曲扩张及沿静脉出血,以及荧光血管造影检查,诊断并不困难。但须与以下眼底病鉴别:

1. 静脉淤滞性视网膜病变(venous stasis retinopathy)　由于颈内动脉阻塞或狭窄,导致视网膜中央动脉灌注减少,致中央静脉压降低,静脉扩张,血流明显变慢。眼底可见少量出血,偶可见有小血管瘤和新生血管。与视网膜静脉阻塞不难鉴别,后者静脉压增高,静脉高度迂曲扩张,视网膜出血多,症状更重。

2. 糖尿病性视网膜病变　一般为双侧,视网膜静脉扩张迂曲,但不太严重,且视网膜静脉压不增高,出血散在,不如静脉阻塞量多,常有硬性渗出,血糖增高,有全身症状可以鉴别,但糖尿病患者也容易患视网膜静脉阻塞。

3. 高血压性视网膜病变　病变常为双眼对称,视网膜出血表浅稀疏,多位于后极部,静脉虽然扩张但不迂曲发暗。常见棉絮状斑和黄斑星芒状渗出。而视网膜静脉阻塞患者常有高血压,多为单眼发病,静脉高度迂曲扩张,视网膜出血多。

【并发症】　视网膜静脉阻塞的并发症和后遗症较

多,总的来说可概括为两大类:第一类为黄斑部的并发症和后遗症,包括黄斑囊样水肿、黄斑前膜形成、黄斑瘢痕形成等;第二类为新生血管及其并发症,包括新生血管性青光眼,玻璃体积血、增殖、机化膜形成,牵拉视网膜形成裂孔和视网膜脱离。在以上并发症中以黄斑囊样水肿和新生血管最为常见。

1. 黄斑囊样水肿　是视网膜静脉阻塞最常见的并发症,也是本病视力降低的主要原因之一。其发病率总干略高于分支阻塞。总干阻塞囊样水肿的发病率为40%～66%,分支阻塞者为30%～62%(Gutman,Michels,张惠蓉)。黄斑囊样水肿发生的时间根据病情轻重而有不同,病情严重者发生较早,可在静脉阻塞后1个月发生,有的在发病后数月始出现。检眼镜检查轻症者不易识别,重症者因黄斑弥漫水肿又不易分辨。但现在应用光学相干断层扫描技术可以明确诊断。一至数月后黄斑区弥漫水肿有所消退,可见黄斑呈暗红色。病变明显者黄斑区有界限清楚的暗红色泡状隆起,分格的小泡排列呈花瓣状或放射状。接触镜检查黄斑区视网膜增厚、中心凹隆起形成数个较大囊泡,其周围尚可见蜂房样小泡。囊泡内如有积血则形成一半月形液平面,囊泡后壁可有色素增殖。囊样水肿范围轻者局限于中心区,分支阻塞者占据黄斑上半或下半,总干阻塞重症者,囊样水肿可扩展至视盘颞侧缘和上下血管弓。荧光血管造影晚期呈典型花瓣状或蜂房状渗漏(图7-144)。囊样水肿消退很慢,数月至一年不等,个别可长达两年不吸收。因囊样水肿的程度不同而视力的预后也不一致,暂时性水肿者大多数视力可恢复至0.5以上,长期水肿者,14%的患者视力可达到或超过0.5(Gutman)。我们观察了50例,视力恢复0.6以上者,轻度水肿患者占60%,中度者占22.7%,重度者占5.6%。数年后黄斑囊泡变平,呈暗红

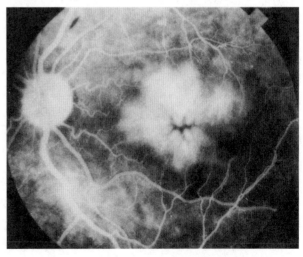

图 7-144　黄斑囊样水肿,花瓣状荧光素渗漏

色花瓣状图形,或有色素和纤维增殖,成囊样瘢痕,严重影响中心视力。

2. 新生血管和新生血管性青光眼 新生血管是视网膜静脉阻塞最常见的并发症之一,常导致玻璃体反复积血而使视力严重受损。新生血管产生的时间最早者为发病后 3 个月,随病程延长发病率增高。新生血管发生在视网膜和视盘上,总干阻塞产生的新生血管一般比分支阻塞者少,Laatikainen 和 Kohner 认为这是由于总干缺血型阻塞还未产生较多视网膜新生血管时已发生了新生血管性青光眼。Hayreh 报告新生血管发生在视网膜上者总干阻塞为 7.7%,分支阻塞为 24.1%,半侧阻塞为 41.9%。新生血管位于视盘者,总干 5.1%,分支 11.5%,半侧为 29%。分支阻塞视网膜和视盘新生血管 Shilling 等报告分别为 24% 和 16%;Michels 等为 24% 和 7%;Tremepe 等为 16% 和 8%;张惠蓉等为 20.55% 和 3.6%。新生血管常发生在无灌注区的边缘,或远离缺血区的视盘上或视盘附近的视网膜上。其形态最初呈芽孢状,逐渐长大呈丝网状、花圈状或海团扇状。荧光血管造影有大量荧光素渗漏。新生血管与视网膜无灌注的范围大小有密切关系,无灌注区超过 5～7PD 范围者则可产生新生血管(Clarkson,张惠蓉)。无灌注区面积愈大,产生新生血管的可能性愈大。

新生血管性青光眼是本病最严重的并发症。其发病率各作者报告差异比较大,以 1974 年以来报告的资料为 4%～29%(Priluck,Magargal),一般在 20% 左右。Hayreh 报告总干阻塞发生青光眼者为 33.3%,半侧阻塞为 3.2%,分支阻塞不会发生新生血管性青光眼;但 Magargal(1981)报告 101 例分支静脉阻塞中,有一例发生了新生血管性青光眼。新生血管性青光眼通常发生在总干阻塞缺血型患眼,一般在阻塞后 2～3 个月发病,故以往又称为"百日青光眼",也有报告 2 周或数年发病者,其特点是首先在虹膜出现新生血管,逐渐扩展至前房角,新生血管长入小梁网,堵塞房角导致虹膜周边前粘连,房角关闭,眼压升高而有头痛眼胀等症状。球结膜血管扩张充血,角膜水肿,虹膜瞳孔缘色素上皮外翻,瞳孔扩大。早期当角膜尚未发生水肿时,荧光造影可显示视网膜周边部至后极部毛细血管完全闭塞,甚至大的动脉和静脉也完全闭塞,仅有视盘及其附近的大血管和新生血管荧光充盈。一旦产生这种并发症,预后极差,药物和手术均难奏效,大多数患者视力完全丧失。

【预后】 视网膜静脉阻塞的预后与阻塞的类型、阻塞部位、阻塞程度和发生的并发症等有关。一般说来,总干阻塞比分支阻塞预后差,缺血型比非缺血型者差。张惠蓉报告本病 944 只眼,致盲率为 16.9%,其

中总干阻塞致盲者占 27.6%,半侧阻塞占 11.7%,分支阻塞占 8.6%。Kohner 认为总干阻塞无论用纤溶制剂或光凝疗法均不能使视力改善,仅能预防新生血管的产生。张惠蓉观察 406 只总干阻塞,治疗前后视力进步无人差别。Kwaan 收集 419 例未治疗的总干阻塞,75% 视力退步。分支阻塞预后较好,Gutman 和 Michels 分别报告未经治疗的分支阻塞,视力恢复在 0.5 以上者为 60% 和 53%。张惠蓉观察 478 只眼分支阻塞,视力恢复至 0.5 以上者占 57.5%。影响视力预后的主要原因为黄斑囊样水肿和新生血管及其并发症——玻璃体积血和新生血管性青光眼。

【治疗】 本病治疗比较困难,对某些疗法也存在争论。从理论上讲,血栓形成应用抗凝剂治疗,但实际上效果并不理想,许多过去使用的抗凝药已不再应用。迄今尚无特殊有效的治疗。一般可针对病因治疗和防治血栓形成,如降低血压和眼压,降低血液黏度,减轻血栓形成和组织水肿,并促进出血吸收。

1. 纤溶制剂 使纤维蛋白溶解,减轻或去除血栓形成。包括尿激酶、链激酶、去纤酶、克栓酶和组织纤溶酶原激活剂(tissue plasminogen activator,tPA)等。治疗前应检查纤维蛋白原及凝血酶原时间,低于正常者不宜应用。

(1)尿激酶:使纤溶酶原转变为纤溶酶。纤溶酶具有强烈的水解纤维蛋白的作用,可有溶解血栓的效果。尿激酶的常用剂量:①静脉滴注,宜新鲜配制,可用 4 万～20 万单位溶于 5%～10% 葡萄糖溶液或生理盐水 250ml,每日一次,5～7 次为一疗程。②球后注射,100～500IU 溶于 0.5～1ml 生理盐水,每日或隔日一次,5 次一疗程。③离子透入每天一次,10 天为一疗程。尿激酶治疗本病的有效率为 50%～72%(蔡松年,张惠蓉,小汉)。

(2)链激酶:与血液中纤溶酶原相结合成为复合激活因子,并使其激活转变为纤维蛋白溶酶,使纤维蛋白溶解,达到溶解血栓的效果。链激酶给药前半小时先肌注异丙嗪 25mg 和静脉滴注地塞米松 2.5～5mg 或氢化可的松 25～50mg 以减少副作用,初次剂量 50 万 U 溶于 100ml 生理盐水或 5% 葡萄糖溶液中静脉滴注,30 分钟滴完。维持剂量 60 万 U,溶于 250～500ml 5% 葡萄糖溶液,静脉滴注 4～5 小时,每日 1～2 次,5～7 天为一疗程,有效率 40%(Kwaan)。

(3)去纤酶:又称去纤维蛋白酶,是从我国尖吻腹蛇蛇毒中分离出的一种酶制剂,使纤维蛋白原明显下降而产生显著的抗凝血作用。治疗前先做皮肤试验,取去纤酶 0.1ml,加生理盐水稀释 10 倍至 1.0ml,再取 0.1ml 作皮内过敏试验,如为阴性,按每公斤体重给药

0.25～0.5IU，一般 40 凝血单位溶于 250～500ml 生理盐水或 5% 葡萄糖盐水中，静脉滴注，4～5 小时滴完。检查纤维蛋白原，当上升至 150mg 时再次给药，3 次为一疗程，有效率 83.3%（张仲彦）。

（4）组织纤溶酶原激活剂（tPA）是由体内血管内皮细胞产生的纤溶蛋白。后经基因工程技术生产成人工重组 tPA，它在体内可将纤溶酶原激活变成纤溶酶从而使血栓溶解。全身用药可用 100mg tPA 溶于注射用水 500ml 中，3 小时内滴完。前 2 分钟注入 10mg，后 60 分钟滴入 50mg，以后 120 分钟将余下的 40mg 滴完。tPA 全身应用较容易导致严重的出血，故现在国内外有作者用 tPA 作视网膜静脉微穿刺注入治疗本病。

2. 抗血小板聚集剂　常用阿司匹林和双嘧达莫。阿司匹林可抑制胶原诱导血小板聚集和释放 ADP，具有较持久的抑制血小板聚集的作用。每天口服 0.3g，可长期服用。双嘧达莫可抑制血小板的释放反应从而减少血小板聚集，口服 25～50mg，每日 3 次。

3. 血液稀释疗法　其原理是降低血细胞比容、减少血液黏度、改善微循环。最适用于血黏度增高的患者，方法是抽血 500ml 加 75ml 枸橼酸钠抗凝，高速离心，使血细胞血浆分离，在等待过程中静脉滴注 250ml 低分子右旋糖酐。然后将分离出的血浆再输回患者。10 天内重复此疗法 3～6 次，至血细胞比容降至 0.30～0.35 为止。此疗法不适用于严重贫血者。有效率 42%（Hansen）至 88%（陈为享等）。

4. 皮质类固醇制剂　Hayreh 认为对青年患者特别是由炎症所致者和有黄斑囊样水肿者用皮质激素治疗可减轻水肿，改善循环。有人不赞成应用皮质激素，认为静脉阻塞是血流受阻，静脉压增高，使血管渗透性增加，用皮质激素无效。

5. 激光　激光治疗的机制在于：①减少毛细血管渗漏，形成屏障从而阻止液体渗入黄斑；②封闭无灌注区，预防新生血管形成；③封闭新生血管，减少和防止玻璃体积血。激光对总干阻塞只能预防新生血管和减轻黄斑囊样水肿，对视力改善的效果不大，但对分支阻塞则效果较好。美国静脉阻塞研究组报告用氩激光治疗分支阻塞的黄斑囊样水肿，视力恢复 2 行以上者治疗组为 65%，对照组为 37%。氩激光治疗可降低新生血管和玻璃体积血发生率，该组治疗 160 只眼中发生新生血管者占 12%，而对照组 159 只眼中新生血管发生率高达 22%。已发生新生血管的眼经激光治疗后只有 29% 发生玻璃体积血，而对照组有 61% 发生玻璃体积血。

激光脉络膜 - 视网膜静脉吻合术 1992 年 McAllister 等首先应用氩激光进行了实验性激光脉络膜视网膜静脉吻合术，并应用于临床治疗非缺血性视网膜静脉阻塞。1998 年他又联合用 YAG 治疗使成功率从 33% 提高到 54%。其后国内外许多作者应用此法进行治疗，取得一定的效果。

6. 视网膜动静脉鞘膜切开术　可应用于视网膜分支静脉阻塞。在受压静脉与动静脉交叉处切开动静脉鞘膜，以减轻静脉受压。使血流恢复。手术后约 80% 患者视力稳定或提高（Opremcak）。

7. 玻璃体内药物治疗（intravitreal pharmacotherapy）　近年来的研究表明，玻璃体内注射抗血管内皮生长因子（vascular endothelial growth factor，VEGF）药物如 Lucentis 或皮质类固醇缓释药物如 Ozurdex 可显著缓解因静脉阻塞所引起的黄斑水肿。虽然抗 VEGF 药物玻璃体内注射还可使已形成的新生血管快速消退，但播散性激光光凝仍然是目前预防新生血管并发症的标准治疗手段。

8. 其他药物治疗　如活血化瘀中药可扩张血管，抑制血小板聚集，降低毛细血管通透性，改善微循环，如血栓通、丹参注射液等静脉滴注，治疗本病的有效率为 69% 左右（张惠蓉）。此外可根据病因给以降血压药或降眼压药。对症治疗如碘制剂肌内注射或离子透入以促进出血吸收。

（张惠蓉　刘宁朴）

第二节　视网膜血管炎

视网膜血管的炎症是视力受损的原因之一。常常侵犯视网膜静脉，动脉受累较少，有时动静脉均可受累，形成视网膜血管炎或视网膜血管周围炎。其病因和类型错综复杂，根据炎症来源可大致分为：

（1）源于感染或继发于葡萄膜炎，如结核、梅毒、弓形虫病或病毒感染等。

（2）源于全身性疾患，如巨细胞动脉炎、血栓闭塞性脉管炎、Behçet 病、结节病（Sarcoidosis）、全身性红斑狼疮等。

（3）原因不明。这种血管炎可能是一种特发性自身免疫性疾病，有人将 Eales 病归为此类。视网膜血管炎的一般临床特征是视网膜血管周围有炎性细胞聚集，血管壁水肿，血 - 视网膜屏障受损，视网膜有出血和渗出，荧光血管造影见血管壁有染料漏出，血管有白鞘等。

一、视网膜静脉周围炎

视网膜静脉周围炎（retinal periphlebitis）于 1882 年首次由 Eales 描述，故又称 Eales 病。由于常发生在青年，并有反复玻璃体积血的特征，故又称青年复发性玻璃体积血。

【发病率】 近年来国内外报告本病者较多。其发病率占住院患者的 0.66%（吴振中）。发病年龄一般在 40 岁以下，以 20～30 岁者为多，平均年龄约为 26.9 岁，吴振中报告 15～25 岁占 64%。好发于男性，占 80%～90%，男女比例为 3∶1（Fuchs）。约有 90% 的患者为双眼发病，可以同时发病，也可一先一后。双眼发病间隔时间多在数月至 1 年，少数可在 10 年之后另眼才发病。双眼严重程度可不一致，常一眼较重，有大量玻璃体积血不能看见眼底，而另眼视力尚正常，常在散瞳检查始发现视力正常眼周边部眼底有病变。

【病因】 20 世纪初期 Axenfeld 和 Stock 认为本病可能与结核有关，至 1935 年 Gilbert 称，在病变静脉旁发现了结核杆菌。有的人发现视网膜血管周围有肉芽肿性病变。虽然大多数患者有结核感染病史，但常无活动结核病，仅在肺部或纵隔，或身体其他部位有陈旧结核病灶。故对本病患者，应详细了解有无结核病史，或与结核患者长期接触的历史，这种患者结核菌素试验常为阳性。可疑者应作胸部 X 线检查以除外肺结核，聚合酶链反应（Polymerize chain reaction，PCR）试验呈结核阳性（Gupta）。除结核病病因外，有人认为与 Buerger 病有关，但后者影响视网膜血管发炎者少见。此外，也有人认为本病与局部病灶有关，如牙齿脓毒病灶、中耳炎、鼻窦炎或身体其他处有感染病灶等。有不少患者原因不明。

【临床表现】 早期由于病变在周边部、一般不影响视力，患者常无自觉症状。大多数患者在出血进入玻璃体时始来就诊。如出血不多，患者发现眼前有黑色点状或丝状飘浮物，视力正常或轻度下降；如大量出血进入玻璃体，患者可突然发现视力严重下降、仅见手动或仅有光感。眼底检查：早期视网膜周边部小静脉迂曲扩张、管径不规则，可扭曲呈螺旋形或环形，有的静脉旁有白鞘，偶尔小动脉也受累。受累血管附近的视网膜水肿，且有大小不同和数量不等的火焰状或点片状出血。静脉旁有白色片状渗出，或遮盖在静脉表面。随病情进展，病变可波及视网膜各象限周边部的小静脉，每支静脉及其附近均有相同病变，并渐向后部发展、波及更大的静脉。如同时合并有脉络膜炎，则在病变附近尚有黄白色或灰白色渗出斑位于视网膜血管深面。渗出斑陈旧以后，可留下色素斑块。出血从病变的血管漏出，可局限于视网膜，也可穿破内界膜进入玻璃体。少量的玻璃体积血，1～2 周后逐渐吸收或沉积于玻璃体下方，能查见大部分眼底，视力可以较好甚至恢复正常，可维持一定时间不发生出

血或出血很少。但有的患者多量出血反复发作，致视力严重下降。这种病例往往在半年至 1 年左右，眼底可无红光反射。反复玻璃体积血者，待出血吸收后，检查眼底受累静脉管径恢复正常，但粗细不匀，有白鞘伴随，其附近可有花圈状或海团扇状新生血管，这也是导致反复出血的原因。由于多次玻璃体积血，可产生玻璃体视网膜增殖，有机化纤维索条产生，这些索条的收缩可牵拉视网膜形成裂孔和视网膜脱离。

本病主要侵犯视网膜周边部小静脉，发生在眼底后极部大静脉者比较少见，但可侵犯一支或数支大静脉，管壁扩张充盈，有较多出血和白色渗出，视盘常有水肿充血。颞侧支受累者常导致黄斑视网膜水肿和星芒状渗出致视力下降。如同时合并有视网膜静脉阻塞，则症状较重。少数患者还可同时有虹膜睫状体炎。

眼底荧光血管造影见受累静脉管壁有荧光素渗漏和组织染色，毛细血管扩张和微血管瘤形成。黄斑受累者可出现点状渗漏。晚期病例在视网膜周边部有无灌注区和动静脉短路以及新生血管形成。

【病理】 主要病变在视网膜周边部小静脉，偶尔小动脉也受累。急性期视网膜静脉壁及其周围组织有多形核细胞浸润。在慢性和晚期病例，视网膜静脉壁及其周围组织有淋巴细胞、浆细胞、上皮样细胞、偶有巨细胞浸润。有时细胞浸润形成结节，可压迫血管壁使管腔变窄。炎性细胞也可侵犯管腔，使管腔部分或完全阻塞。仅少数作者在静脉管壁发现过结核杆菌。血管内皮细胞增殖、突入管腔，加上血管壁玻璃样变增厚，使管腔逐渐变窄，最后完全阻塞。血管壁破坏后，最终完全为纤维结缔组织代替。

【病程和预后】 本病的特点是病程长、容易反复出血发作。部分患者经过几次反复发作，仍可恢复较好视力。有些患者则反复玻璃体积血可持续数年甚至一二十年尚有活动病变，终致一眼或双眼失明。视力预后根据病情轻重和反复发作频率而有不同。轻症者仅有静脉周围炎的改变，如静脉旁白鞘、色素紊乱而不发生新生血管和玻璃体积血，或玻璃体积血较少，数月后吸收、眼底和视力恢复正常。Elliot 报告本病 135 例，病程持续 6 个月～51 年，半数患者保持良好中心视力，仅一人双眼失明。有的患者反复玻璃体积血、长时间不能吸收，导致新生血管或牵拉性视网膜脱离，晚期病例尚可产生虹膜红变、并发性白内障和继发性青光眼等。

【治疗】

1. 一般治疗 突然大量玻璃体出血患者应卧床休息，包扎双眼或戴针孔眼镜限制眼球活动，半坐位让血液沉于玻璃体下部。同时口服凉血止血中药如云南

白药、三七片等。陈旧玻璃体积血可肌内注射碘制剂，或作离子透入以促进出血吸收。

2. 病因治疗　增强全身抵抗力和抗结核治疗。无论是否发现活动或陈旧结核病灶，可试用一段时间的抗结核治疗，注射链霉素或口服异烟肼，或对氨基水杨酸钠3～6个月。也可行结核菌素脱敏疗法，以减轻复发程度，但有活动性肺结核者禁用。其他部位如耳、牙、鼻窦等有病灶者应当去除。

3. 皮质激素　疗效不能确定，全身应用或眼部注射均可试行。

4. 光凝治疗　可用氩激光或多波长激光封闭病变血管以预防出血，光凝无灌注区以预防新生血管。有作者报告光凝本病30例，除2例因黄斑水肿外，其余病例视力进步或保持正常。如果合并玻璃体积血可同时作玻璃体切除手术和激光光凝，大多数患者视力改善（EI-Asrar）。

5. 其他辅助药物　如口服止血活血中药，各种维生素特别是维生素C、路丁等。对于光凝治疗后新生血管未能完全消退的患眼，玻璃体内注射抗VEGF药物可促使新生血管消退。

（张惠蓉　刘宁朴）

二、巨细胞动脉炎

巨细胞动脉炎（giant cell arteritis）又称颞动脉炎（temporal arteritis）。1890年Huchinson首先描述，称为血栓性动脉炎。1932年Horton将其命名为颞动脉炎，因它同时侵犯脑动脉，故又称为颅动脉炎（cranial arteritis）。又因颈动脉及其分支也有受累，故Scott称之为眼颈动脉炎（Oculo-carotid arteritis）。1941年Gilmour和1946年Cooke根据病理学发现，认为全身动脉均可受侵犯，故命名为巨细胞动脉炎。1938年Jennings首次报告本病可以致盲。这是一种原因不明可自限的全身病，广泛影响全身动脉系统，但常使额动脉和颅动脉受累。其病理特征为动脉壁有炎性细胞，特别是巨细胞浸润，导致坏死和血栓形成。

【发病率】　本病主要发生在60岁以上的老人，55岁以下很少发病。本病随年龄增长而增多，有作者报告50～60岁老人其发病率仅1.7%，而80岁以上的老人可高达55.5%。临床上其发病率为万分之2～万分之2.9。尸检发病率更高，有报告在889个尸检中发现有额动脉炎者占1.7%。女性发病率高于男性4倍。西方发病率高，黑人和东方人中较少见，我国发病率也低。本病常使眼部受累，眼部发病率为本病的33%～57%（Whitefield）。

【临床表现】　眼部症状可出现在全身症状之前，也可在其后。

1. 视力　通常为突然视力下降，也可以逐渐减退。表现为一过性黑矇者约占12%。有的视力丧失可达数小时甚至数天后又慢慢恢复。可一眼先受累，1～10天后另眼也受累。视力丧失多发生在发病后3～12周，也有报告长达3年者。视力突然丧失的原因可由于视网膜中央动脉阻塞，睫状动脉受损导致缺血性视神经病变所致。视网膜中央动脉阻塞的患者有10%是由于颞动脉炎所致。Whitefield（1963）报告颞动脉炎72例，其中49人有眼部症状，而视力永久丧失者高达40人，其中12人双眼全盲、7人为单眼盲目。

视野改变表现为扇形缺损，或周边缩窄，或仅留下小片岛状区，或全盲致视野完全缺如。

2. 眼底表现　常见为缺血性视神经病变的症状，可有前部缺血或后部缺血。前部视神经缺血表现为视盘苍白、水肿和边界模糊，围绕视盘有浅层火焰状出血。视网膜有棉絮状斑。如同时有脉络膜梗死，则其浅面的视网膜有水肿。晚期视神经萎缩，视盘为苍白色。眼底荧光血管造影，在急性期可见围绕视盘的脉络膜无荧光充盈，视盘呈现弱荧光。有的病例可见视盘表层毛细血管代偿性扩张，视盘呈不均匀充盈。造影晚期视盘有染色并超过其边界。后部视神经即球后段视神经缺血，除有视力严重障碍，眼底变化很少。如果视网膜中央动脉受累，则可产生视网膜中央动脉阻塞的眼底改变。

3. 其他眼部症状　复视和眼肌麻痹可为颞动脉炎的早期体征，约占12%，如果老年患者发生复视，应注意有颞动脉炎的可能性。Whitefield报告本病72例，产生复视者12人。复视症状多在数日或数周后消失，但也有长期复视不消退者。眼外肌中以外直肌受累最常见，也有报告全眼肌麻痹者，偶有上睑下垂和瞳孔缩小。眼肌麻痹的原因，经尸检发现不是由于动眼神经受累，而是眼外肌缺血性坏死所致。

本病不常见的症状为视幻觉，可能由于大脑颞叶缺血之故。其他还有结膜炎、角膜炎、虹膜炎和眼前节坏死。Bettelheim报告本病可产生急性眼压降低，角膜深层肿胀和后弹性层皱褶。眼压降低的原因可能是供应睫状体的血管暂时阻塞，使房水生成减少。

4. 全身体征　由于本病广泛侵犯全身动脉系统，包括主动脉、颈动脉、无名动脉、锁骨下动脉炎、眼动脉和视网膜中央动脉等，故因不同动脉受累而有不同症状。最常见的症状为头痛和头皮触痛，占本病患者60%～80%，这种疼痛并可放射至颈、面、颊、舌，以致患者不能梳头和靠枕。典型病例的颞浅动脉现突起怒张，迂曲增厚，触诊时有触痛但无搏动。患者可有低热、衰弱、体重下降、身体不爽、耳疼眩晕、听力下降、牙关紧闭、舌咽困难、头发脱落或皮肤溃疡坏死、食欲不振、恶心、呕吐、腹痛和血沉明显增高等症状体征。

【实验室检查】 血沉增高为颞动脉炎患者的一个特征，但患病早期血沉可为正常，Cohen 的一组患者 1/3 最初血沉低于 30mm/h。Norns 报告本病血沉范围为 47～118mm/h，Albert 报告的病例平均血沉为 85mm/h。Bottinger 测量 50 岁以上正常人的血沉，男性为 20mm/h，女性为 30mm/h，而颞动脉炎患者血沉升高，可高达 89～100mm/h。除此以外，本病患者纤维蛋白原常增高，它的浓度愈大，血沉也愈快。另外尚可有 α 球蛋白增高、贫血以及肝功能异常，如溴酚酞磺酸钠异常、凝血酶原时间延长、碱性磷酸酶增高等。

【诊断和鉴别诊断】 根据病史、体征和多次血沉检查不难诊断。必要时可作颞动脉活检，但少数患者临床可确诊为颞动脉炎而活检为阴性，这种情况并不能完全排除本病。还可参照治疗反应进行判断，对疑为颞动脉炎者给大量皮质激素治疗，全身症状可立即改善。此外，发生缺血性视神经病变者，如果是由于动脉硬化所致，则血沉多为正常，即使增高，其幅度也不如颞动脉炎者大，且可伴有其他动脉硬化症状。

【病理】 颞动脉炎血管壁各层有大量炎性细胞浸润，尤以中膜受累最严重。炎性细胞包括巨细胞、淋巴细胞、组织细胞、上皮样细胞，偶有嗜伊红细胞或多形核白细胞浸润。弹力层有碎裂，肌细胞退行性变，中膜有斑状坏死，内膜增厚并有炎性细胞浸润，内膜下水肿和细胞增殖。动脉管腔变窄，仅留一窄缝，甚至变成实心的索条，管腔堵塞，导致组织缺血。外膜也有多量炎性细胞浸润，围绕外膜的神经被炎性细胞包绕并纤维化，因神经受压引起该处动脉触痛的症状。

【病程和预后】 许多作者指出颞动脉炎是自限性疾病，半年至 1 年后，症状自然减退，然而 Cullen 报告，在发病 3～26 个月后活检，颞动脉仍有活动病变，甚至病程长达 7 年以后，眼部并发症仍可发生。本病未经治疗的患者死亡率为 12%，半数死于冠状动脉或脑动脉意外，或死于肾衰竭。本病视力预后较差，接受治疗的患者，在视力严重减退者中仅有 15% 恢复一些视力。Keltmer 报告有 25%～36% 的患者单眼或双眼视力严重丧失或失明。

【治疗】 比较困难。应早期应用大量皮质激素治疗，静脉点滴和球后注射地塞米松或氢化可的松，可缓解疼痛和预防视力下降。在症状停止发展后，渐减少剂量，用药至少维持 9 个月，其他治疗，如抗凝剂、血管扩张剂等效果不大。

（张惠蓉　刘宁朴）

三、主动脉弓综合征的眼底改变

主动脉弓综合征（aortic arch syndrome）是由于主动脉弓发出的大动脉，如无名动脉、颈总动脉或左锁骨下动脉的进行性阻塞，导致动脉血压降低，颈、臂血管搏动减弱或消失，身体上部血流减少，致脑和眼以及肢体供血不足而产生的一系列症状和体征。由于阻塞部位、受累范围和程度以及病因的不同，各作者对本病有许多命名。1839 年 Davy 首先描述了无名动脉和左颈总动脉阻塞产生的后遗症。1875 年 Broadbent 观察到类似患者的桡动脉无搏动。1901 年 Turk 记录了主动脉弓分支阻塞所表现的各种特征。1908 年 Takayasu 首先详细报告了本病的眼底改变，称为 Takayasu 病。同时 Ohnishi 也报告了类似病例，故又名 Takayasu-Ohnishi 综合征。此后报告日益增多，有人称为无脉症（pulseless disease）、慢性锁骨下颈动脉阻塞综合征（chronic subclavian-carotid obstruction syndrome）、血栓闭塞性锁骨下颈动脉炎（thrombo-arteritis obliterans subclaviocarotica）、低压性眼血管症（ophthalmo-angiopathia hypotonica）、Martorell 综合征、多发性大动脉炎和缩窄性大动脉炎等。

【发病率】 日本报告多发生于女性，特别是 20～30 岁的青年妇女。但以后其他许多国家的报告认为本病性别和年龄分布很广，男女均可发病，有的报告平均年龄 40～50 岁。我国已报告的 40 多例中，以女性偏多，年龄最小者仅 4.5 岁（蓝平等）。

【全身表现】 根据血管受累部位和程度而有不同临床表现，主要由供血不足所致。患者可有头痛、头晕，甚至晕厥。言语和（或）听力障碍、吞咽困难、记忆力减退、情绪不稳。视力减退、鼻中隔坏死性穿孔。锁骨上区有血管性杂音。上肢无力，感觉异常如手臂阵发性麻木或发凉，一侧或两侧颈动脉和桡动脉搏动减弱或消失，血压不能测得。暂时性偏瘫，偶见发热，月经过少或无月经，皮肤柔弱，毛发纤细等。实验室检查可有白细胞增多、血沉增高等。

【眼部表现】 由于眼动脉供血不足致视网膜缺血。患者可有一过性黑矇，单眼或双眼视力减退直至黑矇。视野向心性缩窄或全盲。视网膜电图检查 b 波降低或熄灭。视力模糊随患者体位由卧位变为坐位而加重，特别是仰头或穿硬领或高领衣服时易诱发症状发作。视网膜动脉变细，中央动脉压下降不能测出。轻压眼球视网膜动脉即无血流，位置改变或视网膜中央动脉压降低至眼压水平时可见视网膜中央动脉搏动，血流呈节段状。视网膜静脉迂曲扩张，膨大呈豆状或梭形，静脉内血流呈念珠状或节段状，血流缓慢自视网膜周边部流向视盘。毛细血管迂曲扩张，特别是在视盘表面及其周围。视网膜周边部早期有微血管瘤形成，也有位于后极部者。视网膜中央动脉和静脉的吻合为本病最常见的体征，约占 81%，吻合可发生在眼底任何部位，但常见于视盘及其周围，呈环形及花圈状。随病情发展吻合增加。视盘表面也可有新生血管形成，可呈桑葚状或卷丝状。新生血管也可发生在其他部位，如中周部。视网膜可有斑点状或火焰状出血，以及视网膜渗出。晚期可产生视神经萎缩，视网膜脉络膜萎缩，色素沉着，动脉变细有白鞘，新生血管形成导致玻璃体积血，增殖性视网膜病变和牵拉视网膜脱离。

除眼底改变外尚可见球结膜血管扩张迂曲，并有动静脉吻合。角膜后壁有棕色沉着物。虹膜有新生血管，常沿虹膜瞳孔缘和虹膜根部走行，虹膜萎缩。瞳孔开大，偶有调节麻痹，可能由于睫状体和虹膜慢性缺血所致。睫状体房水分泌减少而形成低眼压。晚期有并发白内障。

眼底荧光血管造影，臂至视网膜循环时间延长（Okano）。视网膜动脉细，静脉扩张，晚期血管壁有荧光素渗漏，毛细血管扩张充盈，有微血管瘤形成，呈现点状强荧光。视盘表面新生血管呈花圈状强荧光并有渗漏。可见动静脉吻合支呈环状吻合。视网膜新生血管呈现强荧光，明显渗漏。视网膜周边部可见大片无灌注区，其附近可见动静脉短路。

【病因】　本病确定病因尚不清楚。任何引起血管阻塞的病因均可产生本病。以往认为梅毒性主动脉炎合并动脉瘤为其主要原因。但现在认为本病病因有多种因素，可能与许多炎症和变性疾病有关，如结核、链球菌感染、非特异性炎症、结节性动脉周围炎、颞动脉炎、Buerge 病、胶原病、风湿病以及其他过敏性疾患等。老年患者可能与胆固醇增高症、全身动脉硬化和（或）粥样硬化及血栓形成等造成血管狭窄或阻塞有关。

【病理】　主要病变位于大动脉的外膜和中膜，为慢性炎症改变。血管壁有淋巴细胞和浆细胞浸润，偶有巨细胞浸润，类似结核改变，结缔组织增生，使血管壁增厚，有中膜弹力纤维断裂，肌细胞组织局限坏死，内膜纤维组织增生而形成血栓。眼部病理改变无特殊性，主要为缺血所致。视网膜节细胞减少，胶质增生，视杆细胞和视锥细胞凝聚成团。视网膜动脉内膜增殖，视神经脱髓鞘。微血管瘤形成。睫状肌和睫状突萎缩。

【治疗】　比较困难。尽可能去除病因，可用抗结核、抗风湿药。如注射链霉素，注射和服用皮质激素，使用各种抗凝剂、纤溶剂和活血化瘀的中药仅能减轻

症状。施行动脉内膜血栓切除术，循环可以再通，但血栓可再形成。采用动脉搭桥手术，也可获一定效果。

本病预后不良，病程 1.4～14 年。患者可由于血液循环突然阻塞而死于脑缺血，也可死于心力衰竭等。

（张惠蓉　刘宁朴）

四、Susac 综合征

Susac 综合征为少见疾病，又称特发性复发性视网膜分支动脉阻塞（idiopathic recurrent branch retinal arterial occlusion）。其特点是发生在 20～40 岁的健康成年人。发病原因不明，可能为自身免疫疾病，免疫复合物沉积在血管壁，造成血管阻塞。

临床表现为双眼反复发作的视网膜分支或小分支动脉的阻塞。症状有突然发生的不规则闪光、地图样光斑，继而视野中出现暗点。中心视力常不受累。前房及玻璃体无炎症。眼底检查急性期见视网膜一个分支或几个小分支动脉变细，沿脉管壁视网膜水肿或有白色斑块状渗出，偶有视网膜出血，但血管内不见栓子。慢性期则见动脉变细，血管外鞘膜，或影子样血管。荧光素眼底血管造影有小动脉阻塞，在动脉的中段或邻近阻塞处，血管有壁染及轻度渗漏。阻塞血管如发生在黄斑，可能有中心视力下降，一般中心视力保持良好，但视野检查总有暗点、神经束性损害或向心缩小等。后期，少数病例因周边视网膜动脉阻塞而有视盘、视网膜或虹膜新生血管形成，并发增殖性视网膜病变及玻璃体积血，而需激光或玻璃体手术治疗。反复发作可延续数年甚至十多年。

50% 的病例因内耳血管炎而有听力下降，神经性耳聋或耳鸣、眩晕与共济失调等症状。20% 的病例可有脑病如偏头痛、头痛与呕吐。反复发作的双眼视网膜分支动脉阻塞、伴内耳症状与脑病时称 Susac 三联征。本病病因不明，全身检查包括系统回顾、体检、实验室检查如血象、蛋白质电泳或血液凝结试验，影像学包括颈动脉，心、脑 CT 与 MRI 等检查均一无所获，故有作者认为第一次发作，进行了详尽的病因探讨后，如诊断本病，今后如再发作可不必重复全身详细检查。鉴别诊断主要与多发性硬化相鉴别。MRI 显示，Susac 综合征病变更多表现在中线的胼胝体（corpora callosum），而多发性硬化的主要改变在围绕侧脑室的白质中。

治疗目前主要是全身使用皮质激素，发生并发症时需加激光或玻璃体手术。视力预后较好，少有完全失明的。

五、Churg-Strauss 综合征

Churg-Strauss 综合征（Churg-Strauss syndrome，CSS）

为侵犯全身中、小血管的血管炎，动、静脉均可受累。病因不明，可能是免疫系统过度活跃而产生自身免疫的疾病，严重者可致命。不具遗传性。

1951 年 Churg 与 Strauss 报道 13 例成年哮喘患者，2~3 年后出现全身血管炎并伴外周血嗜酸性细胞增多。以后有人称病症为过敏性肉芽肿或过敏性血管炎或 Churg-Strauss 综合征。它以哮喘、外周嗜酸性细胞增加和全身血管炎为其特点。全身症状有发热、厌食、乏力、体重下降。局部症状视受累脏器而异。肺部血管炎表现为胸痛、气短、咳嗽，胸片显示肺部炎症；皮肤受累时四肢皮肤出现紫癜或结节；消化道血管炎有腹泻、腹痛等现象；大脑血管炎可出现痉挛或意识障碍；累及周围神经则有肢体麻木、无力等。美国风湿协会认为下列 6 项中至少有 4 项即可诊断：①哮喘；②嗜酸性细胞增加 10% 以上；③肺浸润；④单或多条神经病变，其中以眼球运动神经障碍多见；⑤鼻道或鼻窦受累如鼻息肉等；⑥组织病理检查中见到坏死性血管炎的改变以及血管外肉芽肿和组织中的嗜酸性细胞浸润。

眼部表现有视网膜中央或分支动脉炎症而表现为中央或分支动脉的阻塞，睫状后短动脉受累而有前段缺血性视神经病变。这些病例均属急性起病并伴典型的眼底改变。其他眼部病变有眼睑与结膜的嗜酸肉芽肿，浅层巩膜炎、巩膜炎、葡萄膜炎、眼球运动神经障碍，以及眼眶假瘤等。

治疗用大剂量糖皮质激素冲击，继以皮质激素口服，如不见效，考虑其他免疫抑制剂如环磷酰胺静脉注射或口服。文献报道的视网膜动脉阻塞或前段缺血型视神经病变，虽投以大剂量皮质激素静脉注射及免疫治疗，疗效甚差，少有视力恢复的。

（王文吉）

第三节　视网膜其他血管病

一、获得性视网膜大动脉瘤

获得性视网膜大动脉瘤（acquired retinal arterial macroaneurysm）为后极部视网膜小动脉梭形或圆形扩张，形成单个或多个血管瘤。一般老年人发病，女性多见，常伴有高血压、动脉硬化等血管性疾病，另外发生视网膜静脉阻塞的患眼在阻塞区域亦好发本病。发病机制还不清楚，可能是高血压和年龄性改变导致动脉管壁平滑肌胶原改变，使得管壁变薄弱而产生局部扩张。经光学相干断层扫描检测，动脉瘤的直径约为 280μm，而动脉瘤所在的小动脉直径约为 120μm，本病

之所以称为大动脉瘤，概因肿瘤发生于视网膜中央动脉 2、3 级的较大分支，体积较大，以区别于糖尿病视网膜病变、视网膜中央静脉阻塞等所见的微血管瘤。

【临床表现】　如果视网膜大动脉瘤未累及黄斑，患者可以没有症状，但多数会因黄斑部水肿、渗出和出血等有中心视力的下降，甚至会突然降至指数或光感。眼底检查血管瘤位于后极部，多数位于颞侧小动脉 2、3 级分支动静脉交叉处，也有位于视盘附近，呈圆形或梭形囊样，橘红色，大多伴有视网膜出血，如出血较多可进入玻璃体或进入到视网膜下，有时出血可以掩盖大动脉瘤。血管瘤周围常有环状黄白色渗出斑，有的还有盘状浆液性视网膜神经上皮浅脱离。荧光素血管造影：大动脉瘤早期呈现高荧光，瘤体充满荧光素并可出现渗漏（图 7-145）。但荧光素血管造影可能由于出血遮挡而不能显示大动脉瘤，这时吲哚青绿血管造影能帮助确诊，显示出瘤体与动脉壁相连，并有搏动性。

【诊断和鉴别诊断】　根据眼底表现及血管造影检查结果不难做出诊断。鉴别诊断包括其他的视网膜血

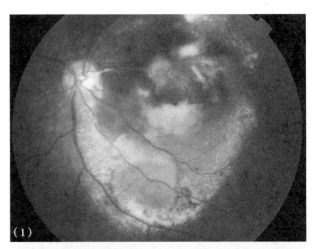

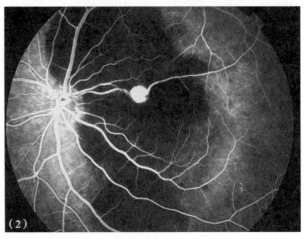

图 7-145　获得性视网膜大动脉瘤
（1）彩色眼底像　（2）荧光素血管造影

管异常，如糖尿病视网膜病变、视网膜毛细血管扩张症、视网膜毛细血管瘤、老年黄斑病变、Leber 多发性粟粒状动脉瘤等。

【治疗】 部分病例如病变不累及黄斑，可以定期观察，动脉瘤可因血栓形成、瘤壁纤维化而自然消退。如病变累及黄斑，可用激光光凝治疗，但要注意有引起视网膜小动脉闭塞的风险。合并玻璃体积血需做玻璃体手术。另外玻璃体腔注射抗血管内皮生长因子药物也有一定效果。

（梁建宏　黎晓新）

二、Coats 病

Coats 病又称为外层渗出性视网膜病变（external exudative retinopathy）或外层出血性视网膜病变（external hemorrhage retinopathy）。1908 年首先由 Coats 报告，他将本病分为三种类型：①不伴有血管改变的渗出性视网膜病变；②伴有血管异常和出血的渗出性视网膜病变；③有血管瘤和动静脉交通。后来认为第三种类型是一独立血管病，应称为 von Hippel 病，故不再包括于 Coats 病一类。1912 年 Leber 报告了多发性粟粒状动脉瘤病（multiple miliary aneurysms of Leber），其特点是视网膜有微动脉瘤和环状渗出。大多数作者认为 Leber 的病例属于 Coats 病第 2 种类型的早期阶段，也有作者认为是另一种眼底病。1956 年 Reese 发现患者是从视网膜毛细血管扩张发展成典型的 Coats 病，他称本病为视网膜毛细血管扩张症（retinal telangiectasis）。

Coats 列出本病的特点为：①眼底呈现大量白色或黄白色渗出；②眼底有成簇的胆固醇结晶沉着和出血；③血管异常，呈梭形或球形扩张，或呈纽结状、花圈状、团扇状卷曲；④某些病例最后产生视网膜脱离、继发性白内障、虹膜睫状体炎、继发性青光眼而丧失眼球；⑤本病好发于青年男性；⑥很少在全身找到病灶。

【发病率】 本病并不太常见，郭秉宽从 1953 年至 1980 年共收集 42 例，占同期住院患者的 0.08%。

1. 性别　本病好发于青少年男性，Morales 报告男性占 78%。男女之比为 13∶1（郭秉宽）、14∶5（Coats）、13∶10（Woods &. Duke）、25∶6（Egerer）。

2. 年龄　大多数为儿童和青少年。郭秉宽报告的 42 例，平均年龄 5.9 岁，12 岁以下者占 97.62%；Morales 报告 51 例，平均年龄 8 岁，年龄范围为 1～34 岁。

3. 眼别　绝大多数为单眼发病。郭秉宽报告 42 例均为单眼，其中右眼 17 倒、左眼 25 例；Woods 23 例中单眼者 18 例，双眼者 5 例；Egerer 31 例中单眼者 28 例，双眼者仅 3 例；Morales 51 例均为单眼发病。

【临床表现】 早期无自觉症状，由于多为单眼，又多发生在儿童和青少年，故常不为患者自己发觉，直至视力显著下降或瞳孔出现黄白色反射，或眼球外斜始引起注意。眼底典型的改变为视网膜渗出和血管异常。早期视盘正常，黄斑可正常或受侵犯。病变开始可出现于眼底任何位置，但以颞侧，尤其围绕视盘和黄斑附近为最常见；可局限于一、二个象限，或遍及整个眼底。渗出为白色或黄白色，点状或融合成片，常排列成边界不齐的条状，或呈半环状或环状，则称为环状视网膜病变（circinate retinopathy）。渗出位于视网膜深层的视网膜血管后面，也可部分遮盖血管。有的渗出隆起可高达数个屈光度，故本病又称为外层渗出性视网膜病变。在渗出的附近常见点状发亮的胆固醇结晶小体，及点状和片状出血。偶可见色素沉着。病变区的血管显著异常，动静脉均可受损，尤以小动脉明显。病变主要发生在血管第二或第三小分支，血管扩张迂曲，管壁呈瘤样、梭形或豆状血管瘤，或排列呈串珠状。血管也可呈花圈状、螺旋状或纽结状迂曲。并可伴有新生血管和血管间交通支。病变位于黄斑区附近者可侵犯黄斑，产生黄斑水肿，或有星芒状渗出，重者晚期黄斑形成机化瘢痕。

随着病情的发展，视盘可有充血，玻璃体有点状混浊，大血管扩张充盈，血管瘤增多，病变区扩大。晚期，大块渗出增多可占据整个眼底，同时引起视网膜球形脱离，脱离范围可占据眼底 1～2 个象限或影响全视网膜，颜色呈黄白色稍发暗或带暗绿色，在脱离的视网膜上血管有异常改变，或在未脱离的视网膜上发现血管瘤等异常损害。有时在疾病发展过程中发生视网膜血管大出血，如血液入玻璃体，则导致玻璃体混浊。有的病例大块渗出使视网膜高度隆起至晶状体后囊，出现白色瞳孔，酷似视网膜母细胞瘤。最后视网膜下和视网膜内渗出机化，被瘢痕组织代替。玻璃体也因出血机化，产生增殖性玻璃体视网膜病变。有些病例晚期可合并虹膜睫状体炎、并发性白内障或继发性青光眼，最后眼球萎缩。本病发展较慢、病程较长，可长达数年或更久。也有患者病情进展较快，一两年后即发生视网膜全脱离。但有部分患者可以静止，病情并不恶化。故病变的进展速度和是否静止于某一阶段，主要与视网膜血管异常的程度和范围有明显关系。

眼底荧光血管造影的典型表现为血管改变，病变区小动脉和小静脉扩张迂曲，尤以小动脉为重，管壁呈现囊样扩张，或呈串珠状动脉瘤，表现为圆点状强荧光。有的病例动脉瘤少，如 Coats 病第Ⅰ型；有的动脉瘤多，如 Coats 病第Ⅱ型。毛细血管高度扩张迂曲，有微动脉瘤形成。有些患者视网膜小静脉闭塞和毛细血管闭塞，形成岛状或大片状无灌注区。在动脉瘤和无灌注区附近可见动静脉短路,该处血流缓慢。病变区附近可有新生血管形成,其末端常呈毛刷状强荧光,并有荧光素渗漏。病变区的渗出可因荧光素染色呈现片状强荧光。如有大片出血则有荧光遮蔽影像。黄斑受损者可呈现不完全的或完全的花瓣状或蜂房样荧光素渗漏。

【诊断和鉴别诊断】 Coats病的典型病例根据患者年龄较小、单眼发病和眼底血管异常及大块状渗出等改变,不难明确诊断。但不典型病例则易与其他眼病混淆,应注意与以下眼病鉴别。

1. 视网膜母细胞瘤 较易与Coats病混淆,常有因Coats病误认为肿瘤而摘除眼球者。其鉴别诊断要点如表7-20。

表7-20 Coats病与视网膜母细胞瘤的鉴别

	Coats 病	视网膜母细胞瘤
年龄	多在6～12岁	多在3岁以前,6～12岁少见
眼别	多为单眼	约20%～30%为双眼
病程	发展缓慢	发展较快
玻璃体混浊	较少,小点状	较多,灰白色片状或块状
眼底改变	视网膜有大块黄白色渗出和胆固醇结晶,血管扩张呈血管瘤样改变及出血	视网膜呈灰白色隆起,有卫星样结节,出血少,有钙质沉着,肿瘤隆起处血管扩张
X线片	钙化点少见	钙化点多见
超声波	无实质性肿瘤波型	常见实质性肿瘤波型
透照试验	少数视网膜下出血者不透光	不透光
病理	视网膜和视网膜下有渗出、出血、机化结缔组织和胆固醇结晶	肿瘤呈假菊花形和菊花形排列

2. 早产儿视网膜病变 晚期出现白色瞳孔应与Coats病鉴别,但本病多为双眼发病,多见于早产儿曾接受氧气治疗者。

3. 转移性眼内炎 常继发于全身急性感染病,特别是肺部感染。眼前节常有不同程度炎症表现,如角膜后壁沉着、前房水闪光阳性,瞳孔缩小等葡萄膜炎体征。

4. 老年黄斑变性 对极少数Coats病的老年患者应与黄斑变性鉴别,后者病变恒在黄斑区,可有反复出血和大块渗出,但视网膜血管无瘤样改变。

5. 糖尿病性视网膜病变 有时有环状渗出及微血管瘤,但糖尿病性者常为双眼发病,且有全身性糖尿病的病史、症状和体征。

【病因】 迄今不明。曾有人认为本病可能为炎症,但炎症来源一直未能确定。也有人设想与梅毒、结核、弓形虫病及其他炎症有关,但绝大多数患者找不到感染源。近年来多数作者认为儿童和青少年Coats病系因先天视网膜小血管异常所致,即使眼底未见明显血管异常,但荧光血管造影或病理组织学检查都能发现血管的改变。毛细血管扩张和小动脉、小静脉损害、血管壁有玻璃样变、内皮细胞下有粘多糖物质沉积,致管壁增厚、管腔变窄、血流缓慢、血管闭塞。由于血管壁屏障受损,导致动脉瘤和微血管瘤形成,致浆液渗出和出血,出现大块状渗出。成年患者的病因则比较复杂,除有先天血管异常因素外,可能还有其他原因。如有的患者曾有葡萄膜炎,同时胆固醇增高而患本病,推测炎症可能为其诱因。也有人发现本病患者类固醇物质分泌量超过正常,糖耐量曲线延长,表明肾上腺皮质功能亢进,故认为本病可能与内分泌失调和代谢障碍有关。

【病理】 无论青年或老年患者,其病理改变基本相同。视网膜血管扩张、血管壁增厚、玻璃样变。血管周围有慢性炎性细胞浸润,主要为淋巴细胞和大单核细胞。血管内皮细胞增生变性,使血管变窄甚至闭塞。内膜下有PAS染色阳性的粘多糖沉积。有的血管内皮细胞脱落、甚至消失,失去屏障功能,且血液外溢。有的病例可有新生血管形成。视网膜早期有水肿、蛋白渗出液和出血位于视网膜外层,可引起部分或全部视网膜脱离,脱离的视网膜下充满蛋白渗出液和出血,有大量泡沫细胞和胆固醇结晶空隙,以及吞噬脂质的巨噬细胞。早期病例视网膜色素上皮尚正常,脉络膜可有慢性炎性细胞浸润。

晚期视网膜渗出被结缔组织代替,位于视网膜内和视网膜与脉络膜之间。瘢痕组织中有空腔出现,其中填满各种碎屑,如出血后残留的色素、玻璃样物质、巨细胞、胆固醇或其他结晶、钙粒等。视网膜色素上皮增生、变性和脱落。最后血管和视网膜有大量退行性变,血管硬化,视网膜完全为增殖纤维和胶质组织代替。

【治疗】 无特效疗法,早期病例应用光凝疗法效果较好。

1. 光凝疗法 可利用激光治疗,对早期病例效果较好(Tarkhanen)。光凝视网膜血管病变区可使异常血管闭塞,渗出减少,病变区为脉络膜视网膜瘢痕代替。Spitzems用光凝治疗71只眼,大多数病例病情停止进行,保留部分视力。

2. 冷冻疗法 可单独使用或与激光合并使用,有一定效果(Pauleikhoff)。

3．透热凝固术　在缺乏激光设备时可试用巩膜表面透热凝固术于相应病变区，部分病例有效。

4．手术治疗　有报告病变重者，如果有前膜形成和视网膜脱离可作玻璃体切除术和视网膜切开去除视网膜下渗出，保留部分视网膜功能和视力（Schmidt-Erfurth）。

5．其他治疗　肾上腺皮质激素，效果不确切，可减轻水肿，使病情暂时缓解，不能控制病情进展。以往有用 X 线照射，疗效也不确实。对本病的并发症如继发性青光眼或白内障等，可根据具体病情考虑手术对症治疗。

（张惠蓉　刘宁朴）

三、旁中心凹视网膜毛细血管扩张症

本病为好发于老年人的黄斑疾病。1968 年由 Gass 首先报道，称为旁中心凹视网膜毛细血管扩张（parafoveal telangiectasis）。1993 年 Gass 与 Blodi 重新进行分类，将本病分为三型。

Ⅰ型：可见毛细血管扩张、微血管瘤与黄色渗出，见于中年男性，单眼发病。因其在性别、单眼发病与眼底形态上与 Coats 病相似，故认为它可能是属于 Coats 病的范畴，为轻型 Coats 病。毛细血管扩张也为先天异常，只不过发生在成年人，且病变局限于黄斑区而已。

眼底检查黄斑区主要在中心凹颞侧，可见到扩张的毛细血管，范围 1～2PD。视网膜轻度水肿，扩张毛细血管外围有黄色点状硬性渗出，量多时排列成环状。视力常是轻至中度下降。荧光造影见到毛细血管扩张，后期有渗漏。因视力障碍不重，一般可观察。只有当视力严重受损或呈进行性下降时，才进行局部激光治疗。

本病需与许多可引起后极部毛细血管扩张及视网膜水肿、渗出的疾病相鉴别，其中最重要的是糖尿病视网膜病变。后者双眼患病；病变较广泛，除黄斑区外，他处视网膜也有微血管瘤，出血，硬、软性渗出物。通过检测血糖可明确诊断。分支静脉阻塞是另一需要鉴别的病变。分支静脉阻塞无例外地发生在动静脉交叉处，按静脉引流区域病变呈三角形分布；且病变以出血为主。这些明显的特点可与仅限于黄斑区的视网膜毛细血管扩张症相鉴别。放射性视网膜病变也有黄斑区毛细血管扩张与水肿，但其病变也较广泛而不仅限于黄斑，且过去的头、颈部放射治疗史有助于诊断。有作者通过对照研究，发现过去接受过头、颈部放射治疗或曾暴露于放射环境的人，发生特发性旁中心毛细血管扩张症Ⅱ型的危险性明显增加。可能当时的放射剂量虽不足以产生放射性视网膜病变，但仍可能对

视网膜微循环造成一定的伤害。

Ⅱ型（隐匿性毛细血管扩张与少量渗出）：在西方的报道中以此型最常见。不过日本作者发现日本人的发病情况与西方恰恰相反，以Ⅰ型最多占 74.1%，Ⅱ型仅为 18.5%。

此型毛细血管扩张属后天获得性，真正原因不明，可能与 Müller 细胞及毛细血管内、外皮细胞的变性有关。Green 曾对此型的眼球标本作光镜与电镜检查，观察到类似糖尿病视网膜病变的血管改变，即毛细血管基底膜增厚，内皮细胞变性与再生，并有继发性外周细胞丢失，但并未发现毛细血管扩张。此型发病年龄较大，在 40～60 岁间，男女性别无差异，累及双眼，病变对称，但程度可不等。眼底表现多样，颞侧中心凹旁有毛细血管扩张，范围常小于 1PD，也有累及全部而成环状的。毛细血管扩张在荧光素眼底血管造影早期最为清楚，后期血管渗漏使视网膜染色。视网膜水肿轻。黄斑颞侧视网膜常呈灰色，中心凹反光消失。约有一半病例血管扩张区视网膜浅层有金黄色反光点。黄斑部还可见到由于色素上皮增殖、移行引起的视网膜色素沉着；以及引流扩张的毛细血管血流进入视网膜外层的垂直小静脉，中心凹处或出现类似成人蛋黄样营养不良的黄色病变等等；也有因长期病变黄斑视网膜萎缩而出现板层裂孔的。本病早期视力正常，随着病程的延长，视力进行性下降。中心视力丧失多由黄斑部视网膜萎缩引起，这从 OCT 得到了证实。激光或玻璃体注射抗 VEGF 对本型病变帮助不大。急性视力下降多由增殖性病变即黄斑区的新生血管膜，以及由此产生的出血、渗出、视网膜脱离等改变所致。视网膜下新生血管膜需要积极治疗，位在中心凹外的可行激光光凝，中心凹下的考虑玻璃体内注入抗 VEGF 或用光动力（PDT）治疗。

Ⅲ型（visible telangietasis with capillary occlusion and minimal exudation）：为黄斑毛细血管闭塞型，此型极少见。检眼镜下可见到中心凹旁毛细血管扩张。荧光素眼底血管造影显示中心凹毛细血管闭塞与中心凹无血管区的扩大和少量渗漏。Gass 报道的 7 例都伴有中枢神经系统或全身血管病变。

2006 年 Yannuzzi 将此病命名为特发性黄斑毛细血管扩张症，不少作者已采用了他的命名法。另外，他还简化了 Gass 的分型：保留了Ⅰ型；将Ⅱ型分为非增生性与增生性，增生性与非增生性的区别在于有无视网膜下新生血管的出现。在他报道的 36 例中未见到一例属于 Gass 报道的Ⅲ型的病例，说明此型的罕见，故 Yannuzzi 将此型剔除。

（王文吉）

四、早产儿视网膜病变

早产儿视网膜病变也称未成熟儿视网膜病变（retinopathy of prematurity，ROP），原称晶状体后纤维组织增生症（retrolental fibroplasia，RLF）。1942 年由 Terry 首先报道，本病与早产、低出生体重以及吸高浓度氧气等有密切关系，是由于早产儿出生时视网膜血管尚未发育完全，出生后视网膜血管发育过程中形成新生血管以及纤维组织增生导致的视网膜病变，严重者可导致视力丧失。近年来随着我国新生儿重症监护水平的不断提高，早产儿的存活率不断提高，ROP 的发生率也相应升高。

（一）世界 ROP 三次大流行

20 世纪 40～20 世纪 50 年代工业化国家出现 ROP 第一次大规模流行，基础研究和流行病学调查分析这次大流行的主要原因是新生儿科大量使用高浓度氧或者无限制的氧疗提高早产儿存活率。随着对 ROP 的认识以及在眼科医师的强烈呼吁下，美国政府首先开始强行削减新生儿氧气的使用，从 19 世纪 50 年代中期开始，ROP 致盲率下降，但是同时发现早产儿的死亡率和脑瘫的发生率明显上升。随后的几十年中，由于新生儿学科的进步、围生期监护水平的发展，新生儿各项并发症得到有效控制，使早产儿和低体重儿存活率大大提高，19 世纪 80 年代 ROP 致盲率又出现上升趋势，即第二次 ROP 流行。随着早产儿监控吸氧在临床上的广泛推广，ROP 筛查的普及和 ROP 治疗成功率的提高，特别是这些发达国家制定了各项制度严格控制 ROP 的致盲率，使 ROP 发病率在这些国家趋于稳定。但是最近 10 年间，ROP 致盲率在发展中国家出现了第三次上升趋势（表 7-21），究其原因是这些地区早产儿和低体重儿大量存活但相应的 ROP 筛查和治疗措施不完善。调查中国、东南亚、南亚、拉丁美洲和东欧这些新兴工业化国家的城市盲童学校的眼病情况，发现 ROP 是这些地区儿童致盲的重要原因之一。还有一些经济落后地区 ROP 致盲率上升与新生儿监护水平不高密切相关。

（二）发病机制和临床特征

ROP 是早产儿和低出生体重儿发生的一种视网膜血管增生性病变，ROP 的发生率与新生儿病死率呈负相关，与其存活率呈正相关。ROP 的病因是多方面的，目前尚不能用任何单一的病因解释，高氧诱导 ROP 发生的病理过程已基本明确，视网膜成熟程度是 ROP 发病及其严重程度的根本原因，血管内皮细胞异常增生，新生血管形成是 ROP 的基础病变。

1. 病因及危险因素

（1）早产、低出生体重：大量临床资料和基础研究显示，ROP 发病的根本原因是早产儿视网膜发育未成熟，疾病严重程度与早产儿视网膜发育情况和结构直接相关。正常足月儿出生时视网膜血管已完全血管化，而早产儿出生时视网膜血管发育不完善，存在无血管区，胎龄越小，视网膜无血管区范围越大，大片无血管区内的视网膜处于相对缺氧状态，缺氧的视网膜会产生大量血管内皮生长因子，从而刺激视网膜新生血管生成，导致 ROP 的发生和发展，研究表明出生体重越低、胎龄越小，ROP 发生率越高。出生体重 500～749g、胎龄 25～27 周的早产儿 ROP 发生率高达 70%～80%；而出生体重 1250～1499g，胎龄 34～36 周的早产儿 ROP 发生率约 20%，可见预防生产低出生体重的早产儿是预防 ROP 的关键措施之一。

（2）氧疗：氧疗是常规抢救早产儿生命的重要措

表 7-21　世界三次 ROP 流行情况分析表

项目	ROP 历史事件回顾		
	19 世纪 40～50 年代，第一次流行	19 世纪 60～70 年代，第二次流行	19 世纪 80 年代～现在，第三次流行
ROP 危险因素			
早产	+	++	+++
低出生体重	+	++	++++
高浓度氧	++++	+++	+
疾病因素	+	+	+/-
<1000g	高死亡率	中等死亡率	低死亡率
	无 ROP	ROP+	ROP +++
1000～1500g	提高存活率	低死亡率	极低死亡率
	ROP +++	ROP ++	无 ROP
新生儿监护水平	差	中等	提高

施之一,因此大多数早产儿和低出生体重儿在抢救过程中均接受不同程度的氧疗。目前研究显示视网膜组织相对缺氧是诱发 ROP 的因素。目前吸氧与 ROP 的研究认为,其一,未成熟的视网膜血管对氧浓度极为敏感,在相对高浓度氧的状态下引起视网膜血管痉挛收缩,加重早产儿视网膜缺氧,从而诱导视网膜产生血管内皮生长因子,刺激视网膜新生血管生成,最后新生血管机化形成增生膜,严重者可牵拉视网膜,造成视网膜脱离,发展为重度 ROP。其二,周边视网膜无血管区存在着原始梭形细胞,它们是视网膜毛细血管的前身,胎儿期在子宫内低氧环境下,梭形细胞先增生成条索块,管道化后形成正常的毛细血管,当早产儿出生后暴露在高氧环境下时,梭形细胞受到损伤,导致血管异常增生而产生 ROP 病变。其三,过多的氧自由基(oxygen free radical)可引起早产儿 ROP,其毒理作用是氧自由基和同期反应的氧化代谢产物形成过快,使得组织内抗氧化防御机制无法同步,在缺氧 - 再给氧的相对缺氧状态下更易产生过多的氧自由基,导致反应性氧化产物的积聚,造成组织过氧化损伤,引起 ROP 的发生和发展。国内外关于吸氧与 ROP 的研究显示:给氧浓度、给氧持续时间、相对缺氧和给氧方式等均是引起 ROP 的原因。因此严格掌握氧疗指征,规范吸氧浓度和时间,尽量保证血氧水平相对稳定,尤其是出生早期避免血氧浓度大范围波动,出生后第一周动脉血氧分压波动越大,ROP 发生率越高,程度越重。

(3)个体差异和遗传因素:临床观察显示,有些早产儿吸氧时间较长,但不发生 ROP,而有些早产儿仅吸低浓度氧数天就发生 ROP,这种现象说明 ROP 可能与个体、种族、疾病状态等差异有密切关系。白种人发病率和病情严重程度高于黑种人;复发性贫血、血液黏稠、体温变化、光照程度、多胎妊娠等均可能与 ROP 发生有一定的关系。随着基因技术的进步,在早产儿基因筛查工作中采用基因芯片技术研究发现,ROP 的发生与某些基因表达异常密切相关,这些研究可以解释临床上一些严重 ROP 患儿的病情发展和治疗效果的差异。

(4)其他:早产儿相对缺乏抗氧化剂如维生素 E(VitE)、谷胱甘肽。动物实验表明:水溶性维生素 E 的类似物 troloxC 具有拮抗氧自由基损害的功能,可以减轻由氧疗诱发的 ROP,在一定程度上使 ROP 的新生血管增生得到明显改善。而 Papp 等在关于 ROP 中谷胱甘肽的研究中发现,活动期 ROP 患者的红细胞内还原型谷胱甘肽(GSH)的水平降低,而氧化型谷胱甘肽(GSSG)的水平升高,导致 GSH/GSSG 的比值降低,从而揭示 GSH/GSSG 的比值可作为活动期 ROP 患者的生化筛选指标之一。

2. 发病机制 大量的动物实验和临床观察已经证明:胚胎早期视网膜没有血管,胎龄 4 个月时,视网膜血管自视盘起开始发育,以后逐渐向周边发展,8 个月时达鼻侧周边,到胎儿足月(10 个月)视网膜颞侧血管才发育完全,因此,早产儿视网膜血管尚未发育完全是 ROP 的发病基础。目前研究认为 ROP 是视网膜血管发育异常的疾病,其病理生理过程主要分为两个阶段:①视网膜毛细血管血管关闭和消失;②视网膜新生血管异常增生。尽管 ROP 发生机制尚未完全清楚,但高氧诱导 ROP 的发生过程已基本明确,早产儿的周边视网膜血管尚未发育完全,吸氧引起动脉血氧分压升高后引起视网膜血管痉挛,持续性血管收缩甚至可导致血管永久性的闭锁。当早产儿回到正常氧环境中,闭锁毛细血管附近的毛细血管内皮细胞因相对缺氧发生增生,新生血管形成逐步长入玻璃体腔,进一步引起玻璃体腔出血及纤维增生,最终导致牵拉性视网膜脱离(tractional retinal detachment,TRD)。视网膜新生血管的形成在 ROP 的发生机制中起主导作用,新生血管的生成是众多因素之间复杂的相互作用、相互调节的结果。当血管生成刺激因素和抑制因素失去平衡时 ROP 即发生发展。有关新生血管生成有三种学说:细胞因子学说、氧自由基学说和梭形细胞学说。其中细胞因子学说得到共识,现已发现多种与血管生成相关的因子,其中促进血管增生的因子有:血管内皮生长因子(vascular endothelial growth factor,VEGF)、碱性成纤维细胞生长因子(basic fibroblast growth factor,bFGF)、促血管生成素(angiopeietin,ANG)、基质金属蛋白酶(matrix meta loproteinases,MMPs)、肝细胞生长因子(hepatocyte growth facor,HGF)、表皮生长因子、血小板衍生血管内皮生长因子(platelet derived growth factor,PDGF)等。抑制血管增生的因子有:色素上皮衍生因子(pigment epithelium derived factor,PEDF)以及一氧化氮(nitric oxide,NO)等。当血管生成物质与抑制血管生成物质达到动态平衡时,血管生成的"开关"关闭;当血管生成物质占优势时这一动态平衡被打破,"开关"打开,于是血管内皮细胞移行和增生,细胞外基质(extracellular matrixc,ECM)降解,管腔结构形成以及细胞外膜形成,导致新生血管增生。

3. 我国 ROP 的临床特征 由于国情不同,我国 ROP 的临床特征具有特殊性。依据 1998 至 2001 年我国盲童学校的统计,ROP 占儿童失明原因的 2%~3%。随着新生儿重症监护室的建立和技术设备的不断完善,早产儿的监护水平不断提高,从而低出生体重早产儿的存活率不断提高。目前我国三级医院的新生儿科出生体重<1000g的早产儿存活率已达到43%，出生体重为1000～1500g早产儿的存活率为75%。随着早产、低体重儿存活率的提高，ROP的发病率也随之上升。2006年北京妇产科医院新生儿重症监护室的ROP筛查结果显示17%的早产儿发生了不同阶段的ROP。在加拿大、美国和英国，严重ROP患儿的平均出生体重为750g，出生孕周为25周。我国2006年调查显示严重ROP患儿的平均出生体重为1430g，出生孕周为30周，特别是严重ROP早产儿的临床特征也不同于拉丁美洲中等收入国家的早产儿。在拉丁美洲国家，ROP的发生被描述为ROP的第三次流行，受累患儿兼有第一次流行和第二次流行的特征，其患儿出生孕周为26.3～33.5周，出生体重为903～1527g。2006年北京地区严重ROP患儿研究显示出生体重<1000g或出生孕周<28周者较少，提示我国严重ROP患儿具有文献报道的第一次流行时的患儿特征（平均出生体重1350g）。由于美国（小儿眼科和斜视弱视协会）及英国的筛查标准不适合于我国患儿，在我国有较大、较成熟早产儿发生ROP的情况。我国《早产儿治疗用氧和视网膜病变防治指南》发布后，各地儿科的用氧情况逐渐规范，ROP的筛查工作逐步普及，因此ROP的发病率和致盲率将会逐渐降低。

（三）ROP分期和特殊病变

1. ROP分期　目前ROP有明确的国际分类标准（the international classification of retinopathy of prematurity，ICROP），1984年首次发表，1987年进行了扩展，2005年重新修订。分类标准所遵循的统一原则是：病变越靠近后极部，受累视网膜血管组织就越多，病变就越严重。ROP的4个主要因素显示疾病的急性阶段：严重程度（分期）、视网膜病变前后位置（分区）、病变累及的视网膜范围（以象限区域表达）、有无附加病变（提示ROP严重程度和疾病进展情况）。国际惯例表示一眼ROP情况用观察到的病变的最高分期、最低分区和是否伴有附加病变表示。ROP分期根据有血管区和无血管区结合处异常病变情况决定：1期和2期通常显示轻微病变；3期病变比较严重，纤维增生性病变向玻璃体腔延伸；4期和5期视网膜有部分脱离（4期）或全部脱离（5期）。2005年ICROP修订标准包括最严重ROP，即急性进展性后极部ROP（AP-ROP），常出现在非常不成熟的早产儿的后极部，视网膜特征性血管异常扭曲和扩张，但周边视网膜病变不明显，如不及时干预治疗预后极差。ROP病变部位分区依视网膜受累范围分为3个同心圆区，每区均以视盘为中心（正常视网膜血管从视盘中心向锯齿缘走行）：Ⅰ区

（后极部）为以视盘中心至黄斑中心的2倍距离为半径的圆形范围；Ⅱ区为从Ⅰ区边缘向外，至鼻侧锯齿缘（右眼3点位、左眼9点位）形成的一环形区；Ⅲ区为Ⅱ区以外所剩余的视网膜新月形区（图7-146）。具体ICROP修订标准见表7-22。

表7-22　国际ROP分级（ICROP修订）

特征	分级
前后位置	Ⅰ区：视盘为中心，视盘到黄斑2倍距离为半径的圆形区域
	Ⅱ区：Ⅰ区外围的视盘到鼻侧锯齿缘为半径的圆形区域
	Ⅲ区：Ⅱ区外围的新月形区域到颞侧锯齿缘
严重程度	
ROP分期	1期：有血管和无血管分界处出现清晰的分界线
	2期：有血管和无血管分界处出现嵴
	3期：视网膜外纤维血管增生
	4期：部分视网膜脱离。4A：中心凹外；4B：累及中心凹
	5期：全视网膜脱离
AP-ROP	后极部血管显著扩张和扭曲，Ⅰ区和Ⅱ区有血管和无血管分界处没有显著的ROP分期表现
病变范围	用钟点位置或30°扇形区表示视网膜病变范围
后极部血管异常	ROP患者后极部血管扩张和扭曲
附加病变	异常血管怒张和扭曲至少累及2个象限
前附加病变	后极部血管异常（静脉扩张和扭曲）但不足以诊断附加病变

2. ROP特殊病变

（1）附加病变（plus病变）：指后极部视网膜静脉扩张和小动脉迂曲，严重的血管异常提示为活动性ROP。严重plus甚至伴有虹膜血管怒张，瞳孔强直不易散大，玻璃体混浊。如后极部血管充分扩张和迂曲至少侵及2个象限可诊断plus病变，以ROP分期号后添加"+"号记载，例：2期ROP合并plus病变，以"ROP 2期+"表示。

前附加病变（preplus病变）：指后极部视网膜血管尚未达到plus病变血管异常的程度，但已有较异常的血管扩张和迂曲，随时间进展有可能达到明显的plus病变，preplus病变临床上又依病变程度分成轻度、中度和重度三期。记录时可在ROP分期加注"preplus病变"，如"Rop2期，preplus"。

（2）急性进展性后极部早产儿视网膜病变（aggressive

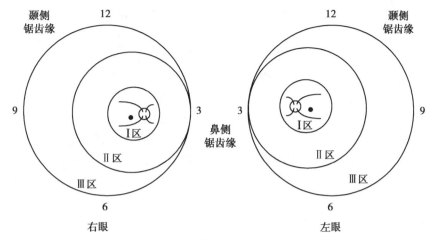

图 7-146　ROP 眼底分区
病变范围用传统眼底表示方法沿上方、下方、鼻侧、颞侧依顺时针方向（1～12 点钟）所在的钟点方位来表示

posterior ROP，AP-ROP）：近年常见，发生在极低体重的高危早产儿，进展很快，如不及时治疗，常可迅速进展至 ROP5 期，预后很差。此型 ROP 的特征是病变位置靠后，有显著的 plus 病变，可有适度增生性视网膜病变。AP-ROP 最常见于Ⅰ区，但也可见于Ⅱ区的后部，早期后极部 4 个象限内显示血管扩张、迂曲，病变进展很快，在视网膜内血管之间可发生短路，小动脉与静脉因血管扩张而不易区分。AP-ROP 另一特点是病变不依常规由 ROP 1 期向 2 期和 3 期发展，病变呈圆周形扁平样扩展，在有血管区与无血管区分界处可有出血但一般无明确的分界线和嵴。

（3）阈值病变（threshold disease）：Ⅰ区和Ⅱ区的 3 期病变同时具备：①范围达到 5 个连续钟点合并附加病变或②间断范围累计达 8 个钟点合并附加病变。阈值病变必须及时治疗。

（4）阈值前病变（pre-threshold disease）：①Ⅰ区和Ⅱ区的任何分期的早产儿视网膜病变；②Ⅱ区 2 期合并附加病变；③Ⅲ区尚未达到阈值期的 3 期病变。阈值前病变又分成Ⅰ型和Ⅱ型。Ⅰ型：Ⅰ区伴有附加病变，Ⅰ区 3 期病变，Ⅱ区 2 期或 3 期合并附加病变。Ⅱ型：Ⅰ区 1 期或 2 期无附加病变，Ⅱ区 3 期无附加病变。Ⅰ型也称高危性阈值前病变，不良预后高达 15% 以上，必须及时干预治疗。Ⅱ型可密切观察，一旦转变成Ⅰ型则预积极处理。

（5）ROP 退行性改变：多数 ROP 可自行退化，病变由血管增生型向纤维化型转化。退化的 ROP 病程由急性发展期先表现为静止，视网膜病变不再向严重程度发展，病变范围可由Ⅰ区逐步退至Ⅱ区或Ⅱ区退至Ⅲ区。大部分退行性改变发生在分界线部位，嵴的颜色由橙红色变为白色，周边部视网膜血管变少，颞侧

血管弓走行变直，视网膜有色素性改变，患儿成长过程中还可出现视网膜裂孔，甚至发生牵引性和（或）孔源性视网膜脱离（表 7-23）。

表 7-23　ROP 视网膜退行性改变后遗症

	血管	1. 周边无血管区 2. 视网膜分支血管异常 3. 周边环形血管弓 4. 毛细血管扩张
周边部	视网膜	1. 色素改变 2. 玻璃体视网膜界面改变 3. 视网膜变薄 4. 视网膜皱襞 5. 玻璃体膜 6. 格子样变性 7. 视网膜裂孔 8. 牵拉性或孔源性视网膜脱离
后极部	血管	1. 血管扭曲 2. 拉直的颞侧血管弓 3. 颞侧大血管角度异常变窄或扩张
	视网膜	1. 色素改变 2. 玻璃体视网膜界面改变 3. 玻璃体膜 4. 黄斑扭曲或异位 5. 视网膜皱襞 6. 视盘前视网膜牵拉 7. 牵拉性或孔源性视网膜脱离

（四）治疗方法

1. 药物治疗　VEGF 在 ROP 发病过程中起着重要作用。在 ROP 形成过程中，不同氧浓度环境的变化通过调节 VEGF 而对 ROP 的形成起到作用。VEGF 表

达的上调出现于新生血管形成之前，抑制 VEGF 的表达可减少新生血管的形成。

Bevacizumab（商品名 Avastin）是一种重组的人类单克隆 IgG1 抗体，可与所有已知 VEGF 异构体结合，通过抑制其生物学活性而起作用，能阻止血管渗漏和新生血管的形成。与 Pegaptanib（Macugen）、Ranibizumab（Lucentis）等 VEGF 抑制剂（anti-VEGF）相比，Bevacizumab 性价比高，治疗效果好，目前应用最多。玻璃体腔注射治疗 ROP 可以有效地抑制 ROP 眼的新生血管形成，并使已生成的新生血管退化及减轻视网膜血管的迂曲扩张。理论上特别适合在 AP-ROP 中应用。但 Mintz-Hittner 等报道玻璃体腔单纯注射 Bevacizumab 与激光光凝治疗相比，对于Ⅰ区 3 期＋的病变治疗有明显优势，但对于Ⅱ区 3 期＋的病变治疗两者无明显差别；另外，Bevacizumab 治疗后周边视网膜血管继续发育，而激光光凝治疗（Laser photocoagulation）则造成了周边视网膜不可逆的破坏。此种注射也可用于冷凝或激光光凝治疗失败的病例。4 期 ROP 也可以慎重使用，因为 Bevacizumab 玻璃体腔注射治疗可以使新生血管退化，减少玻璃体切除手术中出血的发生，但新生血管退化后引起的过快过重纤维化有加重视网膜脱离的危险。也有激光光凝联合玻璃体腔注射 Bevacizumab 治疗引起脉络膜撕裂的报道。

玻璃体腔注射 Bevacizumab 治疗 ROP 的剂量及用法没有统一的标准。推荐用量为 0.016ml（0.4mg）、0.03ml（0.75mg）或 0.05ml（1.25mg）。大多主张在角巩膜缘后 1.0mm 或 1.5mm 处平行眼轴进针。大部分用 Bevacizumab 玻璃体腔注射治疗 ROP 的研究，在其后随访的 12～16 个月内尚未发现全身及局部的毒副作用，但其远期疗效及安全性还有待进一步的研究观察。Sato 等报道玻璃体腔注射 Bevacizumab 0.5～1.0mg，可引起全身 VEGF 的降低。在 BEAT-ROP（Bevacizumab Eliminates the Angiogenic Threat of Retinopathy of Prematurity Study）研究中发现，由于 VEGF 水平对于肺的发育很重要，经 Bevacizumab 治疗与激光光凝治疗的 ROP 患儿相比，死亡率要高（6.6% 相对于 2.6%）。Bevacizumab 是否对正常视网膜血管的发育有影响是人们关注的又一焦点。随着 Ranibizumab 在中国的上市，笔者用 Ranibizumab 替代 Bevacizumab 治疗严重 ROP 特别是 AP-ROP 同样取得了满意效果。

2. 基因及干细胞治疗　目前针对 ROP 新生血管的治疗方法很多，但大多只能维持一段时间，且往往对视网膜本身也有一定的损害。如何能够通过一个微小的手术操作，既能保存视力，又能长期抑制视网膜新生血管生成，是未来的研究方向。

基因治疗指的是用载体携带目的基因，将目的基因插入靶细胞 DNA，通过基因治疗调节参与疾病发生的各种细胞因子的表达。ROP 发生于出生后一个极短的时间窗，从新生血管发生到视网膜脱离往往仅有几周时间；眼部又是一个免疫作用相对比较薄弱的器官，因此 ROP 具备基因治疗的基本条件。VEGF、碱性成纤维细胞生长因子（bFGF）、胰岛素样生长因子（IGF-1）、低氧诱生因子（HIFα-1）及色素上皮衍生因子（PEDF）等均在 ROP 发生中扮演重要角色。因此，可尝试通过基因治疗来调节这些细胞因子的表达，从而达到治疗 ROP 的目的。国际上有人用 VEGF 反义寡核苷酸（AS-ODs）注入缺氧性视网膜新生血管模型鼠玻璃体腔内，通过与 VEGF mRNA 结合，抑制 VEGF 的蛋白结合，从而抑制视网膜新生血管形成，并发现其抑制程度与寡核苷酸浓度成正比。还有人尝试将携带 β 乳糖苷酶基因的腺病毒载体注入大鼠 ROP 模型的玻璃体腔中，X-gal 染色显示 β 乳糖苷酶特异性表达于玻璃体腔血管和注射邻近部位，而不影响视网膜血管的正常发育。用 PEDF 腺病毒载体（AdPEDF）输送人 PEDF 基因，由 CMV 启动子调控 PEDF 的目的基因的表达，基因表达至少持续 1 个月以上，可达到抑制视网膜新生血管的目的。国内也有人尝试用腺伴随病毒载体介导 Kringle5 基因来治疗大鼠氧致视网膜病变。干细胞（SC）是一类具有自我复制能力的多潜能细胞，多能 SC 可以分化为各种细胞类型。成人骨髓中存在 SC，包括血管内皮细胞祖细胞（EPC）等，可靶向作用于眼部的新生血管，并起到促进血管生成和神经修复的作用。另一方面，SC 的这种靶向于神经胶质细胞并参与血管形成的特性，可用于靶向传输抗血管生成因子于异常血管处，从而抑制异常血管的形成。无论是基因治疗还是 SC 治疗，都具有广阔的研究前景，但目前所有这些探索均处于实验室阶段，要真正应用于临床还有很长的路要走。

3. 手术治疗

（1）激光光凝及冷冻治疗：AP-ROP、ROP 阈值病变、阈值前病变 1 型的最佳治疗方式是间接检眼镜激光光凝。治疗可在表面麻醉或全身麻醉下进行，可选用二极管 810nm 或倍频 532nm 激光，能量 100～300mW，间隔时间为 0.25～0.30 秒，使用半融合光斑，强度以视网膜产生灰白色反应为宜；光凝范围为锯齿缘到嵴之间的视网膜无血管区。激光光凝治疗后可用 RetCam 进行眼底照相，以确认有无激光光凝遗漏区域并给予相应处理。治疗 1～2 周后复查，若 plus 病变持续存在，出现新的病变区或纤维血管继续增生，必要时补充激光光凝或行抗血管内皮生长因子（VEGF）药物治疗，严重者可能需要进一步手术治疗。阈值前病变 2 型则暂不处理,密切随访,一旦变成 1 型则予激光光凝处理。多年来,关于激光光凝的后界到何处为止一直存在争议。一种观点认为仅嵴前无血管区行激光光凝即可;另一种认为除此之外嵴上也应激光光凝,这样可以促进嵴更快消退,减少瘢痕形成;还有一种观点认为对嵴后 pop-corn 区(视网膜内的微血管异常)也行 2～4 排激光光凝。近年来随着 RetCam 荧光素眼底血管造影的开展,发现嵴上一般有广泛渗漏,嵴后可见视网膜内的微血管异常、无灌注区和荧光渗漏。因而上述三种观点都正确。理论上 810nm 激光因穿透力强、对晶状体损伤小而优于 532nm 激光,但从临床实际应用效果来分析,两种激光光凝的疗效并无太大的区别。

冷凝治疗的适应证同激光光凝治疗。主要适用于无激光光凝设备的单位,或屈光间质混浊无法进行激光光凝者。推荐全麻下球结膜剪开后在间接检眼镜直视下冷凝视网膜无血管区,强度以视网膜出现淡白色反应为宜。治疗后最严重的并发症是玻璃体积血、结膜出血水肿、角膜水肿及视网膜出血等。远期并发症主要是周边冷凝斑或瘢痕引起后极部血管弓变直、黄斑异位等。与激光光凝治疗相比,其治疗效果至少相同。但激光光凝治疗更方便,患儿易耐受,并发症少,远期效果好。近年随着激光设备的广为普及,冷凝治疗有逐渐被取代的趋势。

治疗后的疗效观察,3 个月内主要观察病变消退情况,对治疗反应良好者表现为 plus 病变消退、血管嵴消失、治疗处出现色素斑块;3 个月后主要观察视网膜不良结构后果,包括后极部视网膜脱离、晶状体后纤维血管膜和后极部视网膜皱褶。因为这种皱褶通常会累及黄斑。

从目前接触到的 ROP 激光光凝和冷凝治疗患者以及相关的文献报道来看,我国相继开展激光光凝和冷凝治疗的单位其技术水平参差不一。激光光凝遗漏病变区域、误伤黄斑以及冷凝过度等严重并发症时有发生。所以,我们主张应由熟练掌握间接检眼镜下视网膜脱离外路手术的医师来进行激光光凝抑或冷凝的治疗操作。因为不论激光光凝抑或冷凝均需要医师具有娴熟的间接检眼镜下的巩膜顶压技巧。

(2)巩膜扣带术(scleral buckling):如果阈值期 ROP 没有得到控制,发展至 4 期或尚能看清眼底的宽漏斗型 5 期 ROP,且玻璃体牵引较轻者可采用巩膜扣带术治疗。巩膜扣带手术可使脱离的视网膜复位,手术目的是从巩膜外解除视网膜牵引,促进视网膜下液的吸收,阻止病变进一步发展,从而尽量保留患儿的视功能。在有冷凝治疗之前,55% 的 4 期 ROP 可进展为 5

期,经过巩膜外环扎手术治疗后,4 期 ROP 仅有 30%～33% 的进展为 5 期。巩膜手术是眼外手术,相对于玻璃体手术,对视网膜医源性损伤的可能性小,因为手术中任何的医源性视网膜裂孔都可能导致手术失败。另外,巩膜手术不损伤晶状体,对于手术后视功能的重建至关重要。由于环扎条带可导致患儿眼轴增长及轴性近视,扰乱眼球的正常发育,并导致屈光异常和斜视、弱视,因此,当视网膜复位稳定后应及时拆除条带。但是巩膜扣带手术后视网膜解剖复位率较低,只占 60%～75%,并不能充分解除玻璃体的牵引,即使手术后视网膜复位,视功能预后也不佳。近年来,随着保留晶状体玻璃体切除手术(lens-sparing vitreous surgery, LSV)的应用,单纯应用巩膜扣带手术治疗 ROP 的病例越来越少,即便偶尔采用也大多改为节段性巩膜外加压手术。

(3)玻璃体手术治疗

1)手术适应证:5 期 ROP 或有显著玻璃体牵拉的 4a 期、4b 期 ROP。手术目的是清除增生膜,解除玻璃体牵拉,恢复视网膜活动度,使视网膜复位。

2)手术方式

A. 保留晶状体玻璃体切除术(lens-sparing vitrectomy, LSV):该术式主要用于治疗晶状体本身和晶状体后玻璃体未受累的视网膜脱离,它是治疗 4a 期 ROP 的最佳选择。近年来,小儿玻璃体视网膜手术器械方面有显著的进展,包括带灌注的导光纤维的发展,以及可用于眼部前表面的小型接触镜的发明,还有在儿童有晶状体的状态下非接触广角镜观察系统的使用。在广角镜观察系统中运用带灌注导光纤维,手术中不用巩膜顶压即可看清周边视网膜并进行分离,而巩膜顶压对有皱襞形成的 ROP 患儿可能会造成视网膜撕裂。这些发展使手术医师能够在不触碰晶状体的情况下处理后极部的牵拉性视网膜脱离。LSV 处理的患儿很多年后晶状体仍能保持透明。最近的研究随访显示晶状体透明至少可保持 4～5 年。

LSV 最适合应用于周边视网膜已行激光或冷凝术处理的 4a 期 ROP,周边没有视网膜脱离的 4b 期 ROP 也是很好的适应证,如颞侧周边有牵拉性视网膜脱离,此处巩膜切口应避开之,简单的做法是前房穿刺降低眼压后,用显微镊子顶压颞侧巩膜,寻找最佳入路位置。笔者常用 25G 微创系统完成 LSV。最基本的入路操作是角膜缘后 1mm 平行眼轴行巩膜穿刺口,如此可避免损伤晶状体,也已尝试了十多例 4B 期 ROP 发展成全视网膜脱离,在保留晶状体前提下行颞侧大范围周边视网膜切开、重水下激光,行硅油内填充,初步结果是满意的。

B．闭合式晶状体切除联合玻璃体切除术（closed lensectomy and vitrectomy，CLV）：该术式彻底清除增生膜、松解牵拉。主要用于治疗5期或者病变累及晶状体后玻璃体的4b期ROP。对5期ROP进行手术治疗时最需要考虑的就是辨别视网膜脱离的形态。5期视网膜脱离有三种基本形态：中央宽漏斗型，中央部分闭漏斗型或者中央完全闭漏斗型。5期患眼的视网膜脱离具有许多其他视网膜脱离所没有的特点。在同一患眼的不同象限视网膜脱离的形态可表现不同。周边视网膜凹槽可有浅有深。依据沿嵴分布的牵拉不同，漏斗可表现为中央紧密闭合型或者偏向周边呈新月型。由不同的环状牵拉所造成的嵴后视网膜脱离呈螺旋型也常常见到。

5期ROP的手术方式根据入路不同分成三大流派。第一种是自体穿透性角膜移植即open-sky法，此法尤其适合于角膜混浊无法行闭合式玻璃体切除术者。近年随着眼科内镜技术的开展，也有人尝试内窥镜下行伴有角膜混浊的ROP手术。第二种是角膜缘入路，经瞳孔行晶状体切除和眼后段操作。第三种是巩膜入路即经睫状突的穿刺入路。以上三种入路方式的共同点是避免损伤视网膜，这是因为5期ROP的睫状体平坦部尚未发育，周边视网膜就在睫状突的后面。笔者在日本留学期间曾见过外院术后转诊至大岛教授处的ROP患儿，再次手术时发现第一次手术的医师自角膜缘后3mm做了三通道，结果在视网膜上造成三个医源孔。因而由成人玻璃体手术改做婴幼儿玻璃体手术的医师，一定要先熟知婴幼儿的眼部解剖结构。

以右眼5期ROP为例，笔者的20G角膜缘入路手术方法。小儿行气管插管全麻后，消毒铺巾，手术粘贴巾贴盖手术眼。正确贴眼非常重要，推荐的方法是：助手用两根棉签撑开上下睑，主刀将粘贴巾压向睑裂，粘贴巾贴向角膜无妨，沿睑裂方向于正中剪开粘贴巾，上下方正中与睑缘垂直放射状小切开，置小儿开睑器，睫毛被彻底包裹覆盖。聚维酮碘消毒液再次冲洗结膜囊。于颞下8:00，颞上10:00和鼻上2:00用MVR刀做三个角膜缘穿刺口，注入黏弹剂分离瞳孔前后粘连，如遇前房消失伴或不伴眼压升高者，则于角膜缘后10mm行巩膜脉络膜穿刺，抽出约0.1ml视网膜下液后，再向前房内注入黏弹剂分离虹膜前后粘连。开启前房灌注，启动玻璃体切割机，先将瞳孔切大至8～9mm，虹膜边缘出血一般会自行停止（瞳孔能充分散大者可不损伤瞳孔）。然后做晶状体切除术，用玻璃体显微镊撕除后囊膜，此时整个视网膜前膜和睫状突被暴露。鼻上切口插入玻璃体有齿镊，颞上切口插入玻璃体垂直剪，如此可行双手操作，于12:00睫状突后方

位，用有齿镊抓起增生膜，垂直剪刀行放射状切开，即可暴露周边视网膜凹槽（trough），先自颞上侧睫状后沿视网膜凹槽（trough）剪开增生膜至鼻下侧为止，器械换手后同样操作自鼻上方开始至鼻下方为止连成360°。然后自前向后分离整个增生膜直至视盘。如遇螺旋样视网膜脱离，则顺应螺旋样走行向下分离以防医源孔产生，整片增生膜可完整剥下取出，对赤道前残留的增生膜可进一步分离去除，赤道后残留的增生膜可放置接触镜或在广角镜系统下进一步剥除。如无医源孔产生，则关闭眼内灌注，向玻璃体腔内注入黏弹剂，尤其应注意分离三切口处房角。10-0 Nylon线关闭三切口。将线结埋入切口巩膜侧。医源性裂孔大多发生在切除周边晶状体皮质和囊膜时误切周边突起的视网膜，或者分离剪除周边视网膜前增生膜时不慎导致周边视网膜撕裂孔。一旦有裂孔形成，则可见淡黄色油样视网膜下液溢出，遇此种情况，则根据视网膜弹性和伸展性予以相应处理。如视网膜广泛皱缩无法展开，则至此结束，等待裂孔自行闭合或争取二次手术机会。如后极视网膜弹性好，则可行颞侧或更大范围的视网膜切开和（或）切除，重水压平视网膜，眼内激光后注入硅油。

C．开窗式玻璃体切除术（open-sky vitrectomy，OSV）：OSV由Kasner教授率先应用于临床，1962年他对一个严重穿孔性外伤伴有玻璃体脱出的病例，用开放式玻璃体手术去除大部分玻璃体后，眼球依然保存；以后他对玻璃体淀粉样变性患者作开放式手术，去除变性混浊的玻璃体来提高视力。Kasner的工作证实眼球可耐受次全玻璃体切除而不致发生严重后果。此时期的开放式玻璃体切除术（OSV）是治疗严重眼后段病变（PVR或眼外伤）的唯一选择，这些眼后段病变用常规的外路手术方法已无法处理。手术的大致步骤是：缝合巩膜固定环，采用角巩膜缘切口或角膜钻切口，开大瞳孔，在显微镜、放大镜或肉眼下剪除分离视网膜表面的增殖膜，瞳孔成形，缝合角膜缘切口或缝回角膜片，注入内填充剂恢复眼压（生理盐水、气体或硅油）。不言而喻，这时期的OSV手术操作比较粗糙，手术效果亦不太令人满意。伴随闭合式玻璃体切除术的问世，此手术方法已不是主流，只在特殊情况下使用。

该术式主要用于严重晚期闭合式玻璃体切除术无法进行的ROP患者，特别适合伴有前房消失、角膜混浊的患眼。该术式的优点是视野好，但由于术中持续低眼压、手术时间长、后极部手术操作受限、术后散光等缺点，该术式的应用已日趋减少。美国Boston的Hirose医师至今仍使用该术式。笔者最初开展晚期ROP手术时也使用过该术式，近年已不再使用。

4. 联合疗法　联合疗法即玻璃体腔注射抗血管内皮生长因子单克隆抗体 bevacizumab 联合玻璃体手术。玻璃体腔注药均在手术室进行。常规消毒铺巾，表面麻醉下于角巩缘后 1.0mm 处平行眼轴方向向玻璃体腔内注入 Bevacizumab（Avastin）0.025ml/0.625mg。注药结束时，术眼结膜囊内涂典必殊眼药膏。注药后第五天，采用间接检眼镜和 RetCam 小儿广角数字成像系统观察并记录患眼眼底情况，比较玻璃体腔注射 Bevacizumab 前后视网膜血管迂曲和扩张程度的变化，评估血管活动性。运用手持式裂隙灯、检眼镜及 B 型超声检查患眼有无眼内炎、眼压增高、眼内新鲜出血等与玻璃体腔注射 Bevacizumab 相关的眼部不良反应，同时监测血压，观察胃肠道反应，有无恶心、呕吐、便血等与 Bevacizumab 相关的全身不良反应。注药后第 7 天，患儿在全身麻醉状态下行玻璃体切除手术。也可应用 Lucentis 替代 Avastin。

5. 5 期 ROP 的分次手术　对就诊时已有中央角膜混浊（可分为轻度、中度和重度），一般伴有中央前房消失、瞳孔前后粘连，个别病例同时伴有眼压升高和眼球增大，也有的病例眼内血管活动性尚未消退，对这类病例既往多选择放弃手术或可行 open-sky 手术。近年来笔者发现对此类病例分次手术是最好的选择。第一步，先行角巩膜缘穿刺，于角膜缘后 10mm 左右行巩膜脉络膜穿刺，抽出 0.1ml 视网膜下液后，前房注入黏弹剂，分离瞳孔前后粘连，将瞳孔切大至 7～8mm，瞳孔缘的出血一般可自行停止。然后行晶状体切除术，去除所有囊膜，前房注入黏弹剂后关闭角巩膜缘切口。第二步，待角膜变透明和眼内血管活动性消退后，再行闭合式玻璃体切除术。经第一步手术后，多数病例角膜可变透明，尤其轻、中度水肿混浊者，个别重度角膜水肿混浊病例也会明显改善，但也有部分病例因内皮失代偿致全角膜混浊，此种病例无法行第二步手术。对于初诊时角膜已完全混浊者，也无法二步手术法，唯一的选择是可行 open-sky，术后待 RD 复位后，再行穿透性角膜移植术。

晚期 ROP 玻璃体视网膜手术后的视网膜解剖复位率与病变的严重程度以及视网膜脱离的类型有关。其中以 4a 期最好，视网膜复位率可以达到 80% 甚至 90% 以上。4b 期可有 76% 的患眼部分或者完全视网膜复位。5 期病变中，以视网膜脱离呈宽漏斗型最好，约 40% 视网膜能复位，闭漏斗型最差，仅 20%。玻璃体视网膜手术后视网膜可以得到部分或完全解剖复位，但患儿最终视功能的恢复极其有限，很少能恢复到有用视力。Hirose 报道获得解剖复位的 82 例患眼中，视力达 20/200 有 3 只眼，视力达 20/400 有 4 只眼，

视力达 20/800 有 9 只眼，视力达 20/1600 有 11 只眼，视力达 20/3200 有 24 只眼，光感 26 只眼。Trese 报道 85 只眼中有 26 只眼（31%）视力达到运动觉（光反应、追物、分辨形状）。5 期 ROP 手术后视力结果表明进行干预治疗的时间至关重要。对于血管非活动性患眼，在视网膜脱离发生后尽早进行干预治疗要比等待其自发性血管退化要好得多。因为对于这些幼小的婴儿来说，在这个阶段视觉剥夺往往是不可逆的。最佳的治疗时间就是眼内的血管非常安静，并且黄斑没有脱离的时候即 4a 期。

（五）ROP 晚期退化并发症

ROP 患儿发生斜视、近视和弱视等屈光不正时，需要弱视治疗和斜视手术纠正眼位，提高患者有用视功能。发生白内障时需行晶状体摘除术，根据眼底视网膜情况结合眼轴长考虑是否一期植入人工晶状体。通过定期随访，监测眼压变化，及早发现高眼压，预防和治疗闭角型青光眼的发生，保护视功能和眼球。ROP 后遗症是视网膜脱离的高危因素，ROP 病情稳定后应密切随访，尤其有高度近视、周边视网膜变性、玻璃体视网膜界面改变、视网膜皱襞和玻璃体浓缩牵拉视网膜等患者，应时刻警惕视网膜脱离的发生，必要时手术治疗。

早产儿视网膜病变晚期会发生纤维增生性视网膜病变，严重者可引起视网膜脱离而导致永久性失明，对于处于 ROP 早期 1 期和部分 2 期病变只需密切观察，一旦病变发展到阈值前期则需积极干预激光治疗或冷冻治疗，阻断病情恶化，使病变逐步退化，保护和挽救视功能。当 ROP 发展到晚期即 4 期和 5 期时治疗方法以手术治疗为主，尽管手术后视网膜解剖得以复位但是视功能预后不甚理想。目前内科治疗 ROP 还不成熟，还没有足够有效的药物供临床应用，基因治疗还处于动物试验阶段。故进行规范 ROP 筛查，寻求合理时机进行治疗，防止 ROP 越过"窗口期"发展至晚期，是降低 ROP 致盲率的关键。

（赵培泉　王文吉）

五、放射性视网膜病变

放射性视网膜病变（radiation retinopathy）是放射线引起的一种迟发的以进行性血管闭塞为病变基础的视网膜疾患，可造成视功能严重损害。临床上常继发于视网膜母细胞瘤、葡萄膜黑色素瘤等眼内肿瘤的放射性治疗或头颅肿瘤、鼻咽癌、眼眶肿瘤等眼外肿瘤的放射性治疗。年轻患者、糖尿病患者、眼内肿瘤距离视盘近的患者更易患本病。

【病因和病理】　成熟的视网膜神经细胞对放射线

不敏感,放射线主要通过对视网膜和脉络膜血管的慢性损伤而间接损害视网膜。目前尚难确定引起视网膜病变放射剂量的绝对阈值,有研究认为如果接受剂量大于30~35Gy,就不可避免会发生视网膜病变。病变以血管内皮细胞的损害和缺失开始。视网膜毛细血管无灌注区形成、大血管闭塞和新生血管生成是该病的病变发展过程和主要病理特征。

【临床特点】 患者有眼部受到放射线照射病史,一般在照射后2~3年开始出现临床体征,早者数月即可出现,病程缓慢进行。早期表现主要有视网膜毛细血管充盈扩张、毛细血管无灌注区形成、微小动脉瘤、一过性棉絮斑、视网膜渗出、黄斑水肿、视网膜出血、视网膜血管白鞘、视盘水肿、视盘出血等;晚期出现视网膜色素上皮萎缩、视网膜及视盘新生血管生成、玻璃体积血、增殖性视网膜病变、视网膜脱落、新生血管性青光眼等(彩图7-147,见书末彩插)。

【诊断和鉴别诊断】 本病临床诊断不难。FFA可协助诊断,通常可见到视网膜血管闭塞和无灌注区形成,若无此改变诊断须慎重。糖尿病视网膜病变、视网膜动脉阻塞、视网膜静脉阻塞、其他原因引起的视网膜毛细血管扩张症等常常和放射性视网膜病变具有相似的眼底改变,因此,诊断时要详细询问患者有无头部放射性治疗病史。

【治疗】 基本同糖尿病视网膜病变的治疗。可利用激光光凝、玻璃体腔注射抗血管内皮生长因子药物、玻璃体视网膜手术等对黄斑水肿、视网膜无灌注区及新生血管、玻璃体积血、增殖性视网膜病变及视网膜脱离、新生血管性青光眼等作相应的治疗。目前治疗效果尚不理想。

(梁建宏 黎晓新)

六、特发性视网膜血管炎、动脉瘤与视神经网膜炎

特发性视网膜血管炎、动脉瘤与视神经网膜炎(idiopathic retinal vasculitis aneurysms and neuroretinitis, IRVAN)是一种少见的累及双眼视网膜及视神经眼底病,最早的报道来自1973年Karel等对儿童葡萄膜炎系列病例中,其中描写了一例15岁患者眼底荧光血管造影表现为视网膜血管炎和数量众多的视盘一级和二级视网膜动脉分叉处动脉瘤,这可能是对此症的首次报道。1983年,才由Kincaid和Schatz详细报道了2例具有同样特征性表现的患者。此后对此症的报道仅有2例。直到Chang等于1995年详细报道了10例IRVAN患者后,对此病症的认识才不断加深,并意识到其并非是良性自限性的疾病,而是一种不及时治疗

可致严重视力丧失的眼底病。2007年Samuel等在此基础上随访了Chang等于1995年报道的10例IRVAN患者及另12例新诊断IRVAN共22例44眼的表现,提出了对此病分期的建议。

【临床表现】 患者常无全身异常。早期患者可无明显视力下降,有患者甚至于体检时发现视网膜血管有异常表现来诊;黄斑部渗出或玻璃体积血影响视力,亦有因玻璃体大出血突然视力严重下降者。眼底检查:后极部黄白色硬性渗出,视盘可有表面血管扩张迂曲,动脉静脉可管径粗细不均,多处视网膜动脉和(或)二级分叉处呈瘤样膨大扩张。受累血管附近可有渗出及小出血,视网膜水肿。随病程进展,后极部及周边部可出现视网膜新生血管,玻璃体积血。有些病例可发生虹膜新生血管导致新生血管性青光眼。荧光血管造影表现为可有视盘表面血管扩张,视网膜动脉静脉均可出现血管粗细不均,动脉分叉处膨大扩张,周边部可见大片毛细血管无灌注区,后期视盘及视网膜动静脉均可出现荧光渗漏,周边部如有视网膜新生血管也可出现明显荧光渗漏(彩图7-148,见书末彩插)。

Samuel等根据其临床表现将此病症分为五期。1期:大动脉瘤,渗出,视神经视网膜炎,视网膜血管炎;2期:视网膜毛细血管无灌注区(血管造影显示);3期:后极部视网膜或视盘新生血管和(或)玻璃体积血;4期:前节新生血管(虹膜红变);5期:新生血管性青光眼。笔者观察的病例中,除上述表现尚有因玻璃体视网膜病变造成牵引性视网膜脱离的患者。

【诊断和鉴别诊断】 根据眼底表现特征组合的三个主要特征及三个次要特征即可诊断。三个主要特征是:视网膜血管炎、视网膜动脉分叉处动脉瘤样扩张、视神经视网膜炎;三个次要特征:周边部毛细血管无灌注区、视网膜新生血管、黄斑部渗出。

【荧光血管造影】 是诊断此症的主要检查手段,除可明确视网膜及视盘血管的瘤样扩张膨大等改变,尚可发现周边部大片毛细血管无灌注区(图7-149)。

【鉴别诊断】 Eales病等视网膜血管炎性疾病。

【自然病程及预后】 Owens和Gregor曾报道一例患者表现为自限过程,视网膜动脉瘤自行退缩伴视网膜血管炎自行消退。但Chang等1995年报道的10例及Samuel等2007年对此10例持续观察及新发现的12例报道,以及笔者观察的系列病例,均表现为持续进展的过程,有些病例可因增殖性视网膜玻璃体病变或新生血管性青光眼造成盲目。Samuel等报道的系列病例25%的患者视力低于0.1,其中55%患者是由于新生血管性青光眼所致。早期诊断及早期对缺血性病变的干预治疗对患者预后有重要作用。

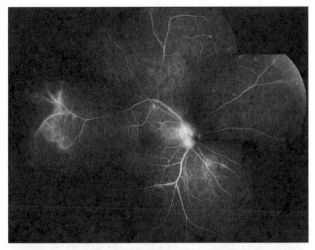

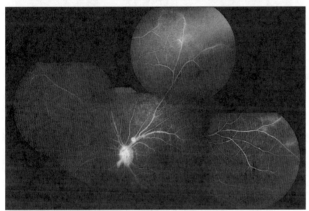

图 7-149　双眼荧光血管造影显示视盘荧光渗漏，动脉分支处膨大扩张，动脉分支局部亦有瘤样膨大伴有荧光渗漏，周边大片毛细血管无灌注区

【治疗】

1. 激光光凝治疗　对于眼底荧光血管造影显示周边部大片毛细血管无关注区或已有视网膜新生血管出现的病例，要及时进行全视网膜光凝，可预防视网膜新生血管生成或阻止新生血管及渗出出血的发展，也可使新生血管消退，预防玻璃体积血增殖性玻璃体视网膜病变及新生血管性青光眼。

2. 激素治疗　对此病症的治疗结果意见不一，单纯给予激素治疗，对此病的血管炎症无明显改善。

3. 免疫抑制剂　目前仅有少数几个患者应用过环孢霉素或氨甲蝶呤，对本病的治疗效果尚不清楚。

4. 玻璃体视网膜手术治疗　对已发生玻璃体大量出血的患者建议尽快手术，早期手术的效果较好，患者视力可保持正常。如已发生玻璃体机化牵引性视网膜脱离，则视力会严重受损。

新生血管性青光眼治疗：可应用抗青光眼药物及手术治疗，也可试用抗 -VEGF 因子玻璃体腔注射。

七、树枝挂霜样血管炎

1976 年 Ito 报道了一例 6 岁男孩罹患全葡萄膜炎和广泛的视网膜血管炎，其血管旁有大量白色半透明样渗出，因而命名为"树枝挂霜样血管炎"。此症较为罕见，报道多为个案报道，国外文献的报道病例多数为日本人。国内报道也多为个案。发病年龄为 2～42 岁，多为健康的年轻人，年龄的分布为双峰型，高峰在儿童及 30 岁年龄段，女性占多数，有报道为 61%。

【临床表现】　最常见的症状为亚急性视力下降，黑影和闪光感，视力可明显下降至仅存光感，多数患者双眼发病。

眼底表现：典型的树枝挂霜样血管炎眼底表现非常有特征性，视网膜血管广泛炎症，血管两旁均有"霜样"血管旁渗出，通常伴有轻度到中度虹膜炎症及玻璃体炎及视网膜水肿。视网膜内出血及点状硬性渗出偶尔可见。可有轻度视盘炎症，严重视盘水肿偶尔也可见到（彩图 7-150，见书末彩插）。

【荧光血管造影】　造影早期可能几近正常，但晚期则可见受累的视网膜大血管出现明显荧光渗漏。病程恢复期可能会有微血管瘤。视网膜血管炎通常为非血管闭塞性。

【视野分析】　病变期可有视野缩小或相对性中心暗点，病灶消退后则可恢复。

【电生理检查】　视网膜电流图（ERG）眼电图（EOG）及视网膜诱发电位（VEP）表现为波幅降低，提示广泛视网膜视网膜色素上皮及视神经功能受损。EOG 及 VEP 可于治疗后恢复至正常，但 ERG 则多不能恢复，提示可能造成视网膜永久性损害。

【发病原因】　目前尚不清楚。推测典型发病过程是发生于多种原因的前驱病症后，通过共同途径引发的对多种感染性物质的超敏反应，可能是免疫复合物的沉积。

需要排除的视网膜血管炎症的其他可能原因有病毒性视网膜炎症、结节病多发性硬化症、弓形体病、梅毒和白塞病，浸润性疾病如淋巴瘤和白血病有时表现类似树枝挂霜样血管炎。多种病毒被报道与树枝挂霜样血管炎有关，如单纯疱疹病毒、带状疱疹病毒、结合菌蛋白、抗链球菌素 O、E-B 病毒、CMV、coxsackie 病毒 A10、腺病毒、麻疹和风疹病毒都曾报道与此病有关。

【治疗】　大多数患者应用全身性类固醇激素治疗后可迅速恢复视力，少数患者可能需要多月才能好转。有人使用抗病毒药阿昔洛韦，但结果不能确定。少见复发。

【预后】　大多数患者治疗后视力可恢复，但如患者黄斑部有瘢痕形成，则视力会严重受损。

【并发症】　包括视网膜动脉或静脉阻塞，黄斑前膜形成及弥漫性视网膜纤维化，视网膜裂孔，玻璃体积血，视神经萎缩及视网膜周边部萎缩病灶。10% 的患者视力可能低于 0.1，少数患者自愈。

主要参考文献

1. Gass JD, Tiedemaum J, Thomas MA. Idiopathic recurrent branch retinal arterial occlusion. Ophthalmology, 1986, 93: 1148-1157.

2. Johnson MW, Thomley ML, Huang SS, et al. Idiopathic recurrent branch retinal arterial occlusion. Natural history and laboratory evaluation. Ophthalmology, 1994, 101: 480-489.

3. Anita Agarwal. Gass's Atlas of macular disease. 5th edition. Edinburgh: Elsevier Saunders, 2012: 474-478.

4. Goldenberg D, Soiberman U, Loewenstein A, et al. Heidelberg spectral-domain optical coherence tomographic findings in retinal artery macroaneurysm. Retina, 2012, 32 (5): 990-995.

5. Battaglia Parodi M, Iacono P, Pierro L, et al. Subthreshold laser treatment versus threshold laser treatment for symptomatic retinal arterial macroaneurysm. Invest Ophthalmol Vis Sci, 2012, 53 (4): 1783-1786.

6. Golan S, Goldenberg D, Goldstein M. Long-term follow-up of intravitreal bevacizumab in retinal arterial macroaneurysm: a case report. Case Report Ophthalmol, 2011, 2 (3): 387-391.

7. Maruko I, Iida T, Sugano Y, et al. Demographic features of idiopathic macular telangiectasia in Japanese patients. Jpn J Ophthaalmol, 2012, 56: 152-158.

8. Toy BC, Koo E, Cukras C, et al. TREATMENT OF NONNEOVASCULAR IDIOPATHIC MACULAR TELANGIECTASIA TYPE 2 WITH INTRAVITREAL RANIBIZUMAB: Results of a Phase II Clinical Trial. Retina, 2012, 32: 996-1006.

9. Archer DB, Amoaku WM, Gardiner TA. Radiation retinopathy--clinical, histopathological, ultrastructural and experimental correlations. Eye (Lond), 1991, 5 (Pt 2): 239-251.

10. Amoaku WM, Archer DB. Fluorescein angiographic features, natural course and treatment of radiation retinopathy. Eye (Lond), 1990, 4 (Pt 5): 657-667.

11. Kinyoun JL, Lawrence BS, Barlow WE. Proliferative radiation retinopathy. Arch Ophthalmol. 1996, 114 (9): 1097-1100.

12. Giuliari GP, Sadaka A, Hinkle DM, et al. Current treatments for radiation retinopathy. Acta Oncol, 2011, 50 (1): 6-13.

13. Horgan N, Shields CL, Mashayekhi A, et al. Classification and treatment of radiation maculopathy. Curr Opin Ophthalmol, 2010, 21 (3): 233-238.

14. Kinyoun JL. Long-term visual acuity results of treated and untreated radiation retinopathy (an AOS thesis). Trans Am Ophthalmol Soc, 2008, 106: 325-335.

第一节 色素上皮脱离

视网膜色素上皮（retinal pigment epithelium，RPE）为一单层排列规则的六边形柱状上皮细胞，含有多种酶和色素，是维持视网膜神经感觉层代谢、并保障其感光功能的重要组织。通常它与 Bruch 膜的连接相当紧密，而与神经感觉层的连接则不甚牢固。因此临床上视网膜神经感觉层与 RPE 的分离，也就是通常所说的视网膜脱离比较多见，而 RPE 与 Bruch 膜之间的分离，即色素上皮脱离（pigment epithelium detachment，PED）则比较少见。

PED 的确切原因和发病机制尚不十分清楚。临床上有些病变可导致 RPE 与 Bruch 膜间的连接松弛无力，易于出现 PED。例如，老年人 RPE 下的基底线状沉着或玻璃膜疣形成；某些病理性的新生血管自脉络膜侵入 RPE 与 Bruch 膜之间；或 Bruch 膜的自身损害（如血管样条纹）等。此外，也有一些病例的 PED 找不到任何相关的原因，称为特发性浆液性 PED（idiopathic serous detachment of retinal pigment epithelium）。

发生于中青年的 PED 多属于特发性。此种 PED 范围很小，常见为 1/4～1/2 个 PD，很少超过 1 个 PD，几乎都位于后极部，单发或多发。如果不累及中心凹，患者常无自觉症状；一旦波及黄斑中心凹，则有视物变小、变形或中心暗点等症状。检眼镜下所见甚为特殊，呈圆形或椭圆形的泡状隆起，似囊样外观，边缘陡峭，颜色均匀，比其他部位的眼底色调稍暗。其周围环绕发亮的淡黄色晕。在裂隙灯下，用狭窄的光带照到脱离区的前表面时，出现朝前弯曲的反光带，由于脱离腔内浆液积存，光照时脱离区呈现透明的亮光，形如灯笼，称为"灯笼现象"（lantern phenomenon）。从病变区 RPE 游离出的色素颗粒常沉着于脱离面上，使发亮的病灶杂有不规则的黑色斑点。如果 PED 范围较大，色素颗粒可重新排列，成"人"字形或"大"字形等外观，在荧光素血管造影（fundus fluorescent angiograpy，

FFA）检查中显现更为突出。

PED 在 FFA 图像上的典型表现为造影早期脱离腔中即有荧光素充盈，说明液体来自脉络膜。荧光均匀一致，境界锐利，表面可有色素颗粒呈斑点状遮蔽荧光。病变区的荧光随造影过程逐渐增强，但大小形态不变。造影后期背景荧光消退后，脱离腔中因积存着含有荧光素的液体而有强烈的后期残余荧光。

有少数患者因 PED 边缘有损害，故液体可由 RPE 下逸出而进入神经上皮下，导致神经感觉层的脱离，在临床上表现出中心性浆液性脉络膜视网膜病变的征候。Mori 统计（1972）中心性浆液性脉络膜视网膜病变患者中约有 17% 可以见到 PED。

PED 另一常见情况则是出现在年龄相关性黄斑变性（age-related macular degeneration，AMD）的眼底，不论在干性还是湿性 AMD 中。干性 AMD 的 PED 多为单纯浆液性 PED（serous PED），呈圆形或椭圆形，出现于后极部，常为单发。形态特征和 FFA 表现与前述中青年的特发性浆液性 PED 基本相同，只是范围较大，常超过 1 个 PD，甚至达到 2～3 个 PD（图 7-151A、B）。光学相干断层成像术（optical coherence tomography，OCT）检查，浆液性 PED 表现为 RPE 呈光滑的穹隆状隆起，色素上皮层在一无反光区之上呈特征性的锐角性脱离，其下 Bruch 膜反光带可见（图 7-151C）。这种 PED 还常伴有玻璃膜疣的存在，经过相当时日脱离区病变可吸收结疤，留下境界清晰的色素上皮萎缩灶，称为地图样色素上皮萎缩（geographic retinal pigment epithelial atrophy）。日久，萎缩区内尚可合并脉络膜毛细血管萎缩，有些作者将其称为中央晕轮状脉络膜萎缩（central areolar chorodial atrophy）。但这与真正的遗传性中央晕轮状脉络膜萎缩并不相同。本病只在老年人出现，不是青年开始；多为一眼先患，而非双眼同时发病；并且两眼不对称，还有玻璃膜疣的存在，这些都与遗传性者有所区别。亦有人将此种萎缩称为"脉络膜硬化"，近年来 Schatz 等（1989）认为应当统一称为地图样色素上皮萎缩。

干性 AMD 中还可见到玻璃膜疣性 PED（drusenoid PED），由一个或多个较大玻璃膜疣或融合的软性玻璃膜疣造成 RPE 局限性隆起。有时边界不规则，呈

扇贝状边缘。检眼镜下，隆起呈黄白色，常伴有一些色素沉着，但在有大量融合玻璃膜疣者，有时难以辨别是玻璃膜疣性 PED，还是孤立的大玻璃膜疣。FFA 检查，玻璃膜疣性 PED 在早期呈模糊的强荧光，造影过程中逐渐增强，且晚期无渗漏。吲哚青绿血管造影（indocyanine green angiography，ICGA）检查中，玻璃膜疣性 PED 遮蔽其下脉络膜血管结构，通常无脉络膜新生血管（choroidal neovascularization，CNV）迹象。OCT 检查，玻璃膜疣性 PED 中，在融合玻璃膜疣对应的中等强度反光团上覆盖的色素上皮带呈高反光、波浪状（图 7-152）。玻璃膜疣性 PED 是中期 AMD 的特征，通常认为与 AMD 相关的其他类型 PED 相比，视力预后较好。

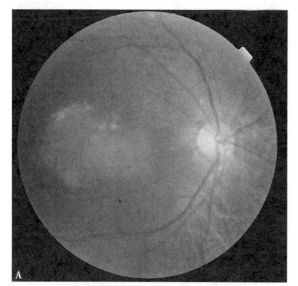

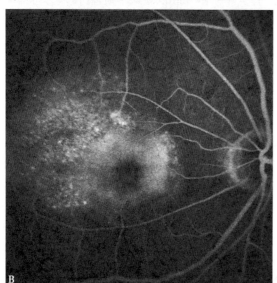

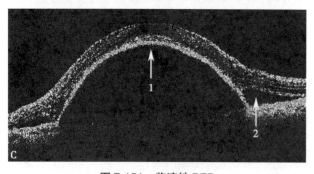

图 7-151　浆液性 PED

A. 眼底像，后极部可见境界清晰的椭圆形泡状隆起　B. FFA 表现，脱离腔中因含荧光素的液体聚积而在造影晚期呈明显的荧光积存　C. OCT 图像，AMD 隐匿型 CNV，示黄斑中心凹处可见浆液性 PED（箭 1），下方隐约可见后方脉络膜的微弱反射。图像右侧可见视网膜神经感觉层浆液性脱离（箭 2）

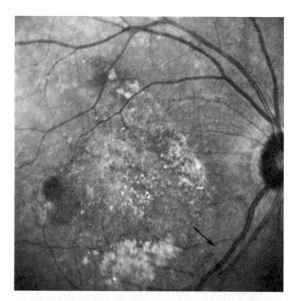

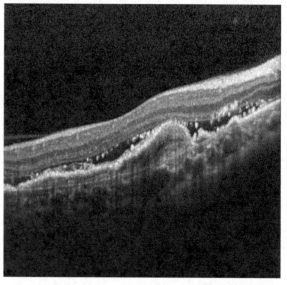

图 7-152　玻璃膜疣性 PED 的 OCT 成像

融合玻璃膜疣对应的中等强度反光团上覆盖的 RPE 带呈波浪状高反光

在湿性 AMD 见到的 PED 则不同，它的发病机制比较明确，主要是脉络膜来源的新生血管液体渗漏造成 PED，是有新生血管存在的一种继发现象（图 7-153），与前述单纯浆液性的原发性脱离有很大区别。

继发于 CNV 的 PED，临床上和 FFA 中有一定特征，脱离区荧光素不是直接来自脉络膜，而是由新生血管漏出，因此，荧光出现的时间稍晚；脱离腔中荧光强弱不均，靠近新生血管处强烈，其他处较弱；脱离区形态常常不是境界清晰的圆形隆起，而是边缘有切迹呈不规则形、肾形，甚至哑铃形或沙漏形。新生血管

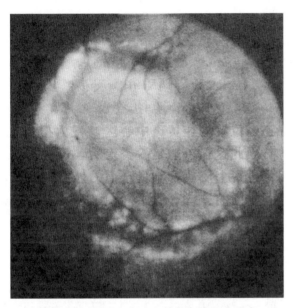

图 7-153　并发于新生血管的色素上皮脱离
脱离区呈肾形，为浆液性，周围绕以脂肪渗出斑点，提示有脉络膜新生血管存在

多位于切迹内，肾形弯曲面或哑铃的缩窄处，造影时这些部位常呈强荧光，说明该处有新生血管。有时新生血管膜一部分机化，一部分活跃。此时 FFA 见到新生血管活跃的部分被淹没在脱离腔中，而机化的部分则显露在一侧的切迹或弯曲处，此处血管膜已机化，因而只呈透见荧光，而无染料渗漏并形成强荧光的新生血管特征。

少数病例，当 CNV 出血至 RPE 下间隙，或是 RPE 撕裂，可造成出血性 PED（hemorrhagic PED）。出血也可侵及视网膜下间隙，伴有 RPE 下出血者外观通常比视网膜下出血颜色深。检眼镜下，出血性 PED 与浆液性 PED 有相似的特征，表现为境界清晰的光滑圆形泡状隆起，但因出血的存在而呈深灰色或黑色。出血性 PED 可以非常大，伸展至最初 CNV 的边界之外，有时甚至超过血管弓。OCT 可显示出一个高回声穿隆状 RPE 受损区，与其他类型 PED 不同的是，出血迅速减弱深层组织结构的信号，使得脉络膜等细节不见（图 7-154）。FFA 显示脱离腔呈一片暗区，无法查明新生血管的存在及其位置，这时应当搜索其他一些可能提示有新生血管存在的征候，如脂质渗出、视网膜内的出血点以及造影片上出血遮蔽区中个别的荧光点（热点）等。此外，患者应在出血淡化或吸收后复查 FFA 加以证实。鉴别 PED 是否有新生血管存在，对诊断和治疗都非常重要。因为只有继发于新生血管的 PED，才有可能考虑是否进行必要的治疗。与其他亚型的 PED 相比，出血性 PED 通常视力预后差。总体讲，黄斑下出血的视力预后很差，与黄斑下出血的范围和厚度、出血下方 CNV 的存在与否、RPE 撕裂以及慢性损害转变为盘状

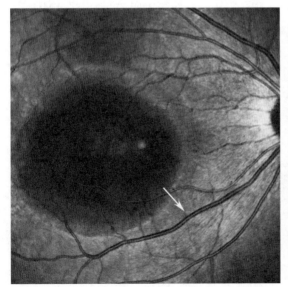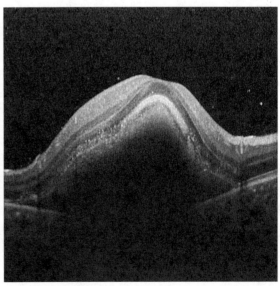

图 7-154　出血性 PED 的 OCT 成像
RPE 层呈高反光穿隆状隆起，因出血遮挡深层组织结构不清，Bruch 膜反光消失

瘢痕等有关。

此外，PED 也是视网膜血管瘤样增生的临床特征之一，这是一种年龄相关的黄斑疾病，表现为血管侵犯外层视网膜伴 CNV，多数学者认为其本质上是一种特殊类型的 AMD。PED 也还常见于息肉样脉络膜血管病变，在此情况下，尚无证据表明 Bruch 膜改变与疾病有关。可能血管复合物产生的大量渗出造成了 PED。

第二节　年龄相关性黄斑变性

年龄相关性黄斑变性（age-related macular degeneration，AMD），也称为"老年性黄斑变性（senile macular degeneration，SMD）"，是一种迟发性、进展性变性疾病，表现为黄斑区非感染性损伤，是严重威胁老年人视功能的主要眼底病变之一。AMD 是一累及双眼的疾患，通常先一眼发病，最终双眼均受侵犯。该病最早于 1885 年由 Haab 首先描述，称之为"老年性黄斑脉络膜变性（senile macular choroidal degeneration）"。后又有人称其为"黄斑盘状变性""老年黄斑盘状脱离""Kuhnt-Junius 病"等。近年来，无论在基础研究领域，还是在眼科临床工作中，均已采用 AMD 这一名称。其中文名称，通常称为"年龄相关性黄斑变性"或"老年性黄斑变性"，但严密等认为此病并非均发生于老年人群，而其发病与年龄增长密切相关，因此建议中文采用"增龄性黄斑变性"一词。此外，他还提出并非所有因年龄增长导致的黄斑部病变都属于 AMD。40～50 岁以上的人，眼底后极部或黄斑区常可见到视网膜色素紊乱或玻璃膜疣等病变，但这些病变与 AMD 的表现不同，矫正视力可达 0.7（20/30）以上，属于眼底正常的老年性改变，可称之为"增龄性黄斑病变"。

【流行病学特征】　AMD 与年龄的增长有密切关系，也与性别和种族有一定的关系。本病多发生于 50 岁上下的老年人，大约影响 12% 的老年群体，发病率与年龄增长呈正相关，是欧美国家 50 岁以上人群中视力丧失的首要原因。在西方发达国家，AMD 发病率为 6.4%～11.4%；在我国，45 岁以上人群 AMD 发病率为 6%～17%。虽然不同的流行病学调查（年代、地区或人群等不同）得到的各年龄组的发病率不同，但总体趋势是一致的，即随着年龄增长 AMD 发生的危险性显著增高，其发病率随年龄的增长呈指数级增加。AMD 首发眼视力丧失的平均年龄约为 65 岁，大约 60% 的患者于 70 岁时双眼致盲。85 岁以上的年龄组发病率达到最高，90 岁及以上的人患 AMD 的风险比 50 岁的人上升了 8～10 倍。

通常认为，女性患 AMD 的危险性更高。然而，女性的寿命一般较男性长，而高龄者患 AMD 的风险增加，所以在证实这个观点的时候，要充分考虑年龄的影响。用来自 Beaver Dam 眼研究（Beaver Dam Eye Study）、Rotterdam 眼研究（Rotterdam Eye Study）和 Blue Mountains 眼研究（Blue Mountains Eye Study）等多项研究的集合数据分析性别对 AMD 患病风险的影响，并经过严格的年龄校正后发现，小于 75 岁的人群中，性别与 AMD 的风险无关；而大于 75 岁者，女性的风险略高于男性。

研究 AMD 与种族关系较困难，且易于引起争议。对不同人群 AMD 患病率的研究显示，在不同地区和不同的人种，AMD 的患病率明显不同，这种差异可能是由于遗传背景或其他危险因素的不同造成的。通常认为 AMD 在虹膜颜色浅的白种人中比在有色人种中更为常见。这个观念的产生主要来自临床印象，因为有色人种的患者较少。国外大多数研究表明，白种人 AMD 的发病率高，黑种人发病率低。然而，一项参与者大部分由黑人组成的研究发现，AMD 的早期表现在黑人中是普遍的，其发生比例与以白人为研究对象的研究结果近似。只是，损伤视力的晚期 AMD 的发生比例较低，尤其是干性 AMD。此外，调查发现黄种人与黑种人、白种人之间的发病率也存在一定差异。Oshima 等发现，日本人早、晚期 AMD 的发生率低于西方国家人群，而晚期 AMD 的发生率高于黑种人。根据我国国内一些学者的统计，汉族的发病率 70 岁以下为 5%～7%，70 岁以上则为 15% 左右；藏族和维吾尔族稍高于汉族。

【危险因素】　AMD 的发病原因目前尚不清楚，但大量流行病学调查资料、多年来的临床病例分析以及各种动物实验的研究表明，可能引起 AMD 的因素有遗传因素、环境影响、先天性缺陷、后极部视网膜慢性光损伤、营养失调、免疫或自身免疫性疾病、炎症、代谢障碍、巩膜硬度的改变、中毒、心血管系统疾病等多种因素，其中黄斑区视网膜长期慢性的光损伤，可能是引起黄斑区的 RPE 和光感受器发生变性的重要基础。但迄今为止还没有明确的证据可以证明是什么原因直接引起 AMD。本病很可能是多种因素长期共同影响的结果。

1. 吸烟　许多研究显示，吸烟是 AMD 最为重要和唯一公认的可修正危险因素。吸烟会导致 RPE 下异常物质沉积、Bruch 膜增厚和脉络膜毛细血管损伤。烟草中的尼古丁能够减慢血流、增加血小板黏附并减少血液中的抗氧化物质。此外，尼古丁可通过促使脉络膜血管内皮细胞的增生和平滑肌细胞的移行来直接促进 CNV 的发展。

2．体重/体型　观察性研究的一些证据显示 AMD 也与体重/体型有关联。一些大型研究发现，体重指数与早期 AMD 患病风险之间呈正相关，也有些学者认为高体重指数是发生晚期 AMD 的主要因素之一。有研究发现，肥胖是男性患 AMD 的明显危险因素，特别是干性 AMD。女性的腰臀比亦与早期 AMD 有关联。

3．饮食　脂肪酸可能对 AMD 有作用，然而自 1966 年到 2005 年间报道的关于脂肪摄入和 AMD 关系的研究结果并不一致。但是，鉴于饱和脂肪摄入过多是高血脂的主要饮食原因，而心血管疾病与 AMD 可能存在着关联，因此，对具有 AMD 患病风险的人仍应提倡低脂饮食。

一些学者认为光氧化应激是 AMD 的发病机制之一，血清或视网膜中缺乏抗氧化物质可能会促发 AMD。流行病学研究调查了 AMD 与 β 胡萝卜素、维生素 C、维生素 E、锌和硒等抗氧化剂之间的可能关联，但所得结果不一。迄今为止，对此结果的解释和广泛补充高剂量抗氧化剂恰当与否仍颇有争议。值得注意的是，研究发现吸烟者补充 β 胡萝卜素会增加肺癌的风险，因此补充抗氧化剂以降低 AMD 风险的安全性仍待深入研究。

4．光照　基于 AMD 的可能发病机制之一——光氧化应激，一些学者提出过度的光刺激可能会影响 AMD 的发生发展。动物研究发现，暴露于蓝光可诱导脉络膜毛细血管内皮合成Ⅳ型胶原，导致 Bruch 膜增厚和 RPE 层下沉积物积聚。动物实验和病例报道显示，过度暴露于太阳光或其他光源的光线会损伤视网膜。还有证据表明，强烈的阳光会造成类似 AMD 中所见那样的 RPE 细胞病变。而且，因细胞衰老而产生的脂褐素在黄斑区聚积，可吸收一定波长的光，加剧光造成的损伤。阳光和紫外线对眼的作用已受到普遍关注，很多研究组研究了紫外线和可见光对 AMD 的作用。Hyman 等研究发现一生中平均暴露于阳光超过 200 000 小时与 AMD 的发病有关。Taylor 等报道可见光，尤其波长为 400～500nm 的蓝光，可能是 AMD 的一个危险因素。国内宣梦铮等将受试者分为由农民和少数户外作业工种工人组成的光曝职业组和非光曝职业组，前者的患病率为 11.6%，后者为 6.0%。因此认为暴露于日光可能与 AMD 发生有关。

5．其他眼部疾病　国内外研究表明，AMD 可能与巩膜硬度、虹膜颜色、白内障和远视等相关。亚洲部分地区的研究结果表明，皮质性白内障和白内障手术史与 AMD 风险上升明显相关。Beaver Dam 眼研究发现，白内障手术是 AMD 进展的危险因素，双眼患早期

AMD 的患者接受单眼白内障囊外摘除术后，手术眼发展为湿性 AMD 的风险比对侧眼高出 4.4 倍。Friedman 等发现 AMD 患者的巩膜硬度明显高于正常对照者，表明巩膜硬度的增加是 AMD 的危险因素。Frank 等发现浅色虹膜患者的 AMD 患病率高于深色虹膜患者。Chaine 等发现远视眼与湿性 AMD 有关。

6．感染　有肺部感染史者，如慢性支气管炎，AMD 患病率较高。有研究发现 AMD 与抗肺炎衣原体抗体存在关联，提示肺炎衣原体感染可能与 AMD 有关。肺炎衣原体在 AMD 的发生中可能是通过感染视网膜下组织或通过远处感染灶（如肺和动脉）产生活性炎性介质激活视网膜局部的炎性反应而起作用的。

7．遗传因素　大量的证据显示，AMD 有其遗传基础，总人口中 AMD 患者的 23% 可归因于遗传因素。AMD 的发生发展与母系或同胞的 AMD 病史有密切关系，有 AMD 家族史的人患此病的风险升高，约 20% 的 AMD 患者有阳性家族史；患者的一级亲属比一般人患病的风险高近 20 倍。参与许多生物学通路的基因都与 AMD 相关，如补体和免疫途径、高密度脂蛋白、胶原、细胞外基质以及血管生成通路等的相关基因与 AMD 的发生、发展和病变程度等有关。基因易感性可受环境因素的影响，共同预示病变的出现和进展，同时基因变化也可影响到 AMD 对治疗的反应。已证实血管生成途径中的血管内皮生长因子（vascular endothelial growth factor，VEGF）与 AMD 明确相关，抗 VEGF 药物在 AMD 治疗中已显示出确切的治疗效果。另外，通过遗传设计和自发遗传突变动物发现了若干可能与 AMD 有关的基因，包括 1q25-31、2q31/2q32、3p13、6q14、9q33 和 10q26 等，但它们的确切作用还有待进一步研究。

【发病机制】　AMD 是视觉神经组织退行性病变和新生血管眼底病的重要代表，具有极为复杂的病理生理机制。RPE 衰老和退变是引起 AMD 的重要因素。人的一生中，RPE 负担着为视网膜外层组织提供营养、维持新陈代谢的重要功能；RPE 有吞噬及消化光感受器外节盘膜，维持其新陈代谢的复杂的生物学功能。RPE 吞噬了大量的光感受器外节盘膜后，利用细胞内的线粒体、溶酶体、滑面内质网、粗面内质网以及 Golgi 体等细胞器，消化、再回收外节盘膜中的有用物质，而不能消化的物质形成一些残余体——脂褐质（lipofuscin）存积在 RPE 细胞内。随着年龄的增长，RPE 的吞噬和消化光感受器外节盘膜的功能也逐渐减退，致使不能消化的残余体越来越多，RPE 内的脂褐质随着年龄的增长也越来越多，残余的代谢产物不断从 RPE 细胞内向底部排出，慢慢地存积在 RPE 与

Bruch 膜之间，形成大量的玻璃膜疣，进而引起 RPE-Bruch 膜 - 脉络膜毛细血管复合体变性；致使黄斑区和后极部视网膜脉络膜发生萎缩。也可进一步引起 Bruch 膜内胶原层增厚，以及弹力纤维层断裂，致使来自脉络膜毛细血管的新生血管通过裂损的 Bruch 膜进入 RPE 下和视网膜神经上皮下，形成 CNV，以往多被称为视网膜下新生血管（subretinal neovascularization，SRNV）。由于新生血管的不良结构，CNV 一旦形成必然会发生血管的渗漏、出血，继而引发一系列的继发性病理改变，同时伴随着新生血管的进入，血管周围必然同时会有结缔组织的增生，将整个后极部视网膜脉络膜组织完全破坏，最终黄斑区及后极部产生大量瘢痕。

病理学家将眼底后极部的玻璃膜疣分为基底层沉着（basal laminar deposits）和基底线沉着（basal linear deposits）两种。所谓的基底层沉着是指眼底后极部一些大小相近、圆形、边界较为清晰的黄白色的轻微隆起的视网膜下的小玻璃膜疣。多见于一些较为年轻人的眼底，尤其常见于白种人眼底；国人由于眼底色素较深，通常不易见到。电子显微镜下其病理组织学的改变为 RPE 底部细胞内褶与 RPE 基底膜之间有长条形胶原沉着，RPE 基底膜可有结节状增厚。这种基底层沉着也可随着年龄的增长而增多，但与 AMD 关系可能不大。基底线沉着则指眼底后极部一些大小不等、边界不很清晰有时甚至互相融合、色泽较淡的视网膜下的玻璃膜疣。电子显微镜下其病理组织学的改变则是一些含有磷脂的小囊泡及电子密度较大的物质沉积在 RPE 的基底膜与 Bruch 膜的内胶原层之间，RPE 的基底膜并无明显增厚，但 Bruch 膜的内胶原层可能增厚，致使 RPE 与 Bruch 膜产生分离，引起 PED。可能是由于这种基底线沉着的玻璃膜疣影响到了 Bruch 膜，因而多见于 AMD 患者的眼底。因此，这种被称为典型性或渗出性的玻璃膜疣可能与 AMD 的发生有着密切关系。

【临床表现和分型】 AMD 的临床症状主要是对比敏感度下降、视物变形、中心暗点或白影、中心视野消失等。AMD 患者因病程不同眼底表现也不尽相同。通常，早期 AMD 较隐匿，仅可见玻璃膜疣生成和色素异常，这些玻璃膜疣体积小、数量少，患者双眼视力基本不受影响；晚期 AMD 则出现不同程度的视力下降，这是促使患者就诊的主要原因。

根据临床表现不同，临床上可将中晚期 AMD 分成干性 AMD（又称萎缩型 AMD 或非渗出型 AMD，dry AMD，atrophic AMD，nonexudative AMD）和湿性 AMD（又称渗出型 AMD，wet AMD，exudative AMD）

两种类型；两者的发病机制、临床表现与治疗方法均不很一致，但干性 AMD 有时又可以转化为湿性 AMD。其中发生 CNV 的病例占到晚期 AMD 病例的 2/3，每年约有 5% 的早期病变患者发展到威胁视力的晚期病变。

【自然病程】 多数 AMD 患者的自然病程不尽一致，造成其临床症状出现早晚不定，视力下降程度不一，眼底表现也不相同。AMD 患者可单眼、双眼同时或先后发生萎缩型和（或）渗出型病变。尽管目前尚未明确干性、湿性 AMD 在自然病程中的关系，一些流行病学资料显示，两者可发生自然演变。据统计，在 AMD 病程中，10%～20% 的干性 AMD 可逐渐发展为湿性 AMD。

干性 AMD 对视力影响较小，预后相对较好。其主要特点是玻璃膜疣沉积和 RPE 异常改变。玻璃膜疣不仅是干性 AMD 的标志之一，而且对 AMD 的病程发展、预后也有重要影响。流行病学资料显示，大的、软性和不断增长的玻璃膜疣是继发 RPE 萎缩及 CNV 的危险因素，也是判断 AMD 治疗预后的标准之一。在干性 AMD 患者的自然病程中，根据眼底病变程度，分为早期和晚期：早期又称萎缩前期，以 RPE 细胞退变为主，黄斑区色素紊乱、RPE 层变薄，玻璃膜疣可消失或增加，中心视力轻度减退；晚期为萎缩期，眼底出现融合密集的玻璃膜疣或大片 RPE 萎缩，当 RPE 层萎缩出现在中心凹附近，围绕中心凹扩大为马蹄形并融合成环形，脉络膜血管床暴露继而萎缩，RPE 层逐渐出现地图样萎缩（geographic atrophy），这是干性 AMD 发展至晚期的典型表现。发生地图样萎缩时，由于 RPE 结构与功能异常，光感受器细胞可有不同程度的变性、减少，致使中心视力严重减退。

湿性 AMD 视力下降较快，治疗后易复发。其特点为眼底检查发现 CNV、PED 或盘状瘢痕。其中，CNV 可为典型性或隐匿性，隐匿性居多，但最终有 40%～60% 的隐匿性 CNV 将发展为典型性。与干性 AMD 不同，湿性 AMD 的早期就出现中心视力的明显下降，玻璃膜疣及色素脱失明显；在中期，视力可以发生短期急剧下降，视网膜下出现强渗漏的新生血管，在黄斑区发生浆液性和（或）出血性盘状脱离；晚期 AMD 则表现为渗出和出血的逐渐吸收，被瘢痕所取代。但有报道指出，AMD 病程不会因瘢痕形成而趋于稳定，少数病例在既往瘢痕的边缘仍可继续生成新生血管，再次出现渗出、出血、吸收和瘢痕形成的过程。

关于 AMD 的分级目前国际上尚未统一，已有多个分级系统。1991 年公布了"Wisconsin 年龄相关性黄斑病变（age-related maculopathy）分级系统"，1995 年国际年龄相关性黄斑病变研究组（international age related maculopathy study group）公布了年龄相关性黄斑病变和 AMD 的国际分类和分级标准，就年龄相关性黄斑病变所涉及的定义作出了统一的规定，即早期和晚期年龄相关性黄斑病变，后者即 AMD，进而分为干性和湿性两型。应用同样的术语及分类方法，采取彩色立体眼底成像技术，2001 年由年龄相关性眼病研究组（age-related eye disease Study，AREDS）制订出更为完善的 AMD 分级体系。该标准主要用于流行病学研究和临床试验，但比较烦琐，不适用于临床上评价患者个体病变的危险程度。Rotterdam 眼研究组根据眼底表现对 AMD 进行分期（表 7-24），根据该分期标准，可以较好地预测不同程度病变的患者发生严重视力丧失的风险（表 7-25）。

表 7-24 AMD 分期（Rotterdam 眼科研究组）

分期		标准
0	a	无 AMD 的任何表现
	b	只有硬性玻璃膜疣（<63μm）
1	a	只有边界清晰的软性玻璃膜疣（≥63μm）
	b	只有色素异常，无玻璃膜疣
2	a	有边界不清的软性玻璃膜疣（≥125μm），或网状（reticular）玻璃膜疣
	b	边界清晰的软性玻璃膜疣（≥63μm）伴有色素异常
3		边界不清的软性玻璃膜疣（≥125μm），或网状玻璃膜疣，伴有色素异常
4		萎缩型或新生血管性 AMD（＝晚期 AMD）

表 7-25 不同严重程度患者 5 年内发生晚期 AMD 致视力＜0.1 的风险（Rotterdam 眼科研究组）

AMD 分期	5 年内视力＜0.1 的百分比（%）
0	0.1
1	1.1
2	8.5
3	26.3
4 萎缩型 AMD	25
4 新生血管性 AMD	26

注：4 期的百分比指对侧眼

【治疗】 随着对 AMD 了解的逐渐深入和新技术的不断研发，AMD 的治疗得到了长足的发展。干性和湿性 AMD 不仅具有不同的临床表现、病理改变，其临床治疗也存在着明显不同。干性 AMD 由于是因为 RPE-Bruch 膜 - 脉络膜毛细血管复合体的退行性改变引起，因而目前尚无理想的治疗方法。湿性 AMD 对视力的影响严重，视力丧失主要是由 CNV 引起，因而

其处理原则是尽早处理 CNV，避免病变范围扩大，损害更多的中心视力。

对于早期干性 AMD 患者，治疗目标在于通过正确健康的生活方式、膳食的调整和早期药物干预预防视力丧失；对已造成严重视力丧失者，服用适量抗氧化药物和配戴低视力助视器是目前较为普遍的治疗方案。湿性 AMD 对视力影响严重，易复发，80%～90% AMD 患者严重不可逆视力丧失是由 CNV 引起的，近年来在 AMD 治疗上取得的大量成就也主要是针对 CNV 的治疗。

第三节 干性年龄相关性黄斑变性

干性 AMD，又称萎缩型 AMD、非渗出型 AMD 或地图状萎缩。是由于 RPE-Bruch 膜 - 脉络膜毛细血管复合体的长期进行性萎缩，从而导致光感受器细胞变性、凋亡，引起患者中心视力下降。

【临床表现】

1. 临床症状 干性 AMD 多发生于 50 岁以上人群。在发病早期，多数患者眼底虽有黄斑色素异常及玻璃膜疣存在，但常无明显视力障碍，中心视野检查可发现 5°～10° 相对性中心暗点。但随着病程进展，患者双眼对称、中心视力极为缓慢的进行性下降，戴镜矫正视力不提高，可伴有视物变形等症状，视野检查有绝对性中心暗点。

2. 眼底表现 眼底黄斑区色素紊乱，中心凹反光减弱或消失。后极部有时常可见到散在的黄白色玻璃膜疣，可很小如点状，边界清晰，称为硬性玻璃膜疣，较为常见，覆盖于其表面的 RPE 常有色素脱失（彩图 7-155，见书末彩插）；玻璃膜疣也可较大，边界不清，称为软性玻璃膜疣。在玻璃膜疣之间，可有色素脱失及色素增生等色素异常。软性玻璃膜疣可融合，面积扩大，称为融合性玻璃膜疣，或玻璃膜疣性 PED。硬性或软性玻璃膜疣均可因钙质沉着而钙化，呈发亮的白色外观、质硬。部分患者由于 RPE、光感受器萎缩，可见边界清晰或不清晰的斑驳状区域。病程晚期有些患者由于 RPE 的萎缩及色素脱失，可见后极部视网膜有边界较为清晰的地图样萎缩区（彩图 7-156，见书末彩插），更进一步，若脉络膜毛细血管也发生萎缩，就可以见到萎缩区内有一些粗大的脉络膜血管。

3. 眼底自发荧光（fundus autofluorescence，FAF）近年来，FAF 技术逐渐用于检测 RPE 的形态改变。正常眼底黄斑中心凹为低 FAF，因为中心凹的脂褐素含量较低，而且黄斑区含有大量色素，吸收了大部分短波长激发光。视网膜大血管阻挡来自 RPE 细胞发出的自

发荧光，因此自发荧光信号明显减低，而视盘无 RPE 分布，因此此视盘处无自发荧光，信号最低。干性 AMD 早期眼底表现为色素改变、玻璃膜疣分布，FAF 像通常表现为病理性高 FAF。FAF 信号异常增高或降低区域与眼底改变可能对应或不对应。早期 AMD 患者 FAF 改变可分为正常型、微小病变型、局灶型、直线型、花边型、斑块型、网状型及斑点型等 8 种不同形式。总体讲，除基底层玻璃膜疣呈现独特的"星空状"荧光外，直径大的玻璃膜疣由于含脂褐素量多，比直径小的呈现出更强的荧光强度；而网状玻璃膜疣（reticular drusen）或称假性玻璃膜疣（reticular pseudodrusen）通常呈现多个散在的弱荧光强度区域。这与 RPE 细胞变形后所含的脂褐素量减少或是其本身萎缩死亡有关。干性 AMD 晚期的地图样萎缩区的 FAF 呈暗区，而围绕其萎缩灶的周边正在凋亡的 RPE 细胞则呈强荧光区（图 7-157）。Bindewald 等通过观察 164 例地图样萎缩患眼病灶周边出现的 FAF 特征，归纳为三类：第一类地图样萎缩病灶边缘无异常 FAF；第二类地图样萎缩的病灶边缘出现不同形态的强荧光，包括局灶性、斑片状、花边状等；第三类在地图样萎缩病灶边缘及其他视网膜部位出现融合散在的强荧光（即弥漫型），此类又可细分为网状型、分支状、颗粒型及伴有萎缩灶斑点状四个亚类。研究发现，地图样萎缩向湿性 AMD 进展的速度取决于初始阶段萎缩区周围的强荧光区范围大小。

4. 眼底荧光素血管造影术　干性 AMD 表现为造影早期后极部由于 RPE 萎缩、色素脱失，而显现透见

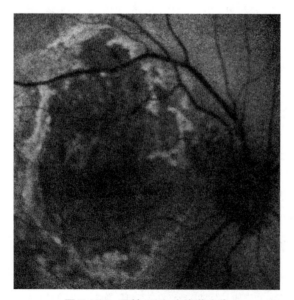

图 7-157　干性 AMD 自发荧光像

干性 AMD 地图样萎缩区域呈自发荧光暗区，而围绕萎缩灶的周边则呈强荧光

荧光。软性玻璃膜疣在 FFA 过程中，因脉络膜毛细血管渗漏所致的荧光着染或疣体所致 PED 区域荧光素积存，亮度逐渐增强，呈现延迟出现的强荧光斑点。硬性玻璃膜疣及部分软性玻璃膜疣也可显现透见荧光（图 7-158A、C）。病程较长者，后极部地图样萎缩区，造影早期因脉络膜毛细血管萎缩、丧失，该处呈现弱荧光，其中残余的粗大脉络膜血管显影，造影中、后期，其周围正常的脉络膜毛细血管或残余的血管渗漏致萎缩区域荧光亮度增强（巩膜着染）。

5. 吲哚青绿血管造影术　硬性、软性玻璃膜疣因其成分的不同，ICGA 过程中荧光表现也不尽相同。一般可呈现三种表现，且可同时存在于同一患眼：①由于疣体对脉络膜的遮蔽作用，造影过程中一直为边界清晰的弱荧光；②因疣体本身的荧光着染，随造影时间延长，疣体荧光度增强，数量增多；③玻璃膜疣的自发荧光，造影过程中疣体荧光亮度保持不变（图 7-158B、D）。

因 RPE 萎缩、色素脱失使透过的激发光量及荧光量均增加，故病变部位荧光亮度一直较周围略增强，其间正常脉络膜血管的走行更为清晰。脉络膜视网膜萎缩程度不同，ICGA 各期的荧光表现不尽相同。若脉络膜萎缩仅限于毛细血管层，则造影早期萎缩区域荧光亮度较正常区域略增强，造影中、后期因萎缩区域缺少脉络膜毛细血管形成的朦胧样荧光，且脉络膜中、大血管内造影剂逐渐排空，故亮度较周围逐渐减弱，萎缩范围逐渐清晰。若脉络膜萎缩累及中、大血管层，则萎缩区域在造影早期即呈现弱荧光，其内残余的中、大血管清晰易辨，造影中、后期，萎缩区域的范围更为清晰。

6. 光学相干断层成像术　干性 AMD 的 OCT 图像主要表现在上下血管弓内特别是黄斑区，视网膜神经感觉层及 RPE 层的变化因病情进展而有不同，发病早期，玻璃膜疣在 OCT 中表现为 RPE/脉络膜毛细血管层出现几个或多个大小不等的半弧形隆起，其下为均匀的弱反光区，RPE 层厚度可无变化（图 7-159）。中晚期脉络膜视网膜萎缩灶则为萎缩区表层的视网膜变薄，深层脉络膜反射增强。

【诊断】　对 40～50 岁以上人群中，眼底后极部或黄斑区有色素紊乱、中心凹反光消失，或者有一些大小相近、边界比较清晰的玻璃膜疣，排除了其他眼病以及屈光不正，矫正视力在 20/30（0.7）以上的年龄相关性黄斑病变，不应当给以干性 AMD 的诊断，因其为正常老年人眼底的老年性改变，应当定期观察，注意随访。对于考虑诊断为干性 AMD 的患者，除进行视力、眼底检查、FFA 和 ICGA 以外，还应该使用 Amsler 表检查有无中心暗点或视物变形，OCT 检查黄斑区

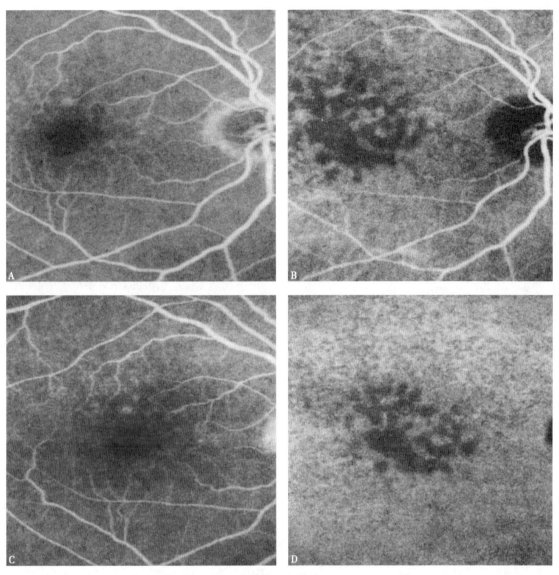

图 7-158 干性老年性黄斑变性的 FFA 和 ICGA 影像
A、B 分别为 FFA 和 ICGA 的早期影像　C、D 为 FFA 和 ICGA 的晚期影像

RPE 及神经感觉层改变。仔细分析视力下降是否因其他原因引起，如老视、特发性黄斑前膜和黄斑裂孔等。

【鉴别诊断】　干性 AMD 应与 Stargardt 病、中心性晕轮状视网膜脉络膜萎缩、中心性浆液性脉络膜视网膜病变以及特发性黄斑前膜等疾病相鉴别。

1. Stargardt 病　为黄色斑点状眼底合并黄斑变性，具有黄斑椭圆形萎缩区及其周围视网膜的黄色斑点两种特殊征候。多发生于青少年期，发病年龄多在十多岁左右，自幼即有视力进行性减退，眼底表现为后极部有椭圆形的视网膜脉络膜萎缩病灶，不少患者同时伴有视网膜黄白色斑点。

2. 中心性晕轮状视网膜脉络膜萎缩　发病年龄多数在十多岁，视力障碍由来已久，眼底检查常伴有视盘周围的脉络膜萎缩。干性 AMD 患者以往视力一直正

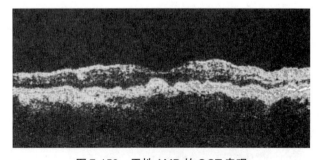

图 7-159 干性 AMD 的 OCT 表现
黄斑区视网膜各层光反射强度轻微减弱，RPE/ 脉络膜毛细血管层出现多个半弧形隆起

常，视力减退多在年老以后，发病时间与病程迥然相异。

3. 中心性浆液性脉络膜视网膜病变　虽然该病多发于青壮年，但在 50 岁以上人群仍有发生，病程久者

可因脉络膜循环异常导致 RPE-Bruch 膜 - 脉络膜毛细血管复合体受损，而呈现 RPE 萎缩、色素脱失。中心性浆液性脉络膜视网膜病变易复发，且发病急骤，发病早期患眼可有视物变形、变暗等症状，但双眼病变不对称或仅单眼发病，通常眼底无玻璃膜疣，FFA 可见 RPE 荧光渗漏灶，有助于与干性 AMD 鉴别。

4. 特发性视网膜前膜　多发生于 55 岁以上人群，偶见于年轻人。患眼视力进行性下降，可伴有视物变形及相对或绝对性中心暗点。病程早期，黄斑区视网膜内表面因纤维增生，可呈金箔样反光，易误认为干性 AMD 的脱色素外观。但该病通常与玻璃体后脱离有关，OCT 可见部分病例的玻璃体后皮质与黄斑粘连，后脱离不完全。FFA 可见黄斑区视网膜小血管迂曲，RPE 并未见明显异常。

【治疗】　干性 AMD 是由于 RPE-Bruch 膜 - 脉络膜毛细血管复合体的退行性改变引起，目前尚无任何针对性的有效治疗方法。因本病病变仅限于后极部黄斑区，仅中心视力受损，而周围视力不受影响，所以患者一般日常生活还可自理。对于早期干性 AMD 患者，治疗目标在于通过正确健康的生活方式、膳食的调整及早期药物干预预防视力丧失；对已造成严重视力丧失者，服用适量抗氧化药物及配戴低视力助视器是目前较为普遍的治疗方案。远视力可佩戴远用助视器即望远镜式眼镜，近视力可借助近用助视器即放大镜类帮助阅读。但有些干性 AMD 患者一段时间后，可产生 CNV，因而转化为湿性 AMD，从而病变范围不断扩大；所以干性 AMD 患者也应当定期复查，以便早发现 CNV，及时予以处理。

第四节　湿性年龄相关性黄斑变性

湿性 AMD，又称渗出性 AMD，是由于 Bruch 膜受损，病理性新生血管经由 Bruch 膜损害处向 RPE 及神经感觉层生长，形成 CNV。由于新生血管的结构不完善，CNV 一旦形成，必将引起渗出、出血、机化和瘢痕等一系列病理改变，导致视力下降，终至中心视力丧失殆尽。

【临床表现】

1. 临床症状　湿性 AMD 多发生于 60 岁以上人群，多为一眼先发病，对侧眼可在相当长的一段时间以后才发病，但也有少数患者双眼同时或先后不久发病；据国外较大量的资料统计，单眼湿性 AMD 患者每年有 12%～15% 对侧眼发生湿性 AMD，5 年之内大约 75% 的患者对侧眼可能发病。

与干性 AMD 视力缓慢的进行性下降不同，湿性

AMD 患者发病后视力减退较为迅速，常于短期内明显下降。可伴有视物变形、复视、眼前黑影、闪光及色觉异常等。也有无明显症状者，当视网膜和（或）RPE 下有出血和（或）浆液性渗出时，中心视力可突然急剧下降。

2. 眼底表现　湿性 AMD 依其病程进展一般可分为三期：

（1）早期：或称为渗出前期，眼底检查后极部或黄斑区早期可有大小不等、边界模糊的黄白色渗出性玻璃膜疣，尤其是当这些玻璃膜疣互相融合形成软性玻璃膜疣时，是湿性 AMD 发生的先兆。

（2）渗出期：病变进一步发展，CNV 开始渗漏，眼底后极部可出现浆液性 PED 及浆液性神经感觉层脱离，并可见 CNV，黄斑部 CNV 多位于中心凹或旁中心凹神经感觉层下，若其表面无出血遮挡，呈类圆形灰白色或黄白色病灶，致神经感觉层隆起，有时病变周围还可见到一些硬性渗出（彩图 7-160，见书末彩插）。如果 CNV 有出血，则可见视网膜出血、视网膜下出血，出血位于视网膜浅层，则表现为鲜红色，出血位于视网膜深层则呈暗红色，如果出血时间较久，由于血红蛋白被分解吸收，出血区可逐渐变为黄色（彩图 7-161，见书末彩插），如果出血位于 RPE 之下和脉络膜层，由于色素上皮和脉络膜的色素遮蔽，出血区则可表现为黑色，以至有时会被误诊为脉络膜黑色素瘤。

CNV 的出血可能非常广泛，不仅局限于黄斑区，也可以占据整个后极部，更严重者甚至可以超出赤道部，形成一个范围巨大的黑色的隆起的病变，又称脉络膜血肿（彩图 7-162、彩图 7-163，见书末彩插），因而常可被误诊为脉络膜黑色素瘤，而行眼球摘除。如果出血量大，严重者出血可以穿破视网膜内界膜，进入玻璃体腔引起玻璃体积血。大量的玻璃体积血可致眼底窥不清，甚至还可能发生牵拉性视网膜脱离、继发性青光眼、新生血管性青光眼等更为严重的并发症。临床上若见到老年人突然发生大量玻璃体积血，眼底无法检查，而对侧眼黄斑区有玻璃膜疣、色素紊乱或典型的干性 AMD 表现，应当考虑为湿性 AMD 所致。当然需要与息肉状脉络膜血管病变区别。

（3）瘢痕期：经过一段漫长的病程后，视网膜下出血逐渐被吸收，而被伴随新生血管以及 RPE 化生的纤维组织所代替，形成新生血管膜，病程晚期患者眼底后极部形成大片机化的瘢痕，眼底检查可见黄斑区或后极部有白色的机化膜及一些色素沉着，患者的中心视力丧失殆尽（彩图 7-164，见书末彩插）。偶见视网膜血管长入瘢痕中，若其周围视网膜脉络膜萎缩，可见脉络膜大血管暴露。

大约有 16% 的患者一段时间后瘢痕周围可出现新的 CNV,于是新一轮的渗出、出血、机化、瘢痕等病理改变再度重演,致使病变范围更为扩大(彩图 7-165,见书末彩插)。

3. 眼底荧光素血管造影术 FFA 是发现及定位 CNV 的可靠方法,湿性 AMD 于造影的早期即动脉前期或动脉早期即显现花边状、车辐状、绒球状或网状的 CNV 的形态,很快即有明显的荧光素渗漏,致使 CNV 形成一片强荧光,周围的出血显现荧光遮蔽。晚期瘢痕形成,FFA 表现为造影早期瘢痕区为弱荧光,但造影后期瘢痕可以染色,形成一片强荧光。

根据 FFA 中 CNV 的显影情况,临床上将之分为典型性 CNV 与隐匿性 CNV 两种。

(1)典型性 CNV:指在造影早期即可见边界清晰的 CNV 轮廓,呈花边状、颗粒状、绒球状、轮辐状及不规则形等各种不同形态,造影过程中新生血管进行性荧光渗漏,形成局限性强荧光(图 7-166)。由于 CNV 是来源于脉络膜毛细血管的异常生长,因此典型性 CNV 通常在动脉前期(脉络膜期)即有荧光充盈。

(2)隐匿性 CNV:由于此类新生血管表面或其周围有出血、渗出和色素改变或 PED 等,其边界不清,范围难以被确定,仅能通过新生血管渗漏的荧光或 RPE 下逐渐积存的荧光来确定有无 CNV 生成(图 7-167)。根据隐匿性 CNV 的造影表现,又分为以下两种:①纤

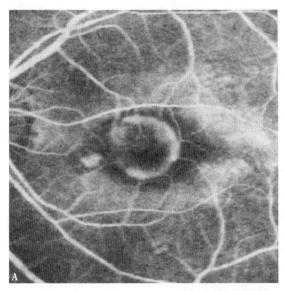
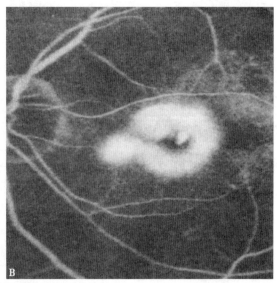

图 7-166 典型性 CNV 的 FFA 表现

A. 造影早期,显示出边界清晰的 CNV 轮廓,伴有荧光素渗漏 B. 造影晚期,病灶呈一片强荧光

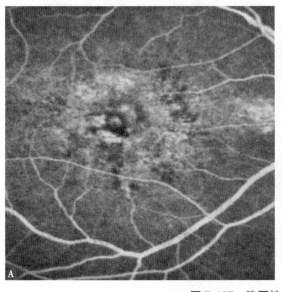
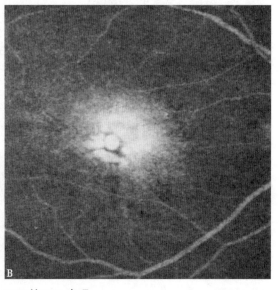

图 7-167 隐匿性 CNV 的 FFA 表现

A. 造影早期 CNV 显影不完全 B. 造影晚期,荧光素渗漏

维血管性 PED（fibrovascular PED）：通常在造影剂注射后 1～2 分钟显示比较清楚，表现为不规则的 RPE 下强荧光区，其亮度在造影过程中不断增加，边界一直清晰（图 7-168），为 CNV 持续渗漏的荧光在 PED 范围内积存所致，而 PED 灶内积存的荧光素及其间的浆液、出血等成分掩盖了 CNV 的荧光。②无源性晚期渗漏（late leakage of undetermined source），又称为血管性 RPE 病变（vascularized RPE）：指的是造影晚期找不到明确来源的脉络膜渗漏或者渗漏并不来源于早期显影的 PED。造影早期 CNV 形态不清楚，但造影过程中 RPE 下出现斑点状荧光素渗漏，其范围持续增大，融合呈边界欠清的强荧光区域（图 7-169）。

若 CNV 已机化变为盘状瘢痕，则因其周围脉络膜血管或瘢痕组织内包裹的新生血管渗漏而荧光着染，其亮度随造影时间的延长而增强，边界清晰。通常瘢痕外围的 RPE 萎缩，呈斑驳样窗样荧光缺损（图 7-170）。若脉络膜毛细血管也萎缩、丧失，则可见脉络膜大血管。

此外，CNV 的渗漏也可在神经感觉层间积存，形成囊样水肿。造影过程中，由于 CNV 荧光渗漏，致神经感觉层囊腔内荧光逐渐积存，呈边界清晰的卵石样或花瓣样外观。

4. 吲哚青绿血管造影术　FFA 无论对典型性 CNV

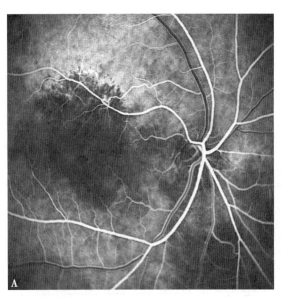
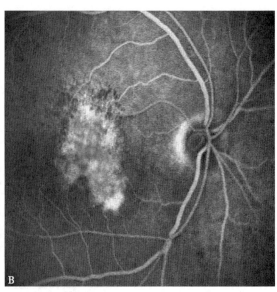

图 7-168　AMD 伴纤维血管性 PED 的 FFA 表现
A. 造影早期，黄斑 PED 区域内即见不均匀的强荧光　B. 造影晚期，病变区域呈强荧光

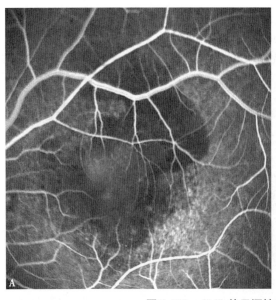
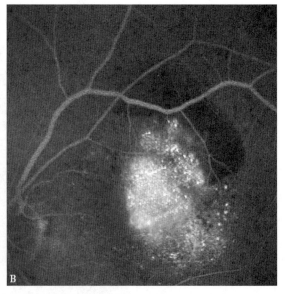

图 7-169　AMD 伴无源性晚期渗漏 CNV 的 FFA 表现
A. 造影早期，CNV 形态不清楚　B. 造影晚期，病变区域渗漏的荧光素融合，形成边界欠清的强荧光团

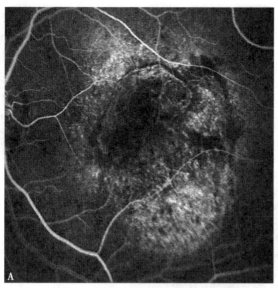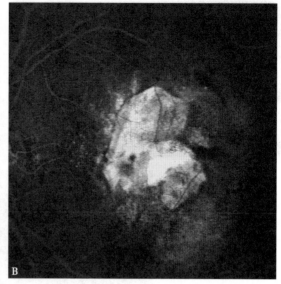

图 7-170 AMD 伴 CNV 盘状瘢痕化的 FFA 表现

A. FFA 早期,瘢痕组织内 CNV 可见,其周围 RPE 萎缩区域呈透见荧光 B. 造影晚期,瘢痕组织荧光素着染

的观察、诊断,还是对 PED 区域的确定都有着极其重要的价值,但对于隐匿性 CNV 的定位却不可靠。隐匿性 CNV 是湿性 AMD 的最常见表现(约占全部 CNV 的 87%)。ICGA 因其特殊的理化特性,对于隐匿性 CNV 的定位以及指导治疗等提供了更为翔实的信息。

(1) 不伴 PED 的隐匿性 CNV:此类新生血管在 FFA 中表现为晚期无源性渗漏或视网膜下出血遮蔽荧光。ICGA 可显示 RPE 及出血下的脉络膜循环,因此所获得的有关 CNV 的信息较 FFA 丰富。一般来讲,通过 ICGA 可对 CNV 有以下几方面的了解:①确定 CNV 的范围大小:部分患者的 CNV 形态清晰,血管可辨;部分患者仅能通过 CNV 强荧光确定其范围:若小于 1 个视盘面积,则为点状 CNV(热点);若大于 1 个视盘面积,则为斑状 CNV;也可为多个点状、斑状 CNV 共同存在。②确定 CNV 性质:若造影早期新生血管即显影,造影过程中荧光渗漏或着染致亮度增强,则此 CNV 为活动性,主要由血管组成。若造影中、晚期才着染,则多为静止性 CNV,其间纤维成分增多,血管较少。③确定 CNV 与中心凹的空间关系:是位于中心凹下、旁中心凹或是中心凹外。

(2) 伴 PED 的隐匿性 CNV:虽然 FFA 可清晰显示 PED 的荧光素积存范围,但其下 CNV 难以较好显示。对于此类 CNV,ICGA 可提供以下信息:①显示 CNV 的范围、形态:近红外光可穿透 RPE 及其下的出血或浆液,显示 CNV 的范围、形态。对于部分患者,ICGA 可检出 CNV 的供养血管,有利于临床选择治疗。②明确 CNV 的性质:是活动性还是静止性 CNV。

对于典型性 CNV,FFA 能比 ICGA 更清楚地显示其形态、范围,由于 RPE 遮挡了大部分正常脉络膜荧光,而 CNV 易于渗漏血管内小分子的荧光素钠,因此在造影过程中 CNV 的强荧光与正常眼底组织的荧光对比显著。若 CNV 管径狭窄,范围较小,在 ICGA 中其荧光反而易与周围网状交织的正常脉络膜血管相混淆,不易分辨。因此典型性 CNV 和隐匿性 CNV 是单纯的 FFA 的概念,不适用于 ICGA 的分析。此外,由于 ICGA 的荧光强度较 FFA 低,所以 ICGA 中 CNV 的渗漏往往不像其在 FFA 中明显。

对于黄斑瘢痕,ICGA 可显示出其间被纤维组织包裹的粗大新生血管,造影后期,瘢痕组织可略有荧光着染,其周围脉络膜毛细血管常萎缩、丧失(界限清晰的弱荧光)。

5. 相干光断层成像术 可清楚显示 CNV 的位置及由新生血管引起的其他改变,如:①典型的 CNV 膜和积液:OCT 可表现为与 RPE/脉络膜毛细血管层相对应的反射层增厚或断裂(新生血管),视网膜下或视网膜内积液,以此可对积液及新生血管膜进行定量分析(图 7-171A);②隐匿型 CNV:RPE 层局限性隆起,其下有 PED 形成(可表现为浆液性、出血性、纤维血管性 PED 等)(图 7-171B);③脉络膜视网膜瘢痕形成:反射性增强,相应部位的视网膜萎缩变薄,常有囊样改变(图 7-171C)。

【诊断】 湿性 AMD 多发生于 60 岁以上的人群,由于黄斑区 CNV 生成,可继发浆液性和(或)出血性 PED 和(或)视网膜脱离,甚至视网膜前出血或玻璃体积血。一般情况下,CNV 因其继发病变遮挡而造成视物不见,若眼底存在玻璃膜疣或曾诊断为干性 AMD,

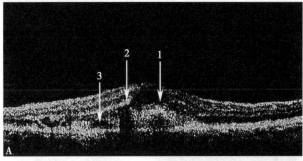
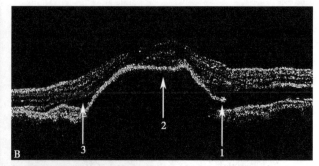
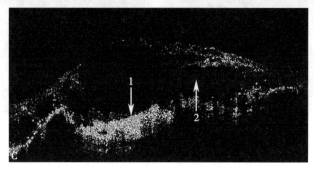

图 7-171 湿性 AMD 的 OCT 表现

A. AMD 伴典型性 CNV，OCT 显示黄斑中心凹处 RPE/ 脉络膜毛细血管层断裂，视网膜神经感觉层下方有中低反射的隆起型病灶（箭 1），为 2 型 CNV，其间反射不均匀。CNV 病灶上方视网膜囊样水肿，呈无反射暗区，视网膜内散在高反射的渗出，遮挡后方的组织反射（箭 2），并有视网膜内积液（箭 3） B. AMD 隐匿性 CNV，OCT 显示黄斑区 RPE/ 脉络膜毛细血管层断裂（箭 1），下方有出血性 PED（箭 2），视网膜神经感觉层内有出血反射，视网膜内积液（箭 3） C. AMD 脉络膜视网膜瘢痕，显示黄斑区 RPE/ 脉络膜毛细血管层不规则增厚，反射性增强（箭 1），其上方的视网膜萎缩变薄，呈囊样改变（箭 2）。视网膜散在点状高反射病灶为渗出

视力近期显著减退，检眼镜下见黄斑区有出血、渗出时，应考虑诊断为湿性 AMD。行 FFA 和（或）ICGA 发现 CNV 是确定诊断的"金标准"。

【鉴别诊断】

1. 息肉状脉络膜血管病变　湿性 AMD 和 PCV 均好发于老年人，眼底后极部都可出现出血、渗出等表现，临床上不易区别。但检眼镜下可见 PCV 有特征性视网膜下橘红色结节样病灶，且血管性病变发生在黄斑外（视盘旁和血管弓周围）的比率比湿性 AMD 要高，ICGA 可发现异常分支状脉络膜血管网及血管末梢息肉状扩张灶。

2. 视网膜黄斑分支静脉阻塞　由于病变邻近或已涉及中心凹，对中心视力影响较大。黄斑区水肿严重，阻塞的小静脉往往被视网膜出血遮挡，难以发现，易被误诊为湿性 AMD。但该病常为视网膜浅层出血，FFA 可发现阻塞支视网膜小静脉管径不均、扩张，管壁着染，附近毛细血管无灌注或毛细血管扩张、渗漏。

3. 其他 CNV 性疾病　如特发性 CNV、高度近视、血管样条纹、外伤性脉络膜破裂等。特发性 CNV 多发生于年轻女性，常为单眼发病，CNV 好发于后极部或

黄斑部，病变范围很小，通常 1/2～1/3 视盘直径大小。高度近视性 CNV 患者有高度近视病史，眼底检查可见豹纹状眼底、巩膜后葡萄肿、伴有视盘周围及黄斑脉络膜萎缩灶及漆纹样裂纹。血管样条纹的眼底可见视盘周围有特征性棕黑色的向四周发出的放射状的条纹，该条纹位于视网膜下，走向眼底后极部的条纹可发生 CNV，FFA 可以见到非常醒目的血管样条纹，约 50% 的血管样条纹患者伴有全身的假黄色瘤性弹力纤维损害。外伤性脉络膜破裂必有外伤史，眼底可见弧形脉络膜萎缩。其他各眼底病除黄斑或后极部 CNV 外尚有其他眼底表现。此外，患病年龄、病史及全身情况都有助于诊断与鉴别诊断。

4. 脉络膜恶性黑色素瘤　若湿性 AMD 的 CNV 膜位于 RPE 下，出血量大时极易误诊为脉络膜黑色素瘤，但病灶边缘常可见黄色渗出，FFA 中 RPE 下出血遮蔽背景荧光，可有隐匿性 CNV 的表现。ICGA 可见视网膜下出血区域内的 CNV。而脉络膜黑色素瘤 FFA 早期由于肿瘤遮挡亦为弱荧光，但因瘤体内血管渗漏，迅速呈现斑驳状强荧光。有时可见到肿瘤内的血管与视网膜血管同时显影，形成双循环现象。ICGA 过程

中肿物处始终不显荧光，或早期不显荧光，晚期出现点片状荧光或融合。眼部超声检查有助于鉴别诊断。

5. Coats病 若湿性 AMD 患眼内的 CNV 通透性强，视网膜下出血量多，在出血吸收过程中，类脂质沉着并伴有浆液性视网膜脱离，特别当病变范围广时，与 Coats 病鉴别困难。FFA 显示湿性 AMD 无视网膜血管扩张，有典型或隐匿性 CNV；而 Coats 病有典型视网膜毛细血管扩张、渗漏。

【治疗】 湿性 AMD 对视力影响严重，易复发，80%～90% AMD 患者严重不可逆视力丧失是由 CNV 引起的，因而湿性 AMD 的治疗原则是尽早处理 CNV，避免病变不断扩大，损害更多的中心视力。近年来在 AMD 治疗上取得的大量成就主要是针对 CNV 的治疗。如果处理得当，治疗成功，可以保持患者现有视力；不少患者由于控制了 CNV，病变附近的渗出、出血被吸收，视力还可以有一些进步。对于那些单眼湿性 AMD，对侧眼仍然健康者，一方面应积极治疗患眼，对侧眼也应当密切观察，可请患者使用 Amsler 表每日自行检查其健眼的中心视野，一旦发现健眼有 Amsler 表的方格扭曲、出现暗点或视物变形等现象，应立即到医院检查，以便及早治疗。

对湿性 AMD 治疗的最终目的是封闭 CNV，因此任何可以使 CNV 消除或萎缩的方法，都可以阻止其所引起的出血、渗出以及机化瘢痕的形成，使现有的视功能能得以保存。如果 CNV 被成功封闭了，渗漏和出血就能停止，病变不再继续发展，原有的病变机化为瘢痕，可保持现有的视力。治疗湿性 AMD 的方法现有激光光凝、手术治疗、放射治疗、经瞳孔温热疗法、光动力疗法以及药物治疗等，根据患者的具体情况，而有不同的治疗选择。

CNV 的位置和分型对 CNV 治疗方法的选择具有指导意义。黄斑光凝研究组根据 CNV 距中心凹的距离将 CNV 分为中心凹外（extrafoveal，CNV 后缘距离黄斑无血管区中心 200μm 以上）、旁中心凹（juxtafoveal，距离 1～199μm）和中心凹（subfoveal）三种。通过 FFA 表现将 CNV 分为典型性 CNV 和隐匿性 CNV，后者又分为血管性 PED（I 型）和无源性渗漏（II 型）。

湿性 AMD 的治疗包括激光光凝术、放射疗法和手术治疗。近年来临床开展的经瞳孔温热疗法（transpupillary thermal therapy，TTT）、光动力疗法（photodynamic therapy，PDT）以及 VEGF 抑制剂和皮质类固醇激素等药物疗法，显示出一定的治疗效果。

1. 激光光凝术 激光光凝 CNV 是最早用于治疗 AMD 的经典性治疗方法，目前仍用于治疗中心凹外和旁中心凹 CNV。激光光凝可以封闭 CNV，从而控制疾病的发展，达到一定的治疗效果。但是，激光治疗存在很大的局限性。这种激光治疗无组织特异性，治疗中可能造成神经感觉层损伤形成盲点，还可能引起 Bruch 膜破裂、出血、RPE 撕裂，甚至意外的中心凹光凝导致视力不可逆性丧失等并发症，而且对于中心凹下 CNV，不能使用激光光凝治疗，故采用此方法治疗 AMD 需慎重权衡。近些年，激光治疗技术在不断改进完善中，包括激光波长改变和治疗术式改进等，并通过 FFA 和 ICGA 观察、分类来指导激光治疗。FFA 对新生血管大小、位置和性质的判断对湿性 AMD 病程的掌握和治疗预后的评估有重要作用，使用 ICGA 可以进一步确定隐匿性 CNV 的部位、大小和边界。小部分典型性 CNV、隐匿性焦点型 CNV 和隐匿性 CNV 的滋养血管通常可以用激光定位治疗，这使激光治疗的适应证得以扩大。目前为止，国内、外对黄斑中心凹以外 CNV 的治疗，激光光凝仍不失为一种有效的治疗手段。但光凝不能阻止新的 CNV 形成，此外光凝后 CNV 的复发率也较高（>50%），这使得光凝治疗并不理想。对位于黄斑中心凹无血管区外 750μm 的边界清楚的 CNV，选择氪黄激光光凝治疗是相对安全的。近年来，有人在吲哚青绿造影引导下寻找 CNV 的滋养血管，通过直接光凝滋养血管使 CNV 逐渐萎缩，这一方法可以减少激光光凝对视网膜的损伤并且可以重复治疗。

2. 放射治疗 放射治疗 CNV 的机制在于选择性抑制血管内皮细胞的增生，成熟的内皮细胞则不受影响。AMD 放射疗法调查结果显示，发生 CNV 的患者接受外放射治疗后其中度视力下降与 AMD 的自然病程一致，^{90}Sr 放射敷贴治疗在短期内有延缓视力下降作用，但治疗一年后较对照组无显著差异。放射疗法治疗 CNV 尚需通过标准化的、客观的、有对照和良好随访方式来收集更多的资料，特别是其对视网膜、视神经、晶状体以及泪器的潜在损伤。但是也有人认为，对于微小的典型性 CNV 病变和已无其他治疗可能的完全隐匿型 CNV，放射治疗也许可作为其候选疗法之一。

3. 手术治疗 手术治疗 CNV 已有 20 多年的历史，由于玻璃体手术的发展，CNV 的手术治疗技术有了长足进展。手术的目的是去除 CNV 膜，清除黄斑下出血。但单纯黄斑下 CNV 摘除的效果有限，且对于 AMD 的患者来讲，视网膜下手术还有许多并发症和危险性。美国视网膜下手术治疗研究组的多中心随机对照试验对手术摘除黄斑下 CNV 的有效性及安全性进行了评估，结果认为与激光治疗相比这种治疗手段对于治疗

CNV 无显著优势,而其并发症会大大影响手术的疗效和预后。另一种手术方式为黄斑区实行黄斑下 CNV 膜剥除,同时进行自体或异体的 RPE 移植术,但该手术治疗在小样本研究中得到的结果并不令人满意,很少有患者视力得到提高。1993 年以后出现的黄斑转位术可减轻手术对黄斑结构的损伤,其与激光治疗或 PDT 的联合应用可较为安全有效地治疗中心凹下和旁中心凹 CNV。黄斑转位术主要有两种,一种是基于 Machemer 报道的方法,通过 360° 的周边视网膜切开使之脱离,并经平坦部玻璃体切除术使整个视网膜围绕视盘旋转,再让其复位;另一种是基于 De Juan 的局限性黄斑转位术,术中通过缩短或内折叠巩膜而使黄斑移位,该手术仅需造成局部的视网膜脱离,术后并发症少,但转位有限,且变异大。这两种手术都能使中心凹区离开其下有病变的脉络膜和 RPE,然后通过激光光凝 CNV,阻止其进展到新的中心凹区。然而,它的技术难度大,转位不够、CNV 复发或囊样黄斑水肿加重都可能导致手术失败。另外,还需要解决视物旋转变形的并发症,且患者可能需要多次手术。Pieramiciu 等采用局限性黄斑转位术对 102 只眼的 CNV 进行治疗,在术后 3 个月和 6 个月时,分别有 37% 和 48% 的治疗眼视力至少提高 2 行;在术后 6 个月时,16% 的治疗眼视力提高 6 行以上。但这种局限性黄斑转位术存在以下的并发症:视网膜脱离(17.4%)、视网膜裂孔(13.4%)、黄斑裂孔(7.8%)、黄斑前膜(4.6%)和眼内出血(9.2%)。黄斑转位术治疗 CNV 确实有一定的疗效,但技术性非常高,并发症多,目前尚缺少关于黄斑转位术治疗 CNV 效果的大样本、随机、对照、长期随访研究。因此,对于这一手术也应当慎行,在少数有条件的医院可以谨慎选择病例,且术者需要有坚实的玻璃体视网膜手术基础。近年马志中等采用自体带脉络膜毛细血管的 RPE-Bruch 膜复合体移植治疗 21 例出血性 AMD,平均随访 20.35 个月,视力从 ETDRS 视力表术前的 28.65±23.99 提高到术后 47.76±17.22;在 12 个月时微视野检查有 7 只眼获得中心固视。末次随访,14 只眼(82.35%)的移植片保持色泽正常,无脱色素现象。3 只眼(14.29%)发生增生性玻璃体视网膜病变,1 只眼(4.76%)新生血管复发。

4. TTT 治疗 采用波长 810nm、低强度、大光斑、长曝光时间的半导体红外激光经瞳孔照射病变区,脉冲激光的热能输送到脉络膜和 RPE 层,可使照射区温度升高 5～10℃,达到封闭 CNV 的目的。这种方法的优点有:具有高组织穿透性;不易被眼组织屈光介质吸收;因红细胞和叶黄素对这种激光吸收少,故它可穿过视网膜前或视网膜下的出血区域并减少对视神经

纤维层的损伤。与传统的激光光凝不同,TTT 由于温度升高较为温和,因此对邻近组织损伤不大。传统的激光光凝使局部温度在极短期内升高 42℃。因此不仅 CNV 受到破坏,被照射区 CNV 邻近的组织也受到破坏。TTT 的治疗原理可能是使血管内血栓形成或促使细胞凋亡,或者是由于温度抑制了血管生成因子的作用。虽然目前认为 TTT 治疗对正常组织没有太大的损害,然而 TTT 治疗毕竟是一种非特异性的治疗,它既作用于病变组织,也必然会作用于病变周围的组织。因此,TTT 是否会对正常组织有长远的晚期反应,现在还不能肯定。TTT 治疗已显示出较好的疗效,但临床广泛开展 TTT 治疗还需大规模的前瞻性随机对照试验等循证医学的支持。

5. PDT 治疗 通过静脉注射的光敏剂(维替泊芬,Verteporfin)可选择性地与 CNV 内皮结合,在特定波长、低强度激光(689nm,50J/cm^2,83 秒)的照射下,含有光敏剂的部位发生光化学作用,造成细胞的直接损伤,包括血管内皮细胞损伤和血管内栓子形成,来达到破坏 CNV 组织的作用,使 CNV 闭塞。这种治疗的一个重要优势在于它能够选择性的破坏 CNV 组织,CNV 周围的视网膜和脉络膜组织可能会受到一些微小的影响,因此其功能尚可维持,更适用于中心凹下 CNV 的治疗。AMD 光动力治疗(treatment of age-related macular degeneration with photodynamic therapy, TAP)研究组组织多中心、双盲、随机对照试验观察 PDT 治疗 609 例 AMD 患者的效果。研究结果显示,PDT 治疗组患者 1 年内的视力、对比敏感度和 FFA 检测指标均明显优于安慰剂组。1 年后随访,PDT 治疗组 61% 的患者和安慰剂组 46% 的患者视力下降小于三行,提示 PDT 治疗可明显减轻 CNV 引起的视力损害,可以预防 AMD 患者的视力和对比敏感度丧失。该研究组还提出 PDT 对典型性 CNV 的治疗效果最好,对隐匿性、面积较小的 CNV 治疗效果尚满意。维替泊芬光动力疗法(verteporfin in photodynamic therapy, VIP)研究组进行的多中心随机临床试验,探讨了使用维替泊芬的 PDT 治疗提高视力的影响因素,认为患者治疗前视力及 CNV 范围大小是影响视力预后的重要因素。近来 VIP 提出,应该对隐匿性 CNV 患者和早期虽有较大面积 CNV 但无明显视力受损的患者进行持续观察,当他们出现视力迅速下降时应考虑 PDT 治疗。同时,上述两项研究也显示出 PDT 疗法的不足,它只能选择性地破坏 CNV,却不能从根本上去除 CNV 的病因;一次治疗可闭塞的 CNV 病变范围有限;易复发,需多次反复治疗。PDT 治疗的不良反应包括 RPE 撕裂、RPE 萎缩、急性视力严重下降、黄斑裂

孔、"热点"产生和光过敏等。我国于 2000 年 6 月采用 PDT 治疗 CNV，并完成了多中心、开放性、非对照临床试验，结果表明，PDT 对中心凹下 CNV 疗效较好。其缺点在于治疗费用高、需长期随访治疗和患者对其疗效认可度有限。

6. 药物治疗　药物作为单一或辅助手段为 AMD 防治开启了新的契机。目前治疗 AMD 的药物主要有 VEGF 抑制剂和皮质类固醇激素等。

（1）VEGF 抑制剂：最先用在临床上治疗湿性 AMD 的 VEGF 抑制剂有两种：① Pegaptanib（商品名为 Macugen），是一种 RNA 寡核苷酸适体，可以阻止 VEGF165 与受体结合。2004 年美国 FDA 批准 Macugen 应用于临床治疗，已在 Ⅰ 期、Ⅱ 期和 Ⅲ 期多中心、随机双盲临床试验中证实该药的安全性和有效性。在 VISION（VEGF inhibition study in ocular neovascularization）临床试验中，湿性 AMD 患眼玻璃体腔内注射 0.3mg Macugen，2 年随访结果显示视力下降延缓，未见严重的并发症。早期诊断并及时给予 Macugen 治疗，能够获得更好的预后视力。但近年由于其疗效问题，已逐渐淡出临床应用。② Ranibizumab（商品名为 Lucentis）：是第二代人源化的抗 VEGF 重组鼠单克隆抗体片段（recombinant humanized antigen-binding fragment, rhuFab）。2000 年该药物的安全性在灵长类动物中得到验证之后，在 Ⅱ 期临床试验中证实玻璃体腔内注射 0.2～3mg 的 Lucentis 对于湿性 AMD 患者是有效且较安全的，MARINA（minimally classic/occult trial of the anti-VEGF antibody Ranibizumab in the treatment of neovascular AMD）Ⅲ 期临床试验显示 1/4～1/3 的患者视力改善。2012 年已通过我国食品和药品管理局审批，成为我国临床治疗 AMD 的一种选择。③此外，Bevacizumab（Avastin）也被用于治疗 CNV。该药是一种重组人源化抗 VEGF 单克隆抗体，2004 年经美国 FDA 批准上市后主要作为治疗晚期直肠癌和结肠癌的一线药物。用于眼部属于适应证外应用，应高度重视。目前国际上已开展多项临床研究，以验证其治疗 CNV 的安全性和有效性。

（2）激素类药物：大量研究证实炎症细胞、免疫球蛋白和补体 C5、C5-C9 复合体等参与 CNV。因此，目前抗炎治疗已经成为 AMD 临床药物治疗的重要部分。目前用于治疗 CNV 的激素类药物主要是曲安奈德（triamcinolone acetonide, TA），它是一种人工合成的长效肾上腺皮质激素。TA 具有抗炎、降低 ICAM-1 的表达、抑制内皮细胞移行和血管形成的作用。自 1998 年以来，多项临床试验均显示其治疗 AMD 有良好的安全性和一定疗效。近期有研究将 TA 与 PDT 联合治疗 AMD，随访发现这种联合疗法可以明显提高视力，并能降低重复治疗频率。乙酸阿奈可他（anecortave acetate）是一种人工合成并经改良的皮质醇类药物，可上调凝血酶激活物抑制剂 PAI 的表达，从而减少眼内新生血管内皮细胞移行和增生所需的蛋白酶。迄今为止，至少有 5 个临床试验对其有效性进行了验证，而 2004 年美国眼科学会大会公布的一年随访结果显示其疗效不及 PDT。另外，乙酸阿奈可他降低风险试验（the anecortave acetate risk reduction trial）则是对其预防 CNV 发生的效果进行观察。角鲨胺（squalamine）是从角鲨鱼组织中提取的氨基类固醇药物，它可作用于有活性的内皮细胞，抑制生长因子的信号传递，包括 VEGF 和整合素的表达，以及逆转细胞骨架的形成，促进内皮细胞的凋亡。在啮齿类动物和灵长类动物的实验中均已证实其抑制新生血管生成的作用，但这种药物用于人体 CNV 的安全性和有效性仍需进一步研究。

药物治疗为预防 AMD 发生、控制病程发展提供了广阔的视角，但这种治疗仍具有局限性，至今尚无一种药物可完全有效防治 CNV。很多药物需要反复注射，其继发的眼内炎、视网膜脱离、外伤性白内障和眼压升高等多种并发症不容忽视；眼底血 - 视网膜屏障的破坏导致药物可能进入全身循环引起不良反应；不能有效地逆转已发生的 CNV。开发研制疗效更好的药物及给药途径，减少局部及全身不良反应，提高治疗后视力需要多学科交叉发展。

（王雨生　张自峰）

第五节　其他病因黄斑脉络膜新生血管

一、血管样条纹

（一）眼底血管样条纹

眼底血管样条纹是以视盘为中心向外延伸的不规则的、放射状的、参差不齐的、逐渐变细的条纹。这些条纹在检眼镜下形态类似于血管，故得其名。1889 年 Doyne 首先报道，1892 年 Knapp 命名。

【病因】　由构成 Bruch 膜的中胚叶成分，即弹性纤维层的变性所致。

【病理】　基本的组织病理学改变是间断的 Bruch 膜的线状断裂，常伴有广泛的钙化变性，还可能伴有脉络膜毛细血管层的改变，最后脉络膜新生血管穿过 Bruch 膜断裂处长入 RPE 下间隙。

【临床表现】　检眼镜下条纹的颜色从橘红到暗红或棕色。条纹数量、宽窄、长短不一，愈近视盘愈宽、愈清晰；愈远离视盘则愈窄、愈模糊。其分布多数局限于眼底后极部，而延伸至赤道部者则罕见。增殖性改变可以沿着条纹延伸到黄斑区，引起缓慢发展的黄斑病变和中心视力下降；突然视力下降则是由于位于盘斑束的或者接近盘斑束的血管样条纹进入视网膜色素上皮（retinal pigment epithelium，RPE）下或神经上皮下继发脉络膜新生血管（choroidal neovasularization，CNV），随后发生浆液性或出血性 RPE 或神经上皮脱离引起。毗邻新生血管偶尔可发生大的浆液性 RPE 脱离。文献报道有 40.0%～41.8% 的眼底血管样条纹患者其 CNV 位于中心凹下。因为眼底血管样条纹患者的 Bruch 膜的脆性增加，由于轻微的外伤会引起脉络膜破裂和黄斑下出血而致中心视力丧失（图 7-172～图 7-176）。

本病 50% 的患者无全身疾病，称为特发性眼底血管样条纹；另外 50% 的患者合并有全身弹力纤维组织病变。文献报道对 50 例眼底血管样条纹患者进行检查，发现其中弹性假黄瘤 17 例，Paget 病 5 例，镰刀状细胞病 3 例。眼底血管样条纹也可能伴有其他血红蛋白病、无 β 脂蛋白血症；也有个案报道眼底血管样条

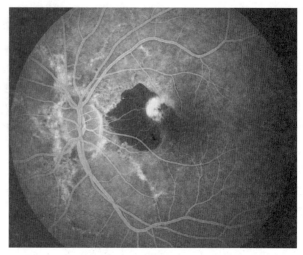

图 7-174 多灶性脉络膜炎并发脉络膜新生血管

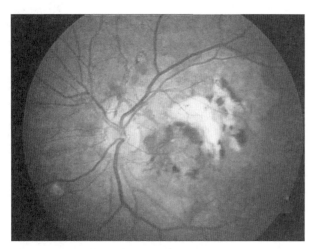

图 7-172 眼底血管样条纹

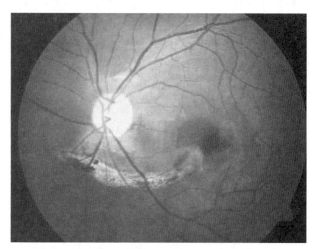

图 7-175 脉络膜破裂继发脉络膜新生血管

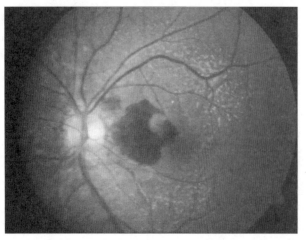

图 7-173 眼底血管样条纹继发脉络膜新生血管

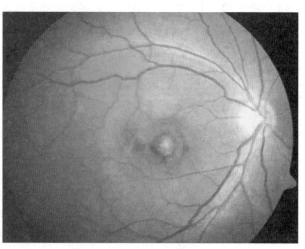

图 7-176 特发性脉络膜新生血管

纹伴垂体瘤、家族性多发性肠息肉、先天性 RPE 肥大和 Sturge-Weber 综合征。

【诊断】 除了检眼镜检查外，可行 FFA、ICGA 和 OCT。FFA 显示宽条纹两侧和较细条纹早期为不规则的高荧光，晚期不同程度的染色，宽条纹中心带呈低荧光，条纹中可以夹杂斑点状的低荧光。与检眼镜检查相比，FFA 可以较早发现血管样条纹周围的 RPE 改变；FFA 也有助于发现 CNV。在隐匿性 CNV 的患者，ICGA 可显示新生血管存在。

【治疗】 应当提醒眼底血管样条纹的患者注意因轻微的眼钝挫伤引起脉络膜破裂的潜在危险。虽然激光光凝能用于中心凹外的 CNV 治疗，但激光可能造成进一步的 Bruch 膜破裂。PDT 可以控制或减慢 CNV 患者的视力下降。最近几年，抗 VEGF 治疗已经有效地用于继发于眼底血管样条纹的 CNV 的治疗。

（二）弹性假黄瘤

弹性假黄瘤是一种全身性的皮肤疾病，以融合性的、黄色丘疹使得皮肤像"拔毛的鸡皮"为特征，皮肤损害多见于颈部、肘窝和脐周区域等皱褶处。组织学上，这些改变由皮肤弹性组织的变性和钙化所致。同样的病变也可能引起心血管和胃黏膜动脉钙化致心血管损害和胃部出血。

弹性假黄瘤是一种遗传性疾病，是由位于染色体 16p13.1 区域内 ABCC6 基因突变所致，遗传方式可以是常染色体显性遗传或隐性遗传。

典型弹性假黄瘤患者中 85% 有眼底血管样条纹，两者同时存在时称为 Gronblad-Strandberg 综合征。眼底除了血管样条纹，其他与弹性假黄瘤有关的表现还包括：

橘皮样色素改变：由多灶的、模糊的、融合的深层黄色病灶导致的广泛区域斑点状改变，类似于橘皮。橘皮样色素改变在血管样条纹出现之前 1～8 年就可以发生，它们通常在眼底中周部最明显，特别是在颞侧。这些病灶的 FFA 改变轻微，但可能在 ICGA 中表现为弥漫性斑点状高荧，提示可能由 Bruch 膜水平的改变所致。

图形状黄斑营养不良：大约 65% 的弹性假黄瘤患者可能发生双眼的图形状黄斑营养不良。最常见的表现是网状或网状伴多灶性点状色素斑（粉末状眼底）。也有其他类型的图形状黄斑营养不良，包括：卵黄样、蝴蝶形和粉末状眼底。图形状黄斑营养不良可随着时间推移从一种类型进展到其他的类型。

视盘玻璃疣：视盘玻璃疣见于 21% 的弹性假黄瘤伴眼底血管样条纹患者，在这些患者可能发生由于急性视神经病变导致的急性视力丧失。

（三）Paget 病

1877 年 James Paget 首先报道，是一种慢性进展性、部分病例是遗传性的疾病，以破骨细胞介导的骨吸收增加伴有骨骼修复不良，表现为骨骼的增厚、稀疏和畸形为特征。此病可局限于少数骨骼或广泛分布，后者通常发生在 40 岁以后，患者发生颅骨增大、长骨畸形、脊柱后侧凸和听力丧失。最常影响中轴骨。常常没有症状但可出现骨痛、骨关节炎、病理性骨折和神经压迫综合征。眼球突出和正常压力脑积水是继发于颅骨受累的少见并发症。

Paget 病患者，特别是颅骨受累的患者，可能发生广泛的 Bruch 膜钙化、不规则型的血管样条纹、严重 CNV 和盘状瘢痕。约 10% 以下的 Paget 病患者出现血管样条纹。那些起病非常早的和严重骨骼受累的病例最容易发生血管样条纹和 CNV。有些患者显示中周部 RPE 斑点（橘皮）与弹性假黄瘤相似。Paget 病患者视力丧失最常由 CNV 引起，但也可能由不能单纯用骨压迫解释的视神经萎缩引起。CNV 是 2 型的，在视网膜下间隙生长，类似于弹性假黄瘤。

Paget 病较常见于白种人，特别是英国和澳大利亚、新西兰、南非、西欧和南欧的英国移民；北欧、印度、中国、日本和东南亚少见，表明遗传因素和环境因素在 Paget 病发病中占重要地位。已确认四个基因突变，最重要的是 SQSTM1。也有证据表明副黏病毒如麻疹、犬温热病毒和呼吸道合胞病毒慢性感染可能触发 Paget 病。总之，Paget 病原因不明。

Paget 病的治疗可以采用双磷酸盐，这类药物可减轻骨骼病变并有助于缓解骨痛，但尚无有力证据证明可阻止慢性并发症的发生。

（黎 蕾 王文吉）

二、病理性近视黄斑病变

详见第十节。

三、特发性黄斑新生血管膜

【定义】 特发性 CNV（idiopathic choroidal neovascularization，ICNV）指发生在 50 岁以下的年龄，可能由来源于黄斑、视盘旁和周边眼底的 CNV 继发浆液性和（或）出血性黄斑脱离而导致中心视力丧失，而没有任何其他眼病的证据，其中以黄斑区 ICNV 最常见。

【病因】 本病原因不明，虽然在美国东部所见的一半的 ICNV 病例为陈旧的拟眼组织胞浆菌综合征（presumed ocular histoplasmosis syndrome，POHS）；我国患者结核菌素纯蛋白衍生物（PPD）试验阳性者较多，对抗结核治疗反应良好，但尚未发现与 ICNV 直接相关的感染证据。也有文献报道根据 ICGA 中与脉络膜炎相似的脉络膜通透性增高推测低度非感染性脉络膜炎症是 ICNV 发病的促发因子或重要的辅助因子。

【临床表现】　ICNV 眼底表现为新鲜病灶为黄白色，伴出血、水肿；陈旧病灶呈灰白色。FFA 表现为造影早期高荧光边缘围绕环形低荧光，后期高荧光轻度至中度渗漏。OCT 检查显示黄斑下梭形边界清晰或者稍模糊的强反射区域，伴视网膜和视网膜下积液。

【诊断】　ICNV 的诊断除了临床表现和 FFA、OCT 检查外，需要排除其他原因所致的 CNV 和中心性浆液性脉络膜视网膜病变。

【治疗】　中心凹外的 ICNV 的治疗，可以采取激光光凝。1983 年黄斑光凝研究组曾报告 6 个中心联合开展随机对照研究，发现使用氩激光治疗距黄斑中心凹中央 200～2500μm 的 ICNV 或推迟治疗后治疗组患者的视力下降略好于推迟组，但差异无统计学意义。1990 年黄斑光凝研究组使用氩激光对距黄斑中心凹中央 1～199μm 的 ICNV 或 ICNV 在 200μm 以外，但出血进入黄斑中心凹内的病变进行随机分组治疗，结果提示治疗是有益的。近年来采用 PDT 治疗 ICNV 取得了较好的疗效，2005 年出版的 verteporfin 应用指南推荐 PDT 用在诊断为中心凹下 ICNV 或 ICNV 位于非常接近中心凹中央，采用传统激光光凝会延伸到中心凹中央的病例。PDT 治疗 ICNV 的不良反应中以 RPE 损害为最常见，有报道可高达 60%，但是，大多是轻度的，部分 ICNV 患者未经 PDT 治疗，自然病程后期也会留下与此相似的 RPE 损害，因此 RPE 损害的原因还需要进一步研究。最近几年，也有抗 VEGF 治疗 ICNV 取得较好疗效的报道。如能除外结核或病毒感染，ICNV 可以全身和（或）局部应用糖皮质激素治疗。

四、外伤后新生血管膜

【临床表现】　眼球后极部的钝挫伤可以引起脉络膜破裂，但在急性期，局限性视网膜下血肿往往掩盖破裂处，在一些病例，可见外层视网膜发白（Berlin 水肿）伴脉络膜破裂。随着视网膜下出血消退，可见累及脉络膜和 RPE 的破裂，表现为黄色弧线末端呈锥形，与视盘同心，但通常远离视盘。典型的破裂仅累及脉络膜内层但有些病例可能累及全层。在许多病例脉络膜破裂在中心凹外，以后视力通常恢复接近正常。偶尔可见视网膜裂孔或视盘撕脱伴下方脉络膜破裂。眼底血管样条纹的患者可能在轻微的外伤后发生脉络膜破裂。有些患者因为来源于旧的脉络膜破裂部位的 CNV 所致的自发性出血或浆液性渗出，在外伤数月或数年后视力丧失。类似的迟发性新生血管可能出现在

由于眼内异物的冲击发生脉络膜破裂处，或者在视网膜脱离巩膜扣带手术产生脉络膜穿孔处。

组织学上，脉络膜缺损至少累及脉络膜毛细血管、Bruch 膜和 RPE，破裂处上的视网膜内层有或无损伤；CNV 通常是 2 型的。

【诊断】　FFA 有助于检测部分被视网膜下出血遮蔽的脉络膜破裂，或检测小的检眼镜检查难以发现的破裂。如果破裂仅累及内层，造影可见脉络膜大血管穿过 RPE、Bruch 膜和脉络膜毛细血管的缺损处。血管造影还能证实破裂处脉络膜－视网膜血管吻合。

【治疗】　根据 CNV 的部位不同，可采用激光光凝、PDT 或抗 VEGF 治疗。

五、葡萄膜炎并发黄斑新生血管膜

CNV 是葡萄膜炎的严重并发症之一，可并发于感染性和非感染性葡萄膜炎。

【病因】　感染性葡萄膜炎中主要包括弓形体病、弓蛔虫病、结核病、病毒性视网膜病变；非感染性葡萄膜炎中主要包括点状内层脉络膜病变（punctate inner choroidopathy，PIC）、多灶性脉络膜炎（multifocal choroiditis，MFC）、急性后极部鳞状色素上皮病变（acute posterior multifocal placoid pigment epitheliopathy，APMPPE）和小柳原田（Vogt-Koyanagi-Harada，VKH）病可能并发 CNV。

（一）并发于感染性葡萄膜炎的 CNV

【临床表现】　刚地弓形体是最常见的影响眼睛的和唯一一个伴随 CNV 发生的原生动物。刚地弓形体是常见的、存在于人类细胞内的寄生虫。大多数弓形体性视网膜脉络膜炎与先天性弓形体病有关，而获得性弓形体病是最常见的眼弓形体病。弓形体性视网膜脉络膜炎和 CNV 之间的联系是相当常见的。CNV 通常在萎缩性脉络膜瘢痕的边缘生长，在非常罕见的情况下 CNV 与活动性病变同时发生，此时，为了鉴别 CNV 病灶和视网膜脉络膜炎的复发，需要行 FFA，FFA 对证实 CNV 很有用。陈旧脉络膜炎的 FFA 表现为早期低荧光和晚期萎缩区域荧光染色，当出现色素沉着时晚期呈低荧光。CNV 在检眼镜下表现为模糊的灰色，FFA 呈现出早期高荧光和晚期渗漏。为了证实 CNV 具有活动性，可行 OCT，OCT 可见其上的视网膜或邻近的视网膜下积液。少数情况下弓形体性视网膜脉络膜炎相关的 CNV 是与视网膜脉络膜炎复发有关，此时应当给予经典的抗弓形体抗生素加糖皮质激素治疗。

结核病是由结核分枝杆菌感染所致的全身性疾病，其眼部病变中包括粟粒样脉络膜结核、脉络膜结核瘤、

视网膜下脓肿、匐行性脉络膜炎可能与 CNV 有关。

CNV 也是细菌性眼内炎非常罕见但是严重的后遗症之一。据报道在心内膜炎、主动脉瓣感染、肾脏和骨骼脓肿、静脉注射吸毒者炎症可转移到脉络膜和视网膜。细菌性心内膜炎通常出现典型性 CNV，CNV 在原发性脉络膜视网膜病灶或旧的萎缩性瘢痕的附近生长。

病毒相关的 CNV，大多是晚期并发症，如并发于风疹病毒性视网膜病变。近年发现的与 CNV 相关的病毒是西尼罗病毒：在 2006 年，Khairallah 等报道了一例广泛的缺血性黄斑毛细血管病变，几个月后在脉络膜瘢痕附近发生 CNV。

尽管大多数类型的真菌，如：白念珠菌、新型隐球菌和曲霉菌，被认为是眼的潜在的病原体，但是它们不太可能诱发 CNV。

许多寄生虫都有可能影响眼睛，但仅有犬弓蛔虫在很少的情况下可能刺激脉络膜病灶导致 CNV。CNV 通常在活动性或非活动性脉络膜肉芽肿附近生长。FFA 常显示高荧光及晚期染料渗漏，而 ICGA 可以证实在毗邻肉芽肿区域下的隐匿性 CNV。

【治疗】　并发于感染性葡萄膜炎的 CNV 的治疗包括全身应用相关的抗感染药物，同时应用其他技术，如：激光光凝、PDT、手术剥除或玻璃体腔内注射抗 VEGF 药物。

（二）非感染性葡萄膜炎和 CNV

【临床表现】　在 MFC，因为脉络膜毛细血管广泛受累，CNV 是很常见的。1973 年，Nozik 和 Dorsch 报道了两例类似于 POHS 的病例，其特点是多灶性脉络膜斑点和全葡萄膜炎。10 多年之后，Dreyer 和 Gass 描述了另外 28 个前葡萄膜炎病例，表现为玻璃体炎和后极部多个病灶，他们称之为"多灶性脉络膜炎和全葡萄膜炎"。现在这种疾病通常被称为多灶性脉络膜炎，因为全葡萄膜炎一般不存在。并发于 MFC 的 CNV 一般位于黄斑区或视盘旁。CNV 可能源自一个旧的脉络膜瘢痕，但更常见于炎症区域。低度慢性炎症可能是 CNV 形成过程的核心。FFA 显示活动性病灶造影早期呈高荧光，有时为遮蔽荧光呈低荧光，后期渗漏呈边界模糊的高荧光；非活动性穿凿样病灶呈透见荧光，若有色素增殖，呈低荧光，CNV 表现为高荧光渗漏。ICGA 往往显示大面积的非灌注表明缺血，缺血可能触发血管新生。OCT 也可以发挥作用，它可以通过 RPE 来确定 CNV 的位置，并且可以检测其上的视网膜和邻近的视网膜下积液。

PIC 是多灶性脉络膜炎的另一个亚型，表现为多个脉络膜斑点，常常并发 CNV。PIC 以活动性的、黄色的斑点，其上浆液性视网膜神经上皮脱离为特征，脉络膜斑点会转变成退化的脉络膜病灶或萎缩的脉络膜瘢痕。黄色的病灶往往褪色成为黄白色，边缘色素围绕。CNV 可能来自于附近的局灶性脉络膜瘢痕的边缘。

1932 年，Junius 引进了术语"视乳头周围视网膜脉络膜炎"来描述一种后葡萄膜炎，表现为匐行性模式。在接下来的几年里一些报告增加了更多的病例，匐行性脉络膜炎（serpiginous choroiditis，SC）成了独立的疾病。匐行性脉络膜炎是一种罕见的、严重的、复发性的，并且通常是双眼的疾病，病因不明，可能与自身免疫、感染、血管病变和变性有关。病变首先累及脉络膜毛细血管，其次是 RPE 和其余的脉络膜，甚至视网膜光感受器细胞。这种疾病典型地始于视盘旁向黄斑进展。CNV 是 SC 的一个主要并发症，通常发生在毗邻脉络膜视网膜病灶的边缘。

最特殊类型的多灶性脉络膜炎之一是拟眼组织胞浆菌病综合征（presumed ocular histoplasmosis syndrome，POHS）。尽管脉络膜炎的触发是一种由荚膜组织胞浆菌引起的感染性疾病，但是 POHS 似乎是一种病原体影响视网膜的免疫反应。POHS 以黄斑区盘状脱离伴周边脉络膜瘢痕和周边萎缩为特点，三者被称为这种病的三联症。因为这个病是一种自身免疫性疾病，文献报道使用免疫抑制药物控制并发于 POHS 的 CNV，治疗用糖皮质激素、环孢素，有些病例用硫唑嘌呤，所有的病例均取得了良好的控制。

尽管上述疾病常与 CNV 相关，从理论上讲，任何后葡萄膜炎都可能并发 CNV。视网膜下纤维化和葡萄膜炎综合征（subretinal fibrosis and uveitis syndrome，SFU）、APMPPE、鸟枪弹样视网膜脉络膜病变、多发性一过性白点综合征（multiple evanescent white dots syndrome，MEWDS）、VKH、交感性眼炎、Behçet 病和结节病都可能并发 CNV。

【治疗】　并发于非感染性葡萄膜炎的 CNV 的治疗，应当用糖皮质激素旨在控制炎症，通常全身给药，但在单眼发病时也可局部给药，或加用免疫抑制剂，药物治疗不能完全控制新生血管时，给予针对新生血管的治疗，如：激光光凝、PDT、手术剥除或玻璃体腔内注射抗 VEGF 药物。

（黎　蕾　王文吉）

六、黄斑营养不良合并新生血管膜

黄斑营养不良由一系列造成遗传性疾病所组成，多为进行性黄斑部视网膜色素上皮及光感受器细胞改变，有些疾病则有少数病例会出现脉络膜新生血管，

使患者视力出现急剧下降,最常出现此种并发症的有以下两种:

1. 卵黄状黄斑营养不良 又称 Best 病。多发生于幼年及青年时期,是一种常染色体显性遗传疾病。Mohler 和 Fine(1981)根据此病发展的特点,将本病分为五期:0 期黄斑区表现相对正常,只表现为眼电图异常;1 期黄斑区色素上皮层(retinal pigment epithelium,RPE)轻度异常;2 期黄斑区典型卵黄样病变;后卵黄病灶破裂蜕变为"煎蛋"样病变,则称 2a 期;3 期黄斑区表现为"假性前房积脓样"外观,可有类似液平面样表现;4 期黄斑病变区 RPE 萎缩(4a 期),瘢痕(4b 期)或继发脉络膜新生血管(4c 期)。各期发生的顺序可因不同的患者而有所改变。

Best 病诊断主要依靠眼电图(EOG)眼底表现及眼底荧光血管造影检查,光学相干断层扫描的应用对疾病的诊断也有一定帮助(详见卵黄状黄斑营养不良)。

Best 病一般发展的过程较缓慢,视力在开始时并无明显异常,后期可有中心视力下降及视物变形,视力下降及严重受损的年龄在不同的家族及家族间均不同。儿童及少年因视力下降视物变形来就诊者,多数原因是发生了脉络膜新生血管(4c 期)。

【眼底表现】 脉络膜新生血管通常发生于卵黄样病灶破裂期,呈煎蛋样,仍有卵黄样物质存在,伴有出血、水肿(彩图 7-177,见书末彩插)。

【诊断】 在明确 Best 病的基础上,眼底荧光血管造影病灶早期有高荧光增强并出现荧光渗漏,邻近处有出血低荧光。OCT 检查:除相应的卵黄样病灶隆起于 RPE 及 IS/OS 间,还伴有视网膜间水肿积液。

【治疗】 观察或采用光动力治疗,均有报道可保持原有视力。也可试用抗 -VEGF 因子玻璃体腔注射。

2. 黄色斑点状眼底合并黄斑变性 又称 Stargardt 病,是一种侵犯视网膜色素上皮和光感受器细胞层的异常疾病,与 *ABCA4* 基因有关。通常于 20 岁前起病,是一种发展性的中心性萎缩过程并导致视力下降,有极少数患者可发生脉络膜新生血管使视力快速、明显下降。

【眼底表现】 在色素上皮改变的基础上黄斑部见灰绿色病灶,并伴有视网膜及视网膜下出血,黄斑部水肿。荧光血管造影黄斑部灰黄色病灶有早期高荧光,并于稍后出现荧光渗漏。OCT 可揭示视网膜色素上皮连续性中断,见中高反射团隆起于神经上皮下伴有水肿积液。

【治疗】 可应用 PDT 及抗 -VEGF 因子玻璃体腔注射。但因疾病对黄斑部的影响,效果均不理想。

(张勇进)

第六节 黄斑囊样水肿

黄斑囊样水肿(cystoid macular edema,CME)是常见眼底黄斑部组织肿胀或增厚的异常病理改变,伴有无痛性中心视力模糊或扭曲。它不是一种独立的疾病,而是很多眼底疾病在黄斑区的一种表现。

【病因】 引起黄斑囊样水肿的最常见的疾病有:渗出型年龄相关性黄斑变性、视网膜静脉阻塞、糖尿病性视网膜病变、视网膜血管炎、黄斑区视网膜前膜、玻璃体黄斑牵引综合征、视网膜毛细血管扩张症、葡萄膜炎、白内障或其他内眼术后、黄斑区脉络膜新生血管、视网膜色素变性,以及少见的烟酸中毒、青年性视网膜劈裂、Goldmann-Favre 综合征和特发性黄斑囊样水肿等。

【发病机制】 正常的生理情况下,眼内的液体和电解质是从玻璃体通过视网膜和脉络膜引流到血循环中的。在这一过程中,视网膜毛细血管内皮细胞和视网膜色素上皮细胞的屏障和排水功能,对阻止细胞外液体积聚在视网膜和视网膜神经上皮下,起到了极为重要的作用。视网膜毛细血管内皮细胞的紧密联结阻止血管内的液体和大分子物质单向向外渗漏,视网膜色素上皮细胞的紧密联结阻止了脉络膜毛细血管内的液体和大分子物质向神经视网膜单向渗漏。

一旦视网膜毛细血管内皮细胞视网膜色素上皮细胞的紧密结构遭到破坏(即视网膜内、外屏障破坏),血管内的液体和大分子物质即可向外渗漏,液体积聚在视网膜外丛状层的细胞外间隙,形成视网膜水肿。如果病变位于黄斑区,由于黄斑区外丛状层的 Henle 纤维是成放射状排列的,因而积聚在此区内的液体形成特征性的多囊形态。黄斑中央区的细胞外间隙受液体积聚而扩张,因中央区的间隙较大,形成的囊腔也较大,周围则为一些小的囊所围绕。

绝大多数的黄斑囊样水肿是由于视网膜毛细血管的渗漏引起的,但少数病例,如视网膜色素变性、过量的烟酸摄入等疾病却查不出视网膜毛细血管有任何异常;即在眼底荧光素血管造影检查下,亦查不出任何渗漏,血管造影完全正常。对于这种情况,Gass 的推论认为可能是因为视网膜毛细血管的渗漏非常轻微,荧光素的分子较大,不能透过这种损伤轻微的内皮细胞,因而看不见荧光素的渗漏;或者是由于视网膜的某些疾病,导致一些物质被释放到细胞外间隙,从而引起局部渗透压的改变;或者是由于视网膜内界膜的损害,导致液体积聚在黄斑区所致。

视网膜水肿时渗出液的性质,取决于视网膜毛细血管内皮细胞损害的程度：如果内皮细胞的损害较轻，渗漏就很轻微，囊内液体也较清澈；如果视网膜毛细血管内皮损伤较重，渗漏的液体中含有大分子的脂肪和蛋白，囊内的液体必然较为浑浊；同时这些大分子的脂肪和蛋白不易被吸收，沉积在视网膜内，形成黄白色的硬性渗出。硬性渗出多围绕渗出中心作环形排列，或依随黄斑区 Henle 纤维的放射走向排列成放射状。

【黄斑囊样水肿的特殊类型】 临床上有时可见到一些白内障术后的患者发生黄斑囊样水肿，特称为 Irvine-Gass 综合征。这种综合征多发生在白内障术后 4～12 周。据 Irvine 统计围术期没有任何并发症。成功的白内障囊内摘除术后的患者，经眼底荧光素血管造影 50%～70% 的患者有黄斑周围视网膜毛细血管渗漏；因而有人认为这种渗漏很可能是术后的一种正常生理反应。这些手术成功的患者，多数症状轻微或没有症状，检眼镜下 90% 以上查不出有眼底改变，只在做眼底荧光素血管造影时发现有黄斑囊样水肿。黄斑囊样水肿严重时，可有明显的视力障碍。Gass 指出只有 5%～15% 眼底荧光素血管造影显示有渗漏的患者发生视力障碍。近年来，随着手术器械的改进、技巧的进步，白内障囊内摘除术未植入人工晶状体者，发生临床上明显的黄斑囊样水肿者大约为 2%；同样的手术如果植入前房型人工晶状体，发病率增至 9.9%。囊外摘除合并后房型人工晶状体植入者发病率约为 1.3%，而超声乳化合并后房型人工晶状体植入者则为 0.5%。绝大多数白内障术后的黄斑囊样水肿症状不很明显，视力损害比较轻微，患者多可耐受，且通常于术后 3 个月后自行消退。

特发性黄斑囊样水肿（idiopathic cystoid macular edema）极为罕见，诊断必须十分谨慎。首先必须详细询问患者有无眼部手术、激光治疗以及眼部外伤的历史，然后仔细检查眼前节，包括 KP、前房浮游细胞、Tyndall 现象，以排除极轻微的前部葡萄膜炎；然后充分散大瞳孔，用裂隙灯显微镜仔细检查玻璃体有无炎性细胞，用间接检眼镜、三面镜详细检查睫状体平坦部及眼底周边部以排除中间部葡萄膜炎；应用眼底荧光素血管造影排除视网膜静脉阻塞、视网膜血管炎、糖尿病性视网膜病变、视网膜色素变性等所有能够引起黄斑囊样水肿的各种眼部疾病后，方能诊断特发性黄斑囊样水肿。

【眼底表现】 临床上单凭检眼镜很难作出黄斑囊样水肿的诊断。应当用检眼镜结合三面镜或者裂隙灯显微镜加前置镜，利用裂隙灯的细窄裂隙检查黄斑区，可见黄斑区视网膜增厚和血管暗影，用后部反光照射，有时可见黄斑区呈蜂窝状外观、视网膜有囊样间

隙。眼底荧光素血管造影是诊断黄斑囊样水肿必不可少的手段，是诊断黄斑囊样水肿常用的方法。应用光相干断层成像术（optical coherence tomography，OCT）检查，可以极为清晰地显示后极部视网膜黄斑区囊样水肿的外观，也是诊断黄斑囊样水肿的最好方法之一。眼底荧光素血管造影和光相干断层成像是目前诊断黄斑囊样水肿的金标准。

眼底荧光素血管造影在早期由于囊样水肿区的液体遮挡脉络膜的背景荧光，因而水肿范围内呈一暗区。静脉期，可见黄斑区的视网膜毛细血管扩张，毛细血管开始有血管壁的荧光素渗漏、随之血管变得模糊，荧光素渗漏逐渐增强，形成黄斑区强荧光。在造影的后期，在 15～30 分钟以后，可以见到黄斑区呈典型的囊样强荧光，形成花瓣状外观（图 7-178）。如果水肿不很严重，眼底荧光素血管造影只能见到黄斑区视网膜呈现一片轻微的强荧光。

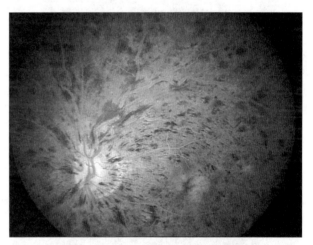

图 7-178 黄斑囊样水肿血管造影晚期

OCT 是一种对组织断层微细结构具有高分辨率的光学影像技术，由于组织的结构和密度的不同，对光的吸收和反射不同，因此，检查结果呈现出犹如活体病理组织学切片一样的图像。黄斑囊样水肿的 OCT 图像可以清晰地显示出黄斑区视网膜神经上皮层的囊样间隙。OCT 对黄斑囊样水肿的检测非常敏感，并且具有非常典型的特征性表现，即使有些病例的眼底荧光素血管造影没有明确表现，OCT 也可以有阳性发现。黄斑囊样水肿的 OCT 图像表现为正常的黄斑中心凹陷消失，变平甚至隆起，神经上皮层较正常明显增厚，节细胞层、内外丛状层以及光感受细胞层的光反射弧度普遍降低，其间有数个囊样暗区，囊腔内为积液，显示为均匀的深色腔隙。不同扫描方向可以观察到不同大小和深浅的囊腔，密集分布在黄斑中心凹及其周围，主要位于外丛状层，但亦可见于其

他各层。通常在黄斑囊样水肿的早期，OCT 表现为多个小囊泡。随着病程的发展，小囊泡可逐渐融合成一个或数个大囊泡，此时黄斑中心凹高度隆起，囊泡的表面仅为内界膜所覆盖（图 7-179）。如果黄斑囊样水肿继续加重，大的囊泡一旦破裂，其内的视网膜组织缺失，可以进而形成黄斑裂孔。

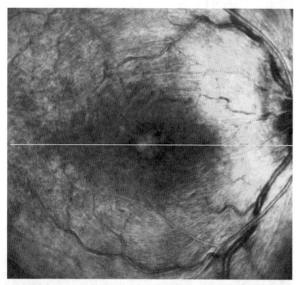

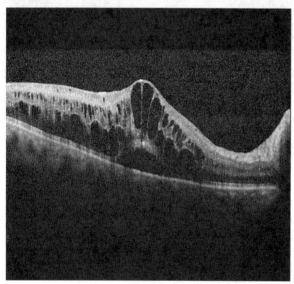

图 7-179 中央静脉阻塞导致黄斑水肿

【治疗】 黄斑囊样水肿的治疗，一般均应针对病因治疗原发疾病。眼内炎症引起的应给予肾上腺皮质激素等抗炎药物，如视网膜血管炎、葡萄膜炎。皮质激素可以直接抑制磷脂酶，阻断前列腺素和白三烯的形成。可以局部给药、口服也玻璃体腔注射。然而，皮质激素应注意眼部的不良反应，包括白内障的形成和高眼压。

非特异性的黄斑囊样水肿，例如视网膜中央或分支静脉阻塞、糖尿病性视网膜病变、视网膜毛细血管

扩张症等，如果眼底荧光素血管造影证实有视网膜毛细血管的渗漏，而且病程已经超过 3 个月，视力和病变没有自行好转的迹象，可以考虑应用激光作黄斑区格子样光凝。

黄斑区格子样光凝最好采用黄色激光。黄斑区视网膜神经纤维层中含有大量叶黄醇，采用黄光光凝时因其不吸收黄色光而不易损伤浅层视网膜。

黄斑区格子样光凝的方法是：自中心凹起，距中心凹 500～750μm 开始向外，100μm 直径大小的光斑围绕中心凹做 2～3 排环形光凝，然后再以 200μm 大小的光斑对后极部进行光凝，上、下方直至血管弓；颞侧达血管弓交界处，鼻侧距视盘边缘 500μm，光凝整个后极部眼底。

黄斑区格子样光凝可采用环形光凝或 C 字形光凝。有人担心采用环形光凝，会损害乳头黄斑束，从而引起患者视力或视野的损害。实际上很多研究表明，只要不用蓝色激光，激光不过量，就不会影响乳头黄斑束。不论是环形还是 C 形光凝，只要范围够广、光凝点够量，黄斑囊样水肿就可以控制。

对于视网膜中央、分支静脉阻塞、糖尿病性视网膜病变等疾病进行全视网膜光凝时，最好先行黄斑区格子样光凝，1 周后再行其他区域的视网膜光凝，否则容易加重黄斑囊样水肿。

少数非特异性、非炎性黄斑囊样水肿，不宜使用糖皮质激素，也不适宜使用激光治疗，例如 Irvine-Gass 综合征、特发性黄斑囊样水肿，可给乙酰唑胺及吲哚美辛等药物口服。Cox 等应用乙酰唑胺治疗黄斑囊样水肿有较好的疗效；林季建等也报告了 37 例黄斑囊样水肿患者使用乙酰唑胺后获得较好效果。他们的报告证实，乙酰唑胺以及其他碳酸酐酶抑制剂可以减轻各种原因引起的黄斑水肿。

乙酰唑胺可能是通过抑制碳酸酐酶，也可能是抑制了 γ- 谷氨酰转移酶，从而改变了离子运输的极向，致使视网膜下的液体经过视网膜色素上皮引流至脉络膜。因此有人认为乙酰唑胺可能是治疗视网膜色素上皮渗漏引起的视网膜水肿的最有效的方法。最新的报告乙酰唑胺也可以治疗糖尿病性视网膜病变引起的黄斑囊样水肿，后者是视网膜毛细血管渗漏所致，因此碳酸酐酶抑制剂可能是在平衡渗漏与吸收，弥补代偿与失代偿间的临界线处起作用。所以，不论渗漏是由于视网膜色素上皮屏障的破坏，还是由于视网膜毛细血管的损害，乙酰唑胺均可能起到治疗作用。

吲哚美辛作为前列腺素抑制剂，降低环氧化酶活性，抑制前列腺素合成，反过来降低前列腺素前体的形成。可以作为预防黄斑囊样水肿的药物，减少血管

性的黄斑囊样水肿的发生。非甾体类抗炎药可以局部给药，通常疗程为 3～4 个月。这一类滴眼液并不认为会导致高眼压或白内障的形成。常用于治疗黄斑囊样水肿和白内障摘除术后的炎症反应。

奈帕芬胺是氨芬酸的前体药物，前者是一种强效的非类固醇消炎药。奈帕芬胺通过眼内水解酶进行酰胺水解，形成有药理学活性的氨芬酸。氨芬酸抑制环氧化酶 COX-1 和 COX-2 的活性，减轻黄斑水肿，且少有眼表副作用。

玻璃体对视网膜的牵引可能是糖尿病性黄斑囊样水肿产生或加重的原因之一。有人比较了玻璃体后脱离与糖尿病性视网膜病变黄斑囊样水肿的关系，玻璃体后脱离的患者中 55% 不发生黄斑囊样水肿，仅 20% 的患者伴有黄斑囊样水肿。玻璃体后脱离者少发生黄斑囊样水肿，提示玻璃体后脱离可能起到了防止黄斑发生水肿的作用。因此玻璃体切除并分离玻璃体后皮质，可能对黄斑囊样水肿有一定的疗效。国内外已在临床上使用玻璃体切除治疗糖尿病黄斑水肿，但其疗效尚有待长期的观察。

血管内皮生长因子（vascular endothelial growth factor，VEGF）是已知的毛细血管渗漏的介质，其和糖尿病性视网膜病变及渗出型老年性黄斑变性的发病机制有关。应用单克隆抗体灭活 VEGF 的影响来治疗黄斑囊样水肿近年成为临床研究的热点，但治疗黄斑囊样水肿的长期疗效仍需要研究和观察。

（张　明　严　密　张军军）

第七节　黄斑营养不良

一、遗传性视网膜劈裂症

遗传性视网膜劈裂症（X-linked retinoschisis）又名青年性视网膜劈裂症（juvenile retinoschisis），发生在男性，为性连锁隐性遗传。表现为玻璃体视网膜内层的劈裂，常为双眼发病。儿童时期开始发病，自然病程进展缓慢。患病率报告 1/25 000（法国北部），1/17 000（芬兰）。

1898 年 Hass 首先描述了遗传性视网膜劈裂症的眼底表现，以后一些作者陆续报告，1935 年 Wilczek 命名此病为"视网膜劈裂症"。

【临床表现】

1. 症状　患者可无症状或仅有视力减退。

2. 眼底检查　①遗传性视网膜劈裂症以黄斑布囊样变性为特点，典型改变为"辐轮样结构"或称"射线样结构"（图 7-180），40 岁以后黄斑病变最终走向萎缩，出

现色素，导致视力严重下降。② 1/3 的患者视网膜内层隆起，通常在颞下象限，劈裂视网膜前界很少达锯齿缘，而后界可蔓延到视盘，常合并内层裂孔（图 7-181）。如果视网膜内层和外层都出现裂孔，将会发生视网膜脱离。劈裂的网膜将随着时间逐渐平复。③部分病例发生反复的玻璃体积血。

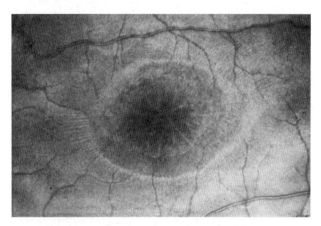

图 7-180　视网膜劈裂症的中心凹呈轮辐状水肿

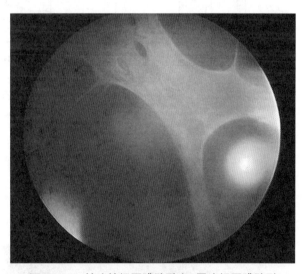

图 7-181　性连锁视网膜劈裂症：周边视网膜劈裂

3. 电生理检查　视网膜电图显示 a 波振幅正常，b 波振幅下降，呈负向（图 7-182）。电生理特征性改变可以鉴别其他原因的黄斑水肿。EOG 基本正常，老年患者可出现 Arden 比下降。

4. OCT　显示黄斑囊性劈裂（图 7-183）。

【遗传方式】　性连锁隐性遗传，母亲携带基因，而男孩患病。基因定位于 Xp22.2-p22.1，合并较多突变。基因携带者眼底黄斑中心光反射消失伴有色素紊乱，周边部也可出现类似劈裂症晚期周边视网膜改变。基因表达在视细胞层，产生的蛋白（retinoschisin）在视网膜内层。

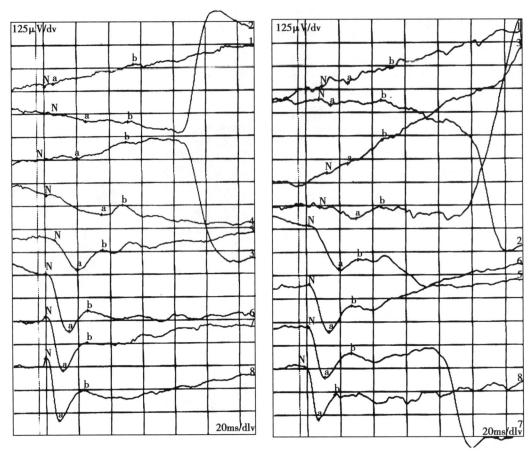

图 7-182 一性连锁视网膜劈裂症患儿的闪光 ERG，左图为右眼，右图为左眼。双眼 b 波潜伏期延迟，振幅下降

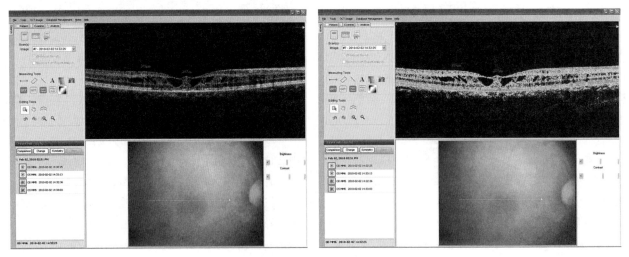

图 7-183 OCT

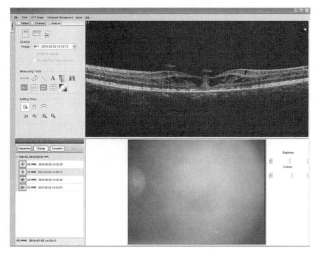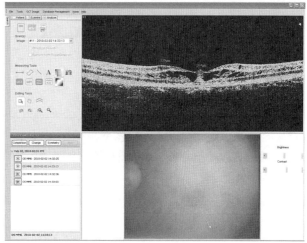

图 7-183　OCT（续）

【治疗与预后】　该病不合并视网膜脱离时，无手术指征。合并玻璃体积血时，最好采取保守治疗。当合并视网膜脱离时应及时进行手术治疗。

（黎晓新）

二、视锥细胞营养不良

视锥细胞营养不良包括多种不同临床类型，遗传方式不尽相同。传统上曾将其分为静止型和进展型两大类。

1. 静止型视锥细胞营养不良　在临床上包括：

（1）先天性色觉障碍但无弱视。其中红绿色盲为 X 性连锁隐性遗传，第三（黄蓝）色盲可能为常染色体显性遗传。

（2）全色盲无弱视。为视锥单色视，遗传方式未确定。

（3）先天性不完全的全色盲，视力轻度下降，为 X 性连或常染色体隐性遗传。

（4）先天性全色盲伴弱视：为视杆单色视，常染色体隐性遗传。

静止型的主要表现为色觉障碍，视力正常或轻度下降，可能伴弱视，严重者有眼球震颤。患者可有畏光，检眼镜下黄斑区形态正常。

因"营养不良"一词更倾向于特指进展性遗传疾病，因此近年来有学者认为上述静止型视锥细胞功能异常并非真正意义上的视锥细胞营养不良，而将其命名为"视锥细胞功能障碍综合征"。

2. 进展型视锥细胞营养不良　以视锥细胞为主的进行性视网膜退行性变。患者有畏光、昼盲以及中心视力和色觉的持续下降。此类疾病表型异质性及遗传异质性极强，所有孟德尔遗传方式均有报告，以常染

色体隐性遗传（AR）最为常见。已报道的致病基因包括 *CNGB3*（*AR*）、*ABCA4*（*AR*）、*PDE6C*（*AR*）、*KCNV2*（*AR*）、*PDE6H*（*AR*）、*CACNA2D4*（*AR*）、*GUCA1A*（常染色体显性遗传，AD）、*GUCY2D*（*AD*）、*RPGR*（X- 性连锁隐性遗传，XL）、*OPN1LW*（*XL*）以及 *OPN1MW*（*XL*）等。其临床分类包括：①进行性视锥细胞退行性变；②以视锥细胞受累为主的锥杆细胞功能障碍；③以视杆细胞受累为主的锥杆细胞功能障碍。

近年研究显示，虽然部分视锥细胞营养不良患者功能异常仅限于视锥细胞，但是某些，甚至是大部分病例晚期可出现杆细胞功能障碍。进行性视锥细胞营养不良与锥杆细胞营养不良无论在表型上还是在基因型上都有一定交叉，可能存在较大相关性。两者早期均为视锥细胞首先受累，视锥细胞营养不良患者视杆细胞功能异常在病程晚期才出现；而锥杆细胞营养不良患者病程早期即可出现视杆细胞功能障碍（如夜盲）。

【临床症状】　发病多于 10 岁以内或 10～20 岁之间，亦有病例为成年后发病。早期视力轻度或中度下降。最初视力下降眼底正常，不易诊断，极易与功能性视力障碍混淆。患者有畏光、辨色力障碍及昼盲，中心视力及色觉持续下降，有些病例可发生夜盲。

【临床体征】　早期眼底检查几乎正常，或仅有中心凹反射消失。待病情进展，视力下降严重，双眼出现对称性改变。黄斑部可有金箔样反光，色素上皮萎缩，萎缩区呈靶样，与氯喹视网膜病变类似；眼底还可表现为后极部弥漫性色素小点和色素脱失，界限不清，而无明确靶的样改变，晚期可合并脉络膜毛细血管萎缩。视神经及血管早期无改变，晚期可有视盘颞侧苍白，小动脉变细。部分患者周边可见局限性色素沉着，提示该部位合并有视杆细胞损害。

【辅助检查】

1. 视觉电生理　ERG 30Hz 闪光刺激潜伏期变长、振幅减低或无波型，杆反应正常或接近正常即可诊断视锥细胞营养不良。眼电图早期正常，后期可有轻微改变。

2. OCT　黄斑区 IS/OS 层密度减低、缺失，晚期可有内界膜 -RPE 全层视网膜厚度薄变。

3. 眼底自发荧光（FAF）　环绕黄斑中心凹的区域有自发荧光增强，其意义有待进一步研究。

4. 荧光血管造影　典型病例可见椭圆形荧光背景围绕一弱荧光中心，亦或为界限不清的背景荧光增强区。造影后期荧光逐渐消失，提示黄斑 RPE 萎缩，严重的晚期病例可见脉络膜毛细血管闭塞，造影过程中无荧光渗漏。

5. 视野　相对或绝对中心暗点。可为环形暗点、中心回避。

6. 色觉　早期红绿色盲，晚期全色盲。

三、Stargardt 病（眼底黄色斑点症）

Stargardt 病（眼底黄色斑点症）是最常见的青少年黄斑营养不良，具有较强的临床表型异质性和遗传异质性。大多数病例为常染色体隐性遗传，少数为常染色体显性遗传。*ABCA4* 基因是 Stargardt 病最主要的致病基因，编码视杆细胞外段表达的 ATP 结合转运子蛋白。Stargardt 病的其他致病基因还包括 *ELOVL4* 基因、*PROM1* 基因、RDS- 周蛋白基因以及 *CNGB3* 基因等。

【临床症状体征】　Stargardt 病具有较强的表型异质性，即使同一家族的不同患者发病年龄亦可不同。发病年龄多在 6～20 岁。双眼发病前视力可正常，对称性视力下降，中心视力下降多缓慢进展，视力预后不良，但大部分患者至少一眼可保持 0.1～0.4 视力，且终生可维持相对正常的周边视力。

症状初起时检眼镜下可无显著异常改变。随病程进展早期表现为中心凹反射消失，黄斑区颗粒状色素和黄色小点，色素上皮改变逐渐发展为横椭圆形 1.5PD×2.0PD 大小萎缩区，境界清晰，呈靶状。萎缩区周围出现视网膜色素上皮（RPE）水平的黄色斑点。黄色斑点向周边扩散广泛分布于上下血管弓及中纬部，即称眼底黄色斑点症。斑点色灰黄，形态不一，可呈圈点状、条状或鱼尾状，在疾病进程中不断被吸收，又不断出现。斑点吸收后残留 RPE 萎缩，晚期病例斑点之间可有色素脱失及色素沉着，形成斑驳状外观。视盘及视网膜血管无显著改变。患者双侧眼底改变对称，发展情况近似，视力减退也多呈双眼对称；少数病例虽然双眼眼底改变对称，视力下降却不相等。

【辅助检查】

1. 视野检查　早期中心相对暗点发展为绝对暗点，周边视野一般正常，少数患者中心暗点可逐渐扩大。

2. 色觉检查　早期为轻度红绿色盲，晚期可表现为全色盲。

3. 视觉电生理　全视野 ERG 多正常或轻度异常，EOG 多异常，图形 ERG（PERG）在疾病早期可检测到异常。少数病例因同时出现周边视网膜退行变表现为 ERG 进行性损害。

4. 眼底荧光造影（FFA）　疾病早期眼底未见改变时即可出现异常，表现为中央区 RPE 早期萎缩区的斑点状透见荧光。此外，RPE 细胞内异常物质的弥漫性沉积遮挡脉络膜荧光，导致背景荧光普遍减弱，视网膜血管较正常眼更加清晰，称为"脉络膜淹没征"，是 Stargardt 病的临床诊断依据，见于约 80% 的该病患者。该现象在黄斑萎缩区周围 RPE 尚未有改变时出现。当病情发展至黄斑萎缩区周围大量黄色斑点分布及弥漫色素脱失时，背景荧光则普遍增强，脉络膜淹没征不可见，因此不能以此体征阴性排除 Stargardt 病的诊断。视网膜黄色斑点浓厚时，表现为遮蔽荧光小点；吸收时变淡，则呈透见荧光小点。黄色斑点之间的 RPE 呈透见荧光，提示后期 RPE 出现弥漫性萎缩。晚期病例黄斑区靶的样 RPE 萎缩可合并脉络膜毛细血管萎缩，萎缩区内可见粗大脉络膜血管。

5. 高分辨率光学相干断层成像（HD-OCT，SD-OCT）　表现为黄斑区光感受器细胞内段与外段结构破坏甚至缺失，伴或不伴视网膜内层薄变。

6. 眼底自发荧光（FAF）　眼底形态正常时即可出现后极部 FAF 弥漫增强，有助于早期疾病的发现。疾病晚期 RPE 细胞的功能障碍及最终丧失可导致 FAF 减退。

黄斑区萎缩、眼底黄色斑点和脉络膜淹没征称为 Stargardt 病的临床三联征。患者可表现其中任何一个或几个体征。早期未出现的体征可在疾病发展过程中逐渐出现。一些病例可仅有轻微的黄斑眼底病变，重症患者的眼底表现则与进行性锥杆细胞营养不良近似。

【治疗】　尚无疗效明确的治疗方法。低视力辅助措施有助于提高患者生活质量。

四、卵黄样黄斑营养不良

卵黄样营养不良是一类以眼底局灶性卵黄样改变为主要临床表现的遗传性疾病。按临床表现又分为青少年型卵黄样营养不良、多灶性卵黄样营养不良以及成年型卵黄样营养不良（AVMD）。

（一）青少年型卵黄样营养不良（含多灶性卵黄样营养不良）

青少年型卵黄样营养不良又称 Best 病，为卵黄样营养不良最常见类型，病变位于黄斑区，呈常染色体显性遗传，主要致病基因为 *BEST1* 基因，编码位于 RPE 细胞基底侧胞质膜上作用于跨膜氯离子通道的 bestrophin 蛋白。多灶性卵黄样营养不良的主要致病基因为 *BEST1* 基因，尚有部分病例的致病基因未明确。

【临床症状】 青少年型卵黄样营养不良患者发病年龄范围自幼年早期至青春期不等，而多灶性卵黄样营养不良发病年龄自幼年至中老年不等。患病早期患者视力往往不受影响，部分患者在例行眼底检查中被发现。即使眼底出现卵黄样改变，视力损害也较轻微，至卵黄破碎，进而发生萎缩性改变时，视力才出现显著下降。双眼视力受损程度多不一致，且仅从眼底表现上难以估计视力情况。少数病例在卵黄破碎时骤然视力减退，后又有所恢复。

【临床体征】 本病为双眼患病，双侧对称，少数病例可先后发病。病情进展分为四个阶段：

（1）卵黄病变前期：最初黄斑可无异常，发病时中心凹处出现黄色小点，类似蜂房样结构，视力并无损害，EOG 往往有改变。

（2）卵黄病变期：黄斑区出现典型改变，中央有卵黄状橘黄色囊样隆起，形状圆边界清，均匀一致，呈半透明性质，视网膜血管跨越其上。病变大小 0.5～3PD。形态似卵黄，周边有黑色镶边围绕。此时眼底病变明显且典型，但患者视力可保持正常或仅轻微下降，视功能与眼底改变程度不相称，因此患者在此阶段较少就医，不易被发现。本期病变存在 4～5 年。有时卵黄样改变可完全消失，眼底几乎恢复正常，但以后又有新的卵黄样病变重新出现。多灶性卵黄样黄斑营养不良患者的多发病灶分布于黄斑区以及黄斑区以外的视盘鼻上方至颞侧血管弓后极部眼底。

（3）卵黄破裂期：随病情发展，卵黄样病变内物质出现崩解，形似卵黄破碎，卵黄样结构不规则。病灶内物质可脱水凝聚，沉积于囊下部，形成液平，称为假性积脓。患者常因视力下降于此期就诊。部分患者会出现脉络膜新生血管，导致出血水肿，使病变形态更趋复杂，患者视力进一步下降。

（4）萎缩期：晚期病变吸收，色素上皮与邻近光感受器细胞趋于萎缩，瘢痕形成，形态上与其他原因引起的黄斑营养不良及变性难以区分，造成患者视力永久性损害。

由其他原因引起的黄斑区类似卵黄样病变称为假性卵黄样黄斑变性，EOG 多正常，且以单眼多见，无遗传因素，可见眼底其他病变，可与本病鉴别。

【辅助检查】

1. 眼底荧光血管造影（FFA） 卵黄完整时，遮蔽脉络膜背景荧光，呈现暗区。一旦卵黄破裂则呈现不规则透见荧光与遮蔽荧光相混杂。如有脉络膜新生血管，则出现荧光渗漏。萎缩期表现为透见荧光，其中杂有斑点状遮蔽荧光。晚期病例合并脉络膜毛细血管闭塞，暗弱荧光中可见粗大的脉络膜血管。

2. 视觉电生理 视网膜电流图（ERG）大致正常，眼电图（EOG）有显著改变，表现为明反应受损。典型病例的 Arden 比（明/暗反应比）小于 1.5，多接近 1.1。EOG 异常在眼底表现正常的无症状病例中亦可查及，是诊断卵黄样黄斑营养不良较为特异的指标。

3. 高分辨率光学相干断层成像（HD-OCT） 亚临床（卵黄前期）病例黄斑区 RPE 层及光感受器细胞内外段交界处（IS/OS）层之间的 Verhoeff 膜层反光增厚加强。进展期（卵黄期至卵黄破裂期）表现为位于低反光的外核层 ONL 以及高反光的 RPE 层之间的高反光病变，伴或不伴空泡样病变。此期可见 IS/OS 层结构破坏，内层视网膜结构大多保存。卵黄破裂期及萎缩期可表现为 RPE 层点状高反光，提示局部 RPE 增生。萎缩及纤维化期表现为视网膜薄变及弥漫性 IS/OS 结构消失。

4. 眼底自发荧光（FAF） 黄斑区（和（或）周边多灶性）卵黄样病变区可见 FAF 增强。

（二）成年型卵黄样营养不良

成年型卵黄样营养不良（AVMD）是一种罕见的常染色体显性遗传性疾病，为视网膜色素上皮图形样营养不良的一个亚型。表型呈不完全外显，异质性较强。已报告的致病基因有 *PRPH2* 基因和 *BEST1* 基因。

【临床症状与体征】 患者多于 40～50 岁出现轻度双眼视力下降和（或）视物变形症状。眼底表现与 Best 病相近，双眼圆形或椭圆形黄斑中心凹下黄色病灶，典型者为 1/3PD 大小，中央多有色素。病灶较大者常与 Best 病混淆。黄斑区病变最终可消退，遗留病变区 RPE 萎缩，但大多数病例至少一只眼可终生保留阅读视力。部分病例黄斑区最终形成地图状萎缩、盘状瘢痕或出现脉络膜新生血管，导致中心视力丧失。病灶旁可见 drusen 及 drusen 融合形成的 RPE 脱离，形态上可与卵黄样病灶相似。

【辅助检查】

1. 视觉电生理 EOG 多正常或仅见轻微异常。ERG 多正常。

2. 色觉 多正常。

3. 高分辨率光学相干断层成像（HD-OCT） 可见黄斑区神经上皮层及 RPE 层多发改变。自内向外可见：外丛状层（OPL）与外核层（ONL）内高反光物质聚集；光感受器细胞内外段交界区（IS/OS 层）反光增强、连续性中断；Verhoeff 膜层变厚、结构不清或消失；位于感受器细胞与 RPE 间的卵黄样病变呈穹顶状高反光；RPE 层可见高反光点及 RPE 实性脱离。

4. 眼底荧光血管造影（FFA）　黄色视网膜下液早期遮挡背景荧光，晚期着染，常被误认为 CNV。

五、视网膜色素上皮图形样营养不良

视网膜色素上皮图形样营养不良是以黄斑区视网膜色素上皮（RPE）细胞水平黄色、橘红色或灰色色素沉着为形态特点的一组遗传性疾病。目前已知的遗传方式为常染色体显性遗传和常染色体隐性遗传，已定位的致病基因为 PRPH2 基因。按色素分布的形态主要分为以下四种类型：中心凹蝶形色素上皮营养不良、网格状（渔网样）色素上皮营养不良、成人型卵黄样色素上皮营养不良以及大网格样（蛛网样）色素上皮营养不良。此类疾病表型异质性较强，临床表现多样，同一家系中不同家庭成员眼底表现不同；同一病例的双眼眼底表现亦可不相同；同一病例的眼底可同时出现不同类型的改变，还可随时间推移从其中一类型转变为另一类型。

（一）中心凹蝶形色素上皮营养不良

由 Deutman 等于 1970 年首先报告，因患者黄斑中心凹蝶状异常色素沉着得名。发病年龄为 10～15 岁之间。

【临床症状及体征】　自觉症状仅为轻度视力下降，并在较长时间内可保持较好视力。检眼镜下改变多为双眼对称分布、深达黄斑区视网膜色素上皮（RPE）平面的色素沉着，中心呈斑块状，向外延伸出色素条纹，典型者形成蝶形，在眼底荧光血管造影上表现更为明显。走行于病变之上的视网膜血管及视盘、视网膜脉络膜均无明显异常改变。病程进展缓慢，部分病例可有 CNV。

【辅助检查】

1. 视觉电生理　EOG 异常，提示 RPE 损害；ERG 多正常。

2. 视野　中心相对暗点，周边视野多正常。

3. 暗适应及色觉　正常。

4. 眼底荧光血管造影（FFA）　中心凹浓厚的色素斑遮蔽荧光，由此延伸出色素条纹排列形似蝴蝶，在脉络膜背景荧光衬托下更明显，无荧光渗漏或着色。

（二）网格样色素上皮营养不良（Sjögren 病）

本病极罕见，由 Sjögren 于 1950 年首先报告。因患者眼底色素沉着形似渔网得名。遗传方式不明确，常染色体显性遗传与常染色体隐性遗传均有报告。

【临床症状】　早期无自觉症状，患者多于眼底检查时被发现。晚期患者视力可有轻度下降。

【临床体征】　检眼镜下色素位于 RPE 平面。早期中心凹可见颗粒状色素沉着，逐渐增多，向外扩展，呈网格状排列，彼此衔接，形似渔网，网眼大小通常不超过 1PD。网格样色素沉着多限于后极部，由中心向外延伸可达 4～5PD，但不累及中纬部及周边。网格状改变可能在婴儿时期即出现，至 15 岁左右充分形成，随年龄增长可出现色素脱失，至晚年完全消失。眼底视盘及血管形态正常，可见少量 drusen。

【辅助检查】

1. 视野、色觉、暗适应检查　均正常。

2. EOG　稍有异常。

3. FFA　色素沉着呈遮蔽荧光的条索，经脉络膜背景荧光衬托网格样结构更为清晰。眼底无其他异常荧光。

（三）成年型卵黄样色素上皮营养不良（AVMD）

见前述。

（四）大网格样色素上皮营养不良

极罕见。眼底色素分布呈蛛网样。Giuffre 与 Lodato 曾报道一家系，长女一眼眼底同时有形似蛛网和蝶形的色素分布，对侧眼可见卵黄样营养不良改变；其弟一眼底为卵黄样病变，对侧眼为黄斑区放射状色素沉着；其妹双眼底可见卵黄样病变，提示此三种类型可能为同一遗传因素的不同表现形式。

图形样色素上皮营养不良除上述几种病变以外，可能还包括：Marmor 和 Byers 色素上皮图形样营养不良、Singerman-Berkow-Patz 显性慢性进行性黄斑营养不良、Benedikt 和 Werner 格子状营养不良以及 O'Donnel-Schatz-Reid-Green 常染色体显性遗传色素上皮营养不良等。临床上这些眼病都具有类似特点：常染色体显性或隐性遗传，病变位置都在色素上皮水平，游离的色素往往重新排列成某种图案，位置均在黄斑中心区，视力损害不重，EOG 有异常，ERG 基本正常，色觉及暗适应正常。上述疾病很可能同属一类疾病，仅色素排列不同而冠以不同名称，甚至可能为同一遗传因素的不同表现形式。

（彭小燕　廖菊生）

第八节　中心性浆液性脉络膜视网膜病变

【概述】　中心性浆液性脉络膜视网膜病变（简称"中浆"）最初由 von Graefe 报告，直至 1965 年有了荧

光素眼底血管造影（FFA）技术以后，Maumenee 才肯定了中浆是视网膜色素上皮（RPE）屏障功能受损导致浆液性 RPE 和（或）神经视网膜脱离；1967 年 Gass 对该病发病机制和临床特征进行了经典描述，并将该病称为特发性中心性浆液性脉络膜病变。由于该病累及脉络膜和视网膜，目前较为通用的名称为中心性浆液性脉络膜视网膜病变（central serous chorioretinopathy）。

中浆患者中，A 型行为特征者比较常见，发病前常伴有应激情况发生，此时患者血液中儿茶酚胺和皮质醇水平升高。在动物实验中，反复注射去甲肾上腺素和糖皮质激素即能诱发类似中浆的临床表现。其他高危因素还包括抽烟、酗酒、应用抗生素和抗组胺药物、自身免疫病、高血压、肾上腺肿瘤等。多数中浆患者急性发病后 4～6 个月自行好转，视力多可恢复正常，所以，被认为是一种自限性疾病。但部分患者视物变形、对比敏感度下降、色觉异常等视功能改变可持续存在。少数患者病程迁延持续 6 个月以上。病变区域弥漫性 RPE 失代偿者，则定义为慢性中浆。这部分患者病变多较严重，常伴有永久性视力下降。长期迁延不愈可继发脉络膜新生血管（CNV），甚至导致永久视力丧失。

国内尚无中浆的流行病学数据，美国一个以县为基础的研究报告显示中浆的年发病率是 5.8/100 000，其中男性患者比例高达 80%，多在 45 岁之前发病，20%～40% 的患者双眼发病。中浆患者首次发病后，30%～50% 可再次复发。10% 患者可复发 3 次以上。

【症状】 患者轻、中度视力下降，视物变形、变小并伴色觉改变；中心或旁中心暗点；对比敏感度降低；由于黄斑区浆液性脱离导致患者远视性屈光改变。

【体征】 眼底检查，黄斑或黄斑区外卵圆形或圆形视网膜神经上皮层脱离，脱离的视网膜呈半透泡状隆起，隆起的边缘可见反光晕，中心凹光反射消失，脱离区视网膜下可有黄白色点状沉着物，对应荧光素血管造影渗漏点部位常可见脱色素黄色小点，神经上皮脱离区内或毗邻可伴有水泡样 RPE 脱离，病程较久者可伴色素紊乱或 RPE 萎缩区。少数患者表现为单纯浆液性色素上皮脱离，并可以长期存在。

偶有患者在浆液性脱离区见到浅灰色混浊，组织病理学研究发现视网膜下和（或）RPE 下有纤维素存在，随着浓度的增加，纤维素分子聚合，形成卵黄色或灰色混浊，此为伴有纤维素渗出的中浆，在光动力疗法（PDT）治疗后随着 RPE 渗漏终止该渗出迅速消退。

一些患者病程迁延 6 个月以上，眼底表现为弥漫性视网膜色素上皮层失代偿，FFA 常无明确渗漏点，而 OCT 检查有明确浆液性脱离，此时称为慢性中浆（chronic central serous chorioretinopathy）。慢性中浆长年迁延不愈可继发脉络膜新生血管，甚至导致永久视力丧失。

一些患者由于接受了不适当或由于全身疾病必须使用的糖皮质激素治疗，导致浆液性脱离加重，表现为下方视网膜渗出性大泡性脱离，此为重症中浆的表现，可伴有 RPE 撕裂与永久视力丧失。

【辅助检查】

1. 荧光素眼底血管造影（FFA） 中浆典型的 FFA 表现是一个或多个 RPE 水平的荧光素渗漏，随造影过程表现为墨渍或冒烟状渗漏扩大，造影晚期在视网膜脱离区形成淡淡的盘状高荧光。慢性中浆患者可不表现为典型的荧光素渗漏点，代之以后极部视网膜弥漫的 RPE 脱色素或色素沉着引起的窗样透见荧光或色素遮蔽荧光，在此基础上有些患者合并存在 RPE 渗漏点。对于大泡性视网膜脱离恢复后的患者，可见到由后极向下的带状透见荧光区，此为 RPE 萎缩所致。大多数中浆患者合并浆液性 RPE 脱离，FFA 表现为造影后期界限清楚、形态大小不变、染色均匀的高荧光池。

2. 吲哚青绿血管造影（ICGA） 在造影早期和中期可见脉络膜血管扩张渗漏所致的高荧光区。这些高荧光区的范围常毗邻或包含 FFA 渗漏点位置。

3. 光相干断层扫描（OCT） OCT 能定性、定量检测视网膜和 RPE 的浆液性脱离并追踪视网膜下液消退过程，为临床病程提供了客观的检测方法。最新的 OCT 由于检测光波长增加，已可测量脉络膜血管层的厚度，可用以评估 PDT 治疗前后的脉络膜厚度改变。

4. 视野 急性期中心视野存在相对或绝对中心暗点，尤其是 Amsler 表检查暗点更明确，且有视物变形，恢复期后中心视野可以正常。但是对于病程长的病例，或反复多次发作病例，中心视野可能存在相对的暗点。

【诊断】

1. 患者有典型临床表现，急性期轻度视力下降，视物变形、变小并伴色觉改变；慢性中浆患者可有中度甚至重度视力下降伴视物变形、变小、色觉异常等改变。眼底检查可见黄斑区典型视网膜神经上皮伴或不伴视网膜色素上皮脱离。

2. FFA 检查可见典型 RPE 渗漏点，慢性中浆表现为后极部 RPE 失代偿所致的弥漫性透见荧光或伴有 RPE 渗漏点。

3. ICGA 检查可见病灶区域脉络膜血管扩张渗漏所致的高荧光。

4. OCT 检查显示后极部浆液性视网膜脱离或伴有浆液性 RPE 脱离。

【鉴别诊断】 根据临床症状、典型的眼底表现以及 FFA、ICGA、OCT 表现可以做出诊断。但须与下列眼底疾病鉴别。

1. 脉络膜肿物 无论是良性或恶性，无论位于后极部或周边部肿物，均可能合并浆液性黄斑脱离，最多见于脉络膜血管瘤。对这些病例，应用间接检眼镜检查、FFA、ICGA 以及眼超声检查，可以明确诊断。

2. 先天性视盘小凹（congenital optic pit） 该病为先天性视神经发育异常，常在合并黄斑区浆液性脱离导致视力下降或视物变形时被发现，容易与中浆混淆。鉴别要点为：①视神经乳头有典型的小凹状缺损；多位于视盘颞侧边缘；② FFA 显示小凹处早期低荧光，晚期高荧光不退，黄斑脱离区无 RPE 渗漏点；③ OCT 检查显示黄斑脱离与视盘小凹相交通。

3. 下方裂孔或较小裂孔的孔源性视网膜脱离 孔源性视网膜脱离刚刚波及黄斑区时可类似中浆症状，散瞳详细检查眼底不难明确诊断。

4. 黄斑部脉络膜新生血管（choroidal neovascularization，CNV） 包括湿性老年黄斑变性以及特发性脉络膜新生血管等一大类疾病。典型 CNV 病灶黄斑区灰黄色渗出伴出血，与"中浆"易于鉴别。当 CNV 很小合并黄斑浆液脱离且不伴出血时与"中浆"不易鉴别，这一类病例要靠 FFA 以及 ICGA 鉴别。

5. 后葡萄膜炎如原田病，在疾病早期可以引起黄斑区浆液性视网膜浅脱离，但该病还同时合并玻璃体炎、视盘充血、全身病变、内界膜紊乱以及对抗炎治疗敏感，通过仔细询问病史、检查眼前节和后节及 FFA，可以作出正确诊断。

6. 息肉状脉络膜血管病变（polypoidal choroidal vasculopathy，PCV） 典型 PCV 的临床诊断比较容易，眼底黄斑区视网膜下浓密出血，ICGA 显示脉络膜异常血管网以及脉络膜毛细血管末端囊样扩张。但孤立静止的 PCV 表现可类似于中浆，这些不典型的 PCV 病例可表现为孤立的 RPE 脱离或者神经上皮脱离，甚至表现为中浆样的 RPE 渗漏点。此时，ICGA 在鉴别诊断上将起到决定性作用，中浆患者 ICGA 表现为脉络膜血管的扩张和渗漏，而 PCV 时 ICGA 表现为脉络膜毛细血管末端囊样扩张。甚至有一些病例，年轻时曾患中浆，年老时呈现典型的 PCV 表现，提示中浆和 PCV 可能存在某种内在联系。

【治疗原则与进展】 基于中浆属于自限性疾病这一认识，很多眼科医师奉行的中浆治疗策略是采用保守疗法。一种情况是不给予任何治疗，对疾病采取听之任之的态度；另外一种情况是给予患者维生素 C、维生素 B₁、路丁、地巴唑、肌苷等"安慰剂"治疗。由于中浆的自限性，这些治疗似乎也能使患者获得满意的"疗效"。对于保守治疗，多数患者于患病 4～6 个月后自行好转，但仍有 5% 的患者迁延不愈或病情加重导致视力严重受损。

此外，中浆比较常用的治疗手段是激光光凝治疗，理论依据是建立在 FFA 检查发现的 RPE 渗漏点基础之上。采用激光光凝治疗是通过激光的热效应凝固 RPE 渗漏点从而达到治疗目的。临床实践表明，激光光凝治疗可以封闭 RPE 渗漏点，加快浆液性 RPE 脱离的吸收，缩短病程，有利于视力恢复；但长期观察发现，激光光凝治疗并未显示可以提高患者远期疗效或降低复发率。

吲哚青绿脉络膜血管造影（ICGA）用于中浆的临床研究后发现，中浆患者病灶对应处脉络膜血管通透性过高，导致脉络膜组织内静水压过高，引发局部 RPE 脱离，进而机械性破坏 RPE 屏障，液体渗漏进入神经视网膜下，导致视网膜神经上皮脱离。这就进一步加深了对中浆病理基础的本质的认识。所以，目前的观点是，中浆发病是由于脉络膜毛细血管扩张和渗漏所致，而激光光凝不能解决脉络膜毛细血管的扩张和渗漏，因此治疗后仍有不少患者复发。除此之外，对于中心凹下或黄斑无血管区以内的渗漏点显然不适合激光治疗；对于采用激光治疗的患者，还可能引起旁中心暗点甚至损伤 Bruch 膜导致 CNV 形成。近年来国内外文献报道采用 PDT 治疗中浆获得成功，其机制为 PDT 导致脉络膜毛细血管网栓塞，从而阻止了由于脉络膜毛细血管通透性增加导致的渗漏。

采用 PDT 治疗中浆最初主要针对继发于慢性中浆的 CNV。对于这一类患者，采用治疗渗出型 AMD 的 PDT 治疗参数取得了较好的疗效。Yannuzzi 和 Cardillo Piccolino 等最先采用吲哚青绿（ICG）介导的 PDT 治疗未合并 CNV 的慢性中浆，治疗后患者视力平均上升 0.5～1 行，FFA 检查显示渗漏消失，黄斑区渗出吸收；随访约 6 个月均未出现复发。表明 PDT 治疗慢性中浆有较好的效果。Battaglia Parodi M 等则首先报道了采用以注射用维替泊芬介导的 PDT 治疗慢性中浆取得成功。Ober 等报道了采用 PDT 治疗急性中浆的临床观察，随访 6 个月视力平均从 20/80 上升至 20/40，没有出现治疗相关的并发症。Chan 等报道使用半量药物的 PDT 治疗急性中浆的前瞻、随机、双盲、安慰剂对照的临床研究。注射用维替泊芬剂量采用常规剂量的一半，药物注射时间为 8 分钟，注射完毕 2 分钟开始激光照射。治疗后 1 年的结果显示，治疗组 94.9% 患眼黄斑区视网膜下渗漏消退，而对照组仅有 57.9% 视网膜下液消失；治疗组 100.0% 视力稳定或提高,而对照组仅有 78.9% 的患者视力稳定或提高。

研究发现,采用注射用维替泊芬的 PDT 治疗可以导致脉络膜血管改变,例如使扩张和充血的脉络膜血管口径恢复正常,同时减少血管外渗漏。但值得深入思考的问题是,PDT 治疗中浆和治疗 CNV 是遵循同样的机制吗?众所周知,注射用维替泊芬治疗 CNV 的理论基础是作为增生活跃组织的 CNV 内皮细胞上有较多低密度脂蛋白(LDL)受体,LDL 作为载体运送注射用维替泊芬与 CNV 内皮细胞结合,再与激光发生光动力反应,其结果是光动力反应产物活性氧自由基攻击 CNV 内皮细胞导致脉络膜的新生血管闭锁。因此很容易想到,中浆患者病变区域扩张的脉络膜血管是否也可以与 LDL 结合,其结合能力是否与 CNV 相同?Barcelona 等的研究回答了这一问题。该研究检测了正常人和增生性疾病患眼脉络膜毛细血管的 LDL 受体,发现正常人眼脉络膜毛细血管有较弱的 LDL 受体表达,而增生前期糖尿病视网膜病变和增生性镰状细胞视网膜病变则有较强的 LDL 受体表达。Schlötzer-Schrehardt 等更是直接证明了人眼正常脉络膜视网膜经 PDT 治疗后发生脉络膜毛细血管闭锁而未累及深层脉络膜血管。

PDT 治疗中浆的成功,引起了眼科医师的关注。尤其是 Chan 等采用半剂量注射用维替泊芬 PDT 成功治疗中浆,启发人们思考传统的治疗 CNV 的 PDT 治疗方案可能并不适用于中浆的治疗,其中的内涵既包括了 PDT 治疗中浆的安全性,也包括减低药物剂量可能会降低患者的经济负担。目前国内注射用维替泊芬全剂量药价每支为 16 000 元,半量药价仍高达 8000 元,使临床推广应用受到极大限制。如能找到治疗中浆的最低安全有效剂量,则能进一步降低治疗成本,使更多患者受益。

基于以上思考,笔者于 2007 年开始观察采用不同剂量光敏剂维替泊芬的 PDT 治疗中浆的疗效,所使用的剂量分别为 70%、60%、50%、40%、30%、20%、10%。在发现临界有效剂量为 20%～30% 时,重复验证 20% 和 30% 剂量。结果显示,30% 常规剂量为最低有效剂量,进而对其余患者均采用 30% 常规剂量加以验证。以上治疗除了光敏剂维替泊芬剂量不同外,其余治疗参数与治疗 CNV 相同。PDT 激光照射的光斑大小根据 ICGA 检查所显示的脉络膜毛细血管扩张区域确定,激光光斑需覆盖渗漏点所在的脉络膜毛细血管扩张区。结果显示,采用 30% 常规剂量维替泊芬的患者 FFA 检查所见荧光渗漏与 ICGA 检查所见的脉络膜血管渗漏完全消退,光相干断层扫描(OCT)检查黄斑区视网膜下液在治疗后 1～3 周内逐渐吸收,视力均不

同程度提高。2 例采用 10%、20% 常规剂量无效者再次治疗采用 30% 剂量仍然有效。表明 PDT 治疗急性中浆时注射用维替泊芬的最低安全有效剂量大约为常规治疗 CNV 剂量的 30%,采用此剂量治疗急性中浆安全有效,可缩短患者病程,同时减轻患者的经济负担。这一研究结果于 2009 年发表于 *RETINA*(图 7-184,图 7-185)。

虽然部分中浆的临床过程具有一定的自限性,但较长的病程仍将产生不可逆的视功能损伤,如有安全有效的治疗方法,仍建议对其进行积极治疗;对比以往的药物和激光光凝治疗,降低药物剂量的 PDT 治疗中浆安全、有效,值得进一步探索和推广。

中浆的其他治疗还包括减少患者应激因素,停止使用糖皮质激素,降低血压,减少血液中儿茶酚胺、糖皮质激素浓度等针对病因的治疗。也有尝试采用微脉冲激光、经瞳孔温热疗法、眼内注射抗血管内皮生长因子药物等治疗。但迄今这些方法并未获得广泛认可而成为临床选择的共识。

【自然病程和预后】 中浆是自限性疾病,3～6 个月内不用任何治疗大部分可自愈。60%～80% 病例于 3 个月内自愈,10%～20% 于 3～6 个月内自愈。<20% 病例超过 6 个月自愈。病程 >4～6 个月,部分患者出现持久视功能损伤,持续存在视物变形、对比敏感度下降、色觉异常等视功能改变。

(赵明威)

第九节 药物中毒性视网膜病变

许多药物全身应用可引起对视网膜的毒性作用,多数情况下全身用药对视功能的损伤很小,或者在停药后可以逆转。然而在某些情况下会造成进行性或永久性视功能损伤。这里我们仅介绍一些已经明确证实会产生视网膜异常的药物,对于那些尚未明确的药物暂不作介绍。

一、导致色素上皮变性的药物

1. 醌类(quinones) 羟化氯喹和氯喹。

(1)羟化氯喹(hydroxychloroquine):曾用于治疗疟疾,现如今,由于其能够抑制细胞因子信号传导和淋巴细胞增殖而被广泛用于治疗自身免疫性疾病,如系统性红斑狼疮、类风湿性关节炎。

旁中心暗点是最早出现的视觉症状,可能伴有轻微的视网膜色素上皮紊乱和中心凹反射消失。病变继续发展,视网膜色素上皮改变侵及黄斑形成典型的"靶的样黄斑病变"(bull's eye maculopathy),导致视力

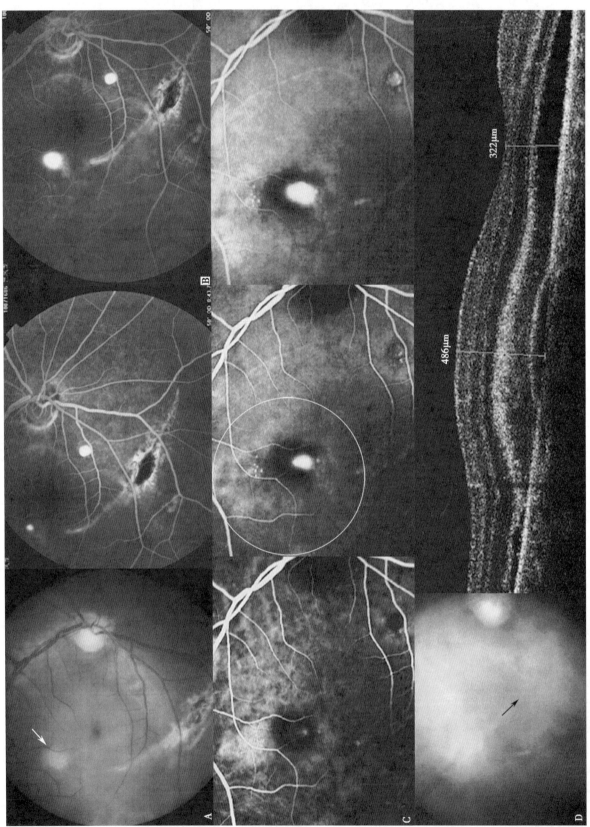

图 7-184　A. 患者初诊眼底像，箭头示灰白病灶为视网膜下纤维素渗出　B. FFA 显示眼底纤维素渗出部位 RPE 渗漏点，随造影过程逐渐扩大　C. ICGA 显示纤维素渗出部位遮蔽脉络膜荧光，但其外围仍可见脉络膜血管扩张，白色圆圈显示 PDT 治疗时激光照射范围　D. OCT 显示纤维素渗出部位高反射影像

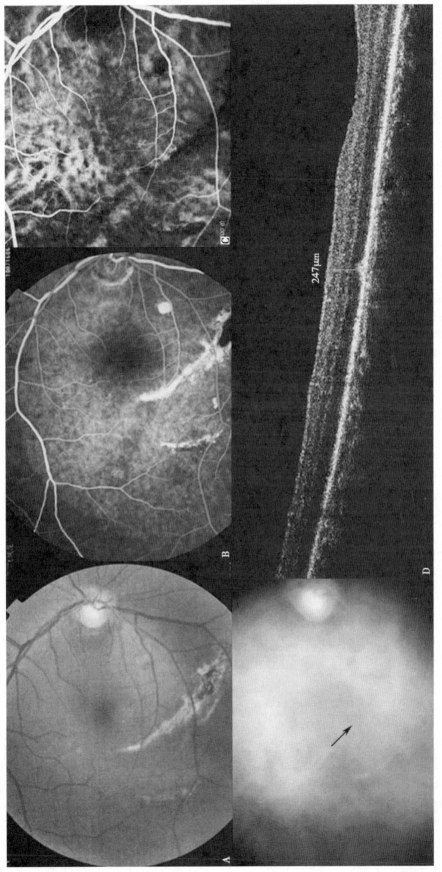

图 7-185 A. PDT 治疗后 1 周眼底像，黄斑下液以及纤维素渗出完全消退 B. PDT 治疗后 1 周 FFA 显示 RPE 渗漏终止 C. PDT 治疗后 1 周 ICGA 显示纤维素渗出消退后暴露出扩张的脉络膜血管 D. PDT 治疗后 1 周 OCT 显示黄斑下液以及纤维素渗出完全消退

下降或色觉改变。毒性加剧时，周边视网膜会出现视网膜色素上皮增殖，血管变细，以及视盘萎缩，此种眼底改变与遗传性视网膜变性非常相似。重复的视野检查是发现早期视网膜中毒改变的最佳方法，眼底彩像、眼底自发荧光像、OCT 和多焦 ERG 在中毒性改变的筛查和诊断中均有一定的作用。

本药物的推荐剂量为 6.5mg/（kg•d），对于具有危险因素的人群，如身材矮小症、病态肥胖症、老年人及伴有原发肝脏、肾脏病变者，应根据具体情况酌情用药。所有使用该药者均应在用药 5 年后每年进行眼科检查，以监视视网膜的毒性改变，不推荐已有视网膜病变者使用该药。此药物中毒无有效的治疗方法，发现后立即停药。该药的半衰期较长，有报道在停药 5 年后仍会进展。

（2）氯喹（chloroquine）：氯喹导致的视网膜病变同羟氯喹相似。大多数视网膜毒性发生在剂量＞250mg/d，至少持续 1 年。治疗及筛查同羟氯喹。

2. 吩噻嗪类（phenothiazines）　硫利达嗪和氯丙嗪。

（1）硫利达嗪（thioridazine）：是一种用于治疗焦虑症的抗精神病药物，也可用于治疗多重耐药性结核。

硫利达嗪导致的视网膜中毒可表现为急剧的视力下降、色觉障碍和夜盲。病变早期，眼底表现可能正常或表现为轻微的色素颗粒沉着，也可出现视网膜水肿和视盘充血。中期表现为视网膜后极部到中周的界限清楚的、钱币样视网膜色素上皮和脉络膜血管萎缩。晚期表现为色素沉着和色素脱失间杂的全视网膜萎缩、血管减少和视神经萎缩。视野检查显示为轻微的视野缩小或旁中心暗点。ERG 表现为振荡电位振幅减小，后期出现视锥、视杆细胞功能不良。

硫利达嗪的视网膜毒性作用在高剂量用药 2 周内即会出现，用药量小于 800mg/d 极少会出现视网膜毒性，但低剂量长期用药仍会出现视网膜改变。早期发现早期停药能够改善视功能。但即使停药，视网膜病变仍会进展。本药应在内科医师指导下逐渐停药，突然停药会导致撤退症状出现。

（2）氯丙嗪（chlorpromazine）：是一种与硫利达嗪在分子结构上相似但又缺少哌啶基侧链的吩噻嗪类药物，同样用于治疗精神病。该药物会造成皮肤、结膜、角膜、晶状体和视网膜的黑色素沉着，其他眼部症状包括：动眼神经危象、瞳孔缩小及由调节麻痹引起的视力模糊。该药剂量范围为 40～800mg/d。该药极少引起视网膜毒性，但对于大剂量使用的患者，应及时监测眼底改变如视网膜色素上皮改变、视网膜血管变细和视盘苍白。

3. 螯合剂（iron chelators）　去铁胺和地拉罗司。

（1）去铁胺（deferoxamine）：通过静脉注射和皮下注射的方式用于治疗因频繁输血引起的铁负荷过高。大剂量应用去铁胺会引起周边或中心视野丧失、夜盲和色觉异常。早期眼底可以正常或黄斑部轻微变灰。数周后，后极部出现卵黄样损害，同时在黄斑部及其周围有色素改变。眼底荧光素血管造影可以发现早期毒性改变，如弥散性视网膜色素上皮强荧光。ERG 显示暗适应振幅降低，视杆细胞和感受器后细胞敏感性降低。停药后视功能会有所改善，但视网膜毒性会可永久存在。该药即使单次使用，也可能引起视网膜中毒性改变。

（2）地拉罗司（deferasirox）：口服用于治疗铁负荷过高。有报道该药会引起轻微黄斑病变。早期停药可改善视功能，但 OCT 显示病变不可逆。

4. 去羟肌苷　去羟肌苷（didanosine）又称 2'-3'- 双脱氧肌苷，是用于治疗艾滋病的一种反转录酶抑制剂。眼底表现为中周部视网膜萎缩伴视网膜色素上皮细胞肥大和色素沉着。ERG 示锥杆细胞功能异常。药物毒性一旦被确诊，须立即停药。停药后，黄斑功能可以挽救，但周边视网膜萎缩不可逆。

5. 氯法齐明（clofazimine）　氯法齐明用于治疗麻风病、银屑病、坏疽性脓皮病和盘状狼疮，最近更多用于治疗艾滋病患者的鸟复合分枝杆菌感染。治疗数月后氯法齐明结晶在角膜内皮下蓄积。有病例报道艾滋病患者服用氯法齐明剂量在 200～300mg/d（总剂量 40～48g）会导致靶的样黄斑病变。视力仅轻微受损，ERG 表现为明适应、暗适应和闪烁光的波幅减低。停药后，角膜的沉积物可以清除，但已形成的视网膜病变不会改变。

二、导致视网膜结晶沉着的药物

1. 他莫昔芬（tamoxifen）　一种抗雌激素药物，用于治疗绝经前妇女雌激素受体阳性乳腺癌。大多数患者无症状，极少数患者会有视力下降。眼底表现为双侧视网膜内层白色、高折光度的结晶沉着以及外层视网膜和视网膜色素上皮点状灰色病变。眼底荧光素血管造影显示病变呈强荧光晚期着染，且眼底荧光素血管造影有助于将他莫昔芬造成的眼底损害同其他类似的眼底损害相鉴别，如特发性中心凹旁毛细血管扩张。之前普遍认为该药会造成黄斑囊样水肿，但 OCT 示该药造成的损伤为外层光感受器细胞萎缩或空腔样损伤，而不是传统 CME 的内层视网膜损伤。明视和暗视 ERG 的 a 波和 b 波的振幅降低。

他莫昔芬引起的结晶样视网膜病变常见于使用较高的初始剂量（＞60mg）的患者。目前常规的低剂量

（10～20mg/d）用药很少引起视网膜毒性。只有当药物毒性损伤了视功能才考虑停药治疗，并且要在肿瘤医师的指导下。如果仅有结晶样改变而没有视力下降，可以不考虑停药。

2．斑蝥黄（canthaxanthine） 斑蝥黄是一种天然的类胡萝卜素，用于治疗白癜风、原卟啉病、银屑病和光敏湿疹。患者一般无症状。眼底表现为聚集在黄斑部30μm 大小、环形、高折光、黄 - 橙色结晶样沉积。这种结晶可以在全视网膜分布，但赤道前比较少见。该药造成的视网膜毒性是剂量依赖性的，有报道表明累积剂量达 19g 即可产生结晶，37g 时，50% 患者出现视网膜毒性，60g 时 100% 患者会出现视网膜毒性病变。同时使用 β- 胡萝卜素会加重该药引起的视网膜毒性。停药后这种沉积物会在数年内缓慢消失。

3．甲氧氟烷（methoxyflurane） 甲氧氟烷是一种吸入性麻醉剂。该药能够在身体各种组织如视网膜、肾脏、甲状腺和支气管引起草酸钙结晶。患者一般无症状，仔细检查眼底可发现后极部和动脉周围大量黄白色点状病变。组织学上显示这些沉积物位于 RPE 和视网膜内层。

4．呋喃妥因（nitrofurantoin） 呋喃妥因是一种常用于治疗泌尿系感染的抗生素。该药会影响微血管系统，从而引起肺部病变、肾脏病变以及视网膜毒性病变。曾有两个病例报告由于服用呋喃妥因引起视网膜病变。一例为 10 岁的患者，服用呋喃妥因后引起眼睑下垂和复视，被诊断为眼重症肌无力。另一例是 69 岁的患者，长期服用呋喃妥因 19 年，导致视力下降 5 个月。眼底检查发现后极部内层视网膜结晶沉着。ERG 检查正常。停药后患者症状有缓解。

三、导致视网膜血管病变的药物

1．氨基糖苷类（aminoglycosides） 庆大霉素、奈替米星、妥布霉素、阿米卡星和卡那霉素。

氨基糖苷类抗生素眼内注射治疗眼内炎，以及内眼手术后结膜下预防性注射均可引起视网膜毒性。庆大霉素在氨基糖苷类抗生素中眼内毒性最大，其次是奈替米星和妥布霉素，毒性最小的是阿米卡星和卡纳米星。

该类药物特别是庆大霉素引起的视网膜中毒改变会导致患者严重的视力下降。眼底检查可发现视网膜内出血、视网膜水肿、棉絮斑、小动脉变细、静脉串珠样变和黄斑梗死。在急性毒性病变时，眼底荧光素血管造影可见视网膜血管管壁着染、无灌注区形成。严重病例可继发虹膜新生血管、新生血管性青光眼和视神经萎缩。ERG 示 b 波振荡电位下降，在由庆大霉素

造成的严重病例，b 波可表现为完全消失。这同组织学上显示的内层视网膜完全破坏、内丛状层和视神经纤维层断裂是一致的。

由于氨基糖苷类抗生素引起的视网膜中毒性病变无有效的治疗，而且其抗菌谱多可被其他类新的抗生素所覆盖，所以目前已不再建议使用该类药物眼局部注射。

2．更昔洛韦（gancyclovir） 更昔洛韦眼内注射用于治疗病毒性视网膜炎。该药会引起剂量依赖性的视网膜毒性，重复注射或注射剂量错误会引起严重的视网膜外层病变。一旦病变产生，无有效的治疗措施。

3．干扰素（interferon） 干扰素是用来治疗 Kopasi 肉瘤、婴儿期血管瘤、乙肝、丙肝、黑色素瘤、肾细胞癌、多发性硬化和癌症的药物，并参与白血病、淋巴瘤、血管瘤病的化学疗法。在开始治疗的 4～8 周内可出现眼底改变，这种改变在糖尿病和高血压患者更多见。

患者通常无症状，但有些患者眼底可表现为从轻到重的视网膜内出血、棉絮斑。即使没有调整药物剂量，这些眼底表现也可自发消失。使用干扰素疗法引起视网膜病变非常少见，大多数患者仅需经常监测即可。

4．滑石粉（talc） 滑石粉经常用作口服药物的填料，如哌醋甲酯和美沙酮。如果胶囊被挤碎或里面的药物用于静脉注射，其中的滑石粉会引起视网膜血管阻塞和不可逆的缺血性视网膜病变。

该药会导致患者视力下降或视野出现盲点。由滑石粉栓子带来的眼部表现包括：结晶样视网膜病变、缺血性视网膜病变、微动脉瘤、棉絮斑、动静脉吻合、视盘或盘周的新生血管和玻璃体积血。结晶样视网膜病变是由于小的白色滑石粉栓子栓塞视网膜小动脉形成的。眼底荧光素血管造影显示黄斑微血管和小动脉出现无灌注区。全视网膜 ERG 和色觉检测可以正常，fERG 可出现异常。

滑石粉引起的视网膜病变一旦被确诊，需要向患者解释这种病变发生的原因，并说明继续使用该药物带来的副作用。可以用激光光凝和玻璃体切除术治疗继发的新生血管和玻璃体积血。

5．雌激素（estrogrn）和黄体酮（progesterone） 口服避孕药可以激活血中的凝血因子使血液处于高凝状态，从而引起血栓形成，产生视网膜中央静脉阻塞、视网膜及睫状视网膜动脉阻塞、视网膜水肿等。

6．化疗药物 顺铂（cisplatin）和卡莫司汀（carmustine）用于恶性神经胶质瘤和转移性乳腺癌等肿瘤的治疗。据报道这些药物和三种不同类型的视网膜毒性有

关。第一种为伴随急剧视力减退和频繁电生理异常的黄斑部色素改变。联合静脉用顺铂和卡莫司汀或单独用顺铂治疗恶性胶质瘤可以引起视网膜色素改变。这种视网膜的改变可能是铂对视网膜毒性反应的结果。第二种视网膜病变表现为视网膜棉絮状渗出斑、视网膜内出血、黄斑渗出、视神经病变伴随视盘水肿。据报道在高剂量使用顺铂、环磷酰胺、卡莫司汀和转移性乳腺癌的自体骨髓移植后将引起这种视网膜改变。第三种病变为血管性视网膜病变和视神经病变，包括动脉阻塞、血管炎和视盘炎。在单独接受动脉内卡莫司汀或联合顺铂治疗恶性淋巴瘤的病例中，65% 的患者可出现这种改变。这些眼底改变会导致严重的视力下降，一般在治疗 6 个月后出现。其他的表现包括眼眶疼痛、球结膜水肿、继发性青光眼、眼内肌麻痹和静脉窦综合征。这种视力损害是进行性的，目前没有药物治疗。

四、导致视网膜／黄斑水肿的药物

1．肾上腺素（epinephrine）　在局部使用肾上腺素类制剂治疗无晶状体眼或人工晶状体眼青光眼患者时，会导致短暂性黄斑囊样水肿（CME）。SD-OCT 可以跟踪观察囊样病变的改变情况。如果眼底荧光素血管造影上显示视盘高荧光，就要考虑黄斑水肿可能是由炎症引起的。大多数 CME 在停止使用肾上腺素后可缓解。肾上腺素类药物应该避免用于无晶状体眼的和人工晶状体眼青光眼的治疗。

2．烟酸（niacin）　烟酸用于降低血清脂质及胆固醇水平。有报道显示，剂量＞1.5g/d 时，有些患者会出现中心视力下降，有时还可能出现旁中心暗点或视物变形。尽管有 CME 的典型临床表现，但在眼底荧光素血管造影检查中无血管渗漏。据推测是药物引起 Müller 细胞的毒性作用，导致细胞内水肿而不是细胞外水肿。OCT 显示在视网膜内核层和外丛状层有囊样间隙。停止用药后，CME 消退，视力逐渐恢复正常。如果不予治疗，慢性 CME 会导致永久的视力损伤和视网膜萎缩。

3．拉坦前列腺素（latanprost）　拉坦前列腺素属于前列腺素类药物，近来用于治疗青光眼。使用该药会导致患者 CME，既往存在糖尿病或玻璃体切除手术病史的患者，患 CME 的风险增加。减少该药使用后，囊样病变会消退。

4．甲醇（methanol）　患者误食甲醇达到 10ml，即可导致中心或周边视力下降。18 小时内，可显现视网膜和视神经水肿，晚期会出现视神经萎缩。神经毒性作用是甲酸引起的，甲酸是甲醇的代谢产物，可直接影响视神经和视网膜内层。视功能障碍程度与全身酸中毒程度一致。早期血液透析可以有效清除体内的甲醇，但如果视力在 6 天内不能明显恢复，往往致永久性降低。

5．噻唑烷二酮类（thiazolidinediones）　噻唑烷二酮类是一种口服抗高血糖药物，包括罗格列酮和比格列酮。该类药物会导致充血性心力衰竭、肺水肿、外周水肿包括黄斑水肿。这种系统性病变是剂量依赖性的，且经常发生于肾功能不全的患者。建议已经患黄斑水肿的糖尿病患者停用此药或用其他药物代替。

五、导致视觉障碍的药物

1．异维 A 酸（retinoids）　异维 A 酸局部外用治疗严重的结节性痤疮、银屑病。最常见的眼部副作用为短暂性和永久性暗适应或夜间视力丧失。大部分患者在停药后症状消失。

2．强心苷类药物（cardiac glycosides）　洋地黄。洋地黄类药物用来治疗充血性心力衰竭。该类药物能造成眼部和视网膜毒性。最常见的眼部并发症是黄视，但也有报道出现视物模糊和闪光感。眼底检查通常是正常的，全视野 ERG 示视锥细胞功能下降。一旦出现眼部症状，必须减少药物剂量。停药后，视力和 ERG 恢复正常。

3．勃起功能障碍药物（erectile dysfunction medications）　西地那非，伐地那非和他达拉非。

有报道称使用该类药物 60 分钟后患者会出现色觉改变、感光异常、视物模糊或闪光感。当眼部症状出现时，无明确的检查可以证明存在功能异常，且眼部症状通常是短暂性的。但有报道指出，有非缺血性前部神经病变的患者不应使用此类药物。

4．氨己烯酸（vigabatrin）　氨己烯酸用于抗癫痫治疗。该药会导致双侧视野缺损。鼻侧视网膜神经纤维层薄变而颞侧保留是该药导致病变的特征性诊断，同时能够帮助检测病变的进展。检眼镜下无同视野缺损相关的明显视网膜和视神经改变。

5．奎宁（quinine）　奎宁曾用于治疗疟疾，现用于治疗自身免疫性疾病。奎宁摄入量＞4g 会导致"金鸡纳反应"，症状包括头疼、恶心、呕吐、颤抖、低血压、意识丧失甚至死亡。当患者醒来时，常完全失明，瞳孔散大，对光反应迟钝。在毒性反应急性期，眼底检查显示轻度的静脉扩张，伴轻微的视网膜水肿，动脉管径正常。ERG 检查显示突然变缓的 a 波，深度加深，振荡电位消失，b 波降低。数周后患者可以部分恢复视功能，但大多数患者仅保留有中心视岛。晚期眼底表现同视网膜中央动脉阻塞相似。

六、导致视网膜皱褶的药物

磺胺类药物（sulfa medications）乙酰唑胺和氢氯噻嗪，会导致短暂的急性近视、前房变浅、窄房角和视网膜皱褶。这种现象是由于睫状体水肿或脉络膜渗漏，并发晶状体 - 虹膜隔位置前移所致。眼底荧光素血管造影显示没有视网膜渗漏。减少药量能够减少晶状体 - 虹膜隔迁移，进而视网膜皱褶消失，无明显后遗症遗留。

七、导致光感受器损伤的药物

烷基亚硝酸盐（alkyl nitrite）作为一种性辅助剂使用。该药会使全身血管扩张，眼部血管也会急剧扩张，导致眼压增高，影响视网膜。患者会出现视力下降，眼底检查表现为双眼、黄色、圆形黄斑损伤。高分辨率 OCT 示中心凹下光感受器层断裂。全视网膜 ERG 表现正常。少数病例报道光感受器细胞的损伤是永久性的。

八、导致葡萄膜炎的药物

利福布汀（rifabutin）用于治疗分枝杆菌感染。用药剂量达到 300～400mg/d 会导致葡萄膜炎。同其他药物混用会加重其毒性。大部分患者表现为前节的葡萄膜炎，但也有报道会导致玻璃体炎和视网膜血管炎。

西多福韦（cidofovio）能够导致严重的视力丧失、畏光、由虹膜睫状体炎带来的眼压过低、全葡萄膜炎和视网膜脱离。球旁注射或口服激素能够治疗该药所致毒性。如果炎症和眼压能够控制，同时存在治疗的需要，则该药仍可继续使用。重症患者必须停药以控制炎症。有原发巨细胞病毒感染和使用蛋白酶抑制剂的患者更易导致虹膜炎。

（彭小燕　廖菊生）

第十节　病理性近视黄斑病变

【概述】 病理性近视的标志为黄斑变性，其为后巩膜葡萄肿形成后的主要并发症，包括黄斑区视网膜色素上皮（RPE）与脉络膜毛细血管层地图样萎缩、玻璃膜（Bruch's 膜）破裂（漆裂纹）、黄斑下脉络膜新生血管膜形成、RPE 和神经上皮下出血、Fuchs 斑、黄斑劈裂、黄斑裂孔和黄斑前膜等形成等。此阶段中心视力严重受损。黄斑变性通常起始于青中年，至中老年时达病变高峰。

【发病机制】 病理性近视黄斑变性机制尚未完全明了，一般认为是生物力学异常或者遗传变性因素作用的结果。在生物力学观念中，眼轴过度增长的后果是脉络膜视网膜损伤。后极部逐渐扩张导致眼球壁向后伸展膨出成后巩膜葡萄肿，此时颞侧视网膜血管伸直，弧形斑形成以及视网膜脉络膜变薄。后巩膜葡萄肿与巩膜胶原纤维断面星状结构消失、交织疏松、黏多糖成分改变、巩膜板层减少、巩膜厚度变薄等对诸如眼压或眼外肌作用力的机械抵抗力下降有关。遗传变性理论认为脉络膜视网膜改变是由基因决定的营养不良性病变。

【组织病理学】

（1）巩膜：巩膜板层减少，厚度变薄，伴有后极部局部扩张。纵形纤维的结构改变包括胶原束变薄、胶原纤维断面星状结构消失、直径减少、条纹缺失、交织疏松和黏多糖成分改变。

（2）脉络膜、Bruch 膜、RPE 和视网膜神经上皮：病理性近视的变性改变最初涉及脉络膜毛细血管、Bruch 膜和视网膜色素上皮。脉络膜的变化本质是变性和萎缩，缺乏血管与脉络膜黑色素细胞；Bruch 膜改变包括变薄和破裂；晚期病例 RPE 和视细胞被 Müller 细胞取代。病理性近视引起视网膜光感受器死亡，业已证明为凋亡；黄斑区的显著变薄还与神经节细胞凋亡有关。

【眼底特征】

（1）后巩膜葡萄肿：后巩膜葡萄肿多在青年期出现并随着年龄增加而逐渐增大，患病率随着眼轴长度和近视度数的增加而上升。脉络膜视网膜萎缩和近视弧形斑形成与增加的葡萄肿深度有关。葡萄肿位置多在黄斑区，可扩展至颞侧或颞下赤道区，亦可累及视盘及视盘鼻侧。黄斑区葡萄肿通常伴有视力下降。眼底立体照相和 B 超检查是最好的了解后葡萄肿深度和大小方法。

（2）后极部地图样萎缩区：萎缩区可似圆形或者不规则形状，孤立或多发，呈淡黄或白色。其清晰的边界有时因局部色素上皮反应性增生而更加突出，反应性色素上皮增生也可出现在萎缩区域内。当病灶延伸至中心凹时，中心视力明显下降。荧光素血管造影检查；萎缩区呈低荧光，并见早期充盈的脉络膜大血管横穿，其上的视网膜血管正常，再循环时，萎缩区在色素团块的对照下显示出持续染色，由于没有染料渗漏，染色范围保持不变。

（3）漆裂纹：漆裂纹实为 Bruch 膜的破裂，多位于后极部葡萄肿区。漆裂纹呈线形、星形或网状，管径细小不规则，淡黄色，分支常呈十字交叉。当漆裂纹变大时，脉络膜血管可从这些病损处长入视网膜下。荧光血管造影检查有助于发现细小的、常规检查不能确认的漆裂纹。在荧光血管造影早期，裂纹呈不规则、分散的线状高荧光，这是由部分萎缩的脉络膜毛细血管异常透见荧光产生。自然病程中，漆裂纹数量和范围都会增加。漆裂纹的发生或扩展与黄斑出血有关，多见于青年时期，突然发生实性暗点，伴视物变形。出血集于中心凹处，稠密、圆形、位置较深。ICG造影可以发现出血下面的漆裂纹，多没有脉络膜新生血管。出血溶解吸收后可在同一部位或其他部位再发。一般认为出血是由于Bruch膜和脉络膜毛细血管层紧密连接解剖关系的破坏。出血吸收后，多数病例中心视力恢复良好。

（4）脉络膜新生血管：病理性近视是脉络膜新生血管第二大常见原因。在眼轴大于26.5mm，或大于−6.00D近视中，约有5%至10%的病例发生脉络膜新生血管。双眼发生脉络膜新生血管或比例高达40%。脉络膜新生血管导致中心视力严重下降，视物变形。新生血管病损多表现为淡灰色，圆形或椭圆形黄斑区病灶，一般较年龄相关性黄斑变性新生血管病灶为小。荧光血管造影检查是确定新生血管病灶最有效的手段。簇状或片状生长的新生血管表现为造影早期荧光，晚期荧光渗漏。ICG造影可以发现高荧光的新生血管网，随着染料从较大脉络膜血管清除，其荧光随之衰退。OCT检查可见脉络膜新生血管在视网膜色素上皮，Bruch膜和脉络膜毛细血管层内延伸。出血时，OCT检查显示黄斑视网膜通常呈局部脱离状。后巩膜葡萄肿程度与脉络膜新生血管之间的关联为：当后巩膜葡萄肿较浅时（3mm内），新生血管的发生率较高，随着葡萄肿深度的增加，脉络膜新生血管发生率下降。这表明脉络膜新生血管的发生发展需要有相对完好的脉络膜毛细血管网。Bruch膜破裂可能先于脉络膜新生血管的发生。漆裂纹发生率在有脉络膜新生血管眼中要高于没有新生血管生长眼。视网膜下出血可以部分或全部掩盖脉络膜新生血管的特征。居于中心凹区生长是病理性近视新生血管的一个主要特征，绝大部分脉络膜新生血管位于距离黄斑中心凹100～300μm的范围内。急性出血过后，随着渗出液和出血吸收，连同旁中心注视点的建立，视力会有一定程度提升，但反复出血将导致Fuchs斑形成。

（5）Fuchs斑：为病理性近视患者眼后极部特别是黄斑部视网膜下的黑色斑块，伴严重中心视力损害。Fuchs斑代表视网膜下脉络膜新生血管反复出血机化，并刺激局部视网膜色素上皮增生与迁移。

（6）病理近视性黄斑劈裂：病理性近视发展至有后葡萄肿形成时，部分病例黄斑区视网膜神经上皮发生类似脱离外观样改变，伴视力下降和视物变形，然无黄斑孔察及。20世纪90年代以来，因OCT技术在临床上的广泛应用，现已基本明确产生这一现象的主要原因及OCT形态特征。一般认为系玻璃体后皮质切线或垂直或两者矢量之和方向对黄斑区视网膜牵引所致；旁中心硬化的视网膜血管对视网膜伸展的限制为另一原因；后葡萄肿形成以及视网膜本身退行性变也可能参与其中。多见于近视≥8D，眼轴长度超过28mm病例，起病年龄常大于40岁。表现为近期中心视力下降或视物变形，部分患者可无明显主诉，仅因高度近视长时间视力低下就诊时发现。偶见矫正视力正常者。眼底检查：黄斑区视网膜轻度隆起状，有时隆起不规则或呈水肿囊变样外观，无黄斑孔。部分病例由于后极部广泛视网膜色素上皮和脉络膜萎缩显白色背景而缺乏衬托，无法观察出视网膜是否隆起。OCT检查主要特征：黄斑区视网膜分层样改变，多数病例伴中心凹脱离，甚至较大范围低度后极视网膜脱离。OCT图像显示的劈裂表现多样，从内向外常见有：玻璃体后皮质牵引；黄斑前膜；视网膜神经纤维层劈裂；外丛状层劈裂；中心凹脱离；晚期病例各层次劈裂混合存在。病理近视性黄斑劈裂被认为是随后黄斑裂孔形成前奏。

（7）黄斑裂孔：病理性近视黄斑裂孔的产生机制与病理近视性黄斑劈裂相同。此时中心视力严重受损伴视物变形，OCT和FA可帮助确诊黄斑裂孔。与正视眼特发性黄斑孔不同的是病理近视黄斑裂孔形成后较易随后发生视网膜脱离，近视度数深，后葡萄肿明显，视网膜色素上皮萎缩者更易发生视网膜脱离，也易伴发脉络膜脱离。中国人群中，近视黄斑孔视网膜脱离约占孔源视网膜脱离总数的10%。

【治疗】

（1）脉络膜新生血管：当中心视力下降或者受到威胁时，可以考虑行脉络膜新生血管激光光凝。激光光凝可用于治疗中心凹旁的CNV，如氩绿激光和氪红激光光凝治疗典型的近视性脉络膜新生血管，但长期结果不满意，主要为治疗后色素瘢痕扩大及CNV复发，另外治疗中准确定位葡萄肿区域新生血管网和中心凹或业已形成的旁中心注视点有一定难度，干扰了治疗位置的选择。目前，由于视力预后较好，副作用小，光动力疗法（photodynamic therapy，PDT）和抗VEGF药物如Ranibizumab（Lucentis）玻璃体腔内注射治疗已成为两个最重要的手段，后者似更具优势。

（2）黄斑劈裂（黄斑裂孔）：高度近视黄斑劈裂发生后，来自玻璃体的牵引力得到一定程度缓解，自然病程将变慢。对那些年龄较大，无明显主诉或长期低视力伴广泛后极部视网膜色素上皮脉络膜萎缩者，手术效果实难确定，可置于观察之中。而年龄较轻，新近发生，后极部色素上皮和脉络膜尚无明显萎缩，伴中心凹脱离者应积极考虑手术治疗。除治疗劈裂本身外,手术可减少以后黄斑孔形成机会。玻璃体手术是目前采用的最主要治疗手段。手术的关键是彻底去除后极部,特别是血管弓内玻璃体后皮质和视网膜内界膜,最大限度松解两者对视网膜的牵引。术中借助染色技术如应用曲安奈德、亮蓝等有助于上述过程的顺利完成。该疾病玻璃体后皮质与视网膜的粘连程度常较一般病例为重,特别在血管处,分离时应十分小心,否则易损伤血管和视网膜。后皮清除后,借助染色剂有时能观察到已破裂的内界膜,以内界膜镊镊取破裂处,就能轻易剥除大片内界膜。参照术前的 OCT 图像,开始分离后皮质和内界膜时应避开已广泛劈裂的神经纤维层,可以减少对视网膜内层的损伤。术毕惰性气体填充,俯卧位如黄斑裂孔手术。亦有报道玻璃体手术同时行后巩膜垫压,可以提高手术效果。术后劈裂腔隙缩小或消失快于中心凹复位。大部分病例需数月或年余,方能从 OCT 图像上获较满意解剖结构,同时视功能逐步改善。手术并发症:同一般玻璃体手术,与该手术相关的手术并发症者为术中剥除玻璃体后皮质时损伤血管弓或视盘;术后黄斑孔形成或黄斑孔视网膜脱离。预后:高度近视黄斑劈裂可以被认为是黄斑裂孔形成并随后视网膜脱离的前序,手术干预有阻止或减缓疾病发展的作用,病例选择合适者,视功能得到改善。鉴于大部分合并后葡萄肿高度近视病例,终身处眼轴延长,后葡萄肿扩展,后极部脉络膜视网膜进行性退变中,长期的疾病预后仍不乐观,实际上即使当初手术后结构与视功能都到较好改善,数年后又重新恶化的病例并不鲜见。

(徐格致)

第十一节 玻璃体黄斑界面疾病

一、玻璃体视网膜界面解剖

玻璃体主要由纤细的胶原结构和亲水的透明质酸组成。生理情况下玻璃体后皮质和视网膜内界膜黏附紧密,共同构成玻璃体视网膜界面。在视网膜不同部位玻璃体皮质厚度各不相同,较薄的区域包括中心凹、视神经、视网膜血管、前部视网膜及睫状体平坦部,这些区域又是玻璃体视网膜黏附最紧密的部位。儿童期玻璃体结构是均一的。随着年龄增长,中央玻璃体逐渐发生变性和液化,胶原支架崩解,皮质层更加清晰可辨。玻璃体发生脱水浓缩的同时,透明质酸分子浓度降低,构型发生改变。玻璃体浓缩与后脱离之间存在正性相关关系。后部玻璃体的液化在黄斑前形成一

个液性的玻璃体光学空隙,称为黄斑前囊(premacular bursa)。眼球运动时,玻璃体和黄斑前囊的移动可能在 PVD、黄斑前膜及黄斑裂孔的发生中起一定作用。

研究发现玻璃体后脱离(posterior vitreous detachment,PVD)后,44% 的患眼在黄斑中心凹表面可见到玻璃体残迹,其形态有多种,可以是以中心小凹为中心、直径约 500μm 的盘形(50%),也可以是直径约 500μm 黏附在中心凹边缘的环(30%),或者是跨在中心小凹上方约 200μm 的浓缩玻璃体圆盘(20%)。中心凹前玻璃体皮质及各种不同的视网膜黏附形态在特发性黄斑裂孔的发病中有重要意义。

PVD 常由后极部开始,首先在黄斑部的玻璃体皮质自发性地形成一个裂孔;液化的玻璃体随即通过裂孔,引起玻璃体与内界膜的分离。通常玻璃体皮质与视网膜的分离是由黄斑部开始,然后扩展到下方,一直到达玻璃体基底部后缘。一经分离,玻璃体皮质即发生浓缩,形成后玻璃膜。通常情况下,玻璃体与视网膜的分离进展顺利且迅速,在此过程中可能出现闪光感和飞蚊症。裂隙灯下常可见到视盘前玻璃体纤维浓缩形成的 Weiss 环,沿视网膜血管的牵拉可能引起出血。

许多研究均证明,PVD 的发生率随年龄而增长,但是对于各年龄段人群中 PVD 的发生率,不同的研究者得出的结果并不一致。早年的裂隙灯检查得出的一项结果显示,PVD 的发生率在 50 岁以上人群中达到 53%,而近年来采用 B 超、OCT 等手段得到的数据普遍比这一数据低。最近一项大规模的前瞻性研究显示,在 20~49 岁的受检者中,PVD 的发生率为 0.4%,50~59 岁中为 7.2%,60~69 岁中为 22%,超过 70 岁者为 60%。此外,屈光状态、眼部疾病(如前部缺血性视神经病变、无晶状体眼)均为 PVD 发生的相关因素。

二、玻璃体黄斑牵引综合征

玻璃体与视网膜在解剖学上关系密切,两者病变常相互影响。随着对玻璃体视网膜界面解剖关系及功能认识的不断加深,使得我们对许多玻璃体视网膜病变有了新的认识。玻璃体黄斑牵引综合征(vitreomacular traction syndrome,VMTS)由于常伴有黄斑前膜,以前临床上常将两者混为一谈。通过对玻璃体视网膜界面的进一步研究发现,VMTS 是有别于黄斑部前膜的一种独立的疾病,本章就其发病机制、临床特征及治疗展开阐述。

【发病机制】 一般为玻璃体不完全后脱离所致,中老年人多见。从玻璃体视网膜界面解剖组织学上看,玻璃体后皮质除在基底部与视网膜粘连紧密外,尚与视盘、黄斑区以及视网膜大血管粘连较紧密。玻璃体

后皮质与黄斑部内界膜粘连为一不规则、基本连续的环形，直径可达 3～4mm。在玻璃体后脱离（posterior vitreous detachment，PVD）过程中，若黄斑区未能发生玻璃体后皮质与内界膜的分离，随着已发生后脱离的玻璃体的前后向运动，黄斑区视网膜持续受到前后向的牵引，造成黄斑部水肿、黄斑囊样变性、黄斑劈裂甚至黄斑区神经上皮脱离，并出现一系列相关的临床症状，称之为玻璃体黄斑牵引综合征。牵引的范围通常为一不规则环状，覆盖整个黄斑区，甚至视盘，有视盘牵引的可引起视盘水肿和出血。长期持续的牵引造成黄斑区视网膜内界膜损伤，损伤后的修复和炎性反应常导致不同程度的黄斑前膜形成。分析玻璃体黄斑牵引综合征手术中所获标本可得到两个结论：其一，所形成的黄斑前膜主要由具有收缩功能的肌成纤维细胞、纤维细胞、胶原纤维、胶质细胞和玻璃体后皮质等组成，这些成分进一步加强了原先的玻璃体后皮质与黄斑粘连；其二，该膜虽与特发性黄斑前膜同为前膜，但后者主要由视网膜色素上皮细胞构成。玻璃体黄斑牵引综合征与特发性黄斑裂孔虽同为玻璃体后皮质牵引所致，区别在于特发性黄斑裂孔形成过程中玻璃体后皮质的牵引与视网膜呈切线方向，Ⅰ～Ⅲ期裂孔时均无 PVD，Ⅳ期则发生完全性 PVD。

玻璃体黄斑牵引综合征尚可见于高度近视眼患者。一方面过早液化的玻璃体促使 PVD 发生，另一方面存在不明原因的玻璃体后皮质与黄斑区视网膜的异常粘连，两者结合促使黄斑区视网膜产生牵引性视网膜浅脱离。

【临床特征】　早期中心视力快速下降，大部分患者中心视力降至 0.1～0.2，并有视物变形。眼底检查以 Super Field，78D/90D 前置镜或三面镜观察较为可靠。典型者除黄斑区或包括视盘在内的区域外，其余四象限均发生 PVD；不典型者仍有一个以上象限未发生 PVD。部分后脱离的玻璃体呈圆锥形，顶部与黄斑区或加上视盘在内的区域仍紧密相连。已脱离且增厚的后皮质与视网膜内界膜间清亮的液体形成对照。黄斑部水肿最为多见，多数患者可观察到黄斑前膜，外观从透明纸样改变到灰白色不透明膜不等。有视盘牵引者多有视盘水肿。旁中心血管扭曲、黄斑假孔甚至牵引性黄斑脱离也时有看到，偶有黄斑裂孔形成。自然病程中约有 10% 病例因发生完全性 PVD，黄斑牵引消除，视力提高。辅助检查中 B 超和光学相干断层成像（optical coherence tomography，OCT）可以清晰地看到未完全脱离的玻璃体后皮质对黄斑和视盘的牵引。OCT 近年来较多应用于临床，除明确牵引外，还可了解有无黄斑部水肿、囊样变性、劈裂和黄斑脱离。眼

底荧光血管造影（fundus fluorescein angiography，FFA）可用于了解有无旁中心血管渗漏、黄斑部水肿和视盘渗漏等情况。

高度近视眼患者的玻璃体黄斑牵引综合征，进展缓慢。检查仅见黄斑区视网膜浅脱离，脱离面积多不超过颞侧上下血管弓范围；无黄斑裂孔；脱离视网膜变薄；多有明显的后巩膜葡萄肿形成，并伴色素上皮萎缩。

【治疗】　本病除极少数可自行缓解外，多数患者视力逐步减退，若出现明显的黄斑前膜、黄斑囊样变性甚至黄斑部视网膜脱离、黄斑缺血等则视功能更趋恶化，故一般均应考虑手术治疗。手术时机尚无明确定论，中心视力小于 0.2～0.3 即可考虑手术，若患者有明显视物变形，严重干扰双眼视，即使视力大于 0.3 亦应考虑手术。FFA 检查对选择何时手术及判断预后有较高参考价值，若 FFA 提示有明显黄斑部水肿或旁中心血管渗漏，则应及时手术，以免水肿发展成囊样变性或黄斑严重缺血。此外，当 B 超或 OCT 提示有黄斑牵引性脱离时亦应及时手术。

三、黄 斑 前 膜

视网膜前膜（epiretinal membrane）是视网膜内表面上细胞增生形成的膜，Iwanoff 1865 年首次描述，1930 年后，Anderson 等已在临床上观察到黄斑部视网膜前膜导致的视网膜表面皱褶。以往根据临床形态或病理学发现，有很多命名。如原发性视网膜皱褶（primary retinal folds），视网膜内表面皱缩（wrinkling of internal retinal surface），继发性视网膜胶质增生（secondary retinal gliosis），黄斑部视网膜前纤维增生或胶质增生（preretinal macular fibrosis or gliosis），视网膜前星形胶质细胞膜（epiretinal astrocytic membranes）等。较常用的名称有两种。一是仅引起视网膜内层变形的薄视网膜前膜，称表面皱缩性视网膜病变（surface wrinkling retinopathy），或玻璃纸样黄斑病变（cellophane maculopathy），另一是产生全层视网膜变形的厚膜称为黄斑皱褶（macular pucker）。根据目前的临床和病理研究，统称视网膜前膜较为适当。

【病因与病理学】

（一）视网膜前膜

主要发生在以下几种情况：

1. 视网膜裂孔或孔源性视网膜脱离手术后　原有裂孔卷边、视网膜星形皱褶、玻璃体积血、放网膜下液以及放液过程中有玻璃体脱出等为危险因素。这种膜多引起全层视网膜皱褶即（macular pucker）。视力下降明显，常在 0.05 以下。高度近视全层黄斑裂孔发生后，也较常见到视网膜前膜。

2．外伤或手术后　如眼球的闭合或开放性伤，内眼手术如白内障手术或玻璃体视网膜复位手术以及微小手术如激光或冷凝封闭裂孔。

3．伴有其他眼病　如视网膜血管病变，包括静脉阻塞、镰状细胞性视网膜病变、糖尿病性视网膜病变；各种类型的眼内感染或炎症，如葡萄膜网膜炎；视网膜与脉络膜的肿瘤包括视网膜血管瘤、视网膜色素上皮联合错构瘤、脉络膜骨瘤等。其他如视网膜色素变性、玻璃体积血、Coats病等均有报道。

4．特发性黄斑前膜　指不伴任何其他玻璃体视网膜病变，属原因不明型，但不除外玻璃体后脱离。换句话说，诊断特发性前膜首先需排除各种玻璃体视网膜病变。此型因高发，近年受到广泛重视。

5．发育性　发生在40岁以前的相对正常眼，多无症状。Wise报告可能因胚胎发育及原始玻璃体造成黄斑部视网膜板层缺损所致，尚无定论。一些研究者认为可能还是获得性的，因在特发性前膜中也有年龄小于40岁的病例。

（二）病理学

视网膜前膜的形成源于轻度的细胞增生。对孔源性视网膜脱离病例，可以将它看成是轻微的增殖性玻璃体视网膜病变。特发性前膜病例，导致细胞增生的原因还不清楚。早期曾对尸检眼、眼球以及少数手术取出的前膜标本行病理检查，发现单纯性视网膜前膜完全由神经胶质细胞组成。胶质细胞通过视网膜内层大血管处和视盘边缘的内界膜缺损移行至视网膜表面并生长成膜。推测玻璃体发生后脱离时，可能造成内界膜缺损。但特发性前膜也有发生在后脱离发生之前的。从前膜的病理标本检查中，发现不少标本中含有内界膜成分，可能切线方向撕膜时的拉力使内界膜脱离，与前膜一起被取出。去除内界膜未见到对视力或疾病预后产生明显影响，也未见复发，提示内界膜的缺损可能激发神经胶质细胞增生而被修复。

近年对无数手术剥除的前膜进行病理检查，发现前膜中含有5种细胞，即神经胶质细胞（主要为Müller细胞，或星形胶质细胞）、纤维细胞、视网膜色素上皮细胞、肌纤维母细胞和巨噬细胞，肌纤维母细胞可由前3种细胞转化而来，细胞质内有5～7nm长的肌动蛋白微丝，具收缩能力。在无视网膜裂孔的情况下，视网膜色素上皮细胞如何出现在视网膜内表面，尚无恰当的解释。巨噬细胞不能转化、增生和收缩，但能产生多种酶以及炎性因子和细胞生长因子。玻璃体内巨噬细胞的来源有血源性单核细胞，可能还有玻璃体细胞。惠延年等的实验证实，将活化的巨噬细胞注入正常兔眼玻璃体内，诱发了胶质性视网膜前膜以及血管及其周围的纤维细胞增生。由于巨噬细胞常在视网膜前膜中被发现，提示它在膜形成和细胞增生中可能起重要作用。巨噬细胞的存在可能诱发神经胶质细胞的移行并增生，也可能促使黄斑部血管外膜的纤维细胞增生，但细胞来源和发病机制尚需进一步研究。此外，膜中还含有新合成的胶原和玻璃体固有的胶原纤维，它们在细胞的附着和传递拉力上可能起作用。

（三）发生率

视网膜前膜在临床和病理检查中并不少见。不同原发疾病的发病率不同。其中对孔源性视网膜脱离和特发性视网膜前膜的研究较多。视网膜脱离术后引起黄斑皱褶的发生率为3%～8.5%。特发性前膜的患者多在50岁以上，且随年龄有增多趋势。50岁组约占2%，75岁时可达20%。但也有6～19岁就发病的报道。女性稍多于男性，可能与老年人中女性比例高有关。约20%的病例双眼发病，但双眼程度往往不一致。据Clarkson等的病理报告：1612例尸检的总发生率为1.7%，但在388例因各类疾病摘除的眼球中为21.5%，合计2000例中发生率为5.5%。因其他眼部异常发生视网膜前膜的发病率尚不很清楚。一般而言，薄的前膜更常见，如在慢性葡萄膜炎、视网膜分支静脉阻塞、持久的玻璃体积血等。

【临床表现】

（一）症状

1．症状　大多数特发性黄斑前膜病例无症状。如有症状，最常见的是视物变形及视力下降，或有中心暗点、复视和色觉减退。症状有时是偶然发现。

2．前膜造成视力下降和视物变形的原因有　①前膜的遮盖作用；②黄斑变形；③后极部的牵引性视网膜脱离；④血管渗漏和视网膜内水肿；⑤神经纤维轴浆流受阻等。约2/3病例的视力在0.7以上，只有5%在0.1以下。视网膜脱离伴前膜的病例，视力差仅有7%在0.5以上。多数病例在前膜生长伴收缩时视力下降，此后趋于稳定，10%～25%的患者在2年的随访中仅下降2行。偶有前膜自行与视网膜分离而视力改善的病例。自发分离见于特发性前膜、视网膜脱离后及开放性外伤的病例，发生率在1%以下至5%之间。

（二）眼底表现与诊断

眼底表现取决于前膜的厚薄和受累视网膜的形态。

1．很薄的前膜往往是透明的，不遮挡视网膜血管不引起视网膜变形，仅表现为黄斑部视网膜表面反光增强。

2．前膜增厚和收缩时，产生视网膜内表面皱纹和牵拉线，从中心发出一个或多个放射状或不规则的视网膜条纹（图7-186）。

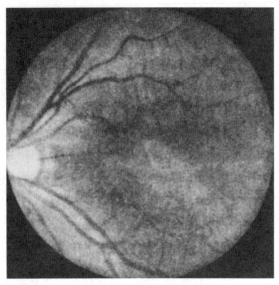

图 7-186　黄斑部视网膜前膜
无赤光照片可见黄斑区视网膜前纤维增生，及其牵引造成的视网膜向心皱褶

3．厚的前膜表现为视网膜上的灰白色厚膜，裂隙灯显微镜下检查，它遮盖视网膜血管，中心凹旁血管可因前膜的牵拉出现变形，扭曲或末梢血管变直，偶有静脉扩张。前膜的中心在黄斑的一侧时，会造成中心凹移位，引起视物变形甚至复视。少数病例可有视网膜内点状出血，或伴有微动脉瘤、毛细血管不规则扩张及视网膜水肿或棉絮样渗出。这些表现多见于进行性发展的病例。如伴有周边视网膜裂孔或视网膜脱离，前膜内常含色素。

4．假性黄斑裂孔系由围绕但不跨过中心凹的前膜收缩形成。根据其视力较好、裂隙灯下无视网膜内层缺损以及荧光血管造影不显高荧可与真性裂孔鉴别。

5．70%～90% 的病例伴有玻璃体后脱离。据 Appiah 等报告，部分玻璃体后脱离患眼或有持久的玻璃体黄斑粘连时，黄斑水肿的发生率明显增高。

6．荧光血管造影检查　显示出视网膜血管扭曲，视网膜皱褶，血管渗漏以及黄斑水肿的程度与范围。薄膜病例荧光血管造影多数正常。旁中心凹血管网的变形可证明中心凹有移位。血管渗漏一般发生在较重的病例，通常不规则，不对称并与前膜覆盖的区域一致。此点对区别白内障术后的视力下降是由前膜引起还是黄斑囊样水肿造成至关重要。荧光血管造影还有助于鉴别真假裂孔，排除视网膜下新生血管膜与视网膜血管阻塞引起的黄斑缺血性病变。

【治疗】　绝大多数特发性前膜的患者无须治疗。对有明显血管渗漏伴黄斑水肿病例曾经试用过光凝治疗，然虽未得到确证，但有可能加重前膜的形成。对有症状

的病例，可行玻璃体切除、前膜剥除及内界膜剥除术。具体手术指征、技巧、效果及并发症将在第七章详述。

四、黄斑板层裂孔

黄斑板层裂孔（lamellar macular hole，LMH）是较常见的眼底病变，由黄斑区部分视网膜组织缺损而成。发病机制尚不明确。传统诊断方法有临床检查，直接或间接检验镜、Amsler 表及荧光素眼底血管造影等。这些方法仅能从视网膜平面或功能上进行判断，不能切实见到 LMH 区视网膜的结构及相邻组织的形态变化。光学相干断层扫描（OCT）技术，使得精确测量 LMH 相关参数、观察组织结构特征及相邻组织形态学变化成为可能。

【临床表现】　临床表现有视力的轻、中度下降伴有视物变形。眼底黄斑板层裂孔边缘清晰，在裂隙灯前置镜下观察，病变处光切线变细，但无光线中断或错位现象，患者自己也未看到中断现象；孔周没有晕轮，仅有明亮反光。OCT 图像中表现为黄斑区视网膜内或外层光带的部分缺损。

【治疗】　黄斑板层裂孔常处于稳定状态多年不发展，因此可观察。但对伴有玻璃体牵引者，文献报道手术去除牵引有利于封闭孔并提高视力。

五、特发性黄斑裂孔

黄斑裂孔是指黄斑部视网膜的全层缺损，一般分为特发性黄斑裂孔（idiopathic macular hole，IMH）和继发性黄斑裂孔。特发性黄斑裂孔是指眼部无其他病变，如屈光不正、眼外伤或其他玻璃体视网膜病变而自行发生，最多见，占所有黄斑裂孔的 83%。IMH 多发生于 50 岁以上的人群，但别亦有小于 40 岁者，群体发病年龄平均为 57～66 岁，55 岁以上人群患病率约 3.3%。对侧眼患病率为 3%～22%。女性发病为男性的 2 倍。

虽然首次描述 IMH 至今已有一个半世纪，因受条件的限制，其研究长期处于停顿状态。随着世界人口老龄化和我国老年人口比例的不断增加，IMH 的研究日益受到重视，特别是近 10 余年来，由于对玻璃体视网膜界面生理病理认识的不断深入，和 OCT 的临床应用，是我们对 IMH 的发病机制与诊治方面取得了重大进展。

【发病机制和组织病理学改变】

1．发病机制　关于特发性黄斑裂孔的形成机制，一直以来存在较大争议。1871 年 Noyes 第一次报道特发性黄斑裂孔，当时认为外伤是病因。真正意义上的特发性黄斑裂孔 1900 年由 Liber 描述，这类黄斑裂

孔无明显诱因，系自发产生。此后曾提出过许多特发性黄斑裂孔形成机制的假说，包括进行性中心凹组织变薄、自溶、激素影响、黄斑囊样改变和玻璃体牵引等等。目前国际上比较公认的是 Gass 的玻璃体切线方向牵引学说。黄斑中心凹受玻璃体牵拉认为是特发性黄斑裂孔的原因，但牵拉的起源和性质并不完全清楚。过去一直认为玻璃体的前后向牵拉是主要因素。1988年 Gass 提出中心凹处玻璃体的切线方向牵拉是导致黄斑裂孔形成的原因。Gass 推测，中心凹处视网膜内的 Müller 细胞增生，移形穿过内界膜并在视网膜表面生长，诱导中心凹前的玻璃体皮质收缩。中心凹前玻璃体神经胶质膜的收缩，使中心凹视网膜前移、脱离或分层。此外，Gass 还认为黄斑中心凹的解剖特点为黄斑裂孔形成提供了组织基础。由于中心凹处存在倒置的 Müller"细胞锥"，这些 Müller 细胞为中心凹提供了重要的解剖支持，如果没有它们深层视网膜就容易破裂。它们也是中心凹叶黄素的主要储存部位。裂孔发生过程中，如前所述 Müller 细胞移行至视网膜表面并增殖，进入中心凹前玻璃体皮质，促进玻璃体皮质收缩，进而造成 Müller 细胞锥的破裂，这反过来使中心凹全层缺损、感光细胞的离心退缩和裂孔前混浊物的形成，混浊物实际上是撕脱下来的一片 Müller 细胞锥。这一理论已为临床观察和病理检查所证实。不过 Gass 的这一理论并未解释 Müller 细胞增生和移行的原因。此外，位于视网膜表面静态切向的牵拉力似乎还不足以使中心裂开，如黄斑前膜也有切向的牵拉，但全层黄斑裂孔罕见。目前有许多学者对 Gass 的理论存在不同的看法。Guyer 和 Green 提出玻璃体切向牵引的机制包括三个方面：玻璃体内液体的流动和相对液流，玻璃体皮质处细胞移行以及玻璃体皮质内表面细胞性膜的收缩。但是他们也未能解释玻璃体未发生后脱离时，玻璃体对后极视网膜的牵拉力应是均匀分布的，如何产生黄斑中心凹的局限性牵拉。另外，Guyer 等人通过采用光学相干断层扫描发现，特发性黄斑裂孔的对侧眼也存在局限性的黄斑区玻璃体后脱离，对中心凹的牵拉可致黄斑囊样改变。2001 年 Johnson 等人利用裂隙灯、超声波和在术中观察，发现 26 只 I 或 II 期黄斑裂孔眼中均存在局限性的中心凹周围的玻璃体脱离，推测在特发性黄斑裂孔的形成过程中，局限性的中心凹前的玻璃体脱离是一个重要因素，它对中心凹施加向前的牵拉，并将眼球转动产生的玻璃体牵引力局限在中心凹，导致中心凹处视网膜的裂开，成为特发性黄斑裂孔的始动因素。近年来，作者通过动物实验及大量的临床研究，提出内界膜的张力甚至眼压也有可能在黄斑裂孔的形成以及发展中起重要作

用。作者曾在猴眼上作黄斑裂孔模型，用 YAG 激光将猴眼黄斑区组织切开形成黄斑裂孔，然后提高眼压，发现黄斑裂孔在眼压升高 3 个月后明显扩大，推测眼压和内界膜的张力也参与了特发性黄斑裂孔的形成和发展。从目前的临床观察与研究结果来看，特发性黄斑裂孔的形成机制与玻璃体的牵拉密切相关，多种其他因素的参与可能导致了黄斑裂孔产生与进一步的发展。

2. 组织病理学改变　由于特发性黄斑裂孔的病理标本难以得到，因此病理资料不多。Guyer 等人报道的一组病理检查中，显示全层特发性黄斑裂孔为圆形或椭圆形的组织缺损，周围有一环形感觉神经上皮层脱离。常伴囊样黄斑水肿和视网膜前膜；光感觉器的萎缩情况则各有异。有些眼中看到有一层薄的玻璃体皮质牵拉特发性黄斑裂孔的边缘。对已愈合的黄斑裂孔的病理检查发现裂孔边缘的复位和消失与胶质细胞和视网膜色素上皮增生有关。

由于黄斑裂孔孔盖很小且不定形，漂浮在玻璃体腔中，手术欲取得完整的孔盖并非易事，因此裂孔盖的病理检查资料较少。早期对特发性黄斑裂孔孔盖的研究显示，裂孔盖能并非撕脱的神经感觉层的光感受器，因此称其为"假孔盖"。Madreperla 等报道了 2 例孔盖的透射电镜研究，发现裂孔盖由纤维细胞和 Müller 细胞增殖组成，不含感觉神经视网膜成分，认为这些孔盖由视网膜前的胶质聚集物构成，为裂孔周围愈合反应的一部分。这一观察与 Gass 提出的特发性黄斑裂孔的发病机制一致，该假说认为裂孔形成系中心凹开裂并伴光感受器的侧向移位，裂孔盖为过度修复的胶质组织而不是视网膜感觉神经层细胞。但是，后来病理检查发现孔盖的成分并不完全是纤维细胞和 Müller 细胞，也可含有中心凹处的视锥细胞，因而应是"真性"孔盖。Ezra 等人对 18 例黄斑裂孔孔盖的作透射电镜，光学表面荧光和激光共焦扫描显微镜检查，发现 39% 的孔盖含有锥体细胞轴突、锥足和胞体，提示这些孔盖的产生是由于中心凹视网膜的撕脱而非中心凹裂开的单纯反应性胶质增生；另外 61% 孔盖含 Müller 细胞和内界膜。这些病理检查结果表明黄斑裂孔的形成绝大多数源于中心凹神经组织的撕脱，而非无组织缺损的单纯的中心凹裂开，或仅仅是视网膜内层胶质组织的撕脱。病理检查提示撕脱有两种情况，一种是仅有中心凹处 Müller 细胞锥的整体或部分撕脱导致了中心凹的破裂，随后中心凹裂开和中心凹组织离心性退缩，不伴视神经组织的显著缺损。另一种情况是，孔盖含有 Müller 细胞锥顶部周围的较多感光细胞成分，源于中心凹处深层神经视网膜组织的撕脱。

这表明在某些情况下，中心凹的少量锥体细胞也可能被撕脱。此时，中心凹神经视网膜组织出现丢失，继之中心凹缺损进一步退缩和扩大。因此，临床上称特发性黄斑裂孔的孔盖称为"真性"或"假性"并不正确，而应根据组织学检查结果分为"胶质性"和"感光细胞性"孔盖。这对黄斑裂孔的视力预后有重要意义，可以解释为何有些患者术后黄斑裂孔已达到解剖翕合，但视力却不提高。

【临床分期和自然病程】　1988 年 Gass 根据他对特发性黄斑裂孔的长期临床观察，提出黄斑裂孔的分期法，然后在 1995 年又作了修改，成为目前临床上广泛使用的特发性黄斑裂孔的临床分期（表 7-26）。根据这一分期，ⅠA 和ⅠB 期为即将形成的黄斑裂孔，或称为裂孔前期，分别为黄斑中心凹和黄斑的脱离。此期有 50%～60% 的玻璃体与黄斑自然分离，视网膜的牵引得到缓解，黄斑裂孔流产。另一部分则发展到Ⅱ期，大部分的Ⅱ期裂孔将进一步发展到体积更大的Ⅲ期孔。Ⅱ期和Ⅲ期裂孔中视网膜与玻璃体部分或完全分离，但还没有形成完整的玻璃体后脱离。其中有 20%～

40% 的玻璃体最后从黄斑和视盘上完全脱离，成为Ⅳ期黄斑裂孔。在病变发展过程中，裂孔可在某个阶段保持相对稳定，仅极少数特发性黄斑裂孔可自行愈合。特发性黄斑裂孔一般不发生大范围的视网膜脱离，但常伴视网膜前膜。

【临床表现】　大多数患者在 50 岁以后发病，但亦有小于 40 岁的个别案例，女性明显多于男性，占 60%～70%。双眼发病为 20%～30%。患者无手术、外伤和眼内疾病史，屈光度一般不超过 4D。对黄斑裂孔发生的易感因素目前尚无统一认识。

（1）症状：视物变形，视力下降和中心暗点是特发性黄斑裂孔的主要症状。大部分患者起病过程比较隐匿，因此临床上发现早期裂孔的机会不多。有些是当患者无意中遮盖正常眼时"突然"发现患眼视力下降，实际上特发性黄斑裂孔早已形成。因此，以症状出现的时间来推断裂孔发生的时间并不完全准确。当然，少数患者也可能确切知道裂孔发生的时间，这些患者多半对侧眼已患黄斑裂孔或因其他眼病视力很差，从而容易发觉患眼黄斑裂孔导致的视力下降。

视力受损程度主要取决于裂孔的位置、大小和裂孔周围光感受器萎缩程度及其周围感觉神经层脱离的范围。视物变形为特发性黄斑裂孔的主要症状。用 Amsler 表检查，典型的中心视物变形为针插垫样变形，推测与玻璃体的切向牵拉造成感光细胞错位有关。在黄斑裂孔前期（ⅠA 和ⅠB 期）患者可出现视物变形和轻度的中心视力丧失，视力下降到 0.5～0.8，也可出现中心暗点。Ⅱ期黄斑裂孔视力多在 0.5 以下。Ⅲ、Ⅳ期裂孔中，通常大部分患者中心视力下降到 0.1～0.2 以下，视物变形亦较严重。大部分初诊视力已很差的患者，随访中视力一般保持稳定，但初诊视力较好的常有进行性下降。一般来说，即使是Ⅳ期裂孔，视力在 0.05 以下的也不多见。

特发性黄斑裂孔的绝对暗点可用 Amsler 表评估。使用该表可判断黄斑裂孔 10° 范围内的视野变化。因大部分中心暗点小，Amsler 表检查阳性率可达 40% 左右。

（2）体征：对黄斑裂孔的检查应采用裂隙灯前置镜、三面镜详细检查玻璃体、眼底黄斑和周边部。

在全层黄斑裂孔的诊断中，Watzke-Allen 征的出现有重要诊断价值。此征是指在裂隙灯前置镜或三面镜检查时，利用裂隙灯的窄光带（100μm 宽）检查黄斑部，当裂隙光带经过黄斑裂孔时，见到光带出现断裂。但应注意有可能出现假阳性和假阴性结果。因当光带经过小裂孔，或经过裂孔周围脱离的感觉神经视网膜时，患者可能仅诉说有光带变窄或变形，而无中断。

表 7-26　特发性黄斑裂孔的分期

	裂隙灯检查	解剖基础
ⅠA	中性黄点 中心凹消失 无玻璃体黄斑中心凹分离	早期中心凹视网膜浅脱离
ⅠB	伴有桥样界面的黄色环 中心凹消失 无玻璃体黄斑中心凹分离	小环：视网膜浅脱离伴黄素侧向移位 大环：隐藏的中心凹裂孔伴中心凹视网膜和叶黄素的离心性移位，中心凹前玻璃体的桥状收缩
Ⅱ	<400μm 偏心的椭圆形或马蹄形视网膜缺损，内有一黄色环中心圆形视网膜缺损 视网膜隆起环 伴中心凹前混浊 不伴中心凹前混浊	裂孔位于桥状收缩的中心凹前玻璃体的后方无中心凹的视网膜缺损 视网膜脱离边缘 伴有裂孔盖 不伴有裂孔盖
Ⅲ	≥400μm 的中心视网膜全层缺损，边缘视网膜隆起 无 Weiss 环 伴中心凹前混浊 不伴中心凹前混浊	无玻璃体后脱离 伴裂孔盖 不伴孔盖
Ⅳ	中心视网膜全层缺损，边缘视网膜隆起 可见 Weiss 环 伴中心凹前混浊 不伴中心凹前混浊	完整的玻璃体后脱离 伴孔盖 不伴孔盖

对即将形成黄斑裂孔的ⅠA和ⅠB期，裂隙灯下检查玻璃体时，可在黄斑部视网膜前发现一光学空隙。此期并无明确的玻璃体后脱离，看不见Weiss环，也无玻璃体黄斑分离的征象，如直对黄斑的局限性玻璃体混亦即孔盖。黄斑中心凹陷不明显或消失，中心凹处通常可见黄白色点，或100～200μm（ⅠA）或200～300μm直径（ⅠB）的黄色隆起小环，黄色环的中心可为红色。中心凹周围视网膜出现明显的放射状条纹。此时Watzke-Allen征阴性。

如果在黄色环的中心或旁中心见一小的全层裂孔则进入Ⅱ期的早期，即小的全层黄斑裂孔。裂孔形成的早期阶段，黄色环的一侧边缘附近开始出现视网膜破口，然后渐扩大，从新月形逐步发展圆形裂孔。部分患眼可见早期的孔盖形成。随着裂孔的扩大，黄色环渐变灰色并随着裂孔旁视网膜脱离而变小。此期因裂孔的大小不同，Watzke-Allen征可呈阳性或阴性。

由于牵引力的作用，大部分Ⅱ期黄斑裂孔继续进展，成Ⅲ期黄斑裂孔（彩图7-187，见书末彩插）。Ⅲ期全层黄斑裂孔直径400～600μm，裂孔周围有因视网膜脱离形成的晕轮（直径1000～1500μm）。大部分患者在裂孔底部的视网膜色素上皮或裂孔周围脱离的视网膜下见到黄色点沉积，其数量和部位随时间而变化。Ⅲ期裂孔前可见孔盖。Watzke-Allen征阳性。当玻璃体完全后脱离时，脱离的玻璃体后皮质面上见到从视盘上撕下的Weiss胶质环，则为Ⅳ期裂孔。此期50%～70%的患者可见到自由地漂浮在玻璃体后界面上的孔盖。特发性黄斑裂孔的孔盖可位于裂孔前方附着在玻璃体后皮质上，也可游离于玻璃体腔中，有些还见与裂孔边缘的粘连。

由于Watzke-Allen征有假阳性和假阴性的可能，因此有疑问时应作进一步的影像学检查以明确诊断。

（3）影像学辅助检查：影像学辅助检查在黄斑裂孔的诊断中有重要意义。除传统的眼底荧光血管造影（FFA）外，一些新的影像学诊断方法特别是光学相干断层扫描（OCT）为黄斑裂孔的诊断和鉴别诊断提供了一个金标准。其他的影像学检查如激光扫描检眼镜（SLO）和视网膜厚度分析仪（retinal thickness analyzer，RTA）在黄斑裂孔的诊断中有一定的参考意义，但没有OCT的诊断价值大。

1）荧光血管造影：ⅠA期和ⅠB期造影早期正常或在黄斑暗区出现荧光，晚期呈窗样缺损。Ⅱ期和Ⅰ期的FFA相似，FFA不能鉴别这两期。Ⅲ期、Ⅳ期黄斑裂孔造影早期即出现窗样缺损样高荧，晚期荧光渐退。但神经上皮层脱离部分仍呈毛玻璃样外观。

2）光学相干断层扫描：OCT是近年来眼科使用最多与最广的新的影像学检查。它利用近红外光，通过光学相干原理成像，可对活体视网膜进行扫描，获得类似眼底组织切面的断层图像，分辨率高达10μm，可显示视网膜组织各层次的结构和改变。OCT特别适用于黄斑部疾病的观察，如黄斑裂孔、黄斑水肿、黄斑前膜、脉络膜新生血管和中心性浆液性视网膜脉络膜病变等。

OCT在黄斑裂孔的诊断上具有特殊价值：①定性检查：根据OCT检查很容易对黄斑裂孔做出定性分析。Ⅰ期特发性黄斑裂孔可见玻璃体对中心凹的牵拉和黄斑囊样改变以及视网膜神经上皮层的脱离；Ⅱ期特发性黄斑裂孔则可见一全层小裂孔，裂孔边缘常有玻璃体皮质的牵拉；全层黄斑裂孔的OCT图像表现为视网膜的全层缺失。②定量检查：可精确地对黄斑裂孔的大小、裂孔周围水肿或脱离的范围进行测量。③了解视网膜玻璃体界面的情况，能清晰地显示玻璃体与视网膜间的关系。当存在玻璃体后脱离时，OCT能清楚地显示脱离的玻璃体后皮质。总之，OCT对探讨特发性黄斑裂孔的发病机制、指导治疗和判断预后都具有重要价值（彩图7-188，见书末彩插）。

（4）视觉电生理检查：视觉电生理检查为客观评价黄斑裂孔的功能改变提供了手段，特别是近年来多焦ERG的应用为评价黄斑区功能提供了一个新的敏感的方法。

多焦ERG（multi-focal ERG）采用伪随机的m-序列控制刺激图形的翻转，同时分别刺激视网膜的多个不同部位，用单通道常规电极记录多个不同部位的混合反应信号，再用计算机快速Walsh转换，把对应于不同部位的波形提取出来，并可用立体图像直观的反映视网膜各部位的功能。它可分别分析出视网膜的一阶和二阶反应，从而了解视网膜不同层次如视网膜感光细胞层和神经节细胞层的功能。mERG的反应密度与光感受器细胞密度分布一致，表现为黄斑区反应密度高，在三维反应上出现峰值。黄斑裂孔的mERG表现为与黄斑裂孔相对应区域的中央区的波幅降低，而其他区域的反应正常，呈现出火山口状的地形图。

其他如局部ERG、视锥细胞ERG和图形ERG在黄斑裂孔检查中有一定的应用价值。PVEP在黄斑裂孔眼的改变非常显著，但是单靠P-VEP不能区分黄斑裂孔与视神经疾病，还必须结合病史、眼底检查、视野、眼底荧光血管造影、OCT等其他检查方能加以区别。

（5）视野：关于黄斑裂孔的视野改变的报道较少。中心阈值视野检查可测出位于2°～5°中心视野的中心或旁中心绝对暗点，裂孔周围的神经上皮层脱离表现为相对暗点。

【诊断与鉴别诊断】

（1）诊断：①无明确病因；②视物变形、视力下降、中心暗点；③眼底：典型的各期黄斑裂孔的改变，全层裂孔可见边界清晰的圆形组织缺损，孔底可有黄色点状物，孔前可能见孔盖，Watzke-Allen 征阳性；④眼底荧光血管造影见窗样缺损；⑤OCT 检查可确诊。

（2）鉴别诊断：大的全层黄斑裂孔的诊断相对简单，大部分通过裂隙灯前置镜检查即可确诊。相比而言，裂孔前期和早期的特发性黄斑裂孔诊断较为困难。易与它们相混淆的病变见表 7-27。

表 7-27　特发性黄斑裂孔的鉴别诊断

黄斑前膜伴假性裂孔

囊样黄斑变性

玻璃体黄斑牵引综合征

日蚀性视网膜病变

中心性浆液性脉络膜视网膜病变

板层黄斑裂孔

特发性黄斑毛细血管扩张症

黄斑中心凹玻璃膜疣

年龄相关性黄斑变性

鉴别这些病变需要仔细地检查玻璃体和视网膜，寻找细小的裂孔，研究玻璃体视网膜界面，是否存在 Watzke-Allen 征，并结合患眼的视力通盘考虑。OCT 检查有确诊意义，它有助于分辨黄斑裂孔、孔前期病变与其他相似的病变。

黄斑前膜导致的假性裂孔视力通常较好，假性黄斑裂孔没有裂孔周视网膜脱离晕轮、无孔盖或 PRE 上的黄色沉淀物，Watzke-Allen 实验阴性有助于鉴别，不过要注意该实验有出现假阳性和假阴性的可能。

中心性浆液性脉络膜视网膜病变引起的中心视网膜脱离可能误诊为黄斑裂孔前期病变。两者均表现为黄色点。前者好发中青年男性，而特发性黄斑裂孔常累及老年妇女。最后通过 FFA 和 OCT 可资鉴别。

日蚀性视网膜病变的早期黄色病变可表现与Ⅰ期病变相似，但有凝视太阳的病史。囊样黄斑水肿可能与Ⅰ期的黄色点相似，病前的内眼手术史和其他眼病史可资鉴别。

中心凹的玻璃膜疣或 PRE 的脱色素伴有局限性黄斑脱离时可能与黄斑裂孔前期相似。但玻璃膜疣分布范围比较广泛。

玻璃体黄斑牵引综合征可与黄斑裂孔前期相似，通过检查玻璃体有无后脱离可资鉴别。玻璃体黄斑牵引综合征中，黄斑中心的隆起一般不超过周围视网膜水平。通过玻璃体切除手术情况可获改善。

黄斑板层裂孔是另一个可能误诊的情况，临床表现为红色、花瓣样的视网膜内层缺损。部分板层裂孔是在裂孔前期，牵拉该病变的玻璃体自行脱离并撕脱黄斑浅层组织造成缺损。在板层黄斑裂孔前方有时也可见到假裂孔盖，而误诊为特发性黄斑裂孔。另外，板层黄斑裂孔也见于黄斑囊样水肿、局部滴用毛果芸香碱、特发性中心凹旁视网膜劈裂等黄斑病变。

【治疗】 历史上曾用过光凝，冷凝和电凝使裂孔周围产生脉络膜视网膜炎症性粘连来封闭裂孔，防止视网膜脱离。这些治疗损害了视网膜感觉神经层和色素上皮，导致永久性的视力损害。也有学者尝试眼内注气使黄斑裂孔闭合，疗效并不理想且带来诸多并发症。后来发现特发性黄斑裂孔极少并发视网膜脱离，从而改用保守治疗。

Gass 理论的提出为特发性黄斑裂孔的治疗提供了新思路。鉴于玻璃体对黄斑的切线方向的牵拉引起神经感觉层裂开、撕裂导致裂孔形成和扩大。黄斑裂孔盖片的病理检查显示仅有少量或根本不存在感觉神经组织，大部分特发性黄斑裂孔的神经层只是被动地被拉开，并无组织缺失，如果将玻璃体后皮质对黄斑的牵引解除，裂孔边缘松动可能就恢复原位。1991 年 Kelly 和 Wendell 首次报告采用玻璃体手术治疗特发性黄斑裂孔取得了满意的结果。此后玻璃体手术治疗特发性黄斑裂孔的观点被眼科医师广泛接受，并全面开展。随着时间推移，黄斑裂孔的玻璃体手术不断得到完善和改进。具体手术指征、技巧、效果及并发症将在第七章详述。

六、黄 斑 假 孔

黄斑假孔（macular pseudohole，MPH）是由于视网膜前膜造成视网膜增厚，并向中心堆积，检眼镜或眼底彩照观察下颇像黄斑裂孔，光学相干断层扫描（OCT）能观察到黄斑假孔的组织结构特征，并精确测量黄斑中心凹厚度。

【临床表现】 黄斑假孔通常视力正常，只有当黄斑前膜牵引使中心凹变形时可有视力下降。眼底表现类似黄斑裂孔。OCT 显示中心凹陡峭，视网膜神经上皮层光带完整。

【治疗】 黄斑假孔因视力较好可观察，前膜牵引导致视功能明显下降时则需手术治疗。

（唐仕波　李　涛　余洪华）

主要参考文献

1. 张承芬. 眼底病学. 第 2 版. 北京：人民卫生出版社，2010：527-529.

2. 张美霞,严密,唐健,等. 光动力疗法治疗中心性渗出性脉络膜视网膜病变疗效观察. 中华眼底病杂志,2007,23:17-20.

3. 黎晓新,赵明威,曲进峰. 特发性脉络膜新生血管采用光动力疗法后视网膜色素上皮损伤的研究. 中华眼科杂志,2007,43:206-211.

4. 黄时洲,文峰,罗光伟,等. 后葡萄膜炎合并脉络膜新生血管. 中华眼底病杂志,2008,24:375-376.

5. 胡诞宁. 近视眼学. 北京:人民卫生出版社,2009:242-244.

6. 徐格致,刘卫. 病理性近视黄斑劈裂光相干断层扫描图像分型及其对临床的指导意义. 中华眼底病杂志,2009,25:331-332.

7. 王雨生. 脉络膜新生血管性疾病. 北京:人民卫生出版社,2007:465-494.

8. 李夏,王雨生. Ranibizumab 治疗脉络膜新生血管的研究现状. 眼视光学杂志,2006,8(5):330-333.

9. 王雨生,朱洁. 脉络膜新生血管性疾病的治疗现状. 第四军医大学学报,2006,27(6):481-483.

10. American Academy of Ophthalmology Retina Panel. Preferred Practice Pattern Guidelines. Age-Related Macular Degeneration. San Francisco, CA: American Academy of Ophthalmology, 2008.

11. Pepple K, Mruthyunjaya P. Retinal pigment epithelial detachments in age-related macular degeneration: classification and therapeutic options. Semin Ophthalmol, 2011, 26(3): 198-208.

12. Age-Related Eye Disease Study Research Group, SanGiovanni JP, Chew EY, et al. The relationship of dietary carotenoid and vitamin A, E, and C intake with age-related macular degeneration in a case-control study: AREDS Report No. 22. Arch Ophthalmol, 2007, 125(9): 1225-1232.

13. SanGiovanni JP, Chew EY, Clemons TE, et al. The relationship of dietary lipid intake and age-related macular degeneration in a case-control study: AREDS Report No. 20. Arch Ophthalmol, 2007, 125(5): 671-679.

14. VEGF Inhibition Study in Ocular Neovascularization(VISION) Clinical Trial Group. Pegaptanib sodium for neovascular age-related macular degeneration two-year safety results of the two prospective, multicenter, controlled clinical trials. Ophthalmology, 2006, 113(6): 992-1001.

15. Gisele S, Gabriel J.C. Choroial Neovascular membrane in Degenerative Myopia. In: Ryan SJ, ed. Retina, 4th ed. St. Louis: Mosby, 2006: 1115-1134.

16. Kim KS, Lee SB, Lee WK. Vitrectomy and internal limiting membeane peeling with and without gas tamponade for myopic foveoschisis. Am J Ophthalnol, 2012, 153: 320-326.

17. Gaucher D, Haouchine B, Tadayoni R, et al. Long-term follow-up of high myopic foveoschisis: natural course and surgical outcome. Am J Ophthalmol, 2007, 143: 455-462.

18. Agarwal A. Gass's atlas of macular diseases. 5th ed. Saunders: Elsevier 2012: 136-152.

19. Najat D, Garner T, Hagen T, el al. Characterization of a non-UBA domain missense mutation of sequestosome 1 (SQSTM 1) in Paget's diseases of bone. J Bone Miner Res, 2009, 24: 632-642.

20. Neri P, Lettieri M, Fortuna C, et al. Inflammatory choroidal neovascularization. Middle East Afr J Ophthalmol, 2009, 16: 245-251.

21. Birch DG, Wen Y, Locke K, et al. Rod Sensitivity, Cone Sensitivity, and Photoreceptor Layer Thickness in Retinal Degenerative Diseases, Invest Ophthalmol Vis Sci, 2011, 52(10): 7141-7147.

22. Lenassi E, Jarc-Vidmar M, Glavac D, Hawlina M. Pattern electroretinography of larger stimulus field size and spectral-domain optical coherence tomography in patients with Stargardt disease. Br J Ophthalmol, 2009, 93(12): 1600-1605.

23. Chen Y, Roorda A, Duncan JL. Advances in imaging of Stargardt disease. Adv Exp Med Biol, 2010, 664: 333-340.

24. Ryan SJ, Hinton DR, et al. Retina, 4th Edition, Elsevier Mosby, 2010: 1177-1181.

25. Querques G, Zerbib J, Santacroce R, et al. The spectrum of subclinical Best vitelliform macular dystrophy in subjects with mutations in BEST1 gene. Invest Ophthalmol Vis Sci, 2011, 52(7): 4678-4684.

26. Boon CJF, Klevering BJ, den Hollander AI, et al. Clinical and genetic heterogeneity in multifocal vitelliform dystrophy. Arch Ophthal, 2007, 125: 1100-1106.

27. Querques G, Regenbogen M, Quijano C, et al. High-definition optical coherence tomography features in vitelliform macular dystrophy. Am J Ophthalmol, 2008, 146(4): 501-507.

28. Daniela C. Ferrara, Rogério A. Costa, Stephen Tsang, et al. Multimodal fundus imaging in Best vitelliform macular dystrophy. Graefes Arch Clin Exp Ophthalmol, 2010, 248(10): 1377-1386.

29. Do P, Ferrucci S. Adult-onset foveomacular vitelliform dystrophy. Optometry, 2006, 77(4): 156-166.

30. Puche N, Querques G, Benhamou N, et al. High-resolution spectral domain optical coherence tomography features

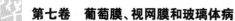

in adult onset foveomacular vitelliform dystrophy. Br J Ophthalmol, 2010, 94(9): 1190-1196.

31. McGimpsey, S. J., Rankin, S. J. A. Case of Sjogren reticular dystrophy. Arch. Ophthal, 2007, 125: 850.

32. Chan WM, Lai TY, Lai RY, et al. Half-dose verteporfin photodynamic therapy for acute central serous chorioretinopathy: one-year results of a randomized controlled trial. Ophthalmology, 2008, 115: 1756-1765.

33. Zhao MW, Zhou P, Xiao HX, et al. Photodynamic therapy for acute central serous chorioretinopathy: the safe effective lowest dose of verteporfin. Retina, 2009, 29: 1155-1161.

34. Leanne T. Labriola, David Jeng, Amani A. Fawzi. Retinal Toxicity of Systemic Medications. INTERNATIONAL OPHTHALMOLOGY CLINICS, 2012, 52(1): 149-166.

35. Kim KS, Lee SB, Lee WK. Vitrectomy and internal limiting membeane peeling with and without gas tamponade for myopic foveoschisis. Am J Ophthalnol, 2012, 153: 320-326.

36. Gaucher D, Haouchine B, Tadayoni R, et al. Long-term follow-up of high myopic foveoschisis: natural course and surgical outcome. Am J Ophthalmol, 2007, 143: 455-462.

37. Spaide RF. Vitreomacular traction syndrome. Retina, 2012, 32(8): S187-193.

38. Patronas M, Kroll AJ, Lou PL, et al. A review of vitreoretinal interface pathology. Int Ophthalmol Clin, 2009, 49(1): 133-143.

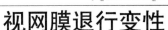

第五章
视网膜退行变性

第一节　遗传性视网膜变性

一、原发性视网膜色素变性

视网膜色素变性（retinitis pigmentosa，RP）是一组以进行性感光细胞及色素上皮功能丧失为共同表现的遗传性视网膜变性疾病，以夜盲、进行性视野损害、眼底色素沉着和视网膜电图异常或无波为其主要临床特征。此病为眼科常见的遗传性视网膜疾病，世界各国的发病率为 1/3000～1/5000，在西方国家累及 1/5000～2/5000 的新生儿，据估计世界约有 150 万人患有此病，是遗传性视觉损害和盲目的最常见原因之一。

视网膜色素变性多为单发性眼病，部分患者可伴有全身性其他部位的异常以综合征的形式出现。这种伴有体内其他系统异常者称为伴发性视网膜色素变性，多为隐性遗传；由炎症、中毒、外伤及血管病变等获得性因素所引起的视网膜色素变性，应为色素性视网膜病变或继发性视网膜变性。大多数仅表现于眼部者为原发性视网膜色素变性，通常称为"视网膜色素变性"，这是本篇讨论的主要内容。

（一）视网膜色素变性的临床表现

1. 症状　典型的视网膜色素变性患者均有夜盲，常以此为就诊的主要症状。表现为黄昏时户外活动困难或室内暗光下活动受限。这种进行性夜盲的发生年龄和程度不一，多数起始于儿童少年时期。早期或轻者可仅有暗适应功能减退，暗适应慢、时间延长的症状。夜盲还与患眼的进行性视野损害范围和残留视野的大小有关。绝大多数患眼中心视力正常，直到患病晚期视野缩窄至管窥状态患者行动困难时仍维持良好的中心视觉。此外，患者的夜盲症状及眼部病变的发生、发展的早迟与此病患者的遗传方式有一定关系，一般在常染色体显性遗传（autosomal dominant inheritance，AD）型的患者，其夜盲发病年龄较迟，可在成人时期，常染色体隐性（autosomal recessive inheritance，AR）和 X 连锁隐性遗传（X-linked recessive inheritance，XL）型则发病较早，病情较重。

2. 眼部表现

（1）眼底：视网膜色素变性特征性的眼底改变是视网膜色素上皮脱色素，视网膜色素上皮萎缩和色素迁移，表现为视网膜内色素沉着以及视网膜小动脉缩窄。病变的早期色素上皮损害表现为视网膜内细小的尘状色素沉着，视网膜并因脱色素而呈虫蚀状或椒盐状外观。随病情进展，眼底病变从赤道部向周边部和后极部发展，赤道及周边视网膜出现各种形态的色素沉着，常以在血管旁聚集更为明显。视网膜色素变性充分进展的时期，都有视网膜内骨细胞样色素沉着和视网膜动脉血管狭窄的表现。由于视网膜色素上皮不断脱色素和萎缩的改变，以及同时发生的脉络膜毛细血管的逐渐萎缩，表现为脉络膜较大血管的暴露，甚至呈现只见脉络膜外层大血管的脉络膜重度萎缩的外观。视网膜血管呈均匀一致性的白线状血管狭窄，到晚期极细，但血管无白鞘包绕；动脉缩窄的程度较静脉更为显著。患眼眼底的视神经乳头在早期正常，充分进展期则呈现典型的蜡黄色外观，据组织病理学和视觉电生理学观察研究，这种蜡黄的色调是神经胶质增生形成的视盘表面膜引起，并非视神经萎缩的缘故。这些研究还发现视网膜色素变性眼的视网膜神经节细胞及神经纤维层在此病过程中相对完整而很少受累。超微结构研究也证实患者的视网膜表面膜来源于视神经的星形胶质细胞，从视盘表面向视网膜各象限伸展。

各型视网膜色素变性的早期，黄斑区外观正常或仅见中心凹反光消失，随后，可出现色素紊乱，中心凹旁黄斑区视网膜色素上皮脱色素。在进展期的视网膜色素变性约 60% 患者有萎缩性黄斑病变，约 20% 患者出现囊样黄斑变性或不全性黄斑裂孔，伴放射状内层视网膜牵引及不同程度的视网膜表面膜。大约 23% 患者可发生黄斑囊样水肿。黄斑部视网膜表面膜的存在可表现为假性黄斑裂孔，在眼底检查中应当注意。此外，大约有 2% 的患者可有双侧或单侧视盘疣，为片层无细胞结构的钙化物，常由神经纤维或胶质细胞围绕，易被误认为错构瘤甚至视盘水肿，应注意鉴别。

（2）晶状体：约 50% 的 RP 患者有后囊下白内障，表现为晶状体后囊下后极部皮质的多孔状或面包屑样浑浊，伴黄色结晶状改变。最后可发展为整个晶状体浑浊，外观似并发性白内障。故临床上对双眼并发白内障的患者应注意有无 RP。这种病变在 XL 型 RP 中最多见。白内障形成的机制尚不清楚，有人认为与玻璃体内假炎性色素细胞有关。RP 变性产物可能激活吞噬细胞，释放活化氧分子，干扰晶状体代谢，或变性过程中膜脂质过度氧化产生携带毒性醛和脂基因的产物而直接损伤晶状体。RP 患者的白内障晶状体超微结构的研究，仅发现可引起渗透性改变的晶状体局部上皮变性，尚无其他特殊变化。另外，RP 患者也可偶发晶状体脱位。

（3）玻璃体：绝大部分 RP 患者玻璃体可出现浮游细胞、浓缩和后脱离。Prueff 等曾将 RP 的玻璃体病变分为 4 期：即细小尘状颗粒遍布整个玻璃体；玻璃体后脱离；玻璃体浓缩，可伴雪球状不透明漂浮物；玻璃体塌陷，体积显著缩小。无论变性在任何阶段，都有细小颗粒均匀分布于玻璃体内，经玻璃体的透射电镜检查，发现它们为游离的黑色素颗粒、视网膜的色素上皮、星状细胞、类巨噬细胞及葡萄膜黑色素细胞。

（4）其他眼部表现：RP 常伴有近视及散光，发生率可高达 75%，尤以 XL 型 RP 中多见。据估计 RP 患者中青光眼发生率比正常群体中的发生率高，且主要是原发性闭角型青光眼。与 RP 患者易发生窄房角可能有关。另外，RP 可偶尔伴有渗出性视网膜血管病变。

（二）视网膜色素变性的视功能评价

1. 视力　RP 早期视力相对正常或仅轻度受损。随病情进展视力逐渐下降，绝大部分患者最后盲目。有的患者在病程后期仍保留有限的中心视力。一般认为患者一定年龄时的视力与遗传类型有关，而中心视力下降主要是由于各种类型的黄斑病变所致。晶状体发生的后囊下白内障也是一些 RP 患者视力下降的原因。

2. 色觉　RP 患者最常见的色觉异常是蓝色盲，而红绿色盲较少。Fishman 等对各遗传型 RP 患者检查发现有萎缩性黄斑病变或视力低于 20/30 的患者都有色觉异常。且用 Farnsworth-Munsell 100 色彩检测 RP 患者的异常色觉比 Nagel 色觉镜检查更敏感，可发现视力尚正常的患者即有早期视锥细胞功能受累，这种色彩分辨检查有助于评价 RP 黄斑功能，并可帮助 RP 与视锥细胞营养不良或视锥细胞、视杆细胞营养不良的临床鉴别。

3. 动态和静态视野　Goldmann 球形视野计已常规用于 RP 的动态视野检查。用 I～4e，Ⅲ～4e 及 V～4e 视标进行检查的结果，重复性好，相对可靠。RP 早期视野表现为上方周边视野缺损，固视点外 20°～25° 出现环状暗点区。暗点区由一组孤立的暗点组成，随病情进展暗点扩大、融合成环状，环形暗区外缘很快向周边扩展，而环内缘暗区则相对缓慢地呈向心性扩展侵犯，通常上方及鼻侧视野首先丧失。在周边视野完全消失后一段时间，中央视野仍可保留一小区域的黄斑视岛。对 AD 型 RP 患者视野丧失速度进行研究发现，在存留 10° 或稍大的中央视野的患者中，小于 20 岁者占 93%，20～40 岁者占 89%，而 40 岁以上者占 60%（用 Ⅳ～4e 视标）。Berson 等对 92 个 RP 患者的视野变化进行 3 年的随访研究，发现 1 年后有 21% 的患者视野恶化，而 16% 的患者稳定或稍有改善，3 年后则 33% 有恶化，14% 稳定或有改善。平均每年丧失残留视野的 4.6%。Heckenlively 则报告 RP 患者平均每年丧失残留视野的 7.7%。随访过程中观察到的视野暂时的改善可能是 RP 自然病程中视杆细胞功能波动的反应，但也可能是视野这种心理物理检查过程中的误差。有的 RP 患者病情进展快，视野亦可迅速恶化。动态视野检查对于确定视野缺损位置和范围是简便、有效的方法，而静态视野对于确定视野损害的深度及特定视网膜区域的光敏感性则比动态视野更准确。正常暗适应眼的视锥细胞对红光比对蓝光敏感，而视杆细胞对蓝光比对红光敏感，故可用红光及蓝光光斑沿垂直或水平子午线检查 RP 患者暗适应眼特定视网膜区域的阈值（即光谱敏感性），以评价患者视网膜视杆细胞和视锥细胞的功能。RP 中常用的双色暗适应静态视野检查法，一般是暗适应后用波长分别为 500nm（蓝绿光）及 650nm（红光）的色光斑检测视网膜 75 个点，每个测试点的视杆细胞和视锥细胞敏感性通过与该点的正常平均值比较而得知。从两种色光刺激的敏感性异常可以确定每个检测点的视觉由视杆细胞或（及）视锥细胞所介导。Massof 和 Finkelstein 用这种双色暗适应静态视野检测法分析 RP 患者视网膜视杆细胞和视锥细胞功能，发现有两种视杆、视锥细胞敏感性丧失的类型，并可据此对 RP 进行分型。Ernst 等随后发现了自动双色静态视野计，采用发光二极管提供红色光及蓝绿光刺激。并用此视野计对 44 个 AD 型 RP 家系 104 个 RP 患者进行了双色暗适应自动静态视野检查，进一步证实了 AD 型 RP 存在两种具有不同视功能损害特征的亚型。

4. 暗适应　阈值检测暗适应过程中对刺激光斑的视觉敏感性，临床上通常用 Goldmann-Weekers 暗适应计绘制暗适应曲线，检测暗适应终阈值，是评价视网膜视杆细胞功能的敏感指标之一。RP 常表现有典型的暗适应终阈值升高。但该型暗适应计仅测一固定视网膜区（常为中心凹上方 11）的局部光敏感性。近年已开始用双色光（500nm 和 650nm）进行暗适应检查，与静态视野检查很相似，可检测视网膜任何部位的视觉敏感性及视杆细胞、视锥细胞阈值，对于评价 RP 患者视网膜功能是区域性受损还是弥漫性受损，以及估计视功能预后有临床价值。

5. 全视野 ERG　自 1945 年 Karpe 发现 RP 特征性 ERG 表现后，随着 ERG 检测条件的改良，特别是计算机信号平均技术的应用，可检测微伏以下的 ERG 反应，促进了 RP 的临床诊断和视功能评价。采用整个视网膜均匀光刺激记录所得的全视野 ERG，通过改变刺激光波长、频率及视网膜明、暗适应状态，可分离出 ERG- 视杆细胞和视锥细胞反应在背景光适应下用高频率强闪烁光刺激的视锥细胞反应。因视锥细胞细胞能对频率多达 70 周 / 秒的闪烁光反应，而视杆细胞细胞仅能对至多 8 周 / 秒的闪烁光反应。在暗适应下用弱蓝光（<470nm）刺激则可分离出 ERG 视杆细胞反应，而暗适应下用红光刺激（>600nm）可产生分别代表视杆细胞、视锥细胞反应的双峰 b 波。全视野 ERG 检查可以评价 RP 中光感受器受累的类型及程度。由于视杆细胞反应在各型 RP 中最早选择性受累，全视野 ERG 检查有助于 RP 的早期诊断，它在出现症状前或出现眼底可见的改变前即可表现异常；而且还可帮助识别 RP 家系中的患者和正常家系成员。RP 家系中正常与异常 ERG 的百分比与其遗传型的孟德尔比例相一致。Berson 等发现，RP 家系中年龄≥6 岁成员的 ERG 表现正常者，以后发现 RP 的可能性极小。ERG 还可在临床上协助鉴别早期 RP 与非进展性视网膜变性，前者闪烁光 ERG 视锥细胞反应振幅降低、峰时延长，而后者仅表现为振幅降低。另外，全视野 ERG 能客观监测 RP 的自然病程，为估计预后提供信息。Berson 等认为 RP 患者的 ERG 反应常随病情进展而变小，大多数患者 ERG 振幅低于 0.05μV 时即可成盲目。扇形 RP 患者 ERG 表现出振幅低但峰时正常者，预后好。Berson 等用窄带通全视野 ERG 监测 RP 进展，研究 RP 病程，发现 6~49 岁的 RP 患者平均每年丧失全视野 ERG 残留振幅的 16%。用计算机平均的窄带通滤过技术进行的全视野 ERG 检查，还有助于客观评价旨在稳定或延缓 RP 变性过程的治疗尝试。ERG 在帮助识别 XL 型 RP 基因携带者方面也具有临床价值。

值得一提的是 ERG 是代表整个视网膜外层及中层的总和电反应，通常并不与代表黄斑功能的视力成正相关。黄斑对 ERG 视锥细胞反应的贡献至多占

15% 左右，因此视锥细胞反应异常并不完全代表黄斑中心凹的损害。

6. 有关 RP 视功能的其他检查

（1）眼电图（EOG）可反映视网膜色素上皮 - 光感受器复合体的功能。通常在 RP 中，甚至在早期，表现出异常，但在 RP 的临床和科研工作中的价值不如 ERG，故通常仅在因故不能作 ERG 检查时才进行该项检查。

（2）视觉诱发电位（VEP）是光或图像刺激视网膜后记录到的枕叶视皮质的电反应。一般认为对 RP 的诊断或监测无临床价值。尽管有关于 RP 的 VEP 和图形视网膜电图（pattern ERG）异常的报告，但是这种异常可能是光感受器严重损害或丧失导致视网膜神经节细胞的电信号输入异常所致，或为 RP 晚期视网膜二三级神经元受损害引起。

（3）对比敏感度及闪烁光敏感性检查，前者是应用标准化正弦黑白光栅监测黄斑功能，比用高对比、小目标的标准视力检查更敏感，有报告 RP 患者在视力损害前有对比敏感度下降。在明视状态下进行心理物理性闪烁光敏感性检查，发现 RP 患者有高频闪烁光敏感性丧失。XL 型 RP 杂合子也显示视杆细胞闪烁光敏感性降低，峰值在 10~20 周 / 秒。但这两种检查在 RP 的临床工作中很少用。

（4）眼底反射测量法，用于测量视网膜感光色素的再生。有报告 RP 患者视网膜有视紫红质含量降低。这可能是原发性感光细胞（视杆细胞）内视紫红质的低含量，也可能是继发于视杆细胞外节缩短或部分视杆细胞丧失。该项检查多用于 RP 的研究中。

为了解仅残留中央视岛的进展期 RP 的视网膜功能，Borruat 等对计算机平均技术检查 ERG 无波，视野直径 <40°（Goldmann 动态视野计，V～4e 视标）的进展期 RP 进行了几种改良的视功能检查，包括：①眼底视野检测：这是一种在观察眼底的同时进行视野测量的技术，使用眼底摄影视野计进行检查，检查结束后对与视野重叠的眼底部位进行照相。②双色暗适应静态视野检查或背景光适应下作自动静态视野检查，中央区查 38 点，周边查 51 点。剖面检查以 2° 间隔沿水平经线从鼻侧 30° 到黄斑中心凹颞侧。③特殊暗适应检查，前曝光使视网膜视紫红质漂白后用 500nm 及 650nm 光测试直到敏感性恢复。④双色暗适应 VEP，即暗适应后用蓝、红双色光刺激记录闪光 VEP。这些特殊检查显示了进展期 RP 残留中央视岛区内存在不同的视杆细胞、视锥细胞异常类型，有些患者视网膜病变范围与视野缺损区非常吻合。而且还发现了两种以前未描述过的进展 RP 中央视功能区的特征，即保

留视盘旁视网膜区的功能和视标V的等视线内存在中心旁暗点。这些视功能检查方法对于评价进展RP的黄斑功能及探讨残留视岛丧失的方式和机制等有临床意义。

（三）视网膜色素变性的眼底荧光血管造影

眼底荧光血管造影可显示RP早期用检眼镜检查不易发现的微小RPE改变，有助于早期诊断。大多数RP患者的造影图像显示因RPE脱色素或RPE丧失而出现的透见脉络膜荧光，或色素增生、沉着而引起的荧光遮蔽。15%～20%的患者有黄斑旁广泛的RPE脱色素，而黄斑内，特别是中心凹处的RPE保留完好，故荧光造影显示"牛眼样"外观。这种表现常提示患者尚有较好的视力。进展期RP可显示脉络膜毛细血管萎缩。此外约25%的患者可出现荧光素渗漏，黄斑区视网膜血管渗漏可伴囊样黄斑水肿或视网膜变厚而引起中心视力过早损害。荧光素眼底血管造影能帮助RP与无脉络膜病等其他变性视网膜病的临床鉴别诊断，而且还有助于对RP少有的并发症或伴发病，如渗出性视网膜血管病变或Coats型视网膜血管异常以及视盘视网膜新生血管等的早期诊断。通过造影及时发现这些血管病变及黄斑水肿并给予相应的临床处理，对于防止RP视功能过早丧失十分重要。

（四）视网膜色素变性的血视网膜屏障及血-房水屏障功能

在RP患者中观察到的黄斑水肿和玻璃体粉尘状色素颗粒提示RP存在视网膜屏障功能的异常。近年对RP进行的免疫组织化学研究，眼底荧光血管造影及玻璃体荧光光度测量等已经证实，RP有内、外血-视网膜屏障的破坏。应用玻璃体荧光光度测量技术，定量检测荧光素从视网膜血管到后部玻璃体的渗漏来评价RP血-视网膜屏障功能，发现RP患者玻璃体有高浓度荧光素。Nguyen等应用激光闪辉细胞检测仪（laser flare-cell meter）定量检测RP患者房水闪光以评价血-房水屏障功能，发现房水闪光值显著高于正常，表明RP血-房水屏障受损。

（五）视网膜色素变性的临床诊断

目前普遍采用的RP临床诊断标准为：①双眼受累；②周边视觉丧失；③视杆细胞功能障碍：表现为暗适应视杆细胞终阈值升高及（或）ERG视杆细胞反应振幅降低，峰时延长或反应不能记录；④进行性感光细胞功能丧失。而列入传统诊断标准的典型RP眼底改变，因其只能表示长时间的视网膜变性，在各种类型RP进展期均可见到，故不再列为RP诊断标准，尤其是对早期RP的诊断。但RP的典型眼底表现，有助于将RP与其他具有相似临床表现但视网膜外观不同

的眼底病，如无脉络膜症、回旋状脉络膜视网膜萎缩等进行临床鉴别。值得注意的是各种RP的最显著特征之一为双眼视网膜对称性受累，在眼底表现和视功能异常方面双眼有高度一致性。所以，临床上对双眼表现明显不对称者应考虑由其他病因引起的色素性视网膜病变。

对于传统所称的单侧性RP，可能是病因不同于原发RP的另一类视网膜病变，故称为单侧色素性视网膜病变较妥。对这种患者应仔细检查有无潜在的原发致病因素，如外伤、炎症、短暂眼动脉闭塞和视盘小凹（可导致长期浆液性视网膜脱离）等。血浆学检查包括血浆鸟氨酸、赖氨酸、植烷酸（phytanic acid）、血脂蛋白、梅毒血清反应等，可帮助原发RP与由其他原因引起的继发或伴发RP以及其他视网膜脉络膜病的鉴别。

如何将RP与非遗传因素引起的RP类似的疾病（即RP的表型模拟）准确区分，一直是RP临床研究中关注的问题。最近报告在一大组RP患者临床检查分析中，发现有高达10.8%的表型模拟，其中维生素A缺乏引起者占89%，血管病变引起占59%，中毒引起占2.6%，最多见的原因为炎症，占79%。详细了解患者的既往病史，仔细检查眼底、ERG及其他视功能，以及相应的血浆学检测，可发现绝大部分的RP表型模拟。

（六）视网膜色素变性的临床遗传学

1. RP的遗传类型及其比例　RP是最常见的遗传性视网膜疾病，有临床异质性，在RP家系中以AD、AR及XL 3种方式遗传。部分病例为散发或单发，近一半的RP患者可无家族发病史。各国报告不同遗传型比例不尽相同，但都以XL型比例最低。美国对RP的群体遗传研究发现AR占69%，AD 10%，XL 6%，单发病例15%。本文作者对国内150个RP家系进行的遗传分离分析显示AR 67.3%，AD 13.3%，XL 2.7%，散发病例16.7%，与美国的RP各遗传型百分比很相近。同时也显示用系谱分析法确定RP各遗传型比例时，散发型RP占51.3%，而AR型为34.7%。这种差异的原因是传统系谱分析法确定的散发病例中实际上包括了外显不全的AD，AR单发病例（特别是小家系的AR型RP）及XL型患者或携带者。真正的散发病例绝大多数为非遗传因素（炎症、中毒、外伤、血管病变等）引起，在其防治方面有比遗传性RP更好的前景。近年发现在上述各类RP遗传型中还存在着不同的遗传亚型。

2. 各遗传型RP的一般临床特点　一般认为RP的临床表现，特别是一定年龄的视功能，与遗传类型有关。XL型RP最少见，发病早，常在10岁内就有症状，进展快，病情严重，常伴有高度近视，易并发白内

障；预后最差，30～45 岁即有严重视力损害甚至盲目。AR 型 RP 多在青少年期发病，病情比 XL 型轻，进展也较缓慢，但也常伴近视或白内障。视力预后比 XL 型好，常到 45～60 岁才开始出现盲目。另外，AR 型 RP 易合并全身性异常，大约 13% 的 AR 型 RP 以综合征形式出现。值得提出的是该型 RP 具有遗传异质性，在发病年龄和临床表现等方面可变度较大。虽然传统认为 AD 型 RP 发病较迟，进展缓慢，并发的近视程度轻，预后较好，60～80 岁仍可保留有一定的中心视力，但近年也发现由不同遗传本质引起的发病早、病情严重的 AD 型 RP。对大组 RP 病例的临床分析发现，XL 型及 AD 型 RP 比 AR 及单发 RP 发病早，20 岁出现症状者在 XL 型中占 87%，AD 型中占 75%，而在 AR 和单发病例中分别为 61% 和 64%；30 岁时出现症状者在 XL 型中占 100%，AD 中占 89%，而 AR 型及散发中分别为 74% 和 79%。但需注意的是症状出现的时间并不就代表真正的发病时间。

3. AD 型 RP 的临床亚型 AD 型 RP 患者由于临床表现变化大，且存在 RP 基因外显率的变异，均提示存在有不同的临床亚型。根据眼底表现和视功能检查，Fishman 等将 AD 型 RP 分为 4 种亚型。Ⅰ型表现为眼底有严重、弥散色素性病变，视野向心缩窄，ERG 无视杆细胞及视锥细胞反应；Ⅱ型为区域性色素改变，多位于下方视网膜。有相应的视野缺损，ERG 视杆细胞异常及暗适应阈值升高；Ⅲ型为象限或扇形眼底病变，有相应的视野缺损，ERG 视杆细胞反应异常，但视锥细胞反应峰时正常；Ⅳ型眼底表现为边界清楚的环形或马蹄形色素性病变，视野显示相应的暗点，ERG 视杆细胞及视锥细胞反应受损轻。该型病情轻，可较长时间地保留中心视力。

Massof 和 Finkelstein，以及 Lyness 等分别根据 RP 的心理物理和视觉电生理表现将 AD 型 RP 分为 D 和 R 两种亚型。D 型（或弥散型）的特征为弥散性视杆细胞功能丧失。区域性视锥细胞功能受损，ERG 视杆细胞反应无波，视锥细胞反应振幅 >20μV，常在 10 岁前发病，预后差。与 Fishman Ⅰ型相一致。R 型（或区域型）的特征是视杆细胞和视锥细胞功能均表现为区域性丧失。ERG 视杆细胞、视锥细胞反应可记录，振幅常 >20μV，成年期后才发生夜盲，预后较好。且并发白内障及萎缩性黄斑病变比 D 型者少。该型与 Fishman 的Ⅱ型和Ⅲ型相对应。近年有人提出 R 型 ADRP 还可能由几种遗传缺陷不同的亚型组成，外显不全的 AD 型 RP 就是其中之一。D 型在 ADRP 中约占 25%，其余大多数为 R 型。

确定 ADRP 的临床亚型有助于认识该型 RP 的遗传异质性，增加遗传咨询的有效性，并能更准确地估计 RP 患者的预后。RP 临床亚型曾被认为是同一遗传缺陷不同程度的表达，或为同一疾病的不同病程阶段。但近年一些证据表明这是由不同染色体上的 RP 基因或同一 RP 基因的不同突变引起，目前正在应用分子遗传学及分子生物学方法寻找导致 RP 各种临床亚型的遗传缺陷。

4. XL 型 RP 基因携带者 XL 型 RP 女性杂合子由于携带并传递隐性 RP 致病基因，使男性后代均成为 RP 患者，女性后代有一半为基因携带者，对 RP 的遗传和流行带来重大影响。因而 RP 基因携带者的检出，便成为 RP 遗传学研究中的重要课题之一。XLRP 基因携带者可出现不同程度的 RP 临床表现，常可由其特殊眼底或 ERG 改变而被识别。眼底最多见的表现是后极部视网膜出现尘状金色光泽的毯层反光，其他表现有 RPE 呈节段状、扇形或不规则萎缩，视网膜内色素团块。有对应于眼底改变的周边视野缺损或暗点。部分显示眼底改变的携带者可出现暗视觉异常的症状，但终身视力良好。86%～96% 的携带者有全视野 ERG 视杆细胞反应或视锥细胞反应振幅降低或（及）视锥细胞反应峰时延长。因此，全视野 ERG 检查是发现基因携带者不可缺少的重要手段。其他方法如玻璃体荧光光度测量，眼底反射测量法检测视紫红质浓度，高频闪烁光敏感性检查及早期感受器电位检测等，可帮助发现一些携带者。XLRP 基因携带者出现可变的临床表现，一般认为是由于 X 染色体随机失活使视网膜成为正常或异常细胞的嵌合组织而引起。另外，AR 型 RP 基因携带者在相同检测条件下，ERG 表现正常，因此全视野 ERG 对于鉴别 XL 与 AR 型携带者，估计视觉预后有临床价值。

（七）视网膜色素变性的临床处理

尽管临床上至今尚无对 RP 有效的治疗和预防方法，但通过心理与遗传咨询，让患者及时对 RP 的遗传问题有正确的认识和心理准备，并了解目前国际眼科界对这种疾病的研究进展及预防前景，使他们树立信心，并通过处理影响视功能的并发症等尽可能使患者受益。

1. RP 遗传咨询 这是目前预防 RP 唯一可行的手段。避免 XL 型基因携带者男性后代的出生，可减少病情最重的 XL 型 RP 的发病率。目前已有可能通过检测 RP 基因突变进行常染色体遗传型 RP 的产前诊断，这种产前 RP 分子诊断技术的不断发展和完善，将对降低 RP 群体患病率产生重大作用。遗传咨询的主要内容还包括患者同胞及其子女发病风险的估计。这需要确定遗传方式及其亚型，基因外显率及群体杂合子频率等参数。据估计，RP 基因携带者在群体中可高达 1/80。本文作者对 RP 的遗传分离分析发现 AD 型 RP 外显率为 80%；基因外显不全的存在使 RP 家系中出现隔代遗传，并使先证者同胞及子女的发病风险将低于经典的孟德尔比例。此外，由于存在 20% 的无临床表现的显性杂合子及 0.64‰ 的隐性纯合子，故无临床表现的 RP 家系成员也可携带隐性或显性 RP 基因而成为影响 RP 遗传和流行的重要来源。在遗传咨询中应注意分析。

另外，对于无家系发病史的单发 RP，遗传咨询应考虑其性别、发病年龄及临床表现的严重程度。Jay 估计，RP 单发男患者中，中到重度表现者 21% 属于 XL 型，其女儿有 10% 的风险成为基因携带者；其余有中到重度 RP 的男患者则为 AR 型；而病情轻的单发男患者可能为 AD 型，其子代发病风险为 45%，单发女性 RP 患者中，68% 的病情较重的为 AR，而 32% 的病情较轻的为 AD 或 XL 基因携带者。另外的发病风险计算结果：如先证者表现严重 RP，双亲正常则子代在 30 岁时发生 RP 的风险为 1/37。

2. RP 的各种临床治疗尝试　文献中有较多的关于 RP 各种临床治疗尝试的报告，包括口服药（维生素 A，血管扩张剂，青霉胺，微量元素等）、局部用药（DMSO 即二甲基硫氧化物眼浴，酵母 RNA 水解产物局部注射）及旨在改善视网膜血液循环的眼外肌移植治疗等。均无确切疗效，且大多数治疗试验缺乏严格的诊断、纳入标准，随机、双盲的科学设计，视网膜功能改变的客观评价手段及适当的随访、观察时期，其治疗结果缺乏科学意义和临床价值。

Garcia 等用随机、双盲及对照的设计方法观察 DMSO 对 RP 的局部治疗效果，随访 4~7 年，结果表明这种治疗对 RP 无改善。

关于维生素 A 的治疗作用，早在 20 世纪 60 年代末，Chatzinoff 等就观察了肌注 11-顺式维生素 A 和全反式维生素 A 对 RP 的影响，结果表明维生素 A 治疗对 RP 并无作用。然而，最近 Berson 等报告了对 601 个 18~49 岁的 RP 患者进行口服维生素 A 和维生素 E 治疗的随机、双盲、对照试验。将研究对象分成几组分别观察不同剂量的维生素 A 和维生素 E 单用或联合应用对 RP 的影响。每年作包括全视野 ERG 的视功能检查，随访 4~6 年。结果发现每天服用 15 000 国际单位维生素 A 治疗的患者，由全视野 ERG（尤其是视锥细胞反应）振幅提示的视网膜功能下降缓慢，而用 400 国际单位/天维生素 E 治疗的 RP 患者，ERG 振幅降低相对较快。表明维生素 A 治疗虽不能阻止 RP 的发展，但具有延缓 RP 自然病程的作用。这是近年来 RP 临床治疗探讨中的一个新发现。

对伴发无 β 脂蛋白血症的 RP 患者，由于其吸收、运输脂溶性维生素的缺陷，早期大剂量维生素 A 及维生素 E 治疗，可能使 ERG 反应恢复，视网膜功能改善。伴有 RP 的 Refsum 病患者，由于血浆中高水平的植烷酸，这种脂肪酸在 RPE 中积聚而引起感光细胞变性，可早期采用低植烷酸膳食治疗以延缓或阻止 RP 的进展。

3. 视网膜光损伤的防护及光学助视器的应用　视网膜光损伤在 RP 病理过程中可能起重要作用，并可能是 RP 遗传缺陷表达的重要影响因素。日光中高能量的从紫外到蓝光谱的短波光，可引起视网膜光化学损伤，产生大量光毒性产物（即自由基）并加速 RP 病理过程。据此，有人提出遮盖患眼（或交替遮盖）造成光剥夺，可能会延长 RP 患者的有效视功能期。但是 Berson 曾观察了光剥夺对 RP 病程的影响，他们用不透明的角巩膜接触镜遮盖一眼，每天 6~8 小时，长达 5 年，定期检查视力、视野、暗适应及全视野 ERG，结果发现 RP 进展速度在遮盖眼与暴露眼间无明显差异。尽管尚无 RP 患者经强光暴露后病情恶化的直接证据，基于近年动物试验对视网膜光损伤认识的深入，目前仍大力提倡 RP 患者在户外活动时戴保护性滤光镜，特别是能滤过 97%~99% 波长在 550nm 以下的光谱及紫外光的滤光眼镜（如 OPFTM550 滤光镜等）。

为帮助 RP 患者充分利用残留的有限的视功能，已有各种类型的助视器问世，并向 RP 患者推荐，包括视野扩大器、暗助视器、影像增感器等，可根据患者残留视功能情况进行选择。

4. RP 眼部并发症或伴发病的处理　大部分 RP 患者都伴有屈光不正，通过验光配镜矫正其屈光状态可增进视力。部分患者并发的白内障可进行手术摘除。但在确定手术前应仔细了解和检查眼底尤其是黄斑部的功能状况，以估计手术的效果和必要性。手术宜采用白内障囊外摘除合并后房人工晶状体植入。

对 RP 患者出现的黄斑水肿曾有人用口服碳酸酐酶抑制剂及第三代糖皮质激素治疗，但已被一些双盲试验研究否定。

对少数 RP 患者伴发的渗出性视网膜病变及视网膜新生血管等，经眼底荧光血管造影确定后，也可考虑相应的激光光凝治疗。

包括系列原发性视网膜色素变性疾病在内的不少具有遗传性的视网膜变性眼病，病变主要侵犯源于原始胚胎神经外胚叶的神经上皮层结构，并有较多遗传因素的参与。因此，其根本的有效治疗有赖于对特定临床疾病有关生命科学中相关遗传因素的破译与相应的基因治疗；或者针对患病的具体组织结构进行更替移植。20 世纪 50 年代末期，曾有将视网膜植入眼内的动物实验观察报告；20 世纪 80 年代初开始进行了胚胎或新生视网膜移植于受体视网膜下的实验研究。20 世纪 90 年代后期有个别关于临床视网膜色素变性异体视网膜移植的初步报告。但是，这些治疗方法距临床开展应用还远未成熟，尚存在许多诸如神经上皮细胞成分的生长发育、分化再生、连接对位以及移植免疫等理论与实践中的问题，有待更多深入的观察、评价和探讨。

二、结晶样视网膜变性

结晶样视网膜变性亦称为 Biett 结晶样视网膜病变，其病变的主要临床症状和疾病进程除眼底表现有较明显的特异性以外，其余大体上与原发性视网膜色素变性患者相仿，眼底呈现为双侧对称的视网膜后极部有多数黄白色反光的结晶样斑点沉积。亚洲患者较多见。文献报告以常染色体隐性遗传者占多数。发病多在二三十岁的成年人。有一部分病例在角膜缘浅层还可以出现黄白色的结晶样小点状沉着物。

（一）临床表现

1．症状　患者就诊主诉常为视力下降或并有夜盲，也有无自觉症状经眼部检查偶然发现的病例。

2．眼底表现　早期患者视盘和视网膜血管外观正常，以后视盘色调略浅，血管略变细窄。典型的特殊眼底表现为包括视盘和黄斑区在内的眼底后极部视网膜呈污秽的青灰色调，并在此背景范围内散布很多反光闪亮的结晶样斑点。闪光点的大小形状不一，在视网膜中的位置深浅也不一致，可在视网膜血管平面或其浅或深面。这些结晶样斑块的分布特点为愈近视网膜中心愈加密集，甚至遮挡黄斑区而不能查清中心凹反光。结晶样斑点在眼底后极部愈向外周区域愈见稀疏，眼底周边部多呈正常外观。进展期在结晶样病变区的视网膜上可见到少许深褐色素斑或一些较典型的骨细胞样黑色素斑。偶尔可发现视网膜有新生血管与出血后的灰白增殖膜。晚期病变范围由后极向外扩大，视网膜色素上皮萎缩，脉络膜硬变，毛细血管萎缩，眼底可透见脉络膜大血管。在长期慢性的病程中视盘色泽可略变浅淡，视网膜动脉血管略显细窄。眼底荧光素血管造影检查早期显示眼底后极因广泛色素上皮脱色素导致的透见脉络膜背景荧光。其中并有形状大小不一的弱荧光区，可能与游离色素堆积的遮蔽和脉络膜的背景荧光缺失有关。视盘周围及黄斑有散在斑块状的无灌注区，晚期荧光素渗漏可见无灌注区边缘和组织有荧光素着染。

3．视功能检测　视野检查在不同病例中可以发现中心暗点或旁中心暗点，以及完全和不完全环形暗区，晚期患眼可有视野向心性狭窄。暗适应检查，早期患眼正常或暗适应程度下降，病程延长后暗适应功能减退增剧，多数发展为重症夜盲。色觉检查，早期患者多为正常，进展或晚期患者可有红绿色盲，甚至为全色盲，也有部分病例不表现色觉异常者。眼电生理检查中视网膜电图表现为 b 波下降，早期患者有一部分可以不出现下降，随病程延长则大多数病例 b 波下降，甚至消失。眼电图的异常大多数患者在眼病早期即可出现，表明视网膜色素上皮损害较为严重。

（二）诊断

本病凭眼底后极部视网膜闪光结晶样沉着物的特殊外观，临床诊断并不困难。其病变表现为眼的双侧性和对称性，症状中可以发生的夜盲，眼底病变中色素上皮损害引起的色素脱失和视网膜上的色素沉着以及患病的遗传性等，与原发性视网膜色素变性有若干相似之处。故有可能与典型的原发性视网膜色素变性有一定的关联，确切的原因与发病机制尚待研究，其眼底的结晶样沉着物的结构、成分和来源也尚待阐明。

（三）治疗

本病现无特定的有效疗法，可参照原发性视网膜色素变性非特异性症状治疗。

三、白点状视网膜变性

白点状视网膜变性比较少见，以视网膜外观有特定分布的类圆形或卵圆形白点为显著特征，其视网膜病变性质和功能异常与原发性视网膜变性的毯层视网膜变性相仿。有家族遗传性，双眼对称病变。同一家族中可有视网膜色素变性和白点状视网膜变性两种眼病分别表现的成员，并有同一患者两眼分别患这两种眼病，或者在同一患眼中兼有两种变性表现的患者，但后两种患者更为罕见。

（一）临床表现

1．视力　患者多在幼年发病，常主诉夜盲，中心视力一般在早期无明显损害，若进展期可有类似视网膜色素变性的视野改变。

2．眼底表现　检眼镜下视网膜有广泛散布的白色小圆形或卵圆形点，白点的大小比较一致，形状和边界比较规整，分布比较密集并且均匀。白点可位于视网膜血管的浅面、深面或同一平面；其分布的面积主要在眼底后极的黄斑区以外并连延于中周部，至周边部渐分散稀疏，而黄斑区常不受侵犯。早期视网膜血管形态正常，晚期血管可渐细窄。视网膜可杂有不规整的黑色素变性外观，视盘色调浅淡。眼底荧光血管造影可见眼底斑点处的弥漫性透见荧光以及斑块状的脉络膜毛细血管的无灌注区，后期可因无灌注周围毛细血管渗漏至其中而形成斑片状渗漏荧光区。

3．视功能检测　中心视力在晚期病例可以下降。随病程延长，患眼视野有缓慢的向心性缩窄，于暗光下更为明显。在暗适应检查中，即使延长暗适应时间，也不能达到正常视杆阈值。视觉电生理检测发现，视网膜电图 a、b 波的振幅降低或熄灭，眼电图波形平坦等视网膜功能损害的表现。

（二）诊断

白点状视网膜变性主要应与眼底白点症鉴别。早在 1882 年 Mooren 已提出一种以眼底有大量白点分布为特征的病变，1910 年 Lauber 才将其明确区分为病变进行性的白点状视网膜变性和稳定性的眼底白点症两种不同的类型，至今已长期被接受和采用。眼底白点症的临床表现主要为双眼视网膜广泛分布与白点状视网膜变性相类似的典型白点，视盘和视网膜血管正常，视力和视野正常。眼底荧光素血管造影检查，白点病灶可不显影，或现遮蔽荧光，还可有与白点位置不相一致的轻度弥散性强荧光。有些患者有夜盲的主诉，在暗适应检查时发现主要是暗适应延迟。正常人在漂白曝光后到达视锥细胞阈值约 7 分钟，到达视杆细胞阈值在 30 分钟以内，而本病患者则前者需经 1～2 小时，后者需 3～4 小时。视觉电生理改变与暗适应状态密切相关，常规方法暗视视网膜电图显示 b 波振幅异常，但在暗适应 3～4 小时后可以达到正常振幅；常规方法眼电图检查也同样显示光峰异常，而充分暗适应（长于 4 小时）后可以获得正常光峰。因此，眼底白点症与白点状视网膜变性是两种不同的疾病，特征性的鉴别在于有无类似视网膜色素变性的典型表现，以及对延长暗适应时间后心理物理学的视觉电生理检查结果的判定。

（三）治疗

由于确切的病因与发生机制不明，尚无有效治疗方法。

四、先天性静止性夜盲

先天性静止性夜盲过去曾称为原发性夜盲，是一组具有遗传异质性的少见眼病。Gunier 1871 年首次报告了常染色体显性遗传型的先天性静止性夜盲的一个法国 Nongaret 大家系，共 10 代 135 人患病，成为人类遗传学上常染色体显性遗传型疾病的一个典型。随后陆续有常染色体隐性遗传型和 X 性连锁隐性遗传家系病例的报告。

（一）临床表现

先天性静止性夜盲的绝大多数病例属于常染色体显性遗传类型，患者的主要症状就是夜盲。患者在光线暗处的视力差，行动困难。夜盲为先天性，与生俱来，终生静止不变。在光线明亮处则视力正常，视野和色觉也皆正常，眼底视网膜与视盘组织结构的外观也无异常表现。

在暗适应的检测中患者有暗适应曲线异常，表现为视锥细胞单相曲线；偶伴有视锥细胞阈值升高；少数表现为视锥细胞视杆细胞双相曲线，但视杆细胞阈值显著升高。视觉电生理检查的全视野视网膜电图有异常。先天性静止性夜盲症患者的电生理特征性改变主要是视网膜电图的 b 波下降，合并较高度近视的患者可以同时出现 a 波的下降，部分患者 b 波潜伏期延长。

先天性静止性夜盲的少数常染色体隐性遗传型或 X 性连锁隐性遗传型的患者，他们主要临床表现的夜盲和视功能检测表现特征与上述常染色体显性遗传型基本相同。各种遗传方式的先天性非进行性夜盲均以眼底和视野正常及严重的视网膜视杆细胞系统异常为特征。常染色体显性遗传型患者的视力不受影响；常染色体隐性遗传型者常伴发近视，因眼屈光不正视力不佳；X 性连锁隐性遗传型患者则经常合并有高度近视眼，并可伴有眼球震颤而视力严重不良。

（二）诊断

主诉为暗光下视力不良行动困难、而在明处则行动正常的夜盲症状患者，视力和眼前节均正常，色觉和眼底无异常；但暗适应曲线异常，全视野视网膜电图的暗视 a 波和 b 波下降甚至无波，或 a 波正常、b 波降低甚至出现负电反应。可确认为本病。

（三）发病机制

先天性静止性夜盲的散发个案报道不多，遗传家系在文献上有一些报告，近年国内有少数家系调查研究的报告，其中费一坚（1992）等曾报道一家系 7 代 75 例患者经暗适应和全视野视网膜电图客观检查确证的常染色体显性遗传型先天性静止性夜盲。本病的发病机制尚未阐明，过去应用眼底反射测量法研究已证实患者的视紫红质及其再生动力学均为正常。组织病理学研究，在光镜和电镜下未见视网膜的组织形态和结构改变。视网膜电图的 b 波异常者提示病变位于视网膜双极细胞区靠外丛状层；b 波和 a 波均异常者，提示病变累及光感受器内段，近年也有人提出本病是光感受器与双极细胞间神经传导的异常所致。

（四）治疗

目前还无有效治疗方法，通过遗传咨询防止患者的出生是可行的预防措施。

（费一坚　罗成仁）

第二节　视网膜劈裂症

视网膜劈裂症（retinoschisis）在 20 世纪 30 年代已有报道，但直至 20 世纪 60 年代以后才对此病有比较清楚的了解。所谓劈裂是指由视杯内层发育的视网膜神经上皮层层间裂开（intraneuro-epithelial retinal splitting）。常见的视网膜脱离（retinal detachment）是发生于视杯内层与外层，即视网膜神经层与色素上皮层之间的分离。视网膜劈裂症可分为获得性和先天性两类，获得性包括变性型和继发型，先天性又称遗传型。获得性视网膜劈裂症（acquired retinoschisis）发病位于邻近内核层的外丛状层，经常在年长者视网膜周边部囊样变性的基础上发生，故又称老年性视网膜劈裂症（senile retinoschisis）或变性型视网膜劈裂症。先天性视网膜劈裂症（congenital retinoschisis）的病变位于视网膜神经纤维层的表层。继发型视网膜劈裂症（secondary retinoschisis）可发生增生性糖尿病性视网膜病变（proliferative diabetic retinopathy，PDR）、早产儿视网膜病变（retinopathy of prematurity，ROP）、先天性视盘小凹（congenital optic pit）等眼病中。这三类视网膜劈裂症均使视网膜脱离，但在发病机制上并不相同，临床上也各有特点。

一、获得性视网膜劈裂症

获得性视网膜劈裂症（acquired retinoschisis）是最普通类型的视网膜劈裂症，多见于 40 岁以上成年人（4%～22%），又称老年性视网膜劈裂症（senile retinoschisis），但在 20 岁以后青年人中也有发生，男女比例无明显差异。虽然很少见，但是这种类型的视网膜劈裂症能在患者的 20 岁和 30 岁出现，从而更倾向于定义为获得性而不是老年性。但我国和日本文献中很少报道，可能有种族方面的不同。80% 以上为双眼发病，而且双眼对称。常因有闪光幻觉或飞蚊症等症状而就诊被发现。

本病的病因尚不明了，是发生于视觉细胞与双极细胞之间的外丛状层的病变，或偶然发生于内丛状层。在本病中，眼底改变有两种类型：扁平囊状隆起和球形隆起。然而，临床上两者之间的区别通常不易辨明，而且两种类型经常在同一只眼上发现。因为视网膜劈裂症起自视网膜锯齿缘附近的极周边的基底层，通常位于颞下象限，除了在疾病早期，患者普遍没有视力障碍和其他临床症状。

【病因和发病机制】　由于本病劈裂均在广泛囊变的区域内发生，多数作者认为本病为视网膜周边部小囊肿融合发展的结果。任何年龄的人，在眼底周边部均可能有囊样变性发生，通常在颞侧最为显著。囊样变性随着年龄增长而加重。在同龄患者中女性比男性为重。最严重的囊变，可见相邻囊壁破坏而融合，但保存一些 Müller 细胞或神经胶质细胞的支撑。如囊腔扩大，视网膜层间更加分开，这种支撑被撕断，就发展为囊肿，多见于年轻人，多发生于长期脱离的视网膜上，位于赤道的下方，就发展为视网膜劈裂症。

本病的发病机制，主要是病变区视网膜毛细血管供血障碍，导致视网膜细胞死亡。同时提供神经胶质细胞的组织修复也有血液供应不足，因此发生视网膜囊样退行变性。覆盖的玻璃体皮质部收缩可使囊样变性处的内层受到牵拉发展成视网膜劈裂症。劈裂腔内主动产生的液体，可使劈裂的范围更加扩大。当劈裂的内层变薄可出现圆形裂孔，常不能见孔盖或撕裂的瓣，并内层孔的出现对劈裂腔的形态大小无影响。

【组织病理】　本病发病的基础是周边微小囊样变性（peripheral micro-cystoid degeneration）。锯齿缘邻近处视网膜外丛状层有一种病理标本上称为 Blessing-Iwanoff 腔的小囊泡存在。这种小囊泡在双目间接检眼镜或三面镜下呈灰白色混浊斑点，随年龄增长缓慢扩大并相互融合，使外层与内核层之间劈裂而形成大囊腔。囊腔内壁（内层）因神经成分变性消失而变薄，最后仅剩内境界膜及神经胶质（gliar）；外壁（外层）残留视细胞层及色素上皮层。病程发展中，囊腔继续扩大，囊腔与囊腔之间保留有以 Müller 细胞为主的神经胶质组织，成为维持内外壁的柱状索（neural pillars）。柱状条索断裂后，残端附着于内壁的内面。内外壁间囊样腔内，有透明的黏液贮留，黏液为黏多糖酸（mucopo-lysacchric acid）。

【临床特征】　本病的早期病变，经常位于眼底颞侧周边部。男女性别同等受累，与屈光状况无明显关系，通常在进行期以前无明显症状，多半是在检查眼底时被发现。最早期的视网膜劈裂症，几乎都始于颞侧锯齿缘附近，不影响视功能，用双目间接检眼镜与巩膜压陷器可察见早期的表现。视网膜劈裂的前缘常有一窄的囊样变性区与之相连，并将劈裂区与锯齿缘隔开。此期视网膜劈裂症可朝着两个方向发展，即环形延伸与向后扩展。环形进展时，有一窄而低平的劈裂延至鼻侧并最后环绕眼底周边部。向后发展则颞下象限最显著，可形成一球形隆起，成为视网膜劈裂容易被发现的部分。通常局限于约一个象限的范围，保持静止或缓慢发展，最常累及颞下象限，其次为颞上象限。据统计，40 岁以上的视网膜劈裂症患者中约 7% 为进行性。女性明显多于男性。

视网膜劈裂症的进行期，在玻璃体内可见到球形隆起的突出面，即劈裂的内层，为一边界划限的。较透明的固定的隆起，其部位与形态并不随患者头位或眼球转动而移位。视网膜劈裂的内层透明如薄纱状，其光泽有如浸水的丝绸，这种光泽一到边界立即消失不见。视网膜血管经常位于劈裂的内层上，且常有白鞘，表现阻塞的外观。小静脉与小动脉均受累。偶尔有1～2支视网膜血管在劈裂的外层上，若劈裂进展，使其由内向外牵扯，可以破裂出血。聚集于劈裂腔内的血，可形成一界限分明的视网膜内出血平面。

视网膜劈裂的内层，时常有细微像雪片样的白点。它们可能在病程早期出现，但当球形劈裂向玻璃体腔内隆起后更加显著。雪片状白点位于视网膜血管后，在间接检眼镜下，经巩膜压陷法，有时可见视网膜劈裂内外层之间有白色纤维条索，悬挂于劈裂腔内。视网膜劈裂的外层在未与视网膜色素上皮分离时很难辨识。有时可见该区有朦胧轻微的灰晕，成为辨别本病的唯一特征。对病变仔细辨认，在粉红色的薄弱处可见大小与形态不一的蜂窝状或筛孔样圆形或卵圆形的孔洞，外观呈灰白厚实的区域，则常为联结内外层的神经结缔组织支柱。Schepens认为，视网膜劈裂的球形部位达到赤道部时，发展相对快速。一旦到达后极部，发展速度减慢。当距黄斑中心凹附近时，数年可保持稳定。

视网膜劈裂的外层可见红色斑点如一簇簇鱼卵样外观，劈裂的后缘有时可见色素分界线。黄斑常有囊样退行变性与色素增殖。可出现眼前飞蚊幻视、闪光感及视力减退。但视网膜劈裂侵犯黄斑则很罕见。Schepens观察到中心凹周围的视网膜劈裂，常合并有周边的视网膜劈裂。患者中心视力减退，并有旁中心环形暗点。裂隙灯前置镜检查可发现黄斑中心凹视网膜平复，也无水肿。但旁中心凹则隆起如圆形饼状。推测可能中心凹处的视网膜尚完好，而劈裂腔在中心凹的外周。

劈裂的内外层均可出现视网膜裂孔。内层孔几乎经常位于劈裂最隆起处，一般为多发小孔，位于隆起的最高处，较小，可多个。由于获得性视网膜劈裂症的病变位于视网膜深层，外劈孔常见且较大，位于劈裂的后缘，多个或单个，圆形或卵圆形，巨大的外劈孔边缘内卷，较内层孔为大，好似视网膜撕裂孔，可能是由于外层的弹性收缩所致，外层孔常出现在沿劈裂的后缘，前缘少见。由于劈裂的外层与色素上皮接触，其裂孔较难辨识，有时用间接检眼镜加巩膜压陷亦不易查明。如只有外层孔而无内层孔，可发生局限性的视网膜脱离。但本病约有40%的患眼，在劈裂的内、

外层上均出现裂孔，便容易导致广泛的视网膜脱离。

视网膜劈裂症通常有许多年的静止期，能发生自发性塌陷，但很少发生。有些病例中，视网膜劈裂症在三个方向扩展：向着后面的孔，沿着视网膜锯齿缘周围，和向着玻璃体腔，增加了隆起的高度。最初阶段，视网膜劈裂形成内层大的固定的球形隆起，几乎显得透明。其内面是光滑的没有起伏，外层视网膜经常有像一簇鱼或蝌蚪样的、大量的红色的圆点。内层视网膜在其背后通常有纹孔的表现，单独内层破裂不会引起视网膜脱离，单独外层或双层破裂能引起视网膜脱离。当视网膜劈裂延伸到后极部，它通常引起缺损，绝对盲点边缘，有急转的或陡峭的不同的等视线。视野缺损通常发生于鼻上象限，与此相适应，视网膜劈裂症位于颞下象限，源于视网膜脱离的损害区域有一个斜坡边界，除非脱离是长的。

本病一般伴有玻璃体退行性病变，如液化、后脱离。裂隙灯生物显微镜检查除常发现视网膜劈裂症眼中因退行变性引起的玻璃体液化，60%有玻璃体后脱离。此外，在劈裂区局部玻璃体还有多样改变，邻近劈裂区的玻璃体似有浓缩，可见到明显的纤维样结构，正位于劈裂区上的玻璃体皮质，受到牵拉。如同刷样短毛纤维，有些已不附着于内层而现卷曲。劈裂内层裂孔可伴玻璃体后脱离，内外两层均有裂孔者在内层孔处常有玻璃体后脱离。玻璃体视网膜牵拉可能是劈裂逐渐进展的主要原因，当后玻璃体与劈裂内层分开后，劈裂可由进行性变为静止性。

双目间接检影镜巩膜压迫法下最初视网膜劈裂症显示为平的、光滑的视网膜隆起。代表内层视网膜劈裂症的隆起的视网膜，通常包括视网膜血管，有些在周围显得白色，似乎它们被阻塞了。在半球状隆起的内壁菲薄而透明，所以表面呈被水浸透的平滑的丝绢样光泽（watered silk appearance），这些斑点代表了Müller细胞的足迹。劈裂处前极与锯齿缘连接，后缘境界鲜明，附于内壁的视网膜血管，在外壁可见其投影（vessel shadow）。视网膜血管白线化、附有平行鞘膜等改变也常见。内壁内面广泛可见白色明亮的雪花斑（snow flacks），这种斑点即柱状条索断裂端附着处。此外，如果用裂隙灯间接检眼镜下仔细观察内壁内面，还能见到一些微细的半球状凹面，如同锤击过的金属片的痕迹（beaten metal appearance），这是有过微小囊样变性留下的痕迹。视细胞层仍附着于色素上皮层，成为劈裂的外壁。检眼镜下是难以看清的。然而用巩膜压迫器轻压巩膜，可以见到被压隆起处的外壁呈白色混浊，称为压迫性白色（white with pressure）。劈裂的内壁或外壁，均可发生圆形小裂孔。内壁裂孔常见

于靠近锯齿缘的周边部，很小，外壁的裂孔则偏后面较大。劈裂边缘与正常的视网膜交界处，偶伴有色素的所谓分界线（demarcation line）。Kyostra 和 Holdren 报道使用间接检眼镜时，通过在检查者透镜一边持有巩膜加压器，在视网膜劈裂处投入一阴影，患者然后被问到是否看到来自投射巩膜加压器的黑色物体。视网膜劈裂症患者，视网膜脱离患者回答是阳性的，这个实验仅在长期视网膜脱离后，有薄层萎缩的视网膜中见到。

由于病变局限于周边部，所以患者常不自觉。只有当劈裂越过赤道部向后扩展，特别是视细胞层与双极细胞层分离、神经元被切断后，才能检出相应的神经绝对性缺损。只要病变尚未侵及黄斑部，仍可保持良好中心视力。但对本病来说，如果不并发视网膜脱离，扩展到靠近黄斑部的情况极为少见。

【诊断与鉴别诊断】　根据上述临床特征，可作出诊断。双眼间接检眼镜及裂隙灯间接检眼镜详细检查眼底，有助于诊断。广泛视网膜脱离和后极部视网膜劈裂症可致永久性视野缺损，无论患者是否有视力障碍。总体上，视网膜劈裂症是无症状的，当视网膜脱离进展时，患者常有症状。但视网膜脱离局限于颞下象限时，常无症状，直到视网膜脱离扩展到黄斑区他们才就诊。在有渗出的患者中，在视网膜下常见表面分界线和继发性视网膜囊肿，提示视网膜脱离长期存在。此类病例应与有渗出而无视网膜劈裂症体征的年轻视网膜脱离患者相鉴别。本病应与以下疾病鉴别：

1. **与先天性视网膜劈裂症鉴别**　尽管眼底表现有所差异，但主要是发病年龄，先天性者先天发病，发现于 10 岁左右儿童，有家族史，限于男性，因均伴有黄斑部劈裂，视力高度损害。后天性者见于 20 岁以上成年人，40 岁以上者更为多见。无家族史，两性均可发生，黄斑部一般不受波及，常能保持较好的中心视力。

2. **与视网膜囊肿鉴别**　视网膜劈裂症和视网膜囊肿都是囊样变性的基础上发展的。视网膜囊肿多见于年轻人，多发生于长期脱离的视网膜上，位于近赤道的下方，孤立的视网膜囊肿非常少见，常合并视网膜脱离的。偶尔，这类囊肿带一小蒂突入玻璃体腔，并随眼球运动而浮动。视网膜劈裂症为 1 个或 2 个平顶的隆起区与不隆起区相连，伸延环绕周边眼底。视网膜囊肿的两层壁上均不出现裂孔，囊肿内积液为水样；视网膜劈裂的内外层上均可出现裂孔，劈裂腔内液较黏稠。

3. **与原发性视网膜脱离鉴别**　如在视网膜劈裂的内、外层上均发生裂孔，则可发生视网膜脱离。此时视网膜的透明度减低并形成皱褶，且有一定的活动度。

视网膜脱离发生后，视野有与视网膜劈裂区相应的绝对暗点之外，还出现与视网膜脱离区相符的相对暗点。若球形脱离合并马蹄形裂孔，常是孔源性视网膜脱离。获得性视网膜劈裂症视力减退的主要原因是视网膜脱离，与原发性视网膜脱离鉴别要点见表 7-28。

表 7-28　获得性劈裂症与原发性视网膜脱离的鉴别

	获得性视网膜劈裂症	原发性视网膜脱离
双眼发病率	80% 以上	15% 左右
发生部位	多见于颞下方	不定
病情进展	不发展或极为缓慢	急剧或比较迅速
裂孔	发生于劈裂外壁，多为小圆形无盖瓣全层裂孔形态不一	马蹄形等裂孔多见，往往有盖瓣
玻璃体变性	不明显	明显（液化、脱离、混浊、膜形成）
病眼屈光不正	无明显改变或有远视	近视、特别是高度近视

4. **与脉络膜恶性黑色素瘤（malignant melanoma of the choroid）鉴别**　文献曾报告 1 例脉络膜恶性黑色素瘤与视网膜劈裂症同时存在，临床上偶有将两者误诊的病例。用间接检眼镜合并巩膜加压检查不难鉴别。视网膜劈裂症的内壁为半透明膜，腔内为液体，有时透过巩膜可以见到脉络膜的纹理。而脉络膜恶性黑色素瘤在间接检眼镜下很容易发现视网膜下为实体性隆起，光彻照检查不透光。

【自然病史】　本病通常保持稳定，不产生任何视觉损害，正如前面提到的那样，视网膜劈裂症能产生自发的变平，虽然非常少见，但在一小部分患者，视网膜劈裂症继续进展。Guyer 等报道 245 例无并发症的视网膜劈裂症中，1 个月到 15 年中，33 只眼表现进展。在这些眼中，视网膜劈裂进展在一层或两层中形成新的破裂，进展通常是慢的，明显的进展需数月或数年的时间。进展速度因人而异，进展最快的从赤道部到大动脉弓也需要 7 年。本病几乎是非进行性的，即使进行也非常缓慢。因此，是一种自限性的良性疾病。但是当劈裂内、外两壁均有裂孔形成时，也易破裂引起视网膜脱离。文献中内外壁均有裂孔者，发生视网膜脱离的概率为 77%～96%，占裂孔性视网膜脱离原因的 2.1%～3.2%，有较高的危险性。但据 Byer 估计，内外壁均有裂孔者，仅为全部本病的 1.4%。

【随访】　本病病程进展缓慢，若无视力障碍和临床症状，一般不予手术治疗，但须做好随访记录。对本病早期患者需绘制双侧眼底图及视野绘图。视网膜劈裂症的程度应以周围的眼底标记物来说明，例如如视网膜血管的分支或涡静脉壶腹。好的初始的眼底绘图，能帮助检查者决定复查时视网膜劈裂症是否有进展。在早期的视网膜劈裂症，眼底照相定位是无用的，由于病变常位于周边部及其隆起程度很小。随访时间随病情而定，如果视网膜劈裂相对平坦无裂孔，局限于赤道前部，应在一年内复查一次，这样的病例，视网膜劈裂症常因眼部检查而偶尔发现。若出现裂孔或某层破裂或已发展到赤道后极部，应依病变程度在3～6个月内复查。若患者眼前有飘浮物或视功能障碍，则应随时复查。

【治疗】

1. 治疗目的是防止劈裂或视网膜脱离进一步发展，保护患者的视功能。治疗的原则是找出并封闭所有的视网膜裂孔，包括劈裂的外壁孔和劈裂区外的视网膜的全层裂孔。本病治疗指征是有争议的，因为视网膜劈裂症在正常人群中发病率相对高而所致视功能障碍及并发症却很少见，而且疗效甚微，可能遇到严重的并发症，因此这类患者的治疗应相当谨慎。Byer追踪218例患眼，平均9.1年中，在3.2%至6.4%的患者边缘扩大，6.4%的病例形成新的裂孔，但无论从视网膜劈裂症的程度或视网膜脱离的进展都未发现单眼视力易减退。他总结出，除非有症状的进展性的视网膜脱离外，视网膜劈裂症均不需治疗。因此，无视网膜脱离的两层裂孔，比仅有单层裂孔者更需密切随访。当裂孔波及两层时，多个颞下和后部内层裂孔较鼻下和鼻前的单个内层裂孔更易合并视网膜脱离。多个外层裂孔合并内层裂孔者比单独的外层裂孔者更易发展成视网膜脱离。由于视网膜神经纤维层断裂，即使重新复位视网膜，视野缺损也无法恢复，因此治疗的直接目的是针对防止发展成视网膜脱离。

2. 预防性治疗　当病变范围不断扩大时，为防止视网膜脱离，可考虑预防性治疗，但需根据裂孔的大小、位置、数量、劈裂区内有无裂孔，视网膜劈裂以外的部位是否有全层裂孔，劈裂是否为进展性，治疗后的并发症及对侧眼的条件，患者的年龄和全身情况，用药情况而定。关于本病需要不需要预防性治疗的问题，一般采用以下原则：①仅有内壁裂孔，长期追踪检测视野，缺损无明显扩大者，不必处理。②劈裂范围向后扩展已达或超越赤道部者，已肯定为进行性视网膜劈裂症，采用光凝或冷凝整个病变区，也可在病变区后方边缘邻接的健康视网膜上施行光凝。若隆起的劈裂大泡仍不予复位，可能与玻璃体之间有粘连，可在大泡的外围未受累的视网膜上，同时用小光斑低能量至少包围一圈。③内外壁均有裂孔时，在裂孔缘光凝或冷凝将裂孔封闭。也可仅封闭外壁裂孔，内壁裂

孔不予处理。④已合并视网膜脱离者，是手术的重要指征，行巩膜扣带术，并封闭外层裂孔。⑤出现白内障可导致视力下降，当发现劈裂的两层或只有外层上有裂孔，也宜较早考虑手术，以免白内障发展妨碍手术治疗。⑥视网膜劈裂的内外层上均有裂孔，有发生广泛视网膜脱离的危险，须及时治疗。如劈裂的外层因视网膜下积液有部分隆起，但未达到外围全层视网膜区域，不必引流视网膜下积液。如果全层视网膜裂孔发生在非视网膜劈裂区，亦需要及时治疗，因这种裂孔增加了发生复杂性视网膜脱离的可能性。

没有明显视网膜脱离的外层裂孔或内外层裂孔的处理，和无视网膜脱离的全层裂孔相同。有些裂孔可引起广泛视网膜脱离视力减退，而有些却不会。仅外层裂孔很少导致全层视网膜脱离，尤其裂孔是圆形的，即使是大的或多发裂孔。Byer称此视网膜脱离为劈裂分离，是未治疗的结果。Clements及助手预防性地治疗了52例无视网膜脱离的外层裂孔患者，6例出现视网膜脱离。这些作者认为无视网膜脱离的外层裂孔患者应避免冷凝术。全层视网膜脱离或进展到视网膜劈裂以外部位的视网膜，在仅有外层裂孔者占16%，而两层均有裂孔者占77%。仅由外层裂孔引起的视网膜脱离，可导致全层视网膜脱离，常是浅而局限的。

3. 激光治疗的适应证　①视网膜劈裂向后扩展距黄斑达3PD以上；②劈裂视网膜之外层出现裂孔；③劈裂视网膜两层都出现裂孔；④视网膜劈裂的范围自锯齿缘向后延伸超过4PD。

4. 手术适应证　①劈裂性视网膜脱离累及后极部和黄斑；②视网膜劈裂合并锯齿缘断离，无论有无临床症状；③劈裂区的内外壁孔所致的广泛的视网膜脱离；④非劈裂区的全层视网膜裂孔所致的裂孔源性视网膜脱离；⑤劈裂眼合并早期白内障，当发生全层裂孔或外壁孔时，即使无临床症状；⑥一眼视网膜脱离或进行性视网膜劈裂，另一眼视网膜劈裂。

5. 手术方法的选择原则　①对于劈裂性视网膜脱离累及后极部和黄斑，裂孔又靠近后极部，采用玻璃体切割术用视网膜光凝或巩膜冷凝同时引流视网膜下积液及注气，效果较好。由于巩膜扣带术对黄斑功能的影响，一般不主张用。②劈裂区合并锯齿缘断离，用巩膜加压，环扎，冷凝，排出视网膜下积液。③不论劈裂区内或非劈裂区内全层裂孔所致的视网膜脱离，除须按常规视网膜脱离处理，行巩膜扣带术封闭劈裂区内所有的外壁孔和全层裂孔；引流视网膜脱离下积液，若眼压太低可注入空气。

6. 手术方法　①视网膜劈裂的进展缘的瘢痕区施行光凝或冷凝，或两者联合使用，防止劈裂的进一步

发展。但该方法需破坏劈裂边缘的正常视网膜，使病变进一步扩展，且易导致外壁新裂孔，加重视野的缺损。②用光凝、冷凝或两者联合封闭劈裂内层，排出或不排出劈裂腔中的液体，使劈裂外层完整。光凝、冷凝或两者联合应用于视网膜劈裂的外层，破坏外层视网膜，减少神经元细胞分泌液体进入劈裂腔内，同时，破坏色素上皮的屏障作用，使劈裂腔内的液体进入脉络膜而被吸收；必要时还可通过电凝排液引流劈裂腔内液体，使内层塌陷。当然，有时劈裂腔或视网膜下的液体黏稠，一次排液不一定彻底，可能有少量液体残留在远离排液孔的劈裂腔内或视网膜下，不必再处理，可通过脉络膜吸收，使视网膜平复。

无内层裂孔而由一个或多个外层裂孔所致的全层视网膜脱离，具有独特的临床表现。视网膜劈裂症在外层裂孔形成前，常导致劈裂边缘部的撕裂或多发性循环营养障碍。如果撕裂处边缘卷起，则裂孔很容易被发现，有时很难看到是因为色素上皮与所附着的外层相比太薄了，而导致全层视网膜脱离的后缘部裂孔也很难发现，视网膜脱离通常很浅，并常波及黄斑。Sulonen 和同事报道了 5 例这样的治疗成功的患者。如果撕裂处周围的外层仍未离断，或仅从色素上皮轻微隆起，激光光凝或冷凝或联合治疗非常有效，并可同时重新固定视网膜全层。Schwarze 和 Laqua 也报道了类似病例，成功地用氩激光封闭了巨大外层裂孔。Ambler 及同事报告 1/3 病例可治疗成功，有 2 例失败，他们认为是弱激光光凝导致的。即使激光能封闭外层裂孔，但并未阻止新的裂孔形成，这是由于劈裂仍然高度隆起。更好的方法使用光凝或联合冷凝、排出视网膜下液体，或手术切除整个劈裂外层。巩膜扣带术中借扣带排出液体和穿透巩膜及脉络膜以排出液体的外层裂孔，可使视网膜重新复位，劈裂完全塌陷。穿透性排液是通过存在的外层裂孔实现的，外层裂孔常很大且局限于后极部，应用大的扣带易形成视网膜折叠和黄斑变形，该手术具有破坏性。

另有治疗方法是通过在内层造孔以排出视网膜下及劈裂处液体，再行玻璃体切除术联合巩膜扣带术。由于内部液体排出，可将气体注入玻璃体，除了继发于无并发症的闭合性玻璃体切除术的白内障形成或进展外，结果尚佳。内外层裂孔所致视网膜脱离可成为广泛性或全视网膜脱离，这明显是由于玻璃体腔和视网膜下间隙可通过劈裂的内外层裂孔自由交通所致。此类病例的治疗目的是闭合外层裂孔、复位视网膜，由于仅有裂孔的一部分可见，所以很难辨认。巩膜扣带术在闭合外层裂孔中也很有效，如同时存在全层视网膜裂孔也应闭合。如整个视网膜外层裂孔边缘不能看清时，术者须从可见部分推测裂孔的大小和轮廓，并肯定足够大。如果初次巩膜扣带术失败，视网膜再次脱离，或者视网膜暂时复位随后又脱离，很难找到后部周边的初始外层裂孔，只要发现外层和全层视网膜的全部裂孔并采用手术封闭，结果很乐观。

对进展性视网膜劈裂症，采用标准三通道封闭合式玻璃体切除，并切除紧贴于内层的后部玻璃样物质，松解玻璃体对劈裂内层的牵引，视网膜下内排液以及通过内壁孔引流劈裂腔的液体，同时行气液交换使视网膜复位。或在视盘和黄斑注入过氟化碳液体，压榨出浓厚、顽固的视网膜下液体，劈裂腔的液体可通过已存的内外层裂孔进入劈裂腔，重新黏附视网膜，平复劈裂。以前已有人提过劈裂腔液体排除的巩膜途径是很困难的，通过软性笛针排出劈裂腔的液体也很困难。内排液需力量较强的吸引管，它的尖端通过内层裂孔进入劈裂腔，常必须扩大裂孔以允许吸引管穿过。由于内液排出，吸引管尖端附近的内层塌陷，但劈裂其他部位仍隆起，全部内层塌陷也很困难。且不可避免地挤针尖端会损伤劈裂外层，造成手术更为复杂。Lomeo 和助手报道了 4 例在后极部应用过氟化碳液体治疗视网膜脱离合并视网膜劈裂症，取得了较好的手术效果。

常规的巩膜扣带术包括巩膜环扎，部分或全周巩膜加压术。对于后极部靠近黄斑区的裂孔，因易形成视网膜皱褶，黄斑扭曲，损害黄斑功能，一般不采用。

二、继发性视网膜劈裂症

继发性视网膜劈裂症（secondary retinoschisis）是获得性视网膜劈裂症的一种，可在某些特异性疾病中发现。这些病例中，视网膜劈裂症常被认为是原发病的并发症，两者的因果关系或视网膜劈裂症的发生机制尚未完全清楚。如果视网膜内层受到牵拉，临床上亦称继发性牵拉性视网膜劈裂症（tractional retinoschisis）。

【病因和发病机制】 本病可发生于许多眼病的病理过程，包括增殖性糖尿病视网膜病变、早产儿视网膜病变、镰状细胞视网膜病变、血管阻塞性疾病、再生障碍性贫血、中间葡萄膜炎、创伤、脉络膜肿瘤、斑痣性错构瘤、陈旧性视网膜脱离、Coats、先天性视盘小凹、牵牛花综合征等。牵拉性视网膜劈裂症亦可出现在以前并无囊样变性的视网膜部位，并多位于眼底后极部。检眼镜下可见到来自玻璃体的牵拉。这种情况最常见于增殖性糖尿病视网膜病变，已静止的早产儿视网膜病变，广泛的葡萄膜炎与外伤所致的玻璃体增殖条索。

【临床表现】

1．炎症性　Brockhurst（1981）提出继发性视网膜劈裂可发生于中间葡萄膜炎，数年后眼底周边有大量渗出覆盖于锯齿缘下部且常有新生血管形成。早期不易发现视网膜劈裂。数月到数年间劈裂逐渐扩大，显示视网膜内层平滑隆起，向后扩展但变高的病例罕见。劈裂的机制可能是新生血管引起视网膜组织内的液体积聚，这种劈裂的内面隆起的平滑，可能不是继发于皱缩的玻璃体膜形成的牵引。

2．继发性　牵拉性视网膜劈裂症常见于增殖性糖尿病视网膜病变、早产儿视网膜病变、外伤性玻璃体增殖索、陈旧性视网膜脱离、Coats、先天性视盘小凹、牵牛花综合征等。其中增殖性糖尿病视网膜病变更为常见，Lincoff 和同事在 200 例伴有视网膜牵引性隆起的增殖性糖尿病视网膜病患者中，诊断了 85 例视网膜劈裂症和 115 例牵引性视网膜脱离。牵拉性视网膜劈裂的两层均可能有裂孔出现，并可能发展为视网膜脱离。

本型视网膜劈裂症和视网膜脱离均可能发生，此时，难以区分视网膜劈裂症和陈旧性视网膜脱离。例如，在早产视网膜病变的年轻人中常可见外周视网膜脱离，脱离的视网膜上可见玻璃体视网膜牵拉或裂口。偶尔两条邻近的视网膜血管突入玻璃体，但在连接血管的视网膜上有缺陷或大的裂口。相连的视网膜上，常可见色素沉着或边缘轻度脱离，或在视网膜脱离的两边时见视网膜下渗出。如果隆起的视网膜呈凹形，即使存在视网膜裂口也未出现视网膜脱离，这可能是视网膜劈裂症而并非视网膜脱离。另外，如果在观察期隆起未进展，尽管存在裂口，这种视网膜的隆起更可能是视网膜劈裂症而非视网膜脱离。

先天性视盘小凹可继发视网膜劈裂症，Lincoff 等用立体眼底照相和立体荧光造影片观察 15 只先天性视盘小凹合并黄斑病变眼，86.7% 有视网膜劈裂，93.3% 有视网膜外孔，在后极与视网膜隆起连接，该视网膜隆起应为视网膜劈裂症而并非是继发性视网膜脱离。通过透明的内层可见受限制的劈裂外层，外层的视网膜脱离呈环形并且与视盘不相连。隆起的内层为椭圆形且更广泛，并且与视神经凹连接。Krivoy 和 Rutledge 等各自独立地应用光学相干断层成像（OCT）对先天性视盘小凹患者的视盘、视盘颞侧的视网膜、黄斑部视网膜进行解剖学研究，没有一只眼发现视网膜下间隙与玻璃体腔之间存在直接的通道，而在所有发生浆液性视网膜脱离的眼均存在黄斑区和视盘旁视网膜的囊样变性和劈裂，并且在劈裂间隙都有组织间桥。

先天性视盘小凹继发视网膜劈裂症是由于囊样变

性，劈裂腔最早出现在邻近小凹的视盘旁视网膜，并逐渐波及周围视网膜。劈裂腔与视网膜下腔间存在通道，而劈裂腔内的神经纤维或组织间桥所维持的突触运输则使劈裂的视网膜保留有一定的功能，这也是劈裂或囊变的视网膜不一定出现相应的绝对暗点的原因。最终视网膜劈裂将累及黄斑部，并进而形成 RPE 的脱离。黄斑视网膜脱离后细胞碎屑或游离的色素上皮堵塞了小凹与劈裂腔间的通道，造成劈裂腔和外层视网膜的最终塌陷，是视网膜脱离复位的可能原因。已有黄斑部视网膜劈裂症伴视盘出血的罕见病例报道。黄斑部视网膜劈裂症在内层复位时也不会完全致盲和改善视力，局限于后极部合并视盘小凹的全层视网膜脱离，可通过连续光凝法成功治疗，其用于视盘颞侧视网膜。然而，该治疗不适用于伴有视盘小凹的视网膜劈裂症。Hoerauf 和同事通过玻璃体切除手术成功地治疗了伴视盘小凹的视网膜劈裂症，手术包括后部玻璃体切除和气体填充。

牵牛花综合征继发视网膜劈裂症的 OCT 特征：视网膜劈裂与脱离并存，之间也有沟通，黄斑部视网膜劈裂液腔通向颞侧外缘，在视盘上方一片小范围孤立的视网膜劈裂区，其劈裂腔通向视盘上方但无视网膜脱离并存。

【治疗】　对病情稳定无视网膜脱离的继发性视网膜劈裂无须特别处理。炎症性视网膜劈裂，需治疗炎症，必要时考虑光凝新生血管。对需要治疗的病例，亦可因不同病例选择适当方式。采用氩激光治疗视网膜劈裂，在病变外围形成瘢痕堤坝，阻止病变进一步发展。光凝劈裂部周围与正常视网膜交界处，作 2～3 排光凝点。每个光凝点数之间相隔一个光凝点，使照射处出现灰白色凝固斑，每周治疗一次。治疗次数及照射点数根据病变情况及治疗反应而有所不同。松弛对视网膜的牵拉用 YAG 激光，适于单纯局限的玻璃体条带的松解。严重的增殖性玻璃体视网膜病变，可采用经睫状体平坦部的闭合式玻璃体视网膜手术。

三、先天性视网膜劈裂症

先天性视网膜劈裂症（congenital retinoschisis）属玻璃体 - 视网膜营养不良（vitreo-retinal dystrophy）的一种，较获得性视网膜劈裂症少见。文献中对本病有不同命名，如遗传性视网膜劈裂症（hereditary retinoschisis）、性连锁性青年性视网膜分离（sex-linked hereditary juvenile retinoschisis）、先天性玻璃体血管纱膜症（congenital vascular veils in the vitreous）、青年性视网膜劈裂症（juvenile retinoschisis）及发育性视网膜劈裂症（developmental retinoschisis）等。由 Anderson

等于 1932 年首先报道，劈裂发生于神经纤维层，隆起的前壁为视网膜内界膜及部分层次的神经纤维层。本病可发生于眼底后极部及周边部，后极主要是黄斑中心凹劈裂，周边的视网膜劈裂症常发生于颞下象限，并可伸延至 2 个象限以上，少数病例的病损局限于眼底后极部。玻璃体内纱幕状漂浮物，活动度小，玻璃体积血和视网膜脱离是最严重的并发症。

【病因和发病机制】 本病是 X 性染色体隐性遗传病，但也有报道常染色体隐性遗传，常染色体显性遗传及遗传方式不确定，常为双侧发病。1898 年 Hass 描述了 2 例男性典型的放射状黄斑囊样变性，后来证实系 X 性连锁遗传性视网膜劈裂症。Pagenstecher 在 15 年后做了这一疾病家系调查，发现它为 X 染色体连锁性疾病。1953 年 Jager 将其称作 X 性连锁遗传性。视网膜劈裂症主要表现为视网膜神经纤维层分离，玻璃体腔内有一半透明的膜，为性连锁隐性遗传。黄斑型的本病，也可能有常染色体隐性遗传。

本病发病机制仍不确知，有玻璃体异常学说、Müller 细胞缺陷学说及视网膜血管异常学说。由于视网膜最内层先天异常，特别是附着于内界膜的 Müller 细胞内端存在某种遗传性缺陷；或为玻璃体皮质异常，视网膜受其牵引，导致神经纤维层的分裂。这种牵引可能由于在正常发育眼球中玻璃体生长的不足，或在围生期玻璃体增厚与收缩。在胚胎期部分原发玻璃体与眼杯的内壁粘连，当原始玻璃体收缩时视网膜内层被牵引。视网膜颞侧下部分在胚胎晚期才开始发育，并且颞侧周边的血管发育晚，分布也较少，一旦视网膜内层受到牵引，则易在颞侧周边出现劈裂。母亲为携带者，双眼发病，劈裂部位对称。

【组织病理】 本病只有较少的病理报告，结合多年临床经验 Schepens 认为本病起于内层视网膜与玻璃体。Tolentino 等认为玻璃体在视网膜劈裂症形成中起重要的作用。病理性玻璃体，可能对内层视网膜产生的不正常牵拉，导致神经纤维层的分裂，这种牵拉可能由于在正常发育眼球中玻璃体生长的不足，或在围生期玻璃体胶质收缩但无玻璃体脱离，或为皮质玻璃体增厚与收缩。Mann 推想可能在胚胎时期，部分原发玻璃体与眼杯的内壁粘连，当原发玻璃体收缩时，视网膜内层被牵引。因视网膜颞下部分在胚胎晚期始发育，并且颞侧周边的血管分布较少，故一旦视网膜内层受到牵拉，易在颞侧周边出现劈裂。在动物实验研究中。子宫内压迫脐带或结扎胎猴的颈动脉与静脉，可在颞侧中部视网膜神经纤维层出现裂缝，且最周边无侵犯，玻璃体也大致正常。Harris 和 Yeung 认为本病是全视网膜疾病，与 Müller 细胞的异常有关。病理

解剖在劈裂腔内层均发现了视网膜内界膜的 1/2 厚，表明了可能视网膜内界膜的形成时黏着缺陷促成了的形成。另外，Müller 细胞帮助形成视网膜内界膜，当视网膜劈裂症时，内层的 Müller 细胞受损，不再促使视网膜内界膜的形成，所以劈裂部位的视网膜内界膜较薄。Manschot 由于发现了视网膜神经节细胞层和视网膜神经层变薄，认为视网膜神经纤维层的异常也是视网膜劈裂症形成的因素。Ewing 和 Cullen 发现本病患者眼底荧光血管造影有异常，认为视网膜劈裂症的发生是由于视网膜血管发育迟缓，视网膜从其颞下方获得血供而导致视网膜劈裂症的形成。Green 和 Jampol 指出，劈裂部位的血供减少及广泛的视网膜内荧光素渗漏表明血管变化在视网膜劈裂症形成中起重要作用。

光电镜下可见视网膜劈裂位于视网膜神经纤维层和视网膜神经节细胞层。视网膜主要沿着胶质细胞和神经纤维层裂开，形成劈裂腔，劈裂腔沿周围的视网膜组织延伸。劈裂内层主要由视网膜内界膜（internal limiting membrane）、部分 Müller 细胞及血管组织构成，这些胶原组织在视网膜有血管部位变厚；劈裂外层则包含内颗粒层、外颗粒层、外丛状层和感受器细胞层，外层由于表明的神经胶质增生而变厚。在劈裂区域，完整的胶质细胞和神经纤维层通常不明显，但双极细胞及光感受细胞层是完好的；内颗粒层往往变薄，但可呈双层，视网膜内层变厚，结构紊乱，许多劈裂部位的内层、外层及邻近劈裂腔的视网膜均发现大量的嗜酸性无定形物质构成。透射电镜下发现在邻近劈裂腔内层及外层的细胞外间隙中有细丝状物质存在，实验证明细丝即是光镜下所见的无定形物质。Gottinger 观察到在周边视网膜囊样变性和老年性视网膜劈裂症的患者中，也有相同的具有交叉条纹的直径为 8～12 细胞外细丝，但这些细丝与透明质酸敏感的黏多糖起显色反应，与 Condon 等在视网膜劈裂症患者中发现的物质不同。

对本病摘除的眼球进行研究，发现裂孔出现在视神经纤维层。在视网膜可见周期性无定型物质。超微结构下，这种无定型物质由直径为 11nm 的细丝组成。Condon 和他的同事推测，视网膜内的细丝是因 Müller 细胞的缺陷所致，而这些细胞外的聚积物又会引起这些细胞的变性及接下来的劈裂形成。Kirsch 和同伴发现，在劈裂部及其以外的视网膜均能发现细丝。组织化学研究表明，这些细胞均起源于神经胶质。这些作者也认为缺陷的 Müller 细胞产生的神经胶质纤维酸性蛋白和可能为 S100 的蛋白，其积聚于视网膜内，而这些细胞发生变性和劈裂形成。在 Norrie 病的变异老鼠中，通过基因靶向导入技术建立本病症的动物模型。

【临床表现】　先天发病，多见于男性儿童，女性罕见。常在学龄期或学龄前期视力缺陷就诊而被发现。当患眼一侧弱视常有废用性外斜，双眼视力低下则易现眼球震颤，偶尔有发生自发玻璃体积血者，有先证者而做家族调查时才被发现。

1. 视力改变　一般视力下降到 0.2～0.4，随年龄增长视力更下降，最后可降到 0.1 左右。在 10 岁左右单眼或双眼视力不良。本病无论发生于周边或黄斑部，视力均有明显损害，半数以上小于 0.3，黄斑部者视力更为不良。本病的患者绝大多数为男性。女性患者则双亲来自有本病患者的家系。

2. 黄斑劈裂　劈裂症发生于黄斑部者称黄斑部视网膜劈裂症（macular retinoschisis），导致黄斑异常可见于所有患者，而且可能是本病的眼底特点。发病早期仅黄斑中心凹反光消失，色素紊乱，呈星状色素脱落，特征性的改变中心凹周围囊样隆起，或细小轮辐状外观，以中心窝为中心发展成放射状囊样皱褶，逐渐相互融合成炸面圈（doughnuts）状的视网膜内层劈裂（彩图 7-189、彩图 7-190，见书末彩插）。患者黄斑表现各异，然而小束状抬高或以中心凹为核心的微细的放射状皱襞或两者合并是最具特征性的表现（彩图 7-191，见书末彩插）。在某些患者视网膜广泛抬高，几乎占据整个后极部，为大血管弓所包绕。黄斑异常可能非常微小，通过裂隙灯检查其表浅的放射性皱襞几乎不可见，使用红光缺失的光线有助于观察。在某些患者色素斑点可能是唯一改变，而在另一些患者，中心凹反射消失可能是唯一的黄斑异常。这些发现在周围无变化的老年患者中常被忽视，被认为是与年龄相关的正常改变。

3. 周边视网膜劈裂症　据报道检眼镜可见的外周劈裂发生率为 71%～85%，周边部的劈裂主要表现为两类：一类为扁平隆起表面如花斑状，多发生在眼底上方，常见于较大儿童或成年人，由于幼儿时期泡状视网膜劈裂自发退变所致；另一类为视网膜巨大囊泡，下方多见（彩图 7-192，见书末彩插），好发于 4 岁以下男孩，可波及上方，劈裂的前壁一般不超过锯齿缘（彩图 7-193，见书末彩插）巨大囊泡的内壁可以是一个巨大裂孔。黄斑区外最具有特征性的病变是伴有一大卵圆孔或多个孔的视网膜内层球形抬高。许多劈裂的球形、低平的隆起，通常在赤道部明显，有时向后延伸甚至接近视盘（彩图 7-195，见书末彩插）。低平的隆起处血管颜色发暗，并可见血管在脉络膜上的投影。如果没有相应区域的视功能损害，表明在劈裂处尚有大部分完整的视神经纤维及突触。偶尔在一眼可见两个球行的劈裂症的分离区，病变前界很少扩展至锯齿缘，

后界常凸起。而且，在本病内层裂孔更大且较外层裂孔更易发生。本病裂孔发生在神经纤维层，视网膜的浅表层。视网膜劈裂的外层呈灰色样透明在脉络膜上。外层破孔比较少见，而且即使有也很小，不易看到，常为圆形，多靠近劈裂的后缘。如果同时发生内、外孔也可引起视网膜脱离（彩图 7-194，见书末彩插）。

沿着视网膜劈裂的后缘边界，常见有白色或色素的分界线条。其产生的原因可能是沿劈裂后缘的 RPE 受牵裂刺激的反应。视网膜血管一般位于劈裂的内层上，但也可看到血管从内层走向外层。在劈裂区内的血管上经常可见白鞘（彩图 7-195，见书末彩插）。

4. 玻璃体病变　本病的玻璃体改变为非典型的细纤维凝聚，空泡形成、后脱离与浓缩。早期玻璃体皮质层较致密，仍覆盖于劈裂区上，玻璃体无后脱离，劈裂的内层上也可见到裂孔，表明裂孔并非由于玻璃体视网膜牵拉，而是因为组织退变所致。但随后广泛的内层裂孔，常伴有玻璃体后脱离与浓缩。偶尔，一小片玻璃体皮质保持与视网膜血管黏附并有牵拉，并导致玻璃体积血。这种玻璃体积血，多数位于后玻璃体腔及视网膜劈裂腔，并常能较快吸收。玻璃体积血常见于年轻患者。在本病的进行期中，20 岁以后较少发生。长久的出血可形成黄色，出血在玻璃体内机化、收缩与牵拉，可产生全层视网膜裂孔与固定的视网膜皱褶。玻璃体积血可以是疾病的首发表现。在本病的晚期，整个内层消失，视网膜血管不可见，外层变性，大量色素斑出现。有色素沉着、眼底下半部未见视网膜血管的男性患者应考虑本病，直至明确诊断为其他疾病。

除玻璃体改变以外，尚有玻璃体膜的存在，其性质尚未确知，为位于内界膜与玻璃体之间的异常组织。此膜半透明。常附着于视盘与视网膜。偶尔，有部分或全部膜游离活动，但在赤道处常有肯定的黏着，通常与劈裂下部球形隆起处的内层相粘连。沿粘连线上，视网膜血管呈锐角弯曲，并可见内层视网膜被牵扯变形，甚至一般检眼镜不宜看到劈裂内层的视网膜。视盘上膜的牵拉导致假性视盘水肿。旁视盘的正常视网膜血管将视盘牵扯向颞侧，类似轻度的晶状体后纤维增殖，玻璃膜或机化的玻璃体积血的牵拉可致黄斑异位。有时玻璃体膜上可见起源于视盘的新生血管，有时似位于劈裂的内层上。这种玻璃体膜可能与劈裂内层融合在一起，玻璃体膜在周边眼底牵拉的征象可表现为地图状压迫变白及不压迫变白区。

5. 其他眼底改变　眼底周边部未受侵犯的视网膜有灰白色或银白色变性改变，严重者有银箔样闪闪发光样反射，有视网膜水肿样改变，偶尔可见周边视网

膜新生血管,晚期病例也有脉络膜萎缩或陈旧性脉络膜视网膜炎样色素异常。有时有假性视盘炎表现,可能是由于胶质组织增生所致。

6. 荧光血管造影 可见黄斑中心凹有扩张的毛细血管和透见荧光斑点,说明此处色素上皮有萎缩,但无典型渗漏。在黄斑劈裂造影显示无染料渗漏至这些囊样区,这显然不同于微囊状黄斑水肿。在周边视网膜劈裂与正常视网膜交界处可见显著毛细血管扩张,末梢血管卷曲和异常的血管交通。这些扩张的和异常的血管有明显的荧光素渗漏,使局部形成强荧光区,说明此处血管渗透性有改变。

7. 光学相干断层扫描(OCT) 本病的 OCT 图像表现为典型的黄斑区囊样改变,伴斜形或垂直的桥状组织相连;后极部视网膜神经上皮层之间分离,其间有桥状组织相连;纱膜样改变的 OCT 图像为内层神经上皮增厚与外层神经上皮分离。OCT 对视网膜劈裂症具有高度特异性,清晰地显示视网膜神经上皮间分离(彩图 7-196,见书末彩插)。

【视功能检测】

1. 视野 本病症常有相对性中心暗点。黄斑型视网膜劈裂症的中心区可有一小环形暗点。低平的视网膜劈裂区往往不易查出视野缺损,因在劈裂的两层之间仍有神经纤维联结。

2. 视网膜电图(ERG) 在本病症中,ERG 检查具有特征性和诊断意义。由于视网膜劈裂症眼底表现成多形态,根据眼底检查诊断该病会有困难。在这种病例中,ERG 可以辅助诊断。与 a 波相比 b 波振幅呈现出不成比例的下降,是本病症的特征。在疾病早期或轻度病情时,可观察到 b 波振幅下降伴摆动的可能性及 a 波无改变,b 波与 a 波振幅之比更大程度的减小。在局限于黄斑部的可见眼底异常病例中,ERG 的发现可观测到。因 ERG 是整合的反应,所以异常的 ERG 表明黄斑外周视网膜扩散性受影响,甚至局限于黄斑部的可见异常的病例中。当疾病进展和感受器变性时,a 波振幅也变得更小。然而,b 波振幅下降也会增加,因而低的 b/a 波幅之比通常维持。当视网膜劈裂症更加进展和眼底呈现广泛色素团和眼底下半部或更广泛区域的视网膜血管消失时,ERG 的 b 波可以完全消失,仅留下小 a 波或 PⅢ成分。伴随疾病的进一步发展,a 波也消失,使 ERG 完全记录不到。黄斑部 ERG 也显示低 b/a 波幅比例伴减低摆动的可能性。在黄斑变性进展的病例中,黄斑 ERG 变得不可记录到。

本病的 ERG,具有特征性改变,有助于本病诊断。ERG a 波振幅正常,b 波比 a 波下降更甚,使 a 与 b 波比例(b/a)常小于正常。用相当高的白光刺激下记录

ERG,b 波常低于基线。甚至在黄斑区的本病,b 波也不正常。当眼底广泛受累时,a 波及 b 波均很小,b/a 比例仍低。在病变发展的患眼中,b 波严重降低至不可记录,只剩下小 a 波。最严重病例连 a 波也未能测出,ERG 完全无法记录。OPs 波显著降低或消失,绝对阈值测验(absolute threshold profile)可在正常范围内。黄时洲等应用多焦 ERG 对正常对照眼和视网膜劈裂症眼进行比较,结果对照组和视网膜劈裂症组 6 个环形视网膜区域平均反应密度值或潜伏期比较均显示差异有非常显著性的意义,视网膜劈裂症患者多焦 ERG 三维图皆表现为多处局部性振幅降低,中央高峰反应消失或降低,其 6 个环形视网膜区域反应密度值的 P1/N 波比值不同于全视野 ERG 的 b/a 波比值。视网膜劈裂症患者多焦 ERG 三维图皆表现多处局部性振幅降低,与患者黄斑区多处小囊肿的存在或破裂造成的局部性功能损害有关,可以认为是本病的一个有特色的改变。

本病的 b/a 波之比表明,如果考虑 b 波是由视网膜神经上皮损伤引起,那它不仅包括感受器和 Müller 细胞。本病中,不能观察到本病中特有的视网膜电图的低 b/a 波幅的比率,其 ERG 正常或亚正常,依赖于 b 波振幅非优先压低区的扩展。这表明本病与先天性的不同。在本病的早期或轻度病例中当 ERG 已明显压低时,暗适应,视杆和视锥细胞的绝对阈值,仅轻微损伤。Peachey 和同事已发现了视网膜电图的发现与心理物理结果的背离,他们表明本病的病理环境始于 Müller 细胞,大致光感受器神经传入通路的限制性功能,至少为疾病的早期。女性杂合子携带者通常检眼镜和视网膜电图的检查通常为正常,但是某些异常已经报道为中心凹附近的内界膜皱褶,或者与男性患者相似的周边视网膜的变性和神经胶质过多症。然而这些异常的大部分表现为非特异性和非一致性。

3. 眼电图(EOG) 本病 EOG 中光峰/暗谷比值尚保持正常直到最晚期,EOG 光峰可严重受损。ERG 与 EOG 测验结果表明,在本病最初,视细胞功能尚保存较好,劈裂内层不正常,一段时期以后才影响光感受器。

4. 暗适应 本病患者暗适应中视锥细胞视杆细胞阈值均升高,甚至患黄斑部视网膜劈裂症者也同样有所改变。当眼底病变趋向广泛,其阈值更高,最后呈现完全性夜盲。

【病程演变】 本病在 5 岁以前发展较快,20 岁以后相对静止。

1. 进行的征象 病程进展中,本病随时而有变化。有些病例在发展,有些保持数年不变,亦有少数确有

退行。由于劈裂一般引起的视野缺损限于上方视野内，故在婴儿期未被发觉，时常等到玻璃体积血或视网膜脱离后才得以发现本病的存在。一般病例，多在5岁以前发展快，往后变化较慢。20岁以后，本病几乎静止，可能只有明显的进行性色素增生与视网膜白色胶质线的形成。本病进行的征象为：①劈裂隆起呈球形的范围或高度增加；②内层数孔可能融合；③有些在有大孔的层上，甚至看不到视网膜血管，因此，任何年龄男性患者，若在眼底下方几乎没有或看不到视网膜血管，应想到可能为本病进行的表现；④视力逐渐减退，由于黄斑退行病变或由于玻璃体积血使已有的玻璃体膜变厚与更明显，以及对中央视网膜牵拉所致。进行性的病变不一定持续发展，有时与退行交替出现，在相当长的时期内可维持相当好的视力，或几十年中劈裂仍局限在周边眼底，且黄斑变性轻微。

2. 退行的征象　本病退行的征象为：玻璃体膜收缩从劈裂内层上撕开，牵拉得到松解，劈裂腔自发塌陷；玻璃膜上或劈裂内层上的新生血管减少，当附着于劈裂处上明显浓缩的皮质玻璃体脱开后，劈裂隆起度明显减低。脱离的皮质玻璃体有如自由漂浮或保持黏附于周边视网膜上的玻璃体膜。当视网膜劈裂变低平或缩小至只有少许轮廓清晰的视网膜皱褶，往往依赖扭曲的视网膜血管而辨认。

当视网膜劈裂低平后，视力与视野可能有一定程度的恢复。但眼底常有脉络膜萎缩及点状色素沉着，视网膜血管细窄。如系初诊病例，对以前存在的球形劈裂区域，脉络膜萎缩及大量播散的色素，有可能被认为静止的脉络膜视网膜炎。早年玻璃体积血窥不清眼底表现，因玻璃体机化膜收缩，牵拉视网膜血管，使黄斑牵拉异位；在未劈裂区产生视网膜裂孔及并发性视网膜脱离。视网膜脱离虽不常见，但出现广泛的玻璃体视网膜病变则不可避免。一般分为三类：①由劈裂的全层裂孔所致；②由劈裂区以外的全层裂孔所致；③牵拉性视网膜脱离。

【并发症】　玻璃体积血和视网膜脱离是本病最严重的并发症，玻璃体积血的发生率高达40%，近20%的患者发生视网膜脱离。

1. 裂孔性视网膜脱离　可见是劈裂外层出现的裂孔、劈裂腔周围出现裂孔或由于玻璃体牵引而造成裂孔，液体可通过外层裂孔或通过玻璃体脱离导致全层视网膜撕裂而进入视网膜下。

2. 玻璃体积血　玻璃体积血的发生率为40%，通常是由于分支血管的破裂，极少数是由于新生血管引起。由于劈裂部位的微血管病变造成局部缺血而刺激新生血管形成，新生血管导致玻璃体反复出血，眼底

荧光血管造影显示来自视盘及视网膜周边的血管有染料渗漏。

3. 其他并发症　屈光不正在本病患者中也很常见，远视和斜视的发病率可高达29%。其他少见的并发症有玻璃体牵引造成的黄斑牵拉、渗出性视网膜脱离、新生血管性青光眼视盘萎缩。

【遗传与基因】　本病的基因已被绘制到X染色体的短臂远端，特别是Xp22.1-p22.2。尽管这种疾病在眼底有改变，在遗传异质上却无证据。大量有关改进RS区遗传图谱绘制解决的文献已报道。有一芬兰患者的研究报告为，RS临界区已缩窄到0.2～0.3cm，在标记DXS418和HYAT1之间。伴随于检眼镜和ERG的检查，以DNA为基础的诊断，看上去有助于本病杂合子携带者，也可用于患病婴儿的早期诊断。近来，与本病有关的基因已鉴别出，并且考虑称为XLRSI（X连锁的视网膜劈裂症I）的变异导致男性的疾病。这种基因已选出为变异，其显示为大量异质。然而，不考虑变异类型，本病症是由于功能变异的消失所致。

除了基因方法之外，心理物理检查有助于探测杂合子携带者已有报道。这种方法应用视锥系统的损伤去探测闪光如同正常人群中视杆细胞的暗适应；如果暗适应的视杆细胞暴露于暗光之中，视锥细胞的功能会增强。视杆-视锥细胞的这种相互作用，在杂合子携带者中缺失。

【诊断与鉴别诊断】

1. 诊断　本病的诊断依据：①患者的首发年龄较小；②眼底有透明薄纱样膜从视网膜内层隆起，有时内层有大的裂孔伴有视网膜血管；③黄斑部异常，有囊样变性、萎缩和色素改变；④玻璃体后脱离；⑤严重视力损伤，是由于黄斑病变、玻璃体积血和视网膜脱离；⑥视野常是鼻上方缺损；⑦X连锁隐性遗传。诊断主要依靠疾病的遗传特点及辅助检查，临床上根据典型的临床表现及家族性发病，采用直接或间接检眼镜、电生理特征、荧光血管造影等检查基本上可确定诊断。另外OCT能有效的区别黄斑裂孔与黄斑中心凹劈裂，它可以在活体获得视网膜组织结构的横断面图像，清晰地显示视网膜内外层的细微结构并客观、定量地测量、分析。视网膜厚度分析仪（RTA）可确定裂开是否发生于视网膜层间及劈裂的大小、形状。

2. 鉴别诊断　本病应与以下疾病鉴别：

（1）与获得性视网膜劈裂症鉴别：如表7-29。

（2）视网膜脱离（retinal detachment）：先天性视网膜劈裂症的内层菲薄，常伴有圆形或椭圆形裂孔，又多位于周边眼底，往往仅能查见裂孔的后缘，故极易误诊为锯齿缘离断所引起的视网膜脱离。但透过裂

表 7-29　先天性视网膜劈裂症与获得性
视网膜劈裂症鉴别诊断

	先天性视网膜劈裂症	获得性视网膜劈裂症
劈裂部位	神经纤维层	外丛状层或内核层
年龄	1～5 岁儿童	多见于 50 岁以后
频度	稀少	较多
遗传	性连锁性隐性，常染色体隐性	非遗传性
性别	男性	两性均有
双眼受累	98%	70%～90%
主观症状	幼年视力差	早期无症状
劈裂分部	下半后极至锯齿缘	颞下至锯齿缘
视功能	异常	正常
裂孔	大的内层裂孔比外层多见	大的外层裂孔比内层多见
黄斑受累	主要累及黄斑区	少见
周边部	孤立的圆形、椭圆形水泡样视网膜劈裂	扁平、水泡样
劈裂处内壁	极度菲薄，纱幕状	菲薄，透明
周边部囊样变性	不见	必定存在
视网膜血管白鞘	多见	少见
玻璃膜或出血	常见	少见
合并症	视网膜脱离、白内障、斜视	视网膜脱离

孔，可见变性的视网膜外层，呈颗粒样外观、并非均匀一致性橘红色的脉络膜，且患者从无突然的视力障碍，无自觉的视野缺损。视网膜脱离是先天性视网膜劈裂症的严重并发症，视网膜劈裂症并发视网膜脱离者往往好发于颞下方，呈静止性或发展非常缓慢其隆起的境界清楚可伴有色素界限，隆起处的视网膜菲薄，光滑有湿丝绸样外观；视网膜血管白线化较常见，裂孔的形态为圆形；视野缺损为绝对性，边缘陡峭。而裂孔性视网膜脱离则可发生于眼底视网膜任何部位，绝大多数是单眼发病，其进展比较迅速，隆起处视网膜相对较厚，历时长者呈灰白色，视网膜血管一般无改变，裂孔呈马蹄形、新月形或圆形全层裂孔，视野缺损多为局限性。根据典型眼底可以鉴别。

（3）先天性视网膜皱襞（congenital retinal fold）：先天性视网膜劈裂症部位与视盘相连，水平位或斜向颞侧周边部，呈条索状，其上有正常的视网膜血管，这些特点与先天性视网膜劈裂症的眼底容易鉴别。

（4）早产儿视网膜病变：又称晶状体后纤维膜增

生症（retrolental fibroplasia），该症亦为双侧性，在眼底形成局限性血管膜或局部视网膜脱离。有机化组织与之相连并延伸至周边眼底，但多见于体重轻的有吸氧病史的早产儿，患眼较小及常有近视。

（5）增生性视网膜病变：当先天性视网膜劈裂症内层与玻璃膜粘连，或膜增厚并向玻璃体内伸展，极似一般的增殖性视网膜病变，但其上为视网膜血管，而非机化组织上不规则形态的新生血管。

（6）永存性增生性原始玻璃体（PHPV）：本病常发生足月婴儿。为胚胎发育时期原始玻璃体在晶状体后方增殖，形成纤维块，临床表现为白瞳孔，一般只累及一眼。这种玻璃体内浓密不透明组织含有血管，血管是来自玻璃体动脉和睫状体血管的小分支。少数为后部型的 PHPV，即视盘处的原始玻璃体增殖，常呈自视盘到颞下的视网膜皱襞，其中含有来自玻璃体动脉血管如同血管纱膜（vascular veil），但无遗传性，也无性别发病。

（7）视网膜母细胞瘤：视网膜母细胞瘤的早期症状和体征也表现为视力障碍及眼底改变，患儿由于视力减退失去注视力而导致斜视或眼球震颤。早期肿瘤可始发于眼底任何部位，眼底后极部偏下方见，内生型者向玻璃体内生长，呈大小不等的乳白色结节状隆起，境界不清，表面视网膜有血管怒张。B 超检查，早期呈实质性肿块回波，晚期由于肿瘤组织坏死空隙形成，呈囊肿型肿块回波，瞳孔出现"猫眼"样反光。

（8）原发性视网膜色素变性：先天性视网膜劈裂症晚期与视网膜色素变性的临床特征没有明显的区别，广泛色素沉着伴视网膜血管狭窄，不可记录的 ERG 伴完全性夜盲。ERG 可帮助鉴别，如果可记录 a 波伴有 b 波消失，先天性视网膜劈裂症可被考虑。

（9）隐性玻璃体视网膜营养不良（recessive vitreo-retinal dystrophy）：又称 Goldmann-Favre 玻璃体视网膜变性（Goldmann-Favre vitreoretinaldegeneration）。Favre（1958）最初报告称为玻璃体 - 毯层 - 视网膜退行变性（hyaloideo-tapeto-retinal degeneration），以后又称 Goldmann-Favre 病，是一种少见的累及玻璃体、视网膜色素上皮与视网膜的变性疾病。主要特征为：先天性视网膜劈裂症、夜盲及类似 Wagner 病的眼底退行变性，属常染色体隐性遗传。而先天性视网膜劈裂症没有夜盲和色素性改变，是两病的主要区别点。黄斑中心凹劈裂不仅是先天性视网膜劈裂症的特征，也是本病眼底特征。视网膜劈裂多不如先天性视网膜劈裂症广泛，在数年病程中，劈裂隆起处可变低平，遗留一色素区，并有些脉络膜萎缩。在 ERG 中 a 波和 b 波均降低可帮助两种疾病的鉴别，ERG 暗适应 b 波消失。

Favre 报道了 2 例有此特点的年轻患者，影响玻璃体、视网膜和视网膜色素上皮，它又被称为玻璃体视网膜变性。X 连锁隐性遗传的先天性视网膜劈裂症的眼底表现是多样的、复杂的。Goldmann-Favre 病早期即在先天性视网膜劈裂症表现的基础上明显影响视网膜色素上皮，因为该病的临床表现复杂，有时难以与先天视网膜劈裂症鉴别。缺少典型的外周视网膜劈裂使诊断更加困难，因为眼底可见的异常改变局限于黄斑，这可能不显示任何劈裂症的特异性表现。Goldmann-Favre 病的眼底表现和 X 连锁视网膜劈裂症一样，因疾病严重程度和分期的不同而不同。

视觉电生理试验，尤其是 ERG 和 EOG 对诊断有所帮助，虽然最初报道的两例患者未记录到 ERG 表现。但那时使用的刺激光线太弱，只能在正常人诱发出 b 波。使用更强的刺激光线，就能在 Goldmann-Favre 病的患者记录到 ERG 的表现。它以 b 波和 a 波的减低为特征，但 b 波减低较 a 波明显，因此 b/a 波幅比是减少的，与 X 连锁视网膜劈裂症是一样的。除 a 波幅减小以外，它的潜伏期在所有病例中都延长，这一点 b 波也一样。结果，强刺激光线诱发的 ERG 显示了一种特殊的表现，小 a 波和 b 波，后者压低强于前者，a 波谷呈圆形而不是长而尖或深凹状。而且在 Goldmann-Favre 病患者，光适应下记录的 ERG 和暗适应下记录的 ERG 差别不大。在 Goldmann-Favre 病患者，EOG 是异常的，X 连锁隐性遗传者的 EOG 是正常的，只有在疾病的晚期才能出现异常。

（10）其他：Turner 综合征的女性患者视锥细胞和视杆细胞营养不良等也可表现为黄斑中心凹劈裂。另外，当黄斑中心凹劈裂变化轻微时，先天性视网膜劈裂患者往往被误诊为屈光不正性弱视或斜视性弱视；当周边视网膜病变表现明显时，先天性视网膜劈裂症往往误诊为锯齿缘离断、先天性感染、视网膜血管炎或其他视网膜营养不良如 Stargardt 病及 X 性连锁视网膜色素变性。对家族中其他成员的仔细检查会发现典型的黄斑中心凹劈裂及家族发病，通过电生理 ERG 中 b 波 /a 波比值降低 <1.0，眼底表现结合家族特征来诊断。

【随访与治疗】

1. 随访　本病的典型过程可为静止性或缓慢进展，病情较稳定，有些病例可自行消退。10 岁以前可迅速进展，20 岁以后病变一般不发展。对于未并发视网膜脱离的病例，不应轻易考虑手术治疗，须较长时期观察病情的发展变化，即使病程常有起伏波动，光凝或冷凝治疗使先天性劈裂的大泡塌陷的疗效也比获得性劈裂者差，SchePens 称未见治疗成功的病例。这种尝试也只能在进行性劈裂危及黄斑时才考虑。患者视力相差较大，但可以在正常人的范围内。大多数患者直到 50～60 岁发生普通人出现黄斑变化时才有视力减退。作好长期随访，对婴幼儿须在基础麻醉下用双目间接检眼镜和巩膜压陷器检查眼底，一般 3 个月到 1 年检查一次。

2. 预防性治疗　关于本病的预防性治疗至今仍有争议。有学者主张对劈裂的后缘行冷凝或光凝以限制病变的进展；但劈裂本身已有色素分界线似乎没有必要再加固，而且导致外壁孔。除非劈裂有可能危及黄斑时，可试用激光沿劈裂后缘未隆起的视网膜上，作一预防性堤坝式光凝包围，以期限制劈裂扩大至后极部。若出现视网膜新生血管有人主张对闭塞区行光凝治疗，不过新生血管有时可自行退变。预防性玻璃体切除往往很难切除紧紧吸附于视网膜表面的玻璃体皮质，内排液试图视网膜平复，但其效果也不及获得性视网膜劈裂症。

对有视网膜脱离危险的视网膜劈裂症有必要采取预防性处理。单独外层裂孔仅 16% 发生局限性视网膜浅脱离，对于视网膜劈裂症或单纯内或外层裂孔者，由于其发生视网膜脱离的可能性很小，可不必处理，但应定期观察。如进行预防处理，可在视网膜劈裂的后缘，正常视网膜侧行堤坝式光凝固术。应对避免对劈裂的外层光凝，因为光凝极易引起多发性外层裂孔，导致视网膜脱离。Kraushar 等报道一组 40 例（77 只眼）先天视网膜劈裂，其中 22% 发生视网膜脱离；在老年性视网膜劈裂症中，视网膜脱离的发生率为 77%，发生的原因与玻璃体的牵拉及劈裂的两层的退行性变性有关。

3. 手术治疗

（1）手术适应证：①进行性视网膜劈裂症危及黄斑，严重影响视力；②所有视网膜劈裂症和合并有孔源性视网膜脱离包括劈裂区内或非劈裂区的全层裂孔；③反复发生的玻璃体积血；④合并牵拉性视网膜脱离。

（2）手术方法：与获得性视网膜劈裂症基本相似，包括光凝、冷凝、排液、注气、巩膜扣带和玻璃体切除等。对于不同的病例，采用不同的方法，一般以多种方法联合使用，以期获得更好的疗效。

（3）手术方法选择原则：①对于进行性视网膜劈裂危及黄斑严重影响视力者，可考虑在劈裂后缘未隆起的视网膜上作堤坝式光凝，限制劈裂范围的进一步扩大；②所有合并孔源性视网膜脱离的劈裂，须封闭劈裂外层及任何全层视网膜裂孔，辅以正确的巩膜环扎；③对合并牵拉性视网膜脱离及由于反复玻璃体积血，出现玻璃体增生的病例，可选用玻璃体视网膜手术，必要时可行气液交换和硅油填充。

（4）合并玻璃体积血的治疗：为了防止本病儿童弱视的发生，早期排出屈光间质混浊非常重要。患儿由于没有言语能力，眼球震颤和斜视往往提示有视功能障碍，需手术治疗，如有新鲜的玻璃体积血，最好卧床休息，双眼包扎 1 周，为看清眼底需散大瞳孔，行超声检查以排除视网膜脱离。如 1 周后仍不易看到出血部位，可恢复正常活动，但避免剧烈的体育运动，每月随诊一次。在能看清眼底的条件下，可考虑对广泛的血管闭塞区行光凝治疗，封闭新生血管。单纯玻璃体积血一般很少行玻璃体切除。

由于玻璃体积血机化膜牵拉引起裂孔，并发视网膜脱离的比例可高达 20%。一经发生视网膜脱离，在检眼镜下很难肯定原有视网膜劈裂的范围。George 等认为当患儿的视力下降在 0.05～0.25 时，其玻璃体积血可自行吸收，不主张手术治疗。Ferr 等认为视网膜大劈裂腔内出血、致密的玻璃体积血、劈裂迅速进展累及黄斑部、大劈裂腔内壁的脱垂遮蔽黄斑、劈裂合并牵引性视网膜脱离及劈裂合并裂孔源性视网膜脱离者需手术治疗。手术方法包括玻璃体切除、去除劈裂腔内壁、电凝破裂的血管、眼内激光光凝劈裂内壁等均能达到较好的解剖复位，视力也有改善。

（5）合并视网膜脱离的治疗：本病最严重的并发症是合并视网膜脱离，内、外层均有裂孔者，则可发生视网膜脱离。合并的视网膜脱离都需要手术治疗，封闭外层以及任何全层视网膜裂孔，辅以正确的巩膜环扎，可获得较好的效果。Regillo 与同事报道了成功实施玻璃体视网膜手术的病例。视网膜脱离可以认为是本病相对罕见的并发症。然而，如发生广泛的玻璃体视网膜病变，视网膜脱离常有发生，视网膜脱离的发生率报道为 11%～20%。本病症患者中，视网膜脱离的发生有三种类型。第一种，由于本病两层的分裂所致。第二种，是劈裂部之外视网膜全层破裂所致，这种视网膜脱离不是与本病直接相关，但是可能与玻璃体视网膜病理改变的环境有关。第三种，是牵引性视网膜脱离，其眼底表现与增殖性糖尿病视网膜病变相似，其视网膜脱离的机制也可能相似，即纤维血管增殖性组织在视盘前部生长、收缩和视网膜脱离。周边部视网膜脱离变得狭窄，最周边处视网膜可能贴附。视网膜脱离的治疗目的是贴附全外层和全层的裂口。在牵引性视网膜脱离中，玻璃体手术用于视网膜脱离再复位。

Regillo 和助手报道了 6 例发生并发症患者的手术结果：3 例发生了孔源性视网膜脱离，1 例渗出性视网

膜脱离，2 例玻璃体积血。用巩膜扣带治疗视网膜脱离，玻璃体切除治疗玻璃体积血和视网膜脱离发生时的增生性玻璃体视网膜病变，最终的结果是好的，但需要再次手术。Trese 和 Ferrone 实行的切除劈裂症的内层视网膜，患者包括那些悬垂部分劈裂腔出血阻断黄斑但无视网膜脱离的患者，和那些黄斑部的球状劈裂症但无视网膜脱离的患者。这些患者可选择进一步观察，因为含血的球状劈裂可自发塌陷。如果观察期内无自发的危险征象，从巩膜侧劈裂腔引流液体，在无内层裂口的玻璃腔内注入空气，可以使黄斑部悬垂的劈裂塌陷。局限于黄斑部的本病症不是治疗的指征。然而，Azzolini 和同事报道了一例手术解决黄斑劈裂，并得到很好的视力恢复。

周边视网膜劈裂并发视网膜脱离主要采用巩膜冷冻和环扎的手术方法，以封闭劈裂外层孔为主，而内层孔由于不引起视网膜脱离，可不必处理。后部视网膜劈裂并发视网膜脱离需采用玻璃体视网膜手术，充分切除玻璃体，解除对视网膜内层的牵引，必要时行眼内填充，封闭裂孔。合并严重增生性玻璃体视网膜病变应采用玻璃体视网膜手术，手术应注意：①由于有增生病变，致视网膜劈裂的内层增厚，透明度降低，使视网膜劈裂的界限不清。同时视网膜下膜与劈裂的外层较难分辨。②视网膜切开部位应谨慎选择，如误在劈裂的内层切开，则不能达到切除视网膜下膜的目的，并造成劈裂的内层裂孔。③视网膜劈裂的内层组织切除原则，是在玻璃体充分切除后，劈裂的内层不能塌陷，而气液交换时，气体容易进入劈裂腔内，劈裂变得更加明显。有些病例视网膜劈裂的内层组织几乎完全萎缩消失，仅残存内层的大血管及邻近的少许神经纤维组织，形成以血管为中心的索条。对劈裂外层裂孔的闭合极具收缩性及牵拉作用，影响外层裂孔的闭合，成为视网膜脱离的主要原因。合并玻璃体或劈裂内出血的病例，术中切除劈裂内层，对于减少术中术后玻璃体复发性出血是必要的，玻璃体积血与玻璃体皮质对劈裂内层血管牵拉有关。此外，与劈裂内层视网膜血管因失去周围组织的支撑而容易破裂有关。

近年来玻璃体手术者将过氟化碳液体应用于本病症并发的视网膜脱离治疗，使得手术更加方便，从而提高了手术成功率，取得了较好的手术效果。应用过氟化碳液体治疗合并视网膜脱离的本病症时，若劈裂内壁小孔存在，则不要进行视网膜切除。运用过氟化碳液体后，环扎带可适当地放松，使得视物变形及复视的症状得以改善，也可降低术后的并发症。

（陈　松　张承芬）

主要参考文献

1. 张军军. 眼底白点症和白点状视网膜变性. 中华眼底病杂志, 1998, 14: 49.

2. 费一坚. 视网膜色素变性视网膜电图分析. 眼底病, 1987, 3: 33.

3. 孙世珉. 葡萄膜病学. 北京: 北京医科大学出版社, 2002: 565-574.

4. 黄叔仁, 张晓峰. 眼底病诊断与治疗. 北京: 人民卫生出版社, 2003: 165-191.

5. 祝丽娜. X-性连锁遗传性视网膜劈裂症. 国外眼科学分册, 2002, 26: 26-32.

6. 黄时洲, 吴德正, 江福细, 等. 遗传性视网膜劈裂症的多焦视网膜电图改变. 中华眼底病杂志, 2001, 17: 268-270.

7. 王光璐, 马凯, 张风等. 视盘先天异常黄斑病变的光学相干断层扫描. 中华眼底病杂志, 2001, 17: 71-72.

8. 曹玉丽, 黄丽娜, 古洵清, 等. 光学相干断层扫描图像对视网膜劈裂诊断意义. 中国实用眼科杂志, 2003, 21: 97.

9. 黎晓新, 王景昭. 玻璃体视网膜手术学. 北京: 人民卫生出版社, 2000: 267-272.

10. Hirose T, Schepens CL, Brockhurst RJ, et al. Congenital retinoschlsis with night blindness in two gils. Ann Ophthalmol, 1980, 12: 845.

11. Arkfeld DF, Brockhurst RJ. VaSCUlarized vitreous membrares in congenital retinoschsis. Retina, 1987, 7: 20.

12. Laatikaihen L, Tarkkanen A, Salcsela T. Hereditary X-Linked retinoschisis and bilateral congenital retinal detachment. Retina, 1987, 7: 24.

13. Gass JM. Stereoscopic Atlas of Macular Diseases: Diagnosis and Treatment. St Louis: CV Mosby, 1997: 330-333.

14. George ND, Yates Jr, Moore AT. Clinical features in affected males with X-linked retinosis. Arch Ophthalmol, 1997, 7: 196.

15. Lincoff H, Kreissing I. Optical coherence tomography of pneumatic displacement of optic disc pit maculopathy. Br J Ophthalmol, 1998, 82: 367-372.

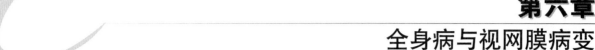

第六章
全身病与视网膜病变

视网膜血管是全身唯一能用检眼镜看到的血管，它又是循环系统的末梢部分，许多全身性血管病，如动脉硬化、动脉阻塞、高血压等，或血液病，如贫血、白血病等，以及代谢性疾病，如糖尿病、高脂血症等，均可在不同程度上使眼的血管受到侵犯。特别是心、脑、肾等器官与血管有关的病变，视网膜血管的改变在一定程度上可反映它们病变的程度。了解血管病在视网膜的表现对不少全身病的诊断和治疗具有重要的意义，并且许多全身性疾病又可影响视网膜血流动力学，如使血流减慢或停滞，导致供血不足等，也可影响血-视网膜屏障而产生各种类型的视网膜病变。

第一节 血 管 病

一、血管病在视网膜的表现特点

全身性血管病在视网膜的表现可归纳为三个方面：①血管的改变；②血-视网膜屏障破裂的表现；③血管病产生的后遗症和并发症。

（一）血管的改变

许多全身性血管病如高血压、动脉硬化、颈部大动脉闭塞或狭窄等，均可使视网膜血管发生改变，如管径缩窄、反光增强、走行迂曲、管壁增厚、白鞘形成和动静脉交叉处病理改变等。

1.血管管径的改变 最常见为血管缩窄，又可分为局限性缩窄和普遍性缩窄。

（1）局限性缩窄：又称为节段性缩窄。常见于高血压和肾病的患者。严重者管径可缩小至原来管径的四分之一。这种缩窄为局限性，其长度很少超过一个视盘直径，缩窄可出现在同一主干的几个地方，也可出现在几支主干及其分支血管上。这种局限性狭窄可长期不变，即使血压下降也是如此。说明是小动脉壁机化增厚的结果。

（2）普遍性缩窄：视网膜小动脉普遍性缩窄是诊断张力性收缩和普遍性小动脉硬化的极有价值的体征。虽然静脉也可变窄，但不明显。张力性收缩又称痉挛性收缩，见于早期高血压患者，或肾上腺嗜铬细胞瘤，及急性肾炎患者血压阵发性或一时性升高，血管首先出现痉挛性收缩，动脉普遍缩窄，走行较直，分支角变小。这是血管张力过高的表现，尚无器质性改变，血压下降时血管管径可以恢复正常。若血压持续升高，血管内皮下组织产生增生性器质性改变，则进入动脉硬化阶段，除小动脉普遍缩窄外，尚有动静脉交叉现象，即使血压控制在正常范围，管径也不能恢复。正常动静脉管径之比约为2:3。普遍缩窄时，动静脉之比可为1:2或1:3。

2.动静脉交叉的改变 视网膜中央动脉和静脉及其分支在视网膜有多处交叉，尤以颞侧为多。通常动脉跨越在静脉的浅面，约占70%，也有静脉位于动脉浅面者。正常动静脉交叉处静脉多位于深面，由于动脉透明，可见其深面的静脉。如静脉位置在动脉浅面，则静脉微微隆起，但该处静脉管径正常。有动脉硬化时，则动静脉交叉处出现病理改变。

（1）静脉偏位：在动静脉交叉处，硬化的动脉将其深面的静脉向两端挤压，重者静脉偏向，呈S形或Z形走行。静脉也可呈垂直偏向，即受压进入视网膜深层。因动脉硬化，血管壁失去透明性，看不清交叉深面的静脉轮廓，呈静脉隐蔽现象。如静脉位于动脉浅面，则受压的静脉呈驼状走行，并有管径变细。这种静脉的偏向和隐蔽的表现称为Salus征。

（2）静脉受压：在动静脉交叉处，静脉受硬化动脉的影响，管径发生病理改变，交叉处静脉受压变窄，称为Gunn征。

因此，在动静脉交叉处，静脉除了走行偏向外，其管径尚有缩窄，联合在一起称为动静脉局部缩窄（A-V nicking）。根据其程度分为三期：①轻度：早期在动静脉交叉处静脉轻度偏向一侧走行，管径稍缩窄；②中度：动静脉交叉处静脉部分被切断，血流部分受阻，致看不清血柱，但交叉远端静脉膨隆；③重度：动静脉交叉处，在动脉两侧的静脉完全被切断，致动脉两侧出现一段空白区。

动静脉交叉改变是长期慢性高血压动脉硬化的特征性表现，从轻度发展至重度需要经过长期的过程。但也有部分高血压患者没有这种改变；另一方面这种改变也可发生在没有高血压者的眼底，如出现于糖尿病等其他疾病的患者。

产生动静脉交叉处缩窄的原因有不同的解释：

（1）单纯压迫：在筛板区或动静脉交叉处，动静脉有共同的外膜及其周围的神经组织，围绕肌层的基膜彼此融合。故有人认为动脉硬化时，可压迫薄壁的静脉使之偏向和缩窄。

（2）管壁增厚：有人认为动静脉交叉处的改变是由于两者共有的外膜增厚和增长的结果。增厚的外膜可使静脉受挤而变窄，增长的外膜可牵拉静脉而偏向。

（3）光学作用：因位于动脉浅面的静脉也有偏向和缩窄，故不能单纯用静脉受压来解释，有人认为交叉处管壁增厚，失去透明性，用检眼镜看不到正常的静脉血柱。

因此动静脉交叉的改变可能有多种因素。其他如共同管壁的范围，交叉的角度，交叉处管壁的厚度，以及动静脉压差等也有影响。

3. 血管走行的改变 在老年性动脉硬化患者或有高血压的中青年患者小动脉变窄，走行变直，其分支与主干呈锐角。当动脉硬化加重，管壁不仅增厚而且增长，故小动脉迂曲度增加，特别是黄斑区小动脉可呈螺旋状迂曲走行，这是高血压动脉硬化有价值的体征，但应与正常人先天性小动脉迂曲相区别。先天性者无高血压动脉硬化等体征。此外黄斑视网膜前膜也可牵拉黄斑小血管迂曲走行如螺旋状，但无全身体征。血管走行异常尚可见于血管瘤病，如 von-Hippel 病可见动脉和静脉扩张迂曲，糖尿病或其他血管病或血液病也可有视网膜静脉扩张迂曲，毛细血管扩张迂曲，并有微血管瘤形成等。

4. 血管反光增强 正常视网膜动脉通过透明管壁及其血柱，可见到一条沿血管凸面走行的一条中心反光带。反光带的宽度约为血管径的 1/3～1/4，静脉也有很窄的中心反光带。当动脉硬化时，血管壁增厚，特别是中层增厚和玻璃样变等改变，因其程度不同，血管反光带可有不同程度的增宽和增强。由于血管壁透明度降低，血柱颜色由正常红色变成金属样亮铜色，称为"铜丝样动脉"。更严重的病例，动脉壁重度增厚，致完全不透明，几乎看不见血柱，血管呈现银白色反光，称为"银丝样动脉"。但应与因视网膜血管阻塞或炎症所致血管白鞘或完全闭塞呈白线样的血管区别，后者反光带不增宽。血管反光增强可发生在高血压动脉硬化的患者，但并不是本病独有的特异性体征，有些正常老年人动脉反光带也增宽，应结合其他指征来鉴别。

5. 血管白鞘 正常人在视盘及其附近血管可有白鞘伴随，并非病理现象。距此更远的血管两侧有白鞘伴随则为病理体征，多见于血管炎症或血管阻塞后，由于血管壁玻璃样变和纤维增殖，致管壁两侧有白线伴随，甚至血管前表面及整个血管均被遮蔽成为不透明的白线，呈现血管完全闭塞的外观，但荧光血管造影证实不少血管仍有血流通过。动脉硬化的患者血管白鞘较少见，开始出现在动静脉交叉处有白色鞘膜包绕，逐渐加重沿小动脉和小静脉走行。由于交叉处白色鞘膜收缩以及动脉硬化的程度可使交叉处静脉管腔变窄，甚至完全闭塞而产生视网膜静脉阻塞。

（二）血 - 视网膜屏障破裂的表现

许多因素可使血 - 视网膜屏障受损，如：①视网膜毛细血管内皮细胞受到外部牵拉或内部肿胀，如视网膜前膜或瘢痕形成，血管阻塞或血管瘤病等；②缺氧，如各种贫血、血液病、眼部或颈部动脉阻塞等；③各种炎症，如细菌、病毒、螺旋体等微生物所致的血管炎；④代谢紊乱所产生的各种产物的影响，如组胺、血清素、前列腺素等；⑤血管发育异常，如 Coats 病、von-Hippel 病；⑥其他全身病，如糖尿病、结节病、Bchcet 病、全身性红斑狼疮等；⑦各种变性病，如视网膜色素变性、视网膜劈裂等；⑧自身免疫性血管炎。血 - 视网膜屏障破裂的临床表现为视网膜出血、渗出和水肿等。

1. 出血 大多数视网膜出血来自毛细血管和后毛细血管小静脉。经过小动脉或小静脉也可发生出血，但不常见。较大的动脉或较大的静脉破裂可产生严重视网膜和玻璃体积血。根据出血的部位和形态可分为以下几种：

（1）浅层出血：来源于表浅层毛细血管丛，特别是来自视盘周围放射状毛细血管，它们沿着视神经纤维走行的方向分布，故呈长条形或火焰状。出血大小变异很大，如高血压视网膜病变的出血可为较小的薄片，而白血病眼底出血较大，可呈扇形。表浅层出血在吸收过程中从鲜红色变成暗红色，从火焰形变成碎片状，可在数周内很快吸收而不留痕迹。

（2）视网膜前出血：当表浅层出血穿到内界膜浅面，称为视网膜前出血。它们来源于视网膜表层血管和视盘周围放射状毛细血管。常位于后极部，可单个或数个，呈半月形或船形，大小为 1～2PD，或长 4～5PD。由于重力的作用，出血上方形成一液平面，下面颜色最深最浓，愈往上愈淡。出血开始从上部吸收，也可不留痕迹。大多数在下缘留一白色弯曲的细线。

视网膜前出血可见于外伤，各类新生血管的出血。恶性贫血患者也可发生，但不呈船形而为类圆形，称为指（趾）纹状出血。

（3）深层出血：来源于视网膜深层毛细血管丛，出血位于神经细胞核之间，沿细胞垂直空隙延伸，故检眼镜观似圆点状，可分布于整个视网膜。也可位于外丛状层。见于多种眼底病，如视网膜静脉阻塞、糖尿病及其他血管病和血液病。这种出血吸收缓慢，可数月甚至数年才能完全吸收。应与血管瘤鉴别。

（4）玻璃体积血：大多数来源于新生血管的病例，凡是能产生新生血管的病例均可发生，如糖尿病、早产儿视网膜病变、镰状细胞视网膜病变以及其他病因，如贫血、白血病、高血压等。出血冲破内界膜进入玻璃体，大量出血则不能查见眼底。出血吸收的快慢，根据出血多少和停止出血的时间而定，常需数周或数月。先从上方吸收，下方最后吸收。有的患者长期不吸收可产生视网膜脱离等严重并发症。

（5）视网膜下出血：这种出血可来自视网膜或脉络膜的血管。位于视杆细胞和视锥细胞层与视网膜色素上皮层之间。见于 Coats 病、糖尿病、镰状细胞病、严重贫血和白血病等。大的深层出血可穿过外界膜扩散出视网膜。这种出血通常发生在后极部，特别是黄斑部，可呈鲜红色或暗红色，浓厚者呈黑褐色。吸收很慢，吸收后留下色素沉着，视网膜外层受损。

其他眼底出血尚有色素上皮下出血和脉络膜出血，主要来自脉络膜血管。

2.视网膜渗出　在视网膜上所看到的渗出不一定都是因血液视网膜屏障破裂从血管漏出的物质。如棉絮状斑是由于缺血所致神经轴索肿胀断裂形成的似细胞体所致，因长期习惯仍用"渗出"。脂质渗出可发生在许多视网膜血管紊乱的疾病，如糖尿病、高血压视网膜病变、血管瘤病等。脂质或脂蛋白从有病的血管随血浆漏出沉积于视网膜内。可呈弥散分布，也可排列成环状，形成"环状视网膜病变"，病变的血管位于环的中心。脂质渗出也可沉积于黄斑部的 Henle 纤维层，排列成星形或放射状，称为黄斑星，常见于严重高血压视网膜病变或视乳头水肿。脂质渗出经过数周或数月可逐渐被吸收。

3.视网膜水肿　视网膜水肿由于视网膜细胞间和（或）细胞内存在浆液性液体而肿胀增厚，水肿局限于眼后极部或呈弥漫分布。见于高血压、妊娠高血压综合征、贫血或静脉阻塞等。特别是黄斑区，由于其特殊的神经纤维排列，可形成黄斑囊样水肿，检眼镜或接触镜显示黄斑水肿呈花瓣状或蜂房样微囊。荧光血管造影呈花瓣状或放射状渗漏。常见于视网膜静脉阻塞、糖尿病等。偶尔也发生于周边部血管瘤病、视网膜脱离、白内障摘除术后、眼底肿瘤和葡萄膜炎等。黄斑囊样水肿消失很慢，最后留下色素紊乱或形成囊样瘢痕，视力有不同程度的损害。

（三）血管病的并发症和后遗症

血管病的终末期由于毛细血管闭塞产生大片视网膜无灌注区，导致视网膜缺血而诱发新生血管的形成。可见于糖尿病性视网膜病变、镰状细胞视网膜病变、颈动脉阻塞或狭窄、无脉病眼底等。新生血管可位于视盘和视网膜，并可长入玻璃体形成增殖性玻璃体视网膜病变，并牵拉致视网膜脱离。虹膜也可有新生血管形成并导致继发性虹膜炎，引起并发性白内障或形成新生血管性青光眼等。

二、动脉硬化的眼底改变

视网膜中央动脉在视神经内管径比较大，约 $200\mu m$，与全身其他部位小的肌动脉相似。当靠近筛板时，管径逐渐变细，进入筛板后，在视盘附近减小为 $100\mu m$ 左右，管壁厚度 $15\sim18\mu m$，以后逐级分支愈远愈细。在视网膜上的第一分支以后和距视盘 $1\sim2PD$ 以外即为小动脉，但视网膜动脉肌层发育良好，近视盘的动脉壁有 $5\sim7$ 层平滑肌细胞层，在赤道部减为 $2\sim3$ 层，周边部仅为 $1\sim2$ 层，故侵犯全身动脉和小动脉的硬化改变都可能使视网膜动脉受损。根据年龄、地区、家族、遗传及全身情况如血压、血脂等状况，视网膜动脉硬化表现的分类和程度有所不同。主要可分为以下三类，即老年性动脉硬化、动脉粥样硬化和小动脉硬化。

（一）老年性动脉硬化

随着年龄的增大，全身各器官和组织逐渐衰老，老年性动脉硬化便是血管系统衰老的表现。这种改变普遍地分布于全身血管，与血压关系不大。通常发生在 $50\sim60$ 岁以上的老年人。其发生率较高，占 $40\%\sim80\%$。其主要的组织病理改变是血管壁中层纤维样变和玻璃样变，致使弹力层和肌层受损，血管弹性和舒缩性降低。在正常人，末梢循环依赖于动脉舒缩功能及其紧张性。当动脉弹性降低时，心脏收缩压增高才能维持其血流。故老年性动脉硬化周身表现为稍高的收缩压和正常的舒张压。由于管壁退行性变，管腔血流量降低使周身和脑供血减少，活动功能减弱，但很少造成严重组织损害。如合并高血压时，则病理改变明显，由于血压升高，血管壁变弱可导致血管屏障受损，产生破裂出血和渗出等。

眼底表现：在无高血压的老年人，视网膜动脉普遍变细，透明度降低，颜色变淡，反光带变暗，血管走行平直，分支呈锐角。由于舒张压不高，动静脉交叉处很少有变化，远端静脉不充盈，静脉无隐蔽或缩窄现象。如合并有高血压或动脉粥样硬化，则动静脉交叉处有明显改变，静脉隐蔽、缩窄或远端膨大，甚至静脉内膜增殖和发生阻塞等。

视网膜动脉硬化与脑动脉硬化关系密切。有作者统计，44例脑出血或血栓形成患者，70%有轻度至重度的视网膜动脉硬化；两处血管的病理改变也相似。当视网膜血管有老年性硬化时，一般提示全身血管也可能有改变，但严重程度可不一致，并且眼底血管正常也不能完全排除全身血管硬化改变的可能。

（二）动脉粥样硬化

动脉粥样硬化发生在老年人，据统计50岁以前死亡者50%的人有动脉粥样斑，而75岁以前死亡者则90%的人有粥样斑。但有个别报告，20世纪50年代对平均22岁死亡士兵进行尸检，有冠状动脉粥样硬化者高达40%。动脉粥样硬化可以与高血压无关，但有高血压时病情加重。与家族遗传因素有一定关系。随种族和地区不同，发生率也有某些差异，一般亚洲和非洲地区比欧美地区稍低。

动脉粥样硬化好发于全身大型和中型动脉，也可累及小动脉，最常见于降主动脉、冠状动脉和脑动脉，眼动脉较少受侵犯。即使大的动脉粥样硬化已相当严重，眼底也可无改变。故眼底未见血管异常体征，并不能排除身体其他部位存在动脉粥样硬化。眼部血管粥样硬化一般发生在视网膜中央动脉视神经内段和视盘筛板区，视网膜上则仅发生于视盘附近的主干动脉。

产生动脉粥样硬化的原因尚不完全明了。与脂质代谢，特别是胆固醇含量增高有关。摄入的胆固醇酯、磷脂及中性脂肪沉积于血管内膜深层，使内膜增厚、隆起，形成粥样化斑块向内突起，使血管管腔变窄，甚至阻塞。当病变进行时，向外可侵犯中层的肌层和弹力层，向内破坏内膜。结缔组织细胞成为含有脂肪的泡沫细胞，组织增厚，营养障碍而发生坏死和钙化。严重者内膜破裂形成溃疡，其粗糙面使血液有形成分如血小板、血细胞滞留，形成血栓而阻塞血管。脱落的粥样斑块也可流向远端小动脉，导致视网膜中央动脉等血管阻塞。

眼底表现：如果粥样斑块发生在筛板后的视网膜中央动脉，则眼底看不见粥样斑块，但由于病变处动脉管腔变窄，动脉血流量减少，血流缓慢，可见视网膜动脉变细。严重者可导致视网膜动脉阻塞或静脉阻塞，或缺血性视盘病变。当粥样斑块发生在视网膜时，一般在视盘附近的动脉主支上，由于粥样斑块突出于管腔而使动脉呈局限性锯齿状，该处血管有长短不一的局限性狭窄，管壁呈白色或黄白色。晚期粥样斑块

纤维化形成白色混浊斑点或呈白鞘，甚至如白线样，但荧光血管造影见有些血管仍有血流通过，有的管腔完全闭塞。最后血管可完全被纤维组织代替，如病程发展缓慢，可有侧支形成。

治疗较困难，预防性措施可限制摄入高胆固醇食物。

（三）小动脉硬化

不论任何原因引起血压缓慢而持续的升高，长时间不能降至正常，则全身小动脉产生一种代偿性的反应性改变，小动脉产生增殖性改变发生纤维增殖，小动脉硬化。最初血管的病理改变为血管中膜弥漫性细胞增生和增厚，特别是血管的内皮下、肌层和弹力层，胶原纤维和弹力纤维增生，甚至玻璃样变性，血管壁增厚，管腔变窄甚至闭塞。晚期血管壁纤维增殖，完全硬化，丧失弹性和收缩力。

（张惠蓉　刘宁朴）

三、高血压的眼底改变

（一）概述

高血压是全球心血管疾病与死亡的最高危因素。预计至2025年全球将有15.6亿人患有高血压。

高血压对眼血管系统的结构和功能有很广泛的影响。视网膜、脉络膜与视神经的血循环对增高的血压做出一系列的病理生理反应，表现为高血压视网膜病变，高血压脉络膜病变及高血压视神经病变。此外，高血压是许多其他眼病的主要危险因素，如影响糖尿病视网膜病变的发生和进展；并是视网膜静脉阻塞，以及还可能是年龄相关黄斑变性与青光眼的危险因素。

（二）高血压视网膜病变

1. 定义与分类　高血压视网膜病变是最常见的高血压表现，因急或慢性的血压增高而产生。高血压视网膜病变大致可分为几个不同的期。最初对血压增高的反应是血管痉挛与血管紧张度增加，视网膜小动脉为调控理想的血容量而变狭窄（血管收缩现象），这一期的临床表现为普遍或弥漫性的视网膜小动脉狭窄。

血压的持续性增高使血管进入硬化期，病理上表现为血管内膜增厚，中层管壁增生与玻璃样变性。这一期与弥漫性和局部性视网膜小动脉狭窄、小动脉管壁不透明（银丝或铜丝动脉）及小动脉结构改变造成对小静脉的压迫（动静脉交叉压迹或压陷）的变化一致。

血压的慢性持续增高进而破坏血-视网膜屏障，这一期（渗出期）的病理改变包括血管平滑肌与内皮细胞坏死、血液与脂质的渗出和神经纤维层缺血在视网膜出现微动脉瘤、视网膜出血、硬性渗出及棉毛斑。

很严重的高血压（即恶性高血压）导致视盘发生水肿，可能反映发生了高血压脑病与颅内高压。

上述高血压视网膜病变的各个期，并非总是按顺序发生，如患者有急性血压升高，可能反映渗出期视网膜病变的体征（视网膜出血）而无血管硬化现象（动静脉压迫）。而且，增高的血压并不能完全解释高血压视网膜病变所有的生理病理机制。可能还有其他因素参与其中，如炎症、内皮细胞功能失调，异常血管生成以及氧化应激。事实上，高血压视网膜病变的体征经常在不知晓有高血压史的患者中发现。

高血压视网膜病变有许多不同的分类法。传统上，Keith-Wagener-Baker 分类依据高血压患者视网膜病变的严重度分为四期。但是，这种方法很难将早期病变分级，如 I 期的特征不易与 II 期区分开来。根据近年人群调查数据，不同高血压视网膜病变征象的预后和它与心血管疾病后果间的关系，设计的高血压视网膜病变的分类法是一个简单的高血压视网膜病变的分类法（表 7-30）。彩图 7-197 示高血压视网膜病变（见书末彩插）。

表 7-30 高血压视网膜病变的分类法

级别	征象	心血管疾病后果
无	无能检出的征象	无
轻度	普遍的小动脉狭窄，局部小动脉狭窄，动静脉压迹，小动脉管壁不透明（银丝或铜丝动脉），或这些征象的组合	中风，心血管死亡，肾功能障碍，冠状动脉心脏病
中度	微动脉瘤，出血（斑、点或火焰状），硬性渗出，棉毛斑，或这些征象的组合	中风，充血性心力衰竭，心血管疾病致死，短暂性缺血发作，急性缺血中风，中风致死亡，腔梗，冠状动脉心脏病和中风，肾功能障碍
恶性	中度的视网膜病变加上视盘水肿与严重的血压升高	死亡（按照临床资料）

现在，数字视网膜照相的应用与图像软件可以测量视网膜血管的宽度，从而能客观地量化测定普遍小动脉狭窄。使用最广的方案源于社区动脉粥样硬化危险因素的研究（ARIC）。在该项研究中，采用首先由 Parr 与 Spears 描述，再经 Hubbard 与 Knudtson 修订的公式，测量距视盘边缘 0.5 到 1.0 盘径范围的视网膜血管外径。用这一研究方法显示普遍的视网膜小动脉狭窄与血压和高血压的风险密切相关。证据还显示视网膜小静脉直径可能传递独立的预后信息。不过，使用这方法测量视网膜血管宽度需要专业的电脑软件以及受过培训的技术人员，因此还不可能在临床上广泛使用。

有人认为，高血压视网膜病变症状的临床评估对于处理高血压病只有有限的附加价值。但多数国际上处理高血压的指导方针，包括美国预防、发现、评估与治疗高血压全国联合委员会、英国高血压学会、欧洲高血压学会与欧洲心脏病学会，仍然强调高血压视网膜病变伴有左心室肥大与肾功能受损是靶器官受损的信号，这种情况的出现提示我们需要更加积极地处理这些高血压患者。至于视网膜的检查是由内科医生用直接眼底镜检查，由眼科医生检查，或用数字视网膜照相通过标准化的评估法评定，仍还不清楚。

2. 流行病学   过去 30 年，使用视网膜照相以及标准化评估法进行的流行病学研究，记录并界定了高血压视网膜病变，为我们更深刻地理解包含不同种族样本的流行病学、危险因子以及高血压视网膜病变与全身的关联做出了贡献。

除外视盘水肿，高血压视网膜病变的征象在 40 岁或以上的人群中颇为常见，即便无糖尿病也是如此。患病率为 2%～17%。这些研究同时也证明高血压视网膜病变的征象随年龄增长而增加。可能存在种族差异，与白人相比，中国人发生高血压视网膜病变的几率较高。另外可能还与性别有关，男性发病几率高于女性。

高血压视网膜病变的征象与血压水平高度相关已是确认的事实，新的流行病学研究给我们显示了三个特别有趣的现象。第一，现在有新的有力证据说明一些症候特别是普遍性的视网膜小动脉狭窄可能早于高血压发展。在一些研究中，有这种征象但血压正常的人，更有可能发展成高血压，而那些已有轻度高血压的人则更易进展到重度高血压期。因此普遍的视网膜小动脉狭窄，可能反映了更为广泛的全身外周血管的收缩，可能是高血压早期临床前的标记。第二，最新对儿童的研究，已证实视网膜小动脉的狭窄与增高的血压间的关联，早在儿童 4～5 岁时就可观察到。这些发现表明增高的血压对视网膜微循环的影响早年就发生。而后一直跟随到成年，甚至在出现明显的高血压前。第三，当前的认识表明特定的视网膜病变征象的模式随现在或过去的血压水平而改变。比如，普遍的视网膜小动脉狭窄与动静脉压迹不仅与目前的血压水平有关，还与以往测量的血压水平相关，表明这两种视网膜征象是长期高血压的累积效应并是慢性高血压造成损害的永久标记。相比之下，局部小动脉狭窄，视网膜出血，微动脉瘤和棉毛斑，仅与同期测量的血压数值相关，它反映的是短时间内血压的变化。

最后，视网膜小静脉直径，传统上并不将它视为高血压视网膜病变系列症状中的一部分，但它可能传达了有关视网膜血管状态和全身健康的额外信息。研究发现视网膜小静脉变宽或扩张也与升高的血压水平有关，说明发生高血压后，与小动脉相比，小静脉呈现出不同的最优化血流的特性。是否应将视网膜小静脉的的扩张也纳入高血压视网膜病变分类中作为其中的一部分，目前还无答案。

3. 与中风的关系　视网膜与脑部小血管有着同样的胚胎起源、解剖特征与生理功能。现在有许多研究都报道了高血压性视网膜病变的出现与亚临床和临床中风以及其他脑血管病变间存在着密切联系。

美国一项大宗多中心研究中，有中度高血压视网膜病变征象、总体健康的中年人与无视网膜病变者相比，更有可能患磁共振界定的亚临床脑梗塞、脑白质病变和脑萎缩。还有，基线检查时有中度高血压视网膜病变者与无此病变者相比，即使控制了传统的危险因素，也更易发生临床中风，腔梗中风，认知功能障碍和认知功能减退。另一项在荷兰鹿特丹的大宗研究也进一步讲述了视网膜小静脉直径扩张与发生出血性中风以及以后发生痴呆间的联系。

最近的一些研究还表明，高血压视网膜病变可能导致中风的进一步细化和分型。一项对急性中风患者的多中心研究表明，不同的高血压视网膜病变征象与特定的中风亚型相关。例如，视网膜小动脉狭窄与腔隙性脑中风相关，而视网膜出血则与大脑出血有关系。这些发现表明高血压视网膜病变征象反映了特定的大脑的微血管病变，能更进一步帮助理解潜在的病理机制。

4. 与冠心病的关系　高血压视网膜病变征象与亚临床动脉粥样硬化病的多个标记相关。包括冠状动脉钙化、颈动脉斑块与颈动脉内膜 - 中层增厚。有证据显示，高血压视网膜病变征象可预测临床冠状动脉病和充血性心力衰竭；但是，研究结果表明，与冠心病之间的关联度没有与中风那样恒定可靠。有一项研究表明，控制了其他心血管危险因素后，中度高血压视网膜病变患者发生充血性心力衰竭可能性比没有视网膜病变的要高三倍。

高血压视网膜病变还与心血管病、中风与冠状动脉血管心脏病死亡风险的增高有关。有一项研究表明，中度高血压视网膜病变患者比无此病变者更易死于冠心病，其风险几率与糖尿病患者相当。这些资料表明，与其他心血管病风险测量相比，高血压视网膜病变可能传递了更多的预后信息。

5. 与高血压的终端器官损害的关系　高血压视网膜病变征象是危险指示器的意义在肾病患者中早已被认识到。视网膜病变征象还与高血压靶器官损害的其他指标有关，如微量白蛋白尿与肾功能障碍。这些关联与血压、糖尿病以及其他危险因子无关，在无糖尿病或高血压的人中亦可出现。此外，不论其为轻或中度的视网膜病变，高血压视网膜病变都与左心室肥厚相关，表明病变的出现是其他靶终端器官受损的指示器。

综合起来，这些资料表明高血压视网膜病变征象是全身血管疾病的标志，它可能反映了大脑和冠状动脉微循环临床前的结构变化，代表了更沉重的心血管危险因素，这些因素使人易罹患心血管疾病。因此高血压视网膜病变的出现，与其他心血管疾病风险相比，传递更多的预后信息。

（三）高血压脉络膜病变

与高血压视网膜病变相比，我们对高血压脉络膜病变的认识较少。脉络膜血管系统对全身高血压的反应与视网膜循环不同，因脉络膜血管受交感神经张力控制而不是自主调节。高血压脉络膜病变基本的发病机制是脉络膜缺血，继而影响视网膜色素上皮细胞与视网膜。和视网膜血管一样，在血压增高的情况下，脉络膜血管可能在毛细血管层也发生了纤维蛋白样坏死，产生高血压脉络膜病变，包括 Elschnig 斑（视网膜色素上皮细胞的局部坏死）与 Siegrist 条纹（沿脉络膜动脉的直线型色素增生条纹）。严重病例可能伴发浆液性视网膜脱离而使视力下降。

（四）高血压视神经病变

双侧视盘水肿或视神经乳头水肿通常是由加速或恶性高血压引起，在前述的分类中代表了恶性高血压视网膜病变期。继发于恶性高血压的视盘水肿的发病机制仍有争论。缺血、颅内压增高和高血压性脑病都有可能导致视神经乳头水肿。双侧视盘水肿与心脏血管病的危险性和死亡率密切相关，这些患者需要紧急降低血压。

（五）今后方向

对高血压视网膜病变仍有一些可供研究的领域。首先，数字视网膜影像与计算机软件分析技术的进步，为使用更客观的方法来量化以及监测高血压视网膜病变征象提供了可能。以往的研究运用计算机辅助的方法，主要集中于通过视网膜血管管径来量化视网膜血管的变化。人体循环系统是符合最佳设计原则（穆雷的最少的工作量原则）的一个分支系统。偏离或改变这一最佳设计架构都被认为会造成微循环运输障碍，降低效率，进而增加血管损伤的风险。

随着视网膜照相与计算机影像处理技术的创新，新开发的以计算机操作为基础的程序（彩图 7-198，见书末彩插）能可靠而迅速地对新型的视网膜几何学和分支参数，如血管扭曲，分形维数（fractal dimension），血管分支角度和血管长度与直径比率进行客观和量化地评估。检查视网膜血管分支的模式可能指出视网膜微循环的最佳状态，提供更多心血管危险因素的信息，从而帮助更好地预测心血管病的结局。近年的临床研究显示这些新的参数与微血管损伤有关，如高血压、中风、心血管疾病死亡率、肾功能障碍和糖尿病视网膜病变，暗示血管疾病能用最先进的数字视网膜影像技术通过测量视网膜血管分支系统的细微损伤来发现并进行监测。不过，偏离最佳结构是导致疾病的原因或仅与疾病相关还尚未得到证实。

第二，遗传流行病学研究提供了新的有关血管病理生理过程与高血压视网膜病变征象相联系的线索。例如，最近的一项人群抽样的全基因组关联研究表明四个新的基因位点和视网膜小静脉口径，与临床心血管病相关的微循环的一个内在表型有联系。这些基因研究可能让我们了解心血管病深层微循环改变的生物机制和它的贡献。

第三，评估视网膜血管系统还能用于研究治疗高血压的新方法。研究表明，高血压视网膜病变征象随着血压的降低而恢复，且恢复程度因降压方案的不同而有差异，如 ACE 抑制剂似乎对视网膜血管系统有更良好的效果。需要进一步的前瞻性对照研究来说明，是否减轻高血压视网膜病变的特异治疗措施也能降低心血管病的发病率与死亡率。

此外，新近推出的最先进的视网膜影像技术，如动态血管分析仪、扫描激光多普拉血流仪、超广角视网膜影像、自适应光学、视网膜血氧定量计和多普拉光学相干断层扫描能进一步测量和分析视网膜结构和功能。它们包括闪烁引起的血管扩张、小动脉管壁与管腔的比率、周边视网膜血管系统、黄斑中心凹毛细血管网、视网膜氧饱和度、视网膜血流量和脉络膜血管系统。这些新视网膜影像工具有望在今后用于预先观察眼与高血压的联系。不过使用这些新技术对判断预后的价值尚有待评估，尤其是长期的纵向研究资料。

（六）结论

高血压对眼血管系统有广泛影响。高血压视网膜病变在一般成年人中常见，并和亚临床与临床心血管病都相关。高血压视网膜病变患者，可能通过对血压和其他血管因素的仔细评估和适当的处理而受益。

（著：张艳蕾　黄天荫　译：王文吉）

四、恶性高血压的眼底改变

恶性高血压（malignant hypertension）又称急进型高血压（accelerated hypertension），是指血压在短期内突然急剧升高至严重程度，使血管受到重度损害。多见于 40 岁以下青壮年，血管相对无老化改变者。也可见于任何慢性高血压过程中，血压突然急剧升高者。舒张压通常可高达 18.7～21.3kPa（140～160mmHg）。高血压患者中有高血压眼底改变者约占 64.7%～73.3%。而恶性高血压发病率较低，占高血压病总数的 1%～5%，故这种眼底改变并不常见。

恶性高血压发生于：①原发性高血压进行期；②肾脏疾病，如各型肾小球肾炎、肾盂肾炎、多囊肾等；③内分泌疾病，如 Cushing 综合征、嗜铬细胞瘤、肾上腺瘤等；④其他，如妊娠高血压综合征、结节性动脉周围炎和铅中毒等。上述疾患常导致肾上腺功能亢进，肾上腺皮质分泌增高，致肾上腺素、去甲肾上腺素、血管紧张素增多，造成全身小动脉强力收缩，使血压急剧升高。

【全身体征】 本病常有全身其他器官如心、脑、肾的功能损害，可出现头痛、恶心、呕吐、惊厥、昏迷和蛋白尿等。内分泌疾病所致者常伴有内分泌紊乱的全身体征，如 Cushing 综合征可伴有面颈及胸腹肥胖，皮肤细薄致颜面紫红，腹部出现紫色条纹，糖尿，骨质疏松以及毛发过多和性腺功能不全等症状。肾上腺皮质增生或腺瘤所致醛固酮增多症可有低血钙、高血钠、周期性瘫痪等体征。这些病所致急进性高血压如不采取积极治疗措施，患者多于数年内死于尿毒症或心脑疾患。

【眼底表现】 患者早期无自觉症状，直至视力减退或因全身体征由内科转来会诊而作眼底检查。最主要的改变为视盘水肿和视网膜水肿，称为高血压性视神经视网膜病变（hypertensive neuroretinopathy）。视盘水肿开始表现鼻侧边界模糊，逐渐扩大至整个视盘，以至其周围视网膜发生水肿。视盘水肿隆起一般较明显，可高达 6PD，生理盲点扩大。以往认为视盘水肿系由于脑组织水肿，颅压增高所致，但不少患者颅内压在正常范围，故两者并非因果关系。由于血压急剧升高，视网膜血管屏障受损，致血液有形成分渗出，使视网膜产生水肿、渗出和出血。视网膜水肿开始位于视盘颞侧呈雾样灰白色，然后扩展至整个后极部视网膜，变细的动脉和肿胀的静脉隐没于水肿的视网膜之中。视网膜出血多位于神经纤维层，呈线状或火焰状，可很小；也可很大而排列成一簇放射状，提示小血管血栓形成。棉絮状斑位于后极部，沿视盘周围放射状毛细血管分布。开始呈灰白色，边缘不清，呈绒毛状外观，大小可为 1/4～1/2PD。当它们被吸收时，失去绒毛状外观变成颗粒状。硬性渗出有时出现，开始呈细小分布的黄白点，常位于乳斑区，当它们很致密时可在黄斑区排列成放射状或星状，也可位于视盘鼻侧或颞侧上下血管弓处，有时互相融合，形成大片渗出掩盖黄斑区。视网膜下尚可见有局灶性黄白色点状渗出，称为 Elschnig 斑。如果及时治疗，去除病因，降低血压，眼底病变可逐渐消退。有报告嗜铬细胞瘤所致者，及时手术摘除肿瘤，术后 3 个月视网膜病变大部分消退，一年后完全消失。如未得到及时或适当治疗，晚期眼底动脉可呈银丝状或完全闭塞呈白线样，视网膜由于缺血导致视盘和(或)视网膜新生血管形成。有的患者未等到眼底晚期改变，已因心、脑、肾疾患而死亡。

【荧光血管造影】 视盘毛细血管扩张迂曲，并有微血管瘤形成，晚期有荧光素渗漏。视网膜毛细血管有大量荧光素渗漏。相当于棉絮状斑区域的毛细血管闭塞，形成小的无灌注区，其周围的毛细血管扩张，有微血管瘤形成，并有荧光素渗漏。相当于 Elschnig 斑处脉络膜毛细血管呈现低灌注或无灌注，晚期有荧光素渗漏。动脉细窄，静脉充盈迂曲。

【病理】 全身和眼底小动脉血管壁细胞肿胀，染色淡，细胞核碎裂，支持纤维肿胀、增殖，特别是弹力纤维。其典型改变为局限性小动脉纤维蛋白样坏死，影响整个动脉壁，导致血管渗透性增加。

脉络膜血管比视网膜血管更易受损。当血压急剧升高时，脉络膜自律神经系统调节受损，脉络膜小动脉和毛细血管失去调节能力。脉络膜毛细血管本身即有许多微孔，血压快速升高时更增加了它的渗透性，浆液性液体和纤维蛋白渗出进入脉络膜基质、视网膜色素上皮下及视网膜下。脉络膜小动脉壁纤维蛋白样坏死，毛细血管闭塞，管腔内有纤维蛋白和血小板，视网膜色素上皮弥漫渗漏(Elschnig 斑)。

视网膜动脉也呈现纤维蛋白样坏死，特别是位于视盘周围的小动脉和前毛细血管小动脉变化明显。由于血管屏障受损，浆液性渗出致视网膜水肿，有形成分渗出产生出血、渗出。在有棉絮状斑存在的地区显示小动脉和毛细血管闭塞所致局部缺血，该处轴浆运输受阻，神经纤维肿胀，细胞器增殖聚集，晚期轴索断裂，形成细胞样体(cystoid body)，即临床所见的棉絮状斑。

视盘水肿的机制有几种看法，该处血供复杂，其组织压受眼压和颅内压的影响。有人认为高血压脑病，脑组织水肿，颅内压增高，视乳头血流淤滞。有人认为高血压可直接影响视盘血供而缺血，视盘轴浆受阻，神经纤维肿胀，细胞器增殖，浆液纤维蛋白液渗出，类似视网膜水肿的病理改变。因此视乳头水肿可能与缺血和机械因素有关。

【治疗】

1. 明确病因，尽快去除。

2. 原发性高血压患者，如果血压突然急剧升高，最好使舒张压缓慢稳定下降，急剧降低血压可造成器官缺血。因为长期高血压患者小动脉已部分或完全纤维化，血管壁对血压有很高的耐力，且丧失了一定的弹性和收缩力，只有在一定高度的收缩压下，才能维持器官的末梢循环。如果血压突然降得太多，反而出现末梢血液供血不足，而使器官血管出现闭塞现象。

3. 注意饮食，限制食盐。

4. 眼部采取对症治疗，如活血化瘀以促进渗出和出血的吸收，口服维生素 C、维生素 E 和路丁等。

五、妊娠高血压综合征的眼底改变

妊娠高血压综合征(简称妊高征)，曾经称为妊娠中毒症。通常发生在妊娠后 9 个月，如果孕妇原有高血压，也可发生较早。所有患者均有血压增高及其伴随症状，如水肿、蛋白尿和眼底改变等。这是一种威胁产妇和婴儿生命安全的重症，及时诊断和处理对保护产妇视力和母子生命安全有重要意义。

【发病率】 妊娠高血压综合征的发病率的报告不一，为 4.6%~17%，而有眼底改变者的发生率较高，为 53%~86%(马文芝等)。有的报告，如 Divisova 在 365 例中发现 100% 有眼底血管改变。在眼底改变中，以视网膜小动脉痉挛和狭窄最常见，见于 36%~67.3% 的病例，小动脉硬化占 1%~3%，视网膜病变占 6.5%~29.7%。

本病可发生于任何生育年龄的妇女，初产或经产均可发生，有报告初产妇眼底改变占 52.1%，经产妇占 59.7%(吴德昭)。发生时间，90% 患者在妊娠第 9 个月，很少在妊娠 6 个月之前。大多数患者在妊娠征之前无全身血管病或肾脏病，如果患者原来已有高血压动脉硬化或肾脏病者，则会因妊娠而加重。

【全身体征】 所有患者均有血压增高，早期症状称为子痫前期，随症状加重发展为子痫。患者可有头痛、头晕、恶心、呕吐、全身水肿，特别是眼睑、下肢水肿，蛋白尿、心悸、气短，甚至抽搐、昏迷、神志不清等症状。血压越高、眼底改变发生率也越高，当血压低于 150/100mmHg 时，眼底改变发生率为 16.6%；150/100~175/125mmHg 时为 36.6%，血压超过 175/125mmHg 者，发生率为 46.8%(孙洁清)。另一报告指出当收缩压大于 150mmHg 或舒张压大于 130mmHg 时，88.7% 眼底发生改变，当收缩压大于 210mmHg 时 100% 发生眼底改变(马文芝)。

【眼底表现】 一般分为三期：①动脉痉挛期；②动脉硬化期；③视网膜病变期。有人认为分为痉挛期和视网膜病变期即可。因为本病患者动脉硬化发生率低，且终止妊娠后眼底很快恢复，不一定产生硬化。也有的患者不经过血管硬化期直接进入视网膜病变期。

妊娠高血压综合征最常见和最早发生的眼底改变为视网膜小动脉功能性痉挛和狭窄，可先侵犯一支或多支动脉，功能性收缩可局限于一支小动脉呈节段性痉挛，致管径不规则。均一性收缩可使一支或整个眼底动脉缩窄，动静脉管径比例可从正常 2:3 变为1:2 甚至 1:4。由于血压持续升高，血管从功能性收缩进入到器质性硬化，需要多长时间各家报告不同，Wahener 认为 2 周以上即不再为痉挛，也有人认为数周或数月以上始发生硬化。有的患者妊娠前即有高血压动脉硬化则更明显。此时动脉狭窄，反光增强，有的尚可见动静脉交叉压迫现象。由于动脉严重痉挛和缩窄，使血管屏障受损，引起视网膜病变，视盘视网膜病变和（或）脉络膜病变。在血管旁视网膜有水肿、出血和渗出。渗出根据视网膜缺血程度而定，多围绕视盘以棉絮状斑为主。视网膜病变可从局部发展至整个眼底水肿和渗出。视网膜下可见有白色病损，说明脉络膜毛细血管和视网膜色素上皮受损。严重者可产生浆液性视网膜脱离，其发生率不高，为 0.6%～2%。脱离常为双侧性，呈球形，多位于视网膜下方，渗出液可能来自视网膜和脉络膜，或单独来自脉络膜血管（Mabie）。视网膜脱离预后好，无须手术，分娩后数周内可自行复位。如果高血压持续时间久，也可产生黄斑星芒状渗出。严重病例尚可产生视盘水肿，大约有50% 的患者视神经有某种程度的萎缩或（和）黄斑色素紊乱，有可能严重影响视力，视力下降程度根据眼底病变程度而定。

【眼底荧光血管造影】 视网膜动脉狭窄，毛细血管可有渗漏和组织染色。棉絮状斑区可有局限性视网膜毛细血管无灌注区。有的患者后极部和视盘周围脉络膜血管充盈延迟。在有浆液性视网膜脱离的患者，可见斑点状荧光素渗漏，逐渐变大，提示脉络膜毛细血管和视网膜色素上皮屏障受损。渗出的荧光素使视网膜下液染色，视盘周围也有着染。当产后血压下降，视网膜脱离复位后再作荧光血管造影则无荧光素渗漏。

【治疗和预后】 妊娠高血压综合征是危及产妇和胎儿生命安全的危险病症。在动脉器质性改变之前，经过休息、禁盐、服用镇静和降压药等措施后，血压下降者可继续妊娠，但需继续监测血压稳定情况。如果视网膜病变有出血、水肿、渗出和（或）小动脉硬化，说明心、脑、肾等全身血管系统均受损害，必须及时终止妊娠。据报告产后眼底恢复正常者占86.8%。有视网膜病变的产妇死亡率为6%，而正常眼底产妇死亡率为

1.5%。婴儿死亡率在产妇有视网膜病变者为 56.8%，比产妇正常眼底组者高三倍多（吴德昭）。终止妊娠必须及时，如果视网膜和全身小动脉已发生器质性损害，则可导致产后永久性高血压血管病变。Brown 和 Golden 指出，本病有 25%～50% 患者有永久性血管和肾脏损害。张承芬报告本病 200 例，后遗高血压发病率为 41%～42%；以舒张压计算，后遗高血压在正常眼底组中的发病率为 32.8%，在视网膜动脉收缩组中为44.1%，在视网膜动脉硬化视网膜病变组中为 100%。这些病例虽然比原发性高血压视网膜病变患者预后好，但也可产生心、脑、肾等并发症，或以后死于脑出血、心力衰竭或尿毒症等。故为了产妇和婴儿的生命安全和保护产妇的视力，应早作出诊断，必须时应及时终止妊娠。

（张惠蓉　刘宁朴）

六、颈动脉阻塞或狭窄的眼底改变

颈动脉阻塞或狭窄可导致脑和眼的供血不足而产生一系列脑和眼的症状。早在 1845 年 Chevens 曾有概述。1888 年 Gower 对本病临床症状有较详尽的描写。但直到 1936 年 Sjoquist 和 1937 年 Moniz 才用血管造影证实本症为颈动脉阻塞所致，此后的报道逐渐加多。1959 年 Hollenhorst 在 124 例颈动脉阻塞和狭窄的患者中发现眼底有出血病变者 15 例。1963年 Kearns 和 Hollenhorst 称这种眼底改变为静脉淤滞性视网膜病变（venous stasis retinopathy）。现在研究证明这种眼底改变并不是由于静脉淤滞而是由于颈动脉阻塞或狭窄导致眼动脉长期灌注不足而引起的视网膜病变，称为低灌注视网膜病变（hypoperfusion retinopathy）。颈动脉阻塞也可引起眼前部缺血，与眼底改变一道称为眼缺血综合征（ocular ischemia syndrome）。如果颈动脉壁粥样斑脱落下来的各种栓子进入视网膜循环，则可引起急性栓塞而产生视网膜中央动脉阻塞或分支阻塞，也可进入睫状后动脉而引起缺血性视神经病变和脉络膜病变。

颈动脉阻塞所引起的眼部症状大多发生在老年人，平均年龄为 60 岁左右，男性比女性稍多。可单眼发病，也可双眼受累。

【临床表现】 根据颈动脉阻塞或狭窄为单侧或双侧以及阻塞的严重程度而有不同的临床表现。

1. 一过性黑矇（amaurosis fugax） 许多眼病均可产生一过性黑矇，但这是颈动脉阻塞或狭窄最常见的症状。Hollenhorst 报告 124 例中有 50 人次发作。Dugan 报告其发病率占颈动脉阻塞的 30%～40%。Sandok 报告 43 例发生一过性黑矇的患者，42 例有同

侧颈动脉阻塞或狭窄，其中 24 例对侧颈动脉也有阻塞或狭窄。甚至有报告一过性黑矇患者经检查全部有颈动脉阻塞和狭窄。其临床特点是突然无痛性单眼视力丧失。开始如一黑色纱幕遮住眼前，从上而下或从下而上突然全盲，持续数秒或一分钟左右，也有长达数分钟者，通常发作后视力恢复正常。发作的频率，开始每月 1～2 次，以后发作频繁，可每天 10～20 次（Magargal）。发病的机制尚有争论，有以下几种看法：①微栓子移动：从颈内动脉粥样溃疡斑脱落的微栓子进入视网膜较大的动脉内，并可见其流动，当移动至末梢时视力和视野恢复；②血管痉挛：不容易发现，检查眼底视网膜和血管常为正常；③血流动力不足：由于颈动脉狭窄或阻塞，血流动力不够，致使视网膜动脉压降低，轻压眼球视网膜动脉即无血流，如低于眼压则动脉塌陷而无血柱，血流停止，用视网膜血管血压计测不出视网膜动脉压。血流动力不足的原因除全身血压改变外，可由于血栓远端动脉痉挛，或粥样斑上又形成临时的血栓，或粥样斑下出血使粥样斑隆起，造成血管进一步狭窄，以致血流不足。一过性黑矇患者可伴有脑部症状，有报告占 2/3，其中伴有暂时脑缺血者占 26%，同时伴有脑卒中者占 37%。

2. 低灌注视网膜病变　又称低压性视网膜病变（hypotensive retinopathy）。为眼动脉长期慢性灌注不足，致视网膜动脉压长期降低产生的视网膜病变，其发病率占颈动脉阻塞或狭窄的 5%～12%。视力初期轻度下降，晚期或有并发症者视力明显下降。视野可出现同侧偏盲。ERG 检查 b 波降低。眼底检查：初期视盘正常，晚期由于供血不足，视神经萎缩，视乳头色苍白。黄斑正常或中心光反射消失，严重病例由于缺氧导致黄斑周围毛细血管渗透性增高而使黄斑部视网膜水肿增厚（Brown）。视网膜动脉初期正常或稍扩张，晚期变细。视网膜中心动脉压降低，用手指轻压眼球可见动脉内血流完全消失。测量双眼中心动脉压，患眼可比健眼低 25%～50%。静脉迂曲扩张，颜色变暗，严重者静脉血柱呈节段状，可见红细胞在血管内流动。毛细血管扩张形成微血管瘤，后极部视网膜有棉絮状斑、圆点状出血和火焰状出血［彩图 7-199（1），见书末彩插］。严重缺血者，晚期视盘或视网膜可有新生血管形成。

荧光血管造影（Weiss），臂至视网膜循环时间和视网膜循环时间均延长。视盘正常或呈现强荧光。黄斑有点状荧光素渗漏。后极部和赤道部可见微血管瘤。视网膜动脉、静脉和小血管、毛细血管均可有荧光素渗漏，静脉呈串珠状。某些病例可有毛细血管无灌注区和动静脉交通［彩图 7-199（2），见书末彩插］。

3. 眼缺血综合征　任何原因影响了眼的血液循环，均可引起眼缺血综合征，包括眼前节缺血和眼后节缺血。眼后节缺血产生低灌注视网膜病变、缺血性视神经病变和脉络膜病变等。眼前部缺血称为前节缺血综合征（anterior segment ischemic syndrome）。造成眼缺血综合征的原因有：血管病变侵犯主动脉、颈动脉或眼动脉导致血管阻塞；视网膜脱离复位术中过度电凝损伤了睫状血管，特别是睫状后长动脉受损；或视网膜脱离、眼外肌手术切断了 3 条以上直肌，影响了眼球的血供；或眶内病变影响了眼的血液循环。由颈动脉阻塞或狭窄所引起的眼缺血综合征，通常伴有双侧颈动脉病。缺血综合征可为单侧或双侧发病，但常一轻一重。根据缺血的程度，症状可为逐渐的或骤发的。这一综合征除有眼底改变外，尚有眼前节缺血的体征，如球结膜充血水肿，角膜上皮和基质水肿，可形成大泡和角膜糜烂。虹膜睫状体产生缺血性葡萄膜炎，前房有细胞浮游，闪光阳性。虹膜局限性坏死致瞳孔变形。由于分泌的房水成分受影响可导致晶状体混浊。长期慢性缺血可引起眼底、虹膜和房角新生血管形成（张惠蓉），从而发生周边前粘连，使房角关闭，形成新生血管性青光眼，最后常导致眼球萎缩。

颈动脉阻塞或狭窄的患者除有上述眼底和眼前节的症状外，尚可有其他眼部症状，如眼和眼眶疼痛、眼球前突或产生 Horner 综合征有上睑下垂和瞳孔缩小等。全身症状可有颈动脉搏动减弱或消失，在 72% 的患者可听到颈动脉杂音。并可出现脑部症状，如阵发性头晕，反复发作性对侧偏瘫，感觉功能降低，暂时语言障碍，脑血管意外或产生类似老年痴呆早期的精神症状。这些患者常同时有高血压、冠心病、糖尿病或血粘度增高和血脂增高等。

【诊断和鉴别诊断】　根据病史、眼部检查和颈动脉检查，如一过性黑矇、低压性视网膜病变、对侧偏瘫、颈动脉搏动减弱和听诊杂音等体征，诊断并不困难。但应注意，高度颈动脉狭窄杂音明显，完全阻塞则杂音消失。必要时作颈动脉血管造影有助于诊断，但有一定危险性。

低灌注视网膜病变应与以下眼底病鉴别：

1. 早期糖尿病性视网膜病变　糖尿病性视网膜病变多为双眼，眼底出血和微血管瘤多侵犯后极部，且有血糖升高。颈动脉阻塞所致者多为单眼，病变常在中周部。

2. 视网膜中央静脉阻塞　非缺血型早期眼底病变相似，但静脉阻塞者无动脉压降低，也没有颈动脉搏动降低和杂音等，且眼底出血会逐渐加多。

3. 无脉症眼底病变　无脉症也可产生低压性视网

膜病变，但症状更典型且多为双眼，并有桡动脉搏动消失可以鉴别。

【治疗】 根据颈内动脉阻塞程度和不同阶段进行治疗，早期如一过性黑矇或症状较轻，可试用抗凝剂和抗血小板聚集剂如阿司匹林等，有一定帮助。较重病例仅有颈动脉狭窄，或血栓形成时间不长尚无粘连或未进展至颅内段时，可作颈内动脉内膜切除术，切除有病的一段动脉并进行吻合，有一定效果。Countee作这种手术11例，其中10例症状消除，另有4例未做手术的患者，仅用抗凝剂，症状也有缓解。如已产生新生血管及青光眼可作视网膜全光凝或试行睫状体冷冻或周边视网膜冷冻等治疗。

（张惠蓉 刘宁朴）

七、主动脉弓综合征的眼底改变

主动脉弓综合征（aortic arch syndrome）是由于主动脉弓发出的大动脉，如无名动脉、颈总动脉或左锁骨下动脉的进行性阻塞，导致动脉血压降低，颈、臂血管搏动减弱或消失，身体上部血流减少，致脑和眼以及肢体供血不足而产生的一系列症状和体征。由于阻塞部位、受累范围和程度以及病因的不同，各作者对本病有许多命名。1839年Davy首先描述了无名动脉和左颈总动脉阻塞产生的后遗症。1875年Broadbent观察到类似患者的桡动脉无搏动。1901年Turk记录了主动脉弓分支阻塞所表现的各种特征。1908年Takayasu首先详细报告了本病的眼底改变，称为Takayasu病。同时Ohnishi也报告了类似病例，故又名Takayasu-Ohnishi综合征。此后报告日益增多，有人称为无脉症（pulseless disease）、慢性锁骨下颈动脉阻塞综合征（chronic sabclavian-carotid obstruction syndrome）、血栓闭塞性锁骨下颈动脉炎（thrombo-arteritis obliterans subclaviocarotica）、低压性眼血管症（ophthalmo-angiopathia hypotonica）、Martorell综合征、多发性大动脉炎和缩窄性大动脉炎等。

【发病率】 日本报告多发生于女性，特别是20～30岁的青年妇女。但以后其他许多国家的报告认为本病性别和年龄分布很广，男女均可发病，有的报告平均年龄40～50岁。我国已报告的40多例中，以女性偏多，年龄最小者仅4.5岁（蓝平等）。

【全身表现】 根据血管受累部位和程度而有不同临床表现，主要由供血不足所致。患者可有头痛、头晕，甚至晕厥。言语和（或）听力障碍、吞咽困难、记忆力减退、情绪不稳。视力减退、鼻中隔坏死性穿孔。锁骨上区有血管性杂音。上肢无力，感觉异常如手臂阵发性麻木或发凉，一侧或两侧颈动脉和桡动脉搏动减弱或消失，血压不能测得。暂时性偏瘫，偶见发热，月经过少或无月经，皮肤柔弱，毛发纤细等。实验室检查可有白细胞增多，血沉增高等。

【眼部表现】 由于眼动脉供血不足致视网膜缺血。患者可有一过性黑矇，单眼或双眼视力减退直至黑矇。视野向心性缩窄或全盲。视网膜电图检查b波降低或熄灭。视力模糊随患者体位由卧位变为坐位而加重，特别是仰头或穿硬领或高领衣服时易诱发症状发作。视网膜动脉变细，中央动脉压下降不能测出。轻压眼球视网膜动脉即无血流，位置改变或视网膜中央动脉压降低至眼压水平时可见视网膜中央动脉搏动，血流呈节段状。视网膜静脉迂曲扩张，膨大呈豆状或梭形，静脉内血流呈念珠状或节段状，血流缓慢自视网膜周边部流向视盘。毛细血管迂曲扩张，特别是在视盘表面及其周围。视网膜周边部早期有微血管瘤形成，也有位于后极部者。视网膜中央动脉和静脉的吻合为本病最常见的体征，约占81%，吻合可发生在眼底任何部位，但常见于视盘及其周围，呈环形及花圈状。随病情发展吻合增加。视盘表面也可有新生血管形成，可呈桑葚状或卷丝状。新生血管也可发生在其他部位，如中周部。视网膜可有斑点状或火焰状出血，以及视网膜渗出。晚期可产生视神经萎缩，视网膜脉络膜萎缩，色素沉着，动脉变细有白鞘，新生血管形成导致玻璃体积血，增殖性视网膜病变和牵拉视网膜脱离。

除眼底改变外尚可见球结膜血管扩张迂曲，并有动静脉吻合。角膜后壁有棕色沉着物。虹膜有新生血管，常沿虹膜瞳孔缘和虹膜根部走行，虹膜萎缩。瞳孔开大，偶有调节麻痹，可能由于睫状体和虹膜慢性缺血所致。睫状体房水分泌减少而形成低眼压。晚期有并发白内障。

眼底荧光血管造影，臂至视网膜循环时间延长（Okano）。视网膜动脉细，静脉扩张，晚期血管壁有荧光素渗漏，毛细血管扩张充盈，有微血管瘤形成，呈现点状强荧光。视盘表面新生血管呈花圈状强荧光并有渗漏。可见动静脉吻合支呈环状吻合。视网膜新生血管呈现强荧光，明显渗漏。视网膜周边部可见大片无灌注区，其附近可见动静脉短路。

【病因】 本病确定病因尚不清楚。任何引起血管阻塞的病因均可产生本病。以往认为梅毒性主动脉炎合并动脉瘤为其主要原因。但现在认为本病病因有多种因素，可能与许多炎症和变性疾病有关，如结核、链球菌感染、非特异性炎症、结节性动脉周围炎、颞动脉炎、Buerge病、胶原病、风湿病以及其他过敏性疾患等。老年患者可能与胆固醇增高症、全身动脉硬化和（或）粥样硬化及血栓形成等造成血管狭窄或阻塞有关。

【病理】 主要病变位于大动脉的外膜和中膜，为慢性炎症改变。血管壁有淋巴细胞和浆细胞浸润，偶有巨细胞浸润，类似结核改变，结缔组织增生，使血管壁增厚，有中膜弹力纤维断裂，肌细胞组织局限坏死，内膜纤维组织增生而形成血栓。眼部病理改变无特殊性，主要为缺血所致。视网膜节细胞减少，胶质增生，视杆细胞和视锥细胞凝聚成团。视网膜动脉内膜增殖，视神经脱髓鞘。微血管瘤形成。睫状肌和睫状突萎缩。

【治疗】 比较困难。尽可能去除病因，可用抗结核、抗风湿药。如注射链霉素，注射和服用皮质激素，使用各种抗凝剂、纤溶剂和活血化淤的中药仅能减轻症状。施行动脉内膜血栓切除手术，循环可以再通，但血栓可再形成。采用动脉搭桥手术，也可获一定效果。

本病预后不良，病程 1.4～14 年。患者可由于血液循环突然阻塞而死于脑缺血，也可死于心力衰竭等。

（张惠蓉 刘宁朴）

第二节 血 液 病

一、贫 血

全身血液循环中红细胞总量低于正常值或红细胞中的血红蛋白含量下降称贫血（anemia），一般测量外周血中红细胞计数、血红蛋白量以及血细胞比容，成年男子的血红蛋白如低于 125g/L，成年女子的血红蛋白低于 110g/L，可以认为有贫血。12 岁以下儿童比成年男子的血红蛋白正常值约低 15%。当红细胞总数减少到 1.5×10^{12}/L 或正常值的 30%，血红蛋白降到 30% 以下时可以发生贫血性视网膜病变。

贫血性视网膜病变（anemicretinopathy）：①视网膜上各种形状的出血、视网膜出血可以有白芯，中央具有白芯的视网膜出血（Roth 斑）为贫血眼底改变的又一重要特征，白芯被认为是血栓栓子或感染性的栓子；②视网膜静脉充盈扩张扭曲，视网膜水肿、硬性渗出；③视网膜动静脉颜色相近，视乳头颜色浅，可以水肿并导致边界模糊。

贫血性视网膜病变可由各种病因导致，眼底改变常混同各种病因引发的视网膜病变。其他改变有视神经病变常合并恶性贫血，还可以有结膜下出血。贫血患者要查找病因，针对治疗，转诊血液科医师。

二、红细胞增多症

红细胞增多症（polycythemia）以红细胞数目、血红蛋白、红细胞比容和血液总容量显著地超过正常水平为特点。当红细胞计数增加超过 6×10^{12}/L，血红蛋白高达 105g/L 时，儿童时期血红蛋白超过 160g/L（16g/dl），红细胞比容大于 55% 和每公斤体重红细胞容量绝对值超过 35ml，排除因急性脱水或烧伤等所致的血液浓缩而发生的相对性红细胞增多，即可诊断。红细胞增多症可分为原发性与继发性两大类。原发性的即真性红细胞增多症；继发性的主要是由组织缺氧所引起的。

眼底改变：视网膜血管扩张可为正常的 2～3 倍，视网膜浅层和深层少量出血，棉絮斑，视网膜静脉阻塞，视盘充血、水肿。

治疗：病因治疗，转诊血液科医师。

三、血小板减少性紫癜

特发性血小板减少性紫癜（idiopathic thrombocytopenic purpura, ITP）亦称原发性或免疫性血小板减少性紫癜，其特点是外周血小板显著减少，骨髓巨核细胞发育成熟障碍，临床以皮肤黏膜或内脏出血为主要表现，严重者可有其他部位出血如鼻出血、牙龈渗血、妇女月经量过多或严重吐血、咯血、便血、尿血等症状，并发颅内出血。当血小板数量降到 50×10^9/L 以下时即有出血倾向。视网膜出血和眼眶出血，眼眶出血可导致眼眶肌麻痹。视网膜出血为浅层小片出血。

（黎晓新）

四、白 血 病

白血病是一类造血干细胞的恶性克隆性疾病。发生率为十万分之八到十万分之十。白血病可以急性或慢性发病，侵犯淋巴系造血与髓系造血，所以我们可以把白血病粗略地分为急性淋巴细胞白血病（ALL）、急性髓性白血病（AML）、慢性淋巴细胞性白血病（CLL）、慢性髓性白血病（CML）。急性淋巴细胞白血病多发于 15 岁以下儿童，大概占据 90% 儿童白血病。急性髓性白血病发病存在两个高峰，为低龄儿童与高龄老人，发病率为 3.7/100 000 人。慢性淋巴细胞性白血病为成年人最多发的白血病，90% 的病例都发生于 50 岁以上人群，占所有类型白血病的 25%。慢性髓性白血病发病占所有类型白血病的 14%，发病率大概为 1/100 000 人，儿童少见。急性白血病为早期造血干细胞的恶变，慢性白血病为晚期造血干细胞的恶变，往往细胞分化较好。不成熟的白血病细胞分化障碍，浸润骨髓导致造血受抑、全血细胞减少。白血病的大体表现主要为血液学异常（贫血、出血、高黏滞血症），白血病细胞对组织的浸润和机会感染。

随着医学发展治疗方法的改进，患者生存率的提高,出现了许多新的问题。比如放疗与化疗的副作用,骨髓移植后的移植物抗宿主排斥(GVHD),免疫抑制和滥用抗生素造成的机会感染。所有这些都可以造成对眼部的侵犯。

(一)白血病眼部病变的发病率

已经有一些研究基于临床检查和尸体解剖两方面描述了白血病眼部病变的发病率。在尸体解剖的研究中,白血病眼部病变的发病率为30%～80%,这种偏差主要是由于一些研究只基于白血病细胞对眼部的浸润,另外的研究包括其他血液学改变造成的眼部病变。Nicholas的研究显示了眼部白血病细胞浸润与濒死患者体内循环白细胞数量呈显著正相关,这也解释了发病率的偏差。急性白血病显示了较高的眼部病变发病率,但是没有统计学显著性差异。

临床检查显示白血病眼部病变发病率为35%～42%,这低于尸体解剖的研究结果。我们可以通过眼部表现评估患者的身体状况和疾病预后,而且许多病例报告报道了白血病眼部表现可以作为白血病或白血病复发的首发症状。研究显示髓性白血病的眼部发病略高于淋巴系白血病。一项关于慢性淋巴细胞白血病眼部发病的研究揭示了其发病率低,仅为12%,因此常规筛查是不必要的。

(二)白血病的眼部表现

白血病可以侵及所有的眼部结构,其病理过程包括白血病细胞直接浸润,血液学异常(贫血、血小板减少、高黏滞血症)、机会感染、治疗的副作用(放疗、化疗、骨髓移植)的眼部损害。

1. 结膜 结膜受累在白血病中并不少见,大多发生在急性白血病。临床表现主要包括白血病细胞浸润所致的结膜肿物与贫血、高黏滞血症所致的结膜下出血、结膜血管异常。白血病结膜浸润常发生于淋巴细胞白血病,而且经常作为首发症状和病情复发的表现。"粉黄色斑"为急性淋巴细胞白血病结膜浸润的特征表现。结膜浸润也发生在其他类型的白血病中。Rosenberg描述了一个8岁急性髓性白血病患儿的双侧眼球表面粒细胞肉瘤。类天疱疮也可以作为结膜病变的表现,被认为与自身免疫反应有关。Seth描述了一例慢性淋巴细胞患者黏膜类天疱疮作为眼部首发表现。尽管结膜浸润不影响患者的视力,但预示着不良的预后,平均生存时间为3个月。

2. 角膜 由于其无血管的结构,使角膜受累在任何种类的白血病中都是少见的。角膜溃疡可以作为急性或慢性白血病的表现。有一些关于慢性白血病伴发角膜沉积物的报道,这种沉着物反映了系统血清学和电解质的紊乱。Aldave报道了慢性淋巴细胞白血

病相关的角膜铜沉积,反映了CLL引起的高铜血症。Garibaldi报道了CLL相关的病变蛋白血症引起的角膜蛋白结晶沉着。

3. 巩膜 尽管白血病中巩膜受累在尸检中常见,临床上却鲜有报道。但是我们不能忽视巩膜的体征,而且需要鉴别白血病细胞巩膜浸润与巩膜炎。有关于慢性淋巴细胞白血病巩膜浸润的报道,临床表现上这种浸润与巩膜炎极为相似,通过放疗这种浸润完全消退。

4. 虹膜与前房 白血病虹膜与前房浸润的主要特征为:①虹膜炎与前房积脓;②弥漫或结节性虹膜增厚;③自发性前房积血。当浸润侵及房角时,眼压升高从而引起继发性青光眼。虹膜和前房浸润多发生在ALL,并且经常是复发的最初表现。应用虹膜活检及房水细胞学检查不仅可以帮助我们确定白血病及其复发的诊断,并可以获得一些细节上的具体信息。Buggage应用显微解剖和分子学分析方法进行虹膜活检,发现了一位急性淋巴细胞白血病的患者费城染色体阳性(Ph+),Hurtado-Sarrio应用房水细胞学检查也确诊了一例(Ph+)的淋巴细胞白血病。

5. 视网膜 白血病视网膜病变是白血病最常见的眼部病变,发生率在28%～50%之间。白血病细胞对视网膜的直接浸润非常少见,表现为视网膜上周围可伴有出血的灰白色结节。而白血病引起的血液学异常是白血病视网膜病变的主要发病原因。这些血液学异常主要包括贫血、血小板减少、高黏滞血症,在此我们先分述这些血液学异常造成的眼底改变。

红细胞的数量减少或血红蛋白数量减少都可造成贫血,不同病因的贫血其病理过程有所不同。贫血所致的眼底改变也是同样的病理过程,视网膜血管代偿扩张引起视网膜静脉迂曲;视网膜毛细血管通透性增加、静脉淤滞引起视网膜内出血;出血又加重视网膜缺氧,造成视神经纤维肿胀断裂形成棉絮样斑;中央具有白芯的视网膜出血(Roth斑)为贫血眼底改变。贫血常伴有血小板减少,当两者并存时眼底改变更易发生。

血小板减少可为特发性或伴随贫血及其他血液学疾病,血小板作为凝血过程的重要因素,其缺乏可导致出血,血小板减少的眼底改变也常表现为视网膜内出血与玻璃体积血,血小板减少还可引起纤维蛋白代偿性增加,形成Roth斑,或阻塞脉络膜毛细血管,造成浆液性视网膜脱离。

血液中血细胞数量增高或血浆蛋白数量增多均会导致高黏滞血症,在白血病过程中白细胞数量异常增高常伴着高黏滞血症的发生,可导致静脉淤滞、毛细

血管通透性增加、组织缺氧，其眼底改变主要包括视网膜静脉迂曲扩张、视网膜内出血、棉絮样斑、视网膜静脉阻塞、视盘水肿。

白血病视网膜病变综合了贫血、血小板减少、高黏滞血症的视网膜改变，主要表现为视网膜内出血，棉絮样斑，中央具有白芯的视网膜出血（Roth 斑），视网膜静脉迂曲，中央静脉阻塞，视网膜新生血管，一些研究表明在急性白血病中，视网膜病变尤其是视网膜内出血、棉絮样斑代表了预后的不良。

6. 脉络膜 白血病脉络膜浸润的临床报告少见，但尸检发生率高达 90%。白血病对脉络膜的浸润减少了脉络膜毛细血管的灌注，影响色素上皮屏障功能和泵功能，推测与浆液性视网膜脱离的形成有关，也可导致视网膜色素上皮增生和局簇，部分患者表现为豹斑状眼底。脉络膜被白血病细胞浸润时脉络膜增厚，常发生在视盘周围，眼眶 CT 可以显示脉络膜厚度的变化，检眼镜检查常常不容易发现脉络膜浸润。当患者视力突然下降，眼底未看到相应的视网膜病变时要考虑作眼眶 CT。

7. 视神经 白血病视神经浸润尸解研究的发生率约为 3.6%，可以发生在白血病发病的早期或晚期，有时易被混淆为严重的视乳头水肿。视乳头与球后视神经白血病浸润的表现不尽相同。视乳头浸润表现为视乳头灰白水肿，一般视力良好；而球后视神经浸润可表现为视乳头隆起水肿，一般视力下降。MRI 可以显示受浸润视神经肿胀，对于球后视神经浸润的诊断起到重要的作用。有一篇白血病视神经浸润的报道，视乳头与 MRI 表现均无异常，严重的视力下降作为视神经浸润的唯一线索。视神经受累一般都伴随很高的中枢神经系统白血病浸润发病率，预后差。视乳头水肿作为颅内压增高的表现，可以反映白血病或机会感染的中枢神经系统浸润。

8. 眼眶 眼眶浸润在所有类型的白血病中均有发生，症状包括眼球突出、上睑下垂、眼睑水肿、结膜充血和眼部疼痛。白血病浸润也可累及眼眶周边的鼻窦，CT、MRI、活检在诊断中起到了重要的作用。眼眶粒细胞肉瘤（绿色瘤）是髓性恶性细胞来源的局限肿瘤，可以发生在髓性白血病的发病前后。我们也要鉴别由感染引起的眼眶脓肿和白血病的眼眶浸润。

9. 机会感染的眼部表现 白血病破坏患者的免疫系统，而且现行的白血病治疗方案（放疗、化疗、骨髓移植）广泛应用造成患者的免疫抑制，导致机会感染。机会感染为存在于皮肤和黏膜上的低毒力的正常菌群或者是通常为潜伏状态的病原体侵犯机体[49]。机会感染的病原体主要为真菌、病毒、细菌、寄生虫。随着抗生素广泛和泛滥的应用，真菌和病毒成为机会感染的主要病原体。

在白血病和其治疗过程中，眼部受累是很常见的。许多表现作为全身疾病的重要特征，这需要我们眼科医师不仅可以认知白血病及其相关病变的眼部表现，而且需要通过眼部检查配合内科医师评估疾病的程度。

（赵振儒 黎晓新）

五、镰刀细胞病

镰刀细胞病（Sickle Cell Disease）又称镰状样血红蛋白病变病，血红蛋白变为异常，红细胞在低氧和酸中毒情况下变形。这种变形的红细胞比健康细胞僵硬，扭曲，形成一种新月形状，会阻塞小血管，造成组织缺氧，组织缺氧和酸中毒进一步加重红细胞的镰刀形改变。镰刀细胞病是一种遗传病变，主要见于非洲黑人。杂合子状态者占非洲黑人的 20%，美国黑人群的 8%，此外也见于中东、希腊、土籍印第安人及与上述民族长期通婚的人群，是一种常染色体隐性遗传性疾病。血红蛋白 S 和血红蛋白 C 可以和正常的血红蛋白 A 发生等位遗传，也可以在异常的血红蛋白之间结合发生如下改变：

1. AS（镰刀细胞特性） 存在于 8% 的黑人，轻型，需要严重的低氧才会发生镰状细胞贫血

2. SS（镰刀细胞病） 发生在 0.4% 的黑人，全身严重的并发症，疼痛，溶血性贫血。

3. SC（镰刀细胞 C 病） 存在于 0.2% 的黑人。

4. SThal（镰刀细胞海洋性贫血） SC 和 SThal 贫血轻微但眼部并发症严重。

镰刀视网膜病变（sickle retinopathy）：

1 期：周边小动脉阻塞。

2 期：周边动静脉吻合，周边血管阻塞后形成无灌注区。

3 期：吻合支长出血管芽，最终和玻璃体产生粘连，被牵引入玻璃体腔。

4 期：玻璃体积血。

5 期：视网膜脱离。

其他眼部改变：结膜血管段部分发暗相逗号或螺丝锥样；虹膜瞳孔缘环形萎缩或围巾形萎缩，有时可看到虹膜红变。

六、血内蛋白异常的眼底改变

血内蛋白异常（dysproteinemia）又称异型蛋白血症（paraproteinemia），属于高凝状态的（hypeviscosity）一种，主要原因：①红细胞增多症；②白细胞增多（慢性白血病）；③异常的血浆蛋白。

视网膜病变的特点有：①静脉扩张、变形；②表层和深层视网膜出血；③棉絮斑；④视网膜静脉阻塞；⑤视盘水肿。

（黎晓新）

第三节 代谢性疾病

一、糖尿病视网膜病变

糖尿病是复杂的代谢性疾病，早期小血管受累，逐渐引起全身许多组织、器官的广泛损害。国内近年资料表明，20 岁以上人群中男性和女性糖尿病患病率分别达 10.6% 和 8.8%，总体患病率已达 9.7%。幼年即患胰岛素依赖型的糖尿病患者，约 10% 在起病后 5～9 年便可发生视网膜病变，15 年后约 50% 的人发生，25 年后有 80%～90% 的人出现视网膜病变。成年型或非胰岛素依赖型糖尿病患者的糖尿病视网膜病变发病情况与此相似，但因不少患者发病日期较难确定，病程也更难估计。在经济发达的国家，糖尿病视网膜病变是一种主要的致盲眼病。一般说来，约四分之一糖尿病患者有糖尿病视网膜病变，约 5% 有增殖性糖尿病视网膜病变。

糖尿病视网膜病变的发生和发展，不仅取决于代谢障碍的程度，而且与糖尿病的发病年龄、病程长短、遗传因素和糖尿病控制情况有关。糖尿病视网膜病变的一些损害常导致视力减退甚至盲目，如黄斑水肿和增殖性视网膜病变的并发症；玻璃体积血，牵拉性视网膜脱离，玻璃体浓缩，视网膜前膜和黄斑牵拉等。同时，黄斑区毛细血管闭塞也可严重影响视力。估计患糖尿病 30 年以上的患者中，约 25% 患增殖性糖尿病视网膜病变，2%～7% 因视网膜病变失明。

【临床表现】 多数糖尿病视网膜病变患者有糖尿病多饮、多尿、多食和疲乏、消瘦等症状。在视网膜病变初期，一般无眼部自觉症状。病变发展，可引起不同程度的视力障碍。若黄斑区受累，可有视野中央暗影，中心视力下降和（或）视物变形等症状。视网膜小血管破裂，少量出血入玻璃体，患者可自觉眼前有黑影飘动。当新生血管大量出血到玻璃体腔，视力可严重丧失，仅存光感。黄斑区以外的视网膜血管闭塞，或增殖性视网膜病变导致视网膜脱离，则视野出现相应部位较大面积的缺损。糖尿病视网膜病变的临床体征多式多样，现作以下归纳和概述。

在糖尿病视网膜病变的自然病程中，早期即有视网膜血管自我调节的紊乱和血流变异常，以及血－视网膜屏障破坏。临床上在视网膜病变早期最先出现视网膜微血管瘤，以后逐渐出现视网膜静脉和动脉的较大血管的病变，并有血管外的出血和渗出等视网膜组织损害。

（一）血管病变

1. 毛细血管异常

（1）微血管瘤：微动脉瘤是检眼镜和荧光血管造影能查见的最早的糖尿病视网膜病变。这种改变虽可见于其他疾病，如高血压或视网膜静脉阻塞等视网膜的病变，但以糖尿病视网膜病变发生的频率最高，数量也最多，颇具有特征性。微动脉瘤在检眼镜下表现为视网膜上的红色小点，常至圆形，颜色深红类似视网膜深层的小出血点。若对视网膜上出现的红色小点不能分辨为微动脉瘤或小出血点，则可在随访观察中注意，后者常在较短期内消退。糖尿病视网膜病变的微动脉瘤常先出现在眼底后极部，尤其在黄斑区，并多在颞侧。随病程延长，则分布于视网膜各处并常密集成群。微动脉瘤有时在视网膜与异常扩张的微血管相连，并常位于毛细血管闭塞区周围。微动脉瘤的半衰期约数月，逐渐发生内皮结构破坏和透明变性并瘤腔闭塞。在视网膜病变进程中，新的微动脉瘤发生与旧的消失，在视网膜各处交替发生。

眼底荧光血管造影可见微动脉瘤表现为周界清晰的圆的小荧光点，大小 20～30μm，从荧光血管造影发现微动脉瘤在视网膜微循环的动静脉两侧均有分布。多数在检眼镜下不易或不能查见的微动脉瘤，荧光血管造影检查能使其清楚的显现确诊。如瘤腔被红细胞充填栓塞，则不能显荧光，检眼镜检查也常不能与小出血点鉴别。

视网膜缺氧是微动脉瘤形成的主要因素，据推断可能与新生血管形成的机制有关或类似，但程度较轻，或许是新生血管形成的一种夭折现象。微动脉瘤通常先见于视网膜内核层，逐渐扩散至内网状层，其内皮结构不健全，如瘤腔未栓塞，则血中蛋白和其他物质和荧光素分子均可渗出到视网膜内，血管瘤较多时漏出物增多，导致其周围视网膜不同程度的水肿，是造成视网膜水肿的一个重要原因。

（2）毛细血管扩张和渗漏：视网膜毛细血管管径为 5～12μm，荧光眼底血管造影检查可显示微细的血管网。黄斑区毛细血管丰富致密，但朝向黄斑中心部分迅速变细而且稀疏，在中心凹周围形成环形的连续网络，称为黄斑区的毛细血管拱环。毛细血管扩张也是一种糖尿病患者视网膜的早期改变。糖尿病患者在检眼镜检查未发现视网膜病变以前，部分患者经荧光血管造影，发现视网膜毛细血管的能见度增强，表明有轻度毛细血管扩张，可能是由于代谢需要的循环自我调节机制紊乱，这是一种可逆的微循环功能性改变。随病程进展，组织缺血缺氧的程度加重，自动调节不能代偿，毛细血管便易发生器质性损害。在较严重的糖尿病视网膜病变，可出现毛细血管明显的异常扩张，粗细不匀和迂回扭曲，可呈 U 字形弯曲或其他奇特形态。统称为视网膜内微血管异常。黄斑区病变较重者，可在荧光血管造影片上表现黄斑毛细血管拱环变形，甚至拱环毛细血管网络破坏而不连续。

扩张的毛细血管和微血管瘤，管壁通透性异常，在荧光血管造影图上表现为初期荧光渗漏渐向四面弥散，后期成为边界模糊的荧光斑团。这种血浆物质的外渗是视网膜渗出、出血和水肿等病变的基础。有些较重的糖尿病视网膜病变可见视神经盘周围辐射状毛细血管扩张和荧光渗漏，造影后期视盘边界和血管轮廓模糊，其周围组织有荧光着染。这些现象常预示有发展成为增殖性视网膜病变的可能。

（3）毛细血管无灌注区：这也是唯有眼底荧光血管造影检查才能发现的较严重和有重要意义的视网膜病变。这个体征说明毛细血管管壁细胞破坏并有较严重的小血管闭塞。在造影图上表现为大小的斑点状或片状无荧光的暗区，此区周围的毛细血管正常形态中断。无灌注区多先发生于眼底赤道部视网膜，渐向后极和周边发展。无灌注区累及一整个微循环单位，即由供养小动脉、属于它的毛细血管网和收集小静脉所供应的范围。在无灌注区内常见微血管瘤或微血管瘤链和异常扩张的微血管。

无灌注区在视野中表现为相应位置的暗区，虽然往往因其缓慢发生且位置未在眼底后极正中而不引起明显自觉症状。无灌注区波及黄斑区者，在荧光血管造影图上表现为中心凹的无血管区比正常增宽。若中心凹周围毛细血管拱环的连续性被破坏，则造成黄斑缺血性损害，视力的预后不良；视乳头黄斑束的部位出现无灌注区者，视力损害也很严重。

（4）动静脉交通：检眼镜检查有时可见比毛细血管粗大，将动静脉直接连接的异常扩张的血管。造影检查时，这些血管多数可有管壁荧光着色和较轻微的渗漏，并位于毛细血管闭塞区内。这种血管多系毛细血管闭塞过程中发生的侧支，是视网膜血管床中试图恢复正常血流的一种表现。

2．视网膜动、静脉异常

（1）视网膜小动、静脉异常：有一些视网膜的小动、静脉血管异常用检眼镜不易发现，但在荧光血管造影时显而易见。这些小血管分支的起源处变狭窄，而其远端部分则现扩张，管壁有荧光着染和渗漏使血管轮廓变模糊。在更重的病例，则小血管管腔闭塞，

在分支处遗留有短棍状血管残端。上述血管改变多出现在较重的视网膜病变，并常位于毛细血管闭塞区的边缘，有些小血管还表现为串珠状曲张，或呈环形弯曲，有时还见有血管鞘包绕。

（2）视网膜大动、静脉异常：糖尿病视网膜病变最常表现静脉迂曲扩张和管径不匀，在其他特征性改变尚不明显时已可查见。视网膜病变后期更为突出，静脉血管可呈典型的串珠状或腊肠状（图 7-200），血管可盘绕成环形，有的并有白鞘。视网膜病变严重者，静脉管壁有荧光着染和滞留，并出现荧光渗漏。间或还可发生分支静脉阻塞。

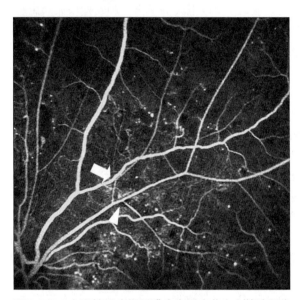

图 7-200 左眼糖尿病视网膜病变眼底荧光血管造影像
颞上静脉管径不匀，大分支呈念珠状（白箭），动脉分支管径不均匀（白箭头）

视网膜上大的动脉血管异常在检眼镜下常不显著，但荧光血管造影常可显示有管径粗细不匀，有节段性的扩张和狭窄。在造影后期，其异常节段现荧光着色和渗漏，与静脉的表现类似，并常与静脉改变相伴出现。这些改变在有血管闭塞的部位尤为明显。

（二）血管外损害

1．出血 糖尿病患者视网膜出血位置较深，常在内核层，常呈圆形斑点状，多与视网膜微动脉瘤或微血管异常相伴发生，很少不发现其他血管异常的单纯出血。神经纤维层火焰状出血在伴有高血压的患者中较多见。各种出血斑点与棉絮状渗出斑邻近或与其重叠。荧光血管造影图上，出血斑点表现为遮蔽背景荧光的黑色斑点，在这些出血斑的暗影内或其边缘，常现微动脉瘤群集或呈链状分布的荧光点。视网膜出血严重者可融合成大片累及视网膜各层，甚至突破内界膜成视网膜前出血，表现为上界呈水平线，下界呈半球

弧形的舟状出血团。如果大量出血再突破玻璃体膜进入玻璃体腔内，则引起玻璃体混浊，导致重度视力障碍。

2. 渗出

（1）硬性渗出：糖尿病视网膜病变较早期常在眼底后极部出现边界比较清楚的蜡黄色点片状渗出，称为硬性渗出。这种渗出大小不等，间或在黄斑区或其附近呈环状。硬性渗出位于视网膜深部的外网状层，主要是视网膜毛细血管渗漏物逐渐吸收以后遗留的脂质。这种脂质组成的黄白色渗出物可渐被吸收而消散，另外又出现新的硬性渗出。眼底荧光血管造影检查在这些渗出斑的边缘或环形渗出的中央常见明显的毛细血管异常和渗漏，并在这些渗出吸收以后遗留的瘢痕处现高荧光，表明该处有毛细血管和色素上皮的损害。

（2）棉絮状斑——软性渗出：棉絮状斑为大小不等、形状不规则的灰白或乳脂色调的视网膜渗出斑，边界模糊呈棉絮或绒毛样，位于视网膜浅部的神经纤维层。常出现于眼底后极部视网膜距视盘3～4个视盘直径的范围内，多数沿大血管附近分布。这种渗出斑是视网膜微血管闭塞性损害，组织严重缺血以致神经纤维层发生梗死的表现。因此，软性渗出显示视网膜循环重度障碍引起的组织破坏，预示视网膜病变有迅速发展成为增殖性改变的趋势。软性渗出的半衰期为半年至一年半，年龄较大的患者消散较缓慢。由于这种渗出附近多有微动脉瘤和微血管异常的渗漏，荧光血管造影时这种渗出斑常有荧光着染。

（三）黄斑病变

糖尿病视网膜病变的各种黄斑病理改变，包括出血、渗出水肿和微血管瘤等，是严重影响视力的重要原因，其中以黄斑水肿最常见。多数较轻的黄斑水肿在检眼镜下不易鉴别，重度黄斑水肿在单纯性视网膜病变后期和增殖性视网膜病变都可以发生。视网膜毛细血管通透性改变，渗漏液体蓄积于黄斑区中心凹周围呈辐射状排列的 Henle 纤维之间，形成积液的小囊。重度黄斑囊样水肿检眼镜检查见黄斑区视网膜呈增厚不透明外观，中心凹表现蜂窝状隆起。裂隙灯显微镜眼底检查发现该处视网膜肿胀变厚可达正常的2～3倍。长期持续的黄斑囊样水肿可成为永久性囊样变性甚至视网膜穿孔，致不可逆的视力丧失。

有黄斑水肿的眼底，荧光血管造影常见黄斑区毛细血管闭塞，中心凹周围黄斑毛细血管拱环破坏。早期较轻的水肿和拱环不完整，并不影响视力，只是黄斑区毛细血管和微血管瘤通透性增大有荧光渗漏，造影后期在黄斑区呈模糊的斑片状荧光。重度的黄斑囊样水肿，黄斑区荧光渗漏显著，造影后期呈围绕中心凹排列、充有荧光的花瓣状或卵石状有分隔的囊样形态（图7-201）。

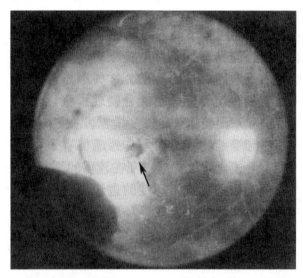

图 7-201　右眼黄斑囊样水肿，眼底荧光血管造影像黄斑囊样水肿呈花瓣状（黑箭）

（四）增殖性病变

糖尿病视网膜病变进展到一定程度，血管病变加剧，视网膜组织重度故血缺氧，视网膜血管壁萌发新生血管。这些新生血管好发于视神经乳头及其附近，或近赤道区的视网膜中央动静脉血管。初期较细小的新生血管有的用检眼镜不易查明，但因其管壁异常，大量渗漏荧光素，经眼底荧光血管造影而易于识别。新生血管位于视网膜表面，多数突出于内界膜之外而与玻璃体接触。明显的新生血管在检眼镜下表现为视网膜大血管邻近蜷曲迂回的细血管网。新生血管管壁结构不健全，易于出血，出血较多时往往穿入玻璃体内，严重妨碍视力。

与新生血管出现的同时，视网膜组织在新生血管附近逐渐发生纤维细胞增殖，形成纤维条带。这种在视网膜表面和邻接玻璃体处发生的血管纤维性增殖，称为增殖性玻璃体视网膜病变。这些增殖带随病程延长而增多，并收缩牵引而引起新生血管出血或视网膜脱离等不良后果。但也有少数病例，经过漫长的病程，新生血管萎缩闭塞，未发生大量出血或视网膜脱离而幸存一定的视力。

（五）并发症

糖尿病视网膜病变由于血管的损害，还有血液成分和血液流变性等变化因素，尤其在有高血压的患者，较易引起其他视网膜和视神经血管导致的并发症。其中以视网膜静脉阻塞比较常见，多出现于视网膜病变病程较长，血管损害较重的阶段。因此，对糖尿病视网膜病变患者患病过程中出现的视力下降和出血等特征，注意与静脉阻塞的并发症互相鉴别，避免混淆漏诊。另外一种较少发生的并发症为缺血性视神经病变，可表现为视盘水肿和视力下降，也有症状体征都不明显的病例。这一并发症可能是由于睫状动脉一或多数穿巩膜支发生闭塞，引起视神经筛板后部的缺血性病变，严重的病例或治疗不善者可遗留永远性视野缺损。

【病理】 糖尿病视网膜病变早期出现的微动脉瘤是由于视网膜毛细血管壁周细胞丧失和血管壁扩张而形成。微动脉瘤发生初期时瘤壁很薄，随后出现细胞增生并衍生出多层基底膜物质包绕微血管瘤，瘤腔内渐集聚纤维素和红细胞，聚积量多时使瘤腔闭塞。

早期糖尿病视网膜病变除微动脉瘤以外，还有不同程度的视网膜静脉扩张，尤其是小静脉，常呈环襻状等不规则形状。在内核层或外网状层内常有毛细血管或微动脉瘤破裂出血，早期较少神经纤维层出血。病程较长和较重的视网膜病变，血 - 视网膜屏障破坏，液体渗漏入视网膜，发生视网膜水肿和硬性渗出。外网状层在水肿时最为明显，其他各层因以神经轴突和广泛的细胞成分为主，故含水较少。黄斑部视网膜有较多放射状排列的 Henle 纤维，也常有较重的水肿。硬性渗出则是血管渗漏的液体和脂质沉积于外网状层，液体成分逐渐吸收以后遗留的蜡黄色斑块。

在糖尿病视网膜病变长期持续的进程中，视网膜毛细血管闭塞，导致神经纤维层的灶性梗死，成为白色絮状的软性渗出。与此同时或这一阶段先后发生的视网膜无灌注区则在荧光血管造影图上可明确显示。上述缺血缺氧严重，血管损害不断加剧的视网膜病变诱发的新生血管，可从静脉发起或源于一簇细小的视网膜内微血管异常。新生血管的内皮细胞有窗样改变，并且细胞间没有紧密连接，故荧光血管造影时有特征性的大量迅速渗漏荧光。推测视盘上缺乏真正的内界膜限制，可能与这一部位较多出现新生血管有关。新生血管也常沿脱离的后玻璃体表面已发生的结缔组织生长。一股新发的新生血管为裸露而无结缔组织成分，以后逐渐伴发视网膜玻璃体结缔组织增生，玻璃体膜增厚。长期存在的新生血管渐渐发生退行改变，最后在长时间的自然病程中可自行萎缩。

【分期】 糖尿病视网膜病变的临床眼底表现形态多样，为了明确诊断，观察病情演变，衡量治疗效果和估计预后，并在临床和研究工作中对病变作准确记录及描述，曾有不少国内外作者对糖尿病视网膜病变进行过多种不同的分型和分期。归纳起来，都以是否出

现视网膜新生血管为标志，分为没有发生新生血管的背景型（或单纯型）和出现新生血管以后的增殖型，这是多数一致的观点。其余具体分期的标准，内容虽大同小异，但极不统一。我国 1984 年 6 月在哈尔滨举行第一次全国眼底病学术讨论会时，根据糖尿病视网膜病变的系列临床表现特征和病理改变过程，参考各地糖尿病视网膜病变研究成果，以及历来的分期方法，制订了"糖尿病视网膜病变临床分期标准"（表 7-31），经同年 10 月在南宁召开的中华医学会眼科学会第三届全国学术会议讨论通过并公布实行。在我国临床的医疗和研究工作中对糖尿病视网膜病变的分型分期有了规范和统一的标准。

表 7-31　糖尿病视网膜病变分期标准 *

期别		视网膜病变	
单	I	有微动脉瘤或并有小出血点	（+）较少，易数
			（++）较多，不易数
纯	II	有黄白色"硬性渗出"或并有出血点	（+）较少，易数
			（++）较多，不易数
型	III	有白色"软件渗出"或并有出血点	（+）较少，易数
			（++）较多，不易数
增	IV	眼底有新生血管或并有玻璃体积血	
殖	V	眼底有新生血管和纤维增殖	
型	VI	眼底有新生血管和纤维增殖，并发现视网膜脱离	

"较少，易数"和"较多，不易数"均包括出血病变
* 见中华眼科杂志 1985 年第 21 卷第 2 期第 113 页

没有新生血管形成的糖尿病视网膜病变称为单纯型病变，即过去沿用的国外翻译名称背景性视网膜病变。这一时相的病变局限在视网膜内。单纯型病变的早期，虽然用玻璃体荧光光度测定的方法可在没有任何眼底体征以前测知视网膜血管或血 - 视网膜屏障可能发生的破坏，但视网膜微动脉瘤和（或）小出血点仍然是最早出现并比较确切的视网膜病变的体征。带黄白色的蜡样硬性渗出斑点，说明血管系统功能异常，通透性增大，血液成分逸出。而白色软性渗出则表示微循环重度紊乱，血管破坏严重，视网膜神经纤维层发生梗死。在这个阶段并有多处局灶性或广泛的视网膜无灌注，常预示即将发生新生血管，故又称为糖尿病视网膜病变的增殖前期。至于视网膜病变的增殖期，即在视网膜循环对组织缺氧不能代偿的情况下、从发生新生血管开始。新生血管从视网膜表层突破内界膜，位于视网膜和玻璃体之间的间隙。后期纤维增殖增多，血管纤维增殖穿越玻璃体膜进入玻璃体内。

增殖组织或玻璃体的收缩都可引起视网膜脱离或玻璃体积血而严重影响视力。

上列糖尿病视网膜病变分期标准，重点突出疾病演变中能体现病变实质的主要眼底表现特征，比较准确、合理地反映糖尿病视网膜病变的临床和病理进展和变化过程，还对单纯型视网膜病变中各期病情轻重程度的概念，结合临床表现作了适当的数量表达。这个标准比较简明扼要，便于在各级医疗卫生单位的医疗、科研和教学中应用，但此标准未能显示有无黄斑病变和严重程度。

为制订全球糖尿病视网膜病变的分型标准，2001年的美国眼科年会上美国学者进行最初计划与分型草案的制订，随后在2002年悉尼举行的国际眼科学会议及其后采用的问卷调查中，先后有代表16个国家的31位视网膜专科医师、综合眼科医师、内分泌科医师和流行病学专家组成工作组，参与了新标准的制订。

工作组以2个重要的循证医学临床研究，即"糖尿病视网膜病变早期治疗研究（early treatment diabetic retinopathy study，ETDRS）"和"Wisconsin糖尿病视网膜病变流行病学研究（Wisconsin epidemiologic study of diabetic retinopathy，WESDR）"为基础，对各位专家新标准的意见一致性进行评估。通过认真细致的共同评估与讨论，与会专家就修订的糖尿病视网膜病变和糖尿病黄斑水肿的国际临床分型达成共识，新的国际分型获得通过（表7-32）。

表7-32　糖尿病视网膜病变国际临床分级标准（2002年）*

分级	散瞳眼底检查所见
无明显视网膜病变	无异常
轻度非增生性糖尿病视网膜病变	仅有微动脉瘤
中度非增生性糖尿病视网膜病变	微动脉瘤，存在轻于重度非增生性糖尿病视网膜病变的表现
重度非增生性糖尿病视网膜病变	出现下列任何一个改变，但无增生性糖尿病视网膜病变表现 1. 任一象限中有多于20处视网膜内出血 2. 在两个以上象限有静脉串珠样改变 3. 在一个以上象限有显著的视网膜内微血管异常
增生性糖尿病视网膜病变	出现以下一种或多种改变：新生血管形成、玻璃体积血或视网膜前出血

对糖尿病黄斑水肿的程度分为2类：无或无明显的糖尿病黄斑水肿。如果存在糖尿病黄斑水肿，可再分为轻、中和重度3级（表7-33）。

表7-33　糖尿病黄斑水肿分级（2002年）*

分级	散瞳眼底检查所见
无明显糖尿病黄斑水肿	后极部无明显视网膜增厚或硬性渗出
有明显糖尿病黄斑水肿	后极部有明显视网膜增厚或硬性渗出
轻度糖尿病黄斑水肿	后极部存在部分视网膜增厚或硬性渗出，但远离黄斑中心
中度糖尿病黄斑水肿	视网膜增厚或硬性渗出接近黄斑但未涉及黄斑中心
重度糖尿病黄斑水肿	视网膜增厚或硬性渗出涉及黄斑中心

* 见《Ophthalmology》2003年第110卷第9期第1677-1682页

新的糖尿病视网膜病变国际临床分级标准简便易懂，易被广大眼科医师、初级眼保健医师和内科医师所掌握。有利于不同层次的医师之间进行更广泛的交流与病情分析。通过一些较为简易的设备，即能对患眼进行分型，确定治疗方案确保患者能得到早期、及时的治疗，以减少失明的危险。对于一些边远地区及欠发达地区的糖尿病视网膜病变的防治具有重要的现实意义。

该标准还重点突出了"重度非增生性糖尿病视网膜病变"这一分型。强调处于这一分型的患眼存在发展为增生性病变的高危险性，50%处于这一型的患眼在1年内会发展为增生性病变；71%的患眼在3年会发生增生性病变。因此对于此型患眼应格外重视，可考虑进行光凝治疗，3～4个月的密切随访极为重要。早期治疗可使严重视力丧失的危险度、需行玻璃体切除手术的可能性下降50%。

【发病机制】 糖尿病视网膜病变的发病机制迄今还不完全明了。从临床过程和多数研究结果，本病历来被认为主要是源于视网膜血管，尤其是微血管系统的损害，随后引起视网膜一系列的病理改变。

糖尿病的糖代谢机制紊乱是产生糖尿病视网膜病变的根本原因。醛糖还原酶在葡萄糖高浓度下转化为山梨醇再成为果糖，并使半乳糖转化为卫茅醇。由于山梨醇和卫茅醇在细胞内很少进一步发生代谢，并因其极性而难于透出细胞膜，细胞内浓度增大致渗透压升高，水分渗入细胞引起电解质失衡和代谢紊乱。晶状体上皮细胞即含有高浓度醛糖还原酶，故半乳糖血症和糖尿病实验动物易发生白内障。视网膜毛细血管周细胞在糖尿病患者发生的选择性丧失，也与含有较多的醛糖还原酶有关。由于周细胞损害和消失，减低了毛细血管的收缩力和调节毛细血管内血流量的作用。

糖尿病患者血小板的黏着和凝集异常，以及血液成分改变和黏度增高等，都可能与视网膜的循环障碍和缺血有关。据检测发现血小板的凝集功能随糖尿病视网膜病变的发生和发展有不断加强的趋势。并且与生长激素水平增高导致血中第Ⅷ因子水平上升有较大关系。第Ⅷ因子由血管内皮分泌，与红细胞凝集有关，还可促进血小板的集结和黏附作用。在血小板黏附于血管内皮细胞过程中，细胞壁中的磷脂物辗转转化为凝栓质 A_2（或称血栓素 A_2），可使血管收缩并进一步使血小板凝聚。这些异常的血小板黏着和凝聚便可能是引起毛细血管闭塞的重要因素，以致造成视网膜组织缺血缺氧，成为糖尿病视网膜发生病变的主要原因。

有些糖尿病患者的血液黏度增高，尤其是那些糖尿病控制不良与血管并发症较重者更为明显。红细胞凝集性增加和变形能力降低，便不能穿过管径细小的毛细血管；加上血浆蛋白，如纤维蛋白原和 α 球蛋白等含量升高，都是使血液黏滞度加大，导致血管内皮损害，造成血管堵塞，以致微血栓生成的因素。糖尿病视网膜病变的严重程度与这些因素有一定的关系。

关于生长激素在糖尿病视网膜病变中所起的作用，曾经有作者发现，女性糖尿病患者产后发生出血性脑垂体坏死（Sheeham 综合征）后，严重的糖尿病视网膜病变病情随即逆转。并且，近年有人对一些患有糖尿病的侏儒患者作过 10 年以上的随访观察，未发现他们发生糖尿病视网膜病变。据认为生长激素分泌增高可抑制糖代谢，导致细胞内山梨醇积聚，增加糖尿病血管中糖蛋白和黏多糖的沉积并加速血管硬化，促进视网膜血管微血管微血栓形成而引起视网膜病变。

至于糖尿病视网膜病变的新生血管增殖性病变，与体内许多产生新生血管的疾病相仿，属于一种代偿机制，由于组织缺氧的诱导，出现一种可弥散的"血管增殖因子"，大量的学者研究了新生血管出现的机制，认为血管内皮生长因子（VEGF）是眼内最有可能的新生血管生长因子。通过线粒体活性氧通路等途径介导，造成血管通透性增加、加速视网膜血管周细胞凋亡等病理改变。

此外，有一些研究表明，不同类型的糖尿病患者具有不同的遗传基础，在免疫遗传学的观察研究中，不同类型 HLA 抗原与特定的糖尿病视网膜病变类型的发生率有较密切的关系。

近年有一些作者研究发现糖尿病累及视网膜是先有视网膜组织代谢的损害，然后才出现组织学或检眼镜下可见的血管异常。视网膜神经元功能异常出现最早，表现在视网膜电图的振荡电位参数的改变。但这种观点的确立还需要更多的观察研究和佐证。

【治疗】　糖尿病视网膜病变的治疗，原则上应当经常将高血糖控制在正常水平。虽然由于发病机制比较复杂与病变类型的差异，但是近年有不少比较系统的临床对比观察研究资料显示，若糖尿病患者高血糖和周身病情得到长期的较好控制，对延缓其视网膜病变的进行和减轻病情有肯定的效果。这种状况多半与患者高血糖即血中糖化血红蛋白与氧的亲和力增强且不易释放的机制有关；若长期使血糖控制在正常水平，对缓解视网膜缺氧有一定作用。

对于糖尿病视网膜病变的治疗，一般说来，针对具体病情，可分三个方面概述如下：

1. 药物治疗　对糖尿病视网膜病变还缺乏特效的药物治疗。20 世纪 60 年代初期发现经水杨酸盐治疗类风湿关节炎同时有糖尿病的患者，糖尿病视网膜病变的发生率极低。阿司匹林对血小板凝集有抑制作用，在临床上并对微循环血栓形成的预防有一定帮助。基于这些临床和理论上的认识，近年对糖尿病患者曾经应用阿司比林口服每日一次 300mg，预防视网膜病变的发生，或在早期糖尿病视网膜病变时服用，可能有一定的作用。

对于视网膜黄斑区及其周围有环形硬性渗出及血脂偏高的糖尿病患者，应摄取低脂膳食，服用降胆固醇药安妥明（氯贝丁酯）250mg 每日 4 次，曾有报道可减少视网膜渗出和起到增进视力的作用。此外，口服药物 2,5- 二羟基苯磺酸钙，用于早期糖尿病视网膜病变，有可能减轻糖尿病视网膜毛细血管的易渗漏性，降低血的高黏稠度和血小板的凝聚力，达到减轻糖尿病视网膜病变的目的。

2. 手术治疗　手术疗法主要用于治疗增殖性视网膜病变的并发症，如新生血管引起的玻璃体积血，视网膜玻璃体增殖条带引起的牵拉性视网膜脱离和孔源性视网膜脱离等。若玻璃体积血严重且较长时间不能消散吸收，采用玻璃体切除手术，以达到清除积血，切断和分离机化条膜，缓解对眼底组织结构的牵拉，恢复视网膜的正常解剖位置。便于手术后作清晰的眼底检查而有利于进行后续的光凝或冷凝等必需的治疗措施。

对糖尿病视网膜病变患者的视网膜脱离，应注意鉴别属牵拉性或孔源性。有些牵拉性视网膜脱离的患者，在不作手术治疗的情况下，较长时期尚能保存一定的视力，而孔源性脱离则必须早期手术治疗，否则在较短时间内大多视力丧失。对增殖性视网膜病变施行手术的目的在于缓解对视网膜或孔源性视网膜脱离的牵拉，可用玻璃体剪剪断厚的玻璃体增殖膜，还可对玻璃体新生血管施行眼内电凝，以及眼球环扎或巩膜摺叠等手术使眼球内径减小。这些手术并可同时与闭合式玻璃体切除术联合进行。

由于发现体内生长激素缺乏的侏儒糖尿病患者当中，很少发生糖尿病视网膜病变，曾经对糖尿病视网膜病变新生血管严重、光凝效果不佳的患者施行脑垂体部分切除手术，对部分患者减轻视网膜病变的血管病变有一定作用。可以减少出血水肿，导致新生血管萎缩，缓解血管病变。也可应用电凝和放射等方法破坏腺垂体，达到这些治疗目的。但这些疗法都必须慎用，对少数全身病情和视力预后较好，又不宜作光凝治疗的患者，可考虑选用。

3. 光凝治疗　糖尿病视网膜病变后期，视网膜血管内外的病变引起视网膜严重缺血缺氧，因而导致血管增殖因子释放，刺激眼底的视乳头和视网膜的新生血管形成。激光光凝视网膜组织使一定面积的神经视网膜组织破毁萎缩，降低患眼视网膜对氧的需求，以减少血管增殖因子的释放，从而缓解或清除视网膜缺血水肿和新生血管等病变的发生和发展。光凝治疗至今仍为对糖尿病视网膜病变的黄斑病变、新生血管出血等破坏视力严重后果的有效补救治疗方法。经激光光凝治疗，已有的新生血管可以消退，从而达到保持部分视网膜，尤其是黄斑区视网膜的视功能的目的。糖尿病视网膜病变的激光光凝治疗经近年大量的临床观察和多中心大规模的对照研究，已证明能够被眼底血红蛋白、黑色素、色素上皮较好吸收的氩绿激光，大面积视网膜光凝和直接对局部新生血管的封闭，以及对有渗漏性微血管瘤的凝固能起到很好的治疗作用。在非增殖性视网膜病变，光凝主要用于影响和对视力有严重威胁的黄斑病变患者，光凝针对成簇的微血管瘤与毛细血管闭塞的荧光渗漏区，也可用于近周边有广泛毛细血管闭塞而无黄斑病变的患者。由于光凝对需氧量高的外层视网膜灼伤成为瘢痕，视网膜变薄，可使内层从脉络膜血运得到较多氧的供应，并可消除由于缺氧而产生的血管增殖因子。光凝治疗前均须有完整清晰的眼底照相和荧光血管造影资料，详细了解病情和病变位置。

光凝对增殖性糖尿病视网膜病变在于针对新生血管防止出血，并阻止继续发生纤维组织。周边视网膜局限的新生血管可以采用全视网膜光凝（此观点值得商榷：周边局限的新生血管也应是全视网膜光凝的适应证），视盘新生血管，尤其对隆起的新生血管，也需进行弥散性光凝，或称全视网膜光凝，6～8周后未消退的新生血管可以在新生血管局部加密激光斑。所谓全视网膜光凝的光凝范围，为距视神经乳头缘 1 个视盘直径至眼底赤道部，以及距黄斑中心上、下和颞侧各 2 个视盘直径，避开视乳头黄斑束和颞侧上下血管弓之间的后极部视网膜，形成眼底一大片播散光凝点的椭圆形光凝区域。全视网膜光凝治疗虽为现在对重度糖尿病视网膜病变较好的疗法，但在术后有使视功能，包括夜间视力、颜色视力和周边视力减退的副作用，并常有中心视力轻度下降，患者还可发生自觉眼前闪光的症状。如术前已有黄斑水肿者，光凝术后有可能加重。若同时有黄斑光凝与全视网膜光凝适应证，一般先行黄斑光凝后行全视网膜光凝，可以减轻全视网膜光凝所致的黄斑水肿，加快视力恢复速度。此外，若术前已有严重的纤维血管增殖，术后有可能发生收缩而导致出血和视网膜脱离。光凝术后应注意必需的随诊观察，如发现有残余或复发新生血管，尚须作补充或重复的光凝治疗。

4. 冷凝治疗　经裂隙灯显微镜和角膜接触镜进行的全视网膜激光光凝，不能到达视网膜前部，必要时可在眼球表面经眼前部结膜巩膜，或切开球结膜经巩膜作冷凝治疗，便可对视网膜周边部达到与光凝类似的治疗目的。另外，对眼有屈光间质混浊，如有白内障或玻璃体积血等，不能采用光凝的患者，需要时也用冷凝治疗。但因广泛的冷凝也可引起玻璃体收缩导致出血或视网膜脱离，对有重度玻璃体视网膜牵引的患者应慎用。

（许　迅）

二、其他代谢性疾病的视网膜病变

（一）黏多糖沉积病

全身黏多糖沉积病是由于人体许多组织的溶酶体内贮有过量代谢不完全的酸性黏多糖和（或）复合脂质，并且从尿中排泄。这一群综合征的产生是因为具有分解代谢作用的溶酶体胞外酶的遗传性缺陷所引起。在正常情况这些胞外酶能降解以下黏多糖：硫酸皮肤素（硫酸软骨素 B），硫酸角质素和硫酸乙酰肝素。酸性黏多糖为构成全身结缔组织基质的主要成分。因多种酶的缺陷导致黏多糖代谢紊乱，贮积于体内多种组织，包括眼部发生黏多糖沉积引起病变。

本病患者一般是在出生后 1 岁开始发病，逐渐表现出各类综合征的特征性病变。近年按不同表现的综合征和其不同酶的缺陷将本病分为不同的类型：Ⅰ-H：Hurler 综合征，为 a-L- 艾杜糖醛酸酶（a-L-iduronidase）的缺陷，Ⅰ-S：Scheie 综合征是此酶的部分性缺陷；Ⅱ：Hunter 综合征，为艾杜糖醛酸硫酸脂酶（iduronate sulfatase）的缺陷；Ⅲ：Safilippo 综合征则有 4 种类型的酶缺陷都可引起，这些酶是乙酰肝素硫酸脂酶（heparan sulfatase），N- 乙酰 -α-D- 氨基葡萄糖苷酶（N-acetylα-D-glucosaminidase），乙酰 - 辅酶 A-a- 氨基葡萄糖苷酶 -N- 乙酰转移酶（acetyl-CoA-a-glucosaminidase-N-acetyl-transferase），和 N- 乙酰氨基葡萄糖苷酶 -6- 硫酸硫酸酯酶（N-acetylglucosaminidase-6-sulfate sulfatase）；Ⅳ：Morquio 综合征，为半乳糖胺 -6- 硫酸硫酸酯酶（galactose-amine-6-sulfate-sulfatase）缺陷；Ⅴ：即 I-S 型，过去列为第 V 型；Ⅵ：Maroteaux-Lamy 综合征，为芳基硫酸酯酶 B（arylsulfatase B）的缺陷；Ⅶ：Sly 综合征，为 β 葡萄糖苷酸酶（β-glucuronidase）缺陷所致。各型病变都可影响眼的组织，其中 I、Ⅱ、Ⅲ 型各综合征均有视网膜色素变性的报告。各种黏多糖沉积症的遗传方式除第Ⅱ型为性连锁隐性遗传外，其他都是常染色体隐性遗传。第Ⅱ型和 I-S 两型患者比其余各型发病较晚，病情较轻，患者寿命也相对较长。

黏多糖沉积症患者的共同表现，一般为身躯矮小，面部形状奇特，两眼眶距增大，低鼻梁，厚嘴唇，智力迟钝，关节僵直，多毛，动脉硬化，肝脾肿大。其中身躯矮小者在 I、Ⅱ、Ⅳ、Ⅵ、Ⅶ 型表现明显，蕾口状畸形常见于 I、Ⅱ、Ⅵ、Ⅶ 型患者，面容奇特者多为 I-S、Ⅲ 和Ⅶ型患者。本病的主要眼部表现有进行性角膜混浊、视网膜色素变性和视神经萎缩。角膜混浊发生于 I-H、I-S、Ⅳ、Ⅵ 型，Ⅲ 和Ⅶ型则缺如或偶有并较轻。I-H 患者可因其出现角膜混浊与畏光症状易与先天性青光眼混淆。I-H、I-S、Ⅱ、Ⅲ 型患者的视网膜色素上皮细胞有过多的酸性黏多糖沉积而影响代谢功能，表现视网膜色素变性。这种视网膜色素变性除色素上皮含有酸性黏多糖外，其眼底的表现形态和组织病理学改变与典型的先天性原发性视网膜色素变性均相类似。各种类型的黏多糖沉积症的视网膜电图检查都发现有不同程度的降低甚至熄灭。此外，除Ⅵ和Ⅶ型中的轻度表现型患者外，各型患者中都有发生视神经萎缩的报告。视神经萎缩可以为上行性，系因神经节细胞的包含物导致细胞死亡引起；下行性者则为颅内水肿的颅内压升高所致。

黏多糖沉积病各型综合征除各具一定的特征性表现以外，可作血液和尿液生物化学检查，皮肤和结膜等活组织的组织化学分析，以及检测培养的成纤维细胞中不同的酶缺陷而进行诊断。另外，羊水细胞培养也可用于产前诊断。

（二）鞘脂沉积病

由于酶缺陷引起的脂质代谢异常的患者常有眼组织受累，鞘脂沉积病并多表现为黑矇性家族性痴呆，或称为脑 - 黄斑变性。这一类疾病主要是缺乏使鞘脂质，即神经节苷脂、脑苷脂和鞘磷脂分解变性所必需的溶酶体酶，而引起鞘脂质在体内的沉积。神经节是脑灰质的主要成分，在脑内主要位于神经末端的膜，突触膜内的含量转高。脑苷脂存在于脑部和躯体组织。鞘磷脂是细胞膜的重要成分。这些鞘磷脂的分解代谢缺陷导致其分解产物在溶酶体内积聚，电子显微镜下可见为多膜性包含体（斑状体）。这些酶的各种缺陷可由周围循环中的白细胞了解。在患者内脏中可发现异常脂质，也可经脑或直肠壁神经丛活组织检查发现。近年来按酶的缺陷特点已将大多数黑矇性家族性痴呆称为 Batten 病或神经元类神经酰胺脂褐质沉积病（neuronal ceroid lipofuscinosis），在脑和视网膜组织内主要的生物化学发现有过量的类神经酰胺和脂褐质。

鞘脂沉积病的主要眼部表现由视网膜神经节细胞内鞘脂质积聚引起，视网膜颜色变白，中心凹没有神经节细胞，仍能透见脉络膜的橙红颜色，与中心凹旁及其周围神经节细胞密集区表现的显著环形灰白颜色，形成一对比鲜明的"樱桃红斑"。但随病程延长，神经节细胞萎缩，樱桃红斑的红色也渐消失而成灰白色，同时视神经萎缩，视盘苍白。由眼底的特征性改变结合全身的临床表现，有助于对各种鞘脂沉积病的诊断。

（1）Tay-Sachs 病为最常见的神经节苷脂沉积病，脑和视网膜过多的糖脂积聚引起精神发育不全和失明。患者通常在出生 6 个月出现症状，对视觉刺激失去反应，但对声音刺激有反应亢进。视网膜早期出现樱桃红斑。患者常在 3 岁前死亡。为常染色体隐性遗传病，犹太人发病较多。测定己糖氨酶 A 的活性可作为杂合子鉴定和产前诊断。

（2）Batten 病或神经元类神经酰胺脂褐质沉积病，常在 1～8 岁间发病，成人患者也间或有报告。婴儿和青年发病者的病变表现和视觉电生理的不同反应，表示有不同的疾病进程。但本病患者皆为缓慢起病，出现视力不佳，抽搐和智力障碍，患者多在几年内死亡。眼部可以没有明显改变，但多数视网膜有萎缩伴色素散布，尤其在黄斑区。并可视网膜血管缩窄和视盘现浅淡蜡黄色改变。这种患者曾经在白细胞检测发现髓过氧化物酶的缺陷。

（3）Gaucher 病，即葡萄糖神经酰胺沉积病 glucosyl ceramidosis（glucosyl ceramidosis）。有急性和亚急性神经元病变型以及慢性或非神经元病变型 3 类。3 种类型的患者皆有肝脾大，血小板减少，白细胞减少和网状内皮系统 Gaucher 细胞。急性型为婴儿罹患，迅即死亡，亚急性多为青年患者，病程较迁延。慢性非神经元病变型多为成人患者，脑不受累，但因葡萄糖神经酰胺在肝脾和皮肤内，肤色变黄。眼部球结膜有特殊的楔形增厚区，一段时间以后颜色变暗并带褐色。

有些患者的视网膜可出现樱桃红斑。

（4）Niemann-Pick 病，即鞘磷脂沉积病。由于鞘磷脂酶缺陷，体内多种器官发生鞘磷脂的积聚，有 5 种类型。眼部表现较显著为 A 型或称为急性神经元病变型，约占本病患者的 75%。B 型最轻，为慢性而不累及神经系统。C 型为中枢神经系统慢性损害。D 及 E 型极为罕见。A 型发生于婴儿期，表现为生长发育不良，发热，肝脾大，迅即出现中枢神经系统症状。约半数患者眼底可现中心凹周围脂质浸润。大约在 4 岁前死亡。网状内皮系统组织内普遍存在泡沫细胞；眼组织中广泛存在膜性细胞质小体，可在神经节细胞、无长突细胞、Müller 细胞和视杆细胞和视锥细胞、色素上皮细胞以及脉络膜、角膜和巩膜中发现。B 型又称海蓝组织细胞综合征，通常在 10 岁或青年期作出诊断，有些有视网膜樱桃红斑。全身表现有肝脾大、骨骼改变，肺部浸润以及骨髓内的泡沫细胞。AB 两型均为常染色体隐性遗传病。

（三）黏脂沉积病

异常的糖蛋白代谢可引起兼有鞘脂沉积和黏多糖沉积的一些临床表现，称为黏脂沉积病。其主要生物化学特征为在体内若干组织中和成纤维细胞培养查见过量的黏多糖和糖脂，但尿中不排泄黏多糖。结膜和角膜活组织标本有黏多糖含量异常增高，脑、视网膜和其他神经组织中含有过多的糖脂。

这些病变是由于糖蛋白低聚糖降解或生物合成发生缺陷所致。因糖蛋白低聚糖降解紊乱而发生的一些综合征属于黏脂沉积病 I 型，其中包括岩藻糖沉积病（frucosidosis）、涎糖沉积病（sialidosis）、Sandoff 病和甘露糖沉积病（mannosidosis）。因生物合成障碍引起的黏脂沉积病有两型，即 II 型（由于酶的定位缺陷）和 III 型（由于糖蛋白代谢缺陷所致）。

黏脂沉积病的一般临床表现有面容奇特、骨骼畸形和智力迟钝。眼部症状多数有进行性角膜混浊；部分病例有视网膜樱桃红斑或视网膜色素变性。这些都以涎糖沉积症患者发生较多。间或有视神经萎缩的报告。

上述黏多糖沉积病、鞘脂沉积病和黏脂沉积病三种代谢性疾病的临床表现较易混淆，现将它们的主要临床特点概要列表 7-34。

（四）视网膜脂血症

视网膜脂血症是不同原因产生的血中全部脂质增高，即高脂血症时视网膜血管的表现。病理性高脂血症以致血清呈乳糜状，使视网膜血管失去正常红色，呈奶油状乳白色。高脂血症的原因较多，常见于并发酮症酸中毒的重度糖尿病患者，并多发于幼年或青年患者。此外，还可见于垂体功能低下的高甘油三酯血症，以及特发性青年和成人的高脂血症。

视网膜脂血症有特征性的外观。视网膜血管失去光泽，从血管周边部开始现乳白色，颜色改变逐渐向视盘方向扩展，动静脉血管完全呈乳白色，宛若充满乳汁，血管的光反射消失，形状现带状扁平，且不易分辨动静脉。重度病例血管乳白色调加深略带黄色，且因脉络膜血管的改变，整个眼底的正常橙红色调变淡，前房液也可呈乳糜状。若病情缓解，视网膜脂血症消退，则从视盘及其附近血管颜色开始向周边变为赭红再转为正常红色。

糖尿病视网膜脂血症患者经胰岛素治疗，大多数对解除症状体征有较好效果。脑垂体功能低下者使用促甲状腺激素后视网膜脂血症和血清乳化的现象可迅速消退。特发性患者一般均不严重，低脂膳食即能控制病情。

（五）胱氨酸病

胱氨酸病是一种氨基酸代谢紊乱的疾病，在体内一些组织发生胱氨酸沉积。这是由于胱氨酸输出溶酶

表 7-34　黏多糖沉积病、黏脂沉积病和鞘脂沉积病临床特征比较表

黏多糖沉积病	黏脂沉积病	鞘脂沉积病
面部异形	有面部异形	无面部异形
多样性骨生成不良	多样性骨生成不良	无骨生成不良
精神发育迟滞（各异）	精神发育迟滞（各异）	精神发育迟滞（各异）
异常黏多糖尿	无糖多糖尿	无黏多糖尿
酸黏多糖组织储存	酸黏多糖和糖脂组织储存	糖脂组织储存
眼特征（各异）	眼特征（各异）	眼特征（各异）
角膜混浊	角膜混浊	角膜混浊
视网膜色素变性	黄斑樱桃红点或灰白	黄斑樱桃红点或灰白
视神经萎缩	视神经萎缩	视神经萎缩

体的特异性传输系统发生缺陷引起。溶酶体为细胞内蛋白降解的主要场所，释出的游离氨基酸必须透过溶酶体膜才能传输到细胞液，若传输系统障碍，胱氨酸在溶酶体内积聚。本病为常染色体隐性遗传。可分为婴儿型或称肾病变型，青年型或中间型，和成人型或称良性型等3类。婴儿型又名Fanconi综合征，病变最重，在8～15月龄时出现症状，表现为进行性肾衰竭，肾小管性酸中毒，有氨基酸尿，发育障碍，肾性佝偻病和甲状腺功能低下。在上述3型患者中眼部主要体征均有角膜内结晶状体沉积，引起畏光症状，结膜和其他眼组织内也有胱氨酸的沉着。但只有肾病变型者才发生视网膜病变，表现为视网膜色素上皮的区域性片状色素脱失并夹杂有不规则分布的色素团，呈椒盐状外观。

（罗成仁）

主要参考文献

1. Deschler B, Lubbert M. Acute myeloid leukemia: epidemiology and etiology. Cancer, 2006, 107: 2099-2107.

2. D'Antonio J. Chronic myelogenous leukemia. Clin J Oncol Nurs, 2005, 9: 672.

3. Hon C, Law RW, Shek TW, et al. CNS manifestations of malignancies: case 1. Conjunctival relapse of acute lymphoblastic leukemia heralding pituitary and CNS disease. J Clin Oncol, 2005, 23: 4225-4226.

4. Rosenberg C, Finger PT, Furlan L, et al. Bilateral epibulbar granulocytic sarcomas: a case of an 8-year-old girl with acute myeloid leukaemia. Graefes Arch Clin Exp Ophthalmol, 2007, 245: 170-172.

5. Aldave AJ, King JA, Kim BT. Corneal copper deposition associated with chronic lymphocytic leukemia. Am J Ophthalmol, 2006, 142: 174-176.

6. Garibaldi DC, Gottsch J, de la Cruz Z. Immunotactoid keratopathy: a clinicopathologic case report and a review of reports of corneal involvement in systemic paraproteinemias. Surv Ophthalmol, 2005, 50: 61-80.

7. BJ L Burton, ET Cunningham, IA Cree. Eye involvement mimicking scleritis in a patient with chronic lymphocytic leukaemia. British Journal of Ophthalmology, 2005, 89: 775-776.

8. Hurtado-Sarrio M, Duch-Samper A, Taboada-Esteve J, et al. Anterior chamber infiltration in a patient with Ph + acute lymphoblastic leukemia in remission with imatinib. Am J Ophthalmol, 2005, 139: 723-724.

9. 许迅. 糖尿病性视网膜病变新的国际临床分型. 上海医学, 2005, 28: 8-9.

10. Zheng Z, Chen HB, Ke GJ, et al. The protective effect of perindopril on diabetic retinopathy is associated with decreased VEGF/PEDF ratio: involvement of a mitochondria-ROS pathway. Diabetes, 2009, 58(4): 954-964.

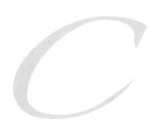

第一节　发病机制与危险因素

一、周边视网膜变性

眼底的周边部包括赤道部和其前方的锯齿缘两部分。赤道部位于赤道前后各2PD、宽约4PD的环形区，前界紧邻锯齿缘区，后界为4条涡静脉巩膜内口后缘的连线，是睫状前动脉返支与睫状后短动脉吻合之处，各种致病因子易在此滞留。锯齿缘部位于周边眼底最边缘处，为锯齿缘前后各1mm的环形区，此处的视网膜特别薄，无视网膜血供，营养全靠脉络膜。

周边视网膜组织学特点是血供差，组织薄弱，但又是玻璃体基底部所在，因此可因视网膜和玻璃体的退行性变而发生各种视网膜变性病灶和玻璃体的牵引。周边视网膜变性常无明显的症状，但鉴于许多周边视网膜变性灶可导致视网膜裂孔和视网膜脱离，故熟悉和研究这些病变对防治孔源性视网膜脱离具有重要意义。以下为临床比较常见的几种周边视网膜退行性病变：

（一）格子样变性（lattice degeneration）

格子样变性是周边部玻璃体视网膜最为常见的退行性病变。1904年Gonin首次描述，1952年由Schepens命名为格子样变性。多见于高度近视眼，是青年近视眼发生视网膜脱离的重要原因。

检眼镜下格子样变性病灶[彩图7-202（1），见书末彩插]具有明确的边界，病灶内为色素紊乱和格子样白色线条，有时表面还可见到灰白色颗粒。约46%患眼有格子样白色交叉网，92%有色素紊乱。格子样变性病灶呈带状或岛状，长轴多与锯齿缘平行。绝大多数病灶位于赤道和玻璃体基底部后缘之间（占68%），少数沿视网膜血管斜向或子午向延伸至赤道后水平（约占7%）。

格子样变性起自视网膜内层组织[彩图7-202（2），见书末彩插]，主要的病理特点是：①视网膜内界膜中

断，由神经胶质细胞构成一附加内界膜；②表面玻璃体液化；③局部视网膜血管硬化伴色素上皮的减少或增生；④病灶边缘的玻璃体浓缩并与视网膜粘连，由于浓缩玻璃体牵引，在病灶的后缘或两端可发生马蹄形裂孔；⑤视网膜内层不同程度的萎缩变薄，可发生圆形裂孔。牵引性的马蹄形孔及萎缩性的圆孔是引起孔源性视网膜脱离的重要原因。

格子样变性主要发生在近视眼，常随眼轴的增长而增加。在正常成年人群中的发生率为5%～10%，男女无显著差别，30%～50%趋向双侧发病且多位于对称部位。格子样变性具有发生视网膜裂孔并发展成视网膜脱离的高度风险，20%～40%的视网膜脱离与格子样变性直接有关。Schepens统计的视网膜脱离病例中约41%存在格子样变性，其中21%的病例中，格子样变性是导致视网膜脱离的主要原因，30%～45%的病例是由格子样变性中的圆孔引起的。

（二）蜗牛迹样变性（snail tract degeneration）

蜗牛迹样变性多位于赤道部之前的颞侧视网膜，以视网膜内层受累为主，90%为近视眼者。有遗传性，属常染色体隐性遗传。

变性灶由密度不均的细小灰白斑点和略带亮色的纤细条纹聚集成带状、视网膜内层变薄、表面有玻璃体液化、会产生无盖的萎缩性圆孔、可引起视网膜脱离，与格子样变性颇为相似。但变性灶无交叉的白色线条及色素紊乱的表现、表面可无玻璃体牵引，故有人认为蜗牛迹样变性可能是格状变性的另一种表现，或者是格状变性的早期表现。

（三）压迫变白（white with pressure）与不压迫变白（white without pressure）

当巩膜压陷时，检眼镜下受压迫的视网膜呈现灰白色，称为压迫变白，常见于近视眼的周边视网膜变性区，如囊样变性、格子样变性区等。当不压陷时眼底也出现同样的表现，呈现边界清楚的地图状淡色区，即为视网膜的不压迫变白。压迫变白和不压迫变白也可见于正常眼，尤其在老年人及高度近视眼者，后者

甚至见于后部视网膜甚至遍及整个眼底。

病理检查显示：在压迫变白和不压迫变白区均有视网膜内层萎缩、小动脉闭塞及管壁玻璃样改变、表面的玻璃体浓缩且与变性的视网膜粘连，边缘部视网膜内界膜消失。这些病理改变表明压迫变白和不压迫变白与浓缩粘连的玻璃体牵引有关。偶可在变白区后缘发生大裂孔。当一眼发生过自发性巨大裂孔者，另一眼不压迫变白引起裂孔的风险较高，可考虑预防性治疗。

（四）铺路石样变性（pavingstone degeneration）

铺路石样变性系局灶性视网膜脉络膜萎缩，为视网膜外层和脉络膜内层的缺血性萎缩，可见于25%的正常眼。

检眼镜下表现为周边视网膜边界清楚的黄白色斑块状病灶，边缘可有视网膜色素上皮增殖围绕而呈镶边状，严重者可透见脉络膜血管。常为多发性病灶，可表现为小而单个或融合成大病灶。病灶均位于赤道前，多见于下方。病理特点：①脉络膜毛细血管变稀、闭塞或缺失，导致视网膜外层和色素上皮萎缩；②视网膜外核层与Bruch膜粘连，而玻璃体视网膜的内界面是正常的，无产生视网膜裂孔的危险，而且有时还有限制邻近视网膜脱离发展的作用。

（五）周边囊样变性（peripheral cystoid degeneration）

周边囊样变性有两种表现形式：①典型的微囊样变性（microcystoid degeneration）。实际上几乎存在于所有成人眼，范围随年龄而扩大，通常多分布在颞侧且双眼呈对称性分布，起于锯齿缘沿周边发展，表现为边缘模糊的红色、半透明细小囊泡，分布于灰白色显得变厚欠透明的视网膜上。囊泡存在于视网膜的外丛状层和内核层水平，内含透明质酸。囊腔可垂直地向视网膜其他层次扩展，直至占满视网膜的内外界膜之间，并可相互融合。若融合腔≥1.5mm或1PD直径则称为变性性视网膜劈裂。②网状囊样变性。临床少见，双眼发生率为46%，与年龄无明显关系，但一般发生年龄较晚，呈圆形、欠透明略带有金属光泽，位于视网膜血管的前方。组织学上，囊腔位于视网膜的神经纤维层，易融合发展成视网膜劈裂，此与先天性视网膜劈裂相似，内面极薄仅为少量残留的神经纤维、视网膜血管和内界膜，故常可见到劈裂的内层孔。

无论何种囊样变性，都可能发展成视网膜劈裂，当劈裂腔的内外壁均有裂孔时，可引起视网膜脱离。

（六）色素块（pigment clumping）

周边视网膜内层散在色素颗粒沉着可见于正常眼，色素来自视网膜的色素上皮增生，若色素颗粒集结成块常可有轻微隆起。

眼底检查周边视网膜的色素块为小而局限的不规则色素积聚，表面常有玻璃体的浓缩粘连。较大的色素块病灶微高出视网膜表面，一般无害，但当发生玻璃体牵引时，有时也会发生裂孔，偶可被误诊为肿瘤。

（七）Wagner遗传性视网膜玻璃体变性（Wagner's hereditary vitreoretinal degeneration）

鉴于周边视网膜变性位于眼底周边，病灶常呈双侧对称性分布。所以必须充分放大瞳孔，仔细检查双眼的眼底。详见第三篇第四章第一节。

（陈钦元）

二、玻璃体变性与玻璃体后脱离

（一）正常玻璃体和玻璃体变性

玻璃体（vitreous）是透明的凝胶体，主要由纤细的胶原（collagen）结构和亲水的透明质酸（hyaluronic acid）组成。球样玻璃体的容积约4ml，构成眼内最大容积。玻璃体周围由视网膜内界膜构成后部不完整的基底层（basal lamina）。连接视网膜的玻璃体增厚100～200μm，称皮层玻璃体。在晶状体和周边视网膜之间，前部的皮层凝胶暴露于后房的房水。晶状体后的玻璃体前面的膝状凹，又称"环形膈"（"annular gap"）。

玻璃体与视网膜附着最紧的部位是侧面的玻璃体基底部（vitreous base），其次是后面的视盘周围，中心凹部和视网膜的主干血管。玻璃体膝状凹前有一腔，玻璃体通过Wieger韧带附着到晶状体上。Wieger韧带断裂可导致玻璃体前脱离，使膝状凹的玻璃体凝胶与房水接触（图7-203）。

Cloquet管是原始玻璃体的残余，它从视盘延伸到晶状体后极的鼻下方，位于膝状凹内。覆盖Cloquet管的凝胶极薄，并且容易受损，在玻璃体前脱离、晶状体囊内摘除术或Nd∶YAG后囊切开术时，Cloquet管

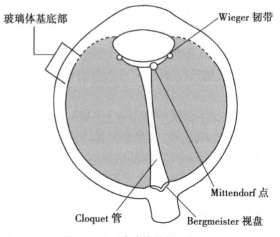

图7-203　玻璃体的解剖标志

很容易断裂。Cloquet 管宽 1～2mm,如果它缩聚在晶状体后,可以在裂隙灯下看到,称 Mittendorf 点,另一端附着在视盘边缘的胶质上。如果玻璃体动脉退化不完全,持续存在视盘上,称 Bergmeister 视盘。玻璃体视网膜的连接由玻璃体皮层和视网膜的内界膜组成。

玻璃体是眼内屈光间质的主要组成,具有导光作用;玻璃体为黏弹性胶质,对视网膜具有支撑作用,具有缓冲外力及抗振动作用;玻璃体构成血 - 玻璃体屏障:又称视网膜玻璃体屏障,能阻止视网膜血管内的大分子进入玻璃体凝胶;正常玻璃体能抑制多种细胞的增生,维持玻璃体内环境的稳定。

玻璃体胶原 80% 为 Ⅱ 型胶原,Ⅳ 型胶原交联于胶原纤维的表面,Ⅴ/Ⅺ 型胶原组成玻璃体胶原纤维的核心部分。透明质酸是由 D- 葡萄糖醛酸和 N- 乙酰氨基葡萄糖组成的黏多糖,玻璃体凝胶是由带负电荷的双螺旋透明质酸分子和胶原纤维相互作用形成的网状结构。

人出生时玻璃体呈凝胶状,4 岁的玻璃体内开始出现液化迹象。液化指凝胶状的玻璃体逐渐脱水收缩,水与胶原分离。14～18 岁时,20% 的玻璃体腔为液体。45～50 岁时,玻璃体内水的成分明显增多,同时胶状成分减少。80～90 岁时,50% 以上的玻璃体液化(liquifaction)。老年人玻璃体进一步液化导致玻璃体脱离,玻璃体和晶状体囊的分开称玻璃体前脱离,玻璃体和视网膜内界膜的分离称玻璃体后脱离(posterior vitreous detachment,PVD)(图 7-204)。PVD 在 50 岁以上人发生率约 58%,65 岁以上人为 65%～75% 随年龄增长,玻璃体的组织学变化有:

1. 透明质酸逐渐耗竭溶解,胶原的稳定性被破坏,玻璃体内部分胶原网状结构塌陷,产生液化池,周围包绕胶原纤维,称玻璃体凝缩(syneresis)。

2. 玻璃体劈裂(vitreoschisis),玻璃体皮层内的劈裂。

3. 后玻璃体腔液体玻璃体通过皮层孔进入玻璃体后腔,开始仅部分玻璃体和视网膜分离,逐渐导致玻璃体完整的后脱离。

4. 基底层(视网膜内界膜)增厚,与后部视网膜粘连变松。

除年龄外,无晶状体眼、眼内炎症、玻璃体积血、长眼轴等多种状态会引起 PVD。

(二)玻璃体后脱离

当发生玻璃体后脱离时,患者会注意到眼前有漂浮物,如:点状物、飞蝇、环形物等,这是浓缩凝胶体漂浮到视野内造成的。如果脱离的玻璃体对视网膜构成牵引时,患者会有"闪电"感。牵引导致血管的破裂,产生玻璃体积血,患者会出现"红色的烟雾"。过强的牵引导致视网膜裂孔形成和视网膜脱离时,视物有遮挡。视网膜血管的破裂导致玻璃体积血。视网膜马蹄孔形成,可导致视网膜脱离。不完全的玻璃体后脱离可导致老年特发黄斑裂孔的形成。视网膜内界膜的缺损可刺激产生黄斑前膜。出现 PVD 症状时要详查眼底,存在玻璃体积血时,要进行眼超声波检查并随诊到看清楚眼底,警惕视网膜裂孔的形成(图 7-204)。

(黎晓新)

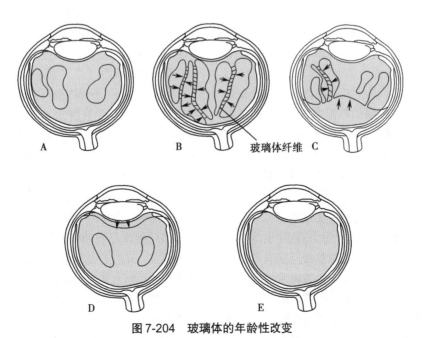

图 7-204 玻璃体的年龄性改变

A. 玻璃体液化腔形成 B. 液化和纤维的出现 C. 玻璃体后脱离 D. 玻璃体前脱离 E. 基底层增厚

三、视网膜脱离的发病机制和其他危险因素

【发病机制】 发生孔源性视网膜脱离的三个要素为：①视网膜裂孔；②玻璃体对视网膜产生牵拉；③有持续液体流通过视网膜孔进入视网膜下。虽然视网膜裂孔是发生孔源性视网膜脱离的重要因素，但仅有约1.4%的视网膜裂孔患者发展为视网膜脱离。其原因为正常情况下，在视网膜神经上皮与色素上皮之间存在着相互贴合力，包括脉络膜与玻璃体的渗透压、视网膜色素上皮的泵机制、视网膜光感受器外段与视网膜色素上皮之间存在酸性黏多糖（起胶合作用）以及视网膜色素上皮和光感受器之间相互错杂的关系。所以，欲使视网膜发生脱离，必须克服以上视网膜神经上皮与色素上皮之间的相互贴合力。在视网膜裂孔周围存在牵拉时，如果液化玻璃体接触到视网膜裂孔，此二因素共同作用则导致孔源性视网膜脱离的发生。

1. 玻璃体变性和脱离 玻璃体后脱离时对视网膜的牵拉是视网膜裂孔形成的常见原因之一，而玻璃体后脱离则多为玻璃体液化或变性的结果。最初，玻璃体液化发生于中央和上方，逐渐形成液化腔，范围从视神经乳头直至基底部，最终发生玻璃体后脱离。通常在黄斑区发生玻璃体后皮质裂孔，液化的玻璃体通过后皮质裂孔进入玻璃体后皮质与视网膜之间，导致大面积的玻璃体后脱离。完全玻璃体后脱离为年龄相关性，60～69岁人群有27%发生，70岁以上者则有69%发生。

由于基底部玻璃体与视网膜之间有较强的附着，发生玻璃体后脱离时，在玻璃体基底部可产生牵拉性撕裂孔（retinal tears），可以有盖（马蹄形裂孔），与后玻璃体表面黏附，或者与视网膜分开游离，黏附于玻璃体后表面上。

2. 玻璃体视网膜之间的不正常黏附 发育性变异或变性可导致玻璃体视网膜的黏附增强，此即大量视网膜裂孔发生于玻璃体后脱离时的原因。与视网膜裂孔相关的发育性玻璃体视网膜变异包括：闭合的口样凹陷、锯齿缘子午线视网膜褶、子午线向复合物、视网膜囊样丛。

【视网膜脱离的危险因素】 以往的研究提示，孔源性视网膜脱离与近视、钝性眼外伤、白内障手术及家族史有关。近视及高度近视在孔源性视网膜脱离患者的比例高于一般人群近视患病率。白内障术后孔源性视网膜脱离患病率增高。部分患者在视网膜脱离前有眼外伤史。北京市1999—2010年新发生的孔源性视网膜脱离患者200例作为研究对象，采用1:1配比的病例作对照研究，随机选择同期住院非眼科住院患者，以病例居住地、性别、年龄相匹配者作为对照，对各因素的比值比（OR值）和人群归因危险度百分比（PARP）进行分析，结果钝性眼外伤、近视和白内障手术OR值分别为6.55（95% CI, 2.65～25.32, $P < 0.01$）、5.34（95% CI, 2.27～6.69, $P < 0.01$）和21（95% CI, 3.35～99, $P < 0.01$）。家族史OR值为3（95% CI, 0.24～99, $P > 005$），不支持高危因素。最后结论为钝性眼外伤、近视和白内障手术为孔源性视网膜脱离的危险因素。

（一）近视

近视眼由于眼轴变长，牵拉视网膜，使其变薄，更易发生变性和裂孔，且抵抗外伤的能力减弱。同时，眼内容积增大，较易发生玻璃体液化和玻璃体后脱离，使其发生孔源性视网膜脱离的危险性增高。Gmssniklaus等对308眼病理性近视眼进行检查发现，35.1%发生玻璃体变性，包括玻璃体中心液化和玻璃体后脱离，11.4%发生孔源性视网膜脱离，8.1%存在视网膜裂孔，11.4%存在视网膜变性。

近视是孔源性视网膜脱离的危险因素。与正视和远视比较，近视发生孔源性视网膜脱离的危险性为5倍（$OR = 5.34$）。这与另一项病例对照研究结果相同，其结果表明，近视比远视发生孔源性视网膜脱离的危险性高8倍（$OR = 8$），-1～-3D近视，孔源性视网膜脱离的危险性高4倍，近视≥-3D孔源性视网膜脱离的危险性高10倍。

（二）对侧眼

孔源性视网膜脱离可以双侧先后发病，很少同时发病，推测可达15%，北京市视网膜脱离流行病学资料显示高度近视双眼发病（57.1%）高于单眼发病（32.4%）。双眼发病还见于双眼均为人工晶状体眼或无晶状体眼。

（三）眼外伤

眼外伤是裂孔源性视网膜脱离的常见原因，近视眼的视网膜脱离中有报告40%有外伤史，非近视眼中约10%～20%是眼外伤所致。北京市孔源性视网膜脱离年发病率的调查中，钝性眼外伤在最高年龄50～59岁视网膜脱离患病组年发病率达2/100 000（图7-205），而人群视网膜脱离的年发病率7.98/100 000，钝性眼外伤的分限度OR值为6.55（95% CI, 2.65～25.32, $P < 0.01$）。

眼球挫伤导致的视网膜脱离的裂孔可以发生在任意的部位，常由于眼球被挤压后，玻璃体亦被挤压，眼球弹性回位时会先延伸再回位，而玻璃体不能延伸构成对视网膜的牵引，导致视网膜裂孔的形成。锯齿缘是视网膜睫状体和脉络膜的接合部，眼球遭受外力时接合部易产生离断，锯齿缘离断常发生在颞下象限，而眼球挫伤所致的锯齿缘离断可发生在任意象限（图7-206）。

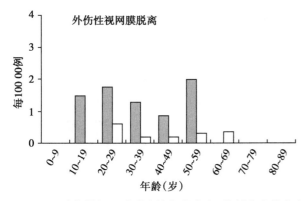

图 7-205　外伤性视网膜脱离的年发病率，资料取自北京市孔源性视网膜脱离流行病

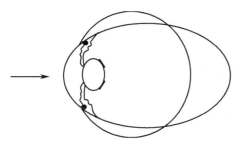

图 7-206　眼球挤压伤致球壁弹性延伸，玻璃体不能延伸形成对视网膜的牵引示意图

（四）手术创伤

眼内手术是视网膜脱离的主要原因，最常见的是白内障手术后，有报告 23%～40% 的视网膜脱离眼是无晶状体眼或人工晶状体眼。北京市孔源性视网膜脱离流行病学调查无晶状体眼和人工晶状体眼的视网膜脱离患病高峰位于 60～79 岁（图 7-207）。术中晶状体后囊破裂，玻璃体脱出，YAG 激光后囊切开术后均报告视网膜脱离患病率升高，裂孔形成与玻璃体对视网膜的牵引有关。视网膜脱离还可发生在穿透性角膜移植术后，与手术干扰玻璃体造成玻璃体液化、促进玻璃后脱离有关。玻璃体切除术后视网膜脱离常与玻璃

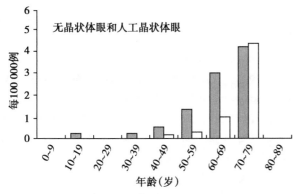

图 7-207　北京市孔源性视网膜脱离年发病率调查无晶状体眼和人工晶状体眼中的年发病率

体切除头反复进出巩膜切口导致锯齿缘离断，发生率随着套管针系统的引入会下降。玻璃体手术也可由于咬伤视网膜导致视网膜脱离。

（五）眼内炎症

眼内炎症和感染是一个相对不常见的原因，但由于炎症骚扰玻璃体，也可以合并裂孔源性视网膜脱离。炎症引发玻璃体后脱离，裂孔发生在玻璃体视网膜粘连紧的部位，或者发生在局部视网膜有炎症的部位。常见的导致孔源性视网膜脱离的炎症有：扁平部炎，眼弓形虫病，弓蛔虫病，各种病因的感染性视网膜炎。

1. 扁平部炎（pars planitis）　又称慢性睫状体炎或周边葡萄膜炎（chronic cyclitis，peripheral uveitis）。绝大多数病例都有玻璃体的改变，如细胞浸润，炎症区玻璃体有白色物质堆积，以后纤维化，发生对周围基底部视网膜的牵引，这种玻璃体视网膜牵引是导致视网膜裂孔形成的原因。裂孔常位于白色机化区后缘。

2. 眼弓形体病（ocular toxoplasmosis）　眼底表现为视网膜脉络膜炎，诊断依靠血清学检查，玻璃体的炎症和细胞存在于所有病例，炎症造成玻璃体液化和浓缩，引发裂孔源性视网膜脱离。小圆孔见于局部炎症区，马蹄孔由于玻璃体发生后脱离牵引导致。

3. 弓蛔虫病（ocular toxocariasis）　圆形的犬属弓蛔虫幼虫导致的眼内炎，是一种寄生虫病。感染主要发生在儿童，眼底表现为非特异性的眼内炎，然后常看到后极部或周边部肉芽肿性斑块。可合并牵引性或孔源性视网膜脱离。也可以合并渗出性视网膜脱离，炎症斑块可导致渗出性视网膜脱离。眼底慢性眼内炎合并有突出度的膜性物质要考虑为该病。

4. 感染性视网膜炎（infectious retinitis）　病毒性视网膜炎合并视网膜脱离并不少见，发生视网膜脱离取决于：病原体类型，病变累及范围，宿主的防卫系统。视网膜脱离为裂孔源性，裂孔发生在视网膜炎症坏死区域，视网膜脱离可以由于玻璃体牵引或者玻璃体液化后脱离导致裂孔形成。

5. 急性视网膜坏死综合征　可以发生在正常人或者免疫系统损伤的人群，如 AIDS、大量使用免疫抑制剂的人群。临床特点：急性发作、眼前段炎症开始、很快出现玻璃体炎、视乳头炎和视网膜中周部白色不规则斑点为特征的视网膜炎，严重的闭锁性动脉炎构成了该病的临床特点。孔源性视网膜脱离发生率高达 50%～75%。1/3 病例双侧患病。急性期阶段持续 4～12 周。水痘带状疱疹病毒提示为该病的感染源。

（六）胚胎发育异常性疾病

1. 视盘小凹（optic nervehead pit）　视盘小凹指视盘上的一个压迹，合并黄斑区浆液渗出性视网膜脱离

首先由 Wiethe 于 1882 年描述，以后很多作者形容火山口孔或视神经乳头先天性孔。1924 年视盘小凹出现在英文的文献中，以后这个名称被广泛接受。合并黄斑区病变可达 32%。小凹范围为 0.2～0.4PD（视盘直径），深度 0.5～25 屈光度，多数患者小凹在视盘的颞侧缘，多数为 1 个小凹。单侧占 85%，有小凹的视盘大于没有小凹的视盘。荧光血管造影可以显示小凹，小凹在造影早期像显示为弱荧光，后期像有染色。视网膜脱离的患病率尚无资料确定。患者有视野缺损与视网膜脱离区域相对应。常合并视网膜劈裂。患者常因为视野缺损或变暗就诊，年龄报告 9～80 岁，平均 30 岁。

浆液渗出性视网膜脱离液体产生的机制不清楚，推测液体来自脉络膜毛细血管或者来自小凹内血管的渗漏，或者来自于视神经鞘膜相同的蛛网膜下腔的脑脊液，或者来自玻璃体腔的液体通过小凹进入视网膜下腔。荧光血管造影不支持液体来自脉络膜血管或小凹内的血管。科里牧羊狗（colli dog）的视神经乳头常有类似小凹状的改变，并常常合并浆液渗出性视网膜脱离，组织学观察使用印度墨水发现玻璃体液和视网膜下腔之间有沟通。在人眼上使用 OCT 尚不能证实视神经乳头和视网膜下的交通。有报告用玻璃体腔注气治疗时，气体进入视神经鞘。视盘小凹的组织学研究发现筛板上嵌入发育异常的视网膜，这种发育不良的视网膜被很多薄的隔膜分割成很多小室，并伴有慢性浆液渗出性视网膜脱离，也有脱离部视锥细胞和视杆细胞变性以及视网膜色素上皮的脱色素。

这种浆液性脱离可以吸收，但很快复发，呈慢性黄斑脱离，导致黄斑囊变、黄斑劈裂、板层黄斑孔等，自然病程最终患者视力 0.1 以下的严重下降。

2. 牵牛花样视盘异常（morning glory disc anomaly）1970 年 Kindler 描述了 10 例单眼视盘异常，牵牛花样视盘异常在组织学上与视盘小凹非常相似。除合并视网膜脱离，牵牛花综合征还合并其他眼部异常。

临床特点：主要为单侧发病，女性患者比男性多 2 倍。右眼患病占 60%，视力范围从 0.1 到手动。眼底视盘大而且深，中央为白色组织，周围有色素包绕。出视盘血管显示为从视盘边缘进出，也可能因为视盘中央部被白色组织覆盖，血管异常的分叉，有白鞘，常常合并视网膜脱离。

组织学改变与视盘小凹相似，只是凹陷大，这种葡萄肿样疝在 OCT 或眼 B 超图像上显示的很直观。视杯内很多血管化的连接组织，这些组织的牵引导致视盘周围血管扭曲变形，还有视杯内无筛板代之以较大的巩膜管道，胶质增生，以及围绕视盘周围的色素上皮细胞。

视网膜脱离的机制与视盘小凹不同的是部分病例发现视盘部有裂孔，也可能裂孔是继发的。有报告证明蛛网膜下腔注入 Metrizamide 染料，很快进入视网膜下腔。在视网膜复位手术中清除了视盘上的硬脑膜样的鞘组织行玻璃体腔注气，气体进入视网膜下。

3. 视盘缺损（optic nervehead colobomas） 视盘缺损是原始视盘的缺损，有时合并视网膜脱离。有报告双眼显性遗传。

眼底视盘完全或部分的巩膜管道深洞样改变，视盘区直径增大，可为对侧眼的 2.5 倍。深洞可以是空的或者被胶质组织填充。与视盘小凹和和牵牛花样视盘改变不同，视盘缺损双眼患病较常见。视力从正常到光感，大的缺损视力差。

组织学证实在视盘缺损区视神经是存在的，但是发育差甚至萎缩。视盘中央区为增生的神经胶质组织，周围有脂肪和平滑肌。

视网膜脱离通常发生在 20～30 岁，与缺损区的范围大小相关。发病机制与视盘小凹和牵牛花样视盘异常相同。

4. 脉络膜和视网膜缺损（coloboma of the choroid and retina） 脉络膜和视网膜缺损的发生是由于胚裂闭合不足导致。通常称脉络膜缺损。缺损发生在下方眼底，可以达到睫状体平部，甚至到虹膜。缺损区周围有色素改变，缺损区呈葡萄肿样改变，多数为双眼受累。视力受累程度取决于缺损部位，视盘未受累者视力较好。屈光可以为高度近视或高度远视。视网膜脱离为裂孔源性，裂孔可以在缺损区内，也可以在缺损区外，在缺损区内的视网膜裂孔由于白色的巩膜背景较难识别。

组织学检查显示缺损区内无脉络膜，无视网膜色素上皮和正常的视网膜的缺损。缺损区内为白色胶质膜，提示初始的视网膜来自视杯的内层。

5. 永存原始玻璃体增生症（persistent hyperplastic primary vitreous，PHPV） 1955 年 Reese 报告了以单侧小眼球、伸长的睫状突和晶状体后纤维血管团块为特点的综合征并命名"原始玻璃体持续增生症"（persistent hyperplastic primary vitreous，PHPV），1997 年 Goldberg 重命名"持续的胚胎血管症"（persistent fetal vasculature，PFV），强调持续存在的玻璃状血管和持续存在的晶状体血管膜，导致眼内结构的变化。原始玻璃体始于胚胎 4～5 周，玻璃体腔内充满玻璃体血管系统，止于胚胎 6 周，二级玻璃体始于胚胎 6 周，由视杯内层分泌，原始玻璃体血管系统逐渐萎缩，二级玻璃体体积逐渐增大，原始玻璃体寄到中央，形成 Cloquet 管。玻璃状血管系退行始于胚胎生长的第 6

周,在这一时间后的任何不良事件都可导致 PFV 的形成,目前尚未确定单基因疾病。95% 发生在早产儿,90% 为单眼,部分对侧眼有 Mittendorf 点和其他前部玻璃体异常。

永存原始玻璃体增生症为原始玻璃体纤维和血管残留物。存在于视神经表面与晶状体之间。视盘部明显的纤维胶质增殖,合并原始玻璃体增生时,可牵引视网膜最终导致视网膜脱离。该病单眼发生率为90%。临床特点分为前型、后型和混合型。前型主要有完全或局限的晶状体血管被膜,局部牵引睫状突变长,晶状体易位,瞳孔膜残留;后型主要改变为纤维原始血管残留物组织从视盘向前延伸,可以牵引视网膜,或呈皱襞或发育异常。混合型包括了前型和后型的病变。患眼视功能差,为弱视。有报告 45% 的后型合并不同程度视网膜脱离,脱离区围绕视盘,视网膜脱离为牵引性。

6. 颞下锯齿缘离断(inferotemporal dialysis) 颞侧周边视网膜发育慢于鼻侧,因此推测非创伤性锯齿缘离断视网膜脱离与视网膜发育有关。锯齿缘离断视网膜脱离临床进展缓慢,可合并视网膜囊样变性,视网膜脱离区内可见到水线,边缘可见色素。

(七)原发青光眼和缩瞳剂的使用

原发开角型青光眼发生视网膜脱离高于普通人群,视网膜脱离患者中 4%～6% 合并开角型青光眼。而高眼压症患者 6%～14% 患有视网膜脱离。高度近视眼中开角型青光眼患病率高,高度近视眼同时是视网膜脱离的高危因素眼。缩瞳剂的使用提示引发视网膜脱离。

关于使用缩瞳剂患者发生视网膜脱离多有报道,推测增强了调节力度,Moss 曾报告锯齿缘移动 0.5mm/D,推测这一改变影响了玻璃体前界膜的位置,引发视网膜裂孔的形成。裂孔特点:裂孔小且数量多。

(八)家族性玻璃体视网膜疾病相关的综合征

1. 遗传性视网膜劈裂症(X-linked retinoschisis) 又名青年性视网膜劈裂症(juvenile retinoschisis),发生在男性,为性连锁隐性遗传,表现为玻璃体视网膜的变性。常为双眼发病。自然病程进展缓慢,部分病例可自行退化。临床特征:早期患者可无症状或仅有视力减退。眼底检查类型有:①视网膜纱膜症:视网膜的内层隆起(彩图 7-208,见书末彩插),通常在颞下象限,劈裂视网膜前界很少达锯齿缘,而后界可蔓延到视盘。常合并内层裂孔。如果视网膜内层和外层都出现裂孔。将会发生视网膜脱离。此时患者会有视力下降和视物遮挡。②黄斑劈裂:黄斑部出现典型的"辐轮样结构"或称"射线样结构"。③混合型,既有纱膜症

的改变又有黄斑劈裂。部分病例发生反复的玻璃体积血。电生理检查视网膜电流图显示 a 波振幅正常,b 波振幅下降。出现视网膜脱离时提示有视网膜外层孔的存在。该病不合并视网膜脱离时,无手术指征。合并玻璃体积血时,最好采取保守治疗。

2. Wagner-Jansen-Stickler 综合征 Wagner、Jansen 和 Stickler 玻璃体视网膜营养障碍症(Wagner-Jansen-Stickler vitreoretinal dystrophy)为玻璃体视网膜的遗传性营养障碍。常染色体显性遗传。共有的特征是早年发生白内障。眼底特点包括,玻璃体液化致巨大的透明空腔;视网膜前玻璃体有稀疏的无血管膜牵引视网膜;平行于视网膜血管分布的视网膜色素(彩图 7-209,见书末彩插);Wagner 综合征很少发生视网膜脱离。Jansen 综合征常合并视网膜脱离,但无全身系统改变。Stickler 综合征又称 Stickler 关节病玻璃体视网膜变性综合征。眼部特点:视网膜前有无血管膜,血管旁格子样变性。玻璃体液化形成空腔、近视、白内障,周边视网膜除色素外还可见到视网膜格子样变性,视网膜脱离的发生率高,伴多发裂孔,全身还有口面部(脸平、大拱形下腭和腭裂)和关节骨骼异常。Wagner-Jansen-Stickler 综合征的患者容易发生视网膜脱离,裂孔可多发,且为马蹄形,或巨大裂孔。

3. 家族渗出性玻璃体视网膜病变 家族渗出性玻璃体视网膜病变(familial exudative vitreoretinopathy,FEV)是常染色体显性遗传病。临床特点:颞侧周边部视网膜存在无血管区和增殖病变,以后可发生视网膜毛细血管扩张,部分患儿新生儿期可看到牵拉性渗出性视网膜脱离,严重者发生晶状体后纤维增殖。该病变双眼改变对称,患者常无症状。FEV 的眼底改变与未成熟儿视网膜病变的改变相同,只是无早产和低体重史(彩图 7-210,见书末彩插)。

4. Norrie 病 Norrie 病于 1927 年由 Norrie 首先描述,性连锁遗传,男性患病,男孩子双眼晶状体后纤维增生症,后期合并白内障和角膜水肿,推测双眼存在持续原始玻璃体永存症(PHPV),约 25% 患儿有智力障碍,25% 有听力损伤,智力障碍和听力损伤是 Norrie 病不同于其他类型视网膜发育异常的特征。组织学改变显示在不正常的视网膜和玻璃体腔内大量的胶质增殖和代表胚胎时期外胚层受到抑制的视网膜花环。

5. Marfan 综合征 1875 年 William 描述了父亲、儿子和女儿都有脱位的晶状体和全身过度伸展的关节,女儿在 28 岁时发生视网膜脱离。Weve 引入了 Marfan 综合征的名称。常染色体显性遗传。眼部主要特点:①轴性近视;②晶状体异位;③常合并视网膜脱离。20% 以上患者近视至少 7D,50%～80% 患者晶状体异

位，且双眼对称，晶状体向颞侧和上方异位。视网膜脱离眼轴长度、晶状体半脱位及无晶状体相关。视网膜脱离的年龄大约在 20 岁，眼轴正常者很少发生视网膜脱离。玻璃体的组织学改变同近视眼，常常看到视网膜格子样变性。眼外全身改变有骨骼和心血管系统的异常，体型过高，关节松弛，脊柱侧突，前胸变形，手臂很长与身高不成比例，下臂比上臂长。心血管异常包括大动脉扩张、大动脉瘤、二尖瓣异常。

6. 高胱氨酸尿症（homocystinuria）　也是晶状体异位的一种综合征，常染色体隐性遗传。合并骨骼和心血管异常，50% 病例智力障碍。高胱氨酸尿症、高赖氨酸症（hyperlysinemia）和硫酸氧化酶缺失是智障合并晶状体易位的 3 种疾病。高胱氨酸尿症可以用尿的色谱仪测定。该病容易和 Marfan 综合征混淆。近视和格子样变性在该病发生率低，晶状体半脱位在高胱氨酸尿症的发生率可高达 90%。

7. Ehlers-Danlos 综合征　一组遗传性的结缔组织病变，临床特点：皮肤高弹性、关节运动度大、组织脆弱出血素质，临床表现变异大。Ehlers 1901 年描述，Danlo 1908 年描述。眼部特点：蓝色巩膜，外伤易断裂；球性角膜或圆锥角膜，小角膜；近视和斜视；眼底血管样条纹；常合并视网膜脱离。部分患者遗传类型为常染色体显性遗传，部分为常染色体隐性遗传，部分为性连锁性遗传。

（黎晓新）

第二节　孔源性视网膜脱离发病率

孔源性视网膜脱离在美国、瑞典、芬兰等国白人中发病率为 (6.9～17.9)/10 万，黑人中为 1/10 万，亚洲仅日本报道为 8.9/10 万。2009—2010 年北京市孔源性视网膜脱离调查组组织 35 所医院对近郊区 658.9 万人口进行了年发病率调查，调查结果显示年发病率为 7.98/10 万（图 7-211）。发病第一高峰在 60～69 岁，第

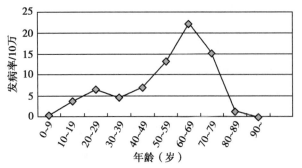

图 7-211　北京市孔源性视网膜脱离的年发病率（$n = 658.9$ 万人口）

二峰位于 20～29 岁，前者与玻璃体后脱离相关，后者主要与眼球发育相关，主要类型为锯齿缘离断。

研究显示主要危险因素有钝性眼外伤，近视和白内障手术 OR 值分别为 6.55（95% CI，2.65～25.32，$P < 0.01$）、5.34（95% CI，2.27～6.69，$P < 0.01$）和 21（95% CI，3.35～99，$P < 0.01$）。家族史 OR 值为 3（95% CI，0.24～99，$P > 0.05$），不支持高危因素。很多研究均提示钝性眼外伤、近视和白内障手术为孔源性视网膜脱离的危险因素。

（黎晓新）

第三节　临 床 表 现

一、症　　状

1. 闪光感　多为视网膜脱离的最早期症状，其本质是玻璃体后脱离时产生的视网膜刺激症状，在视网膜周边 1～2 个象限出现电弧光样症状，患者常能指出明确的闪光方位。

2. 飞蚊症　亦为玻璃体后脱离的症状之一，也可为视网膜血管破裂后血细胞进入玻璃体所致。发生闪光感和飞蚊症不一定有视网膜脱离，但因其常是视网膜脱离的前驱症状，所以必须加以重视，详查眼底，必要时三面镜检查，以免遗漏可能发生的视网膜裂孔或脱离。

3. 视野缺损与中心视力下降　当视网膜脱离发生时，在最先脱离区域所对应的方位发生视野缺损，随视网膜脱离范围增加视野缺损增大。最先发生视野缺损对应的视网膜部位常是视网膜裂孔所在部位，这一点在询问病史时很重要。视网膜脱离累及黄斑时，中心视力严重下降。偶有患者由于视网膜脱离发展缓慢，直至中心视力受累后才来就诊，而此时已经是陈旧性视网膜脱离了。

二、眼 底 表 现

（一）玻璃体

表现为玻璃体液化、混浊，玻璃体后脱离表现为视盘前较致密的环型混浊（Weiss 环）。视网膜血管破裂时可见玻璃体积血。陈旧视网膜脱离在裂隙灯下即可见到玻璃体腔内粗大色素颗粒。视网膜脱离晚期，由于发生增生性玻璃体视网膜病变（PVR），玻璃体内可见到增殖膜。

（二）视网膜

视网膜脱离形态各异，最轻者为视网膜裂孔旁的亚临床脱离，表现为裂孔周围的淡灰色隆起。随脱离

范围加大，视网膜呈青灰色隆起，视网膜表面起伏不平，其上血管迂曲。新鲜的视网膜脱离活动度较好，如脱离范围广，可见到特征性的波浪运动，但在局限的浅脱离时，这种运动的范围较小。有时在新鲜的视网膜脱离，邻近视网膜裂孔处见到小的出血灶，可能由于玻璃体后脱离时视网膜血管受牵拉撕裂引起。陈旧脱离的视网膜可见增殖膜，包括视网膜下增生、视网膜表面或全层皱襞形成，这种情况下眼球活动时视网膜活动度减弱。

（三）视网膜裂孔

有以下几种不同的描述方式：

1. 根据裂孔形态，描述为撕裂孔（tear）、萎缩孔（hole）或锯齿缘断离。

2. 根据裂孔位置　①根据裂孔所在纬度，描述为远周边部、周边部、后极部（多见于黄斑裂孔）；②根据裂孔所在子午线或象限，描述为颞上、颞下、鼻上、鼻下象限裂孔。

3. 根据裂孔大小，描述为小裂孔、大裂孔（大于3PD）或巨大裂孔（大于等于90°）。

4. 根据裂孔数目，描述为单发裂孔或多发裂孔。

寻找裂孔具有一定规律可循：①根据病史，最先出现视野缺损处对应的视网膜区域多为裂孔所在处，但由于重力和液体流动的因素，发生在下方的视网膜脱离，也可由上方视网膜裂孔引起，而此时上方视网膜脱离并不明显。患者主诉视野缺损发展迅速并很快导致中心视力下降者，多为上方裂孔所致。②裂孔的好发部位依次为颞上、颞下、鼻上、鼻下象限，多位于视网膜周边部。③根据年龄推测裂孔的位置，锯齿缘断离多发生于年轻人，并且多位于颞下或下方；年长患者颞上或鼻上的视网膜马蹄形裂孔多见；对老年女性患者应注意特发黄斑裂孔存在的可能。④根据患者的屈光状态，高度近视眼患者颞上象限最常受累，检查时既要注意周边视网膜的马蹄裂孔，又要警惕变性区内萎缩孔的存在。⑤根据视网膜脱离形态，上方视网膜球形隆起，裂孔常在上方；下方视网膜脱离区上界不清者，裂孔常位于上方；下方的视网膜裂孔，视网膜下液体积聚较缓慢，视网膜脱离多呈扁平状；如果视网膜脱离两侧不对称，则视网膜脱离上界高的一侧为裂孔所在侧；位于垂直中线上的裂孔，视网膜脱离呈两侧对称分布。后极部视网膜脱离者，多为黄斑裂孔引起。⑥玻璃体切除术后发生视网膜脱离者，应注意玻璃体手术时巩膜穿刺口附近有无裂孔，此种情况多由于手术中反复进出器械牵拉玻璃体所致。⑦对于复发孔源性视网膜脱离患者，应认真检查原裂孔是否被封闭、有无遗漏的裂孔或有无新的裂孔产生，尤应

注意格子样变性区。⑧对曾行过激光光凝的视网膜脱离患者，应注意由于激光能量过强引起视网膜裂孔的可能，此种裂孔较难发现，需认真检查每一个光凝斑处。⑨极少数患者经反复检查找不到裂孔，必要时可采用双眼包扎卧床 1～2 天，待视网膜平伏些时可能查到裂孔；也可在手术时通过间接检眼镜结合巩膜压迫逐个象限检查；对于屈光间质严重混浊者，应在手术中去除混浊的屈光间质后再寻找裂孔。⑩一半以上的视网膜脱离患者存在多发裂孔，检查时一定不要遗漏，以便在术前及术中设计好封孔的方式。

（四）其他眼部表现

1. 低眼压　视网膜脱离患者通常眼压降低，可能为眼内液体经视网膜裂孔越过视网膜色素上皮向后引流所致，也可能与房水分泌减少有关。

2. 葡萄膜反应　视网膜脱离晚期，可发生慢性葡萄膜炎，虹膜后粘连，瞳孔闭锁。

3. 白内障形成，最终眼球萎缩。

三、诊断与鉴别诊断

1. 诊断　根据病史及典型眼底表现，明确视网膜脱离诊断并不难，关键是寻找到视网膜裂孔，这既是诊断孔源性视网膜脱离的依据，也是手术成功的必要条件。偶有患者经仔细检查后仍不能找到裂孔，此时可根据病史及视网膜脱离形态，仍可判断为孔源性视网膜脱离，需在术中于顶压状态下继续寻找。

2. 鉴别诊断

（1）渗出性视网膜脱离：渗出性或浆液性视网膜脱离（exudative retinal detachment or serous retinal detachment）出现在某些疾病的过程中，但不合并裂孔。常见于视网膜血管或视网膜色素上皮损害时。渗出性或浆液性视网膜脱离可继发于炎症性疾病、视网膜血管性疾病、视网膜和脉络膜的肿瘤及出血。

视网膜下液体移动是渗出性视网膜脱离的特点，视网膜下液体的流动方向和重力方向一致。例如坐位时，下方的视网膜脱离；仰卧位时视网膜下液流向眼后部。脱离部的视网膜表面光滑是渗出性视网膜脱离的另一特点。病程长时也很少发生视网膜表面的皱缩和固定皱襞。

（2）牵拉性视网膜脱离：由于增生性视网膜病变或穿通性眼外伤后发生的玻璃体内增殖膜牵拉视网膜神经上皮使其与色素上皮分开。牵拉性视网膜脱离病程缓慢，早期患者可无任何症状，当牵拉达一定程度或一定范围导致视网膜脱离时，患者可出现严重的视力下降或视野缺失。检查可见明确的玻璃体—视网膜牵拉，牵拉可局限也可广泛，呈垂直或切线方向，在牵

拉部位视网膜扁平隆起，血管扭曲变形，视网膜活动度差，多数表面光滑，但也可有视网膜皱褶，一般无视网膜裂孔，可有视网膜下增生及视网膜下沉着物或少量玻璃体积血。有些牵拉性视网膜脱离由于严重的玻璃体混浊，术前不能看到眼底，应行超声检查。在有些病例，牵拉引起视网膜裂孔，此时的眼底表现包括孔源性和牵拉性视网膜脱离两种形态，称牵拉 - 孔源性视网膜脱离。治疗包括巩膜扣带手术、玻璃体切割或联合眼内填充术。

（3）视网膜劈裂（retinoschisis）：视网膜劈裂是指视网膜神经上皮层本身的层间裂开。视网膜脱离则是神经视网膜与色素上皮之间的分离。获得性视网膜劈裂发病位于邻近内核层的外丛状层，经常在年长者视网膜周边部囊样变性基础上发病，故又称为老年性视网膜劈裂症或变性视网膜劈裂症。先天性视网膜裂劈的病变位于视网膜神经纤维层。视网膜劈裂可同时存在视网膜脱离。获得性视网膜劈裂的早期病变，常位于眼底颞侧周边部，在进行期以前常无症状出现。在劈裂的进行期，玻璃体内见到球形隆起的突出面，即劈裂的内层，呈现一边界划限的、较透明固定的隆起，其部位与形态并不因患者头位或眼球转动而移位。视网膜劈裂的内层透明，视网膜血管常位于其上，可见雪片样白点。视网膜劈裂的外层，在未与视网膜色素上皮分离时，很难辨识。仔细观察，在粉红色的薄弱处，可见大小与形态不一的蜂窝或筛孔样圆形或卵圆形的孔洞。约 25% 的病例，在劈裂的内或外层均出现裂孔。内层孔经常位于劈裂最隆起处，外层孔经常单个存在，且较内层孔为大，并可有一卷边，好似视网膜撕裂孔。如只有外层而无内层孔，仅容易发生局限的视网膜脱离。约 40% 的本症患眼，在劈裂的内、外层上均出现裂孔，容易发展为视网膜脱离。

（4）脉络膜脱离：根据发病原因分为原发性和继发性脉络膜脱离，原发性者为原因不明的脉络膜自发渗漏所致，继发性者多由于手术、外伤、眼内炎症、葡萄膜肿瘤、视网膜脱离等所致。脉络膜脱离的眼底表现有别于视网膜脱离，多呈棕色或灰色球型隆起，表面光滑无皱纹，有视网膜血管爬行，边缘清楚，色泽较暗，多位于赤道前。由于受涡静脉限制，脉络膜脱离被分割成数个球型隆起。孔源性视网膜脱离可合并脉络膜脱离，称脉络膜脱离型视网膜脱离，此时眼压很低，葡萄膜反应重，预后不好。

（5）脉络膜黑色素瘤：呈实性隆起，周围可合并渗出性视网膜脱离，根据病史肿物生长迅速、眼底表现、超声特点、CT 等检查不难与孔源性视网膜脱离鉴别。

（傅守静　黎晓新）

第四节　孔源性视网膜脱离手术

近一个世纪以来，随着对孔源性视网膜脱离病因研究的不断深入、手术方法和手术器械的不断改进，孔源性视网膜脱离手术治疗的效果有了显著的提高。

起初，由于对视网膜脱离的发病原因模糊不清，称其为原发性视网膜脱离。手术以去除视网膜下积液、使视网膜复位为目的。例如巩膜穿刺放液、玻璃体腔内注盐水等，视网膜脱离的术后复位率极低。

后来，认识到原发性视网膜脱离的主要原因是由于视网膜存在裂孔。在 1929 年 Amsterdam 国际眼科学会上，Gonin 介绍用电灼器刺入眼内直接电灼裂孔部位的视网膜以封闭裂孔的方法，提出了封闭裂孔治疗视网膜脱离的观点，这一观点被眼科界普遍接受并一直延续至今。通过电凝、冷凝或光凝封闭裂孔，并结合放出视网膜下积液的方法，使视网膜的复位率由 45% 迅速提高至 84%。

近数十年中，对玻璃体与视网膜的组织结构、玻璃体视网膜病变以及它们之间的关系等方面的研究，揭示了玻璃体病变对孔源性视网膜脱离的发生发展起着极重要的作用，还直接影响手术治疗的效果，因此不断改进巩膜缩短等外路手术。在这一时期，我国赵东升教授提出了"用综合手术方法治疗视网膜脱离"，将封闭裂孔、巩膜缩短和填充加压三者结合。对推广和提高我国的视网膜脱离手术作出了重要贡献。20 世纪 70 年代以来普通的视网膜脱离手术复位率已达 90% 以上，而且术后视功能也有明显改善。在这一时期，还开创和发展了玻璃体视网膜手术，使许多难治或不治的复杂性视网膜脱离患者通过手术重见光明。

一、孔源性视网膜脱离手术的共同措施

（一）术前检查

术前对眼部作系统、详细的检查是手术成功的关键，重点则是玻璃体和视网膜。

1. 检查视网膜　应用检眼镜和三面镜仔细检查视网膜脱离的部位、范围、隆起程度；了解视网膜有无变性病灶（尤其是周边视网膜的格状变性）、各种形态和大小的裂孔，并一一定出变性灶和裂孔在眼底分布的位置。

仔细查出所有的视网膜裂孔是手术成功的必要保证。根据我们临床实践的体会，寻找视网膜裂孔可循以下规律：①裂孔绝大部分位于眼底的周边，好发部位依次为颞上、颞下、鼻上、鼻下。②最早出现固定暗

影所对应的眼底部位,是最先发生视网膜脱离的部位,也是裂孔所在。③视网膜脱离若局限于上方者,裂孔位于上方;若脱离网膜形如垂袋,裂孔常在脱离网膜一侧的斜坡上。下方视网膜扁平脱离且病程进展较缓慢者,裂孔位于下方;若下方脱离的网膜呈双球状隆起,则裂孔常位于脱离区的上方;黄斑裂孔常引起后极部视网膜脱离,并可向颞侧和下方发展。④视网膜脱离伴有玻璃体积血者,常为上方视网膜血管径路上的马蹄形裂孔。⑤陈旧性视网膜脱离,多呈扁平脱离。伴视网膜下增殖条索者,裂孔常位于下方,多为小圆孔;存在弧形分水线(demarcation line)者,裂孔位于弧形线凹面的方位。若视网膜脱离的周边部位存在囊肿者,则在囊肿前缘常可查见小裂孔。⑥格子样变性灶内可有圆孔,而变性灶的两端或后缘则可发生马蹄形裂孔。⑦玻璃体视网膜牵引灶易发生裂孔。有时孔盖游离于视网膜前的玻璃体内,呈圆形混浊小片,仔细检查可在其邻近的视网膜上有相似形状和大小的裂孔;若孔盖恰将裂孔遮住,则只能查见裂孔的一部分。⑧眼球的钝挫伤,早期可在鼻上或颞上方锯齿缘发生裂孔,后期则可出现黄斑裂孔。若周边玻璃体内有狭条色素带悬浮,则该方位常存在锯齿缘截离。

2. 玻璃体 玻璃体病变在孔源性视网膜脱离的发生发展中具有重要的作用,因此术前用裂隙灯、检眼镜及三面镜仔细地检查玻璃体,了解玻璃体混浊的程度、范围、有无后脱离及玻璃体与视网膜粘连牵引等;有无增生性玻璃体视网膜病变(PVR),例如视网膜裂孔卷边或视网膜固定皱褶等,并可按国际分类法对 PVR 加以分级。

若因晶状体玻璃体混浊影响眼底检查,应作 B 超检查。B 超不仅可了解视网膜脱离的部位、范围、视网膜隆起程度、是否伴脉络膜脱离,还可了解玻璃体混浊的程度、范围及玻璃体与视网膜粘连牵引的部位和牵引的程度。有时根据玻璃体视网膜牵引的 B 超形态,可推测视网膜裂孔部位。

对于可疑的黄斑孔,可对眼底黄斑区视网膜作光学相干断层扫描(optical coherence tomography,OCT)检查,以明确诊断。

(二)麻醉

用 2% 利多卡因或 0.75% 布比卡因单药(也可用两药等量混合液)作球后及眼轮匝肌麻醉。视网膜复位手术由于手术时间较长,术中需牵拉眼外肌,患者常有明显的眼部酸痛、恶心甚至呕吐等,因此,麻醉应尽量充分,必要时可在术中补充球后或球旁麻醉。

儿童、精神紧张等难以配合手术的患者,应施全身麻醉。

(三)剪开球结膜,暴露巩膜

沿角膜缘剪开球结膜,分离出眼外直肌,用 0 号丝线穿过肌束以作牵引之用,巩膜表面出血点电凝止血。剪开球结膜的范围及牵引直肌的多少取决于巩膜手术的部位和范围,以能充分暴露手术野和便于手术操作为度。手术结束时,将结膜伤口缝合。

通过牵拉外直肌配合深部拉钩,暴露巩膜手术野并不困难,但较后部的裂孔,如果手术野暴露不佳、手术操作困难者,可先放出视网膜下积液软化眼球,有助于扩大手术野,或采取子午向巩膜外加压。也可以暂时离断相应部位的直肌,方法是:在肌腱附着点稍后的肌束上做一对扣带缝线,然后在其前方的肌腱附着处剪断肌束,并在此处做一对巩膜层间缝线用作牵引,手术结束前用扣带缝线将离断的直肌缝回原肌腱附着处的巩膜上。

(四)视网膜裂孔的处理

孔源性视网膜脱离手术治疗的关键是使所有的视网膜裂孔永久性封闭愈合,因此术中对裂孔的处理至关重要。裂孔的封闭需要两个条件:①放出视网膜下积液并联合巩膜外加压或眼内注射气体,使裂孔部位的视网膜复位。②在裂孔部位的巩膜上冷凝或电凝,其作用可透入视网膜脉络膜;也可用眼底激光直接作用于裂孔缘的视网膜,使裂孔处的视网膜神经上皮与色素上皮乃至脉络膜产生创伤性反应,进而可形成瘢痕性粘连。

1. 裂孔的定位 在检眼镜直视下,用镊子或定位器在相当于裂孔位置的巩膜表面顶压,定出裂孔的确切位置,用消毒甲紫或亚甲蓝在巩膜表面作标记。细小裂孔只需一点即可,大孔应定出前后及两侧的孔缘,马蹄形孔或锯齿缘孔则需定出孔的前缘和两端。这种顶压巩膜定位裂孔的方法是最常用的方法,其他如透热电凝定位和冷凝定位等方法,其基本原理相同,只是用冷凝或电凝头替代了镊子或定位器而已。

2. 裂孔的封闭 目前封闭裂孔的方法有三种:透热电凝、冷凝和光凝。

(1)透热电凝:通过与巩膜紧贴的电极,高频电流透过球壁多层组织产生热灼伤,组织发生充血、渗出和坏死,并引起视网膜脉络膜的瘢痕粘连,达到永久封闭裂孔的目的。行巩膜表面或层间(预先作巩膜层间切开分离)电凝时,应擦干电凝部位的巩膜,将电凝头垂直置于巩膜上并轻施压力。电凝点间距 1/2～1 个电凝斑直径,每点电凝 3～5 秒钟。封闭裂孔宜用中等强度的电凝,巩膜上可见组织凝缩斑,此处能隐见脉络膜而显现灰暗色调,眼底则表现为视网膜上的灰色斑点。巩膜上电凝斑色调改变不明显或附近出现明显的纤维皱缩,是为电凝过弱或过强的表现,应调整电流强度或电凝时间。必须提醒的是:判断透热电凝强度应依据上述巩膜上凝缩斑的色调而不是检眼镜下所见电凝反应的强弱。因此,在视网膜脱离较高部位电凝时,视网膜上可能没有反应,此时应放出视网膜下液后再电凝。

由于透热电凝可严重损伤巩膜组织导致巩膜葡萄肿,目前已被巩膜表面冷凝所替代。

(2)冷凝:在冷凝封闭裂孔时,冷凝器头的温度应降至 -60℃ 以下。当组织冷冻时,细胞内水分变成冰晶破坏细胞膜,加之细胞内渗透压的变化和蛋白质的变性,整个细胞被破坏,以后被瘢痕组织所替代。冰结晶的大小和持续时间与冷凝器的起冻快慢及持续时间有关,缓慢的起冻或解冻都会在组织内产生大的冰晶,使组织破坏加重而导致各种并发症。因此,冷凝器必须具有迅速致冻和迅速解冻的良好性能。

冷凝最好在双目间接检眼镜的直视下进行,用2.5mm 直径的冷凝头沿巩膜表面边顶压边移动至裂孔缘时启动冷凝器开关,3~5 秒钟后在眼底的相应部位见到脉络膜冰结晶,呈白色混浊表面略带冰晶的反光,继而其表面的视网膜也变灰白混浊,此时即应解冻。解冻后视网膜表面留下隐约可见的淡灰色水肿斑,若水肿斑变得雪白且范围不断扩大,是为冷凝过度,冻后受冻的视网膜呈现明显的苍白水肿并可伴有出血,术后可能出现严重的并发症,例如视网膜出血坏死、新孔形成或玻璃体视网膜增生性病变等。小裂孔 1~2 个冷凝点即可,大裂孔的冷凝点应沿裂孔缘紧密排列并完全包围裂孔(尽量避免同一点重复冷凝),裂孔内一般无须冷凝。若裂孔处视网膜下积液很多,冷冻时可能只透见脉络膜的冰结晶,而视网膜上的冷冻反应却很弱甚至没有,则可先放出网膜下积液后再冷凝。切忌为了使视网膜出现冷冻反应而过分延长冷凝时间,否则由于脉络膜的过度冷凝,可能暴发脉络膜上腔出血和术后严重的葡萄膜反应。

若同时存在视网膜格子样变性病灶,由于其易发展产生裂孔,术中也可作冷凝处理。

冷凝的缺点是冷凝点较大,且冷凝后视网膜上出现的灰白色冷冻斑随解冻而迅速消失,因而常导致重复冷凝。大范围和重复冷凝使色素上皮大量脱落游离,日后可产生严重的玻璃体视网膜增生性病变,黄斑囊样水肿的发生率也高达33% 左右。

(3)光凝:激光封闭视网膜裂孔依赖激光的光热效应,即激光透过视网膜的神经上层,被富于色素的色素上皮和脉络膜组织吸收后转化成热能,使局部组织的温度骤然升高而产生变性凝固(光凝固)。临床最常用的是氩激光(波长为 532nm 的绿色光)和半导体激光(波长为 810nm 的红色光)。激光封孔的适应证为视网膜的神经上皮层与色素上皮相贴,即裂孔部位的视网膜处于平伏状态,例如视网膜干孔或伴以亚临床视网膜脱离的裂孔。

视网膜复位术中应在放出或引流出网膜下液、视网膜复位后,用激光双目间接检眼镜在直视下实施激光:沿裂孔边缘逐点激光,以严密包围裂孔。小孔作 1~2 排激光即可,大孔作 3~4 排激光。激光参数一般为光斑直径 100~500μm、功率 200~500mW、时间 0.1~0.2 秒,视网膜上的光凝斑呈带晕的白色斑点(II级反应)。黄斑裂孔一般不作光凝,以免严重损害中心视力,但对一些因黄斑孔不愈而复发的视网膜脱离病例,特别是中心视力业已严重低下且又无望改善者,在再次手术时可考虑激光治疗,环绕裂孔缘(或除外内侧缘)作一排 50μm 直径的光凝斑。虽说光凝可即刻产生视网膜脉络膜的黏着,但裂孔的牢固愈合常在 1~2 周后,此时光凝斑处瘢痕形成并出现色素沉着。

激光时应避免能量过大,否则可引起局部视网膜气化、出血甚至穿孔。

(五)放液(视网膜下积液)

在视网膜脱离部位切开巩膜和脉络膜放出视网膜下积液,称为放液或外引流。其目的是使视网膜复位以保证裂孔处的视网膜神经上皮与色素上皮层粘贴,有利于裂孔愈合。

放液切口应选在视网膜脱离较明显的部位,且要避开涡静脉和睫状前长动脉径路(3 点、9 点钟方位),以免引起严重的眼内出血。放液方法:尖头刀层间切开巩膜长约 2mm,隐见切口下的脉络膜,用 5-0 细丝线预置一巩膜切口的层间缝线,助手和主刀牵拉缝线以扯开巩膜切口暴露脉络膜,用细针或刀尖轻轻刺破脉络膜即可见眼内液体流出,此时可轻压眼球以尽量排出网膜下积液,放液的巩膜切口可缝扎。放液切口不宜过大,排液不宜太快,否则容易损伤视网膜和引起眼内出血(如脉络膜上腔暴发性出血)。视网膜下液不强求放尽,但要求裂孔部位的视网膜平伏。若放液不畅或放液口有出血时,应作眼底检查另选放液切口。放液口如有成形玻璃体嵌顿或脱出,提示该处视网膜有破损,在剪去脱出的玻璃体后,缝合巩膜切口,并补以冷凝,必要时局部还需作巩膜外加压。因此,为安全计,放液切口最好选在计划作巩膜外加压的部位。

实践证明,只要裂孔部位的视网膜复位,视网膜下的积液术后会很快吸收,故而并非每例手术必须放液。若视网膜扁平脱离,但视网膜裂孔位于巩膜外加压的眼内嵴上,裂孔处的视网膜已完全平伏或仅残留少量积液者,可不放液。但若合并有青光眼、近期作过眼内手术或眼外伤后伤口愈合不佳等情况,仍应放液为宜。

玻璃体视网膜手术一般通过眼内引流的方法,去除视网膜下积液而使视网膜复位。

(六)顶压视网膜

顶压视网膜的目的是缓解玻璃体对视网膜的牵引、促使视网膜复位,尤其是裂孔部位的视网膜,以利于裂孔的愈合。因此顶压部位通常选在裂孔和难以松解的玻璃体视网膜牵引的部位。

顶压视网膜的方式有两类:①眼球外顶压:用填充材料压陷巩膜形成眼内嵴,其作用是自外向里顶压视网膜。此类手术主要在巩膜上进行,故又统称为巩膜扣带手术或外路手术,例如巩膜缩短术、巩膜外加压术和巩膜环扎术。②眼球内顶压:向玻璃体腔内注入气体或硅油,利用气泡或油泡的表面张力自里向外顶压视网膜。由于气泡和油泡在玻璃体腔内的浮动性,术后需配合一定的头位才能确保对裂孔部位的顶压作用。对于下方的视网膜裂孔和玻璃体牵引,内顶压作用较差。必要时还需联合巩膜扣带术。

二、视网膜脱离的外路手术

目前,孔源性视网膜脱离的手术有外路手术和内路手术两类。前者又可称为巩膜压陷术,包括巩膜缩短术及巩膜层间加压术、巩膜外加压术以及巩膜环扎术;后者包括经典的经睫状体扁平部玻璃体视网膜手术和内镜玻璃体视网膜手术。由于手术设备、术者技术水平或操作习惯的不同,以及患者的具体情况,各种手术的适应证没有十分统一的标准,因此,本节所述各种手术适应证仅供参考,各种手术方法也只作原则性介绍,详细操作请参阅眼科手术专著的有关章节。

(一)巩膜缩短术(scleral shortening)

作用:①形成眼内嵴,自外向内顶压视网膜,能缓解局部玻璃体对视网膜的牵引,有利裂孔的封闭愈合;②或多或少地缩小玻璃体腔,对减少玻璃体震荡和对视网膜牵引有一定作用;③大范围巩膜缩短可缩短眼球前后径,具有提拉后部球壁的作用,使后极部视网膜变得松弛而易于复位,也有利于后极部裂孔(如黄斑裂孔)的闭合。

适应证:适于轻度病例,即裂孔较小、分布较窄(<2象限)且限于周边部视网膜。巩膜薄、手术涉及涡静脉者最好选择巩膜外加压术。

手术方法:①检眼镜下定位裂孔;②以裂孔后缘作水平向层间巩膜切开,深1/2~2/3的巩膜厚度,切口长度超过裂孔两端,并沿切口向前及向后作巩膜层间分

离,形成前后径宽度约为裂孔宽度3倍的巩膜床和前后两个巩膜瓣,后瓣略宽于前瓣;③沿前后巩膜瓣根预作数对蹄形巩膜固定线;④巩膜床内冷凝或透热电凝裂孔;⑤巩膜床内放液;⑥结扎预置的巩膜固定线。

由于切口处的巩膜前后径缩短,内层巩膜连同脉络膜受挤压而突向玻璃体腔内,形成眼内嵴。检眼镜检查可见隆起的眼内嵴,裂孔位于嵴上。

若裂孔的前后径较长,可按同样方法作子午向的巩膜缩短。有时眼内嵴上的裂孔闭合不佳呈鱼嘴状张开,则可在放液后把填充材料(如异体巩膜、自体阔筋膜、硅橡胶和硅海绵等)置于巩膜层间后再扎紧巩膜固定线,以抬高眼内嵴,以利裂孔闭合,此方法又称巩膜内填充术。

相对于巩膜外填充术,巩膜内填充的填充物不易排出,但与巩膜缩短术一样,其对巩膜组织的损伤较大,手术费时费力,已渐被巩膜外填充术替代。

(二)巩膜外加压

作用:用填充材料在巩膜表面压陷球壁,产生眼内嵴以顶压视网膜和松解玻璃体牵引。

适应证:同巩膜缩短术。

手术方法:①检眼镜下定位并冷凝裂孔;②根据所需加压范围,选择合适宽度和长度的填充材料(目前常用硅橡胶或硅海绵);③以裂孔后缘为中心,根据所选填充材料的宽度和长度预置数对与裂孔纵轴平行的蹄形巩膜固定线;④放液,最好选在外加压区内放液,以减少放液并发症;⑤将填充材料置于巩膜固定线内并扎紧缝线。

巩膜外加压手术较巩膜缩短术简便安全,但缺点是所形成的眼内嵴坡度较缓且位置可能发生移动,因此,巩膜固定线应深达巩膜全层的1/2~2/3,缝线在巩膜层间的长度应>2mm,在置入填充材料扎紧缝线后必须检查眼底,了解眼内嵴的位置与隆起程度,必要时需调整外加压块的位置,以确保裂孔闭合且位于眼内嵴前坡上。

(三)巩膜环扎术(scleral buckle)

作用:巩膜赤道水平与视网膜周边部的解剖部位相对应,是视网膜裂孔和变性的好发部位,又是眼球最大横径的部位,在该处的巩膜表面用束带将球壁压陷形成有效的环形嵴,用以顶压周边部多发性的裂孔或格子样变性病灶,以及松解周边玻璃体对视网膜的牵引。也有利于固定巩膜的外加压块。

适应证:①多发性视网膜裂孔或格子样变性,累及多个象限(≥3个象限);②大裂孔(<180°的巨大裂孔等);③视网膜脱离发展迅速但一时又找不到确切裂孔者。

手术方法：①定位并冷凝裂孔及格子样变性灶；②放液，放液切口尽量选在环扎带部位；③将环扎束带（常用 2.5mm 宽的硅胶带）置于四条直肌之下，根据放液后的眼压，将束带两端交叉并抽紧结扎，使眼球赤道水平周长缩短 5～7mm，然后用蹄形巩膜固定缝线，将环扎束带固定在各直肌间的赤道部巩膜上。为了尽量使裂孔、变性灶及玻璃体牵引病灶都位于环形嵴上，固定环扎带的位置可向前或向后略作移动，必要时可联合巩膜外加压。

环扎的部位一般在赤道部，不能后移至涡静脉水平，环扎口也不能太小（环扎束带缩短不应 >10mm），否则术后可能产生眼前段缺血等严重并发症。

三、视网膜气体固定术

视网膜气体固定术是最常用的一种眼内顶压方法。当气体注入液体环境的玻璃体腔内后，即以具有张力和浮力的气泡形式对球壁施压而发挥其治疗作用：①气泡推顶脱离的视网膜贴向球壁，排挤开视网膜下液，促使视网膜复位和裂孔的闭合。②气泡顶压处的裂孔被气泡覆盖，阻断了裂孔处的玻璃体腔和视网膜下腔的交通，使玻璃腔内的液体不再进入视网膜下，而原来存在于视网膜下的液体，通过色素上皮的泵吸作用，被脉络膜毛细血管吸收。通常，气泡只能帮助视网膜复位和裂孔的闭合，却不能使裂孔永久愈合。所以，应在注气之前或之后，当裂孔部位的视网膜处于复位状态时，对裂孔进行冷凝或光凝。

由于空气取之方便且无毒性，已被广泛用作眼内顶压的材料。但空气的半衰期短，有效顶压时间更短，不能用于较大范围的顶压。目前多使用半衰期较长的惰性气体如 SF6、C2F6、C3F8 等，可维持较长时间的顶压作用。由于这类气体具有膨胀特点，在使用时，应根据临床需要，用消毒空气按一定比例与之混合，使混合气体无膨胀性（这种混合气体的无膨胀性是相对的，若外界大气压减小，混合气体的膨胀性随之重现）。在无这类惰性气体时，亦可采取重复玻璃体腔内注入消毒空气的办法，使气泡的顶压作用得以维持（表 7-35）。

通常，0.5ml 气体形成的气泡可顶压约 90° 范围的眼底，2ml 气体可充满半个玻璃体腔，可顶压 180° 范围的眼底。

（一）单纯注气

适应证：没有明显玻璃体视网膜病变的早期视网膜脱离，上方单个或多个相邻的裂孔，分布在 1 时钟范围以内。目前常用于治疗单纯性黄斑裂孔伴后极部视网膜脱离及上方 4～8 点裂孔，分布在 1 时钟范围以内，PVR≤B 级的病例。

手术方法：①注气前准备。结膜囊消毒、结膜表面麻醉。1ml 注射器抽取消毒混合气体约 1ml 换上细针头备用。②冷凝裂孔。③软化眼球。为了让玻璃体腔能容纳一定量（应 >0.5ml）的气体。在注气前，术眼务必处于相应的低眼压状态。若眼压不低，可施球后浸润麻醉加眼球按摩或静脉滴注甘露醇降压；若眼压仍不够低，可用皮内针头在睫状体扁平部经球结膜、巩膜睫状体向眼球中心刺入玻璃体腔内，进针约 5mm 抽吸液化玻璃体，其量应 >0.5ml。也可在角膜缘作前房穿刺，放出足够量房水（每次可放出约 0.2ml 房水，间歇片刻，待前房恢复正常深浅后再次穿刺放水）。在作玻璃体腔或前房穿刺时，要注意进针的方向和角度，切勿损伤晶状体或视网膜。④注气。用含气的注射器在上方的睫状体扁平部经球结膜、巩膜睫状体刺入玻璃体腔内，快速注入一定量的气体。若注入纯惰性气体，考虑其膨胀因素，注气量应酌情减少（注气量应控制在 0.5ml 左右）。

（二）巩膜扣带术中注气

适应证：①裂孔封闭不佳，如出现鱼嘴样裂孔；②眼压过低致视网膜皱褶。

手术方法：同单纯注气术。

（三）玻璃体切除后注气

复杂性视网膜脱离应采用现代封闭式玻璃体视网膜手术，术中通过气液交换使玻璃体腔内充满消毒空气，最后再用混合气体替换眼内的消毒空气。

眼内注气后的随访很重要：①为使气泡有效地顶压裂孔，术后取相应头位，使裂孔部位始终处于最高点。最好保持这样的头位直至裂孔已被冷凝或光凝的瘢痕牢固封闭（一般约 2 周），也可根据患者的具体情况和眼底视网膜和裂孔的情况作相应调整。②注意眼

表 7-35　用于玻璃体腔内注射的惰性气体

	膨胀倍数	注后最大膨胀时间	半衰期	吸收时间	无膨胀的混合气体浓度
SF6	2×	48 小时	3 天	15 天	约 20%
C2F6	3.5×	72 小时	6 天	16 天	约 16%
C3F8	4×	72 小时	10 天	30～60 天	约 12%

压,若眼内气泡吸收过快、眼压过低,应及时补气;若眼压过高应及时药物降压,也可从睫状体扁平部穿刺放出部分眼内气体。

（陈钦元）

四、玻璃体切除术

（一）我国玻璃体手术进展

玻璃体切除手术是在视网膜手术基础上逐步发展起来的。自20世纪Jules Gonin奠定了视网膜手术的封孔原则以来,手术方法和器械不断发展,封闭裂孔技术从电凝过渡到冷凝,巩膜扣带术从巩膜缩短、巩膜内加压到巩膜外硅胶加压和环扎术,检查工具从使用直接眼底检查镜发展到使用三面镜和双目间接眼底检查镜。上述进步使视网膜手术效果不断得到改善。国内文献中最早报道用"电器透热机治愈之视网膜脱离症一例"的是原私立北平协和医学院的罗宗贤医师(1935)。20世纪40年代开展这一手术的还有毕华德医师。20世纪50年代,北大医院、协和医院和北京同仁医院眼科都可以开展视网膜透热电凝封孔手术。20世纪50年代后期上海赵东生从国外引入巩膜透热凝固联合板层缩短、折皱填充手术后,视网膜脱离手术治愈率明显提高。我国各大医院随后都采用了这一综合性手术方法。20世纪70年代末期北京同仁医院经美籍华人张美伦医师的指导,在国内率先开展了双目间接检眼镜的使用(傅守静、王景昭,1979),使视网膜裂孔定位更加直观和准确,并以直视下视网膜冷凝封孔取代电凝封孔、巩膜外扣带术,简化了操作,进一步提高了手术成功率(傅守静、王景昭,1981)。同时期临床用双目间接检眼镜的还有张承芬、王文吉等。20世纪90年代初黎晓新率先使用间接检眼镜激光治疗早产儿视网膜病变和视网膜脱离(黎晓新,1994)。使用间接检眼镜、冷凝术和激光手术的发展为我国开展玻璃体手术治疗复杂视网膜脱离奠定了基础。

视网膜疾患总是伴随玻璃体改变,20世纪60年代到20世纪70年代初,西方一些眼科学者设计了内眼用刀剪和切割头切除玻璃体,并尝试在玻璃体腔内注入气体等物质来封孔。但由于仪器设计的问题,影响了手术成功率。20世纪70年代末期Machemer将玻璃体切除手术改为闭合式、扁平部三切口手术,大大减少了手术的并发症,改善了手术效果,成功地治疗了因巩膜缩短、环扎或外加压手术方法(巩膜扣带术)不能治愈的病例,例如:玻璃体和视网膜挛缩所引起视网膜固定皱褶导致的裂孔不能封闭、玻璃体积血、牵拉性视网膜脱离、视网膜脱离合并视网膜嵌顿、视网膜脱离合并严重的增生性玻璃体视网膜病变或合并

巨大裂孔、后部孔等。20世纪80年代以来,随着玻璃体切除设备和器械的不断改进以及眼内各种填充物,如SF_6、C_3F_8、C_2F_6、硅油、"重水"(Perfluorocarbones全氟化碳液态)的使用,玻璃体切除手术得到了进一步的发展。

我国玻璃体手术的发展,经历了初试到规范的闭合式、扁平部三切口玻璃体切除手术的不同阶段。同时,上海、北京积极开展了眼内填充物的开发、推广工作,开展了与玻璃体切除手术器械和检查器械的开发及不断完善工作,对全国玻璃体切除手术的发展起到了推动作用。

1. 玻璃体切除手术的初试阶段(1979—1985) 20世纪70年代末期,南京、上海分别研制出第一代玻璃体切除机和注、吸、切除或合并光纤均在一个手柄上的全功能玻璃体切除头。这种国产第一代玻璃体切除机仅能选择性治疗外伤性玻璃体积血、眼内炎症以及在白内障手术时用开放式玻璃体切除方法切除脱出的玻璃体。北京市同仁医院、友谊医院眼科曾使用国产第一代玻璃体切割机进行了一些手术。但由于当时仪器设计不完善,手术中和手术后并发症较多,该项工作未能继续开展下去。

20世纪80年代初期北京同仁医院傅守静与航天部二院卞南华工程师、航天中心医院潘淑敏共同开发了国产第一代双目间接检眼镜。傅守静与北京市硅橡胶研究所共同开发了不同型号硅胶带和硅海绵。1986年同仁医院傅守静和王景昭与航天部二院二十五所王祖林技师一起研制出DCSⅡ型可控式冷冻器,可用于眼前、后段的冷冻。这几项重要的开发,对国内视网膜病诊断和手术水平的普遍提高起了推动作用,也为以后开展的玻璃体切除手术奠定了基础。

2. 早期闭合式玻璃体切除(1986—1988) 值得提出的是玻璃体切割机的设计工程师美籍华人Carl Wang和香港的何志平医师在提供设备和培训玻璃体手术医师方面做出了特别的贡献。这一阶段,国内几所医院如北京同仁医院、上海眼耳鼻喉医院、北京大学人民医院、解放军总医院等先后采用新一代进口的玻璃体切除机,开始了扁平部三切口方式进行闭合式玻璃体切除手术。手术适应证增加了部分复杂性视网膜脱离,如黄斑裂孔性视网膜脱离、部分合并PVR C级孔源性视网膜脱离和眼底血管性疾患引起的玻璃体积血(王光璐,1990)、牵拉性视网膜脱离(王光璐,1991)。在玻璃体切除和视网膜脱离联合手术中使用了进口的C_3F_8或硅油填充。1986年中华医学会眼科学分会眼底病外科学组(视网膜玻璃体手术学组)成立,1988年在上海召开的视网膜玻璃体手术学组第一届全国会

议上，北京同仁医院王光璐在国内首先报道了 C_3F_8 玻璃体腔注气的使用："气体在视网膜脱离手术的应用"。北京医科大学人民医院黎晓新报告了"玻璃体切除术治疗复杂性视网膜脱离"，在国内首次报道了硅油填充的使用。这些技术的开展使玻璃体切除手术治疗复杂性视网膜脱离的成功率上升到 60%～80%。

3. 较成熟的阶段（1989 年至今）　随着玻璃体手术经验的增加，随着与国外同道学术交流的增多以及手术器械的进一步完善，玻璃体切除手术的适应证进一步拓宽。复杂性孔源性视网膜脱离手术的适应证从 C 期扩展到 D 期，甚至 D3 期和前 PVR，巨大裂孔性视网膜脱离和外伤性视网膜脱离（包括挫伤、穿通伤、爆炸伤等）的治愈率不断提高，黄斑前膜剥除和糖尿病视网膜病变也成为玻璃体切割的重要适应证。膨胀性气体和硅油填充玻璃体腔的使用逐步普及。

1991 年，视网膜玻璃体手术学组第二届全国会议由北京同仁医院主办。会上北京同仁医院王景昭报告了"复杂性视网膜脱离的玻璃体视网膜手术"，用 SF_6 与空气的混合气填充治疗孔源性视网膜脱离合并增生性玻璃体视网膜病变，视力提高达 66.7%。北京医科大学人民医院黎晓新报告了"玻璃体切割术联合硅油填充的临床观察"，术后视力改善率达 89.7%。协和医院董方田报告了"黄斑前膜的手术治疗"。中国人民解放军总医院张卯年等报告了"玻璃体切割术在眼外伤中的应用"。手术方法包括膜剥离、气液交换、气体硅油交换、空气膨胀气体交换、扁平部晶状体超声粉碎等。这些报告中报道的手术结果均达到了国际先进水平。在这次会议上，报告开展玻璃体手术的还有上海眼耳鼻喉医院、上海第一人民医院、广州中山医科大学中山眼科中心和河南医科大学第一附属医院。

1995 年，视网膜玻璃体手术学组第三届全国会议在广州召开。大会发言的 42 篇论文中，对巨大裂孔性视网膜脱离、复发性视网膜脱离的治疗进行了总结，对硅油的使用及并发症进行了讨论。这次会议还增加了糖尿病视网膜病变的玻璃体手术（王光璐、黎晓新介绍）和视网膜下脉络膜新生血管膜手术（北京协和医院董方田介绍）的内容，以及重水在视网膜脱离手术中的应用（北京同仁医院王绍莉介绍）。会议显示了我国玻璃体手术进入比较成热的阶段。我国的玻璃体手术一直追随着国际先进水平不断地前进。

20 世纪 90 年代初特发全层黄斑裂孔成为玻璃体手术新的适应证（Kelly NE and Wendel RT，1991），北京大学人民医院迅速掌握这一新技术于 1995 年开展这项技术（赵明威，黎晓新，1998）。2001 年北京大学人民医院率先开展了黄斑孔内界膜剥除技术。与此同

时，玻璃体手术的适应证继续拓宽，北京同仁医院魏文斌（1998）应用玻璃体手术成功挽救了脉络膜驱逐性出血的患眼；1996 年局部切除脉络膜黑瘤，部分保留了患眼和功能。

4. 中国视网膜脱离发病率的数字产生　有关孔源性视网膜脱离发病规律的流行病学研究，美国、瑞典、芬兰及非洲等国家有较多报道，亚洲国家报道较少，作为世界人口大国的中国尚无大范围的流行病学报告，国内的眼科学教科书一直引用西方国家的发病数字。

2009—2010 年北京市孔源性视网膜脱离调查组在北京市眼科学会的支持下，组织北京市 35 所医院对城区和近郊区 658.9 万人口进行了年发病率调查，调查结果显示北京市孔源性视网膜脱离年发病率为 7.98/10 万。发病第一高峰在 60～69 岁，第二峰位于 20～29 岁，前者与玻璃体后脱离相关，后者主要与眼球发育相关，主要类型为锯齿缘离断。并确定了钝性眼外伤、近视和白内障手术为孔源性视网膜脱离的危险因素。钝性眼外伤、近视和白内障手术 OR 值分别为 6.55（95% CI，2.65～25.32，P < 0.01）、5.34（95% CI，2.27～6.69，P < 0.01）和 21（95% CI，3.35～99，P < 0.01）。并推测中国每年有 90 000～100 000 新发病例。

上海许迅对北新区 108 132 人口观察 4 年（1996—1999），孔源性视网膜脱离发病率调查显示平均为 14.4/10 万（95% CI，10.0～18.6）。

上述研究对了解孔源性视网膜脱离在我国人群中的发生率、分布规律提供了十分有意义的资料，结束了我国眼科教科书上没有中国人孔源性视网膜脱离患病率的时代。

5. 我国对高度近视黄斑孔视网膜脱离术式研究的国际贡献　鉴于黄斑裂孔视网膜脱离最常使用的两种手术方法：玻璃体切除手术联合眼内注气（1982 年 Machemer 提出）和单纯玻璃体腔注气（Miyake Y 1984 年提出）治疗的成本和成功率的差异较大，对究竟应采用哪种术式，学术界一直存在争议，而争议意见均缺少循证医学依据。在国家"十五"科技攻关计划基金资助下，由北京大学人民医院黎晓新牵头，组织国内 15 个眼科中心（13 个省市），严格遵照国际临床试验的要求，采用前瞻性随机对照多中心研究，12 个月的随诊观察，以玻璃体切除联合注气获得 74.5% 的复位率，对比单纯注气 59.8% 的复位率（P = 0.029）确定了玻璃体手术的治疗优效性，结束了国际上长达 20 余年的学术争执。文章被 2009 年 SCI 收录眼科类杂志中影响因子排名第一的 Ophthalmology（IF = 5.29）刊用。

6. 玻璃体手术创新技术和微创技术在我国的开展　微创手术是当今外科手术发展的新趋势。近年

来，玻璃体手术技术正趋于小切口、无缝合技术系统方向发展。2002 年国际上推出 25G 玻璃体切除头（De Juan E Jr），2005 年（Eckard C）23G 进入市场，2006 年我国医师已在会议上交流 23G 的使用经验。我国学者跟踪国际最新进展的微创玻璃体手术技术，在引入 25G 玻璃体手术技术后，又进一步开展了经结膜免缝合的 23G 玻璃体手术。北京大学人民医院赵明威针对我国大部分地区不能承受昂贵的微创耗材，利用 20G 玻璃体切除手柄，通过缩小结膜切口至 1.0~1.5mm，改良巩膜缝合技术，证实传统的玻璃体手术也可以尽可能做到"微创"。温州宋宗明医师改进硅油取出的工具，采用国内使用的输液管接头（预留 3mm）接入 23G 器械套管末端内，输液管连接玻切机，经套管通道吸引取出硅油。首次报告了 23G 取出 5000 厘泊高黏度硅油的经验。这两篇技术改进均被收入 *Retina* 的手术技术栏目推广交流。这些改进基于我国的国情，创新了手术技巧，推动了我国玻璃体微创手术的普及。

马志中创新新生血管性 AMD 的治疗，用带 Bruch 膜自体片状视网膜色素上皮移植治疗 AMD：针对湿性 AMD 有浓厚视网膜下出血或 CNV 膜较厚的患者，在临床上尝试了手术剥离带 Bruch 膜的复合片状 RPE，并将其移植到切除了 CNV 的黄斑区，手术实现了重建黄斑区 RPE 功能，在近 200 例接受该手术的患者中，多数黄斑病变得到控制，视力都有不同程度改善。

同时，近年来我国术者开展了诊断性玻璃体手术并微创化，拓宽玻璃体手术的应用。王文吉开展了疑难葡萄膜炎的玻璃体手术，魏文斌对于疑难眼内肿瘤做诊断性细针穿刺或取玻璃体、视网膜脉络膜活体组织，提高了相关疑难病例的诊断治疗水平。标志着我国的视网膜玻璃体技术走向国际，与国际同步发展。

7. 我国玻璃体手术设备、耗品和填充物的国产化　在积极开展眼内填充物的开发、推广，开展与玻璃体切割手术相配套的手术器械和检查器械的开发及不断完善工作等方面，北京同仁医院、北京大学人民医院、上海眼耳喉医院、上海第一人民医院等会同有关单位做出了突出的贡献。原航天部技师王祖林与其子王志敏为玻璃体手术器械的国产化作了大量的工作。1988 年王祖林与王景昭合作研制了手术用角膜接触镜，以后应该院张而平的要求王祖林研制出了 50° 斜凹镜。1990 年王祖林应人民医院黎晓新的要求研制了膨胀性气体的减压阀和气压控制式硅油助推器。1992 年应北京同仁医院和北京大学人民医院的要求，王祖林分别研制了玻璃体切割术用的灌注管和虹膜钩。1993 年王祖林、王志敏父子与王景昭、黎晓新合作，再

次改进了冷冻机，研制出 ECS-20 型可控式冷冻机及长形冷冻探头、内眼冷冻探头。1995 年王志敏与黎晓新合作开发了可控式笛针管和几种眼内剥膜钩、裂孔定位器、玻璃体手术眼底观察棱镜系统和手动式硅油动力架。我国最初的扣带手术用的硅胶和硅海绵硅胶植入物是由北京橡胶制品设计研究院出品的，1990 年基本定型开始上市。1995 年苏州六六视觉完成了玻璃体切除机的研发上市。同年北京明仁医疗器械技术研究所分别设计了气液交换机和眼内双极电凝仪，配合早期进口玻切机使用。1996 年郑江宏技师与黎晓新合作研发了眼内镊、眼内剪等玻璃体手术器械，以后又相继开发了 23G 和 25G 的眼内手术器械。2004 年王志敏应黎晓新要求开发了手术显微镜间接检眼镜系统的全视野倒像翻转器，推动了手术广角镜的使用。

我国于 1995 年开始使用全氟碳化合物液体进行玻璃体视网膜外科手术技术，当时产品全部为进口。为了实现眼科手术用全氟碳化合物的国产化，复旦大学附属眼耳鼻喉科医院王文吉、北京大学人民医院黎晓新、中国科学院上海有机化学研究所黄维恒院士和刘金涛教授等于 1996 年开展了联合攻关，1998 年国产全氟萘烷临床应用成功，成果通过了上海市科委组织的专家鉴定，并获得全国高校科技进步二等奖。在此基础上，他们又研制出性能更好的全氟辛烷并成功地应用于临床。2004 年上海君迪化工科技有限公司、复旦大学附属眼耳鼻喉科医院、中国科学院上海有机化学研究所等共同创建了上海水禾医用器械有限公司，生产的全氟萘烷和全氟辛烷质量和临床治疗效果达到或超过国外同类产品水平。

热激光设备国产化：张振边（北京仪和仪美）自主生产的 810nm 和 PDT 689nm（或 659nm）、TTT 于 2007 年上市。532nm 和 810nm 双波长组合激光于 2008 年上市，眼内用光纤耗品也同时上市。完成了眼用热激光设备的国产化。

这些仪器和器械很快得到国内医师的认可，并被广泛采用，设备和仪器的国产化极大地推动了国内玻璃体手术的开展。

（黎晓新　王景昭）

附：我国早期出版的有关玻璃体手术方面的专著：

1993 年　张卯年，马志中，黎晓新，董方田，合著《玻璃体显微手术学》。

1993 年　《现代眼科手册》中，王景昭编著"视网膜脱离手术"节；黎晓新编著"玻璃体手术"节。

1995 年　《实用眼科诊疗手册》中张卯年编著"玻璃体手术"节；黎晓新编著"视网膜脱离手术"节。

1995 年　《视网膜病临床和基础研究》中王景昭

编著第五章"增殖性玻璃体视网膜病变"。

1998年 《实用眼科学》中黎晓新编著"视网膜玻璃体手术"节。

1997年 郭希让主编《现代视网膜玻璃体手术学》。

2000年 傅守静主编《视网膜脱离诊断治疗学》。

2000年 黎晓新、王景昭主编《玻璃体视网膜手术学》。

2002年 《临床眼科学》张卯年编著"玻璃体手术"节,黎晓新编著"视网膜手术"节。

(二)玻璃体手术的适应证

自20世纪70年代末期玻璃体手术以巨大的成功非常迅速地发展起来,20世纪80年代,随着手术器械和仪器的不断改善以及各种眼内填充物的使用,玻璃体手术的成功率不断上升,手术的适应证也在不断扩大。目前已成为眼科治疗的常规手段。

1. 眼前段玻璃体切除术的适应证

(1)复杂性白内障的晶状体切除术联合眼前段玻璃体切除术

1)晶状体脱位或半脱位(dislocation or subluxation of the lens):常见于外伤和某些全身病如马方综合征、Marchesani综合征等。脱位的晶状体常引起晶状体溶解性青光眼(phacolytic glaucoma)。与常规白内障手术方法比,可避免玻璃体脱出,可避免眼压骤降导致的暴发性脉络膜出血,而且无后发障问题。

2)葡萄膜炎并发白内障(cataract associated with uveitis):晶状体完整切除后可以避免皮质残留激发葡萄膜炎的发作,不会再有虹膜后粘连,虹膜长期粘连性刺激是黄斑囊样变性的原因之一。

3)外伤性白内障(traumatic cataract):严重晶状体损伤常合并晶状体囊膜破损、玻璃体与虹膜或晶状体皮质的粘连。常规手术易导致玻璃体脱出,或皮质的残留。有时破碎的晶状体碎片进入玻璃体腔,玻璃体切除术可以容易地清除这些破碎的晶状体。

(2)先天性白内障(congenital cataract):在用常规方法清除晶状体皮质和前囊膜后,应切除后囊和前部玻璃体。先天性白内障术后后发障的发生一般不能幸免,使用YAG激光囊膜切开术存在远期发生视网膜脱离的可能。

(3)眼前段修复性玻璃体切除术

1)白内障术中玻璃体脱出(vitreous loss):是术后视网膜脱离的高发因素,发生后应关闭角巩膜切口后立刻行眼前段玻璃体切除术。

2)玻璃体角巩膜伤口嵌顿(vitreous incarceration in the corneal wound):发生在白内障术中玻璃体脱出,未行玻璃体切除术的患眼。Irvine报告白内障囊内术后40%患者发生黄斑囊样变性,这些患者均有玻璃体角巩膜伤口嵌顿。应考虑作眼前段玻璃体切除术。

3)玻璃体角膜接触(vitreocorneal touch)和无晶状体眼瞳孔阻滞性青光眼(aphakic papillary block glaucoma):发生在白内障术后或脱位的晶状体经角膜缘娩出术后,玻璃体向前涌出,引起角膜水肿和继发青光眼。应尽快安排玻璃体切除术。

4)后发性白内障(after cataract):白内障摘除术后因残留皮质及皮质纤维化或残留囊皮的增殖造成晶状体后囊和后囊下的混浊,和后囊上青蛙卵小体的积聚。YAG激光后囊切开术对较薄的后囊混浊可以有效地恢复视轴的清晰度。许多白内障者报告YAG术后无视网膜脱离发生,但不断地有视网膜术者报告YAG激光后囊切开术后发生视网膜脱离。Leff等报告半年后发生率可高达11/15(73%)。不使用激光而是在白内障术中清除核和皮之后继续撕除后囊,McPherson等报告半年后视网膜脱离发生率可高达12/23(52%)。因此对于引起视网膜脱离的高危因素眼,如高度近视、视网膜广泛格子样变性眼、先天性脉络膜缺损、先天性小眼球、遗传性玻璃体视网膜变性、对侧眼曾发生视网膜脱离、Wagner-Stickler-Jansen综合征和马方综合征等,建议采用玻璃体切除手术的方法解决后发障。

5)瞳孔膜闭和瞳孔移位:瞳孔膜闭(papillary membranes)和瞳孔移位(updrawn pupils)发生在白内障术后、眼外伤、严重的炎性反应后。白内障手术晶状体前囊膜残留、皮质残留物机化等,眼外伤后囊皮破裂,部分皮质吸收,残余皮质和囊膜机化等可导致膜形成。瞳孔区残留的膜收缩时,可导致瞳孔向残留膜的部位移位。眼前段玻璃体切除术联合囊膜清除术可以较安全地重建视道。囊膜的彻底清除可使瞳孔恢复正常位置。

(4)眼前段玻璃体异物

1)玻璃体内磁性异物(magnetic foreign body)应作扁平部切口取出,选择取出途径最短的象限作扁平部切口,用磁头吸出异物。切口距角膜缘3~4mm,当玻璃体积血,看不清异物与视网膜的关系,要进行X线照相或CT检查,磁性异物不要进行磁共振检查。待确定异物位置后再行手术。异物取出后行玻璃体切除术,以避免玻璃体脱出或玻璃体巩膜伤口嵌顿。

2)玻璃体内非磁性异物(nonmagnetic foreign body)、脱位IOL和周围机化的磁性异物:要用玻璃体手术方法取出。大的异物或IOL可用异物镊夹住后,经角巩膜缘取出。

(5)恶性青光眼:恶性青光眼(malignant glaucoma)最初是由von Graefe于1869年描述的眼手术后前房

变浅同时眼压升高,使用常规控制闭角型青光眼的降眼压眼水不能使眼压得到控制的病例,现在恶性青光眼的概念延伸到下述一组病例:①中央和周边的前房不断变浅;②眼压不断升高;③缩瞳剂不起作用,睫状体麻痹剂和散瞳剂有效。恶性青光眼常发生在急性闭角型青光眼手术后、白内障术后,视网膜脱离环扎手术后,也可以发生在眼内炎,或使用缩瞳药后,很少的病例可以自发。发生机制是由于玻璃体前界膜睫状环阻滞或晶状体睫状环阻滞,导致房水蓄积在后房,眼压持续增高。治疗先使用高渗剂和散瞳剂,高渗剂和散瞳剂无效时,扁平部玻璃体手术切除晶状体和前部玻璃体可恢复房水的前后房交通。手术并发症发生率低于从角膜缘摘除晶状体。

2. 眼后段玻璃体切除术

(1)玻璃体积血

1)外伤性玻璃体积血(traumatic vitreous hemorrhages):闭合性眼外伤不合并视网膜脱离时可等候2~3个月,不吸收时再行玻璃体切除术。合并视网膜脱离时要尽早手术。有后巩膜破裂伤合并玻璃体脱出的患者发生玻璃体积血要尽早手术,这时常合并玻璃体视网膜嵌顿。当视网膜脱离较浅,又合并玻璃体积血时,超声波诊断的可靠性受影响,要不断进行超声波的随诊。球内异物取出术后合并玻璃体积血的患者要高度警惕视网膜脱离的可能,怀疑视网膜脱离时应进行玻璃体切除术,术中发现视网膜脱离时,要进行视网膜脱离复位手术。

2)糖尿病视网膜病变合并玻璃体积血(diabetic vitreous hemorrhages):手术目的是切除混浊的玻璃体,切断玻璃体内前后方向对视网膜脱离的牵引,剥除视网膜表面与视网膜粘连的纤维血管膜片。未行全视网膜光凝者玻璃体积血6~8周未吸收时可行玻璃体切除术和全视网膜光凝术。已行光凝术者可等候时间长些。超声波发现牵拉视网膜脱离存在时应尽快手术。Ⅰ型患者玻璃体积血后牵拉性视网膜脱离形成快,应尽快手术。玻璃体切除术联合全视网膜光凝手术使增殖期糖尿病视网膜病变(proliferative diabetic retinopathy,PDR)患者发生严重视力丧失的风险从60%降到低于2%。

3)其他血管性疾患合并玻璃体积血(vitreous hemorrhages induced by retina vascular diseases):如视网膜静脉周围炎、静脉阻塞等。原则同糖尿病性玻璃体积血。出血量少时可自发吸收,玻璃体积血(vitreous hemorrhages)吸收后要抓紧时间行激光,光凝后要定期随诊,直至新生血管或异常血管全部消退,否则会发生玻璃体再出血。双眼玻璃体积血患者,一眼手术时机可以提前。

(2)眼内炎:包括内源性和外源性两种。内源性眼内炎(endogenous endophthalmitis)是由血源感染或免疫抑制所致。细菌感染见于心内膜炎和肾盂肾炎,真菌感染发生在器官移植后使用大量免疫抑制剂的患者和肿瘤患者化疗后。外源性眼内炎(exogenous endophthalmitis)发生在眼外伤、眼内手术后,如青光眼、白内障、角膜移植、玻璃体切除等手术后。细菌感染多在术后1~7天,真菌感染常发生在术后3周。30天后发生的急性眼内炎常由于伤口缝线感染,伤口滤过泡破裂引起。一旦发生眼内炎立刻行前房穿刺或抽取少量玻璃体,进行革兰染色和细菌增效培养或寻找真菌菌丝,以确定病原体。手术后慢性眼内炎发生在术后几个月甚至一年,常见于IOL术后,临床症状较急性者轻,轻微的眼痛、视力下降和葡萄膜反应,玻璃体浸润,有红光反射,黄斑水肿。早期轻微的可行玻璃体腔注药,早期行玻璃体切除术有助于明确致病菌、选择合适的抗生素和抗真菌药,并能清除玻璃体腔脓肿,恢复玻璃体腔的透明度。

(3)复杂性视网膜脱离(complicated retinal detachment)

1)视网膜脱离合并黄斑裂孔(retinal detachment with macular hole):常见于高度近视眼的女性患者,脱离范围小时可以单纯玻璃体腔内推注膨胀气体,如SF_6、C_3F_8 或 C_2F_6,也可以直接进行玻璃体切除手术,单纯玻璃体腔注气具有一定的成功率,但是复发性视网膜脱离的发生率高于直接进行玻璃体切除手术。脱离范围广合并明显玻璃体牵引,或合并视网膜固定皱褶行玻璃体切除术联合膨胀气体或硅油注入。

2)视网膜脱离合并玻璃体积血(retinal detachment associated with vitreous hemorrhages):当玻璃体积血掩盖视网膜裂孔,或裂孔位置较后、不能从外路封闭裂孔时,用玻璃体手术的方法。

3)视网膜脱离合并巨大裂孔(retinal detachment with giant tear):当巨大裂孔范围较大、裂孔瓣反转固定或合并视网膜固定皱褶时应首先考虑用玻璃体切除术的方法治疗。

4)视网膜脱离合并视网膜嵌顿(retinal detachment with retina incarceration):见于眼穿通伤、巩膜破裂伤、视网膜脱离手术中放液穿通等,玻璃体脱出导致玻璃体和视网膜的嵌塞。较少的玻璃体嵌顿可使用巩膜上外加压方法,但发生视网膜嵌顿时要经眼内切净玻璃体后行视网膜切开。

5)视网膜脱离合并严重增生性玻璃体视网膜病变(proliferative vitreoretinopathy,PVR):表现为视网膜出现广泛的固定皱褶，单纯行巩膜扣带术不能使视网膜复位。严重增生性玻璃体视网膜病变是指 C 期以上的病变。

6）渗出性视网膜脱离（exudative retinal detachment）：常发生在 Coats 病、视网膜血管瘤、葡萄膜炎、葡萄膜渗漏综合征等病变，累及黄斑时，可考虑玻璃体切除联合凝固术和膨胀气体或硅油填充。

7）牵拉性视网膜脱离（traction retinal detachment）：发生在外伤性玻璃体积血后和视网膜血管性疾病引起的玻璃体积血后，玻璃体切除术切断垂直向牵引视网膜的玻璃体条带，剥除平行向牵引视网膜的纤维血管膜。视网膜可逐渐复位。

（4）眼外伤的玻璃体切除术（vitrectomy for eye injury）：手术适应症有眼内炎，铜、铁异物和非磁性异物，严重眼外伤的眼球再建，严重的玻璃体积血，视网膜脱离等，手术的时间安排可以参照表 7-36。

表 7-36 眼外伤玻璃体切除术的适应证（按进行的时间）

1 周内	2 周后	3 周后
外伤性眼内炎	玻璃体大量血导致出血性青光眼	球内异物取出术后视网膜脱离
铜和铁异物	球内非磁性异物	严重的玻璃体积血
严重创伤眼球再建	视网膜脱离	牵拉性视网膜脱离

上述眼外伤玻璃体切除术的时机仅仅提供基本原则，异物毒性强的应尽快手术取出，有些球内异物（intraocular foreign bodies）可以留在眼内，像石头、沙子、玻璃、瓷器、塑料等组织耐受性较好，如果几天后异物的位置不发生变化，视力不受影响，允许将异物留在眼内。多数严重眼外伤的二期玻璃切除手术在伤后 2 周到 3 周进行。玻璃体切除手术可以清除浑浊的玻璃体，取出球内异物，清除玻璃体内已开始的炎性反应细胞和因子，对发生的视网膜脱离进行复位。玻璃体手术在眼后段外伤的应用不仅使得过去不得不摘除的眼球得以保留，而且挽救了一定程度的视力。

（5）黄斑疾病

1）黄斑前膜（macular epiretinal membrane）：可以是特发性也可以是继发性。特发性黄斑前膜无确切眼病史，继发性黄斑前膜发生在眼病后或眼手术后。黄斑前膜的发生推测由于内界膜的缺损造成视网膜胶质细胞的增殖。继发性黄斑前膜上还有一些纤维细胞、巨噬细胞等。黄斑前膜可以很薄，像玻璃纸样（cellophane maculopathy），可引起视网膜内界膜的收缩产生表面的波纹（crinkled cellophane maculopathy），

比较厚的膜可以遮挡视网膜血管，引起明显的视网膜皱缩（macular pucker）。内眼手术后的黄斑前膜常常表现为黄斑皱缩（macular pucker），检眼镜下内界膜反光增强，变形，血管渗漏，时间长可以合并黄斑囊样水肿。大多数黄斑前膜经过一段生长周期后比较稳定，黄斑前膜常常导致患者视物变形和视力下降，视力下降是缓慢的。通过玻璃体手术剥除黄斑前膜可以缓解因前膜牵引黄斑导致的视力下降，一定程度的改善视物变形。手术适应证选择视力的标准一般为视力下降到 0.3～0.4，但是要根据患者的视力障碍程度和工作性质对视力的要求，以及术者的经验决定。

2）特发性老年黄斑裂孔（idiopathic macular hole）：主要发生在 60 岁以上屈光正常的老人，妇女多见。大多认为在玻璃体发生液化后脱离的年龄性改变过程中，后部玻璃体皮层与视盘和黄斑的粘连比较紧。中心凹部玻璃体对视网膜产生垂直向的牵引导致最初像马蹄孔样的裂孔形态，由于孔周围视网膜内界膜对孔的平行向牵引力致使裂孔继续扩大。按病变发展过程分为四期（Gass）：1 期又称孔前期（impending hole），中心凹消失变平，即将发生裂孔，中心凹部出现黄色小点或环，无玻璃体后脱离。2 期：早期孔形成，呈新月形裂孔，裂孔瓣被玻璃体牵引，视力逐渐下降出现视物变形。3 期：完全的黄斑孔合并中心凹部的玻璃体后脱离，常在 3～6 个月内发生。多数患者裂孔继续扩大，一般为 500μm。可持续数月或数年。孔缘的视网膜前膜膜收缩使内界膜起皱，以及孔缘的视网膜脱离。4 期：玻璃体不仅和黄斑区分离，而且和视盘分离。患者通常主诉视物变形和中央区的视力下降，随病程进展逐渐出现中央暗点，视物变形加重。多数患者在形成全层孔后视力下降到 0.1，少数病例继续下降到 0.05。激光黄斑孔周围可以导致视力的继续破坏。玻璃体手术的干预目的是封闭裂孔，阻止病变的进展。手术后裂孔封闭率高达 90%，视力改善率 50%～70%，视力改善的程度受到术前病程和视力水平的影响。手术适应证选择 2～4 期的黄斑裂孔，视力标准尽可能选择视力低于 0.5 的患者。但也要根据术者的经验和患者的要求。

3）黄斑部视网膜下出血（subretinal hemorrhages）和中心凹下的脉络膜新生血管膜（choroidal neovascularization）：黄斑部视网膜下出血可由视网膜血管破裂，大的血管瘤破裂，视网膜裂孔，脉络膜裂伤和出血，视网膜手术外放液引起，最常见的原因是年龄相关性黄斑变性所致的脉络膜新生血管膜，出血少时不影响视力，出血多时可导致色素上皮脱离，也可进入玻璃体腔内。出血的厚度比范围对视力预后影响大。

黄斑部视网膜下较厚的出血可切除玻璃体切开视网膜，将血块夹出。只有位于中心凹部或中心凹周围的视网膜下的脉络膜新生血管膜才可用玻璃体手术、视网膜切开取膜以及视网膜转位的方法，中心凹外的视网膜下新生血管膜可行激光治疗。中心凹下的经典型的稍小的（病灶≤5400μm）由老年黄斑变性引起的脉络膜新生血管膜光动力学激光治疗可以减缓视力下降的病程。中心凹下的和近中心凹部的脉络膜新生血管膜也可以使用各种手术的方法取出血管膜，或将黄斑区的视网膜神经上皮转位到相对健康的色素上皮区，目的是争取稳定甚至改善视力。各种不同治疗手段的临床研究尚在进行之中。

4）玻璃体黄斑牵引综合征（vitreomacular traction syndrome）：包括一组由于玻璃体不完全后脱离，部分玻璃体与黄斑区和视盘附着紧密，产生对黄斑垂直向牵引的病症，病因不清。这种牵引导致中心凹变平，甚至出现囊腔，黄斑易位，使患者视力下降、视物变形和复视。病程长的患者黄斑产生囊性改变。玻璃体切除术能够缓解对黄斑的牵引，可不同程度地提高视力或稳定视力。

5）黄斑水肿（macular edema）：①糖尿病性黄斑水肿（diabetic macular edema）：很多研究发现糖尿病视网膜病变患者中黄斑水肿在已发生玻璃体后脱离眼发生率低，并观察到一些患者自发产生玻璃体后脱离后，黄斑水肿减轻视力改善。糖尿病视网膜病变眼的胶原的交联3倍高于普通眼，后玻璃体皮层增厚，OCT显示黄斑被牵引变平，增厚，可以合并水肿。部分病例经玻璃体切除手术联合皮层玻璃体的清除，水肿可以一定程度改善。②囊性黄斑水肿（cystoid macular edema）：推测黄斑区容易产生囊样水肿的原因与黄斑区内界膜较薄、玻璃体视网膜的粘连较紧、玻璃体直接锚入 Müller 细胞有关。玻璃体切除手术对无晶状体眼和假晶状体眼有较好的疗效，很多研究报告平均改善3行以上至5行以上的视力。

（6）视网膜静脉阻塞性疾病

1）分支静脉阻塞（branch retina vein occlusion，BRVO）：近几年的研究发现视网膜动静脉交叉部的动脉静脉被包裹在一个共同的包膜内，分支静脉阻塞引起的视网膜出血发生在交叉部的远端，提示交叉部的小动脉压迫相邻的静脉，静脉腔变窄，血流变少，关闭损伤等综合因素导致血栓形成。血栓形成后，远端静脉压升高导致视网膜出血和黄斑水肿。患者发生视力下降的原因早期有黄斑水肿、黄斑缺血，后期有视网膜新生血管导致的玻璃体积血、视网膜脱离等并发症。大约 1/3 的非缺血型患者 3 年内视力可以逐渐

改善。激光治疗病变区可以使 65% 的患眼视力改善平均 1.33 行，对比观察组视力改善率 37%。由于视力改善程度较小，尚未从根本上改善血流，临床上开始对黄斑区荧光血管造影下无灌注的患者，尝试用玻璃体切除手术联合动静脉鞘膜切开术（arteriovenous sheathotomy）治疗分支静脉阻塞。个案报告动静脉鞘切开术后视网膜出血吸收较快，约 80% 的患者黄斑水肿改善，获 2 行以上视力改善优于分支静脉阻塞的光凝研究组结果。

2）中央静脉阻塞（central retinal vein occlusion，CRVO）：中央静脉阻塞的发病机制一直尚未研究清楚，目前采用玻璃体手术通道进行治疗的有两种方法，一是放射状视神经切开术（radio-optic neurotomy），一是视网膜中央静脉套管插入术（central retinal vein cannulation）。①放射状视神经切开术基于推测血栓形成于视盘的筛板区，因为在 1.5mm 长的视盘内侧穿行有筛板、视神经、视网膜动脉和静脉，使巩膜出口像缩窄的瓶口。这个部位的解剖异常、血管厚度和髓鞘组织的变异等可能在视网膜中央静脉和中央动脉阻塞或栓塞的发病机制上产生"止血带"样的作用。中央静脉阻塞后视盘水肿、视网膜大量出血和水肿。在临床有两种类型，缺血型 CRVO 和非缺血型 CRVO。导致视力严重丧失的并发症是新生血管性青光眼，在缺血型 CRVO 45%～85% 发生，在非缺血型约 5% 发生。使用玻璃体切除手术联合放射状视神经切开术尝试治疗 CRVO 和半侧静脉阻塞，目前的个案病例报告显示 60% 以上患者获得 3 行以上视力改善，但不能阻止新生血管性青光眼的发生。②视网膜中央静脉套管插入术时将溶栓剂 tPA 通过玻璃体腔入路，在眼内光导纤维照明下，使用微套管和推微套管的稳定器，，把眼压降到 5mmHg 时，选择一根静脉穿入，向着视盘方向缓慢推入 tPA 200μg。个案报告使用这种方法使 CRVO 患者术后获得 3 行以上视力改善达 54%。但手术有穿通静脉和药物注入视网膜组织的危险。上述这些方法还有待于进一步的考察。

（7）眼猪囊尾蚴病：眼猪囊尾蚴病（cysticercosis cellulosae）在我国北方地区并非少见。猪绦虫的卵和头节穿过人小肠黏膜，经血液进入眼内。眼猪囊尾蚴首先停留在脉络膜，然后进入视网膜下腔，再穿透视网膜进入玻璃体。当虫体活着时，尽管有炎性反应，但患者主觉症状轻，当虫体死亡后炎性反应迅速增强。临床表现早期患者有时自己看到虫体变形和蠕动的阴影，可见视网膜下或玻璃体内黄白色半透明圆形眼猪囊尾蚴病，大小为 1.5～6PD，强光照射可引起囊尾蚴的头部产生伸缩动作，头缩入囊内时可见有致密的黄

白色圆点。位于视网膜下的虫体可以引起周围视网膜水肿和炎症，甚至造成继发性视网膜脱离；虫体进入玻璃体后引起玻璃体混浊，原虫体所在视网膜下的部位可以形成瘢痕。虫体死亡后眼内炎加重视力下降。依据眼内虫体的存在或 ELISA 绦虫抗体检查。治疗存在于视网膜下的小的猪囊尾蚴可首先选择药物治疗，如吡喹酮；较大的视网膜下猪囊尾蚴可以从巩膜取出，进入玻璃体腔的猪囊尾蚴可用玻璃体切割术取出虫体，合并视网膜脱离时修复视网膜。

（黎晓新）

（三）玻璃体手术基本操作

1. 切除玻璃体

（1）玻璃体切除术应首先切除玻切刀头入口处玻璃体，继将玻切刀伸入至轴心部切割，随后向前、向后及向周边部推进，尽量避免玻切刀头反复出入牵拉玻璃体及视网膜。周边部玻璃体切除时应采用高频率、低负压，防止医源孔。可用 50° 棱镜，用棉棒或巩膜压迫器作巩膜外加压以增加可视度。近年来由于设备的进步，多数术者有条件使用广视野镜完成。

玻璃体切除刀头具备切、吸功能，一般情况下，玻璃体切除时切吸应同时进行，与晶状体后囊粘连的玻璃体，可采用吸引后切除的方法，避免晶状体的损伤。存在牵拉性视网膜脱离者建议从负压吸引后玻璃体浮动明显处开始，防止出现医源孔。

对于增生性糖尿病视网膜病变应首先环形切除周边部玻璃体，使其与后部玻璃体断离；高负压切除后部玻璃体，并人为玻璃体后脱离，暴露后部纤维血管膜。手术建议在广视野镜下进行。

玻璃体切除过程中，切除刀头可作以下 4 种基本动作（图 7-212）：①切除刀头自身的旋转；②切除刀头的进出动作；③切除刀头以巩膜切口为支点的翘板运动（上下运动）；④用切除刀柄改变眼球的位置。

（2）玻璃体后皮质的切除：完成玻璃体后皮质的切除是保证手术成功及防止复发性视网膜脱离的重要环节。对于黄斑疾病的玻璃体手术更为重要。术前自发性玻璃体后脱离发生率很低，因此术中人为玻璃体后脱离非常关键。最为简便快捷的方法是持玻璃体切除刀头接近视盘处，在该处自后向前持续吸引，保持负压 300mmHg，可见 Zeiss 环出现，吸住此部玻璃体向前牵引，逐渐形成完全后脱离。对于赤道部玻璃体后脱离不能形成者应谨防复发性视网膜脱离发生。

（3）清除血池：玻璃体积血伴有玻璃体后脱离或玻璃体后皮质破裂者，在后极部视网膜前可见陈旧出血的淤积，为非凝固状，由血细胞沉积组成，称为血池（blood pools）。

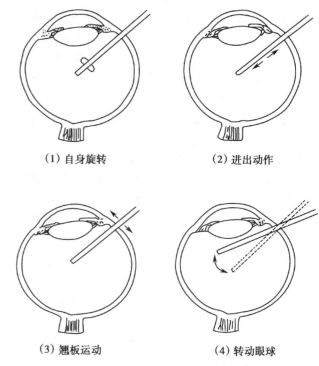

（1）自身旋转　　　　（2）进出动作

（3）翘板运动　　　　（4）转动眼球

图 7-212　玻璃体切除的基本动作

当玻璃体后皮质被切开时，可有"烟雾"状物溢出，应将切除刀头撤回至眼球轴心处只吸勿切，待视野清晰后继续，如"烟雾"程度减轻可边吸边切。待完成全部混浊玻璃体的切除后，持笛针接近血池将积血吸出，或按压笛针硅胶软管手孔将血细胞冲散于玻璃体腔后吸出，或用玻璃体切除刀头吸出。

（4）玻璃体基底部的切除：复杂性视网膜脱离合并严重增生性玻璃体视网膜病变（proliferative vitreoretinopathy，PVR）特别是 a-PVR 者及眼外伤、眼内炎等致玻璃体混浊、出血者，术中应注意基底部玻璃体的切除，以彻底松解玻璃体的牵引，纠正或防止 a-PVR。切除时可采取较低负压和较高切割频率，并选用锋利的切割刀头，防止切除过程中出现锯齿缘截离。用广视野镜完全暴露锯齿缘及玻璃体基底部，可使手术方便易行。必要时助手施以巩膜压迫器加压增加可视度。

2. 剥膜

（1）瞳孔膜的处理：外伤或白内障术后可由于炎症，晶状体皮质吸收、上皮细胞增殖、迁移、纤维化生或囊膜皱褶形成瞳孔膜。

手术方法：自切口部伸入 MVR 刀分离虹膜后粘连部，继用玻璃体切除刀头作瞳孔膜切除，软膜很易被吸入刀口后切除，较硬的膜可用眼内剪或 MVR 刀，将其剪切成条状后切除。切除时可适当放慢切割频率。对前增殖严重者，勿盲目撕拉周边残留的囊膜，以防造成锯齿缘的离断。对拟日后人工晶状体植入者,可将周边部囊膜留一裙边待行睫状沟人工晶状体植入。

(2)机化膜的处理:视网膜血管性疾患及眼外伤引起的玻璃体积血日久机化,可形成带状或条索状机化膜;开放性眼外伤的伤道常常出现过度修复导致的纤维索条,并存在视网膜嵌顿或视网膜粘连,需手术松解后视网膜方能复位。

手术切除轴心玻璃体后,应首先切除后部玻璃体吸引时飘动明显处,直至切开后皮质暴露下方视网膜,沿此洞逐渐向玻璃体视网膜粘连紧密处切除,暴露机化索条。对厚而硬的纤维索条应用玻璃体剪将其剪断后,从断端向两侧切除,可留一小蒂,操作时应注意止血。

(3)视网膜前膜处理:视网膜前膜可因孔源性视网膜脱离合并PVR、增生性糖尿病视网膜病变、特发性或继发性黄斑前膜等致。

剥膜需要很好的手术设备、眼内器械和照明设备。常用的器械为内眼剪、内眼镊、内眼钩、玻璃体切除刀头等,近年高速玻璃体手术系统的出现,直接使用玻切刀头可完成大部分视网膜前膜的剥除。由于高速切割效应特点,使其能够达到玻切刀头更贴近视网膜对切割对象牵引小的原位切除,减少了医源孔的形成。最新设计的玻切刀头增加了开口面积、减少了开口到顶端的距离,使手术更便捷、更安全。照明设备中Xenon光吊顶灯的出现不仅亮度增加,同时解放了双手实现双手操作,双手操作也可在一些新型手术显微镜的照明系统下完成。

前膜的剥除可因疾病不同而方法各异。在一些复杂病例,完美的双手剥膜技术是成功的保证。

常用方法:可以简单分为剥膜和断膜两种,所谓剥膜即膜分离,其优点是膜分离彻底、便于全视网膜光凝,但易出血和导致医源孔。断膜即膜分割,其优点是操作容易、并发症少,但是往往牵拉性视网膜脱离不能完全解除、眼内光凝不彻底。两种方法的选择应根据术者的技术设备条件及患者的疾病程度决定。通常具体的操作方法为:①钩撕法:运用于孔源性视网膜脱离合并PVR形成的视网膜固定皱褶处松解。将镰刀状钩伸入该部膜下,将其挑后换眼内镊将其撕除。②切吸法:适用于各种玻璃体积血性疾患引起的与视网膜粘连不紧密的增殖膜,即持切除刀头贴近视网膜前膜,采用高负压、高频率切吸将膜切除。③钩剪切法:糖尿病视网膜病变引起的视网膜前膜,多从视盘出发沿血管弓分布,与多处血管壁粘连,手术不当极易出血或形成裂孔。与视网膜粘连紧密的纤维血管膜应采用以锐分离为主的钩、剪、切法。先

易后难,持眼内钩寻找纤维血管膜与视网膜的间隙,沿血管弓走行剥离粘连部,如割麦状于膜下分离,或用眼内剪剪断粘连点,逐渐将膜片状掀起,后切除之。剥膜同时注意电凝出血。对于视网膜前膜广泛者应使用双手操作,使用带剥膜钩的导光纤维、置吊顶灯或应用显微镜配置的广视野镜,均可达到双手操作。以上方法可较为完整的将膜剥离并减少出血的可能,对糖尿病视网膜病变导致的膜,操作时一要勿撕拉以免造成医源性裂孔。对粘连紧密处可行松解性断膜,将膜分割成岛状。二要尽量避免视网膜切开,防止裂孔扩大、视网膜卷缩。④剥除法:黄斑前膜的剥除,可参照钩撕法。对于特发性黄斑裂孔的内界膜剥除则无须过多的步骤,只需寻找到突破口,持内界膜镊夹住后环形撕除。应特别注意裂孔缘部膜剥除要彻底。剥膜前应用吲哚青绿或曲安奈德染色可帮助识别内界膜。

贝伐单抗辅助的玻璃体手术是最新热点。于术前3~7天玻璃体腔注射贝伐单抗,注射后纤维血管膜上新生血管退缩、变细,可减少术中和术后出血的概率,也可玻璃体手术联合贝伐单抗玻璃体腔注射。

3.视网膜切开与切除 手术中视网膜切开常采用两种形式。

(1)局部切开

1)内造孔:①视网膜下液不便于排出者,行内造孔内放液;造孔应尽量避免后极部,选择周边部避开视网膜血管处。②过氟化碳液(perflurocarbon liquids)入视网膜下者,如术中发现氟碳液体入视网膜下,可随时取出。术后较多氟碳液体入视网膜下,可出现视网膜脱离。此种视网膜脱离多位于下方,隆起较局限,随体位移动,不见裂孔。手术时于残留氟碳液体的下部行视网膜造孔,笛针吸出氟碳液体后激光封闭视网膜造孔部,补充注入硅油或膨胀气体注入。

2)视网膜嵌顿部切开:视网膜嵌顿常见于眼外伤或巩膜扣带放液术后。嵌顿部的环行切开可达到视网膜松解复位。手术中将玻璃体切除后,于嵌顿部视网膜周围行电凝切开或辅以眼内剪、玻璃体切除刀切开,继封闭切开部行眼内填充。

3)裂孔缘松解性切开:如巨大裂孔边缘僵硬、翻转者,剥膜后视网膜不能完全松解,可做放射状切开,也适用于赤道后圆形裂孔边缘松解不佳者。

4)视网膜下增殖膜取出:视网膜下增殖膜呈晾衣绳样改变影响视网膜复位者,手术中可行局部切开,用视网膜下镊伸到下膜远端夹住后摇摆,分离后取出,对粘连紧密者可先将视网膜下剥离子伸入分离。切开时可使用眼内电凝造孔,也可用视网膜下镊直接穿刺视网膜。此方法也适用于黄斑下膜取出。

（2）周边部环行切开

1）视网膜脱离合并严重 a-PVR，手术时在玻璃体切除后尽可能剥除前膜仍不能使其复位者，于远周边部环行切开视网膜，注入氟碳液体，展开视网膜，沿视网膜切开边缘激光数排（一般 2～3 排）后行氟碳液体／硅油置换注入硅油。应注意遗留的未切开的周边视网膜可能是视网膜再脱离的隐患。

2）视网膜脱离合并广泛视网膜下膜，对此类患者应果断从周边环形切开，多处局部切开的结果可能使复位困难并不能更多的保留视网膜。手术时周边部环形切开后，取出视网膜下膜，如前所述使其复位。切开时应尽量接近锯齿缘，切除视网膜过多可导致术后低眼压。

3）广泛视网膜下积血：可见于年龄相关性黄斑变性或眼外伤等。手术切开周边部视网膜后，用玻璃体切除刀头或笛针清除视网膜下积血，继同前法使其复位，注入硅油。

4．眼内填充 在玻璃体切除术中，必要的眼内填充是手术成功的保证。临床上常利用膨胀性气体或表面张力较高的硅油，对视网膜造成机械性撑压，顶塞视网膜裂孔，使视网膜神经上皮与色素上皮层贴附，在激光、冷凝的作用下，视网膜色素上皮层与神经上皮层发生粘连，视网膜与脉络膜粘连，治疗孔源性视网膜脱离。

（1）填充物的理化性质：理想的眼内填充物应具备以下理化性质：①安全、无毒性、有良好的生物相容性。②理化性质上应为惰性，长期存留眼内不易发生改变。③有较好的自身内聚性、整体性，不发生乳化或分散。④具透明性以满足玻璃体作为屈光间质的功能。⑤变温下体积保持稳定以满足激光治疗等需要。⑥弱的聚光改变，要求对光线的聚焦或散射力小，不改变屈光状态。⑦密度与水的密度接近，表面张力高。⑧黏滞度便于注入或吸出。

（2）常用的眼内填充物有硅油（silicone oil）（表 7-37）、六氟化硫（sulfur hexafluoride，SF$_6$）、全氟乙烷（perfluoroethane，C$_2$F$_6$）、全氟丙烷（perfluoropropane，C$_3$F$_8$）（表 7-38）等。

表 7-37 硅油的理化性质

屈光指数	1.404
比重	0.97
表面张力	21mN/m（对空气）
	40mN/m（对水）
挥发性（200℃/24h）	<0.05%～1.6%
电阻值（23℃）	2×10^{14}～3×10^{15}Ω
低分子含量（MW<2400）	0%～3.4%

表 7-38 4 种气体性能及其注入眼内的浓度

气体	最大膨胀倍数	膨胀高峰时间（日）	半衰期（日）	存留时间（日）	常用注入浓度（%）
空气	…	…	2	5～7	…
SF$_6$	2.0	1～2	3～5	10～14	20～30
C$_2$F$_6$	3.3	3	10～14	30～35	16～25
C$_3$F$_8$	4	3～4	24～25	55～65	14～20

（3）眼内填充物选择：主要根据术者经验及眼部疾病严重程度而定。

1）膨胀气体：黄斑裂孔视网膜脱离、巨大裂孔视网膜脱离、合并 PVR 视网膜脱离、外伤性视网膜脱离、牵引性视网膜脱离合并视网膜裂孔者，原则上可首先施行膨胀气体填充。

2）硅油：①对高度近视眼色素上皮泵功能不良、存在后巩膜葡萄肿、脉络膜萎缩形成"白孔"者，若作眼内凝固冷凝或光凝均可损害视功能。可试用自体血清或自体浓缩血小板封闭黄斑裂孔后硅油填充。②巨大裂孔视网膜脱离者眼内填充物应根据裂孔大小、位置及合并 PVR 程度决定。>180° 裂孔、下方裂孔及 PVR 严重、视网膜僵硬、裂孔后瓣翻转固定者，硅油填充为宜。③合并 PVR 视网膜脱离者应根据 PVR 程度和部位，选用膨胀性气体或硅油填充。严重 a-PVR、PVR 形成"漏斗状"视网膜脱离者应作硅油填充。④外伤性视网膜脱离合并严重 PVR、合并视网膜嵌顿，牵引性视网膜脱离合并视网膜裂孔者，通常需要硅油填充。⑤视网膜血管性疾病引起的牵引性视网膜脱离，玻璃体切除术中牵引因素解除者，毋需作眼内填充。对术中发现视网膜裂孔者应用硅油填充，有利于术后针对原发病及时作激光治疗。对玻璃体牵引未完全松解而无视网膜裂孔者，一般不宜用气体填充，以免气体膨胀牵引加剧而形成裂孔。

3）氟碳液体：氟碳液体作为玻璃体切除术中的"液体操作工具"，已被应用于玻璃体视网膜手术中。氟碳液体包括：过氟三丁烷胺（C$_{12}$F$_{27}$N）、过氟萘烷（C$_{10}$F$_{18}$）、过氟辛烷（C$_8$F$_{18}$）、过氟菲（C$_{14}$F$_{24}$）。可用于：①巨大裂孔视网膜脱离，可使翻卷的裂孔边缘展开；②"漏斗状"视网膜脱离，使视网膜展平，便于膜分离及彻底切除；③周边裂孔视网膜脱离，驱赶视网膜下液至周边部，自裂孔排出，避免内造孔；④晶状体或人工晶状体脱位入玻璃体，使其漂浮便于取出；⑤术中压迫止血；⑥固定后部视网膜，便于眼内光凝、膜分离及前部视网膜松解性切开等内眼操作。

4）F$_6$H$_8$ 和 VITREON：因其具有惰性无毒的理化

特性,且透明及激光稳定性,比重大,故可有效顶压下方裂孔。多使用于年老体弱不能俯卧者,无晶状体眼下方裂孔不易复位者。但应尽早取出,防止白内障形成及角膜并发症。表7-39为几种眼内填充物理化性质比较。

5)重硅油:是由两种透明且同系的溶液以不同比例混合而成的高比重眼内填充物,主要结合了半氟化烃的高比重与硅油的高黏滞度的特点。手术中硅油注入玻璃体腔后沉于眼内下方,利用其可顶压下方视网膜特点,治疗伴有严重的下方PVR及下方视网膜脱离的复杂性视网膜脱离,尤其是硅油难以治愈视网膜再脱离的患者。但是重硅油也易发生术后高眼压、并发性白内障、硅油乳化、无菌性眼内炎等并发症。

表7-39　4种眼内填充物理化性质比较

	氟碳液体	VITREON	F_6H_8	硅油
比重	1.94	2.03	1.35	0.97
屈光指数	1.31	1.33	1.343	1.40
黏度	2.7	7.8	2.5	1.5
表面张力(达因/厘米)	16	16	21	21
气化压	13.5	0.35	—	

(4)手术方法

1)气/液交换、内放液:置双凹型角膜接触镜,有条件者可于广视野镜系统下操作。在导光纤维引导下,将笛针置于视盘前,关闭灌注液,将灌注管连接气泵,打开气泵,随着滤过空气进入眼内,眼内液体自笛针手孔排出。直至玻璃体腔内充满气体。存在视网膜裂孔者,将笛针移向裂孔,吸出视网膜下液,逐渐使视网膜平复,然后拔出笛针。

2)膨胀性气体注入法:以SF_6为例,气/液交换后,将鼻上方巩膜切口作"8"字形缝合,颞上方巩膜切口作预置缝线。取50ml注射器,通过直径为0.22μm微孔滤过器连接有SF_6钢瓶的减压阀,取SF_6 12.5ml后加入空气37.5ml混合(浓度为25%)。将装有SF_6的注射器连接灌注管,徐徐推入30ml后,结扎颞上方巩膜切口预置缝线。根据眼压情况,边推入少许SF_6,边撤出灌注针头后,立即关闭颞下巩膜切口。

3)硅油注入法:气/液交换后,鼻上、颞上方巩膜切口放置巩膜钉,切勿过紧,以便使气体可冒出。将硅油注射器连接灌注管,经助推器缓慢推入,至巩膜切口部气体停止冒出,硅油溢出,先缝合鼻上、颞上方巩膜切口;测量眼压正常后,撤出灌注针头,并关闭颞下方巩膜切口。

注意事项:①经气/液交换后视网膜不能平复、裂孔牵张者,硅油注入易进入视网膜下。②气体、硅油注入过量易引起高眼压,但注入量不足者则不利于下方裂孔顶压。③推注硅油时勿过急,以防止压力过高致硅油经晶状体悬韧带间隙入前房。④无晶状体眼硅油注入者,应作6点钟位虹膜周边切除,以防止硅油阻滞瞳孔,硅油入前房而引起继发性青光眼及角膜变性。⑤硅油注入后,可用Schiötz眼压计测量眼压,以21.89~25.81mmHg(2.92~3.44kPa)为宜。

4)氟碳液体注入法:作玻璃体切除及对视网膜前膜分离后,持2ml针管接5号钝针头,伸入眼内接近视盘时,缓慢推入0.5ml后,使后极部视网膜展开,分离并切除残留的视网膜前膜,继续注入氟碳液体至赤道前。用眼内激光封闭裂孔边缘或作冷凝,并作硅油/氟碳液体交换。对鼻上及颞上方巩膜切口先放置巩膜钉,助手迅速将灌注管连接硅油助推器,取出巩膜钉,推入硅油,待巩膜切口见硅油冒出后,术者左手持导光纤维,右手持笛针将其伸到视盘前,移开按在笛针孔处的手,下方氟碳液体被吸出,直至彻底取出干净。缝合颞上、鼻上方巩膜切口后,继续推注硅油至眼压正常,撤出灌注针头并关闭颞下方巩膜切口。

注意事项:①推注氟碳液体时,针头保持于注入的氟碳液体平面下,以防止分散小滴形成;②切勿将氟碳液体超过牵张的裂孔或在氟碳液体平面超过裂孔时作膜剥离,否则氟碳液体易入视网膜下;③在氟碳液体未完全吸出前,笛针不宜反复出入硅油界内,否则硅油阻塞笛针口,氟碳液体不易吸出而遗留于眼内;④当360°周边视网膜切开后,注入的氟碳液体表面易被灌注液冲成小滴,慎防自视网膜切开边缘流入视网膜下。

(5)眼内填充有不可避免的并发症:白内障、角膜带状变性、硅油乳化、继发性青光眼等,临床实践证明减少对未合并视网膜裂孔的糖尿病牵引性视网膜脱离的玻璃体视网膜手术中硅油或气体填充,以减少硅油填充的并发症,可以获得较好的预后。

5. 眼内凝固术　眼内凝固包括光凝、电凝及冷凝,其作用各有不同。

(1)眼内光凝:眼底光凝包括氪激光、氩激光和半导体二极管激光等,用于视网膜血管性疾病等治疗,如糖尿病性视网膜病变术中针对术前激光量不足或未行激光者的全视网膜光凝;视网膜裂孔及视网膜切开边缘作光凝封孔。

手术方法:玻璃体切除、膜剥离后如存在视网膜裂孔,经气/液交换、内放液或注入氟碳液体后使视网膜平复,行眼内光凝。激光量依术者及患者情况不尽相同，原则上首次量不超过 1000 灶；如未发现视网膜裂孔者，于视网膜平复处行眼内光凝，待术后视网膜下液吸收后，依据荧光造影结果补充激光。

视网膜光斑反应强度分级为Ⅰ级～Ⅳ级：Ⅰ级光斑呈淡灰色；Ⅱ级光斑呈外围淡灰色环的灰白色；Ⅲ级光斑呈浓白色，外围淡灰色环；Ⅳ级光斑呈致密的熟蛋白样白色。对于视网膜血管性疾病的激光治疗及视网膜裂孔封闭，以Ⅲ级光斑为宜。

（2）眼内电凝：在玻璃体切除术中用于视网膜切开、内造孔及术中止血。

（3）冷凝：针对虹膜新生血管者可于术中同时行周边部视网膜冷凝；周边部裂孔亦可采用外冷凝封孔；对视网膜裂孔因视网膜水肿不能施行光凝可采用内冷凝。

（姜燕荣）

第五节　玻璃体手术并发症及处理

一、术中并发症

1. 角膜水肿　眼压高时角膜上皮易水肿，眼压低时角膜内皮易水肿，出现后弹力层皱褶。糖尿病患者角膜容易发生水肿是因为他们的角膜基底膜异常，上皮附着力差。无论角膜上皮还是内皮水肿，都会影响眼底影像的清晰度。出现角膜上皮水肿，可适当降低眼灌注液的高度并刮除角膜上皮；出现角膜内皮水肿，可适当升高眼灌注液或缩小巩膜切口。

2. 角膜上皮缺损　角膜上皮在手术中难免损伤，一般可不做特殊处理。糖尿病患者上皮和基底膜之间的黏和力异常，导致愈合延迟，可用双眼包扎、患眼加压包扎的办法限制眼球运动，促进角膜上皮的愈合。

3. 瞳孔缩小　糖尿病患者的瞳孔在术中容易缩小，常由于虹膜手术创伤或眼压低所致。出现瞳孔变小，立即升高灌注液以增高眼压。术中注意巩膜切口不宜过大，否则眼内液不断外漏，难以维持眼压。

4. 晶状体混浊　可由眼内器械碰撞损伤所致，常发生在切除锯齿缘附近的玻璃体，也可由于眼灌注液冲击晶状体后囊造成。术中晶状体逐渐混浊常见于糖尿病患者，灌注液未补充葡萄糖时。因糖尿病患者血糖较高，如果灌注液内的葡萄糖低，使晶状体在术中处于周围低渗、晶状体内高渗状态，液体从晶状体外进入晶状体内，使晶状体变混浊。对于后一种情况，灌注液内补充葡萄糖才能阻止晶状体变混。灌注液可以选用 BSSplus，plus 内加入了葡萄糖；选用林格液或 BSS 液要在 500ml 液体内增加 50% 的葡萄糖 3～4ml。

晶状体混浊后，如果后囊无损伤可以从角巩膜缘行晶状体超声乳化术（phacoemulsification），不进行眼内气体或硅油填充时，可同时植入人工晶状体；如果后囊损伤，视损伤程度决定行超声乳化术或扁平部超声粉碎术（Fragmentation），行超声乳化术的优点便于同时进行人工晶状体植入，行超声粉碎术的优点是角膜内皮损伤程度小，不影响眼底注视。糖尿病视网膜病变患者后囊损伤后要同时进行全视网膜光凝或周边视网膜冷凝，否则术后新生血管性青光眼发生率高。

5. 葡萄膜灌注（uveal infusion）　灌注头未穿通扁平部睫状体的色素上皮，或者切割前段玻璃体时，牵引灌注头附近的玻璃体，使灌注小头脱入睫状上皮下。如果此时开放灌注，灌注液从睫状体进入脉络膜上腔，脉络膜隆起，前房变浅。发生后立即关闭灌注，引流脉络膜上腔液体，将灌注头重新插入玻璃体腔，如果有困难，选择另一个无脉络膜水肿的部位重作灌注。打开新的灌注后继续引流脉络膜上腔的液体，至脉络膜平复后可以继续进行手术。推注硅油，如果向外拉动灌注小头，也可以使灌注小头进入睫状体腔，导致葡萄膜硅油灌注，葡萄膜球型隆起，发生后立刻引流脉络膜上腔的硅油至脉络膜平复后，检查灌注小头，将灌注小头重新插入玻璃体内再继续推注硅油。

6. 高眼压　术中发生高眼压时角膜上皮水肿，瞳孔开大，甚至发生视盘上视网膜中央动脉搏动。角膜上皮水肿直接影响眼底的窥视。术中长时间高眼压将导致术后视盘颜色变浅，发生视神经萎缩。术中发现高眼压迹象要立即降低灌注液至正常眼压。已发生水肿的角膜用稍湿的棉棍挤压角膜，最好不要刮除角膜上皮。

7. 术中出血　术中出血（intraoperative hemorrhages）可发生在玻璃体切割牵引视网膜的血管时，也可发生在剥离纤维血管膜或增殖的视网膜前膜时，还可发生在玻璃体切割头距离视网膜过近直接咬伤视网膜时。出血更常发生在有高血压或凝血机制有问题的患者，特别要注意检查长期服用阿司匹林（aspirin）患者的血黏度，因为部分服用阿司匹林的患者术中出血较多。术中出血一般都可以控制，不必终止手术。术中血压高可以全身用神经镇痛药，如哌替啶联合氟哌啶（氟哌利多），仍不能控制时再加用降血压药物，如压宁定。术前血小板凝聚性差的患者要停用阿司匹林。玻璃体视网膜出血多时，升高灌注液提高眼压，用笛针管置换眼内液。发现出血点行水下电凝。或立刻进行气液交换，用气体压迫止血，血止住后再换回液体。还可注入过氟化碳液（perfluorocarbon liquids，"重水"）压迫止血，待出血止住后用笛针吸出"重水"。

8. 医源性裂孔（iatrogenic holes） 视网膜裂孔是较难避免的术中并发症。玻璃体基底部的玻璃体与视网膜粘连紧密，在这一部位靠近视网膜切割玻璃体，容易在巩膜切口附近发生裂孔，最常见的是锯齿缘离断。使用较高的负压切除与视网膜粘连较紧的玻璃体，也可导致该部视网膜发生裂孔，如赤道部的视网膜裂孔。在萎缩的视网膜区剥离视网膜前膜也比较容易撕出视网膜裂孔，如合并铜锈症或铁锈症的视网膜，或发生过静脉阻塞区域的视网膜。一旦发生视网膜裂孔，要彻底清除裂孔周围的视网膜前膜，用激光或冷凝封闭裂孔。存在视网膜下液时，应在气液交换后封孔，或在"重水"压迫下封孔，然后填充膨胀气体或硅油。为避免遗漏锯齿缘部裂孔，在关闭巩膜切口前，要进行眼底检查。单纯锯齿缘部裂孔，行冷凝封孔联合膨胀气体填充效果较好。

9. 脉络膜出血（choroidal hemorrhages） 是一种较少见的术中并发症，可以发生在白内障（3%～0.2%）和青光眼（0.73%）术后，也可以发生在视网膜和玻璃体手术，以及球后注射过量时。推测血管处于某种伸张力下发生破裂，或球后出血挤压眼球或压迫涡状静脉，导致脉络膜回流受阻。常发生在血管异常的患者和高度近视患者，手术中的低眼压状况导致这些血管失代偿。

眼底可以看到脉络膜上腔从渗液、轻微出血到严重的暴发性出血，局限的或大量的出血。发生在白内障手术时，大量出血可以导致眼内组织脱出。大量出血导致视力永久丧失。出血量少时适当升高眼内灌注压，出血量大时在升高灌注压同时引流脉络膜上腔的液体（彩图 7-213，见书末彩插）。出血量大且极为迅速时，立刻关闭切口，口服或静脉滴注降眼压药。术后积极控制眼压。

二、术后并发症

（一）早期术后并发症

1. 眼压升高 玻璃体切除术后眼压升高的原因较多，要针对不同原因给予相应处理。眼压是否升高要参照对侧健眼眼压。眼压 20mmHg 以下无症状患者可不作降眼压处理。眼压＞20mmHg，或者眼压虽然轻微升高，比对侧健眼超出 5mmHg，或者出现头痛、眼胀症状时，可口服乙酰唑胺（diamox），局部点 0.5% 噻吗心胺眼水。眼压＞30mmHg 时，要考虑前房穿刺放液。因填充膨胀气体或硅油引起眼压高，可考虑放出少量气体或硅油。前房渗出物多引起的眼压高，可前房内注入 tPA 联合降眼压药和皮质激素类药物的使用。联合巩膜扣带术后出现房角关闭和高眼压，可以

由于环扎带压迫涡状静脉，脉络膜回流受阻导致脉络膜脱离，虹膜向前移位致眼压升高，调整环扎带的位置，祛除压迫涡状静脉的外加压物可以使前房恢复，眼压正常。

2. 硅油入前房 术后近期有晶状体眼硅油入前房常发生在外伤眼合并晶状体悬韧带部分断裂或者各种原因导致的部分悬韧带断裂，也常发生在周边残留较多的玻璃体时，发生后前房推注少量 Healon，可以将硅油推入后房。无晶状体眼虹膜周切孔通畅时，手术近期内的硅油进前房嘱患者保持头低位，多数情况硅油可以回退到后房；无晶状体眼下方虹膜周切孔关闭，手术近期内暂不做处理，因为近期内葡萄膜处于炎性反应状体，激光虹膜再周切或手术再周切，都可以导致虹膜孔很快关闭。可以先保持头低位，3 周后再行 YAG 激光虹膜造孔或手术造孔。

3. 气体入前房 玻璃体术后填充气体或膨胀气体的患眼，在晶状体悬韧带部分断裂时，气体或膨胀气体可以进入前房，进入的气体少、眼压基本正常可以不作处理；进入的气体多或引起眼压升高可以行前房放出少量气体，以维持正常眼压。

4. 葡萄膜反应 单纯玻璃体切除联合或不联合眼内激光很少出现葡萄膜反应，联合晶状体切除或注入膨胀气体、硅油常出现角膜后沉积物、房水内浮游细胞等葡萄膜反应，严重时形成纤维素性渗出物。手术结束前玻璃体腔内灌洗氟尿嘧啶或地塞米松不能改善葡萄膜反应。肝素能降低纤维素反应，但增加出血。轻微的葡萄膜反应可局部使用激素，如果纤维素性渗出物覆盖瞳孔区，可以积极活动瞳孔，纤维素性膜 2～3 周多自行吸收。

5. 晶状体混浊 术后晶状体逐渐混浊可由术中晶状体损伤所致，或手术灌注液未增加葡萄糖导致玻璃体腔液体渗透压降低，液体进入晶状体造成，也可由于填充气体后未伏卧位，使气体直接刺激晶状体，形成羽毛状混浊。后者几天后可消退。晶状体囊膜损伤，液体进入皮层，晶状体肿胀，皮质碎片进入房水可引起继发青光眼，此时应进行白内障摘除术。

6. 玻璃体积血 糖尿病视网膜病变的玻璃体切除术后出血发生率较高，特别是Ⅰ型患者、大面积视网膜新生血管的Ⅱ型患者以及虹膜房角存在新生血管的患者。术中行足量眼内激光可降低术后出血。硅油填充可阻止视网膜出血弥散到玻璃体腔。膨胀气体填充不能降低术后出血。其他血管性疾病术后近期内的出血发生率也比较高。术后出血大部分在 2 个月内自行吸收，除非出现眼压升高或孔源性视网膜脱离，一般不作手术处理。再次手术可灌洗玻璃体腔，检查眼底，

有视网膜血管被牵引时，剪断牵引物，存在视网膜新生血管时，行光凝或冷凝。

7. 视网膜脱离　术后产生视网膜脱离的视网膜裂孔可以是手术过程中新形成的裂孔而术中未发现而造成，也可以因为原裂孔未发现、封闭不佳或再开放。手术的创伤常常见于下述情况：玻璃体切除头和光导纤维进出部的锯齿缘常发生离断，玻璃体切除头直接咬伤视网膜，切除或剥除机化膜时可直接撕伤视网膜。原裂孔再开放常发生在裂孔周围形成新的增生性玻璃体视网膜病变（proliferative Vitreoretinopathy，PVR），增殖膜的牵引收缩障碍裂孔的闭合。术后视网膜脱离如果不尽快施手术清除增殖膜、复位视网膜，仍可导致眼球萎缩。避免术中遗漏裂孔的关键要在手术中要仔细检查眼底，发现并处理好全部视网膜裂孔。术后屈光间质清晰时，视网膜脱离容易发现。合并玻璃体积血或混浊时，要进行超声波监测和随诊。视网膜脱离诊断确立后应尽早手术。

8. 眼内炎（endophthalmitis）　玻璃体切割术后的眼内炎很少发生，但使糖尿病患者比非糖尿病患者多见。细菌性感染常发生在1周内，真菌性感染发生较迟，常在3周以后。当怀疑眼内炎时，要尽快取玻璃体液进行涂片染色，确定是否有菌，玻璃体腔混浊较轻时可以先进行抗生素眼内注入，玻璃体混浊加重时，要尽快进行玻璃体腔灌洗和抗生素眼内注入。抗生素或抗真菌药：取决于细菌培养和药物敏感测定的结果，但最初的给药可基于房水和玻璃体革兰染色结果。给药途径：①玻璃体腔内注药：万古霉素1.0mg溶于0.1ml；或阿米卡星0.4mg溶于0.1ml；或头孢他啶0.25mg溶于0.1ml。上述药联合地塞米松0.4mg溶于0.1ml内。②结膜下注射：万古霉素25mg溶于0.5ml；或阿米卡星25mg溶于0.5ml；或头孢他啶100mg溶于0.5ml。上述药联合地塞米松6mg溶于0.25ml内。③结膜囊点药：各种抗生素眼水，可以不同抗生素眼水联合使用，并增加一些皮质激素眼水。④静脉给药：同全身抗生素使用原则。

（二）远期术后并发症

1. 角膜变性　大范围角膜内皮损害可导致视网膜全层水肿，大泡状角膜变性和新生血管形成。常见于严重角膜裂伤后，也常见于硅油进入前房和角膜长期接触。无晶状体眼硅油术后的患者要定期随诊，发现硅油进入前房要尽早处理。已发生角膜变性的患者，如果视网膜在位、视网膜病变稳定，可考虑取出硅油联合角膜移植。

2. 前房硅油　远期硅油入前房可以因虹膜周切孔关闭引起，周切孔的关闭常常因为视网膜复位不好造成葡萄膜的慢性炎性反应。应注意检查眼底，发现视网膜存在脱离应取出硅油并修复视网膜脱离。

3. 虹膜新生血管形成和新生血管性青光眼　主要发生在糖尿病视网膜病变玻璃体切除术后，虹膜新生血管形成（iris neovascularization）的发生率可以高达18%，继之产生的新生血管性青光眼（neovascular glaucoma）可达4%～17%。常发生在无晶状体眼、人工晶状体眼、孔源性视网膜脱离和周边视网膜大面积视网膜缺血时。推测完整的晶状体后囊和悬韧带在眼前后段之间形成保护性屏障，使虹膜和房角免受眼内液中刺激新生血管形成的因子影响。术前、术中和术后短时间内的全视网膜光凝和及时的视网膜复位手术可阻止虹膜新生血管形成或使已出现的新生血管消退。当不能进行激光光凝时，可用周边视网膜冷凝术。当药物和凝固疗法均不能控制眼压、患者尚存有用视力时，可进行抗青光眼滤过手术和青光眼减压阀手术。常规的滤过手术由于新生血管再增殖、炎性反应等很难成功，联合氟尿嘧啶、丝裂霉素可一定程度减轻瘢痕反应，增加手术效果。进入绝对期青光眼合并眼压高症状时，可行睫状体冷凝术。

4. 晶状体混浊（lens opacification）　玻璃体切除手术后白内障会逐渐形成，部分晶状体为后囊下混浊，但大部分术后白内障呈核性混浊。当视力障碍明显时，可行囊外或超声乳化术联合人工晶状体植入术。糖尿病患者白内障的手术时机要保守，晶状体尽可能成熟些。术中要避免后囊损伤，皮质要清理干净，以减少后发障的形成，尽可能缩小角巩膜切口，维持正常眼压。无论是手术所致的后囊损伤还是YAG激光所致的后囊损伤都存在着虹膜新生血管形成的危险。玻璃体切除术后白内障摘除时要避免术中眼球塌陷，可作一玻璃体灌注管开放灌注。

5. 低眼压（hypotony）　发生在严重眼外伤合并睫状体撕裂伤的患者和视网膜大面积切开的患者，前者主要影响到房水生成，后者增加了房水巩膜上腔引流和色素上皮脉络膜引流。睫状体撕裂伤引起的低眼压，部分患者可以通过缝合关闭睫状体裂伤恢复眼压。大面积视网膜切开的患者放置硅油后，只要硅油不进入前房，硅油可以长时间保留。

6. 继发青光眼　常发生在原有青光眼、陈旧性视网膜脱离、慢性葡萄膜炎、外伤性房角破坏和硅油填充术后等。玻璃体切除手术后要随诊眼压，以便发现问题及时处理。即使硅油取出术后，也要至少随诊3个月。出现继发青光眼后，要进行房角镜的检查，确定继发开角型青光眼或继发闭角型青光眼，先给予相应的降眼压眼水，如继发开角型青光眼可以选用β受体阻滞剂和（或）α 受体激动剂，继发闭角型青光眼可以选用缩瞳剂或与 β 受体阻滞剂的联合制剂。经上述药物不能控制的继发青光眼还可以考虑用前列腺素衍生物和手术治疗。手术种类主要有滤过手术和青光眼减压阀手术。

7. 增生性玻璃体视网膜病变 引起视网膜再脱离的主要原因。视网膜色素上皮细胞、胶质细胞和一些炎性细胞等在视网膜表面和玻璃体内增生，这些细胞具有收缩特性，它们的收缩牵引了视网膜，形成了视网膜的固定皱襞；它们的牵引可以导致视网膜裂孔再开放；轻微的增殖表现为视网膜前膜，发生在黄斑区为黄斑前膜。增生性玻璃体视网膜病变（PVR）多发生在下方，推测与细胞的重力有关。PVR 自发的吸收很罕见。发生 PVR 的危险因素有：大面积的视网膜脱离，较大的裂孔，玻璃体积血，眼外伤，孔源性视网膜脱离合并脉络膜脱离；近期内的视网膜手术，大范围的冷凝，术中出血；术后视网膜裂孔闭合不佳，术后发生脉络膜脱离等。长期的视网膜脱离可以自发产生 PVR。术前已存在 PVR 和术后发生 PVR 导致视网膜再脱离眼要尽快进行手术，建议联合巩膜环扎术，缓解基底部后缘前 PVR 引起的环形收缩，手术要彻底清除玻璃体，清除全部视网膜前膜，尽量不制造视网膜裂孔，避免更多的视网膜色素上皮细胞进入玻璃体腔，尽量不采用冷凝而采用光凝封闭裂孔，发生大范围的视网膜前移位，建议摘除晶状体，小心清除引起前移位的玻璃体。术中灌注液内可以增加氟尿嘧啶（250μg/ml）联合低分子量肝素（5IU/ml），在 87 例 PVR 视网膜脱离用药和 87 例 PVR 视网膜脱离未用药的对比研究中显示术后 PVR 的发生率在用药组为 26.4%，未用药组为 12.6%。应用抗细胞增殖药，也可以术后 4 周内加用中等剂量的皮质激素，每周递减。也有在灌注液内持续灌注柔红霉素（daunomycin）7.5μg/ml 共 10 分钟，可以有效地控制 PVR 和外伤 PVR。

8. 交感性眼炎 和所有眼穿通伤一样，玻璃体切除术后存在发生交感性眼炎（sympathetic ophthalmia）的可能性。交感性眼炎是双眼葡萄膜弥漫性或结节状的淋巴细胞和上皮样细胞浸润导致。常发生在伤后 4～8 周，受伤眼表现为持续的葡萄膜反应，交感眼最初表现为轻微的葡萄膜反应，以后葡萄膜炎加重。预防玻璃体切除术后的交感性眼炎应注意术中操作尽量减少对葡萄膜的刺激，减少大面积的冷凝。要注意巩膜伤口不要嵌塞葡萄膜组织。术后积极的控制葡萄膜反应。严重外伤眼在无法保留或经过二期玻璃体探查手术不能使视网膜复位时，可以进行眼球摘除。发生交感性眼炎后，摘除受伤眼已无益于交感眼

的治疗，如果受伤眼仍有一些视功能，双眼都应进行积极治疗。皮质激素的使用是交感性眼炎的首选治疗方案，一般采用大剂量冲击疗法，如：泼尼松静脉滴注每日 200mg，或静脉滴注甲泼尼龙每日 1000mg，3 日后减量，换用泼尼松口服，轻者 20～40mg，重者 40～60mg，10 天到 2 周后根据病情再减量。皮质激素治疗不敏感者换用其他免疫抑制剂。

（黎晓新）

第六节 特殊类型的视网膜脱离

一、黄斑裂孔性视网膜脱离

【概述】 黄斑裂孔性视网膜脱离（macular hole with retinal detachment，MHRD）是一种特殊类型的孔源性视网膜脱离，液化的玻璃体经黄斑裂孔到达视网膜神经上皮层下造成视网膜脱离。视网膜脱离的范围可以局限于裂孔周围，也可以较为广泛。国外报道黄斑裂孔性视网膜脱离占孔源性视网膜脱离的 0.5%～5%，而在亚洲人群中高达 9%～21%，可能与亚洲人群高度近视的发病率较高有关。临床上，该病主要好发于高度近视眼，偶见于钝挫伤及玻璃体视网膜增生性病变的患者。特发性黄斑裂孔较少出现视网膜脱离。

【病因及发病机制】 黄斑裂孔的病因有多种，其中高度近视性黄斑裂孔导致视网膜脱离最为常见，且较特发性黄斑裂孔早 5～10 年，早发的原因可能与高度近视眼异常的玻璃体视网膜粘连牵拉、过早的玻璃体液化以及内界膜上的肌纤维细胞收缩等因素有关。另外，高度近视眼常发生巩膜后葡萄肿，巩膜变薄、脉络膜毛细血管层及中血管层消失、Bruch 膜破裂，以及色素上皮层萎缩等退行性变，使得视网膜与脉络膜之间的黏合程度下降，导致高度近视眼黄斑裂孔视网膜脱离复位手术难度增大，黄斑裂孔闭合率低于特发性黄斑裂孔。

部分患者同时合并视网膜周边裂孔，目前多认为此种病例的视网膜脱离主要为周边裂孔所致，黄斑裂孔可能是视网膜脱离波及黄斑区后形成的继发性裂孔。

【临床特点】

1. 视力减退 一旦黄斑出现裂孔，患者视力表现严重下降，多数减退到 0.2 以下。但在高度近视眼黄斑已存在萎缩，基础视力很差的情况下，早期视力减退往往患者察觉不到，直到视网膜出现脱离后中心视力暗区扩大，视物更加模糊才被察觉。

2. 视网膜脱离 黄斑孔所致视网膜脱离，早期局限在黄斑周及后极部，随着病程延长，视网膜脱离逐

渐向下方及颞侧发展，此时表现上方视野被遮挡，再进一步发展可致视网膜全脱离，整个视野被遮挡。但部分病例视网膜脱离长时间局限在黄斑区及后极部，并不扩展到周边部，与玻璃体已发生全脱离，减少了对视网膜的牵拉。

3. 玻璃体改变　玻璃体变性混浊在高度近视眼常发生很早。玻璃体液化和后脱离造成玻璃体混浊是临床常见症状；严重玻璃体混浊则影响眼底的观察，尤其在黄斑区出现萎缩呈灰白色改变的情况下，更难辨认黄斑裂孔及黄斑区视网膜脱离状况。

【辅助检查】　OCT 是评价黄斑裂孔术前及术后愈合情况最有效的客观指标。高度近视性黄斑裂孔，尤其是伴有视网膜脉络膜萎缩的黄斑部"白孔"较难观察，OCT 检查能帮助作出准确的诊断。

B 超有助于进行眼轴的测量、发现巩膜后葡萄肿、评估视网膜脱离的范围和增殖程度，是手术前的一项重要检查。

【手术治疗】　黄斑裂孔性视网膜脱离的手术治疗对中心视力的保存非常重要。手术方式多种多样，在早期多采用后巩膜冷凝加巩膜外局部加压术、巩膜缩短术等；20 世纪 80 年代开始使用玻璃体腔注气术顶压视网膜和黄斑裂孔；近十多年来，随着玻璃体手术不断进展，目前常规采用玻璃体切除、玻璃体腔气体 / 硅油充填、联合或不联合视网膜内界膜剥离治疗黄斑孔性视网膜脱离。玻璃体切除联合玻璃体气体充填无效者，可再次行玻璃体气体充填，若再不成功则考虑激光封闭黄斑孔或者巩膜缩短术。个别手术失败的病例多合并玻璃体视网膜增殖，常需行硅油充填术。

玻璃体切除联合气体充填，常用普通无菌空气或膨胀气体，如 SF_6、C_2F_6、C_3F_8 等，但最近临床实践发现，单纯的空气充填治疗特发性黄斑裂孔不仅缩短患者的体位配合时间，同时裂孔的愈合率与膨胀气体充填无显著差异。玻璃体注气手术治疗黄斑裂孔虽然封闭裂孔的成功率低，但在不能行玻璃体手术的条件下，也不失为一种可选择的治疗方法，注气之前通常需前房穿刺降低眼压后才可注入足够量的气体。

目前越来越多的学者认为玻璃体对黄斑中心凹切线方向的牵拉是黄斑孔形成的重要原因，而且裂孔的扩大与内界膜表面的肌成纤维细胞收缩有关。因此引入了内界膜剥离术，研究报道也显示在黄斑孔视网膜脱离的患者中，联合内界膜剥离的患者其手术成功率更高。

近年来，治疗黄斑裂孔性视网膜脱离的新技术包括 25G/23G 微创玻璃体切除术、重硅油的应用、不同染色剂辅助的视网膜内界膜剥离、视网膜内界膜翻转和移植等，总体的趋势是创伤更小、解剖复位率更高，

并尽可能改善患者视功能。

黄斑裂孔周围的激光光凝理论上能够增加孔周视网膜组织与脉络膜的黏合，增加视网膜复位的成功率、减少复发。但是也有学者认为如果合并高度近视，其黄斑区的 RPE 和脉络膜组织萎缩，对激光的反应性差，因此激光难以奏效。而且此技术的临床研究结论也还存在争论。

如果黄斑孔合并周边视网膜裂孔，此时黄斑孔并非视网膜脱离的主要原因，常规巩膜加压术封闭周边视网膜裂孔，不需处理黄斑孔即可使大多数视网膜脱离复位。

【预后】　玻璃体切除联合玻璃体腔气体填充（联合或不联合内界膜剥离或眼内激光光凝）治疗黄斑裂孔性视网膜脱离，其解剖学复位率为 40%～93.5%。玻璃体切除联合玻璃体腔硅油填充术的成功率可达 90.9%～100.0%。黄斑扣带术的成功率为 72.7%～100.0%。单纯注气术的成功率为 12.5%～76.2%。

影响预后的因素包括病程、眼轴长短、是否存在巩膜后葡萄肿、玻璃体对黄斑切线方向的拉力、RPE 的萎缩程度等。虽然有些患者能够达到解剖学复位，但是视力的提高并不明显，主要与视网膜脉络膜的萎缩性改变有关；整体来说，黄斑裂孔愈合的患者视力要略好于裂孔未愈合的患者。

（董方田　傅守静）

二、锯齿缘截离视网膜脱离

【概述】　锯齿缘截离视网膜脱离（retinal dialysis）是指视网膜沿锯齿缘周边发生的弧形断裂。其可分为外伤性及非外伤性两类，其中非外伤性锯齿缘截离是一种特殊类型的孔源性视网膜脱离，也是青少年视网膜脱离的主要类型。锯齿缘截离最常发生于颞下及鼻上象限，离断的范围可从 2° 到 180° 不等，但大多在 60° 以下，小于 90° 者占 83%～85%。有人将锯齿缘截离大于 90° 定义为锯齿缘截离型巨大裂孔。离断可位于锯齿缘前缘睫状上皮处（前锯齿缘截离）、锯齿缘上或是锯齿缘后缘（后锯齿缘截离），亦可见多处离断。

自从 1882 年 Leber 首次描述锯齿缘截离以来，人们常将其与视网膜巨大裂孔（giant retinal tears，GRTs）混为一谈。两者均为视网膜周边裂孔，锯齿缘截离大多在 60° 以下。当累及范围亦大于 90° 时，称为截离型巨大裂孔视网膜脱离，伴有向后撕裂或裂孔前缘残留视网膜组织时称为撕裂型巨大裂孔视网膜脱离。锯齿缘截离通常不发生巨大裂孔常见的裂孔后瓣翻卷折叠，其裂孔两端也很少出现沿两端撕裂口向后的放射状纵行扩展。可能因为视网膜巨大裂孔往往伴有玻璃

体后脱离（posterior vitreous detachment，PVD）的发生，液化脱离的玻璃体仅附着于裂孔前缘的睫状上皮或视网膜上，失去支撑的裂孔后瓣活动性增加，极易向后极部翻转甚至遮挡视盘。而发生锯齿缘截离时，裂孔后瓣仍附着于玻璃体基底部，未发生 PVD 的玻璃体仍可支撑裂孔后瓣并阻止其向后极部翻卷。

锯齿缘截离视网膜脱离多见于青少年。

【发病机制】　锯齿缘截离的病因可分为外伤性及非外伤性（自发性）两类。外伤性锯齿缘截离占所有锯齿缘截离患者的 70%，主要包括运动损伤、车祸、袭击等。非外伤性锯齿缘截离是青少年视网膜脱离的主要原因之一，其发病机制目前仍存在争议。有学者认为非外伤性锯齿缘截离常具有家族遗传倾向，遗传方式可为常染色体隐性遗传或性染色体显性遗传。尽管对非外伤性锯齿缘截离的遗传家系有零散报道，但现有研究仍未发现其存在明确的遗传模式或已知的基因缺陷。另外，有人认为非外伤性锯齿缘截离可能与锯齿缘处的生理特点及已经存在的玻璃体视网膜变性有关。有研究表明，锯齿缘后 0.25～0.5PD 的环形区内易发生囊样变性。周边视网膜的相对薄弱，玻璃体基底部与锯齿缘的紧密粘连以及睫状肌频繁的收缩运动也被认为是锯齿缘截离发生的解剖生理基础。此外高度近视视网膜劈裂也被认为与该病的发生有关。

【临床特点】　锯齿缘截离视网膜脱离的发生是一个较缓慢的过程，早期可完全无症状，故早期诊断及治疗较为困难。患者就诊时常表现为慢性视网膜脱离的眼底表现，如视网膜囊肿、视网膜下白线、黄斑囊样变性及黄斑脱离等。Leffertstra 观察了 228 只眼的锯齿缘截离，发现 53 眼有视网膜囊肿，有些眼囊肿为多发，其中 53% 的囊肿位于锯齿缘截离的中央边缘。视网膜下白线的形成则是由于裂孔边缘反复细胞增生而形成的。黄斑部损害主要源于长期脱离的视网膜对黄斑部的营养供给减少，其对患者视力的危害是关键而持久的。然而，人们发现锯齿缘截离较少伴有 PVR 的形成，一般玻璃体仅表现出轻度增生和牵拉，视网膜则以视网膜下增生为主，很少发生前膜。这与裂孔位于下方、重力作用以及玻璃体极少液化，因而色素上皮细胞不易迁移和扩散有关。锯齿缘截离发病的隐匿性导致许多患者不能得到及时的诊断和治疗，出现症状时往往已发生慢性视网膜脱离甚至黄斑部脱离，因此视力预后相对较差。有学者建议对眼外伤患者常规行三面镜等周边视网膜检查，以早期发现可能存在的锯齿缘截离。对已有一眼出现锯齿缘截离的患者，鉴于该病有 30% 以上双眼发病的可能，也建议常规对对侧眼进行检查。

【治疗】　锯齿缘截离治疗，若发生时间短，没有或仅有小范围视网膜浅脱离，可考虑巩膜外冷凝、激光光凝治疗。但因其诊断往往较晚，常伴有较大或慢性视网膜脱离，目前主要考虑手术治疗，手术方式主要为巩膜外冷凝、外垫压和（或）环扎（垫压物为硅海绵）、放液术。因锯齿缘截离较少伴有 PVR 的发生，一般不需采用玻璃体视网膜手术。但有时外伤性锯齿缘截离或与既往玻璃体腔炎症相关的锯齿缘截离可伴有 PVR 形成，这时玻璃体切除术联合气液交换及眼内气体填充也可被用于某些复杂性病例。锯齿缘截离手术的视网膜解剖复位率一般较高，且复发率较低。Stoffelns 等对 52 例锯齿缘截离行巩膜外手术患者的研究显示术后解剖复位率可达 97%，对 40 例患者的长期随访显示没有一例发生视网膜再脱离，70% 的患者可获得视力提高，但因 82% 的患者术前伴有黄斑部视网膜脱离，术后仅有 40% 的患者可恢复阅读能力。不过，也有研究者指出巩膜外手术后可出现垫压物相关的并发症，如 James 等报道了 26 例锯齿缘截离患者行巩膜外冷凝加扣带术，术后 71.4% 的患者出现并发症，其中垫压物相关的占 67.9%，包括垫压物膨出（25%）、斜视（17.9%）及感染（10.7%）。但对 13 例患者行垫压物取出术后，92.3% 的患者仍可保持视网膜解剖复位。因此，巩膜外冷凝加扣带术仍是目前治疗锯齿缘截离视网膜脱离最常用及有效的方法。

（吕　林）

三、巨大裂孔视网膜脱离

【概述】　巨大裂孔视网膜脱离是指裂孔环形边缘所对应的角度大于或等于 90° 所引起的视网膜脱离。巨大裂孔性视网膜脱离是一种复杂的视网膜脱离，不仅裂孔范围大、裂孔后瓣翻转，而且具有明显的玻璃体视网膜增生倾向，病情发展快，手术难度高，预后差，过去是临床上的一大难题。随着玻璃体视网膜手术的发展和不断完善，尤其是 1989 年 Stanley 应用全氟化碳液体（简称：重水）作为液态工具，协助视网膜复位后，预后大为改观。

巨大裂孔视网膜脱离在正常人群中的发病率为 1/200 万，占裂孔源性视网膜脱离的 1/200。男性多见，好发于 40～60 岁人群。巨大裂孔视网膜脱离可以分为特发性巨大裂孔视网膜脱离和非特发性巨大裂孔视网膜脱离两型。也可以根据巨大裂孔的形态分为锯齿缘截离型和撕裂型两型。目前国内依病因可分为四种类型：①原发性巨大裂孔视网膜脱离；②外伤性巨大裂孔视网膜脱离；③继发于视网膜变性的巨大裂孔视网膜脱离；④并发于综合征的巨大裂孔，如马方综合征、Ehlers-Danlos 综合征(全身弹力纤维发育异常综合征)、Wangner-Stickier 综合征(遗传性玻璃体视网膜变性)。以原发性巨大裂孔的发病率最高,占本病的 65% 左右,其次为外伤性巨大裂孔,占 15%～20%。

【发病机制】

1. 原发性巨大裂孔视网膜脱离 原发性者发病机制尚不完全清楚,一般认为主要与玻璃体变性有关。玻璃体的胶原纤维在基底部与视网膜和睫状上皮的牢固粘连,是产生巨大裂孔的组织学基础。近视尤其高度近视患者,颞侧周边存在视网膜无血管区,玻璃体发生液化,玻璃体产生不完全的后脱离,脱离的后界即附着在基底部的后缘。玻璃体的收缩,牵拉基底部后缘的视网膜出现一灰白色弧形皱褶,玻璃体的进一步收缩,病变处视网膜被撕裂而成一巨大裂孔。也有开始仅是几个断续的小孔,以后相连融合成大孔。同时睫状上皮也易被撕裂,常伴睫状上皮的脱离。

2. 外伤性巨大裂孔视网膜脱离 外伤性巨大裂孔视网膜脱离的发生机制与外力通过玻璃体在眼内直接传递的效应有关,亦与外力在眼球急剧变形时引起力的方向和强度变化的间接效应有关。由于基底部玻璃体与周边部视网膜存在牢固附着,因此外力在玻璃体、视网膜附着处产生最大的张力效应,引起玻璃体对视网膜的牵拉。因为外伤的患者不一定合并周边视网膜变性,所以外伤的患者产生的巨大裂孔多为锯齿缘截离型。

3. 继发于变性的巨大裂孔视网膜脱离 常见于周边视网膜广泛变性,开始时变性区内,变性的视网膜出现多发的萎缩孔。随后,变性区边缘的玻璃体牵引,亦伴有纤维化、凝缩等改变,其收缩牵拉导致变性后缘撕裂形成巨大裂孔。它也常见于对变性区广泛的光凝、冷凝,形成裂孔。多灶裂孔逐渐扩大融合,加上玻璃体的牵引,形成巨大裂孔视网膜脱离。

4. 合并综合征的巨大视网膜裂孔 裂孔的发生机制与原发性巨大裂孔类似。Marfan 综合征、Ehles-Danlos 综合征、Wagnel-stickler 综合征患者的胶原纤维发育不良,容易发生玻璃体液化、局部或全部巩膜膨隆变薄,呈高度近视改变并进行性发展。因此,其眼底改变与高度近视眼相同,巨大裂孔的发病机制亦相同。

【临床特点】

1. 原发性巨大裂孔视网膜脱离 以青壮年为主,具有明显的性别差异,男性明显多于女性,近视眼患者比例高,容易双眼发病。Freeman 报告一组非外伤性巨大视网膜裂孔 226 例,发病年龄 3 个月～67 岁,平均 34 岁。男性 186 例,占 82.3%;81.1% 合并近视,高度近视占 40.3%。对 215 例对侧眼随访 12 年,29 例

发生巨大裂孔,双眼发病率为 12.8%。

本病发病急骤。早期症状与一般孔源性视网膜脱离相同,即有闪光感和飞蚊症。此时眼底可完全正常,容易被忽略。然而本病变化急剧,从出现症状至视网膜巨大裂孔形成可短至 1～2 周。因此,对上述先兆症状应予以高度重视。应散大瞳孔详细检查视网膜,特别注意周边部及基底部视网膜。对于玻璃体后脱离、基底部玻璃体凝缩、视网膜非压迫变白,以及沿变性区的小撕裂孔应视为巨大裂孔的早期改变予以重视。

巨大裂孔视网膜脱离后瓣往往翻转卷边,影响因素如下:

(1)裂孔的部位:由于视网膜下积液及后瓣视网膜重力的关系,加上玻璃体牵引,上方裂孔的后瓣易向下翻卷,遮盖视盘和下半部眼底,裸露上半的色素上皮层。

(2)裂孔大小:随着裂孔弧度的扩大,后瓣活动性增强,因此亦易翻卷。一般裂孔大于 150° 容易翻卷。

(3)放射状撕裂:巨大裂孔的两端如有向后的放射状撕裂,增加了后瓣的活动度,易于翻卷。

(4)玻璃体液化:程度越重,对巨大裂孔后瓣的支撑力也越差,后瓣也越容易翻卷。一般巨大裂孔均伴有不同程度的玻璃体液化及后脱离。

(5)玻璃体增生、牵引:巨大裂孔者增生性玻璃体视网膜病变发生率较高,因大面积的色素上皮暴露,色素上皮细胞易游走、增生,在视网膜周围引起增生。前膜的牵拉,玻璃体收缩可致巨大裂孔后瓣翻卷且固定,手术中常见瓣缘有前膜存在。由于重力及体位的因素,细胞增生好发于裂孔的下端及翻卷的后瓣,形成环状及纵形视网膜皱褶,进一步收缩致后瓣卷曲折叠,形似钱袋口或卷帘。视网膜后的增生,形成餐巾环状增生膜。加上伴随裂孔撕裂后的组织修复反应,使视网膜全层增厚、僵硬、缩短,这种属于视网膜内的增生,表面上看似乎并无膜缠绕。巨大裂孔伴严重增生性玻璃体视网膜病变者手术治疗困难,视力预后差。

2. 外伤性巨大裂孔视网膜脱离 外伤性巨大裂孔具有明显的眼球钝挫伤病史,并非视网膜变性、本身的裂孔所致。好发于颞下、鼻上象限,断离处玻璃体往往伴有一平行基底部的色素带。断离的两端极少发生向后的撕裂,病情发展较慢,极少有裂孔扩大的倾向。手术预后较好。本病常伴有其他眼部外伤并发症,如外伤性瞳孔扩大、晶状体脱位、房角后退、虹膜根部断离及玻璃体积血等。

3. 继发于脉络膜和视网膜变性的巨大裂孔视网膜脱离

(1)并发格子样变性的视网膜巨大裂孔:是玻璃

体视网膜变性的结果。巨大裂孔常沿格子样变性的后缘发生，好发于赤道部及上下方，鼻侧少见。变性区前方的玻璃体呈液化改变，边缘处的玻璃体凝缩、纤维化，并与视网膜形成牢固的粘连，当玻璃体收缩时变性区边缘出现巨大裂孔。

（2）并发于视网膜凝固治疗后的巨大裂孔：常因过度的电凝、冷凝、光凝引起局部视网膜坏死而导致巨大裂孔形成。

【治疗】

1. 巨大裂孔视网膜脱离的手术方式选择 研究表明，巨大裂孔视网膜脱离手术成功的关键在于展平并固定翻卷的裂孔后瓣、清除眼内增殖膜、恢复视网膜解剖位置、防止术后 PVR 的发生及视网膜再脱离。一般认为，传统的巩膜外加压及环扎术可用于裂孔小于 180° 且无后瓣翻卷或活动度尚可、无伴 PVR 的单纯性巨大裂孔视网膜脱离，但对大多数尤其是复杂巨大裂孔视网膜脱离，玻璃体视网膜手术仍是首选。当巨大裂孔视网膜脱离伴 PVR 形成时，有些学者建议以巩膜环扎术辅助玻璃体切除术，以加强裂孔的闭合，抵抗基底部残余玻璃体的收缩牵引作用，预防复发性视网膜脱离。

2. 液体工具的应用 1989 年，全氟化碳液（perfluorocarbon liquids，PFCLs）首次被应用于视网膜复位术，为巨大裂孔视网膜脱离的治疗带来了革命性的进步。PFCLs 又称重水，无色透明，屈光指数接近于水而比重大于水。当玻璃体切除及视网膜增殖膜剥离后，将 PFCLs 注入眼内视网膜表面，可推压并展平视网膜，有效排出视网膜下液，使翻卷的孔后瓣复位，同时，因 PFCLs 表面张力较大，在注射中可形成一凸面，因此术中不易通过裂孔流入网膜下。目前各种 PFCLs 家族成员，如全氟辛烷（perfluoro-n-octane，PFO）、过氟氢菲（perfluoroperhydrophenanthrene，又名 Vitreon）、全氟萘烷（perfluorodecalin）等，都已作为术中液体操作工具被广泛用于辅助巨大裂孔的封闭及视网膜的复位。众多研究已表明，术中使用 PFCLs 可以帮助封闭裂孔，提高视网膜复位率。

3. 眼内填充物 硅油及长效气体（C_3F_8 等）常被用于巨大裂孔视网膜脱离术后长期眼内填充，其中硅油仍是目前全世界应用最广泛的术后眼内填充物。许多研究已表明，硅油能在持续顶压网膜的同时，限制增生细胞在玻璃体腔内的自由活动及增殖，进而防止 PVR 的形成，这对于提高巨大裂孔视网膜脱离的视网膜复位率来说尤其关键。还有研究显示，硅油填充相对于长效气体填充可明显减少术后网膜再脱的发生。重硅油用于眼内填充物治疗巨大裂孔视网膜脱离目前

仍有较大争议。尽管有研究指出重硅油用于眼内填充安全有效且可避免患者因术后俯卧位导致的不适和痛苦，但也有研究认为重硅油毒性较大且取出较困难，术后效果也并非明显优于普通硅油填充。PFCLs 近年来也被应用于术后短期眼内填充，以辅助传统的眼内硅油及惰性气体填充。

4. 并发症 巨大裂孔视网膜脱离手术的并发症主要与术中及术后眼内填充物的应用相关。主要的并发症包括白内障、青光眼、低眼压、角膜失代偿、黄斑前膜等。其中，并发性白内障的发生率可高达 80%，且无论使用硅油、重硅油或是 PFCLs 眼内填充，术后白内障的发生率都始终居高不下。

5. 对侧眼的预防性治疗 非外伤性巨大裂孔视网膜脱离患者的对侧眼发生巨大裂孔视网膜脱离及视网膜脱离的风险要大大增加。Freeman 的一项 288 例大样本研究显示，124 例非外伤性巨大裂孔视网膜脱离患者未接受预防性治疗的对侧眼，在平均随访 3.7 年后巨大裂孔视网膜脱离发生率为 11.3%，此外，26% 的巨大裂孔视网膜脱离患者的对侧眼既往或同时伴有视网膜脱离，或存在非巨大裂孔视网膜脱离性视网膜裂孔、视网膜脱离相关性视网膜变性等病变。因此，对侧眼的定期检查格外重要。

（吕 林）

四、无晶状体眼或人工晶状体眼的视网膜脱离

【概述】 视网膜脱离是白内障术后一种少见但是非常严重的并发症。国外研究报道在白内障术后第一年内视网膜脱离的发生率为 0.6%～1.7%，并且随时间延长，累计发病率升高，整体的发生率约为 0.7%。随着白内障手术技术的发展，该比例有逐渐下降的趋势。无晶状体眼或人工晶状体眼视网膜脱离在发病因素、临床特征、治疗和预后等方面与普通的有晶状体眼视网膜脱离存在一定差别，治疗相对困难。

【病因及发病机制】 白内障术后视网膜脱离发生的危险因素主要包括高度近视、术眼存在视网膜格子样变性、对侧眼视网膜脱离病史、术中晶状体后囊膜破裂、玻璃体脱出、玻璃体后脱离等。其中，玻璃体脱出是一个极其重要的因素，曾有文献报道无晶状体眼视网膜脱离中，65% 的病例在白内障手术时曾发生玻璃体脱出。此外，晶状体后囊膜破裂及人工晶状体植入术后炎症反应，也促进了视网膜脱离的发生。视网膜脱离的发生还与晶状体摘除的方式有关：因部分晶状体悬韧带附着在锯齿缘部视网膜上，在行囊内摘除断带过程中牵拉该处的视网膜，使血管破裂及出血，而囊外摘除和超声乳化摘除则不影响玻璃体基底部和

悬韧带，因此囊内摘除者视网膜脱离发生率远比囊外和超声乳化摘除术高。现代白内障超声乳化术的操作时间缩短、切口缩小、前房稳定性增加、手术安全性大大提高，视网膜脱离的发生率已经随着手术方式的改进而逐渐降低。

【临床特点】

1. 发病时间　无晶状体眼视网膜脱离大多发生在白内障手术 1 年或者数年之后，人工晶状体眼视网膜脱离的发病时间早于无晶状体眼，50% 以上发生在手术后 1 年内。老年性白内障患者发生视网膜脱离的时间早于先天性白内障。这是因为老年性白内障患者多有玻璃体的液化变性、后脱离，容易发生视网膜脱离。先天性白内障患者还因其年龄小、弱视等因素，使视网膜脱离不易早期发现。

2. 视网膜裂孔情况　无晶状体眼或人工晶状体眼视网膜脱离患者的视网膜裂孔多为小裂孔、多发裂孔，57% 位于锯齿缘部，寻找相对困难。主要原因在于：裂孔多位于周边部，白内障术后瞳孔不易散大，晶状体皮质残留，人工晶状体前后表面纤维膜增生、后囊膜混浊以及人工晶状体的反光及像差，使眼内检查更加困难。曾有报道无晶状体眼视网膜脱离视网膜裂孔发现率为 92.3%，而人工晶状体眼仅为 80.6%。术中后囊膜破裂的患者，玻璃体易于浓缩，形成牵引条索，导致增生性玻璃体视网膜病变。另外，由于慢性炎症使脉络膜血管通透性增加，易于并发脉络膜脱离，降低了裂孔的检出率，同时增加了手术的难度。

3. 视网膜脱离形态　无晶状体眼和人工晶状体眼视网膜脱离范围通常较有晶状体眼广泛，全脱离比例大，占 36%～55%，这与患者常存在明显的玻璃体液化、玻璃体视网膜牵拉有关。另外，人工晶状体植入增加了眼内操作及人工晶状体在眼内的刺激，使其更易发生增生性玻璃体视网膜病变。

4. 手术成功率　无晶状体眼或人工晶状体眼视网膜脱离的手术成功率相对较低，其原因在于：术前未能检出裂孔，术中未能准确封闭裂孔，致使裂孔未闭合，复发视网膜脱离。人工晶状体眼由于眼内慢性葡萄膜炎、脉络膜血管炎性扩张、通透性增高，液体渗漏积聚在脉络膜上腔导致脉络膜脱离，手术难度大，预后差。人工晶状体眼视网膜脱离病变发展快，病情重，增生性玻璃体视网膜病变的发展较正常人群快而严重，术后视网膜解剖复位率相对低。

5. 黄斑裂孔性视网膜脱离　白内障超声乳化术后黄斑裂孔性视网膜脱离的发生率很低，温州眼科医院曾研究了 10 076 例接受白内障超声乳化术的患者（13 625 只眼），发现黄斑裂孔性视网膜脱离的发生率为 0.07%。术前合并高度近视，术中后囊膜破裂及后发性白内障行 Nd∶YAG 激光后囊膜切开是术后黄斑裂孔性视网膜脱离发生的危险因素。

【治疗及预后】　无晶状体眼或人工晶状体眼视网膜脱离通常比较复杂，手术方式的选择需要考虑视网膜脱离的范围、时间，视网膜裂孔的位置和数目，视网膜的僵硬和增殖程度，患者的依从性，以及术者的经验等。Meta 分析发现对于单纯孔源性视网膜脱离、裂孔位置明确的病例，首次手术采用巩膜扣带术与玻璃体切除术，视网膜的解剖复位率和术后 6 个月时最佳矫正视力无显著差异。但对于合并增生性玻璃体视网膜病变的复杂性视网膜脱离，需选择玻璃体类手术或同时联合巩膜外环扎术。因白内障术后视网膜脱离的范围通常较大，常见周边部裂孔及多个裂孔，故多联合巩膜外环扎术，而不作单纯巩膜外加压术。手术中应仔细巩膜外压迫推顶周边部，尽量不遗漏裂孔，裂孔周围及变性区巩膜外冷凝要确实可靠。在人工晶状体眼，尤其是人工晶状体植入不久的患眼，巩膜外推动时动作应轻巧，以减少人工晶状体移位造成的并发症。玻璃体手术时，要把增殖膜剥离切除干净，并尽可能切除周边和基底部玻璃体，以防止前部增生性玻璃体视网膜病变形成。人工晶状体应尽量保留，因为在严重增生性玻璃体视网膜病变眼，玻璃体血管内皮生长因子含量明显增加，人工晶状体囊膜有阻止这些因子扩散至前房的作用，减少新生血管的发生。最后，术中需要保护角膜上皮，尽量少刮除，否则术后容易出现反复性角膜上皮剥脱。

（董方田　傅守静）

五、脉络膜脱离型视网膜脱离

【概述】　孔源性视网膜脱离伴有睫状体、脉络膜脱离是一种特殊类型的视网膜脱离，称为脉络膜脱离型视网膜脱离。本病起病迅速，常合并葡萄膜炎及低眼压，如治疗不及时，可迅速导致 PVR，预后较差。脉络膜脱离型视网膜脱离占我国孔源性视网膜脱离的 1.8%～18.1%，而国外报道此比例为 2.0%～4.5%。本病多见于老年人、高度近视、无晶状体眼以及黄斑裂孔性视网膜脱离，手术成功率显著低于一般孔源性视网膜脱离。

【病因及发病机制】　脉络膜循环障碍引起低眼压是本病发生的基本因素。液化玻璃体经裂孔进入视网膜下，刺激脉络膜血管扩张，血管通透性增加，液体渗出到脉络膜及睫状体上腔，导致脉络膜及睫状体脱离；同时睫状体水肿致房水生成减少，引起眼压下降；低眼压又加重了脉络膜血管扩张，液体渗出加重，脉络膜脱离发展，形成恶性循环。

脉络膜脱离型视网膜脱离较单纯孔源性视网膜脱离更易发生增生性玻璃体视网膜病变，这是复发性视网膜脱离及预后差的重要原因。低眼压引起血管通透性增加和睫状体水肿、脱离，从而加重脉络膜脱离，继而导致血-视网膜屏障破坏，大量含有纤维连接蛋白和血小板衍生生长因子的液体渗出。渗出液中的成分可引起视网膜色素上皮细胞游离，从而发生增生性玻璃体视网膜病变。

【临床特点】　本病具有发病急、进展快、预后差的特点，手术成功率较一般孔源性视网膜脱离者低。多见于老年人、高度近视和无晶状体眼，无明显性别差异。

1．因先出现视网膜脱离，继发脉络膜脱离，所以发病初期患者主诉同典型的视网膜脱离，如眼前闪光、固定性黑影遮挡、视力下降及视物变形等。在长时间不好的情况下视力下降突然加重，同时伴有眼红、眼痛，眼球变软。

2．视网膜脱离范围一般较大，多在3个象限以上。因伴有脉络膜脱离，所以视网膜脱离如果较浅，伴有小的皱褶，裂孔常隐藏其中，不易发现。糖皮质激素治疗后，脉络膜脱离好转，视网膜隆起则变得相对明显。晚期病例可见到视网膜广泛固定皱褶、僵硬等表现。

3．脉络膜脱离和睫状体脱离多发生于视网膜脱离后1~3周或更长时间后。脉络膜脱离的形态和范围各异，典型表现为眼底出现一个或数个表面光整，球形或分叶状的实性棕色隆起，脱离大小与高低可不相同。由于在赤道区为涡状静脉所分隔，此处的脉络膜脱离多为数个半球形或分叶状，赤道前的则呈环形扁平隆起。轻度脉络膜脱离可见周边部视网膜呈球形或环形棕褐色隆起，严重脉络膜脱离可向后累及后极部，两侧脉络膜隆起可相互接触。

4．常见低眼压，眼压多在3mmHg以下，甚至测不出。表现为前房加深，虹膜出现同心圆式皱褶，虹膜震颤和晶状体晃动。由于睫状体的脱离不但房水分泌减少，眼压降低，还引起Zinn小带松弛，晶状体和虹膜后移。

5．继发葡萄膜炎是本病的重要特征之一。患者可主诉眼痛；检查时可有眼球触痛、睫状充血、房水闪辉及瞳孔广泛后粘连等；玻璃体可有混浊和机化膜形成，常误诊为葡萄膜炎。角膜后壁有时可见少许色素颗粒，但无灰白色角膜后沉着物，眼底无脉络膜炎或视网膜炎等改变，可与原发性葡萄膜炎鉴别。

6．如治疗不及时，可迅速发展成PVR。表现为玻璃体混浊、浓缩、增殖膜形成，视网膜形成固定皱褶、

视网膜前及视网膜下形成增殖膜等。明显的PVR是本病的特点之一，也是治疗困难和手术失败的主要原因。

【辅助检查】　B超检查在诊断脉络膜脱离型视网膜脱离中的作用尤其突出，它不但可确定脱离的部位，还可根据脉络膜上腔为低密度或高密度影来区分是渗出性脱离或者出血性脱离（图7-214）。B超可同时显示有无眼内占位等伴随情况，以鉴别诊断。超声生物显微镜（UBM）有利于观察睫状体脱离及前房角情况，对该病的诊断也具有重要意义。

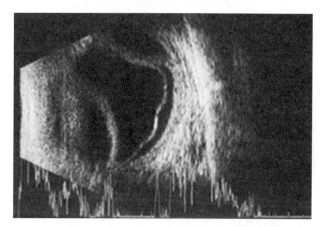

图7-214　B超显示视网膜脱离合并脉络膜脱离

【鉴别诊断】

1．**葡萄膜炎继发视网膜脱离**　由于葡萄膜炎所致玻璃体变性、后脱离及机化组织形成，牵拉视网膜形成裂孔和孔源性视网膜脱离。睫状体平部炎症常发生下方玻璃体基部的收缩和牵拉，致下方周边部视网膜脱离，脱离的视网膜可向前移位遮挡睫状体平部。急性视网膜坏死可见视网膜坏死部位内或边缘发生裂孔，且较广泛，多发生在赤道部。脉络膜脱离型视网膜脱离虽有明显的葡萄膜炎改变，但没有灰白色角膜后沉着物，无脉络膜、视网膜炎症表现。

2．**脉络膜黑色素瘤继发视网膜脱离**　一般在后极部或者其他象限有单个、局限性实性隆起，表面可有色素增生。肿瘤处因渗出的积聚，可使视网膜呈现无孔性波浪性实体性脱离。如积液多，视网膜脱离广泛，可随患者头部位置变动而改变视网膜脱离的状态。有的病例在远离肿瘤以外处有低位的渗出性视网膜脱离和锯齿缘部小而局限的视网膜脱离。脉络膜黑色素瘤一般没有葡萄膜炎反应。B超、CT或者MRI检查可见实性肿物。

3．**特发性葡萄膜渗漏综合征**　常为双眼发病，患者脑脊液压力和蛋白含量可增高。眼底表现为隆起的

脉络膜表面平滑，呈均匀灰青色，凸出有实体感。病情重者可延至一或几个象限。若病情发展渗出液突破视网膜色素上皮细胞层，即出现随体位移动的半球状或球形视网膜脱离，常在眼底下方。视网膜无裂孔，表面光滑，一般无固定皱褶，很少见有增生性玻璃体视网膜病变发生。特发性葡萄膜渗漏综合征患者眼压一般正常，无或有极其轻微的前葡萄膜炎。

脉络膜脱离型视网膜脱离与普通孔源性视网膜脱离的比较见表7-40。

表7-40　脉络膜脱离型视网膜脱离与普通孔源性视网膜脱离的比较表

临床特点	普通孔源性视网膜脱离	脉络膜脱离型视网膜脱离
眼红、眼痛	无	有
眼压	正常或者轻度降低	多在3mmHg以下
继发性葡萄膜炎	无或者轻度	较重
角膜皱褶	无	有
虹膜震颤、晶状体晃动	无	有
脉络膜、睫状体脱离	无	有
视网膜裂孔	较易发现	较难发现
PVR	相对少见	常见
糖皮质激素治疗	不需要	需要
手术时机	及早	糖皮质激素治疗后尽早手术
手术成功率	90%以上	PVR A～B级可达90.5%，严重PVR 65.6%～70.6%
预后	好	及时治疗预后较好，延误治疗预后差

【治疗及预后】　脉络膜脱离型视网膜脱离一般病情严重、PVR发展迅速，术前应认真检查眼底，及时发现裂孔，并行眼部B超和UBM检查，争取尽快确诊并给予糖皮质激素治疗。眼底情况检查清楚后，及时制定手术计划并尽早安排手术治疗。

1. 术前糖皮质激素的应用　由于脉络膜脱离使患眼出现葡萄膜炎反应，导致眼底裂孔检出率降低，故术前应给予足量的糖皮质激素治疗，待葡萄膜炎反应减轻、脉络膜脱离好转后再手术。传统治疗脉络膜脱离型视网膜脱离的方法是手术前后全身应用糖皮质激素，虽然在一定程度上减轻了炎性反应，抑制了PVR的发展，但副作用较多、局部起效较慢。近年来开始应用曲安奈德玻璃体腔注射，能够减轻葡萄膜炎反应，

提高手术复位率，显示出良好的治疗效果。

2. 手术方式的选择　术前PVR A～B级患者，选择巩膜扣带术较为恰当，术中尽量不放视网膜下液、术后不注气。PVR C1～C3级患者，巩膜扣带术的手术成功率低于玻璃体切除术，玻璃体切除术是解决严重脉络膜脱离的有效方法。对脉络膜脱离程度较轻的患者也可行巩膜扣带术，但应根据具体情况分析处理。PVR D1～D3级的患者应首选玻璃体切除术。

对于脉络膜脱离型视网膜脱离患者采取玻璃体切除术有以下优点：首先术中易于寻找视网膜裂孔，提高了手术的成功率，对于严重的脉络膜脱离（大范围的球形脉络膜脱离）效果尤为明显；此外，通过术中完全引流脉络膜上腔液体并切除增殖机化膜，可达到脉络膜视网膜复位，减少了术后复发的机会。

手术预后取决于正确的手术方法、恰当的手术时机、糖皮质激素的合理应用、脉络膜脱离的及时控制和复位以及全部视网膜裂孔的有效封闭。早年采用常规视网膜复位手术，视网膜复位率仅为35%～62%，对伴有严重PVR者，手术失败率高达71.4%。随着玻璃体切除手术的开展，PVR A～B级的患者玻璃体切除术联合巩膜扣带术及全身应用糖皮质激素，术后视网膜复位率可高达90.5%。对于严重PVR病例，手术后视网膜复位率为65.6%～70.6%。

（董方田　傅守静）

六、伴先天异常的视网膜脱离

（一）伴有脉络膜缺损的视网膜脱离

【概述】　先天性脉络膜缺损属眼部组织缺损的一种，由胚胎发育至第五周眼球胚裂闭合发生紊乱而融合不全造成。由于胚裂位于视杯的下方略偏鼻侧，因此先天性脉络膜缺损位置也多位于下方偏鼻侧。多数脉络膜缺损患者并不出现视网膜脱离，在部分病例中脉络膜缺损区域残余视网膜前组织牵引异常菲薄的视网膜破裂是引起视网膜脱离的原因。视网膜脉络膜缺损的发病率约为0.14%，其中约40%的患者可能会出现孔源性视网膜脱离。

【临床表现】　典型性脉络膜缺损通常双眼发病，表现为眼底鼻下方透见白色巩膜背景的缺损区，通常呈卵圆形，边缘多整齐，有色素沉着。脉络膜缺损可独立出现，也可伴发其他先天性异常如下方虹膜缺损、小眼球、小角膜、先天性白内障和黄斑缺损等，也可伴有全身性的出生缺陷。非典型者多为单眼，可位于眼底任何部位，其中黄斑区缺损最多见。多数患者存在显著的玻璃体液化，因此视网膜脱离一旦发生多迅速进展为广泛。由于巩膜的白色背景使裂孔可视化程度

差，加之缺损区内视网膜表面膜样变，视网膜极其菲薄，寻找裂孔通常困难，偶尔孔源性视网膜脱离是由于眼底其他部位视网膜裂孔造成。

【治疗】 由于多数伴有脉络膜缺损的视网膜脱离裂孔位于视网膜色素上皮和脉络膜缺失的残余视网膜区域，因此利用冷凝或激光造成裂孔周围视网膜脉络膜黏合是不可能的，且巩膜扣带手术因操作复杂解剖复位率低，目前已很少采用。玻璃体手术，将整个脉络膜缺损区域视为裂孔，沿正常与缺损区域边缘光凝，硅油填充是有效治疗伴有脉络膜缺损视网膜脱离的手术方法。

（二）先天性视盘小凹伴视网膜脱离

【概述】 先天性视盘小凹的致病原因仍存在争议，普遍认为视盘小凹是由于胚胎发育过程中视神经裂关闭不全所造成，也就是视盘缺损的一种轻微变异形式。从组织学上看，视盘小凹是由发育不全的视网膜突入向后扩张的胶原小袋组成。视盘小凹的视网膜下积液的来源也存在争议，目前认为主要来源于玻璃体腔，发生视网膜脱离前玻璃体多已液化且部分后脱离，液化玻璃体经小凹进入视网膜下或内。视盘小凹发病率约为 1/11 000，男女发病率相同。大多数视盘小凹都无遗传性，少数报道为常染色体显性遗传。多数患者单眼发病，15% 的患者双眼发病。单眼发病者受侵害的视盘往往较正常略大。大多数患者视盘上只有一个小凹，但多个小凹的情况也偶有发生。大约有 40% 的视盘小凹的患者于 30 岁左右发生黄斑部浆液性视网膜脱离。

【临床表现】 一般单纯不伴有视网膜病变的先天性视盘小凹对视力影响不大。眼底检查显示患者视盘上有灰色、黑色或黄白色的圆形或椭圆形凹陷，70% 左右的小凹位于视盘颞侧，大小因人而异，可达 0.1～0.7 视盘直径，平均深度可达 0.3～0.5D。当黄斑出现浆液性视网膜脱离时患者可出现视力下降、视物变形等症状。患者视野变化很大，并且常常与小凹的位置无关，最常见的视野损害是生理盲点扩大、与生理盲点相连的旁中心弓形暗点以及黄斑部视网膜脱离造成的中心暗点。视盘小凹可伴有其他先天异常包括大视盘及视盘缺损等。常见视盘周围色素上皮紊乱，系由较长时间的视网膜下积液造成。偶尔有视盘周围脉络膜新生血管产生。约 60% 的患者中会有一到两支视网膜睫状动脉从小凹底部穿出。病程后期，可出现黄斑色素上皮脱失、黄斑囊样变性、黄斑劈裂、黄斑板层孔或黄斑全层裂孔。约 25% 或更多的患者经过一段较长时间的病程后，视网膜脱离可自行贴复。

【诊断】 细致的检眼镜检查即可明确诊断先天性视盘小凹，荧光血管造影的典型表现是小凹处早起低荧光，逐渐增强为晚期高荧光。OCT 的检查是目前最有效的辅助诊断工具。OCT 清楚显示黄斑囊样变性、劈裂、板层孔、全层孔及神经上皮脱离等，有时可发现与劈裂腔相交通的小凹边缘相对应的视神经低反射区域。

【治疗】 黄斑无脱离时无须治疗。自愈的视网膜脱离往往视力预后差。氩激光栅档状光凝视盘颞侧视网膜，阻止液体自视盘小凹向黄斑区流动，有助于视网膜复位。目前多数人同意及时玻璃体手术解除玻璃体后皮质对黄斑的牵引并辅以气体填充及激光光凝可促进视网膜复位及改善视力预后。

（徐格致）

七、Marfan 综合征并发视网膜脱离

【概述】 Marfan 综合征是一种常染色体显性遗传性疾病，由 Antoine Marfan 于 1896 年首次报道。其发病率为 1∶10 000，其中 15%～30% 为散发病例。微纤维蛋白（FBN-1）基因缺陷是本病的发病原因，该基因位于第 15 号染色体长臂，主要操控微纤维蛋白的合成。Marfan 综合征可累及心血管系统、肌肉骨骼系统及眼部等，外显率很高，且同一家系成员可有各种临床表现。

心血管系统受累主要表现为主动脉扩张、动脉瘤、主动脉瓣关闭不全、二尖瓣脱垂及关闭不全等。肌肉骨骼系统受累主要表现为四肢及躯干骨骼细长、脊柱侧凸或后侧凸、胸廓畸形及关节动度过大等。眼部受累主要表现为晶状体异位、高度近视、视网膜脱离及青光眼等。

Marfan 综合征患者视网膜脱离的发生率为 5%～11%，但在有晶状体异位的患者，视网膜脱离的发生率增加至 8%～38%。视网膜脱离的平均发病年龄为 22 岁。晶状体异位、眼轴长的患者易发生视网膜脱离。

【病因及发病机制】 位于 15 号染色体的 FBN-1 基因缺陷是 Marfan 综合征的病因。微纤维蛋白是分子量 350kD 的糖蛋白，是微纤维的主要成分。微纤维在弹性蛋白沉积于基底膜的过程中非常重要，其本身在组织中也有着结构功能。微纤维蛋白在眼组织中广泛分布，包括睫状体带、晶状体囊膜、睫状体及睫状突的结缔组织、角膜上皮的基底膜、Schlemm 管的内皮、筛板、巩膜、脉络膜及 Bruch 膜。

FBN-1 基因的缺陷导致睫状体带变薄及畸形，造成晶状体异位。半脱位或脱位的晶状体对玻璃体基底部存在牵拉，可导致周边部视网膜的小裂孔，从而导致视网膜脱离。基因缺陷导致的巩膜壁薄弱可造成轴

性近视，可并发早期玻璃体液化、玻璃体后脱离、视网膜变薄、格子样变性及周边视网膜裂孔，甚至形成巨大视网膜裂孔，最终导致视网膜脱离。内眼手术史也是视网膜脱离的重要原因，如晶状体囊内／外摘除术、晶状体超声乳化吸除术等，可造成玻璃体部分丢失，从而导致视网膜脱离。经睫状体平坦部晶状体切除术可降低术后视网膜脱离的发生率。

【临床特点】

1. 晶状体 晶状体异位发生率为 50%～80%，多无外伤史，通常向颞上移位，但也可向其他方向移位，甚至向玻璃体腔或前房移位。白内障通常比正常人早发生 10～20 年，多为核性混浊。

2. 虹膜 虹膜基质发育不良，瞳孔较小，药物难以散大。

3. 玻璃体 中央及后部玻璃体液化常见，前部玻璃体通常完好，但如液化范围广泛，则可使晶状体向后移位。

4. 视网膜 轴性近视、脉络膜萎缩弧较常见，后巩膜葡萄肿较少见。周边视网膜可见非压迫性变白、格子样变性、脉络膜色素增生及视网膜裂孔。视网膜脱离是最严重的并发症。具有下列情况更易发生视网膜脱离：晶状体异位、悬韧带缺陷导致锯齿缘受到持续牵拉、玻璃体液化，以及眼轴增长导致视网膜变薄的近视患者。

5. 其他 扁平角膜，深前房，青光眼及斜视等。

【鉴别诊断】

1. 同型胱氨酸尿症 一种常染色体隐性遗传病，可有类似 Marfan 综合征的骨骼、心血管系统及眼部异常，但其晶状体通常向下方或鼻下移位。眼部也可合并先天性白内障、视网膜脱离和变性等。硝普钠试验可筛查尿同型胱氨酸而予以鉴别。

2. Weill-Marchesani 综合征 一种常染色体隐性遗传病，其症状与 Marfan 综合征相反，表现为身材矮胖、短肢指（趾）及球形晶状体，晶状体通常向下方或鼻下方移位，易发生青光眼，常伴有屈光性高度近视。

【治疗及预后】 晶状体透明、无异位或者轻度异位不影响眼底观察、散瞳良好、视网膜裂孔位于赤道或者赤道前的视网膜脱离患者可采用标准巩膜外带术，根据病情可联合巩膜外环扎术。对于已行经睫状体平坦部晶状体切除术的患者也可采用此术式。

严重的晶状体脱位或半脱位和晶状体混浊影响周边眼底观察、晶状体向后脱位、增生性玻璃体视网膜病变、视网膜巨大裂孔，以及后部视网膜裂孔等病例，需采用经睫状体平坦部玻璃体切除术，根据晶状体情

况行晶状体切除，术中同时行气液交换、激光光凝及长效气体填充或硅油填充。全氟化碳液体（重水）有助于视网膜复位，且有助于取出向后移位的晶状体。严重患者还可同时行巩膜外环扎术，从而减少前部玻璃体牵拉导致复发性视网膜脱离。如增生性玻璃体视网膜病变严重，术中还需行视网膜表面增生膜、视网膜下增殖膜的剥离及视网膜切开术。

视网膜复位手术失败的原因之一是瞳孔散大困难，对周边部视网膜观察欠清。如药物不能充分散瞳，可行激光虹膜括约肌切开或虹膜成形术。有晶状体眼为避免损伤晶状体，可采用虹膜拉钩拉开虹膜。

Marfan 综合征患者可伴发心血管系统异常，围术期需要注意全身情况：例如避免使用增加心率的药物（阿托品）或者降低体循环血管阻力的药物（镇静药）；因胸主动脉管壁薄弱，应避免血压过度升高等。

需定期仔细检查对侧眼眼底，从而早期发现对侧眼的视网膜病变并予以治疗。

早期治疗的轻度视网膜脱离患者预后较好，视网膜复位率可达 90%；复杂视网膜脱离患者行玻璃体切除术后视网膜复位率可达 50% 以上，而一半以上患者术后矫正视力达到或者超过 0.1；严重的增生性玻璃体视网膜病变患者预后通常较差。

八、Schwartz-Matsuo 综合征

【概述】 以孔源性视网膜脱离、继发性房水细胞及高眼压为特征的综合征在眼科界曾被称作"Schwartz 综合征"，为避免与另一同名的遗传性疾病相混淆，现在称作"Schwartz-Matsuo 综合征"，以纪念首次报道孔源性视网膜脱离继发青光眼的 Ariah Schwartz（1973）及首先发现该综合征患者房水中存在光感受器外节的 Nobuhiko Matsuo（1986）。Matsuo 后又将其命名为"光感受器外节性青光眼"（1994），因其在房水中发现光感受器外节及吞噬有外节的巨噬细胞，且房水细胞在视网膜复位术后消失，眼压也恢复正常。

【病因及发病机制】

1. 病因 眼部钝挫伤、内眼手术是其常见病因，也可见于变应性皮炎患者。变应性皮炎患者的视网膜、睫状体上皮及玻璃体可能与其晶状体及皮肤有着共同的先天异常，节段性晶状体缺损、半脱位及相关的睫状突发育不全可能与变应性皮炎患者的睫状突撕裂有关。

2. 发病机制 从视网膜脱落的光感受器外节经视网膜下腔流入房水并阻塞小梁网导致了该病的发生。需同时具备两个发病因素：①光感受器外节持续从脱离的视网膜脱落至视网膜下腔。因此该病的视网膜脱

离通常时间较长，范围较大，形态扁平，且裂孔较小。球形隆起的视网膜脱离因光感受器外节很快脱落完，且发现较早，治疗及时，一般不会发生 Schwartz-Matsuo综合征。裂孔较小则光感受器外节外流速度较快，更易进入前房。②视网膜下腔与房水之间形成通路。

光感受器外节可通过 3 个途径由视网膜下腔进入前房：①玻璃体基底部前缘的睫状体平坦部或睫状突无色素上皮的裂孔可直接形成视网膜下腔（脱离的睫状体无色素上皮下腔的延伸）与前房的沟通。②玻璃体前界膜的微小破损。光感受器外节可经视网膜裂孔由视网膜下腔进入玻璃体腔，再经破损的玻璃体前界膜流入前房。锯齿缘后甚至中周部的视网膜裂孔导致本病的发生可以此途径解释。这与玻璃体积血血细胞进入前房的途径相似。玻璃体前界膜的破损可继发于前部玻璃体的退变，也可继发于外伤或晶状体摘除术。③玻璃体前脱离，同时，附着于锯齿缘离断前瓣的玻璃体基底部撕裂，从而形成视网膜下腔与前房的通路。由于年轻人的玻璃体前界膜通常是完整的，因此这是年轻锯齿缘离断患者发病的唯一途径。

【临床特点】 患者多为青少年男性，通常在数月或数年前有眼部钝挫伤史。可有房角后退、虹膜震颤、晶状体半脱位等眼外伤后表现。部分患者可有 Marfan综合征或过敏性皮炎。

本病主要的三个特征为：房水细胞、波动较大的高眼压及孔源性视网膜脱离。裂孔多位于玻璃体基底部附近，如睫状体平坦部或睫状突无色素上皮裂孔及锯齿缘离断。视网膜脱离通常较扁平，范围较大，可累及黄斑区，裂孔通常较小。眼底检查有时可见视网膜下膜、视网膜巨囊或视网膜退变，均提示长期的视网膜脱离。

患者房水细胞量各不相同，但都没有葡萄膜炎的其他表现，如虹膜前 / 后粘连、角膜后沉着物、睫状充血等。房水细胞量昼夜可有波动，休息后晨起较少，日常活动后傍晚增多。激素治疗无效。

眼压升高程度也各不相同，可高达 60mmHg，且昼夜波动较大。患者表现为开角型青光眼，有时可见房角后退，房角通常无色素增加。房水流畅系数减小，房水细胞量与眼压高低可成正比。但变应性皮炎患者眼压通常不会太高，但昼夜波动仍较大，可能因为这些患者早期即出现白内障，需要定期检查眼部情况，发现较早，此时视网膜脱离时间尚不久，因而小梁网受阻尚不严重。

【鉴别诊断】

1. 青光眼 各种与视网膜脱离相关的青光眼均需与之鉴别。

Ⅰ. 合并孔源性视网膜脱离的青光眼

A. 原发性开角型青光眼

B. 色素性青光眼

C. 散瞳所致原发性闭角型青光眼

D. 房角后退性青光眼

E. 晶状体脱位性青光眼（Marfan 综合征或单纯晶状体脱位）

Ⅱ. 孔源性视网膜脱离继发青光眼

A. 视网膜脱离所致虹膜炎继发青光眼

B. 视网膜脱离区血管阻塞继发新生血管性青光眼

C. Schwartz-Matsuo 综合征

D. 血影细胞（溶血）性青光眼

Ⅲ. 治疗孔源性视网膜脱离继发的青光眼

A. 术后类固醇性青光眼

B. 巩膜扣带术继发闭角型青光眼

C. 玻璃体腔注气 / 硅油填充术继发闭角型青光眼

D. 睫状体平坦部玻璃体切除术继发青光眼

Ⅳ. 非孔源性视网膜脱离相关青光眼

A. 慢性葡萄膜炎及瞳孔粘连

B. 糖尿病视网膜病变继发新生血管性青光眼

C. 眼内肿瘤细胞浸润房角所致青光眼

D. 真性小眼球性闭角型青光眼及葡萄膜渗漏

其中，原发性开角型青光眼是最常见的与孔源性视网膜脱离有关的青光眼，因其都可在近视的基础上发生，但通常是双眼发病，可与之鉴别。

2. 葡萄膜炎 Schwartz-Matsuo 综合征无葡萄膜炎特征性的炎性表现，如虹膜前 / 后粘连、角膜后沉着物、睫状充血等，对激素治疗无反应，眼底有孔源性视网膜脱离，可与之鉴别。但因其视网膜脱离较扁平，变应性皮炎患者还常并发白内障，导致眼底模糊，因此眼底视网膜脱离易漏诊。眼部 B 超有助于发现视网膜脱离。

【治疗与预后】 治疗关键在于手术修复视网膜裂孔。视网膜复位后房水细胞很快消失，眼压及房水流畅系数恢复正常。如间接检眼镜下锯齿缘周围的周边视网膜清晰可见，且裂孔可准确定位，则可采用巩膜扣带术，根据病情联合或不联合巩膜外环扎术，疗效通常较好。如白内障影响裂孔定位和（或）前部玻璃体出现增殖（变应性皮炎者常见），则需采用玻璃体切除联合晶状体切除术，术中行气 / 液交换、激光光凝及气体或硅油填充。

本病预后较好，有报道眼压持续增高 1 年以上的患者，在视网膜复位术后数日，眼压即恢复正常，且视力提高、视野扩大。

（董方田）

九、屈光手术后视网膜脱离

屈光手术是指改变眼既有屈光状态的手术,当前临床上屈光手术的重点是矫正屈光不正,其中以减轻或消除近视度数最常见。最主要的靶点是角膜浅层、角膜基质和晶状体。术式主要包括激光光学角膜切削术(photorefractive keratectomy,PRK)、激光原位角膜磨镶术(laser-assisted in situ keratomileusis,LASIK)、有晶状体眼屈光晶状体植入术、透明晶状体摘除联合人工晶状体植入术等。屈光手术后一般以眼前段并发症为主,少部分患者会发生视网膜脱离(RD),导致视力严重下降。但近视本身存在较高的视网膜脱离发病率,且现有的文献未发现有远视患者屈光矫正术后出现视网膜并发症的报道,因此屈光手术是否是引起RD的医源性因素尚难定论。

(一)角膜屈光术后视网膜脱离

1. PRK PRK 于 1983 年由 Trokel 首先描述,是 20 世纪 90 年代早期流行的屈光矫正手术,它可以有效矫正近视,具有长期稳定性和安全性。PRK 术后 RD 的发生率较低,为 0.08%,不高于近视者自然病程 RD 的发生率。由于多见于屈光度大于 −9.00D 者且 RD 发生较迟(术后 9～113 个月不等),加之有些患者外伤史明确,故尽管存在激光能量对眼球的冲击损伤及术后炎症反应,多认为 RD 与手术无关,是近视眼本身所致的并发症。

2. LASIK LASIK 目前已成为矫正低到中度近视的最普遍选择,因此人们对术后视网膜脱离并发症也更加关注。LASIK 手术在激光切削前需要做一个板层的角膜瓣,制瓣时,角膜负压吸引环置于角膜缘附近,为使角膜稳定和坚固,负压吸引可使眼压急剧升高至大于 60mmHg,从而产生各种眼前后节并发症,包括孔源性视网膜脱离。LASIK 术后 RD 的总体发病率为 0.033%～0.25%,发生时间为术后 14 小时～76 个月不等。研究发现,性别、年龄、近视度数与 LASIK 术后 RD 的发生显著相关。男性,年龄相对较大,屈光度大于 −10.00D 者多发,裂孔多见于颞侧(71.1%),62.9% 伴有玻璃体后脱离。

LASIK 手术是否可导致 RD 存在争议,术后短时间内发生的视网膜脱离被认为与手术有关。部分学者认为手术会增加近视者视网膜脱离的风险,主要机制有三:①LASIK 术中,负压吸引,使眼压急剧增加(达 65mmHg)而后降低,眼压的波动可对玻璃体基底部产生机械性牵拉,造成周边视网膜裂孔;②激光对角膜的冲击力,可沿眼轴向眼后部传递,是导致玻璃体后脱离(PVD)产生的重要因素;③LASIK 手术可加速

玻璃体液化,从而增加 RD 的发生风险。有学者对此持不同观点,通过对高度近视者 LASIK 术前术后周边部视网膜的观察,发现手术并不导致进行性周边视网膜损伤。研究还发现,激光产生的最大冲击力主要集中在晶状体后部和前部玻璃体,对视网膜的影响很小,且统计结果显示,LASIK 术后视网膜脱离 1 年、5 年、10 年的平均发病率分别为 0.05%、0.15%、0.19%,均显著低于近视者自然病程 RD 的发病率(0.7%～6%)。故目前多认为 LASIK 术后视网膜脱离是近视眼的自然病程,与手术本身无关。

(二)晶状体屈光术后视网膜脱离

相对于角膜屈光手术,眼内屈光手术有许多潜在的优点:矫正范围广,视力恢复快,屈光稳定性及视觉质量好。有两种基本术式:有晶状体眼屈光晶状体(PIOL)植入术和透明晶状体摘除联合人工晶状体植入术。

1. 有晶状体眼屈光晶状体植入术 目前 PIOL 植入术矫正高度近视很受欢迎,主要优点在于可逆性和眼部自身调节力的保留。PIOL 分为前房型和后房型两种,前者又分为虹膜夹固定型和房角支撑型。随访研究显示,PIOL 植入者,RD 的发生率为 0.61%～4.8% 不等,发生时间为术后 2 天～92 个月。我们曾报道了一组超高度近视的患者(299 人 530 眼),术后至少随访 2 年,孔源性视网膜脱离(RRD)的发生率为 1.5%。术后迅速发生 RD,被认为与手术相关,可能由于术中术后眼压的波动及手术造成的炎症反应导致玻璃体对视网膜的牵拉所致。睫状体炎症和晶状体悬韧带的牵拉可引起巨大裂孔性视网膜脱离。但现有报道中,大多数 RD 发生于术后数月,且部分患者存在外伤史,因此倾向认为 PIOL 植入后发生 RD 是由于高度近视本身引起。近年来,由于手术技术及晶状体设计的改进,PIOL 植入术后 RD 的发生率较前下降,最新的长时间随访研究显示,前房型 PIOL 植入后并无 RD 发生。前房型和后房型 PIOL 视网膜脱离发生率的比较研究未曾有报道。

2. 透明晶状体摘除联合人工晶状体植入术 透明晶状体摘除联合人工晶状体植入术后发生 RD 的风险较大,为 1%～8%,平均发生时间在术后 39 个月,因此在近视患者仍有调节力时不作为首选。研究显示,透明晶状体摘除联合 IOL 植入术由于手术过程中眼压的动态变化或晶状体摘除后眼内容积的扩大都可以诱发 PVD,而 PVD 的发生可以激发原有的玻璃体视网膜的异常粘连产生视网膜裂孔和孔源性视网膜脱离。年龄是重要的相关因素,小于 50 岁者 RD 发生率高达 5%,而大于 70 岁者这一比率降至 0.7%。这与年纪

大者术前已存在 PVD 有关。术后因后发性白内障行 Nd∶YAG 激光后囊切开与 RD 的发生密切相关。据报道，Nd∶YAG 激光后囊切开，1 年内视网膜并发症的发生率为 2.5%，2 年内这一比率达 3.6%。50% 源于新发马蹄孔，50% 源于原来存在的小萎缩孔。并且眼轴每增加 1mm，RD 的发生率增加 1.5 倍。不同的研究，统计结果各异，可能与各地激光运用方法不同有关，包括能量的使用、切开的直径等。

（三）视网膜脱离手术方式及预后

屈光手术后 RD 的特征及视网膜复位术式与未行手术者无明显差异，可采用气性视网膜黏结术，巩膜扣带术或玻璃体切割联合注气 / 注硅油术，具体手术方式的选择取决于裂孔的大小、部位、数目以及是否存在增生型玻璃体视网膜病变（PVR）及其严重程度。

角膜屈光手术不影响视网膜复位术时的周边视野。需要引起术者关注的是术中对角膜的保护。一旦发生角膜水肿，刮除角膜上皮会引起角膜瓣移位。Arevalo 曾报道 1 例 LASIK 术后 69 个月行玻璃体切除术的患者，在刮除角膜上皮时，发生角膜瓣移位。一旦发生移位，在使角膜瓣复位后可采用软性角膜接触镜避免瓣再移位，而非接触广角系统的应用可避免此并发症的发生。

有晶状体眼屈光晶状体植入术者手术中是否取出 PIOL 需酌情而定，若患者无严重 PVR 且不影响手术时的周边视野，可不必取出，否则应取出，以保证视网膜复位。

屈光术后视网膜脱离的最终手术复位率一般可高达 100%。视网膜复位术后视力多预后良好，视力的预后主要取决于是否发生 PVR 和治疗是否及时，同时也受其他与高度近视有关因素，包括视网膜变性和弱视等影响。有报道透明晶状体摘除联合人工晶状体植入者的预后较差，术后患者最佳矫正视力（BCVA）都有所下降。不同的视网膜复位手术各有利弊，巩膜环扎术会改变角膜的形态和眼球的轴长从而加深近视和散光，而玻璃体手术主要缺点在于加速白内障的发生，特别是对年龄大于 50 岁的患者。

屈光术后视网膜脱离的发生率不高，位于近视患者自然病程 RD 发生率范围内，且处理及时，预后较好。目前屈光手术与 RD 的关系仍不明确，需进一步行大规模前瞻性研究证实。

术前散瞳，三面镜或间接检眼镜联合巩膜压迫检查眼底十分必要。可以发现患者存在的视网膜薄弱区，例如变性区等，判断是否适于手术。有人主张术前对视网膜薄弱区进行预防性光凝，但其有效性存在争议。因为据报道，大多数产生 RRD 的视网膜裂孔都

发生在 PVD 前外观正常的视网膜部位。所以预防性光凝后手术仍可出现视网膜脱离。屈光手术后应定期随访，随访时仔细检查玻璃体视网膜情况同样非常重要，尤其对于视力恢复不佳者。研究显示，一眼发生巨大裂孔性视网膜脱离者，另一眼发生非创伤性巨大裂孔的概率是 16.5%。因此，对于此类患者，有必要延长术后随访时间并对其非手术眼进行眼底详细检查。加压变白，广泛格变区等都是潜在的危险因素，可采取预防性处理，例如光凝、冷冻、巩膜扣带术等。冷凝或巩膜环扎术可使巨大裂孔性视网膜脱离的发生率分别减少至 4% 和 2%。

尽管屈光手术是否会增加 RD 的风险及其具体机制未明，但术前有必要告知患者：屈光手术仅能纠正近视引起的屈光不正，无法改善其继发的玻璃体视网膜并发症。使患者认识到日后存在视网膜脱离的可能，正确认识屈光手术非常重要。

（常　青）

第七节　增生性玻璃体视网膜病变

一、概　　述

增生性玻璃体视网膜病变（proliferative vitreoretinopathy，PVR）是孔源性视网膜脱离的常见并发症和手术失败的主要原因。以往曾认为由玻璃体的收缩引起。实验和临床研究证实，视网膜表面的细胞增生和收缩是本病的基本病理过程。这一过程在临床上表现为赤道前及玻璃体基底部（前部）和赤道后（后部）的增生性膜及其引起的多种形式的收缩牵拉，最终造成牵拉性视网膜脱离。

对 PVR 的认识经过了一百多年的历史。病名的沿革反映了认识的逐渐深入。其间大致经过了三个阶段。

1. 20 世纪 70 年代以前的临床认识　Jeager 于 1869 年已报告了孔源性视网膜脱离发生 PVR 的某些临床特征。但在早期并不清楚视网膜前的纤维组织膜是视网膜脱离的原因还是后果。1965 年，Cibis 将玻璃体结构的凝聚和浓缩称为广泛性玻璃体收缩（massive vitreous retraction，MVR）。当时许多学者认为视网膜前的纤维细胞或胶质细胞性膜是引起玻璃体收缩的原因。

Duke-Elder 在 1967 年经典地描述了未治的视网膜脱离的结局："视网膜仅在锯齿缘和视盘保持附着，整个形态像一朵牵牛花，大部分皱缩于晶状体之后，其余部分像一根索带朝向视盘。玻璃体混浊和收缩，

变性的神经组织由胶质和纤维增生所代替，这些增生穿过内界膜的孔隙，形成一层细胞性膜，覆盖在视网膜的内表面，这些膜使视网膜皱褶，互相粘连形成固定皱褶。这一过程与广泛性玻璃体收缩有关。"这段叙述指出了视网膜表面膜的形成，但仍把病因错误地归结于玻璃体的病理性收缩。此期也有人称之为广泛性视网膜前收缩（massive preretinal retraction，MPR）。

2. 确认细胞增生是 PVR 的基本病理改变 Machemer 等在 20 世纪 60 年代末进行了猴眼视网膜脱离的实验研究，发现视网膜色素上皮细胞（retinal pigment epithelial cell，RPE）能够移行、附着在视网膜表面、增生和合成胶原。1970 年，Machemer 创立了玻璃体切除术，但在开始的一组 28 例视网膜脱离伴 PVR 中，仅切除玻璃体并没有使视网膜永久性复位。此后，他们对一例双眼患病的 6 岁儿童成功地施行了玻璃体切除和膜切除术。实验和临床实践说明，此病不是由玻璃体的收缩引起，而是由 RPE 和神经胶质细胞的广泛增生、细胞性膜的牵拉造成的。膜切除术是手术治疗此病的一个关键步骤。因此，在 1975 年，他们将"MVR"改名为广泛性视网膜周围增生（massive periretinal proliferation，MPP），建立了本病是由于细胞增生和收缩所致的现代概念。这是对此病认识上的一次飞跃。

3. 命名 1983 年，视网膜学会术语委员会采用了 PVR 的名称，去掉了原来表示病变范围的形容词，用"增生性"表示细胞增生是这一病变的基本过程，"玻璃体视网膜"表示病变的部位，即细胞增生性膜存在于脱离的视网膜表面或玻璃体（图 7-215，彩图 7-216，见书末彩插）。它代替了以前使用的各种术语。

PVR 通常是指孔源性视网膜脱离的并发症。由于类似的过程也发生在眼后段穿通伤，这种因外伤后眼内纤维细胞增生引起的牵拉性视网膜脱离，也被称为外伤性 PVR。相应地，前者则可称为"特发性"。由于视网膜血管病引起的牵拉性视网膜脱离，不属于 PVR。两者在发病的原因、增殖细胞的来源、临床表现有明显的不同。例如，增生性糖尿病视网膜病变，主要原因是视网膜广泛缺血引起视网膜新生血管形成，继发玻璃体积血和牵拉性视网膜脱离。

二、病因与病理

为什么在孔源性视网膜脱离时，会发生 PVR 呢？从根本上说，这一病理过程是组织对损伤的一种修复反应，就像发生在身体的其他部位一样。但发生在眼内有其特殊性。虽然近 40 年来对其进行了广泛的实验和临床研究，但对其发生机制尚有许多环节未能彻底明了。

（一）发生率及危险因素

发生率为 5%～10% 以下。目前对发生的危险因素尚不十分肯定。但已知这些因素包括裂孔的大小和性质，血-视网膜屏障被破坏，玻璃体积血、炎症或手术，以及视网膜冷凝等。据一些病例组的临床调查，无晶状体眼 PVR 的发生率为 11.1%；再次手术后为 19.5%。视网膜裂孔大，发生率较高。如裂孔大小在 70°～90° 范围时，发生率为 23%；90°～180° 为 50%；大于 180°，为 73%。裂孔的性质可能是更重要的一个因素。伴有锯齿缘离断、圆形萎缩性裂孔、高度近视的黄斑小裂孔，发生率较低；边缘翻卷或固定的马蹄形裂孔，合并玻璃体积血，有明显的玻璃体液化伴不完全性玻璃体后脱离，实行过玻璃体手术、术前脉络膜脱离或行广泛冷凝术，发生率明显增加。新近研究发现，视网膜复位手术后血-视网膜屏障的不恢复，表现为前房蛋白闪光增加，发生 PVR 的可能性增大。

（二）病因

PVR 的基本病理生理过程是细胞增生和膜的收缩。无论从临床危险因素或是实验研究来看，都与 2 个发病条件有关。一是有一定数量的细胞来源；一是存在刺激细胞增生的因素。视网膜裂孔形成，尤其是大的裂孔，RPE 细胞暴露的面积大；细胞容易被激活，生长能力强；多种因素使血-视网膜屏障破坏，血浆因子渗出，促进细胞的移行、增生和膜形成；细胞外基质如胶原和纤维结合蛋白形成，使膜具有稳定的支架，粘连于视网膜，造成固定瘢痕，成为 PVR 的终末期。但从基因、分子和细胞生物学水平详细阐明病因，还有待时日。

一些研究已强调 PVR 与一般伤口愈合过程类似。PVR 以三个部分重叠的时相序贯发生：炎症期、细胞增生期和细胞外基质重塑期。对 PVR 发生的时间程

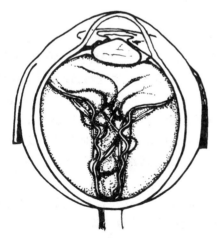

图 7-215 增生性玻璃体视网膜病变
视网膜呈漏斗状脱离

序的研究很少。从临床分析搜集到的资料，手术后PVR的发生平均用4~8周。详细的PVR时间生物学是在巨噬细胞诱导的PVR实验动物模型中进行评价的。炎症期是作为对巨噬细胞注射反应立即启动的。细胞增生可早在（4±7）天检测到，高峰期在（10±14）天。瘢痕引起的视网膜脱离发生在巨噬细胞注射后2~3周。

（三）参与增生的细胞类型

PVR的标志是视网膜周围纤维细胞膜的形成和视网膜内纤维化。膜形成是由于视网膜和视网膜外细胞与细胞外基质成分的相互作用。膜内含有不同来源的细胞：视网膜胶质细胞（包括Müller细胞、小胶质细胞和纤维星形细胞）、来自RPE和睫状体的上皮细胞、玻璃体细胞、血缘免疫细胞（巨噬细胞、淋巴细胞和中性粒细胞）、纤维细胞和肌成纤维细胞。膜的成分随时间改变，从早期的细胞性膜到晚期少细胞的纤维膜。在纤维增生膜中，胶质细胞、RPE细胞和纤维细胞分化为可收缩的肌成纤维细胞，通过收缩蛋白α-平滑肌肌动蛋白的表达产生牵拉力。

1. RPE细胞 为基本的细胞类型。细胞从裂孔底部进入玻璃体，即裂隙灯检查所见的烟尘样棕色色素颗粒，主要由重力或随眼球转动和主动移行而散布到视网膜表面。临床上，下方视网膜前的增生往往最明显，说明这些细胞因重力而下沉，随之增生，合成胶原及其他细胞外基质，并具有成纤维细胞样表型，能收缩产生牵拉力，释放溶酶体酶；自分泌趋化因子和促细胞分裂因子，进而刺激更多的细胞增生。

新近认为，在增生牵拉的级联反应中，RPE细胞发生了上皮间充质转变（epithelial-mesenchymal transition，ETM；或称为"上皮间变"）、增生、转化的RPE细胞的定向移行，及在玻璃体和视网膜表面形成牵拉的纤维细胞性膜。上皮间变（ETM）是正常发育中的一个重要过程。上皮细胞转化为间充质细胞，细胞的极性和黏附性改变，移行和播散。ETM在肿瘤发展和纤维化中起关键作用，在PVR中也起关键作用。在视网膜脱离期间，RPE细胞进入玻璃体腔并黏附在脱离的视网膜上，经历了ETM变成纤维细胞表型，即丧失了上皮表型，获得间充质、纤维细胞样特性，如α-平滑肌肌动蛋白和波形蛋白表达上调，细胞间黏附降低，运动性提高。

2. 神经胶质细胞 主要是Müller细胞，是视网膜周膜内常见的细胞成分。它们通过内界膜的破口或间隙移行到视网膜之外，能够增生、收缩和合成胶原，并可能对免疫和炎症过程起到调节作用。实际上所有视网膜疾病都伴有反应性胶质增生，特点为细胞肥

大，中间丝波形蛋白和GFAP上调。在PVR过程中，Müller细胞增生和移行到视网膜表面，成为纤维细胞性膜的一个恒定部分，并能加重视网膜变性，对视网膜复位有阻碍作用。

3. 血源性细胞 炎症是PVR发病机制中一个重要的阶段，与血源性细胞进入视网膜组织和玻璃体有关。血源性细胞如巨噬细胞和纤维细胞常见于PVR膜中。巨噬细胞样细胞可能也从RPE细胞经历了EMT演化而来。循环中的纤维细胞和巨噬细胞在PVR膜中可能为成纤维细胞的前体，可直接促成纤维细胞膜。玻璃体细胞（位于玻璃体皮质的细胞）属于单核细胞或巨噬细胞系，在细胞外基质合成、免疫反应调节和炎症调节中起主要作用。玻璃体细胞强烈的收缩特性也在PVR发展中起作用。

（四）细胞因子

许多体液因子在增生细胞的激活、趋化、移行、增生、分泌基质、收缩等细胞活动中发挥不同的作用。生长因子是与细胞表面上的受体结合的蛋白质，主要激活细胞的增生或分化。细胞因子特指细胞相互作用、传递信息的信号蛋白。白介素是特别直接针对白细胞的细胞因子。许多体液因子与PVR有关，新近研究中确定的主要相关因子有多种。如，血液成分因血-视网膜屏障的破坏进入视网膜和玻璃体，其中的凝血酶（thrombin），能刺激胶质细胞和RPE细胞的增生。纤维连结蛋白刺激胶质细胞的移行，在细胞外基质重塑中起重要作用。血小板源性生长因子（PDGF）是一种创伤愈合细胞因子，对RPE和胶质细胞是强力的趋化剂和分裂素，而这两种细胞都产生PDGF并具有其受体。转化生长因子β（TGF-β）参与纤维化疾病和PVR中的组织收缩。阻断PDGF受体或TGF-β的作用能防治实验性PVR。

其他有关的因子还包括：单核细胞趋化蛋白-1（MPC1）、肝细胞生长因子（HGF，也叫分散因子）、结缔组织生长因子（CTGF）、表皮生长因子（EGF）、血管内皮生长因子（VEGF）、细胞因子IL-6、IL-1b、TNF-a和干扰素γ等。

研究说明，许多细胞外的调节因子可能不限于一种生理作用，而是作为一种复杂生物学信号的一部分，由它们之间的平衡状态对暴露的细胞起调节作用。

三、临床表现及分类法

（一）临床表现与病理学的关系

1. 玻璃体内棕色颗粒与灰色细胞团存在，是RPE细胞释放和增生的表现，烟尘样颗粒指示细胞含有色素。RPE细胞内的黑色素粒，经在玻璃体内多次分裂

增生后被稀释，色素减少，因此，有色素颗粒存在说明细胞尚未明显开始增生；而玻璃体内出现灰色细胞团，则是细胞增生的早期临床表现，被分类为 PVR A 级，但此期并不一定向前进展。

2. 在 RPE 细胞开始增生时，玻璃体混浊增加，并有蛋白性条纹，提示血眼屏障损害致血浆渗出。

3. 视网膜僵硬及皱褶出现，是增生膜形成和收缩牵拉的表现。在裂孔部位，即使看不到膜，裂孔卷边或盖膜被拉向玻璃体基部，都说明膜的存在。此期分类为 PVR B（彩图 7-217，见书末彩插）。随着病程进展，脱离的视网膜由可活动变为僵硬；增殖生膜在视网膜前后表面及玻璃体内形成，引起视网膜的不规则皱褶，血管扭曲或伸直，星形皱褶（彩图 7-218，见书末彩插）、弥漫性皱褶以及环形收缩形成。

4. 视网膜后膜 后膜在 PVR 中常见，据统计可占手术病例的 47%，大部分（72%）不影响视网膜复位手术的效果，视力预后尚好；但部分后膜须手术处理。在临床上，视网膜后膜呈多种外观，如线条状、树枝状、网状、环状或为管状条索，可为成层、成片的组织，可有色素，或呈灰黄色。由于这类膜主要由视网膜色素上皮细胞和神经胶质细胞组成，组成管状，中心包围着胶原条索，在手术中可被完整取出。详细见本节第五部分。

5. 牵拉性视网膜脱离 当后部视网膜完全皱褶，后玻璃体平面收缩时，就形成典型的漏斗状脱离。周边部视网膜冠状面的前后牵拉使视网膜形成窄漏斗。

以上病程的发展可在任一期稳定，也可能在数月内缓慢发展，但有些病例可在数小时内发展成漏斗状脱离。在一次手术后，有的观察指出，视网膜脱离病例确诊为 PVR 的平均时间为 4 周，但也可长达 1 年；不过，6 个月以上时，经过视网膜复位手术的病例，发生 PVR 的机会已很低。

（二）临床分类法

在寻找防治 PVR 方法中，需要建立一种标准的分类法，便于研究者或临床医师比较应用不同方法得到的结果。1983 年视网膜学会术语委员会发表了 PVR 的标准分类法。

1. 1983 年分类法 此分类主要依据血眼屏障损害、视网膜表面膜和脱离的严重程度，分为 A、B、C 和 D 四个级别（表 7-41）。A 为轻度，但此期非 PVR 所特有；B 为中度，视网膜表面有皱褶，裂孔卷边，血管扭曲抬高，提示增生膜存在；C 为明显，表现为全层的视网膜固定皱褶；D 为广泛，指固定皱褶累及 4 个象限，以视盘为中心呈放射状折叠，脱离呈漏斗状。

这种 PVR 分类法符合实际并容易使用，因此在 20

表 7-41 增生性玻璃体视网膜病变（PVR）1983 年分类法

A 级（轻度）	玻璃体混浊，玻璃体色素团块
B 级（中度）	视网膜内表面皱褶，视网膜裂孔边缘卷起，视网膜僵硬，血管扭曲
C 级（明显）	1～3 个象限视网膜全层固定皱褶
C1	1 个象限
C2	2 个象限
C3	3 个象限
D 级（广泛）	4 个象限的固定视网膜皱褶和 3 种不同形状的漏斗
D1	宽漏斗形
D2	窄漏斗形
D3	闭漏斗形（视盘不可见）

世纪 80 年代和 20 世纪 90 年代被广泛接受并应用于日常的临床实践，成为许多临床报告的基础。它提供了评价不同 PVR 脱离级别的方法，并用于比较不同的疗法及其结果。

然而，由于玻璃体切除术的广泛开展，许多医师发现前部 PVR 的形成是一个突出问题。1983 年的分类法仅强调后部 PVR 的作用，没有描述赤道前及玻璃体基部（或在玻璃体切除术后残留的玻璃体结构上）增生膜的牵拉特征。另外的缺陷是病变仅差一个象限就可从 C3 变为 D2。因此，需要一种结合前部 PVR 并鉴别不同类型 PVR 的分类法。在 1991 年，发表了另一个"最新的"PVR 分类法。

2. 1991 年的分类法 包括对后部和前部 PVR 收缩的详细描述，并分为 5 型：局限的、弥漫的、视网膜下的、环形的以及前部的伴视网膜向前移位。对 PVR 的程度有更准确地确定，不只是分为 1～4 个象限，而是分成 1～12 个钟点。与 1983 年分类法相比，A 和 B 级是一样的，C 和 D 级合并为 C 级，C 级再分为采用 CP（后部）和 CA（前部）。原有的 D 级已不采用。

后部 PVR：①局部收缩，即出现 1 或几个孤立的收缩中心（星形皱褶），通常对整个脱离形态影响不大；②弥漫性收缩，指互相融合的不规则视网膜皱褶，使后部视网膜呈漏斗形，皱褶向前放射到锯齿缘，视盘可能看不见；③视网膜下收缩，由视网膜后膜形成围绕视盘的环形缩窄（餐巾环，napkin ring），或为线形皱褶（晾衣杆，clothing line），主要为环形牵拉。

前部 PVR：①环形收缩，由赤道部前膜牵拉造成前部视网膜的不规则皱褶，视网膜在圆周方向收缩，使后部形成放射形皱褶，而玻璃体基部的视网膜向内牵拉。②前部收缩，由沿后玻璃体面的增生膜收缩引起，力的方向与视网膜表面垂直；或在经过玻璃体切

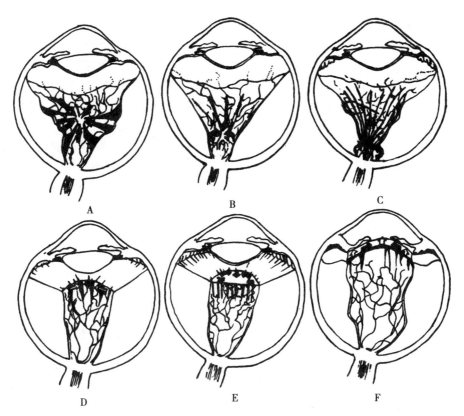

图 7-219 增生性玻璃体视网膜病变

A～F 示视牵拉方向和类型

除或穿通伤的眼出现，增生膜见于前玻璃体，残留的后玻璃体或玻璃体基部表面。牵拉主要为前后方向，将脱离的视网膜向前拉，最前部的视网膜形成盆状。可有异常粘连。与睫状突粘连可形成低眼压，与虹膜后粘连可使虹膜向后收缩（图 7-219，图 7-220）。

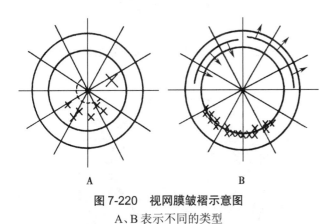

图 7-220 视网膜皱褶示意图

A、B 表示不同的类型

具体内容及记录法见表 7-42。

1991 年的 PVR 分类法具有更专门的记录，可能更适用于研究目的和随机临床研究，在比较用不同治疗方法得到的术前和术后结果时，可能更准确一些。但它比较复杂，也难以理解和应用。而 1983 年的分类法

表 7-42 1991 年更新的 PVR 分类法

A 级	玻璃体混浊，玻璃体色素团块
B 级	视网膜内表面皱褶，视网膜裂孔边缘卷起，视网膜僵硬，血管扭曲
C 级	
位置	PVR 收缩被分为：
CA	前部收缩
CP	后部收缩
范围	PVR 收缩范围以钟点数表示，范围为 1～12
CA1～12	1～12 个钟点的前部收缩
CP1～12	1～12 个钟点的后部收缩
类型	PVR 收缩范围被分为 5 型及表示法：
1 型	局部收缩（星状皱襞）
2 型	弥漫性收缩（一组星状皱襞）
3 型	视网膜下增生
4 型	环形收缩
5 型	由收缩引起的前移

因为不太复杂也较容易记忆和记录，至今仍被许多医师使用。至于使用哪种分类法可由个人决定，但必须是两者之一。如果使用 1983 年分类法，那么也应鉴别前部 PVR 和后部 PVR，以及 C1、C2 和 C3 级。这是因

为 PVR 脱离的术前发现和视力将总要与术后结果相比较。

四、治　疗

（一）手术治疗

1. 手术治疗原则

（1）封闭所有的视网膜裂孔，是治疗孔源性视网膜脱离的基本原则，在 PVR 手术中仍极重要。视网膜复位在很大程度上阻止 PVR 的发生和发展。因为复位使裂孔封闭，血 - 视网膜屏障恢复，减少对细胞释放和刺激的因素。在一些系列报告中，视网膜保持附着的病例，PVR 发生率低于 3%。

（2）松解和对抗视网膜牵拉，包括巩膜外垫压、膜剥离、玻璃体基底部松解术、眼内气体或硅油填塞，以及松解性视网膜切开或切除术等（彩图 7-221，见书末彩插）。

（3）减少对细胞的刺激和复发因素。首先选择能奏效且最少损伤的术式，即最小量手术原则，以减少对细胞增生的刺激。PVR C2 或 C3 以下的视网膜脱离，应用巩膜外垫压术的视网膜复位率仍较高，应首先选用。实验证实，冷凝能促使较多的 RPE 细胞释放，因此，采用冷凝时，应减少冷凝量；仅冷凝裂孔边缘的视网膜，不应冷凝裂孔底部；在顶压定位后再冷凝；并避免重复冷凝。在术前、术中或术后，也可对裂孔边缘行氩激光凝固。在眼内操作中，膜剥离术可引起视网膜的损伤；硅油可使刺激因子停留在视网膜与硅油之间；视网膜切开术会暴露更多的 RPE 细胞、引起出血和血浆因子释放，仅在其他方法都不能对抗视网膜牵拉时才采用。再次手术一般应在 4～6 周以后，此时复发机会减少，增生性膜的剥离也较容易。

2. 影响手术预后的因素 包括：①裂孔数目、大小和位置：裂孔与视网膜前膜的位置与裂孔封闭有关。②玻璃体基底部的收缩程度和增生膜的前后位置：PVR 多有玻璃体基底部的细胞收缩。此处粘连很紧，不易完全切除，有时可能需要外垫压支持残余的牵拉。有时玻璃体基部的收缩非常严重，需要做大的视网膜切开术，往往预后很差。③赤道后视网膜前膜的严重程度，关系到术中能否切除。④视网膜后膜的严重程度与位置：在视盘周围会造成"餐巾环"，须广泛切开才能松解牵拉。⑤以往手术的次数：越多越差。

3. 技术要点

（1）放射形外垫压可有效地封闭视网膜裂孔，应用褥式缝线（比硅胶海绵垫宽 3mm）固定，效果可靠。

（2）对只用巩膜外垫压不能封闭裂孔或牵拉性脱离使裂孔保持开放，需作玻璃体切除术。首先切割中

央部的玻璃体或无晶状体眼的前玻璃体层，然后是周边部，在没有松解后部牵拉前，由于后部的张力存在，切除周边部玻璃体较容易，此时可顶压巩膜，逐一暴露各个象限进行切除（图 7-222）。对玻璃体基底部常有的致密纤维组织，可用眼内剪切断，再用切割头把剩下的玻璃体切除。此后，从后向前分离视网膜前膜，由于后部视网膜较厚，不易造成医源性裂孔，再以眼内镊从后向前剥离前膜，以松解视网膜皱褶间的切线牵拉（图 7-223）。厚而宽的膜一般容易剥除，如不能整片去掉，可把膜剪碎取出。只对阻止复位的视网膜后膜作切除术。术中先在后膜部位作视网膜切开，此时后膜会自动退缩，如不退缩，可用镊子抓着取出。

（3）采用眼内气体或硅油填塞：可借气体的表面张力顶压视网膜裂孔。常用的气体有六氟化硫及全氟丙烷。气液交换前要松解所有的牵拉，否则残留的牵拉会形成新的裂孔，或使原的裂孔扩大。有时需要先扎紧外垫压，再作气液交换。近年对复杂病例，在

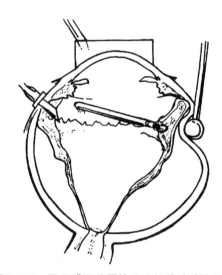

图 7-222　用巩膜压迫器协助进行前玻璃体切割

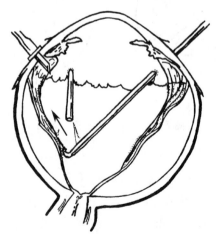

图 7-223　用眼内镊从后向前剥离前膜，以松解视网膜皱褶间的切线牵拉

手术结束前注入硅油,在视网膜复位稳定后3个月,再取出硅油,可提高这些病例的复位成功率。

近10年来,以微切口、宽视野、双手操作为特征的玻璃体手术技术及相关设备有很大发展,对复杂视网膜脱离的复位手术操作更加得心应手,但手术后的视力和长远效果仍然有限。有关手术技术操作可参阅相关的论述。

(二)药物疗法

尽管采用了许多手术方法促使PVR的视网膜复位,但仍有一些病例手术后复发。其主要原因是视网膜表面的细胞增生。因此药物辅助疗法的研究是必要的。由于PVR是由细胞增生和收缩引起的病变,抑制细胞增生及其收缩的整个环节是药物治疗的关键。一些药物曾在实验和临床上应用,如5-氟尿嘧啶和道诺霉素。使用微泵、巩膜导管或药物缓慢释放药物,以维持较长的局部药物浓度的实验也见于报道。近年很多研究集中在相关的细胞因子及其调节,但由于细胞的生长和死亡由复杂的信号网络控制,针对单一因子的治疗效果有限。

糖皮质激素类是一种有希望治疗PVR的药物。大剂量时能抑制有丝分裂,而且对眼的组织无明显毒性。将缓慢溶解的糖皮质激素注入玻璃体可提供长效的治疗剂量,而没有全身的副作用。已试用酒精地塞米松及曲安奈德,以较大剂量(1~2mg)注入玻璃体,可长期存在(在正常兔眼7周,玻璃体切除术后的眼2周),对成纤维细胞有明显的抑制作用,发生于实验性视网膜脱离的眼明显减少,电生理和超微结构检查未发现毒性反应。由于糖皮质激素也具有强大的抗炎作用,而炎症反应的细胞和体液因子在细胞的游走和增生中起重要作用,因此糖皮质激素治疗PVR的作用也可能部分地通过抗炎而实现,早期全身或局部应用可能有预防作用。近年的研究表明,手术前给予地塞米松能减轻血-视网膜屏障破坏,对减低PVR发生率可能有益。

五、视网膜后膜

视网膜后膜(subretinal membranes,SRM),或称视网膜下膜,是视网膜外表面的细胞增生性膜,是视网膜周围膜的一种成分。对它的描述最早可追溯到19世纪中期。但有关SRM的各种病理作用和临床表现却很少引起注意。随着玻璃体手术的发展及对PVR的研究进展,对其认识逐步深入。虽然SRM主要与PVR有关,但它也出现在其他类型的视网膜脱离中,如在牵拉性或渗出性视网膜脱离中,因此作为一个相对独立的部分讨论。

【发病情况】 SRM常见于孔源性视网膜脱离和视网膜脱离术后,但在以下情况也可见到:视网膜血管病,如Coats病、糖尿病视网膜病变、视网膜血管瘤、视网膜中央静脉阻塞;视网膜后纤维增生性葡萄膜炎综合征;眼内肿瘤,如虹膜和脉络膜黑色素瘤;以及早产儿视网膜病变等。但SRM的处理主要与孔源性视网膜脱离手术复位的关系密切。

据Wallyn报告,629例视网膜脱离的患者,术前只在20例发现有SRM(3%)。事实上,SRM的发生率远高于此,因为大多数SRM不产生明显的视网膜牵拉而未引起注意。Lewis等对155眼孔源性视网膜脱离伴发PVR的手术病例进行了详细分析,发现72眼(47%)有SRM,而术前检出率只有25%。有SRM的患者在年龄、性别、种族、原先手术、术前视力、裂孔数目、视网膜脱离的时间以及前部和后部PVR的程度上,与无SRM的病例无显著差异。但在发生SRM的眼,以前手术的次数多,说明这些眼存在细胞增生或复发的趋势。曾认为SRM的发生与视网膜长期脱离有关,这可能因为视网膜长期脱离而变薄,透明度增加,SRM容易被发现。

【病理】 早先,人们认为SRM是视网膜下纤维蛋白凝固所构成(Duke-Elder,1967)。1980年,Machemer在玻璃体手术中成功地切除了SRM,使组织学研究成为可能。已证实RPE细胞是其主要的细胞成分。其他还可见胶质细胞、巨噬细胞、纤维细胞、肌成纤维细胞等,与视网膜前膜的细胞成分类似。RPE在不同的生化环境中可转变为巨噬细胞样、成纤维细胞样及肌成纤维细胞,并具有合成胶原的能力,这符合RPE细胞的上皮间充质转变(EMT)的特征。除了细胞成分外,胶原是SRM的主要基质成分,使后膜形成以胶原为中心的条带或片状结构,与后膜的张力、强度有关。可对抗RPE层的复位力量。术中可观察到当SRM被切断后,退缩回周边部。

【临床表现】 SRM主要靠检眼镜检查和手术中发现,特别是后者的检出率更高。在检眼镜和三面镜裂隙灯下,SRM最早表现为视网膜下多数的黄白色点。研究证实,这些点是由RPE细胞转化的巨噬细胞样细胞团构成的。以后又变为成纤维细胞样细胞,形成膜并在视网膜下生长。膜的厚度不一。当细胞收缩时,膜的薄弱处破裂形成裂口。细胞进一步收缩,而膜致密的部分仍然保持,结果在视网膜下形成了灰色、灰黄或灰白色粗糙的沙砾样、地图样、不规则分支状的条带,与视网膜外层和RPE层保持一点或多点的黏着。由于条带经常是由RPE细胞分化来的细胞构成,所以通常呈深棕色。而神经胶质细胞往往是多点起源,呈弥漫性的增生，容易保持完整的片状结构，通常无色素，且不引起视网膜皱缩，因而不易辨认（彩图7-224，彩图7-225，见书末彩插）。

SRM的收缩可使视网膜产生皱褶，形成固定皱襞，这是它的又一特征。与视网膜前膜形成的星形皱襞相反，它是垂直于视网膜皱襞的长轴，像床单搭在松弛的晾衣线上一样，即"晾衣杆"样皱襞；另一典型改变为"餐巾环"样，即视盘前的环形皱襞（彩图7-225），视网膜呈现放射形皱褶，但视网膜不是向后牵拉，前部的视网膜仍保持泡状，此点与视网膜前膜引起的弥漫性收缩不同。作为PVR的一部分，SRM多与前膜同时存在。大多数报告100%的SRM伴有视网膜前膜。在1991年的PVR分类法中，将SRM分类为收缩的第3型，即视网膜下增生。

但笔者注意到，在儿童与年轻的孔源性视网膜脱离患者，或玻璃体凝胶大量存在（即玻璃体仅有局限性液化）的情况下，视网膜后膜的形成更加普遍，可以没有明显的视网膜前膜存在。

在视网膜脱离手术前，因视网膜水肿、不透明，常难以辨认出SRM，可根据其的形态及色素来判断。术中可见这些后膜有或无色素，为多点状、单一或多个分支的环状、片状条带。在一些视网膜附着的病例也可见到以上改变，这是以前有视网膜脱离的体征。当手术去除前膜，视网膜复位后，可以突然看到视网膜后有或无色素的条带，与自然复位所见者相似。还有些复位的病例，SRM似乎消失了，仔细检查可以发现在眼底周边仍有它的痕迹。

临床上，SRM需要与孔源性视网膜脱离的分界线（demarcation line）鉴别。分界线是脱离的和附着的视网膜相邻处形成的，有凸的表面，多见于下方视网膜脱离（彩图7-226，见书末彩插），如果视网膜脱离发展，可有2～3条平行的分界线，它与不规则的SRM明显不同。有时这两种改变同时存在。

【治疗】 SRM一般不产生明显的影响，无须手术处理。但约1/4的SRM需要手术切断或取出，以便使视网膜复位。

1. 手术适应证　阻止视网膜复位的SRM需要切除，这往往要在术中才能决定：①出现"餐巾环"样改变；②术中当切除玻璃体、剥除视网膜前膜后，如果视网膜仍不复位，且有扭曲和收缩时；③有些病例在气液交换后，仍有持续牵拉的证据时。手术目的是松解牵拉，而不是完全切除掉SRM。SRM与RPE层和视网膜外层只在一点或多个黏着，而其他部位可在条带上移动，这是一些病例只需切断而不需去除条带即可使视网膜复位的原因。

2. 方法　切除SRM可从内、外两路进行。外路法已不再应用，方法与视网膜下液引流技术相似。而主要应用内路法。为了直接处理增生膜，在完成玻璃体切除后，先剥除前膜，当判断SRM可能阻碍视网膜复位时，才需要切断或切除后膜。

为松解SRM产生的牵拉，要从SRM前或附近作视网膜切开，切口与视网膜的神经纤维平行，以减少视野损害。切口应在上方视网膜或黄斑区之外。具体方法：①如SRM离切口很近，用镊子从原裂孔或视网膜切口伸入，把SRM拉到视网膜切口处切除。去除条带时，应使它垂直于视网膜，避免视网膜切口扩大。可旋转眼内镊，使SRM与视网膜外层和色素上皮层分离再取出。对分支状条带，要抓住分支前较厚的一点。有些条带紧密粘连于视网膜外层，或切除时可能因牵拉而撕裂视网膜时，只需多处切断后膜，而不勉强去除。②对环绕视盘的环形或半月形条带，先在视盘鼻上方作视网膜切开，再剪断之。如一端不退缩，则切除。已剪断的条带如不能切除，就留在眼内。如牵拉仍存在、并阻止视网膜复位，需要增加视网膜切口，完全切除或剪成数段，直到牵拉完全松解。③对后极部半月形的SRM，要作至少90°、通常为90°～180°大的视网膜切开，翻转视网膜，再切除之。如果致密的片状后膜阻止视网膜复位，要作更大范围的视网膜环形切开，或从原巨大裂孔部位翻转视网膜，从视网膜外层分离膜。对视网膜切开处最后要用激光凝固。

3. 手术并发症　发生率约为25%，主要包括脉络膜和视网膜出血，未计划的视网膜切口扩大等。出血和切口扩大常发生在牵拉后极部致密的半月形条带时。在切断环形后膜之后，沿视网膜切线方向抽出后膜，将很少发生视网膜切口扩大的情况。对后极部的半月形后膜，只作局部视网膜切开会严重损害视野并波及黄斑，因此在前部做大的视网膜环形切开，翻转视网膜后再切除SRM可能会安全些。术后SRM复发率约为10%。慎重选择手术病例，才能减少并发症。

4. 效果评价　多数病例可使视网膜在术中复位。术后约一半病例视力提高。少数获得相当的视力，但视力预后明显较差，这与光感受器不可逆的损害、视网膜脱离程度、时间、手术操作接近黄斑及手术次数等因素有关。

（惠延年）

第八节　视网膜裂孔的预防性治疗

新鲜的视网膜脱离前的先兆症状来自于玻璃体后脱离（posterior vitreous detachment，PVD）。导致视网膜脱离的裂孔常常是有症状的。因而区分有意义的视网膜裂孔及时进行预防性光凝治疗对于预防视网膜脱离的发生有着积极的意义。视网膜脱离的患者常常合并视网膜格子样变性、视网膜小束等，常常误认为是视网膜脱离的危险因素，正确认识视网膜脱离的危险因素才能正确掌握视网膜脱离的预防。

一、有症状的视网膜裂孔

当新鲜的 PVD 导致视网膜裂孔形成时，由于玻璃体对视网膜的牵引产生不断增强的闪光感和漂浮物称为有症状的视网膜裂孔。这种持续的牵引往往导致视网膜马蹄形裂孔的形成。如果及时围绕产生症状的裂孔行有效的光凝治疗可以阻止视网膜脱离的发生。外伤性的裂孔和锯齿缘离断发生视网膜脱离前常常有症状，应对这种有症状的外伤性视网膜裂孔和离断进行光凝的预防性治疗。有症状的带盖的裂孔通常不发生视网膜脱离，如果裂孔上有视网膜血管跨过，通常需要进行预防性光凝治疗。Byer 随诊了 46 只无症状的带盖的视网膜裂孔眼长达 11 年，Davis 跟踪了 28 只视网膜脱离眼的对侧眼长达 5 年，这 74 只眼没有一只发生视网膜脱离。

二、无症状的视网膜裂孔

无症状的带盖的视网膜裂孔和圆形萎缩孔很少导致视网膜脱离。急性有症状的 PVD 也可以发生在有萎缩孔的眼，但是症状或体征与萎缩孔无关。大约 5% 的眼有作者报告可发生视网膜脱离，但没有临床随机对照的研究证明。

三、格子样变性

格子样变性（lattice degeneration）是后天获得性视网膜变性，10 岁以上人群患病率 8%，双眼患病率 42%，常发生在近视眼，合并圆形萎缩孔达 40%，原发孔源性视网膜脱离发生率 2%～4%，20%～30% 的视网膜脱离眼有格子样变性。20%～30% 的格子样变性造成视网膜脱离，有两种机制：

1. 当 PVD 时可在格子样变性区周围特别是格子样变性区后缘由于玻璃体的牵引形成马蹄形视网膜裂孔。

2. 格子样变性区内可有小圆形萎缩孔，年轻人近视患者可以发生局限的视网膜脱离，这种脱离可以发展，需要密切随诊。一般情况格子样变性区和萎缩性裂孔不需要作预防性治疗。Byer 研究了 276 个患者合并格子样变性 423 只眼，随诊了 11 年，其中 150 只眼有萎缩孔，10 只眼有局限的约 1PD 范围的视网膜下液，423

只眼中有 3 只眼发生了临床视网膜脱离，3 只眼中有 2 只眼与萎缩孔有关，均发生在 20 余岁的年轻人，1 只眼发生有症状的视网膜裂孔。这些资料提示格子样变性是否合并萎缩孔与后发生的视网膜脱离无关，无论是否另一眼发生过视网膜脱离，都不是视网膜脱离的高危因素。Folk 回顾性地分析了因视网膜脱离合并双眼格子样变性的 388 个病例，非手术眼 237 只眼进行了预防性光凝，151 只眼未进行治疗。7.9 年的观察期内预防治疗眼有 3 眼发生视网膜脱离（1.8%），而非治疗眼有 9 只眼发生（5.1%），临床观察的意义不够确定。

四、预防性治疗

1. 推荐的适应证（引自美国 AAO 的 PPP）　见表 7-43。

7-43　治疗的选择

损伤类型	治疗
急性有症状的马蹄形视网膜裂孔	立即治疗[A; II]
急性有症状的带盖视网膜裂孔	可能不需要治疗[A; III]
外伤性视网膜裂孔	通常需要治疗[A; III]
无症状的马蹄形视网膜裂孔	通常可以不治疗而进行随诊[A; III]
无症状的带盖视网膜裂孔	很少推荐治疗[A; III]
无症状的萎缩性圆形孔	很少推荐治疗[A; III]
没有裂孔的无症状的格子样变性	不治疗，除非 PVD 引起马蹄形裂孔[A; III]
有裂孔的无症状的格子样变性	通常不需要治疗[A; III]
无症状的锯齿缘离断	在治疗方面尚无共识，没有足够的证据可用于指导治疗
对侧眼出现萎缩孔，格子样变性或无症状马蹄形孔	在治疗方面尚无共识，没有足够的证据可用于指导

PVD = 玻璃体后脱离
（此表由中华医学会眼科学分会编译）

2. 治疗手段

（1）光凝：用热效能激光围绕裂孔进行光凝，一般使用 2 级反应光斑。

（2）冷凝：裂孔周围出现视网膜下液体，光斑反应不佳时可以采用冷凝。

五、患 者 教 育

1. 对格子样变性合并或不合并小圆形裂孔及无症状的视网膜裂孔进行临床随诊的患者，要告知患者视网膜脱离的风险小，预防性治疗可能是无效的。

2. 对格子样变性合并或不合并小圆形裂孔及无症状的视网膜裂孔进行临床随诊的患者，告知一旦出现漂浮物增加、视野缺损或视力下降等症状，要立即就诊。

（黎晓新）

主要参考文献

1. 于文贞，黎晓新，姜燕荣，等. 重硅油眼内填充治疗复杂视网膜脱离的临床观察. 中国实用眼科杂志，2007，25（2）：195-197.

2. Xiaoxin Li，Wenji Wang，Shibo Tang，et al. Gas Injection versus Vitrectomy with Gas for Treating Retinal Detachment Owing to Macular Hole in High Myopes. Ophthalmology，2009，116（6）：1182-1187.

3. Song ZM，Chen D，Ke ZS，et al. A new approach for active removal of 5000 centistokes silicone oil through 23-gauge cannula. Retina，2010，30（8）：1302-1307.

4. Ma Z，Hart L，Wang C，et al. Autologous transplantation of retinal pigment epithelium·Bruch's membrane complex for hemorrhagic age-related macular degeneration. Invest Ophthalmol Vis Sei，2009，50：2975-2981.

5. Hu Y，Zhang T，Wu J，et al. Autologous transplantation of RPE with partial-thickness ehoroid after mechanical debfidement of Bruch membrane in the rabbit. Invest Ophthalmol Via Sci，2008，49：3185-3192.

6. Tao Y，Jiang YR，Li XX，et al. Long-term results of vitrectomy without endotamponade in proliferative diabetic retinopathy with tractional retinal detachment. Retina，2010，30（3）：447-451.

7. Stoffelns，B.M. and G. Richard，Is buckle surgery still the state of the art for retinal detachments due to retinal dialysis? J Pediatr Ophthalmol Strabismus，2010，47（5）：281-287.

8. James，M.，M. O'Doherty and S. Beatty，Buckle-related complications following surgical repair of retinal dialysis. Eye（Lond），2008，22（4）：485-490.

9. Ang，G.S.，J. Townend and N. Lois，Epidemiology of giant retinal tears in the United Kingdom：the British Giant Retinal Tear Epidemiology Eye Study（BGEES）. Invest Ophthalmol Vis Sci，2010，51（9）：4781-4787.

10. Arevalo JF. Posterior segment complications after laser-assisted in situ keratomileusis. Curr Opin Ophthalmol，2008，19：177-184.

11. Qin B，Huang L，Zeng J，et al. Retinal detachment after laser in situ keratomileusis in myopic eyes. Am J Ophthalmol，2007，144：921-923.

12. Reviglio VE，Kuo IC，Gramajo L，et al. Acute rhegmatogenous retinal detachment immediately following laser in situ keratomileusis. J Cataract Refract Surg，2007，33：536-539.

13. Jiang T，Chang Q，Wang X，et al. Retinal detachment after phakic intraocular lens implantation in severe myopic eyes. Graefes Arch Clin Exp Ophthalmol，2012 DOI 10.1007/s00417-012-2002-z.

14. Knorz MC，Lane SS，Holland SP. Angle-supported phakic intraocular lens for correction of moderate to high myopia：Three-year interim results in international multicenter studies J Cataract Refract Surg，2011，37：469-480.

15. Yan F，Hui Y，Li Y，et al. Epidermal growth factor receptor in cultured human retinal pigment epithelial cells. Ophthalmologica，2007，221：244-250.

16. Zhang XG，Hui YN，Huang XF，et al. Activation of Formyl peptide receptor-1 enhances restitution of human retinal pigment epithelial cell monolayer under electric fields. Invest Ophthalmol Vis Sci，2011，52：3160-3165.

17. Schröder S，Muether PS，Caramoy A，et al. Anterior chamber aqueous flare is a strong predictor for proliferative vitreoretinopathy in patients with rhegmatogenous retinal detachment. Retina，2012，32：38-42.

18. Kuo HK，Chen YH，Wu PC，et al. Attenuated glial reaction in experimental proliferative vitreoretinopathy treated with liposomal Doxorubicin. Invest Ophthalmol Vis Sci，2012，53：3167-3174.

19. Coffee RE，Westfall AC，Davis GH，et al. Symptomatic posterior vitreous detachment and the incidence of delayed retinal breaks: case series and meta-analysis. Am J Ophthalmol，2007，144：409-413.

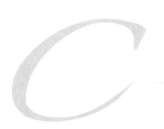

第八章

非孔源性视网膜脱离

正常视网膜色素上皮层和神经感觉层之间黏附而不发生视网膜脱离，其机制有赖于存在：眼内液的流体静脉压和渗透压，光感受器外节和色素上皮微绒毛的嵌合，视网膜下液的主动转运，以及光感受器间基质的复杂结构和结合特性。因此，视网膜脱离的发生是由于外界因素导致了这些正常的解剖和代谢功能破坏的结果。

非孔源性视网膜脱离是指在无视网膜裂孔存在的情况下发生的视网膜脱离，它可并发于全身性疾病，如高血压、肾病、血液病等；或继发于眼部其他疾患，如眼部血管性病变、炎症及肿瘤等，也可见于眼部外伤或手术。此外，一些眼球先天性异常的病例也可以伴发视网膜脱离，如先天性视盘小凹和牵牛花综合征等，这部分内容将分别在有关先天异常的章节中描述。区别各种病因引起的视网膜脱离，是正确诊断及治疗的前提。

第一节　渗出性视网膜脱离

渗出性视网膜脱离是一种继发性视网膜脱离，存在明确的原发疾病，与原发性孔源性视网膜脱离的本质区别还在于视网膜神经上皮和色素上皮之间的液体并非主要来自通过裂孔进入的液化玻璃体。渗出性视网膜脱离的共同特点是脱离通常呈球形，脱离有随体位改变而变动的倾向。如坐位时下方视网膜脱离，上方视网膜在位，改为平卧位时，视网膜下液积聚于后极，周边视网膜复位。

一、并发于全身病的视网膜脱离

（一）高血压引起的视网膜脱离

高血压根据发病原因分为原发性高血压（病因不明）和继发性高血压（继发于全身性疾病），高血压患者发生渗出性视网膜脱离仅见于极少数病例，多由于高血压的病变严重或急进，在某些急性病例可以高血压的视网膜病变表现不严重。

1. 原发性高血压　根据病程的急缓分为良性和恶性两种：

（1）良性高血压：发病隐匿，一般在发病 10～15 年后可引起眼部小动脉硬化及其相关病变。眼底可见血管白鞘和动静脉交叉压迫征出现。当血管改变达到一定程度时可发生视网膜出血、渗出、视乳头水肿，严重的病例可以发生渗出性视网膜脱离。

（2）恶性高血压：多发生于年轻人，血压显著升高。视力突然或逐渐下降，常有头痛、呕吐和昏迷等脑部症状。眼底可见视网膜动脉局限或普遍狭窄，火焰状出血、棉絮斑、渗出和视神经视网膜水肿。渗出性视网膜脱离发生的机制与脉络膜灌注和渗透性改变有关，脉络膜毛细血管前小动脉急性阻塞形成无灌注区，可引起脉络膜组织的液体渗出至视网膜下。当血压得到控制后，渗出液可逐渐吸收。

2. 继发性高血压

（1）肾病性高血压：视网膜病变继发于小动脉的改变而不是肾脏本身的改变。双眼底病变类似于原发性高血压的视网膜病变，可见视网膜动脉硬化，动静脉交叉压迫征，视网膜出血、渗出和棉絮斑。此外，贫血可致视盘颜色较淡。视网膜水肿愈近视盘处愈明显，呈灰色。黄斑部附近视网膜的反光增强或呈放射状条纹，或有硬性渗出排列成扇形或星芒状图形。严重者可发生渗出性视网膜脱离。

（2）妊娠高血压综合征：多见于初产妇，发生于妊娠后期。视网膜病变多见于先兆子痫或子痫期。双眼视网膜动脉管径狭窄和不均匀，视网膜动脉中央反光加宽及增强，可存在动静脉交叉压迫征。视网膜有出血、渗出和棉絮斑。黄斑部可见扇形或星芒状排列的硬性渗出。视盘可不同程度充血，边界不清，周围视网膜水肿。有 1%～2% 的病例会发生渗出性视网膜脱离，由脉络膜小动脉循环障碍渗液进入视网膜下所致。终止妊娠后，一般 2 周以内脱离的视网膜可复位，但可残留视力损害。

（二）血液病引起的视网膜脱离

血液病所致的视网膜病变包括由白细胞、红细胞、血小板、凝血因子和血浆蛋白异常所致的眼底改变。偶可引起渗出性视网膜脱离。

白血病是造血器官类似恶性肿瘤的疾病，也称血癌。视网膜病变常见于慢性白血病患者，尤其是慢性颗粒性白血病的患者。其机制与血液中白细胞数量和质量、贫血程度及血管内皮细胞受损害有关。眼底病变表现为视网膜静脉迂曲扩张，严重者视网膜静脉颜色变浅。出血可以发生在视网膜的任何层次，常见出血斑的中央有一白色中心。病理证实为变性的白细胞和肿胀的神经纤维及红细胞的碎屑。视网膜水肿，重者可发生渗出性视网膜脱离。

其他血液性疾病，如弥散性血管内凝血、红细胞增多症、浆细胞病也可引起渗出性视网膜脱离，但较少见。

二、眼部疾病发生的视网膜脱离

（一）脉络膜炎症所致的视网膜脱离

1. Vogt-小柳原田病　是一种双眼的肉芽肿性全葡萄膜炎，可合并脑膜刺激征、听力功能障碍和皮肤、毛发等改变。发病可能与自身免疫有关。根据最先发病的部位和病情轻重的程度可分为 Vogt-小柳病和原田病。

原田病主要累及脉络膜，前部葡萄膜炎较轻，屈光间质尚清清。眼底可见视盘边界较模糊，视网膜静脉略充盈。黄斑部中心凹反光消失，可有水肿。脉络膜渗出量多时，可致先发生在后极部而后进展至下方的视网膜脱离。患者坐位检查眼底可见下方有球形视网膜脱离，严重者视网膜全脱离，无视网膜裂孔。Vogt-小柳病先由前葡萄膜发病，早期虹膜后粘连或瞳孔闭锁，玻璃体混浊严重。如果瞳孔尚能散大，也可以发现后葡萄膜炎的病变及视网膜脱离。脉络膜炎症控制后，视网膜下液吸收，视网膜完全复位。因色素上皮被广泛破坏，眼底呈鲜红色调，称为晚霞样眼底。

2. 交感性眼炎　是指发生于一眼穿通伤或内眼术后的双侧肉芽肿性葡萄膜炎，多发生于外伤或手术后 2 周至 2 个月内。本病也属于自身免疫性疾病。眼部改变同小柳原田病。

3. 其他脉络膜炎　各种类型的脉络膜炎症，无论是弥漫抑或为局灶性，当病变严重时均可引起渗出性视网膜脱离，只是在临床上远不如原田病常见。例如脉络膜结核瘤在活动期即可引起围绕病灶的渗出液，重者至渗出性视网膜脱离。

（二）视网膜血管性病变所致的视网膜脱离

1. 外层渗出性视网膜病变（Coats 病）　为 1908 年 Coats 所报告。病因不明，多数学者认为是病变血管缺少正常毛细血管内皮细胞的屏障功能，造成大量液体或血细胞渗漏到血管外，积聚于视网膜外层或视网膜下，产生视网膜深层微循环障碍和视网膜脱离。好发于青少年，12 岁以下占 97.2%，男女之比为 7:1～9:1。绝大多数单眼发病，不易被家长发现，多在患眼发生斜视、白瞳症或学龄期体格检查时发现方来就诊。

眼底病变主要是中周部视网膜毛细血管扩张或有小动脉瘤样曲张，血管呈环状或扭结状迂曲，有时可见血管吻合支或新生血管。视网膜外层广泛渗出，散在及大片浓厚的浅黄色或黄白色硬性渗出。渗出首先积聚于视网膜毛细血管病变处，再向后极或它处播散，可见闪光的胆固醇结晶沉着，偶见游离的色素斑，可伴有出血。后期，视网膜可发生渗出性球形脱离或全脱离，重者脱离的视网膜可与晶状体后囊相接触。安建斌等对 205 例 Coats 病进行临床分析，20.4% 的患者发生渗出性视网膜脱离。

该病典型的病例容易诊断。非典型的病例注意与外生性视网膜母细胞瘤相鉴别。早期病变局限者可用光凝或冷冻治疗，主要封闭病变的血管，防止血浆渗漏，促进渗出吸收。对于已发生视网膜脱离者，如果渗液不影响异常血管区冷冻，则尽可能选用冷冻治疗，液体渗出较多者可在放液后试行冷冻。玻璃体腔内注射曲安奈德或抗 VEGF 药可作为辅助治疗手段，需要特别注意幼儿在玻璃体腔内使用长效激素后发生白内障的概率非常高。

2. 视网膜静脉阻塞　严重的视网膜静脉阻塞可致视网膜静脉明显回流障碍、液体积聚在视网膜层间，相对轻时我们常描述为视网膜水肿，重者较多液体已经位于视网膜神经上皮与色素上皮之间形成视网膜脱离。这种情况可以见于视网膜分支静脉阻塞，但更多见于年轻人、缺血型的视网膜中央静脉阻塞，预后很差。

（三）色素上皮病变所致的视网膜脱离

视网膜的色素上皮层是视网膜的外屏障。正常色素上皮细胞之间联结紧密，若发生病损，则脉络膜毛细血管的渗出液可以通过色素上皮达到色素上皮层与视网膜神经层之间，形成视网膜脱离。

1. 中心性浆液性视网膜脉络膜病变（简称"中浆"）（彩图 7-227，见书末彩插）　多发生于青年男性，约 20% 患者双眼发病。病眼视力下降，但通常在 0.5 以上。视物变形或变小，视野有中心暗点，色觉障碍，用 Amsler 方格表可查出。眼底表现是：黄斑区可见界限明显的盘状视网膜脱离，大小为 1～3PD，暗红色，稍隆起，周围可有反光晕。视网膜下常可见黄色点状沉着。在浆液性视网膜脱离区或其他部位常可见小的色素上皮脱离灶。眼底荧光血管造影显示黄斑区或其附近色素上皮有细小的高荧光点渗漏,晚期视网膜神经上皮脱离区内荧光积存。

本病有自限性,3～6个月内可自愈。长期不愈者可行激光光凝或光动力治疗。激素可加重病情故禁用。

2.泡状视网膜脱离(又称"多灶性后极部色素上皮病变")(彩图 7-228,见书末彩插)　男性多见,可有中浆病史或由长期大量服用糖皮质激素导致。Gass 认为局灶性色素上皮基底膜与 Bruch 膜粘连丧失是发病的关键因素。眼底表现为后极部脉络膜 1 个或数个散在的灰白色病灶,渗液使局部视网膜隆起呈水泡状,病灶多者各个水泡相互融合成大泡状。视网膜下液多清亮,少部分呈半透明状,液体随患者体位改变而移动,无视网膜裂孔。长期的视网膜脱离可引起视网膜下增生。眼底荧光血管造影显示后极部多灶渗漏,荧光素潴留于视网膜下,与中浆的表现一致,故多认为本症是中浆的重症型。

病程常持续 1 年以上,治疗用激光光凝渗漏处,使视网膜下液吸收,脱离的视网膜复位。药物治疗无效,禁用糖皮质激素。晚期视网膜下严重增生病例,可行玻璃体手术。

(四)葡萄膜渗漏综合征

最早于 1963 年由 Schepens 等提出。Gass(1987)将其分为继发性(发生在真性小眼球患者)和特发性(患者眼球大小正常)两型。患者多为中年男性,常双眼发病。发病多与异常增厚的巩膜阻碍静脉回流有关。早期先有睫状体、脉络膜脱离而后发生视网膜脱离。早期自觉症状多不明显,当视网膜脱离波及后极部时引起视力下降。脱离的视网膜下可见一个或几个棕色球形的脉络膜脱离,有时不用压迫器,也能看到锯齿缘。坐位时,眼底下方呈双球状视网膜脱离,视网膜下液量多且清亮,随体位的改变而变化。视网膜无裂孔。眼前节一般无改变,玻璃体腔常清亮。随病情发展,数个球形脱离聚集在一起,视网膜全脱离,向前可与晶状体后囊接触。荧光造影可见色素斑与脱色素斑相间的"豹点斑",通常无荧光渗漏点。UBM 及 B 超检查可发现睫状体和脉络膜的脱离,特别是 UBM 检查可早期发现无症状眼的睫状体脱离,特别有助于鉴别诊断。本病需手术治疗。

(五)后巩膜炎所致的视网膜脱离

为发生于巩膜的自身免疫性疾病,女性多见。表现为眼痛及视力下降。后极部有视网膜水肿和皱褶及脉络膜炎症表现,可发生渗出性视网膜脱离。治疗首选糖皮质激素。

(六)眼内占位性病变所致的视网膜脱离

眼内常见占位性病变包括:视网膜母细胞瘤、视网膜血管瘤、脉络膜黑色素瘤、血管瘤及转移癌等。无论视网膜或脉络膜的良性或恶性原发性或转移性肿瘤,在生长发展过程中,都可以发生不同程度的视网膜脱离,波及后极部时视力下降。视网膜肿瘤中以视网膜毛细血管瘤引起的渗出性脱离最常见,包括周边型和近视盘型,病程通常较长,眼底特征明显,一般不易漏诊误诊。脉络膜转移癌引起的渗出性视网膜脱离往往发展很快,相对于其他脉络膜占位病变,肿瘤较为扁平时即可存在大量液体,需要特别注意。近年来眼底荧光血管造影、吲哚青绿脉络膜造影、彩色超声多普勒、CT 及 MRI 的应用极大提高了诊断渗出性视网膜脱离原发病的准确率。

(七)眼内寄生虫感染所致的视网膜脱离

目前,有记载的能侵入人眼的寄生虫有 25 种,其中以猪囊尾蚴的发病率最高。多数猪囊尾蚴经睫状后短血管到达眼球的后极部视网膜下,有的穿破视网膜进入玻璃体腔。当囊尾蚴位于视网膜下时,表现为视网膜某一部位(多在后极部)隆起脱离,可见视网膜下有圆形或卵圆形的囊样隆起,呈淡黄色或黄白色,囊中可见白色致密的头结。囊体周围的视网膜脱离,可伴有黄白色渗出或出血。在强光下观察片刻,可见囊体蠕动。玻璃体反应严重时,囊尾蚴被增生组织包绕。

(八)冷冻治疗术等所致视网膜脱离

冷冻治疗是眼底病的治疗手段之一,可单独用于治疗眼底肿瘤,如视网膜血管瘤、视网膜母细胞瘤、脉络膜血管瘤,也可用于治疗异常的眼底血管性病变如 Coats 病、缺血性眼底病变等,透巩膜冷冻也是视网膜裂孔封闭的常用方法。

脉络膜血管丰富,小动脉、小静脉及毛细血管对低温十分敏感。受冷时,血管收缩;溶解后,早期血管扩张,充血及淤血,随即血管通透性增加,血浆外渗。深低温、长时间及反复冻融治疗眼底病变时,术后会暂时出现视网膜下液增多,视网膜脱离加重。同样,封闭视网膜裂孔,若冷冻过量时,也会发生渗出性视网膜脱离。其特点是冷冻后 24～48 小时,冷冻处视网膜下液聚积,或位于加压嵴的后方,液体多时远离嵴的部位也会出现视网膜脱离。经服用糖皮质激素后,数周内渗液完全吸收。预防的方法是准确定位裂孔,不做大面积冷冻,并适度掌握冷冻反应,不使冷冻过度。

近年来,国内外有报道光动力疗法、玻璃体内注射抗新生血管药物在治疗眼部肿瘤及血管性疾病时所致的渗出性视网膜脱离,多为暂时性脱离,数天至数周渗液可吸收,视网膜复位。

(彭晓燕　傅守静)

第二节　牵拉性视网膜脱离

牵拉性视网膜脱离是由于玻璃体视网膜的增生膜或纤维机化组织牵拉视网膜，随病变进展，牵拉力机械性地将视网膜神经上皮层和 RPE 层分离而导致。视网膜脱离的部位、程度、范围与增生膜或纤维机化组织和视网膜的粘连部位、范围和程度密切相关。牵拉力可发生在玻璃体内、视网膜内表面甚至视网膜下。当视网膜粘连处发生视网膜裂孔时，可同时伴有孔源性视网膜脱离；有些长期不复位的渗出性视网膜脱离，RPE 细胞移行可导致视网膜下出现增生性条索，条索机化收缩也会导致牵拉性视网膜脱离，使病情更加错综复杂。临床上牵拉性视网膜脱离的病因多种多样，比较常见的是玻璃体积血和炎症反应等，如糖尿病性视网膜病变、PVR、镰状细胞视网膜病变、视网膜血管炎、葡萄膜炎以及眼内多次手术和外伤等；其次小儿视网膜病变中：ROP、FEVR、PHPV、犬弓蛔虫病等视网膜病变中也常伴有牵拉性视网膜脱离的情况。

临床上早期周边的牵拉性视网膜脱离只有对应视野部分缺损，典型的牵拉性视网膜脱离以牵拉点为中心呈光滑凹面状外观，如合并视网膜裂孔则脱离的视网膜可呈凸面状外观，视网膜脱离范围局限，常常不会扩展到锯齿缘。一旦病情发展，视网膜脱离累及黄斑时，视力可急剧下降。在增生性糖尿病视网膜病变患者玻璃体凝胶浓缩收缩，纤维血管组织可将视网膜向前牵拉至玻璃体基底部，玻璃体视网膜前广泛增生膜会牵拉视网膜广泛脱离甚至全脱离，部分患者可同时伴有视网膜劈裂。如果是血管性疾病引起的增生膜常伴有新生血管生长，有不同程度的玻璃体积血，积血会逐渐纤维化，再次造成对视网膜的牵拉而进一步加重病情。眼外伤异物引起的牵拉性视网膜脱离的形状有定向性，一般和伤道以及异物相连。眼球遭锐器或手术切口穿通后，巩膜表面修复伤口的成纤维细胞不仅填补伤口，并通过伤口以玻璃体纤维为支架向眼内生长。而外伤后的玻璃体积血或破裂晶状体引起的炎症反应，更促进了眼内细胞增生，形成机化条索及机化膜。晚期机化组织收缩，造成牵拉性视网膜脱离。多次眼内玻璃体手术时，手术切口处瘢痕牵拉，特别是常规平坦部三切口玻璃体手术时，三个手术切口处玻璃体切除不干净，常伴有玻璃体嵌顿发生玻璃体视网膜与球壁的瘢痕粘连，造成对周围视网膜的牵拉，形成牵拉性视网膜脱离或同时合并孔源性视网膜脱离，以致手术失败。牵引性视网膜脱离比较特殊的病变是玻璃体黄斑牵拉综合征，后极部玻璃体后皮质增生牵拉导致局限性黄斑脱离、黄斑劈裂、黄斑裂孔等视网膜结构改变，OCT 检查可以清晰显示牵拉的玻璃体和黄斑结构的细微变化，明确区分黄斑部视网膜脱离、水肿、黄斑劈裂甚至黄斑裂孔形成等解剖变化。ROP 和 FEVR 患者发生牵拉性视网膜脱离的病因是在血管化和无血管化的视网膜交界处内皮细胞增生，迁移到玻璃体支架上，如果不及时干预治疗，这些增生膜会不断收缩最终导致视网膜脱离。

治疗牵拉性视网膜脱离的基本原则包括原发病的治疗以及必要时手术解除玻璃体视网膜间牵拉使视网膜复位。如无视网膜裂孔，局限性视网膜牵拉不伴有视网膜脱离且病情稳定时，可密切观察为主，当发生视网膜裂孔或发生牵拉性视网膜脱离时则建议手术处理。常规手术方法选择：位于赤道前的局限性牵拉或伴有视网膜裂孔时可行巩膜外局部外加压和（或）环扎手术。位于赤道后的局限性牵拉、广泛固定牵拉、伴有玻璃体积血混浊的牵拉、黄斑部牵拉可以选择玻璃体手术。目前随着玻璃体手术技术的发展以及微创手术的普及，23G 和 25G 的玻璃体手术逐渐成为牵拉性视网膜脱离治疗的首选措施，手术中充分解除牵拉、以最小的手术创伤使视网膜复位并恢复最佳视功能。

（赵培泉　张　琦　傅守静）

第三节　视网膜脱离的鉴别诊断

首先，视网膜脱离需要与非视网膜脱离的疾病相鉴别，主要有脉络膜脱离和视网膜劈裂症。脉络膜脱离常呈球形或环形棕褐色隆起，比视网膜脱离更有实质感，常常不用巩膜压陷即可见到锯齿缘，脱离范围可达眼球全周 360°，常由涡静脉分割开来，一般有低眼压。眼超声波检查也可明确脱离的组织为脉络膜。临床上常见的视网膜劈裂症一般为性连锁隐性遗传性视网膜劈裂，青年男性，双眼发病，病变部位大致对称。由于视网膜劈裂是视网膜外丛状层或神经纤维层分裂，故视网膜隆起呈菲薄、透明或薄纱样，边界清楚。而视网膜脱离呈灰白色较厚实的隆起，边界逐渐移行到正常未脱离的视网膜。

其次，需要鉴别三种类型的视网膜脱离：

1. 孔源性视网膜脱离　视网膜脱离合并视网膜裂孔，视网膜下液透亮但通常不随体位而改变，玻璃体内有散在的色素颗粒，病程长时有视网膜固定性皱褶和（或）视网膜下增殖。对于未能查及视网膜裂孔者，如果患者存在高度近视、无晶状体眼、人工晶状体眼、外伤史、老年人等危险因素，或者患眼或对侧眼同时存在视网膜变性区则推测视网膜脱离孔源性的可能性更大。

2．渗出性视网膜脱离 视网膜脱离的部位随体位而变化，脱离的视网膜表面光滑、无牵拉皱褶。常有致渗出性视网膜脱离的原发病。

3．牵拉性视网膜脱离 视网膜或玻璃体视网膜发生增殖性病变，脱离的最高点与牵拉有关，呈帐篷样外观，多数无视网膜裂孔。

最后，由于渗出性视网膜脱离的病因多样，需要明确渗出性视网膜脱离的原发病。通常眼底检查可以明确渗出性视网膜脱离的眼底先天性异常，如先天性视盘发育异常和视网膜血管性疾病如 Coats 病、视网膜血管瘤等病因；仔细地改变体位观察也可以发现脉络膜占位病变的病因。当不能明确或者不能除外脉络膜占位病变或可疑渗出性视网膜脱离的原因为巩膜炎者，超声检查很有帮助；眼底荧光素血管造影特别适合检查视网膜色素上皮的病变并对原田疾病的明确诊断有重要价值。患者的一般情况如性别、年龄、屈光状态，患者发病过程中的主要症状和体征及其他眼部改变也非常有助于渗出性视网膜脱离病因的查找。

（彭晓燕　傅守静）

主要参考文献

1. 张承芬. 眼底病学. 第 2 版，北京：人民卫生出版社，2010.

2. 赵琦，彭晓燕，张永鹏，等. 视网膜冷冻手术联合玻璃体注射曲安奈德治疗伴有渗出性视网膜脱离 Coats 病的初步观察. 中华眼底病杂志，2010，26（6）：540-543.

3. 安建斌，马景学，刘丽娅，等. 205 例 Coats 病临床分析. 中华眼底病杂志，2008，24（4）：276-278.

4. 靳洪娟. 40 例妊娠高血压综合征并发视网膜病变临床分析. 医学信息，2006，19（7）：1279.

5. 王少程，葛庆曼，郑日忠. Vogt- 小柳 - 原田病的临床特点和治疗分析. 临床眼科杂志，2007，15（2）：103-105.

6. 彭晓燕，王景昭，李志华，等. 视网膜中央静脉阻塞并发渗出性视网膜脱离的临床特征. 中华眼科杂志，2006，42（6）：492-495.

7. 郑红梅，邢怡桥，陈长征，等. 泡状视网膜脱离的临床特征分析. 武汉大学学报，2007；28（5）：661-666.

8. 彭晓燕，孟淑敏，王光璐，等. 葡萄膜渗漏综合征的研究近况诊断与治疗探讨. 眼科研究，2005，23（3）：327-329.

9. 韩东海，孙盈辉，冯本国. 侵入我国人眼的寄生虫及其危害. 中国实用眼科杂志，2009，27（3）：209-218.

10. Schönfeld CL. Bilateral Exudative Retinal Detachment in HELLP Syndrome. Case Report Ophthalmol，2012，3（1）：35-37.

11. Lang GE，Lang SJ. Ocular findings in hematological diseases. Ophthalmologe，2011，108（10）：981-993.

12. Umazume K，Goto H，Kimura K，et al. Review of clinical features of circumscribed choroidal hemangioma in 28 cases. Nihon Ganka Gakkai Zasshi. 2011，115（5）：454-459.

13. Ghorbanian S，Jaulim A，Chatziralli IP. Diagnosis and treatment of coats' disease：a review of the literature. Ophthalmologica. 2012，227（4）：175-182.

14. Zorn C，Zorn M，Glaser E，et al. Therapeutical course of retinal hemangioblastoma in von Hippel Lindau disease. Klin Monbl Augenheilkd，2011，228（7）：637-638.

15. Selver OB，Yaman A，Saatci AO. Temporary Exudative Retinal Detachment following Photodynamic Therapy in a Patient with Retinal Capillary Hemangioblastoma. Middle East Afr J Ophthalmol，2011，18（3）：246-248.

16. Shoeibi N，Ahmadieh H，Abrishami M，et al. Rapid and sustained resolution of serous retinal detachment in Sturge-Weber syndrome after single injection of intravitreal bevacizumab. Ocul Immunol Inflamm. 2011，19（5）：358-360.

17. Stephen J. Ryan. Retina. 4th Edition，Volume Ⅲ. Surgical Retina. 2005，by Mosby.

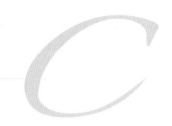

第九章
视网膜肿瘤

第一节　视网膜囊肿

　　所谓的视网膜囊肿并不是病理学意义上的真性囊肿，仅是视网膜神经上皮层内具有一充满液体的腔隙，而无内衬的上皮组织，故又称假性视网膜囊肿。视网膜囊肿可分为先天性和继发性两类。

　　1. 先天性视网膜囊肿　多见于先天畸形眼，如小眼球、眼内组织缺损和视网膜发育不全。位于视网膜周边部的先天性囊肿可能为胚胎残留组织衍生而来，与原始视泡发育异常有关。

　　2. 继发性视网膜囊肿　多见于成年人，常由视网膜劈裂样退变形成。继发性视网膜囊肿常出现在病程较长的视网膜脱离眼底，多位于颞下周边部锯齿缘后，但不累及锯齿缘。囊肿可单个或多个存在，呈圆形或椭圆形，1.5～8PD 大小，内壁薄而透明。这种囊肿是在视网膜囊样变性基础上发展而来，多数作者认为其与视网膜劈裂症是同一种病的不同表现形式，较劈裂小而局限。

　　临床上常见的多为继发性视网膜囊肿，常伴有下方周边部萎缩性小裂孔的视网膜脱离，而锯齿缘离断所致的视网膜脱离尤其好发此类囊肿。在 Coats 病、视网膜毛细血管瘤、脉络膜血管瘤等可导致长期的浆液性视网膜脱离的疾病，常在下方周边视网膜出现较大的视网膜囊肿，发生在糖尿病视网膜病变、视网膜静脉阻塞的黄斑囊样水肿也是一种视网膜囊肿（可参见相关章节）。有些大面积陈旧视网膜脱离病例却并不形成囊肿，故囊肿的形成似乎需要具备某些条件，可能与视网膜缺氧导致细胞变性液化有关。也有学者认为内界膜与内层视网膜收缩，导致内、外层视网膜层间形成囊腔，而产生囊肿。

　　小于 1mm 的视网膜小囊肿，检眼镜下较难诊断；4～8PD 大小的囊肿临床上最为常见，检眼镜下较易检出。较大的视网膜囊肿在眼底 B 超检查中有特征性的表现，可见与视神经相连的脱离视网膜回声带劈裂形成囊泡状隆起，形态规则，呈近圆形或椭圆形，囊泡内无回声，无波动感，无后运动，故临床诊断并不困难。

　　先天性视网膜囊肿多无须特殊处理，而继发性视网膜囊肿则应对原发疾病进行治疗，但在治疗中无须直接针对囊肿。合并视网膜囊肿的裂孔性视网膜脱离，只要手术封闭裂孔，视网膜复位，囊肿多可自行消退，预后良好。在控制了导致浆液性视网膜脱离的疾病后，其诱发的视网膜囊肿也逐渐消失。

（张军军）

第二节　视网膜肿瘤

一、先天性视网膜色素上皮肥大

　　先天性视网膜色素上皮细胞肥大（congenital hypertrophy of the retinal pigment epithelium，CHRPE）眼底表现为视网膜色素上皮层面上的一种扁平的色素性病变。1956 由 Reese 和 Jones 首次报道后，又有学者相继报道了类似的病变，将本病称为 RPE 良性黑色素瘤、RPE 肥大，认为是一种继发性病变。但在 1974 年，Buettner 等认为该病为一种先天性的疾病，后来 Champion 等证实了这个结论。1975 年，Purcell 和 Shields 报道了 52 例这类患者并描述了其临床特征及视力结果。他们认为该病具有独特的临床特征，不伴有全身或者眼部其他疾病，视力和视野很少受影响，并将本病正式命名为先天性视网膜色素上皮肥大（CHRPE）。临床上有报道将 CHRPE 作为家族性腺瘤性息肉病眼底的特有表现，但孤立性 CHRPE 无全身和眼部的其他并发疾病。

　　【临床表现】　CHRPE 分为三种类型：孤立性 CHRPE（solitary CHRPE），成簇的 CHRPE（grouped CHRPE）和多灶性 CHRPE（multifocal CHRPE）。文献中，容易混淆的是孤立性 CHRPE 和多灶性 CHRPE，后者一般合并全身性疾病如家族性结肠息肉病（familial adenomatous polyposis，FAP），并且可以作为结肠外表现的 FAP 特异和可靠的指标。眼底表现的主要区别在于多灶性 CHRPE 的病变散在多发而且呈鱼尾样形态。

（1）临床症状：CHRPE 为少见的视网膜色素上皮疾患，是一种良性眼底表现。患者多无症状，通常在眼底检查时偶然发现。

（2）眼底表现：多为孤立的黑色圆形或卵圆形扁平病变，部分呈不规则形，边缘光滑或呈扇贝状。可发生于眼底任何部位，病灶内或病灶外可见色素脱失（彩图 7-229，见书末彩插）。无色素性病变边缘为色素性晕环，色素性病变边缘为无色素的晕环。CHRPE 大小多为 1～2PD，也有大至一个象限者。

（3）眼底荧光素血管造影检查：CHRPE 病变区域内显示色素遮蔽荧光和色素脱失透见荧光（彩图 7-229，见书末彩插），病灶区域内的毛细血管可有轻度的扩张，后期可有轻微的荧光素渗漏。

【病理】　组织病理学检查示 CHRPE 病灶内为单层肥大的 RPE 细胞，内含大的色素颗粒，个别见 RPE 化生。

【诊断与鉴别诊断】　根据 CHRPE 特征性的眼底表现可做出诊断，但应注意与脉络膜痣、陈旧性脉络膜视网膜病变及扁平生长的脉络膜黑色素瘤鉴别。

【自然病程】　尽管 CHRPE 是一种相对稳定且危险程度很小的疾病，但 CHRPE 有生长的趋势。Norris 和 Cleasby 对 1 例 29 岁的女性 CHRPE 患者观察了 13 年，病灶增大了约 3mm。Chamot 等对 35 例 CHRPE 的患者随访了 1～14 年，发现 74% 病变呈扁平进展，83% 脱色素区域进行性扩大。Shields 随访超过 3 年的病例中，83% 的病变扩大，平均月生长率为 2μm/m。引起 CHRPE 增大的刺激因素不清，Wirz 等猜测可能与病灶中细胞的萎缩、肥大及数量增多有关。另外，Shield 等曾报道了 1 例 CHRPE 患者在病变区内发生了结节样增生，病理检查证实为低分化腺癌。

【治疗】　CHRPE 为良性病变，无须任何治疗。但由于本病有生长趋势甚至恶变的可能，因此应定期随访，密切观察病变的进展。

（张美霞　张军军）

二、视网膜母细胞瘤

视网膜母细胞瘤（retinoblastoma，RB）是主要发生于婴幼儿的眼内恶性肿瘤，对视力和生命有严重的威胁和危害。1597 年荷兰 Petras Pawius 最早对本病作了病理描述，1767 年英国 Hayes 最早报告一例双眼视网膜母细胞瘤，并第一次观察到"黑矇性猫眼"。1809 年苏格兰医师 James Wardrop 开创手术治疗的先例。1884 年 Von Graefe 首次指出切除尽可能长的视神经是手术治疗视网膜母细胞瘤成功的关键。1921 年美国

Verhoeff 开创放射治疗成功的先例。1926 年美国眼科学会正式采用 Verhoeff 对本病的命名即视网膜母细胞瘤（retinoblastoma）。我国的首例为毕华德 1921 年报告。200 多年来，国内外对视网膜母细胞瘤进行了大量的临床、病理、遗传和流行病学研究，取得了大量的成果。特别是 1986 年人类第一个肿瘤抑制基因视网膜母细胞瘤基因（*Rb* 基因）的发现，是人类肿瘤学和细胞分裂研究的重要里程碑之一。近 10 多年来，化学治疗（包括经眼动脉内化疗）逐步取代外放射治疗成为 RB 治疗的一线方案，极大地提高了 RB 的治疗效果。视网膜母细胞瘤作为由于肿瘤抑制基因失活导致的恶性肿瘤的典型，继续成为眼科学、肿瘤学、儿科学、医学遗传学和分子生物学等多个临床和生物学领域共同关注的热点。

【发病情况和流行病学】

1. 发病率　目前视网膜母细胞瘤已超越脉络膜恶性黑色素瘤成为人类最常见的原发性眼内恶性肿瘤。RB 的发病与脉络膜恶性黑色素瘤不同，无种族差异。据世界各国的多份发病率调查报告，估计 RB 的发病率在活产儿中为 1：16 000 到 1：18 000。我国沈福民等在上海的调查报告为 1：23 160。如果从整个人群来看，RB 的发病率在 0～5 岁年龄组为百万分之 10.9，在 ≥5 岁年龄组为百万分之 0.6。根据 2005 年人口抽样调查数据推算，中国每年新增 RB 病例 1500 人左右。有分析认为全世界每年新增 RB 病例 7000～8000 人，大部分在亚洲和非洲，中国约占 20%。RB 的发病率相对稳定，例如欧美和新加坡报告，在最近 30～40 年内单眼和双眼 RB 的发病率无明显变化，表明环境因素在 RB 的发病中作用较小。

2. 患病眼别　RB 单眼病例居多，占 60%～82%；双眼病例占 18%～40%。

3. 性别　男女患病无性别差异。但国内外报告住院治疗患儿中男孩多于女孩。

4. 患病年龄　平均诊断年龄，双眼患者为 13 个月龄（3 岁以上少见），单眼患者为 24 个月龄（7 岁以上少见）。一般说来，发病年龄双眼患者早于单眼患者，有家族史者早于单独发生的病例。也有少数病例在 5～67 岁诊断为本病，可能由良性的视网膜瘤（retinoma）恶性转变而来。

【临床表现】　根据视网膜母细胞瘤一般的发展过程，临床上可分为眼内 RB 和眼外 RB 两个阶段。前者包括眼内生长期和眼压增高期，后者包括眼外扩展期及全身转移期。由于肿瘤生长部位、生长速度和分化程度不同，临床表现也不尽一致。例如生长在视盘附近或视网膜周边部的肿瘤，可早期侵犯视神经或睫状

体向眼外转移，并不经过眼压增高期而直接进入眼外扩展期；又如临床上诊断为眼压增高期者，病理学检查可能已有眼外扩展。

1. 眼内生长期　早期症状和体征是视力障碍和眼底改变。视力的改变与肿瘤的大小和发生部位有关。若肿瘤小、位于眼底周边，常不影响中心视力；若肿瘤位于后极部，体积虽小，仍可较早引起视力减退，并可导致斜视或眼球震颤；若肿瘤充满眼内或视网膜广泛脱离，则视力丧失。由于视力丧失，瞳孔开大，经瞳孔可见黄白色反光，称为"黑矇性猫眼"。据国内外文献报告，临床仍以"猫眼"为本病最易发现的早期症状。但当瞳孔出现黄白色反光时，事实上病情已发展到相当程度。因此临床上可以婴幼儿斜视为早期发现本病的线索，对于婴幼儿斜视患者都应充分散瞳检查眼底，以诊断或排除本病。

早期病变可发生于眼底任何部位，但以后极部偏多。根据肿瘤生长的方式可分成内生型和外生型RB。内生型肿瘤发生于视网膜内核层，易向玻璃体内生长，眼底检查可见肿瘤呈圆形或椭圆形，边界不清，呈白色或黄白色的结节，表面有新生血管或出血。结节大小不一，1/2 至 4 个视盘直径或更大。可单独发生，也可同时发生数个结节。由于肿瘤组织脆弱，肿瘤团块可散播于玻璃体及前房，造成玻璃体混浊、假性前房积脓、角膜后沉着或在虹膜表面形成灰白色肿瘤结节。外生型肿瘤发生于视网膜外核层，则易向脉络膜生长，常引起视网膜脱离，脱离的视网膜上血管怒张弯曲。

2. 眼压增高期　眼内肿瘤生长增大，特别是影响脉络膜和前房时，可导致眼压升高，引起明显的头痛、眼痛、结膜充血、角膜水肿等青光眼症状和体征。增大的肿瘤也可导致眼球后节缺血，引起虹膜新生血管，从而形成新生血管性青光眼。由于儿童眼球壁弹性较大，在高眼压作用下，眼球膨大，角膜变大，形成"牛眼"或巩膜葡萄肿。

3. 眼外扩展期　肿瘤可向前穿破角膜或巩膜形成突出于睑裂的肿块，表面常有出血坏死；也可向后穿破巩膜或沿巩膜上的导管（如涡状静脉、睫状血管等）蔓延至眶内形成肿块，使眼球突出。

4. 全身转移期　晚期瘤细胞可向后沿巩膜筛板、视神经或视网膜中央血管向颅内蔓延；经淋巴管向淋巴结、软组织转移；或经血液循环向骨骼、肝、脾、肾及其他组织器官转移。

除上述典型的临床表现和经过，部分病例还有以下4种特殊表现：

1. 三侧性视网膜母细胞瘤（trilateral retinoblastoma，TRB）　某些RB患者可伴发颅内肿瘤如松果体瘤及蝶鞍上或蝶鞍旁的原发性神经母细胞瘤。这些颅内肿瘤组织学上类似RB，但不是RB的颅内转移。因多出现于双眼RB患者，而且松果体与视网膜光感受器细胞在种系发生上关系密切又称为"第三眼"，所以这类颅内肿瘤在1980年被正式命名为"三侧性RB"。TRB在双眼RB患者中的发生率约为6%。在所有RB患者中的发生率约为3%。化学治疗可明显降低TRB的发生率。神经影像学筛查可提前发现TRB，最大直径 <15mm 的颅内肿瘤预后较好。1971—2011年40年内全世界共报告约150例TRB，40%有家族史，88%为双眼RB，12%为单眼RB。颅内肿瘤83%位于松果体，17%位于蝶鞍上。眼部肿瘤诊断时的平均年龄为5个月，颅内肿瘤诊断时的平均年龄为26个月。颅内肿瘤诊断后平均存活9个月，主要死于蛛网膜下腔肿瘤扩散导致的癌性脑膜炎。大剂量化学治疗对部分TRB有效。在RB患儿中若发现有一独立的颅内中线部位肿瘤，无论它是与双侧RB同时出现，或是成功地治疗了的双侧RB一段时间后才出现，都应考虑TRB的可能性。临床应与RB颅内转移相鉴别。

2. 视网膜母细胞瘤存活者的第二恶性肿瘤（second malignant neoplasm，SMN）　由于诊断和治疗水平的提高，RB的治愈率和存活率也大大提高。对长期存活者随访观察，发现部分患者若干年后又发生其他恶性肿瘤，称之为第二恶性肿瘤或第二原发肿瘤（second primary tumor，SPT）。其组织学类型至少在23种以上，包括肉瘤（55%，平均诊断年龄13岁）、上皮癌（11%，平均诊断年龄29岁）、TRB（11%，平均诊断年龄2.7岁）、恶性黑色素瘤（7%，平均诊断年龄27岁）、脂肪瘤（4%，平均诊断年龄28.5岁）、白血病和淋巴瘤（3%，平均诊断年龄6.2岁）、非TRB脑肿瘤（3%，平均诊断年龄14.5岁）和胚胎母细胞瘤（2%，平均诊断年13.7岁）等。其中最常见的是成骨肉瘤。有些患者还可发生第三、第四甚至第五恶性肿瘤：第二恶性肿瘤大约在原发RB被诊断后13年发生，第三恶性肿瘤在26年后左右，第四恶性肿瘤在35年后左右，第五恶性肿瘤在42年后左右发生。第二恶性肿瘤的发生主要与遗传有关。大部分第二恶性肿瘤（88.2%～97.5%）发生于遗传型RB患者。很多第二恶性肿瘤组织（如成骨肉瘤、纤维肉瘤、恶性网状细胞瘤等）中存在 Rb 基因的缺失或表达异常也支持第二恶性肿瘤的发生与 Rb 基因改变有关。但部分第二恶性肿瘤的发生也可能与外放射治疗和化学治疗有关。接受外放射治疗的患儿发生第二恶性肿瘤的时间明显比未接受外放射治疗的患儿早，在接受外放射治疗的部位较多出现肉瘤。而白血病和淋巴瘤主要和化学治疗有关。一旦发生第二恶性肿瘤,预后即较差。

3. 视网膜母细胞瘤的自发消退　少数(0.5%～5.3%)视网膜母细胞瘤不经处理可发生自发消退,多见于双眼 RB 患者的一眼,对侧眼常有进展期肿瘤存在。主要表现为眼球萎缩,可能是由于增大的肿瘤致视网膜中央血管堵塞,引起肿瘤及整个眼球缺血,肿瘤坏死,眼球萎缩塌陷,表现为临床"自愈"。眼球萎缩前可有眼眶炎的表现如眼痛、眼睑肿胀等。CT 检查常可见较多钙化。病理学检查多可见残存的瘤细胞,大约 50% 自发消退的 RB 可以复发。因此自发消退的 RB 也应尽早摘除。

4. 视网膜瘤　RB 的自发消退应与视网膜瘤相区别。自 1982 年被认识以来,视网膜瘤一直被认为是 RB 自发消退的一种主要形式,但目前被认为是一独立病种,是 Rb 基因失活导致的一种视网膜良性肿瘤。没有证据表明 RB 可以不经治疗而"自发消退"为视网膜瘤。可与 RB 同时存在,也可单独发生。大多数视网膜瘤存在 Rb 基因突变,同时有高水平的促老化因子表达,但缺乏恶性肿瘤中常见的染色体不稳定(如扩增或缺失)。在具有 Rb 基因突变的人群中大约 2% 可患视网膜瘤。视网膜瘤表现为视网膜非进行性灰白色半透明包块,常伴有钙化、色素紊乱、脉络膜视网膜萎缩。和 RB 一样,视网膜瘤可以为单眼或双眼性,可以单灶或多灶性。常在 6 岁以后发现,平均诊断年龄为 15 岁。这类患者可以有 RB 家族史,可另眼或同眼同时患 RB。视网膜瘤可能恶变为 RB,表现为肿瘤增大及玻璃体播散。

【遗传学及发病机制】　1821 年 Lerche 首次报告一家系同胞 7 人中 4 人患视网膜母细胞瘤;1896 年 DeGoueva 报告第一个两代垂直遗传的家系;1930 年 Franceschett 首先提出本病属于常染色体显性遗传。1962 年和 1963 年,Stallard 和 Lele 分别报告了视网膜母细胞瘤患者有一条 D 组染色体长臂缺失。利用双生子患病一致率计算视网膜母细胞瘤的遗传度为 75.53%,说明遗传因素在视网膜母细胞瘤的发生中起主要作用。

1. 遗传学类型及 Rb 基因的定位　90% 的视网膜母细胞瘤(包括单眼和双眼病例)表现为散发发病,10% 的病例为家族性发病。视网膜母细胞瘤可分为遗传型和非遗传型两大类,其发生有三种情况。①约 40% 的病例属于遗传型,由父母(患病或仅为突变基因携带者)遗传所致,或正常父母的生殖细胞突变所致,为常染色体显性遗传。这类患者发病早,约 85% 为双眼发病,有多个病灶,易发生第二恶性肿瘤。约 15% 为单眼发病。本病外显率为 90% 左右。临床上将双眼视网膜母细胞瘤、有家族史的单眼视网膜母细胞瘤或多

病灶的单眼视网膜母细胞瘤归入遗传型。②约 60% 的病例属于非遗传型,其发病系患者视网膜母细胞发生突变所致,不遗传,发病较迟,多为单眼发病,单个病灶,不易发生第二恶性肿瘤。③少数遗传型病例(约 5%)有体细胞染色体畸变。主要表现为周围血淋巴细胞中存在 13 号染色体长臂中间缺失。这类患者除视网膜母细胞瘤外,依其染色体缺失节段大小不同,常伴有轻重不等的全身异常。主要表现为智力低下和发育迟滞。还可出现小头畸形、多指畸形及先天性心脏病。

正是通过对具有染色体畸变的 RB 患者的研究,包括高分辨染色体显带、基于酯酶 D 和 13 号染色体 DNA 限制性片段长度多态性的连锁分析,在 1983 年将 Rb 基因定位于人类染色体 13q14。

2. 二次突变论及 Rb 基因的克隆　双眼 RB 的发病年龄早于单眼患者。Knudson 用统计学方法研究了这一简单的临床现象,发现双眼患者的发病年龄和该年龄未被诊断患者百分比的指数呈线性关系,表明这类患者肿瘤的形成只有一个限速过程;而单眼患者的发病年龄和该年龄未被诊断患者百分比的指数呈非线性关系,表明这类患者肿瘤的形成存在两个或多个限速过程。基于这一发现,他于 1971 年提出"二次突变"论,认为一个正常细胞要经过至少两次突变才能演变成癌细胞。遗传型 RB 患者所有体细胞中均带有一次突变(M1),其视网膜细胞只要再发生一次突变即可产生 RB;而非遗传型患者,两次突变(M1,M2)均发生于一个视网膜细胞。1973 年 Comings 进一步提出"抗癌基因"论,认为"二次突变"是发生在同一基因位点,导致该基因的完全失活;因而该基因在细胞水平上是一个隐性基因,也是一个"抗癌基因"。这些假说被首先在 RB 中发现的染色体"杂合性丧失(loss of heterozygosity,LOH)"现象证实,60% 的 RB 存在 13 号染色体的 LOH,即正常的 Rb 位点丢失(M2)。在"二次突变"论指导下 1986 年美国 Weinberg 研究小组用一在 RB 中完全缺失的 DNA 片段首先成功地克隆了 Rb 基因的 cDNA。"二次突变"论正确的预测到 RB 的发生至少需要二次突变。但越来越多的证据表明通过这二次突变导致的 Rb 基因失活并不足以形成 RB,RB 的形成还需要第三次突变(M3)或更多次的突变。例如 Rb 基因突变可以只形成良性的视网膜瘤;又如细胞遗传学及对比基因组杂交(CGH)均表明 RB 中还存在其他染色体或基因的非随机改变,如几乎为 RB 特有的 i(6p) 和 1q+、16q- 等。

3. Rb 基因突变　Rb 基因是人类发现的第一个肿瘤抑制基因,Rb 基因的发现被公认为人类肿瘤学和

细胞周期研究中的一个重要里程碑。*Rb* 基因定位于 13q14，全长约 180Kb，共 27 个外显子，转录成一条长 4.7kb 的 mRNA，编码具有 928 个氨基酸残基的 Rb 蛋白。早期 *Rb* 基因突变的检测主要靠 Southern 杂交，目前主要用位点特异性 PCR 及直接 DNA 测序。总体而言，大约 95% 的遗传型和 93% 的非遗传型 RB 患者发现有 *Rb* 基因突变，进一步证实了 *Rb* 基因经二次突变失活是 RB 的主要起始原因。*Rb* 基因突变主要有四种类型：无功能突变、阅读框架内突变、启动子突变（点突变和甲基化）和 LOH。阅读框架内突变的 *Rb* 基因仍有部分正常功能。在 5% 的遗传型和 7% 非遗传型的 RB 患者并未发现有任何 *Rb* 基因突变，这部分肿瘤可能存在 *Rb* 基因调控元件和表观遗传学上的改变，也可能是由其他基因突变如 *N-Myc* 扩增引起的。这些结果对深化我们对 RB 发病机制的认识和开展对 RB 患者家族的遗传咨询有重要价值。*Rb* 基因突变也存在于其他肿瘤如成骨肉瘤、小细胞肺癌等。这些突变数据均收集于英国桑格中心的肿瘤体细胞突变数据库（COSMIC 数据库）内，可免费查询。

4. Rb 蛋白家族及 Rb 通路　Rb 蛋白目前被认为是人体细胞生长发育和癌变的重要调控者。Rb 蛋白定位在细胞核，分子量约为 110 千道尔顿。人体所有组织均可表达 Rb 蛋白，而 RB 以及多种其他恶性肿瘤中 Rb 蛋白表达缺失或降低。Rb 蛋白可和多种其他蛋白质结合，如病毒癌基因蛋白和 E2F 蛋白。Rb 蛋白因和乳头状病毒 E7 蛋白结合而失活可能是人乳头瘤病毒致癌（如人类宫颈癌）的发病机制。Rb 蛋白通过和 E2F 蛋白结合来抑制多种基因的转录活性，从而调节细胞的多种生物学行为如分裂、死亡、分化、黏附和迁移等。人体细胞尚有 2 个结构及功能和 Rb 蛋白相似的蛋白 P107 和 P130，它们共同组成了 Rb 蛋白家族。Rb 蛋白功能受其磷酸化状态的影响，只有非磷酸化或低磷酸化的 Rb 蛋白才能和其他蛋白质结合。其磷酸化状态由细胞周期素和细胞周期素相关的蛋白激酶（CDK）决定；CDK 的活性又由蛋白激酶抑酶（CKI）控制，主要的 CKI 有 P16、P19、P21、P27、P57 等；CKI 的活性由各种细胞内或细胞外的信号控制（如创伤、缺血等）。这样由细胞信号、CKI、CDK 和细胞周期素、Rb 蛋白家族、E2F 蛋白、下游基因共同组成了一个将细胞信号逐级传递给相关下游基因的调节通路，即 Rb 通路。目前已证实人类所有肿瘤均存在 Rb 通路的异常。

5. *Rb* 基因剔除及 RB 的小鼠模型　文献中仅有 2 例自然发生的动物（狗）RB 报告，因而自然界没有现成的 RB 的动物模型。通过在视网膜特异性表达 SV40 大 T 抗原、乳头状病毒 E7 蛋白可成功建立 RB 小鼠模型。由于病毒癌基因蛋白可以和所有 Rb 蛋白家族成员及其他蛋白如 P53 结合，而人类 RB 中不存在 P107、P130、P53 的改变，因而这些 RB 的小鼠模型与人类 RB 发病机制并不一样。*Rb* 基因完全剔除的小鼠在胚胎中期即因为胎盘功能不全引起的广泛缺氧而死亡，无肿瘤形成。嵌合剔除或条件剔除 *Rb* 基因小鼠可存活，其视网膜存在大量细胞凋亡、异常细胞分裂，无肿瘤形成；但若同时剔除小鼠 P107 或 p130 则可形成来源于内核层，有无长突细胞特征的 RB。这表明 *Rb* 基因既可抑制细胞分裂，也可抑制细胞凋亡。*Rb* 基因对细胞凋亡的抑制可部分地解释 RB 的自发消退，以及某些人类恶性肿瘤（如结肠癌）存在 Rb 蛋白的高表达的现象，也表明 *Rb* 基因实际上也具有部分癌基因的特征。

6. RB 的细胞起源　RB 到底起源于哪一类视网膜细胞？认识这一问题有助于该病的预防和治疗。早期学者基于病理学的观察认为肿瘤可能起源于胶质细胞、光感受器细胞、胚胎视网膜细胞或神经管原始上皮细胞。50 多年前用电子显微镜技术发现 RB 组织中不仅存在菊花结构，而且存在类似光感受器呈花瓣样的小花结构，因此认为瘤细胞应起源于光感受器细胞，瘤组织中的胶质细胞是对肿瘤破坏视网膜的一种修复反应。30 多年前由于细胞培养、免疫组织化学和基因杂交技术的广泛应用，使 RB 细胞起源的研究达到了一个新的高度。主要研究发现人 RB 细胞表达红绿视锥细胞特异性的视蛋白，从而形成 RB 肿瘤起源于红绿视锥细胞的假说。进入 21 世纪以来由于对 *Rb* 基因和蛋白功能的深入研究，RB 细胞的起源终于被逐步确定。鼠 RB 来源于无长突或水平细胞，而不是视网膜祖细胞。无长突或水平细胞作为鼠 RB 细胞起源的主要内在特征是当 Rb 蛋白缺失时可以发生异常细胞分裂，但不发生细胞凋亡。人 RB 很可能起源视锥前体细胞，因为大多数 RB 细胞都具有红绿视锥前体细胞的特征。为什么人视锥细胞特别容易被 *Rb* 基因突变所转化？主要是由于人视锥细胞存在特别的信号传导通路（RXRγ-MDM2 通路，N-myc-Trβ2 通路），可以在 Rb 蛋白缺失时抑制 ARF-MDM2-P53 通路，抑制细胞凋亡，促进细胞存活，所以容易被 *Rb* 基因突变所转化。这一特征和鼠 RB 细胞起源的无长突或水平细胞极其相似。当然这些视锥前体细胞也可能是在 Rb 蛋白缺失时从其他视网膜细胞转化而来。

7. RB 发生的多阶段性　①启动阶段：*Rb* 基因经二次突变而失活，启动整个恶变过程，首先形成良性的视网膜细胞瘤。若无进一步的突变，肿瘤细胞可因进一步的分化而停止分裂，肿瘤静止。第一突变 10%

是由父母遗传而来,而大部分却是在胚胎发育过程的不同阶段新形成的。②恶变阶段:经过第三次突变(M3)良性的视网膜细胞瘤恶变成 RB。M3 很可能与RB 中存在的染色体异常如 i(6p)有关,可以阻止细胞凋亡和细胞分化的发生。另外具有 *Rb* 基因突变的个体发生 RB 的概率比其他肿瘤高 2000 倍,而 *Rb* 基因突变广泛存在于其他肿瘤。视网膜对 *Rb* 基因突变如此敏感,很可能也与 M3 有关。③进展阶段:RB 积累更多突变如 1q+、16q- 等,病变进一步恶化。

【病理学】

1.肉眼分型 一般肉眼下即可见到视网膜内黄白色的肿瘤,常常可见到致密的钙化灶。根据肉眼观察,RB 有三种类型:①内生型:肿瘤起源于视网膜内核层,向玻璃体内生长,早期易为眼底检查所发现;②外生型:肿瘤起源于视网膜外核层,沿视网膜下间隙及脉络膜方向生长,造成视网膜脱离,检眼镜早期不易发现肿瘤团块;③浸润型:肿瘤弥散性的浸润视网膜全层,无明显包块。占全部 RB 的 1.5%,多见于非遗传型 RB。

2.组织病理学分型 显微镜下较多见肿瘤坏死,坏死区内常可见到钙化灶。血管壁上常可见到嗜碱物质沉着,一般认为是死亡的肿瘤细胞释放出来的DNA。根据显微镜下瘤细胞的改变可将 RB 分为未分化型和分化型。①未分化型:瘤细胞排列不规则;细胞形态差异很大,可为圆形、椭圆形、多角形或不规则形;胞质少,核大而深染,分裂象多见,恶性程度较高。由于肿瘤生长迅速,血液供应不足,在远离血管处的瘤组织可大片坏死,而围绕血管外围的存活瘤细胞可成珊瑚样或指套样排列,称为假菊花形排列。②分化型:主要标志为有菊花样结构。一是 Flexner-Wintersteiner 菊花:瘤细胞呈方形或低柱状,围绕一个中央腔隙形成菊花形排列。细胞核位于远离中央腔的一端,相对较小,细胞质较多,核分裂象少,恶性程度较低;该型菊花为 RB 所特有。二是 Homer-Wright 菊花:细胞围绕一团神经纤维成放射状排列;该型菊花尚可见于神经母细胞瘤和神经管母细胞瘤。三是小花(fleurettes):类似光感受器的成分呈花瓣样突起伸向中央腔内,见于分化更好的病例,恶性程度更低。

3.超微结构 未分化的 RB 瘤细胞排列紧密,无间质组织,偶尔可见中间连接方式。细胞形态差异大,核大,具有多形性,有多核及多核仁现象,细胞质少并富有游离核糖体。有光感受器分化成分的瘤细胞呈环形排列,中央为含抗透明质酸酶的酸性粘多糖腔隙,相邻的细胞以中间连接方式相连。瘤细胞为柱状,核较小,位于远离中央腔的一端,每个细胞只有一个核,

核内一个核仁。细胞质较多,主要细胞器为线粒体、微管、粗面内质网及高尔基体。一些细胞突顶端有纤毛伸向中央腔内,其横切面为 9+0 型,有的纤毛顶端有球形膨大结构,其内有少量平行排列的膜结构。

【诊断】

1.病史和体征 多数视网膜母细胞瘤病例,在其发展过程中常具有典型的临床表现,可依据病史和临床检查作出诊断。早期症状和体征为视力障碍及眼底改变,但由于疾病发生于婴幼儿,不易被家长注意,往往失去早期就诊的机会。临床上许多患儿由于视力减退失去注视力而常导致斜视或眼球震颤,这些现象可作为早期发现的线索,对可疑的病例应充分散瞳用间接检眼镜进行仔细的眼底检查,必要时可在全麻下检查。目前,临床仍以"猫眼"为本病最易发现的早期症状,但实际上,瞳孔出现"猫眼"样反光时,病情已发展到一定程度。

2.超声波检查 超声波检查大大提高了本病的早期诊断率。特别是对那些由于屈光间质混浊妨碍眼底检查,或因合并视网膜脱离等继发性病变而难以诊断的非典型病例更有诊断价值。目前临床常用 B 型超声波,早期病变呈实质性肿块回波,较晚期病变由于肿瘤组织坏死空隙形成,呈囊性型肿块回波。超声波生物显微镜(UBM)对于累及前段的 RB 有辅助诊断价值。

3.X 线照相、电子计算机体层扫描(CT 扫描)及磁共振(MRI 扫描) 眼眶 X 线照相可显示肿瘤内的钙化,以及眼眶骨壁的破坏,视神经孔的大小,对本病的诊断和处理有一定参考价值。3 岁以下患儿眼内出现钙化,应高度怀疑 RB。CT 和 MRI 扫描不仅可发现和描画出肿瘤的位置、形状和大小,而且可查出肿瘤向眼球外蔓延引起的视神经粗大,眶内包块及颅内转移等情况。CT 扫描也可显示肿瘤内的钙化,对诊断极有参考价值。由于 X 线照相和 CT 扫描均可增加患儿接受射线的机会,在条件许可情况下尽量避免使用。

4.相干光断层扫描(OCT) OCT 分辨率高,对黄斑部结构及玻璃体腔和视网膜下的种植显示尤为清楚,对 RB 治疗效果的判断有帮助。

5.眼底图像采集 定期对眼底肿瘤进行照相、摄像,有助于诊断及病情判断,可很好地指导治疗。目前广泛应用的是一种眼底广角摄像机 RETCAM,可在术中应用。

6.细胞学检查 抽取房水或玻璃体进行细胞学检查,对于本病的诊断和鉴别诊断有一定的帮助,但有促进肿瘤通过眼球壁穿刺孔向球外扩展的危险,故不应轻易采用。腰椎穿刺抽取脑脊液进行细胞学检查及骨髓穿刺涂片检查对判断肿瘤是否转移极有参考价值。

【鉴别诊断】 典型的病例可通过病史和临床检查作出诊断，但不典型的病例，特别是当视网膜脱离掩盖肿瘤或因出血、炎症反应造成玻璃体混浊时，诊断较为困难，常误诊为其他眼病。其他眼病也可误诊为RB。临床上有许多以瞳孔内有黄白色反光为主要特点的眼病应与本病鉴别。

1. 转移性眼内炎及葡萄膜炎 小儿高热急性传染病后，病原体（细菌、病毒等）引起视网膜血管阻塞，形成局限性黄白色病灶，进而导致玻璃体脓肿，则呈黄白色瞳孔。此外小儿肉芽肿性葡萄膜炎，周边性葡萄膜炎有时亦呈白瞳。病史、超声波、X线照相及前房穿刺细胞学检查可资鉴别。

2. Coats病 多发生于6岁以上男性儿童少年，病程较长，发展较慢。视网膜血管广泛异常扩张，常伴有血管瘤，视网膜下形成大片白色渗出，常伴有出血和胆固醇结晶，进而继发视网膜脱离而呈白色瞳孔，超声波检查无实质性肿块回波。

3. 早产儿视网膜病变（晶状体后纤维增生，Terry综合征） 多发生于接受过高浓度氧气治疗的早产儿，氧对未成熟视网膜，即未完全血管化的视网膜引起原发的血管收缩和继发的血管增殖。常在生后2~6周双眼发病。早期视网膜小动脉变细，静脉迂曲扩张，新生血管形成。此后全部血管扩张，视网膜水肿、混浊、隆起、出血，隆起部可见增生的血管条索，向玻璃体内生长。晚期玻璃体内血管增生，结缔组织形成，牵引视网膜形成皱褶，重则晶状体后可见机化膜，散瞳后可见被机化膜拉长的睫状突。病史和超声波检查可供鉴别。

4. 原始玻璃体增生症 本病为眼部先天异常。原因为胎儿期的玻璃体动脉未消失并有增殖所致。表现为晶状体后面有较厚的灰白色结缔组织并伴新生血管。一般出生后即发现白瞳孔，见于足月产婴儿，90%以上为单眼发病。多伴有小眼球、浅前房、瞳孔异常等。超声波检查可帮助鉴别。

5. 视网膜发育不全、先天性视网膜皱襞、先天性脉络膜缺损和先天性视网膜有髓神经纤维等，均为先天性眼底异常，严重者可呈白瞳孔。眼底检查可以鉴别。

6. 幼线虫肉芽肿 犬弓蛔虫（toxocara canis）卵被幼儿经口摄入后，在肠道孵化的幼虫经睫状动脉或视网膜中央动脉侵入眼内，可见于视网膜形成孤立的白色肉芽肿。患儿可伴有白细胞及嗜伊红细胞增加，肝大，对犬弓蛔虫血清抗体效价上升等。

【临床及病理学分级】 准确地对视网膜母细胞瘤进行分级，对于RB的诊断、治疗、随访和临床试验、学术交流均极为重要。目前国际上主要有五个RB分级体系，即针对眼内RB的RE分级标准和ICRB分级标准；RB经治疗后消退的分级标准；眼外RB的GA分级标准和RB的TNM分级标准。

1. 眼内视网膜母细胞瘤的RE分级标准 由Reese和Ellsworth教授于1963年建立，用于估计接受外放射治疗的RB患者的视力预后。RE分级根据肿瘤的位置，数量和大小将RB分成Ⅰ~Ⅴ级。近年来RB治疗中很少使用外放射治疗，因此RE分级标准已较少使用（表7-44）。

表7-44 RE分级标准

分期	肿瘤的大小、部位和视力预后
Ⅰ	肿瘤<4PD，位于赤道部或赤道后。视力预后很好。Ⅰa单个，Ⅰb多发
Ⅱ	肿瘤大小4~OPD，位于赤道部或赤道后。视力预后良好。Ⅱa单个，Ⅱb多发
Ⅲ	视力预后可能良好。Ⅲa任何肿瘤位于赤道前，Ⅲb单个肿瘤>10PD
Ⅳ	视力预后不良。Ⅳa多发肿瘤，有些>10PD，Ⅳb任何肿瘤达锯齿缘
Ⅴ	视力预后很差Ⅴa肿瘤占1/2眼底，Ⅴb玻璃体播散

2. ICRB国际眼内视网膜母细胞瘤分级标准 由美国Murphree教授领衔于2003年制订。该分级标准根据影响化学治疗结合局部治疗效果的主要因素（玻璃体和视网膜下腔肿瘤种植）将眼内RB分成A~E五级（表7-45）。目前被世界各国眼科医师广泛使用，各地医师在具体应用中对该分级标准有细微的调整。

3. 眼内视网膜母细胞瘤消退分级 Dunphy教授在1964年建立了外放射治疗后RB消退方式的分级标准，包括1~3级。后来由于浅层巩膜敷贴放射治疗、局部治疗、化学治疗的应用，RB消退方式也有更多变化，所以该分级标准被充实成0~4级。

0级：肿瘤消失或<3mm

1级：干奶酪状钙化肿瘤

2级：无钙化鱼肉状肿瘤

3级：1级和2级的混合物

4级：平坦的白色瘢痕

外放射治疗后RB消退方式以1级为主，化学治疗结合局部治疗后RB消退方式以4级为主。有时随观察时间的延长，3级消退可演变为1级。正确认识RB的消退方式，对于临床判断治疗效果（效果不佳或肿瘤复发）极其重要。

4. 眼外视网膜母细胞瘤GA分级标准 Grabrowski-Abramson（GA）分级标准包括Ⅰ~Ⅳ级，目前已逐渐被TNM分级取代。

Ⅰ级：眼内病变（Ⅰa视网膜病变，Ⅰb扩散至筛板，

表 7-45 ICRB 国际眼内视网膜母细胞瘤分级标准

分级	分级标准
A级：小肿瘤 风险极低	1）所有的肿瘤≤3mm 2）所有肿瘤距中心凹≥3mm，距视盘≥1.5mm
B级：大肿瘤 风险低	1）有肿瘤最大直径＞3mm 2）有肿瘤距中心凹＜3mm，距视盘＜1.5mm 3）视网膜脱离距肿瘤≤5mm
C级：肿瘤局部播散 风险中度	1）视网膜下和（或）玻璃体腔种植，距肿瘤≤3mm 2）无视网膜下种植的视网膜脱离≤1/4 象限
D级：肿瘤弥漫性播散 风险高	1）视网膜下和（或）玻璃体腔种植距肿瘤＞3mm 2）无视网膜下种植的视网膜全脱离
E级：眼球的结构和功能已被破坏 风险极高	1）肿瘤向前接触晶状体，累及睫状体或眼前段 2）肿瘤＞1/2 眼球容积 3）弥漫浸润性视网膜母细胞瘤 4）新生血管性青光眼 5）出血导致屈光介质浑浊 6）肿瘤坏死合并无菌眶蜂窝组织炎，眼球痨

Ⅰc 扩散至葡萄膜）

Ⅱ级：眼眶病变（Ⅱa 眼眶肿瘤，Ⅱb 视神经被侵犯）

Ⅲ级：颅内病变（Ⅲa 单纯脑脊液细胞学阳性，Ⅲb 颅内肿瘤）

Ⅳ级：为血液转移（Ⅳa 单纯骨髓涂片阳性，Ⅳb 骨肿瘤）

5. 视网膜母细胞瘤的 TNM 分级　TNM 分级由美国癌症联合委员会（AJCC）与国际抗癌联盟（UICC）联合制定。传统上 TNM 分级主要用于眼外视网膜母细胞瘤的分级，但自 2010 年以来 TNM 分级也被用于眼内视网膜母细胞瘤的分级。TNM 分级包括临床分级（cTNM）、病理分级（pTNM）、肿瘤残留（R）分级、淋巴结管侵犯（L）分级和静脉侵犯（V）分级。

（1）视网膜母细胞瘤 TNM 临床分级

T: 原发肿瘤	N: 局部淋巴结	M: 远处转移
cTX: 原发肿瘤不能被确定	cTN: 局部淋巴结不能被确定	cMX: 远处转移不能被确定
cT0: 无原发肿瘤的证据	cN0: 无局部淋巴结转移	cM0: 无远处转移
cT1: 肿瘤≤2/3 眼球容积，没有种植	cN1: 局部淋巴结转移	cM1: 全身转移
cT1a: 肿瘤≤3mm，距中心凹或视盘≥1.5mm	cN2: 远处淋巴结转移	cM1a: CNS 外，一处病灶
cT1b: 肿瘤≥3mm，距中心凹或视盘≤1.5mm，视网膜脱离≤5mm		cM1b: CNS 外，多处病灶
cT1c: 肿瘤≥3mm，距中心凹或视盘≤1.5mm，视网膜脱离＞5mm		cM1c: CNS 病灶，视交叉前
cT2: 肿瘤≤2/3 眼球容积，有种植		cM1d: CNS 病灶，视交叉后
cT2a: 种植细小		cM1e: 脑膜或脑脊液受累
cT2b: 种植大而多		
cT3: 严重的眼内视网膜母细胞瘤		
cT3a: 肿瘤＞2/3 眼球容积		
cT3b: 并发青光眼；累及眼前段；前房 / 玻璃体积血		
cT4: 影像检查发现视网膜母细胞瘤扩散至眼外		
cT4a: 侵犯视神经		
cT4b: 侵犯眼眶		
cT4c: 侵犯颅内但未超过视交叉		
cT4d: 侵犯颅内并超过视交叉		

另外可用 m 代表多个肿瘤，f 代表有家族史，d 代表弥漫浸润性视网膜。

（2）视网膜母细胞瘤 TNM 病理分级

T: 原发肿瘤	N: 局部淋巴结	M: 远处转移
pTX: 原发肿瘤不能被确定	pNX: 局部淋巴结不能被确定	pMX: 远处转移不能被确定
pT0: 无原发肿瘤的证据	pN0: 无局部淋巴结转移	PM0: 无远处转移
pT1: 肿瘤局限在眼球内，没有侵犯视神经或脉络膜	pN1: 局部淋巴结转移	pM1: 中枢神经系统外全身转移
pT2: 肿瘤轻度侵犯视神经或脉络膜	pN2: 远处淋巴结转移	pM1a: CNS 外，一处病灶
pT2a: 侵犯视视神经未超过筛板；或局部侵犯脉络膜		pM1b: CNS 外，多处病灶
pT2b: 侵犯视视神经未超过筛板，同时局部侵犯脉络膜		pM1c: CNS 转移
pT3: 肿瘤严重侵犯视神经或脉络膜		pM1d: 无脑膜或脑脊液受累
pT3a: 侵犯超过筛板，未过手术断端；或严重侵犯脉络膜		pM1e: 脑膜或脑脊液受累
pT3b: 侵犯超过筛板，未过手术断端；同时严重侵犯脉络膜		
pT4: 肿瘤侵犯视视神经超过手术断端；或肿瘤侵犯眼外		
pT4a: 肿瘤侵犯超过手术断端；但未能确定眼外侵犯		
pT4b: 肿瘤侵犯超过手术断端；同时肿瘤侵犯眼外		

另外可用 m 代表多个肿瘤，y 代表治疗后的分级，r 代表复发性肿瘤，a 代表活检。

（3）视网膜母细胞瘤的其他 TNM 分级

R: 肿瘤残留	L: 淋巴结管侵犯	V: 静脉侵犯
RX: 肿瘤残留不能被确定	LX: 淋巴结管侵犯不能被确定	VX: 静脉侵犯不能被确定
R0: 无肿瘤残留	L0: 无淋巴结管侵犯	V0: 无静脉侵犯
R1: 显微镜下肿瘤残留	L1: 淋巴结管侵犯	V1: 显微镜下静脉侵犯
R2: 肉眼可见肿瘤残留		V2: 肉眼可见静脉侵犯

【治疗】 见后文。

【预后】

1. 生命预后　近 200 年来，RB 的生命预后已有很大改善。一个世纪前死亡率为 100%，由于诊断和治疗技术的改进，目前在欧美及其他工业国家，本病死亡率已下降到 5% 以下。生命预后与许多因素有关，如肿瘤的大小和部位，诊断和治疗的迟早，治疗措施是否合理等。预后亦与组织学改变有关，一般来说，分化程度好的较分化程度低的预后好；肿瘤限于视网膜者较侵犯脉络膜、视神经或已有眼外扩散者好。死因分析，50% 的患者死于肿瘤的眼外转移，50% 是由于发生了第二恶性肿瘤。

2. 视力预后　单眼患者未受累眼的视力预后是良好的。在患眼摘除或治疗后，另眼应定期检查，多数患儿成年后，健眼视力良好。双眼患者视力预后取决于病变范围及治疗效果。若肿瘤小未侵及视盘或黄斑中心凹附近，治疗后可期望得到较好的视力，若肿瘤侵及视盘附近或黄斑中心凹，即使成功地根治了肿瘤，视力预后亦不佳。

【预防】 目前对 RB 尚缺乏特定效能的预防措施，应当加强对经治疗的患者及有高发风险的家庭定期随访观察；另一个积极措施是开展遗传咨询及产前诊断来减少患儿的出生。

1. 随访　对每一例 RB 患者，在经治疗后，应根据其临床、病理所见及 Rb 基因突变特点（遗传型或非遗传型）制订一份随访观察计划。对高危家庭出生的每一个婴儿亦应定期作全身麻醉下眼底检查。如果有条件，可以考虑 1 岁以内 3 个月一次，2 岁以内 4 个月一次，3～5 岁以内 6 个月一次，6～7 岁每 4 年一次共 15 次。

2. 遗传咨询　如何预测患者后代或其双亲再育子女罹患的风险，是减少 RB 患儿出生及指导随访的一个重要问题。遗传咨询是达到这个目的的重要措施。目前可以在两个水平上开展 RB 的遗传咨询。

（1）以家系为基础的遗传咨询：按 RB 80%～90% 的外显率计算，有关本病的发病风险的遗传咨询可参考表 7-46。

（2）通过对 Rb 基因突变的检测来进行遗传咨询：DNA 样本可取自外周血白细胞和 RB 瘤组织。多种基因突变检测技术如 Southern 杂交、SSCP、DGGE 等，基因剂量检测技术如定量 PCR，直接 DNA 测序均可应用。由于费用、时间的限制临床上不可能对 Rb 基因

表 7-46 视网膜母细胞瘤家属发病风险的估计（Warburg 法）

咨询对象	双侧病例		单侧病例	
	家族性（%）	散发性（%）	家族性（%）	散发性（%）
患者的子女	40～45	40～45	40～45	8[*]
患者的同胞	40～45	5.7[*]	40～45	0.6[*]
患者未发病同胞的子女	6.7	很低	6～7	1～1.7[*]

[*]经验值

全长 180kb 的序列进行全部检测，一般集中在 27 个外显子和外显子附近 10～20bp 的内含子序列上（一共约 4kb）。*Rb* 基因突变类型可是整个基因的缺失，也可小至点突变。一般可在瘤组织中发现两个突变（可相同也可不同），如果在外周血白细胞中也存在其中的一个突变则可判断为遗传型 RB，如果在外周血白细胞中不存在突变则可判断为非遗传型 RB。对遗传型 RB 患者的亲戚可采血检查是否有相同的 *Rb* 基因突变，若有此突变则其本人及子女有 90% 患病的风险，若无则风险较低。在用 DNA 检查进行遗传咨询时要注意嵌合体和低外显率现象。

3. 产前诊断 *Rb* 基因突变检测已成功应用于临床产前诊断。对于遗传型 RB 家族的胎儿可于妊娠 28～30 周取羊水细胞作 *Rb* 基因突变检测，若存在该家族的 *Rb* 基因突变，最好终止妊娠；若胎儿父母不愿终止妊娠，可于妊娠 33～35 周行经阴道的 B 超检查，每周 1～2 次，观察胎儿眼内是否形成肿瘤，若肿瘤已形成可在妊娠 35 周引产，立即对肿瘤进行激光治疗。有报告经上述妊娠 35 周引产及激光治疗的 RB，最终不仅保留了眼球，也保留了良好的视力。

（陈大年　李安仁　罗成仁）

【视网膜母细胞瘤的治疗】 RB 治疗的首要目的是挽救患者生命，并在此前提下尽可能保存患眼及视力。

可供选择的治疗手段主要包括眼局灶性治疗、手术治疗和全身治疗三种形式。眼局灶性治疗是一组直接破坏肿瘤以保留眼球的治疗，包括冷冻治疗、激光光凝治疗、经瞳孔温热疗法治疗（TTT）、局部放射治疗、局部化学药物治疗（局部化疗）；全身治疗目前应用较广的是全身化学药物治疗（全身化疗）；手术治疗主要指眼球摘除手术以及眼眶内容物剜除手术。

在制订治疗方案时，要全面综合地评估患者的具体情形：首先要明确肿瘤有否发生眼外生长及全身转移；其次要考虑患者单眼或双眼发病、肿瘤的大小和位置、肿瘤的生长方式、视力预后的估计、第二恶性肿瘤发生的危险、年龄及全身状况等情况。

1. 内眼期视网膜母细胞瘤的治疗 RB 分类对于治疗方法选择和判断预后非常重要。常用于眼内 RB 的分类方法有传统的 Reese-Ellsworth 分类法和新的 RB 国际分类法（International Classification of Retinoblastoma，ICRB，见表 7-45）。前者于 1958 年为了判断 RB 放射治疗的预后而制订，已不太适用于 RB 的治疗现状，因此近年逐渐被 ICRB 所取代。

（1）眼球摘除术：眼球摘除术治疗 RB 文献最早记载于 1809 年，至今已有 200 年历史。虽然近半个多世纪以来已发展出多种保眼治疗，但眼球摘除目前还是治疗晚期 RB 的主要手段，对于眼内期肿瘤患者有高达 95% 以上的治愈率。眼球摘除的适应证为：国际分类法 D 级和 E 级的肿瘤眼；肿瘤复发，其他治疗手段难以控制；保眼治疗过程中出现严重的并发症如全视网膜脱离、严重的眼内出血、严重的晶状体和玻璃体混浊等导致眼内肿瘤不能很好观察和治疗。在眼球摘除手术开始前要再次散瞳检查双眼以确认手术眼，术中应特别注意不要弄破眼球，断视神经时断端尽量留长至 10mm 以上，术中可同时植入义眼台患眼摘除后如有条件可取新鲜肿瘤组织做基因分析。病理检查出现以下情况为高危因素：肿瘤细胞越过视神经筛板会增加肿瘤扩散到脑膜和脑脊液的风险；肿瘤侵犯到脉络膜、巩膜、前房、睫状体、虹膜等会增加肿瘤转移的风险，一旦出现以上情况，眼球摘除术后要联合全身化疗，以降低肿瘤转移的发生率。眼球摘除手术主要的并发症为术中出血、术后感染、义眼台暴露和排斥等。

随着医学的发展，眼球摘除在 RB 治疗中的应用会越来越少，例如近年来逐渐开展起来的动脉灌注化学药物治疗（intraarterial chemotherapy，IAC）使得部分 D 级和 E 级肿瘤眼以及以往肿瘤复发难以控制的肿瘤眼得到良好的控制，避免了眼球摘除手术。

（2）眼局灶性治疗：目前最常用的眼局灶性治疗是冷冻治疗和激光光凝治疗，这两者对分裂期和非分裂期的肿瘤细胞均有破坏作用，适用于国际分类法 A 级的肿瘤和经全身化疗后残存的肿瘤。为减少并发症的出现，须多次治疗，间隔 3～4 周，每次治疗强度不能过大。

冷冻治疗中利用冷冻头经巩膜对肿瘤进行冻融 2～3 次；如肿瘤靠后部需要打开结膜；每次治疗时不超过 2 个象限范围或 4 个以上孤立病灶，同时注意冷冻强度不能太大，以免引起视网膜脱离、视网膜裂孔和出血等并发症。另外，冷冻不仅可以直接杀伤肿瘤，同时也破坏了眼球内的血 - 视网膜屏障，有利于药物的渗透，对于 D 级肿瘤、有局部玻璃体种植以及复发的肿瘤，可以先对瘤体或邻近玻璃体种植处的正常视网膜进行冷冻，然后在 72 小时内再行全身化疗，如此可增加眼内化学药物浓度以提高化疗效果。

激光光凝可选用绿激光（波长 532nm 或 536nm）、红外激光（波长 810nm）和远红外激光（波长 1064nm），通过头戴式间接检眼镜经瞳孔直接照射肿瘤病灶，初次治疗时要沿肿瘤边缘围上一圈光斑。红外激光和远红外激光因穿透性更强、受肿瘤所含色素影响较少，所以应用得更广。在治疗中要注意激光能量不可太大以免出现爆破现象引起玻璃体种植、出血、视网膜裂孔等并发症。

虽然 RB 对放射性治疗很敏感，但现在眼内期 RB 已很少利用放射线进行治疗，主要原因是放射性治疗可引起继发第二肿瘤这类严重并发症。对于一些特殊病例，如孤立的中等大小的肿瘤、肿瘤表面有局限的玻璃体种植、肿瘤复发等在其他治疗方法难以奏效的情况下，利用放射敷贴器对肿瘤进行短程放射治疗可以取得较好的疗效。

局部化疗通常是全身化疗的补充治疗，最常用的方式是结膜下、筋膜下或球旁注射卡铂（carboplatin），以提高玻璃体内的药物浓度，通过与其他局灶性治疗联合，可有效治疗 C 级和 D 级的肿瘤。该治疗最常见的并发症是球周组织的纤维化和粘连、球周脂肪萎缩等。

（3）全身化学治疗：自 20 世纪 90 年代始，随着新一代安全有效的化疗药物应用于临床，全身化疗在 RB 的治疗中应用越来越广泛，导致了 RB 的治疗方式发生重大改变。目前国际上全身化疗方案所普遍使用的药物为长春新碱（vincristine）、依托泊苷（etoposide）或替尼泊苷（teniposide）、卡铂（carboplatin）、环磷酰胺（cyclophosphamide）。全身化疗要由儿科协助制订并实施。每轮化疗间隔 3～4 周时间，一般需要 6 轮化疗。常见的化疗并发症为呕吐、脱发、白细胞和血红蛋白下降、血小板减少、呼吸道感染等；较严重的并发症为神经系统和心功能异常，但少见。

对于双眼患病、国际分类 B、C、D 级的肿瘤以及单眼患病、有望能保存较好视功能的 B、C 级肿瘤，目前一般选择的治疗方法是全身化疗联合局灶性治疗。肿瘤太大或出现明显渗出性视网膜脱离时，先行 2～3 轮全身化疗使肿瘤体积缩小和视网膜下液吸收，为进一步激光光凝、TTT、冷冻、放射敷贴器治疗等创造条件，这种疗法称为化学减容治疗（chemoreduction），该治疗方法的应用使不少肿瘤患者避免了眼球摘除或外放射治疗，后者已被证明可显著增加第二肿瘤的发生率。另外，化学减容治疗除了可提高患眼的眼球保存率外，还可以大大减低局灶性治疗所需的治疗强度，

或有可能以创伤小的治疗替代创伤大的治疗，减轻眼部治疗的并发症，有利于保存视功能。以全身化疗为基础的联合治疗已成为现代 RB 治疗的主要模式。

对于保眼治疗的患者，在首次局灶性治疗后，每 3～4 周复查，在全身麻醉下进行检查和必要的重复治疗，直至肿瘤完全消退或钙化、瘢痕化。如果需联合全身化疗，则每次的复查和局灶性治疗安排在每轮全身化疗前 1～3 天进行。在肿瘤得到控制后，根据情况 1～3 个月安排复查，如发现肿瘤复发或出现新的肿瘤病灶，则重复上述治疗，直到病情得到控制。眼球摘除的肿瘤患者术后每 3～6 个月复诊，要注意对侧眼的情况。一般认为病情稳定至 6～7 岁即可视为治愈，可间隔 6～12 个月复查。12～13 岁后可安排每 2～3 年的定期随诊，随诊时要注意头部软组织、颅脑、皮肤及骨骼等部位第二肿瘤的发生。

2. 眼外期 RB 和 RB 全身转移的治疗　眼外期 RB 指肿瘤侵犯到眼眶、肿瘤侵犯视神经且眼球摘除后病理检查示肿瘤细胞已越过视神经断端、肿瘤侵犯到视交叉、脑部等，此类病例行眼球摘除术后要追加全身化疗、鞘内化疗和局部放射治疗。如果化疗反应好，则行强化的全身化疗联合自体干细胞移植；RB 发生全身转移常累及骨骼、骨髓、肝脏等器官和组织，此类患者同样行眼球摘除术后要追加全身化疗，如可能则手术切除受累的组织。如果化疗反应好，则行强化的全身化疗联合自体干细胞移植（表 7-47）。

表 7-47　眼内 RB 的国际分类

A 级：风险很低
视网膜内散在的、对视功能无威胁的小肿瘤
　　—所有肿瘤局限于视网膜内，直径≤3mm
　　—距离黄斑 >3mm，距离视神经 >1.5mm
　　—没有玻璃体或视网膜下的种植
B 级：风险较低
没有玻璃体或视网膜下种植的肿瘤
　　—不包括在 A 级的所有大小和位置的肿瘤
　　—视网膜下液局限于肿瘤基底部 5mm 以内
C 级：风险中等
伴有局部的视网膜下或玻璃体种植的所有大小和位置的肿瘤
　　—玻璃体和视网膜下种植细小而局限
　　—视网膜下液局限于一个象限内
D 级：高风险
出现弥散的玻璃体或视网膜下种植
　　—肿瘤眼内弥漫生长
　　—广泛的呈油脂状的玻璃体种植
　　—视网膜下种植呈板块状
　　—超过一个象限的视网膜脱离

续表

E级：极高风险
　　—不可逆转的新生血管性青光眼
　　—大量的眼内出血
　　—无菌性眶蜂窝织炎
　　—肿瘤达到玻璃体前面
　　—肿瘤触及晶状体
　　—弥漫浸润型视网膜母细胞瘤
　　—眼球痨

（梁建宏）

三、斑痣性错构瘤病

（一）视网膜毛细血管瘤与 von-Hippel-Lindau disease

1904 年德国眼科学专家 von Hippel 发现了视网膜血管瘤病。这是一种少见的疾病，多在 20 岁以后发病，约 20% 病例为家族显性遗传。于是人们把视网膜血管瘤称为 von Hippel 病。后来瑞典病理学家 Lindau 在 1926 年描述了小脑血管瘤性囊肿同时又有视网膜血管瘤的病例。在视网膜血管瘤患者中，有 20% 合并中枢神经系统症状。从此将视网膜血管瘤合并小脑血管瘤的病例叫做 von-Hippel-Lindau 病（von-Hippel-Lindau disease）。可见视网膜毛细血管瘤既可以是单独存在的视网膜血管异常，又可以是 von-Hippel-Lindau 病的全身多系统异常中的一种表现。

1. 视网膜毛细血管瘤　眼底表现可分为两种类型，即通常所见的周边型与少见的近视盘型，临床与病理检查所见均有所不同。但这两类型患者，都有合并颅内血管瘤的可能。

（1）周边型视网膜毛细血管瘤：即通常称的 von Hippel 病。它可以从本来是正常的视网膜上生长出来。最初此肿物不大明显，呈红色或灰色的点状病灶，类似糖尿病视网膜病变所见的微血管瘤。随着毛细血管的增生及瘤体变大，起到动静脉短路的作用，造成输入小动脉及输出小静脉的迂曲扩张，并向后延伸至视盘，成为可判断周边部视网膜存在血管瘤的线索。并行的动静脉血管对视网膜毛细血管瘤的早期诊断有一定的价值。瘤体周围的视网膜毛细血管网丧失了屏障功能，引起视网膜内和视网膜下渗出。这些渗出呈环形围绕病灶周围，或呈斑块状沉积于黄斑中心。在瘤体的增长过程中，纤维血管组织常突破内界膜进入附近玻璃体，增加了玻璃体牵引因素，所以较大的血管瘤的大量渗液加上玻璃体牵引因素，最终可形成视网膜脱离。晚期病例，瘤体常常被脱离的视网膜所淹没而不易看到，只见极度扩张迂曲的动静脉与脱离区

相连。但荧光血管造影则不难见到呈强荧光而埋没于渗液中的瘤体。

有典型改变即迂曲扩张的动静脉与粉红色或黄白色瘤体相连，周围及黄斑有硬性渗出可确定诊断。但有时见有大片视网膜脱离与粗大迂曲的动静脉，虽未能见到瘤体，也应想到有本病的可能，因为比平常粗大数倍而极度迂曲的血管，是视网膜毛细血管瘤最具特征性的变化和表现。

周边型视网膜毛细血管瘤多在十余岁时见到，但较大的多发的血管瘤则在二三十岁时见到，四十岁之后很少再有新的瘤体出现。约 50% 的患者为双眼发病。本病因渗出、出血及视网膜脱离，常使视力极度下降，最终可导致青光眼或眼球萎缩。

组织病理改变：周边型的视网膜毛细血管瘤的核心是由迂曲的、直径较大的、具有正常内皮衬里的毛细血管所构成。毛细血管管道被胞质有空泡的多角形间质细胞所隔开。早期没有渗出的血管瘤中，电镜下未见内皮细胞孔隙，但后期的瘤体则有孔隙存在。间质细胞的来源尚有争议，超微结构证明其为胶质细胞，但是免疫组化染色说明了它们的来源有可能是血管性的，也有可能来自于原始神经外胚叶或胶质细胞。真正的新生成分可能是来源于那些 VEGF 表达上调的基质细胞。消化平铺标本显示，在瘤体以外的毛细血管结构是正常的。有时在较大的瘤体表面会见到一些新生血管，这些新生血管在组织学上与瘤体显然不同。

治疗：由于小的血管瘤易治疗成功，而瘤体大的则有困难，所以早期诊断治疗十分重要。目前主要的治疗方法是激光光凝以及冷冻疗法。激光光凝适用于较小的（<1 个视盘直径）和比较靠近眼球后部的血管瘤。光凝时光斑要大（500μm），功率要低，时间要长（0.2～0.5 秒），直接对准血管瘤进行。避免用小光斑、高功率，这样易造成出血。不超过 0.25 视盘直径的扁平瘤体，可一次完成光凝，0.25～1 个视盘直径的瘤体应分多次光凝。如果条件允许，治疗应首先尝试封闭血管瘤的供养动脉，当供养动脉闭塞后，在血管瘤侧支循环建立之前再直接对瘤体进行激光光凝或冷冻治疗。光凝常见的并发症为瘤体表面出血、或者出血进入玻璃体、渗出性视网膜脱离和视网膜内渗出加重，这些并发症常发生于治疗较大的瘤体时。当供养动脉完全闭塞，瘤体光凝后，供养静脉的扭曲扩张会减轻，不一定需要光凝。

较大的瘤体或虽然体积不大但位于赤道之前者，在间接检眼镜直视下作经巩膜冷凝治疗，有很好的效果。每次冷凝围绕瘤体使其成为冰球。冷凝还可用于渗出较多或已有视网膜脱离的血管瘤。冷凝效应较

慢，再次施术应相隔 6～12 周。对于超过 1 个视盘直径的大瘤体，可能需要冷冻联合激光光凝治疗。

使用维替泊芬的光动力学治疗可以提供一种非侵入性的激光治疗模式，从而达到选择性封闭血管而不伤及邻近神经组织的效果。可以单独使用光动力学治疗，也可与激光光凝或血管内皮生长因子（VEGF）抑制剂联合应用。

对于因肿瘤渗出或玻璃体牵拉而引起的严重视网膜脱离患者，可使用经平坦部玻璃体切除术、巩膜扣带术以及眼内激光光凝术等治疗来恢复视力。Liang 等报道经平坦部玻璃体切除术切除视网膜血管瘤对于瘤体较孤立且位于上半部视网膜的病例取得较好的治疗效果，能恢复玻璃体透明度并使视网膜复位，取出的瘤体组织为病理学及分子遗传学研究提供了良好的材料。

（2）近视盘型视网膜毛细血管瘤：毛细血管瘤位于视盘表面或附近。

临床上有两种形态：一种为内生型，肿瘤位于视盘表面向球内隆起，并遮挡部分视盘，瘤体界限清楚，鲜红色，无蒂，此型较易辨认。它与周边部血管瘤一样，表面可有新生血管以及纤维增殖，引起牵引性视网膜脱离。

另一类型为外生型，也称为视网膜内型，肿瘤生长在视盘边缘的视网膜内，临床上很不易辨认，往往与视盘水肿、视盘炎、脉络膜炎、脉络膜新生血管以及脉络膜血管瘤等相混。病灶处视网膜呈灰色弥漫性增厚，境界不清，视盘边缘模糊，眼底检查见不到明显的血管管道。荧光素眼底血管造影显示视网膜内有血管性团块充盈，并有不等程度的渗漏与晚期水肿。组织病理检查显示此瘤接受视网膜及脉络膜两方面的血液供应，视盘肿物呈不对称性。视力丧失多由于视网膜内渗出，黄斑水肿或视网膜前增殖膜形成所致。

近视盘型视网膜毛细血管瘤治疗效果很差，在渗出增多之前不主张治疗，即使因渗出增多而视力下降，一般认为光凝治疗比其自然病程导致的结果更差。对牵引性视网膜脱离或视网膜前增殖膜形成患者采用经平坦部玻璃体切除术解除血管瘤周边增殖粘连有良好效果。外部粒子放射治疗、放射敷贴治疗以及经瞳孔温热疗法等也已被证明是具有价值的治疗选择。血管内皮生长因子抑制剂的应用有一定的前景，但也有报道称贝伐单抗对于近视盘型视网膜毛细血管瘤治疗效果并不理想。

2. von-Hippel-Lindau 病　文献显示视网膜毛细血管瘤患者中有 20%～25% 合并颅内肿瘤，成为 von-Hippel-Lindau 病。约 70% 的 von-Hippel-Lindau 病患者身上可以发现视网膜毛细血管瘤，并且常常是其首发的临床表现。多发性视网膜血管瘤的患者（单眼或双眼）有更大可能为 von-Hippel-Lindau 病。

本病除视网膜毛细血管瘤之外，主要病变为小脑幕下的小脑、脑干或脊索的血管母细胞瘤、肾细胞癌、肾上腺嗜铬细胞瘤等。其他全身器官的良性肿瘤同有附睾、肾、胰腺、肝、肺、肾上腺、骨、大网膜及结肠等处的囊肿。

von-Hippel-Lindau 病是由 VHL 肿瘤抑制基因突变引起的常染色体显性遗传、多系统、家族性癌症综合征。1988 年已明确 VHL 基因定位在染色体 3p25 上，在大多数 VHL 肿瘤中发现有失活的野生型 VHL 等位基因，与视网膜母细胞瘤发生的"二次突变"模型相似，肿瘤抑制基因的失活或缺失参与了肿瘤的发生。Liang 等研究发现 von-Hippel-Lindau 病患者视网膜血管瘤瘤体中有 VHL 基因杂合子丢失现象，而在其外周血细胞中则并无此现象。

有文献报道 von-Hippel-Lindau 病患者视网膜血管瘤中发现趋化因子受体 CXCR4 的高表达，CXCR4 可能与视网膜血管瘤的活跃程度有关。

对于一个多发性视网膜毛细血管瘤或单发肿瘤伴有阳性家族史的患者可以确立 von-Hippel-Lindau 病的诊断。为了及时查出 von-Hippel-Lindau 病，对眼底有视网膜毛细血管瘤且有明显全身病史的患者，必须注意检查和诊断有无神经系统及其他器官的并发症。同时应对新近诊断病例的家族成员进行眼底筛检工作。除了眼底改变，其他系统的 von-Hippel-Lindau 病的治疗，可依据发病的部位及范围具体确定。

（梁小玲　廖菊生）

（二）结节性硬化

结节性硬化（tuberous sclerosis）属斑痣性错构瘤或母斑病，累及多器官系统，约半数病例会出现眼部改变，主要表现为视网膜星形细胞错构瘤（retinal astrocytic hamartoma），并可出现眼睑皮肤和结膜血管纤维瘤、晶状体和虹膜缺损、巨角膜和白色睫毛。其他器官的病变包括皮肤血管纤维瘤、肾血管平滑肌脂肪瘤、心脏横纹肌瘤、脑部的室管膜下和皮层下错构瘤等。结节性硬化是一种常染色体显性遗传性疾病，突变的基因多位于 9q34 和 16p13。

【临床表现】　发病常在幼儿期，常出现皮肤血管纤维瘤、智力低下和癫痫。眼部症状不明显或出现晚。视网膜星形细胞错构瘤可以单发，也可以多发及双眼发病，0.5～4PD 大小，多位于后极部或视盘旁。未钙化的肿瘤呈半透明或灰白色，圆形或椭圆形，边界不清，稍隆起。出现钙化的肿瘤突向玻璃体腔，呈黄白色，形同桑葚样（彩图 7-230，见书末彩插）。位于视盘的肿瘤可播散并种植于玻璃体内。常见的伴随病变有玻璃体积血、新生血管性青光眼、脉络膜萎缩灶、视盘水肿等。

【诊断与鉴别诊断】 结节性硬化多不在眼科获首诊，眼底病变常在会诊时发现。在眼科检查发现上述眼底改变时要注意做全身检查以及家族史调查。多数患者会出现皮肤血管纤维瘤，为多个大小不等、轻度隆起的红褐色结节，分布于鼻梁两侧呈蝴蝶状。脑部的室管膜下和皮层下错构瘤也很常见，并常引起癫痫发作。视网膜星形细胞错构瘤应与下列疾病鉴别：

1. 视盘玻璃膜疣 病变位置较深，不遮挡视盘结构。

2. 有髓神经纤维 与早期扁平未钙化的视网膜星形细胞错构瘤表现相似。在有髓神经纤维可见病变区神经纤维的规则排列。

3. 视网膜母细胞瘤 病变退化和钙化后与桑葚样的视网膜星形细胞错构瘤相似。

【治疗和预后】 本病一般进展缓慢，很少引起眼部症状，多数不需眼科治疗。严重玻璃体积血的病例，可行玻璃体手术治疗。对于有进展的病例，如合并有黄斑水肿、渗出性视网膜脱离、新生血管性青光眼等，可进行激光光凝、光动力学疗法、玻璃体腔注射贝伐单抗等治疗。

（梁建宏）

（三）神经纤维瘤病

神经纤维瘤病（neurofibromatosis，NF）属斑痣性错构瘤，因外胚层神经组织发育异常而导致全身多系统损害，主要表现为眼、皮肤、骨骼和神经系统改变。病变在出生时即可出现，并随年龄增长而加重。神经纤维瘤病为常染色体显性遗传病，根据临床表现和基因定位分为神经纤维瘤病Ⅰ型（NFⅠ）和Ⅱ型（NFⅡ）。NFⅠ由 von Recklinghausen 首次描述，主要特征为皮肤牛奶咖啡斑和周围神经多发性神经纤维瘤，外显率高，基因位于染色体 17q11。NFⅡ又称中枢神经纤维瘤或双侧听神经瘤病，皮肤改变较少有，基因位于染色体 22q12。

【临床表现】

1. 眼部表现

（1）NFⅠ的眼部表现：虹膜神经纤维瘤，亦称 Lisch 结节，多发，可位于虹膜的任何部位，因病变的色素和血管含量多少不一，可呈粉红色、棕黄色或黑色。睫状体和脉络膜神经纤维瘤呈灰黑色隆起，临床上很难与黑色素瘤区分（彩图 7-231，见书末彩插）；角膜可见粗大的神经纤维；视神经和视交叉神经胶质瘤；蝶骨大翼发育不良引起的眼眶内脑疝形成和搏动性眼球突

出；与结节性硬化一样可出现视网膜星形细胞错构瘤；眼睑皮肤神经纤维瘤可致上睑下垂和眼睑变形；先天性青光眼；脉络膜多发色素痣和视网膜色素上皮细胞增生。

（2）NFⅡ的眼部表现：单侧或双侧晶状体混浊；视网膜和视网膜色素上皮联合错构瘤（combined hamartoma of the retina and RPE），病变由胶质细胞、血管和视网膜色素上皮构成，扁平状轻微隆起于视网膜表面，呈灰色或棕色，多位于视盘旁，少数可位于周边，可引起视网膜皱褶、渗出和水肿等改变；视神经鞘脑膜瘤。

2. 眼外表现

（1）皮肤改变：多发性皮肤神经纤维瘤主要分布于躯干和面部皮肤，也见于四肢，多呈粉红色，大小不等，质软有弹性，瘤体固定或有蒂；牛奶咖啡斑出生时即可见到，好发于躯干皮肤，呈褐色，形状及大小不一，边缘不整。

（2）神经系统改变：主要累及颅内神经和周围神经，交感神经也可受累。颅内肿瘤多为听神经瘤，双侧听神经瘤是 NFⅡ的主要特征。另外视神经瘤、视交叉瘤、多发性脑膜瘤、神经胶质瘤、脑室管膜瘤等均可发生。颅内肿瘤可引起头痛、智能减退、听力或视力下降、记忆障碍及癫痫发作等；周围神经肿瘤呈串珠状沿周围神经干分布，累及的部位可有疼痛感或感觉异常。

【诊断与鉴别诊断】 根据上述典型的眼部、皮肤和中枢神经系统的改变容易做出诊断。本病应与结节性硬化相鉴别，后者常出现皮肤血管纤维瘤、智力低下和癫痫三大特征，且皮肤血管纤维瘤多分布于鼻梁两侧呈蝴蝶状。

【治疗和预后】 目前尚无有效的治疗方法。位于睫状体和脉络膜的局灶性病变可考虑手术切除（图 7-232）。

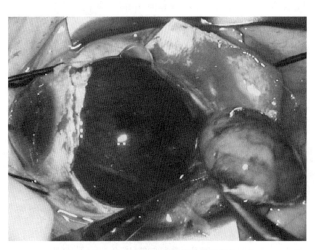

图 7-232 经巩膜手术切除肿瘤

（梁建宏）

（四）脉络膜血管瘤与 Sturge-Weber 综合征

【概述】 脉络膜血管瘤（choroidal haemangioma）是一种较少见的眼内良性肿瘤，因脉络膜血管发育异常引起。该肿瘤常引起渗出性视网膜脱落、色素上皮损害、黄斑水肿、继发性青光眼等并发症，对视功能损害较大。肿瘤分局限型和弥散型。局限型肿瘤发病与全身其他疾病无关，一般发病较晚，常在成年才被发现。弥散型肿瘤发病早，在婴儿期即可出现症状，常合并其他部位的血管瘤如脑膜血管瘤、沿三叉神经分布的颜面皮肤血管瘤等，称为 Sturge-Weber 综合征。

【症状】 患者常因视力下降、视物变形、眼前黑影遮挡等症状来就诊。晚期因继发青光眼而有眼痛症状。Sturge-Weber 综合征还会出现因软脑膜病变所引起的癫痫、智力障碍、视野缺损等。

【体征】 多数为单侧发病。早期肿瘤为脉络膜轻度隆起的病变，局限型肿瘤边界清楚，常位于后极部，而弥散型肿瘤边界不清，常围绕视盘生长，肿瘤颜色呈现出特有的橘红色，此时诊断较容易。随着病情的发展，肿瘤常合并有渗出性视网膜脱离、色素上皮损害、黄斑囊样病变等，使诊断变得较难。另外，Sturge-Weber 综合征还表现出与患眼同侧的颜面部皮肤血管瘤（火焰样痣）、结膜、眼睑、上巩膜血管扩张等（彩图 7-233，见书末彩插）。

【辅助检查】 伴有软脑膜病变者视野检查可出现同侧视野缺损。眼底荧光素血管造影（FFA）在动脉前期和动脉期瘤体出现弥散的强荧光，静脉期瘤体有弥漫的荧光渗漏。吲哚青绿荧光血管造影（ICGA）在早期和中期瘤体出现强荧光，晚期瘤体出现排空现象，即瘤体处的荧光较周围正常脉络膜荧光更低。超声检查瘤体表现为高反射波。CT 和 MRI 检查无太多特征性表现，但可检查出眼眶和脑部的病变。

【鉴别诊断】 主要和脉络膜黑色素瘤、脉络膜转移癌、脉络膜骨瘤等鉴别。早期脉络膜血管瘤呈特有的橘红色，另外脉络膜血管瘤的 FFA 和 ICGA 特点可帮助诊断并与其他脉络膜肿瘤鉴别。

【治疗】 小肿瘤如无视力异常可定期观察。如果肿瘤生长，出现视力下降则需治疗：中小肿瘤可选用PDT、放射敷贴器近程放射治疗、TTT、激光光凝等；大肿瘤合并严重的渗出性视网膜脱离选放射敷贴器近程放射治疗或远程放射治疗。

【自然病程和预后】 脉络膜血管瘤生长比较缓慢，但随着病变发展常引起渗出性视网膜脱落、色素上皮损害、黄斑水肿、继发性青光眼等并发症，对视功能损害较大。早期治疗效果及预后较好。

（梁建宏）

（五）蔓状视网膜血管瘤

蔓状视网膜血管瘤（racemose hemangiomatosis）是先天性视网膜动静脉吻合，发生于胚胎 6 周，由于脑血管始基前丛未能分化造成，属于先天性血管瘤样畸形，一般比较稳定，不进展。

这种动静脉的畸形发育及异常吻合，可以沿着整个视路发展，从视网膜周边部直到枕叶皮质，任何部位均可发生。大的蔓状血管瘤可以只发生于视网膜，也可以在视神经、视交叉和视束的不同部位出现。1943 年 Wyburn-Mason 描述了类似的动静脉畸形及异常吻合改变也见于中脑，造成视神经孔的明显扩大。因此，有此血管瘤的患者在身体其他部位，如中脑、眼眶有相似的血管畸形者，称为 Wyburn-Mason 综合征。

皮肤可以有异常，但不是常见征候，如皮肤红痣，皮下有动静脉畸形，使一侧面部有明显血管扩张。偶尔有同侧的眼球突出，为眼眶内血管血管畸形扩张造成的，极个别病例出现搏动性眼球突出。

蔓状视网膜血管瘤可分为三类。第一类表现为视网膜动静脉之间有异常毛细血管丛。此类患者通常无症状。第二类表现为视网膜动静脉之间直接交通，而没有毛细血管或者小动脉。扩张的血管类似于视网膜毛细血管瘤，但无渗出或者视网膜脱离。第三类表现为广泛而复杂的视网膜动静脉交通，该型最明显的表现是来自视盘的一支或者多支扩张的动脉，在视网膜内走行不同的距离，形成明显的动静脉交通后，静脉又返回视盘。常常伴有视力下降，但同样不伴有渗出或者视网膜脱离。

组织病理检查显示：巨大的异常血管占据视网膜的全层厚度，向后甚至附着于 Bruch 膜上，向前可突入玻璃体；异常血管壁的厚度不一，肌纤维形成的中膜不同程度的增厚，外膜有玻璃样变。

蔓状视网膜血管瘤病情较稳定，不易发展，一般不必治疗，但是应检查其是否有颅内损害存在。视网膜血管异常的范围与级别与颅内损害程度相关。畸形的血管交通只存在于视网膜较小的动静脉之间，则很少合并神经系统的血管异常，尤其在患者视力良好且无神经系症状的情况下。如果视网膜大血管存在蔓状血管瘤的改变，几乎 90% 有颅内血管异常。所以眼科医师如见到视网膜大血管有异常，应当劝告患者行 CT 检查、血管造影或磁共振图像检查，以排除颅内血管病变。

（梁小玲）

四、视网膜海绵状血管瘤

视网膜海绵状血管瘤是一种罕见的视网膜血管错构瘤。常单眼发病，青少年多见，平均发病年龄为 23

岁，病灶增大比较罕见，常伴有皮肤及中枢神经系统的海绵状血瘤。

视网膜海绵状血管瘤是由多数薄壁囊状的血管瘤组成的无蒂肿瘤，呈葡萄串状外观，大小不一，位于视网膜的内层，微隆起，有时可突出于视网膜的表面。血管中充满暗红色的静脉血，有时可见小囊内的血浆血细胞分离平面；部分瘤体的表面有白色的胶质纤维覆盖；肿瘤周围血管形态正常，视网膜无脂质渗出物，一般也很少见到出血。

患者通常没有明显眼部自觉症状，偶见海绵状血管瘤累及黄斑区或引起玻璃体积血而影响视力。

视网膜海绵状血管瘤也可发生在视盘上，但更加少见，其临床表现类似于发生在视网膜的海绵状血管瘤，视野检查可见生理盲点扩大，但视力正常。

海绵状血管瘤的眼底荧光素血管造影图像极为特殊：造影早期海绵状血管瘤处由于荧光素充盈非常缓慢且不完全，因而呈现一片遮蔽荧光；中晚期才逐渐见到荧光素充盈，血管瘤呈现具有特征性的"帽状荧光"。这是由于瘤体内血流相对停滞，血浆血细胞分离，血细胞因重力而沉积于下面，血浆较轻而浮于上层；造影时囊腔内上层的血浆染荧光，而下层沉积的血细胞遮挡荧光所致。这种独特的"帽状荧光"是海绵状血管瘤的特征。此外，在造影的全过程中，没有荧光素的渗漏。

视网膜海绵状血管瘤病理检查见病变主要位于视网膜的内层，血管瘤为内皮细胞形成的静脉性血管瘤，由狭窄的管腔相互连接，瘤体处的视网膜外层有囊性变，但无脂蛋白渗出。

根据眼底检查，血管瘤的形状、表面有白色胶质纤维膜覆盖，瘤体周围视网膜无渗出及眼底荧光血管造影等特点可以明确其诊断，但应注意与 Coats 病、Leber 粟粒样动脉瘤及视网膜毛细血管瘤鉴别。

视网膜海绵状血管瘤属静脉畸形，一般均不会发展，有报告随访 16～34 年均未见明显变化。因此，通常均不需要处理。视网膜海绵状血管瘤常可伴有皮肤血管瘤、中脑或大脑皮质的血管瘤，属于神经 - 眼 - 皮肤综合征。视网膜海绵状血管瘤患者的视力预后较好，但一旦玻璃体积血，视力永远受损。患者生命预后佳，但如脑内有类似血管的病损，可以发生脑出血甚至死亡。

从几个伴有视网膜和全身不同临床表现的家系的研究结果推测，视网膜海绵状血管瘤呈常染色体显性遗传，但可能存在不完全的外显率或变异的表型。

(梁小玲)

五、视网膜及视网膜色素上皮联合性错构瘤

视网膜及视网膜色素上皮联合性错构瘤（combined hamartoma of the retina and retinal pigment epithelium, CHRRPE）是一种临床上较为少见的良性肿瘤。CHRRPE 最初引起关注是因为该病诊断困难并且经常被误诊为恶性肿瘤，1973 年 Gass 首先报道了 7 例患者的临床表现并将该病正式命名为视网膜和视网膜色素上皮联合性错构瘤，自此后陆续有 CHRRPE 的报道。1984 年，美国黄斑协会的一项多中心研究对 60 例 CHRRPE 患者进行了分析，2008 年 Shields 等报道了 77 例 CHRRPE 患者，并对病变位置和厚度与视力的关系进行了分析。

【临床表现】 CHRRPE 多发于男性，多发生于儿童及青少年期。由于该病是斑痣性错构瘤的一种，因此这种患者眼底可合并其他先天异常，如先天性视盘小凹等，或全身有其他器官的错构瘤，如多发性神经纤维瘤病、鳃眼面综合征等。

（1）临床症状：CHRRPE 多单眼发病，多因视力减退发生的弱视或斜视而就诊。

（2）眼底表现：病变可发生于视网膜任何部位。位于眼底后极部的病灶多累及视盘及黄斑区，可自视盘延伸至视网膜中周部。眼底特征性表现为后极部有轻度隆起、边界不清的胶质病变，深面有轻微的色素沉着，病变内视网膜血管扭曲，表面视网膜有半透明的膜样组织增生（图 7-234A）。

（3）眼底荧光素血管造影：若病变内色素较多，造影早期可见病变部位因 RPE 的增生肥大呈遮蔽荧光，肿瘤表面视网膜血管受牵拉而扭曲变形，毛细血管明显扩张。随造影时间延长，瘤体内血管渗漏呈强荧光改变，后期肿瘤染色（图 7-234B、C）。

（4）光学相干断层扫描：OCT 检查可发现病变位于视网膜内，视网膜内层呈高反射信号的隆起病变，其下方组织为低反射信号，视网膜层次结构不清。

（5）B 超可见视盘部位有轻度局限性隆起回声，但无特征性改变。

【病因病理】 本病病因不明。多数作者认为 CHRRPE 为先天性或者发育性，有些患者伴有其他眼部发育性疾病。

病理组织学提示病变组织包含有视网膜色素上皮、神经上皮、视网膜血管及神经胶质增生等多种组织成分，外层色素部分包含增生的视网膜色素上皮细胞，内层无色素部分表现为增厚而结构异常的视网膜组织，上述成分的不同比例改变会引起视网膜及视网膜色素上皮呈现不同的眼底改变，在肿瘤的基底部和边缘常有 RPE 的肥大和增生。

【诊断与鉴别诊断】 CHRRPE 由于罕见，并可有多种临床表现，因此初诊时误诊率较高，有报道初诊

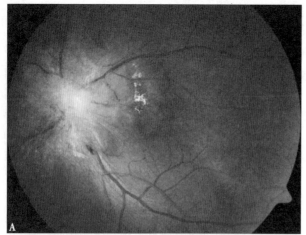

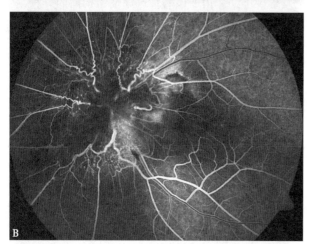

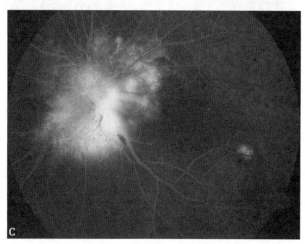

图 7-234 A. 左眼视盘 CHRRPE。可见视盘半透明胶质肿块，伴有少量出血和渗出 B. FFA 静脉早期见扩张的毛细血管，扭曲变形的视网膜大血管 C. FFA 后期荧光素渗漏，视盘呈强荧光

误诊率达到 97%，不同的临床表现需与不同的疾病相鉴别。当 CHRRPE 病变含色素较多时，需与脉络膜恶性黑色素瘤、脉络膜痣、视盘黑色素细胞瘤和先天性视网膜色素上皮肥大等以色素上皮增殖为主的疾病相鉴别。当 CHRRPE 病变含色素较少时，应与视网膜前

膜、视网膜母细胞瘤、后极部炎症性视网膜病例及由炎症引起的脉络膜视网膜增生性瘢痕表现为主的病变相鉴别。鉴别的主要依据是眼底表现及 FFA、OCT、B 超扫描等辅助检查。

【治疗】 CHRRPE 为一良性肿瘤病变，临床上一般无特殊的治疗方法，对患者应进行长期随访观察。但病变如果位于黄斑区，可造成患者视力严重下降。少数患者可引起并发症如视网膜前膜、视网膜新生血管或者黄斑裂孔等。有报道应用玻璃体手术来剥除视网膜前膜，但对手术效果的报道并不一致，另因本病常累及全层视网膜，手术难度较大，可能在剥膜过程中对视网膜造成严重的损伤，因此对手术干预仍存在争议。OCT 对判断手术预后有重要意义，如果视网膜结构完整，则剥除前膜后视力好转；若视网膜变厚且结构已完全紊乱，则患者视力预后较差。

（张美霞 张军军）

六、视网膜血管增生性肿瘤

视网膜血管增生性肿瘤（vasoproliferative tumors of the retina，VTR）是近年来被逐渐认识的一种眼内肿瘤，与其他视网膜肿瘤不同，它是一类发生在周边视网膜、与血管组织及神经胶质细胞增生有关的肿瘤样病变。大多数学者将该肿瘤分为原发性和继发性两种。原发性肿瘤在临床上占大多数，患者发病前没有其他的眼部疾病，而继发性肿瘤则继发于某视网膜或脉络膜疾病。以往文献认为视网膜血管瘤主要包括视网膜毛细血管瘤、海绵状血管瘤、蔓状血管瘤及先天性视网膜血管瘤，而最新资料将视网膜血管增生性肿瘤也归属于视网膜血管瘤的一种。

【临床表现】 VTR 多发生于年龄为 35～85 岁中老年人，女性患者约占 75%。无明显的家族史，除少数病例有高血压病外，余无其他全身病变。

（1）临床症状：因肿瘤属良性，故病情进展缓慢。患者早期无明显症状，当渗出或出血波及黄斑区时，患者可出现视力明显减退。

（2）眼底表现：患者常单眼发病，多为单个粉红色或黄色肿瘤样病变。肿瘤大小不一，多为 2～6mm，隆起 1～3mm，边界较清楚，好发于颞下方周边部视网膜的神经感觉层内（彩图 7-235A，见书末彩插）。肿瘤内表面可见血管组织，周围还有略微扩张的视网膜动静脉分别充当肿瘤的滋养和引流血管。肿瘤周边常可见渗出性病变，严重者可继发黄斑囊样水肿和浆液性视网膜脱离（彩图 7-235B、C，见书末彩插）。视网膜内、视网膜下以及玻璃体内都可能看到出血。视网膜内可有色素沉着。

（3）眼底荧光素血管造影检查：肿瘤在造影的动脉早期即快速的充盈，在动脉期和静脉期早期可以看到清晰的瘤体毛细血管网，这可能是由于造影剂通过作为肿瘤滋养血管的视网膜动脉血管快速进入瘤体。静脉期瘤体血管多发生明显的渗漏，造成周围视网膜弥漫性染色（图7-235D、E）。造影晚期，多数肿瘤有轻到中度渗漏的荧光素进入玻璃体。眼底荧光素血管造影的表现提示该肿瘤血管通透性较大，这可能是眼底出现明显的渗出性及出血性病变的原因。

（4）超声检查：A型超声波可显示肿块前的单高峰及肿瘤内的中等回声，B型超声波可显示肿块实性回声，但不呈现脉络膜的空穴现象（图7-235F）。这些表现与其他眼底肿瘤相比并没有明显的特异性，故临床鉴别诊断的价值不大。

【病因及病理】　该病病因不明。大多数肿瘤属于自发，但也有些病例的发生与一些视网膜或脉络膜的疾病有关，如镰状细胞视网膜病变、早产儿视网膜病变、葡萄膜炎、视网膜脉络膜炎、长期的视网膜脱离及视网膜色素变性等，可能是这些疾病破坏了血-视网膜屏障，导致视网膜神经胶质细胞和血管组织的增生形成肿瘤。另外，该病孪生姐妹的家系报道提示这种肿瘤的发生可能与遗传有关。

VTR的组织成分主要有：①增生的血管组织：包括两种血管组织，一种是毛细血管网，该毛细血管的形态和组织结构都基本正常；另一种是特征性的管壁增厚和透明样变的血管组织，这种血管轻微扩张，免疫组化证实该血管壁没有平滑肌肌动蛋白成分，这有别于正常的视网膜血管以及其他的视网膜血管性疾病。该管壁内还可有巨噬细胞、脂肪细胞、淋巴细胞等细胞成分沉积。②神经胶质细胞：多位于血管壁的周围，细胞形状多为梭形，无明显的异形性，生长分数低，提示为良性细胞。免疫组化证实这些细胞为神经胶质细胞来源。③肿瘤组织内可有渗出、出血以及RPE和纤维组织成分等。

【诊断与鉴别诊断】　主要根据眼底表现。单发于周边视网膜的血管性肿瘤样病变应考虑这种肿瘤的可能性，眼底荧光素血管造影以及病理组织学检查有助于确诊。另外，患者的发病年龄、家族史以及其他器官的血管性病变有助于鉴别诊断。本病主要与引起视网膜渗出性病变的视网膜毛细血管瘤、Coats病、无色素性脉络膜黑色素瘤及脉络膜转移癌等疾病进行鉴别。

1. 视网膜毛细血管瘤　由许多毛细血管样小血管和纤维星形细胞形成的基质组成，发病年龄多在15～30岁，无性别趋向。单眼或双眼受累，可在同一眼内存在多个大小不等的瘤体，部分患者还伴发中枢神经系统（尤其是小脑）的血管母细胞瘤或其他器官的肿瘤。该病和VTR都是视网膜的血管性肿瘤，并均可伴有视网膜的渗出性病变。但前者发病年龄较小，平均为25岁，可伴有颅内或其他器官的血管瘤性病变，多有阳性家族史，眼底常见多个病灶，病灶可出现在视网膜的任何位置，即使较小的瘤体也有粗大、蠕虫样扭曲的滋养和引流血管相连。眼底荧光素血管造影对本病的诊断和指导治疗有着重要的意义。CT或MRI有助于发现神经系统或其他眼外病变，尤其是在有家族史、发病年龄小、双眼受累及视网膜多发性毛细血管瘤等情况下更应警惕von Hippel-Lindau综合征的存在。而VTR发病的平均年龄偏大，少有阳性家族史，眼底常为单发的周边部视网膜病灶，不伴有颅内或其他器官的血管瘤性病变，也无粗大的肿瘤滋养和引流血管。

2. Coats病　两者的眼底表现均可见视网膜毛细血管扩张、渗出及浆液性视网膜脱离。但是Coats病多见于男性儿童，眼底常见大量脂质沉着，常伴有广泛性的渗出性视网膜脱离，而原发性VTR发病年龄较大，女性多见，眼底除了广泛的渗出病变外，还可见边界清晰的局限性或结节状的肿瘤样的改变。临床上，可见到Coats病的周边部视网膜并发VTR的病例，说明VTR可继发于Coats病。

3. 无色素性脉络膜黑色素瘤　位于周边部的无色素性脉络膜黑色素瘤常与VTR混淆，尤其在瘤体周围伴有渗出及出血时更加难以鉴别。但仔细眼底检查，可以辨别肿瘤是来源于脉络膜而非视网膜，眼底荧光素血管造影和超声波检查对鉴别诊断有一定的帮助。

4. 脉络膜转移癌　周边部的脉络膜转移癌也可误诊为VTR，但脉络膜转移癌仅局限于脉络膜，而不累及视网膜。病灶呈灰黄色或者灰白色，边缘偶见黄白色渗出、色素斑或者出血，发病早期即可出现视网膜浆液性脱离。眼底荧光素血管造影的早期，瘤体表现为无脉络膜背景荧光的暗区，同时在此区内看不到血管形态，动静脉期可见脉络血管爬行其上，并常伴有毛细血管扩张及血管瘤样改变，晚期呈斑驳状荧光。另外，如果全身检查发现原发恶性病灶，更易鉴别诊断。而对于难以与恶性肿瘤鉴别的患者，可行眼内活检来确诊。

【治疗】

1. 随访　多数学者认为VTR为良性肿瘤，其发展缓慢稳定数年甚至自行退化。位于周边视网膜的瘤体如较小，未引起大量渗出或者不影响视力者，多不进行治疗干预，只需定期观察。

2. 激光光凝　对于瘤体较小、未引起渗出性视网膜脱离的患者，可对瘤体行激光光凝或光动力治疗（PDT）。

3. 冷冻治疗　对于引起进行性渗出或玻璃体积血的患者，可对瘤体行经结膜冷冻治疗，如瘤体厚度大于2mm的患者常需多次重复治疗。

4. 巩膜放射敷贴疗法　对冷冻或者激光治疗效果不佳的病例，可应用放射敷贴治疗。

5. 玻璃体腔内注药　有报道玻璃体腔内注射抗新生血管因子药物如 Lucentis 或 Avastin 可引起瘤体萎缩，但该疗法的有效性需要更多的病例和更长的随访时间来证实。

6. 手术治疗　对于渗出性脱离明显的患者，可行经巩膜视网膜下放液，再行冷冻治疗。对于引起大量玻璃体积血、视网膜前膜的患者，可行玻璃体视网膜手术去除玻璃体积血和剥除视网膜前膜，采用眼内激光光凝或者巩膜外冷冻处理瘤体，对有广泛视网膜增殖膜形成或有牵引性、裂孔性视网膜脱离的患者可行气体或硅油充填。对于位于上方周边部较大瘤体，激光及冷冻效果不佳的患者，可在行玻璃体视网膜手术的同时行瘤体切除术。但由于瘤体的切除可能损伤视网膜，造成医源性的视网膜裂孔和缺损，因此限制了其在临床上的广泛应用。

七、视网膜玻璃体转移癌

眼外恶性肿瘤所导致的视网膜玻璃体转移癌很少见，经常被误诊为玻璃体视网膜的炎性反应。

【病因】　皮肤的原发性恶性黑色素瘤转移到视网膜报道居多，也有原发性皮肤 B 细胞淋巴癌视网膜玻璃体转移的报道。经血行转移者比经淋巴转移者多。大多数患者诊断为眼内转移后存活时间大约为22个月，表明有玻璃体视网膜转移的原发癌患者，预后不佳。

【临床表现】　视网膜玻璃体转移癌常为单眼，但双眼受累亦有报道。玻璃体转移癌常表现为单个细胞聚集成结节或者球形悬浮在玻璃体腔内，患者自觉症状为眼前有黑影飘动。视网膜转移癌表现为血管趋化性分布，多位于静脉周围，可为单发或多发病灶。如位于眼底后极部视网膜上则视力减退明显，开始病变较小时，眼底所见与视网膜缺血性梗死很难区别。当肿物增大时，可见视网膜上有致密的白色混浊区，病变很像弓形体、巨细胞病毒或其他感染所致的坏死性视网膜炎。已报告的病例中近半数同时已有脉络膜转移癌存在。视网膜转移癌的边界比脉络膜转移癌的边界更不规则。玻璃体视网膜转移癌的严重并发症为玻璃体积血及新生血管性青光眼，可造成患者视力丧失，最终行眼球摘除。

【诊断与鉴别诊断】　抽取玻璃体液做细胞学检查有助于诊断。玻璃体转移癌容易误诊为葡萄膜炎，视网膜转移癌容易误诊为坏死性视网膜炎。鉴别眼内病变是原发癌或转移癌非常重要。

【治疗】　积极寻找原发癌进行全身化疗或者放疗。对于玻璃体视网膜病灶特别是局限并且无脉络膜转移的患者，有个案报道行玻璃体手术后再行外放射治疗，但仍存在争议。

（张美霞　张军军）

第三节　副肿瘤性视网膜病变及自身免疫性视网膜病变

副肿瘤性视网膜病变（paraneoplastic retinopathy），是指身体他处的恶性肿瘤，并非通过肿瘤转移到眼的方式引起视网膜病变，而是恶性肿瘤细胞产生了与视网膜不同成分同源性的蛋白，诱发自身抗体的产生，这些抗体再作用于视网膜细胞抗原，导致自身免疫反应，最终使视网膜细胞产生凋亡或变性而致视功能障碍的疾病。临床报道的恶性肿瘤最常见的有小细胞肺癌与女性的子宫内膜、宫颈、卵巢与乳房癌，其他如前列腺，胸腺、胰腺癌与淋巴瘤等均见报道。副肿瘤性视网膜病变中以癌相关视网膜病变（cancer associated retinopathy，CAR）与黑色素瘤相关视网膜病变（melanoma associated retinopathy，MAR）比较常见，其他尚有弥漫性葡萄膜色素细胞增生（diffuse uveal melanocytic proliferation）。

CAR 好发中、老年人，男女无差异。双眼同时或先后发病，病程呈急性或亚急性并进行发展。症状有双眼无痛性视力减退、畏光、闪光或夜盲。眼底开始正常，后期有视盘色白，视网膜血管细，以及色素上皮的改变。玻璃体与前房可能见到少量细胞。荧光素血管造影大都正常，少数在造影后期可有周边视网膜血管荧光素渗漏或视盘荧光素着染。视野有中心、旁中心，环形暗点或向心性缩小。动态视野计检查更能显示出周边视野的异常。色觉总是受损。OCT 检查显示内层视网膜组织变薄。ERG 检查对诊断有重要意义，CAR 病变中，虽视锥及视杆细胞均受累，但是往往视锥细胞受损更重。a、b 波的峰值降低或消失是其特征。血清中发现抗视网膜感光细胞抗体 recoverin（23kD）可以确诊。不过亦有临床高度怀疑 CAR，但血清检查阴性者；相反，亦有血清抗体阳性而临床并无视网膜病变的。组织切片显示视网膜内层基本正常，外层感光细胞数量明显减少。值得注意的是约有一半病例在诊断 CAR 时，患者并无恶性肿瘤史，只是在诊断 CAR 后，经全身搜索原发病变时方才发现。因此对怀疑为 CAR 的患者，应作全身检查，以期发现尚未显示症状的恶性肿瘤。另一方面，对患有恶性肿瘤的患者，如出现双眼进行性视力减退，闪光或夜盲，应作眼部检查，尤其视野与电生理，如有条件也应作血清抗体检查加以证实。

MAR 是与黑色素肿瘤相关的视网膜病变。与 CAR 不同，它常发生在已知患有皮肤黑色素瘤，且大多数已出现全身转移的患者。也累及老年人，双眼发病，以夜盲为主要症状，早期中心视力常正常。开始眼底正常，以后有视盘变白，视网膜血管变细，视网膜色素改变等。视野有环形暗点或向心缩小。ERG 变化与 CAR 不同，仅有 b 波变平而 a 波不受影响，说明主要是视网膜内层遭受损害而感光细胞正常。病理切片同样显示视网膜内核及双极细胞数量减少，感光细胞层保持原状。

弥漫性葡萄膜色素细胞增生（diffuse uveal melanocytic proliferation）是一种更为罕见的副肿瘤病变。患者双眼视力减退，按 Gass 标准：眼底检查有多发的圆或椭圆形，色棕红，位眼底后极色素细胞层面的斑块状病变。荧光素血管造影早期，斑块病灶显示高荧光。本病后期有双眼渗出性视网膜脱离与快速发展的白内障。B 超显示脉络膜弥漫或局部增厚。OCT 显示感光细胞内外节段断裂与色素上皮层的缺损。原发恶性肿瘤有肺小细胞肺癌、妇科肿瘤及胰腺癌等。

发病原因不明，可能与恶性肿瘤合成的内分泌物质使全身色素细胞发生广泛增生有关。组织学上见到葡萄膜内有大量良性形态的痣样黑色素细胞浸润，很少分裂象。治疗有报道用大剂量皮质激素或放射治疗，但疗效均欠佳甚至有出现恶化的现象。

上述的是与恶性肿瘤相关的视网膜病变，更多病例则是具有与副肿瘤性视网膜病变相同的临床表现，但全身检查未能发现恶性肿瘤，这些病例则称之为非肿瘤性自身免疫性视网膜病变（nonneoplastic autoimmune retinopathy）。

因早期眼底正常，鉴别诊断首先要排除球后视神经的压迫、浸润、脱髓鞘、遗传及中毒性等病变，主诉中的闪光、畏光、昼盲、夜盲等症状，明确指出病变部位在视网膜而非视神经。进一步通过病史询问及眼眶及头颅的影像学检查可以做出鉴别。其次，须与其他早期眼底也表现正常的疾病，如急性外层区域性视网膜病变（AZOOR），视锥细胞营养不良等进行鉴别，可参看有关章节。

治疗副肿瘤性视网膜病变目前还缺乏有效措施。切除恶性肿瘤，化疗、放疗这些减少抗原的措施并未产生预期的效果。从自身免疫的机制考虑，大剂量免疫抑制剂，如甲泼尼龙静脉冲击疗法或其他免疫抑制的使用有其合理性，但效果往往也不理想，多数仅能达到稳定病情的作用而少有视力提高。其他如血浆除去法（plasmapheresis）静脉注入免疫球蛋白（intravenous immunoglobulin）等报道有效病例也仅是个案报道。

（王文吉）

主要参考文献

1. 张承芬. 眼底病学. 第 2 版. 北京：人民卫生出版社，2010.

2. 张美霞，张军军，唐健，等. 孤立性先天性视网膜色素上皮细胞增生的临床观察. 中华眼底病杂志，2008，24：349-351.

3. Canadian Retinoblastoma Society. National Retinoblastoma Strategy Canadian Guidelines for Care: Stratégie thérapeutique du rétinoblastome guide clinique canadien. Can J Ophthalmol，2009，44 Suppl 2：S1-88.

4. Shields CL，Shields JA. Retinoblastoma management: advances in enucleation, intravenous chemoreduction, and intra-arterial chemotherapy. Curr Opin Ophthalmol，2010，21（3）：203-212.

5. Shields CL，Materin MA，Marr BP，Krepostman J，Shields JA. Resolution of exudative retinal detachment from retinal astrocytoma following photodynamic therapy. Arch Ophthalmol，2008，126（2）：273-274.

6. Saito W，Kase S，Ohgami K，et al. Intravitreal anti-vascular endothelial growth factor therapy with bevacizumab for tuberous sclerosis with macular oedema. Acta Ophthalmol，2010，88（3）：377-380.

7. Friedrich RE，Stelljes C，Hagel C，et al. Dysplasia of the orbit and adjacent bone associated with plexiform neurofibroma and oculdisease in 42 NF-1 patients. Anticancer Res，2010，30（5）：1751-1764.

8. McLaughlin ME，Pepin SM，Maccollin M，et al. Ocular pathologic findings of neurofibromatosis type 2. Arch Ophthalmol，2007，125（3）：389-394.

9. Pascual-Castroviejo I，Pascual-Pascual SI，Velazquez-Fragua R，et al. Sturge-Weber syndrome: study of 55 patients. Can J Neurol Sci，2008，35（3）：301-307.

10. Tsipursky MS，Golchet PR，Jampol LM. Photodynamic therapy of choroidal hemangioma in sturge-weber syndrome, with a review of treatments for diffuse and circumscribed choroidal hemangiomas. Surv Ophthalmol，2011，56（1）：68-85.

11. Chan RV, Yonekawa Y, Lane AM, et al. Proton beam irradiation using a light-field technique for the treatment of choroidal hemangiomas. Ophthalmologica, 2010, 224 (4): 209-216.

12. Shields CL, Thangappan A, Hartzell K, et al. Combined hamartoma of the retina and retinal pigment epithelium in 77 consecutive patients visual outcome based on macular versus extramacular tumor location. Ophthalmology, 2008, 115 (12): 2246-2252.

13. Cohen VM, Shields CL, Demirci H, et al. Iodine I 125 plaque radiotherapy for vasoproliferative tumors of the retina in 30 eyes. Arch Ophthalmol, 2008, 126 (9): 1245-1251.

14. Yeh S, Wilson DJ. Pars plana vitrectomy and endoresection of a retinal vasoproliferative tumor. Arch Ophthalmol, 2010, 128 (9): 1196-1199.

15. Khurana RN, Tran VT, Rao NA. Metastatic cutaneous melanoma involving the retina and vitreous. Arch Ophthalmol, 2007, 125 (9): 1296-1297.

16. Chong DY, Johnson MW, Shen D, et al. Vitreous metastases of primary cutaneous B-cell lymphoma. Ocul Immunol Inflamm, 2009, 17 (5): 342-344.

17. Adamus G. Autoantibody targets and their cancer relationship in the pathogenicity of paraneoplastic retinopathy. Autoimmun Rev, 2009, 8 (5): 410-414.

18. Weleber RG, Watzke RC, Shults WT, et al. Clinical and electrophysiologic characterization of paraneoplastic and autoimmune retinopathies associated with antienolase antibodies. Am J Ophthalmol, 2005, 139: 780-794.

19. Abazari A, Allam SS, Adamus G, et al. Optical coherence tomography findings in autoimmune retinopathy. Am J Ophthalmol, 2012, 153: 750-756.

20. Barr CC, Zimmerman LE, Curtin VT, et al. Bilateral diffuse melanocytic uveal tumors associated with systemic malignant neoplasma: a recent recognized syndrome. Arch Ophthalmol, 1982, 100: 249-255.

21. Subhadra C, Dudek AZ, Rath PP, et al. Improvement in visual fields in a patient with melanoma-associated retinopathy treated with intravenous immunoglobulin. J Neuroophthalmol, 2008, 28: 23-26.

22. Ferreyra HA, Jayasundera T, Khan NW, et al. Management of autoimmune retinopathies with immunosuppression. Arch Ophthalmol, 2009, 127: 390-397.

第三篇　玻璃体疾病

第一章

概　述

玻璃体本身无血管，原发病较少，大多继发于周围组织的病变。原发疾病有三类。一类为先天性原始玻璃体动脉的残留或增生，如 Mittendorf 斑点、Bergmeister 视盘、永存胚胎血管（persistent fetal vasculature，PFV，原称永存增生性原始玻璃体）与先天性视网膜皱襞等。第二类为后天获得性玻璃体变性，包括老年玻璃体液化、玻璃体后脱离、玻璃体星状混浊等。第三类，玻璃体作为胶原组织，在一些遗传或全身性胶原疾病中受累，例如高度近视、Marfan 综合征和 Wagner 综合征等。

大多数玻璃体疾病来自周围组织的病变，包括睫状体、视网膜、脉络膜与视盘。这些组织的炎症、外伤、肿瘤或变性都可累及与其毗邻的玻璃体。无论是红细胞、白细胞、肿瘤或色素上皮的色素侵入玻璃体都表现为玻璃体混浊而影响视力。而新生血管或纤维组织的入侵更可改变视网膜的正常位置而导致失明。根据玻璃体的特征性改变，有时可作出诊断或鉴别诊断。

第一节　玻璃体的结构特征

玻璃体为透明胶体，位于晶状体后方，睫状体与视网膜的前方。体积约为 4ml，占眼球总容量的 4/5。

玻璃体的胶状结构由胶原细纤维及填充其间的大分子透明质酸组成。胶原细纤维构成玻璃体的支架，使玻璃体具有一定的韧性和可塑性。其含量在玻璃体基底部最高，次为玻璃体后皮质，再次为前皮质，中央玻璃体与接近前皮质的区域最少。玻璃体的主要胶原属Ⅱ型胶原，与关节软骨类似，因此一些玻璃体疾病可伴有全身骨关节疾患。透明质酸为氨基葡聚糖的一种，玻璃体内透明质酸的含水量高达 98%，它使玻璃体富有黏性和弹性。透明质酸的分布在皮质处最多，移向前方及中央时，其浓度逐渐减少。

玻璃体内含有两种细胞，即玻璃体细胞和成纤维细胞。前者分布在玻璃体皮质与基底部，后者主要位于玻璃体基底部以及邻近视盘与睫状体的区域。玻璃体细胞在正常情况下主要合成透明质酸，病理环境下则具有吞噬功能。成纤维细胞可能与合成胶原有关。两种细胞在病理情况下都能增生，是增生性玻璃体视网膜病变的病理基础。

玻璃体本身无血管，其营养来自周围的睫状体、脉络膜和视网膜组织。正常情况下，玻璃体内各种物质的含量与血浆不尽相同。维生素 C 与钾的含量高于血浆，可能与睫状体的主动运送有关。

玻璃体的主要功能是让光线顺利通过到视网膜上。它所含的胶原细纤维对入眼的光线有散射作用，通过填充其间的透明质酸将胶原细纤维相互分隔，可减少对光线的散射，保持玻璃体的透明性。富于黏弹性的玻璃体还支撑眼球成形，并稳定眼内组织，黏弹性物质可以吸收部分外力，缓冲暴力对视网膜与晶状体的损伤。玻璃体含有葡萄糖与氨基酸，当视网膜急性缺血时，这些必要的营养物可供视网膜与晶状体的短时需求。玻璃体可能还储存视网膜的代谢产物。玻璃体中维生素 C 含量较高，它有利于清除晶状体代谢和视网膜的光化学作用产生的自由基以保护视网膜。此外，玻璃体还有抑制新生血管的作用。胚胎时，原始玻璃体消失后，不像其他结缔组织一样有再生现象，说明继发玻璃体中有抑制细胞侵入或抑制新生血管的能力。这种抑制的功能可能也在一定程度上防止外围组织中的细胞侵入玻璃体。

玻璃体中央有中央管（Cloquet's canal）为胚胎时玻璃体动脉所在处，即原始玻璃体的位置。胚胎后期玻璃体动脉退化吸收而留下此间隙。自中央管外到视网膜之间的区域，称继发玻璃体，胚胎时为视网膜所分泌。继发玻璃体的表层浓缩成膜状称玻璃体皮质或 hyaloid face，它与视网膜内界膜相邻。由于玻璃体细胞位于皮质内而玻璃体细胞的主要功能是合成透明质酸，因此皮质成为玻璃体的代谢中心。位于玻璃体基底部前方的称前皮质，基底部后为后皮质，两者之间的区域即为玻璃体基底部，玻璃体基底部，它是骑跨于睫状体扁平部后段与视网膜锯齿缘后 3～4mm 间的环形区域。

玻璃体皮质与其周围的晶状体、睫状体上皮和视网膜内界膜相接触，可以分离。但在基底部、视盘、黄斑区以及视网膜大血管附近，玻璃体与视网膜有较紧密的联系。尤其是基底部，玻璃体胶原细纤维含量特别丰富，且呈放射状穿过内界膜插入视网膜并与 Müller 细胞相连接，将基底部玻璃体与周边视网膜牢固地粘连在一起。强行牵拉玻璃体基底部，例如在眼球钝挫伤或玻璃体手术操作不当时，会将视网膜一起撕下，造成锯齿缘截离甚或视网膜脱离。玻璃体与视盘周围视网膜也有较紧密的联系。玻璃体发生后脱离时，此处的玻璃体往往仍附着在视盘上，当视盘表面的玻璃体最终脱开时，周围的胶质组织也随之撕下，但仍附着于脱离的后皮质上，形成检眼镜下能看到的视盘前方的环形或椭圆形混浊物，这是临床诊断玻璃体完全后脱离的重要体征。玻璃体在黄斑区与视网膜也有联系，如有玻璃体视网膜界面（vitreo-retinal interface）异常则会造成牵引，可能是一些黄斑病变，如黄斑裂孔、黄斑前膜、玻璃体黄斑牵引综合征、黄斑囊样水肿的病因。玻璃体在大血管处与视网膜的联系，则是玻璃体后脱离时撕破视网膜血管，引发玻璃体积血的一个重要因素。

第二节　玻璃体检查

检查玻璃体必须充分放大瞳孔，尤其是检查后部与周边部玻璃体。由于视网膜玻璃体手术的进展，玻璃体与视网膜的检查更显重要，它为制订手术方案，判断预后提供重要依据。玻璃体检查通常使用以下几种方法。

（一）直接检眼镜检查

瞳孔扩大后用直接检眼镜检查能提供部分有关玻璃体病变的资料。如视盘前方的环形混浊为玻璃体后脱离的迹象。星形或团点状玻璃体混浊常表现为红色眼底背景上有黑色混浊点，而瞳孔区全无红色反光表明玻璃体有严重混浊，往往为大量出血所致。

（二）裂隙灯检查

为检查玻璃体的主要方法。前部玻璃体可直接在裂隙灯下观察，检查后部玻璃体则需加一前置镜。如要了解玻璃体的全貌应使用三面镜。检查程序从晶状体后开始直到视网膜前。先用三面镜的中央镜片检查玻璃体中央部，然后依次利用三面镜的三个不同镜片检查赤道部后、赤道部前以及周边部玻璃体。如再加

巩膜压迫器可看到位于睫状体扁平部的玻璃体基底部的前界。将三面镜作 360° 的转动，则每一时钟方位，前起睫状体扁平部后方，后至后极部的玻璃体都能尽收眼底。检查不同部位的玻璃体，应改变裂隙灯入射光线与观察镜间的夹角。检查前部玻璃体夹角要大，后部及周边部时夹角宜小。此外还要不断调整照明灯柱的位置与向前的倾斜度，除 12 点方位外，检查其他部位玻璃体，需将照明灯柱向前倾。裂隙的方向，宽度与长短亦需加以调节，以期获得最佳的观察效果。当然检查时还应得到受检者的充分配合，按照检查者的要求转动眼球，不仅有助于检查周边部分，还可动态地了解玻璃体情况，如是否存在玻璃体后脱离和玻璃体与视网膜粘连等。

玻璃体的检查应首先观察玻璃体的透明度，是否有混浊，混浊的性质为出血抑或是炎症渗出；玻璃体内是否有细胞，细胞是色素细胞、血细胞抑或是炎症细胞，细胞的分布，炎症细胞团的大小等。这些在确定玻璃体混浊的性质和寻找玻璃体混浊的病因诊断时非常重要。幼儿玻璃体在裂隙灯下表现为均匀一致，无明显结构的组织。老年人因玻璃体液化，胶原细纤维变性且聚集成束，形成束状或膜片状物，其间则夹以透明的液化区。玻璃体中出现细胞或混浊点均为异常现象，白细胞多由于玻璃体或周围组织的炎症引起。红细胞为出血。视网膜色素变性病例，玻璃体中常有棕色细点，称烟灰样混浊可能为色素上皮的色素颗粒。玻璃体中较粗大或聚集成团的色素为视网膜裂孔或视网膜脱离的特有现象。

对玻璃体积血患者作检查时应注意出血的部位、颜色与浓度。前部浓密的出血多由穿通伤或钝挫伤引起。血液呈鲜红色为新鲜出血，通常说明病变处于活动阶段。灰白色稀薄的陈旧积血最易被手术切除，暗褐色浓密的积血手术切除较困难，手术并发症也会增加。

检查前部玻璃体可直接在裂隙灯下观察。检查后部玻璃体需加上一接触镜或非接触镜。前者主要有三面镜及全视野镜，后者为各种不同的前置镜。检查后部玻璃体要观察玻璃体有无后脱离，令患者眼球作快速的上下运动，然后突然停止，由于惯性玻璃体仍有升降运动，因此可显示出脱离的玻璃体后皮质。此外还要了解玻璃体内有无条索，条索的粗细、走向、是否含有血管以及它们与视网膜的关系。注意玻璃体与视网膜粘连的部位与范围。粘连可表现为点状、环形、星芒状或呈大片桌面样。充分了解玻璃体后，作为玻璃体视网膜的术前检查，接下来应进一步观察视网膜。视网膜有无裂孔或脱离。网膜脱离的形态、分布与范

围。脱离的视网膜呈现凹面的,通常由玻璃体牵引引起;圆弧状凸起的脱离多属孔源性。除了解视网膜前的异常,视网膜本身的病变及其血管的变化都应列入观察内容;视网膜下的病变如网膜后的增生条索、异物、寄生虫等也都应充分掌握。

(三)间接检眼镜检查

间接检眼镜配合巩膜顶压法可检查视网膜及玻璃体的周边部,它具有光源强、印象清晰、视野大且有立体感等无可比拟的优点,还能动态了解视网膜的情况,如区分视网膜裂孔或出血。不过由于放大倍数小,需要再配合裂隙灯三面镜或前置镜检查,对局部细节作细致的观察。

(四)超声波检查

屈光间质混浊的病例,不能进行裂隙灯、检眼镜检查时,超声波检查成为了解眼内尤其是后部病变的重要手段。一维的 A 型超声检查,测量眼球直径并提供有关玻璃体及视网膜的状况,二维的 B 型超声检查能更确切地显示出病变。B 超不仅能显示眼球的轮廓与形态,而且能了解眼内组织的改变,如玻璃体混浊的程度、部位,有无玻璃体后脱离,视网膜前出血,还可显示是否合并有视网膜脱离,网膜与玻璃体有无粘连,脱离的性质是牵引亦或孔源性等。B 型超声检查对眼内异物的诊断,爆炸伤引起的多数异物,以及近球壁异物的确切位置的判断等,均优于 X 线片或定位片。眼内肿瘤伴有屈光间质混浊时,B 超也是最方便且重要的手段检查。彩色多普勒超声检查可以确定玻璃体内异常血管及其来源,在 PFV 与眼犬弓蛔虫病继发后部牵引时有助于鉴别诊断。超声生物显微镜(ultrasound biomicroscopy,UBM))可以观察到睫状体平坦部附近的前部玻璃体周边的情况。故此,UBM 可

以发现中间葡萄膜炎的周边渗出和牵引、肉芽肿性炎症的周边肉芽肿,并可以随访这些病变的发展和转归。

(五)玻璃体的其他检查

如定量荧光光度测定。静脉注入荧光素后,观察并记录玻璃体内荧光浓度。糖尿病患者由于视网膜毛细血管屏障功能的破坏,玻璃体内荧光素浓度要高于正常人。这一现象可在眼底检查及荧光血管造影尚未显示视网膜病变前就出现。

(王文吉　江　睿)

主要参考文献

1. 郭秉宽. 眼科学. 上海:上海医科大学出版社,1987.

2. Balazs EA,Denliger JL. The vitreous,Davson H. The Eye,Vol I A London:Academic Press,1984,535-575.

3. Sebag J. The vitreous,Structure Function and Pathobiology. New York:Springer & Verlag,1989.

4. Oksala. Ultrasonic findings in the vitreous body at various ages. Albercht Von Graef Arch Klin Exp Ophthalmol,1978,207:275-280.

5. Pischel DK. Detachment of the vitreous as seen with slit lamp examination. Trans Am Ophthalmol Soc,1952,50:329-346.

6. Lund-Andrsen H,Sander B. The vitreous//Adler's Physiology of the Eye. 10 ed. Mosby St. Louis,2003:293-316.

7. Kleinberg TT,Tzekov RT,Stein L,et al. Vitreous substitutes:a comprehensive review. Surv Ophthalmol,2011,56:300-323.

8. Ponsioen TL,van Luyn MJ,van der Worp RJ,et al. Collagen distribution in the human vitreoretinal interface. Invest Ophthalmol Vis Sci,2008,49:4089-4095.

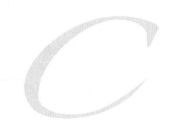

第二章
玻璃体退行变性

第一节　老年性变性

随着年龄增长，玻璃体逐渐发生一些变化，主要是胶样玻璃体的逐渐减少与液化玻璃体的增加。临床与尸检均发现玻璃体液化有随年龄增加的趋势。如超声波检查发现年龄在21～40岁之间，5%玻璃体有液化，60岁时增至80%以上。尸检材料发现40～49岁年龄组，25%的病例有超过一半的玻璃体出现液化，80～90岁组高达62%。实际上玻璃体液化远早于临床及超声波所见，有报道4岁以后就开始出现。

年龄增长后玻璃体内透明质酸发生解聚，析出结合的水分，产生一个个小液化腔。随着解聚过程的持续发展，更多的水分被析出，液化腔逐渐扩大并与相邻的合并而成大腔。与此同时组成支架的胶原细纤维也发生变性，浓缩聚集而形成混浊体。当这些混浊体移近视轴，被外界光线投影到视网膜黄斑区，患者眼前出现漂浮的细点、发丝或蛛网，称飞蚊现象或飞蚊症。除变性聚集的胶原纤维外，原始玻璃体中玻璃体动脉壁的残留细胞也能在液化玻璃体中形成浮动的混浊体。飞蚊现象并不一直存在或永久不变。当混浊体被投射到无视网膜结构的视盘上或者不在视网膜上产生清晰的影像时，可完全消失或变得模糊不清而不被患者注意。

老年玻璃体变性产生飞蚊症的特点是起病隐蔽，患者不能明确告知起病时日；症状轻微，变化少，一般不影响视力。患者虽主觉有飞蚊现象，但客观检查除有玻璃体液化外，往往不能发现玻璃体中的混浊点。这是一种无害的玻璃体混浊，不产生严重后果，因而也无须治疗。若因玻璃体周围组织的炎症、出血或玻璃体后脱离引起玻璃体混浊导致的飞蚊现象，起病大多骤急，症状重，变化大，并常有明显的视力减退。客观检查常能看到玻璃体内的混浊物，多数为红、白细胞，并能发现周围组织的原发病变，需作积极处理。

产生老年玻璃体液化的真正原因不甚明了，可能与多种因素有关，如长年的眼球运动使透明质酸与胶原细纤维相互分离，胶原细纤维与透明质酸随年龄而发生的生化改变；长期光照及视网膜代谢产生的自由基，以及内分泌等因素都可导致玻璃体液化。

伴随玻璃体的液化的另一老年改变为玻璃体周围的晶状体、睫状体、视网膜的基底膜层的变性与增厚，其结果是视网膜内界膜与玻璃体皮质间的联系减弱，容易导致玻璃体后脱离的发生，这在部分人群中可诱发视网膜裂孔与视网膜脱离。

第二节　近视性变性

近视性玻璃体变性，主要发生在轴性近视眼中。其变化为玻璃体中央部的胶原细纤维减少，中央与皮质部透明质酸的浓度也降低，出现类似老年性玻璃体液化的改变。近视眼玻璃体液化发生的年龄要比正视及远视眼者早；玻璃体后脱离也可比正视眼提早10～20年发生。这种现象在高度近视眼中尤为突出。

由于玻璃体液化，近视尤其是高度近视者常有飞蚊症状。患者感到眼前有漂浮的细点或发丝样混浊物，持续一段时间后隐没消失，但又可重现或持续存在，其数量及形态很少变化。如患者眼前突然出现大量混浊物或伴有闪光时，提示玻璃体可能发生后脱离。后脱离发生的过程中，可能撕破视网膜而产生裂孔。裂孔好发在锯齿缘齿后缘的狭窄处与视网膜格子样变性区，格状变性的后缘或两端及锯齿缘后缘玻璃体与视网膜紧密粘连处，易撕裂成孔。裂孔一旦发生，液化的玻璃体就可经裂孔进入视网膜下，引起视网膜脱离。因此对有突发飞蚊症状或闪光的病例，必须扩大瞳孔，用间接检眼镜或三面镜详查眼底，尤其周边部。发现了裂孔，及时的激光或冷凝治疗，可能预防视网膜脱离的发生。

高度近视导致玻璃体液化的原因不甚明了。有可能是增大的眼球使玻璃体单位体积中的胶原细纤维及透明质酸的含量相对减少，因而容易液化。玻璃体与巩膜一样，作为胶原组织也受全身胶原病变的影响，一些胶原纤维疾病如 Stickler、马方综合征、Ehlers-Danlos 等常伴有高度近视，这些异常在巩膜表现为全面和局部的扩张，出现轴性近视与巩膜后葡萄肿，在玻璃体则出现液化变性。

第三节　玻璃体后脱离

一、玻璃体液化与玻璃体后脱离

玻璃体后脱离（posterior vitreous detachment）是指基底部以后的玻璃体皮质与视网膜的内界膜相互分离。它属于老年改变，多发生在 45 岁后，且随年龄增长，发病率增加。但在高度近视或一些眼疾，如眼后节的炎症、出血或外伤均可加速玻璃体液化的过程与后脱离的发生，高度近视眼中可提前 10～20 年。发生玻璃体后脱离要具备两个条件，即玻璃体液化和后皮质与视网膜内界膜间的生物联系减弱。这两种情况的发生均与年龄相关，这就是后脱离好发老年人的原因。随年龄增长中央部及黄斑前方玻璃体出现小液化腔，小液化腔数量逐渐增多并扩大，最后相互融合成大腔。大腔中的液体经视盘前方皮质缺损处或黄斑前方的皮质薄弱处，涌入视网膜前使局部玻璃体与视网膜分离，经常的眼球运动使脱离范围迅速扩大，至除玻璃体基底部外的所有玻璃体都与视网膜分离即成全部后脱离。视网膜内界膜也随年龄增长逐渐变厚，增厚的内界膜与玻璃体皮质间的联系减弱，有利于玻璃体与视网膜发生分离。与此同时玻璃体内的胶原细纤维变性并聚集成束。随着玻璃体内液体向后方流失，聚集成束的胶原纤维向前收缩，玻璃体出现塌陷与萎陷。这是我们对玻璃体后脱离的传统认识。由于学科的发展，对疾病了解更深入，特别是 OCT 在临床的应用，使我们对玻璃体视网膜界面与玻璃体后脱离的知识增加。过去认为玻璃体后脱离是一急性突发事件，通过 OCT 对正常老年人群的观察，发现它是一个慢性渐进的过程，可延续数月至数年，而且起始阶段可毫无症状。最初，黄斑前玻璃体出现局部液化，黄斑旁有局部的玻璃体后脱离，围绕黄斑缓慢进展成为黄斑周玻璃体后脱离，中心凹处玻璃体仍与视网膜紧密粘连。这一特殊改变导致许多黄斑疾病的发生。它们取决于中心凹处粘连面积的大小及后脱离的玻璃体皮质对视网膜牵拉的强度。当粘连区域的直径在 500μm 或以下时，玻璃体的牵拉可能产生黄斑裂孔或板层孔；直径在 1500μm 或以上时则引起玻璃体黄斑牵拉综合征、黄斑前膜、病理性近视中心凹劈裂等。后极的玻

璃体后脱离继续进行，发展到视盘周围，导致视盘处玻璃体发生后脱离，此时出现急性玻璃体后脱离的症状，即飞蚊与闪光感。造成飞蚊现象有后脱离发生时视盘周围的胶质组织随同后皮质一起被撕脱但仍附在其上，即 Weiss 环。除 Weiss 环外，如撕破了视网膜血管，血液进入玻璃体，入眼的光线将其投影于视网膜上也产生飞蚊，开始为大量漂浮的黑点，不久由于血液的凝集而成丝网状。视盘出血也有发生。如果视网膜因过去的炎症、外伤，特别是格子样变性，使玻璃体在局部与视网膜产生粘连，后脱离发生时，就可撕破粘连处的视网膜而产生裂孔。这种裂孔多为马蹄或箭头形，尖端朝向视盘，底部对着玻璃体基底部。玻璃体后脱离的另一主要症状为闪光。发生闪光的原因可能是脱离的玻璃体后皮质，牵拉刺激了与它有联系的视网膜；也可能是脱离的后皮质在眼球运动时，碰击视网膜而产生。

玻璃体后脱离依其范围的大小，分完全后脱离与部分后脱离。完全后脱离是指玻璃体从基底部后缘开始与视网膜全部分离。完全性后脱离对玻璃体手术十分有利，术时不致伤及视网膜，是初学手术者的最佳选择。部分后脱离则是指玻璃体除基底部外在它处与视网膜仍有粘连，粘连可能是点状、带状、大片甚至是桌面样。部分后脱离最常见于增生性糖尿病视网膜病变以及其他一些增生性视网膜病变中，如视网膜静脉阻塞、静脉周围炎等，也常发生在巩膜穿通性外伤眼中。对有玻璃体视网膜粘连，玻璃体手术应尽可能将粘连分离，使视网膜充分游离并完全复位。

诊断玻璃体后脱离，除根据患者年龄和典型的飞蚊、闪光症状外，直接检眼镜下见到视盘前方环形浑浊物（Weiss 环），即在后脱离发生时从视盘撕下漂浮于玻璃体中胶质组织。混浊物开始为环形，以后可成椭圆状，或中间合并而成"∞"形。有时胶质组织纤细，检眼镜不能看清时，可用前置镜或三面镜在裂隙灯下观察。同时嘱患者眼球上下运动，然后突然停止，可看到由于惯性继续升降的后皮质，及其后方无结构的光学空间。检查时应注意与假性后脱离相鉴别，后者实为后段玻璃体中的大液化腔，误将其前壁认为脱离的后皮质。自有了 B 超及 OCT 检查仪器后，更能直观且客观地诊断玻璃体后脱离。

12% 病例在玻璃体后脱离时发生视网膜裂孔，此外它又是引起玻璃体积血的重要原因。因此对中、老年人，如无糖尿病、高血压、外伤史，单眼发生不明原因的玻璃体积血时，都要考虑玻璃体后脱离因素，应放大瞳孔用间接检眼镜或三面镜详细检查眼底，尤其是周边部，了解有无视网膜裂孔形成，以便及时用激

光封闭,避免发展成视网膜脱离。如因出血量多,不能看到眼底时,宜包扎双眼并取半坐卧位休息数天,让血液沉积于下方,以显示上方眼底。由后脱离导致的牵拉性裂孔好发于上方视网膜,尽管下方有积血,但是上方的裂孔仍能发现。眼底无法看到时,应作B型超声波检查并定期随访。一旦B超显示有视网膜脱离,即应作玻璃体切除手术,去除积血并复位视网膜。中间质浑浊时,B超是最佳的检查工具,它不仅能显示玻璃体积血浑浊,玻璃体后脱离与视网膜脱离,还能显示玻璃体与视网膜间的粘连,作为玻璃体手术前的重要参考。

二、药物诱导玻璃体后脱离

上节叙述了玻璃体后脱离可引发一些疾病,如玻璃体积血、视网膜裂孔、视网膜脱离等。但在另一些情况下,我们又需要玻璃体发生后脱离。过去的经验提示玻璃体手术中,如玻璃体已发生了后脱离,手术变得很简易,避免了手术时用吸引或机械剥除后皮质带来的视网膜出血、裂孔及视网膜脱离等并发症。增生性糖尿病视网膜病变及其他增生性视网膜病变,术中如能将后皮质去除干净,术后发生玻璃体再出血及视网膜脱离的机会大为减少。儿童视网膜脱离手术预后较差,一个重要原因是不易完全去除玻璃体后皮质,残留皮质作为细胞依附的支架,细胞的增生与收缩发展成增生性视网膜玻璃体病变使手术最终归于失败。从内科处理角度讲,玻璃体后脱离有利于一些疾病的防治,玻璃体后脱离对糖尿病视网膜病变与年龄相关性黄斑病变可起到保护作用。糖尿病眼如已有完全性玻璃体后脱离,不致发生增生性视网膜病变;年龄相关性黄斑变性也是如此,文献报道36%湿性老年黄斑变性(wAMD)有玻璃体黄斑粘连牵引,而对照组仅10%,指出玻璃体牵引可能是发生老年黄斑变性的危险因素。此外,目前盛行玻璃体内注入药物治疗一些眼底疾病,能否用药物来替代传统的手术治疗。Stalmans等报道玻璃体内注射ocriplasmin治疗Ⅱ期黄斑孔使裂孔闭合,为药物替代手术疗法开辟了道路。

诱导玻璃体发生后脱离的药物分酶类与非酶类两大种,以酶类药物研究较多。药物诱导玻璃体(Pharmacologic posterior vitreous detachment)发生后脱离需满足两个条件,一是使玻璃体产生液化,二是松解玻璃体后皮质与视网膜内界膜间的分子联系,主要是纤维连接蛋白(fibronectin)与层连蛋白(laminin)。如仅使玻璃体产生液化而无分解视网膜与玻璃体间联系的作用,就像Stickler综合征,马方综合征,可能反会导致视网膜脱离。研究较多的酶制剂有透明质酸钠酶、硫酸

软骨素酶,血纤维蛋白溶酶(plasmin)及最新的微小血纤维蛋白溶酶(microplasmin,又名ocriplasmin)。透明质酸钠酶仅有液化玻璃体的作用,可能促进玻璃体内积血的吸收,但对玻璃体后脱离作用少。硫酸软骨素酶(chondroitinase)不能诱发玻璃体后脱离。分散酶(dispase)在一些研究中显示它能诱发后脱离,但可致增生性玻璃体视网膜病变、白内障与晶状体半脱位等不良反应。血纤维蛋白溶酶(plasmin)虽曾在外伤性黄斑裂孔、糖尿病视网膜病变及早产儿视网膜病变的玻璃体手术中使用,并证明能使玻璃体发生后离,提高手术效率,对视网膜无害等优越性,但因其分子大,不稳定,市场上尚无供应。Ocriplasmin是用基因重组技术获得的蛋白酶,它仅仅保留了酶的功能部分,故分子小(28kD)且稳定,能特异性地溶解纤维连接蛋白、层连蛋白与胶原。已通过Ⅲ期临床试验,并获得美国FDA通过用于玻璃体黄斑粘连性疾病。诱导玻璃体后脱离的药物,将玻璃体的大分子分解成小分子,易被切割器切除,提高工作效率,对23G、25G切割器尤其见长,可弥补它管径细的弱点。酶溶解后的视网膜面光滑,几无玻璃体残留,减少了疾病复发与由于玻璃体皮质残留导致黄斑前膜的可能性。

第四节　原发性家族性淀粉样变性

原发性家族性淀粉样变性(primary familial amyloidosis)为常染色体显性遗传病,偶尔也有非家族性的病例报道。临床表现为双侧玻璃体进行性混浊,不过两眼病变的程度可不一致。结膜的淀粉样变性,常为局部病变,视网膜玻璃体淀粉样变性都伴有全身,尤其是中枢神经系统病变,如上肢或下肢的多发性神经炎,中枢神经或自主神经系统的异常等。

玻璃体的混浊来源于视网膜血管。病变开始,视网膜小动脉或小静脉的管壁上出现颗粒状有纤细边穗的白色小点,逐步扩大成羽毛状,并向玻璃体内浸润。先影响后皮质继续向前累及前部玻璃体,最后玻璃体呈现玻璃绒样外观。混浊也可呈带状,与视网膜或晶状体后囊相接。与晶状体后囊相接处的脚板状混浊为本病的典型表现之一。除玻璃体混浊外,眼底可能有血管异常,如血管壁白斑、白鞘、血管呈节段状,阻塞以及新生血管形成等。荧光血管造影片可显示血管渗漏,无灌注以及周边视网膜血管增生。玻璃体与视网膜的上述表现与玻璃体炎、陈旧玻璃体积血、视网膜血管炎等有相似之处,可以从遗传方式,全身症状,玻璃体内的淀粉形态,特别是特异的染色反应来进行鉴别。

切除的玻璃体经病理检查,显示含有致密纤维中

心的星状结构。刚果红淀粉样染色呈阳性反应。免疫化学研究淀粉样物质主要由类似前白蛋白（prealbumin）的蛋白质所组成。

但对伴有继发性青光眼，又不愿摘除眼球者，可试行前房冲洗。

（王文吉　江　睿）

第五节　玻璃体星状变性

玻璃体星状变性（asteroid hyalosis）好发于中、老年人，80%单眼发病。男女性别比无差异。玻璃体虽有明显混浊，但患者通常并不感到有视力障碍，多数在体检或因其他眼病作眼底检查时偶然发现。放大瞳孔后裂隙灯下检查，玻璃体中有无数乳白色圆球或盘状的混浊体，大小为0.01～0.1mm不等。混浊体依附于邻近玻璃体胶原纤维上，玻璃体并无明显液化。当患者转动眼球时，混浊物在原位稍有抖动。用直接检眼镜检查，将光线聚焦于玻璃体中时，见红色眼底背景上出现许多黑色圆形混浊点。进一步将焦点集中于眼底上，视网膜结构仍能看清。只有当混浊十分密集时，才能阻碍对眼底的观察。B型超声波检查与球壁形态一致的玻璃体混浊是它的特点。

Voerheoff认为混浊体由钙皂组成。组织染色与组织化学也显示球形混浊体含钙、磷的脂质而不含蛋白质。玻璃体手术中发现混浊物与玻璃体纤维密切联系；偏振光及扫描电镜也证实了这一观察，故可能为玻璃体纤维变性的结果。

有人认为本病与糖尿病有关，但也有不同意见者。我们在一些糖尿病引起的玻璃体积血患者眼中发现同时伴有星状混浊，但与糖尿病的关系尚待进一步证实。

本病通常不影响视力，一般无须治疗。只在混浊十分浓密并伴有视力下降时，或混浊妨碍了其他需要治疗的眼底病变的观察和治疗时才考虑玻璃体手术切除。

第六节　闪辉性玻璃体液化

闪辉性玻璃体液化（cholesterosis bulbi）与玻璃体星状变性不同，本病多见于因严重眼外伤或其他原因所致的大量或反复出血的无功能眼球。玻璃体内充有胆固醇结晶的彩色结晶体。因玻璃体已高度液化，结晶体平时因重力关系沉积于玻璃体底部，当眼球运动时纷纷从底部升起，裂隙灯下呈现奇特的五彩缤纷如节日焰火的景观，待眼球静止后，它们又逐渐沉落到玻璃体底部。无晶状体或晶状体半脱位眼中，胆固醇结晶可从玻璃体进入前房，沉积于前房底部，量多时可能阻塞房角而致继发性青光眼。

因患眼多已失明，一般不考虑手术去除混浊物。

主要参考文献

1. 郭秉宽. 眼科学. 北京：人民卫生出版社，1976.
2. 郭秉宽. 眼科学. 上海：上海医科大学出版社，1989.
3. 郭希让等. 格子样变性与视网膜裂孔. 中华眼科杂志，1985，21（6）：338.
4. Lindner B. Acute posterior vitreous detachment and its retinal complications. Acts Ophthalmol, 1966, 87（suppl）: 1.
5. Oksala A. Ultrasonic findings in the vitreous body at various ages. Albrecht Von Graefes Arch Klin Exp Ophthalmol, 1978, 207: 275-280.
6. O'Malley P. The pattern of vitreous syneresis-a study of 800 autopsy eyes//Irvine HR, O'Malley C. Advances in vitreous surgery. IL: Thomas-Springfield, 1976.
7. Pischel DK. Detachment of the vitreous as seen with slit lamp examination. Trans Am Ophthalmol Soc, 1952, 50: 329-346.
8. Schepens CL. Retinal detachment and Allied Diseases. Vol 2. Philadelphia: WB Sauders, 1983.
9. Sebag J. The Vitreous: Structures, Function and Pathobiology. New York: Springer-Verlag Inc., 1989.
10. Spencer WH. Ophthalmic Pathology: An Atlas and Textbook. vol 2. 3rd ed. Philadelphia: WB Saunders, 1985.
11. Verstraeten T, Chapman C, Hartzer M, et al. Pharmacologic induction of posterior vitreous detachment in the rabbit. Arch Ophthalmol, 1993, 111: 849-854.
12. Unal M, Peyman GA. The efficacy of plasminogen-urokinase combination in inducing posterior vitreous detachment. Retina, 2000, 20: 69-75.
13. Hageman GS, Russel SR. Chondroitinase: Chondroitinase-mediaated disinsertion of the primate vitreous body. Invest Ophthalmol Vis Sci, 1994, 35: 1260.
14. Williams JG, Trese MT, Williams GA, et al. Autologous plasmin enzyme in the surgical management of diabetic retinopathy. Ophthalmology, 2001, 108: 1902-1905.
15. Gandorfer A, Rohleder M, Sethi C, et al. Posterior vitreous detachment induced by microplasmin. Invest Ophthalmol Vis Sci, 2004, 45: 641-647.
16. Krebs I, Brannath W, Glittenberg C, et al. Posterior Vitreo-macular Adhesion: A Potential Risk Factor for Exudative Age-related Macular Degeneration? Am J Ophthalmol, 2007, 144: 741-746.

17. Sebag J. Molecular biology of pharmacologic vitreolysis. Trans Am Ophthalmol Soc，2005，103：473-494.

18. Stalmans P，Benz MS，Gandorfer A，et al. Enzymatic Vitreolysis with Ocriplasmin for Vitreomacular Traction and Macular Holes. N Engl J Med，2012，367：606-615.

19. Doft BH，Machemer R，Skinner M，et al. Pars plana vitrectomy for vitreous amyloidosis. Ophthalmology，1987，94：607-611.

20. Gorevic PD，Rodrigues MM，Spencer WH. Prealbumin. A major constituent of vitreous amyloid. Ophthalmology，1987，94：792-798.

21. Balazs EA，Denliger JL. The vitreous，In Davson H ed. The Eye，Vol Ⅰ A London：Academic Press，1984：535-575.

22. Lund-Andrsen H，Sander B. The vitreous//Adler's Physiology of the Eye. 10 ed. Mosby St. Louis，2003：293-316.

第三章
玻璃体先天异常

第一节　先天性玻璃体残留

一、Mittendorf 斑与 Bergmeister 视盘

Mittendorf 斑和 Bergmeister 视盘均属于先天性玻璃体异常的表现，是玻璃体动脉残留的两种表现形式。胚胎 6～7 周时，玻璃体动脉从视盘经原始玻璃体到达晶状体，11 周时开始退化，胚胎 8 个月时玻璃体动脉萎缩，蜷缩于玻璃体管中。若玻璃体动脉不退化或退化不完全则形成玻璃体动脉残留。玻璃体动脉退化过程受到不同程度影响，可形成玻璃体动脉完全或不完全残留。Mittendorf 斑和 Bergmeister 视盘则属于玻璃体动脉不完全残留。

Mittendorf 斑（Mittendorf spot）是附着于晶状体后的玻璃体动脉残留，在晶状体后极鼻侧下方形成一个白色致密小圆点，是玻璃体动脉的附着处。Mittendorf 斑多数不会造成视力下降，一般不需治疗。

Bergmeister 视盘（Bergmeister papilla）是视盘前下方一团伸向玻璃体内的胶质纤维束，或为小片状纱膜状结构，其根部与视盘边缘相连。眼底检查可见视盘表面厚薄不一的胶质残留。有时可合并其他先天异常，如原始玻璃体增生症、牵牛花综合征等。该先天异常需与牵牛花综合征相鉴别，后者是一种视盘的先天异常，表现为大视盘、底部凹陷、其上覆盖绒毛状或不透明白色组织、边缘不规则隆起，血管分支较多。Bergmeister 视盘一般不影响视力，无须治疗。

（王文吉　李筱荣）

二、玻璃体囊肿

玻璃体囊肿（vitreous cyst）是玻璃体的囊性病变，由 J. OscroftTansley 在 1899 年首次报道。玻璃体囊肿多是先天发育性的，多见于 10～20 岁人群，无性别差异，多单眼发病，也可见双眼发病。本病属于罕见病，到目前为止文献报道不到 60 例。

【病因及发病机制】　本病病因及发病机制尚不明确。本病分为先天性和获得性两种，先天性玻璃体囊肿多被认为是原始玻璃体残留扩张形成的。组织病理学检查发现囊肿中包含有不成熟黑色素小体（该型黑色素小体在出生后的色素上皮中不可见）的色素上皮组织。电镜检查发现囊肿中有大量成熟的黑色素小体，其间掺杂有不成熟黑色素小体。因此，玻璃体囊肿被认为起源于色素上皮。另外玻璃体囊肿患者中还可见 Mittendorf 斑和 Bergmeister 视盘，因此玻璃体囊肿又被认为是来源于原始玻璃体系统的一种迷芽瘤。先天性玻璃体囊肿有时合并其他先天性异常如视网膜色素变性、先天性白内障、视网膜劈裂、常染色体显性玻璃体视网膜病变等。目前，多数学者倾向于非色素性玻璃体囊肿来源于原始玻璃体残留组织；色素性玻璃体囊肿来源于虹膜睫状体或视网膜色素上皮。

获得性玻璃体囊肿与眼外伤、葡萄膜炎、眼部手术（视网膜手术或冷冻术）和眼部寄生虫感染如囊尾蚴病、线虫病、弓形虫病和包囊虫病等有关。该类型玻璃体囊肿是否继发尚无定论，也可能是先天就存在玻璃体囊肿。偶尔可见虹膜睫状体囊肿脱落迁移进入玻璃体腔。

【临床表现】　玻璃体囊肿患者需询问有无眼病家族史、眼外伤史。

1. 症状　玻璃体囊肿患者多数没有明显症状，视力一般也不受影响。活动性囊肿随眼球运动时会造成飞蚊症或黑影飘动。色素性或非色素性、固定性囊肿若位于视轴可造成不同程度视力下降。若患者合并其他眼部疾病如视网膜色素变性、先天性白内障时可出现不同程度视力下降。大的致密色素性囊肿可造成部分视野遮挡。

2. 体征　玻璃体囊肿可单眼发生，也可双眼；一眼中仅单个囊肿，也可多个囊肿并存。玻璃体囊肿依据色泽分为两种，即色素性玻璃体囊肿和非色素性玻璃体囊肿。色素性玻璃体囊肿可呈棕色或棕黑色，而非色素性囊肿为透明或半透明的浅灰黄色。囊肿大小

为 0.15～12mm 不等，形状呈球形、卵圆形或分叶状。囊肿表面多数光滑，也可见表面有些小的圆钝锯齿状突起。活动性囊肿可随体位的变动而改变位置，固定性囊肿一般不发生位置变化。有的囊肿有纤细的胶原组织与视盘表面或晶状体后囊相连。囊肿的位置不定，多位于玻璃体中央部，也可位于视盘前、晶状体后的前部玻璃体，或视网膜血管弓附近等。有时还可见合并 Mittendorf 斑和 Bergmeister 视盘。

玻璃体囊肿可与其他眼部疾病或先天发育异常并存，如合并视网膜色素变性、视网膜劈裂、先天性白内障、葡萄膜炎等。

【辅助检查】 辅助检查的目的是进一步确诊、协助判断囊肿来源。

1. B 型超声 可在玻璃体腔发现圆形弱回声区，边缘整齐、清晰，缺乏内回声，后运动存在。B 型超声检查可明确囊肿与周围组织的关系，同时可协助发现视网膜的其他病变如视网膜浅脱离等。

2. 超声生物显微镜 可明确患者是否合并虹膜囊肿或睫状体囊肿。

3. 眼底血管造影 荧光素或吲哚青绿眼底血管造影可以明确是否有残存的玻璃体动脉与囊肿相连，可明确其来源。这一检查用于有纤维血管组织与囊肿相连的患者。

4. 实验室检查 血常规检查中嗜酸性粒细胞计数增加提示可能有寄生虫感染。同时行血清抗体检查，排除寄生虫感染。

【鉴别诊断】 本病需与玻璃体猪囊尾蚴、继发性囊肿相鉴别。

玻璃体囊虫在检眼镜下可见囊虫边缘部金黄色晕轮，囊虫体内可见白色的头节和吸盘，且可见囊壁的自发蠕动和伸缩的头节。B 型超声检查发现低回声囊腔与腔内的高回声光斑——头节。

继发性囊肿与玻璃体内转移性肿瘤、外伤性玻璃体囊肿多无移动性，根据病史、眼部检查及囊肿形态不难鉴别。睫状体神经上皮瘤上的囊样肿物可掉入玻璃体内，在玻璃体内形成乳白色囊肿。通过 UBM 找到原发肿瘤即可诊断。

【治疗及预后】 本病一般不需治疗，密切随访即可。有部分患者因严重的黑影飘动干扰而要求治疗。治疗方法有 Nd∶YAG 激光囊肿切开术和玻璃体切除术。激光囊肿切开术有一定的局限性，囊肿切开后囊肿变小，黑影飘动仍然存在，进一步击碎囊肿会有大量色素播散在玻璃体腔内。位于晶状体后和视网膜前的囊肿行激光切开时会伤及视网膜和晶状体。玻璃体切除术是最佳的治疗方法，但是早期玻璃体切除术创

伤较大，有些得不偿失。目前微创玻璃体切除术，尤其是 25G 微创玻璃体切除术，是治疗症状明显的玻璃体囊肿的最佳选择。

如果不合并其他先天异常，玻璃体囊肿患者预后良好。随访期间尚未发现玻璃体囊肿进一步扩大及继发其他眼部并发症。文献报道一例玻璃体囊肿患者随访 17 年无任何变化。

（李筱荣）

第二节 永存性原始玻璃体增生症

一、前部永存性玻璃体

1955 年 Resse 首次提出永存原始玻璃体增生症（persistent hyperplastic primary vitreous，PHPV），该病是胎儿期原始玻璃体及玻璃体血管没有正常退化，持续增生造成的玻璃体先天异常。1997 年 Goldberg 命名 PHPV 为永存性胚胎血管（persistent fetal vasculature，PFV），前部型 PHPV 是由于永存晶状体血管膜和（或）晶状体后部胎儿纤维血管鞘未完全退化导致的一种眼前节异常，常累及晶状体，可引起白内障，继发性青光眼。单纯前部永存性玻璃体病变患者约占 PHPV 的 25%。常见的临床表现有 Mittendorf 斑（附于晶状体后部的残留斑点）、晶状体后纤维血管膜、睫状突拉长、白内障、浅前房、晶状体内出血、斜视等，晚期可出现白瞳症、青光眼、小眼球、眼球痨等。晶状体后纤维血管膜是前部 PHPV 的主要病理表现，组织病理学（HE 染色）显示晶状体后纤维血管膜由致密的纤维结缔组织，及淋巴细胞、肥大细胞等炎性细胞组成；PAS 染色含大量黏多糖成分；免疫组织化学染色显示Ⅰ型胶原、上皮、平滑肌以及血管和神经组织；TUNEL 染色证实有凋亡细胞的存在，晶状体后囊膜下亦存在凋亡的晶状体上皮细胞。组织病理学证实 PHPV 晶状体后纤维血管膜组织的构成与原始玻璃体细胞构成一致，其产生机制可能就是晶状体后纤维血管组织过度增生及退化不足，再加上炎症因素等综合而成。晶状体后纤维血管膜不仅覆盖于晶状体后表面，有时并可侵犯睫状突。晶状体后纤维血管膜增生纤维的收缩使眼前节的结构发生一系列的病理改变，最具特征的是将睫状突拉向晶状体后，临床检查在散瞳状态下可见到被拉长的睫状突。纤维血管膜覆盖晶状体后囊，可从后囊破口长入，引起晶状体内自发性出血，有时晶状体中可见血性机化块。随着增生膜的牵拉及张力的增加，大多数未及时治疗的 PHPV 晶状体后囊破裂，房水进入诱发急性白内障形成。晶状体的急剧膨胀，推挤晶状

体虹膜隔向前，前房变浅甚至消失，导致继发性青光眼的产生。长期前房变浅，导致广泛虹膜后粘连及周边前粘连的形成。若侵犯角膜，引起角膜水肿、混浊及变性。UBM 检查可以显示睫状突拉长和晶状体肿胀以及脱位，并清晰地显示玻璃体前表面与晶状体后囊紧密粘连。有时睫状上皮亦受牵拉而脱离，这个发现可以解释部分 PHPV 患眼晶状体切除术后发生周边视网膜脱离的原因。Kanigowska 曾报道过一例 3 个月大的右眼小眼球、合并白内障的前部 PHPV 婴儿，晶状体突然脱位至前房，引起瞳孔阻滞性青光眼。成年 PHPV 患者也会出现青光眼。Sawada 报道一名 30 岁男性前部 PHPV 患者有急性闭角型青光眼发作，UBM 检查显示患眼虹膜高度隆起、浅前房、睫状突拉长明显，后房正常。尽管 PHPV 导致青光眼的因素复杂，但晶状体后纤维膜是造成瞳孔阻滞诱发青光眼的基础。活动性的 PHPV 患者如不进行手术干预，还会发生反复性眼内出血，继发性青光眼最后导致眼球痨、眼球摘除。

大量临床病例显示前部 PHPV 患者早期诊断、合理干预、积极治疗可以取得较好的视力预后。Roussat 提出对诊断为前部 PHPV 的患者，如果病情稳定，晶状体混浊不影响视路，可以保守以治疗弱视为主，但需密切随访，避免出现并发症。如晶状体混浊程度影响视力须考虑晶状体摘除手术，手术难度可能高于一般的先天性白内障摘除。对出生后诊断明确的前部型 PHPV 患者，出现瞳孔区发白、浅前房、晶状体异常（混浊、肿胀、囊膜破裂、脱位等），伴有眼压升高时，预示病情可能迅速发展导致继发性青光眼或眼球痨，必须及时予以手术干预，行晶状体切除联合晶状体后纤维增生膜切除术，可能挽救眼球避免眼球摘除。不过术前需向家属交代病情及预后。随着晶状体与玻璃体手术设备和技术的完善，单纯前部 PHPV 早期手术、术后联合系统的弱视训练能使患儿获得尽可能多的有用视力。手术中巩膜穿刺口选择在睫状冠部，具体位置根据患者年龄以及病变的位置进行调整，已出现浅前房或者前房消失的患者，可改巩膜切口为角巩缘切口。切割头插入穿刺口后，先切除晶状体，一般通过负压吸引即能完成。切除晶状体后，电凝异常血管止血。笔者在术中发现，少数病例的晶状体已部分或全部被吸收，这时切除瞳孔区机化膜应格外小心，只要沿睫状突顶端拉起机化膜并剪除即可，避免过度剪除和向周边延伸而伤及被拉起的睫状上皮。睫状上皮一旦受损则不得不行周边视网膜大范围切开。有报道称前部型 PHPV 患者行晶状体联合晶状体后纤维增生膜切除及玻璃体部分切除，术后给予软性角膜接触镜矫

正无晶状体状态并联合弱视训练，可获得 0.2 以上的视力。目前普遍认为前部型 PHPV 的早期诊断有利于选择合适的手术时机，使患儿尽早地获得良好的中心视力，防止形觉剥夺性弱视的发生。还有研究发现 PHPV 患儿做晶状体、玻璃体切除联合人工晶状体（IOL）植入，术后视力恢复最好，术后高眼压、青光眼等并发症的发生率最低，因此提出单眼前部型 PHPV 适合术中联合 IOL 植入。未及时诊断、治疗的 PHPV 并发了青光眼、角膜混浊变性、眼球痨时，视力恢复已不可能，只能行抗青光眼手术尽可能保存眼球。晚期患者为减轻痛苦可行眼球摘除术。

二、后部永存性玻璃体

单纯后部型 PHPV 约占 12%。病变同时累及前和后部即前后混合型 PHPV 最常见，约占 63%。后部病变从轻到重有玻璃体残存膜或残留根蒂、视网膜皱襞及牵引性视网膜脱离等，常同时伴有视神经和视网膜的发育不良。双眼后部型 PHPV 患者可合并全身先天性发育异常如唇、腭裂，多指（趾）畸形、小头畸形等，提示有严重的胚胎发育异常可能与染色体异常有关。Pollard 研究发现 70% 的后部型 PHPV 患者伴有视网膜皱襞，推测原因可能是少量纤维增生沿着 Cloquet 管向后发展并与视网膜粘连产生皱襞，进一步可导致牵引性视网膜脱离。后极部其他异常还包括视盘前残留根蒂（Bergmeister's papilla）、视网膜前膜、黄斑及视盘发育不良等，这些异常直接导致视功能的低下和预后不良。

影像学检查在诊断后部型 PHPV 中具有重要价值。PHPV 患者的 MRI 检查以及增强 T1、T2 图像分析，前部型 PHPV 的特征包括浅前房和前节异常，T1 和 T2 增强图像显示晶状体后血管膜呈高密度图像。后部型 PHPV 的特征是小眼球、玻璃体血管、玻璃体积血、漏斗状视网膜脱离等，T1 和 T2 增强图像显示玻璃体血流以及玻璃体内血管增多；高密度的视网膜下液图像。眼部 CT 图像的特征有：玻璃体腔内有软组织浸润影、晶状体后软组织沿 Cloquet 管生长、小眼球、无眼内钙化。彩色多普勒检查可以明确显示玻璃体内血流情况。这些影像学特征有利于诊断和鉴别诊断。

后部型 PHPV 施行手术的目的是去除遮挡视线的异常障碍并促进中心视力的发育，避免晚期并发症如青光眼和眼球痨从而挽救眼球。常规行晶状体和纤维增生膜切除联合玻璃体切除手术，尽量整复视网膜结构，重建视功能以获得有用的视力。对严重 PHPV 患眼，视觉诱发电位波形已消失、无光感或伴有重度传入性瞳孔障碍者不主张手术治疗。玻璃体切除手术时

尽量切除玻璃体的残留蒂部，但应避免损伤大血管以及损伤视盘和视网膜组织。对于合并有增生膜的复杂后部型PHPV患者，还需剥除视网膜前的增生膜。不同的学者的手术结果可不相同，主要是入选标准和手术方法的不同，其中最关键的因素取决于PHPV的类型和后部组织受累的严重程度即视网膜和视神经的发育情况，它们决定了视力能否改善及改善的幅度。Pruett发现50.1%的后部PHPV患者手术治疗后可获得0.1～0.5的有用视力，成功的关键在于切除了增生膜，为患眼创造了一个清亮的视觉通路，以及后期有效的弱视训练。后部型PHPV情况复杂多变，多数手术效果不佳。即使首次玻璃体手术完成，但由于纤维增生膜的复发、青光眼、玻璃体积血、视网膜脱离、斜视等，32.3%的病例需再次手术。并有部分患者术后视力完全丧失，因此建议术前检查特别是VEP检查，其结果可作为手术指征之一。后部型PHPV，尽管术后视力恢复有限，但是严格选择病例后，手术仍然具有两重作用：一是维持和恢复视力，二是防止青光眼和眼球痨等并发症的发生。

（王文吉　赵培泉　张　琦）

主要参考文献

1. Rhodes RH. Developement of the human optic disc: light microscopy. Am J Anat, 1978, 153(4): 601-615.

2. Zhu M, Provis JM, Penfold PL. The human hyaloid system: cellular phenotypes and inter-relationships. Exp Eye Res, 1999, 68(5): 553-563.

3. Naithani P, Sinha A, Gupta V. Inherited partial aniridia, microcornea with high myopia and Bergmeister's papilla: a new phenotypic expression. Indian J Ophthalmol, 2008, 56(2): 145-146.

4. Puvanachandra N, Heran MK, Lyons CJ. Morning glory disk anomaly with ipsilateral capillary hemangioma, agenesis of the internal carotid artery, and Horner syndrome: a variant of PHACES syndrome? J AAPOS, 2008, 12(5): 528-530.

5. Connolly WE, Polomeno RC. Optic disc colobomas. Can J Ophthalmol, 1983, 18(6): 299-301.

6. Tansley JO. Cyst of the vitreous. Trans Am Ophthalmol Soc, 1899, 8: 507-509.

7. Nork TM, Millecchia LL. Treatment and histopathology of a congenital vitreous cyst. Ophthalmology, 1998, 105(5): 825-830.

8. Orellana J, O'Malley RE, McPherson AR, et al. Pigmented free-floating vitreous cysts in two young adults. Electron microscopic observations. Ophthalmology, 1985, 92(2): 297-302.

9. Missotten GS, Van Calster J. Floating pigmented vitreous cyst. Bull Soc Belge Ophtalmol, 2011, 318: 85-86.

10. Tranos PG, Ferrante P, Pavesio C. Posterior vitreous cyst and intermediate uveitis. Eye(Lond), 2010, 24(6): 1115-1116.

11. Aydin E, Demir HD, Tasliyurt T. Idiopathic pigmented free-floating posterior vitreous cyst. Int Ophthalmol, 2009, 29(4): 299-301.

12. Lally DR, Shields JF, Shields CL, et al. Pigmented free-floating vitreous cyst in a child. J Pediatr Ophthalmol Strabismus, 2008, 45(1): 47-48.

13. 王玉清, 刘杰, 李艳, 等. 先天性玻璃体囊肿1例报告. 中华综合医学杂志, 2005, 6(4): 375-376.

14. Gupta R, Pannu BK, Bhargav S, et al. Nd: YAG laser photo-cystotomy of a free-floating pigmented anterior vitreous cyst. Ophthalmic Surg Lasers Imaging, 2003, 34(3): 203-205.

15. Chang B, Brosnahan D. Vitreous cyst and a cataract in a toddler. Eye(Lond), 2003, 17(9): 1034-1036.

16. 靳伟民, 李舒茵, 李建新. 先天性玻璃体囊肿1例. 中国超声诊断杂志, 2001, 2(5): 4-5.

17. Jones WL. Free-floating vitreous cyst. Optom Vis Sci, 1998, 75(3): 171-173.

18. Bianchi PE, Guagliano R, Salati R, et al. A pigmented free-floating vitreous cyst in a six-year-old child. Ophthalmologica, 1997, 211(6): 391-393.

19. Hasegawa N, Kimura T, Mizota A, et al. Floating vitreous cyst. Retina, 1996, 16(6): 540-542.

20. Asiyo-Vogel MN, el-Hifnawi el S, Laqua H. Ultrastructural features of a solitary vitreous cyst. Retina, 1996, 16(3): 250-254.

21. Flynn WJ, Carlson DW. Pigmented vitreous cyst. Arch Ophthalmol, 1994, 112(8): 1113.

22. Ruby AJ, Jampol LM. Nd: YAG treatment of a posterior vitreous cyst. Am J Ophthalmol, 1990, 110(4): 428-429.

23. Elkington AR, Watson DM. Mobile vitreous cysts. Br J Ophthalmol, 1974, 58(2): 103-104.

24. Joyce M. Fixed vitreous cyst. Br J Ophthalmol, 1970, 54(6): 428-429.

25. Wagenaar JW. Vitreous cyst with retinitis pigmentosa; a new syndrome? Br J Ophthalmol, 1952, 36(9): 492-498.

26. Moreno-Arrones JP, Jimenez-Parras R. Vitreous cyst: a case presentation. Arch Soc Esp Oftalmol, 87(1): 20-22.

27. Silbert M, Gurwood AS. Persistent hyperplastic primary

vitreous. Clin Eye Vis Care, 2000, 12: 131-137.

28. 李亮, 卢海, 李彬, 等. 永存原始玻璃体增生症晶状体后纤维血管膜组织病理学观察. 中华眼科杂志, 2010, 46: 317-322.

29. Kanigowska K, Grałek M, Grajkowska W, et al. Pupillary block glaucoma in child with persistent hyperplastic primary vitreus-case report. Klin Oczna, 2008, 110: 297-300.

30. Sawada H, Fukuchi T, Ohta A, et al. Persistent hyperplastic primary vitreous-a case report of adult onset acute angle-closure glaucoma. Nippon Ganka Gakkai Zasshi, 2001, 105: 711-715.

31. Silbert M, Gurwood AS. Persistent hyperplastic primary vitreous. Clin Eye Vis Care, 2000, 12: 131-137.

32. Mackeen LD, Nischal KK, Lam WC, et al. High-frequency ultrasonography findings in persistent hyperplastic primary vitreous. J AAPOS, 2000, 4: 217-224.

33. Roussat B, Barbat V, Cantaloube C, et al. Persistent and hyperplastic primary vitreous syndrome. Clinical and therapeutic aspects. J Fr Ophtalmol, 1998, 21: 501-507.

34. Pollard ZF. Persistent hyperplastic primary vitreous: diagnosis, treatment and results. Trans Am Ophthalmol Soc, 1997, 95: 487-549.

35. Hunt A, Rowe N, Lam A, et al. Outcomes in persistent hyperplastic primary vitreous. Br J Ophthalmol, 2005, 89: 859-863.

36. Anteby I, Cohen E, Karshai I, et al. Unilateral persistent hyperplastic primary vitreous: course and outcome. J AAPOS, 2002, 6: 92-99.

37. Soheilian M, Vistamehr S, Rahmani B, et al. Outcomes of surgical(pars plicata and limbal lensectomy, vitrectomy) and non-surgical management of persistent fetal vasculature (PFV): an analysis of 54 eyes. Eur J Ophthalmol, 2002, 12: 523-533.

38. Resse AB. Persistent hyperplastic primary vitreous. Am J Ophthalmol, 1955, 40: 317-331.

39. Goldberg MF. Persistent fetal vasculature(PFV): an integrated interpretation of signs and symptoms associated with persistent hyperplastic primary vitreous(PHPV). Am J Ophthalmol, 1997, 124: 587-626.

40. Pollard Z. Results of treatment of persistent hyperplastic primary vitreous. Ophthalmic Surg, 1991, 22: 48-52.

41. Sun MH, Kao LY, Kuo YH. Persistent hyperplastic primary vitreous: magnetic resonance imaging and clinical findings. Chang Gung Med J, 2003, 26: 269-276.

42. Mafee MF, Goldberg MF, Valvassori GE, et al. Computed tomography in the evaluation of patients with persistent hyperplastic primary vitreous(PHPV). Radiology, 1982, 145: 713-717.

43. Pollard ZF. Persistent hyperplastic primary vitreous: diagnosis, treatment and results. Trans Am Ophthalmol Soc, 1997, 95: 487-549.

44. Dass AB, Trese MT. Surgical results of persistent hyperplastic primary vitreous. Ophthalmology, 1999, 106: 280-284.

45. Pruett RC, Schepens CL. Posterior hyperplastic primary vitreous. Am J Ophthalmol, 1970, 69: 534-543.

46. Mittra RA, Huynh LT, Ruttum MS, et al. Visual outcomes following lensectomy and vitrectomy for combined anterior and posterior persistent hyperplastic primary vitreous. Archives of Ophthalmolgy, 1998, 116: 1190-1194.

47. Dass AB, Trese MT. Surgical results of persistent hyperplastic primary vitreous. Ophthalmology, 1999, 106: 280-284.

48. Walsh MK, Drenser KA, Capone A Jr, et al. Early vitrectomy effective for bilateral combined anterior and posterior persistent fetal vasculature syndrome. Retina, 2010, 30: S2-8.

49. Sisk RA, Berrocal AM, Feuer WJ, et al. Visual and anatomic outcomes with or without surgery in persistent fetal vasculature. Ophthalmology, 2010, 117: 2178-2183.

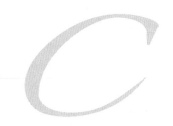

第四章
玻璃体视网膜遗传性疾病

第一节　Wagner 综合征

1938 年，Wagner 报道了一个瑞士家族共有 16 人患遗传性玻璃体视网膜病变。为常染色体显性遗传。相关基因位于 5q13-q14 染色体。眼病的主要特点是玻璃体高度液化形成一个光学空腔，并有视网膜脉络膜的进行性萎缩变性。Wagner 综合征（Wagner Syndrome）过去常与 Stickler 病混在一起而统称之为 Stickler-Wagner 综合征。两病的眼部症状几乎相同，但在全身表现方面，Wagner 综合征患者并无 Stickler 综合征常有的口、面及骨骼异常，听力通常也正常。至于视网膜脱离，过去认为 Wagner 综合征不发生视网膜脱离，但经对家族成员的长期随访，发现也有 14% 的病例最后发生了视网膜脱离。尽管两病存在许多相似之处，但多数作者并不认可它们是同一疾病，除上述的全身症状与较少发生视网膜脱离外，在基因与外显率方面，也不相同。

本病的主要表现为玻璃体与视网膜脉络膜变性。玻璃体高度液化，形成一个很大的光学空腔，在此空腔内漂浮着半透明无血管的纱膜状物，也有膜的一端游离于玻璃体中，另端附着在赤道前的网膜上。浓缩的玻璃体也可环周边视网膜分几处附着在视网膜表面，其收缩可产生局部牵引性视网膜脱离。脉络膜视网膜变性包括脉络膜毛细血管萎缩，脉络膜与视网膜萎缩变薄；视网膜血管变细，可出现白鞘，沿动、静脉血管外，可有骨细胞样色素沉着或周边视网膜上有斑块状色素以及格子样变性等。病变从幼年始，随年龄增长进行发展。早期患者有夜盲，但视力可能正常。至 30 岁左右，由于晶状体皮质的点状或后囊膜混浊，影响视力常需作白内障摘除手术。后期则因进行性的脉络膜视网膜萎缩而使视力极度下降，并可出现视神经萎缩。暗适应常显异常，视野可缩小。眼电生理检查早期 ERG 正常，以后降低，b 波先受累后波及 a 波。

因病变呈进行性，需要长期随访。治疗主要为对症，出现白内障并影响视力时做晶状体摘除人工晶状体植入。有视网膜脱离时手术复位视网膜。视网膜脱离的严重程度一般要比 Stickler 综合征者轻。

（王文吉）

第二节　Stickler 综合征

Stickler 综合征（Stickler Syndrome）或遗传性骨关节与眼病变，是一遗传性结缔组织病变。由于软骨与玻璃体的主要成分均为Ⅱ型胶原，因此可以同时累及眼与骨关节。COL2A1 位点的基因突变可能使Ⅱ型胶原发生病变，从而导致关节和眼，以及其他亚型病变的发生。本病为常染色体显性遗传病。完全外显，但有不同的表现度。

Stickler 综合征 1965 年由 Stickler 等人首先描述。他们报道了一个家系 5 代人有骨、关节、口、面及眼的发育异常。骨发育不全的表现有骨骺发育不良，关节过度伸张，其亚型有肢体细长类似 Marfan 综合征或矮胖如 Weil-Marchasani 综合征的体型。X 线显示骨骺扁平，骺端宽阔，尤其是脊柱骨骺的发育不全。口、面发育异常表现为面部中段平坦，腭裂及 Pierre Robin 综合征，包括下腭小、不发育，舌下垂，硬腭裂或悬雍垂分裂；口腔内出现新生牙或错牙而使咬殆功能受阻。听力可减退或出现神经性耳聋。眼部变化主要有高度近视与眼轴的增长。Hermann 在 1978 年统计得出，72% 的病例近视超过 10 屈光度。玻璃体改变与 Wagner 玻璃体视网膜变性相同。几乎所有病例都有玻璃体脱水浓缩与液化。裂隙灯显微镜观察下，玻璃体表现为一个大的光学空腔，腔内有白色带孔漂浮的膜状物以及部分脱离的玻璃体后皮质。另一特征表现在视网膜上，几乎所有病例都先有血管旁的视网膜萎缩，以后逐渐发展成血管旁色素沉着，且随年龄的增长而加重。由于玻璃体与视网膜的改变，一半病例在青年期即发生视网膜脱离。导致视网膜脱离的裂孔可不止一个，不少为巨大裂孔且位置偏后，这不仅增加了手术难度，且术后易并发增生性玻璃体视网膜病变。出于这些不利的因素，外路巩膜手术治疗本病预后差，目前多数采用玻璃体手术。

其他眼部病变尚有早年发生的白内障，晶状体皮质中出现星状、半月形的混浊，以后进行发展，不到50岁即因晶状体严重混浊影响视力而需手术治疗。少数病例还可伴有开角型青光眼、弱视与斜视等。

对 Stickler 综合征患者需要早期检查并定期随访，以便及早期发现并及时治疗如视网膜脱离、青光眼等可致盲的严重并发症。

（王文吉）

第三节　家族性渗出性玻璃体视网膜病变

家族性渗出性玻璃体视网膜病变（familial exudative vitreoretinopathy，FEVR）由 Criswick 和 Schepens 于1969年首次报道，是一种遗传性视网膜血管发育异常造成的玻璃体视网膜疾病，主要的病理机制是视网膜血管发育不完全，是儿童致盲性眼病之一，占13%～16%。目前分子生物学研究发现4个相关致病基因，分别是 FZD4、LRP5、NDP 和 TSPAN12。疾病遗传方式包括：常染色体显性遗传、常染色体隐性遗传和 X 性连锁遗传等。大部分患者双眼患病，病变可不对称且疾病晚期和其他疾病表现相似，临床上很难鉴别，易造成漏诊和误诊。55% 的患者可能没有明确的家族史，但对家族成员的筛查可以发现无症状的携带者。因此全面认识 FEVR 的临床特征，早期诊断和及时合理治疗，对早期患者保护其视功能，晚期患者保存眼球都至关重要。

（一）一般情况

FEVR 是一种好发于婴幼儿的遗传性眼病，亚洲地区高发。有报道台湾地区青少年视网膜脱离中 FEVR 发现率高达20%。患者一般双眼发病，可不对称。临床表现多样化，可以表现为无症状的携带者，也可以是出生时视功能已明显受损。研究发现1岁以内的发病者，病变发展快，视力预后极差。FEVR 的特征性临床表现是周边视网膜存在无灌注区，正常视网膜和无灌注区交界处可以出现新生血管，部分纤维血管组织增生延伸至玻璃体，导致特征性的经过黄斑区的镰状视网膜皱襞，严重者引起牵引性视网膜脱离损害视力。病变轻微者只表现为视网膜血管分布和走行异常。黄斑未受累及者常不影响视力。FEVR 的病程可在某个发展时间点突然停止。疾病晚期发生全视网膜脱离时，很快出现浅前房、并发性白内障、角膜水肿，甚至眼球萎缩。如果20岁前病情没有恶化，通

常病变能保持相对稳定状态并保留一定的视力。小于10岁的患者，视网膜脱离和镰状皱襞是视力损害的主要原因。大于30岁的患者视力恶化的原因主要是在无血管区发生了裂孔并引发了孔源性视网膜脱离。

本病的临床表现复杂多样，国际上的分期标准又不尽统一。曾有 Gow 和 Oliver 的3期法（表7-48），其优点是简便，较经典，并对整个病程有一全面的认识。比较常用的还有 Pendergast 和 Trese 的5期分类法（表7-49），它与国际早产儿视网膜病变的分期相似，能指导治疗判断预后。其他的各种分期方法，在此不一一赘述。

表7-48　Gow 和 Oliver 的3期法

分期	眼底特征
第1期（轻度）	视网膜周边部有无血管区，无视力异常
第2期（中度）	周边视网膜无血管与有血管区交界处出现新生血管和纤维增生，伴网膜内或网膜下渗出和玻璃体牵引，有视力损害
第3期（重度）	晚期病变，视网膜脱离并出现严重并发症

表7-49　Pendergast 和 Trese 的5期法

分期	眼底特征
第1期	视网膜周边部有无血管区，无新生血管和渗出
第2期	周边部视网膜有无血管区，伴渗出和新生血管，可有渗出性视网膜脱离
第3期	视网膜脱离未累及黄斑
第4期	视网膜脱离累及黄斑
第5期	视网膜全脱离

（二）临床表现

婴幼儿 FEVR 常因眼球不能追随光线、视觉异常、眼球震颤或伴有斜视或白瞳症等行进一步检查时被发现。成人 FEVR 多数无症状，也无明显视力损害，因此患者并不自觉有眼疾，往往在常规检查眼底时意外发现；有些患者则因黄斑异位，表现外斜视，检查斜视时发现。如果出现了视网膜脱离，视力下降就成为主诉。

早期患者视网膜周边部有无血管区，大都在颞侧也可扩展到360°。通过间接检眼镜检查发现无血管区视网膜苍白无血管，在无赤光滤光片下更易将有血管和无血管区区别开来。两区病变交界处有毛细血管扩张或动静脉短路等；有些患者表现为视网膜血管分支异常增多，血管末梢如同柳树枝样，也可出现后极部血管向颞侧牵引等特征性表现。临床上这些患者因无视力损害而易漏诊和误诊。病变损害黄斑区时出现视力损害，这时眼底视网膜无血管区边界出现新生血管和纤维增生，可伴有视网膜内或视网膜下的渗出和玻

璃体视网膜牵引,最常见的是玻璃体将黄斑牵拉向颞下方,有些则是视盘和视网膜血管均向颞侧牵引,出现特征性的自视盘延伸至颞侧周边部视网膜镰状皱襞。Dudgeon 首先提出许多过去诊为特发性镰状视网膜皱襞的患者可能就是 FEVR。其他病变还有视网膜内或视网膜下的渗出病灶,少数视网膜周边出现视网膜劈裂样改变,甚至发生牵引性或渗出性视网膜脱离的病例。发生视网膜脱离的眼中 11%~20% 有视网膜新生血管增生。儿童视网膜无血管区边界出现新生血管常常是病变恶化的标志,因为纤维血管增生更易发生玻璃体视网膜牵引,导致视网膜脱离且其手术预后差。但对成年患者新生血管增生的出现并不一定预示着病情的恶化,因有些患者经多年随访病情都非常稳定并无进展。疾病晚期主要是视网膜脱离和严重并发症的出现。FEVR 儿童以非孔源性视网膜脱离常见,而孔源性视网膜脱离好发于 10 岁以上的患者。当病变发展为视网膜全脱离时往往视力丧失,并伴视网膜内和视网膜下大量渗出。并发白内障,虹膜红变,新生血管性青光眼,角膜带状变性等常接踵而至,最后导致眼球萎缩。

(三)辅助检查

1. 荧光素眼底血管造影检查(FFA)　FFA 检查使我们认识并加深了解了 FEVR。1976 年 Canny 和 Oliver 研究了早期患者的 FFA 片,发现所有患者均表现为周边视网膜毛细血管的突然中断或发生纤维血管增生,造影后期末端血管出现荧光素渗漏。因此提出 FEVR 基础病变是视网膜周边小血管未完全发育到锯齿缘。目前的研究支持这一观点。对无症状的携带者,FFA 是诊断 FEVR 的金标准。FFA 的特征表现是周边视网膜血管中断,有无灌注区形成。FFA 可清晰显示无血管区的范围,大多数在颞侧,也有累及 360°的。靠近无血管区视网膜小血管呈网状或毛刷状,有动静脉短路或血管白鞘形成;部分患者黄斑周围毛细血管被拉向颞侧,有些表现为视网膜血管分支异常增多,周边部血管密集,呈柳树枝样,血管分支间角度变小,有些几乎平行。此外,还可发现视盘偏小,视盘至黄斑距离拉长,后极部血管向颞侧弯曲,黄斑向颞下移位等。早期患者的 FFA 具特征性表现,可作为临床诊断的依据。但渗出严重以及晚期视网膜脱离者在 FFA 中就缺乏特异表现,不具诊断价值。

2. 其他眼科特殊检查　ERG、EOG、超声生物显微镜(UBM)、视野检查和色觉检查等在无症状的轻型患者中基本正常,晚期患者所有检查均显异常却无特殊诊断意义。

(四)鉴别诊断

1. 早产儿视网膜病变(ROP)　FEVR 和 ROP 在临床上都表现为视网膜血管发育不完全,且以后的发展演变也极相似。鉴别要点主要是 ROP 有明确的早产史和(或)出生时的低体重史,但无家族遗传史。FEVR 多是足月产、正常体重的患儿,可有家族遗传史。此外,ROP 少有视网膜下的渗出,FEVR 则很常见;FEVR 视网膜血管一般均有走行和分布的异常,而 ROP 少见。目前基因研究发现 *FZD4* 基因突变与严重 ROP 有关。

2. Norrie 病　此病多见于男孩,可伴神经性耳聋、生长发育迟缓等神经系统和其他系统病变,预后差。眼部特征性表现是严重的视网膜血管发育不完全。目前基因研究发现部分患者可因 *NDP* 基因突变造成。全身情况特别是神经系统发育异常有助于鉴别诊断。

3. Coats 病　FEVR 渗出严重时与 Coats 病的眼底表现难以区分。Coats 病多见于男孩,单眼发病,眼底见视网膜毛细血管扩张、微血管瘤或灯泡样血管,大量视网膜内或视网膜下黄白色渗出是其特征。有时可见视网膜下胆固醇结晶或出血。FEVR 多双眼发病,眼底周边视网膜有无血管区。对侧眼特别是 FFA 检查在鉴别上具有重要价值。

4. 永存胚胎血管症(PFV)　眼底视网膜皱襞与 FEVR 相似,但 80% 单眼发病,无家族史。患眼常较小。前部型患者可见被拉长的睫状突;后部型和混合型可有眼底视盘发育异常。UBM 和 FFA 的特征性表现和家族遗传史等可帮助鉴别。目前基因研究显示 FEVR 致病基因 *FZD4* 在一些 PFV 动物模型中有突变表现。玻璃体手术中发现 PFV 患者的视网膜血管已发育到周边部,这是重要的鉴别点。

(五)治疗

目前我们还不能治愈 FEVR,只能治疗其并发症,控制疾病的发展。多数学者认为需早期诊断并终身随访。原则是,当视网膜有血管与无血管交界处出现新生血管时,对婴幼儿可能提示病情将迅速发展,适当的光凝或冷冻治疗可能缓解病情。出现视网膜脱离时巩膜环扎术或玻璃体切除术可以挽救部分视功能。疾病晚期只能对症处理挽救眼球。

1. 冷冻和光凝治疗　这种治疗的目的是控制视网膜周边新生血管的发展。许多学者报道经光凝或冷冻无血管区后 FEVR 病情趋于稳定不再发展,但也有研究者报道治疗后病情仍然发展;且激光有引起视网膜裂孔并导致视网膜脱离的风险。因此对病情相对比较稳定的患者以密切观察为主,不急于过早干预。

2. 巩膜环扎术　适应证是并发孔源性视网膜脱离者:孔源性视网膜脱离最常见于 10 岁至 20 岁的 FEVR 患者,但也有发生在 50 岁时。手术效果一般较好。除玻璃体牵引严重者,不需行玻璃体切除手术。Criswick

和 Schepens 首次报道用环扎手术成功治疗孔源性视网膜脱离。对于非孔源性视网膜脱离的 FEVR 患者，Crock 是首个使用环扎术的医师，也取得满意效果，其他医师也有相似的报道。

3. 玻璃体切除术　Treister 和 Machemer 首次报道用玻璃体手术成功治疗了一名 16 岁儿童因 FEVR 并发的牵拉性视网膜脱离，视力从术前的 0.3 提高到 0.6。Pendergast 等报道 52 眼 FEVR 患者，32 眼视网膜脱离接受了玻璃体手术，术后随访 6 个月，62.1% 患眼黄斑复位，视力提高。玻璃体手术失败的原因可能是无血管区存在的异常玻璃体视网膜粘连。众所周知，年轻患者常无玻璃体后脱离，玻璃体手术后发生增生性玻璃体视网膜病变的比率高，而且需要玻璃体手术处理的患者病情往往复杂，手术万一失败其预后比不手术更差，快速导致眼球萎缩，这是术前必须考量的。不过由于显微玻璃体手术技术的不断发展和对疾病的进一步深入了解，目前视网膜的复位率和视力预后均在改进中。

4. 抗 VEGF 药物眼内注射　对于活动期新生血管和渗出严重者，可用抗 VEGF 药物来抑制新生血管，减少渗出，提高视力，如同时联合玻璃体手术可解除玻璃体对视网膜的牵拉缓解病情。Quiram 等报道 4 例 FEVR 患者用 Macugen 玻璃体腔注射，其中 2 例联合玻璃体手术，随访近 1 年预后良好。作者尝试用 Avastin 或 Lucentis 眼内注射，取得一定的治疗作用。目前用抗 VEGF 药物治疗 FEVR 的报道还不多，因此还需要进一步观察和研究。

（六）基因学研究

由于 FEVR 基因外显率的不同，尽管许多 FEVR 患者视力丧失，但是大约一半患者是无症状或只有很轻微的临床表现。目前研究发现了 4 个相关致病基因，位于常染色体 11 和 7。遗传方式多样：常染色体显性遗传（ad-FEVR），常染色体隐性遗传（ar-FEVR）以及性连锁遗传（XL-FEVR），以常染色体显性遗传方式为主。已经发现的基因有：*NDP*（MIM 300658，位于染色体 Xp11.3），*FZD4*（MIM 604579，位于染色体 11q14.2），*LRP5*（MIM 603506，位于染色体 11q13.2），*TSPAN12*（MIM 613138，位于染色体 7q31.31）。原定位 11 号染色体上的 *EVR1* 致病基因被确认为 *FZD4* 基因，它是第一个被发现的 FEVR 致病基因，以常染色体显性遗传为主。原定位 11 号染色体上的 *EVR2* 基因被确认为 *NDP* 基因，与性连锁隐性遗传 FEVR 有关。*LRP5* 基因是原 *EVR4* 基因，和常染色体显性或隐性遗传 FEVR 有关。最新发现的致病基因 *TSPAN12* 位于第 7 号染色体上，与常染色体显性遗传 FEVR 有关。但是原定位 11p13 位点的 *EVR3* 基因目前还没有找到。基因筛查发现这些基因只引起不到一半的 FEVR 病例，说明还有其他致病基因存在。这 4 个基因编码的蛋白质位于细胞膜外，共同参与 Norrin-β-catenin 和（或）Wnt-β-catenin 信号通路，这两个信号通路原理基本一致，受体转导信号至细胞质时能抑制 β-catenin 的降解，使其在细胞质里积聚并转移到细胞核里，和 T 细胞因子（TCF）和淋巴细胞增强因子（LEF）一起翻译转录 Wnt 和（或）Norrin 的靶基因。研究显示 Wnt-β-catenin 和 Norrin-β-catenin 信号通路在视网膜血管发育中具有重要作用，其他待发现的基因可能是这种信号通路的组成部分之一。

（七）展望

FEVR 是遗传性疾病和终身疾病，需要终身定期随访。虽然目前还不能进行常规基因检测，许多致病基因可能还未被发现，发病途径也不十分明确。但根据目前的技术水平，我们还是可以根据眼底和 FFA 检查，发现和确诊无临床表现的轻型患者，明确家族遗传史，监控病情发展，及时干预，控制病情发展，保护患者的有用视力。让 FEVR 患者了解疾病的遗传性，作好家系调查和宣教，分析遗传方式，倡导优生优育。随着基因诊断技术的发展，明确基因型和表现型的关系，开展基因治疗，可能是 FEVR 未来治疗的一个方向。

（王文吉　赵培泉　张　琦）

第四节　Goldmann-Favre 综合征

Goldmann-Favre 综合征（Goldmann-Favre syndrome），又称 Goldmann-Favre 玻璃体视网膜变性（Goldmann-Favre vitreoretinal degeneration，简称 GFS），也曾命名为玻璃体 - 毯层 - 视网膜退行性变性，属常染色体隐性遗传。1957 年首次报道。它累及视网膜、玻璃体和晶状体。典型表现为进行性视力损害、夜盲、玻璃体变性、不典型的周边色素发育不良和黄斑部劈裂。1991—2006 年墨西哥的人群调查发现，36 300 名玻璃体视网膜变性患者中 Goldmann-Favre 综合征的患病率是 0.005%，低于 0.008% FEVR 的患病率而和性连锁青少年视网膜劈裂和 Wagner 病相似。尽管 GFS 的患病率很低，但病变进展可致盲，早期诊断能为治疗提供时间和机会。

【病因】　目前分子生物学研究发现，GFS 致病基因定位于 15q23，是视网膜发育过程中抑制视网膜视锥细胞增生的核层受体亚族 2，E 组，膜 3，（nuclear receptor subfamily 2，group E，member 3，简称 NR2E3，OMIM 604485）发生突变引起的一种玻璃体视网膜变性疾病。NR2E3 被称为特殊的光感受器核受体，它的生理活性是促进视锥和视杆细胞的发育并维持它们的生理功能。研究显示 *NR2E3* 基因突变导致了 S- 视锥细胞增加，M 和 L- 视锥细胞减少，并伴视杆细胞发育减缓和视网膜结构紊乱，ERG 检查中具有典型的增强型 S- 视锥细胞的表现，而整个视网膜视杆细胞的敏感性严重下降。周边视网膜（富含视杆细胞）在疾病早期即受累。目前已知因 *NR2E3* 基因突变而导致的常染色体隐性遗传视网膜变性病主要有三种：GFS、增强型 S- 锥体细胞综合征（Enhanced S-cone syndrome，ESCS）及成簇性色素性视网膜变性（clumped pigmentary retinal degeneration，CPRD）。因为光感受器丧失，视网膜变性发展迅速。

【临床表现】 GFS 的主要症状是 10 岁以前有夜盲，双眼发病且病情对称。体征包括黄斑病变、视网膜劈裂、白内障和类似视网膜色素变性的周边脉络膜视网膜色素病变。视力下降呈进行性甚至完全丧失。视网膜劈裂可发生在中央或周边部，与先天性视网膜劈裂相似，黄斑劈裂可以独立存在，也可与周边视网膜劈裂相连。典型的黄斑劈裂在检眼镜下表现为小囊肿样改变，但荧光素眼底血管造影无荧光素集聚现象。周边视网膜劈裂引起周边视网膜绝对暗点，常发生内层裂孔呈卵圆形。与典型的视网膜色素变性的骨细胞样色素沉着不同，GFS 的色素沉着为点状。患者有明显的玻璃体液化，表现为玻璃体腔有一大光学性空腔，如同 Wagner 病所见。空腔内含有细纤维丝并被半液化的纱膜样的凝胶包围，这种玻璃体纱膜没有明显的边界，其密度也随玻璃体的不同部位而异。玻璃体后皮质外层致密，检眼镜下表现类似视网膜前膜或视网膜嵴，玻璃体皮质通常在视网膜劈裂或脉络膜视网膜色素增生处有紧密粘连。本病可合并视网膜脱离，但罕见，如果发生，预后多数不佳。除眼部异常多数患者不伴全身系统性疾病。

【辅助检查】 MFS 患者 OCT 表现包括黄斑板层孔、黄斑劈裂、小囊肿、光感受器层 IS/OS 层异常、视网膜前膜、玻璃体黄斑牵引、中心凹增厚和中心凹轮廓线抬高。视野和暗适应检查：GFS 患者暗适应极差类似于视网膜色素变性。微视野显示中心凹视敏度下降伴盲点。患者视网膜劈裂、黄斑病变和微视野的盲点相对应，周边视野缺损区与周边视网膜劈裂、视网膜色素变性区吻合。色觉异常与中心凹功能受损有关。电生理检查：暗适应状态下对暗光没有反应，但在明适应条件下对亮光则有较大异常反应。特征性的 ERG 表现为视杆细胞反应熄灭，即 30 分钟暗适应后的弱蓝光或弱白光刺激产生的视杆细胞反应熄灭，暗适应后白色强光刺激产生的视杆细胞和视锥细胞混合反应降低，10 分钟明适应后，白色强光刺激产生的视锥细胞反应以及 30Hz 白色闪烁光刺激产生的视锥细胞反应，即明适应反应降低。ERG 反应变异极大和病情程度相关。该病晚期 ERG 可表现为熄灭型。

【鉴别诊断】 GFS 与 ESCS 及其他玻璃体视网膜变性和视网膜色素变性有一些相同的临床表现而需鉴别。GFS 和性连锁视网膜劈裂（X-linked retinoschisis，简称 XLRS）的鉴别点：XLRS 是性连锁遗传而 GFS 是常染色体隐性遗传，XLRS 没有夜盲、眼底一般没有大量视网膜色素沉着，并且没有 GFS 的典型 S- 视锥细胞增强的 ERG 特征性表现。周边视网膜劈裂及成簇的色素聚集表明该病是与 *NR2E3* 基因相关的疾病。GFS 后极部的微囊样变化易与黄斑囊样水肿混淆，通过荧光素眼底血管造影可以将两者鉴别开来。至于与视网膜色素变性（primary pigmentary degeneratio of the retina）的鉴别，视网膜色素变性的特征是夜盲和视网膜上的色素改变，并伴有血管变细和熄灭型 ERG，眼底没有 GFS 患者中见到的中心凹和周边视网膜劈裂，临床电生理也没有 S- 视锥细胞增强的波形。

【治疗】 目前已确定致病基因是染色体 15q23 位点 *NR2E3* 的突变，将来有望进行基因治疗。但目前尚无特殊治疗，只是对其并发症进行处理，如出现孔源性视网膜脱离时行视网膜复位手术治疗。有研究者用激光控制黄斑劈裂取得一定效果。一般不推荐对视网膜外层裂孔进行预防性治疗。

（王文吉　赵培泉　张　琦）

主要参考文献

1. Graemiger RA，Niemeyer G，Schneeberger SA，et al. Wagner vitreoretinal degeneration. Follow-up of the original pedigree. Ophthalmology，1995，102：1830-1839.

2. Zech JC，Morlé L，Vincent P，et al. Wagner vitreoretinal degeneration with genetic linkage refinement on chromosome 5q13-q14. Graefes Arch Clin Exp Ophthalmol，1999，237：387-393.

3. Spallone A. Stickler's syndrome: a study of 12 families. Br J Ophthalmol，1987，71：504-509.

4. Parke DW. Stickler syndrome: clinical care and molecular genetics. Am J Ophthalmology，2002，134：746-748.

5. Parma ES，Körkkö J，Hagler WS，et al. Radial perivascular retinal degeneration: S key to the clinical diagnosis of an ocular variant of Stickler syndrome with minimal or no systemic manifestations. Am J Ophthalmol，2002，134：728-734.

6. Donoso LA，Edwards AO，Frost AT，et al. Identification of a stop codon mutation in exon 2 of the collagen 2A1 gene in a large stickler syndrome family. Am J Ophthalmol，

2002, 134: 720-727.

7. Donoso LA, Edwards AO, Frost AT, et al. Clinical Variability of Stickler Syndrome: Role of Exon 2 of the Collagen COL2A1 Gene. Surv Ophthalmol, 2003, 48: 191-203.

8. Criswick VG, Schepens CL. Familial exudative vitreoretinopathy. Am J Ophthalmol, 1969, 68: 578-594.

9. Yokoyama T, Kato T, Minamoto A, et al. Characteristics and surgical outcomes of pediatric retinal detachment. Eye, 2004, 18: 889-892.

10. Poulter JA, Ali M, Gilmour DF, et al. Mutations in TSPAN12 cause autosomal-dominant familial exudative vitreoretinopathy. Am J Hum Genet, 2010, 86: 248-253.

11. Pendergast SD, Trese MT. Familial exudative vitroretinopathy. Results of surgical management. Ophthalmology, 1998, 105: 1015-1023.

12. Cheng SN, Hwang JF, Yang TC. Pediatric rhegmatogenous retinal detachment in Taiwan. Retina, 2006, 26: 410-414.

13. Benson WE. Familial exudative vitreoretinopathy. Trans Am Ophthalmol Soc, 1995, 93: 473-521.

14. Canny CL, Oliver GL. Fluorescein angiographic findings in familial exudative vitreoretinopathy. Arch Ophthalmol, 1976, 94: 1114-1120.

15. van Nouhuys CE. Juvenile retinal detachment as a complication of familial exudative vitreoretinopathy. Fortschr Ophthalmol, 1989, 86, 221-223.

16. Gow J, Oliver GL. Familial exudative vitreoretinopathy: an expanded view. Arch Ophthalmol, 1971, 86: 150-155.

17. Trese MT, Capone A Jr. Familial exudative vitreoretinopathy. In: Hartenett ME, ed. Pediatric retina. Philadelphia: Lippincott Williams & wilkins, 2005: 425-428.

18. van Nouhuys CE: Signs, complications and platelet aggregation in familial exudative vitreoretinopathy. Am J Ophthalmol, 1991, 111: 34-41.

19. Canny CL, Oliver GL. Fluorescein angiographic findings in familial exudative vitreoretinopathy. Arch Ophthalmol, 1976, 94: 1114-1120.

20. Dudgeon J. Familial exudative vitreoretinopathy. Trans Ophthalmol Soc UK, 1979, 99: 45-49.

21. F.Nienke Boonstra, C.Erik van Nouhuys, Jose Schuil, et al. Clinical and molecular evaluation of probands and family members with familial exudative vitreoretinopathy. IOVS, 2009, 50: 4379-4385.

22. Dickinson JL, Sale MM, Passmore A, et al. Mutations in the NDP gene: contribution to Norrie disease, familial exudative vitreoretinopathy and retinopathy of prematurity.

Clin Experiment Ophthalmol, 2006, 34: 682-688.

23. Drenser KA, Dailey W, Vinekar A, et al. Clinical presentation and genetic correlation of patients with mutations affecting the FZD4 gene. Arch Ophthalmol, 2009, 127: 1649-1654.

24. Shastry BS. Genetic susceptibility to advanced retinopathy of prematurity (ROP). J Biomed Sci, 2010, 25, 17: 69.

25. Pelcastre EL, Villanueva-Mendoza C, Zenteno JC. Novel and recurrent NDP gene mutations in familial cases of Norrie disease and X-linked exudative vitreoretinopathy. Clin Experiment Ophthalmol, 2010, 38: 367-374.

26. Jumper JM, Pomerleau D, McDonald HR, et al. Macular fibrosis in Coats disease. Retina, 2010, 30: S9-14.

27. Robitaille JM, Wallace K, Zheng B, et al. Phenotypic overlap of familial exudative vitreoretinopathy (FEVR) with persistent fetal vasculature (PFV) caused by FZD4 mutations in two distinct pedigrees. Ophthalmic Genet, 2009, 30(1): 23-30.

28. Shukla D, Singh J, Sudheer G, et al. Familial exudative vitreoretinopathy (FEVR). Clinical profile and management. Indial J Ophthalmol, 2003, 51: 323-328.

29. Tagami M, Kusuhara S, Honda S, et al. Rapid regression of retinal hemorrhage and neovascularization in a case of familial exudative vitreoretinopathy treated with intravitreal bevacizumab. Graefes Arch Clin Exp Ophthalmol, 2008, 246: 1787-1789.

30. 彭晓燕, 王光璐, 张凤, 等. 家族性渗出性玻璃体视网膜病变的临床观察, 1995, 31: 426-429.

31. Finis D, Stammen J, Joussen AM. Familial exudative vitreoretinopathy. Ophthalmologe, 2010, 107: 683-691.

32. Ober RR, Bird AC, Hamilton AM, et al. Autosomal dominant exudative vitreoretinopathy. Br J Ophthalmol, 1980, 64: 112-120.

33. Treister G, Machemer R. Results of vitrectomy for rare proliferative and hemorrhagic disorders. Am J Ophthalmol, 1977, 84: 394-412.

34. Ikeda T, Fujikado T, Tano Y, et al. Vitrectomy for rhegmatogenous or tractional retinal detachment with familial exudative vitreoretinopathy. Ophthalmology, 1999, 106: 1081-1085.

35. Boonstra FN, van Nouhuys CE, Schuil J, et al. Clinical and molecular evalution of probands and family members with familial exudative viteroretinopathy. Invest Opthalmol Vis Sci, 2009, 50: 4379-4385.

36. Quiram PA, Drenser KA, Lai MM, et al. Treatment of vascularly active familial exudative vitreoretinopathy with pegaptanib sodium (Macugen). Retina, 2008, 28: S8-12.

37. Nikopoulos K, Gilissen C, Hoischen A, et al. Next-generation sequencing of a 40 Mb linkage interval reveals TSPAN12 mutations in patients with familial exudative vitreoretinopathy. Am J Hum Genet, 2010, 86: 240-247.

38. Drenser KA, Dailey W, Capone A, et al. Genetic evaluation to establish the diagnosis of X-linked familial exudative vitreoretinopathy. Ophthalmic Genet, 2006, 27: 75-78.

39. Nallathambi J, Shukla D, Rajendran A, et al. Identification of novel FZD4mutations in Indian patients with familial exudative vitreoretinopathy. Mol Vis, 2006, 12: 1086-1092.

40. Nikopoulos K, Venselaar H, Collin RW, et al. Overview of the mutation spectrum in familial exudative vitreoretinopathy and Norrie disease with identification of 21 novel variants in FZD4, LRP5, and NDP. Hum Mutat, 2010, 31: 656-666.

41. Nikopoulos K, Gilissen C, Hoischen A, et al. Next-generation sequencing of a 40 Mb linkage interval reveals TSPAN12 mutations in patients with familial exudative vitreoretinopathy. Am J Hum Genet, 2010, 86: 240-247.

42. Ells A, Guernsey DL, Wallace K, et al. Severe retinopathy of prematurity associated with FZD4 mutations. Ophthalmic Genet, 2010, 31: 37-43.

43. Dickinson JL, Sale MM, Passmore A, et al. Mutations in the NDP gene: contribution to Norrie disease, familial exudative vitreoretinopathy and retinopathy of prematurity. Clin Experiment Ophthalmol, 2006, 34: 682-688.

44. Downey LM, Bottomley HM, Sheridan E, et al. Reduced bone mineral density and hyaloid vasculature remnants in a consanguineous recessive FEVR family with a mutation in LRP5. Br J Ophthalmol, 2006, 90: 1163-1167.

45. Qin M, Kondo H, Tahira T, et al. Moderate reduction of Norrin signaling activity associated with the causative missense mutations identified in patients with familial exudative vitreoretinopathy. Hum Genet, 2008, 122: 615-623.

46. Warden SM, Andreoli CM, Mukai S. The Wnt signaling pathway in familial exudative vitreoretinopathy and Norrie disease. Semin Ophthalmol, 2007, 22: 211-217.

47. Poulter JA, Ali M, Gilmour DF, et al. Mutations in TSPAN12 cause autosomal-dominant familial exudative vitreoretinopathy. Am J Hum Genet, 2010, 86: 248-253.

48. François J, Van Oye R. Goldmann-Favre hyaloid-tapetal-retinal degeneration. Ann Ocul (Paris), 1967, 200: 664-668.

49. Orozco-Gómez LP, Castellanos-Pérez Bolde CG, Moguel-Ancheita S, et al. Study of vitreoretinal dystrophies in a Mexican population. Cir Cir, 2008, 76: 13-21.

50. Udar N, Small K, Chalukya M, et al. Developmental or degenerative--NR2E3 gene mutations in two patients with enhanced S cone syndrome. Mol Vis, 2011, 17: 519-525.

51. Schorderet DF, Escher P. NR2E3 mutations in enhanced S-cone sensitivity syndrome (ESCS), Goldmann-Favre syndrome (GFS), clumped pigmentary retinal degeneration (CPRD), and retinitis pigmentosa (RP). Hum Mutat, 2009, 30: 1475-1485.

52. Sharon D, Sandberg MA, Caruso RC, et al. Shared mutations in NR2E3 in enhanced S-cone syndrome, Goldmann-Favre syndrome, and many cases of clumped pigmentary retinal degeneration. Arch Ophthalmol, 2003, 121: 1316-1323.

53. Bhandari M, Rajan R, Krishnan PT, et al. Morphological and functional correlates in goldmann-favre syndrome: a case series. Korean J Ophthalmol, 2012, 26: 143-146.

54. Sohn EH, Chen FK, Rubin GS, et al. Macular function assessed by microperimetry in patients with enhanced S-cone syndrome. Ophthalmology, 2010, 117: 1199-1206.

55. Theodossiadis PG, Koutsandrea C, Kollia AC, et al. Optical coherence tomography in the study of the Goldmann-Favre syndrome. Am J Ophthalmol, 2000, 129: 542-544.

56. Jacobson SG, Román AJ, Román MI, et al. Relatively enhanced S cone function in the Goldmann-Favre syndrome. Am J Ophthalmol, 1991, 111: 446-453.

57. Traboulsi EI. The Marshall M. Parks memorial lecture: making sense of early-onset childhood retinal dystrophies--the clinical phenotype of Leber congenital amaurosis. Br J Ophthalmol, 2010, 94: 1281-1287.

58. Pachydaki SI, Klaver CC, Barbazetto IA, et al. Phenotypic features of patients with NR2E3 mutations. Arch Ophthalmol, 2009, 127: 71-75.

59. Marmor MF. A teenager with nightblindness and cystic maculopathy: enhanced S cone syndrome (Goldmann-Favre syndrome). Ophthalmol, 2006, 113: 213-215.

60. Bonilha VL, Fishman GA, Rayborn ME, et al. Retinal pathology of a patient with Goldmann-Favre syndrome. Ophthalmic Genet, 2009, 30: 172-180.

61. Chavala SH, Sari A, Lewis H, et al. An Arg311Gln NR2E3 mutation in a family with classic Goldmann-Favre syndrome. Br J Ophthalmol, 2005, 89: 1065-1066.

62. Khairallah M, Ladjimi A, Ben Yahia S, et al. Elevated macular retinoschisis associated with Goldmann-Favre syndrome successfully treated with grid laser photocoagulation. Retina, 2002, 22: 234-237.

63. Batioğlu F. Goldmann-Favre vitreoretinal degeneration. Eur J Ophthalmol, 2003, 13: 307-310.

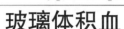

玻璃体积血（vitreous hemorrhage）是指血液进入玻璃体腔。它不是一种独立的疾病，而是眼外伤或眼底血管性疾病等多种病变造成视力危害的一种常见并发症。一方面，玻璃体内的积血使屈光介质混浊，妨碍光线达到视网膜，而且对玻璃体结构和邻近组织产生一定影响；另一方面，机体对玻璃体内血液的反应可使血液逐渐被清除。在不同的病例，由玻璃体积血导致的后果有很大不同，应根据原发伤病、玻璃体积血量的多少、出血吸收的情况及眼部反应的表现等，适时恰当进行临床处理。

第一节　玻璃体积血的原因

任何原因致使视网膜或葡萄膜血管或其新生血管破裂，血液流出并聚积于玻璃体腔内，都可形成玻璃体积血。正常成人的玻璃体无血管，但视网膜新生血管可长入玻璃体，或出现玻璃体纤维血管组织增生。眼外伤和眼底血管性疾病，是临床上引起玻璃体积血的常见原因。

（一）眼外伤或手术引起的玻璃体积血

1. 眼球穿通伤或钝挫伤　都可造成外伤性玻璃体积血。在角巩膜穿通伤、巩膜穿通和眼后段的异物伤，玻璃体积血的发生率很高。眼球钝挫伤造成的眼球瞬间形变可致视网膜脉络膜破裂而出血；前部玻璃体积血可由虹膜、睫状体部位损伤所致。据一组病例观察，外伤性玻璃体积血可占主要累及眼后段挫伤病例的25%～45%。据 Juan 等对 453 例眼外伤住院患者的统计资料，玻璃体积血 145 例，占 32%。

2. 间接性眼损伤　包括 Terson 综合征和 Valsalva 视网膜病变，都会发生玻璃体积血。

（1）Terson 综合征：与任何类型的颅内出血相关的玻璃体积血综合征，称 Terson 综合征。1881 年 Litten 和 1900 年 Terson 分别描述了这种与蛛网膜下腔出血相关的眼内出血。占蛛网膜下腔出血患者的3%～8%。多双眼受累。有些病例曾有严重的胸部挤压伤史。但常见原因是颅内动脉瘤破裂引起的急性蛛网膜下腔出血。在急性期，玻璃体积血常遮蔽眼底观察，部分吸收后可见视网膜前、视网膜内或视网膜下的出血。可并发视网膜前膜。其发生机制不清。玻璃体积血可能持续较长时间，玻璃体手术干预是有效的。

（2）Valsalva 视网膜病变：是以关闭声门时用力呼气导致的胸膜腔内压力骤然升高发生的、以视网膜前出血为特征的视网膜病变。一般认为，静脉回流减少、伴有颅内静脉压升高是发生的原因。举重、用力排便、咳嗽和呕吐，是发生的伴随事件。因内界膜下出血（彩图 7-236，见书末彩插）、视网膜前出血、视网膜出血或玻璃体积血引起视力丧失。血液吸收后视力可恢复。

3. 手术性玻璃体积血　可见于白内障手术、青光眼滤过手术、视网膜脱离修复手术、玻璃体手术等。例如，在白内障或青光眼手术中损伤或部分切除虹膜时，出血进入玻璃体内；手术中因眼压波动及脉络膜血管脆弱引起脉络膜出血；巩膜外垫压手术中，因视网膜下液引流时累及脉络膜或视网膜血管引起出血等。玻璃体手术中的出血可能会更常见，在眼内操作中触及或处理视网膜或新生血管，都可形成出血，需要术中彻底止血。但即使如此，在不同的疾病，如增生性糖尿病视网膜病变，手术后早期或晚期仍可能发生玻璃体积血。

（二）自发性玻璃体积血

包括的疾病种类较多。主要有视网膜血管病，如糖尿病视网膜病变、视网膜静脉阻塞、Eales 病、视网膜大动脉瘤、早产儿视网膜病变、家族性渗出性视网膜病变、视网膜毛细血管扩张症及镰状细胞病等；玻璃体后脱离或视网膜裂孔形成；湿性年龄相关性黄斑变性，息肉样脉络膜血管病变；视网膜脉络膜的炎症（如视网膜血管炎、中间葡萄膜炎）、变性（如视网膜劈裂症）或肿瘤（如视网膜血管瘤）等。

据一组玻璃体积血的病例统计，糖尿病视网膜病变占 34.1%；无脱离的视网膜裂孔占 22.4%；孔源性视网膜脱离占14.9%;视网膜静脉阻塞占13.0%,以上四种疾患占84%。其他疾病如玻璃体后脱离、视网膜血管炎、视网膜静脉周围炎、年龄相关性黄斑变性、眼内肿瘤、早产儿视网膜病变,也占有相当的比例。新田安纪芳等对糖尿病、眼外伤等两种病因除外的151例单眼玻璃体积血病例进行临床分析,引起出血的主要原因是,视网膜裂孔形成占42%;视网膜静脉分支阻塞占37%。一些血液系统疾病如白血病、视网膜劈裂症也可导致玻璃体积血,但较为少见。以下列举几种常见的玻璃体积血疾病。

1. 糖尿病视网膜病变 是玻璃体积血的最常见原因。我国糖尿病患者已有9700万。在1型糖尿病患者,发病15年后几乎全部出现视网膜病变,其中约一半发生增生性视网膜病变。在2型糖尿病患者,病史15年以上发生视网膜病变的比例可达到53%～84%,其中增生性病变可达25%。视网膜新生血管形成是增生性病变的标志,是玻璃体积血的原因。因出血引起的视力下降,不能靠血液自行吸收而恢复的患者占大多数,除非能及时、足量完成全视网膜激光光凝术,使视网膜新生血管消退;否则,都需要玻璃体手术干预(彩图7-237,见书末彩插)。

2. 视网膜静脉阻塞 是第二位常见的视网膜血管疾病。中老年多发。据世界范围内的新近统计,在49～60岁年龄段的发病率,约为0.7%;在80岁以上人群中为4.6%,无性别差异。视网膜分支静脉阻塞(BRVO)的发病率是视网膜中央静脉阻塞(CRVO)的2～3倍。目前估计每年新发病例为520/百万,其中每百万人群中BRVO为442例,CRVO为80例。在BRVO,当荧光素眼底血管造影显示无灌注区大于5DA(视盘面积)时,约40%的患眼发生视网膜新生血管,其中60%发生玻璃体积血,而且多发生在阻塞后6～12个月内(彩图7-238,见书末彩插)。因此,这类玻璃体积血也是玻璃体手术的较常见适应证。在CRVO眼的不同阶段,约10%发生视盘或视网膜新生血管,也会造成玻璃体积血(彩图7-239,见书末彩插)。

3. 特发性视网膜血管炎(Eales病) 是中青年男性发生玻璃体积血的常见原因。无系统性疾病。是原因尚未阐明的视网膜血管炎症引起广泛的视网膜缺血和新生血管形成导致玻璃体出血(彩图7-240,见书末彩插)。出血可反复发作,引起牵拉性视网膜脱离。

4. 视网膜裂孔形成及孔源性视网膜脱离 因玻璃体液化、粘连和牵拉,引起急性玻璃体后脱离或视网膜裂孔形成时,由于视网膜血管的破裂,会发生玻璃体积血(彩图7-241,见书末彩插)。尤其在马蹄形撕裂孔邻近或跨越血管时,可引起较大量的出血,完全

掩盖眼底。因此,对40～60岁的中老年病例,无外伤,高血压或糖尿病,或高度近视眼发生单眼玻璃体积血,应警惕视网膜裂孔形成,以免延误治疗时机。

第二节 玻璃体积血的病理生理学

血液聚积在玻璃体腔内,会对玻璃体和视网膜产生损害;而机体的反应将逐渐清除血液及其分解产物。

(一)血液对玻璃体的损害

根据临床观察和实验研究,一定量的血液进入玻璃体,可使玻璃体凝胶浓缩凝聚、液化和发生后脱离。玻璃体因失去正常的凝胶结构和对视网膜的支撑等功能,生化特性也随之改变。

1. 实验研究 给正常家兔的玻璃体内注入0.1～0.2ml自体全血,1周内即可观察到玻璃体与视网膜之间发生分离,塌陷的玻璃体形成薄纱样膜,呈假囊状包绕血块。这种假膜与不完全脱离部位的玻璃体相附着。2周后玻璃体几乎完全脱离,同时玻璃体变性、液化。

2. 血液引起玻璃体变性的机制 尚无统一的意见。①铁离子的作用:长期以来,人们认为血液降解后,血红蛋白释放出的铁离子对玻璃体液化起重要作用。为了验证这一假说,我们将氯化亚铁溶液加入离体牛眼玻璃体,结果相当于血液含铁10mmol/L浓度的亚铁溶液0.1ml,在20小时内,能完全破坏玻璃体凝胶结构,使胶原纤维全部凝聚分离。相当于这一浓度的1%亚铁离子,也能使部分胶原凝聚。铁离子对玻璃体的特殊破坏作用,与产生氢氧根自由基有关。对家兔的活体实验证实,相当于0.3～0.7mmol/L浓度(16.8～39.2μg)的铁离子可使家兔玻璃体液化。理论上,0.1ml血液含50μg以上的铁离子,但实际上,玻璃体积血时只释放出很少的游离铁离子。②巨噬细胞的作用:在玻璃体积血时,大量巨噬细胞侵入,实验证实玻璃体内超氧化物歧化酶的活性下降,间接证明巨噬细胞在吞噬时呼吸爆发释放出超氧化物阴离子自由基(O_2^-)。这种自由基对玻璃体基质和细胞成分都有很强的破坏作用。③酶反应:血液引起的炎症过程能激活溶酶体酶,它们能对玻璃体胶原和透明质酸发生水解作用。因此,玻璃体的变性液化可能是以上作用的共同结果。

3. 诱发玻璃体后脱离 许多临床观察提出,玻璃体与视网膜的粘连或不完全后脱离,与新生血管膜长入玻璃体及其诱发的牵拉性视网膜脱离有很大关系。与此设想,如果能用人工方法,在粘连形成前早期诱发玻璃体后脱离,这对避免上述并发症有益。由玻璃体积血的实验发现,后玻璃体的脱离与玻璃体凝缩和巨噬细胞作用有关。笔者将活化的巨噬细胞注入玻璃

体内,透射电镜检查可见巨噬细胞附着于玻璃体视网膜界面,界面上的胶原疏松崩解,在8天后发生后部玻璃体与内界膜的分离,形成玻璃体后间隙,而内界膜完整,后间隙内有完整的巨噬细胞,此后玻璃体后皮质逐渐远离,分离范围扩大(图7-242)。这一观察说明,玻璃体后脱离可能与巨噬细胞分泌的弹力纤维酶、胶原酶的水解作用有关。近年来,利用一些蛋白水解酶诱发活体玻璃体后脱离的实验也得到了相似的结果。

(二)玻璃体积血对视网膜的毒性

以往认为,血红蛋白释放的铁对视网膜有毒性作用。但近年的临床观察发现,玻璃体积血清除后视网膜功能恢复。视网膜是否受到毒性损害、损害的程度可能取决于出血量、视网膜的功能状态和已有的病变等因素。对这一问题尚有待进一步研究。

von Hippel(1894)曾提出,玻璃体积血时视网膜的改变可能是血红蛋白释放出铁的毒性所致。Regnault(1970)用 ^{59}Fe 标记的红细胞注入动物玻璃体内,测定放射性强度,结果放射活性下降到25%需要2个月,此时玻璃体已半透明,而用 ^{51}Cr 标记的红细胞在注射后1个月已下降到25%,这说明红细胞清除较快,铁在眼内存留时间较红细胞长。Doly(1986)用 ^{59}Fe 标记的红细胞 0.3ml 注入玻璃体内,结果证实血红蛋白释放出铁离子,铁能从玻璃体进入视网膜内,从视网膜的神经节细胞移向组织深层。视网膜电图检查有相应的下降。对离体鼠视网膜用含铁溶液灌注,当铁离子浓度达到 0.1mmol/L 时,ERG 无变化;为 0.5mmol/L 时,ERG 波幅明显降低;在 2mmol/L 时出现不可逆改变。我们向兔玻璃体内注入自体全血 0.2ml,24 小时测定视网膜组织内的脂质过氧化物丙二醛,发现丙二醛含量明显比对照组升高,提示自由基的产生可能在铁对视网膜损伤中起一定作用。

随着玻璃体切除术的开展,一些过去认为治疗无望的陈旧性玻璃体积血患者,在切除积血和混浊的玻璃体之后,视力得到恢复。甚至在术前 ERG 波幅消失

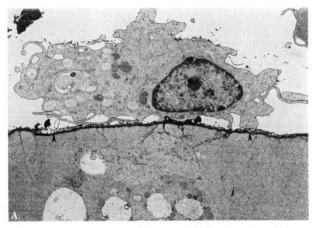

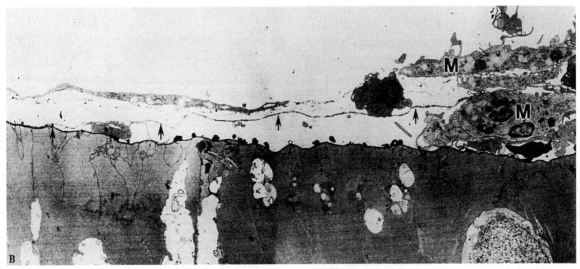

图 7-242　活化巨噬细胞诱发兔玻璃体后脱离的透射电镜图像

A. 活化巨噬细胞注入玻璃体内,附着于视网膜内表面。×3000　B. 后玻璃体分离开始形成。箭号:指示已分离的玻璃体后皮质; M: 巨噬细胞。×1500

的病例,术后视力也得到相当程度的提高,ERG 改善。Ehrenberg 等(1984)用家兔进行玻璃体积血实验研究,得出血液对视网膜无毒性的结论。他们向玻璃体注入自体全血 0.25～0.5ml,连续观察 4 个月,ERG 正常。X 线微电极分析,视网膜内未检出铁质,组织上未见形态改变。但血液能刺激视网膜内的细胞增生。Sanders 的实验表明,向兔的玻璃体内注射自体全血 0.3ml 或血红蛋白 22.4mg 3 次,每次相隔 1 个月,光镜和超微结构检查未见视网膜改变。

(三)玻璃体积血刺激眼内细胞增生

实验证实,向玻璃体内注射全血或红细胞、白细胞、血小板及血红蛋白,都可形成玻璃体膜。超微结构检查发现膜中含有大量的巨噬细胞和玻璃体固有胶原,一般无成纤维细胞增生,对视网膜无牵拉作用。但近年研究表明,全血或红细胞可刺激视网膜表面的细胞增生。Ehrenberg(1984)等向玻璃体注入 0.5ml 全血之后,观察到兔眼视盘和髓线上有纤维血管组织增生,对髓线造成局部的牵拉,但无严重的视网膜脱离。在下方周边部视网膜表面出现神经胶质性视网膜前膜。Miller 等(1986)向兔眼注入纯化的红细胞,也得到同样的结果。

在眼球穿通伤的条件下,玻璃体积血对预后有重要影响,能刺激伤口的成纤维细胞向玻璃体内生长,形成粗大的纤维血管组织条索,可造成牵拉性视网膜脱离。在无明显的玻璃体积血时,巩膜伤口在 1～2 周内愈合成瘢痕,内面无纤维组织生长(参阅眼后段外伤篇)。

由于玻璃体积血主要引起巨噬细胞为主的慢性炎症,我们提出,巨噬细胞可能在诱发眼内细胞增生中起主要作用。将活化的巨噬细胞注入兔玻璃体内,引起了髓线的纤维血管组织增生、局限性牵拉性脱离、玻璃体后脱离和神经胶质性视网膜前膜形成(图 7-243)。由于巨噬细胞能产生和分泌多种生物活性物质,如生长因子、白介素、溶酶体酶等,这些物质在刺激细胞的游走、增生中起重要作用。此外,多种炎性介质和生长因子对视网膜色素上皮细胞、成纤维细胞和神经胶质细胞有趋化和促增生作用。

(四)玻璃体积血对血 - 房水屏障和房水排出系统的影响

1. 对血 - 房水屏障的影响　向实验动物玻璃体内注射血液后,采用虹膜荧光造影、血管示踪剂等方法检测眼前段葡萄膜血管通透性的变化,结果在 1～40 天内房水闪光阳性,虹膜血管出现荧光渗漏。反复注入血液后虹膜血管的渗漏可持续 3 个月之久。在临床研究中,玻璃体积血常伴有前房闪光,说明有血 - 房水屏障的损害。

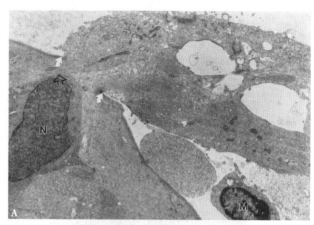

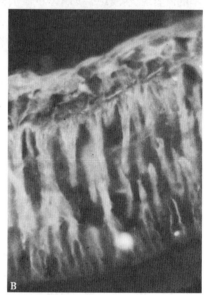

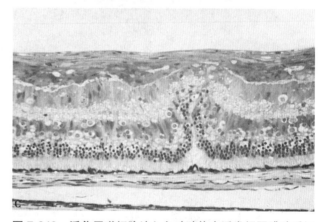

图 7-243　活化巨噬细胞注入兔玻璃体内诱发视网膜胶质细胞增生并形成视网膜前膜

A. 一个胶质细胞穿出视网膜内界膜破口(箭号),长入玻璃体内。其核尚在视网膜浅层。透射电镜,×3000　B. 抗 GFAP 免疫荧光染色阳性,显示视网膜前膜属于神经胶质细胞来源。×200　C. 视网膜及神经胶质前膜的组织学照片,视网膜在前膜的作用下形成视网膜皱褶。HE,×200

2．对房水排出系统的影响　进入玻璃体内的红细胞变性后可成为血影细胞，血影细胞进入前房，可机械性地阻塞小梁网，使房水排出阻力增加，眼压升高，形成血影细胞性青光眼。此病的特点为：①有眼部外伤、穿通伤或其他原因引起的玻璃体积血；②玻璃体内的红细胞变为血影细胞；③血影细胞经破裂的玻璃体前界膜进入前房；④临床上，血影细胞性青光眼常在受伤后 2 周至 3 个月发生。

（五）玻璃体对血液的吸收

血液进入正常的玻璃体后，玻璃体的反应表现为以巨噬细胞为主的低度慢性炎症。一般没有玻璃体感染时大量中性白细胞浸润的改变。在这一过程中，血液逐渐缓慢地被清除。

1．实验观察　在家兔实验性玻璃体积血中，可以细致地观察血液的改变。自体全血 0.2ml 注入后 5 分钟，即可见血液发生凝固。24 小时，形成边界清楚的血块，玻璃体纤维与纤维蛋白形成一个连续的膜，包绕血块。1 周时，血块中的红细胞变性、溶血，释放出的血红蛋白使玻璃体变为暗红色混浊，玻璃体凝胶塌陷形成假膜，呈囊状包绕，并出现玻璃体后脱离。巨噬细胞于 4～5 天开始出现在玻璃体内，沿玻璃体胶原纤维聚集，接近红细胞。2～4 周，大量红细胞从血块释出，血块变成灰白色，呈蜂窝状外观；玻璃体进一步液化、塌陷，包绕血块的假膜变致密，因玻璃体后脱离而形成的玻璃体后间隙变透明。组织学检查见巨噬细胞增多，吞噬红细胞碎片。5～12 周，玻璃体逐渐变透明，6 周后血块和溶解的细胞物质差不多都被清除，大部分纤维蛋白膜吸收，在玻璃体残膜内含有红细胞、巨噬细胞和残留的胶原纤维条索。13～16 周以后，玻璃体完全透明，极少数眼在玻璃体基部残留吸收不完全的小血块，玻璃体仍有少量巨噬细胞。

2．临床观察　临床上，玻璃体积血吸收的快慢不一。Freeman 报告，外伤性玻璃体积血完全吸收需 1～24 个月，平均 8 个月。血液吸收的快慢与出血量、出血部位、玻璃体状态、视网膜脉络膜功能等因素有关。①少量出血，视网膜前出血，多能较快地吸收。②玻璃体液化或切除术后，能明显加速血液的吸收。由于正常玻璃体胶原能激活血小板使血液凝聚，玻璃体液化后，血液不能有效地凝集而向四周扩散，因此有利于血液的清除。实验证实，向玻璃体注射可膨胀的气体致玻璃体被压缩后，血液的吸收速度较对照组快一倍。③纤维蛋白的溶解：纤维蛋白的溶解能使血块溶解，促使红细胞弥散；同时，纤维蛋白降解产物可能增强白细胞吞噬功能。纤维蛋白溶酶原激活剂（tPA）曾用于治疗玻璃体积血。④溶血：玻璃体积血主要发生

细胞外溶血，即红细胞先发生溶解，然后才被巨噬细胞吞噬、消化并移出眼外。溶血后，玻璃体积血的吸收速度加快。⑤眼部的血循环功能，血循环功能不良，血液吸收延迟。

第三节　玻璃体积血的临床表现和诊断

玻璃体积血的症状、体征、病程、预后和并发症主要取决于引起出血的原发病和出血量的多少，出血的次数等因素。

【临床表现】　自发性出血常突然发作，可以是很少量的出血，多者形成浓密的血块。少量出血时，患者可能不自察觉，或仅有"飞蚊症"；较多的出血发生时，患者发觉眼前暗影飘动，或似有红玻璃片遮挡，反复出血的患者可自觉"冒烟"，视力明显下降。眼科检查，在出血较少、不致影响裂隙灯观察时，可以看到红细胞聚集于玻璃体凝胶的支架中，呈柠檬色尘状。中等量的新鲜出血可呈致密的黑色条状混浊。大量出血致眼底无红光反射，视力下降至光感。

随着时间的推移，玻璃体内的血液弥散，颜色变淡，玻璃体逐渐变得透明。较多血液吸收时间延长，需 6 个月甚至一年以上。在没有明显眼底病变时，视力可能完全或大部分恢复。在眼后段外伤合并大量玻璃体积血时，可能有半数的患者丧失有用视力。

【诊断】　如前所述，玻璃体积血不是一种独立的疾病，常常以并发症的形式出现。因此，应根据引起积血的原因和临床表现，做出原发性疾病（或外伤、手术）及出血程度的诊断或初步诊断。诊断应包括原发病，或为外伤性，以及合并症。这需要对引起玻璃体积血的疾病有全面的掌握，熟悉所有相关疾病的特征和鉴别的要点。致密的积血能完全遮盖眼底，对判断原发性疾病带来困难。如中老年患者致密的玻璃体积血，可能是视网膜分支静脉阻塞合并的视网膜新生血管引起，也不能排除视网膜裂孔造成的出血。检查对侧眼有重要价值。

根据疾病诊断的普通原则，如先考虑常见病，再考虑少见病；分析原发病出现的可能频度。在没有某种眼底病特征显现的情况，可列出多种可能的疾病。切忌先入为主，将诊断仅局限于常见病，造成误诊或漏诊。如糖尿病患者的玻璃体积血，最大可能是增生性糖尿病视网膜病变，但当另一只眼只表现出轻度背景性的视网膜病变时，也可能是合并视网膜静脉阻塞引起。年轻成人的反复性玻璃体积血，没有明显的系统性疾病，以 Eales 病的可能性为大。应强调的是，对视网膜裂孔形成、息肉状脉络膜血管病变等引起的致

密玻璃体积血，要保持警惕性，因为这些疾病需要密切观察及处理。单纯等待积血吸收可能影响治疗时机及其预后。同时，应将玻璃体积血的可能原因与患者充分沟通。

超声波检查有较大的诊断价值，尤其在不能直接看到眼底时。①少量弥散性的出血，用 B 型超声波检查可能得到阴性结果，这是因为在玻璃体内缺乏足够的回声界面。而 A 型超声扫描对此可能显示出低基线的回声。②玻璃体积血较致密时，无论 A 型或 B 型超声检查都可看到低度到中度振幅的散在回声。当用高敏感度扫描时，出血的致密度和分布显示得更清楚；降低敏感性的扫描可以使回声振幅下降，多数回声点被清除掉，因此能确定是否同时存在视网膜脱离。③玻璃体积血引起的玻璃体后脱离，在超声图像诊断时应与视网膜脱离相鉴别。脱离的视网膜常呈高振幅的回声，在改变敏感度时，视网膜回声变化不大。脱离的视网膜常可追踪到附着处或视盘，在牵拉性视网膜脱离会呈现出牵拉的形态。在单纯的玻璃体后脱离，玻璃体后界面在眼球转动时有明显的后运动，降低机器的敏感度时回声振幅减弱。因此，超声波检查能够确定眼后段外伤与玻璃体积血的程度、是否合并有视网膜脱离等病变，判断视力预后，必要时可以重复检查。

对出血量的多少，我们建议按玻璃体混浊的程度分为四级，"±"或 I 级，指极少量出血不影响眼底观察；"+"或 II 级，指眼底红光反射明显，或上方周边部可见视网膜血管；"++"或 III 级，指部分眼底有红光反射，下半无红光反射；"+++"或 IV 级，指眼底无红光反射。

【主要并发症】 除玻璃体的改变之外，还包括血影细胞性青光眼、增生性视网膜病变、牵拉性视网膜脱离、虹膜红变、白内障等，这些并发症在相应的章节中讨论。

第四节　玻璃体积血的治疗

在大多数病例，玻璃体积血的自发吸收需要 4～6 个月时间，虽然视网膜前出血可在数天至数周之间弥散。以往曾经认为在开始治疗之前，应观察 3～4 个月，如果在这期间玻璃体混浊没有明显减轻，说明自发吸收缓慢或完全吸收的可能性较小。

但是问题在于，引起玻璃体积血的原发病是什么？能否允许等待 3 个月以上的时间？例如，在增生性糖尿病视网膜病变，在视网膜缺血的情况下，如果不能及时通过广泛的视网膜激光光凝控制，缺血会持续发展，引起牵拉性视网膜脱离，使预后变坏，因此，近年

的许多研究证实，早期干预能改善这类疾病的预后。对于视网膜裂孔引起的积血也是如此，等待过程中会发生视网膜脱离。显然，考虑到原发病的进展及积极治疗原发病是重要的，而不是"消极"等待。

（一）药物疗法

以往尝试了一些药物试图促进血液的吸收。但尚无一种药物经确认有肯定的疗效。临床上难以进行随机对照的临床试验来评价某一药物或非手术疗法的效果。文献中报告尿激酶或 tPA 玻璃体内注射，以激活血块中的纤溶酶原，使血块溶解破碎，还可能增加眼部毛细血管的通透性。其他药物，包括具有活血化瘀作用的复方中药制剂，疗效有待进一步评价。

（二）物理疗法

曾有报告用超声波治疗玻璃体积血，但实验表明，超声波无加速血液吸收的作用。氩激光也曾试用于击射玻璃体内的凝血块，可使血块气化、松解。此外，尚有离子导入方法的尝试。这些方法，在临床上应用不多，其有效性难以判定。显然，这些针对积血吸收的疗法，不是对因的治疗，应该更多地考虑到原发病的治疗。

（三）手术治疗

玻璃体切除术最适宜于眼外伤（如开放性外伤或闭合伤）引起的玻璃体积血，以及持久的自发性积血或合并视网膜病变的病例。

1. 外伤性玻璃体积血　①由眼球开放性外伤引起时，可实行早期玻璃体切除术。实验和临床研究表明，伤后 1～2 周内手术较为适宜，此期切除眼内的血块和炎性产物，能避免血液对创伤修复过程的过度刺激，减少纤维组织增生和牵拉性视网膜脱离发生的机会。近年也有初期玻璃体手术用于开放性眼球外伤的报告。②钝挫伤所致的脉络膜视网膜破裂，若不伴有视网膜脱离，可以等待一段时间。不能自发吸收、影响视力恢复时再考虑手术。钝挫伤引起的周边视网膜水肿或伴有少量玻璃体积血，并无视网膜裂孔形成，也不急于进行手术。③手术中或术后出血的处理，见有关章节。少量术后玻璃体积血可不作特殊处理，一般能很快吸收；较多时，可再次手术处理。

2. 自发性玻璃体积血　应根据原发病的特征，决定手术时机。如上所述，增生性糖尿病视网膜病变发生玻璃体积血，即是手术适应证，早期手术效果较好。但如果能看到部分眼底，没有明显的牵拉性视网膜脱离，也可以先对可见的视网膜进行激光光凝治疗；遮盖黄斑的血块如果不吸收，应手术切除，因可导致黄斑前膜形成。总之，每种相关的原发病，有各自的手术适应证和手术时机，可参阅相应篇章的描述。

（惠延年）

主要参考文献

1. 惠延年. 眼球穿孔伤玻璃体积血和纤维组织增生的实验研究. 国外医学眼科学分册, 1980, 4: 41-47.

2. 易魁先, 惠延年. 玻璃体积血对眼部组织的影响及其临床处理. 国外医学眼科学分册, 1988, 12: 133-139.

3. Hui YN, Sorgente N, Ryan SJ. Liquefaction of rabbit vitrous by ferrous ions. Curr Eye Res, 1988, 7: 655-660.

4. Sarrafizadeh R, Hassan TS, Ruby AJ, et al. Incidence of retinal dctachment and visuaI outcome in eyes presenting with posterior vitreous separation and dense fundus-obscuring vitreous hemorrhage. Ophthalmology, 2001, 108: 2273-2278.

5. Wu WC, chang SM, chen JY, et al. Management of postvitrectomy diabetic vitreous hemorrhage with tissue plasminogen activator(t-PA)and volume homeostatic fluid-fluid exchanger. J OcuI Pharmacol Ther, 2001, 17: 363-371.

6. Lauer AK, Smith JR, Robertson JE, et al. Vitreous hemorrhage is a common complication of pediatric pars planitis. Ophthalmology, 2002, 109: 95-98.

7. Ehrenberg M, Thresher RJ, Machemer R. Vitreous hemorrhage nontoxic to retina as a stimulator of glial and fibrous proliferation. Am J OphthaImol, 1984, 97: 611-626.

8. 惠延年. 眼球穿孔伤及眼内细胞增生实验研究的新进展. 国外医学眼科学分册, 1984, 8: 237-242.

9. 惠延年. 铁离子对玻璃体作用的离体实验. 眼外伤职业眼病杂志, 1986, 8: 209-211.

10. 徐度, 蔡用舒, 惠延年, 等. 玻璃体出血对视网膜组织的脂质过氧化损伤. 眼外伤职业眼病杂志, 1989, 11: 89-91.

11. 伍春荣, 惠延年, 蔡用舒, 等. 血液不同成分对眼后节穿孔伤眼内细胞增生的影响. 眼科研究, 1991, 9: 142-145.

12. Hui YN, Sorgente N, Ryan SJ. Ultrastructures of the glial epiretinal membrane induced by actived macrophages. Chin Med J(Engl), 1992, 105: 577-581.

13. Hui YN, Wang L, Cao XY. Vitrectomy for complicated Eales disease. Yan Ke Xue Bao, 1997, 13: 25-28.

14. 韩泉洪, 惠延年, 郭守一. 大量玻璃体积血对兔视网膜电图检查的影响. 中华眼底病杂志, 1998, 14(2): 104-107.

15. 惠延年. 糖尿病视网膜病变并发症的玻璃体手术治疗和手术并发症控制. 中华眼底病杂志, 2007, 23: 231-233.

16. 齐海燕, 惠延年. 表现为急性致密玻璃体积血的视网膜裂孔形成. 国际眼科杂志, 2011, 11: 683-685.

17. Hui YN, Goodnight R, Sorgente N, et al. Fibrovascular proliferation and retinal detachment after intravitreal injection of activated macrophages in the rabbit eye. Am J Ophthalmol, 1989, 108: 176-184.

18. Hui YN, Sorgente N, Ryan SJ. An experimental model of posterior vitreous separation cellar proliferation//Heimann K, Wiedemann P. Proliferative Vitreoretinopathy. Heidelberg: Kaden, 1989: 50-56.

19. Hui YN, Goodnight R, Zhang XJ, et al. Glial epiretinal membranes and contraction. Immunohistochemical and morphological studies. Arch Ophthalmol, 1988, 106, 1280-1285.

20. Hui YN, Sorgente N, Ryan SJ. Posterior vitreous separation and retinal detachment induced by macrophages. Graefes Arch Clin Exp Ophthalmol, 1987, 225: 279-284.

21. McCarron MO, Alberts MJ, McCarron P. A systematic review of Terson's syndrome: frequency and prognosis after subarachnoid haemorrhage. J Neurol Neurosurg Psychiatry, 2004, 75: 491-493.

22. Ko F, Knox DL. The ocular pathology of Terson's syndrome. Ophthalmology, 2010, 117: 1423-1329.

23. Brown JS, Mahmoud TH. Anticoagulation and clinically significant postoperative vitreous hemorrhage in diabetic vitrectomy. Retina, 2011, 31: 1983-1987.

24. Bianciotto C, Shields CL, Pirondini C, et al. Vitreous hemorrhage after plaque radiotherapy for uveal melanoma. Retina, 2012, 32: 1156-1164.

25. Jung JH, Lee JK, Lee JE, et al. Results of vitrectomy for breakthrough vitreous hemorrhage associated with age-related macular degeneration and polypoidal choroidal vasculopathy. Retina, 2010, 30: 865-873.

第六章
玻璃体手术治疗糖尿病性视网膜病变

第一节　手术指征

玻璃体手术治疗糖尿病性视网膜病变的手术指征为：①持续不吸收的玻璃体积血，患者从未接受或未完成全视网膜光凝量时应考虑早手术；②反复玻璃体积血，虽部分吸收但不能顺利完成全视网膜光凝者；③致密的黄斑前出血；④牵拉合并孔源性视网膜脱离；⑤牵拉性黄斑水肿，移位或有较厚黄斑前膜形成；⑥较大范围视盘或视网膜新生血管形成；⑦上下颞侧血管弓旁牵拉性视网膜脱离，发展快，可能危及黄斑者；⑧新生血管青光眼或伴虹膜红变，不能完成眼外经瞳孔视网膜光凝者。

第二节　手术各步骤操作要领与注意点

（1）晶状体摘除：除非为软晶状体，否则术中若行晶状体摘除以超声乳化手术为佳，是否一期植入人工晶状体则视情况而定。完成手术时切口需以10-0尼龙线缝合一针，以免后续的手术中因压迫眼球致切口裂开。

（2）玻璃体切除：术中采用非接触广角镜更有助于观察。玻璃体切除手术时建议使用下列参数：切速800～2500cps，抽吸负压100～400mmHg（线性设计），灌注压25～30mmHg。若玻璃体积血较多，可先切除邻近导光纤维头处的积血，增加导光纤维照明效果。完成大部分中央玻璃体切除后，寻找可能已发生后脱离区域，以便深入视网膜前操作。应注意不宜过早切开已有部分后脱离的玻璃体后皮质，以免原先存在的视网膜前积血（血池）涌入玻璃体，使已切除变透明的空间再次被血液浸入而变浑浊。正确的做法是：在血池前的玻璃体后皮质处，小心地切开一小孔，并将切割头伸入小孔下，缓慢吸除视网膜前暗红或黄色泥沙样的液化或新鲜血液。玻璃体大部分切除并吸除视网膜前血池后，整个玻璃体后皮质、增生膜与视网膜

间关系便可基本观察到。

（3）增生膜切剪除：处理糖尿病性视网膜病变增生膜的基本原则为解除增生膜对视网膜的牵引。基本方法为：截断增生膜，使其呈一个孤岛状，再进一步沿视网膜表面剪除或以切割头切除。25G或23G切割头开口极靠近顶端，静态下切割头的开口具备膜钩样作用，而它在切割状态下又具备剪切作用，很大程度上可取代膜钩与眼内剪的作用。较细的切割头还便于伸入到膜与膜或膜与视网膜之间，而高速状态下极短暂的切割口开闭动作，不致产生明显的浪涌从而可达到保护视网膜的目的。多数病例可在高速低抽吸压参数下，单独用切割头逐步分割及切除与视网膜没有紧密粘连的成片增生膜，如线状和局灶状的增生膜。虽然大部分增生膜可以上述方法去除，但当增生膜成片致密地与视网膜粘连时，则宜采用双手操作技术，即一手持眼内镊轻轻提起增生膜的边缘，另手持眼内剪，逐步小心地剪断增生膜与视网膜间的粘连，分离下整块增生膜。该操作需在上方或下方做第四切口，即再做一睫状体平坦部巩膜切口，由助手持导光纤维或另置一吊顶灯辅助以替代眼内照明实行双手操作。增生膜下缓慢注入黏弹剂钝性分离增生膜与视网膜的粘连也有助安全地去除增生膜。成片致密的增生膜与视网膜粘连多出现在鼻侧，特别是鼻上象限那些没有接受过全视网膜光凝的患者，通常手术较为困难。分离增生膜时易发生医源性视网膜裂孔，一旦发现裂孔，无论其为医源或原有的孔，都必须将裂孔周围的增生膜彻底去除，否则难以长效封闭裂孔。视盘上的机化膜时常延展至黄斑，如强求彻底去除，有时会引起视盘处严重出血。若要保留，必须仔细分离它与黄斑间的粘连，以确保黄斑牵引得到彻底解除。无论是以切割头切除或以眼内剪剪除增生膜，均要注意在血管弓处的静脉，由于长时间的牵引会被牵离原位而悬埋于增生膜内，若不加分辨，容易被一起切除或剪断，除造成大出血的并发症外，术后该回流区域将处于缺血状态，有似分支静脉阻塞样。切除增生膜解除牵引后，原来

的牵引性视网膜脱离将随着视网膜下液的吸收而逐步复位，视网膜皱折也会逐步展平，不必在术中强行引流视网膜下液或抚平视网膜。

（4）染色玻璃体手术：部分糖尿病性视网膜病变并发玻璃体后脱离时，玻璃体后皮质可以分层，前叶附着于玻璃体，而后叶附着在视网膜表面，称之为玻璃体劈裂。附于视网膜面之玻璃体后皮质若不去除干净，可以成为日后血管增生复发的支架，其收缩能引起反复玻璃体积血。黄斑区是玻璃体劈裂的好发部位，残留后皮质的收缩还可引起黄斑水肿，黄斑前膜或黄斑视盘间的牵引。术中利用曲安奈德（triamcinolone acetonide，TA）一种白色的混悬液，将 TA 注入玻璃体腔，其颗粒附着于残留的玻璃体上，让术者易于辨认并能彻底地去除玻璃体。残留眼内的少量 TA 可抑制手术创伤及其术后反应，并有治疗原发疾病如同抗血管内皮生长因子（VEGF）药物的部分作用。在视网膜血管疾病的玻璃体手术中已广泛应用。吲哚青绿（indocyanine green，ICG）和亮蓝（Brilliant Blue G，BBG）等染料能明显增加机化膜及视网膜内界膜的可视性，便于术者彻底去除它们。

（5）眼内激光光凝：全视网膜光凝是治疗增生性糖尿病视网膜病变核心内容。伴严重黄斑水肿时可合并黄斑部的格栅样光凝治疗。光凝时应彻底清除视网膜表面积血，以免积血吸收激光能量造成视网膜全层损伤而产生视网膜激光孔。广泛的视网膜脱离术中无法实施光凝者，术后应密切观察，一旦视网膜下液吸收应及时补充光凝。

（6）术中止血：玻璃体手术的各个环节均可发生出血，特别是术前未接受全视网膜光凝的患者，分离视网膜增生膜时极易出血，出血可来自增生膜，也可来自视网膜血管，后者多较严重。暂停操作，提升灌注压是最常用的止血方法，眼内电凝多用于较大血管的止血，应注意在视网膜表面电凝时不应过度，否则易造成视网膜裂孔。由于微创玻璃体手术术后发生低眼压的机会较高，这将进一步增加术后出血的可能，所以术中彻底止血就显得更为重要了。手术结束前降低眼内灌注压有利于发现潜在的可能出血部位。

（7）周边玻璃体切除：原则上手术中应较彻底切除周边玻璃体，应用广角观察系统并上下左右转动眼球，可以观察并切除较周边部的玻璃体，但切除基底部玻璃体仍需结合顶压巩膜的方法。

（8）眼内填充：无视网膜裂孔，一般无须眼内注入气体或填充硅油。部分增生严重术中易出血的病例，填充硅油可很快获得清晰的屈光间质通道，虽便于术后观察及补充光凝，但由于硅油并无阻止视网膜血管

出血作用，反将出血推挡在视网膜表面，出血较多时容易在视网膜前积聚成浓密的难以吸收的血块，最后机化成泥土样的块物。当出血聚集于黄斑前时，更严重影响视力，故再次强调在术中彻底止血十分重要。

（9）抗 VEGF 药物的应用：以贝伐单抗（avastin）和雷珠单抗（lucentis）为代表的抗 VEGF 药物行玻璃体注射，抑制新生血管已显示出很好的临床应用前景。术前玻璃体腔注射可以明显减少术中出血，不过应注意新生血管消退后迅速转变成的纤维组织，可能加重牵引甚至引起牵引性视网膜脱离，故注射后 1～2 周内即应及时行玻璃体手术。

（徐格致）

主要参考文献

1. Dean Eliott，Michael SL，Gary WA. Proliferative Diabetic Retinopathy：Principles and Techniques of Surgical Treatment//Ryan SJ. Retina. 4th ed. St. Louis：Mosby，2006：2413-2443.

2. Kroll P，Wiegand W，Schmidt J. Vitreopapillary Traction in Proliferative Diabetic Vitreoretinopathy. Br J Ophthalmol，1999，83：261-264.

3. The Diabetic Retinopathy Vitrectomy Study Research Group. Early Vitrectomy for severe proliferative diabetic retinopathy in eye with useful vision：Clinical application of results of a randomized trial，Diabetic Retinopathy Vitrectomy Study report 4. Ophthalmology，1988，95：1321-1334.

4. Luttrell JK，Avery RL. Pars Plana Implant and Vitrectomy for Treatment of Neovascular Glaucoma. Retina，1995，15：379-387.

5. Faghihi H，Taheri A，Farahvash MS，et al. Intravitreal Triamcinolone Acetonide Injection at the End of Vitrectomy for Diabetic Vitreous Hemorrhage A Randomized，Clinical Trial. Retina，2008，28：1241-1246.

6. Haller JA，Qin H，Apte RS，et al. Vitrectomy Outcomes in Eyes with Diabetic Macular Edema and Vitreomacular Traction. Ophthalmology，2010，117：1086-1093.

7. Oshima Y，Shima C，Wakabayashi T，et al. Microincision Vitrectomy Surgery and Intravitreal Bevacizumab as a Surgical Adjunct to Treat Diabetic Traction Retinal Detachment. Ophthalmology，2009，116：927-938.

8. Pendergast SD，Hassan TS，Williams GA，et al. Vitrectomy for diffuse diabetic macular edema associated with a taut premacular posterior hyaloid. Am J Ophthalmol，2000，130：178-186.

9. Rizzo S，Genovesi-Ebert F，Di Bartolo E，et al. Injection of intravitreal bevacizumab（Avastin）as a preoperative adjunct before vitrectomy surgery in the treatment of severe proliferative diabetic retinopathy（PDR）. Graefes Arch Clin Exp Ophthalmol，2008，246：837-842.

10. Sakamoto T，Miyazaki M，Hisatomi T，et al. Triamcinolone-assisted pars plana vitrectomy improves the surgical procedures and decreases the postoperative blood-ocular barrier breakdown. Graefes Arch Clin Exp Ophthalmol，2002，240：423-429.

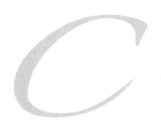

玻璃体手术治疗黄斑疾病

第一节　玻璃体黄斑牵引综合征

玻璃体黄斑牵引综合征（vitreomacular traction syndrome，VMTS）由于常伴有黄斑前膜，以前临床上常将两者混为一谈。随着对玻璃体黄斑界面的深入研究发现，VMTS是一种独立于黄斑前膜的疾病，常发生于玻璃体后脱离过程中，由于黄斑区未能发生玻璃体后皮质与内界膜的分离，随着已发生后脱离的玻璃体的前后运动，对黄斑区视网膜产生前后方向的持续牵引，造成黄斑水肿、黄斑囊样变性、黄斑劈裂甚至黄斑区神经上皮脱离，并出现相应的临床症状，称之为玻璃体黄斑牵引综合征。

玻璃体黄斑牵引综合征的发病机制、临床特征已在前面章节详述，在此不再赘述，本节将重点介绍玻璃体黄斑牵引综合征的手术治疗。

（一）手术指征

玻璃体黄斑牵引综合征除极少数可自行缓解外，多数患者表现为视力进行性减退。若出现明显黄斑前膜、黄斑囊样变性、黄斑缺血以及黄斑部视网膜脱离等则视功能更趋恶化，应考虑手术治疗。手术时机尚无明确定论，一般认为中心视力小于0.2~0.3，可考虑手术；若患者有明显视物变形，严重干扰双眼视，即使视力大于0.3亦应考虑手术。FFA检查对选择何时手术及预后判断有较高参考价值，若FFA提示有明显黄斑部水肿或旁中心血管渗漏明显，则应及时手术，以免水肿发展成囊样变性或黄斑严重缺血。此外，当B超或OCT提示有黄斑脱离时应及时手术。

（二）手术技巧

玻璃体黄斑牵引综合征的手术目的在于去除黄斑部前后方向牵引力，恢复黄斑部的正常解剖结构。23G/25G微创玻璃体手术是治疗VMTS的首选。基于VMTS发病机制，解除玻璃体后皮质与黄斑部的牵引是手术成功的关键。在常规完成中央部玻璃体切除后，尝试使用视网膜钩或玻切头负压吸引，在视盘处制作成一个局部玻璃体后脱离，后继续扩大至全部。由于黄斑部玻璃体后皮质与内界膜粘连紧密，分离时动作应轻柔，切不可强行分离，以免造成黄斑部视网膜裂孔。对于确实难以分离的粘连，可使用视网膜剪或利用玻切头切断与周围组织的联系，达到解除黄斑部视网膜牵引的目的即可。由于VMTS多伴有明显的黄斑水肿，因此，彻底剥离黄斑前膜和内界膜，有利于水肿的消退。至于周边玻璃体的处理，对于经验丰富的术者，应在避免并发症的基础上尽量切除，对于初学者，则不必强调彻底切除周边玻璃体，以免造成较严重的并发症。手术结束前应仔细检查周边视网膜，如发现视网膜裂孔或明显的格子样变性区，应予激光光凝或巩膜外冷凝，降低视网膜脱离的发生率。多数学者主张填充长效气体，术后保持面向下体位1~2周。

（三）手术效果

玻璃体手术治疗VMTS多能取得良好疗效。术前视力低于0.2，并伴有视物变形的患眼，术后40%视力大于0.4，80%大于0.2，视物变形减轻或消失。对于高度近视患者，预后相对较差，即使黄斑部视网膜完全复位，视力提高通常也不明显。

（四）手术并发症

微创玻璃体手术治疗VMTS，严重并发症少见。术中可发生晶状体损伤、黄斑出血、医源性视网膜裂孔、巩膜穿刺口漏气等。术后以白内障进展加速最为常见，此外还可见高眼压、低眼压、视网膜脱离、黄斑前膜形成等，眼内炎则是术后最严重的并发症。

第二节　黄斑部视网膜前膜

黄斑前膜（epiretinal membranes）是黄斑部视网膜内表面细胞增生所形成的膜样组织，Iwanoff在1865年首次描述。根据形成原因不同，通常分为特发性和继发性黄斑前膜，临床上以特发性黄斑前膜最为常见。

黄斑前膜的病因、发病机制、临床特征等已在前面章节进行了详述，在此不再重复。本节将以特发性黄斑前膜为代表,重点介绍黄斑前膜的手术治疗。

(一)手术指征

黄斑前膜的手术时机并无统一标准。手术与否取决于患者症状、视力下降的程度、患者对视力的要求以及是否伴有眼部其他疾病;年龄以及对侧眼的情况也应加以考虑。

以下几种情况可考虑手术:①视力在 0.1 或以下,不伴永久性黄斑损害;②视力 0.4 以上,但有严重的复视、视物变形等;③视力较好,但荧光造影显示已有荧光素渗漏或黄斑部水肿;④视网膜脱离术后的黄斑前膜应待其稳定,无活动性并不再收缩后方可手术。

对原来视力不差,但因工作需要等因素,要求有更好视功能的患者,虽可考虑手术,但应由熟练者来执行。

(二)手术技巧

彻底剥除黄斑部视网膜前膜,恢复黄斑的正常解剖结构是手术的主要目的。23G/25G 微创玻璃体手术是治疗特发性黄斑前膜的首选。常规完成中央玻璃体切除后,注入曲安奈德在其辅助下彻底清除玻璃体后皮质。如黄斑前膜的边缘明显,用玻璃体视网膜钩或临时将针尖弯成钩形,尽可能多地钩住膜的边缘,沿切线方向轻柔地做往复运动,并轻轻上挑,分离下方与视网膜之间的细小粘连。然后用眼内镊抓住已经分离的边缘,沿切线方向,以黄斑中心凹为中心轻轻地将膜作环形撕下来。特别牢固的粘连,可以用眼内剪剪断或用玻璃体切割器切除。如果不能看到明显的边缘,常用视网膜钩在黄斑前膜和内界膜之间挑开一个裂隙,然后用眼内镊抓住裂隙边缘处的前膜,再沿切线方向撕除。如果前膜粘连牢固或广泛,不可强行撕除,可在膜的不同部位交替抓起并使其松解,最后用玻切头切除。黄斑前膜撕除的范围通常比肉眼可见的前膜范围要大。内界膜的撕除有利于黄斑水肿的消退,术中可一并撕除。气液交换后常需长效气体填充,术后 1~2 周保持面向下体位。

(三)手术效果

黄斑前膜手术效果较好。术后 1~4 周皱缩和变形的视网膜可逐渐恢复。术后 1~3 个月视力逐步恢复。80% 的患者视力平均提高 2~4 行,但很少能到正常水平,其余患者视力保持不变或下降。术前视力差、发展快、有严重黄斑水肿,可能是术后视力改善不良的主要因素。

(四)手术并发症

微创手术治疗黄斑前膜,严重并发症少见。术中可发生晶状体损伤、黄斑出血、医源性视网膜裂孔巩膜穿刺口漏气等。术后以白内障进展加速最为常见,

此外还可见高眼压、低眼压、视网膜脱离、黄斑前膜复发等,眼内炎则是术后最严重的并发症。

第三节　黄斑裂孔

黄斑裂孔(macular hole,MH)是指黄斑中心凹区的全层视网膜裂孔,与其他部位的视网膜裂孔一样,在组织学上黄斑裂孔是从内界膜到感光细胞层的全层组织破裂。

发现黄斑裂孔已有一个多世纪。1869 年 Knapp 首次描述了由外伤引起的黄斑裂孔,1871 年 Noyes 首次报道了一例自发性黄斑裂孔,1900 年 Oglive 第一次将其命名为黄斑裂孔。根据产生黄斑裂孔的原因可将黄斑裂孔分为特发性和继发性两大类。特发性黄斑裂孔是指眼部无明显原发病变,如屈光不正、眼外伤及其他玻璃体视网膜疾病而自行发生的黄斑裂孔。多见于 50 岁以上的人群,女性多发,与男性的比例为 2:1。继发性黄斑裂孔包括眼外伤(主要为眼球闭合伤,还包括日食和激光意外损伤等)、高度近视眼底退行性变、玻璃体切除、玻璃体腔注气、注药、巩膜外加压手术以及其他各种可导致黄斑囊样水肿的疾病,如糖尿病视网膜病变、脉络膜新生血管膜、视网膜静脉阻塞、后部葡萄膜炎等。临床上大多数黄斑裂孔为特发性黄斑裂孔。

黄斑裂孔的病因、发病机制、临床表现等已在前面章节进行了详述,在此不再赘述。本节将以特发性黄斑裂孔为代表,重点介绍黄斑裂孔的手术治疗。

(一)手术指征

特发性黄斑裂孔的手术目的在于解除黄斑前后与切线方向的牵引力,促进黄斑裂孔愈合。对于特发性黄斑裂孔的手术时机目前尚存争议。大部分学者认为患者症状明显、黄斑裂孔持续进展、视力下降到 0.05~0.3 的Ⅲ、Ⅳ期黄斑裂孔患者,可考虑手术治疗。近年来,随着微创玻璃体手术的不断进展,黄斑裂孔手术时机的选择也有了新的认识,作者的经验认为Ⅱ期及以上的黄斑裂孔即可手术,Ⅰ期黄斑裂孔则可定期观察。

特发性黄斑裂孔的发展,导致的症状和其他同时存在的眼病,也影响手术时机的确定。应注意视力低于 0.05 的特发性黄斑裂孔,是否同时还存在其他疾病,如糖尿病视网膜病变、视网膜血管炎、青光眼、视神经萎缩等。即使是视力较好的黄斑裂孔也不应忽视对眼底的全面检查。尽管上述疾病不构成手术的绝对禁忌证,但它们的存在对视力预后有重要影响。另外,由于术后需要保持面向下体位,对老年患者,应在术前充分考虑他们是否存在心血管或颈椎病而不能承受

这一特殊体位。

对Ⅰ期黄斑裂孔，即裂孔尚未形成前的手术治疗争议更大。有学者认为在裂孔形成前期即采用玻璃体切除手术清除黄斑前的玻璃体后皮质，解除牵引力可避免裂孔的发生。他们的研究表明与对照组相比，裂孔发生率显著降低，而且术后视力有所提高，视物变形减轻或消失。但另一方面，也应该注意到约有半数Ⅰ期黄斑裂孔的患者可自行缓解，并不进展成黄斑裂孔。并且大部分Ⅰ期黄斑裂孔患眼视力尚好，玻璃体手术本身又具有一定的风险，手术并发症有可能导致严重后果，因此对Ⅰ期黄斑裂孔的手术应慎重。

此外，对病程较长的特发性黄斑裂孔是否进行手术也有不同意见。作者认为，尽管有些患者的病程超过半年，但术后大部分病例裂孔仍能愈合，不过只有部分患者视力得到不同程度的改善。因此，只要患者充分理解，各方面的条件又许可，对这部分患者也可考虑手术治疗。

总之，特发性黄斑裂孔手术治疗的时机选择应综合考虑。既要考虑到疾病的自然进程，又要考虑到手术技术和设备，还要考虑患者的理解和接受能力。就特发性黄斑裂孔手术本身而言，并不存在绝对的禁忌证和适应证。黄斑裂孔的手术操作要求精细，手术者必须具备熟练的玻璃体手术技巧和经验，否则稍有不慎将导致黄斑裂孔扩大甚或黄斑部视网膜损伤，给患者带来不可逆转的视功能损害。因此，对初学玻璃体手术者进行黄斑裂孔手术治疗应慎重。

（二）手术技巧

23G/25G微创玻璃体切除器，切除玻璃体联合内界膜剥离是治疗特发性黄斑裂孔的首选。手术基本操作包括：①玻璃体切除；②视网膜前膜和内界膜剥离；③完全性气液交换；④长效气体填充；⑤术后保持面向下体位1～2周。

术中是否保留晶状体，目前尚有争议。特发性黄斑裂孔患者多为55岁以上的老年人，术后白内障进展必定加速。由于成形玻璃体已被切除为液体所替代，使以后摘除晶状体手术的难度和风险增加。作者的经验认为55岁以下晶状体透明的患者，可保留晶状体。55岁以上患眼可联合作经睫状体扁平部的晶状体咬切术，保留完整的前囊膜，以备Ⅱ期植入人工晶状体。对于术前晶状体核硬度在Ⅲ级以上者，可联合行角膜缘切口的白内障超声乳化吸除术。人工晶状体可选择Ⅰ期或Ⅱ期植入，作者倾向于待黄斑裂孔愈合后、视功能良好者行Ⅱ期人工晶状体植入。以下是以标准23G经睫状体扁平部三切口玻璃体手术为例，详述手术过程以及眼内填充物的使用。

1. 标准23G经睫状体扁平部三切口玻璃体切除术　切除轴心部玻璃体后，分离与切除玻璃体后皮质是手术的重要步骤。玻璃体完全后脱离者可直接切除全部后部玻璃体，如果玻璃体后脱离不完全，则应先造成人工玻璃体后脱离。对有经验的手术医师，在良好的显微镜观察下，可直接使用玻璃体切割头，在视盘附近视网膜表面使用负压（150～250mmHg）吸引，吸住玻璃体后皮质后，从中央向周边部沿切线方向吸引，将玻璃体从视网膜上撕下，造成人工玻璃体后脱离。也可使用带软硅胶管的笛形针，在后极部距视网膜表面1mm处来回轻轻扫动，如吸住玻璃体后皮质，硅胶软管向下弯曲，即所谓的"鱼上钩征"（fish-strike sign），此时再从中央向周边部沿切线方向将玻璃体后皮质撕下并切除。如果玻璃体与黄斑前膜粘连很牢固，不可强取，用玻切头切除。曲安奈德（triamcinolone acetonide，TA）使玻璃体后皮质着色，术中使用TA能帮助辨别玻璃体后皮质，并显示玻璃体后皮质是否已被完全清除。

对于周边玻璃体是否应彻底切除，目前仍有争议。有学者认为，周边玻璃体不影响黄斑裂孔的愈合，而且切除周边玻璃体有可能伤及晶状体、产生医源性视网膜裂孔的风险，因此只要将中央及后部玻璃体切除即可。另有学者则认为残余的周边玻璃体术后可增生，是形成PVR的危险因素，应在术中尽量切除。作者认为周边玻璃体切除多少应根据术者对玻璃体切除技术掌握的程度、周边视网膜有无裂孔和变性区决定：对于经验丰富的术者，在一不损伤晶状体，二能避免医源性视网膜裂孔的前提下，尽可能切除基底部玻璃体；对于初学者，除非有明确的周边视网膜裂孔或变性，否则不必强求切除周边玻璃体。

2. 剥除黄斑前膜和内界膜　60%～70%的特发性黄斑裂孔伴有黄斑前膜，术中应予剥除。如果前膜的边缘清晰，可用玻璃体视网膜钩或用针尖弯成的钩针，尽可能多地钩住膜的边缘，沿切线方向轻柔地做往复运动，并轻轻上挑，分离它与下方视网膜之间的细小粘连。然后用眼内镊抓住已经分离的边缘，沿切线方向，以黄斑中心凹为中心轻轻将膜作环形撕下来。特别牢固的粘连，可以用眼内剪剪断或用玻璃体切割器切除。如果不能看到明显的边缘，常用视网膜钩在黄斑前膜和内界膜之间挑开一个裂隙，用眼内镊抓住裂隙边缘处的前膜，再沿切线方向撕除。如果前膜粘连牢固或广泛，不可强行撕除，在膜的不同部位交替抓起并行松解，然后用玻切头切除。

内界膜剥除方法：在黄斑中心凹外血管弓旁用Teno钻石刷，或锐利的视网膜钩挑起内界膜，然后用内界膜镊夹住后，如环行撕囊样将 2～3PD 范围内的内界膜剥除，有时不能一次完整撕下所有黄斑区内界膜，可重复几次完成。另一技术则是使用内界膜镊轻压内界膜后直接夹住并行环形撕除。采用吲哚青绿或亮蓝染色，可清楚显示内界膜的边缘，有助于判断是否彻底撕除了内界膜以及撕除的范围，可减少视网膜神经纤维层的损伤。此外，白色的 TA 颗粒黏附在内界膜上，也能帮助术者辨别内界膜，但由于 TA 颗粒仅仅是黏附在内界膜（ILM）上，而不是染色，故易被 BSS 冲走或被切割头吸除。

要小心区别黄斑前膜、内界膜和视网膜神经纤维层：前膜一般较坚韧，不易切开；内界膜有光泽、有放射状条纹且具延展性，容易切开；神经纤维层则多呈绒毛状，损伤后常伴随点状出血。如有视网膜内细小的毛细血管性出血，说明已触及视网膜神经纤维层。

3. 气液交换和眼内填充　玻璃体皮质完全切除后，用广角的全视野镜或高斜镜配合巩膜外顶压，检查并确认周边部视网膜无手术造成的损伤。如周边有视网膜裂孔，行激光光凝。如无裂孔，则行气 / 液交换，输入空气的同时，用玻切头或笛形针在视盘前方排液，笛形针吸出存留于后极部的液体后，用 14%～16% C_3F_8 置换出空气并作填充。

术后嘱患者保持面向下体位 1～2 周，使气泡顶压住黄斑裂孔，有利裂孔愈合。

（三）手术效果

特发性黄斑裂孔手术效果一般较好。手术成功的指征是黄斑裂孔闭合，OCT 检查表现为黄斑部视网膜神经上皮缺损消失，黄斑形态与结构恢复正常。手术成功率各家报道不一，未行内界膜剥除的为 50%～80%，剥除内界膜的为 90%～100%。大部分解剖闭合的特发性黄斑裂孔视物变形症状得到改善，并常伴有中心暗点消失或缩小。48%～92% 的患者视力提高至少两行。

术后视力与黄斑裂孔病程长短、裂孔大小以及孔周神经上皮脱离的范围等因素有关。有研究表明病程在 1 年内的特发性黄斑裂孔，术前最佳矫正视力是预测术后视力的最好指标。尽管大部分学者认为特发性黄斑裂孔病程越长，手术成功率越低，术后视力也越差，但也有一些病程较长的患者在术后获得良好视力。

（四）手术并发症及处理

1. 术中并发症及处理

（1）术中出血：剥膜的过程中常有点状出血，一般无须处理。遇到黄斑血管破裂和明显出血时，可通过升高眼内灌注压来止血，通常奏效。尽量避免电凝，以免产生永久性的暗点。

（2）晶状体损伤：多为器械直接损伤所致，如玻璃体切割头、灌注针头和导光纤维等，操作时应注意器械应指向眼球中心，避免向前伤及晶状体。轻的损伤可不作处理，重度损伤则应行晶状体摘除。

（3）周边视网膜裂孔形成：多发生在切除周边玻璃体时牵拉玻璃体或直接切除了视网膜，发生率为 2%～10%。术前即有的周边视网膜变性增加了发生医源性裂孔的风险。手术结束前应常规检查周边视网膜有无裂孔，如有裂孔应沿孔周作视网膜激光光凝或巩膜外冷凝，减少发生视网膜脱离的机会。

（4）黄斑裂孔扩大：在人工做成玻璃体后脱离或剥除内界膜的过程中，可能导致黄斑裂孔的扩大。术中用力尽量保持切线方向，避免对裂孔边缘的进一步损伤。

（5）视网膜色素上皮损害：不同研究报告色素上皮损害的发生率在 0～33%。这种损害可能和光毒性有关，但其最终病因尚不完全清楚。缩短手术时间，采用低强度的光源照明，可能减少损伤的发生。

（6）穿刺口漏气：与穿刺刀倾斜角度不够不能形成有效的自闭性巩膜隧道有关；也与术中器械反复进出、穿刺口周围玻璃体切除彻底有一定关系。多数情况下通过棉签轻轻按抚穿刺口可促使它自闭。如漏气严重，需要缝合。

2. 术后早期并发症及处理

（1）眼压升高：眼压常在术后一周内升高，可能与眼内气体膨胀、瞳孔阻滞，房角关闭和术后炎症反应有关。术前房角狭窄增加了术后眼压升高的风险。术后中度眼压升高，大部分可通过局部降眼压及抗炎药物控制。极少数患者需行前房或玻璃体腔穿刺排除部分气体。

（2）术后低眼压：多与术后穿刺口闭合不良有关。多数患者不需要特殊处理，随着穿刺口的自行闭合，眼压可逐渐恢复。

（3）视网膜脱离：是术后较常见的严重并发症，发生率在 2%～14%，通常与巩膜穿刺口处玻璃体的牵拉及周边视网膜裂孔形成有关。手术结束前常规仔细检查周边视网膜及巩膜穿刺口并及时处理视网膜裂孔可减少这一并发症的发生。

（4）化脓性眼内炎：是术后早期最严重的并发症，较易发生在年老体弱或伴有糖尿病等体质差者。一旦发现眼内炎征象，应及时采取玻璃体标本行细菌涂片、培养及药敏试验，并给以局部和全身抗感染治疗。病情进展迅速者，应及时行玻璃体腔灌洗及眼内注药。

3. 术后晚期并发症及处理

（1）白内障加重：术后早期，气体与晶状体后囊接触，使后囊下皮质产生羽毛状混浊。这种混浊通过严格的面向下体位避开气体与后囊接触可以逆转。但如任其长期接触，混浊将不可逆。手术后期，几乎所有使用气体填充者都将发生白内障。因此，作者倾向于对 55 岁以上患者，常规联合白内障摘除手术。

（2）黄斑裂孔重新开放：发生率在 2%～7% 之间，推测可能产生了新的切线方向的牵引力如继发于新的黄斑前膜，也可能与术中内界膜剥除范围不够或与内界膜残留有关。再次进行手术的解剖复位率约为 85%。

（五）外伤性黄斑裂孔

文献报道一些外伤性黄斑裂孔（特别是裂孔 <200μm 者）有自愈可能。因外伤性黄斑裂孔早期，大多伴有局部炎症反应，这可能是裂孔自愈的基础。但亦有作者强调早手术视力预后好，主张伤后 3 天即行手术。根据我们的经验，认为经过短期（通常 2 个月内）的随访观察，裂孔无自愈倾向时，应行手术治疗。

外伤性黄斑裂孔手术技巧与特发性黄斑裂孔相似，包括玻璃体切除、彻底的玻璃体后皮质清除、撕除黄斑前膜和内界膜、气液交换和长效气体填充。由于大部分外伤性黄斑裂孔患者为青壮年和儿童，玻璃体皮质与视网膜紧密粘连，人工形成玻璃体后脱离操作难度大，粗鲁的操作和长时间的试图分离玻璃体后皮质，使手术并发症风险增加，应予注意。

（六）高度近视黄斑裂孔

高度近视性黄斑裂孔引起视网膜脱离的危险性较大，目前对于高度近视性黄斑裂孔无论是否发生了视网膜脱离，都主张采用玻璃体手术治疗。手术方式与特发性黄斑裂孔相似，但也有其特殊性。高度近视黄斑裂孔的手术有以下几个特点：①大部分高度近视黄斑裂孔患者都伴有不同程度的玻璃体后脱离，术中较易造成完全的玻璃体后脱离；②周边视网膜变性和裂孔的发生率高，术中应仔细检查并予以处理；③伴严重后巩膜葡萄肿时，视网膜组织相对较短，常不能舒展贴附于脉络膜上，导致裂孔封闭失败，常需硅油填充；④高度近视患眼视网膜菲薄，同时后极部视网膜色素上皮及脉络膜萎缩，撕除内界膜时容易发生医源性裂孔，必要时可在重水帮助下完成操作，如确实困难，则不必勉强；⑤如伴有周边裂孔及大范围视网膜脱离时，应加行巩膜环扎术。

第四节　黄斑下手术

（一）黄斑中心凹下脉络膜新生血管膜的手术治疗

黄斑中心凹下脉络膜新生血管膜除血管膜本身能破坏视网膜色素上皮外，还因其出血、渗出以及瘢痕形成导致视力严重减退。黄斑下脉络膜新生血管膜可

发生在年龄相关性黄斑变性、特发性脉络膜新生血管、脉络膜血管样条纹、高度近视、眼外伤及激光损伤致玻璃膜破裂等。

脉络膜新生血管膜的治疗近十年取得了突破性进展。首先，PDT 能有效防止 nAMD 患者视力下降。(TAP) 试验证实 PDT 治疗 60 个月后患眼平均视力丧失小于安慰剂治疗组。此外，对特发性、高度近视 CNV 以及 PCV 的治疗方面，PDT 也取得了良好效果。抗 VEGF 药物的出现，将 CNV 的治疗带到了一个新的高度。多项多中心、随机、双盲、对照临床研究证实，玻璃体腔注抗 VEGF 药物，可消除新生血管膜，减轻视网膜渗出、水肿以及视网膜下液，还能不同程度地提高患眼视力。正是基于上述研究结果，美国眼科学会 AMD 临床指南（PPP）以 A：I 的推荐级别将抗 VEGF 和 PDT 治疗列为首选治疗。

在 PDT 和抗 VEGF 出现前，因缺乏有效药物治疗 CNV，人们一直探索手术治疗黄斑下 CNV 的可能性。1989 年 Dejuan 和 Machemer 使用玻璃体手术，在黄斑颞侧做一个大的弧形视网膜切开，取出脉络膜瘢痕组织，但收效甚微。此后，Thomas 等人开创了小切口取出黄斑中心凹下或旁中心凹下 CNV 的方法，效果虽有提高，但仍无法让人满意。之后大样本临床研究也证实，术后视力较术前并无明显提高。究其原因，主要是 RPE 损伤严重，黄斑机化及萎缩所致。因此，随着 PDT、抗 VEGF 疗法的出现，以及视网膜下手术的多中心研究结果显示视网膜下手术与不做手术的对照组相比并无优势，且增加许多并发症。因此对黄斑中心凹下 CNV 不再推荐手术方法治疗。但作为历史发展过程，仍将其做一系统介绍。

（二）黄斑下出血

绝大多数黄斑下出血（submacular hemorrhage）来自脉络膜新生血管，其次见于眼球闭合或开放性外伤；巩膜外加压手术时缝线过深或切开巩膜放液时损伤了脉络膜血管，血液可流至黄斑部视网膜下。少量出血通常可自行吸收，多量黄斑下出血，视力预后差。动物实验证实，将血注入兔眼黄斑下 24 小时即见到光感受器细胞受到严重损害，3～7 天有较广泛的外核层细胞固缩和核溶解。黄斑下出血对视网膜的损害推测有以下因素：①铁的毒性；②血凝块形成的屏障干扰了光感受器与色素上皮、脉络膜的代谢交换；③血凝块的收缩对光感受器外节产生切线方向的牵拉。出血形成纤维组织，牵拉视网膜产生皱褶。另外，从猫眼黄斑下出血的组织病理学发现：出血 25 分钟，交错的血纤维蛋白凝块贴附于光感受器上，1 小时纤维蛋白撕开光感受器内外节；几天后纤维蛋白条索牵拉视网膜

造成明显的网膜皱褶；视网膜色素上皮细胞附近出现吞噬细胞，一周后纤维细胞出现。这些反应突显出血后纤维蛋白对神经视网膜产生的破坏效应。

1. 手术指征 多数外伤后或稀薄的黄斑下出血在几周内吸收，不需手术治疗。较厚且范围较大的出血吸收困难，将对视网膜产生损害，视力预后差，可考虑手术将其取出。Anscon 和 Diddie（1987）利用玻璃体切除技术，切开视网膜，眼内引流血液及气 - 液交换等措施治疗 2 例严重黄斑下出血：一眼由新生血管性年龄相关性黄斑变性（neovascular age-relatedmacular degeneration，nAMD）引起，视力从术前的 0.1 恢复到 0.5；另一是视网膜大动脉瘤，视力从手动增至 0.25。Slusher 报告了 5 例黄斑下出血，早期予以手术治疗，避免了视网膜的毒性损害。Wade 等（1990）报道 14 只眼黄斑下出血的手术治疗效果，9 眼为视网膜脱离手术的并发症，其中 8 眼术后视力恢复 .05 以上；5 只 nAMD 眼，3 眼增至 0.025 以上。影响 nAMD 视力恢复的主要原因是黄斑区的瘢痕形成。Vander（1991）分析了 11 只 nAMD 并发广泛黄斑下出血的手术疗效，术时每例都扩大了视网膜切口取出血凝块和瘢痕组织，4 只眼术后发生了视网膜脱离和增生性玻璃体视网膜病变，7 只眼术后视力低于 0.1。

黄斑下出血常继发于其他眼病，取出血液仅是对症治疗，可能还需进一步处理原发病变。另考虑到血液对视网膜的毒性损害，作者倾向于早期进行手术。

2. 手术技巧 黄斑下出血的手术方法主要有两种，一是玻璃体腔注气术，另一是视网膜切开取出视网膜下血液。

（1）气体驱散黄斑下出血（pneumatic displacement of submacular hemorrhage）：玻璃体腔注气手术由 Hassan 等首先介绍，可在门诊无菌条件下进行。主要步骤是玻璃体腔注射 t-PA（推荐剂量为 25μg/0.1ml）和膨胀气体，术后患者保持俯卧位。Hassan 对 15 只黄斑下浓厚出血眼行注气治疗，13 眼由年龄相关性黄斑变性引起，术后随访 10.5 个月，67% 患者视力提高至少两行。手术并发症有：血液进入玻璃体腔 3 只眼，眼内炎 1 例。4 只复发性玻璃体积血眼。其中 3 眼再次做了注气手术。

对于是否需要注入 t-PA 有争议。首先，t-PA 可能对视网膜神经上皮和（或）RPE 有毒性，尽管一些研究显示毒性是由 t-PA 的载体精氨酸引起而非 t-PA 本身。Hassan 等的研究并未发现 t-PA 有毒性作用，即使将剂量增至最大的 100μg 时亦未见毒性反应。其次，不少报道 t-PA 注入玻璃体腔后可以穿过视网膜进入视网膜下发挥作用，但兔眼实验结果并不支持这一理论。另外，t-PA 的注入并非必需，因注入的气泡本身就可将黄

斑中心凹下的血液排挤出中心凹而提高视力。因此，治疗黄斑下出血时可先试玻璃体腔注气术，观察 24 小时若血液仍积存在中心凹下，这时再注入 t-PA 不迟。理论上讲，t-PA 有促进黄斑下反复出血的可能，所以 Hassan 认为急性黄斑下出血三天内不宜注射 t-PA。

（2）视网膜切开取出视网膜下出血：如果黄斑下出血超过 10 天，出血已凝结成块可予手术取出。常规玻璃体切除后，在易取到血凝块的部位切开视网膜，如血凝块部分液化，用带软硅胶管的笛形针经视网膜切开口吸除视网膜下血液。对血凝块或出血合并有脉络膜新生血管及瘢痕者，需用视网膜下镊经视网膜切口，夹出血块或瘢痕组织。此外，也可将 t-PA 注入血凝块中，待其液解后再用笛形针吸除。Lewis 推荐将 t-PA 12μg 溶于 0.1ml 平衡盐液中注入视网膜下，等候 45 分钟让血凝块溶解。Moriaty A 等则推荐 t-PA，25μg/0.1ml，溶解时间为 20 分钟。也有人在术前将 t-PA 注入玻璃体腔内，以省去术中的等待时间。

在取出黄斑下血凝块时，如果出血来自脉络膜新生血管膜，可能血凝块、瘢痕组织与脉络膜都有粘连，手术取出时可致脉络膜血管破裂而再出血。因此，在取血凝块的同时应将灌注瓶升高来提升眼压，避免或减少出血。当血凝块或瘢痕组织已取离脉络膜时，再缓慢降低灌注瓶。此时如若再出血，立即再升高灌注瓶直到出血停止。必要时可用重水辅助止血。

3. 手术并发症 取出黄斑下血凝块的并发症主要有视网膜下出血、黄斑裂孔、视网膜周边裂孔、孔源性视网膜脱离、出血进入玻璃体腔、黄斑萎缩及黄斑前膜形成等，偶有眼内炎发生。

（三）黄斑转位术（macular translocation）

1992 年 Thomas 和 Kaplan 等开创了视网膜小切口取出黄斑下脉络膜新生血管膜手术，给 nAMD 患者带来了希望。但由于病变部位视网膜神经上皮、色素上皮、玻璃膜及脉络膜毛细血管已遭损害，大多数患者视力未获改善。Machemer 等（1993）开展了视网膜黄斑转位手术，旨在将尚有功能的黄斑区视网膜神经上皮移位到邻近的正常色素上皮上，以期恢复正常的代谢和功能。他治疗了 3 例 nAMD 患者，1 例手术获得成功，视力从术前的指数提高到 0.33；2 例因术后严重并发症而失败。在此基础上，后来者对手术进行了改良，减少了并发症，提高了手术效果。

1. 适应证 术前充分评估视网膜黄斑区神经上皮功能及脉络膜新生血管膜的大小、范围是保证转位手术成功和术后视力恢复的先决条件，在视网膜光感受器尚未出现不可逆转的损害前进行转位，转位后中心凹功能好，有助于术后视力的提高。因此，临床上常

用以下标准作为黄斑转位术的适应证：①视力较好，在 0.1～0.4 间，下降时间在 6 个月内；②病变早期，视网膜损害较轻，脉络膜新生血管与神经上皮较少发生粘连；③病变范围小，有利于转位；④病变邻近处的色素上皮和脉络膜正常；⑤对侧眼已是盘状瘢痕。

2. 手术技巧

（1）360°视网膜切开黄斑转位术：Lindsay 和 Tiedeman 分别于 1983 年和 1985 年提出 360°视网膜切开黄斑转位术的想法。1993 年 Machemer 和 Steinhorst 着手进行动物实验和应用于临床。手术方法包括经睫状体平部玻璃体切除，晶状体切除，视网膜切开稍许，经视网膜切开处注平衡盐溶液到视网膜下造成视网膜全脱离，此时降低灌注压，有利于视网膜发生脱离。作周边 360°视网膜切开，掀起视网膜，取出视网膜下出血和脉络膜新生血管膜及瘢痕组织，然后以视盘为轴心，将视网膜顺时针向上移转 20°～50°。向玻璃体腔注入重水，将视网膜复位并固定在新的位置。周边视网膜切开处作激光光凝封闭，硅油填充。此法转位范围较大，易避开原来色素上皮脉络膜病变区，缺点是周边视网膜 360°切开后，色素上皮裸露多，术后易发生增生性玻璃体视网膜病变。在此基础上，Eckardt 利用全视网膜镜在视网膜的锯齿缘部行 360°视网膜切开，减少了色素上皮裸露，术后增生性玻璃体视网膜病变的发生率明显降低。

（2）180°视网膜切开黄斑转位术：Ninomiya 于 1996 年首先报道经睫状体平部完成玻璃体切除后，做颞上或颞下放射状视网膜切开，将透明质酸钠经视网膜切开处注入视网膜下，造成颞侧视网膜脱离，然后在颞侧周边作 180°视网膜切开，翻转切开的视网膜瓣，取出黄斑脉络膜新生血管膜及瘢痕组织，用气液交换或重水，使视网膜复位，用带软硅胶头的笛形针吸住颞下视网膜切开边缘，牵拉视网膜向下顺时针移位约 20°，黄斑中心凹向下移位约一个视盘直径。最后，激光光凝视网膜切开边缘，填入硅油。术后约 40% 发生增生性玻璃体视网膜病变，60% 有黄斑皱褶，60% 视野缩小。

（3）局限性黄斑转位术：De Juan 于 1998 年开展局限性黄斑转位手术。先将球结膜沿角膜缘 360°切开，四条直肌牵引缝线，距离直肌止端 2mm 向后做巩膜层间反褥式缝线作为巩膜缩短的预置线。缝线前后间距 6mm。共五处预置线，颞上象限三处，上直肌内侧和外直肌下各一处。经睫状体平部完成玻璃体切除后人工制成视网膜脱离，然后进行气液交换，当眼内气体达到 60%～70% 时，结扎巩膜预置缝线，术后采取坐位，促使黄斑中心向下移位。由于眼球外层巩膜已缩短，视网膜相对显得宽松。坐位时气体顶压住上方的视网膜，推动已脱离的视网膜及网膜下液向下移动，黄斑亦随之向下，达到黄斑转位的目的。局限性黄斑转位的优点是术后并发症少，不易发生增生性玻璃体视网膜病变；但因转位幅度小，有时不能完全避开脉络膜病变区，不能达到转位的目的。

3. 手术并发症

（1）增生性玻璃体视网膜病变：是视网膜转位术后最严重的并发症。其主要原因是视网膜大范围切开后大片色素上皮暴露，导致大量 RPE 游离到玻璃体并沉积在视网膜表面，增生后发生牵拉视网膜脱离。

（2）黄斑前膜：此并发症也与视网膜切开范围大，色素上皮裸露多有关。

（3）视网膜再脱离：多数由于玻璃体增生牵拉，产生周边视网膜裂孔引起。

（4）视物倾斜：是视网膜黄斑转位术后常见并发症。一般讲，如患者另眼已失去功能，手术后经过几个月大脑视皮层对影像的适应和调整后，物像倾斜现象可逐渐好转或被克服。但如另眼视力尚好，术眼物像倾斜现象很难消除。

（5）黄斑皱褶：多见于局部黄斑转位术，严重者需手术处理。

（6）巩膜穿孔：比较少见，多因局部黄斑转位时巩膜预置缝线进针太深所致。若伴有视网膜穿孔，可将巩膜穿孔处冷凝，或液交换视网膜复位后用激光封孔。

（唐仕波　李　涛）

第八章
玻璃体手术治疗孔源性视网膜脱离

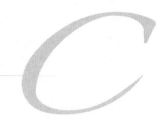

　　见第二篇视网膜疾病的孔源性视网膜脱离相关
章节。

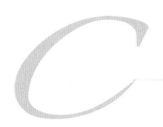

通过眼内活检明确玻璃体视网膜脉络膜疾病诊断已有数十年历史。某些经相关无创诊断手段不能明确，对内科治疗或诊断性治疗反应不佳而可能致双眼视力严重受损的葡萄膜炎或不典型疑似恶性眼内肿块或患罕见眼内新生物患者，通过活检可能找到病因、明确免疫类型和确定良恶等性质，还可为深入研究疾病发病机制、演变过程或改变治疗方案提供重要依据。某些慢性明显玻璃体混浊的葡萄膜炎病例，因玻璃体手术清除或减少了眼内抗原和炎性介质，在一定程度上可减轻疾病发展。由于术中所获取的眼内组织如视网膜标本较小，常需多种检测技术的配合应用，如组织病理学特别是细胞病理学、微生物学、免疫学和分子生物学等。眼内活检包括前房穿刺活检、玻璃体活检、虹膜睫状体活检、视网膜脉络膜活检和细针穿刺眼内肿块活检等。本章主要讨论玻璃体活检和经玻璃体视网膜脉络膜活检。

一、玻璃体活检

玻璃体是无色透明的胶冻样结构，充填于眼球后部，位于晶状体与视网膜之间。除了 99% 的水分外，它的成分还包括Ⅱ型胶原纤维、可溶性蛋白和透明质酸，黏滞度是水的 4 倍。在视盘周围和基底部，玻璃体与视网膜粘连紧密。正常情况下玻璃体内细胞极少，可见少量透明细胞、星形细胞和胶质细胞。玻璃体的异常包括玻璃体混浊、液化和浓缩。其中玻璃体混浊可由多种疾病引起，不明原因的玻璃体混浊有时需要行玻璃体活检以明确诊断。近年来玻璃体活检在诊断眼内感染性疾病，炎症性疾病以及眼内肿瘤中的作用越来越被重视和广泛应用。这主要归功于两大方面。一是玻璃体手术技术的进步，如微创玻璃体切除术使玻璃体标本的获得更加安全和有效；另一方面是细胞病理学、微生物学及分子生物学技术的发展，对玻璃体标本的诊断阳性率不断提高，极大拓展了眼科医师对疾病的诊断能力。

【适应证】 根据病因，玻璃体混浊可分为两大类：先天性和获得性。后者又可分为遗传性，非感染性、感染性炎症，变性，外伤，肿瘤及特发性。对于大部分病例，结合患者病史、临床表现及常规辅助检查，例如超声、血管造影等可以明确诊断。但仍有一部分患者病因不明，此时，侵入性辅助检查——玻璃体活检将有助于病因学诊断，阳性率可达 14.3%～61.5%，如再结合其他非侵入性检查诊断率高达 92%。常见的玻璃体活检适应证：①怀疑眼内感染以明确病原微生物；②证实或除外眼内肿瘤；③眼内炎症性疾病对治疗反应差，需除外眼内感染或恶性肿瘤；④有些肿瘤如脉络膜黑色素瘤的预后预测。

【样本获取】 玻璃体样本可通过两种方式获得：玻璃体针刺抽吸和玻璃体切割术。前者利用 20G 或更细针头，从睫状体扁平部穿刺入玻璃体腔，连接 2ml 注射器抽取样本。该操作简便、快捷、经济，但不足之处在于获得的样本量少，并且可导致玻璃体嵌顿和牵拉，增加医源性裂孔及视网膜脱离的风险，对于玻璃体没有液化者，危险度更高。后者则是利用 20G、23G 或 25G 玻璃体切割系统获取玻璃体样本。为提高诊断率，获取未稀释的玻璃体样本非常重要。先关闭灌注，将注射器与切割头后的抽吸管相连，进行切割的同时，助手缓慢抽取 0.2ml 左右玻璃体。整个过程须注意眼压的变化，避免眼球塌陷。随后开放灌注，继续切除玻璃体，此时可收集部分稀释的玻璃体样本用于病原学检测。对感染性炎症，术毕眼内注射抗生素或激素控制炎症。为得到更多的玻璃体样本，可在切除玻璃体的同时输入气体来维持眼压。切除玻璃体时，后极部的可视性是安全操作的前提。慢性眼部炎症所致角膜混浊、白内障、虹膜粘连都会影响手术视野，必要时可用临时人工角膜，分离虹膜粘连、瞳孔扩张器或术中同时行晶状体切除等方法解决。相对于穿刺抽吸术，玻璃体切除对视网膜造成的牵拉很小，安全性较高。研究已证实，运用较低的切割速率不会破坏细胞的完整性。600 次 / 分的速率，病理学检查未发现显著的细胞破坏。此外，切除法的优点还在于协助诊断的同时有助于治疗。玻璃体内炎症细胞和炎症介质被清除后，可缩短炎症病程，避免日后玻璃体对视网膜的牵拉，有利于黄斑水肿的消退，同时可提高眼内注药治疗的有效性。鉴于玻璃体切除取样可使患者的视力保持稳定或提高，改善病情，该方法被广泛推荐并使用。不过对照研究结果显示，两种方法在微生物阳性率、手术并发症、短期视网膜脱离发生率（9～12 个月）及视力预后方面并无显著统计学差异。因此具体方式的选择主要取决于医师的临床评估。

【样本处理】 玻璃体样本获取后如何处理对于玻璃体活检的诊断阳性率尤为重要。建议手术医师在样本收集前，与实验室相关人员进行沟通，确保容器及固定方法使用得当。样本的快速送检同样非常关键，如果在取样后 1 小时内送检，则不需要对样本进行特殊处理。如若运输时间较长，则应加入温和的细胞固定液，例如 HOPE、Cytyc，它们的固定效果优于酒精，可以很好地保持细胞形态和免疫反应性，并且不影响后续的 DNA 抽提、分子遗传学分析，可提高诊断准确性。固定液和样本的体积比一般为 1:1。若怀疑眼内恶性肿瘤，样本中可加入组织培养液（10% 胎牛血清），提高肿瘤细胞存活率。

【样本检测】 针对玻璃体样本的各种辅助检测手段很多，包括细胞病理学、免疫组织化学、微生物培养联合药物敏感试验、聚合酶链反应（PCR）、眼内抗体水平测定、流式细胞学等。并不是所有的样本都需要进行全面检测，应根据患者的可能诊断作出针对性的选择。若怀疑恶性肿瘤，细胞涂片染色，病理学观察，发现肿瘤细胞是诊断的金标准。此外，还可以通过流式细胞学检测淋巴细胞表面标记物。PCR 技术分析基因重排以及检测细胞因子如白细胞介素 -10（IL-10）、白细胞介素 -6（IL-6）等。细胞病理和流式细胞学检测相结合，可使恶性肿瘤的诊断率明显提高。流式细胞学和免疫组织化学对后葡萄膜炎的诊断很有价值，发现特殊类型的炎症细胞，可以明确病因。检测结果还可以指导治疗，例如，通过测定反映 T 淋巴细胞活动性的 IL-2 受体水平，可判断葡萄膜炎是否处于活动期，从而决定是否应进一步加强治疗或延长治疗期。更特异性的检测，如 PCR 检测细菌和病毒 DNA，酶联免疫吸附（ELISA）检测特异性抗体水平也可协助感染性炎症的诊断。不同作者报道的玻璃体活检阳性诊断率差异很大，从 14.3% 到 61.5%，主要源于患者的选择，手术操作，以及样本检测方法的不同。其中，眼内特异性抗体检测的诊断率最高（46%），其次是 PCR（29%）。流式细胞学在所有检测中具有最高的敏感性（83.3%）。玻璃体活检对眼内感染的诊断率为 42%，对眼内淋巴

瘤的诊断率相对较低，为 10%，这与许多患者曾接受过激素治疗以及样本中肿瘤细胞稀少及其脆弱性有关，有时需多次玻璃体活检来提高诊断率。

【常用玻璃体活检】

1. 玻璃体积血 玻璃体积血是玻璃体混浊的最常见原因。取得的玻璃体样本中主要有红细胞、血影细胞、吞噬含铁血黄素的巨噬细胞、血红素及一些嗜酸性物质。各种成分比例的不同取决于出血的时间。肿瘤坏死后，也可导致玻璃体积血。因此，面对溶解的细胞或血影细胞应仔细鉴定是否为血细胞来源，必要时进行全角蛋白（pancytokeratin）或黑色素瘤特异性抗原（Melan A）检测，排除恶性肿瘤坏死细胞的可能。

2. 感染性炎症 感染性炎症玻璃体内常有大量细胞浸润，细菌性眼内炎以多形核白细胞为主。严重的病例可出现玻璃体脓肿。常见致病菌有链球菌，金黄色葡萄球菌，表皮葡萄球菌，凝固酶阴性葡萄球菌等，需进一步作微生物培养和药敏等实验。但应注意中性粒细胞也可见于无菌性自身免疫性疾病例如白塞病。寄生虫感染如眼部犬弓蛔虫病、眼弓形体病等可见嗜酸性粒细胞浸润，同时，涂片发现包囊也可协助诊断。肉芽肿性炎症可见多核巨细胞，多由真菌或和分枝杆菌感染所致。常见的真菌包括念珠菌、曲霉菌、隐球菌等。与单一的细菌性玻璃体脓肿不同，真菌感染常是多发性的，并混有巨噬细胞。若存在肉芽肿性炎症且微生物检测阴性，则应考虑结节病等非感染性肉芽肿性疾病。此外，梅毒的发病率日益增加，是引起玻璃体混浊的原因之一，也需列入炎性玻璃体浸润的鉴别诊断之列，尤其是以浆细胞为主的细胞浸润。但梅毒可用血清学检查作出诊断，通常无须玻璃体活检。

3. 恶性肿瘤 眼部恶性肿瘤如原发性眼内淋巴瘤（PIOL），系统性疾病累及眼部如白血病、转移性肿瘤等，可通过玻璃体活检诊断。尤其是 PIOL。细胞涂片病理学分析仍是诊断的金标准。淋巴瘤细胞大小是正常淋巴细胞的 2～4 倍，有较高的核质比，多见分叶核，核仁清晰，核内可见粗大的染色质。免疫细胞学检测以 B 淋巴细胞表面标记物 CD79a、CD20、PAX5 为主。若 MIB-1 抗体染色阳性，说明肿瘤恶性程度高。此外，免疫球蛋白基因轻链或重链表达，重链基因重排及细胞因子的检测也可支持诊断。视网膜母细胞瘤（RB）由于肿瘤间质少，瘤细胞易脱落，活检可能造成眶内播散或转移，一般不主张活检，仅在特殊情况下方才考虑。

4. 非感染性炎症 特发性玻璃体炎也可见致密的细胞浸润，主要成分为小 T 细胞，通常为 $CD4^+T$ 细胞。也可含有巨噬细胞、单核细胞、中性粒细胞。在排除

恶性肿瘤和微生物感染后，考虑慢性非特异性炎症的诊断。

总之，玻璃体活检技术对眼内炎症的病因诊断具有重要价值，随着手术技术和检测方法的不断改进，其诊断的准确性及敏感性将进一步提高。

（常 青）

二、经玻璃体视网膜脉络膜活检

【适应证】 ①鉴定病毒性视网膜炎，如单纯疱疹、带状疱疹和巨细胞病毒视网膜炎。它们均为细胞内病原体，通过细胞与细胞接触方式在视网膜内播散。视网膜组织的光镜、电镜及培养可能有利于诊断。②怀疑分枝杆菌和念珠菌引起的视网膜炎和视网膜脓肿。③治疗反应不佳，双眼即将失明的难治性葡萄膜视网膜炎。④伪装综合征，排除眼内恶性肿瘤尤其眼内淋巴瘤。⑤形态不典型的眼内肿物、不能确定其为炎性肿块、原发肿瘤或转移癌。

【方法】 需先确定活检部位，恰当的活检部位有助于减少术中和术后严重并发症的发生，并提高活检阳性率。原则上，活检部位应远离视网膜大血管；优先选择上方的病灶，以便术后气体顶压医源性裂孔，其中鼻上方活检优于正上方或颞上方，因可避免活检部位出血而累及黄斑；活检部位最好位于赤道后，因较靠前的病灶玻璃体途径活检操作难度相对较高，且术后不易观察活检部位的情况。取材时尽量选择活动性病变与正常视网膜交界的区域，易获得有价值的信息。

先行玻璃体切除，剥除后皮质。准备切取视网膜前升高灌注瓶，提高眼内灌注压，在活检部位周围预先围以二至三排连续强度达到Ⅲ级的激光斑，这样便于切割下所需视网膜，又有止血效应。若已发生视网膜脱离，用眼内剪剪取不小于 2mm×2mm 的视网膜组织，但要留下一点联系以免在取出前漂移而无从寻觅。玻璃体镊夹住几乎游离的视网膜组织，剪刀或切割头剪断联系后取出，或以合适的套管吸出。眼内外操作时注意避免挤压视网膜标本。脱离的视网膜以气-液交换的方式复位，应将视网膜缺损处视为裂孔，如先前光凝不足，补充光凝完全封闭裂孔，最后用眼内长效气体或硅油填充。在手术显微镜下将视网膜样本切分为三份分别送检。送检项目包括病理组织、病原微

生物和免疫学检查。疑似病毒感染的病例，若样本有限，应优先进行病毒培养。选择视网膜样本固定液和组织准备技术十分重要，处理不善将影响诊断结果。由于玻璃体内同样含有许多有关疾病的信息，应将切除的无污染的玻璃体一并收集起来送检。

对视网膜下病灶可以用同样的方式取材，用视网膜下镊采取样本。

经玻璃体途径脉络膜活检适应位于赤道后的病灶，赤道前病灶可采取经巩膜通道。由于脉络膜血管丰富，术中易出血，宜在低压全身麻醉下进行。切除玻璃体及后皮质后，挑选取材部位，以沿视网膜神经纤维走向，线状切开视网膜最好。轻轻分离切口两侧的视网膜，扩大切口使呈梭形暴露脉络膜，眼内电凝病变周围脉络膜，用眼内剪剪下标本取出。后续处理同视网膜活检。

比较简单、并发症也少的活检方法是细针穿刺抽吸活检术（fine needle aspiration biopsy，FNAB），它适应于使用其他方法均未能诊断的眼内肿物，如无色素性黑色素瘤、转移癌、眼内炎性肿块等。管径不粗于 25G 的针头，一端经一硅胶管连接到 10ml 注射器，将针经睫状体平坦部进入眼内并刺入肿物内，助手抽吸针芯获取样本。其最大缺点是样本量少有时难以确诊。如将视网膜作一小切口，用切割器切除或眼内镊及剪，剪取一小块组织，检查阳性率可提高，但并发症也相应增加。

【并发症】 细针穿刺活检并发症少，一般为视网膜玻璃体少量出血，大都术后 1～2 周内自行吸收。视网膜脉络膜活检的并发症包括玻璃体、视网膜出血，视网膜脱离、眼内感染以及白内障等常规玻璃体手术的并发症。晚期并发症严重者有 PVR。我们最关切的是活检导致的肿瘤眶内扩散及全身转移，虽不多但有个案报道，应引起注意。鉴于视网膜脉络膜活检可能产生严重并发症，应由有经验的医师实施，并且要求配备有相当的实验室条件与细胞病理医师，使标本能物尽其用，达到诊断目的而不对患者造成无谓的伤害。由于玻璃体和视网膜邻近，许多视网膜炎症性疾病可从玻璃体活检中获得有价值信息。能不做视网膜脉络膜活检的尽量采用更简单、损伤更小的诊断方法而不是直接就考虑视网膜脉络膜活检。

（徐格致）

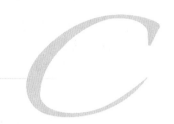

第十章
玻璃体腔注药术

玻璃体腔注药（intravitreous injection）可对视网膜、脉络膜病灶发挥高度靶向治疗作用，提高疗效并减少全身的药物并发症。自抗 VEGF 药广泛应用于临床而成为黄斑部新生血管性疾病、黄斑水肿、视网膜新生血管疾病等临床常见疾病的一线或常规治疗方法以来，玻璃体腔注药术越来越受到关注。实际上，长期以来，玻璃体腔注药治疗感染性眼内炎是临床首选治疗方法，因为此治疗属于抢救视力治疗措施，所需注射次数少，且眼内炎发病率低，故玻璃体腔注药术的规范流程和操作风险并未引起广泛重视。当今玻璃体腔注药已逐渐成为眼科治疗中不可或缺的常用治疗方法，且玻璃体腔注药无须特殊设备，易在基层医疗机构开展。不过，要了解玻璃体腔注药本身具有一定风险，其并发症眼内炎更是一种严重的致盲性眼病。为减少或避免注药的并发症，规范和遵守治疗流程是十分必要的。

（一）玻璃体腔注药适应证

（1）黄斑部新生血管性疾病：包括老年性黄斑变性、病理性近视、特发性和各种继发性黄斑新生血管病变等，玻璃体腔注射抗 VEGF 药已是一线的治疗方法。

（2）黄斑水肿：包括糖尿病视网膜病变，视网膜静脉阻塞，内眼手术后，多种原因眼内炎症导致的黄斑水肿，玻璃体腔内注射抗 VEGF 药和（或）联合注射糖皮质激素，或以此为基础的联合治疗方法是目前的主要治疗手段。

（3）视网膜新生血管性疾病：包括糖尿病视网膜病变、视网膜静脉阻塞、视网膜血管瘤、视网膜静脉周围炎、Coats 病等视网膜血管性疾病引发的视盘、视网膜新生血管和水肿、出血等一系列病变，玻璃体腔注射抗 VEGF 药联合光凝能有效控制疾病的进展并维持视功能。

（4）新生血管性青光眼：新生血管性青光眼大多数是由于视网膜缺血缺氧性疾病导致，由于屈光间质不清，不能有效地进行激光光凝治疗，既往采取睫状体光凝、冷冻等破坏性治疗方式。以玻璃体腔注射抗 VEGF 药为核心或启动的综合治疗方法是现代新生血管性青光眼治疗的新思维和策略。

（5）感染性眼内炎：眼外伤、内眼手术后等引起的细菌性眼内炎，玻璃体腔注射有效的抗生素是首选的治疗措施，两性霉素 B 玻璃体腔注射可有效治疗真菌性眼内炎。万古霉素联合头孢他啶玻璃体注射则为细菌性眼内炎在培养、药敏结果未出来前的首选。

（6）病毒性视网膜炎：如急性视网膜坏死、巨细胞病毒视网膜炎等病毒性感染病变，玻璃体腔注射抗病毒药物如更昔洛韦，避开血 - 视网膜的屏障作用，使局部药物浓度提高，有利于控制感染。

（二）玻璃体腔注射的药物

（1）抗 VEGF 药：是目前玻璃体腔注射中最常用的药物。目前应用有哌加他尼（Macugen）、雷珠单抗（Lucentis）、贝伐单抗（Avastin）、爱丽娅（VEGF-Trap-Eye）等均为抗 VEGF-A 单克隆抗体，不同的分子量决定了药物在眼内组织中的通透性和半衰期。

（2）糖皮质激素：长效地塞米松缓释剂（Ozurdex）是专为玻璃体腔内注射设计的药物，在玻璃体腔内均匀释放，在一定时间内能维持相对稳定的浓度。曲安奈德（TA）也是临床经常用来作玻璃体腔注射的皮质激素。

（3）抗生素：作用于革兰阳性菌的万古霉素和抗革兰阴性菌的头孢他啶、阿米卡星是治疗细菌性眼内炎的首选药物。

（4）抗病毒药：更昔洛韦是玻璃体腔内注射最常选择的药物。

（5）抗真菌药：两性霉素 B 在确诊为真菌性眼内炎时可选用。

（三）玻璃体腔注药的操作流程

抗 VEGF 药是目前玻璃体腔注射应用最广和在病程中需多次注射的药物，以下操作流程是以玻璃体腔注射抗 VEGF 药为例，注射其他药物时也可参考：

（1）术前准备：①为降低眼内炎的风险，原则上注射前三天选择广谱抗生素点眼 4～6 次 / 日，在紧急情况下如需当日注射时，可采用术前频点的方法；②由于玻璃体腔注射后可引起眼压的波动，术前眼压≥30mmHg时，需先行降压处理；③对于老年人，有心、脑血管疾病病史的患者，建议患者先完善心脑血管疾病相关检查，对有脑卒中病史，短暂性脑缺血发作史，以及可能存在高风险动脉血栓栓塞的患者，应谨慎评估治疗风险和益处，还需与患者或家属作全面沟通，使其理解治疗的目的和可能发生的风险。

（2）术中操作流程：玻璃体注药操作应在手术室按标准的内眼手术进行消毒、铺巾等流程。①除闭角型青光眼或可疑青光眼外，一般情况下建议散瞳，便于术者观察针头进入玻璃体腔的位置、方向，并方便术中、术后监测眼底情况。②麻醉：一般表面麻醉即可，对于过于敏感者可加用结膜下或Tennons囊下麻醉。③10%聚维酮碘消毒眼周皮肤、眼睑和睫毛，无菌手术铺巾和贴膜。④开睑器开睑，5%聚维酮碘置结膜囊内停留60～90秒后用生理盐水冲洗。⑤嘱患者转动眼球，暴露注射部位，一般在颞下象限角膜缘后3.5～4mm（避开水平子午线钟点位）进针，针尖指向玻璃体腔中央，并朝向视盘进针5～6mm。应避免在同一部位多次进针。⑥缓慢推注药物后，拔出针头，用棉棒轻压注射口部位。⑦注射后观察并询问患者有无不适，如果光感消失、指测眼压增高应紧急处理，如前房穿刺放出部分房水。⑧术毕涂抗生素眼膏覆盖。

（3）术后换药及监测：告诉患者注射后可能会引起眼红、暂时性视物模糊等轻度不适，这些属于玻璃体腔注射的正常反应，但一旦出现明显视力下降或明显眼部疼痛不适，需及时与医师取得联系并行眼部检查。①术后应用抗生素眼液3天；②术后1～2天进行眼部检查，包括眼压、眼内有无炎性反应，眼底等情况；③每月一次眼科随诊，包括视力、眼底像，OCT检查等。

（四）并发症和风险

1．玻璃体注射操作相关并发症

（1）角膜上皮损伤：角膜上皮损伤是最常见的术后并发症，与散瞳药、表麻药、眼睑皮肤消毒液、术中损伤等多方面因素有关，多为角膜上皮点状脱落，术后即刻和一天内出现的摩擦感、痛、刺激不适多与此有关。

（2）眼内炎：虽然玻璃体腔注药术后眼内炎发生率低（<1‰），但感染性眼内炎一旦发生则可引起严重的后果甚至失明，是临床医师最为关注的。大多数眼内炎发生在注射后2～5天，此时期内进行眼科检查十分必要。如果注射后发生眼痛或眼痛加重，视力下降，结膜充血等刺激症状加重，则应警惕感染性眼内炎发生，需及时检查。而对有疑似眼内炎的体征，如前房内严重的细胞反应甚至出现少量积脓，但无眼痛、眼红等刺激症状，则可能为非感染性眼内炎，由于注射药物结晶体弥散于前房或药物配方中的某些成分引起的免疫反应。非感染性眼内炎多见于那些非专为眼内注射设计的药物，如曲安奈德等。

如何使玻璃体腔注射后眼内炎风险降至最低，是临床医师最应关注的问题。目前公认的措施包括：聚维酮碘消毒；使用开睑器撑开眼睑，避免注射针头接触睫毛或睑缘；注射前避免用力挤压眼睑；避免在眼睑或附属器有活动性感染时注射；充分麻醉；避免预防性或注射后穿刺等。根据我国国情我们认为下列措施是必须做到的：注射应在内眼手术室按内眼手术流程进行；注射前行三天连续抗生素点眼；无菌贴膜将上下睑缘及睫毛完全包裹不与针头碰触。

（3）眼压升高：玻璃体腔注射可引起眼压升高，特别是对青光眼术前眼压增高的患者应作相应的处理。一般玻璃体腔内注射剂量≤0.1ml时，术毕无须放房水降压。对青光眼或眼压波动大的患者，术后2小时应监测眼压。有研究表明，注射术后30分钟眼压达到最高峰。

（4）眼组织损伤：玻璃体腔注射操作中，进针位置、方向或进针深度不当可引起医源性白内障、视网膜裂孔、孔源性视网膜脱离等。正确的进针部位、方向和深度可避免这些并发症的发生。

（5）眼部出血：注射针触及睫状环血管可引起眼内出血。进针处球结膜下、浅层巩膜出血则是常见并发症，无须特殊处理。

2．药物并发症

（1）抗VEGF药：①对全身影响：虽然眼内注射药物剂量少，但是临床试验资料中发现，抗VEGF药眼内注射组与对照组相比，心脑血管等全身不良事件发生率虽高于对照组，但无统计学差异，提示眼内注射抗VEGF药仍有可能对心脑血管存在潜在的风险。专用于眼内注射的雷珠单抗（Lucentis）分子量小，制作工艺要求更高，眼内注射后，血浆中药物含量低，半衰期短，对血液中VEGF水平影响小。其全身相关风险要低于贝伐单抗（Avastin）。②对眼组织的影响：多次眼内注射可能对视网膜血管、视网膜组织的细胞功能产生影响或增加色素上皮撕裂的发生。

（2）糖皮质激素：不论是地塞米松缓释剂还是曲安奈德，眼内注射后青光眼及白内障是主要并发症，特别是原有青光眼病史和多次注射的人群中更容易发生。曲安奈德眼内注射易发生非感染性眼内炎。

玻璃体腔注药已成为临床常用的治疗方法。有其高效、方便、无须特殊设备要求等优点，但存在发生眼内炎等严重并发症的风险。选择合理的适应证，规范和遵守相关的操作流程，能避免和减少注射并发症，充分发挥玻璃体腔注药的优异作用。

（戴　虹）

主要参考文献

1. Shinoda K，Hirakata A，Hida T，et al. Ultrastrural and immunohistochemical findings in five patients with vitreomacular traction syndrome. Retina，2000，20：289-293.

2. Bottós JM，Elizalde J，Rodrigues EB，et al. Current concepts in vitreomacular traction syndrome. Curr Opin Ophthalmol，2012，23：195-201.

3. Koizumi H，Spaide RF，Fisher YL，et al. Three-dimensional evaluation of vitreomacular traction and epiretinal membrane using spectral-domain optical coherence tomography. Am J Ophthalmol，2008，145：509-517.

4. Sayegh RG，Georgopoulos M，Geitzenauer W，et al. High-resolution optical coherence tomography after surgery for vitreomacular traction：a 2-year follow-up. Ophthalmology，2010，117：2010-2017.

5. Konstantinidis L，Berguiga M，Beknazar E，et al. Anatomic and functional outcome after 23-gauge vitrectomy，peeling，and intravitreal triamcinolone for idiopathic macular epiretinal membrane. Retina，2009，29：1119-1127.

6. Kim J，Rhee KM，Woo SJ，et al. Long-term temporal changes of macular thickness and visual outcome after vitrectomy for idiopathic epiretinal membrane. Am J Ophthalmol，2010，150：701-709.

7. Sandali O，El Sanharawi M，Lecuen N，et al. 25-，23-，and 20-gauge vitrectomy in epiretinal membrane surgery：a comparative study of 553 cases. Graefes Arch Clin Exp Ophthalmol，2011，249：1811-1819.

8. Rizzo S，Belting C，Genovesi-Ebert F，et al. Incidence of retinal detachment after small-incision，sutureless pars plana vitrectomy compared with conventional 20-gauge vitrectomy in macular hole and epiretinal membrane surgery. Retina，2010，30：1065-1071.

9. 唐仕波，李加青，黄素英，等. 视网膜内界膜剥除对特发性黄斑裂孔患者术后裂孔愈合的影响. 中华眼科杂志，2002，38：663-666.

10. Gass JDM. Reappraisal of biomicroscopic classification of stage of development of macular hole. Arch Ophthalmol，1995，119：752-759.

11. Ando F，Sasano K，Ohba N，et al. Anatomic and visual outcomes after indocyanine green-assisted peeling of the retinal internal limiting membrane in idiopathic macular hole surgery. Am J Ophthalmol，2004，137：609-614.

12. Bainbridge J，Herbert E，Gregor Z. Macular holes：vitreoretinal relationships and surgical approaches. Eye（Lond），2008，22：1301-1309.

13. Passemard M，Yakoubi Y，Muselier A，et al. Long-term outcome of idiopathic macular hole surgery. Am J Ophthalmol，2010，149：120-126.

14. Chen YP，Chen TL，Chao AN，et al. Surgical management of traumatic macular hole-related retinal detachment. Am J Ophthalmol，2005，140：331-333.

15. Johnson RN，McDonald HR，Lewis H，et al. Traumatic macular hole：observations，pathogenesis，and results of vitrectomy surgery. Ophthalmology，2001，108：853-857.

16. Amari F，Ogino N，Matsumura M，et al. Vitreous surgery for traumatic macular holes. Retina，1999，19：410-413.

17. Chen YP，Chen TL，Yang KR，et al. Treatment of retinal detachment resulting from posterior staphyloma-associated macular hole in highly myopic eyes. Retina，2006，26：25-31.

18. Lam RF，Lai WW，Cheung BT，et al. Pars plana vitrectomy and perfluoropropane（C3F8）tamponade for retinal detachment due to myopic macular hole：a prognostic factor analysis. Am J Ophthalmol，2006，142：938-944.

19. Li X，Wang W，Tang S，et al. Gas injection versus vitrectomy with gas for treating retinal detachment owing to macular hole in high myopes. Ophthalmology，2009，116：1182-1187.

20. Lewis H，VanderBrug，Medendorp S. Tissue plasminogen activator-assisted surgical excision of subfoveal choroidal neovascularization in age-related macular degeneration：a randomized double-masked trial. Ophthalmology，1997，104：1847-1851.

21. Merrill PT，LoRusso FJ，Lomeo MD，et al. Surgical removal of subfoveal choroidal neovascularization in age-related macular degeneration. Ophthalmology，1999，106：782-789.

22. Hassan A，Johnson M，Schneiderman T，et al. Management of submacular hemorrhage with intravitreous tissue plasminogen activator injection and pneumatic displacement. Ophthalmology，1999，106：1900-1907.

23. MachemerR，SteinborstUH. Retinal separation，retinotomy，and macular relocation，Ⅰ：Experimental studies in the rabbit eye. Graefes Arch Clin Exp Ophthalmol，1993，231：629-634.

24. Machemer R，Steinborst UH. Retinal separation，retinotomy，

and macular relocation，Ⅱ：a surgical approach for age-related macular degeneration. Graefes Arch Clin Exp Ophthalmol，1993，231：635-641.

25. Glacet-Bernard A，Simon P，Hamelin N，Coscas G，et al. Translocation of the macula for management of subfoveal choroidal neovascularization：comparison of results in age-related macular degeneration and degenerative myopia. Am J Ophthalmol，2001，131：78-89.

26. Yamada Y，Miyamura N，Suzuma K，et al. Long-term follow-up of full macular translocation for choroidal neovascularization. Am J Ophthalmol，2010，149：453-457.

27. Mruthyunjaya P，Stinnett SS，Toth CA. Change in visual function after macular translocation with 360 degrees retinectomy for neovascular age-related macular degeneration. Ophthalmology，2004，111：1715-1724.

28. Chen FK，Patel PJ，Uppal GS，et al. Long-term outcomes following full macular translocation surgery in neovascular age-related macular degeneration. Br J Ophthalmol，2010，94：1337-1343.

29. Fujii GY，de Juan E Jr，Pieramici DJ，et al. Inferior limited macular translocation for subfoveal choroidal neovascu-larization secondary to age-related macular degeneration：1-year visual outcome and recurrence report. Am J Ophthalmol，2002，134：69-74.

30. Palexas GN，Green WR，Goldberg MF，et al. Diagnostic pars plana vitrectomy：report of a 21-year retrospective study. Trans Am Ophthalmol Soc，1995，93：281-308.

31. Verbraeken H. Diagnostic vitrectomy and chronic uveitis. Graefes Arch Clin Exp Ophthalmol，1996，234：S2-7.

32. Coupland SE，Bechrakis NE，Anastassiou G，et al. Evaluation of vitrectomy specimens and chorioretinal biopsies in the diagnosis of primary intraocular lymphoma in patients with Masquerade syndrome. Graefes Arch Clin Exp Ophthalmol，2003，241：860-870.

33. Davis JL，Miller DM，Ruiz P. Diagnostic testing of vitrectomy specimens. Am J Ophthalmol，2005，140：822-829.

34. Mruthyunjaya P，Jumper JM，McCallum R，et al. Diagnostic yield of vitrectomy in eyes with suspected posterior segment infection or malignancy. Ophthalmology，2002，109：1123-1129.

35. Lobo A，Lightman S. Vitreous aspiration needle tap in the diagnosis of intraocular inflammation. Ophthalmology，2003，110：595-599.

36. Peyman GA. A pneumovitrector for the diagnostic biopsy of the vitreous. Ophthalmic Surg Lasers，1996，27：246-247.

37. Huang JS，Russack V，Flores-Aguilar M，et al. Evaluation of cytologic specimens obtained during experimental vitreous biopsy. Retina，1993，13：160-165.

38. Stavrou P，Baltatzis S，Letko E，et al. Pars plana vitrectomy in patients with intermediate uveitis. Ocul Immunol Inflamm，2001，9：141-151.

39. Han DP，Wisniewski SR，Kelsey SF，et al. Microbiologic yields and complication rates of vitreous needle aspiration versus mechanized vitreous biopsy in the endophthalmitis vitrectomy study. Retina，1999，2：98-102.

40. Coupland SE，Perez- Canto A，Hummel M，et al. Assessment of HOPE fixation in vitrectomy specimens in patients with chronic bilateral uveitis（masquerade syndrome）. Graefes Arch Clin Exp Ophthalmol，2005，243：847-852.

41. Wang HH，Sovie S，Trawinski G，et al. Thinprep processing of endoscopic brushing specimens. Am J Clin Pathol，1996，105：163-167.

42. Coupland SE，Heimann H，Bechrakis NE. Primary intraocular lymphoma：a review of the clinical，histopathological and molecular biological features. Graefes Arch Clin Exp Ophthalmol，2004，242：901-913.

43. 14Freeman WR，Stern WH，Gross JG et al. Pathologic observations made by retinal biopsy. Retina，1990，10：195-204.

44. Johnston RL，Tufail A，Lightman S，et al. Retinal and choroidal biopsies are helpful in unclear uveitis of suspected infectious or malignant origin. Ophthalmology，2004，111（3）：522-528.

45. Patel CK，Lam WC，Boerner S. Lung adenocarcinoma and malignant uveitis masquerade syndrome. Ophthalmology，2001，108（12）：2151-2152.

46. Cohen VM，Dinakaran S，Parsons MA，et al. Transvitreal fine needle aspiration biopsy：the influence of intraocular lesion size on diagnostic biopsy result. Eye（Lond），2001，15（Pt 2）：143-147.

47. Aiello LP，Brucker AJ，Chang S，et al. Evolving guidelines for intravitreous injections. retina，2004，24：s3-s19.

48. Nguyen QD. Retinal pharmacotherapy. SAUNDERS，Elsevier，2010：196-306，321-344.

49. Joussen AM，Gardner TW，Kirchhof B. 视网膜血管性疾病. 陈友信，译. 北京：科学出版社，2011：255-259.

50. 管怀进. 眼科手术操作技术. 北京：科学出版社，2011：406-445.

51. 张承芬. 眼底病学. 北京：人民卫生出版社，2010：361-401，722-733.

52. Tano Y, Ohji M, EXTEND-I Study Group. EXTEND-I: safety and efficacy of ranibizumab in Japanese patients with subfoveal choroidal neovascularization secondary to age-related macular degeneration. Acta Ophthalmol, 2010, 88: 309-316.

53. Comparison of Age-related Macular Degeneration Treatments Trials (CATT) Research Group. Ranibizumab and Bevacizumab for Treatment of Neovascular Age-Related Macular Degeneration. American Academy of Ophthalmology, 2012, 1-11.

54. 戴虹, 杨絮, 喻晓兵, 等. 抗血管内皮生长因子单克隆抗体 Ranibizumab 治疗渗出型老年性黄斑变性临床观察. 中华眼底病杂志, 2008, 24: 160-163.

55. 戴虹. 抗血管内皮生长因子药物治疗脉络膜新生血管疾病临床研究应注意的几个问题. 中华眼底病杂志, 2011, 27: 503-505.

56. Singer MA, Awh CC, Sadda S, et al. HORIZON: an open-label extension trial of ranibizumab for choroidal neovascularization secondary to age-related macular degeneration. Ophthalmology. 2012, 119: 1175-1183.

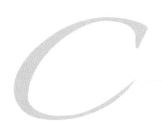

中文索引

W

英文索引

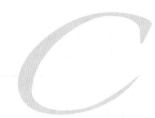

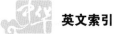

S

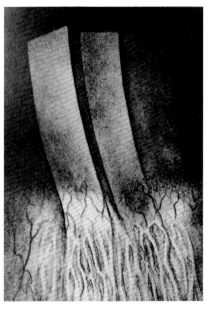

彩图 4-6　角膜缘直接焦点宽光照射显示角膜缘血管网及角膜缘栅栏带

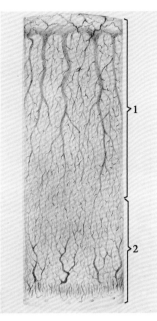

彩图 4-13　正常睑结膜血管

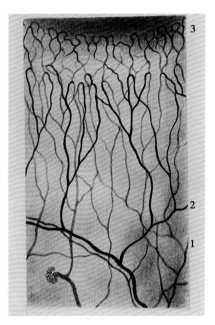

彩图 4-14　球结膜和角膜缘的血管

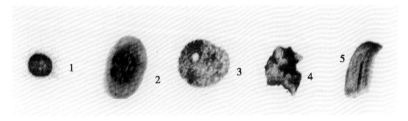

彩图 4-15　上皮细胞变性变化的过程（模型图）

1. 圆柱形上皮细胞　2. 核膜受损表面凸凹不平,染色质支架粗大、浓缩　3. 细胞膜消失核质着色不匀、模糊成碎片　4. 篮子细胞、整个细胞呈筛网状,核仅留残迹　5. Humbrecht 氏阴影,核迹已不存在

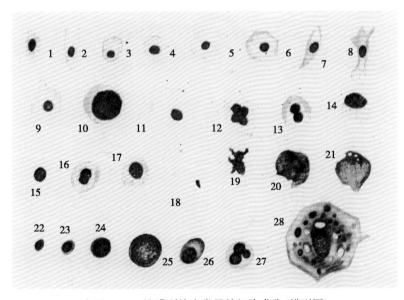

彩图 4-16　结膜刮片中常见的细胞成分（模型图）

1. 正常圆柱形上皮细胞（无尾）　2. 正常圆柱形上皮细胞（有尾）　3. 正常杯形上皮细胞（无尾）　4. 正常杯形上皮细胞（有尾）　5. 正常圆形上皮细胞　6. 正常多边形上皮细胞　7. 正常梭形上皮细胞　8 及 9. 正常不规则形上皮细胞　10. 巨核上皮细胞　11. 脱落之表层上皮细胞（一）　12 及 13. 多核之上皮细胞　14. 丝网细胞　15. 裸核　16. 沙眼包涵小体　17. 松核细胞　18. 脱落角膜表层上皮细胞（二）　19. 细胞碎片　20. 篮子细胞　21. Humbrecht 氏阴影　22. 小淋巴细胞　23. 中淋巴细胞　24. 大淋巴细胞　25. 淋巴母细胞　26. 浆细胞　27. 嗜中性白细胞　28. 巨噬细胞

泪膜

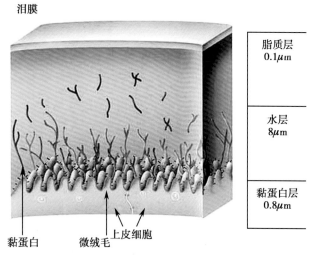

脂质层
0.1μm

水层
8μm

黏蛋白层
0.8μm

黏蛋白　微绒毛　上皮细胞

彩图 4-23　泪膜（tear film）的三层结构：最表面的脂质层（lipid layer）；中间的水层（water layer）和最内面的黏蛋白层（mucin layer）

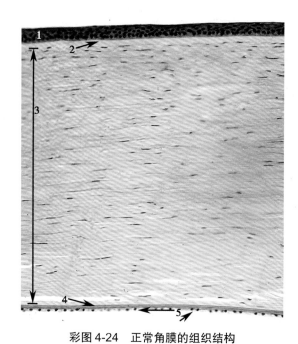

彩图 4-24　正常角膜的组织结构
1. 上皮　2. 前弹力膜　3. 基质　4. 后弹力膜　5. 内皮

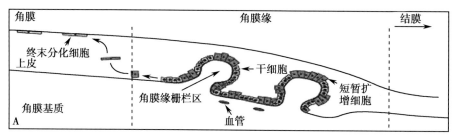

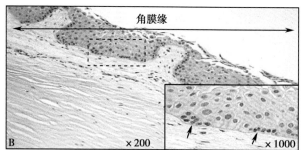

彩图 4-27　干细胞分裂增殖后的迁移走向

A. 展示干细胞龛（niche）和 SC 的分化和从角膜缘向角膜中央的迁移。干细胞（stem cell）→短暂扩增细胞（transient amplifying cell）→终末分化细胞（terminal differentiated cells），后者继续向浅表移行，即为角膜最表面的鳞状细胞，最后在眨眼过程中随泪液脱落　B. 正常成人角膜 HE 染色组织切片，展示坐落在角膜缘栅栏区（limbal palisades）的具有高核浆比的小细胞，推测为干细胞（箭头）

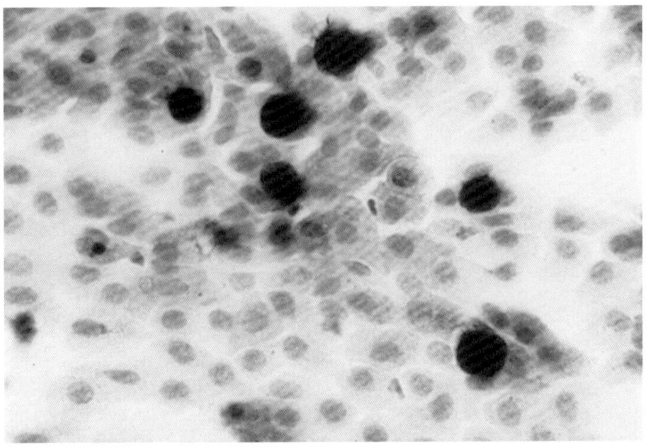

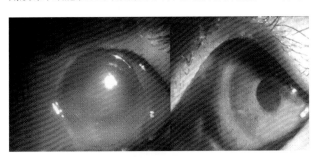

彩图 4-28　印迹细胞学检查

角膜缘干细胞缺乏患者角膜表面含有结膜杯状细胞,PAS 染色

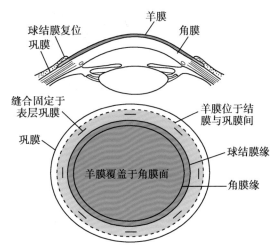

彩图 4-30　羊膜贴敷示意

球结膜环行切开;15～16mm 直径羊膜覆盖角膜面,10-0 尼龙线巩膜表层褥式缝合 8 针固定羊膜,线结埋入巩膜表层;球结膜复位固定 4 针防止后退。术眼轻压绷带包扎

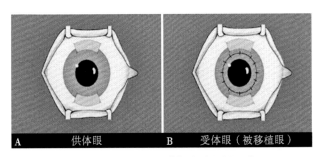

彩图 4-29　急性眼表烧伤后羊膜贴敷治疗的远期效果:右侧为烧伤后 3 天眼表弥漫水肿混浊,当日实施羊膜贴敷术;左侧为患眼术后 1 年眼表外观近乎正常

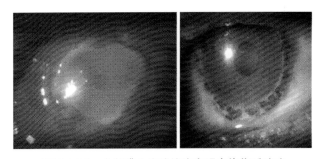

彩图 4-34　全角膜上皮移植治愈眼表烧伤后遗症

右图为烧伤后三个月急性炎症基本消退,但角膜结膜化日趋加重,角膜深层基质透明,属全角膜上皮移植最佳适应证;左图示全角膜上皮移植术后 1 年,角膜上皮光洁,角膜全层透明

彩图 4-31　自体角膜缘移植取材示意

A　供体眼　　B　受体眼(被移植眼)

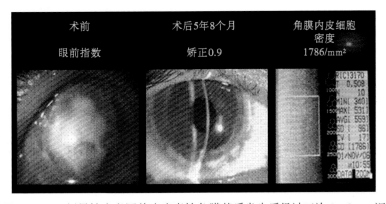

彩图 4-36　一例男性患者因单疱病毒性角膜基质炎先后经过三次 8～9mm 深板层移植手术继发复合性感染,终致角膜缘干细胞衰竭濒临角膜穿孔,2006/5/20 实施 14mm 全角膜蕈状瓣异体移植术,此系术后 5 年 8 个月的照片。至今已 6 年半,旧病未曾复发,眼表光洁,角膜透明,每天从事繁忙的文案作业

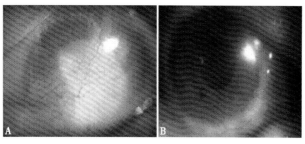

彩图 4-37 又 1 例全角膜蕈状瓣异体移植术
A 为术前血管性角膜白斑 B 为术后 14 个月角膜全层透明，
上皮光洁

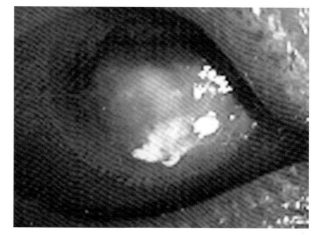

彩图 4-42 棘阿米巴与真菌混合感染性角膜炎

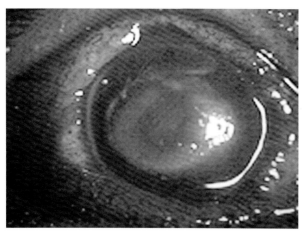

彩图 4-40 棘阿米巴性角膜炎的角膜环型浸润

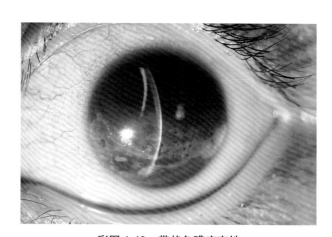

彩图 4-43 带状角膜病变性
混浊位于睑裂部暴露区角膜，相当于前弹力膜水平，分别在
鼻、颞侧近周边处，陆续出现钙质性灰白色或白色混浊斑。
混浊区可向中央缓慢地扩展。经多年变化后两端混浊才能
相接，融合成 3～5mm 宽的带状病变

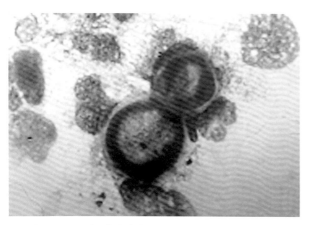

彩图 4-41 角膜刮片染色，光镜下的棘阿米巴包囊

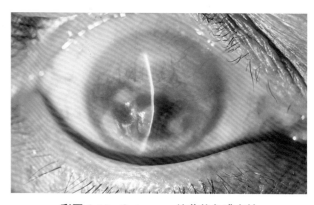

彩图 4-44 Salzmann 结节状角膜变性
可见这些结节位于上皮下。其本身无新生血管，但其下的基
质层可以因原有的慢性炎症存在深层新生血管，结节大小和
形态不规则，隆起高出眼表

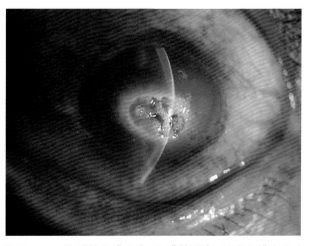

彩图 4-45　脂质性角膜病变，角膜基质炎，继发角膜中央病灶处黄白色混浊

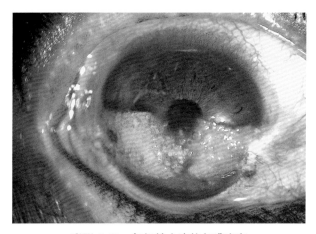

彩图 4-46　气候性小滴状角膜病变

左图睑裂部角膜及附近的结膜，即在鼻、颞侧角膜周边部出现成簇的细小黄棕色小油滴状透明质样物

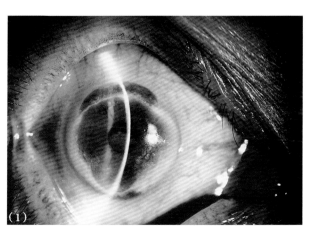

(1)

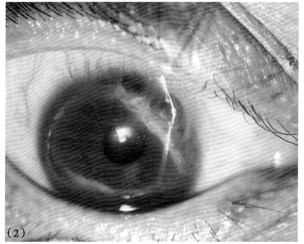

(2)

彩图 4-47　Terrien 角膜边缘变性

左图角膜变性区脂质沉着，脂质沉着区域为变性的进展部分变薄，只有一层变性的角膜上皮和后弹层。右图已出现病变处角膜膨隆前凸

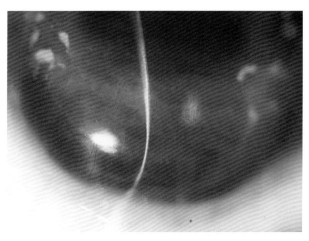

彩图 4-48　透明性边缘性角膜变性

由于上方和中央厚度正常，下方角膜边缘变菲薄，其扩张的部位局限在变薄区，使整个角膜的形状像一个"啤酒肚"

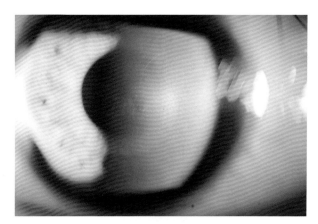

彩图 4-49　角膜上皮铁线沉着

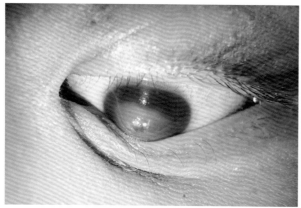

彩图 4-63　Munson 征：嘱患者眼往下看时，下眼睑缘的弯度同前凸角膜的异常支撑而变畸形

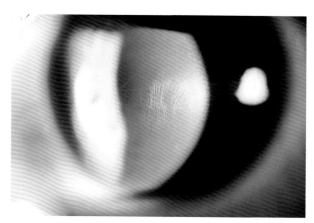

彩图 4-65　Vogt 线，在圆锥角膜的中央，见基质深板层皱褶增多而引起的数条混浊或半透明的白色细线，有的为垂直状，还有的为水平状，在对眼球加压后，此线可消失

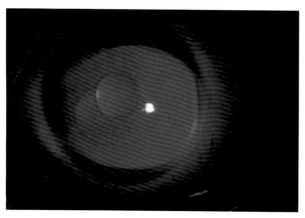

彩图 4-64　Fleischer 环，在前凸的角膜锥底部的角膜上皮及基底内有铁质沉着，为一棕褐色环，在裂隙灯的枯蓝色光下更易发现

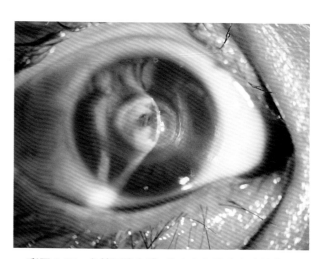

彩图 4-66　急性圆锥角膜，为中央角膜为水滴状前凸

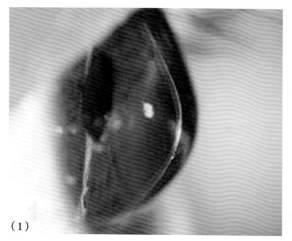

（1）

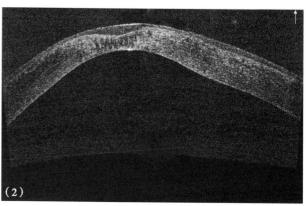

（2）

彩图 4-67　变性期：左图在病变中央角膜明显前凸，角膜上皮下出现玻璃样变性和瘢痕形成。右图为前段 OCT 下的典型圆锥角膜改变

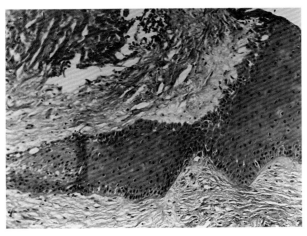

彩图 4-70　眼表角膜缘皮样瘤

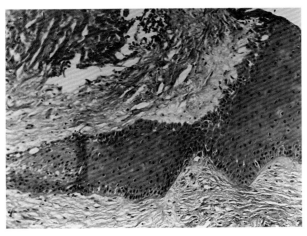

彩图 4-71　角膜基质内囊肿
角膜缘伤口处多发性上皮植入性囊肿

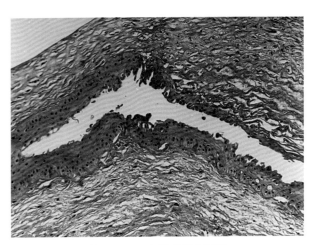

彩图 4-72　角膜基质内囊肿
植片与植床创缘对合不良,上皮呈芽状向基质生长,植片与植床间之完整囊肿

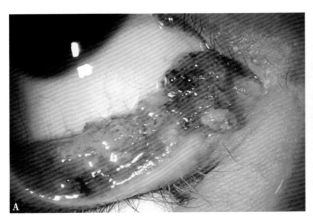

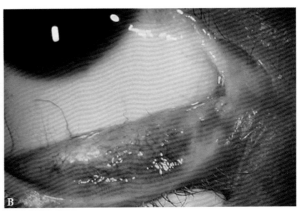

彩图 4-73　儿童复发性结膜乳头状瘤
A. 纤维血管性肿物引发血性泪液　B. 口服西咪替丁 3 个月以后,肿块消散

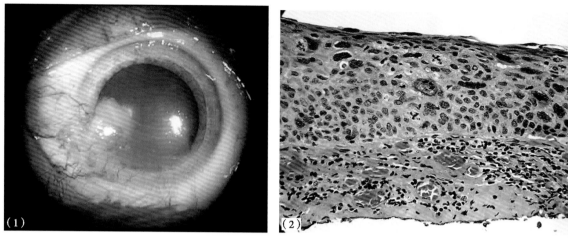

彩图 4-74　角膜缘结膜上皮内上皮癌(原位癌)角膜已受侵

左图示肿瘤始于角膜缘,已侵犯角膜,微隆,表面有很多松针样血管网。右图为病理切片,示结膜上皮全层被癌细胞浸润,但仍未突破上皮基底膜

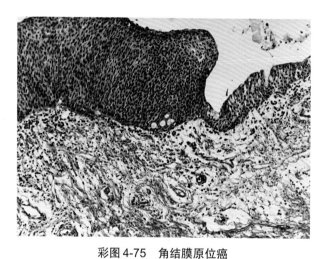

彩图 4-75　角结膜原位癌

图示增生的上皮陡然增厚,与正常上皮界限清楚;肿瘤细胞没有突破上皮基底膜

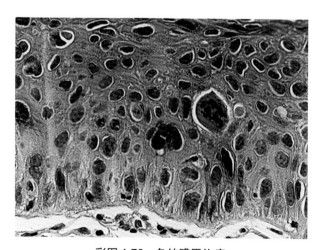

彩图 4-76　角结膜原位癌

图示增生的上皮细胞极性紊乱,细胞异型性明显,见巨大核或奇异核和丛集细胞

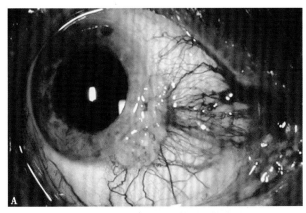

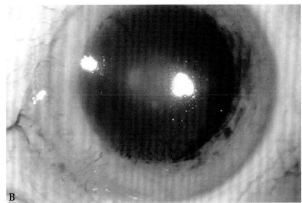

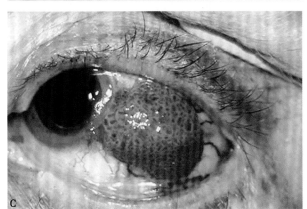

彩图 4-78　角结膜鳞癌

上皮细胞极性紊乱,基底细胞不全角化,可见核分裂象,癌细胞巢浸润浅基质

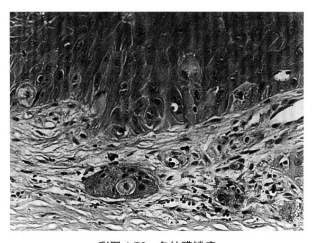

彩图 4-77　三种外观略有差异的侵入性结膜鳞癌

A.胶样隆起的角膜缘鳞癌　B.结节状隆起的鳞癌　C.扁平弥漫性侵犯的角膜缘鳞癌

彩图 4-79　种族性黑色素沉着症

该患者双侧结膜棕色色素沉着

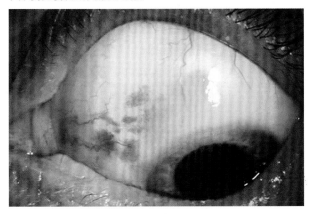

彩图 4-80　眼部黑色素沉着症

表层巩膜灰色素,葡萄膜深色素,结膜少许色素沉着

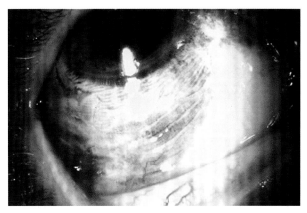

彩图 4-81　原发性获得性结膜黑色素沉着症

显示其不规则、斑驳和扁平的色素

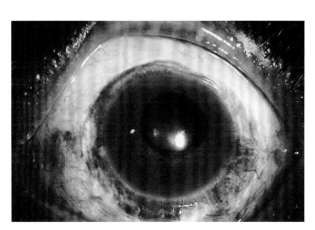

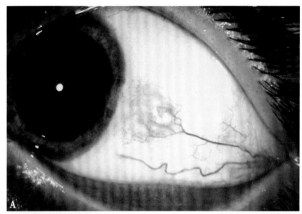

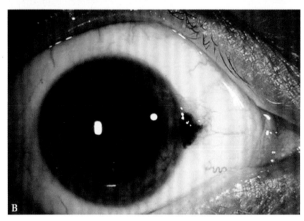

彩图 4-82　结膜痣

A. 无色素性结膜痣　B. 色素性结膜痣

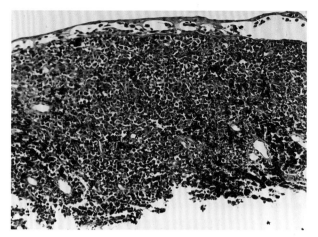

彩图 4-84　角结膜恶性黑色素瘤（活检）

示角结膜上皮及上皮下许多圆形或卵圆形肿瘤细胞并含有色素

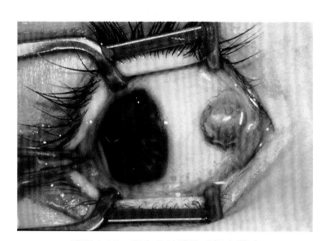

彩图 4-85　新生儿结膜的毛细血管瘤

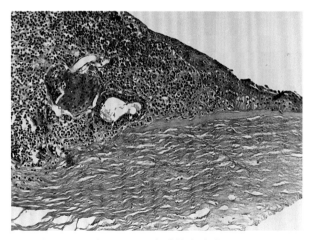

彩图 4-83　角膜缘色素痣

角膜缘上皮下许多增生活跃的痣细胞圆形或椭圆形，含色素，一些痣细胞与上皮相连，并扩延至浅基质

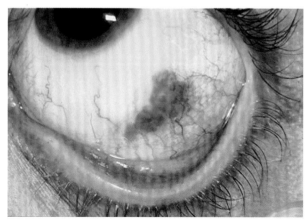

彩图 4-86　结膜海绵状血管瘤

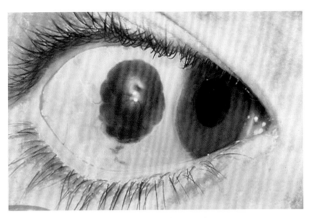

彩图 4-87　结膜淋巴管瘤

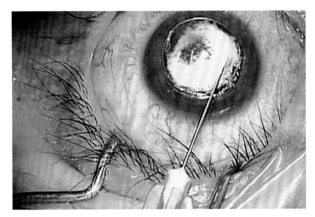

彩图 4-103　角膜基质注气法分离角膜基质纤维与后弹力层

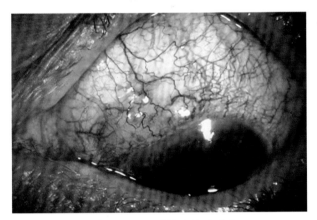

彩图 4-88　结膜转移性乳腺癌

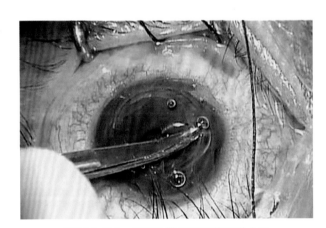

彩图 4-104　暴露角膜植床完整后弹力层

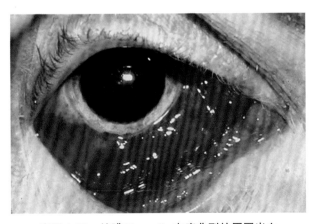

彩图 4-89　结膜 Kaposi's 肉瘤典型的周围出血

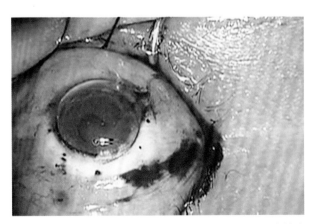

彩图 4-105　全厚板层角膜移植片与后弹力层植床对合缝合

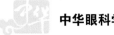

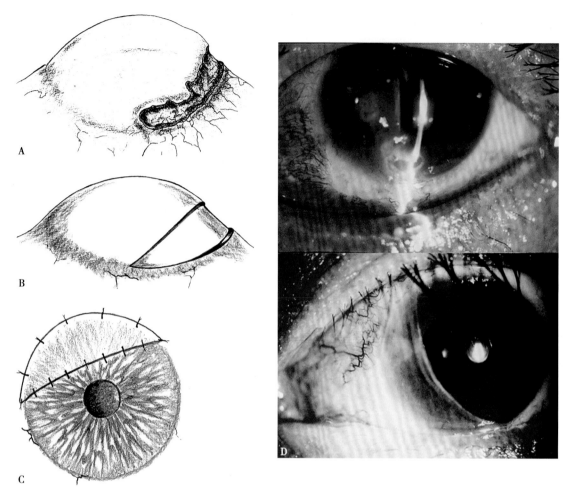

彩图 4-106　蚕食性角膜溃疡新月形板层角膜移植

A. 病灶局限于角膜周边部　B. 将病灶切除板层　C. 新月形板层角膜移植片间断缝合,固定于植床　D. 上图为术前角膜裂隙灯像,下图为角膜新月形板层植片拆线后外观

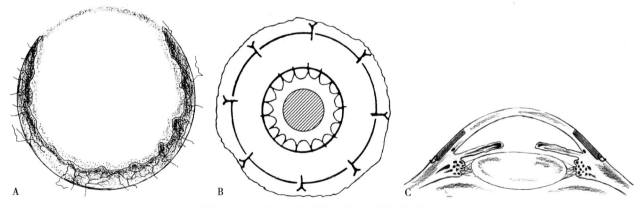

彩图 4-107　蚕食性角膜溃疡指环状板层角膜移植

A. 环形角膜病灶　B. 角结膜切除后环形板层角巩膜移植　C. 植片侧面观示意图

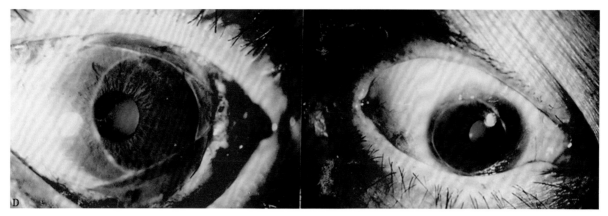

彩图 4-107　蚕食性角膜溃疡指环状板层角膜移植（续）

D. 指环状板层角膜移植片裂隙灯下正面观

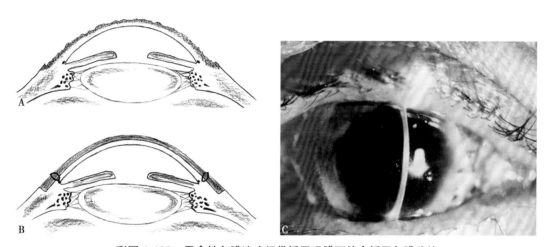

彩图 4-108　蚕食性角膜溃疡行带板层巩膜环的全板层角膜移植

A. 溃疡侵犯全角膜　B. 病灶切除范围和全角膜板层移植片示意图　C. 全角膜植片裂隙灯正面观

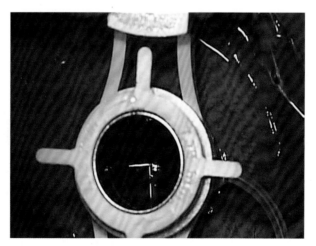

彩图 4-115　Hessburg-Barron 真空环钻以角膜中心为标记
中心，钻取植床

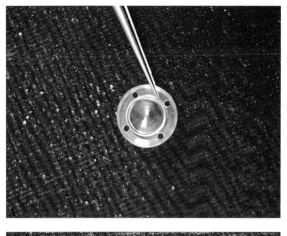

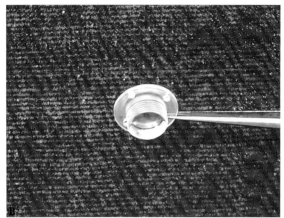

彩图 4-137　临时人工角膜外观

A. 临时人工角膜正面观　B. 临时人工角膜侧面观

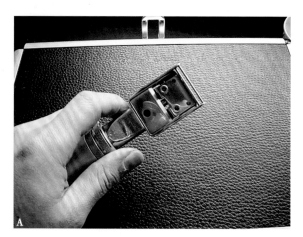

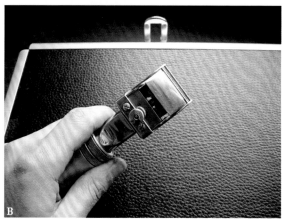

彩图 4-142　电动 Castroviejo 黏膜刀

A. 正面观　B. 背面观

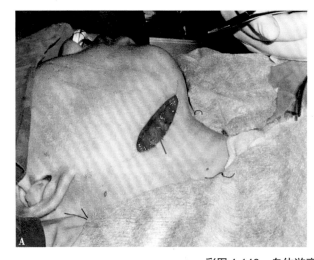

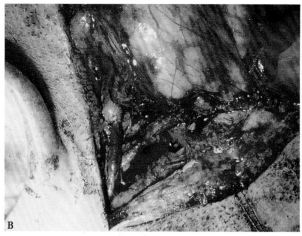

彩图 4-143　自体游离颌下腺移植手术步骤

A. 常规颌下切口　B. 分离出颌下腺的颌外动脉、面前静脉分别与颞浅动、静脉吻合

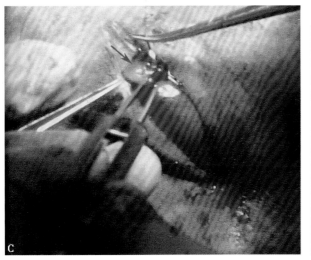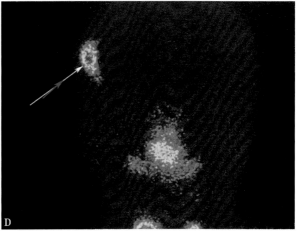

彩图 4-143　自体游离颌下腺移植手术步骤（续）

C. 颌下腺导管口经皮下与穹隆结膜吻合　D. 自体游离颌下腺移植后,锝^{99}核素显影示颞区皮下存活的腺体及其导管（箭头示）

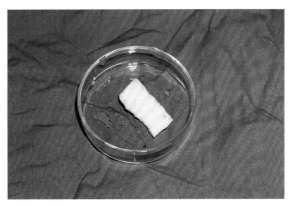

彩图 4-144　脱细胞真皮

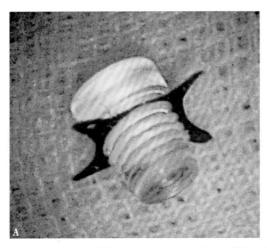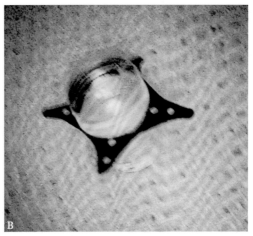

彩图 4-145　PMMA 为中心镜柱,钛合金为周边部的穿透型人工角膜

A. 人工角膜后侧面观　B. 人工角膜前侧面观

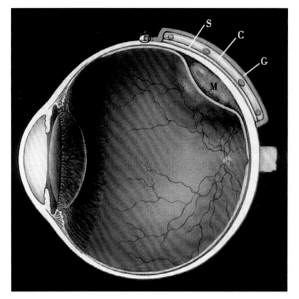

彩图 5-65 巩膜表面敷贴器治疗模式图

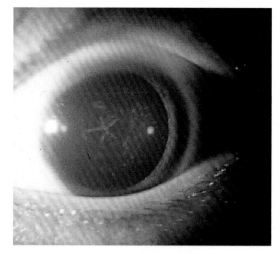

彩图 5-73 缝合性白内障

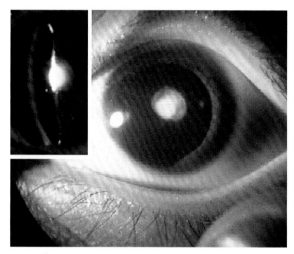

彩图 5-74 先天性核性白内障

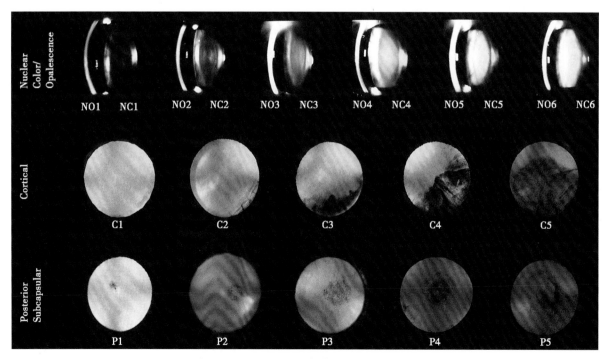

彩图 5-71 LOCSⅢ晶状体混浊分级记录法

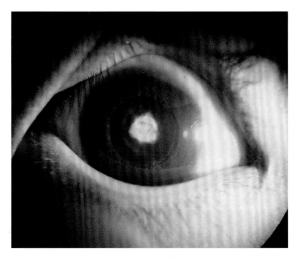

彩图 5-75　绕核性白内障

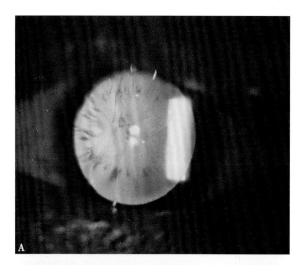

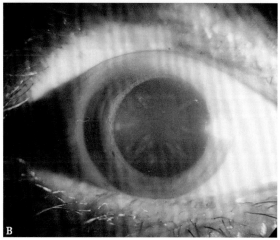

彩图 5-77　皮质性年龄相关性白内障初期辐轮状混浊
A：后照明　B：弥散照明

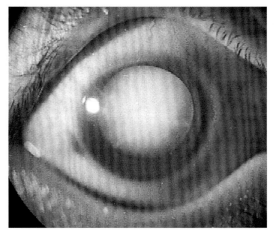

彩图 5-76　先天性全白内障

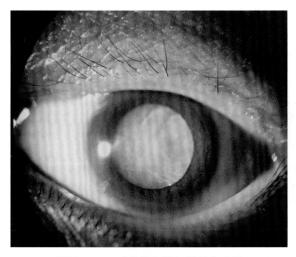

彩图 5-79　过熟期年龄相关性白内障

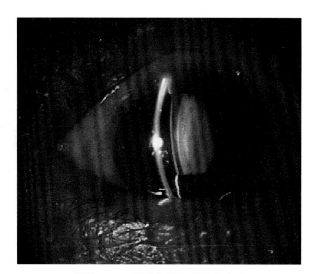

彩图 5-80　核性年龄相关性白内障

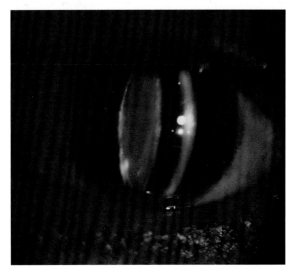

彩图 5-81　后囊膜下混浊性白内障裂隙灯照相

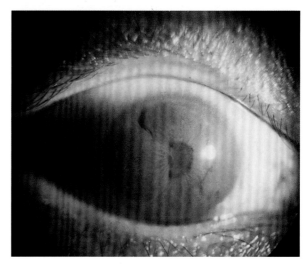

彩图 5-82　合并于虹膜睫状体炎的并发性白内障

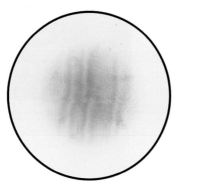

彩图 5-83　并发性白内障后囊膜下混浊
左：正面观　右：侧面观

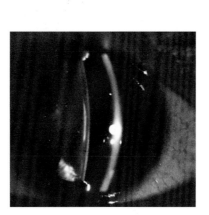

彩图 5-84　糖尿病性白内障

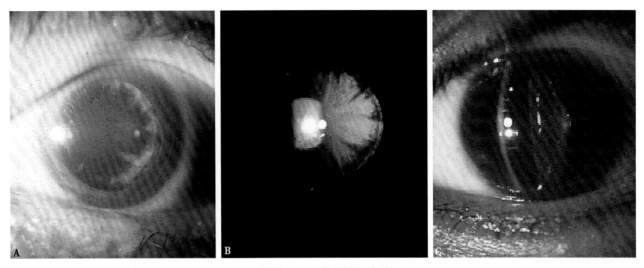

彩图 5-85　撞搋性白内障

A. 弥散光照明　B.后照明（注意鱼骨样辐射状条纹混浊）　C.裂隙灯照明

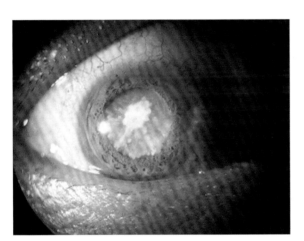

彩图 5-86　钝挫伤性白内障

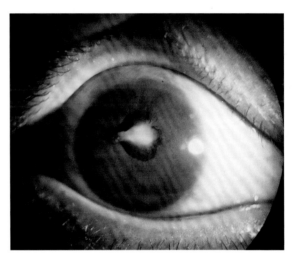

彩图 5-87　眼球穿孔伤所致的白内障

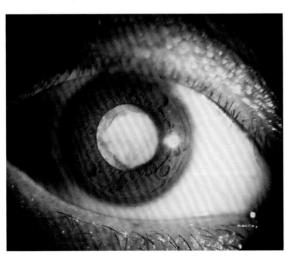

彩图 5-88　晶状体铁锈沉着症

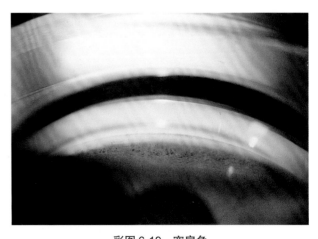

彩图 6-19　宽房角

前房深，虹膜薄、平坦或稍向后凹陷，包括虹膜根部附止和虹膜突在内的房角结构均一目了然，虹膜角膜夹角宽度约 40°

19

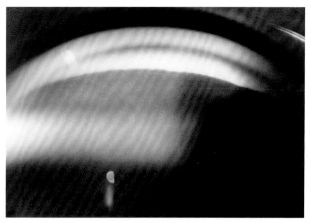

彩图 6-20　窄房角

前房浅,虹膜厚和高度向前膨隆,只能见到少许前部小梁及 Schwalbe 线,虹膜角膜夹角宽度约 5°～0°

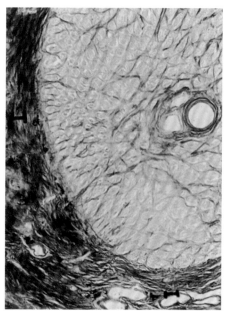

彩图 6-61　组织切片中筛板所见(Mallory 染色 ×240)

筛孔大小在各处不同,蓝色网架为支撑结缔组织,其密度在颞侧(左)较高,下方(下)较低

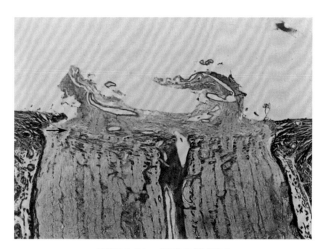

彩图 6-56　视乳头纵剖面

组织切片,Mallory 染色,水平箭头示巩膜筛板(×120),大约由 10 余层具有许多孔洞的板层组成

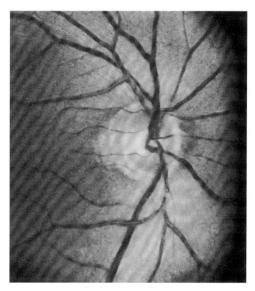

彩图 6-64　小视乳头

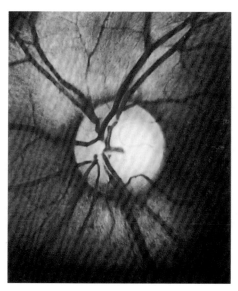

彩图 6-65　大视乳头

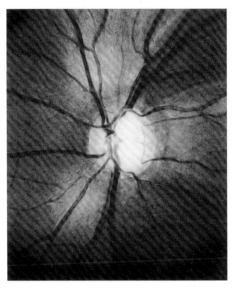

彩图 6-66　视乳头凹陷呈竖椭圆形
颞上、颞下盘沿切迹，颞上、颞下视网膜神经纤维层楔形缺损

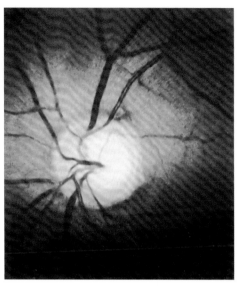

彩图 6-67　视乳头凹陷同心性扩大
颞上方视乳头出血，对应视网膜神经纤维层有宽裂隙状缺损，颞下楔形缺损

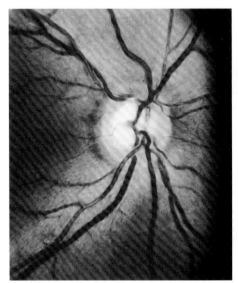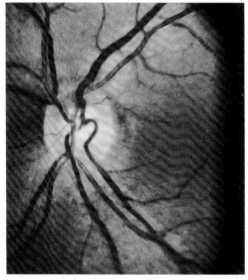

彩图 6-70　双眼视乳头凹陷不对称
左图为右眼 C/D 0.7 凹陷壁陡；右图为左眼 C/D 0.5 凹陷上壁陡，其他三方面斜后退，呈碟子样改变

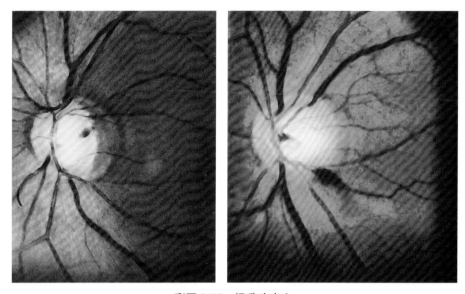

彩图 6-72　视乳头出血

左图：颞上视网膜神经纤维层有宽裂隙状缺损；右图：出血位颞下方，对应视网膜神经纤维层有楔形缺损、颞上有裂隙状缺损

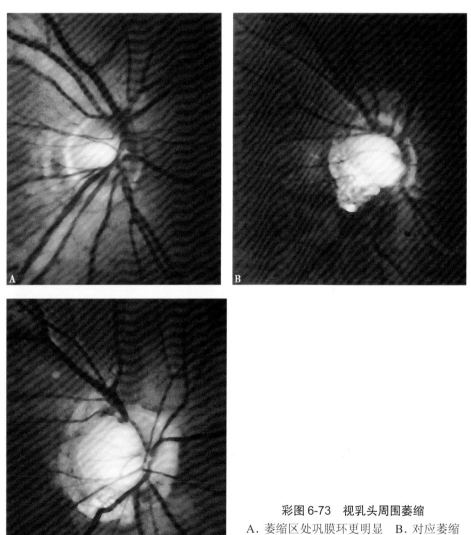

彩图 6-73　视乳头周围萎缩

A. 萎缩区处巩膜环更明显　B. 对应萎缩区处盘沿丢失明显，伴有 NFL 楔形缺损
C. 颞下 β 区处盘沿完全丢失

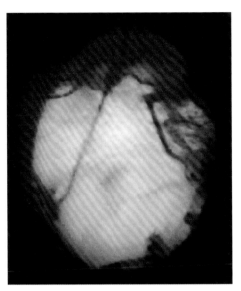

彩图 6-74　先天性视乳头缺失
巩膜管宽大畸形，视杯深而不规则，血管稀少，无正常走行的中央血管

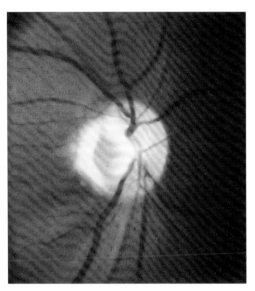

彩图 6-75　先天性视乳头小凹
视乳头颞下方灰色小凹，追踪观察无进展

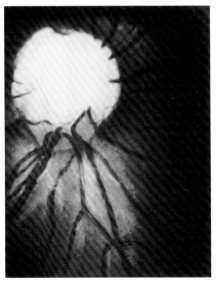

彩图 6-76　牵牛花综合征

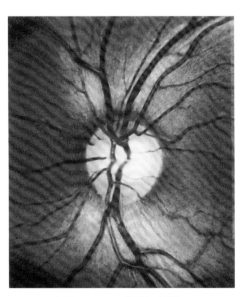

彩图 6-78　正常神经纤维层
颞上下弓形区最明显，呈放射状灰白色条形

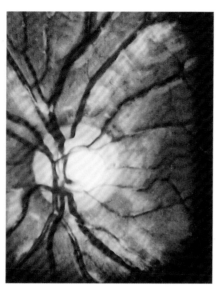

彩图6-79　视网膜强反光

反光呈片状,与神经纤维走行不一致,反光间相对暗区中仍有神经纤维

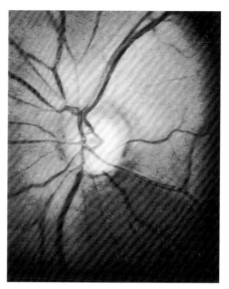

彩图6-81　楔形缺损位于颞下方

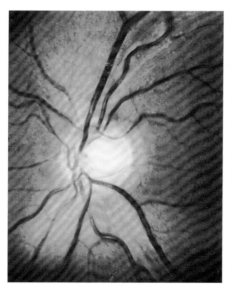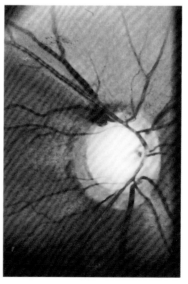

彩图6-80　裂隙状缺损

左图:颞下裂隙状缺损　右图:颞上宽裂隙状缺损对应处视乳头出血

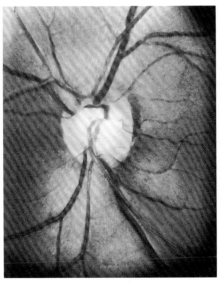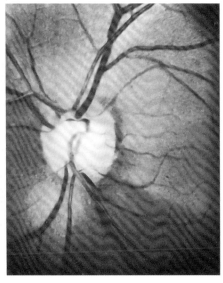

彩图6-82　同一眼病情进展

左图：1986.6.13 C/D 0.7 颞下弓形区神经纤维层稍变薄　右图：1990.12.1 C/D 0.8 颞下盘沿切迹达边，颞下神经纤维层楔形缺损

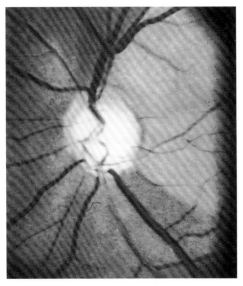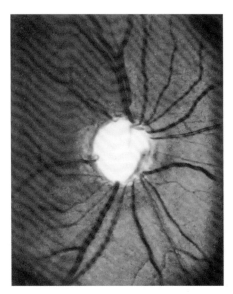

彩图 6-83　神经纤维层弥漫萎缩

5:00～1:00 弥漫萎缩，颞侧仍存在正常神经纤维层，视乳头凹陷各方向扩大下方达边

彩图 6-84　神经纤维层弥漫萎缩

神经纤维层消失，血管裸露视乳头凹陷达边

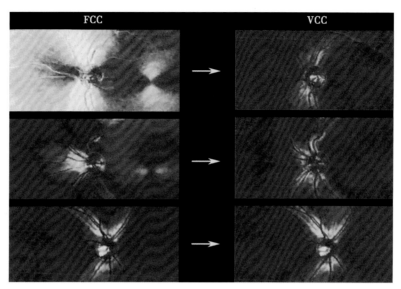

彩图 6-88　右侧及左侧图分别为角膜补偿前后的 RNFL 的分布情况
左上、左中图分别为角膜产生的纵向、横向伪信号，右侧图为角膜补偿后
RNFL 呈正常分布

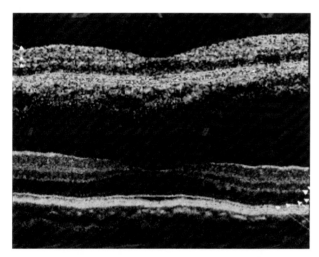

彩图 6-89　此上下图为老型、新型 OCT 对视网膜黄斑扫描
的比较图

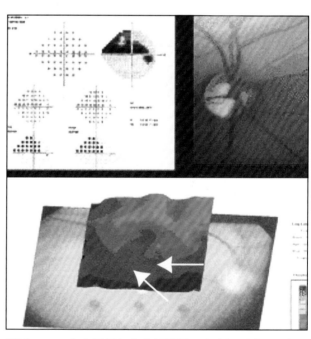

彩图 6-90　上方图显示上方视野及下方盘沿丢失，下方图
RTA 测量黄斑部下方视网膜厚度变薄

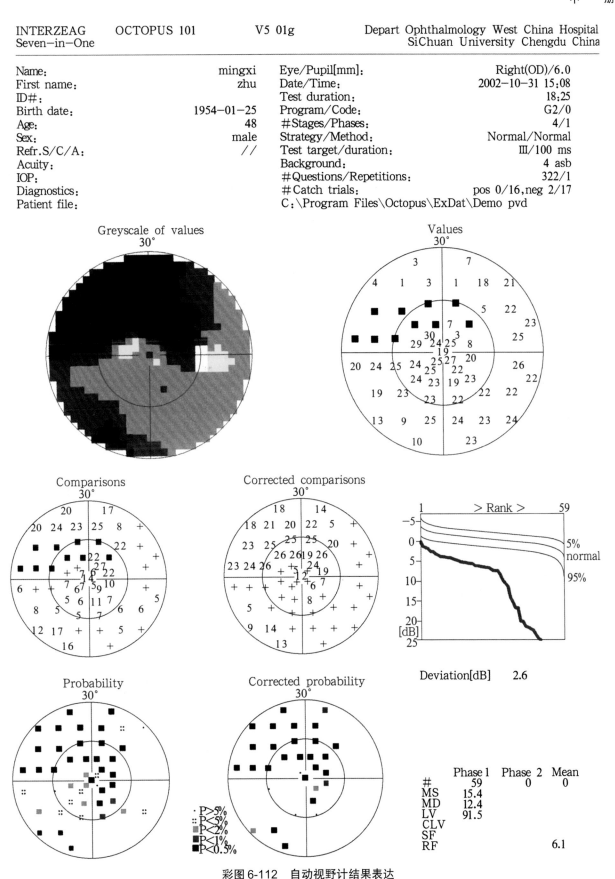

INTERZEAG　　OCTOPUS 101　　　V5 01g　　　Depart Ophthalmology West China Hospital
Seven-in-One　　　　　　　　　　　　　　　　SiChuan University Chengdu China

Name:	mingxi	Eye/Pupil[mm]:	Right(OD)/6.0
First name:	zhu	Date/Time:	2002-10-31 15:08
ID#:		Test duration:	18:25
Birth date:	1954-01-25	Program/Code:	G2/0
Age:	48	#Stages/Phases:	4/1
Sex:	male	Strategy/Method:	Normal/Normal
Refr.S/C/A:	//	Test target/duration:	III/100 ms
Acuity:		Background:	4 asb
IOP:		#Questions/Repetitions:	322/1
Diagnostics:		#Catch trials:	pos 0/16,neg 2/17
Patient file:		C:\Program Files\Octopus\ExDat\Demo pvd	

彩图 6-112　自动视野计结果表达

上左:灰度图,上右:光敏感度打印　中左:正常值离差打印(比较值),中中:期望值离差打印(矫正比较值),中右:累计缺损
曲线　下左:概率图,下中:矫正概率图,下右:视野指数

INTERZEAG   OCTOPUS 101   V5 01g   Depart Ophthalmology West China Hospital
Seven-in-One   SiChuan University Chengdu China

Name：   sanqu   Eye/Pupil[mm]：   Right(OD)/4 5
First name：   qin   Date/Time：   2002-07-25 18：28
ID#：   Test duration：   12：20
Birthdate：   1943-07-29   Program/Code：   G2/0
Age：   59   #Stages/Phases：   4/1
Sex：   famale   Strategy/Method：   Normal/Normal
Refr.S/C/A：   //   Test target/duration：   III/100 ms
Acuity：   Background：   4 asb
IOP：   #Questions/Repetitions：   336/0
Diagnostics：   #Catch trials：   pos 0/17,neg 1/17
Patient file：   C:\Program Files\Octopus\ExDat\Demo pvd

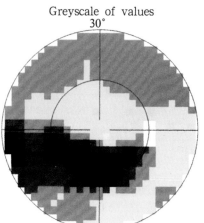

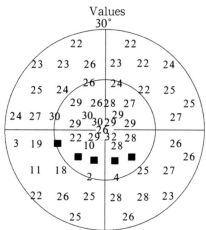

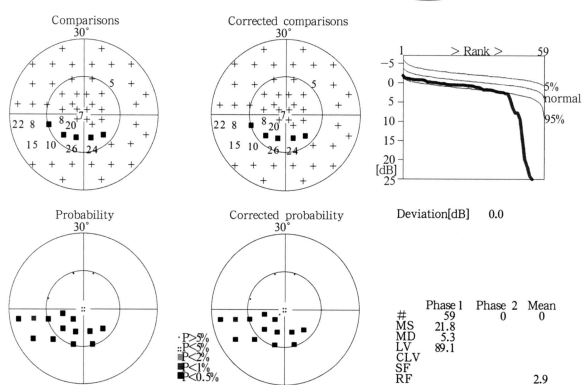

彩图6-113　单纯局限性视野缺损

灰度图显示下方弓形暗点，dB值显示下方Bjerrum区局部敏感度下降，比较值和矫正比较值揭示下方局部敏感度与正常值比较均有下降，两图视野缺损的范围和形态基本一致，相应概率图和矫正概率图也表明，这种改变属于异常的可能性极大（$P<0.5\%$），累计缺损曲线显示存在很深的局限性视野缺损，视野指数也显示缺损变异（LV）显著增加。所有参数均说明该视野结果为单纯局限性视野缺损

INTERZEAG　　OCTOPUS 101　　V5 01g　　Depart Ophthalmology West China Hospital
Seven-in-One　　SiChuan University Chengdu China

Name：	chengjun	Eye/Pupil[mm]：	Right(OD)/5 7
First name：	huang	Date/Time：	2002-09-19 16:28
ID#：		Test duration：	12:55
Birthdate：	1952-04-03	Program/Code：	G2/0
Age：	50	#Stages/Phases：	4/1
Sex：	female	Strategy/Method：	Normal/Normal
Refr.S/C/A：	//	Test target/duration：	III/100ms
Acuity：		Background：	4 asb
IOP：		#Questions/Repetitions：	298/0
Diagnostics：		#Catch trials：	pos 0/15,neg 0/15
Patient file：		C:\Program Files\Octopus\ExDat\Demo pvd	

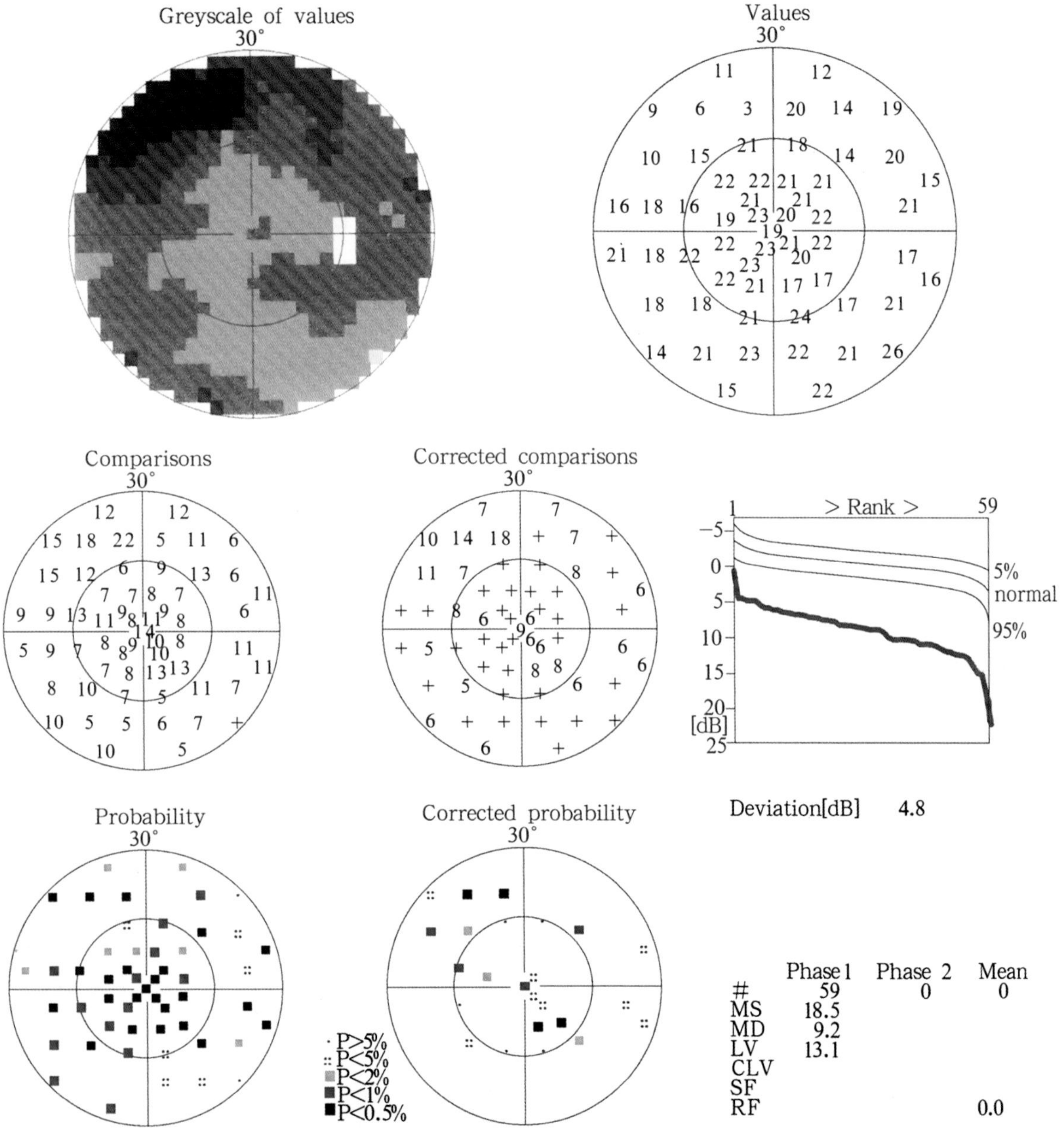

Greyscale of values
30°

Values
30°

Comparisons
30°

Corrected comparisons
30°

> Rank >

Deviation[dB]　4.8

Probability
30°

Corrected probability
30°

· P>5%
▫ P<5%
▪ P<2%
◾ P<1%
■ P<0.5%

	Phase 1	Phase 2	Mean
#	59	0	0
MS	18.5		
MD	9.2		
LV	13.1		
CLV			
SF			
RF			0.0

彩图 6-114　弥漫性视野缺损和局限性视野缺损并存

一青光眼合并白内障的病人右眼视野检查结果

从灰度图和 dB 值图看，表现为以鼻上为主的非特征性压陷，比较值和矫正比较值，以及相应概率图和矫正概率图表明两图视野缺损的范围和形态差异较大，累计缺损曲线除右侧局部线段显著下移外，整个曲线均显示近等量下移（大致平行于正常值曲线），视野指数也显示 MS、MD 和 LV 均有增高。该视野结果说明除有弥漫性视野压陷外（考虑白内障所致），矫正比较值和矫正概率图显示鼻上方局限性压陷和颞下方旁中心暗点（考虑青光眼损害）

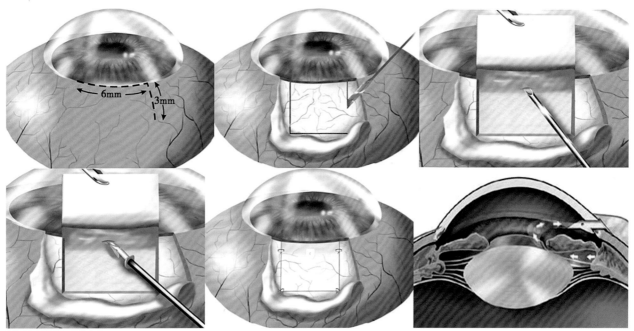

彩图 6-155　Ex-PRESS 微型青光眼引流物置入步骤示意图

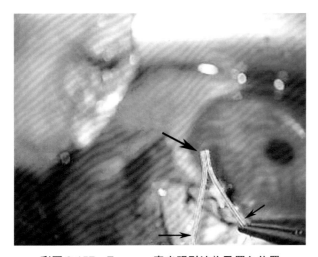

彩图 6-157　Eyepass 青光眼引流物及置入位置

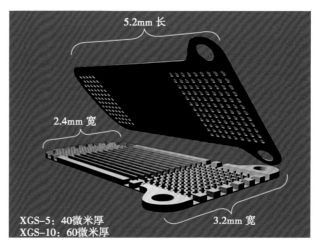

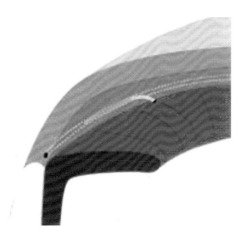

彩图 6-159　小梁网旁路引流管分流器示意图

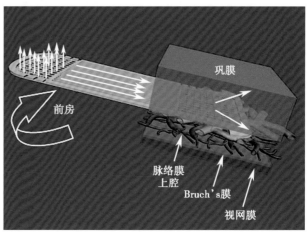

彩图 6-160　金制微型引流物（GMS）

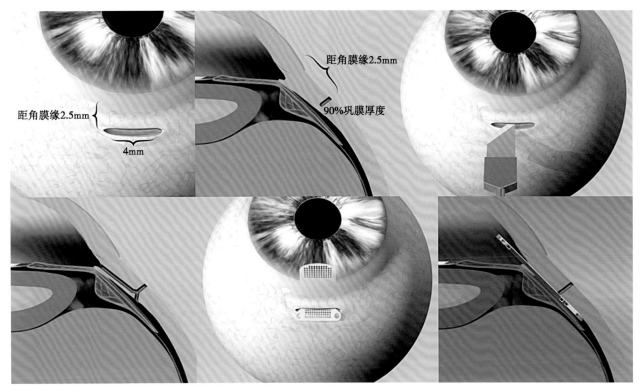

距角膜缘2.5mm

90%巩膜厚度

距角膜缘2.5mm

4mm

彩图 6-161　金制微型引流物（GMS）置入步骤示意图

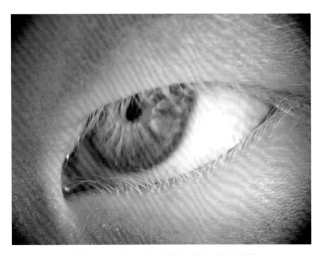

彩图 7-1　汉族白化病患者左眼外眼像

可见患者的睫毛和虹膜均没有色素

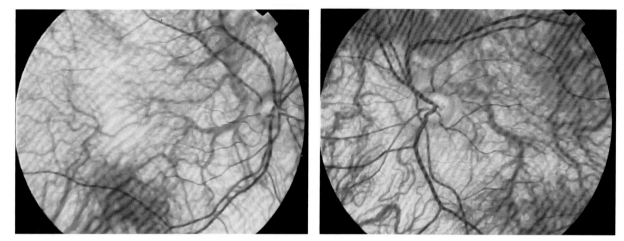

彩图 7-2　双白化病眼底图
眼底没有色素，视网膜及脉络膜血管清晰可见，并可透见巩膜的白色调

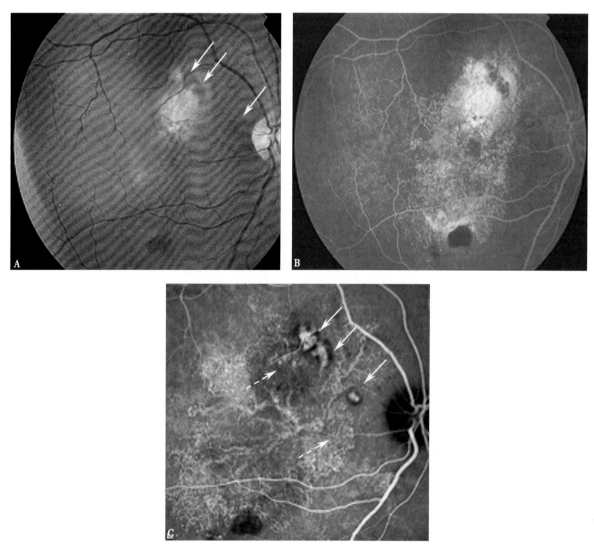

彩图 7-13　A. 一名 53 岁男性的右眼彩色眼底像，该眼视物模糊 2 年，视力 20/200，黄斑上方可见突出的橘红色隆起病变（箭头）　B. 同眼的荧光眼底血管造影显示隐匿性 CNV　C. 6 分 3 秒时 ICGA 显示中央黄斑区的分支血管网及与分支血管网（BVN，虚线箭头）相连的息肉状病变（箭头），与橘红色的视网膜下结节相对应

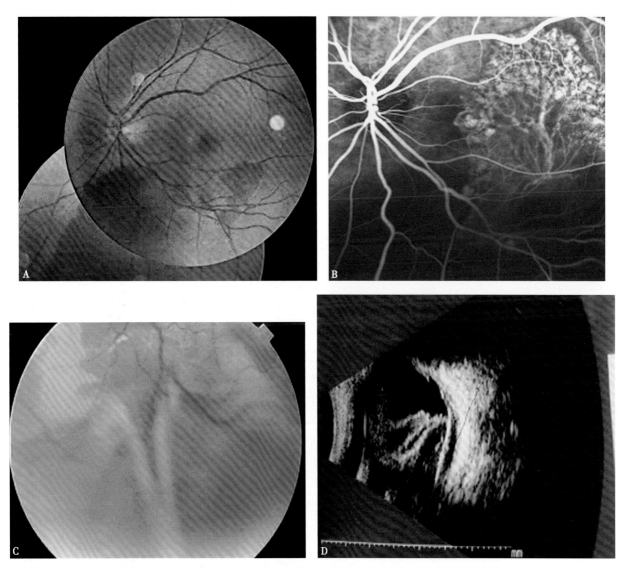

彩图 7-14 A. 65 岁男性的彩色眼底像，视物模糊 18 个月。黄斑中心凹颞侧可见大片突出的橘红色隆起性病变　B. 同一眼的 ICGA　C. 一个月后，视力下降至手动，彩色眼底像显示黄斑中心凹下有出血性视网膜脱离　D. 一周后的 B 超显示，视网膜下出血，并进入玻璃体腔

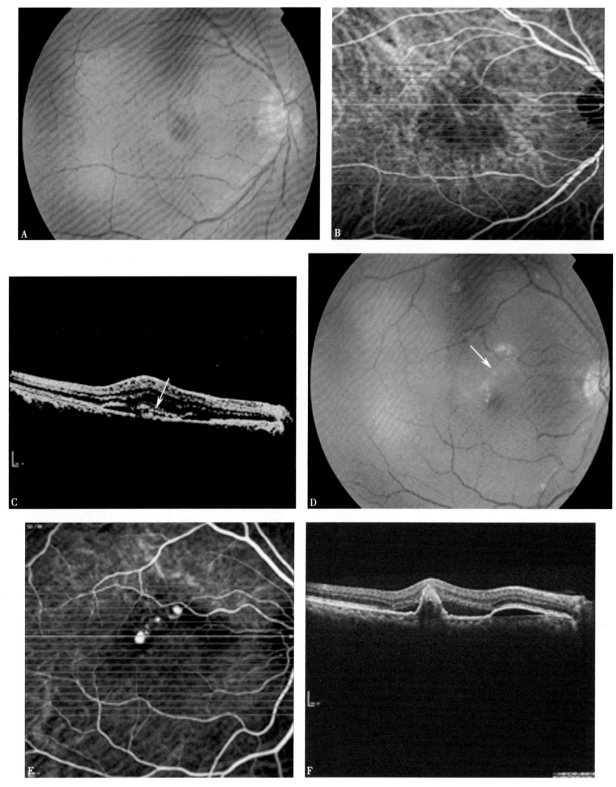

彩图 7-16　A. 72 岁男性的彩色眼底像，该眼视力 20/20　B. ICGA 显示黄斑中心凹上方 CNV　C. 同一眼 OCT；箭头指示 CNV 成分位于 RPE 带上方，RPE 带断裂　D. 一名视力 20/100 的 66 岁男性的彩色眼底像，黄斑区见橘红色视网膜下结节（箭头）　E. 相同眼的 ICGA 显示与橙红色病变相对应的息肉结构　F. 该眼的 OCT 可见与息肉状病变及网膜下液对应的"弯背"样 RPE 脱离

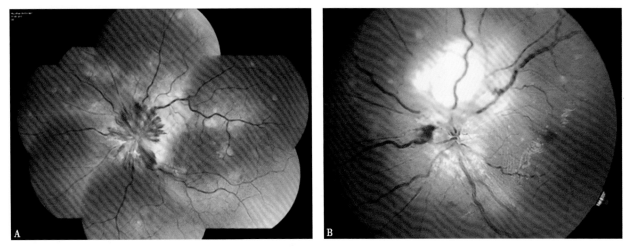

彩图 7-18　A. 左眼脉络膜结核结节患者眼底彩色眼底图像,可见左眼视盘火焰状出血,眼底后极部及中轴部见多个大小不一、境界不清的灰白色或黄色小结节。患者为多发性粟粒性肺结核　B. 左眼脉络膜结核瘤患者眼底彩色眼底图像,可见视盘上方孤立性黄色团块,周围视网膜浆液性脱离,视盘鼻侧出血,视盘水肿,后极部视网膜可见多个小的境界不清的黄色小结节,为脉络膜结核结节。该患者为右上肺慢性纤维空洞性肺结核伴血行播散

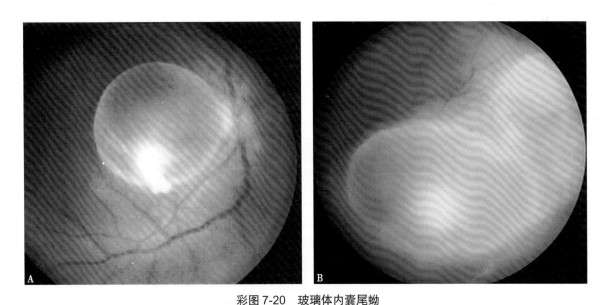

彩图 7-20　玻璃体内囊尾蚴
A. 显示右眼玻璃体内游动的球形半透明囊虫体和伸出囊外的白色头节　B. 显示囊虫体在左眼玻璃体内,外侧视网膜受损,出现水肿及渗出,玻璃体浑浊并纤维膜牵拉

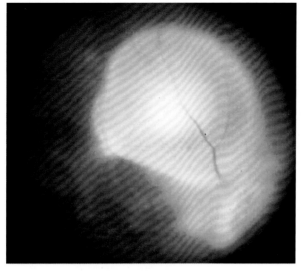

彩图 7-21　右眼视网膜下囊尾蚴

视网膜局限性隆起，血管迂曲爬沿，其下可见边界清楚的椭圆形囊虫体，视盘及视网膜水肿、渗出并有视网膜脱离

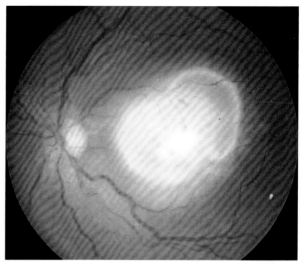

彩图 7-22　左眼视网膜前囊尾蚴

虫体位于黄斑部视网膜内界膜下，境界清楚，相对固定

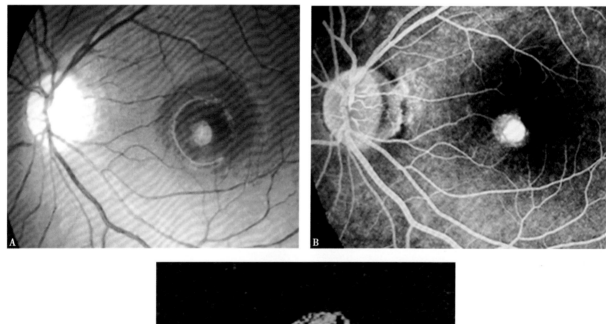

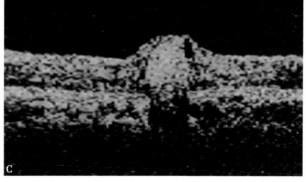

彩图 7-23　患者女性，17 岁，血检囊虫酶联免疫吸附实验（+），曾作过药物驱虫治疗

A．左眼底黄斑部视网膜下囊尾蚴（死亡），局部隆起，呈金黄色，境界清楚，无蠕动　B．左眼 FFA 早期局部弱荧光，静脉期荧光着染，后期渐强荧光　C．左眼 OCT 显示黄斑部视网膜下一卵圆形团球状高反射体，境界清晰，其上神经上皮变薄并小液性暗腔，其下 RPE 层光反射消失

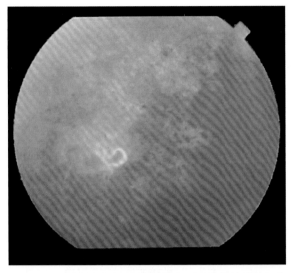

彩图 7-27　患者右眼颞上方视网膜上可见复发性成簇灰白或黄色外层病变，有些病灶色素化，其中有一呈"8"字形的线虫

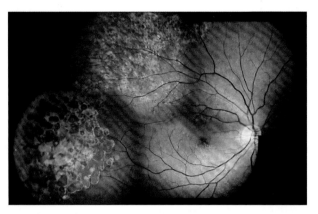

彩图 7-28　患者经玻璃体手术取出线虫后半年眼底图像，颞侧视网膜虫体取出部位可见大量激光光斑，颞上方线虫活动轨迹呈色素化，视网膜外层炎症反应已经静止

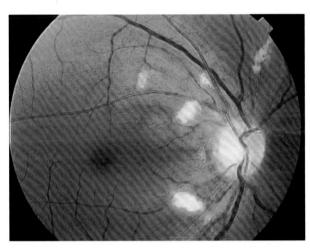

彩图 7-29　右眼 HIV 视网膜病变彩色眼底图像
视盘周围数片棉絮状白斑

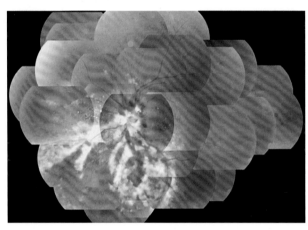

彩图 7-31　AIDS 合并 CMV 性视网膜炎患者左眼彩色眼底图像
视盘及下方有浓厚的黄白色病损，其上有较多片状出血，边缘有不规则的黄白颗粒，呈现为"奶酪加番茄酱样视网膜炎"特征

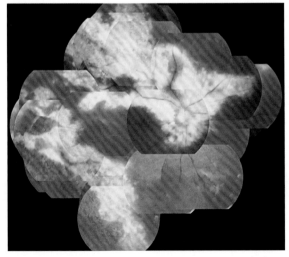

彩图 7-32　AIDS 合并 CMV 性视网膜炎患者右眼彩色眼底图像
视盘周围黄白色病损区，其上有片状出血，黄白色病变区一直延续至周边部，部分视网膜血管呈白线

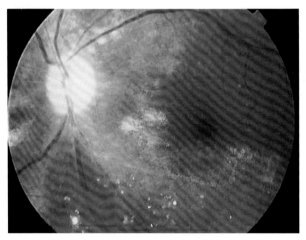

彩图 7-33　AIDS 合并 CMV 下视网膜炎患者左眼彩色眼底图像
眼底呈晚期表现，视盘蜡黄，视网膜萎缩呈灰色，视网膜血管硬化、狭窄，视网膜色素上皮萎缩

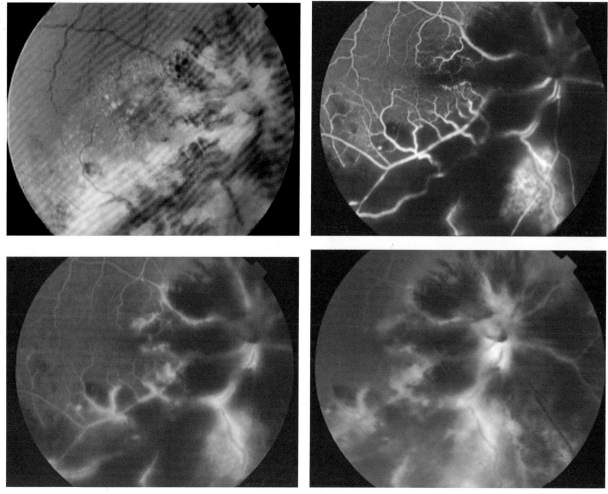

彩图 7-34　AIDS 合并 CMV 性视网膜炎患者右眼彩色眼底图像和 FFA 图像

FFA 显示早期病变区遮挡背景荧光，晚期荧光染色；病变区内视网膜血管荧光渗漏，出血遮挡荧光

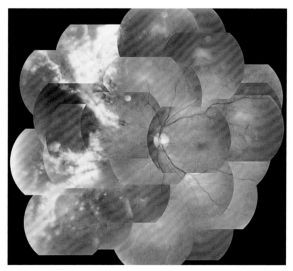

彩图 7-35　AIDS 合并 CMV 性视网膜炎患者左眼彩色眼底图像

颞侧中周部黄白色病损区及黄白色颗粒，其上有片状出血，部分视网膜血管呈白线

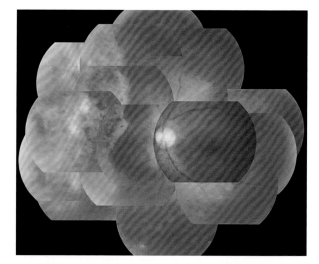

彩图 7-36　彩图 7-35 同一患者左眼彩色眼底图像

经 HAART 治疗后左眼底病变消退，出现色素沉着

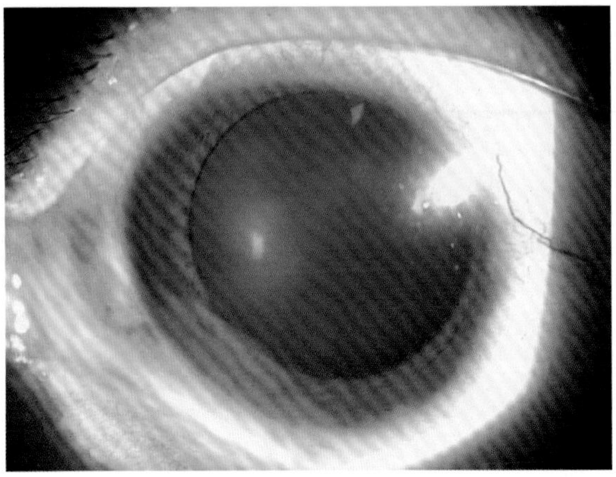

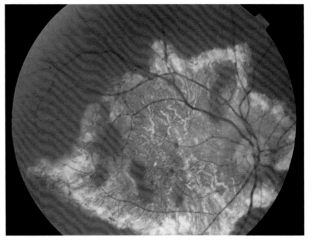

彩图 7-37　彩图 7-35 同一患者左眼彩色前节图像
患者免疫功能重建后出现了前葡萄膜炎,角膜后较多灰白色 KP

彩图 7-42　右眼匐行性脉络膜炎彩色眼底像一深层病变由视盘向外扩展,主要向颞侧,大小约 4PD×6PD。边缘如齿状呈灰白色,靠颞侧部分边缘色素沉着。中心大部分可见多条脉络膜血管。临床资料:患者女 56 岁。右眼视力逐渐下降 3 年。矫正视力右眼 0.02,左眼 1.0。此例病变较深,破坏色素上皮复合体,可见大量脉络膜血管。边缘有色素沉着,部分病变活动性不大

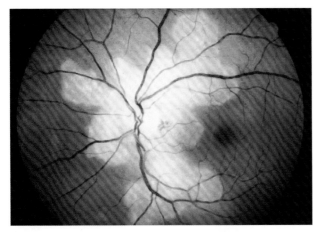

彩图 7-41　左眼彩色眼底像
视盘边色正常,静脉显饱满。自视盘边缘起向周边有如息肉样病变生长。视盘正上方两个息肉样病变呈灰白色水肿,为活动病变。其余多个息肉样灶相对陈旧,并有色素沉着。视盘颞侧病变距黄斑约 1/2PD 远。此例患者女性 25 岁。1989 年 2 月就诊时双眼视力 1.5,黄斑颞侧病变不断生长,侵及黄斑并向颞侧进展,随访 1 年多,最终左眼视力 0.1

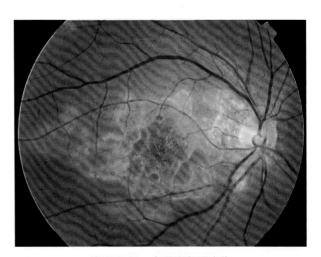

彩图 7-43　右眼彩色眼底像
视盘及血管正常。从视盘颞侧起上下血管弓间,可见位于 RPE 水平的病变包括整个黄斑区,边缘呈犬牙交错,向颞侧及上下进展。进展边缘发灰,黄斑色素沉着

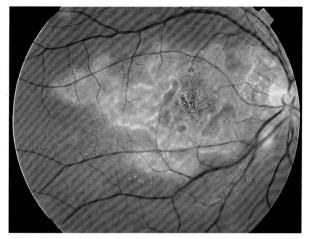

彩图 7-44　彩图 7-43 患者眼底像

此图更好地显示了黄斑颞侧的进行病变。此病病变可进展至中纬部，亦可孤立发生于周边部，尔后与后极部病变相连，病变常从原有病变向周扩展，新旧病变同时存在。新病变进展陈旧病变色素沉着和增生。临床资料：男性41岁。右眼视物不清4个月，右眼0.1，左眼0.8

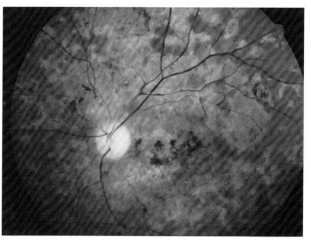

彩图 7-51　左眼彩色眼底像

视盘色淡边清，血管较细。整个后极部可见大小不一的色素性鳞状病变。大的为融合灶，位于血管下方，散在分布。黄斑区可见 2～3PD 范围的萎缩灶，透见脉络膜血管。黄斑有色素斑块沉着，后极亦见带在色素堆。此例患者女性，54岁，视力0.1。为陈旧 APMPPE

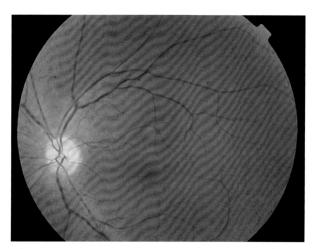

彩图 7-45　彩图 7-43 患者左眼彩色眼底像正常眼底

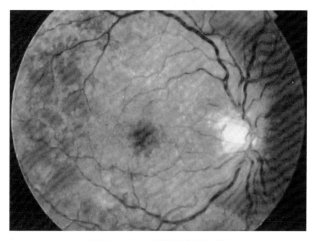

彩图 7-50　右眼彩色眼底像

视盘边缘不清，静脉充盈后极部可见多数鳞状灶，在血管下方，并有色素沉着。此例男43岁，右视力下降1个月。右眼0.02，左眼1.5

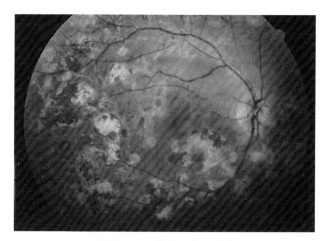

彩图 7-52　右眼彩色眼底像

视盘血管大致正常。后极部散在多数鳞状圆形大小不等的陈旧病变，位于血管下方。大量色素沉着。黄斑中心未受累。此例患者男性，28岁，视力右眼0.5

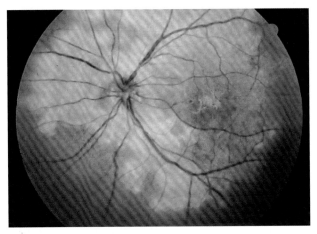

彩图 7-53 左眼彩色眼底像

视盘略显红,静脉略显充盈。后极部可见多数鳞状病变,有的病变融合显示大小不一,但都位于深层。黄斑及颞侧病变显陈旧并有色素沉着外,其余病变呈灰白色,有活动性。此例患者男性,37 岁,视力 0.2,陈旧与活动病变并存

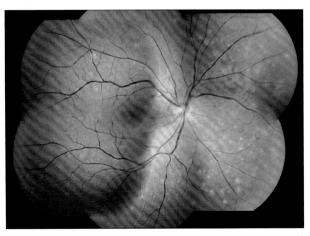

彩图 7-61 右眼多发性一过性白点综合征,眼底散在淡白色点状病灶,位于视网膜深层

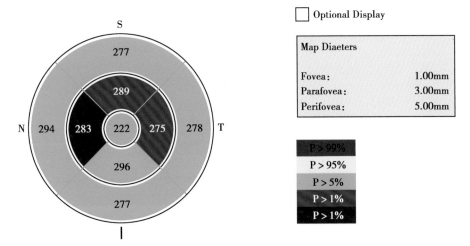

彩图 7-60 左眼 OCT 黄斑厚度图

左图中蓝色区为厚度改变的病变区。上有厚度数值。右图为不同颜色区域发生病变可能性的百分数。此例女性 38 岁,视力下降左眼 1 年、右眼 2 年。视力右眼 0.2 矫正 0.9。左眼 0.2 矫正 1.2。印象左眼 APMPPE 右眼可能为 APMPPE 的黄斑病变(陈旧性)

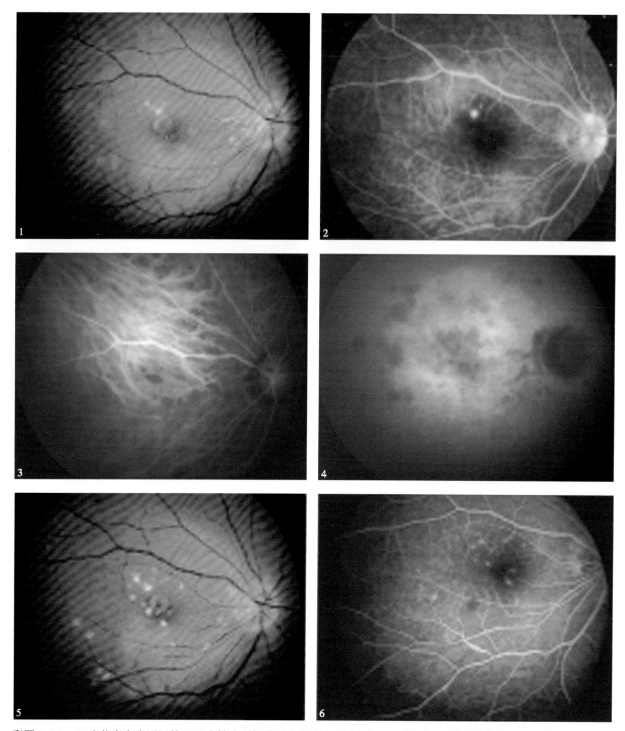

彩图 7-64 17 岁伴有高度近视的 PIC 女性患者初诊时右眼底彩照（1）和 FFA 图像（2）显示黄斑拱环上方有 3 个活动的奶油样视网膜下病灶，伴颞上血管弓处节段性视网膜静脉炎；ICGA 早期（3）病灶为弱荧光，显示大小较 FFA 略大，晚期（4）后极部显露更多的弱荧光斑点。经过 3 个月小剂量口服糖皮质激素治疗，原有的活动病灶萎缩，黄斑区出现更多的点状病灶（5，6），节段性视网膜静脉炎游走至颞下血管弓，ICGA 晚期显示之前的弱荧光斑消失，与病灶对应的弱荧光点变小且边界变清。9、10、11 和 12 分别为初诊时左眼底彩照、FFA 图像和 ICGA 图像，可见后极部多发的点状视网膜脉络膜萎缩灶，视盘鼻上可见一条形萎缩（11）

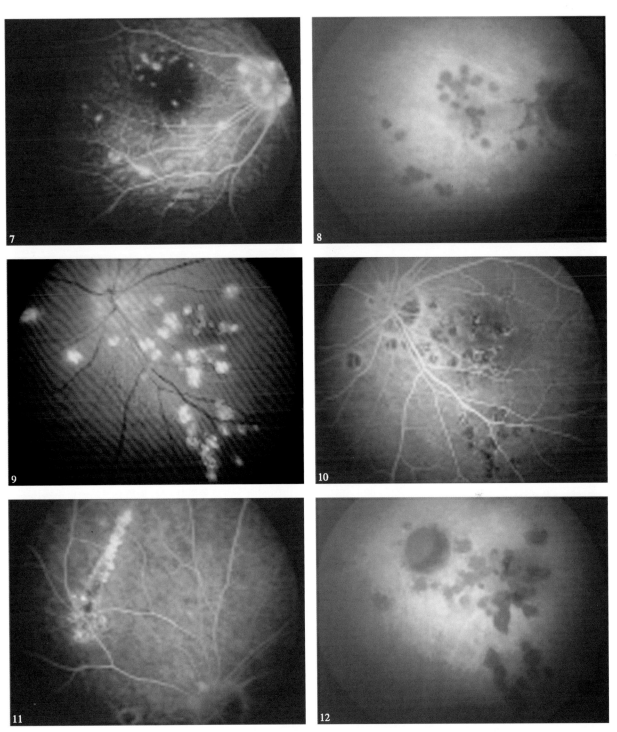

彩图 7-64（续）

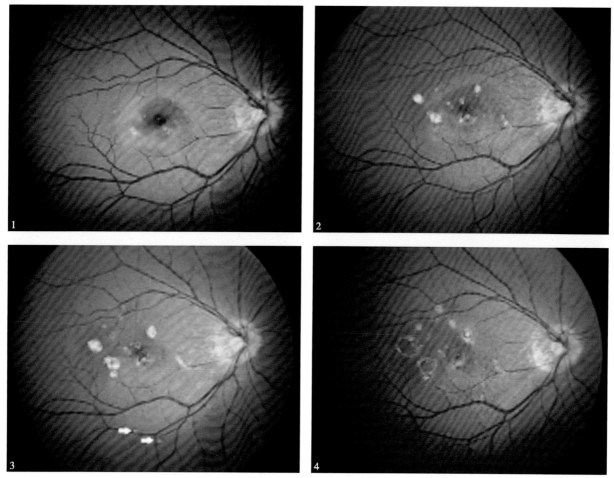

彩图 7-65 19 岁伴有中度近视的 PIC 女性患者初诊时眼底彩照显示继发于脉络膜新生血管的黄斑出血，同时黄斑区有多个小点状活动病灶和 1 个小萎缩灶（1）。10 个月后，脉络膜新生血管退行残留瘢痕，所有的 PIC 病灶萎缩并较前扩大。18 个月后 PIC 病灶进一步扩大伴局灶色素化，颞下血管弓处新出现的两个可见萎缩灶（箭）为原有忽略的极小病灶扩大而来（3）。6 年后，病灶萎缩的扩大和色素化仍有进展（4）

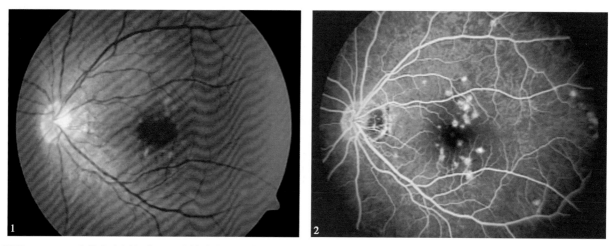

彩图 7-67 34 岁伴中度近视的 PIC 女性患者左眼底彩照（1）和 FFA 像（2）显示后极部多发的 PIC 活动病灶。6 年后（3，4），患者发生中心凹下脉络膜新生血管，周围的 PIC 萎缩灶较前扩大，并有向中心延伸倾向

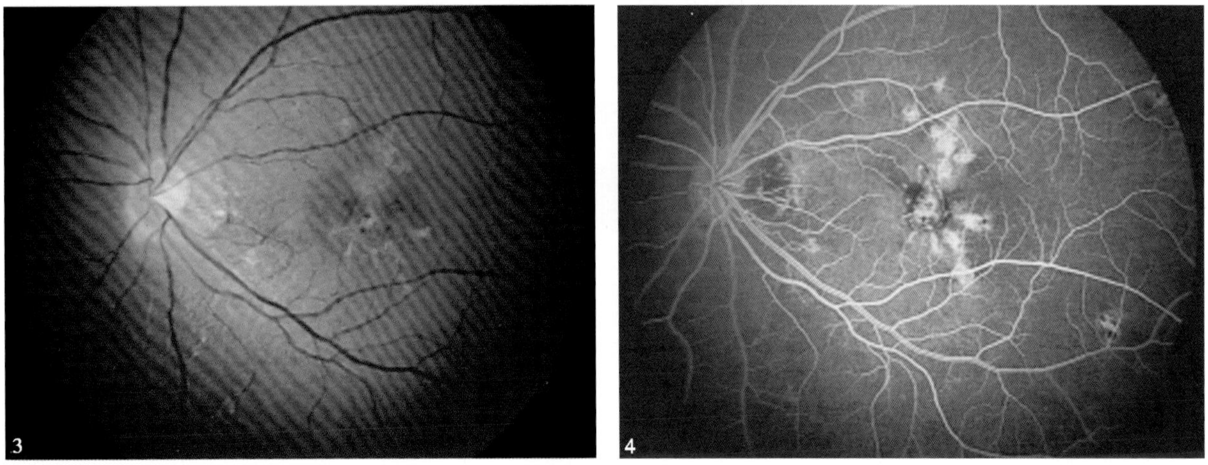

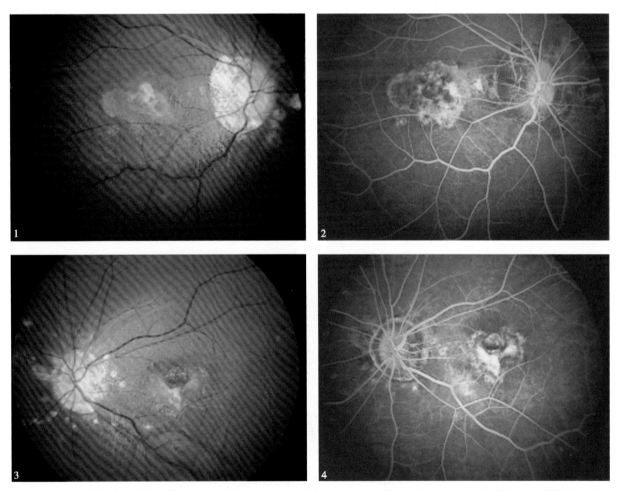

彩图 7-67（续）

彩图 7-68　36 岁伴有高度近视的 PIC 女性患者双眼底彩照（1，2）及 FFA 像（3，4）示视盘周围多发的 PIC 萎缩灶伴中心凹下脉络膜新生血管生成

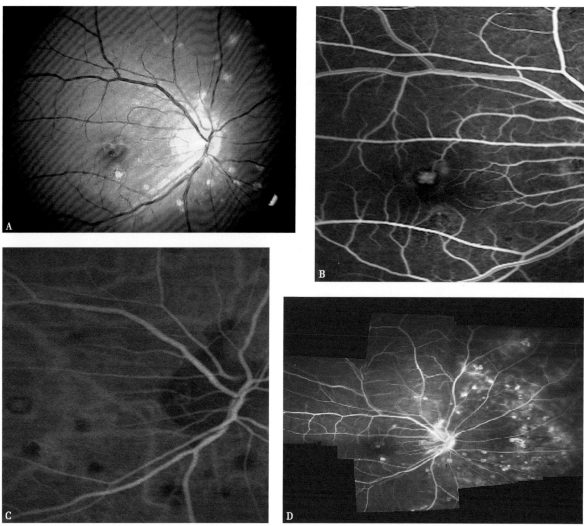

彩图 7-69 多灶性脉络膜炎伴全视网膜炎

A．右眼底可见多数黄白色或伴有色素的圆形病灶围绕视盘散在分布，黄斑区可见灰色膜及出血　B．右眼 FFA 早期像　C．黄斑区有荧光素渗漏。右眼 ICGA 晚期像。后极部可见与视网膜病灶对应的无荧光暗点　D．右眼 FFA 晚期像拼图。后极部和鼻侧周边部可见多数强荧光点

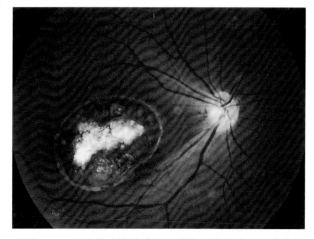

彩图 7-70 弓形体病脉络膜视网膜炎后脉络膜视网膜萎缩

位于右眼底后极部，类圆形，境界清楚。病灶面为黄白色的神经胶质增生和杂有深褐色的色素斑点，病灶边缘处色素比较浓密，可见脉络膜大血管（本图由余杨桂医师提供）

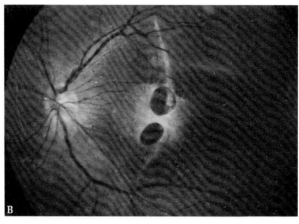

彩图 7-71　A. 左眼黄斑水肿，中心凹外侧隐约可见 2 个裂孔，并见脉络膜破裂及脉络膜出血、隐性渗出　B. 左眼脉络膜出血及渗出吸收，黄斑区外侧见一圆形和卵圆形视网膜裂孔，半弧形灰白色脉络膜破裂

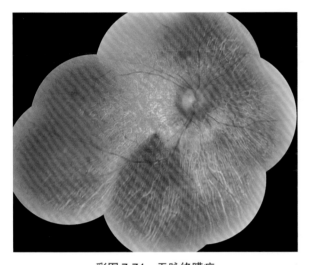

彩图 7-74　无脉络膜症

眼底彩照示无脉络膜症晚期，广泛的脉络膜视网膜萎缩，眼底散在圆形或不规则的色素团块

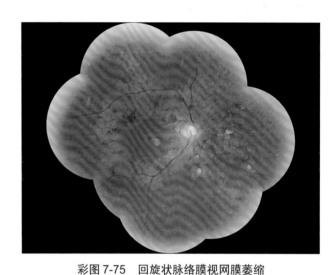

彩图 7-75　回旋状脉络膜视网膜萎缩

患者女性，55 岁。眼底彩照示视盘淡红色，视网膜血管变细，后极部围绕血管弓有大片萎缩斑，萎缩斑之间可见正常视网膜，萎缩区内有色素沉着。黄斑区为岛屿状正常的视网膜，其内有一圆形萎缩灶

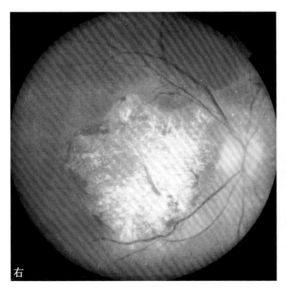

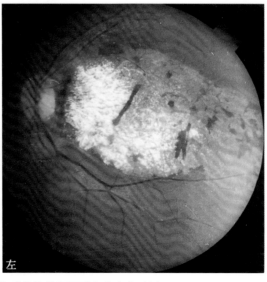

彩图 7-79　双眼中心性限局性脉络膜萎缩伴视网膜色素上皮破裂

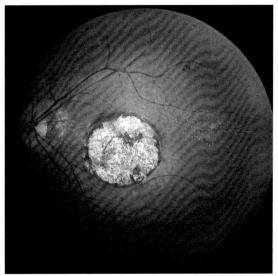

彩图 7-80　中心性晕轮状脉络膜营养不良
眼底彩照示黄斑区椭圆形界限分明的萎缩区,其间和边缘见色素沉着

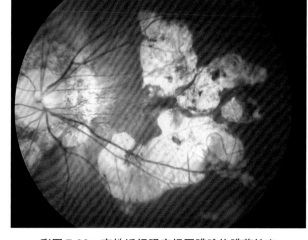

彩图 7-82　变性近视眼底视网膜脉络膜萎缩斑
眼底彩照示后极部大片不规则形黄白色视网膜脉络膜萎缩,边界清晰,其间可见色素沉着(Fuchs 斑)。萎缩区中可见脉络膜血管

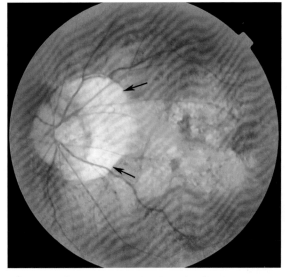

彩图 7-83　变性近视眼底近视弧
眼底彩照示视盘颞侧边缘清晰的、苍白的半月形斑,其内RPE 和脉络膜缺如,露出巩膜的内侧面(黑箭)

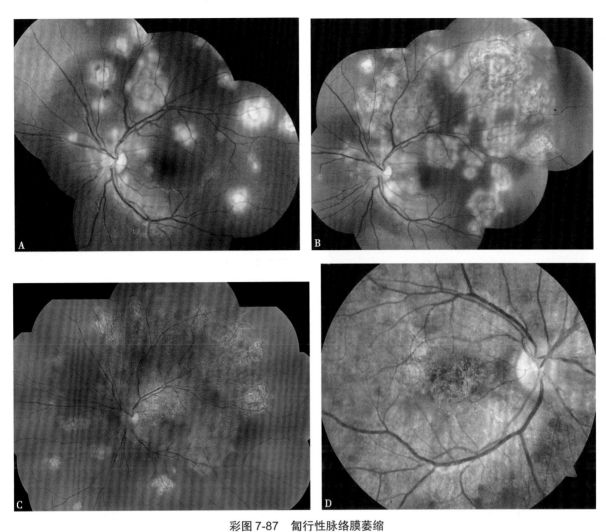

彩图 7-87　匐行性脉络膜萎缩

患者女性，16 岁，连续的眼底照相显示左眼匐行性脉络膜萎缩的病变进展，边界不清的淡灰色斑片以阶梯形式扩展（A. 首诊时；B. 首诊 2 周后；C. 首诊 6 周后）；首诊时右眼底已有广泛的瘢痕形成（D）

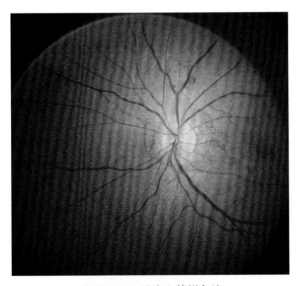

彩图 7-89　眼底血管样条纹

眼底彩照示从视盘周围发出的、呈放射状、宽窄和长短不一的棕色条纹，形似血管

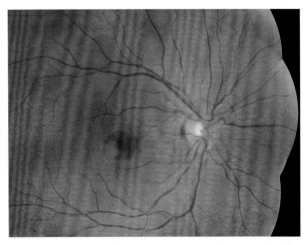

彩图 7-90　眼底血管样条纹伴脉络膜新生血管

眼底彩照示黄斑部类圆形灰白色病灶，周围伴出血。可见由视盘周围发出的血管样棕色条纹，其一延伸至黄斑病灶

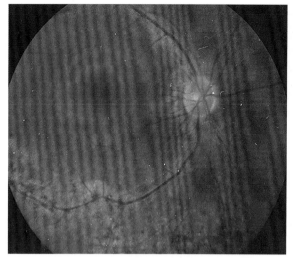

彩图 7-93　色素性静脉旁视网膜脉络膜萎缩

眼底彩照示斑片状萎缩带由视盘呈放射状沿视网膜静脉主干向周边部延伸，边界清楚，宽 1/2～2PD，颞下支明显。萎缩区内可见一些节段状的脉络膜血管，色素游离沉积于视网膜静脉周围的视网膜内或血管表面

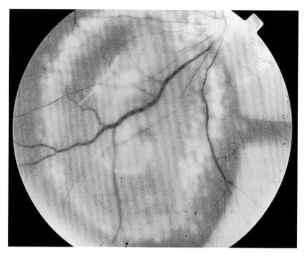

彩图 7-111　脉络膜出血眼底彩色照相

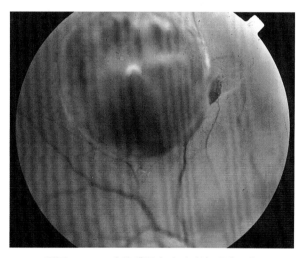

彩图 7-105　脉络膜黑色素瘤彩色眼底照相

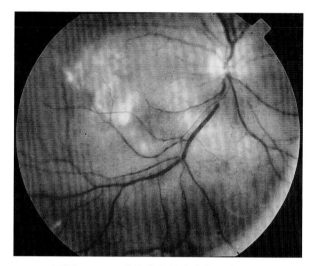

彩图 7-112　脉络膜血管瘤彩色眼底照相

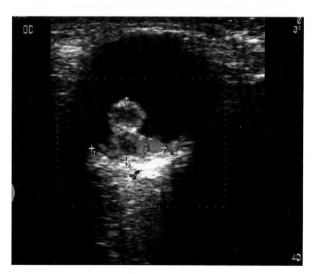

彩图 7-107　脉络膜黑色素瘤彩色超声多普勒图像

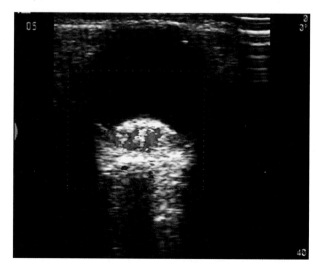

彩图 7-113　孤立型脉络膜血管瘤彩色超声多普勒图像

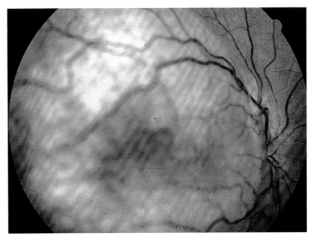

彩图 7-119　脉络膜转移癌彩色眼底照相

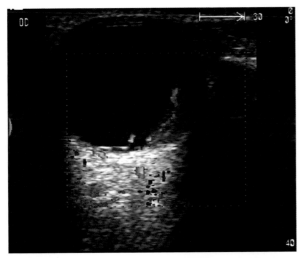

彩图 7-114　弥漫性脉络膜血管瘤彩色超声多普勒图像

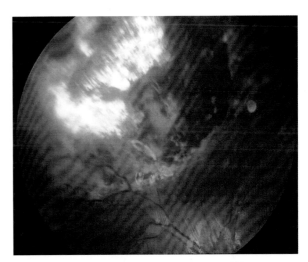

彩图 7-122　脉络膜黑色素瘤手术后眼底彩色照相

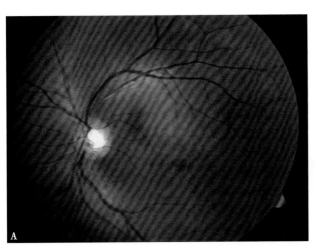

彩图 7-117　脉络膜转移癌彩色超声多普勒图像

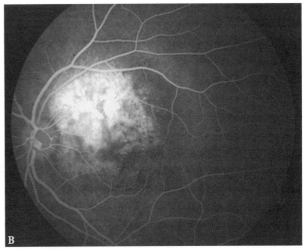

彩图 7-123　左眼孤立性脉络膜血管瘤

A. 视盘旁边界清晰类圆形橘红色隆起,累及黄斑,瘤体表面可见色素沉着　B. 荧光血管造影晚期肿瘤部位荧光渗漏融合呈强荧光

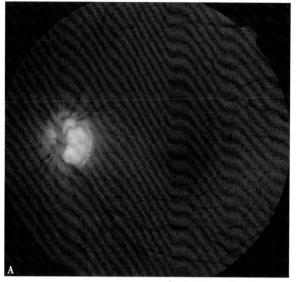

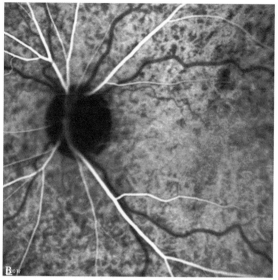

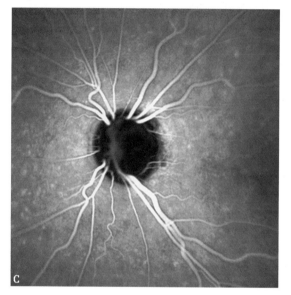

彩图 7-124　Sturge-Weber 综合征

A. 眼底后极表现为番茄红色,视网膜血管扭曲　B. 吲哚青绿造影早期显示视盘周围清晰脉络膜血管结构　C. 吲哚青绿造影中期脉络膜血管广泛充盈,夹杂大量高荧光渗漏点

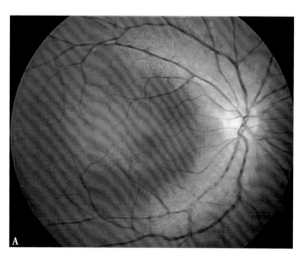

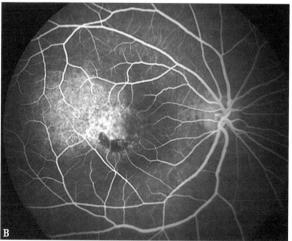

彩图 7-125　41 岁右眼黄斑区孤立性脉络膜血管瘤,视力 0.1

A 图显示眼底黄斑区类圆形杏黄色隆起。B 图显示荧光造影晚期肿瘤部位荧光渗漏融合呈强荧光

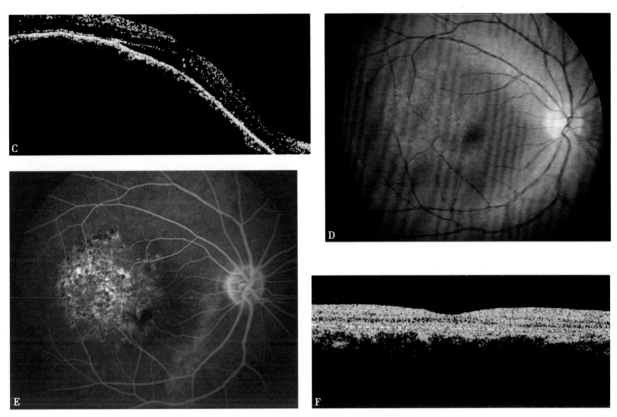

彩图 7-125　41 岁右眼黄斑区孤立性脉络膜血管瘤，视力 0.1（续）

C 经黄斑中心凹 OCT 显示 RPE 光带拱形隆起，其下方无反射暗区，上方视网膜下积液。PDT 治疗后 12 个月，视力提高至 0.8，眼底瘤体退缩扁平伴色素改变（D），荧光造影晚期肿瘤部位染色高荧夹杂色素低荧，无荧光渗漏（E），OCT 显示 RPE 扁平，中心凹视网膜下积液消失，中心凹轮廓恢复（F）

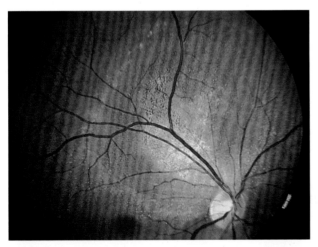

彩图 7-126　眼底彩色照片，位于右眼视盘颞上方的脉络膜肿块

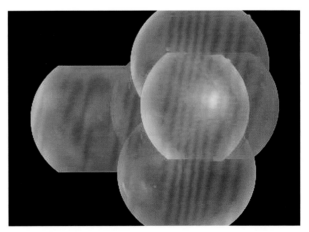

彩图 7-131　玻璃体淋巴瘤细胞浸润，眼底模糊

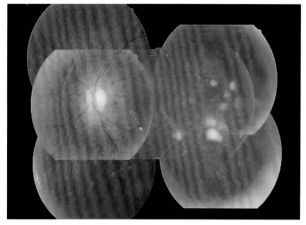

彩图 7-132　视网膜下淋巴瘤浸润，黄斑色病灶

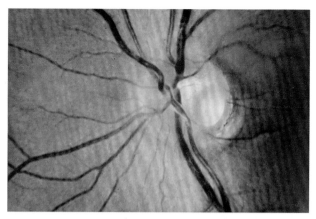

彩图 7-136　左眼先天性视乳头小窝，位于视盘颞侧，卵圆形，呈灰色外观

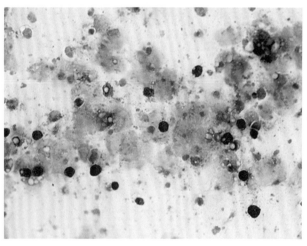

彩图 7-134　细胞病理：HE 染色淋巴瘤肿瘤细胞体积大，核大伴明显核仁，胞质少，胞核异型

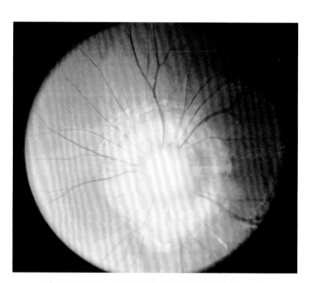

彩图 7-137　左眼视盘的牵牛花状先天异常

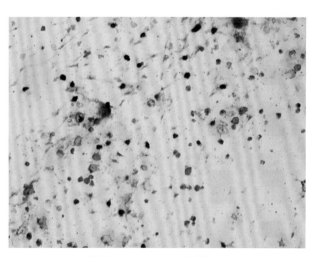

彩图 7-135　CD20 阳性细胞

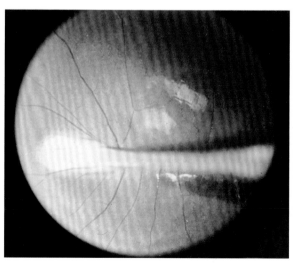

彩图 7-138　左眼先天性视网膜皱襞

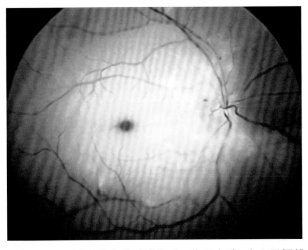

彩图 7-139　视网膜中央动脉阻塞,黄斑水肿,中心呈樱桃红色

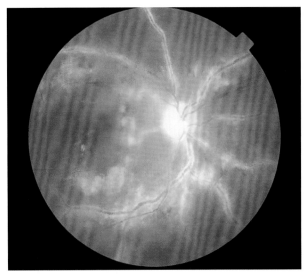

彩图 7-150　视网膜血管两侧半透明样渗出,并有少量出血

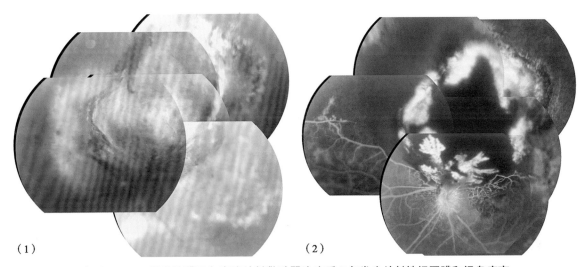

（1）　　　　　　　　　　　　　　（2）

彩图 7-147　视脉络膜黑色素瘤放射敷贴器治疗后 2 年发生放射性视网膜和视盘病变
（1）彩色眼底像　（2）荧光素血管造影

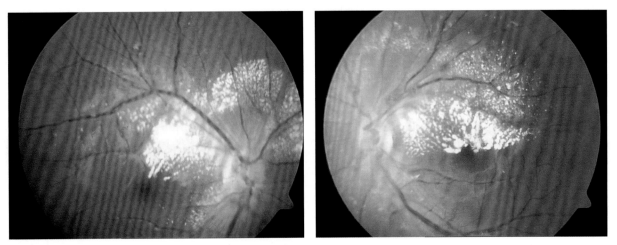

彩图 7-148　双眼后极部见硬性渗出,累及黄斑部,视盘表面血管扩张,视网膜血管粗细不均,动脉分叉处有瘤样扩张膨大,附近有小出血

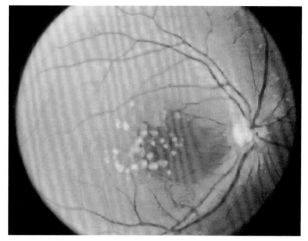

彩图 7-155　干性 AMD 眼底像
黄斑中心凹光反射消失，多数大小不等的玻璃膜疣

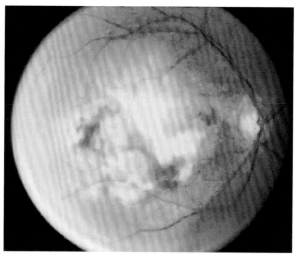

彩图 7-161　眼底后极部大范围出血，出血区血红蛋白分解吸收呈白色，同时可见一些色素沉着，外周为 RPE 色素脱失

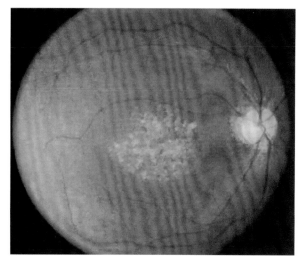

彩图 7-156　干性 AMD 地图样萎缩
眼底后极部视网膜地图样萎缩

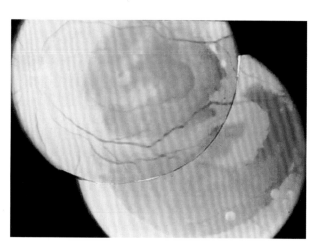

彩图 7-162　脉络膜血肿，眼底大范围出血

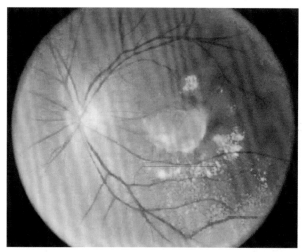

彩图 7-160　后极部中央可见一较大的边界清晰的 CNV，周围有一些硬性渗出，以及少量的出血，外周还隐约可见一范围较大的视网膜神经上皮脱离

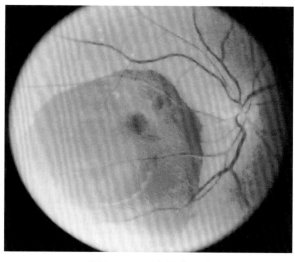

彩图 7-163　脉络膜血肿

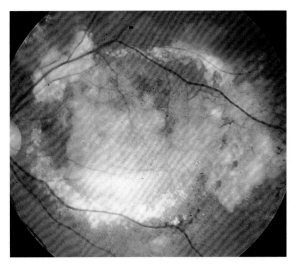

彩图 7-164　湿性 AMD 瘢痕期眼底像
新生血管瘢痕化，呈不规则形白色病灶，其表面有色素沉着

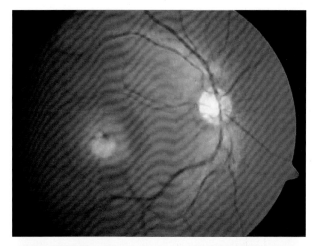

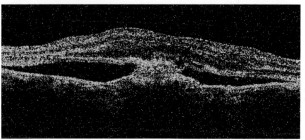

彩图 7-177　眼底黄斑区见圆形黄色病灶，伴有出血水肿；OCT 图示 RPE/ 脉络膜复合体连续性中断，反射增强，其下见团块样物质积聚伴周围光学空区，黄斑部视网膜增厚、水肿（4c 期）

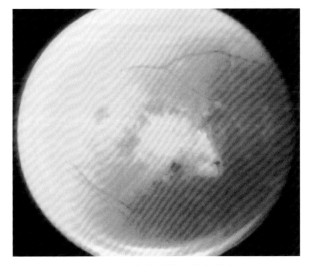

彩图 7-165　瘢痕边缘又有新的出血

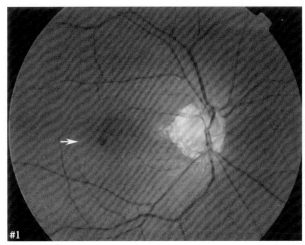

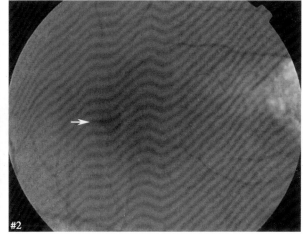

彩图 7-187　Ⅲ期黄斑裂孔的同一患者的不同放大倍数的眼底彩照。箭头所指为黄斑裂孔。孔底可见黄色点状沉积

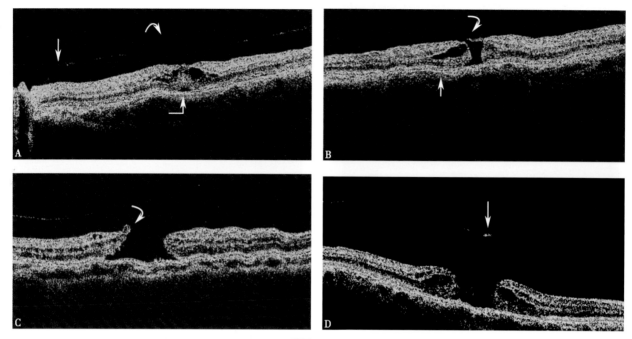

彩图 7-188

A 示Ⅰ期 IMH。可见玻璃体牵拉黄斑中心凹处,黄斑中心凹处视网膜囊样改变以及神经上皮层脱离(向上直角箭头)。玻璃体牵引黄斑中心凹(向下弯箭头)并可见玻璃体仍然附着于视盘边缘(向下直箭头) B 示Ⅱ期 IMH。黄斑中心凹可见一全层裂孔,裂孔开口较小,孔缘可见玻璃体牵拉(弯箭头)。裂孔周围视网膜神经上皮层呈囊样改变(直箭头) C 示Ⅲ期 IMH。黄斑中心凹全层裂孔,孔缘见玻璃体牵拉(弯箭头) D 示Ⅳ期 IMH。黄斑中心凹全层裂孔,孔缘视网膜囊样改变;孔前可见裂孔盖(直箭头),裂孔盖与玻璃体后皮质相连,玻璃体完全后脱离

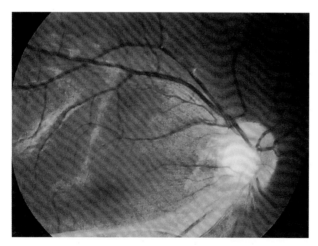

彩图 7-189 右眼先天性视网膜劈裂症

视网膜浅层劈裂,可见视网膜血管位于劈裂外侧,黄斑区中央可见星芒状神经上皮劈裂

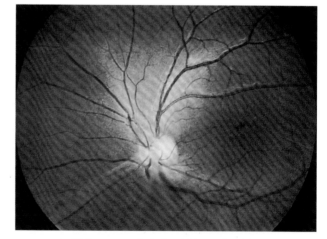

彩图 7-190 左眼先天性视网膜劈裂症

起自视乳头面的神经纤维层皱襞,位于视网膜血管表面。其远端的周边都有劈裂孔(由天津市眼科医院供图)

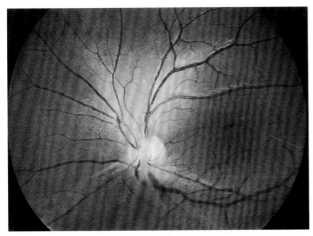

彩图 7-191 视网膜劈裂症
黄斑劈裂，典型的神经上皮皱襞

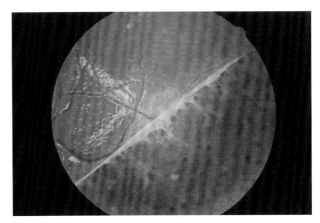

彩图 7-192 周边视网膜劈裂

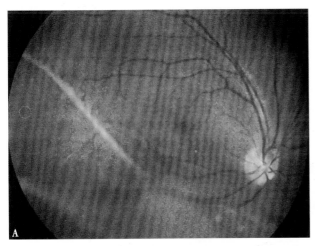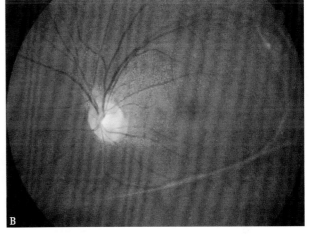

彩图 7-193 视网膜劈裂症（A. 右眼 B. 左眼）
黄斑区有星芒状皱襞，视网膜可见劈裂内壁

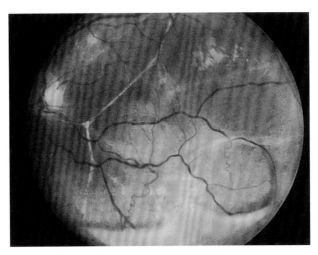

彩图 7-194 视网膜劈裂症
周边 2 个劈裂孔，黄斑可见星芒状皱襞，下方视网膜脱离

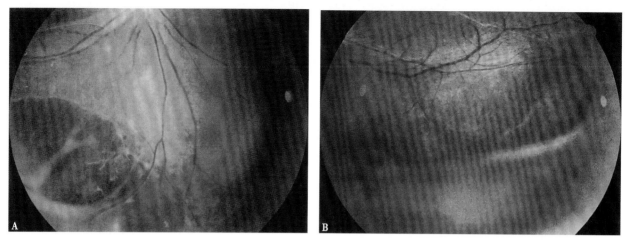

彩图 7-195 视网膜劈裂症
A. 视盘下方可见大小两个破裂孔,有树枝状白线条 B. 视盘下方视网膜劈裂孔

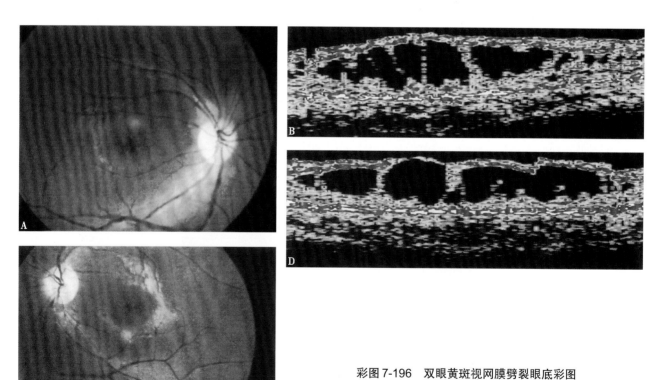

彩图 7-196 双眼黄斑视网膜劈裂眼底彩图
A. 右眼黄斑劈裂 B. 右眼 OCT C. 左眼黄斑劈裂 D. 左眼 OCT

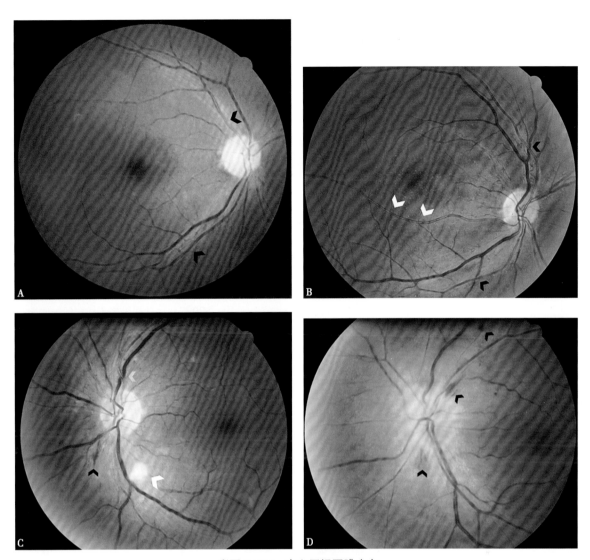

彩图 7-197　高血压视网膜病变

A. 轻度高血压视网膜病变与局部小动脉狭窄（黑箭头）　B. 轻度高血压视网膜病变小动脉管壁不透明（银丝或铜丝）动脉（白箭头）与动静脉压迹（黑箭头）　C. 中度高血压视网膜病变,可见火焰形视网膜出血（黑箭头）棉毛斑（白箭头）与动静脉压迹（灰箭头）　D. 恶性高血压视网膜病变,可见视网膜出血（黑箭头）和视盘水肿

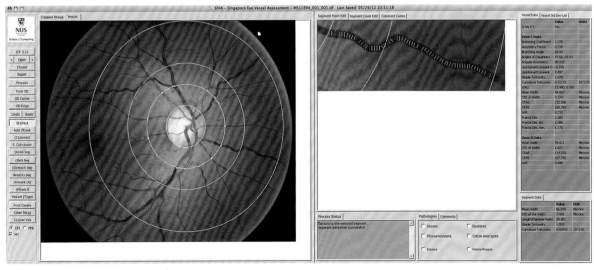

彩图 7-198　新加坡截屏 I 血管评估（SIVA,国立新加坡大学,第 3 版软件）,从视网膜照片测量新几何学视网膜血管参数的程序

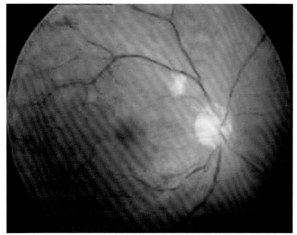

彩图 7-199（1） 低灌注视网膜病变，男性，70 岁，视网膜后极部少量棉絮斑，右侧颈内动脉完全闭塞

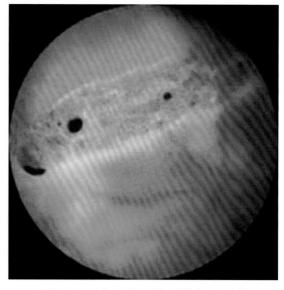

彩图 7-202（1） 视网膜格子样变性眼底图

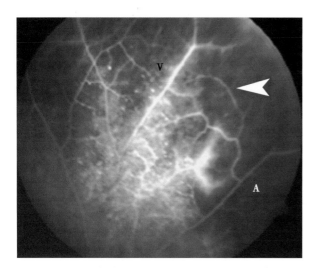

彩图 7-199（2） 低灌注视网膜病变，男性，66 岁，鼻上周边部可见动脉（A）静脉（V）之间有短路，颈内动脉起始段狭窄90%

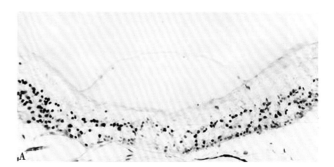

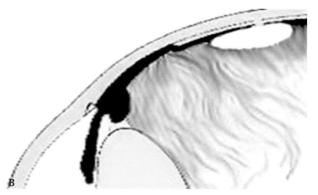

彩图 7-202（2） A．视网膜格子样变性组织病理图 B．病灶表面玻璃体液化示意图

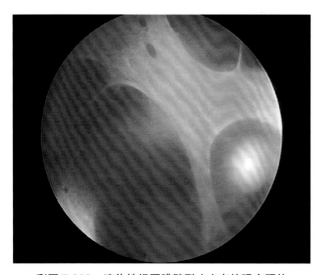

彩图 7-208 遗传性视网膜劈裂症患者的眼底照片

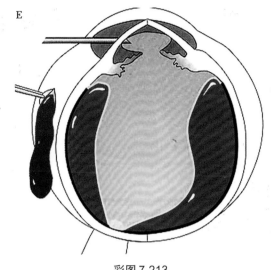

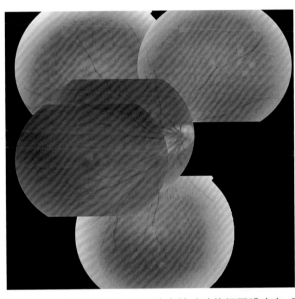

彩图 7-209　Stickler 综合征的视网膜格子样变性

彩图 7-213

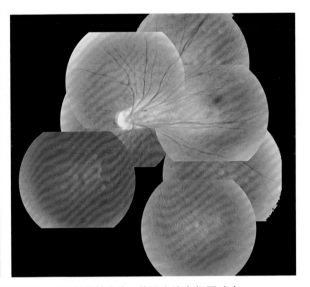

彩图 7-210　家族渗出性玻璃体视网膜病变，照片取自一 40 岁男性患者，其子女均有相同改变

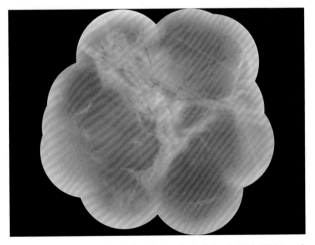

彩图 7-216　增生性玻璃体视网膜病变眼底彩色照相。在四个象限可见弥漫性收缩及视网膜皱褶，视网膜呈宽漏斗脱离（分级为 PVR D1）

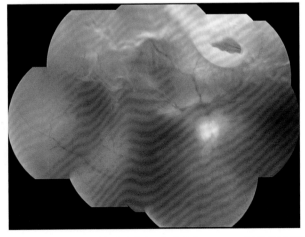

彩图 7-217　增生性玻璃体视网膜病变 PVR B 级的眼底彩色照相。上方视网膜赤道部的马蹄形裂孔，边缘明显翻卷、变硬

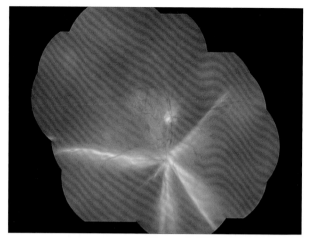

彩图 7-218　增生性玻璃体视网膜病变 PVR C1 级的眼底彩色照相。显示在视盘下方、赤道后的星形皱褶

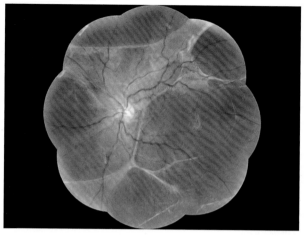

彩图 7-224　线条状、带状和大范围（视盘上方）的片状视网膜后膜和视网膜浅脱离。片状后膜没有造成视网膜明显的皱缩。这些后膜并不能阻止视网膜附着。通过巩膜外垫压术封闭视网膜裂孔及环扎术可使视网膜复位

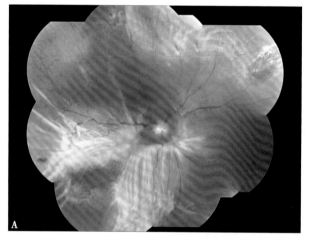

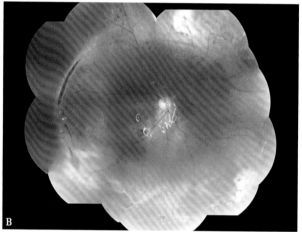

彩图 7-221　一例增生性玻璃体视网膜病变 PVR C2～3 级的玻璃体手术前（A）和手术后（B）的眼底彩色照相

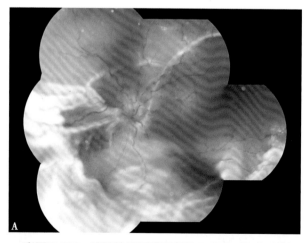

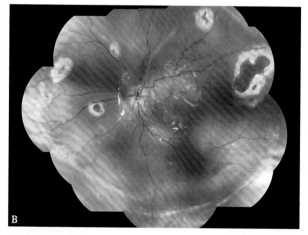

彩图 7-225　孔源性视网膜脱离伴 PVR C3 及广泛的视网膜后膜的玻璃体手术前（A）及手术后（B）眼底彩色照相

A．鼻下象限赤道部的视网膜后膜形成"晾衣杆"改变，并引起拥挤的视网膜皱襞；在视盘下边缘的后膜形成半环状的"餐巾环"。这些后膜阻止视网膜附着，需要手术切除或切断　B．经玻璃体手术，制作了 5 处视网膜切开（切开口边缘激光光凝），取出了部分后膜（2～3 点视网膜切开较大处），视网膜大致平复。注意在 9:30 的视网膜切开口附近可见后膜的断端及其退缩

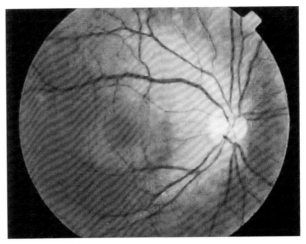

彩图 7-227　特发性中心性浆液性视网膜络膜病变（中浆）

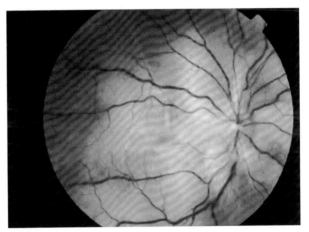

彩图 7-228　急性中心性多灶性色素上皮病变（大泡状视网膜脱离）

彩图 7-226　下方视网膜裂孔引起的孔源性视网膜脱离的眼底彩色照相。可见通过黄斑部的、呈水平方向延伸的、向上稍显凸起的色素性分界线。在黄斑中心的颞下方 1PD（视盘直径）之外，隐约可见另一条短的分界线。本例没有厦门的视网膜后膜

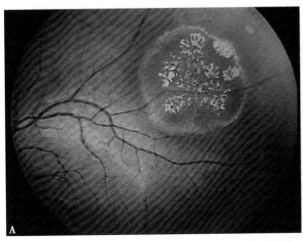

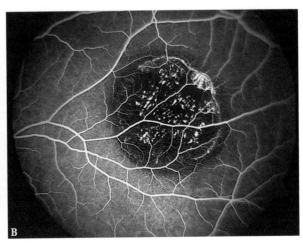

彩图 7-229　A. CHRPE 患者彩色眼底像。色素性病变位于视网膜颞上方，周围为无色素性晕环　B. FFA 示 CHRPE 病变区域内显示色素遮蔽荧光和色素脱失透见荧光

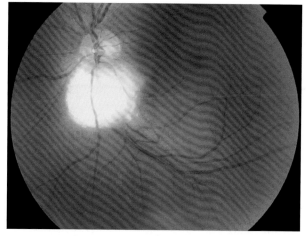

彩图 7-230　视网膜星形细胞错构瘤

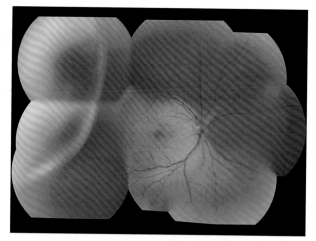

彩图 7-231　位于睫状体和脉络膜前部的神经纤维瘤

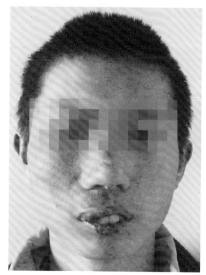

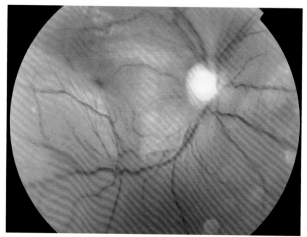

彩图 7-233　Sturge-Weber 综合征
（1）与患眼同侧的颜面部皮肤血管瘤（火焰样痣）　（2）脉络膜弥漫性血管瘤

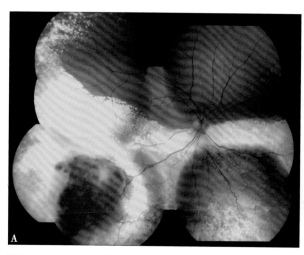

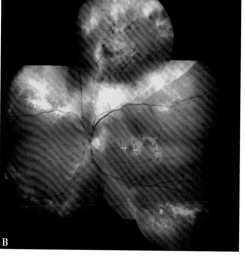

图 7-235　A. 右眼底彩色眼底像。视网膜上广泛黄白色渗出，红色瘤体位于颞下方　B. 左眼底彩色眼底像。
视网膜上方可见大量渗出及橙色肿瘤，黄斑星芒状渗出，囊样水肿

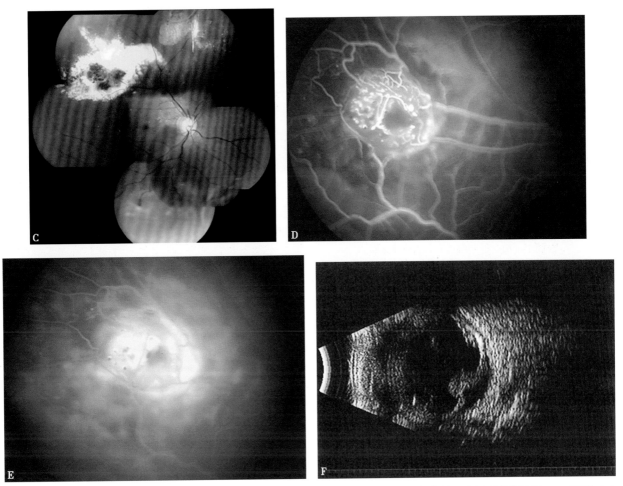

图 7-235（续）　C. 右眼底彩色眼底像。视网膜颞上方可见大量渗出，中间有一红色瘤体，下方视网膜脱离　D. 患眼 FFA 早期像。瘤体迅速充盈，瘤体表面血管扩张　E. 患眼 FFA 后期像。瘤体发生明显渗漏，周围视网膜弥漫性染色　F. B 型超声像。瘤体位于视网膜上合并有视网膜脱离

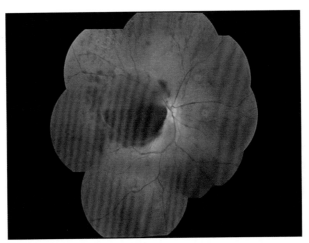

彩图 7-236　黄斑内界膜下出血及邻近的视网膜出血
内界膜下出血表现为膨隆、圆形、有液平面的鲜红色出血，
注意圆形的上半有完整的半圆形分界

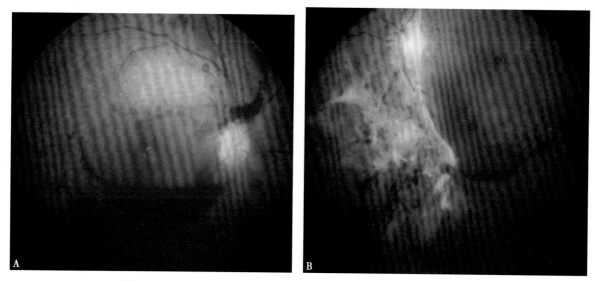

彩图 7-237　2 例增生性糖尿病视网膜病变玻璃体积血的眼底彩色照相

A. 视盘上方边缘的积血团和黄斑下半部的视网膜前出血,血液的沉积使下方的积血掩盖视网膜,而颞上血管及其附近的视网膜内出血仍可见　B. 视盘边缘及其下方的灰白色、稀薄的新生血管膜,以及玻璃体积血

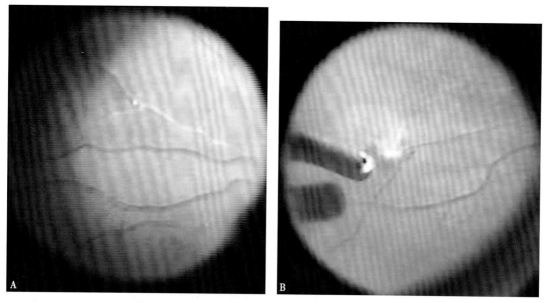

彩图 7-238　视网膜分支静脉阻塞玻璃体手术中的截图

该例颞上静脉阻塞,因周边广泛缺血引起视网膜新生血管、玻璃体积血,以及新生血管膜和血管旁的牵拉性视网膜小裂孔。玻璃体积血切除后,显示闭塞的白线样血管(A)和新生血管膜根部及小的裂孔(B)

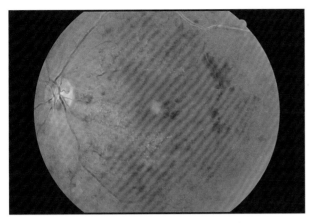

彩图 7-239　视网膜中央静脉阻塞伴玻璃体积血
上方视网膜有大片激光光凝斑

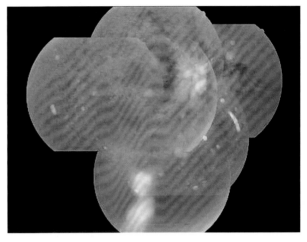

彩图 7-240　Eales 病视网膜各个象限中周部广泛的血管炎症（白线样血管）、新生血管及后部玻璃体积血。因玻璃体混浊，眼底细节较模糊

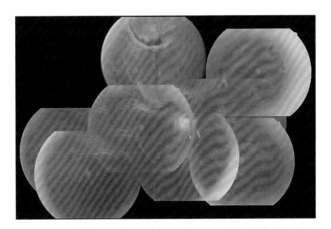

图 7-241　视网膜马蹄样裂孔形成及下方的片状玻璃体积血
因积血部分吸收，呈灰白色小片状混浊

彩图 7-239～彩图 7-241 由复旦大学附属眼耳鼻喉医院供图